신경계 재활 총론

LIFESPAN NEUROREHABILITATION

검진에서 중재와 결과까지의 환자 중심 접근

신경계 재활 총론

LIFESPAN NEUROREHABILITATION

검진에서 중재와 결과까지의 환자 중심 접근

A Patient-Centered Approach from Examination to Intervention and Outcomes

Dennis W. Fell, PT, MD
Vice-President, APTA Academy of Neurologic Physical Therapy
Professor and Chair
Department of Physical Therapy
Pat Capps Covey College of Allied Health Professions
University of South Alabama
Mobile, Alabama

Karen Y. Lunnen, PT, EdD
Associate Professor and Head *(Retired)*
Department of Physical Therapy
College of Health and Human Sciences
Western Carolina University
Cullowhee, North Carolina

Reva P. Rauk, PT, PhD, MMSc, NCS
Director of Clinical Education and
Assistant Professor (Clinical)
University of Utah, College of Health
Department of Physical Therapy and Athletic Training
Salt Lake City, Utah

영 문 출 판 사

■ **대표역자**
우영근(전주대학교 물리치료학과 교수)

■ **공동역자**(가나다 순)
김양래(경동대학교 물리치료학과 교수)
김은정(동신대학교 물리치료학과 교수)
김창헌(전주 대자인병원 재활센터장)
류혜인(드림솔병원 물리치료사)
문상현(바른움직임연구소장)
박상용(백석대학교 물리치료학과 외래강사)
송귀빈(PT Red academy 대표)
심재홍(로이병원 물리치료 수석 팀장)
안시내(청주대학교 작업치료학과 교수)
이경보(가톨릭대학교 성빈센트병원 재활의학과 물리치료실)
차유리(선린대학교 물리치료과 교수)
최유미(강동우리들요양병원 물리치료 팀장)
황혜선(강동우리들요양병원 재활치료 실장)

Lifespan Neurorehabilitation: A Patient-Centered Approach from Examination to Interventions and Outcomes by **Dennis Fell, Karen Y. Lunnen, Reva P. Rauk**

주의: 기초 및 임상 연구를 통해 새로운 과학 정보를 이용할 수 있게 되면서 권장되어 오던 치료법과 약물 요법들이 변화하고 있다. 저자들과 출판사는 이책이 출판 당시의 정확한 기준과 최근의 기준에 맞도록 가능한 모든 노력을 다하였다. 저자들과 편집자 및 출판사는 책의 오류나 누락 또는 책의 적용에 따른 결과에 대해 책임지지 않으며 책의 내용과 관련하여 명시적이거나 묵시적인 어떠한 보증도 하지 않는다. 이 책에 설명된 모든 실습은 각 상황에 적용될 수 있는 고유한 상황과 관련하여 사용된 전문적인 관리 기준에 따라 독자가 적용하여야 한다. 독자는 의약품을 투여하기 전에 복용량 및 금기 사항에 대한 변경 사항이나 새로운 정보에 대해 제품 정보를 항상 확인하는 것이 좋다. 새로운 약이나 희귀 의약품을 사용할 때는 특히 주의해야 한다.

신경계 재활 총론

2022년 6월 22일 초판 인쇄
2022년 6월 30일 초판 발행

지 은 이 : Fell, Lunnen, Rauk
옮 긴 이 : 우 영 근 외
발 행 인 : 박 병 조
발 행 처 : 도서출판 영문출판사
등 록 : 1987년 12월 21일 제2-419호
주 소 : 서울시 강남구 삼성동 69-1
전 화 : (02) 514-5590, 776-5590
팩 스 : (02) 756-8943
E-mail : yeongmunsa@empal.com
홈페이지 : www.ymsbook.net
정 가 : 90,000원
ISBN 978-89-7224-530-8 93510

※ 파본은 교환해 드립니다.

헌정
Dedication

Dennis Fell:

하느님의 영원하고 과분한 사랑과 은혜에 바치며, 항상 나를 사랑해 주고, 내가 하는 모든 일에 의미를 부여하고 삶을 재미있게 만들어주는 나의 아내 Noel과 아이 Nathan(그의 아내 Elana)과 Hannah에 감사드립니다; 그리고 나를 소중한 가족으로 가르쳐주신 내 기억속의 아버지 Thomas("Wix"), 누구보다도 하느님을 사랑하라고 가르쳐 주신 나의 어머니 Norma, 남을 존중하고 아낌없이 배려하라고 가르쳐 주신 장인어른 Milton("Bud"), 가족의 기쁨을 누리는 법을 가르쳐 주신 장모님 Dorothy("Dot")에 감사드립니다.

Karen Lunnen:

책에 대한 장기간의 책무를 지지해 준 나의 가족과 친구들, 그리고 평생 학습의 가치와 글을 통한 의사소통의 중요성을 강하게 심어준 부모님께 감사드립니다. 나의 전문가적 자기 개발을 만들어 주신 분께 특별히 감사드리며, 특히 임상적 일에 집중할 수 있게 지지해 준 나의 가족과 아이들, 그리고 다양한 직장 환경에서 동료들과 나에게 도전과 영감을 심어준 학생들에게 특히 감사드립니다. Dennis의 비젼과 리더쉽과 Reva의 지속적인 지지와 긍정적인 태도에도 감사드립니다.

Reva Rauk:

하느님의 은혜와 사랑, 그리고 용서 그리고 내가 치료하고 치료할 많은 환자들이 없었으면 이 책이 완성될 수 없었으며, 이 책을 그들에게 바칩니다. 영원한 사랑과 지속적인 지지를 보내준 나의 남편 Bob과 나의 아이들 Kirsten, Anders와 Ane에 깊은 감사를 드립니다; 교육과 일의 가치를 가르쳐 주시고 항상 부드럽게 앞으로 나아갈 수 있는 힘을 주신 나의 부모님께 깊은 감사를 드립니다; 그리고 내가 기여할 수 있는 잠재력에 대한 비젼을 제시해 준 Dennis와 Karen에게 감사드립니다.

저자 소개
About the Authors

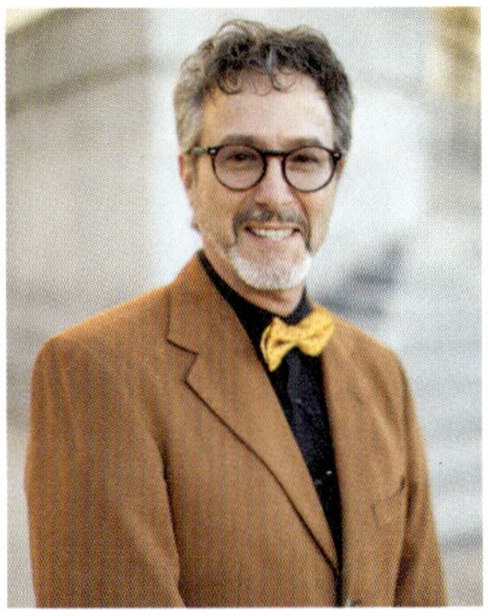

Dennins W. Fell 박사는 Alabama의 Mobile에 위치한 South Alabama(미국) 대학의 물리치료 박사 프로그램의 학과장으로 재직하였으며 명예 교수로 재직하고 있다. 그는 1992년부터 근무하였으며, 신경과학, 신경계 물리치료 검사와 중재 영역의 강의를 좋아한다. 그는 미국 물리치료사 협회의 *JOPTE*의 편집위원이며 신경학 분야의 회계를 담당하고 있으며, 신경계 물리치료 Alabama 주 부회장과 *소아 물리치료* 분야의 동료 심사위원으로 일하고 있다. 그는 중국, 대한민국, 남아프리카와 대만에서 강의 경력이 있으며, 중국, 벨리즈, 도미니크 공화국과 트리니다드토바고에서 물리치료 경험을 가지고 있다. 1995년 이후 세계 물리치료 학술대회에 매년 참석하고 있으며, 2010년에서 2011년의 안식년 기간 동안 대한민국에서 국제 방문 교수로 강의 경험을 가지고 있다. South Alabama 대학에서 "우수 교육자상"과 50년 대학 역사상 "위대한 50인의 교수상"을 포함한 강의와 리더쉽, 봉사와 관련하여 많은 수상을 하였으며, 2017년 미국물리치료사 협회의 "Lucy Blair 봉사상"을 수상하였다.

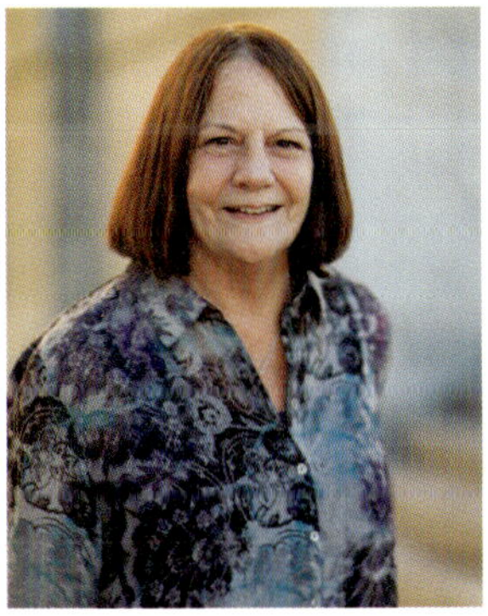

Karen Lunnen 박사는 Western Carolina 대학의 물리치료학과의 학과장으로서 2017년 은퇴하였으며, 44년간 전문가로서 근무하였다. 그녀는 Duke 대학의 물리치료 학과에서 이학 석사를 취득하고, North Carolina 주립대학에서 교육학 박사를 취득하였다. 젊은 시절 Chapel Hill의 North Carolina 대학의 교수로 시작하였으며, 주요 담당 영역은 소아 영역과 물리적 인자 영역을 담당하고, 뛰어난 전문가로서 멘토의 특기를 지니고 있다. 그녀의 초기 임상 경험은 다양한 환경에서의 가족과 아동에 관한 영역이었으며, 서비스-러닝의 리더쉽과 학생 연구 멘토쉽, 획기적인 교육분야에서 많은 상을 수상하였다.

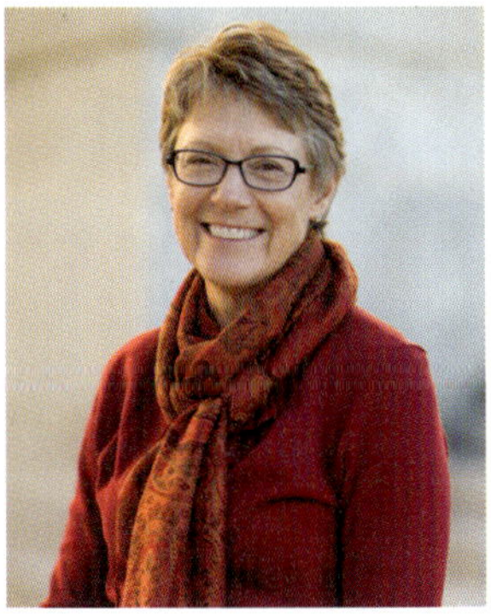

Reva P. Rauk 박사는 Utah 대학의 물리치료와 선수 훈련 학과에서 (임상) 조교수와 임상 교육 책임자로서 근무하고 있다. 그녀는 Minnesota 대학에서 교육학 박사 학위를 취득하였으며, Emory 대학에서 임상 신경계 물리치료학의 의학 석사 학위를 취득하였다. 물리치료사로서는 건강 과학 Mayo 클리닉 학교에서 물리치료 학사 학위를 취득하였다. Rauk 박사는 임상 강사 자격을 가지고 있으면서 미국물리치료사협회의 인증받은 임상 강사 프로그램 훈련의 교육담당자이다. Rauk 박사는 ABPTS 신경학 특별분야와 컨텐츠 전문가의 특수 교육 부분에서 봉사하였으며, 2004년 신경학 특수분야 실기 분석 연구(Neurology Specialty Practice Analysis)의 공동 연구자였다. 그녀의 임상과 연구 관심분야는 임상 추론, 전문가의 직업 의식, 퇴행성 소뇌 질환과 인간 경험에서의 중재이다.

서 문
Preface

이 신경계 재활 책은 치료사들의 임상 의사 결정을 위해 필요로 하는 국제 기능 분류(ICF)틀의 사용 요구도가 증가함에 따라 시작되었다. 이 책은 물리치료사와 작업치료사에게 **특별한** 교과서가 될 것이며, 이 책은 특정한 의학적 진단 보다는 신체 구조/기능과 기능적 활동의 초점을 두고 구성하였다. 또한, 이 책은 근거-기초 관점에서의 환자 관리에 초점을 두고 있으며, 나이에 상관없이 신경근육학적 손상이 모든 환자에게 유사하게 영향을 주기 때문에 생애 주기 전반에 적용할 수 있는 내용을 포함하고 있다.

미국물리치료사협회의 신경계 물리치료, 소아 물리치료와 노인 물리치료 분과학회 60여명의 교육가와 전문가; 작업치료학과 교수; 여러 주의 저자가 참여하였으며, 이 책의 편집위원은 그들의 전문가적 삶의 열정이 반영되었다. 이 책은 학문적 통합과 개념화, 준비, 작성과 편집 그리고 삽화 등의 협동적인 기념비적 과제로 10년 넘게 진행되어 완성되었다; 모든 개인의 헌신적인 공헌이 없었다면 완성할 수 없었을 것이다. 각 장의 저자는 가능한 근거들과 지식, 이해, 에너지와 열정과 통합하여 학문적 열의를 이 책에 담았다. 저자들은 학생, 교수와 임상가를 위한 대부분의 최신 재활 근거를 통합하여 실제 임상 적용에 초점을 두고 적용할 수 있는 임상 의사 결정에 도움이 되게 하고, 특수화 분야를 위해 준비하는데 사용할 수 있게 하였다.

출판사 전달과정과 큰 허리케인으로부터의 지연, 암과의 싸움과 사랑하는 부모님 삶의 마지막을 간병하는 시간을 포함하여 출판 과정이 지연되는 많은 어려움에도 불구하고, 이 기간 동안의 지속적인 수정과 개정 과정으로 인하여 더 좋은 교과서가 완성될 수 있었다.

두 개의 중요한 개념적 모델, (1) 미국물리치료사협회의 환자/고객 관리 모델과 (2) 세계보건기구의 ICF가 이 책에서 중점적으로 사용하였다. 미국물리치료사협회 ***환자/고객 관리 모델***(의사 결정, 검사/평가, 중재 원리와 특별한 중재/치료 계획)을 사용하여 이 책의 전반적인 내용을 구성하였다. 검사와 중재를 다루는 장에서는 ***WHO*** 의 ***ICF***의 구성(신체 구조/신체 기능의 손상에 초점을 둔 장과 기능적 활동 제한과 사회 참여에 초점을 둔 장)으로 구조화 하였다. 이러한 방식으로 환자 관리 계획을 디자인해야 한다고 생각하고 —의학적 진단에 기초한 중재를 단순하게 제공하지 않는 방식이 아님— 이와 유사한 방식으로 학생들을 교육하는데 도움이 될 수 있도록 구성하였다. 이 책은 검사 결과에 기초하여 중재 계획과 환자 검사의 요소를 선택할 수 있는 기초를 논리적으로 제시하고 있다. 의학적 진단에 의해 구성되는 장의 불필요한 내용은 제거하였다. 예를 들어, 다른 책에서는 균형 중재에 관한 정보를 찾아볼 수 있는데, 이는 뇌 손상 영역에서 주로 찾아볼 수 있지만, 이러한 균형 중재는 뇌졸중, 다발성 경화증과 다른 신경학적 진단에서 필요한 영역이다. 이 책은 신경근육학적 검사와 중재 기법을 ***생애 전반***, 소아에서 성인과 노인에 적용할 수 있다. 그리고 가능한 ***근거***에 관한 내용을 중요 내용으로 포함하여 중요성을 강조하였다.

1부에서는 신경근육계 질환 환자를 관리하는데 있어 임상가를 위한 가설 지향 알고리즘(HOAC)을 포함한 환자 중심의 임상 결정과 의사 결정 과정과 기초를 복습한다. 2부에서는 일반적인 신경근육계 질환의 특정한 손상과 기능적 활동/제한을 위한 검사/평가 과정을 포함하였다. 3부에서는 일반적인 치료적 중재 개념, 원리와 접근법 뿐만 아니라 건강 활동/예방과 보조/적응 도구를 포함한 모든 신경근육계 질환의 필요한 주제를 다루고 있다. 4부의 각 장에서는 특정 손상과 각 손상에 특별하게 적용할 수 있는 다양한 방법을 다루고 있다. 이러한 중재에 기초한 손상은 "준비성" 중재로 주로 재활 초기에 적용할 수 있으면서 직접적으로 손상을 개선해주고 기능적 결함에 기여할 수 있는 내용을 다루고 있다. 하지만, 이러한 손상에 기초한 중재는 최종적으로 환자의 기능적 숙련성/활동과 참여를 강화할 수 있어야 한다. 5부의 각 장에서는 환자의 기능적 숙련성/활동과 참여를 직접적으로 개선할 수 있는 과제-특이적 기능적 중재에 초점을 두었다.

문체는 독자가 쉽게 이해할 수 있도록 가능한 수동적인 목소리가 반영되는 부분을 피하고, 기법 또는 방법에 직접적이고 능동적인 목소리가 반영되는 설명으로 분명하게 전달될 수 있게 하였다(예, "치료사 손의 위치는..."). 또한, 각 장에서 특별한 적용에 대한 근거를 순차적으로 특정한 방법과 기법을 설명하고 임상 실기에서 적용할 수 있게 하였다. 각 장은 "환자 적용"의 사례 연구를 포함하고 있으며, 각 장 앞에서 언급하고 각 장에서 점진적으로 언급하여 내용에 포함하도록 하였다. 각각의 "환자 적용" 사례 특성 뒤의 "임상 결정시 고려사항"의 질문을 통하여 각 사례의 중요한 개념에 대한 사고를 촉진시키도록 하였다. 이 사례 연구와 질문은 추후 각 개인과 가족에 적용할 수 있고, 장애를 가진 개인의 환경에서 발생되는 기능적 제한 또는 손상을 고려할 수 있는 내용을 포함하였다.

각각의 장은 "생각해 볼 점" 상자를 포함하여 독자의 사고 또는 간결한 "작은 지식" 또는 "진주"을 찾을 수 있는 질문으로 유도하여 필수적인 정보를 강조하였다. 검사와 중재 장에서는 근거에 기초한 "근거의 초점" 표를 이용하여 요약하였으며, 각 주제와 연관성 있는 좀 더 중요한 연구들을 포함시켰다.

사례 연구는 다양한 손상과 질환을 동시에 가지고 있는 환자의 복잡한 임상 의사 결정 내용을 포함하고 있다. 독자에게 제시한 질문은 신경근육계 질환의 환자 중심, 근거에 기초, 평가와 중재의 포괄적인 계획의 과정을 발전시킬 수 있도록 하였다. 재활과 관련한 과학적 문헌은 매일매일 많은 양이 제시되고 있다. 이러한 결과로 신경계 재활의 모든 관점의 지식은 개인의 역량을 넘어서게 된다; 그래서 이 책은 임상가에게 장기간의 자료를 제공할 수 있게 된다. 비록 첫 번째 데뷔하는 첫 번째 판이지만 두 번째 판은 저자들의 새로운 정보가 임상 실기에 지지가 될수 있는 시점에서 시작될 것이다. 우리는 앞으로의 발전을 위해 어떠한 제안이나 내용에 대한 수정이나 개선을 위한 피드백을 환영한다. 우리는 움직임, 기능과 의미있는 삶을 회복하기 위한 가능한 최고의 효과적인 치료적 관리를 제공하고자 한다.

객원 편집자
Contributing Editors

Megan Danzl, PT, DPT, PhD, NCS
Assistant Professor and Assistant Chair
Doctor of Physical Therapy Program
School of Movement and Rehabilitation Sciences
College of Health Professions
Bellarmine University
Louisville, Kentucky

Heather Knight, PT, DPT, NCS, CBIS
Assistant Professor
Director, Geriatric PT Residency Program
Department of Physical Therapy
Creighton University
Omaha, Nebraska

Blair P. Saale, PT, DPT, NCS
Assistant Professor
Department of Physical Therapy
University of South Alabama
Mobile, Alabama
Department of Physical Therapy
Pat Capps Covey College of Allied Health Professions
University of South Alabama Mobile, Alabama

Rachel T. Wellons, PT, DPT, NCS
Assistant Professor
Department of Physical Therapy
LSU Health Sciences Center New Orleans
New Orleans, Louisiana

일반 성인 및 소아 신경근 진단 개요서 객원 편집자
Compendium of Common Adult and Pediatric Neuromuscular Diagnoses Contributing Editors(Online at DavisPlus)

Adult Diagnoses

Dennis Fell
Vice-President, APTA Academy of Neurologic Physical Therapy
Professor and Chair
Department of Physical Therapy
Pat Capps Covey College of Allied Health Professions
University of South Alabama
Mobile, Alabama

Diane H Pitts, PT, DPT, RN BSN
Senior Therapist, Vestibular and Physical Therapy
Beth M Rouse Rehabilitation and Wellness Center, Providence Hospital,
Mobile, Alabama

Blair P. Saale, PT, DPT, NCS
Assistant Professor
University of South Alabama
Department of Physical Therapy
Mobile, Alabama

Pediatric Diagnoses

Janet Tankersley, PT, DPT, PCS
Assistant Professor
Augusta University
Department of Physical Therapy
Augusta, Georgia

Karen Y. Lunnen, PT, EdD
Associate Professor and Head (Retired)
Department of Physical Therapy
College of Health and Human Sciences
Western Carolina University
Cullowhee, North Carolina

공헌자
Contributors

Amy Barnes, MSOT, OTR/L, SWC
Occupational Therapy Clinical Specialist
Stanford Health Care
Stanford, California

Francisco X. Barrios, PhD
Professor and Dean
College of Liberal Arts
Southeast Missouri State University
Cape Girardeau, Missouri

Bassam A. Bassam, MD, FAAN
Professor of Neurology
Director of Neuromuscular and EMG Laboratory
Department of Neurology
University of South Alabama
Mobile, Alabama

Mary T. Blackinton, PT, EdD, GCS, CEEAA
Associate Professor, Physical Therapy Department
Nova Southeastern University-Tampa
Director, Professional DPT Program
Tampa, Florida

Beth Cardell, PhD, OTR/L
Associate Professor (Clinical)
Department of Occupational & Recreational Therapies
University of Utah
Salt Lake City, Utah

Randy Carson, PT, DPT, NCS, CCCE
University of Utah Healthcare
Rehabilitation Services
Salt Lake City, Utah

Holly Cauthen, PT, DPT
Physical Therapist II
Vanderbilt University Medical Center – Pi Beta Phi Rehabilitation Institute
Nashville, Tennessee

Deborah Nervik Chamberlain, PT, DPT, MHS, DHS, PCS
Associate Professor
Franklin Pierce University
Concord, New Hampshire

Jill Champley, PhD, CCC-SLP
Speech Language Pathologist
VA Nebraska Western Iowa
Omaha, Nebraska

David Chapman, PT, PhD
Associate Professor
Doctor of Physical Therapy Program
St Catherine University
Minneapolis, Minnesota

Jennifer Braswell Christy, PT, PhD
Associate Professor
Department of Physical Therapy
The University of Alabama at Birmingham
Birmingham, Alabama

R. Barry Dale, PT, PhD, OCS, SCS, ATC, CSCS
Professor, Department of Physical Therapy
University of South Alabama
Mobile, Alabama

Megan Danzl, PT, DPT, PhD, NCS
Assistant Professor and Assistant Chair
Doctor of Physical Therapy Program
School of Movement and Rehabilitation Sciences
College of Health Professions
Bellarmine University
Louisville, Kentucky

Wesley Blake Denny, PhD, MT (ASCP)
Senior Scientist
Northeast Georgia Biodiagnostics
Gainesville, Georgia

Monica Diamond, PT, MS, NCS, C/NDT
Board-Certified Neurologic Clinical Specialist
Ascension | Sacred Heart Rehabilitation Institute
Milwaukee, Wisconsin
Adjunct Instructor
Concordia University
Mequon, Wisconsin
Marquette University
Milwaukee, Wisconsin

Heidi Dunfee, PT, DScPT
Operations Manager, Mayo Clinic School of Continuous Professional Development
Mayo Clinic
Rochester, Minnesota

Carina Eksteen, PT, PhD
Professor
Sefako Makgatho Health Sciences University
University of Pretoria
Pretoria, South Africa

Rebecca I. Estes, PhD, OTR, CAPS
OT Program Director and Campus Director
OT Department
University of St. Augustine for Health Sciences, Austin Campus
Austin, Texas

Andrea Fergus, PT, PhD
Professor, Division of Physical Therapy
Shenandoah University
Winchester, Virginia

Cheryl Ford-Smith, PT, DPT, MS
Board-Certified Specialist in Neurological Physical Therapy
Associate Professor in Physical Therapy
Department of Physical Therapy
Virginia Commonwealth University, MCV Campus
Richmond, Virginia

Noi Bernabe Mavredes Fraker, PT
Director of Rehabilitation Services
Tennova Healthcare-Harton
Tullahoma, Tennessee

Jane Mertz Garcia, PhD, CCC-SLP
Professor
Communication Sciences and Disorders
Kansas State University
Manhattan, Kansas

Denise Gobert, PT, MEd, PhD, NCS, CEEAA
Associate Professor
Department of Physical Therapy
College of Health Professions
Texas State University
San Marcos, Texas

Ruth Lyons Hansen, PT, MS, DPT, CCS
Associate Professor
Doctor of Physical Therapy Program
School of Health and Natural Sciences
Mercy College
Dobbs Ferry, New York

Jason Boyd Hardage, PT, DPT, DScPT
Board-Certified Clinical Specialist in Geriatric Physical Therapy
Board-Certified Clinical Specialist in Neurologic Physical Therapy
Registered Yoga Teacher (RYT 200), Yoga Alliance
Associate Professor
Department of Physical Therapy
Samuel Merritt University
Oakland, California

Cathy C. Harro, PT, MS, NCS
Assistant Professor-Physical Therapy Department, College of Health Professions
Grand Valley State University
Assistant Director, Mary Free Bed Rehabilitation Hospital and Grand Valley State University Residency in Neurologic Physical Therapy
Grand Rapids, Michigan

Jeffrey M. Hoder, PT, DPT, NCS
Associate Professor
Doctor of Physical Therapy Division
Department of Orthopedic Surgery
Duke University School of Medicine
Durham, North Carolina

John R. Jefferson, PT, PhD, OCS, COMT
Chair and Associate Professor
Department of Physical Therapy
University of Arkansas for Medical Sciences
Fayetteville, Arkansas

Lisa K. Kenyon, PT, DPT, PhD, PCS
Associate Professor
Department of Physical Therapy
Grand Valley State University
Grand Rapids, Michigan

Patricia Kluding, PT, PhD
Chair and Professor, Department of Physical Therapy and Rehabilitation Science
University of Kansas Medical Center
Kansas City, Kansas

Wei Liu, PhD
Associate Professor
Research Director of Rehabilitation and Biomechanics
Edward Via College of Osteopathic Medicine, Auburn (VCOM)
Auburn, Alabama

Renee G. Loftspring, PT, EdD
Daniel Drake Center for Post-Acute Care
Cincinnati, Ohio

Marilyn MacKay-Lyons, BSc(PT), MSc(PT), PhD
Professor, School of Physiotherapy, Dalhousie University
Affiliated Scientist, Nova Scotia Health Authority
Halifax, Nova Scotia, Canada

Michael J. Majsak, PT, EdD
Associate Professor and Chair
Department of Physical Therapy
School of Health Sciences and Practice and Institute of Public Health
New York Medical College
Valhalla, New York

Heather Mattingly, PT, MS
Program Director, Physical Therapist Assistant Program
McLennan Community College
Waco, Texas

Kathy L. Mercuris, PT, DHS
Associate Professor
Department of Physical Therapy
Des Moines University
Des Moines, Iowa

David M. Morris, PT, PhD, FAPTA
Professor and Chair
Department of Physical Therapy
The University of Alabama at Birmingham
Birmingham, Alabama

Jonathan B. Mullins, MD
Diagnostic Radiology Specialist
Memorial Hospital
Gulfport, Mississippi

Rick Nauert, PhD, MHA, MHF, PT
Adjunct Associate Professor
College of Natural Sciences
Public Health and Health Information Technology
The University of Texas at Austin
Austin, Texas

Esther Munalula Nkandu, BSc (Hons), MSc, MA, PhD
Dean and Associate Professor of Physiotherapy
School of Health Sciences
The University of Zambia
Lusaka, Zambia

Tracy O'Connor, OTD, OTR/L
Assistant Professor/Academic Fieldwork Coordinator
Department of Occupational Therapy
University of South Alabama
Mobile, Alabama

Roberta Kuchler O'Shea, PT, DPT, PhD
Professor
Physical Therapy Program
Governors State University
University Park, Illinois

Diane H. Pitts, PT, DPT, RN BSN
Senior Therapist, Vestibular and Physical Therapy
Beth M Rouse Rehabilitation and Wellness Center, Providence Hospital
Mobile, Alabama

Rebecca E. Porter, PT, PhD
Interim Dean
Indiana University
School of Health and Rehabilitation Sciences
Indiana University—Purdue University
Indianapolis, Indiana

Aaron B. Rindflesch, PT, PhD, NCS
Assistant Professor
Director of Clinical Education and Assistant Program Director
Program in Physical Therapy
Mayo Clinic School of Health Sciences
Rochester, Minnesota

Blair P. Saale, PT, DPT, NCS
Assistant Professor
Department of Physical Therapy
University of South Alabama
Mobile, Alabama

Susan Diane Simpkins, PT, EdD
Associate Professor, Southwestern School of Health Professions
University of Texas Southwestern Medical Center
Dallas, Texas

Martha Freeman Somers, MS, DPT
Assistant Professor
Department of Physical Therapy
Duquesne University
Pittsburgh, Pennsylvania

Brad Steffler, MD
Associate Professor
Department of Radiology
University of South Alabama
Mobile, Alabama

Jeannie B. Stephenson, PT, PhD, NCS
Assistant Professor
School of Physical Therapy and Rehabilitation Sciences
USF Health Morsani College of Medicine
University of South Florida
Tampa, Florida

Mike Studer, PT, MHS, NCS, CEEAA, CWT, CSST
Northwest Rehabilitation Associates
Salem, Oregon

Marisa L. Suarez, MS, OTR/L, SWC
Occupational Therapist/Clinical Specialist
Stanford Health Care
San Jose, California

Laura K. Vogtle, PhD, OTR/L, FAOTA
Professor
Department of Occupational Therapy
School of Health Professions
The University of Alabama at Birmingham
Birmingham, Alabama

Bridgett Wallace, PT, DPT
President, 360 Balance & Hearing
Austin, Texas

Rachel T. Wellons, PT, DPT, NCS
Assistant Professor of Physical Therapy
LSU Health Sciences Center New Orleans
New Orleans, Louisiana

Laura White, PT, DScPT, GCS
Assistant Professor
Department of Physical Therapy
University of South Alabama
Mobile, Alabama

Kim Curbow Wilcox, PT, MS, PhD, NCS
Professor and Director, Residency Program in Neurologic Physical Therapy
University of Mississippi Medical Center, School of Health Related Professions
Jackson, Mississippi

Donna A. Wooster, PhD, OTR/L

Associate Professor in Occupational Therapy
Chair, Department of Occupational Therapy
University of South Alabama
Mobile, Alabama

Genevieve Pinto Zipp, PT, EdD

Professor, Department of Interprofessional Health Sciences & Health Administration
Director, Center for Interprofessional Education in Health Sciences
Seton Hall University
School of Health and Medical Sciences
South Orange, New Jersey

감사의 글
Acknowledgments

진심으로 감사 드립니다:

각 장과 개요에서 저자의 헌신, 인내심과 환자 중심 사고가 각 페이지를 우수하게 만들어주었습니다.

*편집위원과 블라인드 검토자 팀*의 세심한 평가와 내용의 편집, 임상과 강의실에서 필요한 내용과 임상적 관점을 추가해주었습니다.

사진 작가와 사진 모델

- Jason Torrs는 전문가 수준으로 사진을 담고, 구성과 창의적 틀에 초점을 두고 — 흥미롭고 재미있게 촬영을 진행 — 발판을 만들고 우리의 설명을 삶으로 쉽게 전달할 수 있는 이미지로 만들어 주었다!
- Myoungho Choi의 사진 기술은 많은 환자의 사진, 특히 균형과 뇌신경 검사와 Nathan Fell의 움직임 촬영 부분에서 우수한 숙련성을 보여주었다.
- Norma Fell; Hyopil Jeon; Deokhoon Jeon; Youngsu Kim; Elana Fell and Maddie; Kim, Bailey, and Seth Baxter; Corey Irby; Amanda Schermerhorn; Judy Smith; Del Baum; Margaret Anderson; James Nelson; Orlando Warner; Porter Hancock; Anthony Tucker; Carole Canter; William Smith; Robert Oaks; Jenny, Ryan, Ellioni, Alora, 그리고 Sadie Durrant; Jaquelyn Johnson; Rachel Porubek; Erin Longhurst; Geoff Buchanan; Danica Dummer; Katharine Kilbourne; and Randy Carson를 포함하여 사진 모델로 참여해준 모든 분들게 감사드립니다.

기관과 사람들

- 물리치료 클리닉과 University of Utah Sugar House Rehabilitation Clinic, University of Utah Balance & Mobility Clinic, University of Utah Rehabilitation Center, University of South Alabama Physical Therapy Department과 Western Carolina University의 실험실과 비디오와 사진 모델에 동의 해준 이 기관에 속한 치료사, 환자, 교수, 학생과 동료와 가족 구성원에게 감사드립니다.
- 근거에 기초한 표 작성과 진단 개요를 준비하고 찾아주는데 도움을 준 South Alabama 대학 물리치료학과 학생들에게 감사드립니다.

F.A.Davis 편집위원과 직원

- 새롭게 제시하는 근거에 기초한 교과서 개념의 잠재성을 열정적으로 지켜봐주고 이 과정을 진행 될 수 있게 부분적으로 도와준 분들게 감사드립니다: 처음부터 우리를 믿어준 Margaret; 발전적으로 진행 될 수 있게 힘을 준 Melissan; 세심한 눈으로 검토해 순 Jennifer는 우리가 성공적으로 일을 끝낼 수 있도록 부드럽게 밀어주고 끌어주있다.

역자 서문
Translator Preface

하나의 책을 만드는 것은 쉬운 일이 아니다. 특히, 지금과 같이 많은 연구들과 정보들이 발전되고 있는 상황에서 최신의 지식과 정보를 담은 책을 만드는 것은 더욱 어려울 것이라 생각된다. 신경계 재활 분야는 지난 70년 동안 많은 이론과 연구 결과가 지속적으로 제시되면서 발전되고 있다. 신경계 재활의 초기 치료 접근법과 지금의 치료 접근법은 많은 발전을 하였으며, 이에 대한 근거도 많이 제시되고 있다.

이 책은 최신의 지식과 정보를 담으면서, 기존의 책에서 제시되고 있는 틀의 형식을 버리고, 현재의 물리치료 방향성을 담아 집필한 책으로서, 많은 전문가들이 참여하여 학생에게는 훌륭한 교과서로, 임상가에게는 훌륭한 지침서가 될 것이다.

현재 신경계 재활 분야의 방향성은 근거 중심을 기반으로 환자의 의학적 진단명에 의존하지 않고, 물리치료사만의 움직임 진단을 기반으로 중재를 접근하는 방식으로 변화되고 있다. 이 책 또한 이러한 부분을 기반으로 기존 교과서에서 많이 볼 수 있는 의학적 진단명에 의한 설명과 중재 방식이 아닌, 물리치료사의 움직임 진단에 기반한 손상과 활동 제한, 사회 참여 제약에 초점을 두고 검사와 평가, 중재 등의 순서로 기술하였다. 또한, 중재의 기술은 특정 기법만을 설명하지 않고, 각 손상에 적용될 수 있는 다양한 치료 기법을 제시하여 설명하였으며, 소아나 성인에서 볼 수 있는 문제도 다양하게 설명하였다. 이 책의 목차를 보고 의학적 진단명이 없어 당혹스러울 수 있지만, 미래의 물리치료사는 의학적 진단에 머물러 있지 않고, 물리치료사의 정체성을 찾을 수 있는 움직임 진단에 초점을 둔 미래 지향적인 책이라 감히 말할 수 있겠다.

이 책은 새로운 형식의 신경계 재활의 교과서가 될 것이며, 이 책의 저자들은 40년이 넘는 전문가적 경험을 가지고, 60여명의 전문가와 10년간의 시간을 책을 집필하는데 사용하였다. 과연 이러한 일은 왜 하였을까? 고민해보았지만, 우리가 만난 환자와 우리가 만나보게 될 환자를 위해 책을 집필한 것이라고 한다.

이 책을 번역하면서 역자들은 가능한 원저자의 뜻을 충분히 이해하려고 노력하였으나 미비하게 번역한 곳도 있으리라 생각된다. 그럼에도 불구하고 이 책은 모든 신경계 환자를 다루는 전문가, 특히 물리치료사와 같은 치료적 운동을 하는 움직임 전문가에게 꼭 필요한 책이라고 강력하게 추천할 수 있다.

끝으로 이 책을 활용하는 독자들의 끊임없는 조언과 충고를 부탁드리며 이 책이 나오기까지 수고를 아끼지 않은 영문출판사 박병주 사장님을 비롯한 편집 관계자분들에게 심심한 감사의 뜻을 전한다.

역자 대표 우 영 근

차 례
Contents

제 1 부

환자 중심 치료를 위한 임상 의사 결정 방법

Clinical Decision Making for Patient-Centered Care

신경근재활에 임상 의사 결정을 위한 근거

Foundations for Making Clinical Decisions in Neuromuscular Rehabilitation

제 1 장

■ 김은정

개요

학습목표

이 장을 마치면 학습자는 다음을 할 수 있어야 한다.

1. 치료사가 임상 결정의 개요를 만들 수 있어야 한다.
2. 임상 의사 결정의 기초가 되는 기본 원칙 및 가정에 대해 토의한다.
3. 기능 및 장애 모델을 비교하고 각 기능에 대한 중요한 용어를 설명한다.
4. 모든 임상 결정에 포함된 가치에 대해 토론한다.

서론 Introduction

Driver 부인은 뇌졸중보다도 그녀의 오른쪽 팔과 다리를 결코 움직일 수 없을지도 모르는 것을 두려워한다 그녀는 감정적으로 "때로는 추운 것 이외에는, 나는 지금까지 86년 동안 한 번도 아파 본 적이 없다…"라고 했다. 그녀의 재활을 지도할 치료사로서, 우리는 다양한 결정을 내려야 한다. 우리는 Driver 부인과 만난 첫 순간부터 의도적으로 적절한 시험 검사와 측정을 결정해야 한다. Driver 부인은 그녀가 가족을 위해 식사를 요리하거나, 다시 걸을 수 있을지, 그녀가 대부분 원하는데로 회복이 가능한지에 대해 알고 싶어한다. Driver 부인의 개인적 목표와 함께 병력 및 검사 결과를 사용하여, 그녀의 예후와 가장 적절한 중재 강도에 대해 개별적 결정을 내려야 한다. 최종적으로, 검사 결과를 근거로 그녀의 예후와 관련하여, 우리는 그녀의 신체 기능을 회복시키거나 최적화하고, 기능 활동의 최대한 회복을 극대화하기 위해 전문적 중재 기법을 결정해야 한다. 이 책은 전체적인 과정을 안내 할 것이다!

재활에서 치료사의 역할

The Therapist's Role in Rehabilitation

신경근 질환을 가진 사람들을 위한 다양한 측면의 재활이 매우 흥미롭게 고려되고 연구되고 있다. 이 책은 신경재활을 위한 지식과 기술을 처음 습득한 학생과 신경재활의 지식과 기술을 업데이트하려는 임상가들을 위해 작성되었다. 이 책의 각 장에서는 신경근 질환이 있는 성인과 소아 환자의 일상적인 치료에서 치료사가 적절한 임상 결정을 내리는 전문적인 측면을 다룬다. 1장에서는 임상 의사 결정의 기초가 되는 원리와 가설을 제시하고, 2장은 임상 의사 결정 과정을 위한 체계를 제시할 것이다. **물리치료사**(Physical therapists; PTs)는 인체 움직임의 보건의료 전문가이다. 물리치료사는 개개인의 시험, 평가, 중재를 통해 움직임과 기능적 능력을 향상시키고, 일반적인 신체 단련과 건강을 증진하는 동시에 "치유의 과학과 치료의 기술(APTA, 2008)"을 실천한다. **작업치료사**(Occupational therapists; OTs)는 "개인, 집단, 주민 또는 조직의 모든 일상생활활동을 포함하여, 가정, 학교, 직장, 공동체 및 기타 환경의 상황과 역할에서 기능, 수행 및 참여를 지원하는 작업의 치료적 사용(AOTA, 2015)"을 한다. 일상생활동작(ADLs), 수단적 ADL, 휴식 및 수면, 교육, 직업, 놀이, 여가 및 사회적 참여에서 안정 및 수행을 증진하기 위한 전문적 중재와 접근법, 일상생활동작(ADLs)에 영향을 주는 요인에 대한 평가가 포함된다. *물리치료사 치료를 위한 가이드*(APTA, 2015)에 요약되어 있듯이, PT는 보건의료팀의 일원으로 활동하지만 자율성을 가지고 치료한다. 즉, 검사 시기와 사용할 검사와 측정 방법을 독립적으로 결정하고, 검사 결과의 평가를 개인별로 작성하며, 재활 예후 및 목표에 대한 결정을 내리고, 물리치료 중재를 개발하여, 궁극적으로 환자의 결과를 판단한다. OT는 미국작업치료협회(American Occupa-tional Therapy Association)에 따르면 "사람들이 일상생활의 기술을 다시 재학습 하도록 도와줌으로써 최대한의 삶을 살아가게 돕는 사람들이다. OT는 환자의 신체적, 심리적 및 사회적 요구에 초점을 맞춤으로써 사람들이 최대한 가능한 수준에서 기능하도록 돕는다."(AOTA, 2008). OT는 또한 상담 및 지역에서 보건의료팀과 함께 자율적인 결정을 내린다. 2장에서 설명한 것과 같이 의사결정 과정의 각 단계에는 치료적 중요한 결정이 포함된다. 그러므로 치료사는 치료에 대한 조기 선택과 평가에 관련된 판단을 포함하여 치료와 중재의 개인별 설계 계획을 위해 의도적으로 이러한 결정을 하는 것을 학습해야 한다.

신체적 재활을 비롯하여 신체 장애가 있는 사람들을 위한 광범위한 치료적 처치는 여러 분야에 걸쳐 있다. 그 목적은 치료 중재 과정과 교육을 포함하여 참여 능력과 최적의 삶을 위해 개인을 회복시키는 것이다. PTs와 OTs는 개별화된 치료 중재를 제공하는 특별한 기쁨과 책임을 갖고 있다. **중재**는 "환자/고객 관리 및 지침에 사용된 상호작용 및 절차"(APTA, 2015)로 환자 개인, 가족 및 지원 시스템에 맞게 수립되어야 하며, 치료사의 자체 검사를 기반으로 치료사가 설계 및 시행해야 한다. 중재는 가끔 집중적이고 도수로 수행되기 때문에 개개인의 환자를 위해 신중하게 계획해야 한다. 특히 신경근 질환과 관련하여 환자 치료는 환자에게 형성되는 대인 관계를 통해서 환자와 "집중적이고 집중적인 연결"을 유도하는 환경에서 일반적으로 발생한다(Jensen, 1992). 이런 집단 내 중재 계획은 종종 신체적, 심리적, 사회적 차원에서 환자의 삶에 긍정적인 영향을 미칠 수 있는 많은 기회를 제공하며, 사람의 삶에 실질적이고 가시적인 차이를 만들어 낸다. 치료사의 긍정적인 영향은 숙련된 "평가, 도수, 대뇌에 생산적인 치료"(Moffatt, 1993)를 통해 개발되며, 환자를 격려하고 동기를 부여하며, 환자가 현재 상황의 강점과 긍정적 측면뿐만 아니라 향후 회복에 대한 기대에 집중할 수 있도록 돕는다. 때로는 치료사가 환자가 원하지 않거나, 예상하지 못한 현실을 파악할 수 있도록 도와줘야 한다. 이러한 보건의료 전문가로서 개인적 기쁨과 즐거움을 주는 동시에 치료사의 주요 책임은 각 환자를 위한 최적의 효과적인 치료 및 재활을 제공하는 것이다.

이 장의 후반부에서 더 자세히 설명하겠지만, **최적의 치료**에는 개개인의 평가를 기반으로 하는 치료 또는 중재가 포함되며, 환자에게 가장 중요한 진정한 관심사와 함께 기능적 목표에 의해 추진된다. 최적의 치료는 환자 중심적이며 전체적이고 과학적 근거의 가장 최신의 참고문헌들과 일치한다. 개인에게 최선의 기능적 개선을 이룰 수 있는 치료 개발의 목표와 중재는 즉, 손상 정도를 고려해 주어진 능력을 최대한 발휘하여 기능적 향상을 달성하는 것이다. 최적의 치료를 시작하기 전에 치료사는 우선적으로 검사 정보를 수집하고 종합하며, 검사 결과를 평가하고, 환자로부터 발견된 주요 사항에 우선 순위를 정하고, 이러한 정보를 사용하여, 개별화된 중재 계획을 세울 때 임상의사 결정과 판단을 할 수 있다. 이 과정은 2장에 자세히 설명되어 있다.

환자/고객 관리 과정 전반에 걸쳐 각 단계에서의 임상적 추론을 위한 지침과 원칙이 이 교재 전반에 걸쳐 제공될 것이다. 설명된 전문적 기술에 대해서는 저자가 독자/학습자에게 능동적으로 직접 음성을 사용하여 설명할 것이며, 원리 이외에도 명확한 단계별 지침을 제공한다.

임상 의사 결정 Clinical Decision-Making

임상 의사 결정은 적절한 검사 방법을 결정하고, 환자 개인 또는 고객을 위한 전문적 중재 기술 및 치료 활동을 설계 및 최적화하는 과정으로 정의 할 수 있다. 임상 의사 결정 과정은 임상 질문이나 문제가 확인될 때 시작한다. 정보 수집 및 분석은 결정이나 판단이 이뤄지는 기초 절차이다. 임상 의사 결정은 임상 추론 또는 임상 문제 해결과도 관련되며, 절차, 과정 및 일련의 인지 단계를 포함한다. 이 과정은 실제로 연속적이며 상호 연결된 사고 과정의 흐름을 2장에서 자세히 설명하고, 최적의 치료적 중재법 개발과 최선의 치료를 위한 결정을 내린다. **최선의 치료**(Best practice)는 가장 유용한 방법을 사용하여 맞춤화된 효율적인 치료를 개발하고, 아무런 해가 없이, 최적의 기능 회복(Fell, 2004a)을 위해 치료하는 것으로 정의될 수 있다. 1장은 임상 의사 결정의 원리를 탐색 할 것이며, 2장은 첫 번째 검사에서부터 환자와의 최종 만남까지 지속적으로 이루어지는 임상 의사 결정 과정과 단계에 대해 상세히 설명할 것이다. 치료사는 치료를 제공하는 동안 환자에 대한 관심을 소홀히 해서는 안된다. 오히려 치료사는 상황과 환자의 반응을 끊임없이 평가하고, 치료적 계획을 조정하는 방법과 관련된 새로운 질문을 해야 한다(Fell, 2004a). 그러므로 항상 물어봐야 할 질문이 있고, 답을 구해야 한다.

항상 대답할 질문이 있다.
There Is Always a Question to Answer

모든 환자는 연속되는 임상 문제들이 존재하며, 연속적 임상 질문에 답을 해야 한다. 사실, 각 치료 세션은 새로운 문제, 대답해야 할 새로운 질문 또는 해결해야 할 임상 문제에 노출되어 있다. 그래서 치료사는 항상 생각해야 한다. 환자의 상태와 능력이 변화하거나, 개선 또는 감소할 때, 해결되어야 할 새로운 측면이 있으며, 필요에 따라 중재는 환자의 새로운 수준의 능력에 맞추어 이전과 다른 방식으로 제공되어야 한다(Fell, 2004a, APTA 2015). 따라서 치료사는 환자의 상태를 재고하여 치료 계획을 변경할 준비를 해야 한다. 예를 들어, 뇌졸중 후 초기 회복의 재활이 대부분 이동과 앉고 서기에 중점을 둔 George를 생각해보라. 이러한 기술은 향상을 위해서 서고 걷는 활동에 더 많은 치료 시간을 소비하기 시작하며, 이러한 활동으로 해결해야 할 문제점과 새로운 주제가 나타난다. 임상의는 지속적으로 발생하는 문제를 파악하고, 가능한 정보를 종합하여 지속적인 해결방법을 제시할 수 있어야 한다.

환자 관리 과정 동안 임상 결정
Clinical Decisions Throughout the Patient-Management Process

임상 의사 결정은 초기 검사와 평가에서 필수적이지만 임상 문제의 지속적 발생과 함께 필요하다. 임상 의사 결정은 치료 계획에 대한 지속적인 적응과 판단에 요구되는 과정임이 분명하다. 이 과정은 특히 환자가 개선 시 속도 유지를 위해 이전 계획을 변경하려는 의향과 개인적 요인과 환경에 대한 영향을 포함하여, 환자와 임상 시나리오에 대한 지속적인 재평가가 요구된다.

초기 의사 결정 과정의 결과는 호소하는 상태를 나타내

기 위한 라벨을 결정한다. 의사가 보통 의학적 진단(세포 또는 조직 수준 병리와 관련된 질병 분류 라벨)을 사용하여 라벨을 정하는 동안, 치료사는 **물리치료 진단**(physical therapy diagnosis)을 결정해야 하며, 라벨은 치료사가 수행해야 할 움직임과 관련된 문제를 분명히 하여 중재를 제공해야 할 것이며, 이는 과정의 초기에 해야 한다. *물리치료사 실전 가이드 3.0(The Guide to Physical Therapist Practice 3.0)*에는 PT가 "인체 계통 수준(특히 운동계통)과 전체적 사람 수준에서 기능 상태에 대한 조건의 영향을 확인한다"(APTA, 2015, 2장). 임상의사 결정은 환자 관리 과정의 전반에 걸쳐 지속적으로 요구되며, 치료사 결정의 순서에 따라 구성된, 이 책에 전체적으로 중점을 두고 있다.

- 임상 의사 결정의 일반적인 체계, 원리 및 과정은 1장과 2장(1부)에서 논의된다.
- 3장에서 13장(2부)에서는 관련 신체 계통 및 기능 활동에 대한 평가 결과뿐 아니라, 환자 검사에 유용한 검사 및 측정에 대해 설명하고, 검사 결과를 기반으로 임상 의사 결정의 문제를 논의한다.
- 14장에서 17장(III부)에서는 신경학적 재활의 기본 원칙, 일반적, 광범위한 중재 접근법, 건강 증진과 예방, 적용되는 장비/보조 기술 등을 포함한 일반적인 모든 치료 또는 중재와 관련된 임상 결정에 대해 논의한다.
- 18장에서 32장(IV부)에서는 신체 구조 및 신체 기능의 손상에 대한 적절한 중재를 선택하기 위한 임상 결정에 대해 탐구할 것이다.
- 33장에서 37장(V부)은 기능적 활동과 사회적 역할 참여를 최적화하기 위해 기능적 제한에 대한 중재 결정과 임상적 선택을 제시할 것이다.

독자가 이미 병태생리학 과정에서 신경학적 장애의 의학적 측면에 노출되었다고 가정하지만, 이 책의 마지막 부분에 있는 요약부에는 성인 및 소아과의 주요 의료 진단을 다루고 장애에 대한 중요한 배경 정보가 표시된 진단적 개요가 집중적으로 포함되어 있다. 부가적으로 신경 및 발달의 의학적 진단을 위한 개요, 총 50개 이상의 진단은 온라인 보조 자료에서 찾을 수 있다. 의학적 진단을 갖은 환자 개인의 재활을 위한 가장 보편적인 일반적 목표 및 방법과 외상성, 혈관성, 퇴행성, 발달성 또는 다른 원인에 관계없이 병인/병리, 징후/증상, 진단 검사, 예후, 의료/수술 관리에 대한 종합적인 요약과 교재 내용의 적절한 부분으로 독자들을 안내할 것이다.

전문가적 임상 결정 방향

Toward Expert Clinical Decisions

학생 또는 초보자 임상가의 초기 경력은 기본적인 임상 추론 기술의 고안과 개발이 특징이다. 전문가와 초보자 임상의의 차이는 다양한 의료 전문 분야에서 신중하게 검토되었다. **초보 임상의**는 전문 분야의 임상 경험이나 치료 경험이 거의 없는 사람으로, **전문 임상의**는 자신의 경험에 대한 반영을 포함하여 환자의 임상적 문제를 해결하기 위해 추론 능력을 갖춘 적합한 지식들과 경험을 갖추고 있다(Jensen, 2000). 전문 임상의의 특징은 전문적인 개발을 위한 모델 또는 목표를 제공하며, 보다 나은 임상 의사 결정 기술을 습득하고자 하는 학생 및 초보 치료사들에게 영향을 미친다. 재활에서 치료사는 의사와 비슷한 임상 추론 과정을 사용하고 수행할 검사, 관찰 시 결여되는 부분의 근본적 원인, 적절한 중재 전략과 방법이 무엇인지 검사 초기에 미리 가설을 세운다(Payton, 1985; Rothstein, 2003). 전문 임상의는 수년간의 경험을 바탕으로 이루어지지만(Unsworth, 2001; Hallin, 1995, Jensen, 1992), 다음에 설명된 요인들을 이해한다면, 학생들이 의도적인 연구와 실습을 통해 전문가 수준으로 더 빨리 발전 할 수 있다. 전문 임상의를 특징하는 많은 요인들이 확인되어 상자 1-1에 요약하였다. 예를 들어, 전문 PT는 최근의 낙상이 발생한 상황과 관련하여 다발성경화증 환자에게서 주의 깊게 병력을 수집할 것이며, 그 정보로 전체검사(각 검사 결과는 더 전문적 검사로 이어진다)에서 필요한 부분이 무엇인지 가설을 세울 것이고, 가설 뿐 아니라, 그들이 발견한 것(즉, 발등쪽 굽힘의 관절가동범위 감소, 발등 굽힘의 강도/조절 감소, 또는 발바닥쪽 굽힘 시 경련성 긴장으로 인한 후방 낙상)에 대한 기능 활동들을 측정해야 한다. 모든 치료사는 이러한 특징을 해결하기 위해 목적을 가지고 노력해야 하고, 의도적으로 이러한 수준의 치료를 위해 개인적인 발전을 점진적으로 가속화 할 수 있다. 전문 임상의는 실제 반영하는 것으로 알려져 있다(Gould, 1994). **반향치료**(Reflective practice)는 일반적으로 "새로운 이해와 해석을 이끌어 내기 위해 그들의 경험을 탐구하여 개인이 유도하는 지적이고 영향력 있는 활동"이라고 정의된다

상자 1-1 전문가 또는 숙련된 임상의의 공통된 특성

- 환자 중심의 치료적 접근법 사용(Resnik, 2003)
- 평가 구조의 일부로 환자 병력과 신체검사를 좀 더 사용할 수 있다(Jensen, 1992).
- 검진/평가 과정 동안 중요한 단서를 직감적으로 인식한다 (Benner, 1982).
- 지속적인 변화에 따라 치료계획을 수정하는 것이 더 낫다 (Unsworth, 2001; Mattingly, 1993).
- 환자의 말을 더 집중해 듣고, 환자에게 더 반응한다 (Jensen, 1990).
- 지식 저장 및 검색 능력의 향상(Case, 2000)
- 임상적 추론의 빈도가 더 높다(Unsworth, 2001).
- 실험 초기에 잠정적 가설을 세운다(Elstein, 1978).
- 그들의 실수(자가 평가)를 더 잘 깨닫고(Chi,1988; Embrey, 1996), 반영하여 사용한다(Resnik, 2003).
- 더 높은 효율성과 숙련도로 기술을 수행한다(Ri olo, 1996).
- 퇴원 목표 위치를 성취하기 위해 더 잘 예측할수 있다 (Blackman-Weinberg, 2005).
- 네 가지 분명한 항목으로 특징된다."(1) 환자 중심의 동적이고, 다차원적 지식을 기반으로 치료사들의 반영을 통해 발전한다. (2) 환자와 함께 문제해결 과정에 공동으로 포함된 임상 추론 과정 (3) 환자 기능에 연계된 운동 평가에 중점을 둔다. (4) 환자를 보살피고, 헌신하는데 일관된 선행을 보인다"(Jensen, 2000).

(Gould, 1994). 전문 임상가가 시연하는 반향 치료는 치료에 내재된 지식을 개발하는데 도움을 주기 위해 제안되었다(Cross, 1993; Clouder, 2000; Jensen, 2000).

인체 기능과 장애: 임상 의사 결정을 위한 통합된 체계

Human Function and Disablement: A Unified Framework for Making Clinical Decisions

인간으로서 갖는 고유한 기술, 삭업 및 능력들을 포함한 특별한 기능을 통해 우리는 "스스로 돌보고" 환경에 특별하게 상호작용하며, 분명한 인간의 방식으로 기능하게 한다. 복합체로서의 인간 기능은 신체적, 심리적 및 사회적 영역에서 복잡한 상호 작용이 유일하게 가능한 것을 고려할 때 다른 동물보다 훨씬 복잡하다. 인간의 기능은 다양한 기관/계통의 조화로운 활동에 달려 있다. 예를 들어, 직립 보행 활동의 균형은 여러 감각 시스템, 중추신경계(CNS)의 많은 처리과정 및 조절중추(잠재의식 수준에서 많은 것들이 작용), 신경 구조사이에서 모든 정보를 앞뒤로 전달하는 상호 경로 및 균형 반응을 위한 운동 계획을 실행하는 다양한 계통의 기여가 요구된다. 다른 예로서, 자동차를 운전하기 위해서는 적절한 판단과 안전을 위한 결정을 내릴 수 있는 인지 능력과 동시에 특정 팔 및 다리 운동 기술이 필요하다.

특히 질병이나 외상으로 인한 조직, 기관 또는 계통의 손상은 이러한 영역에서의 기능을 수행 할 수 없게 하는 결과를 가져올 수 있다. 이 글에서 우리는 신경계통과 근육계통의 손상결과에 특별히 관심을 갖고 있다.

뇌졸중이 있고, 현재 몸의 왼쪽을 움직일 수 없는 Olivia를 생각해봅시다. 그녀는 왼쪽에 감각 소실을 가지고 있고, 왼쪽 시야의 물체를 볼 수 없다. 결과적으로 그녀는 현재 걷거나 정원가꾸기를 할 수 없다. 또는 외상성 뇌 손상을 입은 Melvin은 특히 신체의 오른쪽의 운동 조절 불량과 인지 손상으로 인해 운전을 방해한다.

기능과 장애 과정을 설명하는 현재의 모델은 1893년 이후 존재해온 "질병"의 분류에 중점을 둔 질병의 국제적 분류(International Classification of Disease; IDC)와 일치하며, 이전의 "의료 모델"과는 대조적이다. 이 의료 모델은 질병을 이해하기 위한 기초로서 내적 또는 외적 원인 중 하나인 병인이 질병 발현 결과로 특정 병리학으로 유도된다고 제시했다. 이 모델을 통해 의학적 치료의 영역 내에서 처치는 질병의 치유로 이어졌으며, 질병의 결과에 따라 생존하거나 죽었다. 이 모델은 치유 영역 밖의 징후와 증상을 관리하는 개념을 적절하게 설명하지는 못했다; 다른 수준의 질병 소견이나 가장 중요한 기능에 영향을 미치는 징후와 증상을 설명한 것도 아니다. 그러므로 이 책은 의학적 진단보다 기능적 활동과 신체 기능 모델을 중심으로 구성되어 있다.

기능 및 능력에 대한 신경 장애의 영향을 구체적으로 설명하는 모델은 임상 결정을 세우기 위해 유용한 체계를 제공 할 수 있다. 1965년에 개발된 *Nagi 모델*은 병리학, 손상, 기능 제한 및 장애의 4개 부분을 포함한다(Nagi, 1969; Nagi, 1991). 세계 보건기구(World Health Organization, WHO)는 특히 만성적이고 장애가 있는 상태에서 질병에서 효과로 초점을 옮기기 위해 1970년대에

*손상, 장애와 핸디캡의 분류(International impairment, disabilities and Handicaps; ICIDH) 모델*을 개발했다. 이 모델에는 질병, 손상, 장애 및 핸디캡(WHO, 1980)의 네 가지 측면이 포함된다. *국립의료재활연구센터(National Medical Rehabilitation Research; NCMRR) 모델*은 장애의 식별에 사용되는 일반적인 용어로 병리학, 손상, 기능 제한, 장애 및 핸디캡(NIH, 1993)의 5가지로 통합하였다.

2001년 WHO는 장애에 초점을 둔 부정적 관점 대신에 건강과 기능을 중점으로 변경하였고, *기능, 장애 및 건강의 국제 분류(International Classification of Functioning, Disability, and Health*; ICF)(WHO, 2001)로 ICIDH의 주요 개정안을 만들었다. 새로운 체계는 치료 계획이 수립되는 초기 기초로서 환자가 "할 수 있는 것"을 강조하고, 치료사가 재활을 통해 회복시켜 정상 계통 기능과 능력에 중점을 둔다. 그것은 이 장의 뒷부분에 세 가지 수준으로 분류해 설명했다. 신체 구조와 기능, 전체적인 사람 활동, 사회적 구조 내 참여(그림 1-1). 체계의 도식적 표현에서 양방향 화살표는 각 구성이 어떤 방향에서든 체계의 다른 영역에 기여한다는 것을 의미한다. 도식은 또한 모든 것이 환경과 개인적 요인의 구조에서 발생한다는 것을 나타낸다. 환경 요인에는 사람들이 완전한 그들의 일상생활 활동과 삶에서의 신체적, 사회적, 심리적 환경이 포함된다(*WHO ICF 초보자 가이드*, 2011, p.10). 그림 1-1에서 검정색 글씨는 체계의 주요 구성 요소를, 파란색 글씨는 정상 기능의 예를 보여준다. 그림 1-2는 장애 또는 질병으로 인해 발생할 수 있는 각 차원에서 비정상적이고, 손상된 표현의 예를 빨간색으로 표시한다.

서로 다른 모델 간의 비교는 그림 1-3에 설명되었다. APTA는 *물리치료사 치료를 위한 가이드(Guide to Physical Therapists Practice* 2015)에서 병리학, 손상, 기능 제한 및 장애의 물리치료사가 제공하는 중재에 중점을 둔 체계를 사용한다. 지난 10년 동안 APTA(2008)와 기타 많은 국제 전문 보건기구가 ICF 모델로 전환하였다(Jette, 2009). 이 책은 전반적으로 ICF와 NCMRR 두 모델의 용어는 계통의 정상 기능 또는 손상 및 질병으로 인한 결함 정도에 따라 사용될 것이다. 요약하면, 본문은 신체 구조/신체 기능 손상을 개선하고, 신경학적 장애로 인해 기능 제한이 있을 때 활동과 참여를 회복시키는 데 중점을 둘 것이다.

기능과 장애의 체계를 고려

Considering Frameworks of Function and Disablement

장애의 NCMRR 모델은 질병이나 장애로 인한 결여,

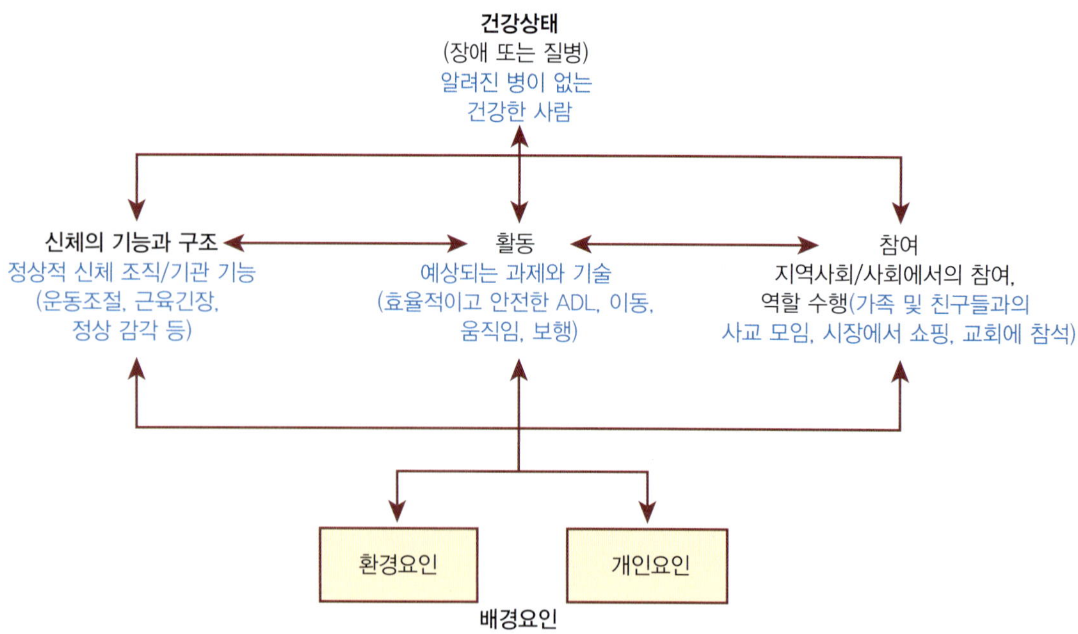

그림 1-1 국제기능분류(ICF) 체계와 정상 기능의 예. 세계보건기구로부터 채택되었다. 국제기능분류. ICF 초급자 가이드. 이용: http://www3.who.int/icf/Accessed October 6, 2016.

치료사가 환자의 신체검사에서 확인된 비정상적인 결과에 중점을 둔다. NCMRR 모델은 물리치료 진단을 하기 위한 분류 체계로서 유용한 다섯 가지 부분을 포함한다: 병리, 손상, 기능적 제한, 장애 및 사회적 제한(NIH, 1993)은 부정적인 관점에서 손상이나 질병으로 인한 환자의 결여 부분을 설명한다. 대조적으로, ICF 체계는 긍정적인 관점이며, 이러한 동일한 구조의 긍정적인 표현에 중점을 맞추고 있다. 즉, 궁극적인 목표 또는 회복되는 기능: 신체(계통) 기능, 신체 활동, 사회적 참여. 이러한 새로운 ICF 개념은 재활의 시작 시 보여지는 결여 부분과 문제에 초점을 맞추는 것과 대조적으로 우리의 치료적 중재(현재 확인되는 계통/신체 부위가 현재 작동하는 것, 계통이 할 수 있어야 하는 것이 무엇인지, 우리가 회복을 위해 어떤 기술을 사용할지)의 목표를 반영한다. 두 모델의 통합은 치료사에게 유용한 체계로서 여기에서 논의한다.

병리학(Pathology)은 비정상적으로 세포, 조직 또는 기관 수준에서 발생한다. Nagi(1991)는 병리를 정상적인 신체 활동의 방해 또는 간섭으로 정의했다. ICIDH 모델은 "질병"이라는 용어를 사용하여 기관 수준에서의 변화를 설명했다(WHO, 1980). ICF에서는 신체 기능과 전체적인 사람 수준의 기능에 영향을 주는 "질병, 장애 및 손상"을 설명하기 위해 **건강 상태**(health condition)라는 용어를 사용하였다(WHO, 2001). 세포 또는 조직 발현의 분열 이상으로 병리학은 종종 실험실 검사, 수술 조직의 직접적 시각화, 병리학 표본 관찰 및 방사선 사진 또는 기타 영상을 포함하여 관찰하거나 또는 진단 검사에 의해 감지할 수 있다. 특정 조직에서의 병리학의 예는 염증, 종양, 죽상 동맥 경화증, 당뇨병 및 폐렴이 포함된다. 각각의 경우에 세포, 조직 또는 기관은 해부학적 또는 현미경으로 비정상적이거나, 기능상 적합하지 않다. 이런 차원은 치료사가 직접적으로 해결하는 것이 아니라 일반적으로 의사/보조의사/간호사가 특히 약물 치료 또는 수술적 중재를 통해 해결한다. 이온도입법이나 음파영동을 통해 덱사메타손(dexamethasone)을 투여하는 치료사는 병리학 수준에서 중재를 제공한다. 그러나 직접적인 목적은 통증이나 염증(병리)을 감소시키는 것이며, 이 치료의 결과는 손상과 관련되어진 관련된 움직임 제한을 개선하기 위한 것이다. 병리학 차원에서의 최근 의학적 치료에 중요 시 되는 것은 예방과 건강 증진이며, 이것은 확실히 치료사의 역할이다. 건강을 강조한 예로, Nagi(1991)는 병리적 상태가 발생할 때마다 신체는 정상 상태로 되돌아가기 위한 노력을 동시에 발생시킨다고 하였다(Nagi, 1991).

손상(impairment)은 특정 기관 또는 계통의 기능이 병리적 범위에 따라 전체적 또는 국소적, 감소 또는 소실이 발생하는 기관/계통 수준에서의 장애라 하였다. **일차 손상**(primary impairment)이라는 용어는 감각 상실,

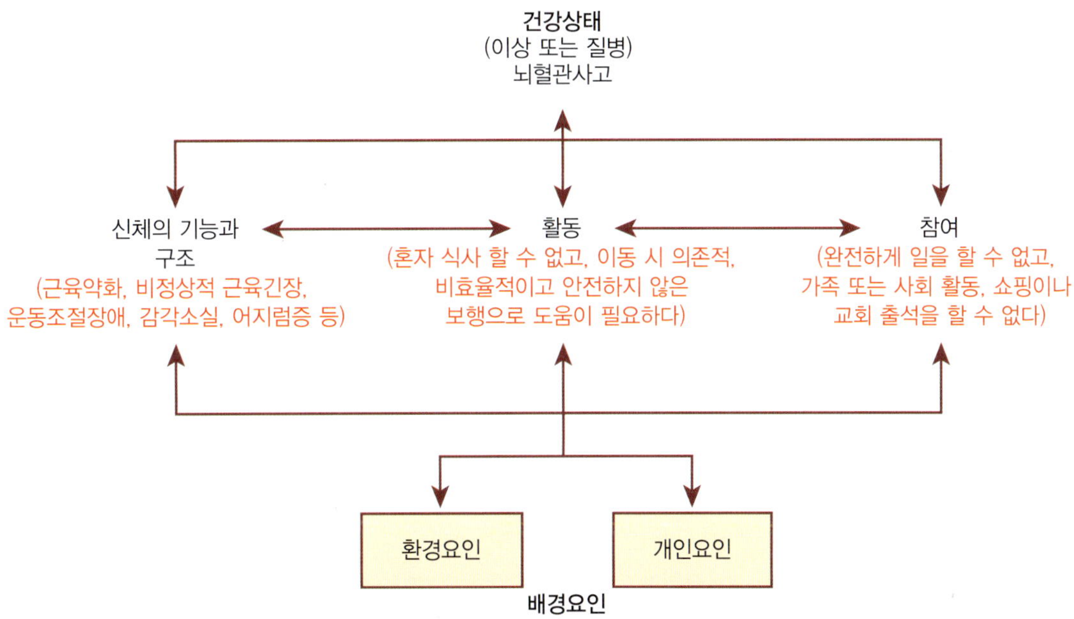

그림 1-2 장애 또는 질병이 신체 기능, 활동 및 참여의 정상적인 표현에 어떠한 영향을 주는지를 설명한 ICF 체계. 이런 문제들은 치료사가 환자 검사에서 발견할 수 있다. 세계보건기구로부터 각색됨. 국제기능분류. ICF 초급자 가이드. 이용: http://www3.who.int/icf/Accessed October 6, 2016.

무력화의 과정					
NCMRR: (Nagi와 ICIDH의 복합)	**병리적** *예: 뇌혈관사고 또는 외상성 뇌손상과 같은 손상 또는 질병*	**손상** *예: 감각 결손, 선택적/분리운동의 부재(비정상 시너지), 제한된 관절 가동범위, 경련성 과긴장, 근육 약화, 평형장애/불균형*	**기능제한** *예: 침대 이동성이 느리고 비효율적, 휠체어에서 의자로 이동 시 도움이 필요, 상지의 도수조작 뻗기/쥐기를 할 수 없고, 보행도 불가능*	**장애** *예: 직장이나 학교로 복귀할 수 없다.*	**핸디캡** *예: 개인이 어떤 사회적 역할, 활동 또는 위치에 참여하는 것을 방해하는 건축 장벽 또는 사회적 태도*
Nagi:	**병리적** • 정상적인 신체 과정 또는 구조의 중단	**손상** • 구조 또는 기능 소실	**기능제한** • 동작 또는 활동 수행 능력 감소	**장애** • 사회적으로 규정된 활동 수행의 제한	
ICIDH:	**병리적** • 기관/조직 수준의 변화	**손상** • 기관/계통 수준의 기능의 파괴		**장애** • 사람으로 일반적 활동 수행 능력 감소	**핸디캡** • 사회 또는 환경에 의해 부과되는 사회적 수준에서의 제한
ICF: (신체적 재활을 통해 회복을 위한 긍정적 견해와 측면을 강조한다.)	**신체 구조/신체 기능** • 신체 구조: "기관, 팔다리 및 구성요소 같은 신체의 해부학적 부분" • 신체 기능: "신체계통의 생리적 기능(심리적 기능 포함)." *예를 들어, 이자는 정상적으로 인슐린을 생성한다. 뇌는 의도된 근육 활동을 유발하고 정상적인 근육 긴장을 유지하기 위해 신호를 보낼 수 있다. 뇌는 감각 정보를 받아, 지각, 인식 및 적절한 행동을 유도 할 수 있다.*		**활동** • "개인에 의한 활동이나 과제 실행" *예를 들어, 그 사람은 독립적으로 침상 이동을 수행 할 수 있으며, 감독과 함께 이동할 수 있고, 뻗기/쥐기/조작을 할수 있다.* *보조 장치로 보행하고, 균형을 위해 손으로 보조한다.*	**참여** • "일상 상황에 참여" *예를 들어, 어린이는 공원에서 친구들과 함께 참여/놀 수 있다. 아동 또는 청년은 학생의 역할로 돌아갈 수 있다. 젊은 성인은 학생의 역할로 돌아갈 수 있다. 젊은 여성은 지역 학교/단체에서 어머니 또는 자원 봉사자의 역할로 돌아갈 수 있다. 노인은 자신의 식료품 쇼핑이나 노인 센터 행사에 필요한 모든 것을 할 수 있다.*	

그림 1-3 비정상적 관점에 초점을 둔 장애 기반 모델(NCMRR, Nagi, ICIDH)과 시스템 및 전신 기능의 정상적인 표현에 중점을 둔 기능 기반 ICF 모델 비교. ICIDH와 NCMRR 장애 모델 사이에 중복과 대조를 보여준다. ICIDH 모델에는 4개 부분이 포함된다. "질병(disease)"은 병리적인 것과 관련; "손상(impairment)"은 Nagi의 손상과 동의어; "장애(disability)" 사람이 일반적인 활동을 수행할 수 없음을 포함하며, Nagi의 기능제한과 유사한다. "핸디캡(handicap)"은 Nagi의 장애와 부분적으로 중복되는 사회적 및 신체적 제한을 강조한다. NCMRR, Nagi 및 ICIDH 모델은 모두 질병 또는 손상으로 인한 결손을 설명하는 부정적인 측면에서 구성 요소를 설명하지만, ICF는 시스템 기능의 긍정적 측면인 재활의 목표를 설명한다.

저혈압, 운동조절 능력 불량, 뇌혈관 사고(CVA)에 따른 손상된 균형과 같은 직접적인 병리적 손상결과 일 때 사용한다. 손상은 치료적 중재를 통해 분명히 해결되는 차원 중 하나로 "생리적, 심리적 또는 해부학 적 구조 또는 기능의 변성"으로 정의한다(APTA, 2015). 이 정의에서 "변성"은 불완전하거나 완전한 손실을 포함 할 수 있으므로 기관 기능의 부분적 또는 전체적인 소실로 표현될 수 있다. ICF 모델에서 상반되는 긍정적인 용어는 **신체 구조/신체 기능**으로 다시 건강상태의 결여에 초점을 맞추는 대신에 정상 계통 기능(즉, 치료사가 회복을 원함)에 다시 초점을 맞춘다. 효과 생성은 신경근육 계통의 정상적인 기능 중 하나로; 약화, 손상된 운동조절, 마비가 신경운동 장애와 관련된 예이다. 감각 수용은 신체감각 계통의 정상적인 기능으로 감각의 과민한(hyper-) 또는 감각 감소(hyposensation), 통증 증후군 및 완전 마비 등이 감각 손상의 예로 신경근 장애 환자들 사이에서 보인다. 관절

고정과 제한된 관절가동범위의 손상이 발생했을 때 치료사는 근육과 뼈대 관절의 정상적 기능으로 가동성과 움직임을 회복하기 위해 치료할 것이다. 심폐 기능 장애에는 부정맥, 허혈, 호흡 곤란 및 호흡 정지가 포함된다. 신경계의 복잡한 구조와 기능 때문에 조화운동불능(실조증), 손상된 운동조절, 관절 또는 분절의 불안정, 불수의적 움직임, 비정상적 근육 긴장, 편마비, 완전한 감각 소실, 감소 또는 과민성, 비정상적 통증, 의식장애, 판단력 및 기억 장애, 지각 이상, 어지럼증, 현기증 및 균형 장애를 포함하여 매우 다양한 수의 손상과 관련된다.

간접손상(Indirect impairments) 또는 **이차 손상**(secondary impairments)은 또한 **후유증**(sequelae)이라 불리며, 기관/계통의 손상으로 질병 과정의 즉각적이고 직접적인 결과는 아니지만 이차적 합병증으로 이어진다(Schenkman, 1989). 예를 들어, 근육의 구축/적응성 단축은 뇌졸중의 뇌 조직 손상의 직접적인 결과로 인해 발전하지는 않다. 이것은 관절의 움직임 장애와 끝 범위로 움직임 불능 때문에 천천히 시간이 지나며 나타난다. 피부의 욕창은 뇌졸중의 뇌 조직 손상의 직접적인 결과로 나타나지 않으며, 움직임과 이동의 부족으로 인한 피부 압박으로 시간이 지남에 따라 서서히 발생한다. *복합 손상(Composite impairments)*은 손상에 더 복잡하고 다양한 이유를 갖는 손상이다(Schenkman, 1989).

종합적인 손상의 가장 좋은 예는 균형 장애 또는 평형장애이다. 균형은 그 자체가 전체 신체 기능 또는 활동이 아니며, 이것은 앉기, 서기, 이동/전환, 도달, 걷기 및 계단 오르기 등 많은 기능적 작업의 구성요소가 요구 된다. 그것은 균형 검사의 논의(9장 참조)에 나타난 것처럼, 많은 감각과 운동 계통이 균형에 기여하기 때문에 복잡하고 복합적인 손상이다. 예를 들어, 신체 감각, 시각, 안뜰 또는 운동을 포함하는 이런 여러 계통의 손상은 균형 손상을 초래할 수 있다.

세 번째 차원은 전체적인 신체 과제, 기술 또는 행동을 완전하게 하는 능력으로, ICF 모델에서 **활동**(activity)이라 한다. 장애 관점에서 **기능적 제한**(functional limitation)은 전체적 신체, 사람, 과제 수준과 관련되어 있다. 치료적 중재에 적절한 주요 차원으로 APTA는 기능적 제한을 "일반적으로 예상되거나 능숙한 방법으로 신체 활동, 작업, 또는 활동을 수행하는 능력의 제한"(APTA, 2015)으로 정의한다. Nagi(1991)는 기능적 제한을 정상적인 방법이나 범위에서의 활동이나 동작 수행 능력을 감소시키거나 무력화하는 것으로 설명한다. 이 차원에서 완전한 무능력(보조 하더라도 완전한 과제 수행을 할 수 없음) 또는 부분적 제한(도움이 필요하거나 천천히 또는 비효율적으로 수행)의 가능성을 다시 한번 주목한다. 일상에서 사람들이 하는 모든 일상생활 동작(ADLs), 자조활동, 목적이 있는 아동의 놀이 과제, 직장이나 학교에서 요구되는 일상적인 업무, 고도로 숙련된 스포츠 활동 및 미술 작업들을 고려하여 당신이 수행한다. 이러한 작업이나 기술을 수행 할 수 있는 능력의 감소 또는 불능은 재활 중재의 기능적 제한이 있으며 재활 중재 실행을 위한 가장 중요한 이유일 것이다.

대부분의 기능적 작업에는 다양한 신체 계통의 기여가 필요한다. 예를 들어, 공을 차는 작업에 대한 간략한 분석은 거의 CNS의 운동 계획을 포함하며, 이는 동적 균형을 유지하면서 예측되는 관절에서 뼈대 움직임을 수행하는 다리 근육을 사용하여, 발에 떨어지는 공과 접촉할 수 있다. 게다가, 인지 구성 요소는 안정성을 위한 몸통 근육의 협응 수축과 공을 접촉하는 타이밍, 정확성을 위한 운동조절, 다리 반대편 근육의 이완과 수축 정도 조절을 위해 협응이 요구되며, 인지 구성 요소는 공을 접촉하고 차는 타이밍과 공을 걷어차는 즐거움 같은 공을 차는 동기 및 기타 영향 요소에 기여한다. 또한 관절 위치 감각을 포함한 시각 및 다른 감각 정보는 움직임이 수행될 때 계획을 수정하는 데 사용된다. 이러한 예는 공을 차는 것은 "단순한" 작업으로 보기는 쉽지만, 공차기는 매우 복잡하고 여러 계통의 작업이다.

표 1-1에 표시된 특정 기능 활동 중 하나를 수행할 수 없거나 제한된 능력은 기능적 제한이다. 전반에 걸쳐, 기능적 제한은 보조 장치 사용, 느린 보행 속도, 비대칭 걸음 또는 비효율적 보행과 같은 비정상적인 보행 편차 또는 매개변수들로 보행 또는 보행의 완전한 불능을 포함할 수 있다. 재활에서 기능적 제한은 근본적 손상을 교정하거나 개선함으로 인해 최소한 부분적으로 해결되며, 작업 개선을 위한 과제의 목적 있는 치료의 반복적 제공은 기능적 제한에 기여하는 것으로 확인되고 제시되었다. 이 분야에 더 많은 연구가 필요하지만, 거기에는 운동 범위(Wang, 2002, Singer, 2003)와 균형(Bonan, 2004, Badke, 2004)을 포함하여 근본적인 손상의 치료로 인한 기능이 증가된다는 일부 근거가 있다.

추가 연구는 II부의 장에서 설명되었다. 그러나, 우리는 손상의 중재만이 최적의 기능적 개선을 가져오지 않는다는

표 1-1 사례를 통한 재활 신체 기능 영역의 세 가지 요약

1. 기능적 움직임	2. 일상생활 동작	3. 의사소통
침상에서 움직임(구르기, 침대에서 가기, 누웠다 앉기, 매트의 가장자리로 가기…)	*기본적 ADLs*	말로 표현하기
수평움직임(네발기기/배밀이, 특히 소아에서)	식사하기	글을 통한 의사소통
이동(침상에서 의자, 의자에서 화장실)	옷입기	비언어적인 의사소통: 얼굴 표정, 상지 제스처
실행(앉았다 서기, 서있다 앉기, 바닥에서 서기)	위생(화장실, 입욕, 정리를 포함)	*그것은 신체적인 것이 아니기 때문에 수용적 의사소통 목록에 없다.*
보행		
계단오르기/경사로		
달리기	*수단적 ADLs*	
휠체어 이동	개인 업무 관리	
	요리	
	쇼핑	
	가정일	
	운전	

것을 알게 될 것이다.

삶의 상황을 경험하고 삶의 역할을 수행하는 능력을 포함해 개인의 사회 개입 또는 참여는 ICF 모델에서 **참여**(participation)라고 한다. NCMRR의 **장애**(Disability)는 반대로 사람 수준을 넘어 사회적 수준에서의 특정한 삶의 역할을 수행 할 수 없음을 설명한다. Nagi(1991)는 사회 환경 내에서의 역할을 강조했다. 장애는 작업의 역할, 관계 및 가족 역할, 평상시의 레크리에이션 역할의 능력의 제한이 포함된다. APTA의 *물리치료사 치료 가이드*(2015)는 장애를 "개인의 사회문화적 배경과 신체적 환경에서 역할로 자조활동, 가사 관리, 직장(직업/학교/놀이), 지역 사회 및 여가와 관련된 활동, 작업 및 활동들을 수행할 수 없거나 제한된 능력 "이라고 강조했다. 예를 들어, 직장을 유지하고, 어머니로서의 역할, 학생으로서의 현재 역할을 완수하지 못할 수도 있다. 장애는 근본적인 원인을 교정 할 수 없다면, 역할에 필요한 작업을 수행하기 위해 대체 수단과 방법을 사용하거나, 역할을 완수하기 위해 필요한 기능적 능력이나 특정 기술을 회복함으로서 재활 과정 동안 해결된다. 여기에는 보상장치, 보조기구, 보조기와 기술 사용이 포함될 수 있다. 영구적인 결여, 장애는 보조자나 간병인 또는 기술을 고용하여 개인이 할 수 없는 역할을 완수 할 수 있다. 참여는 장애와 핸디캡이 최소일 때 적절하다.

NCMRR 및 ICIDH에서 **핸디캡**(handicap)은 사회 수준에서 개인의 완전한 참여를 방해하는 사회적 태도를 포함해 사회 또는 환경에 의해 부과되는 사회적 제약, 제한 또는 장벽이다. 전반적으로 긍정적 측면에서 핸디캡의 부재는 장애를 교정할 뿐 아니라, 참여에 기여한다. 환경에서 휠체어 전용 좌석이나 경사로가 없는 도로 턱, 문이 좁은 가정용 욕실, 식당 및 영화관에 장애인 보조시설이 없거나, 장애인 진입로가 없는 해변 등을 포함하여 신체 및 건축 상의 장벽이 장애를 만들 수 있다. 요실금이나 감염과 같은 특정 조건을 가진 개인의 참여를 막는 시설이나 기관의 정책이나, 필요한 시설을 제공할 수 없는 직업 설정을 포함하여 사회적 및 정책적 제약이 또한 장애를 가져올 수 있다. 치료사는 장애가 있는 개인이 광범위한 사회 경험에 참여할 수 있는 더 큰 기회를 제공하기 위해 사회 정책의 변화를 주장하거나 환경(특히 건축학) 장벽을 해결함으로써 장애를 해결할 수 있다.

이러한 모델은 엄격하게 선형으로 보지 않아야 하지만 어떤 경우에는 선형 관계가 존재한다. 병리학은 손상을 유도하여 기능적 제한에 기여하며, 이는 장애의 결과 핸디캡과 관련된다(그림 1-4A). 예를 들어, 다발성경화증(*신체 구조의 병리학*)의 말이집탈락은 약화 및 운동 능력 불량

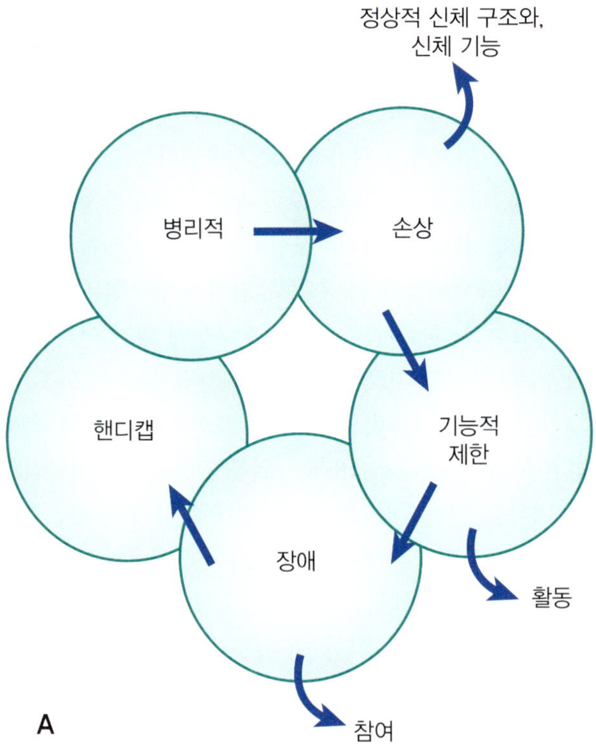

그림 1-4 A AND B: ICF에서 강조된 바와 같이 정상 기능이 방해되었을 때 장애 요인들 간의 가능한 상호작용(그림 중앙의 검은색으로 표시) A) 예를 들어, 뇌졸중(P)은 선형 상호 작용이 포함되며, 신체 한쪽의 직접적인 운동 조절 손상(I)이 된다. 다른 손상과 함께 손상된 운동 조절은 움직임(F) 또는 팔의 사용하는 파악 및 도수 조작 작업(F)을 불가능하게 한다. 보행 이상을 포함한 모든 기능 제한의 복합적인 영향으로, 그 사람은 학교에 다니거나, 일을 하는 것과 같은 삶의 역할을 수행에 방해(D) 받다. 이것은 공공건물(H)에 접근할 수 없거나 사회적인 편견으로 접근할 수 없는 등의 건축적 장벽과 사회적으로 사람을 더 약하게 만들며, 공공장소에서의 상호 작용(H)에 제한적이다. 그러나 치료적 중재와 치료 활동은 긍정적 변화를 가져오며, 개인은 이 주기(ICF의 파란선과 청색라벨을 확인)에서 벗어날 가능성이 더 높다는 것을 ICF에서 강조했다. 사람은 신체 시스템과 기관의 향상된 신체구조/신체 기능을 설명하기 시작하며, 활동 및 기술의 향상과 삶의 활동과 참여가 강화된다. B) 사용불능 기간 동안 비선형 상호작용은 다양한 방향으로 흘러갈 수 있는 영향과 구성 요소들을 포함한다. 예를 들어, 뇌졸중이 있는 사람은 장시간의 침대 생활(F)에 따라 습관적으로 활동하지 않을 수도 있고 보행이 불충분 할 수도 있으며, 심혈관 상태를 안 좋게 하며(I) 특정 관절의 운동 범위를 제한한다. 장기간의 침상활동은 불충분한 움직임으로 피부계통(P)의 욕창에도 기여할 수 있다.
P = 병리적; I = 손상; F = 기능적 제한; D = 장애(Disability); H = 핸디캡 Handicap

(*신체 기능*의 손상)을 초래할 수 있다. 이러한 시스템의 소실은 개인의 독립적 보행을 할 수 없도록 하며(*활동* 수준에서의 기능 제한), 일정 기간 동안 일상적인 업무를 유지하거나 부모로서의 역할(*참여* 수준에서의 장애)을 완전히 유지 할 수 없다. 그러나 한 개의 크기 정도의 발현이 더 크기의 발현으로 이어지는 것은 아니라는 점을 주의해야 한다. 예를 들어, 일반적으로 노화에서 약간의 다리 근력 약화가 발생할 수 있지만 보행에 기능적 제한은 없으나, 특성 역치 값 이하로 상노가 낮아시면, 득히 보행 시 기능 제한을 관찰 할 수 있다. 또 다른 예로서, 완전 무릎 폄 범위는 서 있을 때 매우 중요하지만, 서 있는 것이 더 이상 가능하지 않을 때는 필수적이지 않다. 그림 1-4B에서 설명한 것처럼 다섯 가지 차원 모두에서 다양한 상호작용이 발생할 수 있다. 비선형 관계의 한 예로서 죽상경화성 CVA 또는 뇌졸중의 경우를 고려해본다. 뇌허혈 및 경색(병리)은 직접적인 결과로 팔다리의 운동 조절 장애 및 환측(두 손상 모두)의 전반적인 약화가 오며, 이는 침상이동 및 ADL(기능적 제한)에 대한 의존성 및 자조활동 불능(장애)의 어려움에 기여한다. 지금까지 설명한 과정은 아직까지 선형 관계를 나타낸다. 이 분석을 계속하면, 침대에서 자세 변화 불능(기능제한)은 뼈 돌출부분에 과도하고 지속적인 피부 압력을 유발할 수 있으며, 피부 손상과 욕창(이차적 병리) 및 관련된 통증(이차적 손상), 관절가동범위 감소(이차적 손상)가 발생할 수 있으며, 이 모두 기능적 움직임(기능 제한)의 추가 감소에 기여할 것이다.

그림 1-3은 모델을 비교할 때의 혼란을 없애줄 것이다. ICIDH는 *물리치료사 치료 가이드*(2015)와 이 책에서 자조활동, 이동성, 의사소통의 일상생활 활동을 포함한 기능 제한을 고려한 것과 관련해 "장애"라는 용어를 사용한다. ICIDH의 "장애"는 기본적으로 사람 수준에서의 Nagi의 "기능적 제한"과 동일한 구성 요소이다. Nagi가 사회적 역할 수준에서 사용하는 "장애"는 ICIDH가 사람 수준에서 발생하는 것으로 설명되어진 "장애"와 매우 다르다. ICIDH 용어 "핸디캡"은 사회적 역할에 대한 강조 때문에 Nagi의 용어 "장애"와 관련이 있다. 이 책의 목적을 위해 NCMRR 모델이 사용된다.

손상, 기능 제한 및 장애는 신체 구조/신체 기능을 향상 또는 회복시키고 활동을 증가시키며 참여를 향상시키기 위한 재활 과정에서 치료사가 가장 일반적으로 구체적으로 검사하고 해결하는 장애의 주요 차원이다. 어떤 경우에는 치료사가 때때로 병리적 수준에서 중재를 제공 할 수 있다. 때로는 기능적 능력이 향상되기 전에 근본적인 손상의 교정 또는 개선이 이뤄져야 한다(Rothstein, 2003). 그러나 손상을 개선하는 것이 재활의 주요 목적은 아니다. 그것은 단지 환자가 삶에 참여할 수 있는 기능적 능력을 증가시키는 것을 도와주는 최선의 방법일 뿐이다. 기능을 향상시키고 사회적 역할을 최선으로 할 수 있는 능력이 치료자의 주된 목표이다.

임상 의사 결정은 다음을 기반으로…
Clinical Decision-Making Is Based On…

환자가 사람이라는 것을 아는 것
Knowing Patients Are People

"환자"와 "고객"이라는 용어는 이 책에서 분명한 의미를 갖고 있다. "환자"는 정중하고 개인적인 호칭으로, 이 책의 전반에 걸쳐 건강 또는 운동 관련 문제를 위한 중재 또는 재활을 위해 치료사나 기타 건강관리 전문가에게 오는 사람을 설명하기 위해 사용된다. **환자**는 단순히 "병이 있거나 질병 치료를 받고 있는 사람"(MerckSource, 2008) 또는 "질병, 장애, 상태, 손상, 기능제한 또는 장애가 있는 물리 치료 검사, 평가, 진단, 예후 및 중재를 받는 사람"으로 정의된다(APTA, 2015). "환자"라는 용어는 치료사가 소유한 전문적 지식의 배경에서 전달되는 치료의 전문적인 측면, 돌봄, 대인관계 속에서 간병 배달의 대인 관계로 함축할 수 있다. 또한 이 책을 통해 환자 관리 및 의사 결정과 관련하여 "환자"라는 용어는 환자 및 가족/간병인을 포함하는 넓은 범위에서 일반적으로 사용된다는 점에 유의해야 한다. 간병인은 과정의 중요한 부분으로 연방정부의 장애인 교육법(IDEA)에 의무사항이며, 가족 지원이 중요하게 여기는 노인의학과 특히 가족 참여가 요구되는 소아학에서 중요하다. 치료사의 지식과 전문성에 대한 인식은 환자에 의해 확인된 치료사의 가장 우선적 특징으로 "정보성", "인간성" 및 "능력/정확성"을 포함한다는 것에 의해 뒷받침 된다(Wensing, 1998). 일부 전문가들은 적극적으로 참여하는 건강관리 소비자와 반대로 환자는 개인적인 면에서 수동적이고 수혜자 역할을 단어에 함축하기 때문에 "환자"보다 "고객"이라는 용어를 선호했고, 다른 사람들은 간단하게 "사람들"이라는 용어를 제안했다(Turner, 2002). **"고객"**이라는 용어는 건강 증진이나 웰니스와 관련된 치료사의 조언이나 치료를 구하는 질병이나 장애가 없는 사람을 가리킬 때 더 적절한 용어일 수 있다(APTA, 2015). "환자"라는 용어는 여러 의료 전문가(Shum, 2000; Ellard, 1994; Nair, 2000; Turner, 2002) 및 재택 간호 환자의 한 예(McGuire-Snieckus, 2003)에 의해 선호되었다. 이 장의 뒷부분에서 자세히 설명하듯이, 치료사가 의사 결정 과정에서 환자 또는 간병인과 교류하는 것이 필수적이지만, 치료사는 환자의 가치, 요구, 욕구 및 목표 모두를 고려하여 재활을 돕는 전문 지식, 지식 및 경험을 가진 사람이다.

치료사가 각 환자를 진단하는 것이 아니라 환자를 개개인의 사람으로서 연계하고 고려하는 것이 필수적이다 (Jones, 1993; Woodend, 2003, Isenberg, 2001). 미국 물리치료 협회(APTA)와 그 *물리치료* 저널은 오랫동안 이러한 장애보다 **인간 중심 언어**(people-first language) 사용을 지지해 왔다(APTA, 1991; Rothstein, 1997). 모든 APTA 회원은 "환자/고객에 대해 의사소통 시 장애가 아닌 사람을 우선적으로 두어야 한다"(APTA, 1991). 장애인에 관한 의사소통 지침에서는 치료사가 진단라벨을 사용하여 환자를 연관해서는 안된다는 것을 제안했다 (Guidelines, 2001). 예를 들어, "Jones씨는 C6 척수손상이다." 이러한 용어는 평소 임상 토론과 구두 보고에서 너무 자주 사용된다. 이 예에서 Jones씨는 척수 손상이 아니다. 그는 C6 수준에서 척수 손상을 입은 24세 남성이다. 마찬가지로 Billy도 "C.P."가 아니다. 그는 뇌성 마비 진단을 받은 아동이다. Smith 부인은 "뇌졸중"이 아니고, 그녀는 뇌졸중이 있는 사람이며, 현재 효과적인 결과와 함께 치료 중이다.

장애가 있는 사람을 다룬 경험이 거의 없는 초보 개인의 경우, 신체 중심에서 극심하게 또는 심한 장애가 있는 환자의 경우에 사람이 먼저(person-first)에 중점을 두는 것이 더 큰 과제이다. 바깥에서는 개인이 매우 다르게 보이고, 움직일 수도 있지만, 안에서 치료사가 해야 하는 것은 환자는 사람이라는 것을 기억하는 것이다. 그리고 신체적 장애의 심각성은 인지 능력의 정도와 전혀 관련이 없을 수 있다. 이러한 개인과 가족은 다른 사람들처럼 많은 삶의 문제를 갖고 있으며 게다가 질병이나 장애로 인해 스트레스가 가중되게 된다.

기능에 중점 A Focus on Function

신경근 장애 환자의 재활에서 환자의 *기능*은 고려해야 할 필수적이고 궁극적인 영역이며 환자와 치료사가 추구하는 결과를 내고자 할 때 가장 먼저 고려해야 할 사항이다. 개인의 목적과 우선순위와 함께 사람 개인이 일상적으로 수행하는 부분과 전신 작업 수행을 위한 사람의 능력에서 **기능**을 생각해 본다(Wensing, 1998). 스스로에게 질문하세요: "치료적 재활이 완료 시 환자가 수행할 수 있는 작업이나 행동은 무엇입니까?" "그들이 원하는 것을 할 수 있습니까?" 성인의 경우, 기능의 일부 예로 자조활동 과제, 뻗기, 쥐기, 서기, 변기에 앉기, 독립적으로 앉기, 요리, 걷기, 차에 오르내리기, 계단 오르기, 직업을 위해 요구되는 특별한 기술을 포함한다. 아동의 주요 작업과 기능은 단순히 놀아야 한다. 그래서 아동을 위해 기능은 처음에는 놀이 기술을 강조한다. 나중에 그들은 스스로 식사하는 기술, 환경 탐구 및 상호 작용(구르기/기기), 그리고 궁극적으로 공부 및 작업을 지지하는 신체적 기술을 향상한다. *물리치료사 치료 가이드*(APTA, 2015)는 기능을 "개인이 육체적, 사회적 및 심리적 안녕을 지원하고, 의미있는 삶을 형성하는 데 필수적이라고 인식하는 활동"이라고 정의한다.

PT 전문가의 초기 역사에서 신경학적 장애가 있는 환자에게도 가장 일반적인 약화와 관절가동범위 제한, 적절한 기능을 방해할 수 있는 특정 기관/계통 손상을 치료하는데 치료적 중점을 둔 것으로 보인다. 그러므로 기능 향상을 기대하며 치료는 주로 보조와 절절한 기능 활동과 함께 대부분 특정 근육그룹을 강화하고 스트레칭하는 것을 강조했다. 특히 1990년대 초반부터 최근에 근본적인 손상을 고려하며 기능과 기능적 활동에 더 강조적으로 중점을 두고 있다(Rothstein, 2003). 실제로, 기능에 집중하지 않고 절대적으로 손상 치유만 하면 기능이 개선될 수 있다는 의견을 반박하는 근거가 있다(Winstein, 1989; Light, 1995). 어떤 경우에는 약화를 교정하는 것이 기능을 향상시키는 것으로 나타났으나(예; 다리 근력강화, 앉고 서기 개선)(Bohannon, 2007), 기능 훈련 자체는 직접적인 근력 훈련에 비교할 만큼 근력 증가를 제공하는 일부 환경에서 근력 증가를 보였다(Krebs, 2007). 또한 적어도 일부 상황에서는 기능 훈련에 중점을 두면 근력 훈련보다 더 구체적으로 일부 활동의 근력 발생을 개선시킬 수 있다(Puthoff, 2007). 중재의 기능적 중점은 14장의 운동학습 부분에서 상세히 논의되며, 학습의 특수성에 대한 근거에 의해서도 뒷받침된다.

임상 의사 결정의 과정과 우선 순위에 관한 세부 사항은 2장에서 제공하였다. IV부의 중재 장에서는 근본적 손상을 해결하기 위해 특히 재활 초기에 직접적인 중재의 중요성을 보여준다. 손상을 해결하는데 가장 중점을 두는 것은 중재의 초기 단계이며, 지속적으로 성장하며 궁극적인 기능 집중은 재활을 통해 필수적이며, 초기 검사에서 시작하여 지속적인 치료를 통해 전반적으로 강조되어야 한다.

재활의 기능은 최소한 신체적, 심리적, 사회적으로 3개 영역으로 분류회 되어 있다. 그것은 우리가 매일 상호작용하며, 우리가 신체적으로 살아가게 하는 작업과 기술을 포함한다. 신체적 영역의 일부 특징적인 기능은 표 1-1에 분류되어 있으며 구르기, 이동, 보행 및 계단과 같은 기능적 움직임 활동을 포함하고, 물리치료의 주요 중점은 자조활동 작업 또는 취미 및 운전(종종 OT), 말하기생성 및 의사소통의 신체적 측면을 포함하는 ADL에 있다. 심리적 영역의 기능에는 정신기능(주의 집중, 집중력, 판단, 기억, 4장에서 논의된 문제 해결)과 정서적 기능(불안, 우울증, 대처 전략, 자기 태도 및 자존감)이 포함될 수 있으며, 심리학자, 물리치료사, 언어치료, 언어병리학자, 또는 작업치료사가 직접적으로 해결해야 할 것이다. 인지 기능의 수준이 모든 재활에 중대한 함축을 가지고 있으며 PT에 의해 제공되는 기능적 움직임 중재와 전반적인 결과에 영향을 미칠 것이다. 기능의 사회적 영역에는 레크리에이션과 사회적 상호 작용, 모든 수준의 대인 관계를 포함한 사회적 역할 수행과 같은 사회적 활동에 참여하는 것이 포함된다. 신체적 영역에서의 대처된 기능은 심리적 및 사회적 기능에 연계되어 영향을 주고 받을 수 있다는 점에 유의해야 한다. 예를 들어, 우울증의 발병은 신체 활동과 이동성에 대한 동기의 급격한 감소를 유발할 수 있다. 제한된 움직임과 보행이 해결되지 않으면, 환자의 고정과 활동 부족으로 인해 근골격계 및 심혈관 계통의 신체적인 감소가 나타난다.

물리치료사는 재활 전문가들 사이에서 움직임과 이동에 전문가이다. Carr와 Shepherd(1987)는 신경근 질환이 있는 개인의 움직임 문제의 분석과 치료에 대한 과학적 근거를 강조하면서 물리치료사를 "움직임 과학자(movement scientists)"라는 용어를 처음 사용하여 설명하였다. 인간의 움직임과 치료적 중재를 이해하기 위한 과학적 지식 기반은 이 책 전반에 걸쳐 설명된 것처럼 특히 특정 ADL 및 구르기, 앉고 서기, 보행 등을 포함한 특정 기능적 작업(제10장 참조)의 생체 역학 및 신경근육 성분 분석을 포함한 수많은 연구는 최근 수십 년 동안 엄청나게 증가했다. 세부 사항은 II부의 모든 장에 포함된다. 기능에서 정상움직임 패턴의 구성 요소와 원리에 대해 더 많이 학습할수록 우리는 논문의 기존 문제점들을 인식하고, 다음 치료 계획을 수립하고 활동의 구성요소들을 통합하여 기능을 더 증진시킬 수 있을 것이다.

환자가 신경학적 재활의 초기 부분에 처음 도착하면 치료사는 환자를 처음 관찰한 즉시 임상 의사 결정 과정이 시작된다. 신경근육 재활에서 신경근 질환이나 외상과 일반적인 노화 과정의 복합적 작용으로 인해 이전에 설명한 영역이 감소하게 된다. 갑자기 또는 어떤 경우 점차적으로, 그 사람은 이전에 쉽게 할 수 있었던 일을 할 수 없다. 소아 발달 장애의 경우, 어린이는 보통 기능을 상실하지 않지만 오히려 정상적인 예상되는 시간 내에 이러한 기술을 개발하지 못할 수 있다. 치료사는 가능하다면 기능을 회복하거나 교정을 위한 치료 계획을 세우거나, 회복이 거의 기대하기 어려운 경우 보상을 가르친다(Schenkman, 2006). 치료 계획에 관계없이, 임상 의사 결정의 중점은 항상 기능적 결과와 더 나은 독립성을 향한 개선이어야 한다.

기능 회복 기대—신경가소성—뇌가 변화할 수 있다. Expecting Functional Recovery—Neural Plasticity—The Brain Can Change

우리의 임상 의사 결정은 기능 회복이 뇌의 예상되는 긍정적 변화의 결과 중요한 기능 회복이 가능하다는 기대에 근거한다. 뇌가 변화할 수 있다! 인간의 뇌와 전체 신경계의 기능은 놀랍다! 실제, 신경계통에 대한 우리의 이해가 많이 증가했지만, 복잡한 상호 작용의 완전한 이해와, 기능 활동에 대한 신경과학의 연계는 현재까지 인간의 능력에 대한 완전한 이해와 기능적 활동에 대한 신경 과학의 연결은 현재 인간의 능력을 뛰어넘는다. 이 부분은 페이지의 제약으로 인해 신경가소성에 대한 포괄적인 논의가 될 수는 없으나, 전의 신경 과학 연구에서 환자의 기능적 회복을 설명하는 필수적 요소인 신경가소성을 다시 상기 시킨다. 당신은 이미 CNS의 해부학과 생리학에 대한 많은 세부사항과 다양하고 고도로 분화된 기능을 배웠다. 최근 수십 년 동안 중추신경계통의 기능에 대해 많은 부분이 발견되었지만 우리가 이해하지 못한 것들이 많이 있다. 한때 CNS는 완전히 정적이고 영구적인 것으로 생각되었다. 즉, 신경 세포는 스스로를 재생, 재생산 또는 수복하거나 새로운 연결을 확립할 수 없었다(Chen, 2002). 따라서 CNS 손상 후 예를 들어, 뇌졸중이나 CVA-치료 노력은 기능을 회복시키는 것을 거의 중요한 목표로 하지 않다. 결과적으로, 지난 수십 년 동안의 일부 환자들은 큰 회복에 대한 기대없이 신경학적 손상으로 인한 결과로 신체 결여에 대해 대처해야 했다. 그러나 현재 CNS가 긍정적인 변화와 재구성을 나타내는 중요한 근거가 있으며, 특히 특정 환경 조건과 경험과 관련하여 심지어 CNS 병리학적 또는 손상에도 영향을 미친다(Buonomano, 1998; Nudo, 2003; Chen, 2002, Kleim, 2002, Kleim, 2003, Cauraugh, 2005, Carmichael, 2006, Hosp, 2011). 실제로 일부 신경세포는 실험적, 시험관 내(in-vitro) 환경에서도 새로운 세포를 재생산하거나 재생할 수 있는 능력을 가지고 있다는 근거가 있다(Gould, 1999; Nakatomi, 2002; Gould, 2002). 이러한 중추 신경계 재구성은 특정 중재(Liepert, 2000)로 인해 발생할 수 있으며 기능 회복과 관련이 있다(Johnston, 2003; Rosenzweig, 2003; Ackerley, 2015).

신경가소성의 증거에 대한 간략한 리뷰가 제시될 것이다. 가소성은 개체 또는 계통의 처리 과정에 본질적인 변화 능력을 갖고 있음을 의미한다. **신경 가소성**은 CNS 내의 재구성을 할 수 있으며 "활동을 통해 시냅스 및 연결이 변화하는 경향"(Cauraugh, 2005, p. 310) 및 "경험에 의해 형성되고, 만들어질 수 있는 뇌의 능력…손상 후 회복과 재구성 능력"(Johnston, 2003). 이전 신경과학 과정에서 신경 가소성의 세부 사항에 사전에 설명되었던 것으로 이 장의 목적은 신경가소성이 신경학적 손상 후 환자의 신체적 중재가 기능 향상으로 연결하는 다리임을 강조는 것이다. 신경 가소성은 (1) 시냅스의 변형, 증가된 가지 돌기 분화의 발달과 인접한 신경세포에 새로운 시냅스 연결의 발생(Bear, 1987; Lee, 1995) (2) 손상되지 않았던 신경세포에서 새로운 섬유가 뻗어나와 먼 거리에 있는 신경세포에 시냅스를 형성할 수 있다(Lee, 1995); (3) 신경전달물질 및 신경 수용체의 변화(Malenka, 2003)를 포함하는 수 많은 기전으로 발생할 수 있다(Hallett, 2001; Warraich, 2010; Hosp, 2011). 일부 회복은 특정 신경 기질에 부분적인 손상을 입은 CNS에서 발생할 수 있다. 그러나 CNS의 기질이 완전히 파괴된 후에는 가소성에 대한 유일한 가능성은 생존해 기능적으로 관련된 기질에 의한 대체이다(Seitz, 1997). 이러한 모든 기전은 수행을 향상시키는 능력을 가진 살아있는 신경세포 사이의 새로운 상호 작용을 허용한다. 가소성은 (1) 음악가(Elbert, 1995; Schlaug, 2001; Munte, 2002)와 운동선수(Casabona, 1990)에서는 연습에 따르며 (2) 대뇌 겉질의 재구성과 뇌졸중을 가진 사람들의 치료에 의해 움직임 능력의 향상(Ashburn, 1997; Nudo, 1998; Hallett, 2001)에서 탐구될 것이다.

손상되지 않은 CNS의 신경 가소성

Neural Plasticity in Intact CNS

연구에 따르면 손상되지 않은 신경계에서 신경가소성이 나타났으며 운동 경험의 결과 대뇌 겉질의 기능적 지도가 변화되었다(상자 1-2 참조). 이러한 변화는 신체 부위의 증가된 사용(연습) 또는 신체 부위로부터 감각피드백이 증가한 것과 가장 관련이 있다. 상자 1-2는 손상되지 않은 신경계와 손상된 신경계에 활동으로 유도된 신경가소성의 증거로서의 겉질 지도 변화의 예를 요약한다. 흥미롭게도, 복잡한 손가락 운동을 배우는 초기 단계에서의 작업의 정신적 훈련 조차 신경 회로의 변화를 향상시키는 것으로 보고되었다(Pascual-Leone, 1995). 손상되지 않은 신경계통에서 신경 재구성이 가능하다는 충분한 근거가 있다. 그러나 현재 병리학적 신경계통에서 재구성의 증거가 증가하고 있다.

CNS 병리에 따른 신경 가소성

Neural Plasticity Following CNS Pathology

뇌졸중이나 뇌 손상과 같은 대뇌 손상 후 특히 운동과제의 도전적 실행과 관련하여, 신경가소성의 가능성을 지지하는 근거가 늘어나고 있다(Nudo, 2003). 분명히 이 재구성은 살아있는 뇌 조직 사이에서 일어난다. 소뇌 기능은 일부 겉질 병변(Evarts, 1980)을 보상 할 수 있고, 손상되지 않은 대뇌반구는 손상된 대뇌반구의 기능을 부분적으로 가능하다고 오랫동안 제시되어 왔다(Glees, 1980). 더 최근의 연구는 양전자방출 단층촬영(positron emis-sion tomography, PET)을 사용하여 CVA로부터 회복됨에 따라 손상되지 않은 영역으로 이동하여 뻗어가는 겉질 운동영역에 대뇌겉질 지도화의 기능적 변화를 보여주었고(Asanuma, 1991; Weiller, 1993), 이는 신경가소성을

상자 1-2 비손상과 손상된 신경계통에서 활동을 유발하는 신경가소성의 근거

비손상 신경계통의 연구

- 원숭이의 손가락 사용 증가에 따라(Jenkins, 1990)
- 향상된 감각 피드백과 함께 인간의 점자판독 숙련화 (Pascual-Leone, 1993)
- 절단에 따라, 팔다리의 남은 부분 사용이 증가되기 때문 (Hall, 1990)
- 새로운 과제 수행에 따라(three-ball cascade juggling) (Draganski, 2004)

손상된 신경계통의 연구

- CVA: 운동 과제의 도적적 실행에 따른(Nudo,2003; Hosp, 2011)
- CVA: 강제로 유도된 운동 치료에 따른(Liepert, 2000; Ishida, 2015)
- CVA: 뇌졸중 환자의 가상현실에 따라(You, 2005)
- SCI: 척수손상에서 체중을 지지한 트레드밀 훈련에 따른 척수의 보행 패턴 발생기의 병변 위와 병변 아래 재구성 (Grasso, 2004)
- SCI: 척수손상 후 신경가소성(review article)(Behrman, 2006)

증진시키는 재활 활동의 필수적인 역할을 제안하였다(Dimyan, 2011; Kleim, 2008; Mang, 2013). 만성 CVA의 기능 회복과 관련이 있는 척수손상(Grasso, 2004; Behrman, 2006, Leech, 2016)에 따른 신경 재구성의 근거도 있다(You, 2005).

대부분의 CNS 장애에서 임상 의사 결정 동안 신경가소성의 개념의 주요 의미는 치료사는 특히 뇌가 젊을수록 어느 정도의 CNS 재구성을 예상한다는 것이다(Chen, 2002; Benecke, 1991; Carr, 1993). 신경가소성이 예상될 때, 치료사는 기능적 기술의 중요한 회복을 위해 더 적극적으로 치료한다. 이것은 치료사가 기획하고 실현하는 전반적인 치료 계획에 중요한 영향을 미친다. 뇌의 병리적 발생 후 기능적 적응의 영구적인 방법으로 보상에 즉시 의지하지 않고, 치료사는 신경가소성을 더욱더 강화하는데 사용하는 표적 패턴을 사용하여 다양한 가사 활동을 교육하는 것을 포함하여 기능장애가 있는 부분의 움직임을 의미있는 실행을 위한 기회를 제공한다. 운동 학습에서 신경가소성의 역할과 신경가소성을 향상시키는 원리와 기술은 14장의 운동-학습 부분에서보다 구체적으로 다뤄진다.

반면에 일부 신경근 질환은 사실상 장기간 동안 회복이 거의 또는 전혀 없으며, 자연 경과는 증상이 악화되는 점진적 퇴행 및 결과적으로 기능의 지속적 저하를 포함한다. 이러한 상황에서 임상 의사 결정은 종종 극적인 개선을 위한 목표 또는 중재를 포함하지 않는다. 파킨슨병, 헌팅턴병, 알츠하이머병 및 진행성 형태의 다발성경화증이 진행성 장애의 예이다. 이러한 점진적인 장애에서는 결과적 결여에 대해 환자가 대처하도록 돕는 것이 치료사의 역할이 있는가? 아니면 기능적 능력을 향상시키는 것일까? 일부 기능적 개선을 가져올 수 있는 손상되지 않은 신경운동 계통의 재구성 및 교정을 위한 잠재력이 존재할 수 있을 것이다. 이 진행성 질환에서 초기 진단 후 조기 중재는 기능을 최적화하는 데 도움이 되며 일반 운동 및 지구력 활동 및 건강 증진을 포함해야 한다(Birleson, 2003; Kirsch, 1999, Sullivan, 2000, Shabas, 2000, Petzinger, 2010). 연구자들은 재활을 통해 신경가소성의 자극이 예상되어야 한다고 제시했다(Farley, 2008; Levin, 2006; Mang, 2013). 그림 1-5는 진행성 장애의 과정에서 초기 중재가 장기적 기능에 미치는 잠재적인 긍정적 효과를 보여준다. 특정 질병에 대한 진행속도와 치료가 시작되는 시기에 병리의 정도에 따라, 위쪽(어두운) 선은 진행성 질병의 초기 단계에서 최적화된 기능이 시간이 길어질수록 활동과 참여의 수준이 적절히 유지될 수 있음을 보여준다. 다발성경화증과 증상이 악화된 경우, 최적의 신경계 재구성이나 가소성 및 기능 회복을 증진하고 촉진시키기 위해, 악화 후 바로, 특히 초기에 교정하고, 중재하는 것이 중요하다. 그러므로 진행성 신경근 질환에서 신경가소성을 증진시키는 치료는 특징적 장애의 발병을 지연시킬 수 있는 조기 재활을 통해 기능을 최대화 하는 역할을 할 수 있다.

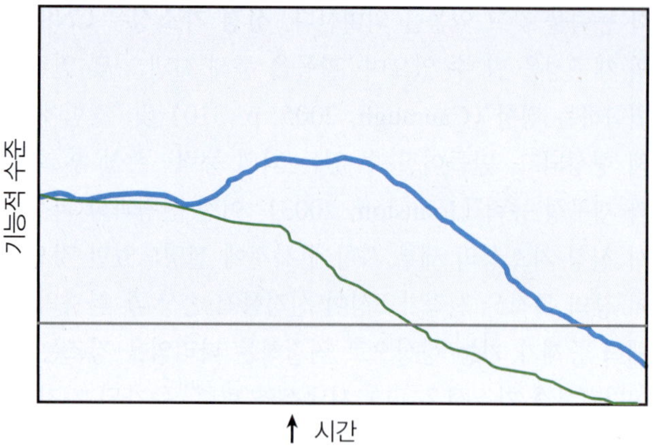

그림 1-5 진행성신경근 장애환자의 경우, 가는선은 신체 재활 없이 시간 경과에 따른 예상되는 신체 기능의 예상되는 점진적인 감소를 나타낸다. 위의 어두운선은 화살표로 표시된 점에서 초기에 치료 중재로 인해 발생할 수 있는 기능에 대한 긍정적인 효과를 나타낸다. 수평 회색선은 사람이 기능에 의존할 수 있는 가상의 임계 수준을 나타낸다. 따라서 최소한의 개선을 일으키는 치료적 개입은 점진적 감소 이전에 운동 관련 시스템을 최적화하여 관련된 기능적 감소를 지연시킬 수 있으며, 독립의 손실을 지연시킬 수 있다.

신경가소성을 촉진하기 위해서는 신경근 질환의 치료적 중재의 일부로 환측/기능 장애가 있는 팔다리의 사용을 권장하거나 치료하는 것이 중요하며(Kleim, 2008; Opie, 2016; Livingston-Thomas, 2016), 14장에서 신경 재구성 및 기능 회복을 최적화하는 방법에 대해 설명한다. 의도적이고 실제적인 움직임, 특히 숙련된 작업의 빈도를 증가시키면 그 부분의 경험과 치료적 조절의 결과 기능적 증진을 위한 근거로서 뇌는 신경학적 성장과 새로운 시냅스를 증가시킨다. 젊은 뇌일수록 일반적인 발달 과정으로 변화하며, 이는 노인들의 뇌보다 신경가소성의 정도가 더 클 것으로 기대될 수 있다. 실제로 뇌의 재구성 능력은 출생후 기간(Stiles, 2000)에서 가장 두드러지고 나이가 들어감에 따라 감소한다. 그러나 인지적 관점에서 아동의 중증 외상성뇌손상(TBI) 또는 유아의 중등도 또는 중증 TBI는 잔여 인지 손상에 취약성을 유의하게 증가시킨다고 하였다(Anderson, 2005).

생각해 볼 점 1.1

최종 결론은 PT와 OT가 신경가소성을 관찰하는 것이 아니라 실제로 환자를 위해 계획한 활동과 신체적 참여를 통해 신경가소성을 만들고 향상시키는 것이다. 다시 말해, 우리는 단지 *신경가소성의 기차*가 가는 것을 보지만 말고, 기차로 뛰어 들어야 한다. 우리는 실제로 *기차를 운전하며* 속도와 방향에 모두 영향을 줄 수 있다. 만약 우리가 쉽고 반복적인 치료를 수행하는 것이 아니라, 매력적이고 도전적인 과제로 환자에게 도전한다면, 우리는 더 강하게 신경가소성을 촉진하여 신체적 회복을 증진시킬 것이다. 나중에 14장에서 더 자세하게 설명하겠지만, 당신은 치료사로서 신경가소성을 최적화하기 위해 중재 부분에서 할 수 있는 것이 무엇인지? 생각해봐야 한다.

숙련된 임상 의사 결정은 다음의 것을 포함한다···
Skilled Clinical Decision-Making Incorporates These Values…

최적의 임상 결정을 내리기 위해 치료사는 환자 관리의 시작, 계획적인 예방 단계, 환자 중심의 결정, 사람으로서 전체적 접근, 근거에 기반한 치료, 실제 삶의 활동으로 나가기 위한 강조 등을 통합하는 사고를 해야 한다.

처음부터 기능적 목표
Functional Goals From the Beginning

임상 의사 결정 과정의 핵심은 환자에게 의미있는 **기능적 목표**의 수립이다. 기능적 목표는 당신의 중재가 끝나거나 지정된 기간 내에 발생할 것으로 예상되는 기능적 성과를 설명하는 특정 행동 목표이다(Quinn, 2003, p. 34). 치료법의 일반적인 접근법과 강도는 예상되는 기능적 수준의 최적의 표현이며, 이는 기능적 목표와 연계되어야 한다. 기능적 목표는 각 환자 개별적으로 맞춰져야 하며, 다음을 기준으로 기능 회복의 최대 수준을 예측한다.

1. 현재 기능 수준 및 최근 증진된 부분의 유무
2. 예후 또는 예상되는 회복 정도(예후는 종종 a) 이전 수준의 기능; b) 의학적 진단; c) 장애의 진행 정도, 범위 또는 심각정도; d) 재활 치료 과정에서의 환자 참여; 및 e) 합병증의 존재와 같은 요인에 영향 받는다).
3. 예상되는 신경가소성 정도(의학적 진단 및 환자 나이와 관련 있음).
4. 동기 부여 및 이행/준수를 포함하는 개별 환자 요인.
5. 재산, 역할 및 간병인을 포함한 환경적 요인.

치료사가 선택한 치료적 중재의 특정 구성 요소는 주로 기능의 현재 수준과 환자가 원하는 것을 바탕으로 결정된다. 이것은 재활 과정 전체에 적용된다. 다시 말해서, 임상의가 *처음부터 끝까지 생각하는* 것이 필수적이다. 예를 들어, 초기 단계에서 독립적으로 앉아 있을 것으로 예상하는 환자를 위한 치료와 독집적인 보행의 기능적 수준을 예상하는 환자의 치료는 매우 다르게 될 것이다. 목표 설정을 위한 과정은 시간 및 기타 자원 관리, 직업 수행 및 경력 지도, 스포츠 및 신체단련 훈련, 다이어트 및 체중 감소 등을 포함한 인간 행동 및 수행의 많은 다른 영역에 적용되는 것과 유사한다. 만약 환자의 재활 목표가 너무 낮게 설정되면, 환자는 최적의 기능 회복 수준을 달성할 가능성이 적다. 목표는 달성 가능한 수준으로 높게 설정해야 한다.

생각해 볼 점 1.2

임상의는 처음부터 끝까지 생각하는 것이 중요한다. 따라서 처음부터 경련의 발생 또는 관절가동범의 감소에 관심을 갖고 고려하는 동안 당신의 궁극적 목적은 환자가 향상시키거나 얻고자하는 기능적 기술과 작업에 있다.

재활 초기에 기능적 목표를 결정하기 위해 **기능적 결과**를 평가하기 위한 준비는 필수적이다. *결과*는 "손상의 변화, 기능적 제한, 건강의 변화와 장애, 그리고 치료 계획을 시행한 결과 예상되는 건강, 웰니스 및 피트니스의 변화"(APTA, 2015)이다. 기능적 결과는 중재 및 다른 요인들로 인해 기능에서 관찰되는 실질적인 변화이다. 이 용어는 종종 예상되거나 예측된 결과를 나타내기 위해 사용된다. 결과 측정은 기능적 결과를 측정하는데 사용되는 도구 및 방법(검사 및 측정)이다. **검사와 측정**은 (1) 환자 기록이나 치료사의 관찰을 포함하는 주관적 측정으로 시각, 느낌, 의견 또는 판단(예; 등급, 관찰, 의견을 기반으로 한 척도)에 의존하는 치료사의 관찰이나 환자의 기록을 포함하는 **주관적인 측정** (2) 실제 기기 판독 또는 값을 포함하며, 편향이 없고 사실에 근거(예; 시간 측정 및 거리 측정)한 값들을 포함한 **객관적 측정**. 주관적인 측정의 예로는 균형을 위한 등급 척도, 힘에 대한 수동 근력 테스트, "걸음이 느리다"라는 기록 등이며, 객관적 측정에는 균형을 위한 무게 중심의 컴퓨터 측정, 힘의 동력측정, 보행 속도 측정이 포함된다. 객관적 측정은 가능하다면 재현성, 향상된 신뢰성, 변화에 민감한 측정법 제공으로 인해 주관적 측정보다 선호된다. 주관적인 측정은 특히 표준화된 경우 평가 과정에 기여하며 순수 주관적인 관찰보다 선호된다. 초기 검사 및 기능적 목표의 테스트와 측정은 기준 기능과 예상되는 기능적 회복 정도를 측정한다. 이러한 측정은 특히 객관적 측정이 사용되는 경우 재활 과정 동안 기록 변화로 언제든지 기능적 수행력이 비교될 수 있다. 따라서 기능적 목표는 중재를 안내하는데 도움되며, 치료적 중재의 효과를 나타내는 증거로서 기능적 결과를 측정하거나 평가하는 과정에서 중요한 단계이다. 치료적 중재의 궁극적 목적은 기능적 결과를 최적화하기 때문에 치료사는 기능적 목표와 중재 사이의 관계를 명확히 탐구하고 처음부터 기능적 결과에 중점을 두어야 한다.

최적의 건강을 위한 의도적인 예방

Intentional Prevention for Optimal Health

환자의 목표에는 심장 질환과 뇌졸중과 같은 관련 질병의 일차 예방과 낙상 위험, 다중약물요법, 낙상 위험과 관련된 안전 같은 최적의 건강 증진과 웰니스, 예방 전략의 소개를 위한 목표도 포함되어야 하며, 16장에 이러한 문제에 대해 자세히 논의되었다. 치료사는 환자에게 전체적으로 집중해야 하며, 치료는 기존의 문제를 치료하는데 만 집중할 수 없다. 일차 건강관리 제공자로서 치료사는 의도적인 예방을 통해 최적의 기능을 유지하는 장기적인 기능 목표를 항상 고려해야 한다. APTA의 *물리치료사 치료 가이드*(2015)에 "예방 서비스; 건강, 웰니스 및 신체단련을 증진시키는 프로그램; 기능 유지를 위한 프로그램은 물리치료의 중요한 부분이다" 나와 있다. 더욱이 검사에서 발견된 주요 문제를 치료하는 것 외에도 치료사는 환자가 위험에 처할 수 있는 잠재적인 건강 문제를 다루어야 한다(Campbell, 1997). 32장은 신경근 질환의 맥락에서 심혈관계 지구력과 탈조건화와 관련된 중재와 예방에 중점을 둘 것이다. 16장에서 설명한 것처럼 *위험(Risk)*은 개인, 손상, 질병 과정 또는 최근의 건강 상태에 내재된 요인과 관련될 수 있다. 의도적인 예방은 IV부 장에서 논의된 바와 같이 질병의 일차적 예방 및 예상되는 이차적 합병증 예방에 대한 상담을 포함해야 한다. 치료사는 특별한 제안과 함께 행동의 변화를 권장하고 건강한 환자 행동을 지지함으로써 건강 증진자로서의 역할을 수행해야 한다. 예방 전략 계획의 세부 사항은 16장에서 특별히 다룬다.

환자 중심/가족 중심의 결정

Patient-Centered/Family-Centered Decisions

특정 환자에게 개별화된 임상 의사 결정 과정에 대한 **환자 중심의 초점**이 재활을 강력하게 지지하고 있다(Ozer, 2000; Schenkman, 2006). 사실 처음부터 끝까지 검사/평가에서 중재와 결과에 이르기까지 전체 과정은 환자와 보호자/가족이 특별히 우선 순위, 요구, 가치에 중점을 두어야 한다. 환자 중심 치료는 또한 *고객 중심*치료라 하며, 개별화된 치료 계획(Whitley, 1991)이 요구되며, 치료 결정을 포함한 중재 과정의 모든 측면에서 환자/간병인과 함께 맞춤화 돼야 한다(Wensing, 1998; Platt , 2001). 환자 중심의 치료에는 환자/간병인 요구를 보건의료 제공자와 제3제공자보다 더 높은 수준으로 올리는 것을 포함한다(Kreitner, 1994). 이상적으로, 재활은 환자를 중심으로 이루어진다. 환자는 실제 모든 결정의 중심에 있다. 환자 중심의 치료는 치료사 또는 시설에 대해 개인적으로 가장 좋거나 가장 편한 것에 기반을 두는 것이 아니라, 환자에게 가장 최선이 무엇인지에 기반을 둔다.

치료에서 환자 중심 접근법은 특정 검사 측정이 *개별화*되어 있고, 모든 임상 개입 결정이 개인에 맞춤화되기 때문에 개별화된다. 대부분의 다른 재활 분야보다 신경학에서 동일한 진단을 가진 환자군이 광범위하게 다양한 임상 증상과 증상의 분포를 나타낼 수 있다. 예를 들어, CVA는 무수히 다양한 임상적 표현/증상을 나타낼 수 있다. 신경계는 매우 특수화되어 있기 때문에 손상으로 인한 병리학적 병변 위치의 미묘한 차이는 거의 무제한의 복합적 손상과 기능제한, 다양한 정도의 활동과 참여 제한을 포함하여 광범위한 다양한 증상과 징후가 나타날 수 있다. **진행성 신경근육 장애**(progressive neuromuscular disorders), 즉 손상이 진행성으로 악화되고, 질병의 예상되는 과정의 일부로 활동이 점진적으로 감소하며, 환자는 장애의 현재 단계에 상응하는 기능적 한계와 손상의 정도에 의해 임의의 수가 존재하며 나타날 수 있다. 예를 들어, 알츠하이머 환자에게는 인지 결여가 흔한 반면, "각 사람은 독특하고 다른 시간과 다른 중재가 필요하다"(Francese, 1997). 두 명의 환자를 고려해본다: 한 가족은 강한 가족 지원을 받는 은퇴한 농부이고, 다른 한 명은 혼자사는 도시 거주 사업가이다. 두 환자가 동일한 감각 운동 증상을 나타낼 수 있지만, 각각의 기능적 목표는 매우 다를 수가 있다. 결과적으로, 특정 의학적 진단이 완전히 동질화되지 않은 상황의 경우에 진단을 받은 환자에게 적용되는 표준화된 처방이나 지침이 있을 수 없다. 치료가 무작위 대조 임상 시험을 통해 특정 집단에서 효과가 있는 것으로 밝혀지더라도 치료는 "만약 고객(환자)의 특성이 (연구) 집단의 특성과 일치하지 않으면 안된다"(Riddoch, 1991).

환자 중심 치료는 개별화된 검사와 평가로 시작하며, 개인의 개인적 목표와 고려 사항을 임상의를 위한 가설 중심 알고리즘(HOAC)에서 강조한다(Rothstein, 2003). HOAC 과정 초기에 2장에서 설명한 것처럼 치료사는 환자 또는 가족의 목표를 고려한 후 목적있는 기능 달성에 중점을 두는 이러한 목표와 관련된 영역에 초점을 맞춘다. 환자 중심의 검사는 치료사가 환자의 장애 부분을 정량화하기 위한 가장 적합한 모든 검사 방법에서 특정 검사 및 측정을 선택하도록 요구한다(Moriearty, 1998). 목표는 기능뿐 아니라 환자 중심으로 세워져야 한다(Randall, 2000). 환자의 목표에 중점을 두는 것은 다른 특별한 중재 없이도 특별하게 불안을 감소시키는 것으로 나타났다(McGrath, 1999). 환자 중심의 치료는 특히 개인적인 목표를 고려하고 환자를 파트너로 생각함으로써 치료 계획에 환자를 참여시킨다(Lowes, 1998). 의학적 치료에서 적어도 환자의 지속성을 높이기 위해 환자에게 "그들의 건강에 대한 책임을 져라"라고 장려하라(Lowes, 1998).

장애가 있는 사람에 대한 전체적인 접근

A Holistic Approach to the Person With Disability

재활에 대한 전반적인 접근은 그 사람 전체에 대한 고려 사항을 포함해야 한다. *고객 중심 치료를 위한 작업치료 가이드*에서는 "**전반적인** 건강 상태는 신체적, 정신적, 사회 문화적 및 영적 요소를 포함한 복잡한 상호 작용의 결과이다."(CAOT, 1991)라고 정의한다. 이전에 강조했듯이, 치료사는 각 환자를 이러한 다차원으로 복잡하게 구성된 사람으로서 의도적으로 생각하는 것이 필수적이다. 전체론의 가장 기본은 개인 간 유기체를 분리할 수 없는 통합된 전체로서 본다(McColl, 1994). 치료사는 환자의 건강 상태나 신체적 장애만 분리 또는 관련된 특정 해부학적 영역만 중점을 두어서는 안된다. 오히려 치료사는 장기 목표를 향한 노력을 시작하는 열쇠가 될 개인의 내재적 강점을 고려해야 한다. 인간 기능의 차원의 전체적인 결합은 환자가 생각하고 행동하고 움직이는 고유한 체계를 형성하기 위해 서로 상호작용하며 서로를 개인으로 인식하는데 우리에게 도움이 된다.

환자 전체를 관찰할 때 신체적 기능, 인지를 포함한 심리적 기능, 사회적 기능을 포함한 모든 기능적인 측면의 잠재적인 상호 작용을 고려하라. 물리치료사는 특히 이동성의 신체적 기능에 중점을 둘 것이지만, 사람과의 상호작용과 신체 기능에 미치는 영향을 구별하기 위해 ADL 및 심리적 및 사회적 측면을 고려해야 한다. 그리고 작업치료는 일상생활의 작업과 과제에 중점을 두고 있으나 신체 기능과 이동성의 영향을 고려해야 한다. 어떤 종류의 중증장애에서는 우리의 전체적인 두 가지 측면, 즉 우리의 행동과 존재(Bridle, 1999)에 도전하는 것이라고 말했다. 장애가 시작되면 개인이 "할(do)" 수 없는 일이 있으며, 이는 "시작(being)"에 두려움을 야기한다. 예를 들어, 자존감이 감소하면 동기 부여와 신체 수행력을 크게 제한할 수 있다. 두려움, 특히 낙상에 대한 두려움은 심하게 신체 활동을 감소시킬 수 있으며, 그 결과 장기간의 후유증으로 인해 심혈관 지구력이 저하되는 결과를 가져올 수 있다.

환자를 전체적으로 관찰한 주요한 결과는 치료사가 심리적 영역이 재활 과정에 미치는 영향을 더 잘 파악할 수 있다는 것이다. 예를 들어, 우울증은 신체적 장애와 함께 흔하게 관찰되며, 치료사는 이러한 관지를 직접 격려하거나 다른 전문가에게 알려야 한다.

근거 기반 치료 Evidence-Based Practice

임상 의사 결정의 또 다른 필수 원리인 근거 기반 치료는 재활 치료를 제공하는 것이 가능한 최선의 과학적 증거를 기반으로 해야 하는 것을 요구한다. Jutai(2003)는 "임상치료의 결과를 구현하고, 연구를 시도한 결과를 이행하기 위한 근거 기반 치료의 시도는 임상 치료의 효율성을 향상시키는데 그 목표를 두고 있다"고 했다. 이 부분에서는 근거 기반 치료가 중요한 이유에 대해 설명한다. 2장은 임상 의사 결정에 근거 기반 치료를 통합하기 위한 실제적인 단계를 설명할 것이다. 비교를 위해 근거를 기반으로 한 치료는 일반적인 치료와 대조되었다. 현재의 일반적인 치료는 종종 기관이나 전문가의 견해에 근거하거나 의사 결정을 뒷받침하는 과학적 문헌이 거의 없는 과거의 임상 경험과 일화에 기반하고 있다(Duncan, 1996). Sackett (2000)는 근거 기반 치료에 세 가지 요소를 설명했다. (1) 근거, (2) 실무자 전문지식, (3) 환자 가치. 증거와 관련한 근거 기반의 치료는 발생하는 임상적 문제를 해결하는 과정에서 매일 연습해야 함으로, 임상의가 과학적 연구로부터 정보를 얻고, 해석하고, 통합하고, 적용할 것을 요구한다. 치료적 재활 전문가(Norton, 2000)의 임상 의사 결정에서 근거 기반 치료를 보장하기 위해 5단계 전략이 제안되었다.

1. 임상 질문을 정의한다.
2. 문헌에서 증거를 찾는다.
3. 신뢰성, 타당성, 유효성 등에 대한 증거를 분석한다.
4. 근거를 요약한다.
5. 근거와 임상 경험 및 환자 가치를 결합하여 임상 치료에서 근거를 적용한다(Sackett, 2000).

문제는 매달 발행되는 수천 개의 논문이 훨씬 적기 때문에 임상의가 신경근육 재활에서 환자 관리의 모든 측면에 대한 모든 최신 정보를 *알* 수 없다는 것이다. 따라서 근거 기반 치료를 결정할 때 강조하는 것은 항상 모든 정보를 아는 것이 아니라 정보를 어디서 *찾을지를* 아는 것이다. 다행히도, 현재 과학 문헌에 대한 접근 및 검색은 어느 때보다 쉬워졌다. 급속도로 증가하는 지식 기반으로, 하나의 전문 분야 내에서도 모든 치료 영역에서 최근 정보를 유지하는 것은 불가능하다. 그러므로 여러 온라인 검색기반을 통해 문헌을 검색하는 방법과 온라인 저널을 포함한 문헌에 접근하는 방법을 알아야 한다(Fell, 2004b).

근거 기반 치료는 재활의 모든 측면(검사 방법 선택, 중재 전략 및 기술 계획, 결과 평가) (1) 과학 문헌에서 이용할 수 있는 근거, (2) 전문가 의견 및 (3) 환자 가치(Sackett, 2000)를 기반으로 한다. 검사 및 평가 방법에서 근거 기반 치료는 그들이 객관적인 측정인지 여부, 표준화 또는 참고 기준 도구, 인터뷰 기반 기능 평가 또는 기타 여부에 관계없이 유효하고 신뢰할 수 있기 때문에 다른 것들보다 선호되는 측정 방법의 사용을 의미한다. 치료사가 3장에서 설명하는 것처럼 각 유형의 검사 목적을 이해하는 것은 중요하다. 검사 방법의 강조는 주관적 측정 및 측정 시 비공식적으로 관찰된 분석에서 보다 더 표준화되고 객관적인(측정이 가능하고 반복 가능한) 측정으로 이동한다. 이는 초기 검사 측정 뿐만 아니라 타당하고 신뢰할 수 있는 결과 측정 방법을 선택하는데도 적용된다.

치료적 중재와 관련하여 치료사는 효과적이며 가능한 과학 연구가 근거로 되는 치료방법 및 기법을 선택해야 한다. 대개 중재 연구들은 검사 방법이 시간이 지남에 따라 중재와 관련된 변화를 연구할 때 중재를 받지 않은 대조군과 비교하면 근거가 강화된다. 일부 연구는 두 가지 치료법을 시간이 지남에 따라 비교하여 훨씬 더 유의적인 결과를 얻을 수 있는지 확인한다. 이러한 중재 연구에는 다음과 같은 몇 가지 제한 사항을 포함한다.

1. 물리치료 중재가 개인적 사람에 의해 제공되는 동안, 중재 시도의 분석에 대한 엄격함은 복용량과 투여가 정확하게 표준화될 수 있는 약물 중재 연구를 위해 특별히 전개 되어야 한다.
2. 환자를 분류하는 정확한 방법의 부족과 다양한 신경학적 결손이 있는 전체 환자 표본에 의미있게 적용 할 수 있는 표준화된 중재 설계의 어려움 때문에 신경재활의 환자를 위한 중재들 간의 비교가 어렵다. 동일한 방법을 사용하여 치료적 중재의 유형을 비교할 때, 도수 치료의 양과 질을 의학적인 약의 용양처럼 세부적으로 통제하기가 어렵다.
3. 연구에 적절한 대조군이 없다면, 중재가 없어도 유사한 상황에서 관찰된 개선이 있었는지 여부를 알 수 없다.
4. 통제하기 어려운 대인관계 중재에는 정서적, 관계적, 감정적 요소가 있다.
5. 잘 설계된 연구에서, 표본은 매우 동질적이어서 표본에서 중재가 매우 효과적이라고 보이더라도 임상 양상이 유사하거나 또는 매우 다른 신경학적 진단을 가진 환자와 동일한 진단을 가진 환자에게 실제로 결과를 추정하는 것은 어려울 수 있다.

실험 및 가설 실험 연구의 여러 유형 중에서 결과 및 결론에서 발견되는 증거의 강도는 연구 유형 및 표본 크기에 따라 다양하다(표 1-2). 원래 약물 치료 시험 연구를 위해 개발된 무작위 대조연구(RCT)는 실험군과 대조군에 대한 무작위 배정을 허용하고, 여기에 독립 변수의 조작은 연구조사 중인 중재를 받지 않는 대조군과 함께 발생한다. 일반적으로 RCT는 주요 연구들 중에서 가장 큰 효력을 가진 것으로 생각된다. 그러나 관련 RCT 그룹에 대한 메타 분석은 더욱 큰 힘을 실어주고 있다. 가설 실험 또는 준실험 설계는 무작위화 또는 통제가 부족한 경우에 덜 엄격하다. 그러므로 제시된 증거는 결과가 일반화되지 않고 외부 영향을 받기 쉽기 때문에 효력이 적다. 가설 실험 연구의 일반적인 예는 통제되지 않은 중재 연구와 사례 보고서이다. RCT 결과는 일반화에 가장 큰 강점을 가지고 있다고 선전하지만, 임상 설정에 연구를 적용할 때, 치료사는 치료받는 환자가 얼마나 연구된 표본의 특성에 적합한지 항상 고려해야 한다. 만약 환자가 표본과 다른 특성을 갖는 경우에는 환자에게 그 결과를 적용하는 것이 적절하지 않을 수 있다.

사람의 이해가 불완전하기 때문에 우리는 항상 지식과 이해를 얻는 과정에 있다. 우리는 "근거 기반 치료"가 특히 사람 실험 영역에서 "입증 기반 치료"가 아님을 기억해야 한다. 예를 들어, 위약 효과에 설명되어 있다. 사람의 손에 의해 제공되는 도수 중재가 약물학적 중재와 비교할 때, 그것은 치료적 중재의 대인 관계 및 주의력 효과를 제거하기 어렵다. 과학적 과정의 근거가 아무것도 증명하지 못하고, 오히려 가설된 관계 또는 결론에 대한 강력한 지지를 제공하므로 특정 중재를 지원하기 위해 다양한 집단에서 여러 연구에 대한 필요성이 지지되어야 한다. 요점을 설명하기 위해, "중재 A"의 결과가 충분한 표본 크기의 동질화된 표본에서 $p = 0.03$($p = 0.05$ 유의적 수준)에서 대체된 "중재 B"의 결과보다 우수한 것으로 나타났다면, $p = 0.03$은 실제적인 차이가 존재하지 않거나(Portney, 2009, 419–420), 우연히 관찰된 차이가 발생할 수 있었음에도 불구하고, 이러한 유사한 차이가 100개의 유사한 실험 중 3개(3%)에서 보고될 수 있음을 의미한다. 따라서 이러한 경우, "중재 B"는 가치가 없으므로 결코 사용해서는 안 된다는 의미인가? 반드시 그렇지는 않다. 특히 당신이 치료하는 환자가 인구 통계학적 특성이나 임상 증상 또는 연구 표본과 정확하게 일치하지 않는 경우 특히 그렇다. 일부 연구에서는 많은 수의 실험자를 대상으로 한 무작위 대조시험이 대조군에 비해 유의한 개선 효과를 나타내지만, 대조군에서는 개선 효과가 나타나지 않는 것으로 나타났다. 이러한 경우 실험군의 엄격한 포함 기준을 충족시키더라도 특정 치료가 모든 환자 개인에게 효과적이라고 가정할 수는 없다. 인간의 몸과 마음의 복합성은 이러한 보편적인 결론을 어렵게 만든다. 연구 결과의 적용 범위를 넓히기 위해 추가적인 연구를 통해 이전 연구들을 검증하고 보완하기 위해 더 많은 반복 연구가 이루어질 때까지 특정 검사 또는 중재 방법을 완전히 거부하기 전에 주의를 기울여야 한다. 최종 결과는 이전 결과(또는 메타 분석)가 실증된 주제에 대해 여러 연구가 완료될 때까지 결과가 해석되어야 하고, 특히 연구 표본이 당신의 환자와 정확히 일치하지 않으면 신체 재활 영역에 신중하게 적용되어야 한다.

그러나 그것은 재활 전문가가 지식 기반의 정의 및 적용과 일상적인 임상 치료에 대한 지식 기반의 적용을 계속하는 것이 필수적이다. 특정 주제와 관련하여 근거가 존재한다면, 치료사는 정확한 연구와 치료에 필요한 변화를 확인

표 1-2 연구 분류와 형태의 근거 중심에 대한 요약 상자. 표의 위에 있는 학습 유형은 더 큰 근거 중심을 갖고 있다.

분류	예	근거중심
체계적인 검토	• 다양한 RCTS의 메타-분석을 포함	높은 근거중심
실험적 • 무작위 배정 • 제어 • 조작	• 무작위 대조시험	↑
준실험적 • 조작이 필요하다. • 무작위 배정 없음 • 통제 없음	• 개인 통제로서의 주제 • 편의성 표본 • 단일 사례 실험 • 사례 연구 • 임상 진료 개선	↕
비실험적 • 조작 없음 • 제어가 불가능 • 무작위가 불가능	• 서술적, 관찰적인 연구 • 고정 변수 조사 • 후요인 변수 조사 • 기존 변수 간의 관계 조사	↓ 낮은 근거중심

하기 위한 반복과 더 정확한 연구를 위한 관찰을 통해 임상 시험에서의 변화에 대한 함축적 의미를 탐구할 필요가 있다. 각 검사 및 중재 방법에 대한 과학적 기초를 이해하면 우리의 전문성에 대한 방어, 증진, 발전시킬 뿐 아니라, 제3자 제공자, 의원 및 기타 사람들과 논의할 때 우리의 서비스를 지원하는 데 도움이 된다. 근거 기반 치료는 필요하다면, 최근의 과학적 문헌에 의해 뒷받침되어야 하고, 필요하다면 참고문헌을 제공함으로서 치료의 표준이나 가장 최근 치료 방법에 부합하는 방식으로 중재가 이루어졌음을 보고하거나 입증할 수 있기 때문에 개인 및 고용주의 책임을 제한 할 수 있다.

근거 기반은 임상 의사 결정에 특히 검사와 중재에서 필수적이며, 환자 중심 접근법의 일부로서 각 개별 환자에게 임상가가 필요에 의해 적용해야 한다. 그러므로, 각 검사 및 중재 장(II-V장)에 대해 "근거에 중점"(FOE) 표는 독자가 이용할 수 있는 온라인 자료에서 찾을 수 있다. FOE 표는 장 주제와 관련된 가장 중요한 발표된 연구를 요약한다. 각 표에는 연구 표본의 특성, 연구에 사용된 방법(검사 또는 중재), 연구 유형, 환자 관리를 포함한 연구의 유의성과 결과를 포함하여, 주제와 관련된 연구의 최신 정보가 포함된다. 이 요약 정보는 최적의 효과를 발휘하는 치료 계획을 세우고, 향후 연구와의 비교를 위해 사용될 수 있다. 상자 1-3은 발생하는 특정 임상 문제에 대한 근거 기반 정보를 찾는데 도움되는 근거 기반 자료들을 제공한다.

생각해 볼 점 1.3

두 가지 시나리오에서 환자 결과에 대한 기대치를 고려한다.

1. 치료사가 "일반적인" 중재 방법을 수행하는 경우라면, 연구조사에 지원되는 중재에 관계없이 "대중적"이다.
2. 치료사가 연구 문헌에 의해 가장 명확하게 뒷받침되는 시험/측정 및 중재를 통합하기 위해 임상적 추론 및 치료 계획을 지속적으로 적용할 수 있다.

상자 1-3 근거 기반 진료를 지지하는 도구들

PubMed를 통한 MEDLINE 데이터베이스
<www.pubmed.gov>

Cumulative Index to Nursing and Allied Health Literature database(CINAHL)
<http://www.ebscohost.com/cinahl/>
[APTA PTNow.org를 통해 APTA 회원에게 제공 가능 논문검색 http://www.ptnow.org/ArticleSearch/Default.aspx]

Cochrane Database of Systematic Reviews
<http://www.thecochranelibrary.com/view/0/index.html>
[APTA PTNow.org를 통해 APTA 회원에게 제공 가능 논문검색 http://www.ptnow.org/ArticleSearch/Default.aspx]

Hooked on Evidence: 물리 치료 중재의 효과에 대한 연구 근거를 요약한 APTA 데이터베이스
<www.hookedonevidence.org>

Physiotherapy Evidence Database (PEDro): 각 연구의 질적 순위를 포함하여 물리치료의 무작위 임상 시험, 체계적인 리뷰 및 임상 진료 지침에 대한 데이터베이스
<http://www.pedro.org.au/>

PTNow Article Search: 증거기반치료의 APTA의 포털 (APTA 회원 전용 서비스)
<http://ptnow.org/ArticleSearch/>

StrokEngine: 검사/평가와 중재 부분을 포함한 뇌졸중 재활에 중점을 둔 근거기반 사이트 <http://strokengine.ca/>

신경과에서 개발된 (APTA) 효과적인 가이드를 위한 근거 데이터베이스(EDGE) 문서. 뇌졸중 환자(StrokEDGE), 다발성경화증(MS-EDGE), 외상성 뇌 손상(TBI-EDGE), 척수 손상(SCI EDGE), 파킨슨 병(PDEDGE) 및 전정 장애(VEDGE)의 측정 값 사용에 대한 권장 사항을 포함한다.
<http://www.neuropt.org/professional-resources/neurologysection-outcome-measures-recommendations>

가정 활동으로의 연결성에 대한 강조
Emphasis on Carryover to Home Activities

마지막으로 재활 치료의 모든 단계에서 치료사가 치료하지 않는 시간 동안 무엇을 하는지 고려하고, 의도적인 신체적 움직임을 장려하는 것은 매우 중요하다. 평일에는 재활 치료를 받는 환자가 치료적 운동에 참여한 날의 20% 미만을 소비할 수 있으며(Esmonde, 1997), 혼자 있을 때는 거의 3분의 2시간 동안 활동하지 않는다(Ada, 1998). 뇌졸중 후 중재 기간 중에도 기능적 상지 운동은 상지 재활을 다루는 입원 및 외래 환자에서 51%에서만 서류화되었으며, 세션 당 평균 32회 반복하여 상지 재활을 하였다(Lang, 2009). 체계적인 문헌고찰은 뇌졸중을 가진 사람들이 그들의 중재 기간(Kaur, 2012)의 평균 60% 동안 신체적으로 활동을 하였으며, 대부분의 일과(중앙값 48.1%)에서는 활동하지 않는다(West, 2012)고 결론을 내렸다. 너무 자주 환자들은 구조화된 치료를 하지 않았을 때 활동이 없으며(Keith,1980; Keith, 1987) 뇌졸중 발생 후 초기 14일 이내에 관찰 시 침대에서 안정하는 시간이 50% 이상, 침대에서 앉아 있는 시간은 28% 이상, 기능적 활동에 활용하는 시간은 13%에 불과했다(Bernhardt, 2004). 숙련된 치료사는 "환자를 가르치는" 일을 가장 중요한 임상 기술 중 하나로 설명하며(Jensen, 1992), 이것은 일상적인 활동에 대한 환자 개인에 대한 특별한 적용을 가르치는 것을 포함해야 하고, 특히 기억하고 통합하기 쉬운 것으로 해야 할 것이다. 효과적인 운동 학습은 적절하고 충분한 양의 연습이 필요하며, 치료 기간 중에는 모두 나타날 수는 없다. 치료 기간에만 치료적 활동을 하는 환자는 연습과 개선을 위한 중요한 기회를 놓치게 된다. 따라서 특히 신경근육 재활에서 비치료 시간을 강조하는 것이 최적의 결과와 기능 수행에 필수적이라고 생각한다. 본문의 각 장에서 환자 교육 및 가정 운동 프로그램의 주요 특징을 더 주시하게 될 것이다.

Studor(Email 통신, Nov. 12, 2011)는 가정 운동 프로그램(HEP)을 준수하도록 환자에게 동기를 부여하는 것이 중요함을 강조했다. 그는 이행/지속 및 관련 환자의 출석률을 최적화하고, 초기 검사에서부터 초기 치료 시작 시 동의(buy-in)를 보장하기 위한 3가지 권장 사항을 기술했다. 그는 사람들이 나아지기를 원한다고 생각하지만, 치료사가 도움을 주는 것으로 나아진다고 항상 믿는 것은 아니므로 검사나 근거가 측정의 필수적인 부분일 뿐 아니라 동기 부여에 중요한 요소가 된다. Studor의 권고에 따르면, 치료사는 다음을 수행해야 한다.

1. 초기 검사 동안 객관적인 검사를 수행한다. 이것은 치료사가 환자를 더 잘 치료하는 것에 대해 진지하고 특별한 측정을 가지고 사용(기능적 능력에 중점)될 것임을 보여준다.
2. 이유를 설명한다. 각 HEP 활동이 검사/측정과 어떻게 관련되는지 정확히 기술하고 결과 측정을 개선하기 위해 노력할 것이다.
3. 환자에게 기대를 눈을 마주치며 소통한다. "이것은 당신의 검사에서 내가 발견한 것이다... 당신이 집에 있는 시간 동안 이러한 활동(3–4)을 함으로써, 당신은 이런 목표를 이루는데 도움이 될 것이다... 나는 우리가 당신의 삶에 변화를 가져왔음을 보기 위해 이러한 측정으로 당신을 재검사 할 것이다"(M. Studor, Email 통신, Nov. 12, 2011).

***이제 생각해 보기:** 하루 24시간, 일주일에 168시간이 있다. 가장 최적의 상황에서는 하루 2시간 또는 일주일에 10시간 입원 환자 재활 치료를 받는 개인들을 볼 수 있다. 더 일반적으로 외래환자에서 치료사는 그 환자에게 단지 일주일에 1~3시간만 환자를 볼 수 있다. 개인이 매일 밤 평균 8시간의 수면을 한다고 가정하면 일주일 동안 112시간의 깨어 있는 시간이 남는다. 환자가 깨어있는 시간 중 단지 10시간 동안 "치료 중"인 경우, 102시간이 "비치료 시간"으로 된다. 당신은 치료 세션 동안 운동 학습을 위한 훌륭한 기회를 제공 할 수 있으나, 그 102시간의 비치료 시간에 환자가 실행하고 학습하는 것은 무엇인가?*

"이제 생각해 보기" 별지에 설명된 치료 시간과의 관계를 시간 비교를 고려한다. **가정 운동 프로그램** 또는 가정 활동 프로그램은 최적의 재활을 위해 필수적이며, 집에서 환자가 수행하는 운동/활동으로 처방할 수 있다. 그들은 혼자 또는 간병인의 도움으로 수행할 수 있으며 일상적인 집에서 자연스럽게 통합되어야 한다. 치료사는 가정 운동/활동과 일상 행동의 변화를 포함하여 재활 과정에 본인이 포함되는 본질적 특성을 강조하고, 환자의 질병 진행 과정을 이해해 그들을 최적의 재활과 건강상태를 위한 교육과 **환자의** 정보와 **교육**을 제공해야 한다. 재활 시설 6곳에서 뇌졸중을 앓고 있는 환자에 대한 연구에서 전체 약 7%만

교육이 보고되었으며 환자 또는 그 가족의 84%만이 교육적 중재를 받았다고 보고되었다(Jette, 2005). 환자 교육은 질병/장애, 환자의 재활 예후, 치료적 절차에 대한 설명, 가정 활동에 대한 목적 및 예상 결과, 예방 조치 및 금기 사항과 16장에서 논의되어진 건강 증진 정보를 포함한 정보에 근거한 동의 등을 포함하여 개인의 재활을 증진시킬 것이다. 또한 개인의 **자기 효능감**, 개인이 변화를 성취할 수 있는 개인의 능력을 믿는 정도를 평가하고 다루는 것도 중요하다(Bandura, 2007). 14장에서 신경 재활의 일반적인 원칙으로 논의된 자기 효능감은 재활에서의 행동과 참여를 변화시킬지 여부에 확실히 영향을 미칠 수 있다. 가정 프로그램에 대해서는 치료사는 텔레비전 시청, 차타기, 저녁 식사 테이블에 앉기, 우편함으로 걸어가기, 그리고 다른 활동들과 같은 일반적인 가정 활동 동안 환측 팔다리에 대한 활동과 자세 및 자세위치에 대한 의견을 분명히 설명해야 하고 이는 환자에게 기능적인 의미와 일상으로 규칙적으로 통합된다.

가정 환경에서 가족, 간병인 및 또래를 포함하여 다른 개인들을 가정 프로그램에 통합하는 것도 중요하다. 소아 환자의 경우 부모 또는 다른 간병인이 필수적인 파트너이며(Cunningham, 1985), 형제자매 또한 매우 유용 할 수 있다. 가족 구성원과 간병인은 일정한 일관성을 제공할 수 있으며, 특히 환자가 인지 장애가 있는 경우 빈도와 활동의 올바른 수행을 확실하게 하는 데 중요한 역할을 한다. 더 높은 운동 발달 점수의 개선은 특별히 부모를 포함하여, 가정 환경적인 자극과 지지가 많은 것하고 관련되어 있다(Abbott, 2000). 가족, 또래 및 형제 관계 또한 환자가 집에서 치료 활동에 참여하도록 유도하는 동기 요소가 될 수 있다.

가정 활동은 가능한 자연스럽게 일상생활에 통합되어야 한다(Levitt, 1990; Forster, 1990; Ross, 1993; Gordon, 2004). 따라서 특정 가정 운동이나 활동을 개발하기 전에 환자/간병인에게 "당신이 현재 매일하고 있는 일이나 매일하고 싶은 일은 무엇입니까?"라고 물어보는 것이 도움이 될 수 있다. 예를 들어, 유아를 위한 가정 활동으로 기저귀를 교환할 때마다 스트레칭하는 것은 편리하고 시기 적절하다. 매일 저녁 딸이 부엌 개수대에서 서거나 기대어 요리 하는 것을 돕는 뇌졸중을 앓고 있는 노인 여성의 경우 치료사는 확인된 문제를 해결하는 작업으로 서서 치료적 활동을 할 수 있도록 해야 할 것이다. 가족과 간병인의 일정 및 책임을 고려하고 이를 가정 활동의 빈도 및 기간과 대조한다. 이미 스트레스가 많고 과부하된 가정 상황에서 가정 프로그램이 환경을 압도하지 않는 것이 중요하다.

또한 가정 프로그램에서 환자에게 동기 요소를 통합하는 것이 필수적이다. 당신은 "당신에게 중요한 것은 무엇인가? 무엇을 하고 싶니? "하고 물어야 한다. 노인 인구의 공통적인 사례는 활동의 동기 및 동료와의 여가 및 레크리에이션 활동과 상호 작용일 수 있다. 조부모를 치료하는데 있어 주요 개인적 목표는 바닥에 앉거나 적어도 탁자에 앉고, 손자와 놀거나 친구와 함께 카드 게임을 다시 즐길 수 있는 것이다. 또는 특정 사람은 다시 쭈그리고 앉거나 화단에서 일하기 위해 의자에 앉을 수 있는 동기가 높을 수 있다. 환자가 개인적으로나 의도적으로 활동을 수행하기 위한 동기부여가 되었을 때, 환자가 더 잘할 수 있다고 정말 믿는다면 치료를 받지 않은 시간에 더 많은 수의 반복적 시행을 할 확률이 훨씬 높다. 환자가 스스로 동기 부여를 받는 활동은 환자의 참여도를 높이거나 치료 계획을 고수할 수 있다. 가정 프로그램에 동기 부여가 되는 설정과 활동을 통합하고 재활에 대한 환자 중심 접근법을 강조한다.

복습

1. 치료사가 해야 할 기본적 결정과 첫 번째 결정은 무엇인가:
   a. 적합한 시험 검사/측정과 결과 측정법 선택하기?
   b. 교육, 직접적 중재, 집안 활동을 포함한 치료 계획 세우기?
   c. 나아지는 환자 능력에 맞추기 위해 중재 계획을 변경하기?
2. 치료사가 정상적인 신체 구조/신체 기능 및 활동뿐만 아니라 장애 및 기능 제한을 인식하고 측정하는 이유는 무엇인가?
3. 치료사가 사람으로 환자를 인정할 수 있는 몇 가지 구체적인 방법을 기술한다.
4. 기능적 활동과 기술이 중재의 궁극적인 목표이기 때문에, 치료사는 특히 초기 재활 치료에 에너지와 시간을 투입하여 근본적인 손상을 평가하고 중재를 제공하는 이유는 무엇인가?
5. 치료사가 신체 활동/중재를 통해 신경 가소성을 자극할 수 있습니까? 만약 그렇다면, 치료사는 어떻게 신경가소성을 최적화하고 촉진하기 위한 중재를 구조화 할 수 있는가?
6. 재활 부분을 "환자 중심"으로 만드는 최소 세 가지를 설명한다.
7. 집(또는 치료 시간 외에)에서 운동과 활동이 중요한 이유는 무엇인가?

요 약

치료사가 임상 의사결정 과정을 성공적으로 완성하기 전에 임상 결정의 기본 토대를 이해하고 받아들여야 한다. 환자마다 매일 발생하는 모든 임상 결정은 환자에게 가장 최선의 것이 무엇인지 강조해야 한다. 여기에는 환자/가족/간병인을 위한 우선적인 기능적 목표의 설정과 가능한 과학적 근거 기반의 검사와 중재 방법의 사용이 포함된다. 모든 임상 결정의 목적은 기능 회복을 최적화 할 계획을 개발하는 것이다. 다음 장에서는 임상 의사 결정 과정에 대해 논의할 것이다.

환자 적용

결론적으로, 발달 장애가 있는 아동의 주요 결정을 하는 사례를 생각해보자. 셰인(Shane)은 12주에 조기에 태어난 6개월 된 남자 아이이다. 의사는 양측성 팔다리의 신경감각운동 결핍(neuro-sensorimotor deficit)과 운동 지연을 포함하며, 그의 어머니는 지지하여 세울 때, 그의 머리를 똑바로 세우는 데 큰 어려움을 겪고 있다고 걱정하고 있다. 그는 보조를 하더라도 똑바로 앉기를 시도하지 못한다. 어떤 검사 도구와 기법을 사용할지 결정한 후에 치료사는 우선적 결정을 포함한 결과 검사 데이터를 해석하는 방법을 결정하고, 손상 또는 기능 진단 및 회복 예후를 결정하고, 치료 계획을 개발하고, 전문적인 중재를 계획하며, 중재 계획에 대한 지속적인 판단과 과정에 대해 결정을 내릴 수 있다. 이 과정의 세부적인 사항은 2장에서 설명하였으며, 이 책의 각 장을 통해 차례대로 탐구될 것이다.

임상 의사 결정: 최적의 치료적 계획과 결과로 가는법

Making Clinical Decisions: A Path to Optimal Therapeutic Plan and Outcomes

제 2 장

■ 김은정

개요

학습목표

이 장을 마치면 학습자는 다음을 할 수 있어야 한다.

1. 임상 결정을 내리는 것과 관련된 단계에 대해 논의한다.
2. 임상 결정을 내리기 위해 환자 관리 모델을 사용하여 환자 결과를 분석하고 해석한다.
3. 특정 환자 결과를 기반으로 적절한 목표 및 목적을 설계한다.

■ 서론 Introduction

전국의 많은 사람들이 재활 서비스에 직접적으로 접근할 수 있기 때문에 치료사는 신경학적 장애 환자를 위한 보건의료 시스템에 자주 접하게 되었다. 자율적인 치료에 대한 책임은 오늘날 물리치료사(PT)와 작업치료사(OT)가 적절한 검사, 평가, 진단, 치료 계획(POC), 특정 치료 중재, 적절한 의뢰 등을 독립적으로 결정하는 것을 포함하여 적절한 임상 결정을 내릴 준비가 되어 있어야 한다는 것을 의미한다. **임상 의사 결정**(clinical decision-making)과 관련된 과정은 복잡하며 임상적 추론, 판단 및 문제 해결 측면을 포함한다. 이러한 인지 과정, 의사 결정자는 치료사가 신경학적 증상이 있는 환자에게 나타나는 다양한 문제를 관리하는데 필요한 전공분야 지식과 기술을 가져야 한다. 신경근 질환을 가진 사람들을 위해 다양한 측면에서 재활이 매우 흥미롭게 고려되고 연구되고 있다. 이 책은 신경 재활을 위한 지식과 기술을 처음 습득한 학생과 신경재활의 지식 및 기술을 업데이트하려는 임상 의사를 위해 작성되었다. 이 책의 각 장에서는 신경근 질환이 있는 성인과 소아 환자의 일상적인 치료에서 치료사가 적절한 임상 결정을 내리는 전문적인 측면을 다룬다. 1장에서는 임상 의사 결정의 기초가 되는 원리와 가설을 제시하였고, 2장은 임상 의사 결정 과정을 위한 체계를 제시할 것이다. 물론 환자는 1장에서 논의된 것처럼 이 과정에서 중요한 역할을 한다. 실제로, 치료자가 환자 관리를 위한 최선의 계획을 수립하는데 필요한 정보를 수집하는 방법에 대해 내용을 설정하는 것은 환자의 목표와 가치이다. 치료사가 치료 경험을 쌓으면 환자의 문제와 진단의 유사점 및 차이점을 인식하는 능력이 의사 결정 과정에 통합된다. 따라서 치료사의 의사 결정은 환자의 기능적 문제에 대해 살펴보고, 우선 순위, 결론을 도출하기 위해 전공지식과 치료 지식을 모두 사용해야 하는 치료사의 능력에 기반한 환자 중심적 과정이다. 1장은 효과적인 임상 결정의 기초가 되는 원리와 기초를 다루었지만, 이 장에서는 적절한 임상 결정을 내리는데 관련된 전반적인 과정과 구체적인 단계를 탐구한다.

임상 의사 결정의 요소
Elements of Clinical Decision-Making

1장에서는 임상 결정을 내리는데 기초와 원리를 설명했지만, 이 장에서는 임상 결정을 내리는 과정을 설명한다. PT 또는 OT는 어떻게 임상 결정을 내릴 수 있는가? 이 질문에 답하기 전에 임상 의사 결정에 기여하는 요소를 이해해야 한다. **임상적 추론**(Clinical reasoning)은 임상 의사 결정의 한 요소로서 Benamy(1996)에 의해 임상 상황에 관한 정보의 지속적인 습득, 상기, 분류 및 우선 순위를 안내하는 인지 과정으로 설명하였다. 이 과정을 통해 치료사는 결론을 내리고, POC 및 평가 결과로 이끄는 판단 및 결정을 내릴 수 있다. 그 결과 의사 결정은 또한 치료사가 환자를 처음 보게 될 때부터 환자가 서비스에서 퇴원할 때까지 치료 과정 중에 발생하는 중재 계획을 수정하는데 기여한다. 임상적 추론은 관찰자가 표면적으로는 볼 수 없다. 이는 환자 관리 과정의 모든 시점에서 진행되는 의사 결정의 기초가 되는 진행 중인 과정이다. **환자 관리**(Patient management)는 환자의 POC의 개발 및 수정을 안내하는 진행 중인 결정 과정이다.

Dowie과 Elstein(1988)에 의해서 임상 결정 이론이 제시되었으며, 임상적 판단은 매우 복잡한 과정으로 수학적 **알고리즘**(algorithms, 의사 결정 또는 문제 해결을 위한 규칙의 절차 또는 과정)과 임상적 판단에 의지하기보다 임상적 문제와 관련된 이용 가능한 결과를 사용하는 결정 모델의 사용을 요구한다. 일정하게, 연구는 체계화되지 않은 임상의의 판단과 비교하여 알고리즘을 사용하면 진단 의사 결정의 신뢰성 증가를 보여주었다(Dowie, 1988; Dawes, 1989). Goldberg와 Deb(1991)은 임상의가 임상 결정을 수립하기 위해 직감, 직관 및 개인 임상 경험을 자주 사용하여 편견을 갖게 할 수 있다고 제시했다. 표준화된 평가 및 중재 결과를 기반으로 한 결정 알고리즘을 사용하면 임상적 판단에서 편견을 방지하고, 문제 해결 과정에서 지침을 제공할 수 있을 것이다. 그러나 비슷한 의학적 진단을 가진 환자에서는 **증상**의 매우 다른 임상적 위치, 환자 또는 간병인이 보고한 정보 및 임상의에 의해 만들어진 **징후**, 관찰 또는 객관적 측정을 제시할 수 있는 신경학적 장애를 가진 집단에서는 매우 복잡하다. PT와 OT 치료에서 중재가 요구되는 사람에 대한 결정과 중재 동안 사용되는 전략에 대한 결정이 표준화된 평가 도구로 측정된 환자의 진단 및 운동 장애의 개인차를 중심으로 자주 이뤄진다. 치료사는 많은 표준화된 평가를 사용하는 것에 익숙해졌지만 신경학적 상태가 있는 환자에게 사용하기 위한 유효성은 많은 경우에 불확실하다. 이로 인해 실제 치료사, 임상 연구원 및 교육자는 유효하고 신뢰할 수 있는 측정 도구의 구성과 임상 결정을 내리는 프로세스를 위한 새로운 개념적 체계를 찾게 되었다.

PT 실행 가이드 모델
Models That Guide PT Practice

다른 사람들의 삶에 중대한 영향을 미치는 결정을 내리는데 대한 책임은 특히 학생과 임상 치료를 처음하는 사람들에게는 위압적일 수 있다. 다행히 임상 의사 결정 과정에 치료사를 안내하기 위한 여러 체계와 모델이 존재한다. 1장에서 임상 의사 결정은 최적의 환자 중심의 중재 전달에 대한 결정의 결과로, 의도적이고, 진행 중인 과정 또는 일련의 과정으로 정의되었다. 이 장의 중점은 임상 의사 결정 과정의 단계에 대한 것이다.

PT와 OT가 직접적인 환자 관리를 위해 사용하는 한 가지 모델은 장애 모델이다(1장의 그림 1-3 참조). "장애(disablement)"라는 용어는 급성 및 만성 질환의 영향으로 계통, 개인 및 사회 수준에서 인간의 기능과 관련되어 있다(Jette, 2006). Nagi 모델(그림 1-3)(Nagi, 1969)은 현재 *물리치료사 치료 가이드* 2판(APTA, 2015)에서 사용되는 환자 관리에 이용되는 장애 모델의 한 예이다. 재활의료 연구를 위한 국립의료센터(National Medical Center for Medical Rehabilitation Research; NCI)에서 Nagi 모델(NIH, 1993; Nagi, 1969)과 유사한 체계를 사용하여 환자의 문제를 분류하는 장애 모델의 또 다른 예를 제시하였다(그림 1-3). 두 모델 모두 질병이나 손상과 관련된 손상, 기능 제한, 장애를 결정함으로써 개인에 대한 병리적 결과를 고려한다. NCMRR 모델은 사회 정책이 질병이나 부상에 비추어 개인의 역할과 책임을 수행하는 능력에 장애물이 존재할 수 있는 방법을 파악하기 위한 범위의 *사회적 제한*을 포함한다(NIH, 1993). 장애 모델을 사용하여 수집된 정보는 검사, 중재 및 결과 평가를 구성하기 위한 기초가 될 수 있다. 그러나 이러한 장애 및 기타 장애 모델에서 사용되는 용어의 차이는 환자를 포함한 보건 의료 팀의 구성원 사이에 의사소통을 복잡하게 한다.

Quinn과 Gordon(2003)은 재활을 "장애의 반대 및 대칭 이미지"로 기술함으로써 Nagi 모델을 확장했다. 여기서의 환자 관리는 환자의 참여 및 역할 요구에 대한 질병이나 손상의 결과를 결정함으로써 시작된다. 이 정보는 환자가 참여에 필요한 특정 기술과 이러한 기술 수행을 지원하거나 방해하는 요인을 검사하기 위해 안내한다. 임상 의사결정은 환자가 원하는 결과를 먼저 정의한 다음 환자의 기능을 방해하는 특정 요인을 결정하기 때문에 환자 관리에 대한 이러한 접근법을 "하향식 접근법(top-down approach)"이라고 한다.

기능적 장애 및 건강의 국제 분류(ICF)는 세계보건기구(WHO)가 개발한 모델의 두 번째 버전이다(그림 2-1). 1장에서 설명한 모델은 건강과 관련된 신체 구조, 신체 기능, 활동 및 참여의 영역에 개인과 환경 요인이 장벽이나 기능 촉진자의 역할을 하는 방법이 추가로 분류된다(WHO, 2001). ICF는 전 세계 71개국 이상에서 채택되어 *물리치료사 치료 가이드*(WHO, 2009, Nagi, 1969, APTA, 2009)의 제3판 Nagi 모델을 대체 할 것이다. ICF는 표준화된 용어와 사용상 장애를 정의 할 수 있는 구조를 제공하는 일반적인 건강 모델로 떠올랐다. 다른 모델과 다르게, ICF는 장애가 개인, 환경 및 사회 사이의 상호 작용에 의해 정의되는 장애의 *생물사회심리 모델*이다(Jette, 2006). 예를 들어, 버스에 휠체어 리프트가 장착되어 있지 않은 경우 휠체어를 사용하여 이동을 하는 사람의 경우 통근 선택이 제한된다. 버스는 개인의 이동 상태와 같이 직장이나 학교에 참여하는 개인의 능력에 매우 큰 장애물이 된다. PT와 OT는 환경적 요소가 환자의 기능적 기술에 미치는 영향을 평가하는데 매우 숙련되었다. ICF 모델은 문맥적 요인이 기능에 미치는 영향뿐만 아니라 각 영역을 평가하기 위한 시험 및 측정 선택을 안내하는데 사용될 수 있다.

이 장에서 설명된 의사 결정 모델 외에도 PT 및 OT 진료 가이드를 위해 다른 정보 자료들을 사용해야 할 것이다. 예를 들어, **임상 진료 지침**은 요통이나 섬유 근육통과 같은 특정 문제나 진단을 관리하는데 직접적으로 사용될 수도 있다(Bekkering, 2005; Brosseau, 2008). 임상 진료 지침은 현재 최신 근거와 전문가 의견을 토대로 체계적인 치료적 접근법을 제시한다(Jewell, 2008). 대부분의 신경학적 상태를 관리하는 데 임상 진료 지침을 사용할 수는 없지만, 급성 뇌졸중의 제한된 운동치료법 사용과 낙상 예방의 관리를 위해 초기 지침이 개발되었다(RCP, 2009; Brosseau, 2006; Moreland, 2003). 물론 치료사는 이러한 권장 사항을 임상 진료에 적용하기 전에 임상 진료 지침의 신뢰성을 비판적으로 평가해야 한다. 근거 자료가 계속해서 늘어남에 따라 임상 진료 지침은 시간이 지남에 따라 바뀔 것으로 예상된다.

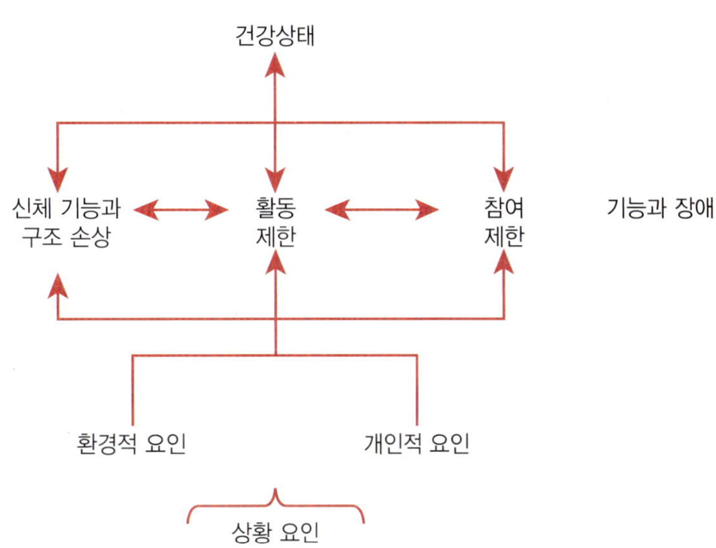

그림 2-1 기능, 장애 및 건강에 관한 국제 분류(ICF, 2001). 세계보건기구(World Health Organization)에서 각색. 국제 기능 분류. ICF 초보자 가이드. 이용 하기: http://www3.who.int/icf/Accessed March 28, 2011.

미국 물리치료 협회(APTA)의 신경 물리치료 학회는 임상 의사 결정 과정에 참여하는 물리치료사들을 돕기 위해 임상 실습 및 초급 PT 교육에 사용할 결과 측정에 대한 권장 사항을 개발하여 결과 측정에 대해 이용 가능한 문헌 검토 과정을 안내했다(신경물리치료학회, 2015). 결과 측정 권장 사항은 정확한 수준과 마찬가지로 급성 진료 병원, 입원환자 재활, 재택 건강, 숙련된 간호 시설 및 외래 환자의 5개 진료 부분으로 분류하였다. 초급 PT 교육을 지원하기 위해 측정은 다음과 같은 세 가지 기술 수준으로 구분한다 (1) 학생은 관리에 대해 학습해야 한다(실제 적용) (2) 학생은(지식에) 노출되어야 한다. (3) 초보 단계에서는 권장되지 않는다. 또한, 측정은 연구에 적합한지 아닌지에 따라 분류된다. 현재 학회는 뇌졸중, 다발성경화증, 외상성 뇌손상, 척수 손상, 파킨슨병 및 전정 등 다양한 진단을 받은 사람들을 대상 으로 한 결과 측정 방법에 대한 권장 사항을 완료했다. 가능한 근거 기반 권장 사항을 사용하면 임상 결정을 내리는 과정에서 치료자를 도울 수 있다.

임상가를 위한 환자 관리의 구조화된 과정

Structured Process of Patient Management for Clinicians

환자를 위한 POC 안내는 지속적인 의사 결정이 요구된다. 임상가를 위한 가설지향 알고리즘(HOAC)은 Rothstein과 Echternach(1989)에 의해 처음 제안되었고, Rothstein(2003)에 의해 개정되었으며, 이는 하향식 의사 결정 모델의 예이다. 이 모델은 환자 관리 과정을 통해 치료사들을 안내하기 위해 환자 감별 및 비환자 감별 문제를 모두 사용하는 알고리즘이다. 이 과정에는 환자의 문제에 대한 가설과 문제에 기여할 가능성이 높은 근본적인 요인(특히 신체 구조 및 신체 기능 장애)이 포함된다. 가설은 치료사의 검사 전략을 제시하고 궁극적으로 개입의 접근법과 분명한 전술을 결정하는데 도움이 된다.

Schenkman(2006)은 신경 장애가 있는 개인에서 환자 관리를 안내하는데 사용할 수 있는 여러 모델을 통합하는 임상 의사 결정 체계를 제안했다. PT에게 *물리치료사 치료 가이드*(APTA, 2015), HOAC II(Rothstein, 2003) 및 ICF(WHO, 2001)는 전체적으로 치료 시 환자의 에피소드 전반에 걸쳐 조직화된 정보를 위한 포괄적인 구조를 제공한다. 구조화된 체계의 사용은 모든 관련 정보가 환자, 환자의 가족 및 기타 전문가로부터 수집되고, 의사 결정 과정에 사용되도록 보장하는 것을 의미한다. 이 정보는 임상 결정을 내리는데 사용되는 질문 및 가설 수립하기 위한 기초이다. 숙련된 임상가는 이전 경험에서의 단서와 패턴을 사용하여 임상 결정을 내릴 수 있으므로 순방향 추론 접근법을 사용할 수 있다. 또는 사전 지식과 경험이 부족한 초보 임상가는 임상 결정을 내릴 때 가설 추론 접근법(역방향 추론)에 의존한다. 가설 추론 접근법은 초보자에게 결과 수집, 가설 설정, 결과 평가 및 목표 지향적 행동을 실행하기 위한 직접적인 과정을 제공한다. 의사 결정 체계는 의사가 환자 문제를 관리 시 의사 결정을 내리는데 도움을 준다.

환자와 치료할 때 궁극적인 목표는 최적의 기능 향상에 도달하는 것이다. 그러나 "우리가 초보자이거나 경험이 적은 치료사가 환자를 이 목표에 도달하게 하는데 어떻게 도울 수 있는가?"라는 질문이 제기된다. 첫 번째 단계는 치료사가 각 환자의 개별적인 필요를 충족시키기 위해 맞춤형(환자 중심의) 근거 기반 치료 계획을 개발할 수 있게 하는 의사 결정 체계를 이용하는 것이다.

환자 관리 모델 Patient Management Model

*물리치료사 치료 가이드*의 "환자 관리 모델"은 최적의 환자 결과를 위해 임상 의사 결정을 할 때 치료사를 돕는 6개의 상호 연관 단계를 제시하고 설명한다(APTA, 2015; 그림 2-2). OT를 포함한 다른 재활 전문가들은 임상 결정을 내릴 때 이러한 단계를 사용할 수 있다.

1단계: 검진

환자의 **검진**에는 환자 병력, 관련 시스템 검토 및 검사 및 측정이 포함된다(APTA, 2015). 의료 기록을 검토하고 환자 상담을 하면 환자의 과거 및 현재 건강 상태에 대한 정보가 제공된다. 그림 2-3은 세부적인 환자 병력에서 얻을 수 있는 결과 유형의 개략적인 개요를 제공한다. 치료사는 환자 병력을 확보할 때 환자 및 가족/간병인의 상호 작용에 영향을 줄 수 있는 문화적 차이 및 민족성에 민감해야 한다. *물리치료사 치료 가이드*는 환자 정보 보안을 위한 치료사 환자/고객 관리를 위한 문서 템플릿을 제공한다(APTA, 2015). 간략한 스크리닝 도구를 사용하면 관련 신체 계통(3장 참조)을 빠르게 스캔하고, 손상되지 않은 기능 및 장애 영역을 파악하는데 도움을 줄 수 있다. 검사와 측정은 더 정확하고 객관적인 결과를 제공하여 장애 정도를 평가한다. *지침서*는 검사와 측정에 의해 해결되어야 할 몇 가지 범위를 확인한다(상자 2-1은 범위를 나열했다). 물리치료의 신경근 적용에 적절한 검사와 측정의 세부적인 사항은 II부(4~13장)의 특정 검사 장에 설명되어 있다.

2단계: 평가

평가 단계는 치료사가 검사에서 수집한 결과를 기반으로 임상 판단을 내리는 동적 과정이다(APTA, 2015). 평가는 치료사의 생각에서 일어나는 종합 과정이다. 치료사는 측정 가능한 결과/목표가 개발된 검사 결과를 기반으로 가설을 세웁니다. 이 단계에서 장애에 중점을 두는 것 뿐 아니라, 그들이 할 수 없는 것이 무엇인지, 환자가 할 수 있는 것이 무엇이고, 가지고 있는 능력이 무엇인지 결정함으로서 환자의 강점과 자산을 확인하고 나열하는 것도 중요하다. 환자의 강점과 자산을 확인하면 치료사가 치료 계획의 초기 단계를 시작할 때 어디에서 시작해야 하는지 확인할 수 있다. 환자의 강점을 바탕으로 점점 더 도전적인 과제 변형을 위해 노력하면 기능적 목표 달성이 쉬워진다.

어떤 상황에서는 치료사가 평가 과정을 근거로 보건의료 제공자에게 위임하기로 결정해야 한다. 환자 진료업무를 다른 사람들에게 위임하는 개념은 Florence Nightingale (LeVasseur, 1998)의 초기 간호 노력으로 거슬러 올라간다. 위임은 치료사의 지식 기반과 능력을 효과적으로 발휘할 수 있는 중요한 구성 요소이다. 초보 치료사가 의사 결정 기술을 향상시키고, 발전된 임상 경험을 얻는 동안 효

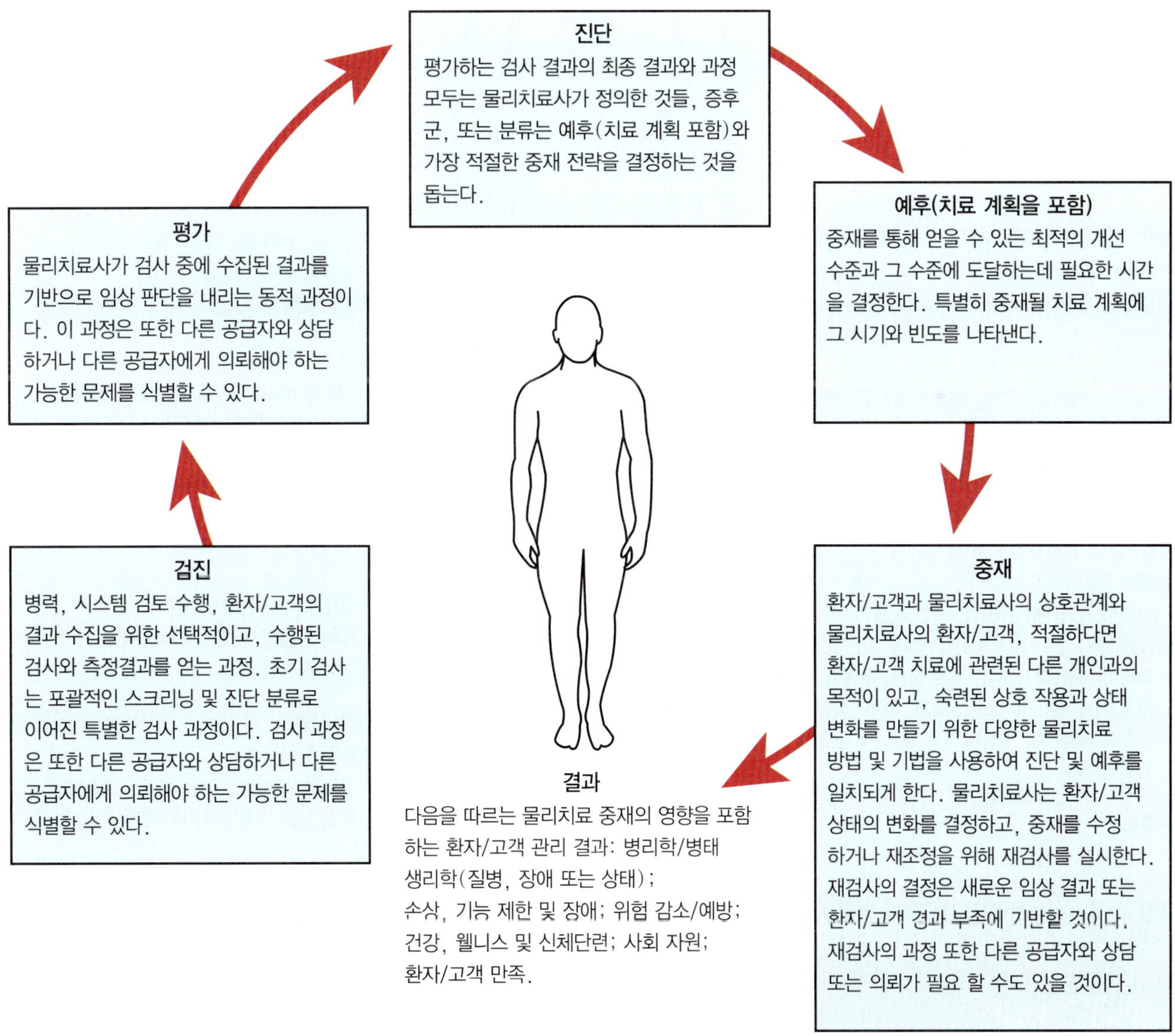

그림 2-2 APTA 환자 관리 모델(APTA, 2015)의 6가지 상호 연관된 단계로 이는 최적의 환자 결과를 위한 임상 결정을 내릴 때 치료사를 돕는다.

일반적인 인구학
- 연령
- 성별
- 인종/민족
- 주요 언어
- 교육

사회 병력
- 문화적 신념과 행동
- 가족 및 간병인 자원
- 사회적 상호 작용, 사회 활동 및 지원 체계

취업/활동(직업/학교/놀이)
- 현재 및 이전 활동(직업/학교/놀이), 지역 사회, 여가 활동, 업무 또는 활동

성장과 발달
- 발달학적 병력
- 우세손

생활 환경
- 장치 및 장비(예; 보조, 적응, 보조기, 보호, 지지, 보철)
- 생활 환경 및 지역 사회 특성
- 예상된 퇴원 예정지

일반 건강 상태(자가 보고, 가족 보고서, 간병인 보고서)
- 일반 건강 인식
- 신체적 기능(예; 이동성, 수면 패턴, 제한적 침대 사용 일)
- 심리적 기능(예; 기억, 추론 능력, 우울증, 불안)
- 역할 기능(예; 의사소통, 레저, 사회, 직장)
- 사회적 기능(예; 사회적 활동, 사회적 상호 작용, 사회적지지)

사회/건강 습관(과거 및 현재)
- 일반 건강 인식
- 신체적 기능(예; 이동성, 수면 패턴, 제한적 침대 사용 일)
- 심리적 기능(예; 기억, 추론 능력, 우울증, 불안)
- 역할 기능(예; 의사소통, 레저, 사회, 직장)
- 사회적 기능(예; 사회적 활동, 사회적 상호 작용, 사회적지지)

가족력
- 가족 건강 위험요소

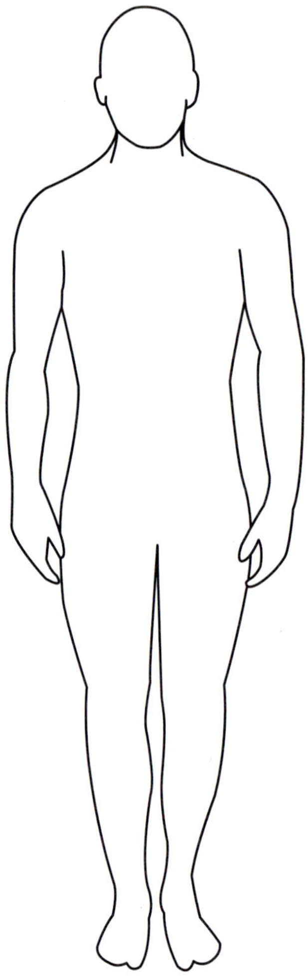

의료/수술 기록
- 심혈관
- 내분비/대사
- 위장관
- 비뇨 생식기
- 부인과학
- 피부계
- 근골격계
- 신경근육
- 산과
- 사전 입원, 수술 및 기존 의료 및 기타 건강 관련 상태
- 심리학
- 폐

현재 상태/주요 호소
- 환자/고객이 물리치료사의 서비스를 찾도록 하는 것
- 물리치료사의 서비스를 요구하는 환자/고객의 걱정 또는 필요
- 현재 치료적인 중재
- 발병일 및 경과 과정을 포함한 손상이나 질병의 기전
- 증상의 시작 및 패턴
- 치료적 중재를 위한 환자/고객, 가족, 중요한 다른 사람, 간병인의 기대와 목표
- 이전에 발생한 주요 호소
- 이전의 치료적 중재

기능 상태 및 활동 수준
- 일상생활 동작(ADL) 및 수단적 일상생활 동작(IADL)을 포함하여 가정관리와 자조 활동 시 현재와 이전의 기능 상태
- 활동(직장/학교/놀이), 지역 사회, 여가 활동, 과제 또는 활동에서 현재와 이전 기능 상태

약물
- 현재 상태에 대한 약물
- 현재 상태에 대해 이전에 복용된 약물
- 다른 상태를 위한 약물

기타 임상 시험
- 실험실 및 진단 검사
- 이용 가능한 기록 검토(예; 의료, 교육, 수술)
- 다른 임상 결과 기록 검토(예; 영양 및 수화)

그림 2-3 상세한 환자 병력에서 얻을 수 있는 결과 유형의 개요(APTA, 2015).

율적이고 효과적으로 위임 할 수 있는 능력이 계속 개발되어야 한다. 따라서 환자 관리를 위한 모든 구조적 과정에는 환자의 POC에 역할 위임이 포함되어야 한다.

3단계: 진단

계통 수준 및 전체 사람 수준에서 건강 상태가 기능에 미치는 영향을 증명하는 것은 물리치료 진단과 관련되며, 이것은 의학적 진단과 구별된다. **진단** 과정은 예후와 POC를 유도하기 위해 검사에서 얻은 정보를 사용하여 궁극적으로 각 환자에게 가장 적절한 중재 전략을 결정한다 (APTA, 2015).

*물리치료사 치료 가이드*는 조건의 주요 범위를 제시하며, 각각 확인된 특정 결여 집단(APTA, 2015)을 기반으로 우선적인 치료 패턴을 갖고 있다. 이러한 치료 패턴은 근골격계, 신경근육, 심혈관/폐 및 피부계통의 상태에 대해 중재를 계획할 때 치료사를 안내하는데 도움이 된다. 환자/고객 관리의 5가지 요소는 치료에 증거기반 접근법을 이용한 물리치료사들이 경험한 공동의 노력에 의해 개발되었다. 진단 과정을 통해 치료자가 치료 패턴을 증명할 수 없는 경우, 치료사는 관찰된 환자 결여부분에 기초한 중재를 개발하기 위해 비판적 사고 기술을 사용해야 한다. 나중에 설명될 HOAC와 같은 가설추론적 접근법을 사용하면 결과를 수집, 가설 설정, 결과 평가, 목표 제시 활동을 동작을 수행할 때 비판적 사고를 하는데 도움을 줄 수 있다(Rothstein, 2003).

상자 2-1 시험과 측정의 범위

유산소용량/지구력
인체측정학적 특성
각성, 주의력, 인지
보조 및 적응 장치
순환(동맥, 정맥, 림프)
뇌 및 말초 신경 통합
환경적인 가정과 활동(직업/학교/놀이) 장벽
인체 공학 및 신체 역학
보행, 운동, 균형
피부계통 통합
관절 통합과 이동
운동기능(운동 조절과 운동 학습)
근육 수행력(근력, 힘, 지구력 포함)
신경운동 발달과 감각 통합
정형, 보호, 지지 장치
통증
자세
보철적인 요구 사항
관절운동범위(근육 길이 포함)
반사 통합
자조활동 및 가사 관리(일상생활동작, 수단적 일상생활동작 포함)
감각 통합
환기 및 호흡/가스 교환
활동(직업/학교/놀이), 지역 사회 및 여가활동 통합 또는 재통합(수단적 일상생활동작 포함)

APTA's Guide for Physical Therapist Practice에서 인용함.

4단계: 예후와 POC

예후는 "미래의 어느 시점에서 환자의 상태 또는 변화 가능성을 예측하는 광범위한 진술"이다(Beattie, 2007). 예후는 "*물리치료사 치료 가이드*"에서 "그 수준에 도달하는데 필요한 기능과 기간의 개선에 예측된 최적 수준" (APTA, 2015)으로 정의된다. 많은 환자에게 예후는 치료 시작 시점에 결정될 수 있다. 다른 환자의 경우 POC를 안내하는데 도움이 되는 관찰된 개선 속도를 포함하여 새로운 정보가 평가될 때 뿐만 아니라 재활과정의 전반에 걸쳐 기능적 개선의 예측 수준을 점진적으로 결정할 수 있다. 최적의 환자 회복 및 기능 향상 정도를 예측하는 시간은 환자의 특성과 질병의 심각성을 근거로 개별화되어야 하며, 결과 통합과 임상적 추론이 필요하기 때문에 항상 치료사에게는 도전이다. 경험 부족으로 특정 환자의 예후를 결정하는 것이 특히 초보 치료사에게 어려울 수 있지만, 경험이 있으면 쉽게 얻을 수 있다.

치료사는 특정 환자의 기능적 작업은 실질적인 장기목표(LTG)로 평가 과정의 초기 단계에서 판단을 시작해야 한다. 다양한 예후 지표가 임상 의사 결정, 특히 결과 예측에 도움이 될 수 있으므로 이를 고려해야 한다. 이러한 요인에는 병리학의 성격과 범위, 환자 나이, 시력 장애, 기억 상실 기간, 비율, 최근 회복의 패턴과 질 등이 포함된다. 예를 들어, 젊은 나이인 12세 소녀와 82세의 할머니가 뇌혈관사고(CVA)가 발생하였고, 병변의 상내적 크기와 위치가 동일한 경우, 12세 아동이 훨씬 더 큰 기능 회복을 가져올 것이다. 또 다른 예로, 중심앞이랑 1cm 부분이 파괴된 외상성 뇌 손상은 중심앞이랑의 동일한 영역의 백색질 아래 5cm 영역이 파괴된 외상성 뇌 손상보다 훨씬 더 예후가 좋다. CVA 또는 외상성 뇌 손상(TBI)이 최근 6개월 이내에 발생하면 개선의 예후가 더 좋을 수 있지만, 치료적 환경과 활동의 자극을 고려할 때 대뇌 손상이 발생한 후 몇 년 후에도 상당한 개선이 발생할 수 있다. 기능 개선의 정체기에 비해 개인 기능 활동의 최근 개선 추세는 지속적인 개선에서 가장 좋은 예측자 중 하나 일 수 있다. 더 일반적인 예후 인자 중 긍정적 및 부정적의 몇 가지 요인이 표 2-1에 요약되어 있다. 임상 경험과 전문 지식을 습득할 때 경력에서 볼 수 있는 환자 표본이 클수록 주어진 환자의 적절한 예후를 결정하는 것이 더 쉽다는 점에 유의해야 한다. 다시 말하면, 세심한 관찰과 반향을 통해 수년 동안 많은 환자를 본 후에 뇌졸중으로 인한 특정 정도의 장애가 회복되는 정도를 더 정확하게 예측할 수 있다.

치료계획(plan of care, POC)은 목표와 결과, 특별히 계획된 중재, 실질적 중재 기간과 빈도, 퇴원 기준의 수립에서 완성된다(APTA, 2015). 목표와 결과는 환자의 활

표 2-1 신경근 재활에서 환자의 예후를 결정하는데 도움이 되는 요인

	긍정적 예후 요인	부정적 예후 요인
병리의 진행 성격(그리고 진행 정도)	비진행성 병리(예; CVA, TBI, SCI, Guillian Barré, 소아마비, CP, 척수수막탈출증)은 실제 신체계통과 활동 개선이 발생할 것이라는 더 높은 기대를 가지고 있다	진행성 병리(예; ALS, 진행형 MS, 파킨슨병, 헌팅턴병, 척수성 근 위축, Duchenne 근이영양증)은 환자가 질병 경과에 따라 지속적으로 악화되어 기능적 회복이 불량할 것으로 예측된다.
병리의 범위(크기 및 분포):	협소하거나 집중된 손상 부위(예; 겉질에 영향을 미치는 상대적으로 작은 CVA 또는 다리에 주요 영향을 주는 Guillain Barré).	광범위한 손상(예; 넓은 부위의 CVA의 겉질 손상, 이마엽, 마루엽 겉질, 깊은 백색질과 뇌줄기, 또는 팔다리, 목, 얼굴을 포함한 진행성 Guillain Barré)
나이와 연관된 신경가소성	젊을수록(유아, 아동) 더 큰 신경 가소성과 관련이 있다(Barnes, 1985; Nieto-Sampedro, 2005).	노인(노인, 특히 나이가 많은 노인)
장애/합병증이 있는 계통의 수	한 개 또는 일부 계통이 관련된다(예; 단순 신경학적 손상)	여러계통의 합병증
시력 장애	손상 후 6개월 미만(예; CVA 및 TBI).	손상 후 6개월 이상
신체 기능의 초기 수준 *(Korner-Bitensky, 1989; Sanchez-Blanco, 1999)*	높은 신체기능	낮은 신체기능
외상성 뇌손상 후 글라스고우 혼수척도 *(눈뜨기, 최상의 운동 반응, 최상의 언어 반응을 포함)*	높은 점수	낮은 점수
감각	완전한 감각	감각 결손과 운동 손상
장애 정도	약한 신경학적 증상/징후	심각한 정도의 신경학적 증상/징후
이전 지능 및 행동 특성	발병 전 높은 지능	낮은 지능
신체적 기능의 이전 수준	뇌손상 전에 신체적 제한 없이 매우 활동적	뇌손상 전에 제한된 활동이나 보행 어려움
손상 기간 중 기억상실 기간	단기간	장기간
현재 인지 상태	적절한 각성, 주의, 인지(기억과 판단 포함)	감소된 각성, 주의 인지
동기 수준	개인적으로 개선을 위한 높은 동기부여	개인적으로 동기부여가 낮다
가족/사회 지지	강한 가족/사회 지지	제한된 가족/사회 지지
회복의 최근 경향 *(최근 회복의 질과 비율, 패턴)*	최근 지속적, 계속되는 신체 계통과 기능 활동의 상태 개선	신체 계통과 기능 활동의 개선이 최근 없음(즉, 정체기)

동 및 참여 정도에 예상되는 변화를 나타낸다. 시간 설정은 이 두 용어를 구별하는 핵심 요소이다. **결과**(Outcomes)는 치료 기간이 끝날 때 예상되는 기능 수준이다. **목표**(Goals)는 환자가 최종 결과를 얻는데 도움이 되는 중간 단계이며 구체적으로 측정 할 수 있어야 한다. 목표는 치료적 중재를 안내하고 환자의 진행 상황을 관찰하는데 도움이 되는 단기간(2~3주 이내) 또는 장기간(종종 3주 이상)으로 더 표현할 수가 있다. 결과와 목표 모두 객관적으로 측정가능하고 시간이 언급되어야 한다. Mager(1984)는 교육 목표를 설명하기 위해 ABCD(청중 Audience, 행동 Behavior, 조건 Conditions, 정도 Degree)라는 약어를 만들었다. 각 목표에는 다음이 포함되어야 한다(Randall, 2000).

A. 청중(누구?): 누가 특정 행동을 수행 할 것인가? 목표하는 청중은 환자인 경우가 대부분이다. “Smith는 … 또는” “Nathan은…” 하지만 환자와 배우자가 될 수 있다. “Smith와 그의 아내는…” 또는 배우자만 “Mr. Smith의 아내는…” 또는 소아 환자 또는 의존적 성인의 경우 목표하는 청중은 부모 또는 간병인이 될 수 있다. “Johnny의 어머니가….”

B. 행동(무엇?): 실행해야 하는 실제 행동은 무엇인가? 목표의 구성요소는 목표 청중에 의해 수행되는 관찰 가능한 행동, 운동 행동, 동작 기술이 예상된다. 그것은 일반적으로 “할 것이다”라는 단어를 포함하지만(“할 수 있어야 한다”는 말은 필요하지 않다), 목표기능(예; 네발기기, 걷기, 달리기, 일어나서 설 것이다 등)를 설명하는 능동적인 동사를 포함해야 하며, 목적(예; 커브까지 올라가, 콜라 있는 데까지 도달하고 잡는다)이 있는 동사를 포함할 수 있다. LTG의 경우, 그 행동은 기능적 활동이나 기술에 초점을 맞추고 그 기능적이지 않은 특정 운동 수행이나 장애에 맞추지 않을 것이다.

C. 조건(어떻게?): 행동이 발생하거나 발생해야 하는 조건은 무엇인가? 행동이 측정되는 이러한 상황에 보조 요구, 장비 필요, 환경 특성, 표면의 유형, 신행/예비 사건과 같은 치료사의 설정 또는 전문적인 활동이 포함된다. 작성된 목표는 일관성을 유지하고 이러한 조건을 나열하는 것이 가장 좋으며, 동사 바로 뒤에 있으며, “할 것이다”라는 동사 다음은 아니다.

D. 정도 또는 기준(얼마나 잘하는가?): 목표의 성공 측정은 어떻게 할 것인가? 일반적으로 기준과 함께 목표 끝에 성공적인 완료의 시간과 성공적인 목표(목표가 완료되었음)를 결정하기 위해 사용한다. 측정 가능한 기준의 예로 특정 거리(구르기, 보행, 도달), 작업의 특정 속도(예; 보행 속도), 개별 작업을 수행하기 위한 특정 시간, 활동의 성공적 반복 수 또는 횟수, 비연속 활동의 오류 수, 기능적 활동이 수행될 수 있는 무게, 특정 근육 등급 또는 생성된 힘(단기간의 비기능적 목표의 일부인 경우), 완전한 운동 범위의 정도(단기적, 비기능적 목표의 일부인 경우), 또는 특정 백분율이나 시도 비율은 다른 조건과 기준(만약 목표에 명시된 백분율이 없으면 백분율은 100%로 간주되며 안전한 주제가 포함된 LTG의 경우 백분율은 항상 100% 이어야 함-아래 예를 참조)에 따라 완전하다. 이러한 모든 기준은 초기 검사에서 재검사 또는 퇴원 검사에 이르기까지 기능적 수행력의 변화를 서류화하는데 쉽게 사용할 수 있다. 당신은 LTG를 쓰지 않고 “Smith씨는 시간 내 80% 정도 낙상과 보조 기구 없이 150피트를 걷는다.”라고 말한다. 그가 20%의 시간은 낙상할 것이라 예상한다면, 보조 기구나 보조 도구 사용을 포함하여 장기 목표를 세워야 한다.

일관성을 위해 당신의 목표를 세울 때 항상 이 목표의 구성요소 순서대로 구성하는 것이 좋다. 이렇게 하면 각 목표에 필요한 구성 요소를 모두 포함하고 모든 사람이 작성된 목표 내에서 특정 구성 요소를 찾을 수 있게 된다. 일반적인 실수는 행동 동사 앞에 “독립적으로”와 같은 “조건”을 두는 것이다. 표 2-2A는 각 호소의 ICF 수준을 포함하여 신경학적 장애가 있는 성인 환자의 **장기목표**(LTG)와 **단기목표**(STG)가 관련된 **목표**의 표본을 제공한다. 표 2-2B는 신경학적 장애가 있는 소아 환자에 대해 학교를 기반으로 한 장기 및 단기 표본 목표를 제공한다. 목표와 결과를 설계할 때 성공 기준이 명확해야 하므로 목표달성이 가능해야 한다. 함축된 목표와 목적은 변화를 측정하고 POC의 영향을 관찰하는 능력이 부족하다.

생각해 볼 점 2.1

- 이전 부분에 나열된 예후 인자가 부정적 또는 긍정적인 경우 장기적 환자 목표에서 나타날 수 있는 예상에 어떤 영향을 줄까?
- 장기간의 환자 목표를 작성했으나 예상되는 정도 또는 성공 기준을 포함하지 않은 경우 발생할 수 있는 몇 가지 잠재적 제한은 무엇인가?

5단계: 중재

목표와 결과가 작성되면, 다음 단계는 환자의 요구, 결여부분 교정, 참여 증진을 효율적으로 다루고 이용 가능한 근거에 기반한 **치료 중재**(treatment intervention)를 설계하는 것이다(APTA, 2015). 따라서 중재는 환자 중심으로 이루어져야 하며 진단이 주도하는 것은 아니다. 그러나 진단은 초기 중재에 대한 일반적인 접근법을 선택하고 예후를 결정하는 데 기여할 수 있다. 필요에 따라 중재를 수정하기 위해 중재의 효율성에 대해 지속적인 재검토를 해야 한다. 중재 과정은 중재의 3가지 주요 측면을 다루어야 한다(APTA, 2015): (1) 협동, 의사소통 및 문서화; (2) 환자/고객 관련 설명/교육; (3) 절차적 중재.

(1) 협동, 의사소통 및 문서화

치료사는 환자, 가족, 간병인, 의사 및 다른 보건의료 전문가의 소통을 포함하여 환자의 POC를 효과적으로 이행하고 증진시키기 위해 구두와 비구두적인 방법으로 효과적으로 의사소통해야 한다. 보건의료팀의 모든 구성원들 간의 노력을 *통합*하는 것은 POC가 효과적이고 효율적으로 관리되도록 보장하는 치료사의 중요한 역할이기도 하다. 마지막으로 POC에서 특정 변수를 포함하여 행해진 특정 중재와 조치를 *문서화* 하는 작업도 POC에서 일하는 팀, 제3자 제공인 및 환자 및 가족 간의 효과적인 의사소통을 위해 매우 중요하다.

POC는 시설의 필요에 따라 여러 가지 방법으로 문서화될 수 있다. 자주 사용되는 문서 스타일 중 하나는 **FITT 방식**(빈도, 강도, 시간 및 유형)이다(Sullivan, 1995).

표 2-2A 성인 환자를 위한 표본 결과 및 관련 단기목표와 장기목표

결과(8주 내 성취하기 위한)	*해결된 ICF 레벨*
• Nathan은 거리 제한없이 지역 사회의 편평하지 않은 표면에서 독립적으로 왼손에 직선형 지팡이를 사용하여 걷는다.	활동; 참여
장기 목표(4주 내 성취하기 위해)	
• Nathan은 4주 이내의 감독자와 함께 왼손에 4발 지팡이를 사용해 수평면에서 50피트를 걷는다.	활동
• Nathan은 4주 이내의 보조대를 잡고, 왼손에 4발 지팡이를 사용해 편평하지 않은 표면에서 50피트를 걷는다.	활동
단기 목표(2주 내 성취하기 위해)	
• Nathan은 1주 이내의 보조대를 잡고, 왼손에 4발 지팡이를 사용해 수평면에서 20피트를 걷는다.	활동
• Nathan은 1주 이내에 필요에 따라 오른쪽 다리를 전진시키는데 필요한 최소한의 도움으로 편평하지 않은 표면 또는 10피트를 걷는다.	활동; 신체 구조와 기능
• Nathan은 오른쪽 발목에 PROM이 증가하여 1주 이내에 발목 발등굽힘이 10도까지 증가한다.	신체 구조와 기능
• Nathan은 2주 이내에 연관된 환경 기능을 인식하는 것을 돕기 위해 구두 신호를 사용하고, 오른쪽 다리를 전진하기 위해 최소한의 도움과 왼손에 4발 지팡이를 사용하여 편평하지 않은 표면이나 10피트를 걷는다.	활동; 신체 구조와 기능
• Nathan은 2주 이내에 걸어가는 동안 관련 환경 특성을 인식하는데 도움이 되도록 보호대와 구두 신호로 왼손에 4발 지팡이를 사용하여 편평하지 않은 표면이나 10피트를 걷는다.	활동

표 2-2B 학교에 기반을 둔 소아 집단*을 위한 표본 결과 및 관련 단기목표와 장기목표

결과(1학년 이내 달성하기 위해)	해결된 ICF 레벨
• Hannah는 양쪽 어깨에 8파운드의 배낭을 메고 매일(다양한 환경) 교내식당에 그녀의 친구와 동행해 독립적이고 교대적 스텝으로, 15개 계단을 오르내릴 것이다.	
장기 목표(약 15주로 2번째 학사 기간이 끝날 때까지 성취하기 위해)	
• Hannah는 12주 이내 양쪽 어깨에 4파운드의 배낭을 메고 수업 기간(다양한 환경) 사이에 붐비는 이동 시간 동안에 대기하며 보조와 함께 난간을 잡고, 여러단계를 거쳐, 구내식당으로 이어지는 15개 계단을 오르내릴 것이다.	활동; 참여
• Hannah는 15주 이내 양쪽 어깨에 6파운드의 배낭을 메고 수업 중(변화없는 환경)에 보조 지원과 난간 잡지 않고, 교대로 구내식당까지 15계단을 오르내릴 것이다. ["수업이 진행중"은 계단이 덜 붐빈다는 것을 의미한다.]	활동; 참여
단기 목표(8주 내 성취하기 위해)	*해결된 ICF 레벨*
• Hannah는 1주일 이내에 하나의 고정된 계단(높이 7인치×길이 20인치, 깊이 10인치)을 오르고, 다리의 운동조절의 안정성과 서는 것을 유지할 수 있는 자세적 안정성을 위해 한손을 잡아주는 보조와 함께 다른 쪽으로 내려갈 수 있다.	활동: 신체 구조와 기능
• Hannah는 4주 이내 서기 보조와 난간을 잡고 3개의 훈련 계단(7인치 높이)을 오르내린다.	활동
• Hannah는 4주 이내 양쪽 어깨에 4파운드의 가방을 메고 서기 보조와 난간을 잡고 3개의 훈련 계단(7인치 높이)을 오르내린다.	활동
• Hannah는 8주 이내 서기 보조와 난간을 잡지 않고, 3개의 훈련 계단(7인치 높이)을 오르내린다.	활동
• Hannah는 8주 이내 양쪽 어깨에 4파운드의 가방을 메고 서기 보조와 난간을 잡지 않고, 3개의 훈련 계단(7인치 높이)을 오르내린다.	활동

* 울퉁불퉁/유연한/안정되지 않은 지면에서 이동을 포함하여, 거리를 점차적으로 증가시키고, 점점 산만해지는 환경, 한쪽 다리로 서는 활동을 포함해 다양한 관련된 목표(여기에 명시되지 않음)는 계단에서 운동 능력을 증가시킬 것이다. 정해진 목표 달성을 위해 다양한 치료 전략을 이용할 수 있다. 예를 들어, Hannah는 계단을 오르내릴 때 요구되는 한쪽 다리로 서는 동안 체중 이동, 한쪽다리로 서는 동안 근력을 증진하기 위해 축구공을 움직여 차야 할 것이다.

FITT 문서화 스타일을 사용하여 치료사는 필수 정보를 분류하고 결과 구성을 향상시킬 수 있다. Sullivan과 Markos는 (1) 자세와 활동, (2) 사용된 기술, (3) 필수 요소(Sullivan, 1995)에 유기적인 정보를 제안한다. 사용된 문서 양식에 관계없이 치료사는 환자의 요구, 실제 사용된 중재 및 확인된 장애를 해결하는데 필요한 요소들을 토대로 목표 및 예상 결과를 문서화해야 한다. 오늘날의 보건 의료 환경에서 시간 제약을 감안할 때, 치료자는 환자에게 적절하고 중요한 관심 사항을 먼저 다루는 경우, 한 번에 한 개 이상의 목표를 다루는 중재를 선택하는 것이 중요하다. 그림 2-4는 효과적인 POC 문서화를 위해 필요한 필수 요소를 제공한다.

(2) 환자/고객 관련 설명/교육

치료사는 환자뿐만 아니라 가족 구성원 및 간병인에게 중재의 필수 부분으로 교육을 제공한다. 모든 치료사는 선생님이다. 지시 사항은 1대 1로 또는 그룹 형식으로 제공될 수 있다. 지시 사항은 직접 구두로 제공되거나 가정 운동 프로그램의 경우 운동의 중요한 세부 사항을 상기시키고, 실행/준수 증가를 위해 그림이나 사진과 함께 설명된 서류 형식으로 추가적인 지침을 제공할 수 있다. 이러한 지침을 통해 치료사는 환자 또는 간병인이 POC를 안전하고, 효율적으로 실행할 수 있는지 확인하기 위해 환자와 상호 작용한다.

(3) 절차적 중재

절차적 중재(Procedural interventions)는 환자에게 치료사가 적용한 실제적 절차 및 기술이며, POC를 실행하고 환자를 변화시키는데 사용되는 도구는 환자의 참여 수준을 높이기 위해 다양한 전술을 포함한다. 치료사는 POC에서

사용된 치료적 전략을 효과적으로 개발, 관리 및 평가하기 위해 "증거 기반 치료" 및 "치료 기반 근거" 접근법을 모두 사용해야 한다. 14장에서 설명된 것처럼 환자가 최대한의 잠재력을 발휘할 수 있도록 환자의 과제를 항상 최적의 수준으로 유지하면서 중재를 의도적으로 진행하는 것이 절대적으로 있어야 한다(Fell, 2004). 수많은 중재 전략의 효과에 대한 정보를 비판적으로 평가할 수 있는 능력은 중재의 사용과 관련하여 좋은 결정을 내리는 데 필수적이다.

6단계: 결과

환자 관리의 마지막 단계는 환자와 POC의 재검사를 포함한 진행 상황을 평가하는 과정이다. POC는 확립된 목표 및 결과를 만족시키는 환자의 과정에 유동적인 설명이다. POC는 필요에 따라 수정되어 환자의 목표를 추가적으로 해결한다. POC에 대한 모든 수정은 문서화되어야 하며, 수정에 대한 환자의 반응은 자신의 상태와 구체적인 개선 또는 개선의 부족을 객관적으로 측정해 기록해야 한다. 환자의 진행 보고서는 POC의 재평가와 목표를 달성하기 위한 환자의 진행 상황을 반영한다.

퇴원 계획은 POC의 한 부분으로 보통 초기 재활 과정에 시작한다. 여기에는 환자, 가족 및 간병인에 대한 적절한 가정간호 활동에 대한 지침, 위탁 선택, 필요한 장비 및 필요한 경우 후속 절차가 포함된다.

퇴원 계획에 제시된 "퇴원 예후(discharge prognosis)"라는 용어는 지속적인 중재 없이 현재 기능 수준을 유지하기 위한 환자의 능력에 대해 치료사의 인식을 반영한다.

생각해 볼 점 2.2

- 결과와 초기 환자 검사는 어떻게 관련되어 있는가?

근거 기반 POC Evidence-Based POC

POC를 개발할 때, 치료사는 증거기반 의학(EBM) 또는 확장된 기간, 근거 기반 치료를 준수해야 한다(Sackett, 2000). Sackett와 동료들은 근거 기반 POC(Sackett, 2000)를 개발할 때 치료사가 사용할 수 있는 근거 기반 치료(EBP)와 관련된 필수적인 5단계를 설명했다. 그림 2-5는 EBP와 관련된 필수 단계를 제공한다.

1단계에서 임상 문제를 확인하고 의사 결정의 중재 일부로 대답할 수 있는 질문을 만든다. 2단계에서 근거의 출처를 확인하기 위해 문헌을 체계적으로 검토한다. 3단계에서 근거를 비판적으로 분석한다. 4단계에서 치료사의 전문성과 함께 환자의 특성에 대한 근거를 통합한다. 마지막으로 5단계에서 환자의 상태를 긍정적으로 변화시키는 것이 효율적이고 효과적이라는 것을 확인하기 위해 활용되는 과정을 재평가한다. 전문 기관에서 체계적인 근거 검토를 위한 데이터베이스를 개발하기 시작했다. APTA가 지원하는 Hooked on Evidence 프로젝트는 증거 기반 POC 개발에 도움을 주기 위해 치료의 근거에 대한 링크(www.ptjournal.org)를 제공한다.

캐나다 뇌졸중 네트워크(Canadian Stroke Network)는 근거 기반 뇌졸중 재활 및 중재에 중점을 맞춰 "Strok Engine"(http://strokengine.ca) 웹사이트를 지원한다. APTA 신경물리치료 연구소의 결과 측정 추천은 권고사항을 측정한다. APTA 신경물리치료 연구소의 결과 측정 권장사항은 ICF 영역에서 사용할 수 있는 진단별 측정 도구에 대한 결과기반의 증거를 제공한다(www.neuropt.org/professional-resources/neurologysectionoutcome-measures-recommendations). OTseeker(www.otseeker.com)는 OT와 관련된 주제에 대한 근거 기반 결과를 유지 관리하는 데이터베이스이다. PEDro(www.

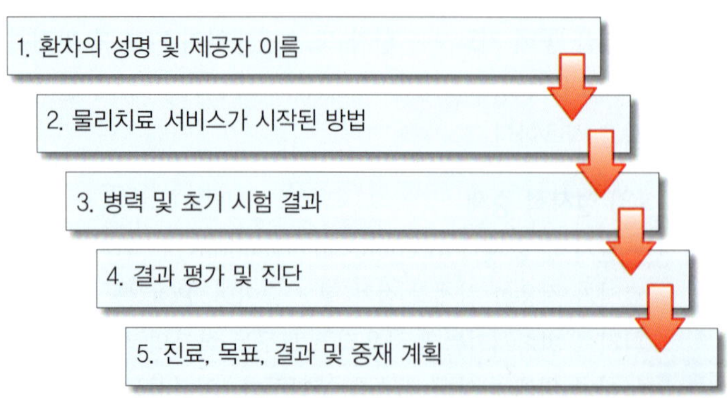

그림 2-4 진료 기록의 효과적인 계획에 필요한 필수 요소의 예.

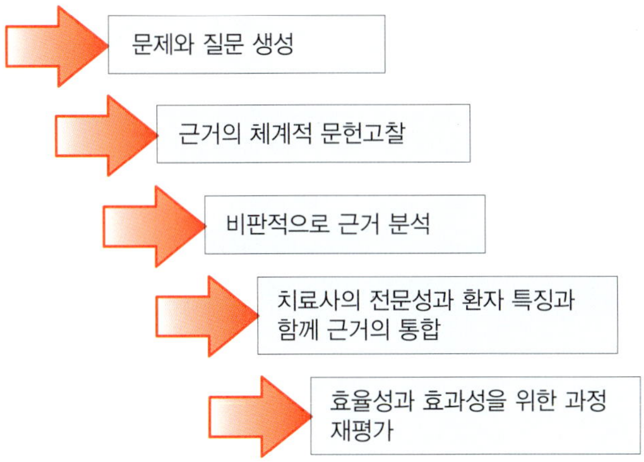

그림 2-5 근거 기반 치료와 관련된 필수적 단계.

pedro.org.au) 물리치료 증거 데이터베이스는 임상 의사 결정을 지원할 수 있는 물리치료에 대한 체계적인 검토 및 근거 기반 지침에 대한 웹사이트를 제공한다.

임상가를 위한 가설 중심 알고리즘(HOAC)

Hypothesis-Oriented Algorithm for Clinicians(HOAC)

Rothstein과 Echternach(1986)는 **임상가를 위한 가설 중심적 알고리즘**(HOAC)을 발표했다. HOAC는 임상가 의사 결정을 위한 체계적인 방법을 문서화된 지침으로 개발되었다. HOAC는 특정 평가 방법이나 치료 철학과는 독립적으로 사용하기 위해 개발되었다. 이것은 HOAC가 광범위한 질병이나 상태를 가진 환자에게 유용하지만, 특히 일반적으로 특정 진단을 받은 모든 사람에게 적용되는 중재 프로토콜이 없는 신경근 재활에 유용하다. HOAC의 알고리즘적, 계층적 가지들은 치료사의 의사 결정 과정을 조직화하는 형식을 제공한다(Rothstein, 1986). 알고리즘과 관련된 의사 결정 가지들은 그 당시의 치료 영역을 기반으로 했다. 모델 HOAC II(Rothstein, 2003)의 개정은 현대적 치료의 요구를 충족시키고 APTA의 *물리치료사 치료 가이드*(APTA, 2015)를 보완하기 위한 업데이트를 포함한다. 개정된 모델에서 HOAC II는 의사 결정에 근거를 사용할 뿐만 아니라 사용된 근거의 성격과 범위를 문서화하는 방법을 제공한다(Rothstein, 2003). 이 개정판을 디자인할 때 Rothestein(2003)은 치료사가 오늘날 건강관리 환경에서 직면하는 두 가지 유형의 환자 문제를 인정했다. 첫 번째 문제는 현재 관찰되고 수정이 요구되는 문제를 포함하며, 두 번째 문제는 향후 발생할 수 있는 문제를 포함하여 예방 전략을 실행해야 한다. 치료사에 의한 의사 결정은 두 가지 유형의 환자 문제를 효과적으로 해결해야 한다.

HOAC II 요소의 개요

HOAC II는 **현재 문제**와 **예상되는 문제**(Rothstein, 2003)의 두 가지 유형의 환자 문제를 구분하는 두 가지 방법을 설명한다. HOAC II의 1부에서는 **환자 감별 문제**(PIP)와 **비환자 감별 문제**(NPIPs)로서 개인들을 위해 정확해야 한다(Rothstein, 2003). PIP는 보통 기능적인 것을 기반한 문제이며, 환자에 의해 확인 가능한 증상을 포함하므로 이는 환자에게 중요하다. 이러한 PIP는 또한 치료사가 문제의 원인과 범위에 대해 초기 가설을 세우는 데 사용하는 정보를 제공한다. 일부 환자는 현재의 문제(현재 존재)에 대해서만 우려를 나타내는 반면, 다른 환자는 미래의 문제의 발달에 대한 우려를 나타낼 수 있다(예상되는).

NPIP는 환자에 의해 식별되지 않고 치료사에 의해 식별되어 예상할 수 있는 문제이다(Schenkman, 2006). PIPs 또는 NPIPs이든, 미래의 문제에 대한 예상되는 지원은 이론이나 증거 기반이어야 한다(최선의 근거 이용). 문제의 변화를 측정할 수 있기 때문에 문제(PIP 또는 NPIP)를 해결하기 위한 중재를 유도하는 가설을 시험할 수 있다(Rothstein, 2003). 이 알고리즘을 사용함으로써 질문을 하고 질문에 대답하고 가설을 세우는 과정은 임묵적이지 않고, 명백하며 POC와 관련된 모든 잠재적 관련자들 사이에서 열린 대회와 토론의 기회를 제공한다(Rothstein, 2003). 알고리즘 통한 하나의 결과로 NPIP가 PIP에 추가되어 하나의 문제 목록을 형성한다. 알고리즘 다음으로, 치료사는 존재하고 예상(예방 치료)되는 모든 문제들을 위해 설계된 활동들을 계획하고 평가한다. 목표 달성을 위한 예상 시간의 설정은 분명한 목표는 알고리즘을 따르는 과정의 일부분으로 개발된다. 이 접근법은 어떤 치료적 활동이 필요하고 잠재적인 결과가 무엇인지, 만약 환자가 활동을 수행하지 않았거나, 제3제공자에 의해 위임되지 않았다면, 잠재적인 결과들을 문서화 할 수 있는 기회를 제공한다. HOAC II의 1부(그림 2-6과 그림 2-7)은 *물리치료사 치료 가이드*의 "환자 관리 모델"에서 설명한 다섯 가지 요소인 검사, 평가, 진단, 예후 및 중재(전략)를 다룬다(APTA, 2015). 앞에서 언급했듯이 알고리즘은 획득해야 하는 정보의 범위 또는 범주들을 지정하지는 않지만

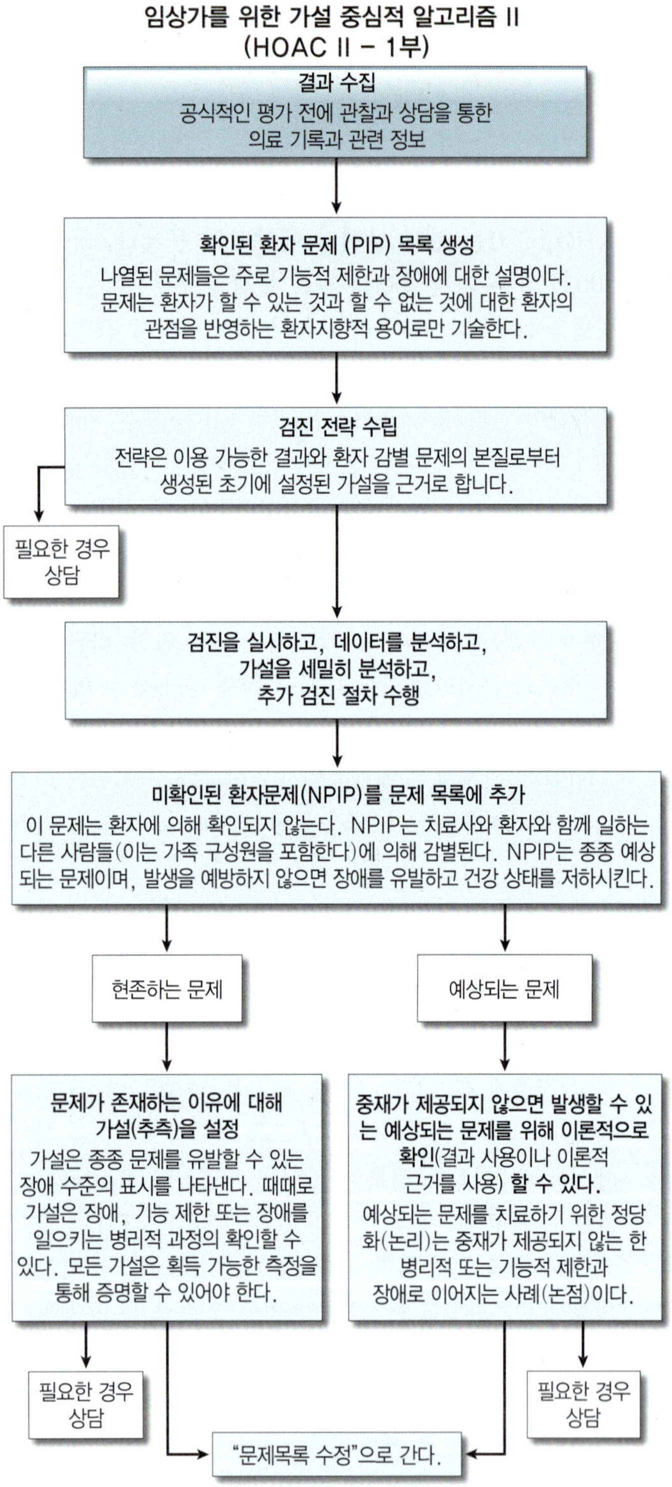

그림 2-6 HOAC II 1부의 초기 단계: HOAC II, 1부 내의 초기 단계(환자 병력, 검진, 평가)의 개략도*(Rothstein에 의해 적용, 2003)*.

오히려 치료사가 POC 및 결과를 개발하는데 사용되는 과정을 식별하고 향후 임상의사결정을 내릴 수 있는 환경을 제공해야 한다.

진행 중인 POC의 재평가를 포함하는 중재는 HOAC II 2부에서 다루어지며, 그림 2-8과 그림 2-9에 설명되어 있다. HOAC II 2부는 *지침서*가 중재에 대한 환자의 반응에 근거한 가설과 목표의 모니터링 및 수정을 포함한 중재로 언급한 것에 대해 자세하게 기술한다(Rothstein, 2003). 2부에서는 현존하고 및 예상되는 문제의 재평가를 안내하는 두 개의 흐름도가 제시된다. 중재가 목표 달성으로 이어진다는 보고에 근거 기반의 자료가 필요하지만 HOAC II를 이용하면 치료사는 사용된 중재/전략의 장점

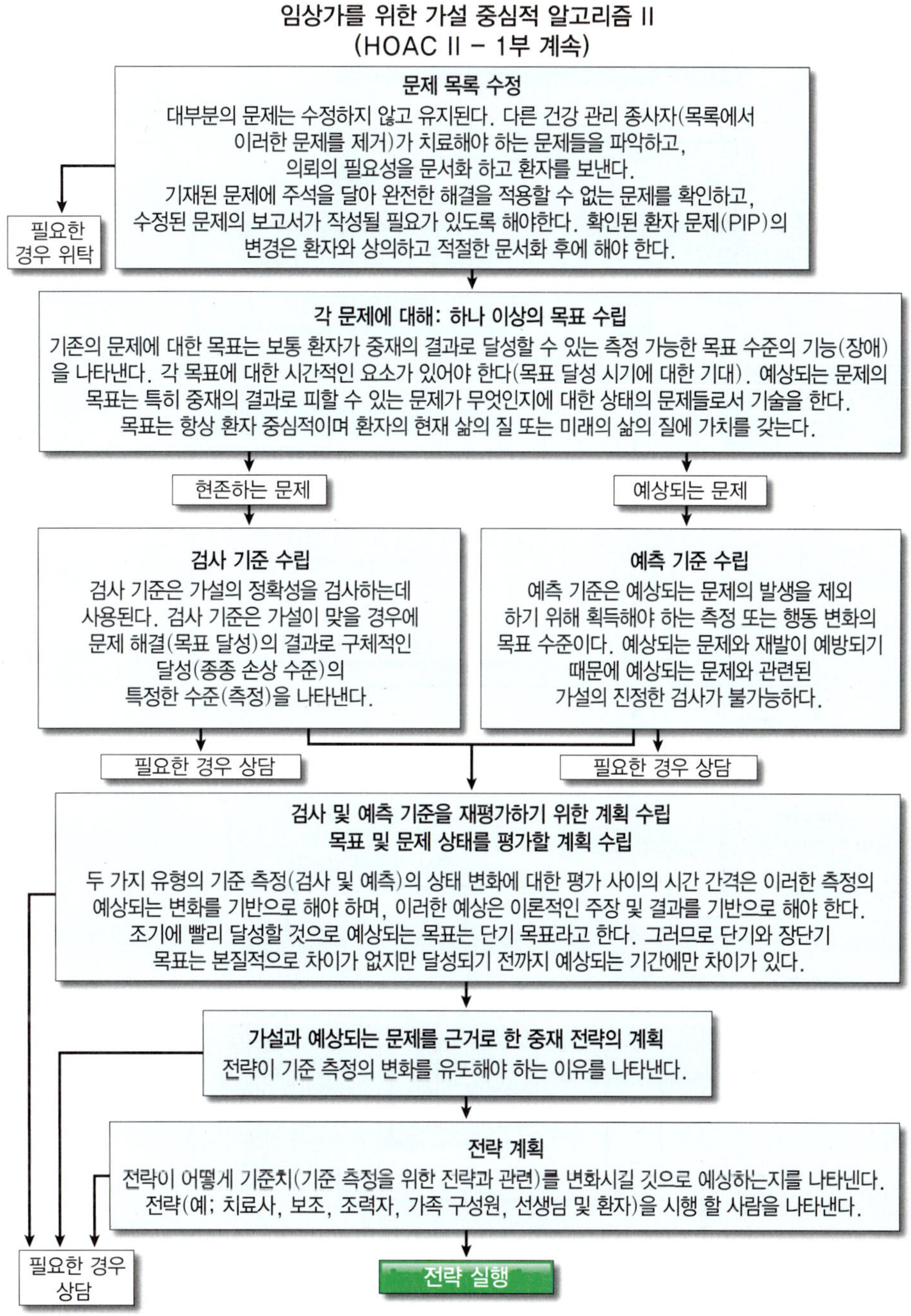

그림 2-7 HOAC II 1부의 최종 단계: HOAC II, 1부 내의 죄송 단계(평가, 치료계획 전략, 중재 전략의 실행)의 개략도 *(Rothstein에 의해 적용, 2003)*.

과 가설의 적합성에 대한 통찰력을 얻을 수 있다. HOAC II에 분명하게 존재하지 않는 한 가지 특징은 과제 분석이다. **작업 분석**은 기술의 수행력을 기반으로 하여 특정 기술의 능력을 확인하는 과정이다. 예를 들어, 컵을 성공적으로 잡기 위해서는 사람이 컵에 도달하고 잡는 것을 포함한 기술의 구성 요소를 효과적으로 수행해야 한다. 체계적인 과제 분석 방법을 이용하여, (1) 학습자의 능력, (2) 작업 요구 사항, (3) 환경적 제약 조건의 관점에서 수행력 문제의 검사는 학자, 학생, 임상가, 연구자들에게 이러한 알고리즘의 임상적 유용성을 강화시킬 것이다.

환자 관리의 통합된 모델

An Integrated Model of Patient Management

Schenkman(2006)은 *물리치료사 치료 가이드*(APTA, 2015), HOAC II 요소, 기능화와 장애 모델로부터의 개념(Rothstein, 2003) 및 과제 분석 제계의 측면을 통합하는 임상 의사 결정을 위한 통합 체계를 개발했다(그림 2-10). 이 통합 모델은 환자 중심적이고 기능에 중점을 둔 환자 관리에 대한 포괄적인 단계별 접근 방식을 제공한다. 이 모델은 본문에서 진보된 관점과 잘 부합되며, 임상

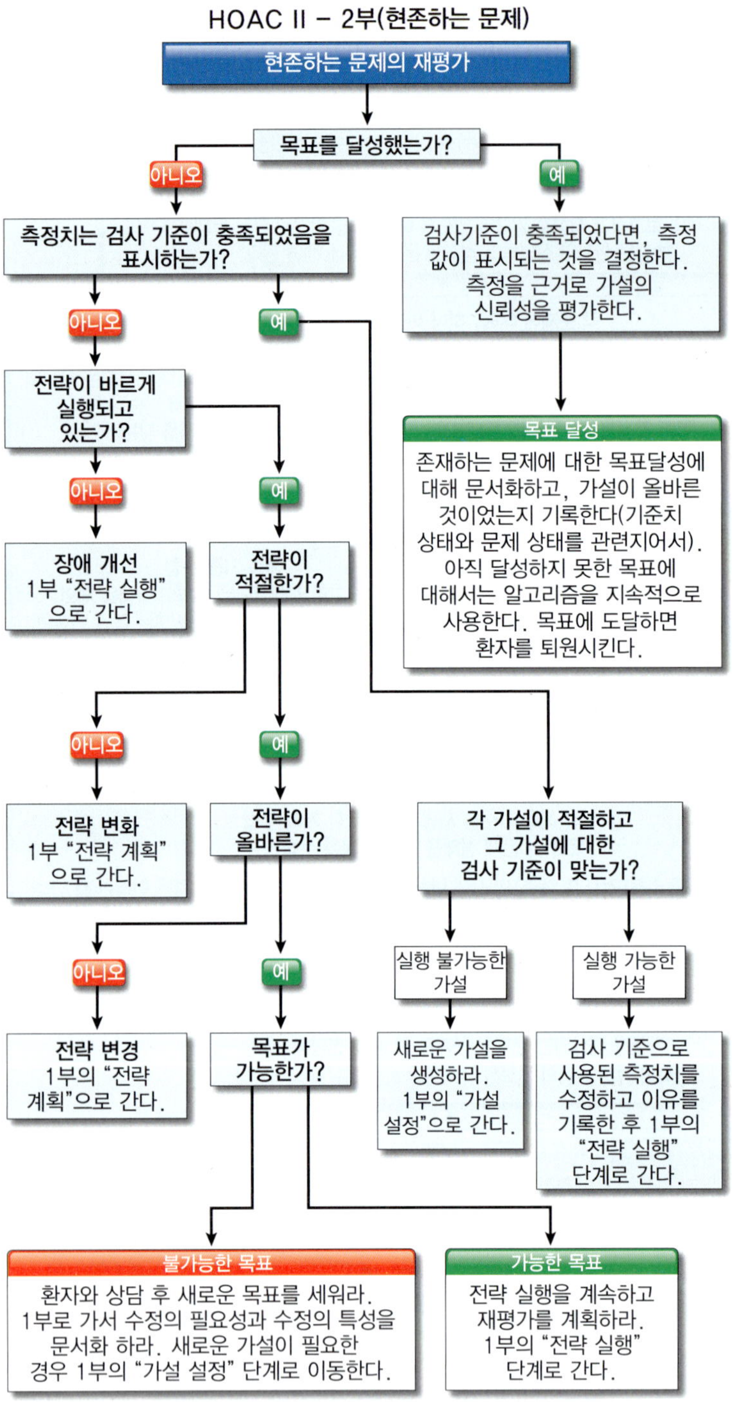

그림 2-8 HOAC II 1부의 초기 단계: HOAC II, 1부 내에 현존하는 문제(전술 및 중재 전략의 재평가, 목표의 실현성, 치료 계획의 수정 결과를 포함하는 치료 계획의 지속적인 재평가)와 관련된 재평가 단계의 모식도 *(Rothstein에 의해 적용, 2003)*.

의사 결정은 환자의 개별화된 POC를 유발할 임상 문제에 대한 가설을 수정하거나 지지하며 질의응답을 하는 과정이다. 게다가 이 모델에는 장기간 기능을 유지하려면 종종 질병과 장애를 의도적으로 예방해야 한다는 현재의 견해를 유지하기 위한 예방책이 중재 조건으로 포함된다.

Schenkman(2006)이 제안한 통합 체계는 이전에 다른 모델에서 제시된 4가지 핵심 요소를 통합한다. 첫째, 이 장의 앞에서 설명한 바와 같이 *물리치료사 치료 가이드*의 환자/고객 관리 모델은 주요한 기능이며, 다른 핵심 요소의 가지가 나오는 배경이 된다(APTA, 2015). 예를 들어, 핵심 요소가 나오는 중심점에서부터 환자를 사용하는 것은 마인드 맵을 개발할 때 사용되는 개념적 체계와 유사하다. **마인드 맵**(mind map)은 교육자가 학생이 정보를 구성하고 학습을 증진하는 것을 배우도록 돕는데 사용되는 도구이다. 그림 2-11은 재활 관점에서의 마인드 맵의 예를 보여준다. 뇌졸중 재활에 씌여진 장을 검토한 후 뇌졸중의

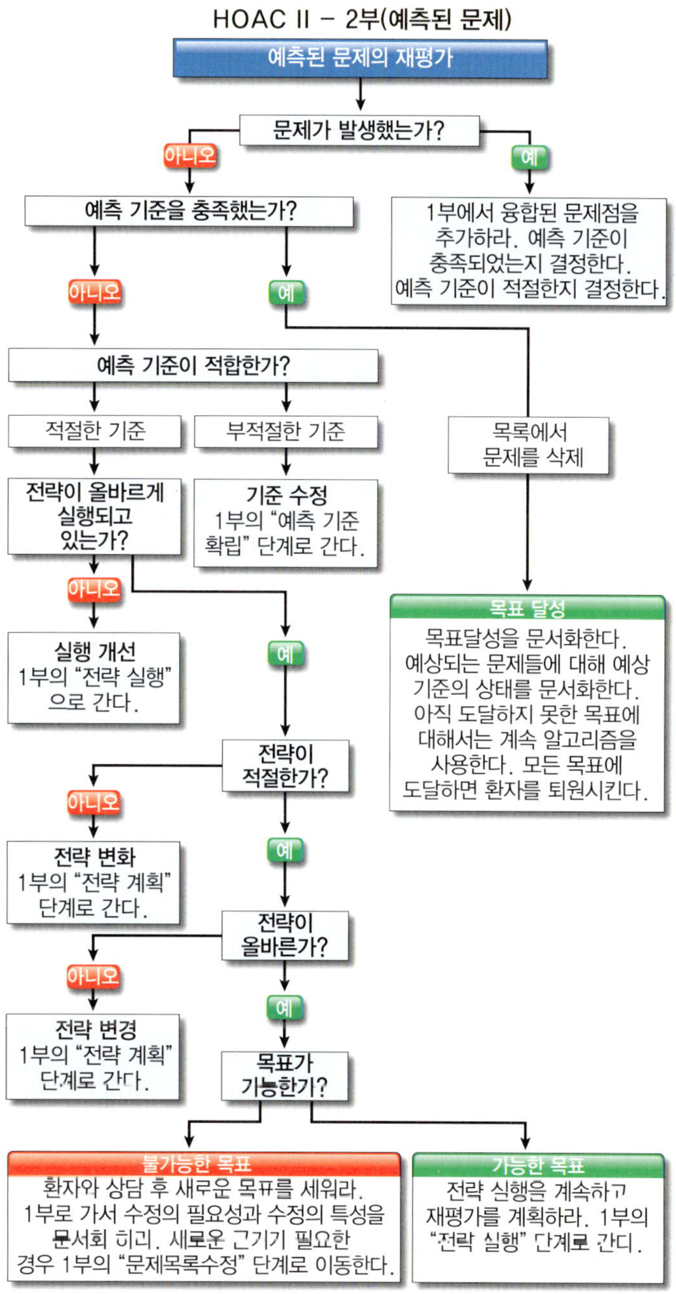

그림 2-9 HOAC II 2부의 최종 단계: HOAC II, 2부 내에 예측된 문제(전술 및 중재 전략의 재평가, 목표의 실현성, 치료 계획의 수정 결과를 포함하는 치료 계획의 지속적인 재평가)와 관련된 재평가 단계의 모식도 *(Rothstein에 의해 적용, 2003)*.

검사/평가와 중재를 중점으로 학생에 의해 작성되었다. 마인드 맵에서 Schenkman 등의 모델에 그림 중앙에 환자 배치는 치료사가 환자에 대한 임상결정을 내리기 위한 체계로서 마인드 맵의 구조를 개발하기 위한 360°의 자유도를 허용한다(Schenkman, 2006). 다음 마인드 맵을 구성할 때, 핵심 단어의 주요 가지는 중앙 이미지로부터 뻗어 나와 그려진다. 이 가지들은 마인드 맵의 주제와 관련된 다른 여러 범주를 나타낸다. 이러한 주요 가지에서 연관 하위 가지가 만들어진다. 일반적으로 위아래 방향에서 이 가지와 같은 양식의 사용은 관련 정보를 체계화하는데 도움이 되며 이 경우 치료사에 의해 내려지는 결정을 나타낸다(Pinto Zipp, 2009).

Schenkman 등의 체계에서 중심(중앙 고리)의 "환자"로부터 생성된 두 번째 가지는 *물리치료사 치료 가이드*의 환자 관리 모델의 구성 요소(병력 상담, 계통 검토, 검사, 평가, 진단 및 예후, POC 중재 및 결과)를 묘사한다(Schenkman, 2006; APTA, 2015). 이 두 번째 가지는 환자 관리 모델의 각 단계에서 가설 설정을 촉진하는 HOAC II 체계가 포함된다. 재활 치료 과정에서 이 지점에서 가설을 세우면 새로운 임상 가설을 개발할 수 있을 뿐만 아니라 기존 가설을 검사할 수 있는 기회가 생긴다.

가설 검사는 결과가 기존 가설을 뒷받침하거나 하나 이

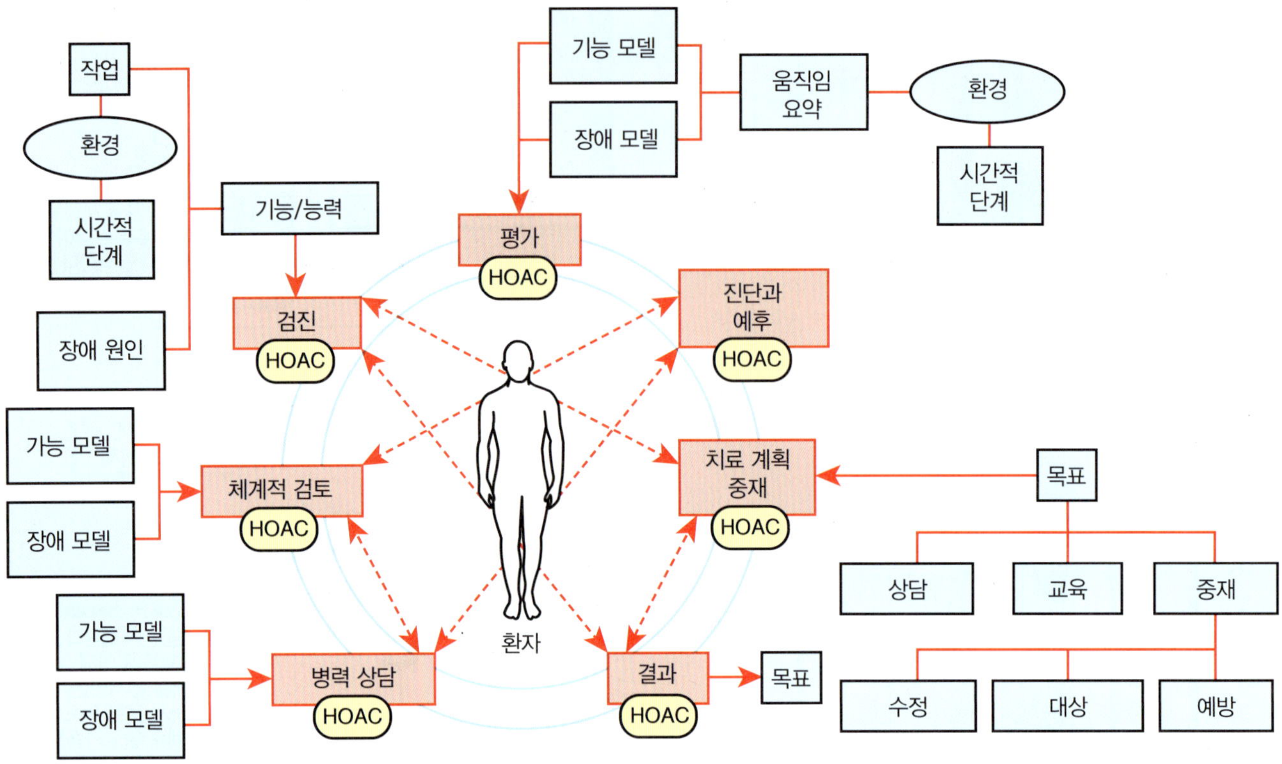

그림 2-10 임상 의사 결정을 위한 Schenkman의 통합된 체계는 환자 중심적이며, 기존의 여러 개념 모델을 통합한다 *(Schenkman, 2006)*.

상의 가설의 재형성을 강요하므로 임상 의사 결정의 중요한 측면이다. 가설 검사를 위해 당신은 먼저 환자의 문제의 변화를 증명하고 가설을 뒷받침하는데 필요한 결과를 객관적으로 측정해야 한다. 환자의 문제 목록에서 문제를 제거하는데 필요한 변경 수준을 "검사 기준"이라고 한다.

3차 가지는 Schenkman 등의 체계에서 두 번째 가지의 연장으로 *작업 분석*에 대한 두 가지 체계적인 접근법과 **기능 모델** 및 **장애 모델**(1장에서 논의되었다)의 개념을 포함한다(Schenkman, 2006). 신경 PT 치료에서 의사 결정을 위한 이 통합된 체계에서 얻은 결과는 기능과 관련된 운동 문제를 해결하여 환자의 POC를 형성하는데 사용된다.

Schenkman 모델에 통합된 작업 분석에 대한 첫 번째 체계적 접근법은 작업이 수행되는 조건을 다룬다(Gentile, 1972). Gentile의 기원 모델은 원래 16개 범위 중 4가지를 포함하도록 수정되었다(Gentile, 1972). 4가지 범위는 고정된 환경에서의 신체 안정성, 이동 환경에서의 신체 안정성, 고정된 환경에서의 신체 이동, 이동 환경에서의 신체 이동 요구하는 작업을 탐색한다. Gentile의 **작업 분류**(표 2-3)의 16개 범위 중 4개만 이용하면 사지 조작을 필요로 하는 작업과 많은 수행 환경에서 발생하는 다양성의 정도를 제거하여 Gentile 모델의 적용을 제한한다. 16가지 범위를 모두 사용하면 운동 및 기능 검사를 하고 더 포괄적인 POC로 이어질 수 있다.

Gentile의 작업 분류는 작업의 분석과 기능에 대한 환경적 제약을 제공하지만, 그것은 움직임 문제가 발생한 장소가 *어딘지를* 식별하지 못한다. Hedman과 동료들이 제안한 모델은 작업의 시간 순서 개념과 움직임 조절 문제의 위치를 결정하는데 사용될 수 있다(Hedman, 1996). 그림 2-12는 초기 조건, 준비, 시작, 실행 및 종료와 같은 Hedman 등의 **시간적 단계 모델**(temporal stages model)의 5가지 단계의 개요를 나타낸다. 환자를 관찰하고 검사하는 동안 각 단계의 *주요 특징*을 확인하면 개별 환자의 작업 수행 시간적 순서를 심층적으로 분석할 수 있다(Hedman, 1996). 이 모델을 사용하면 임상의가 환자의 전반적인 기능을 떨어트리는 순서의 단계나 단계에 직접적인 중점을 둘 수 있다. 그러나 Hedman 등의 작업 분석 접근법은 개인화된 POC(Hedman, 1996)를 더 발전시키는데 필요한 HOAC 체계에 의해 강조되며, 근본적인 장애에 대한 정보를 제공하지 않는다는 점에 유의해야 한다(Hedman, 1996). 여전히 임상의는 기능 및 장애 모델의 이해와 움직임을 예리하게 관찰함으로서 근본적 장애에 대한 가설을 세우고, 효과적인 POC를 개발하고 활동 수준에

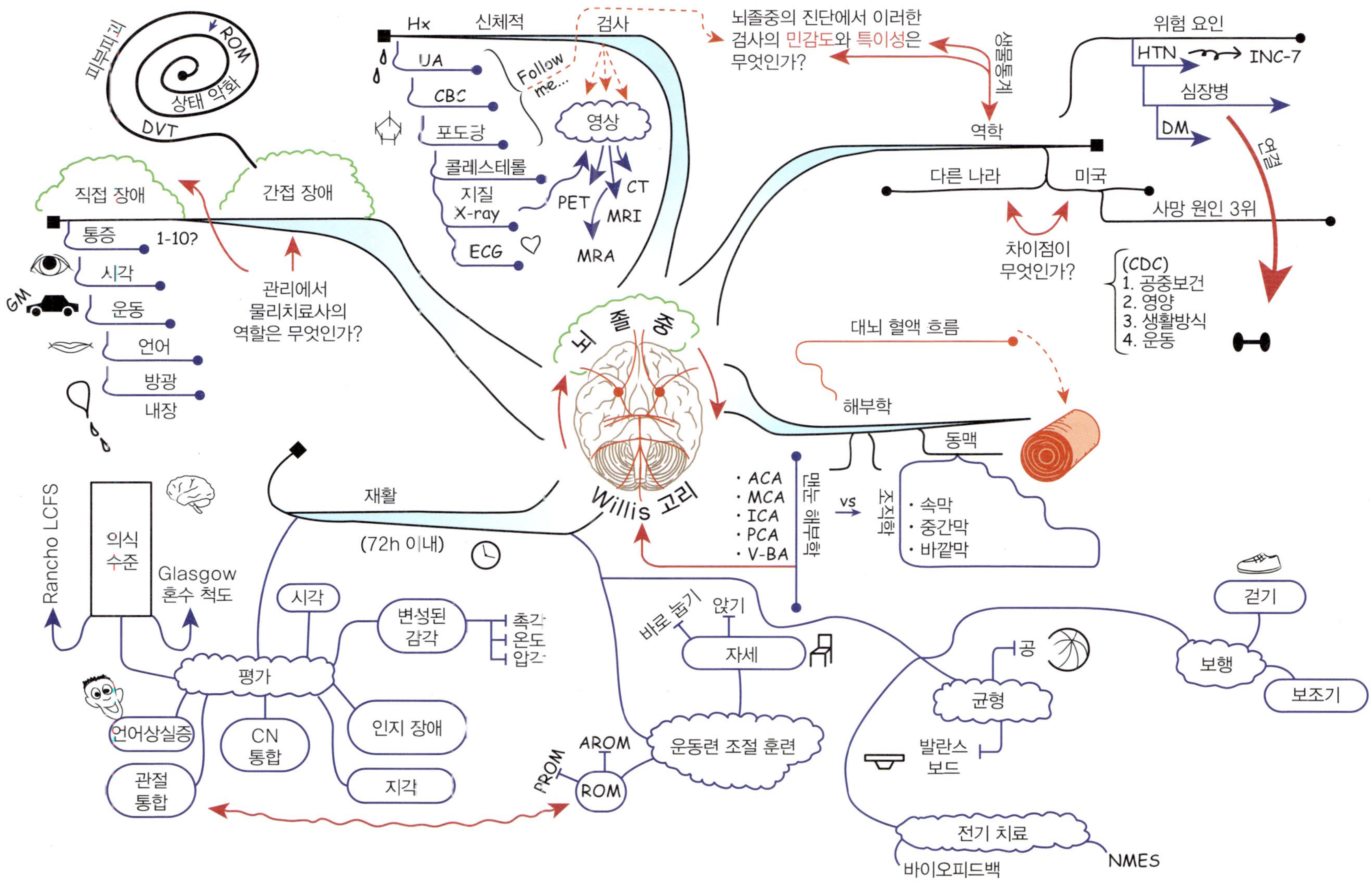

그림 2-11 학생이 만든 재활 관점에서 뇌졸중의 진단과 치료에 중점을 둔 마인드 맵의 예.*[Adapted from D'ntoni AV, Pinto Zipp G. Applications of the mind map learning technique in chiropractic education: A pilot study and literature review. J Chiropr Humanit. 2006;13:2–1.]*

표 2-3 Gentile의 작업 분류

기능 활동				
신체 안정성 신체 이동				
환경적 ↓ 상황	목적 없는 도수조작	도수조작 목적	목적 없는 도수조작	도수조작 목적
고정된 조절 조건 및 시행 시 변수 없음	1A 신체 안정성 목적 없음 고정된 조절 조건 시행 시 변수 없음 • *방에서 혼자 서기* • *공없이 농구 공 자유투 던지기 연습*	1B 신체 안정성 목적 없음 고정된 조절 조건 시행 시 변수 없음 • *매주 매일 세면대에 혼자 서서 양치질 하기* • *농구공 자유투 던지기*	1C 신체 이동 목적 없음 고정된 조절 조건 시행 시 변수 없음 • *계단 오르기* • *공 없이 달려서 농구 경기하기*	1D 신체 이동 목적 있음 고정된 조절 조건 시행 시 변수 없음 • *책을 들고 계단 오르기* • *공을 가지고 달리며 농구 경기하기*
고정된 조절 상태 및 시행 시 변수	2A 신체 안정성 목적 없음 고정된 조절 조건 시행 시 변수 • *다른 표면에 서기* • *야구 방망이나 공없이 다른 공의 위치에서 야구 방망이 스윙하기*	2B 신체 안정성 목적 있음 동작 시 조절 조건 시행 시 변수 • *싱크대에 서서 접시 닦기* • *골프장의 여러 위치에서 골프공 넣기*	2C 신체 이동 목적 없음 고정된 조절 조건 시행 시 변수 • *다른 표면에서 걷기* • *공 없이 여러 농구 경기를 달리기*	2D 신체 이동 목적 있음 고정된 조절 조건 시행 시 변수 • *식료품 가방을 들고 다른 표면을 걷기* • *공을 가지고 여러 농구 경기를 달리기*
동작 시 조절 조건 및 시행 시 변수 없음	3A 신체 안정성 목적 없음 동작 시 조절 조건 시행 시 변수 없음 • *일정한 속도로 트레드밀 걷기* • *공 없이 동일한 패턴으로 여러 번 움직이는 선수에게 농구공 건네기*	3B 신체 안정성 목적 있음 동작 시 조절 조건 시행 시 변수 없음 • *책을 읽는 동안 일정한 속도로 트레드밀 걷기* • *같은 속도로 연속적으로 던져진 소프트볼 잡기*	3C 신체 이동 목적 없음 고정된 조절 조건 시행 시 변수 없음 • *일정한 속도로 움직이는 에스컬레이터 위에 서기* • *공 없이 움직이는 수비수가 있는 농구 경기를 통한 달리기*	3D 신체 이동 목적 있음 고정된 조절 조건 시행 시 변수 없음 • *물 한 컵을 들고 움직이는 에스컬레이터 위에 서기* • *공과 움직이는 수비수와 함께 농구 경기하며 달리기*
동작 시 조절 조건 및 시행 시 변수	4A **신체 안정성** **목적 없음** 동작 시 조절 조건 시행 시 변수 • *속도를 다르게 하여 트레드밀 걷기* • *공 없이 다른 패턴으로 달려 움직이는 선수에게 농구공 건네기*	4B **신체 안정성** **목적 있음** 동작 시 조절 조건 시행 시 변수 있음 • *책을 읽는 동안 다른 속도로 트레드밀 걷기* • *투구기에 의해 다양한 속도로 던져진 소프트볼 잡기*	4C **신체 이동** **목적 없음** 고정된 조절 조건 시행 시 변수 • *혼잡한 쇼핑몰에서 걷기* • *공 없이 수비수와 함께 여러 축구 경기 연습*	4C **신체 이동** **목적 없음** 고정된 조절 조건 시행 시 변수 없음 • *아기를 운반하며 혼잡한 쇼핑몰에서 걷기* • *공과 수비수와 함께 여러 축구 경기 연습*

출처: Magill RA. *Motor Learning Concepts and Applications, 9th ed*. New York, NY: McGraw-Hill; 2006:12; Carr J, Shepherd R. *Movement Science: Foundations for Physical Therapy in Rehabilitation, 2nd ed*. Austin, TX: PRO-ED; 2000:132.

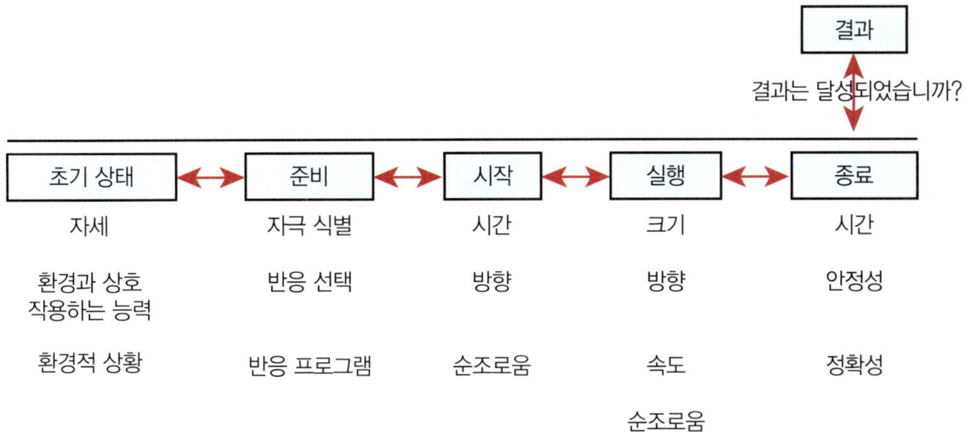

그림 2-12 초기 조건, 준비, 시작, 실행 및 종료를 포함하는 작업분석을 위한 Hedman 등의 시간적 모델의 5가지 단계의 그림. 각 단계의 주요 특징이 나열되어 있다. 각 단계의 핵심 기능이 나열되어 있다. *(From Hedman, Rogers, and Hanke, Neurologic professional education: Lining the foundation science of motor control with physical therapy intervention for movement dysfunction. Journal of Neurologic Physical Therapy, 1996, 20:9-13.).*

기능적 능력을 최적화하는데 추가 정보를 수집하기 위하여 필요한 검사와 측정을 선택한다.

임상 의사 결정을 안내하는 다양한 체계가 이 장에서 검토되었다. 각 체계는 환자 중심의 의사결정 과정을 지원한다. Schenkman 등이 제시한 통합된 체계만 작업분석의 필요성과 중요성을 다루었다(Schenkman, 2006). 그러나 작업을 분석하기 위한 체계의 통합 동안 Gentile의 작업 분류(Gentile, 1972)의 모든 범위를 포함하지 않으므로 모델의 이런 부분은 불완전하다. Schenkman과 동료들은 그들의 체계가 발달하고 있으므로 임상 또는 학회 단체의 요구를 더 효과적으로 수정할 수 있다(Schenkman, 2006). 지금까지 Schenkman 모델은 학생과 경험 있는 임상의 모두를 위해 임상 의사 결정을 내리기 위한 가장 포괄적이고 사용 친화적 체계 중 하나를 제공하는 것으로 보인다(Schenkman, 2006). 학생들에게 환자 관리 과정에 대한 이해를 높이고 환자 중심의 의사 결정의 모든 측면을 다루는 방법을 제공한다. 임상의를 위해 그것은 임상적 임상 직관을 표현하고 정량화하는 과정을 제공한다.

다음의 사례에서 *물리치료사 치료 가이드*의 환자 관리 모델은 과정의 개요와 환자 정보와 치료사의 의사결정을 위한 체계로 사용된다(APTA, 2015). HOAC 모델은 이 환자 사례 연구에서 임상 의사 결정을 실행하고 개발하기 위한 전략으로 사용된다. 여기에 제공된 사례 연구 정보를 읽은 후, 이 사례를 어떻게 다룰 것인지 생각해본다. 그 다음 부록 2-A 및 2-B를 검토하여 임상 의사 결정을 위한 체계로서 HOAC를 사용하여 사례에 대해 임상의가 잠재적인 반응의 한 예를 제공한다.

환자 적용

사례 연구 : *HOAC 모델 적용*

J.M.은 파킨슨 병(PD) 진단을 받은 63세 은퇴한 소방관이다. M씨는 결혼해 학교 선생님 인 아내와 2층짜리 집에서 살고 있다. 약 1개월 전에 M씨는 정원 가꾸기 도중 마당에서 낙상했다. 2주 후, 그는 그의 신경학자가 자신의 균형에 대한 걱정하며 논의하는 것을 보았다. 신경과 전문의는 M씨의 약물 치료를 조정하고 그의 이동성 기술에 관해 PT에게 권장했다. M씨는 물리치료 검사와 중재를 위해 병원 외래 진료를 의뢰하였다. 그는 아내와 결혼한 딸에 의해 검사를 받게 되었다.

M씨를 보기 전에, 치료사는 신경학자에게서 전달된 의학적 기록을 검토했다. 치료사는 PD의 진단이 그가 은퇴한 직후 13개월 전에 받은 것을 알게 되었다. 초기 증상으로는 오른팔의 간헐적 떨림, 운동완만증(움직임의 느림) 및 간헐적인 시각 흐림 등이 있었다. M씨는 Sinemet 100mg(하루 세 번)를 복용한다. 그는 넘어졌을 때 손목을 삐었지만 다른데는 손상당하지 않았다. M씨는 PD로 진행되기 전에는 합병증이 없고 일반적으로 건강이 좋았다.

환자 상담: *M씨는 자신의 가장 큰 걱정은 또 다시 낙상하는 것이라고 했다. 그는 의자에서 서고 계단을 올라가는데 어려움을 겪었다(그의 침실은 2층에 있다). 그는 또한 그의 마당에 잔디와 같은 편평하지 않은 표면을 걸을 때 특히 균형이 좋지 않았음을 나타냈다. 이 균형 문제와 쭈그리고 앉기를 할 수 없어서 서서 정원 가꾸기를 한다. 그는 시력이 흐려지는 것을 경험했다고 언급했다. M씨는 침대 이동성과 침대에서 앉기 어려움에*

대한 사소한 문제점을 보고했다. 그는 여전히 일상생활 동작(ADL)을 관리 할 수 있지만, 이제는 옷 입고 준비하는데 시간이 더 오래 걸린다. M씨의 목표는 균형과 보행 능력을 향상시켜 정원가꾸기를 다시 하고, 2명의 손자와 놀 수 있도록 하는 것이다.

M씨에 의해 제공된 추가적인 정보는 약 한 달 전에 넘어지기 시작하였고, 그 후 M씨는 대부분의 시간을 앉아 있고, 친구 및 가족과 사교 활동에 흥미를 잃었다. 아내가 운전을 할 수 없고, 직장을 다니므로 M씨의 딸이 그를 치료 부서로 이동해야 할 것이다.

임상 결정 시 고려할 점 [HOAC 사례와 관련]

잠시 멈추고 M씨가 그의 의료 기록 및 그의 아내와 딸과 함께 제공한 대답에 관해 당신이 가지고 있는 정보에 대해 반영해본다. 이제 이러한 질문에 대해 고려해본다.

1. 알고 계신 내용을 토대로, 당신이 조사하고자 하는 의료 기록에서 더 묻고 싶은 추가의 질문이나 추가 정보가 있는가?
2. 그의 상태로부터 당신은 그의 기능적 활동 제한에 대한 생각을 가지고 있다. 따라서 신경학적 검사를 시작할 때 계통 손상과 기능적 제한을 위한 검사에 초점을 맞출 부분은 무엇인가?
3. 활동 제한에 영향을 줄 수 있는 근본적인 장애에 대해 지금 당신은 어떤 가설을 세울 수 있는가?(당신은 환자 검사 시 이러한 가설을 시험할 수 있다.)

환자 적용

검진

참여 측정 PDQ-39 34/100: 건강 및 웰빙에 대한 PD의 영향(0=완전, 100=최악)

ABC 60%: 중등도의 균형 신뢰도를 나타냄(Mak, 2009)

활동 측정:

다방향 FRT	M씨	정상 노인 (Newton, 2001)
앞으로	6.90	8.89
뒤로	3.35	4.64
오른쪽	5.88	6.15
왼쪽	5.75	6.61

10m 보행 테스트: 53m/min 정상적 연령의 기준 보행 속도의 62%(Bohannon, 1997)

기능적 이동기술: 느린 움직임은 M씨가 다음과 같은 기능적 이동 작업을 완료하는데 걸리는 시간을 증가시킨다.

앉았다 서기: M씨는 양쪽 팔걸이를 보조로 사용해 선다. 그는 앉았다 서는 초기에 그의 발을 너무 앞쪽으로 멀리 두는 경향이 있다. M씨는 엉덩관절과 무릎을 펴는데 문제가 있어 서는 단계에 어려움이 있다.

침대 이동성: M씨는 독립적으로 바로 누운 자세에서 구르고 엎드리고, 엎드려서 다시 바로 눕기를 할수 있다. 아내는 침구가 아래 있을 때 구르기가 더 어렵다고 보고했다. M씨는 침대에서 일어나기 앉기 위해 간헐적인 도움이 필요하다. 그는 바로 누워 옆으로 몸을 돌리지만, 5번의 시도 중 한 번만 팔을 뻗어 앉기 위한 운동을 시작할 수 있다.

계단 오르기: M씨는 난간을 사용하여 계단을 오르내린다. 그는 계단을 올라가는 서 있는 시기의 자세 단계에서 몸을 앞으로 움직이기 위해 엉덩관절과 무릎관절을 펴고, 특히 다음 단계로 발을 올리는 것이 어려움이 있다.

장애 측정:

균형

m-CTSIB

서기:

눈뜨고 서기	30/30초	독립적으로
눈감고 서기	30/30초	증가되며 자세 동요
폼 EO 위에 서기	12/30초-균형 유지를 위해 보조가 필요	
폼 EC 위에 서기	완전한 수행이 불가능	

운동 범위:

능동적

가능한 ROM에서 모든 관절의 움직임이 가능

수동적

UE와 LE의 수동 ROM 동안 경미한 강직이 나타남

PROM과 유연성의 제한은 다음과 같다:

양쪽 엉덩관절 굽힘	10-90°(10° 엉덩관절 굽힘 구축)
양쪽 엉덩관절 폄	10-5°
양쪽 무릎관절 폄	135-10°(10° 무릎관절 굽힘 구축)
넙다리뒤근육 유연성	55°
장딴지 근육 유연성	0°

모든 다른 값은 기능적 제한 내에 있다.

근력:

근력의 제한은 다음과 같다.

양쪽 엉덩관절 폄근	3-/5
양쪽 무릎관절 폄근	3+/5
양쪽 발목관절 발등굽힘	3/5

자세

둥근어깨와 약간 몸통, 엉덩 및 무릎관절 굽힘

통증

시각 아날로그 척도 0/5

평가: M씨는 Hoehn과 Yahr 척도의 3단계에 있다. PDQ-39에 대한 그의 반응을 토대로 M씨는 그가 잘 기능하고 있음을 나타낸다. 약간의 강직과 함께 운동느림증의 결과 모든 기능적 활동이 전반적으로 느리게 한다. 그는 느린 속도로 독립적으로 걷는다. 다른 기능 이동 기술도 느리거나 보조와 함께 수행된다. M씨는 낙상의 위험에 처해 있으며 그의 균형 능력에 대한 자신감을 적절히 갖고 있다. 균형을 위한 감각 정보를 체계화하는 그의 능력은 손상되었다. 활동에 대한 자기 제어는 퇴원을 서두를 것이다. M씨는 우울증의 징후를 보이기는 하지만 여가 활동에 참여할 수 있도록 이동성 수준을 향상시키려는 의지가 있다. M씨는 치료 부서에 운송을 제공하고, 그의 가정 운동 프로그램(HEP)을 보조하며, 지원하는 가족이 있다. ROM 및 근력의 제한을 포함한 2차적 장애가 발생하기 시작했다.

M씨는 우울증에 대한 정신 건강 전문가와 시각 장애를 평가하기 위한 안과 의사에게 보내졌다. 가족은 지역 PD 지원 단체에 대한 정보가 제공되었다. 치료사는 M씨의 기본적 ADL을 완성하는데 걸리는 시간이 증가한 것에 대해 OT와 상의할 것이다.

진단 및 기능적 제한

물리치료 진단: 진행성 CNS 장애와 관련된 운동 및 감각 기능 장애(선호된 치료 패턴 5E)

기능적 제한:

참여 제한: 정원가꾸기 및 손자와 놀 수 없다.

활동 제한: 이동성 기술이 친친히 수행되고 중등도 낙상 위험

신체 구조/기능 장애: ROM 및 근력 제한, 안정성 범위 감소, 우울증 가능성

상황 요인: 환자는 이동성 기술 개선을 위한 의지가 있고, 가족 지원, 2층 집에서 생활

임상 결정 시 고려할 점[환자 적용 검진 관련]

1. 이러한 사례에서 제시된 모든 정보에 대해 치료사가 수집한 검사 결과와 치료사의 판단과 결정을 반영한 평가 이유를 분명히 구별할 수 있는가?
2. 환자의 초기 검사/평가에 대한 문서를 작성하는 경우, 당신은 어떤 부분이 검사되고 어떤 부분이 평가되는지 알 수 있는가?
3. 형광펜을 사용하여 평가서를 근거로 검사의 특정부분과 이 사례의 평가 부분의 정보를 코드(code)/일치(match)시킨다.
4. 이 책의 나머지 부분에서 적절한 POC 및 지속적 판단을 위한 POC를 결정하기 위해 검사 및 평가의 근거, 임상 결정을 내리는 방법을 예와 그림을 통해 생각해보게 될 것이다. 지금은 이 사례 부분의 나머지 부분을 읽으면서 검진/평가 결과가 치료사가 어떻게 결론에 이르게 하는지 볼 수 있으며, 다음을 따른다. (거기는 당신과 분명히 관련이 있는가)?

환자 적용

예후 및 치료 계획(POC): 결과 및 목표는 M씨와 그의 가족과 협력하여 개발되었다.

예상 결과

M씨는 손자와 놀고, 정원가꾸기와 여가 활동을 선호할 수 있을 것이다.

예상 목표

1. M씨는 안전성과 효율성을 향상시키기 위해 1개월 내에 독립적으로 무릎 아래 발가락과 함께 앉아서 서기를 이행할 수 있을 것이다.
2. M씨는 정원가꾸기를 할 수 있도록 2개월 내 3분 동안 균형을 잃지 않고 지팡이를 사용하여 잔디밭 위를 걸을 것이다.
3. M씨는 기능적 보행 기술을 향상시키기 위해 3개월 내 65m/min의 속도로 편평한 면 10m를 독립적으로 걸어 갈 것이다.
4. M씨는 낙상 위험을 줄이기 위해 3개월 내 1.5인치까지 앞쪽 안정성 제한(다방향 뻗기 검사)을 증가시킬 것이다.

목표는 측정 가능한 용어로 작성되고, M씨의 기능적 이동성 기술 향상에 중점을 둔다.

진료 계획

질병 진행 정도, 현재의 기능 수준, 가족 지원 및 환자 관심을 토대로 M씨는 그의 걷기 속도를 증가하고, 균형을 향상시킬 수 있는 좋은 잠재력을 가지고 있다. 이것은 M씨가 여가 활동의 관심과 참여 재개를 가능하게 할 것이다.

POC는 다음을 포함한다:

- 안전성 증가를 위한 가정 환경의 개선을 위한 가족 교육. 권장 사항으로는 침실을 1층으로 이동, 좌변기를 높이고, 손잡이 설치의 욕실 개선, 산재된 러그, 바닥에 감겨진 전선, 어수선한 것을 제거하는 등의 권장사항이 있다.
- 능동적 및 수동적 ROM의 HEP, 최소 하루 한번 감독자와 함께 바의 편평한 바닥 위를 걷기, 감독자와 함께 여러 종류의 의자에서 앉았다 서는 과제 지향적 연습

균형과 이동성을 개선하기 위한 근거 기반 중재:

- 운동 범위 및 유연성 연습
- 기능적 근육 강화 운동
- 감각 입력 조작과 함께 균형 활동, 정적 균형 조절을 개선

하기 위해 시각 자극 유무에 따라 다양한 표면에 서있기
- 서서 도수 작업을 시행하는 동안 주의력을 나누는 능력을 개선하기 위해 2개 과제를 준다(이중 작업 조절).
- 안정성의 제한/균형을 증진하기 위해 서서 모든 방향에 뻗기
- 걷는 속도를 증가시키기 위해 치료사의 보조 신호와 함께 지면 위 걷기
- 보행 속도를 증가시키는 메트로놈과 같은 청각 신호
- 표준 보행 장애물 코스를 사용하여 보행 적응력 향상
- 보행 길이 증가를 위해 바닥에 테이프 표시와 같은 시각적 신호
- 편평하지 않은 면에서의 보행을 위한 지팡이의 사용 설명
- 안전발 배치 설명과 함께 다양한 의자에서 앉았다 서기의 직접 훈련

결과 평가

M씨는 정기적으로 평가된다. 더 이른 기간이 지시되지 않은 한 3개월 후에 재검사를 할 것이다. 결과는 초기 검사에 시행된 여러 검사들(ABC, PSQ-39, 10미터 보행, 다방향 FRT, 능동 및 수동적 ROM 중)을 사용하여 측정된다. 결과 평가를 근거로 퇴원과 목표 수정에 대한 권장사항을 가족들과 논의한다.

임상 의사 결정을 위한 체계로서 HOAC 내에서 문서화된 각 사례의 임상의의 반응을 예를 들어 보기 위해 지금 부록 2-A 및 2-B를 검토한다.

실습

이 장을 읽은 후에는 다음을 할 수 있어야 한다.

- 임상 의사 결정과 관련된 요소들을 정의한다.
- 물리 치료 지침 모델을 비교하고 대조한다.
- 환자 중심적 관리의 근거 기반 통합적 모델을 반영하여 적용한다.
- 객관적 측정과 시간 연계 환자 중심적 결과 및 목표를 개발한다(장기 및 단기).
- 검진/평가 결과와 POC 사이의 연계의 충분성과 정확성을 평가한다.

복습

1. PT와 OT의 판단이 왜 중요한가?
2. 우리가 환자 중심적 POC를 개발하는데 도움이 되는 판단을 내릴 때 임상적 추론은 어떤 역할을 하는가?
3. PT와 OT는 임상 진료 지침을 어떻게 사용할 수 있는가?
4. 진료 지침은 POC를 개발할 때 임상적 추론의 필요성을 부정한가?
5. 목표와 결과가 환자의 참여와 활동 정도에 예측된 변화를 표현하고, 우리는 우리의 치료 중재의 유효성을 평가하고, 형성하는데 그들을 어떻게 사용할 수 있는가?
6. ICF 수준에 성과와 목표를 연결시키는 목적은 무엇인가?
7. FITT 방정식을 사용하여, M씨의 제3제공자를 위해 서면 형태의 POC 문서과 당신의 POC를 M씨에게 구두로 연락한다. 청중에게 POC 기반의 구두 연락과 당신의 서면의 차이점과 유사성을 생각해본다.

8. 마인드 맵 전략을 사용하면 환자 관리의 통합적 모델을 확실히 하고자 할 때 어떻게 당신의 생각을 통합하는데 도움을 줄 수 있는가?

9. Gentile의 운동 능력 분류법을 볼 때, 제안된 환경적 상황과 행동기능의 다양한 수준의 이해를 위해 POC를 개발할 때 왜 도움이 될까?

요 약

이러한 복잡한 임상추론 구조로 인해, 우리는 환자의 호전을 위한 임상 의사 결정을 향상시키기 위해서 어떻게 모두 함께 의미있는 방법으로 작성한가? 분명히 임상 의사 결정은 수년간의 실행, 의도적인 노력, 많은 질문과 자기 반성으로 개선되는 것이다. 궁극적으로 임상 의사 결정은 숙련된 치료사에게 직관적이고 자연스럽게 될 것이다. "검진"(3~13장), "일반적 중재"(14~17장), "특정 장애 중재"(18~32장) 및 "기능적 중재"(33~37장)에 설명된 특정 정보는 독자가 각 영역에서 이러한 임상 의사 결정을 내리는 기술을 발전하기 위한 시작 시 도움을 줄 것이다. 이를 위해 표 2-4는 환자 관리 모델의 각 요소와 관련된 당신의 임상 의사 결정 기술을 갈고 닦는데 도움되는 몇 가지 실용적인 팁을 제공한다.

3년 전 뇌졸중이 발생된 환자를 고려해 본다. 환자는 물리치료 서비스를 받기 위해 진료소에 방문한다. 왜 환자는 현재 물리치료 서비스를 원하고 있는가? 환자의 기능적 능력에 최근 변화가 있는가? 환자는 어떤 결과를 기대한가? 환자의 가족이 재활 과정에 참여할 예정인가? 초기 상담 동안 중점적 질문과 대답은 PIP 및 환자의 관심사와 가치를 정의하기 시작한다. 초기 상담은 치료사가 환자의 문제에 대해 가설 설정을 시작할 때이다. 가설은 환자가 제공한 정보와 검사의 특정 시험/측정의 결과 뿐 아니라 연구의 비판적 분석에서 얻은 지식과 다른 유사한 환자에 대한 치료사의 이전의 임상 경험에서 기반으로 한다. 환자 관리 과정의 이런 점에서 가설은 검사의 범위를 결정하기 위해 사용된다. 환자가 특정 기능적 활동을 수행하는데 어려움을 겪는 이유를 더 잘 이해할 수 있는 시험 및 측정의 선택은 환자 치료의 초기에 결정된 주요 임상 결정이다. 표준화되었거나 표준화되지 않은 평가 도구에서 검사를 통해 기능적 활동이 시험되었으며, Gentile의 작업 분류법과 Hedman 등의 시간적 단계 모델을 사용하여 추가로 평가할 수 있다(Gentile, 1972; Hedman, 1996). 신체 검사 과정 동안 수집된 결과는 임상가가 환자의 문제의 본질과 범위에 대한 판단을 하는 동적 인지 과정의 평가로 이어진다(APTA, 2015). 이러한 동적 과정을 통해 묻고 답하는 질문의 명백한 성격은 효과적인 의사결정의 발전을 촉진시킨다. 최종적으로 치료사의 평가는 POC의 발달, 치료사가 결정한 PT 진단, 현존하는 장애의 예후의 결과로, 모두 환자 개인에게 특이적이다. 기능적 환자 중심의 목표와 결과는 환자의 현재 상태, 현재 능력 및 중재활동의 시작지점을 위한 기초로 사용된 강점과 함께 치료 계획을 위한 참고적 체계로 사용되고 확인된다. 설정된 목표와 결과를 달성하기 위한 환자의 능력에 대한 지속적인 재평가는 POC의 효과 또는 POC의 수정을 위해 필요를 결정하기 위한 가설을 시험하는데 사용된다. 궁극적으로 목표는 환자의 활동 시 신체적 기능과 삶의 참여에 최적화 하는 것이다. 임상 상황을 통해 우리가 어떻게 이해하고 추론하는지에 대한 주장을 할 때, 우리는 이러한 주장이 사실인지 스스로 되물어야 한다. 임상 의사 결정을 위해 근거 기반의 많은 통합된 체계를 사용하면 문제를 해결하거나 질문에 답하기 위해 고민하고 있을 때 우리 생각속의 자발적인 활동을 깨닫는데 도움이 된다. 이는 환자 중심의 근거 기반 POC를 설계할 때 깊은 통찰력을 갖게 되도록 한다.

표 2-4 의사결정과정의 각 단계 지침을 위한 진료 팁

환자 관리 요소	효과적 관리 과정을 돕기 위한 팁
검진	• **체계화**는 전체 의사 결정 과정에서 성공의 열쇠이다. • 당신 **환자**의 요구하는 **목표**를 명확히 이해하고 탐구해야 한다(환자 중심적). • 검사가 환자가 원하는 결과에 중점을 두기 위해 **하향식** 접근법을 사용한다. • 진료 과정이 끝날 때 재시험 동안 **결과 측정으로 사용할 검사/측정을 선택한다.** • 완전한 검사(예; 해부학적 부위의 논리적 순서: 머리, 목, 어깨, 팔, 아래팔, 손, 손가락, 위몸통, 아래몸통, 골반, 넙다리, 다리, 발, 발가락 또는 피부분절 또는 근육분절의 순서)를 보장하기 위해 논리적 순서로 당신의 결과(검사 시행)를 수집한다. • **적절한 비교를 위해 오른쪽과 왼쪽**면의 검사 결과를 신중하게 수집한다. • 근거 기반 진료: 최적으로 **유효하고, 신뢰할 수 있고, 민감하며, 구체적인** 검사 도구(시험/측정)를 선택한다.
평가	• 환자의 의학적 진단과 병력에 기반하여 특정 환자의 문제를 생각한다.; 당신의 환자 중심적 검사 결과를 주의깊게 평가하여 **환자의 문제를 확인하거나 제거한다.** • **임상** 관찰과 정량적 결과를 **통합**하여 환자의 강점과 결손의 종합적이고 포괄적인 그림을 개발한다. • **연령 측면**에서 검사 결과를 평가한다. • 근거 중심 진료: 증거로 **결론을 정당화**할 수 있다.
진단	• 임상 의사 결정을 돕기 위해 가능한 경우 **우선적인 치료 패턴**을 사용한다.
예후/치료 계획 (POC)	• 근거 기반 진료: 특정 환자 시나리오를 위해 예후 인자와 관련된 근거를 고려한다. • 효과적인 POC를 위해 **시간 제한적이며, 측정할 수 있는, 객관적인 목표**와 결과를 개발한다.
중재	• 근거 기반 진료(Evidence-Based Practice): 환자 결과(**유효성/효능, 다른 관련 중재보다 유의적으로 큰 개선 다른 관련 개입보다 훨씬 큰 개선**)에 긍정적 영향을 보이는 중재 방법을 강조한다. • POC는 특정 환자 문제에 초점을 맞춰 **환자 중심적이어야 한다.** • POC는 **동적이고**, 환자의 진료 과정 중 어느 시점에서든 필요하면 수정할 수 있다. • POC는 환자의 신체구조/신체기능 또는 기능적 활동 수준이 향상될 때마다, 환자의 시스템에 최적의 요구사항을 지속적으로 배치하는 것을 **의도적으로 진행되어야 한다**(Fell, 2004). • 환자/가족/간병인의 **교육**은 환자와 가족이 환자 상태의 특성을 완전히 이해하도록 하는데 필수적이다. • **환자/가족/간병인을 교육**하여 동기부여와 이행/준수를 강화하기 위한 활동과 치료적 운동 훈련이 왜 중요한지 알게 된다. • 관계는 **많은 것들에 의해 영향을 받는다는 것을** 기억하라. 그러므로 중재와 환자 교육 동안 환자와 가족/간병인의 질문과 의견을 주의 깊게 들어야 한다. • 재활 과정에는 종종 기능적 활동의 제한에 기여할 것으로 가정된 **근본적인 장애를 개선하거나 해결하기 위한 준비 중재에 대해 초기 집중**이 포함된다. • 그러나 치료사는 **항상 기능적 중재 활동**(심지어 장애 기반 중재는 분명히 기능적 개선에 기여해야 한다)**에 가장 큰 중점을 두고** 있으며 치료사는 항상 최적의 기능 활동과 참여를 위해 환자를 움직인다.
결과	• 중재에 대한 환자의 반응을 **재평가**하는 것은 지속적인 과정이다. • **환자 중심, 실질적, 의미적/임상적으로 중요한** 결과를 선택한다. • 결과에 대한 문서는 **배상에 대한 지원**을 제공한다. • 초기 검사에서 사용된 결과 측정의 재평가는 **환자 중재 전후의 구체적인 비교**를 할 수 있게 할 것이다 (개별 환자의 근거). • 특정 집단에 대한 결과 측정의 일관된 사용은 전문 치료사에 대한 결과 또는 전문적인 지식 체계에 근거를 기여할 수 있는 훈련 환경 또는 전체적 훈련 또는 어떤 전문 치료사의 **결과를 분석**을 할 수 있게 할 것이다.

사례 연구: HOAC—1부

부록 2-A

HOAC II - 1부

초기 결과 수집

치료사: M씨의 의료 기록을 검토하고 초기 상담을 진행한다. 상담 질문은 다음을 기반으로 한다.
1) 의료 기록에 제공된 정보를 분명히하고 확장, 2) 소개 이유, 3) 치료사의 파킨슨병에 대한 지식, 4) 치료사의 사전 임상 경험

환자 감별 문제(PIP) 목록 생성

치료사: 초기 상담에서 환자가 보고한 것에 대해 PIP 목록을 작성하다. M씨의 문제는 다음을 포함한다: 잔디와 같은 고르지 않은 표면 위를 걸을 때의 균형이 불량, 걷는 속도가 느리고, 정원 가꾸기를 방해하는 쭈그리고 앉기와 서기가 불가능, 의자에서 서기와 계단을 오르기 어려움.

가설

1) 상태가 진행 중이다. 환자가 운동느림증이 발달 중.
2) 운동느림증과 운동조절장애(움직임 시작)는 환자의 기능적 이동성 기술을 방해하여, 손주와 함께 노는 것을 할 수 없거나, 정원 가꾸기의 *참여 제한*.
3) 균형 계통 *손상* 때문에 낙상의 위험이 증가.
4) 기본적 이동성 기술-전환 및 이동에 대한 *활동 제한*.
5) Hoehn & Yahr 분류 III단계

검진 전략 수립

치료사: 검진 전략은 의료 기록에서 수집한 정보와 환자/가족 상담을 기반으로 한다. 치료사는 환자 감별 문제 목록을 작성하고 문제의 범위와 특성에 대한 가설을 설정하다.

계통 검토: 근골격계, 신경근육, 심폐, 피부계통. 목적은 문제(노랑/빨강 깃발)를 찾아내고 외부 의뢰를 필요로 한다.

상담 및 계통 검토에서 얻은 정보를 근거로 치료사는 타당하고 신뢰할 수 있는 시험 & 측정을 선택하다. 치료사 선택: 능동 및 수동 ROM & 근력, 10미터 걷기, 다방향 기능적 뻗기 시험(FRT), m-CTSIB. 치료사는 또한 환자에게 파킨슨병 설문지(PDQ-39)와 활동 특이적 균형 자신감 척도(Activities Specific Balance Confidence Scale; ABC)를 작성하게 한다.

비환자 감별 문제(NPIPs)

M씨 아내와 딸은 M씨가 무울해 할까봐 걱정한다. 아내는 M씨가 낙상이 발생한 이후 앉아 텔레비전을 보면서 보낸다고 말했다. 그는 열렬한 독자였지만 때로는 시력이 흐려지는 것에 대해 불만을 나타냈다.

M씨는 낙상에 대한 경험을 하게 될까봐 자신의 활동을 스스로 제한할 것이다. 좌식 생활 방식은 2차적 장애의 발병의 위험 요소이다.

수정된 가설

1) 운동완서증, 움직임 시작 시 운동 조절 장애, 균형불량은 활동 제한과 참여에 기여한다.

문제 목록 업데이트 (PIP 및 NPIP)

현재 문제

1) 움직임의 느림, 움직임 시작 시 운동조절 장애는 모든 기능적 이동성 기술에 영향
2) 약한 강직 L > R
3) AROM & PROM 제한
4) 모든 방향의 안정성 제한 감소
5) 손상된 감각기관으로 흐려진 시각 균형
6) 약화 - 몸통 & LE 뻗침근
7) 구부정한 자세
8) 낙상에 대한 두려움
9) 우울증 증상

예측되는 문제들

진단 시 진행성의 특징 때문에 현재 문제는 심각성이 증가될 것으로 예상된다. 환자는 낙상에 대한 두려움 때문에 자신의 이동성을 필요 이상으로 스스로 제한하고 있다. PD의 초기 단계에서의 부동성은 신체 및 심폐 기능의 악화를 촉진하고 전반적인 건강 상태를 손상시킨다.

2) 낙상에 대한 두려움은 앉아있는 생활 방식에 기여할 것이다.
3) 흐릿한 시야가 균형 계통 손상의 요인일 수 있다.
4) M씨는 우울해 할 것이다.

개선된 문제 목록

1) 운동 완서증(움직임의 느림) 및 걷는 기술 & 기능적 이동성 기술에 영향을 미치는 운동 시작 장애
2) 약간 강직
3) ROM 및 근력 제한
4) 균형 장애-감각 기관 불량
5) 안정성 제한 감소
6) 낮은 균형 신뢰감

(4–6) → 낙상 위험

환자와 연계:

- 안과 의사
- 정신 건강 전문가
- PD 지원 그룹

자산 / 자원

1) 제한된 인지 손상
2) 강한 가족 지원
3) 환자는 자신의 이동성 기술이 향상되기를 원한다
4) 상당히 좋은 일반 건강

예상된 결과:

M씨는 선호하는 여가 활동을 할 수 있을 것이다.

예상 목표

1) M씨는 안정성과 효율성을 향상시키기 위해 1개월 내 독립적으로 무릎 아래 발가락과 함께 앉아서 서기를 이행할 수 있을 것이다.
2) M씨는 낙상 위험을 줄이기 위해 3개월 내 1.5인치까지 앞쪽 안정성 제한(다방향 뻗기 검사)을 증가시킬 것이다.
3) M씨는 기능적 보행 기술을 향상시키기 위해 3개월 내 65m/min의 속도로 편평한 면 10m를 독립적으로 걸어갈 것이다.
4) M씨는 정원가꾸기를 할 수 있도록 2개월 내 3분 동안 균형을 잃지 않고 지팡이를 사용하여 잔디밭 위를 걸을 것이다.

↓

검사 기준 수립

1) 보행 속도 65m/min
2) FRT 8.4인치
3) ABC 75

활동-매일 야외 걷기

참여-일부 개선과 함께 정원 가꾸기; 손자와 놀기

↓

예측 기준 수립

M씨는 2차적 장애의 발달을 늦추기 위해 일상활동 수준을 증가하고, 여가 활동 참여를 재개할 것이다.

↓

검사 및 예측 기준을 재평가하기 위한 계획

M씨의 기능 수준은 조기 재평가를 요구하지 않은 이상 중재 반응은 3개월 내에 재평가될 것이다.
검사에 사용된 시험과 측정은 목표 달성 여부를 결정하기 위해 사용된 시험 및 측정은 목표 달성 여부를 결정하기 위해 재시행된다.

↓

중재 계획

M씨의 중재는 교육, 상담 및 치료 전략을 포함하며, 환자의 가치와 치료사의 전문성이 반영된 근거 기반이 될 것이다.

부록 2-B

사례 연구: HOAC—2부

HOAC II – 2부(현존하는 문제)

목표를 달성했는가?
예: M는 편평한 면에서 10m를 65m/min의 속도로 독립적으로 걷는다.

아니오–목표 달성을 못했다.
측정 결과는 검사 기준의 충족을 나타내는가?

예

아니오

M씨가 목표를 달성하지 못하면 치료사는 POC에 수정 사항이 표시된 것이 무엇인지 결정하기 위해 환자의 상태 변화와 중재의 기반이 된 가설을 평가할 것이다.

전술이 적절하고 전략이 맞다면, 치료사는 목표의 가능성 여부를 결정한다. 치료사와 M씨는 협력하여 필요에 따라 목표를 수정하고 치료사는 문서를 변경한다.

새로운 가설이 제시되면, 치료사는 HOAC Ⅰ부의 “가설 설정”으로 간다.

예–검사 기준을 충족했다.

예

M씨가 목표를 달성하면, 치료사는 가설을 확인하고, 표준화된 기준에 따라 목표 달성을 문서화한다.

가설과 검사 기준이 적절했는가?

가설의 평가에서 M씨가 검사 기준에 부합하지만 목표 달성을 못했다면, 표기해야 한다.
예를 들어, 그는 65m/min으로 걸을 수 있었지만 균형 손실로 인해 감독이 필요하다.

새로운 가설 설정
치료사는 HOAC Ⅰ부에서 “가설 설정”으로 간다.
검사 기준의 측정이 수정되었다.

HOAC II – 2부(예측된 문제)

예측된 문제의 재평가

문제가 발생했는가?
M씨의 ROM 제한이 증가했는가?

아니오

예측 기준을 충족했는가?

예

아니오

예측 기준이 적절한가?

치료사는 현존하는 문제에 대해 위에서 수행한 과정처럼 POC를 구성하는 전술과 전략을 비판적으로 평가한다.

전술과 전략은 POC에 대한 치료사의 비판적인 평가를 기반으로 변경한다.

과정은 실행 불가능한 목표를 제거하고 실행 가능한 목표를 지속하며, 완결된다.

실행 가능한 목표–전술 및 재평가를 계속한다.

실행 불가능한 목표
치료사는 M씨와 협력하여 표기된 새로운 목표를 설정한다. 치료사는 HOAC Ⅰ부의 “수정된 문제 목록”으로 갈 것을 요구한다.

예

문제는 M씨의 문제 목록에 추가된다.

M씨의 문제 목록에서 제거한다.

목표 달성
치료사는 예측된 문제에 대한 목표 달성과 예측 기준의 상태를 문서화한다. 어떤 목표라도 충족시키지 못했다면, 치료사는 알고리즘을 계속한다. 모든 목표를 달성하면 M씨는 퇴원할 것이다.

제 2 부

신경근 장애의 검진과 평가

Examination and Evaluation in Neuromuscular Disorders

신경학적 검진 및 평가: 개요

The Neurological Examination and Evaluation: An Overview

제 3 장

■ 김은정

개 요

학 습 목 표

이 장을 마치면 학습자는 다음을 할 수 있어야 한다.

1. 신경학적 검진의 목적을 기술한다.
2. 개별 환자에게 적합한 검사의 구성 요소를 선택한다.
3. 신경학적 선별검사의 구성 요소를 나타낸다.
4. 선별검사의 7개 주요 영역을 검진하는 과정을 설명한다.
5. 선별검사와 신경학적 진단을 알고 있거나 의심되는 환자의 검사의 차이점에 대해 논의한다.
6. 선별검사 결과를 바탕으로 평가를 수행하고 문서화한다.

서론 Introduction

신경학적 검진을 수행하는 세부사항을 처음으로 접했을 때, 학생들은 종종 학습할 정보의 양이 많다고 생각한다. 그러나 이 작업이 잠재적 손상, 활동 제한, 참여 제한의 설명으로부터 적절하게 기능하는 것으로 치료사가 계통을 분류하는 체계적인 조사로 접근하면 과정이 상당히 쉽게 진행될 수 있다. 이 장의 목적은 신경학적 검진의 목적, 신경학적 검진의 전반적인 절차 및 범주, 그리고 신경학적 검진의 구성 요소를 설명한다. 2부의 이후 장에서는 신경계통의 특정 작용(근본적인 손상과 그 결과 기능적 활동 제한을 포함)을 검사하는 세부사항을 제공하고, **기능장애**(dysfunction)가 존재할 때 예상되는 비정상적 결과들을 기술하고, 그 결과가 의미하는 것이 무엇인지 해석하는데 필요한 기초를 제공한다. 첫 번째 단계는 신경학적 검사, 선별검사에서 얻은 전반적인 관점, 그리고 수집된 정보가 신경학적 검사의 나머지 부분을 수정하고 집중시키는 역할을 하고, 개별 환자를 위한 전문적 치료 계획을 개발하는 목적을 이해해야 한다.

신경학적 검진은 선별 도구 또는 조사 도구로 기능 할 수 있다(Fuller, 2008). 신경학적 침범이 의심되지 않는 환자와 상호 작용할 때, 선별검사는 계통의 손상을 확인하기 위해 신경계통의 선택적 기능 검토의 간단한 과정을 제공한다. 의심되거나 알려진 신경학적 병변이 있는 경우, 검사 과정은 운동신경의 유형과 범위, 관련 장애를 확인하기 위해 더 자세하게 한다. 환자 한명을 검사하는 과정에서 선별검사 및 조사 접근법이 서로 밀접한 관련이 있을 것이다. 예를 들어, 알려진 말초 신경 병변을 가진 환자를 검사하는 동안 치료사는 뇌와 뇌신경 기능의 손상 여부에 대해 말초 기능의 손상 범위를 문서화하고 더욱 세부적인 과정을 사용하여 증명을 위한 선별검사를 이용할 것이다. 선별검사 동안 이상이 발견되면, 4장에서 13장까지 설명된 하위계통의 더 세부적인 검사를 하게 될 것이다.

신경학적 **검진**은 질문(환자의 의료 기록 검토, 병력 및 시스템 검토)과 검사(환자 관찰, 모든 운동신경 계통의 특별 검사와 측정, **활동 제한** 및 참여 제한 측정)를 수행하는 것이 포함된다. 검사에서 수집된 결과는 **평가**, 대뇌 과정, 결과적인 임상 판단을 위한 기초를 제공하고, 환자의 치료 계획에 포함된 각 중재의 근거가 된다(APTA, 2015). 검사, 평가 및 중재는 각 특정 치료 기간 뿐 아니라 진료 전체기간 동안 일관되고 지속적으로 밀접하게 연계되어야 한다(APTA, 2015). 따라서 치료사는 환자의 수행력과 기능에 대한 임상적 판단을 내리기 위해 끊임없이 참여하고, 숙련된 치료가 실시간으로 제공된다. 이 과정은 신경학적 기반 **장애, 기능 제한 및 참여 제한**이 있는 환자를 위한 최적의 치료를 제공하는데 중요한 역할을 하기 때문에 이 장은 세 부분으로 구성된다(ESCAP, 2010, APTA, 2015). 첫 번째는 검사 과정의 개요와 신경학적 검사 과정에서 사용되는 검사와 측정의 유형에 대한 검토를 제공한다. 신경학적 선별검사를 시행하는 방법에 대한 지침은 이 장의 두 번째 부분에서 다룬다. 마지막 부분은 신경학적 진단을 알고 있거나 의심되는 환자의 신경학적 검사 과정(4-13장에 세부적으로 제시)의 형식을 제공한다.

신경학적 검진의 목적 Purpose of the Neurological Examination

선별검사 과정 또는 더 심층 검사의 형태로 신경학적 검진의 중점은 개인의 신경학적 상태와 기능적 작업 및 활동에 관해 환자로부터 정보와 결과를 얻는 것이다. 검사의 의도 또는 목적은 환자의 기능적 제한과 근본적인 장애를 확인하는 것이다(APTA, 2015; Rothstein, 1986; Riddle, 2003). 두 유형의 정보는 환자의 나이, 개인적 목표, 선호하는 생활방식, 작업/교육적 요구 사항, 관심있는 여가활동, 생활 조건과 관련하여 효율적으로 얻어야 한다. 정보 수집은 환자가 계단을 오르내릴 수 없는 것과 같은 기능적 제한을 관찰하고, 다른 요소는 장애/참여 측정 및 기능적 도구 뿐 아니라 선택적 검사와 측정의 사용을 요구해 얻을 수 있을 것이다(ESCAP, 2010; Rothstein, 1986; Riddle, 2003).

환자의 기능적 제한이 관찰 또는 환자의 자가보고에 의해 확인되면, 치료사는 의심되거나 가능한 손상의 목록을 개발하고 적절한 검사 및 측정을 통해 직접 검사하게 될 것이다(Rothstein, 1986; Riddle, 2003). 이전의 예에서 계단을 오르내리는 환자의 제한된 능력은 뇌줄기의 왼쪽면 손상의 결과로 인해 오른쪽의 경련성 마미로 인한 것일 수 있다(Goldberg, 2004). 이 유형의 병변 위치와 범위는 선택된 검사 및 측정을 관리하는 동안 증명해야 한다. 예를 들어, 당신은 뇌줄기의 숨뇌 병변 검사를 위해 당신은 환자에게 저항에 대항해 혀를 밀어보라고 요청할 수 있다(뇌신경 XII).

결과는 선택된 체계를 관찰하고 검사하는 것으로부터 얻어지며, 환자의 신체 계통/구조의 손상, 작업과 활동 시 기능 제한의 전반적 이해를 발전시킬 뿐 아니라 환자가 직면하는 가장 중요한 도전 과제를 가능한 효율적으로 하도록 치료사가 구별하게 할 것이다. 이 정보 수집은 환자가 더 높은 수준의 기능에 도달하도록 돕기 위해 고안된 최적의 중재를 제공한다. 임상가가 환자의 질병 또는 병리의 직접적 결과로 인한 일차적 손상의 증상 및 징후와 이차적 손상의 구분을 위해 중요하다. **이차적 손상**은 환자의 초기 병리 및 관련 손상 또는 다른 유형의 시간 경과에 따른 결과로서 발생할 수 있는 주어진 계통의 구조 또는 기능의 비정상적인 변화이다(APTA, 2015). 예를 들어, 뇌성마비가 있는 환자는 강직(평균 근 긴장도 보다 높음)의 일차적 손상 때문에 무릎 관절의 다리 폄 능력이 감소되고, 무릎 폄근의 운동 조절이 감소된다. 그 결과 시간이 지날수록 무릎 굽힘근의 유연성이 감소된다(이차적 손상). 뇌혈관 사고(CVA)가 있는 성인은 뇌졸중의 직접적인 결과로 손상된 운동 조절 장애와 균형 장애의 일차적 손상이 있을 수 있으나, 몇 주 동안 활동하지 않은 개인은 이차적 손상으로 심혈관의 상태 악화와 근육위축으로 발전할 수 있다. 보행 편차와 함께 느린 보행과 보행 어려움, 전반적인 이동성 감소와 같은 기능적 제한은 심혈관계통의 상태악화, 운동범위(ROM) 제한, 다리 약화를 포함해 이러한 증상이 장기간 지속된다면, 이차적 손상을 초래할 수 있다.

적절한 중재를 결정하기 위해 환자의 손상을 정확하게 확인하고 분류해야 한다. 이차적 손상의 예방은 신경학적 기반 손상과 기능적 제한을 가진 환자를 위해 개발된 모든 치료 계획의 중요한 구성요소이다. 이차적 손상을 해결하는 것 또한 기능을 향상할 수 있다; 그러나 중재가 환자의 근본적인 병리와 일차적 손상의 이해를 통해 고안되지 않으면, 이득이 제한될 것이다. 표 3-1은 뇌혈관사고(CVA) 및 척수손상(SCI)과 관련된 일반적으로 예상되는 일차적(1°) 및 이차적(2°) 손상의 예를 나타낸다.

표 3-2는 왼쪽 중심앞이랑의 CVA 결과 이런 사례에서 일차적 손상이 어떻게 이차적 손상으로 이어질 수 있는지 예를 보여준다.

그림 3-1은 진행 중인 치료 과정의 구성요소에 따라 신경학적 검사의 순환 과정을 나타낸다. 치료는 의심되는

표 3-1 CVA와 SCI와 관련된 1° 및 2° 손상의 일반적인 예

예	뇌혈관사고	척수 손상(완전한 ASIA 손상 척도 A)
예측된 일차적 손상	• 반대쪽 운동조절 손상(분리된 움직임 생성의 제한) • 반대쪽 경련 • 반대쪽 감각 소실 • 인지 또는 주의력 결핍	• 병변 수준 이하 근육군의 마비 • 병변 수준 이하 경련 • 병변 수준 이하의 감각 소실 • 장자, 방광, 성기능 장애
예측된 이차적 손상	• 모든 범위 움직임 부족으로 운동 범위 결손 • 근육 활동 감소로 인한 환측 근육의 근위축 • 손상된 심혈관계/폐 지구력(상태악화)	• 모든 범위 움직임 부족으로 운동 범위 결손 • 근육 활동 감소로 인한 근육 소실 • 손상된 심혈관계/폐 지구력(상태악화)
기능적 제한 (1° 및 2° 손상과 관련될 것이다)	• 위팔 뻗기 및 도수 작업을 포함한 모든 기능적 기술의 비대칭성 기능 제한 • 근본적인 손상과 관련된 느린 보행속도와 보행 편차 • 앉았다 서기가 불가능하거나 비대칭적 앉았다 서기 • 이동, 연석/경사로 계단, 또는 계단 걷기, 이동 수행능력이 비대칭적이고 제한적	• 위팔 뻗기 및 도수 작업을 위해 보조기구나 특별한 장치가 필요 • 기능적 이동 및 침대 이동성 시 보조나, 보조기구가 필요 • 제한된 기능적 운동(보조기 및 보조기구에 의존하거나 휠체어의 의무적 사용 포함)

표 3-2 이차적 손상으로 이어지는 일부 특정 일차적 손상의 예

병리		일차적 손상		이차적 손상
왼쪽 중심앞이랑의 허혈/경색	→	• 팔꿈치 폄을 감소시키는 오른쪽 위팔두갈래근의 경련 • 팔꿈치 폄의 손상된 운동조절로 인해 오른쪽 팔꿈치를 완전하게 펼 수 없음.	→	• 오른쪽 위팔두갈래근이 구축으로 인해 수동적으로도 완전한 오른쪽 팔꿈치 폄을 수행하기 불가능

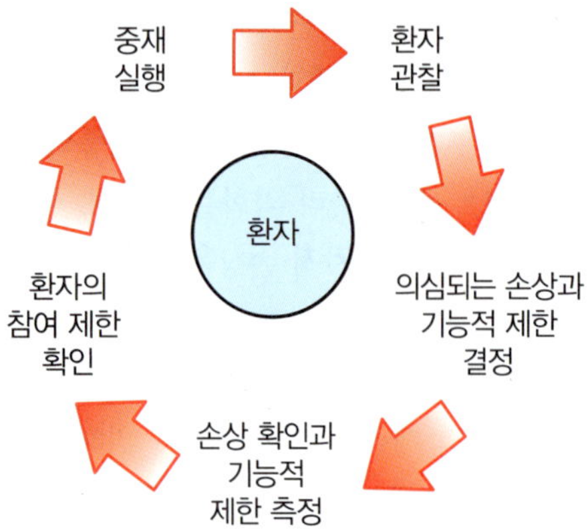

그림 3-1 신경학적 검진의 순환 과정. 이 그림은 모든 활동의 중심에 환자를 대상으로 한 신경학적 검진/평가의 순환 과정으로 반복되는 것을 보여준다. 환자는 의사 결정에 필수적인 역할을 하는 순환의 모든 지점을 통합하는 부분임을 주시한다. 이 과정의 선별, 검진, 가설 부분은 중재가 실행되기 전에 완성되어야 한다.

손상이 확인되고, 기능적 제한이 발견되는 초기 관찰 및 검사 이후에 제공된다. 중재에 환자가 반응할 때, 검사 과정은 환자의 상태를 계속 확인하고 중재의 구성요소를 수정하는 것에 대한 결정을 내리기 위해 근거를 제공한다(Rothstein, 1986; Riddle, 2003).

신경학적 검진의 개요
Overview of the Neurological Examination

초기 신경학적 검진은 환자/고객의 전반적인 초기 검사의 시스템 내에서 환자 관찰, 환자/고객 병력, 관련 시스템 검토, 적절한 검사 및 측정이라는 4가지 주요 요인으로 구성된다. 환자 관찰은 환자를 만날 때 즉시 시작되어야 하고, 치료 과정을 통해 계속되어야 한다. 결과적으로, 환자를 관찰하는 작업은 신경학적 검진의 전체적 검토에서 참고가 된다.

환자 관찰 Patient Observation

환자 관찰은 가장 처음부터 초기 환자와 만나는 중요한 요소이다. 관찰의 첫 번째 순간은 검사의 남은 부분을 안내하고, 후속 중재를 위해 방향을 제시하는 중요한 정보를 제공할 수 있다. 주요 요인에는 검사기간 동안 치료사가 요구해 발생되는 움직임 보다, 특히 자연스러운 행동의 일부로 발생하는 움직임, 환자가 어떻게 검사 영역으로 들어가는지, 환자가 자연스럽게 자세를 변화시키는지, 또는 어떻게 옷을 고쳐 입는지, 환자 움직임의 질과 양을 포함해 주시한다. 예를 들어, 검사 중에 상담 시 질문에 대답하는 동안 환자의 자세는 어떤가? 앉았다 설 때 환자가 어떻게 움직이는가? 보행이 비대칭적인가?(즉, 환자가 왼쪽과 오른쪽 다리의 디딤기(입각기)와 흔듦기(유각기) 시간이 같은지 또는 다른지) 어떤 유형의 협응 장애가 있는가(예; 운동실조, 서있는 자세에서 걷기 시작할 때 환자 이동)? 신체 부위의 항중력 움직임이 시간과 힘의 관점에서 유동적이고 역동적인가? 이와 같은 질문에 대한 답은 더 많은 자동적인 움직임을 수행하는 동안 운동신경계통의 통합에 대해 통찰력을 제공할 것이며, 병력청취와 ROS의 정교한 조정을 촉진할 것이다.

병력 History

병력동안 수집된 정보는 신경학적 검사를 기반으로 하며, 환자/치료자의 관계 형성에서 비롯된다. 환자의 세심한 면담은 이용 가능한 이전의 진단적 검사 결과와 관련 정보를 보완하고, 신속한 선별검사를 통해 해결하고, 더 세부적인 검사가 요구되어 해결되어야 할 검사의 후속 부분을 안내하기 위한 충분한 정보를 제공할 수 있다. 진단이 때로는 오류로 기록되는 경우(예; "T-6 척수 손상"이 실제 SCI없이 T-6 등뼈 골절이 있다고 의뢰한 환자)가 있기 때문에 이관된 진단에 전적으로 의존하지 않는다. 환자 중심의 중재 결정은 활력징후 측정과 시스템 검토를 포함하여 환자를 위한 특정한 검사 결과를 기반으로 해야 한다. 상담하는 동안 장애의 위치 및 손상의 근본 원인에 대한 가설을 세우기 위해 충분한 정보를 수집하기 시작할 수 있으며, 나머지 검사는 가설의 요소를 확인하거나 반박하는데 중점을 둔다(Rothstein, 1986; Riddle, 2003).

병력 동안 환자의 건강 위험 요소, 건강 회복 및 예방 필요성, 현재 약물 및 치료 과정에 영향을 줄 수 있는 합병증을 확인할 필요성이 있다(APTA, 2015). 이러한 정보는 의료 기록에 대한 포괄적인 검토, 다른 건강 관리 제공자와의 상담 및 재활 상담원 또는 작업의 대체 프로그램의 대리인과 같은 선택적 기타 관련자를 통해 환자, 가족 구성원, 다른 중요한 사람, 간병인으로부터 얻을 수 있다(APTA, 2015).

환자 중심적 병력을 얻기 위해 다음의 정보 범위에 중점을 두어야 한다: 환자의 인구 통계(인종, 성별, 나이, 교육 수준, 결혼 상태 등), 주요 불편사항/우려사항, 현재 병력, 현재와 과거 의학적 병력, 사회 병력, 사회적 습관, 기능적 상태, 관련 진단 검사(Boissonnault, 2010; Bickley, 2013). 환자의 신경학적 상태를 평가할 때 무감각, 따끔거림, 약화, 시각적 변화, 언어 생성의 변화, 인지 변화 또는 어지러움과 같은 신경학적 장애의 지표에 주의한다. 문제의 성격, 발병 날짜 이후의 시간 경과 및 환자 증상을 유발하거나 완화시키는 요인을 더 잘 이해하기 위해 더 특별한 질문을 한다. 일부 환경에서는 초기 환자 면담 전에 환자 또는 간병인이 완료한 일반적인 건강 체크리스트뿐 아니라 더 세부적인 병력 설문지를 사용하여, 신경학적 검사 동안 다룰 특정 영역을 선택하기 위해 기초를 제공한다(Boissonnault, 2010). 또한 이 정보는 잠재적인 여러 계통의 장애와 다른 건강 의료 제공자와의 의사소통 또는 추가적 조치가 필요할 수 있는 증상의 위치를 식별할 수 있다. 종종 이는 환자가 주된 관심사 또는 현재 상태를 연결할 수 없는 증상이다. 검사 전에 이러한 정보를 얻기 위해 체크리스트와 설문지를 사용하면 시간을 절약하고, 초기 환자 진료 시 환자 또는 간병인과 함께 얻은 정보를 검토할 수 있다. 환자의 검사 기간 초기에 이 정보를 얻는 것은 적절한 검사와 측정을 선택하는데 도움을 줄 뿐 아니라 환자의 시스템 검토를 완료하는데 중점을 둘 것이다.

환자의 병력을 작성하기 위해 정보를 수집하는 과정에서 신경계통의 다양한 구성 요소의 상태를 평가할 수 있다. 질문에 구두로 반응하는 능력은 환자의 인지 수준뿐만 아니라 말하기와 관련된 뇌신경의 완전함을 나타낸다. 서면 설문지를 작성하기 위해 필기구를 쉽게 조작 할 수 있는 능력은 감각과 손 기능의 완전함 뿐 아니라 관련 인지 과정을 반영한다. 신경계통의 명백한 구성 요소에 대한 관찰의 이용이나 적절한 추가적 검사는 선별검사의 소개 시 통합될 것이다.

시스템 검토 Review of Systems

시스템의 검토(ROS) 체계 내에서 신경학적 검진 또는 더 세부적인 신경학적 검사를 완료하는 것이 필수적이다. ROS는 초기 환자 방문 중에 완료되어야 하는 모든 주요 신체 기관 및 관련 증상에 관한 체계적인 조사이다(Nolan, 1996; Boissonnault, 2010). ROS는 환자의 건강 기록 외에도 환자 또는 간병인에게 증상을 최소한으로 확인 할 수 있으나 환자의 주요 호소와 관련이 있는 증상은 치료사가 확인 할 수 있도록 한다(Nolan, 1996; Bickley, 2013; Swartz, 2002). ROS 동안 환자의 일반적인 건강 상태에 대한 추가 정보를 얻게 되어 진단, 예후 및 치료 계획 수립에 도움이 된다(APTA, 2015). 적절한 중재 선택의 지침을 제공 할 수도 있다(APTA, 2015).

모든 환자에게 검토해야 할 인체 계통은 환자의 심혈관/폐, 피부계, 근육뼈대, 신경근육, 위장관, 비뇨/생식기, 혈액/림프계, 심리적, 신경계 및 내분비 계통의 생리적 및 해부학적 상태를 포함한다(Swartz, 2002; APTA, 2015). 환측, 인지, 언어 및 학습 스타일 뿐 아니라 의사소통 능력도 검토해야 한다(APTA, 2015). 예를 들어, 많은 환자들은 치료사와 함께 진료실에서 운동을 한 후에 자신의 가정 운동 프로그램 활동에 대해 서면 및 그림 설명을 선호하거나 필요로 한다. 물론, 환자의 주요 언어를 아는 것은 환자에게 의미있는 서면 설명을 제공하는 데 필수적이다.

요약하면, ROS를 포함한 초기 환자 상담에서 수집된 정보는 적절한 검사 및 측정 방법 선택과 환자 검사의 순서를 정하는 방법에 대한 정보를 제공한다. 가능한 경우 표준 도구 및 객관적 측정을 포함하여 환자의 손상, 활동 제한 및 참여 제한의 위치 및 심각도를 식별하는 검사 및 조치를 선택해야 한다.

생각해 볼 점 3.1

- 각 환사와 함께 시스템 검토(ROS)를 완료하는 것이 중요한 이유는 무엇인가?
- 여러 계통의 관련을 제외하기 위해 도움이 되는 질문은 무엇인가?

검사와 측정 Tests and Measures

개별 환자에 대한 적절한 검사 및 조치를 선택할 때 여러 요소를 고려해야 한다. 전문적 치료사는 4~13장에서 설명한 것과 같이 선택할 수 있는 다양한 도구, 검사 및 측정법을 가지고 있으며, 치료사는 특정 환자에 대해 가장 적절한 조치를 신중하고 의도적으로 선택해야 한다. 환자 관찰 및 병력 조사 중에 얻은 정보는 수어진 환자에게 선택된 특정 검사 및 측정에 영향을 미치는 두 가지 중요한 요소이다(APTA, 2015; Boissonnault, 1995). 또한 각 환자가 다음 영역과 비교하여 어떻게 제시 할 것인지에 대한 고려가 있어야 한다(Randall, 2000).

1. 환자의 현재 기능 상태는 무엇인가? 환자는 통원치료 또는 비통원치료 환자인가? 그 사람은 집 밖에서 일하는가? 일상생활(ADL)의 완전한 활동을 위해 도움이 필요한가?
2. 환자의 현재 인지 상태는 무엇인가? 환자의 의식이 손상되지 않았는가? 또는 환자가 혼동, 지남력 장애 또는 방향감에 어려움이 있는가?
3. 환자를 치료할 임상 환경은 무엇인가? 예를 들어, 입원, 급성 재활 환경, 외래 환자, 가정 건강 또는 장기 보호 시설 또는 학교인가?
4. 환자의 주요 관심사는 무엇인가? 예를 들어, 환자가 왜 치료를 받는가? 환자는 운동관점에서 무엇을 가장 달성하기를 원하는가?
5. 회복을 위한 환자의 목표와 적절한 예상은 무엇인가? 이것은 급성, 만성 또는 진행성 질환인가? 가족 또는 비가족 간병인의 형태로 지원 체계가 있는가?
6. 생활 환경은 어떤가? 집으로 돌아가거나 생활 보조 시설이 지원되는 환경에서 생활 할 수 있는가? 그 사람은 혼자 살고 있는가? 집이나 집 현관, 집 안에 계단이 있는가?

치료사는 가능한 경우 입원환자의 재활 환경에서 사용되는 5번 앉았다 서기 검사(Wang, 2011; Bohannon, 2007, Mong, 2010, Paul, 2012) 2010; Landers, 2008), 동적 보행 지수(Medley, 2006, Wrisley, 2010, Kadivar, 2011, Lin, 2011)와 기능적 독립성 측정(FIM)(Cournan, 2011, Ravaud, 1999, Stineman, 1996, Linacre, 1994)처럼 표준화된 결과를 산출하는 측정 도구를 선택해야 한다 적절한 결과의 척도는 임상가가 현실적인 치료 목표를 설정, 치료 과정에서 환자의 진행 상태를 모니터링, 치료사가 효율적이고 효과적인 중재 전략을 개발할 수 있게 하고, 제시된 목표를 달성하는데 필요한 치료 기간을 예측할 수 있게 해준다.

측정 도구는 일반적으로 다음과 같이 분류 할 수 있다. (1) 손상된 신체 계통/구조의 상태에 대한 객관적인 정보를 제공하기 위해 개발된 검진/검사(예; ROM 감소 또는 근력 감소). (2) 기능적 기술 항목이 있는 기능적 도구 또는 (3) 두 가지를 모두 포함하는 도구. 예를 들어, 기능적 뻗기 검사(Functional Reach Test) 및 버그 균형 검사(Berg Balance Test)와 같은 도구는 환자의 평형과 균형을 반영해 특정 능력이나 기술에 대한 환자의 수행력을 측정하도록 설계되었다(Blum, 2008, Muir, 2008, Conradsson, 2007, Zwick 2000, Duncan, 1990, Weiner, 1992, Berg, 1993, Berg, 1989, Berg, 1995, Berg, 1992, Keith, 1987). UPDRS(Unified Parkinson's Disease Rating Scale)는 환자의 표준화 점수를 산출하고, 손상과 기능적 항목을 함께 제공하는 측정 도구의 한 예이다(Goetz, 2003). 이러한 유형의 측정은 종종 치료 중 환자의 진행 상황을 반영하는 점수 또는 점수 합계를 제공한다.

선택한 기능적 도구가 포괄적 일수록 관리 시간이 오래 걸린다. 예를 들어, 포괄적인 멀티마스킹 도구인 FIM은 상대적으로 빠른 기능적 뻗기 검사(Functional Reach Test) 보다 훨씬 오래 걸린다(Cournan, 2011, Linacre, 1994, Stineman, 1996, Ravaud, 1999, Duncan, 1990, Weiner, 1992, Berg, 1993). 보행, 계단 오르기, 화장실 사용, 이동 완료 등 환자가 여러 가지 중요한 기능을 수행할 수 있는 능력에 대한 정보가 비교적 풍부하기 때문에 FIM 제공과 관련된 시간은 정당화 될 수 있다. FIM은 또한 재활 프로그램의 효과와 효율성을 평가하고 전국의 시설을 비교하는 데 사용되었다. 궁극적으로 주어진 도구를 관리하는데 필요한 시간을 현명하게 선택해야 하며, 최적의 중재 전략을 개발하는데 필요한 결과를 제공할 검사와 측정에 우선순위를 두어야 한다. 또한, 치료 설정과 관련한 필요한 정보를 유념한다. 외래 환자 진료와 급성 입원 환자의 재활 설정은 환자 증상의 시작과 관련하여 검사 시기가 달라지기 때문에 여러 가지 어려움을 겪었다.

대부분의 경우, 도수근육검사(MMT)와 같은 손상 기반 검사는 특정 기능 검사 도구보다 임상의가 수행하는데 훨씬 더 익숙할 수 있다. 이러한 친숙함에도 불구하고, 임상의는 평가 절차가 신뢰할 수 있는 결과로 이어지도록 보장하기 위해 손상 검사를 완료 시 주의해야 한다. 예를 들어, MMT는 표준화된 MMT 검사 절차 및 자세에 따라 수행되어야 하며, 환자가 선택적으로 분리된 움직임을 만들 수 있다고 가정하거나, 근력 측정을 하기 위해 근력계(dynamometry) 같은 객관적 측정 도구를 사용해야 한다. 중재의 가장 중요한 점인 완전한 기능적 기술을 완수 할 수 있는 환자의 능력에 손상 검사 결과를 연계할 필요가 있다. 예를 들어, 어깨 ROM의 제한 또는 감소는 환자가 ADL을 완수하거나 팔을 포함하는 기능적 기술을 완수하지 못하는 경우에만 치료할 만큼 중요할 수 있다. 감소된 어깨 ROM이 이차적 손상이고 완전한 기능적 활동을 완수하는 환자의 능력에 부정적인 영향을 미치지 않는다면, 이는 치료에 우선 순위를 두어야 하는 것은 아니다.

특정 신체 계통을 검사한 결과 얻은 정보와 결합된 기능적 평가 결과는 가장 적절한 치료 계획의 개발 및 제공을 위한 기반을 제공한다. 검사 과정을 완료하는데 있어 체계적 또는 특정 순서(예; 위에서 아래, 환측과 건측, 또는 근육분절에 의한 피부분절)를 염두해야 한다. 관찰된 비정상과 관련된 질적인 것 뿐아니라, 일부 결여의 특징에 주의하라. 이것은 신체의 특정 분포, 운동 장애의 질 및 결여 정도(과도한–, 낮은–, 없는–)의 정도를 포함하여 결여 범위에 대한 관찰을 신중히 문서화하는 것이 중요함을 의미한다.

시간이 지나며 경험과 함께, 치료사는 검사와 측정의 전체적인 레퍼토리를 개발할 것이다. 치료사는 환자들과 함께 사용하기로 선택한 검사 및 측정에 대한 심리 검사를 고려해야 하며, 이는 교재의 검토를 통해 더욱 완전하게 이해할 수 있다. 예를 들어, 사용된 각 검사 및 측정 신뢰도는 의도된 환자 집단과 함께 사용하기에 적합한 수준으로 설정되어야 한다. 가장 기본적인 형태의 **신뢰성**은 시간이 지남에 따라 반복되는 측정의 일관성을 나타낸다. 치료사는 측정자 내, 측정자 간, 검사–재검사 및 피실험자 내 실현성을 포함한 검사 및 측정 방법을 선택할 때 특정 형태의 신뢰도를 고려해야 한다. 이러한 형태의 신뢰도는 표 3–3에 요약되어 있다.

신뢰성과 연관된 통계적 특성은 타당성이다. **타당성**은 검사나 측정이 실제 측정하려는 것이 무엇인지 측정하는 정도이다. 타당성의 형태에는 구성, 내용, 기준 타당도, 동시 및 예측 타당성의 개념을 포함한다. 이러한 유형은 표 3–4에 설명되어 있으며 특정 환자에게 주어진 검사 또는 척도를 선택하기 전에 치료사가 고려해야 한다.

또한, 선택한 검진 및 측정이 본질적으로 주관적인지 객관적인지, 그리고 정성적 또는 정량적 검사 결과를 제공하도록 고안되었는지 여부를 고려하는 것이 중요하다. 일부 감각 검사와 통증 평가 척도와 같은 주관적인 검사와 측정은 현재의 징후와 증상에 대한 환자의 인지도 또는 장애 정도에 대한 판단을 치료사에게 제공한다. 또는 기능과 장애에 대한 객관적 측정은 치료자가 환자의 목표와 적절한 중재 전략을 수립하며, 환자 과정을 측정하는 방법을 제공해 정량화가 가능한 기초를 제공한다. 또한, 치료사의 평가에 이용된 *질적*인 측정은 환자의 반응이 없는지, 감소했는지, 과도한지를 수행력의 특성을 기술할 경우, 검사와 측정은 본질적으로 더 *정량적인* 결과를 제공하며, 그것은 객관적이고 환자 과정의 측정과 적절한 결과를 수립하는 것과 더 쉽게 연결된다. 각 환자와 함께 검사와 측정을 선

표 3–3 신뢰도의 유형

용어	정의
신뢰도(Reliability)	반복되는 측정의 일관성에 대한 측정도의 표현
측정자 내 신뢰도(Intrarater Reliability)	한 평가자가 얼마나 일관되게 점수를 하나의 답변 구성에 각각 측정하는 정도
측정자 간(Interrater Reliability)	다른 평가자가 일관되게 동일한 반응에 점수를 주는 방법
검사–재검사(Test–retest Reliability)	시간이 지남에 따라 피실험자가 같은 검사 또는 측정 시 일관되게 수행하는 정도
피실험자 내(Intrasubject Reliability)	대상자가 시간이 지남에 따라 얼마나 일관되게 수행하는 정도

표 3–4 타당성의 유형

용어	정의
타당성(Validity)	검사 또는 측정이 실제로 의도한 바를 측정하고 의미있는 정보를 제공하는 정도
구성(Construct)	검사 또는 측정을 기반으로 개요 구성의 타당성
내용(Content)	시험 또는 척도의 범위로 측정된 구인의 완전한 표현
기준(Criterion)	하나의 시험이나 측정이 일부 특정 결과에 체계적으로 관련된 정도(병행 및 예측 포함)
병행(Concurrent)	새로운 시험 또는 측정이 확립된 또는 표준화된 시험 또는 측정의 관련된 정도
예측(Predictive)	시험 또는 측정이 미래의 기능 또는 수행력을 예측할 수 있는 정도

택할 때 네 가지 특성 모두를 고려한다.

이러한 통계적 특성을 고려하면 치료사는 전체적인 검사 및 측정의 전체적인 순서를 선택하고, 개개의 환자가 자신의 세계에서 움직이고 기능할 수 있는 능력에 대해 정확하고, 신뢰 가능한 유효한 결과를 제공할 수 있다. 4장에서 13장은 신경근육 질환과 관련된 각 신경운동 계통에 대한 구체적인 검진 절차와 평가 과정을 자세히 설명한다. 이 장에서는 신경근육 장애 및 관련 손상의 결과 활동 제한을 평가하는 측정법에 대해서도 논의할 것이다. 그러나 당신은 환자 상담 과정에서 수집된 정보와 이 장의 다음 부분에서 설명하는 선별검사를 토대로 보다 세부적인 평가가 필요한 구성 요소를 먼저 결정해야 한다.

생각해 볼 점 3.2

- 적절한 검사와 측정을 선택할 때 고려해야 할 요소는 무엇인가?
- 표준화된 검사와 측정법을 사용하는 치료사에게 주는 가치는 무엇인가?
- 주관적인 방법으로 유용한 정보를 어떻게 얻을 수 있는가?
- 객관적 측정이 당신에게 유용한 정보를 구체적으로 제공할 수 있는 방법은 무엇인가?

신경학적 선별검진
Neurological Screening Examination

알려진 또는 의심되는 신경학적 병변이 없는 경우, 임상가는 환자의 병력을 완료 후 신경학적 검진을 수행하는 것이 적절한다. 선별검진의 목적은 좀 더 심도깊은 신경학적 검사를 위해 필요한 것을 "포함" 또는 "배제"해야 한다.

비신경학적 의학 진단이 있는 환자에게 전체 선별검사를 완성해야 하지만, 최근의 의학적 검사를 받은 환자와 그렇지 않은 환자의 다양한 구성 요소에 대한 관심은 다를 것이다. 신경학적 진단을 받은 환자의 경우, 선별검사 일부는 진단받은 신경계통의 구성요소가 완전함을 확인하기 위해 사용될 것이며, 알려진 또는 의심되는 손상의 영역을 평가하기 위해 더 자세한 검사가 수행된다. 예를 들어, 최근의 소뇌 병변을 포함한 진단을 받은 환자는 종종 정상적인 근력이 있으나, 치료사는 활동 떨림과 운동실조 장애가 있는 어색한 움직임을 관찰할 수 있다. 이 경우 치료사는 환자의 근력과 감각의 빠른 선별을 따라 환자의 협응 검사를 통해 보다 더 철저한 검사를 원할 것이다. 어떤 계통이 작동하는지 알면 환자에게 어떤 치료 활동이 가능한지 파악하고, 환자의 손상과 기능 제한에 보다 구체적인 치료 계획을 개발할 수 있다.

선별검사는 가능한 한 빨리 완료되어야 한다. 검사 실행과 함께 검사자는 4분 내 신경학적 선별검사를 수행할 수 있어야 한다(Goldberg, 2004). 숙련된 검사자는 특정 검사 이외에 관찰을 통해 정보를 수집해서 더 자세한 평가가 필요한지 여부를 결정한다. 만약 결여 부분이 발견되면 발견 결과의 매개 변수와 특성을 문서화해야 한다. 결여의 범위와 분포는 관련 증상과 위치를 설명하고, 결과를 그룹화 하는데 도움을 주며, 장애의 병태생리학 및 해부학적 기초에 대한 단서를 제공한다. 예를 들어, 감각 손실의 분포는 말초 신경 병변과 척수 수준의 피부분절 장애를 구별한다. 비정상적인 기능은 부분적으로 손상된 기능(hypo-), 반응이 없는 또는 과도한(hyper-) 반응을 구별하기 위해 기록되어야 한다. 신경학적 검사의 일부 영역은 감각 검사처럼 주관적이기 때문에, 양적 및 질적 서술을 제공하는 것이 중요하다.

몇 가지 주요 분야는 신경학적 선별검진에 중점되어야 한다(Goldberg, 2004). 이것은 다음을 포함한다:

1. 정신 상태
2. 뇌신경
3. 운동
4. 반사
5. 감각
6. 협응
7. 서기와 보행

표 3-5는 신경학적 선별검진을 수행하는 과정이나 흐름을 요약하였다.

정신 상태 Mental Status

환자의 정신 상태에 대한 선별검사는 환자의 주의력, 지남력, 기억력(특히 뇌 손상이 있는 경우 오래된 기억보다 최근 기억이 더 빨리 악화), 일반적인 인지 기능에 평가의 초점을 둬야 한다(Goldberg, 2004). 인지 검사에 대한 더 자세한 설명은 4장을 참고한다. 신경학적 선별검사의 정신 상태 부분의 지침은 약어로 "FOGS"를 사용한다

표 3-5 간단한 신경학적 선별검진

(마지막 부분까지 개별적으로 앉아 실시)

병력 청취

상담하는 동안 검사자는 다음을 평가한다:

- 정신 상태
- 음성(내용-겉질 및 음성의 질-뇌 신경)
- 시각(시력)

뇌 신경

- 시야 확인(CN II)
- 안구 운동을 확인하고(CN III, IV, VI), 눈떨림을 주시한다.
- 삼차신경(CN V)의 3개 가지의 촉각 검사-감각 검사 부분에서 언급
- 깨물근/관자근 촉진 또는 아래 턱 앞으로 내밀기(CN V)
- 얼굴 근육 검사: 미소, 주름, 눈감기, 눈썹 올리기(CN VII-위와 아래)
- 귀 옆에 손가락을 문지르기(CN VIII)
- 입을 벌려 "아"라고 말하고 혀를 내밀기(CN IX, X/CN XII)

운동 기능

- 팔 들어 올리기 확인
- 어깨세모근, 위팔두갈래근, 위팔세갈래근, 손목 폄근, 쥐기 검사
- 엉덩관절 굽힘, 무릎 굽힘과 폄, 발목 등쪽굽힘
- 엉덩관절 폄근(서기 위해) 및 서서 발바닥 굽힘근(껑충 뛰거나, 발가락 한쪽 또는 양쪽 올리기)-입각기와 보행 부분에서 언급

반사

- 깊은 힘줄 반사 검사(두갈래근, 세갈래근, 위팔 노근, 무릎, 발목)
- Babinski 검사(표시된 경우)
- 유아 및 어린이를 위한 발달학적 반사 검사(예: 초기 긴장성 반사, 평형반사, 보호반사 정위반사)

감각

- 얼굴, 어깨 끝, 아래팔, 손, 넙다리, 발의 가쪽면, 엄지발가락, 다리의 안쪽면에 대해 촉각 검사
- 입체감각인식 검사

협응

- 손가락-코 검사와 발-뒤꿈치 검사
- 팔과 다리의 대칭적 움직임을 빠르게 검사

서기와 보행

- 앉았다 서기로 움직일 때에 엉덩이/무릎 근력을 주시.
- 정상 및 뒤꿈치-발가락(일자보행) 걷기 관찰
- Romberg 검사 수행

(Goldberg, 2004). 약자 FOGS는 **가족**에 대한 기억 상실, 환자의 **지남력**, **일반** 정보 및 **철자**를 나타낸다.

시작을 위해 환자의 기본 각성 수준과 과제 수행 능력을 평가하여 환자가 "몽롱한" 상태인지 여부를 결정한다(Goldberg, 2004). 환자는 주의하고 있는가? 환자가 기면 상태이거나 현재 상황에서 "잠드는" 경향이 있는가? 환자는 반혼수(유해성 자극으로 각성되었지만, 질문에 대답할 정도로 깨어있지 않음)인가? 환자는 혼수 상태에 있는가(유해 자극에 각성되지 않음)? 만약 마지막 2가지 조건 중 하나가 존재하는 경우, 선별검사 과정은 종료되고, 자세한 신경 검사가 순서대로 진행된다. 대부분의 경우 이 상세한 정보는 환자의 차드에서 이용될 수 있으므로, 환자의 상태와 관련된 기능을 선택적으로 검사 할 수 있다.

가족 이야기는 환자의 현재 상태를 보여주며, 초기 물리치료 기간 동안 개인이 어떻게 표현하는지를 이해하는데 중요한 역할을 할 수 있다. 가족 구성원이나 지원자는

환자가 보여준 기억 상실의 패턴에 대한 정보를 전할 수 있다. 기억 상실이 비교적 최근인지 또는 장기간에 걸쳐 일반적으로 기억이 감소한 경우 가족에게 물어보는 것이 도움이 될 수 있다.

사람, 장소 및 시간에 대한 환자의 지남력은 인지 선별의 출발점이다. 이는 간접적 또는 직접적으로 환자에게 무례하거나 또는 당황하는 것을 피하기 위해 재치있게 할 수 있다(Goldberg, 2004). 환자가 이 정보에 대해 직접적으로 언급하는 경우, 각 질문에 대한 실제 답변에 초점을 맞추기보다는 가능한 한 빨리 일상적인 질문에 대답하도록 환자에게 요청하는 맥락에서 수행해야 한다(Goldberg, 2004).

표준적 병력 상담 동안 질문에 대한 환자의 반응이 개인의 정보 회상에 관한 질문을 제기하는 경우, 표준 절차는 환자가 일반적 정보를 회상하는 능력을 평가하기 위한 것이다. 이것은 환자에게 미국 대통령과 부통령의 이름을 묻거나, 최근의 현재 사건을 설명하도록 요구함으로써 수행될 수 있다.

FOGS 접근법의 마지막 부분은 철자이다. 환자에게 "world"라는 단어의 앞뒤 철자를 물어본다. 환자가 "world" 앞의 철자를 말할 수 있다면, 이는 환자가 철자를 쓸 수 있음을 나타내고, 기관의 신경학적 결손이 없는 경우 환자는 동일한 단어를 뒤쪽도 쓸 수 있어야 한다(Goldberg, 2004). 그러나 환자가 쓸 수 없는 경우, 환자에게 100을 3씩 뒤부터 계산하도록 요청하거나, 정보에 대해 계산을 수행할 수 있는 환자의 능력을 평가하기 위해 환자에게 7자리 숫자를 반복하도록 요청한다.

상담 과정 동안, 의사소통과 환자 언어의 질(뇌신경 VII, IX, X 및 XII의 상태를 표시), 반응의 내용(겉질 수준의 기능) 및 환자가 설문지를 완성 할 때 의사소통을 위한 시각적 정보의 이해와 검사 영역에 멀리 있는 물체를 확인하도록 요청할 때, 관련 정보를 수집할 수 있다. 뇌신경 VII의 기능을 평가하기 위해 환자의 얼굴 표정을 주시한다.

뇌 신경 Cranial Nerves

신경학적 선별의 다음 부분은 뇌신경의 완전성 평가이다. 평가의 깊이와 정확성은 환자의 병력 및 기능이 손상 여부는 암시하는 다른 징후에 있다. 앞에서 언급했듯 검사의 이 부분을 시작하기 전에 규칙적인 또는 순차적인 검사 순서를 고려한다. 이 부분에서는 정상적인 뇌신경 기능과 함께 뇌신경의 완전성을 평가하는데 사용할 수 있는 주요 검사의 개요를 설명한다. 표 3-6에는 이 정보가 요약되어 제공된다. 그러나 선별검사는 최초 상담 과정에서 수집한 정보에 따라 각 기능을 검사하지 않아도 된다. 뇌신경은 표 3-6에서 숫자 순서대로 표시되지 않았다. 오히려, 그들은 기능과 환자 검사의 용의성에 의해 "함께 연결"된다. 7장(뇌신경 검사)과 8장(안뜰 검사)은 뇌신경 기능 평가에 대한 자세한 정보를 제공한다.

뇌신경 I(후각)의 기능 장애는 냄새 감각이 맛을 느끼는 감각을 방해하기 때문에 음식의 맛이 변했다는 환자의 보고에 의해 나타난다(Deems, 1991). 개인의 우세에서, 후각 평가는 수행되지 않았다. 노인, 알츠하이머병 환자, 머리 외상 후, 냄새 감각 소실이 더 흔하기 때문에, 이러한 개인들에게는 선별검사가 적절할 수 있다. 이는 혼자 시간을 보내며, 연기 냄새와 같은 위험 신호에 대해 경계하기 위해 냄새 감각을 필요로 하는 개인에게는 특히 그렇다.

환자의 정보가 수집되는 동안 눈의 기능과 연관된 뇌신경(뇌신경 II-시각, III-눈돌림, IV-도르래 및 VI-갓돌림)의 선별검사가 시작될 수 있다. 환자가 정보를 수집하는데 사용되는 서류를 읽을 수 없는 경우, 시력이 나쁘지 않아도 읽을 수 없는 문제가 발생할 수 있지만, 시력은 부적절 할 수 있다(CN II 기능). 환자의 얼굴을 직접 바라볼 때 눈꺼풀이 대칭이고 처진 증상이 보이지 않으면(눈꺼풀 처짐 없음), 뇌신경 III 기능이 손상되지 않았을 것이다. 만약 동공 크기가 같지 않은 경우, 뇌신경 II 및 III의 기능에 대한 추가 검사가 되어야 한다.

뇌신경 II(시각 신경)의 특별 선별검사는 중심 시야와 주변 시야를 평가함으로써 수행된다. 원거리 시력 평가는 스넬렌(Snellen) 차트를 통해 정식으로 수행되거나 비공식적으로 환자에게 방에 놓여진 시계의 시간을 알려달라고 요청함으로써 수행할 수 있다. 환자가 신문이나 잡지에서 인쇄물에서 읽을 수 있는 가장 작은 유형을 읽어보도록 요청하면 정보를 수집하는 빠른 방법을 제공하지만 Rosenbaum 포켓 카드를 근거리 시력에 사용할 수 있다. 요청은 환자가 읽을 수 있는지 없는지에 따라 환자에게 맞춰야 한다. 환자의 중심 시력에 대한 오역을 방지하기 위해 한 번에 한 눈씩만 검사해야 한다.

주변 시력은 당신의 코를 보면서 환자가 한쪽 눈을 가리게 하여 검사 할 수 있다. 환자가 눈을 움직이지 않는 것이 중요하다. 위쪽 시각 영역에서 두 손의 검지손가락을 흔들

표 3-6 뇌신경 선별*

뇌신경	정상 기능	주요 선별검사
I – 후각신경	냄새 감각	환자에게 약한 물질의 냄새를 확인하도록 한다. 예, 각 콧구멍에 향기나는 비누, 커피, 바닐라, 오렌지 및 민트 등
II – 시각신경	시력(중앙 시력) 주변시력	환자에게 Snellen 시력표 또는 Rosenbaum 포켓 카드를 읽도록 한다. 환자에게 한쪽 눈을 가리고 코를 보고 손가락이 어느쪽으로 움직이는지 알려준다. 각 시야의 선별을 위해 당신의 손 위 아래로 움직이며, 각 눈을 반복한다.
III – 눈돌림신경	빛에 동공반응	환자의 동공이 간단한 광원에 어떻게 반응하는지 관찰한다. 대칭과 처짐이 없는 눈꺼풀의 위치를 관찰한다.
IV – 도르래신경	눈의 위치 및 정렬	환자에게 눈을 움직여 움직이는 물체를 따라가도록 한다. 왼쪽 눈과 오른쪽 눈 모두에 초점을 맞춘다. 환자의 눈의 위치를 관찰한다.
VI – 갓돌림신경	눈의 위치	환자의 눈의 위치를 관찰한다.
V – 삼차신경	얼굴 감각 턱의 운동기능(씹기)	당신의 손가락으로 환자 얼굴의 이마에서 시작해 턱으로 자극을 내려가며 가볍게 이동한다. 환자가 양치질을 하는 동안 깨물근과 관자근을 촉진하고, 환자에게 입을 약간 열어 턱을 앞쪽으로 당겨 내밀게 한다.
VII – 얼굴신경	얼굴 표정	환자에게 미소 짓고, 입술을 오므리고, 뺨을 부풀리고, 눈을 꽉 감고, 눈썹을 올려보라고 한다.
VIII – 속귀신경	청각	검지와 엄지손가락을 환자의 귀 밖에서 함께 문질러 환자에게 소리가 들리는 귀를 가리키도록 한다.
IX – 혀인두신경	발성 질/성대 강도 구역반사	환자의 발성 질을 들어본다. 구역 반사를 유발한다.
X – 미주신경	입천장의 올림	환자에게 "아"라고 말하도록 한다.
XII – 혀밑신경	혀의 움직임	환자에게 혀를 내밀거나 뺨의 양쪽면을 혀로 밀도록 한다.
XI – 부신경	어깨 올림	도수 저항(운동 검사 시작)에 대해 어깨를 으쓱하도록 한다.

* 주의: 뇌신경의 순서는 선별될 순서/그룹으로 나열되어 있다.

어 움직인 면의 지점이나 위치를 가리키도록 환자에게 요청한다. 이것은 아래쪽 영역에 대해서도 반복된다. 코에 시선을 유지하면서 다른 쪽 눈을 가리고 환자와 반복한다. 이 눈에서는 두 손을 모두 위쪽 영역에 놓고, 단지 당신의 오른손 검지손가락만 흔들면 된다. 이렇게 하면 환자가 두 손가락을 흔들고 있다고 추측하거나 가정하지 못하게 된다. 마지막으로, 환자에게 두 손가락 모두 아래쪽 영역에서 흔든 후에 어떤 손가락이 움직였는지 확인하도록 한다.

뇌신경 III, IV, VI의 완전성에 대한 선별 평가는 각 시야 영역을 통해 펜의 끝부분, 손가락 또는 빛과 같이 움직이는 물체를 환자에게 따라가도록 간단히 요청함으로써 완료 될 수 있다(오른쪽, 왼쪽, 위, 중간, 아래). 한쪽 눈을 갓돌림하는 것이 어려우면 뇌신경 VI의 추가 평가가 필요하다. 각 부분의 마지막 부분에서 잠깐 멈추게 해 주시유발 안진을 선별검사 할 수 있다. 환자가 똑바로 앞을 볼 때 환자의 눈의 위치를 관찰하는 것도 중요하다(CN IV/VI). (자세한 내용은 7장을 참조한다.)

얼굴 검사는 뇌신경 V(삼차 신경) 및 VII(얼굴 신경)의 기능을 빠르게 평가한다. 뇌신경 V의 감각 기능은 이마의 옆면에서 시작하여 뺨을 가로 질러 턱 아래에서 끝나는 얼굴의 옆쪽을 아래쪽으로 검지손가락을 가볍게 움직여 검사 할 수 있다. 환자는 터치 감각이 모든 영역에서 지속적으로 느껴지고, 양쪽에서 같은 느낌인지를 묻는 질문을 받았다. 차이에 대한 어떤 징후는 더 세부적으로 조사해야 한다(7장). 효율성을 위해 얼굴의 감각 테스트는 이 장의 뒷부분에 설명된 신체 감각 검사와 결합될 수 있다.

삼차 신경의 운동 기능은 환자가 이를 꽉 물도록 요구하는 동안 깨물근과 관자 근육을 촉진함으로써 빠르게 검사될 수 있다. 양측이 대칭적인 느낌이 없거나 근육량이 예상보다 감소하면 추가 검사가 제시된다. 편차가 있을 때 입을 약간 벌려 아래턱을 앞으로 내밀도록 환자에게 요청하라. 또는 환자의 턱 아래 당신의 손을 데고, 턱의 움직임에 저항하는 동안 입을 벌리도록 환자에게 요청한다. 움직임은 부드럽게 발생해야 한다. 7장은 뇌신경 V의 완전성에 대해 질문이 있을 때 수행할 수 있는 Jaw Jerk Test와 같은 추가적 평가에 대해 설명한다.

뇌신경 VII(얼굴)의 위와 아래 가지는 환자에게 미소, 뺨을 부풀리고, 눈을 단단히 감고, 눈썹을 올리며 검사 할 수 있다. 관찰은 환자의 얼굴의 한쪽 또는 양쪽에 비대칭 또는 약화가 있는지 여부에 초점을 두어야 하고, 이는 특정 안면 근육의 기능 검사를 필요로 한다.

속귀 신경(뇌 신경 VIII)의 청각 기능을 신속히 검사하려면 환자의 귀 밖에서 엄지와 검지손가락을 함께 문질러 소리가 들리는 쪽의 귀를 가리키도록 환자에게 요청한다. 결손이 있는 경우, 전도성 또는 감각신경성 소실인지 여부를 결정해야 한다. 자세한 내용은 7장과 8장을 참조한다.

환자가 현기증이나 균형 문제를 보고하면 환자 상담 동안 뇌신경 VIII의 안뜰 부분에 대한 문제가 제기될 수 있다. 안뜰 장애의 지표와 관류저하 또는 저혈당을 나타내는 "약간 어지러운(lightheaded)"이라는 단어의 사용을 구별하기 위해 현기증에 대한 환자의 보고에 대해 질문하는 것이 중요하다. 선별검사의 운동 부분 동안 발-뒤꿈치 걷기 운동이나 앉아 있거나 서있는 동안 다섯 번의 머리를 수평면에서 돌리는 활동 중 균형 문제는 제8장에서 설명된 안뜰 기능의 특정 평가에 대한 필요성을 나타낸다.

뇌신경 IX(혀인두), X(미주), XII(혀밑)의 특별한 기능의 더 세부적인 평가가 필요한 뇌줄기 수준의 관련에 대해 의견이 없으면, 선별검사는 환자의 발성의 질을 듣고(CN IX), 환자에게 입을 열어, "아" 하고 말하게 한 후 혀를 내밀라고 요청하며 수행할 수 있다(CN XII). 구역반사(CN IX)를 유발하는 것은 불쾌한 절차이며, 일반적으로 뇌신경 선별에 포함되지는 않았다.

뇌신경 선별 순서의 구성 요소는 여전히 있지만, 더부신경(CN XI) 검사는 운동기능의 선별의 첫 번째 구성요소가 된다. 더부신경 기능의 신속한 평가는 환자가 수동 저항에 대항해 어깨를 들어 올리도록(으쓱하다) 요청함으로써 수행된다.

특별한 뇌검사는 유아, 어린이 및 방향을 따르는 인지 또는 언어 능력이 부족한 나이가 있는 어린이에게 어려움이 있다. 이 경우 적응이 요구된다.

운동 검진 Motor Examination

신경학적 선별검진에서 운동 검진은 비교적 단순하고 간단한다. 팔다리의 시각적 검사가 배경정보를 제공한다. 근육 소모, 근육 다발, 관절의 비정상적인 위치, 또는 정상적으로 중력에 대항하여 팔다리를 움직일 수 없는 등의 현재 증상을 주시하면 더 심도깊은 평가가 가능하다. 검사실로 걸어 들어가 의자에 앉을 수 있는 능력을 포함하여 환자의 움직임이 정상적으로 나타나는 경우라면, 선별검사가 신속하게 진행될 수 있다.

팔의 빠른 선별검사는 환자가 눈을 감고 어깨 90° 굴곡하여 팔꿈치를 쭉 펴고 손바닥을 약 15~30초 동안 위로 가도록 수행한다. 이 선별검사 도구는 공식적으로 Pronator Drift 검사라고 불린다. 팔에 약화가 있다면, 손상된 손이 천천히 아래로 내려가거나, 엎침(손바닥이 중심선을 향애 돌림된다.)된다. 두 팔이 모두 아래로 내려가면 약화는 양측성이다. 만약 팔의 한쪽이 올라가면 현재 소뇌의 장애가 있을 수 있으므로 조사해야 한다. 고유수용감각 결여는 팔을 일정한 자세로 유지하는데 어려움을 줄 수 있다.

환자가 앉은 상태에서 어깨세모근의 양측 검사(겨드랑신경, C5 지배), 위팔두갈래근(근육피부 신경, C5-6), 위팔세갈래근(노쪽, C7), 손목 폄근(노쪽, C6-8) 및 잡기(정중과 자쪽, C7-T1)의 동시에 양측 검사를 수행하여 팔 근력의 전체적 선별검사를 수행하며 진행한다. 이 검사의 의미는 특정 근력 등급의 설정이 아니라, 전체적 영역에 약화나 비대칭이 있는지 결정하는 것이다. 양측 검사는 비교 근거를 제공할 뿐 아니라, 검사의 효율성을 증가시킨다. 근력 검사를 수행하는 동안 추가 검사가 요구되는 비정상적 근긴장의 징후를 주시한다.

환자가 앉아있는 상태에서 다리 근육의 운동 선별검사를 계속 진행한다. 일반적으로 다리의 근력 검사는 요구 감소를 위해 한쪽에서만 수행한다. 양쪽의 전체적인 근력을 비교한다. 선별검사는 엉덩관절 굽힘근(허리엉치 신경얼기, L1-2), 무릎폄근(넙다리신경, L3-4), 무릎굽힘근(궁둥신경, L5-S1) 및 발목 등쪽굽힙근(깊은종아리신경,

L4–5)의 검사를 포함해 수행한다. 팔과 같이 근력 검사 시 다리의 관절 위치를 움직이는 동안, 달라지는 근육 긴장도와 비정상적 움직임 패턴이 있는지 주의한다. 근육 소모 또는 근막의 징후도 주시해야 한다.

환자가 앉았다가 서면서 움직일 때 엉덩이 폄근(아래 볼기, L5–S1)과 발바닥 굽힘근(뒤정강, S1)의 근력을 평가한 다음 발가락의 한쪽 또는 양쪽을 들어 올리기를 수행한다. 이 평가는 환자가 서있는 자세로 움직임을 요구하기 때문에, 서기와 보행을 다루는 선별검사의 마지막 부분까지와 보행을 다루는 화면의 마지막 부분까지 연기될 수 있다.

환자가 다른 검사를 수행할 목적으로 엎드린 자세를 취한다면, 다리 반대쪽 위팔의 Pronotator Drift 검사를 위해 다리는 환자가 무릎을 구부려 양쪽 다리가 수직이 되도록 한다. 약화가 있으면, 약한 쪽이 약 30초 후에 수직 위치에서 벗어나는 경향을 보인다. 통증이 있거나, 고유수용감각의 소실은 수직 자세를 유지할 수 없게 하는 원인이 된다.

이전에 설명한 운동 선별검사 동안 비정상적인 것이 발견되면, 보다 세부적인 운동신경 검사가 시행되어야 한다. 6장은 신경근육 환자 집단에 초점을 맞춰 ROM, 근육긴장도, 운동 조절, 협응, 근력 및 지구력의 고려 사항을 포함해 전반적인 신경운동 검사를 수행하는 방법에 대한 정보를 제공한다.

반사 Reflexes

환자가 앉은 상태에서 선별검사는 주요 반사 검사로 진행할 수 있다. 깊은 힘줄 반사가 소실, 감소, 과도한지, 반응이 비대칭적인지 주시한다. 주요 신경과 척수 뿌리의 체계적인 평가를 제공하는 적절한 순서가 표 3–7에 강조되어 있다. 이 선별검사의 일부분이나 병력에 상위 운동

표 3–7 깊은 힘줄 반사 검사

근육	신경 검사	척수 뿌리
두갈래근	근육 피부	C5–6
세갈래근	노신경	C7
위팔 노근	노신경	C6
손가락 굽힘근	정중신경/자신경	C8
넙다리네갈래근	넙다리신경	L3–4
아킬레스/발목 반사	정강신경	S1–2

신경세포 병변이 존재한다면, 당신은 발목의 간대성 경련을 위한 검사나, 발바닥 반응을 평가하여 Babinski 반응이 양성인지 여부를 판단 할 수 있다(자세한 설명은 6장을 참조).

감각 검진 Sensory Examination

감각 검진은 오른쪽과 왼쪽 손의 검지손가락과 가운데 손가락을 좌우 같은 압력을 사용하여 환자의 이마에서 시작하여 양 옆으로, 환자의 이마, 뺨, 목, 위팔, 아래팔, 손, 허벅지 가쪽, 종아리 가쪽, 발 가쪽, 엄지발가락, 그리고 종아리의 안쪽면까지 빠르고 약하게 손가락을 끌어내린다. 양쪽 동시 자극 동안 촉각이 느껴지지 않는 부위 또는 양쪽의 느낌이 다른 경우가 있는 경우 어디 부분인지 기록을 위해 환자에게 요청한다. 단어 찾기 어려움이나 조음 장애와 같은 의사소통 제한이 있는 환자의 경우 선별검사에 대한 수정이 필요할 수 있다. 이 경우 감각이 확인되면 환자가 머리를 끄덕이거나 손가락으로 가리키도록 하는 것이 유용할 수 있다.

환자의 눈을 감은 상태에서 동전, 열쇠, 닫힌 안전 핀 또는 종이 클립과 같은 작은 물건을 환자의 손바닥에 두고 입체 감각을 검사한다. 환자가 쉽게 조작 할 수 있고 물건을 식별할 수 있다면 감각 경로와 마루엽이 손상되지 않고, 손으로 세부적인 고유수용감각 검사가 필요하지 않았다(Campbell, 2012).

이전에 기술했듯 환자가 팔의 뻗침 자세를 유지할 수 있다면, 팔 근력의 빠른 선별과 팔의 고유수용감각은 아마도 손상되지 않은 상태이다. 발끝 부분의 고유수용감각 결여는 서기 또는 보행동안 기능을 수행하는데 어려움을 초래할 수 있으며, 사람이 움직임의 실시간 조절동안 고유수용감각 정보를 통합할 수 없으므로 어떤 연령 환자의 다른 기능적인 활동 중에 관찰될 수 있다.

고유수용감각, 가벼운 촉각, 또는 식별 감각과 관련된 손상이 의심된다면, 더 세부적인 평가가 요구된다. 촉감과 식별 검사의 세부 사항은 5장에 제시되어 있다.

협응 Coordination

팔의 협응은 환자에게 팔을 90°의 벌림 위치에 두고 눈을 감고 두 번째 손가락(왼쪽과 오른쪽)을 교대로 손가락 끝으로 코끝을 반복적으로 터치하여 검사한다. 각 반복마

다 움직임의 속도를 증가시키도록 환자에게 요청한다. 환자가 손가락과 환자의 코끝을 번갈아 가며 터치하여 손가락-코 검사의 다른 버전을 수행할 수 있다. 발뒤꿈치-정강이 검사는 환자에게 한쪽 다리로 다른 쪽 다리의 무릎의 앞에서 발목의 앞으로, 무릎 뒤에서 정강이를 따라 발의 발뒤꿈치까지 미끄러지도록 요청하여 다리 협응의 평가를 제공한다. 전형적으로 바로 누운 자세에서 수행되는 것으로 설명되며, 선별 평가의 목적을 위해 환자는 앉아있는 동안 작업을 수행하도록 요청받을 수 있다. 게다가 협응, 근력, 유연성은 앉은 자세에서 작업을 성공적으로 완료하는 능력에 영향을 미칠 것이라는 점을 명심해야 한다. 손가락-코 또는 발뒤꿈치-정강이 검사의 시도가 정확하게 수행되지만, 반복 시 수행 정도가 감소된다면, 그 문제는 관절의 위치 감각이나 근육 지구력의 손상일 수 있다. (Fuller, 2008)

신속한 교대 운동을 수행하는 능력은 또한 협응(맞섬운동반복) 평가에 사용될 수 있다. 다양한 검사를 사용할 수 있다. 팔에 대한 간단한 검사는 양손을 사용하여 엄지손가락과 검지손가락을 동시에 빠르게 두드리도록 환자에게 요청하는 것이다. 발 뒤꿈치가 지면/바닥에 있는 동안 환자가 바닥을 발 앞쪽으로 빠르고 가볍게 두드리며 발을 동시에 검사하라. 일반적으로 두드림은 빠르고 리듬감 있게 해야 한다. 협응 평가의 더 자세한 내용은 6장에 나와 있다.

서기와 보행 Stance and Gait

환자의 보행에 대한 평가는 환자가 검사 영역으로 걸어 들어갈 때 수행할 수 있으며, 환자 상담으로 주된 특이사항이 없고, 선별검사 결과가 정상이라면 충분할 수 있다. 엉덩이 및 무릎 폄근의 근력 평가는 환자가 앉았다가 서기로 이동할 때 이루어진다. 발바닥 굽힘근의 상태에 대한 특이사항이 있다면, 발바닥 굽힘근의 상태는 환자가 안전하게 작업을 수행하기에 균형이 적절하다고 가정하여 발가락의 한쪽 또는 양쪽의 올림을 수행하도록 요청함으로써 검사할 수 있다.

관찰을 근거로 환자의 앉기, 서기, 걷기 때 균형이 우려된다면, 환자에게 일자보행(즉, 이동 또는 보행 벨트의 사용을 포함해 세심한 주의와 함께 발뒤꿈치-발가락 걷기)을 요청할 수 있다. 또한, 균형 결여가 의심되는 경우, 환자가 서 있을 때 뒤쪽 동요에 대한 환자의 반응은 문제 원인의 통찰력을 제공할 수 있다. 동요에 대한 환자의 반응은 또한 환자가 균형을 유지하기 위해 이용하는 움직임 전략에 대한 통찰력을 제공한다. 환자가 일자보행에 어려움이 있는 경우, Romberg 검사를 실시하여 균형 결여 원인에 대한 추가 정보를 모을 수 있다. 이 검사를 하는 동안 환자에게 두 발을 모으고, 눈을 감은 상태에서 최대 30초 동안 정적 균형을 유지하도록 한다.

앞에서 설명한 기능 선별 항목의 어려움은 추가적 균형 평가가 필요하다는 것을 나타낸다. 9장에서는 균형과 평형 평가에 대한 자세한 정보를 제공한다.

신경학적 진단을 알고 있거나 의심되는 환자의 검진/평가
Examination/Evaluation in Patients With Known or Suspected Neurological Diagnosis

알려진 신경학적 진단을 가진 환자의 검사를 수행할 때, 당신은 먼저 해당 의학적 진단과 일치하는지 확인하기 위해 의무 기록 및 의뢰 자료로부터 이용 가능한 정보를 확인하는 과정을 완료한다. 예상되는 손상의 존재와 범위를 확인하는 것 외에도, 예상되지 않았거나 병리학의 진행을 나타내는 징후 또는 증상, 추가 신경 장애의 중첩 또는 이전 검사에서 놓친 기능 장애를 찾는다.

신경학적 진단이 의심되는 환자의 검사를 수행할 때, 접근법은 신경계통과 관련된 장애가 있는지, 그 영향이 얼마나 커졌는지를 결정하려고 시도하는 조사자의 접근법이 된다. 그렇다면 장애의 본질은 현재 여러 계통과 관계되어 있는지, 적절한 치료 중재 또는 의뢰를 하는 것을 포함해 결정되어야 한다.

병력과 ROS의 근거 Based on History and ROS

이 장의 앞 부분에서 설명한 것처럼 환자의 병력은 검사의 나머지 구성 요소를 계획하는데 중요한 요소이다. 증상(발생, 진행 및 발생 패턴)의 시간 경과에 대한 정보를 수집하는 것은 설명이 명시된 진단과 일치하는지 또는 설정되지 않았다면 가능한 진단을 제안하여 결정하는 데 유용하다. ROS는 비신경학적 요인을 결정하는 기회를 제공하며, 치료 계획을 개발할 때 고려해야 할 필요가 있다. 신경학적 진단을 받은 사람, 특히 증상이 급성이 아닌 경우, 장기간 활동부족 때문에 심혈관 지구력 감소 또는 손상된 운동 조절로 인해 이차적 근골격계 손상을 가지고 있을 수 있다.

병력의 정보 수집 과정이 끝날 때까지 병변/기능 장애가 어디에 있는지, 그리고 병변이나 기능 장애의 원인(혈관, 신생물, 감염, 충돌 등)이 무엇인지 작업가설을 생성 할 수 있다. 이것은 환자에게 시행될 후속 검사/측정을 결정하는데 도움이 될 것이다(Rothstein, 1986; Riddle, 2003).

검진 Examination

신경학적 진단이 있거나 의심되는 경우 치료사는 적절한 검진이 수행될 수 있도록 존재할 가능성이 가장 높은 신경근 손상을 염두해 둬야 한다. 표 3-8은 일반적인 신경장애의 예를 보여준다(Shumway-Cook 개정, 2017). 이 책의 마지막 부분에 있는 전서 부분의 진단 개요는 각각의 주요 신경근의 의학적 진단과 함께 가장 예상되는 신경학적 손상에 대해서 요약 검토를 제공할 것이다.

2부의 나머지 장에서는 신경근 질환의 평가에서 각 특정 신경근 관련 계통 및 기능적 활동의 각 범주에 대한 검진 과정에 대한 세부사항을 제공한다.

검진 자료의 평가: 확인, 우선순위 결정, 예측

Evaluation of Examination Data: Identify, Prioritize, Predict

환자의 검진에서 수집된 모든 정보는 계통이 정상적으로 작동하는 것과 확인된 문제 모두 중요하다. 2장에서 설명한 것처럼, 일단 특정 검사 결과가 수집되면(그리고 수집되기 시작할때도) 치료사는 다음을 수행해야 한다: (1) 가장 중요한 검사 결과의 *식별*과 식별된 손상과 활동제한 사이의 상호관계를 확인하고, (2) 어떤 기능적 문제가 가장 먼저 해결되어야 하는지 *우선순위를 정하고*, (3) 환자의 예후를 고려하여, 각 문제 영역에 대한 중재/치료의 기간 동안 환자가 경험할 개선 정도를 *예측한다*. 이 모든 것들이 환자의 치료 계획과 환자를 위해 실행될 특정 중재를 결정하는 기초가 될 것이다.

치료사는 환자의 **문제 목록**, 즉 환자의 기능적 제한과 참여 제한을 강조하는 목록을 종합해야 한다. 문제 목록은 환자와 환자의 가족/지원자와 협력하여 우선 순위를 정해

표 3-8 선택된 신경학적 손상 및 움직임에 미치는 영향

	신경학적 손상의 예	움직임의 질에 미치는 영향
근육 긴장 손상	• 과긴장: 경직/강직(톱니바퀴 또는 납파이프 강직 포함) • 긴장저하 • 근긴장이상증	• 뻣뻣한 움직임(보통 과긴장 동반) • 이완된 움직임(보통 저긴장 동반) • 무도성 움직임
비성상석 반사	• 반사항신 • 빈사저하 • 무반사 • 병적반사	• 운동못함증(보통 무반사 동반) • 어린이는 지연된 운동빌딜
감각/지각 손상	• 촉각 인식 또는 고유수용감각 손상 • 입체인식불능증 • 반대쪽 동측성 반맹증 • 공간 관련 장애	• 위치와 자세 장애(보통 위치 감각 소실 동반) • 작업 시 운동조절 장애(보통 운동 감각 소실 동반) • 주시 안정성 결여와 자세 불균형 • 어지러움증
인지 손상	• 행위상실증 • 기억 상실	• 움직임 시작의 어려움 • 주의력 결핍 • 각성 결핍
운동 손상	• 약화 • 협응 손상 • 자세 조절 불량	• 운동느림증 • 안정 시 떨림 • 운동이상증 • 손상된 움직임 분할 • 비정상적 공동작용

야 한다. 이 과정은 치료사가 어떤 기능을 먼저 다룰지를 결정하는데 도움이 될 것이다. 임상적 추론과 판단을 통해 치료사는 환자의 손상에서 환자의 기능 제한까지 체계적으로 연결하고 식별해야 할 것이다. 손상을 기반으로 특정 기능의 잠재적인 영향에 대하여 세부사항은 4부(18~32장)의 *기능에 미치는 영향*과 5부(33~37장)의 재활 중재를 포함하여 *잠재적 장애* 부분에 설명되었다.

장애, 기능 제한 및 참여 제한을 확인하는 것 외에도 환자의 현재 자산 또는 강점 목록을 개발하는 것도 매우 중요하다. 환자의 자산, 기능적 제한 및 장애는 환자의 치료 계획을 개발할 때 모두 고려할 필요가 있다. 환자의 자산/강점을 아는 것은 기능적 중재가 시작될 수 있는 출발점을 제공한다. 강점은 치료 초기에 더 큰 환자의 회복에 대한 확신으로 고안된 치료 부분을 만드는데 필요한 구성요소를 치료사에게 제공한다. 또한 환자와 가족/지원자가 현재 어떻게 움직이고 기능 할 수 있는지에 대해 긍정적인 측면에서 집중하도록 도와준다. 특히 환자 진료의 검사 단계 동안 주시해서, 무엇이 잘못되었거나 음성반응인지 비춰볼 수 있다. 따라서 수행할 수 있는 손상되지 않은 기본 활동인 신체 구조와 신체 기능을 환자와 우리들에게 상기시키는 것이 매우 유용하다. 이 과정은 초기 긍정적인 결과를 환자에게 제공하기 위한 기초를 제공한다.

제14장은 검사/평가 과정과 신경학적 중재의 원칙 사이에 중개 역할을 할 것이다.

생각해 볼 점 3.3

- 알려진 신경학적 진단 함께 당신의 환자와 관련된, 환자의 신체 구조와 기능을 어떻게 예측할 수 있는가?
- 문제 목록의 윗부분에 활동제한 및 참여 제한 사항을 어떻게 결정할 것인가?
- 예후와 치료 계획을 수립할 때 환자의 강점을 어떻게 활용할 것인가?

소아치료 시 일반 고려 사항
Pediatric General Considerations

앞에서 설명했듯이 신경학적 검진 및 신경학적 선별검진에 대한 기본 내용 및 절차는 유아에도 적용된다. 영아 또는 아동의 연령과 능력에 따라 많은 검사 절차에서 아동의 반응과 동기 유발을 유도하는 기술을 포함한 적응이 필요할 것이다. 정상적인 아동 발달 및 연령에 적합한 활동에 대한 지식은 개인 아동에게 맞춤화된 필수적인 적응을 유도해야 한다. 예를 들어, 검사자는 눈 움직임과 관련된 뇌신경 기능을 검사하기 위해 유아가 특정 방향을 이해하거나 따르도록 기대할 수는 없지만, 검사자는 다채로운 장난감으로 특정 방향으로 아동을 보게 하고, 장난감을 시각적으로 따라가는 유아의 능력을 관찰하도록 유도할 수 있다

학부모 또는 다른 간병인은 환자의 병력에 중요한 기여자가 될 것이다. 유아/아동과 함께 부모/간병인의 상호작용 또한 주의 깊게 관찰되어야 하며, 검사가 수행되는 방법과 치료 계획이 어떻게 개발되는지에 영향을 줄 수 있다. 부모/간병인은 치료사가 할 수 없는 무언가를 아동에게 하도록 할 수 있을 것이다. 추가 집단의 특정 정보는 어머니의 임신 중 또는 출생 또는 출생 후 기간 동안의 어려움을 포함하여 유아에게 적합한 병력을 가질 때 도움이 될 수 있다. 그것은 검사 동안 과정에서 영아 또는 아동의 행동 또는 각성 상태(4장 Brazelton 상태 참조)를 설명하고, 기능적 능력에 행동의 영향을 해석하는데 중요하다. 유아는 낮잠에서 막 깨어나, 졸리고, 자기 위해 어머니에게 매달렸는가? 조산아는 다루기가 예민하고 까다로운가? 유아나 아동이 적절한 자기-조절 행동을 하는가? 다시 말하면, 유아가 스스로 진정할 수 있다면 이것은 검사를 위한 의미있는 상호작용과 기능을 촉진할 것이다. 이러한 긍정적인 행동은 운동 활동과 반응에 대한 유효한 관찰을 제시한다. 반면, 약한 고통이 본격적인 울음으로 쉽게 확대되면, 아동의 전형적 자발 행동과 운동 행동을 관찰하기 어려울 수 있다.

유아와 아동을 검사 할 때 기능적 활동이 연령에 적절한지 여부를 결정하는 것이 중요하다. 또한 아동의 각 기능 활동이 어떤 나이에 발달 하는지를 아는 것이 중요하고 (13장 참조), 그 지식을 검사 관찰과 결과 평가에 적용하는 것도 중요하다. 예를 들어, 8개월 된 유아는 독립적으로 걸을 것으로 예상되지 않지만, 18개월 된 아기가 아직 걷지 않았다면 걱정이 된다. 유아/아동이 앉기, 서기, 걷기와 같은 특정 발달과정의 발달표를 달성한 시작점 또는 유아/아동이 이러한 기본적인 운동을 수행할 수 있는 능력을 검사할 때 간병인에게 물을 수 있다. 운동 발달표는 기능적 운동 능력을 위해 만들어졌지만, 이는 더 넓은 내용에서 평가되어야 한다. 아동의 수행력의 다양성과 변화를 요구하는 과제에 대한 적응을 관찰하는 것이 중요하다. 운동

발달 지연이 의심되는 경우, 아동 연령과 검사의 목적에 적합한 표준화되고, 참고기준 또는 검사 도구를 사용하여 운동 기능 검사를 하는 것이 적합하다. 13장에서는 운동 발달 평가에 대한 종합적인 정보를 제공한다.

정교한 운동, 인지, 언어 기술과 같은 기능 관련 영역의 선별검사는 표준화되고, 참고기준의 선별검사 도구를 사용하여, 아동의 연령에 적합한 능력이 있는지 확인하는 것이 가장 좋았다. 특히 유아와 아동의 이러한 관련 기능 영역은 운동 능력의 표현에 영향을 미친다. 주의력 결핍 과다행동 장애나 중증 인지 장애를 가진 아동은 운동 작업 수행을 위한 고유한 능력에도 불구하고, 테이프가 붙어있는 선에서 일자보행을 위한 지침을 이해하거나 따르지 못할 것이다. 검사 결과는 이러한 영향을 염두하고 해석해야 한다.

교육 환경은 아동에게 특별한 도전을 만들고, 장애인 교육법(IDEA, 2004)의 지침을 준수하는 것은 검사 과정에서 특수성을 요구한다. 상황에 따라 학교 기능 평가 같은 교육 환경을 위해 특별히 고안된 도구를 사용하는 것이 도움이 될 수 있다. 검사 결과의 해석과 적절한 치료 계획의 개발은 특별한 교육 환경에서 특수 교육의 혜택을 받기 위해 장애 아동에게 필요한 서비스에 달려 있을 것이다.

실습

이 장에서의 기술에 따라 다음을 해본다.

추가적 훈련과 함께 당신은 다음을 수행할 수 있어야 한다:

- 환자의 병력 및 ROS 관련 적절한 질문을 포함해 환자 상담을 완료한다.
- 다음을 포함하는 신경근 선별검사를 완료한다:
  - FOGS를 사용하여 정신 상태를 검사한다.
  - 뇌신경을 검사한다.
  - Pronator Drift Test를 사용하여 상지의 약화를 검사한다.
  - 앉기와 서기 자세의 구성 요소를 식별하는 것을 포함하여 앉은 자세에서 다리 근력을 선별 검사한다.
- 가벼운 촉각과 입체감을 평가하는 감각 선별
  - 반사 평가를 위한 체계적인 순서
  - 발가락을 가볍게 두드리고, 손가락-엄지를 반복해 협응을 평가한다.
  - 동요, Romberg 검사 또는 낙상 평가를 사용하여 균형을 검사한다.
- 소아 집단의 놀이 활동을 통합하는 동안, 앞에서 설명한 선별검사 항목을 완성한다.

복습

1. 신경학적 검진의 4가지 주요 구성 요소는 무엇인가? 작업치료사 또는 물리치료사로서 당신은 그들에게 중요한 것이 어떤 것인가?
2. 환자 상담 동안 수집해야 할 정보는 무엇이며 그 이유는 무엇인가?
3. 신경학적 선별검진과 더 심도깊은 신경학적 검사의 필요성을 어떻게 결정하겠는가?
4. 신경근육 계통의 다음 구성 요소 각각을 어떻게 선별검사 하는지 설명한다:
   정신 상태; 뇌신경; 운동, 반사와 감각 협응; 반사 작용 및 감각 조정; 서기와 보행.
5. 인지 장애 환자를 위해 신경학적 검사는 어떻게 수정해야 하는가?
6. 신경학적 진단을 알고 있는 현재 상태에서 중점을 둔 신경학적 검진의 적절한 구성 요소를 어떻게 구별할 것인가?
7. 신경학적 검진이 완료되면, 당신의 우선적 문제 목록을 어떻게 작성하겠는가?
8. 신경학적 검진의 결과는 어떻게 치료 계획을 추진하는데 도움이 되는가?

요 약

추리 소설이나 범죄 수사의 수사관처럼 사건을 해결하기 위해 체계적으로 정보를 수집하고, 최종 해결에 도달하는 것처럼 치료사는 환자 상담 과정을 통해 과거병력으로부터 현재 상태와 ROS를 포함해 정보를 수집하고, 문제의 기원과 범위를 결정하기 위한 단서를 체계적으로 평가 한다.

치료사의 해부학적 지식, 신경계통의 기능, 관찰 기술 및 세부적 검사, 측정, 적절한 선별검사의 성공적인 실행을 기반으로 정보 수집과 중재 디자인을 사용하여 개별 환자의 문제와 맞춤형 치료 계획을 통해 성공적으로 해결할 것이다. 부록 3-A에 설명된 신경학적 검사 샘플은 선별/검사 과정을 안내하고, 수집, 기록, 검사 결과를 문서화해, 결과적으로 임상결정을 내리는데 사용 가능한 체계를 설명한다. 소아과 검사에 더 세분화되고 전문적인 소아 검사 양식 샘플은 13장의 부록에서 찾아 볼 수 있다. 이 책의 나머지 부분을 읽으면서 이 부록을 자주 참조한다. 전반적인 검사를 전체적으로 보는 것은 검사 및 임상 의사 결정을 상황에 맞게 내리는데 도움이 될 것이다.

환자 적용

샐(Sal)은 38세의 세 아이의 엄마로, 길랭-바레 증후군 (Guillain-Barré Syndrome)으로 인한 같은 부위의 감각 결손과 함께 다리, 몸통, 손목/손의 양측성 마비로 입원했었다. 질병 진행 2주 후, 그녀는 손/손목의 최소한의 운동 회복을 지금 시작한다. 그녀는 입원 해 물리치료 검사 및 평가가 추천 되었다. 전문적인 "P.T. eval과 Rx"에게 보내졌었다. 당신의 생각을 함께 끌어들여, 당신은 이미 그녀를 위한 적절한 치료 계획을 수립하기 위해 병력을 수집하고, 체계를 검토하며, 활동의 기능적 제한과 신체 계통의 손상을 입증하기 위한 선택한 검사와 측정을 적용한다.

임상 결정 시 고려할 점

1. *이 환자의 PT 또는 OT로, 이 환자의 특정 마비 때문에 환자의 자세를 포함하여 당신의 검사를 어떻게 적용할 것이며, 그녀에게 물어서 힘든 것과 가능한 것이 무엇인가?*
2. *제공되는 일반적 정보를 기반으로 신체검사의 어떤 범주가 치료적 중재를 안내하는 것을 돕는데 가장 중요할 것인가?*
3. *환자의 관점과 기대/희망하는 것을 얻기 위해 가장 중요한 질문은 무엇인가?*

신경학적 PT 검진의 예

부록 **3-A**

I. 환자진료 정보: 검사 날짜:________

이름:____________ 나이:________ 출생일:__________ 인종:__________ 성별:____

주소:____________ 전화번호#:__________________ (R/L)우세손:__________

II. 병력: 진단: ______________________________ 의사:______________

- 발병일: ____________
- 발생 상황:
- 과거 병력(임신 및 유아/어린이는 출생력 포함) :
- 이전 기능 상태(유아/어린이는 운동 단계의 달성 포함) :
- 소유하거나 사용하는 장비 또는 보조 기술:
- 가족의 지원, 가정, 학교/직장을 포함한 사회적 상황:
- 사전 중재(다양한 다른 분야의 중재 포함) :
- 시스템 검토:
- 환자 또는 간병인의 목표:

III. 일반적:

- 안정 시 활력징후(자세 주의) :
- 활동 시 활력 징후:
- 일반적인 관찰(전환 및 이동/걷기, W/C 사용 등 다양한 자세에서 운동 기능) :
- 환자 상태:
- 비정상적 외모, 자세, 미사용 :

IV. 각성, 명료, 인지(정신 상태)/의사소통/지각:

- 의식: 명료, 기면증, 둔화
- 지남력(사람, 장소 및 날짜), 혼동
- 기억력 결핍(3항목 회상)
- 의사소통 장애
- 지각 장애의 선별
- 몇 가지 표준 정신 상태 질문을 사용해 요약하였다.

1. 오늘 날짜는 무엇인가? ____________
2. 무슨 요일인가? ____________
3. 이 장소의 이름은 무엇인가? ____________
4. 당신의 전화번호는 무엇인가? 또는 주소는 무엇인가? ____________
5. 나이가 어떻게 되는가? ____________
6. 언제 태어났는가? ____________
7. 현재 미국 대통령은 누구인가? ____________
8. 그 전에 대통령은 누구였는가? ____________
9. 어머니의 결혼 전 이름은 무엇인가? ____________
10. 20에서 3을 빼고 각 숫자에서 3을 계속 뺀다(20, 17, 14, 11, 8, 5, 2) ____________

총 오류 수
0 – 모든 시간에 지남력 양호(0–2 오류)
1 – 경도 지능 장애(3–4 가지 오류)
2 – 중등도 지능 손상(5–7 오류)
3 – 중증 지능 손상(8–10 오류)

V. 감각: 다음과 같은 경우에 저하되는 부분을 기록한다:

A. **촉각(표면)**은 보통 피부분절에 의해 검사한다: 가벼운 촉각, 압력, 통각/온도 및 촉각 위치(위의 방법 중 하나를 검사할 수 있다.)

B. **심부 감각**은 부통 신체 부위에 의해 검사한다: 고유수용감각(위치 감각), 운동감각(움직임 감각), 두점 식별력(종이 클립 사용, 두 점에 동일한 압력을 사용해 측정), 진동감(소리굽쇠는 뼈 돌출부 & 관절면 위)

C. **지각:** 입체인식(익숙한 물체를 접촉으로 식별)

	오른쪽	왼쪽
얼굴		
어깨		
팔꿈치		
손목		
손가락		
몸통		
엉덩이		
무릎		
발목		

VI. 운동: 다음과 같은 경우에 저하되는 부분을 기록한다:

1. ROM 2. 근긴장 3. 운동조절(안정성, 움직임, 협응) 4. 근력

	오른쪽	왼쪽
얼굴		
어깨		
팔꿈치		
손목		
손가락		
몸통		
엉덩이		
무릎		
발목		

[유아 및 어린이의 경우, 엎드린 자세, 바로 누운 자세, 앉기, 서기의 연령에 적합한 운동 기술을 수행하는 능력을 검사한다.]

일반적 의견:

VII. 뇌신경

	오른쪽	왼쪽
CN II		
CN III, IV, VI		
CN V		
CN VII		
CN VIII		
CN XI		
CN XII		

VIII. 평형/균형

- 각 자세를 관찰해 문서화한다(즉, 독립성, 위팔지지, 동요).

	정적	동적
앉기		
서기		

- Tinetti (균형과 이동) 또는 Berg와 같은 표준화된 균형 평가 도구 ________________
- 객관적 측정 "일어나 걸어가기 검사"(3m)________________ (s)
  기능적 뻗기 검사 앉기 ____________________ 서기 ____________________
  힘 판 결과(안정성의 제한, 압력 중심의 변위) ____

[유아 및 어린이를 위해, 바로잡기 및 보호 반응 평가 포함]

IX. 전정 검사(위의 "병력"에서 증상에 대한 환자 보고서)

- 안구 운동 및 VOR 검사
- 위치 검사(VBI 제거 후 ________)
- 균형 및 기능에 대한 전정 영향

X. 심혈관/폐지지

- 지구력 검사
- 발성에 대한 호흡지지

XI. 기능적 기술

- 이동의 구성 요소, 보조의 등급 수준, 보조 장치 사용, 편위를 주의한다.
  - 침상 이동: R로 구르기, L로 구르기, 침대에서 환측이동, 바로 누워서 안기, 앉아서 눕기, 앉은 자세에서 균형, 다리 뻗고 앉기, 가쪽으로 환측이동
  - 전환 및 이동: 휠체어에 환측이동, 앉아서 서기, 서서 앉기, 침대, 화장실, 샤워실, 자동차, 바닥으로 이동
  - 휠체어 조작: 브레이크 잠금, 휠체어 부분 관리, 발 온/오프, 압력 해제, 추진, 회전, 연석, 문, 앞바퀴 들기, 동력 구동(power drive)
  - 발달 과정: 엎드려 누운 자세, 네발자세, 네발 기기, 무릎서기, 반무릎 서기, 서기
  - 보행: 시간적 및 공간적 사슬, 거리, 보조, 각 관절에서의 보행 편차
  - 계단: 시간적 및 공간적 사슬, 계단의 높이, 계단 수, 난간 및 보조 장치 사용

침상 이동	
이동	
일어서서	
휠체어 조작	
발달 과정	
보행	
계단	

[유아 및 어린이의 경우 지지 없이 앉기, 배밀이/네발기기, 끌어 당겨 서기, 잡고 돌아다니기 등을 포함하여 특정 연령대의 기능적 활동 및 발달 과정을 평가한다.

- Barthel, Fugl-Meyer 또는 FIM과 같은 표준화된 기능 결과 측정
- 가능하면 적절한 기능(시간이 정해진 검사 포함)에 대한 객관적 측정을 강조하며, 이는 다음과 같은 기능 향상을 문서화하기 위해 나중에 반복할 수 있다.

보행 속도 ________ 3분 걷기 검사 ________ 동적 보행 지수 ________ 30초동안 의자에 서기 검사 또는 5회 앉았다 서기 검사 ______

A: 일반적 "평가" 상태에 대해 기술한다:

재활 잠재력:

기능적 문재 목록(우선순위):	근본적인 장애(활동 제한 연계)
1.	1.
2.	2.
3.	3.
4.	4.
5	5.

환자의 강점:

시설로부터 퇴원/질병 진행의 잠재적 장벽:

각 기능적 문제에 대한 장기 목표(환자가 달성해야 할 궁극적인 기능적 기술) 및 단기 목표(근본적인 장애 또는 궁극적인 기능 기술에 대한 단계적 진행에 관해)

LTG 1:
    STG: 1.1.
         1.2.
LTG 2:
    STG: 2.1.
         2.2.
LTG 3:
    STG: 3.1.
         3.2.
LTG 4:
    STG: 4.1.
         4.2.

P: 치료 계획-전문적 중재의 빈도/기간:
치료 계획-전문적 치료 중재, 직접적인 구성요소:
치료 계획-환자 및 가족 교육:
치료 계획-가정에 포함되기 위한 전문적 치료 활동/운동:

주의력, 인지, 지각, 의사소통의 사전평가

Screening of Attention, Cognition, Perception, and Communication

제 4 장

■ 안시내

개요

학습목표

이 장을 마치면 학습자는 다음을 할 수 있어야 한다.

1. 신경 장애를 포함한 모든 환자에서 주의력, 인지, 지각, 및 의사소통의 사전평가에 대한 근거 설명
2. 일반적인 신경학적인 장애로 인한 인지 기능 장애의 증상과 징후의 비교 및 대조
3. 주의력, 인지, 지각 및 의사소통의 사전평가에 대한 유효하고 신뢰할 수 있는 측정 및 평가
4. 인지의 측정 및 평가의 문서와 평가자가 사용하는 절차를 설명
5. 운동-학습 전략의 선택, 환자/고객 관련 지시사항의 수정, 다른 보건 종사자의 의뢰를 포함하여 주의력, 인지, 지각, 및 의사소통에 있어 장애의 치료적 의미에 대한 논의
6. 사례 연구, (a) 어떤 유형의 사전평가가 필요한지 확인, (b) 적절한 사전평가 도구 선택, (c) 사전평가 수행, (d) 결과 해석, (e) 해석에 따라 치료의 계획 수정
7. 소아에서 주의력 및 인지를 평가하는 다학제간, 발달적 사전평가 도구 설명
8. 주의력 및 인지가 손상된 소아에서 치료적 의미 설명

서론 Introduction

J씨는 68세 남성으로 파킨슨환자이다. 과거 3번의 낙상 후에 외래 물리치료 검사와 치료를 위해 의뢰되었다. 그는 이전부터 병원에 다니고 있었다. 초기 검사하는 동안 J씨는 깨어 있었고 의식상태가 정상이었지만 다소 흐트러지고 산만했다. 예를 들어, 그는 평가하는 동안 무언가 잃어버린 것처럼 그의 지갑을 여러 번 열었다 닫았다. J씨는 그의 이름과 생년월일, 정확한 시간을 알고 있었고 그리고 그가 대학 병원에서 물리치료 클리닉에 있다는 것을 알고 있었다. 그러나 그는 이곳에 오려다가 길을 잃었다고 수줍게 인정하였다.

물리치료사 또는 미래의 물리치료사로서 J씨의 설명에 대해 어떤 관심이 있는가? 산만하고 흐트러진 모습이거나 또는 흐트러지고 있는가? 그가 병원까지 운전을 했다면 정상적인 인지기능이라고 추정할 수 있는가? J씨가 주의력, 인지, 지각, 의사소통의 손상이라면 무슨 평가 또는 측정을 사용할 수 있는가? 환자가 의식수준이 깨어있고 지남력을 가지고 있다고 설명하는 것은 이 상황에서 정확한가? 그렇게 생각되는가? 이것은 J씨와 최상으로 일할 수 있는 충분한 정보를 주는가?

이러한 질문은 환자가 신경학적인 조건으로 작업할 때 인식에 관한 당신의 임상적 추론을 안내할 수 있다. *물리치료사 윤리적 가이드*(APTA, 2015)는 물리치료사에 의해 사용되는 측정 및 평가의 24개의 카테고리 중 하나로 "각성, 주의력, 인지"를 확인한다. 신경학적 물리치료에서 주력과 인지의 이해는 *신경 물리치료 저널*(JNPT, 2007)에 의해 입증된 것처럼 신경학적 질환 환자가 작업할 때 주의력 및 인지 평가는 특히 중요하다. 우리의 지식과 뇌 기능 및 신경 가소성의 이해가 확장됨에 따라 주의력, 인지, 지각과 의사소통에 대한 관심이 증가한다. 이 장의 목적은 주의력, 인지, 지각과 의사소통에 대한 사전평가의 개요를 제공하는 것이다. 특히, 우리는 (a) 주의력, 인지, 지각과 의사소통의 사전평가의 이론적 근거; (b) 적절한 신경 해부학 및 신경 생리학; (c) 주의력, 인지, 지각과 의사소통에 관련된 신경학적 조건을 포함한 사전평가; (d) 적절한 선별검사를 위한 평가 도구, 측정 및 표준화된 절차; (e) 주의력, 인지, 지각과 의사소통의 결핍된 환자에게 적용되는 치료 전략; (f) 소아에서 주의력, 인지, 지각 및 의사소통에서의 고려사항을 검토한다.

주의력, 인지, 지각과 의사소통의 사전평가의 이론적 근거 Rationale for Screening Attention, Cognition, Perception, and Communication

주의력, 인지, 지각과 의사소통의 사전평가는 모든 물리치료 검사의 일부가 되어야 한다. 그러나 이것은 신경학적인 장애가 있는 환자를 치료할 때 더욱 중요하다. 주의력, 인지, 지각과 의사소통의 사전평가의 이론적 근거는 다각적이다(상자 4-1 참조). 먼저 인지는 환자 치료와 관련된 여러 법적 및 윤리적 문제에 영향을 미친다. 특히 환자의 인지 상태를 이해하면 환자가 치료 계획에 참여하고, 정보에 입각한 동의를 얻고, 지침을 따르고, 안전지침의 기준을 이해하고, 적절한 목표 및 중재를 개발하는 데 있어 치료사와 협력할 수 있는 능력을 결정하는 데 도움이 된다(APTA, 2015). 인지 능력 또한 환자의 어떤 종류의 환경인지, 가장 적합하고 어떤 종류의 도움이 필요한지에 대한 퇴원 상태에도 영향을 준다. 환자의 의사소통 기술을 이해하는 것은 환자에게 효과적으로 지시하고 환자의 필요사항이나 고려 사항 및 목표를 이해하는데도 필수적이다. 의사소통 보드나 제스처를 사용하는 환자는 말로 표현할 수 있는 사람보다 자신의 필요 사항을 의사소통하는 데 더 오래 걸린다. 마찬가지로, 우리가 사용하는 단어의 선택은 환자의 수용적 의사소통 기술 및 인지 능력에 따라 달라져야 한다. 가정기반 운동의 지시사항을 선택하는 것은 환자의 인지 및 의사소통 기술과 환자가 선호하는 학습 스타일을 기반으로 해야 한다. 사회적 의사소통을 하는 동안 모든 의사소통 능력이나 인지 능력이 뚜렷하지 않기 때문에,

상자 4-1 왜 우리는 주의력, 인지, 지각과 의사소통 능력을 사전평가 해야 하는가?

- 검사 및 치료 계획에 참여하는 환자의 능력을 결정
- 동의를 제공하는 환자의 능력을 결정
- 효과적인 환자 교육 전략 및 기술 계획
- 우울증 같은 가역 조건을 포함한 질병의 조기 발견
- 신경학적 질환 환자에서 주의력, 인지, 지각과 의사소통 능력 손상의 높은 발생률
- 운동조절/운동학습을 강화할 수 있는 적절한 전략 계획
- 신경과, 작업치료 및 언어치료에 환자를 의뢰할 필요성에 대한 확인

효율적이고 적법한 방법으로 결손을 인식하고 변별하는 방법을 아는 것이 중요하다.

주의력, 인지, 지각과 의사소통 능력을 조사하는 두 번째 이유는 조기 발견과 환자의 신경학적 상태의 이차 진단을 포함하여 질병의 선별에 있어 치료사의 역할과 관련이 있다. 예를 들어, 알츠하이머병(Alzheimer disease, AD)을 가진 사람의 인지적 변화는 인지 손상이 매우 미묘하기 때문에 질병 초기에 발견되지 않을 수 있다. 질병의 초기에 AD를 가진 사람들은 일상적으로 대화를 나눌 수 있고 자기 관리 업무를 수행할 수 있지만 계산을 수행하거나 단어를 찾거나 다음과 같은 속담의 의미를 해석할 수는 없다. "제때의 바늘 한 번이 아홉 바느질을 던다." 이러한 미묘한 변화는 표준화된 정신 상태 검사, 인지 평가 및 사전평가를 통해 발견된다. 인지 손상의 조기 발견이 조기에 유도된 환자와 그들의 보호자의 삶의 질을 향상시킬 수 있다. 는 중재 또한, 인지기능의 변화를 유발하는 정상 혈압 수두증(normal pressure hydrocephalus; NPH), 전해질 불균형, 노인 우울증 및 약물 부작용/상호 작용을 포함하여 일부 조건이 조기 발견될 때 가역적이다. 환자의 정신 상태가 급격히 떨어지면 뇌졸중, 뇌종양, 정신 착란, 또는 발견되지 않은 경막하 혈종의 존재와 같은 의학적 응급 상황을 나타낼 수 있다. 따라서 환자의 인지 기능에 대한 기본 평가를 수행하고 인지 기능을 다른 신경 징후 및 증상과 관련시키는 것이 중요하다.

신경계 질환 환자에서 이러한 영역을 선별하는 세 번째 이유는 신경 상태를 가진 사람의 주의력, 인지, 지각과 의사소통 능력 결함의 빈도가 높다는 것이다. 예를 들어, 외상성 뇌 손상(traumatic brain injury; TBI), 뇌졸중, 헌팅턴병(Huntington disease; HD), 파킨슨병(Parkinson disease; PD), 다운 증후군 및 뇌성 마비(cerebral palsy CP) 환자의 경우, 신경학적으로 손상되지 않은 사람보다 인지 기능 장애가 더 많이 발생될 수 있다. 또한 다양한 신경학적 상태 사이에서 인지적 결손에 미묘한 차이가 있다. 예를 들어, 파킨슨병을 가진 사람은 일반적으로 집중을 유지하는 것과 의사결정이 어렵고, 헌팅턴병을 가진 사람은 판단력이 낮고 행동 변화가 있다. 또한 많은 소아 질환으로 다운 증후군, 엔젤만 증후군, 치료되지 않은 뇌수종, 주의력 결핍 및 과잉 활동 장애(attention deficit hyperactivity disorder; ADHD) 및 일부 형태의 뇌성마비에서 인지 및 주의력 결핍이 발생한다. 이러한 조건을 가진 아이들은 발달 지연을 동반할 수 있다. 평생 동안의 인지 손상을 이해한다면 치료사가 환자의 예후를 더 잘 판단하고 적절한 중재를 선택할 수 있다. 이러한 특징은 이 장의 뒷부분에서 자세히 설명한다(표 4-2).

주의력, 인지, 지각과 의사소통 능력을 사전평가하는 또 다른 이유는 운동 조절 및 운동 학습 모두에 이러한 기능 간의 복잡한 연결이 되어있기 때문이다. 운동조절은 과제, 개인의 운동, 인식, 지각과 환경의 상호 작용에서 비롯된다(Shumway-Cook, 2017). 주의력, 인지 및 지각을 사전평가 하면 기능적 및 다른 평가도구와 결합할 때 운동조절에 대한 완벽한 그림을 얻을 수 있다. 마찬가지로, 운동기술(운동 학습)을 학습/재학습하는 것은 주의력, 인지, 지각과 의사소통 능력을 포함하여 기술의 복잡성 및 학습자의 속성에 의해 영향을 받는다. 두 가지 유형의 운동 학습 과정, 즉 명시적(선언적) 학습과 암시적(절차적) 학습이 서로 다른 조건에서 뇌의 다른 영역에서 발생한다. 해부학 적으로 암시적 학습은 소뇌, 기저핵, 전 운동 및 보조 운동 피질의 기능이다. 내재적 학습은 연습과 반복을 통해 시간이 지남에 따라 발생한다. 명시적 학습은 내측 측두엽, 감각 연합 피질 및 해마의 기능이며 *정보 및 사실에 대한 의식적 회상*을 사용한다(Shumway-Cook, 2012, Vidoni, 2007). 구두 명령을 처리할 수 없는 알츠하이머 환자는 정보 회상과 관련된 명시적 전략보다는 실습을 강조하는 암묵적 전략에 더 잘 대응할 수 있다. 따라서 치료사는 모든 환자의 인지 기술을 이해하여 지침과 피드백을 제공하는 방법이나 운동 학습을 강화하는 연습 일정을 구성하는 방법을 적절히 선택해야 한다.

마지막으로 주의력, 인지, 지각과 의사소통 능력의 사전평가는 다른 의료 제공자 및 서비스에 대한 의뢰로 이어지는 정보를 제공할 수 있다. 인지의 미묘한 변화조차도 1차 진료 의사에게 보고되어야 하며 신경학자 또는 신경 심리학자의 신경학적 검사를 의뢰해야 할 수도 있다. 마찬가지로, 실행증과 같은 지각적 결핍은 작업치료사에 의해 잘 평가되어야 하고, 의사소통의 손상은 언어병리학자에 의해 평가될 수 있다. 외래 환자 및 가정 건강 환경에서 물리치료사는 환자를 검사하는 최초의 재활전문가일 수 있으므로 추가 검사 및 의뢰가 필요할 수 있는 기능이 손상을 검사하는 것이 필수적이다.

각성, 주의력, 인지
Arousal, Attention, Cognition

서론 및 용어 Introduction and Terminology

각성, 주의력 및 인지를 둘러싼 용어 및 의학 전문 용어는 특히 초보 치료 전문가에게 매우 혼란스러울 수 있다. **인지**는 매우 넓은 의미로 인식의 행동으로 정의된다(APTA, 2015). 인지는 인식, 추론, 판단, 통찰 및 기억과 같은 여러 기능을 통합한다. **실행기능**은 계획, 정보 조작, 자기 자신의 모니터링(오류 인식 및 예방), 문제 해결 및 추상적 사고와 관련된 인지 기술이다(Unsworth, 2007). 실행기능 장애는 자신이 스스로 계획하고, 인지 유연성, 개시 및 자기 조절, 반응 억제, 연속된 순서 및 순서화하는데 어려움을 갖는 상태이다(Hanna-Pladdy, 2007).

역사적으로 건강 관리 제공자는 의료 기록에서 환자의 인지 상태를 기술하기 위해 종종 "깨어있음과 지남력의 3가지"를 사용한다. 이것을 환자가 깨어있고 적어도 세 가지에 대한 지남력: 사람(이름, 나이, 생년월일), 장소(위치/건물) 및 시간(시간/년))을 가지고 있다는 것을 의미한다(Kipps and Hodges, 2005). 인지 기능을 구성하는 여러 기능에 기반하여 이것이 추론, 판단, 계획 또는 사고와 같은 다른 중요한 인식 요소를 포함하지 않는 것을 알 수 있다.

용어 **깨어있음**(alertness)은 환자가 깨어 있는 정도(깨어있음, 흥분한, 집중할 수 있는)를 설명한다. **인식**(awareness)과 관련된 용어는 뭔가에 대한 지식을 가지고 있거나 사실, 발생, 사건에 반응할 수 있는 능력이다. **각성**(arousal)은 활동에 대한 생리학적 준비로 정의되고(APTA, 2015), 혼수 상태(반응할 수 없고 깨어날 수 없음)에서 깨어있는 상태까지의 범위가 포함된다. 각성의 상태는 또한 **의식의 수준**으로 설명된다(표 4-1 참조).

주의력은 특정 정보에 자신의 의식을 초점 맞추는 능력이다. 주의력은 학습의 중요한 구성요소이며, 기억을 형성하는 첫 단계이기 때문에 환자-중심적, 환자-참여적 물리치료에서 필수적이다. 주의력있는 메커니즘은 대개 비우세적 대뇌반구(일반적으로 오른쪽)에서 제어된다(Blumenfeld, 2002). 주의력의 기능이 없이는 기억을 만들 수 없다. 주의력은 깨어있음, 각성, 인식 및 동기에 의해 영향을 받는다. 그것은 4가지 유형으로 분류될 수 있다(상자 4-2 참조): 선택적 주의력, 분할적 주의력, 교대적 주의력, 그리고 지속적 주의력(McDowd, 2007; Robertson, 1999).

정신 상태 평가는 정신 기능을 평가하는 신경학적 검사의 부분을 설명하기 위해 사용되는 용어이다. 정신 상태 평가에는 다음 구성 요소가 모두 포함된다(Blumenfeld, 2002; Gallo, 1988).

- 의식의 수준
- 주의력
- 지남력
- 언어
- 기억
- 순서 또는 교체
- 논리와 추상화
- 계산
- 오른쪽/왼쪽 구별
- 쓰기
- 편측무시
- 그림의 구성

표 4-1 의식의 수준

깨어있음(Alert)	깨어있고 주의할 수 있다.
기면(Lethargic)	졸리고 쉽게 잠에 빠져 주의를 유지하는 것에 어려움이 있을 것이다. 환자를 깨우고 참여시키기 위해서 큰 음성이 필요하다.
섬망(Delirium)	종종 혼수상태에서 깨어난 사람에게 볼 수 있다; 연속적인 혼란으로 특징지어진다. 환각 또는 꿈을 꾸는 상태일 수 있다; 대화가 이치에 맞지 않을 수 있다.
둔한(Obtunded)	"수면상태"에서 깨는 것이 어렵다; 반복적인 자극이 요구된다. 종종 눈을 뜨게 하기 위해서 큰 목소리와 함께 흔드는 반복된 자극이 필요하다.
혼미(Stupor)	유해 자극에만 반응하고 자극이 중지되면 신속하게 무의식으로 전환된다; 깨우는 것이 불가능 할 수도 있다.
혼수상태(coma)	환자도 유해자극에 반응할 수 없다; 반사적 운동 반응이 보이지 않을 수 있다; 글래스고 혼수 척도에서 8점 또는 그 이하이다.

Blumenfeld(2002) 설명에 의해 수정함.

상자 4-2 주의력의 종류

선택적 주의력: 다른 중요한 정보를 무시하면서 중요한/관련된 정보를 선택할 수 있는 기능이다. 예를 들어, 환자가 주변의 대화를 무시하면서 치료사의 구두 신호를 따라갈 수 있는 능력이다.
분할적 주의력: 한 번에 둘 이상의 정보를 처리하거나 둘 이상의 작업을 수행할 수 있는 능력이다. 예를 들어, 걷는 동안 말하거나, 걷는 동안 돈을 지갑에서 꺼낼 수 있는 능력이다. 두 가지 일을 동시에 수행할 수 있는 능력이 기술의 자동성의 정도를 반영하기 때문에 분할적 주의력은 "이중 작업" 패러다임이라고도 한다.
주의 전환/교대적 주의력: 작업 및 환경에 필요한 두 가지 작업 또는 정보 간에 주의를 전환하는 기능이다. 일반적인 예는 환자가 어려운 작업을 수행하기 위해 대화를 중지한 다음 완료되면 대화를 다시 시작하는 경우이다.
지속적 주의력: 관심이나 집중력을 잃지 않고 시간의 여유를 두고 주의를 기울이는 능력이다. 지속적인 주의력은 경계(vigilance)라고도 하며, 오른쪽 반구의 기능으로 여겨진다. 예를 들어, 치료사는 환자에게 운동을 15번 반복하도록 요청하고 환자는 운동 기간 동안 주의를 기울이는 것이다.

마지막으로, **기억**은 처음부터 과거의 정보를 획득, 저장 및 회상(기억)하는 능력이다. 기억은 사실이나 정보를 기억하거나 재인하고, 작업수행 방법을 아는 것과 관련될 수 있다. 학습과 기억은 두 가지 유형이 될 수 있다. **선언적 기억**(declarative memory)이라고도 하는 **명시적 기억**(Explicit memory)은 "의식적으로 의도적으로 재수집 될 수 있는 정보의 수집, 보존 및 검색을 함께 담당하는 기억 시스템의 집합이다"(LaVoie, 2007, 135p). 명시적 기억의 예로는 특정 사실, 특정 사건 또는 작업 완료에 필요한 단계를 기억하는 것이 포함된다. **절차적** 또는 **비선언적 기억**(nondeclarative memory)이라고도 하는 암시적 기억(Implicit memory)은 의식적 기억에 의해 접근될 수 없지만 움직임이나 지각과 같은 의식이 없는 체계를 통해 발생한다(LaVoie, 2007). 암시적 또는 절차적 기억의 예로는 전화번호를 누르거나, 전화번호를 걸거나, 신발을 묶는 것과 같은 생각없이 무언가를 수행할 수 있는 기능이다. 암시적 및 명시적 기억은 뚜렷한 기억/학습 형대이며 특정 조건하에서도 일어날 수 있다. 예를 들어, 뇌 손상과 알코올 중독은 명백한 기억을 손상시키지만 암묵적 기억을 손상시키지 못한다(Hashtroudi, 1984). **추론**은 비정상 인식의 한 측면으로서 모든 가능한 정보를 바탕으로 판단을 이해하고 공식화하기 위한 논리적 사고를 수반한다. 이 용어를 적절히 사용하면 환자가 어떤 건강 문제 유형을 식별하고 다른 의료 전문가와 의사소통을 할 때 도움이 되는지 알 수 있다.

특정 해부학적 영역에 관련된 인지 기능 장애

Cognitive Dysfunction Related to Specific Anatomical Regions

주의력, 인지, 인식 및 의사소통과 관련된 해부학적 영역을 검토함으로써 시작해 본다(그림 4-1: 어디에 있는가?). 인지 기능은 뇌의 여러 영역에 걸쳐 분포하기 때문에 인지 기능 장애는 뇌의 어떤 부분이 영향을 받는지에 따라 크게 다르다.

기억 상실은 대부분 내측 측두엽 병변을 나타내며, 낮은 판단력은 전두엽의 손상의 특징이다. 마찬가지로, 외상성 뇌손상의 일부로 축삭의 손상은 인지 기능 장애를 일으킬 수 있는 반면, 왼쪽 상 측두엽의 후방 부분의 국소적인 경색은 베르니케 실어증을 일으킨다. 상응하는 인지 기능, 지각 기능, 의사소통 기능 및 발달 장애와 함께 뇌의 해부학적 영역에 대한 개요가 표 4-2에 나와 있다.

인지의 편측화된 전문화

인지, 지각 및 언어의 결손은 또한 지배적이거나 비대칭인 대뇌 반구와 관련이 있다. 각각의 기능은 상당히 다르고(표 4-3 참조), 개인이 오른손 또는 왼손이 우세손인지 여부에 따라 달라질 수 있다.

왼쪽 반구는 인구의 90%에서 지배적이다. 손상은 병변/질병 위치에 따라 기능 및 그 심각도가 다르며, 어떤 반구가 우세인지에 따라 다르다. 이것은 "왼쪽 중 대뇌동맥 경색"과 같은 진단을 받은 환자에서 인지 기능이나 의사소통 기능에 중요한 영향을 미칠 수 있는 많은 이유 중 하나이다.

신경학적 조건에 따른 인지 기능 장애

Cognitive Dysfunction Across Neurological Conditions

인지 기능 장애의 증상은 또한 근본적인 장애 또는 상태에 따라 크게 다르다(표 4-4). 이러한 차이는 장애 완화의 해부학적 위치, 장애 발병의 속도 및 보상 기전, 병리를 구성하는 생리학적 과정과 관련이 있다. 예를 들어, 알츠

■ 어디에 있는가?

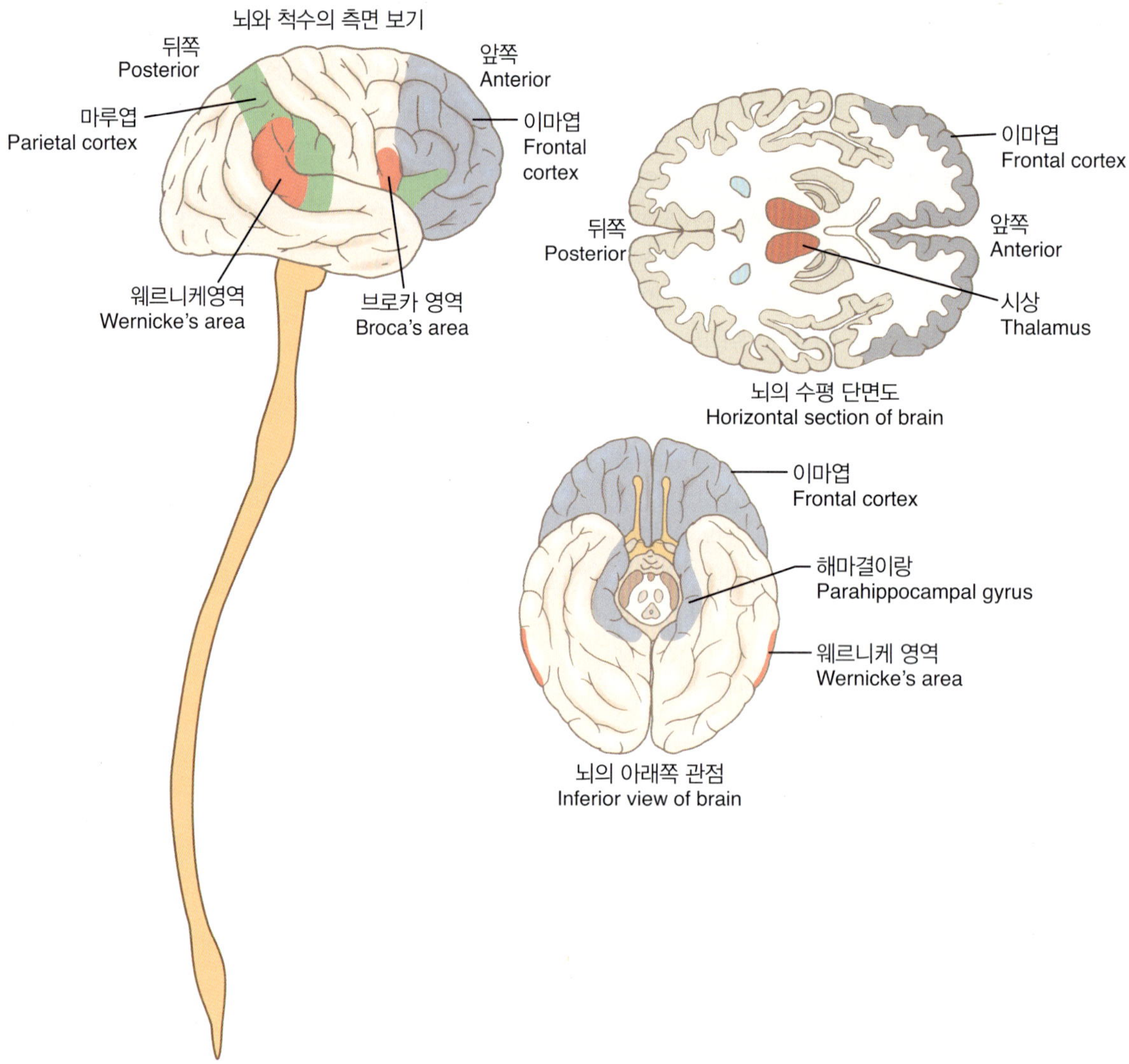

그림 4-1 인지(파란색), 지각(초록색), 의사소통(빨간색)과 관련된 가장 중요한 신경해부학적 구조. 구조의 특정 이름은 표 4-2에 나열되어 있다.

표 4-2 인지, 지각, 의사소통 기능의 해부학적 영역

구조	인지, 지각, 의사소통 기능	특정 뇌 영역의 장애
이마엽	세 가지 주요 기능: • 제한: 판단, 예측, 만족의 지연, 부적절한 행동의 억제 및 자기 통치를 포함. • 구상: 호기심, 욕구, 창의력, 정신 유연성, 성격을 포함. • 순서: 계획, 추상적 추론, 작업 기억, 순서화 및 조직화 구성을 포함.	실행장애 증후군(Hanna-Pladdy, 2007) • 뇌 손상(Acquired brain injury; ABI) • 앞쪽 또는 중간 대뇌 동맥 뇌졸중 • 뇌농양 • 전두엽 발작 • 종양 • Pick's disease • 다른 혼란적 손상: 수두증, 청색증, 독성/대사 장애, 치매, 우울증, 헌팅턴, 파킨슨 질환
앞이마엽	장기 기억회상, 계획 및 가설 생성. 작업기억 지지, 장기 기억으로 저장되기 전에 몇 초에서 몇 분 정도의 정보를 염두에 두는 기능이다.	• 기억상실증 • 주의: 모든 유형. 특히 외측 앞이마엽

표 4-2 인지, 지각, 의사소통 기능의 해부학적 영역—계속

구조	인지, 지각, 의사소통 기능	특정 뇌 영역의 장애
Broca영역	좌반구: 언어의 표현	• Broca 실어증
내측 측두엽: 해마 형성 그리고 중간 간뇌 앞쪽 측두엽 위쪽 측두엽: 1차 청각피질	선언적(명시적) 메모리에 기본 역할: 사실, 경험, 그리고 사건의 의식이 메모리 • 병합 정보(분/년); 기억 인코딩/검색 • 편측 질환이 아닌 양측 질환으로 인한 손실 • 기억-의미 단어/지식 • 우세 반구: 언어 이해	• 기억 상실증 • 초기 Alzheimer 질병 • 전반적 대뇌 청색증 • 베르니케-코르사코프(티아민 결핍) • 양측 후부 대뇌 동맥 경색 • 의미 기억의 손실 • 베르니케 실어증
후두엽	시각 피질	• 시신경 교차의 완전한 병변; 반대측 시야의 손실(homony mous hemianopsia) 양측 손실은 피질 실명을 일으킴
두정엽	• 공간 인식; 비우세측(오른쪽) 반구 일반적 기능 • 운동개념, 계획, 실행	• 편측무시 증후군 • 질병인식부인(Anosognosia); 손상에 대한 무지각 • 상쇄: 편측으로 자극이 있을때만 지각할 수 있음 • 실행증
두정연합영역	두정엽, 측두엽, 후두엽에 위치함; 공간 분석 기능; 공간에서 시각 자극의 위치/이동을 도움	• 구상적인 어려움; 삼차원적인 그림을 그리는 것이 어려움 • 구상적 편측무시; 환자가 신체와 환경의 반대쪽을 무시하도록 오른쪽 반구 병변이 악화됨
기저핵, 소뇌, 시상	움직임의 시작, 타이밍 및 순서화와 움직임의 협응. 이러한 과정은 암시적 또는 절차적 학습과 관련이 있음, 즉, 운동 과제의 무의식적인 학습은 반복/연습의 결과임	• 내재적/절차적 학습의 어려움 • 움직임 중 이중 과제 수행 결손
그물계 활성화	• 각성과 깨어있음	• 각성 및 깨어있는 상태를 유지하기 어려움; 피로로부터 졸림으로부터 구별

출처: Blumenfeld, 2002; Hanna-Pladdy, 2007; Lundy-Eckman, 2007; Vidoni & Boyd, 2007

표 4-3 인지 기능에 편측 전문화

왼쪽(우세적) 반구	오른쪽(비우세적) 반구
언어	시-공간 능력
숙련된 운동 발생 또는 실행 능력	수학에서 열/숫자 정렬
순서화	음성의 정서적 측면
훈련된 음악가의 음악적 능력	훈련받지 않는 사람의 음악적 능력
주로 몸의 오른쪽에 주의력	몸 양쪽에 주의력

Blumenfeld, 2002

하이머 환자는 느리고 잠행성 발병을 가지고 있어 초기 변화가 미약하고 종종 눈에 띄지 않게 된다. 대조적으로 외상성 사고로 인한 뇌 손상 환자는 축삭 손상으로 인해 인지 기능이 급속히 상실된다. 약물 부작용을 비롯한 인지 기능 장애의 가역적 원인에 대한 사전평가와 노인의 우울증에 대한 적절한 시기에 의료적 치료가 필요하다(다음 섹션 참조).

표 4-4 신경 장애에 관련된 인지 기능 장애

장애	각성, 주의력 또는 인지 결핍의 종류
후천적 뇌손상 (Acquired Brain Injury; ABI)	급격한 발생은 뇌의 손상과 관련된다. 손상은 외상(자동차 사고) 또는 비외상(무산소증)일 수 있다. 인지 기능 장애는 병인에 따라 확산되거나 국소적일 수 있다. • 실행 기능 장애(용어집 참조) • 성격, 자기 인식, 자기 조절, 유머를 이해하는 능력, 공감능력, 사회적 행동에 적절한 판단을 내리는 능력의 변화가 생긴다. • 선언적 기억, 절차적 기억 또는 둘 모두에 문제가 있을 수 있다.
알츠하이머병 (Alzheimer Disease; AD)	처음에는 느리고, 미약한 활동으로 인해 손실에 대한 관심이 적으며, 최근 기억 상실과 함께 발병한다. • 질병이 진행됨에 따라 기능 장애는 실어증(anomia), 실신, 시각 장애를 포함한다. • 진행된 단계에서는 방랑, 편집증, 동요, 공격성, 성적 탈억제와 같은 행동의 변화가 나타날 수 있으며, 가족/친구를 인식하지 못할 수 있다. • 인지 기능 장애는 보통 다른 신경학적 기능이 부재된 경우에 나타난다: 운동 기능, 감각 기능, 절차 기억은 일반적으로 남아있다.
헌팅턴 무도병 (Huntington Chorea)	선조체(striatum)의 파괴는 과운동 장애뿐만 아니라 정서적 및 인지적 문제를 초래한다. • 초기 증상에는 서투른 감각, 경도의 무도병 및 행동 장애가 포함된다. • 진행: 충동, 흔들림, 불안, 무도병의 움직임 및 기억 상실; 진행된 경우에는 치매와 움직임의 손실이 발생한다.
크로이츠펠트-야곱병 (Creutzfeldt-Jacob)	감염성 병원체(prion)에 의한 급성 치매 진행. • 증상으로는 시각적인 왜곡, 뇌파 변화, 운동 실조증과 치매의 동반과 급속한 진행 및 근육간대경련(myoclonus)
다발성 경화증 (Multiple Sclerosis; MS)	다발성 경화증 환자 중 최대 50%가 아래와 같은 인지적 결핍을 경험한다: • 기억 상실, 정보 처리, 집중력 부족-특히 주의 집중, 계획 어려움, 구두 유창성, 인지적 피로, 시각 – 공간적 장애 • 일반적인 지능, 장기 기억, 대화 기술, 독해력은 그대로 유지된다.
정상뇌압 수두증 (Normal Pressure Hydrocephalus; NPH)	천천히 그리고 미약한 발병; 3가지 증상은 인지기능 감소, 보행 장애 및 비뇨기 질환(실금). • 종종 알츠하이머병이나 파킨슨병과 혼동된다. • 다리는 일반적으로 지나치게 반사적이다. • 증상은 요추 천자나 뇌실 입환 후에 해결할 수 있다.
파킨슨(Parkinson Disease; PD)	기저핵 흑질(Substantia Nigr)의 도파민 소실로 파킨슨병의 증상(느린 움직임, 경직, 자세 불안정, 떨림)과 인지기능의 변화가 있다. • 계획, 문제 해결, 복수 응답 대안 생성, 운동 과제(이중과제)의 분산을 견디는 데 있어서의 결함이 있다. • 파킨슨병을 가진 사람들 중 일부는 알츠하이머병을 가지고 있는 반면 다른 사람들은 정신완서(bradyphrenia) 또는 생각이 느리다. • 초기 단계 파킨슨병에서 모두 5개의 분야 실행 기능 장애가 있다.
피크병(Pick's Disease)	• 빠르게 진행하는 형태로 전측두엽(frontotemporal) 치매는 실행, 충동성, 억제, 사고의 유연성 소실, 보속증이 포함된다. • 질병 초기에 언어 능력과 기억력이 보존된다.
거짓 치매(우울증)	치매의 기억적 원인; 고령자의 우울증과 관련된 인지능력의 저하가 나타난다. • 거짓 치매 증후군을 가진 사람들은 알츠하이머 환자보다 인지 능력 상실에 대해 불평할 가능성이 더 높다. 난이도의 시작점부터 어려워하고 종종 평가를 포기하거나 평가를 하려고 하지 않는다.
혈관성 치매	• 치매 중 두 번째로 가장 흔한 원인으로 피질 또는 피질하 출혈이나 경색으로 발생된다. • 여러 다양한 출혈 또는 경색으로 단계적으로 감소된다.
베르니케-코르샤코프 증후군 [Wernicke-Korsakoff]	알코올 중독이나 다른 영양 증후군과 관련된 티아민(thiamine), 나이아신(niacin) 또는 B_{12} 결핍의 결과이다; 환자는 모르는 정보를 채우기 위해 혼란스러워 하거나 외설적인 이야기를 할 수 있다.

출처: Blumenfeld, 2002; Gallo et al, 1988; Hanna-Pladdy, 2007; National MS Society; Kudlicka et al, 2011; www.nationalmssociety.org

인지 및 노화 Cognition and Aging

심각한 인지 능력 상실은 노화의 정상적인 부분이 *아니다*. 고령 환자와 함께 인지 기능의 변화 또는 이상을 인식하는 것이 중요하므로 더 많은 측정 및 평가를 수행할 수 있다. 노화와 관련된 인지 능력의 변화는 정보 처리 속도의 저하, 사고의 융통성 감소, 독립적으로 살아갈 능력을 손상시키지 않는 실행 기능의 미약한 감소를 포함한다 (Hanna-Pladdy, 2007). 대조적으로, **경증 인지 기능 장애**(mild cognitive impairmen; MCI)라는 용어는 기억 능력에 대한 눈에 띄는 변화를 설명하며 임상 평가에 의해 발견될 수 있지만 일상 생활에서 사용하는 판단이나 추론능력 또는 활동을 손상시키지 않는다(Petersen, 2001). MCI 발병률은 65세 이상에서 3%에서 19%까지이며 MCI 환자의 50% 이상이 5년 이내에 치매로 진행된다 (Gauthier, 2006). MCI가 치매의 전조증상인지 또는 명확한 임상적 구별에 대한 여부는 명확하지 않다. 인지 사전검사는 MCI를 노령과 관련이 있는 변화인지와 치매와 관련이 있는지를 구별하는 데 사용된다(Guo, 2009, Hoops, 2009, Ismail, 2010). 노인의 경우, 혼란 (confusion)은 다음 의학적 상태와 관련된 첫번째 징후일 수 있다; (1) 벤조디아제핀과 같은 약물로 인한 약물 부작용, (2) 저나트륨혈증 또는 저혈당과 같은 대사 장애, (3) 내분비 이상증과 같은 갑상선 기능 저하증, 또는 (4) 요로 감염이나 신장 김염을 포함한 진염병(Gallo, 1988).

섬망(Delirium)은 모든 연령층의 사람들을 감안할 때 생명을 위협 할 수 있는 변회를 기져올 수 있고, 특히 노인과 집중 치료 시기/급성기에 가장 흔하게 발생한다. 특히 개인이 최소한의 의식 수준으로 들어가거나 빠져 나올 때 많이 나타난다. Fong(2009)에 따르면 보편적으로 지역사회에서 약 1~2%이지만, 병원의 경우에는 6%~56% 발견된다. 중환자 실에서 노년층의 섬망의 비율은 70~87%로 높다. 섬망은 혼란, 부주의, 의식 및 지남력의 손상, 혼란된 생각 및 지각, 환각 등과 같은 다양한 인지 증상으로 이루어진 급성 및 일시적인 임상 상태이다. 섬망의 원인은 질병 또는 약물 치료, 약물이나 알코올 금단증상, 염증성 사이토 카인 및 신경 손상(Fong, 2009)에 관한 신경전달물질의 불균형을 포함한다. 섬망은 치매와 우울증과는 달리 급격한 발병을 보이며 종종 변경된 지각과 일관성 없는 발화를 나타낸다(Gallo, 1988; Fong, 2009).

섬망은 잠재적으로 생명을 위협할 수 있는 상태이며 병원에 입원한 환자의 사망률은 10%에서 25%에 이른다 (McCusker, 2002). 섬망의 심각성은 너무 과장되어서는 안되며, 정신 상태에 대한 기본 평가를 하고 환자의 의료기록에 있는 다른 의료 종사자가 보고한 임상 소견에 깊은 주의를 기울일 필요성을 강조한다. 환자가 주의력, 각성, 인지 능력의 갑작스러운 변화를 나타내면 상황의 잠재적 심각성이나 위험에 따라 즉각적인 조치를 취해야 한다. 이 단계에는 (1) 응급 의료 시스템을 활성화하기 위해 119에에 전화하는 것, (2) 주치의에게 알리는 것, (3) 신경학적 평가를 위해 의뢰하는 것 등이 있다.

노화와 관련된 인지의 변화는 느리게 발생하며, 메모를 작성하거나 미리 알림을 사용하는 것과 같은 보상 전략을 통해 도움을 받을 수 있다. 대조적으로, 알츠하이머병으로 인한 점진적인 인지능력 상실은 궁극적으로 관리와 도움을 필요로 한다. 알츠하이머병의 유병률은 연령이 증가함에 따라 증가하기 때문에 나이를 이 질환의 위험 요소로 인식하는 것이 중요하다. 인지 기능과 관련하여 나음과 같은 임상적 고려 사항을 고려할 수 있다.; 질병에 대한 어떠한 진단이 없이는 인지기능의 감퇴가 정상이라고 가정하지 말 것. 치매와 인지 기능의 정상적인 연령 변화의 비교는 상자 4-3에 요약되어 있다.

상자 4-3 노화와 관련된 기억 상실과 알츠하이머 치매

알츠하이머 치매	노화와 관련된 기억력 변화
전체 경험을 잊음	경험의 일부를 잊음
니중에 거의 기억하지 못함	종종 나중 기억함
점차적으로 작성/음성 지시를 따를 수 없다.	보통 작성/음성 지시를 따를 수 있다.
점차적으로 기억 상기용 노트를 사용할 수 없다.	보통 기억 상기용 노트를 사용할 수 있다.
점차적으로 자기를 돌볼 수 없다.	일반적으로 자기를 돌볼 수 있다.

출처: The Alzheimer's Disease Association. Available at: http://www.alz.org/index.asp.

알츠하이머 명의 발생률은 65세 이상 환자의 경우 6~8% 정도이다. 그러나 알츠하이머병의 발병률은 60세 이후 5년마다 두 배가 된다. 이는 85세 이상 인구의 약 30%가 알츠하이머병을 가지고 있음을 의미한다(Bachman, 1993). 다음 단락에서 설명하는 인지 검사의 대부분은 치매를 선별할 수 있도록 고안되어 있다.

인지의 사전평가 원리

Principles of Screening Cognition

물리치료 검사에서 인지 평가의 통합

외래환자 및 가정 건강관리 환경

인지기능의 사전 검사는 치료사가 환자를 만나는 순간부터 비공식적으로 시작된다. 외래 환자 및 가정 건강관리 환경의 환자에게서 깨어 있고 주변을 인지하고 있는지 먼저 확인해야 한다. 이러한 초기 관찰은 관심과 각성을 위해 추가 검사가 필요한지 여부를 결정한다. 그러나 깨어 있고 사회적으로 상호 작용하며 적절한 사람도 인지적 결함을 가질 수 있으므로 대화가 가능한 환자라도 인지 검사를 배제 할 수 없다. 환자의 병력을 감안할 때, 집중하는 것이 어렵거나, 기억력의 변화가 있다면 환자 및 적절한 경우에는 간병인에게 질문해야 한다. 벤조디아제핀제(benzodiazepines), 항콜린제(anticholinergic), 도파민 활성화 약물과 같은 약물을 포함하여 노인들에게 혼란을 일으킬 수 있는 약물이 있는지 확인해야 한다. 환자의 과거력 및 인구 통계학적 질문(나이, 성별, 지역, 결혼 유무 등)에 대답하는 방식을 관찰해야 한다. 예를 들어, 환자의 병력은 일관성이 있는가? 질문을 반복하거나 명확하게 하는가? 환자는 문제를 설명하는 능력이 부족한가? 그 또는 그녀는 양식이나 설문지 작성을 피하는가? 환자는 대답하는 질문을 피하기 위해 유머를 사용하는가? 불일치한 행동이나 기억력의 차이는 인지 기능을 더 평가해야 한다는 지표가 된다.

입원환자

입원환자를 대하는 치료사는 환자의 의료 기록을 확인하여 인지 능력을 검사하고, 인지 능력에 영향을 주는 의학적 상태와 입원, 간호 및 의사의 기록에서 환자의 정신 상태에 대한 설명에 주의를 기울여야 한다. 의식 상실, 영양 결핍, 대사 증후군 또는 신경외과적 진단의 상실을 경험한 환자에게 인지 기능 손상의 위험이 높을 수 있으므로 주의를 기울여야 한다. 입원환자 환경에서 섬망의 발병률이 높은 경우에는 인지 기능을 문서화하는 것이 중요하므로 비교를 통해 후속 변화를 확인해야 한다. 외래환자 또는 가정 건강관리 환경의 환자에서는 인지장애의 잠재적인 원인을 확인하기 위해 환자의 현재 및 과거 약물을 검토하는 것이 중요하다. 다음으로, 자신이 받은 인상과 관찰을 의료기록에 기록된 것과 비교한다. 입원환자 입원 과정에서 환자가 주의력이나 인지 능력이 변화될 수 있으므로 다른 의료 제공자가 제시한 관찰 결과와 비교하는 것이 중요하다. 환자의 인지 능력에 대한 가정을 하지 말고 평가하지 않은 것을 문서화하지 말아야 한다.

환자와의 초기 인터뷰에서 외래 환자에 대해 설명한대로 각성 수준과 주의력에 대한 평가를 시작한다. 질문에 답하고, 지시를 따르고, 환자의 필요를 전달할 수 있는 환자의 능력을 관찰한다. 약하거나 피곤한 환자에게는 반응할 수 있는 시간을 허용하고 느린 대답으로 인해 신속한 판단을 하지 않는다. 파킨슨병 환자는 정신완서(bradyphrenia)를 가질 수 있기 때문에 환자에게 충분한 응답 시간을 주어야 한다. 많은 환자가 병원이나 전문 간호 시설에 보청기를 가지고 있지 않으므로 환자가 환자의 질문을 적절하게 들을 수 있는지 확인한다. 환자가 이전 평가보다 달라진 것처럼 보이면 주의력 및 인지기능에 대한 간략한 검사를 수행하고 문서화하며 의료 팀의 다른 구성원과 의견을 교환해야 한다. 노인의 경우 감염이나 탈수로 나타나는 첫 징후는 감염이나 탈수의 전통적인 징후 및 증상보다는 종종 혼동이 나타난다. 치료사는 각 환자에게 더 많은 시간을 할애하기 때문에 혼란이나 경계 수준의 변화를 느낄 가능성이 더 크다.

인지 사전평가에서 주의 사항

인지기능 평가로 인해 사람들은 긴장되거나 불편하거나 또는 심지어 방어적으로 느껴질 수 있다. 병원에 있는 환자라고 상상해보자. 다섯 명의 임상가가 다음과 같은 질문을 하게 된다. "그날이 언제인지를 말해 줄 수 있는가? 우리 대통령의 이름은 무엇인가? 어떤 병원에 입원하고 계신가? "아니면 무릎 전치환술을 받은 후 외래 치료사에게 가서 인지 검사를 완료하도록 요청하는 것을 상상해보자. 이러한 경우 모두 환자는 이전에 같은 질문에 답을 했기 때문에 또는 환자는 치료방법과 어떤 관련이 있는지 이해할 수 없어 좌절감을 느낄 수 있다. 또한 인지 능력을 평가하는 것은 일반적으로 연령, 지능 또는 환경에 관계없이 불안을 유발할 수 있다. 이를 안다면, 환자의 불안을 덜어주고 사전평가 또는 검사 과정을 이해할 수 있도록 취할 수 있는 몇 가지 단계가 있다.

먼저, 놀라지 않는 방식으로 환자가 무엇을 평가받는지 명확히 설명한다. 예를 들어, "스미스씨, 나는 너에게 생각과 기억력을 검사할 몇 가지 질문을 할 것이다. 일부 질문은 매우 쉽게 보일 수 있지만 다른 질문은 대답하기 어려울 수 있다. 이것은 제가 치료법을 가르치는 가장 좋은 방법을 이해하도록 도와준다." 또는 "스미스씨, 당신의 반응 시간과 주의력을 확인하고 싶다. 이 검사에서 내가 'A'의 단어를 말할 때마다 테이블을 이렇게 두드리라고 할꺼다"(보여주면서). 언제나 눈을 바라보고, 적절한 목소리 톤과 단어를 사용하여 환자의 존엄성을 유지해주도록 해야 한다.

인지 검사 중에 질문에 답할 수 없는 환자는 좌절하거나 화가날 수 있다. 이런 일이 발생하면 환자를 안심시키고 환자의 반응을 기록해야 한다. 맞는 대답을 할 줄 모르는 사람들은 모욕을 당하거나 질문에 대해 농담을 하는 것처럼 행동할 수 있다. 이런 일이 발생하면 환자의 반응을 인정하여 침착하게 환자의 질문에 대답하도록 해야 한다. 환자를 좌절시킬 수 있으므로 반복해서 같은 질문을 반복하지 않고, 다른 인지 검사 결과에서 단서가 제공된 환자에게는 단서를 제공할 수 있다. 그러나 단서 후에도 여전히 응답을 얻지 못하면 그 질문에 0점을 주어야 한다.

각성, 주의력 및 인지에 대한 검사 순서

임상적으로 환자가 각성하지 않았거나 주의를 기울일 수 없을 때 인지를 정확하게 평가하는 것은 불가능하다. 예를 들어, 환자가 깨어있을 수 없으면 주의력을 정확하게 평가할 수 없다. 그리고 환자가 평가자에게 주의를 기울이지 않으면 단기 기억이나 장기 기억과 같은 인지 능력을 결정할 수 없다(Kipps and Hodges, 2005). 따라서 이 다음 순서로 사전 검사를 시행하는 것이 가장 효과적이다.

1. 각성 수준/깨어있음
2. 주의력
3. 인지기능 및 실행기능

각 영역을 평가하는 데 사용되는 평가 및 측정 방법은 이 장의 다음 절에서 자세히 설명한다. 우울증에 대한 평가는 노인의 우울증이 인지 기능 저하 또는 거짓 치매로 나타날 수 있기 때문에 여기에 포함된다(Abrams, 1994). 치료사는 특히 이 분야 간의 협력이 이루어지지 않은 외래 환자 환경에서는 추가적인 측정 및 평가를 위해 언제 의뢰해야 하는지 알기 위해 이 시스템을 능숙하게 사전평가 할 수 있어야 한다. 다른 건강 관리 제공자가 이미 인지 기능을 사전평가 했다고 가정하지 않으며, 측정 및 사전평가 후에는 다음 사항을 기록해야 한다.

- 수행된 평가. 해당되는 경우 표준화된 테스트 양식 포함
- 환자의 반응 및 검사 점수
- 표준 점수 또는 커트라인 점수를 포함한 선별 검사의 임상적 해석("A" 또는 평가 부분의 메모)
- 다른 전문가에 의뢰를 포함한 치료 계획에 대한 시사점

각성, 주의력 및 인지의 사전평가를 위한 검사 및 측정 Tests and Measures for Screening Arousal, Attention, and Cognition

각성상태 평가: 의식 수준

의식 수준(표 4-1 참조)은 졸림(drowsiness)의 징후를 찾거나 수면 또는 무의식 상태인 환자에게 자극에 대한 반응을 관찰하기 위해서 깨어있는 환자가 치료사와 상호작용하기 전과 상호작용 하는 중에 가장 잘 관찰된다. 깨어있는 환자는 피로하다고 기록되었을지라도 대화 중에는 깨어있을 수도 있다. **기면 환자**(lethargic patient)는 앉아있을 때 또는 큰 대화 중에도 잠들기 시작할 수 있다.

눈을 감은 환자와 잠들어있는 환자에게 접근할 때 다음 단계를 수행해야 한다.

- 환자에게 접근하여 *큰 소리*로 인사하고 환자의 이름을 말하면서 눈을 뜨게 한다.
- 눈을 즉시 뜨면, 환자와 상호 작용하여 깨어 있고 상호 작용할 수 있는 능력을 판단한다.
- 눈을 감은 채로 있다면, 다시 한번 큰 소리로 "안녕하세요"라고 말하면서 부드럽게 흔들어 준다. 응답이 없다면 더 크게 말하면서 크게 손이나 팔을 문지르면서 자극을 준다. 환자가 필요로 하는 자극의 정도와 깨어있는 상태의 지속 기간은 환자가 **기면 상태인지**, **둔한 상태인지**, 또는 **혼미 상태**인지에 따라 결정된다.
- 눈을 감은 채로 있다면, 유해 자극(흉골 문지름 또는 찌름)을 제공하고 눈뜸이나 굽힘 회피반사(flexor withdrawal)와 같은 반응 유형과 자극 후 상호 작용하는 능력을 모두 관찰한다.

의식 수준을 경계, 기면 상태, 정신 착란, 혼란, 혼미 또는 혼수 상태로 문서화한다(표 4-1 참조). 환자의 실제 행동을 포함시켜 환자 행동에 대한 명확한 상황을 설명한다. 예를 들어, "의식 수준: 환자는 몸을 가볍게 흔드는 자극을 받아야 물리치료를 받는 동안 눈을 뜨게 할 수 있다." 이러한 유형의 문서를 사용하면 의료 기록을 읽는 모든 사람이 환자의 행동을 이해할 수 있게 한다. 대조적으로 환자가 깨어있고 상호 작용하는 환자라면 "의식 수준: 환자는 깨어있으며 대화할 수 있다."라고 기록할 수 있다.

손상된 의식 수준은 *결코* 정상적인 신경학적 발견이 아니다. 더욱이, 이전 관찰에서 의식 수준의 감소가 있거나 이전 문서의 내용과 비교하여 심각한 임상 징후 또는 잠재적인 응급 상황으로 취급해야 한다. 심한 손상은 양측의 뇌간 그물체 또는 시상 및 대뇌 반구의 양측 손상에 대한 손상을 나타낼 수 있다. 가벼운 손상은 편측성 시상 또는 피질의 병변을 나타낼 수 있으며, 중증 손상은 후천적 뇌 손상(acquired brain injury)에서 축삭 손상으로 인해 발생할 수 있다. 독성 및 대사성 요인은 치매 또는 뇌염과 같은 질병처럼 뇌에서 변화를 일으킬 수 있다.

혼수 상태 환자에서 의식 수준의 사전평가

의식 수준의 손상은 혼수 상태, 식물인간 상태 및 최소한의 의식 상태가 포함된다. 이 세 가지 상태는 다음과 같이 구분할 수 있다(Giacino, 2002).

- **혼수:** 각성 시스템의 완전한 상실, 깨어나지 못함, 반사 및 자세 반응 운동 기능 및 수면/잠에서 깨어나는 사이클이 없음.
- **식물인간 상태:** 자아 및 환경에 대한 인식의 상실, 수면/잠에서 깨어나는 사이클, 유해 자극에 대한 운동 기능의 반응만 있음.
- **최소한의 의식 상태:** 유해한 자극이나 소리에 대한 *일관되지 않은* 국소적 반응, 언어 구사, 물건 보관 및 시각적 추적과 같은 의도적 행동을 포함하여 "의식적 인식의 부분적 보속증(Partial preservation of conscious awareness)"이 있음(Giacino, 2002, p.350).

혼수 상태에 있는 환자의 의식 수준은 Glasgow Coma Scale(GCS), Expanded Glasgow Coma Scale, Rancho Los Amigos Level of Cognitive Function(LOCF)(부록 4-A), Coma Recovery Scale-Revised(CRS-R)와 같은 표준화된 방법을 사용하여 추가로 평가할 수 있다(부록 4-B).

*Glasgow Coma Scale(GCS)*는 특히 급성 치료 또는 외상성 뇌 손상 환자의 의식 및 혼수 상태를 모니터링하는 데 사용된다. 응급실 근무자나 주치의가 문서화하기도 하지만 이것은 물리치료사가 이해해야 한다. GCS는 세 가지 요소로 나뉘어져 있다(Fischer, 2001). 각 구성 요소에 대한 채점은 최대 15점이며 다음 텍스트에서 설명한다.

- 눈을 뜸(4 = 자연스런 눈의 뜸, 3 = 언어적 반응에 대한 눈의 뜸, 2 = 통증에 대한 눈의 뜸, 1 = 눈을 뜨는 반응 없음)
- 최상의 운동반응(6 = 운동 지시를 따름, 5 = 국소적 운동 반응, 4 = 주어진 자극으로부터 구체적으로 뻗음, 3 = 비정상적인 굴곡 반응, 2 = 비정상적인 신근 반응, 1 = 운동 반응 없음)
- 최상의 구두반응(5 = 위치에 대한 지남력에 대한 구두 반응함, 4 = 혼란스러운 대화가 최고의 구두반응임, 3 = 질문에 부적합한 대답, 2 = 이해할 수 없는 소리, 1 = 구두 반응이 없음)

GCS의 결과는 시간 경과에 따른 진행 상황을 추적하고 뇌 손상의 정도를 설명하는 데 사용된다. ≤8: 심한 뇌 손상; 9~12: 보통의 뇌 손상; 13~15: 가벼운 뇌 손상(Fischer, 2001). 혼수 상태와 관련이 없는 요인이 GCS의 세 가지 구성 요소에 대한 환자의 반응에 영향을 미칠 수 있다. 예를 들어, 눈을 뜨는 것은 외과적 외상으로 인해 발생할 수 있다. 구두 반응은 실어증, 삽관 법, 청력 상실 또는 진정 작용에 의해 영향을 받을 수 있다. 운동 반응은 척수 또는 말초 신경 손상, 약물 및 통증에 의해 영향을 받을 수 있다(Fischer, 2001). GCS는 급성 치료 및 중환자실 환경에서 가장 많이 사용된다.

*Rancho Los Amigos Levels of Cognitive Function (LOCF)*는 혼수 상태 또는 최소 의식 상태에서 나오는 환자의 인지 행동 및 정서적 행동을 설명하는 데 사용된다. 가장 최근의 버전(Hagen, 1997)은 10가지 수준의 인지 기능으로 설명한다(부록 4-A). 도구의 원래 버전은 8가지 수준의 인지 기능으로 설명하였다. 각 레벨은 반응, 과민 반응, 주의력, 지시를 따르는 능력, 적합성, 언어 구사력 및 자기 주도적 행동을 포함하여 인지/정서 기능의 다양한 측면을 나타내는 행동을 설명한다. 척도를 사용하려면 각 레벨의 행동에 대한 설명을 보고 주어진 레벨을 설명하는 모든 행동이 존재하지 않더라도 환자를 위한

최상의 설명을 선택해야 한다. LOCF 척도의 10개 항목은 각 단계에 필요한 도움을 설명한다.: I~III단계가 전체 도움을 필요로 하는 단계; IV에서 V까지 최대한의 도움이 필요한 단계; VI는 중간 정도의 도움이 필요한 단계; VII는 일상적인 업무에 최소한의 도움이 필요한 단계; VIII에는 도움을 대기하는 것이 필요한 단계; IX는 요청 시 도움을 대기하는 것이 필요한 단계; 레벨 X는 수정된 독립성 가지는 단계를 의미한다.

변화된 의식 수준을 가진 환자에게 사용 되는 최근의 평가 척도는 *Coma Recovery Scale-Revised(CRS-R)*이다(부록 4-B). 이 척도는 1991년 Giacino와 동료들에 의해 개발되었고 2004년 개정되었다. 이 척도의 목적은 혼수 상태의 환자에 대한 이차 진단, 예후 및 치료 계획을 돕는 것이다(Giacino, 1997; Giacino, 2004). CRS-R은 식물인간 상태와 최소 의식 상태에 있는 환자를 구분할 수 있다. CRS-R은 청각, 시각, 운동, 구강운동, 의사소통, 각성의 6가지 하위 검사로 이루어져 있다. 하위 검사는 대뇌 피질, 피질 하부 및 뇌간 반응을 반영하도록 구성된다(Giacino, 2006). 임상의는 CRS-R 척도를 사용하려면 각 항목에 대한 *표준화된 지침*을 따라야 한다. CRS-R은 보통 환자가 혼수 상태에서 벗어날 때의 신경학적 상태에서의 변화를 평가하기 위해 정기적인 간격으로 실시된다.

주의력 평가

상자 4-2에 설명된 바와 같이, 네 가지 유형의 주의력이 있다. 주의력 평가에 대한 전체적인 설명은 이 장의 범위를 벗어날 수도 있지만 환자의 주의력에 관한 정보를 제공하는 몇 가지 간단한 테스트가 있다. 환자가 깨어 있고 각성 상태에 있다고 판단되면, 주의력을 평가해야 한다. 주의력은 때로는 환자에게 철자를 역순으로 쓰거나, 역순으로 계산하거나, 역순으로 말하기로 평가하는 경우가 있다(Kipps and Hodges, 2005). 지속적인 주의력을 평가하는 Digit Repetition Test와 Vigilance Test는 쉽고 빠르게 할 수 있지만 다른 방법으로 지속적인 주의력을 평가한다. 한 환자에 대해 두 검사를 수행하는 것은 필수적이지 않다. Test for Vigilance 는 깨어있는 사람에게 적용할 수 있다(구두 의사소통 있거나 없을 수 있음). Digit Repetition Test는 말로 표현할 수 있는 사람에게만 사용할 수 있다.

*Digit Repetition Test*는 환자에게 3자리 숫자로 시작하여 환자가 가능할 경우 7자리 숫자로 진행하면서 점진적으로 더 긴 숫자 자릿수에 주의를 기울이게 함으로써 지속적인 주의력을 측정한다(Strub, 2000). 평가를 수행하려면 환자를 향하게 앉아 "나는 얼마나 주의를 잘 기울이는지 보려고 할 것이다"과 같이 이해하기 쉬운 용어로 평가 목적을 설명한다. 그런 다음 평가에 대한 지침을 제공한다(상자 4-4 참조). 숫자는 한 쌍의 숫자가 아니라 각 숫자를 읽어야 한다(즉 82-53이 *아닌* 8-2-5-3으로 읽어야 한다). 점수는 환자가 반복할 수 있는 가장 높은 일련의 숫자(3, 4, 5, 6, 7)로 기록된다. 표준화된 비교를 위해 평균적인 지능을 가진 성인은 연속 ±7자리 숫자를 기억할 수 있다(Strub, 2000).

*A-Test*라고도 부르는 *Test of Vigilance*는 지속적 주의력을 평가한다. 환자는 긴 일련의 무작위로 섞인 문자 중에 "A"라는 문자를 들을 때마다 듣고 반응하도록 하는 집중력 평가이나. 환자는 문자 "A"가 들릴 때마다 한 손으로 테이블을 두드리라는 지시를 받는다. 따라서 환자는 이 검사를 받기 위해 말을 할 필요가 없다(상자 4-5 참조). A-Test는 이 장의 뒷부분에 나오는 몬트리올인지 평가

상자 4-4 Digit Repetition Test 지시사항 예시

"나는 너에게 일련의 수를 읽을 것이다. 내가 읽은 각 숫자가 끝나면, 그 숫자를 다시 읽어주어야 한다. 3개의 숫자만 연속해서 시작하겠다. 예를 들어, 번호 276부터 시작하여 목록이 길어질 때마다 따라 읽어 줄 것을 요청한 다음, 3981번 번호를 말하면 따라 읽어주며 7자리 숫자가 나타날 때까지 따라 읽어 줄 것을 요청할 수 있다. 준비됐습니까? 시작하겠습니다: 159(응답 일시 중지) 2658(일시 중지) 47913(일시 중지) 628470(일시 중지) 9125036.

상자 4-5 Sustained Attention Using the Test of Vigilance(A-Test) 평가

나는 알파벳에서 긴 목록을 읽을 것이다. 문자 "A"를 들을 때마다 나처럼 테이블에 손을 가볍게 두드리면 된다[설명]. 그래서, 만약 당신이 D-Z-A의 내 말을 듣고, 바로 매번 "A"에서 테이블을 두드린다. 준비됐습니까? 시작하겠습니다.

B U A I Y R A P M A N V C T A A L W X I R A Q
A P Z R I M A A W T C N Q E Y A Y A L K A V X
S E D R T A Z D O A U Y S A A R V X A I L C …"

(MoCA)의 일부이다. A-Test는 Broca 실어증이 있거나 튜브나 삽관술을 한 환자에게 유용하다. 환자에게 무엇을 왜 해야 하는지를 설명하기 앞서 평가의 지시사항을 따라야 한다. 글자가 일정한 속도로 읽혀지는지 확인하고 문자 "A"를 읽기 전후에 멈추거나 주저하지 말아야 한다.

A-Test는 오류 수에 의해 점수가 매겨지며, "A" 이외의 문자가 읽혀질 때 책상을 두드리는 횟수가 포함된다(Strub, 2000). 정상적인 주의력이 있는 사람은 *모든 A*를 식별할 수 있어야 하므로 오류는 부주의가 있는 것으로 확인된다.

*운동 장애*는 관찰할 수 없는 부주의의 또 다른 징후이다. 이것은 신속한 사전평가이며, 어떤 환경에서도 매우 쉽게 관리할 수 있는 주의 집중 평가라고 할 수 있다. 그러나 그것은 표준화된 테스트가 아니라 부주의의 징후일 뿐이다. 환자에게 눈을 감고, 혀를 내밀거나, 30초 동안 팔을 올리라고 한다. 통증, 위약, 두려움, 또는 이해 부족이 결과에 영향을 미칠 수 있지만, *운동 활동을 유지할* 수 없는 것은 부주의를 나타낼 수 있다(Blumenfeld, 2002). 통증, 마비, 위약으로 인해 영향받지 않는 신체 부위를 선택해야 한다.

*동시적 집중(Divided attention)*은 환자가 한 번에 두 가지 일을 하도록 요구함으로써 평가하는 것이다. 이것은 "이중 과제"상태라고도 한다(Hall, 2011; McCulloch, 2007; Verghese, 2002). 이중 과제는 두 가지 인지 과제, 두 가지 운동 과제 또는 인지 및 운동 과제의 조합으로 구성될 수 있다. 물리치료사가 특히 관심을 갖는 것은 균형 잡힌 주의 집중의 효과를 결정하기 위해 기능적인 이동성(걷기)과 사고 작업을 결합하는 것이다. Walking While Talking Test(WWTT)는 환자가 20피트 걷고 돌아서서 20피트를 걷는 동안 간단한 말하기 작업(알파벳 소리내어 말하기)을 수행하는 동안 환자를 더 복잡한 인지 과제로 테스트를 반복한다(알파벳의 모든 다른 문자를 말하기). 이 검사는 독립적으로 사람(보조기구를 사용할 수는 있지만)과 치매가 없는 고령자를 대상으로 개발되었다. Verghese와 동료 연구원은 WWTT 테스트가 단순한 말하기 테스트(20+초 준거점수)와 복잡한 말하기 테스트(33+초 준거점수)에서 노년층의 낙상을 예측할 수 있음을 발견했다.

최근에 Hall(2011)은 단순한 인지 과제의 수행이 성별, 삶의 질, 보행 속도와 관련이 있으며, 복잡한 보행 과제의 수행 능력은 지속적인 주의력, 동시적 집중력, 작업기억과 같은 인지 능력과 관련이 있음을 발견했다. 보행 중 이중 과제 조건을 평가하는 것은 고령 환자를 균형 문제를 판단하는 적절한 방법이며 인지 기능과의 연결이 되기 때문에 이 장에 포함되었다. 이중 과제의 검사는 최소인지 장애를 가진 노인을 포함하여 경도인지장애가 있거나 또는 없는 환자를 위해 사용할 수 있다(Montero-Odasso, 2009). 상자 4-6은 신체적인 이동성 평가인 Timed Up and Go (TUG) 평가에 이중 과제 조건을 적용하는 방법의 예를 제공한다.

뇌 손상을 입은 환자는 일반적으로 주의력에 어려움이 있으므로 치료과정을 복잡하게 하고 가정 운동 프로그램(home exercise program; HEP)을 제한할 수 있다. 뇌 손상 후에 주의 집중력의 부족은 지속적인 집중력, 산만함에 저항하는 것, 주의 집중에 초점을 맞추는 것이 어려울 것이다(Hart, 2008). Whyte와 동료 연구원(2003)은 뇌 손상 환자를 위한 주의력 테스트 *Moss Attention Rating Scale(MARS)*를 개발했다(뇌 손상의 결과 측정 센터 http://www.tbims.org/combi/mars/index.html). MARS는 양식으로 완성되지만 임상가는 한 번의 만남이 아닌 일정 기간 동안의 관찰을 바탕으로 환자의 행동을 평가해야 한다. 22개 항목 모두 점수를 계산하기 위해 완료해야 한다(Hart, 2008). 각 항목은 5점 척도로 점수가 매겨지며 총 점수는 22점에서 110점 사이로 점수가 높을수록 더 좋은 주의력을 가지고 있는 것이다; MARS는 침착하지 못함/산만함(항목 1, 10, 12, 17, 22), 시작(항목

상자 4-6 Dual Cognitive and Motor Task Timed Up and Go-cognitive(TUG-c) 평가

이 예제에서 인지 과제는 50에서 3을 뺄 수 있는 능력이다. 운동 과제는 서서, 3미터 걸어서 돌아서서, 3미터 뒤의 의자로 걸어가 앉고, 앉는 데까지 걸리는 시간이다.

- 각 기술을 개별적으로 측정하기 위해 시작한다.
  - 50에서 3을 뺄 때 오류 수를 센다.
  - TUG-c를 완료하는 데 걸리는 시간을 측정하고, 전반적인 보행 특성(대칭, 종지, 리듬)을 기록한다.
- 다음으로 TUG-c를 수행하는 동안 환자가 50에서 3만큼 빼기를 계산하도록 한다.
- 단일 및 이중 과제 조건 간의 능력 차이를 계산하거나 설명한다. 예를 들어, TUG-c를 단일 과제으로 수행하는 데 15초가 걸리지만 이중 과제로 수행하는 동안 31.5초가 걸렸다.

7, 13, 19) 및 지속적/일관된 주의력(항목 6, 14, 15).

인지 평가

정신 상태 평가

일단 환자가 깨어 있고, 각성할 수 있고, 집중적으로 되면, 환자의 생각하고 정보를 처리할 수 있는 능력을 평가할 수 있다. 성인의 인지 능력을 사전 평가하는 가장 일반적인 방법은 정신 상태 평가라고도 부른다. 지금부터는 정신 상태에 대한 세 가지 일반적으로 사용되는 테스트인 MMSE(Mini-Mental Status Examination), ACE-R(Addenbrooke Cognitive Examination-Revised), Montreal Cognitive Assessment(MoCA)를 비교 및 대조할 것이다.

Folstein(1975)에 의해 처음 설명된 *MMSE*는 정신 상태 손상을 가려 내기 위해 가장 널리 사용되는 도구이다(Cullen, 2007). 이것은 공개된 것이 아니며 양식은 현재 저작권 소유자인 Psychological Assessment Resources에서만 얻을 수 있다. MMSE는 인지 장애를 신속하게 평가하는 데 사용할 수 있도록 간단한 도구로 설계되었다. MMSE의 비평은 방향(사람/장소/시간) 및 언어 인식 영역에 크게 가중치를 두고 있으며, MCI를 알츠하이머병으로부터 구별시킬 수 없다는 것이다(Mitchell, 2009). MMSE 항목의 분석에 의하면 계산 및 회상 항목은 지남력 항목보다 민감도가 높다(Cullen, 2007). 최근의 메타분석 결과에 따르면 MMSE는 진문 분야(예; 기억 장애 클리닉)에서의 치매를 진단할 때 또는 비전문적인 환경에서 치매를 구별해낼 때 가장 정확하다고 보고되었다(Mitchell, 2009). MMSE는 비우세측 반구의 집중력 손상 및 실행 기능에 대한 내용은 부족하다.

*ACE-R*은 치매의 초기 단계에 적용할 수 있도록 민감하고, 간단한 검사를 제공하며, 치매의 여러 유형을 구별하기 위해 개발되었다(Mioshi, 2006). 이 평가는 집중력/지남력, 기억력, 유창성, 언어 및 시공간 기술을 포함하여 각기 다른 영역을 대표하는 5개의 하위 점수로 매겨지며, 평가 시간은 12-20분이 걸린다. 최대 점수는 100이고, 88은 표준 준거점수로 확인되었다. 점수가 82점 미만인 경우 치매 환자의 가능성은 100:1이며(Mioshi, 2006), ACE-R은 88의 준거점수를 사용하여 뇌 손상 환자의 인지 능력을 감지하는 데 MMSE의 준거점수 27점(36%)과 비교하여 더 좋은 민감도(72%)를 가지고 있다(Gaber, 2008).

또한 *MoCA*는 MCI를 위한 빠른 검사 도구로 개발되었으며, 실행 기능과 관련된 항목을 추가하여 MMSE의 한계점을 극복하기 위해 고안되었다(Nasreddine, 2005). MoCA(부록 4-C)는 연구자의 웹사이트(http://www.mocatest.org/)에서 36개 언어로 무료로 다운로드 할 수 있다. 이 평가에는 교대적 길 따라가기 평가, 시각 구조성 기술(입방체 및 시계 그리기), 이름 말하기, 기억력, 주의력(앞쪽 및 뒤쪽 숫자 따라 읽기)이 포함되어 있다. 또한 주의력의 지속성, 문장의 반복 언어의 유창성, 추상적 사고, 지연된 회상 및 지남력의 평가를 위한 A-test가 포함되어 있다. MoCA는 숙련된 임상의에 의해 약 10분이 소요되며, 임상가와 연구원이 공개적으로 사용할 수 있다. 준거점수가 26 미만인 경우 MoCA의 민감도는 MCI를 선별하는 경우에 90%, AD를 선별하는 경우 100%이다(Nasreddine, 2005). MoCA는 또한 12년 이하의 학교 교육을 받은 사람들을 위해 1점을 추가하여 교육 수준에서의 차이를 설명하려고 한다. MoCA는 헌팅톤병 환자(Videnovic, 2010)와 파킨슨병 환자(Hoops, 2009)의 감각장애에 민감한 것으로 나타났음에도 불구하고, MMSE는 여전히 임상의에게 친숙하기 때문에 가장 많이 사용되는 도구이다(Ismail, 2010).

알츠하이머병의 단계

환자가 이미 알츠하이머병과 관련된 인지기능의 저하를 알고 있다면, 정신 상태 검사를 사용하여 인지검사를 할 필요가 없다. AD의 진행을 기능적 및 인지적 관점에서 분류하는 데 사용되는 여러 도구가 있다. 이러한 도구 중 하나인 GDS(Global Deterioration Scale)가 다음 단락에 설명되어 있다. 인지검사 도구는 아니지만, GDS는 AD가 있는 노인들의 인지 기능을 분류하거나, AD의 진행을 추적하거나, 가족의 간호에 대한 결정을 내리는 것을 돕는 데 유용하다. 일반적으로 물리치료사가 수행하지는 않지만 GDS에서 설명한 AD의 단계를 검토하여 질병의 진행 상황을 파악하고 다른 의료 서비스 제공자와 의견을 교환하고 AD 환자의 큰 변동성을 인지하는 것이 도움이 된다.

GDS는 정상적인 노화와 AD에 근거한 일차성 퇴행성 치매의 평가를 위해 시간 경과에 따른 인지기능의 변화를 기술하는 데 사용되는 전반적인 단계에 대한 척도이다. 6개의 단계는 다음과 같다(Reisberg, 1982):

- 1단계. 인지기능 저하 없음
- 2단계. 매우 경미한 인지 저하: 이름을 잊어버리고

익숙한 물건을 두는 곳 잊어 버림.

- 3단계. 경도 인지 저하: 최근에 소개된 사람들을 잊어 버림. 약간의 집중하는 능력이 어려움. 작업 수행 능력 감소. 길을 잃어버림. 단어를 생각해내는 것이 어려움.
- 4단계. 중도 인지 저하: 집중하는 것이 어려움. 최근 사건의 기억이 감소함. 재정 관리 또는 새로운 장소로 혼자 여행하는 것이 어려움. 복잡한 작업을 효율적으로 완료할 수 없음. 사회적 격리나 거부.
- 5단계. 중등도 인지 저하(조기 치매): 생존을 위해 도움이 필요함. 현재 생활과 관련된 중요한 측면(예; 주소 또는 전화 번호)을 포함한 기억력의 손실이 더 두드러짐. 시간이나 날짜 또는 장소를 알지 못할수도 있음. 독립적으로 옷 벗기가 어려울 수 있음.
- 6단계. 심한 인지 저하(중기 치매): 가까운 가족의 이름과 가장 최근 사건의 기억을 잊어 버리기 시작함. 삶의 일부 세부 사항만 기억함. 10에서 거꾸로 세기 및 과제를 마무리하는 것이 어려움. 자주 요실금이 관찰됨. 망상(진실이 아닌 것으로 믿음), 강박(청결과 같은 단순한 행동을 반복함), 불안과 동요와 같은 인격 변화가 일어날 수 있음.
- 7단계. 매우 심한 인지 저하(후기 치매): 본질적으로 말하거나 이해할 능력이 없음. 대부분의 활동(예; 화장실, 식사)에 도움이 필요함. 걷기와 같은 정신적 운동 능력의 상실

GDS는 AD와 관련된 인지적, 기능적(일상생활 활동), 정서적/심리적 차원의 종합적인 그림을 제공한다. GDS 척도의 1~4단계는 치매가 없는 정상적인 노화와 관련된 인지적 변화를 반영하는 반면, 5~7단계는 조기, 중기 및 후기 치매라고 하는 AD의 인지 기능 저하를 반영한다(Reisberg, 1982). GDS는 대개 환자와 간병인 모두 인터뷰함으로써 정신 건강 전문가가 검사한다(Sclan and Kanowski, 2001). 임상의는 각 범주의 능력과 행동에 대한 설명을 읽고 환자의 기능을 가장 잘 나타내는 수준을 선택한다. 예를 들어, 환자가 중요한 정보(주소 또는 전화 번호)를 기억 상실하고 가끔 옷을 부적절하게 입는 경우, GDS에서 레벨 5를 선택해야 한다. 이것은 최근 사건을 기억하거나 새로운 위치를 찾는 것이 어려운 환자와 매우 다르다: GDS Level 4. 따라서 치료사 또는 학제 간 팀은 이러한 도구를 사용하여 치매 진단을 가진 환자의 인지 기능을 전반적으로 구별할 수 있다.

후천성 뇌 손상(Acquired Brain Injury)의 인지 평가

뇌 손상 후 환자의 인지 기술을 평가하기 위해서는 인지 기능 저하 및 치매 환자에게 사용되는 도구와는 다른 평가 도구가 필요하다. 예를 들어, MMSE는 어린이, 청년 또는 후천성 뇌 손상 환자에게 사용하도록 개발되지 않았다. ACE-R은 뇌졸중, 외상성 뇌손상 및 파킨슨병 환자에게 평가할 수 있다(Gaber, 2008; Parsons, 2011, Rittman, 2013). LOCF는 “의식 수준”과 인지 로그(Cog-Log)의 제목처럼 뇌 손상이나 뇌진탕 후 인지 기능 장애가 있는 환자에게 더 적절한 도구이다.

Cog-Log(부록 4-E)는 지남력보다는 오히려 기억과 실행 기능에 더 중점을 두며, 뇌 손상 후 시간 경과에 따른 인지기능을 감시하는 데 사용되는 도구이다. 이 평가는 인지 기능의 신속한 선별을 하기 위해 설계되어 시간 경과에 따른 변화를 추적하도록 입원환자 환경에서 신속하게 수행할 수 있다(Alderson, 2003; Lee, 2004; Novack, 2004). Cog-Log는 지남력-로그(O-Log)가 15점 이상인 경우 사용된다(Novack, 2004).

Cog-Log에는 10개의 항목이 있으며 각 항목은 3점 척도로 평가되고 평가자를 위한 표준화된 지침이 있다(부록 4-E, “설명 및 점수화” 참조). Cog-Log의 총 가능한 점수는 30점이다. 장애가 없는 성인은 28+2점의 평균 점수를 얻으며, 25점의 준거 점수는 장애가 없는 사람과 그렇지 않은 사람을 88.4% 정확하게 구분한다(Lee, 2004; Novack, 2004). 연구에 의하면 Cog-Log은 인지기술을 평가하는 일반적인 척도로써 유용하다는 것이 확인되었다(Novack, 2004). 표준화된 지침을 따르는 것이 매우 중요하다.

*Galveston Orientation and Amnesia Test(GOAT)*는 외상 후 기억 상실증을 가진 사람들에게 사용되는 선별 도구이다(Levin, 1979). **외상 후 기억 상실**(post-traumatic amnesia, PTA)은 뇌 손상 전후의 사건에 관한 기억의 상실뿐 아니라 뇌 손상 후 정보를 처리하는 능력의 상실이다. 실제로 PTA는 축구 경기 중 뇌진탕이나 심각한 뇌 손상과 같은 경미한 부상 후에 발생할 수 있다. GOAT는 PTA 후 인지 기능의 회복을 모니터링하고 추적하도록 고안되었다. 사람, 장소 및 시간에 대한 지남력에 대한 GOAT의 평가 이외에도 **역행성 기억 상실**(뇌 손상 전의 사건과 관련된 기억 상실) 및 **선행성 기억 상실**(뇌 손상 후 사건과 관련된 기억 상실)을 평가하는 항목이 있다. 정상의 점수 범위는 76-100점, 경계선은 66-75점, 66점

이하는 손상된 인지 기능으로(Levin, 1979, Davidoff, 1988) 환자를 범주화하는 데 사용할 수 있다. GOAT는 시간 경과에 따른 변화를 추적하기 위해 여러 시간/일 동안 순차적으로 사용하도록 설계되었다. 3회 연속으로 78점 이상이 나오면 환자가 PTA를 벗어났음을 나타낸다(Levin, 1979).

Cog-Log 또는 GOAT를 수행할 때는 양식의 지시 사항을 따라야 한다. Cog-Log는 하루에 여러 번 사용할 수 있지만 GOAT는 일반적으로 하루에 한 번 수행한다. 단일 환자에게 이 두 가지를 모두 사용할 필요는 없으며 환자의 상황과 검사가 수행되는 환경에 가장 적합한 검사를 선택하면 된다.

LOCF는 Cog-Log 또는 GOAT와 몇 부분에 다른 점이 있다. LOCF(부록 4-A)는 혼수 상태 또는 최소 의식 상태에서 사람이 출현함에 따라 광범위한 정서 및 인지 기능을 추적하는 도구이다. 이것은 Cog-Log처럼 환자에게 구체적인 질문을 함으로써 평가되지 않는다. 이것은 치료사와 건강 관리 제공자가 환자의 인지적 및 감정적 행동을 관찰함에 따라 인지기능의 전체를 평가한다. LOCF는 일반적으로 뇌 손상 후 1년 이내에 사용되며 더 높은 기능이 있는 환자에게는 덜 유용하다(McCulloch, 2013). 이러한 수준은 종종 뇌 손상으로부터 회복되는 개인의 중요한 특성을 좌우한다. 예를 들어, 혼란에 적절한 단계(Level VI-Moderate Assistance)의 환자는 감독과 함께 목표 지향적 행동을 나다낼 수 있지만, 단계 IV(Confused-Agitated)의 환자는 환경에 부적절하며 기괴한 행동을 보인다. 이러한 구분은 치료 계획, 치료 활동 및 환자가 치료받는 환경에 영향을 미칠 것이다.

마지막으로, CRS-R은 다양한 진단명 중에서 세 가지 변화된 의식 수준(식물인간 상태; 최소 의식 상태, 최소 의식상태에서의 탈피되는 상태) 사이의 감별 진단의 일부로 의식 장애가 있는 사람을 대상으로 하기 위해 개발되었다(Donnelly, 2013). CRS-R은 청각 기능, 시각 기능, 운동 기능, 구두 운동/언어 기능, 의사소통 및 각성을 평가한다. 전체 도구 및 지시 사항은 http://tbims. org/combi/crs/CRS%20Syllabus.pdf. 에서 확인할 수 있다.

불안의 정량화 및 관리

인지 기능 장애를 가진 일부 사람들은 동요를 보인다. 불안은 Alzheimer와 Pick's 병의 말기뿐 아니라 후천성 뇌 손상의 공통적인 특징이다. 불안 수준을 평가하려면 24시간 동안의 행동 변화를 문서화하거나 약물 또는 행동 심리에 대한 반응을 기록하고, 이것은 간병인이 개인에게서 발생하는 행동 범위를 이해하는 데 도움이 될 수 있다. 불안행동척도(Agitated Behavior Scale, ABS)은 뇌 손상 후 불안의 정도와 성격을 묘사하기 위해 개발되었지만 치매나 뇌졸중을 가진 사람들과 같이 다른 집단에서도 사용할 수 있다(Bogner, 2000, Corrigan, 1995). ABS는 일정 기간 동안 불안을 모니터링하고 하루 중 또는 회복 과정에서 행동의 변화를 문서화하도록 설계되었다. ABS에는 14가지 행동 항목이 있다(부록 4-F). 각 항목은 "폭발성 또는 예측할 수 없는 분노"와 같은 동요된 행동 유형을 설명한다. 총 점수는 각각 "부재"에서 "극단적인 정도로 나타남"까지 14항목으로 계산된다. 평가자는 공란을 두지 않도록 지시받는다. 공란이 있을 경우 다른 14개 항목의 평균 평점을 입력해야 하며 이것은 합계 점수가 적절한 값의 범위를 반영한다고 할 수 있다. 총점수는 불안을 전반적으로 측정하는 적절한 전체 척도이다(Corrigan, 1989; Corrigan and Bogner, 1994). 따라서 ABS의 점수가 높을수록 더 심한 불안이 있는 것이다.

ABS의 하위 점수는 구성 요소 항목의 점수를 추가하여 계산된다.

- 탈억제는 항목 1, 2, 3, 6, 7, 8, 9, 10의 합계이다.
- 공격성은 항목 3, 4, 5, 14의 합계이다(항목 3이 두 점수에 모두 오류가 있는 것은 아니다).
- 유연성은 11, 12, 13 항목의 합계이다.

하위 점수를 서로 비교하고 총점에 비교하기 위해서는 각 요인에 대한 평균 항목 점수를 계산하고 14를 곱하는 것이 좋다(Bogner, 2000). 이 절차에서는 서로 동일한 범위의 하위 점수와 그래픽 프레젠테이션에 유용한 총점수를 제공한다. Bogner의 리뷰에 따르면, 21점 이하는 정상 범위; 22~28점은 최소 불안; 29~35점은 중간 불안; 35점 이상은 심각한 불안으로 간주된다.

불안을 가진 환자를 위한 치료적 관리

불안의 원인은 무엇이며, 불안의 발생을 어떻게 최소화할 수 있습니까? 이 비유를 고려해보자. 인지 기능이 제한되어 있으면 지갑에 돈이 한정되어 있는 것과 유사하다. 무언가를 사려고 할 때 돈이 충분하지 않으면 욕구가 충족되지 않아 좌절할 수 있다. 인지 기능이 제한될 때 인지 자원을 넘는 요구는 좌절감을 유발하여 제한된 인지 시스템에 더 많은 부담을 느끼게 된다. 인지 장애가 있는 환자에게 치료사가 너무 많은 과제로 환자를 과부하시키거나, 치료사가 너무 많은 피드백을 제공하더라도 불안할 수 있다. 그림 4-2는 치료 세션에서 발생할 수 있는 *예방 가능한* 불안의 원인을 나타낸 것이다.

많은 다른 원인이 있을 수 있지만 환자를 더 불안시켜서 환자와의 관계를 잃지 않도록 하는 것이 가장 중요하다. 일과성 기억상실이 있는 환자는 아직 자신의 신원을 기억하지 못할 수도 있지만 최근에 당신을 놀라게 했을 수도 있다. 불안을 유발할 수 있는 행동을 피하는 것 외에도, 눈을 마주치는 것을 피하는 것과 같이 환자의 불안에 대한 조기 경고 신호에 주의를 기울여 행동이나 치료 계획을 적절하게 수정할 수 있어야 한다(상자 4-7).

앞에서 언급했듯이, 일반적인 치료 방법에서 잦은 피드백과 과제의 과부하는 환자가 불안해 할 수 있다. "내 이름은 무엇입니까?"와 같은 명백한 회상평가를 하는 환자들에게 자기 관리를 요구하는 것은 불안을 유발할 가능성이 있다. 회상평가는 불안이 있는 환자에게 완벽하게 안내하지 않는 것이 가장 좋다. 예를 들어, "어떻게 다음 단계를 수행하는 방법을 기억하는지 보자." 대신 "단계를 올라가 보자."라고 말하는 것이다. 치료사는 환자가 잠시 전에 비밀리에 검사되었다는 사실을 알리지 않고 결과를 공유할 수 있다. 또한 자신의 손상에 대한 통찰력을 갖고 있는 환자들은 종종 손상을 부정하려고 시도하기 때문에 자가 모니터링에 대한 요청은 원치 않는 과제가 된다.

그림 4-2의 나머지 두 항목은 고안된 치료방법 및 지연된 지원방법이다. 지연된 지원방법은 환자가 위험을 감지하거나 열등하거나 무지하도록 되는 지점까지 환자가 실패하도록 허용하는 것을 말한다. 많은 인지적 결함을 가진 사람들이 독립적인 정신을 개발하기 시작하여 문제가 생기면 치료사 또는 간호사는 딜레마를 인식하고 장애 예방을 위해 과제를 완료해야 한다. 숙달된 연습이란 기술을 향상시키기 위해 게임이나 시뮬레이션을 사용하는 것을 말한다. 손상을 의식하지 못하는 환자들에게는 흥분을 불러일으킬 수 있으므로 "나는 왜 어리석은 게임을 하고 있는 걸까?"라고 물을 수도 있다. 환자가 실제 기능이 좋지 않다고 인식하도록 해서 그 작업을 합리화하는 것은 무의미하다. 따라서 치료사는 인지 장애가 있는 성인과 일할 때 환자는 실제 성능이 좋지 않다고 인식하지만 그 작업을 합리화하는 것은 의미없는 것이기 때문에 치료사는 인지가 손상된 환자와 일할 때 신체적 및 인지적 인내력에 대해

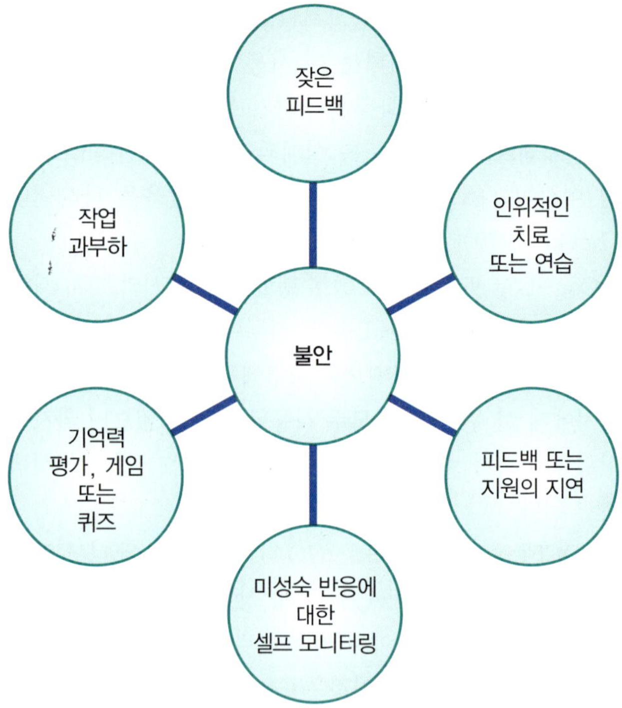

그림 4-2 치료사에 의한 불안의 일반적인 예방. 치료사는 치료동안 이러한 요인을 관찰하고 방지해야 한다.

관찰해야 한다.

"자기 자신"라는 단어는 상자 4-7에 있는 불안의 경고 신호 목록에 기울림으로 표시되어 있음에 유의해야 한다. 환자가 다른 사람들에 대해 부정적인 의견을 말하기 시작할 때, 그들은 이미 불안의 영역으로 넘어 섰다는 것이다. 추가적으로 진행되는 것을 막기 위해 경고 사인을 인식하는 것이 중요하다. 환자가 불안이 나타날 때, 자극에서부터 환자를 제거하거나 자극을 즉시 바꾸어야 한다. 일부 환자는 치료를 피하려는 목적으로 불안이 나타날 수 있으므로 환자의 행동에 주의를 기울여야 한다.

알츠하이머병 환자에서 불안에는 네 가지 근본 원인이 있다고 알려져 있다: (1) 신경 손상이 행동의 억제를 초래할 때의 병리 생리학적 원인; (2) 환자에게 충격을 주는 사람이나 상황을 포함한 행동적 원인(샤워를 하기 위해 환

상자 4-7 뇌손상 환자에서 불안의 급성 징후

휴식이 없음
눈 마주침 감소
구두 발화 감소
음성의 증가
산만함 증가
부정적인, 자기 비하 발언

자 옷을 벗기는 간병인); (3) 배고픔 및 갈증과 같은 충족되지 않은 요구(알츠하이머 환자는 의사소통의 필요성이 없기 때문에 그들의 필요가 충족되지 못하기 때문이다). (4) 조명이나 시끄러운 소음과 같은 환경적 스트레스 요인에 대한 임계치가 감소한 환경적 취약성(Kovach, 2004). 치료사는 이러한 근본 원인을 고려하여 불안을 최소화해야 한다. 알츠하이머 환자가 화가 나면 굶주림이나 안락함과 같은 기본적인 욕구가 충족되지 않았을 수 있다. 치료사는 치료 또는 피로와 같은 충족되지 않은 요구가 있는 신체적 징후에 주의를 기울임으로써 상황을 평가할 수 있다. 뇌 손상 환자에게 제안된 전략과 마찬가지로 치료 중에 환자에게 주는 피드백의 양을 모니터링해야 한다. 예를 들어, 언어적 신호가 아닌 손으로 격려하여 좌회전을 쉽게 할 수 있게 해야 하며, 마찬가지로 IV 신호음, 라디오 음악 또는 공사하는 소리나 망치 소리와 같은 배경 소음을 제한해야 한다. 격렬한 반응을 피하기 위한 이러한 조치는 AD 환자의 치료 환경을 크게 향상시킬 것이다.

인식의 선별 검사

자기인식. 자신에 대해 인식하는 능력, 성격, 행동/반응의 양상을 인식 및 반영하는 능력은 주의력, 기억력, 문제해결력과 같은 다른 인지 기능에 영향을 미치기 때문에 뇌 손상을 가진 사람의 실행 기능의 가장 중요한 요소 중 하나로 설명되어진다(Studer, 2007). 손상된 자기인식은 환자가 가질 수 있는 가장 해로운 손실 중 하나일 수 있다. 이것은 "새로운" 능력을 설정하는 것과 관련하여 종종 불안, 동기 감소/참여 또는 안전하지 못한 행동으로 이어진다. 가장 심각한 인식 능력의 손상이 있는 환자는 치료실에 가야 하거나 새로운 정보를 기억할 이유가 없다. 왜냐하면 자신의 삶에서 관련이 없는 것처럼 보이기 때문이다. 인식은 종종 우측 두정엽 및 전두엽 기능과 관련이 있다. 따라서 TBI 및 우뇌 뇌졸중 환자는 인식이 제한적이다.

질병인식 **불능증**(anosognosia)이라는 용어는 자기 손상에 대한 자각이 없는 환자를 묘사하는 데 사용된다. 질병인식 불능증(anosognosia) 환자는 일반적으로 문제가 있음을 부인한다. 질병인식 불능증(anosognosia)은 신체 인식 장애(body scheme disorder)(시각에 대한 부분 참조)로 간주되지만 주의력과 실행 기능에 미치는 영향 때문에 이 장에서 인지의 구성 요소로 논의될 것이다. 질병인식 불능증(anosognosia)을 초월한 인지 수준은 다음과 같이 Crossen과 동료(1989)에 의해 기술되었다:

- *지적 인식(Intellectual awareness): "나는 문제가 있음을 알 수 있다."*
  - 이 환자는 새로운 건강 문제를 인지하지만 문제의 범위, 존재 또는 의미를 인식하지 못할 수 있다. 문제를 인식할 수 없으면 TBI 환자에서 불안감을 유발할 수 있다(Studer, 2007).
  - 환자에게 상해/질병 이후에 어떤 차이가 있었는지 물어보거나 자신의 삶에 어떤 영향을 미쳤는지 물어봄으로써 이 기술을 선별할 수 있다(Zoltan, 2007).
- *창발적 인식(Emergent awareness): "문제가 발생했다."*
  - 의식이 있는 환자는 셔츠가 안쪽으로 빠져 있거나, 균형을 잃어버렸다는 것을 인식하는 자기 모니터링 기술이 필요하다는 것을 알게 된다(Studer, 2007).
  - 환자가 문제가 발생하는 동안 그것을 인식하고 교정할 수 있는지를 알아냄으로써 이 기술을 평가할 수 있다.
- *예측 인식(Anticipatory awareness): "나는 이 문제를 피할 필요가 있다."*
  - 가장 높은 수준의 인식으로 설명되며, 예측 인식을 가진 사람은 이전의 시도와 문제점을 기억하고 그 결과 행동을 변화시킬 수 있다(Studer, 2007). 예를 들어, 화장실에서 일어나는 동안 쓰러져 버린 환자는 재발을 막기 위해 도움을 요청할 것이다. 기억 노트는 회상에 도움이 될 수도 있다.
  - 이 수준을 평가하려면 실제 작업에서 환자를 관찰하고 "___하는 데 문제가 있나고 생각하는가?"와 같은 질문을 한다. 환자가 예라고 대답하면 이유를 물어본다. 환자에게 신호를 보내거나 환자의 반응을 편향되게 하지 않는다(Zoltan, 2007).

섬망에 대한 사전 평가

여러 도구를 사용하여 섬망을 사전 평가하거나 평가할 수 있습니다. 섬망은 급성 치료 및 집중 치료실(intensive-care unit; ICU) 환경에서 발생하기 때문에, 침상에서 평가할 수 있는 Cognitive Test for Delirium (CTD), Confusion Assessment Method(CAM), Confusion Assessment Protocol(CAP), Delirium Rating Scale-Revised-98(DRS-R-98)이 개발되었다. CAM은 섬망을 식별하기 위해 섬망의 여러 징후(A-D following)가 있는 검사 도구이다. A부터 D까지의 증상 목록 중에서 A,

B 및 C 또는 A, B 및 D 신호가 나타나면 섬망으로 간주된다. 신호 A는 심각도가 급격히 변하는 급성 혼란 상태이며, B는 부주의하며, C는 혼란된 생각이나 발언이 있으며, D는 저활동성 또는 과다 활동과 같은 의식 수준의 변화가 있다(Wood-ford and George, 2007).

대조적으로, DRS-R-98은 섬망의 중증도를 평가하도록 설계된 척도이다. 0에서 2까지의 척도로 13개의 행동이 표시된다(숫자가 높을수록 증상이 더 나음). 3가지 추가 진단 항목이 있다. 심한 정도에 따라 등급이 매겨진 13개의 행동적 특징에는 수면 주기 변화, 지각 장애, 망상, 불안정한 언어 습득, 언어 이상, 비정상적인 사고 과정, 운동 동요 또는 운동 재지각, 지남력, 관심, 단기 및 장기 기억, 시각 공간 항목이 포함된다(Trzepacz, 2001). ICU 또는 급성 치료 환경에서 일하는 치료사는 물리 치료 세션 중에 이러한 특성을 발견하고 DRS-R-98 사용에 참여하도록 요청받을 수도 있다.

우울증에 대한 사전 평가

우울증은 노인에서 가장 흔한 거짓 치매의 원인이며, 우울증을 선별하는 것은 두 가지 조건을 구별하는 것이 도움이 된다. 병력이나 수면 장애나 과민반응과 같은 우울 증 증상이 나타나면 인지 기능의 사전 평가와 병력을 기록하면서 우울증을 사전 평가 해야 한다. 당뇨, 파킨슨병, 뇌졸중과 같은 만성 건강 상태의 사람들은 우울증 발병률이 다른 성인보다 높다. 우울한 노년층은 젊은층보다 무관심, 무신경(기쁨과 즐거움이 없음), 인지 기능 장애의 징후가 나타난다(Krishnan, 1995). 특히, 우울한 노년층의 인지 장애는 기억력 감소와 실행 기능의 감소를 포함한다.

치매로 인한 인지 기능 저하와 우울증과 관련된 인지 기능의 감소 사이에는 몇 가지 차이점이 있다(표 4-4 참조). 우울증 환자는 알츠하이머병 환자보다 인지 능력 상실에 대해 불평할 가능성이 더 높다. 그들은 일반적으로 인지 평가 때 정확히 지적할 수 있으며, 종종 인지 문제를 포기하거나 인지평가 중 평가를 중단할 수 있다. 치매 환자는 인지력이 떨어지는 증상이 나타나기 시작하며 잊어버리는 것에 대해 일반적으로 불평하지 않는다.

우울증에 대한 두 가지 평가가 이 장에 나와 있다. 노인 우울척도(Geriatric Depression Scale, GDS)(부록 4-G) 및 Beck 우울척도(Beck Depression Inventory-Short Form)(부록 4-H)이 포함되어 있다. 우울증을 선별할 때, 환자에게 무엇을 하고 왜 하는지에 대해(환자에게 무엇을 하고 있는지) 알려주는 것이 중요하다(상자 4-8 참조). 만약 그/그녀는 도움이 필요할 경우 읽어주고 선택한 것을 표시해 줄 수 있으며, 만약 항목과 선택 사항을 환자가 읽을 수 있는 경우 작성하도록 허용한다. 치료사는 환자가 반응을 선택할 때 환자의 반응에 개입하거나 해석하지 않도록 주의해야 한다.

두 척도에서, 높은 점수는 우울증을 나타낸다. *GDS*에서 각 "우울한" 반응(굵게 표시)에 대해 1점이 채점된다. 0에서 4점은 정상으로 간주되고, 5에서 8점은 가벼운 우울증상을 나타내며, 8에서 11점은 중등도의 우울한 증상을 나타내고, 12에서 15점은 심각한 우울 증상을 나타낸다(Krishnan, 1995). *Beck 우울척도*(Short Form)에서 5~7점은 경미한 우울증을, 8~15점은 중도 우울증을, 16점 이상은 심각한 우울증을 나타낸다(Gallo, 1988). 우울한 증상을 가진 환자는 심리학, 정신 의학 또는 사회 사업에 적합한 전문가에게 재교육되어야한다. 치료사는 운동이 우울증에 대한 여러 치료법 중 하나라는 것을 환자에게 상기시켜야 한다.

상자 4-8 우울에 대한 선별 평가하기 위한 준비

"슬프거나 우울함을 느끼면 다른 생각을 하거나 심지어 다르게 움직일 수 있다. 이 설문지는 전반적인 분위기와 느낌을 살펴본다. 답이 매일 바뀌어도 각 질문에 대해 예 또는 아니오로 답한다. 가장 좋은 것은 대부분의 시간을 어떻게 느끼는지에 대한 답을 선택하는 것이다. 질문을 읽는 데 도움이 필요하면 내가 그 질문을 읽어 줄 수 있다."

생각해 볼 점 4.1

각성, 주의력, 인식력 및 인지 능력을 평가하는 접근법은 환자, 환경 및 상황에 따라 다르다. 인지 평가와 관련하여 고려해야 할 핵심 질문은 다음과 같다. 최근 환자를 생각하고 이 질문에 답해 본다.

1. 환자의 병력, 합병증, 약물 또는 진단이 주의력, 각성 또는 인지력을 잠재적으로 방해하는가?
2. 환자에 대한 관찰이나 환자와의 상호 작용은 환자자신의 상태와 관련하여 마음 속에 있는 정신적인 이미지와 일치한가?
3. 환자에 대한 관찰이나 환자와의 상호 작용이 의료 기록이나 환자 병력에 대한 다른 보건 전문가의 설명과 일치한가?

4. 이 환자의 인지 능력에 영향을 줄 수 있는 건강 관리 환경의 고유한 속성이 있는가? 예를 들어, 입원환자 환경에서 시끄러운 룸메이트에 의해 또는 의료 절차로 인해 야간에 환자가 잠에서 깨어 났는가? 새로운 환경이 환자의 행동이나 인지에 영향을 줄 수 있는가? 환자가 최근에 배우자, 자녀 또는 친한 친구를 잃었는가?
5. 치료사가 전략을 선택하면 환자의 반응에 어떤 영향을 미치는가? 예를 들어, 더 많이 말하면 환자가 더 동요하는 것처럼 보이는가? 몸짓이 말보다 잘 받아들이는가? 환자가 조용한 환경에서 더 잘 반응한가?

인지 손실이 있는 환자에 대한 치료적 적용

Therapeutic Implications for Patients With Cognitive Loss

치료사는 환자의 진단, 예후, 치료 계획 및 중재 선정을 포함하여 임상 의사 결정에서 각성, 주의, 인지 및 우울증을 사전 평가한 정보를 사용한다(APTA, 2015). 이러한 장애가 있다면 중재의 선택, 치료 환경 또는 임상의가 사용하는 운동 학습 방법의 유형을 수정해야 할 수도 있다. 검사 결과는 진료 기록에 기록되어야 하며 환자 및 간병인을 포함한 의료팀의 다른 구성원들과 의견을 교환해야 한다. "평가"구성 요소를 사용하여 이 정보를 기반으로 한 임상적 결정사항을 문서화해야 한다. 예를 들어, 환자의 인지 기능을 토대로 기능적 훈련이 환자의 좌절을 최소화하기 위해 시연이나 몸짓으로 보완된 최소한의 언어적 신호로 기술의 훈련에 초점을 맞춘다.

의식이 깨어있지 않는 환자에 대한 치료

환자의 각성 수준이 중등도 이상의 중증 결손증을 앓고 있는 경우, 물리 치료 중재는 움직이지 못하는 것에 의한 이차 합병증의 예방, 낙상 또는 상해의 위험 감소, 예방 및 회복 기술에 대한 보호자에 대한 지침을 강조한다. 알츠하이머병의 후기 단계의 환자나 LOCF의 단계 1-2의 환자의 간호 계획은 관절염의 예방, 피부의 쇠약 또는 자기 자신에 대한 상해에 대한 것을 포함해야 한다. 간병인은 뼈 돌출부에 대한 압박감을 줄이거나 공기의 순환을 극대화하기 위해 자세 교정 기술을 훈련하고 간병 중 부상으로부터 자신을 보호하는 방법에 대한 교육이 필요할 수 있다. 흥분, 주의 또는 인식의 중등도에서 중대한 결손은 간호사, 호흡기 치료사, 작업 치료사, 신경과, 언어 병리학자 및 퇴원 계획을 위한 사회복지사를 포함하는 진문가 팀에 의해 가장 효과적으로 해결된다.

주의력의 손상이 있는 환자에 대한 전략

주의력의 경도에서 중등도 손상이 있는 경우 또한 물리치료에서 약간의 조정을 필요로 한다. 환자가 주의력과 인지력에 장애가 있을 때, 치료 환경은 초기에는 주의가 산만해 질 수 있다. 치료사는 치료 영역에 사람이나 물건을 더 추가하는 등 환경 변화를 점차적으로 진행할 수 있다. 치료사들은 환자의 주의를 치료하는 동안 지시할 수 있다. "예측의 힘" 또는 오류의 추정은 환자에게 성과를 예측하도록 요청함으로써 환자의 관심을 높이는 데 사용되는 기술이다(Studer, 2007). 예를 들어, 환자에게 "스미스씨, 걷는 동안 이 두 줄 사이에 머무르려고 합니다."라고 한다면, 이 기술은 환자의 관심이 과제의 중요한 요소에 집중하게 만든다. 임상가들은 단일 작업 훈련을 통해 운동 학습 세션을 시작하고, 걷기 및 말하기와 같은 이중 작업 상황으로 진행함으로써 분리된 주의집중을 다룰 수도 있다(McCulloch, 2007; Fell, 2004). 걷기와 사고(Hall and Heusel-Gillig, 2010)와 같은 분리된 주의 집중 과제를 향상시키는 걸음 걸이 기술을 향상시킨다는 증거도 있다. 운동 기능을 재훈련하는 것과 유사한 인지 기능을 재교육하는 것은 집중적인 연습으로 향상된다. 환자는 문제 해결 능력을 향상시키기 위해서 위험하지 않은 실수를 허용해야 한다(Studer, 2007).

경도/중등도 인지 손실환자의 치료

경도에서 중등도의 인지 기능 장애를 가진 환자는 암묵적 학습보다 명시적 학습에서 더 많은 차이를 보일 것이다. 이 경우 임상의는 언어 집중과 피드백을 최소화하면서 집중적인 업무 수행을 통해 절차적 학습을 강조해야 한다. 멈춰있는 것보다, "왼발을 오른발에 건드리면 좋겠다."고 치료사는 바닥의 선을 두드릴 수 있고, 환자는 선을 따라 반복적으로 연습하고 복도를 따라갈 수 있게 된다. 환자는 치료사가 말하는 것을 처리해야 하기 때문에 운동 작업을 수행할 때 환자와 이야기하는 것이 이중 작업 환경을 조성한다는 것을 기억해야 한다. 피드백은 작업이 완료될 때까지 지연될 수 있다. 예를 들어, 환자가 이동을 완료할 때까지 기다린 다음 "이렇게 아래의 높이까지 올리십시오."라고 말한다.

마지막으로, 환자의 각성, 주의력 또는 인지력이 *급속히* 감소하는 것은 정상이 아니다. 물리치료사는 이러한 변화가 발생할 경우 주치의와 환자 치료팀에 알려야 한다. 이 조치는 일부 조건에서 잠재적으로 생명을 구하는 것일 수도 있고, 환자가 겪는 장애의 정도를 감소시킬 수도 있다. 각성, 주의력 및 인지의 정기적인 재검토는 보장되어야 한다.

인지 손상의 기능적 영향

Functional Implications of Cognitive Impairments

인지 손상이 있는 환자는 수표 발급, 식료품 목록 작성 또는 처방전/약품 처방 지시사항 따르기와 같이 다양한 과제를 수행하는 것이 어렵게 된다. 재활 과정에서 환자는 단어가 있는 HEP를 해석하거나 수행하는 것이 어렵고, 보조적이고 적응적인 보호 장치를 사용하기 위한 지시를 따르는 것이 어려울 수 있다. 인지 요구가 환자의 용량을 초과하는 경우 환자는 좌절감을 느낄 수 있다. 31장은 치료사가 인지 기능 장애의 배경에서 사용할 수 있는 전략에 대한 논의를 제시한다.

생각해 볼 점 4.2

다음 전략이 어떻게 인지적 요구를 낮추는지 생각해본다.

- 적게 말하기: 구두 신호, 지시 및 피드백 사용을 최소화한다. 말하기보다는 보여주기, 제스처 및 신체적 지침을 사용한다.
- 조심스럽게 계획하기: 환자의 기능 수준에 따라 치료 환경을 목적에 맞게 계획한다. 예를 들어, 조용한 방에서 시작하여 환경에서 소음이 있는 곳에서 신체적 운동을 하는 것으로 점차적으로 증가시킨다. 환경적 복잡성의 급격한 변화가 아닌 점진적 변화를 한다.
- 반복하기: 절차적 학습 과정을 향상시키기 위해 운동 과제 또는 기술의 집중적인 연습을 강조한다. 여러 가지 의자/좌석의 "순환"되도록 서 반복되는 앉기는 집중적인 연습의 한 예이다(36장 참조).
- 제한된 선택권 부여 :인지 장애가 있는 환자에게 선택권을 제거하지 않는다. 현명하게 선택하는 것을 사용한다. 예를 들어, 환자가 적색 발판 또는 파란 발판에 서기를 원하면 선택 사항을 치료 목적에 맞게 단순하게 유지한다.
- 존엄성 유지: 자신이 우월하다는 제스처 또는 대화를 피함으로써 환자를 존중한다. 5살짜리 아이에게 "하이 파이브"를 요청하는 것은 매우 적절하고 동기 부여가 될 수 있지만 어른에게는 유치하거나 비하하는 것일 수 있다.
- 간단하게 유지: HEP와 지침은 간단해야 한다. 환자에게 어떤 종류의 지시 사항을 따르는 것이 가장 쉬운지 확인한다. 서면 지시 대신 비디오 또는 사진의 사용을 고려한다.
- 문제 해결의 선택: 자신의 질병인식 불능증(anosognosia)을 의식하지 못하는 환자에게 자신의 안전을 보장하면서 실수를 할 수 있는 기회를 제공한다. 주의력 결핍 및 의식 부족(예; 뇌 손상 후) 환자는 문제가 있을 때 이를 인식하고 문제를 해결할 기회가 필요하다. 치료사가 문제를 지속적으로 수정하거나 예방하면 환자는 정보를 배우거나 유지할 수 없다.

환자 적용

인지 사례 연구 4A: 병력과 의뢰 이유: *J씨는 6주 전 일시적 허혈 발작(TIA) 후 외래 환자 물리 치료를 받은 69세의 미망인 히스패닉계 여성이다. 그녀는 왼쪽 팔의 가벼운 위약만을 설명하지만, 지난 달에 3번이나 넘어졌다고 보고하고, 넘어지는 것을 매우 두려워한다고 말했다. J씨는 근처에 사는 딸과 쇼핑, 확인과 식사 준비 및 식사 계획 등을 하며 딸이 환자의 ADL에서 환자를 돕기 시작했다. 의학적 병력을 질문하는 동안 J씨는 분명히 의사소통을 했으나 계속 딸에게 병력 문제에 대한 대답을 미루었다. 그녀의 과거 병력(PMH)은 6주 전 가장 최근의 사건 외에도 49세의 갑상선 기능 저하증, 갑상선 기능 항진증, 고혈압 증후군 및 TIA이 중요한 징후였다. 그녀의 약물에는 Synthroid, Lopressor, Plavix, 종합 비타민제, Fosamax가 포함된다. 치료사가 일반적인 날을 묘사하라고 할 때, 그녀는 그녀의 머리를 흔들면서 "다른 사람들의 전형적인 날과 같다." 라고 말했다. 딸은 그녀가 천천히 점진적인 기능 저하를 겪었으며 우울하다고 하였다. 이것은 2년 전 남편의 죽음과 관련이 있다고 하였다.*

임상 결정 시 고려할 점

- *이 환자의 인지 기능에 대해 지금까지 알고 있는 것을 고려한다. 그녀의 병력에서 또는 치료사와의 초기 상호 작용에서 당신의 마음에 적신호가 생기는가?*
- *그녀의 PMH를 감안할 때, 인지 능력 저하의 가능한 원인은 무엇인가?*
- *J씨에게 사용할 선별 도구의 선택과 그에 대한 근거를 고려한다.*

이 질문에 대한 토론 및 가능한 대답은 온라인 자료에 포함되어 있다. 이 평가의 결과가 다른 평가 및 측정과 분리되어서는 안 된다는 것을 기억하는 것이 중요하다. 대신, 초기 검사에서 이러한 결과를 다른 결과와 함께 고려해야 한다. 예를 들어, 과반사 또는 협응불능과 같은 중추 신경계 장애의 다른 징후가 있었는가? 피부가 탈수 증상을 보였는가? 발견된 부분과 임상적 관점은 일차 진료 의사와 건강 관리 팀에게 전달되어야 한다.

환자 적용

인지 사례 연구 4B: *병력과 의뢰 이유:* *LB는 2주 전 ATR(all-terrain vehicle) 사고로 인한 TBI 후 재활 센터에 입원 한 19세 백인 남성이다. LB는 지역 외상 센터의 ICU에서 6일간 혼수 상태에 빠졌으며 현재 혼수 상태에서 벗어나고 있는 중이다. 의료 기록에 따르면, 그는 외상 센터에서 GCS 9에서 15로 진행했다. 그는 얼굴 찰과상, 왼쪽 Colles 골절 및 비골의 말초부 골절이 있다. 그는 집중 치료를 위해 재활 센터로 이송되었다. 그의 어머니는 그가 아직도 수면 상태에 있지만 가만히 있지 못하며 불안함을 겪고 있다고 말한다.*

임상 결정 시 고려할 점

- *각성, 주의력 및 인지력을 평가하고 선택에 대한 근거를 제공하기 위해 초기 검사에서 LB와 함께 사용할 검사 및 측정 방법을 고려한다.*
- *이 검사의 결과는 당신의 치료 계획에 어떤 영향을 주는가? 예를 들어, LOCF에서 Level V과 Level IX의 환자와 보행 훈련 중 피드백이 어떻게 바뀌는가?*

인지에 대한 요약 Summary on Cognition

인식은 각성, 주의, 지남력, 인식력 및 판단력과 문제 해결력과 같은 실행 기능을 포함하는 매우 복잡한 것이다. 인지 결손은 장애로 여겨지며 신체적 기능 활동, 기술 및 사람이 지역 사회에 참여할 수 있는 능력에 큰 영향을 미친다. 인지의 선별검사는 치료사가 (a) 문제를 확인하고, (b) 환자의 추가 검사 또는 다른 의료 제공자에게 소개하고, (c) 환자의 인지 기술에 부합하는 치료 전략을 개발하고 (d) 환자의 상태를 진단하는 데 기여한다.

인지 능력을 평가하기 위해서는 환자가 치료사와 과제에 참석할 수 있어야 한다는 것과 같은 인지 시험의 함축된 순서가 있다. 환자가 참석하기 위해서는 깨어 있어야 하고/각성 상태이어야 한다. 인지 평가는 주의력, 문제 해결, 판단 및 인식과 같은 지루한 기능의 범위를 단순히 반영하지 않기 때문에 "깨어 있음과 지남력 3가지"라는 문장으로만 사용하여 이루어지거나 문서화되어서는 안된다. 이 장에서는 인지 평가의 예시만 제공되었지만 인지 능력 평가 도구(MCSE, ACE-R, MoCA)에서 혼수상태로부터 의식수준을 구분하는(GCS, LOCF, CRS-R)의 검사를 구별할 수 있어야 한다. 또한 고령자는 인지결손과 우울증에 대한 검사를 받아야 한다.

일단 인지적 결핍이 확인되면, 치료 계획은 산만하지 않은 교육 환경을 선택해야 하고, 너무 많은 피드백은 피하고 가능한 경우 환자를 문제 해결에 참여시킴으로써 이러한 문제점을 반영해야 한다. 마지막으로, 인지 기능을 더 평가하고, 불안을 최소화하고, 기능적 독립성을 증진시키는 치료 전략을 개발하기 위해 다른 보건 의료 종사자와 협력하는 것이 중요하다는 것을 인식해야 한다.

지각 Perception

서론 및 용어 Introduction and Terminology

*알츠하이머 환자인 **로베르타**는 문 앞에 있는 검은 웰컴 매트 바닥에 구멍이 있다고 생각한다. 그녀가 치료사와 함께 걸을 때, 그녀는 매트의 주변으로 걸어간다. 오른쪽 대뇌 동맥 뇌졸중이 있었던 마이클은 몸의 왼쪽을 무시하고, 휠체어의 왼쪽을 여러 번 문의 왼쪽에 부딪쳤다. 소피아는 치료사가 그녀에게 "당신은 내 이름을 기억합니까?"라고 묻자 그녀는 외상성 뇌손상에 걸렸다는 것을 인식하지 못하고 치료사에게 화를 낸다.*

이 모든 사람들은 운동 조절, 안전 및 기능적 독립성을 인식하도록 해주는 지각적 결함을 가지고 있다. **지각**은 감각 정보를 운동에 영향을 미치는 *의미있는 정보*로 통합하거나 의사결정에 사용하는 것이다(Shumway-Cook, 2017). 신체에 대한 감각적인 입력에 기초하여, 지각은 환자가 신체와 환경의 구성 요소를 이해하고 신체와 환경 사이의 관계와 장벽을 이해할 수 있게 한다. 지각적 결핍에 대한 사전 평가는 적절한 운동 재 학습 프로그램을 계획하는 데 도움이 된다. 작업 치료사가 일상적으로 지각적 결함을 평가하고 다루지만, 물리치료사는 운동 조절과 안전한 운동 능력을 고려하기 위해서 이해하는 것이 중요하다. 지각적 결손은 (1) 신체 이미지/신체 인식 장애, (2) 공간 관계 장애, (3) 운동 실행증, (4) 실인증의 네 가지 범주로 나눌 수 있다. 이러한 범주에 기반한 일반적인 지각적 장애에 대한 용어는 표 4-5에 요약되어 있다.

표 4-5 지각장애

분류	질환	정의/설명
신체 이미지 (신체에 대한 시각적/정신적 기억(예, 키가 큰지/작은지 또는 날씬한지/뚱뚱한지) *신체 인식* (자기 자신의 자세적 모델, 다른 신체와의 관계)	자기신체부위실인증 (Autotopagnosia)	신체 부위와 신체 부위를 서로 인식하지 못한다. 증상으로는 신체의 혼란, 자신의 팔다리와 치료사의 팔다리 사이를 구분하는데 어려움이 있다. 신체 부위 퍼즐로 평가한다.
	편측 무시 (Unilateral Spatial Neglect)	신체 한 편에 대한 인식을 통합하고 사용할 수 없다. 그림 그리기 평가를 하면 환자는 자신의 신체의 절반만 그릴 것이다.
	질병인식 불능증 (Anosognosia)	문제의 존재/심각성을 인식하지 못한다. 문제 또는 문제와 관련된 평가를 거부할 수 있다. 문제를 식별할 수 있는 환자의 능력 평가함: "어떤 문제가 있어 왔습니까?"
	좌우 구별(Right-Left Discrimination)	오른쪽과 왼쪽을 구별할 수 없다.
	손가락실인증 (Finger Agnosia)	손가락의 이름을 혼란스러워 한다.
시각구별 (깊이지각, 물체 및 형태의 공간관계)	전경배경 (Figure Ground)	전경과 배경을 구별할 수 없다. 겹치는 그림을 사용하여 평가한다.
	형태항상성 (Form Constancy)	비슷한 모양과 목적(포크와 스푼)의 대상 간에 미묘한 차별을 할 수 없다.
	공간 내 위치 (Position in Space)	3D 공간에서 좌표를 식별할 수 없다(위, 아래, 가까운, 아래, 이상).
	공간관계 (Spatial Relationship)	두 개 이상의 물체가 자신과 관련되어 있거나, 물체가 서로 관련되어 있다는 인식이 어렵다. "시계를 그려서 숫자 채우기."
	지형적 지남 (Topographical Disorientation)	병원의 평면도와 같이 한 장소에 대한 장소의 관계를 이해하고 기억하기가 어렵다.
	깊이 및 거리 (Depth and Distance)	잘못 판단하면 계단이나 유리 채우기와 같은 건축물에 어려움이 있다.
실행증(Apraxia) (감각, 운동, 협응의 손상 없이 작업이나 자연스러운 행동을 수행할 수 없음)	구성 실행증 (Constructional apraxia)	블록 쌓기 모방하기와 그림그리기를 재현할 수 없다.
	착의 실행증	피드백 없이 스스로 옷을 입을 수 없다.
	운동 실행증	복잡한 운동과제를 하는 것이 어렵다.
	관념운동 실행증	자발적으로 작업을 수행할 수 있지만 명령에 따라 수행할 수 없다.
	관념 실행증	운동 손상이 없음에도 불구하고, 자발적으로 또는 명령에 따라서 움직임을 생성할 수 없다.
실인증(Agnosia) (친근한 물체를 인식하지 못함)	시각(사물)	소리 또는 촉각으로 인식하는 능력이 있음에도 불구하고 얼굴과 색을 포함하여 시각적으로 인식할 수 없다.
	촉각	감각이 손상되지 않지만 촉각으로 물체를 인식할 수 없는 입체인지불능(astereognosis)이 포함된다.
	청각	진공 청소기와 자동차 모터와 같은 유사한 소리를 구별하는 것이 어렵다.

출처: Zoltan, 2007; Devinsky et al., 2004; Farah & Feinberg, 1997; Sirigu et al., 1991.

지각의 임상적 신경해부학
Clinical Neuroanatomy of Perception

지각은 주로 두정 연합영역(parietal association cortex)(표 4-2 참조)의 기능으로서, 두정엽(parietal), 측두엽(temporal) 및 후두엽(occipital lobe)의 교차점에 위치한다. 지각은 기능적으로 다른 대뇌피질에도 분포한다. 예를 들어, 반대측 편측무시(Contralateral neglect)는 우측 두정엽 또는 전두엽 피질의 병변과 관련되지만, 시상, 기저핵, 대상회 및 그물 망상체에도 손상이 발생한다. 신체 인식 장애는 일반적으로 두정엽의 손상과 관련이 있지만 소뇌 기능 장애에서도 발생할 수 있다(Zoltan, 2007). 지각 기능 장애는 혈관 경색의 결과로 발생할 수도 있다. 전 대뇌 동맥(ACA)은 기저핵, 전뇌궁, 전뇌량뿐만 아니라 전 두정엽과 내측 전두에 혈액을 공급한다. 오른쪽 ACA 손상으로 인해 왼쪽 편측무시가 발생할 수 있다. 중간 대뇌 동맥(MCA)의 하부는 하측두엽과 측두엽의 일부에 혈액을 공급한다. 오른쪽 MCA의 이 부분의 경색은 심각한 왼쪽 편측무시 및 시야 결손을 유발할 수 있지만, 왼쪽 MCA의 손상은 오른쪽의 시야 결손을 유발할 수 있다. 후 대뇌 동맥(PCA)은 후두엽, 후내측 측두엽, 뇌간 상부, 중뇌 및 시상에 혈액을 공급한다. 이 동맥에 손상이 생기면 반대쪽 동측 반맹증, 시각 실인증 및 안면 실인증이 발생할 수 있다.

지각의 사전 평가 원리
Principles of Screening Perception

지각의 사전 평가를 위한 지각장애 및 지시사항

광범위한 지각 장애(표 4-5 참조)는 신경 장애가 있는 사람에게서 발생한다. 질병인식 불능증은 이전에 이 장의 인지에서 "인식"이라는 부분에 설명되었다. 환자의 의학적 진단, 특히 뇌 손상, 알츠하이머병, 뇌졸중 및 종양이나 비대칭 반구 손상과 같은 모든 병변에서 지각적 결핍에 대한 위험에 대해 사전 평가하는 것이 적절하다. 주의력 결핍 장애를 가진 사람들은 특징적으로 지각 장애를 가지고 있다(Zoltan, 2007).

진단에 관계없이 환자의 행동과 수행 능력은 인지 능력을 탐색할 필요성을 발생시킬 수 있다. 어떤 사람이 신체의 한 측 또는 환경의 일부를 무시하는 것처럼 보이는 경우에는 사전평가가 필요하다. 또 다른 지각적 "적신호"는 정상적인 근육 동원, 운동 범위 및 감각에도 불구하고 운동 능력이 어렵다는 것이다. 자신의 손상을 인식하지 못하거나 질병의 심각성에 대한 통찰력이 부족한 환자도 지각 기능의 사전평가의 대상이 된다. 밀기증후군이 나타내는 뇌졸중 환자나 뇌 손상환자도 사전 평가 대상자가 된다.

지각은 시각, 청각 및 감각과 같은 여러 감각 시스템의 통합 및 해석을 하는 것이다. Zoltan(2007)은 지각 검사를 시작하기 전에 다음 정보를 확인하도록 권장한다.

- 시야가 정상인가?
- 시력은 정확한가?
- 청력이 손상 되었는가?
- 체성 감각과 전정 감각은 손상되지 않았는가?
- 피질감각(운동 감각, 입체인지, 이점 변별)이 손상되지 않았는가?

지각 사전평가에 대한 근거

지각의 결함은 위험할 수 있다. 신체 부위 또는 환경에 대한 부주의는 환자를 상해의 위험에 처하게 한다. 팔이 휠체어 바퀴에 걸리거나 환경의 물리적 장애물에 부딪칠 수 있다. 지각의 사전평가의 결과로 치료사는 안전의 문제를 다룰 수 있는 전략을 개발하는 데 사용할 수 있다. 환경을 스캔하거나 집에서 장애물을 제거하는 등의 작업을 할 수 있다. 지각적 장애는 또한 운동 조절 및 운동 학습을 방해한다. 환자가 자신의 발가락이 신체의 나머지 부분과 관련되어 있는 부분을 이해하지 못하면 앉은 자세에서 일어서기를 하는 동안 "발끝 위쪽으로 코"를 움식이는 것이 어렵다.

마지막으로 지각적 손상을 이해하는 것은, (a) 환자의 신경학적 손상의 위치와 특성, (b) 다른 진단, (c) 환자의 예후 결정, (d) 적절한 간병 및 퇴원 계획 수립을 위한 임상적 추론에 도움이 될 것이다. 심한 지각 장애가 있는 환자는 재활 시간이 더 오래 걸리고 지역 사회 참여에 지속적인 제약이 있을 수 있다. 치료사는 강제 유도 치료법(constraint-induced therapy) 또는 기타 강제 사용 치료법의 경우처럼 신경가소성 촉진을 목표로 하는 회복적 접근법을 사용할 수 있다. 대조적으로, 시각적 또는 언어적 단서 또는 환경의 수정을 사용하여 지각의 손상을 보상하는 것이 목표인 적응/보상적 접근법(adaptive/compensatory approach)이 사용될 수 있다(Zoltan, 2007).

지각의 사전 평가를 위한 검사 및 측정
Tests and Measures for Screening Perception

편측 무시(Unilateral Spatial Neglect)

편측 무시(USN)는 뇌의 병변과 반대쪽 신체의 측면에 대한 부주의를 나타낸다. 그것은 편측무시(unilateral neglect), 편측 부주의(hemi-inattention), 시각 무시(visual neglect), 편측 공간무시(hemispatial neglect)로도 불린다(Menon, 2004). USN을 검사하기 전에 환자의 시야와 시력을 확인해야 한다. 앉아 있거나 누운 자세에서 환자를 관찰하여 편측무시를 위한 검사를 시작한다.: 머리는 주로 마비의 반대편으로 돌리거나 기울일 수 있는가? 가능한 경우, 식사를 관찰하여 음식의 양에 비대칭이 존재하는지, 오른쪽과 왼쪽을 비교해본다. USN의 존재 여부를 평가하는 많은 평가가 있지만(표 4-16 ONL를 참조), 이 장에서는 일반적으로 사용되는 세 가지 도구인 알버트 소거 검사(Albert's Cancellation Test), 단일 문자 소거 검사(Single Letter Cancellation Test), 빗 및 면도기 검사(Comb and Razor Test)가 있다. 지각을 평가하는 또 다른 수단은 환자에게 시계나 집을 그리도록 요구하는 "그림 그리기"를 시행하여 왼쪽과 오른쪽 부분의 완성도의 차이를 확인한다(부록 4-I). 시계 그리기검사(Draw a Clock Test)는 인지와 공간적 무시에 대해 모두를 검사하는 도구로 사용된다.

Albert's Cancellation Test(http://www.strokengine.ca/assess/at/에서 다운로드 가능)는 USN에 대한 신뢰할 수 있는 검사 도구이다(Chen-Sea, 1994; Agrell, 1997; Fullerton, 1986). 이 검사를 받으려면 환자가 연필이나 펜을 들고 있어야 한다. 평가는 흰색 종이에 6줄로 구성된 길이 약 2cm의 41개의 대각선 표시로 구성되어 있다. 대각선 방향은 슬래시 각도와 방향이 각각 다르다. 환자는 각 표시(/) 또는 (₩)에 슬래시를 그려서 X를 만들어야 한다. 먼저 각 표시를 통해 X자 모양으로 표시하는 방법을 보여준 다음 환자에게 지시한다. 모든 표시가 슬래시 기호와 교차되도록 해야한다. 편측무시(hemineglect) 환자는 *종이 왼쪽의 1/4을 교차되지 않은 채로 남김과 같이 표시하는 것의 일부가 누락된다.* Albert's Cancellation Test는 교차하지 않은 선의 비율을 계산하여 계량화 할 수 있다(Agrell, 1997). 예를 들어, 41줄 중 5줄이 교차되지 않으면 오류율은 12%라고 계산된다.

SLCT는 편측무시에 대한 타당하고 신뢰할 수 있는 평가이기도 하다(Marsh, 1993; Menon and Korner, 2004). 환자는 연필을 들고 SLCT 수행을 위한 편지를 인식할 수 있어야 한다. 환자에게 문자 H의 104자를 포함하여 각 줄의 52문자, 대문자의 6줄을 포함하는 종이를 제공한다(http:www.strokengine.ca/account_domain/accounts-usn에서 다운로드 가능). 종이를 정중선에 놓고 환자에게 문자를 주의 깊게 스캔하고 문자 H가 나타날 때마다 선을 그어 넣도록 한다. 용지의 왼쪽에는 53개가 있고 오른쪽에는 51개가 있기 때문에 평가자는 편측무시가 있는지 여부를 판단할 수 있으며, 무시되는 측도 확인할 수 있다. H를 4회 이상 생략하는 것은 병리학적으로 고려해야 한다고 할 수 있다(Menon, 2004).

*Comb and Razor Test*는 USN의 기능 평가이다(Beschin, 1997; McIntosh, 2000). 환자에게 30초 동안 수행할 두 가지 작업을 제공하고 왼쪽에서 오른쪽으로 30초 동안 수행된 횟수를 기록/계산한다. 이 검사를 수행하려면 환자는 최소한 한측의 상지를 사용할 수 있어야 하고 운동 실조증이 없어야 한다. 시험은 환자에게 (a) 30초 동안 머리를 감고 (b) 30초 동안 면도(남성)를 하거나 화장(여성)하기를 해보는 것을 하도록 구성된다. 환자를 마주보고 앉아서 여기 빗/면도기/화장용 파우더가 있다. 나는 당신이 멈추라고 말할 때까지 머리 빗질하기/얼굴 면도기 사용하기/파우더로 화장을 하는 행동을 해주어야 한다. 지시 사항을 이해하는가? 질문 있는가? 내가 말할 때 시작한다. 면도기는 면도날(또는 칼날이 제거된)에 의해 보호되고 위생적이게 보편적인 예방 조치가 필요하다. 그런 다음 30초 동안 환자의 신체의 각 측면에서 숫자를 센다. 이 평가의 정량화는 두 가지 다른 공식을 사용하여 기술되었다(Beschin, 1997; McIntosh, 2000). McIntosh(2000)에 의해 설명된 방법은 상자 4-9에 기술되어 있다.

상자 4-9 퍼센트 바이어스 계산에 대한 McIntosh, 2000의 설명

빗질하기와 면도하기 평가

- 왼쪽 총 횟수에서 오른쪽 총 횟수를 뺀다.
- 양측에 대한 총 횟수와 모호한/불분명한 횟수로 나눈다.
- 점수 범위는 -1에서 +1 사이이다.
  - 0에 가까운 점수는 편측무시가 없는 것을 나타낸다.
  - -1에 가까운 점수는 왼쪽 편측무시를 나타낸다.
  - +1에 가까운 점수는 오른쪽 편측무시를 나타낸다.

신체인식(Body Scheme)

표 4-5에서 설명한 바와 같이 **자가 국소 실인증**(autotopagnosia)은 신체의 오른쪽과 왼쪽을 서로 인식하지 못하는 것이다. 신체 부위를 인식할 수 없기 때문에 환자가 자신의 신체와 외부 환경을 구분할 수 없으며 환자는 심지어 사지와 치료사의 사지를 혼동할 수 있다. 예를 들어, 환자는 자신의 손을 보행기의 일부라고 생각할 수 있다. 치료사들은 여러 가지 전략(표 4-6)을 사용하여 자가 국소 실인증(autotopagnosia)을 선별할 수 있지만 주의력 결핍, 실행증, 실어증을 등 신체 부위를 식별하는데 영향을 주는 기능의 손상이 없다고 먼저 확인해야 한다.

오른쪽/왼쪽 구별

오른쪽/왼쪽의 구별은 신체의 왼쪽과 오른쪽을 구분할 수 있는 능력이다. 그것은 공간 능력, 개념화 및 정신적 순환과 같은 몇 가지 공통된 기술을 통합하며, 7세 경에 발달하게 된다(Zoltan, 2007). 오른쪽/왼쪽 구별 평가는 표준화 또는 비표준화된 평가를 사용하여 수행할 수 있다. 단순한 비표준화 평가로는, 환자에게 "왼쪽 팔꿈치를 가리키십시오"와 같이 신체 부위를 가리키도록 요청하는 것이다. 환자는 합리적인 시간 내에 치료사가 지정한 각 신체 부위를 올바르게 가리킬 수 있어야 한다. 실어증이나 실행증이 없을 때 환자가 그렇게 할 수 없다면, 추가 검사를 위해 작업 치료에 의뢰해야 한다.

지각 결손 환자의 치료적 적용

Therapeutic Implications for Patients With Perceptual Deficits

지각 장애가 있는 환자는 정상적인 삶의 역할에 참여할 수 있는 능력에 제한이 있으며 때로는 심각하다. 또한 지각적 결핍은 안전을 해칠 수 있다. Zoltan(2007)은 각 상황이 모두 다르기 때문에 회복 및 적응 방법을 모두 사용하도록 권장한다. 적응 전략 또는 보상 전략은 기능을 촉진하기 위해 장비 또는 환경을 수정하는 것을 포함한다. 예를 들어, 환자는 왼쪽 손목에 시계 또는 밴드를 착용하여 왼쪽 편을 기억할 수 있다. 마찬가지로 휠체어의 책상은 팔의 위치를 보여주는 것을 제공할 수 있다. 회복적 중재는 다양한 전략을 통해 정상적인 지각 기능을 회복시키려는 시도, 특히 프리즘 안경이나 실제적인 도구를 사용한 작업 집중적인 연습을 시도한다(표 4-7). 지각적 결함을 다루기 위한 보다 상세한 전략은 제 31장에 제시되어 있다.

USN이 회복 요법에 반응한다는 증거가 있다. 캐나다 뇌졸중 네트워크(Stroke Network)가 후원하는 웹사이트인 StrokEngine(http://www.strokengine.ca)에서 USN의 증거에 대한 리뷰를 통해 연구에서 임상 실습에 이르는 뇌졸중에 관한 지식의 전이를 증명할 수 있다. 저자들은 USN(Menon-Nair, 2009)에 대한 치료의 효과에 관한 60개 이상의 연구 조사로부터 증거를 종합했다. 다음 중재 조치는 USN을 개선하기 위한 제한된 증거수준(수준 2a 또는 수준 2b)에 대한 것을 보여준다.

- 사지 활성화로 USN 증상을 개선할 수 있다.
- 오른쪽 편측영역 패치와 프리즘 안경
- 몸통 회전
- 머리/목의 진동

또한 삼삭 섬사법(시각, 청각, 구두)이 아급성 및 만성 뇌졸중 환자에서 USN을 회복시키는데 있어 스캐닝 기술이 효과적인지 여부에 관해서는 상충적 근거(레벨 4)로 회복시킬 수 있다는 증거가 부족하다.

표 4-6 자가국소 실인증에 대한 사전평가 방법

이름	방법	해석
신체 부위를 가리키기	환자에게 자기자신, 치료사, 인형, 신체 퍼즐에서 신체 부위를 가리키거나 보여달라고 요청한다.	합리적인 시간에 모든 부분을 명명한다.
신체 부분 모방하기	치료사가 하는 것을 환자에게 모방하라고 한다.	환자는 같은 쪽 손 또는 거울 이미지를 정확하게 모방한다.
사람 그리기 평가하기	빈종이에 사람을 그리도록 한다.	이 검사에 표준화된 채점 방법이 있으며, 모든 신체부위가 존재해야 한다.

출처: Zoltan, 2007

표 4-7 지각 장애에 대한 회복 및 적응 전략

회복적 전략	적응적/보상적 전략
사용 의존적인 신경 생리적 원리 사용: • 집중적 연습을 장려함. • 시간이 지남에 따라 피드백의 강도와 빈도를 줄임. • 헤어 브러시, 병, 키보드와 같은 실제 물건으로 작업함(양측 과제 포함). • 연습을 계획하거나 중재를 결정할 때 병변이나 병리의 유형에 주의를 기울임. 시각 장애가 있는 환자의 경우 청각이나 진동을 피드백으로 사용함. 적절한 감각 자극 제공: • 감각 자극의 순차적인 수준을 제공함으로써 혐오하거나 불편하지 않게 함. • 감각 피드백 향상시키는 기능적 활동 통합(체중 감량) 유연한 전략 권장 : • 변수 실행 조건 • 환경 변화	손상을 해결하기 위해 필요에 따라 환경이나 작업을 수정함. • 문/물건에 손잡이로 여는 것이 편리함. • 밝은 색상의 페인트나 테이프를 계단의 가장자리에 바르거나 표면을 수정함. • 일상 용품에 라벨을 붙이고, 사진과 사람들의 이름을 기록함. • 알림 신호를 사용함: "나는 두 눈에 화장을 했는가?" • 오른쪽/왼쪽을 생각나게하는 시계나 밴드 착용함. • 한 장소에서 다른 장소로 이동하거나 GPS(Global Positioning Device)를 사용하는 방법에 대한 간단한 지침이나 다이어그램을 제공함. • 의류 또는 아이탬의 색깔 표시함(단추 및 단추구멍 색 표시) • 가정/시설에 표식 제공함. • 시각적 인식이 손실되면 터치와 같은 다른 감각을 사용하여 항목을 식별함. • 손가락 통증이 있는 경우 손 기능을 향상시키기 위해 적응된 포크/스푼을 사용함. • 방/환경의 왼쪽을 스캔하도록 환자에게 알려줌. • 길 안내를 할 때 거울 이미지가 아니라 환자와 같은 편에 알려줌.

사례 연구

환자 병력: *DF는 3주 전에 오른쪽 두정엽/전두엽의 뇌종양으로 23세 남성이다. 발병 하기 전에 환자는 농구시합을 하는 것을 즐겼다. 초기 검사에 그는 문, 벽, 및 한측에 다른 사람이 나타나는 것을 인식하지 못했다. 또한, 그는 그의 자신의 손상에 대해 인식하지 못했다. "왜 당신이 나를 지킵니까?" 그는 6피트, 6인치로 키와 체구로 다소 위협적이다.*

임상 결정 시 고려할 점

- *편측무시를 확인하기 위해 어떤 평가를 사용할 수 있는가?*
- *왼손에 대한 그의 사용과 주의력을 높이기 위해 DF와 함께 사용할 수 있는 회복적 전략은 무엇인가?*
- *안전을 위해 어떤 보상 전략을 사용할 수 있는가?*

지각에 대한 요약 Summary on Perception

지각은 운동 조절과 밀접하게 연관되어 있으므로 운동 신경 검사를 받기 전에 신경 근육 질환이 있는 환자의 초기 검사에서 선별 검사를 받아야 한다. 지각은 시각, 청각 및 감각 능력에 따라 달라지므로 지각 장애에 대한 사전평가는 감각 체계를 검사해야 한다. 안전 문제를 인지하거나 추가 검사 및 치료를 위해 환자를 적절하게 추천하기 위해서는 기본적인 지각 선별 검사를 실시해야 한다.

지각적 결손은 때로는 이동이나 자가 관리 활동 중에 자신의 왼쪽 팔에 대해 잊어버리는 환자와 같이 분명하다. 결손은 운동 제어가 가능하더라도 불구하고 계단을 오르지 않는 환자와 같이 잘 나타나보이지 않을 수도 있다. "왼쪽 종아리 보여주기" 또는 "시계 그림그리기"와 같은 간단한 검사 도구는 다른 검사를 통해 확인되지 않았을 수 있는 결함을 식별할 수 있다. 환자가 지각적 결함을 가지고 있음을 알면 치료 계획을 정의하는 데 도움이 된다. 보상적 및 회복적 전략 모두가 설명되어 있어 이를 물리치료의 이동성 교육에 통합할 수 있다. 적응 전략의 예로, 계단을 올라가는 동안 "계단을 오르는 것이 좋은 것"이라고 말하는 대신에 신발 끈에 묶인 밝은색의 리본을 사용하여 환자에게 큐를 준다. 회복 전략에는 환자가 거울을 보고 양쪽의 머리를 빗은 횟수를 세도록 하는 것이 포함된다. 지각적 결핍에 대한 임상적 의사 결정은 안전과 통합된 근거 기반 전략이어야 한다.

의사소통 Communication

로즈는 급성 뇌졸중으로 진단 받고 3일 전에 입원한 급성 치료 병원의 환자이다. 그녀의 의학 기록은 그녀가 자신을 구두로 표현하는 데 어려움을 겪고 있음을 나타냈다. 그녀의 병실 문을 두드린 후, 치료사는 그녀의 방 안으로 들어가서 "안녕하세요. 제 이름은 도나이고 저는 물리치료사입니다. 로즈이세요?"하였다. 환자는 그녀의 머리를 끄덕이고 "음 ...하지만 ...이 ... 아 ..."라고 말하면서 그녀의 입가를 가리키며 좌절하고 화가났다.

서론 및 용어 Introduction and Terminology

앞의 예시에서 치료사와 환자는 최선을 다해 의사소통을 할 수 있는지 확인하기 위해 열심히 노력해야 한다. 치료사는 환자/고객 관리의 모든 분야에서 환자와 의사소통 할 수 있는 능력에 의존하게 된다. 특히 과거력을 확인하고, 검사를 실시하고, 절차적 중재를 시행하고, 환자 관련 지시(APTA, 2015)에서 의사소통이 요구된다. 의사 전달이란 다음 언어 중 하나 이상의 구성 요소를 통해 정보를 전달하고 수신하는 능력을 말한다. (1) 청각, 언어 또는 노래를 통한 청취, (2) 제스처, 시선, 신체 언어 또는 수화를 포함한 비언어적인 표현; (3) 정보를 전달하기 위해 단어, 그림 또는 기호를 사용하여 글을 쓰는 것. 의사소통의 장애는 환자가 지침을 이해하고, 피드백을 받거나, 환자의 필요를 표현할 수 없도록 만든다. 또한 의사소통은 운동과 인지 학습의 과정을 방해할 수 있다. 이 장에서는 기본적인 의사 전달 장애, 의사소통 장애 검사 방법 및 치료 환경에서 의사소통을 향상시키는 방법에 대한 개요를 제공한다.

의사소통 장애 Communication Disorders

실어증

실어증은 우세 대뇌 반구의 병변으로 인해 언어를 사용하고, 창조하고, 이해할 수 있는 능력에 영향을 받는 것을 말한다. 실어증의 원인은 대뇌 좌상(cerebral contusions), 혈종, 농양, 종양, 뇌졸중, 탈수초성 질환 및 AD와 같은 신경 퇴행성 장애를 포함할 수 있다(Blumenfeld, 2002). 실어증은 경미한 실어증에서 전반적 실어증까지로 심각도

표 4-8 실어증의 종류

분류	종류	설명
유창함: 왼쪽 대뇌반구*의 첫 번째 측두엽 회랑의 뒤쪽 부분 침범	웨르니케 실어증 (Wernicke Aphasia) (감각적/수용적)	유창한 말하기와 단어 대체로 청각 독해력 상실(읽기 및 쓰기 장애).
	명칭 실어증 (Anomic Aphasia)	유창한 말에도 불구하고 주요 단어를 찾는 것이 어려움.
	순수 단어 청각 장애 (Pure Word Deafness)	유창한 말을 하지만, 이해하는 것이나 반복해서 말하는 것이 어려움; 이름을 붙이고 읽고 쓰는 능력은 유지됨. 대뇌피질의 청각 장애에서는 소리가 들리지만 단어는 해석할 수 없음(읽기 및 쓰기가 유지됨).
유창하지 않음: 왼쪽 대뇌반구의 세 번째 전두엽의 앞쪽 부분 침범	브로카 실어증 (Broca Aphasia) (표현/언어)	말하기, 명료하게 발음, 명명 및 글쓰기를 포함한 어려운 구두 및 서면 언어 이해; 제한된 어휘.
	전반적 실어증 (Global Aphasia)	글쓰기와 언어의 생산 및 이해가 손상된 포괄적인 실어증으로 심각한 실어증으로 설명됨. 일반적으로 큰 중 대뇌동맥 경색에서 발생됨.
	연결피질운동성 실어증 (Transcortical Motor Aphasia)	말하기 및 글쓰기 유지되는 보조 운동 영역의 기능 장애; 단어나 구를 반복하는 것에 대한 특징적인 어려움.
유창한 또는 유창하지 못한 실어증	전도성 실어증 (Conduction Aphasia)	이름 부르기의 어려움이 있지만 유창한 말하기, 반복된 단어로 쓰기

*왼쪽 대뇌반구는 왼손 잡이인 사람들을 포함한 대부분의 사람에서의 우세반구이다.
출처: Sarno, 2007

를 포함하여 여러 가지 방법으로 분류될 수 있으며, 음성 출력이 자연적인지 여부에 따라 유창한 실어증과 유창하지 못한 실어증으로 나눌 수 있다. 또한 의사소통의 방법에 영향을 주는 수용적 실어증, 표현적 실어증, 또는 전반적 실어증으로 나눌 수 있고, 영향을 받은 해부학 구조에 따라 Wernicke 실어증과 Broca 실어증으로 나눌 수 있다(그림 4-1 참조).

때로는 수용적 대화가 한 가지 감각 유형으로 제한될 수 있다. 예를 들어, 서면 언어를 이해하지 못하는 경우를 **실독증**(alexia)라고 하며, 쓰기가 불가능한 표현적 커뮤니케이션의 어려움을 **실서증**(agraphia)이라고 한다. **유창한 실어증**은 정상적인 리듬, 멜로디 및 조음으로 말하기를 실행하고 유지하고 있지만 언어를 이해는 것이 어려운 것을 의미한다. **유창하지 못한 실어증**은 제한된 어휘로 말하기를 주저하는 방해적인 흐름이 있는 것으로 설명된다(Sarno, 2007). 다양한 유형의 실어증은 표 4-8에 자세히 설명되어 있다.

표 4-9 구음장애(Dysarthria)의 종류

유형	설명
경련성	상부 운동 신경 병변과 관련이 있으며, 낮은 발음, 단조로운 피치, 호흡 조절 어려움, 거친 발언 등이 있음.
이완성	하위 운동 신경 병변(Bell Palsy)으로 근력이 약하며 과긴장성으로 인한 문제와 관련있음. 증상은 느리고, 소리, 호흡 조절 어려움. 짧은 구절; 그리고 호기의 조절이 어려움.
실조성	소뇌의 병변과 관련하여 말은 불규칙하고 폭발적인 문장을 포함할 수 있으며 정밀도가 부족함.
저운동성	기저핵 신경 병변 및 파킨슨병과 관련; 말하기는 느리고, 단조롭고, 소리나며 약함.
과운동성	헌틴통병과 같이 기저핵과 관련; 말하기는 단어와 가끔 외적인 소리 사이의 긴 간격으로 명확하게 발음하는 능력이 변화함

출처: Sarno, 2007.

운동 언어 장애: 실행증과 구음장애

언어성 실조증은 또한 운동성실어증이라고 부르고, 언어 결핍이 없는 상태에서 말하는 것에 어려움이 있는 것을 말한다. 병인은 일반적으로 우세측 브로카 영역인 전두엽 "덮개"의 경색이다. 이 환자들은 말을 발음하는데 어려움이 있고 마치 억양이 있는 것처럼 들릴 수 있다. 이를 외국 억양 증후군이라고도 한다.

구음장애는 운동언어 생성의 손상으로 호흡, 발성, 조음, 공명, 운율장애가 중추 또는 말초신경계 손상으로 나타날 수 있다(Sarno, 2007). 구음장애는 종종 몸통과 사지에서 볼 수 있는 운동 동원의 결핍과 관련이 있다. 주요 범주는 표 4-9에 요약되어 있다.

의사소통의 사전평가 원리

Principles of Screening Communication

의사소통의 사전평가를 위한 설명

모든 환자는 의사소통 능력에 대한 평가를 받아야 하지만, 검사의 정도는 환자의 병력 또는 기능적 표현에 따라 달라질 것이다. 의사소통 장애의 가장 큰 위험에 처한 사람들은 뇌졸중, 암, 뇌 손상, 기저핵 장애, 운동 신경 구성요소의 약화 또는 손상된 운동조절을 포함한다. 초기 병력이나 인터뷰를 하는 동안 환자의 발언이 명확하고, 자발적이며, 정확한지 여부를 기록해야 한다. 낮은 양, 빈약한 말씨, 말하기의 비정상적인 타이밍, 부적절한 단어 선택, 단어 사이의 비정상적인 간격 및 말의 부재는 추가적인 선별검사가 필요함을 나타낸다. 일반적으로, 평가하기 전에 환자의 기본 언어, 교육 배경 및 문장 이해력을 파악하는 것도 중요하다. 이러한 요소들은 이해력과 독서력 테스트의 결과에 영향을 미친다.

의사소통의 사전평가의 관련성

여러 이유로 환자의 의사소통 능력 장애를 이해하는 것이 필수적이다. 첫째, 치료사는 환자에게 지시하고 환자의 수행 능력에 대한 피드백을 제공하기 위해 구두 의사소통에 의존한다. 신경근 장애가 있는 환자와의 의사소통은 정상적인 대화와 비교할 때 종종 일방적인 의사소통이다(Marshall, 2004). 언어를 듣고 이해하는 환자의 능력은 치료 결과에 영향을 미친다. 둘째, 언어 장애가 있는 사람의 의사소통을 방해할 수 있는 시끄럽고 혼란스러운 환경에서 치료 중재가 종종 발생된다. 셋째, 언어와 의사소통 능력의 저하는 중재를 제공하는 데 걸리는 시간을 증가시킨다(Marshall, 2004). 치료사는 환자의 예후와 치료 계획을 결정할 때 의사소통 기술을 고려해야 한다. 마지막으로, 환자가 장애를 수용하기 위해 의사소통 전략을 수정하면 환자의 좌절감이 줄어들고 치료 계획의 효과와 효율성이 향상될 수 있다.

의사소통 능력의 사전평가 방법

Methods to Screen Communication

언어 병리학자(SLP)는 언어 및 언어 장애의 진단 및 치료 전문가이다. 일부 환경에서는 물리치료사와 작업 치료사도 연하를 최적화하기 위해 신체적 치료를 하기도 한다. 물리치료사와 작업 치료사의 광범위한 의사소통의 사전평가는 언어 치료로 의뢰될 때 개인을 식별하는 데 도움이 된다. 선별 할 수 있는 속성은 표 4-10에 요약되어 있다. (1) 유창성, 독해력, 성량을 포함한 대화의 질, (2) 단어를 쓰고 이해하는 능력, (3) 문장을 쓰고, 이름을 붙이고, 구를 반복하는 능력에 특히 주의해야 한다. 언어 장애가 확인되면 치료사는 평소 의사소통 방법을 수정해야 한다. 예를 들어, 환자가 서면으로 작성된 단어를 이해할 수 없는 경우 HEP를 개발할 때 데모 및 비디오 테이프를 사용해야 한다.

의사소통 장애의 치료적 적용

Therapeutic Implications of Communication Disorders

기능 훈련, 치료 활동 및 치료적 운동을 위해 의뢰된 환자는 종종 말하기 및 언어적 문제점을 보인다. 이러한 맥락에서, 치료사는 어떻게 의사소통 전략을 수정하여 이해를 향상시킬 수 있는가?

- 가능하면 환자의 결핍을 명확하게 하고 환자의 의사소통을 극대화하는 전략을 배우기 위해 언어병리학자에게 상의한다.
- 환자의 청력 기술을 이해한다. 환자는 청력학자에 의해 검사를 받았는가? 청력이 감소된다면 증폭 시스템이나 기술로 보강할 수 있는가?
- 적은 것이 더 많다: 단어를 적게 사용하면 의사소통이 단순해지고 운동 학습도 향상된다. 성인 환자에게는 성인에게 대하듯이 이야기해야 한다. 단순화한다는 것은 어린이와 같이 이야기 하는 것을 의미하지 않는다 (Marshall, 2004).

표 4-10 말하기/언어 사전 평가

음성 특성	사전평가 방법
자연스러운 말하기	상호 작용하는 동안, 자발적인 연설을 관찰한다 : • 유창한 말하기인지 또는 정지되는 말하기인가? • 적절한 음색 및 변동인가? • 단어 선택, 단어 사용법 수정하는가? • 문법을 수정하여 문화적 및 교육적 변화를 허용하는가? • 적절한 크기인가? • 또렷하게 말하는지 또는 불분명하게 말하는가?
이해	환자가 "눈 깜빡임"과 같은 간단한 구두 명령을 따를 수 있습니까? 환자가 이해할 수 있는가? 예를 들어: "John이 28이고 Christine이 23이라면, Christine은 John보다 젊은가?"
읽기 및 쓰기	읽기 • 단어, 책, 또는 짧은 단락 제목 목록을 읽도록 환자에게 요청한다. • 읽은 후 이해에 대해 확인한다, "주스는 만료 기한이 언제인가?" 쓰기 • 짧은 문장 쓰기를 요청한다. "나는 내 안경을 넣는 것을 잊었다."
이름부르기	치료사가 지적하는 것의 이름을 말하도록 요청한다. • 간단한 사물(펜, 시계, 귀걸이) • 사물의 부분(펜 끝, 신발 끈)
반복하기	치료사를 따라하도록 요청한다. • "만약, 그리고, 그러나"가 없는 간단한 구문 • "Roberta는 전문 서예가였다."와 같이 조금 어려운 구문

출처: Blumenfeld, 2002

- 건강한 성인의 운동 학습은 피드백에 대한 의존성을 생성하고 균형 활동 중 안정성 상실을 초래할 수 있으므로 *빈번한* 외부 피드백을 방지해야 한다(Van Fliet, 2006). 뇌졸중 환자에 대한 추가 연구가 필요하지만 동시 피드백을 제공하면 환자가 신체 움직임을 수행하면서 인지적으로 명령을 처리하는 이중 작업 상황이 생성된다. 과제가 완료될 때까지 피드백을 지연하게 되면, 특히 청각 정보를 처리하는 데 어려움을 겪고 있는 환자의 경우에는 기술을 수행하는 동안 듣기와 같이 환자가 한 번에 두 가지 작업을 수행해야 할 필요성이 줄어든다.
- 의사소통 기능 향상: 가능할 때마다 촉각 또는 시각적 단서와 같은 다른 감각적인 지침을 사용하여 구두 명령을 보강한다. 얼굴 표정은 환자에게 단서를 제공할 수 있기 때문에 의사소통하는 동안 얼굴을 시각화 할 수 있다(Marshall, 2004).

Marshall(2004)은 실어증 환자를 대상으로 구체적인 전략을 세웠다. 전략에는 (1) 환자의 주의 집중, (2) 치료사 자신의 속도 조절하는 간격 또는 타이밍 변경, (3) 메시지 내용 수정 등이 있다(표 4-11 참조).

의사소통을 위한 환자 적용 사례연구

3명의 환자의 설명: *3명의 환자를 외래 물리치료 부서에서 보았다. Joe는 모든 말하고 쓰여진 말을 이해할 수 있었지만 조음이 좋지 않았다. 그는 숨을 내쉬면서 빨리 말하면서 이해하기 어려웠다. "나는 곧 돌아올거야"라고 말했을 때, "I-be-rye-ba."와 같이 들렸다. Dora는 듣기는 쉬웠지만 말을 의미있는 문장으로 구성할 수 없었고 의사소통을 할 때 쉽게 좌절했다. 그녀는 물 한 잔을 권했을 때 "물을 마시지 않겠다." 라고 말했고, Jorge는 명확하고 유창하게 말했지만 구두 명령을 해석할 수는 없었다. 일어설 것을 요청받았을 때 그는 아무것도 하지 않았다. 두꺼운 표식의 글씨로 "일어 서주세요"라고 큰 색인 카드를 받았을 때 그는 즉시 서 있었다.*

임상 결정 시 고려할 점

- *Joe, Dora 및 Jorge가 나타난 의사소통 장애 유형을 고려한다. 어떻게 그 결정을 했는가?*
- *각 환자에게 사용할 의사소통 전략을 고려한다.*

표 4-11 실어증 환자의 작업을 위한 전략

주의	타이밍	메시지 내용
경고 신호 사용 "지금 일어서야 할 때다!" "상황을 조금 바꾸자."	**느린 속도로 말하기** "문쪽으로 걸어(일시 중지). 회전(일시중지). 돌아와."	**구문의 복잡성 감소** 적극적인 음성: "큰 걸음을 내딛으십시오." 긍정적 인 표현: "멋진 단계."
이중 작업 피하기 숙련성 활동 중에 말하지 않기 완료될 때까지 피드백을 멈추기	**자극 사이의 일시 중지** 과부하를 피하기 위해 명령 사이에 30초간 조용히 하기	**메시지 길이** "앞으로 숙이고, 몸을 숙이고 서서 일어서십시오." 대신에 "일어서기.:
얼굴을 보며 말하기 가능하면 환자와 마주보기	**더 많은 시간 제공** 낱말과 행동 사이에 5초 정도 기다리기	**직접적인 표현** "왼발 먼저 걷기" 보다는 "왼발 먼저"
메시지의 중요성 증가 핵심 단어 강조: "큰 걸음을"		**중복성 증가** 더 약한 팔로 지탱한다. **보충 식 채우기** "발끝 위로 코"라고 말하면서 앞으로 기울기 위해 촉각 또는 시각적인 단서를 제공한다.
환자의 메시지를 분명하게 함 주제 영역을 확인하기.	**좁은 문맥** "당신이 먹는 것에 대해 이야기하고 있는가?" "점심 먹으러 가는가?" "점심 시간은 언제인가?"	

출처: Marshall, 2004

이러한 경우의 핵심은 환자의 개별 요구를 충족시키기 위해 정상적으로 의사소통하는 방법을 수정하는 것이다. 각 경우에 대비할 수 있는 시간을 가져야 한다. 예를 들어, 해당 환자에게 필요하도록 의사소통 방법을 준비한 카드와 두꺼운 마커, 의사소통 사진, 닦아 낼 수 있는 칠판 등을 이용해서 방법을 수정할 수 있다. 환자와의 의사소통을 추구하고, 그것을 피하지 말아야 한다. 각 상황에 맞는 최상의 커뮤니케이션 전략을 신중하게 선택해야 한다.

의사소통의 요약 Summary on Communication

의사소통은 치료적 관계를 포함하여 환자/고객 관리의 모든 측면에서 중요한 요소이다. 인지적 손상, 감각적 손상, 청력 상실 또는 운동 장애와 관련된 의사소통 장애의 빈도가 높기 때문에 신경학적 증상이 있는 환자에게 의사소통 기술의 사전 평가는 매우 중요하다. 일반적인 의사소통 장애로는 실어증, 구음장애, 실행증, 청력 상실, 그리고 쓰여진 말을 읽고 해석하는 것의 어려움 등이 있다. 의사소통의 사전평가에는 다섯 가지 구성 요소가 있으며, (1) 자발적인 음성, (2) 구두 지시의 이해, (3) 읽기와 쓰기, (4) 음성 언어의 반복, (5) 사물 이름 말하기이다. 의사소통의 장애와 관계없이, 치료사는 환자의 구체적인 필요를 충족시키기 위해 의사소통 전략을 조정해야 한다. 가능한 경우 음성 언어 병리학자와 협력하여 환자를 위한 특정 전략을 개발하거나 심지어 말하기 실습을 치료 세션에 통합할 수도 있다. 자세한 내용은 31장에서 제공된다.

소아 치료 시 특별한 고려 사항 Special Considerations in Pediatrics

서론 Introduction

엘리야는 선천적인 심장 및 장의 손상을 교정하기 위해 일곱 번의 수술 후에 병원에서 방금 퇴원한 6개월된 유아이다. 그의 치료사는 엘리야가 주위 사람들과 대화하기를 꺼려하고 성급하게 보인다는 점에 주목한다. Katie는 3세이며 Down syndrome이 있다. 그녀는 종종 치료 활동에 참여하는 것을 거절하고 치료세션 중에 그녀의 방법대로 하지 못한다고 바닥에 던졌다. Caroline은 7세이며 협응성 발달 장애(DCD) 진단을 받았다. 그녀가 외래 치료에 도착했을 때, 그녀의 치료사는 캐롤라인이 무기력하고 활동에 저항력이 있는 것을 알아차렸다.

소아과 환자의 주의력, 인지 능력, 지각 능력, 의사소통 능력을 사전 검사할 때 특별히 고려해야 할 사항은 무엇인가? 엘리야, 케이티, 그리고 캐롤라인에 대한 설명은 아동의 사전 평가를 위한 전반적 관점에서 인지적 및 의사소통적 결함을 설명한다. 또한 유아기부터 아동기까지의 정상적인 발달 변화는 주의력, 인지력, 지각력 및 의사소통 능력이 끊임없이 변화하는 것을 반영한다. 이 장에서는 발달 사전 평가 도구, 유아기 행동주의 조절, 아동기의 각성 및 주의력 평가, 인지 장애가 있는 어린이의 작업에 대한 치료적 영향을 비롯하여 소아 인구 사전평가에 대한 설명을 제공한다.

일반적으로 의사소통 T-ball 게임에서 5세를 관찰하면 소아과 환자의 주의력, 인식력, 지각력 및 의사소통에 대한 특별한 고려 사항에 대한 많은 통찰력을 얻을 수 있다. T-ball 게임에서 비행기가 머리 위로 날아간다, 또는 날아가는 나비와 같은 간단한 방해물은 아이들이 비행기를 보려고 멈출 때 놀이를 정지시키기에 충분하다. 아이가 공을 치고 난 후 홈 플레이트에 서 있을 때 관찰할 수 있는 원칙과 구성 요소를 기억하고 달리도록 상기시켜야 한다. 한 어린이는 공을 때리고 잘못된 방향으로 달리기 시작할 수 있으며, 1루쪽으로 방향을 바꿔야 한다. 다른 어린이는 게임에 대한 관심을 잃고 볼 필드에서 자라는 민들레를 골라 낼 수도 있다. 또 다른 사람들은 화가 나지만 코치에게 잘못된 것을 말하기 위한 단어를 찾을 수 없을 수도 있다.

이 T-ball게임은 우리에게 전형적으로 발달하거나 특별한 요구를 가지고 있는 모든 아이들이 인식, 지각, 감정, 의사소통의 여러 영역에 걸쳐 기술을 쌓는 과정에 있다는 것을 상기시킨다. 각각의 아이들의 긴장감을 극대화하기 위해서, 치료사는 운동 능력과 기능성에 대한 종합적인 평가의 일환으로 이 영역들을 고려하는 법을 배워야 한다. 검사에 대한 전체적인 접근법은 모든 기능을 통합하고 다양한 연령과 발달 단계에 있는 아동의 능력 차이를 인식한다.

다학제간 그리고 발달학적 사전 평가 도구 Multidisciplinary and Developmental Screening Tools

소아 치료는 종종 2004년 장애인 교육 개선법(IDEA)(공법 108-446)에 따라 제공된다. 이 연방법은 종합 평가 팀이 평가, 계획 및 서비스 제공을 제공해야 한다고 규정하고 있다. 이상적으로는 여러 분야의 실무자가 IDEA

하에 함께 협력하여 아동을 종합적으로 검토하고 각 아동의 개별 요구를 충족시키는 프로그램을 개발하는 것이다. 이 서비스 전달 모델에서는 주의력, 인지력, 지각력 및 의사소통과 관련된 사전 평가 및 특수 검사가 일반적으로 심리학자, 언어치료사, 작업치료사 및 특수 교육 교사에 의해 수행된다. 어린이들과 함께 일하는 치료사는 다른 팀원들의 전문 지식을 적극적으로 찾고 이들의 제안을 치료 계획에 포함시켜야 한다.

종합 전문 팀에서는 포괄적인 표준화된 평가 도구를 사용하여 보다 포괄적이고 전체적인 아동의 견해를 얻을 수 있다. 예를 들어, *베일리 영유아 발달검사* 3판(Bayley, 2006)에는 다음과 같은 분야의 기술을 평가하는 하위 테스트가 포함된다. (1) 인지, (2) 언어(표현형 및 수용형), (3) 운동(대운동 및 소운동), (4) 사회-정서, (5) 적응 행동. 팀의 물리치료사 또는 작업 치료사가 운동 척도를 관리할 수 있으며 팀의 다른 구성원이 인지 및 언어 척도를 관리할 수도 있다. 간병인은 *사회 정서 및 적응 행동 설문*을 통해 사회 정서적 기술 및 적응 행동에 관한 정보를 제공한다. 이 표준 규준 평가의 구성 요소에서 얻은 정보는 아동에 대한 철저하고 완전한 그림을 제공하여 팀이 아동의 개별 요구에 가장 잘 부합하는 중재 계획을 수립할 수 있도록 한다.

유아 또는 아동이 치료를 위해 의뢰되고 학제 간 평가가 없는 경우, 치료사는 발달 검사 도구를 사용하여 다양한 발달 영역에서 아동의 기능에 대한 정보를 제공하고자 할 수 있다. 덴버 *발달 평가도구*(Denver II(Frankenberg, 1992))는 표준 참조의 예이다. 덴버 발달 평가도구는 생후 6개월에서 6세까지의 어린이를 선별하기 위한 도구이다. 덴버 발달 평가도구는 다음 영역의 항목을 포함한다: (1) 개인 사회, (2) 세부 운동-적응행동, (3) 대운동 (4) 언어. 평가하는 행동과 관련된 준수, 관심, 두려움 및 주의와 관련된 다섯 가지 주관적인 항목 평가 시험 행동도 화면에 포함된다. 이 검사는 일반적으로 10분에서 20분 사이의 시간 내에 시행되고 해석될 수 있으며, 다른 검사자에게 추가 검사나 추천을 의뢰하는 발달 영역을 확인할 수 있다. 덴버 발달 평가도구와 같은 선별 도구를 사용하면 주의력, 인지력, 지각 및 의사소통과 같은 잠재적인 문제에 잠재적으로 영향을 미칠 수 있는 아동의 재활 과정을 개선하는 데 도움이 될 수 있다.

유아기의 행동적 상태 조절

Behavioral State Regulation in Infancy

신생아 중환자실(NICU)에서 서비스를 제공하는 것에 대한 포괄적인 설명은 입문 수준의 실행 범위를 벗어나지만 많은 환자가 NICU를 지나서 오게 된다. 위험 상태의 영아 및 발달 문제가 있는 영아는 **행동 상태**를 표현으로 조절하지 못하기 때문에 병원에서 퇴원해도 지속 된다. 유아 행동 상태란 유아가 자극에 반응하고 반응할 수 있는 경계력과 능력을 말한다. 행동 상태의 이름과 묘사가 출처에 따라 다르긴 하지만(Brazelton, 1995; Holditch-Davis, 1993; Als, 1986; Als, 1999), 대부분의 저자는 조용한 수면, 활동적인 수면, 수면과 수면에서 깨어나는 것의 변화, 조용한 각성, 활동적 각성, 우는 것(높은 스트레스) 같은 연속에 대한 설명을 포함한다(표 4-12 참조). 분명히, 유아가 정보를 받는 능력 및 운동 활동 수행 능력은 이 연속체의 각 끝으로 갈수록 점차적으로 감소한다. 잠을 자고 있는 아기는 정확하게 감지하거나 반응하지 못하고, 걷잡을 수 없이 우는 아기는 감지하고 반응하는 능력이 떨어진다.

*유아의 행동 상태*는 유아를 면밀히 관찰하는 것으로 가장 잘 결정된다. 표 4-12에서 알 수 있듯이, 아기의 눈이 열렸거나 닫힌 경우, 눈꺼풀이 닫힌 눈에서 시력이 움직이는지, 극도의 움직임의 정도 및 유아의 호흡 패턴이 기록된다. 표 4-12에 설명된 바와 같이 각 영역에서 관찰 결과를 취합하여 유아의 행동 상태를 확인할 수 있다.

유아의 행동 상태는 자극을 받고 운동을 수행하는 능력에 영향을 미치고, 치료사는 유아의 행동 상태가 시험 결과에 미치는 영향을 인정해야 한다(Als, 1986; Als, 1999). 조용한 수면 상태에 있는 유아는 촉각 입력에 반응하지 않을 수 있지만, 울고 있는 유아는 동일한 자극에서 벗어나거나 자극을 인식하지 못할 수도 있다. 근육의 긴장도와 움직임 패턴은 아기의 행동 상태, 특히 근육의 긴장도가 증가하고 유아가 더 짜증을 내며 소란하거나 울기 시작할 때 운동 장애를 유발할 수 있다. 아기가 *조용한 경계* 상태에 있을 때 검사와 치료하는 것이 가장 이상적이다. 이 상태에서 유아의 눈은 뜨고 있고 최소한의 움직임이 관찰되며 유아는 자극에 적절하게 반응할 수 있다. 불행히도, 조기에 태어났거나 발달 또는 의학적 문제가 있는 유아는 종종 과민성이며 조용한 주의력, 깊은 수면 및 적극적인 경고 행동 상태로 더 적은 시간을 소비하고 불규칙

표 4-12 유아의 행동 상태

행동 상태	설명
조용한 수면	유아는 깊이 잠들어 있다. 눈이 감기고 눈의 움직임이 관찰되지 않는다. 호흡은 규칙적이고, 눈꺼풀의 자발적인 움직임은 관찰되지 않는다. 편안한 얼굴과 표정이 있다.
활성화 수면	유아가 가볍게 자고 있다. 눈은 감지만 눈의 움직임은 눈꺼풀 아래에 움직임이 있다. 호흡이 불규칙하다. 무작위 이동과 간헐적 흡입을 관찰할 수 있다.
수면-각성 전환	유아가 졸린다. 눈꺼풀이 흔들리거나 부분적으로 열릴 수 있다. 숨이 얕고 빠르다. 가변적인 움직임이 관찰되고, 유아는 다음을 포함하는 얼굴 표정을 보일 수 있다.; 으르렁거리는 소리
조용한 경고	유아가 깨어 있고 눈을 크게 뜨고 깨어 있다. 최소 움직임이 관찰되며, 신생아는 자극과 프로세스 정보에 집중할 수 있다.
활성 경고	유아는 매우 활동적이고 까다롭지만 울지는 않는다. 눈을 뜨거나 뜨지 않을 수 있다. 얼굴의 표정은 고통을 나타낸다. 호흡이 불규칙하다.
울음	유아는 울고 있고 스트레스가 심한 상태이다. 호흡은 종종 빠르고 불규칙하다.

출처: Brazelton and Nugent, 1995; Holditch-Davis, 1990; Als, 1999.

하다.

치료사는 스트레스를 나타낼 수 있는 아기의 신호를 지속적으로 알아채야 한다. 유아에게 스트레스를 주는 것은 아기의 생리적인 해를 유발할 수 있으며 유아에게 과 자극 신호 및 신호가 있는지 모니터링함으로써 사전 준비되고 회피되어야 한다(Als, 1999). 스트레스를 받기 시작한 아기는 부정적 생리 변화를 보이기 오래 전부터 전형적으로 피할 수 있는 회피 신호를 보인다(Als, 1986; Als, 1999). **회피 신호**는 아기가 증가하는 스트레스 수준을 전달하기 위해 사용하는 자연스러운 신호이다. 조기 회피 신호는 눈을 피하는 것, 얼굴을 찡그리는 것, 하품을 하는 것, 인상을 찌푸리는 것, 혀를 찌르는 것을 포함한다. 스트레스를 받고 있는 유아는 "정지 신호"와 유사하게 손가락을 펼쳐서 팔을 잡고 있는 것을 보일 수 있다(그림 4-3 참조).

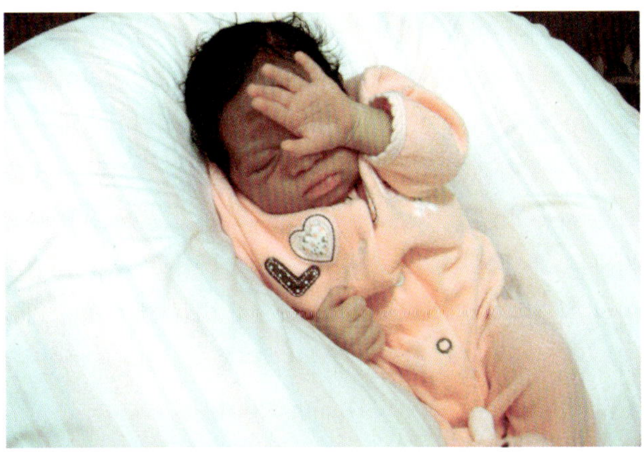

그림 4-3 "정지 신호"를 나타내는 유아. 아동의 스트레스를 발견할 수 있는 회피신호.

그림 4-3의 유아는 자신이 외부 자극을 견딜 수 없는 신호("정지 신호")를 보이고 있다. 이러한 조기 징후가 발견되지 않은 상태에서 아기에게 스트레스가 가해지면 딸꾹질, 뱉음, 활 모양으로 휘거나 배설과 같은 스트레스 징후가 관찰될 수 있다. 아기가 점점 더 스트레스를 받을 때, 심장 및 호흡 수의 변화 또는 무호흡 및 서맥과 자극의 생리학적 징후가 관찰될 수 있다. 생리적 스트레스의 지점에 도달하는 것을 피하기 위해, 치료사는 회피의 조짐을 주의해야 한다. 회피 신호가 표시된 경우, 치료사는 아기와의 직접적인 눈 접촉을 피하거나, 외부 소음(예; 텔레비전 또는 말하기)을 제한하고, 중복된 감각 경험을 피하는 등의 방법으로 아기의 감각 부하를 줄일 수 있다(예; 아동을 앞뒤로 흔들면서 잡고 있는 것).

치료사는 또한 유아의 **접근 신호**를 알아야 한다(Als, 1986; Als, 1999). 접근 신호는 회피 신호의 반대이며, 아기가 상호 작용할 준비가 되어 있고 시험 측정 및 치료 활동에 최적으로 참여할 수 있음을 나타낸다. 접근 신호에는 속삭이기, 미소 짓기, 지속적인 집중력, 이완된 팔다리, 부드러운 기쁜 얼굴 표정이 포함된다. 회피와 접근 신호에 모두 반응하면 치료사는 유아가 최적의 상호 작용을 할 준비가 되었을 때 자극을 제공할 수 있다.

각성수준과 주의력의 사전평가와 조절

소아과 치료에서 각성수준이나 주의력을 조절하는 문제는 유아에게만 국한되지 않는다. 주의를 기울이고, 듣고,

집중하고, 수행할 수 있는 능력은 부분적으로 자기의 경계 수준에 달려 있다. 일반적으로 경계 수준은 하루 종일 다양하며 수행되는 특정 작업이나 활동의 요구 사항에 이상적이다. 아이는 세발자전거를 타고 난 후 매우 조심스럽고 세심한 주의를 기울일 수 있지만, 잠에서 깨어난지 얼마 안됐거나 잠이 들려고 할 때 졸린다. 여러 가지 과제는 다양한 수준의 각성수준과 주의력을 필요로 한다. 예를 들어, 미끄럼틀 사다리를 기어 올라가는 것보다 텔레비전 시청에 더 낮은 수준의 주의가 필요하다. 경각심과 주의력 감소의 잠재적 결과는 작업에 따라 상당히 다르다. 텔레비전 프로그램에서 줄거리의 일부를 놓치는 것은, 미끄럼틀 사다리를 미끄러지듯 고통스럽거나 잠재적으로 위험하지 않다.

일반적으로 발달중인 어린이는 각성수준과 주의력에서 정상적인 흐림을 보인다. 그러나 감각 정보를 다루는 데 어려움을 겪고 있는 아동들은 상황과 업무의 요구에 대한 각성 수준이나 주의력 수준과 일치하지 않는 경우가 많다. 고도의 경계 상태에 있는 어린이는 계속 움직일 수 있고, 매우 빠르게 말하고, 특정 업무에 진정으로 참석하지 않고 활동에서 활동으로 빠르게 이동할 수 있다. 낮은 수준의 경계 상태에 있는 어린이는 졸고 있거나, 저항력이나 참여도가 없어 보이며 참여가 어려울 수 있다. 사전 평가나 검사를 토대로 치료사는 주의 집중 정도와 각성 수준을 설명하고 검사를 통해 또는 시간이 경과함에 따라 변화하는지 관찰해야 한다.

아동의 각성수준이 너무 높거나 낮으면 치료사는 특정 작업을 수행하는 데 필요한 경보 수준에 도달하도록 감각 입력을 제공 할 수 있다. "How Does Your Engine Run?" 프로그램(Williams, 1996)은 치료사가 어린이의 경계 수준에 대한 인식을 높이고 감각 입력을 사용하여 주어진 활동에 대해 최적의 각성 수준을 달성할 수 있는 방법을 제공한다. 이 프로그램은 엔진의 비유를 사용하여 어린이들이 엔진이 너무 느리게 작동하는지, 너무 높게 작동하는지 또는 적당한 속도로 작동하는지를 판단할 수 있도록 도와준다. 이 프로그램은 그 후 아이들에게 특정한 임무에 알맞은 엔진 속도를 달성하기 위해 개별화된 감각 전략을 사용하도록 가르친다. 같은 원리를 사용하는 비슷한 전략은 아이들에게 친숙한 만화 캐릭터를 사용하는 것이다. 예를 들어, 치료사는 직접적으로 아이가 Eeyore(낮은 경계 수준)나 Tigger(높은 경계 수준)에 더 가깝게 느끼는지 물어본 다음, 무엇이 아이 느낌을 조정하는지 물어본다 (Winnie-the-Poo와 같은 느낌이 들었다). 이와 같은 전략은 또한 부모에게 경계 수준의 개념을 설명하는데 도움이 된다. 부모들은 다음 일로 튀어 넘어갈 수 있는 Tigger같은 아동인지, 겉보기에는 게으르고 느린 듯한 Eeyore 같은 아동인지 확인할 수 있다.

아동의 이중 과제 활동에 대한 주의력의 사전평가

Screening Attention With Dual-Task Activities in Children

이 장의 앞부분에서 언급했듯이 이중 작업 조건은 분리된 주의력를 요구한다(McCulloch, 2007). 일반적으로 아동의 발달이 늦어지는 상황에서 인지 작업과 자세 조절 또는 운동 과제를 동시에 수행하는 것과 같은 이중 작업 요구는 자세의 변화를 가져오는 것으로 나타났다 (Blanchard, 2005; Laufer, 2008; Reilly, 2008a). Blanchard(2005)는 운동이나 발달 문제가 없는 4학년 학생들을 대상으로 연구를 실시했고, 2학년 수준에서 작성된 문장을 읽는 것과 같은 과제와 자세 안정성이 동시에 요구되는 경우에 인식에 부정적인 영향을 받았다. Reilly (2008a)는 일반적으로 4세에서 6세 사이의 아동이 넓은 자세와 수정된 Romberg 위치에서인지 작업을 수행할 때 자세 제어에 간섭을 경험한다는 것을 발견했다. 정상 발달하고 있는 어린이들에 대한 이러한 연구 결과에 기초하여, CP또는 DCD장애와 같은 알려진 운동 문제를 가진 어린이들의 수행에 놀라지 말아야 한다(Laufer, 2008; Reilly, 2008b). Timed Up과 Go-cognitive(TUG-c)와 같은 검사는 아직 아동과 함께 사용하기 위해 검증되지 않았지만, 치료사는 다양한 작업 환경에서 아동을 관찰함으로써 아동의 운동 조절 및 기능에 대한 이중 작업 활동의 영향을 평가해야 한다. 예를 들어, 편측 CP를 가진 어린이는 놀이터에서 혼자 있으면서 사다리를 안전하게 슬라이드 위로 올라갈 수 있지만 휴식시간에는 다른 어린이에게 다가가고 상호 작용하는 요구가 증가할 수 있다. 운동 제어 결과로 아동의 운동 작업 실행이 안전하게 이루어진다. 몇몇 저자는 대부분의 기능 환경에 내재된 이중 작업 조건이 임상 환경에서 관찰된 개선이 반드시 다른 환경에서 기능 성능을 향상시키지 않는 이유를 설명할 수 있다고 제안했다(Blanchard, 2005; Huang, 2001).

인지 손상 아동의 치료적 적용
Therapeutic Implications for Children With Cognitive Impairments

운동 지연을 가진 어린이는 또한 다른 발달 영역에서 문제를 나타낼 수 있다. 인지 지연이나 인지 장애가 있는 운동 장애 아동은 재활 과정의 각 단계에서 고려해야 할 학습에 대한 고유한 장애물에 직면해 있다. 검사 과정에서 인지 기능 장애가 있는 어린이는 강한 인지 요소가 포함된 복잡한 운동이나 운동을 수행하는 과정을 거치면서 어려움을 겪을 수 있다. *DeGangi-Berk 감각 통합 테스트*(Berk and DeGangi, 1983)와 같은 표준화 된 테스트에는 종종 아동에게는 새로운 것이며, 다단계 명령으로 구성된 표준화된 방향이 포함될 수 있는 운동 항목이 포함된다. 인지 결손있는 어린이의 경우, 이러한 요인은 운동 수행에 영향을 미치고 아동의 진정한 운동 기능 및 능력을 가릴 수 있다. 따라서 표준화된 평가를 선택할 때 인지적 결손의 존재를 고려해야 하며, 모든 시험 절차의 결과는 아동의 기능적 능력에 비추어 해석되어야 한다. 인지적 장애가 있는 어린이들도 새로운 기술을 습득할 때 기술을 일반화시키고 더 많은 연습을 요구하는 것으로 밝혀졌다(Brown, 1979). 이러한 요인들은 돌봄과 계획 중재 계획을 개발할 때 고려되어야 한다(Parette, 1984; Horn, 1991).

물리치료 중재를 안내하기 위해 사용되는 이론은 아동의 인지 손상 유무에 관계없이 동일하지만, 학습은 인지기능이 손상된 아동의 요구를 중재를 적용할 때 고려해야한다. 여러 저자는 인지기능이 손상된 아동의 운동적 요구를 강조하는 것이 중재 전략의 인지적 요구를 수정함으로써 향상될 수 있디고 제인했다(Brown, 1979; Horn, 1991).

생각해 볼 점 4.3

인지 기능 장애 아동에게 인지적 요구를 수정하기 위한 다음과 같은 제안을 어떻게 통합할지 생각해본다.

- 자녀가 성공할 수 있는 기회를 제공하고 자녀의 성공을 칭찬하라. 좌절은 종종 이 아이들에게 문제가 되며, 이로 인해 학습이 더욱 어려워 질 수 있다.
- 새로운 기술을 천천히 그리고 한 번에 하나씩 소개한다. 인지 손상이 있는 아이에게 여러 가지 것을 즉시 배우도록 요구하는 것은 너무 강력한 것일 수 있다.
- 새로운 기술을 가르칠 때 다양한 학습 방법을 할 수 있는 전략을 사용한다. 시각적, 운동 감각적, 청각적 방법을 통해 복합적인 입력을 제공하면 새로운 개념을 강화하는 데 도움이 된다.
- 구조와 일관성을 제공한다. 구조화된 세션은 어린이가 무엇을 기대해야 하는지를 알게 한다. 자녀의 개별적 필요에 따라 세션의 활동 일정을 작성하거나 동일한 하나 또는 두 가지 활동으로 각 세션을 시작하여 자녀가 익숙한 방식으로 세션으로 전환할 수 있도록 할 수 있다.
- 적절한 경우 자녀에게 선택권을 제공한다. 어린이가 녹색공 또는 빨간공을 사용하여 과제를 수행하는 것이 중요하지 않은 경우, 어린이가 사용할 공을 선택하게 한다.
- 반면에 선택의 여지가 없다면, 지시 사항에 자녀가 선택권이 있다고 제안하지 않도록 한다. 아이에게 "지금이 게임을 하고 싶니?"라는 질문은 아이가 그 게임을 하는 것에 대한 선택권이 있음을 의미한다. "이 게임을 할 시간이다"와 같은 문구가 더 직접적이며, 치료 계획에 특정 활동이 필요할 때 자녀가 참여할 수 있는 선택권이 있다고 추론하지 않는다.
- 익숙한 환경에서 중재를 제공하면 학습 초기 단계를 지원하는 데 도움이 될 수 있다. 그러나 기술을 습득한 후에는 다양한 조건에서 다양한 설정으로 연습해야 아동이 기술과 기능을 일반화 할 수 있다.
- 반복 횟수를 늘려 기술을 습득할 수 있는 기회를 제공한다.

이러한 수정 외에도 Horn(1991)은 아동의 재활 가능성을 극대화하기 위해 신경 프로그램 및 감삭 운농 전략을 행동 프로그래밍과 연결하는 것을 제안한다. 행동 프로그래밍은 행동의 변화를 촉진하기 위한 행동에 대한 원리의 적용을 포함한다(Reid, 1991). 칭찬이나 선호하는 활동에 대한 접근과 같은 긍정적인 보강과 아이가 발을 올려놓기를 원할 때 계단을 두드리는 것과 같은 작업에 대한 어린이의 주의를 환기시키는 기술, 행동과 활동에 자연스러운 결과를 제공하는 기술 행동적 프로그래밍이 전통적인 재활 접근법과 함께 사용될 수 있는 방법의 예이다. 행동치료는 교사 또는 심리학자를 포함한 다른 학제 간 팀 구성원이 추가적인 경험과 통찰력을 가질 수 있는 영역이다. 이 팀원들의 제안을 반영하면 치료사가 각 어린이의 재활 잠재력을 극대화하는 데 도움이 된다.

아동 사례연구

환자 기록: *BG는 다운증후군을 가진 5세 소년이다. 그는 구두 의사소통 기술이 제한되어 있으며 자신의 필요를 알리기 위해 기본적인 신호를 사용한다. 치료 기간 동안 그는 종종 좌절감을 느끼고 활동에 참여하기 위해 다시 거절되는 것처럼 보인다. 지난 몇 세션 동안, 그는 적극적으로 자신의 활동을 지시하려는 모든 치료사의 시도를 거부했으며, 치료사가 그와 가까이 다가갈 때마다 바닥에 엎드렸다. 그의 치료사가 치료 활동에 BG를 참여시키려는 노력이 증가하면 통제 불능 행동이 증가하는 것으로 보인다. 치료사는 치료 활동에 협조할 수 없기 때문에 BG를 퇴원을 해야 하는지를 궁금해 한다.*

임상 결정 시 고려할 점

- *BG의 좌절에 어떤 요인들이 기여할 수 있는가?*
- *치료사가 이 문제에 대한 해결책을 찾는데 도움이 되는 자원은 무엇인가?*
- *치료 세션 동안 좌절감을 줄이기 위해 BG에 어떤 전략을 사용할 수 있는가?*

실습

- **수면/기면증 환자를 위한 각성 평가**
  1. 환자에게 큰 소리로 말하기.
  2. 큰 소리로 부드러운 흔들기를 사용하기.
  3. 흉골 문지름이나 핀으로 찌르기와 같은 유해 자극을 시도하기.
  4. 의식 상태의 수준을 사용하여 설명을 바탕으로 결과를 문서화하기(표 4-1).
- **Digit Repetition Test와 집중력을 위한 A-Test 수행**
  1. 당신이 무엇을 할 것이며, 왜 그 환자를 연습 환자에게 설명한다.
  2. 환자에게 지시하고 이해를 확인한다.
  3. Digit Repetition Test(상자 4-4) 또는 Test for Vigilance(상자 4-5)를 수행한다.
  4. 시험 점수를 매기고 결과를 해석한다.
  5. 결과를 문서화하고 발견한 내용을 다른 사람에게 설명한다.
- **WWTT 수행**
  1. 환자가 20피트 걸어서 돌아서 20피트를 되돌릴 때까지 걸리는 시간을 측정한다.
  2. 간단한 인지 작업으로 이 시간을 반복한다(환자는 알파벳 글자를 크게 소리내어 말해야 한다).
  3. 복잡한 인식 작업을 반복한다(환자는 B 문자로 시작하는 알파벳 문자 하나를 말해야 한다).
- **MoCA 테스트를 전체적으로 수행하는 방법을 보여준다.**
  1. 평가를 검토하고 각 항목을 숙지하고 각 항목의 채점 및 질문 수정 방법을 읽기.
  2. 당신이 무엇을 하는지와 왜 하는지를(단순한 의미에서) 환자에게 설명한다.
  3. 각 항목에 대해 환자에게 지시한다.
  4. 각 질문(단서, 프롬프트 등)을 수정하는 지시 사항을 따른다.
  5. 시험 점수를 매기고 결과를 해석한다.
  6. 결과를 문서화하고 발견한 내용을 다른 사람에게 설명한다.
- 회복적 전략을 적용하여 편측무시를 줄이는 연습을 한다.
- 수용적 실어증이 있는 개인에게 지침을 주는 연습을 한다. 당신의 가르침 전략을 수정하여 전이를 향상시키는 방법은 무엇인가?.

복습

1. 치료사가 인지, 주의력, 지각 및 의사소통을 사전평가 하는 다섯 가지 이유를 설명한다.

2. 환자가 주의력, 인지력, 지각력 또는 의사소통 능력이 부족할 수 있음을 나타내는 임상 증상 및 증상을 비교하고 대조한다.

3. 치료사는 인지 검사에 대한 환자의 불안을 어떻게 줄일 수 있는가?

4. 인지, 주의력 및 각성을 어떤 순서로(그리고 왜) 사전 평가해야 하는가?

5. 인지 기능 장애가 있는 환자에서 운동 학습을 촉진시키는 세 가지 방법을 열거한다.

6. 다음의 각각을 시험하거나 테스트하기 위해 하나의 테스트를 기술한다:
   a. 주의
   b. 인지
   c. 지각
   d. 의사소통

7. 구두 및 비언어적 전략을 사용하여 다음 구두 신호를 단순화한다:

지나치게 단어적, 인지적 또는 혼란스러움	간단한, 비언어적 전략
1) 일어서기 위해 "발끝에 코"를 놓는다.	1) 촉각 유도 장치를 사용하여 머리/몸통을 앞으로 가져와 서기.
2) 좋아요, 존스씨 일어서서 산책할 때이다.	2) ________________
3) 커브 위로 올라가려면 오른쪽 다리를 먼저 올린다.	3) ________________
4) 손을 보행기에 대고 앞으로 밀어낸다.	4) ________________

8. 여러 기능 영역에 걸친 이동 발달에 대한 포괄적인 시각을 제공하는 네 사용될 수 있는 발달 검사 및 평가 도구를 확인한다.

9. 유아의 다양한 행동 상태를 설명하라. 어떤 행동 상태에서 평가와 치료가 아동에게 제공되어야 하는가? 왜 제공되어야 하는가?

10. 유아에서 회피 신호와 접근 신호를 구분한다.

11. 인지적 장애가 있는 어린이들을 위한 중재 과정에서 치료사가 인지적 요구를 수정하기 위해 사용할 수 있는 다섯 가지 전략을 설명한다.

요 약

신경 장애가 있는 환자는 종종 주의력, 인지력, 지각 또는 의사소통 능력이 떨어진다. 이 장에서는 역사적으로 다른 보건 전문가들이 언급한 이 네 가지 영역을 다뤘다. 특정 평가를 수행하는 방법이 이 장에 설명되어 있지만 이 평가의 사용을 뒷받침하는 주요 증거는 온라인 보충 자료에서 사용 가능한 Focus on Evidence(FOE) 표에 요약되어 있다.: 표 4-13(Mental Status Tests), 표 4-14(Dementia-related Rating Scales), 표 4-15(Brain Injury-related Cognitive Tests), 표 4-16(Perceptual Tests), 그리고 표 4-17(Communication Screening Tests). 치료사는 (a) 다른 전문가에게 적절하게 의뢰하는 능력, (b) 재활을 최적화하기 위한 환자의 기술과 일치하는 전략을 선택하는 능력 등 여러 가지 이유로 이러한 각 기능 영역을 사전평가하는 데 능숙해야 한다. (c) 시간이 지남에 따라 변화를 감시하고, (d) 개별 환자에게 적절한 돌봄 계획을 세운다. 몇 가지 요점이 반복된다 :

- 주의력, 인지력 및 인지 능력은 "각성 및 지남력의 3가지"이라는 오래된 구를 사용하여 적절하게 감지할 수 없다. 대신에 환자의 각성 수준, 주의력, 그리고 자신의 능력을 결정하여 시작한다. 인지 및 실행 기능. 각 분야를 심사하기 위해 다양한 시험과 조치가 제공되었다.
- 주의력, 인지, 인식 및 실행 기능의 결함은 뇌, 대뇌 반구 및 특정 신경 논리적 장애의 특정 위치와 관련될 수 있다. 신경 해부학이나 병리학 및 기능과의 연관성을 이해하면 이러한 영역을 화면에 표시하는 것이 적절한 시기와 화면을 어느 정도까지 알 수 있다. 예를 들어, 측두엽 손상을 알고 있거나 의심되는 환자는 지각적 결손을 주의 깊게 사전평가해야 한다.
- 지각은 감각 정보의 해석이며 신경학적 장애가 있는 환자의 중요한 "활력 징후"일 수 있다. 지각 검사에는 편측무시, 신체 인식 및 자각 인식이 포함된다. 지각적 장애가 있는 환자는 정상적인 근력 및 운동 동원에도 불구하고 기능을 수행하지 못할 수 있으므로 지각 기능 장애 및 작업 치료에 대한 의뢰가 가장 중요하다.
- 의사소통은 재활의 모든 측면뿐만 아니라 치료적 관계에도 중요하다. 신경학적 증상이 있는 환자의 일상적인 의사소통 장애에는 다양한 유형의 실어증과 구음 장애가 있다. 물리치료사는 의사소통 장애를 조사하고 각 환자의 필요를 충족시키기 위해 의사소통 전략을 조정할 수 있다. 전략에는 의사소통의 특정 측면에 환자의 관심을 집중시키는 것, 의사소통이 이루어지는 속도를 수정하는 것, 의사소통 또는 메시지 내용의 방식을 변경하는 것이 포함된다.

마지막으로, 주의력, 인지, 지각 및 의사소통을 선별하여 얻은 결과는 다른 모든 검사 결과와 통합되어 환자의 치료 계획과 관련하여 적절한 임상 결정을 내릴 수 있어야 한다. 이 평가 결과는 (a) 적절한 의뢰를 하고, (b) 이해력을 높이고, (c) 환자의 인지 기능과 일치하는 예후를 결정하고 중재를 계획하고, (d) 동요를 일으킬 수 있는 전략을 피하며, (e) 전체 의료 계획을 수정한 치료 과정을 진행한다.

부록 4-A 란초의 단계별 인지 기능

수준	환자 반응/행동 설명
I. 응답없음	환자는 깊은 수면 상태에 있는 것으로 보이며 어떤 자극에도 완전히 반응하지 않는다.
II. 일반된 응답 *전체보조*	환자는 특별하지 않는 방식으로 일관성이 없고 비의도적이게 자극에 반응한다. 반응은 제한적이며 종종 제시된 자극과 관계없이 동일하다. 반응은 생리학적인 변화, 대동작 신체 움직임 또는 발성일 수 있다.
III. 국소화된 응답 전체보조	환자는 구체적으로 반응하지만 자극에 일관되게 반응하지 않는다. 반응은 제시된 자극의 유형과 직접적으로 관련이 있다. 눈을 감거나 일관성이 없는 지연된 방식으로 손을 쥐는 것과 같은 간단한 명령을 따를 수 있다.
IV. 혼란-동요 *최대보조*	환자는 활동이 활발해지고 있다. 행동은 기괴하고 즉각적인 환경에 대해 비목적적이다. 사람이나 물건을 구별할 수 없다. 치료 노력에 직접적으로 협조할 수 없다. 언어는 종종 환경에 대해 비일관적이고 부적절하다. 대화가 있을 수 있다. 환경에 대한 전체적인 관심은 매우 간단하다. 선택적 주의력은 종종 존재하지 않으며, 환자는 단기 및 장기 기억이 부족하다.
V. 혼란-부적절 *최대보조*	환자는 간단한 명령에 일관되게 응답할 수 없다. 명령어의 복잡성이 증가되거나 외부적 구조가 부족한 경우 응답은 비목적적이고 무작위적이거나 단편적이다. 환경에 대한 전반적인 주의력을 보여주지만 매우 산만하며 특정 작업에 집중할 수 있는 능력이 부족하다. 구조화 함으로써 단기간 동안 사회적 자동적 수준으로 대화할 수 있다. 말씨는 종종 부적절하게 대화한다. 기억력이 심각하게 손상된다. 종종 부적절한 사물의 사용을 보여준다; 구조적으로 이전에 학습한 작업을 수행할 수 있지만 새로운 정보를 습득할 수는 없다.
VI. 혼란-적절 *중간보조*	환자는 목표 지향 행동을 나타내지만 외부 입력이나 방향에 의존한다. 일관된 간단한 지시를 따르고 자기관리와 같은 재학습된 작업을 위한 전이를 보여준다. 반응이 잘못되었을 수 있지만 상황에 적절하다. 최근의 기억보다 과거의 추억은 깊이있고 세부적으로 묘사하는 것을 더 많이 보여준다.
VII. 자동적-적절한 *최소 ADLs 보조*	환자는 병원 및 가정 환경 내에서 적절하고 지향적인 것처럼 보인다. 자동적으로 매일 일상적인 과제를 수행하지만 로봇과 같은 경우가 많다. 환자는 혼란이 거의 없으며 활동을 회상할 수도 있어 보인다. 새로운 학습을 위해 전이가 일어나 감소된 속도로 전이된다. 사회적 또는 여가활동을 구조적으로 시작할 수 있으나 판단력은 손상된 채로 남아 있다.
VIII. 목적적-적절한 *요청에 의해 보조*	환자는 과거 및 최근 사건을 회상하고 통합할 수 있으며 환경을 인식하고 이에 대응한다. 새로운 학습을 위한 전이를 보여주며 일단 활동이 학습되면 감독이 필요하지 않다. 질병이 생기기 전의 능력, 추상적 추론, 스트레스에 대한 내성, 응급 상황 또는 비정상적인 상황에서의 판단과 비교하는 능력이 감소된 것을 계속 나타날 수 있다.
IX. 목적적-적절한 *요청에 의해 대기*	환자는 작업간에 앞뒤로 이동하고, 2시간 동안 완수하기 위해서 기억력 보조도구를 사용하여 요청 시 도움을 준다. 제한 사항을 인식하지만 문제가 발생하기 전에 예상하고 수정할 수 있는 대기 지원이 필요하다. 도움을 받아야 하는 결정의 결과에 대해 생각할 수 있고, 대기 지원으로 업무 요구에 적응할 수 있으며, 우울증이 있거나, 쉽게 초조하거나 좌절감이 낮을 수 있다. 대기 지원을 통해 사회적 적합성을 자가 모니터링 할 수 있다.
X. 목적적-적절한 수정된 독립	모든 환경에서 여러 작업을 처리할 수 있지만 중단이 필요할 수 있다. 메모리 보조 장치를 개발하고 유지할 수 있다. 레저, 가정, 지역 사회 및 업무를 시작하고 수행하지만 더 많은 시간이 필요할 수 있다. 장애의 영향을 예측하고 행동을 취하지만, 능력을 정확하게 산정하여 의사 결정을 처리하거나 보상 기술을 사용하는 데 더 많은 시간이 필요할 수 있다. 다른 사람들의 필요를 인식할 수 있고, 주기적 우울증을 앓을 수 있으며 피로감, 통증, 스트레스로 인해 불규칙하거나 낮은 변동이 있을 수 있다.

부록 4-B JFK 코마 회복 척도-개정판

JFK COMA RECOVERY SCALE–REVISED ©2004
Record Form

환자:	진단:	병인학:
발병 날짜:	입원일:	

Date																
Week	ADM	2	3	4	5	6	7	8	9	10	11	12	13	14	15	16
청각 기능 척도																
4-지시에 일관된 운동 *																
3-지시에 재현 할 수 없는 운동 *																
2-소리로 국소화하기																
1-청각적인 놀람																
0-없음																
시각적 기능 척도																
5-물체 인식 *																
4-물체의 지역화: 뻗기 *																
3-시각 추적*																
2-시각고정 *																
1-시각적인 놀람																
0-없음																
운동 기능 척도																
6-기능적 물체 사용 †																
5-자동적 운동 반응 *																
4-물체 조작 *																
3-유해 자극 국소화 *																
2-굴곡 회피반응																
1-비정상인 자세취하기																
0-없음/이완																
구강운동/언어 기능 척도																
3-이해할 수 있는 언어 *																
2-발성/구강 움직임																
1-구강 반사 움직임																
0-없음																
의사소통 척도																
2-기능적: 정확한 †																
1-비기능적: 의도적 *																
0-없음																
각성 척도																
3-주의함																
2-자극이 있거나/없을 때 눈 뜸																
1-자극이 있으면 눈 뜸																
0-각성할 수 없음																
전체 점수																

MCS의 출현을 나타냄†
MCS를 나타냄*

출처: *Giacino JT, Kalmar K, Whyte J. The JFK Coma Recovery Scale–Revised: Measurement characteristics and diagnostic utility*. Arch Phys Med Rehabil. 2004;85(12):2020–2029.

몬트리올 인지 평가(MoCA)

부록 4-C

몬트리올 인지 평가(MoCA)는 일반인을 대상으로 한다. 시험 양식과 지침에 대해서는 www.mocatest.org 웹 사이트를 참조한다.

이름:
학력: 생년월일:
성별: 평가일:

몬트리올 인지 평가 버전 7.1 오리지날 버전

시공간/실행

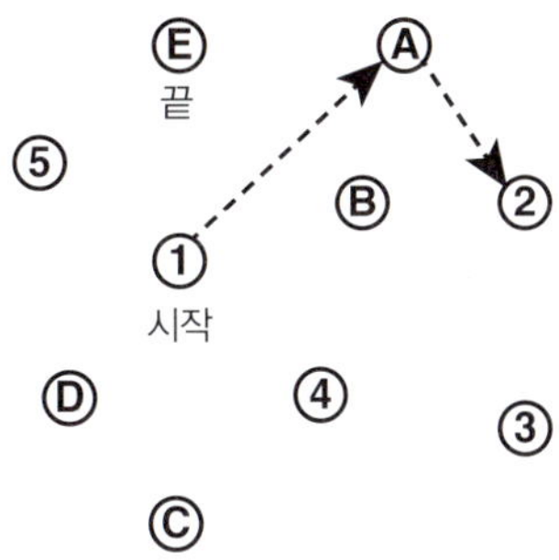

[ ]

사각형 따라그리기

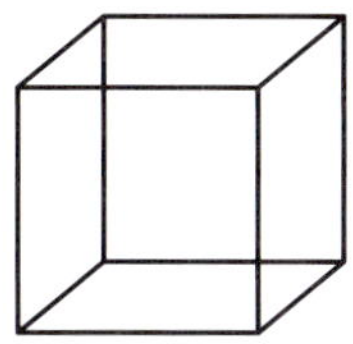

[ ]

시계 그리기(11시10분) (3점)

[ ] 윤곽 [ ] 숫자 [ ] 손

점수: __/5

명명하기

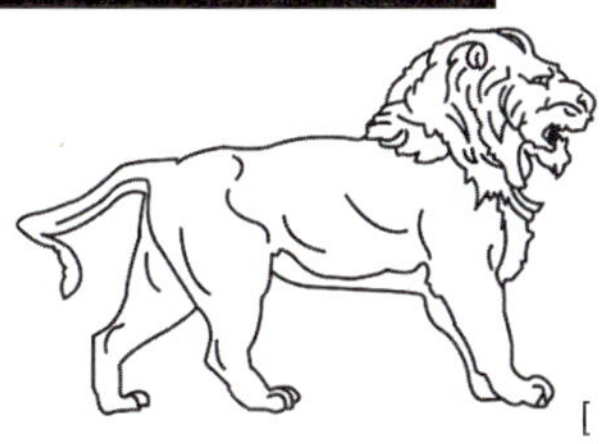

[ ]

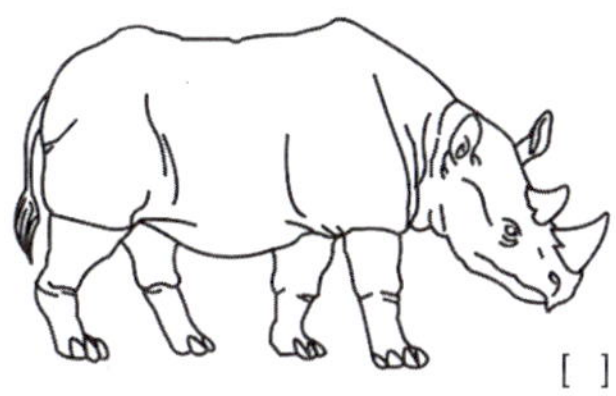

[ ]

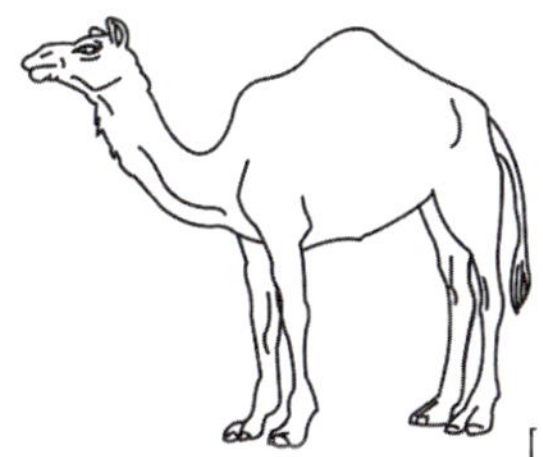

[ ]

__/3

기억

단어 목록을 읽고 반복한다. 첫 번째 시도가 성공하더라도 두 번 시도한다. 5분 후에 회상을 수행한다.

	얼굴	벨벳	교회	데이지	빨강
첫 번째 시도					
두 번째 시도					

점수 없음

주의

숫사 목록 읽기(1자리 / 초) 대상자는 정방향으로 반복한다. [ ] 2 1 8 5 4
대상자는 역순으로 반복한다. [ ] 7 4 2 __/2

편지 목록을 읽는다. 대상자는 각 문자 A에서 손을 두드려야 한다. 두 번의 오류가 있으면 점수는 없다.
[ ] F B A C M N A A J K L B A F A K D E A A A J A M O F A A B __/1

100에서 시작해서 연속적으로 7을 뺀다. [ ] 93 [ ] 86 [ ] 79 [ ] 72 [ ] 65
4 또는 5개 정답: 3점, 2 또는 3개 정답: 2점, 1개 정답: 1점, 0개 정답: 0점 __/3

언어

반복: 나는 John이 오늘 도와 줄 사람이라는 것만 알고 있다. [ ]
개가 방에 있을 때 고양이는 항상 소파 밑에 숨는다. [ ] __/2

F로 시작하는 1분 동안의 유창성 / 이름의 최대 단어 수 [ ]____ (N ≥11 words) __/1

추상적 개념

바나나와 오렌지의 공통점은 과일이다. [ ] 기차-자전거 [ ] 시계-자 __/2

지연된 회상

	단서없이 단어를 기억해야 한다.	얼굴 [ ]	벨벳 [ ]	교회 [ ]	데이지 [ ]	빨강 [ ]	단서없이 회상한 수	__/5
선택	카테고리 단서							
	객관식 단서							

지남력 [ ] 날짜 [ ] 월 [ ] 년 [ ] 일 [ ] 장소 [ ] 도시 __/6

 www.mocatest.org 정상 > 25/30 총점 __/30
12년 이하 교육인 경우 1포인트 추가

평가자: ______________________

부록 4-D 기능 평가 단계(FAST)*

단계	기능 설명
1	주관적으로나 객관적으로도 어려움이 없음.
2	물체의 위치를 잊어버린 것에 대한 불만; 주관적인 단어 찾기 어려움 있음.
3	동료들이 느끼는 명백한 직무 기능 감소; 새로운 장소로 여행하는 데 어려움이 있음.
4	복잡한 작업(예; 손님을 위한 저녁 계획, 재정 관리, 마케팅)을 수행하는 능력이 감소.
5	계절이나 행사에 맞는 옷을 선택하는 데 도움이 필요.
6a	도움없이 옷을 입히기가 어려움.
6b	제대로 목욕할 수 없다. 입욕에 대한 두려움이 생길 수 있음. 일반적으로 목욕 수온을 조정하는 데 도움이 필요함.
6 c	화장실의 메커니즘을 처리할 수 없음(즉, 깜빡 잊는 얼굴이거나 제대로 닦지 않음).
6 d	소변 실금(때때로 또는 더 자주).
6e	대변 실금(때때로 또는 더 자주).
7a	평균적인 하루에 약 6개 단어로 제한된 말하기 능력.
7b	평균 하루에 한 단어로 제한된 어휘를 이해할 수 있는 능력.
7c	이동성 없음(도움 없이 걸을 수 없음).
7d	독립적으로 앉을 수 없음.
7e	옷을 입을 수 없음.
7f	머리를 들어 올릴 수 없음.

퇴행성 치매의 초기 평가를 위한 Global Deterioration Scale(GDS)*

1단계. 인지 쇠퇴 없음

2단계. 매우 경미한 인지 쇠퇴
이름 잊어버림과 친숙한 물건이 남겨진 곳 잊어버림.

3단계. 경증인지 쇠퇴
최근에 소개된 사람들의 잊어버림. 약간 집중이 어려움. 작업 수행 능력 감소. 길을 잃어버림. 단어를 찾기 어려움.

4단계. 중도 인지 쇠퇴
집중 어려움. 최근 사건의 기억이 감소. 재정 관리 또는 새로운 장소로 혼자 여행하는 문화 및 복잡한 작업을 효율적으로 완료할 수 없음. 거부 및 사회적 퇴화 가능성이 있음.

5단계. 중등도 인지 능력 저하(조기 치매) 생존을 위해 도움이 필요함. 예전의 주소나 전화번호와 관련하여 현재 삶의 주요 측면을 포함하여 더 많은 기억력 손실 있음. 시간이나 날짜 또는 장소를 알지 못할 수도 있음. 제대로 자신의 옷을 벗기 어려울 수 있음.

6단계. 심한 인지 능력 저하(중기 치매)
가까운 가족의 이름과 대부분의 최근 기억을 잊기 시작함. 초기 삶의 일부 세부 사항만 기억함. 10에서부터 거꾸로 숫자세기 및 과제 마무리하기 어려움. 종종 실금이 나타남. 망상(진실이 아닌 것으로 믿는 것), 강박(청결과 같은 단순한 행동을 다시 하는 것) 또는 불안과 고통 등의 인격 변화가 발생할 수 있음.

7단계. 매우 심한 인지 능력 저하(후기 치매)
말하거나 이해할 능력이 본질적으로 없음. 대부분의 활동(예; 화장실, 식사)에 대한 도움이 필요함. 걸을 수 있는 능력과 같은 정신 운동 능력의 상실.

* 1~4단계는 치매가 없는 인지 기능 저하를 나타낸다.
5~7단계는 조기, 중기 및 후기 치매를 나타낸다.

출처: Reisberg 외, 1982.: https://images2.clinicaltools.com/?id 5261:29351 & cmestate = 3.

인지 로그

UAB 스페인 재활 센터: The Cognitive Log(Cog-Log)

Key: 각 항목에 점수 3, 2, 1, 0 부여.
점수화를 위해 뒷면을 참조한다.

환자 이름:

의뢰 이유:

날짜																			
시간																			
날짜																			
시간																			
병원 이름																			
주소의 반복성																			
20-1																			
반대로 개월 말하기																			
30초																			
주먹-가장자리손바닥																			
가기/ 가지 않기																			
주소 회상																			
30																			
25																			
20																			
15																			
10																			
5																			
0																			

계속

설명 및 점수화

The Cognitive Log(Cog-Log)는 재활환자와 함께 침대 옆에서 사용하여 인지 능력을 신속하게 정량적으로 측정하도록 설계되었다. the Orientation Log(O-Log)로 측정한 것과 같이 일관된 정확한 지남력이 있는 사람을 대상으로 한다. Cog-Log는 시간이 부족할 때와 매일 진행되는 인지 진행 과정을 문서화하는 데 사용할 수 있다. 모든 항목의 점수는 0에서 3까지이며 총 가능한 점수는 30이며 빠른 의뢰를 위해 그래프로 표시할 수 있다.

날짜, 시간 및 병원 이름: 이들은 지남력이 있는 사람들에게도 문제가 될 수 있는 지남력의 구성 요소이다. 채점은 O-Log에서의 점수 산정과 유사하며, 자발적인 정답에 대해 3점, 논리적 지시에 대한 올바른 응답에 대해 2점, 객관식에 대한 올바른 응답에 대해 1점을 준다.

주소의 반복성: 요일에 따라 다음 주소 중 하나를 반복하도록 요청한다. 그 사람은 그 주소가 그들이 아는 사람이 아니라 단순히 기억의 시험으로 제시된다는 사실을 알게 된다. 정확히 3번 반복하면 3점이 할당된다. 두 차례에 걸쳐 올바르게 반복하게 되면 2점, 한번 올바르게 반복하면 1점이 주어진다. 올바른 반복이 없으면 0점이 주어진다. 모든 대상자는 주소를 3번 듣고 반복한다. 반복 단계가 끝난 후, 그 사람에게 그 주소의 회상이 나중에 나올 것이라고 알려준다.

월요일 - John Brown, 42 Market Street, Chicago
화요일 - Tim Smith, 84 Center Ave., Cleveland
수요일 - Sally Jones, 23 North Blvd., Seattle
목요일 - Bill Jackson, 16 Maple Court, Houston
금요일- Judy Wilson, 75 Ocean Ave., Baltimore
토요일 - Bob Taylor, 37 Main Street, Los Angeles
일요일 - Susan Anderson, 58 River Road, Atlanta

20-1: 20에서 1로 거꾸로 계산하라고 요청한다. 오류 없이 수행하면 3점, 1개 오류면 2점, 2개 오류면 1점이 부여된다. 두 개 이상의 오류에 0점이 부여된다. 오류는 수행할 때마다 수정된다.

개월 꺼꾸로 읽기: 12월부터 역순으로 개월을 말하도록 요청한다. 평가자는 "12월, 11월"이라고 말함으로써 그 사람에게 알릴 수 있으며 오류가 발생할 때 이를 바로 잡아야 한다. 평가자가 정지한 후에 계속할 것을 촉구하는 것은 오류로 간주되어야 한다. 오류가 없는 경우은 3점, 하나의 오류는 2점, 두 개의 오류는 1점, 세 개 이상의 오류는 0점으로 부여된다.

30초 평가: "지금 시작하기"라고 쓰고 30초가 지나면 누군가에게 시계를 보거나 시계를 보도록 하라고 할 것을 요청한다. 대상자가 0초에 시계를 본다면 항목 점수는 0점이다. 25-35초 사이는 3점, 20-24초에서 36-40초 사이에 본다면 2점, 예상치는 1점이다. 즉 15-19초 또는 41-45초로 예상치가 15초 미만 또는 45초 이상인 경우 0점이다.

주먹쥐기-가장자리-손바닥: 검사자는 주먹, 가장자리, 손바닥의 손 위치를 두 번 보여주며 "내가 하는 일을 지켜보라."라고 말하고 대상자에게 말한 것까지 포함해서 검사자가 멈추는 것까지 순서를 반복하도록 요청한다(손을 사용할 수 있음). 세 번의 올바른 반복에는 3점, 두 번의 반복은 2점, 한 번의 반복은 1점, 그리고 반복 없음은 0점으로 부여된다.

가기/가지 않기: 검사자는 대상자에게 "내가 빨간색이라고 말하면 손가락을 올리고 내려 놓으라고 지시한다. 내가 녹색이라고 말하면 아무것도 하지 말라고 지시한다. "한 번의 시행이 허용된다. 제시하는 순서는 빨강, 초록, 초록, 빨강, 초록, 빨강이다. 각 회기에서 정확하면 3점, 4 또는 5번 정확하면 2점, 3번 이하로 정확하면 1점이다. 정확한 것이 하나도 없다면 0점이 부여된다.

주소 회상: 이전에 제시된 주소를 상기하도록 요청한다. 사람의 이름이 제공된 후 추가 정보가 회상되면 완전하고 정확한 회상은 3점, 부분적 자발적 회상은 2점, 추가 정보가 주어진 회상이면 1점을 준다. 회상이 없다면 0점이 할당된다.

출처: *Novack T. The Cognitive Log. The Center for Outcome Measurement in Brain Injury. Available at: http://www.tbims.org/combi/coglog. Accessed January 11, 2016.*

불안 행동 척도 (Agitated Behavior Scale, ABS)

부록 **4-F**

환자:
관찰 환경:
예후 및 퇴원계획
관찰기간: 오전 /오후

관찰 기간이 끝나면 각 항목에 설명되어 있는 행동이 있었는지, 경미, 중등도 또는 극도로 나타났는지 표시한다. 다음 수치와 기준을 사용하여 점수화한다.

1 = **없음:** 행동이 나타나지 않는다.

2 = **약간 정도 존재:** 그 행동은 존재하지만 다른 상황적으로 적절한 행동의 수행을 방해하지는 않는다(일시적으로 재지시가 될 수도 있고, 동요된 행동의 지속되는 것이 적절한 행동을 방해하지 않을 수도 있다).

3 = **중간 정도 존재:** 동요된 행동에서 적절한 행동으로 방향으로 재지시가 되어야 하지만 어떠한 지시를 받을 수도 있다.

4 = **극도로 존재:** 외부의 지시 또는 재지시가 제공되는 경우에도 동요된 행동으로 간섭을 통해서 적절한 행동을 취할 수 없다.

빈 칸을 그대로 두지 않는다.

1. 짧은 주의 집중 기간, 쉬운 산만함, 집중력 없음.
2. 통증이나 좌절에 대한 충동적이고, 참을성이 없고, 내성이 낮음.
3. 비협조적이며, 보살핌을 필요로 하며, 까다로움.
4. 사람이나 재산에 대한 폭력적이고 위협적임.
5. 폭발성 또는 예측할 수 없는 분노.
6. 흔들림, 문지름, 신음 또는 여러가지 자기 자극적 행동.
7. 튜브나 다른 장치 등을 당김.
8. 치료 부위를 방황함.
9. 쉬지 않음, 속도조절, 과도한 움직임.
10. 반복적인 행동, 운동 또는 언어
11. 급하게, 크게, 또는 과도하게 이야기 하기.
12. 갑작스러운 기분 변화.
13. 쉽게 시작되거나 과도한 울음 또는 웃음.
14. 자기 학대, 육체적 또는 언어적.

***총 점수** ________

ABS 점수화

*The Center for Outcome Measurement in Brain Injury*에 따르면 총 점수는 14개의 항목 각각에 등급(1−4점)을 추가하여 계산된다. 평가자는 공란을 남기지 않도록 지시되어 있다. 공란이 남아있는 경우, 총 점수가 적절한 값의 범위를 반영하도록 다른 14개의 항목에 대한 평균 등급을 삽입해야 한다. 총 점수는 동요의 과정에 대한 가장 좋은 척도이다.

하위 항목 점수는 구성 요소 항목의 평점을 추가하여 계산된다.

- 탈억제는 항목 1, 2, 3, 6, 7, 8, 9, 10의 합계이다.
- 공격은 항목 3, 4, 5, 14의 합계이다(항목 3은 두 곳에 모두 있다).
- 적응성은 11, 12, 13 항목의 합계이다.

출처: *Bogner, J., 2000. The Agitated Behavior Scale*. The Center for Outcome Measurement in Brain Injury. *Available at: http://www.tbims.org/combi/coglog*.

부록
4-G 노인 우울 척도–단축형

(예 / 아니오 답변이 굵게 표시되지 않은 양식을 환자에게 제공한다.)
당신은 자주 지루해 합니까?

1. 당신은 기본적으로 당신의 삶에 만족합니까? 예 / **아니오**
2. 당신의 활동과 흥미가 많이 떨어졌습니까? **예** / 아니오
3. 당신은 삶이 공허하다고 느끼십니까? **예** / 아니오
4. 당신은 자주 지루해합니까? **예** / 아니오
5. 당신은 대부분의 시간에 기분이 좋습니까? 예 / **아니오**
6. 나쁜일이 일어날까봐 두렵습니까? **예** / 아니오
7. 당신은 대부분의 시간을 행복하다고 느낍니까? 예 / **아니오**
8. 당신은 자주 무력감을 느끼십니까? **예** / 아니오
9. 당신은 나가서 새로운 일을 하는 것보다 집에 있는 것을 선호합니까? **예** / 아니오
10. 당신은 대부분의 사람들보다 기억에 더 많은 문제가 있다고 생각합니까? **예** / 아니오
11. 당신은 지금 살아있다는 것이 멋지다고 생각합니까? 예 / **아니오**
12. 당신은 지금 무가치하다고 느끼십니까? **예** / 아니오
13. 당신은 에너지가 넘치십니까? 예 / **아니오**
14. 당신의 상황이 절망적이라고 생각하십니까? **예** / 아니오
15. 당신은 대부분의 사람들이 당신보다 낫다고 생각하십니까? **예** / 아니오

각 "우울한" 응답에 대해 1점을 받는다(답은 굵게 표시). 0~4점은 정상으로 간주된다. 임상 목적을 위해 점수가 5점 이상이면 우울증을 암시하며 후속 인터뷰가 필요하다. 10점 이상은 거의 항상 우울증이다.

출처: Brink TL, Yesavage JA, Lum O, Heersema P, Adey MB, Rose TL. Screening tests for geriatric depression. Clin Gerontol. 1:37-44; 1982. (http://www.stanford.edu/~yesavage/GDS.html 웹사이트에서는 원본은 연방정부의 일부 지원을 받았기 때문에 공용목적으로 사용할 것을 제시함).

Beck 우울 척도-단축형

부록 4-H

A. 기분
3 나는 너무 슬프거나 불행해서 참을 수 없다.
2b 나는 너무 슬프거나 불행해서 매우 고통스럽다.
2a 나는 항상 우울하거나 슬프고 그것에서 튀어나올 수 없다.
1 나는 우울하거나 슬프다.
0 나는 슬프지 않다.

B. 비관론
3 미래는 절망적이며 개선할 수 없다.
2b 나는 내 문제를 결코 극복하지 못할 것 같다.
2a 기대할 것이 없다고 느낀다.
1 미래에 대해 낙담한다.
0 나는 미래에 대해 특별히 비관적이거나 낙담하지 않는다.

C. 실패 감
3 나는 사람으로서 완전한 실패를 느낀다(부모, 남편, 아내).
2b 내 인생을 되돌아 보면 내가 볼 수 있는 것은 실패이다.
2a 의미 있는 일이나 가치있는 일을 거의 성취하지 못했다고 생각한다.
1 평범한 사람보다 더 많이 실패했다고 느낀다.
0 나는 실패한 것 같지 않다.

D. 만족의 부족
3 나는 모든 것에 불만이 있다.
2 나는 더 이상 아무것도 만족하지 않는다.
1b 예전처럼 일을 즐기지 않는다.
1a 나는 대부분 지루함을 느낀다.
0 특별히 불만족하지 않는다.

E. 죄책감
3 나는 매우 나쁘거나 무가치하다고 느낀다.
2b 나는 지금 나쁘거나 가치가 없다고 느낀다.
2a 나는 꽤 죄책감을 느낀다.
1 나는 나쁘게 느끼거나 시간의 좋은 부분이 가치가 없다고 느낀다.
0 특별히 죄책감을 느끼지 않는다.

F. 자기 증오
3 나는 나 자신이 싫다.
2b 나는 나 자신이 혐오스럽다.
2a 나는 나 자신이 싫다.
1 나는 나 자신에게 실망했다.
0 나는 나 자신에 대해 실망하지 않는다.

G. 자기 징벌적 소원
3 가능하면 자살할 것이다.
2c 만약 내가 죽는다면 가족이 더 나을 것이라고 생각한다.
2b 자살에 대한 확실한 계획이 있다.
2a 나는 내가 죽는 것이 더 나을 것이라고 생각한다.
1 나 자신을 해칠 생각이 있지만 이행하지는 않는다.
0 자신을 해칠 생각이 없다.

H. 사회적 철수
3 나는 다른 사람들에 대한 관심을 모두 잃었고 전혀 신경 쓰지 않는다.
2 나는 다른 사람들에 대한 관심을 거의 잃었고 그들에 대한 느낌이 거의 없다.
1 나는 전보다 다른 사람들에게 덜 관심이 있다.
0 다른 사람에 대한 관심을 잃지 않는다.

I. 우유부단 함
3 더 이상 결정을 내릴 수 없다.
2 나는 더 이상 도움 없이는 어떤 결정도 내릴 수 없다.
1 나는 지금 내 자신에 대한 확신이 떨어지고 결정하기를 미루려고 한다.
0 나는 항상 결정을 내린다.

J. 신체 이미지
3 내가 보기 흉하거나 혐오감을 느낀다.
2 나는 내외모의 영구적인 변화가 있고, 그것이 매력적이지 않게 만들었다고 느낀다.
1 내가 늙거나 매력적이지 않은 것 같아 걱정된다.
0 예전보다 더 나빠 보인다고 생각하지 않는다.

K. 작업 억제
3 나는 일을 전혀 할 수 없다.
2 나는 무엇이든 하기 위해 매우 힘써야 한다.
1b 나는 예전처럼 일을 잘하지 않는다.
1a 나는 어떤 것을 시작하려면 추가 노력이 필요하다.
0 전과 마찬가지로 일할 수 있다.

L. 피로
3 나는 너무 피곤해서 아무것도 할 수 없다.
2 나는 어떤 일을 하다가 피곤하다.
1 나는 예전보다 더 쉽게 피곤해진다.
0 평소보다 더 피곤하지 않다.

M. 식욕 부진
3 나는 더 이상 식욕이 없다.
2 이제 식욕이 훨씬 나빠졌다.
1 식욕이 예전만큼 좋지 않다.
0 식욕이 평소보다 나쁘지 않다.

해석 Beck Depression Inventory-Short Form :
5-7: 경미한 우울증
8~15: 중등도 우울증
≥16: 심한 우울증

출처: *Gallo JJ, Reichel W, Andersen L*. Handbook of Geriatric Assessment. Gaithersurg, *MD: Aspen Publishers*; 1988.

부록 4-I 편측 공간 무시 선별

편측 공간 무시 선별

1) 그림 그리기 항목(시계 그리기)

왼쪽 그림과 같이 환자에게 집, 꽃, 시계 그림이 있는 종이를 주고 그림을 보고 그리라고 환자에게 요청하라. 편측무시를 가진 환자는 오른쪽의 세 가지 그림과 같이 사물의 한측에 있는 구성 요소를 통합하지 않을 수 있다.

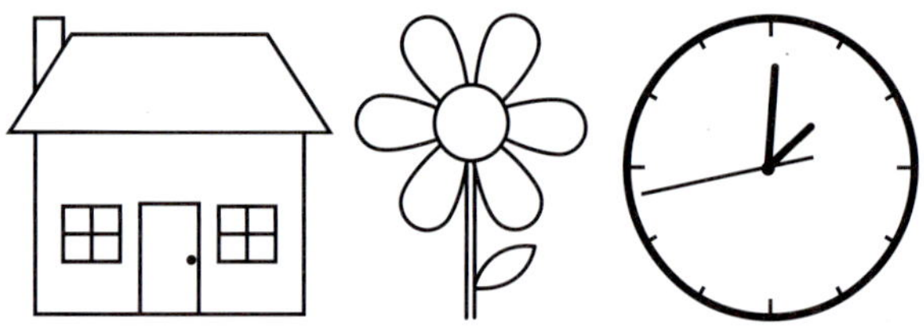

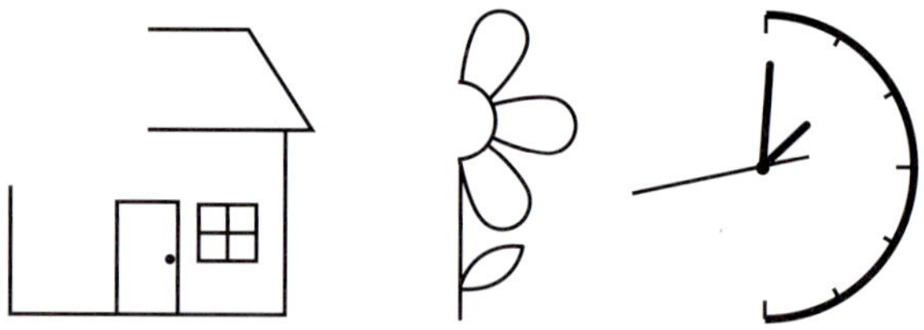

감각계통의 검진 및 평가

Examination and Evaluation of Sensory Systems

제 5 장

■ 안시내

개요

학습목표

이 장을 마치면 학습자는 다음을 할 수 있어야 한다.

1. 신경근육의 병리학적/상해로 인한 감각기능 및 장애와 관련된 신경 해부학적 영역과 구조 및 경로를 요약한다.
2. 검사할 수 있는 다양한 감각 양상을 나열하고 설명한다.
3. 기능적 능력에 대한 특정 감각 결핍의 영향을 추론한다.
4. 해당 환자에게 가장 적합한 감각 검사 방법을 선택하기 위해 환자 요인들을 종합한다.
5. 설명된 각 평가를 실시하고 결과를 환자의 의료 기록에 기록한다.

서론 Introduction

감각은 "느낌: 감각기관에 자극의 효과에 대한 의식으로의 전환"으로 정의된다(Stedman, 1982). 감각이라는 용어는 감각이나 느낌이 중추 신경계로 전달되고 중추 신경계에 의해 처리된다는 것을 의미한다. 대부분의 감각은 인지 수준에서 처리되기 때문에 의식적인 감각으로 불린다. 그러나 일부 중요한 감각시스템은 의도적으로 의식 수준에서 감각 정보를 전달할 수 있지만, 잠재 의식 또는 무의식적인 수준에서 처리되는 중요한 감각 체계가 있다(예; 척수 소뇌(spinocerebellar) "무의식적" 지각). 감각은 내부 또는 외부 환경의 정보를 반영한다. 인간은 특정한 감각을 알고 있으며 의도적으로 다른 사람들을 의식 수준까지 끌어 올 수 있다. 감각의 양상은 통각, 압각, 관절 위치 감각을 포함하는 특정 감각 유형이 있다. 관련 용어인 **감각성**(sensibility)은 치료사가 신경학적 검사의 일부로 측정하는 측면이며 "자극을 인지할 수 있는 능력"이라고 기술되어 있다(Stedman, 1982). 대뇌 피질에 의해 처리된 피질의 감각성은 감각 정보의 인식과 감각적 인상의 구별과 관련된다(Waylett-Rendall, 1988). 일부 접근법에 의한 감각 평가에서, 우리는 감각을 만들어내는 최소한의 자극 수준인 **역치 자극**을 결정해야 한다(Jimenez, 1993). 이것은 감각의 양상에 따라 결정되어야 한다. 이 용어는 우리가 경험하는 자극, 자극을 느낄 수 있는 능력,우리가 자극을 감지하는 정도를 설명하며, 이것은 감각 검사의 내용에 나와 있다.

감각은 신경계에 들어오는 모든 정보를 의식적으로 또는 만 무의식적으로 처리했는지에 관계없이 포함된다. 신경과학에서, **구심성 자극**이라는 용어는 감각 또는 수신 신호에 사용되는 반면, **원심성 자극**은 신경계에서 전달물질 정보를 전송하는 자극이다. 감각 신호는 항상 압력이나 온도와 같은 외부 환경 또는 관절 위치 또는 내장 감각과 같은 내부 조건 중 하나를 모니터하도록 설계된 감각수용기에서 시작한다.

감각과 감각 인식에 대한 측정은 근본적이지만 때로는 신경학적 검사의 일부로 불완전하게 하기도 한다. 이 평가 부분은 임상적 의사 결정의 기초로서 그리고 회복의 감각적 측면을 정량화하는데 유용하다(Cooke, 1991). 운동의 완전함이 운동 개선을 목표로 하는 재활 전문가의 주된 평가의 초점이지만, 감각 상태는 운동 조절에 영향을 주기 때문에 중요하다. 운동 능력에 대한 감각 손상의 영향은 주목되어 오고 있다(Marsh, 1986; Dannenbaum, 1990; Bell-Krotoski, 1993; Robertson, 1994). 표층 감각은 외상 및 상처의 압력에 대해 신체 표면을 보호하는 데 분명한 역할을 한다(Taub, 1976; Whimster, 1976).

운동에 대한 감각의 중요한 영향은 제14장의 운동 조절 이론에 대한 논의에서보다 자세하게 설명될 것이다. 운동 조절의 가장 기초인 반사 이론과 관련하여, 감각 입력은 반사 운동의 필수적인 기반으로 작용한다. 최근 운동조절의 시스템 이론에서 감각 정보는 움직임의 제어, 지원, 수정을 위한 피드백으로 사용된다. 운동에 대한 감각의 효과 외에도 운동은 환경의 경험을 바꾸는 데 사용될 수 있다. 몸 전체 또는 일부를 특정 위치로 움직이는 것에 따라 적은 감각에서 많은 감각으로 경험할 수 있게 된다.

이 장에는 감각 처리, 감각 양상, 일반적인 감각 장애에 대한 토론과 감각 체계를 검사하는 방법이 포함된다. 감각 처리의 신경 과학 기초에 대한 요약이 제공되지만 구체적인 내용은 이 책의 범위를 벗어날 수 있다. 이 장에서 상세하게 설명된 표층 감각, 구별 감각, 고유수용 감각, 만성 통증이라는 4가지 구성의 감각 요소를 강조한다. 이러한 검사 방법은 치료사가 감각 상태와 운동 기능에 대한 적용에 대해 평가하는 데 도움을 준다.

후각, 시각, 미각, 청각을 비롯한 뇌 신경을 통해 받은 특수 감각의 평가와 삼차 신경을 통해 들어오는 얼굴의 촉각 감각에 대한 평가는 7장에서 다룰 것이다. 이 장에서 설명한 것과 같게 머리 및 얼굴 영역의 촉각과 관절 감각의 평가 방법은 머리와 얼굴의 피부, 근육, 관절에 적용된다. 제4장에서 감각 결손이 지각적 결손과 구별되어야 하는 점에 대해 논의했다. 지각적 결핍에서는 말초 감각 구조가 기능적이고, 감각의 기본적인 인식에도 영향을 받지 않을 수 있다. 그러나 사람은 정보의 특정 부분을 완전히 통합하거나, 해석하거나, 사용하거나, 의미를 적용할 수 없는 것을 말한다. 감각기관의 전기생리학적 검사, 특히 신경 전도 속도(NCV) 검사는 11장에서 논의된다. 독자는 30장의 감각 결손과 관련된 치료적 중재와 31장에 나오는 만성 통증과 관련된 치료적 중재에 대한 논의를 찾을 것이다.

감각의 분류 Categories of Sensation

감각 양상 또는 감각 입력 유형은 크게 두 가지 범주로 나눌 수 있다. **촉각** 감각이라고 하는 **표층 감각**은 신체 표면의 수용체에 의해 감지되는 모든 감각을 포함하며, 일반적으로 피부 또는 피부 수용기와 관련된다. 일부 표층 감각은 함께 처리되어 결합된 감각을 생성하는 데 사용된다. 그것들은 구별 감각의 하위 요소이다. 일반적으로 **고유감각**으로 알려진 **깊은 감각**은 의식적으로 또는 무의식적으로 처리될 수 있으며 관절 또는 신체 부위의 위치 또는 움직임 또는 특정 근육의 길이에 대한 인식과 관련된 감각을 포함할 수 있다.

표층 감각은 통증, 온도, 가벼운 접촉, 압력 접촉을 포함한다. 검사에서 **통증 감각**은 자극이 조직 손상을 유발할 가능성이 있을 때 특히 민감한 감각 자극으로 인한 불쾌감으로 정의할 수 있다. 본질적으로 보호적인 감각 양상으로써 날카롭고/둔한 것의 구별이라고 할 수 있다. 손상, 염증, 질병과 관련된 *만성 통증*의 병리학적 경험은 따로 평가되어야 하며, 이 장의 뒷부분에서 논의된다. **온도의 감각력**은 물체 또는 환경의 열이나 차가운 상태를 해석하며, 또한 보호적인 역할을 한다. **가벼운 촉감**은 머리카락과 머리카락이 없는 피부 또는 털이 없는 피부가 있는 부위의 개별 수용체 유형과 약간의 접촉에 의해서 느낄 수 있는 촉각 자극의 가장 약한 자극에 의한 감각이다. 모발이 있는 피부에서 대개 피부 표면과 접촉할 필요조차 없지만, 모발이 하나 떨어진 경우(모기가 팔에 떨어졌을 때처럼)

에는 기계적 자극을 최소화하는 것만으로도 감각이 발생할 수 있다. **압력 감각**은 피부의 더 깊은 변형과 함께 더 큰 압력의 크기로 인해 기계적 자극으로부터 다시 회복된다.

구별 감각으로는 진동, 촉각 국소화, 두 점 변별, 서화감각, 입체인지가 있다. 이들 중 뒤에 4가지는 순수한 감각이 아닌 다수의 감각 정보와 여러 감각 양식의 통합을 필요로 하는 지각 과정으로 간주되기도 한다. 그러나 이것들은 이 장에 설명될 것이다. **진동**은 특정 주파수에서 흔들리거나 진동하는 물체와의 촉각 접촉에 의해서 느끼는 감각이다. **촉각 국소화**는 자극이 적용된 특정 피부 표면 부위에 대한 인지이며, 자극의 실제 부위와 자극 부위에서 대상자가 실제로 느낀 부위와의 사이에 대한 거리 오차에 의해 특성화되고 문서화된다. **두 점 변별**은 동시에 적용되는 점 두 개를 두 개의 개별 자극으로 구별할 수 있는 기능이다. 두 지점으로 인식되는 가장 짧은 지점의 거리는 두 점 변별의 기준으로 정량회 된다. **서화감각**은 모양, 숫자 또는 문자를 환자의 손바닥에 따라 그려서 그것을 인식하도록 하는 것이다. **입체인지**는 크기, 모양, 무게, 농도, 질감을 포함한 물체의 형태와 특성을 촉각만으로 인식하는 기능이다.

깊은 감각은 관절 위치 감각과 관절 운동 감각을 포함하며, 운동 조절의 기초로서 피드백의 매우 중요한 구성 요소이다. 관절의 **위치감각**은 간단하게 **고유수용성감각**으로 지칭되며, 관절의 위치 감각은 시력을 사용하지 않고 단일 관절의 감각 또는 신체 부위의 정적 위치를 인식하는 것이다. 운동감각이라고도 하는 관절 **운동감각**은 근육과 관절 수용체를 통해 내부적으로 감지된 단일 관절이나 신체 부위에서 운동의 각도, 속도, 방향을 인식하는 것이다.

앞서 설명한 정상적인 감각의 변화, 결핍, 장애 이외에도, 환자들은 치료로 예상했던 것처럼 해결되지 않는 오래 지속되는 통증을 경험할 수 있다. 장기간 또는 만성적인 통증의 기능 장애는 종종 염증과 관련된 부상이나 병리학으로부터 재발생하는 부정적인 감각 경험으로 정의된다. **만성 통증**은 대개 조직 손상과 가장 자주 관련된 과도하고 유해한 감각을 포함한다. 감각에 대한 관련된 유해하거나 부정적인 인식을 포함한 통증은 기능적으로 지속적인 통증이나 부상을 피하기 위한 적절한 조치에 기여할 수 있다. 평가해야 할 통증의 양상은 통증의 위치와 국소적 분포, 통증의 강도, 악화와 알레르기 유발 요인, 그리고 통증의 경고 수준을 포함한다. 통증은 손상 부위 또는 손상에서 멀리 떨어진 부위에서 나타나고 묘사할 수 있다. **연관통**은 통증의 근원에서 멀리 떨어진 부위에서 발생하는 통증을 설명하는 데 사용되는 용어이다. 감각의 온전함과 만성 통증의 측면은 신경-근육 병리학적 환자에게서 적절하게 평가되어야 한다.

감각의 신경 과학적 요약
Summary Review of the Neuroscience of Sensation

감각 양식은 특정 감각 수용체(그림 5-1)를 통해 특정 형태의 에너지(기계적, 열적, 화학적, 전자식)를 중추 신경계로 전달되는 활동 전위로 전환하여 다양한 활동 전위 또는 자극을 일으킨다. 가벼운 접촉, 압력, 통증, 진동, 고유수용성 감각은 기계 수용체로 분류되는 수용기를 사용한다. 기계적 수용체라는 이름은 입력으로서 기계적 에너지원에 특별히 반응하는 수용기를 의미한다. 통증 자극은 일반적으로 자유 신경 종말인 통각 수용기 또는 신경기라고 하는 수용체에 의해 시작될 수 있지만, 뜨거움 및 차가움의 수용체인 절대온도에서도 시작된다. 온도 감각은 열 감지기에 의해 감지된다. 뜨거움 및 차가움 수용체는 차가움 수용체가 뜨거움 수용체보다 더 피부아래 깊은 곳에 위치하고(Morin, 1998), 신체 부위에 따라 농도가 다양하다다. 1981년 초에 Guyton은 몸의 대부분의 부위에서 보온제 만큼 차가움 수용체가 3~4배나 많다고 보고했는데 입술에 가장 큰 밀도 15~25°(제곱 센티미터당 3~5개)가 있으며, 봄통과 같은 넓은 표면적(제곱 센티미터당 1개 이하)과 비교될 수 있다.

각 감각 양식에 대해 표 5-1은 수용체의 위치, 관련 경로의 이름, 척수 내에서의 경로의 위치 및 주요 수용체의 위치와 수준을 요약한다. 표층 감각을 위한 수용기는 일반적으로 피부층 내에 위치하거나 피부층과 관련이 있는 반면, 깊은 감각, 특히 자세와 움직임 감각을 위한 수용체는 근육, 관절 표면 또는 캡슐에서 발견된다. 대부분의 대뇌 피질 영역은 반대쪽의 기능을 제어하기 때문에, 의식적 감각의 경로는 피질로 올라갈 때 교차되거나 반대쪽으로 넘어가는 경향이 있다. 각 경로의 섬유가 교차하는 결오를아는 것이 중요하다. 그림 5-2는 감각과 관련된 중추 신경계의 주요 해부학적 영역을 강조하고, 그림 5-3은 종간 수준을 포함하여 표 5-1에 나열된 각 감각기관의 일반적인 경로를 개략적으로 나타낸다. 중추 신경계의 명시된 수평면에서의 교차 섬유의 지리적 위치 또한 중요하며 그림 5-3에 나와 있다.

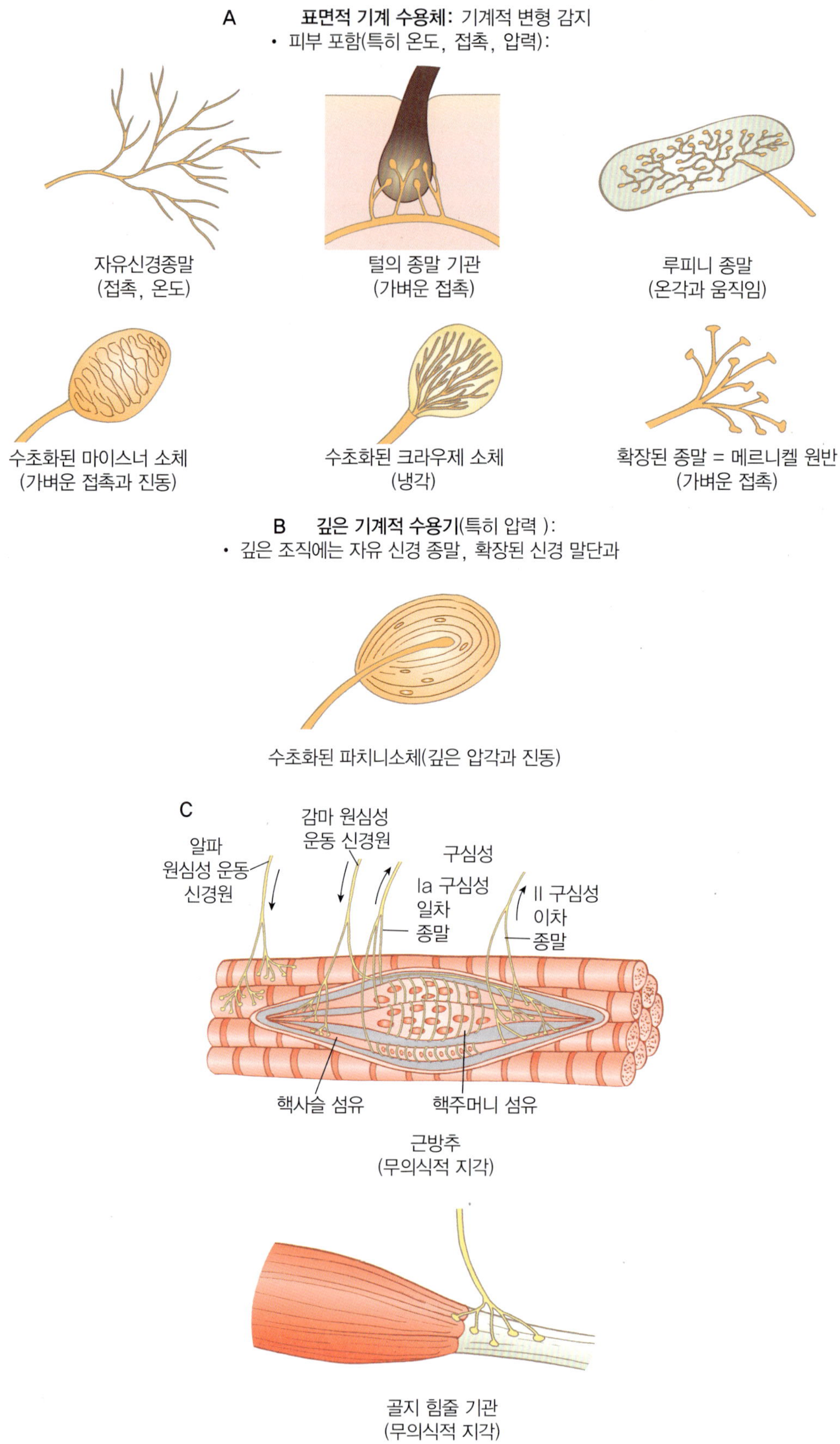

그림 5-1 감각 수용체 유형 그리기. 피부, 심부 조직, 근육의 감각 기계적 수용체. **A.** 표피의 기계적 수용체: 피부의 기계적 변형을 감지한다(특히 온도, 촉각 ,압력). **B.** 깊은 조직의 깊은 기계 수용체(특히 압력)에는 자유 신경 종말, 확장된 신경 종말, 수초화된 파치니소체(깊은 압각 및 진동)가 포함한다. **C.** 고유수용성 감각적 근육 인식을 위한 깊은 기계 수용체.

표 5-1 감각 양식의 세부 정보

감각양식	수용체 사용	척수 경로의 이름과 위치	교차의 이름과 위치
*통증 (날카로움/둔함)	자율 신경 종말(Free nerve endings; FNE) 근육과 관절낭 안에 있는 온도 조절기	외측 척수 시상로 (척수의 대측성 앞측면)	척수후각세포의 섬유는 "전교련(anterior commissure)"을 통해 척수로 들어가는 한 수준에서 두 수준 내에서 교차한다.
온도	자율 신경 종말	외측 척수 시상로 (척수의 대측성 앞측면)	척수후각세포의 섬유는 "전교련(anterior commissure)"을 통해 척수로 들어가는 한 수준에서 두 수준 내에서 교차한다
*촉각	메르켈 원반*, 자율신경종말, 모낭 종말, 루피니 종말, 크라우제 소체, 마이스너 소체	앞쪽 척수 시상로(척추의 대측성 앞측면)및 내측 섬유띠(medial lemniscal; ML) 시스템(척수의 동측성 후방 기둥)	척수 후각 세포의 AST 섬유는 "전교련(anterior commissure)"을 통해 척수로 들어가는 한 수준에서 두 수준 내에서 교차한다. ML 섬유는 "내부 아치형 섬유"로 낮은 수질에서 쐐기핵 및 박속핵에서 교차한다.
*압각	파치니소체, FNE(근육에서도), 루피니 결말(특히 압력 유지에 대한), 크라우제 소체	내측 림프관 계통: 척수 박속 및 설상속(척수의 동측 등쪽 기둥); 기저핵의 아래쪽 수질에 있는 내측 섬유띠.	섬유는 "내궁상 섬유"와 같이 아래쪽 수질의 핵선과 핵은에서 교차한다.
*두 점 변별	메르켈 원반*	(압각과 동일)	(압각과 동일)
촉각 국소화*	메르켈 원반* 마이스너 소체	(압각과 동일)	(압각과 동일)
촉각 구별 (입체인지, 질감)	마이스너 소체	(압각과 동일)	(압각과 동일)
진동	파치니 소체* 파치니 소체는 심부 소직 안 피하층에 위치함(근육, 건, 관절 연부 조직)	(압각과 동일)	(압각과 동일)
*관절 위치 및 운동 감각 (의식)	근육 방추, 관절 수용체, 인대의 골지형 결말, 관절낭의 루피니 엔딩 및 인대(방향 및 속도), 자유 신경 끝 관절 캡슐(대략적 인식을 위해), 관절의 Paciniform 종말 캡슐(특히 빠른 관절 움직임)	(압각과 동일)	(압각과 동일)
근 긴장도	골지 건 기관(근육의 보호기능)	(압각과 동일)	(압각과 동일)

* 파치니 소체와 마이스너 소체는 움직이는 촉각에 대한 수용체를 빠르게 적응시키고 있다. 털이 있고 털이 없는 피부에 있는 메르켈의 원반은 천천히 일정한 촉감, 낮은 강도, 촉각의 속도를 감지하기 위해 적응하고 있다.

기능적 영향 Functional Implications

감각 시스템과 그들이 중추 신경계에 제공하는 정보는 적절한 제어 및 움직임의 효율성을 위해 필수적이다. 촉각 감각은 구조적 지지, 교란되는 물체 및 외부 힘을 포함하여 각 신체 부위와 환경과의 상호 작용에 관한 중요한 단서를 제공한다. 예를 들어, 발바닥의 압력 감각은 서 있는 최적의 균형능력 조절의 필수적인 무게 중심 위치와 관련된 피드백을 제공한다. 앞으로 기울이면 앞 발바닥 표면을 통해 더 많은 무게가 감지된다. 뒤쪽으로 기울이면 발 뒤꿈치를 통해 압력이 증가하고 앞발을 통해 압력이 증가한다. 관절 위치 감지 및 동작 감각은 운동이 발생할 때 근육

■ 어디에 있는가?

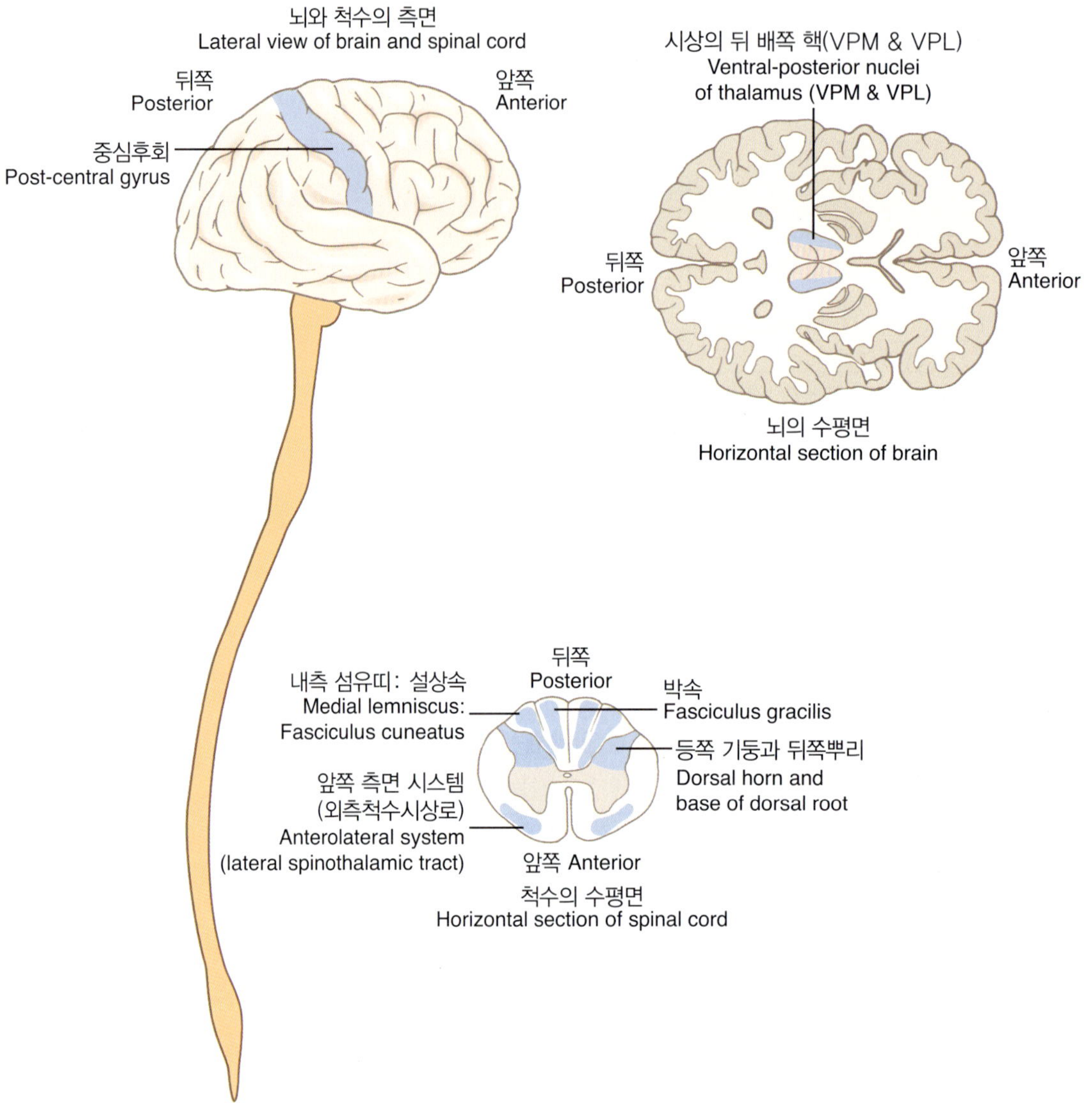

그림 5-2 중추 신경계의 주요 감각 위치(뇌, 뇌간, 척수 내). 이 그림들은 감각과 관련된 신경해부학적 위치를 강조한다. 뇌에서 후중심 이랑은 일차 체성감각 피질과 시상 하부의 후내측복측핵(VPM)과 후외측복측핵(VPL)은 각각 피질로 이동하는 얼굴과 신체의 감각 정보를 처리하고 연결한다. 척수에서 척추 뒷부분은 내측 섬유띠 시스템의 일반적인 구별적 감각을 전달하며, 척수 후각은 대부분의 감각 핵을 수용하며, 척수의 전측부 시스템은 가벼운 접촉과 통증/온도 감각을 전달한다.

길이 및 관절 각에 대한 피드백을 제공한다. 움직임에 대한 운동감각의 인식은 치료적 중재에 대한 Feldenkrais 접근법과 같은 기본 개념이다(Ruth, 1992). 이러한 고유감각 피드백은 참여를 하는 작업 및 활동 중에 숙련되고 조정은 운동에 필요한 최적의 운동조절과 미세 조정에 필수적이다.

신경근 질환 또는 외상에서 말초 수용체, 구심성 경로(말초 신경, 척수, 뇌간, 피질 백질), 중추 신경 핵(뇌간 핵, 시상, 기저핵) 또는 감각 영역에 손상이 발생할 수 있다. 이러한 구조에서 기능 장애가 발생하면 부분적으로나 전체적으로 감각 상실이 발생할 수 있다. 통각, 온각, 압각이 부족하면 손상 위험을 증가시키기 때문에 부상 위험을 최소화하기 위해 영향을 받는 부위에 시각적으로 주의를 기울여야 한다. 관절의 위치 감각이 손상되면 진행중인 운동 조절이 줄어들어 움직임이 제대로 제어되지 않을 수 있다. 운동에 대한 시각적인 관심은 이러한 감각 상실을 부분적으로 보완할 수 있다.

환자 적용

Ellie는 6개월 전 다발성경화증의 진단을 받은 42세의 백인 여성이다. 그녀에게는 남편과 최근에 결혼한 두 딸이 있다. 그녀는 산발적인 운동 및 감각 결손이 매우 진보적으로 나타나는 형태의 다발성 경화증을 가지고 있다. 여기에서 우리는 감각 결함에 초점을 맞출 것이다. 처음 4개월 전에 재활 치료를 시작했을 때, 그녀는 상지와 하지의 정확한 위치 감각과 가벼운 감각을 정확하게 보고할 수 있었지만, 그녀의 보행을 관찰하면 의식하지 않을 때 감각이 부족한 것으로 나타났다(소뇌에 의해 처리된). 그녀는 몸과 발목 위치에 관하여 정보가 없기 때문에 발 뒤꿈치로 처음 접촉에 대해 표현했다. 오른발과 종아리, 대부분의 왼쪽 하지 및 오른쪽 어깨/팔 영역의 촉각 감각 상실이 나타났다. 기능적으로, 그녀는 다리/발 배치에 있어서 더 큰 어려움을 발견했다. 이 감각 상실은 그녀를 하지에 부상의 위험에 처하게 한다.

임상 결정 시 고려할 점

1. *엘리에게 어떤 안전 문제가 있는가?*
2. *치료사로서 치료 계획 결정과 적절한 환자 교육의 기초로서 감각 검사의 어느 부분을 완료할 것인가?*
3. *해부학적으로, 어디에 초점을 맞추고 가장 구체적인 검사를 할 것인가?*

감각 검진의 일반적 고려사항
General Considerations for Sensory Examination

감각 검사에 대한 일반적인 원칙, 다양한 감각 양상을 시험하기 위한 순서, 그리고 시험된 각 양식에 대한 내성에 대한 매개변수에 대해 논의할 것이다. 이 일반적인 토론 다음에는 표면적 감각, 감각적 감각, 고유 감각, 만성 통증을 검사하기 위한 구체적인 지시 사항이 있다. 평가 방법은 과학적 증거 및 검사 방법의 사용에 대한 증거에 대한 지지와 관련하여 선택할 수 있다.

감각 검진의 일반 원리
General Principles of Sensory Examination

전기 생리학적 검사를 제외하고 정식 감각 검사는 주로 감각적으로 처리된 감각 양상의 상태를 조사한다. 감각 검사의 대부분의 측면에서, 환자는 주어진 감각 입력에 대한 인식에 기초하여 환자에게 반응하도록 요청할 것이다. 그러나 일부 필수 감각시스템은 의식 수준에서 일상적으로 처리되지 않으므로 직접 평가할 수 없다. 이러한 경우, 무의식적인 감각이 운동에 기여하는 관찰된 내용을 토대로

어디에 있는가?

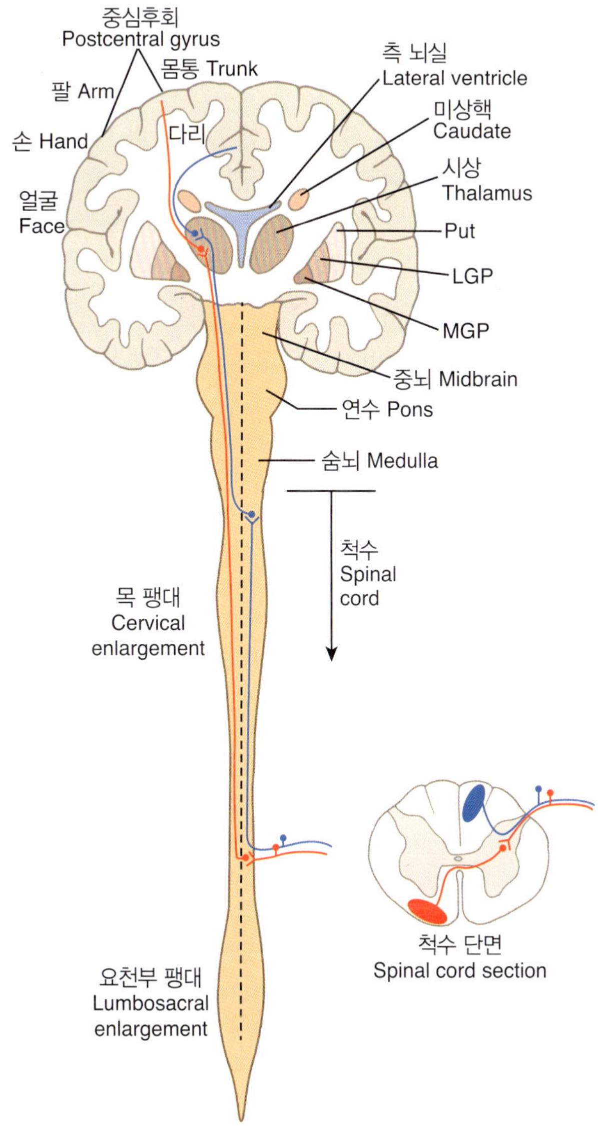

그림 5-3 주요 감각 경로의 세로 그림. 이 그림은 청색 및 측방 시상 하부(통증 및 온도 전달) 및 전방 시상 하부(가벼운 터치를 전달)를 빨간색으로 표시한 내측 섬유띠/후부 기둥(식별 감각을 나타내는)에 대한 중추 신경계 감각 경로를 보여준다. 중심엽소엽의 하부로서 중심뒤고랑 부분에 내측섬유띠 끝부분에 대한 위치는 원위 좌측 하지에서 감각을 전달한다. 오른쪽 후 중심 회선의 외측면(중앙 부분)상의 측방 시상 하부 섬유의 말단에 대해 도시된 위치는 근위 좌측 상부 말단에서 운반된 감각을 대략 나타낸다.

간접적인 추론이나 해석을 할 수 있다. 예를 들어, 소뇌 수준에서 무의식적인 지각을 처리하는 척수 소뇌 시스템이 있다.

감각 검사는 "감각이 변하거나 감소한 피부 부위가 있습니까?"와 같은 질문을 시작해야 한다. 감각의 비대칭성이 예상된 뇌 혈관에 대해 "피부가 당신 몸의 한쪽 면이 다른 면보다 당신과 다른 느낌을 주나요?"라고 질문할 수 있다. 평가의 초기에 이 주관적인 정보를 얻는 것이 공식적으로 어떤 영역을 검사해야 하는지를 결정하는 데 도움이 될 것이다(Waylett-Rendall, 1988). 당신의 구체적인 평가를 안내하기 위해 사전평가의 질문을 사용하는 간단한 초기 접근법은 전신을 검사해야 하지만 문제 영역에 주의를 기울이도록 한다.

평가된 감각양식에 대해 실제 평가를 시작하기 전에 환자가 무엇을 기대해야 하는지 알 수 있도록 시각적으로 환자에게 방법을 보여준다. 환자가 할 검사를 설명하고, 환자에게 무엇을 해야하는지 보여주고, 환자에게 적용할 자극을 느끼게 해야한다. 환자에게 처음 자극을 제공한다(예; 뇌졸중 환자의 경우 "건측" 또는 하반신 마비가 있는 사람의 경우 상지). 이 간단한 단계는 환자의 불안을 줄이는 데 도움이 될 수 있다(특히 "통증" 감각 테스트를 설명할 때). 또한 환자가 예상할 감각과 보고할 점을 알고 있으므로 검사의 유효성을 높이게 된다. 이 시점에서 환자가 주의를 기울이면 응답 조건을 명확히 정의하고 환자와 함께 선택사항을 다시 사용해야 한다: "이것은 예리합니다", "이것은 지저분합니다" 또는 "우리는 이것을 오른쪽과 왼쪽이라고 부를 것입니다."

방법을 시연 한 후에는 각 감각 검사를 시행할 때 시력을 제거해야 한다. 환자가 눈을 감을 수 없으면 눈을 감게 하거나 눈가리개를 사용하도록 환자에게 요청할 수 있다. 검사의 다른 측면들과 마찬가지로, 환자는 "잘 수행"하기를 원할 수도 있고, 의도하지 않고 느껴졌을지라도 "올바른" 반응을 나타낼 수 있다. 어떤 경우에는 충동을 포함한 놀랐을 수도 있다. 시력의 제거는 시각적인 보상없이 환자의 반응이 엄격하게 검사된 감각에 집중하게 할 수 있다. 검사 과정에서 여러 가지 자극이 나타나고 환자가 제시된 자극에 적절한 반응을 선택해야 하는 경우 환자가 다음 자극을 예상하지 않도록 자극을 연속적으로 가변적인 순서로 제시하는 것이 가장 좋다.

각 자극 또는 테스트 위치는 즉시 적용되는 것이 아니라 몇 초 동안 유지되어야 한다. 실제로, 환자가 반응할 때까지 특정 시험 방법 내에서 가능하다면 환자가 처리 및 응답할 충분한 시간을 허용하면서 자극을 그대로 두는 것이 좋다. 한 평가에서 다음 평가로 너무 빨리 이동하지 말도록 한다. 특히 인접한 영역인 경우 더욱 그래야 한다. 이것은 대뇌의 처리 및 구두 반응을 방해할 수 있으며 이전 자극이 현재 자극을 강화할 수 있기 때문에 합계 효과를 가질 수 있다.

환자가 구두로 대답할 수 없다면, "'둔한 경우' 눈을 깜박거리세요. 또는 '날카로우면' 눈을 크게 뜨세요"와 같은 환자 반응을 위한 대체 방법을 개발해야 한다. "인지 손상이 정확한 반응을 방해한다면(소아 환자에서도), 치료사는 환자의 비언어적인 반응과 유도된 자극에 대한 운동 반응을 토대로 감각 능력을 추론해야 할 수도 있다.

이 장에서 설명한 감각 검사의 모든 부분은 좌우측의 특정 위치를 비교하기 위해 양측에서 수행되어야 한다. 이것은 표층 감각, 깊은 감각, 구별 감각에 적용된다. 양측 검사를 통해 진단을 기반으로 예상되는 장애가 있는지 여부를 확인할 수 있다. 그러나, 특정 위치의 순서는 당신이 표면적인지 또는 깊은 감각을 평가하고 있는지에 따라 다르다.

생각해 볼 점 5.1

- 어떤 사전 평가 질문을 Ellie에게 물을 것인가?
- Ellie의 감각 상실에 대한, 검사 과정을 기술한다.

감각 검진의 순서 Sequence of Sensory Testing

표층 감각의 양상을 평가하기 위해 따라야 할 순서는 피부 분절에 따라 조직화 하는 것이 가장 좋다. **피부분절**은 하나의 척수 신경근에 의해 감각 정보가 수신되는 피부 영역이다. 각 피부 영역은 관련 척추 신경근의 척수 수준(즉, L2 또는 T10)에 따라 명명된다. 그림 5-4는 일반적으로 감각 검사에 사용되는 Gilroy & Meyer(1979)가 제안한 피부 조직지도이다. 팔다리에 있는 피부분절의 특징적인 배열을 주목해본다. 다소 나선형의 방향은 적어도 부분적으로는 정상적인 발생학적 발달 동안 사지가 겪는 회전에 의해 재구성된다. 몸통의 피부분절은 몸통을 감싸는 수평 밴드로 지향된다.

피부분절 평가는 인접한 피부분절 사이의 가변성과 중첩

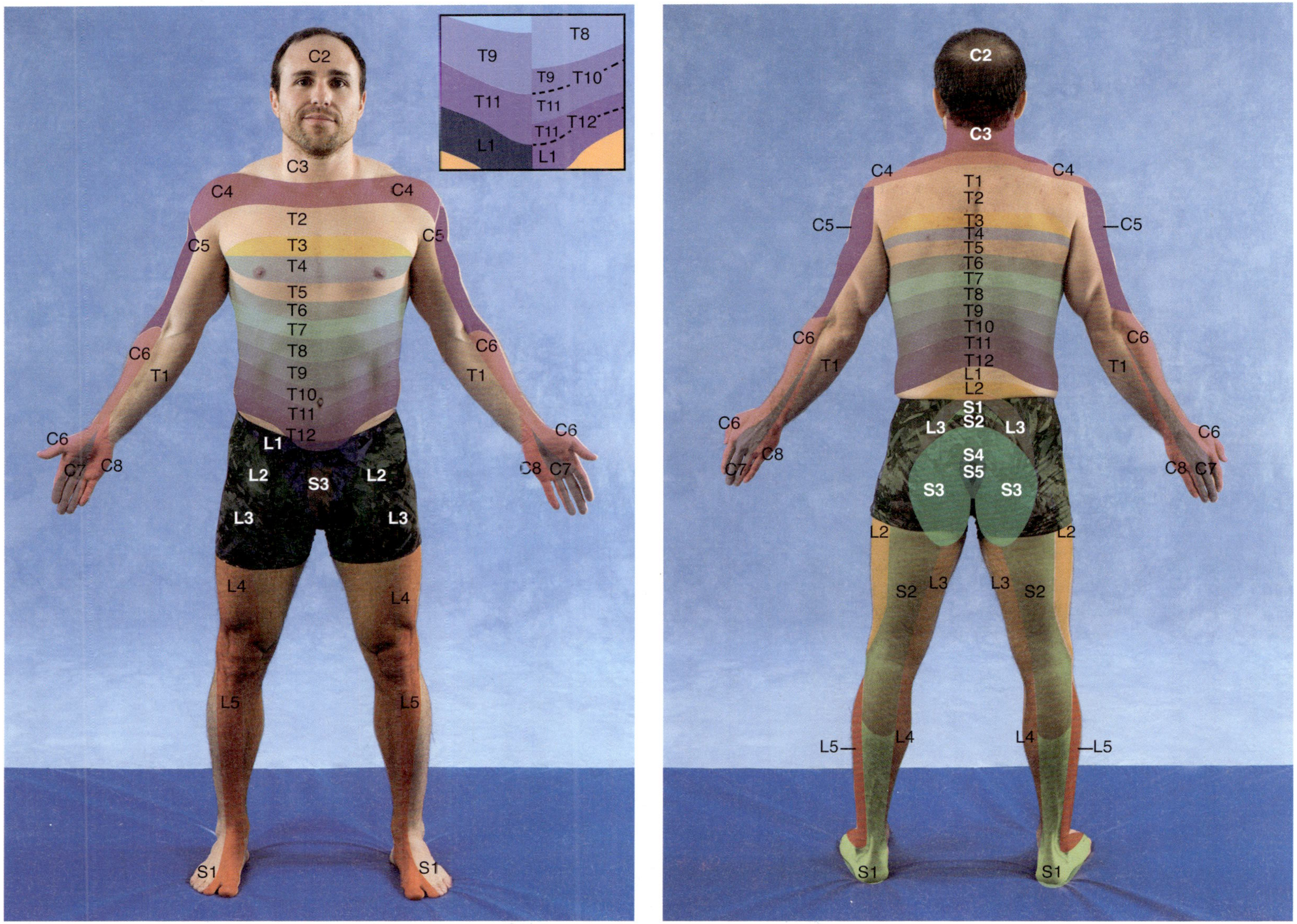

그림 5-4 피부 분절 지도. 각 감각에서 피부분절 분포의 대략적인 위치를 보여주는 피부분절 지도이다. 각 피부분절에 대해 상반부는 그 다음으로 높은 피부분절과 겹치고 아래쪽 절반은 그 다음으로 낮은 피부분절로 중첩된다. 그림은 앞쪽 몸통의 아래 부분에서 이러한 중첩을 보여준다. 각 피부분절 수준은 양측에 있지만, 이 그림에서는 한쪽에는 짝수 번호의 피부분절만 표시되고 다른 쪽에는 홀수 번호의 피부분절이 표시되었다. 그림에서 보듯이 T10 피부분절의 상반부는 T9 루트에 의해 분포되며 T10 피부분절의 하반부도 T11 루트에 의해 분포된다.

때문에 정확하고 과학적이 아니다. 하나의 피부분절의 상반부가 피부분절의 하반부와 겹치고, 피부분절의 하반부가 피부분절의 상반부와 중첩된다는 것을 기억하는 것이 중요하다(그림 5-4 참조). 또한 C5-T1 뿌리가 상지에 작용하는 상완 신경총을 공급하고, L2-S3 뿌리는 하지에 대한 요방광 신경총에 기여한다는 것을 기억해야 한다. 따라서 T2-L1 뿌리는 피부간에만 적용된다. 피부분절 수준과 관련된 주요 표면 지표 중 일부는 촉각 감각 평가를 표준화하고 해석하는 데 도움이 되는 표 5-2에 요약되어 있다. 얼굴과 볼의 피부는 실제로 삼차 신경에 의해 공급되며, 이 뇌신경의 완전한 평가는 7장에서 논의된다. 몸의 감각 평가를 위해서, 체계적인 순서로 피부 신경을 평가하면 일관성이 향상된다. 예를 들어, 위에서 아래로 평가할 수 있다(예; C1-2의 맨 위와 맨 뒤). C3-4를 위한 목과 위 몸통의 뒤; C5-T1의 경우 각 팔과 팔뚝 주위를 둘러싸고, 첫 번째, 세 번째 및 다섯 번째 숫자의 손가락을 가로 지른다. T2-L1은 전방 몸통을 따라 정중앙; 그리고 L2-S3은 전방 장골 능에서 시작하여 발의 상면을 포함하여 말초를 원주 방향으로 둘러싼다. 몸통에서 앞쪽으로 검사하면 말초 신경병변이 드러나기 때문에 뒤쪽 몸통만 평가하면 놓칠 수 있다. 표준 피부분절 평가 이후의 신중한 감각 평가는 감각 손상을 선별하고 진단하는 데 도움이 될 수 있다.

구별감각과 깊은 감각을 위한 평가 순서는 피부 진피가 아니라 관절과 신체 부위 주위에 조직되어 있다. 이것은 주로 구별에 대한 국소적 차이와 공동 감각평가가 공동으로 이루어져야 하기 때문에 발생한다. 이러한 검사는 표층 감각 검사보다 전체적으로 이루어지기 때문에 신체 부위별로 구성된 차트는 이러한 감각의 기록에 이상적이다. 포괄적인 감각 평가의 일부로서의 구별 감각 평가의 순서는 얼굴의 영역(이마, 뺨, 입술)을 포함하고, 고유수용성 감각을 위해 턱, 목, 어깨, 팔꿈치, 손목, 손가락 사이관절, 척추, 둔부, 무릎, 발목, 발가락 등이 있다.

표 5-2 감각평가를 위한 표면의 주요 위치

피부분절	구조의 표면에 있는 피부
C2	두개골의 중간 아래쪽
C3	경부의 안쪽 끝
C4	안쪽 견봉과 쇄골 아래
C5	팔의 외측(바깥쪽 견봉)
C6	첫 번째 손가락(두 번째 손가락)
C7	세 번째 손가락
C8	다섯 번째 손가락(네 번째 손가락)
T1	팔의 내측
T2	겨드랑이 앞쪽
T4	젖꼭지 일직선
T6 or T7	검상돌기
T10	배꼽
T12	앞쪽 장골/치골
L1	서혜부(상부 내측 허벅지)
L2	중간 허벅지 중간 거리
L3	안쪽 무릎
L4	안쪽 발목뼈
L5	엄지발가락(측면 발/발바닥에서 발뒤꿈치까지)
S1	발뒤꿈치 옆(다섯 번째 발가락뼈 기저부, 비골두, 발목뼈 측, 새끼발가락)
S2	뒤쪽 무릎
S3	좌골결절

감각 손상을 추정하기 위한 변수
Parameters of Sensory Impairment to Investigate

감각 검사가 시작될 때, 모든 감각 손상을 식별하고, 충분히 설명하고, 문서화하며, 특히 활동과 참여를 방해하는 경우가 있다면 확인하는 것이 일반적이다. 환자의 의학적 진단과 관련된 병리생리학에 대한 이해를 바탕으로 치료사는 검사를 시작하기 전에 감각 기능 상실 및 예상되는 신체 분포에 대한 생각을 갖게 된다. 특정 환자에서 감각 손상이 확인되면 그 다음 단계는 확인된 감각 손상의 특성 또는 변수 확인하는 것이다. 여기에는 감각손상의 (1) *양*과 (2) *질*이 포함된다. 이 두 가지 일반적인 변수에 대한 세부 사항은 환자 인터뷰, 검사 기술, 명확한 질문을 통해 관찰되고 결정된다.

감각 손상의 *양*은 손상의 정도와 관련된 사이즈 및 *영역* 차원과 관련된 모든 특성을 포함한다. 손상이 시작되는 곳과 끝나는 영역적으로 정의하여 손상의 경계를 정의함으로써 양에 대해 평가한다. 모든 감각 손상에 대해 결정된 영역적 분포는 아마도 해부학적으로 특정한 조직 수준에 해당하는 신경계 손상과 관련된 5가지 가능한 분포 패턴 중 하나에 해당될 것이다: 편측성, 삼지마비/하지마비, 피부절단면, 말초 신경, 일반 말초 신경증. 대뇌 또는 뇌간의 병리학(중추 신경계)과 관련된 감각 결손은 일반적으로 병리적 손상과 대칭되는 팔과 다리가 영향을 받는 **편측 분포**(5-5A)로 발생된다. **하지마비의 분포**(그림 5-5B)(하반부와 몸통의 손상, 팔의 기능이 손상되지 않음) 또는 **삼지마비(사지마비)**의 분포(하반신 및 상지 손상)는 손상 수준 이하의 조직에서만 감각 상실을 동반한 척수 손상

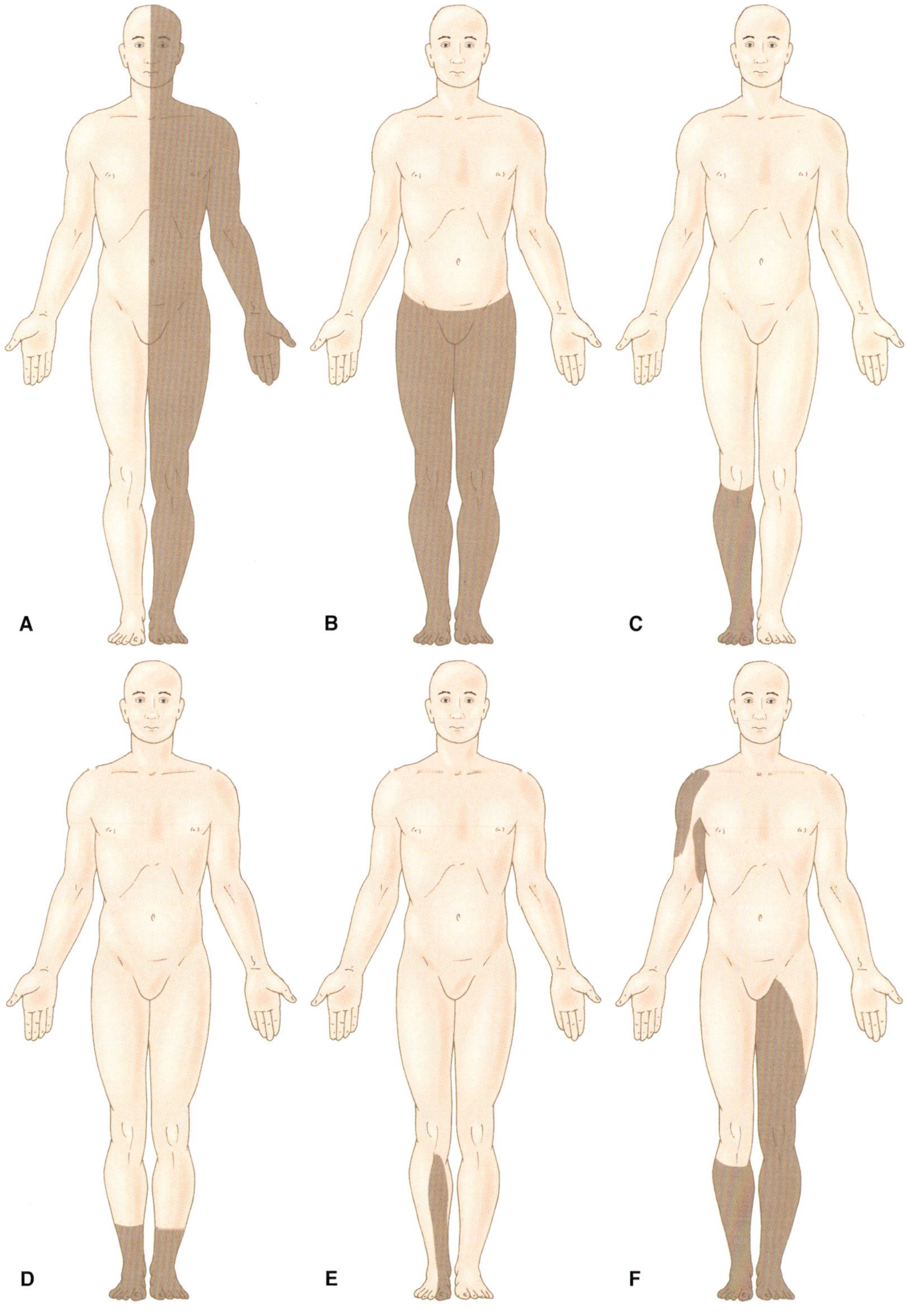

그림 5-5 A-F. 감각 결손에 대한 전형적인 분포의 도식화.
감각 상실의 다양한 분포의 비교: **A.** 편측 분포(예; 뇌졸중), **B.** 하지마비 분포(예; 척수 손상), **C.** 말초 신경 분포(예; 특정 신경에 대한 병변), **D.** 말초신경 병증(예; 당뇨병성 신경 병증), **E.** L5 감각손실, **F.** 감각 결핍의 산발적 분포(예; 다발성 경화증)

과 관련이 있다. "하지마비" 및 "사지마비"이라는 용어는 감각 상실의 분포를 설명하는 형용사로 사용되며 사람을 설명하는 단어로는 사용되지 않는다. 하지 마비는 때로는 상지의 손상을 동반하지만 부상이 아래 경추 분절인 경우에는 사용할 수 있다. 감각 증상인 **피부색 분포**는 신경 뿌리 병변과 관련되어 있어 초기에 피부분절 지도에 나타난 바와 같이 감각 상실의 띠 모양 부위로 나타난다(그림 5-4). **말초신경병변**은 손상된 말초신경에 대한 특정 피부 신경 분포의 감각 손실이 특징이다(그림 5-5C). 말초신경 피부분포 지도는 해부학 교과서 및 아틀라스에서 찾을 수 있다. 원위부에 장갑을 낀 것과 같은 느낌을 설명하는 "스타킹/장갑 분포"의 감각 기능 장애는 말초부위의 가장 먼 부분(다리와 손)에서 발생한다. 그러나 이러한 분포는 말초 신경 분포와 일치하지 않으며 해부학적으로 일반적인 말초 분포는 말초 신경에 대한 외상의 경우에는 적절하지 않을 가능성이 있다. 말초 신경 병증과 관련된 고전적인 감각 결핍 분포도는 그림 5-5D에 나와있다. 이러한 종류의 말초 신경 분포는 말초 신경 병증, 특히 만성 당뇨병 및 기타 대사성 질환에서 가장 흔하게 발생한다. 비교를 위해, 감각 상실의 L5 피부 조직 분포가 그림 5-5E에 나와 있다. 감각 손상의 분포는 때로는 패턴을 따르지 않고 산발적이게 나타나기도 한다. 산발적인 분포는 대개 비대칭적으로 나타나며, 한측과 다른 영역의 양측에 영향을 받을 수도 있다(그림 5-5F 참조). 감각 결손의 범위 또는 경계는 신경계에서 병리학적인 위치와 관련이 있다.

감각 장애의 *질*에는 감각 장애의 정도를 특성화하는 것이 포함된다. 감각이 손상되지 않았거나 감각 기능에 대한 몇 가지 기준을 충족하는 경우, *정상* 또는 *손상되지 않은* 용어로 문서에 기록된다. 반대쪽에서, 감각이 완전히 상실되고 개인이 손상된 영역에 인식을 하지 못하면, *부재*라는 용어가 사용된다. 모든 감각 양상을 잃어버렸다면 **감각상실**이라는 용어가 사용된다. 양쪽 사지에서 손상된 영역에 대한 약간 정도의 감각이 감지되는 경우가 있지만, 주관적인 것으로 보고서나 문서에서 일관성이 떨어진다. 이러한 경우에 감각은 *손상된* 것으로 분류된다. 감각적 완전성에 대한 손상을 설명하기 위해 몇 가지 용어가 사용된다. **감각 저하** 또는 **저감각**은 감각력과 인식의 감소이다. **감각과민** 또는 과민성은 감각 자극에 대한 과도하거나 증가된 민감도이다. **이상감각**은 "다른 감각"이 발생되며, 정상적인 자극에 불쾌감이 유발되거나, 통증이 있으면 안 되는 자극에 대해 과장되거나 고통스런 반응을 보인다. **감각 이상**은 자극이 없는 경우에도 명백한 원인 없이 타는 듯한, 찌르는 듯한, 간지러운, 따끔거리는, 무감각을 포함하는 부정적인 감각으로 감지되는 비정상적인 감각이다. 하나의 신경 뿌리에 이르는 손상된 감각은 손상받은 피부분절에서만 감각이 없어지는 것이 아니라 오히려 피부분절의 위와 아래에 겹쳐서 감각이 저하된다.

생각해 볼 점 5.2

- 엘리의 감각손상에 대한 *양적*, *질적* 설명을 해본다.

특별 감각 검진
Specific Sensory Examinations

감각 평가는 일반적으로 표면 또는 촉각 감각, 구별 감각, 그리고 고유감각의 테스트를 포함하여 논리적 순서로 수행된다.

표층(촉각) 감각 Superficial (Tactile) Sensation

표층 또는 촉각 감각은 날카로운/둔한(통증), 온도, 가벼운 접촉 및 압력 접촉의 양상을 포함한다.

날카로운/둔한 감각의 구별평가

비록 촉각과 고유 감각보다 덜 자주 평가된다고 할지라도 통증 감각력의 평가를 위한 몇 가지 방법과 도구가 있다(Cooke, 1991; Harlowe, 1985). *통증을 감지하는 이 촉각 능력*을 평가하는 것은 이 장의 뒷부분에서 논의될 만성 통증의 주관적 경험의 평가와 다르다. 날카로운/둔한 감각의 평가는 "통증"경로(측면 시상 하부 지역)의 온전함을 평가하는 데 사용된다.

장비: 날카로운 끝과 둔한 끝이 있는 여러 가지 도구가 사용할 수 있다(그림 5-6 참조).

- 부분적으로 갈아진 부분이 있는 열린 안전핀(둥근 캡을 사용하여 둔한 감각 제공).
- 부분적으로 열린 클립(둔한 감각의 경우 곡선 끝을 사용).
- 신경국소적 반사 망치의 손잡이에 있는 핀.

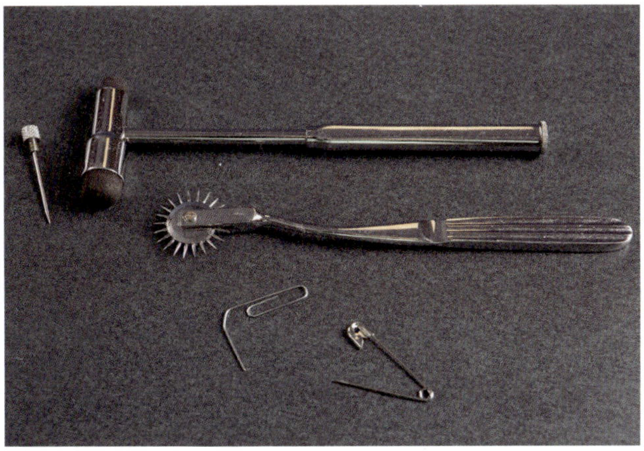

그림 5-6 날카로운/둔한 감각 평가를 위해 사용되는 도구. 여러 도구는 날카로운/둔한 감각력을 평가하기 위해 사용된다.

각 도구에는 피부에 대한 날카로운 감각 입력을 위한 뾰족한 끝과 둔한 감각 입력을 위한 편평하거나 둥근 끝이 있다. 안전핀을 사용할 때는 피부를 관통하지 않도록 점을 부드럽게 갈아주어야 한다. 혈액 매개 병원균의 감염 관리를 위해서는 각 환자마다 사용한 안전 핀 또는 클립을 폐기해야 하며, 반사 망치핀 사용은 권장하지 않는다.

방법: 사용된 장비에 관계없이 이전에 설명한대로 체계적인 피부분절 순서에 따라 가변적인 순서로 날카롭고 둔한 감각의 입력을 제공한다. 환자에게 감각을 느끼게 제시한 후에, 날카로운/둔한 감각의 평가를 위한 구체적인 방법과 지침은 다음과 같다 :

1. 피부를 압박하기에 충분한 힘으로 핀의 부분을 피부에 적용해야 하지만, 주변 피부에서 아주 약간 하얗게 되는 것이 보이지 않게 적용한다(Waylett-Rendall, 1988).
2. 중추신경계의 처리 및 반응을 위해 시간을 허용하도록 하며, 몇 초 동안 자극을 유지하면서 정확한 위치에 고정시킨다.
3. 각 입력에 대해 환자에게 "날카롭거나 둔한 감각이 느껴지는가?"라는 질문에 대답하도록 요청한다.

자극이 느껴질 때마다 환자는 "날카롭다", "무딘" 또는 "말할 수 없음"으로 응답한다.

온도감각 평가

통각과 같은 구심성 경로(lateral spinothalamic tract)로 운반되는 온도 감각은 전형적으로 냉수 및 온수 시험관을 사용하여 평가된다(Cooke, 1991; Harlowe, 1985). 평가 목적이 측면 척수시상 시스템의 온전함을 하는 것이라면 통증 감각과 온도 감각을 테스트 할 필요가 없으며, 대부분의 치료사는 날카로운/둔한 감각을 평가한다. 온도 감각은 신경학적 평가의 일부로 자주 검사되지 않는다. 온도 감각은 온도 치료, 열 또는 냉동 요법을 적용하기 위해 준비할 때 평가되어야 한다. 특히 온도 감각은 적절한 말초신경 및 중추신경 메커니즘을 확인해야 하는 안전문제가 있을 때(예; 불완전 척수 손상) 검사해야 한다.

장비: 온도 감각 평가를 위해 사용되는 정교한 장비가 있다(Horch, 1992; Waylett-Rendall, 1988). 일반적인 임상 환경에서 이 검사는 훨씬 간단하고 저렴한 장비로도 평가될 수 있다.

- 마개가 있는 두 개의 튜브:
- 40°~45°(104℉~113℉)의 온수로 채워진 것.
- 5℃~10℃(41℉~50℉)의 얼음과 물로 채워진 것

이 온도 한계치를 초과하면 통증이 다시 발생하여 검사의 유효성을 저해할 수 있다(Schmitz, 1994).

방법: 감각 손상의 분포와 중증도를 결정하기 위해 온도 감각을 신경학적 검사의 일부로 시험할 경우, 감각분포의 순서 및 일반적인 절차는 설명된 바와 같은 고온 및 저온 자극의 기준을 따라야 한다.

1. 먼저, 안전을 위해 자신의 피부에 물이 채워진 튜브의 온도를 평가한다.
2. 그런 다음 피부의 감각분절의 순서에 따라 무작위로 뜨거운 것과 차가운 것을 선택하여 적용하고, 몇 초 동안 접촉을 유지한다.
3. 환자는 "뜨겁다", "차갑다" 또는 "모르겠다"의 구두로 대답해야 한다.

가벼운 접촉 평가

가벼운 감각 평가를 위해 다음 본문에서 논의된 Semmes-Weinstein monofilament(SWM) 평가를 제외하고는 가벼운 접촉에 대한 평가 방법에 관한 연구는 거의 발표되지 않았다.

장비: 가벼운 접촉을 위해 임상적으로 몇 가지 옵션이 있다.

- 면봉이 가장 자주 사용된다.
- 얇은 조각의 크리넥스 또는 얼굴용 티슈.
- 낙타 헤어 브러쉬.

방법: 일반적인 절차와 표층 감각을 위한 순서는 다음과 같다 :

1. 하나의 작은 위치에서 피부 표면을 매우 가볍게 천천히 쓰다듬어 선택한 가벼운 접촉에 대한 감각 입력을 피부에 적용한다.
2. "맞아요" 또는 "지금"과 같은 긍정적인 대답으로 감각을 느낄 때마다 환자가 대답하도록 한다.
3. 평가의 다양성을 제공하려면, 가벼운 접촉 자극을 적용하지 않을 때 "어떤 기분이 드나요?"라고 질문하여 환자가 다음 적용에 대해 예측하지 못하도록 다음 접촉 사이에 시간적 간격을 다양하게 제공한다.

손과 손가락 등의 털이 있는 피부에서는, 미세한 털의 자극이 피부 표면에 직접 적용될 필요는 없고 머리카락이 가볍게 적용된다. 각 모낭의 기저부를 감싸는 가벼운 접촉 수용체는 극도로 민감하다. 손바닥과 발바닥과 같이 털이 없거나 또는 매끄러운 피부에서, 머리카락과 같이 작은 도구는 피부 표면에 가볍게 적용되어야 한다.

압각의 평가

압각의 감각력은 종종 연필 지우개로 압력을 사용하거나 손가락으로 깊게 눌러 "깊은" 또는 "얕은" 감각으로 각 터치에 반응하도록 하여 깊은 압력과 가벼운 압력의 접촉을 구별하도록 요구하기도 한다. 압각은 압력 시스템을 사용하여 더 객관적으로 평가되었지만(Sieg, 1986), 임상적으로 널리 사용되지는 못했다. 평가할 피부에 0.5, 1, 2온스의 무게를 끝이 둔감하게 금속 캡슐에 넣고 제공되었다. 환자는 무게의 차이를 구별할 것을 요구하였다.

가벼운 접촉과 깊은 압력을 평가하기 위한 보다 객관적인 방법은 널리 연구되어 온 **SWM aesthesiometer**를 사용하는 것이다(Birke, 1985; Waylett-Rendall, 1988; Weinstein, 1993; Mueller, 1996, Sloan, 1998). 이 평가 방법은 사용하기 쉽다. 특히 신경 손상, 이식, 또는 당뇨병성 신경병증과 같은 말초신경병증과 같은 감각 인식에 대한 보다 구체적인 측정으로 변화를 확인하고 손 부상을 모니터링할 필요가 있는 대상에서 가장 일반적으로 사용된다.

각 촉각계는 플라스틱 막대 끝에 붙어 있고 직각으로 되어있는 나일론 모노 필라멘트(낚시줄과 같은)로 구성된다(그림 5-7 참조). 재현성 있는 좌굴 응력을 발생시켜 각 필라멘트를 표준화하였기 때문에 적용된 힘을 정량화 할

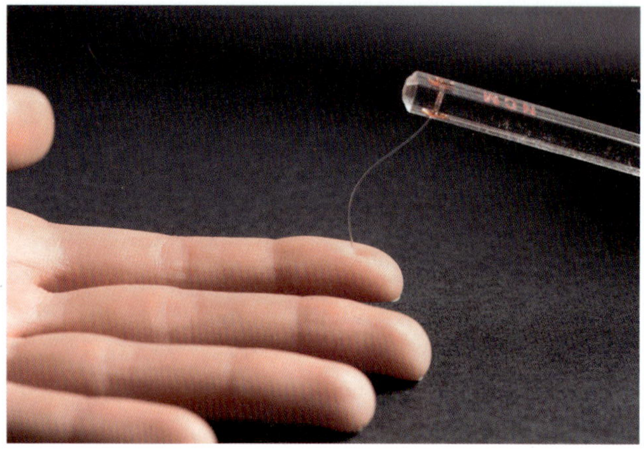

그림 5-7 Semmes-Weinstein monofilament 평가. 두 번째 손가락에 모노 필라멘트의 적용; 필라멘트가 휘어지도록 충분한 압력을 제공한다.

수 있다(Mueller, 1996). 막대에 새겨진 색으로 구분된 번호는 1.65에서 6.65까지이며(표 5-3 참조), 필라멘트를 휘어지게 하기 위해 필요한 힘의 양을 기저부에 나와 있다(Waylett-Rendall, 1988). 할당된 숫자가 높을수록 필라멘트가 구부리기 위해 더 많은 힘이 필요하다.

장비: 평가 목적에 따라 상용 SWM 세트가 여러 종류 있다.

- 전체 세트는 20개의 필라멘트(1.65 ~6.65)로 구성되며, 각각의 길이는 모노 필라멘트의 길이와 두께와 관련이 있다.
- 5개의 다양한 필라멘트가 있는 작은 도구로도 대부분의 임상 환경에 적용하기에 적절한 것으로 보고되고 있다(Bell-Krotoski, 1993).
- 2.83의 단일 필라멘트를 단독으로 사용하여 상지 사전 평가에 사용할 수 있다(Bell-Krotoski, 1993; Van Deusen, 1997). 이 2.83의 필라멘트는 "신체의 대부분을 평가하는 데 적합하다"(Bell-Krotoski, 1993)고 알려져 있다.
- 10g의 힘으로 구부러지도록 교정된 5.07 필라멘트 하나가 발의 보호 감각을 나타내는 가장 좋은 지표로 제안되었다.(Birke는 신경병증성 궤양을 가진 환자는 5.07 단일 필라멘트를 감지할 수 없다는 것을 보여 주었다.)(Birke, 1985; Sloan, 1998; Boyko, 1999). 발바닥 표면의 골이형성은 압력 임계치를 증가시킬 수 있다(Bell-Krotoski, 1997).

방법: 환자에게 앉아 있거나 누워 있는 자세에서 앞에서

표 5-3 Semmes-Weinstein Monofilaments의 임상적 유의성

필라멘트	적용되는 힘	임상적 유의성
1.65	4.5 mg	• 전체 세트 중 가장 작은 필라멘트
2.44		• 압각 임계치가 낮기 때문에 여성에서 정상으로 사용되는 예측 인자(Bell-Krotoski, 1993)
2.83		• "정상 범위 내"로 간주됨. • 상지 어디에서나 감각 이상을 선별하는 데 유용함(Bell-Krotoski, 1993; Van Deusen, 1997) • 발과 얼굴에 대한 임계치(Bell-Krotoski, 1993)
3.22	166 mg	• 이 수준에서 임계치의 매핑은 보통 감각력보다 작은 것을 나타냄(Bell-Krotoski, 1993)
3.61	200 mg	• 이 수준의 압각 임계치는 서화감각 인식 손실과 관련이 있음(Bell-Krotoski, 1993)
3.84	500 mg	• 이 수준의 압각 임계치는 보호감각 감소, 손상된 입체인지, 두 점 변별의 손상과 관련 있음(Bell-Krotoski, 1993)
4.17	1 gram	• 정상 감각
4.31	4 grams	• 이 수준의 압력 임계치는 두 점 변별이나 입체인지의 손실과 관련됨(Bell-Krotoski, 1993)
≥4.56	>4 grams	• 이러한 큰 필라멘트는 단순히 깊은 압각을 측정함(Bell-Krotoski, 1993) • 한 명의 저자는 임상 경험을 통해서 이 큰 필라멘트에 반응한 환자는 부상을 예방할 수 있을 정도로 빨리 뜨거운 컵과 같은 자극에 반응하는 보호감각이 충분하지 않다고 보고함 (Bell-Krotoski, 1993)
5.07	10 grams	• 발의 감각 이상을 선별하는 데 유용함(Mueller, 1996; Sloan, 1998) • 이 수준의 압각의 임계치는 발의 보호 감각을 측정하는 가장 좋은 수준임(Birke, 1985). 다른 연구는 4.21이 발 궤양의 위험을 구별하는 기준이라 함(Sosenko, 1990). • 비인슐린 의존성 당뇨병 환자에서 족부 궤양의 예측 인자로 사용되며(고감도(92.9%), 낮은 거짓 양성 확률(26.2%)로 2000Hz에서 비교할 때 유용함(Olmos, 1995).
6.10	75 grams	• 이 필라멘트를 느낄 수 없는 경우 감각 상실을 나타냄
6.65	447 grams	• 전체 세트 중 가장 큰 필라멘트

설명한 일반적인 지시사항(시야 장애 포함)을 따른다. 평가 순서에 대한 한 가지 가능한 예외사항은 말초 분포에 예상되는 손상이 있을 가능성이 있는 경우 원위에서 근위까지 평가를 적용할 수 있다는 것이다. 이 방법은 다음 단계로 나눌 수 있다.

1. 필라멘트를 피부 표면에 90°로 필라멘트가 약간 구부러지거나 휘어지도록(그림 5-7 참조) 약 1초(Birke, 1985)에서 1.5초(Bell-Krotoski, 1997) 동안 유지되도록 충분한 힘으로 적용한다(Bell-Krotoski, 1997). 사용된 필라멘트의 등급에 따라 표 5-4에 제시된 적용 방법이 제안되어 있다(Waylett-Rendall, 1988).
2. 환자에게 필라멘트가 적용되어 감각이 감지될 때마다 "예"라고 말하도록 한다(예-아니오 방법).
3. 다음 부위로 진행하기 전에 한 부위에서 적어도 다섯 번의 평가가 권장된다(Mueller, 1996). 거짓 양성반응을 피하기 위해, 2.83 필라멘트로 감각이 느껴지지 않는 것을 확실히 하기 위해 적어도 5회 자극하는 것이 좋다(Bell-Krotoski, 1997).
4. SWM 값으로 등급을 측정해 주는 해당 사이트에서 시도 중 80%(4/5회)에 대한 반응이 정확해야 한다(Mueller, 1996). 3개 중 2개 정확한 응답의 비율 또한 해당 부위에서 온전한 감각으로 간주되도록 제안된다(Waylett-Rendall, 1988).
5. 환자가 한 부위에서 시도의 80% 미만으로 감각을 느낀다면 그 다음으로는 강한 모노필라멘드(그 다음 높은 숫자)로 해당 부위를 평가한다.
6. 영역에 대한 임계치는 필라멘트를 여러 개를 내림 및 오름차순으로 적용하여 지각하는 마지막 필라멘트로 임계치를 결정할 수 있지만(Dannenbaum, 1993;

표 5-4 Semmes-Weinstein Technique의 보완방법

필라멘트 크기:	제안된 방법:
<2.83	완벽한 적용을 위해 필라멘트를 3번 가볍게 튕긴다
3.22-4.08	구부러진 상태로 필라멘트를 3번 적용한다.
4.17-6.65	구부러진 상태로 한 번만 필라멘트를 적용한다.

Waylett-Rendall J. Sensibility evaluation and rehabilitation. *Orth Clin North Am*. 1988;19(1):4356에서 인용됨.

상자 5-1 신체 영역별 압각 감각력의 예측 범위

손가락의 압력은 2.44 to 2.83 사이 (Waylett-Rendall, 1988)
상지 근위부의 압력은 4.08 to 4.17사이 (Waylett-Rendall, 1988)

Bell-Krotoski, 1997), 이 방법은 시간이 많이 소요된다(Bell-Krotoski, 1997). 내림 차순에서 마지막으로 감지된 필라멘트 값과 오름차순으로 감지된 첫 번째 필라멘트 값의 평균을 계산하여 적용한다.

7. 대뇌손상이 발생했다면 양측 손을 모두 평가해야 할 가능성이 있기 때문에(Dannenbaum, 1993) 결과를 표준화된 데이터와 비교한다(상자 5-1 참조).

구별 감각 Discriminative Senses

구별 감각은 섬유띠 계통에 의해 전달되는 감각의 그룹이다. 이러한 감각은 대뇌 피질의 처리와 하나 이상의 축각 감각 양상으로부터의 정보를 통합하여 탐색된 촉각의 질을 지각하게 한다. 구별 감각의 감각력은 감각의 정확한 해석을 위한 수용력으로 정의되어 왔다(Omer, 1983). 예를 들어, 접촉만을 사용하여 대상을 탐색하는 경우 손가락 관절의 압각 접촉, 가벼운 접촉 및 위치 감각의 조합을 사용하여 개체의 무게, 크기, 모양, 질감, 일관성을 결정하고, 그런 다음 지각된 특성에 대한 의미를 부여하게 될 것이다.

진동 감각 평가

제한된 평가 시간과 관련하여 진동검사는 신경계 병리의 임상적 관련성을 평가하는데 고려하지 않을 수 있지만(Bell-Krotoski, 1997, Dannenbaum, 1993), 여러 연구자들은 진동 감각을 신경계 병리의 중요한 사전검사인 것으로 확인하였으며(Vijay, 2001; Kastenbauer, 2004), 특히 모노 필라멘트 검사를 선호했다(Oyer, 2007). 진동 평가는 기능과 명확한 관련성이 없지만 상완 신경총 손상 또는 높은 말초신경병변이 있는 환자의 감각 회복을 모니터링하는 데 유용하다(Waylett-Rendall, 1988). Automated Tactile Tester(ATT)는 고주파와 저주파 모두에서 진동 감도를 평가하는 신뢰할 수 있는 방법이다(Horch, 1992). 때때로 판매하고 있는 120Hz(초당 사이클)의 고정 주파수를 가진 진동계도 이용 가능하다(Waylett-Rendall, 1988). 진동계를 이용한 진동 시험은 상지의 반복적인 스트레스로 인한 부상과 관련된 말초신경병증과 관련이 있다고 보고되었다(Greening, 1998). 대부분의 병원에는 ATT 또는 진동계가 없으므로 여기서는 간단한 검사 방법에 대해 설명한다. 소리굽쇠는 여러 청각 사전평가 방법에도 사용되며 7장에 자세히 설명되어 있다.

장비: 30Hz 소리굽쇠는 마이스너 소체에 더 특이적인 것으로 나타났고 256Hz는 파치니 소체를 평가한다(Dellon, 1981). 임상 평가를 위해 128Hz 소리굽쇠는 진동감각 수용기의 두 가지 유형 모두에 잠재적으로 영향을 주므로 중간정도 빈도로 사용된다.

방법: 시력 제거를 포함하여 감각 평가를 위한 적절한 시행 및 일반적인 절차에 따라 진동 감도를 평가하는 단계는 다음과 같다.

1. 소리굽쇠를 잡고(굽쇠의 두갈래 부분을 잡으면 안된다)(그림 5-8 참조) 굽쇠의 두갈래 부분을 친다. 치료사의 소지구 또는 손바닥 뒤꿈치와 같이 단단하지만 딱딱하지 않은 표면에 의해 소리가 나지 않도록 해야 한다. 진동이 최적의 진동 진폭을 생성할 수 있도록 타격면을 신속하게 진동할 수 있게 하여 진동이 더 강하고 오래 지속되도록 해야 한다. 테이블이나 의자와 같은 단단한 표면을 치면 소리굽쇠와 가구가 손상된다.
2. 소리굽쇠의 기둥 또는 줄기를 평가할 신체 부위인 뼈 돌출 부위에 적용한다(예; 상과, 너클 등, 그림 5-8 참조). 뼈아래 쪽에 딱딱한 부위에 접촉을 해야 하므로 충분한 압력을 가해야 한다.

3. 소리굽쇠를 잡고 진동이 있는 굽쇠의 두갈래 부분에 접촉이 되지 않도록 주의해야 한다.
4. 환자에게 "진동이 있나요?"라고 질문한다. 환자는 "예", "아니오" 또는 "모르겠다"라고 반응한다.
5. 뼈의 돌출 부위에 적용하기 전에 진동을 멈추고 가끔씩 조용히 신체를 터치하여 감각 입력을 무작위로 제시하도록 한다. 환자는 소리굽쇠를 치는 소리를 들을 수도 있지만 진동이 느껴지지 않을 수도 있다.

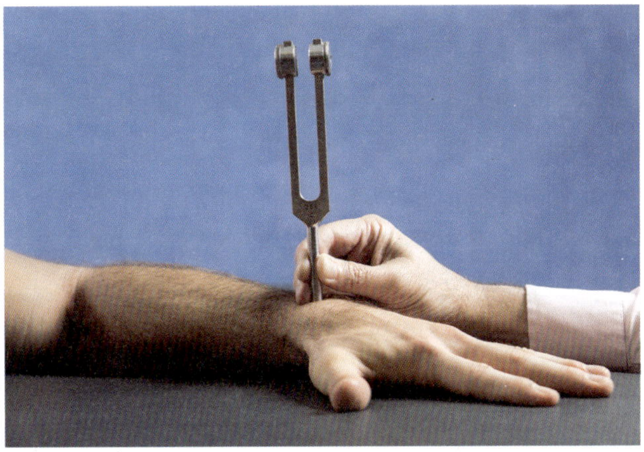

그림 5-8 진동 감각 평가. 소리굽쇠를 환자의 손목에 위치시키는 올바른 방법. 소리굽쇠의 두갈래 부분을 접촉하면 진동이 급격히 약해지므로 접촉하지 않도록 해야 한다.

촉각 위치화 평가

촉삭 위치와 또는 접촉 위치화는 피부의 접촉 감각의 위치화하고 확인하고 능력이다. 평가 방법을 기술한 문헌은 드물다(Dannenbaum, 1993; Prince, 1967; Volpe, 1979; Trombly, 1989). 이것은 국소화가 실제로 어떤 수용기 종류에도 적용될 수 있는 지각 과정이기 때문에, 앞서 논의한 평가인, 특히 날카로움/둔함, 가벼운 접촉, 압각으로 동시에 평가할 수 있다. 다음 단락에서 설명할 두 점 변별과 마찬가지로, 정확도는 피부의 주어진 영역에 대한 수용기의 밀도를 반영한다. 실제로, 촉각 위치화의 표준 범위는 신체 부위에 두 점 변별과 관련이 있는 것으로 나타났다(Bell-Krotoski, 1997).

장비: 평가 자극으로 사용하기 위해 선택한 감각의 방식에 따른 촉삭 위치화 도구:

- 압력 접촉을 위한 무딘 도구(Dannenbaum, 1993)
- 종이 클립, 안전핀, 날카롭고 둔한 다른 핀
- 가볍게 접촉하기 위한 면봉
- 오류 거리를 측정하는 눈금자

방법: 시범을 보인 후 및 시각을 제거하고 다음 단계를 따른다.

1. 피부에 평가 자극을 가하고(무딘 도구의 압각 접촉이 촉각 위치화에 대한 가장 일반적으로 설명된 자극이다), 앞서 설명한대로 일차 감각양식을 평가하는데 적합한 응답을 요구한다("날카로운"/"둔한" 또는 "예"/"아니오").
2. 각 자극에 대해 환자가 반응한 후 두 번째 질문으로 "어디서 느꼈습니까?"라고 질문한다. 환자는 평가의 대답하는 단계에서 눈을 뜨게 될 수 있다(Trombly, 1989). 왜냐하면 당신은 지각적인 능력을 평가하지 않고 자극이 원래 적용된 위치를 느낄 수 있는지를 평가하기 때문이다.
3. 환자는 익숙한 용어를 사용하여(오른쪽이나 왼쪽을 포함하여) 가능한 한 구체적으로 접촉 위치를 구두로 설명할 수 있다.
4. 보다 구체적인 반응을 얻으려면 환자가 사용 가능한 손에 열려있는 클립 또는 무딘 도구를 사용하여 위치를 정확히 찾아보도록 할 수 있다. 환자에게 평가를 위해 접촉한 부분에 가까이 가져가도록 요청한다. 환자가 동일한 장소를 찾을 때까지 필요에 따라 여러 번 회기 또는 접촉을 허용할 수 있다. 환자가 한 번 시도로 접촉한 위치를 알아낼 수 있다면, 당신은 아마도 접촉한 팔의 고유수용성 감각에 대해 평가할 것이다. 실제 클립이 피부에 실제로 접촉된 촉각 위치의 파악이 이루어지지 않을 수 있기 때문에 접촉이 이루어지지 않은 팔의 고유감각을 평가해야 한다. 각 섭촉 후에 필요한 경우 환자가 자세를 조정할 수 있다.
5. 보다 객관적인 결과를 얻으려면 평가에 제공된 부위와 환자가 찾아낸 부위 사이의 거리를 밀리미터 단위로 측정한다. 각 신체 부위에 대해 이 거리를 측정하고 기록한다. 이 평가의 표준화된 자료는 부족하다.

두 개의 연속된 임계치의 자극을 적용하기 위해 자극을 사용하는 다른 방법이 기술되어 있다(Corkin, 1970; Weinstein, 1968). 손비닥 안에 두 자극이 같은 위치에 있는지 아니면 두 개의 다른 위치에 있는지 반응하도록 환자에게 요구한다. 일반적으로 각 평가는 표준 기준점에서의 자극과 다양한 거리에서의 두 번째 비교 자극과 다른 방향에서 시작된다. 환자의 점수는 구별할 수 있는 가장 작은 거리로 측정된다. 이 방법을 사용하는 표준화 자료는 손바닥에 대해 설명되어 있는데, 여기서 식별할 수 있는 최소 거리는 3mm이다(Weinstein, 1968).

두 점 변별 평가

두 점 변별은 두 개의 동시적으로 적용된 자극을 두 개의 감각으로 인식하는 능력이다. 가벼운 접촉은 두 점 변별의 평가(Nolan, 1984)에 대한 가장 일반적인 피부 자극이며, 두 점의 진동자극도 사용할 수 있다(Tannon, 2005). 임상적으로 두 개의 가벼운 촉각 자극이 여전히 두 개의 별개의 감각으로 인식되는 두 지점 사이의 최단 거리를 측정한다. 모든 피부 감각 검사 중에서 이것은 "가장 실용적이고 쉽게 따라하게 되는 평가로"(O'Sullivan, 1994, p.92) 사용된다. 손으로 잡을 수 있는 도구를 사용하여 두 점 변별을 측정하는 데 있어 신뢰성과 유효성에 대한 우려가 제기되었다(Bell-Krotoski, 1997). 20세에서 24세 사이의 건강한 성인의 표준수치는 Nolan에 의해 연구되고 설명되었다. 이러한 표준수치는 얼굴과 몸통에 대해서는 표 5-5에, 상지에 대해서는 표 5-6에, 하체에 대해서는 표 5-7에 나와 있다. 이러한 기준은 두 점 변별 평가의 해석에 매우 중요하지만, 여러 연령대에 적용할 때 주의를 기울여야 한다. 개인간의 편차가 나타나므로 이러한 표준수치를 사용하여 환자의 결과를 해석할 때 주의해야 한다.

장비: 이 테스트는 피부의 특정 부위(그림 5-9B 참조)에 적용할 수 있고 점진적으로 서로 가깝게 이동할 수 있는 두 점이 있는 기구로 시행된다(그림 5-9A).

- 두 점이 있는 V자 모양으로 열리고 구부러진 대형 클립(Nolan, 1984)
- 피부 찌르거나 고통스러운 자극을 예방하기 위해 부드럽게 된 포인트가 있는 ECG 캘리퍼(Nolan, 1984) 또는 부드럽게 된 포인트가 기하학적 콤파스(compass)
- 캘리퍼 포인트 사이의 거리를 측정하는 눈금자

표 5-5	얼굴/몸통의 두 점 변별 기준
눈썹위**	14.9 ± 4.2mm
혀 끝*	2mm
볼**	11.9 ± 3.2mm
윗입술과 아랫입술*	4mm
턱의 측면**	10.4 ± 2.2mm
귀*	20mm
목의 측면**	35.2 ± 9.8mm
C7척추의 측면**	55.4 ± 20.0mm
젖꼭지의 측면**	45.7 ± 12.7mm
견갑골의 하각	52.2 ± 12.6mm
가슴의 옆쪽*	34mm
복부, 배꼽의 측면**	36.4 ± 7.3mm
장골능 위쪽**	44.9 ± 10.1mm
L3 척추의 측면**	49.9 ± 12.7mm

Weber, 1978* and Nolan, 1985**에서 인용됨.

* E.H. Weber's translation of 1834 *De Tactu*, converted to millimeters from original Paris lines. From *Weber EH. E.H. Weber: The Sense of Touch* (translated from De Tactu by E. H. Weber, 1834). New York, NY: Academic Press; 1978에서의 값.

** MF. Quantitative measure of cutaneous sensation: Two-point discrimination for the face and trunk. *Phys Ther*. 1985;65(2):181185에서 건강인 20~24세(2,643명)의 평균값.

표 5-6	상지 두 점 변별의 기준
위팔, 외측 상부**	42.4 ± 14.0mm
위팔, 내측 상부**	37.8 ± 13.1mm
위팔, 중간 내측**	45.4 ± 15.5mm
위팔, 중간 후측**	39.8 ± 12.3mm
아래팔, 중간 외측**	35.9 ± 11.6mm
아래팔, 중간 내측**	31.5 ± 8.9mm
아래팔, 중간 후측**	30.7 ± 8.2mm
첫 번째 배측 골간근**	21.0 ± 5.6mm
손바닥*	13mm
손가락 관절 뒤*	16mm
엄지손가락, 원위부 손가락**	2.6 ± 0.6mm
중지손가락, 원위부 손가락**	2.6 ± 0.7mm
약지손가락, 원위부 손가락**	2.5 ± 0.7mm
검지손가락 끝*	1mm

Weber, 1978* and Nolan, 1982**에서 인용됨.

*E.H. Weber's translation of 1834 De Tactu, converted to millimeters from original Paris lines. From Weber EH. *E.H. Weber: The Sense of Touch* (translated from De Tactu by E.H. Weber, 1834). New York, NY: Academic Press; 1978에서의 값.

**Nolan MF. Two-point discrimination assessment in the upper limb in young adult men and women. *Phys Ther*. 1982;62(7):965-969에서 건강인 20~24세(43명)의 평균값.

표 5-7 하지 두 점 변별의 기준

부위	기준
허벅지, 근위부 앞쪽**	40.1 ± 14.7mm
허벅지, 원위부 앞쪽**	23.2 ± 9.3mm
허벅지, 중간 외측**	42.5 ± 15.9mm
허벅지, 중간 내측**	38.5 ± 12.4mm
허벅지, 중간 후측**	42.2 ± 15.9mm
다리, 근위부 외측**	37.7 ± 13.0mm
다리, 원위부 외측**	41.6± 13.0mm
다리, 내측**	43.6 ± 13.5mm
발등*	27mm
1~2번째 발가락 사이뼈 위**	23.9 ± 6.3mm
5번째 발가락뼈 위**	22.2 ± 8.6mm
엄지발가락 발바닥*	13mm
발가락 끝*	9mm
엄지발가락 끝**	6.6 ± 1.8mm

Weber, 1978* and Nolan, 1983**에서 인용됨.

* E.H. Weber's translation of De Tactu, 1834, converted to millimeters from original Paris lines. From Weber EH. *E.H. Weber: The Sense of Touch* (translated from De Tactu by E. H. Weber, 1834). New York, NY: Academic Press; 1978에서의 값.

** Nolan MF. Limits of two-point discrimination ability in the lower limb in young adult men and women. *Phys Ther*. 1983;63(9):1424-1428에서 건강인 20~24세(43명)의 평균값.

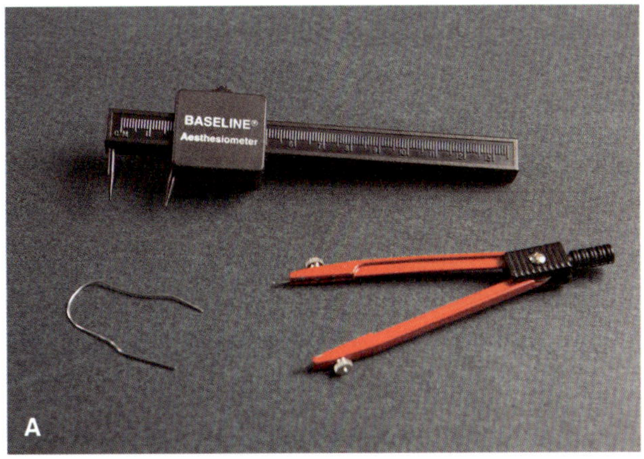

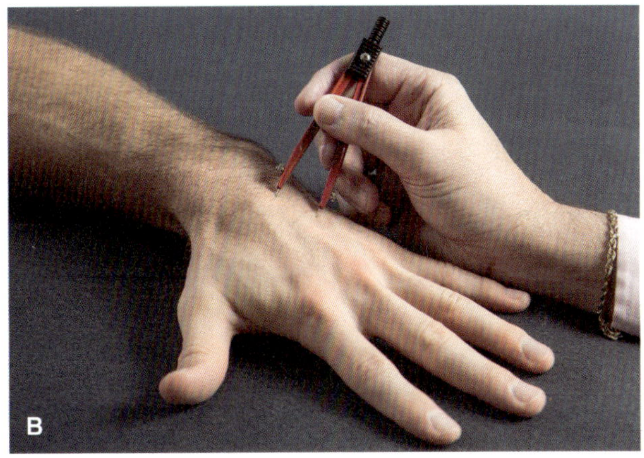

그림 5-9 A와 B. 두 점 변별 검사.
A. 두 점 변별에 적용할 다양하고 간단한 도구가 사용될 수 있다. **B.** 두 점 변별 검사에서 동시적으로 두 점의 자극이 제공되어야 하며, 거리는 두 입력으로 분별될 수 있는 가장 가까운 거리로 측정될 수 있다.

- Disk Criminator에는 1~25mm 간격으로 간격을 두고 쌍으로된 금속 막내가 포함된 두 개의 플라스틱 8각형 디스크 세트가 포함되어 있다.
- 종이 클립의 제한점은 금속 포인트에 거친 가장자리 또는 거친 모서리가 있다(Waylett-Rendall, 1988). 이는 피부를 가로질러 팁을 움직일 때 문제가 될 수 있다.

방법: 방법은 정적 또는 이동 자극을 제공하는 두 점 변별 평가에 설명되어 있다(Waylett-Rendall 1988; Van Deusen, 1997). 한 연구에서, 오직 정적 두 점 변별 평가의 수행 높은 기반으로 성석 그리고 이동 두 점 변별 평가의 점수 사이에 높은 상관성이 있다고 하였다(R = 0.90)(Jerosch-Herold, 1993). 그러므로, 이 장에서는 일반적인 두 점 변별의 평가방법에 따라 설명할 것이고, 정적 두 점 변별에 대해서만 포함한다.

1. 시험을 시각적으로 보여주고 난 후 초기 시험을 위한 거리를 선택한다. 손의 시험을 시작하기 위해 10mm 거리를 권장한다(Waylett-Rendall, 1988).
2. 그 부분을 둘러싼 말초 신경에 평행한 두 지점을 적용한다. 손가락과 발가락에 대해 Nolan은 손가락의 축에 수직으로 사용했다(Nolan, 1982; Nolan, 1983).
3. 두 개의 포인트들은 동시에 피부와 접촉을 하고, 두 지점 사이의 동일한 압력을 제공해야 한다. 힘은 피부가 눌릴 정도인지를 관찰함으로써 어느 정도를 모니터링 할 수 있다. 압력은 피부에 1mm 이하로 제공하는 것을 제안하며(Nolan, 1982) 또는 "피부가 하얗게 되지 않을 정도로" 최소 압력을 제공한다(Waylett-Rendall, 1988).
4. 최대 20개의 무작위로 정렬된 1점 또는 2점의 적용은 각 피부 영역에 약 2초간 사용되어야 한다.
5. 각 적용에서 환자는 "한 두 점이 느껴지는가?"라는

질문에 대답하도록 요구된다. 환자는 "두 개" 또는 "한 개"로 대답해야 한다.

6. 환자가 자극 사이의 거리에 정확하게 반응하거나(10개 중에 8개 정확한 반응; Nolan, 1982; Nolan, 1983; Nolan, 1985), 연속해서 5개를 정확하게 반응한다면(Waylett-Rendall, 1988), 두 지점 사이의 거리를 좁히고 동일한 피부 영역에 대해 다시 적용한다.
7. 환자가 하나 또는 두 점의 적용을 구별할 수 있는 가장 작은 거리를 결정하고 기록하라(예, 10개 중에 8개 또는 연속해서 5개 정확한 반응). 두 지점에 대해 선택한 위치의 결정은 환자의 손상에 대한 잠재적인 예상 방향에 따라 달라질 수 있다.

서화 감각 평가

서화 감각의 평가는 간단하지만 연구가 부족하며, 측정하기도 어렵다. 특별한 장비가 필요하지 않다.

방법:

1. 손상 받지 않은 손이나 손상되지 않은 다른 신체 부위로 환자에게 평가를 설명하고, 눈을 가린다.
2. 손가락이나 무딘 도구를 사용하여 사람의 손바닥에 다양한 문자, 숫자, 모양을 그린다.
3. 환자에게 알아차렸는지 물어보고 손바닥에 그려진 이름을 말하도록 한다.

입체인지 평가

입체인지에 관련된 익숙한 대상의 인식은 종종 지각 기능으로 간주되지만 순수한 감각으로 간주되지는 않지만, 종종 감각 평가로 실시하기 때문에 여기에서 설명된다(Dellon, 1981; Pause, 1989). 오직 촉각에 의해 물체를 인식하는 것으로 물체의 크기, 모양, 무게, 일관성, 질감의 특성을 식별하기 위해 촉각과 지각의 두 가지를 모두 요구되며 시각은 차단한다(Dannenbaum, 1993).

장비: 입체인지에 대한 정의에 따르면 인식할 대상은 환자에게 익숙한 물체이어야 하며 여기에 나열된 항목 중 하나를 포함할 수 있어야 한다. 임상적으로 일반적으로 3~5개의 대상을 실시한다.

- 반응을 측정하는 스톱워치.
- 확인할 대상: 동전(특히 25센트), 집 열쇠 또는 자동차 열쇠, 일반적인 나무 연필, 볼펜, 클립, 포크, 숟가락.

방법: 작업을 시각적으로 보여주고 모든 감각 검사와 마찬가지로 환자가 눈을 감게 한다.

1. 각 손은 별도로 검사해야 하며, 물체를 한 번에 하나씩 환자의 손에 놓고, 물체의 이름을 정확하게 대답하는 필요한 시간을 측정한다(Wynn Parry, 1988).
2. 환자가 물체를 조작한 후 "이 물체는 무엇입니까?" 물어본다. 환자가 물체의 이름을 말할 수 없으면 물체를 설명해달라고 한다.
3. 환자가 의사소통 장애 때문에 구두로 반응할 수 없다면 환자는 세 가지 물체 중에서 선택할 수도 있다(Semmes, 1965; Weinstein, 1962). 그러나 이 방법은 단기 기억력이 요구될 수 있다(Dannenbaum, 1993).
4. 대뇌 손상과 관련하여 물체의 이름을 말할 수 없는 **명칭실어증**이 있는 경우 같은 물체를 선택할 수 있는 방법을 제공할 수도 있다.

정상인 대상자는 친근한 물체의 이름을 접촉 후 5초안에 말할 수 있어야 한다(Wynn Parry, 1966; Klatzky, 1985) 또한, 구체적인 촉각 구별 평가는 물체를 사용하는 것 보다 모양, 질감, 크기에 초점을 맞추도록 개발되었다(Benton, 1983; Brink, 1987; Wynn Parry, 1976; Roland, 1976; Roland, 1987).

고유수용성 감각 Proprioceptive Sensation

고유수용성 감각은 때로는 서로 다른 두 가지 수준에서 사용되기 때문에 혼란스러운 용어이며, 때로는 깊은 감각을 가진 모든 감각 범주, 특히 관절 위치 감각과 관절 운동 감각의 범주에 대해 광범위한 의미로 사용되며, 특히 이 용어는 관절 위치 감각을 구체적으로 지칭하는데 사용된다. 본문에서, 고유수용 감각이라는 용어는 일반적인 의미로 사용되며, "관절 위치 감각" 및 "관절 운동 감각"이라는 용어는 특정 관절의 위치 및 이동의 인식으로 사용된다. 가변성은 평가의 과정에서 설명될 수 있다(즉, 굴곡, 신전, 굴곡, 신전, 굴곡과 같은 자세의 패턴을 반복해서 말하고 예측하지 못하게 해야 한다). 환자가 다른 검사 조건을 예상하지 못하게 해야 한다.

위치 및 운동 감각 평가를 위한 기술은 평가하는 관절을 수동적으로 움직이거나 또는 관절을 움직인다(Westlake, 2006). 그리고 난 후 발생한 관절 위치 또는 신체 분절의 움직임의 주관적 감각에 대한 환자의 반응을 물어본다. 한 손을 사용하여 검사할 관절을 안정화시키고 다른 손은 관절의 원위 관절을 잡고 있어, 환자의 팔다리를 수동으로 위치시키거나 움직이면서 평가하는 관절을 손가락으로만 잡고 지지해야 한다. 환자가 이러한 피부 표면에 적용된 자극으로부터 촉각 단서를 받을 수 있기 때문에 운동 면의 피부 표면과의 접촉을 피해야 한다. 예를 들어, 팔꿈치 고유수용성 감각을 굽힘과 신전으로 평가한다면, 측면의 내측 상과와 외측상과를 접촉해야 하며, 굴곡과 신전을 하는 면의 팔은 접촉하는 것을 피해야 한다(그림 5-10과 같이). 관절 감각을 위해서 환자에게 사지의 자세에 대해 반응하도록 한다. 감각 평가를 하는 동안 환자에게 움직이는 동안에 반응을 요구해야 한다.

고유수용성의 인식 정도를 나타내는 환자 반응을 유도하는 방법은 적어도 세 가지가 있다.

사전 평가 방법인 첫 번째 방법에서는 평가하는 사지를 움직인 다음 환자가 반대편 사지를 똑같이 움직이도록 하는 것이다(Trombly, 1989). 이 방법은 거울 상으로만 움직여야 한다. 이 방법은, 움직인 사지의 위치를 감지하는데 문제가 있을 수 있다. 사지에 고유수용성 장애를 가지고 있는 것을 결정하기 위해서는 더 확실한 평가를 해야 할 것이다. 또는 환자가 움직이려고 하는 사지의 감각에 문제가 있을 수도 있다. 또한 운동조절의 문제가 있을 수도 있다. 다른 두 가지 방법은 한 번에 한 사지를 평가한다.

두 번째 방법은 동일한 사지에서 이전에 수행한 수동적 움직임을 모방하기 위한 평가로 사지에서 환자의 움직임을 사용한다.

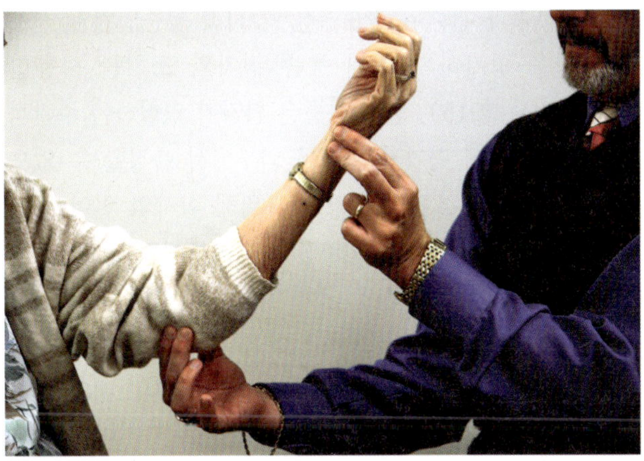

그림 5-10 팔꿈치 고유수용성 감각평가를 위한 손 배치. 관절 위치 또는 운동 감각을 평가할 때 피부 또는 활성 근육에 스트레치 또는 접촉이 생기면 환자에게 고유감각 또는 감각 단서를 제공할 수 있으므로 피부 표면에 손 접촉을 피하는 것이 중요하다.

세 번째 방법은 특히 약화나 운동 부족으로 환자가 운동 반응을 일으키지 못할 때 유용하며, 환자의 자세나 움직임에 대한 구두 설명이 필요하다(Trombly, 1989; Dannenbaum, 1993). 세 번째 방법은 환자에게 시험 절차를 시연할 때 각 위치, 움직임, 방향에 대해 사용할 용어를 설정해야 한다. 이것은 특히 환자에게 익숙한 공통된 용어를 사용하는 경우 환자와 치료사가 모두 *동일한 언어로 말하도록* 보장되어야 한다.

관절 위치 감각 평가

관절 위치 감각은 다른 사람들에 의해 논의되었다(Trombly, 1989; Dannenbaum, 1993). 이 양상을 평가할 때 중요한 특징은 *사지를 위치시키고 유지하는 동안*에 환자의 관심을 유도하는 것이다.

장비: 종종 아무 것도 사용되지 않지만, 평가의 표준화는 다음과 같이 할 때 향상될 수 있다.

- 손상을 계량하기 위한 각도계.
- 하나의 방법으로 사용하도록 각도기가 설명되었다.

방법: 환자에게 시각적 데모 및 반응의 방법을 포함하여 검사 절차를 설명한 후 환자에게 다음을 요청한다.

1. 수동으로 관절을 매우 천천히 위치시킨다. 1초당 10°를 움직이는 것이 제안되어 있다(Trombly, 1989). 잠시 유지한다.
2. 이전에 설명한 세 가지 방법 중 하나를 사용하여 환자에게 위치에 대한 대답을 요청한다. 구두 응답 방법을 사용하는 경우 "위" 또는 "아래", "구부림" 또는 "폄", "안" 또는 "밖", "오른쪽" 또는 "왼쪽", "앞" 또는 "뒤"를 포함하여 고유수용성 감각 양식에 대해 정적인 반응을 하도록 해야 하며, 의학적인 용어를 사용하지 않도록 해야 한다.
3. 각 관절에서 매우 미세하고 작은 범위의 무작위 위치 변경을 포함하여 최소한 여러 개의 반응을 평가한다. 정상적인 고유수용성을 가진 대상자는 위치의 작은 변화(많은 관절에서 몇 도 범위의 작은 정도)를 감지할 수 있어야 한다.
4. 결과를 표준 데이터와 비교한다. 손가락 관절에 대한 표준 데이터가 제공되며, 평가된 점수에 대해 손상을 경미, 중등도, 중증으로 분류하는 데 사용할 수 있다(Corkin, 1970; Corkin, 1973).

보다 객관적인 방법이 연구에 사용되기 위해 설명되었지만 손목 관절에 대해서만 시험되었다(Carey, 1993). 이 방법은 포인터 장치를 각도기 척도로 사용하여 환자의 운동 반응을 보다 정확하게 측정한다. 이 평가의 점수는 평균 오류 횟수 또는 평가한 손목 위치 측정 값과 포인터로 측정한 피험자 추정값 간의 거리이다.

관절 운동 감각의 평가

관절 운동 감각은 관절 위치 감각과 동일한 수용기 및 경로를 사용한다. 주요한 차이점은 아마도 중추 신경계에서 고유수용성 감각의 부가적인 시간 처리에 대한 요구 사항일 것이다. 왜냐하면 환자는 *이동 중에 위치의 변화*를 감지해야 하기 때문이다. 이 처리는 방향, 속도, 크기를 포함하여 시간 경과에 따른 관절 운동의 특성을 쉽게 감지한다.

장비: 관절 위치 감각과 동일하다.

방법: 평가는 이전에 위치 감지를 위해 작성된 방법과 비슷하지만 *수동으로 대상 관절을 움직이는 동안* 환자의 반응이 필요하다.

1. 아주 작은 범위에서 매우 느리게 평가하는 관절을 수동적으로 움직인다.
2. 운동 중에 반응하도록 요청한다. 구두로 반응하는 방법을 사용하여 관절 운동 감각을 평가하는 경우에는 사용되는 일반적인 용어는 "위로 움직이기" 또는 "아래로 움직이기", "굽히기" 또는 "곧게 펴기", "안으로 돌리기" 또는 "밖으로 돌리기" 등의 고유감각 양식의 방향적인 움직임 측면을 반영하는 용어를 사용한다.
3. 관절 움직임을 평가하기 위해서 천천히 관절 움직임 범위를 무작위 방향으로 바꿔가면서 평가해야 한다.

감각 손상에 대한 표준화된 평가 도구

Standardized Assessment Tools for Sensory Impairment

Fugl-Meyer Assessment는 뇌졸중 환자의 감각 운동 회복을 측정하는 도구로 개발되었다. 그것은 가벼운 접촉과 위치 감각을 위한 감각적인 항목을 포함하고 강한 평가자 간 신뢰성을 가지고 있다(Lin, 2004).

American Spinal Injury Association(ASIA)은 상당한 환자 간 신뢰도를 가진 척수 손상 환자를 대상으로 감각 검사 표준 형식을 추천했다(Savic, 2007). 이 방법은 감각적인 피부 조직과 관련된 특정 표식에서 가벼운 접촉과 날카로움/둔한 평가를 포함한다. ASIA 감각 형태가 그림 5-11에 나와있다.

ATT는 접촉 압력, 진동, 따뜻함, 날카로움, 두 점 변별을 평가하는 데 사용되는 자동화 도구이다(Horch, 1992; Jimenez, 1993). 이 도구는 타당도, 신뢰도, 연령 관련 표준점수가 수립되어 있다(Horch, 1992; Jimenez, 1993). 그러나 많은 클리닉에서 아직 실용적이지 않은 것으로 간주되기 때문에(Van Deusen, 1997), 평가의 세부 사항은 여기에 요약되어 있지 않지만 원본에서 찾을 수 있다.
표준화되고 신뢰할 수 있으며 유효한 도구로서 향후 임상에 유용할 것이다.

만성 통증 및 통증 지각

Chronic Pain and Perception of Pain

만성 통증은 증상을 일으키거나 괴롭히는 이상 징후다(APTA, 2015). 이것은 부정적인 영향을 주는 비정상적인 반응이다. 가장 심각한 형태로, 우리가 모든 일을 할 때 피하려고 하는 느낌이며 그것이 발생했을 때 긴급히 피하기를 원한다. 신경근육 장애가 있는 사람에게는 통증이 중추 신경계 이상 기능, 외상, 대뇌 내압 증가, 말초 조직의 외상, 생체역학적 원인, 말초 신경 및 근골격계 요소와 관련된 여러 가지 요인과 관련될 수 있다. 이러한 경우 치료사는 임상적 의사 결정의 초기 단계로 통증의 크기를 측정해야 한다.

치료사는 "개인의 통증에 대한 원인이나 메커니즘을 결정하고 통증과 관련된 강도, 질, 일시적 통증인지와 신체적 특성을 평가하기 위해 통증 평가와 조치를 사용한다."(APTA, 2015). 만성 통증은 환자가 경험하는 주관적 느낌이기 때문에 평가자는 이를 외부에서 측정할 수 없으며 불리한 감각 경험을 설명하기 위해 환자의 언어 또는 다른 체계적인 질문을 통해 평가가 이루어진다. Ross와 LaStayo(1997)는 통증에 대한 임상적 평가에 대한 심층적인 리뷰를 보고했다. 통증에 대한 평가는 다음 절에서 논의된다. 치료사는 포괄적인 개별 치료 프로그램의 개발을 위한 첫 걸음으로 특정 검사의 결과와 통증의 측정을 분석하여 결과의 비교를 위한 기본 척도로 사용하고 구체적인 통증의 근원과 원인을 결정해야 한다. 종합적인 통증 평가 기록 양식은 그림 5-12에 요약되어 있다.

통증 강도 측정

통증 강도는 경험하는 통증의 중증도 또는 정도를 포함한다. 환자에게 요구하는 정보는 환자가 얼마나 아플지를 설명하는 질적인 설명을 하는 단어의 형태이다(Jenson, 1992). 통증의 등급을 평가할 때 VRS(Visual Rating Scale), VAS(Visual Analog Scale) ,Numerical Rating Scale과 같은 여러 척도를 사용할 수 있다.

VRS(Gracely, 1978A; Gracely, 1978b)는 각기 다른 크기의 통증 강도에 따라 5 또는 15개의 다른 통증 목록이 있다. 환자가 겪는 통증의 강도를 설명하기 위해 환자가 사용하는 형용사는 척도 내에서 용어에 기초한 순위에 따라 번호로 나타낸다. 5점 척도의 형용사는 없음(점수 = 0)에서 매우 심각함(점수 = 4)까지 다양하다. 덧붙이는 형용사는 경미한, 중등도, 심각함이다. 15점 척도는 상자 5-2에 나와 있다. 이 척도는 등간 척도가 아니기 때문에

상자 5-2 통증 강도에 대한 15점 척도의 구두 평가 척도

아주 매우 약한	드물게 강한
매우 약한	약간 강렬한
약한	강한
매우 가벼운	강렬한
가벼운	매우 강한
매우 적당한	매우 강렬한
약간 적당한	아주 매우 강렬한
보통	

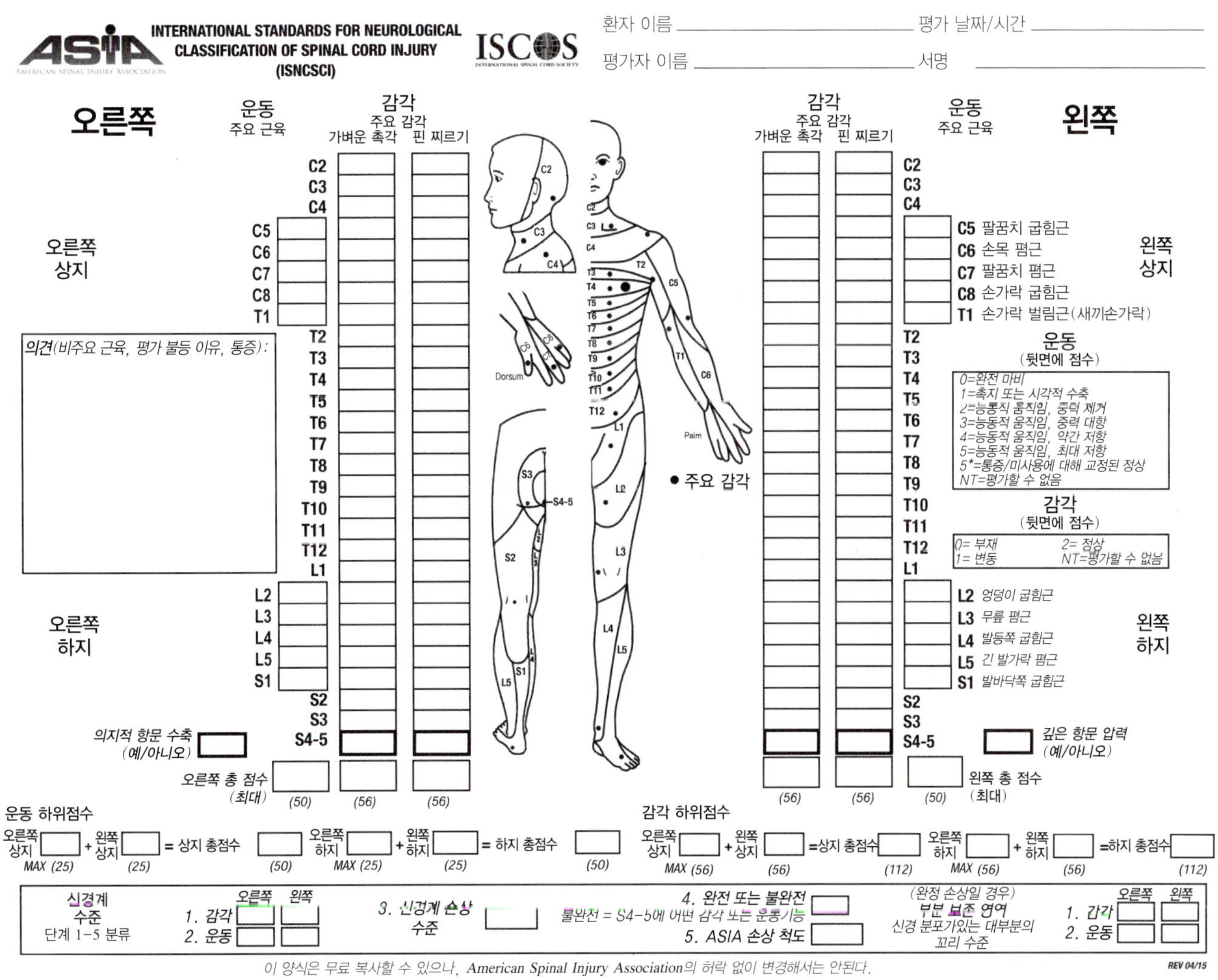

그림 5-11 ASIA 감각 검사 형식. 척수 손상 환자에 대한 감각을 평가하는 표준화 방법. American Spinal Injury Association에서 복사함. 다음의 사이트에서 사용가능 함: http://www.asia-spinalinjury.org/elearning/isncsci_worksheet_2015_web.pdf. Accessed October 30, 2015.

운동 기능 척도

0 = 완전 마비
1 = 촉지 또는 시각적 수축
2 = 능동적 움직임, 중력 제거에서 전체 관절가동범위
3 = 능동적 움직임, 중력 대항 전체 관절 가동범위
4 = 능동적 움직임, 중력 대항 전체 관절가동범위, 특정 자세에서 중등도 저항에 대한 전체 관절가동범위
5 = 능동적 움직임, 중력 대항 전체 관절가동범위, 손상되지 않은 사람에게 기대되는 정도의 전체 저항에 대한 전체 관절가동범위
5* = 능동적 움직임, 중력 대항 전체 관절가동범위, 억제되는 요소(통증, 미사용)가 고려된 충분한 저항에 대해 전체 관절가동범위 통증/미사용에 대해 교정된 정상
NT = 평가할 수 없음(예, 고정, 심한 통증으로 인해 평가할 수 없거나, 사지의 절단, 정상 관절가동범위의 50% 이상 구축)

감각 등급

0 = 부재
1 = 변동, 감소되거나 손상된 감각 또는 과감각
2 = 정상
NT = 평가할 수 없음

비주요 근육 평가

손상의 정확한 분류를 위해서 ASIA B 환자는 양 측의 운동 레벨에서 3레벨 이하의 비 주요 근육 기능을 평가해야 한다.
(ASIA B와 C의 구별)

움직임	루트 수준
어깨: 굽힘, 폄, 벌림, 모음, 안쪽 돌림, 바깥 돌림 **팔꿈치:** 뒤침	C5
팔꿈치: 엎침 **손목:** 굽힘	C6
손가락: 근위부 관절 굽힘, 폄 **엄지:** 엄지의 면에서 굽힘, 폄, 벌림	C7
손가락: MCP관절의 폄 **엄지:** 손바닥에 수직으로 대립, 모음, 벌림	C8
손가락: 검지의 외전	T1
엉덩관절: 모음	L2
엉덩관절: 바깥 돌림	L3
엉덩관절: 폄, 벌림, 안쪽 돌림 **무릎:** 굽힘 **발목:** 내번, 외번 **발가락:** MP와 IP폄	L4
엄지발가락: DIP와 PIP 굽힘과 벌림	L5
엄지발가락: 모음	S1

ASIA 손상 척도

A = 완전 손상. 천골분절 S4-5 포함하여 감각, 운동 기능이 없음

B = 감각 불완전 손상. 천골분절 S4-5 포함하여 운동 기능이 없음(S4-5에서 가벼운 촉각, 핀 찌르기 또는 깊은 항문 압력), 신체 양쪽의 운동 수준보다 3단계 이상 낮은 수준의 운동 기능이 없음.

C = 운동불완전 손상. 자발적인 항문 수축을 위해 대부분의 꼬리 부분에서 운동 기능이 보존되거나 환자가 감각 불완전 상태에 대한 기준(S4-5 천골 분절에서 감각기능: LT, PP 또는 DAP)을 충족하고 신체 양쪽의 동측 운동 수준보다 3단계 이상 낮은 운동 기능(주요 또는 비주요 근육 기능이 운동 완전 상태를 결정하는데 포함됨). ASIA C는 단일 NLI 미만의 주요 근육 기능의 절반 미만의 C는 근육 등급 3미만.

D = 운동불완전 손상. 운동불완전 상태는 위와 같이 정의되고 단일 NLI 미만의 주요 근육 기능의 적어도 절반(절반 또는 이상)의 C는 근육 등급 3 이상

E = 정상. ISNCSCI에서 평가된 감각과 운동기능이 전체 분절에서 정상이고, 환자가 이전에 결손을 보인 경우 AIS 등급은 E. 초기 SCI가 없는 사람은 AIS 등급을 받지 못함.

ND의 사용: 평가 결과에 기반으로 판단할 수 없는 감각, 운동, NLI 레벨, ASIA 손상 척도, ZPP를 문서화하기 위함.

ASIA
AMERICAN SPINAL INJURY ASSOCIATION
INTERNATIONAL STANDARDS FOR NEUROLOGICAL CLASSIFICATION OF SPINAL CORD INJURY
ISCOS
INTERNATIONAL SPINAL CORD SOCIETY

분류의 단계

아래의 순서에 따라 SCI의 분류를 결정.

1. 오른쪽과 왼쪽의 감각 수준 결정.
감각 수준은 대부분 미골, 침 통각검사와 가벼운 촉각에서 정상.

2. 오른쪽과 왼쪽의 운동 수준 결정.
가장 낮은 주요 근육 기능의 정의는 적어도 3단계(바로누운 평가에서), 해당 수준 이상의 분절에 표시되는 주요 근육 기능이 나타나는 것은 손상되지 않은 것으로 판단.
노트: 테스트 할 근절이 있는 지역에서, 해당 수준 이상의 테스트 가능한 운동 기능도 정상인 경우 운동 수준은 감각 수준과 동일한 것으로 추정함.

3. 손상의 신경학적 수준(NLI) 결정.
대부분 미골의 정상 감각과 항중력 근육의 근력(3단계 이상)과 감각과 운동 기능이 각각 정상. NLI는 1단계와 2단계에서 결정된 감각 및 운동 수준 중 가장 머리쪽.

4. 완전 또는 불완전 손상의 결정.
(예, 엉치척수 보존 검사의 유무)
*수의적 항문 수축이 있다면=**No** 그리고 전체 S4-5 감각 점수 =**0** 그리고 깊은 항문 압력=**no**, 손상은 완전. 그렇지 않으면 손상은 **불완전**.*

5. ASIA 불완전 척도 등급 결정:

완전 손상? 예 라면, AIS=A, ZPP를 기록해야 함(약간의 보존과 함께 양쪽에 가장 낮은 피부 분열 또는 근절)

↓

운동 완전 손상? 예 라면, AIS=B

↓ (환자가 감각 불완전이라면, 운동 기능의 세 단계 아래보다 이상의 의지적 항문 수축 또는 운동 기능)

신경학적 수준 이하의 주요 근육이 적어도 절반(절반 이상)에서 손상이 3단계 또는 그 이상인가?

아니오 ↓ **AIS=C**
예 ↓ **AIS=D**

감각과 운동기능이 모든 분절에서 정상이라면, AIS=E
노트: AIS E는 문서화된 SCI를 가진 개인이 정상 기능을 회복했을 때 사후 평가를 실시함. 초기평가에서 결함이 없다면, 개인은 신경학적으로 정상임; ASIA 손상 척도는 적용하지 않음.

그림 5-11 계속

치료사는 척도의 숫자 변화와 관련된 통증의 일정한 추정을 하지 않도록 주의해야 한다. 예를 들어, 숫자가 4에서 2로 감소하면 치료사는 통증 강도가 감소했다는 것을 추론할 수 있으나, 점수가 3에서 1로 감소할 때와 동일한 양의 통증이 개선되었다고 가정할 수 없다. 환자가 의사 소통의 제한, 문맹(illiteracy), 또는 다른 언어를 사용하는 문제점이 있을 수 있다.

VAS는 또한 통증 강도를 정량화하는 데 사용된다. 10cm(때때로 15cm)길이의 선으로, 각 끝에 굵은 표시가 있으며, 극심한 통증 강도를 나타내는 라벨이 있다(그림 5-13 참조). 환자는 통증을 지각하는 강도를 가장 잘 나타내는 선을 그 자리에 표시하도록 요청받는다. 환자가 표시한 지점에서부터 "통증 없음"까지의 표시된 끝까지의 센티미터로 거리를 측정하여 환자의 반응에 대한 점수를 매긴다. 밀리미터 단위로 측정이 가능하기 때문에 이 측정의 민감도에 영향을 줄 수 있는 101개의 반응 위치가 있을 수 있다. 몇몇 연구자들은 VAS가 급성 통증보다 만성 통증의 변화에 좀 더 민감할 수 있다고 제안했다(Carlsson, 1983; McGuire, 1984). VAS는 특히 아동에게 유용할 수 있는데, 양쪽 끝에 설명하는 아이콘을(예; 웃는 얼굴 및 찡그린 얼굴) 대체할 때 유용하다.

통증 강도를 평가할 수 있는 세 번째 방법은 Numerical Rating Scale의 사용이다. 환자는 0에서 10 사이 또는 0에서 100 사이의 숫자를 적어서 통증 강도를 1 단위로 평가하도록 요청받는다. 여기서 0은 "고통 없음"을 나타내고 가장 큰 숫자는 "통증이 있음"을 나타낸다. 0~100을 사용하면 민감도가 큰 VAS에서와 같이 101점 척도로써(그림 5-14 참조) 얻을 수 있다.

통증 평가 기록 형식

환자 이름: **날짜:**

의학적 진단: **물리치료 진단:**

복용하는 약: ______________________ ______________________

______________________ ______________________

______________________ ______________________

통증발생(해당사항에 동그라미 치세요): 통증이 있다:

사고 손상 외상(폭력) 특정활동

만약에 있다면, 설명한다:

통증의 특징:

통증 위치(통증이나 증상이 발생하는 장소를 알려주세요):

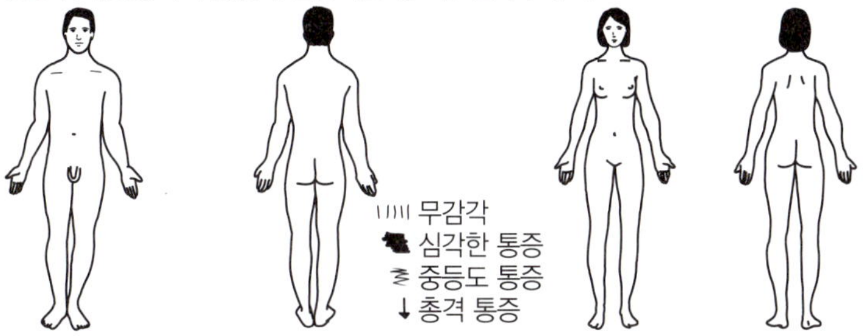

이것 말고 다른 증상이 있나요?

있다면 (당신이 느끼는 것을 설명한다):

당신의 증상을 설명하는 단어에 동그라미 치세요:

칼로 찌르는듯한	둔한	쑤시는	기타(기술하기):
지겨움	타는 듯한	두근거리는	
중압감	불편함	날카로운	
따가움	따가움	찌름	

빈도(동그라미 치세요): 지속적 간헐적(있다가 없다가)

지속적이라면: 지금 통증이 있나요? 예 아니요

간헐적이라면: 얼마나 자주 나타나는가?(해당되는 것에 동그라미 치세요):

매시간 하루에 한번 하루에 두번 예측할 수 없는 기타(기술하기): ______________________

강도: 숫자 등급 척도 및 얼굴 통증 척도

지시문: "통증 없음"을 의미하는 0에서 10까지의 척도와 "견딜 수 없는 고통"을 의미하는 10의 척도로, 지금 당장 당신의 통증을 평가 해주십시오.

통증 평가 척도

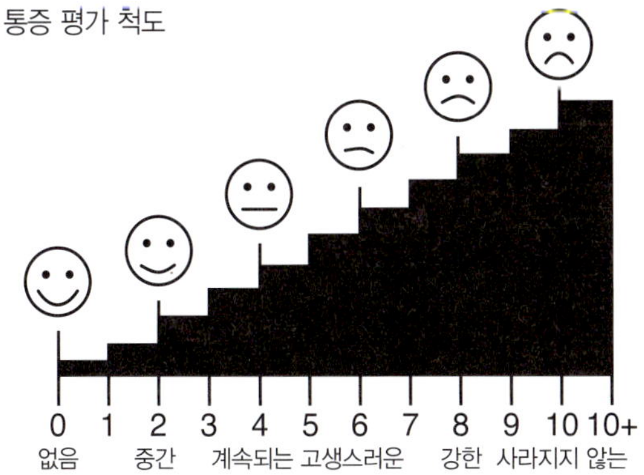

교대적으로: 현재 얼마나 고통스러워하는지 가장 잘 보여주는 얼굴을 가리킨다.

강도: 시각적 아날로그 통증 척도

지시: 아래 라인에서, "통증이 없다"와 "최악의 통증"사이에 선상의 위치를 표시 또는 가리키십시오.

통증 없음 ______________________________ **최악의 통증**

그림 5-12 전반적인 통증 평가 기록 형식. Goodman and Snyder. *Differential Diagnosis for Physical Therapists: Screening for Referral*, 4th ed, Philadelphia, PA: Saunders, Elsevier; 2007에서 재인용.

지속성:
증상이 얼마나 오래 지속되나요?

악화요인(무엇이 악화시키는가?)	**완화요인**(무엇이 완화시키는가?)

패턴
통증이 처음 시작된 이래로 바뀌었나요? 예 아니요
그렇다면, 설명한다:

아침에서 저녁까지의 통증/증상은 무엇인가?

동그라미 하세요: 아침에 더 나쁨 정오/오후에 더 나쁨 밤에 더 나쁨
동그라미 하세요: 점차 좋아지고 있음 점차 나빠지고 있음 동일함
동그라미 하세요:
깨어날 때 나타남 잠들 때 유지됨 밤에 잠을 깨움

치료사: 야간 통증에 대한 자세한 내용이나 설명을 기록한다. 적절한 경우 야간 통증에 대한 스크리닝 질문에 대해서는 부록을 참조한다:

관련통(증상으로 어떤 다른 증상이 나타났는가?)

환자가 증상을 설명할 때 사용하는 단어에 동그라미 표시한다. 환자가 다른 증상이 없다고 말하면 다음과 같은 증상이 있는지 질문한다.:

타는 듯한	호흡이 어려움	호흡이 짧음	기침
피부발진(또는 다른 병변)	소대변의 변화	삼키기 어려움	삼킬 때 통증
어지러움	심계항진	목이 쉼	구역질/구토
설사	변비	출혈	발한
저림	시각 문제	따끔거림	위약
관절통증	체중감소	기타:	

마지막 질문: 우리가 아직 이야기하지 않은 신체의 다른 곳 어디에도 다른 어떤 통증이나 증상이 있는가?

치료사:
후속 질문은 다음을 포함할 수 있다:
더 좋아지게 하거나 나빠지는 자세가 있는가?
휴식은 통증/증상에 어떤 영향을 미치는가?
활동이 통증/증상에 어떤 영향을 미치는가?
이 문제는 직장이나 가정에서 일상 생활에 어떤 영향을 미치는가?
이 문제가 도움없이 자기관리 능력(예: 드레스, 목욕, 요리사, 운전)에 영향을 주는가?
이 문제가 성적 기능이나 활동에 영향을 미치는가?

치료사의 평가:
증상 부위를 누르거나 촉지함으로써 통증을 재현할 수 있는가?
저항 운동이 통증/증상을 재현하는가?
환자가 NSAID를 복용하고 있는가? NSAID 복용 후 증상이 증가하는가?
NSAIDs를 복용하는 경우, 소화성 궤양 위험이 있는 환자인가? 해당되는 모든 것을 체크하라:
□ 65세 이상 □ 화성 궤양 병 또는 위장관 병의 병력
□ 흡연/음주 □ Oral corticosteroid use
□ 항응고제 또는 다른 항응고제의 사용(예: 아스피린 81-325mg과 같이 저용량의 심장병 환자에게 사용)
□ 고혈압 또는 울혈성 심부전(CHF) 또는 이뇨제 또는 ACE 억제제를 사용하는 고객의 신장 합병증
□ 선택적 세로토닌 재 흡수 저해제(SSRIs, Prozac, Zoloft, Celexa, Paxil과 같은 항우울제)와 병용된 NSAID
□ 산성 억제제(예: H_2 수용체 길항제, 제산제)

다른 고려사항:
- 수면의 질
- 소대변 습관
- 우울 및 불안 사전 평가 점수
- 약의 효과와 증상의 피크 효과와의 관련성(복용량, 시간)
- 여성: 증상과 생리주기의 관련성
- 관절 통증 평가(부록 참고: 관절 통증에 대한 사전평가 질문)

그림 5-12 계속

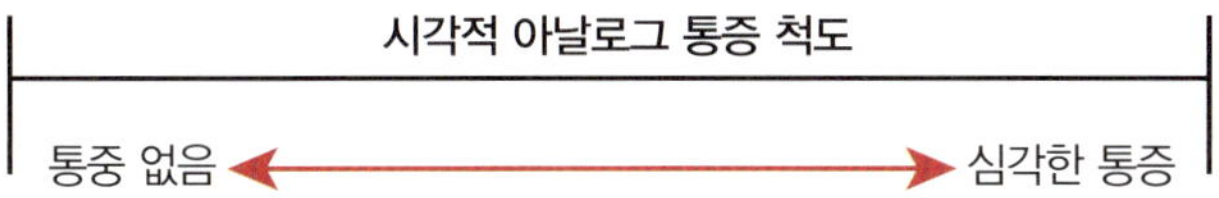

그림 5-13 시각적 아날로그 통증 척도. 환자의 통증 강도를 평가할 수 있는 시각적 아날로그 통증 척도임. Van Deusen J, Foss JJ. Sensory deficits. In: Van Deusen J, Brunt D, eds. *Assessment in Occupational Therapy and Physical Therapy*. Philadelphia, PA: W.B. Saunders Co.; 1997에서 인용함.

101점 숫자 평가 척도(예):	
빈칸에 아픈 통증을 가장 잘 나타내는 0에서 100 사이의 숫자를 적는다. 0은 "고통 없음"을 의미하고 100은 "고통이 나쁨"을 의미한다. 빈칸에 가장 잘 나타내는 숫자를 입력한다.	______

그림 5-14 101 숫자 통증에 대한 평가 척도. 환자는 자신의 통증에 대한 강도를 숫자로 등급화할 수 있다.

통증의 감정적인 측면의 측정

통증의 감정적인 요소는 "개인이 유해 자극을 최소화하고, 회피 또는 종료시키는 데 사용할 수 있는 복잡한 일련의 행동을 말한다."(Ross, 1997). 통증의 감정적인 요소는 통증의 자신의 경험을 포함하며, 환자가 그것에 반응하는 방식이 포함된다. 통증의 감정적 요소와 통증 내성의 관련된 개념은 개인마다 매우 다양하다. 어떤 사람들은 중증의 만성 통증을 쉽게 견딜 수 있는 반면, 경미한 통증을 가신 사람들은 큰 괴로움을 겪을 수도 있다.

통증의 실질적인 차원을 평가하는 한 가지 방법은 통증이 견디거나 바람직하지 않은 정도를 설명하는 형용사를 사용하는 VRS를 사용하는 것이다. 상자 5-3(Gracely, 1978)에 제시된 15가지 용어의 목록을 사용하는 척도가 보고되었다.

상자 5-3 통증을 설명하는 형용사의 구두 평가 척도

견딜 수 있는	지독한
산만한	무서운
불쾌한	무시 무시한
앓기 불편한	고뇌
비참한	견딜 수 없는
압제적인	참을 수 없는
딱한	고문 받는
끔찍한	

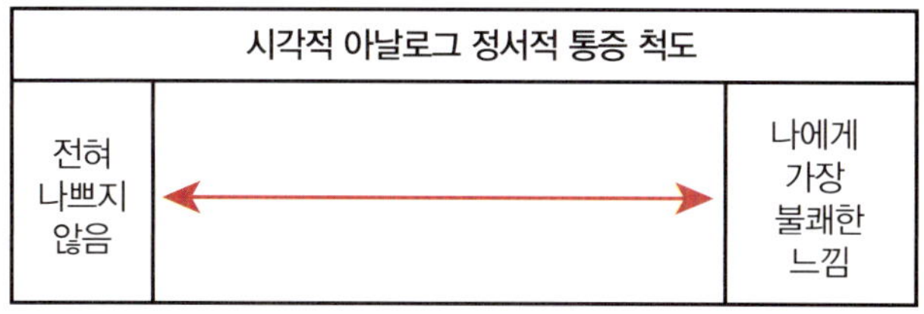

그림 5-15 시각적 아날로그 정서적 통증 척도. 이 척도는 환자가 자신의 주관적인 통증의 느낌을 점수화 할 수 있다.

환자는 통증 경험을 가장 잘 설명하는 한 단어를 선택해야 한다. 그런 다음 목록의 순서에 따라 반응의 순위를 정한다. 0점이 목록의 첫 번째 용어에 지정된다. 점수를 해석할 때는 간격이 아니라 순서가 정해져 있으므로 개선 정도에 대한 해석은 할 수 없다.

적절한 통증의 크기는 일반적으로 VAS를 사용하여 측정된다. 통증 강도에 대한 VAS와 유사하게, 보통 10cm 수평선이 가능한 범위를 나타내기 위해 사용된다. 그러나 통증을 위해서 라인의 끝 레이블은 왼쪽 끝에 있는 "나쁘지 않다"와 오른쪽 끝에 있는 "나에게 가장 불쾌한 느낌"이다(Price, 1987). 그림 5-15에서 설명한 바와 같이, 환자는 경험에 해당하는 연속점을 따라 선을 표시한 다음 왼쪽 끝에서부터 센티미터로 십진수 1자리 또는 가장 가까운 밀리미터까지의 거리를 측정하도록 요청한다. 이 척도는 통증의 개선에 따라 민감한 것으로 나타났다(Price, 1987).

통증 위치 및 분포 평가

통증이 있는 영역에 대한 특정 위치와 범위를 조사하고 문서화하는 것도 중요다. 아마도 가장 간단한 방법은 환자에게 "어디에 통증이 있습니까?"하고 물어보고 구두 설명을 듣는 것이다. 이 방법은 환자의 반응이 완전하지 않거나 신뢰할 수 없을 때는 적절하지 않을 수 있다.

보다 효과적인 통증 위치 평가는 신체 그림에 통증을 표시하는 것을 통해 얻을 수 있다(Schwartz, 1984; Margolis, 1988). 그림 5-16a와 같이 사람의 신체 그림을 사용하여 환자에게 고통스러운 부위를 표시하거나 색칠하게 한다. 또한 통증 부위를 표시한 후에 시각적 문자 기호를 사용하여 연관된 비정상적인 감각을 표시할 수 있다(그림 5-16b 참조).

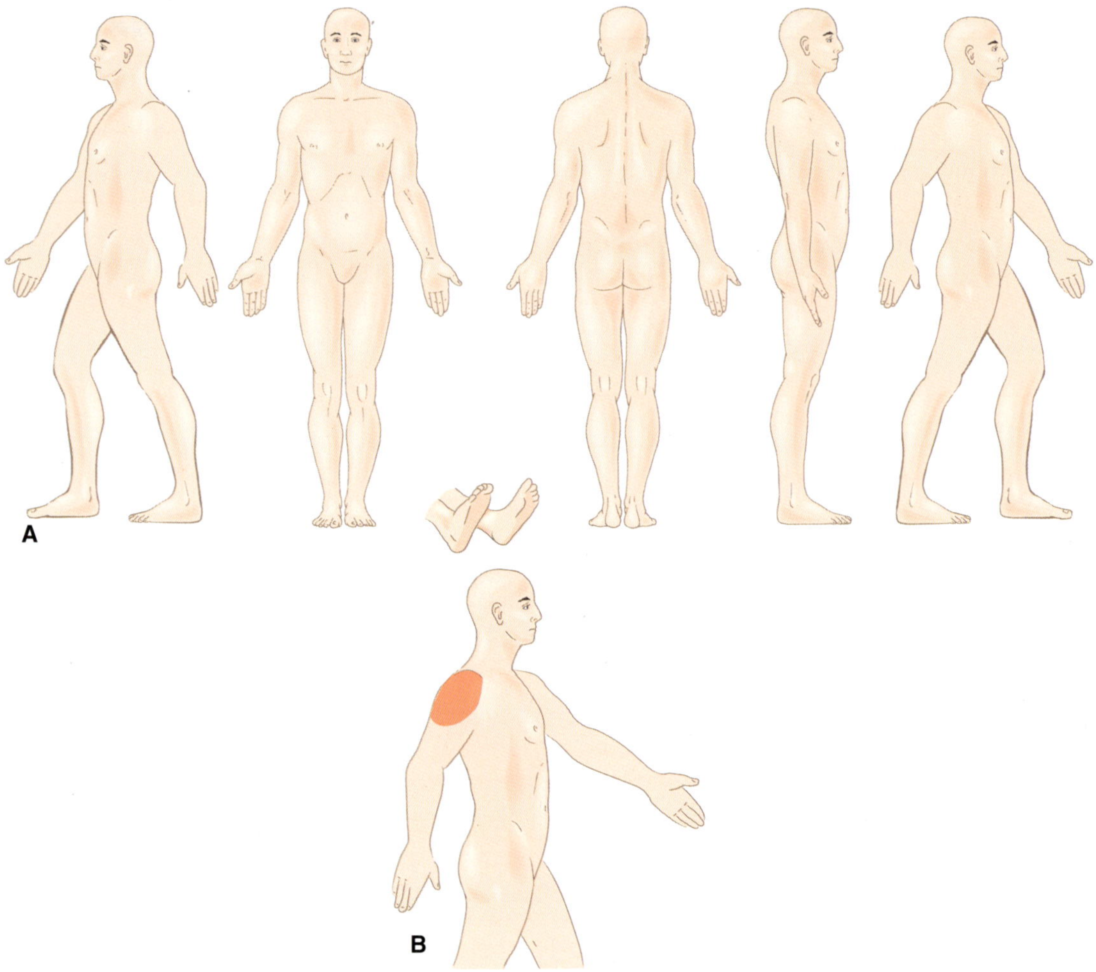

그림 5-16 A와 B 통증을 문서화하기 위한 신체 그림.

통증의 일시적인 특성과 자극 평가

강도, 정서, 위치의 구성 요소 외에도 다른 유형의 정보는 근본적인 통증의 원인에 대한 가설을 형성하는 데 도움이 된다. 만성 통증과 악화 요인에 대한 일시적인 특성을 조사해야 하는데, 특히 하루 24시간 주기의 변화가 있다. "아침이나 저녁에 통증이 더 심한가?" 고통과 강도가 특정 자세나 움직임에 미치는 영향이 있다: "당신의 통증을 악화시키는 것처럼 보이는 자세가 있는가?" "서 있거나 걷고 난 후에 앉아서 아프거나 통증이 더 심한가?" Melzack (1975)은 "어떤 종류의 것들이 당신의 고통을 덜어 줄 수 있는가?"

감각 검진/평가의 문서화
Documentation of Sensation Examination/Evaluation

표층 및 구별 감각을 포함하는 신경재활 평가 형식의 예시에서 감각에 대한 부분이 그림 5-17에 나와 있으며, 일반적인 위치와 순서를 포함하여 표층 및 심부 감각 평가를 문서화 할 수 있는 시스템을 나타낸다.

만성 통증과 통증 지각
Chronic Pain and Pain Perception

McGill 통증 질문지는 위치, 질, 시간 특성, 자극, 강도 등 앞에서 논의된 만성 통증 평가의 모든 측면을 평가하는 우수하고 잘 조사된 도구이다(Melzack, 1975). 설문지는 그림 5-18에 나와 있다. 환자 이름과 진단 및 인구통계학적 정보 외에도 질문의 네 가지 부분 (1) 통증 위치(신체

감각 검사(촉각 및 고유수용 감각 평가) A. 일반적으로 가벼운 촉감이나 날카롭고/둔한 **촉감**(**표층 감각**)은 보통 피부분절에 따라 검사한다. 압력 감각 또한 평가할 수 있으며 촉각 위치 파악은 위의 평가 중 하나와 동시에 테스트 할 수 있다. B. **고유수용 감각**(**깊은 감각**)은 일반적으로 신체 부위에 의해 하나의 양식으로, 일반적으로 위치 감각 또는 동작 감각으로 검사된다. 다른 평가에는 두 점 변별(종이 클립 사용, 두 지점 모두 동일한 압력 사용), 입체인지(접촉으로 익숙한 물체 식별), 진동(뼈 돌출부 및 관절 공간 위에 소리굽쇠로 평가)이 포함될 수 있다.		
	오른쪽	왼쪽
얼굴		
어깨		
팔꿈치		
손목		
손가락		
몸통		
엉덩이		
무릎		
발목		

그림 5-17 신경재활 평가 형식의 감각적인 부분. 이 양식은 신경근육 질환이 있는 환자의 감각 검사 결과를 문서화 할 수 있는 하나의 요소이다. 촉각 감각과 고유 감각 모두 검사해야 한다.

그림을 사용), (2) 통증의 질(설명 용어의 목록 포함), (3) 시각적 변화(완화 및 자극 요인 포함), (4) 통증 강도(5점 척도)(Melzack, 1975). 설문지는 사용하기 쉽지만 치료사는 관리에 참여해야 한다. 경험있는 치료사는 5분 안에 설문지를 관리할 수 있어야 한다(Ross, 1997). 이 설문지를 관리하는 세부 사항은 본문의 범위를 벗어나지만 참조 문헌목록의 Ross에서 구할 수 있다.

생각해 볼 점 5.3

- Ellie에게 어떤 통증 척도 등급을 제안하겠는가?
- Ellie와 함께 사용하는 표준화된 평가 도구는 무엇인가?
- Ellie와 함께 통증 강도를 어떻게 측정하겠는가?
- Ellie와 통증의 정서적 차원을 어떻게 측정하겠는가?
- Ellie와 통증 국소화 및 분포를 어떻게 문서화하겠는가?
- 통증 평가가 완료되면 Ellie's 통증에 관해 수집한 모든 데이터를 어떻게 문서화하겠는가?

환자 적용

엘리는 이 장 앞부분에 소개하는 다발성경화증 환자이다. 그녀의 감각 검사를 통해 감각결손과 고유수용성 감각의 손상이 있는지 확인하고 문서화해야 한다. 문서화는 다음과 같을 수 있다.

날카로운/둔함 평가:	• 오른발과 전방 및 후방 다리의 등쪽 전체가 경골 결절 수준까지 감각이 없음 • 왼발 전체, 다리, 허벅지, 전후방의 감각이 없음 • 전방 우측 어깨 부위 및 상완골 부위에 감각이 없음
자세감각 평가:	• 오른쪽 발목, 왼발 발목, 왼쪽 무릎, 오른쪽 어깨의 고유수용 감각 장애(일반적인 위치를 감지할 수는 있지만 정확도가 부족함)

그녀의 특정한 촉각 감각 손실에 대한 감각 손상지도가 그림 5-5D에 나와 있다. 다음 장에서는 이러한 정보를 사용하여 이러한 감각 손상을 고려한 특정 중재를 통해 환자 중심의 진료 계획을 개발하는 방법을 학습하게 된다.

McGill 통증 질문지

환자 이름 ______________________ 날짜 __________ 시간 ______ am/pm

PRL: S ______ (1-10) A ______ (11-15) E ______ (16) M ______ (17-20) PRI(T) ______ (1-20) PPI ______

1	깜박임	____
	벌벌 떨림	____
	맥박침	____
	욱신욱신	____
	때림	____
	쿵쿵	____
2	점핑	____
	깜빡임	____
	슈팅	____
3	따끔따끔	____
	지루함	____
	날카로움	____
	찌르는	____
	찢어지는듯한	____
4	뾰족한	____
	찌르는	____
	베다	____
5	꼬집음	____
	압박	____
	갉아먹는	____
	경련	____
	으스러뜨리는	____
6	잡아당기는	____
	끌어당기는	____
	비트는	____
7	뜨거운	____
	타는 듯한	____
	델 것 같은	____
	태울 듯한	____
8	따끔따끔	____
	가려운	____
	욱신거리는	____
	얼얼한	____
9	둔한	____
	화끈거리는	____
	다친	____
	쑤시는	____
	누르는 듯	____
10	부드러운	____
	긴장된	____
	초조한	____
	머리가 깨지는 듯한	____

11	피곤한	____
	지치는	____
12	역겨운	____
	숨막히는	____
13	두려운	____
	무서운	____
	겁나게 하는	____
14	처벌	____
	불평	____
	잔인한	____
	나쁜	____
	죽이는	____
15	비참한	____
	눈을 뜰 수 없는	____
16	성가신	____
	귀찮은	____
	딱한	____
	심한	____
	견딜 수 없는	____
17	퍼짐	____
	방사	____
	관통	____
	꿰뚫는	____
18	빠듯한	____
	무감각	____
	끌어당기는	____
	짜내는	____
	찢는	____
19	쉬원한	____
	차가운	____
	몹시 추운	____
20	계속되는	____
	구역질나는	____
	고통스러운	____
	지독한	____
	고문	____

PPI

0	고통없음	____
1	경증	____
2	불편함	____
3	괴로움	____
4	끔찍함	____
5	혹독함	____

간결한 ____	리듬 ____	지속적인 ____
순간 ____	주기적 ____	확고한 ____
과도적 ____	간헐적 ____	일정한 ____

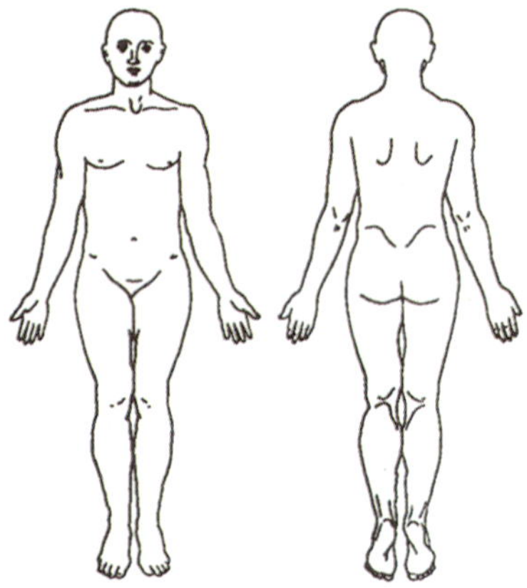

E = 외측
I = 내측

의견:

© R. Melzack, 1975

그림 5-18 McGill 통증 설문지. McGill Pain Questionnaire에는 통증의 설명이 4개의 주요 그룹으로 포함된다: 감각(S), 1에서 10; 정서적인(A), 11에서 15; 평가성(E), 16; 그리고 다양성(M), 17에서 20. 각 항목의 점수는 각 단어 목록에서 선택된 단어의 순위 위치에 의해 결정한다. 예를 들어, "깜빡임"은 1점을 "쿵쿵"은 6점을 획득한다. 모든 항목의 총점수는 통증 순위 지수(pain rating index, PRI)이다. 현재 통증 강도(present pain intensity, PPI)는 0-5 척도에 기초하여 환자에 의해 결정한다. © R. Melzack, 1970, 1984. Dr. Ronald Melzack. Measure of cutaneous sensation: Two-point discrimination for the face and trunk. *Phys Ther*. 1985;65(2):181-185에서 허가하에 재인쇄함.

실습

이 장에서 다음 능력을 연습을 해야 한다.
더 연습해서, 당신은 평가할 수 있어야 한다.

- 날카로움/둔함 구별
- 온도 감각
- 가벼운 촉각
- 깊고 가벼운 압력 터치 감각; Semmes-Weinstein 모노 필라멘트 사용
- 진동 감각
- 촉각 위치
- 두 점 변별
- 서화감각
- 입체인지
- 고유수용성 감각
- 운동 감각

복습

1. 일반적인 신경근 병리학적/병적 손상에 의해 유발된 감각 기능 및 장애와 관련된 신경 해부학적 영역, 구조, 경로를 기술한다.
2. 신경 근육 병리학적 손상이 있는 환자에게 검사된 다양한 감각 양상을 나열하고 설명한다.
3. 환자에게 적절한 감각 검사와 측정방법을 선택해야 한다.
4. 환자에서 특정 감각 결핍이 기능적 능력에 미치는 영향을 추측한다.
5. 감각 결핍이 있는 사람과 그 이유에 대해 고려해야 할 안전 문제와 예방 조치를 설명한다.
6. 이 장에 설명된 각 감각 검사에 대한 적절한 절차를 설명한다.
7. 의료 기록에 감각 검사 결과를 문서화할 때 포함시킬 구성 요소를 설명한다.
8. 환자에서 감각 검사 결과를 적절하게 문서화한다.

요 약

환자 적용

조의 뇌졸중은 3주 전에 발생했다. 그는 65세의 나이로 은퇴의 자유를 누릴 준비가 되었다고 생각했다. 이제 그는 오른팔과 다리를 그가 다루어야 한다. 오른팔과 다리는 자신이 원하는 방식대로 움직이지 않으며, 얼굴 오른쪽의 감각 상실이 있다. 오른팔과 다리에 날카로운/둔한 시험과 같은 촉감을 느낀다. 당신의 치료적 계획으로 AFO보조기가 필요하다고 결정하였다. 그러나 그는 감각 손실이 있기 때문에 발목 주변 피부의 손상을 최소화 할 수 있어야 하는 것을 깨닫는다(17장에서 논의할 개입). 그의 기능적 기술은 오른팔과 다리의 관절에서 지각능력의 부족으로 인해 심각한 영향을 받을 것이다.

감각 검사는 신경근 질환이 있는 환자의 검사에 필수적인 부분이다(표 5-8). 이 부분의 자료를 다른 시스템 및 기능적 능력과 함께 종합하면 치료 계획을 수립하는 데 도움이 된다.

신경 운동계의 검진 및 평가

Examination and Evaluation of Neuromotor Systems

제 6 장

■ 차유리

개요

학습목표

이 장을 마치면 학습자는 다음을 할 수 있어야 한다.

1. 신경운동계통 기능에 기초하는 정상적인 생리를 설명한다.
2. 신경운동계 검사에서 근육 성능의 특정 하위 범주를 나열하고 정의한다.
3. 신경운동계 검사에서 운동 기능의 특정 하위 범주를 나열하고 정의한다.
4. 신경운동계 검사의 각 하위 범주에 대한 특정 검사의 주요 성과 관련 측면을 기술한다
5. 예상되는 이상 운동 검사 결과를 특정 신경 질환의 맥락에서 설명한다.

서론 Introduction

인간의 움직임은 기능적 활동의 수행을 위해 필수적이며 모든 재활 환경에서 치료의 연속으로 걸쳐 물리치료사와 직업치료사가 측정해야 한다. 운동 제어에는 방대하고 복잡한 신경 구조 배열을 이용하는 의식적 및 무의식적 처리가 포함된다. 이 장의 목적은 신경병리를 가진 환자에서 운동 검사의 기초가 되는 인간 운동의 신경운동 개념을 검토하고, 신경계의 운동 증상에 초점을 맞추고, 움직임, 근육 수행과 운동 기능의 범위에 걸친 *물리치료사 실기 지침(Physical Therapist Practice Guideline)*에 따라 조직화된 특정 신경 근육 검사/조치를 기술하는 것이다(APTA, 2015).

운동 범위는 관절이 수동적으로 또는 능동적으로 움직이는 능력이며 관절낭이나 인대의 이상 및 근육 길이의 감소로 제한될 수 있다. **근육 기능**에는 근력이나 힘의 생성, 힘, 지구력, 길이 또는 근육 확장성 측면이 포함된다(APTA, 2015). **운동 기능** 검사에는 **운동 제어** 및 운동 학습을 위한 테스트 및 측정이 포함된다. 신경 및 근골격계의 정상적인 기능은 자발적으로 통제된 운동을 가능하게 한다. 이러한 신경기능 장애는 종종 기능 활동의 한계에 기여한다. 그러므로 주의 깊게 검사해야 하며 종종 치료 계획에서 다루어진다.

신경 운동 계통 기능: 해부학적 관점
Neuromotor System Function: Anatomical Perspectives

운동 피질의 영역 Areas of the Motor Cortex

신경계의 운동 구성 요소에 대한 이 간단한 검토는 임상 신경운동 검사를 위한 핵심 신경 개념을 강조하기 위한 것이다. 자발적인 운동에서 핵심적인 역할을 하는 운동 피질은 3개의 부분: 1차, 전 운동 및 보조 영역을 포함한다. 전두엽의 가장 후부 이랑에 위치한 *일차 운동 피질(primary motor cortex)*은 지역적으로 조직된 신체의 다른 근육 그룹을 표현한다(그림 6-1A 어디에 있는가?). 일차 운동 피질의 특정 조직은 운동 호문클루스로 알려져 있으며, 뇌가 손과 얼굴을 포함하여 더 많은 운동 제어를 하는 신체 부위가 불균등하게 더 큰 피질 영역에 의해 그림 6-1B의 오른쪽 절반(운동 피질)에 표시된 것처럼 표현된다는 것을 보여준다. 운동 제어가 적은 영역은 호문클루스에서 불균형적으로 더 작다. 더 많은 수의 피질 세포를 가진 호문클루스 형태의 더 큰 표현은 운동 뉴런에 대한 근육 섬유의 비율이 더 적기 때문에 운동 단위의 선택적인 활성화를 허용하며, 이는 특정 섬세한 운동 및 한 지역의 근육의 작은 근육 조절의 운동 제어를 유발한다. 반대로, 운동 피질 내 표현이 적은 영역, 따라서 운동 신경 세포에 대한 근육 섬유의 비율이 높을수록 상대적으로 덜 정밀한 운동 조절을 보인다(그림 6-1B). 일차 운동 피질은 또한 절대 힘과 운동 속도를 제어한다(Evarts, 1968).

*전 운동 피질*은 위가쪽이마엽(superolateral frontal lobe)(그림 6-1A 참조)의 일차 운동 피질의 상부에 인접하여 앞쪽에 놓여 있다. 전 전두엽 피질 내의 활동은 직접적으로 관여하는 근육의 활성화를 제공하거나 상완골과 상지의 전완과 같은 특정 활동을 지원하여 손이 개체 조작을 포함하여 보다 개별적인 기능을 수행할 수 있도록 한다. 전 전두엽 피질은 시력 센터와 같은 다른 분야의 입력에 의존한다; 전운동 활동은 시각에 의해 인도되는 작업들 동안 증가하는 것으로 나타났다(Mushiake, 1991). 전 운동 영역은 일차 운동 피질(primary motor cortex), 기저핵(basal ganglia) 또는 망상 신경 뉴런(reticulospinal neuron)과 같은 다른 추체 외로 구조에 신호를 보내고 따라서 이러한 구조에 영향을 미치는 주요 피질로 작용할 수 있다(Campbell, 2005). 전 운동 영역은 대개 기저핵을 활성화시켜 간접적으로 시상을 활성화시킴으로써 간접적으로 일차 운동 피질을 활성화시키며, 이는 결국 일차 운동 피질을 활성화 시킨다.

*보조 운동 영역*은 대부분의 전 운동 피질 영역으로 전 운동 영역의 내측과 전방에 위치한다(그림 6-1A). 보조 영역으로의 혈액 흐름은 단순한 손가락 움직임 동안 증가하지 않지만 정신 리허설과 복잡한 손가락 움직임의 실제 수행 중에 증가한다(Roland, 1980). 이것은 보조 영역이 운동 계획 또는 프로그램, 특히 양측 근육 작용의 집합에 참여한다는 것을 의미한다. 실제로, 보완 영역과 전 운동 영역 둘 다 운동 계획 중에 활성화된다(Bear, 2007). 보

■ 어디에 있는가?

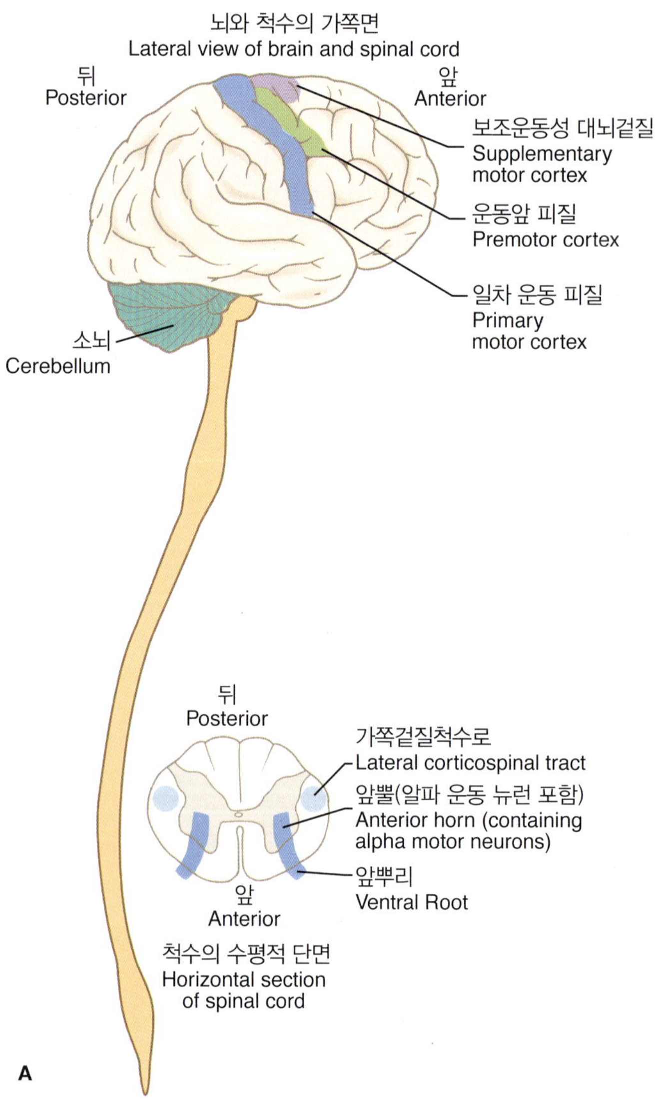

그림 6-1 A. 중추신경계의 운동 부위는 전중앙 뇌이랑의 1차 운동 겉질, 위이마엽의 앞운동겉질, 보완운동 겉질 중, 내측반구 표면의 일부를 포함한 앞운동겉질 및 앞뇌 겉질이다.

■ 어디에 있는가?

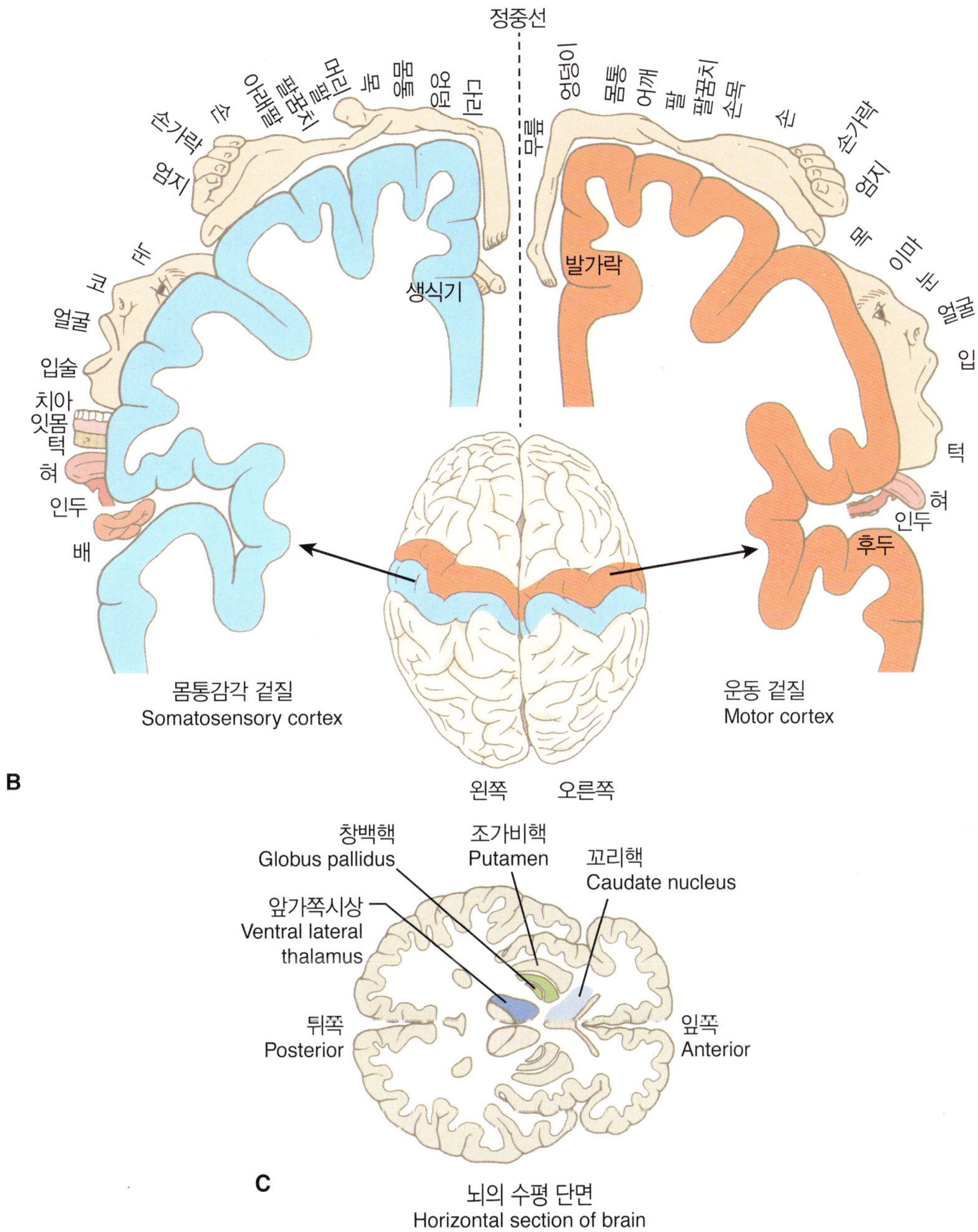

그림 6-1—계속 **B.** 중심고랑의 운동성 호문쿨루스는 운동 제어가 가장 큰 신체의 부분들이 그 부위의 움직임을 제어하는 운동 겉질의 더 큰 비율을 가지고 있다는 사실을 보여준다. **C.** 기본 운동 기능을 가진 심층 중추신경계의 구조로서, 바닥핵의 일부(꼬리핵과 창백핵의 핵과 일차적 바닥핵의 출력으로 창백핵(globus pallidus) 및 앞가쪽의 시상(ventral lateral thalamus)을 포함하여 피라밋으로 또는 겉질척수로의 직접 경로의 일부가 아니다. 이러한 구조물이 손상되면 운동에 상당한 손상이 발생할 수 있다.

완 영역은 전두엽 영역을 체간 및 사지 말단의 위치를 달성하는 데 도움을 주며, 일차 피질 영역은 기능적 활동 중에 더 구제석인 섬세한 운동을 수행한다.

추체외로계/피질하 운동핵

추체외로계는 기술적으로 소뇌를 제외하고 추체계 외부의 모든 중추 신경계(CNS) 운동 구조이며, 창백핵(pallidal), 시상창백핵(thalamopallidal), 바닥 신경절 및 선조체(striatal) 수준을 포함한다(Campbell, 2005)(그림 6-1C 참조). 추체외로계 운동 조절은 불수의적이며 오래된 계통발생학 구조를 포함하는 것으로 간주된다(Campbell, 2005). 추체계와 추체외로계 사이의 밀접한 기능적 관계에 주목하는 것이 중요하다(Campbell, 2005). 이러한 복잡한 상호 작용 때문에 하나의 시스템 또

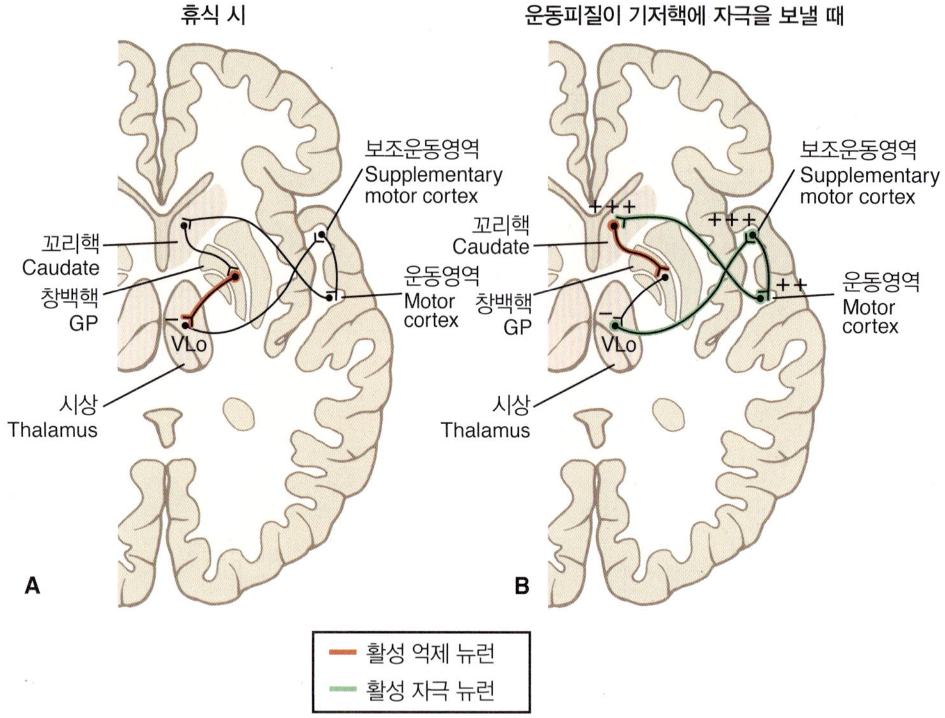

그림 6-2 베어(2007)에 의해 설명되는 바닥핵의 회로는 해부학적 그림에 적용된다. **A.** 휴식 시, 운동 겉질과 더불어, 바닥핵을 자극하지 않는 상태에서, 창백핵은 앞가쪽면 시상으로 긴장성 억제를 보내 바닥핵의 운동 출력을 감소시킨다. **B.** 운동겉질이 바닥핵에 자극을 보낼 때, 꼬리핵으로부터의 억제는 앞가쪽면 시상의 창백핵의 억제를 감소시켜, 시상의 자극을 보완 운동겉질로 증가시킨다.

는 구조 세트를 다른 구조 위에 배치하여 이동 제어를 관리하는 것이 중요하다. 기저핵과 등쪽 시상은 전 운동 및 보조 운동 영역의 주요 피질 내 입력 영역이다.

운동 기능에 영향을 미치는 다른 피질 하부 영역은 흑질(기초 신경절의 일부로 간주됨), 적색핵, 전정핵 및 망막핵을 포함한다.

기저핵(그림 6-1C)은 꼬리핵, 조가비핵, 시상 하부 핵 및 창백핵의 특정 구조를 포함한다. 그림 6-2는 기저핵의 신경 회로의 해부학적 표현을 Bear(2007)에 의해 기술되었다. 휴식 시, 창백핵은 시상의 측부핵을 억제한다(그림 6-2A). 운동 피질(그림 6-2B)이 흥분성 입력을 받는 선조체로 불리는 꼬리핵과 조가비핵을 활성화한다. 흥분한 선조체는 창백핵을 억제하여 VL(Bear, 2007)이라고도 알려진 시상 하부의 복측 외핵의 억제를 허용하지 않는다(그림 6-1C). 억제되지 않은 VL은 흥분성 정보를 보완 운동 피질에 보내어 운동 기능을 보조 할 뿐만 아니라 기억 및 인지 기능을 포함하는 뇌 영역에 정보를 전송하는 복잡한 양의 피드백 루프를 완성한다(Bear, 2007). 기저핵은 배경에서 작동하고 보다 개별적인 숙련된 자발적이고 자동적 인 움직임을 재현하는 조잡한 잠재 의식 운동을 생산하는 기능을 한다.

흑질은 중뇌의 대뇌 각에 위치한다. 기저핵과 복잡하고 상호 연결되어 있는 흑질은 잠재 의식 운동을 통제하는 역할을 한다. 또한 도파민성 조절 시스템의 일부이며 환경에 대한 반응으로 운동 개시에 부분적으로 원인이 된다(Bear, 2007).

중뇌에 있는 세포체 집합체인 적핵과 흑질에 깊은 부분은 피질 영역과 유사하게 작동하는 피질 하부 영역이다. 적핵의 기능은 부속 경로와 척수에 대한 운동 입력의 조절을 제공하는 것이다. 피질 적핵로를 통해 일차 운동 피질에서 적핵으로 직접 연결된다. 피질척수로는 또한 그것이 중간뇌를 통과할 때 적핵에 분지 섬유를 보낸다. 적핵은 적핵척수로를 통해 척수로 신호를 보내고 반대쪽으로 건너가서 척수의 옆 기둥을 따라 대뇌 피질 척으로 평행하게 진행한다. 적핵과 소뇌 사이에도 연결이 존재한다.

망상체 및 전정핵은 운동 기능에 영향을 미치는 피질 하부 영역이기도 하다. 교뇌핵은 흥분성이 매우 높고 소뇌, 전정핵 및 뇌간의 다른 부위로부터 흥분성 신호를 받는다. 망상핵은 뇌간에서의 주요 위치로 명명되며 두 개의 주요 그룹으로 나뉘어 진다: 교뇌(pontine)와 연수(medullary). 전정과 교뇌 망상체 핵은 항중력 근육의 긴장도를 활성화하고 유지한다. 연수 망상체 핵은 교뇌 망상체 핵에 길항하며 항중력 사지의 특정 운동이 요구될 때 항중력 근육을 억제한다. 연수 망상체 핵은 운동 경로, 주로 대뇌 피질 척수 및 적핵척수로 경로로부터 입력을 받는다.

소뇌 The Cerebellum

소뇌(그림 6-1A)는 주로 근육의 길이와 관절 및 신체 부위의 위치와 관련된 수많은 무의식적인 감각을 처리함으로써 움직임을 개선한다. 전정계, 뇌간, 척수로부터 정보를 얻는다. 그것은 또한 정보를 망상체, 전정핵 및 경로로 전달하여 균형과 조정을 위한 중요한 구조로 만든다(Campbell, 2005). 평형 반응의 지원 외에도, 소뇌는 근 긴장도와 자세의 조절에 크게 기여한다(Campbell, 2005). 전정계와 근 긴장도 조절과는 별도로, 소뇌는 실제 신호를 조율하여 무의식적인 자기 자극을 처리하고 실제 운동과 계획된 운동을 비교하여 신호를 전달하여 다른 구조로 전달한다. 전반적으로 소뇌는 받은 정보를 수신, 변조 및 통합하는 역할을 한다.

하행 경로 Descending Pathways

운동 피질에서 발생하는 신호는 직접 또는 간접적인 연결 통로에 의해 척수로 이동한다. 외측 피질 척수로 또는 추체로는 대뇌 피질에서 척수의 알파 운동 뉴런에 직접 신호를 전달한다. 간접 연결은 기저핵, 소뇌, 뇌간 및 뇌간의 다른 핵을 포함한 추체 외로계의 운동계와 양방향 연결을 통해 발생한다.

외측 피질척수로 또는 추체로(그림 6-3 참조)는 주로

■ 어디에 있는가?

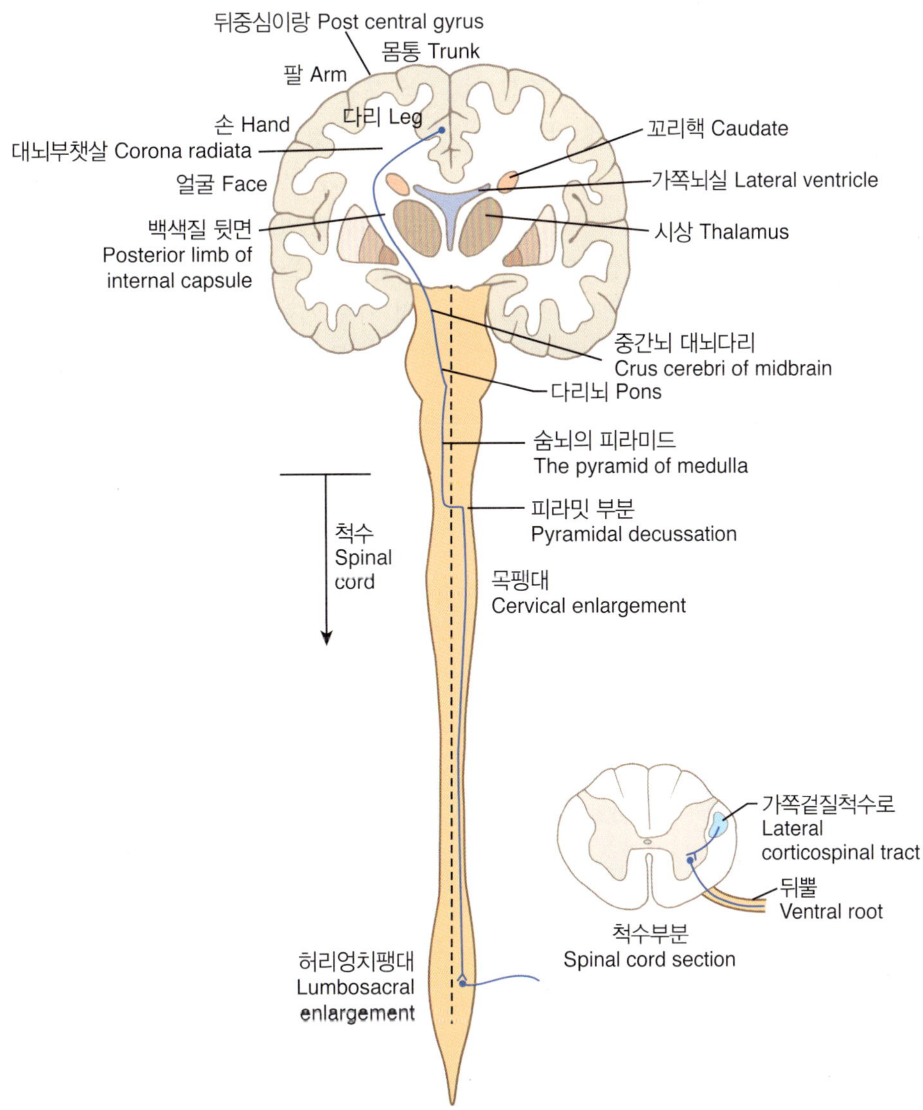

그림 6-3 1차 운동 겉질에서 방사체를 거쳐 백색질, 중간뇌의 대뇌다리, 숨뇌의 피라밋에서 다리뇌로부터 하지로 내려가는 겉질; 초기 가까운 모든 섬유는 반대측으로 피라밋 교차(아래 숨뇌)로 교차한 후, 가쪽 섬유단에서 가쪽 겉질척수로에서 반대측으로 하행한 후에 타켓 근육에 전기적 충동을 말초신경과 전각을 통해서 척수로 전달되기 전에 최종적으로 알파 운동 신경원에 시냅스한다.

하측 연수에서 반대쪽으로 신경 섬유를 포함하고 일부는 척수로 내려갈 때 동측에 남아있는 신경 섬유를 포함한다. 하강하는 신경 섬유 중 80%~90%는 하부 연수(추체 교차)에서 반대로 외측 피질척수로가 되기 위해 교차해서 후각 가까이의 외측 대의 후측면에서 하강한다(그림 6-3 참조, 어디에 있는가?)(Campbell, 2005). 주로 보조 운동 영역과 자세 운동에서 영향을 주는 복부(전방) 대뇌 피질 영역에서 동측으로 유지하는 섬유가 주행한다. 전체 신경계에서 가장 크고 가장 빠르게 전도하는 신경 섬유는 대뇌 피질 구역에서 발견된다. 하나의 피질 섬유는 척수에서 하나 이상의 알파 운동 신경을 지배한다. 신호 발산(signal divergence)으로 알려진 이 관계는 대뇌 피질 구역의 활동을 증폭시킨다(Campbell, 2005). 발산은 흥분성 하행 경로 섬유에 대한 알파 운동 신경 세포의 비율을 증가시키고, 특히 자세에 영향을 주고, 큰 근육 움직임을 수행하는 큰 근육 그룹에서 널리 퍼져 전체 운동을 수행한다. 발산은 근육 섬유들에서 알파 운동 신경원의 비율에 관하여 신경근육 수준에서 발생한다. 신호 발산의 예는 얼굴 또는 손의 근육과 비교하여 하지의 가자미근이다.

적핵 척수로의 종착의 연결은 피질척수로의 섬유와 함께 척수의 회백질과 연결하거나 알파 운동 뉴런과 직접 연결한다. 함께 적핵 척수로와 피질척수로는 척수의 외측 운동계로 간주된다.

복내측의 경로는 자세 제어에 관여하고 뇌간에 의해 제어된다. 4개의 하강 경로 전정척수로, 시개척수로, 연수 및 교뇌 망상체 척수로와 같은 복내측의 경로를 구성한다. 전정척수로와 시개척수로는 역동적인 활동 중에 머리로 자세를 유지하는 기능을 한다. 망상체 척수로, 연수와 교뇌는 운동 활동 중 특정 필요에 따라 척수의 항중력 근육 반사를 각각 약화시키거나 촉진시키는 기능을 한다.

근육 활성화 생리학 Muscle Activation Physiology

운동 피질은 대뇌 피질척수로 아래에 다른 활동 전위를 보냄으로써 자발적인 골격근 활성화를 시작한다(그림 6-3 참조). 적절한 척수 수준에서, 운동 잠재력은 알파 운동 뉴런을 통해 피질 척수 시냅스에서 수행되며, 신호 전달은 운동 유닛으로 통칭되는 방추외 세포의 특정 그룹으로 전달된다. 운동 신경원이라고도 알려진 알파 운동 뉴런은 우리의 CNS를 근육에 연결하는 전선과 유사하다. 따라서, 알파 운동 뉴런은 자발적인 운동 시스템의 중요한 부분이다. 그러나 감마 운동 뉴런은 골격 근육의 추내근 섬유와 함께 시냅스됨에 따라 의식적으로 활성화되지 않는다. 감마 운동 뉴런도 역시 다르지만, 그들의 기능은 감각적 추내근 섬유의 길이를 자발적인 추외근근육과 일치시키는 것이다.

운동 신경 세포의 말단은 근육 세포막(sarcolemma)과 직접적으로 접촉하지 않는데, 그 이유는 갭(시냅스 틈새)이 두 반대의 세포막(운동 뉴런과 근육 세포막)을 분리한다. 그러므로, 활성화는 흥분성 신경 전달 물질 아세틸콜린(acetylcholine)을 통해 종말로부터(Nielson, 2000; Sherwood, 1997) 근초로 전달된다.

CNS 운동 병리의 임상적 발현

Clinical Manifestation of CNS Motor Pathologies

뇌 또는 척수의 운동 피질 또는 운동 경로의 손상은 **부정적인 신경 증상** 및 양성 신경 증상을 유발한다. 음성적 신경 신호는 시스템 기능의 상실 또는 감소를 나타낸다(예; 이전에 있었던 정상적인 신체 기능을 더 이상 볼 수 없음). 예를 들어, 위축, 저긴장도, 감각 상실, 시각 장애, 전정 기능 저하 또는 기억 상실/혼란이 발생할 수 있다. **플러스 신경 징후**는 정상적으로는 존재하지 않지만 신경학적 병리의 결과로 증가하거나 발달하는 신체계의 표현이다(즉, 일반적으로 관찰되지 않는 관찰). 예를 들어, 강직, 경직, **증가된 건반사**(DTR), 과민감각(핀과 바늘), 진전, 근육긴장 이상 또는 과다 활동이 발생할 수 있다. 결과적으로 반대쪽 근육 그룹의 운동 장애는 위축 또는 부분 마비 또는 **마비**, 특정 근육 그룹을 움직일 수 있는 능력의 완전한 상실을 포함하는 부전 **마비**에서부터 다양한 임상 증상에 이르기까지 다양하다. 적절한 운동계에 영향을 주는 질환은 상자 6-1에 요약되어 있다. 반대쪽 운동 증상은 운동 경로의 교차 때문에 운동 피질 장애로 인한 것이다. 뇌혈관 사고(CVA)의 마비는 근위부 관절과 비교하여 원위 근육과 관절을 주로 일으키는데, 이것은 정교한 수의적인 조절을 필요한 운동을 일으키는 능력에 영향을 미친다(Campbell, 2005). CVA후에, 이완기의 경과한 후에 강직이 나타나며 심각성과 위치에 따라 더 심하게 나타난다(Campbell, 2005). 일차 피질의 손상과 함께 전 운동 피질의 손상은 실험 모델에서 심한 경련을 일으킨다(Campbell, 2005). 일차 운동 피질 또는 일차 운동 경로의 손상으로 인한 추체로 증후군의 구성 요소는 상자 6-2

상자 6-1 중추신경계 운동 부위에 영향을 미치는 병리학적 장애의 예와 운동효과 분포

CVA-전방 대뇌 동맥: 주로 하지에서 반대측 운동 증상.
CVA-중뇌동맥: 주로 얼굴, 상지, 체간에서 반대측 운동 증상; 깊은 피질하백질(방사체, 내낭의 후부)의 경색일 경우 하지에 관여할 수 있음.
CVA-혈액: 출혈 위치에 따라 대뇌 운동 증상이 나타난다.
외상성 뇌 손상: 가변 운동 증상 분포의 병변 위치와 범위에 따라 다르다. 양측성일 수 있지만 반드시 대칭적일 필요는 없다.
뇌종양: 환측의 CNS에 특화된 반대측 운동 증상.
치매: 움직임 및 활동 수준이 감소한다.
뇌성마비: 운동 증상의 분포가 가장 자주 편마비, 하지마비 또는 사지마비로 발생

상자 6-2 추체계 손상의 흔한 반대측 운동 문제

- 부전마비
- 손상된 운동 제어 기능 저하(단독의 움직임 및 타이밍 저하)
- 가능한 저긴장증(초기)
- 경련성 과긴장증 및 과반사증(일반적으로 나중에 발생)

에 나타나며, 과반사증, 강직, 비정상적인 반사 및 특정 격리 움직임이 없는 운동성 조절 장애로 구성된다. 그러나 실험적인 모델은 운동 피질의 손상과 관련된 강직이 뇌간으로부터의 불균형된 익제(Campbell, 2005)를 포함하여 추체외로 기능 장애에서 실제로 발생할 수 있다고 제안한다.

보조 운동 영역 병변은 양손 작업과 같은 말단의 사지의 조화 운동을 필요로 하는 활동 중에 운동 결과를 초래한다(Bear, 2007).

추체 외로계의 영역의 병변은 일반적으로 "움직임 장애"(상자 6-3 참조)라고 하는 징후와 증상을 나타내며 파킨슨병과 헌팅톤병과 같은 신경학적 증상을 포함한다. 파킨슨병의 징후는 운동 지연, 근 긴장도의 교란, "자율적인 움직임"의 손실, 비정상적인 운동 및 운동 개시 운동을 포함한다(Campbell, 2005). 근육의 강직성의 과긴장성, 특히 톱니바퀴적 강직, 그리고 휴식 진전 형태의 과운동 항진증은 파킨슨병의 임상 현상이다. 파킨슨병과는 대조적으로 헌팅턴병의 징후에는 양성적인 신경 징후와 같은 과운동성 및 무도병이 포함된다.

소뇌 손상은 비정상적인 운동 조절의 무수한 표현, 특히 저긴장성과 운동 실조를 초래한다(상자 6-4 참조). 근육의 불일치와 평형의 감소는 소뇌 기능 장애의 주된 징후이다. 일반적으로 운동 실조증이나 운동 장애는 상자 6-5에 열거되어 있으며 이 장의 뒷부분에서 설명하는 특정 운동 결손을 나타낸다.

상자 6-3 추체외로계 손상 후 발생할 수 있는 일반적인 운동문제

운동긴장이상
경직성 과긴장증(cogwheel)
과운동증(휴식 시 진전)
저운동증(운동느림증)
손상된 운동 조절(움직임의 시작)
불수의 운동

상자 6-4 소뇌 손상의 흔한 운동문제

- 근육 비협응(실조증, 상자 6-5 참조)
- 저긴장증(저근육 긴장도)
- 무력증(일반적인 근력의 감소 또는 에너지 손실)
- 자세 평형 저하
- 안구진탕증(불수의적 리듬성 눈 움직임)
- 발성 장애(실조증)

상자 6-5 실조증/비협응의 특정 구성요소에 대한 용어

- 길항운동반복불능증
- 실조증
- 거리측정 이상
- 상반운동반복장애
- 과운동증
- 언어장애
- 측정과대증(목적물 지나침)

생각해 볼 점 6.1

- 중간뇌동맥(MCA) 뇌졸중 진단을 받은 경우 어떤 해부학적 부위가 영향을 받을 것으로 예상하나?
- 이러한 해부학적 영역에 따라 어떤 운동 기능이 손상될 것으로 예상하나?
- 의학적 진단 및 병변의 위치를 토대로 오른쪽, 왼쪽, 양쪽 모두 관여할 것으로 예상하나?

상부 및 하부 운동 신경 병변의 임상적 발현

Clinical Manifestation of Upper and Lower-Motor Neuron Lesions

뉴런(Neurons), 즉 신경계의 세포는 기능적으로 상위 및 하위의 뉴런으로 나눌 수 있다. 본질적으로, 척수 전각의 신경을 제외한 CNS에서 유래하는 모든 뉴런은 **상향 운동 뉴런**으로 간주된다. **하위 운동 신경원**은 척수 전각에 있는 운동 신경 세포의 세포체 또는 뇌신경 운동 기능에 기여하는 뇌간의 운동 뉴런 및 근육을 신경을 자극하도록 주변으로의 축삭 돌기를 포함한다. "최종 공통 경로"라는 용어는 때로 근육의 운동 단위를 직접 자극하는 섬유(뇌신경 및 말초 척수 신경에서)로 중추 신경계를 빠져 나가는 하행 신경 세포의 축삭을 가리키는 데 사용된다.

뇌 및 척수에서 상위 운동 신경원에 영향을 주는 병리학은 **상위 운동 신경**(Upper motor Neuron, UMN) 병변으로 분류된다. UMN 병변의 임상적 발현에는 신경학적 증상을 포함한다: 강직성 과긴장성(또는 강직)과 과반사증은 자발적이고 반사적인 운동 활동에 대한 대뇌 조절의 상실과 높은 운동 구조로 인한 정상적인 억제 작용이 중단되기 때문에 발생한다. 정상적인 하위 운동 센터의 억제없이, 비정상적인 반사는 조절되지 않아 특유의 임상적 발현을 일으킨다. UMN 증후군은 또한 일반적으로 마비의 부정적인 신경 징후, 손상된 운동 조절 운동 또는 근력 약화를 포함한다. UMN 병변 발현은 표 6-1에 자세히 설명되어 있다.

"최종 공통 경로"에 발생하는 손상은 **하위 운동 신경원**(lower motor neuron, LMN) 병변으로 설명된다. 이러한 장애는 일반적으로 UMN 병변의 정반대를 나타내며 근육의 활성화를 억제한다. 일부 운동 유닛을 제외하고 일부 LMN 병변은 위축과 저긴장의 부정적인 신경 징후를 일으킨다. 그러나 특정 근육을 자극하는 모든 운동 뉴런이 영향을 받는다면, 완전한 마비(즉, 근육량 활동의 중지)의 음성의 신경 징후가 이완마비와 함께 발생할 것이다. LMN 병변 발현은 표 6-2에 나와 있다.

신경운동 검진의 원리

Principles of Neuromotor Examination

운동 검진의 일반적인 순서는 환자의 자세, 움직임 및 내부의 조화 운동, 계통 간의 자세한 병력 청취, 그리고 개별 환자의 특정 문제를 문서화하기 위한 포괄적인 환자 중심의 신체 검사를 포함해야 한다. 자세한 내용은 14장을 참조한다.

또한 운동 검사에 영향을 줄 수 있는 요소를 파악하는 것이 중요하다. 환자의 인지 및 각성, 시각 및 감각 기능, 의사 소통, 협조 능력 및 의지, 불안 수준, 상해 또는 질병에 따른 검사 시기, 약리학적 요인의 영향을 포함하는 몇 가지 요소가 있다(표 6-3 참조)(Brown, 1991). 치료사는 현재 및 미래의 검사 결과에 대한 정확한 해석을 향상시키기 위해 검사 중에 나타나는 이러한 요소를 적절하게

표 6-1 상지의 운동신경원 병변의 흔한 증상
(겉질숨뇌로, 겉질척수로, 겉질적색핵척수로 그리고 겉질그물척수로계-세포체 또는 트랙으로의 손상)

편마비/편부전마비	• 내낭의 병변으로 인해 얼굴 아래가 마비되고, 상지가 마비/약해지며, 반대쪽이 하지가 마비됨
강직성 과긴장성	• 몇 일에서 몇 주 후, 강직(spasticity, 속도에 의존하는 수동적 폄에 대한 저항 증가)은 이러한 트랙이 알파 운동뉴런에 미치는 정상적인 억제 영향의 상실로 인해 과활동된 DTR을 동반한다. • 특히 상지의 굽힘근 및 하지의 폄근에서 수동적 움직임에 대한 단단한 저항성 이러한 긴장도는 수동적인 폄(즉, 걸쇠 나이프) 가운데 갑자기 나타나는 경우가 많다.
과반사	• DTR 증가(과활동) 특히 손목과 발목에서 증가
간대성 경련	• 관절, 특히 발목의 리듬 진동은 급작스럽고 수동적인 경련성 근육의 스트레칭에 의해 시작된다(즉, 갑작스러운 등쪽굽힘은 발바닥 굽힘을 확장). 신장 반사를 통해, 이것은 발바닥 굽힘을 초래하고, 다시 등쪽굴근을 확장시키고, 다시 사이클을 시작한다
바빈스키 반사	• 발의 측면 발바닥 측면을 쓰다듬으면 엄지발가락이 과도하게 폄되고 다른 발가락은 벌림하게 된다.

표 6-2 하지의 운동신경원 병변의 흔한 증상 *(뇌간의 운동뇌신경 또는 전각세포-세포체 또는 말초신경섬유에서의 손상)*

마비/부전마비	• 운동기능의 소실
	• 근육 활동에서 협조기능의 소실
	• 만약 하위운동신경 병변에 부분적이라면 운동기능의 감소 및 협조기능의 감소
위축	• 뼈의 두드러진 특징과 함께 근육량과 부피가 2차적으로 감소함
	• 자율신경성 반응의 소실
비정상적 촉진	• 부드럽고 연약한 근육, 부피가 없음
대상적 움직임 (Vicarious movements)	• 보상 또는 트릭 움직임: • 예: 근육 대체(위팔두갈래근 긴갈래, 위팔세갈래근 긴갈래, 쇄골 큰가슴근, 가시위근은 돌림 시에 등세모근이 기능이 소실된다면 벌림될 수 있다. • 예: 이 현상은 실제로 힘줄고정술 효과와 같은 보상 활동을 지원하는 데 도움이 될 수 있고 유용할 수 있다. = 특히 사지마비 환자처럼 영구적인 손실에서 손목이 폄 될 때 수동적으로 손가락의 굽힘이 발생한다.
저반사	• 감소 또는 결손된 DTR
근육섬유다발수축	• 근육의 연축(twitch)은 탈신경 손상을 지시

표 6-3 운동기능에 영향을 줄 수 있는 약물의 예

약물계통	운동 기능의 영향
Antipsychotics	추체외로계 증상을 포함한 지연성 운동장애(tardive dyskinesia), 거짓파킨슨증(pseudoparkinsonism), 정좌불능증(akathisia) (restlessness), 근육긴장이상(dystonia), 또는 신경이완성 악성증후군(neuroleptic malignant syndrome), 또는 진정(sedation).
baclofen	근위축
benzodiazepines	진정과 실조증(Diazepam 포함).
Dantrolene sodium	전반적인 위축
Diruetics	근육 또는 피로감
Lithium	진정, 기력소실, 그리고 근위축
Levodopa	발리스무스, 근육긴장이상, 근육간대경련, 틱, 진전, 무도형 움직임과 같은 운동이상증과 같은 장기간 (3개월에서 3년)
Tricyclics	진정, 무기력, 근위축(Amoxapine = Ascendin를 포함; 실조증 또는 지연성 운동장애).

Ciccone CD. *Pharmacology in Rehabilitation*. 4th edition. Philadelphia, PA: F.A. Davis Co.; 2007에서 인용.

문서화해야 한다.

관절 범위와 근육 수행력 측정 Measuring Joint Range and Muscle Performance

관절 운동 범위 Joint Range of Motion

관절 운동 범위와 근육 유연성은 가능한 움직임의 크기에 직접적으로 영향을 미치며 독자가 이미 노출되었을 가능성이 있는 다른 자원에서도 잘 적용된다(Hislop, 2007; Kendall, 2005; Norkin, 2009). 치료사가 관절 제한 대

감소된 근육 유연성 대 근육의 과긴장성에 의한 관절에서 제한된 움직임 사이를 구분할 수 있어야 한다. 따라서 근력과 운동 장애에 대한 중대한 의미 때문에 운동 범위와 **유연성(근육 유연성)**은 신경 기능 장애 환자의 운동 검사 초기에 검사해야 한다. 관절에서 사용할 수 있는 모션의 한계를 **구축**이라고 한다. 관절 범위 또는 근육의 유연성에 대한 제한을 위한 치료적 개입의 세부 사항은 23장에서
논의된다.

관절 운동 범위(joint range of motion, ROM)는 검사 중인 특정 관절에서 사용할 수 있는 동작이다. ROM은 뼈의 특정 관절과 뼈 표면의 일치성에 의해 직접적으로 영향을 받는다. 관절낭을 구성하는 결합 조직은 또한 특정 관절에서 이용 가능한 운동을 직접적으로 일으킨다. 관절염에 영향을 줄 수 있는 다른 요소로는 근육, 건, 신경 및 혈관과 같은 관절을 가로지르는 많은 구조가 있다. **근육 유연성**은 특정 관절을 가로 지르는 근골육건의 구조의 길이와 확장성, 관절이 움직일 수 있는 능력에 미치는 영향을 나타내는 용어이다. 관절 ROM을 분류하는 측면에서 능동, 능동 보조 및 수동 ROM의 세 가지 주요 유형이 있다.

신경근 질환 진단을 받은 환자는 힘, 힘의 생성 또는 운동 제어 장애로 장애를 가지므로 종종 환자가 능동적으로 전체 ROM을 통해 관절을 움직이지 못하게 한다. **능동 ROM(AROM)**은 환자가 근육이나 근육 그룹을 사용하여 항중력 운동을 포함하여 관절을 독립적으로 움직이는 반면 움직임 중, 근육이 너무 약해 중력에 대항할 수 없을 때 사용되며 **능동 보조 ROM(AAROM)**을 받으면 사용된다. 보조는 중력의 영향을 제거하거나 환자에게 다른 사람이나 물건의 외부 지원을 제공하여 도움을 받을 수 있다. AROM과 AAROM은 특히 체력으로서의 힘(근육의 힘에 관한 부분을 참조)과 단독의 움직임이 없는 사람에게 특히 유용하다. AROM과 AAROM은 운동 조절 움직임 검사를 위한 핵심적인 방법이다(운동 조절 섹션을 참조).

수동 ROM(PROM)은 환자의 반응을 필요로 하지 않으며 적극적으로 사지를 움직일 수 없는 환자의 관절 운동성/범위를 평가하는 데 필수적이다. 치료사는 사용 가능한 전체 범위를 측정하고 문서화하기 위해 모든 움직임을 제공한다. 사용 가능한 ROM의 끝에서 마주치게 되는 저항을 **"끝 느낌"**이라고 한다. 끝 느낌은 부드럽고,
뼈 느낌, 비어 있는 것으로 분류된다(표 6-4 참조).

관절을 가로지르는 근육과 힘줄은 관절에서 사용 가능한 ROM에 영향을 준다. 관절 운동 범위와 근육의 유연성은 분명히 다르지만, 근육의 유연성에 대한 제한은 관절 운동 범위를 제한할 것이고, 관절에 고유한 범위 제한은 결국 관련 근육의 적응 단축으로 이어질 것이다. 수동 불완전의 운동학적 원리는 근육의 길이를 줄이는 것이 어떻게 관절 운동 범위를 어떻게 만드는지 보여주는 예이다. 본질적으로 **수동 불완전**은 두 개의 관절 근육에서 발생하며, 근육이 뻗어 있을 때(길항근쪽으로) 두 관절 모두에서 완전한 ROM을 얻을 수 없다는 이유로 설명될 수 있다. 예를 들어, 대퇴직근은 고관절과 슬관절 둘 다를 교차시킨다. 사람이 무릎을 굴곡시키고(대퇴직근 운동의 반대쪽으로) 허리를 신전 운동(또한 그 행동의 반대)으로 움직이면, 고관절에서 완전한 신전과 슬관절에서 완전한 굴곡은 근육의 단축이 발생한다면 동시에 성취될 수 없다. 비정상적인 근육의 유연성과 비정상적인 자세로 휴지기 긴장도는 관절 ROM에 영향을 준다. 근육의 활성화가 수축 요소의 해리를 방해하고 범위의 반대쪽으로의 완전한 움직임을 방해하기 때문에 휴지기인 근육의 긴장도가 증가하면 사용 가능한 관절 움직임이 감소할 수 있다. 관절이 완전히 사용 가능한 ROM을 통과하기 위해서는, 관절 운동의 길항근이 완전히 늘어나야 한다. ROM 정의와 관련된 치료적 개입은 23장에 제시되어 있다.

표 6-4 수동적인 관절범위 운동과 연관된 "끝 느낌"의 분류

약물계통	운동 기능의 영향
텅빈 느낌(Empty)	환자는 불안이나 통증으로 인해 이용 가능한 ROM의 끝에 도달이 되지 않음. 또한 최종 느낌을 평가할 수 없는 것과 관련
딱딱한 느낌(bony)	사용 가능한 ROM 끝에서 딱딱한 멈춤이 발생하며, 일반적으로 골격 또는 관절 표면 주위의 기계적 막힘에 의해 발생
단단함(firm)	결합조직의 신장 한계로 인해 팽팽하거나 타이트한 느낌
연부조직 접근(soft tissue approximation)	연부조직이 완전한 ROM의 근접방지

ROM 검사 기본 개요

ROM 검사를 수행하는 것은 독자가 앞서 자세히 설명한 대로 능동적인 움직임과 수동적인 움직임을 모두 포함한다. 이 장은 신경근 질환을 앓고 있는 집단에서의 함축적 의미를 중심으로 한 개요의 목적으로만 사용된다. 근육 유연성은 능동적으로나 수동적으로 평가할 수 있지만 ROM 검사 중에 사용되는 기법과 약간 다르다.

AROM 검사

기본 운동학적 지식을 사용하여 환자가 각 관절에서 중력의 영향에 대해 단독의 운동을 수행하게 한다. 능동적인 수의적 운동 중에는 운동 제어 움직임 시험의 일환으로 관찰을 할 수도 있다(자세한 내용은 이 장의 뒷부분에서 설명한다). 특정 관절에서 사용 가능한 동작의 정의를 인식하면 각도 측정을 사용하여 사용 가능한 관절 AROM을 정량화 한다. 환자가 관절에서 완전한 AROM을 수행할 수 있다면 관절 완전성을 테스트하기 위해 PROM을 사용할 필요가 없다.

환자가 중력에 대항하여 운동을 완료할 수 없으면 수동으로 들어 올리는 힘을 제공하거나 중력이 요구되는 방식으로 환자를 배치하여 시도한 운동 중에 도움을 줄 수 있다(AAROM). 꽂임촉(dowel), 도르래(pulley)의 물체 또는 환자의 반대편 사지는 움직임에 도움을 줄 수 있다. AROM에 제공된 지원 유형(예; 수동, 꽂임촉 등)은 문서화되어야 한다. 도움을 받아 완전한 AROM을 얻을 수 없다면 PROM 평가가 필요하다. 수동적 평가는 관절의 연부조직 완전성이 관절의 움직임을 방해하는지 여부를 결정하지만, 수동적인 이동성이 충분하면 관련된 근육 조직의 강도가 저하되어 전체 활동이 원활하지 않을 수 있다. 이것은 AAROM이 AROM을 초과하는 경우 특히 그렇다.

PROM 검사

PROM은 생리학적 해부학적면에서 검사하거나 부속 관절 움직임을 평가하는 데 사용할 수 있다. 이 장의 강조는 다양한 해부학 평면에서 발생하는 생리적인 움직임이 있을 것이다.

일반적인 PROM 평가를 수행하기 위해서, 한쪽 손을 검사 관절의 근위 또는 관절에 위치시켜 관절과 근위부를 최적으로 안정화시킨다. 다른 손은 근육과의 직접적인 접촉, 특히 강직이 있는 근육을 피하면서 모든 접촉이 뼈 돌출부 위에 있는지 확인하면서 관절 말단에서 운동력을 제공해야 한다(그림 6-4 참조). 관절은 전체 ROM을 통과해야 한다. PROM 검사의 핵심 구성 요소는 사용 가능한 양의 ROM을 결정하는 것으로 각도기로 정량화 된다. 시험과 정상적인 방법에 대한 자세한 내용은 다른 참고 자료에서 찾을 수 있다(Hislop, 2007; Norkin, 2009). 치료사로서, 사용 가능한 ROM 끝에 막히는 느낌이나 저항의 "느낌"("끝 느낌"이라고도 함)에 대해 알고 있어야 하며 그 예는 표 6-4에 나와 있다.

마지막으로 ROM 검사 중에 예방 조치가 필요할 수 있다. 수동적 운동 중에 강직성 과긴장이 감지되면 빠른 움직임은 스트레치 반사를 자극하여 전체 끝 범위로 이동하지 못하게 한다. 가장 극단적인 경우에, 강직은 명백히 ROM을 제한하거나 PROM 검사를 연장할 수 있다. 치료사는 실제 최대한의 관절 위치를 얻기 위해 천천히 오래 걸릴 때까지 기다린다. 일반적으로, 관절 완전성을 검사하기 위해 ROM을 테스트 할 때 빠른 움직임은 불필요한 것이므로 피해야 한다.

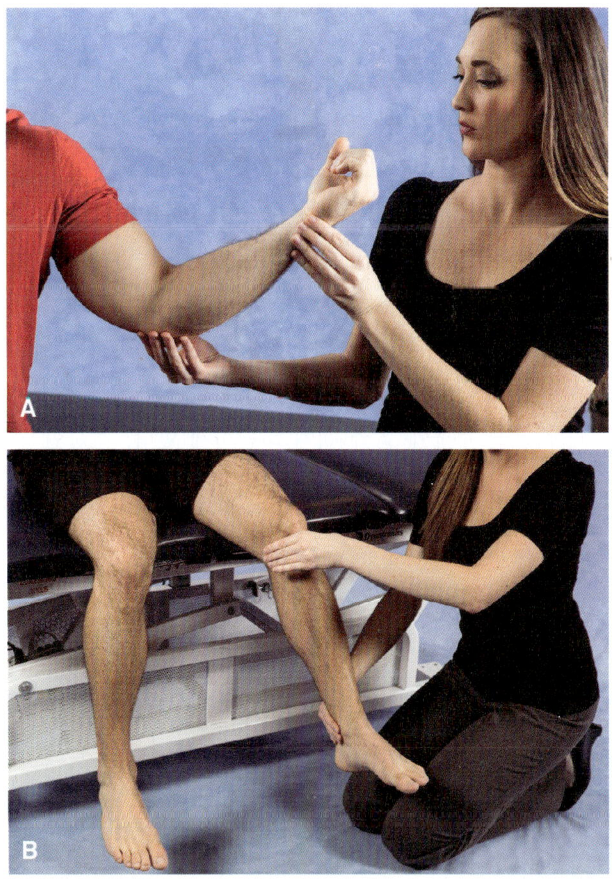

그림 6-4 관절각도(관절가동범위) 및 근육 긴장 평가를 위한 손 위치는 뼈 돌출부와의 접촉을 강조해야 하며 특히 무릎에 대한 A. 상지 관절각도 검사와 B. 하지의 관절각도 평가에 표시된 것처럼 근육과의 접촉을 피해야 한다.

유연성 Flexibility

관련 뼈가 움직일 때, 근육 동작의 반대 방향으로 움직일 때 근육이 길어진다. 유연한 근육은 유연성이 없는 근육보다 신전성이 뛰어나 관련 관절에서 더 큰 ROM을 허용한다. 근육 신장은 항중력 근육군에 의한 말단 범위의 구심성 근육 작용 동안 또는 다른 외력에 의한 수동적으로 발생할 수 있다. 발목 발바닥 굴곡근인 가자미근육은 치료사와 같은 외부의 힘에 의해 부과되는 능동적인 발목 등쪽 굴곡 또는 강제 등쪽 굴곡에 의해 늘어난다. 발목이 동시에 등쪽 굴곡을 하면, 슬관절이 신전으로 위치될 시에,
2관절 근육인 장딴지근육이 최적으로 신전된다.

유연성 평가는 일반적으로 모두 수행하는 것이 가장 좋지만 적극적으로 또는 수동적으로 수행할 수 있다. 능동적인 유연성 평가를 위해 환자가 길항근 그룹을 활성화시켜 가능한 한 최대한 관절을 움직이도록 한다. 수동 평가 중, 관절을 완전한 범위로 이동시키는 외력을 제공한다.

ROM 평가와 마찬가지로 각도기를 사용하여 영향받은 관절에서 사용 가능한 동작을 측정하고 그 결과를 반대측의 사지의 결과와 비교한다. 다른 협동근도 목표 근육을 평가하는 동안 신전하는 것을 기억한다. 따라서 특정 기능 근육 그룹이 신장되어 있는 것을 문서화하는 것이 좋다(예; 반막양근 대신에 슬관절 굴곡근). 그러나, 가능한 짧아진 자세에서, 협응근의 위치를 잡는 동안 문제의 근육의 모든 특정 동작의 반대 방향으로 신체 분절을 움직여 상대적으로 더 크게 위치를 잡을 수 있다. 예를 들어, 발바닥의 경우 발을 등쪽으로 움직여 다른 기본 발바닥근, 장딴지근과 족척근을 무릎에 굴곡 시에 느슨하게 한다. 건강한 개인에 대한 정상적인 유연성 데이터는 다른 곳에서 분류된다(ACSM, 2014).

근력 Muscle Strength

근력은 운동을 일으키는 힘을 발생시키는 근육의 능력이며 운동 조절에 필수적이다. 근육 힘은 다음과 같은 행동 양식에서 생산되고 검사될 수 있다: **등척성 운동**(정적), **근육 운동, 등속 운동**(고정 속도, 예를 들어, 초당 60°의 동심 또는 편심 동작), 또는 **등장성** 운동(고정된 속도가 없는 움직임, 추가적인 저항을 갖거나 갖지 않고 사지를 움직이는 동안 구심 또는 원심성 운동). 임상적인 근력검사는 정형외과에서 일반적인 관행이지만 일부 신경학적 검사에서는 현재 허용된다. 전통적으로 UMN 증후군을 가진 일부 환자에게는 강도 테스트가 부적절한 것으로 생각되었는데, 이는 구심성 작용이 길항근의 신장 반사를 악화시킬 수 있기 때문에 근육의 강렬한 근 긴장도를 증가시킬 수 있기 때문이다(Engardt, 1995). 그러나 근력과 근 긴장도는 뚜렷한 근육의 특징이며, 자발적인 근육 활동은 반드시 근 긴장도를 증가시키는 것은 아니다. 사실, 신경학적 기능 이상의 환자의 근력을 평가하기 위해서는 느린 구심성 작용이 적절하다고 주장하는 사람들도 있다(Marque, 1997).

뇌 병변에서 운동 조절을 하는 사람의 더 큰 문제는 개인이 목표 근육과 독자적인 움직임을 수행할 수 없다면 근력 검사가 유효하지 않다는 것이다. 표준화된 프로토콜과 위치로 전통적인 근력검사를 수행하려면 근육이 대체 또는 운동 보상없이 적절하게 활성화되어야 한다. 특정 근육 또는 근육 그룹에서 감소된 힘 생성 능력은 위축이라고 하는 부정적인 신경학적 징후이다. 신경학적 장애가 있는 위축에 대한 치료적 개입의 원칙과 실행은 22장에 제시되어 있다. 확실히, LMN 손상이나 저긴장증과 관련된 주요 위축이 있는 환자의 경우 근력 검사가 필수적이다. 근육에서 힘을 발생시키는 능력이 완전히 결여된 것을 완전 마비 척수손상(scinal cord injury, SCI)이라고 한다.

등척성 검사는 수축 중에 관절 운동이 일어나지 않아야 한다. 등척성 검사 방법에는 수동 근육 테스트와 동력 측정기가 있다(Andrews, 1996; Andrews, 2000; Hislop, 2007; Kendall, 2005). 등척성 근력검사는 특정 근육/근육 그룹 또는 근육분절을 평가하는 데 사용될 수 있다. 근력에 대한 등척성 검사는 두 개의 관절 근육을 위한 중간 범위에서 또는 단일 관절 근육에 대해 사용 가능한 ROM의 단축 끝에 종종 발생하지만, 관절 위치는 특정 개인의 능력에 따라 달라질 수도 있다(Hislop, 2007; Kendall, 2005). 예를 들어, 중간 범위에서 대퇴사두근을 검사하려면 무릎이 약 60~70°(보통 135°의 절반)에 배치되어야 하지만 짧아진 끝 범위에서 테스트는 완전 무릎 신전이다. 특정 근육 그룹이 길항근 그룹의 짧아짐 충분한 운동 제어 부족으로 인해 짧아진 위치를 달성할 수 없는 경우 짧아진 ROM의 근육으로 수행된 등척성 검사는 문제가 될 수 있다. 검사자는 동반된 근력과 함께 PROM의 부족을 기록해야 한다(Hislop, 2007).

신경학적 평가에서 근육분절 검사는 특정 수동 근육 검사보다 일반적이며 특히 SCI와 관련된 검사에서 유용하

표 6-5 주요 근절범위

신경근 범위	관절 작용
C5	팔꿈치 굽힘*; 어깨 벌림
C6	손목 폄*
C7	팔꿈치 폄*
C8	손가락 굽힘*; 중간 손가락의 원위
T1	손가락 벌림*; 새끼 손가락
L2	엉덩관절 굽힘*
L3	무릎; 폄*
L4	발목 등쪽 굽힘*
L5	엄지발가락 폄; 긴 발가락의 폄*
S1	발목 발바닥 굽힘*

* ASIA에서 주요 근육 동작을 제시함 "Standard Neurological Classification of Spinal Cord Injury"; 그림 5-11(ASIA, 2011) 참조.

다. **근육분절**은 일반적으로 유사한 동작을 수행하는 단일 척추에 의해 신경이 작용되는 근육 또는 근육 그룹으로 구성된다. 예를 들어, L3 근전도는 무릎 신전을 일으키는 근육으로 구성된다. 다른 주요 근육분절 수준은 표 6-5에 나열되어 있다. 검사하는 동안, 사지는 근육군이 중력에 대항하여 일을 하도록 위치되어야 한다. 임상가가 적용하는 추가적인 힘은 중력 및 테스트 중인 근육의 작용에 반응한다. 관련된 면의 발견은 포함되지 않은 측면과 비교된다.

수동 근육 검사는 환자와 시험된 관절을 다양한 표준화된 위치에 배치하여 특정 근육이나 근육 그룹을 분리하려는 근육의 힘을 평가하는 방법이다. 수동 근육 검사 결과는 SCI로 인한 사지 마비 환자에서 단기 기능 근육 회복을

상자 6-6 도수근력검사의 원리

- 환자가 기준의 평가 자세를 가정할 수 있어야 한다 (근육 단독 움직임을 위한 운동제어).
- 중력의 영향 고려
- 평가 중인 근육의 반대측 작용의 저항을 가한다.
- 사용 가능한 ROM 종료 시 저항 실행(약간 단축)
- 맨손 저항을 천천히 형성한다.
- 환자가 최대 장력을 발휘할 수 있도록 함
- 통증 유발 방지
- 평가된 근육 또는 협력근 그룹에 대한 접촉을 피한다.

예측하는 것으로 나타났다(Brown, 1991). 수동 근육 테스트의 세부 사항은 다른 테스트(Hislop, 2007; Kendall, 2005)에 설명되어 있지만 신경 장애와 관련하여 적용되어야 한다. 다양한 테스트 위치는 각 근육 그룹에 대해 표준화된 짧아진 자세에 근육을 위치시킨다. 중력의 효과는 큰 양의 근력을 생성할 수 있는 환자에서 최대화되어야 하며 중력에 반하여 정상 또는 완전 ROM을 통과할 수 없는 환자에게는 최소화되어야 한다. 수동 근육 검사의 일반 원칙은 상자 6-6에 나와 있다.

표 6-6에 나와 있는 수동 강도 시험의 *The Modified Research Council(MRC)* 등급은 특정 수동 근육 시험 기술과 근육 분절의 총 근육군 평가 모두에 대해 동일하다(Mendell, 1990). 다소 주관적 임에도 불구하고, 등급을 매기는 척도는(동일한 검사자 내에서) 좋은 내면을 제공한다(Florence, 1992; Wadsworth, 1987). MRC 수동 근육 등급 척도는 0에서 5까지의 범위를 가지며 정상적인 것으로 간주된다. 이는 검사된 근육 그룹이 수행에 대해

표 6-6 개선된 도수근력 검사등급

등급	척도	정의
Normal	5	환자는 중력의 영향에 대해 완전한 ROM을 가지고 있다. 검사자는 "최대" 저항을 제공하고, 손상측과 건측에 대한 감별할 수 없음
Good	4	환자는 중력의 영향에 대해 완전한 ROM을 가지고 있다. 검사자는 강한 저항을 제공하며, 손상측과 건측에 대해 약간의 감별이 가능
Fair	3	환자는 중력에 대항하여 완전한 ROM을 유지할 수 있지만 검사장에 의해 제공되는 저항에는 유지할 수 없음
Poor	2	중력제거: 환자는 완전한 AROM을 할 수 있음
Trace	1	중력제거: 환자는 완전한 AROM은 할 수 없으며 근육의 긴장도는 검사자가 촉진할 수 있음
Zero	0	중력제거: 환자는 AAROM을 할 수 없으며 근육의 긴장도를 촉진할 수 없음

(Hislop, 2007; Kendall, 2005)

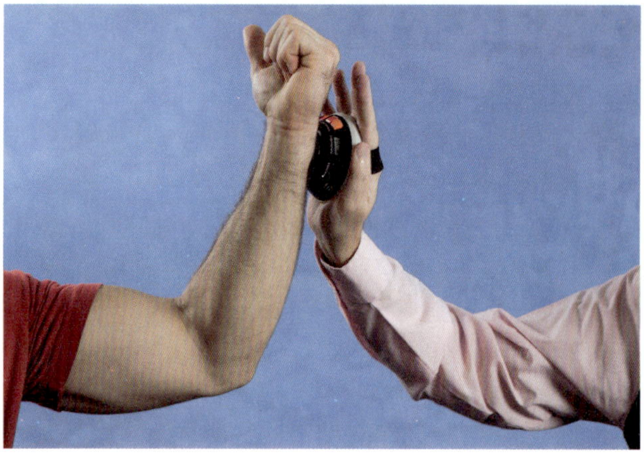

그림 6-5 팔꿈치 폄 힘의 객관적 측정에 사용되는 핸드헬드 동력계.

최대 저항에 저항하고 반대쪽 말단과 대칭적임을 나타낸다. 나머지 등급은 환자가 중력에 대항하는 근육 활동을 하는지 여부와 환자가 검사 중 저항에 대해 얼마나 많은 추가 힘을 낼 수 있는지에 따라 결정된다(Hislop, 2007). 어떤 사람들은 기능적인 근육 활동을 하는 동안 적어도 5의 척도에서 4점을 고려해야 한다. 왜냐하면 정상적인 기능적 활동 중에는 사지의 무게보다 더 많이 생성하기 때문이다(Brown, 1991).

휴대용 **동력계**(그림 6-5)는 수동 근육 시험과 관련된 등급 시스템보다 근육의 위축과 그 개선을 탐지하고 기록할 수 있는 힘을 측정하는 보다 객관적이고 민감한 장치이다(Crompton, 2007; Wadsworth, 1987). 검사-재검사와 검사자간 신뢰도는 휴대용 동력계로 확립이 되어왔고(Bohannon, 1986; Bohannon, 1987), 동력계를 이용한 더 높은 검사-재검사의 가치는 수동 근육 검사보다 더 관찰되어 왔다(Wadsworth, 1987). (강도 검사에 대한 증거 표에 초점을 맞춘다.) 독자는 성인에서 주요한 사지의 근육군에 대한 Andrews(1996)에 의한 휴대용 동력계를 사용하여 규범적인 데이터를 찾을 수 있다.

수동 근력을 위한 검사/조치

근육 검사의 세부 사항은 그 주제에 초점을 맞춘 다른 특수 교재에서 잘 다루어진다(Hislop, 2007; Kendall, 2005). 근력, 수동 근육 등급 또는 휴대용 동력계로 평가되든 적절한 수행을 위한 몇 가지 기본 규칙이 필요하다. 먼저, 환자를 편안하고 표준화된 위치에 둔다. 근본적인 말단을 먼저 테스트하여(적용 가능한 경우), 환자에게 중력에 대항하여 자신의 몸무게를 들어 올리는 것과 관련된 근육 강도를 먼저 평가하기 위해 검사된 근육 또는 근육군의 행동을 수행하도록 환자에게 요청한다. 신경 장애가 있는 환자의 경우 표준화된 시험 위치를 취하고 유효한 근육 검사 등급을 얻기 위해 다른 근육 대체 없이 단독의 운동을 수행할 수 있어야 한다는 것을 기억하는 것이 중요하다. 환자가 전체 사용 가능한 ROM을 통해 신체 부위를 움직일 수 있다면, 다른 손으로 근위 부분을 안정화시키면서, 한 손으로 원위 부분에 저항을 준다. 수동 저항의 양을 평가하고 문서화하거나 생성된 힘을 문서화하기 위해 동력계를 사용한다. 점차적으로 힘을 가하면서 신체 부분을 "홱 움직임(jerk)" 발생하지 않도록 적용된 저항을 만들고 푼다. 사람이 대체없이 완전 격리된 운동을 수행할 수 없는 경우, 근육 검사가 유효하지 않으며 이 장의 뒷부분에서 설명하는 대로 운동 제어 이동 능력을 검사하는 것이 더 적절하다.

완전마비와 ASIA

미국 척추 손상 협회(ASIA)는 SCI(Furlan, 2011; Priebe, 1991)를 통해 개인의 운동 기능, 감각 및 통증을 평가하는 기준을 수립했다. *ASIA 손상 척도*는 다음과 같이 구성된다: "*A-완전*" 병변은 가장 낮은 천골 부분(S4/5) 또는 손상 수준 이하의 운동 기능이나 감각 기능이 없는 것이다. "*B- 불완전*"은 S4/5 아래에 감각 기능이 해당 운동 기능이 없는 것이다. "*C-불완전*"은 운동 기능이 신경학적 수준보다 낮지만 주요 근육 그룹 중 절반 이상의 근육 등급이 5중 3 미만일 때이다. "D-*불완전*"은 운동 기능이 신경학적 수준보다 낮게 유지 될 때 발생하며 주요 근육 그룹 중 하나는 5중 3 이상의 근육 등급을 갖는다. "*E-Normal*"은 운동과 감각 기능이 손상되지 않은 상태이다(El Masry, 1996; Furlan, 2011; Priebe, 1991). SCI 손상의 심각성을 평가하는 ASIA 척도 외에도, *척수 손상에 대한 ASIA 표준 신경 분류*(ASIA, 2011)에는 특정 감각 및 운동 참여 수준을 평가하는 도구가 포함되어 있다(그림 5-11 참조). 최근 연구는 ASIA 규모의 운동 및 감각적 측면의 유용성을 입증한다(El Masry, 1996; Furlan, 2011).

등속성 근력의 검사/측정

등속성 근력 검사는 운동 범위 내에서 일정한 속도로 일어나는 운동 중에 힘 생성을 측정할 것을 요구한다. 등속성 강도 평가는 운동 중에 생성된 힘의 상대적 양을 기록

하면서 고정된 속도를 유지하는 컴퓨터 장비에서 수행된다(그림 6-6 참조). 등속성 검사는 전통적으로 신경학적 손상이 있는 환자를 평가하는 데 사용되지 않았지만 최근 몇 년간 인기가 높아지고 있다(Engardt, 1995; Marque, 1997; Pasternak-Mladzka, 2007). 등속성 검사가 신뢰성을 갖기 위해서는 시험 위치를 표준화하고 중력을 교정하고 기계에 대한 환자의 경험으로 발생하는 학습 효과를 포함하여 교육 효과를 설명하는 것이 중요하다(Marque, 1997). 전체적으로 등속성 검사는 근긴장 이상과 같은 임상적 표현을 평가할 때 객관성을 제공한다(Pasternak-Mladzka, 2007).

등속성 근력 평가는 특정 장비 제조업체에 따라 달라지는 절차와 단계가 필요하다. 그럼에도 불구하고 사용되는 등속 기기의 유형에 관계없이 적용되는 일반 지침이 있다. 환자를 검사하기 전에 기계를 보정한다. 필요한 경우 환자에게 장치를 보조하고 적절한 안정화 벨트 또는 스트랩을 사용하여 의자 또는 벤치에서 환자를 안정시킨다. 기계의 회전축과 움직이는 관절의 회전축을 일치시켜 동력계를 환자에게 맞춘다. 적용할 시에, 먼저 근본적인 근본 원인을 테스트 한 후 올바른 방법으로 반복한다. 항상 등속성 검사절차에 대한 모델별 정보는 제조업체 매뉴얼을 참조한다.

근 긴장도 Muscle Tone

근 긴장도는 휴식 시 근육에 존재하는 고유한 신경 근육 활동의 양이며, 반응에 의해, 특히 저항의 양, 수동적인 신장이나 근육의 신장으로 감지된다(Masi, 2008). 근 긴장도는 근육 수행의 다른 측면만큼 쉽게 측정할 수 없기 때문에 일부 사람들에게는 논쟁거리가 되었다. 그럼에도 불구하고 많은 연구 조사에서 신경학적 장애가 있는 환자의 근력을 변화시키는 의료 및 수술 관리 능력을 시험하고 입증한다(Fehling's, 2010, Saval, 2010). 18장과 19장은 이 집단에서 근 긴장도를 바꾸기 위한 치료적 개입에 초점을 맞추고 있다. 여러 신경 해부학 영역의 손상으로 인해 근 긴장도가 비정상적으로 나타날 수 있다. 특히, 소뇌 또는 뇌간 또는 척수의 운동 경로에서 대뇌 피질(피라미드)계의 손상은 경련을 일으킬 수 있다. 기저핵을 포함한 추체 외로계의 손상은 종종 강직 또는 근 긴장 이상을 초래한다. 예를 들어, 외상성 뇌 손상으로 인한 외상성 또는 파킨슨병과 같은 퇴행성 흑질의 손상은 강직을 초래할 수 있다. 강직은 속도 의존성이 아니므로 경직으로 인한 차이가 있을 수 있으며 느린 속도의 PROM 중에도 존재할 수 있다. 전정계 센터, 소뇌, 전각 세포, 말초 신경, 신경근 접합부 또는 근육 자체의 손상은 근 긴장도를 감소시킬 수 있다.

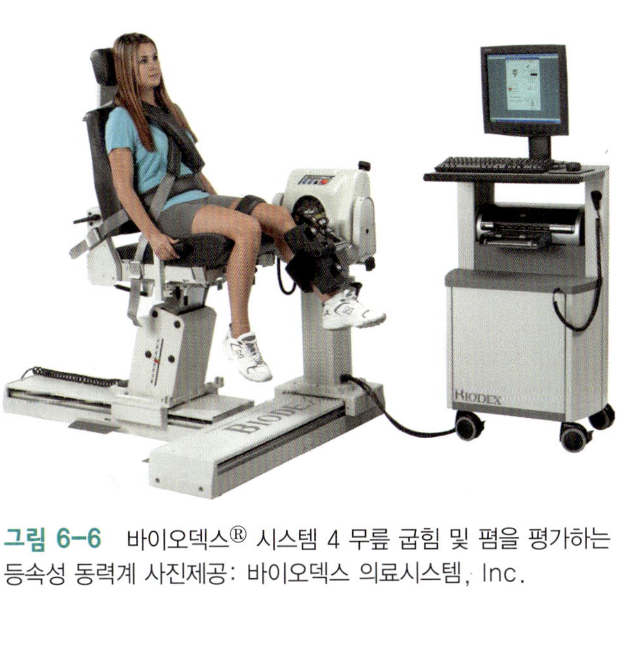

그림 6-6 바이오덱스® 시스템 4 무릎 굽힘 및 폄을 평가하는 등속성 동력계 사진제공: 바이오덱스 의료시스템, Inc.

연속체로서의 비정상적인 근육의 유형은 표 6-7에 나와 있으며 이 장의 뒷부분에서 자세히 설명한다. **과 긴장증**은 플러스 신경학적 징후가 목표 근육의 양적인 신장 동안에 근육에서의 증가된 저항에 대한 근육의 상태이며, 반면에, **저 긴장증**은 마이너스 신경학적 징후가 목표 근육의 수동적인 신장 동안에 정상보다 저항이 덜 한 상태이다(Campbell, 2005). 이 장에서는 "관절 가동범위"의 평가의 장에서, 근 긴장도를 포함하는 신경운동 검사의 검사와 측정에 초점을 맞추지만, 치료사는 근육 길이 제한이나 관절낭 제한과 같은 관련 관절 가동범위의 제한/구축과 관련된 과긴장을 구별할 수 있어야 한다. 저긴장과 이완과 관련된 치료적 개입은 18장에 제시되어 있다. 경련성 과긴장 및 강직성 과긴장과 관련된 치료적 중재가 19장에서 다루어진다.

근 긴장도, 환자의 정서 및 행동 상태, 수동적인 운동의 속도(더 빠른 속도는 스트레칭 반사의 활동을 유발할 가능성이 더 크다), 환자의 협조 등 몇 가지 요소가 근 긴장도의 임상 표현에 영향을 미칠 수 있다. 이들 요인 중 신경학적 검사 결과에 영향을 주기 때문에 근 긴장도 평가를 수행할 때 환자의 협조와 이완이 가장 중요하다. 환자는 최적의 근 긴장도 검사가 가능하도록 검사 중인 팔다리를 자발적으로 이완시킬 수 있어야 한다.

표 6-7 근긴장도에 대한 정의

긴장도 상태	이완성	저긴장증	정상	경련성 과긴장증	경직성 과긴장증
수동 신장도에 대한 근육 저항	신장 저항 완전한 부재	신장에 대한 감소된 저항	신장에 대한 약한 저항	빠른 스트레치로 증가하는 신장력에 대한 저항의 증가(속도-의존성) 뇌졸중/외상성 뇌손상에서 손상측의 관절의 근육에 지배적임(또는 척수 손상에 의한 건측에서 주동근, 길항근 둘 다), 최대 신장에서 근육운동 범위 끝에서 더욱 명백함	더 빠른 스트레칭으로 증가하지 않는 신장 저항 증가(저속에서도 존재); 종종 관절 양쪽에 있는 근육에 존재하며 범위 전체에 걸쳐 존재(비록 "경직성 과긴장증(cog wheel)" 패턴을 보일 수 있음).
반사 (DTRs)	부재	감소(저반사)	정상	증가됨(과반사), 부분적 경련	증가될 수 있지만 종종 반대 근육 그룹의 활동에 의해 감소됨
흔한 의학적 질환	• 급성 CVA • SCI의 척수 충격 • 소아마비(완전) • 일부 척수 근육 위축 • 말초신경손상 • 길랭 바레	• 일부 유전질환(다운 증후군, 엔젤만증후군) • 소아마비(부분) • 소뇌 장애		• CVA • 외상성 뇌손상 • 척수 손상 • 다발성 척수염	• 파킨슨 증후군 • 기저핵 외상 또는 뇌졸중

상위 운동신경 증후군의 한 부분으로 경직성 근 긴장도와 관련된 일반적인 임상 표현은 접는 칼(claspknife) 저항, 가위 보행, 간대성 경련(clonus), 바빈스키(Babinski) 및 쉐독(Chaddock) 증후를 포함한다(Campbell, 2005). **접는 칼(Clasp-knife) 현상**은 수동인 스트레치가 스프링 저항 주머니칼을 열 때 나타나는 갑작스런 방출에 뒤이은 초기 저항을 초래하는 불일치하게 나타나는 경련의 특징이다. 가위 보행은 유각기 단계에서 다리의 과도한 이상 상승 작용과 관련된 고관절 경직성 환자에서 관찰되는 운동 조절 문제이다. **간대성 경련**(Clonus)은 종종 경련과 관련이 있으며 발목(가장 흔한), 손목 또는 슬개골의 갑작스런 수동적 움직임(Campbell, 2005)에 반응하여 주동근과 길항근 그룹을 교대로 반복하는 무의식적인 수축 및 이완이다. 신속하고 강하게 관절을 끝 범위로 밀어 넣고 끝 범위의 압력을 유지하여 간대성 경련을 테스트한다. 결과의 반사적인 운동을 관찰하고 운동의 "박자" 또는 "진동"을 계산한다. "박자"의 수를 주목하여 간대성 경련을 기록한다. "박동"의 수를 주목하여 간대성 경련을 문서화 한다. 간대성 경련이 마지막 범위에서 유지된 압력으로 가라앉지 않으면 "지속된 간대성 경련"을 문서화하는 것이 적절할 수 있다. 경련 상태에서 이전에 설명한 DTR은 과반사적 증상을 나타낸다. 양적인 **바빈스키 표시**는 다리의 복부 측면을 유독 쓰다듬어서 결과로 엄지발가락 신전과 발가락 벌림(그림 6-7)에 의해 관찰된다(다섯 번째 중족골의 기저부에서 시작하여 발을 중족골 머리까지 미끄러지게 하고, 내측으로 중족골 머리까지 내

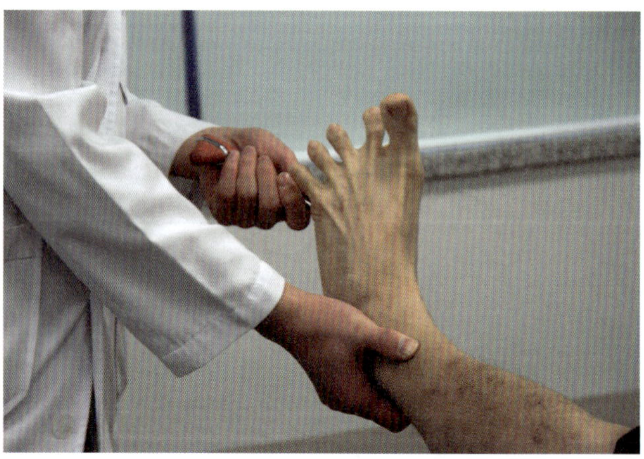

그림 6-7 바빈스키(Babinski)는(제5 중족골의 길이를 따라) 측면 발의 평판 표면을 쓰다듬은 다음 중족골의 머리를 따라 큰 발가락 폄과 다른 발가락의 펴짐으로 기록한다.

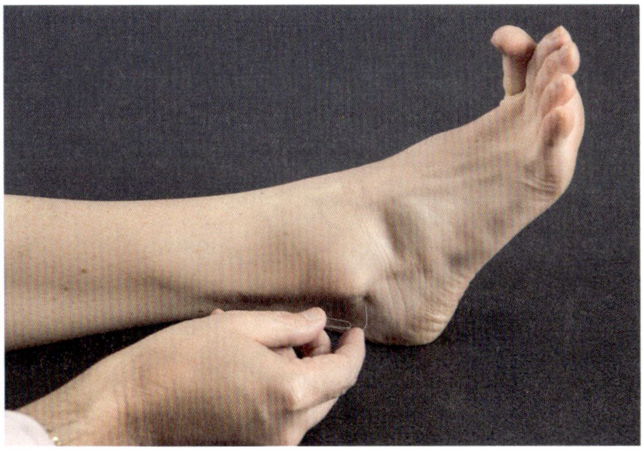

그림 6-8 복사뼈 아래 자극에 반응하여 발가락이 벌어지거나 벌어지지 않고 발가락을 펴하는 Chaddock 증상

측으로 가로지게 한다). (Campbell, 2005). 바빈스키 증후는 UMN 위축을 예측할 때 민감도가 35%이지만 특이도는 77%이다(Miller, 2005). 발가락 굴곡과 다리와 발의 움츠림은 바빈스키 테스트에 대한 정상적인 반응으로 간주된다. **쉐독 징후**는 복측면과는 반대로 복측뼈(그림 6-8)보다 발의 아래 측면의 유해한 자극에 대한 응답으로 발생하는 발가락의 넓히기 유무에 관계없이 엄지발가락의 신전이며, 바빈스키 징후와 유사하다(Campbell, 2005).

긴장도의 평가는 체간보다 사지에서 더 쉽고 더 일반적으로 테스트된다. 비정상적인 긴장도는 특정 부상이나 질병을 겪은 근위부 근육에서와 유사할 수도 있다. 근 긴장도 검사는 종종 다르며, 김사자간 신뢰도는 진통적인 긴장도 평가 방법에서 상대적 주관성 때문에 문제가 되고 있다(Campbell, 2005). 비정상적인 근 긴장도를 감지하는 전통적인 방법은 수동적인 신장을 통해 근육을 수행하는 반면 치료사는 근육이 수동적인 신장과 반대되는 저항을 느끼는지를 "느끼거나" 평가한다. 장애가 없는 개인의 사지를 움직일 때 느끼는 것과 저항의 양을 비교함으로써, 치료사는 일반적으로 그 긴장도가 감소했는지, 정상인지, 증가했는지를 결정할 수 있다. 중재 계획을 수립할 때, 치료사는 비정상적인 긴장도의 유형(예; 이완성, 강직성, 경직 등)을 결정하고 비정상적인 근기능이 개인의 기능과 활동을 진정으로 제한하는지 여부를 고려해야 한다. 의미론적 관점에서 볼 때, "Billy는 오른쪽 상완근에 긴장도가 있다."와 같이 일반적이고 불확정적인 문장을 작성하는 대신 비정상적인 긴장도의 특정 유형을 지정하는 것이 대화 및 문서화에서 항상 더 낫다. CVA를 가진 개인은 사지가 자발적으로 움직이는 것을 방해하는 심한 경직이 있을 수 있다. 완전한 SCI 마비를 가진 개인은 자발적인 근육 조절이 없기 때문에 체중 부하에서 하지 기능에 실제로 기여하는 경직이 있을 수 있다. 마지막으로, 근 긴장도 검사에서 치료사는 각 관절의 주동근과 길항근의 저항을 비교하는 것이 중요하다. 특히 일방적인 증상이 예상되는 경우에는 이를 비교하는 것이 중요하다. 팔다리와 관절의 이러한 비교는 신경학적 사건이 발생하기 전에 환자의 기본 수준의 긴장도를 얻을 수 있다.

근 긴장도의 측정 절차

신체 부위의 자세와 움직임을 처음 관찰할 때, 환자의 근 긴장도에 대한 가설을 세우게 된다. 근육이 부피가 큰지 또는 위축된 상태인지, 그리고 휴식 중이나 운동 중 근육에 긴장이 있는지 확인한다. 예를 들어, 중력 의존적인 위치에서 힘이 없는 듯한 사지는 이완성 또는 심각한 저긴장증을 가질 수 있다. 비정상적인 항중력 자세에서 유지되는 사지는 다른 장애 중에서도 당신이 정중히 시험할 수 있는 과긴장증과 관련될 수 있다. 정의에 따라, 근육의 긴장 또는 신장에 대한 저항의 양을 측정할 때 느린 속도와 빠른 속도로 표적 근육을 수동적으로 길게 하여 근 긴장도를 테스트한다. 팔다리를 수동적으로 움직일 때, 잠재적인 비정상적인 근육과의 접촉을 최소화하기 위해 가능한 한 많이 뼈 돌출부를 사용하여 환자의 다리를 잡고 최적의 안정성을 위해 환자를 배치하는 것이 중요하다. 예를 들어, 팔꿈치 굴곡 및 신전에서 근 긴장도를 시험할 때, 근위부 손은 내측 및 외측 상과의 접촉으로 팔꿈치에서 안정화 될 수 있다. 원위의 손은 필꿈치 관질에서 동작을 제공하기 위해 유양 돌기의 접촉을 이용한다. 손목 관절에서의 유양 돌기를 통하여 손목에서 안정화하여 외측 두 번째 중수골 머리와 내측 다섯 번째 중수골 머리에서 접촉을 한다.

근 긴장도를 평가할 때, 환자가 편안하게 움직이는 동안 수동적, 능동적 운동 또는 신장에 대한 근육 저항을 결정하는 것이 중요하다(Campbell, 2005). 또한 사지를 풀 관절가동범위와 다양한 속도로 움직여야 한다(경직을 테스트하기 위해 다음 장에서 강조할 것이다). 수동 신장 운동을 수행할 때, 고유감각 인식을 사용하여 운동 선반에 걸쳐 근육의 "느낌" 또는 저항을 결정한다. 경직의 경우, 일반적으로 사용되는 테스트 및 측정법에서 경련을 계측하는 데 중요하기 때문에 저항 범위에서 가장 먼저 느껴지는 부분을 특히 주의한다. 당신은 각 운동 단계 동안 어떤 근육이 신장되고 있는지를 잘 알고 있어야 하며,(길어지는 근육이 시험된 근육이다.) 근육에 의한 저항을 느껴 그 신장에 대한 저항이 정상적으로 기대되는 수준인지 또는 저항이 줄어드는지를 느껴야 한다. 예를 들어, 팔꿈치 신전 상태로 움직이면서, 팔꿈치 근육이 길어지거나 늘어날 때 근육 긴장도(저항)를 테스트하거나 느끼고 있다(그림 6-9 참조). 뇌 질환(예; CVA, 외상성 뇌 손상[TBI], 뇌성 마비[CP])이 있는 개인의 근력을 검사할 때 병적인

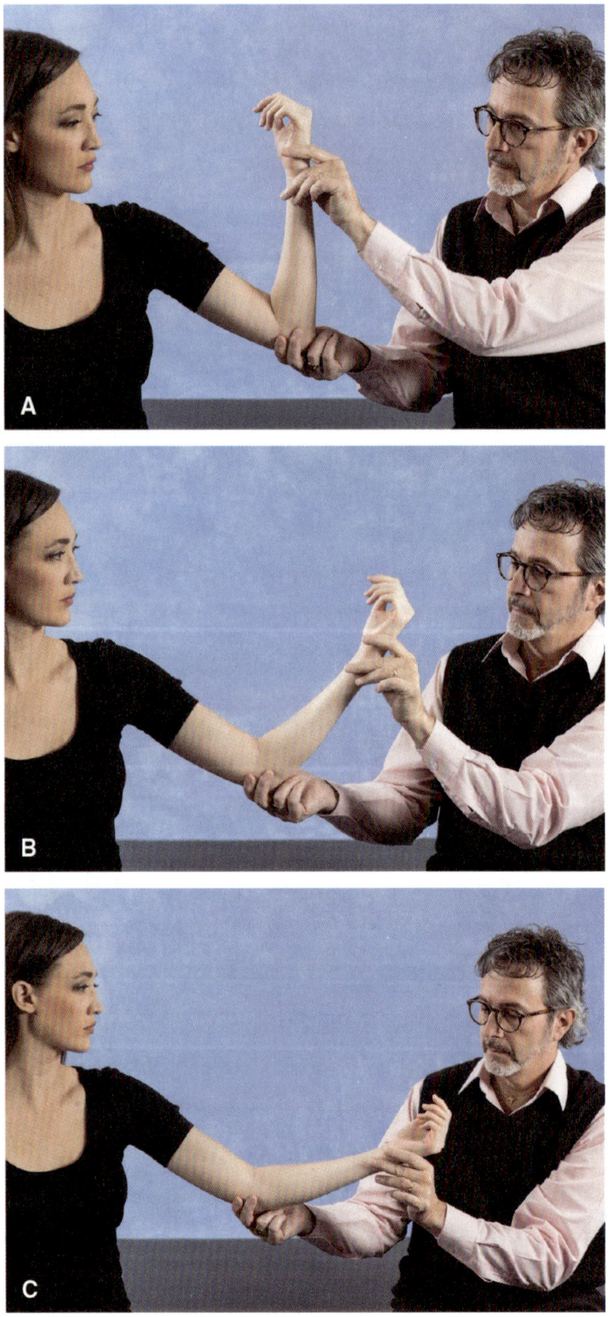

그림 6-9 A, B, C 위팔두갈래근의 수동 신장에 의한 위팔두갈래의 근육 긴장도 검사, 팔꿈치 폄시킴.

부분과 관련하여 긴장성 반사의 영향을 관찰하고 인식하는 것이 중요하다. 재발성 비대칭 긴장성 목 반사(ATNR)의 영향을 피하기 위해 회전하지 않고, 정중선에 머리를 유지하는 것은 목이 회전되고 반대편 팔에서 팔꿈치 굴곡을 증가시키는 쪽으로, 팔꿈치 신전근 및 무릎 신전근의 긴장도를 증가시킨다. 재발성 긴장성 미로 반응의 영향을 피하기 위해 엎드려서 또는 앉히는 것보다는 옆으로 또는 앉아서 근육의 긴장도를 테스트한다. 이는 앙와위에서 신전근의 근 긴장도가 증가하고 복와위에서 굴곡근의 긴장도가 증가하는 원인이 된다.

몇 가지 테스트는 일반적인 근육의 긴장도를 평가하고 간대성 경련과 DTR(이 장 후반부에 기술하였음) Arm Dropping 검사(또는 Drop Arm 검사), Pronation Positioning 검사, Pronator Drift 검사, 그리고 진자 검사로 구성된다. *Arm Dropping Test* 위치는 팔을 내전하고 편안한 휴식 상태이다(Campbell, 2005). 환자가 앉아있는 상태에서 환자의 팔을 어깨 굴곡이나 외전의 약 90°까지 빠르게 올린 다음 즉시 환자의 팔을 떨어뜨린다. 과긴장성은 시작 위치로 상대적으로 감소된 복귀 속도를 유발하는 반면, 저긴장성은 영향을 받지 않는 말단에 비해 휴식상태의 위치로의 복귀 속도를 증가시킨다. 그러므로 양측 상지를 동시에 평가하는 것이 좋다. 바로누운자세의 Arm Dropping 검사는 앉아있을 수 없는 환자를 위한 대체 검사 위치이다; 셋업 운동은 외전 대신 수동적인 수평적인 내전이다. *Pronator Positioning 검사*는 Arm Dropping 검사와 유사하다. 환자의 팔의 근 긴장도로 비정상을 이끌어 내기 위해 상승한다. 그러나 Pronator Positioning 검사로 가능한 환자의 팔을 어깨 높이로 굴곡하여 올리고 머리 위쪽 위치로 올라간다. 상완골 외회전은 일반적으로 머리 위로 상승을 수반하며, 전완 회외는 팔꿈치가 신전될 시에 상완골의 외회전을 동반한다(Neumann, 2009). 그러나, 과긴장성을 가진 환자는 팔꿈치가 신전될 때 거상된 상완골의 위치에서 과도한 전완의 회내전을 보인다(그림 6-10). Pronator Positioning 검사의 고전적인 임상 표현이나 양성인 징후는 환자의 손바닥이 팔꿈치가 신전된 거상된 상완골에서 외측을 향하고 있다는 것이다(Campbell, 2005).

*Pronator Drift 검사*는 환자의 눈이 서 있는 자세에서 감고, 전완의 회외전, 팔꿈치, 손목과 손가락의 신전상태로 시작된다. 경미한 근육 긴장도를 가진 환자는 약간의 전완의 회내 및 팔꿈치, 손목 및 손가락 굴곡으로 "이동"한다.

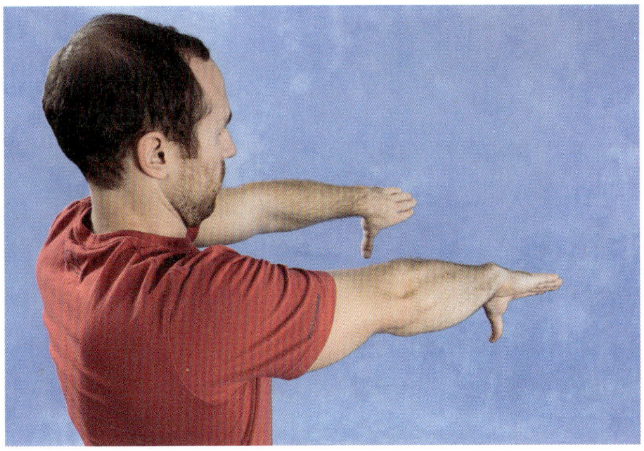

그림 6-10 환자가 상완 거상 및 팔꿈치 폄을 유지하려고 하는 동안 환자의 전완이 과도한 회내하는 회내근 위치 평가.

이 검사는 감별할 수 없는 경미한 근육의 긴장도의 증가를 식별하는 데 민감하다(Campbell, 2005). 다리의 진자 검사는 환자가 바닥에 닿지 않고 다리를 매달리도록 충분히 높게 앉을 것을 요구한다. 수동적으로 환자의 이완된 하체를 무릎 굴곡 위치에서 무릎 신전 위치로 움직인 후, 갑자기 놓는다(그림 6-11). 일반적으로 하지는 여러 번 진자 운동처럼 흔들어야 한다. 강직이나 경직은 하지의 움직임이 줄어들거나 전혀 움직이지 못하게 된다(Campbell, 2005). 이 검사는 또한 과긴장성 또는 저긴장성에 대한 전반적인 긴장도의 평가로 수행되어 하지의 스윙의 증가 및 감소를 유발할 수 있다.

수동 운동 테스트로 결정된 긴장도 상태를 확인하기 위해 일반적으로 사용되는 또 다른 테스트로 DTR 테스트가 있다. 이 테스트에서는 근육의 갑작스런 신장/늘어남을 유발하여 근육의 적절한 수축을 관찰할 수 있다. DTR 테스트의 일환으로 검사 중인 근육이 힘줄을 충격을 주기 전에 스트레칭되거나 부분적으로 수축되어 있는지 확인하는 것이 중요하다. 또한 환자가 검사 중에 반대 근육 그룹이 활발히 수축하지 않는 것이 필수적이다. 신경학적 장애가 없는 사람에서 조차도 긴장도와 반사 민감도가 다양하기 때문에 검사 시 위치, 특히 편측성인 장애에서 대칭을 확인

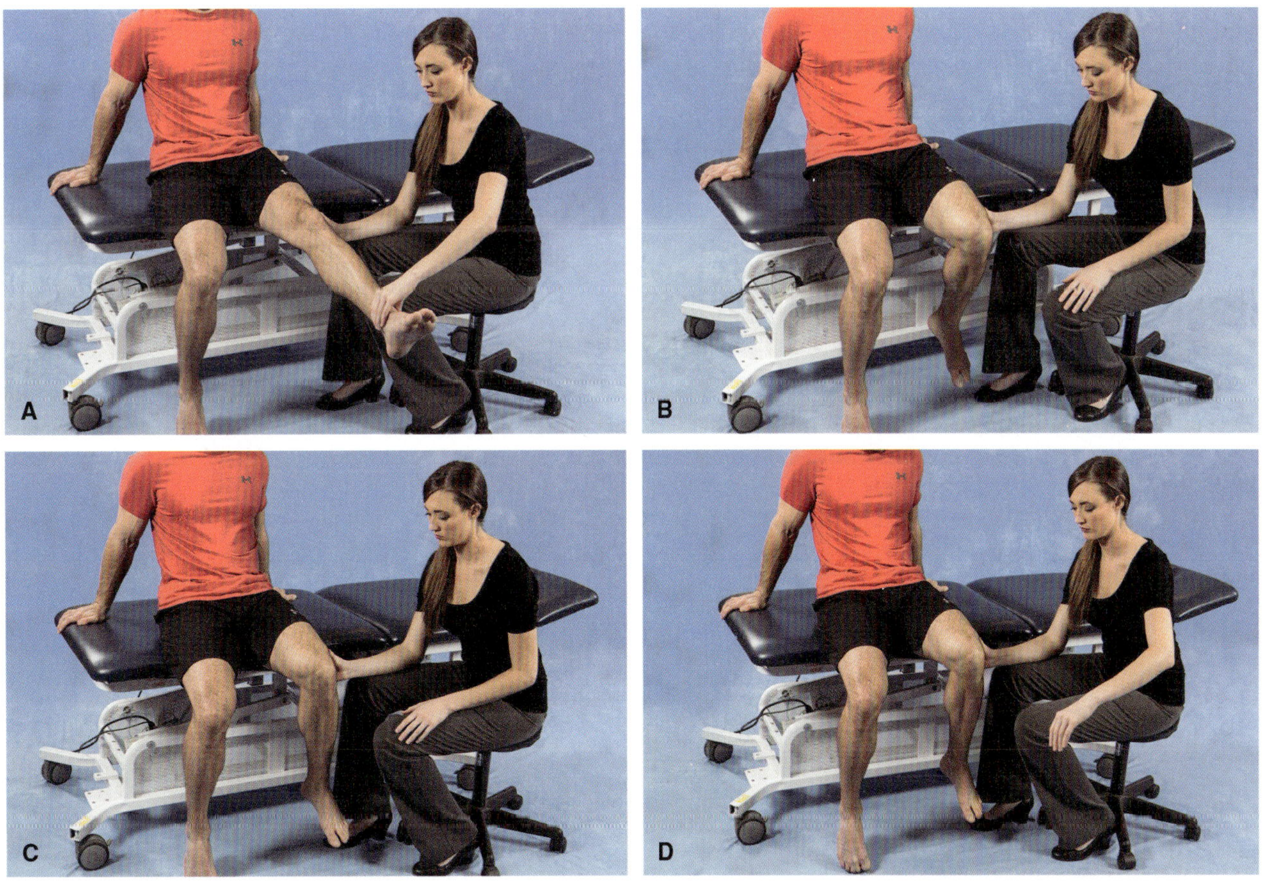

그림 6-11 A, B, C, D 무릎 폄의 근육 긴장도에 대한 하퇴 진자 검사. A. 환자가 앉고 다리 스윙을 위한 테이블 아래에 여분의 공간이 있는 상태에서 치료사는 다리를 무릎이 완전히 뻗은 위치에서 놓는다. B. 다리는 수동적으로 아래로 굽혀져 무릎 굽힘이 된다. C. 그리고 나서 다리는 무릎의 폄방향으로 앞으로 스윙하게 된다. D. 다리는 부분적인 무릎 굽힘으로 되돌아가고 나서 각 사이클의 감쇠와 함께 폄 운동과 굽힘 운동을 번갈아 한다.

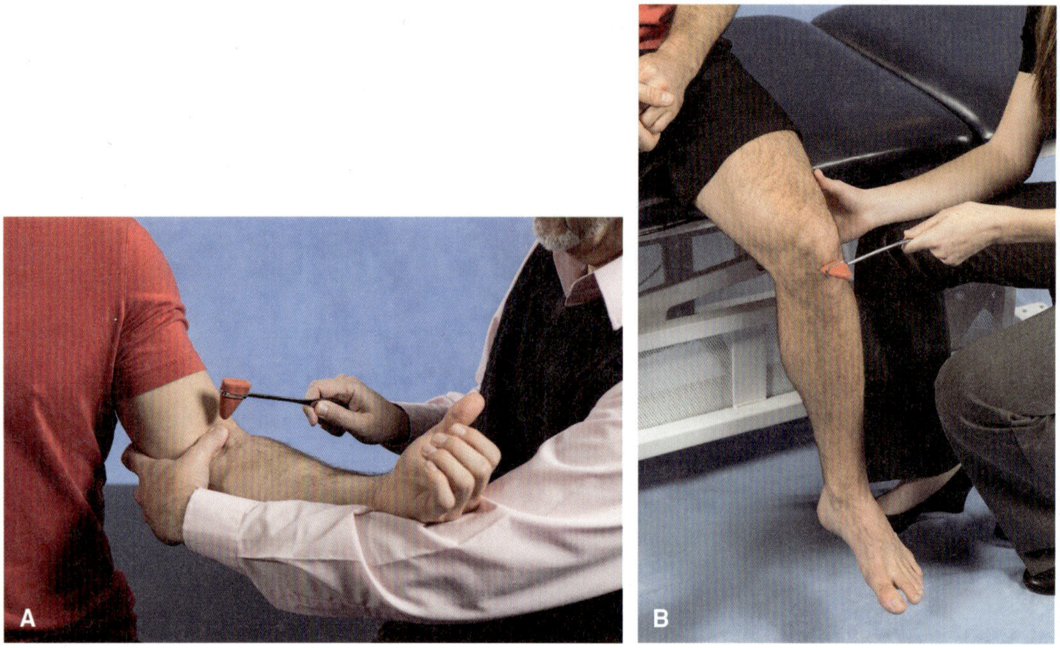

그림 6-12 A. DTR 측정은 이두박근의 팔꿈치 DTR 테스트 사진에서 보듯이 엄지손가락을 작은 힘줄 위에 놓고 반사망치로 엄지손가락을 치는 방법으로 수행될 수 있다. B. 슬개(사두근)건은 또한 DTR을 테스트하기 위한 일반적인 위치이다.

하는 것이 가장 중요하다. 상완이두근과 같은 작은 힘줄을 사용하면 엄지를 힘줄 위에 올려 놓고 엄지손가락을 치면 (그림 6-12A) 팔꿈치 운동을 유발할 정도로 강하지 않을 수 있는 미묘한 팔꿈치 수축을 느낄 수 있다. 일반적인 DTR 테스트 위치는 상지에서 상완이두근과 상완요골근(그림 6-12A)과 하지에서는 아킬레스(족저 굴곡근)의 슬개건(대퇴사두근)(그림 6-12B)을 포함한다(자세한 내용은 표 6-8에 요약되어 있다). 사람이 슬개골 DTR 테스트에 반응이 없거나 최소한의 반응을 보일 경우 **Jendrassik 기법**(그림 6-13)은 손을 잡고 서로 잡아 당겨 상지 긴장을 증가시켜 반사 반응을 높이기 위해 사용될 수 있다(Nardone, 2008). 이 현상이 신경 운동계의 증가로 인해 발생하는지 또는 환자가 의식적으로 근육 반응을 방해하는 것으로부터 환기를 시키는 것인지 분명하지 않는다(Nardone, 2008).

표 6-8	깊은 힘줄 반사(DTR)의 평가
위팔두갈래근	환자가 앉은 상태에서 팔뚝을 팔뚝으로 받치고 환자의 팔꿈치를 90° 이하로 구부려 놓는다. 엄지손가락으로 힘줄을 두드리며 엄지손가락을 힘줄에 대고 눌러 스트레칭을 더한다. 그런 다음 엄지손가락을 가볍게 두드리면서 촉각을 곤두세우고 반응을 관찰. 엄지손가락으로 느껴지는 힘줄의 약간의 긴장감에서부터 눈에 보이는 근복의 움직임 또는 분명한 팔꿈치 굽힘의 움직임까지 반응은 다양할 수 있음. DTR를 도출하는 데 어려움이 있을 경우, 평가 중 하지의 장력을 증가시켜 반응을 높일 수 있다(예; 하지 사이의 자기 저항으로 발목 교차, 개선된 하지 젠드라식 조작(Jendrassik maneuver)).
위팔세갈래근	환자가 앉은 상태에서 팔꿈치가 수동적으로 구부러질 수 있도록 안쪽돌림과 벌림을 통해 위팔뼈를 지지한다. 위팔세갈래근 힘줄은 주두의 끝 위로 접근할 수 있어야 하고 반사 망치로 힘줄을 직접 두드린다. 반응 없음에서부터 약간의 반응, 눈에 띄는 움직임의 근복을 포함할 수 있는 반응을 관찰한다.
슬개건	무릎을 90°로 놓고 환자가 바닥에 발이 닿지 않은 상태에서 힘줄을 두드린다. 반사 망치로 힘줄을 직접 두드리며 무반응에서 약간의 수축, 무릎 폄 움직임까지 다양한 반응을 관찰한다.
아킬레스 건	환자가 앉아 있을 때 수동적으로 환자의 발목을 약간 구부리고, 발목 뒤쪽 중간선에 힘줄이 두드린다. 발목의 표면을 반사 망치로 두드리고 반응을 관찰한다. 반응이 없는 것에서부터, 근육의 약간의 수축, 그리고 발목의 발바닥 굽힘 운동까지 다양할 수 있다.

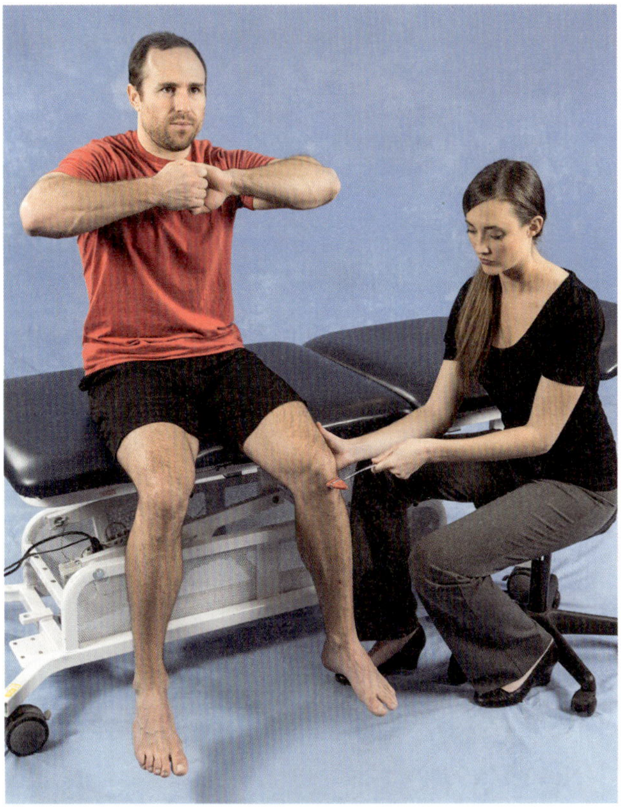

그림 6-13 Jendrassik 수기는 때때로 감소되고 관찰하기 어려운 DTR을 높이는데 도움을 줄 수 있다.

비정상적인 근육 긴장도의 특정 유형에 대한 관찰

이완은 병변이 특정 근육의 운동 단위의 활성화를 방해할 때 완전한 또는 전체 LMN 병변과 일반적으로 연관된 근육 긴장도의 완전한 결핍이다. LMN 병변은 척수 전각에서 또는 말초 신경의 말초 운동 섬유에서 위치되는 세포체 둘 중 하나에 영향을 줄 수 있다. 이완은 또한 수일에서 수주 동안 지속되는 영향을 받은 부위의 경미한 영향으로 CVA를 따르는 **뇌졸중**과 같은 대뇌 및 뇌간의 UMN 병변 후에 일시적으로 발생할 수 있다(Campbell, 2005). 외상성 SCI에 따른 근육 그룹의 일시적인 영향은 **척수 쇼크**라 하며 일반적으로 24시간 동안 지속되지만 최대 4~6주간 지속될 수 있다. 반사 활동이 결여인 **무반사**는 이완의 표현이 되는 것이다. 자발적인 활동이 없는 이완(flaccidity)은 활성의 가능성이 없는 완전한 마비가 되는 것이다. 근본적인 운동 뉴런이 근육이나 근육 그룹으로 효과적인 신호를 전달할 수 없기 때문이다.

저긴장성(hypotonia)은 근육의 수동적인 신장에 대한 저항이 정상 수준보다 낮아지는 상태이다. 즉 PROM을 통해 관절을 움직이는 것이 보통 쉽다. 약간의 저항이 있지만, 정상적으로 발견되는 것보다 적다. 저긴장성은 다양한 유전 질환(예; 다운증후군 및 엔젤만증후군), 근육에 대한 운동 단위의 일부만이 영향받은 LMN 손상(예; 소아마비), 신경 기능 장애 접합부의 기능장애(예; 중증 근무력증), 근육 장애(근이영양증) 등이 있다. 저긴장성은 또한 전형적으로 운동 실조가 동반될 때 소뇌를 구성하는 장애에서 흔히 발생하며, 이 장의 뒷부분에서 논의된다. 이완(flaccidity)은 영향을 받은 근육 그룹의 완전한 마비와 관련이 있지만 저긴장성는 근육 위축과 가장 관련이 있다.

과긴장성 또는 지친 근 긴장도의 두 가지 형태가 있다: 경직과 강직. UMN 손상과 관련된 **경직**(**경직성의 과긴장증**)은 추체 또는 추체외로의 손상을 초래한다. 경직에서, 수동적인 늘림(elongation)에 대한 증가된 저항의 중요한 특징은 증가된 근 긴장도가 속도에 의존한다는 것이다. 더 빠른 움직임은 억제되지 않거나 증가된 단일 시냅스 스트레치 반사를 통해 스트레칭에 대한 저항력을 증가시킨다. 경직의 경미한 등급에서는 관절을 매우 천천히 움직일 때 증가된 근긴장을 감지하지 못할 수도 있지만 사지를 더 빨리 움직일 때 명백한 증가를 느낄 수 있다. 신장반사의 증가된 흥분성은 손상된 추체로(pyramidal tract)의 하위 운동 센터에서 반사적인 근 긴장도 및 정상적인 스트레치 반사를 효과적으로 억제할 수 없기 때문에 활성화에 대한 역치의 감소 또는 척수 반사 작용에 대한 억제성 조절의 감소로 발생한다(Campbell, 2005). 대뇌 병변의 경직은 대개 주로 관절의 특정 부위의 근육 그룹에 영향을 준다. 이 경우, 대부분의 분포는 상지의 굴곡근과 하지의 신근을 포함한다. 대뇌척수로의 붕괴와 관련된 SCI를 가진 개인의 경직은 신체이 영향을 받은 부위에서 근육 그룹의 반대편에 똑같이 영향을 줄 수 있다. 경직성 저항은 이용 가능한 ROM의 끝에서 신장이 될 시에, 영향받은 근육의 긴장이 증가함에 따라 감소한다. 근육 늘임(elongation)으로 인한 경직성 저항의 감소는 Golgi 힘줄 기관(GTO)의 활동으로 인한 것일 수 있지만, 이 분야에서 더 많은 연구가 필요하다(Nielsen, 2007). 장기간의 경직은 늘어난 범위로 이동할 수 있는 능력을 최소화 할 수 있으며 경직이 있는 근육 군을 적응적 단축시킬 수 있어 사용 가능한 ROM이 영구적으로 감소할 수 있다. 뇌졸중 후 예상되는 발작 및 경직의 패턴은 운동 조절장(표 6-16 참조)에서 나중에 논의되는 Brunnstrom 단계의 한 구성 요소로 설명된다.

경직 때문에 관절의 ROM과 유연성의 감소는 근육 뻣뻣

표 6-9 등급에 따른 개선된 애쉬워드 척도 "근경련"

등급	설명
0	근강도 증가없음(근경련 없음)
1	근육 긴장도가 약간 증가하며, 캐치 앤 릴리스 또는 최소 저항으로 나타나지만, 영향을 받는 부분이 구부러지거나 신장된 상태에서 움직일 때만 ROM의 끝에 나타남
1+	근육 긴장도가 약간 증가한 후, 잡힘에 의해 나타나고, ROM의 나머지 부분(중간 미만)에서 최소한의 저항이 감지된다.
2	대부분의 ROM을 통해 근육 긴장도가 더 많이 증가하지만 영향을 받는 부분은 쉽게 이동된다.
3	근긴장도에서 상당한 증가가 있으며, 수동적 움직임이 어렵다.
4	굽힘과 폄에서 손상측의 경직이 발생

Bohannon RW, Smith MB. Interrater reliability of a modified Ashworth scale of muscle spasticity. *Phys Ther*. 1987;67(2):206-207. Data from Table 1 found on p. 207에서 인용함.

표 6-10 등급에 따른 개선된 타르디 척도 "근경련"

등급	설명
0	수동적 움직임 과정 내내 저항이 없음
1	정교한 각도에서 명확한 잡힘이 없는 상태에서 수동적 움직임 내내 약간의 저항
2	정교한 각도에서 잡힘을 제거하여 수동적인 움직임을 방해한 후 이완됨
3	피로감의 간대성 경련(10초 이하, 정교한 각도에서 발생하는 압력을 유지하는 경우)
4	피로감이 없는 간대성 경련(10초 이상, 정교한 각도에서 발생하는 압력을 유지하는 경우)

출처: Boyd RN, Graham HK. Objective measurement of clinical findings in the use of botulinum toxin type A for the management of children with cerebral palsy. *Eur J Neurol*. 1999;6(suppl. 4):S23-S35.

함 또는 불유연성과 감별이 필요하다. 주요한 차이는 이동 속도와 관련이 있다. 또 다른 차이점은 사용 가능한 ROM의 처음과 끝에서 느껴지는 점이다. 경직성 근육을 수동 평가하는 동안, 임상가는 속도에 의존하는 증가된 저항을 인지한다. 그러나 근육의 뻣뻣함 또는 불유연성과 관련된 저항은 관절이 가용 범위의 끝으로 이동함에 따라 증가하지만 속도에 의존하지 않으므로 근육의 신장(elongation) 속도가 매우 느린 속도에서 조차도 증가한다.

수동 신장(elongation)에 대한 저항에 속도 의존성이 있다고 판단되면 **Ashworth Scale(MAS)**은 경직의 정도를 평가하기 위해 특별히 개발된 척도이다(Bohannon, 1987; Lehmann, 1989; Mutlu, 2008; Price, 1991). 일반적으로 MAS 등급(표 6-9에 나와 있는 세부 사항)은 저항의 정도, 관절 범위의 어느 부분이 증가된 저항을 나타내는지, 저항이 얼마나 쉽게 극복될 수 있는지에 따라 결정된다. 최근 Ashworth Scale과 MAS의 측정자 간 신뢰성은 경직성 뇌성마비를 가진 경우에서 중간에서 우수(moderate to good)로 다양했으며, 검사-재검사의 신뢰성은 부족에서 우수(poor to good)(Mutlu, 2008)로 나타났다. 제한점은 "1"과 "1+"의 등급 사이에 명확한 차이가 없다는 것을 포함한다(Pandyan, 1999). 보다 표준화된 방법에 대한 권고 사항은 하지에 적용될 때 신뢰성이 제한적이라는 보고로 제시되어 왔다(Pandyan, 1999). 고관절의 내전근 및 내회전근에 대한 MAS는 다른 근육군에 비해서 측정자 간 신뢰도가 크게 떨어지는 것으로 나타났다(Nuyens, 1994).

1954년 **Tardieu Scale**은 개선된 Tardieu Scale(Boyd, 1999)에 따라 수동적인 경직의 측정으로써 1954년 원래 설명된 Tardieu 척도(Tardieu, 1954)는 환자의 팔다리를 수동적으로 사용 가능한 ROM을 통해 이동시키고 범위 내의 정확한 지점 여기서 저항은 사용 가능한 ROM의 끝과 비교하여 가장 먼저 만나게 되거나, 잡도록 한다(표 6-10 참조). Tardieu Scale은 MAS(Mehrholz, 2005)보다 높은 검사-재검사-그리고 측정자 간 신뢰도를 가진 경직의 척도로 제안되었다(Ammann, 2005). 특히, 근육을 세 개의 다른 속도로 수동적으로 신장해야 한다: 신전 반사를 발현하기 위하여, (1) 가능한 한 천천히, (2) 사지가 중력 아래로 사지를 떨어뜨리는 속도로, (3) 가능한 한 빨리(중력 아래에서 사지의 낙하 속도보다 빠르다.) 각 운동 중에 각도기를 사용하여 근육이 잡아당기는 지점(저항)이 처음 나타나는 지점과 사용 가능한 범위의 끝을 측정한다. 고속 움직임의 포착 각도는 Tardieu 경직의 각도를 얻기 위해, 가능한 가장 느린 운동의 포착 각도에서 빼게 되어 움직임은 경직에 의해 영향을 받는다는 것을 나타낸다.

Tardieu는 경직으로 인한 구축을 막는데 사용될 수 있으며(Patrick, 2006), Tardieu는 Modified Ashworth Scale(Haugh, 2006)보다 경직의 측정이 더 정확한 척도가 될 수 있다고 체계적으로 검토했다.

*Modified Tardieu Scale(MTS)*은 표준화된 팔다리 위

치 및 정렬(예를 들어, 하지의 시작 위치로서의 앙와위)을 이전의 기술에 추가함으로써 도입되었다(Boyd, 2002; Boyd, 1999). MTS는 속도 의존성(경직성)과 수동적 굳어짐(연부조직 제한) 사이의 신경 제한을 다룰 수 있지만 Ashworth 척도는 불가능하다(Boyd, 2002; Damiano, 2002). 그리고, 반복 측정을 사용하여 훌륭한 검사-재검사 신뢰도의 뇌성마비 어린이들에게 보툴리누스 독소 A의 의학적 관리와 관련하여 경직의 변화를 감지할 수 있다(Boyd, 1998).

경련의 속도 의존성을 고려하기 위해 *TSS(Triple Spasticity Scale)*(Li, 2014)가 개발되었다. 긴장성과 위상성 신장 반사에 기초하여 경직을 측정하고 수동적 저항 및 동적 근육 길이를 평가한다. 첫 번째 항목의 경우, 전체 범위에서 느린 스트레칭 "R2"(5도/초 미만)를 수행하고 대상 근육의 "R1"은 최대한 빨리 늘리고 빠른 스트레치(느린 스트레칭과 비교)로 증가된 저항을 평가한다. 0 = 증가된 저항 없음, 1 = 경미한 증가, 2 = 중간 증가, 3 = 심각한 증가, 및 4 = 극도로 심한 증가. 두 번째 항목의 경우, 간대성 경련의 정도를 평가한다. 0 = 간대성 경련 없음; 1 = 피곤함, 10초 미만의 간대성 경련을 의미한다. 2 = 피로감 없음, 10초가 넘는 간대성 경련을 나타낸다. 그리고 마지막 항목에서는 증가된 저항이 각 속도에 대해 감지되는 각도에 주목하여 동적 근육 길이(R1-R2)를 평가하고 두 각도의 차이를 계산하여 이 5단계 눈금으로 변환한다. 0 = R1과 R2 사이의 각도 차이, 1 = 완전한 ROM의 1/4 미만, 2 = 완전한 ROM 1/4 이상, 1/2 미만, 3 = 완전한 ROM의 3/4미만, 1/2 이상, 4 = 3/4 이상 일 때. 저자는 완전한 척도 해석에 대한 몇 가지를 제안한다: 간대성 경련이 발현되지 않는 근육에서 "가벼운(0-2), 중간 정도(3-5) 또는 중증 경련(6-8)"; "간대성 경련이 발현될 수 있는 근육에서 경미한(0~3), 중등도(4~6), 중증 경련(7~10)"으로 분류된다(Li, 2014). 그 측정은 좋은 측정자 간과 측정자 내 신뢰성을 보여주었다(Li, 2014).

근긴장계(Neurogenic Technologies Inc., MT, Missoula, MT)는 근육의 뻣뻣함을 정량적으로 평가하기 위해 개발되었다(그림 6-14). 근육의 뻣뻣함은 근육의 긴장도와 관련이 있다고 생각되기 때문에 근긴장계는 신뢰할 수 있는 정량적인 근육 긴장도의 평가 도구로 입증되었다(Leonard, 2001, Leonard, 2003). 근육 자체에 내재되어 있는 성질(아마도 속도 의존성이 아님)이 경직(속도 의존적임)과 같은 비정상적인 근육 긴장도와 관련이 있는지는 불분명하다.

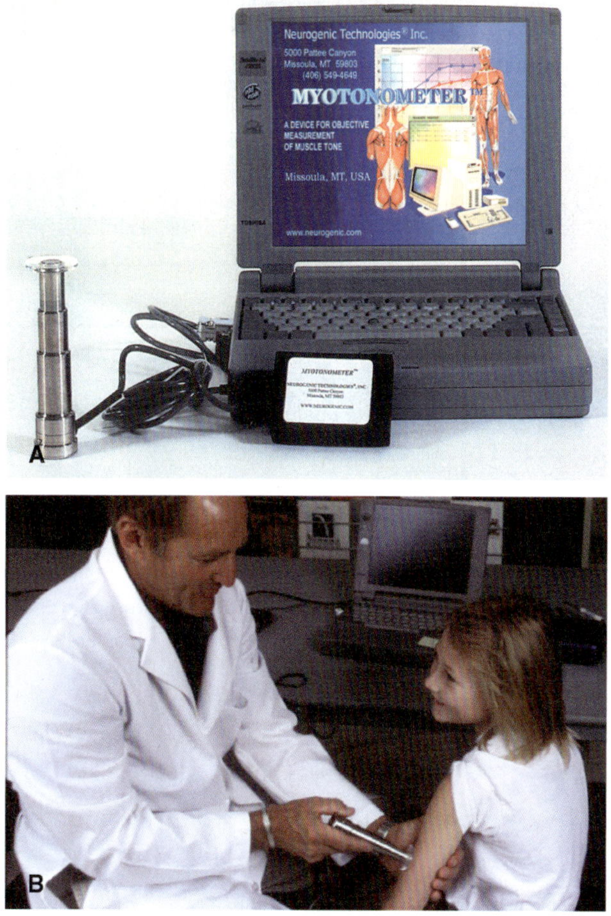

그림 6-14 A. 근긴장도계 장비이다. B. 근긴장도계는 소아환자에게 적용되었다.

과긴장도의 한 형태인 **강직**이나 **강직성 과긴장도**는 여러 신경계 질환, 특히 파킨슨병(Parkinson disease)과 연관되어 있다. 근육 긴장에 대한 수동적 연장(elongation) 테스트 과정에서 발견된 강직의 임상적 증상은 경직과는 달리 관절의 양측(대칭 근육 그룹, 예를 들어, 굴근 및 신근, 모두 유의한 영향을 미친다)에서 일반적으로 발생한다는 것, 저항은 ROM 전체에 존재하며 느린 속도에서도 존재할 수 있다. 파킨슨병에서 **톱니바퀴 강직**은 때로는 증가된 근육의 긴장도가 강직 및 겹쳐진 진전과 함께 범위 내에서 여러 번 캐치되고, 발화되는 것이 특징인 것으로 느껴진다. 강직의 일반적인 유형은 추체외로계, 자발적 및 비자발적, 반사성, 긴장성 및 근긴장이다.

표 6-11은 겉질제거와 제뇌 강직, 실제로 경련의 형태 사이의 주요 차이점을 대조한다(그림 6-15 참조). 이러한 자세는 대개 매우 심각한 뇌 손상 및 의식 수준의 감소, 대개 혼수 상태와 관련이 있다. 기술된 정적인 자세에서

표 6-11 제뇌 강직 대 겉질제거 강직

형태	원인	설명
제뇌 강직	숨뇌의 망상체 핵에 대한 흥분성 입력의 파괴로 발생하며, 다리뇌 망막체 핵의 탈억제 및 과잉 활동을 유발한다.	전신 항중력(폄) 근육의 경련: 상지 및 하지의 폄으로 고정된 정적 자세(글라스코우 혼수척도에 대한 최상의 운동 반응의 경우 2점에 해당함)
겉질제거 강직	적핵이나 기저핵의 파괴없이 대뇌피질로부터의 영향의 벗어남으로 발생	상지의 굽힘근(정적 굽힘 자세)과 하지의 폄근의 경련(정적 폄 자세) (글라스코우 혼수척도에서 운동반응이 가장 좋은 경우 3점에 해당)

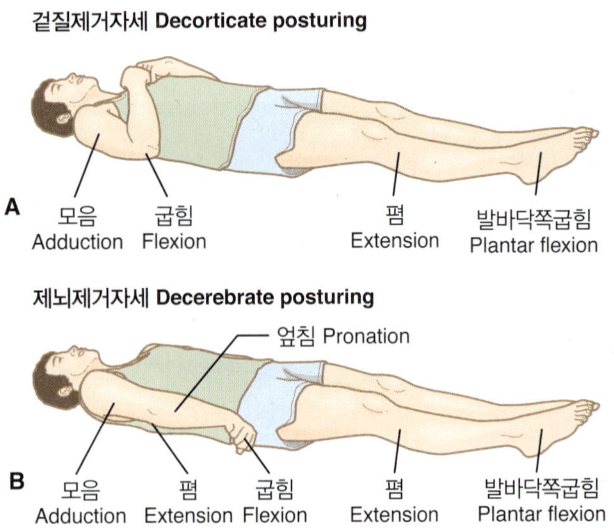

그림 6-15 A는 겉질제거와 B는 제뇌 강직성의 특징적인 자세.

표 6-12 UPDRS 운동 검사

등급	설명
0	강직성 없음
1	근육의 활성과 함께 약간의 강직
2	약간의 / 중등도의 강직성
3	눈에 띄는 강직성, 완전한 ROM
4	5군데의 심각한 강직성(목, 오른쪽 상하지, 왼쪽 상하지)

(Fahn, 1987)

사지를 고정하는 관절의 한쪽 측면에서 지배적인 과긴장증의 경직의 가장 극단적인 형태(Modified Ashworth Scale, grade 4 참조)로 간주될 수 있기 때문에, 겉질제거경직 및 제뇌경직이라는 용어는 잘못된 용어이다. Glascow Coma Scale에서 제뇌자세(최상의 운동 반응 아이템에 대해 5점 중 2점)는 겉질제거자세보다 더 중요한 것으로 간주된다(최상의 운동 반응 아이템에 대해 5점 중 3점). 유일한 낮은 Glascow *최고의 운동 반응* 점수는 "운동반응 없음"으로 5점 운동 포인트 중 1점을 얻게 된다. 강직 평가에는 Shoulder Shaking Test, Head Dropping Test 및 하지 진자 검사(Campbell, 2005)와 같은 특수 테스트가 유용할 수 있다.

임상 및 연구 환경에서 강직성은 **UPDRS(Unified Parkinson Disease Rating Scale)** 운동 검사 섹션(Fahn, 1987)의 5가지 강직 항목을 사용하여 측정된다. 5점 척도 점수는 부재에서 신체 부위의 5개 부위에 영향을 미치는 강직 평가자에 의해 지정된다(0~4). 상세한 UPDRS 등급 척도는 표 6-12를 참조한다. UPDRS 운동 검사 섹션은 내적인 일관성이 높고 Hoehn 및 Yahr 단계(Martinez-Martin, 1994)와의 상관 관계가 높은 만족스러운 검사자 간 신뢰성(Martinez-Martin, 1994, Richards, 1994)을 보여준다.

서 있는 환자를 바라보면서 *Shoulder Shaking Test*를 수행하고 환자의 어깨에 손을 놓는다. 다양한 속도와 힘으로 체간을 회전시키기 위해 어깨를 교대로 앞뒤로 움직인다. 이로 인해 환자의 팔이 수동적으로 흔들리게 되어 편측의 파킨슨병에서 한쪽 팔이 감소될 수 있다. 강직은 영향을 받은 신체 부위의 움직임 범위를 감소시킨다(Campbell, 2005). 각 면에서 똑같은 진자 운동이 발생하는 속도에서 시작하여 점차적으로 천천히 체간의 움직임의 힘과 범위를 줄인다. 진자 움직임이 감소함에 따라 팔이 흔들리는 지점에 도달할 수 있다. 스윙이 감소된 팔은 강직성이 큰 팔이다.

*Head Dropping Test*는 환자의 눈을 감은 상태에서 앙와위에서 시작한다. 환자의 머리와 받침대가 사이에 베개가 있어서는 안된다. 환자의 뒷다리 밑에 있는 받침대에 손을 대고 다른 손은 받침대를 들어 올린다. 뒷머리 아래의 손에 머리를 떨어뜨려 테스트를 완료한다(그림 6-16).

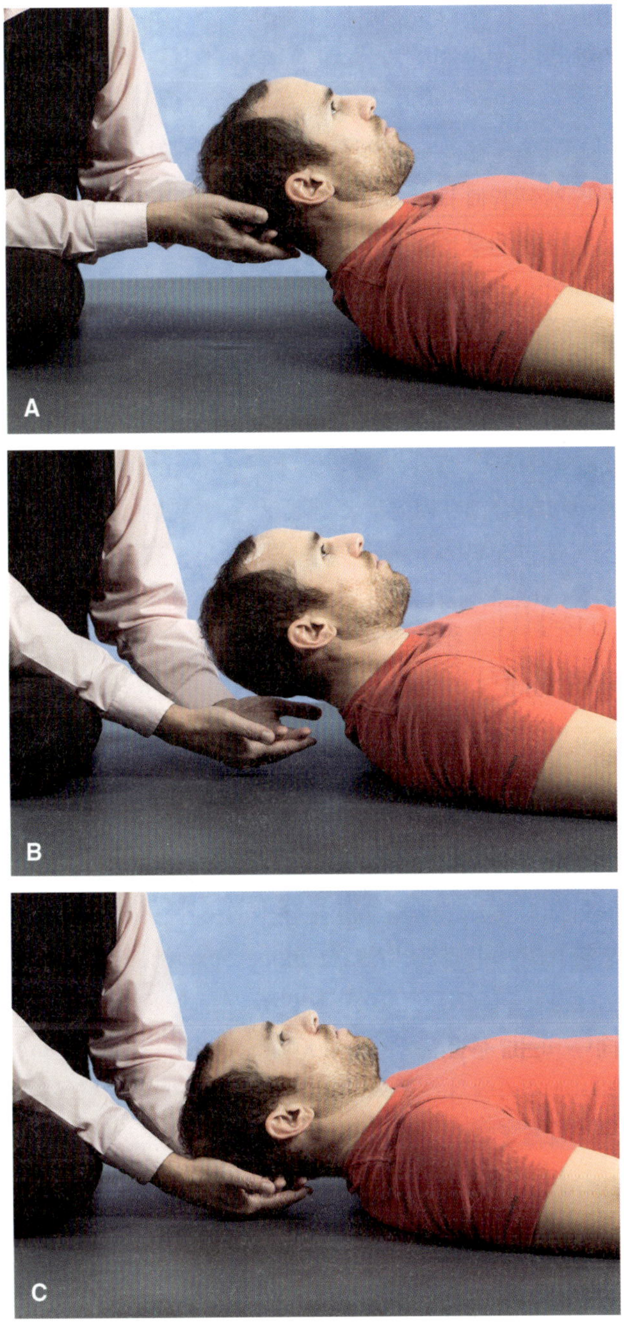

그림 6-16 머리 낙하 평가: A. 치료사의 손으로 환자의 머리를 받치는 동안 다른 한 손은 매트 표면 가까이에서 밑에서 기다린다. B. 지지하는 손을 갑자기 놓게 되고, C. 환자의 머리가 치료사의 아랫손에 부드럽게 떨어진다.

강직은 머리를 더 천천히 내리게 만든다 (Campbell, 2005).

생각해 볼 점 6.2

- 환자의 손상된 긴장도를 정확하게 식별하기 위해 검사 중 어떤 핵심 정보를 찾아야 하는가?
- 다양한 과긴장(근경련, 경직성, 근육긴장이상증)을 어떻게 구분할까?
- 근육의 경직이나 적응성단축과 과긴장으로 인한 운동감소를 어떻게 구별할 수 있는가? 개정된 애쉬워스 척도처럼 평가하는 동안 각 조건에 대해 무엇을 관찰할 수 있는가?
- 근육긴장도의 변화가 환자의 기능 능력에 어떤 영향을 미칠 수 있는가? 특정 상황에서 기능적 작업 중에 제한하거나 지원할 수 있는 몇 가지 방법을 포함한다.
- 어떻게 긴장도의 변화를 객관적으로 문서화하고 추적할 것인가?

근육 피로 Muscle Fatigue

목표 근육 그룹의 장기간 또는 지속적인 사용으로 인한 근육 기능의 저하인 **근육 피로**는 일반적으로 육체 운동 중이나 운동 후에 발생할 수 있다. 다른 한편으로, **근육 지구력**은 일하는 근육을 유지하고 근육의 피로감을 감소시키는 능력이다. 운동과 관련된 피로는 국소 근육 신진대사(예를 들어, 수소 이온 축적, 아데노신 트리 포스페이트 고갈 및 글리코겐 고갈)에 이차적으로 발생할 수 있다. 다른 가능한 원인 인자는 중추성 기전 또는 개인에게 전체적으로 영향을 주는 다른 임상 후유증을 포함한다. 전반적으로 피로에 관한 조사는 상대적으로 거의 없으며 특히 신경근 질환이 있는 대상에서 다른 생리적 사건(Tiesinga, 1998)과 비교하여 잘 이해가되지 않는다. 이 장의 목적을 위해, 운동 피로는 육체 활동과 관련된 피로와 관련되는 반면 임상 피로는 육체 운동없이 발생하는 피로와 관련이 있다(Meesters, 1996; Tiesinga, 1998). 토론은 주로 국소 근육 피로에 초점을 맞출 것이다. 그러나 임상적 및 국소적 근육 피로를 정량화하는 몇 가지 표준화된 시험에 대해서도 논의할 것이다.

근육 피로는 반복적인 운동 수행과 같은 반복적인 활성화(그림 6-17) 동안 시간이 지남에 따라 힘 생성이 감소하는 것과 관련이 있다. 지구력이 약한 근육은 피로감을 유발하여 주어진 활동 중에 힘의 감소를 유발한다. 활동이 없는 기간에 노출된 근육은 근육 내 미토콘드리아와 호기성 효소의 소실로 인해 피로가 증가하게 된다(Kasper, 1993). 이러한 변화는 근육 섬유 특성의 형태학적 변화와 연관된 후유증의 부분일 뿐이므로 빠른 근수축 섬유(fast twitch muscle fibre)과 같은 행동을 유발한다(느린 근수

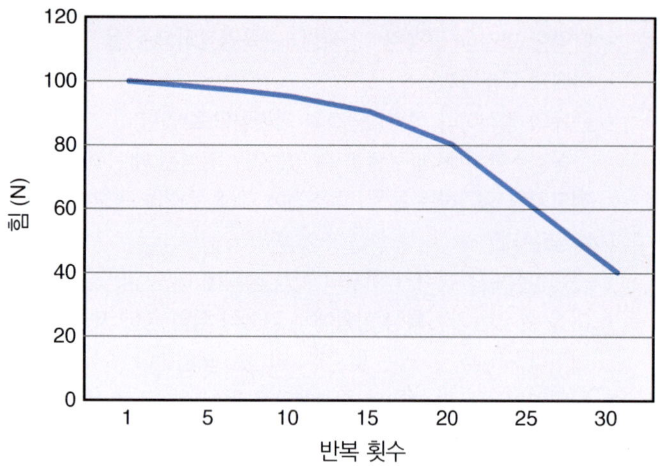

그림 6-17 가상의 저항 운동 중 근육 피로의 영향을 받는 힘 생산 곡선.

축 섬유보다 빠른 근수축 섬유가 더 피로를 더 쉽게 일으킴).

근육 피로도의 측정 절차

피로는 등장성 또는 등속성 장비를 사용하여 강도 평가와 유사한 방식으로 평가할 수 있다. 저항력은 등장성 운동으로 고정되기 때문에 환자가 운동 세트 중에 수행할 수 있는 반복 횟수는 근육 지구력을 반영하는 쉽게 측정된 요소이다. 동일한 원리가 저항으로 체중을 사용하는 움직임에도 적용된다. 환자가 지구력을 양적 측정하기 위해 활동을 수행할 수 있는 횟수를 측정한다. 활동 중에 얻은 숫자는 차후의 비교를 위해 기록된다. 예를 들어, 사람이 처음에는 앉았다 일어서기 1회의 반복을 할 수 있지만 시간이 흐르면서 동일한 사람은 앉았다 일어서기의 6회 반복을 할 수 있을지도 모른다(Jones, 1999).

등속성 평가는 총 작업 및 작업 피로와 같은 계산된 통계를 사용하여 근육 피로도를 측정할 수 있다. 총 노동은 일련의 운동(힘×거리=일) 동안 각 반복에서 완료된 작업의 양을 정량화한 것이다. 총 작업은 거리가 기계 설정 중에 지정된 ROM 내에 고정되어 있기 때문에 근육 지구력을 나타낸다. 따라서 힘 생산은 피로 증가와 함께 힘 생산이 감소하기 때문에 작업 방정식의 유일한 변수이다. 지구력이 약한 근육은 운동 세트에서 더 빨리 피로를 느끼게 되어 나중에 세트에서 힘이 덜 생성하게 된다. 전체 세트에 대해 생성된 총 작업량은 내구성이 낮은 근육 또는 근육 그룹의 경우 상대적으로 적다. 작업 피로도 통계는 운동 세트의 첫 번째 세 번째 작업 동안 수행된 작업량을 100으로 곱한 값으로 나누어 계산할 수 있다(운동 세트의 첫 번째 및 마지막 세 번째 일 동안 수행한 작업 양 간의 차이). 이것은 일반적으로 등속 보고서로 계산되며 운동 세트에서 발생하는 힘 생산의 감소를 구체적으로 나타내기 때문에 피로에 대한 더 나은 표시를 제공한다.

등속성 피로 계산은 토크가 50% 감소하는 특정 반복을 보여준다(O'Sullivan, 2014). 그러나 이 방법은 한 세트의 운동 중에 힘이 가해지는 동안 최대 토크의 50%를 초과하거나 낮출 수 있기 때문에 때로는 힘들게 된다.

임상 피로와 신체 기능에 미치는 영향을 평가하기 위한 표준화된 테스트가 개발되었다. *Maastricht Interview Exhaustion(MIVE)*은 신체적 운동과 관련이 없는 비정상적인 피로와 에너지 손실을 평가하는 23가지의 테스트이다(Meesters, 1996). 이러한 유형의 피로는 과민 반응 및 짜증의 감정을 포함하는 "중요한 피로"로 정의된다(Meesters, 1996). 다른 유효한 피로 평가로는 일상생활 활동에 특별한 영향을 미치는 육체 운동과 관련된 임상 피로 및 피로를 평가하는 *Dutch Fatigue Scale(DUFS)* 및 *DEFS(Dutch Exertion Fatigue Scale)*가 있다(Tiesinga, 1998). DUFS와 DEFS에는 가정 활동, 신체 관리 활동, 사회 활동 등 62개의 활동을 평가하는 설문지가 포함되어 있다. 또 다른 검사인 *FSS(Fatigue Severity Scale)*는 다발성경화증(MS), 전신성 홍 반성 루푸스(SLE) 및 뇌졸중(Krupp, 1989, Naess, 2005; Schepers, 2006; Tang, 2010) 환자에서 입증되었다. FSS는 9점의 설문 항목으로 구성되어 있으며 1점에서 7점까지 7점 척도로 평가한다(강력하게 동의 함). Fatigue Impact Scale도 MS 환자에게 사용하기 위해 수정되었다(Fisk, 1994). 최초의 피로 중증도(FSS) 항목은 상자 6-7(Krupp, 1989, 1122쪽)에 설명되어 있다.

상자 6-7 피로 심각도 척도에 대한 원항목

1. 피곤할 때는 동기부여가 낮아진다.
2. 운동을 하면 피로가 온다.
3. 저는 쉽게 피곤하다.
4. 피로는 신체 기능에 지장을 준다.
5. 피로는 나에게 잦은 문제를 야기한다.
6. 피로가 지속적인 신체 기능을 방해한다.
7. 피로는 특정한 책임을 수행하는 데 방해가 된다.
8. 피로는 가장 장애가 되는 세 가지 증상 중 하나다.
9. 피로는 직장, 가족, 사회 생활에 지장을 준다.

근육 활성화 Muscle Activation

근육 활성화를 평가하기 위한 특수 검사 절차에는 **근전도 검사**(**EMG**) 장비가 필요하다. 근전도 도구는 자발적인 활성화 또는 휴식 중에 주어진 근육 또는 근육 그룹의 전기적 활동을 평가하는 데 사용할 수 있다. EMG는 자발적인 운동 조절을 평가하는 도구로 사용될 수 있다(Wong, 2000). 임상 사용에 대한 단점은 EMG 장비 비용, EMG 평가 수행에 필요한 전문 지식 및 관리 및 데이터 분석에 소요되는 시간이다. 따라서 EMG 평가는 일반적으로 일상적인 신경 검사를 위해 옹호되지는 않지만 신경병증 및 근육 병증과 같은 보다 복잡한 신경근 임상 사례에 특정 진단을 제공한다.

EMG 평가 절차는 분석에 사용된 장비 유형에 따라 다르다. 다양한 장비 모델은 단일 위치에서 전기 활동을 측정하는 단일 채널 또는 여러 위치에서 전기 활동을 측정하는 다중 채널을 사용하여 근육 활동을 측정한다. 또한, 근전도 분석은 내재된 전극 또는 표면 전극으로 수행 될 수 있다. EMG 검사에 대한 구체적인 절차는 12장에서 설명한다.

운동 기능 측정 Measuring Motor Function

운동 조절 Motor Control

근력만으로는 적절한 운동 기능을 힘의 등급으로 완전히 정의하지 못하고 활성화의 타이밍은 기능적 활동 중에 근육이 다른 근육이나 근육 그룹과 적절하게 상호 작용하는지 여부를 결정한다(Shumway-Cook, 2012). **운동 조절**은 두뇌가 관절이나 신체 부위의 움직임과 동적인 자세 조절을 포함하여 근육과 골격 시스템의 작용을 조직하고 조절하는 과정이다. Shumway Cook(2001)이 제공한 더 이른 정의는 "공간에서의 신체 안정과 신체 이동을 포함하는 운동의 본질과 원인에 대한 연구"를 강조했다. 따라서 관절 또는 신체 분절을 품질에 따라 이동하는 데 운동 조절 (1)이 필요한 경우도 있고, (2) 관절 또는 신체 분절을 *안정화*하는 데 필요할 때도 있다. 이 장에서는 안정성에 대한 운동 조절과 안정성을 위한 운동 조절을 포함하는 움직임을 위한 운동 조절의 관찰 및 측정에 대한 세부 사항을 설명한다. 운동 조절은 기능적 활동 중에 특정 관절을 움직이거나 안정시키는 기능 근육 그룹의 의지적 활성화 및 이완을 통해 일어난다. 근본적으로, 운동 조절은 정상적인 모든 기능적 활동 중에 적절한 활성화 또는 이완으로 운동계를 조절하는 신경 시스템의 기능이다.

운동 조절은 인지나 의지, 뇌의 운동 계획(때때로 무의식 상태), 가동 ROM, 근력, 근 긴장도, 환경 조건 및 속도, 타이밍 및 정확도를 포함한 이동 품질에 영향을 주는 작업 특성에서 집단적으로 발생한다. 운동 조절의 정도는 궁극적으로 모든 기능적 활동의 균형과 각 운동을 좌우한다.

이 토론의 차이점 중 하나는 운동 조절과 관련된 간행물에 사용된 용어에 대한 일치 또는 일관성이 없다는 것이다. 대부분의 경우, 운동이나 안정성 문제로 분류하지 않고 관찰된 특정 제어 문제에 대해서만 이름을 붙이거나 토론한다. 운동 조절 안정성의 개념은 특히 문헌에서 무시가 된다. 따라서 사용된 용어를 정의하는 것이 매우 중요하다. 이전에 논의된 Shumway Cook(2001)의 구조를 사용하여, 이 장 및 개입 챕터 전반에 걸쳐 이동*(운동 조절-움직임)을 위한 운동 조절과 안정성을 위한 운동 조절(운동 조절-안정성)*이라는 용어는 다음 섹션을 참조한다. 이러한 정의를 탐색할 때 운동 조절은 다소 동의어나 관련성이 있는 용어를 임상적으로 많이 사용함에도 불구하고 근긴장도와는 별개이며 독립적임을 인식하는 것이 중요하다. 운동 조절과 근 긴장도가 종종 서로 관련되어 있다는 것은 사실이다. 특히 근육 병변과 관련이 있다. 예를 들어, 경직을 가진 사람은 운동 조절 움직임에 결손을 보일 수도 있고 그렇지 않을 수도 있다. 필요에 따라 검사를 받는 근육 그룹에 대해 치료사는 근육의 긴장도(환자의 부분에 대한 수동 검사)와 운동 조절(환자의 부분에 대한 능동적인 측정)을 별도로 검사해야 한다. 또한 운동 조절이라는 용어는 자세 조절과 동의어가 아니라는 것을 알고 있다. 자세 제어라는 용어는 9장에서 논의된 것처럼 직립 자세를 유지할 때 균형 또는 평형을 언급하는 데 가장 자주 사용된다. 또한 정상적인 인대 및 관절낭에 내재된 생역학적 관절 안정성이 운동 조절 안정성으로 인한 동적 신경 근육 관절 안정성과는 다른 것을 이해하는 것도 중요하다.

운동 조절 움직임

운동 조절 움직임(**MC-movement**)은 또한 **운동 조절**이라고 불릴 수 있으며 운동을 만들 때 근육과 관련된 모든 운동 조절 기능을 포함한다. 운동 조절 움직임의 특징은 표 6-13에 요약되어 있다. 치료사는 수의적인 과제,

표 6-13 운동 조절의 3가지 양상의 특징

형태	움직임과 연관		안정성과 연관
	운동조절- 움직임	*운동 협조*	*운동조절-안정성*
구성요소의 전반적인 설명	**분리된 조절/선택적 운동 조절:** 다른 근육 그룹의 의도하지 않은 움직임 없이 유사하게 작용하는 대상 근육을 활성화하고 조절하는 능력 **타이밍과 순서:** 활동/과제 내에서 적절한 시퀀싱(복잡한 움직임을 완료하기 위해 협력하는 여러 관절의 근육 간 협조)과 타이밍으로 근육을 활성화하는 능력, 그리고 다양한 속도로 움직임을 수행할 수 있는 능력. **시작 및 중지:** 근육 동작 및 정지를 포함한 특정 근육 동작을 시작(초기) 및 정지(중지)하는 기능	운동 중 관절에서 서로 반대되는 근육 그룹 간의 조정(반대 그룹이 적절하게 중지하는 동안 동작의 시작)	관절이나 부위가 안정적이고 흔들리지 않고 움직이지 않아야 할 때 반대측 근육 그룹의 동시수축
흔한 비정상인 표현	**분리된 움직임:** 비정상적인 움직임의 협력(분리된 움직임의 결손) **타이밍과 순서:** 운동완만증 **손상된 시작 또는 정지**	실조증(조화분능)	닫힌 사슬 또는 체중부하 시에 특히 관절의 불안정성 또는 분절의 불안정성

독립된 운동, 복잡한 다중 관절 움직임 중 몇 가지 특정 운동 특성을 찾아 운동 조절 움직임을 관찰할 수 있다. 운동 조절 움직임을 검사하기 위해서는 검사할 관절이나 신체 부위를 자발적으로 움직여야 하며 운동의 질을 관찰해야 한다. 아마도 가장 중요한 것은, 운동조절 움직임은 사람이 독립된 운동을 수행할 수 있고, 관절에서 불필요하거나 의도하지 않은 움직임 없이 의도한 특정 근육 그룹만 자발적으로 활성화시킬 수 있는 것으로 표현된다. 독립된 운동은 또한 **선택적 운동 조절**이라고 불려왔다(Boyd, 1999; Voorman, 2007). 조절된 운동은 관련 근육의 운동 단위가 정교하고 정확한 순서와 크기로 나타나기 때문에 활동적인 운동의 전체 범위에서 중단, 덜컥 또는 시작없이 *부드럽고*, 원활히 지속적으로 흐른다. 부드러운 제어는 움직임의 끝부분에 가까운 관절과 같은 운동 단위를 포함하는 점진적인 등급의 벗어나는 것으로부터, 움직임 수의적인 정지와 운동 단위의 적절한 등급 매김과 주의로부터 움직임의 의도적인 능동적인 시간 모두의 정확한 조절을 포함한다. 원활한 제어에는 조심스럽고 시기 적절한 근육 단위의 "grading-on"과 동작의 의도적 *정지*에서 관절에서 관련된 운동 장치의 점진적 "grading-off"에서의 의도적 인 능동적 동작 *개시*가 포함된다. 또는 분절 이동의 끝 부분에 근접한다. 움직임의 이러한 조절된 시작과 중지는 모션의 시작과 끝이 타이밍이 점진적으로 시작하고 끝날 때 부드럽게 진행되도록 한다. 개개인들은 훌륭한 운동조절의 움직임과 같은 *분절적인* 움직임을 할 수 있다. **분절** 움직임은 운동 조절을 통해 개인이 총 관절 근육 그룹을 포함하여 1~2° 정도의 작은 범위의 사용 가능한 범위의 작은 관절을 통해 대상 관절을 움직일 수 있는 능력이다(근육 또는 그룹의 총 운동 단위 중 작은 부분을 활성화시킴으로써). 정상적인 운동 조절 움직임을 하는 개인은 관절 또는 분절을 다양한 속도로 자발적으로 움직일 수 있으며, 필요할 때 천천히 움직일 수 있지만 필요한 경우 신속하게 움직일 수 있다. 결손이 없을 때, 움직임의 부드러운 모습과 근육 활동을 격리하는 능력은 속도에 관계없이 그대로 유지된다.

CVA나 외상성 뇌손상과 같은 뇌손상 후 비정상적인 운동 조절 움직임은 흔히 사지가 빈약하게 조절하여 움직일 수 있지만 종종 자발적인 운동을 하지 않는 것으로 관찰된다. 이러한 관절에서 움직임을 격리할 수 없다는 것은 일반적으로 환자가 분산 또는 특정 방식으로 사지를 움직이려고 시도할 때 관찰되는 비정상적인 움직임의 협동 작용으로 불리지만 여러 개의 관절에서 근육 그룹의 비정상적인 의도하지 않은 조화에서만 움직일 수 있다. 사람이 움직일 수는 있지만, 그 움직임은 정확성과 효율성이 부족하기 때문에 개인의 기능적 능력과 활동에 최소한으로 기여한다. 예를 들어, 뇌졸중 후 독립적으로 오른쪽 팔꿈치를 굴곡할 수 없는 사람은 비정상적인 협응작용으로 팔꿈치를 손목 굴곡, 전완의 회외, 어깨 내전 및 내회전으로 비정상

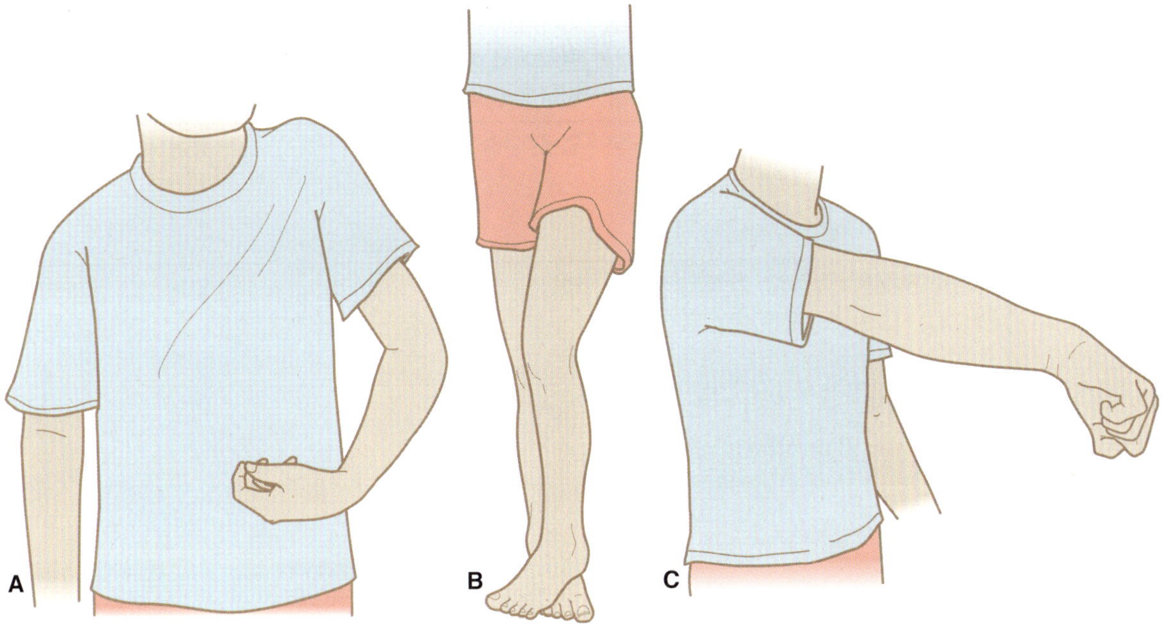

그림 6-18 상지 및 하지의 가장 일반적인 비정상 협력의 예 A. 상지 굽힘 협력(이 환자의 왼쪽 팔)은 상지의 의도된 굽힘 또는 항중력 운동 중에 일반적으로 발생한다. B. 하지 폄 협력(이 환자의 왼쪽 다리)은 일반적으로 하지 폄 시 발생한다(예; 흔들기 단계의 마지막 부분). C. 팔의 의도된 굽힘과 반대로 팔의 의도된 굽힘 동안 발생할 수 있는 상지 폄 협력(이 환자의 오른쪽 팔).

표 6-14 상지와 하지의 정형적인 비정상적 협력

상지의 움직임의 굽힘근의 비정상적 협력:	하지의 움직임의 폄근의 비정상적 협력:
어깨뼈: 올림, 들임	골반: 올림과 들임
어깨: 벌림, 가쪽돌림 또는 모음 그리고 안쪽돌림	엉덩: 모음과 폄
팔꿉: 굽힘	무릎: 폄
아래팔: 뒤침	발목: 발바닥 굽힘
손목/손가락: 자세는 다양하지만, 일반적으로 굽힘	발: 항상 안쪽번짐
상지 움직임의 폄근의 비정상적 협력:	**하지 움직임의 굽힘근의 비정상적 협력:**
어깨뼈: 아래회전, 내림	골반: 올림
어깨: 안쪽돌림, 모음	엉덩: 굽힘
팔꿉: 폄	무릎: 굽힘
아래팔: 엎침	발목: 발등굽힘
손목/손가락: 다양한 자세	발: 항상 안쪽번짐

적으로 될 수 있다. 다른 개인은 팔꿈치를 신전 할 수 있지만 어깨 부상과 견갑골 상승과 어깨 외전의 조합을 할 수 있다. 그림 6-18에 나와 있으며 표 6-14에 실명된 수의적인 운동 중에 관찰되는 가장 일반적인 협력 효과는 상지의 굴곡근 협력(그림 6-18A)과 하지의 신근 협력(그림 6-18B)을 포함한다. 간헐적으로 수의적인 어깨 상승 시 발생할 수 있는 상지의 신전 협력이 있다(그림 6-18C). 그러나 개인에서 근육 활성화의 특정 비정상적인 조화에 대한 관찰이 중요하다.

개인이 UMN 병변으로부터 회복되면서, 특히 뇌졸중에서 회복되면서 임상 증상은 전형적으로 검사 중에 관찰될 수 있는 단계로 나타난다(Brunnstrom, 1966). 1966년에 Brunnstrom(1966)은 CVA에 이어 6단계의 회복 과정을 설명하고 각 단계에서 상지 및 하지에 대해 별도로 정의된

표 6-15 상지와 하지에서의 뇌졸중 후에 브룬스트룸 회복 단계

브룬스트룸 단계	긴장도	운동조절	환측에서 상지의 선택적 움직임/단독의 움직임	환측에서 하지의 선택적 움직임/단독의 움직임
1단계 • 완전이완 긴장도 • 움직임 없음	완전이완; 수동적인 움직임에 거의 저항이 없음	그 어떤 능동 움직임 없음	없음	없음
2단계 • 근경련 증가 • 약간 협력	약간의 근경련	약간 협력과 약한 연관 반응	없음	없음
3단계 • 최상도의 근경련 • 가장 이른 단독의 운동조절	근경련이 심해질 수 있음	기본적인 협력내에 자발적인 움직임; 관절 움직임이 악화	없음	없음
4단계 • 근경련 감소	근경련이 감소하는 것으로 시작	능동적인 움직임이 기초적인 사지 시너지 밖에서 일어나기 시작한다.	(1) 손에서 천골 부위(팔의 내돌림, 폄 및 모음의 어려운 조합을 포함한다.) (2) 팔꿈치가 완전히 펴진 상태에서 팔을 전방-수평 위치로 올림 (3) 팔꿈치가 90°로 구부러진 상태에서 회내/회외	(1) 바닥에서 뒤로 후퇴 시 90° 이상의 무릎 굽힘 (2) 발 전체를 바닥에서 들어 올리지 않은 발목의 등쪽굽힘
5단계 • 근경련 감소 • 더욱 더 단독의 운동 조절	근경련이 지속적인 감소	컴비네이션 움직임이 더욱 더 어려워질 수 있음	(1) 팔꿈치가 폄된 채로 90° 견관절 벌림 (2) 팔꿈치 폄된 채로 90° 견관절 굽힘 (3) 팔꿈치 폄된채로 회내/회외	(1) 서 있는 동안 엉덩관절 폄 시에 무릎의 굽힘 (2) 짧은 보폭에서 서 있는 동안에 발목의 등쪽 굽힘
6단계 • 근경련 없음 • 선택적 운동조절	수동적 움직임에 근경련이 없지만 근긴장도는 빠른 움직임 속도 시에 긴장 증가	움직임은 일반적인 선택적이지만 감소된 협조와 더불어 속도 감소에서의 수행을 요구한다.	감소된 속도와 협조에서의 전반적인 선택적 움직임	(1) 서 있는 상태에서 골반 거상 시에 엉덩관절 벌림 (2) 발목 안쪽번짐과 가쪽번짐 시에 무릎의 안쪽, 바깥돌림의 단독 움직임

* 환자는 모든 단계를 경험하거나 특정 단계에서 멈출 수 있다. 각각 특성의 양상과 기간은 단계별로 뇌졸중의 심각성이나 환자 나이에 따라 다를 수 있다. (Brunnstrom, 1966에서 인용함)

특정 관찰을 가진 특징적인 운동 조절에 대한 설명을 포함했다(표 6-15 참조). 흔히, 환자는 처음에는 수의적인 움직임이 완전히 없어지고 이완성을 보이며(1단계), 작은 범위의 움직임과 함께 비정상적인 협응단계로 진행하고(2단계), 그리고 더 강력한, 그리고 더 강력하고 명백한 비정상적인 시너지효과를 보인다(3단계). 수의적인 움직임은 4단계에서, 특히 근위 근육 군에서 관찰된다(표 6-22의 세부 사항 참조)(4단계). 5단계와 6단계에서 능동적인 움직임은 시너지 효과 밖의 독립된/선택적인 움직임의 증가로 점점 더 복잡해지고 있다. 근 긴장도의 점진적인 변화는 6단계(표 6-16 참조)에서 단계 4에서 6으로 점진적으로 감소하는 1단계에서 3단계까지의 점진적인 발달과 경직의 증가로 설명된다(Brunnstrom, 1966).

뇌성마비 환자의 하지의 정상적인 자발적인 운동 조절을 결정하는 평가 척도는 SCALE(Selective Control Assessment of the Lower Extremity)이다(Fowler,

표 6-16 운동조절 - 안정성 손상의 흔한 예

어깨가슴관절 불안정성:
- 뇌졸중, 외상성 뇌손상 또는 뇌성마비(및 기타) 이후, 전거근의 운동 조절 감소와 관련된 몸통에서 척추측만 위치를 제어할 수 없기 때문에 견갑날개증가가 발생할 수 있다.

어깨뼈 관절오목 불안정성:
- 상지에서, 어깨뼈 관절오목의 불안정성은 어깨의 아탈구(그리고 장시간 아탈구로 인한 근골격계 결과와 관련된 후속통증증후군)를 일으킬 수 있으며, 앉는 자세와 직립 자세에서의 중력에 의해 강조된다.

팔꿈치 불안정성
- 팔꿈치를 폄할 때 안정시키지 못하면 폄된 팔을 통한 상지의 체중부하와 팔로 밀 수 있는 능력이 심각하게 제한될 것이다.

손목의 불안정성
- 손목/손 복합체의 운동조절의 안정성이 저하될 경우 손을 움켜쥐는 것에 장애가 될 수 있다.

몸통의 불안정성
- 척추내 부분과 복부 근육의 안정성이 부족하면 자세나 체간의 비정렬이 발생할 수 있으며, 상지와 하지가 움직일 수 있는 기저면이 부족할 수 있다.

허리골반 불안정성
- 체간에서 골반을 안정시키지 못하면 하지의 흔듦기 단계가 작동하는 동안 골반의 안정성 유지(및 자세 위치)에 문제가 발생할 수 있다.

엉덩관절 불안정성
- 넙다리뼈머리가 볼기뼈절구에 대해 안정되지 않는 경우, 엉덩관절이 갑자기 구부러지거나 늘어나거나, 더 흔하게는 체중 지지 중에, 골반의 반대쪽이 엉덩관절 벌림 시 불충분한 제어로 인해 떨어지기 때문에, 골반의 반대쪽이 영향을 받는 쪽의 자세 단계에서 트렌델렌버그 걸음걸이가 발생할 수 있다.

무릎의 불안정성
- 보행 자세 단계에서 무릎이 불안정할 경우 전반슬(보행 자세 단계에서 갑자기 무릎이 과폄 상태로 전환됨)이 발생할 수 있으며, 제어하지 않는 상태에서 안정성을 제공하기 위한 생체역학 메커니즘으로 중간에 무릎 폄이 잠기거나 전체 체중-부하 상태에서 무릎이 비틀리는 불안정이 발생할 수 있다.

발목의 불안정성
- 시상면의 불안정성은 발목하수 또는 발가락 끌림과 함께 유각기 동안 (발바닥 굽힘이 보행의 흔듦기 단계에서 너무 많이 구부러짐) 굽힘이 발생할 수 있도록 한다; 목발밑관절의 불안정성은 체중 수용 단계 또는 보행의 중간 단계 동안 발목의 내측/외측의 흔들림을 초래한다.

2009).

아래의 "운동 조절 움직임을 위한 테스트/조치"절에 설명된 SCALE은 좋은 내용을 포함하고 유효성을 구성하며 신뢰도는 0.88에서 0.91 사이이다.

안정을 위한 운동 조절

안정성을 위한 운동 조절(운동 조절 안정성)은 움직이지 않아야 하는 시점에서 관절이나 신체 부위가 정확하게 움직이지 않도록 근육을 조절하는 뇌의 능력으로 정의할 수 있다(표 6-13의 운동 조절의 안정성 참조). 근육을 통해 작용하는 두뇌의 이러한 작용은 인대 또는 골격이 제공하는 안정성과는 매우 다르다. 운동 조절의 안정화는 종종 작업의 닫힌사슬 활동 또는 체중 부하 단계에서 필요하며 대부분 반대의 근육 그룹의 **수축** 또는 동시 수축을 통해 발생하므로 관절은 어느 방향으로도 움직이지 않는다. 운동 조절에 대한 안정성, 특히 검사는 증거에 기반한 문헌에서 무시된 개념이다. 표 6-16에 요약된 것과 같은 신경학적 상태에 따른 신경 근육의 안정성에 대한 정의는 임상가와 연구에 의해 쉽게 인식되고 인정되지만 일반적인 용어 및 분류가 부족하다. 운동 조절에 관한 대부분의 연구 초점은 운동 조절의 움직임 측면에 대한 조사와 개입이 있었다. 특수 관절에서 가장 흔히 관찰되는 운동 조절의 안정성의 장애를 조사하는 것이 도움이 될 수 있다. 표 6-16은 특정 신경 질환에서 비롯될 수 있는 신체 부위별로 구성된 장애가 있는 운동 조절의 안정성의 가장 일반적인 예를 요약한 표이다. 이러한 문제는 뇌가 특정 근육을 정확하게 활성화시키지 못하고, 근육 수축을 정확하게 등급매김하며, 함께 작용할 때 근육의 정확한 조화를 일으키는 결과로 발생한다. 바라건대, 표 6-16의 예는 이 도전적인 개념을 파악하는데 도움이 될 것이다. 각각의 경우에 두뇌는 특정 목적을 위해 관절/분절에서 움직임이 발생하지 않도록 근골격계를 조절하려고 시도하고 있다. 뇌졸중에 따른 영향을 받은 고관절, 무릎, 발목의 운동 조절의 안정성이 감소하는 구성적인 영향은 보행에서 명백할 것이다. 안정성이 감소함에 따라 명백한 비대칭이 발생하고 영향을 받는 쪽에서는 체중 부하가 감소하기 때문에 분명하다. 이 움직임 장애는 체중 지지에 대해 영향받은 사지를 신뢰할 수 없기 때문에 발생한다. 그러므로 영향을 받은 측의 한 발 지지의 위상이 감소되고 영향을 받은 측면의 스텝 시간과 스텝 길이는 10장에서 논의된 것처럼 쉽게 측정되고 문서화 될 수 있으며, 이 예에서 장애가 발생한 운동 조절의 안정성과 직접적으로 관련된다.

작업을 수행하는 것은 작업의 문맥에 따라 다른 신체의 영역에서 움직임 조절 및 움직임 안정성이 필요할 수 있다. 존이 자신의 서명을 쓰는 것을 관찰하면 이러한 변화를 보여준다. 존이 작은 글자를 사용하여 종이에 서명할 때 어깨와 팔꿈치는 운동 조절의 안정성을 요구하는 반면 운동조절의 움직임은 손목과 내재적인 손의 근육에 사용된다. 그러나 John이 큰 글자를 사용하여 마커 보드에 서명하는 경우, 손목과 내재근 근육을 사용하여 펜의 자세를 안정 시켜서 운동 조절의 안정성을 유지해야 하며 어깨와 손목 근육은 숙련된 펜 움직임에 필요한 운동 조절의 움직임을 제공해야 한다. 의도된 작업의 크기와 관계없이 결과는 비례 및 모양이 유사하지만 궁극적인 크기에 맞게 적절하게 조정된다.

또한 기능적 활동의 특정 공동에 대해서는 항상 운동과 안정성이라는 두 가지 역할 사이에 역동적인 상호 교환과 상호 작용이 있음을 이해하는 것이 필수적이다. 최적의 기능을 위해 신체가 특히 체중 부하 부품에서 작업을 수행하기 위해 관절 또는 신체 부위를 움직일 필요가 있는 경우가 있으며, 동일한 사지 또는 관절이 숙련도와 함께 움직여야 하는 다른 경우가 있다. 작업에 따라 특정 관절의 근육이 운동 조절의 두 가지 형태를 전환하거나 교체해야 할 수 있다. 보행주기는 운동 조절의 안정성(체중 지지 입각기 다리의 관절의 요구)과 운동 조절 움직임(유각기 다리의 정확한 움직임에 필요) 사이에서 주기적으로 번갈아 나타나는 신체 부위 및 특정 관절이 완벽한 예가 된다. 몸통과 골반은 엉덩이, 무릎 및 발목의 모터 제어 움직임과 함께 모터 제어 안정성을 동시에 유지해야 스킬 단계와 스킬 단계에서 또 다른 흥미로운 조합을 볼 수 있다. 몸통과 근위부의 상지가 운동 조절의 안정성을 유지해야 하고 팔의 원위부 관절이 운동 조절의 움직임을 유동적으로 수행해야 하므로 동일한 개념이 상지 다가가기 과제에 적용된다. 그러므로 어떤 기능 활동에서든 치료사는 MC-안정성이 있어야 하고 MC 움직임이 필요한 관절을 이해하고 관찰해야 하며 일부 신체 부위가 MC-안정성을 MC 활동 시간의 일부로, MC 움직이는 부분을 활동 전반에 걸쳐 요구하는지 여부를 이해하고 관찰해야 한다.

운동 협응

운동조절 협응(MC-coordination)은 운동 중 반대 근육 그룹 간의 운동 조절의 상호 작용과 협력에 특히 중점을 둔 MC 이동의 특정 하위 집합이다. 이러한 운동 조절은 CNS의 복잡한 조절 상호 작용을 필요로 하는 주동근과 길항근 사이의 신경 근육 협응을 필요로 한다. 주동근 그룹이 운동 단위 등급과 수축 및 단축됨에 따라, 반대 또는 길항근 그룹은 적절하게 등급을 매김으로써 완화되어야 한다. 협응된 움직임은 반대편 근육 그룹 간의 협동으로 조정되고 부드럽고 정밀하며 소뇌의 작용을 통해 중재된다. 조화의 평가는 평형 및 비평형 시험을 수반할 수 있다(Schmitz, 2014). 다음 단락은 균형 시험과 평형 시험이 9장에서 논의되는 반면, 비평형 협응 시험을 기술한다. 협응의 장애는 **부조화** 또는 **실조**라 불리며, 다음과 같은 특정 징후로 볼 수 있다(각 용어는 표 6-17에 정의되어 있음). (1) **의도 진전**, (2) **거리측정 이상**, (3) **기립불능증**, (4) **교호운동기능장애**, (5) **협응불가**, (6) **분해**, (7) **과도한 보상**. 이 모든 특정 징후들은 사지가 휴식할 때가 아니라 의도된 활동적인 움직임 동안 일어난다.

일반적으로 운동 조절 및 운동 기능과 관련하여 운동 조절의 테스트 및 측정은 앞에서 언급한 운동의 요인에 대한 집단적 상호 작용을 조사하여 운동 기능을 평가한다. 많은 표준화된 검사가 운동 조절, 특히 운동 조절의 움직임 및 운동 기능의 다른 측면을 검사한다. 이 장의 뒷부분에 있는 "표준화된 운동 검사 도구"절에서 설명한다.

표 6-17 협응 검사: 실조증/협응불능의 비정상적인 증상

실조 증상	정의
실조증/협조불능	여기에 나열된 협응불능의 모든 측면을 포함하는 포괄적 용어이다. 골격근의 비정상적으로 부정확하거나 협응되지 않은 자발적 움직임.
의도진전	실조증의 특정 구성 요소: 떨림은 자발적(의도된) 이동 중에 발생하며, 종종 의도된 이동 평면에서 앞뒤 방향으로 발생한다.
거리측정 이상	실조증의 특수한 요소: 움직임 동안 목적물에 거리를 판단하는 것이 어려움; 목적물을 지나가거나 미리 멈춤이 발생; 서로 상대적인 사지의 자세를 정확하게 하는 것이 어려움
측정과대증	실조증의 특수한 요소: 목적물에 지나쳐버림
기립불능	실조증의 특수한 요소: 체중부하 동안 협응불능이 원인되어 자세를 유지하는 것이 어려움
길항운동반복부전	실조증의 특수한 요소: 빠르게 움직임을 교대하는 것에 대한 능력감소(예; 전완의 회내/회외, 손목 굽힘/폄)
연속운동반복부전	실조증의 특수한 요소: 빠르게 교대로 움직임의 불능
근실조증	실조증의 특수한 요소: 길항근의 협응불능
해체성 (decomposition)	실조증의 특수한 요소: 움직임이 부드럽고, 유동적이며, 다관절 운동 대신에 그것의 구성 요소 부분으로 비정상적으로 분해된다.
과잉보상증	실조증의 특수한 요소: 거리측정 이상, 실조증 에러를 교정하려는 시도, 목적물을 지나쳐버리고, 다시 과잉교정하려는 상태

운동 조절 움직임에 대한 검사/측정

운동 조절 움직임 검사를 수행하기 위한 한 가지 접근법은 부드럽게, 시작, 중지, 다양한 속도의 수행을 위해 한 번에 하나의 관절/근육 동작을 주의 깊게 관찰하고, 시험되는 특정 관절의 움직임을 단독으로 수행하는 능력과 팔다리를 적극적으로 관찰하도록 환자에게 요청하는 것이다. 환자가 보여주는 비정상적인 근육 그룹 조화를 포함하여 관찰 결과를 기록한다. 선택적 운동 조절이 제한적이라면(근육이 최적의 스트레치 상태에 있을 때) 가장 초기의 영역에서 볼 수 있기 때문에, Fell은 독립된 운동 조절의 움직임의 정도를 정량화하고 시간 경과에 따라 트랙을 개선하는 방법을 생각해냈다: 개인이 독립된 운동을 능동적으로 수행할 수 있는 이용 가능한 관절 범위의 부분을 측정한다. 비정상적인 협응의 효과가 최초로 관찰될 때 각도 측정을 중단해야 한다. 단독의 움직임이 시작될 수 있는 사용 가능한 범위 내에서 위치를 문서화하는 것이 도움이 될 수 있다. 이 위치는 대개 범위의 끝 부분에 위치한다. 뇌졸중 회복 및 재활 기간 동안 개인의 운동 조절 움직임이 향상됨에 따라 통제된 격리된 운동의 양(선택적 통제가 관찰되는 사용 가능한 범위의 정도로 측정)이 증가한다. 가까운 미래에 가속도계 및 2-D 비디오 캡처를 통해 스마트폰 기술이 이러한 개선 사항을 보다 객관적으로 문서화하는 데 도움이 될 수도 있다. 움직임의 검사를 위한 몇 가지 표준화된 방법이 구체적으로 움직임을 측정하기 위해 기술되었다.

손가락 신전/잡기 해제

파악과 해제는 손 기능의 필수 구성 요소이다. 파악력을 유지하는 것이 운동 조절의 안정성의 한 예인 반면, *파악력 해제*는 운동 조절의 움직임의 예이다. 능동적인 파악의 해제는 *Fugl-Meyer 평가*(Fugl-Meyer, 1975)의 상지 운동 섹션에 있는 항목 중 하나이다. 뇌졸중 후, 개인은 종종 손가락 신전 운동을 단독으로 시작할 수 있는 능력이 제한되어 있기 때문에 물체를 놓는 것이 어려울 수 있다. Fugl-Meyer 항목에 명시된대로 파악한 물체를 능동적으로 놓기와 같은 손가락 신전/파악 해제는 운동 회복에 대한 중요한 예측 인자이다(Wolf 운동 기능 검사에서 측정)(Fritz, 2005).

Trost의 선택적 운동 조절 테스트

Trost 선택적 운동 조절 검사 방법(Trost, 2009)은 일반적으로 부재/손상/정상 등급 시스템을 사용하여 특정 근육 그룹에 대한 격리된 운동 능력을 문서화하는 기본 일반 평가 시스템이다. 3가지 등급에 대한 정의는 다음과 같다 : 0 = "움직임을 단독으로 할 능력이 없음" 1 = "부분적으

로 단독의 움직임" 3 = "완전한 단독의 움직임". 특정 관절이나 움직임을 지정하지 않으므로 모든 관절/분절에 적용된다. 단독의 움직임이 범위의 초기 부분인지 또는 전체 운동 범위를 통해 발생하는지 여부를 포함하여 추가적인 자격자를 갖춘 척도의 개선된 버전은 설명되어 있다 (Voorman, 2007):

"0(선택적이지 않고 오직 시너지 효과가 있는 움직임),
1(선택적인 운동의 감소 [움직임의 처음 선택 범위와 나중에, 그리고 운동 중에, 선택적 운동없음]), 그리고
2(발목의 등쪽 굴곡과 무릎의 신전동안 전체 선택적인 움직임)."

뇌성마비가 있는 어린이의 표본에서, 선택적 운동 조절 장애는 시간 경과에 따른 총 운동 기능의 "덜 선호하는 과정"을 예측하는 가장 중요한 요인으로 밝혀졌다(Voorman, 2007). 검사자 간의 신뢰성은 수정된 선택적 운동 조절 검사(Smits, 2010)에 유용하다.

Boyd와 Graham의 선택적 운동 조절 검사

Boyd와 Graham 선택적 운동 조절 검사(Boyd, 1999)는 관절 운동이나 선택적 운동 조절의 정도를 묘사하거나 정량화하는 더 나은 방법을 정의하려는 시도이다. 이 검사는 특히 발목의 등쪽 굴곡에 대한 적극적인 단독의 운동 및 근육의 대체가 얼마나 발생하는지에 관한 5점 척도 (0~4)를 사용한다. 단독의 발목의 등쪽굴곡은 전경골근에 의해 이루어지기 때문에 발목 움직임이 주로 긴 무지신근 또는(그림 6-19) 또는 장지신근에서 달성되는 경우, 더 낮은 등급을 부여하지만 이 근육 그룹이 활용되지 않는 경우는 더 높은 등급이 부여된다. 편평한 표면에 고관절을 굴곡시키고 무릎을 편안하게 신전하면서 앉게하고, 한 번에 한 발씩 발에 걸쳐 표적을 등쪽 굴곡을 하고, 전체 근육 활동을 관찰하고 기록하도록 한다. 0등급은 "발을 등쪽 굴곡으로 요구할 시에 움직임 없음"으로 지정된다. "긴엄지폄근(EHL) 또는 긴발가락폄근(EDL)을 주로 사용하는 제한된 등쪽 굴곡"에 대해 1등급; "EHL, EDL 및 일부 전경골근(TA)을 사용한 등쪽 굴곡"에 대해 2등급. "TA 활동을 주로 사용하지만 허리 또는 무릎 굴곡을 동반한 등쪽 굴곡"은 3등급; 등급 4는 "고관절 및 무릎 굴곡없이 균형 잡힌 TA 활동을 통해 격리된 선택적 배면 굴곡이 가능한 범위를 통해 달성되었다"(Boyd, 1999, p. 216).

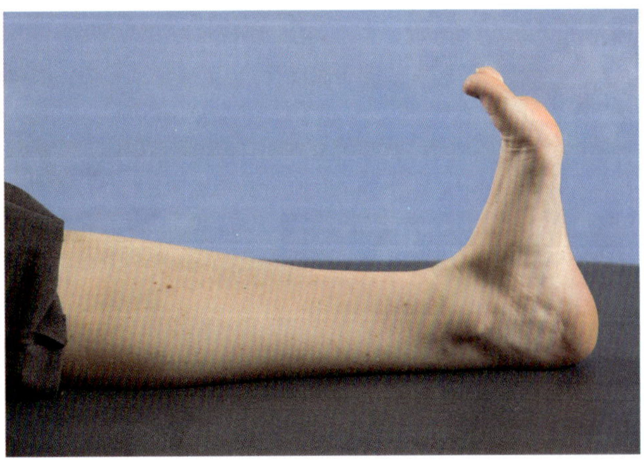

그림 6-19 그림 Boyd 및 Graham의 선택적 운동 조절검사를 사용한 발목 등쪽 굽힘근의 격리된 움직임(선택적 조절)의 결여의 예. 단독의 발목 등쪽 굽힘을 수행하려고 시도하는 동안, 평가 다리의 긴무지 폄근은 환측에서 선택적 발목 등쪽 굽힘을 수행할 수 없는 이 사람에게 적극적인 발목 등쪽굽힘근에 주요한 기여를 하는 것이 관찰된다.

이 특정 척도는 발목 등쪽 굴곡의 단독의 조절을 위한 것이지만, 목표 근육과의 비정상적인 시너지 효과로 일반적으로 발생하는 근육 활동에 대한 이해를 사용하여 특정 근육 그룹에 대해 유사한 척도가 개발될 수 있다. 예를 들어, 팔꿈치 굴곡은 협동작용의 어깨 굴곡과 내회전 및 손목과 손가락 굴곡을 동반할 수 있다. Boyd와 Graham의 선택적 운동 조절 테스트는 중간 정도의 신뢰도를 가지고 있다(Smits, 2010).

하지의 선택적 조절 평가(SCALE)

하지의 선택적 조절 평가(SCALE) 도구는 2009년에 특수 장비없이 15분 미만으로 걸리도록 하지(LE)의 선택적 자발적 운동 조절(SVMC)의 척도로 처음 설명되었다(Fowler, 2009). 관리 지침, 등급 지침, 점수 시트를 사용하여 고관절, 무릎, 발목 하관절 및 발가락 관절을 양측에서 평가할 수 있다. 적절한 고관절 이탈을 허용하도록 옆으로 누운 자세에서 시험되는 고관절 굴곡을 제외하고 환자가 착석한 동안 각 관절에 대한 선택적 수의적 운동 조절(SVMC)을 평가하기 위해 질량 굴곡/신전 패턴과는 다른 하나의 대표적인 단독의 상반 움직임이 사용된다. 앉거나 옆으로 누운 자세는 의도적으로 실행되어 서지 못하는 환자를 평가하고, 반대쪽 사지 움직임을 관찰하고, 환자가 고유 수용기가 결손된 경우 사지를 시각화할 수 있게 한다. 평가 및 채점 기준은 다음 네 가지 요소를 기반으로 한다. "(1) 각 관절을 선택적으로 움직이는 능력; (2) 반대측 사지를 포함하는 다른 관절에서의 비자발적 운동; (3) 움직임의 상반 능력; (4) 움직임 속도; 그리고, (5)

이용 가능한 운동 범위 내에서의 이탈에 의해 입증된 힘 생성"(Fowler, 2009).

먼저, 환자의 능동적 노력과 함께 구두적 지시를 사용하여 원하는 동작 순서를 따라 수동으로 관절 운동을 시연한다. 환자의 적극적인 활동으로 그런 다음 환자에게 사지 또는 반대쪽 사지의 다른 관절을 움직이지 않고 거의 같은 속도로 원하는 동작을 수행하도록 한다. 실패할 경우, 피드백이 제공되고 추가 시도가 허용된다.

이 프로토콜에서는 4가지 하지 운동 패턴이 테스트된다. 슬관절 신전 및 굴곡, 슬관절을 신전한 채로, 발목의 등쪽 굴곡 및 배측 굴곡, 구두적 지시("굴곡, 신전, 굴곡")의 상반된 패턴으로 발목을 내전, 외전, 발가락을 굴곡, 외전같은 시스템이 상지에 적용될 수 있다고 생각할 수 있다. 다음으로 각 관절의 SVMC를 "정상"(2점), "손상"(1점) 또는 "불능"(0점)으로 등급을 매긴다.

> *"'정상' 등급은 원하는 운동 순서가 테스트되지 않은 동측 또는 반대쪽 말단 관절의 움직임이 없는 구두의 카운트 내에서 완료될 때 주어진다. 환자가 작업의 일부 동안 동작을 격리하지만 다음과 같은 오류를 보여주면 '장애가 있는' 등급이 부여된다: 단지 한 방향으로 움직임이 발생한다; 관측된 움직임은 수동적인 시현 동안 발견된 근접적으로 이용 가능한 수동 운동 범위의 50% 미만이다; 움직임은 테스트되지 않은 관절에서 발생한다(거울 움직임 포함); 또는 실행 시간이 대략 3초 구두를 초과하는 경우. 요청된 동작 순서가 시작되지 않았거나 시너지 효과가 있는 굴곡 또는 신전 패턴을 사용하여 수행될 때 '불가' 등급이 부여된다."(Fowler, 2009)*

파울러(Fowler, 2009)는 요청된 운동 순서를 시작하지 않은 환자의 경우 근육 저항력을 확인하기 위해 수동 저항을 사용하여 신근과 힘을 합친 시너지 패턴을 이끌어 낼 수 있다고 말한다. 각 관절에 할당된 점수를 합산하면 하지당 최대 10점의 각 사지에 대한 SCALE 점수가 산출된다.

운동 제어 안정성을 위한 검사/측정

다음 텍스트에 제시된 운동 조절의 안정성에 대한 테스트와 측정 중 신경 학적 검사 영역에 관한 최근의 과학적 증거는 운동 조절의 안정성 테스트를 위한 증거 표에 초점이 맞춰져 있다.

Motricity Index Pincer 쥐기 항목

*Motricity Index*의 Arm 섹션의 항목 1은 **엄지손가락 그립**을 사용하여 엄지손가락과 집게손가락 사이의 2.5cm 큐브를 잡는 환자의 능력을 구체적으로 테스트한다(Collen, 1990). 이 물체를 잡는 동작은 손과 손가락의 안정성을 측정하는 데 사용될 수 있다. 환자는 개인이 얼마나 잘 수행하는지에 따라 6단계로 점수가 매겨진다. 일반적으로 Motricity 지수는 환자의 치료 경과를 추적할 수 있는 객관적 재현성을 제공하는 채점으로 신뢰할 수 있는 것으로 지지된다(Collen, 1990).

Scapula Locator System

적어도 하나의 연구에서 견갑골 위치는 *Scapula Locator System*(Price, 2001)을 사용하여 견갑골의 가시뿌리, 하부의 각도, 견봉의 위치를 삼각 측량하여 평가했다. Scapula Locator System 장치의 검사자 간과 검사자 내 신뢰성은 높았으며, 견갑골은 건강한 대조군과 뇌졸중을 가진 개인 모두에서 정상적으로 아래로 기울어진 것으로 밝혀졌다(Price, 2001). 그러나 뇌졸중 환자 30명 중 약 절반이 관절면의 위치가 이상했다. 피실험자(8명)의 일부는 하방 경사가 증가한 반면, 6명의 피험자는 상방 관절와 경사를 가지고 있었다(Price, 2001).

보정된 규칙이 적용된 L자형 지그

*21cm 테이프가 내장된 L 모양의 열가소성 지그*는 견갑 상완 관절의 안정성 손상을 측정하는 수단으로 설명되어 있다(Hayes, 1989). 눈금자 부분의 슬라이딩 마커는 표시을 식별하고 측정 값을 계산하는 데 사용되었다. 견봉과 주두의 위 20cm는 표식으로 사용했다. 이 방법은 투명 눈금자를 사용하여 주두 위 20cm를 표시할 수 있다(그림 6-20A). 그런 다음 피험자의 팔꿈치가 신전된 상태에서 초기 측정(두 랜드마크 사이)을 하고 상완와관절에서 자연적인 중력의 신연 힘을 적용하여 팔을 자유롭게 매달릴 수 있다(그림 6-20B). 아탈구를 줄이기 위해 팔꿈치를 굴곡하고, 팔을 지지하는 두 개의 랜드마크 사이에서 두 번째 측정을 한다(그림 6-20C). 아탈구의 척도는 두 척도 사이의 차이로 문서화된다(그림 6-20). 원본 지그에 대한 검사자 간과 검사자 내 신뢰도는 근거표의 MC-움직임에 자세히 나와 있는 문헌(Hayes, 1989)에 의해 뒷받침된다.

어깨 불안정에 대한 Sulcus 증후군

다양한 임상 시험이 일반적으로 견관절/상완와관절의

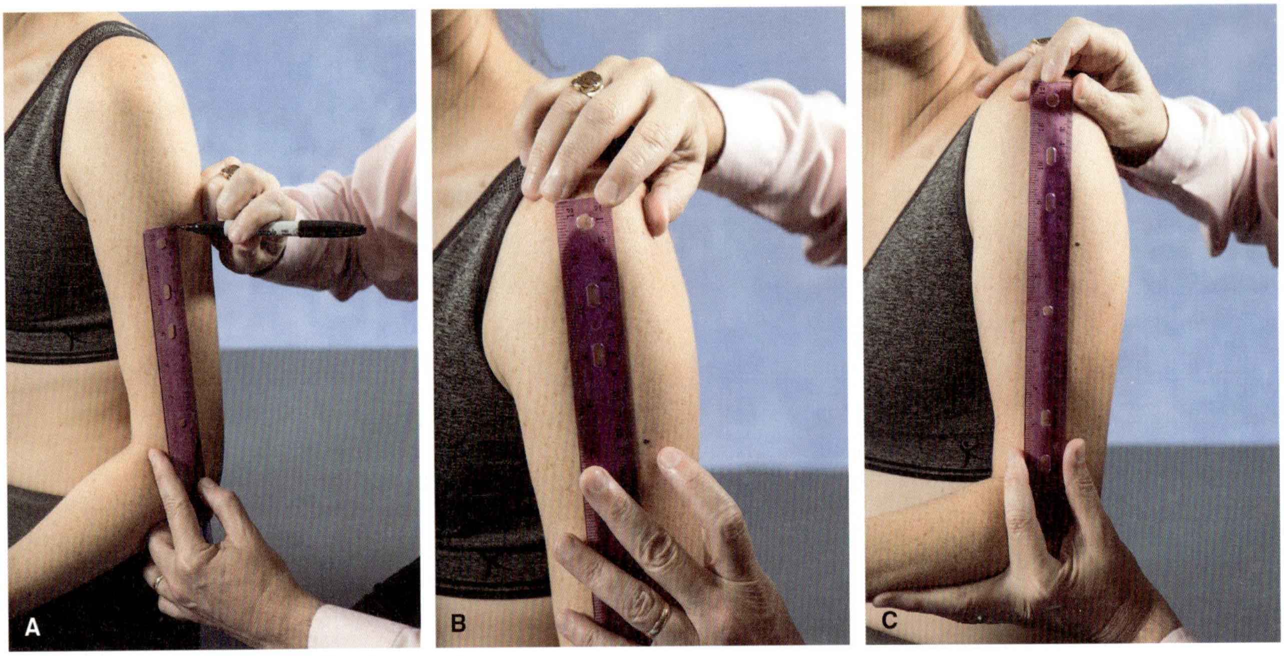

그림 6-20 Hayes(1989)에 기초한 방법을 사용하여 투명 눈금자를 사용하여 어깨관절의 아탈구를 측정한다. A. 주두 위 20cm, 측면 상완를 따라 피부에 점을 표시한다. B. 중력에 의존하는 위치에 팔을 두고, 랜드마크 사이의 거리(견봉과 표시한 지점)를 측정한다. C. 굽힘된 팔꿈치 아래 팔을 지지하여 아탈구를 줄이고 두 지점 사이의 거리를 재측정한다. 아탈구 현상은 두 측정치 간의 차이로 기록된다.

불안정성에 사용된다. 자극, 재배치 및 증강 검사는 **불안**, 자발적인 저항이 90°의 외전과 최대 외회전(Tzannes, 2004)에 기인할 때 각각 강화된다. 이 모든 발견은 긍정적인 테스트 결과로 간주된다(Tzannes, 2004). 팔이 옆으로 놓이거나 어깨에서 수동적으로 멀어지면서 하강이 바로 견봉 아래에서 일어날 때 Sulcus 증상이 양성이라는 것은 다방향 어깨 불안정성에 대한 테스트로서 신뢰성이 있다고 결론지었다(Tzannes, 2004).

내번/외번 불안정성 관찰

발목에서 내측/외측 안정성을 탐구하기 위해 환자가 전 중량을 지탱할 수 있게하는 요람 장치를 사용하여 발목이 반전 또는 외전으로 교란되는 동안 발목의 뻣뻣함/안정성을 테스트 할 수 있다. 이 설계에서 전위차계는 발목에서 측방향 각 변위를 측정하는 데 사용된다(발목 안정성에서 변위 지수가 더 높음)(Zinder, 2007). 전위차계가 없으면 관절부 관절에서 측 방향 운동을 관찰할 수 있다(Zinder, 2007). 보행 중 발목 위치를 비디오로 분석한 결과 보행 속도가 빠를수록 발목의 불안정성이 증가한다는 것을 알 수 있다(Manor, 2008).

운동 조절의 여러 측면을 포함하는 테스트/측정

Action Research Arm Test(ARAT)

*ARAT*은 표 6-18에 나와 있는 것처럼 4가지 하위 검사(파악, 그립, 핀치 및 육안적인 팔 운동)로 나누어진 19가지 항목으로 구성된 상지의 기능/운동 회복을 위한 표준화된 평가이다(Hsieh, 1998)(표 6-18). 파악, 그립 및 핀치 품목은 각각 운동조절의 움직임 구성 요소를 사용하여 물체에 접근하고 접촉하도록 하고 운동 조절의 안정성 구성 요소를 사용하여 파악, 그립 또는 집게를 유지한다. 검사는 관리하기가 쉽고 각 항목은 속도, 정밀도 및 정확도에 따라 4점 척도로 점수가 매겨진다(0 = 움직임 없음, 3 = 정상적으로 수행된 움직임).

환자가 각 하위 검사의 가장 하위 항목인 하위 검사의 첫 번째 항목에 최대 점수를 매기면 하위 검사의 모든 항목에 점수가 3점 부여된다. 만성 뇌졸중에서 강한 재현성, 확장성 및 응답성뿐만 아니라 매우 높은 검사자 간 및 검사-재검사 신뢰성이 보고되었다(Lyle, 1981). 이 테스트는 운동 조절 움직임의 근거표에서 볼 수 있듯이 검사자 간과 검사자 내의 신뢰도가 매우 높은 것으로 입증되었으며 변화에 민감하다(Lang, 2006). ARAT의 원래의 총

표 6-18 팔 능동 검사(Action Research Arm Test)

팔 능동 검사(Action Research Arm Test)

환자 이름: ____________
평가자 이름: ____________
날짜: ____________

지침들

4가지 하위 테스트가 있다. 꽉 쥐기(grasp), 움켜쥐기(grip), 엄지-검지 쥐기(pinch), 큰 근육 움직임(gross movement)이다. 각 항목의 순서는 다음과 같다.

- 피험자가 1차 시험에 합격할 경우, 더 이상 참여할 필요가 없으며, 해당 하위 시험에서 최고 점수를 획득한다.
- 피험자가 1차 시험에서 불합격하고 2차 시험에서 불합격할 경우, 그는 0점을 받으며, 다시 그 하위 시험에서 더 이상의 시험을 수행할 필요가 없다.
- 그렇지 않으면 하위 테스트 내에서 모든 작업을 완료해야 한다.

행동	점수
꽉 쥐기(Grasp)	
1. 블럭, 막대, 10-cm 큐브(만약 3점이면 전체 18점이며 움켜쥐기로 이동); 10cm 블록을 들어 올림	____
2. 블럭, 막대, 2.5-cm 큐브(만약 0점이면 전체 0점이며 움켜쥐기로 이동); 2.5cm 블록을 들어 올림	____
3. 블럭, 막대, 5-cm 큐브	____
4. 블럭, 막대, 7.5-cm 큐브	____
5. 구형, 7.5-cm 직경	____
6. 돌 10 × 2.5 × 1cm	____
재현성 지수 = 0.98 확장성 지수 = 0.94	
움켜쥐기(Grip)	
1. 잔으로부터 잔으로 물을 붓는다(만약 3점이면 전체 12점이며 엄지-검지 쥐기로 이동)	____
2. 튜브 2.25cm(만약 0점이면 전체 0점이며 엄지-검지 쥐기로 이동)	____
3. 튜브 1 × 16cm	____
4. 볼트에 와셔(3.5-cm 직경)	____
재현성 지수 = 0.99 확장성 지수 = 0.98	
엄지-검지 쥐기(Pinch)	
1. 6mm 구형체를 세 번째와 엄지로 쥐기(만약 3점이면 전체 18점이며 큰 근육운동으로 이동)	____
2. 대리석 돌, 1.5cm, 검지와 엄지로 쥐기(만약 3점이면 전체 0점이며 큰 근육운동으로 이동)	____
3. 엄지와 2빈째 손가락으로 구형체 유시	____
4. 집게와 엄지로 구형체 유지	____
5. 대리석 돌, 엄지와 3번째로 유지	____
6. 대리석 돌, 엄지와 2번째로 유지	____
재현성 지수 = 0.99 확장성 지수 = 0.98	
큰 근육운동(Gross Movement)	
1. 머리 뒤로 손을 올린다(만약 3점이면 전체 9점이며 종료함)	____
2. (만약 0점이면 전체 9점이며 종료함)	____
3. 머리 위로 손을 올린다.	____
4. 손을 입에 댄다.	____
재현성 지수 = 0.98 확장성 지수 = 0.97	

(Hsieh, 1998에서 인용함) 4상 부록의 p.113.

점수는 환자의 상지 능력의 시간 경과에 따른 비교를 위해 사용될 수는 있지만 한 번에 환자의 정확한 기능을 나타낼 수는 없다(Koh, 2006).

울프 운동 기능 테스트

강제 유도 움직임 치료(Constraint Induced Movement Therapy, CIMT)의 임상 시험에서 운동 회복을 위해 특

표 6-19 울프 운동기능 검사에서 기능적인 능력 척도와 운동 기능 검사

울프 운동 기능 검사
1. 전완과 테이블(측면): 환자가 어깨를 벌림하여 테이블에 팔뚝을 놓으려고 시도한다.
2. 전완에서 상자까지(측면): 환자가 어깨를 벌림하여 테이블 위에 팔뚝을 놓으려고 시도한다.
3. 팔꿈치(측면): 환자가 팔꿈치를 (옆으로) 폄하여 테이블을 가로질러 도달하려고 시도한다.
4. 팔꿈치(측면)를 체중으로 폄: 환자가 팔꿈치를 펴서 테이블 전체에 걸쳐 외부 손목관절에 모래주머니를 밀어 넣으려고 시도한다.
5. 테이블로 손 이동(전면): 환자가 환측 손을 테이블에 놓으려고 한다.
6. 환자가 상자로 손 이동(앞면): 환자가 상자 위에 손을 올리려고 한다.
7. 손을 뻗어 회수(앞면): 환자는 팔꿈치 굽힘과 컵모양의 손목을 사용하여 테이블 전체에 걸쳐 1파운드 무게의 당김을 시도한다.
8. 캔 들기(앞면): 환자가 캔을 들어 올려 원통형 그립으로 입술 가까이 가져가려고 시도한다.
9. 연필 들어 올리기(앞면): 환자는 삼점분리로 연필을 집으려고 한다.
10. 용지 클립들기(앞면): 환자가 집게 그립을 사용하여 종이 클립을 집으려고 한다.
11. 체커 쌓기(앞면): 제목에서 중앙 체커에 체커를 쌓으려고 한다.
12. 카드 뒤집기(앞면): 환자는 집게를 사용하여 각 카드를 뒤집으려고 한다.
13. 잠금 상태에서 키 돌리기(앞면): 환자가 접촉 상태를 유지하면서 집게를 사용하여 키를 왼쪽과 오른쪽으로 완전히 돌린다.
14. 수건(앞면): 환자는 수건을 잡고 세로로 접은 다음 테스트가 필요한 손을 사용하여 수건을 다시 반으로 접는다.
15. 바구니 들기(서 있는 동안): 핸들을 잡아 바구니를 집어 올리고 침대 옆 탁자에 올려 놓기
개선된 울프 운동 기능 검사의 기능적인 능력의 척도
0 침범된 팔로 시도하지 않는다.
1 침범된 팔이 기능적으로 작동하지 않지만 팔을 사용하려고 시도한다.
2 팔은 참여하지만 움직임은 협력에 의해 어느 정도 영향을 받거나 천천히 또는 노력해서 수행된다.
3 팔이 참여한다. 움직임이 정상과 가깝지만 약간 느리며; 정밀도, 미세 협응 또는 유동성이 부족할 수 있다.
4 팔이 참여한다. 움직임이 정상인 듯 한다.

(Morris, 2001에서 인용함). 표 1에서 편집(p.751), 표 2(p.752), 그리고 표 3(p.752).

별히 설계된 *WMFT(Wolf Motor Function Test)* 평가 도구는 상지 운동 능력에 초점을 맞추고 있다(Morris, 2001). 다시 한번, 일부 작업은 운동 조절의 움직임과 운동 조절의 안정성의 조합을 포함한다. 15개의 상지 기능 과제(표 6-19 참조)는 개인이 가능한 한 빨리 과제를 수행하는 동안 시간을 정한다. 각 작업에 대해 기록할 수 있는 최대 시간은 120초이다. 일부 기능은 일부 관절에서 운동 조절의 안정성의 동적 조합을 필요로 하며 운동 조절은 다른 관절에서 주축이 된다. 각 과제의 타이밍을 정하는 것 외에도 WMFT의 5가지 기능별 능력 척도(Functional Ability Scale)에 근거한 등급을 부여할 것이다. 척도에서 정상의 결정을 위해 침범되지 않은 팔은 발병전 우세측 상지와 비교하기 위해 이용 가능한 지표로 사용될 수 있다.

Chedoke Arm 및 Hand Activity Inventory Score Form

Chedoke Arm 및 *Hand Activity Inventory Score Form(CAHAI)*(Barreca, 2005)은 관련 상지 기능 과제를 평가하여 상지 기능을 결정하기 위해 개발되었다. 상지 기능을 결정하기 위해 양측의 손 활동과 성별과 관련없는 특정 기능적 업무를 분석하는 13가지 실제 업무(표 6-20)로 구성된다. CAHAI는 Functional Independence Measure(FIM)와 비슷한 7가지 양적 척도를 사용한다. 변화에 대한 타당성과 민감성을 보여주는 약식 9개 항목의 버전(Barreca, 2006)이 개발되었다. 두 가지 버전의 CAHAI는 Action Research Arm Test(Barreca, 2006)보다 변화에 더 민감하다.

표 6-20 체크도크 팔과 손의 활동 점수 양식

13 기능 검사	환측(한개를 표기):		점수:
1. 커피병을 연다.	□ 병을 잡는다	□ 뚜껑을 잡고 유지한다.	
2. 911을 부른다.	□ 수화기를 잡는다	□ 다이얼을 누른다.	
3. 줄자로 라인을 긋는다.	□ 줄자를 유지한다	□ 펜을 잡는다.	
4. 칫솔 위에 치약을 바른다.	□ 치약을 잡는다	□ 칫솔을 잡고 있는다.	
5. 접합체를 자른다.	□ 칼을 잡는다	□ 포크를 잡는다.	
6. 물을 잔에 따른다.	□ 잔을 잡는다	□ 주전자를 잡는다.	
7. 빨래를 짠다.			
8. 안경알을 닦는다.	□ 안경을 잡는다	□ 알을 닦는다.	
9. 지퍼를 잠근다.	□ 지퍼를 잡는다	□ 지퍼를 당긴다.	
10. 버튼 5개를 잠근다.			
11. 타월을 넌다.	□ 타월에 다가간다	□ 타월의 끝을 잡는다.	
12. 테이블 위에 보관함을 비치한다.			
13. 가방을 들고 계단을 오른다.			
총 점수			

* 각 항목에 사용할 7점 등급 척도:
  1. 완전한 보조(상지 위축 25%)
  2. 최대치의 보조(상지 위축 25%-49%)
  3. 중간 보조(상지 위축 50%-74%)
  4. 최소 보조(상지 위축 75%)
  5. 감독
  6. 개선된 독립성(장치)
  7. 완전한 독립성(시기적으로, 안전하게)

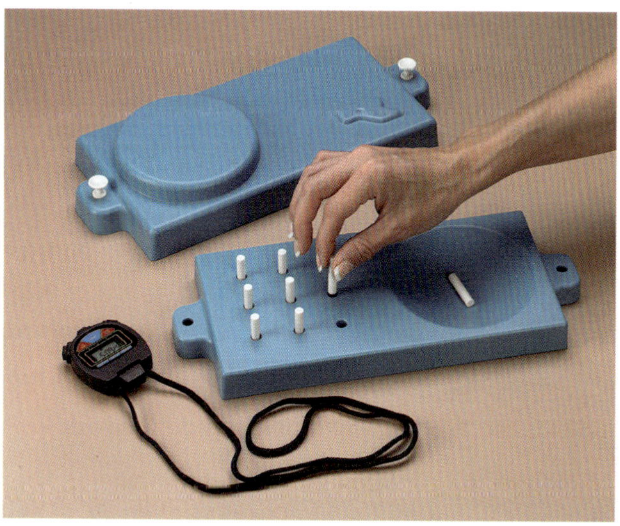

그림 6-21 9홀 페그 테스트 설정.
(Patterson Medical의 허가를 득함, 28100 Torch Parkway, Suite 700, Warrenville, IL 60555-3938)

나인 홀 페그 테스트(Nine-Hole Peg Test)

Ninc Hole Peg Test는 일반적으로 상지 기능 시험(MC 움직임)으로 설명되며, 50초 내에 평판 보드의 9개의 못 구멍에 최대한 많은 페그(9개)를 놓아야 한다는 표준 테스트이다(그림 6-21). 객관적 측정은 성공적으로 50초 내에 놓인 말뚝의 수이다. 페그 배치의 정밀도가 MC 이동을 반영하는 반면, 동시에 MC-안정성이 손목 고유의 근육(협지 손잡이)과 손목과 어깨의 안정성에서도 관찰될 수 있다. Nine-Hole Peg Test는 뇌졸중과 Charcot Marie Tooth(Mathiowetz, 1985; Oxford Grice, 2003)를 사용하는 타당하고 신뢰할 수 있는 상지 결과 측정법이다. 검사자 간 신뢰도, 검사-재검사 신뢰도, Motricity Index(r = 0.82, n = 187)에 대한 동시 및 수렴 유효성(Croarkin, 2004), 뇌졸중으로부터 회복 동안에 변화에 대한 매우 높은 타당도와 민감도(Svensson, 2006)에 대한 증거가 있다.

운동 협응을 위한 검사/측정

공통적인 비평형 협응 검사에는 다음과 같은 텍스트에서 설명하는 손가락에서 코 검사, 환자 손가락에서 치료사 손가락 검사, 다른 환자의 시지와 환자 시지 검사 및 뒤꿈치에서 무릎 및 뒤꿈치에서 발가락 평가가 포함된다. 각각의 운동이 요구될 때 반대편 근육 그룹이 협응한다는 증거로 운동 전반에 걸친 연속적인 운동을 관찰하고 반대쪽 그룹이 긴장을 풀고 신장(elongation)하는 동안 수축과 단축을 한다. 포괄적인 서수 등급 시스템은 표준화를 제공하기 위해 설계되었다. 그러나 심사관의 판단에 따라 주관적이다. 서수 등급은 1 = 환자가 의도한 활동을 수행 할 수 없는 경우, 2 = 심각한 손상이 있는 경우, 3 = 중등도 장애가 있는 경우, 4 = 장애가 거의 없는 경우, 5 = 정상인 경우.

운동 협응 상지 검사

상지 협응 검사는 전형적으로 환자에게 의도적으로 팔을, 특히 손가락을 표적쪽으로 이동시키고 자발적인 운동 중에 실조증 또는 협응 장애의 징후를 관찰하도록 요구한다(DeHaven, 1969). 상지의 운동 협응 검사는 큰 운동(대규모 운동) 또는 보다 작은 운동(미세 운동)을 포함할 수 있다. 큰 움직임은 손가락을 테스트하는 손가락을 포함하여 시지를 서로 닿게 한다; 환자가 치료사의 움직임을 만지면서 자신의 코를 만지는 것처럼, 손가락과 코 검사와 치료사의 손가락 검사를 결합한다. 오른쪽과 왼쪽을 모두 테스트하여 비교를 수행하는 것을 잊지 말고, 신체의 한쪽 면이 영향을 받은 질환에서 특히 유용하다.

소뇌 또는 체성감각성 운동 실조증을 앓고 있는 환자에서 세 가지 유형의 의도 진전, 자세 진전 및 비틀거림(Ropper, 2009)을 구별할 수 있다. 소뇌 실조증 환자의 의도적인 떨림(표 6-17 참조)은 의도한 자발적인 운동(근육이 의도된 운동의 면에서 서로에 대해 노력하는 근육 그룹이 대립하는 것으로 생각할 때)에서만 발생하며 3~5Hz의 빈도를 갖는다. 소뇌 기능 장애 환자에게 나타나는 두 번째 유형의 떨림은 자세의 진전이다. 자세 진전은 환자가 90° 외전하고 팔을 들고 자세를 취하고 유지하거나 중력에 대항하여 사지를 유지할 것을 요구할 때 나타난다. 자세 진전의 전형적인 빈도는 약 3Hz이다. 주동근과 길항근은 모두 진전에 기여한다. 사지가 근위로 지지되어 있으면 독특한 자세의 진전이 사라진다. 자세 진전은 환자가 자세를 유지하려 할 때만 나타난다. **떨림**(titubation)은 주로 3~4Hz의 주파수를 가진 전후면에 주로 존재하는 머리 또는 상지의 리드미컬 한 떨림이다(Ropper, 2009).

손가락-코-손가락 검사는 상지의 비평형 협응을 평가하고 환자의 검지손가락을 환자의 코, 치료사의 손가락 또는 두 가지 사이에서 교대로 가져오도록 상지의 정밀한 움직임을 포함한다(그림 6-22). 손가락-코 검사를 시작하기 위하여, 팔을 90° 각도로 외전한 상태에서 앉아서 한 번에 팔꿈치를 구부려서 시지로 코의 끝을 만지도록 한다. 환자가 눈을 뜨고 뜰 때마다 다양한 속도로 상지를 교대하게 한다. 거리측정 이상, 지시검사, 의도 진전 및 표 6-17에서 설명한 운동 실조의 다른 요소를 관찰한다.

손가락- 코 검사 중 부정한 정도를 정량화하기 위해 환자의 코를 중심으로 한 동심원 고리가 있는 얼굴의 투명한 차폐가 사용되었다(Notermans, 1994). 오류는 환자의 시

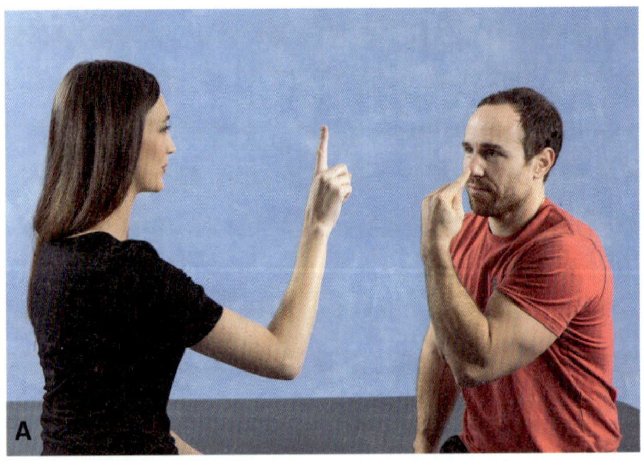

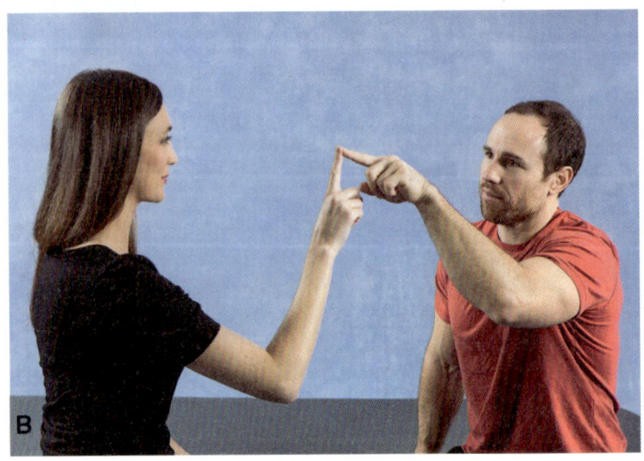

그림 6-22 상지에 대한 협응시험: 손가락-코.
A. 환자는 먼저 평가할 손의 집게손가락으로 자신의 코를 만질 것이다. **B.** 그런 다음 같은 손가락을 움직여 치료사의 손가락을 터치한 다음 코와 손가락 사이의 주기를 반복한다.

지가 차폐에 접촉하는 지점에서부터 환자의 코까지의 거리로 측정된다. 초시계 측정의 사용은 손가락 대 코 움직임의 속도를 정량화하기 위해 제안되었다(Swaine, 1993). 또 다른 가능성은 누락된 대상의 수를 10, 15 또는 30초(오류/초)로 계산하거나 총 시도에 대한 오류 비율을 계산하여 오류 빈도를 측정하는 것이다.

환자가 자신의 코를 만지거나, 치료사의 시지를 만지거나를 대상으로 교대해달라고 요청함으로써 시험을 확장할 수 있다. 이는 특히 치료사가 환자가 각 접근법으로 궤도를 조정하도록 요구하는 여러 사분면의 다양한 위치로 손가락을 움직이면 작업을 실행하고 목표물에 적절하게 도달하기 위해 시각적 입력이 필요한 보다 복잡한 검사이다. 또한 속도, 거리 및 방향과 같은 다른 요소를 수정하여 검사 중에 환자에게 문제를 제기한다. 다른 버전은 환자가 두 개의 시지를 함께 닿는 지점을 찾기 위한 손가락을 포함한다(그림 6-23). 팔꿈치를 완전히 신전한 채로, 환자의 팔을 90°까지 외전한 상태에서 시작하여, 환자는 각 시지의 끝이 정중선에 닿을 때까지 상지를 양쪽으로 수평 방향으로 이동하도록 지시한다.

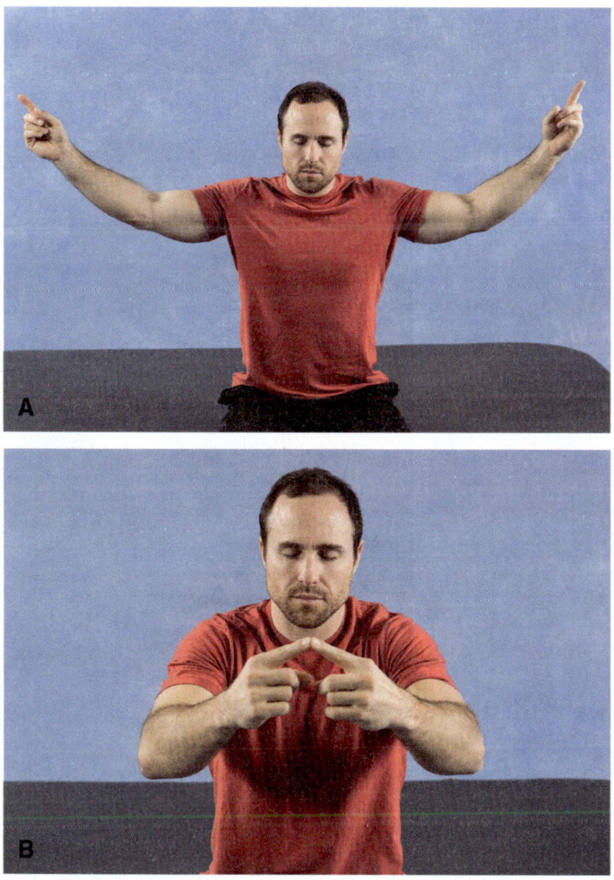

그림 6-23 상지에 대한 조정 시험: 손가락 대 손가락.
A. 환자는 팔을 수평으로 벌림하고 집게손가락을 뻗은 상태에서 시작한다(눈을 감고). **B.** 그런 다음 환자가 두 개의 집게손가락을 가운데 선에서 함께 만지도록 한다.

포인팅 및 패스 포인팅 테스트는 팔을 90°의 굴곡에 위치시켜 환자를 대면하게 하여 시지을 근사시킬 수 있다. 다음으로, 90°의 어깨 굴곡에서 상지의 위치를 유지하면서 환자가 전체 어깨 높이로 이동하게 하여 환자의 시지가 천장을 향하도록 한다. 환자는 다시 상지를 처음 위치로 되돌린다. 정상적인 반응은 환자의 시지의 끝을 다시 손가락에 대는 반면, 비정상적인 반응은 환자의 손가락이 검사자의 수준을 넘어서는 "통과 점(pass pointing)"을 초래한다.

반대되는 근육 그룹 간의 협응이 필요한 미세한 움직임은 일반적으로 손이나 전완과 같은 말단 관절에서 발생한다. 특정 동작에서 손이나 손가락을 가볍게 두드리는 것은 탭의 수를 기록하는 정교한 장비를 사용하여 정량화 할 수 있으며 시간이 초과될 수 있는 테이블 표면이나 동측 무릎을 두드리는 동안 환자를 관찰하는 등 덜 복잡한 작업을 사용할 수도 있다. **리바운드 테스트**에는 갑작스런 이완의 근육 그룹에서의 등척성 긴장이 필요하다. 예를 들어, 팔꿈치 굴곡근 또는 어깨 굴곡근과 같은 근육 그룹에 대해 점진적으로 저항력을 구축한 다음 경고없이 갑자기 해제한다. 일반적으로 소뇌는 관절의 속도 변화를 빠르게 감지하고 적정 근육 그룹은 과도한 움직임을 방지하기 위해 활성화되어 고유 감수성 정보의 적절한 처리의 반영으로 작용한다.

사지가 테스트된 근육 그룹의 행동 방향으로 지나치게 움직이면 비정상적인 반응이 관찰된다. *교호운동 장애*를 테스트하기 위해서는 신속하게 교번하는 움직임이 중요하다(표 6-17 참조). 내전 시 환자의 어깨와 90°의 팔꿈치가 있는 팔꿈치와 중립의 손목으로 빠른 팔뚝 회내와 외전을 테스트한다. 환자에게 전완 전 회선에서 전체 회 전격으로 빠르게 이동하도록 안내한다. 교호운동기능장애에 대한 다른 검사로는 바닥에 손을 반복적으로 가볍게 두드리는 것(손목의 빠른 굴곡/신전) 또는 환자가 모든 손가락을 최대한으로 늘린 후 손가락을 완전히 펴서 주먹을 만드는 방법이 있다. 마지막으로, 손가락의 반대 움직임은 엄지손가락을 한 번에 엄지를 끝으로 순차적으로 움직이게 하는 것을 포함한다.

상지의 모양을 그리는 검사는 환자가 "8자 모양 또는 원" 같이 공기 중에 기하학적 모양을 그리게 하는 것이다. 그 아이디어는 환자가 움직임을 통해 한 위치에 고정된 손으로 큰 움직임을 사용하도록 하는 것이다. 대칭성, 부드러움 및 이동 속도를 포함하여 동작의 질적인 면을 관찰한다. 종이에 손으로 쓰기는 공중에서 도형을 그리는 것과 비슷하지만 운동은 훨씬 작고 지지된다. 치료사는 물건을 그리거나 편지나 단어를 쓰거나 환자가 자신의 수행 능력을 발휘하도록 할 수 있다. 움직임 동안에 발생하는 오류 수를 정량화하여 성능 등급을 매긴다. 초기 평가 시 오류를 문서화한 서면 샘플을 작성하면 나중에 재활의 조정과 시각적으로 비교할 수 있다. 스마트폰 상에서 가속도계 프로그램은 또한 운동 장애가 있는 개인을 대상으로 3개의 평면에서 움직임의 부드러움과 일관성을 정량화하는 데 사용할 수 있다.

운동 협응 하지 검사

하지 검사 옵션은 복합 또는 하나의 관절의 큰 움직임 또는 미세 이동을 포함하여 상지에 대해 설명된 것과 유사하다. 뒤꿈치-정강이 검사를 포함하는 큰 움직임이 있고, 시험자의 손가락에 손가락을 대고, 손가락으로 물건을 집어서 다른 위치로 옮기고, 발로 기하학적 모양을 그린다(DeHaven, 1969). 작고 섬세한 움직임에는 발과 발가락으로 두드리는 작업이 포함된다.

환자는 하체의 협응의 큰 움직임 검사를 위해 누워 있거나 앉을 자세를 취해야 한다. 서 있는 상태에서의 테스트는 안전을 위협할 것이며 반대편 말단은 몸의 무게를 지지해야만 평형 상태가 된다. 앙와위 또는 지지 자세로 자세를 잡는 것은 검사 과정에서 반대쪽 측면의 평형 요구 사항을 제거하고 검사되는 하지의 단독의 움직임을 허용한다. 앙와위 자세는 또한 위축으로 인해 영향을 받는 일을 최소화하는 데 도움이 될 수 있다.

뒤꿈치-정강이 검사에 대해서는, 환자가 앉거나 누워서 누운 자세를 취하고 반대쪽 발목의 앞쪽 표면을 따라 검사되는 사지의 발뒤꿈치를 위치시키도록 한다. 환자는 반대쪽의 앞면을 따라 종골쪽으로 미끄러지게 움직인다.

무릎을 향하여 경골쪽으로 반복한다. 이 사이클은 여러 번 반복된다(그림 6-24). 부드럽게 움직이거나 경골을 따라 직선 경로를 유지하는 것과 같은 운동의 질적인 면을 관찰한다. 발뒤꿈치가 경골로 움직이는 횟수, 움직임이 멈추고 시작하는 횟수(연속적인 움직임의 흐름과 비교), 한 사이클 동안 오버 슈팅 및 언더 슈팅이 발생하는 횟수를 세어서 오류를 정량화 할 수 있다.

엄지발가락-손가락 테스트가 앙아위 자세에서 일어나야 한다는 것을 제외하고는 상지의 손가락-손가락 검사와 유사한 방법으로 환자에게 엄지발가락-손가락 터치를 요구할 수 있다. 상지의 경우와 마찬가지로 대상 장치를 이동

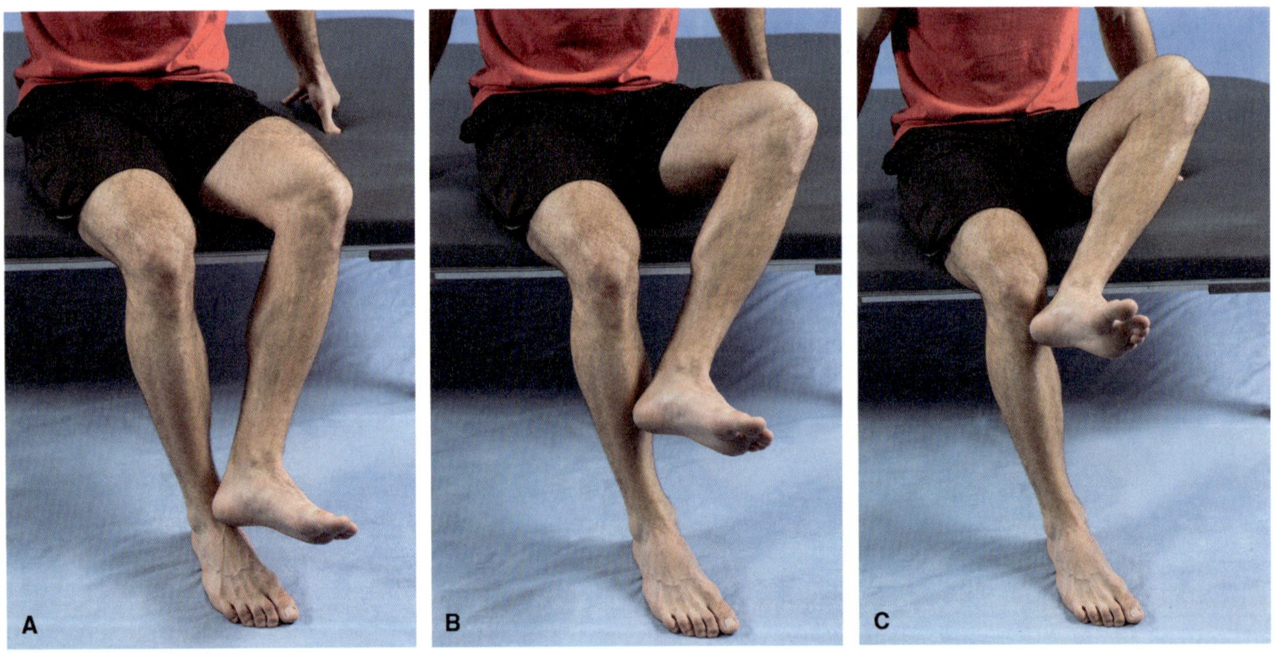

그림 6-24 하지에 대한 조정 시험: 뒤꿈치-정강이. A. 환자는 평가 다리의 뒤꿈치를 반대쪽 다리의 발목에 전방으로 위치하는 것으로 시작한다. B. 그리고 나서 환자에게 평가 다리의 종골을 반대쪽 발목의 앞쪽에서 경골을 따라 미끄러지게 내려 달라고 요청한다. C. 반대쪽 무릎의 앞쪽 부분까지 이동한 다음 앞 경골을 따라 위아래로 앞뒤로 움직임을 반복한다.

하여 작업을 완료하는 데 필요한 거리, 속도 또는 방향을 변경하여 검사를 수정할 수 있다. 손가락을 가까이에서 움직이면 환자의 몸에서 멀어지면서 고관절과 무릎에 대해 상대적으로 더 많은 굴곡과 신전이 필요하다. 포괄적인 평가 동안 근거리 및 원거리에서 협응을 테스트하는 것이 중요하다.

환자는 또한 발끝을 사용하여 하지의 물건을 집어 다른 곳으로 옮길 수 있다. 이 테스트는 발가락을 테스트하는 것과 비슷한 기술을 필요로 하지만 발끝 부분이 대리석, 구겨진 타올 또는 작은 실린더와 같은 물체를 잡고 다른 위치로 이동해야 하므로 훨씬 더 진보적이다.

하체에 대한 형상 그리기 시험(즉, 환자에게 하체에 기하학적 모양을 그리도록 요청)은 환자가 엄지발가락을 사용하여 상지의 평가에서와 같이 독립적으로 물체를 그릴 수는 없다는 점을 제외하고는 상지의 평가와 유사하다. 환자는 엄지발가락을 필기구처럼 사용하며, 전적으로 하지가 단지 발가락들만 작업을 수행하기 위해 움직여야만 작업을 수행할 수 있다.

교호운동 장애를 테스트하기 위한 **발 두드리기(foot tapping)**는 발목 발바닥 표면과 등쪽 표면의 급격한 교번 운동으로 발생한다. 앉아있는 동안, 환자는 무릎과 엉덩이로 약 90°에서 마루에서 시작하여 시험 발은 편평하게 놓는다. 바닥에 뒤꿈치를 두고, 빠르게 등쪽 굴곡을 하게 환자에게 요구하고, 중족골 머리가 바닥이 닿도록 척측 굴곡을 하게 한다. 환자를 평가하기 위해 태핑 속도가 증가될 수 있다. 실조증에서는 리드미컬 태핑의 정상적인 반응이 명백한 중지없이 불규칙한 부정맥 운동으로 악화된다. 교호운동장애를 관찰할 또 다른 기회는 뒤꿈치-정강이 검사 시 급격히 번갈아 진행되는 고관절의 굴곡/신전으로 빠르게 수행되는 경우 고관절에서 발생한다.

표준화된 운동 검진 도구
Standardized Motor Examination Tools

이 절에서는 운동 기능을 정량화 또는 자격 부여하는 많은 임상 평가 기법 및 도구에 대해 설명한다. 검사 방법은 임상 설정에서 특히 유용하며 일반적인 진단 그룹에 따라 구성된다.

소아의 운동 평가 도구
Pediatric Motor Assessment Tools

운동 조절 평가, Bruininks-Oseretsky운동 숙련도 테스트, 유아 운동 테스트 수행능력, Peabody Developmental Gross Motor Scale, Basic Gross Motor Assessment, Motor and Postural Skills의 임상적 관찰 및 Gross Motor Function Measure는 CP, 다운 증후군, 수두증과 관련이 있는 지연된 운동 발달(조산 및 만산) 진단과 운동 장애 진단을 위한 소아 평가 도구이다(Han, 2010; Kolobe, 1998). 이러한 소아과 표준화 평가는 표 6-21에 요약되어 있다.

*MCA(Motor Control Assessment)*는 신체 장애가 있는 아동을 위한 기능적 능력보다는 운동 능력에 대한 평가이다(Steel, 1991). 경직 및 비경직성 CP, 척추 이분증 및 기타 선천성 이상 및 후천성 신경학적 손상은 MCA 평가에 적합한 조건이다. 조기 유아기부터 전형적인 5세까지의 조정이 필요한 과제까지 113개의 검사 항목이 포함되어 있다. 관리 시간은 아동의 능력과 협응에 따라 30분에서 60분 사이이다. MCA는 운동 능력에 대한 또 다른 척도인 육체 능력 차트(Physical Ability Chart)와 잘 일치한다(R = 0.95 이상)(Steel, 1991).

*Basic Gross Motor Assessment(BGMA)*는 51/2세부터 약 12세까지 어린이의 큰 운동 능력을 평가한다(Hughes, 1981). 9개의 운동 작업은 BGMA를 구성한다: (1) 눈을 뜨고, 한쪽 다리로 서기, (2) 눈을 감고, (3) stride jump, (4) 식별 보행, (5) 한발로 뛰기, (6) skipping(건너뛰기), (7) 콩주머니로 표적에 던지기, (8) yo-yo 하기, (9) 볼 핸들링. 3 =은 편차가 없고(good), 2 = 편차가 1(fair), 1 = 편차가 2(poor), 0 = 편차가 2보다 큰 경우 또는 작업을 수행할 수 없는 경우, 각 작업을 평가하는 데 사용된다(Hughes, 1981).

*운동 및 자세 숙련도의 임상적 관찰(COMPS)*은 운동 장애를 가진 아이들을 감별하며 임상 관찰을 기반으로 한다. 7개의 아이템을 구성하는 5세에서 9세 사이의 아이들을 평가할 때: 손가락-코 만지기, 빠른 전안의 회전, 또는 ATNR, Schilder의 팔 신전(환자의 두 눈을 감은 채로 환자의 머리를 감고 팔을 들고 있음), 복와위 신전 자세 및 앙와위 굴곡 자세(Wilson, 1992).(Wilson, 1992). COMPS는 소뇌 기능, 자세 제어 및 운동 협응을 포함하여 하나 이상의 운동 조절 도메인을 측정하도록 설계되었

표 6-21 소아 환자를 위한 표준화된 운동 검사 도구의 부분적인 리스트

평가도구	대상인/목적	나이 범위	검사	참여시간	통계
Basic Gross Motor Assessment(BGMA) (Hughes, 1981)	대근육 운동 수행	5.5~12세	9가지 검사		BGMA의 검사-재검사 그리고 검사자 간 신뢰도는 0.97에서 0.97로 보고되며, 내적 일치도는 0.71, 구성타당도는 0.54-0.92.
Bruininks-Oseretsky Test of Motor Proficiency(BOTMP) (Flegel, 2002; Wilson, 1995)	세밀한 근육과 대근육에 근거한 운동 기능	4.5~14.5세	46개 (8 하위 검사)		
Clinical Observations of Motor and Postural Skills(COMPS) (Wilson, 1992)	운동 비협응 감별 검사	5~9세	7가지		검사-재검사와 검사자 간 신뢰도는 0.92와 0.87. 내적 일치도 (Cronbach의 알파)는 0.75
Gross Motor Function Measure (GMFM) (Kolobe, 1998)	뇌성마비	유아~3세	88가지		
Gross Motor Performance Measure (GMPM) (Boyce, 1995)	뇌성마비	0~12세	20가지	60분 이하	GMPM 총점의 급간 내 상관성은 0.92-0.96이고 5개 점수 항목은 0.84-0.94
Motor Control Assessment (MCA) (Steel, 1991)	경련성 및 비경련성 뇌성마비, 척추 이분증 및 기타 선천성 이상, 신경성 손상	초기 유아~5세	113가지	30~60분	검사자 내 그리고 검사자 간 신뢰도는 0.99와 0.97
Peabody Developmental Gross Motor Scale (PDMS-GM)(Kolobe, 1998; Palisano, 1995)	운동 발달	출생 시부터 83개월			
Test of Infant Motor Performance (TIMP) (Campbell, 1999)	운동 기능	32주의 임신 기간과 출생 후 16주	59가지		검사-재검사 신뢰도는 0.89 (Cronbach의 알파)

다(Wilson, 1992).

$4^{1/2}$에서 $14^{1/2}$세 사이의 어린이들에게 공통적으로 사용되는 또 다른 임상 양상 조절 도구 평가 도구는 *Bruininks Oseretsky Motor Proofiency(BOTMP) 시험*이다(Flegel, 2002; KingTomas, 1987; Wilson, 1995). 이 테스트는 주행 속도와 민첩성, 균형, 양측 협응, 근력, 상지 협응, 응답 속도, 시각운동 조절 및 상지 속도 손 능숙도(Wilson, 1995)의 8가지 개별 검사를 통해 전체적으로 46가지 항목으로 구성된다. 이 검사는 운동 기능에 대한 임상적 묘사를 확립하는데 유용하지만 평가 도구로서의 신뢰성과 적합성을 입증 할만한 실질적인 증거가 부족하다(Wilson, 1995).

임신 32주와 16주 후의 유아를 대상으로 한 포괄적인 운동 검사는 *유아 운동 성능 테스트(TIMP)*이다(Campbell, 1999). 이 시험은 59항목을 추출된 섹션과 관찰된 섹션으로 나누어 구성된다. 표출된 항목은 자세의 변화 또는 시각 또는 청각 자극에 대한 운동 반응 반응을 결정한다. 관찰된 항목은 유아가 생성한 자발적인 움직임을 평가한다.

뇌성마비 소아에서 총 운동 기능의 변화를 측정할 수 있는 최초의 표준화된 도구는 *GMFM(Gross Motor Function Measure)*이다(Kolobe, 1998). 그것은 CP의 136명의 아이들에 유효하게 하고 첫 번째 3년 중 진행하는 운동 기술에 무게를 실는다. 5가지 차원에서 총 88개의 항목이 GMFM을 구성한다. 5가지의 차원은 눕기와 구르기; 앉기; 기기와 무릎서기; 서기; 그리고 걷기, 달리기와 점핑이다. GMFM은 행동 장애가 있거나 데모를 모방하지 못하거나 구두 명령을 따르지 못하는 9–18개월 사이의 영아에게는 적합하지 않을 수 있다(Kolobe, 1998). 또한, 이 검사의 점수는 유아의 협조 수준에 크게 영향을 받는다. 이 테스트의 개선된 버전(Wang & Yang, 2006)은 GMFM–66(Han, 2010)과 GMFM–66–IS(Russell, 2010)이다.

*총 운동 수행 측정(Gross Motor Performance Measure, GMPM)*은 GMPM이 CP가 있는 어린이의 운동에 대한 정성적 평가를 허용한다는 점을 제외하면 GMFM과 유사하다(Boyce, 1995). 서기 동안에 얼라이먼트, 협응, 해리성 운동, 안정성 및 체중 이동의 속성은 GMPM(Boyce, 1995)으로 고려된다. GMPM은 임상 관찰을 기반으로 하는 기준 참조 도구이다. 속성은 1 = 심하게 비정상적으로 5 = 일관되게 정상인 범위의 척도로 관찰되고 채점된다. Peabody Developmental Gross Motor Scale(PDMS–GM)은 어린이의 운동 발달에 자주 사용되는 검사이다(Kolobe, 1998, Palisano, 1995). 출생 후 83개월까지 아동을 표준화하고, 검증했다(Kolobe, 1998, Palisano, 1995). PDMS GM과 GMFM의 비교는 PDMSGM이 CP 또는 운동 지연을 가진 영아의 상태 변화를 결정하는 능력에서 GMFM과 유사하다는 것을 발견했다(Kolobe, 1998). 항목의 약 50%는 각 테스트에서 비교 가능하다. 특히 유아에서 기능을 평가하는 항목. PDMS–GM의 개정된 버전은 PDMS–2이며, 이는 CP를 가진 어린이들에게 좋은 검사–재검사 신뢰성을 가지고 있는 것으로 나타났다(Wang & Liao 2006).

성인 운동 평가 도구
Adult Motor Assessment Tools

선택할 수 있는 다수의 표준화된 성인 운동 검사가 있다. FuglMeyer Assessment의 운동세션, Motricity Index, MayoPortland Adaptability Inventory, Wolf Motor Function 검사, Arm Motor Ability 검사, Physical Disability Index, Trunk Control 검사, Canadian Neurological Scale, 수정된 Motor Assessment Scale, Muscular Impairment Rating Scale, 그리고 Mayo 검사가 있으며, 이러한 표준화된 성인 운동 검사는 표 6–22에 있다.

감각 운동에 초점을 맞춘 뇌졸중 후 평가를 위해 특별히 고안된 *Fugl–Meyer Assessment(FMA)*에는 관절 운동, 관절통, 균형, 감각 및 상지와 하지의 운동 기능이 포함된다(Fugl–Meyer, 1975; Gladstone, 2002). 임상 설정에서 환자의 초기 상태를 확인하고 개입 계획에 기여하며 개입 후 문서화 운동 회복에 유용하다.

운동 영역 섹션은 운동 장애를 테스트하고 상지와 하지 팔의 움직임, 협응 및 행동을 평가하는 항목을 포함한다. 캐나다 StrokEngine 웹 사이트(www.strokengine.ca)는 "운동 영역의 항목은 뇌졸중 후 운동 회복의 병력에 대한 Twitchell의 1951년 설명에서 파생되었으며 Brunnstrom의 운동 회복 단계를 통합한다."(Gladstone, 2002)

각 항목의 등급을 매기려면 환자의 항목 수행 능력을 직접 관찰하고 항목 완료 능력을 기준으로 한 3단계 순서 척도를 사용해야 한다(0 = 수행할 수 없으며, 1 = 부분적으로 수행하고 2 = 완전히 수행함). 표 6–23에는 총 가능한 점수 척도 226점(운동 기능 장에 대해 100점까지 가능)이 포함된 점의 분석을 비롯하여 점수의 더 자세한 내역이 나와 있다. 운동 장애의 중증도에 대한 분류는 FMA 전체 운동 점수를 기준으로 최대 100점(Duncan, 1994; FuglMeyer, 1980)을 기준으로 제안되었으며 표 6–24에 나와 있다.

FMA는 종종 다양한 뇌졸중 후 검사 도구, 특히 운동 장애의 유효성을 평가하는 연구에서 모범적인 기준으로 사용되었다. 감각에 대한 소단원은 특히 구조 및 예측 타당도와 반응성이 부족한 것으로 보고되어 왔다(Lin, 2004). FMA의 변화에 대한 매우 강력한 신뢰성, 유효성, 예측 및 반응성은 표 6–22에 요약되어 있다.

*운동도 지수(MI)*는 뇌졸중 후 환자의 근력을 정량화한다. 관련 측의 상지와 하지의 31개 운동의 근육 강도는 6점 척도(0에서 5까지)를 사용하여 평가된다. 0점은 "수축이 없음"에서 5점은 "건측면에서 최대 저항과 동등한 저항에 대한 움직임"(Demeurisse, 1980). MI의 수정은 상지에 3개(꼬집기, 팔꿈치 굴곡 및 어깨 외전), 하지의 3개(고관절 굴곡, 무릎 신전 및 발목 등쪽 굴곡)의 총 6가지

표 6-22 성인에서 표준화된 운동 평가의 부분적인 리스트

평가방법	대상자/목적	나이	평가/항목	방문시간	통계
Arm Motor Ability lest(AMAT) (Kopp. 1997 : McColloch, 1988)	중추신경계 손상; ADL 수행 평가	성인	13(Kopp. 1997) 또는 16(McColloch, 1988) 복합 작업		평가-휴식 신뢰도는 수행 시간의 경우 0.99, 기능적 능력의 경우 0.93, 움직임 검사자 간 신뢰도의 경우 0.97-059(스피어맨 상관관계) 범위였다.
Canadian Neurological Scale (CNS) (Cote. 1989)	뇌졸중	성인	3개 섹션: 이해력 결핍 유무 환자에 대한 정신 및 운동 반응	대부분의 경우 5분 미만	내적 일관성(크론바흐의 알파)은 0.79이고 검사자 간 신뢰도는 0.92(1989년 코터)이다. 동시 유효 기간은 0.76-0. 89(Cote, 1989) 범위였다. 6개월 내 사망, 6개월 내 추가 뇌졸중 및 6개월 내 독립성에 대한 대략적인 비율을 사용한 CNS의 예측 유효성은 각각 0.73, 0.70 및 1.60이었다.
Fugl-Mayer Assessment(Fugl-Meyer; 1975)	뇌졸중; 5가지 감각운동 도메인의 평가	성인	155개의 직접관찰항목은 5개의 영역 운동기능(상지 및 하지), 감각기능, 균형, 관절가동범위, 관절통으로 구분된다.	전체 FMA에 대한 ~30~35분 (Poole, 2001년) ~ 운동 척도만 20분	• 내적 일관성은 크론바흐의 알파 범위 0.94-0.98로 우수한 것으로 보고되었다(Lin, 2004). • 다중 연구에서 우수한 수준으로 보고된 평가자간 신뢰성: ICC -0.93 (Lin, 2004): ICC: 0.96(샌퍼드, 1993): ICC - 0.99(Platz, 2005): 운동 영역 상지 r = 0.96 ~ r - 0.97 및 하지 r = 0.93 ~ r = 0.95(Duncan, 1983): 총점 ICC는 0.960이었다(Sanford, 1993). • 시험 결과 신뢰성은 총 운동 점수(Platz, 200S)의 경우 우수한 ICC - 0.97로 보고되었고, 총 FMA 스코인의 경우 피어슨 상관관계 r = 0.98 - 0.99로 보고되었으며, 운동 영역 상지 항목(하단)의 경우 r - 0.995 - 0.996으로 보고되었다. • 1) FMA 하지 내원 항목별 점수를 예측할 수 있는 예측 유효성은 재활 퇴원을 예측하였다. 기능 독립성 측정 이동성 r: 0.63 및 운동 점수 r - 0.74 (Chae, 199S): 2) FMA 입원 점수는 재활 퇴원 바델 지수 점수(Huh, 2008)를 예측하였다. • 구성 유효성은 1) FMA와 바델 지수 사이의 우수한 상관관계에 의해 뒷받침된다. 단, FMA 감각 항목별(Platz, 2005)은 제외, 2) FMA 운동 상지 하위척도 및 Action Research Arm Test 입원 시 r = 0.77 및 퇴원 시 r = 0.87(Rabadi, 2006) FMA와 보바스 평가, 3) 상지의 FMA와 보바스 평가 r = 0.73 재활 전, r = 0.85 재활 후(Arsenault, 1988); 4) 기능 독립성 측정 r = 0.63, FIM 자기관리 점수 r = 0.61, FIM 이동성 점수 r = 0.74(Shelton, 2000) 및 5)의 운동 영역 하위 척도 및 다양한 보행 측정(Detmann, 1987)

					• FMA는 특히 더 많은 장애인이나 회복 초기 단계에서 운동 회복 수준을 구별하는 데 운동 평가 척도보다 낫다. Wilcoxon = p < 0.0001 (Malouin, 1994) • 변화에 대한 반응: 반응 비율은 FMA 모터 점수에 대해서는 0.41이었지만 행동 연구 팔 평가(기능적 조치)(Van der Lee, 2001)에서는 더 나았다. STREAM과 FMA 단축 버전은 0.53과 0.51의 중등도 효과 크기를 보였다(Huh, 2008).
Mayo Test (Mayo, 1991	외상성 뇌손상	성인	165개 항목(상지 운동 손상 51개, 하지 운동 손상, 51개, 기능적 이동성과 12개의 평형 및 보호 신전)		Rater는 협응과 잡기 점수, 그리고 한 가지 운동 기술을 제외한 모든 것에 대해 완전히 일치했다. Kappas는 0.70-0.76으로 자발적인 움직임을 득점하였다. 단, 평가자간 신뢰도는 채점 근긴장도, 척추 반사 및 평형 등 기기의 다른 항목에는 좋지 않았다.
Mayo- Portland Adaptability Inventory(MPAI) (Bohac, 1997; Malec, 2000)	뇌손상	성인	22(Malec, 2000) 또는 30(Bohac, 1997) 항목	22개 항목 버전이 "덜 길지만" 실제 시간은 보고되지 않음(Malec, 2000)	
Modified Motor Assessment Scale (MMAS) (Loewen, 1988)	뇌졸중; 운동 회복	성인	균형, 기능 및 상지 운동 성능에 관한 8개 항목		지표 내 신뢰도는 0.72-0.97(평균 카파 계수)인 반면, 지표 내 신뢰도는 0.73-0.96(평균 카파 계수)이었다.
Motricity Index(MI) (Demeurisse, 1980)	뇌졸중	성인	상지와 하지의 31개의 움직임		내적 일관성은 MI와 휴대용 근력계에 대해 각각 0.77과 0.73이었다.
Muscular Impairment Rating Scale(MIRS) (Mathieu, 2001)	근긴장성 이영양증	성인	부분적으로 11개 근육 그룹의 도수 근력검사에 기초한 5점 순서 척도	10-15분	평가자 내 신뢰도는 0.84(가중된 카파)인 반면 평가자 간 신뢰도는 0.77-0.79(가중된 카파)였다.

계속

표 6-22 성인에서 표준화된 운동 평가의 부분적인 리스트 - 계속

신체장애지수(PDI) (Geretty, 1993)	심각한 인지 장애가 없는 허약한 노인의 신체 기능	성인(60–98세)	54개 항목(관절가동범위 20, 근력 20, 균형 6개, 가동성 8개)	이동성/균형에 대해 평균 시간은 60분; 관절 36분, 가동범위와 24분.	전체 PDI의 평가-재평가 신뢰도는 0.97이었고 개별 항목별 신뢰도는 0.92–0.96이었다. 전체 PDI에서 평가자 간 신뢰도는 0.92로 보고되었다.
체간 조절 평가(TCT) (Collin, 1990)	뇌졸중	성인	4가지의 가동성 평가	5분 미만	평가자간 신뢰도는 0.76이었다.
WMFT(Wolf 운동 기능 평가) (Morris, 2001)	뇌졸중	성인	15가지 기능 과제를 평가하는 6점 기능성 척도	30분 정도	• 평가자간 신뢰도(ICC)는 성능 시간의 경우 0.97이었고 기능 능력의 경우 0.88이었다. • 성능시간과 기능능력에 대해 평가-재평가 신뢰도(r)는 각각 0.90과 0.95였다. • 내적 일관성(크론바흐의 알파)은 두 개의 다른 시험 세션에 대한 두 측정의 경우 모두 0.86–0.92 범위였다.

표 6-23 Fugl-Meyer 섹션 및 포인트 분석

Fugl-Meyer의 도메인	도메인내 하위 섹션	최대 점수
운동 점수	상지 66 점수와 하지 34점수	100점
감각 점수	가벼운 감각 8점과 위치 감각 16점	24점
균형	앉을 시 6점과 서기 시에 8점	14점
관절 ROM		44점
관절통		44점

표 6-24 Fugl-Meyer 총 운동 점수에 기반한 운동 심각성의 분류

Fugl-Meyer (1980)	Fugl-Meyer (1975)	Duncan (1994)
<50 = 심각		0-35 매우 심각
50-84 = 주의심각	≤84 = 편마비	36-55 심각
85-94 = 중등도	85-95 = 편부전마비	56-79 = 중등도
95-99 = 약한	96-99 = 경미한 운동, 협응불능	>79 약한

강도 평가를 사용한다(Collin, 1990). 점수는 개별 행동의 질적인 것에 대해 가중치를 적용한 다음 합계하여 최종 점수를 산출한다. 예를 들어, 유효성 확인 연구에서 MI는 다음과 같은 척도를 사용하여 사지에서 검사되었다: 정상 근력에 대해서는 33점, 다른 면 보다 약간 그러나 저항에 대항하는 정도는 25점이지만(good에 상당하는 4/5에 반응), 저항이 없는 중력에 대한 전 범위에서 19점 이동(fair에 상당하는 3/5에 해당), 전 범위의 운동 또는 중력에 저항하지 못하는 움직임에 대해서는 14점이 주어졌지만(poor에 상당하는 2/5) 움직임이 없는 촉진가능한 근수축은 9점(trace, 1/5) 5), 움직임이 없고, 촉진가능한 근수축에 주어지는 0점(zero, 0/5)(Cameron, 2000). 3가지 근육 활동(고관절 굴곡, 무릎 신전, 발목 등쪽 굴곡, 각각 33점)으로 약 100점이 가능했다(Cameron, 2000). 저자들은 휴대용 동력계와 하지의 MI 사이에 높은 상관관계(0.77 이상)를 발견했다(Cameron, 2000).

*Mayo-Portland Adaptability Inventory(MPAI)*는 뇌

손상으로 인한 장애 및 장애 영역을 평가하는 30가지 항목을 포함한다(Bohac, 1997). MPAI는 일반적으로 뇌손상 환자에서의 손상, 활동 및 참여를 특징으로 한다(Malec, 2000). 이동성과 손의 사용은 MPAI가 평가한 두 가지 주요한 운동 제어 측면이다. 22주기의 MPAI가 30주기의 MPAI(Malec, 2000)와 좋은 상관 관계와 강한 상관 관계를 유지하면서 평가 기간을 줄이는 것으로 밝혀진 평가 척도 분석을 사용하여 22항목의 MPAI와 비교되었다.

*Wolf Motor Function Test(WMFT)*는 뇌 손상이나 뇌졸중이 있는 개인에서 운동 기능에 대한 구속적인 움직임 치료의 효과를 결정하기 위해 개발되었다. 원래 WMFT는 관련 어려움의 순서, 침범된 관절에 따라 배열된 21개의 간단한 작업으로 구성되었다(Wolf, 1989). 그러나 표 6-19에 요약된 바와 같이, 6점 기능 능력 척도(Morris, 2001)를 사용하여 15개의 기능적 과제를 포함하도록 최근 수정되었다. 연구에 따르면 수정된 WMFT에 대해 높은 검사자 간 신뢰도, 내적 일치도, 검사-재검사 신뢰도(표 6-22에 요약되어 있음)가 기록되어 있다.

*Arm Motor Ability Test(AMAT)*는 CNS 손상 환자에서 일상 생활을 수행할 수 있는 능력을 정성적으로 그리고 양적으로 측정한다(Kopp, 1997). AMAT는 "강제 유도 움직임 치료(Constraint-Induced Movement Therapy)" 연구 평가이며 Wolf(Emory) 운동 기능 검사를 보완할 수 있다. 원래의 AMAT에는 일상 생활의 16가지 복합 활동이 포함되었다(McColloch, 1988). 후속 조사에서 다른 기능적 능력 이외에 식사, 옷입기 및 위생적 능력을 평가하는 13가지 작업이 포함되었다(Kopp, 1997). 저자들은 AMAT가 만족할 만한 동시 유효성, 내적인 일관성 및 변화에 대한 민감성을 가지고 있다고 결론지었다(Kopp, 1997).

*신체적 장애 지수(PDI)*는 심각한 인지 장애 또는 신경학적 손상이 없는 약한 성인에서 신체 기능의 여러 측면을 측정하기 위해 개발되었다(Gerety, 1993). PDI는 개개인 간의 기능 수준을 다르게 하고 개인의 시간 경과에 따른 기능 변화를 결정하기 위한 것이다(Gerety, 1993). ROM, 근력, 균형 및 이동성 카테고리(표 6-22의 분류 참조)를 포함한 54개 항목이 표준화되어 전체 점수에 대해 0~100 범위의 하위 PDI 점수와 요약 PDI 점수로 나뉜다. 근력은 환자의 체중의 1.5%로 표준화된 흉부 밀기에 저항하는 동안 중력이 제거된 앉은 자세와 서 있는 자세의 휴대용 자세 동력계와 침대 이동성 및 보행, 이동 및 선회 능력에 따른 기능 이동성으로 평가되었다. 평균 시간은 60분이었고, ROM과 근력의 경우 36분, 이동성과 균형의 하위측정면의 경우 24분이었다.

*체간 조절 검사(TCT)*는 Northwick Park Motor Assessment(Collin, 1990)에서 파생되었다. TCT는 뇌졸중의 기능적 회복을 임상적으로 예측할 수 있는 체간 운동의 4가지 측면을 검사한다. 환자는 앙와위 자세에서 최소 30초 동안 여유를 두며, 적극적으로 침범된 쪽으로 구르도록 하며, 침범되지 않은 쪽으로 굴러가도록 하며, 누운 자세에서 앉은 자세로 바꾸고, 침대 가장자리에서 균형 잡힌 자세로 앉는다(Collin, 1990). TCT에 대한 채점은 임의의 값을 사용한다: 0 = 도움 없이는 운동을 수행할 수 없으며, 12 = 운동을 수행할 수 있지만 견고성을 위해 상지에서 도움을 필요로 하고, 25점 = 정상적인 방법으로 운동을 수행한다. 일반적으로 TCT를 수행하는 데 5분 미만이 소요된다(Collin, 1990). TCT가 Motricity Index 및 Rivermead Motor Assessment와 비교되었을 때, 검사는 서로 상관되어 있었고 TCT는 뇌졸중에서 회복된 환자에 대한 효과적인 예측 타당성을 가지고 있었다(Collin, 1990).

*Canadian Neurological Scale(CNS)*은 뇌졸중에서 회복된 환자의 정신 기능과 운동 기능을 평가하기 위해 고안된 검사이다(Cote, 1989). CNS는 3가지 섹션으로 구성되어 있다: 지적 활동, 이해력이 결손된 환자의 운동 기능, 이해력이 있는 환자의 운동 반응. 이해력이 없는 환자의 운동 기능은 주관적인 척도를 사용하여 안면 근육과 근위 및 원위 팔과 다리 근육의 위축을 평가한다. 안면 근육에 대한 점수는 0.5점 = 정상적인 근육 반응과 0점은 위축이 있는 것이다(Cote, 1989). 사지에 대한 채점은 1.5점 = 정상, 1.0 = "경미한" 손상 및 0.5 = "중대한 장애(Cote, 1989)를 포함한다. 이해력이 부족한 환자의 경우, 대칭이 존재하는지 여부에 따라 얼굴의 점수는 0.5 또는 0이고, 팔과 다리의 대칭의 경우 1.5점 = 대칭 0점 = 비대칭이다(Cote, 1989). 결과는 높은 초기 CNS 점수가 유리한 결과와 관련이 있는 것으로 나타났다. CNS는 간결성, 실용성, 신경학적 상태의 차이를 감지할 수 있는 능력, 다양한 의료 인력에 의한 사용 및 해석의 용이성, 그리고 급성 뇌졸중으로 인한 회복의 예후를 가장 잘 반영하는 요인을 평가하기 때문에 CNS의 이용을 권장한다(Cote, 1989).

*Modified Motor Assessment Scale(MMAS)*은 일상 생활 활동을 수행하기 위한 운동 요구량에 근거한 뇌졸중

후 환자의 운동 회복을 평가한다(Loewen, 1988). 균형, 상지 운동 성능 및 기능에 관련된 8가지 항목이 MMAS를 구성한다. 이 항목들은 0점에서 6점까지 점수가 매겨진다(Loewen, 1988).

근긴장성 이영양증 I형 환자의 근육 손상은 근력 저하 등급 척도(MIRS)로 평가할 수 있다(Mathieu, 2001). 이 테스트에서는 11개의 근육 그룹에 대한 수동 근육 테스트를 기반으로 한 서수 5점 등급 척도(1 = 근육 손상 없음, 5 = 근력 약점)를 사용한다. 이 테스트는 검사자 내와 검사자 간 신뢰도가 뛰어났으며 Functional Status Index와 잘 일치했다.

*Mayo Test*는 외상성 뇌 손상 후 신경물리적 후유증을 평가하는 165개의 항목으로 구성된 도구이다(Mayo, 1991). 이 도구는 각 사지에 대해 51개 항목에서 수의적 움직임, 근 긴장도, 근력, 협응, 파악, 척수반사 및 깊은 건반사, 거리측정 이상 및 떨림을 평가하여 합계 102개의 항목을 제공한다. 또 다른 51개 항목은 기능적 이동성을 평가하고 12개 항목은 평형 및 보호 반응을 평가한다. 이 테스트는 표 6-22에 나와있는 것처럼 우수한 안정성을 제공한다. 저자들은 이 도구가 근 긴장도의 평가와 같은 관찰 가능한 항목을 평가하는 데 유용하다고 결론 지었다.

생각해 볼 점 6.3

- 검사 중 환자가 MC 움직임, MC 안정성 또는 MC 협응과 관련된 문제를 처음 의심하고 발견하는 방법은? 각각에 가장 유용한 구체적인 평가/방안은 무엇인가?
- 환자에게 가장 적합한 도구를 식별하기 위해 운동 제어 평가 도구의 우선순위를 어떻게 정할 것인가?

운동 검진의 문서화 Documentation of Motor Examination

운동 검사의 범위와 기간 및 임상의 스타일에 관계없이 세부적인 신경 운동 검사는 평가를 표준화하기 위해 올바르게 기록되어야 한다. 신경학적 검사의 다른 모든 데이터와 함께, 이것은 또한 다른 시험관에 의해 수행되는 미래의 평가를 용이하게 하고 환자의 진행 및 미래의 예후를 결정할 수 있게 해준다. 검사 결과에 대한 문서화는 특수한 문서 양식의 유무에 관계없이 손으로 쓰는 메모이거나 음성 받아쓰기 또는 전자 문서화 장치로 발생할 수 있다.

서면 문서에서 발견된 다른 모든 손상과 함께 모든 신경 기능 검사 데이터를 동화시키고, 합성하는 것이 중요하다. 최적의 치료 계획을 위해서는 관찰된 손상의 우선 순위를 정하고 환자의 활동 수준에서 기능적 한계의 근간이 되거나 장애에 기여하는 논리적 가설을 공식화하는 것이 중요하다(Rothstein, 1986; Rothstein, 2003). 운동 장애는 치료적 개입의 궁극적인 초점인 활동이나 참여의 한계에 분명히 중요한 기여를 한다.

문서 양식 Documentation Forms

서식 문서는 검사자를 위한 템플릿을 제공하고 평가에서 얻은 정보를 구성한다. 많은 표준화된 검사는 검사에 고유의 문서화가 필요하다. 신경학적 측면을 포함한 문서 양식의 예는 3장 부록 3-A에 수록되어 있다.

실습

이 장에서 논의된 다음 실습 숙련성을 반드시 연습한다. 연습을 통해 다음을 수행할 수 있어야 한다.

1. 관절 가동 범위 검사
   a. 수동 관절가동범위
   b. 능동 관절가동범위
   c. 끝 느낌
2. 근육의 유연성 검사
3. 근력검사에 의한 근력검사
   a. 수동 근육 검사
   b. 휴대용 동력계
4. 근육경련도 검사
   a. 수정된 애쉬워스 척도
   b. Tardieu 척도
   c. 삼중 근경련 척도
5. 근육의 경직성 검사
   a. UPDRS 모터 검사
   b. 머리를 떨어뜨리는 시험
   c. 어깨 떨림 시험
6. 깊은 힘줄반사 검사
7. 병적 반사 검사
   a. 간대성근경련
   b. 바빈스키
8. MC 이동 및 MC 안정성의 차별화를 위한 관측 움직임 분석
9. 운동 조절 동작의 검사
   a. 개인 움직임의 선택적 단독 조절을 완료할 수 있는 움직임의 정도를 측정한다.
   b. 움켜짐의 능동적 해제
   c. 선택적 운동 조절 검사
   d. Boyd와 Graham 선택적 운동 제어 시험
   e. 하지의 선택적 조절 평가
10. 운동 조절 안정성 검사
   a. Motricity 인덱스 핀커 그립 항목
   b. 견갑 로케이터 시스템
   c. 보정된 L자형 지그
   d. 어깨의 불안정성을 나타내는 Sulcus 사인
   e. 안쪽번짐/가쪽번짐 불안정성 관측
11. 운동 협응 시험의 평가 상지
   a. 손가락으로 코 대기
   b. 손가락 대 손가락
   c. 반발 시험
   d. 빠르게 교대로 움직이는 동작(회내/회외)
12. 하지 운동 협응시험의 시험
   a. 뒤꿈치 대 정강이 테스트
   b. 손가락과 발가락을 맞대기
   c. 발 구르기

복습

1. 신경운동계의 기능에 기초하는 정상적인 생리를 설명한다. 하나 이상의 구조가 정상적인 활동을 수행하지 않으면 어떻게 될까? 특정 신체 구조가 손상된 경우 환자에게서 어떤 신체적 손상을 관찰할 수 있나요?
2. 신경운동검사에서 근육 성능의 특정 하위 범주를 나열하고 정의한다. 근육 성능을 어떻게 기술하고 시험하며 결과를 문서화하는가?
3. LMN 손상과 UMN 손상을 입은 환자의 운동 검사에서 어떤 유사점과 차이점을 예상하는가?
4. 신경운동 검사의 각 하위 범주에 대한 특정 시험의 주요 측면과 중요 고려사항을 기술한다.
5. 예상되는 이상 운동 검사 결과를 특정 신경 질환의 맥락에서 설명한다. 피라밋로 및 바깥피라밋로와 관련된 장애는 무엇인가? 어떤 종류의 약이 바깥피라밋로의 기능 장애를 모방할 수 있는가?

요 약

환자 적용

54세의 오른쪽 소뇌종양(수술 후 한 달)을 앓고 있는 케이드는 그의 인생에서 이 시점에서 이런 문제들을 다루게 될 것이라고는 꿈에도 생각하지 못했다. 종양은 양성이었지만 국부 구조를 압박하는 종양(공간을 점유하는 병변)의 덩어리효과 때문에 외과적으로 제거되어야 했다. 그는 이제 입원 재활 시설에 입원했고, 오늘 막 시작한 당신의 새 학생처럼 첫 검사를 마쳤다. 문서를 준비하면서 운동 장애와 학생들이 케이드의 기능 활동에 미치는 영향을 요약한다. 관절가동범위 결손은 없지만 오른쪽 팔다리 양쪽의 근위부 불안정성과 함께 오른쪽 전체에 걸쳐 일반적인 저긴장증을 가지고 있다. 그는 양쪽 관절에 대해 비정상적인 시너지 없이 단독의 동작을 할 수 있지만 오른쪽 팔과 오른쪽 다리에 의도적인 떨림, 거리측정 이상, 상반운동 반복 장애 등을 보인다. 이러한 실조성 표현은 보행 사이클의 오른쪽의 스윙 단계에서 오른팔로 도달하는 효율성을 감소시킨다. 그는 왼쪽 측면(4+/5 MMT)을 통해 정상 근력을 가지고 있지만 모든 오른쪽 사지 근육 그룹에 대해 일반적인 위축(3+~4-/5 MMT)을 가지고 있다. 그의 동적인 일어서기 균형은 불규칙한 스텝 길이로 인해 손상되어 때때로 불균형을 초래한다. TUG (Timed Up-and-Go) 테스트는 26초였다. 그가 스스로의 걸음걸이는 0.37m/s로 느리다. 당신은 저긴장증, 무감각, 그리고 위축이 특히 균형 장애와 기능적 도달과 걸음걸이에 대한 제한에 어떻게 기여하는지에 대해 학생과 토론한다. 근본적인 손상을 다루고 기능적 기술을 향상시키기 위한 피드백과 함께 반복을 연습할 기회를 제공하는 치료 계획을 개발해야 할 것이다.

임상 결정 시 고려할 점

1. *뇌종양을 앓고 있는 이 환자가 왜 비정상적인 시너지(선택적이고 단독의 통제력을 가지고 있음)에 문제가 없는지 설명할 수 있는가?*
2. *관련 일반 저긴장증이 환자의 기능적 기술에 어떤 영향을 미칠 수 있는가? 그리고 그가 근육 긴장이 좋아지기 시작할 때 어떻게 그것을 감지할 수 있을까?*
3. *구체적인 직접적인 개입에 대해서는 나중에 논의하겠지만, 그의 저긴장증/위축/실조증과 관련된 보행 편차, 느린 행동 및 낙상 위험과 함께, 근본적인 장애, 기능 활동 제한 또는 둘 다에 대한 개입을 제공할 것인가? 궁극적인 초점은 무엇일까?*
4. *케이드의 소뇌 결손이 당신과 의사소통하는 능력을 어떻게 방해하는가?*

이 장의 앞의 예들과 더불어, 케이드는 신경 근전도 검사가 중재 계획 개발을 위해 최적으로 준비하는 것이 얼마나 중요한지에 대한 훌륭한 예를 제공한다. 신경운동 시스템의 다양한 측면과 표현은 활동, 과제 및 기술의 한계에 명확한 연계가 있다. 유연성 또는 ROM 결손이 있는 경우, 분명히 개개인은 정상적인 확대/움직임의 범위를 통해 이동을 제어하거나 기능을 수행할 수 없다. 위축이 온 근육은 처음에 관절을 움직일 수 있지만 중력에 맞서 수축할 수 없거나 운동에 적절하게 기여할 수 있는 힘을 생산하지 못할 수도 있다. 일반화된 저긴장증은 근위 불안정성과 항중력 자세에 영향을 줄 수 있다. 과긴장증은 길항근 수축으로 인한 신장(elongation)에 의해 강조되고, 따라서 자발적인 움직임을 방해하는 증가된 휴식 시 힘을 일으킬 수 있다. 운동 조절 결손은 신경근 질환을 겪는 가장 흔하고 가장 문제가 되는 장애 중 하나이다. 사람이 움직일 수 있고 힘을 발생할 수는 있지만, 필요한 정확한 방법으로 사지를 움직일 수 없거나(운동 조절-움직임) 체중 부하 활동(운동 조절-안정성) 중에 관절을 안정시킬 수 없고, 움직임과 힘의 생성은 그들에게 거의 사용하지 않는다. 기능 활동과 기술과 관련된 운동 회복에 중점을 둔 치료사로서 신경 기능 검사 및 기능에 대한 특별한 영향을 관찰하고 측정하는 것은 기능을 회복시키기 위해 신경 운동 시스템을 최적화하는 중요한 작업을 도와 줄 것이다.

뇌신경의 검진 및 평가

Examination and Evaluation of Cranial Nerves

제 7 장

■ 차유리

개요

학습목표

이 장을 마치면 학습자는 다음을 할 수 있어야 한다.

1. 운동, 감각, 자율 기능을 포함하여 각 뇌신경의 기능/목적을 기술한다.
2. 각 뇌신경에 대한 적절한 검사/조치를 선택한다.
3. 특정 뇌신경 결손의 영향을 설명한다.
4. 뇌줄기의 특정 해부학적 부위와 뇌신경 결손의 상관관계

■ 서론 Introduction

뇌신경(**CN**)은 머리, 얼굴, 목 및 신체 기관 주위의 구조에 신경 지배를 제공하는 뇌 또는 뇌간에서 직접적으로 나오는 말초신경에 대한 해부학 용어이다. 뇌신경은 머리, 얼굴, 목 구조 및 부교감 제어를 위한 수많은 필수 기능, 특히 감각 및 운동 과정을 담당한다. 뇌신경의 기능에는 심혈관계 및 폐 기능의 중요한 기능인 자율 조절, 냄새, 시력, 맛 및 청각의 **특별한 감각**이 포함된다. 어느 공간에서 머리의 위치와 움직임을 감지하는 **평형 감각**은 뇌신경의 기능이다. **숨뇌**는 해부학적으로 중뇌를 제외한 특히 연수를 의미한다. 뇌신경 기능의 비정상적인 표현으로 **숨뇌의 증상**은 얼굴, 입, 혀, 인두 및 식도의 운동 마비(숨뇌 마비)가 연수질병과 관련이 있고, 특히 근위축성측삭경화증(Amyotrophic lateral, sclerosis, ALS) 또는 진행성 상구핵 병증(progressive supranuclear palsy)과 더불어 얼굴 표현, 언어 표현, 연하곤란과 관련이 있다. 뇌신경의 검사는 두경부 기능과 기본적인 생명 유지 기능의 일반적인 측면 때문에 특수 신경 검사의 완료되는 경우가 많다. 이 장에서는 뇌신경의 정상 기능과 비정상 기능을 감별하는 데 사용되는 테스트 및 측정에 대해 설명한다.

뇌신경 기능 검사는 혈관 질환, 외상 또는 다른 원인에 관계없이 대뇌 또는 뇌간에 손상을 입은 환자를 평가하는 데 중요하다. 뇌신경(CN) 검사는 하지 골절과 같은 정형외과적 외상을 지니고 있는 환자에서 종종 간과되는 유의한 또는 미묘한 결점을 나타낼 수 있다. 정형외과적 외상

의 의료 관리에 초점을 맞추기 때문에 다른 보건 의료 종사자는 이전에 이러한 결함을 발견하지 못하는 경우가 많다. 이러한 집단에서 뇌신경 감별의 비정상적인 결과는 심지어 미묘한 신호조차도 외상과 관련된 뇌 손상의 첫 징후일 수 있다.

뇌신경 기능의 분류 Categories of Cranial Nerve Function

일반적으로 뇌신경의 기능은 운동, 감각 또는 자율성이다. 거의 예외 없이 대부분의 뇌신경은 운동 및 감각 섬유 구성 요소와 "혼합"된다. 다음 섹션에서 설명한 것처럼 일부 운동 및 감각 구성 요소는 특히 먹거나 호흡과 관련된 운동 기능을 위해 배아가지궁(embryonic branchial arches)에서 특수한 감각과 운동을 지배하기 때문에 "특수한"으로 지정된다.

운동 뇌신경 섬유의 분류 Motor Cranial Fiber Categories

일반 체성 원심성(General somatic efferent, **GSE**)은 수의적 운동으로 체성 운동 신경 분포를 설명한다. GSE는 CN III, IV 및 VI를 통한 눈의 움직임과 CN XII를 통한 수의적인 혀의 움직임을 포함한다.

일반 내장 원심성(General visceral efferent, **GVE**)은 여러 가지 내장기계에 대한 비수의적인 원심성 입력을 나타내기 위해 사용된 것이다. 이 모든 섬유는 눈의 홍채 수축근의 CN III 섬유, 누액과 타액선의 CN VII, 이하선 타액선의 CN IX과, CN X를 통한 흉부 및 복부 내장과 혈관에 신경절전의 부교감 섬유로 발산한다.

특수 내장 원심(Special visceral efferent, **SVE**)은 CN V에 의한 턱의 수의적 근육과 고막장근, CN VII에 의한 얼굴 표정과 설골 근육, CN XI, X를 통한 머리와 어깨의 움직임, CN IX에 의한 삼키는 것과 후두의 통제를 포함하는 식사와 호흡과 관련된 모든 수의적인 근육에 대한 상완의 운동지배를 포함한다.

감각 뇌신경 섬유의 분류 Sensory Cranial Fiber Categories

일반 체성 구심성(General somatic afferent, **GSA**)의 뇌신경 구성은 얼굴과 눈의 근육으로부터의 고유수용을 포함하여 CN V를 통해 얼굴로부터 일반적인 감각을 받는다.

특수 체성 구심성(Special somatic afferent, **SSA**)은 특수 감각 기관으로부터 입력을 받는 섬유를 의미한다. CN II는 시각의 특별한 감각을 지니고 CN VIII는 청각과 전정과 관련된 특수한 감각을 이행한다.

특수 내장 구심성(Special visceral afferent, **SVA**)은 내장기관의 정보를 처리하는 특수 감각에 적용되는 분류이다. SVA에는 CN I의 특별한 냄새와 CN VII, IX, X를 통한 특수한 미각을 포함한다.

일반 내장 구심성(General visceral afferent, **GVA**)은 CN VII, IX, X를 포함한 내장 기관으로부터 일반적인 감각 입력을 받는 구심성 요소이다.

뇌신경 기능의 생리학과 신경과학의 복습 Review of Physiology and Neuroscience of Cranial Nerve Function

CN I(Olfactory)과 CN II(Optic)은 뇌신경으로부터 존재한다. 10번 뇌신경은 뇌간과 척수의 전측 대부분에 존재한다. 외전 신경은 뇌간 후부에서 존재하는 유일한 뇌신경이다. 뇌신경의 핵의 해부학적 위치와 신경근은 표 7-1에서 확인할 수 있다.

비정상적인 CN 기능은 다양한 해부학적 위치의 질병이나 상해와 관련될 수 있다. 얼굴 또는 CN 기능(즉, 감각 호문큘러스 또는 운동 호문큘러스의 얼굴 영역)을 처리하는 감각 또는 운동 피질의 영역에 대한 병변은 비정상적인 CN 기능을 초래할 수있다. CN과 관련된 뇌 또는 뇌간의 백질의 신경로의 손상은 또한 CN 기능을 손상시킬 수 있다. 어떤 원인으로 인한 두개강 내압의 증가는 또한 CN 기능장애를 일으킬 수 있다. 뇌간의 표면과 깊은 부분의 수질은 CN 핵과 CN 구조에 매우 집중되어 있다(그림 7-1A, B 및 C 참조). 뇌간 손상은 CN 기능장애의 가장 중요하고 흔한 원인 중 하나이다. 마지막으로, CN은 특수한 두개골 구멍을 통해 두개골에서 빠져 나올 때 손상될 수 있다.

뇌 혈관 사고, 외상성 뇌 손상, 다발성경화증 및 뇌종양을 포함하는 일반적인 중추 신경계(CNS) 질환은 운동 또는 감각 피질의 특수한 안면 부위 또는 뇌간이 영향을 받으면 다양한 CN 증상을 유발할 수 있다. 특수한 CN 기능

표 7-1 뇌신경 구성요소의 해부학적 위치

뇌신경	신경핵의 위치	신경의 위치
1번 뇌신경 후각신경	• 후각 줄기의 전방 후각신경핵	후각고랑의 이마엽 아래(전뇌)
2번 뇌신경 시각신경	• 망막에서 신경절 세포	외측 슬상체에 부착된 시각신경로; 시신경교차는 뇌하수체 줄기의 전상부에 위치
3번 뇌신경 눈돌림신경	• 상구에서 상위 중뇌수도 회색질의 눈돌림신경핵 • 부교감신경: 중뇌의 덧눈돌림신경핵	내측 대뇌 다리로부터 기시(중뇌)
4번 뇌신경 도르래신경	• 중뇌 하부의 중뇌수도 회백질 내의 활차구 핵 전방(하구수준)	중간 소뇌다리의 외측의 뇌줄기 주위를 외측으로 휘감는 중뇌의 후측에서부터 하구까지 존재
5번 뇌신경 삼차신경	• 감각: 5번 뇌신경(분별 감각)과 척수의 삼차신경 핵(통증, 온도와 가벼운 터치감)의 1차 주요 감각핵의 촉각 • 감각: 등외측 교내피개와 중간뇌 외측의 중뇌수도핵을 따라서 위치한 5번 신경의 중간신경핵의 고유수용성 감각 • 운동: 전장 다리뇌의 외측 피개의 5번 운동신경핵	외측 다리뇌로부터 중간 소뇌다리로 발산
6번 뇌신경 갓돌림신경	• 6번 뇌신경 핵의 표면 위로 7번 뇌신경 섬유가 감싸면서 다리뇌의 수준에서 4뇌실의 바닥면에서 벌림 신경핵은 '안면 둔덕'이 표면 랜드마크가 된다.	뇌줄기 접합부에서 발산되는 3개의 신경 중 하나; 숨뇌 추체에서 상부에 존재
7번 뇌신경 얼굴신경	• 특수내장감각신경: 내측슬상체, 고속핵 • 운동: 다리뇌 피개에서 7번 뇌신경의 운동신경핵	뇌줄기 접합부에서 발산되는 3개의 신경 중 하나; 8번 뇌신경의 내측에 존재
8번 뇌신경 속귀신경	• 청각: 복측의 달팽이 핵 • 등쪽 달팽이 핵 • 전정: 4개의 전정핵과 소뇌	뇌줄기 접합부에서 발산되는 3개의 신경 중 하나; 7번 뇌신경의 외측에 존재
9번 뇌신경 혀인두 신경	• 특수내장감각신경: 9번 아래 신경절, 고립핵	숨뇌의 올리브에서 외측으로 발산되는 3개의 신경 중 하나; 3개 중 대부분 상부에 위치
10번 뇌신경 미주신경	• 일반 내장원심성신경; 혀밑신경의 외측으로 숨뇌에 위치한 미주신경의 등쪽 운동신경핵 • SVA: 미주신경의 하신경절 X, 고립핵(미주신경운동핵의 바깥등쪽)	숨뇌의 올리브에서 외측으로 발산되는 3개의 신경 중 하나; 다른 2개 사이에 존재
11번 뇌신경 더부신경(척수더부신경)	• 척수신경근에서 경수 2~5번 신경에서의 부신경핵; 전방의 신경근 섬유로 나와서 반회후두신경이 됨	숨뇌의 올리브핵에서 외측으로 발산되는 3개의 신경 중 하나; 상부 경수로부터 부분적으로 그리고 3개 중 대부분 아래에 존재
12번 뇌신경 혀밑신경	• 혀밑신경핵은 숨뇌에서 정중주위 척주에 존재	추체의 외측과 올리브핵의 내측, 숨뇌로부터 발산

장애와 관련된 질환은 장의 뒷부분에서 논의되지만 반맹증과 기타 시야 결손, 삼차 신경통, 벨마비, 난청, 전정 기능 장애 및 심장 또는 호흡기 조절장애가 포함될 수 있다.

감각과 운동 시스템의 생리학은 각각 5장과 6장에서 다룬다. 몇 가지 특수한 감각의 신경해부학과 생리학의 주요 측면은 8장에서 다루는 전정 시스템을 제외하고 다음 텍스트에 요약되어 있다.

후각 Olfaction

CN I에 의해 매개되는 냄새의 특별한 감각인 **후각**에 경우, 자극의 전달은 화학적 수용체 수상돌기로부터 뻗어지는 섬모가 있는 이극 신경원에서 시작된다. 이들 수용체는 상부 비강 중격 부의 비점막, 코 통로의 지붕 및 상부 갑개에서 존재한다. 다른 냄새에 대한 인식은 악취를 가진 물질과 수용체 뉴런의 복잡한 반응으로 인해 발생한다. 수용체 뉴런에서 후각 작용 전위가 시작되면, 후각 신경섬유는 두개골의 사상판을 통과하여 후구의 승모신경세포와 연접을 하고, 뇌의 전방의 종뇌로 뻗치게 된다. 이 섬유들은 냄새 인지에 대한 전두엽의 내측 후부의 조롱박피질의 일차 후각 피질의 2차 신경원에 의하여 전달된 신호로 후각 신경로를 통과하게 된다. 승모 세포 섬유는 또한 해마이랑의 구상돌기 내의 깊은 핵인 편도체에서 종결되며, 이는 부분적으로는 후각작용과 감정 및 기억 사이의 연결로 설명된다.

시각 Vision

시각은 CN II가 중재하는 복잡한 특수 감각 시스템이다.

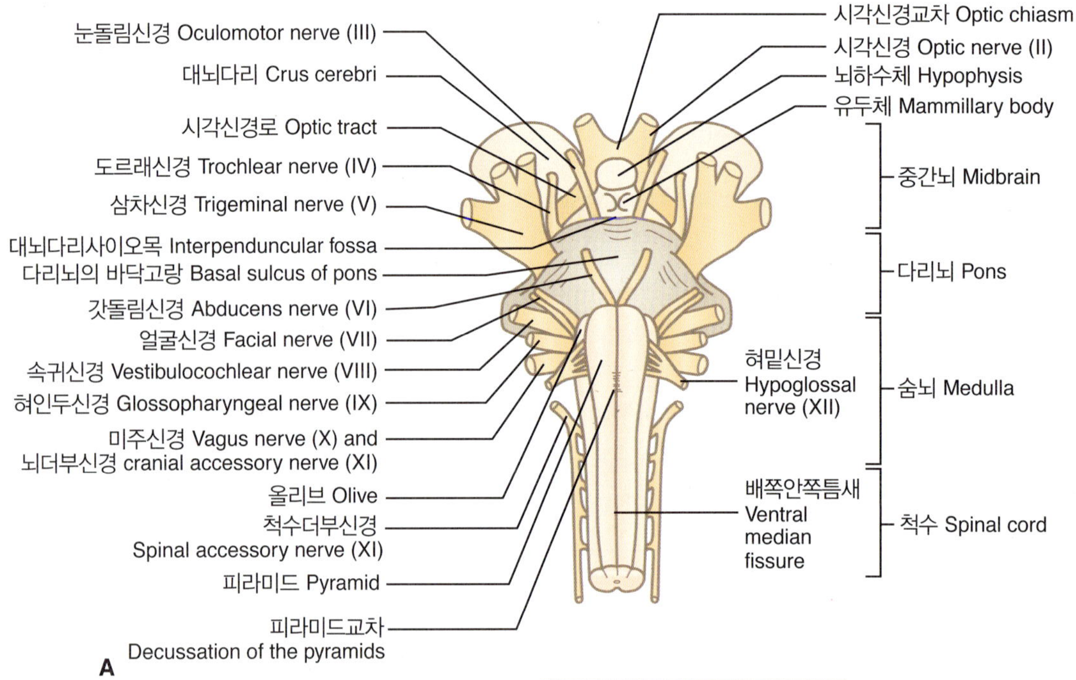

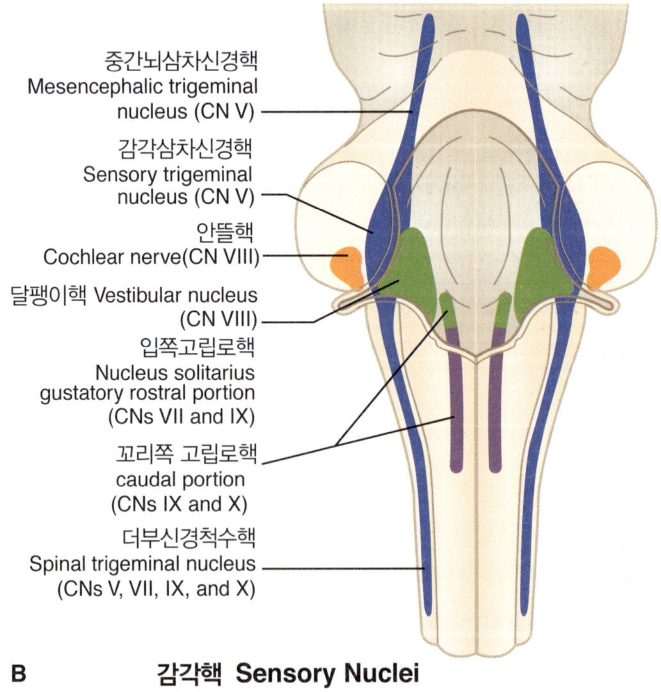

그림 7-1 A. 각 뇌신경이 시작되는 위치를 보여주는 뇌줄기 표면 그림. B. 뇌줄기 내 뇌신경의 주요 감각핵의 위치를 보여주는 입체도.

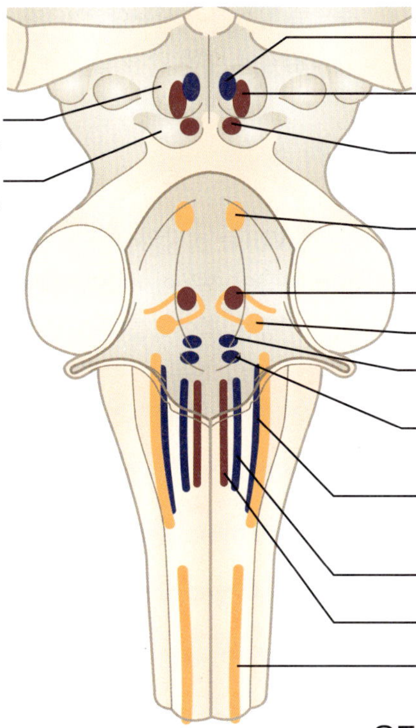

그림 7–1 계속 C. 뇌줄기 내 뇌신경의 주요 운동핵의 위치를 보여주는 입체도.

수용체 세포는 망막 벽 내에 위치한 막대와 원추 세포이다. **막대**세포는 원뿔세포(20:1)보다 훨씬 많으며 시력에 거의 기여하지 않는다. 그러나, 그들은 높은 감도를 나타내므로 저조도 조건에서 필수적이다. **원뿔**세포는 색 수용체이며 매우 높은 시력을 제공한다. 원뿔세포의 약점은 저조도 환경에서 왜 우리가 색상이 잘 보이지 않는지 설명하는 낮은 감도이다. 원뿔세포는 전반적으로 덜 일반적이지만, 망막 황반내의 특수화된 영역인 중심 망막은 일차적인 중심영역으로 망막의 이러한 부분에서 최적의 시력을 위한 단지 원뿔세포만 포함한다. 빛이 수용체에 닿으면 망막 세포가 전기 신호를 전송하는 데 사용되는 단계적 전위를 시작하는 광 화학 반응이 발생한다. 이극성 망막 세포는 섬유가 합류하여 시신경이 되는 2차 신경절 세포로 전달된다.

시각 경로는 복잡하고 다각적이며 그림 7–2에 나와 있다. **시야**는 "움직이지 않고 한 눈으로 동시에 볼 수 있는 영역"이다(Stedman, 2005). 잎을 바라볼 때, 시야에는 눈을 움직이지 않고도 어느 방향에서나 "곁눈질로" 힐끗해도 볼 수 있는 영역과 바로 볼 수 있는 영역이 포함된다. 망막 벽은 실제로 눈의 후부 표면 내에서 오목한 구조이다. 시신경의 포함으로 인해, 각 망막의 오른쪽 절반은 시

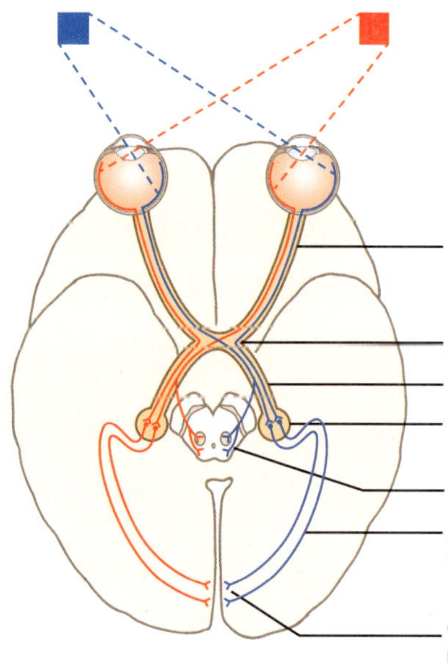

그림 7–2 시각과 관련된 해부학적 구조 및 중추성 경로에 대한 그림. 이 그림은 또한 시야의 각 절반과 시각 경로의 관계를 설명하고 측면 시야를 운반하는 경로가 교차하는 위치를 보여준다. 오른쪽 시야(이 그림에서 빨간색)에서 보이는 물체의 이미지는 각 망막의 왼쪽 절반에서 반응하고 시신경을 통해 이동한다. 각 망막의 중간의 내측면으로부터의 교차섬유가 반대편의 시신경 트랙으로 교차한다. 이것은 오른쪽 시야의 모든 섬유를 왼쪽 시신경(및 오른쪽 시신경의 왼쪽 시야)에 모아 외측슬상체로 전달한 시방선을 통해 일차 시각 피질로 전달한다.

각 필드의 왼쪽 절반에서 시각 정보를 받는다. 따라서 왼쪽 주변을 훑어보는 것은 각 망막의 오른쪽 절반에 반영된다. 눈에서 시신경 교차까지 후방으로 달리는 시신경은 망막의 양쪽 반쪽에서 신호를 운반한다. 따라서 시신경 손상으로 인해 눈의 오른쪽 및 왼쪽 시야가 사라진다(완전한 실명).

또 다른 중요한 해부학적 특징은 **시신경 교차**를 통해 각 망막의 내측반으로부터 기시되는 시신경 섬유의 교차이다. 이러한 교차는 섬유들이 시각적 경로의 나머지 부분에 대해 합쳐질 수 있도록 하기 위한 같은 시야로부터의 정보를 전달하도록 한다. 예를 들어, 왼쪽 망막의 바깥쪽 절반과 오른쪽 망막의 내측 절반(즉, 각 망막의 왼쪽 절반)에 닿는 오른쪽 주변 시야에서 물체를 엿볼 수 있게 된다. 이 같은 예에서, 시신경 교차점에서, 오른쪽 망막의 내측 절반에서 나온 섬유는 왼쪽 망막의 외측 반쪽에서 섬유를 연결하기 위해 시신경 교차를 통과한다(그림 7-2 참조). 기능적으로 이 교차점은 시신경 교차점 뒤쪽의 각 측면에 있는 시각 경로 구조가 신호가 발생한 눈에 관계없이 그림 7-2에 표시된 것처럼 반대측 시각 필드의 정보만 전달한다는 점에서 중요한다.

시신경 교차로에서부터 일차 피질에 투사되기 전의 마지막 중계로 **시신경**은 시상의 외측 슬상체로 후방으로 뻗어 있다. 외측 슬상체로부터의 섬유는 내측 후두엽의 **일차 시각 피질**에서 종결되는 시각 부챗살로서 피질 하부 백질을 통과한다. 시각과 경로의 교차때문에 오른쪽 시각 피질은 각 눈의 왼쪽 시야와 관련된 모든 정보를 처리하고 그 반대의 경우도 마찬가지라는 것이 중요하다.

미각 Taste

맛의 특별한 감각은 CNs VII, IX, X를 통해 매개된다. 맛봉오리는 혀와 후두덮개에 위치한 화학 수용체이다. 활동 전위는 미뢰에 있는 수용체 세포와 음식의 화학 반응에 의해 시작된다. CN VII는 혀의 앞쪽 2/3에서 맛의 자극을 전달한다. CN IX는 혀와 인두 뒷부분에서 맛의 자극을 전달한다. CN X은 후두덮개의 맛의 임펄스를 전달한다. 각각의 신경은 뇌간에 위치한 특수한 뇌신경핵에 전달한다(표 7-1 참조). 궁극적으로 전 3개의 신호는 고립핵으로 전달되며, 이는 중심앞이랑과 중심뒤이랑의 후부 끝에 근접한 덮개 피질로 투사되기 전에 시상 하부의 마지막 경로의 복측 후내측핵(ventral posteromedial, VPM)으로 동측으로 피질에 투사된다. 이 1차 미각 피질은 혀의 접촉 감각에 대한 단지 일차 체성 감각 피질과는 구별된다.

청각 Auditory

CN VIII는 청각의 특수한 감각을 수행한다. 첫째, 외부 감각 자극인 진동이 수용체가 있는 내이에 전달된다. 소리 또는 진동은 외이도를 통해 고막이 진동을 야기하여 전달된다. 고막의 진동은 중이 안에 있는 일련의 작은 뼈를 통해 진동을 전달하며, 이것은 망치뼈에서 모루뼈로, 그리고 결국 등자뼈로 전달되는 신호의 증폭기 역할을 한다. 등골뼈는 진동을 타원형 창의 막을 통해 유체가 채워진 내이에 전달한다.

내이의 달팽이관 내 수용체 세포는 막성의 나선상 **코르티(Corti) 기관**의 길이를 따라 길게 선 모세포이다. 코르티 기관은 가장 높은 주파수 피치를 수신하도록 설계된 달팽이관의 기저부와 가장 낮은 주파수의 소리를 수신하는 데 가장 적합한 첨단부로 음위상으로 구성된다. 모세포는 이극성 나선형 신경절 세포를 통해 상위 수질의 달팽이관 핵으로 정보를 전송한다. 결과적으로 정보는 최종적으로 외측여로 뻗어지는 상부의 측두이랑의 부분에 위치한 일차 청각 피질인 **Heschl의 측두엽(lateral temporal gyri)**에 도달하기 전에, 중뇌의 상구와 시상의 내측슬상체로 전달된다.

기능적인 영향 Functional Implications

CNs의 정상적인 기능은 많은 특수한 기능에 중요하며 안전과 보호에 기여한다. 특수한 냄새(CN I), 시력(CN II) 및 맛(CN VII, IX, X)은 모두 환자의 동기 부여와 관련하여 중요한 의미를 갖는다. 많은 환자들은 그들의 감각이 운동의 추가적인 근거 또는 이유를 제공하면 특정 기능적 업무를 수행하도록 동기를 부여받는다. 예를 들어, 손자를 보기 위해 방으로 걸어가는 동기를 상상해본다. 일부 환자의 경우 갓 구운 초콜릿칩 쿠키의 냄새와 보상을 받을 수 있는 음식은 주방 공간으로 걸어가는 동기를 향상시킬 수 있다. 냄새의 감각은 또한 화재로 인한 연기 냄새를 맡기 위해 안전에 기여한다. 후각은 또한 섭취한 음식의 양과 활동 수준과 관련한 에너지에 영향을 줄 수 있는 식욕에 영향을 미친다. 공공 지역에서 라이브 음악을 듣는다는 것은 환자가 집이나 시설의 해당 지역으로 걸어 갈 수 있게 한다. 사람이 한쪽 눈 또는 양쪽 모두에서 시야의 특정 부분을 볼 수 없는 경우 시각적 피드백과 지시를 사용할 수 있는 능력이 떨어진다. 눈근육의(CN III, IV, VI)의 약화 또는 불균형은 **복시** 또는 복시의 형태로 시력 장애를 초래할 수 있다. 청력(CN VIII)은 환자가 청각 피드백 및 치료 운동 및 치료 활동에 관한 지시를 받는 데 필수적이다.

발성의 운동적 생성은 종종 CN 구조의 손상으로 인해 방해를 받게 된다. 호흡과 관련된 혀(CN XII), 인두(CN IX), 입술과 뺨(CN VII), 턱(CN V), 성대(CN X)의 협동적인 움직임으로 위치한 발성의 생성의 기초는 일차적으로 횡격신경(척수신경 C3, 4, 5)으로부터 공급받는 횡격막으로부터 지지된다. 구어체의 메시지 외에도, 의사 소통의 또 다른 주요 부분은 얼굴 제스처와 얼굴 표정(CN VII)의 비언어적인 신호로 기인된다. 목 및 어깨 관절 운동은 CN IX 손상으로 인한 흉쇄 유돌근 및 상사근 기능장애로 인해 손상될 수 있다. 얼굴과 눈의 보호는 CN V의 지배로 인한 안면 피부의 정상적인 감각으로 향상된다.

환자 적용

Biova는 2개월 전 자동차 사고로 외상성 뇌 손상(TBI)을 입은 48세의 아프리카 남성이다. 방사선 촬영 영상 검사는 CNS 병변이 주로 교와 연수의 뇌간의 오른쪽에 국한되어 있음을 확인했다. 운동 마비외에도, 독단적인 운동의 결여와 손상된 운동 소실과 너물에 체간과 사시의 좌측변에서, 그는 몇몇의 뇌신경과 연관된 오른쪽 얼굴과 머리의 결손을 가지게 되었다. 처음에 치료사는 이 장이 진행될 때, 환자의 경우에 우리가 연구해야 할 뇌신경 결손을 관찰, 측정 및 문서화해야 한다. 다른 유사한 환자와 Biova의 특별한 결손에 대한 중재는 4장의 관련이 있는 '중재'와 더불어 봐야 한다.

뇌신경의 검사와 측정
Tests and Measures of Cranial Nerves

CN을 테스트 할 때는 평가를 시스템적으로 구성하는 것이 중요하다. 그러면 시험의 완성도가 향상된다. CN을 이 장에서 설명한대로 순서대로 테스트하고 그룹화하여 중요한 구성 요소를 건너뛰지 않도록 해야 한다. 나머지 장에서 설명한대로 검사 중인 신경에 대한 방법과 분포를 적용하면서, 이전 장 두 장에서 설명한대로 감각 및 운동 검사 기술을 사용한다. 신경근 기능장애를 가진 환자에서 CN의 운동 및 감각 검사를 위해서는 얼굴의 기능 대칭성을 테스트하는 것이 특히 중요하다. 표 7-2는 각 CN에 대한 분류(운동, 감각 및 특수 감각) 및 특정 기능의 요약을 제공한다.

1번 뇌신경의 검진
Cranial Nerve I Examination

후각 신경은 이전의 설명에서처럼 비점막에서 세포체와 화학 수용체로 이극성 SVA 뉴런으로 구성된다. 감정, 기억, 타액 분비 및 분비를 포함하여 다른 시스템과 더불어 냄새의 중요한 상호 작용이 있음을 명심한다. 움직임과 관련하여 냄새의 감각은 동기 부여에 중요한 영향을 줄 수 있다.

1번 뇌신경의 특수 감각: 후각의 감별

전형적으로 치료사의 검사의 일부는 아니지만 후각 검사는 섭취와 연하와 관련된 장애를 파악하는 데 도움이 될 수 있다. 커피, 오렌지, 바닐라, 계피와 같은 흔히 볼 수 있는 냄새가 있는 품목이나 액체를 사용하여 후각 시스템의 온전성을 테스트해야 한다. 첫째, 환자가 비강 점막에 있는 수용기를 보다 명확하게 드러내도록 코에 바람을 불어넣는다. 점막을 자극할 수 있는 암모니아나 알코올과 같은 물질을 사용하지 않는다. 암모니아는 후각 신경보다 CN V(삼차 신경)를 자극할 수 있으며 잘못된 결과를 가져올 수 있다. 한쪽 콧구멍으로 눈을 감고, 한번에 물질을 제시하고, 환자에게 물어서 냄새를 식별하도록 한다. 후각 기능장애에 대한 보다 구체적인 정량적 검사가 다른 곳에서 기술되어 있다(Doty, 1992).

비정상적인 1번 뇌신경의 결과

어떤 감각 손상과 마찬가지로, 냄새 감각의 상실은 부분적이거나, 냄새 맡을 수 있는 약간의 능력을 유지하거나, 맡을 수 있는 능력이 없을 수 있다. 담배 흡연, 코카인 사용, 염증, 비염 또는 부비동 문제와 같은 일반적인 문제는 냄새 맡는 능력을 방해할 수 있다. **후각 소실**이라는 것은 냄새를 맡을 수 있는 능력의 완전한 소실을 의미한다. 이 신경의 위치 때문에 후각 소실은 머리 부상, 특히 두개골의 전방 기저부에 대한 손상과 관련이 있다.

표 7-2 각 뇌신경에 대한 분류와 특수한 기능

뇌신경	분류: 기능	
1번 후각신경	감각(특수내장감각신경)	• 냄새에 특수화된 감각
2번 시각신경	감각(특수체성감각신경	• 특수 감각: 시야, 시각, 동공반사의 감각적인 면
3번 눈돌림신경	운동(일반체성운동신경) 운동(일반내장운동신경) 감각(일반체성감각신경)	• 외재근의 움직임(모음, 올림, 내림), 눈꺼풀 올림 • 부교감신경: 동공 확장, 동공반사의 운동 측면 • 4개의 안구근육의 고유수용감각
4번 도르래신경	운동(일반체성운동신경) 감각(일반체성감각신경)	• 외재근의 움직임(모음된 눈의 내림) • 위빗근으로부터의 고유수용성 감각
5번 삼차신경	운동(특수내장운동신경) 감각(일반체성감각신경)	• 운동: 턱의 움직임(깨물근, 날개근)과 고막장근 • 감각: 안면피부감각(3구역), 각막반사의 감각
6번 갓돌림신경	운동(일반체성운동신경) 감각(일반체성감각신경)	• 외재근의 움직임(눈의 바깥돌림) • 가쪽곧은근의 고유수용성 감각
7번 안면신경	운동(특수내장운동신경) 운동(일반내장운동신경) 감각(특수내장감각신경) 감각(일반내장감각신경)	• 운동: 안면표정(미소짓기, 윙크, 얼굴일그러뜨리기, 눈감기), 각막반사의 운동역; 협근, 등골근 • 부교감신경: 눈물과 침샘 • 특수감각: 혀의 2/3전면부의 맛 • 내장감각
8번 속귀신경	감각(특수체성감각신경) 감각(특수체성감각신경)	• 특수감각: 듣기 • 특수감각: 전정감각(공감각에서 머리의 움직임 감지)
9번 혀인두신경	운동(특수내장운동신경) 운동(일반내장운동신경) 감각(특수내장감각신경) 감각(일반내장감각신경)	• 운동: 연하 시에 인두의 운동지배와 경상인두근 지배 • 부교감신경: 이하선 • 특수감각: 혀의 뒤쪽 1/3 지배 • 감각: 인두, 편도, 목동맥의 감각; 혀의 1/3 감각, 외이와 구역반사의 감각
10번 미주신경	운동(특수내장운동신경) 운동(일반내장운동신경) 감각(특수내장감각신경) 감각(특수내장감각신경)	• 운동: 인두, 후두, 구개의 움직임과 구역질 시에 운동역: 말하기 • 일반내장운동신경의 부교감신경: 심장, 혈관, 폐, 위장관계 • 감각: 호흡, 심혈관, 위장관계, 외이도 • 특수감각: 후두덮개로부터의 맛감각
11번 더부신경	운동(특수내장운동신경)	• 경수1~5번 척수근섬유: 목의 움직임(목빗근), 어깨뼈의 올림과 모음(위쪽 등세모근) • 뇌신경근 섬유: 성대조절을 위한 10번 뇌신경을 위한 반회후두신경을 형성
12번 혀밑신경	운동(일반체성운동신경) 감각(일반체성감각신경)	• 혀의 움직임이 삼키기, 먹기, 언어영역을 담당 • 감각: 혀근으로부터의 고유수용성 감각

SVA = 특수내장감각신경; SSA = 특수체성감각신경; GVA = 일반내장감각신경; GSA = 일반체성감각신경; SVE = 특수내장운동신경; GSE = 일반체성운동신경; GVE = 일반내장운동신경(parasympathetic).

2번 뇌신경의 검진
Cranial Nerve II Examination

시신경은 또한 이극성 뉴런으로 구성되어 있지만, 섬유는 막대와 원뿔세포의 수용체가 있는 SSA와 망막에 위치한 세포체로 분류된다. 물리치료사가 이 섹션에서 설명한 시각적 검사 방법을 수행할 수 있지만 작업치료사는 보다 명확한 검사를 수행할 수 있으며 안과 전문의는 최종 시력 및 시야 검사를 수행할 수 있으며 망막 건강에 대한 색각, 난시 및 관찰과 같은 측면도 검사할 수 있다.

제2뇌신경 감각: 시력 감별

시력 검사를 위해, 포켓 카드에 인쇄된 **Snellen 차트** 또는 그림 7-3과 같은 Snellen벽 차트를 사용한다. 환자가

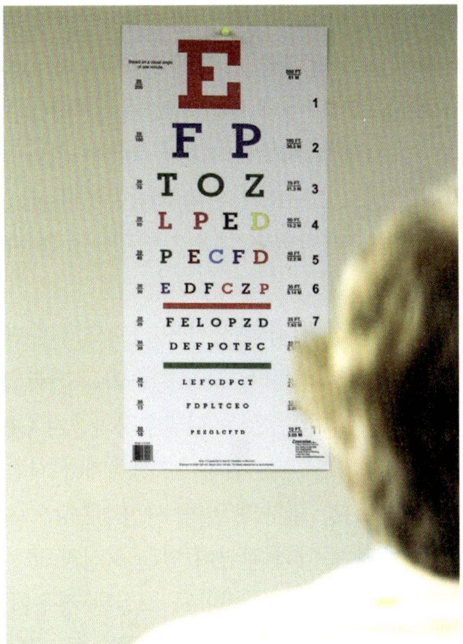

그림 7-3 시력감별을 위한 스넬렌 차트를 사용.

벽 차트에서 20피트 떨어진 곳에 서서 가능한 가장 낮은 라인을 읽게 한다. Snellen 차트의 대안으로는 어린이가 인식할 수 있는 시각적 기호가 있는 차트와 읽을 수 없는 개인을 위해 일련의 대문자 "E"와 같은 형태를 위, 아래, 오른쪽 또는 왼쪽으로 가리키면서 이용한다. 환자가 읽을 수 있는 근접한 차트에서부터 가장 낮은 선까지 시력 측정을 읽는다. 예를 들어, 20/40시력이란 일반인이 40피트에서 읽을 수 있는 거리를 20피트에서 읽을 수 있음을 의미한다.

2번 시신경 특수감각: 시야 감별

대면 테스트를 사용하여 각 눈의 시야를 개별적으로 스크리닝한다. 환자 앞에서 얼굴을 마주보며 눈을 움직이지 않도록 주의하고 치료사가 눈을 감을 때 한쪽 눈을 감으라고 환자에게 요청한다. 예를 들어, 치료사의 오른쪽 눈을 감은 상태에서 왼쪽 눈을 감은 환자는 치료사가 환자의 시야를 비교할 수 있게 해준다. 환자는 오른쪽 뜬 눈으로 치료사의 왼쪽 눈을 응시하고 눈을 움직이지 말 것을 요청받는다. 가장 일반적으로 사용되는 테스트에서는 밝은 색상의 작은 물체 또는 흔들리는 손가락을 시각적인 물체로 사용할 수 있다. 정상적인 시야의 뒤쪽 외측으로 배치된 물체부터 시작한다. 천천히 개체를 정중선 방향으로 가져와서 이 눈의 옆쪽 시야를 테스트하여 대상이 움직이는 것을

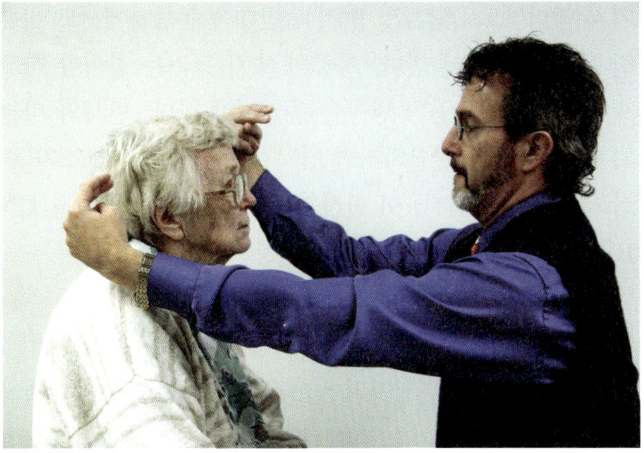

그림 7-4 시야테스트(환자의 전면에 있는 치료사).

말할 때까지 기다린다(그림 7-4 참조). 치료사의 팔 움직임으로 환자를 혼란스럽게 하는 것을 피하기 위해 환자의 뒤쪽에 앉아있는 보조요원과 더불어 환자의 앞에서 치료가 앉도록 해야 한다. 그러면 보조원은 환자가 환자의 귀 뒤쪽에서 한쪽으로 움직이는 손가락을 환자가 운동을 식별할 수 있을 때까지 점차 더 앞쪽으로 움직인다. 시야가 각 개인에 그대로 있다고 가정하면 환자와 치료사는 거의 동시에 대상을 보아야 한다. 그런 다음 머리의 반대쪽에서 똑같은 눈을 테스트하여 내측 시야의 범위를 테스트한다. 시야의 상단과 하단에서 계속 테스트한다. 더 완벽을 기하기 위하여, 대각선 방향의 대칭 객체를 표시하고 시각 필드의 네시분면(오른쪽 위, 오른쪽 아래, 왼쪽 위, 왼쪽 아래)을 스크리닝 할 수 있다. 또한 시야를 가로질러 물체를 움직임으로써 놓치게 된 시야의 중심영역을 체크한다. 환자는 치료사의 눈에 지속적으로 집중할 것을 요구받으면서 물체가 보이지 않는 곳이 있으면 치료사에게 알려주어야 한다. 마지막으로 검사 절차를 다른 쪽 눈에 적용한다. 각 눈에 대한 중앙 및 주변부의 완전한 시야의 범위에 대한 별도의 시각 필드 맵으로 마무리한다.

대광 반사의 제2뇌신경의 구성요소

정상적인 동공 광 반사는 **빛을 반사**를 시작하는 감각자극으로 빛을 감지하기 위해 완전한 시각적 감각이 필요로 한다. 한쪽 눈에 펜 라이트를 비추어 동공 반사광을 섬사한다. 똑같이 눈의 동공이 신속하게 수축(**직접 빛 반사**)되는 것을 보아야만 한다. 그 다음에 빛이 사라지면 같은 동공이 즉시 확장되어야 한다. 중뇌의 전 시개 영역에서 교차하는 경로 섬유로 인해 치료사는 빛이 그 눈에 비

치지 않더라도(**공감 빛 반사**), 반대쪽 눈동자에서도 비슷한 반응을 보아야 한다. 동공의 초기 크기는 같아야 하고 빛에 대한 두 동공의 반응은 동일해야 한다. 반사와 마찬가지로, 반사를 관찰하려면 감각 및 모터 구성 요소가 손상되지 않아야 한다. 이 반사의 운동 성분은 동안신경(CN III) 내의 부교감 섬유에 의해 수행된다.

비정상적인 2번 뇌신경과 3번 부교감신경의 결과

안구 구조 내의 비정상적인 초점 길이와 관련하여 비정상적인 시력이 발생할 수 있다. 먼 거리에서 명확하게 볼 수 없는 근시(근시)와 먼 거리에서 가장 명확하게 볼 수 있지만 가까운 것을 볼 수 없는 원안(원시)을 포함할 수 있다. 흐린 시력은 눈의 수정체가 흐려지거나 불투명해지는 백내장에서 비롯된다. 백내장 또한 환경으로부터 망막에 도달하는 빛이 적다. 이러한 시력 결핍은 지시 사항을 읽거나 운동이나 치료 활동을 시연하는 것을 포함하여 선명도가 필요로 하는 세부 사항을 볼 수 있는 능력을 방해한다.

신경학적인 시야 손실에서 결손은 종종 *반맹증*이라고 하는 시야의 절반에서 발생하는데, 이는 일반적으로 시각 장애 영역의 일부분으로 명명되며 일반적으로 기능장애인 망막 부분이 아니다. 신경근 질환의 환자에서 가장 흔하게 발생하는 시야 결손은 반대쪽 **동측반맹증**(**homomomous hemianopsia**)으로 대뇌 병리학의 반대편에 있는 각 눈(각 눈의 절반)에서 시야의 절반을 볼 수 없다. 예를 들어, 시각적인 경로나 구조가 왼쪽 뇌졸중이나 뇌 손상에서 영향을 받는다면 사람의 오른쪽 동측반맹증을 관찰할 수 있다.

황반 변성은 중심 시력의 상실을 가져오고 주변부 주변의 시력은 손상되지 않는다. 시야 결손이 우연히 발생하거나 산발적으로 분포하는 것은 다발성경화증의 CNS 탈수초화에서 발생할 수 있다. 한쪽 눈 전체에서 시력이 완전히 상실되면 시신경 교차의 앞쪽 시신경손상으로 기인된 것이다. 뇌하수체 종양과 관련이 있는 시신경 교차 병변은 각 눈에서 측두 또는 측방 시야가 소실된 경우에 **양측성 반맹증**을 일으킬 수 있다(각 눈의 반쪽 즉, 오른쪽 눈의 시야의 오른쪽 절반과 왼쪽 눈의 시야의 왼쪽 절반). 일반적인 시야 결손은 그림 7-5에 나와 있다.

동공 빛 반사의 감각 및 운동 성분 모두를 고려하여 각 눈의 동공 빛 반사를 비교하면 CNS 병변의 위치를 식별하는 데 도움이 된다. 직접 반사를 유발하지 않으면서 한쪽

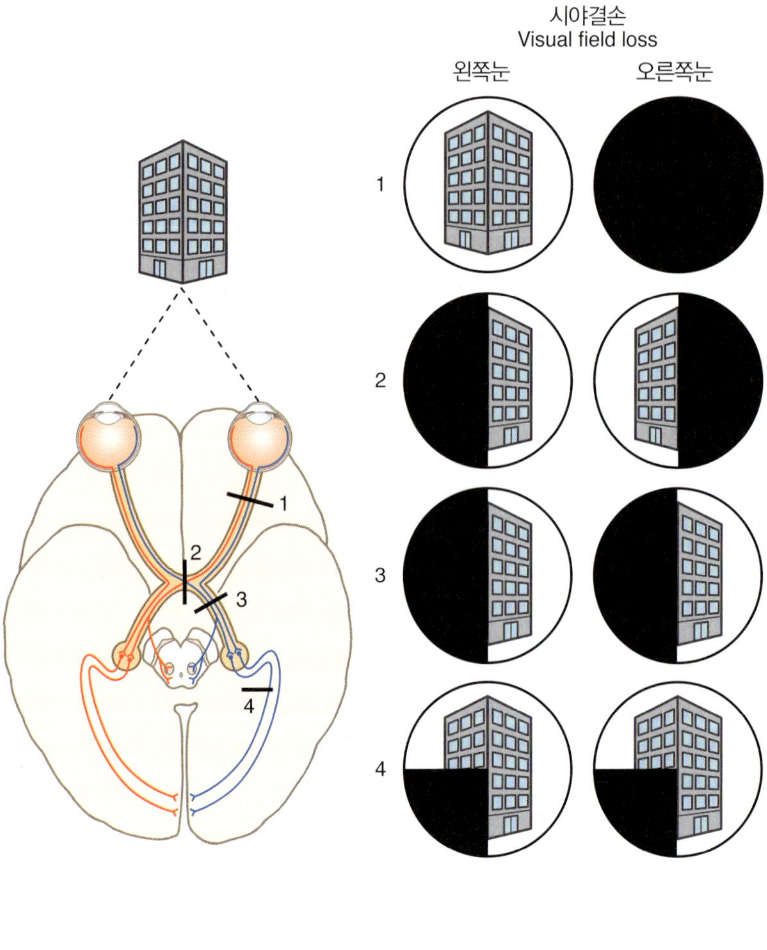

그림 7-5 흔한 시야 결손의 형상.

눈에 비치는 빛이 반사를 일으킨다면, 검사되는 눈의 구심성 요소가 정상임을 나타내지만 빛이 직접 조사되는 눈에는 효과기 구성 요소가 작동하지 않는다. 한쪽 눈에서 반사의 감각 성분이 붕괴되면(CN II) 빛이 영향을 받는 눈에 비추어 질 때 직접적 또는 공감적 빛 반사는 발생하지 않지만 동일한 환자에서 다른 눈에 비친 빛은 직접적, 공감적 빛 반사를 유발하게 된다.

3, 4, 6번 뇌신경의 검진

Cranial Nerve III, IV, and VI Examination

눈돌림신경(CN III), **도르래신경**(CN IV), **갓돌림신경**(CN VI)는 모두 테스트 관점에서 함께 고려된다. 왜냐면 안와내에서 안구를 움직이는 근육을 지배하는 GSE 하위 신경원에 일차적으로 지배하기 때문이다. 눈돌림신경은 상안 검거근을 지배하여 눈을 뜰 수 있도록 안검을 거상시키고, 눈을 움직일 수 있도록 4개의 근육을 지배하게 된다. 눈돌림신경은 또한 동공을 수축시키기 위해 부교감의 GVE 섬유를 홍채를 지배한다. 활차신경은 하나의 눈 근육을 지배하고 외전 신경은 하나의 눈 근육을 지배한다. 이 **외안근**, 이들의 신경지배 및 이들의 동작은 표 7-3에 요약되어 있다. 이 신경은 또한 같은 근육에서 구심 고유수용(GSA)을 전달한다.

뇌신경 3, 4, 6번: 외안근 기능 검사

외안근 기능의 중요한 요소 중 하나는 동향 **안구 운동의 생성**, 두 눈의 움직임이 같은 속도로 동일한 방향으로 거의 같은 크기로 움직이도록 양 눈의 움직임을 조율하는 것이다. 정상적인 외안근 기능의 유일한 예외는 눈의 정상적인 수렴이다. 동향 안구 운동을 테스트하기 전에 나머지 두 눈의 상대적 위치를 기록한다. 눈은 평행한 정렬을 가져야 하며, 같은 방향으로 보이는 것처럼 보여야 한다. 환자 앞에서 방안에서 광원으로부터 빛이 반사되는 동공의 위치를 적어 둔다. 일반적으로, 빛의 반사는 각 동공에서 비슷한 위치를 가져야 한다.

눈 움직임은 눈 운동을 관찰하면서 움직이는 테스트 물체(예; 펜 캡, 손가락 또는 지우개)를 시각적으로 따라 가도록 환자에게 요구함으로써 테스트한다. 운동은 언제나 같은 방향, 같은 속도, 같은 각도의 운동을 한다. 동향 움직임은 언제나 같은 방향을 바라보는 두 눈의 평행 시선을 보도록 한다. 한 번에 3개의 신경 모두를 포함하여 공동 움직임을 테스트 할 수 있다. 머리는 움직이지 않도록 하고, 시선은 정면을 유지한 채로 환자에게 손가락 움직임만을 사용하여 손가락 끝을 따라가도록 한다. 천천히 환자의 얼굴 앞의 "H"패턴을 추적하여(그림 7-6 참조) 공동 눈 운동을 만들어 내도록 한다. 움직임의 결손에 대해서 내전, 외전 둘 다 그리고, 완전한 상방, 하방을 요구하는 것이 중요하다. 이러한 공동의 안구 운동 동안 근육의 다양한 조합이 조화되어야 한다. 눈을 위아래로 움직이려면 각 근육에서 동일한 근육이 작용해야 하지만, 수평 운동에서는 외안근과 CN의 독특한 조합이 필요하다. 예를 들어, 오른쪽으로 눈을 움직이게 하려면 오른쪽 외측직근(오른쪽 CN VI)과 왼쪽 내측직근(왼쪽 CN III)이 동시에 조율된 수축이 필요하다. 또한 환자의 얼굴 가까이에서 손가락을 점진적으로 움직일때만 손가락에 대해 시각적으로 눈운동을 하도록 환자에게 요구하여 수렴 여부를 테스드 해야 한다. 이것은 각 눈의 내직근의 동시 수축을 통해 눈이

표 7-3	안구근육 지배와 작용	
안구근육	뇌신경의 지배근	근육의 작용
안쪽곧은근	3번 뇌신경	안구의 모음
위곧은근	3번 뇌신경	안구의 올림
아래곧은근	3번 뇌신경	안구의 내림
아래빗근	3번 뇌신경	안구의 모음상태에서 올림; 그리고 바깥돌림
위빗근	4번 뇌신경	모음된 안구를 내림과 안쪽돌림
가쪽곧은근	6번 뇌신경	안구의 벌림

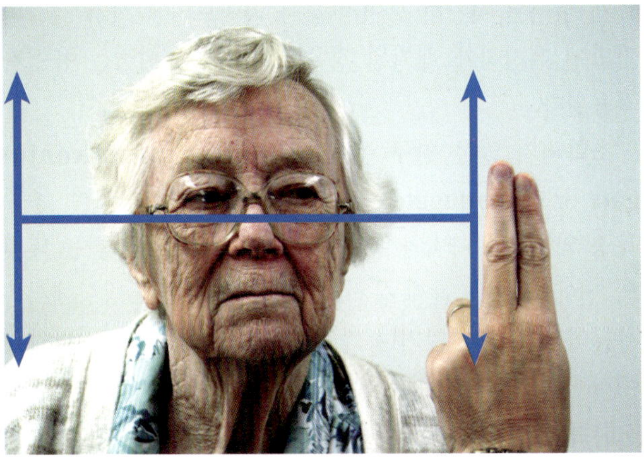

그림 7-6 오른쪽과 왼쪽 끝으로의 움직임에서 완전한 올림과 내림을 시험하기 위한 "H" 패턴을 사용하여 안구운동의 평가.

서로를 향해 각을 이루게 한다.

환자에게 눈을 크게 뜨도록 요청하여 상안검거근의 지배 검사를 한다. 눈꺼풀 높이의 동등한 지배를 지시하는 것으로, 안검 거상에 대해 대칭성을 보아야 한다.

동공반사의 제3 뇌신경의 부교감성 운동 구성요소

동공 빛 반사 검사 및 이상 소견의 의미는 이 장의 앞부분에서 설명했다. 동공 반사는 동공 수축을 유발하기 위해 CN III에 의해 운반되는 부교감 신경 섬유에 따라 좌우된다. 그러므로 일반적인 조명에서 휴식을 취한 상태에서 동공 지름을 관찰하고 펜라이트(penlight)가 양쪽 눈에 비추어지면 CN III 기능의 확인차 동공 수축을 양측으로 관찰하는 것이 중요하다. 또한 환자가 신문을 읽는 것과 같은 가까운 물건에 집중할 때 양측 수축의 동공 반응을 관찰한다. 이 정상적인 반응은 "적응에 반응하는 동공"으로 설명된다. 동공 검사에 대한 정상적인 반응은 흔히 "불빛으로 사람의 눈을 비추며, 순응하여 동공이 동등하게 반응하는"을 의미하는 PERRLA라는 약어로 의료 기록에 표시된다.

비정상적인 제3, 4, 6 뇌신경 결과

서로 휴식 시 안구의 위치를 관찰할 때, 환자가 똑바로 쳐다보려고 하면 눈이 올바르게 정렬되지 않는다는 것을 알 수 있다. 이것은 가장 흔하게 외안근의 특수한 약점 또는 근육 불균형으로 인해 어느 정도의 정렬을 벗어나도록 눈을 당기게 된다는 것이다. 정렬되지 않은 눈은 **사시**를 나타내며 외부 또는 내부 사시로 더 자세히 묘사될 수 있다. 외부 사시는 내부 사시가 내측으로 향하는 동안 외측으로 편향된 영향을 받은 눈을 말한다. 극단적인 경우에는 사시는 흐려지거나 복시(복시)가 발생할 수 있다. 눈이 다르게 정렬된 것처럼 보이지만 룸 라이트의 반사가 각각의 각막에 유사하게 배치된 경우에는 **가성사시**라는 용어가 적용된다.

조화되지 않은 안구 운동은 비안구 운동(**nonconjugate** or **disconjugate** eye movement)으로 불리며, 종종 특정 외안근의 마비와 관련이 있다. 환자를 평가하는 몇몇의 면에서 눈을 함께 움직일 수 있지만 특정 방향에서는 운동이 가능하지 않거나 약해지므로 움직임의 마지막단계에서 정렬이 되지 않는 눈을 초래할 수 있다. 예를 들어, 오른쪽 외측직근의 마비로 오른쪽에 CN VI 마비가 있는 경우 정상적인 시력과 휴식 시에도 거의 정상적인 정렬이 관찰될 수 있다. 그러나 오른쪽을 보려고 하면 오른쪽 눈이 오른쪽으로 움직이지 않아 오른쪽 눈의 내사시가 발생하고 두 이미지가 나란히 놓인 수평 복시가 발생한다. 이 징후는 동측 시선으로 발생하지만 반대편 시선에서는 복시나 이상 정렬이 보이지 않는다. 비슷하게 CN III 마비는 내측직근 마비로 인해 외사시뿐만 아니라 비 손상 측을 응시 할 때 수평 복시를 초래한다. 눈을 들어 올리거나 내리는 근육 중 하나가 마비되면, 수직 복시는 다른 이미지 바로 위의 이미지 중 하나와 함께 발생한다.

CN III 손상은 또한 하수증이라고 불리는 상태로 영향받는 쪽에 눈꺼풀을 올릴 수 없게 한다. **안검 하수증**은 일차 운동 피질 호문쿨루스 얼굴 부분을 영향을 주는 뇌졸중 또는 두부 손상과 관련된 안면 근육의 한쪽 측면의 광범위한 운동 마비와 관련하여 발생한다. 심한 눈꺼풀 처짐은 시야의 상부를 막을 수 있으며 안면 수술이 필요할 수 있다.

비정상적인 동공 크기는 종종 CN III 질환과 관련이 있다. CN III 마비는 이환된 쪽에서 **동공산대(mydriasis)**와 이환되지 않는 것보다 이환된 동공이 넓어지는 **동공부동증(anisocoria)**를 초래한다. 이환된 쪽의 동공은 직접 또는 공감 빛 반사 검사 중에 수축되지 않는다. 후천적 안구 근육 마비의 발생률, 병인 및 회복은 큰 표본으로 기술되어 왔다.

동안, 활차, 외전 신경의 특수한 후천적 마비 중에서는 CN VI가 가장 많았고(57%), CN IV(21%), CN III(17%) 순으로 나타났으며 혼합 마비는 5%에 불과했다. 같은 연구에 의하면 원인의 35%가 원인을 알 수 없었고 32%는 혈관 질환의 근간을 보였다. 모든 환자 중 57%는 3개월 정도에 전체 회복을 했으며, 80%는 적어도 부분 회복을 보였다.

Biova를 기억하는가? 수의적 안구운동에 대해, 그는 수평, 수직적 복시를 말하였다. 특수 외안 검사상에서, 그의 오른쪽 눈은 외전, 내전, 올림, 내림 뿐만 아니라, 경도의 하수증이 확인되었다.

생각해 볼 점 7.1

검사상에서 Biova 의 결손부는 무엇인가?

- 어떠한 뇌신경이 침범된 것인가?
- 어떤 근육이 침범된 것인가?

5번 뇌신경 검진 Cranial Nerve V Examination

삼차신경(CN V)는 머리와 목 구조의 여러 기능을 매개하는 운동 및 감각 신경이 혼재되어 있다. 운동 요소에는 씹기(**저작**) 및 말하기를 위해 턱을 움직이는 근육을 자극하는 SVE 섬유가 포함된다. 이 신경은 또한 큰 소리가 발생할 때 소리의 강도를 반사적으로 감소시키기 위해 고막의 진동을 감쇠시키는 고막장근(tensor tympani muscle)을 지배한다. CN V-눈, 상악 및 하악의 세 가지 별개의 감각 가지는 각각 얼굴, 이마, 뺨/상악 및 하악골 영역과 치아 및 각막을 비롯한 다른 전방의 전부두로부터 촉각 감각을 전달한다. 또한 CN V는 저작의 근육에서 고유수용체(GSA)를 전달한다.

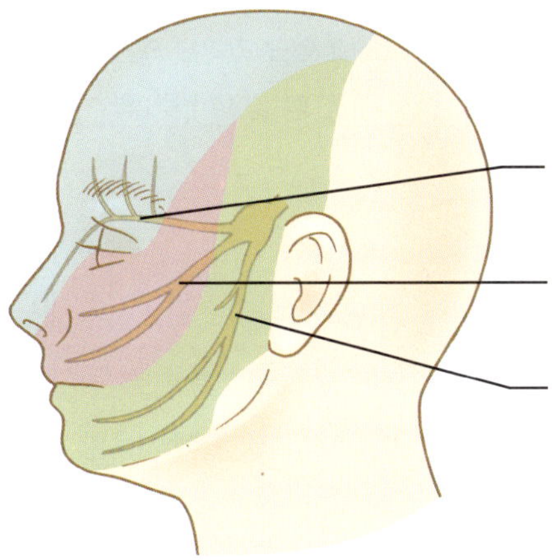

그림 7-8 삼차신경으로부터 안면의 감각지배의 3가지 분포를 보여주는 그림. 3가지 분포에서 감각을 테스트하는 것이 중요하다.

5번 뇌신경 운동: 턱과 턱반사의 운동

환자에게 턱을 열고 닫을 것을 지시한 다음 적극적으로 움직이는 정도를 메모한다. 양면이 똑같이 움직이는지 확인한다. 다음으로 턱 근육이 두 동작에 대해 생성할 수 있는 상대적인 힘의 양을 평가하기 위해 턱을 열고 닫는 시에 도수 검사에 대해 가벼운 저항력을 추가한다. 손을 미끄러지거나, 환자의 입을 갑자기 닫지 않도록 조심한다. 턱 반사를 검사하려면 환자에게 입을 살짝 열어 준 다음 턱을 아래쪽으로 가볍게 눌러(그림 7-7 참조) 턱의 반사적인 폐쇄를 느끼고, 확인한다. 턱 폐쇄는 대퇴부와 측두근의 대칭 수축으로 이루어져야 한다.

5번 뇌신경: 안면 감각

가벼운 접촉을 테스트하기 위해 날카로운/둔한 또는 면봉, 개방된 안전핀 또는 클립으로 일반적으로 신체의 다른 부위에서 처럼 얼굴의 촉각 감각을 테스트한다. 신경은 세 부분으로 세 개의 모든 부분을 포함하여 체계적으로 얼굴을 테스트해야 한다(그림 7-8 참조). 먼저, 이마 부위(안과 가지), 위턱과 뺨 부위(상악 가지), 마지막으로 양측 하악(하악 가지) 위에서 여러 위치를 테스트한다.

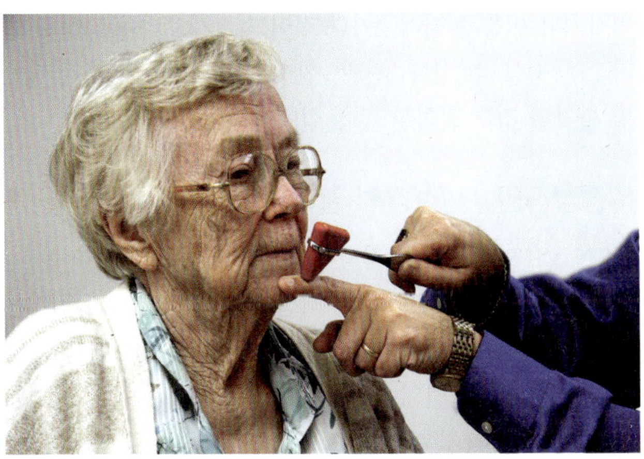

그림 7-7 아래턱반사 검사.

5번 뇌신경의 각막 반사요소

각막 반사 검사를 하기 전에, 환자가 눈에 닿는 것에 대한 불안을 최소화 할 수 있는 절차를 설명한다. 청결한 면봉에서 면섬유의 여러 가닥을 순비한다. 누 환자의 눈을 모두 뜨면 섬유를 가볍게 하나를 눈의 각막에 닿게 한다. 각막의 감각 구심성은 CN V를 통해 전달된다. 검사자가 봐야 할 반응은 CN VII에서 운동 신경을 가진 안구 근육을 사용하여 양쪽 눈의 눈꺼풀이 빠르게 닫히는 것이다.

비정상적인 5번 뇌신경의 결과

CN V의 병변은 동측 각막의 감각소실과 마비 비롯한 각막 앞면과 전두엽의 전반적인 감각 상실을 초래한다. 따라서, 동측 및 동감성 각막 반사가 모두 사라진다. 질병이 편측성인 경우, 턱 근육의 마비가 비대칭 턱 운동 및 턱 반사로 발생한다.

삼차 신경통(**tic douloureux**)은 또한 반사적으로 얼굴 근육의 운동 틱(CN VII를 통한)을 수시로 동반하는 CN V 기능과 관련된 병리학적 증상이지만 짧지만 반복적인 날카로운 극심한 통증을 특징으로 한다.

외상성 뇌간 손상으로 환자 Biova의 얼굴 감각을 테스트할 때 그는 분명히 오른쪽 얼굴(이마, 뺨 및 아래턱)의 촉각 감각을 손상되었다.

생각해 볼 점 7.2

잠시 시간을 내어 Biova의 얼굴 감각 테스트에 사용할 절차를 검토한다.

7번 뇌신경 검진 Cranial Nerve VII Examination

안면 신경, CN VII는 주로 운동 신경이지만 감각 성분을 가지고 있다. 신경의 운동 가지는 볼근(buccinator) 및 등골근(stapedius)과 피하 안면 표정근에 대한 하위 운동 뉴런 SVE 신경지배를 제공한다. 안면 근육은 자기 이미지와 구두 의사 소통을 위해 매우 중요하다. 부교감의 신경절전 GVE 섬유는 누선과 타액선뿐만 아니라 머리의 혈관을 공급한다. CN VII의 SVA 구심성은 혀의 앞쪽 2/3에서 미각을 지배한다.

7번 뇌신경(운동), 얼굴표정

안면 표정근을 평가하는 것은 간단하지만 매우 중요하다. 심오한 기능적 중요성을 지닌 대칭과 특정 근육 그룹에 주의를 기울여 환자의 얼굴을 관찰한다. 이마의 주름을 관찰하고 환자에게 수의적으로 이마를 주름지게 하고 양쪽을 비교하도록 요청한다. 환자에게 눈을 꼭 감으라고 하고, 검사자는 눈꺼풀을 당겨서 저항을 제공할 수도 있다. 마지막으로, 환자에게 입술을 단단히 닫고, 입술을 의도적으로 움직이게 하고(웃음) "미소" 시에 입의 각도를 비교한다. 입꼬리 올림에 대한 저항력을 제공할 수도 있다. 그림 7-9를 사용하여 미묘한 얼굴의 비대칭성을 찾는 연습을 한다(미소짓는 동안에 오른쪽 뺨의 더운 주름진 피부와 오른쪽 입의 처짐을 주목한다).

각막 반사는 이전에 설명되었다. CN VII에 의해 눈둘레근의 움직임은 반사의 운동 구성 요소로 눈을 감는다.

7번 뇌신경: 미각

맛의 특별한 감각은 CN VII에 의해 지배된 맛봉오리로 인해 혀 앞쪽의 3분의 2에서 쉽게 감별될 수 있다. 연하

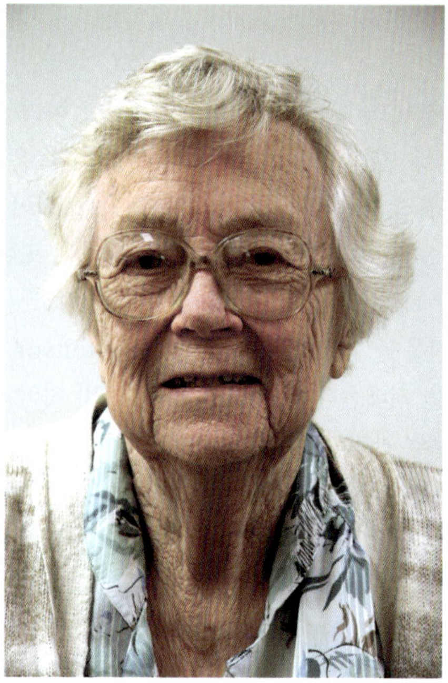

그림 7-9 이 사진을 사용하여 관찰 기술을 연습한다. 안면 운동지배에서 보여지는 주름 등에서 볼 수 있는 운동 기능의 미묘한 비대칭성을 식별할 수 있는가?

장애에 대한 우려가 있는 경우, 실제 음식을 투여하지 않아도 음성언어 병리학자에 의한 적절한 추천 또는 평가가 완료되어야 한다. 시험 물질의 소량(다음 절의 괄호 안의 예)만 사용되며, 경우에 따라 혀는 담근 면봉으로만 닿는다. 혈액/체액에 잠재적으로 노출될 수 있으므로 장갑을 착용한다. 혀의 가장 앞쪽 부분에 있는 맛봉오리는 "달콤한" 맛(설탕)에 가장 민감하고, 혀의 중앙에 있는 맛봉오리는 "짠맛"(소금)에 가장 민감하며, 혀의 뒤쪽 가장자리를 따라 위치한 입맛은 "신맛"에 가장 민감하다. 가장 뒤쪽에는 "쓴 것"(쓴 커피)에 가장 민감한 맛봉오리이다. 당신은 환자를 눈을 가리고 흔한 것과 알아볼 수 있는 맛을 구별하거나 이름을 지어주거나 적어도 카테고리를 지정해 달라고 요청할 수 있다: 단맛, 짠맛 또는 신맛. 환자가 당뇨병 환자일 경우 달콤한 맛에 설탕을 사용하지 않는다.

비정상적인 7뇌신경의 결과

CN VII 기능장애는 각막 반사를 손상시킨다. 환자는 눈깜박임을 할 수 없지만 5번 뇌신경에 의한 각막의 민감성은 그대로 유지된다. 섭취 민감도의 장애가 있으면 식욕과 영양 상태가 저하될 수 있다.

Bell의 마비(일측성 말초 CN VII 기능 부전)로 인해, 이환된 쪽의 상하의 얼굴 마비가 발생한다(그림 7-10A).

Bell 마비에는 이마에 주름이 없어지고, 입가의 불균등한 미소로 인해 입이 처지게 되고, 입의 운동과 입술의 기능이 약해 침을 흘림이 증가한다. 그 사람은 이환된 측의 눈을 감을 수 없었다. 그러나 CN III가 눈꺼풀을 들어 올리는 근육을 자극하기 때문에 환자는 눈을 뜨고 이환된 쪽의 눈꺼풀을 올릴 수 있다.

말초 신경 또는 뇌신경 핵 손상과는 반대로 대뇌 반구 손상과 관련된 얼굴 약화 또는 마비는 주로 얼굴, 빰 및 입의 운동 장애로 특징 지어진다. 아래쪽 얼굴 마비는 대뇌 피질 부위의 반대쪽이였다. 이마 근육은 각 대뇌 반구에서 뇌손상 시에 덜 영향을 받거나 거의 영향을 받지 않는다. 왜냐하면, 각각의 대퇴 반구에서 운동 피질에 의한 이마 근육의 이중 지배를 받기 때문이다. 그림 7-10B는 주로 건측의 아래 얼굴측의 운동 장애와 더불어 중심부 병인론의 안면 운동장애(피질 또는 깊은 백질부)를 보여준다 (CN VII 핵이나 신경의 말초 손상은 건측 상, 하부 얼굴 운동 장애와 관련이 있음을 기억한다).

환자 적용

Biova는 오른쪽 수질 손상의 외상으로 인해 얼굴 표정의 운동 조절 장애를 가지고 있다. 구체적으로 그는 휴식 시 특히 눈썹을 올리려고 할 시에 오른쪽 이마에 주름을 보이지 않았다. 그는 자신의 오른쪽 눈을 수의적으로 닫을 수 없다. 그가 웃을 때 입의 오른쪽은 올라가지 않았다. 이러한 수의적인 안면 운동의 비대칭성은 아주 분명.

임상 결정 시 고려할 점

1. *해부학적으로, Biova에서 일어난 일처럼, 뇌 신경 손상이 빈번히 TBI에서 왜 발생하는가?*
2. *운동 장애가 신체의 왼쪽 측면에서 우세하지만 그의 얼굴의 오른쪽면에서 장애가 있다는 것을 어떻게 설명할 수 있을까?*
3. *얼굴의 오른쪽의 운동 장애에 더하여, 다른 뇌 신경 검사도 중요할 것이며, 각각의 장애에 대한 기능적인 함축적인 사항은 무엇인가?*

생각해 볼 점 7.3

어떤 뇌신경이 Biova의 안면 비대칭성에 영향을 주었으며 중추성인가 또는 말초성인가?

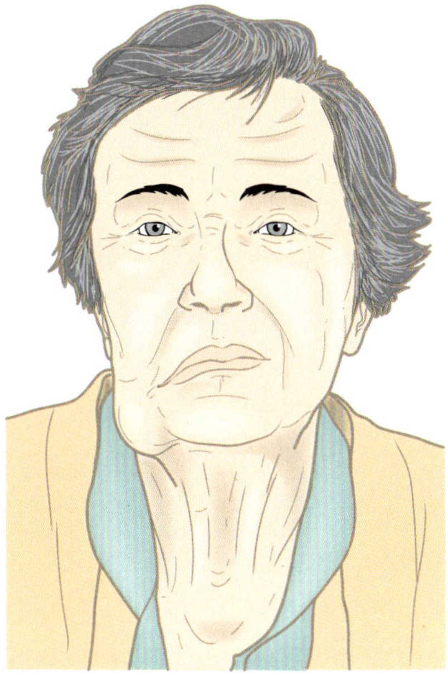

A

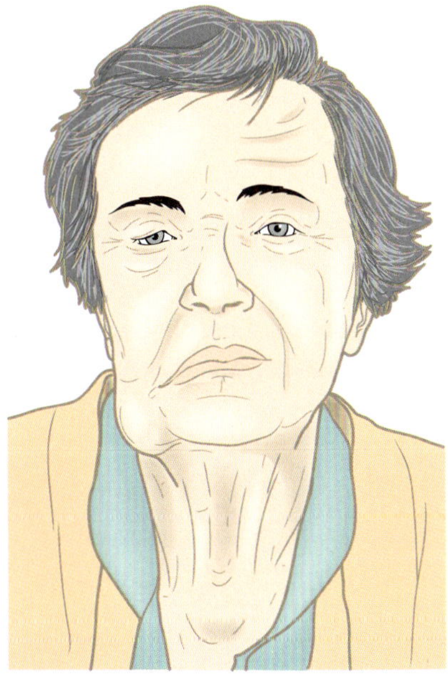

B

그림 7-10 얼굴 운동 기능장애의 임상적 제시: **A.** 주로 아래 얼굴의 반대측에 야기되는 중추성 또는 겉질성 병인(예; 오른쪽 빰과 입을 축 늘어지게 하는 왼쪽 MCA 뇌혈관 사고) **B.** A와 비교하면 위, 아래 얼굴의 동측에 손상을 주는 말초성 병인(오른쪽 7번 뇌신경 기능장애가 있는 Bell 마비, 오른쪽 눈을 감을 수 없음, 오른쪽 빰과 입이 쳐지고, 오른쪽 앞이마가 늘어짐)

8번 뇌신경의 검진 Cranial Nerve VIII Examination

전정달팽이 신경은 2개의 부분으로 나누어져 있다. 달팽이 신경은 우리가 소리라고 인지하는 청각의 신호를 전달하는 이극신경원으로 구성되어 있다. 전정신경은 또한 3개의 반원형관인 난형낭과 구형낭으로부터 신호를 전송하는 양극성 뉴런으로 구성된다. 이 장의 이 절에서는 전정 검사의 세부 사항이 8장에서 다루어지기 때문에 이 신경의 청각 부분에 초점을 맞출 것이다.

8번 뇌신경의 감별요소

각기 다른 숫자를 속삭여 청각 기능을 선별한 다음 환자에게 들려주는 숫자를 반복하도록 요청하거나 동일한 강도의 각 귀 옆에 손가락을 번갈아 가며 문지를 수 있으며 "모두 똑같이 들을 수 있는가?"라고 물을 수 있다. 신생아와 어린이의 경우 갑작스러운 소음(벨소리 울림, 클릭커의 딸각거리는 소리 등)을 듣고, 자녀의 반응을 관찰함으로써 청각 기능을 감별할 수 있다.

튜닝 포크(512Hz 또는 256Hz)를 사용하여 감각 신경 전도성 청각 장애를 테스트 할 수 있다. 민감하고 신뢰할 수 있는 **Weber 검사**(Golabek, 1979)의 경우, 소리굽쇠를 부딪히게 하고, 이마 중앙 바로 위의 환자의 머리 중간에 진동자의 바닥부를 놓는다(그림 7-11). 귀에 울리는 소리가 큰지 환자에게 묻는다. 정상적으로 소리는 양쪽 귀에서 동등해야 한다. **Rinne 테스트**는 소리굽쇠를 사용하여 뼈와 공기 전도를 비교한다. 그림 7-12는 (A) 한쪽의 유양 돌기(mastoid process)에 울리는 소리굽쇠의 바닥면을 놓고, 소리가 *더 이상* 들리지 않을 때 환자에게 눈을 감은 채로 묻는다. 그런 다음 (B), 즉시 같은 쪽에 있는 귀 앞에서 진동하는 쪽을 움직여서 진동이 다시 들리는지 환자에게 묻는다. 환자는 골전도가 중단된 후에도 공기를 통해 소리를 들을 수 있어야 한다. 즉, 공기 전도는 골전도보다 크다.

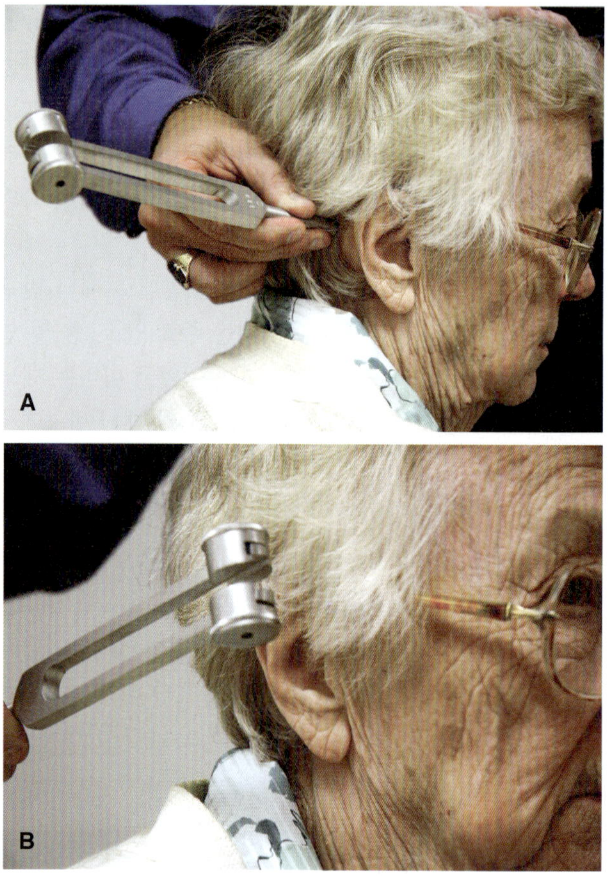

그림 7-12 소리의 골전도 대비 공기 전도를 선별하기 위한 린네 테스트. A. 환자가 더 이상 소리를 듣지 못할 때까지 진동 튜닝 포크 기둥을 하나의 유돌기에 올려 뼈 전도를 테스트. B. 그런 다음 진동 포크의 타인을 외부 청각 기관 옆으로 옮기면 환자가 다시 들을 수 있다.

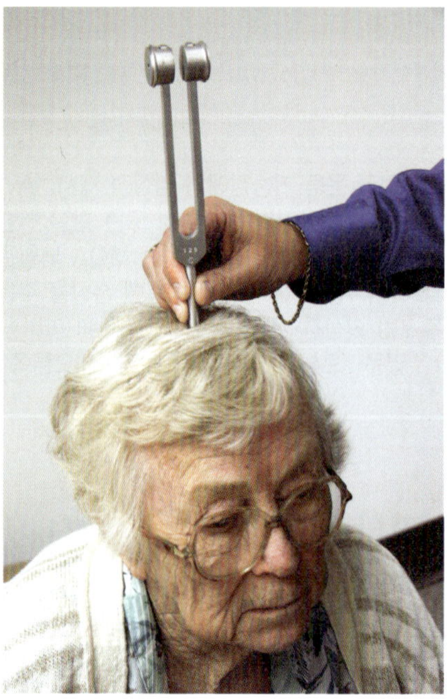

그림 7-11 청각감별을 위한 Weber 검사의 소리굽쇠를 이용한다.

한쪽 귀의 감각 신경 손상이 있는 경우 Weber 검사는 손상되지 않은 귀에 더 크게 보이며 Rinne 검사의 경우 공기와 골전도는 모두 감소하지만 공기 전도는 골전도보다 오래 지속된다. 전도성 난청의 경우, 골전도에 의한 인식이 강화되어 소리가 들리지 않게 되고, Rinne 테스트에서 뼈 전도는 공기 전도보다 오래 지속되므로 골전도가 중단된 후에 환자가 공기 전도를 듣지 못하게 된다.

8 뇌신경 전정계 검사

전정계의 검사에 대한 자세한 설명은 8장에서 설명한다.

9, 10번 뇌신경 검진
Cranial Nerve IX and X Examination

설인 신경(CN IX)과 **미주 신경**(CN X) 검사는 공통적인 측면 때문에 함께 고려된다. 설인신경은 인두에서 감각 입력을 전달하고, 혀의 뒤쪽 1/3에서 맛과 감각, 이른 연하작용으로 인두에 운동 신경지배를 제공한다. 미주 신경은 주요 위장관계, 심혈관계, 호흡기계에서 부교감신경과 더불어 주요한 내장기관으로부터 감각 정보를 전달한다. 미주 신경은 또한 연구개, 인두 및 후두에 운동 신경을 지배한다.

9, 10번 뇌신경의 인두, 구개 평가

펜 라이트를 사용하여 환자 앞에서 환자에게 지속적인 "아..." 소리를 내도록 요청한다. 대칭적 움직임에 대하여 연구개 움직임을 관찰한다. 발성 시에 동등하게 연구개가 상승하면서 목젖이 정중선에 있어야 한다(그림 7-13).

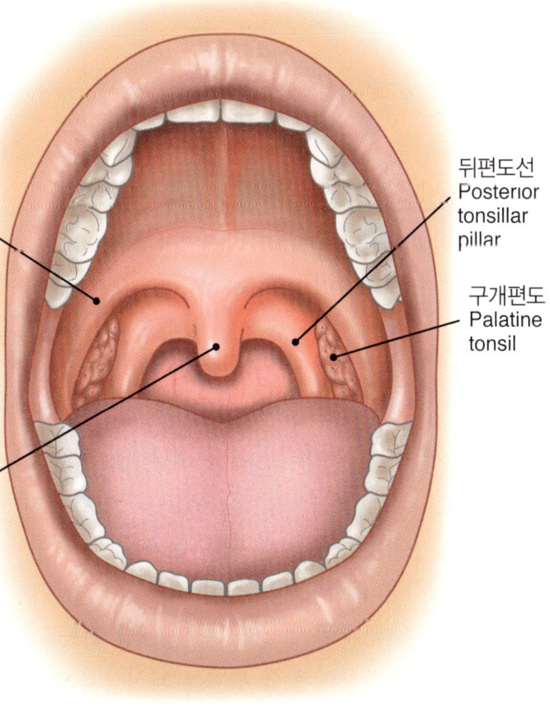

그림 7-13 연구개와 중간선 목젖의 대칭적인 들어 올림의 예로서, 환자에게 "아"라고 말하도록 요청했을 때 일반적인 신경학적 검사에서 볼 수 있다.

연구개와 목젖을 관찰할 때 혀를 눌러놓고 방해하지 않으려면 설압자를 사용해야 할 수도 있다. 또한 환자의 병력을 검토하여 연하를 할 수 있는 환자의 일반적인 능력을 평가할 수 있다. 삼키는 데 의심되는 모든 문제는 언어병리학자가 평가해야 한다. 의사 소통에 미치는 잠재적 영향은 4장에 지시되어 있다.

9, 10번 뇌신경의 교액반사

교액반사(**gag reflex**)를 테스트하여 인두의 손상되지 않은 감각 및 운동 기능을 확인할 수 있다. 인두에서의 감각 입력은 CN IX에 의해 수행되고, 인두에 대한 운동 신경 분포는 CN X에 의해 수행된다. 교액반사를 검사하려면 인두의 뒤쪽으로 설압자를 부드럽게 누른다. 이것은 교액(gag)을 유발하고, 펜 라이트로 인두의 대칭 수축과 목젖의 남은 부분과 함께 연구개의 대칭 수축을 관찰할 수 있다.

9번 뇌신경의 특수감각: 미각

9번 뇌신경을 통한 맛감각은 이전에 CN VII와 동일하게 시험되었지만 특히 쓴맛을 사용하여 평가될 수 있다. 또한 9번 뇌신경의 맛 부분을 시험하기 위해서는 쓴맛이 나는 물질이 특히 쓴맛이 가장 많이 집중된 혀의 뒷부분 3분의 1에 특별히 적용되어야 한다.

비정상적인 10번 뇌신경의 결과

연구개의 한면이 10번 뇌신경 병변으로 마비되면 입천상의 측면이 감염되지 않은 쪽보다 작아진다. 검사자는 건측을 향하여 편향된 목젖을 볼 수 있다. 연구개의 마비는 발성에 영향을 줄 수 있다. 인두의 마비로 인해 삼키는 데 심각한 어려움을 겪을 것이고 이는 뇌졸중 환자 중 예후가 좋지 않은 징후가 된다(Mann, 1999).

11번 뇌신경 검진 Cranial Nerve XI Examination

부신경은 C1-C5 수준의 척수에서 나와 외측연수에서 올리브쪽으로 나오는 뇌신경의 뿌리와 합류하여 상행함으로 **척수 부신경**이라고 한다. 뇌신경의 뿌리는 미주 신경으로 계속 진행되고 궁극적으로는 후두에 공급되는 휘돌이 후두 신경과 분리된다. 척수의 뿌리는 9번 뇌신경으로 계속되며 견갑부의 거상을 담당하고 있는 각각의 견갑골의 승모근의 상부 섬유와 목에서 한쌍의 SCM을 지배한다.

9번 뇌신경(운동): 흉쇄유돌근

9번 뇌신경의 지시사항으로, 흉쇄유돌근 근육의 완전성을 테스트하려면 환자에게 목을 한쪽으로 완전히 돌리라고 요청한다. 저항을 추가하여 특별한 수동 근육 검사를 수행할 수도 있다. **동력계**(**Dynamometer**)는 또한 사용될 수 있으며 특히 한면의 강도 측정치를 다른 면과 비교하는 데 도움이 된다. 명심한다, 흉쇄유돌근은 반대쪽으로 목을 회전시키면서 목의 측면 굴곡을 같은 쪽으로 향하게 한다.

11번 뇌신경(운동): 상부 승모근

승모근의 상부 섬유는 경추를 향하여 외전과 함께 견갑골의 거상을 시킨다. 환자는 어깨를 으쓱하게 하고 검사자는 어깨에 어깨 저항력을 가하도록 요구하여 상지 근력의 수동 근육 시험을 시행할 수 있다. 동력계가 다시 도움이 될 수 있다

11번 뇌신경의 비정상적 결과

부신경 병변을 가진 사람은 반대쪽으로 목을 회전시키는 것과 동측의 견갑골을 올리는 데 위축의 독특한 조합을 나타낸다.

12번 뇌신경 검진 Cranial Nerve XII Examination

설사 신경은 혀의 근육 조직을 지배한다. 혀는 수많은 기능에서 필수적이지만 특히 씹기, 삼키기 및 말하기 운동에 필수적이다. 씹는 작업을 하는 동안 혀는 계속 음식물에 씹는 효과를 극대화하기 위해 지속적으로 음식을 덩어리로 재배치한다. 개인은 혀를 긴장시키고 모든 방향으로 움직일 수 있다. 어떤 사람들은 혀의 운동 조절 능력이 뛰어나고 특히 독특한 활동을 취할 수 있다. 혀 돌출을 막기 위해 개인은 혀 근육을 긴장시키고 혀 밑 부분에서 양측 근육을 수축시켜 혀를 끌어 당겨야 한다.

12번 뇌신경(운동): 혀운동

환자에게 혀를 전면으로 향하도록 요청하여 혀의 움직임을 테스트한다. 이전에 설명했듯이 이러한 운동은 특별하고 복잡한 혀 근육 구조의 조화를 필요로 한다. 또한 환자에게 튀어나온 상태에서 혀를 좌우로 움직여 보도록 요청할 수 있다. 시각적으로 보면서, 혀의 움직임이 삼키는 동작과 어떻게 조화되는지 관찰할 수 있다. 검사자는 환자의 혀를 설압자로 누르면서 혀를 올려보라고 요구할 수 있고, 또한 환자가 혀를 내밀어 뺨으로 나올 때 검사자는 외부에서 압력을 가하여 검사할 수 있다.

12번 뇌신경의 비정상적인 결과

혀가 마비된 사람은 말하기, 씹기, 삼키는 데 상당한 어려움을 겪는다. 혀의 특수한 운동 테스트에서, 수의적인 내밀기에서, 마비된 쪽을 향해 편향될 것이다. 이것은 기능적 측면의 혀 근육이 돌출될 시에 전방으로 혀의 측면으로 당길 수 있지만 혀의 영향을 받은 부분이 앞으로 움직이지 않고 이환된 쪽으로 혀가 편향되어 나오기 때문에 발생한다. CNS 구조때문에 혀의 한쪽 마비는 동측의 12번 뇌신경의 운동핵, 신경로 또는 신경에 하위 뇌간의 손상으로부터 또는 반대측의 대뇌 피질 또는 피질하 백색질 경로에 손상으로부터 기인된 것이다. 따라서 편측성 내측 뇌간 병변에서 반대측의 사지 마비(피질 척수 손상)와 동측 혀 마비(뇌싱경 손상)의 독특한 조합이 나타난다.

환자 적용

오른쪽 뇌간 손상의 TBI 환자를 생각하면, Biova가 혀를 내밀 때, 약간 내밀 수는 있지만, 오른쪽으로 편향될 것이다. 왜냐면, 왼측 편을 전방으로 해석할 수 있지만, 혀의 오른측의 기저부는 전방으로 움직일 수 없기 때문이다.

뇌신경의 검진/평가의 문서화 Documentation of Cranial Nerve Examination/Evaluation

CN 검진의 결과를 문서화 할 때 가능한 경우 운동 또는 감각 결손을 명확히 명시하고 정량화하는 것이 중요하다. 최소한 치료사는 비정상상이 존재할 때, 비정상상이 뇌신경의 부분 장애 또는 완전 결손인지 아닌지를 문서화해야 한다. 또한 뇌신경 기능과 관련된 기능적 업무에 이러한 장애의 영향을 문서화하는 것이 중요하다.

그 중 많은 부분이 얼굴과 목 및 내장 기능과 관련이 있다. 뇌신경의 증상의 종합 평가는 뇌신경계 질환의 위치에 대한 단서를 제공할 수 있다. 이것은 뇌간 증상의 분포와 일반적인 신체 증상과 비교할 때 특히 그렇다. 예를 들어, 환자가 체간의 한쪽에 감각 결손이 있고, 반대쪽면(예; 오

른쪽 팔, 몸통, 다리, 왼쪽 얼굴)의 얼굴에 결손이 있는 경우, 이것은 **대체성 감각소실**로 설명되는 임상 시나리오이다. 질환 중에 가장 가능성 있는 위치는 편측성 뇌간 병변이며, 특히 뇌간에서 측방이다.

이것은 대부분의 감각 경로가 외측 뇌간을 통해 올라 가기 전에 척수 또는 하위 연수에서 교차하기 때문에 발생한다. 대부분의 뇌신경 신경핵과 신경근도 측방에 위치한다. 따라서 신체의 왼쪽 측면에서 기원하는 감각 경로가 영향을 받는 반면, 우측의 측면 뇌간에 대한 질환은 하위 운동신경원에 영향을 받고, 1차 신경원은 얼굴의 오른쪽과 연관이 있다.

대부분의 운동 뇌신경의 구조가 내측으로 놓이고 교차된 일차 운동 경로인 가쪽겉질척수로가 또한 뇌간 내에서 내측으로 놓이기 때문에 편측성 내측 뇌간 병변 후 관련 상황이 발생한다. 기저 동맥 또는 척추 동맥 경색에서 비롯된 이러한 병변은 동측의 얼굴과 목에 마비를 야기하며, 더불어 반대측의 **대체성 편마비인** 체간과 사지의 마비를 일으킬 수 있다.

소아의 뇌신경 검진

Pediatric Examination of Cranial Nerves

이전에 설명한 방법 중 일부는 특정 지침을 따르지 못하거나 결손에 대한 구체적인 구두 설명을 제공할 수 없는 소아 인구에서 사용할 수 있다. 이 경우 치료사는 주어진 자극에 대한 적절한 반응을 관찰하고 목표 근육의 자연스러운 수의적인 근육 운동을 관찰해야 한다.

최소한 어떠한 특정 유아 평가가 단순한 정량 검사로서 개발되었다(Haataja, 1999). 이 평가에는 각 항목에 대해 가장 높은 점수를 가진 뇌신경 기능에 관한 다섯 가지 항목이 포함된다. 얼굴 표정(미소, 눈가, 찡그림), 눈 모양(정상 공동 눈 운동), 청각 반응(종이나 딸랑이에 반응함) 시각적 반응(완전한 원호 빨간 공을 따라), 빨기/삼키기(좋은 빨기와 삼키기).

실습

이 장부터 다음 숙련성을 연습한다.

추가 연습을 통해 다음을 수행할 수 있다.

- 후각신경(CN I)의 완전성 평가
- Snellen 차트를 사용하여 육안 선별 검사(CN II)를 수행히고 소아과 환자 및 읽을 수 없는 사람을 위해 검사를 조정한다.
- 보조자 없이 시야 감별(CN II)을 수행한다.
- 동공반사(CN II)를 시험한다.
- 시력 운동(CN III, IV, VI) "H" 패턴과 수렴을 시험한다.
- 눈꺼풀 올림근(CN III)의 지배 평가
- 얼굴의 감각(CN V) 평가
- 턱반사(Jaw Jack Reflex)(CN V) 검사
- 각막반사(CN V) 검사
- 안면표정근육(CN VII)을 검사
- 맛 감별검사(CN VII)를 실시
- 청각 기능 감별(CN VIII)
- Weber 평기(CN VIII)를 실시
- Rinne 평가(CN VIII)를 실시
- 미각/혀인두(CN IX)의 운동 평가 완료
- 구역질 반사(CN IX, X)를 평가
- 부신경(CN XI)의 완전성을 평가
- 혀의 움직임을 평가(CN XII)

복습

- 각 뇌신경에 대해 각 부분의 목적과 기능을 설명한다.
  - 운동
  - 감각
  - 자율신경
- 각 뇌신경의 완전성을 결정하기 위해 선택하는 평가 및 조치에 대해 설명한다.
- 뇌신경 결손이 기능에 미치는 영향을 설명한다.
- 뇌신경 결손이 있는 경우, 영향을 받는 뇌간의 해당 부위를 감별한다.
- 뇌신경이 손상된 경우, 환자 검사 결과를 적절히 문서화한다.

요 약

뇌신경 검사의 주요 측면을 요약하면, 표 7-4는 뇌신경 검사의 임상 검사에 사용되는 주요 검사를 신경 검사의 일부로 나열하고 이들 검사의 잠재적인 비정상 소견을 나열한다. 치료사는 뇌 또는 뇌간의 신경계 질환뿐만 아니라 외상성 손상을 포함하여 가능한 뇌간 또는 뇌 손상을 가진 환자를 대상으로 뇌신경계 검사를 포함해야 한다. 신경근 검사의 모든 영역에서와 마찬가지로 치료사는 자신의 사용을 뒷받침하는 증거가 있는 검사와 측정을 활용해야 한다. CN 기능의 완벽한 검사는 종종 간과되어 왔던 뇌신경계 이상의 미묘한 징후를 나타낼 것이며 치료 중재에 중요한 영향을 미칠 수 있다.

환자 적용

다른 뇌신경계 진단을 받은 다른 사례를 연구하여 보면, 33세의 제니는 건강했었고, 슬하에 4세와 6세를 출산할 때를 제외하고는 입원한 적이 없었다. 지난 2개월 동안 머리와 얼굴 부위에 나타난 이 증상의 시작은 의사에게까지 진행적으로 발달되어 가장 혼란스러웠다. 그녀는 단지 2주 전에 다발성경화증으로 진단 받았는데, 주로 구근증후군(뇌신경 증상은 피질 백질 또는 CT 스캔에서 발견된 뇌간 백질 중 하나의 백질 플라그와 관련이 있음)으로 진단되었다. 그녀는 양측이지만 비대칭인 운동과 감각 상실의 특별한 패턴을 당신에게 말했다.

그녀의 몸통과 사지에 대한 운동과 감각검사가 무릎 신전근 시 안정성(걸음 걸이 중 반장슬)의 문제와 더불어 단지 경미한 오른쪽 무릎의 위축이 보여서, 검사자는 신경학적 검사상에서 주요한 발견을 확인하였다. 그녀는 각 눈의 오른쪽 아래 사분면에 시야 결손부를 가지고 있다. 그녀는 위축있으며, 운동 조절 손상으로 오른쪽 입가로 침을 흘리고 있었다. 그녀는 우안의 안검하수증과 좌안의 외안근 움직임 조절의 어려움과 오른쪽 위축으로 턱의 교합이 비대칭적이었다. 환자는 또한 최근 삼키는 어려움의 시작을 말한다. 특히 삼키는 것이 평소보다 시간이 오래 걸린다.

임상 결정 시 고려할 점

이 환자에게 잠시 시간을 내어 다음을 고려한다.

1. *설명된 결손부와 관련된 정상적인 기능을 담당하는 뇌신경은 어느 것인가?(시야, 입 주변 얼굴 근육, 외안부 운동 및 눈꺼풀 올림, 턱교합)*
2. *다발성경화증은 뇌신경의 탈수초성 질환이기 때문에 질환은 뇌신경핵 또는 피질부와 관련된 뇌신, 말초 신경성이 아니다. 그렇다면 뇌 기능을 손상시킬 수 있는 백질 영역은 무엇인가? 뇌간에 도달하기 전에 뇌신경으로부터 신경로 또는 뇌신경 핵에서 피질을 연결하는 신경로나 피질하의 백질과 연관이 포함되는가?*

표 7-4 뇌신경 검사의 요약과 비정상적인 결과

뇌신경	검사	비정상적인 결과
1번 후각신경	• 흔하고 인지할 수 있는 냄새 확인; 커피, 바닐라, 시트러스 등등	• 냄새의 비정상적인 또는 손상된 감각
2번 시각신경	• 동공 빛 반사의 감각요소(직접과 대광반사)	• 손상 받은 눈에 빛을 비출 시 손상된 또는 소실된 동공빛반사(직접, 대광반사)
	• 스넬렌시력표에서 시력 확인	• 손상된 시력
	• 대면검사에 의한 시야 확인	• 손상된 시야 (반맹증…)
3번 눈돌림신경	• 안검거상	
	• 외안근의 움직임(올림, 내림, 모음, 모음된 안구의 올림)	• 손상된 측으로 외측 사시과 안구를 올리거나 내릴 수 없으며 모음시킬 수 없음
	• 동공빛반사의 운동요소	• 손상측에서 동공산대와 비대칭적 동공(대소부동증); 직접 또는 대광반사 테스트에서 손상측의 동공을 수축시킬 수 없음
4번 도르래신경	• 외안근의 움직임(모음된 눈의 내림)	• 아래로 볼 때 수직 복시(계단아래로 걷기)와 반대측 어깨로 머리를 기울이며 보상행동
5번 삼차신경	• 얼굴감각검사(이마, 위아래턱)	• 얼굴의 감각결손 또는 손상(이마, 위아래턱); 삼차신경통과 연관된 날카로운 격심통
	• 각막반사의 감각요소	• 코튼솜으로 각막자극 시 눈깜빡임 결손
	• 턱의 움직임	• 턱(씹기의 손상)의 손상된 움직임(또는 마비)
	• 아래턱 반사의 운동, 감각	• 아래턱반사의 손상 또는 결손
6번 갓돌림신경	• 눈의 외안근(눈의 외측 움직임)	• 내측사시와 눈의 모음 불가능
7번 안면신경	• 얼굴표정근육의 움직임(이마주름만들기, 눈 감기, 미소 등등)	• 얼굴 상부와 하부의 주름의 결손과 함께 한쪽면의 마비; 손상받은 측의 눈을 감기 어려움; 침흘리며 한쪽 입꼬리 쳐짐 • 겉질병변의 경우 마비는 주로 손상측 얼굴 아래쪽 반을 침범한다. 위쪽얼굴과 이마(전두근과 눈둘레근) 부부은 각 대뇌반구의 운동겉질의 이중지배로 침범한나.
	• 각막반사의 운동요소	• 손상된 각막반사(선제석인 각막 민감도는 정상)
	• 혀의 전방 2/3 맛	• 혀의 전방 2/3의 맛 감각소실
8번 속귀신경	• 공기의 흐름을 포함하는 듣기의 감별	• 청력의 소실
	• 전정 기능(8장)	• 머리의 움직임 인지의 소실과 더불어 균형감각의 손상
9번 혀인두신경	• 연하와 인두의 운동	• 연하 곤란 • 손상측으로 목젖의 편측
	• 혀의 후방 1/3 맛감각	• 혀 후방 1/3로부터 맛감각 소실과 촉각감각 소실
	• 구역질 반사의 감각요소	• 구역질 반사와 경동맥 반사의 편측감각 소실
10번 미주신경	• 구개의 움직임 '아'라고 말하는 것	• 연하곤란과 연구개의 이완
	• 구역질 반사의 운동요소	• 구역질 반사의 소실
	• 자율신경 기능	• 일시적인 빈맥(양측성이라면 급사)

계속

표 7-4 뇌신경 검사의 요약과 비정상적인 결과 - 계속

뇌신경	검사	비정상적인 결과
11번 더부신경	• 목빗근의 운동역	• 반대측으로 턱을 가르키며 머리를 돌리는 것이 불가 (목빗근)
	• 등세모근의 운동역	• 손상측으로 어깨뼈를 올림하는 것이 불가
	• 발성	• 뇌신경근 또는 반회후두신경손상이 있다면 발성불능
12번 혀밑신경	• 혀의 내밀기와 대칭성	• 혀내밀기 시에 손상측으로의 편측성과 편측의 혀 마비

전정기능의 검진과 평가

Examination and Evaluation of Vestibular Function

제 8 장

■ 차유리

개요

학습목표

이 장을 마치면 학습자는 다음을 할 수 있어야 한다.

1. 안뜰계의 해부학과 생리의 주요 측면과 특정 질환의 영향을 설명한다.
2. 안뜰계의 정상적인 기능을 설명한다.
3. 말초 기능 또는 중추 기능장애를 구별하기 위해 의료 이력 및 임상 검사 결과의 단서를 분석한다.
4. 주어진 환자 시나리오에 적합한 안뜰검사 방법을 선택한다.
5. 안뜰검사 평가 및 조치 시 정상상태와 이상상태를 구분한다.
6. 구체적인 안뜰검사 결과와 치료 결정에 미치는 영향을 설명한다.

서론 Introduction

전정계는 자세 제어, 눈동자 조정 및 공간에서의 방향에 대한 인식에서 지배적인 역할을 하는 감각 시스템이다. 전정계의 기능장애는 공간에서 신체나 머리의 움직임에 대한 불안정, 현기증 또는 인지장애를 유발할 수 있다. 현기증과 균형 장애는 의사에게 자주 불만을 토로하게 된다. 한 대규모 역학 조사에 따르면 약 6천 9백만 명의 미국인이 전정 기능장애를 경험했다고 한다. 연구에 따르면 현기증은 의사들에게 세 번째로 흔한 증상으로 내원하며(Warner, 1992), 이러한 증상을 보고하는 환자의 85%에서 원인은 전정 기능장애이다(Guzman, 2001). 균형 장애는 낙상과 부상의 가장 중요한 위험 요소 중 하나이다. 1999년에서 2013년 사이에 65세 이상 인구 중 25,000명이 넘는 사람들이 사망하여 미국에서 의도하지 않은 부상으로 낙상이 사망 원인으로 가장 많이 발생했다(CDC, 2015). 연구 결과에 따르면 전형적인 노인성 병리학적 변화에서조자도 균형이 감소하는 것으로 나타났다. 고관절 골절은 낙상에서 가장 흔한 결과이며(Parkkari, 1999) 그러나, 고령자는 간병인이나 가족에게 말하는 경우는 거의 없다(CDC, 2003). 의료 제공자가 직면하는 가장 어려운 문제 중 하나는 정확한 진단과 효과적인 치료 계획을 수립하는 것이다. 문제의 일부는 어지럼증이 모호한 용어이며 가능한 질병에 관하여 어떠한 특수한 정보를 검사자에게 제공되지 않는다. 어지럼증은 여러 질병 과정에 이어지는 일반적인 증상이며 처방약의 가장 흔한 부작용 중 하나이다. 균형이 영향을 미치는 영역은 밖에서도 전정기관의 장애는 사회와 삶의 역할에 대한 개인의 참여를 제한하고 참여를 제한(Yardley, 2004; Hillier, 2011)하여 심각한 두려움과 회피 및 정서적 고통을 초래할 수 있다. 따라서 활동과 참여를 회복하기 위한 적절한 개입을 확인하기 위해서는 효율적이고 효과적인 검사가 필수적이다.

이 장의 목적은 전정 장애가 있는 개인의 임상 시험 및 평가에 대해 논의하는 것이다. 전정 기관의 해부학 및 생리학의 주요 측면뿐만 아니라 일반적인 전정 장애 및 가장 중요한 검사 및 조치의 영향을 검토한다. 이 장의 끝에서 독자는 병력 및 임상 검사의 단서를 분석하여 말초 또는 중추 전정 기능장애를 구별할 수 있어야 한다. 첫째, 어지럼증은 환자의 주관적 보고를 토대로 의미 있는 진단을 공식화하는 데 도움이 되도록 개인의 증상을 탐색하고 초기 검사에서 단서를 얻을 수 있는 틀을 독자에게 제공하기 위해 분류된다.

어지러움에 관한 구체적인 정보

Getting Specific About Dizziness

어지러움은 전정 장애가 있는 환자의 주요 문제(및 진단 참조)가 넘어질 것 같은 감각을 언급하는 경우가 있다. 어지럼증은 인구의 20-30%에 영향을 미친다(Neuhauser, 2007). 그러나 현기증은 모든 사람에게 항상 같은 의미는 아닌 비특이적 용어이다. 따라서 환자가 겪고 있는 것을 보다 구체적으로 이해하고 설명하려고 시도하는 것이 중요하다. 가장 좋은 방법은 현기증이라는 단어를 사용하지 않고 개인에게 증상을 설명하도록 요청하는 것이다. 궁극적으로 증상을 다음 세 가지 범주로 분류하는 것이 도움이 될 수 있다(Karatas, 2008).

1. **현훈(vertigo)**은 마치 (1) 방이 돌고 있는 것처럼, (2) 개인이 방안에서 돌고 있는 것처럼, 또는 (3) 개인이 그의 머리속에서 회전하고 있는 것처럼 느껴지는 회전 또는 회선의 주관적인 움직임의 환영의 감각이다. 개인은 또한 현훈과 같은 갑작스런 "떨어지는" 감각을 설명할 수 있다. 현훈의 증상은 마지막 장과 이 장의 뒷부분에서 발견되는 의학 진단 요약의 BPPV, 전정 기능 저하 및 메니에르 질병 개요에 설명된대로 말초 또는 중추성 질환과 관련될 수 있다. 전정계의 비대칭적인 침습은 좌우 측에서 전정 신호의 불일치로 인해 현기증을 유발할 수 있다.
2. **가벼운 현기증(Lightheadedness)**은 의식 상실이 발생할 수 있고 일반적으로 덜 국소화되는 증상인 것으로 느낌이 희미해지는 또는 현기증과 같은 경험이다. 가벼운 현기증은 일반적으로 저혈당, 기립성 저혈압 또는 불안과 같은 비전정계 질환과 관련이 있다.
3. **불안정감(Unsteadiness)**은 대개 떨어지는 것에 대한 두려움으로 보통 감각이 떨어지거나 거의 떨어지는 것으로 묘사된다. 어떤 사람들은 발의 불안정감을 발바닥과 관련시킬 수 있는데 이는 감각 상실 또는 사지의 위축을 암시한다. 일부는 또한 말초 및 중추 전정 장애 모두에서 공통적으로 술을 마신 것 같은 느낌으로 설명한다.

전정계 검사의 분류

Categories of Vestibular Testing

균형에 미치는 영향을 포함하여 전정계와 관련된 검사는 기능적 접근 테스트, 시스템 접근 테스트 및 양적 컴퓨터 체위 기록법(Nashner, 2004)의 세 가지 범주로 나눌 수 있다. 회전식 의자, 냉온안진검사 또는 컴퓨터 동적 시력 검사를 포함한 실험실 테스트도 전정 검사의 일부가 될 수 있다. 기능적 접근법은 기능에 영향을 미치는 것 균형 문제가 있는지 여부와 그것이 전정 기능장애와 관련이 있는지를 식별하는 데 사용된다. Dynamic Gait Index, Functional Gait Assessment, Berg Balance Scale, 수정된 Clinical Test of Sensory Interaction on Balance, Fukuda Stepping Test, Balance Evaluation Systems Test, Timed Up and Go와 같은 기능 평가 도구가 이 범주에 포함된다. 이러한 도구는 다양한 작업 중에 개인의 성과를 평가하여 기능적 한계와 특정 상황에서 특정 작업이나 활동을 수행할 수 있는 능력을 파악하는 데 도움을 준다. 이 접근법은 나이와 관련하여 환자의 균형능력을 결정하는 데 도움이 된다. 이 도구는 베이스라인 균형 및 보행 상태를 결정하고 개입 후 성능 변화에 대한 재검토에 도움이 된다. 자기 평가 설문 조사는 환자의 환경 참여 수준을 결정하고 증상이 일상 활동의 한계로 인식되는 방식을 측정하는 데 도움이 된다. ABC(Activities-Specific Balance Confidence Scale)와 DHI(Disey Handicap Inventory)는 전정 손상이 의심되는 환자에게 일반적으로 사용되는 자가 진단 설문지이다. 많은 기능 균형 평가 도구는 9장에 자세히 설명되어 있다. 계통에 대한 접근은 일반적으로 전정계 기능과 관련된 근골격계, 신경근골격계 및 기타 계통의 검사를 말한다. 이 계통의 접근법은 문제의 근본적인 신체 구조/신체 기능 원인을 결정하는 데 이용되며 중재의 방향성을 정하는 데 도움이 될 수 있다. 시스템 검사는 생화학적 활동, 운동 조절/조정 및 감각 기관의 제약과 같은 하위구성요소의 장애 요소를 식별한다. 이 접근법을 사용할 때 이러한 1차 제약과 2차 제약(예; 하지의 위축 또는 운동 범위 감소 [ROM]로 인한 고관절의 사용)을 구분하는 것이 중요하다. 계통의 평가, 전정 검사 및 생리학적 검사는 계통 분류 하에 속한다. 양적 자세 검사(posturography) 접근법은 표면에서 힘을 측정하는 기술, 근전도(electromyography, EMG) 패턴 및 특정 작업에 대한 전략 분석에서 사용한다. 회전 의자, 냉온안진검사, 전산화 동체 시력(DVA) 테스트 및 전자 눈금/화상 분석(ENG/VNG)도 생리 전정 평가에서의 기술적 접근법이다. ENG/VNG 검사는 어지러움 또는 균형 문제가 말초(내이) 또는 중추 신경계 기능장애로 인한 것인지 여부에 대한 정보를 제공할 수 있다. 회전식 의자 검사는 일상생활 활동과 관련이 적은 보다 느린 속도로 VOR 기능을 평가하는 반면 회전식 의사는 양측 전정기능 소실을 감지하는데 민감하다. 보다 정교한 기술은 오늘날 고속 헤드 회전 테스트를 통해 제공되며 매일 수행하는 빠른 헤드 딘 동작과 관련된 VOR 기능의 높은 요구 사항을 더 잘 평가할 수 있다. 이러한 활동적 헤드 회전 시스템은 종종 두부 충동검사(MacDougall, 2009)에서 언급된 교정된 단속적 운동보다 객관적으로 측정하기 위해 적외선 비디오가 최근에 통합되어 컴퓨터화 되었다. 이 시스템은 더 작고 정확한 단속운동(달리 관찰할 수 없는 내현적 급속안구운동)을 측정할 수 있으며 전정 장애를 나타낼 수 있다. 포괄적 청력 검사는 전정 평가에 도움이 되는 유용한 진단 절차로 특정 병리와 현기증과 관련된 병변을 결정하는 데 종종 도움이 된다. 포괄적인 청력 측정에는 순음 청력도, 경막도 측정법, 청력 학자가 수행하는 청각 반사 검사가 포함되어야 한다. 청각 뇌줄기 반응(Auditory Brainstem Response, ABR)은 외이에서부터 달팽이관 신경을 따라 뇌의 다른 부위뿐만 아니라 뇌간으로 소리 신호가 어떻게 움직이는지를 측정할 수 있다. 전기 와우도 검사(Electrocochleography, ECoG)는 소리 신호가 청각 신경을 따라 귀에서 어떻게 움직이는지를 측정할 수 있으며 내이의 유체 변동에 대한 정보를 제공한다. 전정유발 근육전위(Vestibular Evoked Myogenic Potential, VEMP)는 내이(saccule)의 특정한 영역과 하위 전정 신경 및 뇌의 연결이 기능을 발휘하는지 여부를 결정하는 데 사용된다.

전정 신경과학의 복습
Review of Vestibular Neuroscience

이전에 신경 과학 과정에서 전정 시스템의 해부학 및 생리학을 배웠다. 이 장에서는 전정 기능과 관련된 주요 해부학적 구성 요소에 대해 간단히 살펴볼 것이다. 그림 8-1은 정상 전정 기능에 기여하는 중추 신경계의 주요 해부학적 영역을 요약하고 있다. (A) 전정 신경에 연결된 말초 전정 장치(반원관, 난형낭, 구형낭), (B) 깊은 뇌간에 위치한 전정핵 그리고 (C) 전정 피질. 전정계는 다음 세 계통 사이의 복잡한 동적 상호 작용을 포함한다.

1. **말초 전정 시스템**은 내이 내에서, 골성 미로, 막성 미로(membrane labyrinth), 그리고 특수한 감각 유모 세포로 이루어져 있다. 내이에는 두 가지 분류가 있다: (1) 청력을 위한 달팽이관과 (2) 머리의 위치와 움직임을 감지하기 위한 전정계. 골성미로는 머리의 각 측면에서 측두골 내에 위치한 공동이다. 막성 미로는 내 림프로 채워지고 림프주위에 매달려 있다. 내 림프액은 일정한 부피로 유지되고 나트륨, 칼륨, 염소 및 기타 전해질의 특정 농도를 포함하지만, 내 림프는 나트륨보다 높은 칼륨 농도를 가진다(Jacobsen, 2015). 각 미로에는 세 개의 반원형 관과(SCC) 이석 기관이 있다. 관련 동맥혈은 전방의 소뇌 동맥을 통해 주로 말초 구조에 공급된다. 3개의 SCC(전방, 후방 및 수평)는 각 머리 가속도와 관련된 감각 신경 입력을 제공하며, 이는 전정안구반사(vestibulo-ocular reflex, VOR)를 통해 보상 눈과 두부 운동을 조정하기 위해 처리된다. 두 개의 이석 기관(난형낭 및 구형낭)은 선형 두부 가속과 관련된 감각 신경 입력을 제공한다. 난형낭은 수평면에서 머리의 선형 움직임을 감지하고, 구형낭은 수직면에서 머리의 선형 움직임을 감지한다. 또한 난형낭과

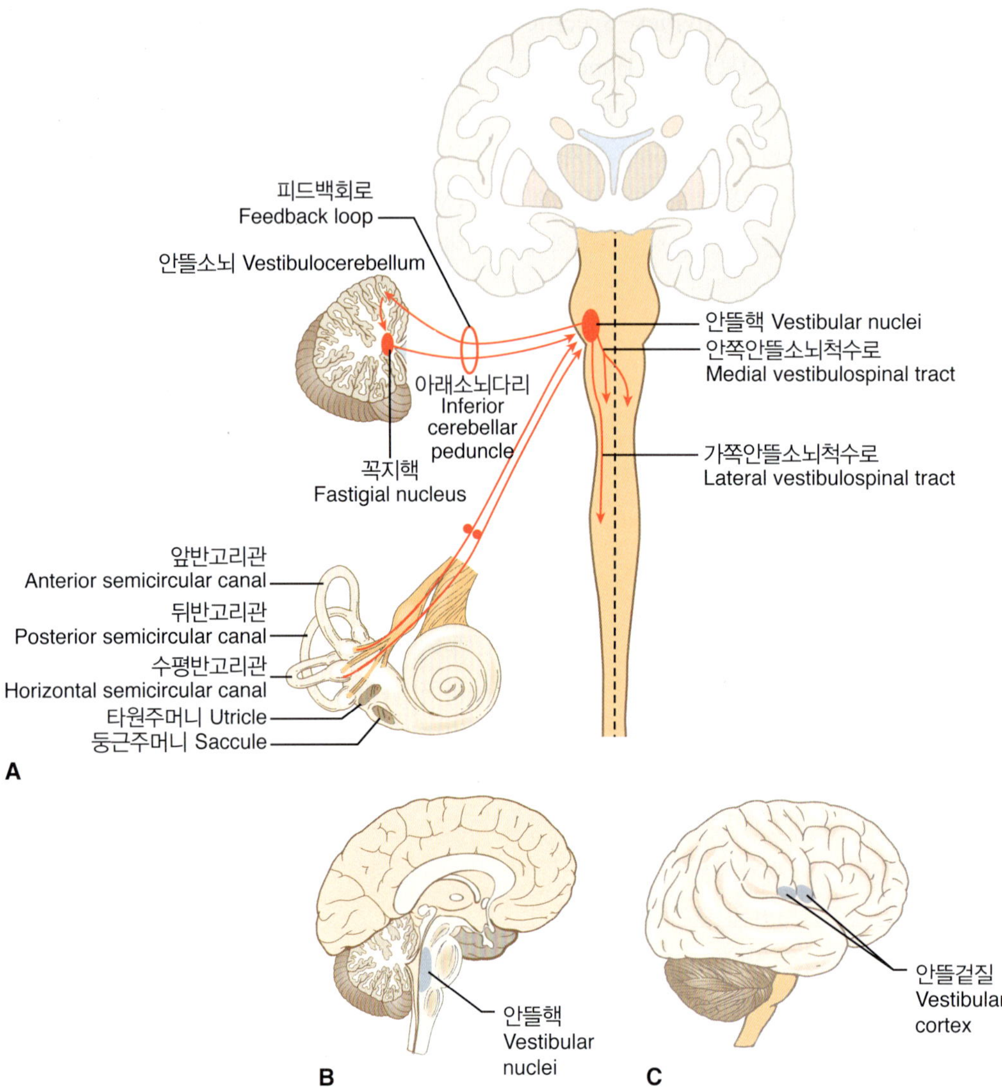

그림 8-1 A. 안뜰핵에 연결된 말초 안뜰기관(반고리관, 타원주머니, 둥근주머니)과 안뜰핵과 안뜰소뇌핵, 뇌줄기 심부에 있는 B. 안뜰핵 및 C. 안뜰피질에 연결된다.

구형낭은 전신 운동을 안정화시키기 위해 전정척수반사(vestibular spinal reflex, VSR)를 통해 균형 전략(발목, 엉덩이 및 발목)을 위해 척추 및 다리 근육에 전달할 정보를 수집한다. 이석은 머리 기울임을 통해 중력 방향에 관한 정보를 전달하며, 이는 이동에 통합된다. 이석기관의 기능은 주위의 내 림프보다 밀도가 높은 탄산 칼슘 결정인 청사(otoconia)에 의해 이루어지며, 이는 머리와 내 림프액이 움직이는 동안 부분적으로 안정을 유지하려고 한다. 청사가 SCC 속으로 난형낭에서부터 편위가 되면, 짧은 현기증이 위치 변화와 관련이 있다. 이것은 양성 자세 현훈(Benign Paroxysmal Positional Vertigo, BPPV)이다. 말초 전정 시스템은 전정달팽이 신경(CN VIII)의 일차성의 구심성을 통해 중앙 전정 시스템에 각도 정보와 선형 정보를 보낸다.

2. **중추성 전정기관**은 전정 핵 복합체(vestibular nuclear complex, VNC), 전정 신경핵 그룹과 뇌간, 척수, 소뇌, 망상체, 시상 및 대뇌 피질 피질로 구성되어 있다. 전정계 구심성의 대다수는 뇌간의 전정 핵, 특히 연수와 후측 교뇌의 전방 끝에서 끝난다. 뇌간의 4쌍의 전정 핵은 내측 전정 신경로(lateral vestibulospinal tract, MVST)와 외측 전정 신경로(lateral vestibulospinal tract, LVST)의 두 가지 중요한 영역과 관련된 내측, 외측, 하측, 그리고 전정 핵을 포함한다. 전정핵, 망상체, 시상 및 대뇌 피질 사이의 연결은 각성, 공간을 통한 운동의 의식, 그리고 신체의 움직임과 환경을 구별하는 능력에 기여한다. 소뇌는 전정계의

적응적 과정으로 불리며, 조정, 자세 유지 및 전정 반사의 조정과 자세를 유지하는 데 도움을 준다.

3. **전정 운동계**는 전정-시각반사성(두부 운동 중에 목표물에 고정할 수 있는 능력)을 제어하기 위한 보상 운동을 생성하는 **전정 안구 반사(vestibulo-ocular reflex, VOR)**와 **전정 척수 반사(vestibulospinal reflex, VSR)**로 구성되어 자세 조절에 관여한다. VOR은 근본적으로 머리 움직임에 반응하는 반사적인 안구 운동으로, 인간이 몸/머리 동작 중에 물체에 시각적인 초점을 유지할 수 있게 해준다. VOR의 주요 기능은 머리 움직임 중에 눈의 위치를 제어하여 안정된 시각적 이미지를 유지하고 따라서 평형에 기여하는 것이다. VOR은 (1) 전정 핵에 대한 일차적 말초 전정 구심성섬유, (2) 동측 호 및 (3) 반대측의 안구 운동 핵을 포함하는 3개의 뉴런 원호이다. 눈 운동을 위해 6쌍의 눈 근육을 활성화한다. 이 반사는 매우 적응적이고 시각적 자극, 정신적 상태 및 약물의 변화에 의해 조절될 수 있다. 전정척수 반사는 머리와 몸의 기울기에 영향을 주는 전정 입력을 전달한다. 주로 이석 기관으로부터의 전정 입력을 척수와 하지 근육에 전달한다. 공간에서의 신체 위치의 변화 또는 지지 표면에서 움직임이 있을 때 신장 수용체 반사와 상호 작용하여 적절한 근육 수축을 생성한다. 따라서, VSR은 균형 전략(예; 발목, 엉덩이 및 발딛기)의 사용을 중재함으로써 자세 안정성에 핵심적인 역할을 한다.

생각해 볼 점 8.1

1. 한쪽 귀의 미로에 손상을 입은 후에 나타나는 신체적 장애는 무엇인가?
2. 중추 전정 기관에 손상을 줄 수 있는 의학 진단은 무엇인가?
3. 전정 안구 반사가 손상되면 기능 상태가 어떻게 영향을 받는가?

전정 혈관계 The Vestibular Vascular System

척추기저 계통은 산소가 풍부한 혈액의 주요 동맥 공급을 뇌의 뒷부분에 전달한다. 두 척추 동맥은 기저 동맥을 형성하기 위해 합류하고 이러한 것을 척추기저 계통이라고 한다. 척추기저 동맥 계통은 말초 및 중추의 전정계통의 양쪽을 제공한다. 뒤아래소뇌동맥(posterior inferior cerebellar artery, PICA)는 척추 동맥의 가장 큰 가지이며, 소뇌에 공급하는 세 개의 주요 동맥 중 하나이며, 뇌간 전정 기관의 전정 핵을 포함한 가장 중요한 혈액 공급원이다. PICA는 소뇌보다 아래에서 두 가지의 가지로 나뉘어진다. 내측 가지는 소뇌의 두 반구 사이의 절흔에서 뒤쪽으로 연속된다. 옆 가지는 소뇌의 밑면에 공급하고, 기저동맥의 상위 소뇌가지와 전방 소뇌와 함께 문합을 이룬다.

앞쪽 아래 소뇌동맥(AICA)은 뇌간에서 교와 중뇌 사이에서 뇌간 접합 수준에서 기저 동맥으로부터 발생한다. 그것은 척추 동맥의 뒤쪽 아래 소뇌 분지와 문합하여 아래쪽 소뇌의 앞쪽 부분에 혈액을 분배하기 위해 뒤로 통과한다. 그것은 소뇌의 앞쪽 아래쪽의 1/4 부분을 공급한다. AICA는 또한 말초 전정계의 주요 혈액 공급원인 미로 동맥을 제공한다 미로 동맥은 AICA의 길고 가느다란 가지로 내이도를 통해 전정활차 신경을 동반하며 내이에 분포한다.

기능적인 영향 Functional Implications

전정계 기능장애는 기능적 일상생활과 삶의 참여에서 자세 조절과 기능적 활동에 중대한 영향을 미칠 수 있다. 전정 장애가 있는 대부분의 사람들에게는 움직임이 증상을 악화시킨다. 결과적으로 많은 사람들이 자신의 활동을 제한하고 운동에 관련된 증상을 최소화히기 위해 머리를 움직임을 고정하려고 하고, 더 앉아 있으려고 한다. 이 개인은 또한 낙담과 불안뿐만 아니라 낙상의 두려움이 진행할 수 있다. 예를 들어, VOR 기능장애에서 머리 움직임은 시각적인 흐려짐을 유발할 수 있으며, 심한 경우에는 **동요시**가 발생하고(**oscillopsia**), 물체가 공간에서 움직이고 있으며, 보통 앞뒤로 흔들리거나 점프하는 등의 잘못된 시각적 인식을 유발할 수 있다. 식료품점과 같이 바쁜 시각 환경이나 차에 타 있을 때 이러한 증상이 증가하는 것은 드문 일이 아니다. VSR 기능장애는 적절한 균형 전략(예; 발목, 고관절 또는 스테핑 전략)의 효율성을 감소시켜 자세 제어를 감소시킬 수 있다. 편평하지 않은 표면(예; 양탄자 또는 풀시이)을 걷는 데 따른 어려움은 이러한 집단의 또 다른 공통적인 불만 중 하나이다. 뿐만 아니라 어둠 속에서 걷거나, 희미하게 환경 또는 넓은 공간에서 걷는데 어려움이 있다. 머리 움직임을 제한하고 분주한 시각 환경을 피하는 것 외에도, 개인은 종종 지지를 위해 벽이나 근처의 물건을 붙잡고 넓은 지지 기반으로 걸어 다니는 경우가 많다. 현기증의 사회적이고 심지어 재정적인 영향은 과소 평가되고 자주 오해된다(Neuhauser, 2008).

환자 적용

박씨는 67세의 여성으로 5일 전부터 심한 현기증이 시작된 이래로 현기증이나 불안정성으로 병원에 내원하게 되었다. 그녀는 "회전(spinning)" 초기 발병 당일에 "불량 핫 플래시(hot flash)"와 유사한 발한증상을 가지고 있다고 말했다. "그녀의 증상은 해결되었지만 저녁에 그녀는 남편과 함께 걸을 때 불안정하고 현기증 난다고 하였다." 결국 메스꺼움, 구토 및 현기증으로 진행되었다. 그녀는 응급실에서 가게되었고, 미로염 진단을 받았다. 이러한 증상의 심각성은 점차 감소했지만 완전히 해결되지는 않았다. 박모 부인은 바이러스 감염을 이비인후과 의사(ENT)를 통해 확인하였고, ENG는 완전한 좌측 편측성 전정 병변(UVL)을 나타냈다. 그녀는 또한 청력검사를 받았고 청력에 큰 변화가 없는 것으로 밝혀졌다. ENT가 청력 검사 결과를 받은 후, 그녀의 진단은 전정 신경염으로 바뀌었다. 그녀는 알레르기, 당뇨병 타입 II(DM), 고혈압(HTN), 고 콜레스테롤, 좌측 갑상선 결절, 만성 빈혈 및 장폐색의 과거 병력이 있다. 그녀의 과거 수술 기록에는 담낭 제거, 자궁 적출술 및 대장 절제술이 포함되어 있었다.

임상 결정 시 고려할 점

1. *치료사로서 이 환자에게서 얻은 가장 중요한 주관적인 정보는 무엇인가?*
2. *이전에 제공된 정보에 근거하여 전정 검사 구성 요소 중 이 환자를 검사할 때 어느 사항을 포함시키는 것이 중요하다고 생각하는가?*
3. *이 환자에게 지금 물어볼 다른 질문이 있는가?*

전정계 검진의 원리
Principles of Examination of the Vestibular System

일반적인 고려사항 General Considerations

분명히, 검사의 목적은 물리치료(PT) 진단, 무엇보다도 중재를 안내하기 위한 말초 또는 중추성 전정계 침해를 확인하기 위한 감별적 진단을 형식화하는 것이다. 현기증이 있는 사람들 중 85%가 말초 전정계 원인이 있고 15%는 중추성 전정 장애가 있다고 보고되었다(Paparella, 1990). 전정 재활(vestibular rehabilitation)에서 정확한 진단은 케어 시에 가장 적절하고 특별한 계획을 수립하기 위한 것이며 전정 재활을 위한 대상자가 아닌 개인들을 확인해야 하고, 필요하다면 더 나은 곳으로 의뢰를 보내는 것도 포함해야 한다. 포괄적인 초기 검사, 환자의 증상에 대한 이해, 숙련된 임상의에 의한 임상 평가는 보다 광범위한 검사 없이 정확한 진단을 할 수 있다. 잠재적인 증상 원인을 규명하는데 필요한 정보의 80%가 환자 인터뷰(Goodman, 2007)에서 얻음으로써 진단의 기초를 확립된다.

전정계와 관련된 검사를 수행하기 전에 다른 신체계통(예; 심폐, 피부, 근골격계 및 신경근)의 감별을 비롯하여 APTA *물리치료사 가이드*(APTA, 2015)를 통한 철저한 임상 검사를 수행해야 한다. 환자/고객에게 설계된 설문지를 제공하는 것은 궁극적인 진단을 매우 높게 예견하는 것으로 보고되었다(Zhao, 2011). 경추부 운동 범위는 다양한 전정, 진폭 및 속도에서 경추 부위의 움직임을 포함하는 다수의 임상 전정검사로 전정 검사를 수행하기 전에 척추기저부 부전증(VBI) 검사와 함께 검사해야 한다.

검사를 하는 동안 검사자는 환자가 피하려고 하는 증상을 의도적으로 유발할 수 있다는 것을 이해하는 것이 중요하다. 그러나 이것은 환자에게 설명해야 하는 진단 과정의 필수적인 것이다. 메스꺼움과 구토(쓰레기통이나 쓰레기 봉투를 가지고)를 준비해야 한다. 환자가 세션 전에 Zofran이나 Phenergan과 같은 항염증제를 복용하면 구토 위험이 최소화 될 수 있지만 현기증이나 메스꺼움에 대한 약물은 전정 억제제이며 검사 결과의 신뢰성을 저해할 수 있음을 명심한다. 어떤 검사가 증상을 악화시키는지 확인하는 것이 중요하며, 환자의 증상의 심각도를 측정하거나 등급을 매겨야 한다. 발생하는 증상의 잠복, 시기 및 기간을 관찰하는 것도 마찬가지로 중요하다.

이 테스트를 수행할 때 환자와 의사 소통하는 것이 가장 좋은 도구 중 하나이다. 항상 검사자는 수행할 움직임, 환자에게 기대하는 것, 그리고 환자가 검사 중에 경험할 수 있는 것을 설명해야 한다. 검사자의 검사는 환자가 심각하게 피하려고 하는 감각/경험을 재현할 가능성이 매우 높기 때문에 환자가 특정 PT 진단을 하고 개입하도록 환자의 검사 가치를 안심시키는 것이 매우 중요하다. 성공적인 치료는 정확한 진단을 바탕으로 이루어지므로 검사 결과는 가장 바람직한 치료 결과를 얻기 위해 특별한 중재의 선택을 안내한다(29장 참조).

척추기저동맥 부전에 대한 선별검사
Screening for Vertebrobasilar Insufficiency

이전에 간략하게 설명했듯이, 척추기저동맥은 뇌에 혈액을 공급하는 주요 계통 중 하나이다. 혈관의 혈전증, 협착 또는 압박은 마비, 연하 곤란, 호흡 정지 또는 전정계 증상을 유발할 수 있는 뇌간의 저산소증 및 허혈로 이어지므로 생명을 위협할 수 있다. 이를 염두에 두고, 전정 검사 위치 중 일부는 이 필수 동맥계통을 폐색할 수 있다. 전정 자세 검사, 특히 경추 운동을 시작하기 전에 검사자는 VBI를 검사해야 한다. 여러 가지 VBI 스크리닝 방법이 설명되었지만 민감도가 유효성 확인이나 문서화된 것이 부족하다. United Kingdom National Health Service(2007)는 포괄적인 검사, 정보에 입각한 동의 및 앉거나 누운 상태에서의 VBI 검사 가이드 라인을 포함하는 프로토콜을 제안했다. 이 VBI 검사는 (1) 경추 회전을 10초 동안 오른쪽으로, (2) 경추 회전을 10초간 왼쪽으로 그리고 (3) 머리와 몸의 위치를 통해 증상을 유발한다. 각각의 움직임 동안 땀, 메스꺼움, 안구진탕증, 어지러움, 현기증 등의 이상반응을 관찰하고 환자가 호소하도록 요청한다. VBI의 징후는 다음과 같은 "5 Ds 및 3 Ns"이라고 할 수 있다; 복시(이중 시력), 현기증, 구음 장애(불분명한 언어), 강박 장애, 언어 장애, 구역질, 무감각(편측성) 및 안구진탕증(수직 안구진탕증). 추가 검사 움직임은 NHS에 의해 선택 사항으로 고려된다: 경추부 신전, 경추부 회전과 신진 결합, 예상되는 치료 위치의 느린 시뮬레이션(UK NHS, 2007). 가이드 라인에는 또한 "각 검사 절차 사이에 최지기 10초 동안 휴식을 취할 수 있어야 하며 증상을 호소하자마자 검사를 중단해야 한다."(UK NHS, 2007). VBI 징후가 관찰되면 환자는 긴급히 의료 평가 및 관리를 위해 의사에게 의뢰되어야 한다.

생각해 볼 점 8.2

VBI 검사를 받을 수 있다고 의심하게 만드는 증상에 대해 환자가 귀하에게 말할 수 있는 것은 무엇인가?

비전정계 질환의 제외진단
Ruling Out Nonvestibular Disorders

전정 기능장애가 현기증의 가장 흔한 원인 중 하나이지만, 비전정성 질환을 배제하는 것이 우선 고려되어야 한다. 하나의 접근법은 검사자가 전정 기능장애를 초기에 말초성 및 중추성 기관 질환으로 임상적으로 분류하는 것이다. 앞서 설명했듯이 말초성 전정 장애는 미로, 유모 세포 또는 전정 신경의 기능장애를 말한다. 말초성 손상은 내이 감염, 내이의 유동액 문제, 유모 세포 손상, 내이의 구조적 문제 또는 종양으로 인해 발생할 수 있다. 그러나 문헌은 말초성 전정 장애(Venosa, 2007)와 관련된 증상을 완화시키고, 많은 경우, 증상을 없애는 데 전정 재활을 강력히 지지하고 있다. 중추성 전정 장애는 전정 기관(전정 핵 포함)의 전정계 기능장애, 소뇌 또는 척수를 처리하는 대뇌 반구와 뇌간에서 나타낸다. CNS 손상은 혈관문제(허혈성 또는 출혈), 두부 외상, 탈수 초성 질병 또는 종양에 의해 유발될 수 있다. 중추성 전정 장애에 대한 전정계 재활을 뒷받침하는 문헌은 말초 질환의 경우처럼 명백하지는 못한다. 일부 특수한 전정 질환에 대해서는 제2장의 신경학적 진단 요약서에서 보다 자세히 논의하였다. 위치에 관계없이, 장애는 편측 또는 양측뿐만 아니라 급성 대 만성 및 불안정성 대 안정성으로 더 분류될 수 있다. 표 8-1은 말초성 대 중추성 질환에서 볼 수 있는 현기증의 공통적인 특징을 대조한 것이다.

어지럼증을 앓고 있는 대다수의 사람들은 치료 전에 많은 건강 관리 서비스 제공자를 이미 보았을 것이며 자주 오진되거나 오인되었을 수 있다. 따라서 그들의 증상과 관련된 심리적 요소가 있을 수 있다. 약물은 또한 전정 검사 결과(증상과 안구진탕을 억제)를 방해할 수 있으며 실제로 정상적인 회복 과정을 방해할 수 있다. 전문가들은 어지럼증이나 현기증의 주요 징후가 있는 환자의 50% 미만만이 정확한 진단을 받고(Squires, 1993), 70% 이상이 메클리진의 처방을 받았다고 한다(Burke, 1995). 메클리진(Meclizine)은 CNS 억압을 혈중 알코올 수치가 상승한 것과 비슷하게 만들고 졸음을 일으키고, 반응 시간을 단축시킨다(Manning, 1992). 재활 중 메클리진의 지속적인 사용은 전정계 재활의 효과를 감소시킨다(Hain, 2003). 최근 전정 장애 협회(Vestibular Disorders Association, VEDA)의 전국 조사에 따르면 정확한 진단을 받지 못한 상태로 의료기관을 여러 번 방문한 환자 중 40% 이상이 일

표 8-1 말초성 대 중추성 질환에 대한 어지러움의 특징

	말초성	중추성
시작	갑작스러움(종종 질병 후에)	느리고, 점진적(어떠한 경고없이 갑작스러울 수 있음); 때때로 약물과 연관이 있을 수 있음
강도	심각한	잘 정의되지 않음
기간	짧고, 간간히 발생	길고, 지속적임
메스꺼움/발한	빈번함	덜 빈번함
중추신경계 증상	없음	보통 존재
이명/청각 소실	존재할 수 있음	없음
안구진탕	비틀어짐/수평적	수직적
안구진탕	피로함	피로함 없음
안구진탕	머리 위치가 변함에 따라서 같은 방향(수평적 양성자세 현훈, BPPV)	머리 위치 변화없이 변화를 보임

일 활동의 제한을 지니고 있으며 52% 불안, 두려움 및 기타 심리적 영향을 미친다고 하였다(Haven, 2011).

생각해 볼 점 8.3

중추성 및 말초성 병리가 혼합된 환자의 임상 증상은 무엇인가?

안구진탕 Nystagmus

전정 검사/평가의 일반적이지만 핵심은 **안구진탕증**을 이해하는 것이다. 안구진탕증은 무의식적이고, 리드미컬하며, 빠른 안구 운동이며, 안구의 지연, 공간, 방향 및 지속시간을 관찰하는 중요한 요소인 전정계 기능장애의 추기 징후로 종종 간주된다. 안구진탕증은 말초성과 중추성을 구별하는 것이 중요하다. 안구진탕증은 특징적으로 한 방향에서의 빠른 위상 움직임과 반대 방향에서의 느린 위상의 움직임을 포함한다. 안구진탕증은 빠른 단계의 방향에 따라 명명된다. 예를 들어, 급성 편측성 전정계 병변(UVL)을 가진 환자는 눈이 수평면에서 오른쪽으로 빠르게 이동한 다음 각 사이클마다 천천히 왼쪽으로 움직이는 우측 방향으로 튀는(right-beating) 안구진탕증을 나타낼 수 있다. 빠른 위상은 실제로 눈을 원래 위치로 되돌리는 재설정 메커니즘이며, 느린 위상은 전정계 비정상상의 침범된 측면을 나타낸다. 따라서, 전정 기능장애와 관련된 우측 방향으로 튀는 안구진탕증은 전형적으로 좌측 UVL과 연관되어 있다. 이러한 특성은 원래 1912년 알렉산더가 기술했으며 알렉산더의 법으로 알려진 전전계 안구진탕의 기초가 되었다. 알렉산더는 3가지 정도의 안구진탕증을 제안했다: (1) 1도 안구진탕은 측면 시선에서만 기술되었고, 빠른 위상은 시선의 방향에 있을 때 (2) 2차 안진은 일차 시선에 있는 안구진탕증이지만 운동은 빠른 구성 요소의 방향으로 응시와 함께 증가한다; (3) 3도 안구진탕증은 모든 시선 방향에 있는 것이다. 알렉산더의 법칙은 건강한 전정 계통에는 적용되지 않았다. 안구진탕증은 수평, 수직 또는 회전(비틀림이라고도 함) 평면에서 발생할 수 있다. 검사 위치에 관계없이(눈, 두부, 또는 몸을 기준으로) 같은 방향으로 발생하는 안구진탕증은 특히 시각 고정하면 안구진탕증이 감소하는 경우 특히 말초 전정 장애가 될 가능성이 크다. 안구진탕증은 급성기 동안 가장 강렬하며 자연적으로 중추성 보상으로 인해 시간이 지남에 따라 감소한다. 즉, 급성기에는 임상 검사 중에 안구진탕증 방향을 확인할 수 있다(고급 기술을 사용하지 않고). 중추 신경계는 눈을 떴을 때, 대상에 시선이 고정되었을 때, 안구진탕을 억제할 수 있고 다음 텍스트에서 설명하는 것처럼 시각 고정을 줄이는 방법이 유용하다. 중추성 보상은 발병 후 몇 시간 내에 발생할 수 있지만 일반적으로 대략 1~2주 이내에 완화될 것이다(Leigh, 2015). 그러나 안구진탕증은 시각적 고정이 방지되거나 억제될 때 여전히 존재하거나 눈에 띄게 나타날 수 있다. 고정하지 않고 안구진탕증을 관찰하기 위한 보다 신뢰성있는 방법으로는 Frenzel 렌즈, 전자 안구촬영법 또는 적외선 비디오 고글이 있다.

고글안의 돋보기 렌즈의 특별한 유형인 **Frenzel 렌즈**는 시각 장애인이 눈의 확대와 움직임을 제공하는 동시에 눈의 특정 대상을 시각적으로 고정하는 것을 방지하여 안구진탕증을 관찰하는 것을 더 쉽게 만든다. 이 두 가지 메커니즘은 안구진탕증이 있을 때 더 정확하게 관찰할 가능성을 높인다. 이전에 언급했듯이, 안구진탕증이 고정 여부에 따라 존재하는지 관찰하는 것은 병인을 확인하는 중요한 감별의 기준이기도 한다. **비디오 안진 검사(Video-nystagmography, VNG)** 또는 **전기안진도 검사(electronystagmography, ENG)** 시스템은 다양한 테스트 조건

하에서 안구 운동 측정을 통해 보다 진보된 진단 정보를 제공한다. ENG는 안구 운동을 측정하기 위해 표면 전극을 사용하고 VNG는 고글 세트에 장착된 적외선 카메라 시스템을 사용한다. VNG는 오늘날 널리 사용되고 있으며 일반적으로 전정 진단을 위해 선호되는 방법으로 간주된다. VNG는 또한 비디오를 재생하여 테스트 결과를 검토할 수 있도록 한다(Pietwiewicz, 2012). 시각 고정과 함께 감소하는 안구진탕증 또는 시각 고정이 제거될 때 증가하는 안구진탕증이 말초 관련을 나타내는 지표임을 기억한다. 안구진탕증이 시각적 고정으로 감소하거나 감소하지 않으면 중추성 병변이 의심된다. 중추성 질환을 암시하는 두 가지 추가적인 발견은 머리 방향, 순수한 비틀림 또는 순수한 수직 안구진탕증을 변화시키지 않고 방향을 변화시키는 안구진탕증이다. 이 두 가지 결과는 뇌간 또는 소뇌 질환의 가능성을 나타낸다.

안구운동의 기능적인 분류

표 8-2는 전정 검사 중에 관찰될 수 있는 안구 운동의 분류를 요약한 것이다. 눈 운동의 유형과 그 분류를 아는 것이 전정 환자의 평가에 중요하다.

병력을 통한 작업성 진단의 중요성

Importance of a Thorough History to Formulate a Working Diagnosis

정확한 병력은 아마도 전정 검사에서 가장 중요한 요소 중 하나일 수 있으며 특히 몇 가지의 진단 검사가 결정적이지 않을 수 있다는 점을 감안할 때 가장 적절한 치료 계획을 개발하는 것이 필수적이다. 수집할 초기 이력 정보에

표 8-2	눈 움직임의 기능적인 분류
안뜰계	짧은 머리 회전 동안 망막에서 이미지를 안정적으로 유지하는 눈 움직임
눈운동	지속적인 머리 회전 동안 이미지를 안정적으로 유지하는 눈 움직임
원활추적 눈운동	작은 움직이는 대상의 이미지를 중심와에 고정하는 눈 움직임
단속운동	빠른 형상, 점프, 눈동자 움직임, 관심 있는 물체의 이미지를 중심와로 가져온다(또는 사람이 차량의 탑승자에서 공간을 이동하는 경우)
시력 고정	중심와에 고정된 물체의 이미지를 고정하는 눈 움직임

는 가족력이 포함된다. 과거 병원 및 수술 기록; 이전의 진단 테스트의 결과; 사용된 약물; 어지럼증과 불균형과 관련된 증상의 포괄적인 목록; 증상의 시작, 지속 기간 및 빈도; 증상을 악화시키거나 완화시키는 활동에 대한 설명.

전정 장애의 감별은 병력에서 얻은 단서에 크게 의존하며, 이는 적절한 검사/측정으로 이어질 수 있다. 개인이 현기증을 나타내면 검사자는 환자의 증상(예; 회전성, 가벼운 현기증, 또는 불안정감)을 분류한 후 발병, 강도 및 기간에 대해 질문하기 시작할 수 있다. 이러한 요인들은 특히 말초성 전정 장애를 구별하는 매우 중요한 정보를 제공할 수 있다. 물론, 현기증의 일차적인 보고와 관련된 추가 증상(예; 청각 변화, 시각 장애 등)뿐만 아니라 전정 증상을 증가 또는 감소시킬 수 있는 활동을 확인하는 것도 중요하다. 일찍이 언급했듯이, 검사자는 개인의 증상이 편측성 대 양측성, 급성 대 만성 또는 안정 대 변동성을 가지는 것을 기록할 것이다. 표 8-3, 8-4 및 8-5는 말초성 전정 장애와 관련된 병력에서 얻을 수 있는 "단서"의 요약을 제공한다.

특수한 전정계 검진, 검사와 측정

Specific Vestibular Examination Tests and Measures

이 장에는 포괄적인 신경학적 검사의 일부로 수행해야 하는 특별 전정 검사를 포함하여 전정 검사/평가의 주요 구성 요소가 포함되어 있다. 예들은 다음에 나오는 설명서 부분에 나와 있다.

설문지 Questionnaires

신체적, 정서적, 기능적 영향을 결정하는 것은 일상활동에서 환자가 느끼는 한계를 보다 잘 이해하고 개입 계획을 지원하는 데 중요하다. 몇 가지 자기보고 설문지는 전정 장애의 영향에 관한 신뢰할 수 있는 귀중한 배경 정보를 제공한다. 이 설문지는 또한 표준화된 측정을 제공하여 재활 과정에서 환자의 치도를 모니터링해야 한다.

어지럼증 장애의 자가진단

Dizziness Handicap Inventory(DHI)

널리 사용되는 설문지 중 하나는 환자의 핸디캡에 대한

표 8-3 일반적인 말초 안뜰 장애와 관련된 "병력의 증거"

말초 안뜰 장애	일반적인 증상
양성 자세 현훈(BPPV): 하나 이상의 반고리관에 있는 이탈된 청사("귀의 돌")	• 선천적으로 짧은 현기증의 짧은 순간(최대 몇 분까지 지속될 수 있음) • 선회 등 특정 방향의 움직임에 의해 악화되는 증상, 머리를 오른쪽으로 또는 왼쪽으로, 누워서, 몸을 뒤집고, 위를 보고, 몸을 구부린다.
메니에르병: 현기증과 청력손실을 가장 많이 초래하는 속귀액 고압의 진행성 문제	• 저주파 난청 • 변동성 난청 • 귀의 충만도/압력 변동 • 요동치는 이명(소음/귀울림) • 보통 몇 분에서 몇 시간이고 구역질과 잔존하는 불균형/어지러움을 동반하는 현기증 증상 • 일반적으로 자발적으로 회복된다(한동안 잔여 증상이 있을 수 있음). • 빈도는 년, 월, 일마다 다를 수 있음
안뜰신경염: 일반적으로 바이러스에 의해 발생하는 속귀 감염	• 종종 다른 질병 또는 스트레스를 받는 사건에 따른 갑작스러운 발병 • 현기증의 지속 시간은 수 시간에서 일 단위 • 구역질 • 청력 손실 없음 • 95% 이상의 개인에서 단일 이벤트로 발생 • 머리 움직임에 따른 잔류 불균형 및 어지럼증이 있을 수 있음
안뜰 미로염	• 안뜰신경염과 동일하지만 청력 손실

표 8-4 흔하지 않은 말초 안뜰 장애와 관련된 "병력의 증거"

말초 안뜰 장애	흔한 증상
청 신경종: 신경섬유종증-2의 내청관 또는 소뇌각에서 발견되는 신경말이집종양	• 비대칭 난청 • 이명 • 현기증은 좀 더 진전될 때까지 발생하지 않는다.
이독성: 보통 항생제 치료를 받은 후 안뜰모세포의 손상으로 인한 양쪽 말초성 질병, 특히 IV 아미노글리코사이드 투약	• 광범위한 보행 패턴으로 불안정성 • 현기증은 보통 없다. • 청력 상실을 포함할 수 있음 • 진동 시각(물체는 뛰거나 움직이는 것처럼 보인다.)
외림프 누공(Perilymphatic Fistula, PLF): 정원창이나 난원창을 통해 중이와 속귀가 비정상적으로 연결되어 있어 중이 공간으로 림프가 새어 들어가는 현상	• 어지럼증/수직증 • 청력 손실 • 진동시각 • 기침, 재채기, 들기 시 악화 • 머리 외상, 기압 외상을 따를 수 있음
앞반고리관결손: 상부(외측) 반고리관 지붕이 없어져 청력 및 균형 증상이 나타난다.	• 현기증, 큰 소음 또는 두개내 압력의 변화(기침)의 불균형 증상 • 헤네버트의 증상: 영향을 받는 귀의 외부 청각관 압력에 의한 눈의 움직임 • 환측 귀에서의 심장박동 소리를 듣게되는 불평과 눈의 움직임과 함께 휙 하는 소리가 들린다는 불만(이명이 유발되는 응시)

표 8-5 비안뜰계 장애와 관련된 '병력의 증거'

비안뜰계 장애	흔한 증상
불안	• 호흡 곤란 • 입 주변과 때로는 사지가 따끔거리는 느낌 • 현기증
상륙증후군(Mal de Debarquement Syndrome, MdDS): 원인은 불확실하다(감각 처리의 내부 모델에 오류가 있는 것으로 생각되며 편두통도 의심된다.)	• 주로 보트, 열차 또는 비행기에 탑승한 후 잔여 "록킹" 감각과 관련이 있음 • 여성에게 가장 흔함(30-40세) • 이전 시험(안뜰 포함)은 보통이다. • 증상은 일반적으로 움직임에 따라 악화되고 움직임에 따라 개선 (완화되지 않는 경우)
신경학적 질환	• 복시 • 증상이 지속되며 악화 및 완화 요인을 설명하는 데 어려움이 있음 • 치매의 PMH, 발작, CVA, TBI, 신경퇴행성 질환, 탈수초성 질환, 유전성 질환, 파킨슨병, 약물, 독성이 있을 수 있음
혈관 장애(말초 안뜰 및 중추 균형 센터로 가는 혈류 감소)	• 부정맥 • 반듯이 앉아 있는 증상 • 자궁경부에서 발생하는 증상: 자궁경부 확장(및 회전)과 함께 발생 • 낙하 • 두통(편두통-관련 현기증) 및 언어 장애 • 의약품

표 8-6 어지럼증 장애의 요약(Jacobson, 1990)

어지럼증 장애 발생의 도메인	• 질문 수 • 최대 포인트 수*	질문의 영역:
기능	• 9가지 질문 • 최대 36점	그 상태가 기능에 미치는 영향(여행 제한, 침대 출입 어려움, 사회 활동 제한, 독서 어려움, 높은 곳 피함, 힘든 집안일이나 마당 일, 혼자 산책하기 어려움, 어둔 속에서 집 주변을 돌아다니기 어려움, 직장/가정의 책임을 방해함?)
감정	• 9가지 질문 • 최대 36점	감정에 미치는 영향(좌절감, 다른 사람 없이 집을 떠나는 것을 두려워함, 다른 사람 앞에서 당황함, 사람들이 술에 취해 있고, 집중하기 어렵고, 혼자 집에 있는 것을 두려워함, 징애김, 관계에 대한 스드레스, 우울함?)
동작	• 7가지 질문 • 최대 28점	어지럼증을 유발하는 특정 동작(위로 보기, 슈퍼마켓 통로, 격렬한 활동, 빠른 머리 움직임, 침대에서 돌아보기, 보도로 걷기, 구부리기)
총계	100점(최소점수는 0점) 점수가 높을수록 어지럼증으로 인한 인식 장애, 0 = 인식 장애 없음	
총 점수>18은 BPPV에 대해 94%의 특수성을 가진다(Whitney, 2005). DHI에 대한 임상적으로 중요한 최소 차이는 11점이다(Tamber, 2009). 안뜰 기능장애가 있는 환자: 평균 32.7 ± S.D. 21.9 (Jacobson, 1990)		

* 각 항목의 점수는 "예"는 4점, "때때로"는 2점, "아니오"의 경우 0점이다.

Jacobson GP, Newman CW. The development of the dizziness handicap inventory. Arch Otolaryngol Head Neck Surg, 1990;116:424–427.

인식을 측정하는 어지러움 자가 진단(DHI)(표 8-6)이다(Jacobson, 1990). QoL(quality of life) 설문지로 간주될 수 있다. DHI는 "예", "때로는" 또는 "아니오"로 응답한 25개의 질문으로 구성되어 각각 4, 2 및 0의 해당 포인트 시스템을 사용하여 점수를 매겼으며 점수는 0(장애가 없는 것으로 인식)~100(장애의 최대치 감지). 설문지는 환자(면담/시험 전) 또는 검사자가 완수할 수 있는 탁월한 구성 타당도(Jacobson, 1990; Perez, 2001; Alghwiri, 2011)로 완료할 수 있다. 그러나 한 연구(Duracinsky, 2007)에서 환자가 만성질환을 수년에 걸쳐 지녔고 현기증이 있는 인구로 대표되지 않았기 때문에 구성 타당도가 의심스러운 것으로 보고되었다(Duracinsky, 2007). 편측성 전정계 기능이상 환자 중에서 평균 DHI 점수±표준편차 32.7±21.9(Jacobson, 1990)였고, 편측성 전정계 기능 소실환자는 25.8±18.7이었다(Mbongo, 2007).

활동의 균형에 관한 자신감 척도
Activities-specific Balance Confidence Scale(ABC)

또 다른 대중적인 질문지는 균형 감각과 낙상에 대한 두려움없이 일상적인 일상활동을 수행하는 노인 환자의 자신감 수준을 측정하는 활동별 균형 신뢰도(ABC) 척도이다(그림 9-7 참조). ABC는 0%에서 100%의 연속된 범위로 자신이 자신감이 없음을 나타내는 "0"과 완전한 신뢰를 나타내는 "100"으로 자신감을 갖는 16가지 기능 활동으로 구성된다. ABC 점수는 65세 이상의 환자에서 DHI와 높은 상관 관계가 있는 노인 환자에서 낮게 나타났다(Duracinsky, 2007). 67% 미만의 점수는 낙상의 위험을 나타내며, 그 중에 84%는 낙상하는 사람들을 정확하게 분류할 수 있다(Lajoie, 2004). 전정 기능장애 환자에게는 최소한 임상적으로 중요한 차이점이 확인되지 않았다.

일상생활 중 전정 장애 활동
Vestibular Disorders Activities of Daily Living(VADL)

VADL은 일상활동에 대한 전정 손상의 영향을 결정하기 위해 Cohen(2000)에 의해 설계되었다. 기능, 보행, 다구(가정에서의 생활 및 여가 활동)의 세 가지 영역으로 분류된 28개 항목이 포함된다. 각 항목은 1점(독립)에서 10점(너무 어렵거나 더 이상 수행하지 않음)의 10점 리커트 유형 척도로 점수가 매겨진다. 일부 연구자들은 VADL에 있는 항목의 내용과 표현이 모호하고, 현훈으로 특정하지 않다고 생각한다(Cohen과 Kimball, 2000). 또한, VADL은 만성 전정질환 환자의 양성 발작성두위 현훈증(BPPV) 환자를 구별하지 못한다는 사실을 주의해야 한다(Duracinsky, 2007).

현훈 장애 설문지
Vertigo Handicap Questionnaire(VHQ)

일반적으로, VHQ는 QoL지표에 대한 현훈의 영향을 결정할 수 있는 설문지로서 가장 유망한 것을 제공할 수 있다. 그것은 여가 생활과 사회 생활에서 영향하에서 신체와 매일의 활동 중에 현기증이 미치는 영향을 나타내는 22가지 항목을 포함한다(Duracinsky, 2007). 일시적 현기증이 있는 환자는 점수가 낮아지는 경향이 있다. VHQ는 응답성을 결정하고 정신 측정학적 특성을 확인하기 위해 더 큰 샘플로 더 많은 연구가 필요하다(Duracinsky, 2007).

임상 결정 시 고려할 점

넘어짐의 병력이 있는 노인에게 어떤 설문지를 이용하겠는가?

동안신경 검사 Oculomotor Testing

물리치료사는 **안구 운동**의 비정상이 검사자가 질병 과정을 국소화 할 수 있기 때문에 안구 운동을 검사해야 한다. 시각 기능을 손상시킬 수 있는 눈 근육의 불균형은 서고 걷는 데 어려움을 초래할 수 있다. 종종 눈은 특정 병리학, 해부학적 손상 및 약물에 예측 가능하게 반응한다. 이 장에서는 전정 기능, 안구진탕증을 평가하는 것의 중요성뿐만 아니라 추적 검사, 단속적 운동, 양안전도를 포함한 안구 운동 제어의 주요 구성 요소에 대해 논의할 것이다.

추적 움직임 검사

외안근 기능을 검사할 때는 한 번에 한 눈씩 안구 정렬을 관찰하고 함께 기존의 변형 또는 비정렬상태를 결정한다. 환자가 움직이는 표적을 따라가면서 머리를 움직이지 않게 하면서 시험한 부드러운 추적 안구 운동은 뇌 신경 III, IV 및 VI(7장에서 설명)의 무결정을 결정하는 데 사용된다. 움직이는 시각적 대상을 따라갈 때 일반적인 눈 움직임은 두 눈이 동일한 방향(물체가 얼굴 가까이 또는 멀리 떨어져 있지 않은 경우), 진폭 및 속도에서 정확히 함께 움직이는 공동 눈 움직임으로 발생한다. 공동은 대칭과 같지 않다. 예를 들어, 오른쪽 눈의 오른쪽 움직임과 왼쪽 눈의 오른쪽 움직임이 동반되는 것이기 때문이다. 뇌신경 기능에 장애가 생기면 7장에서 설명한대로 눈 정렬과 이동성 이상이 생긴다. 부드러운 추적 시스템은 머리가 움직이거나 느린 속도로 움직일 때 중심점에서 움직이는 표적을 유지한다. 자발적인 추적 안구 운동에 대한 주요 자극은 망막을 가로지르는 시각적 대상(이미지)의 움직임이다. 부드러운 추적을 테스트하려면 환자 앞에 앉아 "H" 패턴을 사용하여 모든 방향으로 움직이는 표적을 손가락으로 따라가면서 안구 운동만을 지시한다(머리 움직임 없음). 그림 7-6과 같이 각 위아래의 끝으로 움직인다. 동작은 중앙에서 오른쪽으로 30°, 수평 위치에서 30° 왼쪽으로 이동한 다음 수평 이동의 각 끝에서 수직 위치에서 30° 위로 30° 아래로 이동한다.

정상적인 부드러운 추적 시스템을 사용하면 검사자는 갑자기 시작하거나, 건너 뛰기 또는 멈추지 않고 매끄럽고 연속적이며 대상의 속도와 정확하게 일치하는 눈동자를 관찰해야 한다. 수평 추적은 일반적으로 수직 및 대각선 움직임에 비해 가장 신뢰할 수 있는 결과를 제공한다. 안구 운동의 시작은 표적이 움직이기 시작하는 순간에 거의 일어나야 하며 모든 방향으로 표적에 대한 시선을 쉽게 유지해야 한다. 저속 목표 이동을 사용하여 이 시스템을 검사하고 목표를 약 20°/초 및 각 방향으로 30° 이하로 이동한다. 환자가 움직이는 물체와 시각적 접촉을 유지할 수 없거나 특정 방향으로 움직임이 있는 시각적 포착을 잃게 되면 비정상 또는 장애상태로 응답을 보고해야 한다. 강력한 지지 증거는 없지만, 부드러운 추적 눈운동에서 3번의 단속성 운동이상의 중추성 전정계 질환을 지시하는 것은 일부에 의해 사용되었다(Boot, 2012). 교정된 단속성 운동이 관찰되는 경우, 공헌요인으로서 속도를 배제하기 위해 움직임을 늦추도록 한다. **게인(gain)**은 눈 움직임과 목표 속도의 비율이다. 낮은 게인을 갖는 일부 환자는 움직이는 표적 추적을 시작하는 속도가 느리다. 그러나 추적과 관련하여 얻은 게인은 일반적으로 더 진보된 테스트(예; ENG/VNG)와 관련이 있다. 비정상적인 부드러운 추적 결과가 중추성 기능장애와 관련되어 있지만 추적은 나이가 들수록 줄어드는 경향이 있다. 따라서 고령자의 경우 비정상적인 추적이 유일한 중추성 증상이라면 이러한 발견은 연령과 관련된 요소일 수 있으며 임상적으로 중요하지 않다.

추적과 전정-안구반사의 따라보기

움직이는 시각적 표적을 추적하는 기능에 대한 정보는 부드러운 추적 눈 움직임을 테스트하여 정확하게 얻을 수 있다. 그러나 이 시스템은 머리와 몸 전체의 움직임 동안 VOR와 더불어 복잡한 상호 작용을 한다. 이 상호 작용은 시각적인 초점을 유지하기 위해 공간에서의 정확한 안구 운동을 촉진한다. 눈과 머리의 움직임이 같은 평면에서 발생하거나 머리의 움직임이 시각적인 대상의 움직임과 결합되면 정확한 시각적 추적을 위해서는 VOR의 따라보기로써 알려진 VOR의 분포를 우선시 할 것을 요구한다. 추적 시스템의 이상은 눈-머리 움직임을 결합한 VOR 기능에 영향을 줄 수 있다. 이미지가 중심에 유지될 수 있도록 결합된 안구-머리 움직임 동안 VOR을 억제해야 한다. 대부분의 경우, 말초성 전정 병변은 부드러운 추적 또는 VOR 따라보기를 방해하지 않았다. 소뇌 또는 전정 핵과 같은 중추 시스템의 병변은 급성 안구운동 교정로 이어진다. VOR 따라보기 검사는 필수적으로 부드러운 추적 시스템에 대한 높은 수요를 지닌 검사방법이다. VOR 따라보기를 검사하려면 환자를 앉히고 환자의 머리를 30°로 앞으로 기울인다. 한쪽씩으로 머리의 양쪽을 손으로 단단히 잡고 환자는 검사 동안 검사자의 코를 지속적으로 보도록 요구한다. 검사자의 얼굴을 한 방향으로 이동하면서 얼굴이 움직이는 방향과 동시적으로 환자의 머리를 움직이면서 검사자의 얼굴/코를 환자 앞에서 직접 시각적인 대상으로 유지한다. 모든 급속안구운동 또는 안구진탕증을 관찰한다. VOR 따라보기의 이상은 대개 중추성 전정 장애와 관련이 있다. 또 다른 방법은 대상자에게 손을 함께 집어올려 엄지손가락을 위로 올려 팔을 올려 놓는 것이다. 피험자가 엄지손가락으로 시선을 유지하는 동안 머리와 몸/팔은 왼쪽으로 30° 오른쪽으로 30° 회전한다(그림 8-2). 결과는 움직이는 엄지 표적을 부드럽고 지속적으로 순조롭게 추적 검사한 결과와 일치해야 한다. 다시 한번, 정확한 급속안구운동의 관찰 또는 증상은 비정상적인 결과를 나타낸다.

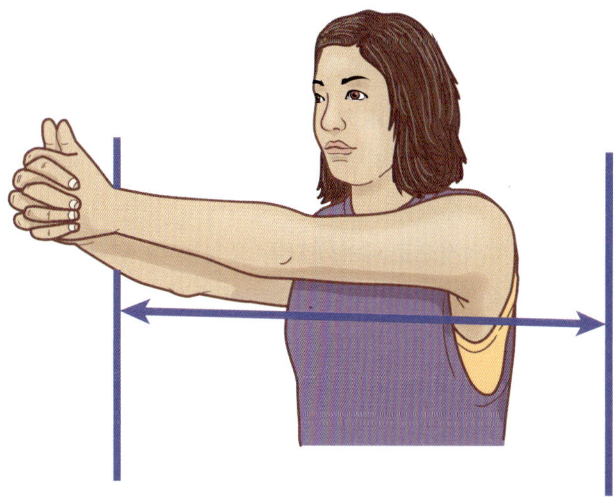

그림 8-2 머리와 몸통/팔이 호 모양으로 함께 회전하는 동안 눈이 엄지손가락을 따라 움직이는 VOR 시험을 그림으로 나타낸다.

전정 안구 반사의 검사
Vestibulo-Ocular Reflex (VOR) Testing

전정 안구계통은 시선 안정성을 유지하는 주요 메커니즘이다. 이 시스템은 머리 움직임에 반응하여 보상적 느린 위상 안구 운동을 생성한다. 따라서 이 반사는 머리가 움직일 때 시각 환경을 안정되게 유지한다. 반고리관은 머리가 회전하고 있는 가속도와 방향을 신호로 나타내며 안구 운동계는 VOR 게인과 관련하여 눈의 등측과 반대측 운동으로 반응한다. 정상인의 VOR 게인은 1:1이며, 이는 머리와 눈의 움직임의 방향이 반대측이지만 동측을 의미한다. 예를 들어, 머리가 오른쪽으로 30° 회전하면 안구의 정지된 대상 이미지의 안정성을 유지하기 위해 눈이 왼쪽으로 30° 회전한다. 하나 이상의 관의 유모 세포가 한쪽 귀에 손상되면 정적 원심성 분리 발현속도 불균형이 발생한다. 이러한 정적 불균형은 시선 안정성을 저해하며, 발병 후 7일 이내의 급성기에 자발적 안구진탕증(즉, 환자가 직진 상태를 보았을 때 검사자가 볼 때 신속한 불수의적인 수평 안구 운동)을 일으킨다(Thabet, 2008). 몇 가지 테스트에서 가능한 결과와 해석과 함께 다음 장에서 자세히 설명하는 VOR를 검사한다.

전정-눈 반사를 위한 검사

VOR 검사는 일반적으로 환자의 입장에서 수동적이다. 환자의 머리를 천천히 부드럽게 돌리면서 고정된 시각표적을 고정시키고, 처음에는 수평으로, 각 면에서 10~20° 정도 초당 60°의 비율로 수직으로 돌릴 것을 환자에게 요구한다. 머리가 움직이는 동안 현기증의 도발과 시선 안정성의 소실을 주의 깊게 관찰한다. 이 두 임상적 징후는 말초성 전정 기관에서 VOR의 부재와 파열이 없음을 나타낸다. 또한 능동적인 움직임이 신뢰할 수 있는 수동 검사가 아닐지라도 환자의 팔 길이에 목표물이 고정된 채로 머리 움직임을 수의적으로 수행하도록 요청할 수 있다. 먼저, 느린 헤드 움직임으로 VOR 테스트를 수행한 다음 목표물에 시선을 유지하면서 더 빠른 속도로 머리의 움직임을 요청한다. 전정 질환이 없는 환자는 천천히 머리를 움직이거나 느리게 움직이는 상태로 고정을 유지할 수 있으며 현기증의 증상이 나타나지 않아야 한다. 수동적이거나 의지적인 머리의 움직임 중에 최적의 머리 속도로 고정된 목표물에 시선을 유지할 수 없다는 것은 비정상적인 반응이다.

머리 밀기 검사

머리 추력 검사 또는 머리 충격 시험은 VOR 기능의 또 다른 척도이며, 이는 전정 기능 저하를 진단하는 데 매우 민감도가 있다(Schubert, 2004). HTT는 반고리관를 회전면에 위치시키기 위해 경추부 굴곡에서 머리를 30° 전방으로 경사된 채로 수행할 때 더 효과적이다(Schubert, 2004). 손 한쪽씩 머리의 양쪽을 단단히 잡고 머리를 앞으로 굴려 30° 굴곡시킨다. 환자에게 목표물(일반적으로 시험관의 코)을 보도록 지시한다. 검사 전에, 환자의 머리를 가볍게 옆으로 움직여 편안하게 느껴지도록 한다. 그런 다음 더 빠른 머리 회전은 2Hz(초당 2사이클)로 진행하지만 작은 동작 원호를 통해서만 진행되며 머리 이동 중에 목표물의 시선을 유지할 수 있는 환자의 능력을 관찰하고 기록한다(그림 8-3). 검사자는 어느 시점에서 머리를 빨리 움직일 것이라는 사실을 환자에게 알린다. 2Hz의 속도(초당 2개의 측면-측면 사이클에 해당)를 달성하면 갑자기 환자의 머리를 한쪽으로 10° 기울이고 단속성 안구운동을 관찰한다. 다른 쪽에서도 테스트를 반복한다. 머리가 움직이지 않을 때 검사자의 코로 갑자기 시선을 옮겨서 목표물에 시선을 다시 고정시키면 갑작스러운 교정 운동(단속성 안구 운동)이 말초성 전정 기능 저하의 양성 신호이다. 회전 운동 후 양성 재주 시 증상은 오른쪽 회전이 오른쪽 전정계를 검사하는 동안에, 왼쪽의 말초성 전정계의 기

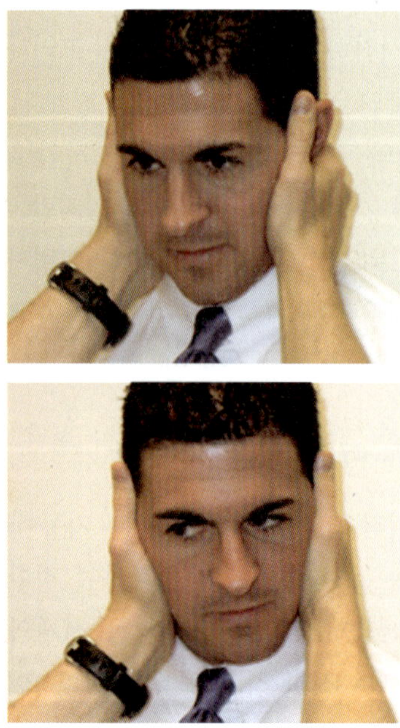

그림 8-3 머리 밀기 검사(*출처: Roy, S, et al.* The Rehabilitation Specialist's Handbook. Philadelphia, PA: F.A. Davis; 2013.)

능저하를 의미한다. 전정 기능 저하 환자는 머리가 기능장애의 측면으로 향할 때 교정된 단속성 안구운동이 발생한다. 전통적인 HTT를 대체할 수 있는 방법은 환자의 머리를 회전시킨 채로 시작하여 코를 계속 주시하도록 요청하는 것이다. 그런 다음 머리를 정중선으로 빠르게 돌린다. 이 기술은 환자가 목에 통증이 있거나 급격한 머리 움직임으로 조심해야 할 시에 특히 유용하다. 그러나 임상의는 수정된 기술을 사용하면 테스트 중인 귀는 회전 방향으로 향하게 된다면 결심을 해야 한다. 예를 들어, 머리를 오른쪽 회전에서 정중선으로 빠르게 움직이면 테스트되는 면이 왼쪽 귀이다. 머리를 왼쪽 회전에서 정중선으로 빠르게 움직이면 테스트되는 쪽이 오른쪽 귀이다.

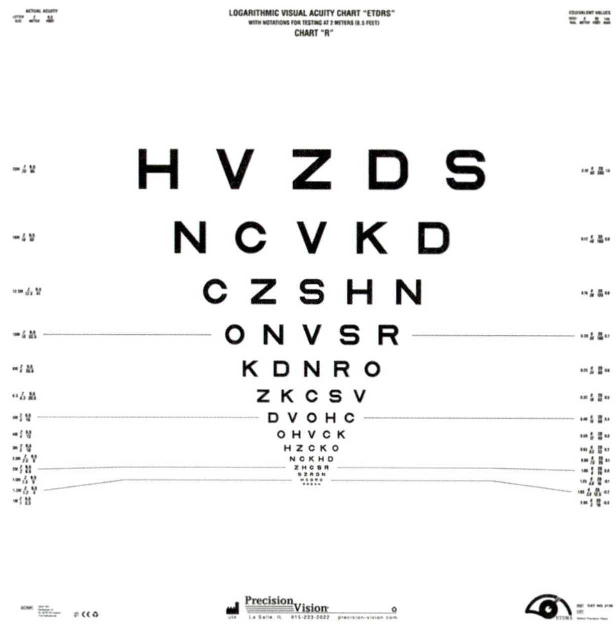

그림 8-4 ETDRS 차트.
(Precision-Vision에서 제공받음)

머리 흔들기 검사

이 VOR 기능 테스트는 Frenzel 고글 또는 적외선 비디오 고글을 사용하여 수행하는 것이 가장 좋다. 왜냐하면 시야 고정이 테스트 정확도를 위해 제거되어야 하기 때문이다. 눈 움직임은 암흑에서 10초 동안 관찰되어 기준선을 얻는다(Hain, 2007). 그런 다음 눈을 감고 목을 30° 굴곡시켜 둔다. 20~30사이클 동안 좌우로 약 2Hz, 약 30~45°에서 머리를 강하게 흔든다. 20사이클 후에는 안구진탕을 관찰하고 기록하는 동안 환자에게 중지하고 눈을 뜨게 한다. 양측 전정 결손이 있는 정상인이나 개인에서는 안구진탕이 관찰되지 않았다. 편측의 전정 기능 저하 또는 상실을 가진 개인은 손상되지 않은 귀에서(빠른 구성 요소) 안구진탕증을 나타낸다.

정적, 동적 시력

VOR 기능을 결정하는 또 다른 방법은 정적 시력(7장에서 설명)과 DVA의 차이를 비교하는 것이다. 대부분의 임상의들은 Bhansalie(1993)와 Barber(1984)에 의해서 기술한 Snellen 안구 차트를 사용하여 DVA를 측정한다. 이 방법은 환자가 임의로 일정한 속도와 호를 사용하여 머리를 수의적으로 회전해야 하거나 환자가 시각적 차트를 읽는 동안 검사자가 환자의 머리를 일정한 속도로 이동하도록 요구한다. Snellen 차트는 6미터 거리에서 보았지만, 그러나, 일부 임상가는 4미터에서 당뇨병성 망막증 검사(ETDRS) 차트를 사용한다(그림 8-4). 표준화된 차트에는 특히 큰 DVA 테스트에서 제한이 있다. 왜냐면, 큰 글꼴이 있는 줄에는 각 줄을 읽는 오류 백분율을 계산하는데 영향을 미치는 글자 수가 적기 때문이다(맨 윗줄에는 한 글자 "E"가 있음). ETDRS는 각 행에 문자 5개를 사용하여 문자 크기에 비례하여 간격을 두어 각 행에 실수를 할 수 있는 기회를 제공함으로써 이러한 측면을 개선한다.

검사를 시작하려면 거리 보정을 위해 환자에게 안경을 착용하게 한다. 정적 시력을 측정하려면 환자가 활용되는 차트의 적절한 거리에 앉도록 한다. 그런 다음 환자에게 정확하게 식별할 수 있는 가장 작은 글자를 소리내어 읽고 환자의 정적 시력을 확인하기 위해 발생하는 위치를 기록하도록 한다.

그런 다음 환자의 뒷부분에 서서 환자의 머리를 한 손씩 단단히 잡고 머리를 30° 앞으로 기울여 수평 반고리관이 수평면에서 수평이 되도록 한다. 그런 다음 환자의 머리를 2Hz 주파수로 좌우로 회전시킨다. Dannenbaum(2005)은 클라이언트가 수평 및 수직 평면에서 1.5Hz로 테스트할 것을 권장한다. 머리 움직임의 속도는 메트로놈을 사용하여 가장 정확하게 이루어진다. 머리가 움직이는 동안 가장 큰 시력표(차트의 상단)에서 시작하여 큰 소리로 읽도록 하고, 정확하게 확인할 수 있는 가장 작은 시력표(차트의 하단)로 진행한다. 환자가 2개 미만의 오류로 읽을 수 있는 가장 작은 선을 기록한다. 환자의 수평 DVA가 된다. 환자가 머리를 위아래로 움직이고, 다시 테스트한다. 이것은 수직 DVA를 제공한다. 정적 시력과 DVA 사이의 3줄 이상의 차이는 대개 전정계 기능저하와 관련된 VOR 기능

장애를 나타내는 경우가 많다. 또한 어느 방향으로 인해 전정계 증상이 유발되었는지 묻는 것이 중요하다. 수직 DVA 테스트는 어렵고 환자가 적극적으로 머리를 움직이게 하는 것이 더 쉽다.

단속성 안구운동계

단속성 시스템은 눈의 위치가 매우 빠르게 변화하는 것으로 관찰되는 환경을 스캔하기 위해 빠른 탄성의 눈 움직임을 생성한다. 틀에 박힌 빠른 안구 운동은 시각적 표적을 중심으로 가져오기 위해 단속성 안구운동에 의해 만들어지기 때문에 시야에서 새로운 시선으로 시선을 옮길 수 있다. 이 행동은 수의적이거나 비수의적일 수 있다. 환자는 빠르고 정확하게 대상에 도달하고 대상에서 갑자기 멈추는 안구 운동을 일으킬 수 있어야 한다. 2개의 정지된 표적 사이의 시선 이동 시 시야가 예측 가능한 수의적 움직임을 만들어내는 환자의 능력을 검사한다. 검사를 하려면 환자 앞에 앉아서 환자의 머리를 고정시킨다. 손가락 끝을 코끝의 외측으로 같은 면에 약 15° 각도로 배치한다(참고: 각 눈의 외안각은 각 대상에 대한 좋은 참고점이다). 환자의 얼굴에서 최소 14인치의 거리를 유지한다. 그런 다음 환자가 손가락으로 빠르게 코를 보고 이 순서를 여러 번 반복하도록 한다. 또는 그림 8-5에 나와 있는 것처럼 두 대상 사이에서 시선을 빠르게 이동하도록 환자에게 지시할 수 있다. 좌우측과 위아래로 수의적인 움직임을 포함하여 테스트를 반복한다. 환자의 눈이 각 표적에 도달하는 데 눈 움직임의 수를 관찰한다. 정상적인 단속성 운동를 가진 사람은 두 번의 눈동작보다 적게 목표에 도달해야 한다. 느린 속도의 단속성 속도 또는 단속성 거리이상(목표물을 지나치거나, 미치지 못하는)으로 보이는 손상을 가진 이 검사의 이상은 중추적인 질환을 나타내는 것이며 뇌간이나 소뇌의 손상를 암시하는 높은 특이성을 가지고 있다(Leigh, 2006). 이러한 발견은 중추성 질환이 더 많이 고려됨으로 더 많은 검사를 위해 의사에게 다시 의뢰되어야 한다.

양안전도

공동안구 움직임과 구별되는 **양안전도(vergence)**는 눈이 서로 반대 방향으로 움직여 단일 대상의 양안 고정(즉, 양안의 동등한 반대 움직임)을 가능하게 하는 안구 운동을 말한다. 양안전도는 시각적 표적이 얼굴에 가깝게 이동함에 따라 **수렴(convergence)**, 두 눈의 내전 또는 시각적 표적이 얼굴에서 멀어짐에 따라 양 눈의 대칭적 외전, **발산(divergence)**으로 관찰될 수 있다. 수렴을 테스트하려면(그림 8-6) 환자가 코로부터 멀리서 가까로 이동할 때 손가락을 따르라고 한다. 일반적으로, 각 눈의 부드럽고 대칭적인 움직임으로 양안전도를 관찰해야 한다. 이 검사는 덜 이용되는 임상 안구 운동 검사 중 하나이지만, 환자가 독서 장애, 눈의 피로 또는 이중 시력을 보고하는 경우 유용한 통찰력을 제공할 수 있다. 근거리 수렴(NPC)은 가장 일반적으로 평가된다(발산과 비교). 정상적인 NPC는 눈이 대칭으로 콧대에서 10cm(4인치) 안쪽으로 이동할 수 있는 경우 표시된다. 비정상적인 NPC는 눈이 비대칭으로 움직이거나 한쪽 눈이 옆으로 쏠리는 것을 관찰하거나 환자가 콧대에서 10cm 이상의 표적을 가진 이중 시력을 보고할 때 나타난다. NPC 손상은 머리 외상 후 흔하다(Mucha, 2014).

자연발생적 그리고, 응시로 유발된 안구진탕증
Spontaneous and Gaze-evoked Nystagmus

이전에 언급했듯이 안구진탕증은 전정 검사에서 핵심적인 요소이다. 왜냐하면 말초성 또는 중추성 전정계 질환을

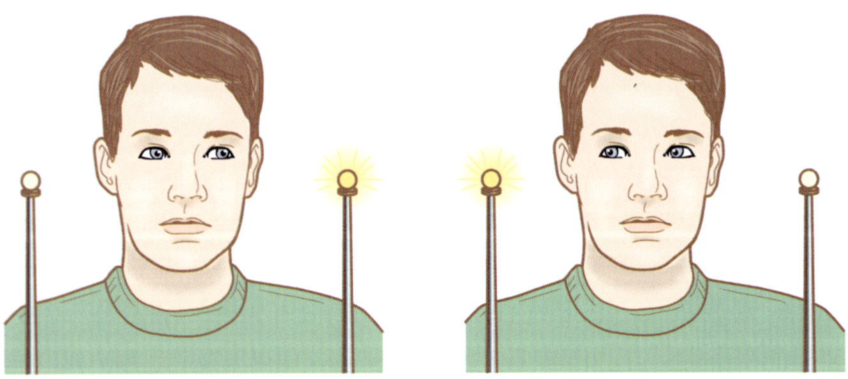

그림 8-5 정상적인 단속성 움직임을 관찰하기 위해 머리를 움직이지 않고 두 표적으로 빠르게 시선을 옮기는 환자를 보여준다.

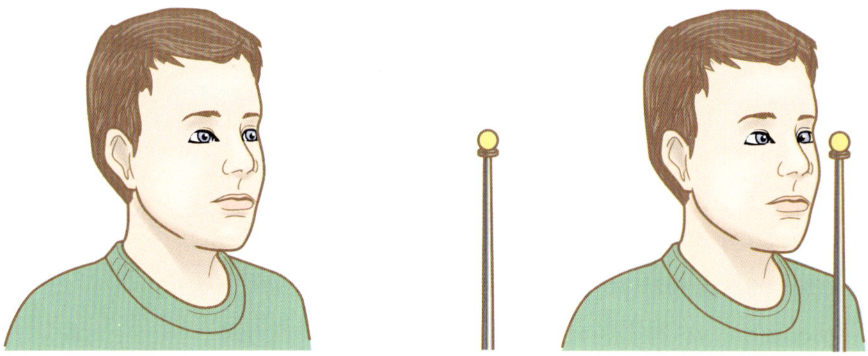

그림 8-6 근점 수렴은 물체가 물체에 시각적 초점을 유지하기 위해 환자의 얼굴과 양쪽 눈의 내전(정상적인 비접합 움직임)에 점점 더 가까워질 때 환자가 표적을 따르도록 하여 시험한다.

확인하는 데 도움이 되는 통찰력을 제공하기 때문이다. 안구진탕증의 검사는 기본 위치에서 눈의 기준선 관찰로 시작된다. 1차 위치는 환자가 검사자의 코나 고정된 표적을 똑바로 볼 때 눈의 위치로 정의된다. 수의적인 눈의 움직임의 부족을 보상하는 머리의 기울임을 하는 환자를 관찰한다. 또한 각각의 주변 빛 반사의 상대 위치를 비교하여 각 안구의 휴식 또는 1차 위치에 대한 아이디어를 제공받고, 각 눈이 동일한 방향에서 볼 경우, 각 안구의 비정상적인 휴식 정렬을 관찰한다. **시각 고정**은 환자가 표적(예를 들어, 코 또는 고정된 표적)에 초점을 맞추고 전정계 검사를 방해할 수 있으며, 특히 안구진탕증을 억제함으로써 안구 검사가 방해를 받을 수 있으며 이는 안구진탕증이 미약한 경우보다 분명하다. 따라서 Frenzel 렌즈를 사용한 안구진탕증에 대한 검사 동안 또는 이 장의 뒷부분에서 설명하는 ENG 또는 VNG와 같은 고급 전정 진단과 함께 시야 고정이나 예방하는 것이 중요하다. 중추성 및 말초성 안구진탕증을 구별하는 주요 구성 요소는 안구진탕증에 대한 시각 고정의 효과를 관찰하는 것이다. 중추성 안구진탕증에서 시야고정은 전형적으로 안구진탕증의 강도를 감소시키지 않는 반면 시야고정은 전형적으로 말초 전정 안진을 억제한다.

원래 위치에서 볼 때 안구진탕증은 자연발생적 안구진탕증이라고도 한다. **자연발생적 안구진탕증**은 수평 안구운동이 특징이며, 느린 위상은 낮은 긴장성의 측면으로, 빠른 위상은 병변의 측면으로부터 멀어지며, 특히 처음 1–2주 이내에 현훈이 발생하는 급성기가 된다. 검사 데이터에서, 안구진탕증은 빠른 위상의 방향에 따라 지정된다(즉, "우측비트의 자연발생적 안구진탕증"은 빠르게 우측으로 치며, 이는 종종 급성이면 좌측의 중추성 전정 병변을 나타낸다). 그러나 만성 또는 회복기 동안이 패턴은 역전될 수 있다.

안구진탕증의 특정 관찰을 해석하기 위해 몇 가지 요인이 도움이 될 수 있다. 안구진탕증이 한쪽 눈이 다른 쪽 눈보다 크면, 이것은 중추성 질환을 암시하는 반면, 말초성 전정계 안구진탕은 전형적으로 각 눈 사이의 강도가 동일하다. 또한 눈이 빠른 방향으로 회전할 때 안구진탕은 증가한다(Alexander, 1912). 수직안구진탕은 중추성 질환의 암시이며, 수평 및 회전 안구진탕은 말초성 전정계 장애에서 더 흔하다.

시선응시로 인한 안구진탕증은 가장 흔한 병적 안진증이다. 이 유형의 안구진탕증은 1차적인 위치에 존재하지 않지만, 사람이 이환된 방향을 들여다 보면 경련성 안구진탕증이 발생한다. 현기증이 있는 환자의 경우, 응시에 의해 유발되는 안구진탕증은 원거리 응시로 인하여 발생한다. 이 경련성 안구진탕증은 알렉산더의 법칙을 따르는데, 눈이 빠르게 어떠한 방향으로 움직일 때 갑작스런 안구진탕증이 증가한다는 원리를 설명하는데, 이는 보통 활성 또는 손상이 없는 쪽이다. 예를 들어, 좌안의 안구진탕증은 환자가 왼쪽을 보았을 때 더욱 강렬해지고, 오른쪽이 보였을 때 덜 심해졌다. 이는 일반적으로 오른쪽 UVL을 암시한다. 안구진탕증이 시선을 오른쪽으로 시선을 바꾸는 방향을 왼쪽으로 돌리면 중추성 질환을 의심할 수 있다. 보다 진전된 전정계 검사(예; VNG)는 응시로 유발되는 안구진탕증, 특히 "끝점" 안구진탕증을 측정하는 데 더 민감하다. 이는 임상 적으로 유의하지 않을 수 있다.

BPPV에 대한 자세검사 Positional Testing for BPPV

대부분의 경우처럼 환자의 병력은 전정기능장애를 가진 환자의 검사와 평가에서 핵심 구성 요소이다. **양성 발작 자세 현훈증(BPPV)** 환자는 자연적으로 발생하고, 잠깐(30초 미만) 회전 감각(현기증)을 호소하는 특정 머리 움직임으로부터 어지러운 감각(vertigo)을 호소한다. 이러한 증상은 엎드린 채, 머리를 위로 올려다 보거나 구부리는 등의 특정 동작과 관련될 수 있다. 에피소드 기간은 며칠에서 수주까지 다양할 수 있으며, 이후 사라질 수 있으며 앞으로 재발할 수 있다. BPPV로 인한 어지러움은 내이의 전정기구의 반고리관 내에서 쌓인 반원형 파편 때문에 발생하는 것으로 생각된다. 임상적으로, 파편 입자는 청사(otoconia)로 알려져 있는데, 특히 환자에게 설명할 때 귀의 크리스탈 또는 귀의 모래로써 언급된다.

척추동맥의 충만성 검사

앞에서 언급했듯이, 자세 전정 검사와 관련된 목 움직임을 수행할 때 본태성 위험때문에 항상 환자가 VBI 징후가 없어 뇌 혈관 사고를 당할 수 있는지 먼저 테스트한다. 환자가 앉거나 누워있을 때, 환자의 머리를 경추부의 신전 및 회전(약간의 옆쪽 굽힘)으로 수동적으로 움직인다. 환자가 눈 접촉을 유지하고 환자가 10에서 뒤로 카운트하는 동안 30초 동안 기다린다. 척추기저 동맥계의 허혈을 나타낼 수 있는 현기증, 안구진탕증, 또는 중추성 증상(신체 또는 얼굴의 한쪽 면에 있는 말 또는 움직임/감각 둔화)의 징후를 모니터링 한다. 증상이 자세에서 유발된 경우, 검사는 중단되어야 하며 즉각적인 치료를 위해 환자를 진찰해야 한다. 임상의로서 우리는 이 장의 앞부분에서 논의된 "5 Ds"와 "3 Ns"에 대해 항상 알고 있어야 한다.

Dix-Hallpike Test

BPPV를 확인하는 가장 일반적인 시험은 **Dix-Hallpike Test**이다(그림 8-7 참조). 이 검사는 전방 또는 후방 관의 침범 여부를 검사하는 데 사용된다. Dix-Hallpike 검사를 시행할 때, 환자가 길게 앉은 자세에서 시작하여 매트의 가장자리를 향하여 뒤쪽으로 가깝게 닫게 하고, 앙와위에 다시 눕히면서 머리와 목이 가장자리로 위치하도록 한다. 이 시작 위치는 매트에서 어깨의 꼭대기까지 길게 앉은 자세로 결정해야 하고 그 다음에 가장자리로부터 환자를 서둘러 길게 놓도록 한다. 움직임을 시작하기 전에, 환자의 머리를 한쪽으로 45° 회전시킨 다음 환자를 길게 앉은 자세에서 앙와위쪽으로 신속하게 이동시킨다. 목이 매트 가장자리에서 약 20° 떨어지도록 하고 검사자의 손에 의해 지지되는 동안 움직임에 따라 눈을 볼 수 있도록 자신을 배치한다(그림 8-8 참조). 이 갑작스런 움직임 후에, 환자가 이 위치에 있는 동안 운동 직후 시작되지 않을

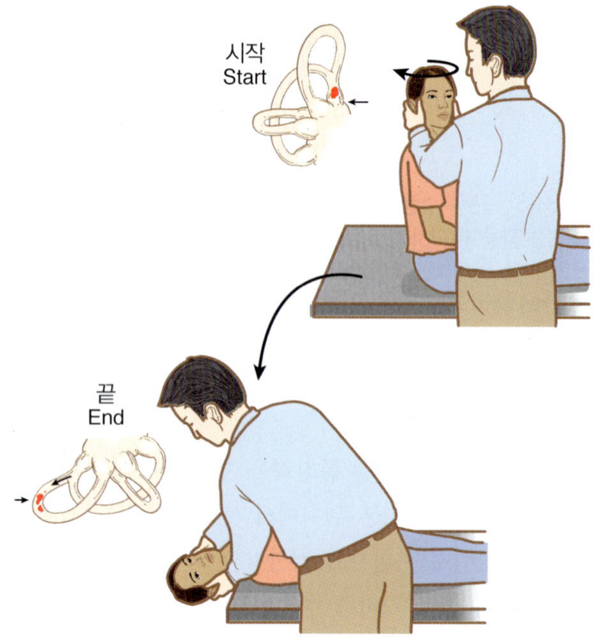

그림 8-7 이 그림은 검사하는 측면을 향해 목을 45° 회전시키면서 치료 테이블 가장자리 위로 목을 신전 시작 위치(길게 앉은 자세)와 끝 위치를 포함하여 우측 딕스-할파이크(Dix-Hallpike 평가법) 환자 위치를 보여준다.

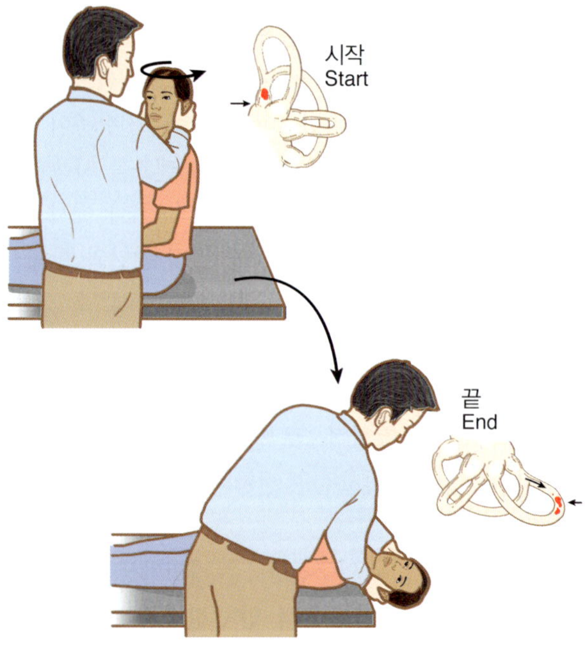

그림 8-8 이 그림은 시작 및 종료 위치를 포함하여 왼쪽 딕스-할파이크 평가 중 환자 위치 및 치료사의 위치를 보여준다.

안구진탕증을 관찰하고 안구진탕증의 방향과 지속 시간(초)을 기록한다. 증상과 안구진탕증이 시작되기 전에 움직임 후 10~30초의 지연이 있을 수 있으므로 조기에 검사를 포기하지 않는다. 안구진탕증이 존재하는 경우, 종종

환자 불만(즉, 현기증)이 동반된다. 검사 중에 눈을 계속 열도록 환자에게 지시한다. 일부 환자는 눈을 감을 경향이 강하기 때문에 눈을 계속 떠야 한다.

환자를 원래 위치로 되돌리고 안구진탕증의 역전을 관찰한다. BPPV에 대한 양성 검사는 회전 성분이 중첩된 수직 또는 수평면에 안구진탕증을 보인다. 환자가 Frenzel 고글 또는 적외선 비디오 고글로 검사하여 시각 고정을 방지하는 경우 도움이 된다. 검사 중 다음과 같은 주요 기능을 관찰한다.

1. **대기 시간**(안진이 시작되기 몇 초 전에)과 **지속 시간**(안구진탕이 몇 초 동안 지속되는지)
2. 침범된 귀에 대한 안구진탕의(nystagmus) 비틀림 성분
3. 위쪽으로 비트를 보임(검사되는 쪽에 영향을 미치는 후측의 관) 또는 하강(검사되는 반대쪽에 영향을 받는 앞쪽에 있는 관)인 아래쪽으로 비트를 보임
4. 안구진탕증의 강도와 현기증의 주관적인 증상이 점차 감소
5. 앉은 자세로 돌아왔을 때 안구진탕증 역전현상
6. 유발 위치로 반복적으로 움직일 때마다 안구진탕증의 강도가 감소

표 8-7에 요약된 다음의 원칙은 위치 테스트 결과를 해석하는 데 도움이 된다. 후부 관의 BPPV 경우, 침범된 귀를 향한 뒤틀림 성분의 위쪽 비트를 가지는 안구신낭증이 발생할 것이다. 앞쪽 관의 BPPV는 침범된 귀를 향한 비틀림 성분이 있는 아래쪽 비트의 안구진탕증을 보일 것이다. 안구진탕의 기간은 BPPV 기저이 60초 미만의 지속 시간을 갖는 반고리관 결석(청사(otoconia)가 반고리관에서 자유롭게 움직일 수 있는 BPPV의 한 형태)인지 또는 60초 이상의 지속 시간을 갖는 마루 결석(청사(otoconia)가 팽대부(cupura)에 부착되어 있음)인지 여부를 결정하는데 도움이 된다

표 8-7 안구진탕: 위치 검사 결과의 해석을 돕기 위한 요약

관(평가)	오른쪽	왼쪽
후방 (Dix-Hallpike)*	업비트 및 우측 비틀림	업비트와 좌측 비틀림
전방 (Dix-Hallpike), 반대측*	다운비트 및 우측 비틀림	다운비트 및 좌측 비틀림
수평 반고리관돌증 (cupulolithiasis) (구르기 평가)	반굴지성(바닥으로부터 멀리 떨어짐)	반굴지성(바닥으로 부터 멀리 떨어짐)
수평 반고리관결석 (canalithiasis) (구르기 평가)	굴지성(바닥으로 향함)	굴지성(바닥으로 향함)

* 수평 반고리관결석의 경우 안구진탕 지속시간은 60초 미만이며 수평 반고리관돌증의 경우 안구진탕 지속시간은 60초 이상이다.

수평관에 대한 회전 검사

회전 검사(그림 8-9)는 수평관 BPPV에 대한 위치 테스트이다. 환자를 앙와위에 위치시키고 환자의 목을 다음 움직임을 위한 움직임의 면에 수평관을 위치시키기 위해 30° 굴곡하게 한다. 그런 다음 신속하게 머리(목 회전)를 한쪽으로 돌리고 어떤 안구진탕증을 관찰하면서 60초 동안 자세를 유지한다. 머리를 30초 동안 정중선 방향으로 돌려 놓은 다음 반대쪽으로 테스트를 반복한다. 표 8-7의

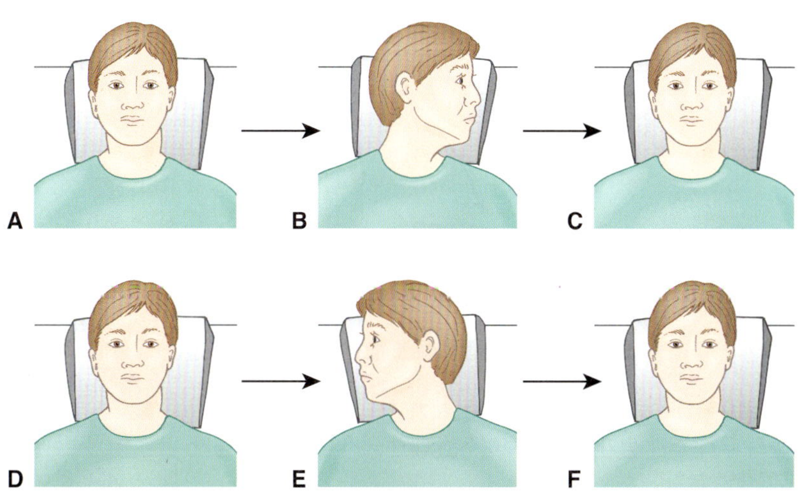

그림 8-9 이 그림은 시작 및 끝 위치를 포함한 구르기 테스트를 보여준다. 왼쪽은 A, B, C 평가, 오른쪽은 D, E, F 평가이다.

수평관에 대해 요약된 안구진탕증은 **굴지성**(**geotropic**)일 수 있으며 시험 위치에서 지면 또는 아래를 향해 요동칠 수 있으며, 반굴지성은 지면으로부터 먼 곳으로 비트를 보이며 마루결석을 의미하기도 한다. 수평관 BPPV가 있는 경우 머리가 오른쪽 또는 왼쪽으로 돌릴 때 양성 결과가 일어난다. 안구진탕증이 굴지성일 때 가장 증상이 있는 부분은 영향을 받는 쪽이다. 안구진탕증이 비굴지성일 때, 머리가 귀에서 멀어지면 강도가 더 커진다(Choung, 2006). 수평적 관 BPPV를 가진 현훈은 연장될 수 있으며 좌우로 머리 움직임이 악화된다.

후부에 대한 대안적 자세검사

환자가 앙와위 자세를 취할 수 없는 경우에는, 옆으로 눕는 자세로 검사를 대신 이용할 수 있다(그림 8-10). 검사 테이블의 측면에 다리가 걸터 앉은 자세로 환자를 시작한다. 환자의 머리를 검사면에서 45° 정도 돌린다(예; 오른쪽 관을 검사하는 경우 머리를 45° 왼쪽으로 회전). 그런 다음 환자를 검사측의 옆으로 누운 자세로 신속하게 보조한다(예; 오른쪽 관을 테스트하기 위해 오른쪽으로). Dix-Hallpike 검사에서와 동일한 증상 및 징후(지연 및 방향 및 안구진탕 지속시간 포함)를 관찰한다. 그림 8-11은 BPPV의 결과를 해석하기 위한 의사 결정 단계를 나열한 것이다.

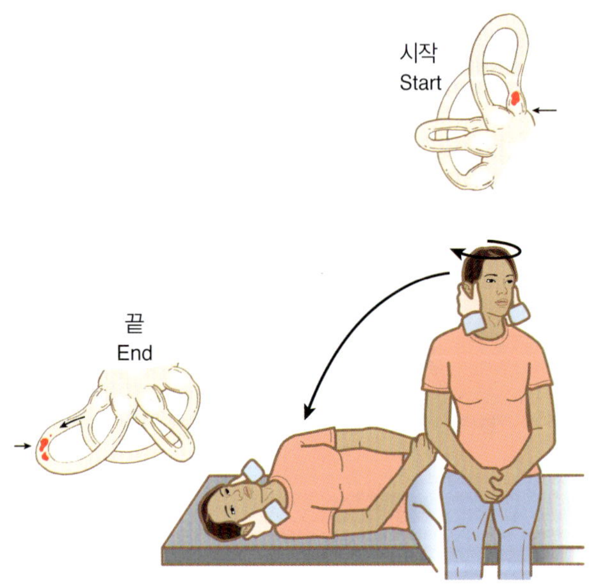

그림 8-10 머리를 오른쪽으로 눕히기 전에 왼쪽으로 45° 돌려 우측 후관 평가 절차를 보여주는 대안 딕스-할파이크 평가법(측면 눕기).

관련계통의 균형 검사

Testing Balance as a Related System

평형 또는 신체 평형은 9장에서 설명한 것처럼 매우 복잡한 과정이며 대개 전정기능이상에 의해 손상된다. 균형은 감각계, 운동계 및 생체 역학적 요인 간의 엄청난 상호작용과 협력을 수반한다. 감각계는 지지면에서 중력과 체중 부하와 관련하여 신체 위치를 결정하는 입력을 제공한다. **균형**은 특정 환경에서 지원 기반 위에서 자신의 무게중심을 제어할 수 있는 능력이며 각 특정 작업 또는 활동 중에 필요하다. 세 가지 감각 시스템(전정, 시각 및 체감각 입력)의 입력은 공간에서의 신체 위치를 세 가지 방식으로 결정하는 데 사용된다. 시각은 환경과 관련하여 눈과 머리의 방향을 감지하고, 체감각계는 신체 부위의 방향과 지지 기반과 관련한 정보를 제공하며, 전정계는 머리의 움직임에 대하여 운동에 대한 중력, 직선 및 각 가속도 정보를 제공한다. 전정 시스템의 기능은 기능 출력으로의 통합을 통해 가장 중요하게 평가된다. 그러므로 임상 적용과 해석과 균형/평형에 대한 다양한 시험이 9장에서 논의된다.

균형 시에 감각 상호작용에 대한 교정된 임상검사

9장에서 자세하게 설명된 저울 내 감각적 상호 작용에 대한 교정된 임상 시험(mCTSIB)은 각 감각 체계의 이용성과 정확성의 변화에 대응하여 자세 제어를 위한 다양한 감각의 사용을 적응시키는 개인의 능력을 시험한다. 이것은 Romberg 검사의 연장이며 눈을 뜨고 눈이 닫는 조건과 안정적이고 유연벽면 모두에서 활용한다. "폼 및 돔 테스트"로 알려져 있지만 이 교정 버전에서는 시각적 충돌 돔이 더 이상 사용되지 않았다. 그것은 자세 제어에 대한 전정, 체성감각 및 시각 입력의 상대적인 영향을 평가한다. 결과는 환자가 의존하는 감각 단서를 결정할 수 있으며 따라서 환자 중심의 개입을 유도하는 데 도움이 된다.

전산화된 역동적 체위검사법

전산화된 동적 체위검사법은 자세 제어를 측정하는 방법으로 널리 받아들여지고 있다. Nashner(1990)는 사람의 기립 균형을 평가하기 위해 여기에 설명된 6가지 감각 상태(CTSIB와 유사함)가 포함된 감각 조직 검사(SOT)를 개발했다. SOT는 안정적인 또는 움직일 수 있는 이중 포스 플레이트 및 조정 가능한 시야를 가진 전산 시스템을 사용하여 관리된다. SOT 프로토콜은 부정확한 감각 정보

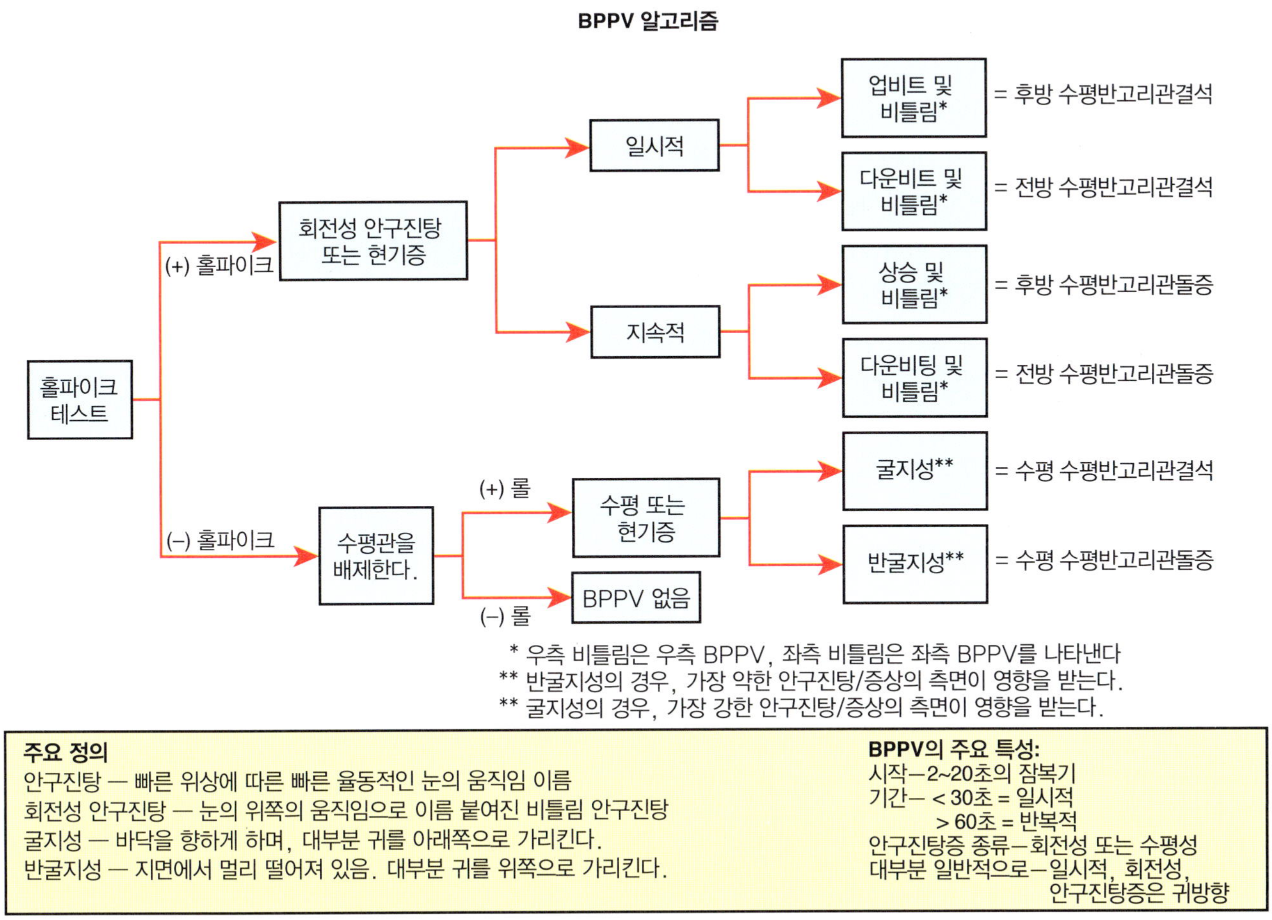

그림 8-11 이 알고리즘은 BPPV에 대한 위치 평가 결과를 해석하기 위한 의사결정 흐름을 제공한다.

표 8-8 감각기관시험(SOT)의 6가지 조건

조건 1: 눈을 뜨고, 바닥이 안정적 *(기준선 조건)*	조건 2: 눈을 감고 안정적인 바닥 *(시각 입력이 제거됨, 환자는 체감각 및 안뜰 정보에 의존해야 함)*	조건 3: 눈을 뜨고, 움직일 수 있는 시각적 화면, 안정된 바닥*(시력이 부정확하고 도움이 되지 않음, 환자는 체감각 및 안뜰 정보에 의존해야 함)*
조건 4: 눈을 뜨고 불안정하고 움직일 수 있는 바닥*(체성감각 정보는 도움이 되지 않으며, 시력 장애가 있는 환자는 어려움을 겪을 수 있음)*	조건 5: 눈을 감고, 불안정한 바닥 *(시각 입력이 제거되고 고유수용성이 부정확한 경우, 안뜰 입력이 필수)*	조건 6: 눈을 뜨고, 움직일 수 있는 시각적 화면, 불안정한 바닥*(시야 및 고유수용성은 부정확/도움이 되지 않으며, 부정확한 감각 정보를 무시할 수 없는 환자는 서 있는 데 어려움을 겪을 수 있음)*

를 억제하는 환자의 능력뿐만 아니라 시각적, 전정 및 고유수용성 입력을 효과적으로 사용하는 환자의 능력을 평가한다. 환자는 측면에 팔이 있는 포스 플레이트 위에서야 한다. 각 감각 상태에서 신체 동요의 양의 변화는 자세 조절을 유지하기 위해 적절한 감각 정보를 구성하고 선택하는 환자의 능력을 결정하는 데 사용된다(Nashner, 1990).

SOT 프로토콜은 6개의 독립적인 감각 조건으로 구성된다(표 8-8). 각 조건에는 세 번의 20초 시도가 있다. 조건 1은 정상적인 상황으로 간주되며 감각 자극은 변경되지 않았다. 이 조건은 기준 측정으로 간주되며 나머지 조건에 대한 비교로 사용된다. 조건 2에서 시각적 자극은 환자에게 눈을 감고 눈가리개를 사용하도록 지시함으로써 제거된다. 이 상태에서, 환자는 신체정렬을 단독으로 유지하기 위해 체성감각과 전정계 신호에 의지해야 한다. 발의 감각 상실을 앓고 있는 사람은 이 상태에 어려움을 겪는다. 조건 3에서, 시각적 자극은 전방/후방면에서, 피사체의 흔들림과 동등하게 시야를 이동함으로써 변경되어, 시야를 환자의 눈으로부터 일정한 거리를 유지하고 감각 충돌을 일으키기도 한다. 이 상태의 시각 정보는 신뢰할 수 없기 때문에 체성감각 및 전정계 입력이 우선시 된다. 조건 4에서 고유 감각 자극은 발목 관절에서 일정한 각도를 유지하면서 환자의 동요와 함께 스탠딩 플랫폼을 회전시킴으로써 변경된다. 이 상태의 체성 감각 정보는 도움이 되지 않으므로 시각 및 전정 신호가 올바른 자세를 유지해야 한다. 시력이 손상된 환자는 조건 4에 어려움을 겪는다. 조건 5에서, 고유감수성 자극이 변경되고 시각적 자극이 없다면, 환자는 눈을 감고 플랫폼은 환자의 동요와 함께 움직이게 된다. 조건 5에서 유일한 나머지 정확한 시스템은 전정계이다. 전정계 질환이 있는 환자는 이 상태에 어려움을 겪는다. 시험 조건 6에서 고유감각 자극과 시각 자극은 플랫폼과 시야를 환자의 동요와 더불어 움직여 변경된다. 조건 3과 6은 모두 부정확한 시각적 자극을 제공하여 환자가 감각 충돌을 인지하고 이 부적절한 시각적 감각 정보를 무시할 수 있는지 여부를 결정한다. 정확하지 않은 감각 정보를 무시할 수 없는 환자는 이러한 상태에서 서 있기가 어려울 것이다. SOT는 연령 집단에 따른 체위 균형을 측정하는데 타당하고 신뢰할 만하다(Ford-Smith, 1995).

생리학적 검사 Physiological Testing

생리 검사의 목적은 내이의 전정 부분에 문제가 있는지를 결정하는 것이다. 내이(內耳)에 의해 유발되지 않는 현기증은 본질적으로 생리적 또는 심리적 일 수 있는 뇌에서 발생하는 장애를 나타낼 수 있다. 다음은 이용 가능한 생리학적 검사와 그 주요 목적에 대한 간단한 설명이다.

전기눈떨림 검사 또는 비디오 안진 검사

안구진탕검사법의 목적은 안구진탕증을 조심스럽게 분석하여 현기증이 내이의 전정계 장애로 인한 것인지 아닌지를 결정하는 것이다. ENG의 4가지 부분이 있다. 안진검사(Nystagmography)는 세 가지 주요 구성 요소로 이루어져 있다: (1) **안구 운동 테스트** 부드러운 추적 운동, 단속성 운동 및 시동성 검사 중에 안구진탕 측정 포함된다. (2) **위치 테스트**는 머리의 위치와 관련된 안구진탕증뿐만 아니라 느린 위치 테스트 및 빠른 위치 테스트(예; Dix-Hallpike)에 대한 안구 반응을 측정한다. 그리고, (3) **온열검사**는 온수 및 냉수 또는 한번에 한쪽 귀의 외이도로 순환되는 따뜻하고 찬 공기와 따뜻한 물과 차가운 물을 한 쪽씩 순환시켜 반응을 평가한다. ENG와 VNG는 좋은 진단 도구이며 한쪽 귀의 말초성 전정 기관에 영향을 미치는 장애, 예를 들어, **전정 신경염/미로염**(**labyrinthitis**)을 결정하는 기준으로 간주된다. 위치 검사는 BPPV 진단에 유용하지만 안구 운동 검사는 중추 신경계 침범을 진단하기 위한 것이다. 온열검사는 수평관의 기능을 측정하며 전정계 기능 이상의 맥락에서조차도 정상 범위 이내인 것으로 자주 발견된다. 온열검사의 한계는 수평관을 측정한다는 사실을 포함한다(전방 또는 후방의 관 기능을 포함하지 않음). 또한 걷거나 일상생활 활동을 하는 것과 같은 역동적인 작업과 관련된 전정 시스템의 기능을 정확히 파악하지는 못한다. 유의한 전정 상실이 있는 경우, 영향받는 쪽에서 온열반응(안진증 또는 현기증)이 나타나지 않거나 감소되며, 이는 흔히 좌우 귀 사이에 25% 이상의 차이로 인식된다. 전정 손상은 또한 회전 의자 검사가 확실한 기준으로 간주되어 양측에서 발생할 수 있다.

회전 의자 검사

회전 의자 검사는 어지러움이 말초성 전정기관 또는 중추성 전정기관의 장애때문에 이용하는 것이다. 테스트에는 세 부분이 있다. **회전 의자 테스트**는 동력이 있는 의자를 천천히 돌리는 동안 안구진탕증을 측정한다. 내이 장애가 있는 환자는 정상인보다 현기증이 적다. 시동성 검사는 환자가 움직이는 선이 놓여진 광학 드럼을 보면서 생성된 안구진탕증을 측정한다. 시동성 안구진탕증은 보통 양측 전정 손상의 경우에 없어지게 된다. **고정 테스트**는 환자가 의자에서 회전하는 동안 정지된 대상(빛의 점)에 시각 고정하는 동안 안구진탕을 측정한다. 중추 신경계 질환을 앓고 있는 환자는 고정된 상태가 손상되고 양측 전정 상실이 있을 때 개선된다.

전산화된 전정-안구반사 Vestibulo-Ocular Reflex(VOR) 검사

고속머리회전을 포함하는 테스트는 온열검사 또는 회전의자보다 일상생활 활동(ADL) 및 동적 활동과 관련된 VOR 기능의 높은 요구를 평가할 수 있다. 이 능동적인 머리 회전계통은 또한 수직면에서 관 기능에 대한 추가 정보를 제공한다. 검사는 전극이 있거나 없거나 적외선 비디오 고글을 사용하여 수행할 수 있다. 최근에 Halmagyi와 Curthoys(1995)의 연구를 기반으로하는 적외선 비디오는 이전에는 측정할 수 없었던 보이지 않던 단속성 운동검사의 확인뿐만 아니라 머리밀기검사(HTT)에서 언급된 교정(명백한) 단속성 운동검사를 보다 객관적으로 측정하기 위해 통합되었다.

전정계 검진/평가의 문서화
Documentation of Vestibular Examination/ Evaluation

시험 결과를 기록하는 것은 시험 자체를 수행하는 것만큼 중요하다. 문서화된 결과는 주요 문제 영역을 결정하고 치료 계획 및 사용될 특정 개입의 발전을 알리는 데 도움이 될 것이다. 표 8-9는 특정 환자에 대한 안구 운동 결과의 문서화를 위한 간단한 프레임 워크를 제공한다.

BPPV에서 영향을 받는 관을 결정하는 것은 어떤 치료 옵션을 사용해야 하는지를 결정하는 데 필수적이다. 쌍안경 고글, 프렌젤 안경 또는 적외선 안진검사법을 검사에 사용해야 한다. 표 8-10은 자세검사의 결과를 문서화하는 데 이용할 수 있다.

표 8-9 안구운동과 안뜰계 평가

자연발생 안구진탕:
객실 조명: □ 부재 □ 현재 방향: ______________________
고정 차단됨: □ 부재 □ 현재 방향: ______________________

시선을 고정 안구진탕:
객실 조명: □ 부재 □ 존재 방향: ______________________
고정 차단됨: □ 부재 □ 존재 방향: ______________________

원활추적눈운동
□ 정상 □ 단속성 교정
□ 수평 □ 수직 방향

VOR 취소
□ 시각 고정 유지 □ 단속성 눈 운동 또는(□) 안구 진탕

머리 밀기
□ 시각 고정 유지 □ 단속성 운동 재고정(__________ 왼쪽 / __________ 오른쪽)

정적 시력: ______________________ 선
동적 시력: ______________________ 선
정적 시력과 동적 시력 간의 선/초 차이 수: ______________________ 선/초

굴절력: □ 정상 □ 비정상

표 8-10 자세 평가

자세	안구진탕	비트의 방향	비틀림의 방향	기간(초)
머리가 왼쪽으로 45° 회전하고 20° 신전	□ 존재 □ 부재	□ 업비트 □ 다운비트 □ 수평 왼쪽 □ 수평 오른쪽	□ 오른쪽 □ 왼쪽 □ 비틀림없음	□ 짧음(60초 미만) □ 길어짐(60초) □ 지속(60초 이상)
머리가 오른쪽으로 45° 회전하고 20~60°로 신전	□ 존재 □ 부재	□ 업비트 □ 다운비트 □ 수평 왼쪽 □ 수평 오른쪽	□ 오른쪽 □ 왼쪽 □ 비틀림없음	□ 짧음 □ 길어짐 □ 지속
머리를 20° 구부린 채 반듯이 눕고 왼쪽으로 구르기	□ 존재 □ 부재	□ 굴지성 □ 반굴지성		□ 짧음 □ 길어짐 □ 지속
머리를 20° 구부린 채 반듯이 눕고 오른쪽으로 구르기	□ 존재 □ 부재	□ 굴지성 □ 반굴지성		□ 짧음 □ 길어짐 □ 지속

환자 적용

전정 신경염이 있는 박모 부인은 이 장의 앞 부분에서 소개되었다. 신체 검사의 중요한 부분은 다음과 같다.

정신 검진: 박 여사는 검사 도중 고민을 하지 않았으며 세심한 주의를 기울였다. 그녀는 명료하였고 인식에 문제가 없는 것으로 나타났다. 그녀의 자발적인 연설은 정상적인 톤이 었으며, 유창했다. 그녀는 간단한 질문/명령을 이해할 수 있었다.

충추신경계 검사: 시력 검사는 20/20 받았다. CN III, IV 및 VI는 동등한 동공크기를 나타내었고 빛에 대한 정상적인 반응을 보였고, 안검 하수는 없었다(자세한 테스트는 동안신경 검사를 참조한다). CN VII 검사는 표정의 얼굴 대칭 및 수의적인 움직임을 나타냈다. CN VIII 검사는 양측 간의 청력 대칭과 Weber의 검사(-)를 나타냈다(전정계 장의 추가 정보를 참조한다). CN IX와 X는 대칭적인 연구개 움직임, 정상적인 기침, 정상적인 음성 및 정중선 목젖를 나타냈다. CN XI와 XII는 어깨의 움직임에 비대칭이 없었고 정상 관절이 각각 확인되었다.

감각 검사: 박 여사는 복사뼈에서 오른쪽 및 왼쪽 하지의 진동에 온전한 감각을 가지고 있다.

운동 검사: 근육의 긴장도는 정상이다. MMT는 상, 하지의 경우 5/5이다.

안구진탕증 검사: 박씨는 자연발생적 안구진탕증을 보이지 않았다.

안진증 검사: 박 여사는 자발적 안진증을 나타내지 않았다. 머리 흔들림 테스트: 수행되지 않았다. Dix-Hallpike/자세 검사: (-)

안구 운동 검사: 매끄러운 추적운동과 단속성 운동은 수직, 수평 및 대각선면에서 정상이었다.

전정 안구 반사(VOR) 검사: 머리 밀기: (+) 왼쪽. 동적 시력검사: 20/80(5줄) 가벼운 현기증.

협조 검사: 이상증, 상반운동반복장애, 체간 운동실조 또는 지나치기를 나타내지 않았다.

신경검사-추가: 회내유동검사; 음성

진전: 존재하지 않음. 반사: 정상적인 양측성 무릎 DTR은 2+

정적 균형검사: 발포개어 서기 검사(Tandem stance)(눈뜬 상태)×15초 동안 가벼운 증가된 동요. 한발로 자세유지(눈뜬 상태)×5~7초. Romberg 테스트×12초, 폼에서는 할 수 없음; 전산화된 감각통합 검사: 수행되지 않음.

보행검사: (관찰)-넓은 기저면으로 정상적인 발걸음 수(cadence)와 속도는 1.2m/s 환자는 보조 없이 뒤꿈치, 앞꿈치로 걸을 수 있음. 동적 보행평가 18/24.

임상 결정 시 고려할 점

1. *어떤 정보가 이러한 검사에 가장 유의한가?*
2. *이러한 관점에서 당신이 수행하길 원하는 다른 검사가 있는가?*
3. *이 환자에게 어떤 신체계통/신체 구조 장애가 있는지 확인하고 개입할 필요가 있는가?*

소아 적용 Pediatric Applications

전정계는 발달하는 첫 번째 감각 시스템 중 하나이며 임신 4개월에 적어도 최소한으로 작동하는 것으로 여겨진다. 전정척수계를 매개로 하는 미로 반사가 초기 영아기의 톤으로 영향을 주며 대부분의 정상적인 유아는 생후 2개월까지 온열 및 회전 자극(VOR 측정)에 대한 전정 반응을 보인다(Weissman, 1989). 그러나 전정계통의 다양한 구성요소와 자세 조절을 유지하기 위한 전정 입력에 대한 개인의 의존도가 15세 이상으로, 그리고 더 오래 지속될 수 있음을 보여주었다(Hirabayashi, 1995; Rine, 1998).

어린이의 전정 기능을 평가하는 데 어려움 중 하나는 연령대에 걸쳐 명확하게 확립된 발달 표준이 부재로 인한 것이다. 성숙한 전정 기능의 증거는 보고된 연구에서 다양하다. 예를 들어, Rine(2005)은 난형낭과 관련 기능이 4세까지 성숙했다고 제안한다. Peterson(2005)은 전반적인 균형뿐만 아니라 안정성 유지에 특정한 감각 정보의 사용을 평가하기 위해 전산화된 역동적인 체위검사법을 사용하여 154명의 어린이(연령대, 6~12세)를 테스트했다. 이 연구에 따르면 12세 어린이는 성인과 비슷한 점수를 받았지만 어린 자녀는 그렇지 않은 것으로 나타났다. 모든 그룹은 체성감각 정보의 성숙한 이용을 보여주었지만 어린 그룹은 성인처럼 효과적으로 시각 또는 전정 정보를 이용하지 않았다. 자세 제어를 유지하기 위해 아이들은 전정계의 정보보다 시각 정보에 더 많이 의존하는 것으로 밝혀졌다(Woollacott, 1987).

모든 연령대의 어린이들은 중추성 및 말초성의 전정 장애를 겪었다. 어린이의 전정계 장애의 발생률은 어른들에 비해 낮다. 비록 발생하는 비정상적인 감각을 정확하게 보고하지 못하는 것을 비롯하여 여러 가지 이유로 적게 보고된 것으로 의심된다. Wiener-Vachner(2008)는 현기증과 균형 장애에 대해 2,000명 이상의 어린이를 대상으로 실시한 14년 연구에서 가장 흔한 진단으로 보고되었고, 유행과 전체 인구의 비율에 따라 다음과 같이 나타났음을 밝혔다.

1. 편두통-동등 물(전체의 약 25%)-어린이에서 편두통 증상은 정면 또는 안와 부위에 국한되어 2시간 미만으로 지속되는 경향이 있으며 성인이 일반적으로 보고하는 두근거리는 통증과는 관련이 없다. 편두통이 있는 어린이의 약 20%는 어지러움이 있다.
2. 아동기의 양성 발작성 현기증(전체의 약 20%)-전형적으로 4세 이전에 발생한다. 주요 증상으로는 수초에서 수분 동안 지속되는 현기증의 일시적인 발작이 포함되며, 이로 인해 아동은 도움없이 설 수 없다.
3. 외상성 뇌신경(전체의 약 10%)-여러 가지 이유로, 아이들은 높은 비율로 두부 외상을 보인다. 약 10%가 현기증을 하나의 증상으로 보고한다.
4. 내이의 유전 기형(전체의 약 10%).
5. 눈 장애(전체의 약 10%)-시력 안정성과 안구 운동 조절이 부족하여 시력이 영향을 받을 수 있다. 현기증이 있는 523명의 소아 환자에서 Anoti-Tanon(2000)은 정상적인 전정 신경 및 체성 신경 검사를 시행한 27명의 소아(약 5%)가 안과 질환(주로 양안전도 부전증)을 앓고 있다고 보고했다.
6. 전정 신경염(총계의 약 5%)-증상은 일반적으로 성인과 동일하다(즉, 갑자기 나타난 현기증 및 구토가 며칠에서 수주 동안 지속됨). 원인이 되는 메커니즘은 알려지지 않았지만 바이러스일 가능성이 가장 높다.
7. 후부와의 종양(전체 발생의 약 1% 미만)

선성 기관 기능장애는 중추 신경계 상내(예; 척수 손상 또는 뇌성 마비)와 관련하여 감각 신경성 청각 손상 아동(Horak, 1988; Rine, 2003; Wiener-Vachner, 2008)의 약 60%가 재발성 또는 만성 중이염이 합병증으로 간주된다(Schaaf, 1985; Casselbrant, 1995). Vatovec(2003)은 110명의 고위험 영아의 전정 기능을 평가하였고(자연발생적 증상 및 운열 테스트를 통해) 전정 장애의 14.5%가 유아에서 보고되었다. 저자들은 전정 장애의 존재와 신경학적 위험의 정도 사이에 통계적으로 유의한 상관관계가 있음을 발견했다.

청력 손실 또는 이명, 비정상적인 움직임 패턴, 서투른 상태, 불협응, 낙상, 안구진탕증, 현기증, 메스꺼움, 운동 불내성, 시각적 공간 문제, 귀의 압력 또는 어둠 속에서 움직이는 어려움 등 어린이의 전정 기능장애를 나타내는 증상이 있다(VEDA, 2007). 이러한 증상의 대부분은 쉽게 관찰할 수 없으며 평가 과정을 복잡하게 하여 아동이 보고하지 못할 수도 있다. 전정 장애가 있는 어린이는 운동 능력 및 평형 반응의 획득이 지연될 것이고 일반적으로 조정되지 않을 것이다. 이러한 운동 지연과 균형의 어려움은 테스트에서 관찰될 수 있지만 행동 징후가 더 두드러 질 수 있다. 종종 아이들은 움직이기를 주저하며, 복잡한 운동계획/수행을 필요로 하는 활동을 피하고, 균형을 맞추려고 할 때 긴장감이 생기며, 운동작업을 수행하려는 노력으로 지속되기보다는 "벗어난 행동"이다(예; 한 다리로 균형을 잡으려고 할 때 넘어지는 경우). 교대 동작, 눈-손 또는 눈-발 협응(예; 볼 플레이) 및 양측 정확도와 관련된 운동 작업에는 특별한 어려움이 있다. 그들은 전정 자극(예; 스윙, 슬라이딩 보드)을 원하거나 피할 수 있다. 감각기관 결손 아동과 전정 기능장애가 있는 아동을 구별하는 것은 어려울 수 있다(Horak, 1988).

자세하게 검사할 수 있도록 적절한 레퍼를 통한 전정 기능 검사는 이전에 나열된 널리 알려진 진단, 특히 자세 제어 또는 운동 지연의 장애가 동반된 진단에서 권장된다. 전정계는 많은 운동 기능의 필수 구성 요소이며 전정 장애의 증상이 매우 다양하기 때문에 검사도 다양하다. 유아의 조기 긴장성 반사(예; 비대칭성 긴장성 목 반사, 강직성 미로 신경 반사) 또는 좀 더 성숙한 유아의 비정상적인 지속성 영향에 대한 테스트는 매우 쉽게 수행할 수 있으며 보다 포괄적인 검사에 기여할 수 있다. 노인에게 비대칭 또는 내칭성 긴장성 목 반사의 지속적인 영향을 시험하기 위해 머리를 좌우로, 위아래로 움직이면서 사지의 긴장도를 검사한다. 긴장성 미로 반사 작용의 지속적인 영향을 시험하기 위해서, 복와위 자세에서, 어린이에게 완전히 신전된 위치("비행기") 또는 앙와위에서 완전히 굴곡된 자세를 유지하도록 한다.

균형 및 자세 제어(전정척수 능력)는 일반적으로 유아 및 어린이의 신경학적 또는 발달 평가의 일부로 평가되지만 전정 기능 저하의 특수한 분포도는 종종 테스트되지 않았다. 운동 기능에 대한 규범적 표준화된 시험의 일부는 Peabody Developmental Motor Scales II(Folio, 2000) 및 Bruininicks-Oseretsky Motor Performance, 2판(Bruininicks, 2005) 등 균형 및 전정 기능과 관련된 항목을 포함한다. 성인 인구의 역동적인 균형의 유효하고 신뢰할 수 있는 척도인 것으로 입증된 기능적 뻗기 검사(Functional Reach Test, FRT)와 같은 단일 과제 테스트는 신뢰성이 낮기 때문에 소아 집단과의 사용을 권장하지 못했다(Westcott, 1997). 일부 연구자들은 다양한 수준의 운동 조절을 하는 어린이의 반응성, 신뢰성 및 적용 가능성을 향상시키는 데 사용된 전략과 조치를 조정할 것을 권장하고 있다. Volkman(2009)은 두 팔을 들고 손가락으로 손가락을 닿게 하는 것보다는 손가락과 발가락을 닿도록 하여 측정하는 방법을 권장했으며 소아 인구에서 나이와 신장이 모두 성능에 영향을 미친다는 사실을 발견했다. Bartlett(2003)은 다양한 수준의 개입 수준을 가진 아동들을 보다 잘 수용할 수 있도록 선상태 뿐만 아니라 앉은 자세에서 전방과 측면 모두를 포함하도록 시험을 수정하도록 권고했다. Berg Balance Scale(BBS)은 성인들과 광범위하게 연구되어 왔고 일상적인 업무를 수행하는 데 필요한 균형의 유용한 척도로 사용되었다. 그러나 아이들은 테스트 항목에 흥미를 잃어 결과에 부정적인 영향을 준다. Franjoine(2003)은 BBS를 교정하여 소아 균형 척도를 개발했으며 기능적 균형에 대한 14개 항목 기준 기준 측정이 경도에서 중등도의 손상을 지닌 채 학교에 다니는 아이들과 함께 사용할 때 탁월한 테스트 평가 및 재평가 내부 측정, 내부 신뢰도를 가짐을 발견했다. Shumway-Cook과 Horak(1986)은 내부감각 충돌 상황에서 균형 감각 정보와 환자의 적응력의 영향을 측정하는 수단으로 CTSIB(감각적 상호 작용 대책 임상 시험)를 개발했다. 이 검사는 어린이들을 대상으로 이루어졌으며 일부 표준 데이터가 존재하지만 검사-재검사 신뢰도는 낮은 수준에서 중간 수준인 것으로 판명되었다(Westcott, 1994). 이는 소아 인구에서 성인과 함께 사용하도록 설계된 균형 및 전정 기능 테스트를 사용할 때 부딪히는 어려움의 예이다.

전정 기능을 측정하기 위해 고안된 다양한 테스트는 소아 대상자와 혼합된 적용 가능성을 가지고 있다. Ayres(1989)는 회전적 보드(전정 기관 시스템)에서 좌석 회전 후 안구진탕증의 지속 시간과 반진폭을 측정하는 5~11세 아동을 위한 표준 데이터를 사용하여 남캘리포니아 회전 후 안구진탕 검사(Post-Rotary Nystagmus Test 2판)를 개발했다. Rine(2005)은 소아 대상으로 주관적인 시각적 수직 검사의 사용을 연구했으며 급성 전정 손상이 의심되는 4세 미만의 소아에서 난형낭 기능의 신뢰할 수 있는 척도가 될 수 있음을 발견했다.

성인의 전정 기능장애를 진단하는 데 사용되는 많은 공식 평가 방법은 비용이 많이 들고 어린이를 불편하거나 두려워하게 만들 수 있으며 어린이 대상에서는 실현할 수 없는 수준의 주의와 협조가 필요하기 때문에 어린이에게 적용이 제한적이다. 시험 절차가 길고 복잡할 수 있으며 장비가 어린이(예; 비디오 눈금 검사와 함께 사용되는 고글)에게 사용하기에 적합하지 않을 수 있으며 다양한 검사의 민감도 및 특이성에 대한 연구가 충분하지 못하거나 아동과 함께 사용할 때 표준 데이터가 부족할 수 있다(Valente, 2011). 더 "어린이에게 친숙한" 시험을 가능하게 하는 적응의 예는 만화 캐릭터(예; 시선을 유발하는 안구진탕증을 평가하는 데 사용되는 보정된 막대)를 사용하여 아동이 부모의 무릎에 앉도록 하여(예; 컴퓨터 회전식 의자 테스팅), 매력적인 시각적 자극(예; 전산화된 동적 체위기록법 둘러싸인 어린이 친화적인 시각적 표현)을 사용하거나, 단일 항목의 반복 횟수를 줄이거나 관리되는 항목의 수를 줄인다. 동적 체위기록법은 두 가지 별개의 테스트가 포함된다: 감각 조직 검사(SOT) 및 모터 제어 검사(MCT). 3~15세 아동(Hirabayashi, 1995; Rine, 1998)의 SOT를 위해 표준 값이 개발되었지만 MCT는 개발되지 않았다. 완전한 기능을 하는 전정계는 유아/아동 발달에 매우 중요하며, 많은 저자들은 문제의 조기 발견과 적절한 팀 기반의 개입을 위해 소아 인구에서 전정 기능에 대한 일상적인 스크리닝 및 진단 테스트를 옹호한다(Valente, 2011). 감별진단을 돕는 연령 차별화된 규범적 데이터와 발견과 관련된 추가적인 연구가 필요하다.

복습

1. 현훈(Vertigo)과 어지럼증(dizziness)을 구별하는 특징은 무엇인가?

2. 전정 기능장애 의심되는 환자의 전정 및 균형 테스트의 세 가지 범주는 무엇인가?

3. ICF 국제 분류를 고려할 때 가능한 전정 장애가 있는 집단에서의 참여와 활동 대 신체구조와 기능 검사에 가장 적합한 결과 측정 방법을 결정한다.

요 약

이전에 논의된 환자적용에 나타난 것처럼 현기증이나 불안정성이 있는 환자의 개별화된 관리에 어떤 개입이 활용되어야 하는지를 결정할 때 개별적인 전정 검사가 필수적이다. 각 검사/측정에 대한 목적 및 예상 결과에 대한 지식은 병력 및 환자 인터뷰를 토대로 환자 검사를 계획하고 따라서 어떤 개입 방법 또는 다른 추천이 표시되는지를 결정하는 것이 중요하다. 방향 및 잠복의 인식과 함께 안구진탕증 및 다양한 안구 운동을 이해하는 것은 전정계 검사의 주요 구성 요소이며 특히 진정계와 시각계 간의 복잡한 관계를 고려할 때 특히 중요하다. 전정 검사가 끝나면 물리치료사는 문제가 말초성 또는 중추성 기원인지 여부와 전정 기능의 어떤 측면 및 결과적인 활동 제한이 개입으로 해결되어야 하는지 식별할 수 있어야 한다. 전정계 장애에 대한 중재에 대한 자세한 정보는 29장에 나와 있다.

부록

8-A 균형과 안뜰계 평가의 설문지

환자 이름: ____________________
날짜: ________________
MR# ____________

리포트를 보낼 의사의 이름 및 주소:

____

____

____

다음 질문에 최선을 다해 답변해 주세요. 이 설문지를 약속 시간에 지참하여 주세요. 다시 우편으로 보내지 마세오. 예약을 변경하거나 취소해야 하는 경우 클리닉에 문의하세요.

당신의 주요 문제나 물리치료사를 만나는 이유를 설명하시오.

무엇이 당신의 문제를 일으켰다고 생각합니까?

문제가 생긴 지 얼마나 됐죠? 알려진 경우 특정 날짜 및/또는 이벤트가 있나요?

당신의 문제에 대해 어떤 치료를 받았습니까?

1. 지난 1년 동안 치른 시험이나 평가를 확인해 보세요.

- □ 청력 검사
- □ 칼로릭 평가 (귀에 물 또는 공기)
- □ MRI
- □ 머리 CAT 스캔
- □ 신경학자에 의한 평가
- □ 이과 의사의 평가
- □ 안과의사의 평가

2. 문제에 해당하는 증상을 확인하세요.

- □ 방이 내 주위를 빙빙 돈다.
- □ 빙빙 도는 기분이다.
- □ 나는 자주 균형을 잃는다.
- □ 나는 일주일에 한 번 넘어진다.
- □ 나는 한 달에 한 번 떨어진다.
- □ 나는 한 달에 두번 넘어진다.
- □ 나는 한 달에 3번 이상 넘어진다.
- □ 나는 승객으로서 차멀미가 있다.
- □ 나는 운전자로서 차멀미가 있다.
- □ 나는 오늘 증상이 있다.
- □ 나는 항상 증상이 있다.
- □ 머리 위치가 바뀌면 내 문제가 발생한다.

관련 증상
- ☐ 땀 흘림
- ☐ 구역질
- ☐ 구토
- ☐ 메스꺼움
- ☐ 두통

시력 저하
- ☐ 이중 시야
- ☐ 흐릿한 시야
- ☐ 섬광
- ☐ 걷거나 차를 탈 때 시야의 급격한 변화

3. 어지럼증이나 불균형에 다음과 같은 원인이 있습니까?

각 질문에 대한 하나의 답변 확인	없음	약간	심각함
침대에서 뒤집기			
신발을 묶기 위해 몸을 구부린다.			
올려다보는 중			
일어선다			
빠른 머리 움직임			
어두운 방을 걷기			
울퉁불퉁한 표면에서 걷기			
시끄러운 소리			
기침 또는 재채기			
중압감이 있은 시			
환경 내 물체의 이동			
당신의 머리가 가만히 있는 동안 당신의 눈을 움직이는 것			

4. 사회적 상태

문제	그렇다	그렇지 않다
최근에 기차, 비행기, 배를 타고 먼 거리를 여행한 적이 있나요?		
술을 마셨어요, 마셨어요? 얼마나요?		
담배를 피운 적이 있나요?		
그렇다면 하루에 몇 갑이나 됩니까?		
카페인이 든 음료를 드시나요?		
혼자 살아요?		
1층짜리 집에 사세요?		
계단을 오르나요?		
당신은 고용되었습니까? 국가 직업:		

5. 의학적 병력의 과거와 현재

문제	그렇다	그렇지 않다
고혈압		
당뇨병		
심장병		
에이즈 감염		
관절염		
암		
우울증		

이전에 설명하지 않은 모든 주요 질병, 부상 및 수술을 나열합니다.

____

____

____

6. 의약품

현재 복용하고 있는 약이 무엇입니까? 호르몬, 피임약, 특수식단 등(이름과 양/일)을 포함시켜 주세요.

1.

2.

3.

4.

5.

6.

7.

7. 다음 사항 중 하나를 경험한 적이 있습니까? (있는 경우 자세히 말씀해 주세요.)

문제	그렇다	그렇지 않다
발목이 삐다		
발목 골절		
무릎 전치환술 또는 통증		
고관절 전치환술 또는 통증		
발 문제 또는 통증		
발의 감각 상실		
목 문제 또는 통증		
허리 문제 또는 통증		
귀감염		
난청(오른쪽 귀, 왼쪽 귀, 양쪽 귀)		
귀 통증, ,터짐 또는 압박감		
귀에 벨소리 (오른쪽 귀, 왼쪽 귀, 양쪽 귀)		
머리 부상 또는 뇌진탕(의식 상실)		
일주일에 3번 이상 두통		
현기증을 동반한 편두통		

8. 계통 확인(세부적으로)

문제	그렇다	그렇지 않다
현저한 근력 손실		
상당한 에너지 손실		
10파운드, 또는 그 이상의 체중 변화(위 ______ 또는 아래 ______)		
심각한 기억 상실(망상실증)		
필적의 현저한 변화		
기절 또는 혼절.		
팔 또는 다리의 저림		
근육통 또는 관절통(예인 경우, 어떤 근육 또는 관절이 __________)		
요실금(소변누출)		
협응불능		
두통(두통에 예라고 대답한 경우, 다음 질문에 답하세요.)		
시작한 대략적인 나이__________		
월 횟수 _______; 통증 강도(10이 가장 심한 경우)		
당신의 두통은 적어도 4시간 동안 지속됩니까?		
머리 한쪽에서 시작하나요? 그렇다면, 어느 쪽		
두근거리는가 아니면 맥박 치는가?		
스케줄에 지장을 줄 정도로 심각한가요?		
일상적인 신체 활동에 의해 악화되는가?		
메스꺼움 및/또는 구토와 관련이 있습니까?		
밝은 빛이나 시끄러운 소음에 의해 악화되는가?		

균형과 평형의 검진

Examination of Balance and Equilibrium

제 9 장

■ 차유리

개요

학습목표

이 장을 마치면 학습자는 다음을 할 수 있어야 한다.

1. 신경계 질환 환자의 문제 목록에서 확인될 수 있는 각각의 예를 사용하여 정적 균형과 동적 균형 형태를 구분한다.
2. 균형 및 균형 검사에 영향을 미칠 수 있는 안전 문제를 파악한다.
3. 균형과 균형에 기여하는 운동 및 감각 시스템과 관련된 해부학과 생리의 중요한 측면을 설명한다.
4. 균형손상에 대한 지식을 기능활동 성과에 대한 이해와 종합하여 균형감소가 기능활동 제한에 어떻게 기여할 수 있는지에 대한 예를 결정한다.
5. 환자 이력 정보를 특정 환자 시나리오에서 분석하여 적절한 균형 평가/방안을 선택한다.
6. 특정 균형 시험/측정 결과의 중요성과 함의에 대해 설명한다.
7. 주어진 환자 시나리오에서 균형검사 결과, 균형과 관련된 환자문제, 회복목표/예후 등을 철저하고 의미있고 정확하게 기록한다.

서론 Introduction

__McMurray__(75세 남성)는 6개월 전까지 당뇨병과 관련된 말초 신경 병증으로 진단 받았을 때 상당히 활동적인 골퍼였다. 그는 지난 주에 그가 세 번 넘어졌다고 말을 했다. 그와 그의 아내는 자신의 균형이 "문제가" 있고 지난 몇 달 동안 점차 악화되었다고 말을 한다. McMurray는 낙상으로 인해 낙상에 대한 두려움이 결합되어, 주간 빙고 경기에 참석하는 등 과거에 자주 즐기던 여러 가지 간단한 커뮤니티 활동을 피하게 되었다. 균형 문제가 그의 기능적 활동과 그의 활동참여에 미친 영향을 결정하는 것이 매우 중요하다. 그의 균형 능력을 기준으로 최적으로 정량화하고 치료 계획의 개발을 도울 수 있는 방법을 선택해야 한다.

자세 안정이라고도 하는 **균형** 또는 **평형**은 직립 자세에서 안정성을 유지하는 능력으로 특히 신체를 중력에 대항하여 바른 자세를 유지하는 것이다. 균형은 모든 직립 과제의 필수 구성 요소로서 불안정성과 불안정과 낙상을 피할 수 있는 방법을 예상하고 이동하는 능력과 불안정성 상황에서 극복하는 능력을 모두 포함한다. 물리학의 관점에서 볼 때 어떤 직립 물체가 안정되기 위해서는 *질량 중심이 지지기반 위에서 유지되어야 한다*. **질량 중심(COM)**은 물체의 모든 질량이 놓여져 있는 것으로 간주될 수 있는 하나의 지점이다. **지지기반(BOS)**은 지지면과의 모든 신체 접촉점을 포함하며, 이 모든 접촉점의 둘레에 둘러싸인 영역으로 기술되거나 시각화 될 수 있다. 예를 들어, 앉아 있을 때, BOS에는 좌골 결절과 엉덩이, 아마도 근위부 허벅지의 일부분(사람이 얼마나 등을 기대앉았는지에 따라 다름), 발, 어쩌면 상지 또는 손까지 포함된다. COM과 BOS의 관계에 관한 진술은 BOS와 관련된 COM의 위치와 이러한 위치 관계를 조절할 수 있는 운동 출력 시스템을 모니터링하는 감각 입력 시스템이 있어야 함을 의미한다. 사람이 균형을 잃지 않고 각 방향으로 의도적으로 이동하거나 변위할 수 있는 최대 거리를 **안정성 한계**(LOS)라고 한다.

균형을 유지하는 능력은 개인이 줄을 서서 기다리는 동안 부딪치는 것과 같은 방해가 있더라도 직립 자세를 유지할 수 있게 해준다. 또한, 바닥에서 물건을 집어들기 위해 의도적으로 구부러진 것과 같은 상황에서는 균형을 유지하기 위한 예상된 조절이 필요할 것이다. 다음 섹션에서 설명하는 역동적인 균형은 축구공을 차거나 달리고 있는 동안 신체를 정렬하는 데 필요하다. 균형을 유지하는 능력은 질병, 장애, 약물 치료 또는 노화 과정에 의해 손상될 수 있다. 균형 장애가 있으면 사람의 삶의 질에 심각한 부정적 영향을 줄 수 있으므로 치료사가 철저히 검사해야 한다. 기능적 업무의 독립성과 개인 안전, 특히 낙상 위험은 노화로 인한 낙상 위험과의 균형과 밀접하게 관련되어 있다(Tinetti, 1988b).

평형 또는 균형은 여러 감각 및 운동 시스템의 정상적인 작동에 의존하는 복잡한 신체 기능/신체 구조이다. 불평형 또는 균형 장애는 여러 신체 시스템이 관련될 수 있기 때문에 복잡한 장애로 간주된다. 균형은 자체적으로 활동 또는 기능적 작업이 아니지만 모든 특수한 신체 정렬의 기능적 작업에서 필수 구성 요소이다. 평형이상은 이 장의 뒷부분에서 설명하는 것과 같이 관련 시스템의 손상으로 인해 발생할 수 있다. 균형의 한계는 많은 특정 작업 및 활동에서 기능적 제한에 기여할 수 있다. 성인의 경우, 서 있거나 앉아있을 때의 제한은 보행, 이동, 일상 생활 활동(ADL) 및 활동에 영향을 준다. 균형은 또한 무릎 꿇기와 사지와 같은 다른 발달 위치의 기능에 영향을 미치므로 적자는 어린이의 마루 이동 및 기는 것과 같은 작업에 영향을 미칠 수 있다. 균형의 한계는 종종 낙상에 대한 두려움으로 인해 활동을 제한하게 된다. 기능적 능력의 저하와 활동의 회피는 개인의 사회적 역할에 부정적인 영향을 미쳐 장애 또는 참여 제한을 초래할 수 있다. 평형과 균형의 검사는 수명과 복합적 신경근 진단에서 신경 학적 검사의 중요한 요소이다. 환자 특정 검사는 균형 장애의 정도, 안전 문제, 균형 결핍에 기여하는 근본적인 장애, 그 결과로 생기는 기능적 활동에 대한 제한, 그리고 치료 전문가가 제공해야 하는 직접 개입에 대한 영향으로 인한 위험을 식별하는 데 도움이 된다.

균형과 평형의 분류
Categories of Balance and Equilibrium

자세 제어 시스템의 목적, 중력에 대항하여 신체의 직립 자세를 조절하는 시스템은 정렬의 안정성과 기능이다. 정적인 활동과 동적인 활동 모두에서 균형을 유지하려면 생체 역학 구성 요소, 감각 시스템, 운동 시스템 및 중추 신경계(CNS) 통합의 복잡한 상호 작용이 발생해야 한다. **정적 균형**은 자가 시작 운동이 없는 상태에서 어떠한 자세에서도, 자세 정렬을 유지하는 것이다. 단순히 자세를 유지하는 것인데 심지어는 외부로부터의 경미한 방해조차도 자세를 유지하거나 움직이지 않을 수 있도록 자세를 유지하는 것이다. 앉아 있거나 서 있든 **동적 균형**은 자가 시작 또는 신체 활동 운동 중 직립 자세 또는 안정성을 유지하는 것이다. 또한 인식은 환자가 이용할 수 있는 정보를 해석하고 자세 조절과 관련된 효과적인 응답을 계획하는 데 필수적인 역할을 한다. 인지 장애는 균형 능력 감소와 낙상 위험 증가와 관련이 있다(Holtzer, 2007; Kose, 2005; Blanchard, 2005). 따라서 제4장에서 논의된 환자의 인지 능력에 대한 고려는 균형 시험의 검토와 뒤따르는 개입 계획의 해석에 중요하다.

동적 평형의 과정
The Process of Dynamic Equilibrium

Horak(1987)은 자세 제어 시스템을 균형에 관한 검사와 개입 결정을 염두에 두는 데 유용한 프레임 워크를 제공하는 세 가지 기본 기능 구성 요소(생체 역학, 감각 및 운동)로 나뉜다. 세 요소는 개입 계획에서 조작할 수 있는 구성 요소로도 명심해야 한다(그림 9-1). *생역학적으로*, 적용된 힘과 신체 및 관절/분절의 안정성에 기여하는 기계적 요인을 고려하는 것이 중요하다. *감각적* 구성 요소에는 자세 정립을 유지하기 위한 적절한 조정을 결정하기 위한 기초로서 사람의 평형 상태를 모니터하는 데 사용되는 모

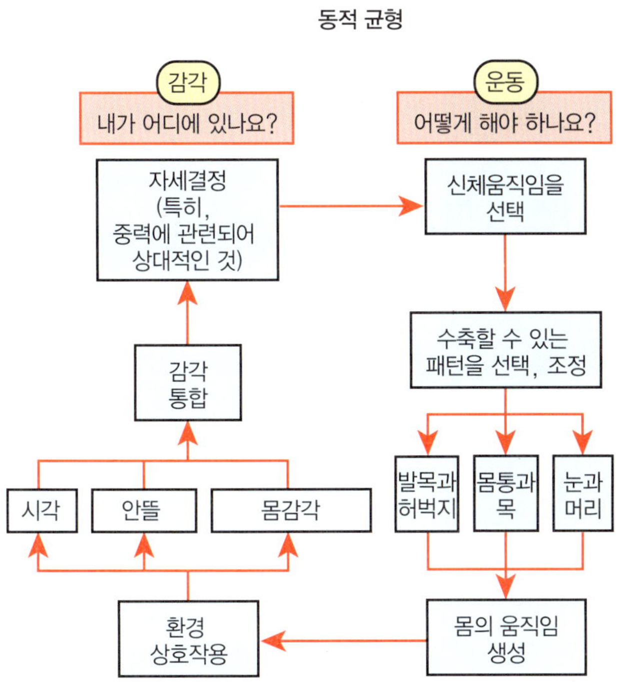

그림 9-1 동적 평형의 과정(감각과 운동의 상호작용).

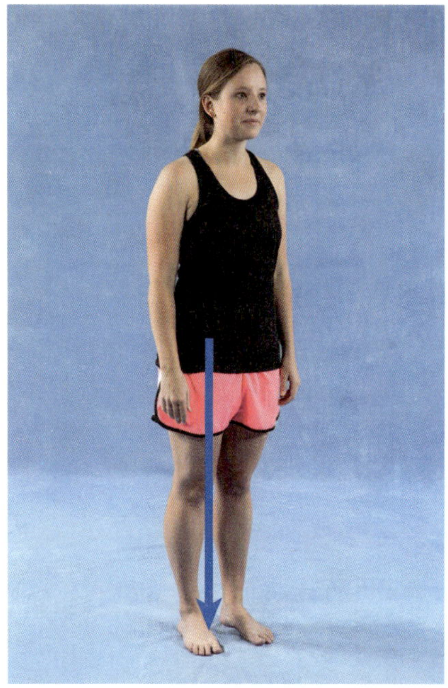

그림 9-2 서 있는 상태에서 압력중심점의 위치를 보여주는 사진.

든 들어오는 정보가 포함된다. *운동구성* 요소는 균형 유지에 필수적인 자세 조정과 평형 반응을 수행하는 데 도움이 되는 신경 근육 골격계의 모든 부분을 포함한다. 분명히 *중추적 처리*는 감각 성분을 받고 운동 구성 요소를 구현하기 전에 그리고 균형 반응 동안 실시간 조정과 반응을 위해 CNS에서 이루어져야 한다.

생역학적 구성요소

전산하된 힘판을 이용한 힘판(force-platform) 연구는 압력 중심과 LOS를 포함한 균형의 생체 역학적 특성을 이해하는데 기여했다. **압력 중심(COP)** 또는 **무게 중심**은 그림 9-2와 같이 COM을 통과하는 중력선이 바닥이나 다른 지지면에 상충할 수 있는 지지면의 단일 위치이다. 힘플랫폼을 사용할 때 COP는 시각적 모니터에 동적으로 표시되거나 COP 위치의 변화를 나타내는 일련의 데이터로 기록될 수 있다. 사람의 체중이 이동하면 COP는 체중 이동 방향으로 이동한다. 모니터에서, 오른쪽 무게 이동은 컴퓨터 커서가 오른쪽으로 이동하도록 하고, 왼쪽 무게 이동은 왼쪽 커서 이동을 초래하고, 앞으로 이동은 위로 향하는 커서 이동을 야기하며, 뒤로 이동은 아래쪽 커서 이동을 유발한다. LOS는 개인이 균형을 잃지 않고 각 방향으로 안전하게 기울어질 수 있는 최대 거리이다(그림 9-3). 당신은 COP가 신체가 안정적으로 유지한 채로 원주 상태라고 생각할 수 있다. 서 있는 동안, 한 걸음씩 걷거나 자세를 바꾸지 않고 얼마나 멀리 뒤로 몸을 기울일 수 있는가?(그림 9-3A), 얼마나 멀리 오른쪽으로, 얼마나 멀리 왼쪽으로(그림 9-3A)? 이러한 모든 움직임의 복합적인 것은 각 방향, 즉 LOS으로 기울어진 사람의 능력을 원추형으로 표현할 수 있다. 그림 9-3D는 착석 위치에 있는 사람에게 작용되는 것과 동일한 개념을 보여준다. 편마비 뇌졸중이 있는 피험자에서 COP 운동의 힘판 측정법을 사용하여, 힘판 데이터를 사용한 동적 균형 측정은 기능적 균형 성능의 유효한 지표로서 정적 균형 측정보다 지원된다(Liston, 1996). 기능적 기술이나 작업의 대부분은 단순히 정중선을 안전하게 유지하는 것보다는 목적을 달성하기 위해 LOS의 극단을 향한 움직임을 포함하기 때문에 논리적으로 보인다. 따라서 균형 훈련을 하는 동안 환자는 안전하고 감시가 잘되는 환경에서 정기적으로 LOS의 가장자리로 나아갈 것을 권장해야 한다. 이보다 전에, 그러나 우리는 환자의 균형 능력을 관찰하고 측정해야 한다.

Nashner(1990)는 발 사이에 4인치로 서서 전후 방향으로 12°, 좌우로 16°로써 LOS를 보고했나. BOS가 뒤쪽으로 확장되어 있지 않기 때문에 후방 방향의 흔들림이 가장 제한적이다. 보다 큰 내외측의 움직임은 아마도 정면에서 2개의 분리된 지지대(발)를 갖는 것과 마찬가지로 보폭을 넓이는 것과 같은 것과 관련이 있다. 균형 능력이 감소함

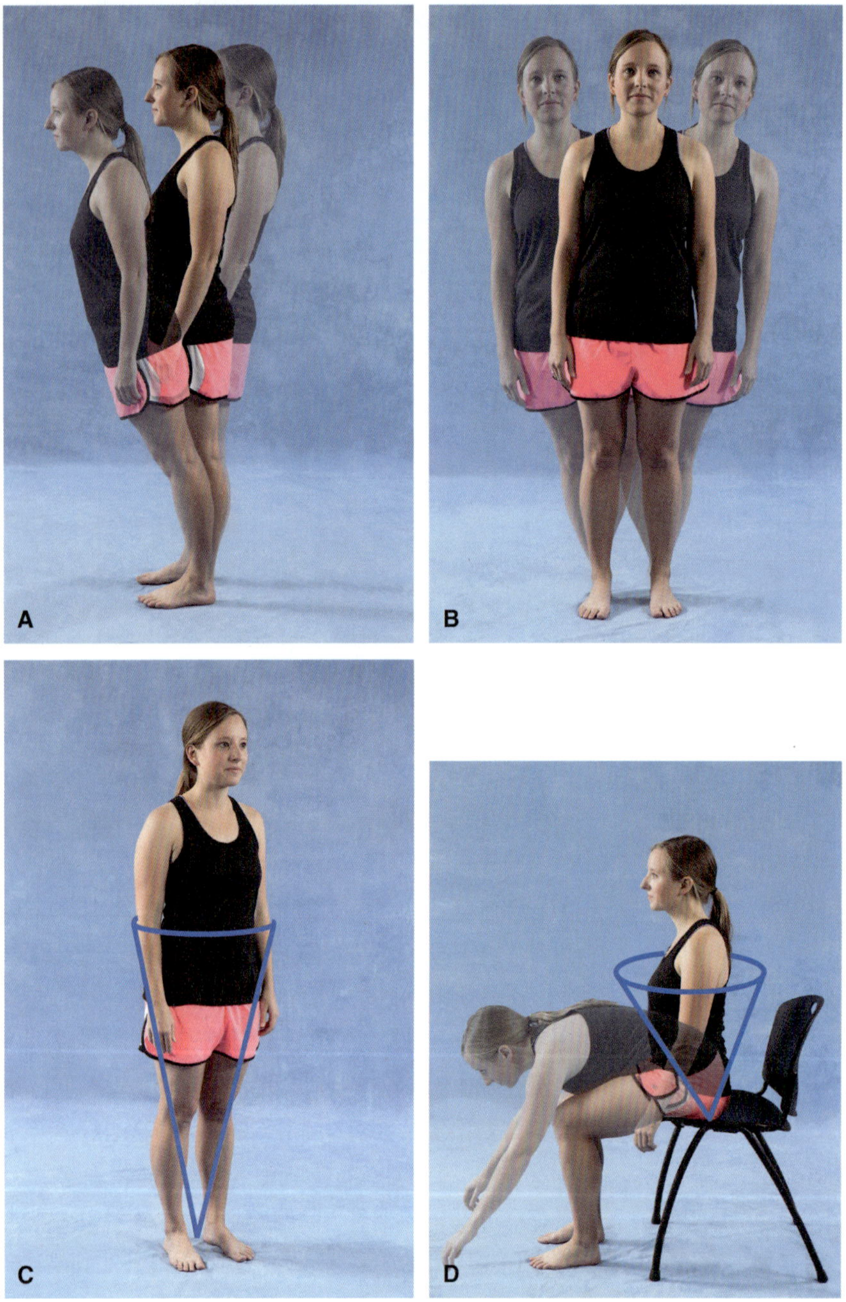

그림 9-3 A. 측면 시야에서 원뿔 모양의 안정성 한계(LOS)의 전후 치수를 보여주는 개인. B. 안정성 한계의 측면 치수를 보여주는 사진 C. 성인의 투영된 원뿔 모양의 안정성 한계(LOS) D. 앉은 자세의 성인이 이용할 수 있는 전방/후방 LOS.

에 따라, 논리적으로 LOS는 감소한다. 젊은 건강한 성인들에게는 보다 까다로운 자세 조건(눈을 감고 좁은 BOS 및 지지대 표면의 움직임) 하에서 COP가 BOS 중심으로 이동하는 경향이 있으며 중심에서 더 많은 시간을 보내고 LOS(Nichols, 1995)의 가장자리로부터 떨어지는 경향이 있다.

감각계

균형과 평형에 관여하는 주요 감각(구심성) 시스템은 시각 시스템, 체성감각 시스템(고유 감각 및 표면 촉각 모두) 및 전정 시스템을 포함한다. 중추신경계는 균형을 유지하기 위해 목표 지향 행동 및 자동 자세 반응을 적절히 조절하기 위해 이러한 시스템의 정보를 통합해야 한다.

시각계는 환경에 관한 정보, 특히 개인이 균형을 유지하기 위해 정확히 응답해야 하는 "정렬"을 결정하기 위한 참조 정보를 제공한다. 수평선, 창문 및 문틀, 건물, 벽, 방의 구석 및 나무와 같은 수평 및 수직 신호를 검색하여 개인과 관련된 환경의 방향에 관한 시각적 신호를 얻는다. 이러한 단서는 정적 작업이나 동적 이동 중에 자세 정렬을 유지하는 데 사용된다. 경사로/경사면에 서 있을 때, 개인

은 경사의 정도와 관련하여 체성감각 시스템의 정보를 처리하고 중력에 정렬이 무엇인지에 대한 시각적 입력과 그 정보를 통합해야 하며 균형과 평형을 유지하기 위해 반응해야한다. 시각적 처리는 개발 초기에 시작되며, 어린 아이들은 신체 위치를 환경에서 수직 및 수평 이미지와 시각적으로 비교하는 것을 배운다. 시각적인 입력에 대한 응답으로 머리의 방향을 나타내는 시각적 정위 반응은 유년시절에 이러한 머리의 지남력이 발생하도록 하여 발달하게 된다. 예를 들어, 자전거에서 떨어졌을 때 주위의 나무, 관목 및 울타리 지주에 비해 개인 지남력이 점점 자세정렬을 덜하게 된다는 것을 인지하게 된다. 또한 시각 시스템은 평형을 유지하기 위해 환경을 탐색하거나 예상할 수 있는 장애물에 관한 정보를 제공한다. 시각 시스템은 환경 내의 물체 인식 외에도 물체의 움직임과 관련된 동적 정보를 제공한다. 예를 들어, 에스컬레이터에 접근할 때 시각 시스템은 접근 단계의 높이와 속도에 대한 정보를 제공한다. 개인은 균형을 유지하면서 적절한 자세 응답으로 에스컬레이터에 단계를 예상해야 한다. 불안정한 표면 조건에서 시각 신호의 감소는 균형 손실의 가능성을 5.7배 증가시킬 것으로 나타났다(Judge, 1995).

균형에 기여하는 ***체성감각***는 (1) 지지 표면과 접촉하는 신체 부위의 피부 접촉 및 압력 감각 (2) 근육 수용체(근육 스핀들) 및 관절 수용체(골지 건 기관 및 관절 캡슐)로부터의 고유 감각 및 운동 감각 정보 수용체)를 포함한다. 신체와 접촉하는 외부 환경의 촉각 정보(예; 시 있는 동인 발뒤꿈치 또는 앞 발가락, 앉은 상태에서 허벅지 뒤쪽과 발과 좌골 결절감각의 구분)는 개인에게 모양, 방향 및 기타 필요한 정보를 제공하고 지지 표면 또는 환경의 안정성 및 서 있는 체중이 대부분 앞발(앞쪽으로 기울어 짐) 또는 뒤꿈치(뒤쪽으로 기울어짐)에서 지지되는지 여부를 제공한다. 피부에 있는 촉각 수용기, 특히 서 있는 발바닥이나 앉아있는 엉덩이/허벅지를 따라 가하는 압력 수용기는 일반적으로 COP의 위치와 움직임을 자가 통제하는 데 도움이 된다. 발에서 앞으로 나아갈 때, 당신은 발 앞쪽에서 체중의 대부분을 느낄 수 있으며, 뒤쪽으로 움직이면 대부분의 무게가 발뒤꿈치에서 느껴진다. CNS가 극심한 변화를 감시하면 나리와 몸통을 통해 운동계를 사용하여 신체 위치를 적절하게 조절할 수 있다.

균형을 위해 더욱 중요하게는, 고유수용기, 특히 척수소뇌 경로에 의해 운반되는 근육 방추체들로부터의 잠재의식 위치 감각은 각 신체 부위, 특히 서 있는 다리 전체의 관절 위치에 대한 필수 정보를 제공한다. 있는 동안, 발목의 위치 감각은 이 관절이 가만히 있는 자세에서 주요 축(pivot) 관절로 작용하기 때문에 가장 중요하다. 예를 들어, 과도한 배 굴곡이 앞다리에서 증가된 압력 감각을 수반하는 과다한 전방 기울기의 징후로 감지되면 개인은 족저 굴근을 사용하여 경골을 족저 굴곡으로 뒤로 당기고 신체와 함께 몸을 뒤로 넘겨서 좀 더 자세 정렬을 만든다. 관절과 근육 수용체로부터의 입력은 관절의 위치뿐만 아니라 운동의 속도와 방향에 관한 정보를 제공한다. 이 정보는 적절한 자세 반응을 결정하는 데 사용된다. 예를 들어, 공을 걷어차기 위해 달리기를 할 때, 개인은 몸통과 사지가 관련된 자세 반응을 활성화하여 하체 운동의 속도, 방향 및 크기를 예측하고 이에 반응해야 한다.

내이의 반고리관과 이석기관으로 구성된 ***전정 시스템*** 장치는 중력에 대한 머리의 위치와 공간에서의 머리의 움직임에 대한 정보를 제공한다. 우리의 눈을 감고 있더라도, 우리는 주로 전정 입력을 사용하여 머리의 위치와 움직임을 감지할 수 있다. 시력과 체성 감각기관이 제한적일 때 우리는 대부분이 이러한 감각에 의존하는 경향이 있다. 균형을 위한 이 시스템의 주요 기능은 중력과 관련하여 자세 정렬에 대한 인식, **전정 안구 반사(vestibulo-ocular reflex, VOR)**를 통한 머리 움직임 동안 시선의 안정화, vestibulospinal 경로를 통한 자세 톤 및 근육 활성화의 조절을 포함한다. 머리 움직임 중 VOR은 눈을 같은 속도와 크기로 움직이면서 머리 움직임과는 반대 방향으로 움직여 **시선 안정성**을 촉진한다. 체성감각 및 시각 시스템과 함께 전정 시스템은 머리의 위치에 관한 필수 정보를 제공하고 이 정보는 평형을 지원하는 적절한 자세 근육 및 시선을 유지하기 위한 외안근에 전달한다. 시선 유지를 통한 시각계는 머리움직임 중에도 정확한 정보를 뇌에 전달할 수 있으므로 개인이 평형을 유지하는 데 도움이 된다.

중추적 처리

중추신경계는 이러한 모든 감각 시스템의 정보를 균형 유지를 위한 기반으로 통합한다. 각 계통의 상대적인 중요성은 각 정보가 다른 정보와 관련하여 해석될 때 개인, 작업 및 작업 항목에 따라 다르나. 감각 정보의 일부 유형은 특정 상황에서 유효하지 않았다. 예를 들어, 발목에서의 관절 위치, 안정된 표면 위에 서 있는 동안 매우 중요한 감각 정보는 불안정한 표면에 편향/기울기가 변화하여 서 있어도 관련이 없다. 지각은 평형 반응을 구성하는 운동 반응의 기본으로 작용하는 합성 정보를 사용하여 대뇌 반구 수준에서 발생한다. 상황과 환경 조건에 따라 사람은 균형 감각 반응의 기초로서 다른 사람보다 특정한 감각 양상에 더 의존할 수 있다. 예를 들어, 조명이 약한 상황에서는 체성감각계와 전정계는 시각계보다 큰 역할을 한다. 세 시스템의 입력 중복은 다양한 환경에서 시스템의 유연성을 증가시킨다. 한 영역에서 손상이 있는 환자는 다른 계통의 확장된 사용을 통해 이러한 손상을 보완할 수 있다. 예를 들어, 체성감각 손상(예를 들어, 당뇨병과 관련된 말초 신경병증을 가진 사람)에서, 시각 및 전정 시스템의 역할이 증가할 것이다. 이 장의 뒷부분에서 자세히 설명할 CTSIB (Clinical Test for Sensory Interaction in Balance) 임상 시험은 개인이 균형감각을 유지하기 위해 각 감각 시스템을 얼마나 잘 사용하는지 결정하는 데 사용할 수 있다 (Shumway-Cook, 1986).

이 세 감각 시스템의 상호 작용은 자세 정립의 균형을 유지하는 데 필수적이다. 조용하고 안정된 자세에서 인간은 발목과 발의 체성감각 정보에 주로 의존한다. 주로 발목의 위치감각을 감지하지만, 발바닥의 압력감각에 약간의 의존을 보인다(앉은 자세에서, 두뇌는 좌골 결절과 엉덩이의 압력감각과 엉덩이 관절의 위치감각을 사용한다). 불안정하거나 움직이는 표면에 서 있을 때(예; 거친 바다에서 흔들리는 보트에 서 있거나 풍선 매트리스를 가로질러 걷는 경우) 체성감각의 입력은 우리를 자세 정렬을 반영하는 데 덜 신뢰할 수 있으며 사실 다른 감각 시스템과 충돌할 수 있다. 사실, 이러한 조건 하에서, 항상 '0°에서 유지한다'는 단독적인 수용에만 의존하는 확고한 규칙이 있다면, 이 규칙은 지지면이 항상 수평이라고 가정하기 때문에 불안정한 표면에 빠르게 낙상하게 될 것이다. 불안정한 표면에서, 따라서 사람들은 평형 유지하기 위해 시각적 단서(예; 수평선을 위해 환경을 스캐닝) 및 전정 정보(예; 머리가 직립인지 아닌지를 검출)에 더 의존한다. 시야가 제한되어 있지 않은 불안정한 표면(예; 밤에는 낚시 보트에서 있는)에 서 있을 때 균형 시스템은 주로 균형을 유지하기 위해 조정을 하기 위한 전제 조건으로 중력과 관련하여 위치를 측정하는 데 도움이 되는 전정 입력에 의존한다.

체성감각(Lia, 2002), 시각(Kosnik, 1988), 전정 (Sloane, 1989) 기능의 해부학적 및 생리적 측면은 노화와 함께 발생한다(Furman, 2001). 이러한 감소는 고령자의 균형 능력에 영향을 미치지만 노인에서 특정 손실 패턴은 없다. 노인은 일반적으로 하나의 감각 시스템이 감소되면 균형 능력을 유지할 수 있다. 그러나 하나 이상의 감각 양식이 감소될 때, 노인들은 젊은 사람들보다 균형을 유지하는 것이 어렵다.

운동 반응

균형을 유지하려는 운동 계획은 복잡하고 작업과 개인의 요구와 상황에 따라 다르다. 서 있는 균형 프로세스의 각 개별 운동 계획은 평형을 유지하는 바람직한 조화된 동작을 야기하기 위해 주로 신경 말초에서 특정 근육 그룹에 작용하는 신경근 시스템, 특히 중추 신경계의 운동 경로에 의해 수행된다. 정립된 자세 안정성은 균형을 유지하기 위해 함께 작동하는 관련 관절의 각 지지 관절과 근육 사이에서 반대 근육 그룹간에 주의깊게 간격을 둔 복잡한 상호작용을 통해서만 가능하다.

정위반응, 보호 및 평형 반응은 특정 감각 자극에 대해 "반사적" 또는 고정 관념적 방식으로 발생하고 어린 시절에 발생하는 자세의 반응이며(13장 참조) 균형에서 중요한 역할을 한다. **정위 반응**은 머리와 지지면과 관련하여 공간과 몸의 머리를 방향을 잡아주며 시각적(광학적 정위반응), 전정 정위(labyrinthine righting) 또는 머리의 정위반응에 따른 신체의 반응(body right on head righting) 신호에 반응하여 발생할 수 있다. 정위 반응은 일반적으로 생후 약 3개월부터 시작된다. 보호 신전을 포함한 **보호 반응**은 COM이 회복 불가능하게 LOS 이상으로 움직인 후에 낙상을 방지하기 위해 BOS를 리셋/확장하거나 하나 이상의 사지가 부상을 입지 않도록 방지한다. 그림 9-4는 소아와 성인의 보호 반응을 보여준다. 착석 시, 전방 및 옆쪽 보호 반응은 일반적으로 6개월에서 9개월 사이에 시작되며, 후방 보호 반응은 10개월에서 12개월 사이에 마지막으로 발생한다. **평형(균형) 반응**은 COM의 실질적인 변위에 대한 반응으로 발생하는 상대적으로 복잡한 자세 반응이다. 이 반응은 인생의 돌이 끝날 즈음에 시작된다. 이러한 움직임은 일반적으로 몸을 균형을 유지하기 위해 섭동력과 반대 방향으로 이동시킨다. 평형 반응은 전형적으로 사지의 신전과 외전과 더불어 몸통의 회전을 포함한다. 성인이 되기에 이르면 자세 조절과 균형 유지에 관련된 운동 전략이 노년기에 더욱 복잡하고 적응력이 감소하게 된다.

Nashner는 **발목 균형 전략**, **엉덩이 전략** 및 **발걸음 전략**(Nashner, 1976; Nashner, 1985; Horak, 1986; Nashner, 1990)의 3가지 균형 전략 또는 서 있는 균형의

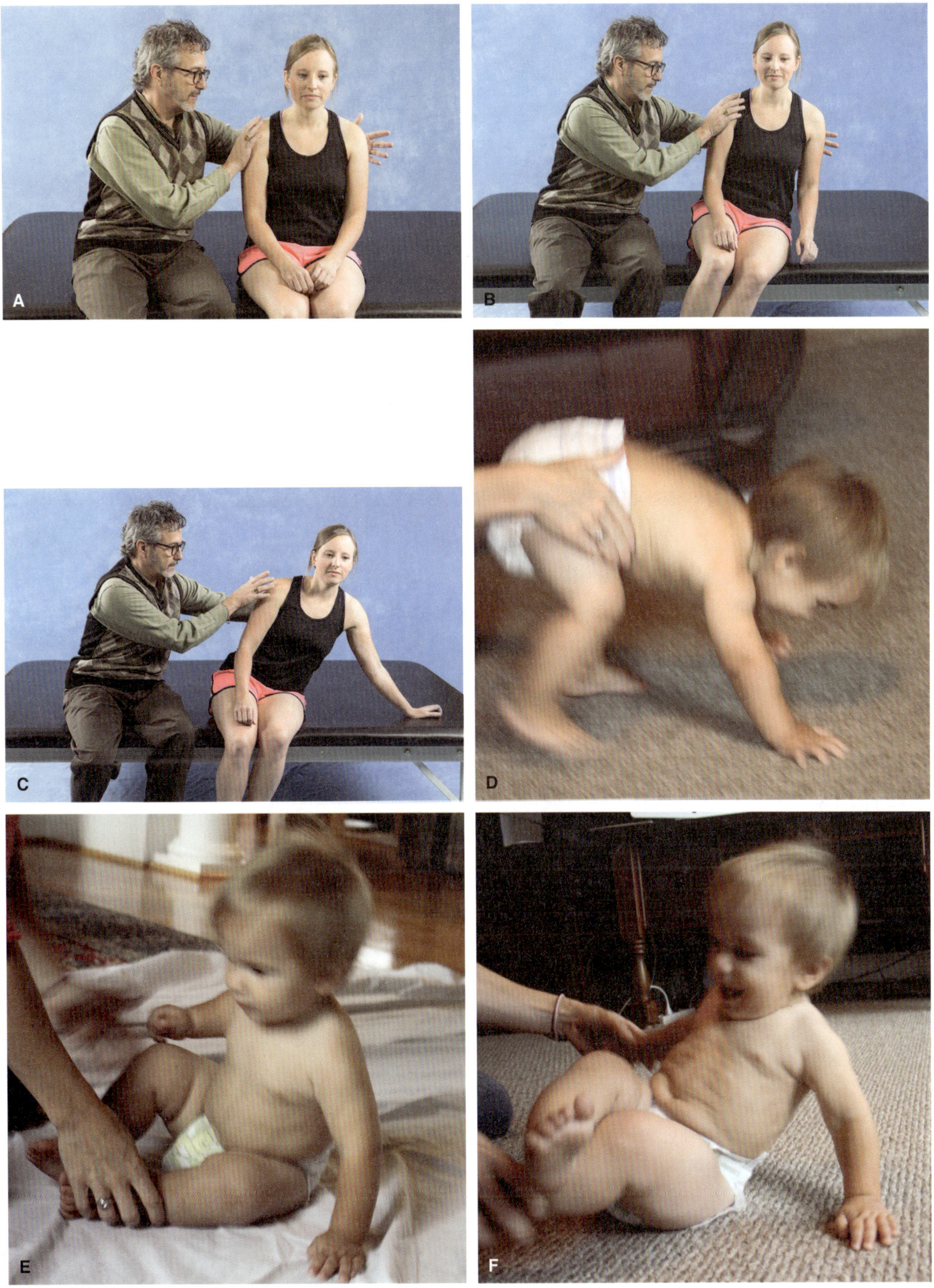

그림 9-4 그림 A, B, C는 성인이 앉아 있을 때의 보호 반응 순서를 보여준다. 앉아 있는 걸음마 아기의 보호 신전 반응은 D. 서기 시에 전방 보호 반응으로 보여지고, F. 앉아 있을 때는 뒤로, 후방/뒤로 보호 신전 반응은 유년기에 발달하는 최근 형태의 보호 신전이다.

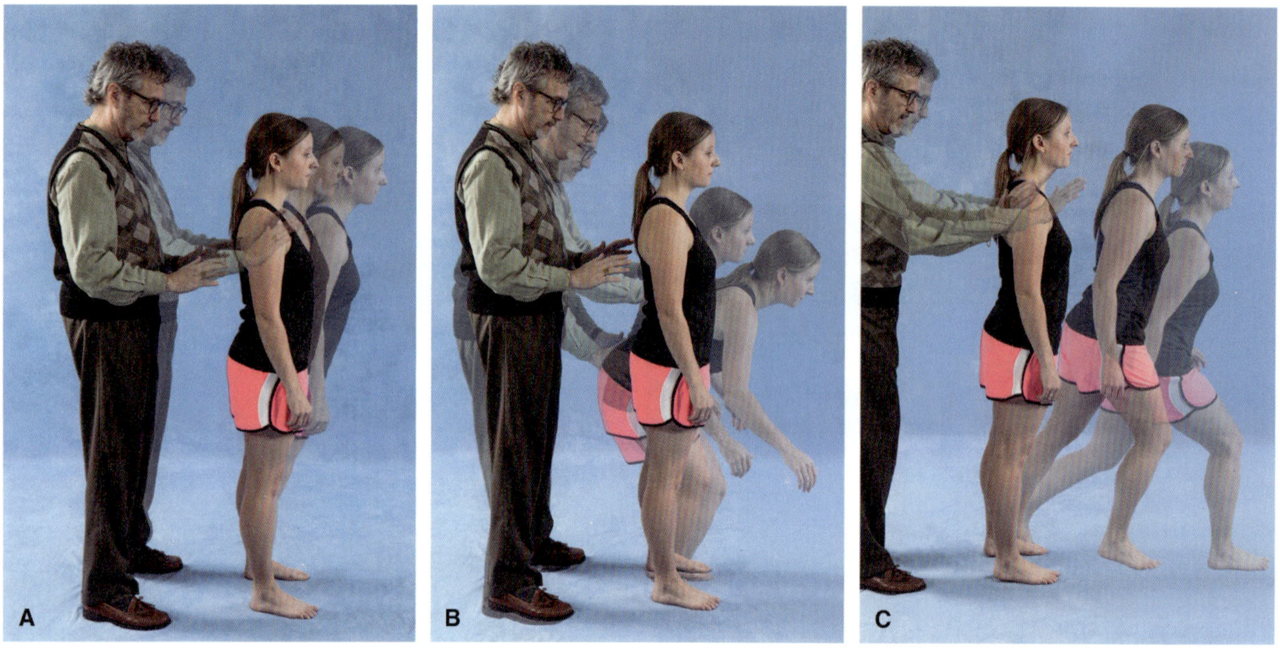

그림 9–5 이 사진들은 서기에서의 전형적인 균형 전략을 보여준다: A. 발목 전략, B. 고관절 전략, C. 스테핑(발걸음) 전략.

복잡한 운동 상호 작용을 설명하고 분류했다. 치료사가 검사 중에 관찰할 수 있는 세 가지 균형 전략은 그림 9–5A, B 및 C에 나와 있는 가장 간단한 것(더 심한 동요로 인한 것)에서 가장 복잡한 것(더 심한 동요로 인한 것)에 설명되어 있다.

1. *발목 전략.* 사람이 조용히 서 있거나 친구와 대화를 나누거나 대자연의 아름다움을 시각적으로 감상하는 경우 균형을 유지하는 것은 기본적인 팔의 움직임 만큼 간단한, 개인의 움직임에 따른 반응 또는 개인의 인지, 바람의 느낌을 포함하여 환경에 적절하지만 미묘한 반응을 나타낼 뿐이다. 대부분의 경우, Nashner가 발목 관절에서 경골 운동으로 관찰되는 "발목 전략"을 BOS 중심으로 이동시키고 자세 안정성을 높이기 위해 이러한 경미한 동요에 대한 반응이 발생한다. 이 서 있는 전략은 주로 발목에서 근육을 기본 축관절로 사용하여 하지의 원위 근육 활성화를 동원한다. 앉아있을 때 유사한 반응은 전/후 동요에 대한 고관절의 움직임과 옆의 동요에 대한 하체 근육이다.
2. *고관절 전략.* 보다 활동적인 상황에서 사람이 부딪히는 경우, 예를 들어, 보도에 빨리 지나가는 사람이 넘어지면 낙상을 막기 위해 보다 강력한 반응이 필요할 수 있다. 버스 또는 지하철이 서서 앞으로 향한 상태에서 급속히 멈추는 경우에 발생할 수 있다. Nashner는 BOS의 경계 내에서 COM을 보다 극적으로 이동시키기 위해 고관절의 굴곡 또는 신전을 포함하는 것을 "고관절 전략"이라고 부른다. 근육의 근위 활성화가 이 전략에 대해 설명되었으며, 무릎 굴곡은 또한 COM을 낮추기 위해 통합될 수 있으며, 이는 또한 안정성을 증가시킨다. 앉아있는 것과 유사한 응답은 BOS를 통해 COM을 신속하게 재배치하기 위해 상부 체간 운동 또는 극적인 상부 체간 운동 변화가 될 수 있다.
3. *스테핑 전략.* 이 가장 능동적인 균형 전략은 발목 전략이나 고관절 전략을 사용하여 안정성을 회복할 수 없을 정도로 BOS 외부의 COM을 대체하는 갑작스럽고 힘 있는 방해에 이어 발생한다. 서 있는 동안 보호적 신전의 한 형태로 간주될 수 있는 이 "스테핑 전략"은 새로운 COM 위치를 포함하는 새 BOS를 재설정하기 위해 외부 적용된 동요와 동일한 방향으로 한발을 신속하게 들어 올리거나 움직여서 발생한다. 힘이 한쪽에서 가해지면, 사람은 대개 반대쪽 발의 발걸음을 옮긴다. 그러나 동요가 일어날 때 반대측쪽 족부가 주로 체중 부하쪽 발인 경우, 걸음을 떼기 전에 무게중심을 옮길 시간이 충분하지 않기 때문에 동측 족부가 외력 방향으로 몸통 중앙을 가로질러 움직일 수 있다. 스포츠에서 자주 볼 수 있는 극단적인 힘에 대응하여 안정성을 되찾기 위해 일련의 단계가 필요할 수 있다.

이러한 전략의 조합은 이 유연한 다중 구성 요소 시스템에서 평형을 유지하는 데 활용된다(Horak, 1986). 균형의 신체 검사의 일환으로 균형을 유지하기 위해 활용되는 운동 전략에 유의해야 한다. 전략의 존재 외에도 (1) 활용된 전략이 그 업무의 맥락 내에서 효과적이고 적절한지, (2) 전략 실행의 시기가 수요를 충족시키는데 효과적인지 여부, 그리고 (3) 근육이 적절한 순서로 활성화되었는지 여부. 이러한 전략은 반응 및 예상 자세 조절과 관련된 다양한 작업에 걸쳐 테스트해야 한다.

안전성 고려사항 Safety Concerns

균형 시험을 하는 동안, 환자의 안전은 치료사의 마음에 최상위에 두어야 한다. 안전 문제는 균형과 평형과 관련된 모든 시험이나 측정에 내재되어 있어야 한다. 초기 검사의 일환으로, 치료사가 환자의 균형 능력을 알지 못하기 때문에, 그리고 종종 검사 전에 환자가 약점이나 운동 제한 범위와 같은 신경근 질환 또는 관련 시스템과 관련하여 알려진 위험이 있음을 이미 알고 있기 때문에 균형 테스트가 수행된다. 또한, 대부분의 균형 시험은 환자를 낙상 위험이 더 높은 까다로운 또는 불안정한 위치(예; 좁은 BOS, 단일 사지 자세 등)에 둔다. 따라서 주의 깊게 관찰하고 가드(보행 벨트 포함)를 지켜보고 환자가 테스팅 절차 중에 떨어질 위험으로부터 보호해야 한다. 균형 테스트의 요구에 의해 균형이 극복되면 낙상을 방지하기 위해 환자를 완전히 지지하거나 환자를 지지면으로 천천히 내려야 한다.

균형의 생리학과 신경과학 Physiology and Neuroscience of Balance

평형을 유지하기 위해 서로 통신하는 신경 해부학적 구조 그룹은 이전에 설명한 여러 감각 시스템과 운동 시스템의 통합을 포함하여 복잡하다. 균형과 관련된 핵심 구조는 그림 9-6(어디에 있는가?)에 나와 있다. 체성감각계는 5장에서 더 자세히 설명하는 기계수용체와 체성감각 운동 경로를 사용한다. 시각 시스템은 망막에 있는 광수용체를 통해 빛을 감지한다. 시각 정보는 의식 및 잠재 의식의 광학 경로를 통해 기본 시각 피질로 전송되어 뇌가 수평 및 수직 신호를 포함한 환경의 시각적 이미지를 인식하여 정립 자세를 최적화한다. 내측에 위치하고 8장에서 더 자세하게 설명된 전정기기는 골성과 막성의 미로와 전정 감각 수용체인 유모 세포로 구성되어 있다. 뼈의 미로는 머리의 수직과 가속 운동을 감지하는 3개의 반고리관과 일차적으로 머리의 수평적 가속 운동을 모니터 하는 2개의 이석기관을 포함한다. 균형과 관련된 전정 입력 및 출력은 8장에서 설명한다. 이 모든 감각 시스템의 신경 해부학적 경로와 수용체가 균형에서 역할과 관련하여 표 9-1에 요약되어 있다.

내측 피질척수, 전정척수로 및 시개척수로를 포함하여 여러 운동 경로가 평형 유지에 관여한다. 확실히 균형을 유지하려면 팔다리와 축근육에서 근육 활동의 정확한 조화, 운동 조절 및 근력이 있어야 한다. 그러므로 힘과 협조는 균형 감각의 잠재적 근본 요인으로 면밀히 검토되어야 한다. 그러나 여기서 논의의 목적을 위해, 평형 유지에서 고려되는 일차 운동 경로는 축근육에 작용하는 경로이다. 운동시스템은 목적에 맞는 사지 움직임을 제어하는 등쪽 외측시스템과 자세와 균형을 제어하는 전내측 시스템으로 나눌 수 있다. 전내측 시스템은 축 및 거들 근육의 하위 운동신경원에 대한 몇 가지 경로를 포함한다. 이러한 운동 경로는 표 9-2에 요약되어 있다. 여러 감각 시스템의 입력과 중앙정보 처리의 통합된 CNS를 기반으로 다양한 작업 및 조건에서 균형을 유지하기 위해 이전에 설명한 운동 응답 구현을 위해 여러 운동 경로를 조정하는 운동 신호가 전송된다.

균형과 평형의 기능적 영향 Functional Implications of Balance and Equilibrium

독립과 안전을 위해서는 개인 균형을 유지하는 것이 중요하다. 앉아 있거나 서 있는 균형 감퇴는 관련된 특정 기능적 업무의 독립성을 떨어뜨리고 그 업무의 효율성을 떨어뜨리거나 업무 수행 시간을 연장시킨다. 기능적 기술 수행에 대한 이러한 제한은 개인의 동기 부여를 떨어뜨릴 수 있으며 균형 잡힌 자세로 결과적으로 더 앉아있는 생활 방식을 야기할 수 있다.

균형과 이동성의 한계는 낙상의 위험 요인으로 확인되었다(Hyndman, 2002; Hyndman, 2003; Lamb, 2003). 지역 사회 주거 노인의 낙상 빈도는 11%에서 30% 사이이며 뇌졸중을 앓은 사람의 발병률은 50% 수준이다(Jorgenson, 2002; Lamb, 2003; Hyndman, 2003;

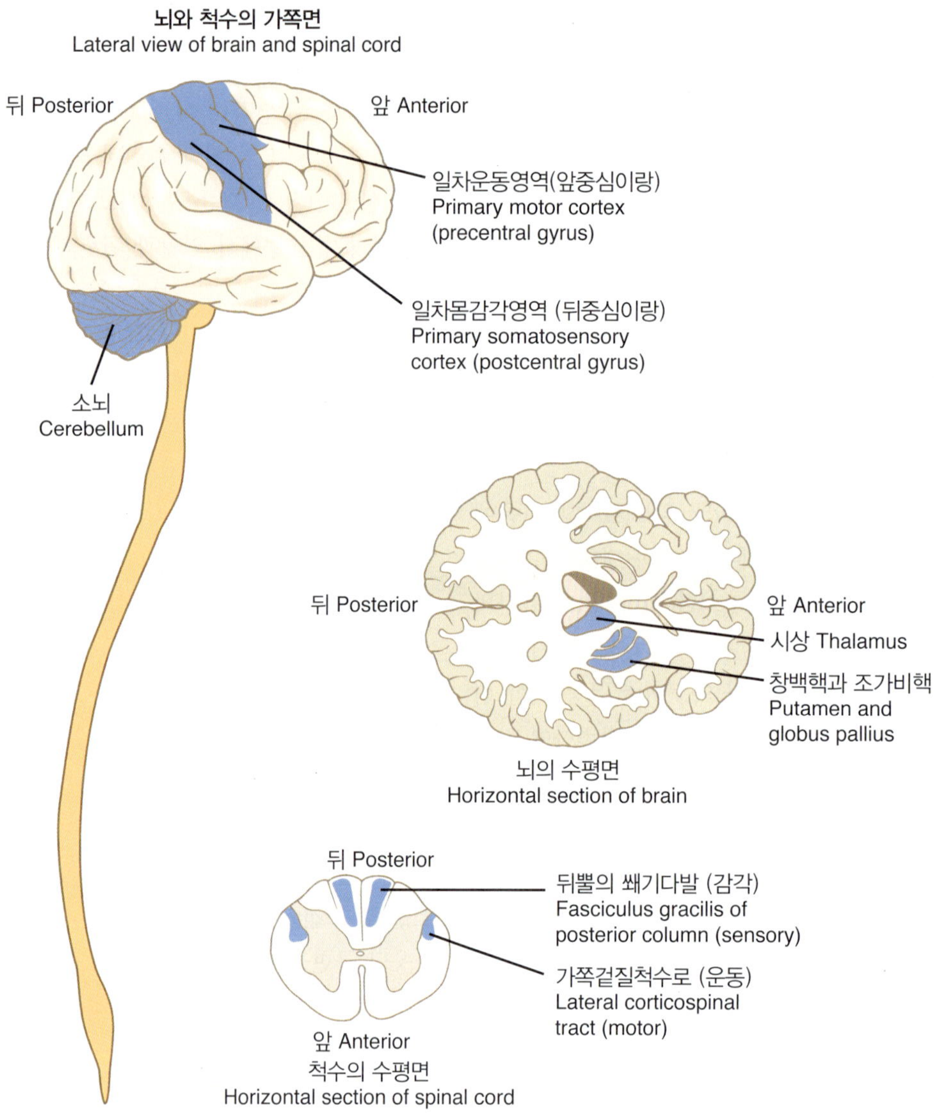

그림 9-6 균형과 관련된 주요 CNS 위치(뇌, 뇌줄기, 척수 내) 뇌에서 균형과 관련된 중요한 영역에는 1차 몸감각겉질(대퇴뒤쪽 이랑), 1차 및 2차 운동겉질(이마엽 뒤쪽 가쪽면), 소뇌, 기저핵, 시상하부의 처리중추가 포함된다. 병변 위치는 뇌의 한쪽에만 표시되지만 양쪽이 손상되면 균형이 손상될 수 있다.

Graafmans, 1996). 질병 통제 및 예방 센터(Centre for Disease Control and Prevention, 2016)에 따르면 낙상으로 인한 부상은 13초마다 응급실에서 치료되며 20분마다 생명을 빼앗았다. 매년 3명의 고령자 중 1명이 낙상하지만 뇌졸중이 있는 사람의 28%는 낙상과 관련된 부상을 보고한다(Lamb, 2003).

이동성과 균형, 특히 역동적인 균형 사이의 관계는 문헌에서 입증되었다(Shubert, 2006). 균형의 수행은 보행 속도와 시간을 두고 의자에서 일어나는 것에 대한 유의한 예측인자이다(Shubert, 2006). 앉아있을 때, 균형이 잡히지 않으면 앉을 수 있는 사람의 능력을 떨어뜨릴 수 있고, 앉기에 대한 외부에 의존하게 되고, 체중 이동, 앉기, 이동, 앉기 등의 활동적인 활동을 방해할 수 있다. 지원되지 않는 카운터에 서 있거나, 줄 서서, 누군가를 보러 돌아서거나, 물건에 닿아 걷거나, 경사로, 연석 또는 계단을 들어 올리는 것과 같은 서 있는 기능적 작업은 균형이 손상될 때 부정적인 영향을 받는다.

표 9-1 자세유지에서의 중추신경계 감각 구조와 역할

감각	수용체/위치	중추신경계 경로	균형의 기능적인 역할	투사/교차
의식적 고유수용성	근육, 힘줄, 관절에서 근방추, 관절수용체, 골지힘줄기관	뒤섬유기둥 안쪽섬유띠로 척수의 뒤뿔에서 널판 다발, 쐐기 다발은 뇌줄기에서 대뇌의 마루엽까지 안쪽 섬유띠로계로 된다	환경에 따른 신체의 위치와 움직임에 대한 의식적 정보	섬유는 하위 숨뇌에서 내측의 궁상 섬유를 통과한다.
비의식적 고유수용성	근육, 힘줄, 관절에서 근방추, 관절 수용기, 골지 힘줄기관	소뇌로 가는 척수소뇌로	움직임과 자세의 정확성에 따르는 의식하 수준의 되먹임	대부분의 섬유는 동측의 소뇌로 정지(교차되지 않은 섬유질이나 척수를 가로지른 척수로 그리고 이후에 뇌줄기의 원래대로 되돌아가는 트랙 둘 중 하나)
시각	각 눈의 망막에서 광수용체(막대 그리고 원뿔)	망막시개(시개)	정적 및 동적 구성요소를 포함한 환경에 대한 시각적 인식 환경 문제에 대한 예측 제공 환경에 따른 환경 및 신체 위치 변화에 대한 피드백	각 망막의 내측반으로부터의 섬유는 시신경 교차에서 가로지른다.
		망막슬상조거(시각 겉질)	의식적인 움직임(등쪽 활동) 물건의 사물 식별	
각과 직선의 가속도	모근 세포, 내이의 이석기관과 반고리관	안쪽 세로 다발을 통한 동안신경핵을 통한 신겉질 전정척수로를 통한 척수	머리의 움직임 인지 눈 움직임의 협응 자세 조절	
촉각	기계적 수용기	몸감각 겉질로 뒤섬유기둥 안쪽섬유띠로와 앞쪽 외측로(앞쪽 척수시상로와 바깥쪽 척수시상로)	압력중심의 움직임과 위치에 관한 정보를 제공	반대측 시상으로 상행하기 전에 척수시상로에서 또는 하위 숨뇌에서 교차하는 섬유

표 9-2 자세유지에서의 중추신경계 운동 구조와 역할

운동	구조/위치	중추신경계 경로	균형의 기능적인 역할	투사/교차
일차운동겉질	대뇌 겉질의 전이랑의 세포체(바깥 면에서 머리, 목, 팔, 몸통 세포체; 내측면에서 하지와 발의 세포체)	겉질 척수로에 기여	모든 뼈대근육 그룹의 자발적 반대측 운동 제어; 또한 뼈대근육에 대한 균형과 평형의 모든 반사 운동 반응을 위한 신호를 전달한다.	
운동앞영역	전 대뇌이랑의 상지에서 앞쪽, 바깥 이마엽 겉질의 뒤쪽 영역의 세포체	일차운동겉질에 연결	축 및 몸쪽 지절 근육조직의 조절과 몸의 방향을 잡기 위한 초기 운지임	
보완운동영역	뒤쪽 이마엽의 위안쪽면에서의 세포체(하지의 일차운동겉질의 중심역 주변의 앞쪽)	일차운동겉질에 연결	움직임의 순서와 프로그래밍화된 패턴	

계속

표 9-2 자세유지에서의 중추신경계 운동 구조와 역할 - 계속

운동	구조/위치	중추신경계 경로	균형의 기능적인 역할	투사/교차
바깥 겉질척수로	대뇌 전이랑의 피라밋세포로부터	섬유가 순차적으로 통과한다. – 방사체 – 내낭 – 대뇌다리의 대뇌각 – 다리뇌 – 숨뇌 피라밋 – 반대측으로 교차 – 가쪽 섬유단의 뒤쪽에서 척수로 – 전각 세포에 정지 (알파 운동 신경원)	일차운동 겉질에서 근육으로 운동 신호가 이동	섬유가 피라미드 교차를 통과해서 하위의 숨뇌의 앞쪽에 가로지름
최종 공통경로	각각의 척수 레벨에서, 척수의 회백질 전각의 세포체	순차적으로 통과 – 복측 뿌리 – 척수 뿌리 – 척수신경 – 말초신경 – 목적 근육의 신경근접합부에 종지	모든 수의적, 반사적 운동신호가 근육을 활성화하기 위한 공통경로를 통과	

균형 검진의 원리
Principles of Examination of Balance

이제 이론적 기반을 바탕으로 균형 시험을 시행하는 동안 특정 원칙과 전술이 항상 적용된다. 균형의 분석은 상세한 내역에 따라 성인이나 소아과 같은 신경근 장애가 있는 개인의 검사에서 중요한 요소이다. 병력은 환자가 경험한 낙상이나 낙상에 가까운 일을 경험해야 한다. 그런 다음 낙상이 내재적 또는 외적 요인의 결과인지 여부를 평가한다. 환자에게 내재된 요인들 또는 낙상에 기여하는 내재적 요인들은 전정, 고유 감각 또는 시각 감각 체계의 기능장애, 약한 운동 장애, 부조화, 열악한 운동 조절 및 제한된 운동 범위를 포함하되 이에 국한되지 않는 시스템 손상을 포함할 수 있다. 또한 외부 요인에 대하여 질문해야 한다(예를 들어, 미끄러짐을 유발하는 얼음, 미끄러짐을 유발하는 실내 작은 융단, 방이나 복도에서 불량한 조명, 안전한 보행을 방해할 수 있는 애완 동물 또는 유아, 걸려 넘어질 수 있는 환경). 상세한 가정에서의 평가가 환자 검사의 일부로 포함되어야 하므로 외래 위험 요소를 해결하여 향후 낙상을 최소화 할 수 있다.

철저한 균형 시험에는 이 장의 앞 부분에서 설명한 평형유지에 기여하는 여러 요소의 평가가 포함된다. 여기에는 감각 수용 및 통합, 운동 계획 및 실행, 근골격계 완전성, 인지 능력 및 주의력 할당, 균형 전략 및 균형 특정 자기 확신이 포함된다. 당신은 균형 적자에 의해 제한되는 기능적 기술에 중점을 둔 정적 및 동적 작업에서 모든 중요한 위치(최소한 앉아 있고 서 있는)에서 균형과 측정 균형에 대한 적절한 테스트와 측정을 선택할 때 이러한 요소의 잠재적인 영향을 고려해야 한다. 앞서 강조한 바와 같이, 균형 능력을 검사할 때 항상 환자의 안전과 잠재적인 낙상 위험을 고려한다.

활용되는 시험 및 조치와 상관없이 균형 장애로 인해 야기되는 특정 기능적 제한 사항, 즉 균형 감각 장애로 인한 영향, 활동이 제한되는 정도, 결과로 생기는 "낙상에 대한 두려움"의 영향, 그리고 따르는 안전 위험을 치료사는 확인해야 한다. 일반적으로 착석 균형에 대한 평가로 시작하여 위험이 적으며 균형을 유지해야 한다. 균형 시험에서 선택한 작업의 복잡성은 대화 중에 지원되지 않는 앉아 있거나 정적인 상태를 유지하는 것과 같이 덜 복잡한 정적 작업에서 시작하여 혼잡한 상황에 앉아 있거나 걸을 때 균중으로부터 점심식대를 가지고 앉을 때나 걸을 때나 신발 쪽으로 구부리는 거와 같은 더 역동적인 작업과 같은 것으로 시작한다.

균형 평가 중 필요한 임상적 추론은 복잡하다. Gentile의 과제의 분류 체계(Tasks of Taxonomy, 1987)는 환자의 관찰과 다양한 설정과 수요 수준에서의 균형 능력을 구성하는 데 특히 유용할 것이다(표 2-3 참조). Tyson과 Desouza(2003)는 균형 평가에서 치료사의 임상적 추론을 분석하고 다음과 같은 3가지 중요한 질문을 제시했다: (1) "환자는 무엇을 할 수 있는가?" (2) "어떻게 하는지?" 그리고 (3) "왜 그들은 그렇게 했는가?" 본질적으로, 당신은 기능적 능력과 독립성의 수준에 주의를 기울여 활동 레벨에서의 업무 성과를 분석한다. 그런 다음 평형을 유지하기 위해 사용되는 자세와 운동 전략을 연구하면서 운동 수준에서 균형을 검사한다. 마지막으로 성능의 근원인 제약 조건 또는 장애를 식별하고 이것이 주요 문제인지 또는 보상인지 확인한다. 가능한 경우 객관적 조치를 항상 통합한다. 강도, 운동 조절, 운동 범위 및 감각은 환자의 균형 장애, 관련 기능 활동 제한 또는 활용되는 보상 전략에 대한 잠재적 기여에 대해 평가해야 한다. 2장에서 기술된 Rothstein과 Echternach의 임상 결정 가이드(2003)는 2장에서 설명한 가설 중심 알고리즘(HOAC II)은 균형 시험과 중재 계획 개발 및 특정 개입 전술에 관한 임상 의사 결정에 적용된다.

균형의 검사와 측정
Tests and Measures of Balance

적절한 검사 및 균형 측정의 선택에 대한 임상적 추론에는 많은 요인을 고려해야 한다. 최적의 심리측정법(예; 민감도, 유효성 및 신뢰성)이 있는 도구를 사용하는 것이 좋다. 질적 관측 기술은 균형 전략에 관한 중요한 정보를 제공하지만, 가능할 때마다 객관적 측정도 통합되어야 한다. 치료사는 손상의 정도와 시간의 경과에 따른 변화를 감지하기 위한 도구의 능력을 고려해야 한다. 또한 도구를 선택할 때 수집된 데이터의 목적을 고려해야 한다. 예를 들어, 하나의 특정 시험을 사용하여 낙상 위험을 감별하는 한편, 다른 시험에서 발견한 것을 보다 적절하게 사용하여 개입을 유도할 수 있다. 장비 내 작업의 특정 항목이나 구성 요소에 어려움이 있는 경우 치료 계획에 초점을 맞추어야 하는 영역을 강조 표시할 수 있다. 시험의 맥락은 적절한 시험과 측정 방법을 선택하도록 안내할 것이다. 예를 들어, 환자 검사의 다른 구성 요소와 비교하여 측정을 완료하는 데 걸리는 시간, 도구의 지침을 따르는 환자의 인지 능력, 치료 전문가가 사용할 수 있는 공간 및 장비 리소스를 고려해야 한다.

미국 물리치료협회(APTA)의 신경과는 객관적인 평가의 정신측정학적 특성을 검사하고 임상적 권고를 하기 위해 다양한 과업집단를 구성했다. 이 날짜까지 신경과에서는 뇌졸중, 다발성 경화증, 외상성 뇌 손상, 척수 손상, 파킨슨병 및 전정 장애와 같은 진단을 검사했다. 과업집단팀은 위에서 열거한 장애와 관련된 균형 및 기타 영역에 대한 결과 평가를 확인했다. 모든 조치를 검토하는 것은 이 장의 범위를 벗어나지만, 자세한 정보는 www.neuropt.org를 방문하는 것이 좋다.

시험에서 전체적인 사람을 전체적으로 여러 단계로 생각해야 한다. 이 검사에는 개인에게 영향을 주는 생물학적 및 정신 사회적 요인에 대한 분석이 포함되어야 한다. *International Classification of Functioning, Disability, and Health*(ICF) 기능적 장애 모델(1장, 그림 1-1)은 기능과 장애를 조사하는데 유용하다(WHO, 2001). ICF 모델의 활용은 1장에서 논의된 생물학적, 개인적, 사회적 차원에서 다양한 차원의 건강에 대한 일관된 관점을 제공한다.

균형의 완전한 검사에는 신체 구조 및 기능 수준의 측정, 활동 제한 수준 및 참여 제한 수준의 측정이 포함되며 각 수준의 균형 테스트가 다음 세션에서 논의된다. 신체 구조 및 기능 수준에서 균형 관련 신뢰도, 신경근 장애 및 자세 장애가 고려된다. 활동 제한 수준에서 Berg Balance Scale(Berg, 1992a, b) 및 Performance-Oriented Mobility Assessment(Tinetti, 1986a)와 같은 기능적 균형 측정을 활용할 수 있으며 참여 수준 제한 및 삶의 질 지표를 의료 결과 연구(2009)의 일환으로 RAND에서 개발된 36개 품목 간략 건강 조사(SF-36)와 같은 도구로 평가할 수 있다. 이들 각 테스트를 다른 테스트와 함께 관리하는 절차가 이 장에서 설명된다. 이 장의 뒷부분에서 표 9-3은 성인의 가장 일반적인 균형 시험 중 일부에 대한 낙상 위험과 관련된 참조 값/규범 데이터 및 시험/측정 임계 값에 대한 요약을 제공한다. 표 9-4는 소아 환자에서 가장 일반적인 균형 시험의 일부에 대한 참조 값/규범적 데이터의 요약을 제시한다.

표 9-3 성인에서 균형과 평형의 공통 검사의 참고범위

도구	참고 범위			낙상 위험
밀고 놓기 검사 (Push and Release) (Test, Jacobs, 2006)	그룹	평균 발걸음 ± 표준편차	평균(범위)	
	파킨슨 질병	2.10 ± 1.16	2 (0 to 4)	발걸음수가 커지면 커질수록 낙상의 위험이 커짐
	정상	0.63 ± 0.74	0 (0 to 3)	
CTSIB 균형에서의 감각 통합을 위한 임상 검사 (Clinical Test for Sensory Integration in Balance CTSIB) (Shumway-Cook, 1986)	• 정상은 신체 동요의 최소한과 함께 6개의 조건에서 30초 동안 균형을 유지하는 것 • 단회의 낙상은 어떠한 조건에서도 비정상으로 간주되지 않음			• 2번 이상의 낙상은 자세제어에 대해 감각적인 정보를 적응하는 데 어려움이 있다고 판단 • 260초 초과는 공동체 거주 노인에서 낙상의 위험(90% 특이도, 40% 민감도)
롬버그 테스트 (Romberg Test) (Bohannon, 1984)	• 정상은 눈은 감거나 뜬 채로 30초 동안 유지해야 함			일반적으로 눈을 감았을 때 낙상 또는 발걸음은 고유수용성에 초점을 맞춘 추가 시험이 필요하다는 것을 나타내는 양성 검사 결과로 간주된다.
좁은 롬버그 테스트 우측 전방 직렬 디딤기 (Sharpened Romberg Test) (El Kashlan,1998)	나이	눈 뜸	눈 감음	
	20-49세	29.5 ± 2.5	26.0 ± 8.0	
	50-59세	30.0 ± 0	21.3 ± 9.3	
	60-69세	29.0 ± 4.2	20.1 ± 10.8	
	70-79세	30 ± 0.2	16 ± 9.4	
팔짱낀 한발 디딤기 (Bohannon, 1984)	나이	눈 뜸	눈 감음	파킨슨에서 컷오프는 10초 초과
	20-29세	30	28.8 ± 2.3	
	30-39세	30	27.8 ± 5.0	
	40-49세	29.7 ± 1.3	24.2 ± 8.4	
	50-59세	29.4 ± 2.9	21.0 ± 9.5	
	60-69세	22.5 ± 8.6	10.2 ± 8.6	
	70-79세	14.2 ± 9.3	4.3 ± 3.0	
노인 대상의 한발 디딤기에서 우세와 비우세 다리 디딤기 시간 (Briggs, 1989)	나이	우세다리(초)	비우세 다리(초)	
	60-64세	38	34	
	65-69세	24	24	
	70-74세	18	20	
	75-79세	11	12	
	80-86세	11	10	
	모든 연령	20	20	

표 9-3 성인에서 균형과 평형의 공통 검사의 참고범위 - 계속

도구	참고 범위			낙상 위험
60~69세 연령대의 남성과 여성을 위한 일어서서 걷기 검사 시간 (Shumway-Cook, 2000)	나이	TUG(초)		14초 초과는 87% 각각의 민감도와 특이도가 낙상의 위험성이 존재 20초 초과는 장애가 있는 기능적인 이동성 30초 초과는 대부분의 ADL에서 독립적임
	60-69 남성	8		
	60-69 여성	8		
				TUG 14초 초과는 뇌졸중환자에서 낙상을 예견 TUG 19초 초과는 하지의 문제로 인한 낙상 TUG 11.1 초과는 전정계 장애로 낙상 5m TUG의 30초 초과는 나이든 여성의 낙상을 예상
다양한 연령대에서 일어서서 걷기 검사의 평균시간 (Wall, 2000)	그룹	TUG 평균±표준편차(초)		
	젊은 그룹 (19-29세)	7.36 ± 0.945 s		
	나이든 그룹 (65세 초과)	8.74 ± 0.851 s		
	낙상 또는 보행 장애로 현재 치료를 받고 있는 위험 그룹 (65세 초과)	18.14 ± 4.604 s		
80세 이상 노인에서의 TUG시간; 낙상의 위험 (Huang, 2006)	그룹	TUG 평균±표준편차(초)	95% 신뢰구간	
	80세 이상 눈을 뜨고, 낙상의 위험성이 낮은 그룹	12.0 ± 3.4	(11.2-14.1)	
	80세 이상 눈을 뜨고, 낙상의 위험성이 중등도 그룹	28.3 ± 15.4	(22.4-34.2)	
	80세 이상 눈을 뜨고, 낙상의 위험성이 높은 그룹	54.5 ± 39.1	(40.1-69.3)	
낙상이 없는 노인의 TUG 이중과제 시간 (Shumway-Cook, 2000)	TUG(초)	TUG-도수(초)	TUG-인지	
	8.4	9.7	9.7	
기능적 뻗기 평가 (Functional Reach Test FRT) (Duncan, 1990)	나이	평균 거리±표준편차 남자(인치)	평균 거리 여자(인치)	• 뻗기 불가능 = 넘어짐 위험이 28배 • 1-6" = 넘어짐 위험이 4배 • 6-10" = 넘어짐 위험이 2배 10" 이상은 넘어짐이 없음
	20-40세	16.7 ± 1.9	16.7 ± 1.9	
	41-69세	14.9 ± 2.2	14.9 ± 2.2	
	70-87세	13.2 ± 1.6	13.2 ± 1.6	

계속

표 9-3 성인에서 균형과 평형의 공통 검사의 참고범위 - 계속

도구	참고 범위			낙상 위험
FRT 눈을 뜬 상태에서 팔뻗기 >80세; 낙상 위험 (Huang, 2006)	그룹	평균 거리± 표준편차	95% 신뢰구간	
	80세 초과, 눈을 뜨고, 낮은 낙상 위험	9.4 ± 2.1	(8.6-10.2)	
	80세 초과, 눈을 뜨고, 중등도의 낙상 위험	5.2 ± 2.1	(4.4-6.0)	
	80세 초과, 눈을 뜨고, 높은 낙상 위험	3.2 ± 1.4	(2.6-3.7)	
다방향 뻗기 평가 (MDRT Reach in inches); 노인; 평균74세 (Newton, 2001)	다방향 뻗기 방향	평균 ± 표준편차	<평균 아래; >평균 위	
	전방	8.9 ± 3.4	<5.6; >12.2	
	후방	4.6 ± 3.1	<1.6; >7.6	
	오른쪽 측면	6.2 ± 3.0	<3.8; >9.4	
	왼쪽 측면	6.6 ± 2.8	<3.8; >9.4	
건강한 성인의 두 방향 앉은자세 기능적 뻗기 평가 (Thompson, 2007)	나이	전방 도달거리(㎝)	외측면 도달거리 (㎝)	
	21-39세	44.9	29.5	
	40-59세	42.3	26.7	
	65-93세	32.9	20.3	
4방향 걸음 평가(Four Square Step Test, FSST, Dite, 2002)	• 15초 컷오프, 86% 민감도, 88% 특이도 • 12초 컷오프, 80% 민감도, 92% 특이도			
전정 장애로 인한 이차적 균형 결손을 가진 개인에서 FSST (Whitney, 2007)	그룹	FSST(초)		
	모든 대상자	13.6 ± 4.3	전정기관 장애에서 12초 초과는 낙상 위험	
	65세 미만	12.4 ± 4.2	• 공동체 거주 노인에서 15초 초과는 낙상 위험 • 파킨슨에서 9.68 초과는 낙상 위험 • 뇌졸중에 15초 초과 낙상위험	
	65세 이상	14.8 ± 4.3		
동적 보행 척도 (Dynamic Gait Index, DGI, Whitney, 2004a)	• DGI에서 19/24 이하 컷 오프, 70% 민감도와 51% 특이도			전정계 장애, 공동체 거주 노인, 파킨슨에서 19 이하면 낙상 위험

표 9-3 성인에서 균형과 평형의 공통 검사의 참고범위 - 계속

도구	참고 범위			낙상 위험
전정장애로 인한 이차적 균형 결손을 가진 개인에서 DGI (Whitney, 2007)	그룹	DGI 점수		
	모든 대상자	20.3 ± 3.5		
	나이 65세 미만	19.9 ± 4.1		
	나이 65세 이상	20.7 ± 2.9		
기능적 보행 평가 (Functional Gait Assessment, FGA, Wrisley, 2004)	나이	평균점수±표준편차 (피트)	범위(피트)	컷오프 22 이하는 낙상 위험 (85% 민감도, 86% 특이도)
	40-49세	28.9 ± 1.5	(24-30)	파킨슨에서 컷오프 15초이면 낙상 위험
	50-59세	28.4 ± 1.6	(25-30)	
	60-69세	27.1 ± 2.3	(20-30)	
	70-79세	24.9 ± 3.6	(16-30)	
	80-89세	20.8 ± 4.7	(10-28)	
말하는 동안 걷기 검사 (Walk While Talking Test, WWT 검사, Verghese, 2002)	단순 - 40피트를 걷고 알파벳을 낭송			20초 이상 낙상 위험
	복잡 - 걸으며 다른 알파벳 문자를 낭송 속도와 발걸음 수는 말하는 것과 걷는 것에 집중하라는 것보다 말하는 것에 집중하면서 더 느려졌다.			33초 이상 낙상 위험 • WWT 평가 중 보행 속도가 느린 사람은 넘어짐 위험이 높아진다.
정상 걸음 WWT와 WWT-T, WWT-C의 비교 WWT-T: 말에 집중하는 보행 WWT-C: 질문에 집중하면서 말하는 보행 (Verghese, 2007)	조건	속도(범위)(㎝/초)	발걸음 수(범위) (발걸음/분)	
	정상 걸음 속도 중위수	104.7 (92.3-115.8)	104.0 (96.4-110.4)	
	WWT-C 중위수	76.6 (58.1-94.5)	87.9 (68.2-101.2)	
	WWT-T 중위수	72.2 (54.55-92.5)	87.2 (67.3-100.0)	
버그균형평가 BBS (Bogle, 1996)	45 기준 점수(최대 56점) 민감도: 53% 특이도: 96%			41-56 = 낮은 낙상 위험 21-40 = 중간 낙상 위험 0 -20 = 높은 낙상 위험
버그균형평가 (Riddle, 1999)	45 기준 점수 민감도 = 64%(낙상 예측), 특이도 = 90%(낙상 예측) • 저자들은 낙상위험의 선별에 대해 40기준 점수를 권고한다.			>45 = 낙상 위험 없음 (Riddle, 1999)

계속

표 9-3 성인에서 균형과 평형의 공통 검사의 참고범위 - 계속

도구	참고 범위			낙상 위험
연령에 따른 그룹과 보조 장치에 따른 버그균형평가(BBS) (Lusardi, 2004)	그룹	평균 BBS	신뢰간격	
	60-69세	54.0 ± 1.5	52.4-55.6	
	70-79세	52.7 ± 2.4	51.5-53.8	
	보조 장치 없이 80-90세	46.3 ± 4.2	44.1-48.5	
	보조 장치 이용 80-90세	31.7 ± 10.0	28.3-35.1	
	보조 장치 없이 90-101세	45.0 ± 4.2	40.9-49.1	
	보조 장치 이용 90-101세	31.8 ± 7.6	28.4-35.2	
				뇌졸중에서 컷오프 29 미만은 낙상에 대해 80% 민감도, 78% 특이도(Maeda, 2009)
속도와 관련된 보행 속도(속도 / 신장 = 초당 신장) (Wall, 1991) (10장에서 보행 속도 참조)++ 이 연구에서 자료는 개인의 신장(m)으로 속도를 나눈 값으로 초당 신장으로 표준화하였다.	그룹	상대적인 보행 속도: 자기 선택 느린 속도에서 자체 선택 빠른 속도까지의 범위(신장/초)++		
	건강한 젊은 여성	0.57-1.23 신장/초		
	건강한 나이든 여성	0.50-1.05 신장/초		
	특발성 보행장애를 보이는 노령의 여성	0.19-0.41 신장/초	건강한 그룹보다 상당히 느림; 느리고, 빠른 자기 선택의 페이스 사이에서 거의 차이가 없음	
	뇌졸중환자	• 0.4m/s 미만은 가정 보행 • 0.4-0. 8m/s는 제한된 공동체 보행 • 0.8 m/s는 공동체 보행		

표 9-3 성인에서 균형과 평형의 공통 검사의 참고범위 - 계속

도구	참고 범위			낙상 위험
의자에서 일어서기 시간 측정(10회 반복) (Csuka, 1985)	나이	여성 평균 (상지제한이 있는)(초)	남성 평균(상지제한이 있는(초)	
	60세	16.6(22.6)	16.6(20.1)	
	65세	18.4(23.5)	17.6(21.1)	
	70세	19.2(24.3)	18.5(22.0)	
	75세	20.1(25.2)	19.5(23.0)	
	80세	20.9(26.1)	20.5(24.0)	
	85세	21.8(27.0)	21.5(25.0)	
공동체 주거 성인의 앉은 자세에서 일어서기 5회 측정 (Bohannon, 2007)	나이	평균 ± 표준 편차(초)		
	19-49세	6.2 ± 1.3		컷오프 15초 초과에서 공동체 주거 노인의 낙상재발
	50-59세	7.1 ± 1.5		컷오프 16초 초과에서 파킨슨의 낙상 위험
	60-69세	8.1 ± 3.1		
	70-79세	10.0 ± 3.1		
	80-89세	10.6 ± 3.4		

* Tinetti 점수 기준에 의한 넘어짐에 대한 위험도를 포함하였으나 제한점은 포함하지 않음:
(다양한 자료로 출간된 정보를 표로 만들었음; 각 참고문헌 참조)

- p.1409의 표 2의 자료로 밀기와 이완하기 검사(push and release test).(Jacobs JV, Horak FB, Tran VK, Nutt JG. An alternative clinical postural stability test for patients with Parkinson's disease. J Neurol. 2006;253:1404-1413.)
- p.101의 표 2의 FSST 자료와 DGI 자료로 전정계 환자를 위한 자료 (Whitney S, Marchetti G, Morris L, Sparto P. The reliability and validity of the four square step test for people with balance deficits secondary to a vestibular disorder. Arch Phys Med Rehabil. 2007;88:99-104.)
- p.5의 표 1의 FRT 자료와 TUG 자료(Huang, 2006) (Huang M, Burgess R, Weber M, Greenwald NF. Performance of balance impaired elders on three balance tests under two visual conditions. J Geriatric Phys Ther. 2006;29(1):3-7.)
- p.111 본문의 자료로 TUG(Wall) (Wall JC, Bell C, Campbell S, Davis J. The timed get up-and-go test revisited: Measurement of the component tasks. J Rehabil Res Dev. 2000;37(1):109-114.)
- 버그 균형 척도 자료는 Bogle Thorbahn(1996)의 본문의 자료
- FGA(Wrisley)는 Wrisley 박사의 출간된 자료를 개인적 연락을 통하여 제시한 자료
- 보행 속도 자료(Wall JC, Hogan DB, Turnbull GI, Fox RA. The kinematics of idiopathic gait disorder. Scand J Rehab Med. 1991;23:159-164.).

표 9-4 소아에서 균형과 평형의 평가에 대한 참고범위

도구				
다양한 연령의 소아 기능적 팔 뻗기 평균 거리 (Donahoe, 1994	나이	평균거리(cm)	95% 신뢰구간(cm)	임계 도달거리(cm)
	5-6	21.17	16.79-24.91	16.79
	7-8	24.21	20.56-27.96	20.57
	9-10	27.97	25.56-31.64	25.56
	11-12	32.79	29.68-36.18	29.68
	13-15	32.30	29.58-36.08	29.58

계속

표 9-4 소아에서 균형과 평형의 평가에 대한 참고범위 - 계속

도구			
경직성 뇌성마비아의 버그균형점수 보조기와 조절된 도움을 받거나, 안받는 아이들 (Kembhavi, 2002)	그룹	평균 BBS 점수 (최대 = 56)	표준편차
	경직성편마비	53.21	6.49
	경직성 하지마비	49.75	6.73
	(보조기 없이)	25.10	12.37
	경직성 하지마비	55.86	0.36
일반적으로 발달중인 다양한 연령대의 소아 균형 척도의 평균값 (Franjoine, 2010)*	나이(년령과 개월수)	평균 PBS 점수 (평균 ± 표준편차)	점수 범위
	2년 0개월 ~ 2년 5개월	26.2 ± 6.38	(15-30)
	2년 6개월 ~ 2년 11개월	34.3 ± 7.72	(23-46)
	3년 0개월 ~ 3년 5개월	46.0 ± 6.55	(28-53)
	3년 6개월 ~ 3년 11개월	48.5 ± 5.02	(30-54)
	4년 0개월 ~ 4년 5개월	49.5 ± 5.76	(27-56)
	4세 6개월 ~ 4세 11개월	51.2 ± 5.07	(31-56)
	5년 0개월 ~ 5년 5개월	54.0 ± 2.52	(42-56)
	5년 6개월 ~ 5년 11개월	53.3 ± 3.20	(41-56)
	6년 0개월 ~ 6년 5개월	53.8 ± 2.49	(46-56)
	6세 6개월 ~ 6세 11개월	54.4 ± 1.89	(47-56)
	7세 0개월 이상	55.2 ± 1.74	(46-56)

* 좀 더 특정한 자료를 원하는 독자는 Franjoine(2010)의 표 1 원 자료를 참조하면 된다. 원자료의 표 1은 평균±표준편차와 범위를 남성과 여성 그룹을 각 연령별로 구분하여 제시하였다. (이 표는 다양한 원 자료를 반영하였으며; 표의 각 줄의 각 내용을 인용하였음)

- 소아 기능적 뻗기 자료는 p.192의 표 3(Donahoe B, Turner D, Worrell T. The use of functional reach as a measurement of balance in boys and girls without disabilities ages 5-15 years. Pediatr Phys Ther. 1994;6(4):189-193.)
- 소아의 버그 균형 척도는 p.95의 표 2(Kembhavi G, Darrah J, Magill-Evans J, Loomis J. Using the Berg Balance scale to distinguish balance abilities in children with cerebral palsy. Pediatr Phys Ther. 2002;14(2):92-99.)
- 소아 균형 척도의 평균은 p.354-355의 표 1(Franjoine MR, Darr N, Held SL, Kott K, Young BL. The performance of children developing typically on the Pediatric Balance Scale. Pediatr Phys Ther. 2010;22(4):350-359.)

균형 검진: 신체 구조/기능과 생체역학

Examination of Balance: Body Structure/Function and Biomechanics

균형과 관련된 자신감

균형 관련 신뢰는 균형 시험의 중요한 측면이다. 낙상에 대한 두려움과 같은 심리적 요인은 균형과 보행의 변화, 활동 수준의 감소, 낙상 위험의 증가와 관련이 있다(Maki, 1991; Maki, 1997; Liu-Ambrose, 2006). 노년층의 30%는 낙상에 대한 두려움을 나타내고 있으며, 이 비율은 낙상을 당한 사람들에서 두 배가 된다(Tinetti, 1988b; Tinetti, 1994). 낙상을 두려워하는 사람들은 활동을 피하는 경향이 있는데, 이는 기능적 쇠퇴와 더불어 사회 참여를 제한할 수 있다(Howland, 1993).(Cumming, 2000). *균형 관련 신뢰도*는 *ABC Scale*(Filiatrault, 2007), *균형 효용 척도(BES)*, *넘어짐 회피 두려움 행동 태도 설문서(FFABQ)*(Landers, 2011)와 *FES* 같은 도구로 평가할 수 있다(Hellstrom, 2002; Belgen, 2006, Liu-Ambrose, 2006).

ABC Scale(그림 9-7)과 *BES*(그림 9-8)는 환자가

활동-특이적 자신감 척도*
The Activities-specific Balance Confidence (ABC) Scale*
다음 각 활동에 대해 자신감 수준을 다음 등급 척도에서 선택하여 표시하십시오.

0% 10 20 30 40 50 60 70 80 90 100%
완전히 자신이 없다. 완벽하게 자신있다.

"당신이 ~을 할 때, 균형을 잃거나 불안정하지 않을 것이라고 얼마나 확신할 수 있습니까? ...

... 집안을 돌아다닐 수 있나요? ______%
... 계단을 오르고 내릴 수 있나요? ______%
... 옷장 바닥 앞에 있는 슬리퍼를 허리를 구부려 집어들 수 있나요? ______%
... 눈높이에 있는 선반에 손을 뻗어 작은 캔을 놓을 수 있나요? ______%
... 머리 위에 있는 것을 잡기 위해 발끝으로 설 수 있나요? ______%
... 의자 위에 서서 무언가를 잡기 위해 손을 뻗을 수 있나요? ______%
... 바닥을 쓸 수 있나요 (빗자루 같은거로)? ______%
... 차도에 주차된 차까지 집에서 걸어갈 수 있나요? ______%
... 차를 타거나 내릴 수 있나요? ______%
... 주차장을 가로질러 쇼핑몰까지 걸어갈 수 있나요? ______%
... 경사로를 오르고 내릴 수 있나요? ______%
... 빠르게 당신을 지나가는 사람들이 있는 붐비는 쇼핑몰에서 걸을 수 있나요? ______%
... 쇼핑몰을 지나가다가 사람들에게 부딪쳤나요? ______%
... 난간을 잡고 에스컬레이터를 오르고 내릴 수 있나요? ______%
... 난간을 못잡고 물건을 든 상태에서 에스컬레이터를 타거나 내릴 수 있나요? ______%
... 눈길(얼은길)을 걸을 수 있나요? ______%

그림 9-7 활동-특이적 자신감 척도(ABC) 척도(출처: Powell LE, Myers AM. The Activities-specific Balance Confidence(ABC) Scale. J Gerontol Med Sci. 1995;50(1):M28-34.)

보고를 기반으로 각각 16개 및 18개 항목의 척도이다. 환자에게 0%(자신감 반영 없음)와 100%(완전한 자신감 반영) 사이의 각 항목을 평가하도록 요청한다. 그런 다음 평균 백분율을 계산하고(Powell, 1995; Rose, 2003) 현재의 의사 결정과 향후 비교 후 개입에 대한 환자 기록에 결과를 기록한다. *ABC Scale*이 변화에 민감하다는 표시가 있다(Miller, 2003). *ABC Scale*과 *BES*는 Bandura(1982)의 **자기 효능감** 이론에 기반을 두었고, 이것은 자기가 특정 행동을 수행할 수 있는 자신감의 정도라고 정의된다. 자기 효능감은 행동을 예측하는 것으로 나타났고(Bandura, 1982), 낮은 자기 효능감으로 인해 관련 행동이 감소했다. 즉 균형에 대한 낮은 자발성은 균형을 필요로 하는 활동의 감소와 관련이 있다. *FES*(Tinetti, 1990)는 0점("매우 자신감")에서 100%("자신감이 없다")의 ADL을 완료하는 데 있어 자기 효능감을 평가하는 10가지 항목이다. *FFABQ*(Landers, 2011)는 낙상에 대한 두려움으로 인한 개인의 특정 활동 회피를 수치화하는 14가지 항복 자체 평가이다. 랜더스(Landers, 2015)는 심리적 측정(*ABC Scale* 및 *FFABQ*)이 낙상의 위험, 낙상의 병력 또는 질병의 존재보다 낙상 위험을 예측할 수 있다고 보고했다.

생각해 볼 점 9.1

환자의 균형 능력에 대한 주관적 생각과 실제 객관적인 행동과 사이에는 어떤 관계가 있는가?

자세 조절을 관찰

다양한 작업 중에 앞서 설명한 바와 같이 체간과 사지 활동 및 발목, 엉덩이 및 스테핑 전략을 직접 관찰하여 자세 조절을 점검하고 다양한 동요 변화에 반응하여 항상 환자의 안전을 보장한다. 앉아 있는 것과 서 있는 상태에서 평형과 평형 반응의 존재와 질을 기록하고 관찰한 반응의 타이밍, 효율성 및 적합성을 특별히 기록한다. 시각적 관찰을 사용하여 비대칭 및 중심으로부터의 기울기를 포함한 정적 및 동적 자세를 문서화해야 하며 자세나 대칭의 대칭성을 반영하는 투명한 자세 격자 또는 힘판 데이터(다음 섹션)가 있어야 한다.

밀고 놓기 검사

밀고 놓기 검사(Horak, 2004)는 정적 자세에서의 자세 안정성의 척도로서 UDR(Unified Parkinson Disease Rating Scale)에 대한 *Pull Test* 30번 항목의 표준화 및

균형 효능 척도
The Balance Efficacy Scale

이름: ______________________________ 날짜: ____________

아래는 일상생활에서 직면할 수 있는 작업입니다.
각 작업을 균형을 잃지 않고 할 수 있다는 자신감을 표시해주세요.
당신의 답변은 기밀입니다.
당신이 어떻게 생각하느냐가 아니라 당신이 느끼는 대로 답변해주세요.(0~100%범위의 숫자 1개)

1. 의자에서 (손을 사용하고) 균형을 잃지 않고 일어날 수 있다고 얼마나 자신합니까?
   0% 10% 20% 30% 40% 50% 60% 70% 80% 90% 100%
   전혀 자신이 없다. 다소 자신이 있다. 자신만만하다.

2. 의자에서 (손을 사용하지 않고) 균형을 잃지 않고 일어날 수 있다고 얼마나 자신합니까?
   0% 10% 20% 30% 40% 50% 60% 70% 80% 90% 100%
   전혀 자신이 없다. 다소 자신이 있다. 자신만만하다.

3. 균형을 잃지 않고(손잡이를 사용하여) 10계단을 오를 수 있다고 얼마나 자신합니까?
   0% 10% 20% 30% 40% 50% 60% 70% 80% 90% 100%
   전혀 자신이 없다. 다소 자신이 있다. 자신만만하다.

4. 균형을 잃지 않고(손잡이를 사용하지 않고) 10계단을 오를 수 있다고 얼마나 자신합니까?
   0% 10% 20% 30% 40% 50% 60% 70% 80% 90% 100%
   전혀 자신이 없다. 다소 자신이 있다. 자신만만하다.

5. 균형을 잃지 않고 침대에서 일어날 수 있다고 얼마나 자신합니까?
   0% 10% 20% 30% 40% 50% 60% 70% 80% 90% 100%
   전혀 자신이 없다. 다소 자신이 있다. 자신만만하다.

6. 균형을 잃지 않고, (손잡이나 지지벽을 사용하여) 샤워나 욕조에 들어가거나 나올 수 있다고 얼마나 자신합니까?
   0% 10% 20% 30% 40% 50% 60% 70% 80% 90% 100%
   전혀 자신이 없다. 다소 자신이 있다. 자신만만하다.

7. 균형을 잃지 않고, (손잡이나 지지벽을 사용하지 않고) 샤워나 욕조에 들어가거나 나올 수 있다고 얼마나 자신합니까?
   0% 10% 20% 30% 40% 50% 60% 70% 80% 90% 100%
   전혀 자신이 없다. 다소 자신이 있다. 자신만만하다.

8. 균형을 잃지 않고(손잡이를 사용하여) 10계단을 내려올 수 있다고 얼마나 자신합니까?
   0% 10% 20% 30% 40% 50% 60% 70% 80% 90% 100%
   전혀 자신이 없다. 다소 자신이 있다. 자신만만하다.

9. 균형을 잃지 않고(손잡이를 사용하지 않고) 10계단을 내려올 수 있다고 얼마나 자신합니까?
   0% 10% 20% 30% 40% 50% 60% 70% 80% 90% 100%
   전혀 자신이 없다. 다소 자신이 있다. 자신만만하다.

10. 균형을 잃지 않고 어깨 높이와 같은 높이에 위치한 찬장에서 물건을 꺼낼 수 있다는 것에 얼마나 자신합니까?
    0% 10% 20% 30% 40% 50% 60% 70% 80% 90% 100%
    전혀 자신이 없다. 다소 자신이 있다. 자신만만하다.

11. 균형을 잃지 않고 머리 위에 위치한 찬장에서 물건을 꺼낼 수 있다는 것에 얼마나 자신합니까?
    0% 10% 20% 30% 40% 50% 60% 70% 80% 90% 100%
    전혀 자신이 없다. 다소 자신이 있다. 자신만만하다.

12. 밝을 때 고르지 않은 지면을(도움을 받고) 균형을 잃지 않고 걸을 수 있다고 얼마나 자신합니까?
    0% 10% 20% 30% 40% 50% 60% 70% 80% 90% 100%
    전혀 자신이 없다. 다소 자신이 있다. 자신만만하다.

그림 9-8 균형 효능 척도(BES)
출처: Tinetti ME, Richman D, Powell L. Falls Efficacy as a Measure of Fear of Falling. J Gerontol. 1990;45(6):239-243.

13. 밝을 때 고르지 않은 지면을(도움을 받지 않고) 균형을 잃지 않고 걸을 수 있다고 얼마나 자신합니까?
0% 10% 20% 30% 40% 50% 60% 70% 80% 90% 100%
전혀 자신이 없다. 다소 자신이 있다. 자신만만하다.

14. 어두울 때 고르지 않은 지면을(도움을 받고) 균형을 잃지 않고 걸을 수 있다고 얼마나 자신합니까?
0% 10% 20% 30% 40% 50% 60% 70% 80% 90% 100%
전혀 자신이 없다. 다소 자신이 있다. 자신만만하다.

15. 어두울 때 고르지 않은 지면을(도움을 받지 않고) 균형을 잃지 않고 걸을 수 있다고 얼마나 자신합니까?
0% 10% 20% 30% 40% 50% 60% 70% 80% 90% 100%
전혀 자신이 없다. 다소 자신이 있다. 자신만만하다.

16. 균형을 잃지 않고 한쪽 다리로 서서(도움을 받아) 바지를 입을 수 있다고 얼마나 자신합니까?
0% 10% 20% 30% 40% 50% 60% 70% 80% 90% 100%
전혀 자신이 없다. 다소 자신이 있다. 자신만만하다.

17. 균형을 잃지 않고 한쪽 다리로 서서(도움을 받지 않고) 바지를 입을 수 있다고 얼마나 자신합니까?
0% 10% 20% 30% 40% 50% 60% 70% 80% 90% 100%
전혀 자신이 없다. 다소 자신이 있다. 자신만만하다.

18. 균형을 잃지 않고 하루를 일을 빠르게 마칠 수 있다고 얼마나 자신합니까?
0% 10% 20% 30% 40% 50% 60% 70% 80% 90% 100%
전혀 자신이 없다. 다소 자신이 있다. 자신만만하다.

마지막으로 어떤 요인이 신뢰 수준에 영향을 미치는지 파악하는 데 관심이 있다. 아래 줄에 1번부터 18번까지의 질문에 답한 이유를 적어주세요. 예를 들어, 만약 여러분이 "별로" 자신이 없다고 대답했다면, 왜 그렇게 느끼나요? 더 이상 활동을 자주 하지 않기 때문에 활동에 대해 "매우" 자신이 없다면 (예; 계단 오르기, 울퉁불퉁한 땅 위를 걷기), 그 이유 또한 알고 싶습니다.

____
____
____
____
____
____

그림 9-8 계속

민감도를 향상시키기 위해 개발되었다(Horak, 2004; 제이콥스, 2006). 검사를 시행하려면 환자 뒤에 서서 환자가 뒤로 몸을 기울일 때 상부 체간에 등척성 밀기를 적용한다. 고관절과 어깨가 발꿈치 바로 뒤에 있지만 발뒤꿈치가 바닥에 들지 않을 때까지 환자가 계속 손을 뒤로 밀도록 요청한다. 체간 이동의 범위는 COM이 자신의 지지면(BOS) 외부로 이동할 수 있게 한다. UPDRS의 Pull Test (Jacobs, 2006)보다 더 일관된 동요가 이 밀고 놓기 검사(Push and Release) 방법에 적용된다는 것이 입증되었다. 그런 다음 갑자기 손을 떼고 뒷걸음의 횟수, 정도 및 질적 상태를 육안으로 관찰하고 환자가 떨어지지 않도록 조력할 준비를 한다. 그 후, *당김 테스트*(Jacobs, 2006)보다 덜 심각한 균형 장애를 보다 잘 구분하는 것으로 보고된 환자에게 이 5점 척도(Horak, 2004)에서 점수를 매긴다.

0 – 정상적인 길이와 너비의 한 단계로 독립적으로 회복.
1 – 2~3번의 뒤쪽으로 작은 보폭 하지만 독립적으로 복구.
2 – 4번의 또는 그 이상 뒤쪽으로 보폭을 하지만 독립적으로 복구된다.
3 – 단계가 있지만 낙상을 방지하기 위해 도움을 받아야 한다.
4 – 걸음의 시도 없이 낙상 또는 도움없이 설 수 없음.

환자가 놓는 시기를 예측할 수 없으므로 외력에 대한 대응이 보다 일관성을 유지할 수 있다. 이 테스트는 유효하고 변화에 민감한 것으로 보고되고(Horak, 2004), 낮은 균형 자신감을 지닌 피험자에 대한 *당기기 검사*보다 민감하며 높은 신뢰도를 갖는다(Jacobs, 2006).

체위기록법

힘판에서 수집된 객관적인 자료를 이용한 전산 균형 평가인 **체위기록법**은 특히 문헌(Thapa, 1994; Piirtolaa, 2006; Ruhea, 2010)에서 보고된 증거로 특히 인기를 얻고 있다. 체위기록법의 가장 흔한 매개 변수로는 (1) 대칭성 측정의 척도로서의 COP의 위치(앞에서 정의 됨), (2) COP 이동 또는 COP 운동의 주어진 시간 및 속도에 따른 이동을 포함한 자세의 흔들림 측정, (3) 역동적인 자세 안정성을 반영하기 위한 LOS 측정(앞서 정의). 모든 체위기록법의 측정에 대해, 환자(체위기록법의 측정은 앉은 자세에서 수행할 수 있다)를 힘판(그림 9-9A)에 놓는다. 컴퓨터에 대한 체중 및 신장을 포함하여 환자의 나이, 성별 및 신체 계측 정보를 입력하여 LOS에 대한 예상 값을 계산할 수 있게 한다.

정적 균형을 위해, 힘 플랫폼에 대한 체위기록법은 일정 기간 동안 COP의 범위/이탈을 측정하는 동안 조용하고 방해받지 않은 정위 자세를 유지하도록 환자에게 요청한다. 컴퓨터 모니터를 통해 시각적 피드백을 사용하는 정적 균형 테스트에서 환자의 목표는 모니터 커서를 모니터의 중앙 표적 박스 내에서 유지하여 가능한 한 대칭적인 안정된 위치를 유지하는 것이다. 결손이 없다면, 정적 시험에서의 COP의 위치는 규정된 시험 기간 동안 매우 적은 이탈(즉, 매우 짧은 구불구불한 선)을 가질 것이다. 균형 감각 장애를 가진 개인은 중앙 위치를 유지하려고 시도하지만 COP가 중앙 상자를 향해 계속적으로 멀리 이동하고 뒤로 이동하면서 낙서와 같이 보다 폭 넓은 전후방의 구불구불한 선을 갖게된다. 그런 다음 인체 측정학적 특성이 비슷한 피험자의 규범과 COP의 측정된 편위를 비교할 수 있다.

동적 평형 체위기록법의 경우, 환자는 힘판에 서 있다. 컴퓨터가 제공한 시각적 단서/표적을 따라 다중 방향으로 BOS 주변으로 COP를 순차적으로 이동시키도록 환자에게 요청한다. 이 수의적인 체중 이동 중에 환자는 주변에서 목표물을 향한 모니터상의 컴퓨터의 커서(COP 위치를 나타내는)의 움직임을 통해 피드백을 시각적으로 관찰한다. 커서 이동은 환자의 움직임을 반영한다(모니터 스크린 샷에 표시된 3개의 전방 표적, 왼쪽 표적, 오른쪽 표적 및 3개의 후방 표적 참조: 그림 9-9B의 왼쪽 상단). 이동 중에 컴퓨터는 COP의 실제 길이와 경로(왼쪽 상단 구석의 그림 9-9B의 화면 캡처에 표시됨)와 결과를 표준과 의도된 이탈의 정도에 대한 데이터 및 각 목표에 도달하는 정확도를 비교하기 위한 흔들리는 편위의 속도를 측정한다. 예를 들어, 모니터 스크린 샷 외에 그림 9-9B의 샘플 보고서에는 오른쪽 상단 모서리에 컴퓨터 생성 데이터가 포함되어 있다. 이 데이터는 예상 값의 백분율로 대상 및 그래프를 바탕으로 가중치가 적용된다. 아래 그래프는 각 그래프에서 빨간색으로 결손부를 측정한 결과를 그래픽으로 나타낸 것이다. 동적 균형의 또 다른 체위기록법의 척도는 환자가 능동적이고 리드미컬하게 오른쪽 측면 표적과 왼쪽 표적 사이에서 체중을 교대로 이동시키는 리듬 체중 이동 시험이다(왼쪽 상단 구석의 그림 9-9C의 모니터 보기) 컴퓨터가 제공하는 타이밍 및 시각적 신호를 느리고 보통 속도로 빠르게 전달한다. 이 검사는 앞뒤 타겟을 번갈아 반복할 수도 있다(오른쪽 상단의 그림 9-9C).

눈을 감은 상태에서 전후방 방향의 흔들림 이탈 및 평균 흔들림의 힘-플랫폼 속도는 기능적 균형 시험과 유의한 상관 관계가 있는 유효한 균형 측정으로 나타났다(Frandin, 1995). NeuroCom과 Biodex Balance System SD의 밸런스 마스터는 상용화된 컴퓨터 동적 체위기록법 평가 및 훈련 시스템으로, 동적 균형 측정 및 Berg Balance Scale

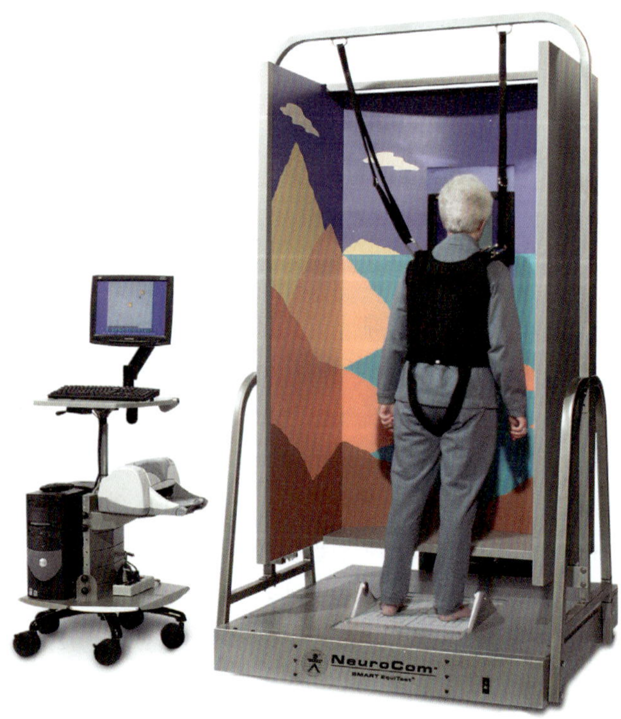

그림 9-9 A. 동적 자세 안정성 한계(LOS) 테스트 중 Neurocom Balance Master SMART Equitest에 서 있는 환자. 환자는 자발적으로 그리고 적극적으로 체중을 오른쪽으로 옮기는 사진.

안정성 제한
Limits of stability

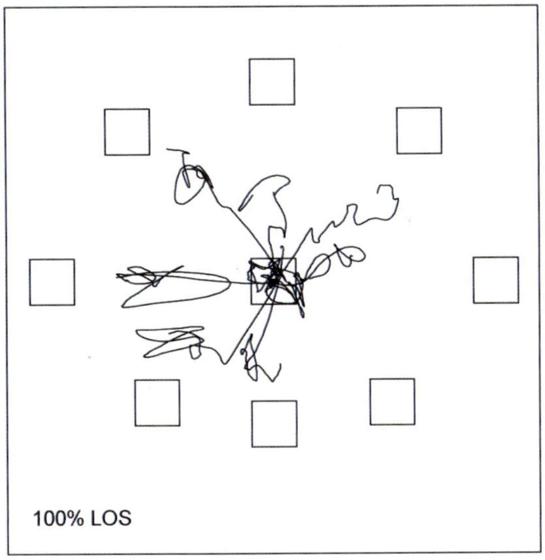

Transition	RT (sec)	MVL (deg/sec)	EPE (%)	MXE (%)	DCL (%)
1 (F)	2.92	0.8	27	52	78
2 (RF)	0.65	2.6	31	72	74
3 (R)	0.25	1.9	42	42	70
4 (RB)	1.23	1.8	29	29	0
5 (B)	1.11	3.0	71	71	68
6 (LB)	1.14	5.5	55	87	59
7 (L)	1.28	6.2	70	71	89
8 (LF)	0.51	3.7	57	80	84

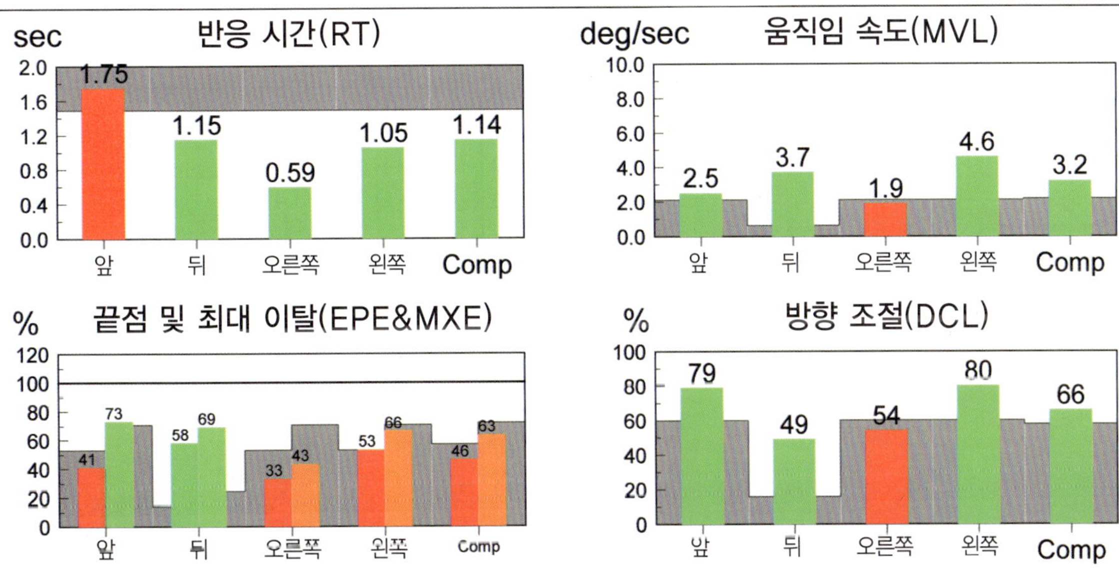

데이터 범위 노트: 사용자 데이터 범위 60-69

평가 후 참조:

모든 오른쪽방향의 움직임에서 제한된 수의적 움직임 거리(안정성 제한의 70% 소실)

그림 9-9 B. 오른쪽 상단 모서리에 컴퓨터 생성 데이터를, 그래프에 빨간색으로 표시된 비정상 결과를 사용하여 동적 위치 측정 후 Neurocom Balance Master에서 인쇄된 샘플 리포트 LOS 측정에는 초 단위의 반응 시간(RT), 초당 회전속도(deg/sec)의 이동 속도(MVL), 예측된 비율의 끝점 이탈(EPE), 예측된 비율의 최대 이탈(MXE), 예측된 비율의 방향 제어(DCL)가 포함된다. 이 리포트 예에서는 환자가 좌측에 비해 우측으로 체중 이동이 상당히 감소(환자가 좌측의 표적에 훨씬 더 가까이 다가옴). 상단의 데이터에 따르면, 끝지점 이탈은 예측 값에 비해 오른쪽으로 크게 감소.

계속

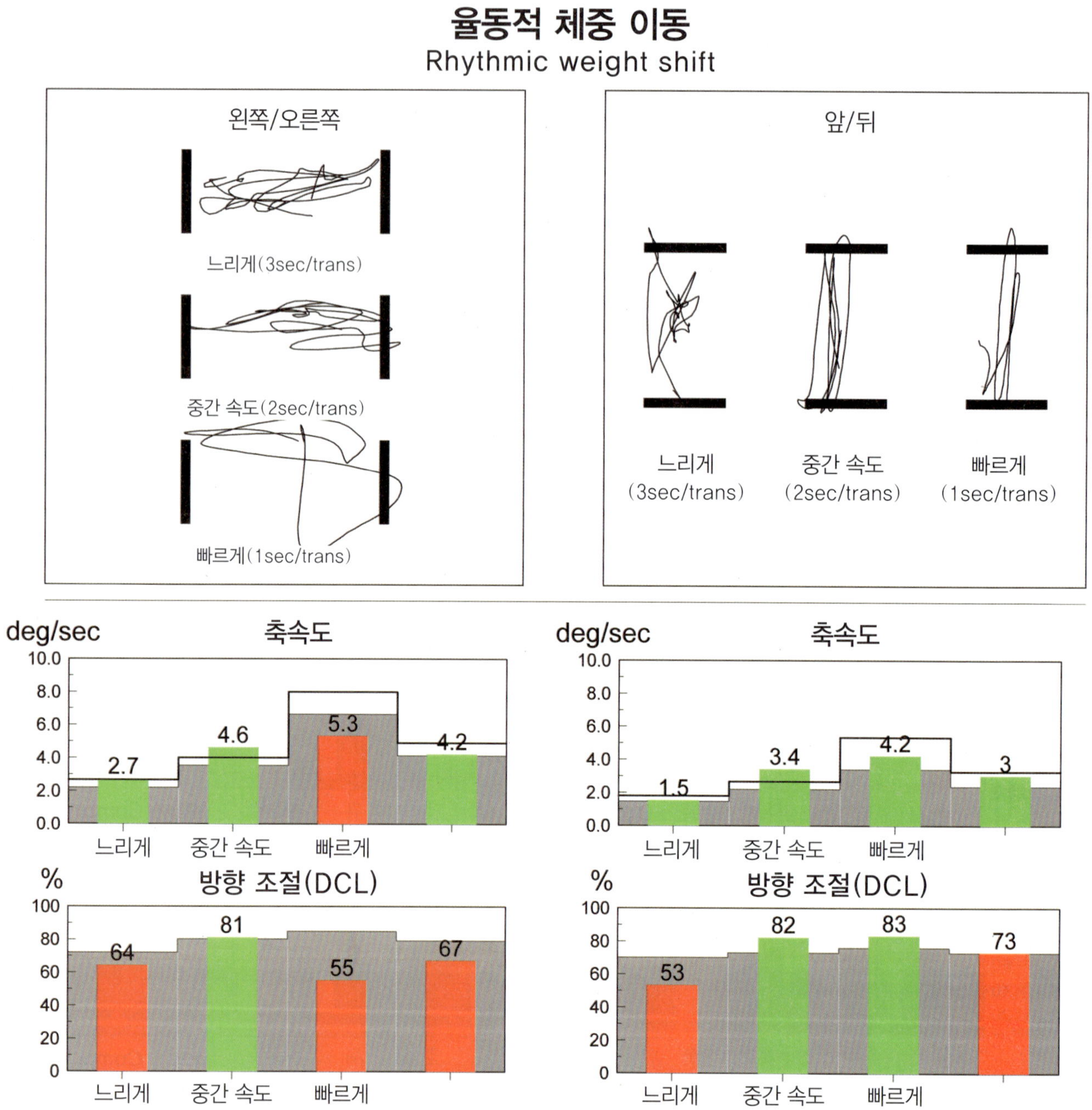

데이터 범위 노트: 사용자 데이터 범위 60-69

평가 후 참조:

다양한 기능적 속도에서 감소된 움직임 조절, 특히 가쪽 체중 이동 활동

그림 9-9 C. 율동적 체중 이동(Rhythmic Weight Shift, RWS) 테스트에서 환자 데이터가 포함된 Neurocom Balance Master의 인쇄 보고서. 이 예제 보고서는 체중 이동을 조절하기 어려운 환자, 특히 왼쪽 측면 체중 이동 활동 환자를 반영한다(Neurocom의 허가하에 사용됨).

및 보행 속도에 대한 검사-재검사의 신뢰도가 우수하다는 것이 조사 및 확인되었다(Liston, 1996, Hinman, 2000, Cachupe, 2001)뿐만 아니라 Duchenne 근육 영양 장애 (Barrett, 1987)를 가진 개인의 수용 가능한 신뢰도와 반복성도 우수하다는 것이 확인되었다.

균형에서 이용된 감각계의 검사

균형을 유지하기 위한 다양한 체성 감각계(체성 감각, 시각 및 전정)의 상대적인 기여도는 CTSIB(Clinical Test for Sensory Interaction in Balance)를 사용하여 검사할 수 있다. Shumway-Cook(1986)에 의해 개발된 CTSIB는 원래 조용한 자세에서 각 조건을 밸런스를 맞추기 위해 감각 입력의 다른 측면을 가진 각각 30초 동안 6개의 다른 테스트 조건(그림 9-10, 시각적 충돌에 대한 두 가지 조건은 표시되지 않음)의 영향을 받은 자세 변화를 조사했다. 다리를 나란히, 옆으로, 그리고 엉덩이에 손으로 각 상태에 맞게 환자를 배치한다. 각 조건에서 흔들림의 양과 방향이 비교를 위해 문서화된다.

조건 1은 안정된 편평한 표면에 서있는 동안 눈을 뜨고 사용 가능한 시각적 정보, 전정기관 정보 및 체성 감각 정보에 대한 완전한 접근을 제공하고 다른 조건에 대한 기준을 제공한다. 6가지 조건은 단단한 바닥에서 수행되는 조건 1, 2 및 3의 두 그룹으로 구성되며 조건 4, 5 및 6은 발목으로부터 고유수용성 정보의 사용을 방해하기 위한 24인치의 중간 밀도 템퍼 폼에서 수행하는 것이다. 시각 조건은 조건 1과 4(그림 9-10A와 9-10C)에 대한 "정상"과 조건 2와 5에 대한 "눈가리개"(그림 9-10B와 9-10D)를 포함한다. 기본적으로, 조건 3과 6은 반을 자

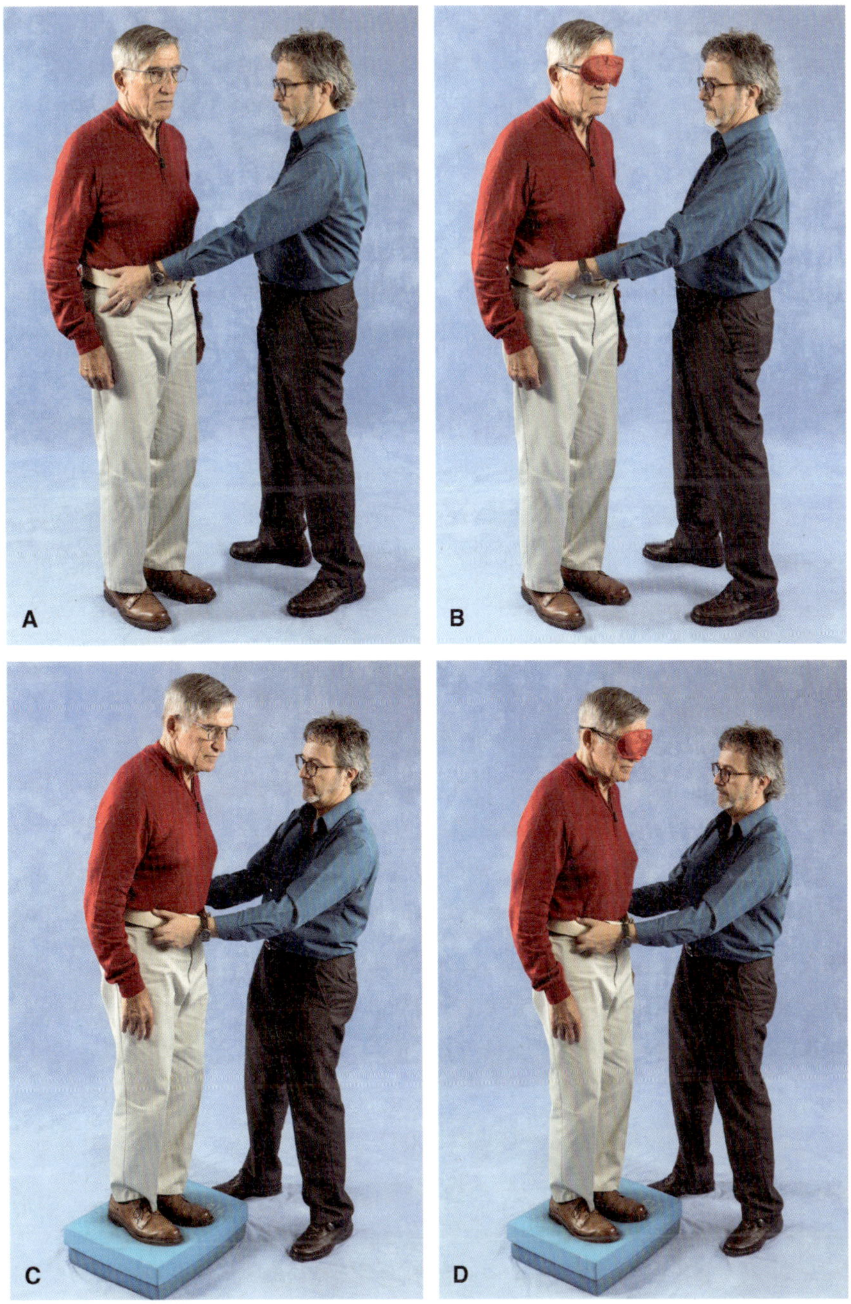

그림 9-10 균형 감각 상호작용의 개선된 임상 시험(CTSIB)의 네 가지 시험 조건: **A.** 조건 1 = 단단한 표면, 눈 뜨기, **B.** 조건 2 = 단단한 표면, 시력 제거, **C.** 조건 4 = 폼 표면, 눈 뜨기, **D.** 조건 5 = 폼 표면, 시력 제거.

른 큰 등을 사용하였고, 시각적 방해를 줄 수 있도록 얼굴 위에 돔형으로 헤드밴드에 의해 부착되었고, 등의 하부에 대나무의 불규칙한 대각선과 연관되어 시각적 입력을 주었지만 정위 반응에 관하여, 정확하지 않으며, 도움이 되지 않았다. 그러나 시각적 갈등 돔(조건 3과 6)의 결과는 제거된 시력(조건 2와 4)과 크게 다르지 않기 때문에 (Cohen, 1993) 조건 1, 2, 4와 5만 포함하도록(교정된 CTSIB 또는 mCTSIB) 수정되었다(Whitney, 2004b). 각 조건에 대해 환자가 30초 동안 견딜 수 없는 경우 (Horak, 1987), 추가 검사가 허용되고 각 조건에 대해 평균 세 번의 임상 시험이 계산되어야 한다(Whitney, 2004b). 결과는 차이가 없으므로 맨발이거나 구두를 신는 경우에도 검사를 시행할 수 있다(Whitney, 2004b).

검사의 근거는 관련된 감각계를 체계적으로 단절으로 만드는 것이다. 푹신한 폼에 단순히 서 있는 발등굽힘의 위치가 단단한 수평선 표면에 서 있는 동안 중립 발목 발등굽힘과 동일한 것을 의미하지 않기 때문에 발목에서 정확한 체성감각 정보를 방해하기 위하여 이용된다. 눈가리개는 시력을 완전히 없애기 위해 사용되며, 시각적인 충돌 돔은 관련없는 시각적 정보를 제공하기 위해 머리 위로 배치된다. 각각의 상태는 환자가 균형을 유지하기 위해 남아 있는 시스템에 의존해야 하는 하나 이상의 감각 시스템에게 단점을 제공한다. (1) 균형을 잡는 시간(조건 당 30초까지) 및 (2) 각 조건에 대한 증가한 동요 또는 손실 균형을 기록한다. 또한 활용된 전략과 메스꺼움이나 현기증 같은 주관적인 환자 보고서를 문서화해야 한다. 특정 조건 또는 조건들의 조합에서의 불안정성의 증가는 환자가 활용하고 있는 감각 시스템의 기능장애를 시사한다. 예를 들어, 눈가리개가 있는 푹신한 폼 위에 서 있을 때 환자의 불안정성이 증가하면 전정 시스템의 기능장애가 연루된다. 이 정보는 개입을 안내하는 데 사용될 수 있다. 특히, 치료사는 운동학습과 회복을 자극하기 위해 시스템이 적절하게 기능을 하지 않도록 스트레스를 주는 치료 계획을 개발할 수 있다. 안전에 관한 환자 및 가족 교육을 포함하여 관련된 시스템을 목표로 개발된 중재는 30장에서 논의된다.

균형 결손이 없는 청년은 최소한의 양의 몸동작으로 여섯 가지 상태 각각에서 30초 동안 균형을 유지할 수 있다 (Whitney, 2004b; Shumway-Cook, 2007).Shumway-Cook(2007)은 자세 검사의 시각에 따라 조건 2, 3, 5 및 6에서 "시각적 의존성"으로 큰 흔들림 또는 균형 감각을 가진 환자를 분류하여 이 검사의 결과를 해석하기 위한 모델을 제안했다. 그녀는 상태 4, 5 및 6의 문제가 있는 환자를 주로 "표면에 따라 달라지며" 자세 제어를 위해 표면과 접촉하는 다리의 체성 감각 정보에 따라 분류한다. 이 정보는 맞춤치료 치료 계획을 수립하는 데 중요한 함축적 의미를 지니고 있다.

Sensory Organization Test(SOT)는 CTSIB와 비슷하지만 시각적, 고유감수성 및 시각적 신호를 사용하여 자세의 자세 안정성을 유지하는 개인의 능력을 평가하기 위해 전산화된 역동적 체위기록법과 함께 사용된다. 개인은 3면 서라운드 내에서 이중 힘 플레이트에 서게 되고 그리고 전후 면도는 다양한 조건에서 기록된다. 조건 1, 2 및 3은 편평한 안정적 포스 플랫폼에서 수행된다. 조건 4, 5 및 6은 불안정하고 방향을 변경하는 힘 플랫폼에서 수행된다. 조건 1과 4는 고정된 시각적인 서라운드 장면을 가진 정상적인 제한없는 시야조건이다; 조건 2와 5는 눈가리개로 시력을 제거하거나 환자가 눈을 감게 함으로써 시력을 제거한다. 조건 3과 6은 환자의 움직임에 해당하는 시각적 서라운드의 이동을 포함하며, 이는 실제의 정립과는 관계없는 시각적 피드백을 제공한다. SOT의 경우 각 조건에 대해 세 번의 시도가 주어지며 평균 시간이 기록된다. 이 정보는 연령 관련 표준과 비교되므로 환자의 수행 능력을 적절하게 분석할 수 있다. SOT는 전정계 질환을(Cohen, 2008) 확인하는데 적당하게 높은 민감도(85%)와 특이성 (77%)을 갖는 것으로 밝혀졌다. 결과는 낙상 병력이 있는 개인을 치료하는 데 도움이 될 수 있다(Whitney, 2006).

CTSIB는 9-10세(Geldhof, 2006)의 샘플에서 입증된 신뢰성을 갖춘 아동에게 적용되었다. CTSIB(P-CTSIB)의 소아용 버전은 비슷한 품목으로 개발되었지만 총 6피트와 6개의 heel to toe를 포함하여 총 12개의 시험 조건을 6개 대신 포함한다(Deitz, 1991). 4, 5세들 중에서, 검사의 발 받침대 위치는 균형 결손이 있거나 없는 아동을 감별할 수 있다(Richardson, 1992). 적절한 시험-재검사 점수(Westcott, 1994)와 강력한 평정자간 신뢰도 (Crowe, 1991)가 보고되었다. P-CTSIB(Deitz, 1996)에서 볼 수 있듯이 학습 장애 아동이 감각 기관에서 균형과 관련된 결손을 앓고 있다는 적응증이 있다. SOT는 또한 어린이들에게서도 검사되었다(Gagnon, 2006; Inder, 2005).

다른 근본적인 장애의 검사법

신경학적 검사에서 발견된 균형 장애에 기여할 수 있는

기타 모든 근본적인 장애는 각 기능적 업무의 균형을 궁극적으로 향상시킬 중재를 안내하는 주요 의미와 함께 평가에 문서화되어야 한다. 예를 들어, 발바닥 굴곡구축(검사기술은 6장에서 기술)은 환자가 균형을 최적화하기 위해 최적으로 체중을 발을 넘겨 앞으로 가져오지 못하도록 하는 것을 해결해야 한다. 균형을 개선하기 위해 평가되고 다루어져야 하는 다른 잠재된 근본적인 장애는 낮은 사지의 약점, 조정 장애, 운동 조절 장애, 근육 긴장 이상(6장) 및 인지 장애(4장)이다. HOAC의 사용은 적절한 모든 환자의 장애를 평가하는 것이 적절한 임상시간 내에 실현가능하지 않을 수 있으므로 검사의 우선 순위를 정하는 데 도움이 되도록 높은 추천을 하는 것이다.

활동적 수준에서의 검진: 기능적 균형 검사
Examination at the Activity Level: Functional Balance Tests

기능적 활동을 지원할 때 균형의 관점에서 개인의 정적 및 동적 균형을 검사하기 위해 다양한 기능적 균형 테스트가 있다.

정적 균형

정적 균형의 측정에는 두발-한발 사지 자세, Romberg 검사 및 좁은 Romberg가 포함된다. 정적 균형의 모든 검사에서 중요한 것은 팔의 위치를 포함하여 시간 측정 및 환자의 위치에 대한 기준을 명확히 설정하는 것이다. **Romberg 검사**를 수행하려면 환자는 처음에는 눈을 뜨고(그림 9-11A 참조), 나중에는 눈을 감은 채로(그림 9-11B), 30초 동안 반대쪽 어깨에 손을 대고 발을 함께 모은 채로 의존하지 않고 서 있도록 하는 것이다(Romberg, 1853). 흔들림의 양과 기간을 기록하고 관찰하며, 환자는 균형을 잃지 않고, 내딛음없이 이러한 자세를 유지할 수 있다. Romberg 검사는 자세 불균형의 원인 인자로서 감각 운동 실조증을 검사하는데 활용될 수 있다(Khasnis, 2003). 검사의 양성은 환자가 시각적 입력에 과도한 의존성이 있음을 나타내는 눈을 감은 위치에서 불안정성 증가 또는 단계적 증가를 나타낼 때 나타나게 된다. **Sharpened Romberg 검사**에서, 발은 탠덤 힐에서 발끝 위치에 배치되며(그림 9-11C 및 9-11D 참조), 관찰은 눈을 뜨고(그림 9-11C) 감은 상태에서 반복한다(도 9-11D).

균형 등급

많은 치료사들은 정적 균형과 동적 균형의 1차 평가를 위해 척도 등급을 사용한다. 척도는 매우 주관적이지만 환자의 균형 능력에 대한 일반적인 설명을 제공할 수 있다. 설정 간에 약간의 차이가 있지만 대부분의 이러한 등급은 의지없이 방해받지 않고 균형을 유지할 수 있지만 저항이나 혼란을 견딜 수 없는 환자를 나타내는 "fair" 균형 등급이 된다. 이러한 등급의 예는 표 9-5에서 제시한다. 이러한 등급은 환자의 임상적인 "그림"을 제공하고 시간이나 장비가 거의 필요하지 않지만 이러한 등급의 심리적 측면은 잘 확립되지 않았으며 기술 용어는 일반적으로 주어진 시설에서 제대로 정의되지 않았다. Functional Independence Measure(FIM) 점수(Bohannon, 1995b)와 비교할 때 급성 재활에서 7단계 서수 균형 척도의 신뢰성과 유효성이 보고되었다(Bohannon, 1995a). Bohannon은 또한 밸런스 변화와 3가지 FIM 항목 점수(의자에서 매트로의 이동, 이동 및 계단 오르기)의 변화 사이에 유의미한 상관 관계가 있는 것으로 타당한 결과를 보였다.

기능적 뻗기 검사 및 다방향 뻗기 검사

시설에 포스 플렛폼이 없는 경우 기능적 뻗기 검사(Functional Reach Test, FRT)(Duncan, 1990) 또는 다방향 뻗기 검사(MDRT)(Newton, 2001)와 같은 도구를 사용하여 환자의 LOS를 접근할 수 있다. FRT는 고정 된 BOS를 유지하면서 서 있는 환자가 팔 길이를 초과 할 수 있는 최대 거리를 측정한다. 이 작업이 독단적으로 수행되는지 여부는 진정으로 기능적인지 아닌지를 논할 수 있지만 분명히 도달할 수 있는 능력과 수반되는 전체 신체 평형은 중요한 기능적 과제이다. 검사를 수행하려면 환자의 견봉 높이에 수평 막대기로 벽에 막대기를 붙인다(벽에 부착된 벨크로 2개의 수직 스트립은 각 환자의 높이에 맞게 위치를 사용자를 정의하기 위해 눈금자 높이를 쉽게 조정할 수 있게 해준다). 환자를 벽 가까이에 세우고 벽과 평행을 이루면서 벽에 닿지 않도록 한다. 검사 준비를 위해 팔꿈치를 신전된 상태에서 시작 위치를 90°로 구부린 채로 벽에 인접한 어깨를 움직여 보라고 하고 그림 9-12A와 같이 손가락 끝을 손으로 쭉 뻗는다(손가락 간 관절 굴곡). 시작과 마지막 측정에서 동일한 손의 표식, 가운데손가락 마디 또는 중간 마디의 끝을 사용해야 한다. 환자의 손이 충분한 공간을 두고 눈금자를 따라 배치되었는지 확

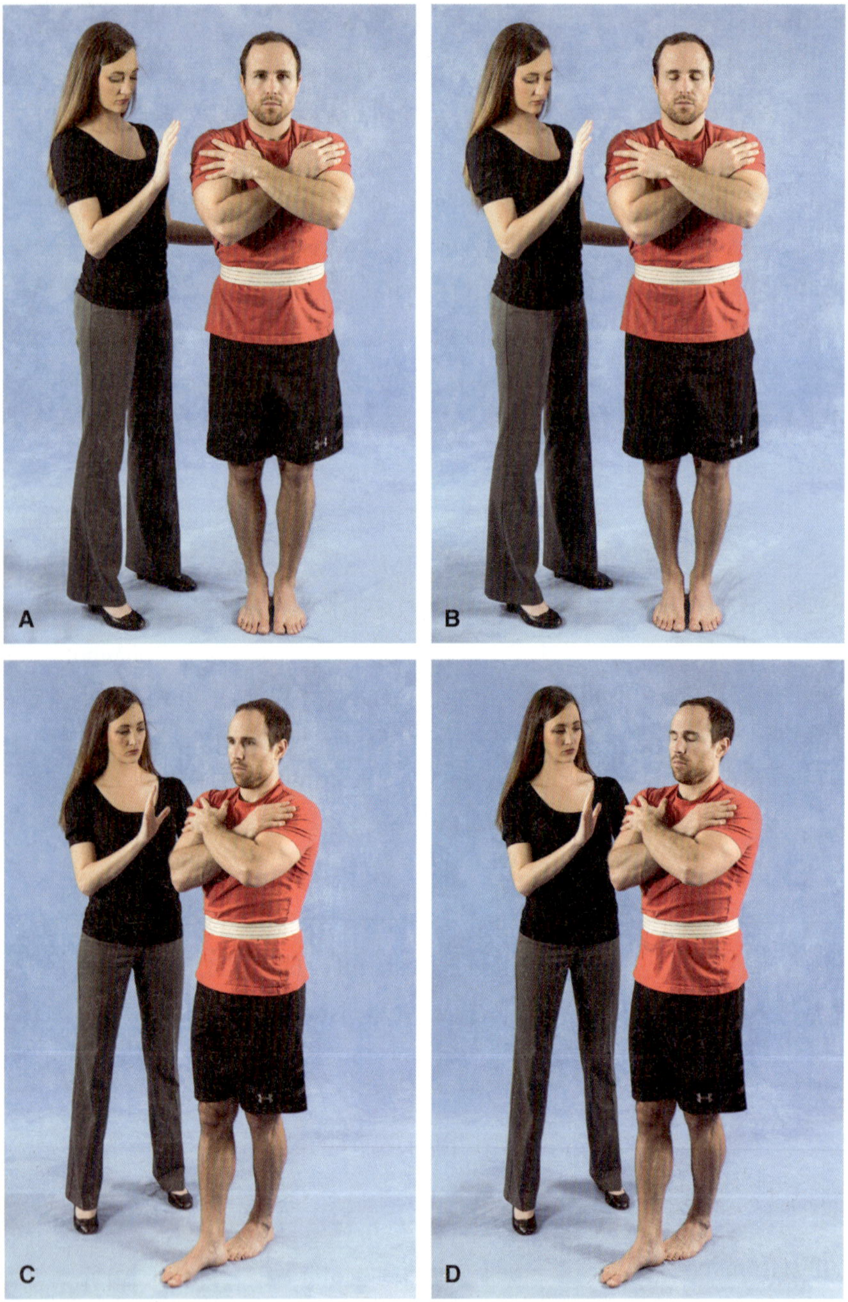

그림 9-11 롬버그 테스트(A. 눈을 뜬 상태에서 B. 눈 감은 상태에서) 좁은 롬버그 테스트(C. 눈을 뜬 채로 D. 눈 감은 상태에서).

인한다. 손이 닿으면 끝까지 손가락이 계속 눈금자 앞에 오도록 한다. 손가락의 끝부분에서 줄자에 시작 위치를 기록한 다음(그림 9-12A) 발을 초기 위치로 유지하면서 가능한 한 멀리 앞으로 끝까지 도달하게 한다(그림 9-12B). 테스트 결과는 처음부터 끝까지의 위치 변화, 시작과 끝 측정 간의 산술적 차이이다. 끝 마디에서 시작 마디를 빼거나 시작에서 끝을 뺀다. 결과가 음수이면 음수 부호만 제거한다. 연습을 한 후 세 가지 시험을 측정하고 기록하고 이용 가능한 표준과 비교하여 세 번의 평균을 계산하고 문서화한다(표 9-3).

처음에는 노인 인구를 대상으로 개발되었지만 기능적 뻗기 검사는 소아 표본에 적용되었다. 이 젊은 인구 층에서는 연습을 한 번 하고 검사를 한 번 하는 것이 좋다(Niznik, 1996). 소아용 검사 버전은 장애가 없는 어린이에 비해 말단 경련이 있는 소아에서 유의하게 낮다(Niznik, 1996). 이 테스트는 5~15세 아동(Dahahoe, 1994)의 높은 내재적 신뢰도(Donahoe, 1994; Niznik, 1996) 및 허용 가능한 중재자 및 검사-재검사의 신뢰도를 갖는다. 규범은 5세에서 15세 사이의 연령 그룹을 대상으로 표 9-4(Donahoe, 1994)에 나와 있다.

표 9-5 환자의 등급에 따른 주관적인 균형 척도

등급	정적 균형 앉기	동적 균형 앉기	정적 균형 서기	동적 균형 서기
0	지지없이 앉기를 유지할 수 있도록 최대한의 보조필요	평가 안됨	지지없이 유지할 수 있도록 최대한 보조	중심선으로부터 수의적으로 움직임가능
Poor	지지없이 자세를 유지하려면 중등도의 보조필요	평가 안됨	지지없이 유지할 수 있도록 중등도 보조	보행동안 중등도의 도움필요
Poor +	지지없이 자세를 유지하려면 최소한의 보조필요	평가 안됨	지지없이 유지할 수 있도록 최소한 보조	보행동안 최소한의 도움필요
Fair	지원없이 유지되지만 과제를 수행할 수 없음	균형을 잃지 않으나 몸통을 움직일 수 없음	지원없이 유지되지만 과제를 수행할 수 없음	보행동안 밀접한 도움을 필요
Fair +	모든 방향에서 최소한의 과제 시에 균형을 유지	최소한 방향 변화에서 균형유지	모든 방향에서 최소한의 과제 시에 균형을 유지	보행 중 면밀한 관찰 및 약간의 균형 상실로 자신을 바로잡을 수 있음
Good	모든 방향에서 중등도의 과제 시에 균형을 유지	중등도의 방향 변화에서 균형유지	모든 방향에서 중등도의 과제 시에 균형을 유지	보행 중 면밀한 관찰 및 중등도의 균형 상실로 자신을 바로잡을 수 있음
Good +	모든 방향에서 최대한의 과제 시에 균형을 유지	최대한의 방향 변화에서 균형유지	모든 방향에서 최대한의 과제 시에 균형을 유지	보조 장치가 있던지 없든지 독립적인 보행
Normal	고정된 자세에서 통계적으로 편향를 보이지 않음	역동적으로 편향이 없음	정적자세 유지에서 편향이 보이지 않음	어떠한 역동적 정위 활동에서도 편향이 보이지 않음

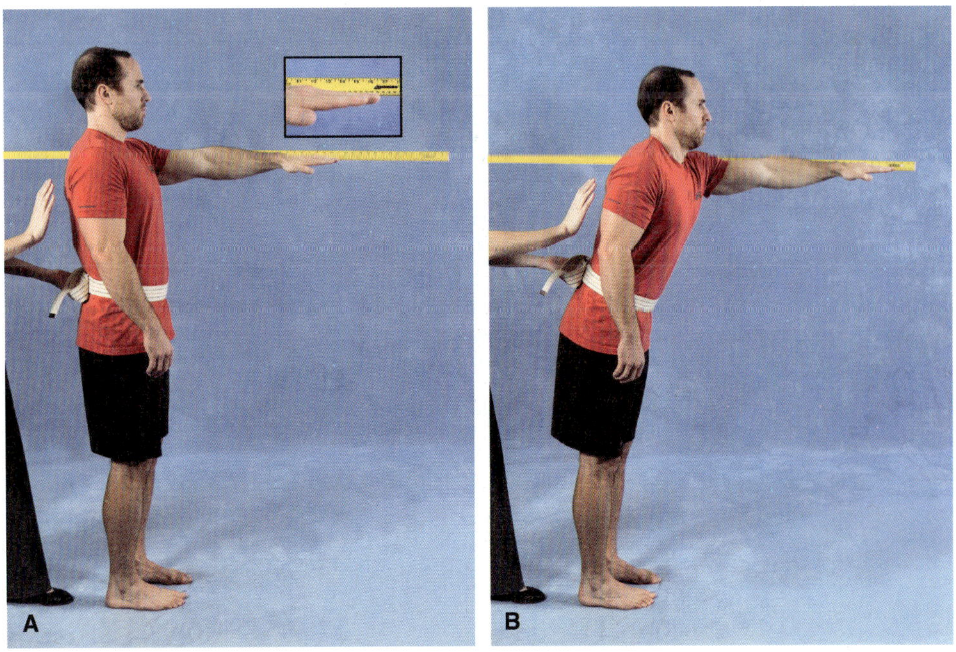

그림 9-12 기능적 뻗기 검사는 **A.** 시작 위치(네모칸은 눈금자에서의 손 위치 밀착을 나타냄) 및 **B.** 끝 위치와 함께 표시된다. 출발 위치와 종료 위치 사이의 차이(하나를 다른 위치에서 빼기)를 평가 결과로 기록한다.

MDRT에서 대상자는 FRT에서와 같이 앞으로 나아가야하고, 역방향과 좌우 방향, 즉 좌우 방향으로 도달 범위의 크기를 시험하고 기록해야 한다(Newton, 2001). 후방 도달 거리의 경우, 환자의 위치는 FRT와 동일하지만 야드자는 후방향으로의 체중 이동의 이탈에 위치한다(그림 9-13B). 시작 위치와 끝 위치의 차이를 계산하여 측정이 다시 동일하게 수행된다. 옆으로 뻗으려면 피검자에게 벽을 마주보게 하고 야드자의 시작 부분 앞에서 손과 함께

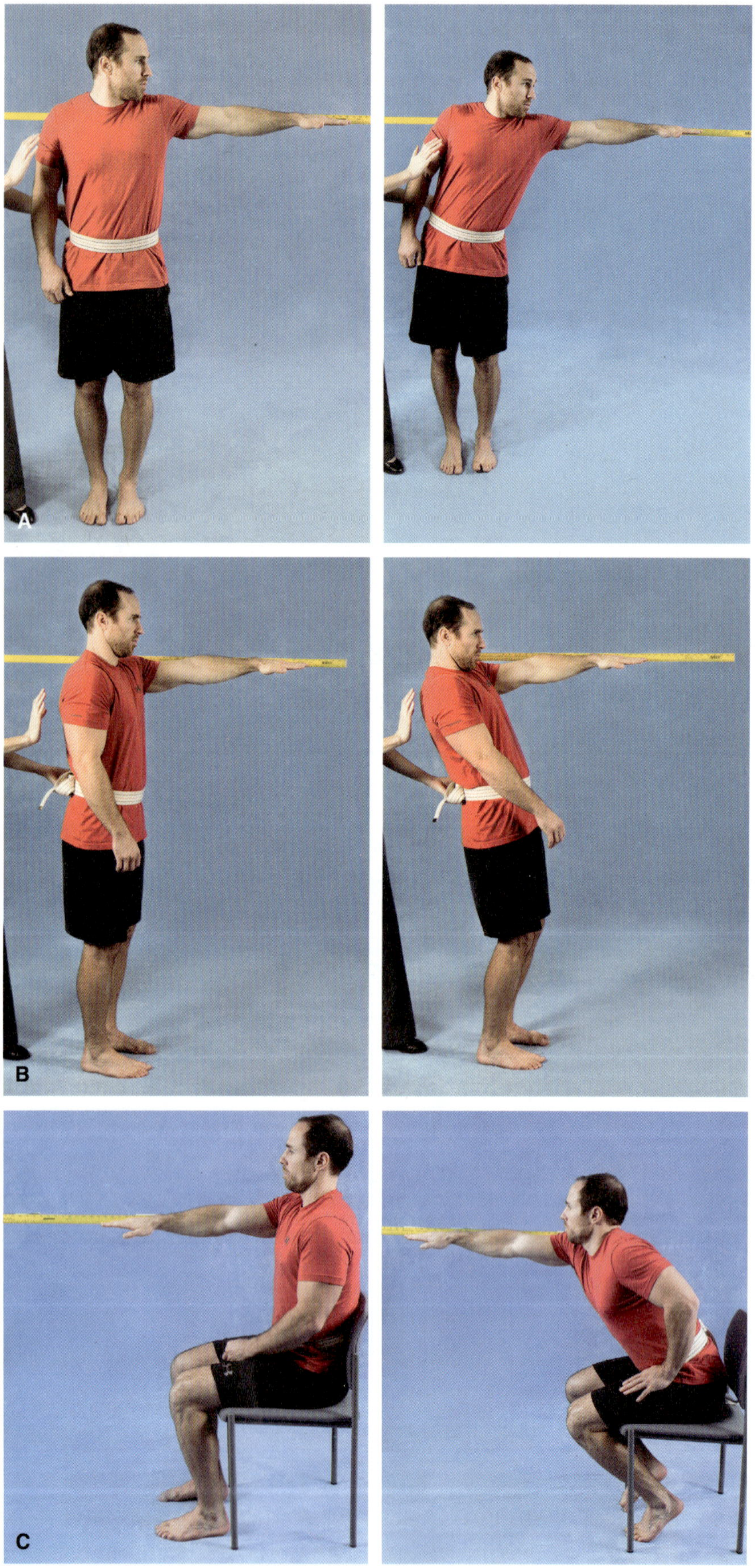

그림 9-13 선 상태에서 다방향 뻗기 검사는 A. 가로 방향 뻗기 시작 및 끝 위치, B. 후방 뻗기 시작 및 끝 위치와 함께 표시된다. 적응인 앉기 다방향 뻗기 검사는 C. 전방 뻗기 시작 및 끝 위치,

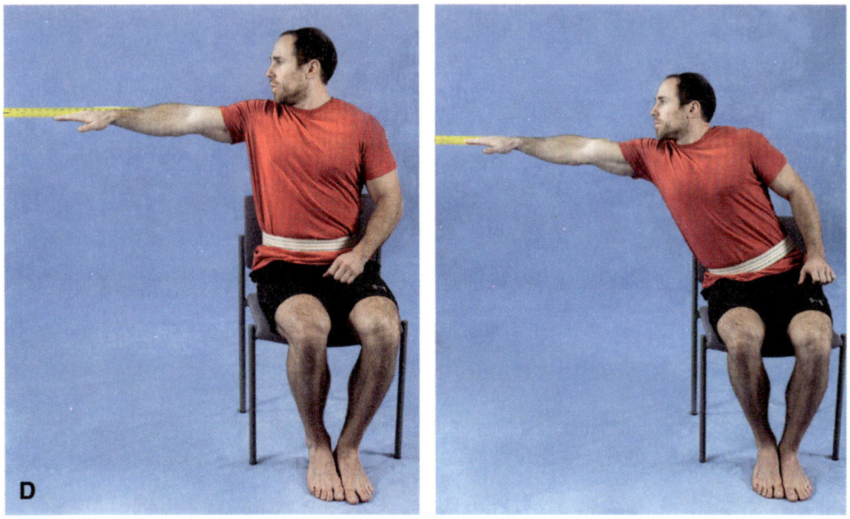

그림 9-13 계속 D. 측방향 뻗기 시작 및 끝 위치와 함께 표시.

외전된 자세로 검사팔을 유지시킨채로 벽으로부터 멀리가도록 요구한다. 그런 다음, 피검자에게 발을 움직이지 않고 가능한 한 멀리까지 도달하라고 요청한다(그림 9-13A 참조). 그런 다음 반대쪽 팔을 반대 방향으로 사용하여 도달 범위를 반복한다. 결과를 기준값과 비교할 수 있다(표 9-3). 이 평가를 수행할 때 시작 및 끝 위치의 차이뿐 아니라 관찰한 이동 전략도 기록해야 한다.

Pediatric Reach Test는 Bartlett과 Birmingham(2003)에 의해 다방향 뻗기 테스트의 수정본으로 개발되었다. 이 검사는 앉은 자세와 서 있는 자세 모두에서 전방 및 외측 방향으로 도달하는 것을 포함한다. 뻗기 테스트의 표준값은 물론 다른 많은 균형 평가 도구가 표 9-3에 나와 있다. 이러한 표준값과의 비교는 임상의가 환자의 균형 장애 및 중재의 심각성을 평가하는 데 도움이 될 수 있다.

버그 균형 척도

14가지 기능적 과제로 구성된 **BBS(Berg Balance Scale)**는 고령자 및 뇌졸중 환자의 정적 및 동적 균형에 대한 유효한 기능 척도이다(Berg, 1992a). 부록 9-A에 완전히 열거된 이러한 작업에는 바닥에서 물체를 찾으면서 발로 서 있는 것과 같은 활동이 포함된다. 처음 5개 항목은 기본 항목이고 나머지 9개 항목은 고급 균형작업으로 간주된다. 각 과제에 대해 점수가 5점 순으로 배정되고 점수가 합산되어 최대 점수 56점을 얻었다. 이 척도는 성인 및 뇌졸중 환자에서 광범위하게 연구되었다. 점수가 45/56 미만인 경우 노인의 낙상 예측을 포함하여 심리적 측면 속성이 매우 강하다. 그러나 민감도는 53%로 매우 낮다(Thorbahn, 1996).

BBS는 뇌성 마비가 있는 어린이에게 적용되었다(Kembhavi, 2002). 그러나 소아기 균형 척도(PBS)는 BBS의 기준으로 특별히 개발된 BBS의 버전으로 소아용 수정본으로 14개 항목이 일상 생활과 관련된 균형을 평가하며(Franjoine, 1999) 말단 보조기를 착용하고 있는 뇌성마비의 어린이에게 적용되었다(Kott, 2002). 학교와 진료소에서 쉽게 구할 수 있는 장비를 사용하여 15분 이내에 수행할 수 있다(Franjoine, 2003). Franjoine(2003)은 취학 연령 아동들에서 탁월한 측정자 간 그리고 측정자 내 신뢰도를 보고했다. 일반적으로 발달중인 2세, 4세~13세, 7개월 아동 표본의 특성을 분석하고 발표한다(Franjoine, 2010)(표 9-3). BBS나 TUG(Timed Up and Go)는 가벼운 장애가 있는 어린이를 정상적인 운동 기능을 가진 어린이에세서 구별할 수 없다(Kembhavi, 2002). Chia-ling(2013)은 대동작 기능 측정(Gross motor function measure) (Russell, 2002) 및 Wee-FIM와 더불어 좋은 유효성과 뇌성마비가 있는 소아에서 변화에 대한 적절한 반응을 발견하고 PBS의 임상적 특성을 검사했다(통일 데이터 시스템 의학 재활, 2011). Franjoine(2010)은 PBS 양식을 dshttp://links.lww.com/PPT/에서 다운로드 가능한 부록 문서로 제공한다.

수행중심의 이동 평가

종종 "Tinetti"라고도 불리는 POMA(Performance-Oriented Mobility Assessment)(그림 9-14)는 2가지의 하위 척도로 이동성의 측정법과 연관이 되어 있다. (1) 균형과 (2) 보행(Tinetti, 1986a) 수정된 버전에서 Tinetti와 Ginter(1988b)는 기본적인 보행 하위척도의 보폭,

체간 안정성과 보행 디딤기를 제거한 것이다. 테스트를 수행하려면 최소한의 장비만 필요하다. 단단한 무릎 의자, 스톱워치 및 15피트 보도이다. 이 장의 균형 초점과 일치하여 균형의 하위척도는 (1) 착석 균형, (2) 앉아서 서 있는 것, (3) 일어설 때, (4) 즉각적인 기립 균형, (5) 기립 균형, (6) 방행가 있을 때의 균형, (7) 눈을 감은 채로 기립유지, (8) 360° 돌면서 기립, (9) 서 있다 착석하기 (그림 9-14). 각각의 균형 항목에 대해 일반적인/정상적인 수행는 1점 또는 2점으로 주어지며 0점은 16점의 최대 균형 하위척도에 대해 가장 심각한 장애를 나타낸다 (Lewis, 1993). 보행 하위 척도는 (그림 9-14)이 보행에 집중 균형 구성 요소를 포함하고, 일곱 개 항목을 포함한다: (10) 보행 시작, (11) 오른쪽과 왼쪽 유각시시에 독립된 점수로 보행 보폭과 높이, (12) 스텝의 대칭성, (13) 360° 돌 때 스텝의 연속성, (14) 보행 경로, (15) 체간의 흔들림과, (16) 12점 중에 하위척도의 총 점수에 대해 0은 비정상이고, 1 또는 2는 정상으로 측정되며 각각의 균형 요구를 기록하게 된다. 채점에 대한 자세한 내용은 그림 9-14에 나와 있다. 시험은 5~10분 안에 완료될 수 있다(Nakamura, 1998). 원래의 POMA 척도(Tinetti, 1986a)는 약한 노인들에게 사용하기 위해 개발되었다(총 최대 점수 28점). 개정된 POMA는 지역 거주 성인과 함께 사용하기 위해 개발되었다(총 40점)(Tinetti, 1988b). 원래 규모의 POMA 결과는 떨어지는 위험을 평가하는 데 사용되었다. 낮은 낙상 위험(25-28); 중등도 위험(19-24); 높은 낙상 위험(19 미만)(Tinetti and Williams, 1986).

Tinetti Performance Oriented Mobility Assessment(POMA)
균형 평가

초기 지시: 피험자를 딱딱하고 팔걸이가 없는 의자에 앉게 한 후 다음의 방법을 평가한다.

1. **앉기균형**	구부리거나 의자에서 미끄러진다.	= 0점
	흔들리지 않고 안정적이다.	= 1점 ______
2. **선 자세**	도움없이는 불가능하다.	= 0점
	가능하나 팔을 사용해야 한다.	= 1점
	팔을 사용하지 않고 가능하다.	= 2점 ______
3. **앉은자세에서 일어서기**	도움없이는 불가능하다.	= 0점
	가능하나 도움이 필요하다.	= 1점
	도움없이 가능하다.	= 2점 ______
4. **일어선 직후 균형**(5초)	불안정하다.	= 0점
	안정적이나 보행도구나 다른 지지도구를 사용한다.	= 1점
	보행도구나 다른 지지도구 없이 안정적이다.	= 2점 ______
5. **선자세 균형**	불안정하다.	= 0점
	안정적이나 넓게 선다(발 사이가 10cm 이상 떨어져 있다.)	
	지팡이나 다른 지지도구를 사용한다.	= 1점
	지지도구 없이 좁게 설수 있다.	= 2점 ______
6. **슬쩍 밀었을 때 자세** (피험자는 가능한 발을 붙인 상태에서 검사자가 시험자의 복장뼈를 손바닥으로 살짝 3번 민다.)	넘어진다.	= 0점
	걷거나 움켜쥔다.	= 1점
	안정적이다.	= 2점 ______
7. **눈을 감은 상태**(6번과 같은 자세)	불안정하다.	= 0점
	안정적이다.	= 1점 ______
8. **360° 돌기**	불연속적이다.	= 0점
	연속적이다.	= 1점 ______
	불안정하다(걸어가버리거나 뭔가를 움켜쥔다).	= 0점
	안정적이다.	= 1점 ______
9. **앉으려는 자세**	불안정하다(의자까지의 거리를 잘못 판단하거나 의자에 주저 앉는다).	= 0점
	팔을 사용하거나 부드럽지 못하다.	= 1점
	안정적이고 부드럽다.	= 2점 ______

균형점수 16점 만점: ______ /16

그림 9-14 "Tinetti" 수행 중심 이동성 평가(POMA)에는 균형 하위척도와 보행 하위척도가 포함.

Tinetti Performance Oriented Mobility Assessment(POMA)
보행 평가

초기지시: 피실험자를 검사자와 함께 서게 만든 뒤, 복도나 방을 가로질러 걸어간다. 처음에는 "보통" 속도로 걷다가 "빠르지만 안전한" 속도로 걷는다.

10. **보행의 시작**("시작" 지시한 후)	주저함이나 시작하려는 시도가 있다.	= 0
	어떠한 주저함도 없다.	= 1 _______
11. **걸음걸이의 길이와 높이**		
오른쪽 스윙	왼쪽 디딤기의 발을 통과하지 못함.	= 0
	왼쪽 디딤기 발을 지나간다.	= 1 _______
	오른쪽 발이 바닥에서 떨어지지 않는다.	= 0
	오른쪽 발이 완벽하게 바닥에서 떨어진다.	= 1 _______
왼쪽 스윙	오른쪽 디딤기의 발을 통과하지 못함.	= 0
	오른쪽 디딤기 발을 지나간다.	= 1 _______
	왼쪽 발이 바닥에서 떨어지지 않는다.	= 0
	왼쪽 발이 완벽하게 바닥에서 떨어진다.	= 1 _______
12. **걸음걸이 대칭성**	오른쪽과 왼쪽의 걸음걸이의 길이가 다르다(측정).	= 0
	오른쪽과 왼쪽의 걸음걸이의 길이가 같다(측정).	= 1 _______
13. **걸음걸이 연속성**	오른쪽과 왼쪽의 걸음걸이가 연속적이지 않다.	= 0
	오른쪽과 왼쪽의 걸음걸이가 연속적이다.	= 1 _______
14. **진로** (30cm 지름의 플로어 타이로 측정; 한번의 걸음걸이를 3M로 측정	명백한 탈선.	= 0
	가벼운 탈선이나 보행도구를 사용.	= 1
	보행도구 없이 똑바로 걸음.	= 2 _______
15. **몸통**	명백한 흔들림이나 보행도구를 사용.	= 0
	흔들림은 없으나 보행 중 무릎, 등, 팔의 굽힘.	= 1
	흔들림, 굴곡, 보행도구 및 팔의 움직임이 없다.	= 2 _______
16. **보행중 서기**	뒤꿈치가 떨어져 있다.	= 0
	뒤꿈치가 붙는다.	= 1 _______

보행점수: _______/12
균형점수: _______/16
총점수 = 균형점수 + 보행 점수: _______/28

그림 9-14 계속

동적 보행 지수 및 기능 보행 평가

Dynamic Git Index(DGI)는 낙상의 예측 인자로서 보행 요구 변화에 적응시키는 개인의 능력을 조사하기 위해 고안되었다(Shumway-Cook, 1995). 8가지 작업 요구사항(표 10-12 참조)은 각각 4점 서수 규모(0-3)로 평가되며 0은 가장 심각한 장애를, 24는 최대 가능한 점수를 나타낸다. 평가는 대략 15분이 걸리고 (1) 수평면에서의 보행, (2) 다른 속도로 걷기, (3) 머리를 돌리는 동인 걷기, (4) 수직 머리 회전으로 보행, (5) 보행 및 축회전, (6) 장애물을 오가며 걷다, (7) 계단 오르내리기. 표준화를 위해 환자에게 읽혀져야 하는 각 항목에 대한 구체적인 지침이 제공된다. 총점이 22점 이상인 사람은 안전한 것으로 간주되는 반면 DGI 점수가 19점 이하인 경우는 노인 낙상을 예측하는 것으로 보고된다(Whitney, 2004a). DGI는 시간과 보조 수준에 대한 채점 매개 변수를 포함하도록 수정되었다(Shumway-Cook, 2013).

Functional Gait Assessment는 DGI(Wrisley, 2004)에서 채택된 10개 항목 보행 평가(표 9-6)이다. 그것은 8개의 DGI 항목 중 7개와 BOS가 좁은 보행, 뒤로 걷기, 눈을 감은 보행을 포함한 추가 3가지 항목으로 구성되어있어 더 어려워진다. 그것은 전정계 장애가 있고 변화에 보다 민감한 사람들의 미묘한 균형 변화를 잠재적으로 더 잘 감지할 수 있다(Wrisley, 2004). 눈을 가리는 보행평가는 환자가 균형을 유지하기 위해 전정 및 체성 감각 입력에

표 9-6 기능적 보행평가

환자번호: ______________ 날짜: ______________ 평가자: ______________

기능적 보행평가(Functional gait assessment)

점수	과제	등급 기준: 해당되는 가장 높은 범주(즉, 과목이 모든 기준을 충족하는 가장 높은 범주)로 표시
1. FGA: ______ 시간: ______	**1. 보행 수준 표면** 여기서 벽까지 정상 속도로 걸어간다(20피트의 시간).	(3) 정상: 5.5초 이내에 20피트를 걸으면서 보조 장치도 없고, 속도도 좋고, 불균형에 대한 증거도 없고, 정상적인 걸음걸이 패턴이며, 12인치 보행로 밖에서 6피트 이하로 이탈한다. (2) 경미한 손상: 5.5초 이상 7초 미만에서, 20피트 걷기, 보조 장치 사용, 느린 속도, 가벼운 걸음걸이 편차 또는 12인치 보행로 밖에서 6-10으로 이탈한다. (1) 중간 정도 손상: 20피트, 느린 속도, 비정상적인 걸음걸이 패턴, 불균형의 증거 또는 12피트 보행로 밖에서 10-15만큼 이탈한다. 20피트를 이동하려면 7초 이상이 필요하다. (0) 중증 손상: 보조, 심각한 걸음걸이 편차 또는 불균형 없이 20피트를 걸을 수 없으며, 12피트 보행로 폭 밖에서 15보다 큰 편차를 보이거나 벽에 닿을 수 있다.
2. FGA: ______	**2. 걸음 속도의 변화** 정상 페이스로 걷기 시작한다[5피트]. 내가 "가라"고 말할 때, 가능한 한 빨리 걷는다. [5피트] 내가 "천천히"라고 말할 때, 가능한 한 천천히 걷는다[5피트].	(3) 정상: 균형감각이나 보행편차 없이 부드럽게 보행속도를 변경할 수 있다. 정상 속도, 고속 및 저속 사이의 보행 속도에서 유의한 차이를 나타낸다. 12피트 통로 폭 바깥에서 6 이하를 이탈한다. (2) 경미한 손상: 속도를 변경할 수 있지만 가벼운 보행 편차를 보이고, 12피트 보행로 밖에서 6-10으로 이탈하거나, 보행 편차가 없지만 속도에 큰 변화를 가져올 수 없거나, 보조 장치를 사용한다. (1) 중간 정도의 손상: 보행 속도를 약간만 조정하거나 상당한 보행 편차로 속도의 변화를 달성하거나, 12인치 보행 폭 밖에서 10-15까지 이탈하거나, 속도를 변경하고 균형을 잃지만, 회복할 수 있고, 계속 걸을 수 있다. (0) 중증 손상: 속도를 변경할 수 없고, 12피트 보행로 폭 밖에서 15보다 크게 이탈하거나, 균형을 잃고, 벽에 닿거나 걸려야 한다.
3. FGA: ______	**3. 고개를 가로로 돌린 상태에서 걸음걸이** 여기서부터 20피트 떨어진 다음 마크까지 걸어간다. 제가 "오른쪽을 보세요"라고 말할 때, 고개를 오른쪽으로 돌려서 계속 직진한다, 제가 "왼쪽을 보세요"라고 말할 때, 고개를 왼쪽으로 돌리고 똑바로 계속 걸어간다. 매 3 발걸음마다 고개를 돌린다.	(3) 정상: 보행의 변화 없이 부드럽게 고개를 돌릴 수 있으며, 12피트 보행로 6 이하로 벗어난다. (2) 경미한 손상: 보행속도의 약간의 변화(예; 부드러운 보행경로에 대한 경미한 방해)로 머리 회전을 원활하게 수행하거나, 12피트 보행로 밖에서 6-10으로 이탈하거나 보조 장치를 사용한다. (1) 중간 정도 손상: 보폭의 적당한 변화로 고개 돌리기 수행 속도, 속도 저하, 12인치 보행로 외부 폭에서 10-15까지 이탈하지만 복구하며, 계속 걸을 수 있다. (0) 중증 손상: 보행에 심각한 지장을 주는 작업, 즉 12인 보행로 폭 밖에서 15과 비틀거림, 균형을 잃고 정지하면서 벽에 도달
4. FGA: ______	**4. 머리를 종축으로 돌린 상태에서 걸음걸이** 여기서부터 20피트 떨어진 다음 마크까지 걸어라. 제가 "위쪽을 보세요"라고 말할 때, 머리를 위로 내밀고 계속 똑바로 걷는다. 제가 "아래쪽	(3) 정상: 보폭의 변화 없이 고개 돌림을 수행한다. 12피트 보행로 이탈이 6 이하이다. (2) 경미한 손상: 보폭의 약간의 변화(예: 부드러운 보폭에 대한 경미한 방해), 12피트 보폭 밖에서 6-10으로 이탈하거나 보조 장치를 사용 (1) 중간 정도 손상: 보행속도의 적당한 변화로 작업을 수행하며, 속도를 늦추고, 12피트 보행로 폭에서 10-15까지 이탈하지만 회복하면서 계속 걸을 수 있다.

표 9-6 기능적 보행평가 - 계속

	을 보세요"라고 말할 때, 고개를 숙이고 똑바로 계속 걷는다. 3 발걸음마다 고개 방향을 바꾼다.	(0) 중증 손상: 보행에 심각한 지장을 주는 작업(예; 12인 보행로 폭에서 15와 비틀거림, 균형을 잃고, 정지하며, 벽에 도달함)을 수행한다.
5. FGA: ______	5. **보행과 축회전** 보통 걸음으로 걷기 시작한다. 제가 "돌아서 멈추세요"라고 말하면 최대한 빨리 돌아서 반대 방향을 향해서 멈춘다.	(3) 정상: 축이동은 3초 이내에 안전하게 회전하여 균형을 잃지 않고 빠르게 정지한다. (2) 경미한 손상: 축이동은 3초 이내에 안전하게 회전하여 균형을 잃지 않고 정지하거나, 3초 이내에 안전하게 회전하여 경미한 불균형으로 정지하는 경우에는 작은 발걸음이 필요하다. (1) 중간 정도의 손상: 천천히 돌거나, 구두 신호 전달 또는 필요, 회전과 정지 후 균형을 잡기 위한 몇 가지 작은 발걸음 (0) 중증 손상: 안전하게 회전할 수 없으며, 회전 및 정지 보조가 필요하다.
6. FGA: ______	6. **장애물 뛰어넘기** 정상 속도로 걷기 시작한다. 신발상자에 오면, 신발상자 주위가 아니라 신발상자 위로 올라가서 계속 걷는다.	(3) 정상: 보행 속도를 변경하지 않고 함께 테이프로 묶은 2개의 쌓아 올린 신발 상자(총 높이 9피트)를 밟을 수 있다. 불균형의 증거가 없음 (2) 경미한 손상: 보행 속도를 변경하지 않고 신발 상자 1개(총 높이 4.5피트)를 넘어설 수 있다. 불균형의 증거없음 (1) 중간 정도의 손상: 신발 상자 1개(총 높이 4.5피트)를 넘어설 수 있지만 상자를 안전하게 치우기 위해 속도를 늦추고 단계를 조정해야 한다. 구두 신호 전달이 필요할 수 있다. (0) 중증 손상: 도움 없이는 수행할 수 없다.
7. FGA: #발검음수: ___	7. **좁은 기저면으로 보행** 가슴을 가로질러 팔짱을 끼고, 발뒤꿈치와 발끝을 나란히 하고 바닥을 걷는다. 직선으로 취한 단계 수는 최대 10걸음까지 계산된다.	(3) 정상: 비틀거리지 않고 발뒤꿈치에서 발가락 끝까지 10걸음 동안 움직일 수 있다. (2) 경미한 손상: 7-9걸음으로 이동 (1) 중등도 손상: 4~6걸음으로 이동 (0) 중증 손상: 발뒤꿈치가 4걸음 미만, 보조를 받지 않고는 수행할 수 없다.
8. FGA: ______ 시간: ______	8. **눈을 감고 보행** 여기서부터 다음 표까지 정상 속도로 눈을 감고 [20피트] 걷는다.	(3) 정상: 20피트, 보조 장치도 없고, 속도도 좋고, 불균형의 증거도 없고, 정상적인 걸음걸이, 12인치 보행로 바깥으로 6 이상 벗어나지 않는다. 20피트를 7초 이내에 이동 (2) 경미한 손상: 20피트 보행, 보조 장치 사용, 느린 속도, 가벼운 걸음걸이 편위, 12인치 보행로 바깥으로 편위 6-10. 20피트를 9초 미만에서 7초 이상으로 이동 (1) 중등도 손상: 20피트, 느린 속도, 비정상적인 걸음걸이 패턴, 불균형의 증거, 12인치 보행로 바깥으로 10-15만큼 이탈한다. 20피트를 이동하려면 9초 이상이 필요 (0) 중증 손상: 보조, 심각한 보행 편위 또는 불균형, 20피트를 걸을 수 없으며, 12인치 보행로 밖으로 15보다 큰 편위를 보이거나 과제를 시도하지 않음
9. FGA: ______	9. **뒤로 보행** 멈추라고 말할 때까지 뒤로 걷는다.	(3) 정상: 20피트, 보조 장치 없음, 속도 양호, 불균형의 증거 없음, 정상적인 보행 패턴, 12인치 보행 폭 밖에서 6 이상 이탈하지 않는다. (2) 경미한 손상: 20피트 보행, 보조 장치 사용, 느린 속도, 가벼운 걸음걸이 편위, 12인치 보행로 바깥으로 편위 6-10 (1) 중등도 손상: 20피트, 느린 속도, 비정상적인 걸음걸이 패턴, 불균형의 증거, 12인치 보행로 바깥으로 10-15만큼 이탈 (0) 중증 손상: 보조, 심각한 보행 편위 또는 불균형, 20피트를 걸을 수 없으며, 12인치 보행로 밖으로 15보다 큰 편차를 보이거나 과제를 시도하지 않음

계속

표 9-6 기능적 보행평가 - 계속

10. FGA: ______	10. 계단 집에서 계단을 올라간다(즉, 필요한 경우 난간을 사용한다). 정점에서, 돌아서서 내려간다.	(3) 정상: 발은 교대로 움직이나 난간 사용 없음 (2) 경미한 손상: 발을 교대로 움직이며, 난간을 사용. (1) 중등도의 손상: 계단까지 2피트. 난간을 사용. (0) 중증 손상: 안전하게 할 수 없다.
FGA 총 점수: ______________		

Wrisley DM, et al. Reliability, internal consistency, and validity of data obtained with the Functional Gait Assessment. Phys Ther. 2004;84: 906-918에서 FGA 수정됨.

의존해야 하므로 다양한 감각 시스템의 개인 활용을 검사한다.

Timed Up와 Go(TUG) 테스트

TUG 테스트(Podsiadlo, 1991)는 이전의 Get Up와 Go 테스트(Mathias, 1986)를 시간에 맞게 수정한 것으로 몇 가지 기능적 활동을 통합한 빠른 균형 화면으로 설계되었다. 처음의 Get Up와 Go 테스트는 "정상"(낙상 위험이 낮음)에서 "심각한 이상"(낙상 위험이 높음)까지의 5단계 서수 등급에서 채점되었다. TUG 테스트는 설명된 특정 이동성 시퀀스의 시간 측정으로 테스트의 객관성과 정신 측정학적 특성을 향상시키기 위해 개발되었다. TUG를 수행하려면 앉은 자세에서부터 시작하여 의자에서 일어서서 바닥에 있는 표시까지 3미터를 걸어 돌아서 원래의 의자로 돌아가서 의자에 앉아서 지시한다. 환자에게 '가시오'라고 지시될 시에 스톱워치로 시간을 측정하고 환자가 의자로 돌아와서 앉을 시에 시간을 측정한다.

결손이 없는 젊은 성인과 노년층 모두 10초 이내에 TUG를 수행할 수 있었고(Podsiadlo, 1991, Wall, 2000), ADL에 의존적인 성인은 30초 이상 걸렸다(Podsiadlo, 1991). TUG의 참조값은 표 9-3에 나와 있다. TUG와 동일한 절차가 장애가 있는 어린이에서 검사되었으며 우수한 검사자 간 신뢰도를 갖는 것으로 나타났다(Lowes, 1997). Nicolini-Panisson(2014)은 어린이와 청소년의 TUG 테스트에 대한 표준적 가치를 발표하고 다운 증후군 환자의 기능 이동성 평가에 대한 사용을 검증했다.

Wall(2000)은 3미터 대신에 10미터 보도를 사용하는 확장된 TUG를 개발했다(2미터 시작 보도, 6미터는 보행 속도를 측정하기 위한 보도, 속도를 늦추고, 돌아서는 보도). 다중 메모리 스톱워치를 사용하여 TUG의 각 구성 요소를 개별적으로 시간을 측정하면 어떤 특정 구성 요소 작업이 확장 시간에 기여하는지 판단하는 데 도움이 된다. 이 정보는 작업의 목표 부분에서의 개선을 문서화하기 위해 결과 측정을 사용하여 사용자가 정의된 치료 계획을 수립하는 데 도움이 될 수 있다. 이 목적을 위해, 전체 작업은 타이밍 목적으로 여섯 바퀴로 나뉘어졌다: 랩 1, 앉았다 일어서기; Lap 2, 보행시작(처음 2미터 동안); 랩 3, 도보 1(중앙 6미터에서 시간을 측정); 랩 4, 돌아서기(마지막 2미터에서); 랩 5, 도보 2(반대방향으로 중앙 6미터); 랩 6, 천천히, 멈추고 돌아서 앉기(처음 2미터)(벽, 2000). E-TUG는 좋은 신뢰성과 타당성을 보여주었다(Botolfsen, 2008).

주의집중 배정 검진: 균형과 이중 과제

4장에서 다룬 기능과 움직임에서 인지의 역할과 균형에 대한 이중 작업 수행의 영향이 균형 평가에서 고려되어야 한다. 주의력, 특정인지 기능 및 낙상 간의 관계는 고령자에서 보고되었다(Holtzer, 2007). 이중 과제 수행의 어려움은 낙상의 병력과 제도화되고 공동체에 거주하는 노년층의 미래 낙상 위험과 관련되어 있다(Shumway-Cook, 2000; Hauer, 2003; Lundin-Olsson, 1997; Lundin-Olsson, 1998). 마찬가지로, 동시인지 과정은 아이들의 자세 변화에 부정적인 영향을 미친다(Blanchard, 2005). 더 어린 아이들은 나이가 많은 아이들보다 이중 작업 패러다임으로 더 많은 어려움을 보여주며 적어도 부분적으로는 성숙도 증가와 관련된 집중력있는 재료의 증가(Boonyong, 2012)와 자세 조절을 유지하기 위한 시각이나 고유수용성 신호에 의존하여 점진적으로 이동한다는 것을 보여준다. 다음 장에서 논의되는 보행 속도는 보다 어려운 상황에서 균형을 유지하는 데 사용될 수 있는 이중 작업 조건 하에서 감소하는 것으로 나타났다(Van Iersel, 2007). 임상적으로, 동시적 운동 및 인식 요구의 영향을 검토하기 위해 개발된 두 가지 도구를 활용하여 낙상에 대한 균형과 위험에 대한 주의를 기울여야 한다. 여기에는 WWT 검사하는 동안 워키토키, TUG 매뉴얼, TUG인지가 포함된다.

보행과 균형에 대한 주의(말하기 또는 의사 소통 중)에 대한 인지적 요구의 영향을 평가하기 위한 몇 가지 절차가 설명되어 있다. 워키토기 검사는 환자와 나란히 걷고 보행에 미치는 영향을 관찰하면서 예 또는 아니오 응답 이상을 요구하는 질문을 환자에게 제기하여 주의(Rose, 2010)를 분산을 평가한다. 환자가 말하기가 어려워지면 검사는 양성으로 간주된다. 걷는 동안 분산된 주의의 영향을 평가하기 위한 몇 가지 구체적인 시험 조건은(1) "당신의 나이는 무엇인가?"(De Hoon, 2003), (2) 알파벳 또는 알파벳의 대체 문자를 낭독하는 것, (3) 걷는 동안 무작위 숫자 반복(Sheridan, 2003), 또는 (4) 걷는 동안 이름을 낭독하는 것(Camicioli, 1997; Bootsma-van Der Wiel, 2003). 단일 질문 방법은 말하는 동안 걷는 것을 멈추는 사람과 걷는 속도가 느려지는 사람과 체간의 조절이 불안정해지는 동일한 개인을 확인하기에 충분했다. 관찰할 수 있는 비정상적인 결과로는 추가된 작업의 속도 저하 또는 더 심한 경우에는 균형 감퇴 또는 질문에 응답하기 위해 걷기를 멈추는 환자가 있다. 그러므로 검사의 원래 버전은 때때로 대화 시 보행 멈춤 검사(Stops Walking when Talking test)(Lundin-Olsson, 1997; De Hoon, 2003)라고 한다.

WWT 테스트는 보행의 균형에 대한 분산된 주의의 영향을 조사하는 데 사용할 수 있는 최근 표준 버전이다(Verghese, 2002; Verghese, 2007; Rose, 2010; Rose, 2011). WWT 테스트에서 40피트 도보(20피트 경로, 돌고 돌아오는) 동안 환자의 시간을 정한다. 우선, 환자가 코스를 통해 스스로 선택한 "정상적인" 보행 속도에 도달하도록 한 다음, 환자에게 알파벳 글자(WWT-단순) 또는 알파벳(WWT-복합)의 대체 글자를 낭송하도록 검사를 반복한다. 3가지 조건 하에서 40피트를 걷는 데 걸리는 시간을 비교하면 WWT-단순 조건은 보행 속도를 느리게 하고 WWT-복잡한 작업은 보행 속도의 더 큰 감소를 유발한다는 것을 보여 주었다(Verghese, 2002; Verghese, 2007). 흥미롭게도 환자에게 WWT 테스트 중에 말하기에 집중하도록 요청하면 환자에게 말하기와 걷기 모두에 집중할 것을 요구할 때 보다 느린 속도와 중지가 야기된다(Verghese, 2007). WWT 테스트 중 속도가 느려지는 치매가 없는 노년층은 다음 해에 넘어질 위험이 증가한다(Verghese, 2002). 장애 또는 치매가 없는 노인층의 표본 중 WWT- 복합 과제에서:

- 걷기와 말하기에 중점을 두는 보행 속도와 말하기에만 초점을 맞추는 걸음 걸이 속도는 각각 26.4%와 28.3% 감소했다.
- 걷기와 말하기에 초점을 맞추는 동안과 단지 말하기에만 초점을 맞추는 것은 각각 17.5%와 19.2% 감소했다(Verghese, 2007).

이전 장에서 설명한 TUG 테스트에 대한 적응은 수동 또는 인지 구성 요소의 추가를 포함하며 TUG-수동 또는 TUG-인지력이라고 각각 불린다. 이러한 적응은 이중 과제 주의력이 보행의 균형에 미치는 영향을 평가하는 데 사용될 수 있다(Lundin-Olsson, 1998). TUG-도수의 경우, TUG(서 있기, 3미터 보행, 180° 회전, 3미터 뒤로 걷기, 앉기)를 수행하면서 동시에 유리에 물을 가득 채우도록 환자에게 요청한다(그림 9-15). TUG-인지의 경우, 환자는 TUG를 20에서 100 사이의 임의로 선택된 숫자로부터 3만큼 뒤로 계산하면서 수행한다. 허약한 노인의 경우, TUG 점수보다 4.5초 이상 증가한 TUG- 도수 점수는 낙상 위험 증가와 관련이 있다(Lundin-Olsson,

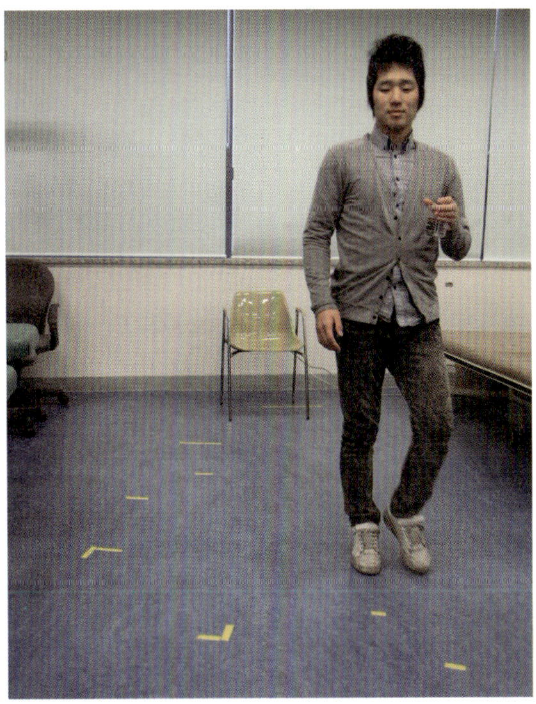

그림 9-15 개별적인 TUG-도수적 작업은 두 가지 동시 운동 과제를 수행한다. 물컵 운반 중 TUG.

1998). 지역 사회 거주 노년층에서는 TUG, TUG-도수 및 TUG-인지가 모두 낙상의 위험이 있는 개인을 식별할 수 있었다(Shumway-Cook, 2000).

보행 속도의 측정

보행 속도는 균형과 평형의 검사에서 임상적으로 유용한 결과 척도이며 실제로 느린 속도는 종종 균형 감퇴와 관련된 유효성 평가를 위한 기준 표준(goldstandard)으로 사용되었다(Frandin, 1995, Liston, 1996, Judge, 1995, Hill, 1996). 자기 선별 보행 속도와 최대 보행 속도는 모두 뇌졸중을 포함한 노인들의 균형과 관련이 있다(Wade, 1992; Witte, 1997; Rosen, 2005). 보행 속도는 고령자의 경우 특히 BBS(Harada, 1995a)와 결합할 때 균형 및 이동 장애를 위한 화면으로 유용하다. 초기 평가 및 재평가에 사용되는 정적 동적 균형과 관련된 기능적 결과 측정으로 보고되었으며(Harada, 1995b), 노인의 새로운 부작용 및 기타 부작용을 예측하는 것으로 나타났다(Montero-Odasso, 2005). 고령층에서 임상적으로 관련된 변화에 민감한 것으로 보고되었다(Van Iersel, 2008). 보행 속도의 측정은 매우 간단하고 빠르며 균형 잡기 및 기능적 보행과 관련된 활기차고 관련성 있는 결과 측정법이므로 보조와 함께 또는 없이 걸어 다니는 능력이 있는 환자의 신경학적 검사의 일부로 통합되어야 한다(Fritz, 2009).

보행 속도를 측정하기 위한 구체적인 방법은 10장에 설명되어 있지만 일반적으로 시간 보행 매개 변수를 측정하는 기술은 스톱워치를 사용하여 주어진 거리를 주행하는 시간을 측정하고, 10미터 보도의 중앙 6m을 보행하는 데 걸리는 시간을 측정하는 경우가 있다(프리츠, 2009). 초기 및 최종 2미터는 가속 및 감속 영역으로 간주되므로 계산에 포함되지 않았다. 또는 중앙 10미터는 20미터 직진 통로에서 측정할 수 있다(Steffen, 2002; Perera, 2006). 각 시험에서 보행 속도는 "거리를 시간으로 나눈 거리"로 쉽게 계산되며 대개 미터/초(m/s)로 표시된다. 피실험자에게 먼저 정상 속도(스스로 선택한 속도)로 걷고 최대 속도(그러나 보행에서의 균형 능력에 대한 자기 인식을 반영하는)지만 안전한 속도로 걷도록 한다. 최종선은 보행 속도이며 간단하고 신속하며 가장 일반적인 물리치료 중재 목표 중 하나인 보행과 관련된 객관적이고 유효한 측정 방법이다(10장 참조). 보행 속도는 또한 신경근 질환을 가진 집단의 변화에 민감하다(Goldie, 1996; Richards, 1996; Fulk, 2008). 보행 속도는 광범위하게 적용할 수 있으며 만약 치료사가 바닥에 특수한 검사 거리를 표시할 수 있다면 가능한 경우 보조 장치가 있거나 없는 모든 임상 환경(급성 치료, 입원 재활, 홈 헤르츠, 외래 환자 재활, 장기 요양 보호, 학교 환경 설정 등)에서 모든 외래 환자를 측정할 수 있다. 따라서 이 중요한 측정을 무시하지 않는다. 보행 속도는 평형 상태의 변화에 반응하기 때문에 보행 속도를 측정하는 것은 제3자가 반박하기 어려운 객관적인 기능 결과로서 기능 향상을 문서화하는 훌륭한 방법이다. 결과는 초당 미터(m/s)로 보고되고 10장에서 주어진 규범과 비교될 수 있다. 특발성 보행 장애를 가진 노인이 보행 속도와 보행 속도의 범위에서 훨씬 더 큰 감소를 보이는 동안 보행 속도 값(표 9-3의 보행 속도 참조)은 보행 속도를 변화시키는 능력 감소와 함께 나이가 들어감에 따라 감소한다(Wall, 1991).

걸음 걸이 속도 외에도 시작 지점과 끝 지점을 명확하게 정의한 경우 기기, 이동, 앉기, 계단 등의 기능 균형을 임상적으로 나타내는 특수한 기능적 정위 이동 작업의 다른 측정 시간을 측정할 수 있다. 계단 오르는 속도(Salem, 2000)는 설명되어 왔고, 다양한 계획된 환자 집단의 결과 측정으로 시간 계단 테스트가 사용되었지만 표준 방법론과 표준값은 연령과 진단 범주(Nightingale, 2014)에서 이용할 수 없었다. 타당성을 높이기 위한 권장 사항에는 필요할 때 균형을 위해 난간을 사용하여 가능한 한 신속하고 안전하게 최대한 빨리 수행하라는 지시로 환자가 적어도 10걸음 올라오고 내리는 것이 포함된다(Nightingale, 2014). 계단 오르고 내려오기(Timed Up and Down Stairs, TUDS) 검사는 소아 및 뇌성 마비에서 신뢰성 있고 유효한 것으로 나타났다(Zaino, 2004). 아이들은 "신속하게, 그러나 안전하게 계단을 오르고, 맨 위 단계(착지)에서 돌아서 두발이 바닥 단계(착지)에 착지할 때까지 내려와 달라"고 요구한다. 14계단(구두를 착용하고 보조기는 착용하지 않음)으로 오르기/내리기 방법을 사용할 수 있으며 핸드 레일을 사용할 수 있다.

의자에 앉아있는 출발 위치에서 일어서기 위한 작업은 쉽게 시간을 정할 수 있다(Anemaet, 1999; Salem, 2000). 일어서기와 앉아 있기를 10번 반복하는 절차는 1분 미만의 시간을 필요로 하며(Anemaet, 1999) 연령 집단의 정상적인 사람들과 비교할 수 있다(Csuka, 1985)(표 9-3 참조). 선반에서 두 가지 특정 품목을 찾거나 앉거나 서서 만지는 것은 ADL에 대한 표준화된 시간 평가의 일부이기도 하다(Owsley, 2002).

장애물 사용

장애물 코스를 사용하여 균형을 기능적으로 검사할 수도 있다. MEANS는(1996) 질적 및 양적 개인 과제와 전체 점수로 12개의 모의 기능 과제로 구성된 코스를 보고했다. Taylor와 Gunther(1998)는 분명히 균형이 필요한 환경적 맥락에서 보행을 정량화하기 위해 고안된 표준화된 보행 장애물 코스를 개발했다. 이 코스는 조작(즉, 걷는 동안 물건을 들고 다니는 것), 방향 변경, 물건을 밟고 지나가는 것과 같은 장애물을 지나서 협상, 지지면의 질감 변화, 희미한 조명 조건에서의 보행에 대한 반응을 포함한다. 환자가 다양한 조건 하에서 기능적 방식으로 균형을 유지하는 능력에 관한 가치 있는 정보를 얻기 위해 이러한 장애물 코스를 활용한다.

소아 인구에 대해 표준화된 걷기 장애물 코스(SWOC)가 기술되어 있다(Kott, 2002). 환자는 길이 12.2미터(0.9미터 너비)의 경로를 따라 걷고 있는 동안 (1) 세 방향 전환, (2) 겨드랑이에 목발하고 걷기, (3) 시각적 자극 매트를 걷는 것, (4) 쓰레기 캔 주위 걷기, (5) 러그를 가로질러 걷고, (6) 팔걸이를 사용 또는 사용하지 않고 앉고 서기와 일어서서 앉기한 후 이동을 하면서 요구사항을 수행한다. 이 방법의 신뢰성이 증명되었다(Held, 2006; Taylor, 1998). 경로를 벗어난 발걸음, 비틀거림, 발걸음 수를 기록한다. 이 과정은 이중 작업 분석을 위해 선글라스를 착용하면서 또는 점심 트레이를 들고 반복될 수 있다.

4분위 발걸음 검사

4분위 발걸음 검사(Four Square Step test)(Dite, 2002; Whitney, 2007)는 기능적 설정에서 동적 정지 균형을 조사하는 데 유용한 또 다른 방법이면서 순차적으로 전방, 측면 및 후방으로 신속하게 스테핑해야 한다. 네 개의 막대기는 그림 9-16A와 같이 "+" 또는 교차 패턴으로 바닥에 배치된다. 막대기에 의해 형성된 4개의 정사각형은 그림에 표시된 대로 1에서 4까지 번호가 매겨진다. 대상자는 정사각형 번호 1에 서 있고 정사각형 번호 2에 직면한다. 목표는 가능한 한 빨리 정사각형 1에서 다음 정사각형으로 이 순서대로 진행하는 것이다: 2, 3, 4, 1, 4, 3, 2, 1, 그러나 항상 같은 방향을 향하고 있어야 한다(그림 9-16B). 이를 위해 대상자는 앞으로, 오른쪽, 뒤로, 왼쪽, 오른쪽, 앞으로, 왼쪽, 뒤로 방향 순서로 막대기를 밟는다(그림 9-16 참조). 순서를 완료하는 데 필요한 시간을 측정하고 기록한 다음 두 발로 시작 사각형으로 돌아간다. 대상자가 지팡이에 닿거나 그 순서를 완료하지 않으면 시험은 기록되지 않았다. 이 검사는 빠르고 기능적이지만 노인을 포함한 일부 개인이 막대기를 건들지 않고 완료하는 것은 매우 어려울 수 있다. 이것은 일부 설정에서 임상적으로 그 유용성을 제한한다. 그러나 이 검사는 환자가 균형을 유지하기 어려울 수 있는 특정 상태를 확인하여 치료 계획을 개발하는 데 유용할 수 있다.

생각해 볼 점 9.2

균형을 평가하는 데 사용할 수 있는 여러 가지 객관적인 평가가 있다. 환자에게 사용할 평가를 어떻게 결정하는가?

균형 평가 시스템 테스트(BESTest)

이전에 논의된 모든 균형 평가가 임상의에게 평가 및 낙상 위험 예측을 위한 많은 옵션을 제공하지만 환자의 균형 기능장애에 기여하는 기본 자세 제어 시스템을 식별할 수는 없다. 임상의는 균형 기능장애를 효과적으로 치료하기 위해 근본적인 자세 제어 시스템 결손을 식별할 수 있어야 한다. 임상의가 자세 제어 시스템 평가에 도움이 되도록 Horak(2009)과 동료는 균형 평가 시스템 테스트(BESTest)를 고안했다. 점수 양식은 http://ptjournal.apta.org/content/89/5/484/ suppl/DC1에서 다운로드할 수 있다. 이 테스트에는 기능 범위, 동적 보행, TUG 및 TUG인지, mCTSIB와 같은 이전에 논의한 균형 테스트의 여러 요소가 통합되었다.

이 테스트에는 6가지 하위 시스템이 포함된다(그림 9-17).

1. 생체 역학적 억제: 기능 강도, 발 평가(BOS)
2. 안정성 한계/수직성: 고정 BOS에 대한 신체의 COM 이탈
3. 예상되는 자세 조정: 불안정한 활동을 준비하기 위해 활동 전의 신체의 움직임
4. 자세 응답: 불안정한 에피소드에 대한 자세 제어 응답
5. 감각 오리엔테이션(Sensory Orientation): 공간에서 신체 위치에 대한 구심성 정보를 통합하고 사용할 수 있는 능력
6. 보행 시 안정성: 보행 중 균형, 균형 시스템이 단독적인

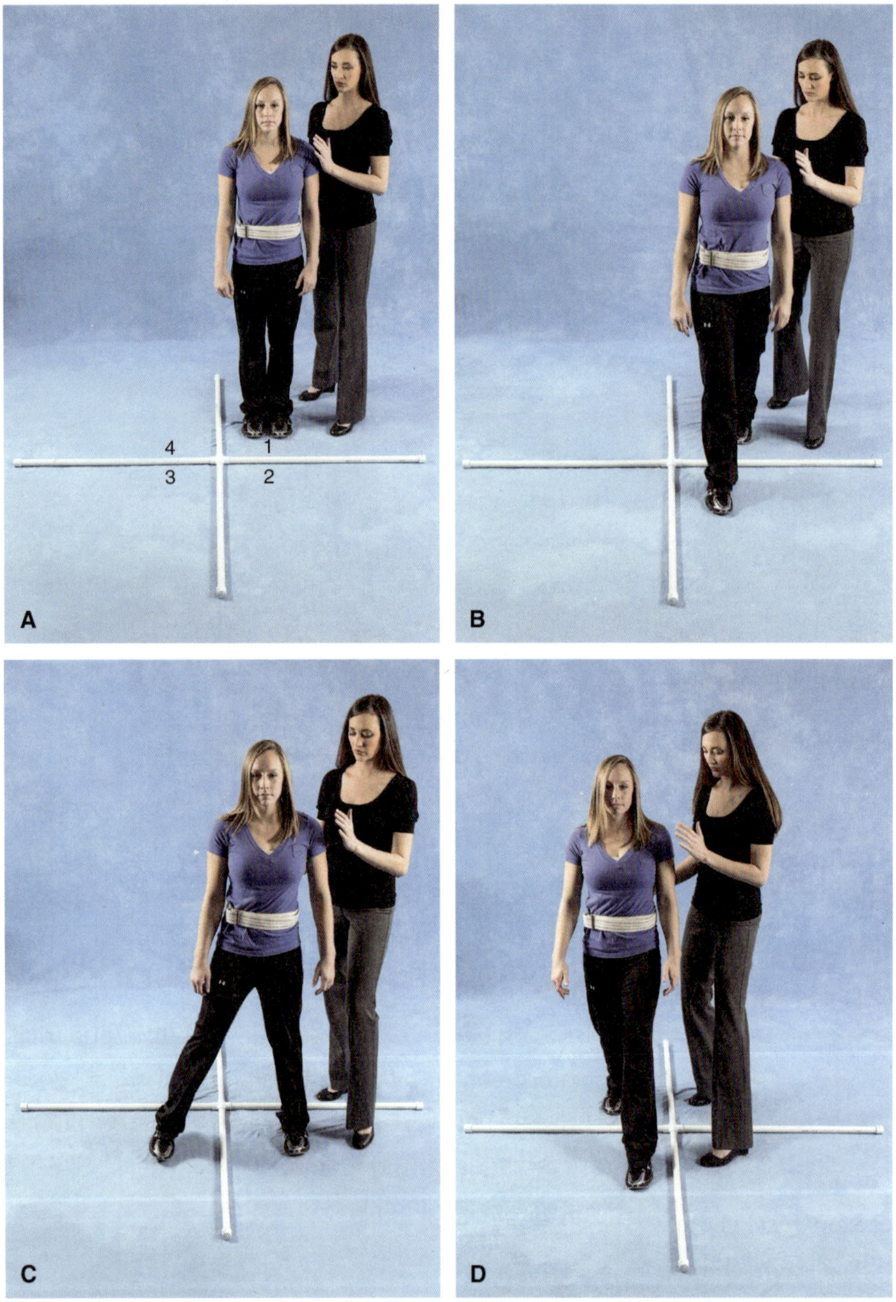

그림 9-16 4분위 발걸음 검사(FSST) 블록 #1 및 **B.~D.**의 시작 위치를 보여주는 FSST(네 개의 사각 스텝 테스트) **A.**는 평가의 전반부에서 블록 2, 3, 4까지, 그리고 블록 #1까지 각각 순차 단계를 보여준다. 그런 다음 피험자는 사각형 주위에서 역방향으로 원래의 시작 사각형으로 되돌아감.

것 보다는 함께 작동한다는 점에 유의하는 것이 중요하다.

일반적으로 하나의 하위 시스템에서의 손상은 다른 하위 시스템에 영향을 미친다. 예를 들어, 환자의 하체 근력이 낮아진 경우(생체역학적 제약) 환자는 하체 근육이 BOS 모서리에서 체중을 지탱할 정도로 강하지 않기 때문에 LOS가 감소한다. 환자는 또한 이러한 운동을 만드는 힘이 제한되고 결과적으로 운동의 진폭이 감소하므로 예상되는 자세 조정 및 자세 반응을 제한하게 된다. BESTest의 특정 항목을 요약한 표는 그림 9-18을 참조한다. 이 테스트는 또한 미니-BESTest와 간편 BESTest(Franchignoni, 2010; Padgett, 2012)의 2개의 다른 버전이 있다. 단축 버전은 테스트의 주요 단점 중 하나인 이 측정을 완료하는 데 걸리는 시간이지만 풀 버전만큼 포괄적이지는 않았다.

파킨슨병 환자에서 69% 이하의 점수는 비낙상자와 낙상자를 구분한다(Leddy, 2011). 또한 TUG 및 TUG-인지와 같은 테스트의 개별 항목은 Bestest에 내장되어 있으며 낙상 위험 평가를 위해 별도로 해석할 수 있다.

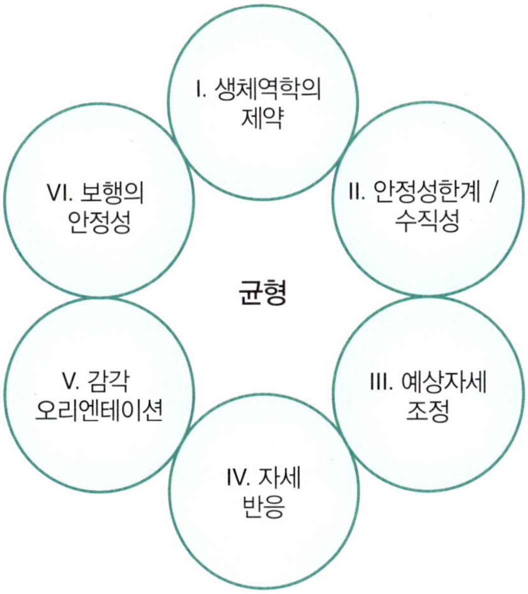

그림 9-17 균형 시스템 모델: 균형 평가 시스템 테스트(BEST)의 섹션에 해당하는 자세 조절의 기반이 되는 시스템을 모델링.

참여 제약 수준에서의 검진

Examination at the Participation Restriction Level

균형에 대한 완전한 검사는 사회 균형과 삶의 질에 대한 균형 결손의 영향을 포함한다. 균형에 특정적이지는 않지만, 이러한 검사는 ADL 및 도구적 ADL(iADL) 체크리스트 또는 척도, Disability Rating Scale (Rappaport, 1982), Dizziness Handicap Inventory (Jacobson, 1990) 및 36항목 Short Form Health Survey(SF-36)(RAND Health, 1990)를 포함한다.

균형 검진 / 평가 방법의 문서화

Documentation of Balance Examination/Evaluation

균형 검사 데이터의 문서화는 평가 과정에 중요하며 개별 환자에 맞는 치료하는 것이 중요한 것에 대한 임상적 결정을 내린다. 서면 문서는 그 사람의 균형 능력을 분명하게 나타내야 한다. 3장의 표본 시험 형식에 나타난 바와 같이, 균형 시험은 각 자세에서의 정적 및 동적 활동을 포

균형 평가 시스템 테스트(BESTest) 각 시스템 범주에서 평가 항목

I. 생체역학적 제약	II. 안정성 한계/수직성	III. 예측성 자세 조정	IV. 자세 반응	V. 감각 지향	VI. 보행의 안정성
1. 기저면(BOS)	6. 앉기 수직성 (좌, 우) 및 측면 기울기(좌우)	9. 앉은자세에서 일어서기	14. 내부에서의 반응(앞)	19. 균형을 위한 감각 통합 딱딱한 바닥에서 눈을 뜨고 서기, 딱딱한 바닥에서 눈을 감고 서기, 말랑한 바닥에서 눈을 뜨고 서기, 말랑한 바닥에서 눈을 감고 서기	21. 보행, 바닥면의 변화
2. 체중심(COM)이 정렬	7. 기능적 뻗기 전방	10 발끝까지 뻗기	15. 내부에서의 반응(뒤)		22. 보행속도의 변화
3. 발목 근력과 각도	8. 기능적 뻗기 가쪽(좌우)	11. 한다리로 서기(좌우)	16. 보상적인 스텝 교정(앞)		23. 머리를 돌리면서 걷기, 수평면에서
4. 엉덩/몸통의 가쪽 근력		12. 교대적으로 계단 오르내리기	17. 보상적인 스텝 교정(뒤)	20. 경사로에서 눈을 감기	24. 회전을 포함한 보행
5. 바닥에 앉기와 일어서기		13. 선자세에서 팔을 들기	18. 보상적인 스텝 교정(좌우)		25. 장애물을 건너기
					26. Timed "get up and go" test
					27. Timed "get up and go" test와 함께 다른 이중 과제

[a] CoM = 신체 질량 중심, ROM = 관절가동범위, CTSIB = 균형을 위한 감각통합의 임상 평가, EO = 뜨는눈, EC = 감은눈

그림 9-18 각 시스템 범위에서 가장 좋은 평가 요약 : Horak FB, Wrisley DM, Frank J. The balance evaluation systems test(BESTest) to differentiate balance deficits. Phys Ther. 2009;89:484-498.

함하여 착석, 이동 및 서 있을 때의 균형에 대한 일반적인 설명 등급을 포함해야 한다. 더 중요한 것은, 균형 시험은 아마도 주관적인 판단과 함께 신뢰할 수 있고 유효한 조치를 포함해야 하지만 가능한 경우 객관적 조치, 특히 변화에 민감한 객관적인 조치를 강조해야 한다. 전반적인 신경 및 기능 검사의 맥락에서 균형 시험 데이터는 해결해야 할 근본적인 장애를 결정하는 데 도움이 된다.

실습

학생은 환자의 균형을 적절하게 검사하기 위해 다음과 같은 실습 기술을 수행할 수 있어야 한다.

- 정적 및 동적 균형활동 중 다양한 환자의 안전을 보장하기 위한 보호
- 밀기 및 해제 시험
- 감각통합 및 균형을 위한 개선된 임상검사(mCTSIB)
- 롬버그
- 한발 서기
- TUG(Timed Up and Go), TUG-인지, TUG-도수
- 기능 및 다방향 뻗기 검사(성인 및 소아)
- 4분위 발걸음 평가
- 5회 의자에서 서 있는 자세 시험 및 시간 측정
- 동적 보행 지수
- 기능적 걸음걸이 평가
- 말하는 동안 걷기 시험
- Berg 균형 척도(성인용 및 소아용)
- 걸음걸이 속도
- 균형평가시스템 시험(BESTest)

복습

모든 질문에 대해 이 장의 시작 부분에 제시된 사례를 사용하시오.

75세의 맥머레이씨는 당뇨병과 관련된 말초신경장애를 진단 받기까지 꽤 활동적인 골프선수였다. 그는 현재 지난 한 주 동안 세 번이나 낙상했다고 보고하고 있다. 그와 그의 아내는 그의 균형이 "떨어져" 있고 지난 몇 달 동안 점차 악화되었다고 보고한다. 지금은 낙상에 대한 상당한 두려움과 함께, 맥머레이씨는 심지어 매주 빙고 게임에 참석하는 것을 포함하여 과거에 자주 즐겼던 많은 간단한 지역 사회 활동도 피한다.

1. 이 환자의 넘어지는 것에 대한 주관적인 두려움을 측정하기 위해 가장 좋은 평가는 무엇인가?
   a. 활동 특이적 자신감 척도
   b. 낙상 효능 척도
   c. 걸음걸이 속도
   d. 시간 설정 및 시작

2. 당뇨병과 관련된 말초신경 실조증의 이력에 기초하여, 어떤 손상수준 검사를 완료하는데 가장 중요한가?
   a. 인지
   b. 하지 근긴장도
   c. 고관절 및 무릎 근력의 도수 근육 검사
   d. 원위 하지의 감각 평가

3. 지역사회에서 환자의 동적 균형 능력을 평가하기 위해 어떤 객관적 평가가 가장 잘 사용되는가?
   a. 버그 균형 척도
   b. 기능적 보행 평가
   c. 다방향 뻗기 검사
   d. 시간 설정 및 시작

4. 이 환자에 대한 개입을 계획할 때 가장 유용한 객관적 평가는 무엇인가?
   a. 균형 평가 시스템 시험
   b. 버그 균형 척도
   c. 동적 보행 지수
   d. 5회 반복 앉아서 일어서기 검사

5. 밀고 놓기 검사를 수행하고 환자가 회복하기 위해 5단계를 수행한다. 이 평가의 결과를 바탕으로, 다음 중 환자의 균형에 장애가 있는 측면은 무엇이라고 추론하는가?
   a. 예측성 자세 제어
   b. 안정성의 한계
   c. 반응성 자세 제어
   d. 감각 지향

요 약

박씨(85세)는 78년 동안 한국에 살면서 미국으로 이주했으며 1년 전에 뇌졸중을 앓았다. 그는 영어를 잘 이해하지만 올바른 영어 단어를 찾는 데 어려움을 겪고 있다. 그의 딸은 뇌졸중 후 오른팔과 다리가 완전히 마비되었다고 말하지만 그는 점차 오른쪽으로 약간 사용했다. 그러나 오른팔과 다리에 관해서, 그는 "그가 원하는 것을 할 수는 없다"고 말했다. 오늘날 그녀는 아버지의 가장 큰 문제는 불안정하다는 것이다. 지난 2개월 동안 그가 더 활발해지려고 노력하면서 상처를 입지는 않았지만 그는 여러 번 균형을 잃어 두 번 넘어졌다. 그의 낙상은 일반적으로 걷는 동안 돌려고 할 때 발생한다.

균형에 관련된 기본 시스템 검사의 일반적인 결과는 오른쪽 다리의 손상된 운동 제어(특히 무릎을 안정화 할 수 없기 때문에 생체역학적으로 잠겨있는 무릎 신전과 오른쪽 무릎 신전 운동 제어가 불량하고 오른쪽 발목 등쪽 굴곡의 불충분 보행이 스윙 단계) 및 오른쪽 발목에서의 의식적 고유수용감각 감소를 포함한다. 전정 기관의 인지적 결손이나 이상은 관찰되지 않았다.

환자가 처음에 지팡이를 사용하여 치료영역 위에 들어갔을 때, 약 10미터 내에서 오른발 발가락을 2번 정도 맞추다 거의 비틀거리게 만들었지만 두 경우 모두 독립적으로 균형을 회복했다. 자신이 선택한 보행 속도는 0.32m/초였고 Berg 균형 척도는 19/56이었다. TUG는 22초가 걸려 턴을 하는 것이 특히 어려웠다.

박씨의 검사 결과를 바탕으로 균형/평형을 개선하고 안전을 향상(낙상 위험 감소)하기 위해 중재가 필요하다고 판단된다.

평형/균형은 정위된 기능적 이동의 모든 형태에 필수적이다. 평형 장애 또는 균형 장애는 특히 다중 신체 시스템에 영향을 미치는 신경계 장애가 있는 경우 착석, 앉기, 기기(네발 자각 자세에서의 전진 이동), 이동, 앉고 서기, 보행, 계단 걷기에 부정적인 영향이 있을 수 있다. 각 숙련도에서 균형 장애는 자신감의 감소, 제한된 자기 효능감, 기능 속도의 저하 및 낙상과 그로 인한 부상의 위험 증가를 초래할 수 있다. 균형 감퇴는 신체 기능/신체 구조의 다양한 차원, 특히 고유감각, 시각 및 전정 감각 장애, 시싱 장애, 기저 신경절 및 소뇌 장애로 인한 중추 신경계 손상 및 운동계의 어떠한 장애, 모든 장애에 영향을 받을 수 있는 복합적 장애이다.

이 장에서는 사용 가능한 균형 테스트에 대해 설명한다.

검사/측정 방법을 관리하는 방법은 이 장에서 논의되지만, 증거기반을 둔 테이블에 초점(표 9-7 ONL)은 이러한 테스트의 사용을 뒷받침하는 보다 중요한 요약을 제공한다. 표 9-3은 많은 일반적인 균형 시험에 대한 참조값을 제공하고 표 9-4는 소아 집단의 일반적인 균형 시험에 대한 참조값을 제공한다. 더 넓은 관점에서 볼 때, 모든 개인을 대상으로 모든 검사를 실시할 필요는 없으며, 가능하지도 않았다. Harro(2006)는 기능이 저조한 사람부터 기능이 더 잘되는 사람까지 여기 나열된 외상성 뇌 손상(TBI)을 앓고 있는 개인의 다양한 기능 수준에 걸쳐 균형 시험 측정의 연속성을 적용하는 방법을 권장했다. 사용된 구체적인 검사는 환자의 능력에 따라 다를 수 있으므로 실제 설정에 따라 다를 수도 있다. 이 권고안은 다른 신경학적 증상이 있는 사람들에게도 적용될 수 있다:

- 앉기와 일어서기: BBS
- 보행: DGI/FGA
- 적응가능한 요구: 보행 과제 시간 측정
- 달리기, 점프: 높은 수준의 이동성 평가 도구(High Level Mobility Assessment Tool, HiMat) (Williams, 2004)
- 지역사회 이동성

균형 장애에 기여하는 다양한 원인 때문에 치료 개입과 적절한 기능 활동 훈련을 통해 개입을 맞춤화해야 한다. 균형 장애에 대한 개입은 30장에 제시되어 있다. 다른 관련 시스템에 대한 중재는 인지(31장), 감각(27장), 전정(29장), 관절 가동범위(23장), 조화(21장), 근력(22장) 운동조절(24장과 25장). 특정 기능 기술과 관련된 균형을 위한 기능 중재도 논의된다. 수평성 숙련성과 엉금엉금 기기/배를 땅에 대고 기기(34장), 앉기와 서기(35장), 서 있는 것(36장), 정립된 이동성/보행/계단과 같은 기능적 기술과 관련된 균형을 위한 기능 중재(37장)와 치료사는 항상 개별적으로 환자의 개입을 맞춤화해야 한다.

버그 균형 척도

버그 균형 척도
14개 품목 긴 양식 원본

이름: ______________________________ 날짜: ______________________________

평가자: ______________________________

일반 지침: 각 작업을 시연하거나 서면으로 지침을 제공한다. 점수를 매길 때 각 항목에 적용되는 가장 낮은 응답 범주를 기록한다.

대부분의 항목에서 피실험자는 특정 시간 동안 주어진 위치를 유지하도록 요청 받는다. 시간 또는 거리 요건이 충족되지 않거나, 대상자의 수행이 감독을 보장하거나, 대상자가 외부 지지를 만지거나 시험관의 도움을 받는 경우 점차적으로 더 많은 점수를 공제한다. 대상자는 과제를 시도하는 동안 균형을 유지해야 한다는 것을 이해해야 한다. 어느 다리에 서야 할지 또는 어느 정도까지 도달해야 할지에 대한 선택은 대상자에게 맡겨진다. 잘못된 판단은 성적과 득점력에 악영향을 미칠 것이다.

시험에 필요한 장비는 초침과 2, 5, 10인치(5, 12 및 25cm)의 눈금자 또는 기타 표시기가 있는 스톱워치 또는 시계이다. 시험 중 사용되는 의자는 적당한 높이어야 한다.

1. 앉았다 일어서기
   일어선다. 손을 지지하기 위해 사용하지 않도록 한다.
   (4) 손을 사용하지 않고도 서 있을 수 있고 독립적으로 안정될 수 있다.
   (3) 손을 사용하여 독립적으로 설 수 있다.
   (2) 여러 차례 시도 후 손을 사용하여 서 있을 수 있음
   (1) 서 있거나 안정시키기 위해 최소한의 도움이 필요하다.
   (0) 서 있기 위해 중간 또는 최대 보조가 필요하다.

2. 보조되지 않는 서기에 대한 지침: 기다리지 말고 2분 동안 서 있는다.
   (4) 2분간 안전하게 서 있을 수 있음
   (3) 감독 하에 2분을 견딜 수 있다.
   (2) 30초를 견딜 수 없음
   (1) 30초를 견디기 위해 여러 번 시도해야 한다.
   (0) 도움 없이 30초를 견딜 수 없다. 환자가 2분을 지탱할 수 없을 경우, 지지하지 않고 앉아 있으면 만점을 받는다. 4번 항목으로 진행한다.

3. 등을 지지하지 않고 발을 바닥이나 걸상 위에 받치고 앉아 있는 경우: 팔짱을 끼고 2분 동안 앉는다.
   (4) 2분 동안 안전히게 앉을 수 있음
   (3) 감독 하에 2분 동안 앉아 있을 수 있음
   (2) 30초 앉아 있을 수 있음
   (1) 10초 앉아 있을 수 있음
   (0) 보조없이 앉을 수 없음 10초

4. 서기에서 앉기에 대한 지침: 앉는다.
   (4) 최소한의 손사용으로 안전하게 앉는다.
   (3) 손으로 앉기를 제어한다.
   (2) 앉기를 제어하기 위해 의자에 기대어 다리 뒷부분을 사용한다.
   (1) 독립적으로 앉지만 통제되지 않는 앉기이다.
   (0) 앉으려면 도움이 필요하다.

5. 이동 지침: 피벗 이동을 위해 의자를 준비한다. 환자에게 한쪽 팔걸이가 있는 좌석 쪽으로, 한쪽 팔걸이가 없는 좌석 쪽으로 이동하도록 한다. 의자 두 개(팔걸이가 있는 의자 하나와 없는 의자 하나) 또는 침대와 의자를 사용할 수 있다.
   (4) 약간의 손으로 안전하게 이동할 수 있음
   (3) 반드시 필요한 인원을 안전하게 이동할 수 있다.
   (2) 구두 지시 또는 감독을 통해 이전할 수 있다.
   (1) 보조할 한 사람이 필요하다.
   (0) 안전을 위해 보조 또는 감독할 두 사람이 필요하다.

6. 눈을 감은 채로 지탱하지 않고 서 있는 방법: 눈을 감고 10초 동안 가만히 서 있는다.
   (4) 10초 안전하게 서 있을 수 있음
   (3) 감독 하에 10초를 견딜 수 있다.
   (2) 3초 견딜 수 있음
   (1) 3초 동안 눈을 감고 있을 수 없지만, 그 상태를 유지한다.
   (0) 낙상을 방지하기 위해 도움이 필요하다.

7. 발을 함께 보조받지않고 서 있는 방법: 두 발을 모으고 붙잡지 말고 서 있는다.
   (4) 독립적으로 발을 붙이고 1분간 안전하게 설 수 있다.
   (3) 독립적으로 발을 붙이고 감독 하에 1분간 서 있을 수 있다.
   (2) 독립적으로 발을 붙일 수 있지만 30초 동안 지탱할 수 없다.
   (1) 위치를 얻기 위해 도움이 필요하지만 15초 피트를 함께 서 있을 수 있다.
   (0) 위치를 확보하기 위해 도움이 필요하고 15초 동안 유지할 수 없음

8. 팔을 쭉 뻗은 상태에서 앞으로 뻗기: 팔을 90°로 들어 올린다. 손가락을 쭉 펴고 가능한 한 앞으로 뻗는다. (팔이 90°일 때 손가락 끝에 있는 손가락을 앞으로 뻗는 동안 눈금자에 닿으면 안 된다. 그 기록된 측정값은 대상자가 가장 앞으로 기울어진 위치에 있는 동안 손가락이 도달하는 전방 거리이다. 가능하면 환자에게 팔을 뻗을 때 양쪽 팔을 사용하여 체간이 회전하지 않도록 한다.)
   (4) 25cm(10인치) 이상 자신있게 앞으로 뻗을 수 있다.
   (3) 안전하게 12cm(5인치) 이상 전방까지 도달할 수 있다.
   (2) 안전하게 5cm(2인치) 이상 앞으로 도달할 수 있다.
   (1) 앞으로 도달하지만 감독이 필요하다.
   (0) 시도 중 균형을 잃음/외부 보조가 필요함

9. 서 있는 자세에서 바닥에서 물건을 집으세요: 발 앞에 놓여 있는 신발/슬립퍼를 집으세요.
   (4) 슬리퍼를 안전하고 쉽게 줍을 수 있다.
   (3) 슬리퍼를 픽업할 수 있지만 감독이 필요하다.
   (2) 픽업할 수 없지만 슬리퍼에서 2~5cm(1~2인치)까지 도달하여 독립적으로 균형을 유지한다.
   (1) 픽업할 수 없으므로 시도 중 감독이 필요하다.
   (0) 균형을 잃거나 넘어지지 않도록 도움을 시도할 수 없음

10. 서 있는 동안 왼쪽과 오른쪽 어깨 너머로 뒤돌아보기: 왼쪽 어깨 바로 뒤쪽으로 돌아본다. 오른쪽으로 반복한다. 검사자는 대상자 바로 뒤에 있는 물체를 선택하여 더 나은 방향 전환을 유도할 수 있다.
    (4) 양쪽에서 뒤돌아보고 체중 이동이 잘 된다.
    (3) 한쪽 뒤만 보고, 다른 쪽은 무게 이동이 적다.
    (2) 옆으로만 돌지만 균형을 유지한다.
    (1) 회전 시 감독이 필요하다.
    (0) 균형을 잃거나 떨어지는 것을 방지하기 위한 도움이 필요하다.

11. 360° 회전 지침: 완전히 원을 그리며 회전한다. 잠시 멈춘다. 그리고 나서 다른 방향으로 완전히 원을 돌린다.
    (4) 4초 이내에 360° 안전하게 회전 가능
    (3) 한쪽으로만 4초 이내에 360° 안전하게 회전 가능
    (2) 안전하게 천천히 360° 회전할 수 있음
    (1) 면밀한 감독 또는 구두 지시가 필요하다.
    (0) 회전 중 도움이 필요하다.

12. 보조받지 않고 서 있는 상태에서 계단이나 의자에 다른 발을 올려놓기
    지침: 스텝/스툴에 각 발을 번갈아 놓는다. 각 발이 스텝/스툴에 4회 닿을 때까지 계속 시도
    (4) 독립적이고 안전하게 서서 20초 안에 8계단을 완료할 수 있다.
    (3) 자립할 수 있고 8계단 >20초 이상을 완료할 수 있다.
    (2) 감독 없이 4계단을 완료할 수 있다.
    (1) 2단계 이상 완료 가능, 최소한의 도움이 필요하다.
    (0) 넘어지는 것을 막기 위해 도움이 필요하다.

13. 한 발을 지지하지 않고 앞쪽에 서 있는 상태: (실험자에게 시연) 한 발을 다른 발 바로 앞에 놓는다. 만약 당신이 당신의 발을 바로 앞에 놓을 수 없다고 느낀다면, 당신의 앞발 뒤꿈치가 발가락보다 앞설 정도로 충분히 앞서 나가도록 노력한다.
    다른 발의 길이. (3점을 획득하기 위해, 스텝의 길이는 다른 발의 길이와 너비를 초과해야 한다.)
    자세는 피사체의 정상 보폭과 비슷해야 한다.)
    (4) 한발을 다른 발 바로 앞에 두고 독립적으로 배치하여 30초 유지 가능
    (3) 독립적으로 발을 다른 발보다 앞에 놓고 30초를 유지할 수 있다.
    (2) 독립적으로 작은 발걸음을 내딛고 30초를 유지할 수 있다.
    (1) 발디딤에 도움이 필요하지만 15초를 유지할 수 있다.
    (0) 발디딤 또는 서 있는 동안 균형을 잃는다.

14. 한쪽 다리로 서는 방법: 가능한 한 한쪽 다리로 잡지 말고 서 있는다.

(4) 다리를 독립적으로 들어 올리고 10초 이상 유지할 수 있다.

(3) 다리를 독립적으로 들어 올리고 5~10초를 유지할 수 있다.

(2) 다리를 독립적으로 들어 올리고 = 또는 >3초를 유지할 수 있다.

(1) 3초를 지탱할 수 없는 상태에서 다리를 들어 올리려고 하지만, 독립적으로 서 있다.

(0) 낙상을 방지하기 위해 시도할 수 없거나 도움이 필요하다.

(____) 총 점수(최대 = 56)

45점 미만의 사람은 넘어질 위험이 있는 것으로 간주된다.

Berg K, Wood-Dauphinee S, Williams JI, Gayton D.: Measuring balance in the elderly: Preliminary development of an instrument. Physiother Can. 1989;41:304-311에서 인용됨.

기능적인 상태와 움직임 패턴의 검진과 평가

Examination and Evaluation of Functional Status and Movement Patterns

제10장

■ 차유리

개요

학습목표

이 장을 마치면 학습자는 다음을 할 수 있어야 한다.

1. 주요 용어와 정의를 사용하여 기능 및 기능 평가의 범위를 설명한다.
2. 환자, 치료사, 기관의 관점에서 기능적 평가의 임상적 의의를 설명한다.
3. 적절한 기능적 평가 종류를 선택하는 과정을 설명한다.
4. 구르기, 앉기, 지지없이 앉기, 이동, 앉은자세에서 일어서기, 선자세에서 앉기, 보행 및 계단 이동, 휠체어 이동성, 상지 기능 등의 정상적인 움직임의 요소를 인식한다.
5. 신경계 결손 환자의 움직임 패턴을 분석하고 부족한 움직임을 파악한다.
6. 제시된 기능적 평가의 특성에 대해 논의한다.
7. 특정 환자 문제에 기초하여 적절한 기능적 평가를 선택할 때 개념을 적용한다.
8. 기능적 평가의 결과를 해석한다.

서론 Introduction

신체 및 작업 치료의 주요 목표 중 하나는 **기능적 독립성**으로 다른 사람의 도움을 받지 않고 일상적인 기술이나 작업을 수행할 수 있는 능력을 증진시키는 것이다. 개인의 일상생활에 필요한 이러한 작업은 대개 **기능적 활동**이라고 한다. *기능 활동*은 세계 보건기구(WHO, 2002)에 의해 "개인의 업무 또는 행동의 수행"으로 정의된다. 기능적 활동은 일상생활에 필수적이며 일 또는 여가 행사 참여의 핵심 구성 요소이다. 중추 신경계(CNS)의 대부분의 부위가 손상되면 기능적 활동 제한이 발생한다; 따라서 특정 해부학 구조가 강조 표시된 "어디에 있는가" 기능은 이 장에 포함되지 않았다. 개선된 성과 목표를 달성하기 위해 치료사는 각 환자(1965; Nagi, 1969, Nagi, 1991)의 현존하는 병리학, 장애, 기능적 제한 및 장애 간의 관계뿐만 아니라 1장에서 설명한 바와 같이 기능, 신체 구조/신체 기능, 활동 및 참여(ICF, WHO, 2002) 기능 수준, 기능, 장애 및 건강을 이해해야 한다. **기능 검사**에는 이동 또는 보행과 같은 일상생활에서 필요한 특정 활동에 대한 환자의 성과에 대한 분석 및 문서화가 포함되며 이러한 활동을 수행하는 데 필요한 균형 측면을 포함한다. 기능적 검사에서 최적의 검사와 측정은 시간이 지날수록 진전의 결손 또는 환자의 진전을 문서화하고, 구체적인 중재 계획의 개발을 가이드하며, 기능적인 활동에서 구체적인 결손을 야기할지도 모르는 환자의 초기 기능적인 상태, 장해를 정확하게 기록하는 것을 요구한다. 또한 기능 검사에서 얻은 데이터를 평가하면 결손 영역을 해결하기 위해 적절한 개입 방법을 선택할 수 있다. 이러한 각 측면은 이 장에서 설명한대로 적절한 기능 테스트 및 측정 방법을 선택하여 쉽게 수행할 수 있다.

물리치료사와 작업치료사는 특정한 작업 수행에 어려움을 가지는 비정상적인 움직임과 움직임의 구성요소를 잃게 하는 것을 확인하고, 작업을 수행하기 위한 개인의 능력을 결정하기 위한 관찰 기술을 오랜기간 이용해왔다. 이 주관적 관측 분석의 결과는 적절한 개입을 결정하는 데 사용된다. 이 검사 방법은 가치가 있지만, 이제는 보다 객관적인 검사 방법을 통해 기능적 활동에 대한 장애와 제한 사항을 신뢰할 수 있는 방법으로 구체적으로 문서화하고 개입으로 인한 개선을 문서화해야 한다.

기능 척도는 1960년대에 처음 발표된 바텔 색인(Barthel Index)에 의해 밝혀졌으며 가장 초기에 발표된 측정법 중 하나이다(Mahony, 1965). 기능 및 장애의 개선을 문서화하는 것에 대한 강조가 강화되고 치료 효과의 증거에 대한 요구가 높아짐에 따라 신뢰할 수 있고 유효한 기능 측정에 초점을 맞추고 있다. 최적으로 제공되는 서비스의 효율성은 연구 조사를 통해 입증된다(Kane, 1994). 연구를 통해 결정된 수용 가능한 정신측정학적 특성을 가진 표준화된 기능적 척도는 치료 효과를 나타내는 하나의 메커니즘을 제공한다.

이 장에서는 성능 위주의 측정에 중점을 둔 선택된 측정의 개요를 포함하여 표준화된 기능 검사에 대한 소개를 제공한다. 이 장의 범위는 제시된 구체적 측정의 수를 제한한다. 적절하게 개발되고 연구된 많은 측정 방법에 대해서는 자세히 설명하지 않았다. 이 장에서는 신경학적 침범을 받은 성인의 기능적 과제 및 운동 패턴을 검사하기 위한 다양한 옵션을 소개하고 시험 과정에 통합될 수 있는 자체 평가에 대한 간단한 소개를 소개한다. 발달 및 소아 기능 검사 측정은 13장에서 논의된다.

기능적인 검진 방법
Functional Examination in Context

사람의 기능 능력에 대한 질적 및 양적 검사는 재활에서 환자 검사의 필수적인 부분이다. 환자의 검진 중에 특정 신체 부위, 관절, 근육 그룹 또는 생리학적 시스템에 대한 기본 시스템 장애에 비추어 기능 검사를 수행하고 해석한다. 기능 검사의 구성 요소는 환자의 병력, 환자의 개인적인 가치와 우선 순위, 환자의 능력 범위(가능하지 않은 일을 하도록 요구하지 않음)에 따라 선택된다. 이 장에서 제시된 기능적 측정은 환자의 기능적 능력과 기능적 결함을 기술하고 문서화하는 방법에 중점을 두고 33~37장에서 논의된 중재 전, 중 및 후에 기능적 활동에 대한 검사 및 문서화에 사용될 수 있다.

기능과 용어의 분류
Categories of Function and Terminology

개인의 삶에 필요한 기능적 작업은 여러 가지 방법으로 분류할 수 있다. 이 장에서 기능적 활동은 활동이 수행되는 자세 또는 한 자세에서 다른 자세로의 기능적 전환에 따라 범주로 나뉜다. "기능 상태 테스트 및 측정"의 장은 다음 범주로 구분된다(주어진 특정 기능 작업의 예를 참조하라).

- 수평 이동 및 앉기(침대에서 복와위에서 앙와위, 앙와위에서 복와위, 엉덩이로 끌며 가기, 배를 대고 기기, 네발로 기기, 지지하며 앉기, 지지하지 않고 앉기, 앉은 자세에서 회전, 움직임, 뻗기)
- 이행적 움직임과 이동(복와위에서 앉기, 앙와위에서 긴 자세로 앉기, 앙와위에서 앉기, 네발기기에서 앉기, 바닥에서 일어나기, 앉았다 일어나기, 침대에서 휠체어로 이동, 휠체어에서 화장실로 이동, 휠체어에서 소파로 이동하기)
- 보행과 계단 이동(다양한 속도로 보행, 경사진/굴곡진 곳에서 보행, 커브/계단으로 오르기, 계단 오르기, 계단 내려가기, 사다리에서 오르내리기, 뛰기)
- 휠체어 이동(휠체어 추진, 휠체어 이동 및 조정,

휠체어로 굴곡진 곳 가기)

- 상지의 작업(뻗기, 움켜잡기, 쥐기, 조작하기, 팔로 밀고, 당기기)

장애 모델에서의 기능적인 제한

Functional Limitation in a Disablement Model

기능적 능력은 1장에서 논의된 NCMRR(National Medical Center for Medical Rehabilitation) 장애 모델의 어떠한 차원에 인해 제한될 수 있다. ICF 모델(WHO, 2002)에 따르면, 치료사는 신체의 기초 구조/신체 기능과 삶의 역할과 사건에 대한 참여를 향상시키는 데 중요한 역할을 하는 기능적 능력을 회복시키거나 적어도 개선할 필요가 있다. 기능 테스트의 가능한 테스트 및 측정 방법 중 일부를 이 장에서 자세히 설명한다. 손상이 있으면 **기능적 과제**의 성능에 부정적인 영향을 미쳐 기능적 제한이 발생할 수 있다. **기능적 제한**은 능률적으로 또는 전형적인 방식으로 활동을 수행하는 능력의 감소 또는 결여로 정의된다(Nagi, 1965; Nagi, 1969). 외출, 이동, 화장실 이용, 자기 관리적인 면에서(Harris, 1986) 뿐만 아니라 업무 준비, 쇼핑, 음식 준비, 가내 관리와 같은 업무를 위한 관련 인지 능력(Lawton, 1971)과 같은 **일상생활의 도구 활동**(**IADL**)과 같은 **일상생활 활동**(**ADL**)의 수행에는 제한이 있을 수 있다. 기능 제한은 특정 작업을 수행할 수 있는 능력이 완전히 또는 부분적으로 부족할 수 있다. 예를 들어, 보행의 기능적 한계는 워킹의 완전한 불능 또는 관찰 가능한 보행 편위를 가진 보행일 수 있다. 하나의 기능적 제한은 또 다른 기능적 제한의 발전이 될 수 있다. 예를 들어, 환자가 편평한 표면이나 편평하지 않은 표면으로 이동하는 데 어려움을 나타내면 가정 관리 활동에 참여할 수 있는 능력이 영향을 받을 수 있다. 장애와 마찬가지로, 기능적 제한은 질병과 직접적으로 관련이 없을 수도 있지만(Jette, 1994), 부차적으로 발생할 수 있다.

기능적 제한은 **장애**와 관련이 있으며, 이는 일과 가족의 책임을 포함하여 사회에서의 기대치를 충족시키는 데 어려움으로 정의된다(Nagi, 1965; Nagi, 1969). 모든 장애와 기능적 제한이 장애를 초래하지는 않는다는 점에서 반드시 선형 관계가 없다는 것을 인식하는 것이 중요하다. 또한, 다양한 질병 및 손상을 가진 환자는 유사한 기능적 제한 및 장애를 나타낼 수 있다(Jette, 1994). 그러나 도미노 효과가 발생하여 환자의 삶과 생활 양식에 영향을 줄 수 있다. 예를 들어, C6 ASIA A로 분류된 척수 손상 환자는 C6 척수 수준 아래에서 부재하는 운동 및 감각 기능을 나타낸다. 이러한 장애는 지지가 없는 앉아있는 활동, 앉아있는 이동성, 정립된 이동성 및 기타 기능 제한 사이의 손의 움직임을 제한한다. 이러한 기능상의 제약으로 인하여 생산직 근로자로서의 이전 직종으로 복귀할 수 없으므로 소득이 감소하게 된다. 이 예에서 상해의 영향은 사망 후 사망자의 급격한 변화를 초래한다. 물리치료사와 작업치료사가 모든 수준에서 검사를 수행하지만, 이 장의 주요 초점은 기능적 활동 제한을 조사하는 것이다.

기능적인 검진 Functional Examination

기능 검사는 특정 기능적 업무를 수행하는 사람의 능력을 결정하기 위한 시험 및 측정을 수행하는 프로세스이다(APTA, 2003). *물리치료사 실기지침서(Physical Therapist Practice Guide)* (APTA, 2014)의 업데이트된 버전에서 이 과정을 "운동 기능" 또는 "자발적인 자세와 움직임 패턴의 통제와 숙련되고 효율적인 가정, 유지 관리, 수정 및 학습 방법을 배우거나 보여줄 수 있는 능력"에 대한 검사라고 한다. 검사에는 작업 수행이 개인의 삶에 어떤 영향을 주었는지 또는 치료자가 특정 작업을 수행하는 환자를 관찰하는 수행 기반 검사를 포함하여 환자가 작업 수행에 대한 자기 인식을 나타내는 **자체 평가**가 포함될 수 있다. 시험과 측정은 "운동 관련 기능에 대한 개인의 능력과 수행 능력에 관한 신뢰할 수 있고 유효한 세포 수준의 개인 정보를 수집하는 수단"(APTA, 2014)이다. 기능 척도는 이상적으로 객관적 척도가 되어야 하며 퇴원 시 결과와 초기 결과를 비교하여 치료의 전반적인 결과를 평가하기 위한 치료 또는 치료 접근법의 효과를 결정하는 데 도움이 되는 **결과 척도**, 도구로 사용될 수 있다. 질병이 특이적이거나 그렇지 않을 수도 있는 기능 척도는 종종 장애 수준(장애, 기능적 제한 및 장애) 또는 ICF 구조(신체 구조/신체 기능, 활동, 참여) 중 하나 이상을 해결한다. 사용된 구체적인 척도에 따라, 치료사는 환자를 (1) 실제 수행 또는 (2) 환자 수행 능력으로 평가한다. 일부 기능적 조지에는 기능적 활동을 수행하고 요청에 따라 활동을 수행하는 방법을 따르는 기능이 이 영역의 영향을 받기 때문에 인지 및 의사 소통 상태를 다루는 항목이 포함된다.

성과 기반 검사는 환자가 측정할 과제를 수행할 때 주관적 측정, 관측 분석, 표준화된 측정, **객관적 측정** 또는 이들의 조합을 통해 수행할 수 있다. 유의해야 할 가장 기본적인 핵심 기능 중 하나는 독립 수준 또는 작업 완료에 도움이 필요한지 여부이다. 객관적 기능 측정을 사용하는 검사는 작업의 특성에 대한 실제 반복 가능한 측정을 허용하는 유효한 도구를 사용하여 완료된 검사이다. 기능 능력의 객관적 측정의 예로는 작업 완료 시간, 거리, 속도, 특정 이동 오류의 수와 정도, 작업 완료 또는 시도된 시험 횟수(MaGill, 1993)가 있다. 객관적인 정보는 표준화된 도구 또는 방법을 통해 측정 가능하고 반복 가능하도록 이상적으로 얻어진다.

주관적 측정은 작업 수행을 특징짓기 위해 치료사 측에서 어느 정도의 판단이나 추정을 필요로 하며, 필요한 지원 수준, 인지된 노력 수준, 질적 운동 척도 또는 다른 척도를 포함할 수 있다. 만약 신뢰성은 평가들이 주관적인 측정에서 단순히 기초가 된다면 더욱 의구스럽다. 주관적 측정은 판단이나 추정이 필요하기 때문에 결과는 일반적으로 다른 유형의 측정처럼 예측 가능하거나 일관성이 없다(Portney, 1993). 주관적 평가를 사용하면 항목의 관리 및 평가가 표준화 될수록 신뢰도가 높아질 수 있다(다음 토론 참조). 기능 척도에 포함된 주관적인 정보에는 필요한 지원 정도, 운동 설명, 운동 품질 또는 기타 정성적 구성 요소의 등급을 매길 수 있다.

관측 분석, 특정 작업의 수행을 관찰하고 결과를 기록하는 프로세스는 객관적 요소와 주관적인 요소로 구성될 수 있다. 관측 분석은 기능적 활동을 자세히 기술하기 위해 분별적인 기능 작업, 운동 범위 및 강도의 시간 측정과 같은 다른 테스트 및 측정에서 얻은 검사 결과를 보완하는 유용한 방법이다. 이러한 모든 테스트와 측정의 데이터를 종합하면 기능적 운동의 결손을 해결하기 위해 가장 적절한 개입 방법을 선택하는 의사 결정 과정에 기여한다. 관측 분석을 수행하려면 특정 동작이나 작업의 **필수 구성 요소**를 결정한 다음 환자 능력을 관찰하여 누락되거나 비정상적인 이동 구성 요소를 식별한다. 필수 이동 구성 요소는 정상적인 이동 전략을 기반으로 하며 나중에 설명하는 구조적 관찰 및 연구를 통해 결정된다.

걸음 걸이, 침대로의 이동성, 이동, 식사, 몸단장, 배를 깔고 기는 것/네발로 기기는 일반적으로 관측 분석을 사용하여 임상적으로 검사되는 활동이다. 표준화된 기능 척도는 표준화된 테스트 프로토콜과 표준화된 평가 기준을 사용하여 효율적인 방식으로 특정 목적 활동을 수행하는 개인의 능력을 평가한다. 기능 검사에는 객관적 및 주관적 측정 및 관측 분석이 포함될 수 있다. 그러나 표준화된 기능 측정 도구에는 표준화된 측정을 기능적 활동을 검사하는 선호되는 방법으로 만드는 관리 및 채점에 대한 구체적인 지침과 함께 신뢰성 및 유효성 연구 보고서를 포함하여 환자에게 읽을 수 있는 인용된 지침 또는 응답이 게시된다. 표준화된 평가 또는 표준화된 도구라고도 하는 표준화된 측정은 특정 활동이나 환자 집단을 위해 개발된 일련의 특정 **항목**(측정 또는 작업 변화)을 활용한다. 이러한 도구는 초기 검사에서 취해진 조치 및 최종 퇴원 직전에 반복되는 결과 측정으로 자주 사용된다. 순차 및 구두 지시를 포함한 표준화된 시험의 관리를 위한 프로토콜은 시험의 신뢰성을 최대화하기 위해 명시된 것에서 변경되어서는 안된다(Portney, 1993). 수용 가능한 수준의 신뢰성과 타당성을 나타내는 조치를 선호한다. 광범위한 표준화된 기능 측정이 가능하며, 많은 의료 전문가가 관리할 수 있도록 설계되었다. 검사 영역의 변화와 투여 방식에 더하여, 다양성은 표준화된 방법의 특성이나 **정신측정학적** 특성에 존재한다.

기능적 조치는 휠체어 이동성이나 보행과 같은 특정 작업의 수행을 검사하도록 설계되었거나 포괄적일 수 있으며 여러 **기능 영역**을 검사할 수 있다. 기능 영역의 측정은 침대 이동성, 착석 균형 및 이동과 같은 몇 가지 특정 작업 또는 활동을 검사한다. 일부 기능적 측정은 연령 집단이나 의학적 진단에 의해 제한된 특정 인구 집단에서 사용하도록 설계된 반면 다른 집단은 일반 용도로 사용하도록 설계되었다.

기능 측정은 명목, 서수, 간격 또는 비율 측정 저울을 포함한 채점 또는 등급 시스템을 활용할 수도 있다. **명목 척도**는 남성/여성 또는 작업 수행 능력/무능력과 같은 상호 배타적인 범주의 옵션을 분류한다. **서수 규모**는 순서가 매겨진 순위가 매겨진 범주를 사용하며 대개 숫자 값을 할당하지만 값 사이의 간격은 동일하지 않았다. 예를 들어, 작업 수행에 필요한 지원 정도에 따라 숫자 값을 지정할 수 있다. 서수 범위에는 숫자 값 사이에 동일한 간격이 없으므로 값의 차이를 지정할 수 없으므로 데이터를 비교하거나 통계 분석을 선택할 때 관련성이 있다. 명목 척도와 서수 척도와 비교할 때, **간격 척도**와 **비율 척도** 모두 값 사이가 동일하다. 또한 비율 척도는 절대적 0점을 가진다. 간격 범위의 예는 화씨(℉)의 온도이며, 높이와 운동 범위는 비율 척도로 간주된다. 이 두 가지 범위의 경우값 사이의 거리가 동일하면 요약 또는 가산 측정과 마찬가지로 값을 더하거나 평균화 할 수 있다. 이 측정 유형에서 수치 점수가 추가되어 환자의 수행의 '요약'을 부가할 수 있다. 특정 척도에 따라 표준화된 척도의 총 점수는 기능 수준을 나타내는 표준 데이터와 비교되거나 예측 목적으로 사용될 수 있다. 예를 들어, 관절 운동 범위(비율 척도)는 결손이 존재하는지 여부를 결정하기 위한 규범적 데이터와 비교될 수 있다. 신뢰성과 타당성의 중요성에 대한 논의는 3장을 참조한다.

기능적인 검사와 측정의 임상적 중요성
Clinical Importance of Functional Tests and Measures

철저한 기능 검사에는 객관적 측정 및 주관적 질적 측정은 물론 관측 분석을 포함한 다양한 시험과 측정이 포함된다. 진전과 퇴행을 기록하기 위해서는 철저한 객관적이고 기능적인 검사가 필요하지만 자체보고 도구를 사용하여 환자의 관점을 평가하는 것도 유익하다. 일반적으로 사용되는 자체 평가 도구의 한 예로 36문항 짧은 설문 조사가 있다. 높은 신뢰성과 타당성(Stewart, 1993; McHorney, 1993; Hagan, 2003)을 입증하는 SF-36은 신체 기능, 사회적 기능, 역할 기능, 통증, 피로, 정신 건강 및 건강에 대한 일반적인 인식을 포함한 8가지 건강 특성에 대한 자기 인식을 측정한다. 36개 항목은 답변의 위조 가능성을 줄이기 위해 긍정적 또는 부정적으로 제시된다. SF-36의 결과는 환자가 재활을 통해 진행할 때 또는 환자를 성별, 진단 또는 연령별 규범과 비교할 때 변경 사항을 기록하는 데 사용될 수 있다. SF-36의 두 번째 버전인 SF-36v2에는 4주 및 1주 리콜 버전이 모두 포함되어 있다. 선형 T-점수 변환을 통한 기준 기반 스코어링은 평균 = 50 및 표준편차 = 10이므로 스코어는 8-범위 프로필에서 비교할 수 있다. SF-36v2 스코어링 소프트웨어는 누락된 응답의 편향된 추정치를 산출하고 불완전한 데이터가 있는 응답자의 점수를 추정하는 것을 가능하게 한다(Kosinski, 2000). 도구의 더 짧은 버전인 SF-12는 12개의 항목만 사용할 수 있다. 기능 측정은 환자, 프로그램 및 시설 수준에서 다양한 방법으로 활용된다. 일반적으로 표준화된 기능 척도를 사용하여 환자 진도를 확인하고 프로그램의 효율성을 결정하며 서비스 상환의 근거로 사용할 수 있다.

기능 평가 또는 검사는 대부분의 목표가 기능적 측면에서 쓰여지므로 환자 개선 또는 부족을 문서화하는 데 사용되므로 치료 중재의 효과를 결정한다. 기능적 평가는 치료 시작 전, 일정한 간격으로 시간 경과에 따른 변화를 기록하는 치료 과정 동안 그리고 퇴원 시에 시행된다. 시험 결과를 토대로 징계에 따른 개입과 학제 간의 개입이 최적의 환자 개선을 촉진하도록 수정된다(Fell, 2004). 사용된 구체적 기능 척도에 따라 가장 적절한 비용 효과적인 퇴원 환경과 치료 수준을 결정할 수 있다. 또한 연방 정부 또는 주정부가 자금을 제공하는 프로그램에 대한 자격이 결정될 수 있으며 표준화된 기능적 조치의 결과에 따라 미래의 결과가 예측될 수 있다. 어떤 경우에는 기능적 독립성에 대한 일관된 객관적 개선의 문서화에 근거하여 추가 치료 세션을 승인할 수 있다. 또한 환자에게는 표준화된 조치의 기능적 활동과 일상생활에서 수행되는 활동이 환자에 의한 가치를 부여하는 활동 사이에 뚜렷한 연관성이 있다. 기능적 평가를 사용하여 수행을 검사하면 환자 및 가족 구성원이 환자의 필요, 검사 및 처방된 개입 사이의 관계를 인식하는 데 도움이 될 수 있다. 마지막으로, 기능적 조치의 적절한 사용은 팀 구성원 간의 의사 소통을 향상시키고 치료의 연속성을 촉진시키는 데 도움이 된다.

환자의 개선을 문서화하는 것 외에도 표준화된 기능 측정을 사용하여 프로그램 효과 및 **비용/혜택** 비율을 평가하고 프로그램 결과를 문서화하고 개선한다. 특정 진단 그룹과 같은 특정 환자 그룹의 결과 데이터를 분석하여 프로그램의 강점과 약점을 파악하고 필요에 따라 전체 프로그램을 수정하기 위한 조치를 취할 수 있다. 가능한 수정에는 환자의 요구, 직원 또는 추가 프로그램의 개발 또는 기존 프로그램의 확장을 보다 잘 충족시키기 위한 직원 또는 지원의 재배정이 포함된다. 호의적인 프로그램 결과는 지불인에게 치료 기간을 정당화하고 환자와 급여원 모두를 위한 모집 도구로 사용된다.

시설 수준에서 표준화된 기능적 측정에 기초한 환자 및 프로그램 결과는 승인 목적 및 환급에 사용된다. 사실, 많은 제3자 납부자는 결과가 목표 활동의 환자 성과에 구체적으로 관련되어 있기 때문에 기능적 조치를 요구하지만, 손상 측정의 결과가 반드시 업무 성과의 개선을 나타내지는 않았다. 손상 검사만하는 것이 아닌 기능적 검사의 가치는 신체적 장애와 업무 수행 및 활동 간의 낮은 상관 관계를 보여주는 연구를 통해 입증된다(Hazard, 1994; Sullivan, 2000). 그러나 근본적인 신체 구조와 신체 기능을 검사하는 것은 기능 제한에 기여하는 시스템 기능 장애를 파악하는 데 중요할 것이며 치료 계획에서 다루어야 할 필요가 있다.

기능적 조치의 많은 용도와 이점이 있지만 고려해야 할 몇 가지 단점도 있다. 특정한 기능적 척도는 일상생활에서 사람이 어떻게 기능하는지 항상 묘사하지는 않는다(Sager, 1992). 일상 기능은 동기, 약물 및 환경 영향을 포함한 많은 요소의 영향을 받기 때문에(Kane, 1994) 하나의 테스트에 정확하게 반영되지 않을 수 있다. 또한 평가값은 환자 상태의 변화를 측정할 만큼 민감하지 않을 수 있다. 예를 들어, 2단계의 최대 보조에서 1단계의 최대 지원까지의 레벨 이전 개선은 일부 기능적 조치로는 측정할 수 없을 수도 있다. 마지막으로, 일부 측정은 구체적 임상 환경에 대해 시간 또는 비용이 많이들 수 있다.

환자 적용

박모 부인은 1개월 전에 중뇌 대동맥(MCA) 발작을 경험한 82세의 할머니이다. 미국의료 보장센터에 입원하면, 당신은 남편이 그녀를 휠체어로 타게 해서 물리치료(PT) 치료영역으로 밀어 넣는 것을 볼 수 있다. 처음에 박모 부인을 관찰할 때, 휠체어의 자세를 바꾸는 데 어려움이 있으며, 체간/머리 정렬이 좋지 않고 사지가 움직이는 데 어려움이 있음을 나타낸다.

임상 결정 시 고려할 점

1. *당신이 치료사로서의 역할을 할 때 그녀는 기능적 업무/활동에 어려움을 겪을 것을 기대할 수 있는가?*
2. *당신이 예상하는 운동의 구성 요소는 각 기능 활동에 영향을 받을 수 있는가?*
3. *기능적 검사의 어느 부분을 치료 계획 결정을 위한 기초로 완성할 것인가? 이러한 기능적 활동을 위해 시도할 객관적 또는 시기 적절한 조치가 있는가?*
4. *어떤 기본 시스템 손상이 예상되는 기능적 활동 제한에 기여하며 검사해야 할 필요가 있는가?*

기능 검진의 원리
Principles of Examination of Function

기능적인 검진을 위한 일반적인 고려사항
General Considerations for Functional Examination

기능적 측정이 다양한 활동, 업무 및 기술의 다양한 범위를 조사하지만, 어떤 측정을 시행하기 전과 도중에 고려해야 할 기능적 검토의 몇 가지 기본적인 측면이 있다. *자기 평가와 수행 기반 기능 측정의 조합을 선택한다.* 자기-보고 도구의 경우, *수행하는 성과와 수행 능력을 구별하라.* 관리를 시작하기 전에 스코어링을 통해 부여를 용이하게 하고 필요한 모든 장비를 즉시 이용할 수 있도록 조치를 숙지한다. 특정 구두 지시 사항을 알고 있거나 사용할 수 있는 장비를 이해하거나 테스트 중에 허용되는 지원 금액을 사용하면 보다 정확한 테스트 점수를 얻을 수 있다. 필요한 장비에는 스톱워치, 컵 또는 침대는 물론 보조 장치가 포함될 수 있다. 또한 측정 거리는 이동 거리 또는 휠체어 추진 거리와 같이 명확하게 표시해야 한다.

검사를 하는 동안 *환자가 처방된 활동을 안전하게 수행하는 데 필요한 도움의 양을 결정*하고 환자가 사용하는 구체적인 이동 전략 및 패턴을 기록한다. *적절한 순서에 따라 운동 패턴이 효율적인지*, 그리고 활동과 삶의 역할에 참여하는 능력에 기여하는지 *결정*한다. 정상적인 패턴으로부터 특정 편차(예를 들어, 특정 보행 편차)를 인식하고 문서화하는 것은 치료사의 임상 관찰 및 의사 결정 기능을 향상시키기 위한 개입의 설계 및 실행에 필수적인 부분이다. *환자의 기능 수준과 일치하는 기능 측정 도구를 선택한다.* 특정 측정에 대한 환자의 점수는 기능적 활동을 수행하는 데 필요한 신체적 또는 언어적 도움의 양에 따라 영향을 받을 수 있다. 환자가 특정 업무에 최대한의 도움을 필요로 하는 경우 선택한 특정 기능 척도가 해당 특정 시간에 해당 환자에게 적절하지 않을 수 있다. 마지막으로, 가능할 때마다 평가되는 기능에 대한 객관적 측정을 통합하고 유효성, 신뢰성 및 변경에 대한 대응성을 보고한 측정을 선호한다. 객관적 측정은 명확하게 정의된 시작점과 종료점, 작업 거리 측정, 동작의 진폭 및 다른 것들 사이의 높이와 함께 지정된 개별 작업을 완료하는 시간 측정을 포함할 수 있다.

기능적 측정의 선정 Selecting Functional Measures

임상 사용을 위한 기능 척도를 선택하는 것은 몇 가지 요인에 대한 조사를 포함하며 일련의 단계로 설명될 수 있다(표 10-1). 먼저 측정의 목적과 데이터 사용 방법을 결정하라. 이 측정의 목적은 재활 중 환자의 진전을 추적하는 것이다. 예를 들어, 박모 부인의 경우, Trunk Control Test(Sheikh, 1980)가 적절한 조치이다. 비슷한 목적의

표 10-1	기능적인 측정을 선택함에 있어 기본적인 단계
1. 기능적인 측정을 목적으로 결정	평가의 목적은 기준 기능 및 환자 진행 상황의 문서화, 적절한 개입의 결정, 커뮤니케이션 개선, 자원 할당 또는 연구를 포함할 수 있다.
2. 어떻게 데이터를 활용할 것인지 결정	데이터는 의료팀, 급여원, 환자 및 보호자 간의 커뮤니케이션을 촉진하고, 프로그램 개발을 지원하며, 의뢰 절차를 용이하게 하기 위해 사용될 수 있다.
3. 평가될 수 있는 특수한 활동을 결정	이 조치는 특정 활동/과제 또는 여러 활동을 검토할 수 있다.
4. 환경을 평가	의료 시설의 유형, 환자 모집단, 사용 가능한 리소스 및 조치 비용을 관리 및 해석하는 데 필요한 비용, 교육, 시간을 고려해야 한다.
5. 문헌 검색을 수행하고 선택한 측정의 심리측정학적 특성을 조사	평가 방법뿐만 아니라 측정의 신뢰성과 유효성을 판단한다. 인종 및 문화적 맥락과 의료 환경과의 통합을 고려한다.
6. 훈련을 계획하고 실행	데이터 수집에 참여하는 모든 직원의 초기 교육 및 후속 교육을 계획한다.
7. 신뢰성을 위한 파일럿 평가를 개발	파일럿 평가의 목적은 직원 교육의 효과를 판단하고 조치의 완전한 구현과 관련된 중대한 문제를 피하는 것이다.
8. 기능적인 측정을 수행	실행 후, 작업에 대한 검토 또는 새로운 작업에 대한 지속적인 교육을 계획한다.

시설에서 단체 결과를 비교하는 것이 목적이라면, 기능적 독립 측정(Functional Independence Measure)(기능 독립 측정 자료 출처, 2011)을 통해 이용할 수 있는 국가 데이터베이스가 적합하다. 이 데이터는 시설의 필요에 따라 의사 소통을 개선하고 프로그램 개발을 촉진하며 특정 개입을 개발하는 데 사용될 수 있다. 가장 적절한 조치를 선택하는 핵심 단계로서, 조사할 기능 활동을 결정하는 것도 중요하다. 일부 테스트는 앉아있는 균형과 같은 특정 기능 활동을 검사할 수도 있고, 다른 테스트는 구르기 및 앉아있는 것과 같은 하나의 도구 내에서 여러 활동을 검사 할 수 있다. 예상되는 환자 인구 이외에 자금 조달의 가능성, 훈련 시간, 시행 및 조치의 해석 및 직원 배치와 같은 시설의 특성도 고려한다. 가장 적절한 평가를 선택하려면 선택한 평가의 정신측정학적 특성을 철저히 평가한다.

마지막으로 직원 교육 및 시험 테스트를 통해 조심스럽게 준비하여 테스트 및 해석 프로세스의 적절한 구현을 보장한다. 이러한 모든 요소를 고려할 때, 기능적 측정을 선택하고 실행하려면 많은 계획과 시간이 필요하다; 그러나 결과적으로 얻을 수 있는 이점은 노력의 가치가 있다.

생각해 볼 점 10.1

- "환자 신청서"에 설명된 박씨와 시험을 완료할 예정이다. 익숙한 기능적 조치에 대해 생각하고 접근할 수 있는 장비를 관리한다. 좋은 정신학적 속성을 지닌 객관적 측정을 고려한다. 마지막으로 박씨의 예상되는 기능 수준에 가장 적합한 조치가 무엇인지 생각해본다. 텍스트에서 제안된 체간 조절 검사 이외에 자가 평가 또는 성능 기반 기능 측정을 고려하고 있는가?

기능적인 상태의 검사와 측정
Tests and Measures of Functional Status

검사할 특정 기능 활동에 대한 섹션이 여기에 포함된다. 기능적 작업이 수행되는 방식에는 엄청난 다양성이 존재하지만, 우리가 각각 움직이는 방식의 고유성, 각 활동의 효율적인 수행에 필요한 구성 요소는 각 기능적 활동을 조사하는 동안 관찰할 구성 요소로 설명된다. 각 기능적 활동에 대해 선택된 기능적 조치가 제시된다. 표 10-2에는 이 장에 제시되지 않은 진단 관련 조치뿐만 아니라 기타 특정 기능적 조치가 나열되어 있다. 표 10-3은 보다 일반적인 기능 테스트 및 측정에 대한 참조 값 및 컷오프 점수 목록을 제공한다.

수평적 이동성과 앉은 자세
Horizontal Mobility and Sitting

침대에서 발을 뺄 때뿐만 아니라 누운 자세에서 옆으로 구르는 능력과 누운 자세로 돌아갈 수 있는 능력은 편안한 자세와 침대에서의 압력 경감에 필수적이다. 조금씩 움직이고 구를 수 있는 능력은 또한 환자가 앉기를 준비하고 일

표 10-2 이 장에서 설명하지 않은 추가 기능 상태 측정 및 특수한 진단 관련 측정

기능적 측정	평가된 작업
수평적 이동성과 앉기	
체간 장애 척도(Fujiwara, 2004)	• 몸통의 수직 인식 • 손상측의 몸통의 돌림 근력 • 비손상측의 몸통 돌림 근력 • 손상측의 정위 반사 • 비손상측의 정위 반사 • 뇌졸중 손상 평가 수직도 설정 • 뇌졸중 장애 평가 복근 설정
몸통 장애 척도(Verheyden, 2004)	• 정적 앉기 균형 • 동적 앉기 균형 • 협응
앉기와 뻗기 평가(Tsang, 2004)	• 비지지 앉기에서 전방으로 뻗기
이동과 의자앉기 하기	
Iowa 도움 척도 수준(Shields, 1995)	• 침대에서 일어나기 • 침대서기 • 15피트 이동하기 • 계단 오르내리기
보행 비정상의 등급 척도(Wolfson, 1990)	• 발걸음 내딛기 • 갈짓자 걷기 • 오리처럼 뒤뚱뒤뚱 걷기 • 엉덩관절과 무릎의 관절가동범위
휠체어 이동	
휠체어 서킷(Kilkens, 2002)	• 8자 이동 • 문지방 가로 넘기 • 0.10-m 플랫폼오르기 • 스플린트 • 걷기 • 3% 경사 • 6% 경사 • 5분 휠체어 밀기 • 이동
하지마비 환자에서 휠체어 이동 (Harvey, 1998)	• 하반신 마비 • 바로누운자세에서 긴다리 앉기자세 • 수평 이동 • 수직 이동 • 평면구간 이동 • 램프구간 이동 • 커브이동
상지	
Frenchay 팔 검사(DeSouza, 1980)	• 상지 기능
편마비 상지를 위한 기능적 검사 (Wilson, 1984)	• 상지 기능

표 10-2 이 장에서 설명하지 않은 추가 기능 상태 측정 및 특수한 진단 관련 측정 - 계속

기능적 측정	평가된 작업
Wolf 운동 기능 검사(Wolf, 1989)	• 상지 기능
다차원 측정	
Wolf 운동 기능 검사(Platt, 1998)	• 만성 치료 고객 • 침대 이동 • 누워서 앉기 • 앉기 균형 • 앉았다 일어서기 • 서기 균형 • 이동 • 휠체어 이동성 • 이동 • 계단이동
신체 수행력과 이동성 검진(Physical Performance and Mobility Examination, PPME)(Winograd, 1994)	• 입원 노인, 노약자 • 침대 이동성 • 이동 • 의자에서 다방면 서기 • 서기 균형 • 계단 오르기 • 이동
Rivermead 운동 평가(Lincoln, 1979)	• 균형 • 이동 • 보행 • 하지 기능 • 상지 기능 • 몸통 기능

Tinetti 수행중심 이동성 검사(Performance-Oriented Mobility Assessment, POMA)
(Tinetti, 1986a; Tinetti, 1986b)
	• 균형 항목:
	  • 앉기 균형
	  • 앉았나- 일어서기
	  • 서기 균형
	    • 즉시
	    • 동요됨
	    • 서기
	    • 눈감기
	    • 360° 돌림
	  • 서기-앉기
	• 보행 항목:
	  • 보행 개시
	  • 보행 경로
	  • 발목 각도변화
	  • 발걸음 대칭
	  • 발걸음 연속성
	  • 몸통 흔들림
	  • 기저면

계속

표 10-2 이 장에서 설명하지 않은 추가 기능 상태 측정 및 특수한 진단 관련 측정 - 계속

기능적 측정	평가된 작업
특수 진단 측정	
다발성 경화증 손상 척도(Ravnborgl, 1997)	• 진단: 다발성 경화증
다발성 경화증 기능성 통합(MS Functional Composite, MSFC) (Fischer, 1999)	• 진단: 다발성 경화증 • 하지 기능: 25-foot 걷기 평가 • 상지 기능: 9-hole 페그 평가 • 인지 기능: 속도감 있는 청각 부과
12항목 다발성 경화증 보행 척도 (12-Item MS Walking Scale, MSWS-12) (Hobart, 2003)	• 진단: 다발성 경화증 • 다발성 경화증이 보행에 미치는 영향이 더 큰 충격을 나타내는 점수가 높은 자체 보고 평가
뇌졸증 환자의 자세 평가 척도 (Postural Assessment Scale for Stroke Patients, PASS) (Benaim, 1999)	• 진단: 뇌졸중 • 도메인: 자세를 유지(앉기, 서기 자세), 자세 변화(침상 이동, 앉았다 서기와 서기과제)
NIH 뇌졸중 척도 (Wityk, 1994)	• 진단: 뇌졸중 • 명령과 질문을 포함한 의식 수준 • 수평 눈움직임 • 시각 • 안면마비 • 상지 운동 상태 • 하지 운동 상태 • 사지 실조증 • 감각 • 언어 • 구음장애 • 편측무시 및 부주의 • 구체적인 지침 제공
척수 손상 독립성 측정(Spinal Cord Independence Measure, SCIM) (Catz, 1997)	• 진단: 척수 손상 • 자가 관리: 먹기, 목욕, 드레싱, 손질하기 • 호흡 및 괄약근 관리: 호흡, 방광 괄약근 관리, 장 괄약근 관리, 화장실 사용 • 이동성: 욕창 예방, 이동, 실내, 실외, 계단
통합된 파킨슨병 등급 척도 (Unified Parkinson's Disease Rating Scale, UPDRS) (Fahn, 1987)	• 진단: 파킨슨병 • 정신상태, 행동, 기분: 지적 장애, 사고 장애, 우울증, 동기 부여 • 일상생활 활동: 말, 침, 삼키기, 손글씨, 자르기, 음식, 드레싱, 위생, 침대 이동성, 넘어짐, 동결, 걷기, 떨림, 감각 • 운동: 언어, 표정, 휴식, 떨림, 손 떨림, 경직, 손가락 두드림, 손 동작, 교대 손 동작, 다리 민첩성, 일어서기, 자세, 걸음걸이, 자세 안정성, 저운동증 • 치료의 합병증: 운동 장애, 장애, 난독증, "Off" 기간 설명, 메스꺼움, 수면 장애 • 개선된 Hohn 및 Yahr 단계 • 일상생활 척도 활동

표 10-2 이 장에서 설명하지 않은 추가 기능 상태 측정 및 특수한 진단 관련 측정 - 계속

기능적 측정	평가된 작업
파킨슨병 일상생활 활동 척도 (Parkinson Disease Activities of Daily Living Scale, PADLS) (Hobson, 2001)	• 진단: 파킨슨병(PD) • 주관적인 자체 보고 조치 • 일상생활에 대한 파킨슨의 영향 설명 • 일상활동에 어려움이 없는 경우부터 일상활동을 수행하는 데 매우 어려운 경우까지 대응 범위
통합된 헌팅턴병 등급 척도 (United Huntington Disease Rating Scale, UHDRS) (Kieburtz, 1996)	• 진단: 헌팅턴병 • 구성 요소: 운동 평가, 인지 평가, 행동 평가, 독립성 척도, 기능 평가, 총 기능 역량 • 점수가 낮을수록 장애 감소
근위축성 측삭경화증 기능적 등급 척도-개정판 (Amyotrophic Lateral Sclerosis Functional Rating Scale-Revised, ALSFRS-R) (Cedarbaum, 1999)	• 진단: 근위축성 측삭경화증 • 자가 보고 평가, 근력저하에 따른 기능 저하 측정 • 인지를 평가하지 않음

표 10-3 기능적인 평가와 측정을 위한 참고값

도구	그룹	참고값 S = 초		비정상적인 값
몸통 조절 검사(Trunk Control Test, TCT) (Collin, 1990)	뇌졸중	6주 후 뇌졸중 시 50점 이상 또는 그보다 큰 점수는 뇌졸중 18주 후 걷기 회복과 관련		뇌졸중 후 6주차에 40점 미만이면 비보행 상태를 예측
앉아서 일어서기(Sit-to-stand, STS) (Millington, 1992)	65-76세	평균 2.03초	(1.62-2.54초)	
앉아서 일어서기(Sit-to-stand, STS) (Baer, 1995)	평균 61세	평균 1.67초	(1.26-2.13초)	
선 자세에서 앉기(Stand-to-sit, StTS) (Kralj, 1990)	평균 27-51세	STS 평균 3.33초 StTS 평균 4.62초	2.58-5.12초 4.01-5.38초	
선 자세에서 앉기(Stand-to-sit, StTS) (Kerr, 1997)	평균 20.1-78.4세	STS 1.21초 StTS 1.07초		
정상 보행 속도 범위 (Normal Range of Walking Speed) (Oberg, 1993)	나이(세)	보행 속도 평균±표준편차 (cm/s)	95% 신뢰구간 (cm/s)	
	남성(10-14)	132.3±19.6	119.9-144.7	
	남성(15-19)	135.1±13.3	127.5-142.7	
	남성(20-29)	122.7±11.1	116.7-128.7	
	남성(30-39)	131.6±15.0	123.5-139.7	
	남성(40-49)	132.8±9.8	127.5-138.1	
	남성(50-59)	125.2±17.7	115.6 134.8	
	남성(60-69)	127.7±12.4	121.0-134.4	
	남성(70-79)	118.2±15.4	109.8-126.6	
	여성(10-14)	108.6±11.2	101.5-115.7	
	여성(15-19)	123.9±17.5	114.0-133.8	

계속

표 10-3 기능적인 평가와 측정을 위한 참고값 - 계속

도구	그룹	참고값 S = 초		비정상적인 값
	여성(20-29)	124.1±17.1	114.8-133.4	
	여성(30-39)	128.5±19.1	118.1-138.9	
	여성(40-49)	124.7±14.4	116.9-132.5	
	여성(50-59)	110.5±9.7	105.2-115.8	
	여성(60-69)	115.7±16.7	106.6-124.8	
	여성(70-79)	111.3±12.5	104.5-118.1	
정상적인 보행 속도 (Normal Walking Speed) (41개의 논문의 23,111명 대상자의 메타분석) (Bohannon, 2011)	그룹(나이)	보행속도 cm/s	평균구간(95% 신뢰)(cm/s)	
	남성(20-29)	135.8(127.0-144.7)	121.7-147.4	
	남성(30-39)	143.3(131.6-155.0)	132.0-153.8	
	남성(40-49)	143.4(135.3-151.4)	127.0-147.0	
	남성(50-59)	143.3(137.9-148.8)	112.2-149.1	
	남성(60-69)	133.9(126.6-141.2)	103.3-159.0	
	남성(70-79)	126.2(121.0-132.2)	95.7-141.8	
	남성(80-99)	96.8(83.4-110.1)	60.8-122.1	
	여성(20-29)	134. 1(123.9-144.3)	108.2-149.9	
	여성(30-39)	133.7(119.3-148.2)	125.6-141.5	
	여성(40-49)	139.0(133.9-141.1)	122.0-142.0	
	여성(50-59)	131.3(122.2-140.5)	110.0-155.5	
	여성(60-69)	124.1(118.3-130.0)	97.0-145.0	
	여성(70-79)	113.2(107.2-119.2)	83.0-150.0	
	여성(80-99)	94.3(85.2-103.4)	55.7-117.0	
보행 속도(Gait Speed) (건강한 대상자와 노인의 특발성 보행 장애) *속도는 대상자의 신장을 미터로 신장 1초당 값으로 똑같이 나눈값(Wall, 1991)	그룹	보행속도: 느리고 빠른 페이스에서 자기 선택의 범위		특발성 보행 장애에서의 보행 속도: 자기 선택의 느림에서 빠름의 범위
	건강한 젊은 여성 (평균 21±1.70세; 범위 19-25)	0.57 신장/초 느림 1.23 신장/초 빠름		
	건강한 노령 여성 (평균 75.7±5.50 세; 범위 70-85)	0.50 신장/초 느림 1.05 신장/초 빠름		
	특발성 보행 장애를 보이는 노령 여성 (평균 79±7.06세; 범위 68-91)			0.19 신장/초 느림에서 0.41 신장/초 빠름(이 집단은 본인이 선택한 빠른 페이스로 하였으나 건강한 노인집단의 느린 보행 페이스보다 느리다.)

표 10-3 기능적인 평가와 측정을 위한 참고값 - 계속

도구	그룹	참고값 S = 초		비정상적인 값	
보행의 시공간적 변수: 건강인과 뇌졸중 그리고 외상성 뇌손상 비교 (숫자값은 평균±표준편차임)(Ochi, 1999) *Ochi는 남성과 여성을 구분하여 보고했지만 결과가 비슷하여 여기서는 남성 결과값만 표시함		건강한 성인 남자 (Murray, 1964)	건강한 성인 여자 (Murray, 1970)	뇌졸중 (Brand-stater, 1983)	외상성 뇌손상 (Ochi, 1999)
	나이(세)	42.5(20-65)	20-70	61.4	31.1±10.3
	보행 속도(m/s)	1.52	1.30±0.15	0.31±0.21	0.50±0.33
	걸음 시간(s)	1.03±0.10	1.03±0.08	2.3±0.8	2.42±2.00
	분당 스텝수 (발걸음/분)	117	117	57	67±30
	디딤기 시간-손상측(%)	61%(오른쪽)	62%	70	59±10
	디딤기 시간-비손상측(%)	61%(왼쪽)	62%	83	72±8
	걸음걸이-손상측 (cm)	78±6(오른쪽)	133±9 큰 걸음걸이	60±25 큰 큰 걸음걸이	45±14
	걸음걸이-비손상측 (cm)	78±6(왼쪽)			36±16
	걸음 너비(cm)	8.6±3.4	6.9±2.9		9±6
동적 보행 척도 (Dynamic Gait Index, DGI)(Whitney, 2004)		참고값: DGI 점수> 22/24 = 안전한 이동자		비정상: DGI 점수 < 19/24는 노인에서 낙상이 예상	
뇌졸중 재활 평가 (Stroke Rehabilitation Assess, STREAM) (Ahmed, 2003	뇌졸중에서 운동 회복을 평가하기 위해			뇌졸중 후 1주 시점에서 STREAM 60점 미만은 가정이 아닌 되원 위치와 상관성 있음	

어서기와 같은 다른 기능적 활동의 수행에 기여한다. 이동 전략은 구르고, 일어나기 위해 진행하는 것으로 장애가 없는 사람들 사이에서 상당히 다양하다. 사실 McCoy와 VanSant(1993)는 60명의 어린이와 청소년들 사이에서 앙와위에서 일어서기 위한 89가지 선략을 발견했다. 어떤 시도도 10번의 시도에서 일관되게 동일한 전략을 사용하지 않았다. 20세에서 60세 사이의 사람들은 또한 구르기 양상에서 다양성을 보인다(Ford-Smith, 1993; Richter, 1989).

침대에서 조금씩 움직이기(Scooting)의 필수적인 구성요소

침대에서의 조금씩 움직이기(Scooting)는 적절한 자세, 압력 경감, 변기를 이용하기 위한 화장실과 같은 활동과 옷입기, 침대에서 벗어나기 위한 준비와 같은 활동에 유용한 기술이다. 침대에서 조금씩 움직이기(Scooting)는 측면(좌우 대칭), 침대 머리쪽으로 조금씩 움직이기, 또는 침대 밑으로 조금씩 움직이기는 것이다. 개인들은 앙와위 또는 무릎을 구부리는 동안에 침대에서 조금씩 움직이기를 할 수 있다(앙와위, 엉덩이 및 무릎이 약 60° 굴곡된 상태에서 침대 표면에서 편평한 다리).

엉덩이 신전과 표면에서 골반을 들어 올리는 브릿지는 조금씩 움직이기에 도움이 되는 기술이다. 먼저, 무릎을 구부리고 누운자세에서 다리를 놓을 수 있는 사람의 능력을 평가한다. 하체와 엉덩이의 근육은 이 동작에 대한 안정성을 제공한다. 허리 및 엉덩이 신근, 특히 대둔근의 근육은 지지면에서 골반을 들어 올린다. 햄스트링 근육은 사람이 무릎 굴곡과 발의 위치를 유지할 수 있게 한다. 브릿지를 하는 동안 근력 약화(예; 한쪽의 골반이 풀 브릿지를 하는 동안 다른 곳보다 낮다면)를 확인하고 들어 올리고 내리는 것을 제어한다. 한쪽 하지가 무릎을 구분린 자세(hooklying)이고 다른 다리가 완전히 신전된 부분 브릿지 운동으로 평가할 수 있다. 전형적인 무릎을 구부린 위치에서 브리징을 수정하는 것은 다리의 양쪽을 신전한 채로 브릿지를 하는 사람의 평가하는 것이다. 이것은 브릿지 중 양발을 통해 무릎을 구분린 위치를 취하거나 체중을 견딜 수 없는 개인에게 선호되는 방법일 수 있다. 검사자는 또한 하지(다리의 더 넓은 범위 또는 좁은 범위)와 상지(예; 가슴을 가로질러 접고, 측면에서 신전)의 다양한 위치를 사용하여 브리지 기능을 평가할 수 있다. 기저면을 넓히기 위해 하지측 또는 상지를 다시 위치 시키면 작업의 난이도가 감소한다.

한 사람이 침대에서 옆으로 또는 옆으로 조금씩 움직이기를 하는 방식에는 상당한 차이가 있다. 일반적으로 작업은 부분적으로 수행된다. 예를 들어, 오른쪽으로 조금씩 움직이기를 하려면 먼저 무릎을 구분린 위치를 잡고 다리를 벌리고 오른쪽으로 골반을 놓고 오른쪽으로 각 발을 이동한 다음 위쪽 몸통과 머리를 들어 올려 오른쪽으로 옮긴다. 각 부분별 이동 순서는 사람마다 다를 수 있다. 같은 부분별 단계는 양다리가 후유증이 아닌 완전히 신전된 브릿지로 수행할 수 있다.

침대 머리쪽으로 향하는 조금씩 움직이기는 특히 침대 밑으로 미끄러져 내릴 때 병원 침대를 사용하는 사람들을 위해 평가하는 것이 중요하다. 침대 머리쪽으로 향하는 조금씩 움직이기는 다양한 방법을 통해 이루어진다. 예를 들어, 사람은 무릎을 구분린 위치를 취할 수 있으며, 두 발 뒤꿈치를 모두 눌러 표면으로 밀어 넣을 수 있으며, 엉덩이 및 무릎 신전을 사용하여 주기적으로 상부의 체간과 머리를 주기적으로 들어 올려 침대 머리쪽으로 밀어 올릴 수 있다. 개인은 머리를 들어 올리고 부분적으로 그리고 교대로 하나의 견갑골과 어깨를 위로 움직이고 다른 쪽을 따라 움직이는 것을 선호할 수 있다. 상지의 운동을 통합시키는 방법의 예는 (1) 어깨를 외전하고, 팔꿈치를 굴곡하고, 손바닥을 침대 위에서 편평하게 눌러서 밀도록 하는 것; (2) 어깨를 외전하고, 팔꿈치를 굴곡시키고, 팔꿈치를 표면으로 눌러서 표면으로부터 위쪽 트렁크를 들어 올리고 머리쪽으로 몸을 위로 들어 올린다.

구르는 동작의 필수적인 요소

연구가 많은 개인적인 변화들을 문서화 했더라도, 앙와위에서 옆으로 구르는 것은 일반적으로 세 가지 기본 방법 중 하나에 의해 수행된다.

분절 구르기에서, 상체 또는 하체는 몸통의 회전 및 **해리**를 일으킨다(즉, 체간의 반대측의 회전과 함께 어깨와 골반대의 분절 또는 독립적인 움직임 - 하나의 거들이 전방으로 다른 거들은 후방으로 끌려가는 것). 왼쪽 옆으로 눕기에서 복와위로 구르기, 상체로부터 시작된 움직임은 경추부의 굴곡과 목의 왼쪽 회전으로 시작되어 동시에 오른쪽 견갑골 전인(protraction), 어깨의 굴곡, 내전으로 진

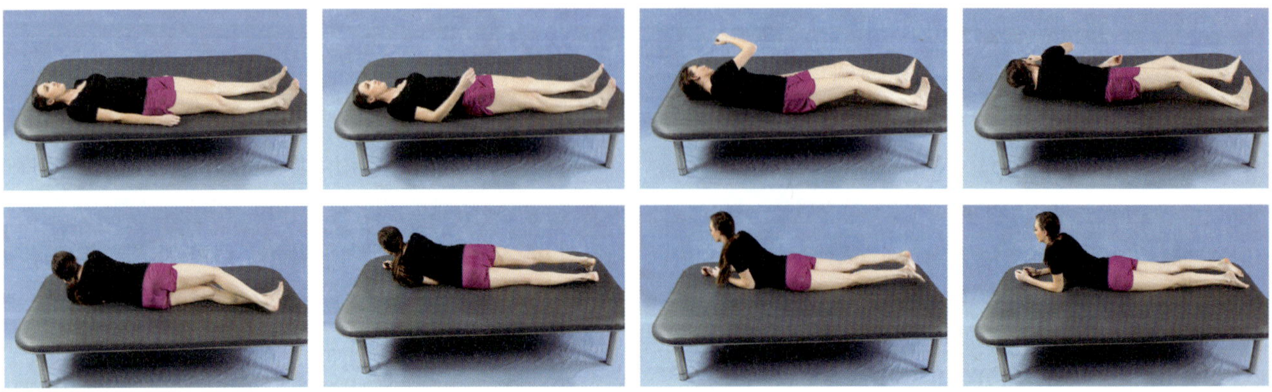

그림 10-1 상체에 의한 시작과 함께 반듯이 누운 자세에서 엎드린 자세로의 일반적인 움직임 패턴의 사진 순서.
(Richter, VanSant, Newton의 일치된 자료, 1989.)

표 10-4 필수적인 요소: 왼쪽 돌아눕기 위한 구르기의 요약

분절 구르기		비분절 구르기
상지 초기동작	*하지 초기동작*	
1. 목뼈 굽힘 및 왼쪽 돌림 2. 오른쪽 어깨뼈 굽힘 및 모음을 통한 오른쪽 어깨뼈 내밀기 3. 상부 몸통이 하부 몸통에서 왼쪽으로 돌림하면서 왼쪽 상부 가슴으로 무게 이동 4. 오른쪽 골반이 왼쪽 골반 위로 올라오면 왼쪽 골반으로 무게 이동 5. 엉덩관절의 오른쪽 엉덩이와 무릎 굽힘 및 중간선을 가로지르도록 함	1. 오른쪽 엉덩이와 무릎 굽힘 2. 오른쪽 하지 굽힘 및 모음 하면서 바닥을 밀어낼 수 있는 위치 또는 중간선을 가로지름 3. 상위 몸통을 두고 하부 몸통 돌림 4. 오른쪽 어깨뼈 바닥에서 떨어질 때 무게 중심이 왼쪽으로 이동 5. 목뼈 굽힘 및 왼쪽 돌림	1. 몸통의 돌림 또는 분리 없음(몸통 전체가 역돌림 없이 단일 장치로 구르기/돌림) 2. 사지 또는 몸통에 의해 개시될 수 있음

행한다(그림 10-1 참조). 이러한 움직임은 좌측 흉부를 향해 체중을 이동시키는 상부 흉부의 우측을 들어 올리고 상대적으로 안정되고 지연되는 하부 몸통(즉, 몸통 해리)에서 상부 몸통의 초기 회전을 일으킨다. 정중선을 따라 더 멀리 견갑골의 전인과 오른쪽 상지 운동이 있을 때, 오른쪽 골반이 지지면에서 들어 올려질 때까지 왼쪽의 체간과 골반으로 몸무게를 이동시킨다. 마지막으로 오른쪽 다리는 지지 표면에서 들어 올리기 위해 고관절과 무릎을 굴곡시킨 다음, 왼쪽 하지로 놓는다(표 10-4의 1열 참조). 한쪽 또는 양쪽 상지를 사용하여 상체로부터 구르기를 시작하는 것은, 앙와위에서 구르기 하는 가장 일반적인 운동 패턴 중 하나로 간주된다(Richter, 1989).

하체에 의해 시작된 앙와위에서 왼쪽으로의 구르기는 우측 고관절과 무릎의 굴곡에서 시작된다(그림 10-2 및 표 10-4의 두 번째 열 참조). 하체는 정중선을 가로질러 굴곡과 정중선을 가로지르는 내전이 되어 오른쪽 골반의 전인, 체간 굴곡과 왼쪽으로 향하는 체간의 회전이 된다. 다른 방법으로, 오른발은 지지면에 위치하여 골반을 앞으로 밀 수 있다. 어느 쪽이든 엉덩이 굴곡, 무릎 굴곡, 그리고 정중선을 가로질러 다리를 브릿지를 하기 위해 고관절 내전시킨 채로 왼쪽으로 회전과 오른쪽의 골반의 전인을 만든다. 왼쪽으로의 몸통 회전이 진행됨에 따라 오른쪽 견갑골이 표면에서 들어 올려지면서 오른쪽 상지가 수평으로 정중선을 가로질러 내전하게 된다. 경부의 굴곡과 좌측으로 회전은 옆으로 누워서 누르는 것을 완료하는 데 도움이 된다. 이러한 방법은 상부 체간에서 체간의 회전을 낮추게 된다. 여기에서 운동은(중력 보조로) 복와위 위치로 완료될 수 있다.

통나무 구르기(Log roll)라고 부르는 비분절 구르기에서 체간은 거의 회전하지 않고 하나의 단위로 움직인다. 왼측으로의 비분절 구르기는 사지의 도움을 받거나 체간의 동작만으로 체간에 의해 시작될 수 있다. 시작 방법에 관계없이 어깨/골반대의 해리가 분명하지 않으므로(표 10-4의 3열 참조) 골반과 어깨 거들이 구르기 전체에서 동일한 상대적 위치에 머무르게 된다. 체간의 회전은 굴러갈 필요가 없다는 점에 유의해야 한다. 그러나 장애가 없는 대부분의 성인은 앙와위를 옆으로 굴릴 때 상체 또는 하체에서 시작된 몸통 회전을 사용하지만 일부 장애가 없는 개인은 돌릴 때 몸통 회전을 사용하지 않는다(Richter, 1989).

누워서 앉기의 필수적인 구성성분

수평에서 착석으로 이동하는 것은 개인이 올바른 자세를 취하고 다른 이동 시 움직임을 시작하는 데 필요한 기술이다. 수평적인 자세로부터 앉기를 위한 방법은 굴러서 옆으로 눕기만큼 다양하다. 구르기와 마찬가지로 다양한 연령 집단의 대상자들은 과제 수행의 여러 가지 방법을 보여준다(Ford-Smith, 1993; McCoy, 1993).

젊은 성인이 사용하는 가장 보편적인 방법은 하지의 움직임으로 표면에서 하체를 떼기 전에 앙와위에서 부분적 앉기의 움직임을 포함하는 것이다. 체간, 하지 및 상지는 이 기능적 운동에 관여한다; 그러나, 체간과 말단은 동시에 또는 대칭으로 움직일 수 없었다(Ford-Smith, 1993). 또한, 앙와위 자세에서 앉은 자세로의 움직임은 노화 및 장애 수준에서 차이를 보여준다(Alexander, 1992;

Alexander, 1995). 체간 거상을 돕기 위한 상지의 사용하는 것이 특히 장애가 있는 사람들에게 중요하다(Alexander, 2000).

40세에서 49세 사이의 누운 자세에서 앉는 자세로 옮기는 가장 일반적인 방법은 손바닥이 표면과 접촉하여 상지가 전완이 회내된 상태로 체간을 따라서 위치되어 몸통을 따라 이동하는 것으로 시작된다. 양 어깨와 팔꿈치가 표면을 밀어서 신전하게 되면 목과 체간이 위쪽 체간을 침대에서 들어 올리는 반면, 더 낮은 하지는 약간 구부러져 부분적인 앉은 자세를 갖는다. 완전한 앉은 자세를 달성하기 위해, 체간이 표면의 가장자리를 향해 축운동을 할때 하지가 바닥을 향해 지지하는 면을 향해 이동한다. 환자는 상지가 하부 체간 위의 상부 몸통을 정렬하는 것을 돕기 때문에 치료 테이블의 가장자리 또는 침대의 가장자리에 짧은 앉은 자세 위치를 가정한다(그림 10-3 참조)(Ford-Smith, 1993). 이 방법은 또한 젊은 사람과 노인이 가장 일반적으로 사용한다. 그러나 상지와 하지의 순서는 약간 다르다(Ford-Smith, 1993).

앉기로 이동하는 또 다른 방법은 팔을 아래로 눌러 푸시업하는 것과 옆으로 누워 구르기의 방법이 있다. 구르기할 때와 마찬가지로, 옆으로 눕기에서부터 앉아서 이동하는 것과 앉아서 옆으로 눕는 것은 상부 또는 하부의 체간에 의해 시작할 수 있다. 이 활동 중에 체간을 보조하기 위해 말단을 사용하는 것은 효율적인 운동에 중요하다(Alexander, 2000).

옆으로 누운 것에서부터 앉은 자세로의 이동의 한 가지 방법은 지지면으로부터 상지의 푸시를 포함한다(Ford-Smith, 1993). 움직임을 시작하기 위해 상부 체간을 사용하여 왼쪽으로 옆으로 누운 자세, 앉은 상태로 움직이는 것에서, 손은 경부의 오른쪽 외측 굴곡으로 움직임으로 머리가 움직임을 리드하고 체간 가까이에서 손을 위치시킨다(그림 10-4). 체간의 굴곡, 왼쪽 회전 및 체간의 오른쪽 측면 굴곡은 체중부하와 동시에 상지의 외전을 하게 하고 체간의 움직임을 보조하기 위해 반대측의 상지의 내전을 수행하게 한다. 양측 팔꿈치가 신전됨에 따라 체중의 이동이 왼쪽 고관절에서부터 오른쪽 고관절로 이동됨에 따라 체간은 왼측으로 외측 굴곡으로 되고 다음 중립자세가 된다. 마지막으로, 상부 체간은 상지가 체중 부하를 하지 않을 때 하부 체간에 정렬되고 균형을 이룬다(표 10-5의 두 번째 열 참조).

외측으로 돌아눕게 되도록 하면 과정은 역으로 된다. 양측 손은 체간이 굴곡으로 이동함에 따라 왼측의 대퇴부

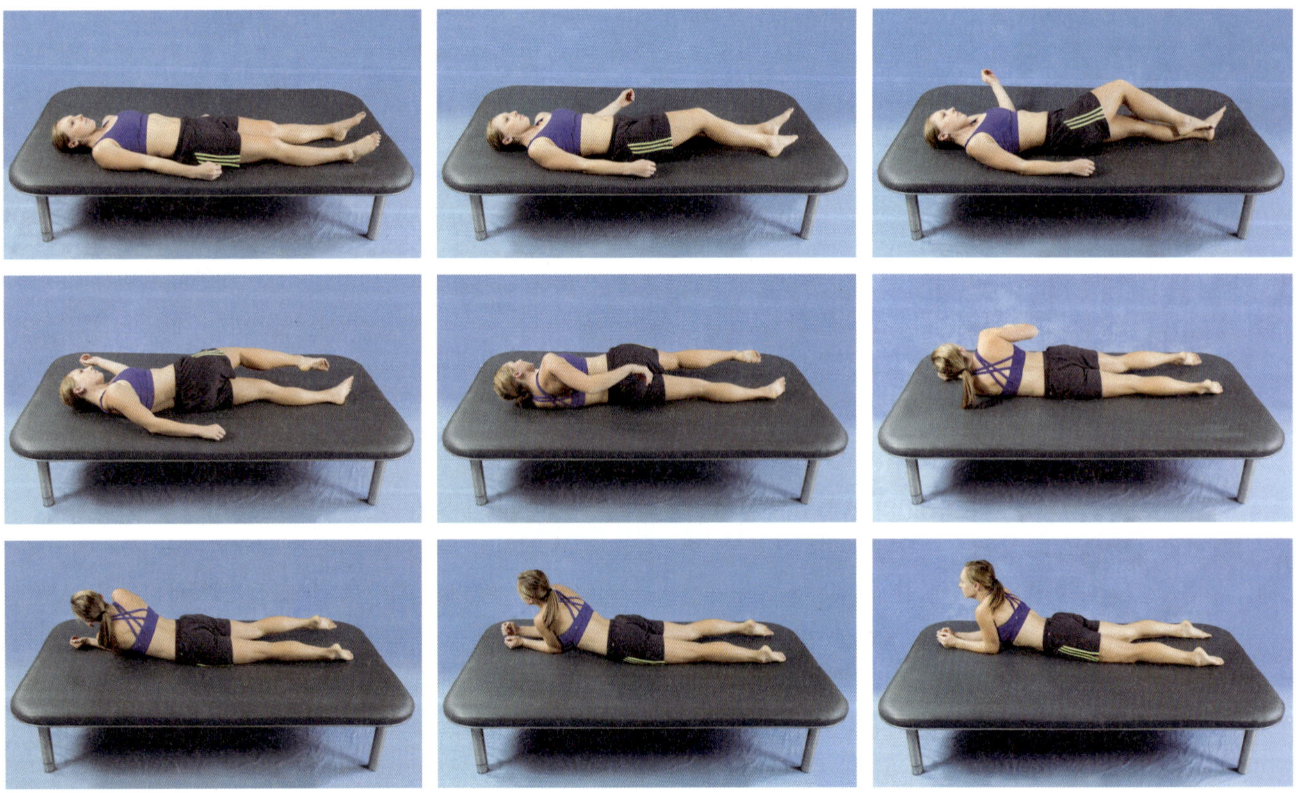

그림 10-2 반듯이 누운 자세에서 왼쪽 누운 자세에서 엎드린 자세로의 일반적인 움직임 패턴의 사진 순서.

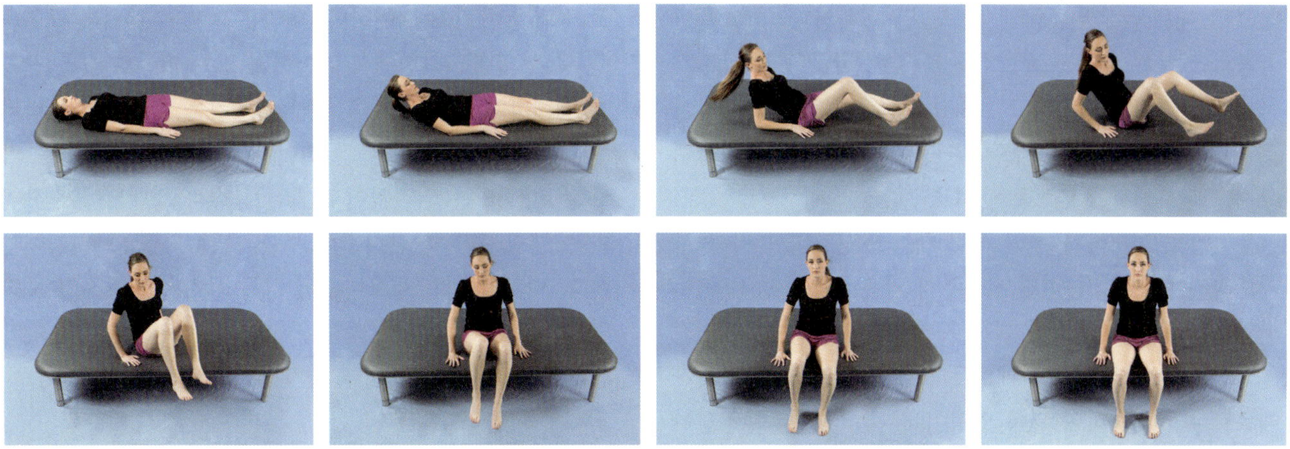

그림 10-3 반듯이 누운 상태에서 앉아 있는 상태로 이동하는 가장 일반적인 방법의 사진 순서.
(Ford-Smith와 VanSant의 일치된 자료, 1993.)

표 10-5 필수적인 요소: 왼쪽 옆으로 눕기 또는 바로누운자세에서 앉기 요약

바로누운자세에서 앉기	상지 초기 동작	하지 초기 동작
1. 목뼈 굽힘 2. 몸통 및 하지 굽힘 3. 양쪽 어깨와 팔꿈치를 펴서 부분 앉기 자세로 한다. 4. 침상 표면에서 바닥으로 하지 이동 5. 상지 및 하지 몸통을 정렬함에 있어 상지를 보조할 수 있도록 폄 6. 정렬된 앉기 위치 달성	1. 목뼈 오른쪽 외측 굽힘 2. 몸통 굽힘, 왼쪽 돌림, 오른쪽 외측 굽힘 3. 밀기 위해 왼쪽 어깨 벌림 4. 밀기 위해 오른쪽 어깨 모음 5. 양쪽 팔꿈치 폄 6. 엉덩관절의 체중이동이 왼쪽에서 오른쪽으로 가면서 몸통 왼쪽 측방 굽힘에서 중립 7. 상위 몸통이 하부 몸통에 정렬 8. 정렬된 앉기 위치 달성	1. 목뼈 오른쪽 외측 굽힘 2. 하지를 들어 올리기 위해 몸통이 오른쪽으로 굽힘. 3. 밀기 위해 왼쪽 어깨 벌림 4. 밀기 위해 오른쪽 어깨 모음 5. 하지가 침상표면에서 이동 6. 발이 바닥으로 내려갈 때 왼쪽에서 오른쪽으로 무게 이동 7. 상위 몸통이 하위 몸통에 정렬 8. 정렬된 앉기 위치 달성

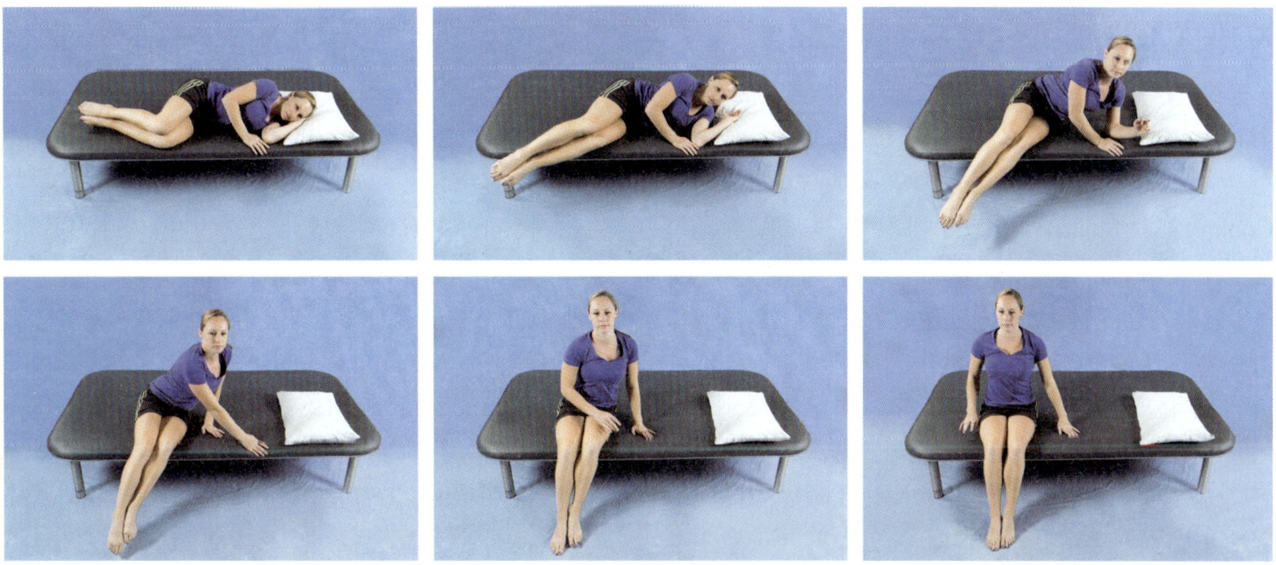

그림 10-4 상지 밀기(pushoff) 시작을 사용하여 왼쪽 눕혀진 상태에서 앉아 있는 상태로 이동하는 일반적인 움직임 패턴의 사진 순서. 손은 표면을 누르는 데 사용되며, 머리는 목뼈의 오른쪽 횡방향 굽힘으로 움직임을 이끌며, 골반 위로 몸통이 재배치된다.

옆으로 매트상에 위치하게 되고, 왼측 회전과 외측 측면 굴곡과 경부는 외측으로 오른쪽을 향해 굴곡된다. 상지가 몸무게를 견디기 시작하고 무게가 오른쪽에서 왼쪽 엉덩이로 이동하면서 하지가 매트로 이동된다. 굴곡을 조절하여 상지가 상부체간을 매트로 내려 놓는다.

움직임을 개시하기 위해 하위 체간을 사용하여 좌측 사이드라인에서 착석하려면 경추부의 외측 굴곡과 동시에 푸시업으로 오른쪽 상완이 내전과 왼쪽 상완이 동시에 내전을 요한다. 상부 체간은 매트로 들어 올리면 양쪽 하지가 매트로부터 이동하여 왼쪽 엉덩이에서부터 오른쪽 엉덩이로 무게를 이동시키게 된다. 오른쪽 엉덩이와 허벅지가 매트에 닿으면 착석이 이루어지며, 몸무게는 양쪽 엉덩이와 허벅지에 균등하게 배분되며, 체간은 중립 위치를 가정한다(표 10-5의 3열 참조).

하위 체간 방법을 사용하여 왼쪽으로 누운자세로 돌아가려면 왼쪽 손은 왼쪽 허벅지에서 외측으로 위치하게 된다. 몸무게가 체간의 외측 굴곡으로터 오른쪽으로 이동할 때, 양측 하지는 매트로 올라가게 된다. 이 시점에서 몸무게 지지는 주로 좌측 상지, 엉덩이 및 허벅지에서 일차적으로 발생한다. 하직가 상승하면 왼쪽 상지(예; 팔꿈치 신전근의 원심성운동)의 조절된 굴곡은 필요에 따라 우측 상지의 도움을 받아 트렁크를 매트까지 내려놓는다.

매우 많은 변화가 존재하기 때문에, 수평에서 착석으로의 최적의 이동 방법은 환자에 따라 달라진다. 이러한 이유로, 이 과제를 재교육할 때 상지, 하지, 체간의 힘과 기존 이동 패턴 및 선호도를 결정할 필요가 있다.

지지되지 않은 앉기의 필수적인 구성요소들

균형 잡힌 착석이란 다음 문장에서 정의된 대로 앉은 위치에서 자발적인 작업을 수행하는 동안 지지 기반에 대한 무게 중심을 제어하고 이 위치의 외부 교란(Horak-Cook, 1987; Shum)에 적절히 대응하는 능력을 말한다. 균형 잡힌 착석은 양쪽 면의 좌골 결절과 후부의 허벅지에 동일한 무게를 지탱하면서 시작되며 발을 통해 선택적으로 가능하다. 발을 통해 몸무게 지지를 지탱할 수 있도록 환자를 배치하면 지지면을 넓힘으로써 균형 잡힌 자세를 유지할 수 있다. 그러나, 치료적 개입의 일환으로 환자의 앉은 자세에 대해 훈련을 시키는 것이 목적이라면, 치료사는 일부러 발을 지탱하지 못하게 할 수 있으며, 따라서 지지면을 줄이고 체간 조절에 대한 의지를 증가시킬 수 있다. 약간 앞쪽 골반 기울기와 허리 전만증은 어깨가 엉덩이 위로 정립된 체간에 기여한다. 머리는 어깨 수준에서 균형을 이루어야 한다. 착석에서 일어서기 또는 이동과 같은 전환에 대비하여 환자의 앞쪽 골반 기울기를 유지하면서 적어도 90°의 엉덩이와 무릎 굴절이 바람직하다. 대퇴골은 과도한 내전 또는 외전없이 고관절 관절과 정렬되어야 하며 발은 약 2~4인치 간격으로 무릎과 일직선으로 위치해야 한다. 마지막으로, 필요하다면 양쪽 상지는 기능적인 움직임을 준비하기 위해 허벅지나 침대 옆에 편안하게 놓아야 한다.

수평이동 및 앉기의 표준화된 기능적 측정

침대 이동성은 가장 기본적인 기능적 활동 중 하나이며 보다 진보된 활동의 전조이기 때문에, 환자 능력을 평가하기 위해 많은 표준화된 조치를 사용할 수 있다. 침대 이동성은 종종 뇌졸중을 앓고 있는 환자들의 향후 회복을 예측하고, 체간 조절의 하나의 지표로 여겨진다(Loewen, 1990; Kwakkel, 1996; Nichols, 1996; Kuys, 2009). 대부분의 관련 조치는 환자가 수행하는 보다 광범위한 기능 활동에서 하나 이상의 항목으로 침대 이동성을 포함하지만, 일부 조치는 주로 침대 이동성에 초점을 맞춘다. 이러한 조치 중 하나는 이전 평가의 수정인 체간 조절 검사이다(Collin, 1990; Sheikh, 1980).

*Trunk Control Test(TCT)*는 3단계 순서 척도를 사용하여 네 가지 침대 이동 활동의 성능을 평가한다. (1) 약한 쪽으로 구르기, (2) 강한 쪽으로 구르기, (3) 앙와위에서 착석하기, (4) 발 받침 없이 가장자리에서 30초 이상 균형 있게 앉아 있는 자세. 각 항목은 항목당 최대 25점의 정의된 정지 척도를 사용하여 채점된다(항목 1-3: 0 = 수행할 수 없음, 도움이 필요). 12 = 근육의 활동없이 수행할 수 있음, 25 = 정상, 4번 항목의 경우 0 = 30초 동안 똑바로 설 수 없음, 12 = 30초간 직립 상태를 유지하지만 손을 사용하여 고정한다. 25 = 손을 지지하거나 사용하지 않고 30초간 똑바로 유지(Collin, 1990), 그런 다음, 전체 TCT 점수를 합산하여 최대 점수가 100이다.

TCT는 구성 유효성이 우수하며 환자 상태의 변화에 민감하며(Franchignoni, 1997), 높은 평가자간 신뢰성(Collin, 1990)을 가지고 있으며 뇌졸중 환자의 보행 능력과 관련이 있다. TCT는 뇌졸중으로 인해 회복과 입원 기간이 길어질 것으로 예상하고 있으며, TCT 점수가 낮은 것은 장기 입원 기간과 관련이 있다(Wade & Hewer, 1987; Francchignoni, 1997; Duarte, 2002). 또한, TCT

점수는 6주째에 50점이거나 이상이며, TCT 점수는 뇌졸중 후 18주째 걷기 회복과 관련이 있으며 반면에, 뇌졸중 후 6주째에 40점 이하의 TCT 점수는 보행할 수 없는 상태로 예측된다(Collin, 1990). TCT는 치료 세션 동안 빠르고 쉽게 적용되지만, 움직임의 결손에 기여할 수 있는 움직임의 질이나 손상에 대한 검사를 포함하지 않는다. TCT는 천장 효과가 있을 수 있으므로 낮은 기능의 환자에게 사용하는 것이 좋다(Franchignoni, 1997). 현재, TCT에는 범위나 규범이 없다.

침대 이동성 또는 균형잡힌 착석을 포함하는 기타 기능적 척도는 표 10-6에 요약되어 있다. 여기에는 운동 평가척도(MAS)(Carr, 1985), 물리치료 임상결과 가변척도(COVS)(Seaby, 1989), 이동성 이정표(Smith, 1999; Baer, 2003), 급성 뇌졸중 이동성척도가 포함된다. (Simondson, 1996), 뇌졸중 재활 운동 평가(STREAM)(Daley, 1997) 및 푸글 마이어 평가(Fugl-Meyer, 1975). 이러한 조치는 "다차원 기능적 측정" 섹션에 설명되어 있다.

이행적 움직임과 이동

Transitional Movements and Transfers

한 위치에서 다른 위치로 이동하거나 선회하는 **이행적인 움직임(transitional movements)**은 다음에 설명된 바와 같이 PT 및 작업 치료(OT) 검사와 시간 지정 작업을 포함한 특정 측정치를 사용하여 자주 평가된다. 이행은 치료적 개입의 흔한 초점이기도 하다. 한 앉은 표면에서 가까운 곳에 위치한 다른 표면으로 이동하는 것으로 정의되는 **이동(Transfer)**은 전형적으로 신경학적 손상 후에 학습된 첫 번째 과도기 움직임이다. **앉은 자세에서 일어서기**는 또한 기능적인 검사의 흔한 초점사항이다. 롤링과 마찬가지로, 이행적 움직임과 이동에 사용되는 특정 이동 패턴은 손상이 없는 개인마다 크게 다르다. 장애가 없는 사람은 걷지 않고 한 표면에서 다른 표면으로 이동하는 경우가 거의 없다는 점을 유념하는 것이 중요하다.

표 10-6 표준화된 기능적 측정: 수평적 표면과 앉기

측정	바로누운자세에서 옆으로 눕기	옆으로 눕기에서 앉기	바로누운자세에서 앉기	균형잡힌 앉기
푸글 마이어 평가(Fugl-Meyer Assess)(Fugl-Meyer, Jaasko, Leyman, Olsson, Steglind, 1975)				X
몸통 조절 평가(Trunk Control Test, Collin & Wade, 1990)	X(양 쪽)		X	X
운동 평가 척도(Motor Assessment Scale, Carr, Shepherd, Nordholm, Lynne, 1985)	X	바로누운자에서 앉기 포함	X	X
물리치료임상결과 가변척도(Physiotherapy Clinical Outcome Variable Scale, Seaby and Torrance, 1989)	X(양 쪽)		X	X
이동성 이정표(Smith and Baer, 1999)				X
급성 뇌졸중 이동성척도(Mobility Scale for Acute Stroke, Simondson, Goldie, Brock, Nosworthy, 1996)			X(어느 쪽이든 환자 선택에 따라)	X
STREAM(Daley, Mayo, Wood-Dauphinee, 1999)	X		X	

이행적인 움직임과 이동의 필수적인 구성요소들

이행 또는 이동하기 전에, 준비 작업을 독립적으로 완료할 수 있는 사용자의 능력을 조사한다. 예를 들어, 앉은 자세에서 서 있는 자세로의 움직임은 발 위치, 체간의 정렬, 팔 사용, 그리고 좌석 높이와 같은 많은 요인의 영향을 받는다. 무릎이 90° 이상 구부린 상태에서 무릎의 뒤쪽으로 발을 올려 놓는 것이 앉았다 일어서기 이행에 대한 최적이 된다. 지배적 또는 비종속성의 발 위치의 변화는 근육 활동을 변화시키고 신전 근육에 대한 수요를 증가시킬 수 있으므로 치료 진행에 의도적으로 통합할 수 있다. 초기 체간의 위치는 또한 앉았다 일어서기 이행에도 영향을 미친다. 전방 골반 기울기와 요추의 경미한 전만증이 있는 정립된 체간은 앉았다-일어서기 움직임을 시작하는 가장 효율적인 위치가 되고, 이행과정을 통틀어 유지되어야 한다. 과도한 체간의 굴곡은 더 길어진 신전기간으로 이어지고, 앉은 표면으로부터 지연된 들어 올림과 전반적으로 길어진 움직임을 초래한다(Goulart, 1999). 발과 체간의 위치 외에도 팔 위치와 팔 사용은 앉은 자세에 영향을 미친다. 사람이 앉았다-일어서기 동작의 끝에서 어깨 굴곡으로 팔을 들어 올리게 되면, 질량의 중심은 전방으로 이동하게 된다. 일어서는 동작을 보조하기 위한 상지의 무게 지지에 대해 의자 팔걸이를 사용하면 엉덩이와 무릎의 힘의 감소가 발생한다(Burett, 1985; Seedhom, 1976). 시트 높이는 이러한 요인에 영향을 준다. 낮은 좌석 높이는 질량의 중심에 더 큰 움직임을 요구하며 따라서 근육 수요를 증가시키고 발 위치 조정과 트렁크 재정렬을 포함한 앉았다-일어서기 전략을 변경시킨다. 신경 장애의 특성은 또한 앉아서 서 있는 동안 질량 동요의 중심에 변화를 가져올 수 있다. 예를 들어, 뇌졸중의 손상을 받은 개개인들은 건강한 대상자에 비해 크게 증가한 내외측 동요를 보여준다 (Chou, 2003).

앉았다-일어서기 이행 시 환자의 기능 능력을 검사할 때는 움직임의 필수적인 특성을 관찰해야 한다. 앉았다-일어서기 이행은 전형적인 움직임 순서와 근육 수축의 힘을 결정하기 위해 광범위하게 연구되었다. 앉은 자세에서 서 있는 상태로 이동하기 위한 네 가지 단계가 있다(그림

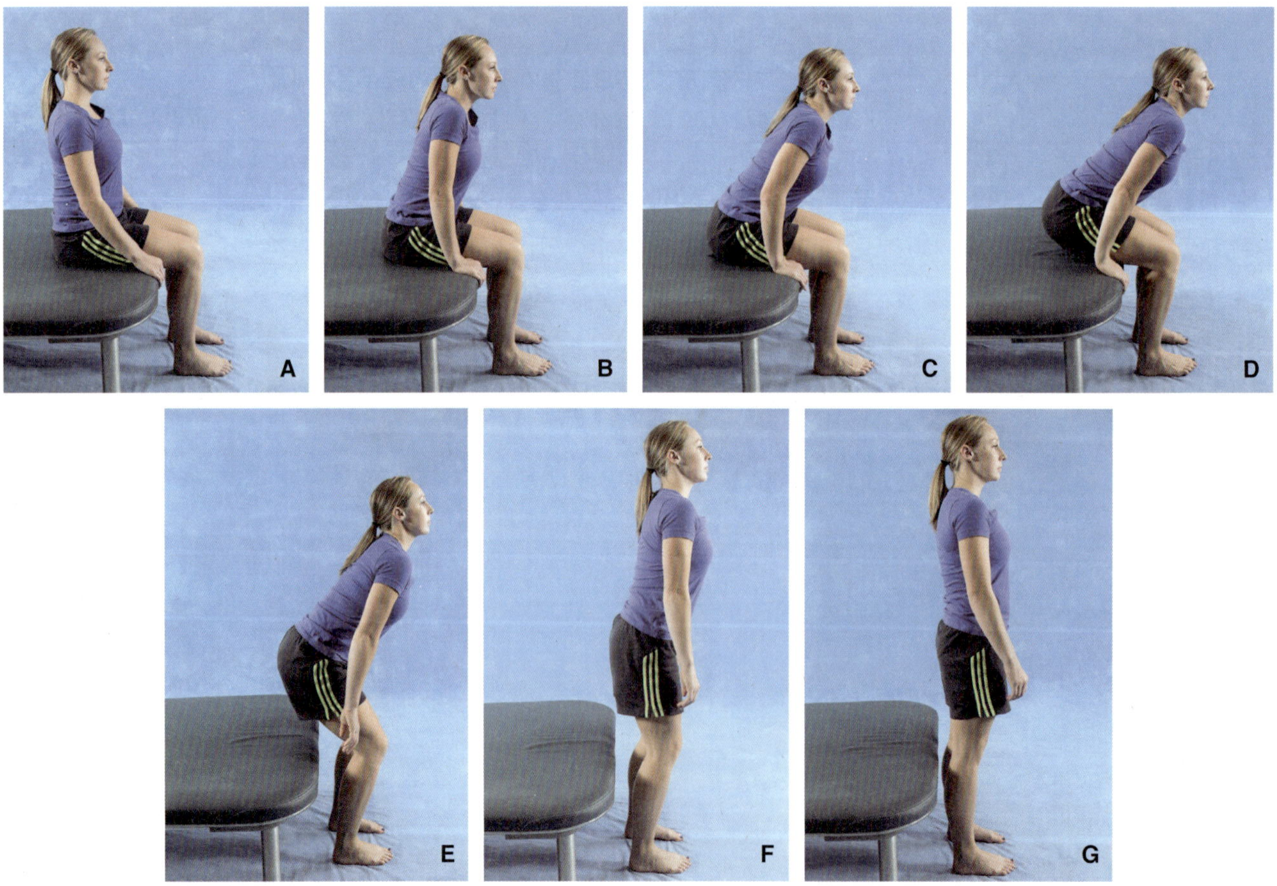

그림 10-5 앉은자리의 네 가지 단계를 보여주는 사진 순서: A~C는 몸통이 전방으로 기울어짐에 따른 굴절 모멘텀 단계를 나타냄. D는 버튼이 표면에서 들어 올릴 때의 운동량 전달을 보여줌. E와 F는 폄 단계를 보여준다. G는 안정화 단계를 나타낸다.

10-5 참조)(Schenkman, 1990). 첫 번째 단계에서, *굽힘 모멘트(Flexion momentum)*라 불리는, 체간의 전방 기울임(대퇴골의 골반의 둔부 굴곡을 통해)은 상단 트렁크의 전방 모멘텀을 생성하며, 앞발 이동을 시작한다. 두 번째 단계인 *모멘트 이동(momentum transfer)*은 엉덩이가 최대 발목 등쪽 굴곡운동과 함께 앞으로 경골 운동을 통해 들어 올리는 것을 도와주는 지속적인 모멘텀으로 지지면(대퇴사두근 작용의 첫 번째 징후 및 무릎 신전의 결과)에서 들어 올려질 때 시작된다. 이 단계 동안, 질량 중심이 더 큰 지지면(좌석 표면과 발로 제공됨)에서 더 작은 지지면(발만)으로 전달된다. 엉덩이와 무릎의 *신전(Extension)*은 신체가 수직으로 일직선화하고 신장함에 따라 세 번째 단계의 핵심적 측면이다. 엉덩이와 무릎이 완전히 펴진 후, 안정화의 마지막 단계는 신체가 수직 위치에서 *안정성(stabilization)*을 달성하면서 일어난다(Schenkman, 1990).

환자의 데이터를 해석하기 위해 65세부터 76세 사이의 일반적인 대상자에서 2.03초의 평균 대기 시간(1.62-2.54초 범위)이 보고된다(Millington, 1992). 평균 61세의 건강한 실험자에 대한 추가 연구는 앉아 있는 것에서 서 있는 것으로 이동하는 평균 1.67초(1.26-2.13초 범위)를 보여주었다(Baer, 1995년). 이러한 연구 결과는 손상이 없는 개인들 사이에서 앉았다-일어서기 시간에서 다양성을 보여준다. 4.5초 이내에 앉았다-일어서기로부터 이행할 수 있는 뇌졸중을 가진 개인은 걸음 속도, 보행률, 보폭 시간, 싱글 및 더블 지지대가 유의하게 더 좋았다(Chou, 2003). 앉았다-일어서기의 효율성으로 전환하기 어려운 환자의 경우, 건강한 실험자의 앉았다-일어서기 시간의 다양성을 설명하는 데 가장 중요한 변수인 대퇴사두근 근력의 추가적인 검사가 보장된다(Lord, 2002).

앉았다-일어서기에서, 주로 원심성 활동인 착석자세로 돌아가면서 과정은 역으로 이루어진다. 엉덩이와 무릎을 구부릴 때 질량 중심이 뒤쪽으로 이동하며, 이행 내내 안정성을 유지하기 위해 엉덩이에 있는 체간의 전방 기울기로 균형을 이루어야 한다. 그런 다음 엉덩이가 좌석 표면과 접촉할 때까지 신전근의 원심성 수축으로 하지의 제어된 굴곡(Carr, 1987; Kralj, 1990)을 통해 신체를 지지면으로 내린다. 일반적으로 앉는 과정은 앉았다-일어서기의 이행 과정보다 더 오래 걸린다. 환자로부터 얻은 결과를 해석하기 위해 표 10-3은 이러한 시간 측정치에 대한 기준 값을 제공한다.

선자세 이동에는 차이가 있지만 기본적으로 두 가지 방법이 있다. (1) 부분적인 서서 이동 또는 (2) 완전한 서서 축이동이다(그림 10-6 참조). 이러한 방법은 대개 앞 단락에서 설명한 대로 체간을 전방으로 기울이면서 시작하여 부분 또는 완전한 이행을 하도록 요구한다. 이동의 유형에 관계 없이, 이동 방법에 관계 없이, 하위 체간의 상위 체간의 정렬, 지지 기저부에 유지된 질량 중심과의 균형(9장 참조), 하지의 신전 제어 등 기타 필요한 요소를 관찰하면서, 착석하는 동안에 원심적으로, 서기 시에 발생하는 구심성 수축을 유지한다. 또한 환자는 한쪽 하단에서 다른 중간 이동체로의 무게 이동 기능이 있어야 하며, 측 방향 극단으로 한 걸음 더 나아가기 위해 하지의 적절한 안정성을 유지하고, 하지의 골반을 회전시켜야 한다.

환자가 이동 중 부분 또는 전체 서기에 도달한 후에는 환자가 발을 회전시키거나 새로운 지지 표면에 도달하기 위해 작은 단계를 밟을 수 있는지 확인한다. **서서-축 이동(stand-pivot transfer)**이라고도 하는 전체 서기 이동은 완전 엉덩이와 무릎의 신전이 필요하며 따라서 더 큰 밸런스/균형을 필요로 한다. 전체 서기 이동은 단순히 선회하기 보다는 새로운 지지 표면을 향해 한 두 개의 작은 단계를 밟음으로써 이루어진다. 이동 방법 동안, 외측으로 체중을 이동하는 능력과 한 발을 떼기 위한 한쪽의 하지로 몸무게를 지지하는 능력이 요구된다. 부분적 서기 이동(**수정된 서서-축 이동 또는 스쿼트 축 이동**)(그림 10-7 참조)에서, 엉덩이는 새로운 지지대로 내려오기 전에 보통 한 발짝도 발을 내딛지 않고 지지면을 지울 수 있을 정도로 충분히 들어 올리고 환자가 발로 회전한다.

이행적인 움직임과 이동의 표준화된 기능적인 측정

5회 앉았다 일어서기 검사(Five-Times-Sit-to-Stand Test)는 가능한 한 빨리 자리에서 일어나 앉는 능력을 평가하는 표준화된 방법이다(Whitney, 2005). 이 측정은 직무 완료 속도에 초점을 맞춘다. 환자에게 흉부 위에 팔을 두도록 하고 의자에 대고 앉도록 지시한다. 사람에게 일어서서 최대한 5번 앉도록 지시하고, 그 사람에게 "시작"이라고 신호할 때 타이밍을 시작하고, 다섯 번째 반복 시 엉덩이가 의자에 닿으면 멈추도록 한다. 그 환자는 각 시간에 완전히 일어나야 한다. 설명된 검사 절차에서 다양성이 있다. 예를 들어, 일부 설명에서는 다섯 번째 반복 후 환자의 등이 등받이에 기대어 있을 때 타이밍을 중지해야 한다는 것을 나타낸다(Mong, 2010; Kumban, 2013).

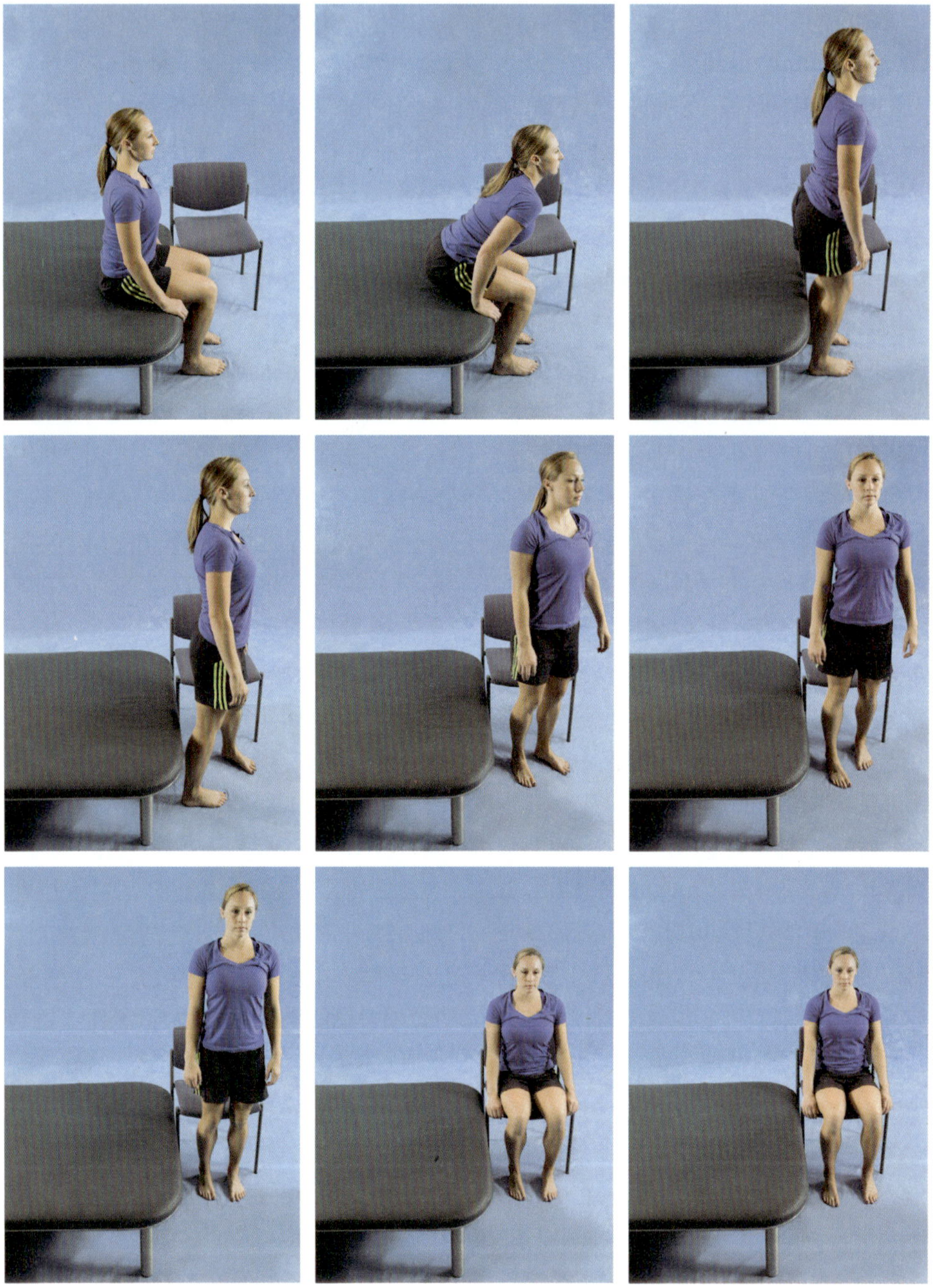

그림 10-6 서고 회전 이동의 공통 이동 패턴을 보여주는 사진 순서.

향후 검사에서 평가자간 신뢰도를 향상시키기 위해 당신이 사용한 절차를 문서화해야 한다(예; 시작/중지 시간 표시기, 의자 높이/깊이, 의자 유형, 환자 팔 위치). 이 측정은 다양한 신경학적 환자집단에서 양호한 정신계 특성을 가지고 있다.

앉았다-일어서기 움직임 또는 이동만을 조사하는 기능적 측정법은 거의 없지만, 많은 조치들은 이러한 활동을 도구의 하나 이상의 구성요소로 통합한다.

이동과 계단 이동
Ambulation and Stair Negotiation

보조 장치를 사용하거나 사용하지 않는 독립적 보행자는 가정, 일, 식료품, 야구경기 참가와 같은 일상활동에 효율적으로 참여하기 위한 기능적 과제로 이동 또는 보행을 사용한다. 걸을 수 있는 능력은 **계단 이동**을 포함한 보다 발전된 활동의 전조로서, 계단 이동의 시작으로서, 수평적

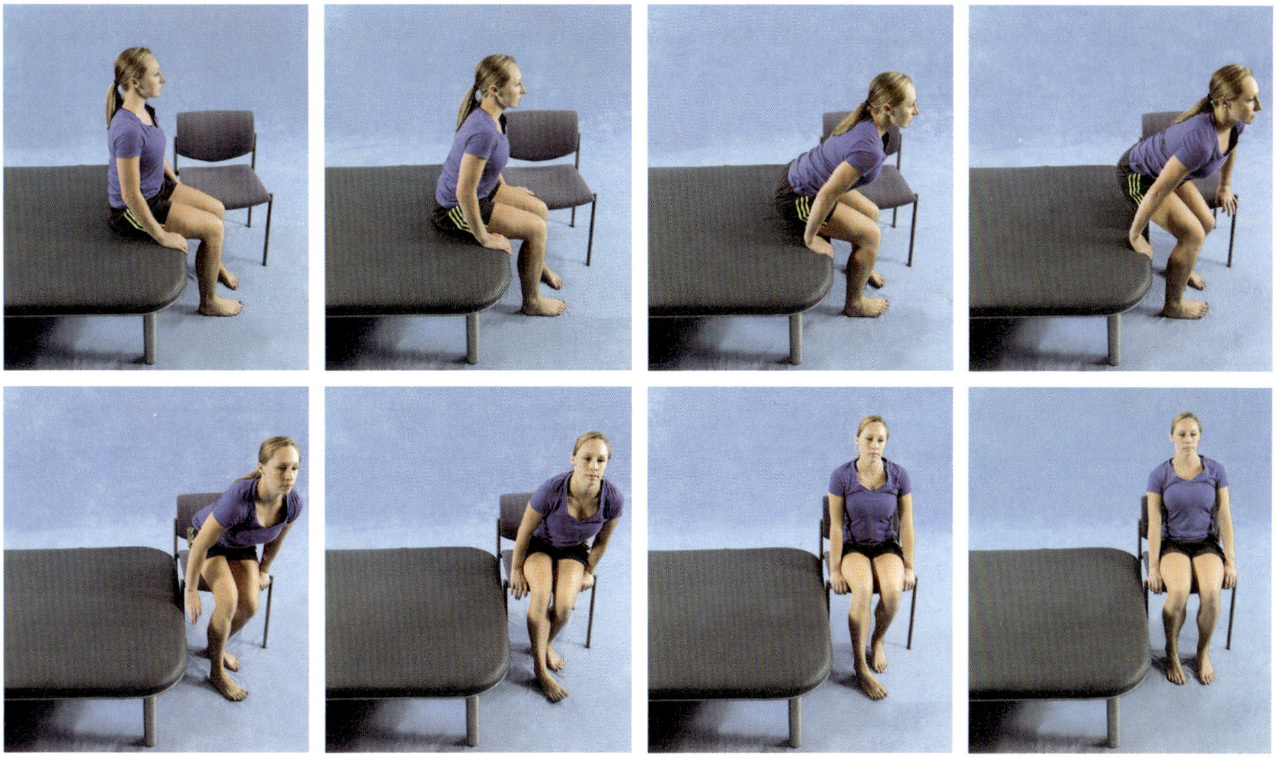

그림 10-7 개선된 서고 회전 이동에 대한 일반적인 이동 패턴을 보여주는 사진 순서이며, 스쿼트 축 이동이라고도 한다.

지면에서 상승 또는 하강 단계의 이행으로 전환된다. 기능적 환경에서 관절 움직임과 근육의 복잡한 상호작용을 완전히 이해하는 치료사들은 신경 장애를 가진 사람들과 걸음걸이 훈련을 더 잘 수행할 수 있는 장비를 갖추고 있다. 이동(Ambulation)을 포함한 기능적 조치로부터 얻은 정보는 치료사가 환자의 이동 전략을 이해하고 따라서 효과적인 개인화된 개입을 설계할 수 있는 기초를 제공한다.

이동과 계단 이동의 필수적인 구성요소

인간의 걷기는 몸을 한 장소에서 다른 장소로 옮길 목적으로 반복적이고 순차적이며 두 발로 움직이는 동작이다. 질량의 중심은 새로운 지지 기반을 재설정(앞으로 한 단계)함으로써 매번 신중하게 회복된 균형과 함께 지지 기반 외적으로 반복적으로 이동한다. 따라서 걷기는 "일련의 재앙이 좁게 피하게 되는"이라고 일컬어져 왔다(Steindler, 1955). 걷는 동안 하지가 시간을 맞춘 일련의 이벤트를 **보행주기(gait cycle)**라고 한다. 관례에 따라, 한 하지의 발꿈치가 지면에 닿을 때 걸음 주기가 시작되고, 다음 번에 같은 하지의 발꿈치가 지면에 닿을 때 끝난다. 보행 주기는 조건 변화와 개입에 대한 대응을 기록하는 데 필수적인 객관적인 시간적 및 공간적 조치 외에도 채택할 특정 개입 전략을 결정하는 데 중요한 역할을 하는 **관찰적 걸음걸이 분석(OGA)**의 기본 시간 창이다. 기본적으로 걸음 주기는 두 가지 단계로 구성된다. 발이 지면에 접촉하는 디딤기, 발이 지면과 접촉하지 않을 때의 흔듦기 단계가 있다. 예를 들어, 왼쪽 하지를 기준 사지 또는 관찰된 사지로 간주할 때, **디딤기 단계**는 왼쪽 발이 지면에 있는 시간 간격이며, **흔듦기 단계**는 왼쪽 발이 지면에서 떨어져 있고 다음 지면에 닿기 위해 앞으로 회전하는 시간 간격이다. 디딤기 단계에는 두 발이 지면과 접촉할 때 두 개의 **이중 디딤기 단계**가 포함된다. 하나는 디딤기의 시작에 있고 다른 하나는 디딤기 단계의 끝에 있고 다른 하나는 반대쪽 다리가 지면과 접촉하는 상태에서 앞으로 흔들릴 때 서로 연결된 **단일 디딤기 단계**가 포함된다.

랜초 로스 아미고스(RLA) 국립 재활센터(Rancho Los Amigos, 2001)가 개발한 종합적인 OGA 시스템은 보행 주기 전체에 걸쳐 배치된 세 가지 기본적인 기능적 업무, 즉 체중 수용(WA), 단일 하지 디딤기(SLS), 흔듦기 진행(SLA)을 확인한다. 보행 주기는 표 10-7에 요약된 8개의 특정한 순차 단계 또는 중요한 걸음걸이 이벤트로 더 세분화된다. WA는 초기 접촉 및 부하 반응 단계를 포함한다. SLS는 중간 및 말단 디딤기를 포함한다. 주로 흔듦기 단계로 구성된 SLA에는 전흔듦기, 초기 흔듦기, 중간 흔듦기 및 종말 흔듦기 단계가 포함된다(그림 10-8 참조).

표 10-7 보행주기의 주요 사항 (Rancho Los Amigos 인용, 2001)

체중 수용기	
초기 접촉기	일반적으로 사람의 걸음걸이에서는 기준 발의 뒤꿈치가 처음 접촉한다. 힐 락커는 신체의 전방 진행 방향을 바꾸어 유지한다.
부하 반응기	엉덩관절 불안정성은 불필요한 골반 기울어짐을 예방. 무릎 굽힘은 충격 흡수 역할을 하지만 과도한 무릎 굽힘을 방지하기 위해 조절된다.
한발 지지기	
중간디딤기	발목 락커(rocker)는 경골 전진을 제어하고 중력에 대한 지지를 제공한다.
종말디딤기	발뒤꿈치가 들리기 시작하고 발목의 발바닥 굽힘은 원심성에서 구심성수축으로 변한다.
흔듦기	
전흔듦기	발목 발바닥 굽힘은 클리어런스를 위한 충분한 무릎 굽힘을 생성하는 데 필수적
초기흔듦기	무릎 굽힘은 약 60°까지 증가하며 발의 클리어런스에 기여
중간흔듦기	엉덩관절이 25°로 구부러지고 발의 클리어런스에 도움
종말흔듦기	무릎은 체중지지 시 무게를 지지하기 위한 준비로 중립까지 폄

표 10-7은 각 보행 단계에서 중요한 이벤트와 필수적인 기능을 설명한다.

앞서 설명한 것처럼, 보행 주기는 이중 디딤기 단계를 가지며, *달리기(running)*라고 불리는 반복적인 두발 동작의 빠른 형태와 구별된다. 달리기 시, 단일 디딤기 단계가 발이 땅에 닿지 않을 때 공중기간이라고 불리는 기간이 뒤따르는 이중 디딤기 시기는 없다. 걸음걸이 주기의 란초의 분류는 WA, SLS, SLA의 세 가지 주요 단계를 포함하여 계단 이동 시에도 유효하다. 편평한 표면에서 계단으로 또는 계단에서 지표면으로 이동하는 것은 보행에 비해 하지 관절에 따라서, 더 높은 신전의 힘의 요구를 필요로 한다. 예를 들어, 오르막 계단 WA 동안, 신체는 전방과 상방으로 유지되어야 한다. 엉덩이, 무릎, 발목은 굴곡근의 모멘트를 발생하는 항균형 중력에서 추가적인 신전근 모멘트를 발생시켜야 한다. 하강계단 WA 동안, 느리고 제어된 하강을 위해서는 고관절과 무릎의 더 큰 원심성 조절이 필요하다.

이동과 계단 이동의 표준화된 기능적인 측정

OGA와 **도구적 보행 분석(IGA)**을 모두 포함하여 걸음걸이에 대한 성능 기반 시험을 수행할 수 있다. IGA는 컴퓨터 증강기기를 이용하여 보행를 분석하며, 이 장 뒷부분에 설명되어 있다. OGA는 치료사에게 IGA와 비교하여 사용하기 쉽고, 빠르고, 비용이 적게 들기 때문에 환자의 보행 성과를 검사하기 위해 더 실용적인 임상적 접근법을 제공한다. OGA에서 거리, 속도, 스텝 길이, 보폭 길이와 같은 객관적인 보행 수단을 통합한다. 이러한 반복 가능한 객관적 변수는 일반적으로 기능적 결과 측정에 포함된다. 또한 인간의 걸음걸이는 정성적 및 정량적 수단으로 측정할 수 있다.

걸음걸이의 객관적 측정은 운동학 및 운동역학이라는 두 가지 일반적인 범주로 분류할 수 있다. **운동학** 분석은 걸음걸이 주기 동안 몸 전체 또는 신체 분절의 움직임을 설명하는 데 사용되지만 힘은 고려하지 않는다. **운동역학**은 걸음걸이 사이클과 같은 움직임의 힘이나 토크를 분석하는 것이다. 대부분의 표준화된 기능 측정은 보행 속도, 보행 시간, 스텝 시간, 보폭 시간과 같은 **시간적 측정**과 보행 길이, 스텝 길이, 보폭 길이와 같은 **공간적 측정**을 포함하는 운동학에 초점을 맞춘다. OGA에서, 관절의 힘과 관절의 모멘트가 리뷰된 것과 같은 운동역학 요소와 개별적인 관절의 각도의 변화 같은 다른 측정을 검토한다. **일일 스텝 수(SPD)**를 세는 것은 뇌졸중 후에 실제 보행 활동을 나타내며, 재활 시작 시 및 퇴원 시 문서화 시에 만보계(Roos, 2012)로 측정할 수 있다. 그러나 SAM의 임상 효용에 대한 가능한 한계를 고려할 때, Fitbit Ultra는 0.58m/s 이상의 속도로 걸을 수 있는 뇌졸중이나 외상성 뇌 부상을 입은 사람들의 걸음 활동을 측정할 때, 상당한 정확도를 가지고 있었으며, 비용 효과적이고 사용자 친화적인 대안이 될 수 있다(Fulk, 2014).

시간, 거리 및 걸음걸이의 질은 기능적 이동성을 고려하여야 하는 중요한 요인이다. 예를 들어, 치료사는 환자가

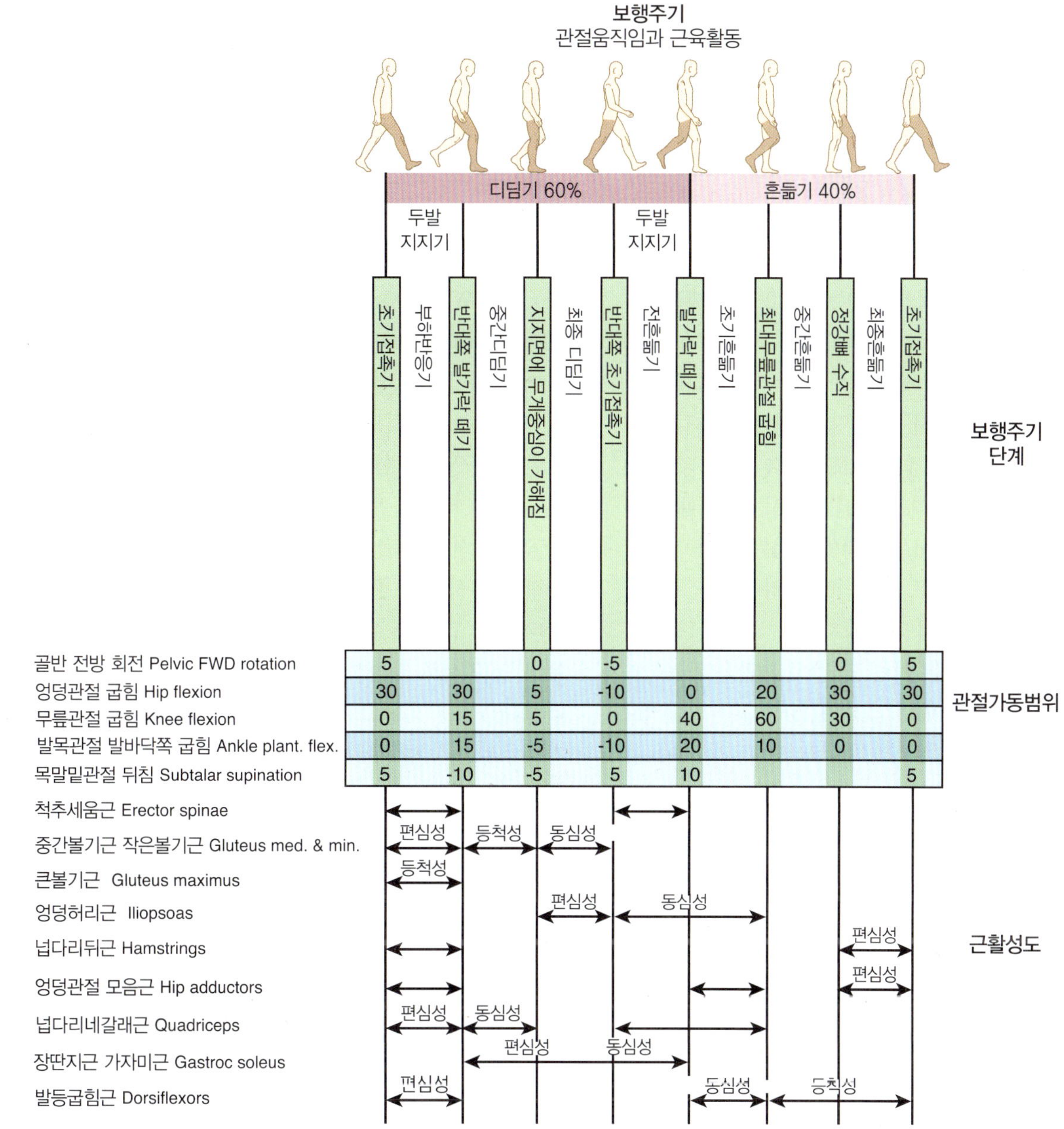

그림 10-8 보행 주기의 Rancho Los Amigos 기능적 분류.

특정 거리를 걷는 데 걸리는 시간 또는 환자가 특정 시간 내에 걸을 수 있는 거리를 조사하여 신호등이 바뀌거나 식료품점에서 쇼핑하기 전에 길을 건너는 것을 모의 실험할 수 있다. 보행 속도는 거리와 시간을 모두 고려하고 기능적 분위기의 효과적인 측정을 가능하게 하기 때문에 측정될 수 있는 가장 중요한 기능 결과 중 하나일 것이다. 특히 80세 이상의 고령화(Oberg, 1993; Fritz, 2009; Bohannon, 2011)와 뇌졸중을 앓고 있는 개인(Brandstater, 1983; Wade & Heller, 1987; Olney, 1994; Hsu, 2003), 외상성 뇌 손상(Ochi, 1999), 다발성 경화증(Givona, 2009)은 걸음이 감소한다. 신경근골격계 결손이 없는 사람은 다양한 가능한 속도로 다양한 작업 요건을 충족시키기 위해 걷는 속도를 느림에서 고속으로 쉽게 바꿀 수 있다. 뇌졸중, 뇌성마비 또는 노인의 특발성 걸음걸이 장애와 같은 신경근골격계 결손을 가진 사람들은 대개 개인의 "빠른" 속도와 매우 유사한 "느린" 속도로 걸음걸이의 가변성에 대한 가능성이 부족하다(Wall, 1991).

임상 환경에서 보행 속도를 측정하려면, 지면에 규정된 거리(흔히 6m 또는 10m)를 표시한 다음 출발선을 지나 다른 선을 넘을 때까지 개인 시간을 기록한다. 보행 속도는 "거리를 시간으로 나눈 것"으로 계산되며, 초당 미터 단위로 가장 잘 보고된다. 일부 연구에서 보행 속도는 대상자의 높이에서 속도를 규정하기 위한 높이/초의 단위로 보고된다(높이/초 = 속도[m/s]는 대상자의 키[미터]로 나눈 값/초 단위로 보고된다)(Wall, 1991). 개인의 "자기 선택" 속도, "느린" 속도 및 "빠른" 속도를 측정하여 의도적으로 걷는 사람의 능력에 대한 귀중한 정보를 얻는다. 정상 보행 속도의 범위는 일반적으로 1.2~1.4m/s로 보고된다(Fritz, 2009; Lerner-Frankiel, 1986). 성별과 연령 그룹에 의한 인간 보행 속도의 더 구체적인 범위는 표 10-3에 제시되어 있다(Oberg, 1993; Bohannon, 2011).

걸음걸이 속도 측정을 위해 고려해야 할 세 가지 표준화 조치에는 10미터 보행 검사, 타이밍 25피트 걸음걸이 검사, 4미터 걸음걸이 속도 검사가 포함된다. 10미터 보행 검사(10MWT)에는 사람이 설정된 거리를 걸을 때 개별적인 시간을 정하고 이후 m/s 단위의 걸음 속도를 계산하는 과정이 포함된다. 2m 표시를 넘으면 타이밍을 시작하고 8m 표시를 넘으면 타이밍을 정지한다. 이러한 공간은 속도 결정에 포함되지 않는 가속 및 감속 기간을 가능하게 한다. Timed 25-Foot Walk 검사(T25FW)는 일반적으로 개인에게 시간당 25피트 코스의 5피트 전과 5피트를 후를 가능하게 하기 위해 총 35피트를 걷도록 요청하는 것과 관련된다. 25피트 도보 거리를 기록하라. 피트 당 초는 m/s로 변환 될 수 있다.

10MWT 및 T25FW 테스트에서, 개인의 편안한(또는 선호 또는 자체 선택) 속도와 가장 빠른 안전한 보행 속도를 평가할 수 있다. 보조 장치는 둘 다 허용되지만 문서화되어야 한다. 가능한 시험 설계에는 (1) 단일 시험 진행, (2) 2회 또는 3회 시험의 최고 기록, (3) 2회 또는 3회 시험 평균 기록. 이러한 다양한 설정에 대한 연습 시험이 허용되는지 명시한다. 10MWT 및 T25FW에 대한 추가 설명(환자 지침, 측정, 정신 측정 데이터 포함)은 이 웹 사이트를 통해 제공된다.

4미터 보행 속도 테스트는 신경 및 행동 기능 평가를 위해 NIH(National Institutes of Health) 도구 상자에서 보행 속도를 평가하는 데 권장되는 방법이다(www.nihtoolbox.org/What And Why/Motor/Locomotion/Pages/NIH-Toolbox-4-Meter-Walk-Gait-Speed-Test.aspx). 개인의 보행은 보통 속도로 4미터를 걸어 한 번의 연습과 두 번의 시도로 완수한다. 점수 매기기에 가장 적합한 시간으로 시험 시간을 사용한다. 건강한 고령자의 4미터 보행 테스트 및 10MWT의 신뢰성과 유효성을 조사한 연구에서 두 측정 모두 우수한 검사-재검사 신뢰도, 측정값의 유사한 표준 오차 및 유사한 최소 감지 변화값을 나타냈다. 그러나 두 시험 사이의 동시 유효성의 결여는 두 시험을 서로 교환하여 사용하는 데 있어서의 단점을 드러낸다. 공간 제한으로 인해 10MWT가 금지되는 경우, 가정에서 건강 설정에서 4미터 보행 테스트가 유용한 대안이 될 수 있다.

보행주기의 주요 사건들 사이의 시간 간격에 기초하여 여러 시간 변수가 측정된다. **흔듦기 시간, 디딤기 시간** 및 기타 시간 매개 변수는 표 10-8에 정의되어 있다. 환자의 특정 시간 데이터는 보행주기에서 총 시간의 백분율로 변환해야 한다. 일반적으로 스스로 선택한 보통 속도로 걷는 경우, 각 발은 지지 단계에서 전체 보행주기의 약 60%를 소비하고 흔듦기 단계에서는 40%를 소비한다

표 10-8 보행의 시간적 변수

변수	정의
지지기 시간(Stance time)	시간 기준 발이 지면에 있다. *(초기 접촉에서 토우 오프까지 시간)*
흔듦기 시간(Swing time)	시간 기준 발이 지면에서 떨어졌음 *(토우 오프에서 다음 최초 접촉까지의 시간)*
양하지 지지 시간 (Double limb support time)	보행 사이클 동안 두 발이 지면에 닿은 시간 *(초기 접촉에서 반대측 토우 오프, 그리고 반대측 초기 접촉에서 토오프)*
한발 지지 시간 (Single limb support time)	비기준 발이 앞으로 진행하고 기준 발이 지면에 있는 시간 *(반대측 토우 오프에서 반대측 초기 접촉까지의 시간)*
걸음 시간(Step time)	한 발이 한 걸음으로 나가는 시간 *(한 발이 처음 접촉한 시점부터 반대쪽 발이 처음 접촉한 시점까지의 시간)*
큰 걸음 시간(Stride time)	한 발은 앞으로, 다른 발은 앞으로 가는 시간 *(초기 접촉에서 같은 발의 초기 접촉까지의 [두걸음] 시간)*

표 10-9 보행의 공간적 변수

큰걸음 길이(Stride length)	한 걸음과 반대쪽 발의 다음 발걸음에 대한 거리 *(기준 발의 초기 접촉부터 동일한 발의 초기 접촉까지 측정)*
걸음 길이(Step length)	한 걸음이 앞으로 나아가는 거리 *(기준 발의 초기 접촉부터 반대 발의 초기 접촉까지 측정)*
발 진행 각도(Foot progression angle)	기준 발의 내부 또는 외부 각도 *(보행 중 일반적인 전방 진행에서 발 각도를 가상의 선과 비교)*
걸음 너비(Step width)	두 발 사이의 거리 – 발 사이의 거리는 얼마나 되는지 *(한쪽 발꿈치의 중간 지점부터 반대쪽 발꿈치의 중간 지점까지 측정)*

(10% 추진 이중 지지기(thrusting double support), 40%는 한발 지지기, 10% 휴식 이중 지지기(breaking double support)). 한 다리의 흔들기 위상 시간은 항상 반대 다리의 단일지지 시간과 일치한다.

걸음 걸이 중, 발은 진행 선에서 서로 앞쪽으로 이동하거나 교차하여 발걸음을 한다. 발의 두 특정 접촉점 사이의 거리(예를 들어, 발 뒤꿈치)가 측정되어 보행주기에 대한 정보를 제공할 수 있다. **스텝 길이**, **보폭**, **스텝 폭** 및 발의 넓이를 포함하는 보행주기 내 특정 거리의 측정은 표 10-9에 설명되어 있다. 환자의 특정 길이 데이터는 보행주기의 전체 길이(보폭, stride length)의 백분율로 변환해야 한다. 정상적인 직진 보행 보행 패턴에서 보폭 내의 오른쪽과 왼쪽 스텝 길이는 거의 같다.; 정상적인 보행 패턴의 경우, 한 보폭의 길이는 두 걸음(steps)의 길이와 같다.

임상적으로, 이러한 측정은 보행기 비대칭(예; 편마비)을 식별하는 데 중요하며 개입 후 개선을 나타내는 유용한 측정 일수 있다. 예를 들어, 뇌졸중 환자의 걸음 걸이 비대칭은 비마비성 하지의 더 짧은 걸음 시간에 따른 마비성 하지(Wall, 1986)와 비교하여 비마비성 하지의 더 짧은 걸음의 길이를 특징으로 한다. 그러나, 비대칭 걸음 길이의 존재에도 불구하고, 보행에서 직진하는 진행은 항상 오른쪽과 왼쪽에 동일한 보폭을 특징으로 한다. 비대칭 보폭은 편향되거나 곡선으로 진행된다.

란초의 관측 보행 분석 시스템(Rancho Los Amigos, 2001)은 몸 전체의 걸음 걸이 검사를 위한 포괄적인 도구이다. 이 시스템은 기본적으로 열과 행(그림 10-9)이 있는 행렬이며 치료사는 보행 이탈의 존재, 발생하는 보행의 특정 위상 및 발생의 측면을 문서화하기 위해 "현재" 또는 "부재"시스템을 사용한다. 각 열은 보행주기의 여러 단계를 나타낸다. 각 행은 체간과 발가락까지의 관절, 또는 다른 신체 부위 또는 관절을 나타내며 보행 분석 중에 고려해야 할 보행 구성 요소, 특히 일반 관절 운동을 포함한다. 셀은 보행 단계(셀이 음영 처리되지 않음) 또는 셀 없음(주황색 음영 처리) 중에 특정 관절에서 특정 보행 편차가 발생할 가능성이 있는지 여부를 나타내도록 음영 처리된다. 예를 들어, 과도한 무릎 관절 굴곡은 부하 반응기 또는 중간 디딤기(즉, 초기-중기 자세) 동안 주요한 보행 편위(흰색 셀)으로 관찰될 수 있으나, 항상 흔듦기(오렌지 셀) 동안에, 발생하지 않을 수 있다. 표 10-10은 신체 장애로 조직된 신경 장애가 있는 인구 집단에서 흔히 발생하는 보행 편위를 요약한다.

걷기에만 초점을 맞추는 기능적 조치는 거의 없지만, 기능 검사에서 중요한 구성 요소로 걷기 및 계단을 통합하는 많은 기능적 측정이 있다. 보행을 하나의 구성 요소로 통합하는 몇 가지 표준 조치에는 FIM(의학적 재활을 위한 통일 데이터 시스템)과 STREAM(Daley, 1997; Daley, 1999)이 포함된다. 이러한 조치는 다차원 측정 섹션에서 논의된다. 걸음걸이 또는 보행에 중점을 둔 이치로는 동적 보행 지수 DGI(Dynamic Gait Index), TUG(Timed Up and Go) 테스트, E-FAP(Emory Functional Ambulation Profile) 및 6분 걷기 검사(6MWT)이다. 또한 기능적 보행 평가(Wrisley, 2004)는 9장에서 설명한다.

*DGI*는 일련의 8가지 임상 보행 과제를 포함하는 측정 도구이다(Shumway-Cook, 1995). 이러한 작업은 편평한 보행, 변속과 함께 걷기, 수평 머리 회전으로 걷기, 수직 머리 회전으로 걷기, 피벗 회전으로 걷기, 장애물을 걷기, 장애물을 걷기, 계단 걷기 등의 작업이다. 각 과제는 심각한 장애를 나타내는 "0", 중간 정도의 장애를 나타내는 "1", 경미한 장애를 나타내는 "2" 및 정상적인 성과를 나타내는 "3"으로 4점 척도로 평가된다(표 10-11 참조).

관찰적 보행분석 체크리스트

	디딤기 Stance				흔듦기 Swing		
	부하반응기	중간디딤기	최종디딤기	전흔듦기	전흔듦기	초기흔듦기	최종흔듦기
몸 Trunk							
앞쪽으로 기울어짐							
뒤로 기울어짐							
바깥쪽 기울어짐(오른쪽/왼쪽)							
골반 Pelvis							
전방 돌림 없음(R/L)							
반대쪽 골반 내려감 없음(R/L)							
올라감(R/L)							
엉덩관절 Hip							
불충분한 폄							
회전/벌림							
무릎 Knee							
과도한 굽힘							
조절되지 않는 폄							
불충분한 굽힘							
발목/발 Ankle/Foot							
발지면때리기 foot slap							
발 앞부분 접촉 forefoot contact							
발바닥접촉 foot flat contact							
늦은 뒤꿈치 떼기 late heel off							
반대쪽 아치 contralateral vaulting							

그림 10-9 Racho Los Amigos 관찰적 보행 분석 체크리스트.

이 테스트의 네 점 척도는 손상 수준을 기반으로 하지만 각 작업의 각 수준에 대한 기준을 설정해야 한다. DGI는 만성 뇌졸중, 파킨슨병 및 다발성 경화증과 같은 신경학적 진단을 받은 사람들의 기능적 결과 측정 기준으로 사용된다(Jonsdottir, 2007; Sheau-Ling, 2011; McConvey, 2005). 이는 높은 신뢰성(McConvey, 2005)과 Berg Balance Scale, TUG Test 및 Timed Walk 테스트(Jonsdottir, 2007)와 같은 다른 균형 및 이동성 척도와의 동시 유효성의 증거를 보여준다.

TUG(Podsiadlo, 1991)에는 많은 이동성 작업이 포함되어 있다.: 걷기, 돌기, 멈추기, 앉기 등 앉아있는 자세에서 서서 일상생활에서 사람이 독립적으로 행동하는 데 필요한 모든 중요한 작업이다. 검사를 위해 환자는 표준 팔걸이 의자에서 일어서서 3미터 정도의 거리를 두고 돌아서며 의자에 다시 걸어 앉고 다시 앉아야 한다. 시작하려면 사람은 등받이의자에 기대어 앉고, 팔걸이에 팔을 둘 수

표 10-10 신체 관절에 의한 신경학적 장애인의 일반적인 보행 편위

발과 발목	• 흔듦기 또는 전체 흔듦기(토 드래그)의 일부 동안 발끝이 바닥에 닿음 • 흔듦기의 부적절한 등쪽 굽힘 • 초기 디딤기에서 앞발과의 초기 접촉 • 중간 디딤기에서 안쪽-바깥 불안정성
무릎	• 흔듦기 시 부적절한 무릎 굽힘 • 네갈래근의 위축이나 운동 조절의 불안정성을 생체역학적으로 보상하기 위한 무릎의 과도한 폄 • 디딤기 시 과도한 무릎 굽힘
엉덩관절	• 엉덩관절 바깥쪽으로 돌림(가쪽돌림) • 발을 들기 위한 흔듦기 단계 중 힙 하이킹 • 외부 호에서 휘돌림(circumduction) • 초기 흔듦기 시 엉덩이의 부적절한 굽힘 • 디딤기 시에 엉덩이의 부적절한 폄 • 엉덩관절 벌림(중간볼기근) 위축으로 인해 비손상측 측면 골반 측면의 낙하
골반	• 반신마비측의 골반 뒤당김
몸통	• 디딤기 중 약한 무릎 폄을 보상하기 위한 몸통의 전방 굽힘 • 디딤기 중 약한 엉덩관절 벌림을 보상기 위한 몸통의 측면 굽힘

표 10-11 동적 보행지수 (Shumway-Cook, 1995)

이용할 수 있으면 장비활용: 구두박스, 콘(2), 계단, 보도 20피트, 너비 15인치

1. 보행 수준 지면 ________

지시: 여기서부터 다음 마크(20피트)까지 정상 속도로 보행할 것

등급: 해당되는 항목 중 가장 낮은 항목에 표시

(3) 정상: 20피트 걷고, 그 어떠한 보조 장치 없으며, 적절한 속도, 불균형에 근거가 없으며, 정상적인 보행 패턴보임

(2) 경미한 손상: 20피트 걷고, 보조 장치를 사용하며, 느린 속도를 보이며, 약한 보행의 이탈이 있음

(1) 중등도 손상: 20피트 걷고, 보행 느리며, 비정상적 보행 패턴을 보이며, 불균형의 증거가 있음

(0) 중증 손상: 보조 기구없이 20피트를 걸을 수 없으며, 심각한 보행 이탈이 있으며, 불균형도 보임

2. 보행 속도의 변화 ________

지시: 정상 걸음(5피트)으로 걷기 시작하고, 제가 "가세요"라고 말하면, 가능한 한 빨리 걸으세요(5피트). 제가 "천천히"라고 말하면 최대한 천천히 걸으세요(5피트 동안).

등급: 해당되는 항목 중 가장 낮은 항목에 표시

(3) 정상: 균형감각이나 보행 이탈 없이 부드럽게 보행속도를 변화시킬 수 있는 능력 정상 속도, 빠른 속도 및 느린 속도 간의 상당한 보행 속도 차이를 보임

(2) 경미한 손상: 속도를 변경할 수 있지만 가벼운 걸음걸이의 이탈을 보이거나, 걸음걸이 이탈은 없지만 속도의 큰 변화를 이루지는 못하거나 보조 장치를 사용

(1) 중등도 손상: 보행 속도에 대해 최소한의 적응을 하고, 주요한 보행 이탈과 더불어 보행 속도를 변화시킬 수 있으며, 속도를 변화에 균형을 잃지만 회복하여 계속 걸을 수 있음

(0) 중증 손상: 속도를 바꿀 수 없거나 균형을 잃어 벽에 닿거나 붙잡아야 함

3. 수평적 머리 움직임을 하면서 보행하기 ________

지시: 정상적인 걸음걸이로 걷기 시작하세요. 제가 "오른쪽을 보라"고 하면, 계속 똑바로 걷되, 고개를 오른쪽으로 돌리세요. 제가 "왼쪽을 보세요"라고 말할 때까지 계속 오른쪽을 보고 곧장 걸어가서 고개를 왼쪽으로 돌리세요. 제가 "직진하세요"라고 말할 때까지 머리를 왼쪽으로 유지하시고, 계속해서 똑바로 걷되, 머리를 가운데로 돌려주세요.

등급: 해당되는 항목 중 가장 낮은 항목에 표시

(3) 정상: 걸음걸이 변화 없이 머리돌림을 부드럽게 수행

(2) 경미한 손상: 약간의 걸음걸이 속도 변화, 즉 부드러운 걸음걸이로 인한 경미한 손상 또는 보행 보조 기구를 사용하여 머리를 부드럽게 돌린다.

(1) 중등도 손상: 보행 속도의 중등도의 변화와 부드럽게 머리돌림을 하고 속도를 늦추고, 비틀거리지만 회복되며, 계속 걸을 수 있다.

(0) 심각한 손상: 15인치 경로 밖에서 비틀거리거나 균형을 잃거나 정지하거나 벽에 닿는 등의 심각한 보행 장애로 과제를 수행

4. 수직 머리 움직임을 하면서 보행하기 ________

지시: 정상적인 걸음걸이로 걷기 시작하세요. 제가 "위를 보라"고 하면, 계속 똑바로 걷되, 고개를 위로 보세요. 제가 "아래를 내려다보세요"라고 말할 때까지 계속 걷고, 계속해서 똑바로 걸어가세요. 제가 정면을 보라고 할 때까지 머리를 아래로 유지하고, 계속 똑바로 걷되 후에 정중앙으로 머리를 돌린다.

등급: 해당되는 항목 중 가장 낮은 항목에 표시

(3) 정상: 걸음걸이 변화 없이 머리돌림을 부드럽게 수행

(2) 경미한 손상: 약간의 걸음걸이 속도 변화, 즉 부드러운 걸음걸이로 인한 경미한 손상 또는 보행 보조 기구를 사용하여 머리를 부드럽게 돌린다.

(1) 중등도 손상: 보행 속도의 중등도의 변화와 부드럽게 머리돌림을 하고 속도를 늦추고, 비틀거리지만 회복되며, 계속 걸을 수 있다.

(0) 심각한 손상: 15인치 경로 밖에서 비틀거리거나 균형을 잃거나 정지하거나 벽에 닿는 등의 심각한 보행 장애로 과제를 수행

5. 보행과 피벗 턴 ________

지시: 정상적인 걸음걸이로 걷기 시작. 제가 "돌아서 멈추세요"라고 말하면, 최대한 빨리 돌아서서 반대 방향을 보고 멈추세요.

등급: 해당되는 항목 중 가장 낮은 항목에 표시

(3) 정상: 피벗은 3초 이내에 안전하게 돌림하여 균형을 잃지 않고 빠르게 정지한다.

(2) 경미한 손상: 피벗은 3초 이상 안전하게 돌림하여 균형을 잃지 않고 멈춘다.

(1) 중등도 손상: 천천히 돌고, 구두로 신호를 해야 하고, 방향을 틀고 멈춘 후에 균형을 잡기 위한 몇 가지 작은 발걸음이 필요하다.

(0) 심각한 손상: 안전하게 돌림할 수 없으며, 돌림 및 정지를 위해 도움이 필요함

계속

표 10-11 동적 보행지수(Shumway-Cook, 1995) - 계속

6. 장애물 넘기 ________
지시: 정상적인 걸음걸이로 걷기 시작. 구두박스로 다가갈 때, 그것을 넘거나, 걷기 지속하기
등급: 해당되는 항목 중 가장 낮은 항목에 표시
(3) 정상: 보행 속도를 변경하지 않고 상자를 넘어갈 수 있고, 불균형의 징후도 없음
(2) 경미한 손상: 상자를 넘어설 수 있지만 속도를 줄이고 상자를 안전하게 넘기 위해 계단을 조정해야 함
(1) 중증도 손상: 상자를 넘어설 수는 있지만 멈춰야 한다. 그런 다음 넘어간다. 구두적인 단서가 필요할 수 있음
(0) 심각한 손상: 도움 없이 수행 불가

7. 장애물 주위로 발걸음딛기 ________
지시: 정상적인 걸음걸이로 걷기 시작. 당신이 첫 콘(6피트 멀리)에 다가갈 때 콘의 오른쪽으로 걷고, 두번째 콘(첫 콘보다 6피트 멀리)에 다가갈 때 왼쪽으로 돌아감
등급: 해당되는 항목 중 가장 낮은 항목에 표시
(3) 정상: 보행 속도를 변경하지 않고 콘 주위로 안전하게 걸어 다닐 수 있으며, 불균형 징후가 없음
(2) 경미한 손상: 두 개의 원뿔주위로 발걸음을 할 수 있지만, 속도를 줄이고 원뿔을 통과하려면 단계를 조정해야 함
(1) 중등도 손상: 원뿔을 통과할 수 있지만 상당히 느리거나, 과제를 완수하기 위해 속도를 늦추거나, 구두 지시가 필요
(0) 심각한 손상: 콘을 통과할 수 없거나, 콘 하나 또는 둘 다로 걸어 들어가거나, 신체적인 도움이 필요함

8. 계단보행 ________
지시: 필요하다면 난간을 이용하고, 집에서 계단을 오를 수 있도록 하고, 꼭대기에서 돌아서 아래로 내려온다.
등급: 해당되는 항목 중 가장 낮은 항목에 표시
(3) 정상: 난간없이 교대로 발을 딛음
(2) 경미한 손상: 교대 발을 딛고, 레일을 사용
(1) 중등도 손상: 계단에 두 발을 두고, 레일을 사용
(0) 심각한 손상: 안전하게 할 수 없음

Shumway-Cook A, Woollacott M. Motor Control Theory and Applications, Baltimore, MD, 1995, Williams and Wilkins, p.323-324 에서 인용함.

있도록 해야 한다. 스톱워치를 사용하여 개인은 의자에서 일어설 때 시작하고 의자에 다시 앉았을 때 끝난다. 전반적으로, TUG는 뇌졸중이 있는 피험자(Hafsteinsdottir, 2014)의 연구에서 탁월한 인내 및 중재자의 신뢰성을 갖춘 훌륭한 검사자 내 그리고 검사자 간 신뢰도(Podsiadlo, 1991; Shumway-Cook, 2000, Botolfsen, 2008)를 보유하고 있다. 이 측정의 관리를 문서화 할 때 의자 높이, 환자 회전 방향, 보조 장치 또는 보조 장치 사용 및 실내 및 중재자의 신뢰성을 가능하게 하는 기타 조건을 기록하라(Hafsteinsdottir, 2014). TUG는 또한 Berg Balance Scale, 보행 속도 및 Barthel Index(Podsiadlo, 1991) 점수와 높은 상관 관계가 있는 점수로 좋은 내용과 동시 유효성을 입증했다. TUG는 민감하며 뇌졸중 환자의 작은 변화를 감지할 수 있지만 뇌졸중 환자의 낙상을 정확하게 예측하지 못할 수 있다(Hafsteinsdottir, 2014). Wall (2000)은 다중 메모리 스톱워치를 사용하여 TUG의 각 구성 요소를 개별적으로 시간을 측정하는 확장 TUG (ETUG)를 개발했으며(9장에서 자세하게 설명됨) 신뢰할 수 있고 유효함이 입증되었다(Botolfsen, 2008).

*E-FAP*는 시간을 정해둔 보행 테스트이다(Wolf, 1999). E-FAP(표 10-12 참조)는 도전에 대한 5가지 공통된 환경 과제를 수행하는 개인을 필요로 하며 필요한 교정구 및 보조 장치의 사용을 허용한다. 5개의 하부 작업으로는 단단한 바닥에 5미터(약 16피트) 보행로가 있고, 카펫이 깔린 바닥에는 5미터(약 16피트)의 보행로가 있고, "일어서서 걷기(up and go)" 과제는 장애물 코스 경로, 그리고 4개의 계단의 오르내리기를 포함한다. E-FAP의 총점은 과제 및 보조 수준을 완료하는 데 걸리는 시간을 기준으로 한다. 총 E-FAP 점수는 Berg 균형 척도와 보행 속도 10미터에서의 높은 검사자 간 신뢰성과 타당성을 보여 주었다(Wolf, 1999). 수정된 E-FAP(mEFAP)은 다섯 가지 과제에 필요한 수동 지원 수준을 통합하기 위해 개발되었으며 뇌졸중을 가진 사람들을 위한 우수한 검사-재검사 신뢰도, 양호한 수렴 및 예측 타당성 및 우수한 반응성을 가진다(Liaw, 2006).

*6MWT*는 원래 호흡기 질환 환자의 운동 내성을 테스트

표 10-12 Emory의 기능적 이동 프로파일

Emory 의 기능적 이동 프로파일(E-FAP) 프로토콜

E-FAP는(1) 바닥, (2) 카페트, (3) Up & Go, (4) 장애물, (5) 계단 등의 5가지 하위 과제로 구성 각 주제에는 연구자가 다음 구성요소를 설명하고 시연할 수 있을 만큼 긴 하위 과제의 수행 사이에 휴식 시간이 주어진다. 각 피험자 뇌졸중 환자는 필요에 따라 보조 장치를 사용하고 모든 하위 과제를 수행하는 동안 보행 벨트를 착용하도록 지시된다. 1차 연구자로 지정된 연구자는 피실험자의 질문에 대해 시연하고, 지침을 제공하며, 답변한다. 1차 연구원과 2차 연구원은 각각 5가지 하위 과제의 수행 시간을 별도의 데이터 수집 양식에 기록한다. 전체 데이터 수집 세션을 완료하면 각 연구자는 총 E-FAP 점수를 계산한다.

서론

1차 연구자는 E-FAP로 구성된 5가지 하위 과제에 대한 개요를 제공한다. 각 하위 과제를 수행하기 전에 1차 연구원은 하위 과제를 설명하고 시연한다. 피험자는 각 하위 과제의 성능이 타이밍에 맞춰져 있으며 언제든지 명확한 질문을 하도록 지시되어 있다.

바닥

설정: 1m 길이의 마스킹 테이프가 단단한 표면 바닥의 시작점에 배치. 출발점 5m 앞에는 2cm 길이의 마스킹 테이프가 끝점을 표시한다. 결승선을 예상하여 피험자가 감속하지 않도록 끝점을 표시하는 데 작은 테이프가 사용된다.

1. 1차 연구원은 바닥에 대한 하위 과제를 시연하면서 다음과 같이 설명한다. "'시작'이라고 하면 '정지'라고 말할 때까지 평소의 편안한 속도로 걷는다."
2. 1차 연구자는 피실험자가 출발선 테이프에 발 끝을 위치시키는 데 필요한 도움을 준다.
3. 1차 연구원이 '가라'고 지시하고, 1차 연구원과 2차 연구원이 동시에 스톱워치를 눌러 타이밍을 맞춘다.
4. 피실험자는 5m 거리의 종점으로부터 1m 거리에 서 있는 1차 연구자를 향해 걸어간다. 2차 연구자는 실험 대상이 5m 거리를 횡단할 때 그 피실험자와 나란히 걷는다.
5. 1차 연구자와 2차 연구자가 동시에 스톱워치를 피실험자의 앞발이 끝점을 통과할 때 멈춘다. 1차 연구자는 피험자가 끝선을 넘었을 때 멈추라고 말한다.
6. 1차 및 2차 연구자는 별도의 데이터 수집 양식에 기록한다.

카페트

설정: 길이 7m, 폭 2m 이상의 짧은 말뚝 카펫 조각을 바닥에 단단히 테이프로 고정한다. 출발점은 1m 길이의 마스킹 테이프로 표시한다. 끝점은 시작점에서 정확히 5m 떨어진 곳에 2cm 길이의 마스킹으로 표시되어 있다. 출발점과 끝점 모두 카펫 가장자리에서 최소 1m 이상 떨어져 있다.

1. 1차 연구원은 카페트의 하위 과제를 시연하면서 다음과 같이 설명한다. "'가라'고 하면서 '멈추라'고 말할 때까지 평상시의 편안한 속도로 걷는다."
2. 1차 연구자는 피실험자가 출발선에 발 끝을 놓는 데 필요한 도움을 준다.
3. 1차 연구원이 '가라'고 하고, 1차 연구원과 2차 연구원이 동시에 스톱워치를 눌러 타이밍을 맞춘다.
4. 피실험자는 5m 거리의 끝점으로부터 1m 거리에 서 있는 1차 연구자를 향해 걸어간다. 2차 연구자는 피실험자가 5m 거리를 횡단할 때 나란히 걷는다.
5. 1차 연구자와 2차 연구자가 동시에 스톱워치를 눌러 피실험자의 리드발이 종점을 통과할 때 타이밍을 멈춘다. 1차 연구자는 피험자가 끝선을 넘으면 멈추라고 말한다.
6. 1차 및 2차 연구자는 별도의 데이터 수집 양식에 기록한다.

계단

설정: 4단계의 계단, 난간 및 계단 폭 26.04cm, 계단 폭 75.57cm, 계단 높이 15.24cm, 플랫폼 깊이 76.20cm, 플랫폼 폭 75.57cm를 활용한다. 마스킹 테이프의 1m 부분은 첫 번째 단계의 기준에서 25cm 떨어진 곳에 배치한다.

1. 1차 연구자는 하위 과제를 시연하면서 설명한다. "제가 '가라'고 하면, 정상의 편안한 속도로 계단을 걸어 올라가서, 돌아서서 다시 내려오세요. 필요한 경우 난간을 사용할 수 있다. 안전을 위해 뒤따라 가겠다"고 말한다.
2. 1차 연구자는 피실험자가 출발선 발끝을 맞추는 데 필요한 도움을 준다.

Up & Go

설정: 46cm 시트 높이의 표준 안락의자는 단단한 표면 바닥에 놓인다. 3m 멀리, 1m 길이의 검은색 테이프가 깔려 있다.

1. Up & Go 하위 과제를 시연하면서 다음과 같이 설명한다. "다음에는 의자 뒷면에 등을 대고 팔걸이에 팔을 올려놓고 의자에 앉는다. 제가 '가라'고 말하면, 피실험자는 의자에서 일어나 제가 서 있을 이 줄을 지나서 평상시처럼 편안한 걸음으로 걸어가고, 돌아서서 의자로 돌아가 앉게 될 것이다."
2. 피실험자는 의자에 앉는 자세를 취한다. 1차 연구원이 마스킹 테이프로 3cm 지점에 서 있다. 2차 연구원이 의자 옆에 서서 실험 대상자와 함께 걸을 준비를 한다.
3. 1차 연구원이 '가라'고 하고, 1차 연구원과 2차 연구원이 동시에 스톱워치를 눌러 타이밍을 맞춘다.
4. 1차 연구원은 돌아서기 전에 피실험자의 두 발이 선에 교차하는지 모니터링한다.
5. 1차 및 2차 연구자는 피실험자가 의자에 등을 대고 완전히 앉으면 타이머를 멈춘다.
6. 1차 및 2차 연구자는 별도의 데이터 수집 양식에 기록한다.

계속

표 10-12 Emory의 기능적 이동 프로파일 - 계속

장애물

Setup(설정): 1m 길이의 마스킹 테이프를 단단한 표면 바닥에 놓아 시작 지점을 표시한다.

$1^{1/2}$-m 표시와 3-m 표시에서 벽돌을 바닥에 놓는다.

40g짜리 고무 휴지통이 5m 표시에 놓여 있게 한다.

1. 1차 연구원이 장애물에 대해 하위 작업을 시연하면서 설명합니다. '출발'이라고 하면 보통 속도로 편안하게 앞으로 걸어가 각 벽돌을 넘는다. 그리고 나서 왼쪽이나 오른쪽에서 쓰레기통을 돌아 걷는다. 그리고 나서 다시 벽돌을 넘으며 걸어간다. '멈춰'라고 할 때까지 계속 걸어간다.
2. 1차 연구자가 출발선에 발끝을 두도록 도움을 준다.
3. 1차 연구원이 "출발"하고 말하고, 1차 및 2차 연구원이 동시에 스톱워치를 눌러 타이밍을 시작한다.
4. 피실험자가 걷기 시작하면 1차 연구자가 종점보다 1m 뒤로 물러서는 반면 2차 연구자는 피실험자와 함께 걷는다.
5. 피험자의 발이 종점을 넘어가면 1차 연구자와 2차 연구자가 동시에 스톱워치를 눌러 타이밍을 멈춘다. 1차 연구자는 피실험자가 종점에 다다랐을 때 "멈추라"고 말한다.
6. 1차 및 2차 연구자는 별도의 데이터 수집 양식에 기록한다.

E-FAP 점수화하기

1. 연구원들은 각 하위 과제에 대해 사용된 보조 장치의 수준에 따른 적절한 요인에 의한 각각의 하위 과제에 대한 기록된 시간을 곱하도록 한다.
2. 연구원들은 적절한 하위 과제 및 보조 장치의 수준에 해당하는 제품을 세포에 기록한다.
3. 연구원들은 각 열/하위 과제에 대해 이 절차를 반복한다.
4. 연구원들은 5개의 하위 작업 점수를 합산하여 E-FAP 총 점수를 얻는다.
5. 또한 모든 총점은 통계 시험의 목적을 위한 보조장치 없이 계산된다.

자료: (Wolf, Catlin, Gage, Gurucharri, Robertson, Stephen, 1999)

하기 위해 설계되었다(Butland, 1982). 11장은 심혈관 검사에서 6MWT의 사용에 대한 더 많은 정보를 제공한다. 6MWT는 개인이 6분 안에 걸을 수 있는 총 거리를 측정하며 개인이 시한 테스트 중에 최대한 빨리 걸을 것을 요구한다. 그것은 뇌졸중 환자에서 높은 검사자 간 신뢰도(Flansbjer, 2005)를 가진 다른 집단에 대한 기능 이동성 시험으로 사용되어 왔다.

전반적으로 이 기능 테스트는 임상의가 개인의 이동 기능을 측정하는 데 유용한 도구이다. 기능 이동성을 문서화하는 것 외에도 이 테스트를 통해 임상의는 개인의 기능적 변화를 예측할 수 있다. 예를 들어, 뇌졸중 후 편마비 환자를 고려한다. 뇌졸중의 초기 중증도는 Barthel Index(장애 측정)의 시간 변화가 로지스틱 회귀모델(logistics regression model)(Kwakkel, 2003)에 의한 뇌졸중 회복과 잘 근사된 종단 연구에서 입증된 것처럼 뇌졸중 회복의 가장 강력한 예측 인자로 남아 있다. 이 모델은 환자가 일찍 회복할수록 Barthel Index 측정의 첫 주에 6개월의 결과가 더 좋았으며 6개월의 결과의 분산의 약 50%를 설명했다(Kwakkel, 2003). 또 다른 연구에 따르면 뇌졸중 후 30일째 Fugl-Meyer(기능 장애 측정)는 6개월 후 운동 기능 회복의 86%를 예측했다(Duncan, 1992). 병변 위치와 같은 다른 요인들은 운동 기능 회복의 좋은 예측 인자가 될 수 있다. 대뇌 피질의 뇌졸중 병소는 피질골 병변보다 기능 회복을 예측할 가능성이 더 높다(Feys & Hetebrij, 2000). 이 결과는 뇌졸중의 병변 위치가 다른 회복 기전을 포함 할 수 있음을 시사한다. 그러나 DGI, TUG 및 E-FAP의 이러한 표준 기능 측정은 뇌졸중 회복을 직접 예측하지 못한다. TUG만 Barthel 지수(Shumway-Cook, 2000)와 높은 상관 관계를 나타내며, 이는 TUG가 뇌졸중 회복에 대한 간접적인 좋은 예측을 할 수 있음을 의미한다.

도구를 이용한 보행분석
Instrumental Gait Analysis(IGA)

IGA는 일반적으로 연구 환경이나 보행 연구소에 액세스할 수 있는 시설에서 사용된다. IGA를 수행하는 한 가지 방법은 반사 마커를 사용하여 여러 카메라에서 사람의 특정 표면 지점의 3D 위치를 삼각 측량하는 3차원 광학 모션 캡처 시스템을 사용하는 것이다. 마커의 위치는 정교한 소프트웨어에 의해 전체 또는 신체 부위의 선형 및 각 변위, 속도 및 가속과 같은 실시간 3D 동작 데이터를 생성하고 동작의 시각적 표현 애니메이션을 생성할 수 있다. IGA를 수행하는 또 다른 방법은 VirtuSense Technologies(www.virtusensetech.com)의 VirtuBalance 시스템과 같은 적외선 기술을 사용하는 것이다. 이 휴대용 시스템은 보행을 3D 마커가 없는 평가를 제공하기 위한 프로젝터 및 카메라 시스템을 사용한다.

운동학적 정보만으로는 비정상 보행에 대한 충분한 분석

을 제공하지 못한다. 관절 각 및 보행 궤적과 같은 운동학은 동역학(관절 모멘트) 및 근육 수축에 의해 생성되기 때문이다. 이 문제를 해결하기 위해 근전도 검사(EMG)와 힘판(Force Plate)은 3D 동작 데이터와 관련된 근육 활동 및 운동 정보를 제공하기 위한 IGA의 일부이다. 이 정보는 보행주기 중 특정 시간에 활동하는 근육 그룹을 식별한다. 관절 모멘트를 포함한 운동 정보는 직접 측정할 수 없기 때문에 동역학이라고 하는 과정을 사용하여 관절 모멘트를 계산한다. 관측된 운동을 생성하는 순 관절 모멘트는 관심 관절을 식별하는 운동 방정식으로부터 결정된다. 이 접근법에서는 관측된 운동으로부터 유도된 위치, 속도 및 가속도가 역동역학 방정식에 적용된다. 일반적으로 이 방법의 계산 절차는 외력을 포함하는 원위부 신체분절에서 시작하여 근위부 신체 분절로 순차적으로 이동하는 동일한 프로세스를 따른다.

일상생활에서, 걸음 걸이와 같은 기능적 작업에는 신경계와 근골격계의 통합이 포함되며 동시 복합관절의 조정이 필요하다. CNS는 운동학(근육 힘, 관절 모멘트)을 관리하여 원하는 운동학(관절 각, 신체 부위 위치)을 생성한다. 중요하게, 근육의 순 모멘트(net moment)는 그것이 뻗어 있지 않은 다른 모든 관절과 분절을 가속화 할 수 있다(Zajac, 1989). 복합 관절 시스템에서, 역동역학 접근법을 사용하여 관심의 한 관절에 중점을 두는 것은 잘못된 정보를 제공할 수 있다. 이는 역동역학적인 접근 방식이 결합된 연결로 된 시스템 모션 방정식을 요구하지 않기 때문이다. 역동역학적인 접근법에 대한 또 다른 방법은 역학관계를 결합하는 것이다.

순 모멘트(net moment)는 관절을 가로지르는 인대를 비롯한 근육 및 기타 구조에 의해 생성되는 힘으로부터 관절에서의 개별 모멘트의 최종 효과이다. 1차 운동점인 근육은 관찰된 운동을 생성하기 위해 중추 신경계에 의해 제어된다. 보행과 같은 인간의 운동 중에 측정된 운동학적 및 운동 역학적 데이터를 사용하여 근육 활성화 패턴을 정량화 한 여러 연구가 있다. 결합된 동역학 시스템에서는 모든 근육이 관절을 가속화 할 수 있다. 운동 중 근육의 제어 전략은 관찰된 움직임과 결합된 근육 활동 패턴에서만 결정하기 어렵다. 근육 활동과 결과 운동 사이의 인과 관계를 확인하는 것이 중요하다. Zajac과 Gordon(1989)에 의해 제안된 동역학 원리를 기반으로 한 동적 근육 구동 컴퓨터 시뮬레이션은 개별 근육 힘과 이 개별 근육 힘이 어떻게 관절을 가속시키는지를 평가하기 위해 개발되었다. 이 방법을 사용하여 편측관절 무릎 및 엉덩이 신전근은 자세 시작 시 신체에 가장 수직적으로 지지하는 근육으로 확인되었다(Neptune, 2004). 엉덩이 외전근은 또한 단일 사지 자세에서 수직 가속도에 중요한 기여를 한다(Anderson, 2003). 장딴지근과 가자미근과 같은 개인 발바닥 굴곡근은 또한 걷는 동안 신체에 수직지지를 제공한다 (Neptune, 2001).

휠체어 이동 Wheelchair Mobility

걸어 다닐 수 없는 일부 개인은 하지 사지 마비, 심각한 운동 조절 장애, 지구력 저하 또는 운동 강도 부족 등의 이유로 이동성을 위해 휠체어를 사용해야 한다. 휠체어는 가정과 공동체 내의 모든 이동에 사용될 수 있으며, 신체 상태에 따라 지역 이동을 위해서만 사용될 수도 있다. 개인이 휠체어 또는 스쿠터 이동성에 점점 더 의존함에 따라 보행을 연습하고 관련 근육 그룹을 유지할 기회가 줄어들어 보행을 회복하거나 유지하는 전반적인 잠재력이 감소한다. 휠체어 사용에 대한 결정을 내릴 때 보행에 대한 개별 환자의 예후를 주의 깊게 고려한다. 개인의 능력, 필요 및 환경에 대한 수동 또는 전동 휠체어를 적절하게 선택한다. 17장에서는 적절한 휠체어, 구성 요소 및 치수를 선택하는데 필요한 검사 및 평가에 대해 설명한다. 다음 섹션에서는 휠체어를 이동성과 접근성에 사용하는 사람의 기능적 능력에 대한 치료사의 검사에 초점을 맞춘다.

휠체어 이동의 필수적인 구성요소

휠체어를 사용하는 사람은 독립적인 휠체어 이동을 위해 휠체어 구성 요소 또는 부품을 조작할 수 있어야 한다. 환자의 휠체어 브레이크, 팔걸이, 발 받침대, 안전 벨트 및 기타 액세서리를 의자에서 조작할 수 있는지 관찰한다. 사지의 기능적 사용, 양호한 몸통 제어 및 적절한 균형을 갖춘 사람이 다양한 휠체어 부품을 조작하는 데 어려움이 없어야 한다. 근육 강도, 운동 조절, 조정, 균형, 근육 긴장 장애 또는 인지 장애를 유발하는 신경학적 결손이 있는 사람은 종종 휠체어 구성 요소를 조작하는 데 어려움을 겪는다. 체크리스트는 특정 업무에 대한 객관적인 시간 측정을 포함하여 관찰된 능력을 문서화하는 데 사용할 수 있다(표 10-13 참조).

생각해 볼 점 10.2

- 휠체어의 자세를 바꾸는 데 어려움을 겪고 체간과 머리 정렬이 불량하고 좌/우의 상지와 하지를 움직이는 데 어려움을 겪는 Park 씨에게 다시 생각해본다. 표 10-13의 어떤 활동이 그녀가 안전하게 수행하거나, 안전 문제를 수행하거나, 수행할 수 없게 된 것인가?

휠체어를 추진하는 방법에는 여러 가지가 있으며, 독립적으로 할 수 있는 능력은 사람의 능력과 처방된 휠체어의 유형에 달려 있다. 수동 휠체어 이동은 양측 상지, 양측 하지 또는 상지와 하지의 조합을 포함한 다양한 방법으로 수행할 수 있다. 체크리스트 또는 표는 기능적 휠체어 기술의 검사를 안내하는 데 사용(표 10-14)할 수 있으며 출입구 및 문지방을 통한 이동성, 옥외 표면, 거친 표면, 경사로에서 회전 및 밀기를 포함해야 한다. 또한 미는 속도, 환자의 진행 상황을 문서화하는 데 사용할 수 있는 중요한 목표 및 반복 측정을 측정한다. 휠체어를 미는 동안 환자가 미리 정한 거리를 유지한 다음, 추진 속도(거리/시간)를 계산한다. 심박수 및 인지 운동의 속도(RPE)는 또한

표 10-13 휠체어 구성요소의 작동

활동	시간	안전 수행	안전문제와 수행	수행 불가능
앉기 균형				
팔 지지대로 3초 초과 몸통을 앞으로 기울임				
팔 지지대로 3초 미만 몸통을 앞으로 기울임				
앞으로 기울여 바닥을 접촉하고 다시 자세정렬				
오른쪽 엉덩관절과 넙다리로 무게지지하고 왼쪽 측면 기울임				
왼쪽 엉덩관절과 넙다리로 무게지지하고 오른쪽 측면 기울임				
전진				
후진				
멈춤				
오른쪽 브레이크 잠금/풀기				
왼쪽 브레이크 잠금/풀기				
팔걸이				
오른쪽 팔걸이 제거				
오른쪽 팔걸이 재거치				
왼쪽 팔걸이 제거				
왼쪽 팔걸이 재거치				
발거치				
발페달로부터 오른발 제거				
오른발 페달 들어 올리기				
오른발 휴식대 제거				
오른발 휴식대 재거치				
오른발 페달 낮추기				
발 페달 위에 오른발 위치시킴				
발 페달로부터 왼발 제거				

표 10-13 휠체어 구성요소의 작동 – 계속

활동	시간	안전 수행	안전문제와 수행	수행 불가능
왼쪽 발 페달 들어 올리기				
왼발 휴식대 재거치				
왼쪽 발 페달 낮추기				
발 페달 위로 왼발 재거치				
안전벨트				
적절하게 안전벨트 위치				
안전벨트 쪼이기				
안전벨트 풀기				
부가요소				
구체화:				

표 10-14 휠체어 관리 체크리스트

활동	측정	선택		
추진 방법				
손으로	양측 상지	☐		
	양측 하지	☐		
	편측 상/하지	☐		
	양측 상하지의 복합	☐		
전동	구체화:			
		안전하게 수행	**안전 문제와 수행**	**수행 불가능**
부드러운 평지	거리:			
	시간:			
실내 평탄지 않은 표면	거리:			
	시간:			
실외 평탄지 않은 표면	거리:			
	시간:			
램프	경사로:			
	내리막:			
	시간:			
	올라가는 방법:			
	내리막 가는 방법:			
커브	높이:			
	올라가는 방법:			
	내리막 가는 방법:			
계단: 3-5	높이:			
	올라가는 방법:			

계속

표 10-14 휠체어 관리 체크리스트 - 계속

활동	측정	선택		
	내리막 가는 방법:			
문	방법:			
손으로/휠체어: **진보된 활동**				
앞바퀴를 들고 타기				
화장실 가기				
낙상을 회복				
외측으로 다리들고 뛰기				

휠체어 기능을 측정하는 데 유용한 구성 요소일 수 있다.

전동 휠체어 이동성은 상지 기능 장애 또는 완전한 마비가 있는 개인을 위해 의자를 활성화하고 제어하는 대체 방법을 제공한다. 방법으로는 수동식 조이스틱 또는 패드, 호흡으로 조절하는 입력장치 메커니즘, 목 움직임을 사용하는 머리 작동식 스위치 또는 안구 운동으로 제어되는 장치가 있다. 현재 및 개발 중인 기술은 전동 휠체어 작동 방식을 끊임없이 확장한다. 17장은 전동 휠체어 밀기 옵션을 설명한다. 표 10-14에 포함된 것과 같은 다양한 상황에서 휠체어 사용자가 휠체어를 관리할 수 있는 능력을 결정한다.

휠체어 이동성의 방법을 검토하는 것 외에도 수동 또는 전동 휠체어를 작동하는 사람의 능력에 영향을 미치는 다른 요인을 고려한다. 관련 검사는 최소한의 힘, 운동 범위, 근육 긴장도, 지구력, 시력, 행동 및 인지 기능을 포함해야 한다. 체간과 사지의 적절한 운동 범위를 필요로 하는 휠체어에 동등한 무게 분포로 안정된 균형 잡힌 자세로 앉을 수 있는 사람의 능력을 검사한다. 적절한 착석 위치 또는 앉은 자세를 유지하려면 적합한 좌석 및 기타 액세서리가 필요할 수 있다. 수동 휠체어에 바퀴를 밀거나 전동 휠체어용 손잡이를 조작하기 위한 적절한 강도 및 상지의 움직임 범위가 밀기 시 필요하다. 환자가 호흡으로 조절하는 입력장치 또는 머리 작동식 스위치를 사용한다면 경부의 힘과 운동 범위를 결정한다. 또한 가장 적합한 휠체어를 추천하고 일상활동과 관련하여 권장할 인내력 수준을 결정한다.

고려해야 할 다른 요소는 사람의 시력, 인지 및 지각 상태, 행동을 포함한다. 충분한 시각은 다양한 환경에서 장애물을 피하고 휠체어 이동을 가능하게 한다. 인지 상태를 조사하는 것은 지침을 따르는 사람의 능력과 휠체어 및 휠체어 구성 요소를 안전하게 작동시키는 절차를 상기한다. 환자가 일방적 무시나 지형 장애를 포함한 지각적 결손을 보이는지 확인한다. 행동면에서 휠체어를 사용하여 의도적으로 자신이나 다른 사람에게 상해를 입히는 것을 관찰하고 독립적인 휠체어 이동을 금지해야 할 것이다. 4장, 6장, 9장, 11장 및 17장에는 이러한 영역에 대한 검사 정보가 포함되어 있다.

휠체어 이동의 표준화된 기능적인 측정법

몇 가지 다차원 척도에는 평가 도구의 구성 요소로서 수동 휠체어 밀기 또는 전동 휠체어 작동이 포함된다. 몇 가지 평가는 상지를 사용하는 수동 휠체어 밀기에만 집중한다. *Wheelchair Skills Test*(*WST*)는 신뢰성과 타당성에 대한 초기 보고서가 있는 표준화된 측정법이다(Kirby, 2002). 휠체어 기술의 성능은 휠체어 경험과 관련이 있으며 WST에서 기술의 수행에 나이가 약간 미치는 의료 진단에 따라 큰 차이가 없다(Kirby, 2002). WET의 파일럿 버전에는 휠체어 부품 조작에서 제어 및 휠체어 작동에 이르는 33가지 휠체어 관리 기술이 포함되었다. 가장 최신 버전의 테스트는 합격/불합격 척도를 사용하여 최대 32가지 스킬로 수동 휠체어 사용자, 전동 휠체어 사용자 또는 도우미에게 점수를 매긴다(그림 10-10). WST는 휠체어 기술의 수행을 문서화하기 위해 재활 과정 중 언제든지 사용할 수 있다. 휠체어 관리 기술은 시기가 정해지지 않으며, 휠체어 사용자는 필요할 경우 각 활동을 완료하기 위한 두 번의 시도가 허용된다. 양식 및 추가 정보를 포함한

WST, 버전 4.1의 현재 버전은 www.wheelchairskills-program.ca에서 볼 수 있다. 현재까지 이 버전에 대한 보고서는 발표되지 않았다.

수동 휠체어를 사용하는 사람들을 위한 또 다른 신뢰할 수 있는 방법은 *휠체어 신체 기능 테스트(WC-PFP)*이다 (Cress, 2002). WC-PFP는 신체 기능 성능을 위한 연속 척도(CS-PFP; www.coe.uga.edu/cs-pfp)(Cress, 1996)에서 수정되었으며 수동 휠체어 사용을 검사하는 성

휠체어 스킬 평가 4.1
수동휠체어-휠체어 사용자

이름: ____________________
날짜: ____________ 평가자: ____________
시작시간: ____________ 끝난시간: ____________

채점 가이드(자세한 내용은 참조)
✓ = 성공, 안전
✗ = 실패, 안전하지 않음
NP = 부분없음(표시된 기술에만 해당)
TE = 테스트 오류

테스트 유형
❑ 목표 - 능력
❑ 질문지 - 능력
❑ 질문지 기능

	개별적인 기술	능력/기능	안정성	의견
1.	앞으로 10m 굴려가기			
2.	30초 이내에 앞으로 10m 굴려가기			
3.	뒤로 5m 굴려가기			
4.	전진하면서 90° 회전 오른쪽 & 왼쪽			
5.	후진하면서 90° 회전 오른쪽 & 왼쪽			
6.	자리에서 180° 회전 오른쪽 & 왼쪽			
7.	옆으로 이동 오른쪽 & 왼쪽			
8.	양방향으로 경첩이 달린 문을 통과			
9.	1.5m 높이의 물체에 뻗기			
10.	바닥에서 물건을 줍는다.			
11.	엉덩이의 무게를 줄인다.			
12.	휠체어에서 의자 및 뒤로 이동			
13.	휠체어를 접고 펼친다.			
14.	100m 굴려가기			
15.	장애물을 피하면서 이동 오른쪽 & 왼쪽			
16.	5° 경사로 올라가기			
17.	5° 경사로 내려가기			
18.	10° 경사로 올라가기			
19.	10° 경사를 내려가기			
20.	5° 측면 경사 2m 굴려가기 오른쪽 & 왼쪽			
21.	부드러운 표면에서 2m 굴려가기			
22.	15cm가 넘는 구멍을 지나가기			
23.	2cm가 넘는 문턱을 지나가기			
24.	5cm 정도 올라가기			
25.	5cm 정도 내려가기			
26.	15cm 올라가기			
27.	15cm 내려가기			
28.	30초 동안 휠을 고정하기			
29.	자리에서 180° 회전 오른쪽 & 왼쪽			
30.	바닥에서 휠체어로 이동			
31.	계단을 올라가기			
32.	계단을 내려가기			
	총 백분율 점수			

추가 의견: ____________________

그림 10-10 휠체어 기술 평가 점수표. (수동휠체어 버전 4.1) *(Kirby, Swuste, Dupuis, MacLeod, Monroe, 2002; www.wheelchairskillsprogram.ca)*

계속

• **참고**: 점수 세부 정보는 WST 4.1 매뉴얼을 참조하십시오 (www.wheelchairskillprogram.ca).

능력/수행 기술 점수를 위한 척도

성공: (데이터 수집 양식에서 "P" 또는 ✓를 기록)
- 독립적이고 안전하게 수행됨. 달리 명시되지 않은 한, 기술은 어떤 방식으로도 수행될 수 있다. 사용된 방법이 아니라 요구된 과제에 초점을 맞추고 있다. 도구(도움)를 사용할 수 있다(섹션 2.23).
- 같은 기술의 더 어려운 버전을 통과했을 경우 패스를 수여할 수 있다(예: 15cm 높이를 성공적으로 오를 경우, 실제로 수행할 필요가 없는 5cm 정도 올라가기 성공을 수여할 수 있다).

실패: (데이터 수집 양식에서 "F" 또는 χ을 기록)
- 과제를 수행할 수 없을 경우.
- 불안한 수행(섹션 2.25에 정의됨)
- 임상의 또는 검사자의 의견에 따라 안전하지 않은 경우(예를 들어, 환자가 작업을 시도하는 방법을 기반으로 함).
- 시도하지 않을 경우.
- 동일한 기술의 더 쉬운 버전에 실패(예: 환자가 앞으로 10m 굴려가기 [#5.8]를 할 수 없는 경우, 100m[#5.21]을 굴릴 필요가 없다).
- 보호자가 평가 대상자인 경우에는 개별기술기술서(제5절)의 보호자 부분에서 특별히 허가하지 않는 한 휠체어 사용자에게 기술 수행에 관한 조언이나 신체적 도움을 요청할 수 없다.
- 휠체어 부분 오작동

기술점수 안전성 척도

안전: (데이터 수집 양식에 "S" 또는 ✓를 기록한다.)
- 불안전한 기준을 충족하지 않았다.
- 이러한 상황에서 실패점수가 부여되지만, 기술을 시도할 수 없거나 시도할 수 없다고 진술한 사람에게 안전 점수를 부여할 수 있다.

안전하지 않음: (데이터 수집 양식에 "US" 또는 χ을 기록)
- 피험자는 피험자나 다른 사람의 급성 부상을 방지하기 위해 적절한 감시자의 개입이 필요하다(섹션 2.26). 기술을 빠르게 수행하는 것은 그 자체가 안전하지 않다. 중요한 개입은 기술 수행에 영향을 미치는 개입이다.
- 심각한 급성 손상이 발생했다. 여기에는 염좌, 긴장, 골절 또는 머리 부상이 포함되지만 경미한 물집, 찰과상 또는 표면 열상은 포함되지 않는다. 나중에 과도한 부상으로 이어질 수도 있고 그렇지 않을 수도 있는 서투른 기술은 의견 섹션에 명시해야 하지만 안전하지 않은 점수를 부여할 수 있는 것은 아니다.
- 문제를 선별하는 동안(섹션 3), 검사자가 위험하다고 생각하는 스킬 수행 방법을 설명한다.
- 보호자가 최소 이상의 불편함이나 잠재적 위해를 가하는 경우(예: 휠체어의 유연한 등받이에 무릎을 대고 과도한 힘을 가하여 자갈 사이로 휠체어를 미는 데 도움을 주는 경우)
- 특정 위험과 안전하지 않은 점수를 보장하는지 또는 단순히 기록된 코멘트를 보장하는지 여부는 개별 스킬에 대한 섹션 후반부에서 확인할 수 있다(섹션 5).

참고: 보다 쉬운 버전의 스킬이 실패한 경우, 고려 중인 스킬은 객관적으로 테스트되지 않으므로, 테스트자는 인터뷰만으로 해당 시도가 안전한지 안전하지 않은지 판단해야 한다.

능력/수행 그리고 안전 모두를 위해

오작동: (데이터 수집 양식에 "NP" 기록)
- 수행 점수 측정의 경우 (표 1)

테스트 오류: (데이터 수집 양식에서 "TE"를 기록
- 수행 점수 측정의 경우(표 1)

총 능력/수행 점수 = 통과된 기술 수______ / (32 − #NP − #TE) × 100% = ______%
안전 점수 합계 = # 안전 기술______ / (32 − #NP − #TE) × 100% = ______%

그림 10-10 - 계속

능 기반 측정이다. WC-PFP는 **Easy Street 환경**을 사용하여 개발되었지만 공공 시설에서의 관리에 맞게 조정되었다. 그것은 4가지 기능 영역으로 분류된 11가지 작업으로 구성된다. 작업은 5가지 기본 작업, 2가지 중간 작업 및 4가지 어려운 작업(표 10-15)의 난이도에 따라 분류된다.

WC-PFP의 채점은 CS-PFP와 유사하며 4개의 도메인 점수와 전체 점수(도메인 점수의 평균에 의해 유도됨)를 결합하여 각 도메인의 작업 점수를 포함한다. 각 작업의

표 10-15 휠체어 신체적 기능 수행 평가의 과제

분야	상지근력	상지 유연성	지구력	균형과 협응력
기본 과제				
2미터 정도에서 무게 0.23kg의 팬을 들고 나르기	무게			시간
주전자에서 컵(1갤런)으로 이동하고 붓기	무게			시간
자켓을 입고 벗기		시간		시간
신발에 벨크로를 잠그기				시간
바닥에 떨어진 스카프 집기				시간
중등도 과제				
세탁기로부터 건조기로 세탁물(7.27kg)을 옮기고, 건조기에서 카운터로 옮기기	시간			
선반에 스폰지를 옮기거나 없애기		거리		
어려운 과제				
70미터 식료품 이동하기	무게			시간
문을 당겨서 열고 통과하기	시간			시간
표준 의자로 이동	시간			시간
6분 휠체어 이동			거리	

0.23 kg = 0.5 pounds
2 meters = 6.5 feet
7.27 kg = 16 pounds
70 meters = 230 feet or 76.5 yards
(Cress, Kinne, Patrick, Maher, 2002; www.coe.uga.edu/cs-pfp에서 인용함)

점수는 0(작업 수행 불가능)부터 100(최고 성능)까지이다. 업무는 일상 업무에서 기능을 정량화하기 위해 시간, 거리 또는 무게로 표준화되었다. 휠체어 사용자는 가장 기본적인 작업부터 테스트를 거쳐 가장 어려운 작업으로 진행된다(표 10-15). WC-PFP에는 시험 중 사용하는 특정 언어 지침과 무게, 높이 및 전송 벨트와 같은 특정 장비 요구 사항이 포함된다. 추가 정보는 웹 사이트 www.coe.uga.edu/cs-pfp에서 확인할 수 있다.

전동 휠체어 작동에만 초점을 둔 표준화된 기능적 조치는 광범위한 문헌 조사에서 발견되지 않았다. 그러나 WST(버전 4.1)에서는 FIM과 마찬가지로 이동 휠체어를 이동 수단으로 사용할 수 있다.

휠체어 이동성을 포함하는 다른 측정 방법은 다차원 측정 섹션에서 논의된다. 여기에는 COVS(Seaby, 1989) 및 FIM(기능 독립 측정 자료 페이지, 2011)이 포함된다.

상지의 과제 Upper Extremity Tasks

드레싱, 몸단장, 수유와 같은 상지 활동을 수행하는 능력은 일상생활에서 독립적인 부분으로 중요하다. 상지 제어는 몸통과 견갑골의 적절한 근위부의 안정성 없이는 일어나지 않지만, 기능적 활동을 수행하기 위해서는 손을 물건 쪽으로 충분히 이동시키고 쥐기, 놓기 및 조작하기 위한 충분한 손 컨트롤이 필요하다.

상지 과제의 필수적인 구성요소

상지 활동은 일상생활에서의 중요성 때문에 광범위하게 연구되었다. 이러한 두 가지 작업이 대부분의 상지 기능에 통합되므로 도달하고 쥐는 작업이 가장 일반적으로 연구되는 영역이다. 정상 뻗기는 4단계로 기술된다(Shumway-Cook, 2001). 첫 번째 단계는 시각적으로 고려해야 하는 과정과 머리와 눈동자 사이의 조율을 필요로 하는 과정을 시각적으로 찾아내는 것이다(Shumway-Cook, 2001).

뻗기의 두 번째 단계는 팔과 손의 움직임을 대상으로 근위부의 체간의 안정성을 포함한다(Shumway-Cook, 2001). 팔은 고속 이동으로 대상쪽으로 이동한다. 세 번째 단계에서는 물체를 표적으로 하고 시각적 피드백으로 속도를 줄임으로 정확한 접촉과 쥐기를 보장한다(Jeannerod, 1984; Marteniuk, 1987). 뻗기 활동 중 달성된 최대 속도는 작업을 완료하는 데 필요한 속도는 물론 개체와 개체 사이의 거리에 따라 다르다(Van Vliet, 1995a). 예상되는 대로 높은 최대 속도는 작업 완료 속도가 더 빨라야 하며 개체가 개인으로부터 멀리 떨어져 있을 때 달성된다. 최종 단계에서, 손은 물체를 조작하고 기능적 과제를 완성한다(Shumway-Cook, 2001).

신경학적 결손과 같은 병리학의 존재는 뻗기 과제를 수행하는 능력에 영향을 미치게 된다. 뇌졸중이 있는 사람들은 뇌졸중이 없는 사람과 비교하여 뻗기 패턴, 뻗기 거리가 짧으며 속도가 느린 것으로 나타났다(Kusoffsky, 2001, Tromby, 1993, Van Vliet, 1995b).

어떤 극한 과제의 필수 구성 요소는 (1) 과제의 목표, (2) 객체의 특성, (3) 객체의 위치, (4) 개인의 특성에 달려있다.(Durward, 1999 Shumway-Cook, 2001). 상지 임무에 대한 목표는 상당히 다양하다. 목표는 물체를 가리키고, 엘리베이터 버튼을 누르는 것과 같이 한 손가락으로 물건을 만지거나, 칫솔질과 같이 물체를 잡고 움직이거나, 공을 쥘 때처럼 물건을 잡고 던지기 위한 것이다. 특정 작업의 목표는 목표를 가장 효율적으로 수행하는 데 사용되는 동작 구성 요소를 결정한다. 예를 들어, 개인은 왼쪽 또는 오른쪽에 작은 원통형을 놓으라는 요청에 따라 회내 또는 회외를 선택한다(Rosenbaum, 1992). 목표를 달성하는 데 필요한 속도는 다음 텍스트에서 설명한대로 선택한 이동 패턴에도 영향을 준다.

대상의 특성은 특정 상지 과제에 대한 이동 전략의 선택에도 영향을 미친다. 크기, 무게, 취약성 및 모양과 같은 객체의 변경으로 인해 과제의 운동학이 변경된다. 물체를 잡을 때, 손은 일반적으로 물체 주위(Castiello, 1993)에 뻗기하는 데 필요한 것보다 넓게 열리고 물체가 잡히는 대로 물체 크기에 일치한다. 물체가 뻗기하는 속도와 물체를 잡을 때의 힘은 테니스 공과 같이 튼튼한 물체와 전구가 같이 깨지기 쉬운 물체일 때를 비교해보면 더 적다(Marteniuk, 1987). 뇌졸종 후 개개인은 튼튼한 플라스틱 컵에서 물을 집어 들고 마실 수 있지만 얇은 종이컵에서 물을 집어 들고 마시려고 할 때 힘을 적절히 조절할 수 없다는 것은 가득찬 물이 넘치고 종이컵이 구겨지는 사고가 발생할 수 있다.

멀리 떨어져 있는 물체에 비해 개인과 가까운 물체를 만지거나 쥡기 위해서는 다른 이동 전략이 필요하기 때문에 물체의 위치가 중요하다. 예를 들어, 사람 앞에 몇 인치 떨어진 테이블에 놓인 작은 컵을 집어들고 마시는 데 사용되는 운동학은 높은 선반에 대형 무거운 물체를 놓기 위한 것과는 다르다.

마지막으로, 상지 과제의 필수 구성 요소는 연령, 특정 업무 경험, 시작 위치, 장애 유무 등 개인의 특성에 영향을 받는다. 예를 들어, 2세 어린이와 장애가 없는 중년의 사람 및 뇌졸중을 가진 사람은 작업에 뻗기하는 동안 서로 다른 접근법과 운동학을 보여준다(Konczak, 1997; Levin, 1996; Pohl, 1996).

뻗기의 필수 구성 요소는 특정 환경에 따라 다르지만 검토해야 할 몇 가지 일반적인 구성 요소가 있다. 상자 10-1은 컵을 앉은 자세에서 뻗기하기 위한 필수 구성 요소를 열거하였다. 표에 설명된 상지 운동의 필수 구성 요소 외에도, 앉거나 서 있는 자세에서 뻗기하려면 전방 체간 굴곡, 측부 체간 굴곡, 흉 요추 회전 또는 하체 회전이 필요할 수 있다(Cavanaugh, 1999).

생각해 볼 점 10.3

- 일반적인 이동 전략(표 10-16에 설명되어 있음)으로 뻗기하고 파악할 수 없는 C6 수준의 척수 손상 환자는 손목을 펴고 물체를 잡는 손가락 굴근의 수동적 긴장감을 사용하는 테노데시스(tenodesis) 쥐기를 사용할 수 있다. 이를 관찰하려면 테이블에 수직으로 전완을 유지한 채로 팔꿈치를 안정된 표면에 놓고, 손바닥을 아래로, 손가락과 엄지손가락을 완전히 이완시킨다. 천천히 손목을 신전, 손가락과 엄지손가락의 움직임을 관찰한다.

상지 과제의 표준화된 기능적 측정

ARAT(Action Research Arm Test)(Lyle, 1981)는 연구 및 임상 실습에서 상지 기능과 통제를 검사하는 데 사용되는 많은 표준화된 측정 방법 중 하나이다. 19개 항목은 편마비와 뇌졸중 후 상지 기능의 변화를 조사하기 위해 고안되었다(Lyle, 1981). 항목은 쥐기(grasp), 움켜쥐기(grip), 집기 및 큰 단위 움직임(표 10-16)을 위해 네 그룹으로 분류되며 이동이 없음을 나타내는 "0" 및 정상

상자 10-1 앉은 자세에서 전방으로 뻗기의 필수적인 구성요소

시작 위치: 손바닥을 무릎에 대고 앉는다.

구성 요소:

- 어깨 굽힘
- 어깨 가쪽돌림
- 어깨뼈 전방당김 및 상향 돌림
- 팔꿈치 굽힘이 폄 방향으로 진행 중
- 아래팔 가쪽돌림
- 자뼈 편위가 있는 손목 폄
- 엄지 손허리뼈 관절(CMC) 모음 및 반대
- 약간의 손가락뼈간(IP) 굽힘으로 손가락 손허리뼈(MCP) 관절의 폄
- 잡기 위해 엄지손가락 쪽으로 손가락 돌림

(Carr and Shepherd, 1987에서 요약됨)

표 10-16 ARAT의 하위평가

하위평가	활동
움켜쥐기(grasp)	10cm 정육면체부터 2.5cm 정육면체, 공, 돌 등 나무토막 줍기
그립잡기(grip)	다양한 크기의 유리 및 튜브에 물 주입, 볼트 위에 와셔 배치
핀치잡기(pinch)	6mm부터 시작하여 볼 베어링, 대리석 등 다양한 크기의 작고 둥근 물체 집기
큰 단위 움직임	손에서 입으로, 손에서 머리 꼭대기까지 완선한 움식임

(Lyle, 1981; Van der Lee, De Groot, Beckerman, Wagenaar, Lankhorst, Bouter, 2001)

이동을 나타내는 "3"으로 0-3 스케일로 채점된다. 쥐기 검사는 다양한 크기의 나무 블록, 공 및 돌을 잡는 것, 물을 붓는 것, 다양한 크기의 튜브를 집어내는 것, 볼트 위에 와셔를 넣는 것 등 4가지 항목을 포함하는 6가지 항목으로 구성된다. 집기 하위 검사에는 6개의 검사 항목이 있으며, 모두 특정 손가락과 엄지손가락으로 다양한 대상을 집어 올린다.

최종 하위 시험은 손에서부터 입, 손에서부터 머리까지 네 가지 총 이동 활동을 포함한다(표 10-16). 항목은 계층적으로 테스트되어 각 하위 테스트에서 가장 어려운 항목을 먼저 테스트한다. 환자가 한 카테고리에서 가장 어려운 항목을 성공적으로 수행하면 나머지 항목의 성공을 가정하고 환자는 항목을 시도하지 않고 각 항목에 대해 "3"점을 얻었다. 환자가 가장 어려운 항목을 완료하지 않으면 가장 쉬운 항목이 검사된다. 가장 쉬운 항목에 대한 점수에 따라 나머지 항목은 테스트되거나 테스트되지 않을 수 있다. 가장 힘든 항목의 "0"점수와 카테고리의 가장 쉬운 항목의 점수는 환자가 가장 쉬운 작업을 수행할 수 없는 경우 더 어려운 작업을 수행하고, 해당 범주의 모든 항목에 대해 점수가 0이 될 수 있다는 것을 의미한다. 환자가 가장 힘든 항목에서 "0"을 얻고 가장 쉬운 작업에서 "0" 이상인 경우 모든 항목이 검사된다. 테스트가 끝나면 점수는 가능한 최대 점수인 57로 합산된다. 표준 데이터는 각 항목의 시간 제한으로 이용할 수 있다(Van der Lee, 2001; Wagenaar, 1990). 시험에 필요한 장비는 상자 10-2에 나와 있다.

ARAT는 각 테스트 항목의 시작 위치와 타이밍에 대한 구체적인 지침을 제공한다. ARAT는 급성(De Weerdt, 1985)과 만성 뇌졸중(Hsueh, 2002; Van der Lee, 2001a, Van der Lee, 2001b)의 사람들의 변화에 민감하고(Haeh, 1998) 유효하고 신뢰할 만하다(Lyle, 1981; Hsieh, 1998; Van der Lee, 2001a; Wagenaar, 1990; ARAT는 높은 동시 유효성과 만족스러운 예측 타당도를 가지고 있다(Lin, 2009).

손 움직임 항목 또는 상지 기능 테스트를 포함하는 다차원 노구는 다음 섹션에서 설명하는 MAS, COVS, STREAM, FIM 및 Fugl-Meyer를 포함한다.

상자 10-2 뒬기 활동에 대한 필평가를 위한 도구

1. 다양한 사이즈의 블록(2.5cm, 5cm, 7.5cm 그리고 10cm)
2. 7.5cm 볼
3. 돌
4. 튜브(2.25cm, 1cm)
5. 와셔와 볼트
6. 2개의 물잔
7. 크고 작은 대리석

*1cm = approximately 0.5 inch
*2.5cm = approximately 1 inch
*5cm = approximately 2 inches
*7.5cm = approximately 3 inches
*10cm = approximately 4 inches
(Lyle, 1981)

다차원적인 표준화된 기능적인 측정법
Multidimensional Standardized Functional Measures

다차원 표준화된 기능 측정은 하나의 게시된 도구를 사용하여 광범위한 기능 영역을 검사한다. 각 척도 또는 여러 가지의 특수한 기능적 기술의 평가도구와 많은 요소가 다양한 환자 집단에서 사용하기에 적합하다.

운동 평가 척도(MAS)
Motor Assessment Scale(MAS)

MAS는 뇌졸중 환자의 목적에 맞는 능력을 검사하기 위해 고안되었으며 회복 과정의 어느 시점에서나 사용될 수 있다. 이것은 하나의 일반적인 근긴장도와 8가지 기능 항목으로 구성되어 있다: 침대 이동성 항목 세 개, 손동작 항목 두 개, 앉기, 걷기 및 하체 기능을 위한 항목 각각 1개(Carr, 1985). 평가는 0 = 수행할 수 없는 것에서 6 = 최적의 성능까지의 범위에 해당하는 7점 척도를 사용하며, 각 활동에 대한 특정 설명서가 제공된다(그림 10-11 참조). 고긴장도의 존재를 나타내는 높은 점수와 저긴장성 또는 이완성을 나타내는 낮은 점수를 사용하여 일반적인 근긴장도 항목(그림 10-11)을 다른 척도로 점수를 매긴다. 점수는 작업 완료를 기반으로 하며 각 작업을 완료하는 데 걸리는 시간은 세 번 수행된다. 세 가지 시험의 최상의 성능이 기록된다. 상지 임무는 또한 어려움을 증가시킴

1. 바로 누운 자세에서 옆으로 누운 자세
1. 옆으로 누운 자세로 몸을 당긴다.(시작 자세는 무릎을 굽혀서는 안 되며 반듯이 누운 자세여야 한다. 환자는 온전한 팔로 몸을 옆으로 당기고, 환측 다리를 비환측 팔로 움직인다.)
2. 다리를 가로지르며 몸의 하반신이 따라 움직인다.(위와 같은 시작 위치. 팔이 남겨짐)
3. 팔을 다른 팔과 함께 몸을 가로질러 들어 올린다. 다리는 활발하게 움직이고 몸은 블록형태로 따라 움직인다.(위와 같은 출발위치)
4. 팔을 몸통 전체에 걸쳐 활발하게 움직이며 나머지 신체는 블록형태로 따라 움직인다.(위와 같은 시작 위치)
5. 팔과 다리를 움직이며 옆으로 구르지만 균형이 맞지 않음(위와 같은 시작 위치이며 어깨전방당김과 팔은 굽힌 상태)
6. 3초 후에 옆으로 구른다.(위와 같은 출발 위치, 손을 사용해서는 안 됨)

2. 침대 옆으로 바로 누운 자세에서 앉기
1. 옆으로 눕혀서 머리를 옆으로 들어 올리지만 앉을 수는 없다.(환자를 옆으로 눕도록 도움)
2. 침대 옆으로 눕는다.(치료사가 환자를 돕는다. 환자가 머리 위치를 전체적으로 제어)
3. 침대 옆으로 옆으로 눕는다.(치료사는 침대 옆으로 다리에 도움을 준다.)
4. 침대 옆으로 옆으로 눕는다.(도움 없이)
5. 침대 옆으로 반듯이 앉는다.(도움 없이)
6. 10초 이내에 침대 옆으로 반듯이 눕는다.(도움 없이)

3. 균형 잡힌 앉기
1. 지지하여 앉는다.(치료사는 환자가 앉도록 도와야 한다.)
2. 10초간 지지하지 않고 앉는다.(무릎과 발을 잡지 않고 발을 바닥에서 지지할 수 있음)
3. 지지되지 않은 상태로 앉아 전방의 무게가 고르게 분산(체중은 엉덩이, 머리 및 흉추에서 앞쪽으로 충분히 이동해야 하며, 무게는 양쪽에 고르게 분산되어야 한다.)
4. 지지하지 않고 앉아 머리와 몸통을 뒤쪽으로 돌린다.(지지된 발을 바닥에 놓고, 다리가 벌림되거나 발이 움직이지 않도록 한다. 허벅지에 손을 얹고, 손이 주축으로 가지 않도록 한다.)
5. 지지되지 않은 채로 앉아 앞쪽으로 바닥에 닿은 후 다시 시작 위치로 돌아간다.(바닥에 발을 지지) 환자가 매달리지 않도록 한다. 다리 및 발이 움직이지 않도록 한다. 필요한 경우 해당 팔을 지지한다. 손이 발 앞 10cm[4인치] 이상 바닥에 닿아야 함.)
6. 지지할 수 없는 스툴에 앉아, 옆으로 뻗어서 바닥에 닿고, 다시 시작 위치로 돌아간다.(바닥에 발이 지지) 환자가 매달리지 않도록 한다. 다리 및 발이 움직이지 않도록 한다. 필요한 경우 해당 팔을 지지한다. 환자가 앞으로가 아니라 옆으로 손을 뻗어야 한다.)

4. 앉았다 일어서기
1. 치료사의 도움을 받아 일어선다.(어떤 방법이든)
2. 설 때 도움으로 서기 가능.(체중부하가 불균일하게 분산되어 있으며, 손을 사용하여 지지)
3. 서기 가능.(불균일한 체중부하나 도움을 받지 않음)
4. 엉덩이와 무릎을 폄한 채로 5초간 서 있음(불균등한 체중부하를 허용하지 않음)
5. 도움없이 앉아서 서기 가능(불균등한 체중부하를 허용하지 않음. 엉덩이와 무릎을 완전히 폄)
6. 도움없이 앉아서 서기를 10초 동안 세 번 정도 가능(불균등한 체중부하를 허용하지 않음)

그림 10-11 운동 평가 척도.*(Carr, Shepherd, Nordholm, Lynne, 1985)*

5. 걷기
1. 환측 다리로 서서 비환측 다리로 전진(체중을 지탱하는 엉덩이를 펌해야 함. 치료사는 도움을 줄 수 있다.)
2. 한 사람의 보조 도움을 받는다.
3. 3m(10ft)를 혼자 걷거나 보조 기구를 사용하지만 보조 도움말은 사용하지 않음
4. 도움 없이 15초 이내에 5m(16ft) 걷는다.
5. 도움 없이 10m(33ft)를 걷고, 돌아서서 바닥에서 작은 샌드백을 집어들고, 25초 만에 되돌아간다.(어느 쪽 손을 사용해도 됨)
6. 보조 장치가 있든 없든, 35초 동안 난간을 세 번 붙잡지 않고 네 계단을 오르내린다.

6. 상지 기능
1. 누운 상태에서 팔을 위로 하여 어깨 전방수축시킴(치료사는 팔을 위치시키고 팔꿈치를 펴고 지지)
2. 누운 채로 팔을 펌시키고, 2초간 위로 거상(물리치료사는 팔을 위치시키고 환자는 가쪽돌림을 통해 위치를 유지해야 함. 팔꿈치는 최대 펌 20° 이내로 유지)
3. 2번에서 이마까지 닿도록 팔꿈치를 굽히고 폄한다.(치료사는 아래팔의 가쪽돌림을 도움)
4. 앉아서 신체 전방으로 90°로 앞으로 굽힌 상태에서 2초간 유지(치료사는 팔을 제 위치에 놓고 환자는 가쪽돌림과 팔꿈치 폄을 유지. 어깨 높이를 초과해서는 안 됨)
5. 앉아서 환자가 팔을 위쪽으로 들어 올리고 10초간 그 상태를 유지한 다음 내린다.(환자는 약간의 외부 돌림을 통해 위치를 유지해야 한다.) 발음을 허용하지 않는다.)
6. 서서, 벽에 손을 대고. 몸을 벽 쪽으로 돌리면서 팔 위치를 유지(팔을 벽에 편평하게 대고 90°로 벌림)

7. 손의 움직임
1. 앉아서 손목 폄(치료사는 환자를 테이블에 앉히고 아래팔을 테이블 위에 올린다. 치료사는 환자의 손바닥에 원통형 물체를 위치시킨다. 환자는 손목폄하여 테이블에서 물체를 들어 올려야 하고 팔꿈치를 구부리거나 안쪽돌림되지 않도록 한다)
2. 앉아 있는 손목의 노뼈측 편위(치료사는 안쪽돌림-가쪽돌림의 중간에 아래팔을 위치시키고 척골 측면에 놓고 엄지손가락을 아래팔과 손목을 폄시키고 손가락은 원통형 물체를 감싸야 한다. 환자가 테이블에서 손을 들어 올려야 한다. 팔꿈치 굽힘이나 안쪽돌림이 생기지 않도록 한다.)
3. 앉기, 팔꿈치 안쪽으로, 안쪽돌림과 가쪽돌림.(팔꿈치는 지지하지 않고 직각이다. 3/4 범위 허용.)
4. 손을 앞으로 내밀어 직경 14cm(5인치)의 큰 공을 양손으로 집어서 내려놓는다.(볼은 환자 앞 테이블에 올려놓고 팔을 끝까지 뻗어야 한다. 어깨는 전방 수축, 팔꿈치 펴기, 손목 중립 또는 펴야 한다. 손바닥이 볼에 닿도록 유지되어야 한다.)
5. 테이블에서 폴리스티렌 컵을 들어 몸을 가로지르는 테이블 위에 올려놓는다.(컵의 모양이 바뀌지 않도록 한다.)
6. 10초 동안 엄지손가락과 각각의 손가락을 14번 이상 연속으로 맞댄다. 엄지손가락을 한 손가락에서 다른 손가락으로 밀거나 뒤로 밀지 않도록 한다)

8. 진보된 손 활동
1. 펜 윗부분을 들었다가 다시 내려놓는다.(환자는 팔을 앞으로 뻗고, 펜 윗부분을 들어 신체에 가까운 테이블에 놓는다.)
2. 한 컵의 젤리빈을 주워 다른 컵에 담는다.(찻 잔에는 8개의 젤리빈 함유) 두 컵 모두 팔의 길이가 되어야 한다. 왼손은 오른쪽 컵에서 젤리빈을 꺼내 왼쪽 컵에 덜어둔다.)
3. 수직선에서 20초 동안 10번 정도 정지할 수평선을 긋는다.(5개 이상의 라인이 수직선을 터치하고 정지)
4. 연필을 잡고, 종이에 빠르게 연속해서 점을 찍는다.(환자는 5초 동안 초당 최소 2개의 점을 찍어야 한다. 환자가 연필을 들어 보조없이 배치. 환자는 필기를 위해 펜을 잡고 있어야 한다. 획이 아니라 점을 찍어야 한다.)
5. 디저트 스푼의 액체를 입으로 가져간다.(머리가 스푼 쪽으로 내려가지 않도록 한다. 액체가 쏟아지지 않도록 한다.)
6. 빗을 잡고 뒷머리를 빗는다.

9. 전반적인 근긴장도
1. 이완, 절름거림, 신체 부위 만질 시 저항 없음.
2. 신체 부위를 움직일 때 일부 저항이 느껴짐
3. 다양하게 반응, 때로는 이완되고, 때로는 좋은 긴장도를 유지하고, 때로는 과긴장상태
4. 일관되게 정상 반응.
5. 50%의 과긴장도
6. 항시 과긴장도

그림 10-11-계속.

으로써 조직화시킨다. 특정 채점 기준에 추가하여, MAS는 상자 10-3에 표시된 것과 같이 사용된 장비를 규정한다.

MAS는 급성 입원 및 재활(Poole, 1988)을 포함하여 회복 후 각기 다른 시기에 사용하기에 적합하다. 상지 기능 항목은 하나의 종합 점수로 별도로 사용될 수 있다. 이

상자 10-3 운동 평가 척도를 위한 장비

1. 매트 또는 침대
2. 의자
3. 테이블
4. 약 10m의 공간
5. 4층 계단
6. 실린더
7. 14cm의 볼
8. 스티로폼 컵
9. 컵에 있는 펜
10. 종이
11. 8개의 젤리빈
12. 2개의 찻잔
13. 칫솔
14. 스푼

(Carr, Shepherd, Nordholm, Lynne, 1985)

러한 관행은 신뢰성 있고, 타당하며, 반응적이다(Lannin, 2004). 사실, 1주일 및 1개월 뇌졸중 후에 상지 점수는 상지 회복의 좋은 예측 인자이지만(Poole, 1988) 상체 옷입기의 기능적 과제와 관련이 없다(Williams, 2001). 뇌졸중 환자의 경우, 누운 자세로부터 침대 옆에 앉아있는 MAS 항목은 재활에서 퇴원할 때 걷는 속도를 예측할 수 있다(Kuys, 2009).

물리 치료 임상 결과 변수 척도(COVS)
Physiotherapy Clinical Outcomes Variable Scale(COVS)

*Physiotherapy COVS*에는 치료사가 권장하는 추가 항목이 있는 환자 교육상담 시스템(Patient Evaluation Conference System) (Harvey, 1981)의 구성 요소가 포함되어 있다. COVS의 목적은 환자의 이동성 작업을 측정하는 것이며, 다음과 같이 개별적인 연구가 되었다; 척수 손상(Seaby, 1989; Campbell, 2003), 뇌졸중(Seaby, 1989; Eng, 2002; Hajek, 1997) 절단(Seaby, 1989), 복합적 외상 환자(Seaby, 1989), 전반적인 노령 인구대상(Przybylski, 1996; Patrick, 1989), 뇌 손상(Eng, 2002; Low Choy, 2002), 성인 신경학적 질환(Barkley-Goddard, 2000), 고관절 및 무릎 치환술(Seaby, 1989). COVS는 품질 관리, 벤치마킹, 교육 및 연구 목적을 위해 사용될 수 있다(Institute for Rehabilitation and Development; www.irrd.ca/covs).

최신 버전의 COVS는 내원 시에 측정된 13가지 작업(그림 10-12)과 0-7 척도를 사용하는 퇴원 시 다시 구성된다. "0" 점수는 환자가 과제를 수행할 수 없거나 과제가 평가되지 않았음을 나타낸다. 1에서 7까지의 점수는 작업 수행에서의 의존도에서 정상적인 수행에 이르기까지 더 높은 수준의 기능을 나타내는 높은 점수로 다양하다. 그림 10-12에는 각 작업 채점을 위한 특정 지침이 나와 있다. 원래 항목 중 여섯 항목은 6점 척도로 채점되었다. COVS는 이러한 작업에 대한 성과 지표를 추가하여 수정되어 각각 7점으로 점수를 매겼다(Low Choy, 2002).

COVS의 과제에는 네 가지 보행 작업(보조의 유무, 지구력, 속도), 두 개의 구르기 작업(왼쪽과 오른쪽), 두 개의 이동(수직과 수평), 두 개의 상지 기능 작업(왼쪽과 오른쪽) 및 누워서 앉기, 앉기 균형, 휠체어 이동을 구성한다. 상자 10-4에 나와 있는 필수 장비는 임상 환경에서 쉽게 사용할 수 있다. 테스트를 위해 환자에게 구술적으로 특정 작업을 수행하도록 지시한 다음 첫 번째 시도에 점수를 매긴다. 치료사는 과제를 설명하지 않을 수 있으며 점수는 환자가 할 수 있는 것보다는 실제 수행에 근거한다(Seaby, 1989). 테스트가 끝나면 13가지 과제 모두 점수를 합산한다. COVS의 총 점수는 13에서 91까지이며 점수가 높을수록 더 나은 이동성과 기능을 나타낸다. 데이터 분석을 위한 비디오 테이프 및 소프트웨어 프로그램을 포함한 교육 프로그램을 이용할 수 있다(Institute for Rehabilitation and Development; www.irrd.ca/covs/).

COVS는 퇴원 시 운동 상태 및 뇌졸중 환자의 재활 기간(Eng, 2002; Salter, 2010) 및 뇌 손상(Eng, 2002)을

상자 10-4 물리치료의 임상적 결과 변수 척도(COVS)를 위한 장비

1. 스톱워치
2. 6인치의 계단 또는 커브
3. 램프 구간(1:12 비율)
4. 매트 또는 침대
5. 가벼운 플라스틱 머그잔
6. 작은 동전
7. 동전을 넣을 수 있는 통

COVS 지침의 전문은 Institute for Rehabilitation Research and Development, The Ottawa Hospital Rehabilitation Center, Room 1504, Smyth Rd., Ottawa, ON Canada, K1H 8M2에서 확인할 수 있다. (Institute for Rehabilitation and Development, Ottawa, ON, Canada)

수정된 임상 결과 변수 척도(COVS): 평가 항목 및 수행 지표

항목 1: 바로 누운 자세에서 오른쪽으로 구른다.

항목 2: 바로 누운 자세에서 왼쪽으로 구른다.

1. 의존적 보조자 2명 필요
2. 보조자 1명 및 보조장비 추가 (예: 침대 난간)
3. 보조자 1명, 보조장비 없음*
4. 도움 없는 구르기, 안전한 자세를 위해서 도움이 필요하다.
5. 장비를 사용하여 독립적으로 구르기
6. 독립적이고, 장비를 사용하지 않으며, 느리고, 어색하고, 노력이 필요하다.
7. 독립적이고, 힘들지 않으며, 조절되고 효율적이다.

항목 3: 침대가장자리에서 바로누운자세

1. 의존적 보조자 2명 필요
2. 보조자 1명 및 보조장비 추가 (예: 침대 난간)
3. 보조자 1명, 보조장비 없음 *
4. 도움 없는 구르기, 안전한 자세를 위해서 도움이 필요하다.
5. 장비를 사용하여 독립적으로 구르기
6. 독립적이고, 장비를 사용하지 않으며, 느리고, 어색하고, 노력이 필요하다.
7. 독립적이고, 힘들지 않으며, 조절되고 효율적이다.

항목 4: 앉은자세 균형

1. 지지없이 앉을수 없다.
2. 지지없이 앉을 수 있다(10초).
3. 지지면 내에서 머리/몸통을 이동할 수 있다.
4. 지지면 내에서 팔/다리를 들어 올릴 수 있다 *
5. 지지면 바깥으로 팔을 뻗고 다시 돌아올 수 있다.
6. 바깥쪽 이동을 버틴다, 느린 반응
7. 바깥쪽 이동을 버틴다, 효율적인 반응

항목 5: 수평이동

1. 의존적 보조자 2명 필요
2. 보조자 1명 및 보조장비 추가 (예: 침대 난간)
3. 보조자 1명, 보조장비 없음
4. 감독/지시가 필요(장비를 사용할수 있다)
5. 장비를 사용하여 독립적 수행
6. 독립적이고, 장비를 사용하지 않으며, 느리고, 어색하고, 노력이 필요하다
7. 독립적이고, 힘들지 않으며, 조절되고 효율적이다.

항목 6: 수직 이동 바닥에 누운 상태에서 일어남 (바닥에서 의자 또는 바닥에서 딱딱하거나 푹신한 바닥면 위로 일어선다.).

1. 의존적 보조자 2명이나 호이스트 (환자를 올리기 위한 승강장치) 필요
2. 보조자 1명 및 보조장비 추가 (예: 의자)
3. 보조자 1명, 보조장비 없음
4. 감독/지시(언어적 지시), 장비를 사용할 수 있다.
5. 독립적으로 장비를 사용하거나 사용하지 않으며 수행(느리고, 노력이 필요)
6. 딱딱한 바닥에서 독립적으로 일어선다, 장비를 사용하지 않으며, 느리고, 노력이 필요하다.
7. 푹신한 바닥에서 (매트) 독립적으로 일어선다. 힘들지 않고, 조절되고 효율적이다.

항목 7: 이동 수행

1. 기능적 이동이 없음
2. 보조자 1명의 연속적인 지원
3. 보조자 1명의 간헐적 지원
4. 안전을 위해서 언어적 지시로 감독 필요
5. 평평한 바닥면에서는 독립적이고, 계단이나 다른 바닥면에서는 보조가 필요
6. 모든 바닥면에서 독립적이고, 계단에서는 난간이 필요
7. 효율적인 이동, 정상적인 속도, 계단에서 난간이 필요 없음

항목 8: 보조장치를 사용한 이동 수행

1. 걷지 않음
2. 평행봉이나, 2개의 지속적인 보조가 필요
3. 워커 또는 호퍼(hopper)
4. 보조장비 2개 필요 (예: 목발 2개, 4발 지팡이 2개)
5. 4발 지팡이 또는 목발 하나를 사용한다.
6. 지팡이 한 개 사용
7. 보조없이 걷는다.

항목 9: 이동 지구력 수행

1. 걷지 않음
2. 걷기 < 10m
3. 걷기 < 50m
4. 걷기 < 100m
5. 걷기 < 200m*
6. 걷기 < 500m
7. 걷기 > 500m

항목 10: 이동 속도 수행

1. 걷지 않음/0m/s
2. 걷기 < 0.1m/s
3. 걷기 < 0.3m/s
4. 걷기 < 0.5m/s*
5. 걷기 < 0.7m/s
6. 걷기 < 0.9m/s
7. 걷기 > 0.9m/s

항목 11: 휠체어 이동성 수행

1. 의존적
2. 의자를 움직일 수 있음 <10m (도움 필요)
3. 의자를 움직일 수 있음 <30m (간헐적 도움 필요)
4. 평평한 표면에서만 감독이 필요하며, 문과 같은 장애물에 대한 보조가 필요
5. 모든 표면의 실내에서 독립적으로 이동, 문도 포함.
6. 잔디와 커브를 제외한 실외에서 독립적으로 이동
7. 모든 조건 및 표면의 실외에서 독립적으로 이동

항목 12 및 13: 왼쪽과 오른쪽 상지 기능

1. 상지를 능동적으로 움직일 수 없음
2. 상지를 움직일 수 있지만, 유용한 움직임이 없음.
3. 상지에 체중지지를 하여 안전장치로 사용할 수 있다.
4. 상지에 안전장치로 사용할 수 있다. (예: 한 손으로 병을 잡고, 다른 손으로 뚜껑을 연다.)
5. 입에 컵을 가져갈 수 있다.
6. 기능적은 섬세한 움직임을 하지만 미세하지만 서툴거나 어색함(예: 동전을 밀어서 테이블 가장자리로 옮겨 잡은 다음 동전을 삽입한다.)
7. 효율적인 섬세한 운동 기술 (예: 동전을 집는다./ 빠르고 정확하게 저금통에 넣는다.)

*는 성과지표의 추가를 나타낸다.
Seaby and Torrance, 1989에서 수정)

그림 10-12 수정된 임상적 결과 변수 척도(COVS). *(Institute for Rehabilitation and Development, Ottawa, ON, Canada; http://www.irrd.ca/covs)*

예측하여 일부 환자의 예측 기능을 입증한다. 노인 대상에서 변화에 민감한 지표가 있다(Sacks, 2010).

이동성 주요 단계 Mobility Milestones

"이동성 주요단계(Mobility Milestones)" 측정 시스템은 뇌졸중 환자에게 빠르고 쉽게 투여될 수 있는 임상 관련 표준 결과 측정값을 제공하기 위해 개발되었다(Smith, 1999). 이 측정법은 뇌졸중 후 회복과 관련된 임상 관찰 및 연구에 기반을 두고 뇌졸중(전방 순환, 후방 순환, Lacunar 및 뇌내 출혈)의 분류에 기초한 회복 프로파일을 제안한다(Smith, 1999).

이동성의 중요한 단계는 1분 앉기 균형, 10초 대기 균형, 독립적으로 10걸음 이상 걷기, 10미터 걸음(표 10-17)(Smith, 1999)의 네 가지 기본 작업에 대한 특정 기준을 포함한다. 작업은 계층적 순서로 순차적으로 관리되며 일반적으로 뇌졸중 회복 시에 먼저 수행되는 작업이 먼저 검사된다. 스코어링 시스템이 아니라 특정 주요단계를 달성하기 위해 필요한 뇌졸중 후 많은 날들은 발생일을 나타내는 "0"으로 기록된다. 이것을 제안된 시간 척도(표 10-18)와 비교한다(Smith, 1999). 추가적인 연구가 필요하지만 초기 발견은 유망하다. 이 측정법은 초보 치료사가 사용할 때조차도 신뢰할 만하다(Baer, 2003).

급성 뇌졸중에 대한 이동성 척도 Mobility Scale for Acute Stroke

*급성 뇌졸중의 이동성 척도*는 뇌졸중 후 2주 이내에 환자의 이동성을 검사하기 위해 고안되었다(Simondson, 2003). 척도는 브리지자세, 누워서 앉기, 균형 잡힌 앉기, 앉고 일어서기, 균형 잡힌 서기 및 10미터 도보(약 33피트)의 6가지 과제(박스 10-5)의 능력을 검사한다. 1 = 수행할 수 없는 것에서부터 6 = 안전한 독립적인 수행에 이르기까지 채점 시스템을 사용하여 필요한 도움의 정도에 따라 환자를 평가한다. 브리지자세, 누웠다 앉기와 앉았다 일어서기를 각각 세 번씩 시도한 다음 최상의 시도를 기록한다. 균형 잡힌 착석 및 보행에 대해 한 번만 시도한다. 급성 뇌졸중의 이동성 척도(Mobility Scale)는 신뢰할 만하고 유효하다. 이 측정법은 뇌졸중 후 머무름의 시기를 예측하는데 좋은 타당성을 가지고 있다(Brock, 1997).

표 10-17 이동성

평가활동	평가 시간 및 거리	평가 자세	요구사항
1분 앉기 균형	1분 보다 더 길게	침대 또는 등받이에 지지되지 않고 앉기	• 바닥에서 발이 지지되도록 • 엉덩이, 무릎, 발목 90° 자세 • 양쪽 궁둥뼈 결절에 동일한 중량을 지지함 • 몸통의 중심선 • 머리의 중심선 • 무릎 위에 올려놓은 손 • 명백한 관련 반응 없음
10초 서기 균형	10초 보다 더 길게	지지되지 않은 서기 균형 • 앉기-일어서기 보조가 필요할 수도 있음 • 평가동안 보조는 허락되지 않음	• 양쪽 하지에 동일한 중량을 지지함 • 몸통과 머리가 하지 위로 정렬된 위치 • 명백한 관련 반응 없음
10 걸음	10초 보다 더 길게 (5보 오른쪽, 5보 왼쪽)	독립적인 이동 • 평가동안 보조가 허락되지 않음 • 정상적인 보행에 대한 구두적 지시 제공	• 수평면 • 10초 서기 평가를 즉시 수행할 수 있음 • 보조적 이동 계속될 수 있음
10미터 걷기 (약 33피트)	• 시간 맞춰 걷기 • 10미터 측정된 거리 • 직선 길	독립적인 이동 • 서기자세에서 시작 • 환측으로 평가자와 동행하여 걷기 • 구두 지시는 피해야 한다.	• 스스로 선택하고 편안한 걸음걸이 속도 • 보조 보행 장치를 사용할 수 있다

(Smith and Baer, 1999에서 인용함)

표 10-18 성취된 이동에 대한 제안되는 시간 척도

	이동성 지표			
*뇌졸중 분류**	*앉기 균형*	*서기 균형*	*10 발걸음*	*10미터*
부분 앞순환뇌경색	하루	1주	2주	3주
열공성뇌경색	하루	5일	2주	3주
뒤순환뇌경색	3일	1주	2.5주	3.5주
전체앞순환뇌경색	3주	8주	18주	20주
일차뇌내출혈	2주	5주	10주	11주

*Classification of clinically identifiable subtypes of cerebral infarction: Oxfordshire Community Stroke Project (Bamford J, Sandercock P, Dennis M, Burn J, Warlow C. Classification and natural history of clinically identifiable subtypes of cerebral infarction. Lancet. 1991;337:1521-1526). (Smith and Baer, 1999에서 인용함)

상자 10-5 급성 뇌출혈 환자의 이동 척도

활동

1. 반듯이 누운 상태에서 엉덩이를 침대에서 떼는 브릿지 자세를 하고 다시 반듯이 누운 상태로 돌아온다.
2. 반듯이 누운 자세에서 다리를 침대 옆으로 올리고 앉아 환자가 측면으로 반듯이 누운 자세로 돌아가도록 한다.
3. 소파와 접촉하는 허벅지, 소파 가장자리와 접촉하는 무릎의 굽힘 측면, 허벅지에 직각으로 굽힌 다리, 다리에 직각으로 지지된 발 등으로 정의되는 최대 3분 동안 균형 잡힌 자세로 앉아 있어야 한다. 환자의 발이 바닥에 닿지 않을 때 발판을 사용하여 높이를 조정할 수 있다.
4. 팔걸이가 없는 의자(높이 43cm)에서 선 자세에서 수직으로 앉는다.
5. (의자에서) 1분간 서서 균형을 잡고, 앉았다-일어서기가 아니라 단지 서기를 평가하는 것.
6. 실내에서 측정된 10m의 보행로를 따라 보행 보조 기구를 사용하거나 사용하지 않고 평탄한 노면에서 걸음걸이를 평가한다. 활동 1, 2, 4의 경우 환자에게 활동을 3회 수행하도록 요청하고, 세 번의 시도 중 가장 좋은 결과를 기록한다. 활동 3, 5, 6의 경우 활동 기간 동안 제공된 전체를 기록한다.

측정 척도

1. 활동을 할 수 없거나 환자가 활동에 아무런 기여를 하지 않거나 활동을 완료할 수 없다.
2. 한 명 또는 두 명의 최대 보조, 환자는 활동에 최소한의 기여를 한다.
3. 한 사람의 적절한 보조, 대부분의 활동에 대해 환자가 활동의 일부를 독립적으로 수행할 수 있다.
4. 최소한의 보조, 활동의 일부분에 대한 도움.
5. 감독(언어적 입력, 도움의 손길이 없음, 도움을 제공할 준비가 된 물리치료사)
6. 도움 없이 안전하며, 구두 입력도 없음

(출처: Simondson, Goldie, Greenwood, 2003)

움직임의 뇌졸중 재활의 평가(STREAM)

Stroke Rehabilitation Assessment of Movement (STREAM)

STREAM의 목적은 수의적인 사지 움직임 및 이동성 작업의 평가를 통하여 뇌졸중 후 운동 회복을 평가하는 데 있다(Daley, 1997; Daley, 1999). 상지의 수의적인 움직임, 하지의 수의적인 움직임, 그리고 기본적인 이동성(그림 10-13)에 대해 각각 10개의 항목이 있는 30개의 항목이 있다. 경미한, 중등도 및 심한 뇌졸중을 가진 환자를 대상으로 시험을 실시했다(Daley, 1997; Ahmed, 2003; Mayo, 2000; Salbach, 2001).

STREAM에 사용된 장비는 병원 환경에서 쉽게 사용할 수 있으며 매트 또는 침대, 의자 및 손잡이가 있는 계단이 포함된다. 각 활동에 대해 정확한 구두 지시가 제공되며 필요한 경우 데모가 허용된다(그림 10-13). 또한 환자가 처음에 활동을 이해하지 못하면 지침을 반복할 수 있다. 환자에게 각 항목에 대해 세 번의 시험을 수행하게 하고 순서 척도를 사용하여 각 항목의 최상의 점수를 문서화하도록 요청한다. 0 = 수행할 수 없는 상태에서 2 =건측에 비하여 완벽한 움직임을 수행할 수 있는 범위의 3점 척도를 사용하여 상지 및 하지의 항목에 점수를 매긴다. "1"의 점수는 환자가 운동의 일부만 수행함을 나타내며 평가자는 하위 분류를 포함해야 한다. 0 = 수행할 수 없음에서 3 = 장비 없이 독립적으로 수행하고 일부 운동을 나타내는 "1"의 점수는 약간의 움직임의 질지 척도를 나타내고, "2"의 점수는 독립적이지만 활동을 수행하기에는 장비를 필요로 하는 방식으로 4점 척도로 점수를 매긴다. 테스트가 끝나면 총 70점의 총점을 합산한다. STREAM에는 이동성의 질은 하위 점수가 포함되어 있지만 이 점수는 전체 점수에 포함되지 않았다(Daley, 1999).

STREAM은 정신측정학적 특성 때문에 뇌졸중 환자의 운동 장애에 대한 권장 척도이다(Hsueh, 2003; Chen, 2007). STREAM은 신뢰할 수 있고 유효하다. STREAM은 뇌졸중 환자의 퇴원의 예상 및 보행 속도를 예측한다(Ahmed, 2003). 뇌졸중 후 1주일에 60 미만의 STREAM 점수는 환자의 집 이외의 환경과 관련이 있다(Ahmed, 2003). 3개월 후 STREAM와 보행 속도 사이에는 상관 관계가 있다(Ahmed, 2003). STREAM의 상지 하위 등급은 만족할만한 예측 타당도를 가지고 있다(Lin, 2009). STREAM의 잠재적 한계는 이를 완료하는데 필요한 시간이다. 요약된 STREAM(또는 S-STREAM)은 다음 각 항목에서 5가지 가장 검증된 항목을 선택하여 개발되었다; STREAM 상지, STREAM 하지 및 STREAM 이동성(Hseuh, 2006). 이 측정에는 15개의 항목이 포함되어 있으며 10분 내에 완료할 수 있다. S-STREAM은 효율적이며 뇌졸중 환자의 STREAM와 유사한 신뢰성과 타당성을 가지고 있다(Hseuh, 2006).

기능적인 독립성의 측정
Functional Independence Measure(FIM)

1980년대 처음 개발된 FIM의 목적은 장애의 심각성과 궁극적인 재활 결과를 기록하는 것뿐만 아니라 환자의 진도를 측정하는 것이다(Granger, 1986; Granger &

움직임의 뇌졸중 재활 평가
STroke REhabilitation Assessment of Movement (STREAM)[a]

평가 일자
(년/월/일)

1.
2.
3.
4.

환자 성명: ____________________
뇌손상 발병 일자: ______________ 성별: 남 여 나이: __________
진단명: 왼쪽 오른쪽 편마비 측: 왼쪽 오른쪽
동반질환: ____________________
보조도구 사용 형태: ____________________
평가자: ____________________

일반적인 소견: ____________________

STREAM 점수
Ⅰ. 사지의 수의적인 동작

0 어떤 형태(떨리거나 약간의 움직임도 포함)로도 검사 동작을 수행할 수 없는 경우
1 a. 동작의 일부분만 수행 가능하고, 동작이 정상패턴에서 크게 벗어나는 경우
  b. 동작의 일부분만 수행 가능하나, 정상패턴과 유사한 형태의 동작을 보이는 경우
  c. 동작을 완전히 수행하나, 동작이 정상패턴에서 크게 벗어나는 경우
2 동작을 완전히 수행하고, 정상패턴과 유사한 형태의 동작을 보이는 경우
X 검사를 수행하지 못한 경우(이유를 상세히 기재함; 관절가동범위, 통증, 기타)

Ⅱ. 기본적인 운동성

0 어떤 형태(예를 들어, 최소한의 능동적 참여)의 동작도 수행할 수 없는 경우
1 a. 보조도구의 사용 여부와 상관없이 동작의 일부분만 독립적으로(완전한 동작을 위해 부분적 보조 또는 안정화가 요구됨) 수행 가능하고, 정상패턴에서 크게 벗어나는 경우
  b. 보조도구의 사용 여부와 상관없이 동작의 일부분만 독립적으로(완전한 동작을 위해 부분적 보조 또는 안정화가 요구됨) 수행 가능하나, 대체적으로 정상패턴을 보이는 경우
  c. 보조도구의 사용 여부와 상관없이 동작을 완전히 수행할 수 있으나, 정상패턴에서 크게 벗어나는 경우
2 동작을 독립적으로 완전히 수행할 수 있고 대체적으로 정상패턴을 보이지만, 보조도구가 필요한 경우
3 보조도구 없이 동작을 독립적으로 완전히 수행할 수 있고, 대체적으로 정상패턴을 보이는 경우
X 검사를 수행하지 못한 경우(이유를 상세히 기재함; 관절가동범위, 통증, 기타

능동 동작의 범위

		없음	부분적임	완전
동작의 질	정상패턴에서 크게 벗어남	0	1a	1c
	대체적으로 정상 패턴임	0	1b	2 (3)

그림 10-13 움직임의 뇌졸중 재활 평가.*(Daley, Mayo, Wood-Dauphinee, 1999)*

점수

4	3	2	1	
				/2
				/2
				/2
				/3
				/3
				/3
				/2
				/2
				/2
				/2
				/2
				/2
				/2
				/2
				/2
				/2
				/2
				/2
				/2
				/2

누운 자세(1~6번 항목)

1. 누운 자세에서 어깨뼈 앞으로 내밀기 *"어깨 부분을 들어 올려 손을 천장 쪽으로 밀어보세요."*
   참고: 평가자는 대상자의 어깨를 90° 굽힘시키고, 팔굽관절을 폄 상태로 고정시킴
2. 누운 자세에서 팔굽관절 폄하기(팔굽관절 완전 구부린 자세에서 시작)
   "가능한 최대로 팔꿈치를 쭉 펴서 손이 천장을 향하게 하세요."
   참고: 평가자는 어깨관절을 90° 굽힘상태로 팔을 고정해 줌. 어깨관절을 폄 그리고/또는 바깥 돌림하려는 강한 연합반응이 나타나는 경우=정상패턴에서 크게 벗어남(1a 또는 1c점).
3. 누운 자세에서 엉덩관절과 무릎관절 굽힘하기(고 · 무릎관절이 반쯤 구부러진 자세 취하기)
   "엉덩관절과 무릎관절을 구부려서 발바닥을 침대 위에 편평하게 놓으세요."
4. 옆으로 구르기(누운 자세에서 시작하기) *"옆으로 굴러 보세요."*
   참고: 양쪽 중 어느 한쪽을 시행해도 무관함; 구르기 위해 팔로 무엇인가를 잡아당기는 경우=보조(2점)
5. 엉덩관절 · 무릎관절을 구부리고 누운 자세에서 엉덩이 들어 올리기(브리징)
   "가능한 최대로 엉덩이를 들어보세요."
   참고: 평가자는 발을 고정하지만, 만약 브리징 자세에서 무릎이 펴되는 방향으로 강하게 펴는 경우=정상패턴에서 크게 벗어남(1a 또는 1c점); 만약 양 무릎을 중심선 상에 유지하기 위해 보조(외부적인 또는 평가자로부터의)가 필요한 경우=보조(2점)
6. 누운 자세에서 일어나 앉기(양발은 바닥에 위치시킨 자세)
   "일어나 앉으시고 양발은 지면에 닿게 하세요."
   참고: 양쪽 중 어느 한쪽을 시행해도 무관하며 기능적이고 안전한 방법으로 시행할 것.; 20초 이상 걸리는 경우=정상패턴에서 크게 벗어남(1a 또는 1c점).; 침대난간 또는 침대 모서리를 붙잡고 일어나는 경우=보조(2점).

앉은 자세(7~21번 항목; 양발은 바닥에 닿게 하고, 양손은 무릎위에 있는 베개에 얹어 놓음)

7. 양어깨를 위로 움츠리기(어깨뼈 올림) *"가능한 최대로 양어깨를 위로 움츠려 보세요."*
   참고: 양어깨가 동시에 움츠려지게 한다
8. 손으로 머리 위를 만지기 *"손으로 당신의 머리 위를 만져 보세요."*
9. 엉치뼈로 손 가져가기 *"손으로 뒷짐을 지고 최대로 안으로 가져가 보세요."*
10. 팔을 머리 위로 올리기 *"천장을 향해 손을 최대한 들어 올려 보세요."*
11. 아래팔을 바깥돌림 및 안쪽돌림(팔굽관절 90° 상태에서 실시함)
    "팔꿈치를 구부리고 몸통의 양 옆에 붙인 채로, 팔꿈치 아래 부분을 회전시켜 손바닥이 위를 향하게 하세요. 그리고 다시 팔꿈치 아래 부분을 회전시켜 손바닥이 아래를 향하게 하세요."
    참고: 한쪽 방향으로만 동작이 가능한 경우=부분적 동작(1a 또는 1b점)
12. 최대한 손을 펼친 상태에서 주먹 쥐기
    "엄지가 바깥쪽에 있게 하고 주먹을 쥐어보세요."
    참고: 손목이 약간 폄 되어야 최고 점수를 얻을 수 있음. 완전히 주먹을 쥐었으나 손목의 폄 부족이 있는 경우=부분적 동작(1a 또는 1b점)
13. 주먹을 꽉 쥔 상태에서 펴기 *"이번엔 주먹을 쭉 펴 보세요."*
14. 엄지와 검지를 마주대기(손가락 끝부분끼리) *"엄지와 검지를 붙여서 원을 만들어 보세요.*
15. 앉은 자세에서 엉덩관절 굽힘하기 *"무릎을 최대로 높이 들어 보세요."*
16. 앉은 자세에서 무릎관절 폄하기 *"무릎을 최대로 펴 보세요."*
17. 앉은 자세에서 무릎관절 굽힘하기 *"최대한 발을 뒤쪽으로 잡아 당겨 보세요."*
    참고: 손상 측 발이 앞(반대 측 발가락 선상에 뒤꿈치가 위치)에 놓은 상태에서 시작함.
18. 앉은 자세에서 발목을 발등굽힘하기
    "발뒤꿈치를 바닥에 닿게 한 채로 최대한 발가락을 들어 올려 보세요."
    참고: 손상 측 발이 앞(건측 발가락 선상에 손상 측 뒤꿈치가 위치)에 위치시킴
19. 앉은 자세에서 발목을 발바닥굽힘하기
    "발가락을 바닥에 닿게 한 채로 뒤꿈치를 최대한 들어 올려 보세요."
20. 앉은 자세에서 무릎관절을 편하고 발목을 발등굽힘하기
    "무릎을 펴고 발가락을 자신 쪽으로 당겨 보세요."
    참고: 무릎관절은 폄되나 발목의 발등굽힘이 일어나지 않는 경우=부분적 동작(1a 또는 1b점

그림 10-13 – 계속

계속

점수 4	3	2	1		
				/3	21. 앉은 자세에서 일어서기 *"일어서 보세요. 양다리에 체중이 똑같이 실리도록 해 보세요."* 참고: 일어서기 위해 (양)손을 사용함(밀기).=보조(2점); 몸통의 기울어짐, 트렌델렌버그(Trendelenburg) 자세, 엉덩관절 후방전위, 또는 손상 측 무릎관절의 과도한 굽힘 또는 폄과 같은 비대칭이 있는 경우=정상패턴에서 크게 벗어남(1a 또는 1c점)
				/3	**일어선 자세(22번 항목)** 22. 20번 세는 동안 선 자세 유지하기 "20까지 세는 동안, 그 자리에 가만히 서"
				/2	**일어선 자세(23~25번 항목): 균형을 잡기 위해 지지대를 붙잡도록 함.** 23. 손상 측 무릎을 폄한 상태로 엉덩관절 벌림하기 *"무릎과 엉덩이를 쭉 편 상태로 다리를 옆으로 들어 올려 보세요."*
				/2	24. 손상 측 엉덩관절 폄상태로 무릎관절 굽힘하기 *"엉덩이를 쭉 편 채로, 뒤꿈치가 엉덩이 쪽으로 가게 무릎을 구부려 보세요."*
				/2	25. 손상 측 무릎관절 폄상태에서 발목관절 발등굽힘하기 *"발뒤꿈치를 바닥에 붙이고, 최대한 발가락을 지면에서 높이 들어 올려 보세요."* 참고: 손상 측 발은 조금 앞쪽에 위치하게 함(발뒤꿈치가 반대쪽 발가락 선까지).
				/3	**일어선 자세와 걷는 동작(26~30번 항목)** 26. 손상 측 발을 한걸음 앞에 놓기(또는 18㎝ 높이의 발판 위에 놓기) *"손상 측 발을 한걸음 앞에 놓아 보세요(또는 발판 위에 얹어 보세요.)."* 참고: 거꾸로 발이 돌아오는 것은 점수 매기지 않음. 난간을 사용하는 경우=보조(2점)
				/3	27. 뒤로 세 걸음 걷기(11/2 보행주기: 한 보행주기의 150%) *"보통걸음으로 뒤로 세 발짝 걷되, 한쪽 발이 다른 발보다 뒤쪽을 딛으면서 걸으세요."*
				/3	28. 손상 측 방향으로 옆으로 세 걸음 걷기 *"손상 측 방향으로 옆으로 세 걸음 걸어 보세요."*
				/3	29. 실내에서 10m 걷기(평탄하고, 장애물이 없는 지형에서 실시) *"선을 따라 똑바로 걸어 보세요(10m 떨어진 지점까지)."* 참고: 보조기 착용=보조(2점); 20초 이상 걸리는 경우=정상패턴에서 크게 벗어남(1c점)
				/3	30. 발을 교대로 3계단 내려가기 *"세 계단을 내려오되, 가능하면 한 계단에 한 발씩 놓고 걸어 보세요."* 참고: 난간=보조(2점); 발이 교대로 내려오지 않는 경우=정상패턴에서 크게 벗어남(1a 또는 1c점)

[a]The STREAM 채점 형식과 기준은 그대로 표시된다. CVA = 뇌혈관 사고, ROM = 운동 범위

그림 10-13 – 계속

Greshman, 1993). FIM은 프로그램 평가, 연구 및 행정 관리에 사용할 수 있다. FIM은 가장 널리 사용되는 수단 중 하나이며 미국 및 전세계의 1,400개 이상의 시설에서 사용된다(Functional Independence Measure resources page; www.udsmr.org). 시설은 FIM 및 국가 데이터베이스에 참여하기 위해 라이센스 계약을 체결해야 한다.

FIM은 학제 간 사용을 위해 설계되었으며 건강 관리 팀의 구성원은 FIM을 관리하기 전에 광범위한 교육 프로그램에 참석해야 한다. 훈련 프로그램에는 6가지 범주의 18개 항목 각각에 점수를 매기는 구체적인 지침이 포함되어 있다. 운동 기능과 관련된 항목 13개와 인지 관련 항목 5개(표 10-19)로 자가 케어, 괄약근 조절, 이동, 이동성 능력(locomotion), 의사소통, 사회적인지 등 6가지 범주로 분류된다.

환자의 수행도는 7점 척도를 사용하여 채점된다. 척도는 주로 필요한 도움의 수준에 따라 결정되지만 다음 섹션에서 설명하는 방법도 있다. 1 = 완전한 도움에서 7 = 완전 독립까지의 범위는 입원, 퇴원 및 후속 조치에서 각 항목의 채점에 사용된다. 도움의 척도 외에도 일부 항목에는 성능 안전성, 성능 속도 및 완료된 이동 거리와 같은 방법도 포함된다. 특히, FIM의 걸음 걸이 항목은 도움 수준뿐 아니라 도보 거리에 따라 달라진다. 예를 들어, 50피트는 1과 2의 점수에 대한 최소 요구 사항이며, 150피트는 3에서 7까지의 점수 범위에 대한 최소 요구 사항이다.

입학, 퇴학 및 후속 과정에서의 채점은 지정된 시간 내에 완료되어야 하며, 18개 항목 및 채점 시스템 각각에 대해 매우 구체적인 설명이 제공된다. 환자에게 특정 업무 수행 능력보다는 실제 성과에 대해 점수를 매긴다. 모든 항목이 완료되면 점수를 합산한다. 결과 합계는 18에서 126 사이의 범위에 있으며 더 높은 점수는 더 큰 독립성을 나타낸다. 그러나 환자가 126점을 얻었을지라도 여전히 심각한 손상을 보일 수 있다(Williams, 2001).

표 10-19 기능성 독립성 평가(FIM)

	입원	퇴원	추후관리
자기케어			
A. 먹기			
B. 위생관리			
C. 목욕			
D. 상지 옷입기			
E. 하지 옷입기			
F. 화장실			
괄약근 조절			
G. 방광 관리			
H. 장 관리			
이동			
I. 침대, 의자, 휠체어			
J. 화장실			
K. 욕조, 샤워			
이동능력			
L. 걷기/휠체어			
M. 계단			
운동 하위 총 점수			
의사소통			
N. 이해			
O. 표현			
사회적 인지			
P. 사회적 상호관계			
Q. 문제 해결능			
R. 기억			
인지적 하위 총 점수			
총 FIM 점수			

18가지 이동성 및 사회적 인식 항목 외에도 FIM에는 인구 통계학적 정보 및 의료 진단은 물론 각 환자의 치료 기간 및 병원 비용이 포함된다. FIM은 환자가 수행할 수 있어야 하는 모든 가능한 기능 활동을 통합하지는 않지만 독립적인 기능 및 임상적 기능 측정에 필요한 활동을 포함한다고 믿는다. 여러 연구가 FIM의 신뢰성과 타당성을 입증하고 있다. FIM은 뇌졸중 환자(Ocakowski, 1993)의 결과 장애 및 퇴원 목표를 예측하는 좋은 지표이며 연령, 합병증 및 퇴원 위치에 따라 환자를 구별한다(FIM, 2005). FIM 운동 척도의 더 어려운 항목은 뇌졸중 후 더 기능을 보이는 환자를 감별한다(Brock, 2002); 그러나 FIM은 일부 환자 집단에서 기능적 변화를 감지할 정도로 민감하지 못하다(Hall, 1992, Hall, 1994). 아마도 한 항목에 대한 두 개의 인접한 점 사이의 넓은 간격 때문일 것이다.

예를 들어, 뇌 손상 환자는 이동을 위해 한 사람의 최대의 도움을 요구하는 것과 두 사람의 최대한의 도움을 요구함에 따라 개선될 수 있지만 FIM 점수는 변경되지 않았다. "보행" 항목에서 2점으로 70피트를 걷는 뇌졸중 환자는 도보 거리가 150피트를 넘을 때까지 다른 개선 사항과 상관없이 "보행" 점수를 더 높일 수 없다. 독립성이 있는 환자의 실제 개선 또는 거리는 항상 총점의 증가를 가져 오는 것은 아니다.

Fugl-Meyer 평가

*Fugl-Meyer Assessment(FM)*는 뇌졸중 환자의 상지와 하지의 운동 기능을 검사하기 위해 고안되었다. FM은 균형, 감각, 관절 운동 및 관절통에 대한 손상 기반 항목을 포함한다(Fugl-Meyer, 1975). 이것은 급성(Wood-Dauphinee, 1990)과 만성 뇌졸중(Nadeau, 1999) 모두를 지닌 환자를 대상으로 한 연구에서 사용되었다.

이 측정은 6개 주요 카테고리 155개 항목으로 구성된다(표 10-20). 각 항목은 0 = 기능 없음, 2 = 전체 기능의 순서로 3점 척도로 점수가 매겨져 총 226점이 가능하다. 각 범주 내에서 가능한 최대 점수는 다양하다(표 10-21). 속도, 조화 및 반사에 관한 항목을 포함하는 상지 및 하지의 작업을 따로 따로 점수를 매긴 다음 총 운동 기능 점수(Fugl-Meyer, 1975)를 위해 합산한다.

측정을 관리하려면 먼저 구두 지시를 사용하여 환자의 활동을 지시한다. 침범되지 않은 사지의 데모가 필요에 따라 허용된다. 실제 업무 수행에 대해 환자 점수를 매긴다.

표 10-20 Fugl-Meyer 평가

운동 기능: 하지

평가	항목	점수		채점 기준
		전	후	
I. 반사적 활동	아킬레스			0 – 반사 활동을 유도할 수 없다 2 – 반사 활동을 유도할 수 있다.
	슬개골			
II.A. 굽힘 협력 (바로누운자세에서)	엉덩관절 굽힘			0 – 수행할 수 없음 1 – 부분적으로 수행할 수 있음 2 – 완전하게 수행
	무릎 굽힘			
	발목 등쪽 굽힘			
II.B. 폄 협력 (옆으로 눕기)	엉덩관절 폄			0 – 수행할 수 없음 1 – 부분적으로 수행할 수 있음 2 – 완전하게 수행
	모음			
	무릎 폄			
	발목 발바닥 굽힘			
III. 움직임 협동 협력 (앉기: 의자의 자유로운 무릎 움직임)	A. 90°를 초과하는 무릎 굽힘			0 – 수의적 움직임 없음 1 – 약간 뻗은자세에서 무릎을 굽힐 수 있지만, 90° 이상의 무릎 굽힘은 안된다. 2 – 90° 이상의 무릎관절 굽힘
	B. 발목 등쪽 굽힘			0 – 능동 굽힘 없음 1 – 불완전한 능동굽힘 2 – 정상적인 발목관절 발등굽힘
IV. 협력이 벗어난 움직임(서기, 엉덩관절에서 0°)	A. 무릎 굽힘			0 – 엉덩관절 굽힘 없이 무릎을 굽힐수 없다 1 – 엉덩관절 굽힘 없이 무릎의 굽힘을 시작한다. 그러나 무릎관절 90° 굽힘은 되지 않고, 움직임동안 엉덩관절 굽힘된다. 2 – 완벽하게 수행
	B. 발목 등쪽 굽힘			0 → 수행할 수 없음 1 → 부분적으로 수행할 수 있음 2 → 완전하게 수행

표 10-20 Fugl-Meyer 평가 - 계속

V. 정상 반사(앉기)	무릎 굽힘, 슬개골, 아킬레스(이 항목은 환자가 모든 이전 상지 항목에서 최대 점수를 획득한 경우에만 평가됨. 이 시점까지 만점을 획득하지 못한 경우 0을 입력			0 – 3개의 반사 중 2개 이상이 현저하게 과민 반응함 1 – 반사 1개가 눈에 띄게 과민반응하거나, 2개 이상의 반사가 활발 2 – 반사가 1회 이상 활발하지 않고 과민반응이 없음
VI. 협응/빠르게 앉기: 발뒤꿈치를 반대측 무릎에 가져가기(빠른 연속으로 5회 반복)	A. 진전			0 – 눈에 띄는 진전 1 – 약한 진전 2 – 진전없음
	B. 거리측정 이상			0 – 확인한 또는 전신적이지 않은 거리측정 이상 1 – 약한 또는 전신적인 거리측정 이상 2 – 거리측정 이상 없음
	C. 속도			0 – 활동은 비환측부보다 6초 이상 더 길어짐 1 – 비환측부보다 2~5.9초 더 길어짐 2 – 2초 미만차이
하지총점				최대 = 34

운동 기능: 상지

평가	항목	점수		채점기준
		전	후	
I. 반사	위팔두갈래근			0 – 그 어떤 반사활동도 발현되지 않음 2 – 반사활동의 발현
	위팔세갈래근			
II. 굽힘 협력근	올림			0 – 전혀 수행할 수 없음 1 – 부분적으로 수행 2 – 흠잡을 데 없이 수행
	어깨 뒷당김			
	벌림(적어도 90°)			
	가쪽돌림			
	팔꿈치 굽힘			
	아래팔 가쪽돌림			
III. 폄 협력근	어깨 모음/안쪽돌림			0 – 전혀 수행할 수 없음 1 – 부분적으로 수행 2 – 흠잡을 데 없이 수행
	팔꿈치 폄			
	아래팔 안쪽 돌림			
IV. 협력과 결합된 움직임	손에서 허리뼈로			0 – 구체적인 활동을 수행할 수 없음 1 – 손은 ASIS를 통과해야 함 2 – 흠잡을 데 없이 수행
	90° 어깨 굽힘, 0° 팔꿈치			0 – 팔은 시작점에서 즉시 팔꿈치 굽힘 또는 모음 1 – 벌림 또는 팔꿈치 굽힘은 움직임 후반에 발생 2 – 흠잡을 데 없이 수행
	팔꿈치가 90°, 어깨가 0°인 아래팔의 안쪽돌림/바깥쪽 돌림			0 – 어깨와 팔꿈치의 정확한 위치를 얻을 수 없으며, 또는 가쪽돌림이나 안쪽돌림을 전혀 할 수 없음 1 – 제한된 동작 범위 내에서라도 적극적인 안쪽돌림 또는 가쪽돌림이 가능하며, 동시에 어깨와 팔꿈치가 바르게 위치함

계속

표 10-20 Fugl-Meyer 평가 - 계속

운동 기능: 상지

평가	항목	점수		채점기준
		전	후	
				2 - 팔꿈치와 어깨의 정확한 위치에서 완벽한 안쪽돌림과 가쪽돌림
Ⅴ. 협력을 벗어난 움직임	0° 팔꿈치, 90° 어깨 벌림, 아래팔의 안쪽돌림			0 - 초기 팔꿈치 굽힘이 발생하거나 안쪽돌림된 아래팔로부터 어떠한 편위도 발생할 수 있음 1 - 동작을 부분적으로 수행하거나, 동작 중에 팔꿈치가 굽거나 아래팔이 위치를 유지할 수 없음 2 - 흠잡을 데 없이 수행
	어깨 굽힘 90~180°, 팔꿈치 0°, 아래팔 중간 위치			0 - 팔꿈치의 초기 굽힘 또는 어깨 벌림 발생 1 - 팔꿈치 굽힘 또는 어깨의 벌림이 어깨 굽힘 동안 발생 2 - 흠잡을 데 없이 수행
	팔꿈치 0°, 어깨 굽힘 30-90°에서 저완의 안쪽돌림/가쪽돌림			0 - 가쪽돌림과 안쪽돌림을 전혀 수행할 수 없거나, 팔꿈치와 어깨 위치가 획득 안됨 1 - 팔꿈치와 어깨가 적절하게 위치되고, 안쪽돌림과 가쪽돌림이 제한된 범위에서 수행 2 - 흠잡을 데 없이 수행
Ⅵ. 정상 반사활동	위팔두갈래근 또는 손가락 굽힘부 및 위팔세갈래근(이 항목은 환자가 이전의 모든 상지 항목에서 최대 점수를 획득한 경우에만 테스트된다. 이 시점까지 완벽한 점수를 획득하지 못한 경우 0)			0 - 3개의 반사 중 2개 이상이 현저하게 과민 반응함 1 - 반사 1개가 눈에 띄게 과민반응하거나, 2개 이상의 반사가 활발 2 - 반사가 1회 이상 활발하지 않고 과민반응이 없음
Ⅶ. 손목	안정성, 90° 팔꿈치, 0° 어깨			0 - 환자는 15°로 등쪽 굽힘을 할 수 없음 1 - 등쪽 굽힘은 수행되나 저항은 없음 2 - 약간의 저항과 함께 자세가 유지될 수 있음
	90° 팔꿈치 굽힘/폄, 0° 어깨			0 - 수의적인 움직임이 발생할 수 없음 1 - 환자는 ROM의 전범위로 활발히 손목을 움직일 수 없음 2 - 흠잡을 데 없이 수행
	안정성, 팔꿈치 0°, 30° 어깨			0 - 환자는 손목을 15°로 구부릴 수 없음 1 - 등쪽 굽힘이 완료되지만 저항은 없음 2 - 일부(약간) 저항으로 위치를 유지
	0° 팔꿈치 굽힘/폄, 30° 어깨			0 - 수의적인 움직임이 발생할 수 없음 1 - 환자는 ROM 전범위로 움직일 수 없음 2 - 흠잡을 데 없이 수행
	휘돌림			0 - 수행불가능 1 - 흔들림 또는 불안정한 휘돌림(circumduction) 2 - 완벽한 부드러운 움직임

표 10-20 Fugl-Meyer 평가- 계속

Ⅷ. 손	손가락 굽힘			0 – 그 어떤 굽힘할 수 없음 1 – 약간 굽힘 가능하나 전범위 움직임 안됨 2 – 완벽한 능동 굽힘(비환측 손과 비교하여)
	손가락 폄			0 – 그 어떤 폄 발생하지 않음 1 – 환자는 능동적인 굽힘 파악(grasp)을 놓을 수 있음 2 – 완벽한 능동 폄
	쥐기 I – MCP 관절 폄 및 몸쪽 및 먼쪽 IP 관절이 구부러짐; 파악이 저항에 대하여 평가됨			0 – 필수 자세를 할 수 없다. 1 – 쥐기가 약함 2 – 상대적으로 큰 저항에 쥐기를 유지할 수 있다.
	쥐기 II – 환자가 종이의 절편을 끼운 상태에서 엄지손가락을 모음하도록 지시			0 – 기능을 수행할 수 없다. 1 – 엄지와 검지 사이에 끼운 종이조각은 그 자리에 둘 수 있으나, 약간 당김에 대항할 수 없다. 2 – 당김에 대항하여 종이를 단단히 잡을 수 있다.
	쥐기 III – 환자가 연필을 끼운 상태에서 검지에 엄지를 마주함			0 – 기능을 수행할 수 없다. 1 – 엄지와 검지 사이에 끼워진 연필은 그 자리에 둘 수 있으나, 약간 당김에 대항할 수 없다. 2 – 당김에 대항하여 연필을 단단히 잡을 수 있다.
	쥐기 IV – 환자는 첫 번째 및 두 번째 손락으로 캔을 잡아야 함.			0 – 기능을 수행할 수 없다. 1 – 엄지와 검지 사이에 끼는 캔은 그 자리에 둘 수 있으나, 약간 당김에 대항할 수 없다. 2 – 당김에 대항하여 캔을 단단히 잡을 수 있다.
	쥐기 V – 환자가 구형 그립으로 테니스 공을 붙잡거나 엄지손가락의 모음의 위치와 두 번째, 세 번째, 네 번째 및 다섯 번째 손가락의 모음 굽힘이 있는 위치에 손가릭을 놓도록 지시 받음			0 – 기능을 수행할 수 없다. 1 – 테니스공은 구형의 그립으로 그 자리에 유지할 수 있지만, 약간 당김에 대항할 수 없다. 2 – 당김에 대항하여 테니스공을 단단히 잡을 수 있다.
Ⅸ. 손가락으로 코 대기의 협응/스피드(빠르게 연속으로 5회 반복)	진전			0 – 활발한 진전 1 – 약간 진전 2 – 진전 없음
	거리측정 이상			0 – 눈에 띄는 또는 전신적이지 않은 거리측정 이상 1 – 약간 또는 전신적 거리측정 이상 2 – 거리측정 이상 없음
	속도			0 – 활동이 비환측 손보다 6초 이상 1 – 비환측면보다 2~5.9초 더 길게 2 – 2초 미만 차이
상지 총점				최대 = 66
총 운동 점수(상지+하지)				최대 = 100

계속

표 10-20 Fugl-Meyer 평가 - 계속

감각				
감각의 형태	영역	점수		채점 기준
		전	후	
I. 가벼운 터치	상지			0 - 무감각 1 - 과감각/감각이상 2 - 정상
	손바닥			
	넙다리			
	발바닥			
II. 고유수용기	어깨			0 - 감각 없음 1 - 75%정도 정확하지만 비환측면과 상대적으로 상당한 차이가 있음 2 - 모든 대답이 정확하고 그 어떤 차이가 없음
	팔꿈치			
	손목			
	엄지			
	엉덩이			
	무릎			
	발목			
	발가락			
총 감각 점수				최대 = 24
총 운동 및 감각 점수				최대 = 124
언급	*전:*			
	후:			

(출처: Fugl-Meyer, Jaasko, Leyman, Olsson, Steglind, 1975)

표 10-21 Fugl-Meyer 평가별로 최대 점수

분류	최대 가능한 점수
상지	66
하지	34
감각	24
가벼운 감각(8)	
위치감각(16)	
수동관절 움직임	44
관절통	44
균형(앉기, 서기)	14
총점	226

(Fugl-Meyer, Jaasko, Leyman, Olsson, Steglind, 1975 기준)

손목과 손을 시험하는 동안 상지를 안정화시키는 것만 허용된다. 운동 작업이 끝나기 전과 종료할 때의 반사를 검사한다. Fugl-Meyer 평가에 필요한 장비는 클리닉에서 쉽게 이용할 수 있다(상자 10-6). 허용은 침대에 있는 환자를 대상으로 한다. 침대에서 검사를 받은 환자의 경우, 수동 견관절 외전을 90°로 제한하고 고관절 신전에서 중립으로 한다(Fugl-Meyer, 1975).

FIM은 우수한 검사자 간 신뢰도(Beckerman, 1996; Hsueh, 2008)뿐만 아니라 우수한 검사-재검사 신뢰도(Duncan, 1983)를 보여준다. 뇌졸중 후 6주째의 FIM 하지 점수는 FIM 이동성 이동 점수에서 예측 타당도를 나타내며 FIM 입원 점수는 기간을 예측할 수 있다(Feys & Van Hees, 2000). 게다가, 상지 하위척도는 만족할 만한

상자 10-4 물리치료의 임상적 결과 다변 척도(COVS)를 위한 장비

1. 종이 한 장
2. 작은 공(테니스 공)
3. 연필
4. 작은 캔

(Fugl-Meyer, Jaasko, Leyman, Olsson, Steglind, 1975 기준)

예측 타당도를 보인다(Lin, 2009).

기능적 상태의 문서화
Documentation of Functional Status

이 장에서 설명한대로 기능 상태 및 운동 패턴을 검사하는 것은 환자 검사의 필수 구성 요소이며 초기, 중간 및 퇴원 검사 중에 사용할 수 있다. 제시된 조치가 특정 작업을 수행하는 사람의 능력을 검사하고 문서화하는 데 중요하지만, 이러한 조치를 별도로 사용하지 않는다. 오히려 기능적 측정은 다른 검사 및 측정, 특히 가능한 경우 객관적 측정과 함께 사용되어 신체 상태 및 상태를 결정하고 평가를 개발하며 진단 및 관리 계획을 수립해야 한다.

의료 기록은 급여원을 포함하여 환자의 진전이나 진전이 없는 다른 이해 당사자들에게 의사 소통하는 수단의 하나이다. 기능 측정 결과를 문서화하는 방법은 다양하다. 결과는 표준화된 시험 형식인 "기능적 결과 보고서(Stewart, 1993; Quinn, 2003)" 또는 "SOAP"(주관적, 객관적, 평가, 계획)의 일부로 흐름 차트(Finch, 2002)로써 제시된다. 문서화 방법에 관계없이, 기능적 척도의 결과와 환자에 대한 효과는 치료사, 환자, 의사, 간호사 및 지불자 출처가 철저히 이해해야 한다. 노트의 검사 부분에 객관적인 값을 문서화하는 것 외에도 평가의 일부로 기능 테스트/측정의 결과를 해석한다. 예를 들어, 검사 섹션에서 환자는 체간 컨트롤 테스트에서 36점의 점수를 받을 수 있다.
평가에서, 이 점수는 구르는 것과 앉는 것을 포함하여
침대 이동성 활동에 어려움을 나타내는 것을 표시한다.

박여사의 선별 검진 결과 요약

수동관절가동범위 *양상지/양하지 전범위의 수동관절가동범위*	*경직 과긴장: 왼쪽 세갈래근(근긴장도평가, MAS:1+)* *장딴지근, 가자미근(근긴장도평가, MAS:1+)*
운동상태: *오른쪽 상지/오른쪽 하지: 4/5MMT* *왼쪽 상지: 1/8 관절가동범위를 가진 손가락 굽힘과 폄을 제외한 모든 큰근육 그룹은 중력에 대항하여 1/4 능동관절가동범위를 가진* *왼쪽 하지: 0도 능동관절가동범위의 발목 발등 굽힘을 제외한 모든 주요 근육 그룹은 중력에 대항하여1/2~3/4 능동관절가동범위를 가짐*	*감각:* *왼쪽 상지/왼쪽 하지의 촉각과 고유수용성감각 손상(Impaired)* *지각:* *왼쪽 편측무시(unilateral inattention)* *중심 주의력(midline orientation) 감소*
침대/매트 이동 *최대 도움으로 오른쪽으로 구르기/연합반응이 감소된 왼쪽으로 구르기* *최대 도움으로 누운자세에서 앉기(오른쪽, 왼쪽)* *최대 도움으로 침대/매트에서 자세변경*	*앉은자세에서 일어나기* *최대 도움으로 오른쪽 하지로 체중 지지를 증가* *최대 도움으로 왼쪽엉덩이, 무릎, 발목에서 수동 안정화와 왼쪽 하지로 체중 지지* *최대 도움으로 모든 방향으로 체중 지지*
B 발 지지대(정적)가 있는 짧은 앉기 *자세: 골반의 후방경사와 증가된 허리전만증(lordosis), 왼쪽 바깥 몸통 굽힘과 오른쪽 궁둥뼈 결절에 체중 지지 증가, 등뼈 척추후만증 증가, 둥근어깨, 목뼈의 왼쪽 바깥 굽힘과 폄 증가와 머리의 전방굽힘: 오른쪽 상지를 사용한 자세 지지/유지*	*이동(침대/매트<−>휠체어)* 중등도의 도움으로 오른쪽 하지의 체중 지지를 증가하여 오른쪽으로 이동 최대 도움으로 왼쪽으로 이동 *일어서기와 보행* 최대 도움으로 오른쪽 편마비보행기를 사용하여 선자세를 유지한다. 최대 도움으로 이동x10, 편평한 표면

계속

박여사의 선별 검진 결과 요약 - 계속

중등도의 도움으로 적절한 자세 *유지 < 양쪽 상지로 지지하여 10초*	*보행분석:* *왼쪽 디딤기: 발가락이 처음 닿는 발목 발바닥 굽힘, 중간디딤기와 최종디딤기에서 무릎의 과도한폄,* *왼쪽 흔듦기: 발가락이 끌려진 발목 발바닥 굽힘, 제한된 무릎과 엉덩관절 굽힘, 엉덩관절 바깥돌림 그리고 엉덩관절 벌림*
몸통 조절 평가(Trunk Control Test): 마비측으로 구르기: 12 비마비측으로 구르기: 0 옆으로 누운자세에서 일어나 앉기: 0 앉은자세 균형: 12 *총점: 24*	*STREAM: 24/7*

환자 적용

박 여사는 이 장의 앞부분에 소개된 오른쪽 MCA 뇌졸중 환자이다. 그녀는 기능 평가를 통해 보행, 앉은자세에서 일어서기, 그리고 이동의 제한점을 확인했다. 그녀의 기능적 능력과 신체적 장애에 대한 몇 가지 객관적인 척도를 포함한 평가의 요약은 다음 표에 있다. 박 여사의 목표는 남편의 제한적인 도움을 받아 귀국하는 것이다. 박씨는 다음과 같이 기록한다. 박씨는 집에서 생활하기 위해 독립적인 화장실 이동을 할 수 있어야 한다.

임상 결정 시 고려할 점

1. *이 환자에 대한 특정 데이터를 감안할 때 치료 계획에서 다루는 가장 중요한 우선 순위(가장 중요한) 기능 제한은 무엇인가? 당신의 답변에 대한 정당성을 고려한다.*
2. *당신이 진술한 기능적 제한에 기여한다고 가정된 기본 장애는 우선 순위이며 치료 계획에서 다루어야 할 필요가 있는가? 당신의 대답을 고려한다.*
3. *이 환자에게 사용하기에 적합한 추가 기능적 조치가 있는가?*
4. *박씨의 진단을 고려할 때, 기능 테스트에서 그녀의 수행을 저해할 수 있는 요소는 무엇인가?*
5. *검사 결과를 문서의 평가 구성 요소에 어떻게 통합할 것인가?*
6. *검사의 결과가 적절한 중재를 선택하는 데 어떻게 사용될 것인가?*
7. *박씨의 목표에 따라 퇴원을 예상하는가? 당신의 응답을 제시한다.*

가정/직장 설정 평가의 구성 및 문서화
Organization and Documentation of Home/Work Setting Evaluation

기능적 과제의 수행에 중점을 두는 의료 전문가로서 물리치료사 및 작업치료사는 퇴원을 예상하여 재활 환경에서 개인에 대한 평가를 집에서 수행한다. 가정과 직장 모두 평가는 면접, 환자 검사, 공간의 육안 평가, 현장 평가를 포함할 수 있다. 인터뷰의 목적은 다음에 관한 정보를 수집하는 것이다; (1) 바닥 유형, 계단, 난간 및 엘리베이터의 유형과 (2) 환자에게 중요한 가정 활동, 가치 및 문제와 같은 일반적인 가정 또는 작업 환경. 과거에 환자가 겪었던 문제점과 환자가 예상하는 문제에 대한 정보를 얻는다. 사용 가능한 물리적 및 기술적 지원의 유형을 결정한다. 가정 평가 인터뷰에서 환자, 가족 및 간병인을 포함시킨다. 작업장 평가 인터뷰에서 환자, 고용주 및 감독자를 포함시킨다. 인터뷰에서 얻은 정보를 토대로 추가 정보가 필요할 수 있다. 공간의 접근성과 기능적 사용에 초점을 맞춘 물리적 환경에 대한 철저한 관찰 분석을 수행한다. 가장 일반적으로 검사된 영역의 검사 목록이 표 10-22에 나와 있다. 최소한의 변경이 필요한 경우 직장이나 집의 환경 변화에 대한 권장 사항을 작성한다. 보다 광범위한 수리가 필요한 경우 지역 계약자와 상담하는 것이 좋다.

표 10-22 가정/환경적 평가에 대한 전반적인 체크리스트

환경적 평가를 위한 전반적인 체크리스트	
이동 방법 • 손으로 휠체어 이용 • 전동휠체어 이용 • 보조장치로 이동 • 보조장치없이 이동	접근을 위한 가구 정리 • 침상 • 레저용 구역 • 작업장 • 미팅룸
가정/작업장으로의 접근 • 차도 • 인도 • 지면 물질 • 평탄한/평탄하지 않은	높이: • 침대 • 화장실 • 욕조/의자 • 선호하는 의자 • 책상
가정/작업장으로 들어가기 • 높이 한계 • 계단 • 난간 • 램프구간(넓이, 길이, 높이) • 접근가능한 출구 수	부엌에서의 접근: • 냉장고/냉동고 • 식기세척기 • 스토브 • 오븐 • 카운터 • 전자레인지 • 싱크/수도 • 조리대
문넓이 • 입구 • 인테리어 • 침실	침실에 접근 가능한: • 싱크/세면대 • 타월 • 화장실/화장실 휴지 • 욕조/샤워 • 스툴 • 거울
바닥 • 바닥의 형태 • 늘어진 러그 • 손상된 면 • 편평한 곳/편평하지 않은 곳	세탁물에 접근 가능한: • 세탁기 • 건조기 • 다리미판 • 세제
접근 가능한: • 전등 스위치 • 램프 • 전화기 • 온도계 • 창문 • 옷장/서랍	엘리베이터에서 접근 가능한: • 위치 • 호출 버튼 • 복도바닥에 연결된 엘리베이터 바닥 • 개폐 시 타이밍 • 눈으로 볼 수 있는/들을 수 있는 신호

실습

이 장부터는 반드시 다음 스킬을 연습한다.

추가 실습을 통해 다음을 수행할 수 있다.

- 다음 활동을 위해 다른 사람이 움직이는 것을 관찰하고 이동 패턴을 분석한다.
  - 구르기(바로 누운 자세에서 엎드린 자세; 바로 누운 자세에서 옆으로 누운 자세)
  - 침대에서 스쿠팅(침대 머리를 침대 발쪽으로 측면으로)
  - 일어나 앉기
  - 이동
  - 앉은자세에서 서기/선자세에서 앉기.
  - 계단이동
  - 휠체어 조작
  - 휠체어 이동성
  - 상지 과제(뻗기를 포함한, 쥐기, 놓기, 조작)
- 신경학적 장애를 가진 사람을 위해 OGA를 완료하고 치료에서 다루어져야 할 필수 요소들을 식별보다는 확인한다.
- 임상 환경에서 보행속도(자가 선택, 느린 속도, 빠른 속도)를 6m 또는 10m 거리를 표시하고 시작선과 끝선을 가로지르는 시간을 측정하여 초속 미터 단위로 보행속도를 계산
- 기능검사에 대한 결과관리(동적보행지수, 일어서서 걷기검사 등) 실시
- 가정 및 직장환경평가 실시

복습

1. 다음 용어를 정의한다.: 기능적 활동, 기능적 독립성, 기능적 검사, 기능적 측정 및 기능적 제한.

2. 기능 검사를 위한 일반 고려 사항을 요약하여 선택하고 관리한다.

3. 기능 측정을 선택하는 기본 단계는 무엇인가?

4. 기능적 활동(예; 수평적 이동 기술 및 이동, 보행, 계단, 상지 기능)을 평가하기 위해 흔히 사용되는 두 가지 결과 측정 방법을 확인한다. 이 측정의 데이터가 명목, 서수, 간격 또는 비율로 분류되는가?

5. 4번에서 밝혀진 두 가지 조치에 대해 신경학적 진단(예; 환자의 기능 수준, 측정의 정신측정속성과 일치하는 경우, 필요한 장비, 관리 시간 측면에서)을 받은 환자의 기능 검사에 대한 장단점을 설명한다.

6. 침대에서 바로 누운 상태에서 옆으로 눕기, 바로 눕거나 옆으로 누운 자세에서 앉기, 지지되지 않고 앉기, 이동하기, 앉고 일어서기, 일어서고 앉기, 계단 이동을 하거나, 휠체어 이동과, 상지 기능에 대해 필수 구성 요소를 설명한다.

7. 란초로스 아미 고스(Rancho Los Amigos) 척도에서 설명된 보행주기의 주요한 이벤트는 무엇인가?

8. 한발 지지(single limb stance) 동안 신체에 대한 수직지지에 기여하는 근육은 어느 것인가?

9. 수동 휠체어나 전동 휠체어를 작동시키는 데 영향을 미치는 요인은 무엇인가?

10. 상지 활동의 필수 구성 요소를 지시하는 네 가지 요소를 설명한다.

요 약

환자 적용

테일러(Taylor)는 파킨슨병의 병력이 8년된 59세 남성이다. 현재의 Hoehn and Yahr 장애 등급은 III 등급이며 정위반응에 손상이 있고, 일어서서 오기와 회전하는 동안에 안정성에 어려움이 있음을 나타낸다(Hoehn, 1967). 임상 결과 변수 척도(COVS)의 관리 결과는 48/91점이다.

임상 결정 시 고려할 점

1. *철저한 검사를 위해 어떤 다른 신체 검사를 실시하는가? 선택에 대한 정당성을 고려한다.*
2. *제공되는 것 이외에 이 환자에게 적절한 다른 기능적 조치는 무엇인가? 왜 각 방법을 선택했는지 설명한다.*
3. *COVS의 점수는 무엇을 의미하는가? 정보문서에서 어떻게 사용하겠는가?*
4. *이용 가능한 정보를 바탕으로 Taylor에게 적절한 목표를 수립한다.*
5. *이 환자의 기능적 척도의 가치는 무엇인가?*

기능적 활동과 능력을 조사하는 것은 환자 상태를 결정하고, 치료 계획을 개발하며, 치료가 전달됨에 따라 중요한 기능 향상을 모니터 하는 데 필수적인 기초이다. 테스트와 기능적 활동에 대한 측정이 없다면, 치료사는 기능적 기술에 대한 효과적인 개입 계획이나 문서 개선을 개발할 수 없다. 이 장에서는 임상적으로 사용할 수 있는 많은 기능적 조치 중 일부만 소개한다. 표 10-2에는 이 장에 나와 있지 않지만 임상 실습에 도움이 될 수 있는 다른 기능적 측정에 대한 정보가 포함되어 있음을 기억한다. 표 10-3은 기능 시험의 가장 중요한 일부 영역에 대한 테스트를 위한 참조 값을 제공한다. 표 10-23은 논의된 기능적 조치에 의해 다루어지는 영역의 요약을 제공한다. 새로운 측정들이 지속적으로 개발되어 신뢰성과 타당성에 대해 연구되고 있으며, 보다 많은 기존의 조치들이 검토되고 연구되고 있다. 따라서 결과 측정에 대한 최신 정보를 찾는 데 다음 리소스가 권장된다. (1) 노스웨스턴 대학교 파인버그 의과대학 의료사회과학부 정보학 그룹과 재활 결과 연구 센터 그리고 시카고 재활 연구소가 개발한 재활 측정 데이터베이스(www.rehabmeasures.org; accessed December 1, 2015); (2) 미국물리치료협회 신경학부가 개발한 뇌졸중, 다발성 경화증, 척수 손상, 외상성 뇌손상, 파킨슨병 및 전정 장애 환자에 대한 신경학 섹션 결과 추천서(www.neuropt.org/ professional-resources/ neurology-section-outcome-measuresrecommendations; accessed December 1, 2015); (3) 뇌졸중 회복을 위한 심장과 뇌졸중 재단 캐나다 파트너십을 통한 뇌졸중 엔진(www.strokengine.ca/findassessment; accessed December 1, 2015).

신체 구조/기능 및 기능 활동 검사에서 수집된 정보를 기반으로 치료사는 근본적인 장애를 다루고 운동 학습에 중점을 두고 의미있는 실습 기회를 제공하고 개선할 필요가 있는 모든 기능 기술에 대한 운동 조절을 향상시키는 맞춤형 환자 중심의 치료 계획을 개발한다.

일반 개입의 원칙과 접근법은 14장에서 17장까지 논의되었으며, 근본적인 장애를 다루기 위한 구체적인 개입은 18장에서 32장까지 다룬다.

특정 기능적 활동 제한에 대한 개입은 33~37장에 제시되어 있다.

표 10-23 기능적 측정의 분야별 요약

측정	침대 이동	균형잡힌 앉기	이동	앉았다-일어서기	걷기	계단 보행	화장실 이동	상지 기능	기타
체간조절평가 (Trunk Control Test, Collin and Wade, 1990)	X	X							
랜초 로스 아미고 관찰 보행분석(Rancho Los Amigos Observational Gait Analysis, Rancho Los Amigos, 2001)					X				• 걸음걸이 편차 녹화
동적 보행 척도 (Dynamic Gait Index, DGI)(Shumway-Cook and Woollacott, 1995)					X	X			• 수평 및 수직 머리 움직임을 포함한 걸음걸이 • 장애물 넘기 • 장애물의 주위에서 발 디딤 • 보행 속도 변화
일어서서 걷기 검사 (Timed Up and Go, TUG) (Shumway-Cook, Brauer, and Woollacott, 2000)				X	X				• 일어서서 가기 • 걸어서 3m 이동 • 돌기 • 의자로 돌아가기 • 자리로 돌아가 앉기
에모리 기능 이동프로파일 (Emory Functional Ambulation Profile) (E-FAP)(Wolf, Catlin, Gage, Gurucharri, Robertson, Stephen, 1999)					X	X			• 필요한 정형외과 및 보조기기를 사용할 수 있음 • 매끄럽고 카펫이 깔린 바닥에서의 걸음걸이 • 장애물 있는 경로
휠체어 기술평가 (Wheelchair Skills Test, Kirby, Swuste, Dupuis, MacLeod, Monroe, 2002)			X(화장실 안과 밖으로)				X		• 부분 조작 • 접기 • 도달 • 편평한 표면 • 평탄하지 않은 표면 • 앞바퀴들고 타기

표 10-23 기능적 측정의 분야별 요약 - 계속

측정	침대 이동	균형잡힌 앉기	이동	앉았다-일어서기	걷기	계단 보행	화장실 이동	상지 기능	기타
휠체어 신체 기능행동 평가(Wheelchair Physical Functional Performance Test, Cress, Kinne, Patrick, Maher, 2002)			X(화장실에서 의자로)				X		• 들기 • 위로 및 바닥까지 뻗기 • 재킷 벗기 • 신발 신기 • 세탁 활동 • 출입구로 이동 • 시간적 거리
Action Research Arm Test(Lyle, 1981)								X	• 핀치잡기(Pinch) • 움켜쥐기(Grasp) • 그립잡기(Grip) • 큰 단위 움직임
운동평가 척도(Motor Assess, Carr, Shepherd, Nordholm, Lynne, 1985)	X	X		X	X			X	• 전반적인 긴장도 • 손 움직임
임상 결과 변수 척도(Clinical Outcomes Variable Scale, Seaby and Torrance, 1989)	X	X	X(수평과 수직)	X	X	통합된 걸음걸이	X	X	• 이동: 지구력 • 이동: 속도
Mobility Milestones (Smith and Baer, 1999)		X			X				• 서기 균형 • 시간맞춰 걷기 10미터
급성 뇌졸중 이동성 척도(Mobility Scale for Acute Stroke, Simondson, Goldie, Brock, Nosworthy, 1996)	X	X		X	X				• 브릿지
STREAM(Daley, Mayo, Wood-Dauphinee, Danys, Cabot, 1997)	X			X	X	X		X	• 하지 기능 • 정적 서기 균형 • 시간맞춰 걷기

계속

표 10-23 기능적 측정의 분야별 요약 - 계속

측정	침대 이동	균형잡힌 앉기	이동	앉았다-일어서기	걷기	계단 보행	화장실 이동	상지 기능	기타
기능적 독립수준평가 (Functional Independence Measure, FIM) (Functional Independence Mea-sure: FIM)	이동 분류에서		X	이동 분류에서	X	X	X	다른 영역에 포함되어서	• 자기 케어 • 괄약근 조절 • 대화 • 사회적 인지
푸글 마이어 평가척도 (Fugl-Meyer Assess, FuglMeyer, Jaasko, Leyman, Olsson, Steglind, 1975)		X						X	• 수동적 관절가동 범위 • 능동 움직임 • 통증 • 감각 • 반사 • 속도 • 협응 • 서기 균형

신경근 장애에서 심혈관계/호흡기계의 검진과 평가

Examination and Evaluation of Cardiovascular/Pulmonary Systems in Neuromuscular Disorders

제 11 장

■ 차유리

개요

학습목표

이 장을 마치면 학습자는 다음을 할 수 있어야 한다.

1. 병력 및 차트 검토를 통해 적절한 정보를 수집한다.
2. 신경근육질환 환자의 심혈관/폐질환 및 합병증 위험을 확인한다.
3. 적절한 심혈관/폐 검사 및 주어진 환자 특성에 맞는 조치를 선택한다.
4. 심혈관/폐질환 검사의 평가절차 및 이장에 기술된 조치를 설명한다.
5. 심혈관/폐 검사 결과를 평가하여 우선적으로 해결해야 할 문제를 결정한다.

서론 Introduction

__노마 부인__은 뇌졸중 4주 째인 89세의 할머니이다. 그녀의 후유증 운동과 감각 결핍증 외에도 그녀는 오른쪽으로 주목하지만, 분명히 그녀는 제한된 심혈관 및 폐 잔존역을 가지고 있다. 환자의 초기 관찰에는 그녀가 일어서기를 시도할 때마다 모든 활동과 실신할 것 같은 느낌으로 발생하는 호흡 곤란(SOB)이 포함된다.

이 장에서는 산소화, 인공 호흡 및 기능적 지구력을 포함한 심혈관/폐 기능 검사 및 측정법 중 일부를 학습한다.

물리치료사는 근골격계, 신경근육계, 피부 및 심혈관/폐(APTA, 2014)의 네 가지 주요 신체 시스템을 선별하고 검사해야 한다. 심혈관/폐 시스템은 신경근 질환에서 부작용을 일으킬 수 있는데, 이는 종종 활동 수준 감소와 관련된 2차 손상이다. 그러나 재활 치료사들은 종종 심혈관/폐 시스템의 검사를 간과하고 있다(Scherer, 2011; Village, 2011; Frese, 2002). Frese(2002)는 물리치료사의 38%가 심박수(HR)를 측정하지 않았으며 43%는 새로운 환자의 초기 검사에서 혈압을 측정하지 않았다고 보고했다. Scherer(2011)는 보행 훈련을 받은 급성 진료 환자의 65.8%가 활력 징후를 모니터링 하지 않았고 비정상적인 생체 신호의 고객은 여전히 보행 훈련을 받았다는 것은 임상 의사 결정을 알리는 데 사용되지 않을 수 있음을 나타냈다.

심장 혈관/호흡 시스템의 적절한 작동은 **산소(O_2) 전달**, 신체 조직에서의 혈액에서 O_2 전달 및 배출로 인해 운동 및 기능 활동에 중요하다(Frownfelter, 2006). 신체가 산소를 효과적으로 작용 조직에 전달할 수 없는 경우, 혈액에 의해 흡수(체력의 측정으로)될 수 있는 O_2의 최대량, **호기성 능력**이 손상될 것이다. 감소된 유산소 용량은 환자의 기능을 제한하고 재활 프로그램의 진행을 제한한다. 또한, 심혈관/호흡계의 만성 질환은 환자의 건강에 영향을 미칠 뿐만 아니라 치료사가 치료 계획을 변경할 수도 있다. 따라서 치료사는 이 시스템을 효과적으로 검사하기 위한 적절한 검사와 조치를 선택하고 수행하는 데 능숙해야 한다. 이것은 시스템의 손상이 이동성, 기능 용량 및 건강에 미치는 영향을 평가하고 환자의 심혈관/호흡 상태를 고려한 맞춤형 치료 계획의 개발을 안내한다.

심혈관/호흡기계 검토에는 최소한 HR, BP, **호흡수(RR)** 및 부종을 측정해야 한다. 이 검사를 바탕으로 보다 철저한 심혈관/호흡기계의 검사가 이루어질 수 있다(APTA, 2014). 신경근 질환이 있는 인구 집단에서 추가 검사가 필요한 분야에는 호흡 패턴, 호흡 음, 기침 효과 및 운동 능력이 있다.

일차신경학적 진단을 받은 환자는 심혈 관계/호흡기계의 이차 합병증, 특히 **탈컨디셔닝(deconditioning)**, 활동하지 않는 기간에 따른 심혈관 지구력 장애가 발생할 위험이 높다. 또한, 심혈관 질환/호흡기계 질환은 기존 질환이거나 신경학적 진단에 기여할 수 있다. 허혈성 뇌졸중을 앓은 환자는 심혈관 질환 발병률이 높으며, 뇌졸중 생존자의 75%가 심장 질환을 가지고 있다(Roth, 1993). 허혈성 뇌졸중은 경동맥의 죽상 동맥 경화증에서 유래할 수 있는데, 이는 환자가 관상 동맥에 있는 플라크로 노출되기 쉽고 심근 경색 위험에 노출되게 한다. 죽상 동맥 경화증과 관련된 뇌졸중 및 심혈관 질환은 표 11-1에 나열된 일반적인 위험 요소를 공유한다(Yang, 2007; American Heart Association, 2015; American Stroke Association, 2015).

척수 손상(SCI), 외상성 뇌 손상(TBI) 및 발달 장애를 포함한 신경 계통 손상으로 장기간 신체 장애를 가진 환자는 심혈관 질환의 위험이 더 높다(Yang, 2007). 발달 장애가 있는 환자는 선천적인 심혈관계 이상이 더 높다. 의학 분야에서의 진보가 이러한 개인의 삶을 연장시켰지만, 이러한 구조적 심혈관 이상은 종종 나중에 증상을 일으키게 된다(Barnhart, 2007). 또한, 더 높은 수준의 비활성, 감소 및 건강 불균형은 각각 심혈관 위험을 증가시킨다(Brown, 2005; Havercamp, 2004, McGuire, 2007).

뇌혈관 질환(CVA), TBI, SCI, 다발성 경화증(MS), 파킨슨병(PD), 길렝 바레 증후군(GBS) 및 근 위축성 측삭 경화증(ALS)을 비롯한 많은 신경학적 증상이 직접적으로 호흡 조절 센터에 영향을 줄 수 있다. 그리하여, 뇌간 또는 호흡 근육의 조절은 환기 및 가스 교환을 손상시킨다. **환기**는 가스가 폐 안팎으로 이동하는 과정이다. **가스 교환**에서 O_2는 모세 혈관에서 폐포로 이동하며 이산화탄소(CO_2)는 폐포에서 정맥 시스템으로 이동한다. 조심스럽게 검진을 하고 필요할 경우 심혈관/호흡기계를 철저히 검사하여 생명을 위협하는 합병증을 확인하고 치료사가 기본 질병 예방에 중요한 역할을 할 수 있도록 해야 한다.

이 장의 목적은 심혈관/호흡기계의 정상적인 생리학을 간략하게 리뷰하고, 치료사가 경계해야 하는 심혈관/호흡기계 질환의 현재 위험 요소를 심층적으로 검토하고 신경학적 장애가 있는 환자에서 심혈 관계/호흡기계를 검사하는 데 사용되는 검사 및 측정 절차를 설명하는 것이다.

운동에 대한 정상 및 비정상적인 심혈관 반응과 증거에 근거한 시험 및 측정의 요약이 논의될 것이다.

생각해 볼 점 11.1

심혈관 질환이나 호흡기 질환은 신경근 질환에 이차적인 경우(예: 심장 질환이 뇌졸중을 일으킴), 진행성 질환 과정(예: ALS)의 일부로 진행/악화될 수 있다. 치료사는 평가, 개입 및 예방 계획에서 이러한 가능성을 고려해야 한다.

심혈관계/호흡기계 기능의 분류

Categories of Cardiovascular/Pulmonary Function

심장 혈관/호흡기계에는 심장 및 혈관 및 폐의 모든 기능이 포함된다. 이러한 시스템은(1) 신체에 필요한 산소를 가져오고 신진 대사의 가스 부산물을 제거하는 폐와 (2) 다른 모든 시스템의 작동을 지원하기 위해서 필수 O_2와 영양소로 혈액을 전달하는 심장 및 혈관계가 작동을 지원하는 신체의 모든 기관 및 시스템에 작용하는 방식으로

표 11-1 허혈성 뇌출혈에 대한 위험요인 대 심장질환에 대한 위험요인

심장질환	허혈성 뇌졸중
수정 불가능한 위험 요인	**수정 불가능한 위험 요인**
나이 65세를 초과	나이 55세를 초과
유전(가족력)	유전(가족력)
인종/민족성 - 아프리카계 미국인, 멕시코계 미국인, 미국인, 하와이언	인종 - 아프리카계 미국인
남성	남성
개인적인 병력	뇌졸중 또는 일과성 뇌허혈의 개인적인 병력
	임신과 피임약복용
수정 가능한 위험 요인	**수정 가능한 위험 요인**
고혈압	고혈압
흡연	흡연
당뇨병	당뇨병
고지혈증	경동맥 질환
비만	말초혈관 질환
좌식생활	심방세동
	고지혈증
유발 요인	**유발 요인**
스트레스	심장 비정상성(왼방실판막 폐쇄부전, 판막질환, 타원구멍의 구조적 비정상, 심방중격 동맥류)
남성; 음주 하루 2회 이상, 여성; 음주 하루 1회 이상	남성; 음주 하루 2회 이상, 여성; 음주 하루 1회 이상
염증 마커의 상승; 호모시스테인(homocysteine), C-반응성 단백질(C-reactive protein)	높은 포화지방, 트랜스지방 또는 콜레스테롤 식이
	좌식생활
	비만

작동한다. 이 장에서는 이러한 시스템과 관련된 몇 가지 검사 범주를 다룬다.

신경근 장애가 있는 개인의 심혈관 및 호흡 기능 검사는 이 장에서 설명하는 다음 범주에 중점을 둔다.

1. HR, RR, 혈압 및 체온을 포함한 생체 신호는 가장 간단한 임상 조치 중 하나일 수 있다.
2. 호흡 생리학 및 기능 검사에는 동맥혈 산소 측정의 근사치를 제공하는 맥박 산소 측정법과 호흡 곤란 및 운동의 자기 지각을 평가하고 기록하는 조치가 포함된다.
3. 흉부 검사 및 청진에는 흉곽 확장 및 이동의 신체 검사 및 폐 및 심장 소리 청진이 포함된다.
4. 다양한 운동 테스트 또는 스트레스 테스트는 점진적으로 증가하는 작업량에 대한 환자의 생리적 반응을 체계적으로 평가한다.

심혈관/호흡 시스템의 생리학 및 신경 과학 복습

Review of the Physiology and Neuroscience of the Cardiovascular/Pulmonary System

인체는 운동, 특히 운동을 포함한 모든 생물학적 과정에 연료를 공급할 수 있는 에너지가 필요하다. 에너지 요구량을 충족시키기 위해 신체는 탄수화물, 지방 및 단백질과 같은 식품 공급원에서 공급되는 에너지를 **아데노신 삼인산**(**ATP**)으로 전환시킨다. ATP는 신체의 세포에 에너지로 저장된 화합물이며 ATP 분자의 인산 결합이 깨지면 7.3kcal의 에너지가 연료로 방출된다(Berg, 2007). ATP는 혐기성 대사와 호기성 대사의 두 가지 과정을 통해 생산된다. 단기간의 에너지 요구는 에너지를 생성하기 위해 산소를 필요로 하지 않는 **혐기성 대사**를 통해 충족된다. 그것은 산소(O_2)를 필요로 하지 않는 것이 가치있는 것이라 하지만, 제한된 양의 ATP만을 공급할 수 있다. 또한 혐기성 대사의 부산물인 젖산의 축적은 인체의 정상 pH의 불균형을 일으킬 수 있다. 혈액 pH가 7.4 이하로 떨어지는 산성 상태인 **대사성 산증**은 축적된 젖산으로 인해 발생한다. 걷기, 달리기, 가장 기능적인 활동과 같은 장시간의 활동을 위해서는 장기적인 에너지 공급이 필요하다. **호기성 대사**는 지속적으로 산소를 공급해야 하지만 지속적인 에너지 요구를 충족시키기 위해 ATP의 꾸준한 공급을 해야 한다.

기술적으로 심혈관/호흡기계는 두 가지 시스템으로 구성된다; 심혈 관계 및 호흡기계 두 시스템은 O_2를 조직에 전달하는 주 목적으로 시너지 효과를 발휘하여 에너지 생성에 사용된다. 심혈관계는 O_2를 운반하는 혈액을 펌프 및 운반하는 심장 및 혈관으로 구성된다. 호흡기계는 비교적 높은 농도의 O_2를 함유하는 공기를 흡입하고 세포 호흡의 주요 폐기물인 고농축의 CO_2로 공기를 배출하는 폐로 구성된다. 또한, 폐는 호흡 근육, 즉 횡격막과 늑간근에 최적의 기능을 하는 근육에 의존한다. 이 근육은 수축하여 폐에 압력 변화를 일으키고 폐 내외로의 공기 이동을 유도한다.

우리의 에너지 요구를 충족시키는 데 필요한 O_2의 지속적인 공급은 심혈관/호흡기계에 의해 유지된다. 대기로부터 O_2를 채취하여 사용할 수 있는 조직으로 전달하는 복잡한 과정을 **산소 전달**이라고 한다.

O_2 이동의 구성 요소로는 (1) 적혈구(RBC)의 헤모글로빈에 결합하는 폐포 모세혈관막을 통해 O_2의 확산, (2) 심장의 펌핑으로 말초 순환을 통하여 O_2로 포화된 혈액의 이동 (3) 조직(O_2 전달)에서 혈액으로부터 O_2를 추출 및 (4) 조직에서 혈액으로 이산화탄소의 확산을 포함한다. CO_2와 함께 산소가 포화된 혈액은 정맥계를 통해 우심방과 우심실로 되돌려 보내 폐로 펌핑되어 CO_2가 배출되고 과정이 다시 시작된다.

폐 환기 Pulmonary Ventilation

폐에 공기를 넣거나 빼는 과정을 **폐 환기**라고 하며 흡기와 호기가 포함된다. 폐 환기는 폐, 흉벽, 호흡근 및 중추 호흡 조절 센터의 최적 기능에 달려 있다. 흡기는 호흡의 기본 근육인 횡격막이 수축하여 복부쪽으로 내려갈 때 발생한다. 이 작용은 흉곽의 공동을 길게 하여 가슴에 음압을 만들고 늑골을 들어 올려 흉부 부피를 증가시킨다. 폐내 압력이 대기압보다 낮으면 공기가 수동적으로 폐로 이동한다. 운동이나 노력성 호흡을 하는 동안, 사각근과 외늑간근은 환기시에 보조 위해 갈비뼈를 들어 올리거나 회전시킨다. 정상적인 조용한 호기는 횡격막이 이완되고 흉부 부피가 감소하고 폐가 반동할 때 발생하는 흉부 내 압력의 증가로 인해 수동적으로 발생한다. 강제 호기 동안, 호흡기와 복근은 수축하여 횡격막을 휴식 위치로 되돌리고 폐를 공기로부터 강제로 호기시킨다. 뇌졸중이나 두부 손상으로 인해 이들 근육의 운동 제어가 어려울 경우, 환기 용량에 문제가 발생할 수 있다. 강제 호기에서의 역할 외에도, 복부와 늑간근은 모두 흡기 시에 보조적인 역할을 한다. 복부 근육은 복부 장기를 잡아 두어 횡격막을 정상적인 휴식 자세로 유지하고 중심 건을 안정화시켜 횡격막의 움직임을 돕는다. 늑간근은 흉곽을 안정화 시켜서 숨을 쉬는 동안 발생하는 음압 동안 무너짐을 막아주는 흡기에 지지적인 역할을 한다.

환기의 조절

횡격막은 C3–C5 척추 분절에서 발생하는 횡격 신경에 의해 신경이 조절된다. T1–T11에서 유래한 각 단계의 늑간 신경은 늑간근을 지배한다. 복부 근육은 T7–T12의 흉추 척수 신경에 의해 지배된다. 대뇌 피질에서부터 호흡 근육의 운동 뉴런으로의 출력은 대뇌 피질척수로(corticospinal tract)를 통해 전달되며, 호흡의 자발적인 조절을 담당한다. 자율적인 호흡을 위한 원심성의 출력은 뇌간에서 연수와 교의 호흡 조절 센터부터 척수의 원심성 백질 경로로부터 특수화된 근육의 운동 신경원까지 기인한다.

교와 연수에 위치한 뉴런의 뚜렷한 그룹으로 구성된 호흡 조절 센터는 중추 및 말초 신경 수용체의 정보를 중추 신경계의 정보와 통합하여 호흡을 조절한다. 연수의 등쪽에 위치하는 등쪽 호흡그룹은 흡기에 영향을 주며, 복측의 호흡그룹은 강제 호기 또는 기침에 역할을 한다. 뇌교에 위치한 호흡 조절 중추는 흡기의 길이와 호흡빈도를 조절하는 데 도움이된다.

중추성 화학수용기는 수질에 위치하며 뇌척수액에 의해 덮이게 된다. 이러한 수용체는 뇌척수 내 CO_2 농도 상승에 민감하며 호흡 속도와 심도의 증가를 자극하여 O_2의 전달 증가와 CO_2 방출 증가를 유발한다. 말초 화학수용체는 대동맥 및 경동맥에 위치하고 있으며 동맥혈에서 상승하는 수준의 CO_2와 낮은 수준의 산소에 민감하다. 정상적인 동맥혈 이산화탄소 가스가 존재할 때, 이 수용기가 자극되기 전에 O_2 수준은 50mmHg 이하로 매우 낮아져야 한다. 높은 이산화탄소 수준이 존재할 때, 그들은 낮은 수준의 동맥 산소에 훨씬 더 빨리 반응할 것이다.

정상적인 조건에서, 중추의 화학수용체는 상승하는 이산화탄소 수준에보다 신속하게 반응한다.

산소 섭취 Oxygen Uptake

조직에 도착하면 세포 수준의 산소는 모세혈 세포막을 가로질러 에너지를 위해 ATP를 생성하기 위한 호기성 과정에 이용된다. 동시에 CO_2는 세포에서 방출되어 정맥 순환을 통해 심장으로 전달된다. 이 과정을 **세포 호흡**이라고 한다. 몸에 흡수된 O_2의 총량을 O_2 섭취량 또는 **산소 소비량**(VO_2)이라고 한다. VO_2는 심장 출력과 동정맥 산소 분압의 곱이며 $VO_2 = Q \times (a-v)O_2$ 방정식으로 표시된다. 이 방정식에서, Q는 심박출량을 나타내며 HR에 의해 한 번의 수축에서 심장에서 배출되는 혈액의 양인 **심박출량**(SV)을 곱함에 의해 계산된다. 동백혈과 정맥혈의 산소 함량 차이는$(a-v)O_2$로 표시된다. VO_2는 종종 에너지 소비를 간접적으로 확인하는 데 사용된다. 이는 호기성 작업을 수행하기 위해 O_2가 필요하고 소모된 O_2의 양을 측정하는 것은 소비된 에너지의 양을 간접적으로 측정한다는 가정을 기반으로 한다. 휴식 시 VO_2는 보통 3.5ml/kg의 몸무게/분당이고 흔히 하나의 대사 등식(MET)이라고 한다. 기능 활동이나 운동을 수행하면 에너지 요구량이 증가하고 O_2가 많이 소모되며 VO_2가 증가한다. MET는 종종 여러 유형의 신체 활동의 신진 대사 요구 사항을 평가하는 데 사용되며 운동 테스트 및 처방에 대해 이해하는 데 중요한 개념이다. 미국 스포츠 의학 대학(ACSM)은 MET를 "앉아있는 동안 소비되는 에너지의 양과 동등"하다고 규정하고(Nagelkirk, 2014, 52페이지) "가벼운 신체 활동은 3METS 이하, 3~6METS, 그리고 격렬한 6METS"(Thompson, 2014, 3페이지)라 하였다. ACSM은 MET 단위(Pescatello, 2014)를 기반으로 다양한 활동에 대한 에너지 소비량을 차트로 제공한다. 예를 들어, 시간당 5마일의 조깅은 8.0METS를 나타낸다.

활동에 대한 급성 심혈관 반응

특히 운동 근육에서 운동 시 O_2에 대한 신체의 필요성이 증가한다. 이 필요성을 충족시키기 위해 근육에 혈액 순환과 산소를 증가시키기 위해 사용하는 근육에 국소적 혈관 확장이 있다. 이 국소적 혈관 확장을 보상하기 위해 신체는 증가된 교감 신경계 활동으로 반응하여 HR의 증가, 심근 수축력의 증가 및 전신적인 혈관 수축을 유발한다. **심근 수축력**(**myocardial contractility**)은 심장 조직이 본질적으로 수축할 수 있는 능력이다. 운동에 대한 정상적인 심혈관 반응에는 HR의 증가와 수축기 혈압의 증가가 포함된다. 이완기 혈압은 운동 중 동일하게 유지되거나 약간 감소한다.

심혈관계/호흡기계 기능의 기능적 영향

Functional Implications of Cardiovascular/Pulmonary Function

심혈관/호흡기계의 작동은 모든 기능적 활동과 참여를 지원하는 데 필수적이다. **신체적인 탈컨디셔닝**은 신체적인 피로와 힘이 쇠퇴하는 것이다. 그러나 역동적 활동으로 인한 것뿐만 아니라 탈컨디셔닝은 활동 수준의 점진적인 감소에 기여할 수 있으며 약화가 더욱 심해진다. 탈컨디셔닝은 재활에 매우 흔하다. 딜컨디션닝은은 뇌졸중(Ivey, 2005, Ryan, 2000, Michael, 2005, Michael, 2006), SCI(Krassioukov, 2006, Claydon, 2006)과 파킨슨과 같은 점진적인 장애 후를 포함하는(Haas, 2004) 많은 신경학적 장애의 발현 후에 문서화되어 왔다. 탈컨디션닝의 저하의 중요한 요소는 심폐 상태의 감소와 관련이 있다. 뇌졸중 후 연령에 맞춘 좌식생활을 하는 대조군의 절반 수준에서 신진 대사 정도가 기록되었다(Ivey, 2005). 건강한 대상자에서 조차도, 탈컨디션닝은 비교적 짧은 시간에 발생할 수 있다; 예를 들어, 10일간의 침상 이후(Convertino, 1982) 또는 최소한 20시간의 침상(Ga ff ney, 1985).

신경 질환 후, 탈모는 대부분 2차 손상이다. 예를 들어, 뇌졸중이 균형 장애로 인해 운동 및 감각 장애를 일으키는 경우, 개인의 활동 수준은 감소된 운동 제어, 감소된 근력 또는 낙상에 대한 두려움과 관련하여 감소한다. 그런데 비활동성, 특히 장시간 침대생활(Krassioukov, 2006; Convertino, 1982)은 근력, 균형 및 심장 혈관계 이상을 감소시킬 수 있으며 이는 탈컨디션닝 및 보행 활동 감소에 기여한다(Michael, 2005). 탈컨디션닝은 대개 신경계의 이차적인 영향이지만, 일부 신경학적 장애에서는 일차적인 장애로 발생할 수 있다. 예를 들어, 기립성 저혈압은 SCI 후에 발생할 수 있거나(Claydon, 2006), 또는 TBI 후에 인공 호흡기 제한이 발생할 수 있다.

기능적으로 심혈관계 및 호흡기계의 탈컨디셔닝이 신경계 장애로 인한 경우 심혈 관계 및 호흡기능의 감소로 인해 신체 기능 및 활동의 감소가 나타날 것이다. 예를 들어, 뇌졸중 후 보행 속도는 VO_2 max와 관련이 있다(Ryan, 2000). 또한, 특히 약점과 관련된 기능적 활동의 제한은 운동 조절이나 피로감을 감소시키고(Michael, 2006), 기능적 제한을 강조한다. 탈컨디셔닝 결과로 거의 모든 기능 스킬이 감소된다: 보행과 계단이동, 서기 위해 일어나기, 이동과 자세전환, 앉는 기술과 네발기기, 배밀이, 구르기 같은 수평기술. 기능적인 저하는 탈컨디셔닝에 기여할 수 있으며, 해결되지 않으면 신체적 기능 활동의 추가 감소에 기여할 것이라는 점을 기억해야 한다.

환자 적용

엑슬린(Exline) 씨는 왼손 CVA를 앓은 68세의 남성으로 우측 편측 마비를 일으키고 상지가 하지보다 더 많이 관련되어 있다. 그는 오른쪽 얼굴에 처진 표정과 말하기 어려움을 표현한다. PMH(과거 의료병력): 당뇨; 사회 생활: 그의 아내와 살고, 사교적인 음주를 했고, 5년 전 금연했지만 40년 동안 담배를 피웠다.

임상 결정 시 고려할 점

1. *엑슬린 씨가 위험에 처한 심혈관/호흡기 질환은 무엇인가?*
2. *물리치료사는 심혈관/호흡기계와 관련하여 초기 검사 동안 무엇에 초점을 맞춰야 하는가?*

심혈관/호흡기계의 검진 원리
Principles of Examination of the Cardiovascular/ Pulmonary System

검진 절차의 순서
Sequencing of Examination Procedures

환자를 검사하기 전에 검사 절차 순서로 철저한 차트 검토를 수행한다. 외래 환자 및 재가 보호 설정에서는 항상 의료 차트를 사용할 수 있는 것은 아니므로 이 정보는 환자 또는 간병인 또는 추천 의사와 전화 대화를 통해 얻어야 한다. 환자와의 초기 접촉 시, 일반적으로 환자의 상태를 관찰한다. 이 관찰 중 일부는 환자 인터뷰와 동시에 발생할 수 있다. 심혈관/호흡기 질환 환자는 종종 빨리 피로감을 느끼기 때문에 위치 변경을 최소화하는 방식으로 검사를 진행하는 것이 중요하다. 또한 환자의 피로와 세션을 완료할 수 없는 시험 절차의 우선 순위를 지정한다. 움직임과 운동이 영향을 줄 수 있기 때문에 신체활동 전에 휴식 시 활력징후를 측정하고, 심음과 폐음의 청진을 기본으로 실시한다. 시험이 끝날 때까지 기능 평가 및 운동 지구력 검사와 같은 피로감을 유발할 수 있는 활동을 남기거나 초기 세션이 조기에 끝나지 않도록 피로를 피하기 위해 휴식을 적절히 분포시켜야 한다.

병력 가져오기 Obtaining History

현재 및 과거 병력을 아는 것은 심혈관/호흡기계의 손상 여부를 결정하는 데 중요하다. 입원 환자 환경에서 의료 기록은 대부분의 정보를 제공할 수 있다. 일차적인 진단은 신경학적 진단이 심혈관/호흡기계에 대한 일차적 또는 이차적 장애를 일으킬 수 있기 때문에 고려해야 할 첫 번째 진단이다. TBI와 CVA는 호흡 조절의 중추 신경계에 손상을 줄 수 있어 호흡 조절과 폐 기능의 주요 손상을 초래한다. MS, ALS, GBS 및 SCI와 같은 질병은 호흡 근육의 마비 또는 약화를 유발할 수 있으며 환기 기능을 손상시킬 수 있다. 이러한 동일한 질병 과정은 만성, 기침 및 삼키는 것을 제어하는 근육의 약화를 유발하여 환자가 폐렴 또는 **오연성 폐렴**과 같은 이차성 폐렴, 기도 손상을 일으키는 인두의 미립자 물질로 인한 폐의 염증/감염을 받을 수 있다.

의료 기록은 입원 이후로 의심되는 2차적 심혈관/호흡기계 합병증을 물리치료사에게 경고할 수 있다. 뇌졸중과

상자 11-1 검사/병력의 감별에서의 평가를 위한 폐동맥 질환의 증상과 징후

기침
호흡곤란
비정상적인 객담
흉통(일반적으로 복장뼈안쪽 또는 폐)
청색증
손가락 끝의 곤봉화
변화된 호흡패턴

관상동맥 질환(CAD)은 모두 혈관계의 죽상 동맥 경화증과 관련이 있으며 일반적인 위험 인자와 병인을 공유한다(American Heart Association, 2015). 따라서 뇌졸중을 앓고 있는 환자는 CAD의 발생 위험이 있다. 표 11-1은 뇌졸중과 CAD에 기여하는 죽상동맥 경화증의 위험 인자를 요약한 것이다. 흡연 기록이나 환경 독소 및 질병의 증상과 같은 심혈관/호흡기계 위험 인자에 대한 의료 기록을 검토하고 구체적으로 질문하는 것은 필수적이다(상자 11-1 및 표 11-2 참조).

유아와 어린 아이들은 급성 호흡 부전 및 여러 가지 이유로 즉시 생명을 위협할 수 있는 가스 교환 장애에 더 큰 위험이 있다. 미성숙 면역계와 결합된 감염 인자(예; 보육환경)에 노출되어 있기 때문에 호흡기 감염이 증가한다. 유아와 어린 아이의 해부학적 특징은 또한 더 쉽게 감수성을 일으킨다. 소량의 점액, 기관지 경련 또는 부종조차도

표 11-2 검사/병력의 감별목록에서 평가를 위한 심혈관계 질환의 증상과 징후

증상/징후	감별/설명	원인/주요사항
흉통/협심증	• 복장뼈안쪽 압박감, 목, 턱, 팔 통증 • 휴식 시 완화되고 스트레스 또는 활동, 운동 시에 허리위쪽으로 불편감	• 심장 허혈 • 심장 색전증 • 심장주위염 • 심내막염 • 왼방실판막 탈출
촉진	흉부에서 쿵쿵거림, 뛰기, 가슴 뛰기, 목에서 펄떡이는 것으로 표현된다.	부정맥/불규칙적인 리듬 • 원인: 카페인, 불안, 초조, 왼방실판막 탈출 • 치명적인 원인: 심실성 부정맥, 심장차단, 허혈, 울혈성 심부전
호흡곤란	• 호흡멎음의 감각 • 만약 심장이 근원이 된다면 휴식 시 또는 작은 움직임과 함께 좌심실부전의 다른 증상과 동반; S3 심장소리, 기침을 동반하는 불명확한 수포음	• 열 • 통증 • 폐동맥성 원인/저산소증 • 심장: 울혈성 심부전/좌심부전; 폐로 역류하여 폐성 울혈과 기스교환의 방해
발작성 밤중 호흡곤란	환자를 잠에서 깨우는 호흡곤란(SOB)	울혈성 심부전
기좌호흡(orthopnea)	호흡곤란없이 눕기 힘듬	울혈성 심부전
실신	실신, 의식의 소실(LOC)	• 부정맥 • 기립성 저혈압
기침	만약 심장이 근원이라면 기침 또는 분홍색 포말성의 객담과 함께 불명확한 수포음 동반	• 울혈성 심부전/좌심부전, 폐혈관으로 역류 • 폐의 원인
부종	종종 양측성; 경정맥의 확장과 몸무게 증가	• 울혈성 심부전 • 우심부전 • 말초혈관 질환 – 정맥 정체
청색증	입술의 파래짐과 부적절한 산소 수준에 따른 손발톱바닥(nailbed)의 파래짐	• 저산소혈증/폐질환 • 빈혈
절뚝거림	운동 시에 다리의 당겨짐 감각과 저림증세, 휴식 시 완화됨	말초혈관질환이 일차적 원인이지만 관상동맥질환이 종종 말초혈관질환과 동반

기도 직경이 비교적 작기 때문에 기도를 막을 수 있다. 신생아의 다른 구조적 요인으로는 늑골의 수평적 정렬과 증가된 흉벽의 유순도 때문에 횡경막 및 다른 환기 근육의 피로에 저항력이 있는 근육 섬유의 수가 감소하고, 기본 대사율의 비율로 호흡부하가 증가하고, 기침 능력이 떨어지며, 늑간 및 보조기에 대한 기계적 이점이 부족하다 (Tecklin, 2015).

사용 가능한 검사 및 의학적 검사의 검토
Reviewing Available Laboratory and Medical Tests

심혈관/호흡기 관련, 특히 동맥혈 가스분석(ABG), 헤모글로빈, 헤마토크리트, 응고 인자, 심전도(ECG), 흉부 방사선 검사를 고려할 때 의료 기록에서 발견되는 특정 일상 검사 및 진단 검사의 결과는 중요하다.

동맥혈 가스

분석(ABG)은 개인의 호흡 및 신진 대사 상태에 대한 정보를 제공한다. 동맥 샘플은 동맥(일반적으로 요골 동맥)에서 직접 혈액을 채취하여 얻으며 보통 호흡 치료사 또는 간호사가 수행한다. O_2(PaO_2)와 O_2 포화도(O_2 Sat)의 분압은 동맥혈의 산소 함량에 환자가 얼마나 산소를 공급하는지에 대한 정보를 제공한다. 산-염기 균형은 혈액의 pH에 의해 결정되며 환자가 산증이나 알칼리증 상태에 있는지 여부를 결정한다. CO_2 분압($PaCO_2$)은 호흡기 시스템이 산-염기 균형에 미치는 영향에 관한 정보를 제공하고 중탄산염(HCO_3)은 신장 또는 산-염기 균형에 대한 대사 작용에 관한 정보를 제공한다. 임상 현장에서 pH, $PaCO_2$ 및 HCO_3의 값을 분석하면 불균형에 기여하는 주요 시스템과 신체가 보상되는지 여부를 결정하는 데 도움이 될 수 있다. 표 11-3 및 표 11-4는 동맥혈 가스 결과의 참조 값과 해석을 제공한다.

의학적 실험실 결과값

헤마토크리트(Hematocrit)는 총 혈액량의 백분율로 RBC의 양을 나타낸다. 헤마토크리트는 혈액의 O_2 운반 능력과 심장 작동에 중요하다. 적혈구 수가 너무 높으면 혈액이 두꺼워지고 점성이 높아져서 심장에서 혈액을 펌프하고 심근 산소 요구량을 증가시키는 작업 요구량이 늘어난다. 적혈구 수치 또는 헤모글로빈 수치가 너무 낮으면 혈액의 O_2 운반 능력이 약화되고 환자는 혈중 산소 농도가 낮아 **저산소증** 증상이 나타날 수 있다. 백혈구 수치가 높은 것은 감염을 나타낼 수 있다.

폐 기능 검사

폐 기능 검사(PFT)는 일반적으로 호흡치료사가 아니라 물리치료사가 수행하지만 물리치료사는 결과를 이해하고 물리치료 계획에 적용할 수 있어야 한다. PFT 결과는 전형적으로 의료 기록에서 이용 가능하다. PFT는 유량 및 폐활량 패턴뿐만 아니라 폐 용적 및 용량의 측정을 포함하며 일반적으로 호흡 운동의 그래프를 생성한다. 4개의 폐의 용량과 4개의 폐 용적이 일반적으로 측정된다(표 11-5). 이 외에도 일반적으로 유량 볼륨 루프가 볼륨에 대한 가스 흐름을 그래픽으로 표시한다. 폐쇄성 폐 질환에서 폐흡기 예비량(IRV)과 기능적 잔여 용량(FRC)이 증가하고 유속이 감소한다(Kacmarek, 2012). 제한적인 폐 질환에서는 유량은 일반적으로 정상인 동안 모든 용적 및 용량이 감소한다(Kacmarek, 2012). 근본적인 폐 질환이 없는 신경 장애가 있는 대부분의 환자는 호흡기 및 흉벽 손상으로 인해 제한적인 기능장애를 갖는다. 일반적인 PFT 외에도 때때로 도수 사용 동력계를 사용하여 최대 흡기 압력(MIP)과 최대 호흡 압력(MEP)을 측정한다. 이

표 11-3 정상범위: 동맥가스 분석

측정	정의	정상범위
PaO_2	혈중에 녹아있는 산소분압	>80 mm Hg
$PaCO_2$	혈중에 녹아있는 이산화탄소분압	35 to 45 mm Hg
pH	혈중에 산/알칼리 정도	7.35 to 7.45
HCO_3	혈중 중탄산의 정도	22 to 28 mEq/liter
SaO_2	포화 산소량: O_2의 동맥 혈액 내 헤모글로빈에 결합된 퍼센트	96% to 100%

표 11-4 산/염기 장애의 특성과 가능한 원인

검사	정의	정상적 범위	비정상의 주요사항	측정된 이산화탄소 분압	측정된 중탄산	가능한 원인
호흡성 산증	<7.35	이산화탄소 분압의 증가(탄산으로 변환	중탄산 증가	>45(일차적인 증가)	정상(또는 보상적 증가)	COPD, 상부 또는 하부 기도 장애, 신경근육 장애, CNS 우울증, 저환기, 수면 장애 호흡, 심정지, 호흡부전
호흡성 알칼리증	>7.45	이산화탄소 분압의 감소(탄산으로 덜 변환)	중탄산 감소	<35(일차적인 감소)	정상(또는 보상적 증가)	과호흡, 발열, 통증, 저산소증, 뇌혈관사고, 뇌 외상/종양, 뇌부종, 폐색전, 폐렴, 기흉, 흉막삼출, 임신, 뇌손상, 울혈성 심부전, 천식, 심한 빈혈, 갑상선 기능 항진증
대사성 산증	<7.35	중탄산의 감소	이산화탄소 분압의 감소	정상(또는 보상적 감소)	<22(일차적 감소)	당뇨병성 케톤산증, 젖산증, 중독(메탄올, 에탄올, 살리실산), 신부전, 설사
대사성 알칼리증	>7.45	중탄산의 증가	이산화탄소 분압의 증가	정상(또는 보상적 증가)	>26(일차적 증가)	구토, 설사, 이뇨 요법, 코티코스테로이드, 쿠싱병, 저칼륨혈증

두 개 자료를 인용함: Kaufman DA. Interpretation of Arterial Blood Gases(ABGs). American Thoracic Society. www.thoracic.org/professionals/clinical-resources/critical-care/clinical-education/abgs.php. 2016년 1월 2일 확인함; 그리고 Carter R, Tiep B, Boatwright D. Oxygen delivery and acid-base balance. *RT for Decision Makers in Respiratory Care*. www.rtmagazine.com/2010/08/oxygen-delivery-and-acid-base-balance/. 2010년 8월 6일 게재됨; 2016년 1월 2일 확인함.

장치는 호흡 근육에 의해 입에서 생성된 압력을 측정하며 호흡 근력의 간접적인 척도이다. 폐 기능 검사, 정상 수치 및 비정상 수치의 중요성에 대해서는 표 11-5를 참조한다.

심혈관/호흡기계 검사 및 측정 Tests and Measures of Cardiovascular/Pulmonary Systems

전반적인 관찰/시진 General Observation/Inspection

환자를 처음 볼 때 환자가 사용하거나 환자에게 부착된 의료 장비를 관찰해야 한다. 여기에는 정맥 주사(IV) 라인, 중앙 및 동맥 라인, O_2 및 인공 호흡기 튜브가 포함될 수 있다. 실수로 선을 탈락시키거나 이동 중에 환자에게 상해를 입히지 않도록 선의 위치를 알고 있어야 한다. 환자에게 신체 유형 및 자세(호흡에 영향을 미침), 위치, 호흡 양상 또는 스트레스 징후를 관찰한다. 사람의 신체 유형은 그 사람의 일반적인 건강 상태를 알려준다. 과체중 또는 비만(체질량 지수>25)인 사람은 신체 상태가 좋지 않고 만성 질환을 발전시킬 위험이 높으며 사망률이 더 높을 수 있다(질병 통제 및 예방 센터, 2016a). 과체중인 사람은 심장 질환, 수면 무호흡증, 천식 발병률이 높으며 고혈압의 위험이 두 배가 된다. 흔히 장기간의 폐 질환을 가진 환자는 호흡하기에 필요한 에너지 요구량 증가로 인해 명백한 체중 감소 및 심한 낭비를 겪는 **악액질(cachetic)**이 있다. **호흡 곤란**을 겪고 있는 환자는 부호흡 근육을 과도하게 사용하고, 앞으로 자세를 취하고, 팔을 기울여야 하며, 전체 문장으로 말하기가 어려울 수 있다. 척추 **후만증**, 척추의 비정상적 증가 또는 **척추 측만증**과 같은 심각한 자세 변형은 척추의 비정상적인 측면 곡률로 인해 호흡 근육의 역학을 변화시켜 호흡의 기능을 향상시키지 못하게

표 11-5 폐기능 검사

장애	정의	정상수치	비정상의 주요사항
일회 호흡량	분당 호흡량	500% smL	폐쇄성 질환이 정상이거나 증가하거나 제한성 질환이 감소할 수 있음
흡기 예비량	정상 흡기 후 추가 흡입할 수 있는 공기량	3.10 L	
호기 예비량	정상 호기 후에 추가 호기할 수 있는 공기량	1.20 L	• RV 및 FRC 계산에 필요 • 폐쇄성에서 정상 또는 감소 그리고 제한성에서는 정상
잔여량	최대 호기 후 폐에 남아 있는 공기량	1.20 L	• 폐쇄성 및 제한성 질환 감별을 위해서 • 폐쇄성 질환에서의 증가
폐활량	최대 흡기 후 호기될 수 있는 최대 공기량	4.8 L	폐의 확장도를 떨어뜨리고 호흡중추를 억압하는 질환에서 감소될 수 있음
기능적 잔여량	호기가 끝날 때 폐에 남아 있는 공기의 양	2.40 L	폐쇄성 질환에서 증가하고 제한성 질환에서 감소
흡기용량	정상적인 호기 후에 흡기할 수 있는 공기의 최대치	3.6 L	제한성 질환 감소(폐 조직에 영향을 미치는 상태 및 호흡 근육에 영향을 미치는 신경 근육 상태)
총폐용량	최대 흡기 후에 폐에 있는 공기량	6.00 L	

Douce FH. Pulmonary function testing. In: Kackmarek RM, Stoller JK, Heuer AJ, eds. *Egan's Fundamentals of Respiratory Care*, 10th edition. Elsevier; 2013: 417-450.

한다. 체간의 기형은 또한 폐와 심장과 같은 중요한 구조의 압축을 초래할 수 있다. 조심스럽게 관찰하고 검사하면 환자의 고통, 현재의 건강 상태 및 활동을 견디는 능력에 대한 일반적인 평가가 제공해야 한다. 이 정보는 평가 절차의 우선 순위를 정하는데 도움이 될 것이다.

활력 징후 Vital Signs

활력 징후에는 HR, BP, RR 및 온도(T)가 포함된다. 활력 징후는 휴식을 취하는 개인의 생리 상태 및 개인의 시스템이 활동에 어떻게 적응하는지에 관한 중요한 정보를 수행하고 제공하는 필수 검사 절차이다. 운동 직후의 활력 징후, 휴식 시 활력 징후 및 회복 활력 징후가 올바르게 해석된다면 심혈관/폐 상태를 평가하는 것이 중요하다. 물리치료사는 운동 중 환자와 함께 일하는 소수의 의료 실무자 중 한 명이다. 이러한 사실에도 불구하고, 물리치료 중 활력 징후 모니터링은 자주 수행되지 않았다(Frese, 2002; Village, 2011). 활력 징후는 검증된 운동 검사와 함께 환자의 기능적 운동 능력/운동 지구력에 대한 중요한 객관적 측정을 제공한다.

심장 박동 수

심장 박동 수(분당 심장 박동수)는 다양한 위치에서 맥박(심장주기 동안 좌심실 수축에 의해 생성된 동맥의 혈액 파동)을 취함으로써 분당 박동수(bpm)로 측정된다. 요골 동맥과 경동맥이 가장 흔한 부위이다. 경동맥에 과도한 압력이 가해지면 미주 신경 자극이 유발되어 급성 심근 경색 및 혈압 강하로 인한 현기증 또는 의식 상실(LOC)을 초래할 수 있으므로 요골 맥박 위치가 일반적으로 경동맥 펄스보다 선호된다. 맥박을 촉진하는 것은 심장 수축의 강도, 수축의 속도와 리듬 및 혈류와 관련된 중요한 정보를 제공한다. 맥박을 듣는 방법에 대한 자세한 설명을 보려면 신체 검사에 관한 텍스트를 참조해야 한다.

성인의 일반적인 HR은 60~100bpm이다. 표 11-6에는 HR에 대한 참조 값이 연령대별로 나와 있다. 맥박은 규칙적이고 일관성 있고 강해야 한다. 60bpm 이하의 느린 HR은 **서맥**이라고 부르며 100bpm 초과의 HR은 **빈맥**이라고 한다. 불규칙한 맥박은 부정맥을 나타낸다. 부정맥의 정확한 유형과 심각성은 ECG로만 결정될 수 있다. 이전에 기록된 부정맥이 없는 환자에서 불규칙한 맥박이 검사되거나, 심혈관 질환의 다른 증상이 나타나면 환자를 의학적 평가를 위해 추천한다. 강한 그리고, 약한 맥박 사이에서 검사할 수 있는 종종 "사상맥(thready)"이라고 하는 심전도가 좋지 않은 맥박이 좌심실 기능이나 말초 혈관 질환(PVD)의 불량을 나타낼 수 있으며 더 의학적 평가를 위한 지표이다.

호흡수

호흡수는 환자가 조용하게 호흡하는 동안 흉부의 상승 및 하강 속도를 계산하여 분당 **호흡수**인 **RR**(호흡량)을 검사한다. 이것은 환자가 주의가 없을 때, 호흡의 속도와 패턴이 바뀔 수 있기 때문에 이루어져야 한다. 환자의 손목에서 손가락을 뗀 후 RR을 계산하지만 환자의 인식 없이 관찰하는 것이 좋다. 표 11-6에는 연령 집단별 RR에 대한 참조 값이 포함되어있다.

동시에 호흡 패턴을 관찰하고 문서화한다. 뇌간에 호흡 조절 센터에서 뇌졸중이나 TBI를 겪은 환자는 병리학적 호흡 패턴을 나타낼 수 있다. 병리학적 호흡 패턴 및 가능한 원인에 대한 설명은 표 11-7을 참조한다. 또한 흡기/호기 동안 복부 둘레가 어떻게 변하는지 관찰한다. SCI 환자는 복근, 내늑간근 또는 횡격막의 위축이나 마비로 인해 역설적인 호흡 패턴이 나타날 수 있다. **역설적인 호흡**에서, 환자의 상위 흉부가 감소되고 복부가 흡기 동안 과도

표 11-6 다양한 연령에서 생명징후의 정상범위

	나이	심박수(회/분)	수축기 혈압(mmHg)	이완기 혈압(mmHg)	호흡수(회/분)
다양한 연령에서 생명 징후	조산아(Premature)	120-170	55-75	35-45	40-70
	0-3개월	100-150	65-85	45-55	35-55
	3-6개월	90-120	70-90	50-65	30-45
	6-12개월	80-120	80-100	55-65	25-40
	1-3세	70-110	90-105	55-70	20-30
	3-6세	65-110	95-110	60-75	20-25
	6-12세	60-95	100-120	60-75	14-22
	12세	55-85	110-135	65-85	12-18
	성인	60-90	110-120	60-70	14-22
안정 시 심박수	유아/어린이	80-100			
	성인	60-100			
	서맥	<60			
	빈맥	>100			
혈압 범위	정상		<120	<80	
	고혈압전단계		120-139	80-89	
	1단계 고혈압		140-159	90-99	
	2단계 고혈압		≥160	≥100	
활동 시에 정상 신체 온도 범위	상태	구강 체온	직장 체온	구강 체온	직장 체온
	보통 정상범위	98.6-99.5	96.8-99.7	36.0-37.5	36.0-37.6
	아침/추운 날씨	95.0-96.8	95.9-97.0	35.0-36.0	35.3-36.1
	고강도의 일/감정상태	99.7-101.0	99.7-101.5	37.6-38.3	37.6-38.6
	고강도의 운동		101.2-104.0		38.4-40.0
신체 온도		체온(화씨)	체온(섭씨)		
	평균적인 신체 온도	98.6°F	37°C	보통 감염 또는 염증	
	체온 상승 "열"	>100.4°F	>38°C		

표 11-7 신경근 질환에서 관찰될 수 있는 비정상적인 호흡패턴

비정상적인 호흡패턴		
패턴	*정의*	*원인*
무호흡	15초 이상의 무호흡	심정지, 약물 과다복용, 호흡조절중추의 변화(숨뇌 내)
호흡 느림	분당 12회 이하의 호흡	진정제, 마약 또는 알코올의 과다복용, 신경 질환, 대사 질환
비오스호흡	무호흡 기간이 긴 불규칙한 호흡 속도 및 깊이	뇌내압 증가
체인-스트로크 호흡	무호흡 후에 호흡 수 및 심도 증가	울혈성 심부전, 신장부전, 상승내 두개내압, 마약류의 과다복용
쿠스마울 호흡	호흡 횟수 및 심도 증가	대사성 산증
지속성 흡식호흡	장기간의 흡식호흡	중추신경계 손상
역행성 호흡	흡기 시에 흉벽 또는 복부가 안으로 호기 시에 밖으로 움직임	횡격막 피로/마비/흉벽 손상
과호흡	호흡 심도의 증가	울혈성 심부전, 활동, 폐렴
과환기	호흡 횟수 증가 및 심도 증가	불안, 통증, 대사성 산증

(Kacmarek, 2012)

하게 상승한다. 편마비 환자는 마비/편마비증의 측면에서 확장의 장애가 있는 비대칭 가슴 운동을 보일 수 있다.

혈압

혈압(BP), 동맥 혈관의 압력(mmHg), 심박동수는 휴식 시, 자세 변화와 함께, 운동 중, 회복 시 적절하게 평가할 때 측정해야 한다. 동맥 혈압은 혈압계(Hg), BP 커프 및 청진기로 가장 일반적으로 측정된다. BP 평가를 수행하는 방법에 대한 완전한 설명은 다른 출처를 참조한다. 표 11-6에는 연령대별 BP 참고 값이 포함되어 있다.

BP 정확도에 영향을 주는 측정값에서의 일반적인 오류를 피한다. 이러한 오류에는 부적당한 커프 크기, 동맥에 청진기 종의 과도한 압력, 옷 위에 판독 값 및 과도한 압력이 포함된다. 정확한 혈압 측정을 위해서는 혈압 측정의 정확성이 필수적이다(그림 11-1). 너무 짧거나 너무 좁은 커프는 잘못된 높은 판독 값을 초래할 수 있으며, 너무 큰 커프는 잘못된 낮은 판독 값을 초래할 수 있다(Bickley, 2013). 커프의 적절한 맞춤을 얻기 위해서는 커프의 주머니가 상완 둘레 폭의 약 40%가 되어야 한다(Bickley, 2013). 팔 둘레의 80%는 커프의 위치 표시에 주의하여 주머니 길이(Bickley, 2013)가 되어야 한다(그림 11-1). 예를 들어, 환자의 팔의 둘레가 상완의 가장 넓은 지점

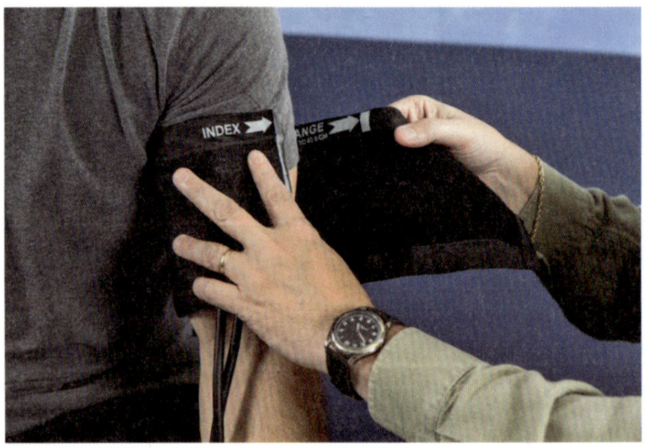

그림 11-1 BP 커프가 암에 제대로 장착되었는지, 커프의 위치 표시에 주의를 기울이는 사진(성인에 대해 "참고선"이 있어야 하는 범위 내에서).

에서 10인치로 측정되면, 혈압을 적절히 맞추려면, 적절하게 맞추어지는 커프는 8인치의 길이와 4인치의 넓이가 적당하다.

처음에는 혈압은 카페인 제품 또는 흡연 전에 그리고, 휴식한 후에 측정해야 한다. BP는 환자의 의복 위에서 측정되지 않아야 한다. 소매를 제거하거나 감아올려야 한다. 소매가 커프 위에 단단히 감겨 있거나 커프를 의류 위에 올려 놓지 않도록 주의한다. 그러면 판독의 정확성이 저하

될 수 있다. 상완 동맥 위에 주머니의 중심을 맞추고(커프의 지시 화살표를 찾는다.) 주머니의 아랫부분을 팔꿈치보다 약 1인치 위쪽 경계선을 위치시켜(Bickley, 2013) 팔에 커프를 부드럽게 위치시킨다. 상완 동맥을 촉진하고 팔을 심장 수준으로 놓는다. 근육 수축이 혈압 상승을 유발할 수 있으므로 환자는 독립적으로 팔을 들고 있지 않아야 한다. 혈압을 측정하기 위해서는 요골 동맥 박동이 사라질 때까지 요골 동맥을 만져서 신속하게 혈류를 측정하여 수축기 혈압을 추정해야 한다. 이것은 예상되는 수축기 압력이다. 그런 다음 커프가 신속하게 제거된다. 청진기를 상완 동맥 위에 놓고 동맥을 막기에 충분히 세게 누르지 않도록 주의하면서 이전 단계에서 추정한 수축기 혈압보다 약 30mmHg 커프를 부풀린다. 그런 다음 초당 2에서 3mmHg의 속도로 커프를 공기를 제거한다. 첫 번째 두 개의 연속적인 소리가 들리는 지점은 심장주기에서 가장 높은 동맥압인 **수축기 혈압(SBP)**을 결정한다. 소리가 없어질 때까지 압력을 지속적으로 낮추고 소리가 사라지게 된다. 소리가 사라지는 지점은 **확장기 혈압(DBP)**으로 심장주기 중 가장 낮은 BP이다. 때로는 특히 노인의 경우 소리가 사라지지 않았다. 이러한 경우 DBP(DeTurk, 2011; Irwin, 2004)에서 소리가 없어지는 지점을 이용한다.

혈압은 처음에 양팔에서 측정되어야 하고, 이후에 더 높게 압력이 기록된 팔에서 읽어야 한다. 양팔의 오차가 10~15mmHg 이상인 경우 비정상이며 혈압이 낮은 쪽의 동맥 폐색을 암시한다(Bickley, 2013).

또한 환자의 자세 변화와 관련된 BP를 확인해야 한다. 일반적으로 앉아서 움직일 때 SBP가 일시적으로 떨어지지만 자율신경계는 혈압 강하를 상쇄하기 위해 HR을 증가시켜 보상한다. **기립성저혈압**은 직립 자세로 바꾸려고 할 시에 또는 자세 변경으로 20mmHg 미만으로 떨어지면서 SBP의 감소로 현기증이나 현기증이 나타나는 증상으로 정의된다(Bickley, 2013).

2014년 성인의 고혈압 관리를 위한 증거 기반 가이드라인으로 고혈압(JCA-8)의 예방, 감지, 평가 및 치료에 관한 공동위원회의 제8차 보고서는 고혈압 환자 30-59세, 이완기 목표 90mmHg 미만과 60세 이상의 고혈압 환자를 150/90mmHg 미만의 혈압 목표로 치료하는 것을 뒷받침하는 강력한 증거를 보고한다. 패널 회원은 수축기에 대한 목표를 위해 60세 미만의 고혈압 환자 또는 이완기에 대한 목표를 위해 30년 미만의 고혈압 환자에게서 충분한 증거가 없다고 보고하므로 전문가들은 전문가의 의견을 토대로 이 그룹에 대해 140/90mmHg 미만의 BP를 권장한다(James et al, 2014).

활동/운동에 대한 혈압 반응을 평가할 때 운동의 상태에서 휴식과 최대치의 혈압을 모두 아는 것이 중요하다; 예를 들어, 활동이 걷는 것이라면 서 있을 때와 평가하는 것이 중요하다. 때로는 신경학적 장애가 있는 환자의 경우 균형과 피로로 인해 이 운동이 불가능하거나 불가능할 수 있지만 가능할 때마다 운동에 대한 반응의 정확한 평가를 위해 이 프로토콜을 따라야 한다.

체온

체온은 입원 환자 환경에서 간병 시에 측정된다. 외래 환자 환경에서 그것은 일상적으로 측정되지 않는다. 염증이나 감염 과정이 의심되거나 열, 오한, 발한 또는 불쾌감과 같은 다른 징후가 있는 경우 온도를 측정해야 한다. 대부분의 성인 환자의 경우, 입 또는 겨드랑 부위 또는 고막 체온계를 통해 온도를 측정하는 것이 직장 온도를 측정하는 것보다 적절하고 편안하다. 표 11-6은 온도에 대한 참조 값을 포함한다. 평균 구강 온도는 37℃(98.6℉)이지만 하루 종일 다를 수 있다. 체온은 보통 아침에 낮고 늦은 오후에 최고이다. 35.8℃(96.4℉)에서 37℃(99.1℉)까지의 체온의 변화는 비정상으로 간주되지 않는다(Bickley, 2013). 100.5℉ 이상의 온도는 상승된 것으로 간주되며 환자는 의사에게 의뢰해야 한다. 발열 또는 고열은 신체 온도 상승을 말하며 감염, 수술, 외상, 악성 종양, 경색, 혈관 질환, 약물 및 면역 장애로 인해 발생할 수 있다. 35℃(95℉) 이하의 저체온증은 일반적으로 감기에 노출되어 발생하지만 다른 원인으로는 편두통, 혈관 수축, 기아, 갑상선 기능 저하증, 저혈당증 등이 있다(Bickley, 2013).

다른 검사들 Other Tests

맥박 산소 농도 측정

맥박 산소 농도 측정법은 광원 및 포토 다이오드 광검출기를 사용하여 세동맥을 통과하는 빛의 양을 측정하는 비침습적기구로 혈액 산소 공급량을 측정한다. O_2 포화도는 신소화 수순에 따라 다른 헤모글로빈의 빛을 흡수하는 특성을 기반으로 측정할 수 있다. 일반적으로 맥박 산소 측정법은 환자의 가운데 손가락 끝 부분에 편안하게 맞는 센서를 사용하여 장치를 활용하고 동맥혈 및 심박동수로 헤모글로빈의 O_2 포화도를 거의 즉각적으로 표시한다.

동맥혈 가스를 통한 O_2 포화도의 직접 측정에 비해 침습적이지 않으며 정확한 장비로 물리치료사가 쉽게 수행할 수 있다. 왜곡은 여러 가지 이유로 발생할 수 있으며(Orenstein, 1993; Yamaya, 2002), 운동 중일 때보다는 휴식 시 환자의 정확도가 더 좋으므로 치료전문가는 좋은 임상적 판단을 사용하여 얻은 값을 해석하도록 권장된다(Lotshaw, 2011). 그러나, 맥박 산소 측정기는 동맥혈 산소 포화도를 잘 측정할 수 있는 비침습적 도구로서 휴식 중이거나 운동을 하는 동안 환자에게 일반적으로 사용되며 수용된다(Escourrou, 1999; Lotshaw, 2011).

O_2 포화도의 정상적인 값은 96%에서 100%(헤모글로빈의 포화농도)이며 일반적으로 운동으로는 크게 변하지 않아야 한다. 만성 폐색성 폐 질환이 있는 환자는 종종 낮은 90% 범위에서 산소 포화도를 보인다. 일반적으로 O_2 포화도가 88% 이하로 떨어지면 운동을 계속해서는 안된다(Hillegass, 2011b). 폐 질환이 알려지지 않은 환자에서 O_2 포화도가 몇 % 포인트 이상 떨어지면 의사에게 연락하여 O_2의 공급의 필요성에 대해 의논한다. O_2 포화도를 문서화 할 때, 치료사는 쉬지 않고 값을 기록하고, 자세를 바꿔야 하며, 적절하게 활동 및 회복 중에 범위 값을 기록해야 한다. 유형, 강도 및 활동 기간도 기록해야 한다. 불포화가 발생하면, 상황이 발생하는 특정 시점과 시기를 문서화한다.

운동과 호흡 곤란에 대한 인식

노력성 인지와 호흡곤란의 몇 가지 척도는 신체활동 중에 환자의 노력성 인지 또는 호흡곤란을 정량화할 수 있도록 고안하였다. (1) Borg 운동 자각도(Borg Rating of Perceived Exertion Scale, RPE), (2) 수정된 Borg 호흡장애(Dyspnea) 운동 자각도(가쁜 숨, SOB), 그리고 (3) 호흡장애의 시각 사상 척도(VAS)(Gift, 1989; Muza,1990). Borg 척도는 운동 중 운동 및 호흡감을 측정하기 위한 타당하고 믿을만한 수단으로 널리 사용된다(Meeks, 2003; Noble, 1983; Kendrick, 2000; Whaley, 1997).

Borg RPE는 "전혀 노력하지 않는다"는 의미인 6에서 "최대 운동"(극도로 심한 운동)을 의미하는 20까지의 척도로 자신의 지각된 운동 수준을 평가하도록 요청한다. 지시 사항은 다음과 같다. "신체 활동을 하는 동안 운동에 대한 인식을 평가해 주기 바란다. 이 느낌은 신체적 스트레스, 노력, 피로감 등 모든 감각과 느낌을 결합하여 운동이 얼마나 힘들고, 격렬한지 느껴야 한다. 다리 통증이나 SOB와 같은 어떤 요인에 대해서도 신경 쓰지 말고 전체적인 운동 감각에 집중한다. "RPE는 질병 통제 및 예방 센터 웹 사이트(www.cdc.gov/physicalactivity/basics/measuring/exertion.htm)에서 이용할 수 있다. RPE에 대한 타당도는 일반적으로 좋으며, 신체 활동 중 실제 심박동수의 추정치로 10을 곱한 지각된 운동력 등급과 높은 상관 관계가 존재한다(Borg, 1967; Borg, 1974; Noble, 1983; Borg, 1987). 예를 들어, 12의 인지된 등급은 120의 심박동수와 상관 관계가 있다. RPE는 고갈될 때까지 일정한 부하에서 장기간 운동에 유효하지 않을 수 있다(Garcin, 1998). RPE에 10을 곱한 값은 심박수를 제한하는 약이나 심장 질환을 앓고 있는 사람에게서 부정확할 수도 있다. RPE는 종종 심박동수나 맥박에 영향을 주는 약물을 복용하는 사람들 사이에서 운동 강도를 평가하는 데 선호되는 방법이며 보다 공식적인 최대하 운동 검사와 함께 자주 사용된다.

수정된 호흡 곤란 등급의 Borg 등급은 개인에게 "전혀 하지 않음"에서 "숨이 가쁘기 때문에 멈출 필요가 있는" 등의 10점 VAS에서 SOB의 인지된 등급을 평가하도록 한다. 두 스케일 모두 미세한 환기와 관련이 있는 것으로 밝혀졌다(Muza, 1990). 만성 호흡기 질환 설문지(Guyatt, 1987), 성 조지 호흡기 설문지(Jones, 1991) 및 폐 기능 상태 호흡 수 설문지(Lareau, 1994, Lareau, 1998)와 같은 척도는 호흡 곤란에 영향을 주는 것에 있다.

흉부 평가 Chest Assessment

비정상적인 호흡 패턴뿐만 아니라 구조적 이상도 검사하라. 정상적인 호흡 패턴에서는 복부가 흡기를 하게 하고, 보조 근육이 사용되지 않았다. 정상적인 패턴의 변화는 폐 질환 및 일부 신경학적 장애에서 볼 수 있으며 표 11-7에 요약되어 있다.

SCI 환자는 복근, 늑간근 또는 횡격막의 위축이나 마비로 인해 이전에 설명한 역설적인 호흡 패턴을 사용할 수 있다. 편마비 환자는 불완전 마비나 완전 마비의 측면에서 확장에 장애가 있는 비대칭 가슴 운동을 보일 수 있다. 이러한 비정상은 시진 중 관찰될 수 있다. 호흡의 비대칭성의 미묘한 변화를 감지하려면 가슴 확장의 촉진이 필요할 수 있다.

심장과 호흡음은 모두 청진기를 통해 청진해야 한다.

장시간의 침상 상태(빈번한 위치 변화를 일으키지 못함), 호흡기 근육 손상 및 신경학적 진단을 가진 환자의 기침 장애는 기도청결 손상으로 가스 교환, **폐렴**, 폐의 감염 또는 염증으로 손상을 받아 **무기폐**의 위험에 처하게 하고, 폐포 붕괴가 일어나게 한다. 호흡이 소실되거나 흡기성 crakcle이 있으면 이러한 병리의 질환을 나타낼 수 있다(정상 호흡 및 비정상 호흡의 요약은 표 11-8 및 11-9를 참조한다).

심장 소리도 검사해야 한다. 4개의 특정 앞 가슴 위치를 통해 심장 소리를 들어본다(그림 11-2 참조). 두 가지 정상적인 심장 소리가 들릴 수 있다: S1 또는 승모판 폐쇄를 나타내는 첫 번째 심장 소리와 S2 또는 대동맥 및 폐동맥 판막의 폐쇄를 나타내는 두 번째 심장 소리.

발생할 수 있는 여러 가지 비정상적인 심장 소리가 있지

표 11-8 정상적인 호흡음의 특징

정상적인 호흡음		
호흡음	*위치*	*설명*
수포성	폐의 말초부분	낮은 정점; 부드러운 강도 더 길어진 흡기와 호기보다 큰 소리, 지속성; 흡기와 호기 사이에 어떤 멈춤이 없다
기관지성	복장뼈	크고, 높은 정점 호기가 더 크고 길다
기관수포성	견갑골 사이에서 1, 2번째 갈비뼈사이사이	중등도의 정점과 강도 호흡 길이와 소음이 흡기와 호기가 같다
기관	기관위쪽	높은 정점; 시끄러운 강도(파이프 내에 바람이 부는 듯) 흡기보다 호기가 더 길어짐

출처: Kallet RH. Bedside assessment of the patient. In: Kacmarek RM, Stoller JK, Heuer AJ, eds. *Egan's fundamentals of respiratory care*. 10th ed. St. Louis, MO: Elsevier; 2013: 330-355.

표 11-9 비정상적인 부잡음과 육성

비정상적인 호흡음		
형태	*음질/설명*	*가능한 병인*
미세 수포음	미세, 흡기 말기	이전에 무기폐와 같은 폐쇄된 말초 기도의 개방
거친 수포음	거친 흡기와 호기	심각한 폐렴, 기관지염으로 기도를 통하여 과도한 분비물
천명음	높은 정점; 보통 호기시; 흡기도 될 수 있음	천식, 울혈성 심부전, 폐쇄성의 기도를 통한 빠른 공기흐름
협착음	높은 정점, 단율성	폐쇄된 상부기도를 통한 빠른 공기의 호름

출처: Kallet RH. Bedside assessment of the patient. In: Kacmarek RM, Stoller JK, Heuer AJ, eds. *Egan's fundamentals of respiratory care*. 10th ed. St. Louis, MO: Elsevier; 2013: 330-355.

육성		
염소 울음소리	환자가 "이"라고 말할 때 청진 시에 들을 수 있음	폐의 종양, 경화 또는 삼출은 공기와 소리가 분명하게 들리는 것보다 더 큰 소리의 선날을 가능하게 한다. 일반적인 폐음에서는 소리가 줄어들게 된다.
기관지성 소리(Bronchophany)	환자가 "나인티나인(99)"이라고 말할 때 청진 시에 들을 수 있음	
속삭임 가슴소리	환자가 속삭일 때 청진 시에 들을 수 있음	

출처: Easy Auscultation: Lessons, Quizzes and Guides-Available at www.easyauscultation.com/cases?coursecaseorder=2&courseid=202. Accessed January 15, 2016.

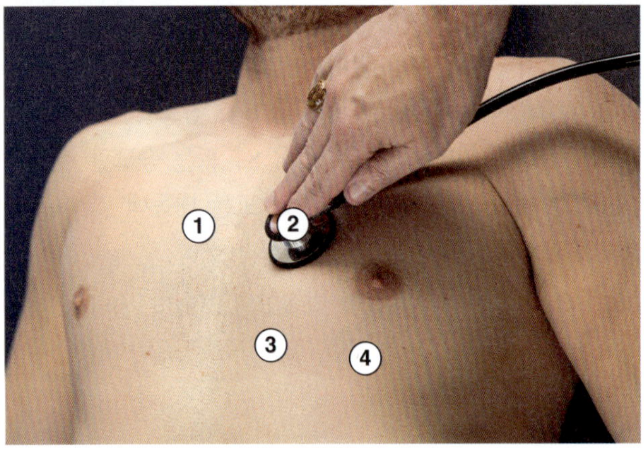

그림 11-2 앞가슴 표면과 심음의 흉부 청진을 위한 네 가지 특정 위치를 보여주는 사진: 1) 대동맥: 오른쪽 복장뼈 경계선, 두 번째 복장뼈 간 공간, 2) 허파동맥: 두 번째 갈비뼈 간 공간, 왼쪽 복장뼈 테두리, 3) 오른방실판막: 다섯 번째 갈비뼈 사이 공간, 좌측 복장뼈 경계 및 4) 왼방실판막: 다섯 번째 갈비뼈 사이 공간, 왼쪽 빗장뼈 중간선.

만, 가장 염려되는 두 가지는 세 번째(S3) 및 네 번째(S4) 심장 소리이다. S3은 초기 확장기에서 S2에서 바로 듣는 저주파 소리이다. 이것은 불량한 심실 신전성으로 인한 것이며 좌심실 기능 부전의 징후이다. S4는 확장기 후반에 듣게 되며 좌심실의 높은 충만 압력을 극복하기 위해 필요한 강력한 심방 수축으로 인한 와류의 결과이다(DeTurk, 2011). 심장 소리와 숨소리는 휴식 시, 운동 후 즉시 검사해야 한다. 기침으로는 알지 못하고 휴식하지 않은 S3 심장 소리 또는 탁탁(crackle) 소리는 운동으로 악화되는 약한 심실 기능을 나타낸다.

운동 검사: 개요 Exercise Testing: Overview

스트레스 테스트라고도 하는 운동 검사는 점점 더 점진적으로 진행되는 운동 부하를 견딜 수 있는 환자의 능력을 평가하는 한편, 생리학적 반응(심박동수 및 리듬, 심전도, 혈압, 증상 및 RPE를 통한 허혈)을 신중하게 모니터링 한다(Thompson, 2014). 신진 대사 카트를 추가하면 VO_2 측정 값을 계산하기 위해 호기의 가스 분석을 제공한다. 운동 검사는 또한 CAD의 존재 여부와 예후(예; Thompson, 2014)를 결정하는 데 사용될 수 있다. 또한 적절한 운동 처방을 결정하고 기능장애를 평가하기 위한 기능 검사를 위한 심근 경색 후(post-MI)의 안전한 수준을 결정하는 데 사용된다(Thompson, 2014). 다음 섹션에서는 일반적으로 사용되는 일반적인 검사 유형, 정상 및 비정상적인 검사, 신경학적 장애로 인한 신체 장애 환자를 위한 권장 사항을 간단히 검토한다.

운동 검사는 최대 또는 최대 하가 될 수 있다. **최대 운동 검사**에서, 환자는 고갈 지점 또는 지속하기 힘듦을 가슴 불편함, SOB 또는 다리 피로와 같은 증상으로 인해 환자가 계속할 수 없거나 연령에 적합한 최대 심박동수의 85%(HR max)가 달성됨을 인지할 때까지 진행성 작업부하를 수행한다(Thompson, 2014). 최대 검사는 일반적으로 HR, ECG 및 BP를 측정하는 동안 점진적으로 높은 작업 부하에서 운동하도록 환자에게 요구되므로 심근 허혈을 유발하여 심장 질환을 진단하는 데 사용된다. VO_2의 간접 측정, 무산소 역치의 측정, 환기/분(VE)의 간접 측정을 위한 대사 카트의 사용은 O_2 포화와 함께 운동 제한이 주로 심장 또는 폐 문제로 인한 것인지 여부를 결정하는 데 유용하다(Medoff, 1998). 최대 운동 검사는 의사의 감독과 적절한 긴급 진료 심혈관 지원 장비 및 환자가 있는 임상 환경에서 수행된다. 시험에 사용되는 운동기구의 가장 일반적인 유형은 트레드밀 또는 자전거 에르고 미터(Noonan, 2000)이다. 초음파 심전도 또는 탈륨 신티그라피(Thallium scintigraphic) 스캐닝과 같은 이미징 기술은 민감도와 특성을 향상시키기 위해 최대 검사와 결합되는 경우가 많다. 운동 심초음파는 운동 중 심장 벽 운동 및 판막 기능을 관찰하기 위해 초음파 이미징을 사용한다.

벽 운동 이상은 심장 조직 허혈 또는 경색의 지표이다. 최대 운동 검사는 에어로빅 적합성의 유효하고 신뢰할 수 있는 척도로 잘 정립되어 있다(Pescatello, 2014). 그러나 임상 환경에서의 물리치료에 대한 적용 가능성은 여러 가지 이유로 제한되어 있다. 최대 운동 검사는 비용이 많이 들며 모니터링을 위한 장비, 관리할 고도의 기술, 응급 요원(의사 포함) 및 장비의 가용성이 필요하다(Noonan, 2000; Pescatello, 2014). 또한 통증이나 신체적 장애가 있는 환자는 일반적으로 최대의 신체 검사를 수행할 수 없다(Noonan, 2000).

최대 스트레스 검사의 또 다른 형태는 약리학적 스트레스 검사이다. 기술적으로 운동 검사는 아니지만 약리 스트레스 검사는 운동 장비를 사용하는 능력을 제한하는 중대한 신체 장애가 있거나 신체적 장애 또는 심한 탈컨디셔닝으로 인해 운동을 할 수 없는 환자에게 자주 사용된다. HR을 증가시키는 데 일반적으로 사용되는 약물 주입이 포함된다(Pescatello, 2014). 사용된 약리학적 제제는 도부타민, 디피리딘 및 아데노신을 포함한다. 심 초음파 검사 또는

표 11-10 운동 검사를 위한 적응증과 금기증

적응증	절대적 금기증	상대적 금기증
• 질병 감별 • 증상 평가: 가슴 통증/호흡 곤란 • 치료 평가: 내과, 외과적 운동 • 운동 처방 결정 • 기능적인 상태 평가/운동 내성/피트니스	• 안정 시 ECG 검사에서 최근 주요한 변화는 심각한 허혈성을 나타낼 수 있다. • 불안정한 협심증 • 증상적 또는 혈액역학적으로 불안정한 심장 부정맥 • 증상이 심한 대동맥 협착증 • 통제되지 않는 증상적 심부전 • 급성 폐색전 또는 경색 • 급성심근염/심막염 • 의심되거나 알려진 동맥류 • 급성 전신 감염	• L형 관상동맥 협착증 • 중등도의 협심증 심장질환 • 전해액 이상 • 동맥 고혈압 200mm 이상 • 빈맥 또는 서맥성 부정맥 • 비대성 심근병증 • 만성 감염병 • 심실 동맥류 • 고강도의 심방심실 차단 • 조절되지 않는 대사질환 • 안전하게/적절하게 운동할 수 없는 정신적/신체적 장애 • 운동으로 악화되는 신경운동계, 근골격계 또는 류마티스 질환

(Pescatello, 2014, p. 53)

탈륨 조영 영상 검사는 예비 검사 및 사후 검사(Pescatello, 2014)로 시행된다. 약리 스트레스 검사는 운동 능력이 없는 사람의 심장 질환을 진단하는 데 유용하지만 기능 용량을 결정하는 데 제한된 값이 있다. 약리학적 검사는 의사의 감독하에만 수행된다.

최대하 운동 검사의 경우, 환자는 피로감이 아니라 오히려 수의적인 피로 또는 연령에 따라 심박동수 최대의 85% 미만으로 운동한다. 일반적으로 모니터링 장비는 필요하지 않다. VO_2는 직접 측정되지는 않지만 일반적으로 심박동수 또는 걸음 거리와 같은 다른 매개 변수를 측정하고 회귀 방정식에서 이러한 값을 사용하여 VO_2 최대를 추정한다. 최대하 검사는 장비가 아닌 걷기, 달리기, 또는 걷기와 같은 일상적인 기능적 활동을 이용하므로 비용이 많이 들지 않았다. 최대하 검사는 일반적으로 물리 치료 환경에서 수행되는 양식이다. CAD 진단에 사용되는 대신, 사전 처치 및 사후 조치 평가(Noonan, 2000; Pescatello, 2014)를 포함하여 운동 처방 또는 기능 테스트에 주로 사용된다.

최대하 운동 검사를 시작하기 전에, 환자는 심혈관 위험 및 환자의 운동 테스트를 금기에 대해 신중하게 검사해야 한다. 표 11-10은 운동 테스트의 적응증/금기증 사항을 요약한 것이다. 위험 요소가 있는 경우 환자에게 모니터링 또는 의사 감독 아래 검사를 의뢰한다. 검사를 시작하기 전에 주의 깊게 적절한 운동 모드와 프로토콜을 선택한다.

최대하 운동 검사의 다른 방법으로는 러닝 머신 테스트, 자전거 에르고 미터 테스트 및 팔 에르고 미터 테스트뿐만 아니라 걷기/뛰기 테스트, 원거리 걷기/뛰기 테스트, 셔틀 테스트, 계단 테스트 및 앉았다-일어서기와 같은 테스트가 포함된다(Noonan, 2000; Pescatello, 2014). 검사를 선택할 때는 균형, 조정, 힘, 운동 범위 및 보조 장치 사용 등 환자의 신체 기능 또는 손상을 고려해야 한다(Noonan, 2000). 또한 테스트가 원래 개발된 대상자와 테스트의 문서화된 유효성과 신뢰성을 고려한다(표 11-13 참조).

트레드밀 프로토콜

몇 가지 프로토콜이 운동 검사에 사용되지만 아마도 가장 널리 사용되는 것은 Bruce 트레드밀 프로토콜(Bruce, 1969)이며 최대 또는 최대 측정으로 수행할 수 있다. 표 11-11에 프로토콜의 세부사항이 있다. Bruce 트레드밀 프로토콜은 1.7mph의 시동 속도와 10% 정도로 시작하고, 3분 간격으로 최대 5.5mph 및 20% 정도로 경사를 주고 걷는 것을 포함한다. Bruce 트레드밀 프로토콜을 완료하는 데 필요한 속도와 등급은 많은 환자가 완료하기에 너무 힘이 든다. 수정된 Bruce 트레드밀 프로토콜(1988)은 1.7mph에서 시작하여 0% 등급으로, 탈컨디션닝된 환자 및 임상 집단에 더 적합하다(Noonan, 2000). Bruce 트레드밀 프로토콜과 수정된 Bruce 트레드밀 프로토콜이 널리 사용되고, 검사되어 왔다(표 11-13 참조). VO_2를 예측하는 회귀 방정식이 검증되었고 규범적 가치가 개발되었다(표 11-12, Noonan, 2000, Pescatello, 2014). 이

표 11-11 표준화와 수정된 브루스 트레드밀 프로토콜

수정된 브루스 단계	3분 단계 MPH	3분 단계 높이 정도	표준 브루스 단계
	5.5	20%	6
	5.0	18%	5
	4.2	16%	4
	3.4	14%	3
	2.5	12%	2
3	1.7	10%	1
2	1.7	5%	
1	1.7	0%	

방정식은 VO_2의 추정치만 제공하고 유효성은 일부 인구 집단(Koutlianos, 2013; Chavda, 2013)에서 의문을 제기했지만 VO_2의 실제 추정을 위해 보다 복잡하고 잠재적으로 위험한 프로토콜의 필요성을 회피한다.

단회 최대하 트레드밀 검사

단회 최대하 트레드밀 검사(Single-Stage Submaximal Treadmill Test)(Ebbeling, 1991)는 3부분의 4분 기간으로 구성된다. 첫 번째 기간은 사람이 쾌적한 속도로 걷는 예열단계이며 연령 예측가능한 심박동수 최대치의 50%에서 70% 사이의 심박동수를 보인다. 운동 자극을 포함하는 유일한 두 번째 기간에서, 4분 동안, 경사는 5%로 증가한다. 마지막 기간은 진정하는 기간이다. VO_2 max를 추정

표 11-12 최대하 운동 검사

검사	설명/프로토콜	산소소비량을 추정하는 회귀방정식
걷기 검사		
6분 또는 12분 걷기 검사	• 대상자는 자신의 페이스대로 6분(또는 12분) 동안 걷도록 한다. • 표면이 편평한 직선 100피트 복도를 사용 • 시험 대상자에게는 시험 중 지정된 지점에서 표준 지침과 표준 구두 격려가 제공되어야 한다. • 운동자각도(RPE), 심박동수 및 혈압을 모니터링 해야 한다.	없음
수정된 브루스 프로토콜 트레드밀 검사	• 트레드밀 검사 1단계: 1.7mph @ 0% 등급 2단계: 1.7mph @ 5% 등급 3단계: 1.7mph @ 10% 등급	• VO_2 = 0.1(S) + 1.8(S)(등급) + 3.5 S = 속도
단회검사 최대하 트레드밀 걷기 검사(SSTT)	• 50% 및 70% 연령 예측 최대 HR 계산 • 검사는 3개의 최대하 4분 단계 1등급: 웜업: 최대 심박수의 50-70% 사이에서 0% 등급에서 4분 걷기 2등급: 이 단계의 최종 30초에서 심박수를 측정하고, 4분동안 5% 경사도로 증가 3등급: 쿨 다운: 0%로 감소시키고, 4분 동안 쿨 다운	• VO_2 max = 15.1 + 21.8(속도 mph) − 0.327(HR bpm) − 0.263(속도 × 연령) + 0.00504(HR × 연령) + 5.98(성별; 여성 = 0, 남성 = 1) • 심박동수 = 2등급의 마지막 30초에서 성취된 평균적인 심박동수
수정된 셔틀걷기 검사	• 10m 코스의 각 끝에서 0.5m 거리에 두 개의 원뿔이 설치되며, 고객은 타원형 경로로 원뿔 주위를 왔다갔다해야 한다. • 속도는 카세트 테이프에 재생되는 오디오 신호에 따라 결정되므로 환자가 각 오디오 "삐"를 듣고 각 원뿔에서 회전할 수 있다. • 출발 속도 = 0.5m/s, 분당 0.17m/s씩 속도가 증가한다(표 11-13의 세부 프로토콜 참조).	

표 11-12 최대하 운동 검사 - 계속

검사	설명/프로토콜	산소소비량을 추정하는 회귀방정식
뇌성마비 아동의 셔틀 달리기 검사(SRT)	• GMFCS 아동용 CP. SRT 2개 개발 • 1등급: 출발 속도 5km/h가 분당 0.25km/h 증가하며 GMFCS의 경우 SRT II • 2등급: 2km/h로 출발하여 0.25km/h의 속도 증가	없음
팔 에르고 미터 프로토콜		
팔 사이클 에르고 미터 검사	• 팔 에르고 미터를 사용하거나 자전거 에르고 미터로 변경할 수 있다. • 고객이 어깨 관절 높이로 조정된 손잡이에 착석한다. • 크랭킹 속도 60rpm은 2~3분마다 작업량을 10W씩 증가시킨다.	• $VO_2 = (18 \times W \times M^{-1}) + 3.5$ W = 작업부하량(Watts) M = 체중(Kg)
6분 팔 검사(6MAT)	• 하나의 단일 6분 운동 단계가 표준 팔 사이클 에르고 미터에서 수행된다. • 초기 출력은 연령예측의 최대심박수의 60~70% 또는 Borg 척도에서 11~15의 심박수를 생성하기 위해 선택된다. • 하지마비 초기 출력 설정 여성 비활동: 30W 여성 활동/남성 비활동: 40W 여성 경쟁력 있는 선수 또는 남성 활동: 50W 남자 선수: 60W 사지마비: 파워 WC 사용자 또는 손목 신근 4등급 이하: 10W 수동 WC 사용자: 15W 5등급 손목신근 및 활동에서의 수동 WC 사용자: 20W	없음
Toronto 대학의 Arm-Crank 프로토콜	• 휴대용 Vigio 전완 에르고 미터를 이용한 현장 시험 • 환자 팔 페달은 80rpm의 속도로 작동한다. • PO에서 최대 3회의 5분 미만의 기간 동안 40%, 60%, 연령 예측 최대 HR의 80%를 생성하고 2분 동안 작업 부하 사이에 휴식을 취한 후 지발적 탈진 시까지 1분 간격으로 강도를 높인다.	남성: $VO_2 = 0.18(W) + 0.40$ 여성: $VO_2 = 0.17(W) + 0.37$
휠체어 추진력 검사		
휠체어 선수를 위한 트레드밀 운동 검사	• 일정한 속도와 증가하는 기울기를 가진 휠체어 트레드밀 프로토콜. • 시작 작업 부하: 8km/h의 속도 및 1% 경사. 경사가 2분마다 0.5%씩 증가한다.	없음
12분 휠체어 추진력 검사	• 피험자는 12분 이내에 가능한 최대 거리를 커버하도록 휠체어를 추진해야 한다.	• $VO_{2\ peak}$ = (거리(miles) − 0.37)/0.0337 • 회귀방정식은 실내 0.1mile 달리기 수준과 Quickie II WC와 타당성이 있음 • 거리에 기초하여 유산소 건강수준을 배정함

계속

표 11-12 최대하 운동 검사 - 계속

검사	설명/프로토콜	산소소비량을 추정하는 회귀방정식
수정된 Leger and Boucher 검사	• 휠체어 선수의 VO_2 최대치를 예측하기 위한 현장 시험. • 주탑으로 50m마다 400m씩 표시된 필드 • 소리 신호에 해당하는 마커를 교차할 경우 속도가 증가 • 초기 속도는 1분 동안 4km/h이며, 소진될 때까지 매 분마다 1km/h씩 증가한다.	• $VO_{2\ peak}$ = 0.22Va_{max} − 0.63log(연령) + 0.05 BMI 0.25 수준 + 0.52 • Va_{max} = 운동의 마지막 1분의 속도 • 병변 수준: 하지마비의 높은 수준 병변 = 1 하지마비의 낮은 수준 병변, 절단 환자 또는 후소아마비 = 0
휠체어 사용자들을 위한 다단계 검사	• 피실험자가 8각형 코스를 회전하는 실내 다단계 현장 시험 • 8각형 코스는 11m의 긴 면 4개, 2m의 짧은 면 4개가 있다. • 회전 구역은 8각형 각도에 위치한 2개의 내부 원뿔과 15m x 15m 정사각형의 모서리에 위치한 1개의 외부 원뿔로 표시된다. • 피험자는 코스를 돌며 외부 청각 신호를 받는다. • 초기 속도는 6km/h이다. • 탈진 시까지 분당 0.37km/h의 속도 증가 • 피험자는 소리가 울릴 때 방향 전환 구역에 있어야 한다. • 3회 연속 신호음 발생 시 환자가 터닝 존에 도달할 수 없을 때 시험이 종료된다.	• $VO_{2\ peak}$ = (18.03 + 0.78 MFT 점수) • MFT 점수 = 시험 단계에 도달한 경우. • 회귀 방정식은 자체 휠체어를 사용하는 피험자에 대해 검증되었으며, 따라서 다양한 WC 유형에 적용할 수 있다.
모든 사지 운동평가		
모든 사지 최대하 운동 검사 파워 트레이너	• 2개의 6분 정상 상태 연습 단계 • 초기 파워는 50W의 낮은 피트니스, 75W의 중간 피트니스, 100W의 높은 피트니스로 결정된다. • 50~90rpm로 페달 동작속도 자체선택. 2차 작업 부하 25W 증가	$VO_{2\ peak}$ = −0.01(연령) − 0.0029(HR 1) − 0.0099(HR 2) − 0.0029(PO_1) +0.0151 (PO_2) + 3.010
Nu-Step 모든 사지 평가	• 연습 세션에 대한 응답에 따라 미리 결정된 3가지 레벨 4분 등급으로 실시 • 실습 세션에서 피실험자는 Nu-Step에서 1부터 8까지의 작업 부하에서 2분간의 실습을 완료 • 가장 높은 작업 부하에 도달한 경우 환자는 4분간의 연습을 완료하여 최대 연령 예상의 심박수 수치의 75%를 초과하지 않도록 한다 • 작업부하 1 = 3의 RPE를 산출하는 최고 작업부하 • 작업부하 2 = 1단계와 3단계 사이의 중간 워크로드 • 작업부하 3 = 최대 작업부하 주제는 연습 시간 4분 만에 완료할 수 있음	• 회귀방정식은 산출되지 않았으나 자체 소프트웨어로 직접적으로 측정하여 산출한 HR과 MET 사이의 상관성은 높게 나타남 (r = .85 - .97) • 검사-재검사 신뢰도는 중등도에서 높게 나타남(등급 간 상관계수 = .85 - .91)

하기 위해 회귀 방정식에서 두 번째 기간의 최종 30초에 심박동수가 이용된다(Ebbeling, 1991). 유효성은 최대 트레드밀 테스트(Ebbeling, 1991)에서 측정 한 실제 VO_2와 회귀방정식-추정 VO_2(표 11-12)와의 상관 관계를 통해 설정된다. 다른 연구자들은 낮은 50% 심박동수 및 높은 70% 심박동수에서 얻은 VO_2가 유효하지 않음을 발견했다(Waddoups, 2008). 이 시험은 다양한 집단에서 광범위하게 연구되지 않았다. 단일 단계 테스트이기 때문에 보다 전통적인 트레드밀 테스트에서 쉽게 피로를 느끼는 재활 분야의 사람들에게 테스트하는 것이 적절하다.

트레드밀 프로토콜이 가장 널리 사용되지만 신경 근육 상태 또는 신체적 장애가 있는 환자에게 사용하는 것은 종종 실용적이지 않다. 또한, 대부분의 신진대사 방정식은 손의 지지 없이 몸의 사용이 가능한 집단에서 검증되었지만 더 많은 에너지를 소비하는 보행 편차가 있는 개인에서는 유효하지 않는다. 장애가 있는 인구에서 VO_2를 추정하기 위한 표준 방정식의 타당성은 결정되지 않았다 (Noonan, 2000).

자전거 에르고 미터 Bicycle Ergometry

자전거 에르고 미터를 이용하는 운동 테스트 프로토콜도 일반적이다. 이는 걷기 균형 장애가 있거나 장기간 걸을 수 없는 사람들에게 더 적합할 수 있다.자전거 에르고 메트리 검사의 단점은 일부 환자에서 근육의 피로와 불편함을 유발할 수 있는 가능성이 있다는 것이다. 또한, 운동 중 자전거 좌석에 똑바로 앉아있는 자세를 안전하게 유지하려면 충분한 좌석 균형을 유지해야 한다. 자전거 에르고 메트리는 많은 사람들에게 기능적인 활동을 나타내지 않기 때문에 일상적인 활동에 대한 적용 가능성이 제한될 수 있다.

일정시간 뛰기/걷기 검사 Timed Run/Walk Tests

일정시간 달리기/걷기 테스트는 환자가 일정 시간 동안 걷거나 달리고 그 시간 동안 가능한 한 많은 거리를 극복하려고 한다. 12-뛰기 검사(12MRT)는 원래는 뛰기 테스트이며(Cooper, 1968) 건강한 남성을 위한 회귀 방정식이었다(Bandyopadhyay, 2015). 규범 값은 13세부터 60세까지의 남성과 여성을 대상으로 "매우 나쁨"에서 "우수"까지의 범주로 표기된다(Cooper, 1981).

Cooper의 12MRT(Solway, 2001, Steele, 1996)에서 12분 걷기 테스트(12MWT)와 6분 걷기 테스트(6MWT)가 발전했다. 6MWT 및 12MWT와 같은 걷기 테스트는 신체적 장애가 있는 많은 사람들이 균형이나 운동 조절 또는 족부 하수로 인해 12분 동안 달리거나 달릴 수 없거나 트레드밀을 사용할 수 없기 때문에 임상 재활 인구 집단에 더 적합하다(Verschuren, 2006; Noonan, 2000). 걷기 테스트는 많은 사람들이 수행할 수 있는 친숙한 기능 활동을 통합한다. 또한, 일정 시간의 걷기 테스트를 통해 개인은 트레드밀이 속도에 직면하여(Enright, 2003) 반대로 자신의 속도로 걸어갈 수 있다.

걷기 테스트는 기능적 활동의 심혈관/호흡기계를 반영하여 기능 상태 및 일상 활동에 필요한 신체 활동을 수행하는 능력을 측정하는 데 사용된다. 걷기 테스트는 또한 중재에 대한 반응에 대한 결과 척도를 제공한다. 다양한 일정 시간의 걷기 테스트가 만들어졌지만 아마도 가장 널리 사용되는 것은 6MWT이다. 이 검사는 만성 폐 질환(Noonan, 2000; Solway, 2001; Enright, 2003) 및 심장 질환(Gayda, 2004)을 가진 집단에서 사용되었다. 6MWT를 걸은 거리는 VO_2 max와 상관 관계가 있으며 0.51에서 0.90까지의 상관 관계가 있다(Solway, 2001). 6MWT는 만성 폐쇄성 폐질환(COPD; Turner, 2004; Bernstein, 1994), 심장병(Hamilton, 2000), 뇌졸중(Eng, 2002; Tang, 2006a; Kosak, 2005), 다발성 경화증(Savci , 2005, Goldman, 2008), 파킨슨병(Falvo, 2009), 소아마비 후(Gylfadottir, 2006). 신경근 질환 환자에서 6MWT와 VO_2 max 사이의 상관 관계는 약해졌다(Eng, 2002; Gylfadottir, 2006).

신경근 질환이 있는 환자의 경우, 위축, 균형 및 다리 길이를 포함하여 심폐 지구력 이외의 진단 관련 요인이 있을 시 걷는 거리를 제한한다(Savci, 2005, Eng, 2002, Pang, 2005a, Tang, 2006a, Gylfadottir, 2006). 이 집단에서 시험을 사용할 때 HR, BP, RPE를 포함한 다른 운동 측정을 측정하는 것이 좋다(Eng, 2002). 6MWT와 12MWT 모두 신뢰할 만하다(표 11-13). 안정성을 보장하기 위해 미국흉부협회(Enright, 2003, American Thoracic Society Committee for Clinical Pulmonary Function Laboratories, 2002)의 표준 절차 및 표준화된 환자 지침을 준수하는 것이 좋다.

Quickie II 휠체어를 사용하여 회귀방정식(표 11-12)을 검증한 휠체어 사용자를 위해 12분 휠체어 추진 검사가 개발되었다(Franklin, 1990). 다른 휠체어를 사용하면 미는 무게가 변경되거나 추진 효율이 변경되어 회귀방정식의 유효성이 제한될 수 있다.

셔틀 검사

셔틀 걷기 검사는 환자가 미리 지정된 페이스로 지정된 거리를 앞뒤로 걷는 운동 검사이다. 20미터 셔틀 달리기 검사는 신체적으로 성인을 위해 개발된 최대 운동 검사(Léger, 1984)이다. 그것은 움직임의 빠른 변화를 포함하고(Noonan, 2000) 젊은 건강한 대상자에서 믿을만 하고 유효하다(Liu, 1992). 그것은 임상 재활 대상자에서의 적용성이 제한적이다. 수정된 셔틀 걷기 검사(MSWT)는 20미터 셔틀 뛰기 검사를 채택한 것이다. 원래 COPD 환자에게 점진적 증상 제한 운동 검사를 제공하기 위해 개발되었다(Noonan, 2000; Singh, 1992). MSWT에서 환자는 9m 떨어진 두 개의 콘(10m 타원형 코스의 각 끝에서 0.5m) 사이를 왔다 갔다 걸어가야 한다. 여기에 설명된 수정된 셔틀 걷기 검사 파라미터를 사용하여 환자가 원뿔 주위를 앞뒤로 걷고 점차 빨라지는 외부 오디오 테이프의 타이밍으로 작업량을 점진적으로 증가시키도록 한다(Singh, 1992). 레벨 1은 0.50m/s에서 3번의 셔틀로 시작한다. 각 레벨은 셔틀 수를 1번씩 만큼 증가시키고 속도를 0.17m/s 증가시킨다. 따라서 레벨 5는 1.18m/s에서 7번의 셔틀로 구성된다. 궁극적으로, 레벨 10은 2.03m/s에서 12번의 셔틀이다. 가장 격렬한 레벨 12는 2.37m/s에서 14번의 셔틀이다(Singh, 1992). 환자가 더 이상 시간대에 셔틀을 완료할 수 없거나 환자가 계속 피로 해지면 검사가 중단된다(Singh, 1992; Lewis, 2001). VO_2와 COPD(Singh, 1994) 및 심부전(Lewis, 2001) 환자의 6MWT 거리와의 상관 관계가 높은 타당성이 뒷받침된다(표 11-13). 또한 MSWT에서 450m를 완료하면 14mL/min/kg 이상의 VO_2를 달성할 수 있는 사람을 예측할 수 있다(Lewis, 2001).

MSWT의 한 가지 장점은 운동 스트레스가 점진적으로 증가한다는 점이다. VO_2(표 11-12)를 추정하기 위한 회귀방정식이 COPD 환자에서 입증되었다(Campo, 2006). 오디오 신호의 외부 속도는 환자에게 동기 부여가 될 수 있으며 성능을 촉진하는 데 도움이 될 수 있다. 검사는 외적인 속도감 때문에 최대 증가 운동 검사(Campo, 2006)와 더 유사하다고 생각된다. 이 때문에 환자들은 검사 전에 심혈관 질환에 대해 주의 깊게 검사해야 한다(Noonan, 2000). 일부 연구자들은 MSWT 대 6MWT의 최대 인원수에서 유의한 차이를 발견하지 못했다(Vagaggini, 2003; Turner, 2004). 균형을 이루는 것과 같은 환자의 신체 기능, 빠른 속도로 걷기, 빨리 회전하는 능력 등도 시험을 실시하기 전에 고려해야 한다.

SRT와 SWT의 수정안은 신체적 장애가 있는 대상자를 수용하기 위해 만들어졌다. 대동작 기능 분류 체계(Gross Motor Function Classification System, GMFCS), (Verschuren, 2006)에 의해 측정된 총 운동 기능장애의 중증도에 근거한 뇌성 마비 아동에게 특이적으로 두 가지 SRT가 있다. SRT의 이러한 두 가지 수정안은 이 집단에서 유산소능을 측정하는데 신뢰성 있고 유효하다(Verschuren, 2006). 수정된 Leger와 Bouchar 검사(Vinet, 2002)와 휠체어 사용자를 위한 다단계 검사(Vanderthommen, 2002)는 휠체어를 이동 수단으로 이용하는 개인을 위해 개발된 셔틀 검사이다.

지구력 셔틀 보행 검사(Endurance Shuttle Walk Test, ESWT)는 MSWT(Revill, 1999)를 보완하고 일정한 보행 속도의 **지구력** 측정을 제공하기 위해 개발되었다. 6MWT 및 12MWT와 같은 일정 시간의 측정 검사는 환자가 걷는 속도를 변화시킬 수 있게 하여 지구력의 실제 측정치가 아닐 수 있다(즉, 일정 기간 동안 최대하 부하를 수행할 수 있는 능력; Revill, 1999). ESWT의 경우 환자에게 MSWT에서 달성한 환자의 최대 강도의 75%, 85% 또는 95%에 해당하는 속도로 셔틀 코스를 걸어 보라고 한다. 환자가 이 작업 부하에서 계속 걸을 수 있는 시간을 기록한다. 이 검사의 초과 걷기 검사에 대한 이점은 일정한 보행 속도를 제공하고 페이스가 규제되며 환자가 일정한 작업량을 일정 기간 유지해야 하기 때문에 보다 표준화된 것이다(Revill, 1999). 이 규정은 정해진 시간의 보행 검사에서는 가능하지 않는다. 다양한 운동 테스트 및 회귀방정식에 대한 설명이 표 11-12에 제시되어 있다.

정상과 비정상 반응

운동 테스트에 대한 예상되는 정상적인 반응은 허혈의 징후없이 작업량이 점진적으로 증가하면서 심박동수 및 수축기 혈압의 증가이다. CAD에 대해 의심스러운 징후에는 ECG에서 **ST 분절 감소**(등전위선(isoelecgtric line) 아래의 ST 분절이 낮아짐)가 포함된다. 심실 탈분극이 예상보다 일찍 일어나는 심장 부정맥의 **조기 심실 수축(PVCs)**의 빈도의 증가 또는 심실에서 비정상적인 전기적 활동에 의해 시작된 비정상적인 심장 리듬인 **심실성 부정맥**이 있으며, 맥박리듬을 변화시키며, 부하를 증가시켜 심박동수 증가의 실패, 수축기 혈압의 감소 및 유지, 10mmHg에서의 감소 또는 증가가 있다. CAD에 대해 매우 의심스러운 증상은 협심증, 호흡곤란(SOB), 피로감, 현기증 또는 어지러운 느낌이다.

특정 대상자에의 운동 반응과 검사
Exercise Responses and Testing in Specific Populations

이 섹션에서는 특정 신경학적 증상이 있는 환자에서 일반적으로 관찰되는 예상 운동 반응을 요약한다. 이 집단에 대한 몇 가지 대체 스트레스 검사의 프로토콜에 대해서도 설명할 것이다.

뇌졸중 Stroke

뇌졸중이라고 일반적으로 불리는 뇌혈관 사고는 색전, 혈전 또는 뇌출혈의 결과로 뇌에 허혈과 관련된 경색으로 인한 상태이다. 1차 손상은 병변의 크기와 부위에 따라 다르지만, 부분마비/마비(paresis/paralysiss), 위축, 감각 변화, 실어증, 인지 또는 언어 장애 문제를 포함할 수 있다. 이러한 손상 중 위축과 마비는 운동 검사와 운동 반응에 가장 큰 영향을 주며(Nicola, 2009), 오랫동안 지속되면 심장 혈관 지구력이 약화되어 결국에는 증상이 딜컨디셔닝이 될 수 있다.

이전에 언급했듯이 관상 동맥질환(CAD), 비만, 고혈압, 고지혈증 및 제2형 당뇨병은 뇌졸중의 흔한 합병증이다(Nicola, 2009). 뇌졸중을 경험한 환자의 75%는 심장병을 앓고 있다(Roth, 1993). 기능 상실과 그 결과로 발생하는 탈컨디셔닝은 요인들을 발병시키고 심혈관계 위험을 증가시키고 부정적으로 삶의 질에 영향을 줄 수 있다(Washburn, 2002; Nicola, 2009; Pang, 2005a). 심혈관계 합병증의 가능성이 높이고 심혈관계 기능을 최적화하기 위한 중재를 결정할 필요가 있기 때문에 이 집단에서 운동 검사가 강력히 권장된다. 이 집단의 신체적 장애는 운동 검사와 운동 저방을 받도록 한다(Nicola, 2009).

심박동수가 의약품(예; 고혈압의 베타 차단제) 및 CAD의 존재에 의해 변경될 수 있지만, 일반적으로 뇌졸중이 있는 사람과 나이가 매치되는 대조군에서는 최고 심박동수 및 최고 VO_2가 모두 낮다(Nicola, 2009). 뇌졸중 후 나타나는 유산소능의 장애에 기여하는 요인으로는 약한/마비된 근육의 동원에 사용할 수 있는 운동 단위가 적으며, 약한/마비된 근육의 산화 능력이 낮으며 CAD와 같은 신체적 장애 및 합병증의 결과로 앉아있게 되는 생활 방식이 포함된다(Nicola, 2009; Washburn, 2002). 감독된 유산소의 운동 프로그램은 뇌졸중 환자의 유산소능을 향상시킬 수 있다(Nicola, 2009, Pang, 2005b). 개별적인 뇌졸중 후에 운동을 시작하기 전에 안전한 운동 처방에 대한 제한점을 결정하기 위해 단계별 운동 검사를 수행하는 것이 좋다. 운동 검사 전에 환자에 대한 의사의 철저한 의학적 평가를 수행해야 한다(Nicola, 2009).

뇌졸중 환자의 운동 검사 양식은 앞서 설명한대로 트레드밀, 자전거 에르고 메트리 또는 상지 에르고 메트리를 포함할 수 있다. 균형과 보행의 이상은 일반적인 뇌졸중 후이고 자전거 에르고 메트리는 이 집단에서 트레드밀보다 훨씬 실용적이다. 뇌졸중 이후의 중요한 상지 침범 때문에 자전거 에르고 메트리도 상지의 에르고 메트리보다 더 실용적이다. 트레드밀 작업부하는 보행주기의 편차가 있는 증가된 노력 때문에 또는 균형을 위해 팔 레일을 잡고 있기 때문에 보행에 대한 요구가 높아져 뇌졸중 집단에게 일정하지 않을 수 있다. 상지 크랭크 또는 에르고 메트리는 트레드밀보다 VO_2가 현저하게 낮기 때문에 다리와 다리의 심한 마비가 있는 환자에게만 사용해야 한다(Nicola, 2009). 매일 20와트의 작업 부하에서 시작하여 최대 노력이 이루어질 때까지 매분 10와트씩 증가하여 운동하는 뇌졸중을 가진 사람들에게는 램프가 달린 사이클 에르고미터 프로토콜을 사용할 수 있다(Rimmer, 2000). 반쯤 누운 자세의 사이클 에르고 미터를 사용하여 급성 뇌졸중 환자를 검사할 수 있지만 환자가 VO_2 max를 달성했다는 증거는 없다(Tang, 2006b).

누-스텝(Nu-Step) 및 파워 트레이너(Power Trainer)와 같은 모든 말단의 에르고 미터는 이러한 대상자에게 운동 검사에 대한 더 나은 대안을 제시한다. 컴퓨터 소프트웨어에서 생성되고 화면에 표시되는 출력, MET 수준 및 심박동수는 허약한 노인의 신진 대사 카트를 통해 직접 측정한 값과 높은 상관 관계가 있다(Mendelsohn, 2008).

뇌졸중이 있는 환자들을 위해 고안된 전신 누운 스테퍼 운동 검사가 개발되었다(Billinger, 2008). 이 검사는 80 스텝/분의 속도 및 2분의 작업 간격으로 사지를 모두 사용한다. 시작 작업부하은 25와트이며 저항은 2분마다 15와트 증가한다(Billinger, 2008). 최대 심박동수와 최대

VO_2 값은 자전거 에르고 메트리에서 얻은 값과 상관 관계가 있지만, 피험자가 4개의 사지를 모두 사용할 수 있었기 때문에 더 많은 근육 질량을 사용하고 더 많은 산소를 소비했기 때문에 아마도 크게 높을 수 있었다(Billinger, 2008). 이 검사는 뇌졸중 환자의 최대 심박수와 최대 산소 섭취량을 측정할 수 있는 유효한 수단으로 지원된다(Billinger, 2008). 건강한 성인 인구(Villinger, 2012)에서 VO_2를 예측하기 위해 총 누운 자세 스테퍼를 사용하여 VO_2를 예측하는 회귀방정식이 검증되었지만 현재 뇌졸중 환자의 VO_2를 추정하기 위한 회귀방정식은 개발되지 않았다.

척수 손상 Spinal Cord Injury

SCI는 척수 손상에 의한 감각, 운동 및 자율 기능 상실을 수반한다. **사지 마비**라고 하는 사지와 체간의 마비는 **사지 마비** C1-T1 사이에 척수 손상이 있을 때 발생하며 호흡기 기능에 영향을 발생시킬 수 있다. **하반신 마비**는 흉부 분절 T2 이하의 손상으로 인해 몸통과 다리가 손상되는 반면 팔 기능은 유지된다(Garshick, 2005). SCI의 관리가 진보되었지만 이 인구의 사망률은 여전히 높다. 심혈관/호흡기계의 질병은 SCI의 개인의 주요 사망 원인이다(Garshick, 2005; Myers, 2007). CAD의 비율과 SCI의 집단에서 CAD로 인한 사망률은 더 높고 SCI가 아닌 집단에서의 사망률보다 더 이른 나이에 발생한다(Myers, 2007). 특히 우려되는 이 집단의 협심증은 자율 신경 쇠약으로 인한 것일 수 있다. 또한 고지혈증, 복부 비만, 체지방 비율 증가, C 반응성 단백질 및 당뇨병과 같은 염증 표지자의 증가와 같은 특정 심혈 관계 위험 요소의 출현은 일반인보다 높은 비율로 발생한다(Garshick, 2005; Myers, 2007; Jacobs, 2004). 운동 기능의 상실과 탈컨디셔닝 저하로 인한 좌식 생활 방식은 이러한 위험을 더한다.

SCI 환자는 특히 중간 흉추부보다 높은 호흡 근육의 기능 상실로 인해 운동에 상당한 제한을 될 수 있다. 분명히 횡격막(C3, 4, 5)에 대한 신경 분포의 상실은 기계적 환기가 필요하다. 그러나, 횡격막의 기능이 손상되지 않은 환자조차도 복부지지가 부족하여 환기의 장애를 일으킬 수 있다. 복부 근육이 작동하지 않으면 복부 내용물이 하수되면서 더 이상 횡격막을 정상적인 위치에 유지하지 않는다. 횡격막은 짧아진 위치를 취하고 횡격막의 이탈으로 손상된다. 이로 인해 흡기 근육의 효율이 떨어지며 운동 및 운동 지구력에 제한이 생기고 복부근의 결합 형태로 외부지지가 필요할 수 있다.

교감 신경계 이상으로 상해가 발생하면 T6가 자율 신경계 장애를 일으키고 심장 혈관계에 부정적인 영향을 미친다(Myers, 2007; Jacobs, 2004; Dela, 2003). 휴식 동맥 혈압은 일반적으로 SCI 환자에서 낮다. 누워서 앉기 또는 일어서기와 같은 자세 변경 시에 정상적인 심박동수와 수축력의 정상적인 증가는 사라지고 기립성 저혈압 결과가 발생한다(Myers, 2007). 저혈압의 장기적인 영향은 심장 구조와 기능을 크게 바꿀 수 있다(Myers, 2007). 정맥 풀과 운동에 대한 정상적인 반응의 결여로 인한 저혈압과 **심장 전부하(cardiac preload)**(즉, 심장이 확장기의 말에서 극복해야 하는 신장력)의 감소의 조합은 좌심실 위축을 일으킬 수 있다.

SCI는 몇 가지 운동 관련 합병증을 소개한다. 첫 번째는 사지 마비의 특히, 특징적인 하지마비의 특징으로 인해 큰 근육 호기성 활동을 수행할 수 없다는 것이다. 자율 규제가 없어지기 때문에 호기성 운동을 수행하는 데 필요한 적응들이 손상이 있다. 사지 마비를 가진 환자는 심박동수 및 수축성을 증가시킬 수 없고 정맥의 정체 및 체온 조절 장애를 보인다. 이것은 모두 운동 및 저혈압을 지지하기 위해 심박출량을 증가시킬 수 없다. 하반신 마비에서 휴식 중 혈압과 심박출량은 정상이다. 그러나 심박출력은 수축량이 낮고 심박동수가 높다는 특징이 있다. 척수 수준이 T6 이상인 SCI 환자는 종종 고혈압, 두통, 서맥, 발한을 포함한 비정상적인 심혈관 반응을 특징으로 하는 **자율 신경성 반사장애(autonomic dysreflexia)**를 호소하는 경향이 있다(Jacobs, 2004; Figoni, 2009).

SCI에서 운동에 대한 급성 반응은 환자, 특히 수축기성 혈압 반응이 없으며 매우 낮은 최대 VO_2를 갖는 T1 이상의 병변을 가진 환자에서 둔감한 심박동수 반응을 특징으로 한다. 높은 병변 수치는 더 낮은 최대 VO_2와 관련이 있다(Hjeltnes, 1986). 달성된 출력은 병변 수준과 역의 관계가 있다(Jacobs, 2004; Theisen, 2012). SCI 환자의 부작용을 최소화하기 위해 다음 예방 조치를 취해야 한다. 필요한 경우 적절한 몸통 안정화(Figoni, 2009); "장갑 착용"(Nicola, 2009); 피부의 보호; 시험 전에 용변 비우기(반사이상을 예방하기 위해); 직립 반응을 최소화하기 위해 복부 지지대 및 압축 스타킹과 같은 혈관 지지; 시원한 방을 이용. 짧은 휴식으로 산재된 운동 기간을 사용하는 일종의 운동 검사인 **간헐적인 운동 프로토콜**의 이용이 포함된다. 복부 지지대를 사용하면 복부 근육을 지지하고 SCI 환자의 호흡 기능을 향상시킬 수 있다(Huang, 1983).

SCI를 사용하는 인구 집단을 대상으로 한 운동 검사에는 특수 고안된 휠체어 트레드밀 또는 휠체어 롤러에서의 휠체어 추진기, 주기적 암 크랭크 에르고 메트리 및 전기 자극 운동(Myers, 2007; Jacobs, 2004)이 포함된다. 휠체어 검사의 장점은 휠체어 사용자의 기능적 활동과 비교할 수 있게 하는 것이다. 그러나 휠체어 검사는 대부분의 진료소에서 사용할 수 없는 특수 장비가 필요하며 결과는 휠체어 유형에 따라 영향을 받을 수 있으므로 작업 수준을 표준화하는 데는 어려움이 있다(Jacobs, 2004, Myers, 2007).

팔-크랭크 에르고 미터는 이 집단에서 운동 검사에 자주 사용된다. 팔-크랭크 에르고 미터의 장점은 대부분의 임상 환경에서 표준화된 검사와 작업 부하에 대한보다 일관되고 신뢰할 수 있는 측정을 쉽게할 수 있다는 것이다(Hol, 2007; Kofsky, 1983; Jacobs, 2004). 팔 크랭크 에르고 메트리의 주된 단점은 움직임이 이 집단의 기능 활동, 즉 휠체어 추진을 재현하지 않는다는 것이다(Myers, 2007).

VO_2를 추정하기 위한 회귀방정식이 있는 여러 휠체어 필드 검사가 개발되었으며 표 11-12에 요약되어 있다. 이러한 회귀방정식에 대한 검증은 특정 유형의 휠체어 및 포지셔닝을 사용하여 개발되었음을 기억하는 것이 중요하다. 휠체어 또는 포지셔닝의 변형은 이 방정식이 VO_2를 예측하는 정확도에 영향을 줄 수 있다.

환자 적용

프랭크는 사다리에서 떨어진 결과로 완전한 T4 마비(척수 손상) 진단을 받은 42세의 남성 소방관이다. 부상을 입기 전에 그는 활발하고 건강했다. 그는 과체중이 아니며(정상적인 BMI) 소방서를 통해 매년 신체 검사를 받았다. 그는 흡연을 하지 않았고 그의 병력은 기저 질환은 없었다. 그의 등뼈는 고정물로 고정되었으며, 그는 재활병원에 입원했다.

임상 결정 시 고려할 점

1. 이 환자에 대해 어떤 추가 정보를 알고 싶은가?
2. 어떤 심장 혈관/호흡기 질환에 걸릴 위험이 있는가?
3. 물리치료사는 심혈관 /호흡기계와 관련하여 검사 중 무엇을 집중해야 하는가?

환자 적용

검사에서 프랭크는 약한 기침을 보인다. 그는 앉아있을 때 "약해짐을 느낀다"고 말하면서 자세 변화에 대한 그의 생체 신호 반응은 다음과 같다: 쉬는 누운 자세에서 HR 76, BP 118/70; 앉은 자세로 변경시, 천천히 행해지며 약해지는 불평과 함께 HR 78, BP 108/70.

임상 결정 시 고려할 점

1. 기능적 운동 지구력의 기준을 평가하려면 어떤 최대하 운동 검사를 선택해야 하는가?
2. 검사 중 합병증을 피하고 그의 운동 능력을 최대화하기 위해 어떤 예방 조치를 취해야 하는가?

다발성 경화증 Multiple Sclerosis

MS는 중추 신경계의 염증성 탈수초성 질병으로 척수, 뇌간 또는 대뇌 반구의 백색질에 손상을 줄 수 있다. 변이의 가변적이고 예측할 수 없는 것이기 때문에 사람에게서 심각성은 물론 증상의 변화에도 큰 변화가 있다. 급성 운동에 대한 생리학적 반응은 일반인과 유사하다. 대부분의 MS 환자의 경우 HR, BP, VO_2, RR 및 분당 환기량은 작업량에 따라 선형적으로 증가한다(Jackson, 2009). 일부 환자에서는 운동에 대한 HR 및 BP 반응이 둔해질 수 있다(Jackson, 2009). 이러한 HR과 BP의 둔화는 심혈 관계 자율신경계 장애(Ng, 2000; Pepin, 1998)에 기인한 것으로 생각되며 MS 환자의 피로감과 운동 저항력에 영향을 줄 수 있다(Ng, 2000; Flachenecker, 2003). VO_2 최대치는 사람마다 다르지만 일반적으로 운동침범의 정도(ACSM, 2014)와 관련하여 장애인 인구에서 더 낮다. 위험 요소가 없다면 MS 환자는 임상적 운동 스트레스 테스트없이 운동 프로그램을 시작할 수 있다. 대부분의 환자에게 Karvonen의 방법과 같은 연령에 적합한 HR 수식을 사용할 수 있다(Swain, 2014).

파킨슨병 Parkinson Disease

PD의 심혈관계 운동 반응에 관한 제한된 연구가 가능하다. 최대하 수준에서 HR, BP, RPE는 정상 대조군과 유사하다(Protas et al, 1996; Werner et al, 2006). 그러나 주어진 작업 부하의 경우 PD 환자의 HR 반응이 높아지므로 이 환자들은 정상 대조군과 동일한 최대 작업 부하를 달성할 수 없으므로 운동 효율성이 떨어진다(Protas et al, 1996). 최대 부하와 VO_2는 대조군에 비해 감소하고(Protas et al, 1996; Reuter et al, 1999) 최대 심박동수 반응은 둔화된다(Reuter et al, 1999; Werner et al, 2006; Protas et al, 1996). 파킨슨 환자의 운동 검사를 고려할 때 ACSM(Pescatello, 2014)에 의해 설정된 운동 검사의 금기 사항을 적용한다. 검사를 위한 양식의 선택을 돕기 위해 보행주기, 운동 범위(ROM), 유연성 및 강도에 대한 철저한 평가가 수행되어야 한다. 트레드밀 검사 전에 균형을 철저히 검사해야 한다; 균형이 손상되면 트레드밀에 핸드레일의 사용 또는 자전거 에르고 미터 또는 팔 크랭크 에르고 미터가 더 나은 선택일 수 있다(ACSM, 2014).

생각해 볼 점 11.2

특정한 운동 검사 프로토콜의 선택은 검사의 목적, 안전 고려 사항, 장비/운동 유형, 근본적인 심혈 관계/호흡기계 질환, 신경학적 진단, 심혈관 자율신경 반사의 둔화, 신체 능력, 약물, 이전 활동 수준, 그리고 여러 다른 요인들로 다양하다.

심혈관계/호흡기계 평가의 문서화
Documentation of Cardiovascular/Pulmonary Evaluation

심혈 관계/호흡기계 검사에 관한 자료를 수집한 후에는 중요한 부분을 주의 깊게 기록하고 추세 및 지원 요인을 알아내는 것이 중요하다. 심장 및 호흡기 기능에 관련된 모든 요인은 신중하게 문서화해야 한다. 활력 징후는 무시되어서는 안되며 환자 기록에서 확실한 위치에 주의 깊게 기록되어야 한다. 저산소증이나 호흡 곤란의 징후를 기록하고, 심장음과 호흡음의 청진을 포함하여 흉부 검사 결과를 기록하고 오른쪽과 왼쪽을 비교한다. 마지막으로, 특정 운동 검사를 선택한 이유와 검사 결과를 신중하게 문서화하여 전체 검사 데이터의 맥락에서 해석될 수 있도록 한다.

실습

1. 활력 징후 모니터링: 심박동수, 혈압, 산소 포화도 및 온도.
2. 흉부를 청진하고 정상 및 비정상적인 심장 및 폐 소리를 구별한다.
3. 호흡 중 흉벽의 확장과 움직임을 신체 검사한다.
4. 호흡 패턴을 평가한다.
5. 지각된 척도의 Borg 등급을 관리한다.
6. 기본적인 운동 테스트 프로토콜을 실시한다.

복습

1. 신경근 문제의 진단을 받은 환자의 경우 심혈관/호흡기계의 질환을 처음 조사할 때 병력의 일부로 질문할 가장 중요한 것은 무엇인가?
2. 신경근 질환 진단을 받은 각 환자의 활력 징후를 측정하는 것이 왜 필수적인가?
3. 유산소성 대사 메커니즘 및 유산소 대사의 특정 기능을 설명한다.
4. 세포 호흡과 폐 환기 사이의 차이점을 설명한다.
5. 활동적인 근육, 전신 혈관, 심박수, 수축기 혈압, 이완기 혈압에서 운동할 때의 반응을 기술한다.

6. 어떻게 보행 평가 척도를 사용할 수 있는가? 그리고 특정 환자에 대한 "Borg" 등급을 해석하는 방법을 설명한다.

7. 신경근 장애가 있는 사람에게 사용되는 가장 일반적인 최대하 운동 검사를 열거한다. 또한 심혈관 기능을 향상시키기 위해 최대하 운동 검사를 실시한 결과가 운동처방/진행사항에 대해 어떻게 사용될 수 있는가?

요 약

신경계의 장애 또는 기능장애 후에, 심혈관/호흡기계의 정상적인 작동은 적절한 신경계 신호의 손실로부터 호흡기 구조의 손상 또는 심장 및 폐 작용의 조절 장애로 주요 손상으로서 현저하게 영향을 받을 수 있다;

또는 근골격계 합병증(예; 척추 측만증)으로 인한 장기간 신체의 비활동과 움직임의 손상으로 인한 이차적 장애 및 탈컨디셔닝이 있다. 따라서 심장 혈관/호흡기계 검사는 환자의 기본 기능을 문서화하여 최적의 개입을 결정하는데 필수적이며 성인 또는 아동을 대상으로 한 집단에서 무시해서는 안된다. 32장은 심혈관/호흡기계의 장애를 다루기 위한 치료적 중재를 제시할 것이다. 33장에서 37장은 특수한 기능적 기술에서 지구력을 증가시키는 기회로 사용될 수 있는 중재의 기능적 적용을 다룰 것이다.

신경근 질환이 있는 환자의 심혈관/호흡기계를 검사하는 기본 절차는 환자 기록의 관찰, 청진 및 맥박 산소 측정과 같은 생리적인 측정에 이르기까지 신체 활동에 반응하는 환자에 대한 문서화를 위한 적절한 운동 검사 선택을 포함한다. 이 집단에서 운동에 대한 정상적인 반응과 비정상적인 운동 반응이 나타날 수 있다. 최대하 운동 검사에 대한 설명은 표 11-12에 나와 있다.

신경학에서 진단적 검사: 치료사를 위한 실험실, 영상, 신경/근육 검사

Diagnostic Testing in Neurology: Lab Tests, Imaging, and Nerve/Muscle Studies With Implications for Therapistss

제 12 장

■ 차유리

개요

학습목표

이 장을 마치면 학습자는 다음을 할 수 있어야 한다.

1. 의학적 진단 검사의 세 가지 주요 범주에 대해 논의한다.
2. 주요 적응증 및 결과를 포함하여 각 범주 내의 주요 진단검사에 대해 논의한다.
3. 정규검사결과에서 비정상적인 결과를 인지하고 해석한다.
4. 영상 진단 연구의 다양한 유형의 목적을 대조한다.
5. 신경전도 연구 및 근전도의 절차와 예상 결과를 설명한다.

서론 Introduction

*당뇨병을 앓고 있는 46세의 **Celene Darby**는 외래 환자 클리닉의 환자이며 자신의 병원에서의 입원에 대해 알려준다. 그녀는 출혈성 뇌졸중으로 입원하는 동안 받은 건강 검진에 대해 "나는 그 병원에서 받은 검사의 수를 셀 수 없다"고 말했다. 컴퓨터 단층 촬영(CT) 스캔은 뇌혈관 사고(CVA)의 크기와 위치를 확인했으며, 출혈이 확인되어 혈전 용해 치료(tPA)의 대상이 아닌 것으로 확인되었다. 그녀는 또한 빈혈의 정도를 모니터링하기 위해 빈번한 혈액 검사를 받았다. 그리고 머무는 동안, 그녀는 잘 먹거나 마시지 않았기 때문에 수화 상태와 혈당을 모니터하기 위해 수많은 혈청 화학검사를 했다. 환자 병력은 치료사에게 치료활동 중에 이 환자의 잠재적인 합병증에 대해 더 잘 이해할 수 있도록 해준다.*

물리치료사(PT)와 작업치료사(OT)는 점점 더 급성기 환자들에게 임상적 적용을 하고, 의학적으로 덜 안정한 환자들에게 중재를 제공한다. 2장에서 설명했듯이, PT는 병리학 영역에서 의학적 진단을 하지는 않지만 대신 PT는 신체 구조/신체 기능의 운동 관련 기능 장애와 활동의 기능적 제한을 진단한다. 어쨌든, 치료사는 (1) 환자 기록 및 (2) 환자의 구두보고 모두에서 다양한 의학 검사의 보고서를 알게 될 것이다. 치료사는 재활 개입 및 이용 가능한 정보를 바탕으로 한 의료 검진에 관한 결정을 내려야 한다. 그러므로 치료사가 다양한 검사, 결과 및 비정상적인 결과들의 함축을 인식하는 것이 필수적이다. 이름에서 알 수 있듯이 의료 진단 검사는 의심되는 의학적 진단을 확인하거나 배제하기 위한 목적으로 가장 많이 사용된다. 어떤 경우에는 특히 임상 검사를 통해 (1) 의학 진단을 지지 또는 확인하고, (2) 적절한 의학적 치료(운동 강도에 대한 영향을 포함하여)를 결정하고, (3) 의료 개입의 효과를 모니터링해야 한다.

이 장의 목적은 신경근 질환(성인과 소아 모두) 환자에게 사용되는 진단 조치에 대한 치료사와 학생들을 위한 간략한 개요를 제공하는 것이다. 치료사는 이 검사로 진단하지는 않지만 각 분야의 용어를 이해하고 보고서를 해석할 수 있어야 하며 개별 환자에 맞게 맞춤화된 적절한 운동 및 신체 기능의 회복에 대한 예후를 환자에게 설명하기 위한 물리치료 중재 계획을 개발하기 위한 검사 결과의 의미에 대한 실무 지식이 있어야 한다. 비정상적인 테스트 결과의 그림은 서면 텍스트를 지원하는 데 사용된다.

이 장에서 논의되는 세 가지 범주의 진단 검사가 있다: 임상 실험 테스트, 진단 영상 및 전기 생리학적 검사. 이 장의 뒷부분에서 자세히 설명한다. 이 검사는 의사가 의학적 장애를 진단하고 병리학의 범위 또는 위치를 파악하며 의학적 개입이나 질병 진행 결과를 모니터링하는 데 사용할 수 있다. PT는 이 검사들 중 어떤 것에 기초하여 의료 진단을 내리지는 않지만, 임상 검사, 진단 영상 또는 전기 생리학적 검사에 대한 의뢰를 통해 시작할 수 있다. 미군에 있던 물리치료사들은 1972년 이래로 진단 영상을 의뢰했다(Greathouse, 1994). 호주와 영국(Australian Physiotherapy Association, 2006, Royal College of Nursing, 2006)과 같은 미국 이외의 일부 국가에서는 PT(미국 이외 지역의 물리치료사라고도 함)는 자신의 범위 내에서 진단 영상을 의뢰한다. 전기 생리학적 검사의 경우, 미국물리치료협회(APTA)의 입장은 적절한 대학원 교육 후에 임상 전기 검사(EMG), 신경 전도 연구(NCS) 및 기타 유발된 잠재적 절차(APTA HOD P06-96-20-04), 운동 및 감각신경을 포함한 전기 생리학적 평가를 수행할 준비가 되어 있다는 것이다.

건강 위험도 평가 Health Risk Assessment

환자의 행동, 습관 및 생활 방식 문제에 대해 질문함으로써 시작된 건강 위험 평가는 위험 분야를 파악하는 데 도움이 될 수 있다. 이러한 행동에는 흡연, 알코올 남용, 마약 남용, 자동차 안전 벨트 사용, 오토바이, 자전거 및 스케이트 보드의 헬멧 사용과 같은 안전 문제가 포함된다.

때로는 임상 검사를 사용하여 죽상동맥경화증에 대한 콜레스테롤 및 당뇨병에 대한 포도당 검사를 비롯한 건강 위험을 감별할 수 있다.

중점적 관리와 생리적인 모니터링 Critical Care and Physiologic Monitoring

치료사는 종종 중환자실에서 환자를 치료한다. 중환자실에서 치료사는 수많은 IV라인, 접근포트(access ports), 줄(drains) 및 모니터 리드를 알고 있어야 하며 침대 옆 모니터 화면에 표시된 기본 측정값을 읽는 방법을 이해해야 한다. 심장 박동수, 혈압, 호흡 수 및 중심 혈관 압력(폐동맥 압력, 중심 정맥 압력)의 중요성을 이해하는 것이 중요하다. 또한, 신경 집중 치료실의 치료사는 특히 뇌내압력 모니터링과 같은 신경학적 수치를 알고 있어야 한다(Kleinpell, 2005; Shah, 2007).

임상적 실험실 검사 Clinical Laboratory Tests

임상적 실험실 검사에는 체액 및 조직의 특정 실험실 분석이 필요하다. 임상 실험실 검사 결과는 현대 의학의 진단 측면에 필수적이며 재활 치료사에게 중요한 영향을 미친다. 환자 병리의 진단, 치료 및 모니터링과 관련된 모든 의사 결정의 70%는 임상 실험실의 테스트 결과를 기반으로 한 것으로 평가된다(Forsman, 1996). 실험실 테스트 결과를 이해함으로써 재활치료사는 환자의 건강에 대한 중요한 통찰력을 얻을 수 있다. 환자 진단 및 치료 과정에서 생성된 검사실의 검사 결과는 환자의 건강 상태 및 현재 건강 상태에 대한 중요한 정보를 제공할 수 있어 신경근육질환 환자보다 효과적이고 안전한 재활을 가능하게 한다. 이 정보는 환자가 진단 및 치료 후에 일찍 퇴원하거나 심지어 외래 환자 또는 가정에서 더 많은 치료를 받는 오늘날의 임상 환경에서 특히 중요하다. 재활치료사는 재활 개입과 결과에 좋지 않은 영향을 미칠 수 있는 환자 상태를 알고 있어야 한다.

임상 실험실은 전통적으로 (1) 화학, (2) 혈액학, (3) 미생물학, (4) 면역학의 네 가지 핵심 영역으로 나뉘어져 왔다. 그러나 의학 지식과 기술의 진보는 시간이 지남에 따라 전문화된 세부 조직의 개발을 촉진시켰다. 대부분의 대형 병원 및 의료 센터의 임상 실험실에는 이제 지혈, 비혈액 체액 분석, 면역학, 바이러스학, 독성학, 치료 약물 모니터링 및 세포 분석에 사용되는 추가 실험실 영역이 있다(이러한 분야에서 수행된 테스트에 대한 설명 참조를 표 12-1에서 할 것). 핵산(DNA 및 RNA) 기술을 기반으로 하는 분자 의학의 출현으로 분자 진단학의 또 다른 특수 영역이 도입되었다. 분자 진단은 의학적 특성을 허용함으로써 의학에 혁명을 일으킬 잠재성이 있다(Guttmacher, 2002).

임상 시험실의 모든 영역에서 환자의 건강 기록의 맥락에서 치료사가 관심을 가지는 시험 결과를 산출하기는 하지만 신경 근육 장애 환자의 진단 및 치료와 가장 관련이 있는 분야는 화학, 혈액학, 지혈, 면역학, 및 분자 진단학이다. 각 영역은 이 장의 이 절에서 재활 치료 활동에 대한 함축적 의미와 함께 도움이 되는 표에 제시된 검사 결과와 함께 논의된다. 첨부된 표에 나와 있는 바와 같이 정상 인구를 나타내는 값의 배열인 테스트의 **참조 범위**는 건강 인구의 최소 100개의 표본 분석을 통해 개별 임상 실험실에서 독립적으로 설정되며 이는 시설에서 제공한 인구의 인구통계를 반영해야 한다. 또한 많은 시험 결과는 시험표본의 유형과 시험표본을 분석하는 데 사용된 방법에 따라 다르다. 이러한 변수로 인해 실험실 테스트의 참조 범위는 실험실마다 다를 수 있으며 이 장에 제시된 값은 여러 소스에서 수집한 평균값이다. 혈청 지질 검사와 같은 일부 검사에는 참조 범위가 없지만 위험을 최소화하는 것과 관련하여 정부 기관이나 전문 의료 전문가 단체가 설정한 권장 범위 또는 값이 있다.

일부의 경우 범위가 무엇인지에 대한 함축적 의미가 없으며 다른 것은 중요한 상한 또는 하한을 제공한다. 예를 들어, 혈청 지질 측정의 진단 유용성에 대해서는 여전히

표 12-1 임상 실험실검사의 특수화된 영역

임상 실험 영역	수행된 검사의 설명
화학검사	당, 단백질, 지질, 호르몬, 기체, 전해질, 질소대사물 등의 물질의 농도나 생물학적 활성을 결정하기 위한 체액의 분석
혈액학	세포성분 정량화를 위한 전혈 분석 및 세포 형태론에 기초한 이상혈구 식별
면역혈액학	기증자 및 수령자 적혈구 항원과 항체의 분석, 수혈을 위한 적혈구 및 기타 혈액 성분(예; 혈장, 혈소판 및 응고 인자)의 준비.
미생물학	감염성 병원성 미생물(박테리아 및 곰팡이)의 식별을 위한 조직 및 체액의 분석 및 배양된 병원균의 항생제 민감성 테스트.
지혈	혈소판 이상, 응고인자 결함 또는 자가 항체로 인한 응고병증(혈전 장애)을 확인하고 항응고제 약물요법을 통해 환자의 혈액응고를 평가하기 위한 전혈 및 혈장 분석
체액	세포성분, 감염 미생물, 항체, 특정 화학분석물질의 정량화를 위한 비혈관 장기 및 체강 유체의 분석
면역학	항체 식별 및 정량화, 바이러스 부하 측정, 면역 기능 테스트를 위한 체액 분석
바이러스학	감염 바이러스 식별을 위한 체액 및 조직 분석.
독성학	독소(예; 알코올, 중금속, 살충제 등) 및 비합법적인 약물의 식별 및 정량화를 위한 체액의 분석
치료약물 모니터링	안전하고 효과적인 약물 수준을 달성하고 유지하기 위해 체액의 치료 약물 농도 분석.
유세포 분석	형광 태그 항체로 분류된 개별 세포를 분류하는 기구인 유동 세포계를 사용하여 세포 집단 하위 집합의 식별을 위한 체액 분석.
분자 진단학	유전 질환 식별을 위한 환자 DNA 분석, 종양 특성화, 다유전자 질환 위험 및 치료 약물 효능 평가, 장기 및 줄기세포 이식을 위한 조직 유형화.

많은 논란이 있다. 치료사는 항상 재활 치료에 관한 결정을 내릴 때 담당 의사 또는 치료 의사의 분석을 수행한 검사실에서 사용하는 참조 범위와 값을 참조해야 한다. 많은 실험실 검사도 생명을 위협하는 조건을 나타내는 중요한 값을 가지며 참석 중인 의료 전문가에게 즉시 보고해야 한다. 치료가 집중 치료 또는 급성 치료 환경에서 수행되지 않는 한 재활실의 치료사는 종종 응급적 상황를 접하지 못한다. 예외적으로 혈당을 제대로 조절하지 못한 당뇨병 환자의 경우 치료사는 외래 환자 환경에서 정상 범위를 벗어난 혈당 수치를 볼 수 있다. 임상 검사의 일반적인 측정 단위는 표 12-2에 나와 있다.

화학검사 Chemistry

임상 실험실의 화학 분야는 다양한 생물학적 물질 또는 화학 물질에 대해 분석되는 다수의 환자 표본을 처리한다. 대부분의 시설에서 화학 검사는 진단 가능성에 따라 패널(예; 일반 패널, 심장 패널, 간 패널, 신장 패널, 갑상선 패널 등)로 구성된다. 표 12-3은 일반적인 화학 실험실 기준과 기준 범위를 요약한 것이다. 혈당 측정은 환자의 혈당 상태(즉, 혈중에 얼마나 많은 포도당이 축적되는지), 특히 당뇨병을 평가하기 위해 수행되는 일반적인 검사이다. 포도당은 식이식품 및 글리코겐의 신체 저장소에서 발견되는 탄수화물(설탕과 전분)에서 추출되며 포도당은 단백질과 지방의 분해로부터 또한 호르몬에 의해 합성된다. 혈당 수치는 식사 섭취, 금식, 운동 등 다양한 조건 하에서 호르몬, 주로 인슐린, 글루카곤 및 에피네프린에 의해 상당히 좁은 농도 범위 내에서 정상적으로 유지된다. 탄수화물 대사의 가장 일반적인 장애는 미국 인구의 약 8%에 영향을 미치는 당뇨병에 의한 고혈당(혈중 글루코스 상승)이다(질병 통제 센터, 2007). 당뇨병의 경우 포도당 수치는 운동 기반 치료 전과 후에, 특히 당뇨병의 조절이 힘든 개인의 경우 혈당치를 가리킨 간호 검사기인 글루코 미터로 측정해야 한다(Peirce, 1999). 이것은 인슐린 의존 당뇨병 환자와 치료를 시작하거나 신체 활동의 확립된 일상을 바꾸는 환자들에게 특히 중요하다(Wing, 2001).

효소는 생명을 가능하게 하는 생화학 반응을 촉매하는 단백질이다. 대부분의 세포 내 효소는 낮은 농도의 혈액에서 발견되며 이러한 세포 내 효소의 수치가 상승하면 특정 조직 손상이 발생했을 때 발생한다. 많은 효소가 다른 조직과 차별적으로 발현되는 동일한 효소(동질 효소)의 다른 형태를 가진 세포 유형에 특이적이다. 혈청 효소, 특히 동종효소(isoenzymes)의 측정은 특정 조직 및 기관의 손상을 진단하는 데 사용할 수 있다. 예를 들어, 크레아틴 키

표 12-2 임상 실험평가의 측정 단위

단위 (함축어)	정의
그람(g)	국제 미터법에서 질량의 기준 단위(1g은 0.035273962파운드와 동일)
밀리그람(mg)	그램의 1000분의 1(1 × 10-3)
마이크로그람(mcg)	그램의 100만분의 1(1 × 10-6)
나노그람(ng)	그램의 10억분의 1(1 × 10-9)
리터(L)	국제 미터법에서 부피의 기본 단위(1L는 1.056688209쿼트와 같음)
데시리터(dL)	리터의 10분의 1(1 × 10-1)
밀리리터(mL)	리터의 1000분의 1(1 × 10-3)
마이크로리터(μL)	리터의 100만분의 1(1 × 10-6)
미터(m)	국제 미터법에서 길이의 기본 단위(1미터는 3.280839895피트와 같음)
밀리미터(mm)	1미터의 1000분의 1(1 × 10-3)
몰(mol)	순수 물질의 분자량 중 분자 수를 나타내는 양(~6.022 x 1023)
밀리몰(mmol)	몰의 1000분의 1(1 × 10-3)
pH	수소 이온 농도의 음수 로그(-log [H+])
국제적 단위(IU)	특정 반응 조건에서 1마이크로몰의 기질을 1분당 생산물로 변환하는 촉매작용에 필요한 효소의 양

표 12-3 화학검사의 참고 범위

임상 실험실적 평가	정상 참고 범위	재활에서 적용사항
글루코스(glucose) (공복 8시간이상) 시료: 혈청	단위: mg/dL 신생아: 30-60 유아: 60-100 성인: 74-100 60세 초과 성인: 82-115	치료에서, 운동은 혈당의 급격한 저하를 유발하여 저혈당증을 유발할 수 있다. 저혈당은 또한 식사를 거르거나 인슐린을 과다 복용한 결과로 발생할 수 있다. 저혈당의 증상으로는 두통, 허약함, 근육 조정력 상실, 과민성, 불안감, 각성 및 인지 장애가 있다. 초기 혈당 수치가 70mg/dL 미만인 환자는 운동하기 전에 탄수화물을 섭취하고 15~20분이 경과한 후 포도당을 다시 확인해야 함.
당화혈색소(Glycated hemoglobin, HgbA1C) 시료: 응고되지 않은 전혈 참고: HgbA1C는 전체 글리세이트 헤모글로빈의 약 80%를 구성하는 헤모글로빈 분율	단위: % 총 헤모글로빈 4.0-6.0	(당뇨병의 일관된 통제의 척도로서) 장기 평균 혈당 수치를 나타내는 지표. 수치가 상승하면 조절되지 않은 당뇨병과 관련된 고혈당의 장기화가 나타난다. 운동 후 혈당이 급격히 떨어지는 통제되지 않은 당뇨환자는 혈당이 계속 상승하더라도 저혈당 증상을 보일 수 있다. 당뇨병 케토산증(과일 호흡 냄새, 쿠스멀(Kussmaul) 호흡, 약하고 빠른 맥박) 증상이 관찰되면 당분이 함유된 액체를 투여하고 즉시 의사의 진료를 받는다.
크레아틴 키네이즈(CK) 시료: 혈청 참고: 모든 CK 동위원소 형태의 총 결합 활성	단위: IU/L 남성: 46-171 여성: 34-145	CK는 보통 운동이나 근육 마사지를 포함한 치료 후에 상승한다. 매우 높은 수준의 CK는 ALS, DMD/BMD, MG, 지대형 이영양증과 같은 근소모성 요소를 가진 신경근 질환과 관련이 있다. 전기요법, 염증성 근병증, 약물 유도 근병증, 횡문근 융해증을 일으키는 대사 장애 등도 CK를 증가시킨다. 염증성 신경근육질환 치료 시 항염증제로 자주 사용되는 코티코스테로이드 치료 시간이 길어지면 CK 수치가 낮아질 수 있다. 낮은 CK 수치는 또한 말기 신경근육 질환에서 종종 볼 수 있는 낮은 근육량과 관련이 있다. 총 CK 수치는 치료사가 재활 치료의 효과뿐만 아니라 환자의 근소모의 진행을 따를 수 있게 해주는 기준을 제공한다.
CK-MB 동종효소 시료: 혈청	단위: μg/L 또는 % 총 CK 활동 <5.0 μg/L 또는 <3.9%	CK-MB(크레아틴 마이오글로빈)가 상승할때 심근경색환자에서 진단된다. 환자의 신체활동을 줄이고 치료 중 특히 산소공급 상태, 심박수, 심장박동 등 활력징후를 면밀히 관찰해야 한다.
혈중 요소 질소(Blood Urea Nitrogen, BUN) 시료: 혈청	단위: mg/dL 신생아: 4-12 유아/어린이: 5-18 성인: 6-20 60세 이상 성인: 8-23	요소는 단백질과 핵산의 이화작용에서 생성된 질소 노폐물을 제거하기 위해 간에서 생산된다. 90% 이상의 요소가 신장을 통해 배출되며, BUN이 증가하면 신장 기능 저하를 나타낼 수 있다. 하지만, 크레아티닌 청소율이나 사구체 여과율을 측정하는 다른 평가는 신장 기능의 더 나은 결정 요인이다. 왜냐하면 증가된 BUN은 탈수, 위장 출혈, 갑상선 기능 항진증, 그리고 식단 단백질 섭취 증가와 같은 다른 조건에서도 기인할 수 있기 때문이다. BUN 상승은 탈수와 함께 현기증과 정신기능 저하를 일으킬 수 있다.
크레아티닌 시료: 혈청 참고: 기준 범위 값을 얻기 위해 Jaffe 테스트 방법을 사용	단위: mg/dL 신생아: 0.3-1.0 유아/어린이: 0.2-0.7 성인 남성: 0.9-1.3 성인 여성: 0.6-1.1	크레아티닌은 주로 근육 크레아틴에서 파생된 노폐물이고, 생성된 크레아티닌의 양은 신체 근육량에 비례. 신장을 통해 크레아티닌이 제거되고 일일 크레아티닌 생산이 상당히 일정하기 때문에 혈청 내 크레아티닌의 농도는 신장 기능의 지표이며, 신장 기능이 저하되면 혈청 크레아티닌의 수치가 높아진다. 혈청 크레아티닌 증가는 특성 신경근육질환과 관련된 근육소모에 의해서도 유발될 수 있다. 크레아티닌의 낮은 수치는 노인이나 말기 근육쇠약 환자들에게서 종종 나타난다.

계속

표 12-3 화학검사의 참고 범위 - 계속

임상 실험실적 평가	정상 참고 범위	재활에서 적용사항
페리틴 시료: 혈청	단위: ng/mL 신생아: 25-200 유아/어린이: 7-140 성인 남성: 20-250 성인 여성: 10-120	페리틴은 주요 철 저장 단백질이며, 혈청 페리틴은 인체의 총 철 저장량과 정비례. 혈청 페리틴은 철분 상태에 대한 민감한 지표이며, 수치의 감소는 빈혈로 이어질 수 있는 철분 결핍의 초기 지표. 단백질 영양실조 환자에게서도 수치가 낮아지는 현상이 나타난다.
총 철 결합력(Total Iron Binding Capacity, TIBC) 시료: 혈청	단위: μg/dL 250-450	TIBC는 혈청 철 운반 단백질 전달체의 최대 철 결합 용량을 측정하는 것이다. 혈청 TIBC는 철분결핍이 증가하며 만성 염증성 질환, 악성종양, 혈색소증(철 과부하)에서 감소되는 경우가 많다.

나아제(CK)는 근육 조직, 특히 심장 및 골격근에 풍부한 세포 내 효소이며, 순환 CK의 정상 수준은 총체 근육 질량과 상관 관계가 있다. 결과적으로 남성은 대개 여성보다 높은 수치를 지니고 있으며 사하라 사막 이남의 아프리카 조상을 지닌 사람들은 유럽이나 아시아 조상을 가진 사람들보다 높은 수준을 보이는 경향이 있다.

CK 동종효소는 다른 조직에서 다른 비율로 존재한다. CK-MM은 골격 근육에서 우세하다. CK-MB는 심장 근육에서 가장 풍부하다. CK-BB는 평활근과 중추 신경계(CNS)에서 가장 풍부하다. CK-MM은 전체 CK 활동의 주요 원인이며 골격근 손상, 운동 및 발작 후에 극도의 근육 수축을 유도한다. CK-MM 분획은 근이영양증에서 유의하게 상승한다. CK-MB 분획은 심근 경색(MI), 외상, 울혈성 심부전증 및 심근염과 같은 조건에 의해 심장 근육 손상 후 상승한다. 심장 손상 후 방출시기는 심근 경색 후 4시간에서 6시간까지 증가하는 혈청 CK-MB와 12-24 시간 사이의 최고점을 지니며 심근 경색 후 더 심각한 심장의 손상이 없다면, 48시간에서 72시간까지 정상 수준으로 회복된다. CK-BB는 CNS 외상 및 퇴행성 신경병증이 있는 신경근 질환에서 상승한다.

헤모글로빈 A1C, 혈중요소질소, 크레아티닌, 페리틴 및 총 철 결합능(TIBC)을 포함하여 다른 화학 시험의 잠재적 결과 및 참고 범위가 표 12-3에 요약되어 있다.

혈액 가스, 전해질, 산과 염기의 조절

Blood Gases, Electrolytes, and Acid-Base Balance

혈액 가스에는 산소, 이산화탄소 및 혈액 pH의 실험실 측정 및 동맥혈 관련 측정이 포함된다. 표 12-4에 요약되어 있다. 산-염기 균형 또는 항상성은 생명과 양립할 수 있는 비교적 좁은 범위에서 혈액 pH를 유지하는 중요한 생리학적 과정이다. 산-염기 균형에 관련된 혈액 가스, 전해질 및 기관의 시스템과 항상성을 변화시킬 수 있는 수많은 병리의 복잡한 상호 작용은 본문의 범위를 벗어난다. 그러나 일부 핵심 개념은 치료사가 산-염기의 장애와 치료적 개입에 대한 함축적 의미를 이해하는 데 도움이 된다. 정상적인 대사 과정은 혈류를 통해 폐 및 신장으로 이송되어 제거되는 산성 화합물(예; 탄산, 황산 및 인산)을 생성한다. 탄산은 이산화탄소(CO_2)가 혈액에 녹을 때 형성된다. pH와 CO_2 상태의 특정 조합을 분석하면 산-염기 상태의 변화 원인을 알 수 있다. 예를 들어, 만성 폐쇄성 폐질환(COPD)에서 증가된 이산화탄소는 전혈에서 탄산을 증가시켜 혈액 pH를 낮추게 된다. *호흡성 **산증***의 상태, 혈액에서 과도한 수소 이온(H+)으로 인한 혈액 pH의 감소는 손상된 폐포 가스 교환 또는 호흡 억제의 결과로 CO_2가 유지될 때 발생한다. *대사성산증(metabolic acidosis)*에서는 산성 대사 산물의 생성 증가 또는 신장 배설 감소가 발생하고 몸은 더 자주 그리고 더 깊은 호흡(과 호흡)에 의해 낮은 혈액 pH를 보상하여 보다 많은 CO_2를 배출한다. *호흡기 **알칼리증***은 순환하는 수소 이온의 불충분한 숫자로 인한 혈액 pH의 상승으로 호흡 수를 증가시키면 CO_2를 제거하고 탄산을 감소시키며 pH를 증가시킨다. *대사성 알칼리증*에서는 혈액 pH가 높고 신체는 수소 이온(H+)의 농도를 높이면서 천천히 그리고 더 얕은 호흡(저환기)을 통해 더 많은 이산화탄소를 보충함으로써 보충을 시도한다. 요약하면 pH가 산성(낮은)이고 CO_2가 높으면 산증은 호흡기 CO_2으로부터 발생한다. 산도가 낮고 이산화탄소가 낮은 경우, 호흡기 시스템은 산성도에 대해 대사 증가로 보상하려고 한다. 산염기 질환은 흔하며 치료사는 신중하게 치료를 계획하고 이러한 장애가 있는 환자를 치

표 12-4 혈액가스와 전해질 참고 범위

실험실적 평가	정상 참고 범위	재활에서 적용사항
혈중 pH 시료: 헤파린- 동맥 전혈 참고: pH는 0-14의 로그척도를 기반으로 하며 7은 중성	단위: pH 신생아: 7.35-7.50 어린아이/성인: 7.35-7.45 60세 이상: 7.31-7.42	수소이온의 농도가 높기 때문에 기준 범위인 낮은 pH보다 낮은 값은 산증 상태를 나타낸다. 수소이온의 농도저하에 의한 기준범위인 pH 이상의 값은 알칼리증. 산 염기의 항상성 장애는 호흡 장애 또는 대사 장애에서 발생할 수 있다. 치료사들은 산염기 질환의 위험이 있는 환자들을 면밀히 관찰하고 질환의 병리학적 특성에 따라 치료를 계획해야 한다.
PCO_2(혈액 내 용해 이산화탄소의 부분 압력) 시료: 헤파린- 동맥 전혈	단위: mmHg 신생아/유아기: 27~41세 성인 남성: 35-48 성인 여성: 32-45	상승된 PCO_2는 호흡곤란, 저환기 또는 대사 알칼리증에 대한 보상으로 인해 이산화탄소가 잔류할 때 발생한다. 낮은 PCO_2 값은 대사산증에 대한 호흡 보상이 있거나 과호흡 상태일 때 관찰된다.
PO_2(혈액 내 용존 산소의 부분 압력) 시료: 헤파린- 동맥 전혈	단위: mmHg 신생아: 54-95 아동/성인: 83-108 성인 60세 이상: 80세 이상 참고: PO_2 감소 약 10mm Hg(70세 이후 10년마다)	PO_2는 심폐 기능과 기능적 헤모글로빈의 산소 농도 및 친화력에 따라 달라짐. 장기간의 저산소혈증(PO_2<80mm Hg)은 어지러움, 협응력 상실, 인식 저하, 생명을 위협하는 심장 부정맥을 유발. 치료사는 모세혈관 혈액에서 나온 O_2를 추정하는 비침습 산소분압계를 사용하여 저산소혈증 발병 위험이 있는 환자를 모니터링해야 한다.
sO_2(헤모글로빈 산소 포화도) 시료: 헤파린- 동맥 전혈	단위: 포화도 퍼센트 신생아: 40-90 어린아/성인: 94-98	산소로 포화 상태의 적혈구 헤모글로빈 비율. sO_2와 PO_2의 관계는 선형적이지 않으며, sO_2가 90% 아래로 떨어지면 PO_2가 급격히 감소한다. 빈혈, COPD, 폐염 및 가스교환을 저해하는 기타 질환은 특히 운동을 할 때 sO_2를 90% 이상으로 유지하기 위해 특수한 호흡요법이나 보조산소가 필요할 수 있다.
HCO_3-(중탄산염) 시료: 혈청 또는 헤파린 혈장 참고: 총 이산화탄소로부터 결정	단위: mmol/L 신생아: 13-22 유아/어린아: 20-28 성인: 22-29 60세 이상: 23-31	pH 및 PCO_2와 함께 사용할 경우 산-염기 상태를 판단하는데 유용한 지표이다. 중탄산염의 낮은 농도는 당뇨병성 케토산증(DKA)과 같은 대사 산증 상태를 나타낸다.
나트륨 시료: 혈청	단위: mmol/L 신생아: 133-146 유아: 139-146 어린이: 138-145 성인: 136-145	나트륨의 불균형은 혈압과 빈맥의 변화를 일으킬 수 있다. 치료사는 나트륨 불균형이 있는 환자들의 수화 상태와 혈압을 면밀히 관찰해야 한다.
칼륨 시료: 혈청 참고: 세포 내 칼륨 농도는 혈청보다 높으며, 시료 용혈은 혈청 칼륨을 잘못 상승시킨다.	단위: mmol/L 신생아: 3.7-5.9 유아: 4.1-5.3 어린이: 3.4-4.7 성인: 3.5-5.1	잠재적 심장 부정맥으로 인해 칼륨 수치가 정상 기준 범위를 벗어나면 성인에 대한 물리치료가 금지된다. 저칼륨혈증은 이뇨제를 복용하는 노인에게서 자주 나타나며 이 환자들은 저칼륨혈증 증상을 면밀히 관찰해야 한다.
염소 시료: 혈청 또는 혈장	단위: mmol/L 신생아/유아: 98-113 어린아이/성인: 98-107	염소 농도는 일반적으로 나트륨 농도를 따르며 염소 불균형은 나트륨에 영향을 미치는 동일한 조건에 의해 발생한다. 염소 혈청수치는 산-염기 질환을 구별하는데 유용하다.

계속

표 12-4 혈액가스와 전해질 참고 범위 - 계속

실험실적 평가	정상 참고 범위	재활에서 적용사항
칼슘(총합) 시료: 혈청 또는 헤파린 혈장	단위: mg/dL 성인: 8.6-10.2	총 칼슘은 단백질 결합 칼슘과 결합 칼슘 또는 활성 칼슘을 모두 측정하는 것. 자유 칼슘은 혈액 속에 이온화된 형태로 존재한다.
칼슘(자유 이온화) 시료: 혈청 또는 헤파린 혈장	단위: mg/dL 성인: 4.6-5.3	자유 이온화 칼슘은 생물학적으로 활동적인 형태이다. 심장 부정맥, 심정지 및 강직의 위험으로 인해 칼슘 수치가 기준 범위를 벗어날 경우 치료사는 의사와 상의하고 치료를 신중하게 계획해야 한다. 혈압, 호흡수, 심장 박동수 및 심박수를 면밀히 모니터링해야 한다.
마그네슘(총합) 시료: 혈청	단위: mg/dL 신생아: 1.5-2.2 어린이: 1.7-2.2 성인: 1.6~2.6	총 마그네슘은 단백질 결합과 결합 또는 활성 마그네슘의 측정치이다. 자유 마그네슘은 혈액 속에 이온화된 형태로 존재한다.
마그네슘(자유 이온화) 시료: 혈청	단위: mmol/L 0.45-0.60	자유 이온화 마그네슘은 생물학적으로 활동적인 형태이다. 심장 부정맥, 심정지 및 강직의 위험으로 인해 치료사는 마그네슘 수치가 기준 범위를 벗어나면 의사와 상의하고 치료를 신중하게 계획해야 한다. 혈압, 호흡수, 심장 박동수 및 심박수를 면밀히 모니터링한다.

료할 때 보상 호흡기 반응을 관찰해야 한다.

휘발성 특성으로 인해 혈액 가스 분석에는 적절한 검체 채취 및 취급이 필요하다. 샘플은 수집 직후 분석하거나 분석할 때까지 얼음에 저장한 동맥혈 샘플을 대기에 최소한의 노출로 수집해야 한다. 혈액보다 산소 농도가 높고 이산화탄소 농도가 낮은 대기에 표본을 노출하면 PO_2가 거짓으로 증가하고 PCO_2가 거짓으로 감소한 것으로 표시된다. 표본을 얼음에 두면 혈액 세포에 의한 세포 대사가 감소되어 pH를 잘못 낮출 수 있는 젖산 생성을 억제한다. 이러한 이유로 대부분의 시설에는 응급실, 수술실 및 신속하고 정확한 혈액 가스 분석이 필수적인 중환자실과 같은 중요한 진료소에 혈액 가스 분석기가 있다. 헤모글로빈의 산소 포화도에 대한 임상적 근사치는 산소 분압측정기라고 하는 비침습적인 장비를 사용하여 임상적으로 수행할 수 있다. **산소 분압측정기**는 손가락 끝(펑크가 없음)에 클립으로 연결되고 산소 공급의 근사치를 제공하는 모니터링 장치를 가지고 있다. 환자가 운동을 하는 동안에도 사용할 수 있으며 11장에서 자세하게 설명한다.

전해질은 체액의 양전하 및 음전하 입자(이온)로 해리되는 물질이다. 양극으로 충전된 전해질(양이온)은 나트륨, 칼륨, 마그네슘 및 칼슘이다. 음으로 하전된 전해질(음이온)은 염화물, 중탄산염 및 인산염이다. 전해질 항상성의 방해는 특정 전해질의 과도한 손실 또는 증가 또는 환자 수분의 변화로 인해 발생할 수 있다. 나트륨, 칼륨, 칼슘 및 마그네슘은 신경 자극 및 근육 수축의 전도에 중요한 역할을 하므로 표 12-5에 요약된 것처럼 이러한 전해질의 농도 변화는 중대한 신경 및 운동 결과를 초래할 수 있다.

혈액학 및 지혈 Hematology and Hemostasis

혈액 검사 결과는 세포 혈액 성분을 설명하고 **지혈** 측정은 혈액 응고 기능에 대한 정보를 제공한다. 이 두 영역의 실험실 결과 및 임상적 함축적 의미는 표 12-6에 요약되어 있다. 전체 혈액 검사(CBC)는 가장 일반적으로 시행되는 검사실 검사 중 하나이며 빈혈(적혈구 수에 초점), 감염 및 백혈병(백혈구에 초점), 전신성 홍반성 루푸스(SLE) 및 관절염 질환의 탐지, 진단 및 모니터링에 이용된다. 적혈구 수(적혈구 수), 적혈구 용적률 및 헤모글로빈은 적혈구 생성(적혈구 생성) 및 적혈구 건강에 대한 정보를 제공하는 밀접한 관련 테스트 결과이다. 출혈성 CVA를 포함한 비정상적인 혈액 손실, 적혈구 생성에 필수적인 철분 또는 비타민 결핍으로 인한 빈혈, 적혈구 생성을 억제하거나 용혈(적혈구 파괴)을 증가시키는 질환 또는 약

표 12-5 비정상적인 혈청 전해질의 원인과 흔한 증상

비정상 전해질	원인	증상
고나트륨혈증	탈수	주로 떨림, 과민성, 무호흡증, 혼돈, 경련, 혼수상태 등 신경학적 질환
저나트륨혈증	과도한 수분 섭취, 신장 기능 장애, 알칼리증, 설사, 과도한 땀, 특정 이뇨제, 장기간 구토 및 부신기능저하	메스꺼움, 근육위축, 정신적 혼란
고칼륨혈증	신장 기능 장애, 산증, 장폐색, 외상	정신적 혼란, 위축, 이완성 사지 마비, 심장 부정맥, 심정지
저칼륨혈증	신장 기능 장애, 알칼리증, 영양실조, 설사, 과도한 땀, 특정 이뇨제, 구토, 그리고 글루코코르티코이드 또는 미네랄코티코이드 과다	근위축, 경련, 마비, 심장 부정맥, 심정지
고칼슘혈증	1차 부갑상선기능저하증, 악성종양, 갑상선호르몬 장애	졸음, 무기력, 자극성, 혼란, 근육 약화, 위장 장애, 심정지 등을 포함하는 신경근육 흥분 감소
저칼슘혈증		불안, 환각, 근육 경련, 전신마취, 위장 장애, 저혈압, 응고 장애, 심장 부정맥 등을 포함하는 신경근육성 흥분 증가
고마그네슘혈증		신경근육계의 위축
저마그네슘혈증		신경근육계 흥분 증가

* 칼슘과 마그네슘의 혈청 농도는 상호 연관성이 있으며 엄격하게 조절된다. 칼슘은 혈장막 투과성과 흥분성을 조절하여 신경근육 활동을 조절한다. 칼슘처럼, 마그네슘은 신경근육의 흥분성을 조절하는 역할을 하고, 혈청 마그네슘의 불균형은 칼슘과 비슷한 증상을 보이게 한다.

표 12-6 혈액학과 지혈의 참고 범위

실험적 평가	정상 참고 범위	재활에서 적용사항
적혈구 시료: EDTA 전혈	단위: RBCs/μL 신생아: 3.2-6.1 × 10^6 유아/어린이: 3.4-5.4 × 10^6 성인 남성: 4.6-6.0 × 10^6 성인 여성: 4.2-5.4 × 10^6	감소된 RBC 카운트는 헤모글로빈 및 산소 운반 능력 감소와 함께 종종 나타나며, 결과적으로 조직에 산소 공급이 감소하고 (빈혈) 운동 내성이 감소된다. 빈혈의 정도에 따라 운동을 제한해야 할 수도 있다. 다혈구증으로 인해 적혈구가 증가한 환자는 혈선증, 뇌졸중 및 MI 위험이 증가하며, 다혈구증의 원인에 따라 치료를 계획해야 한다.
백혈구 시료: EDTA 전혈	단위: WBCs/μL 신생아: 5.0-37.0 ×10^3 유아/어린이: 4.5-18.0 ×10^3 성인: 4.5-11.5 × 10^3	낮은 백혈구수의 성인은 병원 내 감염 위험이 있으며, 표준 예방 조치를 엄격히 준수해야 한다. 백혈구수가 낮으며 열을 동반하는 경우, 운동은 허용되지 않는다(Garritan et al, 1995). 백혈구 수치가 증가하면 감염 유무를 나타낼 수 있다.
혈소판 시료: EDTA 전혈	단위: 혈소판 수/μL 150-350 × 10^3	자연출혈의 위험 때문에 혈소판 수치가 20,000 미만인 환자에게는 운동이 허용되지 않는다. 혈소판 수가 20,000에서 50,000 사이일 때 가벼운 또는 중간 정도의 저항 운동이 허용된다. 적혈구 증가증으로 인한 혈소판증가증 환자는 적혈구 증가증, 뇌졸중, MI의 위험이 높으며, 혈소판증가증의 원인을 바탕으로 치료를 계획해야 한다(Garritan et al, 1995).

계속

표 12-6 혈액학과 지혈의 참고 범위 -계속

실험적 평가	정상 참고 범위	재활에서 적용사항
헤모글로빈 시료: 전혈	단위: g/dL 신생아: 12.2-21.5 유아/어린이: 9.6-16.4 성인 남성: 14.0-18.0 성인 여성: 12.0-15.0	8g/dL 미만의 Hgb 농도를 가진 환자에게는 운동이 허용되지 않는다. 운동은 8gb와 10g/dL 사이의 Hgb 값을 가진 환자에서 제한되어야 한다(Garritan et al 1995).
헤마토크리트 시료: 전혈	단위: % 혈액량 신생아: 38-68 유아/어린이: 32-51 성인 남성: 40-54 성인 여성: 35-49	총 혈액량 중의 적혈구 백분율. 헤마토크리트가 25% 미만일 때는 운동이 허용되지 않는다. Hct 값이 25%와 30% 사이인 환자에서 운동을 제한해야 한다(Garritan et al, 1995).
적혈구 침강법(ESR) 시료: EDTA 전혈	단위: mm/hour 남성: 0-15 여성: 0-20	ESR은 RA 및 SLE와 같은 많은 염증성 및 자가면역 질환의 과정과 치료를 모니터링하는 데 사용. 일반적으로 ESR은 환자의 상태가 개선되면 감소.
프로트롬빈 시간(PT) 시료: 시트르산염 (citrate)-전혈	단위: 초 12.6-14.6	PT값이 증가했다는 것은 응고능력이 감소했다는 것을 나타낸다. 자발적 출혈의 위험으로 인해 PT가 35초 이상이면 치료는 금지된다.

물 치료는 적혈구 수, 헤마토크리트 또는 헤모글로빈 감소로 측정될 수 있다. 빈혈이 비타민 B_{12} 결핍에 의해 유발되면 신경 계통에도 영향을 주어서 감각 이상, 실조증, 근육 약화 및 경련의 증상이 나타난다. 적혈구 수, 헤마토크리트 및 헤모글로빈의 증가는 탈수증, 적혈구 증가증, 약물에 의한 적혈구 생산, 고지대에 생활하는, 만성 폐 또는 심장 기능 부전과 같은 산소 이용 가능성이 감소된 상태에서 볼 수 있다. 백혈구(백혈구) 증가, 즉 **백혈구 증가**는 급성 감염, 염증, 조직 손상, 괴사 및 백혈병으로 볼 수 있다. 혈액학의 **감별진단**에서, 실험실은 백혈구의 몇 퍼센트가 림프구, 호중구, 단핵구, 호염기구 및 호산구인지를 보고한다. 분화 횟수에 대한 호중구 백분율의 증가는 박테리아 감염 원인이 될 가능성이 높다. 백혈구 수치의 감소는 만성 감염, 당뇨병, 골수 결핍, 자가 면역 질환 및 화학 요법의 부작용을 포함한 면역 결핍으로 나타난다. 혈소판(혈소판)은 응고 과정을 시작하므로 혈소판 수 또는 혈소판 기능의 변화가 지혈을 손상시킬 수 있다. 낮은 혈소판 수치(**혈소판 감소증**)는 출혈성 CVA를 포함하여 출혈을 일으키지만 높은 혈소판 수치(**혈소판 감소증**)는 혈전성 CVA를 포함한 비정상 혈관 내 응고를 일으킬 수 있다. 출혈 시간과 프로트롬빈 시간을 포함한 응고 연구는 혈전 형성 및 시작, 유전성 응고 인자 결핍 확인, 항응고제 치료 모니터링에 대한 환자의 능력을 결정하는 데 사용된다.

면역학 Immunology

많은 신경 근육 질환은 비정상적인 면역 반응에 의해 유발된 질환으로 인해 CNS 뉴런, 말초신경, 근육 세포 및 기타 기관의 구성 요소, 심지어 숙주 DNA 자체를 표적으로하고 손상시키는 면역 글로불린(항체) 생산을 유도한다. 환자 자신의 세포 항원에 대해 생산된 면역 글로불린은 **자가 항체**로 알려져 있다. 자가 항체와 관련된 신경근 근염에는 중증 근무력증(MG)과 램버트-이튼 중증근무력 증후군이 있다. 자가 항체와 관련된 신경근 신경병에는 근 위축성 측삭 경화증(ALS)과 다발성 경화증(MS)이 있다. 특정 세포 항원을 향한 자가 항체 외에도 비특이적이거나 알려지지 않은 항원(M 단백질)에 대한 항체는 다발성 신경병증을 일으킬 수 있다. 이러한 질환의 예로는 류마티스성 관절염(RA) 및 SLE가 있다. 자가 면역 신경근 질환이 있는 환자의 재활 치료법은 질병의 유형, 증상의 중증도 및 질병 진행률에 따라 계획해야 한다.

분자 진단학 Molecular Diagnostics

임상 실험실 분자 진단은 빠르게 성장하는 특수 실험실 분야이다. 1953년에 DNA 분자 구조가 발견된 후, 과학자들은 DNA가 한 세대에서 다음 세대로 생물정보의 흐름을 제어한다는 사실을 알게 되었으며, 따라서 현대 유전학 분야가 탄생했다. 1970년대의 DNA 시퀀싱과 1983년 DNA 분자 증폭을 위한 PCR(Polymerase Chain Reaction)과 같은 DNA 연구에 사용된 방법의 출현으로 이 지식을 임상 유전 분석에 적용하는 것이 가능해졌다. 핵산 기술은 미생물학 분야의 임상 실험실에서 처음 적용되어 전통적인 방법보다 감염성 미생물을 보다 신속하게 확인한다. 인간 게놈의 완전 시퀀싱은 2003년에 이루어졌으며 인간 유전자 분석의 문을 열었다. 인간 유전학 분석은 처음에는 연구 실험실에만 국한되어 단일 유전자의 돌연변이에 의한 질병을 밝혀냈지만 최근의 높은 처리량과 저렴한 DNA 시퀀싱으로 인해 개인의 임상 유전 분석과 대규모 유전 연구가 가능해졌다. 대규모의 인체 연구는 당뇨병과 암과 같은 이전에는 알려지지 않았거나 복잡한 병인이 있었던 질병을 진행하는 기질과 관련된 여러 유전자 조합의 동정을 이끌어 냈다. 현재는 아니지만 대부분의 인간 질병에는 유전적 요소가 있다는 사실이 널리 받아들여지고 있다. 많은 형태의 근 위축증(muscular dystrophy)이 유전적 유전 형질에 기인한 것으로 알려져 있으며, 이들 및 다른 많은 신경근육 질환에 관여하는 유전자 또는 유전자 조합이 가까운 장래에 확인될 가능성이 높다. 인간 유전병, 유전자 치료 및 줄기 세포 치료를 위한 가장 유망한 치료법 중 두 가지는 임상 분자 진단에 크게 의존할 것이다.

작은 DNA 분절을 분석하는 분자 진단과는 달리 핵형 분석과 같은 오래된 유전자 분석 기술은 염색체 수준에서 DNA의 전반적인 이상을 검사한다. 정상 염색체의 결실, 재배치 또는 복제로 인한 염색체 이상은 종종 다운 증후군과 같은 조건에서 나타나는 심각한 정신적 및 신체적 장애가 있는 유전 질환을 유발한다.

미생물학 Microbiology

미생물학 연구소의 검사 결과는 신경계 및 기타 장기 시스템에 감염을 일으키는 미생물 유형에 대한 정보를 치료사에게 제공할 수 있다. 가장 일반적인 유형의 미생물 검사는 그람 염색, 배양 검사 및 항생제 감수성 검사이다. **그람 염색**은 박테리아의 색과 모양에 따라 현미경으로 박테리아를 신속하게 식별할 수 있게 한다. 그람 양성균은 파란색으로 변하고 그람 음성균은 빨간색으로 변색된다. 모양에는 구체인 "구균(cocci)" 또는 막대 모양의 박테리아인 "간균(bacilli)"이 포함될 수 있다. 염색은 또한 박테리아 세포 형태학의 요소를 강조하는데, 이는 또한 식별에 도움이 된다. 박테리아의 확실한 확인은 하나에 의해 달성될 수 있다; (1) 생화학적 시험과 함께 특별한 성장 배지에서의 배양 (2) 고유한 DNA 서열의 PCR 증폭 기술 항생제 감수성 검사는 세균 배양에 대해 수행되며 특정 유기체에 의한 감염 치료에 가장 효과적인 항생제 유형에 대한 정보를 제공한다. 임상 환경에서 약물 내성 박테리아(예; *Staphy-lococcus aureus, Clostridium difficile* 및 *Pseudomonas aeruginosa*)가 유행하기 때문에 치료사는 접촉감염 및 다른 환자 또는 일반 대중과의 감염 생물의 전파를 방지하기 위해 항상 표준 예방 조치를 따라야 한다. 이것은 면역 결핍 환자를 치료할 때 특히 중요하다. 환자를 치료할 때 치료사는 깊은 상처, 외적 절개, 농양 또는 병변에서 빠져 나오는 고름이나 액체의 존재와 모양을 기록하고 치료 의사에게 알려야 한다.

비혈액성 체액 Nonblood Body Fluids

표 12-7에 요약된 비혈액 체액 검사 결과는 종종 혈액 검사 결과와 관련되어 환자 병리에 대한 추가 정보를 제공한다.

생각해 볼 점 12.1

이 장의 시작 부분에서 사례를 생각해 보면:

- Celene을 추적하는 데 중요한 화학 실험실은 무엇인가?
- 추가 검사 및 의뢰의 필요성을 야기할 수 있는 증상은 무엇인가?
- 결과가 귀하의 치료에 어떤 영향을 미칠 수 있는가?

임상적 실험실 검사의 요약 Clinical Laboratory Testing Summary

인터넷을 통해 얻을 수 있는 많은 정보는 재활치료사가 임상실험실 검사 결과를 이해하고 평가하는 데 도움이 될 수 있다. 이러한 정보 중 하나는 www.labtestsonline.org의 여러 전문 임상실험 과학 및 병리학적 기관이 공동으로 제공하는 웹 사이트이다.

면책 조항: 비정상적인 검사 결과에 근거한 치료 권고

표 12-7 비혈액성 체액 분석

체액	분석	재활에서 적용의미
소변 시료: 일반 분석을 위해 깨끗이 습득. 오염되지 않은 배양을 위해 여성에게 In/Out 카테터가 필요 참고: 크레아티닌 청소율 및 사구체 여과 속도를 직접 확인하려면 소변 시료의 시간적 수집이 필요	물리적: 비중, 색상, 선명도, 냄새 및 거품 혈청화학: pH, 전해질, 포도당, 총 단백질, 크레아티닌, 케톤, 헤모글로빈/미오글로빈, 호르몬 및 약물 현미경: 세포성분(RBC, WBC, 상피세포, 박테리아), 침전물 및 캐스트 배양 및 민감도	소변검사 결과는 일반적인 건강상태 평가와 신장 및 대사 장애의 검출에 일반적으로 사용. RBC, WBC, 박테리아는 요로감염 또는 염증을 나타낸다. 배양과 민감성은 최적의 항생제 치료법을 알아내는 데 도움이 될 것이다. 포도당과 케톤은 조절되지 않은 당뇨병의 징후
뇌척수액 참고: 하지 마비, 따끔거림, 출혈 또는 지속적인 CSF 누출은 즉시 담당 의료 전문가에게 보고	물리적: 색상과 선명도 화학 물질: pH, 전해질, 포도당, 젖산, 총 단백질, 면역글로불린 및 효소 현미경: 세포 성분 배양 및 민감도	CSF 분석은 CNS 감염(예: 수막염), CNS 악성종양 및 염증성 신경병증을 진단하기 위해 수행된다. 감염성 수막염의 증상으로는 감각 장애, 각성 저하, 운동 기능 저하, 운동 범위 저하 등이 있음. 치료사들은 필요에 따라 격리 절차를 준수해야 한다. 치료사는 뇌수막염을 일으키는 유기체의 유형과 관련된 급성, 아급성, 만성 감염 단계를 숙지하고 그에 따른 신경 장애를 재활시켜야 할 필요가 있다. 급성 단계에서는 환자 활력징후를 모니터링하는 것이 좋다.
활액	물리: 색상, 선명도, 점도 현미경: 세포 성분, 결정 침전물(예: 요산 통풍) 배양과 감수성	관절액 분석은 관절의 삼출의 원인을 파악하고 관절 질환의 진행을 추적하기 위해 사용된다. 관절 수술 직후와 감염 또는 염증이 있을 때 WBC 수치가 증가. 관절통, 붓기, 열은 감염의 지표이므로 의사에게 의뢰해야 한다. 치료사는 통증과 붓기, 과도한 체액 축적을 줄이기 위해 관절에 얼음과 압력을 가해야 한다.
흉막액 참고: 천자 부위의 출혈 또는 지속적인 누출 또는 호흡곤란 발생 시 즉시 담당 의료 전문가에게 보고해야 한다.	물리적: 색상, 선명도 화학 물질: 포도당, 총 단백질, 효소, 지질 현미경: 세포 구성 요소 배양과 감수성	복막체액의 분석은 복막유출의 원인을 파악하기 위해 수행된다. 복막 용액을 채취한 후 치료사는 환자의 활력징후를 모니터링하고 다량의 용액이 환자에게서 제거된 경우 저혈압의 징후를 경계해야 한다.
복막액 참고: 상처부위의 출혈 또는 지속적인 복막액의 누출은 주치의에게 즉시 보고해야 한다.	신체: 색깔, 선명도 화학물질: 포도당, 총단백질, 효소, 지질 현미경: 세포구성 요소 문화와 감수성	복막유출의 원인을 파악하기 위해 복막액을 분석한다. 복막액 채취 후 환자에게서 다량의 체액이 제거된 경우 치료사는 환자의 활력징후를 모니터링하고 저혈압의 징후를 경계해야 한다.

는 참조용이며 치료사의 치료 시설에서 확립된 프로토콜 및 지침 대신 사용해서는 안된다.

영상 진단학 Diagnostic Imaging

Wilhelm Conrad Roentgen이 1895년에 처음으로 X선과 그 영향을 발견한 이후로 경이적인 발전이 X선 방사선 촬영 분야에서 발생했다. 이제 방사선학은 보다 광범위하고 복잡한 **진단 영상** 분야로 발전했으며, 이 분야에서 논의된 진단 영상은 전체 배열을 포함하는 용어이다. 이 섹션의 일부는 컴퓨터 기반으로, 인체 내부 구조의 특정한 면에 대한 뷰를 만든다. 의료 영상 및 신체 영상이라는 용어도 때때로 사용된다. 신경근에서 치료사의 목적을 위해 중요한 유형의 영상에는 평범한 방사선 사진(흔히 "x-선"이라고 부름), 핵 의학, CAT 스캔, 초음파 검사 및 **자기 공명 영상(MRI)**이 포함된다. 나사를 돌리기 위해 망치를 사용하지 않는 것과 마찬가지로 이러한 유형의 검사는 특정 작업 또는 작업 세트를 위한 특수 도구로 간주되어야 한다. 신경계의 진단 영상에 대한 공통 뷰 및 섹션/슬라이스가 표 12-8에 요약되어 있다. 신경학에 유용한 진단 영상의 특정 유형과 각각의 특정 이상이 표 12-9에 요약되어 있으며 다음 장에서 논의된다.

표 12-8 신경계 진단적 영상과 분류의 요약

영상뷰의 이름	설명
일반 방사선 사진:	
전/후(AP)	소스와 플레이트 사이의 모든 조직을 반영하는 복합 보기. X선이나 다른 에너지 형태는 반대편의 필름을 치기 위해 시상면에서 뒤쪽으로 몸을 통과한다.
외측	소스와 플레이트 사이의 모든 조직을 반영하는 복합 보기. 엑스레이는 한쪽에서 몸을 통과하여 반대쪽 필름을 찍는다.
CAT, MRI, PET:	
관상면	전면 평면에서 슬라이스가 만들어진 것처럼 연구 중인 부품의 평면 보기 또는 **영상**으로, 부품을 전면 및 후면 조각으로 나눈다. 이 뷰는 마치 사람 앞에 서 있는 것 같다. 위는 맨 위, 아래는 맨 아래, 왼쪽은 왼쪽, 오른쪽.
수평면	슬라이스가 가로(수평) 평면에서 상하로 수평으로 절단된 것처럼 스터디 중인 부분의 평면 보기 또는 영상. 이 화면은 마치 환자가 반듯이 누운 상태에서 "발에서 보기"를 하는 것처럼 보이므로 전방이 영상의 맨 위에 있고 후방이 영상의 맨 아래에 있으며 환자의 오른쪽이 왼쪽에 있고 환자의 왼쪽이 오른쪽에 있음.
시상면/시상옆면	슬라이스가 시상면에서 만들어진 것처럼 스터디 중인 부분의 평면 보기 또는 영상으로, 슬라이스를 오른쪽 및 왼쪽 조각으로 잘라냄.

표 12-9 진단영상과 적용의 형태

검사기기	에너지 형태	영상 수신	촬영 부위	적용
방사선	X선	필름 또는 패널	뼈, 관절, 흉부, 배, 부비동	부상 및 골절, 폐렴, 축농증, 복통
초음파	고주파영역	컴퓨터스크린, 저장된 파일	주로 액체(헬역, 낭성)	신생아 및 신생아 뇌출혈, 신생아 선천성 이상 영상촬영
컴퓨터 단층촬영	X선	컴퓨터스크린, 저장된 파일	신체 내 물질의 물리적 밀도; 일반 방사선 촬영보다 훨씬 민감함	뇌에서는 척추와 두개골의 뼈 이상, MRI로 진단된 이상 추적, 보형물 이식, MRI를 사용할 수 없는 경우에도 사용(예; 동맥류 클립, 심박조율기 등)
MRI	무선주파수 영역과 자기장	컴퓨터스크린, 저장된 파일	원자핵에서 양성자의 특성과 물, 지방, 혈액 등 양성자가 포함된 환경.	뇌종양, 작은 경색, 비정상적인 뇌 감염, 작은 진이, 작은 뇌 싱처 부위 또는 뇌 조직의 국소적 상실
PET, CT	동시 CT 유무에 관계없이 양전자 방출	컴퓨터스크린, 저장된 파일	조직의 대사율을 반영(현재)	전이성 암과 1차 암을 감지; 치매에서 볼 수 있는 신진대사의 증가 또는 감소 부위를 감지

영상 검진의 종류 Types of Imaging Examinations

몸의 일부를 의학적 품질, 진단 수준의 방사선에 노출시키고 필름 상에 영상을 기록함으로써 전통적인 일반 **방사선 사진**을 수행하였다. 대상자가 이미지를 감지하는 이미지 리셉터 또는 필름에 가능한 가깝게 대상자를 x-방사원을 노출시킨다. 예를 들어, 골밀도가 높은 조직(예; 뼈)이 방사선을 감쇄시키고 필름에 도달하는 것을 막기 때문에 뼈 및 기타 금속 밀도가 흰색으로 보인다. 점차적으로 감쇠가 약한 조직(즉, 연조직, 지방 및 공기가 가장 적음)은 방사선 사진에서 어두운 부분으로 검은색의 공기가 채워진 공간으로 나타난다. 일반적으로 이미지 데이터는 더 이상 처리되지 않는다. 디지털 컴퓨터의 출현과 대량의 정보를 저장하고 정보에 신속하게 액세스 할 수 있는 능력으로 인해 기존 방사선 이미지가 저장되고 표시되는 방식으로 변경되었다. 전산화된 저장 및 이미지 표시는 재래의 일반 방사선 사진을 녹화하고 표시하는 필름을 신속하게 대체한다.

적절하게 말하자면, **"엑스레이"**는 엑스레이 관에서 발생하는 방사선 에너지의 형태이지 결과적으로 나타나는 이미지는 아니다. "필름" 또는 이미지 수용체는 잠상이 감지, 기록 및 표시되는 장치이다. 방사선은 필름에서 발생하는 그림 또는 이미지이다. 이 구분은 병원 환경에서 사용되는 용어가 종종 "방사선"에 구어체 의미로 사용되는 "엑스레이"와 때때로 혼동되기 때문에 중요하다. 정확하지는 않지만 "X-레이"는 잘못되었지만 일반적으로 사용된다.

1990년대 이래로 전자 탐지기에 이미지를 기록하는 기능이 보편화되었다. 그런 다음 이미지는 감지기에서 하드 디스크 드라이브와 같은 저장 장치로 전송된다. 요즘 이미지 저장 장치에 네트워크로 연결된 컴퓨터와 컴퓨터 디스플레이가 이미지를 보는 데 필요한 모든 것이다. 이 유형의 배열은 Picture Archival and Communications System의 약자 인 PACS로 알려져 있다. PACS는 기존의 방사선 사진을 저장하고 표시하는 것 외에도 전산화 단층 촬영(CT), MRI, 핵 의학, 초음파 및 기타 특수 영상 기술로 촬영한 영상을 저장하는데도 사용된다.

종래의 일반 필름 방사선 촬영은 척추 및 두개골과 같은 골절의 검출 이외에 신경 질환 및 외상의 평가에 거의 사용되지 않았다. CT와 MRI는 중추 신경계, 뇌 및 척수의 평가에서 일반 필름 방사선 사진의 사용을 대체할 수 있다.

CAT 스캔이라고도 하는 표적 조직에서 **전산화 단층 촬영(CT)**은 최소 360° 회전을 위해 환자를 중심으로 회전하는 X-방사원을 사용하여 얻어지며 방사선 사진과 같이 상대 조직 밀도의 시각적 이미지도 제공한다. X 선원에 대해 약 180° 반대 위치에 있는 이미지 수신기는 탐지기라고 불리며 환자 주변의 X 방사선 소스와 반대 방향으로 회전한다. 검출기는 수신된 방사선의 강도를 측정하고 특수 컴퓨터에서 실행되는 복잡한 알고리즘 집합을 사용하여 검사할 부분의 단면 또는 "슬라이스" 이미지를 재구성한 다음 결과 이미지를 표시한다. 이미지에 회색 음영으로 표시되는 정보는 피사체의 다양한 물리적 밀도를 반영한다. 다양한 밀도의 원인은 환자의 원자에서 전자와 X선의 상호 작용을 반영한다. 이미지는 컴퓨터에 의해 생성되고 회색 음영은 임의로 할당되므로 환자의 다양한 농도를 표시하는 데 회색 음영을 사용하는 방법을 변경할 수 있다. 이 정교한 제어 및 조정으로 인해 CT(그림 12-1 참조)에서는 일반적인 방사선 사진에서 볼 수 없는 연부조직과 뼈의 밀도를 포함하여 매우 미묘한 차이를 시각화하고 분석할 수 있다. 일반적으로 뼈 및 기타 금속 밀도를 비롯한 밀도가 높은 "고 감쇄된" 조직은 흰색으로 표시되고 지방 및 공기와 같은 저밀도 조직은 모두 어두운 영역으로 나타난다. 근육 조직과 같은 물의 밀도를 가진 구조는 회색으로 나타난다. 급성 CNS 출혈은 CT에서 밝은 영역으로 나타나지만 물과 뇌척수액(CSF)은 어두운 검정색으로 나타난다. MRI 이미지에서 뇌 CT 스캔을 하는 한 가지 방법은 CT 스캔 이미지 이미지(CT의 경우 그림 12-1를, MRI의 경우 그림 12-2 참조)가 그 사이에 명백한 공간이 없는 "밝은" 두개골 뼈의 안쪽 표면에 바로 인접한 피질을 가지는 것이다.

자기 공명 영상(MRI)의 경우, 에너지 원은 무선 주파수이며, x-방사선 대신에 자동차 라디오에 소리를 전송하는 데 사용되는 것과 동일한 에너지 형태이다. 따라서 MRI는 이온화 방사선에 노출될 위험을 제거한다. 오히려, 이러한 유형의 영상 진단은 환자 내부에서 발생하는 신호 분석을 통해 이루어진다. 환자는 일련의 초전도 전자석에 의해 생성된 강한 자기장에 놓인다. 이 자기장은 환자 내의 원자 핵의 많은 양성자가 자기장과 정렬되도록 한다. 그런 다음 고주파 에너지 원이 적용되고 양성자의 정렬이 예측 가능한 방식으로 변경되어 양성자 회전축을 90° 변경한다. 고주파 에너지가 꺼지면 양성자는 자기장의 영향을 받아 자기장과의 정렬 위치로 돌아간다. 그렇게 함으로써 그들은 금속 코일에 의해 감지될 수 있는 무선 주파수 에너지를 방출하는데, 이것은 "안테나"의 한 유형으로 작용

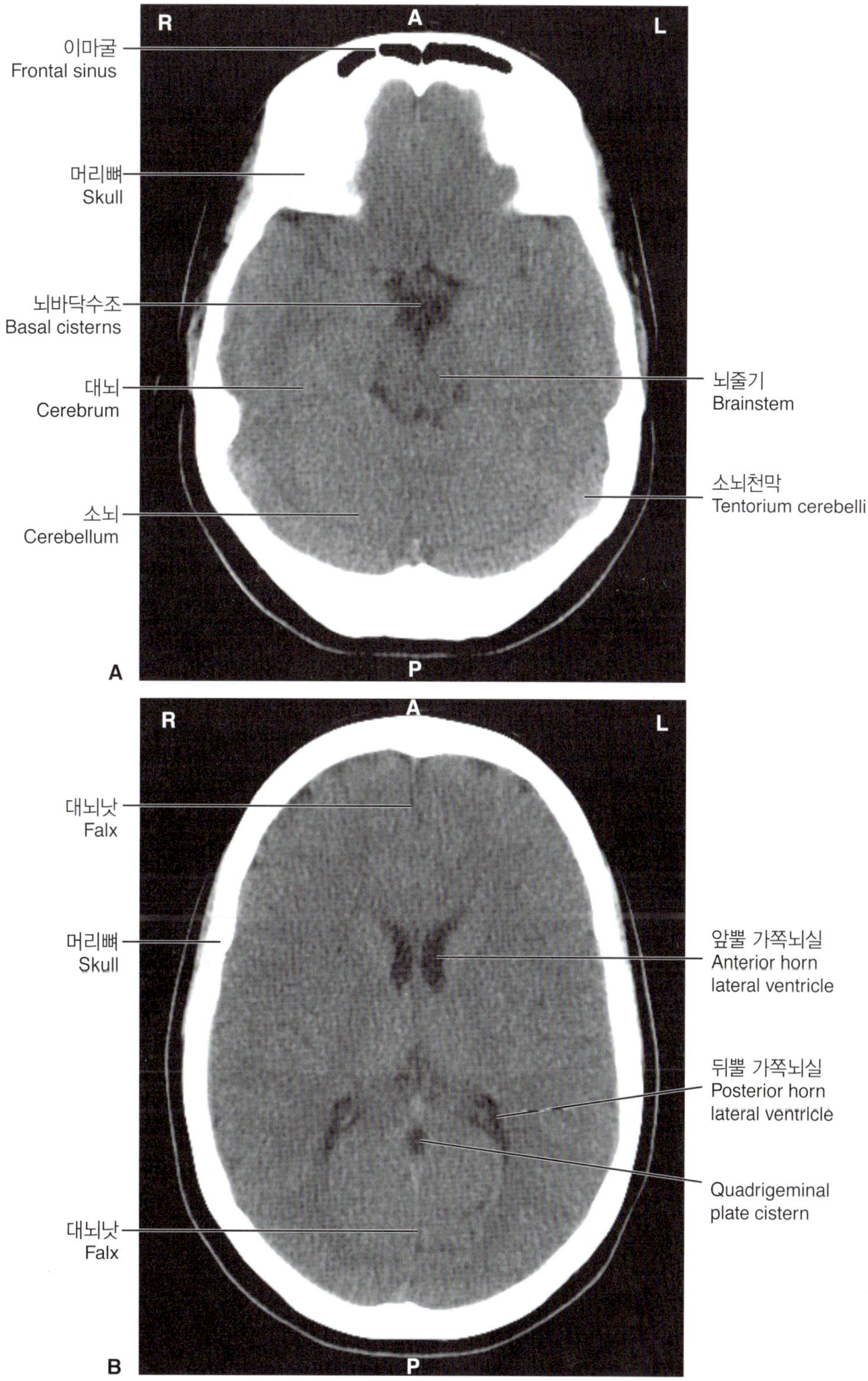

그림 12-1 정맥 대조 영상 없는 뇌의 정상 CT. 환자는 CT 테이블에 반듯이 눕게 하고 환자의 발을 볼 수 있게 한다. 따라서 환자의 오른쪽이 평가자의 왼쪽이고, 환자의 왼쪽이 평가자의 오른쪽이다. **A.** 소뇌 및 대뇌 수준의 축/수평면 이미지. **B.** Axial 영상은 가쪽뇌실 및 주로 대뇌의 레벨에 보다 상위에 배치
(A = 전방, P = 후방, I = 하부, S = 상부, R = 오른쪽, L = 왼쪽)

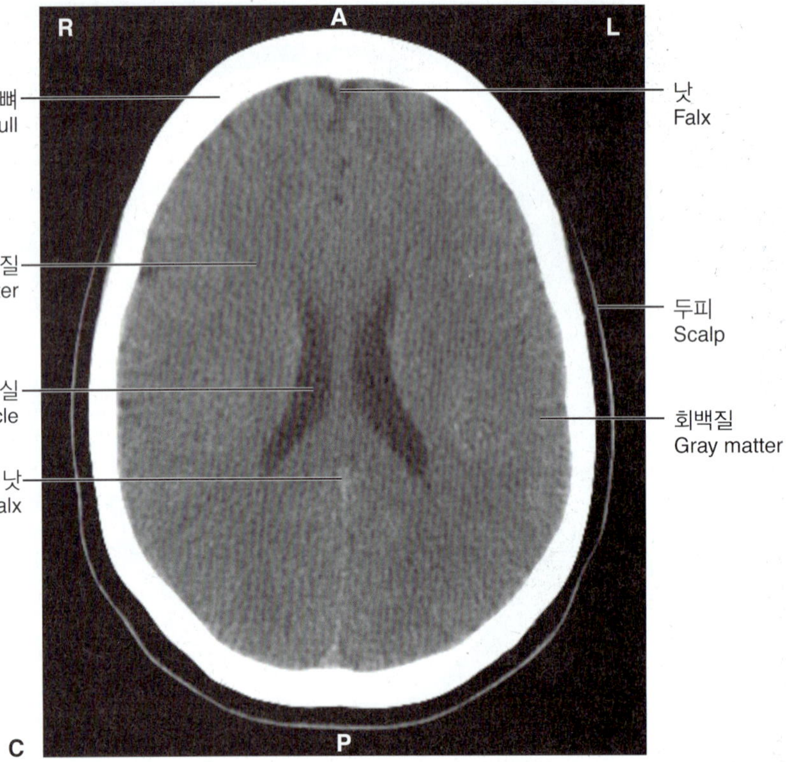

그림 12-1 계속 C. 중심 반막 레벨의 축 이미지. 이미지의 세부 사항을 관찰. 이러한 세부사항과 명확성은 중추신경계 구조를 평가하는 데 이용 가능하다. (A = 전방, P = 후방, I = 하부, S = 상부, R = 오른쪽, L = 왼쪽)

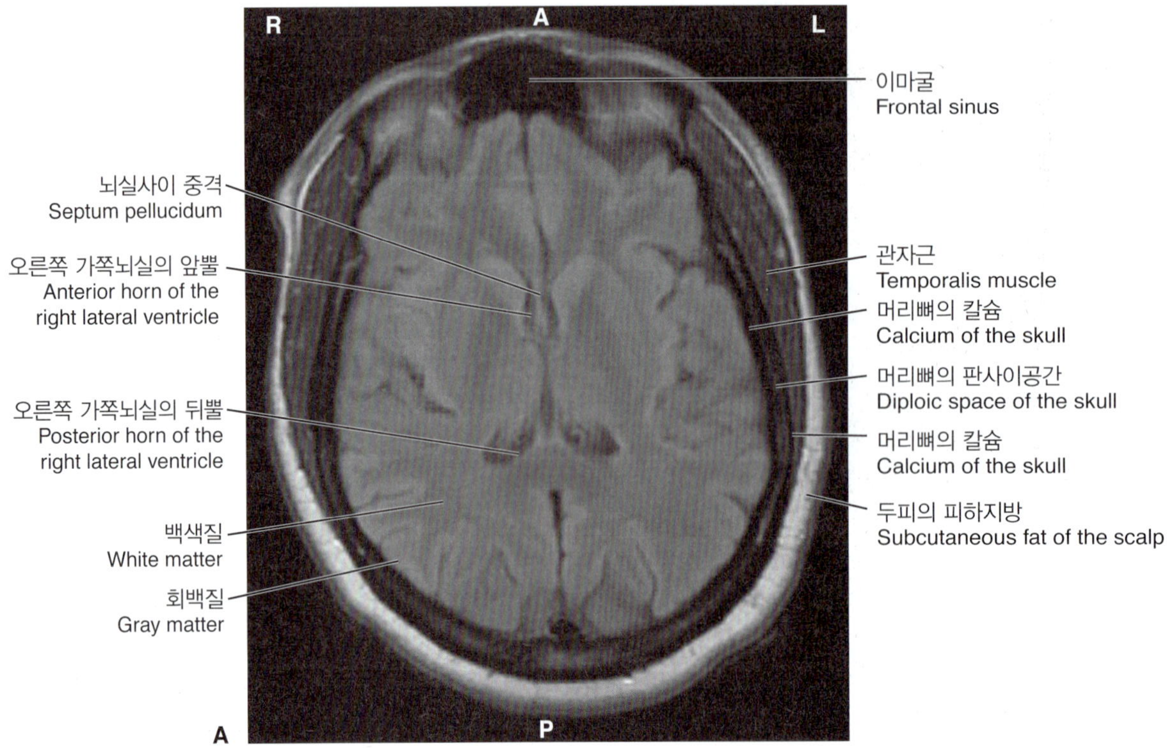

그림 12-2 뇌의 정상 MRI, T1 가중치. A. 뇌의 축상 이미지.

계속

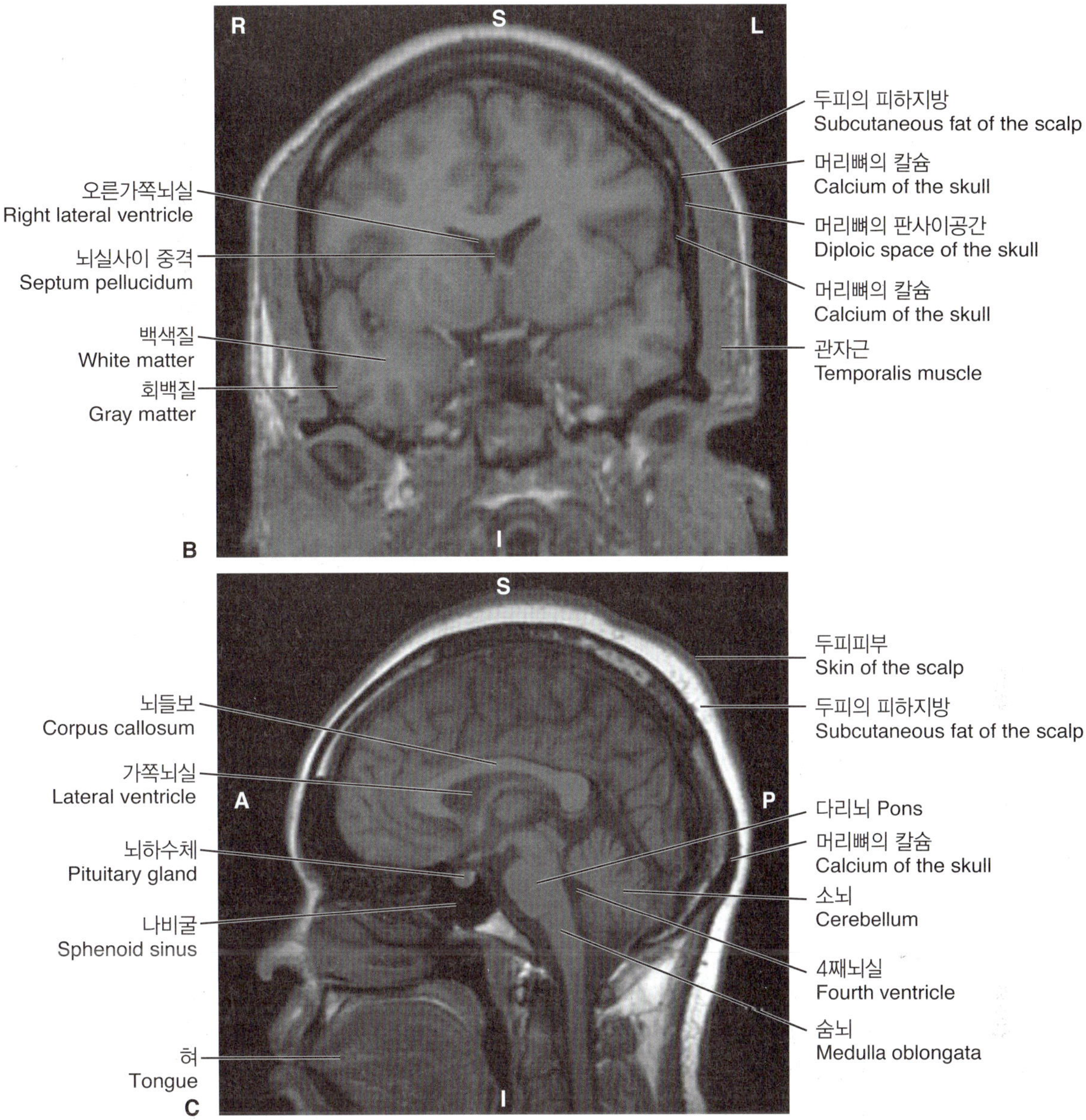

그림 12-2—계속 B. 뇌의 관상면 이미지. C. 뇌의 시상면 이미지. MRI가 제공하는 정교한 디테일을 확인 MRI는 자기장을 사용하기 때문에 이온결정에서 검출할 신호가 없다. 칼슘과 뼈는 이온 결정을 형성하기 때문에 아무런 신호도 내지 않는다. 신호 레벨이 높을수록 물체가 밝아진다. 이와 같은 T-1 가중치 이미지에서는 지방이 매우 밝게 나타난다. 인간의 뇌의 매우 많은 부분이 지방산으로 이루어져 있다. 따라서 뇌가 보이고 피하지방이 매우 밝다. (A = 전방, P = 후방, I = 하부, S = 상부, R = 오른쪽, L = 왼쪽)

한다. 고주파 에너지는 금속 코일에 신호를 생성한 다음 컴퓨터로 분석하여 환자의 "슬라이스" 이미지를 만든다. MRI의 장점은 검사의 매개 변수가 다양하여 CT에서 보이지 않는 구조물을 MRI에서 볼 수 있기 때문이다. 단점은 MRI가 움직임에 매우 민감하여 움직이는 신체 부위, 심장, 폐 등의 영상을 위한 사용이 제한되어 있으며 전문화된 설정으로 인해 시간이 지나면 사용할 수 없는 경우가 종종 있다. MRI는 연조직 검사에 매우 유용하며 미약한 변화를 재현할 수 있다. 이러한 민감성 때문에 MRI는 관절과 관련된 연조직뿐만 아니라 신경 및 골격/근육계의 연조직 검사에 매우 유용하다. CT와 비교(그림 12-1)하여 MRI(그림 12-2)에서 내부 두개골과 피질 표면 사이의 어두운 공간의 띠에 의해 뇌의 MRI를 인식할 수 있다. 표 12-10에 요약된 여러 가지 유형의 MRI 기술이 있으며 종종 판매회사에 따라 다양한 약어로 이름이 지정된다.

진단 초음파 검사는 음파의 주파수를 에너지 원으로 사용하고 반사된 음파를 포착하여 검사중인 연부조직의 이미지를 생성한다. 진단 초음파는 임신 또는 어린 아이 또는

표 12-10 MRI의 형태

T1 (지방이 밝음*); 해부학에 대한 최상의 시각적 정의를 제공한다. 가돌리늄 "Gad" 대비를 T1과 함께 사용하면 병리학이 밝지만 차이를 감지하려면 사전 대비 T1이 필요하다.
T2 (물이 밝음); T1에 비해 병리현상은 주변 정상조직보다 수분 함량이 높기 때문에 보통 T2가 밝다. CSF도 밝음.
T1 및 T2 시퀀스를 모두 사용하면 혈액을 다른 병리학적 혈액과 구별할 수 있으며 출혈의 정확도를 추정할 수 있다.
FLAIR T2와 유사하지만 CSF의 신호가 억제되므로 밝은 점은 T2에서 볼 수 있듯이 밝은 CSF만이 아니라 특정 병리소견이다.
STIR T2 지방포화 시퀀스와 유사하지만 지방은 어두워지고 다른 메커니즘에 의해 변한다. 뼈 연구에 유용: 골수(대부분 지방)가 검어지기 때문에, 뼈의 질환은 보통 뚜렷한 대조를 이루며 밝다.

* "밝음"은 조직이 회색 물질에 비해 "강조"로 보인다는 것을 의미.

신생아의 뇌 초음파에서 태아 초음파 검사를 제외하고는 신경 근육 영상에서 덜 자주 사용된다. 두개(Cranial) 초음파는 뇌 및 기타 중추 신경계 구조의 구조 및 발달 문제를 감지하는 데 매우 유용하다. 초음파는 뼈를 관통할 수 없다. 그러므로, 뇌의 평가에 있어 그 유용성은 전두엽 또는 천문이 아직 닫혀 있지 않은 아동에게만 국한된다.

지금까지 일반 방사선 사진, 초음파, CT 및 MRI에서 논의된 모든 영상 방법 중에서 신호는 인체 외부의 어떤 곳에서 발생하는 신호를 신체를 통해 전송하는 방식에 의존한다. 이러한 영상 방법은 주로 생리학적 과정 대신 해부학적 세부 묘사를 위해 사용된다.

양전자 방출 단층 촬영(PET)을 포함한 **핵 의학 기술**은 신체 내의 방사성 물질을 이미지화한다. 핵 영상은 해부학적 세부 사항에만 집중하는 것이 아니라 시간이 지남에 따라 생리학적 과정을 시각화 할 수 있다는 점에서 독특하다. 핵 의학에서는 핵분열에 의해 방출된 광자를 물질 내에 기록함으로써 이미지를 얻는다. 일반적으로 핵 붕괴를 겪고 있는 물질은 환자에게 투여된 후 신체가 어떤 특정한 방법으로 사용하는 분자 또는 다른 부분에 화학적으로 결합되어 있다. 예를 들어, 갑상선 조영술의 경우, 방사성 요오드가 환자에게 투여되며, 이는 갑상선에 의해 흡수된다. 이 방사성 요오드의 섭취는 갑상선의 기능 상태를 모니터하고 선을 구성하는 조직의 이미지를 형성하는 데 사용될 수 있다. 예를 들어, 정상적으로 기능하는 갑상선 조직은 요오드를 흡수하지만 갑상선의 대부분의 암은 요오드를 흡수하지 않는다. 갑상선의 대부분의 암은 선내의 암 조직의 국수적인 영역의 기능 부족으로 확인할 수 있다.

전통적 방식의 방사선 Conventional Radiographs

전통적 X선을 사용하는 원래의 가장 기본적인 모드인 기존의 방사선 사진은 골격 구조의 이미지를 제공하는 데 가장 적합하다. 얻은 사진에는 필름, 엑스레이, 그림 또는 방사선 사진 등 다양한 대체 용어가 사용된다. 인체의 연부조직과의 본질적으로 높은 대비 때문에, 방사선 사진은 뼈와 그 관절의 이미지를 제공하는 데 큰 가치가 있다. 뼈의 전통적인 방사선 사진은 발달 구조, 정렬(신경 장애 또는 상해 후 2차 장애로 변경될 수 있음) 및 뼈 완전성, 관절 공간의 성질 및 크기, 관련 연부조직 몇 개를 결정하는 데 사용된다.

그러나, 3차원 물체의 2차원 표현인 방사선 사진은 다소 기만적인 것일 수 있다. 따라서 검사를 받는 3-D 구조물의 사실적인 그림을 "구축"하기 위한 구조의 방사선 사진을 2개 이상 확보해야 한다. 일반적으로 이러한 영상은 서로 90° 각도로 얻어진다. 그런 다음 방사선 관찰자는 두 개의 수직 방사선 사진을 볼 때 영상화된 물체의 3차원 관계를 구축하는 정신적 과정의 절차를 밟는다. 하나의 시야 또는 한 평면만 고려할 때 환자의 상태에 대한 그릇된 생각을 하기 쉽다. 예를 들어, 골절된 뼈의 단일 뷰는 특정 뷰에서 두 조각이 잘 정렬되어 보일 수 있다. 그러나 90° 보기를 보면 뼈 부분이 사실상 완전히 어긋나 있음을 알 수 있다. 이러한 맥락에서 단 하나의 방사선 사진을 잠재적인 "거짓말쟁이"로 항상 간주하는 것에 유의하라. 신경학에서 단순 방사선 사진은 뇌와 척수의 뼈의 경우인 두개골과 척추의 골절을 감지하는 데 도움이 될 수 있다.

진단 초음파: 뇌 및 태아에서의 적용

Diagnostic Ultrasound: Cranial and Fetal Applications

임신 중에 진단 **태아 초음파** 검사를 하면 자궁 내에서 성장하고 성장하는 아기의 건강을 평가하고 척추뿐만 아니라 뇌뿐만 아니라 사지의 구조적 완전성을 시각적으로 나타낼 수 있다. 운동/발달의 관점에서 4-D 초음파를 포함한 현재의 초음파 장비는 2-D 초음파보다 2주 일찍 태아의 움직임을 상세하게 실시간으로 볼 수 있다(Kurjak, 2002). 태아의 움직임은 개인적인 사지 운동(Shawker, 1980)에 대한 임신 8주(임신 6주)와 임신 9주(임신 7주)의 조기 관찰이 가능하며 신생아 발달 예측에 유용할 수 있다 irnholz, 1980). 태아 초음파 검사에서 발견할 수 있는 신경학 및 발달 이상은 척추 이분증(무력증), 무감각 및 다운 증후군의 징후를 포함하여 가족 및 보건 팀이 전환을 위해 최적으로 준비할 시간을 제공한다. 뇌 구조를 보려면 전두엽의 천문이 열려있는 한 신생아와 어린이에서 진단적인 두개골 초음파 검사를 시행할 수 있다.

앞쪽 천문(anterior fontanelle)은 4~24개월까지 열리게 되어 있다. Cranial 초음파는 신생아의 반구, 소뇌 및 뇌간의 구조적 이상을 검출하는 데 특히 유용하다. 뇌 초음파 검사는 미숙아의 외측 뇌실 주변의 백색질에 낭포성 **뇌실 주위 백질 연화증(PVL)**, 괴사 및 낭종 형성을 감지할 수 있는데, 이 정도는 뇌성 마비의 MRI 변화를 예측하는 정도이다(de Vries, 1993). PVL은 저체중아에서 뇌성 마비를 일으키는 매우 강력한 예측 인자이다(Pinto-Martin, 1995). 두개 초음파는 뇌척수액 흐름의 막힘과 이로 인한 뇌수종 및 **뇌실내 출혈(IVH)**의 정도를 문서화하는 데 매우 유용하다. IVH는 운동 기능의 예측 인자로서 특히 조기 신생아에서 I부터 IV 등급으로 정량화된다(Patra, 2006; O'Shea, 2008).

컴퓨터 단층촬영 Computerized Tomography

뇌와 척수를 포함한 연부조직 구조의 영상은 CT와 MRI의 발전으로 크게 향상되었다. CT의 초기 이름은 1970년대 초반부터 중반에 임상적으로 처음 사용되었을 때 디지털 축 단층 촬영술(DAT)이었으며 오늘날 CT에서 사용되는 이미지를 얻는 방법에 대한 단서를 제공한다. 환자가 테이블에 앙와부 또는 복와위로 누워있을 시에, 회전 중심에서 환자와 함께 튜브 및 그 검출기가 완전히 회전하면 정의된 두께의 부피의 밀도가 디지털 측정치 형태로 얻어진다. 이 데이터는 환자의 "슬라이스"의 물리적 밀도를 측정한 것이다.

"슬라이스" 데이터는 축 방향 평면에서 본체의 장축에 수직으로 가져온다. 그런 다음 이 데이터를 사용하여 환자의 "슬라이스" 사진을 만든다. "조각"은 빵 한 조각이 빵 자체의 덩어리, 즉 빵 한 묶음의 긴 축을 통해 그려지는 선의 직각과 관련이 있는 것과 거의 같은 방향이다. 슬라이스 두께는 1mm 미만에서 10mm 이상까지 다양하다. 슬라이스는 디지털 컴퓨터를 사용하여 특정 "슬라이스"에 포함된 조직의 특정 작은 볼륨인 볼륨 요소 또는 3D 화소의 물리적 밀도를 계산하여 얻는다. 그런 다음 컴퓨터는 슬라이스에서 3D 화소의 정확한 위치를 계산한다. 그런 다음 슬라이스의 그림은 모니터에 투사되는 다양한 회색조의 그림 요소, 픽셀로 구성된다. 각 픽셀은 3D 화소를 나타내며 픽셀에 지정된 흰색, 회색 또는 검은 색의 특정 음영은 3D 화소의 물리적 밀도를 나타낸다. 원본 스캔 데이터를 이미지 또는 슬라이스로 변환하는 과정을 **재구성**이라고 한다. 오늘날 같은 기본 방법이 사용되긴 했지만, 밀도 값을 계산하고 최종 이미지를 개발하는 데 사용된 처음 데이터는 훨씬 더 빨리 얻어지고 현대 디지털 컴퓨터 및 재구성 소프트웨어의 발전으로 인해 재구성이 훨씬 빠르다. 현재 임상에서 CT 검사는 쉽게 얻을 수 있다. 1970년대 초반에 뇌의 CT 스캔은 20분 정도 걸릴 수 있다. 2011년에는 약 2~5초 내에 동일한 스캔을 수행할 수 있다.

CT가 MRI와 비교할 때 CT의 주요 장점은 CT가 시간이 덜 들고, 비용이 적게 들고, 더 쉽게 이용할 수 있다는 것이다. CT 검사의 속도는 완전히 정지할 수 없거나 매우 오랫동안 고정된 자세를 유지할 수 없는 환자의 경우 더 정확하다. 현대의 다중 탐지기 CT 스캐너에서 슬라이스는 가슴 또는 복부의 CT의 경우 30초 이하로, 뇌 CT의 경우에는 10초 이내에 얻을 수 있다. MRI와 비교되는 CT의 또 다른 장점은 무선주파수로부터 차폐되며 자기 효과가 필요하지 않다는 것이다. 이를 통해 다른 장치를 요구하는 환자 또는 내시경 심박 조율기 또는 외부 모니터 또는 펌프를 비롯하여 전기적으로 작동하는 기타 장치가 있는 환자는 CT로 안전하게 검사될 수 있다. MRI에는 MRI 섹션에서 논의될 다른 장점과 한계가 있다.

CT를 이용한 신경학적 평가

뇌의 CT 검사는 급성 뇌졸중과 급성 뇌 손상에서 사용되는 주요 영상 도구이다(Koenig, 1998). CT는 뇌내 출혈에서 신선한 혈액을 쉽게 검출하며(Kalafut, 2000) 지주막 혈액과 경막하 혈액(그림 12-3에서 두부 외상 후 그리고 그림 12-4에서 수술 후 뇌 감압 후에 나타남)을 포함한 뇌의 외부 혈액순환에 매우 민감하고 특이하다(Marshall, 1991). CT 검사를 통해 의료 팀은 뇌 병변의 위치와 범위를 파악하고 치료 계획을 수립하고 환자가 입

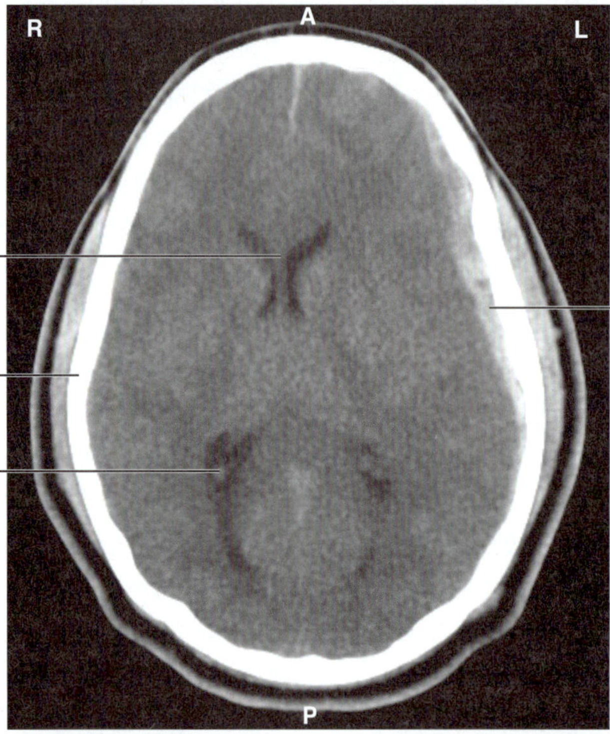

A

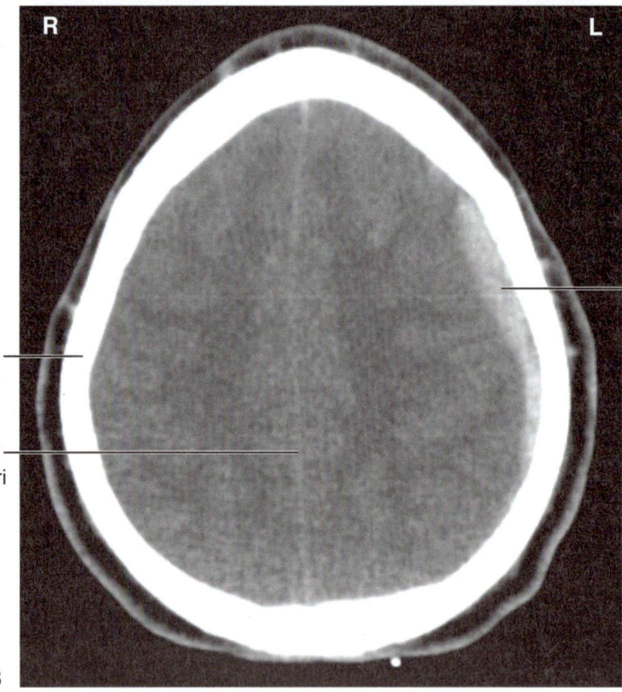

B

그림 12-3 급성 두부 외상을 입은 환자의 뇌 CT 영상 3개: **A.** 축면, **B.** 영상 A의 상부의 축면 **C.** 관상면. 이 영상들은 뇌의 왼반구에 있는 볼록한 경질막하 혈종을 보여준다. 각각의 이미지에서 회색빛이 도는 흰색 영역은 두개골의 안쪽 테이블과 왼쪽 대뇌 반구 사이의 급성 혈액으로, 회색빛이 더 짙다. 공간을 점유하는 혈액으로 인해 오른쪽의 중간선 구조의 약간의 편차를 볼 수 있다. 또한 경질막하 혈종공간이 뇌에 가하는 압력이 크기 때문에 일반적으로 이랑 사이 뇌척수액 영역을 나타내는 뇌의 볼록도에 대한 저감쇠 부위의 정상적인 부위가 없음을 유의한다. 두개골은 단단한 뼈이기 때문에 혈종이 뇌에서 멀리 확장될 수 있는 방법이 없기 때문에 뇌 실질을 압박한다.

계속

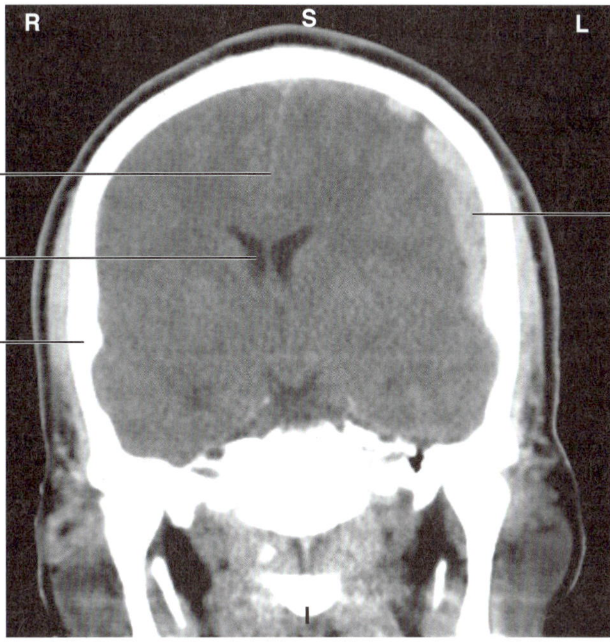

그림 12-3—계속

원했을 때부터 예후를 발전시킬 수 있다. CT 검사는 새로운 병변과 오래된 병변을 구별하는 데에도 정확하다. 일반적으로 뇌 손상에서부터 오래된 병변은 뇌내연화증으로 치유된다. CT 검사에서 이 영역은 주변의 정상 뇌보다 어둡게 보인다.

경두 또는 부상에 이차적인 두뇌의 연화 영역인 **뇌연화증**은 종종 뇌의 손실 영역과 뇌의 정상적인 액체 함유 공간의 크기에 의해 둘러 싸여진다. 뇌염 연화증 영역의 밀도는 정상 CSF로 채워진 팽창된 심실의 중심부의 밀도와 거의 같다. 반면에 신선한 출혈의 혈액은 그림 12-5와 같이 매우 밝고 거의 흰색이며 부종이나 뇌의 부종과 관련이 있으며, 뇌가 팽창하여 정상적인 유체 함유 공간을 침범하

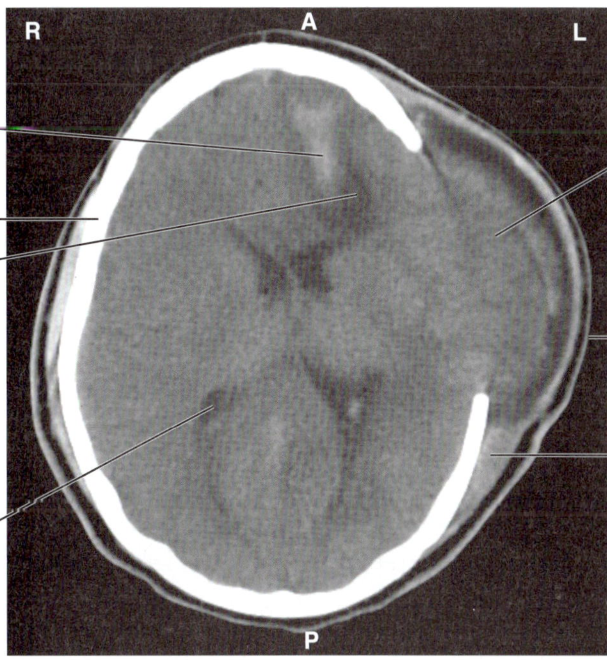

그림 12-4 머리 외상이 있는 동일 환자의 뇌, 수술 후 CT 이미지(그림 12-3 참조). **A.** 축면 이미지.

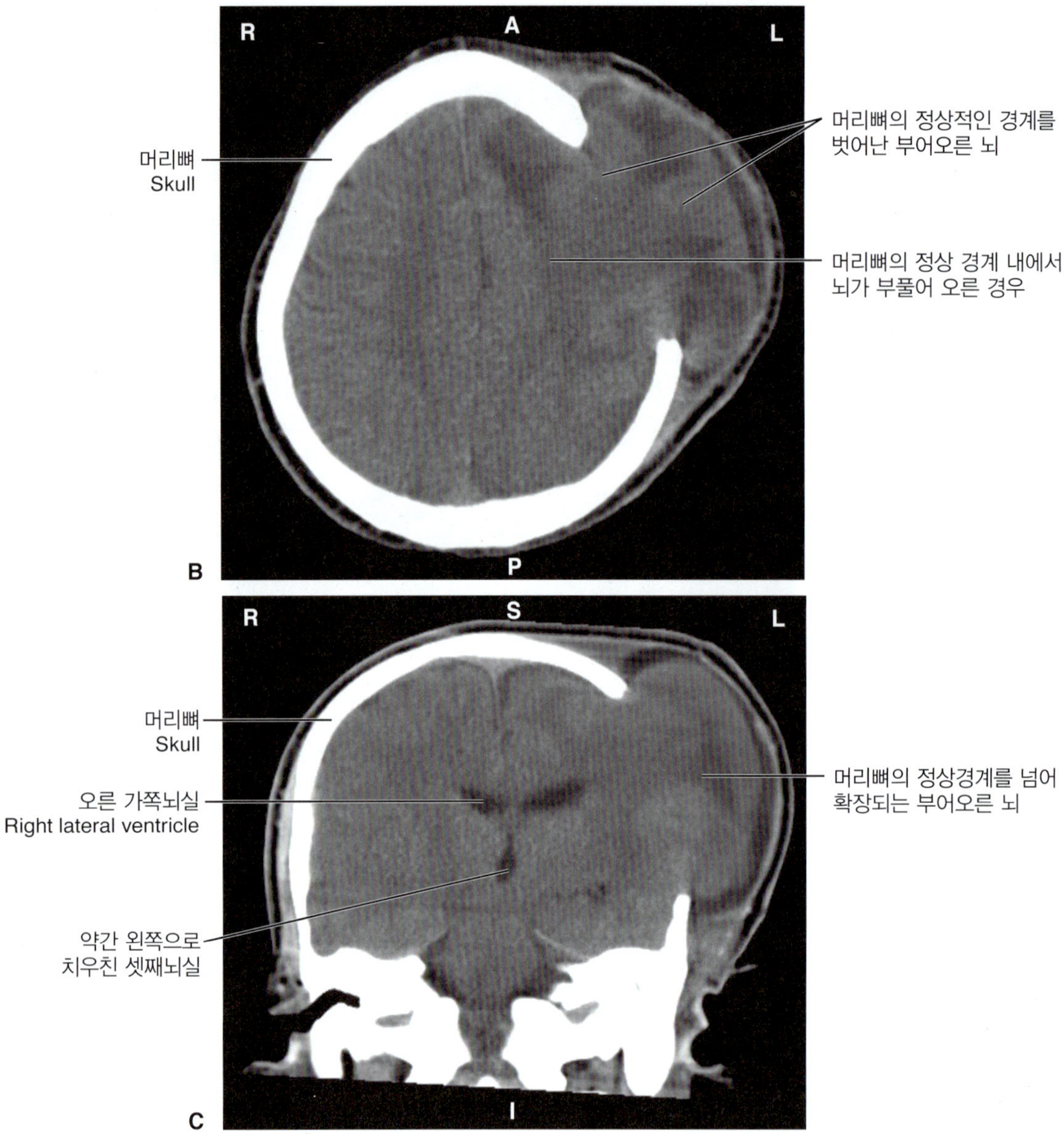

그림 12-4—계속 B. 더 상위 수준의 축면 이미지. C. 관상면 이미지. 두개골의 왼쪽 일부가 수술로 제거되었다. 뇌의 실질이 두개골의 정상적인 경계 밖으로 확장되고 머리덮개널힘줄과 피부가 부풀어 오르는 것을 주목. 왼쪽의 낮은 감쇠 부위는 두개골의 정상적인 범위 내에서 뇌의 부종을 나타낸다. 이 지역을 오른쪽 반구와 비교하여 차이를 확인한다. 뇌의 부종은 왼반구의 심각한 외상의 결과로 발생한다. 뇌가 두개골의 정상적인 경계를 넘어 팽창하지 않으면 뇌에 어떤 손상이 일어날지 상상해 본다.

게 되며, 때로는 그 공간을 없애 버릴 수도 있다. 부종 자체는 일반적으로 주변 뇌보다 뇌 밀도가 낮다.

뇌졸중은 뇌의 특정 영역으로의 혈류가 상실되어 뇌 손상을 입는다. 혈류가 부족하면 뇌의 영향을 받는 부위에서 산소가 제거되고 세포 사멸의 영역을 경색이라고 한다. 급성 뇌졸중에서는 경색의 영역이 뇌의 CT상 밝은 영역으로 나타나지 않는다. 증상이 나타나자마자 뇌 손상 부위는 CT에서 정상적으로 보인다(von Kummer, 2001). 어느 정도 변하기는 하지만 보통 48시간을 넘지 않는 시간이 지나면 CT 검사에서 경색의 영역이 밀도가 감소하며 열어지게 되고, 뇌손상에 따른 부종성 변화가 보이게 된다(폰 Kummer, 2001). 연속 CT 검사는 경색의 크기와 정도를 결정하는 중요한 역할을 한다. 영향을 받는 부위의 위치를 아는 것은 신경근 검사의 특정 초점과 치료 중재의 특정 구성 요소를 결정하는 데 도움이 될 수 있으며 예후에 관한 정보를 제공할 수도 있다.

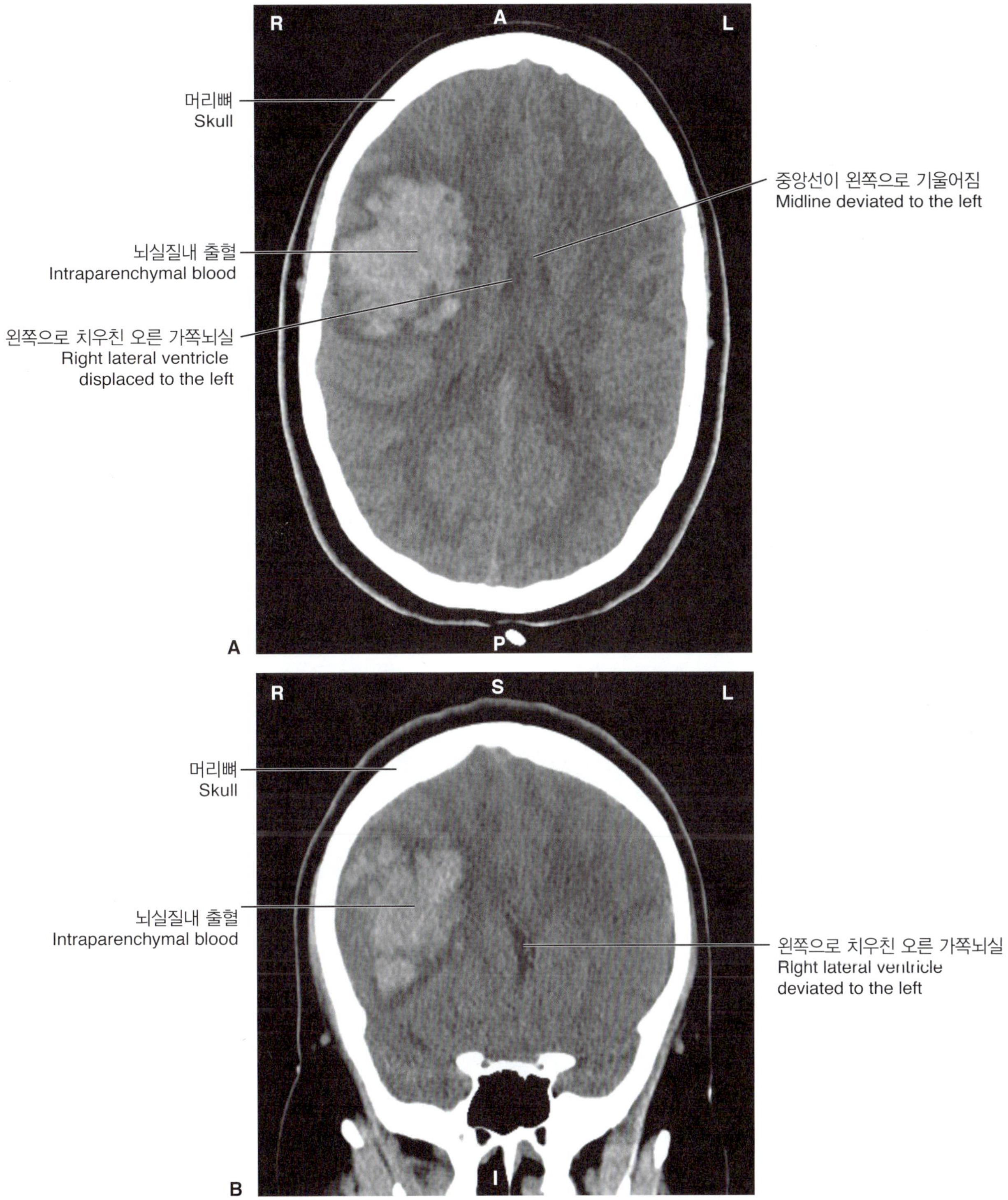

그림 12-5 뇌내 뇌출혈을 보여주는 CT A. 축면. B. 관상면.

근래의 그리고 오래된 뇌졸중, 뇌 내 및 뇌 외 출혈, 오래된 뇌 손상 부위는 정맥 조영제 없이 뇌 CT 검사를 통해 평가할 수 있다. 정맥 조영제 주입은 때때로 급성 뇌졸중의 평가에 도움이 되지만 부분적으로 MRI 검사로 대체되었다.

원발성 및 전이성 뇌종양의 진단 및 평가에서 일반적으로 정맥 내 조영제 투여 후 뇌의 CT를 수행한 다음 조영제 투여없이 CT 검사해야 한다. 그림 12-6의 CT 스캔은 뇌 CT와 대조를 비교하여 밝혀진 뇌 종양의 예를 제공한다. 뇌종양의 종류에 따라 정맥 조영제 주입 후 뇌종양의 종양

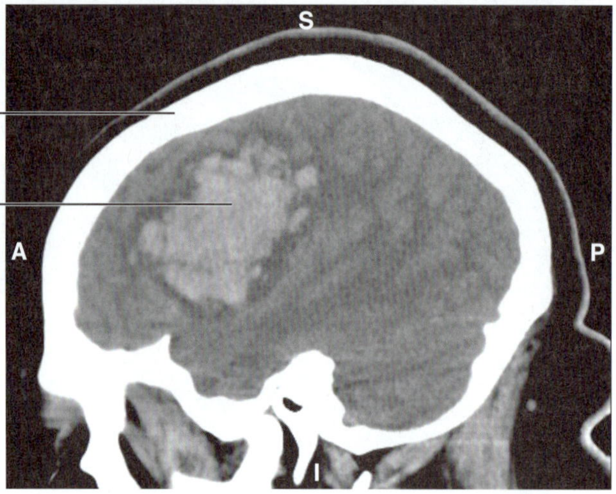

그림 12-5—계속 C. 정중면. 혈액은 하얗게 보이고 부종을 나타내는 낮은 감쇠 부위에 둘러싸여 있다. 뇌내 혈종의 덩어리 효과에 의해 왼쪽으로 중간선 구조와 심실의 변위를 기록해 둔다.

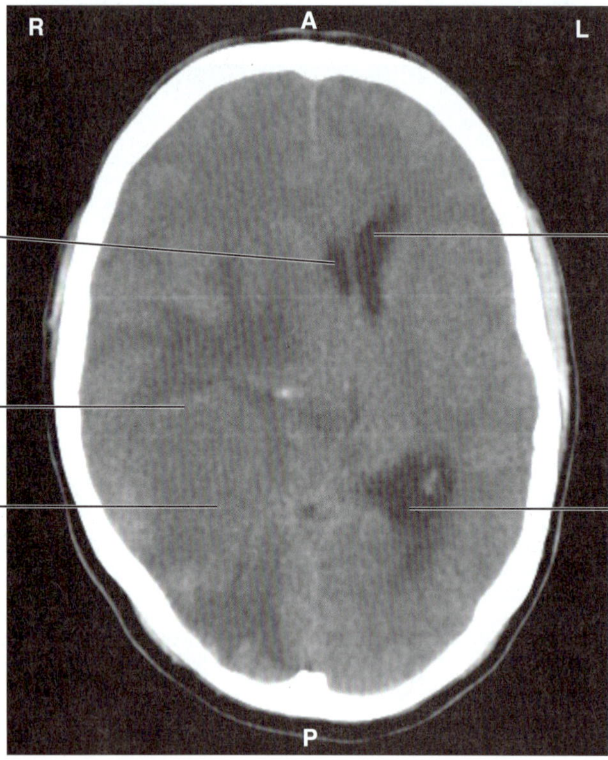

그림 12-6 우반구에 종양이 있는 뇌의 CT. A. 정맥 조영제가 제공되지 않은 축면의 CT 뇌단면. 오른쪽 가쪽뇌실이 두개골 중간선의 왼쪽에 오도록 왼쪽의 중간선 이동을 기록해 둔다. 또한 왼쪽뇌실과 비교한 우뇌 가쪽뇌실의 이랑과 부종의 낮은 감쇠로 보이지 않음. 눈에 보이는 이랑의 부족, 우뇌 가쪽뇌실 크기 감소, 중간선 뇌구조에서의 왼쪽으로 이동에 대한 오른쪽은 오른쪽 두정 뒤통수엽에 위치한 종양의 큰 질량 효과를 나타낸다. 부종은 종양 덩어리 효과의 이차적인 것으로 관자엽과 이마엽으로 확장된다.

계속

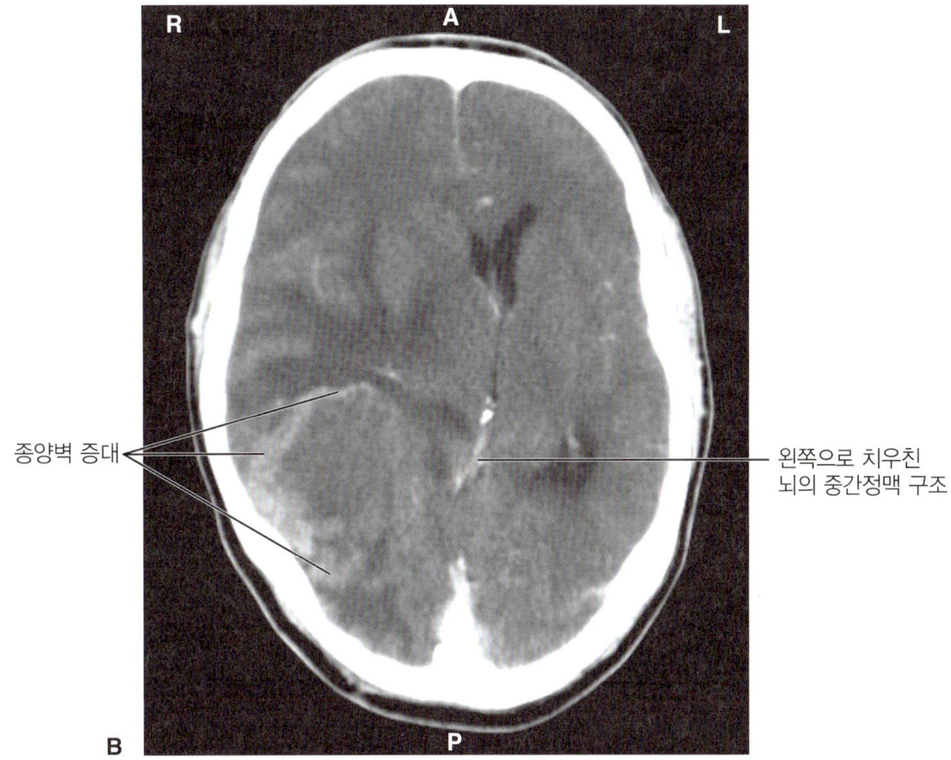

B

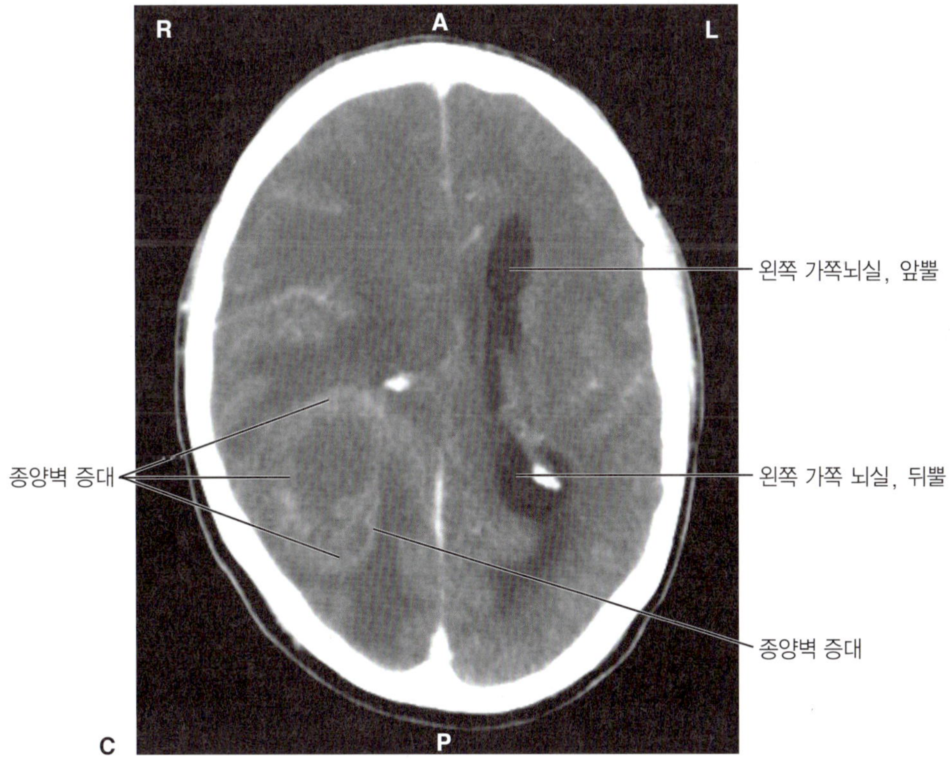

C

그림 12-6—계속 B. 정맥 조영제 투여 후 그림 12-5A와 같은 뇌의 축 CT. 조영제로 불투명해지는 중간선 혈관 구조를 기록해 둔다. 종양 외벽 일부의 조영제 주입도 유의한다. C. 그림 12-5A 및 12-5B보다 두개골 정점에 더 가까운 뇌의 축 방향 CT 슬라이스. 종양의 벽이 어떻게 불투명해지는지 알아두어야 할 것. 종양에 의한 정상적인 뇌 실질의 압박으로 인해 이랑이 보이지 않는 극단적인 질량 효과를 다시 한 번 주목할 것.

및 주변 부위를 식별할 수 있는 패턴이 있다. 최근에는 MRI 검사가 뇌종양 진단의 주요 도구가 되었다(Schellinger, 1999). 그러나 어떤 경우에는 CT는 일단 MRI로 확진되면 뇌종양 치료의 추적 관찰을 위한 훌륭한 도구이다.

경우에 따라 CT는 뼈 구조에 대한 상세한 검사를 위한 훌륭한 도구이기도 하며 일반적인 방사선 사진보다 자세한 내용을 제공할 수 있다. 또한 뼈의 CT는 고선명 방식으로 수행할 수 있으므로 3면의 이미지 재구성을 수행할 수 있으므로 외과 의사가 수술 계획을 세우고 수술을 통해 얻을 수 있는 이득을 결정할 수 있다(예; 그림 12-4).

자기공명 영상장치 Magnetic Resonance Imaging

최초의 MRI 영상이 1973년에 발표되고 1977년 최초의 MRI 검사를 받은 후 MRI 검사는 1987년까지 매우 유용한 임상 도구로 급속하게 발전했다. 현재 MRI 검사가 흔한 임상 도구이지만 MRI는 다양한 검사 유형을 연구하고 확장하고 있다. 이에 반해, 기존의 방사선 촬영은 110년 이상 임상 도구로 사용되어 왔으며 CT는 40년 이상 임상 도구로 사용되었다.

MRI 검사는 환자를 강한 자기장에 놓아 두어 원자의 양성자 중 대다수(일반적으로 물 핵)가 자기장의 방향으로 스핀 축을 정렬하도록 하여 수행된다. 그런 다음 축 회전을 변경하기 위한 원자에서 양성자를 야기할 수 있도록 환자에게 적용된다. 무선주파수 에너지가 꺼지면 양성자는 자기장으로 자기 축을 재배열한다. 양성자의 스핀 축의 재배치 과정에서, 무선 주파수 에너지가 방출된다. 이 무선 주파수는 스캐너에 의해 수신되고 강도 및 위치를 결정하기 위해 분석된다. 이 분석을 위해 사용된 방법은 이 책의 범위를 벗어나지만, MRI 검사의 성격은 전통적인 방식의 방사선 촬영 및 CT 검사처럼 환자가 방출하는 에너지에 의존하며 환자를 통해 전달되는 에너지는 아니다.

CT와 마찬가지로 MRI 장치는 디지털 컴퓨터를 사용하여 환자가 방출하는 에너지를 분석하여 위치 및 강도 정보를 제공함으로써 환자의 평면을 나타내는 환자의 조각을 재구성하고 표시할 수 있다. 분석의 복잡성은 CT 검사에 필요한 것보다 훨씬 더 큰 규모이다.

MRI 방법론의 복잡성 때문에 MRI 장치는 자체 자기장 및 무선 주파수 에너지 장을 생산하기 때문에 외부 자기장 및 외부 RF 에너지 장으로부터 보호되어야 한다. MRI 검사는 외부에서 생성된 자성 및 무선 주파수 에너지 장에 대한 민감성 때문에 여러 개의 외부 전기 장치가 필요하고 환자의 신체에 금속, 전기 기계 장치, 또는 심장 박동기를 보유한 중대한 질병의 환자에 적용에 제한된다. 그림 12-7은 뇌종양을 나타내는 정맥 조영제를 이용한 두부의 자기 공명 영상장치이다.

신경 계통(그림 12-2, 12-7, 12-8 참조)과 근골격계의 연부조직을 평가할 때 MRI의 유용성은 다른 영상 기법에 의해 탁월하다. 특별한 기술을 사용하여 종종 맥동 시퀀스라고 부르는 외부에서 적용되는 무선 주파수 에너지의 타이밍을 변경하고 환자가 발산한 무선 주파수를 수신하는 시간을 변경하여 한 종류의 연부조직을 다른 것과 구분할 수 있다. 연부조직 유형의 이러한 차별화는 MRI 이미지의 우수한 해상도와 세부 특징을 제공한다.

MRI는 그것이 제공하는 조직의 절묘한 디테일과 함께 민감성과 특이성 때문에 뇌의 평가에 탁월하다. 정맥내 자성조영제를 사용하면 특정 상황에서 뇌의 검사 민감도와 특이도가 크게 증가한다. 주로 뇌종양(원발성 및 전이성 모두)의 경우이다(Carr, 1984; Schellinger, 1999). 그림 12-7에서 정맥 내로 자성 조영제 투약 후 뇌종양이 나타난다. Diffusion-weighted MRI는 발병 후 12시간 이내에 급성 뇌경색을 확인하는 데 있어 기존의 MRI와 CT보다 우수한 것으로 나타났다(Mullins, 2002). MRI는 국소 증상이 있는 급성 출혈성 경색의 정확한 진단이 될 수 있으며 만성 출혈의 검출을 위해 CT보다 정확하다(그림 12-8, Kidwell, 2004 참조).

MRI는 중추 신경계, 뇌 및 척수의 백질에서 다발성 경화증의 반점 검출 및 동정에 효과적이다(Achten, 2008). 감염성 질환과 같은 다른 종류의 이상은 뇌의 MRI 스캔에서도 특징적인 패턴을 가질 수 있다.

MRI는 또한 척수와 그 주변 척추 및 연부조직을 평가할 수 있는 훌륭한 방법이다. MRI는 작은 경막 외 농양과 같은 작은 경막액의 수집을 탐지하고 특성화 할 수 있는 용이성에 혁명을 일으켰다. MRI는 또한 척수 내강 및 척수관의 종양 평가에 뛰어나다. 공동증, 선천성 척수 이상 및 척추에 인접한 연부조직 등의 다른 척수 이상도 비교적 쉽게 검출되고 MRI로 진단된다.

물론 MRI는 비침습적 MRI 연구를 통해 침습적 수술 또는 관절경 수술을 필요로 했던 많은 진단이 가능하기 때문에 정형외과 손상에 유용하다. MRI는 여전히 초기 단계에 있거나 어쩌면 청소년기 사이이며 MRI의 기본 원리를 사용하는 새로운 영상 방법이 개발 중에 있다. 또한 MRI

에 대한 이론적 근거가 지속적으로 개발되어 더 잘 이해되어 이전에 탐지할 수 없었던 정보를 얻기 위해 검사 매개변수를 보다 정확하게 조작할 수 있다. 즉, 생체/기능 검사를 포함하여 잠재적인 새롭고 흥미 진진한 검사 및 MRI 신청이 개발되어야 하는데, 그 중 확산 가중 영상이 첫 번째이며 뇌 대사 기능 분석, 다른 요소 또는 화합물 분포 뇌, 심지어는 뇌의 내재적으로 생성된 체액의 흐름에 대한 분석까지 포함한다.

확산 강조 영상 이외에도 기능성 MRI(fMRI)는 뇌의 상대적 대사율을 분석하는 방법이다. 산소가 채워진 혈액과 탈산소화된 혈액의 상대적 흐름은 MRI 기술을 통해 확인될 수 있다(Ogawa, 1990; Kwong, 1992; Bandettini,

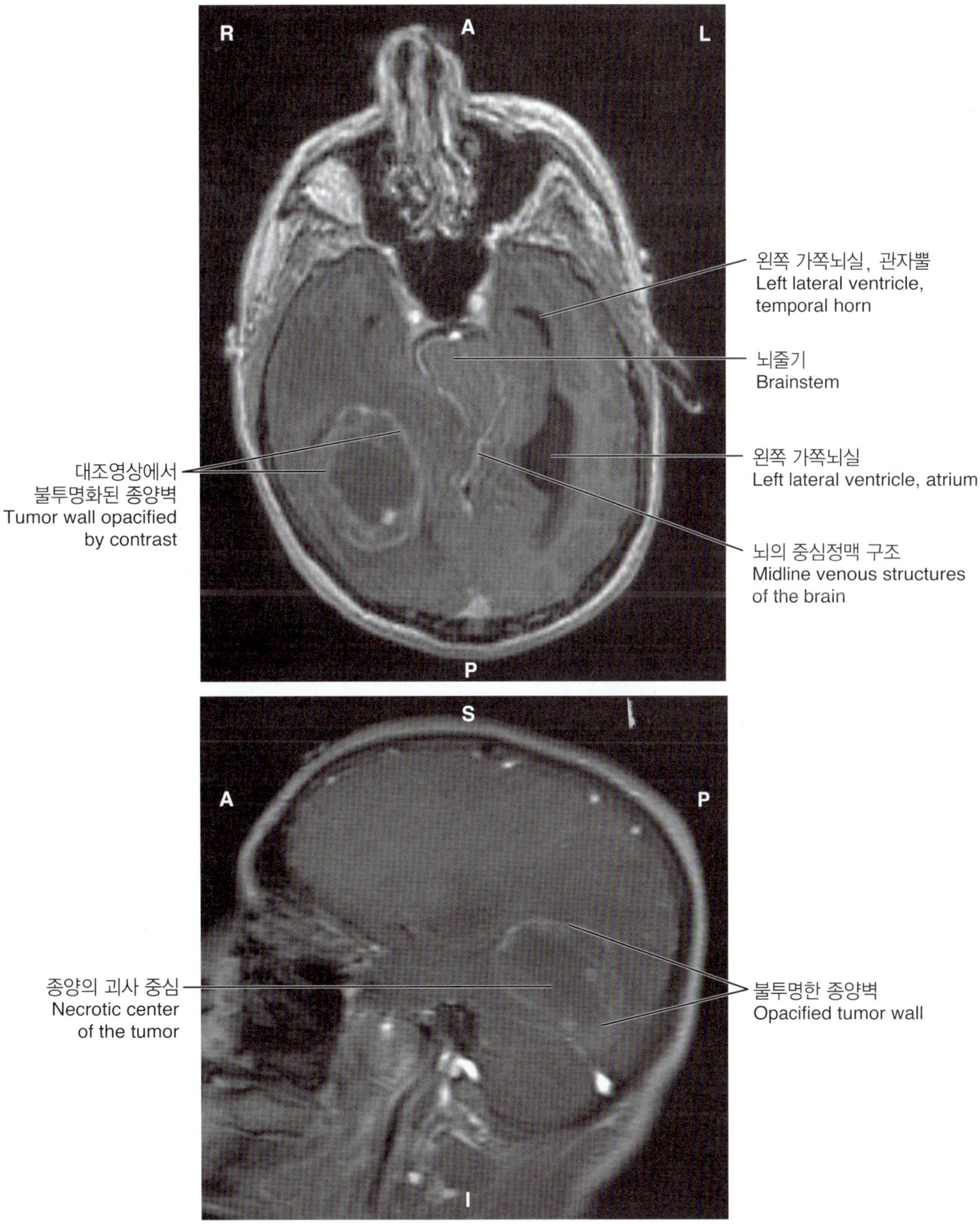

그림 12-7 우반구 종양이 있는 그림 12-5와 같은 환자를 위한 정맥 조영제가 포함된 뇌의 MRI. 오른쪽에서 왼쪽으로 중간선 뇌 구조의 이동을 포함한 종양의 질량 효과에 대해 자세히 알아본다

계속

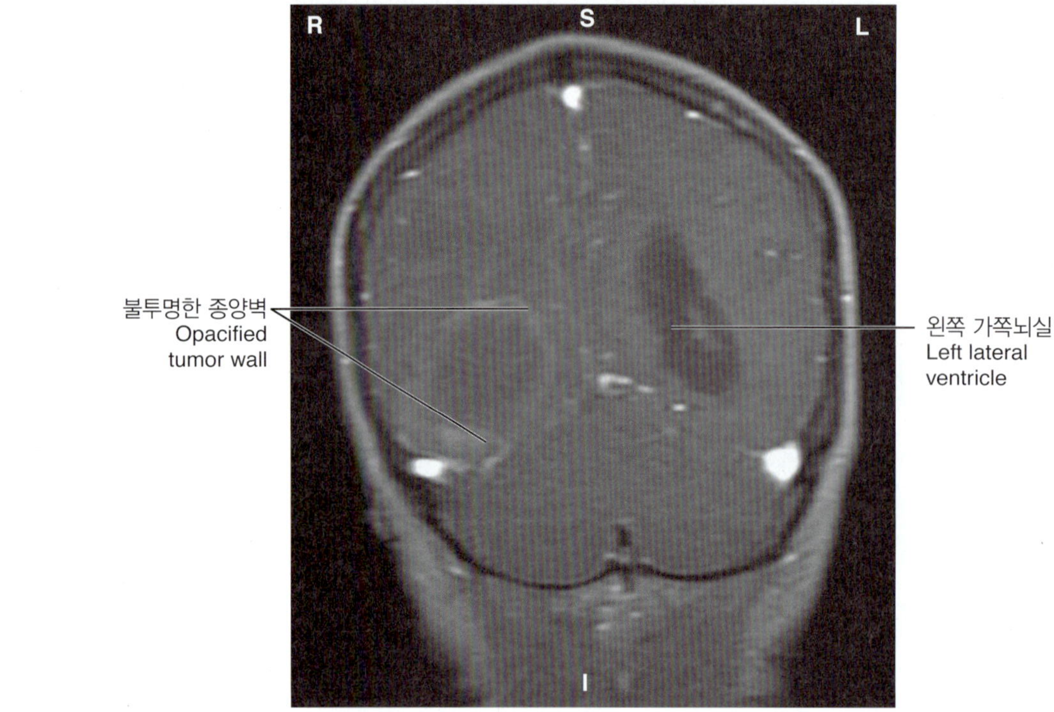

그림 12-7—계속

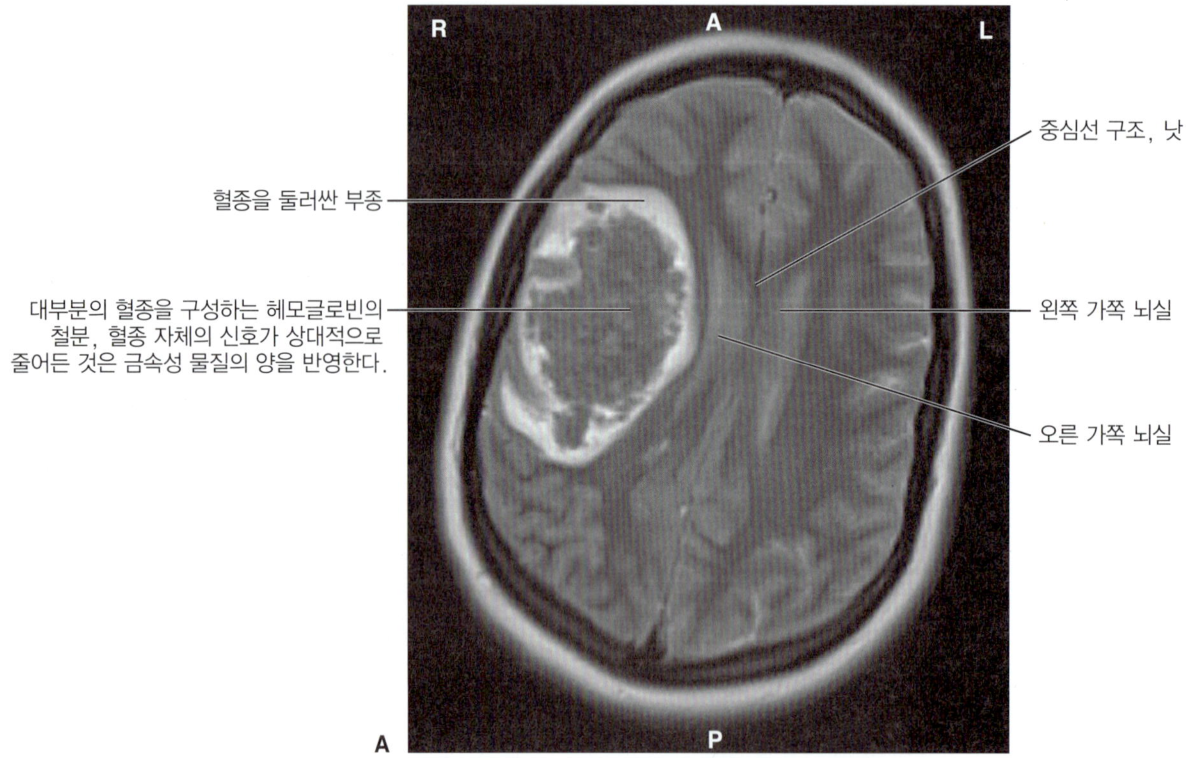

그림 12-8 A.B.와 C. MRI에서 우반구로 뇌출혈이 드러난다. 구조물의 왼쪽 중간선 이동 시 덩어리효과가 나타난다. 이 세 가지 축 이미지는 모두 무선 주파수 펄스 시퀀스와 관련하여 서로 다른 변수로 획득된다. 이 모든 영상은 거의 같은 수준의 뇌에서 동일한 환자의 영상이다.

계속

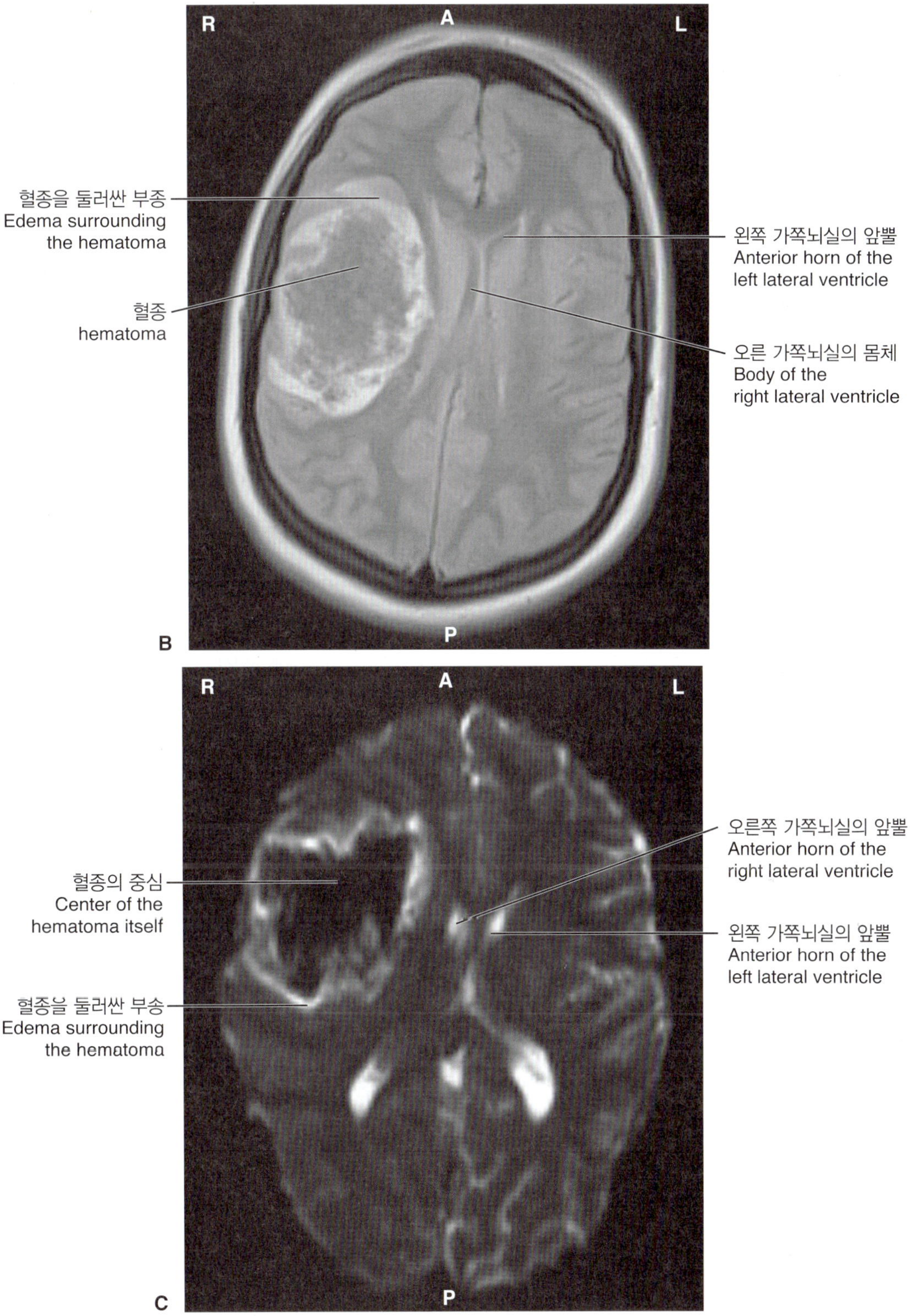
R
A
L
혈종을 둘러싼 부종
Edema surrounding the hematoma
혈종
hematoma
왼쪽 가쪽뇌실의 앞뿔
Anterior horn of the left lateral ventricle
오른 가쪽뇌실의 몸체
Body of the right lateral ventricle
P
B
R
A
L
혈종의 중심
Center of the hematoma itself
혈종을 둘러싼 부송
Edema surrounding the hematoma
오른쪽 가쪽뇌실의 앞뿔
Anterior horn of the right lateral ventricle
왼쪽 가쪽뇌실의 앞뿔
Anterior horn of the left lateral ventricle
P
C

그림 12-8—계속

1992). 이것은 혈중 산소 농도 의존성 또는 BOLD 영상이라고 한다. 이러한 유형의 기능 영상의 가능성은 치료에서 신경 기능의 복귀에 대한 예후를 포함한다. 이 유형의 영상은 매우 복잡하며 현재는 물리학, 심리학, 통계학 및 전기생리학뿐만 아니라 보다 일반적인 신경 해부학 분야를 포함한다. 개별 동맥의 관류 영역, DTI(diffusion tensor imaging) 및 MRS(magnetic resonance spectroscopic imaging)를 결정할 수 있는 동맥 스핀 라벨링(ASL)과 같은 훨씬 더 흥미 진진한 기술도 개발 중에 있다.

MRI의 제한점

그러나 MRI의 고도의 특이성과 민감도는 비용없이 얻어지지 않는다. MRI 단위는 CT 단위보다는 더 비싸고 복잡하다. MRI 장치는 CT 장치보다 더 밀폐되어 있으며 밀실 공포증은 중요한 임상적 문제이다. 밀실 공포증을 완화시키는 방법이 있지만, 전신 마취 상태에서 MRI 검사만 받을 수 있는 환자도 있다. 전신 마취는 MRI의 위험뿐만 아니라 자체 위험을 가지고 있다.

MRI에서 사용되는 자기장의 큰 힘 때문에 철 금속으로 만든 물체는 자기장에 의해 엄청나게 가속될 수 있으며 총알이나 던진 칼과 같이 위험한 발사체가 될 수 있다. MRI 자기장이 있는 상태에서 눈 안에 이전의 철 금속 입자가 눈을 움직이면 다른 입자가 움직여 눈이 심하게 손상될 수 있다. 금속 작업자인 경우, 눈 안쪽이나 눈 근처에 금속 조각이 존재하는 경우는 드문 일이 아니다.

과거 제조업체들은 비자성이라고 말하는 동맥류 클립을 개발했다. 이 임상 문제에 대한 완전한 논의는 이 책의 범위를 벗어나지만, 장치 제조업체가 통제할 수 없는 조건으로 인해 자기적으로 안전한 장치를 안전하지 못한 장치로 만들 수 있다. 한 가지 주목할만한 사례는 동맥류 클립의 반복된 가열 및 냉각이다. 동맥류 클립은 자주 사용하기 전에 여러 번 멸균하여 가열 및 냉각될 수 있다. 이것은 각 동맥류가 하나 또는 두 개의 클립 모양만 사용할 수 있는 독특한 상황으로 신경외과 의사에게 제시되어야 하기 때문이다. 드물게 사용되는 모양의 클립은 사용하기 전에 고압증기 멸균기에서 여러 번 가열 및 냉각될 수 있다. 금속을 저온으로 가열한 다음 냉각시키는 "풀림(annealing)" 공정도 금속 제조 공정에서 잘 알려져 있다. 어닐링은 자기장 특성에 영향을 줄 수 있는 미세한 금속 구조를 변경한다. 이러한 방식으로, 강한 자기장에 완전히 둔감한 이전의 비자성 동맥류 클립은 강한 자기장의 영향을 받을 수 있는 것으로 변환될 수 있다. 어떻게 동맥류 클립이 저장되고, 수술을 위한 준비하는 방법에 대한 높은 변화와 자기영역의 증강때문에, 공장과 병원에서 클립 제조, 저장, 핸들링에 대한 완전한 통제가 표준화되고, 통제될 때까지 자기장으로 안전한 금속성 동맥류의 클립은 없다고 의견이 제시되었다.

맥박 조정기 또는 제세동기의 존재는 MRI 검사에 절대 금기 사항이다. 현재, 정의된 강도의 자기장에서 실험적으로 안전한 맥박 조정기를 개발한 미국 제조업체가 적어도 하나 있지만 연구는 아직 발표되지 않았다. 이 분야의 연구가 진행 중이다. 마찬가지로 심부뇌 자극기, 횡격막 맥박 조정기, 인슐린 펌프, 미주 신경 자극기, 달팽이관 임플란트 및 기타 여러 장치와 같은 장치는 MRI에 금기 사항이다. MRI 안전 심장 박동 조절기 분야에 대한 연구가 이러한 다른 장치의 안전에도 최소한 부분적으로 적용될 수 있을 것으로 기대된다. 그러나 2011년 미국에서 이러한 모든 장치는 MRI 검사에 금기 사항이다. 이러한 안전성 고려 사항 때문에 MRI는 모든 환자에게 아직 적용할 수 없다. 그러나 기술의 발전으로 MRI는 잠재적으로 모든 환자에게 유용할 것으로 기대된다.

양전자 방출 단층 촬영
Positron Emission Tomography

PET는 환자 내에서 광자 또는 에너지 패킷의 방출을 이용하는 영상 방법이다. 양성자, 중수소 또는 헬륨 핵으로 포격된 핵은 과도한 양성자를 포함하여 양성 전하를 띠고 있다. 이 원자들은 불안정하고 양전자 방출에 의해 붕괴된다. 양전자 방출은 원자에서 양전하를 띤 입자를 방출하는 과정이다. 양전자는 양전하를 제외하고는 질량이 전자와 비슷하다. 과학적으로 양전자는 물질의 반대되는 한 형태이며 전자의 반대 물질이다. 전자는 음전하를 띤다.

양전자가 원자에서 방출되면 양성자가 2mm 미만의 짧은 거리를 이동하면 양전자가 전자와 충돌할 때 소멸하는 사건이 발생한다. 진단 PET 스캐닝에서, 소멸 이벤트는 정확히 반대 방향(즉, 180° 간격)으로 이동하는 2개의 광자의 생성을 초래한다. 핵 영상에서 사용되는 방사성 핵종에서 방출된 광자와 같은 이 광자는 특수 탐지기에서 영상화된다. 180° 떨어져 있는 두 개의 탐지기가 광자를 탐지하는 데 사용된다. 방출된 두 광자가 동일한 이벤트에서 발생했는지 확인하려면 다른 검출기에서 반대 광자를 감지하여 한 탐지기에서 광자를 신속하게 감지해야 한다. CT 또는 MRI 검사와 비교하여 양전자가 이동하기 전에 양전자가 이동하는 거리는 PET 이미지의 공간 해상도가 낮아진다.

PET 스캐닝의 가장 큰 장점은 뇌의 다른 부위의 신진대사를 관찰하여 뇌 기능을 평가한다는 것이다. 뇌의 스캔은 글루코스 분자의 산소 원자 중 하나를 불소 −18 (cyclotron-produced positron emitter)으로 대체함으로써 얻어진다. 1개의 불소 −18 원자를 포함하는 이 새로운 포도당 분자는 불소화 옥시 글루코스(fluorodeoxy-glucose) 또는 FDG라고 한다. 포도당은 뇌의 주요 연료 분자이기 때문에 포도당이 처리되는 것과 같은 방법으로 뇌에서 처리되는 FDG는 뇌의 다른 부분에서 신진대사 수준을 결정하여 뇌 기능의 영상을 가능하게 한다.

핵 의학 영상과 같은 PET 스캐닝은 방출 유형의 스캔이라는 두 가지 특성을 가지고 있으며 해부학적인 세부 사항이 아닌 신진 대사 기능을 이미지화 할 수 있다.

PET 검사는 다음과 같은 임상 환경에서 매우 유용하다.

1. 양성 종양과 악성 종양의 분리
2. 간질 발작의 기원에 초점을 맞추기
3. 파킨슨병을 다른 유형의 전조와 분리
4. 활발한 신진 대사 영역에서 흉터 조직을 분리하여 뇌종양에 대한 화학 요법의 효과 평가
5. 특정 유형의 운동 장애, 치매 및 퇴행성 뇌질환의 가능성을 평가한다.
6. 말하는 것과 움직임에 대한 PET 스캐닝 중요한 기능적 영역의 위치의 결정에 의해 수술을 가이드함

미래에 더 기대하는 것과 같이 초기 단계의 개발사항이다. 거의 모든 양전자 방출은 싸이클로트론에 의해 생성되어야 한다. 불소 −18은 사이클로트론에서 생성되어야 하고 반감기는 2시간 10분에 불과한 109.77분이므로 PET 스캔은 방사성 핵종에 의해 생성된 사이클로트론에 필요한 방사성 자본 및 인건비를 지원할 수 있는 대규모 인구 센터로 제한되어 있다. 특정 지역에 더 많은 사용자가 있는 경우 분명히 규모의 경제로 인해 방사성 핵종에 의한 사이클로트론 생성의 비용이 줄어들어 사이클로트론 소스의 이동 시간이 지나치게 길지 않으면 PET 스캔이 엄청나게 비싸지 않다. 다른 많은 양전자 방출 방사성 핵종은 가능하지만 대부분의 핵종이 짧은 반감기 때문에 일상적인 임상 사용에는 비실용적이다. 현재, PET 스캐닝의 주요 임상적 사용은 암의 검출, 치료 및 병기 검사에 있으며, 치매의 평가에 있어 그 정도는 낮다.

생각해 볼 점 12.2

- 기존의 방사선 사진은 어떤 목적으로 가장 잘 사용되는가?
- 전통적인 방사선 사진을 사용할 때 3D 관계는 어떻게 고려되는가?
- 진단용 초음파는 신경학적 질환에서 어떤 목적으로 사용되는가?
- CT 스캔은 어떤 목적으로 가장 잘 사용되는가?
- CT 대 MRI 영상의 장점과 단점을 비교/대조한다.
- 이미지를 처음 보았을 때 CT와 MRI의 차이점을 빠르고 쉽게 알려주는 방법은 무엇인가?
- PET 스캔은 어떤 목적으로 사용되는가?

전기 생리학적 검사
Electrophysiologic Testing

전기 생리학적 검사는 신경계, 말초신경 또는 운동 단위/근육의 생리적 활동을 직접 또는 간접적으로 측정하는 검사이다(Katirji, 1998). 전기 진단학적 검사 또는 신경근전도검사(electroneuromyography, ENMG)라고도 하는 임상 전기 생리학적 평가는 많은 신경근 질환, 특히 말조신경계에 영향을 미치는 질환의 평가에 중요한 역할을 한다. ENMG 연구는 전각 세포, 후근 신경절(DRG), 신경근, 상완 신경총, 요천추 신경총, 말초신경, 신경근 접합부(NMJ) 및 근육의 상태를 평가하는 데 도움이 될 수 있다. 대부분의 진단 검사와 마찬가지로 ENMG는 임상 검사의 대체가 아닌 확장이며 의심되는 특정 진단을 확인하는 정보를 제공할 수 있다. 임상 검사가 상세할수록 더 많은 신경 및 근육 검사를 선택할 수 있다. 손의 요골측에 아린감과 편측성 무감각이 있는 환자와 그 어떤 동종이환이 없는 환자는 당뇨병 병력과 근위부 근육의 위축 또는 양측성 무감각이 있는 환자와는 다른 ENMG를 필요로 한다. 수십 개의 신경과 수백 가지의 근육이 검사될 수 있다. ENMG 검사에는 시간이 많이 소요되고 근선도의 경우 환자에게 불쾌감을 주기 때문에 검사기사는 필요에 따라 많은 신경 및 근육에서 기록할 필요가 있지만 가능성 있는 진단을 확정하거나 배제해야 한다.

신경 및 근육의 ENMG 검사는 신경근 형성의 위치, 크

기, 분포 및 지속 기간을 결정하는 데 도움이 된다. ENMG 연구의 두 가지 주요 구성 요소는 근육과 감각신경의 기능을 평가하는 NCS와 근육의 전기적 활동을 평가하는 바늘 EMG이다. NCS 결과가 바늘 근전도 검사의 계획과 해석을 돕기 때문에 NCS가 일반적으로 먼저 수행된다. EMG 검사가 집중될수록 환자가 받는 바늘을 찌르는 것이 줄어든다. ENMG 연구의 주요 목적은 병변을 국한화하는 것이다. 손목관절 증후군이나 경추신경근병증으로 인한 환자의 편측성 저림증이 있는가? 다발성 신경병증, 양측 수근관 증후군 또는 골수병증에 의한 환자의 양측성 저림증이 있는가? 위축이 있을 때, 장애는 보통 운동축삭, 신경근접합부, 또는 근육에 국소적일 수 있다. CNS의 장애는 또한 말초신경계 장애를 배제함으로써 간접적으로 연루될 수 있다.

신경병증성 장애의 경우, ENMG 연구는 진단을 더 자세히 묘사할 수 있다. 신경섬유 유형은 감각, 운동 또는 둘 다로 식별될 수 있다. 감각신경병증이나 운동신경병증은 결합형의 감각운동신경병증보다 흔하지 않으므로, ENMG 검사 후 감별 진단을 축소할 수 있다. 신경병리학의 유형은 일반적으로 다음 섹션에서 자세히 설명하는 것처럼 주로 축색 변성이나 탈수초화로 식별할 수 있다. **탈수초화(demyelination)** 또는 **축삭 손실**의 급성기가 또한 결정될 수 있다. 신경 손상 후 NCS와 EMG 결과의 정상적인 진행 패턴이 있다. ENMG 소견과 환자 증상의 시간적 경과를 비교하면 진단적 상태가 바뀔 수 있다. 환자는 최근의 증상 발현을 보고할 수 있지만 ENMG 결과는 환자가 알지 못했던 보다 오랜 질환을 강력하게 암시한다. 다른 한편, ENMG 결과의 해석은 알려진 시간 경과에 따라 달라질 수 있다. 급성 외상 후 1주일에 발견된 ENMG 소견은 외상 후 몇 주 동안 발견된 동일한 ENMG 소견과는 다른 질환을 나타낼 수 있다. 임상 시험과 함께 적절한 ENMG 절차를 선택하고 ENMG 결과에 대한 적절한 해석을 할 수 있다.

신경 전도 검사 Nerve Conduction Studies

신경 전도 검사(NCS)는 말초신경 자극으로 **유발된 반응**을 기록하여 말초 운동과 감각 기능을 평가한다(Bertorini, 2002). NCS는 늦은 반응 및 특수 검사 외에 감각 및 운동 전도 연구(MCS)로 주로 나뉜다. 경피적(표면) 전기 자극 및 기록은 모든 NCS에서 사용된다. 운동 반응은 자극된 운동신경에 의해 자극된 근육으로부터 기록되거나, 감각 전위는 피부 신경에서 기록된다. 운동 및 감각 NCS는 다양한 말초신경 장애를 확인, 위치 파악 및 구별하는 데 매우 유용한 정보를 제공한다. 예를 들어, 말초신경 병변뿐만 아니라 전방전각 세포(anterior horn cell), NMJ 또는 근육의 장애에도 운동 전도 이상이 나타날 수 있다. 대조적으로, 감각 또는 감각 운동(혼합) 전도 이상은 DRG의 원위부 말초신경의 장애를 의미하며, 감각 변화는 근병증이나 NMJ 장애와 함께 발생하지 않는다. NCS는 다음과 같은 답변을 제공한다.

- 말초신경이 손상 되었는가?
- 감각, 운동 또는 모두에 문제가 있는가?
- 손상된 부위는 신경근, 신경총, 근위 사지 또는 원위부 사지?
- 얼마나 많은 신경이 침범되었고, 얼마나 많은 사지에 손상이 되었는지(국소병변 대 다발성신경병증)
- 참여의 정도–부분적 또는 완전한 부분은 무엇인가?
- 회복 또는 지속적인 퇴행의 증거가 있는가?
- 축삭 변성, 탈수초화 또는 전도 차단 중 하나의 질환이 있는가?

운동신경 전도학

말초신경의 경로를 따라 원위 및 근위 부위를 자극하여 자극된 신경에 의해 자극 받은 근육에서 표면 전극으로 유발된 운동 반응을 기록하면서 **운동 전도 검사(MCS)**를 수행한다(그림 12-9 참조). 이것은 사지의 다른 부분에 걸친 **운동 전도 속도(MCV)**의 계산을 허용한다. **복합**

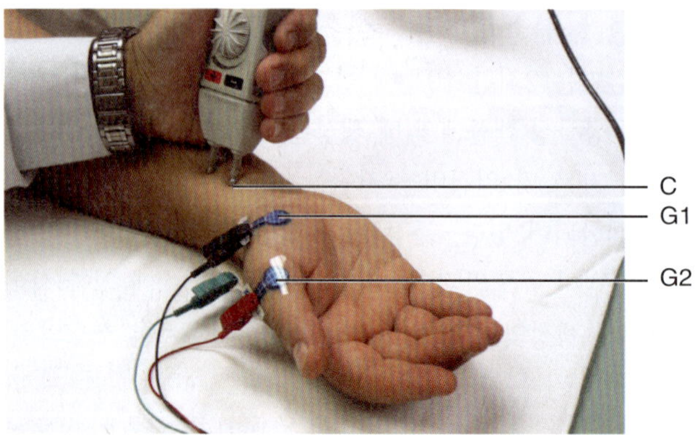

그림 12-9 정중 운동 신경 전도 검사. 활성 전극(G1)은 짧은 엄지벌림근(abductor policis brevis)의 근복에 있고 기준 전극(G2)은 힘줄에 있다. 자극기는 음극(C)이 활성 전극에 근접한 8cm 위치에 있는 정중 신경에 있다.

근육 활동 전위(**CMAP**)라고 불리는 MCS 동안 기록된 반응은 기록 전극의 수용 필드 내에서 모든 개별 근육섬유 활동 전위의 합계를 나타낸다. CMAP는 근복 위에 놓인 활성 전극(G1로도 알려짐)과 그 근육의 힘줄 위에 놓인 참조 전극(G2라고도 함)을 사용하여 기록된다. G1과 G2는 CMAP 파형을 오실로스코프 그리드에서 볼 때의 용어이다(따라서 G). 능동 전극과 참고 전극의 크기와 위치는 모두 CMAP 특성의 중요한 결정 요인이다. 대부분의 최신 EMG 기계는 대기시간, 진폭, 지속시간 및 면적의 CMAP 매개 변수를 자동으로 측정한다(그림 12-10 및 표 12-11 참조).

CMAP 대기시간은 자극 개시부터 CMAP의 초기 굴절까지의 시간(msec)을 나타낸다. 이 시간은 (1) 신경을 따라 전도하는 시간, (2) NMJ를 통과하는 데 걸리는 시간, (3) 목표 근육섬유의. 탈분극에 걸리는 시간의 세 가지 과정을 수행하는 데 걸리는 시간의 합계이다. 가장 먼 원위 위치에서 신경을 자극하여 대기시간을 얻었을 때 **원위 대기**(**DL**)라고 한다. 가장 먼쪽의 자극 부위에서 근복의 기록 전극까지의 거리가 표준화되어 있으므로, MDL (motor distal latency)을 표준값과 비교할 수 있다. **CMAP 진폭**은 탈분극된 근섬유의 수를 반영하며 기준선에서 파형의 피크까지 계산된다(mV). **CMAP 지속시간**은 기준선에서 다음 기준선 교차점까지의 초기 처짐으로부터 계산된다.그것은 동시에 근육섬유 발사의 동시성을 반영한다. **CMAP 영역**은 파형 아래 영역이다(mV/msec 단위). 특정 상황에서 특히 전도 블록이나 병리학적 시간적 분산이 의심될 때 유용하다. MCV는 원위 및 근위 지점에서 신경을 자극하여 원위 및 근위 잠복기를 얻은 다음 근위 및 원위자극점 사이의 거리(mm)를 측정하여 얻어진다. MCV 및 CMAP 대기시간은 모두 가장 빠른 전도성의 섬유의 속도만을 반영한다. 대조적으로, 다른 더 느린 운동신경섬유는 CMAP 진폭 및 면적에 기여한다.

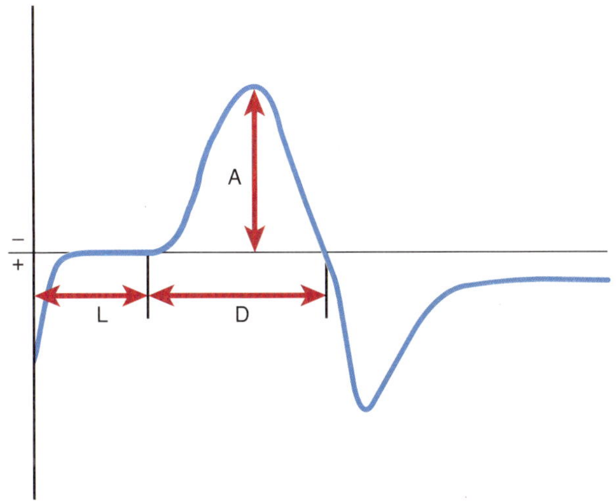

그림 12-10 복합 근육 활동 전위(CMAP) 매개변수. L = 자극에서 기준에서 초기 편향까지 측정된 지연 시간 (msec)이다. 기준선에서 음의 스파이크 피크까지 측정된 A = 진폭(mV)이다. D = 초기 음의 편향에서 신호가 기준선을 다시 교차할 때까지 측정한 지속 시간(밀리초)이다. 음의 값은 상승하고 양의 값은 하락한다는 점에 유의한다.

MCV는 다음과 같이 계산된다(그림 12-11 참조):

$$\text{MCV(m/s)} = \frac{\text{자극 부위 간의 거리(mm)}}{\text{근위 대기시간(msec)} - \text{원위 대기시간(msec)}}$$

감각신경 전도학

감각 전도 검사(**SCS**)를 수행하기 위해서 신경 또는 중추신경이나 척골신경과 같은 혼합신경과 같은 피부감각

표 12-11 복합 근육 활동전위 (CMAP) 구성요소

구성요소	설명
CMAP 잠복기	• 자극 시작으로부터 기준선에서 CMAP 파형의 초기 편향까지의 경과 시간(밀리초) • (a) 신경을 따른 전도 시간, (b) 신경근 접합을 가로지르는 시간, (c) 근 섬유의 탈분극 시간의 합계를 반영
MDL	• 운동 원위 잠복기(Motor distal latency, MDL)은 가장 원위부에서의 운동신경을 자극하여 얻은 대기시간 • 가장 원위부 자극 부위에서 근복의 기록 전극까지의 거리가 표준화되기 때문에 MDL을 정상값과 비교할 수 있다.
CMAP 진폭	• 일반적으로 기준선에서 피크까지 계산된다(mV). • 탈분극 근섬유의 수를 반영
CMAP 기간	• 기준선에서 다음 기준 교차점까지 최초 편향에서 계산(밀리초) • 근섬유가 동시에 발화하는 동조성을 반영
CMAP 영역	• 진폭 및 지속 시간의 곱과 상관 관계가 있는 파형 아래의 면적(mV/msec 단위) • 특정 상황에서 유용하며, 특히 전도 블록이나 병적인 시간적 분산이 의심될 때 유용

*msec = milliseconds; mV = millivolts

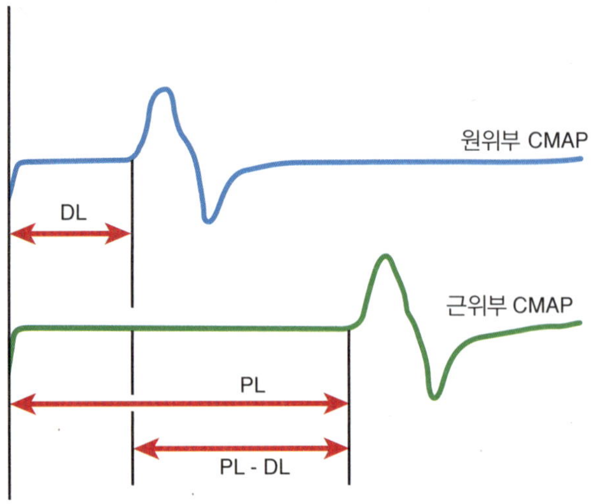

그림 12-11 운동 전도 속도 계산. DL = 원위부 잠복시간(msec), 자극에서 원위부 CMAP 시작까지의 시간. PL = 근위부 잠복 시간(msec), 자극에서 근위부 CMAP 시작까지의 시간. PL에서 DL을 빼면 두 자극 부위 사이를 이동하는 데 시간. 거리(mm)를 이동 시간(PL-DL in msec)으로 나눈 값)은 운동 전도 속도(msec)를 나타낸다.

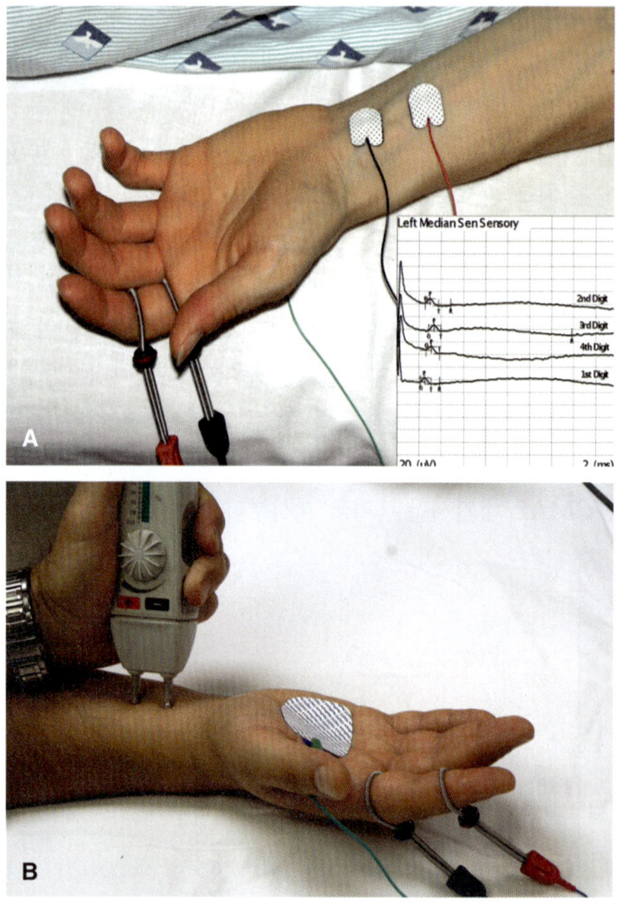

그림 12-12 감각 신경 전도 속도 연구. **(A)**에서 두 번째 손가락의 감각신경은 검지의 링 전극으로 자극을 받고, 기록 전극은 중앙신경의 손목에 근접한다. 접지 전극은 자극 전극과 기록 전극 사이에 배치된다. 이것은 손목터널을 가로지르는 정중신경의 역방향(원위부터 근위까지) 자극이다. **(B)**에서 정중신경이 자극되고 링 전극에 의해 SNAP이 기록된다. 이것은 역방향 감각 자극이다.

신경을 자극한다(그림 12-12A-B 참조). 표면 전극을 기록하는 것은 **감각신경 활동 전위(SNAP)**를 기록하기 위해 신경경로를 따라 배치된다. 신경, NMJ 및 근육섬유를 따라 전도를 측정하는 MCS와 달리 SCS는 신경만을 평가한다. 따라서 두 개의 자극 부위를 사용하여 NMJ와 근육섬유 탈분극 시간을 뺄 필요가 없기 때문에 감각신경 전달 속도(SCV)를 계산할 수 있다. MCV와 마찬가지로 SCV는 가장 빠른 전도섬유의 속도를 반영하며 다음과 같이 계산된다.

$$\text{SCV(m/s)} = \frac{\text{음극과 기록전극사이 거리(mm)}}{\text{잠복기(msec)}}$$

SNAP 구성 요소는 표 12-12에 설명되어 있다. **SNAP 발생 잠복기(onset latency)**는 신경자극과 기준선에서 SNAP 도약시간(msec)을 반영한다. 때로는 감각 대기시간이 SNAP 피크까지 측정되는 경우가 있는데, 이는 **SNAP 피크 대기시간**(그림 12-13 참조)이라고 하는 경우가 종종 잠재력의 도약보다 더 정확하게 정의된다. 피크 대기시간은 시작 대기시간보다 측정하기가 쉽지만 파형 피크가 기준선에서 벗어나는 경우가 많기 때문에 전도 속도(CV)를 정확하게 측정할 수는 없다. 기준에서부터 피크(μV)로 측정한 **SNAP 진폭**은 자극과 기록 사이에서 수행하는 축삭의 수를 반영한다. 그림 12-13에서 볼 수 있듯이 SNAP 진폭은 μV로 측정되는 반면 CMAP 진폭은 mV로 측정되며 천배의 차이가 있다. 스냅 지속시간(일반적으로 1~2밀리 초)은 CMAP 지속시간(일반적으로 5~6밀리 초)보다 짧다. 손목에서 정중신경을 자극하는 정

표 12-12 감각신경 활동전위(SNAP)의 구성 요소

SNAP 잠복기	• SNAP 시작 지연 시간은 신경의 자극과 기준에서의 SNAP 시작 사이의 경과 시간(msec)을 반영 • 때때로 SNAP 피크 지연 시간이 SNAP의 피크까지 측정되는데, 이는 전위의 시작보다 더 정확하게 정의되는 경우가 많다.
SNAP 진폭	• μV 단위로 측정되며 자극 부위와 기록 부위 사이에서 수행되는 축의 수를 반영

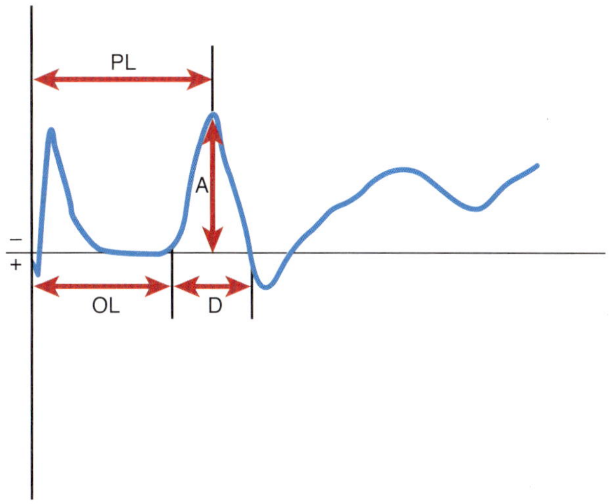

그림 12-13 감각신경 활동전위(SNAP) 매개변수. 잠복 시간은 두 가지 방법으로 기록된다. OL = 자극에서 기준에서 초기 편향까지 측정된 시작 잠복 시간(msec). PL = 자극에서 음의 스파이크 피크까지 측정된 최대 잠복 시간(msec)이다. 기준선에서 음의 스파이크 피크까지 측정된 A = 진폭(uV)이다. D = 초기 음의 편향에서 신호가 기준선을 다시 교차할 때까지 측정한 지속 시간(msec)이다. 음의 값은 상승하고 양의 값은 하락한다는 점에 유의한다.

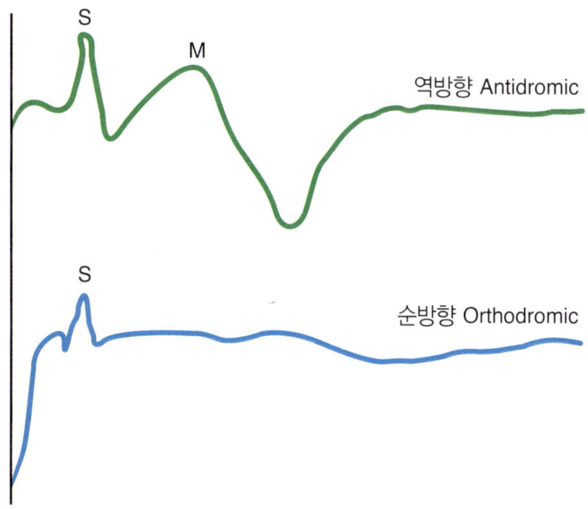

그림 12-14 역방향 대 정방향 감각 신경 연구. 정중신경의 감각신경작용전위(SNAP)이다. 상단 선형은 역방향 자극이 있는 파형을 보여준다. 진폭(S)이 높지만 운동 반응(M)이 매우 가깝다. 아래쪽 정방향 SNAP은 작지만 운동 반응을 일으키지는 않는다. 동일한 자극 부위가 사용되는 경우 지연 시간과 전도 속도는 두 연구 모두에서 동일하다.

상적인 CMAP 진폭은 20uV의 정중신경의 정상적인 SNAP 진폭과 비교하여 4mV 이상이 된다. 낮은 SNAP 진폭은 SNAP이 근병증이나 NMJ 장애에 영향을 받지 않기 때문에 항상 말초 신경 장애를 나타낸다.

신경이 자극되면 탈분극은 양방향으로 진행된다. 따라서 SCS는 근위에 자극하고 원거리로 또는 그 반대로 자극을 수행할 수 있다. 감각신경(afferents)이 말초에서 근위로 움직이는 중추신경계에 정보를 전송하기 때문에 근위에 기록하는 동안 원위에서 자극하는 것은 **순방향성 자극**이라고 하며 원위에 기록하는 동안 근위를 자극하는 것은 **역방향성 자극**이라고 한다. 자극과 기록 사이의 거리가 같기 때문에 역방향성 및 순방향성 감각전도 연구에서 대기시간이 동일해야 한다. 그러나 역방향성 SNAP은 진폭이 더 크고 시각화하기가 더 쉽다. 감각신경이 일반적으로 더 먼 거리로 이동할수록 피부에 더 가깝기 때문이다(그림 12-14 참조). 많은 역방향성 SNAP 진폭은 많은 병리학적 조건에서 발생하는 것처럼 매우 작은 전위를 기록할 때 특히 유용하다. 혼합신경(예; 척골)을 연구할 때, 역방향성 감각연구의 단점은 SNAP가 전도된 CMAP의 부피에 의해 실행된다는 것이다. SNAP 및 CMAP 대기시간이 유사하거나 SNAP가 없고 CMAP가 SNAP 응답으로 오인된 경우 신호해석에 문제가 발생할 수 있다.

또한 감각 및 운동 축삭을 자극하고 혼합신경 활동 전위(MNAP)를 생성하는 포착 증후군(예; 손목터널, 발목터널)에 사용되는 **혼합신경 전도 검사(MCS)**가 있다. 혼합된 연구는 기록되는 전극이 신경 위에 근위에 위치한다는 점에서 정방향성 감각연구와 유사하다. 그러나 말단자극 전극은 피부신경 말단 위로 위치하지 않는다; 오히려 그것은 대상신경에 의해 공급되는 근육 위에 위지한다. 따라서 MCS는 근육 방추근들에게 공급하는 Ia 구심성을 기록하며, 가장 길고 가장 수초가 많으며 따라서 가장 빠른 전도섬유이다. 이들은 종종 포착 신경병증에서 발생하는 탈수초성 병변에 의해 영향을 받는 첫 번째 섬유이다.

신경전도 연구의 이해

말초신경계 병변의 위치를 결정하는 것 외에도, NCS의 주요 진단적 가치는 신경질환의 병변이 축삭 손실 또는 탈수 초의 하나인지 여부를 결정하는 것이다. 2가지 병리가 NCS 매개변수에 다른 효과를 주기 때문에 차별화가 가능하다. 축삭 소실(탈수초성이 아닌)은 진폭을 감소시키지만 일반적으로 DL 및 CV를 보존한다. 가장 빠른 신경섬유가 손실되더라도, 남아있는 느린 그러나 수초성 나머지 섬유는 정상보다 75% 이상, DL 값이 정상보다 130% 이상 연장된다. 이것에 대한 유일한 예외는 급성 말초신경 병변 후 수일 내에 발생하며, Wallerian 변성이 발생할 시간이 없으므로 병변의 원위부의 NCS 시간이 정상일 것이다. 일반적으로 축삭 소실은 진폭은 줄이지만 둔화는 현저하지 않다. 대조적으로, 탈수초는 CV의 현저한 둔화(정상의 75% 미만) 및 DL의 연장(정상의 130% 초과)을 초래한다. 탈수초화가 심한 경우, 충동이 신경을 따라 이동하여 **전도 차단**을 일으킨다. 그림 12-15는 표 12-13에 요약된 일반적인 임상 예를 사용하여 축삭 소실과 탈수초화의 차이를 보여준다.

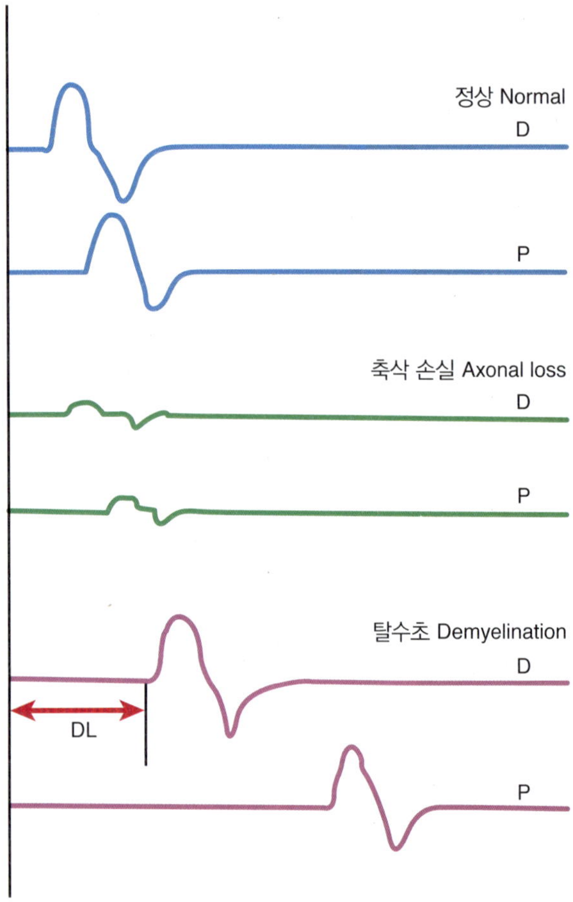

그림 12-15 CMAP 매개변수에 대한 축삭 손실에 대한 탈수초 효과. 순수 축삭 손실 (중간선)의 경우 원위부(D) 및 근위부(P) 자극 부위 모두에서 진폭이 감소. 전도 블록(하단선)이 없는 순수 탈수초의 경우 진폭에는 변화가 없지만 원위부 대기 시간(DL)의 현저한 증가와 전도 속도 저하가 나타난다.

전도에 대한 축삭 손실의 영향은 일관되게 적지만, 진폭에 대한 탈수초의 효과는 매우 다양하다. SNAP 진폭은 감각섬유가 시작 시에 동시성이 덜하고 탈수초가 SNAP 응답에 내재된 시간적 분산 및 위상 상쇄를 더욱 과장하기 때문에 일반적으로 CMAP 진폭보다 더 많이 영향을 받는다. 탈수초의 CMAP 진폭 저하는 전도 블록을 나타낸다. 전도 블록은 부분적이거나 완전할 수 있으며, 국소화되거나 광범위 할 수 있다. 국소적 전도 블록의 경우, 포착 증후군에서처럼 CMAP 파형에 대한 영향은 병변이 자극 부위의 근위인지 원위인지에 따라 달라진다. 그림 12-16A에서 볼 수 있듯이, 모든 자극 부위에 근접한 전도 블록은 CMAP 파형에 아무런 영향을 주지 않지만 모든 자극 부위의 말단에 있는 전도 블록(그림 12-16B)은 CV를 느리게 하고 CMAP 진폭은 병변 근위의 모든 자극 부위에서 나타난다. CMAP 진폭의 변화는 축삭 손상에서 관찰되는 것과 유사할 것이다. 그러나 전도 블록을 사용하면 탈수초화로 인해 CV와 DL이 변경된다. 전도 차단이 자극 부위(그림 12-16C) 사이에서 발생하면, 병변 위의 자극으로 인한 CMAP는 영향을 받지 않으나, 병변 위의 자극 CMAP는 영향을 받게 된다.

탈수초성 다발성 신장병증의 경우, 비포착성 병변의 전도 차단의 존재는 후천성 다발성신경병증(길랭-바레)가 강하게 제안된다. 왜냐면, 선천성 다발성 신경병증(Charcot-Marie-Tooth)가 보통 전도장애 없이 CV의 균일한 감속을 나타내기 때문이다. CMAP 진폭의 감소가 전도 블록을 나타내는 정도는 명확한 전도 블록을 나타내기 위해 현재 제안된 50% CMAP 진폭 감소 기준으로 다소 논란의 여지가 있다. 최근의 연구에 따르면 타이밍의 변화(예; CV, DL)가 축삭돌기 대 탈수초성 병리의 분화

표 12-13 축삭과 탈수초 신경병증의 증상

증상	임상적 증례
축삭성 신경병증 • 주된 증상은 정상 또는 거의 정상인 최대 신경전도 속도(NCV)가 존재할 때 CMAP와 SNAP의 진폭을 감소시키는 것 • 축삭성 퇴행이 심한 경우 CMAP 및 SNAP은 흥분되지 않는다.	• 축상성 퇴행을 동반한 대부분의 대사, 독성, 영양 및 잠재성 말초신경병증
탈수초성 신경병증: • NCV(<75%), 지연성 원위 잠복 대기 시간(>130%), 전도 블록 가능성, CMAP 또는 SNAP의 비정상적인 시간 분산에서 느려짐으로 표시	• 일반적으로 샤르콧-마리 병과 같이 유전되거나 길랭-바레 증후군과 같은 면역 매개질환

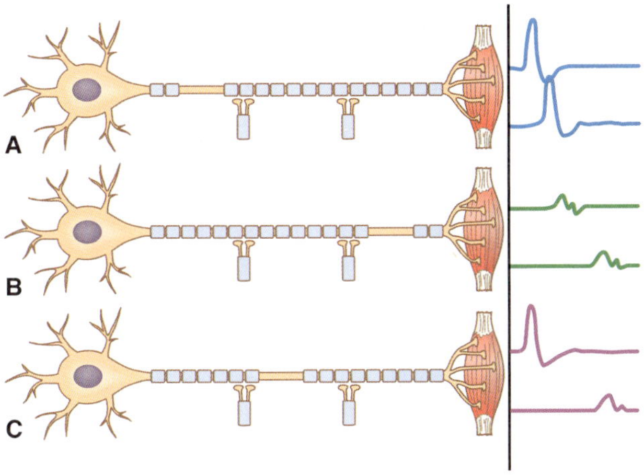

그림 12-16 전도 블록(CB)을 유발하는 탈수초. A. CB가 자극 부위에 근접하면 원위부 및 근위부 CMAP가 모두 정상이고 원위부 잠복시간(DL)과 전도 속도(CV)가 정상이다. B. CB가 두 사이트 모두에서 원위일 경우 DL이 증가하고 CMAP 진폭이 감소하지만 사이트 간 CV는 정상이다. C. CB가 자극 부위 사이에 있으면 DL과 원위부 CMAP가 정상인 반면, 근위부 CMAP는 진폭과 시간 분포가 감소하고 두 부위 사이의 CV가 느려진다(Preston, 2005, 그림 3-19의 허가를 받아 수정됨).

에서 진폭의 변화보다 더 예측적일 수 있다고 한다(Tankski, 2007). 전도 블록의 해석을 더욱 복잡하게 하는 것은 포착신경병증에서 빈번히 발생하는 탈수초와 결합된 축삭 손실의 발생이다. 병리학에서의 구분은 예후에 중요하다: 탈수초의 전도 차단은 일반적으로 포착신경병증에서 되돌릴 수 있지만 상당한 축삭 손실은 길고 덜 완전한 회복을 의미한다.

DRG는 척추간공의 척수 바깥에 있기 때문에 신경근 병변은 일반적으로 MCV에 영향을 미치지만 SCV에는 영향을 미치지 않는다. 신경근 징후와 증상이 있는 환자는 일반적으로 감각이 감소하지만 SCV는 정상이다. 이것은 병변이 DRG의 근위에 있음을 의미한다. 감각연구는 신경병증이 동반되지 않는다면 근병증 장애 및 NMJ 장애에서 항상 정상적이다. 원위부 근육에 주로 영향을 미치기 때문에 말단부 CMAPs는 많은 근육병리학적 장애에서도 정상적일 것이다. NMJ 장애의 경우, 이것은 NMJ 장애가 시냅스 전 또는 시냅스 후 여부에 따라 다르다. 중증 근무력증(myasthenia gravis)과 같은 시냅스 후 장애(post-synaptic disorders)에서 CMAPs는 보통 정상이다. Lambert-Eaton 근무력성 증후군과 같은 시냅스 장애에서 CV와 DL은 정상이지만 CMAP 진폭은 일반적으로 감소한다. NMJ 장애가 의심될 때, 반복적인 신경 자극 (RNS) 연구는 다음 절에서 논의되는 대로 수행된다.

지연 반응

전기 생리학 실험실, H-반사 및 F-파 응답에서 일상적으로 두 가지 늦은 반응이 일반적으로 사용된다. 1918년에 호프만이 최초로 기술한 경골 **H-반사**는 발목 반사의 전기 생리학적 대응으로서 S1 신경근의 구심성 감각섬유 및 원심성 운동섬유를 포함하는 단일 시냅스 반사에 대한 대기시간을 측정한다. 아킬레스 힘줄반사가 임상적으로 존재한다면, H-reflex도 있어야 한다. 아킬레스건 반사가 없다면 H-반사가 여전히 존재할 수 있지만 연장될 수 있다. 그것은 장딴지근 또는 가자미근 근육 위에 기록하면서 슬와 다리에서 하강 자극으로 경골신경을 자극하여 얻어진다. 일반적으로, H-반사는 비교 목적으로, 특히 의심되는 요천추 방사성 병증 또는 말초다발성 신경병증에서 양측성으로 얻는다. 건강한 성인의 재현성이 낮기 때문에 다른 말초신경의 H-반사는 시도되지 않았다. H-반사는 25초에서 35밀리 초의 지연으로 매우 낮은 자극 강도에서 처음

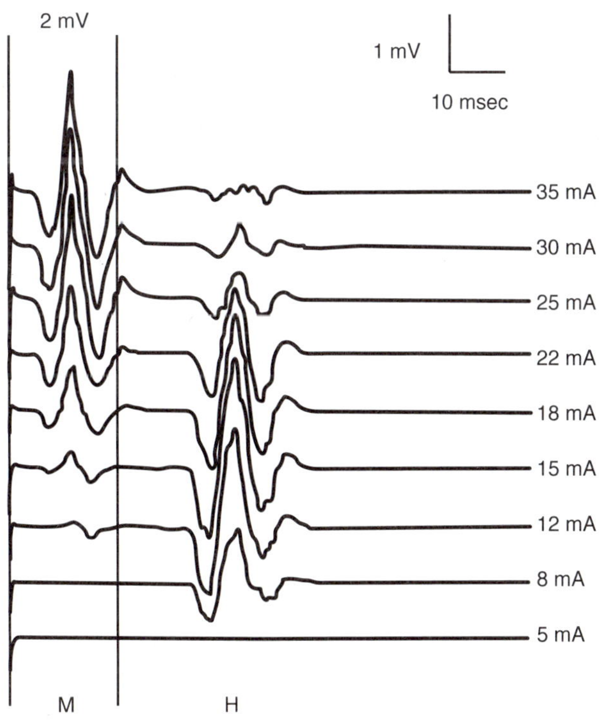

그림 12-17 H-빈사. 자극 강도(mA 단위)기 이레에서 위로 증가한다는 점에 유의한다. 낮은 강도에서는 H-반사가 운동 반응(M) 없이 존재한다. 강도가 증가하면 운동 반응이 증가하지만 H-반사가 시작된다. H-반사 운동전위와 역방향 운동전위 사이의 충돌로 인해 감소한다. 이는 H-반사가 최대 미만 자극을 사용하는 이유를 보여준다. (2005년 프레스턴의 허가를 받아 인용, 그림 4-11).

나타난다. 자극 강도가 증가함에 따라, H-반사 진폭은 증가하고 잠복기는 감소한다. 자극 강도가 증가하면 운동반응(CMAP)도 나타난다. 강도가 더 증가하면, H 반응이 감소하는 동안 운동반응은 크기가 커지게 된다(그림 12-17 참조).

F파는 또 다른 늦은 반응이며, 이는 운동 NCS 동안의 최대 자극에 의해 유발된다. 운동신경이 자극되면 탈분극이 양방향으로 전파된다. 순방향성 공세는 NMAP를 가로질러 신경 아래로 이동하여 CMAP 반응을 보낸다. 역방향성 공세는 운동신경을 주행하고 다시 발사하기 위해 운동 뉴런의 작은 비율을 자극하여 주 운동 반응 후 약 30msec의 훨씬 작은 CMAP를 생성한다. 이 작은 CMAP는 발에서 처음 발견되었기 때문에 F-wave라고 불린다. F파가 시냅스 없이 운동 뉴런을 주행하기 때문에, 그것은 반사신경이 아니다. 전각세포의 전 경로를 나타내기 때문에, F파 반응은 척수 병증, 다발신경병증 또는 신경근 병변과 같은 근위 신경병증의 평가에 유용하다. 신경근 탈수초로 시작하는 다발성 신경병증 치료에 특히 유용하다. NCS 검사의 다른 부분은 정상적일 수 있지만, 증가된 F파 지연은 길랭-바레(Guillain-Barre)와 같은 장애의 초기 단계를 확인할 수 있다. F파는 CMAP 진폭의 현저한 감소가 있는 조건에서는 유용하지 않았다. 이것들은 단지 1~5%의 운동섬유를 나타내기 때문에 CMAP가 현저히 감소한다면 그들은 보이지 않을 것이다.

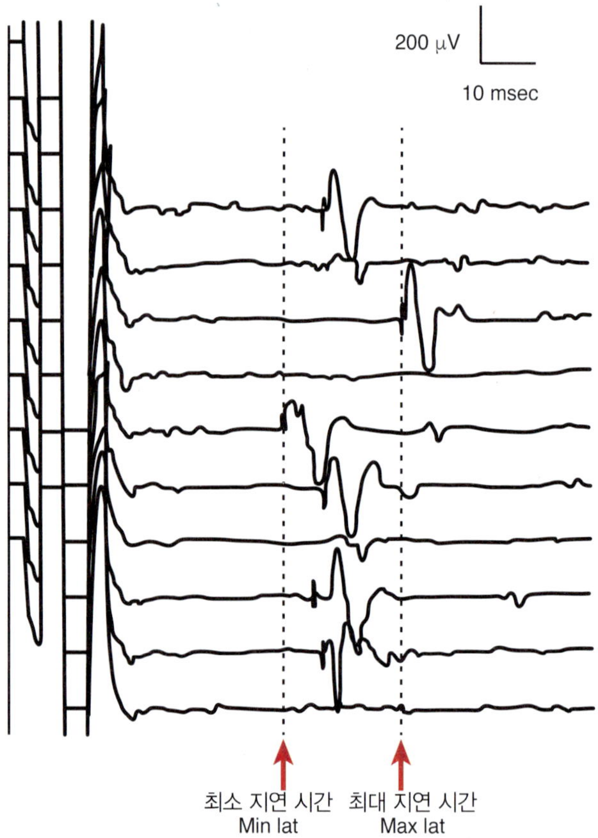

그림 12-18 F-Wave 반응. 10회 연속 최대 자극의 F파 반응이 표시된다. 훨씬 큰 운동 반응이 왼쪽에 있다. 최소 지연 시간(Min lat)은 10개의 반응 중 가장 짧은 반응까지의 시간으로, 가장 빠른 전도 섬유를 반영한다; Max lat = 가장 느린 전도 섬유까지의 시간. 10개의 선 중 2개의 선에 F-파 응답이 없다. 따라서 이 시리즈에서는 F-파 지속성이 80%이다(그림 4-4, 2005 프레스턴의 허락을 받아 인용).

F파 응답은 상위 최대 자극 강도를 사용하여 정중, 척골, 비골 및 후 경골신경과 같이 일반적으로 검사된 신경의 말초 부분을 자극하여 쉽게 얻을 수 있다. 가장 일반적으로 사용되는 F파 측정은 제일 빠른 및 제일 큰 운동신경을 발화하는 시간을 나타내는 **최소 F파의 지연**이다(그림 12-18 참조). 각 F파 응답에 따라 발화되는 운동 장치의 하위 집합이 다르기 때문에 8~10개의 기록된 전위 중에서 최소 F파 지연이 측정된다. F파 잠복기는 자극 부위에서 척수까지의 거리에 따라 크게 좌우된다. 그러므로 정상 수치와의 비교는 피험자의 사지길이 또는 신장을 측정한 다음, 그 신경에 대한 정상적인 F파 지연시간 값을 결정하기 위한 공식에 넣어야 한다.

반복적인 운동신경자극

반복적인 운동신경자극(RMNS)은 척골이나 액와 신경과 같은 말초 운동신경을 자극하여 연속적으로 자극을 가하고 표적 근육의 근복위에 활성 표면 전극으로 CMAP 반응을 기록함으로써 수행된다. 각 반응의 CMAP 진폭은 각 신경 자극에 의해 활성화된 근육섬유의 수를 반영하여 측정되며, 신경근 전달 효율의 지표이다. 현재 EMG 기계는 반복된 CMAP의 진폭, 면적 및 지속시간을 자동으로 측정하고 저장하고 즉각적인 분석을 할 수 있는 기능이 있다. 건강한 NMJ에서 CMAPs는 다양한 자극 속도에서 반복적인 자극에 반응하여 진폭과 면적이 안정적으로 유지된다. 낮은 자극 속도는 전형적으로 약 2 내지 3Hz로 설정된다. 높은 자극 속도는 20~30Hz로 설정하거나 환자가 최대 자발적 수축(MVC)의 짧은(10초)를 수행하게 하여 얻을 수 있다. 이 경우 운동장치 발화 빈도는 30~50 Hz. 환자가 MVC를 수행할 수 있다면 30~50Hz의 불편한 자극 속도를 사용하지 않아도 된다. 저주파수 RMNS에는 5-10의 맥동이 사용되며 고주파 RMNS에는 5-10초의 자극이 주어진다(MVS를 5-10초 수행할 수 없는 환자의 경우). CMAPs 진폭 및 면적의 감소 또는 과도한 촉진은 다양한 NMJ 장애에서 발생한다. RMNS는 NMJ 질환을 평가할 때 매우 유용한 진단 검사이다. 전형적으로, CMAS 진폭의 감소는 중증 근무력증과 같은 시냅스 후 NMJ 장애에서 보이나 촉진 또는 증가는 Lambert-Eaton 중증근무력 증후군 또는 보툴리누스 중독증과 같은 시냅스 전 NMJ 장애에서 나타난다. RMNS에 대한 감정적 반응은 일반적으로 NMJ 장애의 징후이지만, 다른 질환은 RMNS로 감소를 유발할 수 있다. 예를 들어, 이후의 재지배를 받은 탈신경된 근육을 검사 할 때, 새로 형성되고 불안정한 NMJ가 있을 수 있으며 RMNS 동안 CMAP 감소를 초래할 수도 있다. 따라서 RMNS 결과는 NCS와 바늘 EMG의 임상 검사 및 결과와 비교되어야 한다.

신경전도 검사에 영향을 주는 요인

몇 가지 요인이 신경전도 검사 결과에 영향을 줄 수 있으며 피부 온도, 환자 연령 및 환자 인체 계측학을 포함하여 표 12-14에 요약되어 있다. NCV는 생리적 온도 범위 내에서 1℃마다 1.1에서 2.4m/sec의 온도로 선형적으로 증가한다(Tesfaye, 1992). 따라서 피부 온도는 하지의 경우 31℃, 상지의 경우 32℃를 모니터링하고 유지하는 것이 필수적이다. 또는 낮은 온도에서 얻은 NCV 값을 수학적으로 표준 온도 값으로 변환할 수 있다. 나이는 특히 젊은층과 아주 나이든 층에서 전도 속도에 영향을 미친다.

표 12-14	신경전도 평가 결과에 영향을 주는 요인
피부 온도	• 가장 중요한 요인 • NCV는 생리적 온도 범위 내의 각 1℃마다 1.1~2.4m/sec의 온도에 따라 선형적으로 증가한다(Tesfaye, 1992). • 따라서 피부 온도를 측정하고 NCV를 표준 온도(하지 31℃, 상지 32℃)로 조정하는 것이 중요하다.
환자 나이	• 완전 신생아 NCV는 정상 성인 값의 약 50%이며, 4세 전후 성인 값에 도달한다. • 성인의 경우, 60세 이후에는 NCV가 감소한다(초당 1~2m의 보정 허용). • 진폭도 나이기 들수록 감소 • 노인에서 몇몇의 신경에 반응 없음
환자 키	• 전도 속도는 높이에 따라 반비례 • 높이를 사용하여 정상 대기 시간 값을 계산하는 F-파 파라미터와 같이 늦은 응답을 측정할 때 높이는 특히 중요

전체 신생아 CVs는 정상적인 성인값의 약 50%이다. 수초가 증가함에 따라 CV 값은 4세가 되면 성인값에 도달한다. 전도 값은 30-40세까지 감소하기 시작하지만 CV는 여전히 60세까지 약 90%이다(Kimura, 2001). 노인에서 더 중요한 것은 CV의 저하가 아니라 신경 반응의 진폭의 저하인데, 이는 축삭 수의 감소로 가장 잘 설명된다. 70세 이상 인구의 상당 부분에 적어도 하나의 신경 반응이 없을 것이다. 종아리 감각 반응은 노화에 가장 취약하며 70세에서 79세 사이의 정상 실험자의 23%와 80세 이상 정상 실험자의 40%에서 부재를 보인다. 대조적으로 척골운동 반응은 모든 연령의 정상인에서 거의 나타나지 않는다(Rivner, 2001).

근전도 검진 Electromyography Examination

근전도(EMG)는 근육의 전기적 활동을 연구하는 방법을 말한다. 이러한 방법은 특정 질환의 신경학적 진단에 매우 귀중한 도움이된다. 재활에서 수행되는 EMG에는 표면 근전도와 바늘 EMG의 두 가지 주요 유형이 있다. **표면 EMG**는 피부에 적용된 전극을 통해 근육의 전기적 활동을 측정한다. 표면 전극은 내재된 전극이 제공하는 특정 위치를 찾아내는 이점을 제공하지 않는다. 그러나, 표면 근전도는 특정 동작 중에 근육의 기능적 그룹의 전기적 활동을 결정하는 데 매우 적합하다. 표면 EMG는 근육이 수축할 때 환자와 치료사가 알 수 있도록 바이오 피드백에 대한 형태로 재활치료에 일반적으로 사용된다. 표면 EMG는 바늘 EMG에 대한 금기증이 없다면 일반적으로 전기진단 검사에 사용되지 않는다.

표면 전극 대신 바늘 전극을 사용하는 **바늘 근전도 검사**는 근육, NMJ 및 운동신경 세포의 완전성을 검사한다. 바늘 전극은 선택된 근육에 삽입되고, 휴식시 및 관심있는 각 근육의 자발적인 수축의 상이한 정도 동안에 다중 샘플링에 의해 뒤따른다. 선행 NCS의 임상검사와 데이터는 EMG 검사를 위한 특정 근육 그룹의 최적 선택을 결정한다. 이것이 침습적이고 불편한 절차이기 때문에, 바늘 스틱의 수는 감별 진단을 확인하거나 배제하는 데 필요한 최소한으로 유지되어야 한다.

EMG 검사는 다음과 같은 답변을 제공한다.

- 근육이 정상적으로 부분적으로 지배받는지 또는 탈신경이 되었는지?

- 신경 재지배에 대한 증거가 존재하는가?
- EMG 결과는 상부 운동 뉴런, 하부 운동신경 또는 근육병증과 일치하는가?
- 검사한 근육의 근전도 이상이 신경근, 신경총, 전각 또는 말초신경 병변과 일치하는가?
- 말초신경 경로를 따라 병변이 어디에 있는가?
- 문제는 사지(앞쪽가지), 부척추 근육(뒤쪽가지) 또는 두경부 근육(뇌신경)에 근육을 포함하는가?

바늘 근전도 검사는 3개의 단계에서 수행된다; (1) 근육 내에서 바늘 움직임에 의한 *삽입 활동* 평가, (2) 가장 중요한 결과 중 하나를 구성하는 이완된 근육에 고정된 바늘로 기록된 *수의적인 활동* 검색, 및 (3) 진행성 자발적인 근육 수축 동안 *운동 단위 잠재력(MUP)* 매개변수 및 모집의 분석. EMG 검사의 이러한 단계에서 전자기 기사는 결과 파형을 보고 있을 뿐만 아니라 듣기도 한다. 정상 및 비정상적인 전기적 활동은 EMG 스피커에서 특징적인 소리를 만들어 내며 때때로 파형 자체보다는 검사자에게 더 의미가 있다.

EMG 추적에서 상향 처짐은 부정적으로 간주되는 반면, 하향 처짐은 관례에 따라 양성으로 간주된다. **삽입 활동**은 바늘 전극을 근육에 삽입한 후 일어날 수 있는 일시적인 활동 잠재력이다. 삽입 활동이 있으면 바늘이 근육에 있음을 확인할 수 있다. 정상 삽입 활동은 200~300msec를 넘지 않아야 한다(그림 12-19의 상단 그래프 참조). 300msec보다 오래 지속되는 증가된 삽입 활동은 근육막의 과민 반응을 나타낸다. 그것은 일반적으로 탈신경, 근긴장도 장애 및 근염과 같은 일부 근육의 장애와 관련이 있다. 감소된 삽입 활동은 근육이 지방과 결합조직으로 대체되었을 때 나타나는 건강한 근육섬유의 수가 감소했다는 것을 나타낸다. 근육의 여러 사분면에 바늘을 삽입한 후, 바늘을 계속 유지하고, 자연스러운 활동을 기록하여 여러 근육섬유의 삽입 활동을 평가한다. 정상 근육섬유는 끝판 부위를 제외하고는 자발적인 활동을 하지 않는다(그림 12-19의 아래쪽 그래프). 정상적인 응답은 전기적 침묵이다(그림 12-19의 두 번째 그래프). 그러나 바늘이 끝판 영역에 삽입되면 **최종판 소음**이 발생하고 불규칙하게 단상 음전위를 발생시키며 진폭은 10~50uV, 20~40Hz에서 발사되며 귀에 조개 껍질에서처럼 특유의 소리가 난다. 말단신경 잔가지 근처에 삽입된 바늘은 불규칙하게 발화하는 2상 파형인 **종판의 스파이크**를 생성하고, 최대 50Hz에서 발화하지만 프라이팬에 베이컨과 같은 편평하는 소리가 매우 불규칙하게 발생한다. 종판의 소음과 스파이크는 건강한 근육에서 NMJ 근처의 바늘 삽입으로 발생한다.

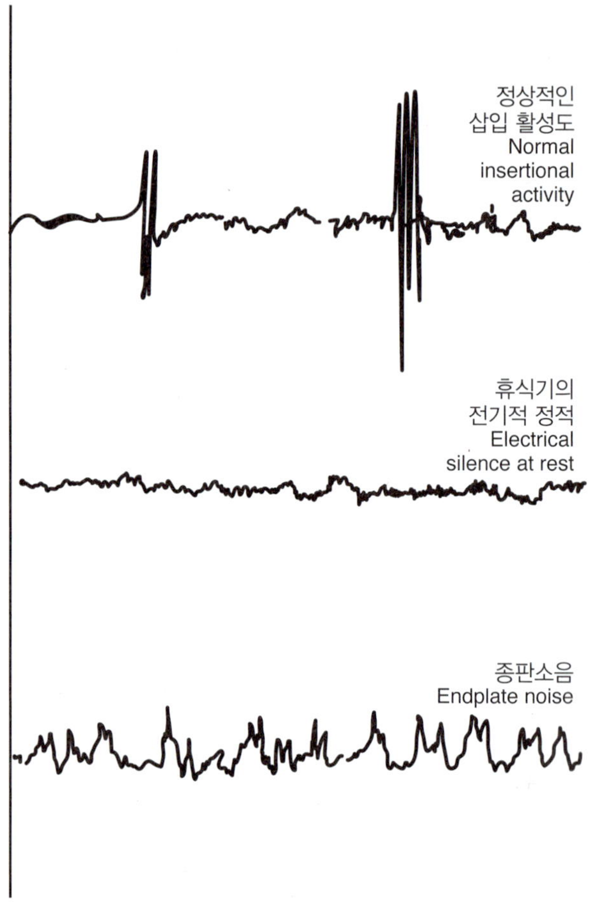

그림 12-19 삽입 활동. 상단 선은 바늘 움직임에 반응하여 정상 삽입 활동을 잠깐(<300msec) 보여준다. 바늘이 움직이지 않을 때 중간 흔적은 아무런 활동을 보이지 않으며, 이는 정상이다. 하단선은 니들이 움직이지 않은 상태에서 운동 종판의 노이즈를 보여 니들이 운동 종판 근처에 있음을 나타낸다.

종판의 영역 바깥쪽에는 정상 근육이 전기적으로 조용하다. 근육섬유의 비정상적인 자발적인 활동에는 세동, 양적인 날카로운 파동, 근긴장(myotonic discharges) 및 복잡한 반복적인 방전이 포함된다. **섬유자발전위(fibrillation potential, Fib)**은 근육섬유막의 불안정성으로 인해 단일 근육섬유의 자연 수축과 관련된 전기적 활동이다. 세동 전위의 지속시간은 20에서 수백의 uV의 진폭으로 매우 짧다. 리듬은 규칙적이며 선명한 클릭음을 낸다. **양적인 날카로운 파동(PSW)**은 휴식 시 한 근육섬유에서 기록된 2상의 양성-음성 잠재력이다. 그것은 세동 잠재력보다 긴 지속시간과 진폭을 가지며 지붕 위의 비처럼 쿵 소리를 낸다. 세동과 양적인 날카로운 파동은 종종 함께 발생하며 불안정한 근육막의 자발적인 탈분극(그림 12-20 참조)과 같은 현상을 나타내는 것으로 여겨진다. 그것은 가장 흔한 비정상적인 자발적 전위이며 일반적으로 근육 형성 장애에도 불구하고 탈신경을 일으키는 낮은 운동신경 세포 장애를 제안한다. 그것은 일반적으로 0에서 +4까지의 등급으로 매겨지며, 등급이 +4인 경우 "지붕 위의 비" 소리가 "호우"가 된다.

근긴장성 방전은 오토바이 또는 전기 톱의 엔진을 회전하는 것과 같은 소리로 진폭과 주파수에서 왁스와 감쇠를 하는 근육섬유(세동 또는 양적인의 날카로운 파동과 유사)의 자연 방출이다. 근긴장의 방전은 특징적으로 근긴장의 장애, 때로는 다른 근질환, 드물게 탈신경에서 볼 수 있다. **복잡한 반복 방전(CRDs)**은 갑작스럽게 시작하고 멈추는 근육섬유를 반복적으로 방출하는 것이다. 그들은 반복적으로 방출되는 여러 근육섬유에서 기원한다. 하나의 근육섬유는 맥박 조정기처럼 작동하여 근육막에서 막으로 탈분극을 퍼뜨린다. 따라서, 섬유가 서로 얽혀있을 때만 발생할 수 있다. 많은 운동 유닛의 근육섬유가 섞여 있기 때문에, CRD는 급성 탈신경에서 일반적으로 발생하지 않는다. 왜냐면 탈신경된 섬유가 대개 근육에 퍼지기 때문이다. 오히려 그들은 싹틔움(sprouting) 및 재지배가 발생한 만성적인 탈신경의 경우에 발생하여 인접한 근육섬유가 동일한 운동신경 세포에 의해 신경을 자극하게 한다. 이것은

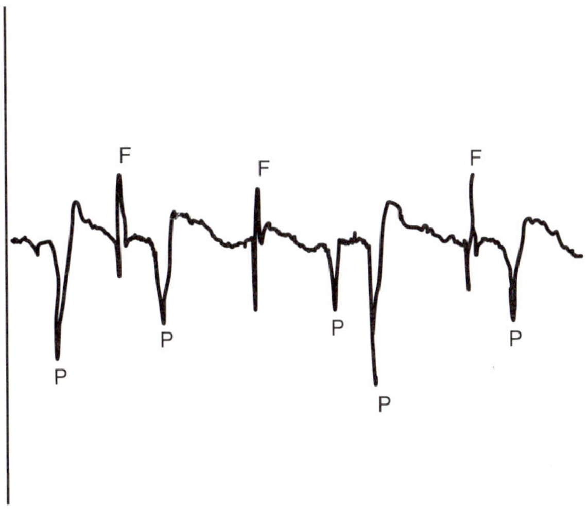

그림 12-20 섬유성 연축 및 양의 날카로운 파동(PSW). 섬유성 연축(F)과 양의 날카로운 파동(P)은 모두 근육 섬유의 자발적 탈분극화를 나타낸다. 섬유성 연축은 초기 양수 변위로 삼상이고, PSW는 더 큰 초기 양수 위상과 더 작지만 더 긴 음수 위상을 가진다. 둘 다 규칙적인 발화 패턴을 가지고 있어 규칙적인 발화 패턴이 부족한 자발적인 운동 단위와 구별된다.

다발성 근염와 같은 탈신경과 관련된 근질환에서도 발생할 수 있다. CRD는 하나의 방전에서 다음 방전으로 형태가 동일하고 기계총과 같은 뚜렷한 사운드를 갖는 매우 독특한 파형을 가지고 있다.

세동, 양적인 날카로운 파도, 근긴장도의 방전 및 복잡한 반복 방전은 모두 비정상적인 근육섬유 전위이다. 섬유속 연축, 근육의 잔떨림, 경련, 신경근방전을 포함한 비정상적인 MUPs도 발생한다. **섬유속 연축의 전위**는 운동유닛의 자발적(즉, 비자발적인) 방전이다. 섬유속 연축은 정상적인 MUP와 유사하나 느린 속도로 발사된다. 자발적인 근육 수축 과정에서 MUPs는 4~5Hz에서 발화되기 시작하지만, 근육 강화는 2Hz 미만에서 발생한다. 섬유속 연축은 전각 세포의 질병, 운동신경 세포 질병 및 포착 신경병증을 포함하여 하부 운동신경 세포에 영향을 미치는 수많은 장애로 발생한다. 그들은 또한 정상적인 근육에서 발생하며 따라서 스스로 중요하지 않다. 그것은 옥수수가 튀는 소리가 난다. 섬유속 연축은 눈꺼풀을 제어하는 것과 같은 아주 작은 근육을 제외하고는 거의 움직이지 않는 짧은 근육 연축이다.

동일한 운동 장치의 그룹화된 자발적 반복 방전을 근육의 **잔떨림 방전**이라고 한다. 그것들은 비자발적인 근막의 그룹을 대표하는 버스트 형태로 발생한다. 임상적으로 근육의 잔떨림은 근본적인 근육 수축으로부터 피부를 무의식적으로 떨리는 것이다. 근육의 잔떨림은 반복적인 비수의적인 운동 유닛 발화의 EMG 표현이다. 버스트 사이의 발화 속도는 아주 느려 EMG 스피커에서 행진하는 소리를 낸다. 근육의 잔떨림의 방선은 다발성 경화증, 뇌교의 종양 및 Guillain-Barre를 포함하여 몇몇 질환의 얼굴 근육에서 수시로 보이고, 방사선 유도된 신경 손상의 특징적 발견이다. 근육의 잔떨림은 진폭과 다르며 MUP가 폭발적으로 발생한다. 근육의 잔떨림의 방전에서 버스트는 진전시에 버스트는 동일한 운동 유닛 발사를 반복하는 반면, 떨림의 파열은 많은 다른 운동 유닛으로 구성된다.

지속적인 불수의적인 근육의 수축은 **근경련**이라 부른다. 전기적으로, 경련은 고주파(20~150Hz)에서 정상적으로 보이는 MUP의 반복 방전으로 나타난다. 이들은 MVC에서 관찰된 파형과 비슷하지만 무의식적으로 발생한다. 경련은 운동 후 경련이나 밤에 종아리 경련같은 것일 수도 있고 광범위한 신경병증 및 신진대사 조건과 관련될 수도 있다. 그것은 항상 단지 약간의 근육의 짧아짐이 발생한다. 그것은 매우 높은 속도로 발화하는 정상적인

MUP처럼 들린다. 그것은 흔히 몇 분 동안 증가와 감소하여 자연스럽게 멈춘다.

신경근 긴장증이라고 불리는 보다 광범위하게 지속되는 근육 활동은 고주파(150~350Hz)에서 하나의 모터 장치를 반복적으로 발화하여 멈추는 것이 특징이다. 특징적인 핑 소리가 난다. 관련 임상 증상으로는 광범위 근육 경직, 수면 중에도 발생하는 비자발적 근육 수축, 자발적인 근육 수축 후 이완 지연 등이 있다. 이삭 증후군, 가성근긴장증이라고 불리는 증후군은 지속적인 근육섬유 활동으로 불리는 증상이다. 방전은 주변 운동 축삭에 의해 생성되므로 중심의 분리된 상태인 "뻣뻣한 증후군(stiff man syndrome)"과 혼동되어서는 안된다.

삽입 활동과 자발적인 활동을 평가한 후, EMG 검사는 단계별 자발적인 수축 과정에서 운동 단위 활동 전위(MUAPs)를 평가한다. 각 운동신경에 의해 공급되는 근섬유가 인접하지는 않지만, 각 운동기구로부터의 근육섬유의 확산은 여전히 단면적 직경이 5 내지 10mm인 근육의 작은 영역에 걸쳐있다. 따라서, 많은 다른 운동 유닛은 큰 근육에서 2~3개의 다른 삽입 부위와 각 부위에서 몇 가지 다른 각도와 침투 깊이를 사용하여 분석되어야 한다. 진폭, 지속시간 및 형태를 포함하여 일반적인 MUAP의 특징은 연구중인 근육과 환자의 나이에 따라 상당히 다르다. 일반적으로 말초 근육의 지속시간은 MUAP이며 연령에 따라 MUAP 진폭이 증가한다. 각각의 건강한 근육 내에서도 정규 분포(즉, 종형 곡선)를 따르는 MUAP의 진폭을 갖는 광범위한 운동 유닛 형태가 존재한다. 결과를 해석하기 위해, 검사된 각 근육에 대해, 약 20개의 상이한 운동 유닛에 대한 평균 MUAP값이 EMG 분석 동안 근육 및 연령 특정 규범 데이터와 비교된다. MUAP은 선명한 사운드를 만든다. 둔한 소리는 MUAP이 멀리 떨어져 있으며 분석되지 않는다.

일반적인 MUAP은 파형 시작부터 기준선 교차수로 정의되는 2~3단계로 구성된다. 4단계 이상 5단계 이상의 MUAP는 비정상으로 간주된다. 비록, 다상성은 대부분의 정상 근육에서 MUAP의 5~10%, 삼각근의 MUAP 최대 25%까지 보일 수 있다. **다상성**은 운동 유닛 내에서 발화되는 근육섬유의 동시성 측정이다. 상이한 근육섬유에 다른 말단 축삭의 길이를 이동하는 데 필요한 탈분극 시간의 약간의 변화로 인해 동일한 운동 유닛 내에서 일부 비동시성이 예상된다. 과도한 다상성은 일반적으로 10% 이상(삼각근 제외)으로 간주되며, 다음 절에서 설명하는 것처럼 많은 신경병증 및 근병증 병리학으로 인해 발생할 수 있다. EMG 스피커에서 다상 MUAP은 고주파 클릭 사운드를 생성한다. MUAP의 한 단계 내에서 중간선을 넘지 않는 전위의 방향으로 변화하는 몇 가지 톱니상(변화)이 있을 수 있다. 톱니형은 일반적으로 삼각형의 음의 파형을 톱니 모양으로 부여한다. 그것들은 다상성과 동일한 의미를 가지는데, 즉 운동 유닛 내에서 근육섬유의 동시성 발화가 덜 반영된 것이다(그림 12-21 참조).

최소 저항에 대한 자발적인 근육 수축으로 가장 낮은 역치값을 가진 가장 작은 운동 뉴런이 먼저 발화된다. 이들은 일반적으로 느린 연축(유형 I) 근육섬유에 연결되어 있으며 진폭이 300~1,000μV인 MUAP를 생성한다. 근육 수축에 대한 저항이 증가함에 따라 점차적으로 큰 운동 유닛이 발사된다. 가장 높은 역치를 가진 가장 큰 운동 뉴런은 근육 수축에 대한 상당한 저항이 주어질 때에만 발동한

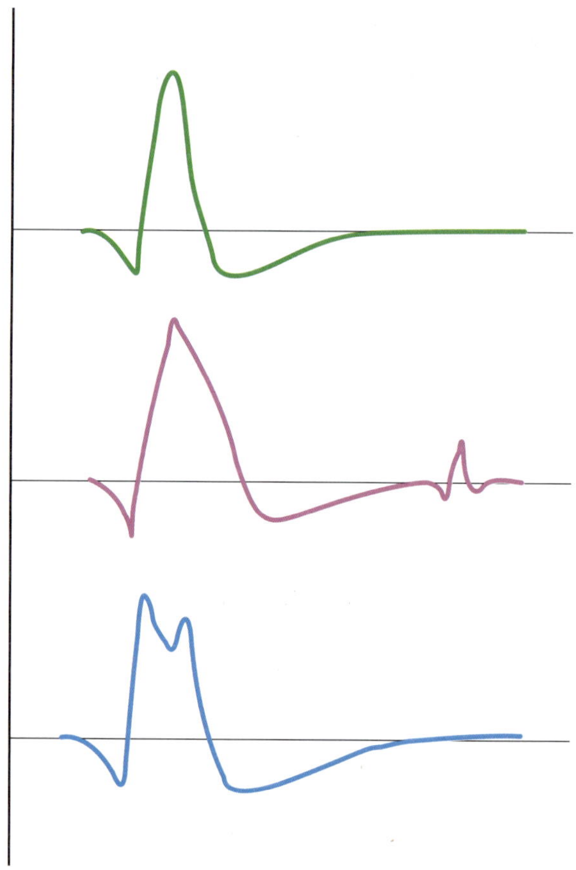

그림 12-21 운동 단위의 활동 전위(MUAP). 상단 선에서는 초기 양의 위상과 더 큰 음의 위상이 이어지는 정상적인 삼상 운동 단위를 보여준다. 중간 단위는 주 MUAP를 따라가는 위성 전위를 보여 초기 신경 재지배를 나타낸다. 새로 형성된 운동 신경 싹틔움이 성숙하고 수초가 성장함에 따라 주 전위에 더 가까이 발화하여 주 MUAP 내에서 톱니(또는 회전)가 된다.

다. 이들은 일반적으로 1,000~5,000μV의 진폭을 갖는 MUAP를 생성하는 빠른 연축(제2형) 근육섬유에 연결된다. MUAP 진폭은 바늘에 가장 근접한 소수의 섬유만을 나타내고, 정상적인 실험자 사이에서 널리 다양하게 나타난다. 따라서 운동의 크기가 정확히 반영되지 않는다. 대조적으로, MUAP 기간은 운동신경 단위 내의 근육섬유의 수를 더 잘 반영하며, 더 긴 지속 기간은 더 많은 섬유가 운동신경에 의해 발화된다는 것을 나타낸다. EMG 스피커에서 지속시간은 음조와 상관 관계가 있으며, 지속시간이 긴 MUAP는 둔하고 쿵 소리가 들리고 짧은 지속시간의 MUAP는 선명하고 정적인 것처럼 들린다. MUAP 진폭은 음조보다는 음량과 관련이 있다.

정상적인 근전도 모집 패턴은 근육 수축이 증가하고 운동 단위 발화의 예측 가능한 패턴으로 MUAP 진폭의 특징적인 증가를 나타낸다. 최소한의 수축으로, 단일 운동 단위는 전형적으로 약 5Hz에서 발화를 시작한다. 4Hz 미만의 모든 MUP는 수의적 조절 아래에 있지 않는다. 근력 출력이 증가함에 따라, 제1운동 단위는 발화 주파수를 약 10Hz로 증가시킬 것이고, 그 후에 제2운동 단위가 발화할 것이다. 15Hz로, 제3운동 단위는 발화할 것이고, 약 5:1의 주파수-대-운동 단위 비율(즉, 5Hz마다 하나의 운동 단위 발화)을 제공할 것이다. 이것은 근육이 최대 사격 주파수(약 30~50Hz)에 도달할 때까지 계속되며, 느린 연축 대 빠른 연축섬유의 비율에 따라 달라진다. 강한 근육 수축으로 인해, 운동 단위 발화의 중첩은 단일 운동 단위가 구별될 수 없는 간섭 패턴을 생성한다. 이러한 이유로, 개별운동 단위의 분석은 근육 수축의 낮은 수준에서만 수행할 수 있다.

정상적인 간섭 패턴에서 최대 수의적 수축(MVC) 동안 개별 MUAP를 식별할 수 없다. 불완전한 간섭 패턴은 신경병증성 대 근육병증성 조건과 상위 대 하위 운동신경 병변의 차이가 있다. 그림 12-22에서 볼 수 있듯이 근병 병변에서 발화하는 운동 단위의 수는 정상이지만 간섭 패턴은 진폭이 작고 단 기간이 짧은 MUAP로 구성된다. 신경병증성 병변에는 일반적으로 정상 진폭에서 발화되는 운동단위수가 감소되어 EMG 추적에 피켓 울타리 모양이 나타난다. 피켓 사이의 공간(즉, 발화 속도)은 신경병증이 상위 또는 하위 운동신경에 국한되는지를 결정하는 것을 돕는다. 상위 운동신경 병변이 있는 경우 문제는 운동단위 활성화 중 하나이다. MVC 간섭 패턴은 5~10Hz에서 발화하는 단 하나 또는 두 개의 운동 단위를 나타낼 수 있는데, 활성화가 감소했지만 정상(5:1) 동원 패턴을 나타낸다. 감소된 활성화는 CNS 병변(예를 들어, 다발성 경화증, CVA 또는 단순하게 통증 또는 불안에 대한 동기 부여가 감소한 것)일 수 있다. 운동 뉴런 병변이 낮을수록 문제는 운동단위 동원 중 하나이다. MVC 간섭 패턴은 일반적인 발화 주파수(30~50Hz)를 나타내지만 단 하나 또는 두 개의 운동 유닛만 발사하여 운동 유닛의 모집(15:1~50:1)은 감소하지만 정상적인 작동을 나타낸다. MUAP의 이러한 손실은 대개 축삭 손실이나 전도 차단을 나타내지만 근육섬유의 현저한 상실이 있을 때 말난 근육병증에서 발생할 수 있다. 그림 12-22는 상위 대 하위신경 장애

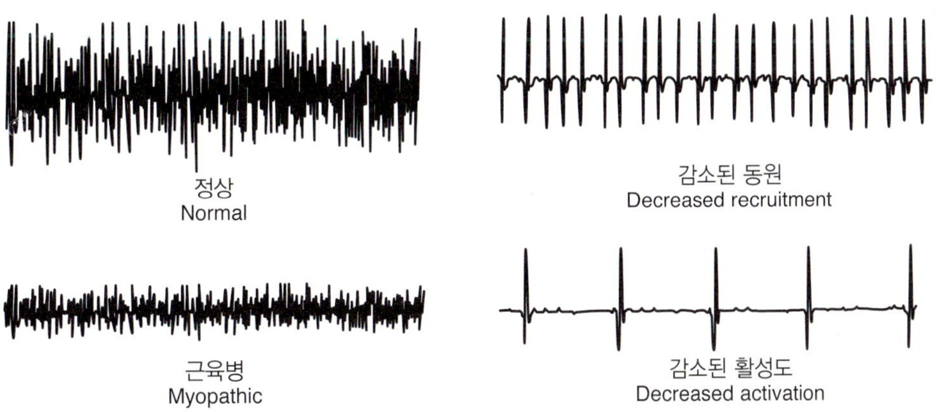

그림 12-22 정상 및 비정상 간섭 패턴. 왼쪽 위 선형은 최대 자발적 수축 동안 정상적인 간섭 패턴을 보여준다. 왼쪽 하단은 근병증 동원을 보여주는데, 일반적인 신경 운동이지만 진폭이 작고 MUAP이 짧다. 오른쪽의 흔적은 신경병증성 질환을 가진 '피켓 펜스'의 모습을 보여준다. 오른쪽 상단 선형은 한 운동 단위가 30Hz로 발화되는 것으로 나타나며, 이는 동원 (30:1 비율)은 감소하지만 정상 작동(즉, 발화율)인 경우이다. 이것은 축삭손실이나 전도 블록에서와 같이 하부 운동 뉴런 병변을 암시한다. 오른쪽 아래 선형의 결과 MVC 중 5Hz에서만 단일 MUAP를 발화하는 것으로 나타나 정상적인 모집 비율(5:1)을 나타내지만 활성화는 감소했다. 이것은 상부 운동 뉴런 문제(CNS 병변 또는 단순한 통증 및 억제)를 보여준다(Preston, 2005, 그림 15-13 및 15-14의 허가를 받아 수정됨).

에 대한 간섭 패턴을 보여준다. 감소된 활성화 및 감소된 동원은 ALS와 같은 상위 및 하위 운동신경 모두에 영향을 미치는 장애와 함께 발생할 수 있다.

근병증와 함께 발생하는 더 일반적인 패턴은 조기 동원의 패턴이다. 근육섬유가 소실되면 운동 장치가 힘을 덜 생성한다. 결과적으로 더 작은 힘을 발생시키기 위해 더 많은 운동 유닛이 발화되어야 한다. 조기 동원은 환자의 근육에 의해 생성되는 환자의 많은 MUAP 발화에 의해 생성된 근력의 낮은 수준을 비교함으로써 근전도검사에 의해 식별될 수 있다.

근전도 검사의 해석

개별적인 근전도 소견은 전형적으로 특정 질환의 진단은 아니지만 MUAP 형태와 발화 패턴의 조합은 일반적으로 신경병증성, 근병증 또는 NMJ 병리를 구별할 수 있다. 또한, 이 질환이 급성인지 만성인지, 신경병증이 있는 경우 병변이 상위 운동신경 또는 하위 운동신경인지, 그리고 그것이 축삭 손실 또는 탈수초로 인한 것인지 여부를 결정할 수 있다. 급성 축삭 손상으로 Wallerian 퇴행이 일어나기 전에 MUAP은 정상이다. EMG의 유일한 이상은 운동 축삭돌기의 손실로 인한 동원 감소이다. 탈신경이 일어나면 Fibs와 PSWs로 시작하는 비정상적인 자연적인 전위가 나타난다. 이러한 탈신경 전위가 발생하는 데 걸리는 시간은 병변에서 운동 종판까지의 거리에 따라 다르다. 비정상적인 MUP는 근위병변보다 원위병변에 훨씬 빨리 나타난다. 상완 신경총에 병변이 발생한 후 몇 주 동안 나타나지 않지만 손목에 열상이 있는 며칠 이내에 세동 전위가 손 근육에 나타날 수 있다.

만성 단계에서 축삭 손실이 발생하면 MUAP 형태의 변화가 일어난다. 점차적이거나 부분적인 쇠퇴로 인해, 재신경지배는 주로 축삭 싹틔움을 통해 발생한다. 살아있는 운동 단위는 추가 근육섬유를 획득하여 더 높은 진폭과 더 긴 지속시간을 갖는 다상성의 MUAP을 만든다. 감소된 동원과 함께, 이들은 축삭 손실과 만성 신경병증 장애의 특징적인 징후이다. 대조적으로, 탈수초성만 포함하는 신경병증성 장애가 있는 경우, MUAP는 정상이다. CV가 느려지더라도 신호는 여전히 근육섬유에 도달하고 여전히 동일한 MUAP 동원 패턴을 만든다. 그러나 탈수초가 전도 차단을 만들 정도로 심각하면 발화 운동 단위의 수가 감소하여 동원 패턴이 감소한다. 정상적으로 보이는 MUAP의 감소된 운동의 결과는 부분적 전도 차단을 야기하는 재신경 지배나 부분 전도 차단을 야기하는 탈수초가 없는 급성 축삭 소실의 지표가 된다. EMG 결과는 이러한 질환과 동일하지만, 탈수초화가 **전도 감속**을 유발하고 신경 CV를 감소시키며 EMG 결과와 함께 NCS가 달라진다. 이것은 NCS와 MG 소견의 조합이 어떻게 그 자체로 발견한 결과보다 감별 진단을 좁히는지 보여주는 예이다. 임상에서, 순수한 탈수초성 병변이 흔하지 않기 때문에 전기적 진단은 실제로 이것보다 어렵다. 더 일반적으로, 손목관절 증후군과 같은 포착신경병증과 함께, 일부 축삭 손실은 탈수초에 수반된다.

표 12-15는 다양한 신경 장애에서 NCS 및 EMG 소견을 요약한 것이다. 축삭 손상과 관련된 발견은 불완전한 탈신경을 가정한다(즉, 축삭 싹틔움이 발생할 수 있는 살아남은 운동 단위가 있음). 신경을 가로지르는 열상과 같이 완전한 탈신경의 경우, 재신경지배는 축삭 재성장을 통해서만 발생할 수 있다. 이 재성장이 일어나기 위해서는 전각 세포가 재성장을 일으키기 위해 손상되지 않아야 하며, 신경외막은 재성장의 경로를 안내하기 위해 온전해야 한다. 축삭은 매우 느린 속도(하루에 약 1mm)로 재생되며 병변의 위치에 따라 목표 근육에 도달하는 데 수개월 또는 수년이 소요된다. 완전한 탈신경의 경우, 급성 소견(Wallerian 변성이 일어나기 전)은 부분적인 축삭 손상과 동일하다. 그러나 만성 소견(증상 발병 후 수 주)은 다를 것이다. 부분적으로 탈신경이 된 몇 주 후에는 더 큰 다상성 운동 단위의 채용이 줄어들 것이며, 완전 탈신경 후 몇 주가 지나면 재생이 발생할 때까지 수의적인 수축으로 동원이 없을 것이다.

엄격하게 근육 병변(표 12-16)에서는 기능하는 근섬유의 수가 감소하지만(전각 세포에서 NMJ까지) 운동은 개시한다. 결과적인 EMG 패턴은 정상적인 활성화를 나타내지만 진폭은 감소하고 동시성 발화(즉, 다상성)는 더 적을 것이다. 기능하는 근섬유가 적기 때문에 더 많은 운동 단위가 원하는 수준의 힘을 발생시키기 위해 더 일찍 발동하므로 조기 동원도 발생한다. 근병증이 더 만성으로 되는 때, 몇몇을 동반하는 탈신경 및 재신경지배를 얻는 것이 일반적이다. 만성신경병증이 있는 경우와 유사한 이상한 MUAP가 나타날 것이다. 그러나, 신경병증 질환과 함께, 동원 중 정상 또는 일찍 일어날 것이다. 또한, 근병증 장애와 함께, 근 위축에 운동 NCS를 제외하고 NCS는 본질적으로 정상이다. 말초근육으로의 운동 NCS는 보통 정상이고 감각적인 NCS는 항상 정상이어야 한다.

표 12-15 신경학적 질환에서의 NCS와 EMG 확인

	NCS			EMG			
	운동 평가	*감각 평가*	*RMNS와 LRs*	*삽입 활동성*	*자연발생 활동*	*MUAP 변수*	*간섭 패턴*
축삭 소실 급성 (3일~3주)*	A: CV: ≥75% DL: ≤130%	A: CV: ≥75% DL: ≤130%	—	—	—	—	동원
축삭 소실 아급성 (3주~3개월)*	A: CV: ≥75% DL: ≤130%	A: CV: ≥75% DL: ≤130%	—	증가	섬육성연축 PSWs	—	동원
축삭 소실 만성 (3개월 이상)*	A: CV: ≥75% DL: ≤130%	A: CV: ≥75% DL: ≤130%		—	연축 PSWs	다형 진폭 기간	동원
축삭 소실 장기간 (12월 이상)*	A: / — CV: / — DL: /	A: / — CV: / — DL: / —		—	—	다형 진폭 기간	동원
탈수초화 근위부 자극	A: — CV: —** DL: —	A: — CV: — DL: —	LR	—	—	—	—
탈수초화 원위부 자극	A: — CV: — DL:	A: CV: DL:	LR	—	—	—	—
탈수초화 전도차단 근위부 자극	A: — CV: —** DL: —	A: — CV: — DL: —	LR	—	—	—	동원
탈수초화 전도차단 원위부 자극	A: CV: — DL:	A: CV: DL:	LR	—	—	—	동원

* 급성, 아급성 등을 정의하는 시간대는 병변에서 기록된 근육까지의 거리에 따라 달라진다. 급성인 것은 월러 변성이 일어났지만 아직 변성 가능성은 나타나지 않았음을 나타낸다. 아급성은 변성 잠재성이 나타났지만(2~6주) 재신경화가 발생하지 않았음을 나타낸다. 만성은 재지배가 발생했음을 나타낸다. 장기적으로는 축삭 손실의 최종 결과와 성공적인 재지배를 통해 변위 전위를 상실하고 정상 CMAP 매개변수에 근접한 결과를 보여 준다.

** 탈수초가 된 운동 CV는 병변 부위를 가로질러 측정할 때만 느려진다. NCS = 신경전도 연구; EMG = 근전도; LR = 늦은 반응; RMNS = 반복적인 운동신경 자극; MUAP = 운동 단위 활동 전위; block = 전도 차단; A = 진폭; CV = 전도 속도; DL = 원위부 대기 시간, — = 보통, = 증가, = 뚜렷한 증가, = 감소, = 뚜렸한 감소.

감각 NCS는 NMJ 장애에서 정상적일 것이고, 이는 종종 근병증과 유사한 임상 양상과 유사한 EMG 패턴을 나타낸다. 시냅스 전 질환(예를 들어, 램버트-이튼 근무력증후군)에서, 기준 CMAP 진폭은 일반적으로 시냅스 후 장애(예; 중증 근무력증)에서 감소하지만, 이들은 보통 정상이다. RNS의 추가는 진단을 명확하게 하는 데 도움이 된다. 시냅스 장애에서 RMNS는 저주파 자극으로 CMAP 진폭이 감소하지만 고주파 자극 또는 10초의 MVC 운동으로 증가한다. 시냅스 후 장애와 함께, RMNS는 저주파 자극에 의한 감소와 고주파 자극에 의한 변화가 거의 없지만 짧은 MVC 운동 후 2~3분 더 감소한다. 모든 전기진단 검사와 마찬가지로 이러한 결과는 임상 검사를 대체하지 않고 보완해야 한다. 근병증 및 NMJ 장애에 대한 NCS 및 EMG의 결과는 표 12-16에 요약되어 있다.

요약하면, 침 근전도 소견은 종종 근본적인 병변이 문제의 운동 단위의 신경, 근육 또는 NMJ 구성 요소에 국한되

표 12-16 근병증과 신경근 접합부 질환에 대한 NCS 와 EMG

	NCS			EMG			
	운동 평가	*감각 평가*	*RMNS와 LRs*	*삽입 활동성*	*자연발생 활동*	*MUAP 변수*	*간섭 패턴*
근병증	A: — CV: — DL: —	A: — CV: — DL: —	—	—	—	진폭 다상	진폭 + 초기 동원
탈수초 근병증	A: — CV: — DL: —	A: — CV: — DL: —		증가	연축 PSWs CRDs	—	진폭 + 초기 동원
근긴장증	A: —/ CV: — DL: —	A: — CV: — DL: —	RMNS에서 감소	근긴장성 방출 *		근긴장성 방출 *	진폭
다발성 근염	A: — CV: — DL: —	A: — CV: — DL: —	—	증가	연축 PSWs	—	진폭
시냅스전 장애	A: —/ CV: — DL: —	A: — CV: — DL: —	RMNS는 운동 후에 감소	—	— / 또는 연축 PSWs	— / 또는 진폭 다상	진폭 — /초기 동원
시냅스후 장애	A: — CV: — DL: —	A: — CV: — DL: —	RMNS는 운동 후에 증가	—	— / 또는 연축 PSWs	— / 또는 진폭 다상	진폭 — /초기 동원
상위 운동신경원 병변	A: — CV: — DL: —	A: — CV: — DL: —		—	—	—	활성화
하위 운동신경원 병변	A: CV: ≥75% DL: ≤130%	A: CV: ≥75% DL: ≤130%		증가	연축 PSWs	다상 진폭 기간	동원

* 근긴장성 방전은 자발적인 활동으로 간주되지만, 근긴장성 방전은 주사바늘이나 자발적인 근육수축에 반응하여 발생하는 경향이 있으며 주로 휴식 상태가 아니다.

NCS = 신경전도 연구; EMG = 근전도; LR = 늦은 반응; RMNS = 반복적인 운동신경 자극; MUAP = 운동 단위 활동 전위; NMJ = 신경근 접합부; A = 진폭; CV = 전도 속도; DL = 원위부 대기 시간, — = 보통, = 증가, = 뚜렷한 증가, = 감소, = 뚜렷한 감소.

도록 허용한다. NCS와 함께 침 EMG는 신경근 대 신경총 병변, 신경 손상 및 축삭 재생 부위, 근력 장애와 같은 특정 근육 병증의 식별 및 근육 활동의 증가를 제공한다. 따라서 침 근전도 검사는 말초신경이나 근육 장애 환자의 관리에 중요한 진단 정보를 제공한다.

전기 생리학적 검사의 유용성과 임상적 적용

Clinical Applications and Usefulness of Electrophysiologic Testing

운동 및 감각 NCS 및 침 EMG 검사는 말초신경, NMJ 또는 근육 장애의 평가에 매우 유용한 진단 검사이다. 많은 신경근학 전문가들은 이 검사들을 신경학적 검사의 연장으로 간주한다. NCS는 종종 전임상 단계(Kimura, 2001)에서 말초다발 신경병증의 진단에 대해 높은 민감도를 가진다. NCS는 축삭을 탈수초성 신경병증과 구별할 수 있는 반면, 임상 관찰이나 신경학적 검사만으로는 이러한 구분을 할 수 없다. NCS는 수근관 증후군(carpal tunnel syndrome)과 같은 일반적인 포착신경병증을 확인하고 국소화하기 위한 필수진단 검사이며 침 근전도 검사와 함께 말초신경 손상의 평가에 필수적인 역할을 한다.

침 근전도 검사는 신경병증을 근병증과 구별하고 ALS 또는 근력 운동 장애와 같은 특정 근육 및 신경질환의 진단에 매우 유용하다. 침 근전도 검사는 경부 또는 요추 신경 근병증 및 척수병증 평가에 중요한 예후 및 국소화 정보를 제공한다. 신경전도 연구와 침 근전도 검사 모두 증상이 통증이나 감각장애로 제한되는 경증 순수 작은 섬유성 감각신경병증, 압축성 경부 또는 요추신경병증과 경미한 근육병증과 같은 특정 신경근 질환에 한계가 있다. NCS에서는 합병증이 거의 발생하지 않으며, 침 EMG 검사 합병증은 드물지만 피하 혈종, 감염 및 국소 통증이 동반된다.

ENMG 연구의 민감도 및 특이도 값은 특정 기술이 다른 영역이 보다 더 잘 작동하므로 신체 부위에 따라 다르다. 일반적으로 민감도는 특이성만큼 높지 않다. 예를 들어, 손목관절 증후군에서 특이도는 보통 95% 이상인 반면 ENMG 검사의 민감도는 49%에서 84%(AAEM, 1993; Jablecki, 1993; Kimura, 2001)이며(Kuntzer, 1994; Lew, 2005). 전기 생리학적 검사는 철저한 임상검사를 기반으로 한다. 임상 결과가 강할수록 비정상적인 ENMG 소견의 발생률이 높다. 경추부 신경근 병증을 조사한 한 연구에서, 3건의 임상 징후가 있는 피험자의 90%, 2건의 임상 징후가 있는 피험자의 59%, 1건의 임상 증상이 있는 피험자의 단지 10%에서만 이상 소견이 발견되었다(Miller, 1999). 이것은 ENMG 검사의 여러 측면을 결합하는 것뿐만 아니라 ENMG와 임상 소견의 조합을 고려하는 것의 중요성을 강조한다.

생각해 볼 점 12.3

- 탈수초성에 비해 축삭 손실이 있는 CV는 어떻게 되는가?
- 시냅스 장애와 비교하여 시냅스 장애와 CMAP는 어떻게 다른가?
- H-reflex, 그것이 나타내는 것과 그것이 진단 검사로 사용되는 방법을 설명한다.
- F파, 그것이 나타내는 것과 그것이 진단 검사로 사용되는 방법을 설명한다.
- NCV값은 출생에서 노화 시에 어떻게 변화하는가?
- 환자의 신장을 고려한 CV는 어떻게 다른가?
- 근전도 검사는 어떤 임상 질문에 대답할 수 있는가?
- 근전도 검사 중 특징적인 소리와 왜 소리가 진단을 도울 수 있는지 설명한다.
- 휴식 시 정상적인 EMG 반응을 설명한다.
- 세동 전위의 존재는 무엇을 나타내는가?
- EMG 검사에서 세동 전위는 어떻게 보이고 소리가 나는가?
- CRD는 어떤 종류의 신경 퇴화와 함께 발생하는가?
- 근섬유성 연축 전위의 존재는 어떤 신경 장애가 있음을 나타내는가?.
- 운동 단위 내에 근육섬유 수를 가장 잘 반영하는 것은 무엇인가?
- 어떤 검사 결과가 재신경 지배로 부분적인 탈신경을 나타낼 것인가?

복습

1. 의료 진단 검사의 세 가지 주요 범주는 무엇인가?
2. 주요 적응증 및 결과를 포함하여 각 범주 내에서 주요 진단 검사를 설명한다.
3. 다양한 진단 영상 기술의 목적을 설명한다.
4. 다양한 진단 영상의 장점과 단점을 설명한다.
5. 전각 세포, 신경근, 말초신경, NMJ 및 근육의 상태를 평가하는 데 도움이 되는 다양한 전기 진단 검사를 설명한다.
6. NCS 및 EMG 절차를 설명한다.

요 약

재활 환경에서 치료사는 각 환자의 합병증에 대한 인식과 발전할 수 있는 건강 상태에 대한 위험을 포함하여 환자를 전체적으로 인식해야 한다. 치료사는 일반적으로 임상 실험이나 진단 영상(미군 PT 연습 제외)을 요구하거나 수행하지 않지만 치료사가 공통적으로 수행하는 전기 생리학적 신경 및 근육 검사는 물론 이러한 검사의 보고서를 이해하는 것이 중요하다. 임상 실험실 검사, 진단 영상 및 이 장에서 설명된 검사 보고서의 해석과 함께 전기 생리학적 검사를 포함하여 환자에게 수행된 진단 검사를 이해하면 치료사가 진단 및 적절한 추천에 대한 함축적 의미를 이해하는 데 도움이 될 수 있다. 진단 검사 결과를 이해하는 것은 환자의 예상 예후와 치료의 개별화된 치료 계획을 분명히 알게 하는 것이다. 의학적 진단을 해야 하거나 의심되는 상태에 대한 적절한 치료와 중재가 치료사의 임상 범위 밖에 있는 경우 치료사는 환자를 적절한 의료 전문가에게 의뢰해야 한다.

신경운동 숙련성의 발달: 생애 전반적인 접근

Development of Neuromotor Skills: Lifespan Approach

제 13 장

■ 차유리

개요

학습목표

이 장을 마치면 학습자는 다음을 할 수 있어야 한다.

1. 신경운동 발달과 노화의 복잡성을 설명하는 이론적 기초를 설명한다.
2. 수명관점의 이론적 기초를 신경운동 발달 검사에 적용한다.
3. 노화에 따른 다양한 신체 시스템의 변화와 그것이 보행과 같은 기능적 활동에 미치는 영향에 대한 지식을 적용한다.
4. 신경운동 발달과 관련된 가변성의 개념을 설명한다.
5. 평가 상황에서 아동의 신경운동 또는 기능적 작업 수행을 최적화하기 위한 전략을 설명한다.
6. 신경운동 발달의 특정한 표준화된 검사를 선택하기 위한 근거를 제시한다.

신경운동의 발달은 개인의 나이와 관련된 운동 행동의 변화 과정이다. 신경운동의 발달에 대한 지식은 기능 운동의 발전을 이해하고 생명 기간 동안 신경 질환 환자를 평가하고 치료하기 위한 효과적인 전략을 사용하는 데 있어 기본적이다. 단독으로 운동 발달을 고려하는 것은 불가능하다. 더 넓은 맥락에서 고려되어야 한다. 전체 교과서는 기능적 운동이나 운동 발달에 관한 글이다(Cech, 2012; Gabbard 2016; Haywood, 2014; Payne, 2012). 다음은 인간을 임신에서 죽음까지 발달을 시키는 데 적용할 수 있는 복잡하고 진화하는 지식 체계를 서술하기 위한 기본 틀을 창안하기 위한 것이다. 수명은 산전(출생부터 임신까지), 유아기(출생부터 1년), 아동기(1–10년), 청소년기(11–19세), 성인기(20–59세) 및 성인기 말기(60세에서부터 사망까지)로 분류된다. 지나치게 단순화될 위험성에서, 우리는 생이 초기에서의 성숙과 생의 후반 부분에서의 발달의 감소로 생각하는 경향이 있다.

신경운동의 평가는 과정의 역동적인 성격을 포착해야 하며, 환자의 전반적인 평가와 치료 중재의 장기 목표에 부합하는 측정 도구가 활용되어야 한다. 기능 운동과 다른 장에서 다루는 운동 시스템의 다른 근골격계 및 신경근 양상에 대한 검토는 분명히 신경운동 발달을 이해하는 데 중요한 토대를 제공한다. 개인의 인식과 지각의 상태에 대한 지식 또한 중요하다.

이 장의 목적은 신경운동 발달에 대한 개요, 수명의 복잡성을 설명하는 이론적인 구조, 그리고 신경운동 검사의 원리와 소아 인구에서 운동 발달 평가를 위한 선정된 도구에 대한 소개를 제공하는 것이다. 나이가 들면서 다양한 내재적 및 외적 변수의 기여와 경험, 문화, 성 및 환경과의 상호 작용이 모두 운동 발달에 영향을 준다. 그로 인해 발생하는 복잡성은 나이가 들어감에 따라 운동 발달에 대한 규범을 수립하는 것을 더욱 어렵게 만든다. 여러 시스템의 상호 작용에 의존하는 기능적 조치는 노년층의 평가에서보다 의미있고 보다 보편적으로 사용된다. 기능 평가는 10장에서 자세히 다룬다.

발달과 노화 이론의 개요
Overview of Developmental and Aging Theories

노화 이론은 현상을 설명하고, 예측하고, 이해하고, 많은 경우에 있어서, 중요한 경계 가정의 한계 내에서 기존 지식에 도전하고 확장하도록 공식화된다(Swanson, 2013). 인간 발달의 성숙을 개념에서 운동 발달을 포함하는 성인기에 설명하는 것을 시도하는 이론은 발달 이론으로 수시로 분류된다. 노화의 이론은 분자, 세포, 조직 및 시스템 수준에서 관찰되는 정상적인 쇠퇴를 설명하려고 시도한다. 인간 발달을 이해하기 위한 이론적 구성은 전형적으로 환경에 대한 개인의 생물학적 제제에 대한 강조 또는 한 몸 시스템에 대한 강조와 다른 것들에 대한 강조로 다양하다. 14장에서는 운동 발달을 설명하는 다양한 이론적 모델에 대해 자세히 설명한다. 여기에 간략한 요약이 나와 있다.

많은 개발 평가 도구가 **신경 성숙 이론**(neuro-maturational theory)에서 발전했다. 1930년대 Gesell에 의해 처음 제안된 이 이론은 신경계가 성숙함에 따라 유아/아동 행동의 예측 가능하고 질서있는 출현을 강조한다(Gesell, 1934, 1940). 이 이론에 따르면 환경은 운동 발달의 순서를 근본적으로 변화시키지 않으나, 변화에 영향을 준다. "정상적인" 운동 발달의 마커를 개발하고 대표하는 예측 가능한 시기에 발생하는 운동 단계(motor milestone)의 개념은 이 이론적 구조에서 비롯되었다. Gesell(1940; 1934)은 신경 계통이 성숙되면서 머리에서부터 꼬리쪽으로, 근위에서 원위로, 그리고 방사상에서 요골에서 척골 방향으로 인체 내의 발달의 일반적인 진행을 기술하는 발달 방향의 법칙을 설명했다. Gesell은 전반적인 진행을 질서 정연하고 예측 가능한 것으로 설명했지만, 발달은 완전히 선형적인 프로세스가 아니라 역동적인 기술 발전(Gesell, 1939)의 변동 기간을 통해 보다 역동적이라고 믿었다.

Piaget(1952)와 Skinner(1972)와 같은 인지 이론가들은 운동 발달을 형성하는 데 있어 인지 신경 구조의 성숙이 중요하지만 환경에 더 중점을 둔다. Skinner는 우연한 학습의 중요성을 강조하고 운동과 인지 발달 모두가 개인과 환경의 상호 작용의 결과에 의해 형성된다고 믿었다. 피아제는 지식을 통해 얻은 모든 유형의 인지 기능이 행동을 통해 얻은 것이라고 믿었다. 임상가는 인지 영역과 운동 영역 간의 복잡한 상호 작용을 이해하고 바람직한 행동을 강화하여 행동을 형성하기 위해 이러한 이론적 틀의 측면을 계속 사용한다.

Thelen과 동료(1987, 1989, 1991)가 설명한 **동적 시스템 이론**(Dynamic systems theory)은 성숙 과정의 복잡성을 보다 정확하게 포착하는 것으로 보이며 가장 널리 받아들여지는 이론이다. 이 이론에 따르면, 발달은 개인과 환경과 과제의 다양한 측면에서 기계적, 신경학적, 인지적, 지각적 요소 사이의 역동적인 상호 작용의 결과이다(Campbell, 2006). 이 이론은 개인의 내부 구성 요소와 업무의 외부 맥락에 동등한 중요성을 부여한다. 진행은 개인의 유전적으로 고유한 특성뿐만 아니라 동기 부여, 경험 및 실행에 의해 영향을 받는다. Thelen은 지속적이고 안정적인 속도로 진행되는 선형 과정이 아니라 하나의 영역에서 중요한 변화가 전체 시스템을 이동시켜 새로운 운동 행동을 일으키는 주기적 과정으로 발전을 인식했다. 이 위상 이동 또는 전환 기간은 증가된 변동성을 특징으로 하며 개개인이 변화하기 쉽기 때문에 개입하기에 이상적인 시간으로 간주된다.

생각해 볼 점 13.1

운동발달은 아마도 동적 시스템 이론으로 가장 잘 설명될 수 있는 복잡한 과정이다. 성공적인 수행에 운동 과제와 개인의 다양한 측면(다중 신체 시스템 포함), 환경 및 과제 자체의 특정 측면이 영향을 미치도록 조절될 수 있는 방법을 설명한다.

노화의 이론은 생물학적 구조(세포 수준에서 시스템 수준으로)에서 나타나는 쇠퇴와 개인으로서 수년 간에 걸쳐 기능적인 행위를 나타내는 것을 시도한다. **노령화**는 시간의 경과에 따라 나이가 들어가거나 변화하는 과정으로 단순한 용어로 기술될 수 있다(O'Toole, 1997).; 그러나 정의는 적용된 이론적 틀에 따라 복잡성을 증가시킨다. 예를 들어, 진화 생물학자에 의해 허용된 정의는 "나이에 따라 생리 기능이 점진적으로 감소하거나 연령별 사망률이 증가하여 생존율이 감소하고 연령별 생식 비율이 감소한다"고 했다(Flatt, 2012, p.148). **노화**에 대하여, 노쇠 즉, 나이와 함께 쇠퇴해지는 과정은 노화의 동의어이다.

문자 그대로 수백 가지의 이론이 노화 과정과 관련된 메커니즘을 설명하기 위해 가정되어 왔지만, 어느 이론도 널리 받아들여지지 않으며, 과정의 복잡성은 여러 이론을 포괄할 가능성이 크다. 이 과정은 다른 개인과 동일한 개인의 여러 기관에 미치는 영향이 다르다. 유전, 문화, 식이, 환경, 운동, 과거의 질병 및 스트레스(Martin, 2016)를 포함하여 평생 동안 노화 과정에 영향을 미치는 다양한 요소가 있다. 사람들은 "언덕 위"라는 대중화된 개념에도 불구하고 악화가 시작될 때 임의의 시점에 도달하지 못한다. 쇠퇴는 30대 초반에 일부 기관 시스템에서 나타나고 다른 기관에서는 훨씬 늦은 것으로 나타난다.

대부분의 노화 이론은 크게 두 가지 범주로 개념화 될 수 있다. (1) 발달 유전 또는 근본 주의자, (2) 비유전적 또는 환경적(Lewis, 2007b, ScaliseSmith, 2013). 근본 주의자 범주는 특정 세포 유형에 대한 세포 분열에 대한 제한을 포함하여 개인의 조직 수준에서의 연령 관련 변화를 기반으로 하며, 이는 과학자 헤이플릭(Hay flick)과 무어 헤드(Moorehead, 1961)에 의해 처음 만들어졌다; 스트레스 이론을 포함한 진화론적 모델; 신경 내분비와 호르몬 변화는 시상 하부의 역치 값이 서서히 상승하여 자기 조절 항상성을 파괴한다(Dilman, 1971); 미토콘드리아 및 핵 모두의 세포 수준에서 자유 라디칼(즉, 반응성 산소종)의 유해한 역할(Sergiev, 2015); 신진 대사의 비 분해성 부산물 축적(Gladyshev, 2013); 노화와 관련된 만성적인 낮은 등급 전신 증상의 원인과 결과(Woods, 2012); 그리고 칼로리 제한의 유익한 것들이다(Kirk, 2001). 환경 이론에는 노화와 함께 가속화되고 다양한 노출(예; 방사선)에 의해 영향을 받는 유전 물질에 대한 다양한 손상 버전이 포함된다; 컨디션(예; 수면 부족); 불균형(예; 너무 많은 성장 호르몬과 너무 적은 인슐린); 유전 수준(예; 비정상적인 텔로미어)에서의 역할. 병리학적 과정과 별도로 고령화의 복잡하고 역동적인 과정을 포착하고 유사한 생활 양식과 유전적 요인을 가진 연령대의 사람들에게 규범적인 것이 무엇인지 이해하기 위해서는 추가 연구가 필요하다.

생활 연령은 개인의 일/달/년의 실제 나이이다. 생물학적 또는 생리적 연령은 다양한 내재적 및 외적 변수에 의해 영향을 받으며 연대기와 비슷하거나 크게 다를 수 있다. 예를 들어, 전문 운동 선수는 자신의 생활 연령보다 훨씬 낮은 생물학적 나이를 가질 수 있으며, 만성 질환 상태의 개인은 연대순 연령보다 훨씬 더 많은 생물학적 나이를 가질 수 있다. 노화 과정에 경험, 문화, 성, 환경 및 라이프스타일을 포함한 다양한 동적 과정에 영향을 준다.

노화의 일부 선구자는 보편적이며 종 특유이다. 어떤 결과는 다른 것보다 가능성이 높고, 어떤 결과는 더 많이 만들어지며, 어떤 것은 가능하지 않다.

생애 전반에 걸친 신경운동 발달의 생리학과 신경과학의 복습

Review of Physiology and Neuroscience of Neuromotor Development Across the Lifespan

움직임의 획득과 수행은 여러 시스템의 성장과 발달 및 효과적인 상호 작용에 달려 있다. Mueller와 Maluf (2002)가 개발 한 물리적 스트레스 이론은 "물리적 스트레스의 상대적인 수준의 변화는 모든 생물학적 조직에서 예측 가능한 적응 반응을 일으킨다"고 기술하고 있다(385페이지). 노화 과정의 일부로 하나 이상의 신체 시스템이 변화하면 스트레스에 대한 반응에 해로운 영향을 줄 수 있으며 신체의 내부 항상성을 방해하여 다른 것들 사이에서 운동 성능이 저하될 수 있다. 임신에서 사망에 이르기까지 운동 발달을 조사한 결과, 다양한 신체계가 성숙하고 다양한 속도로 악화된다는 것을 발견했다. 기능적 움직임에 가장 큰 영향을 미치는 시스템에 중점을 두고 시간 경과에 따른 이러한 프로세스의 간략한 요약이 이어진다.

신경계: 신경 성숙은 초기 이론가들에 의해 제안된 신경운동 발달의 과정을 지시하지는 않지만 확실히 중요한 측면이다. 태아 발달 제8주까지 기관은 아름답게 조율된 세포 증식, 성장, 이동 및 발달 과정을 통해 형성된다(Lundy-Ekman, 2013). 신경계는 배아의 외층인 외배엽에서 발생한다. 신경계의 발달은 배아 발생 3주 후반에 시작되어 외배엽의 두께가 두꺼워진 신경판이 형성된다(Sadler, 2014; Young, 2015). 신경판의 가장자리가 접혀서 신경 튜브를 형성하고, 임신 24일째에 두개골이 닫히

고 2일 후 꼬리쪽 끝이 닫힌다. 신경관의 등쪽 영역의 뉴런은 감각 정보를 처리하고 복부 영역의 뉴런은 골격근을 자극한다(Lundy-Ekman, 2013). 뇌는 3개의 확장(즉, 후뇌, 중뇌 및 전뇌)을 가진 임신 28일경에 시작하여 신경관의 앞쪽 끝에서부터 형성된다.

신경 세포는 자신의 주요 기능(예; 운동 또는 감각)을 결정하고 지배할 근육 또는 감각 조직과의 연결을 설정해야 한다. 이 과정은 세포에 대해 유전적으로 미리 결정되지는 않았지만 이주하는 곳에 따라 결정된다(Lundy-Ekman, 2013). 신경세포 몸의 앞쪽 끝에 있는 성장 원뿔은 표적 세포(LundyEkman, 2013, Waxman, 2013)를 발견할 때까지 세포밖의 안내 세포(유인제 또는 기피제)로부터 분자 신호에 대한 환경을 활발히 샘플링 한다. 수용체 부위는 표적 세포의 시냅스 후의 막에 형성되고, 신경 전달 물질의 반복 방출을 통해 기능적 연결이 형성된다. 뇌 발달 과정에서, 두뇌의 뉴런의 3분의 2가 죽어서 목표 세포와 최적의 연결을 구축할 수 없다고 믿어진다. 결정적인 시기에 적절한 자극이 가해지거나 보류될 때 뇌가 발생하면 변형이 일어날 수 있다(Waxman, 2013). 처음 3달의 마지막에 뇌는 성인 뇌 볼륨의 절반 이상을 차지한다(Holland, 2014년).

비록 증거는 평생 동안 신경 발생을 지지하지만, 대다수의 뉴런(우리의 10억)은 우리가 태어날 때가 되면 우리의 뇌 속에 존재한다. 생후 몇 달 동안, 유아의 경험에 대한 응답으로 상당한 수지상 가지뻗기 및 다른 연결의 리모델링이 있다. 시냅스의 수는 약 6개월에서 12개월 사이에 최고조에 달하는 것으로 알려져 있다; 민감도/특이성이 더 높으면 서서히 줄어들어 5세에서 10세 사이의 어른 수준에 이른다. 긴 축삭의 수초는 모든 기능성을 위해 필요하다; 이것은 태아기 넷째 달에 시작되며 일반적으로 생후 3년째 완수된다(LundyEkman, 2013). 말초신경계와 뇌신경은 출생 시 본질적으로 완전하지만 뇌의 수초화는 성인기까지 계속된다. 가장 중요한 하행로 중 하나인 피질척수로의 수초화 과정은 출생 2개월 전에 시작되며 12개월까지 거의 완료된다(LundyEkman, 2013).

나이가 들어감에 따라 신경운동의 성능과 기능에 영향을 미치는 신경계의 변화는 해부학적, 세포적, 분자적 수준에서 일어난다. 신경계 기능의 두 가지 특정 양상은 시간이 지남에 따라 감소한다: 반응 시간(움직임 동안에 신경계의 운동 효율성)과 인지(상호 작용을 가능하게 함). 이 쇠퇴에 여러 가지 요인이 기여한다.

뇌의 총 무게와 부피는 정상적인 노화(80세까지 15% 감소), 특히 정면 및 시각적 측면에서 감소한다(Cohen, 1999, Young, 2015). 피질은 가늘어지고, 신경교세포의 수가 증가하고, 심실이 커진다(Fox, 1999). 중추신경계와 말초신경계에서 감각과 운동신경의 전도 속도의 상실, 수초의 상실, DNA의 손상, 자유 라디칼의 축적 및 신경 전달 물질의 감소가 모두 보고되었다(Cohen, 1999; Gorgon, 2014). 축삭 사멸 또는 수초의 변성으로 백질의 수축은 또한 볼륨 감소에 기여할 수 있다. 사용하지 않으면 축삭의 측부의 손실에 기여할 수 있다. 수초의 퇴화는 전도율 및 잠재적 진폭의 감소와 대기 시간의 증가를 초래할 수 있다. 신경 전달 물질 아세틸 콜린, 도파민 및 노르에피네프린의 생산, 방출 및 신진 대사 또한 감소한다. 연구에 따르면 30세가 지나면 말초 신경에서의 신경 전도 속도는 매 10년마다 초당 1m의 속도로 감소한다(Cech, 2012). 대뇌 관류는 70세까지 20%까지 감소할 수 있다. 신경 감각 시스템(즉, 촉각, 후각, 미각, 시력 및 청각)뿐만 아니라 고유 수용/운동 감각의 모든 5가지 감각에서 전반적인 쇠퇴가 나타난다. 이 감각 시스템은 각각 복잡하고 세포, 분자 및 시스템 수준에서 연령과 관련된 변화에 의해 영향을 받는다.

인지 시스템(Cognitive system): 인지(Cognition)란 생각하고 배우고 기억할 수 있는 능력과 관련된 정신적 과정을 가리키는 용어이다(Barnes, 2010, ScaliseSmith, 2013). 그것은 우리가 어떻게 판단하고, 판단하고, 집중하고, 계획하고 조직하는지에 대한 기본이다(National Institute on Aging, 2016). 인지적 노화에 대한 우리의 이해에는 결정적인 질문이 남아 있지만 전문가들은 쇠퇴는 많은 세포의 손실의 결과가 아니라 선택적 세포 손실의 최소화라는 결과에 동의한다. 또한 수동적 과정이 아니라 뇌가 분자, 세포, 네트워크 및 행동 수준에서 지속적으로 적응하는 과정이다(Barnes, 2010).

다차원적인 생활 양식 요인뿐만 아니라 다양한 유전적 위험 요인이 과정을 수행하는 것처럼 보인다. 운동, 특히 에어로빅 운동은 뇌의 위축을 줄이고 뇌 혈류를 증가시킴으로써 인지에 긍정적 영향을 미치는 것으로 보인다. 스트레스, 혈관 상태(예; 혈압), 대사 증후군 요인 및 염증성 인자는 인식에 부정적 영향을 미치게 된다(Barnes, 2010).

근골격계: 근골격계의 구조적 측면은 배발달 초기 5번째 주 동안에 근조직과 지아와 함께 발생하며, 사지의 움직임은 8번째 주에 관찰된다(Sadler, 2014). 기적적으로 임신

3개월이 끝날 무렵 태아는 다리를 걷어차며 발을 돌리고 손목을 구부린 채 머리를 돌리고 입을 벌리며 삼킬 수 있다; 임신 4개월이 끝날 무렵 태아가 엄지손가락을 빨 수 있다.

근육과 뼈는 성인기로 발전한다. 근육 유형의 차이는 자세 조절(ScaliseSmith, 2013)에 대한 요구와 일치하여 유년기에 주로 나타나는 유형 I(느린 점) 섬유로 생명주기 동안 나타난다. 성숙은 더 많은 타입 II 섬유를 생성하고 그에 상응하여 움직임 패턴의 가변성을 증가시킨다. 사춘기를 통해 남성은 같은 나이의 소녀보다 섬유 크기가 더 커졌다. 소녀들은 3.5세에서 10세 사이의 근육 섬유 수가 꾸준히 증가한다. 소년들은 출생시부터 2세, 10세에서 16세 사이의 빠른 증가를 보인다. 느리게 진행되었지만, 근육 섬유의 발달은 성인기 중반까지 계속된다.

연령 증가는 근육 단백질의 질량과 기능을 감소시키는 여러 가지 요인들과 관련이 있다. 이는 **근육 감소증**이라고 한다(Rolland, 2008). 이러한 요인에는 근육 질량 감소; 지방 및 비전도성 조직에 의한 근육의 침윤; 근육 수축 특성의 둔화; 이용 가능한 운동 뉴런의 감소; 운동 단위의 리모델링; 감소된 섬유 크기; 특히 빠른 수축섬유의 총 갯수 감소(Frontera, 2014; Marcus, 2012, ScaliseSmith, 2013). 신체 활동 수준은 중요한 변수이며 강화 운동은 근육의 연령 관련 변화를 부분적으로 되돌릴 수 있다.

그러나 평균적으로 근육 질량은 50-80세 사이에 40%까지 감소하며 60-90세 사이의 근육 힘 생산량은 약 30% 감소한다(ScaliseSmith, 2013).

근육 약화는 신체 활동 감소, 체중 증가, 낙상 위험 증가에 기여한다. 근육은 신체의 단백질 보유량을 나타내며, 근육량 감소는 노화와 함께 흔히 발생하는 질병과 부상을 예방하는 데 필요한 단백질 합성을 감소시킨다(Marcus, 2012). 호르몬 수준(인슐린, 성장 호르몬, 테스토스테론, 에스트로겐 포함)의 변화도 근육 단백질 질량을 감소시키는 것으로 생각된다. 근육감소와 관련된 복잡한 요인들로 인해 고령자의 장애와 불구의 주요 원인이된다.

골격계는 연골 모형으로 시작하여 태아기부터 시작되는 골화 중심이 점차적으로 출현한다. 원발성 골화 중심은 긴 뼈의 중간 부분에 형성되는 반면, 보조 골화 중심은 성장판에서 형성된다. 뼈 길이의 거의 모든 성장은 남아에서는 18세, 소녀에서는 약간 더 일찍 완성된다(ScaliseSmith, 2013). 뼈가 전체 길이에 이른 후에도, 부가성장은 평생 동안 계속된다.

뼈의 밀도는 뼈의 성장과 뼈의 흡수의 비율에 따라 달라지며 영양 섭취, 신체 활동, 체중 부하, 호르몬 및 약물에 의해 영향을 받는다. 어린 시절과 청소년기에 뼈의 성장은 골 흡수를 초과한다. 골밀도가 증가하고, 성인기 중반까지 안정적으로 유지된 다음 뼈의 성장보다 빠른 속도로 골 흡수가 일어나 골 밀도가 감소한다. 여성들은 삼십 년 동안 골밀도가 감소하기 시작한다. 전형적인 해마다 0.5~2%의 감소되었으며, 폐경 후 1년에 두 배가되는 2%의 감소가 있다(Brown, 2012). 뼈가 더 유연하고, 다공성이며, 강하기 때문에(굵은 골막 때문에) 뼈는 쉽게 자르기 힘들다; 또한 빠르고 더 강한 가골형성으로 인해 골절이 빨리 치료된다.

유연성은 관절 이동성과 관절을 가로지르는 연부조직의 확장성의 결과이다. 일반적으로 유연성은 *생리학 만곡*이라고하는 자궁 내 위치에 따라 출생 시 제한된다. 조산아의 생리학적 만곡의 부재는 운동 발달의 과정에 영향을 미치므로 굴곡근과 신전근 근력의 균형있는 발달을 지원하기 위해 위치와 조절의 변경이 필요하다. 유연성은 사춘기를 통해 증가하고 성인을 통해 점진적으로 감소한다. 세포 수준에서의 연령과 관련된 변화로는 섬유 모세포의 증식 감소, 기본 결합 조직 세포의 감소, 순환 성장 호르몬에 대한 반응의 감소, 주기적인 부하에 대한 반응의 변화 등이 있으며, 이는 복구를 손상시킨다(Christiansen, 2012). 콜라겐 조직(힘줄, 인대 및 근막을 포함하여)은 세포 기질에서 물을 점차적으로 잃어버리고 가교 결합 섬유의 수의 증가와 탄성 특성의 손실이 증가하여 강도와 운동 범위가 감소하고 강직이 증가한다(ScaliseSmith, 2013).

신체 구성 또한 나이와 함께 변화한다. 30세 가량되는 나이부터 체지방 체중이 점차적으로 감소하고 지방이 증가하며 특히 신체의 중반부에 지방이 축적된다. 연구 결과에 따르면 체지방 증가는 대사 증후군, 심장 질환, 당뇨병 및 암을 포함한 다른 문제들에 대한 감수성을 증가시키고 증대시킬 수 있다고 제안한다(Brinkley, 2012; Brown, 2012). 유연성, 근력 및 골밀도가 수명 기간 동안 변경될 수 있음을 기억하는 것이 중요하다.

심폐 기능: 태아 발달 3주에서 8주 사이에 심장 구조가 형성되고, 심폐 기능의 모든 면이 자궁외 환경으로 전환되고 출생 직후부터 완전히 기능한다. 심장은 첫 해에 두 배 크기이며 5세까지 4배가 된다. 증가된 크기는 수축볼륨의 증가, 심박수의 감소, 혈압의 증가, 호기성 용량의 전반적인 증가를 가져온다. 최대 심박수 용량은 청년기에서 분당 200비트(bpm)에서 65세에 약 170bpm으로 감소한다. 심

폐 기능의 기능적 기능은 신체 활동이 감소하고 성인기 후기의 특징적인 구조적 변화로 감소한다. 구조적으로 용량 감소는 조직(혈관 및 심실 포함)의 탄성 감소, 구조의 효율성 저하, 작업 부하 증가 능력 감소의 결과이다.

운동 지구력의 전반적인 감소는 20세에서 30세까지 시작하여 10년마다 약 10% 감소하는 VO_2 최대 점진적인 감소가 나타난다(Strait, 2012). 전반적으로, 개개인은 운동에 둔한 심장 박동 반응을 나타낼 수 있으며 운동에서 회복하는 데 더 오래 걸릴 수 있다(Voss, 2012). 노년층의 한 연령 관련 변화는 일이 덜 효율적으로 수행되기 때문에 더 많은 혈액 젖산을 생성하는 경향이다. 그 결과 나타나는 산증은 조기 피로를 유발하고 운동으로 인지된 노력의 등급을 높인다(Cohen, 2014). 활력 징후를 모니터링할 때 나이와 함께 정상적인 변화를 인지하고 심장 질환을 관리하기 위해 처방된 약물의 효과를 인지하는 것이 중요하다. 자세한 내용은 11장을 참조한다.

폐 구조는 태아기 초기에 형성되며(0~6주); 더 많은 성장과 분화를 임신 24주까지 하여 후두덮개에서 세기관지의 종말까지 완성이 되고, 횡경막이 형성되기 시작하며 가스 교환이 가능하다(Tecklin, 2015). 유아에서 독립적인 인공 호흡을 개발하는 데 있어 중요한 점은 계면 활성제가 있기 때문에 폐포 내의 표면 장력이 감소되어 폐포가 적은 노력으로 부풀리게 될 수 있다. 계면 활성제는 임신 26주에 존재하며 약 34주에 성숙한 수준으로 나타난다. 최초 18개월에서 24개월 사이의 기간은 폐포 덩어리의 계속적인 증가로 특징 지어지며 가스 교환을 위해 이용 가능한 표면적을 증가시킨다(Tecklin, 2015).

노화와 함께, 많은 기계적 요인이 호흡의 증가로 이어진다: 흉벽 유순도 및 폐 탄성 반동 감소, 늑간근의 점진적인 약화, 척추 만곡의 늑골의 증가 칼슘화와 변화교정(Lewis, 2007a). 나이가 들면서 세포 수준과 조직 수준이 서서히 점진적으로 변화되면서 환기, 확산 및 폐 순환의 효율성이 감소하게 된다(Lewis, 2007a).

신경운동 발달에서 핵심 개념의 개요
Overview of Key Concepts in Neuromotor Development

신경운동 발달의 기본 이론적 구성과 운동 시스템과 관련된 치료사의 지식과 능력에 대한 이해는 신경운동 평가의 토대가 된다. 이 장에서는 운동신경의 이정표, 반사 발달, 운동 기술의 진보에 대한 일반적인 추세, 변동성의 의미, 변수 실습의 중요성 및 개발에 중요한 시기의 개념에 대한 개요를 제공한다.

운동 이정표의 개념은 Gesell(1940)과 같은 초기 이론가의 산물이며, 20세기에 소아과 평가의 특징이 된 운동 능력 분석이 있다. 아동의 운동 능력이나 이정표 달성은 병력 또는 관찰로 확인할 수 있으며 참고 시기나 초기 감별을 설정하는 데 도움이 된다. 운동 이정표는 또한 이 장의 뒷부분에서 설명하는 다양한 표준화된 측정 도구의 기초를 형성한다. 표 13-1은 2006년에 발표된 세계 보건기구(World Health Organization: WHO)의 연구 결과에 근거한 핵심 신경 근육 기능 또는 주요 사건의 개발을 위한 평균 연령 및 연령 범위를 나타내며, 2000년에 출판된 Peabody Developmental Motor Scales, 2판(PDMS-2)에 설명된다(Folio). WHO는 가나, 인도, 노르웨이, 오만, 미국에 거주하는 4~24개월 건강한 어린이 816명을 대상으로 실시한 샘플 조사에서 50%의 샘플이 6가지 주요 운동 기록을 달성한 나이를 결정했다. PDMS-2 기준치는 선택한 운동 능력을 습득한 표준 샘플에서의 50%의 아동(46개 주에 거주하는 2,003명)의 나이로 기초화하였다.

비록 하나의 참조점이 도움이 되지만, 일반적으로 유아나 어린이를 발달시키는 경우에도 운동 능력이 넓은 범위에 걸쳐 나타나며 모든 어린이가 전형적인 순서를 따르는 것은 아니라는 점을 기억하는 것이 중요하다. 예를 들어, WHO(2006) 연구에서 90%의 어린이가 공통 순서에 따라 6개 이정표 중 5개를 달성했다; 4.3%는 손과 무릎을 앞으로 움직이지 않았다. 그림 13-1은 괄호 안에 기술이 발생하는 평균 연령(WHO 및 PDMS-2 데이터 기준)과 함께 1년 차의 운동 기술 순서를 요약한 것이다.

신경 성숙 이론과 같은 초기 이론적 틀은 **반사 작용**을 운동 행동의 기본 구성 요소로 강조했다. 자발적인 운동 활동과는 달리, 정의에 의한 반사는 자극에 대한 자동 응답이며, 결과적으로 근육의 근긴장의 움직임이나 변화는 완전히 차별화되고 전체 패턴으로 발생하는 경향이 있다.

개인의 다양한 상태와 환경의 제약으로 인해 자극에 대한 반응이 변경되어 일부 전문가는 자동 응답 용어의 정확성에 의문을 제기할 수 있다(Scalise-Smith, 2013). 예를 들어, 신생아에서 나타나는 스테핑 반응은 일반적으로 유아의 크기가 커짐에 따라 사라지지만, 물에 부유(즉, 상대적 체중이 감소)될 때 동일한 유아에 여전히 존재할 수

표 13-1 운동 단계(광범위한 관점에서 유용한 주요 신경운동 숙련성 발달을 위한 평균 나이 및 범위, 개월)

운동 단계	백분위 50(개월)	범위(개월)	PDMS-2(개월)
아래팔 지지			4
복부로 뒤집기			7
지지없이 앉기	5.9	(5.8-6)	6
보조없이 서기	7.4	(7.3-7.5)	
배밀이(crawling)			8
네발기기(creeping)	8.3	(8.2-8.4)	
보조없이 걷기	9	(8.9-9.1)	
독립적 서기	10.8	(10.7-11)	
잡기(pincer)			11
독립적인 보행	12	(11.9-12.1)	
점프하기			23-24
달리기(6초 이내로 30피트)			29-30
지지없이 한 걸음씩 한계단으로 걸어 올라가기			35-36
지지없이 한 걸음씩 한계단으로 걸어 내려가기			43-44
한 발로 다섯 번 뛰고, 다른 발로 세 번에서 다섯 번 뛴다.			47-48
8계단 건너뛰기			57-58

Peabody Developmental Motor Scales, 2판(PDMS-2; Folio, 2000); World Health Organization, Motor Development Study(2006).

있다. 의견은 반사 신경이 정상적으로 나타나는 시간과 그 중요성에 따라 다르다(ShumwayCook, 2016). 시간이 지남에 따라 자발적인 기능적 운동이 더 중요하게 되었다. 그러나, 반사의 일반적인 평가는 영구적인 긴장성 반사의 영향을 이해하기 위한 프레임 또는 자세 유지에 대한 중요한 보호반응과 평형 반응을 획득하는 데 지연을 제공한다. 지속적인 긴장성 반사의 영향을 이해하고/하거나 자세 제어에 중요한 보호 및 평형 반응을 획득하는 데 있어 지연을 이해하기 위한 프레임 워크를 제공한다. 반사 신경은 예상했을 때 소실될 수 있으며, 통합되거나, 과장되거나, 의무적일 때 나타날 수 있다.

초기의 **긴장성 반사** 중 일부는(척수와 하부 뇌간에 의해 중재 됨) 두부 또는 신체 자세에 반응하여 신체의 여러 부분에서 근육의 긴장을 변화시킨다. 이러한 반사는 신생아에서 정상적으로 나타나지만 일반적으로 약 6개월까지 억압되거나 통합되며 절대 의무 사항은 아니다. 이러한 반사는 특정 신경 질환으로 지속될 수 있으며 신경학적 손상 후 성인에게서 재발할 수 있으며 정상 기능을 방해하는 정도까지 과도하게 나타날 수 있다.

광범위한 반사 검사는 나타나지 않지만 기본 반사를 신속하게 점검하고 운동 성능에 미치는 영향을 관찰하는 것이 중요하므로 취급 및 배치 전략을 통해 부작용을 최소화할 수 있다. 반사는 신경운동 발달에 도움이 될 수 있으며 때로는 제대로 이해하지 못하거나 예측된 시간까지 과장되거나 통합되지 않은 경우 기능 또는 기능적 발달을 방해할 수 있다. 표 13-2는 여러 가지 일반적인 반사 작용을 요약한 것이다(Ratcliffe, 1998).

나이가 들수록, 많은 자동적인 반응들이 발달함에 따라 많은 자세와 상황에서 유아/아동이 균형을 유지하도록 하는 자세적인 반사 기전을 제공한다.

- **정위 반응** – 유아는 신체 또는 중력과 관련하여 머리의 수직 방향을 유지하려고 시도한다. 두 가지 기전이 있다: 처음에는 시각적으로 그리고 나서 전정계
- **평형 반응** – 공간에서의 신체의 방향 변화에 대한 적응력 – 처음에는 복와위(4개월에서 6개월 시작), 그 다음에 앙와위(8개월 시작), 앉기(8개월 시작), 네발기기(9–10개월 시작), 무릎 꿇기(10개월 시작),

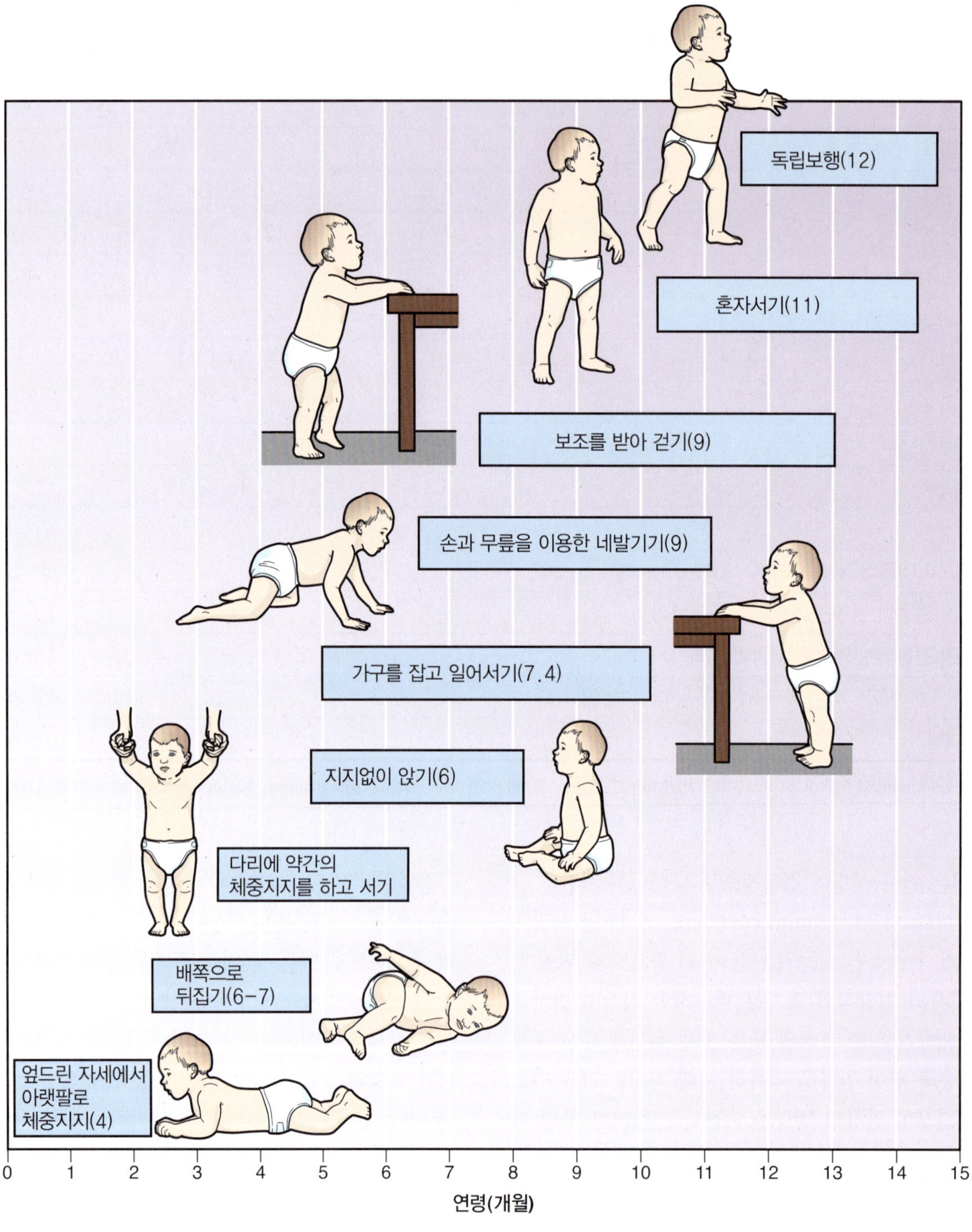

그림 13-1 전형적으로 발달 중인 유아의 대략적인 운동 발달 연대표 시각표현; 표 13-1의 데이터에 기초한 괄호 안의 운동 숙련성 달성 평균 연령.

정위 기립(10개월에서 12개월 시작)

- **보호 반응** – 팔 또는 다리는 무게 중심 이동(*낙하산 반응*이라고도 함)에 대한 반응으로 낙상이나 부상을 예방하기 위해 팔과 다리를 외전하거나 뻗게 된다. 앉은 자세에서 한쪽 방향으로(6–8개월 시작) 및 후방으로(9개월에서 11개월 시작)

개인은 질량 중심에 대한 방해의 범위에 따라 다른 전략을 사용한다(그림 13–2). 경도의 방해는 일반적으로 정위 반응과 균형을 이룰 수 있다; 중등도의 방해는 일반적으로 직립과 평형 반응의 조합으로 상쇄될 수있다. 강한 방해는 부상을 예방하기 위한 균형 감각과 보호 반응을 상실할 수 있다. 이러한 보호 반응의 시작은 전형적으로 각 운동의 이정표보다 뒤떨어져 있음에 유의한다. 예를 들어, 유아는 일반적으로 6개월까지 독립적으로 앉아 있지만

표 13-2 일반적인 반사

반사	그림	자극	반응	통합 시점
비대칭성 긴장성 목 반사	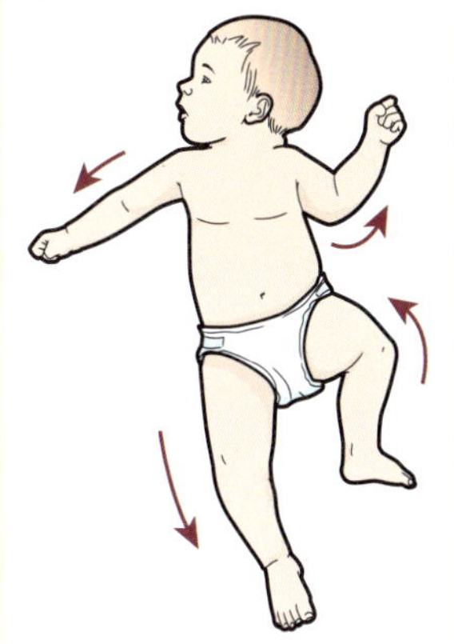	반듯이 누운 상태에서 머리(수동 또는 능동) 돌리기 더 나이가 많은 아동의 경우: 어린이를 손과 무릎에 앉히고 적극적으로 머리를 한쪽으로 돌린다.	"얼굴" 측의 사지 신전 긴장도 증가; "두개골" 쪽 사지의 굴곡 긴장도 증가, 얼굴 쪽을 향해 볼록하게 구부러진 척추 나이 든 아동의 경우: 두개골 쪽 팔이 구부러진다.	출생 시부터 6개월 동안
대칭성 긴장성 목 반사	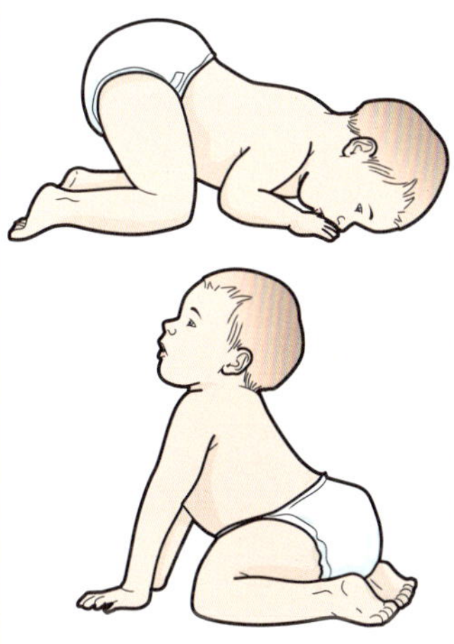	엎드린 자세: 수동 또는 능동 목신전	목 신전이 증가한 채로, 상지에서는 신전 긴장도가 관찰되고 하지에서는 굴곡 긴장도 증가; 그리고 목에서는 역전되어 상지에서 굴곡 긴장도 증가와 하지에서의 신전긴장도가 눈에 띈다.	6-8개월령
긴장성 안뜰반사	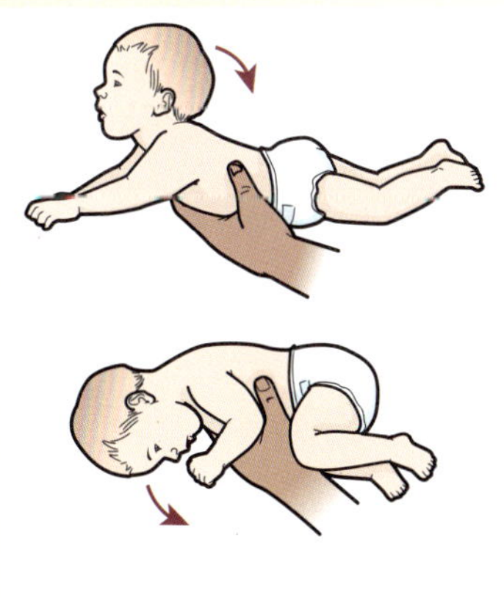	자극은 내이에 있는 미로의 위치(머리 위치에 반사됨). 더 나이가 많은 아동의 경우: 엎드린 자세와 아이에게 완전히 펴도록("비행기자세") 또는 반듯이 누운 자세, 그리고 공처럼 웅크리고 머리를 가슴으로 구부리도록 한다.	엎드린 자세에서 몸통과 사지는 신전긴장도에 의해 지배되는 경향이 있다; 엎드린 자세에서는 굴곡 긴장도 나이 든 아동의 경우: 지속적인 영향으로 반듯이 누운 자세 또는 엎드린 자세에서 완전히 펴진 자세를 유지하는 데 어려움이 있다.	출생 시부터 6개월 동안

계속

표 13-2 일반적인 반사 - 계속

반사	그림	자극	반응	통합 시점
갈란트 반사 (Galant reflex)	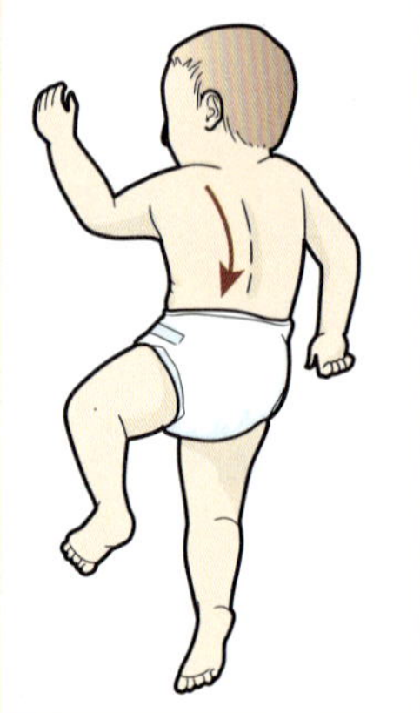	엎드린 자세로 유아를 유지하고 척추 한쪽을 따라 어깨에서 엉덩이까지 피부를 자극	자극의 측면으로 몸통 굴곡	30주의 태아에서 생후 2개월령
모로(놀라움) 반사	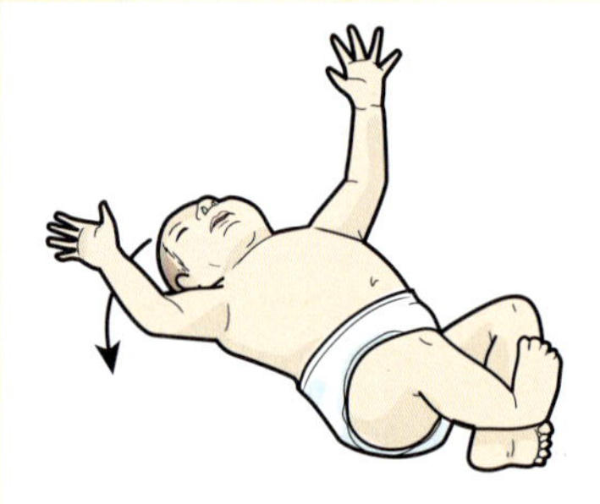	아기를 반듯이 눕히거나 반듯이 누운 자세로 잡고 있다가 갑자기 머리를 신전해서 떨어뜨린다(몇 인치만). 놀라움 반사: 모로와 비슷하지만 자극은 크고 갑작스러운 소음수준	이에 대한 반응은 손가락을 벌린 상태에서 내전된 팔을 빠르게 체간을 가로질러 벌림하는 것이다. 놀라움 반사: 모로와 같음	28주의 태아에서 생후 5개월령
손바닥으로 움켜쥐기	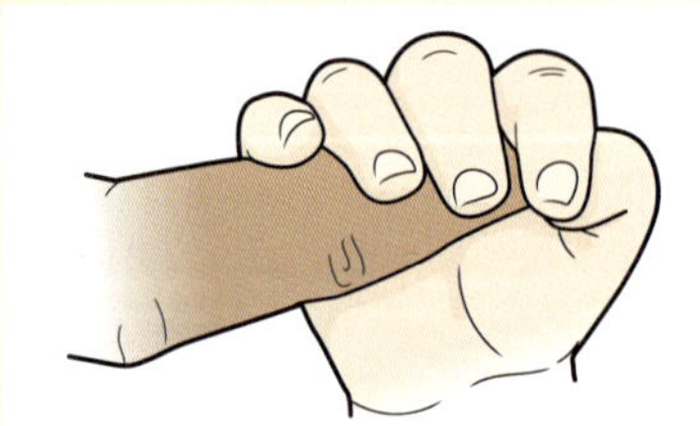	척골 쪽 손바닥에 약한 압력을 가한다.	손가락이 자극주변으로 말림	출생 시에서 4개월령
발바닥 움켜쥐기	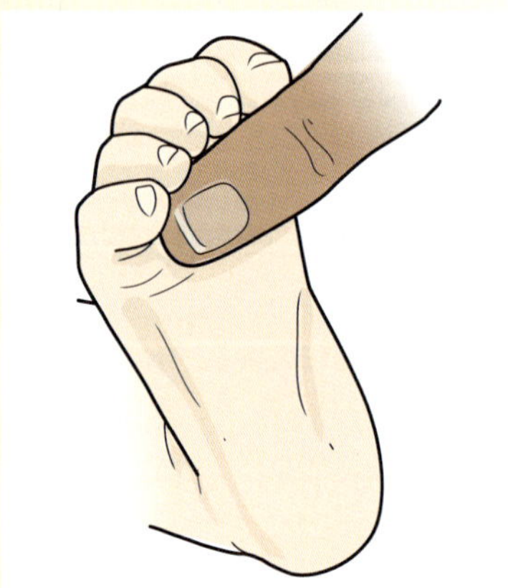	발바닥 발가락 밑부분에 약한 압력을 가한다.	발가락이 자극주변으로 말림	8주의 태아에서 9개월령

표 13-2 일반적인 반사 - 계속

반사	그림	자극	반응	통합 시점
발 내딛기 반사	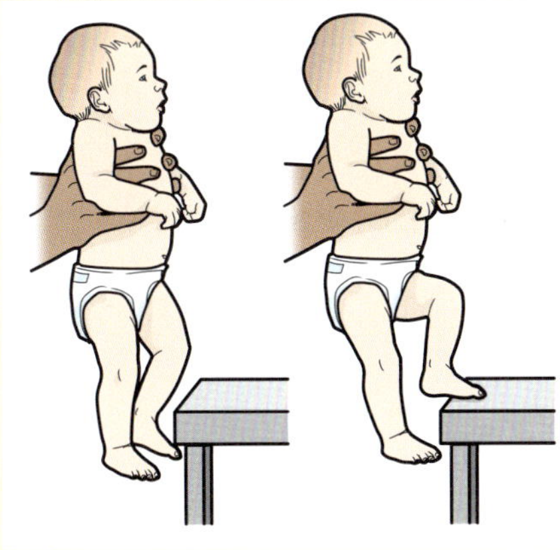	손등(또는 발등)을 표면을 가장자리(예; 테이블)에서 쓰다듬기	손(또는 발)을 들어 표면에 놓는다.	출생 시에서 2개월령
양성 지지	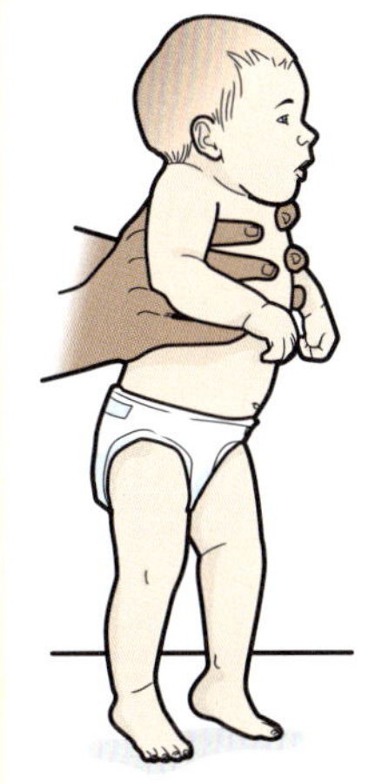	유아를 수직으로 들고 발에 닿아 표면을 지지.	신전하면서 다리와 체간이 딱딱해짐	태아 35주에서 생후 2개월
일차적 걷기 또는 발걸음하기	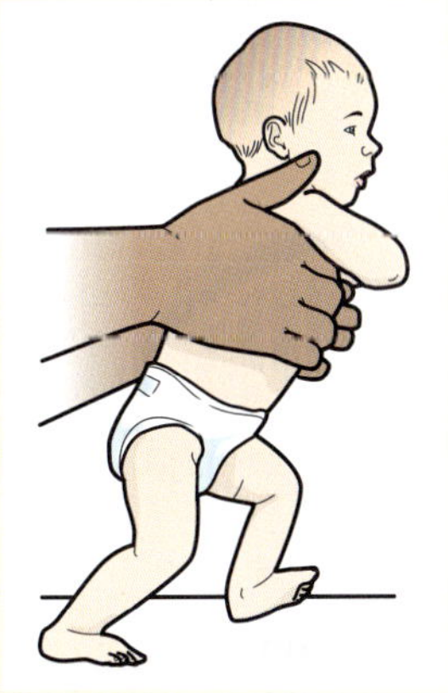	유아를 수직으로 들고, 발을 접촉히여 지지 표면을 지지하며, 유아를 약간 앞으로 눕히도록 한다.	다리의 상반 굽힘/신전 또는 발걸음(등급이 낮은 경우)	태아 38주에서 생후 2개월
빨기반사	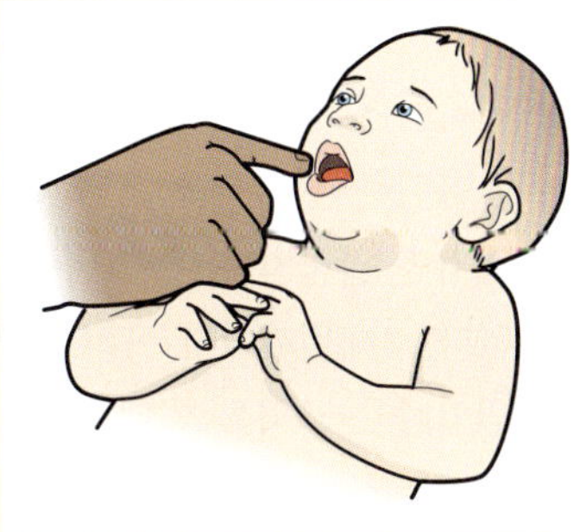	입꼬리에서 시작하여 바깥쪽으로 이동하여 얼굴쓰다듬기	머리가 자극 쪽으로 향하고 입이 벌어짐; 모유 수유 유아에서 더 강할 수 있음	태아 28주에서 생후 3개월

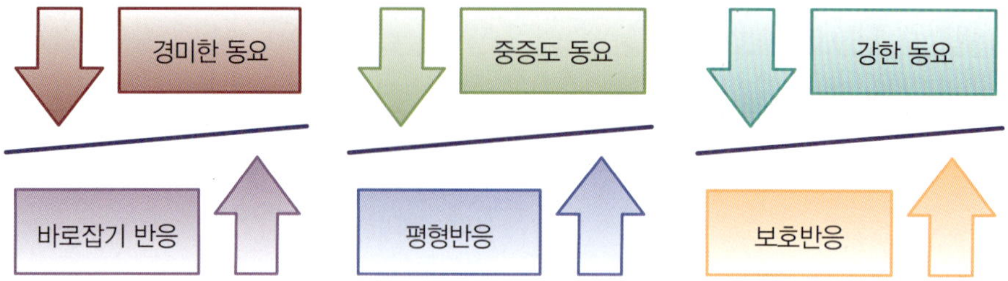

그림 13-2 무게 중심의 경미, 중간 또는 강한 흔들림에 대응하여 활용하는 전략. 경미한 흔들림은 보통 바로잡기 반응으로 균형을 맞출 수 있고, 중증도 동요는 보통 올바른 반응과 평형 반응으로 균형을 맞출 수 있으며, 강한 동요는 부상을 예방하기 위한 균형과 보호 반응을 초래할수 있다.

9-11개월까지 후방 보호 반응을 나타내지 않으므로 뒤쪽으로 넘어지는 경향이 있다.

운동 이정표는 스냅 샷과 같지만 운동 성능은 훨씬 더 역동적이고 복잡하다. 신생아에 대한 평가에는 앙와위, 복와위, 앉기, 수평적 자세유지, 서고 걷기 등 다양한 자세로 운동 능력을 관찰해야 한다. 이것은 일반적으로 자연스러운 움직임을 관찰한 다음 적절하게 자세 제어를 용이하게 하거나, 과제의 요구를 적응시키거나, 유아의 운동 능력에 긍정적인 영향을 미치는 전략을 결정하기 위해 환경 내에서 지지를 만드는 것으로 이루어진다.

자세 조절은 초기 운동 발달의 필수 구성 요소이며 근본적인 요인이다(Shumway-Cook, 2016). 예를 들어, 머리 위치를 유지하는 데 도움이 되는 외부 지원 없이는 유아가 무기력해 보일 수 있다. 중심에서 머리를 유지하기 위한 외부 지원을 받는 동일한 유아는 경고 행동 및 운동 조절(예; 의도적인 도달 및 파악에 대한 시각적 인식)을 상당히 더 많이 나타낼 수 있다.

Marsala(1998)는 개인이나 개인의 시간 경과에 따른 운동 변화와 변화의 과정을 이해하기 위한 구성 틀로서 구성 요소 분석을 사용하여 유아/아동이 사용하는 운동 패턴에 대한 연구를 장려했다. 예를 들어, 저자는 상지, 축 및 하지의 세 가지 구성 요소에서 앙와위 자세에서 직립 자세로 일어나도록 유아가 사용하는 운동 패턴을 분석했다.

표준 발달 평가는 어린이가 30초 동안 독립적으로 앉을 수 있는지 여부를 묻는다. 구성 부품에 사용되는 운동 패턴을 포함하여 착석 위치에 있는 아동 능력의 다양한 질적 측면이 더욱 중요할 수 있다.

그들의 자세는 무엇인가? 그들은 대칭인가? 선호 유형의 자세가 있는가(양반다리, 옆으로 기대 앉기, W 자세로 앉기 또는 길게 다리 뻗어 앉기)? 그들은 앉아있는 자세에서 얼마나 적응력이 있는가? 그들은 완고하게 앉아 있는가? 주변에 있는 물건을 시각적으로 보면서 도달하면서 다양한 자세로 쉽게 이동할 수 있는가? 앉아있는 동안 자신의 환경에 있는 사람들과 물건에 적극적으로 다가가기 위해 어떤 수준의 지원이 필요한가? 여러 가지 표면(예; 바닥 또는 작은 의자)에 앉을 수 있는가?

다음의 텍스트와 동반된 수치는 총 운동 기능 측정(GMFM; Russell, 2013)에서 사용된 첫 번째 5차원과 일치하는 카테고리별로 구성된 운동 개발의 주요 측면을 요약한다. (1) 누워서 구르기 (2) 앉아있기 (3) 배대고 기기와 무릎 꿇기, 그리고 (4) 서기. 운동 능력이 일반적으로 달성되는 평균 연령은 *Learning Accomplishment Profile Diagnostic Edition* 세 번째 판(Hardin, 2005) 및 PDMS-2(Folio, 2000)의 표준값을 기준으로 한다.

1. 눕기와 구르기

a. 눕기(복와위, 앙와위 그리고, 옆으로 눕기)

엎드리는 자세에 놓여지면, 신생아는 상대적으로 큰 머리 크기(전체 체중의 약 1/4)와 엉덩이의 생리적 굴곡 그리고 긴장성 미로 반사로 인해 머리를 들려고 할 때 도전과제로 될 것이다; 그러나, 얼굴을 볼 수 있을 정도로 충분히 머리를 들 수 있으면 옆으로 돌릴 수 있다. 점차적으로 고관절이 보다 신전되고 외전되어 더 안정된 베이스를 제공하고 무게 중심이 꼬리 방향으로 이동하게 한다. 3개월까지 유아는 일반적으로 약 45° 정도의 머리를 들어 올릴 수 있지만 팔꿈치는 어깨 뒤쪽에 있으므로 팔의 도움은 거의 없다. 4개월까지 유아는 요추 부위로 신전된 어깨 앞쪽에 위치한 팔꿈치를 지탱할 수 있고, 머리를 90°까지 들어 올릴 수 있으며, 머리를 물체에 따라 움직일 수 있으며, 한쪽으로 앞으로 갈 수 있다. 6개월까지, 유아는 허리 척추로의 양호한 신전과, 신전시킨 팔로 몸무게를 지탱할 수 있으며, 사물을 가지고 놀기를 위한 상지를 자유롭게 할 수 있다.

수평적 복와위 유지 상태(종종 *란 도우* 반사 또는 반응이라고도 함)에서는 신생아가 유연하게 유지하고: 머리/목과 몸통 신전이 증가하지만; 중립 자세를 유지할 수 있다. 4개월째는 머리를 45° 유지하면서 목과 체간을 유지할 수 있다; 6개월 째는 목과 상부 흉추에서 고관절을 통해 신전을 유지할 수 있다(그림 13-3에서 13-6 참조).

앙와위에서, 신생아는 상지와 하지의 무작위적이며, 구부리고, 항중력의 움직임이 있다. 머리 조절의 중심선은 굴곡근과 신전근 근육의 균형 잡힌 조절이 없어서 앙와위의 신생아에게 어려움을 겪고 있다; 그러나 일반적으로 2개월까지 짧은 기간 동안 설정되며 유아는 짧은 범위 내에서 물체를 수평으로 추적할 수 있다. 개선된 조절로, 안정된 몸통에 대한 해리 및 비대칭 긴장성 목 반사의 영향을 감소시킴으로써, 6개월된 유아는 중력에 대항하여 사지를

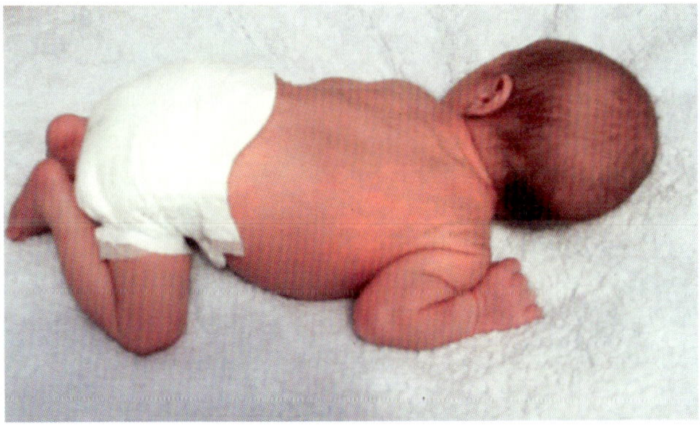

그림 13-3 눕기: 엎드린 자세 - 신생아: 생리학적 굴곡.

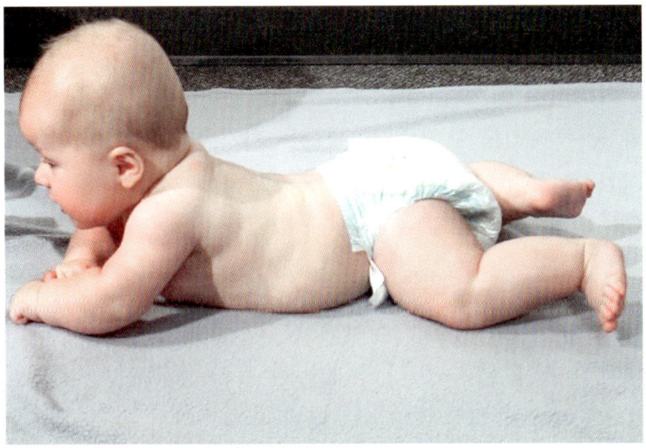

그림 13-4 눕기: 4개월에 엎드려 팔뚝을 받치고 머리를 거의 90°로 유지할 수 있다.

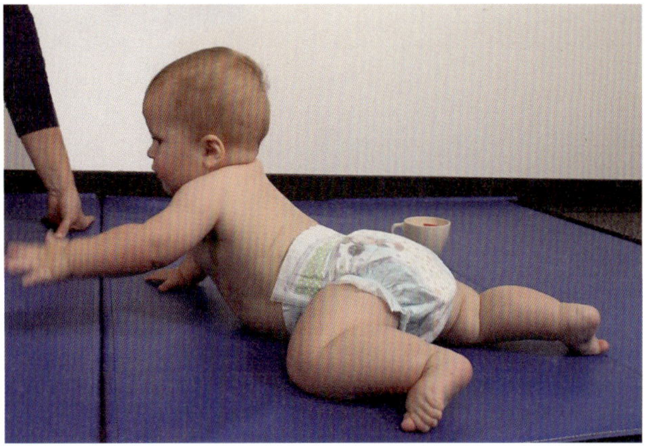

그림 13-5 눕기: 6개월에 엎드려 있음: 팔을 뻗은 상태에서 무게를 견디고 장난감에 닿도록 체중을 옮길 수 있음.

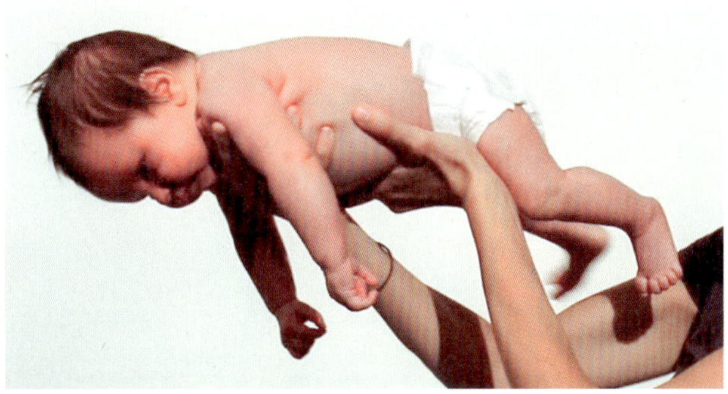

그림 13-6 눕기: 1개월에 엎드리기; Landau 반응; 머리를 중립 위치로 유지할 수 있음, 엉덩이 부분 매우 적은 신전보임.

대칭으로 들어 올리고 유지할 수 있고, 훌륭한 항중력의 머리 움직임을 가질 수 있으며, 발을 입으로 가져갈 수 있다. 약 6개월 이후에 유아는 일반적으로 다른 자세에 의해 주어진 더 큰 기능을 선호하여, 앙와위에 비교적 적은 시간을 보낸다(그림 13-7에서 13-10 참조).

b. 옆으로 눕기/구르기

생후 2개월이 되면 유아는 몸통과 신근 근육의 균형을 유지하기 시작하고, 구르기를 촉진하는 동안 머리와 몸통 위쪽을 들어 올려 측면의 머리 정위 반응을 보여준다. 4개월까지 유아는 상완과 해리된 하지를 사용하여 쉽게 구르는 것을 돕고, 활발히 옆으로 굴러가며, 시각적 추적의 결과로 머리의 회전이 발생한다. 5개월까지, 유아는 활발히 측면의 머리 정위반응과 하지의 해리성으로 옆으로 굴러가고, 복와위가 되도록 시도한다. 6개월 또는 7개월에 걸쳐 유아는 독립적으로 구르고, 앙와위에서 옆으로 눕거나 다시 복와위로 자세를 취하며, 다른 손으로 물체에 도달하는

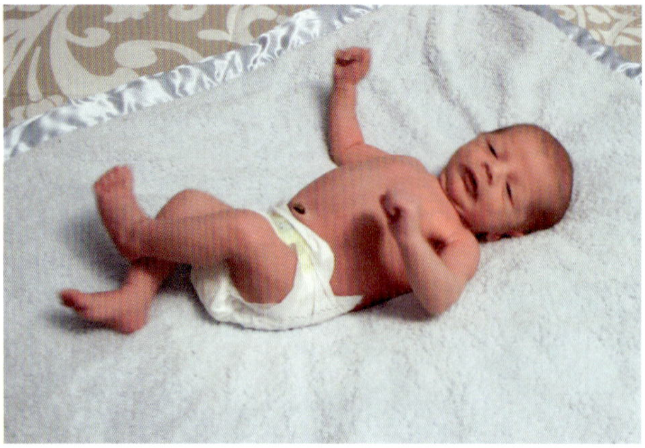

그림 13-7 눕기: 반듯이 누운 자세 - 신생아: 사지의 무작위 이동; 생리학적 굴곡.

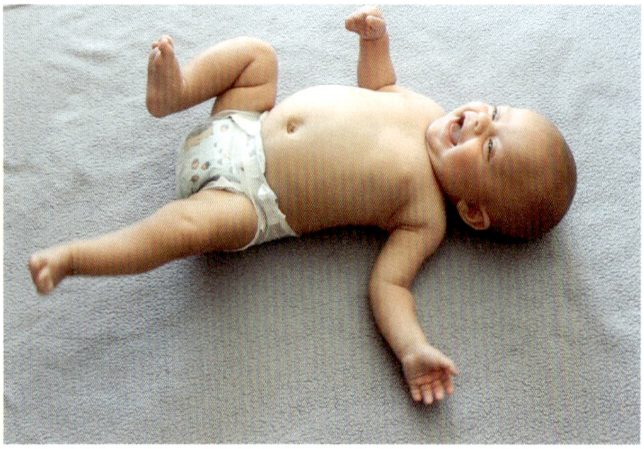

그림 13-8 눕기: 반듯이 누운 자세 - 3개월: 사지의 활발한 움직임; 여전히 비대칭 강직성 목 반사 작용의 영향을 받음.

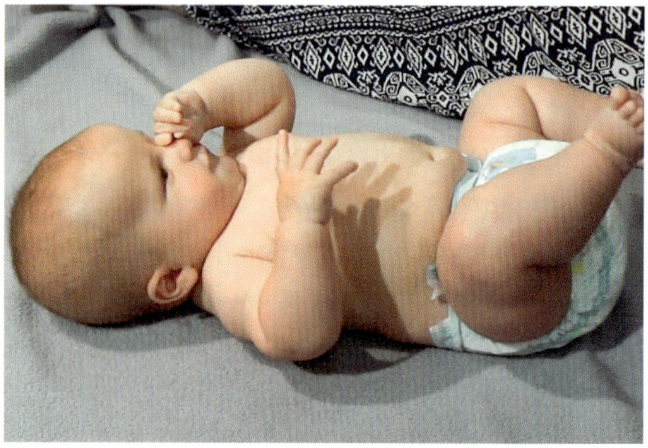

그림 13-9 눕기: 반듯이 누운 자세 - 4개월: 중력에 대항하여 다리를 올릴 수 있음; 중간선에서 팔, 다리, 머리를 가지고 놀 수 있음.

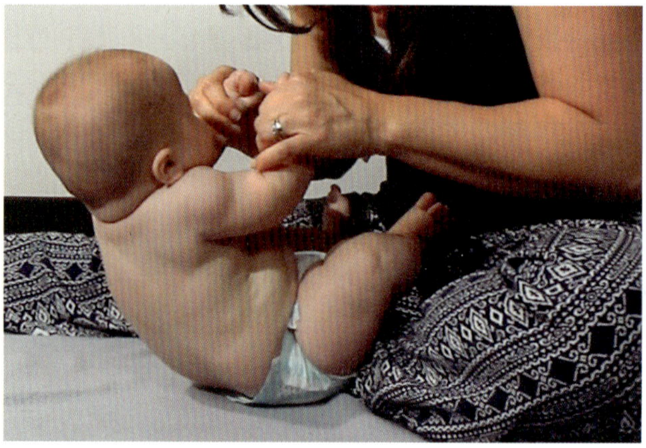

그림 13-10 눕기: 반듯이 누운 자세 - 4개월: 적어도 복부와 엉덩이 굴곡부의 부분적인 활성화와 함께 앉기 위해 당긴 자세와 함께 적극적으로 참여; 턱 중간선과 견갑골 내전참여가 좋음.

동안 신체를 들어 올리기 위해 바닥에 대해 상지로 밀고, 머리의 활발한 움직임을 보여준다(그림 13-11~14).

2. 앉기

앉으려고 당길 때, 신생아는 목 굴곡근의 약간의 활성화를 보여줄 수 있지만 그렇지 않으면 완전한 머리의 떨어뜨릴 수 있다. 2개월까지, 유아는 똑바로부터 약 15°까지 머리 떨어뜨림을 보여주고, 어깨 높이와 팔꿈치 굴곡근을 이용하여 도움을 주고, 목 근육을 사용하여 직립 시 정중선 머리 조절을 유지하고 경추와 상부 흉부 척추를 통해 양호한 신전을 유지한다. 4개월 후, 유아는 머리의 떨어뜨림 없이 정중선에 머리를 유지하고 좋은 턱당기기를 유지하고, 다리를 들고, 기구에 도움을 받아 체간근을 활성화하고, 앉을 수 있도록 당기고, 더 보조하기 위하여 양쪽의 팔과 복근을 이용하여 전방으로 당긴다. 6개월에, 유아는 신속하게 반응하고 목을 활발히 굴곡함으로써 머리를 들어 올림으로써 보조를 위하여 상지 및 복부에서 활동을 이용하고, 머리, 목, 상지에 대한 훌륭한 대칭성을 보여준다.

지지된 채로 앉으면서, 신생아는 뒤쪽으로 회전된 골반과 둥근 허리를 보여준다. 체간을 지지한 채로 1개월에 머리가 흔들린다. 고관절에서 지지와 함께 3개월까지, 유아는 다리에서 체간을 약 30° 정도 잠시 잡을 수 있으며 견갑골 내전된 채로 강화된 상부 체간 신전이 있고 상대적으로 안정된 머리 위치를 유지하며 안정성을 제공하기 위해 어깨를 들어 올릴 수 있다. 5개월 때 유아는 앉은 자세에 있을 때 머리와 몸통을 조심스럽게 유지하면서 팔을 앞으로 내디딜 수 있다. 6개월 때 유아는 일반적으로 장난감에 손을 대고 조작하는 동안 보조하지 않고 균형을 유지한다. 8

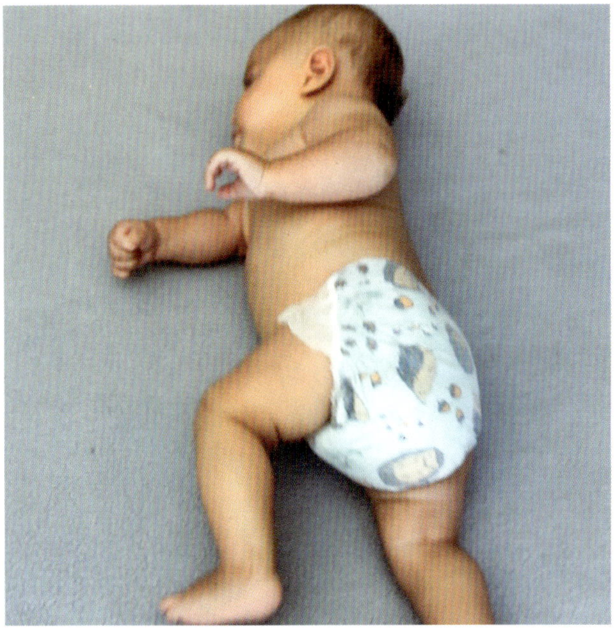

그림 13-11 눕기: 3개월에 옆으로 눕기(촉진된): 위치를 유지하기가 어렵다.

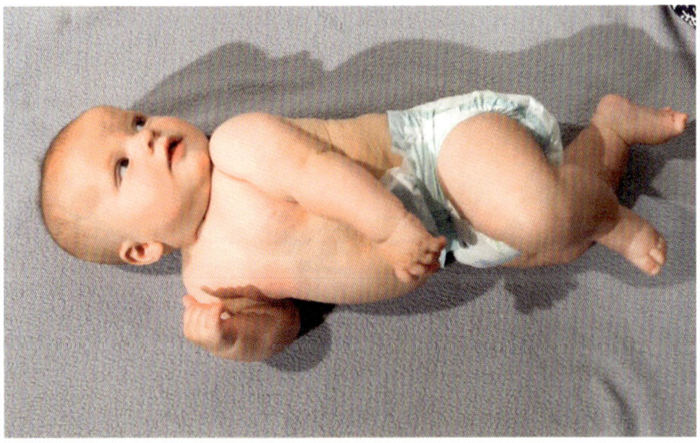

그림 13-12 눕기: 4개월에 옆으로 눕기: 반듯이 누운 상태에서 옆으로 눕기로 구르기 가능.

개월까지, 유아는 더 나은 체간의 조절을 보여주며, 사지에서의 위치 안정성이 적고 상당한 이동성을 가지며, 결과적으로 앉기에서 네발기기로 움직이며, 체간을 통해 회전하여 장난감을 가지고 놀고, 앉기 위치를 변경한다(예; 아빠다리 앉기에서 길게 앉기에서 옆으로 앉기). 후방에 대한 보호(그리고 평형) 반응은 전형적으로 9-11개월에 나타나기 때문에 유아는 후방 방향으로 편위로 상처입기 쉽다(그림 13~18 참조).

3. 크롤링 및 무릎 서기

'크리프(creep)' 및 '크롤링(crawl)'이라는 용어에 관한 문어에는 혼란이 있다. 대부분의 저자는 복와위로 하여

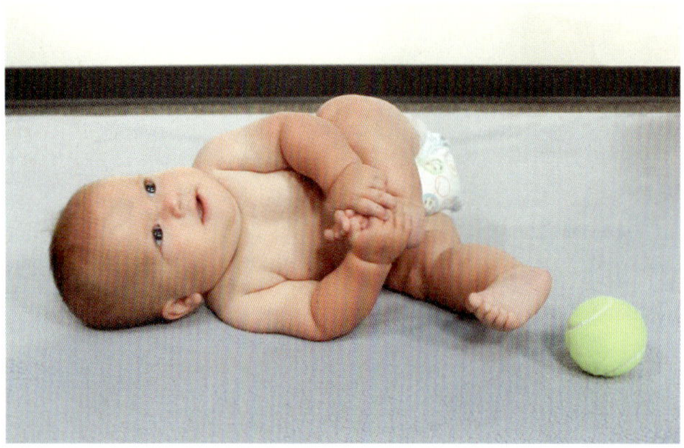

그림 13-13 눕기: 6개월에 옆으로 눕기: 옆으로 눕는 자세를 쉽게 유지하고 발로 놀 수 있다.

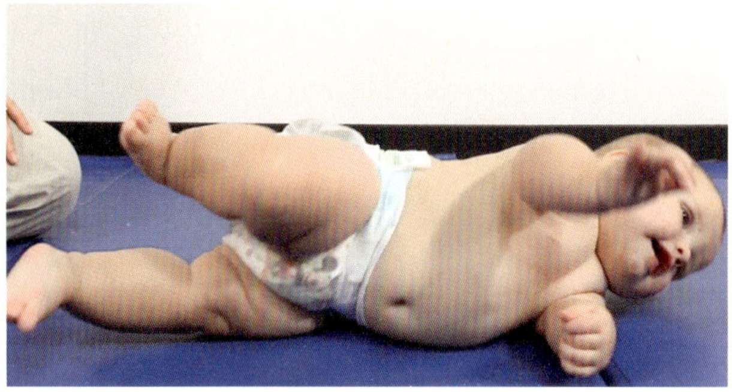

그림 13-14 눕기: 옆으로 눕기/6개월 시 롤링: 반듯이 누운 상태에서 엎드린 자세까지 구르기 가능.

접촉하며 이동성을 의미하는 "크롤링"이라는 용어를 사용하며, "크리프(creep)"라는 용어는 손과 무릎을 사용하여 이동성을 얻는 것을 의미한다. 이 용어는 다른 방법으로 지정하지 않는 한 이 장에서 사용된다. GMFM(Russell, 2013)의 저자를 비롯한 일부 저자는 이 용어의 의미를 역으로 이용한다.

생후 7개월된 아기는 복와위로 하여 노는 것을 선호하여, 쉽게 양방향으로 움직이고, 활발히 구르고, 상호 크롤링하며 이동성을 얻고, 미성숙 네발기기 자세를 유지할 수 있으며, 네발기기로 앞뒤로 흔들릴 수 있다. 9개월 때, 유아는 성숙한 네발기기 자세를 취하고 자신의 선호하는 이동방법으로 팔과 다리의 상호 이동을 통해 이동성을 얻는다.

서서 진행할 때, 아이는 약 10개월 쯤에 네발에서 무릎까지 꿇어서 움직일 수 있으며, 약 13개월 만에 머리를 회전시키면서 높은 무릎서기(high kneeling)(엉덩이를 발뒤꿈치로부터 들어 올린 상태) 유지할 수 있다. 8개월 때 배로 움직임을 할 수 있으며, 9개월 째에, 일반적으로 교차패턴(반대편 팔과 다리가 함께 움직이는 모양)을 이용

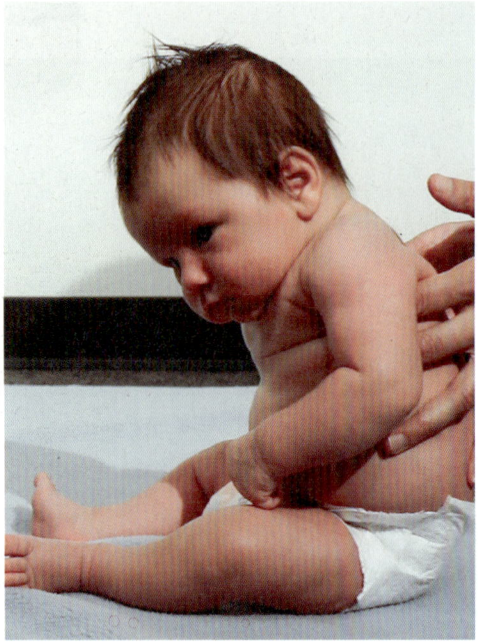

그림 13-15 1개월 앉기(지지된): 뒤로 둥글고 구부러진 머리, 중간선을 유지할 수 없음.

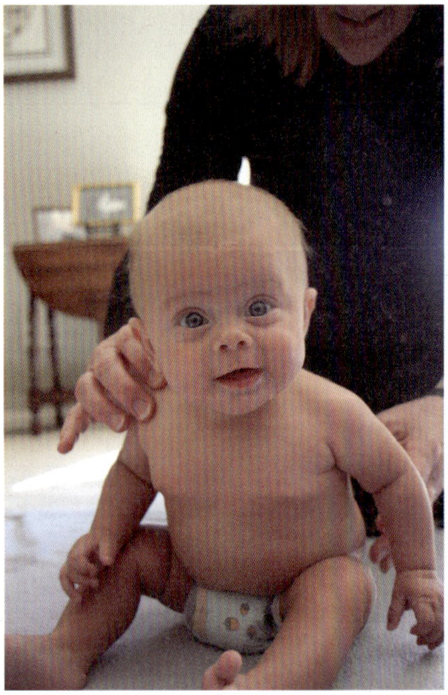

그림 13-16 3개월 앉기, 앉은 자세는 불안정하지만 꼿꼿한 머리를 유지할 수 있음; 때때로 팔을 앞으로 내밀어 지지 제공.

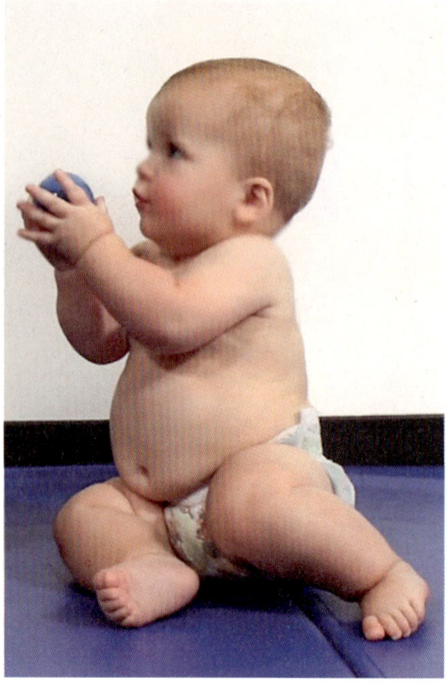

그림 13-17 6개월 앉기(옆으로): 우수한 머리와 체간 제어로 다양한 앉기 위치 간에 쉽게 전환할 수 있다.

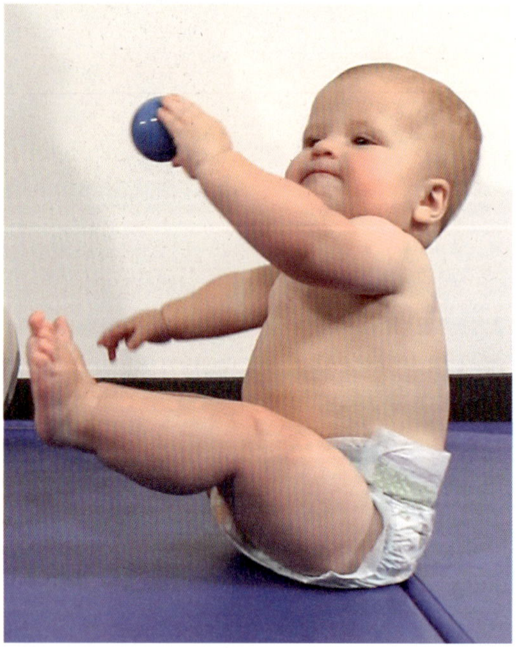

그림 13-18 6개월 앉은 자세: 평형 반응을 사용하여 후방 방향의 균형 상실에서 스스로 바로 잡을 수 있다.

하여 이동성을 얻을 수 있다; 14개월에 두 발걸음 크리핑 할 수 있고, 15개월에서 16개월까지 세 발걸음 후방으로 크리핑을 할 수 있다(그림 13-19~22 참조).

4. 서기

신생아는 좁은 기저면으로 부분적 무게를 다리로 지탱하고 앞으로 기울어지면 반사 단계(*자동 스텝핑*이라고 함)를 취한다. 2개월이 지나면 자동 스테핑은 보통 사라지고

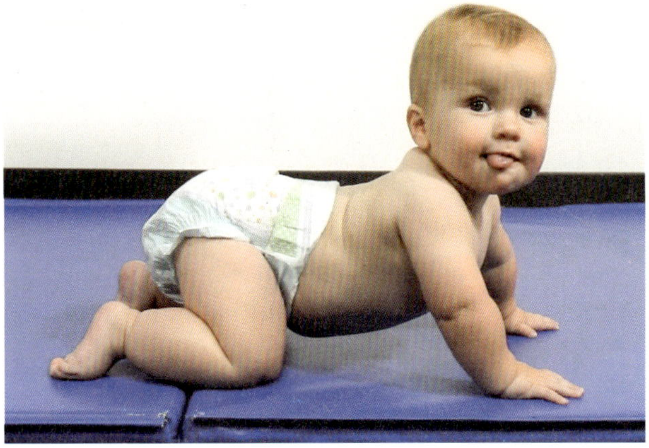

그림 13-19 8개월의 배밀이 및 무릎 서기: 4배 자세 달성 및 유지 가능.

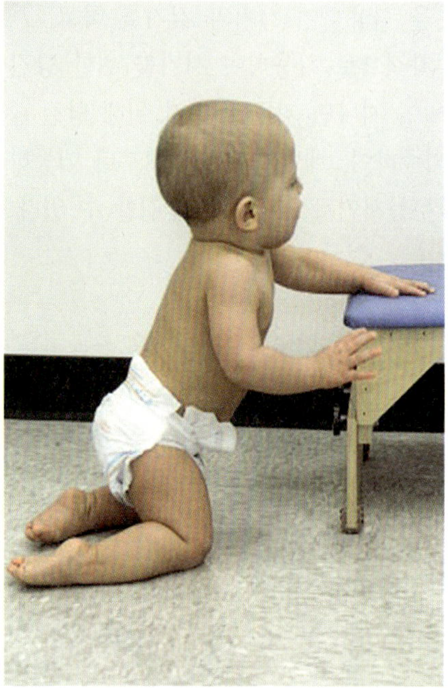

그림 13-21 10개월에 기어서 무릎 서기: 서서 당길 준비를 위한 무릎 꿇기.

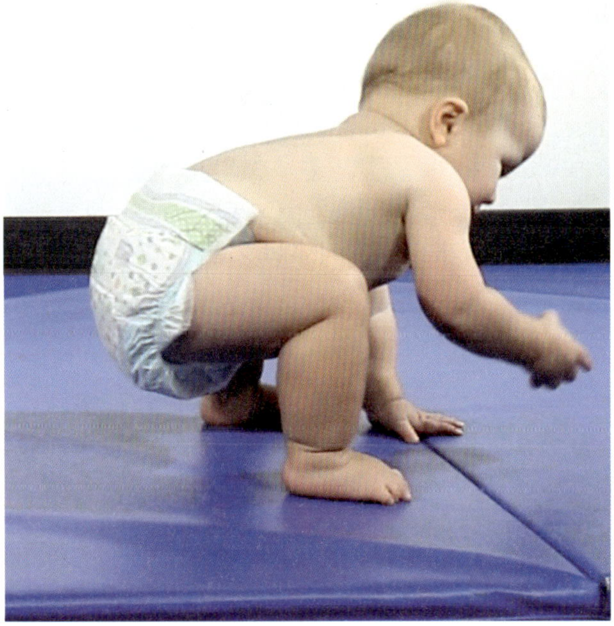

그림 13-20 배밀이 및 무릎 서기: 8개월에 쭈그리고 앉아 놀 수 있다. 균형을 잡기 위해 한 손에는 부분적으로 지지한다.

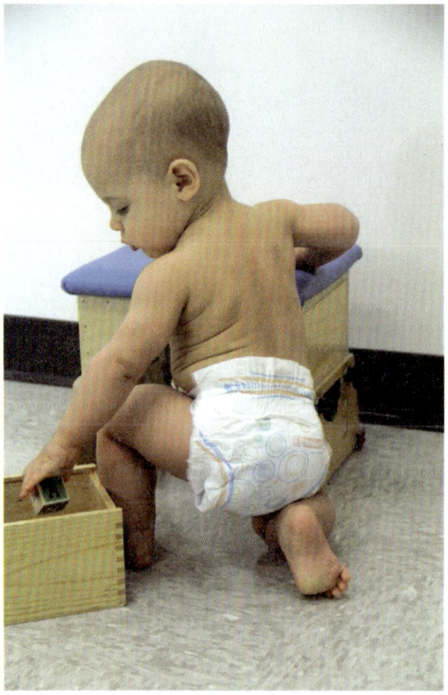

그림 13-22 10개월의 배밀이 및 무릎 서기: 반쯤 꿇어앉은 자세: 벤치에서 바닥으로, 그리고 뒤로 장난감을 옮길 수 있는 유연성이 필요함.

영아는 *기립 보행 불능*으로 알려진 기간의 체중부하를 저항할 수 있게 된다. 5개월은 어깨 바로 뒤에서 엉덩이로 서서 지탱할 때 부분 체중을 취한다; 하부 흉추 및 요추에 활발히 신전되지만 고관절의 풀 신전은 하지 않는다. 고관절은 중등도의 굴곡, 외전, 그리고 외회전, 슬관절은 발의 약간의 굴곡과 회내; 서 있는 자세를 유지할 수 있다; 균형 시에 보조를 하기 위한 하부 체간에서 약간의 지지를 요구한다.

6개월된 유아는 신전된 사지에 즉각적인 지속적인 체중지지를 보인다; 주변을 둘러보기 위해 머리를 자유롭게 돌린다; 엉덩이는 약간 뒤로 굴곡되어 있고 다소 어깨 뒤로 있다. 체간의 불안정을 돕기 위해 상지를 사용한다. 7개월

째에는 손을 사용하여 서기와 걷기를 하고, 7~8개월째, 상지를 일차적으로 사용하여 서기를 위한 당김을 시작한다. 10개월이 지나면 가구에 서기 위해 당길 수 있다. 상지에 덜 의존하여, 네발기기 자세로부터 이동하여 무릎서기에서 반무릎서기로 정렬자세를 취할 수 있다; 조절하면서 자세를 낮추어 앉을 수 있다. 10개월 때는 자신이 새로 습득한 운동 기술을 가지고 노는 것을 즐긴다. 반복적으로 가구를 들고, 앉아 있고, 걸으며, 걷보기에 지칠 줄 모르는 에너지로 쭈그리고 앉는 것을 즐긴다(그림 13-23에서 13-26 참조).

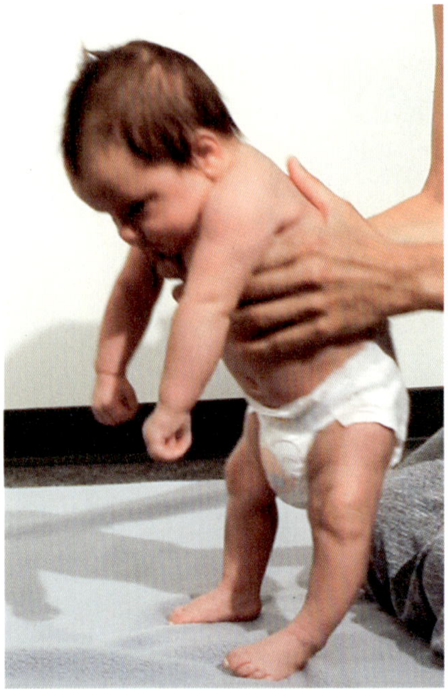

그림 13-23 1개월 서기: 벌림된 다리와 반듯이 누운 발에 부분적인 무게를 견딜 수 있음.

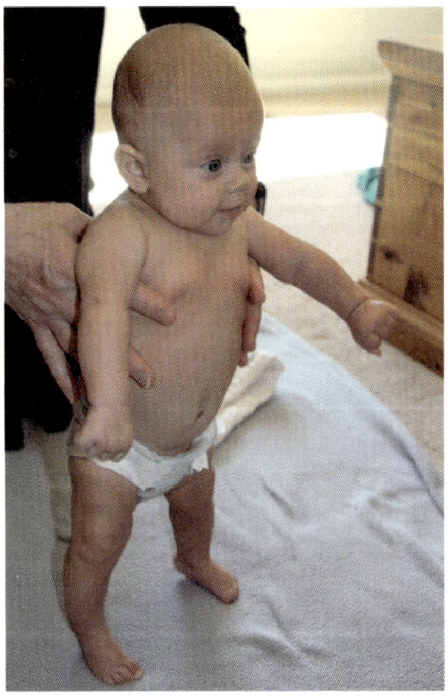

그림 13-24 3개월 서기: 보조 서기에서 대부분을 지지할 수 있음; 다양한 전략을 동원.

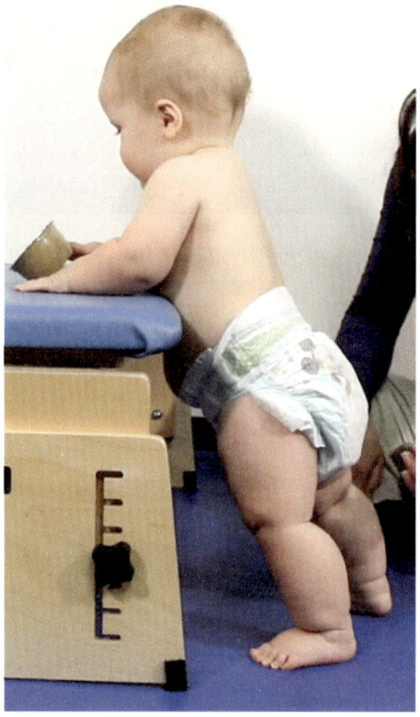

그림 13-25 6개월 서기: 다리를 벌림하고 발을 돌려 지지대를 넓히기 위해 가슴과 팔을 지지대로 기울임.

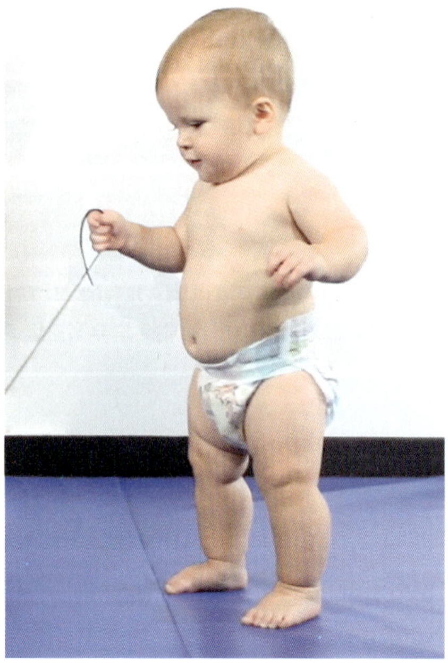

그림 13-26 11개월 서기: 일부 견갑골 내전 및 팔이 중간 위치에 독립적으로 서 있음; 당기기 장난감을 사용할 수 있음.

5. 걷기/달리기/점프하기

가구를 이용한 이동(약 10개월부터 시작)은 엉덩이와 발에 힘과 안정성을 구축하는 데 도움이된다. 일반적으로 유아는 독립적으로 11개월째에 서서 12개월 만에 첫 독립 단계를 밟는다. 조기에 걷는 시도는 견갑골 내전, 약간 굴곡된 고관절과 무릎, 넓은 기저면을 가진 상지의 높은 가드 위치를 특징으로 한다.

12개월 후에 발생하는 주요 신체 운동 및 대상 이동 기술과 일반적으로 관찰되는 평균 연령(개월)은 표 13-3에 요약되어 있다. 하나의 위치 또는 하나의 운동에서 다른 운동으로 전환하는 역동적인 과정은 기능적 운동에 중요하다. 이행적 움직임은 전형적으로 성장하는 유아에서 가변적이다(Marsala, 1998). 예를 들어, 서 있는 자세를 처음 배우는 경우, 아이들은 일반적으로 팔을 이용하여 자세를 잡아당기거나 지지대에 몸을 기대거나 서서 한 자세로 안정을 위해 팔을 사용하여 의미있는 놀이 능력을 제한한다. 기술이 발달함에 따라 무릎을 꿇고 서서 반쯤 위로 서서 팔에 최소한 의지로 기울이고 몸통/팔의 지지로 제한하지 않고 적극적으로 서서 놀 수 있다. 그림 13-27에서 그림 13-30은 일반적으로 발육 중인 유아의 주요 운동 이행을 보여준다.

앞서 언급했듯이, 일반적으로 발달 중인 태아는 8주 임신과 같이 활동적인 운동이 가능하다. 신생아는 수동적이고, 반사적 존재는 아니지만 인지, 운동 및 지각 시스템 간

표 13-3 고차원 수준의 운동 기술의 성취에 대한 평균 나이

나이(개월)	신체 움직임	PDMS-2
14	세 걸음 정도 기기	
15	넘어지지 않고 바닥에서 장난감을 줍기 위해 굽힐 수 있음	
15-16	세 계단 정도 아래로 기어 내려가기(뒤로)	*
15-16	벽이나 난간에서 지지를 받고 네 계단 정도 오르기	*
17-18	검사자의 손가락만 받치고 네 계단을 내려가기	*
18	작은 의자에 스스로 앉음	
19-20	10피트 전방으로 달리기	*
21	손을 들고 계단 아래 위로 가기	
24	점프하기	
25-26	10피트 정도 뒤로 걷기	*
30	도움없이 계단 위아래로 걷기	
30	다섯 걸음 정도 발끝으로 걷기(엉덩이에 손 올리고)	*
31-32	두 발 도약 및 착지를 사용하여 24인치 정도 앞으로 점프	*
36	5초 정도 한발로 균형잡기	
36	10피트를 라인에 맞춰 걷기	
42	스쿼트자세 잡기	
42	붙잡지 않고 교대로 계단 위층으로 걸어가기	
42	발뒤꿈치에서 발끝으로 전방으로 걷기	
43-44	한 발 또는 양발로 앞으로 6피트 도약	
48	손을 사용하지 않고 바닥에서 일어나기	
51-52	체중이 고르게 전달된 상태에서 10피트를 뛰기. 팔은 다리 반대 방향으로 자유롭게 움직인다.	*
61-62	팔과 다리 반대 동작을 사용하여 균형과 리듬을 유지하면서 10피트를 건너뛰기	*
66	시작을 달리기하면서 2피트 점프	
72	각 발로 10피트씩 앞으로 도약	

계속

표 13-3 고차원 수준의 운동 기술의 성취에 대한 평균 나이 - 계속

나이(개월)	신체 움직임	PDMS-2
	객관적인 움직임	
15	양손으로 큰 공을 앞으로 던지기	
18	작은 의자를 6피트 밀어내가	
18	걷는 동안에 큰 공들고 있기	
21	서 있는 동안에 큰 공 차기	
30	걸으면서 큰 공 차기	
36	서 있는 동안 큰 공을 체간에서 팔로 잡기	
42	서 있는 동안 땅콩 공을 체간에서 팔로 잡기	
42	큰 롤링공 차기	
48	야구방망이로 큰 롤링공 때리기	
48	몸의 움직임을 적게하여 작은 공을 내던지기	
54	손으로 빈백 잡기	
72	공을 밑으로 던질 때 야구 방망이로 큰 공치기	
72	한 손으로 작은 공(밑으로 던져지는) 잡기	

높은 수준의 운동 숙련성: 평균 연령(개월)은 Learning Accomplishment Profile Diagnostic에서 참고하였다. 그리고 *Peabody Developmental Motor Scales, 2판(PDMS-2).

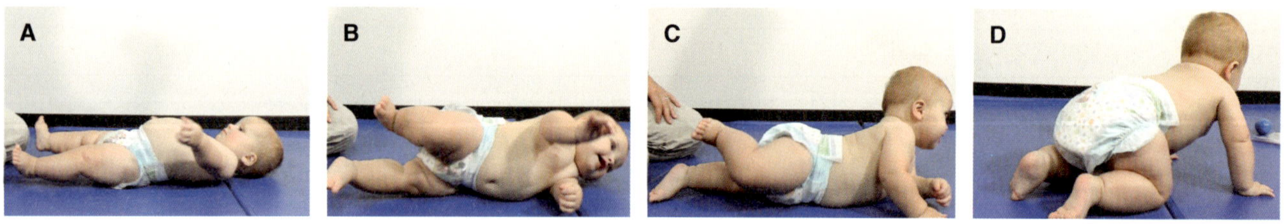

그림 13-27 A-D 반듯이 누운 상태에서 네발기기(생후 8개월)로 이동.

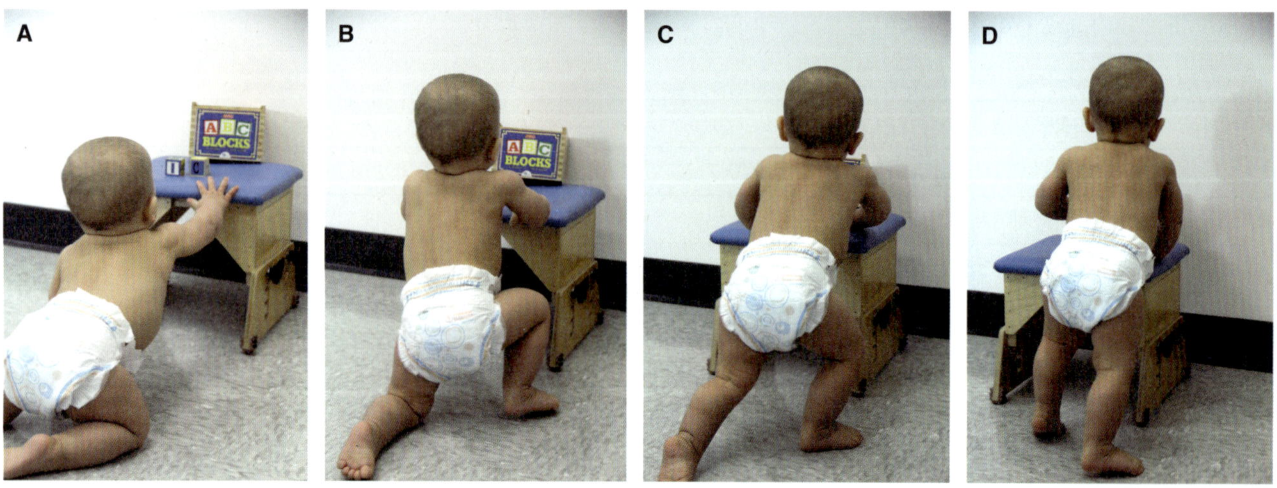

그림 13-28 A-D 네발기기로 무릎 반쯤 세우고 벤치에 서 있음(10개월).

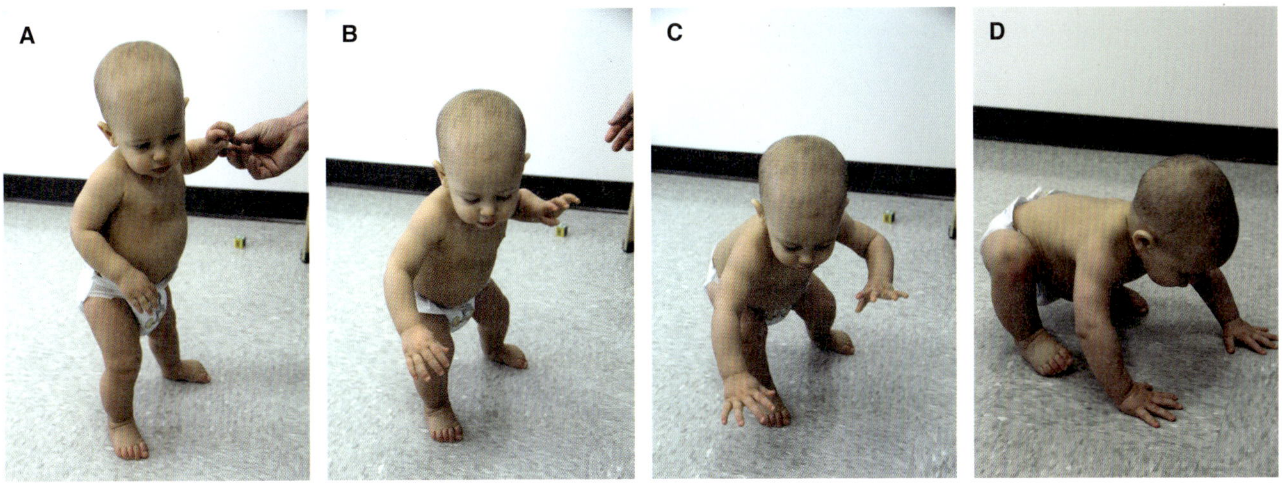

그림 13-29 A-D 서 있는 상황에서 네발기기로 낮추기(10개월).

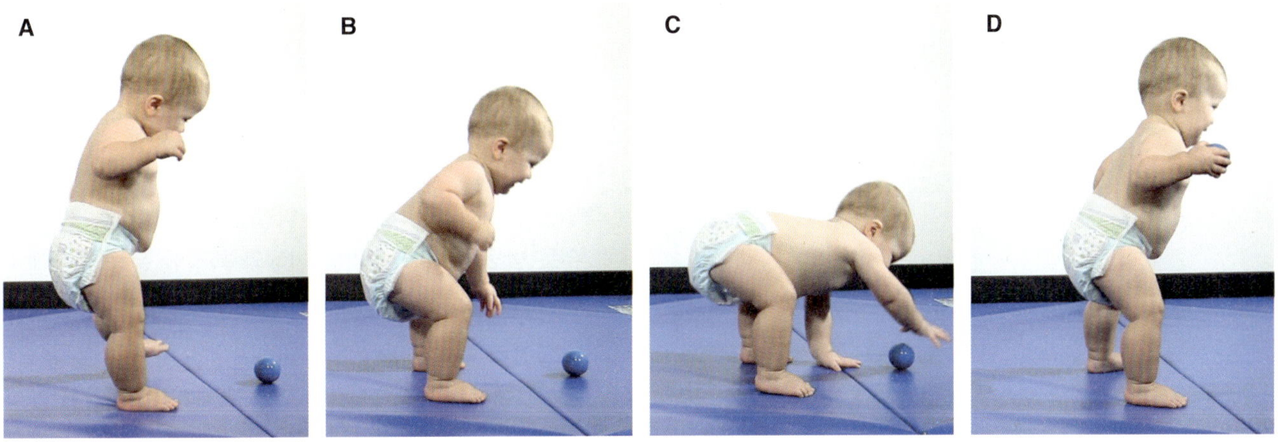

그림 13-30 A-D 시기에서 비닥으로 낮추기(11개월).

의 상호 작용을 포함하는 복잡한 행동이 가능하다. 미숙아와 임산부 중 가장 큰 차이 중 하나는 자궁 내 굴곡 자세에서 보낸 시간의 결과로 인한 생리학적 굴곡의 양이다.

Pathways 웹 사이트에 게시된 일련의 비디오는 초기 운동 지연(https://pathways.org/watch/4-month-old-baby-typical-and-atypical-development/)에 대한 인식을 안내하는 귀중한 자료이다. 이 비디오는 2개월, 4개월, 6개월에 전형적으로 발달한 것과 비정상적으로 발달한 두 유아의 신경운동 행동을 비교한다.

가장 기본적인 운동 기술은 일반적으로 발달 중인 5세 아동에게서 수행될 수 있지만, 나이와 실습을 통해 수행의 질이 향상된다. 그림 13-31에서 그림 13-35는 같은 운동 과제를 수행하는 자매(5와 11세)를 설명한다; 라인을 이용한 뒤꿈치와 발가락 끝으로 걷기, 공을 걷어차는 것, 한쪽 다리로 서기, 점프하기, 스테핑하기를 보여준다. 두 어

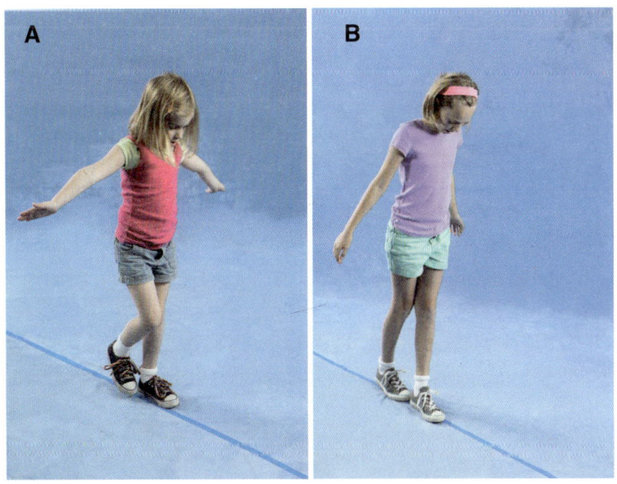

그림 13-31(A 및 B) 선 위에서 보행 시 뒤꿈치부터 발까지.

린이 모두 작업을 수행할 수 있다. 언니의 수행능력이 더 좋다. 일반적으로 언니는 불필요한 운동을 적게 하고 더

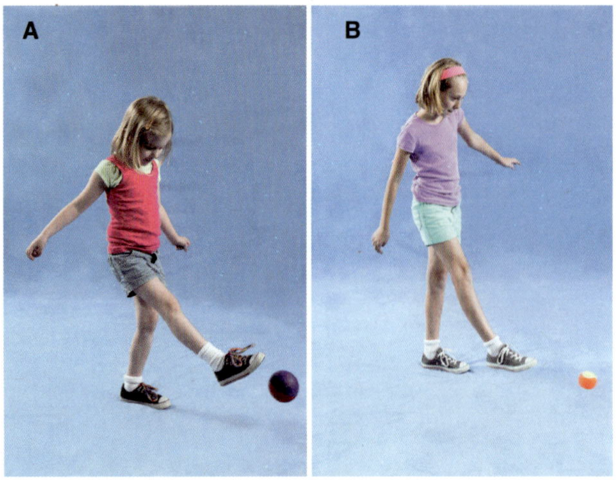

그림 13-32 (A 및 B) 공을 차기.

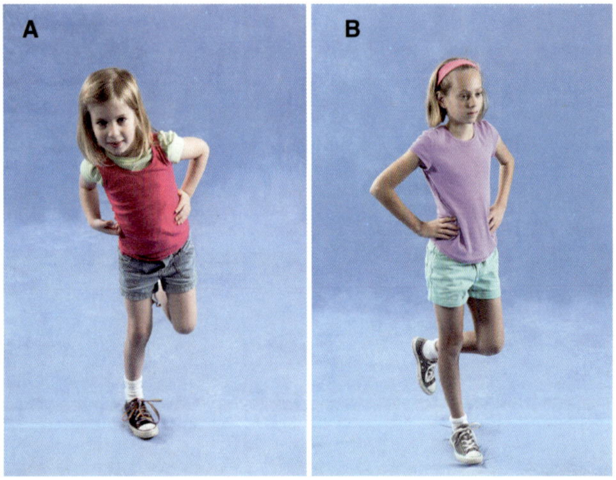

그림 13-33 (A 및 B) 한쪽 다리 자세.

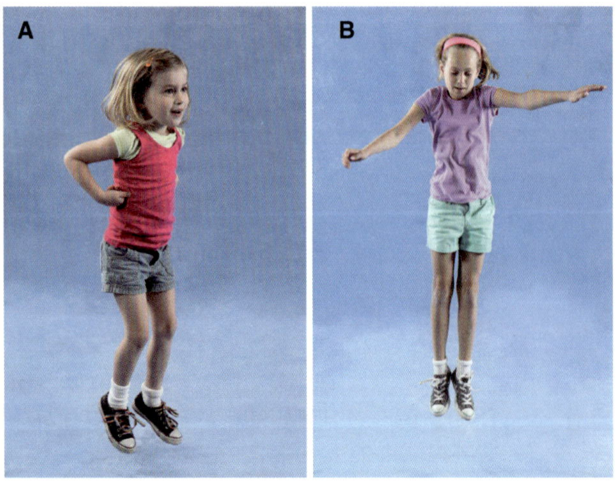

그림 13-34 (A 및 B) 점프.

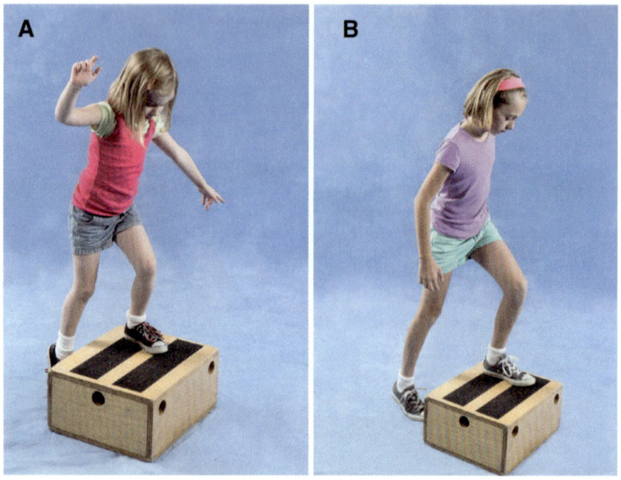

그림 13-35 (A 및 B) 계단 오르기.

효과적인 운동과 균형을 유지한다. 둘 다 표준화된 평가에서 이러한 항목에 대한 성공적인 점수를 얻었을 가능성이 있지만 점수는 해당 성과의 질적인 면과 복잡성을 반영하지 않을 수 있다. 이것은 점수를 해석하고 평가의 질적 측면을 문서화하는 치료사의 역할을 강조한다.

운동 발달에 대한 우리의 이해와 특정한 운동 행동에 대한 우리의 기대는 **가변성**의 개념을 포함해야 한다. 일부 상황에서는 목표가 변동성을 최소화하여 결과가 보다 일관성 있게 유지되는 것이다. 예를 들어, 내리막 길을 걷는 스키어는 경사면을 신속하고 효율적으로 움직이고, 운동 성능을 최적화하고, 반복적으로 스킬을 연습하여 변동성을 최소화하는 데 필요한 운동 기능의 다양한 측면을 완성하려고 노력한다. 개개인의 운동 선수 또는 최고 운동 선수에서 여러 번 시도하는 경우가 종종 있다.

보다 일반적으로, 변동성은 개인이 작업의 요구나 환경의 상황에 따라 운동 전략을 조정할 수 있게 해주는 중요한 요소이다(Hadders-Algra, 2010; Fetters, 2010, Shumway-Cook, 2016; Vereijken, 2010). 그림 13-36과 그림 13-37은 앉고 있는 동안 그리고 벤치에 서 있는 동안 10개월 된 소년의 가변성을 보여준다. 예를 들어, 어린이는 단단한 표면에 독립적으로 서 있을 수 있지만 경사면에서는 모험이 되는 것이다. 성격, 동기 및 환경은 어린이가 도전에 어떻게 대처하는지에 영향을 줄 수 있으며, 모험을 피하고 손을 들어 올리거나, 반복된 낙하에도 불구하고 변화된 환경에 적응하기 위해 여러 번 시도하여 그것이 그들의 일상의 일부가 될 때까지 자세를 적절히 조정하려고 시도할 수 있다. 또 다른 예로, 농업 노동자들은 장기간에

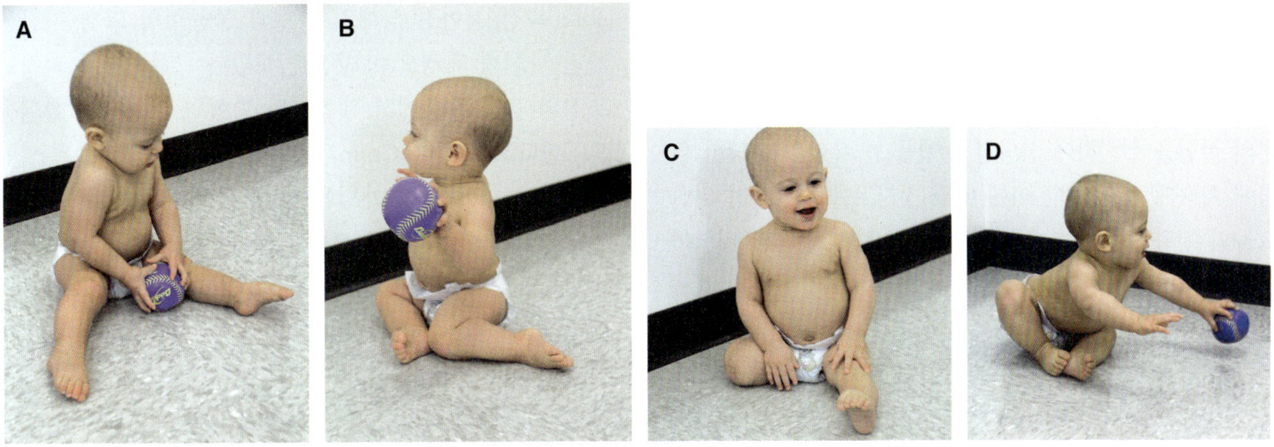

그림 13-36 A-D 놀이용 앉기에서의 위치 변동(10개월).

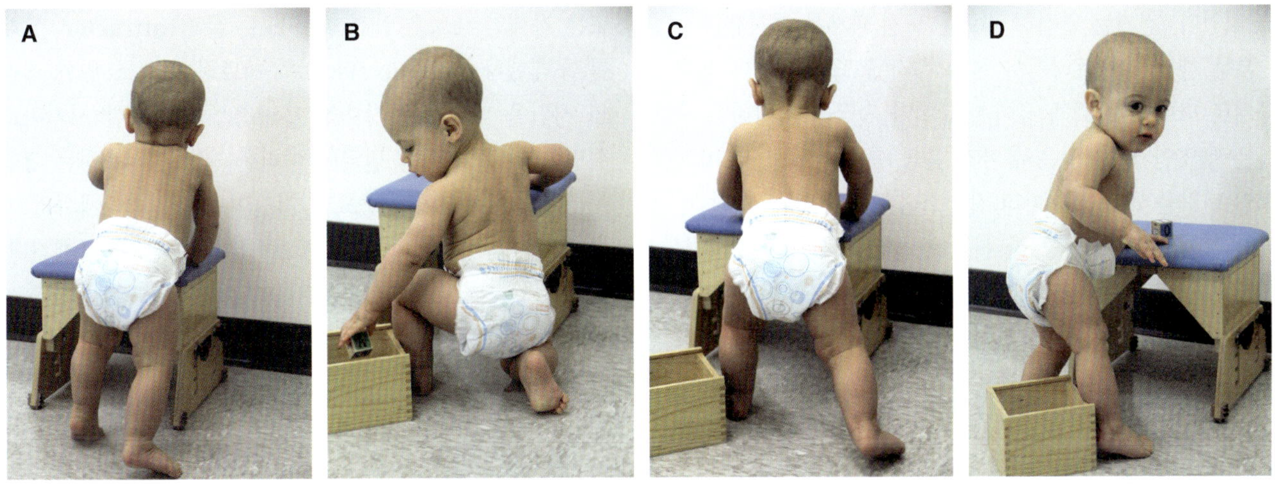

그림 13-37 A-D 벤치에 서 있는 동안 놀이의 변동성(10개월).

걸친 까다로운 반복 작업에서 신체적 스트레스를 부분적으로 완화하기 위해 이동 전략의 다양성을 사용한다.

Edelman(1987)은 신생아가 세포의 수와 유형 및 이들의 연결성에서 엄청난 신경 다양성을 갖는다는 전제하에 신경 그룹 선택 이론을 개발했다. 지각 및 운동 경험은 다양한 작업에 가장 적합한 연결 그룹을 선택하고 형성한다.

Hadders-Algra(2000)는 발달 장애를 가진 소아에게서 나타나는 감지된 변화가 제한된 수의 연결 그룹 또는 선택 장애에 의해 야기되었다고 가정했다. 조산아에 대한 연구에 따르면 대뇌 백질에 손상을 수면 운동 전략의 다양성이 감소하고 고정 관념의 행동이 증가할 수 있다고 한다(Hadders-Algra, 2008; Hadders-Algra, 2010, Vereijken, 2010). 따라서 유아와 어린이의 운동 패턴의 다양성을 평가하는 것은 운동 작업을 해결하기 위한 보다 다양한 적응 옵션을 촉진하는 중재를 위한 기초로서 중요성을 갖게 된다.

생각해 볼 점 13.2

가변성은 과제의 요구와 환경의 상황적 측면에 적응할 수 있는 운동발달의 중요한 요소이다. 또한 많은 기능적 과제(예: 앉아 있는 동안 다양한 자세 활동)에서 더 큰 성공에 기여한다. 치료 세션의 가변성과 적응성을 촉진하기 위한 일반적인 전략은 무엇인가?

다양한 조건에서의 연습은 유아가 과제와 환경의 변화에 적응할 수 있게 하는 운동 기술의 지각, 피드백 및 개선의 지속적 주기를 초래한다. 예를 들어, 발달 심리학자인 Adolph(2011)와 동료들은 최근 다양한 각도의 경사면에서 네발기기(creep) 능력을 습득한 신생아를 노출시킨 일련의 실험을 실시하여 상당한 수행을 한 유아가 상당한 위험에 처하게 됨으로써, 이에 따라 경사로를 진행하기 위한 그들의 전략을 채택한다는 것을 발견했다. 감지된 위험이 너무 커지면 돌아서서 내려가기를 뒤로하거나 단순히 경사 장비 옆으로 움직일 것이다. 이 실험을 통해 저자들은 유아가 새로운 유형의 운동 행동(예; 걷기)에 네발기기에 대한 위험의 노출에 관한 배운 것을 일반화하지 못했다는 사실도 발견했다. 걷는 것을 배우고 난 후에 경사면에 직면했을 때, 그들은 처음에는 그들이 기어 다니면서 이전에 습득한 것과 같은 경사로 인한 잠재적인 위험을 전혀 모르고 있었다. 걷기는 완전히 새로운 도전 과제를 제시했다.

운동 행동 레퍼토리에서 현상 유지에 도전하고 더 높은 단계로 나아가기 위해 유아/어린이가 자극을 결합하는 요인은 무엇인가? 이것은 유아가 운동 통제를 얻고 더 효과적인 전략을 발견함에 따라 자연스럽게 발생하는 것 같다.

더 도전적인 이행 중 하나는 네발기기에서 이동의 기본 형태로 걷는 것이다. 유아가 처음으로 걷기 시작하면 자세 제어, 균형 및 팔다리의 조정에 대한 요구는 네발기기 요구와는 매우 다르다. 그들은 불안정한 발걸음과 불안정한 균형을 이루며 자주 넘어진다. 주기적으로 되돌아갈 수도 있지만, 결국에는 많은 연습을 하고, 많이 넘어지고, 결국 성공한다. Adolph(2014)는 직립 운동의 이점이 경비보다 크다: 유아는 더 많은 공간을 더 빨리 적응할 수 있고, 보다 풍부한 시각적 입력을 경험하고, 먼 거리의 물체를 사용하고 더 많이 놀 수 있으며 양질의 새로운 방식으로 보호자와 상호 작용할 수 있다. 직립 자세의 이점을 이해하면 호기심, 동기 부여 및 인지 능력이 필요하다.

운동 기술을 배우고 개선하는 과정은 엄청난 양의 다양한 연습과 감각과 운동 시스템 간의 지속적인 상호 작용의 결과로 발생한다. 12개월에서 19개월 사이에 전형적으로 발달 중인 신생아의 자연적인 자발 이동 활동을 관찰한 결과, 평균 2,358 보행 수와 시간당 17회의 낙상이 나타났다(Adolph, 2012). 비정형 운동 발달을 가진 아이들은 숙련된 운동 수행을 얻기 위해 더 많은 연습이 필요하다. 평가는 필적할만한 수준의 변동 연습 기회를 허용하는 필수적인 적응과 지원을 다루어야 한다.

그의 신경성숙 이론의 일부로, Gesell(1939)은 상호 교류의 관계의 개념을 제안했으며, 안정하고 불안정한 행동으로 특징 지어진 상대적 평형과 불균형의 교대 기간을 가진 나선형 과정으로 발전을 보았다. 그는 발달 과정이 조직의 높은 수준에서 재통합된 평형의 일시적인 상실을 요구한다고 믿었다(Crain, 1980). Thelen(1991)은 역학 시스템 이론에서 이 개념을 발전 시켰고, 선형 과정으로 발달을 개념화하지 않았으며, 운동은 안정된 상태에서 연속적으로 발전하지 않았다. Thelen은 *동적 시스템*이라는 이름과 일치하여 하나의 하위 시스템에서 작은 중대한 변화가 전체 시스템을 이동시켜 새로운 운동 동작을 유발할 수 있음을 깨달았다(Smith, 1993). 종종 이러한 시스템 이동은 특정 이동 패턴에 너무 많은 변동성이 있을 때 발생하여 불안정성을 발생시킨다. 결과적인 위상 변이는 공통적인 활동을 수행하는 데 사용되는 선호되는 움직임 패턴 또는 자세인 새로운 안정 패턴 또는 **끌림(attractor)상태**를 초래했다. Thelen(1987)은 치료적 중재를 위한 최적의 시간을 나타내는 상대적 불안정성의 중요한 시기라고 설명했다. 유아/아동 발달에 이러한 개념을 적용하는 경향이 있지만, 생명에는 중요한 기간이 있다. 성인에서의 예는 근골격계에 영향을 미치는 호르몬 수준의 변화(예컨대, 폐경) 또는 임신 중 체중 증가를 포함한다.

환자 적용: 적절한 소아 평가도구의 선택

앤지는 뇌성마비(뇌성마비)를 앓고 있는 4살 소녀로, 최근에 다른 주에서 독자분의 지역으로 이사왔다. 소아과 의사가 어머니의 요청에 따라 앤지를 당신의 소아팀에 의뢰했다 앤지는 임신 32주만에 태어났으며 미숙아 합병증으로 신생아 중환자실(NICU)에서 4주를 보냈다. 어머니는 앤지를 임신하고 진통이 시작될 때까지 무난했다고 전했다. 앤지에게는 오빠(5세)와 여동생(2세)이 있다. 두 부모 모두 고등학교 교육을 받았고 집 밖에서 일을 하고 있다. 앤지의 문제에 대한 기본적인 지식은 잘 알고 있고, 애정이 많은 부모들 같으면서도 세 아이를 부양해야 한다는 부담으로 스트레스를 받고 있어 매우 벅차 보인다.

앤지는 NICU에서 다양한 방법으로 평가를 받았고, 특수 영유아 치료 클리닉으로 돌아올때마다 신경운동 평가를 하였다. 또한 그녀를 따라온 초기 중재팀으로부터 일련의 평가를 받았다. 그녀의 의료 기록에는 이러한 평가의 요약이 포함되어 있다. 여러분의 팀이 평가 전략을 고려할 때, 우선순위는 앤지의 조기 개입 서비스, 운동 기술의 기준 척도, 그리고 부모님의 목표와 문제점이 해결되었는지 확인하기 위한 부모와의 안내적인 의사소통을 포함한다. 이러한 우선순위에 초점을 맞춘 평가 전략을 개발하기 위한 과정은 다음 섹션에서 다루어진다.

임상 결정 시 고려할 점

1. *앤지의 신생아 중환자실에 머무르는 것에 대해 필요한 정보는 무엇인가?*
2. *그녀의 병력 중 어떤 면이 그녀의 현재 운동 발달과 재활 예후에 영향을 미칠 수 있을까?*
3. *부모의 목표를 어떻게 달성할 수 있는가?*

신경운동발달 검진의 원리
Principles of Examination of Neuromotor Development

신경운동 발달의 검사는 특히 유아와 아이들을 위한 포괄적인 평가의 중요한 구성 요소이다. 많은 옵션이 있으며 중요한 요소이다. 시험의 목적을 명확히 하기 위해 신경운동 개발에 대한 검사가 도움이 될 수 있다. (1) 의심되는 지연에 대한 문서화 (2) 서비스의 적합성 결정, (3) 위험의 진단 또는 예후 또는 결정에 기여, (4) 시간 경과에 따른 변화율 및 추세를 측정하기 위한 기준 설정, (5) 중재를 정당화하거나, (6) 중재 계획을 결정하거나, (7) 중재 또는 프로그램의 효과를 확립(근거 중심 요법).

장애인 교육법(IDEA) 평가(Part C)의 목적은 "유아/걸음마의 발달 상태를 결정하고, 비전형적인 발달을 확인하고, 진단을 내리고, 조기 중재 서비스의 적격성을 결정하는 것"(IDEA, 2004). 자격은 전형적으로 신체적, 인지적, 의사 소통적, 사회적 또는 정서적 또는 적응력의 다섯 가지 영역 중 하나 이상에서 지연이 문서화 될 때 결정된다. IDEA(2004)는 평가가 문화적으로 적절하고 아동의 자연 환경에서 수행되어야 한다고 규정하고 있다. 안전 가드는 다음을 확실히 하기 위한 장소에 있다: 시험 및 평가 자료 및 절차는 인종적 또는 문화적 차별적이지 않다(아동의 모국어로 관리하는 포함); 학부모가 제공한 정보를 포함하여 관련 기능적, 발달적 및 학문적 정보를 수집하기 위해 다양한 평가 도구 및 전략이 사용된다. 아동을 위한 적절한 교육 프로그램을 결정하기 위한 유일한 척도는 하나의 측정이나 평가가 아니다; 기술적으로 건전한 도구는 신체적 및 발달적 요인 이외에 인지적 및 행동적 요소의 상대적인 기여도를 평가하는 데 사용된다.

여기에는 근육 및 자세 긴장도; 힘; 운동 범위; 반사 반응; 운동 제어; 조화; 균형; 자세 조절; 정렬; 체중 부하; 이동 전략의 가변성 및 적응성; 운동의 생체 역학적 및 운동학적 구성 요소를 포함한다. 어린이의 신경운동 개발을 가장 잘 포착하기 위해서는 다양한 유형의 평가를 고려하는 것이 좋다.

상하(Top down) 평가는 특히 중증도/심각한 지연이 있는 어린이의 경우(아동 또는 간병인의) 원하는 결과 및 중재 전략을 식별하기 위한 기본 틀로서 바람직한 결과와 관련된 현재 수준의 기능에 중점을 두는 것이 좋다. 이는 일반적으로 손상이나 결손에 기인한 상향식 평가와는 대조적이다. **생태학적 평가**는 인공 환경/상황에서 아동의 전형적인 환경으로 초점을 이동시키고 자아 실현, 선택 및 문제 해결을 위한 기회를 창출하는 데 아동 및 가족의 개입을 촉진한다.

어떤 아이들에게는 운동 능력에 대한 정확한 평가가 의미 있고 놀기 좋은 연결이 필요하다. 아동의 인지 능력을 이해하는 것은 나이에 맞는, 동기 부여가 있고 재미있는 과제에 어린이를 참여시키는 데 도움이된다. 검사자는 최적의 성능을 위해 상호 작용을 조정할 수 있어야 한다. 이것은 표준화된 평가를 시행하는 동안 적절하지 않을 수도 있지만, 시험 매개 변수를 벗어나는 경우 검사자는 아동이 특정 운동 과제를 성공적으로 수행하지 못할 수도 있는 이유를 조사하기 위해 동적 시스템 이론의 원리를 적용해야 한다. 개인, 작업 및 환경의 제약은 무엇이며 성공을 촉진하기 위해 어떻게 각각 수정될 수 있는가?

신경운동 발달의 각 문서화된 시험에는 특별한 목적 및 특정한 근력 및 제한점이 있다. 일부는 운동 발달이나 운동 발달의 특정 측면(예; 큰 운동 또는 작은 운동 기술)에 초점을 맞춘다; 일부는 여러 영역(예; 운동, 인지, 언어 및 자기 보조) 전반에 걸친 발달을 평가한다; 일부는 특정 환경(예; 학교 환경) 내에서 기능에 중점을 둔다; 일부는 선별 검사로 신속하게 투여되도록 의도되어 있다; 일부는 심각도 수준을 범주화하거나 분류하는 데 도움을 주기 위한 것이다.

대부분의 검사는 **표준화**되어 있어 매번 사용되는 모든 사람들에게 동일한 방식으로 관리될 가능성을 높인다. 표준화의 범위는 다양하다. 일부 검사는 각 항목에 대한 설명, 채점 기준 및 검사 대상자에게 항목을 소개하기 위한 신중한 스크립트로 작성된 대화를 제공한다. 일부 검사는 필요한 조작 또는 검사 항목의 전부 또는 대부분을 포함하는 키트와 함께 제공된다. Bayley Scales of Infant and Toddler Development III(Bayley, 2006)은 많은 사람들이 신뢰성과 연구 목적의 "황금 표준"으로 간주하는 매우 표준화된 평가 도구이다.

검사는 **표준 참조**될 수 있다. 즉, 특정 개인의 큰 표본 샘플에 제공되어 특정 아동의 점수와 아동 표본의 평균 점수를 비교할 수 있다. 또는 테스트는 **기준 참조**일 수 있다. 즉, 상대 표준(예; 표준 샘플의 나머지 수행 방법)보다는 절대 기준(예; 올바르게 수행된 항목 수)에 따라 점수가 해석된다. 일반적으로 테스트의 개별 항목은 지정된 기준에 따라 채점되며 이 점수의 합계는 원래 점수를 설정한다.

원 점수는 (1) **표준 점수**(표준 샘플의 평균 점수로부터의 편차), (2) **백분위 수 점수**(시험 대상자보다 낮은 점수를 받을 것으로 예상되는 동일한 연령의 개인 수 (3) **연령 평등 점수**(특정 시험 점수로 표현된 시대별 연령), 또는 (4) **발달 능력**(개인의 연령대를 100으로 곱한 점수로 나눈 점수). 시험에 익숙하지 않은 부모를 위해 이 점수의 의미를 번역하고 민감하게 다루려면 주의가 필요하다. 연령대 동등 점수는 종종 더 많은 의미를 지니지만 자녀의 발달 지연/문제의 정도에 대한 철저한 객관적인 알림이 될 수 있다.

생각해 볼 점 13.3

평가의 한가지 목적이 IDEA에 따라 서비스를 받을 자격을 결정하는 것이라면 일반적으로 표준 참조 평가 또는 기준 참조 평가를 선택하는 것이 더 나은가? 만약 당신의 주된 목적이 시간의 경과에 따른 변화와 중재의 효과를 알아보기 위해 운동수행의 기준을 설정하는 것이라면 당신의 대답은 동일하겠는가?

시험을 설계하는 연구원은 충분한 **민감성**을 위해 노력하므로 문제가 없는 경우에는 문제가 잘못 식별되지 않도록 충분한 선택성이 있을 경우 문제를 식별한다. 테스트도 신뢰할 수 있어야 한다. 점수는 한명의 검사자(**intrarater reliability**)와 검사자 간(**interrater reliability**)에 일관성을 가져야 한다. 테스트의 유효성도 중요한 고려 사항이다. 시험은 합격된 이론적 구조(**구성 타당도**)를 고수하고 있는가? 테스트가 흥미의 개념(**내용 타당도**)을 완전하게 표현하는가? 특정 테스트의 결과가 승인된 측정 표준(**동시 타당도**)의 결과와 일치하는가?

포괄적인 평가에서 다양한 전문가의 의미있는 참여는 IDEA에 의해 요구되며 평가 대상 또는 환경과 평가받는 연령에 관계없이 실용적이다. 팀 기능의 모델은 서로(다학제간)에서부터 지속적인 교환까지 다양한 학제들 간에 분포하고 있고, 학제를 소통하여 공유하며, 해당 모델을 위해 설계된 도구를 사용하는 참여 평가(Ogletree, 2001)까지 다양하다. 학제간 팀의 관리를 위해 고안된 테스트의 예는 Transdisciplinary Play Based Assessment, 2판(Linder, 2008)에서 설계가 되어있다. 역할 중심 평가는 신뢰할 수 있고 유효한 옵션이 될 수 있다(O'Grady, 2015). 치료사는 팀의 다른 구성원이 수행했거나 계획한 평가에 대해 알고 있어야 하며, 다른 분야의 평가 도구와 절차를 보완하고, 결과가 어린이에게 의미있는 결과를 가져올 수 있도록 중복없이 중재를 위한 탄탄한 기반을 형성하여 학문 분야를 통합해야 한다.

특히 고도로 표준화된 도구를 사용하는 경우 영유아와의 평가는 어려울 수 있다. 학부모/보호자에게 시험 목적, 예상할 점, 검사 결과를 어떻게 사용하는지에 대한 개요를 제공하는 것이 중요하다. 연령과 인지 능력에 따라 가능한 한 많이 참여시켜야 한다. 검사가 고도로 표준화되어있는 경우, 부모는 검사자가 규정된 항목 관리에서 벗어날 수 없고 아동이 수행할 것으로 기대되지 않지만 한계에 도달하도록 관리되어야 하는 항목이 있다는 것을 이해해야 한다. 학부모가 시험에서의 아동의 수행 능력이 자신의 진정한 능력과 다른 상황에서 수행할 수 있었던 능력을 얼마나 잘 나타내었는지에 대한 피드백을 요청할 것을 확인한다.

검사자는 부모/보호자의 참여의 수준을 결정해야 한다. 종종 이것은 검사자가 아동 또는 가족 역학에 익숙하지 않은 경우를 결정하기에 부적합하다. 시험의 목적과 선택된 평가 도구는 결정을 내리는 데 영향을 줄 것이다. 예를 들어, 평가가 고도로 표준화되고 서비스 자격을 결정하기 위해 표준적 점수가 요구되는 경우, 시험 도중 부모가 참석하는 것이 표준화를 방해할 수 있다. 주의와 상관없이, 부모는 자녀가 성공하기를 바라고, 격려를 줄 수 있다. 그렇지 않으면 항목참여에 대한 규정된 지침을 무효화한다. 반면에 부모의 존재는 염려스럽거나 수줍음이 많은 아이를 진정시키거나 흥미가 없는 아이에게 동기를 부여할 수 있다.

테스트 환경은 최소한의 산만 함으로 안전해야 한다. 완구 및 검사 항목은 사용하기 전에 청소해야 하며 필요할 때까지 숨겨야 한다. 가능한 경우 구조화된 공간을 활용해야 한다. 예를 들어, 정밀 운동 항목은 적절한 크기의 책상(또는 테이블과 의자)에 앉아 있거나 제공된 놀이거리와 함께 부모의 무릎에 앉아있는 아이에게 제공된다. 집중이 필요한 큰 운동발달 항목은 상대적으로 제한된 지역에서 가장 잘 관리된다. 예를 들어, 어린이는 열린 복도, 특히 혼잡한 복도보다 시험실 코너에서 한발 들고 서기 자세에 더 집중할 가능성이 높다. 매우 수줍은 아이는 공식적인 평가의 일부가 아닌 재미있는 장난감에 참여해야 할 수도 있다. 예를 들어, 와인드업 장난감은 종종 어색감 없애기에 좋으며 테스트가 시작되면 쉽게 숨길 수 있다. 일반적으로 구슬을 꿰기와 같은 섬세한 항복과 큰 운동기술의 뛰기, 걷어차기와 같이 보다 활동적인 운동 능력에 초점을 맞추는 등 집중과 주의가 필요한 항목으로 테스트를 시작하는 것이 좋다.

검사자는 원하는 작업을 수행하려는 동기를 최적화하는 자녀와의 관계 형성 및 협력 관계 개발에 대한 책임이 있다. 놀이는 아이들의 일이며, 대부분의 신경운동 작업은 치료사의 창의성과 유연성의 프레임이 될 수 있다. 몇 가지 기본 지침은 자녀의 눈높이에 도달하는 것; 적절한 경우 자녀에게 직접 말하기; 받아들이고; 위협적이지 않은 목소리 톤을 사용함; 편안하고 긍정적인 태도를 취하고; 특정 반응을 특별히 칭찬하지 않고 아동의 행동과 관심을 강화시키고; 필요한 안도감과 격려를 제공한다. 울고 있는 아이에게 좋은 판단력을 사용한다. 이런 상황에서 자녀의 수행을 극대화할 수는 없다. 반면에, 당신은 항상 포기할 수는 없다. 아이의 행동은 좌절할 수 있지만, 침착하고 통제력을 유지하는 것은 필수적이다.

아이들은 잘 기다리지 않고 개입과 안전을 유지하기 위해 주의를 기울여야 한다. 테스트 매뉴얼을 참소하여 상호작용이 끊임없이 중단되지 않도록 사용되는 테스트 이용에 대해 잘 알고 있어야 한다. 조직되고 움직이는 것들을 유지한다. 테스트 항목을 알고 필요한 장비를 준비하고 한 항목으로 완성되면 다른 항목으로 즉시 교체한다. 테스트 상황을 시작하기 전에 보기에 산만한 장난감/장비를 제거하고 방해가 되지 않은 테스트 항목을 가져온다. 항목 관리가 끝나고 짧은 채점 및 설명이 뒤따르면 관리되는대로 각 항목에 채점하는 것보다 더 많은 유연한 시험 관리가 촉진될 수 있다. 검사자가 자녀와의 상호 작용에 집중할 수 있도록 도움을 줄 수 있는 다른 사람을 이용하는 것이 이상적이다.

어린이가 물건을 사기를 거부하거나 집중력을 상실하고 참석하지 않은 것으로 보이는 경우 반복적인 시도로 지속해야 하는지 또는 시험 결과를 기록할 때 거절에 대해 의견을 제시하는 방법을 알지 못할 수 있다. 아이들은 종종 아는 기술이 어려워지는 것을 거절할 수 있다. 어린이가 신경운동 능력이 결핍되었거나 행동이 자신의 수행을 방해하는지 여부를 알기 위해서는 임상적 판단과 경험이 필요하다. 검사자는 아동의 자연스러운 호기심과 관심사로 전환하고 시험 지침 및 상황이 허용하는 바에 따라 항목으로 돌아가기 위해 유연하고 창조적이어야 한다.

신경운동 발달의 검사와 측정
Tests and Measures of Neuromotor Development

신경운동 발달을 평가하기 위한 무수한 테스트가 개발되었다. 사용 가능한 테스트에 대해 잘 알고 있어야 하며 테스트의 구성을 비판적으로 검토하고 안정성과 유효성을 입증하고 테스트의 강점과 한계를 결정해야 한다. 팀의 평가에서 물리치료 평가가 수행할 부분을 고려한다. 개인의 나이, 설정, 진단, 강점과 관심사, 목적 및 환경 내 제약 사항을 제시한다. 가능한 경우 자연 환경(예; 집 또는 학교)에서 테스트를 수행해야 한다. 표준화된 평가는 단일 지점에서 이루어지며 종종 여러 달 동안 반복되지 않았다. 치료사는 유아 운동 성능의 가변성을 인식하고 표준화된 평가에 너무 많이 의존하는 잠재적 한계를 인식해야 한다. 특히 유아의 또 다른 요소는 시험 당시의 상태 또는 행동적 조직화이다(Als, 1986). 신생아 학자인 Brazelton(1973)은 신생아의 7가지 주의력 상태를 묘사했다: 깊은 수면, 활동적인(가벼운) 수면, 졸음, 깨어 있음, 민첩함, 민첩하지만 까다롭고 울음. 각 상태는 표 13-4에서 자세히 설명한다. 치료사는 검사의 수행이 자신의 능력을 공정하게 표현한 것이라면 적어도 유아/아동의 운동 행동에 익숙한 부모 또는 다른 사람들에게 질문해야 하며 응답을 문서화해야 한다.

자녀의 연령을 정확하게 계산하는 것이 중요하며 모든 표준화된 평가의 첫 단계이다. 숫자 표현을 사용하여 시험의 년/월/일을 표시하고 그 아래에 자녀의 생년월일/월/일을 표시한다. 필요한 경우 배년 12개월, 배월 30일로 기록한다. 나이는 일반적으로 월 및 일로 보고된다. 요약 보고서에서 날짜 반올림이 발생할 수 있지만 다양한 테스트의 원 점수 조작을 월 및 일을 사용하여 수행할 수 있으므로 일을 계산에 사용해야 하며 기록해야 한다. 조산아로 태어

표 13-4 고차원 수준의 운동 기술의 성취에 대한 평균 나이

상태	행동
수면 상태: 깊은 수면	규칙적인 호흡, 눈감기(움직이지 않음), 상당히 규칙적인 간격으로 깜짝 놀라거나 갑작스런 움직임을 제외한 자발적 활동이 없음
수면 상태: 얕은 수면	수면 중 움직임; 소음에 놀람; 눈은 굳게 감겼지만, 눈의 회전 움직임이 느릴 수 있음; 몸의 경련과 불규칙하거나 얕은 호흡이 나타날 수 있음; 얼굴 움직임에는 찡그림, 미소, 경련, 입 움직임, 빨기 등이 포함됨; 활발한 수면 중에 뇌 성장과 분화가 행동 중에 일어날 수 있음
깬 상태: 졸음 또는 반쯤 조는 상태	눈은 뜨거나 감았지만 겉보기에는 흐릿해 보일 수 있음; 졸 수 있음; 팔과 다리는 부드럽게 움직일 수 있음; 호흡은 규칙적이지만 수면보다 빠르고 얕음; 이 상태의 아기들은 더욱 예민하고 반응적인 상태로 자극을 받을 수 있음
깬 상태: 민첩함	몸과 얼굴은 비교적 조용하고 활동적이지 않으며 밝은 눈을 빛낸다. 광경과 소리는 예측 가능한 반응을 낳는다. 상태는 아기가 가장 잘 노는 상태이기 때문에 부모에게 매우 보람을 줄 수 있다.
깬 상태: 눈을 뜬 상태이지만 야단스런 상태	이것은 우는 과도기 상태이며, 외부 자극에 의해 안정되거나 매력적 자극에 의해 경각심을 불러일으킬 수 있다. 자극이 너무 과하면 호들갑스러움으로 분해될 수 있다. 움직임이 불안정하고 흐트러지며 스스로 놀랄 수 있다.
깬 상태: 우는 상태	울음소리, 아마도 비명소리; 부모에게 걱정, 책임감, 죄책감에 대한 자동적인 반응을 일으킨다; 보호자를 끌어들이는 가장 효과적인 방법; 다른 종류의 울음소리는 배고픔, 고통, 지루함, 불편함, 피곤함을 전달한다.

Brazelton TB. Clinics in Developmental Medicine: No. 50: *Neonatal Behavioral Assessment Scale*. Philadelphia, PA: JB Lippincott; 1973. Brazelton TB, Cramer BG. The Earliest Relationship; Parents, Infants, and the Drama of Early Attachment. Boston, MA: Perseus Books Group; 1991:64-65에서 인용함.

표 13-5 유아 및 유아 발달의 베일리 척도를 사용한 연령 계산, 제3판: 임신 32주에 태어난 아이

	년	월	일
검사날짜	2016	04	14
출생일	2014	07	16
계산	2016 - 1년 =	1년(12개월): 3개월 + 12개월 =	1개월(30일): 14일 + 30일 =
검사날짜(재계산된 값)	2015	15개월	44일
출생일	2014	7개월	16일
원연령	1년	8개월	28일
교정연령(8개월에서 2개월 빼기)	1년	6개월	28일
년에서 달로 바꾸기		18개월	28일
Bayley 테스트하기 위한 보정 연령: 18개월 28일			

난 어린이의 경우, 연령 결정의 조정은 일반적으로 생활연령의 2살까지 이루어지지만, 전문가는 교정 기간을 얼마나 늦출지에 대해서는 동의하지 않았다. 예를 들어, 일부 클리닉은 IDEA의 C부분에서 B부분으로의 전환과 일치하여 3세까지 조정한다. 많은 평가 도구는 프로세스 또는 수식을 지정하며 이러한 지침을 준수해야 한다. 일반적으로 임신 37주 이전에 태어난 유아는 조산아(WHO, 2016)로 간주되며 미숙아를 고려한 조정 연령은 40주(정상 임신)에서 조기 주 수를 뺀 값으로 결정된다. 표 13-5는 출생한 아동의 연령 계산을 보여준다(Bayley 영유아 발달 척도 제3판에 명시된 방법에 따름).

신경운동발달의 가장 공통적으로 사용되는 몇 가지 평가에 대한 설명은 다음과 같다. 미국 물리 치료 협회(APTA) 소아물리치료를 포함한 여러 출처에서 더 많은 목록을 볼 수 있다.

영유아 평가는 물리 치료사 실습 가이드3.0(APTA, 2014)에 기술된 대로 물리 치료 평가의 기본 요소를 포함해야 한다. 평가의 또 다른 측면은 표준화된 도구를 사용해야 한다.

특정 소아과 평가 도구(표준화된 검사)

Specific Pediatric Assessment Tools(standardized tests)

감별 검사

물리치료사는 (1) 1차, 2차 또는 3차 예방 서비스의 필요성을 결정하기 위한 검사를 실시하고, (2) 물리치료사의 추가 검사, 중재 또는 상담을 실시한다. 또는 (3) 다른 전문의에게 소개하는 안내에 동시하여야 한다. 감별 검사의 후보자는 일반적으로 현재 물리치료 서비스를 받는 환자/고객이 아니다. 감별은 문제에 초점을 맞춘 체계적인 데이터 수집 및 분석에 기반을 두고 있다(APTA, 2014, Introduction). 예상 연령대 내에서 운동 이정표를 달성하는 것이 감별의 한 측면이 될 수 있다. 몇 가지 감별 검사는 다음 섹션에서 설명한다. Bruininks Oseretsky Motor Performance 및 Infant Motor Performance 테스트를 포함한 다른 테스트는 전체 테스트의 항목 중 일부를 감별 도구로 활용한다.

덴버 발달 검사 II(Frankenburg, 1992)

목적: 잠재적인 발달 문제에 처한 어린이들을 모니터링하기 위함

관리: 검사는 콤팩트 키트로 제공되는 재료를 사용하여 개별적으로 실시된다. 테스트 양식 뒷면에 주요 기준과 절차가 나와있는 표준화된 관리 절차가 매뉴얼에 설명되어 있다. 총점은 자녀 연령과 관련하여 합격 또는 불합격한 항목의 수를 기준으로 한다. 점수는 “정상”, “의심” 또는 “지연”으로 분류된다. 아동의 “시험 행동”과 관련된 5가지 주관적인 항목은 시험 시행 후 완료된다.

심리 측정 속성:

- 참고 문헌; 콜로라도 주 2,096명의 비임상 샘플에 대한 표준화
- 뛰어난 신뢰성(0.99% 일치)

이용성: 이 테스트는 더 이상 구매할 수 없지만 여전히 널리 사용되고 있기 때문에 여기에 포함된다. 테스트 매뉴얼과 양식은 다음 웹 사이트에서 무료로 다운로드할 수 있다: www.denverii.com.

연령 범위	평가된 영역	평가 시간	장점	제한점
1주에서 6세 6개월	네 개 영역 • 대근육 운동 • 소근육 운동 • 개인적–사회적 • 언어	15분	• 이용가능한 훈련 테이프 • 항목 키트와 함께 제공 • 사용자 친하적인 점수 매김 양식을 통해 아동 성과에 대한 프로필을 쉽게 해석할 수 있다.	특히 연령대가 상위지점에 있는 아동의 경우, 어떠한 영역에서 제한된 평가 항목

6. The Milani–Comparetti Motor Development Screening Test, 3판(Stuberg, 1992, Tremblath, 1977에서 수정).

목적: 초기 반사의 통합과 중력에 대한 자발적 움직임의 출현에 대한 체계적인 조사.

관리: 움직임 행위의 개별 관찰; 매뉴얼에는 채점을 용이하게 하는 그림이 포함되어 있다.

심리 측정: 규범 참조; 의심되는 운동 지연이 없는 아동(n=60)에 대한 평가자 및 시험 검사 신뢰도 양호(Stuberg, 1989); 다른 모집단에 대해 신뢰성이 결정되지 않았다.

사용가능 출처: Media Resource Center, Meyer Children's Rehabilitation Institute, University of Nebraska Medical Center, 444 S. 44th St., Omaha, NE 68131.

연령 범위	평가된 영역	평가 시간	장점	제한점
출생 시에서부터 2년생	27개 항목 자연스런 운동 동작(이동, 앉음, 서 있음) 유발 반응: 평형 반응, 보호 폄 반응, 바로잡기 반응, 원시 반사	20 분	운동 능력에 초점을 맞춘 몇 안 되는 표준 기준 선별 테스트 중 하나	반사발달 강조 운동 지연이 의심되는 모집단의 신뢰성에 대한 제한적 연구

발달 검사

보다 포괄적인 정보가 필요한 이유는 그 목적으로 설계된 테스트(즉, 일반적으로 더 많은 항목이 포함된 테스트)가 필요하다.

Alberta Infant Motor Scale(Piper, 1994)

목적: "첫번째로, 미성숙하고 비정형인 유아 운동 발달을 보이는 유아를 '정상'을 평가하는 시기와 성숙이나 중재의 결과로 발생하는 작은 증진을 평가하기 위해 두 번째로 감별한다."(Piper, 1994, p.29).

관리: 4가지 자세에서 수의적인 움직임 관찰.

심리적 속성 측정:

- 표준 기준; 캐나다 앨버타에 있는 2,200명의 유아에 대한 단면 표본
- 평가자 신뢰도(Pearson r = 0.95~0)
- 검사-재검사 신뢰도(Pearson r = 0.86~0.99)
- PDMS와의 동시타당도(Pearson r = 0.90~ 일반적으로 발달하는 어린이의 경우 0.99 및 0.84 ~ 0.98 장애 및 위험도가 높은 어린이용)

사용가능 출처: Elsevier, Customer Service Department, 3251 Riverport Lane, Maryland Heights, MO 63043; Books CustomerService-usa@elsevier.com; 800-5452522(phone) or 800-535-9935 (fax).

연령 범위	평가된 영역	평가 시간	장점	제한점
출생 시에서부터 18개월	엎드린 자세, 누운 자세, 앉은 자세, 선 자세의 네 가지 위치에 있는 58개의 대근육 운동 항목 체중부하, 자세, 반중력 운동을 관찰한 각 항목	20-30분	• 최소한의 도움 • 보호자가 용이하게 할 수 있다. • 최소한의 장비 필요 • 매뉴얼은 각 항목에 대한 도표와 사진을 제공	• 캐나다 아동에 대한 표준화 • 제한된 연령 범위 • 이분법 채점(관찰되거나 관찰되지 않음) • 장애 아동과 함께 사용할 수 없음

Bayley Scales of Infant and Toddler Development, 3판; Motor Scale(Bayley, 2006)

목적: 운동 규모는 "운동 기능의 발달 지연을 가진 아이들을 확인하고 중재 계획을 위한 정보를 제공하는 데 사용되는 하나의 척도"(Bayley, 2006, p.1)이다. 첫 번째 판(1969)은 운동 이정표에 초점을 맞추었다. 제3판에는 큰 운동 항목과 관련된 질적 요소에 기여하는 Behavior Observation Inventory 및 Developmental Risk Indicators(발달 위험 지표)가 있다. 발달 위험 지표는 비정형적인 사회적 행동, 주의 집중, 시각 장애, 운동 및 운동 장애(근육 긴장, 자세 및 조정)와 같은 장애에 대한 간단한 설명을 포함한다.

관리:

- 자세한 채점 지침이 제공된다. 아동은 항목(점수 1점) 또는 점수(0점)을 수행하지 않았다. 최저점과 최고점을 설정하기 위한 규칙이 명확하게 설명되어 있다.
- (1) 척도 점수, (2) 종합 점수, (3) 백분위 순위, (4) 성장 점수, 발달 연령 상당 및 신뢰 구간의 네 가지 표준 기준 점수가 제공된다.
- Bayley-III 운동 척도의 사용은 심한 신체적 또는 감각 장애가 있는 어린이에 대해 정상 참조된 점수를 얻는 데는 적합하지 않지만 이 검사는 아동의 장점과 약점에 대한 중요한 정성적 정보를 제공할 수 있다(Bayley, 2006).

심리적 속성 측정:

- 표준화 샘플 17개 연령대로 나뉘어 진 1,700명의 어린이 포함
- 각 연령 그룹에 100명의 어린이; 선택된 인구 통계학적 변수에 따른 대표 표본
- 전체 운동 하위 검사에 대한 신뢰도 계수는 평균 0.94이었

고 총 운동 하위 검사에 대한 신뢰도 계수는 평균 0.98

- 전반적으로 항목의 내부 일관성이 높다.
- 다양한 수준의 적응 기능 또는 다양한 임상 진단을 가진 개인을 평가할 때 동등하게 신뢰할 수 있다

(Bayley, 2006).

사용가능 출처: Pearson, 19500 Bulverde Road, San Antonio, TX 78259-3701; 800-627-7271 (phone); http://www.pearsonclinical.com

연령 범위	평가된 영역	평가 시간	장점	제한점
1-42개월	소근육 하위평가 • 예측 • 지각적 운동 통합 • 운동 계획 • 운동 속도 대근육 하위평가 • 정적 위치 설정(예: 앉음, 서 있음) • 운동 및 협응을 포함한 동적 이동 • 균형 • 운동 계획	12개월 령 이하에 15분 13개월 이상 령에서 20분	• 표준화된 지침 • 완벽한 평가 키트 • 사용자에게 친숙한 채점 양식 • 강력한 유효성 및 신뢰성	• 합격/불합격 점수 시스템. 따라서 새로운 기술에 대한 크레딧 없음 • 움직임의 질적에 대한 제한된 평가 • 사용 가능한 하위점수 • 소운동 성능에 의존하는 인지 항목 • 운동 척도에 대한 중등도의 신뢰성만 제공

Bruininks Oseretsky 운동 숙련도 테스트 2

(Bruininks, 2005)

목적:

- "안전하고 총체적인 운동 제어 기술에 대한 신뢰할 수 있고 효과적인 측정을 제공하고 감별하라(Bruininks, 2005, p.1) 적절한 운동 및 치료 배치를 위해 경도 및 중등도의 운동 조절 문제가 있는 개인에게 정의가 된다.
- 감별 검사도 가능하다(전체 시험에서 항목의 하위 집합); 또한 참조된 표준

심리적 속성 측정:

- 참조된 기준
- 표준화 연구를 위한 3가지 임상 샘플: 발달 조정 장애, 고기능성 자폐/애스퍼 장애(Asperger disorder), 경도에서 중등도의 인지 장애
- 신뢰성 및 유효성에 대한 광범위한 보고 일반적으로 매우 우수

사용가능 출처: Pearson, 19500 Bulverde Road, San Antonio, TX 78259-3701; 800-627-7271 (phone); http://www.pearsonclinical.com

연령 범위	평가된 영역	평가 시간	장점	제한점
4-21세	4개의 운동 영역을 가지고 있음: • 미세 운동(fine motor, FM) 조절 • 수기적 협응 • 신체 협응 • 강점과 민첩성 8개의 하위 테스트: • FM 정밀도 • FM 통합 • 손재주 • 상지 협응 • 양측성 협응 • 균형 • 달리기 속도 및 민첩성 • 근력 선별검사(짧은 양식) • 전체 운동 숙련도 점수를 산출하는 14개 항목의 하위 집합	완전한 형식에 40~60분 소요 짧은 형식에 15~20분 소요(감별형식)	• 평가 키트 거의 모든 항목과 함께 사용 가능 • 학령 범위(IDEA에 따른 서비스 제공) • 평가생에게 일반적으로 즐거운 아이템	• 상당한 공간과 설정이 필요 • 경미한 경우가 아니면 인지 장애가 있는 아동에게 적합하지 않음 • 주요 운동 장애가 있는 아동에게는 적합하지 않음

큰 운동 기능 측정, 제2판(Russell, 2013)

목적: 소아치료사가 뇌성마비 아동의 총 운동 기능의 변화를 평가하기 위한 평가 기준으로 사용하도록 설계 및 검증됨; 또한 외상성 뇌 손상(Linder-Lucht, 2007), 다운 증후군(Russell, 1998) 및 골 형성 불완전(Osteogenesis imperfecta)(Ruck-Gibis, 2001)이 있는 아동 및 청소년에게 유효하다는 증거.

관리: (1) 눕기와 구르기, (2) 앉기, (3) 크롤링과 무릎 꿇기, (4) 서 있기, (5) 걷기, 달리기, 점프의 다섯 가지 영역에 걸쳐 88개 항목 각각에 대해 시작 위치와 자세한 지침이 제공된다. 4점 척도는 검사자가 새로운 기술을 반영하기 위해 점수를 매길 수 있게 한다. 2판에는 66항목 버전(순서 척도가 아닌 간격에 따라)을 계산하는 소프트웨어와 GMFM 66 점수를 추정하는 2가지 축약된 방법이 포함되어 있다. 테스트를 통해 다양한 보조장치로 채점하고 보조장치 사용 여부에 관계없이 총점과 목표 점수를 비교할 수 있다. 원점수는 백분율로 변환되어 각 측정 기준의 평균 백분율 점수와 총점을 산출한다. 목표 점수는 개입의 결과로 변경될 가능성이 있는 영역을 기반으로 계산될 수 있으므로 변경하려는 테스트의 민감도가 증가한다.

심리적 속성 측정:

- 기준 기반 관찰 측정
- 일반적으로 우수한 결과로 신뢰성과 타당성을 확립하기 위해 수행된 상당한 연구

사용가능 출처: Wiley, Inc., U.S. Distribution Center, 1 Wiley Drive, Somerset, NJ 08875-1272; 800-225-5945 (phone); 732-302-2300 (fax); E-mail: custserv@wiley.com; website: http://www.wiley.com

연령 범위	평가 영역	평가 시간	장점	제한점
운동 능력이 5세 이하 장애 아동에게 적합	5차원에서의 총 운동 기능: 1. 눕기와 구르기 2. 앉기 3. 기기와 무릎 꿇기 4. 서기 5. 걷기, 달리기 및 점프	45-60분	• 총 운동 능력의 종합 평가 • 명확한 관리 및 채점 지침 • 뇌성마비 아동(CP)을 위해 설계되고 검증된 유일한 평가 • 목표 점수가 변화에 대한 민감도를 높일 수 있도록 허용 • 최초 88개 항목 중 66개 항목에 대한 새로운 점수 매김으로 점수 매김이 서수 측정에서 간격 측정으로 변경되어 변경 사항 수량화 능력이 향상됨; 매뉴얼과 함께 제공되는 통계 프로 그램에 입력할 수 있음	시간이 오래 걸리고 아이들에게 특별히 흥미롭지는 않음

큰 운동 수행 측정(Boyce, 1991)

목적: 뇌성마비 환아의 운동 능력(즉, 운동의 질) 변화를 평가하고자 한다; GMFM과 함께 사용될 수 있다.

관리: 큰 운동 성능의 5가지 속성, 즉 (1) 정렬, (2) 조정, (3) 해리된 운동, (4) 안정성 및 (5) 체중 이동을 평가하는 20가지 항목의 관측 측정. 5점 척도로 관리 및 채점을 위한 지침이 제공된다. 속성 및 합계에 대한 평균 백분율 점수가 계산된다.

심리적 속성 측정:

- 기준 참조 측정
- 뇌성마비가 있는 어린이 샘플에서 5개월에서 12세 사이의 유효성 확인
- 검사자 간(ICC = 0.93, n = 26)
- 검사자 내(ICC = 0.92, n = 28)
- 검사-재검사 신뢰도(ICC = 0.96, n = 28)

사용가능 출처: Dr. William Boyce, Director, Social Program Evaluation Group, McArthur Hall, Queen's University, Kingston, ON, Canada, K7L 3N6

연령 범위	평가 영역	평가 시간	장점	제한점
5개월에서 12세	다섯 가지 영역에서 총 운동 성능(움직임의 질적인 면): 1. 정렬 2. 협응 3. 분리 이동 4. 안정성 5. 체중 이동	45-60분	• 움직임의 질적인 신뢰성 있는 평가 • 명확한 관리 및 채점 지침 • 광범위한 연령대 • 총 운동 기능 측정 보완	시간이 오래 걸리고 아이들에게 특별히 흥미롭지는 않음

아이들을 위한 운동 평가 검사, 제2판
(Henderson, 2007)

목적: 운동 발달에 있어서 동료들보다 유의하게 뒤떨어져 있는 어린이를 확인하고, 학교 또는 임상 환경에서 중재 프로그램을 계획하는 것을 돕고, 중재의 결과로 변화를 측정한다.

관리:

- 관찰자적 측정은 3가지 요소를 포함한다: 손재주, 공의 조준 및 잡기, 정적/동적 균형
- 각 섹션에는 3개의 연령대(3~6, 7~10 및 11~16세)의 각 항목이 포함되어 있다.

심리적 속성 측정: 완벽한 검사는 전체 표준 점수와 백분위 수를 산출한다. 체크리스트(감별 검사)는 백분위 수 점수를 산출한다.

사용가능 출처: Pearson, 19500 Bulverde Road, San Antonio, TX 78259-3701; 800-627-7271 (phone); http://www.pearsonclinical.com

연령 범위	평가 영역	평가 시간	장점	제한점
테스트: 3년~16년 11개월 체크리스트: 5년 ~12년	1. 손재주 2. 조준과 공 잡기 3. 정적 및 동적 균형	테스트: 20~40분 체크리스트: 10분	포함: • 테스트 및 체크리스트 • 개입 매뉴얼 • 조작 도구 키트 발달 조정 장애가 있는 아동에 대한 양호한 검사로 일반적으로 인정됨(Slater, 2010)	필기용 항목이 없다. 경미한 운동 장애를 평가

유아의 운동 평가(Chandler, 1980)

목적: "인생의 첫 해에 일어나는 운동 행동에 대한 세밀하고 체계적인 평가를 제공한다. 이 검사는 근 긴장도, 원시 반사, 자동 반응 및 의지 운동을 평가한다."(Chandler, 1980, 3면).

관리:

- 네 영역 각각에는 고유한 채점 시스템이 있다.
  - 근육 긴장도: 1(저 긴장), 2(저 긴장보다 큰), 3(정상), 4(정상보다 큼), 5(고 긴장), 6(변동하는)
  - 원시 반사 요소: 1(통합), 2(완전하지 않음), 3(완료), 4(지배적)
  - 자동적 반응: 1(완료), 2(완료되지 않음), 3(부분), 4(응답 없음)
  - 의지 운동: 1(완료), 2(불완전), 3(부분), 4(응답 없음)
- 비대칭 점수는 해당 항목이 오른쪽에서 왼쪽 또는 신체의 위쪽과 아래쪽으로 1포인트 이상 차이가 나면 점수 양식에 표시된다.
- 검사는 표준 참조되지 않지만 4개월 유아의 예상 수행을 위한 프로파일이 개발되었다.
- 위험 요소를 생성하는 항목에 대한 기대치와의 차이
- 유아 27명을 대상으로 한 연구에 근거하여, 0에서 7단계의 고위험(12개월 정상 운동); 13-26명의 고위험군(12개월까지 뇌성마비로 진단)

심리적 속성 측정:

- 표준 참조되지 않음
- 신경 기능 장애가 있는 영아를 확인하기 위한 4개월 및 8개월 프로파일의 예측 타당도(Harris, 1984b; Swanson, 1992)

사용가능 출처: Infant Movement Research, PO Box 4631, Rolling Bay, WA 98061

연령 범위	평가 영역	평가 시간	장점	제한점
0-12개월령	근육 긴장동 원시 반사 작용 자동 반응 수의적 운동	30-40분	생후 4개월에 평가된 고위험 유아의 예측 능력	매뉴얼은 다음 제한 사항을 나열한다. 장기적인 운동 개발을 예측하는 데 사용해서는 안 됨 이동 결손의 원인을 식별하지 않으며 진단을 제공하기 위한 것이 아님

Peabody Developmental Motor Scales, 2판 및 운동 프로그램(Folio, 2000)

목적: 계획 개입을 위한 기초로서 운동 발달(큰 근육과 작은 근육 운동)을 평가하는 것. 운동 프로그램은 각 하위 시험에서 평가된 기술을 구체적으로 다루는 단원에 포함되어 있다. 각 단원에는 학습 목표, 기술 또는 기술을 가르치는 이유, 자연적인 환경에서 발생하는 관련 기술의 예, 기술 또는 기술을 다루는 데 중점을 두는 요소 및 5가지 학습 전략에 대한 제안이 포함된다.

관리: 시험은 각 항목의 관리 및 채점을 위한 특정 지침과 함께 관찰 척도로 고안되었다. 득점은 3점 척도를 기반으로 한다: 아동은 숙달을 위해 지정된 기준에 따라 항목을 수행하고(2점으로 채점), 아동의 성과는 항목 숙달 기준과 뚜렷이 유사하지만 기준을 완전히 충족하지 못한다(1점으로 채점), 또는 그 아이가 그 아이템을 시도할 수 없거나 시도하지 않을 것이거나 그 시도가 스킬이 출현하고 있음을 나타내지 않는다(0으로 채점).

심리적 속성 측정 :

- 46개 주에 2,003명의 어린이 샘플로 표준화된 초판; 20개 주에서 온 617명의 어린이 샘플로 표준화된 2판
- 신뢰도: 큰 근육과 작은 근육의 복합에 대해 90년대에 계수를 갖는 것으로 보고된 검사-재검사와 검사자 간 신뢰도
- 테스트는 5가지 유형의 점수를 산출한다: 큰 근육과 작은 운동 복합에 대한 (1) 원 점수, (2) 연령 기준, (3) 백분위 수, (4) 표준 점수 및 (5) 지수

사용가능 출처: Pearson, 19500 Bulverde Road, San Antonio, TX 78259-3701; 800-627-7271 (phone); http://www.pearsonclinical.com

연령 범위	평가 영역	평가 시간	장점	제한점
출생 시에서 5세	<u>6가지 하위 테스트</u>: 1. 반사신경(8개 항목); 생후 11개월 유아에게만 평가됨 2. 정적 상태(30개 항목) 3. 이동(89개 항목) 4. 물건 조작(24개 항목) 5. 움켜쥐기(26개 항목) 6. 시각 운동 통합(72개 항목)	45-60분	생후 4개월에 평가된 고위험 유아의 예측 능력	평가 키트에 일부 필수 항목이 포함되어 있지 않아 표준화가 일부 손실된다. 관리 기간이 길다. 신뢰성을 위해 상당한 교육이 필요함 경미한 기능 장애를 가진 아동을 식별하는 데 민감성 부족 (Van Waelde, 2007)

큰 근육의 발달, 제2판 검사(Ulrich, 2000)

목적: 큰 근육 운동에 있어서 동료들보다 유의하게 뒤떨어져 있는 아동을 확인하고, 지연을 보이는 아이들의 기술을 향상시키는 프로그램을 계획하고, 나이, 경험, 교육 또는 개입의 증가에 따라 변화를 평가하는 것(Ulrich, 2000).

관리: 검사는 두 개의 하위 테스트를 포함한다. 아이는 각 항목을 두 번 수행해야 한다. 올바른 성능은 1점을 받는다. 부정확은 0의 점수를 받는다. 이동 및 목표 수행에 대한 표준 및 연령 상당 점수를 얻을 수 있다.

심리적 속성 측정: 표준적 정보는 지리, 성별, 인종 및 거주지와 관련하여 연령에 따라 계층화된다(6개월 단위). 큰 근육 복합에 대한 평균 0.91에 대한 신뢰도 계수; 두 측정 시간 간격마다 측정의 표준 오차는 1이다; 내용과 구성 타당도가 좋은 결과로 조사되었다.

사용가능 출처: Pro-Ed, Inc., 8700 Shoal Creek Blvd, Austin, TX, 78757-6897; 800-897-3202 (phone); http://www.proedinc.com

연령 범위	평가 영역	평가 시간	장점	제한점
3세에서 10세 11개월	이동: • 달리기 • 질주 • 깡충깡충 뛰기 • 도약 • 수평 점프 • 미끄러짐 물체 조절: • 정지된 공의 양손 타격 • 자기자리 드리블 • 잡기 • 발차기 • 오버핸드 투척 • 언더핸드 굴리기	15-20분	일부 정성적 평가를 통한 대근육 성능의 신뢰성 있는 측정	평가 키트 없음, 체육에 사용되는 일반적인 항목(표준화 미비)

유아의 운동 수행의 검사(Campbell, 2005)

목적: 생후 초기에 기능적 활동을 위해 5개월 미만의 영아에게 필요한 자세와 선택적인 운동 조절을 검사하도록 고안되었다. 유아 운동 성능 테스트(TIMP)의 항목 중 일부는 TIMP(Campbell, 2008)의 동시 수행과 비교하여 유효한 선별 도구로 발견되었다. TIMP가 여러 다른 발달 결과 그룹을 구별하는 능력에 대한 연구가 계속 진행되고 있다(Barbosa, 2007).

심리적 속성 측정: TIMP의 타당성과 신뢰성이 연구되었으며, 앨버타 유아 모터 스케일(Alberta Infant Motor Scale)의 취학 연령 및 점수에서 모터 결과를 예측할 수 있는 능력 테스트와 함께 강해지는 것으로 밝혀졌다. 핵심 연구는 이 장의 마지막에 있는 증거 기반 표에 요약되어 있다.

사용가능 출처: Infant Motor Performance Scales, LLC, 1301 W. Madison St. #526, Chicago, IL 60607-1953; http:// thetimp.com/page/mwmu/Products.html

연령 범위	평가 영역	평가 시간	장점	제한점
수정 후 32주부터 교정된 4개월까지	다양한 공간 방향에서 자세를 유지하고, 동요 후 자세 안정성을 회복하며, 흥미로운 이벤트와 사람, 자세 변화, 자기 위안과 자세 전환 능력을 평가	관리 및 점수 획득에 평균 33분 소요	우수한 평가-재평가 및 등급 신뢰성, 92%의 민감도와 76%의 특이도로 12개월간의 운동 성능 예측, 72%의 민감도와 91%의 특이도로 유아용 운동 성능 예측, 보호자가 일상생활에서 유아에게 부여하는 이동 요구 반영	제한된 연령 범위

기능적(적응형 행동) 테스트

신경운동 기술 평가는 기능적 내용에 대한 기술 번역 평가를 통해 보완된다. WHO가 제공하는 기능의 정의는 장애 개념에 묶여있다. 정의에 따라, 장애 결과 측성은 "같은 연령, 문화 및 교육을 받는 사람에게 정상적인 것으로 간주되는 방식으로 일상 활동을 수행할 수 있는 제한이나 부족"을 평가한다(WHO, 2001). 결과 측정은 단일 측정(예; 교실에서 식당으로 걸어가는 것과 같은 특정 작업을 완료하는 데 걸리는 시간)일 수도 있고 보다 포괄적인 기능 도구를 사용할 수도 있다. 자주 사용되는 몇 가지 도구가 다음에 설명되어 있다.

캐나다 직업 능력 측정, 제5판(Law, 2014)

목적: 다양한 장애를 가진 환자들과 수명의 시간 경과에 따른 직업 능력(기능)에 대한 자기 지각의 변화를 측정하도록 설계되었다. 그것은 환자 또는 보호자의 의미있는 기능적 목표를 확인하고 우선 순위를 정하는 프로세스를 통해

계산된 양적 점수를 산출한다. 직업 성과는 (1) 자기 관리, (2) 생산성(직장, 가정 관리, 놀이/학교), 그리고 (3) 여가의 세 범주로 나뉜다.

관리: 인터뷰 형식으로 환자 또는 간병인은 전형적인 날에 일어나는 활동에 대해 생각하고, 활동의 중요성을 평가하고, 가장 중요한 것으로 보이는 다섯 가지 문제를 선택하고, 현재의 성능과 만족도를 각각 10점 척도로 하였다.

심리적 속성 측정:

- 상호 일관성 신뢰성: Pearson r = 수행에 대한 0.41에서 0.56, 만족에 대한 0.71
- 시험 – 재검사 신뢰도: 평가자 간 상관 계수 = 수행에 대한 0.63, 만족에 대한 0.84
- 반응성: 다양한 고객과의 첫 번째 평가와 재평가 사이에 상당한 변화 점수($p<0.0001$)

사용가능 출처: Canadian Association of Occupational Therapists; 800-434-2268 (toll-free phone; Canada and continental United States); http://www.thecopm.ca/buy/

연령 범위	평가 영역	표준 또는 참고 기준	평가 시간	장점	제한점
모든 연령	<u>자기 관리</u> • 개인 관리 • 기능적 이동성 • 커뮤니티 관리 <u>생산성</u> • 유급 또는 무급 작업 • 집안일 • 학교 및 놀이 <u>레저</u> • 조용한 레크리에이션 • 능동적 레크리에이션 • 사회화	적용하기 어려움	30–40분	관리가 간편함 보호자 또는 고객이 의미 있는 참여를 하도록 안내 고객 중심 접근 방식 촉진 모든 연령대 및 모든 장애인에게 사용할 수 있음 장비가 필요하지 않음 임상가를 위한 가설 지향 알고리즘(Rothstein & Ecternach, 2003)과; 자가 교육 비디오 및 워크북 이용 가능	인지 장애가 있는 고객이나 보호자에게 사용하기 어려움

학교 기능 평가(Coster, 1998)

목적: "초등학교 프로그램(유치원–6학년)의 학업 및 사회적 측면에 대한 학생의 참여를 지원하는 기능적 과제의 수행 능력을 측정함으로써 다양한 장애 조건을 가진 학생들을 위한 공동 프로그램 계획 수립하는 기능적인 작업의 학생들의 수행 능력을 측정하기 위한 것"(Coster, 1998, p.1).

관리: 이 인터뷰를 기반으로 한 설문지는 학생을 잘 알고 있는 하나 이상의 학교 전문가가 완료할 수 있으며 학교 관련 작업 및 평가 활동의 일반적인 수행을 관찰했다.

심리적 속성 측정:

- 요약 점수 양식은 그래픽 점수와 3~4에서 6까지의 점수를 기준으로 원 점수, 기준 점수 및 표준 점수를 제공하며 그래픽 기능 프로필을 제공한다.
- 알파 계수의 범위 = 0.92에서 0.98을 사용한 내부 일관성
- 시험 재검사 신뢰도 범위 = 0.82~0.98
- 기능 수행의 이론적 구성에서 파생된 특정 가설(또는 명제)을 기반으로 계측 도구 개발 중에 검증된 유효성을 조사하고 구성한다.

사용가능 출처: Pearson Assessments, 19500 Bulverde Road, Suite 210, San Antonio, TX 78259; 800-211-8378 (phone); http://www.pearsonclinical.com

연령 범위	평가 영역	평가 시간	장점	제한점
초등학생 (유치원~ 6학년)	1. 참여(6대 학교 활동 환경) 2. 작업 지원(육체적 작업 및 인지/행동적 작업에 효과적으로 참여하기 위해 성인 지원 또는 적응 필요) 3. 활동 성과(첫 번째 참여 범주에서 전 세계적으로 다루는 활동에 대한 상세한 검토를 제공하는 21가지 척도)	1.5시간 ~ 2시간(신규 응답자에 의한 최초 평가)	• 참여 장벽을 해소하여 적절한 교육 개념 지원 • 하향식 문제 해결 방식 지원 • 학교 내 기능적 과제에 다원적 팀 집중 환경 항목이 측정 가능한 행동적 용어로 작성되기 때문에 평가 결과를 개별 교육 계획(IEP)에 쉽게 통합할 수 있다. • 요약 프로파일 양식에는 그래프 및 컷오프 점수(유치원–3 및 4–6학년)가 포함 • 매뉴얼에 유용한 사례 연구 포함	• 표준 참조되지 않음 • 다양한 모집단에 대한 유효성 검사 제한

장애의 발견 소아과 평가(Haley, 1992)

목적: 아동의 능력과 (1) 셀프 케어, (2) 이동성, (3) 사회적 기능의 세 가지 콘텐츠 영역에서 기능적 활동을 수행을 측정한다. 각 영역 내의 별도의 척도는 분산적 기능적 기술(197개 항목)과 보호자의 보조 및 수정(20개 복잡한 기능 활동)을 측정한다.

관리: 자녀와 일상 생활에 익숙한 보호자와 인터뷰를 통해 평가.

심리적 속성 측정:

- 표준적 샘플(뉴잉글랜드 지역의 장애 아동 412명); 규범적인 표준 점수와 척도화된 수행 점수를 계산할 수 있다.
- 내적 일관성 신뢰도 계수는 0.95에서 0.99 사이이다.
- 사회 기능 조정(ICC – 0.79)을 제외한 모든 척도에서 상호 상관 계수가 높음(ICC = 0.96~0.99)
- 전문가 패널과의 콘텐츠 유효성
- 기능적 행동의 변화가 연령과 관련이 있음을 입증하는 유효성의 주요 가정을 설정하라(강한 발달 추세).
- Battelle Developmental Inventory Screening Test (모든 영역에서 0.38에서 0.92, 유사한 콘텐츠 영역에서 0.64에서 0.92 범위)와 WeeFIM(기능적 독립성 측정 범위(범위, 0.54에서 0.97 사이 및 0.80에서 0.97 사이)의 동시 유효성 콘텐츠 도메인)
- [저자는 목록의 강점과 한계를 검토하는 "교훈을 얻은" 요약을 발표했다. 개정 계획(Haley, 2010)]

사용가능 출처: Pearson, 19500 Bulverde Road, San Antonio, TX 78259–3701; 800.627.7271 (phone); http://www.pearsonclinical.com

연령 범위	평가 영역	평가 시간	장점	제한점
6개월 – 7세(장애가 없는 7세 아동의 예상 수준 이하에서 또는 기능하는 나이가 있는 아동)	자기 관리, 이동성과 사회적 기능	45–60분	필요한 감독 또는 보조 기술의 사용을 고려한 기능의 종합 평가	지루함

아동을 위한 기능적 독립성 측정: WeeFIM II
(의료 재활을 위한 통일 데이터 시스템, 2009)

목적: WeeFIM은 "손상이 아닌 장애의 측정"(p.37)의 6개월에서 7세 사이의 아동에게 장애의 정도와 도움의 필요성을 측정하도록 설계된 성인을 위한 Functional Independence measure(Hamilton, 1987)의 적응이다. 이 도구는 만성 장애가 있는 어린이의 기능 능력 변화를 1년 동안 기록할 수 있는 능력을 보여주었다(Ottenbacher, 2000).

관리:

- WeeFIM 점수는 도우미나 장치에서 필요한 도움의 정도에 따라 다양한 수준의 독립성을 나타내는 7가지 수준의 척도를 기준으로 한다. 독립의 최대 수준은

7점으로 기록된다.

- 모듈 점수(0~3)는 3단계 척도를 기반으로 한다. 정보는 가족으로부터 얻었다(간단한 설문지).

심리적 속성 측정: 표준 점수 참고; 신뢰성과 타당성에 대한 광범위한 연구가 매뉴얼에 포함되어 있다.

사용가능 출처: Uniform Data System for Medical Rehabilitation, Sales and Client Services, 270 Northpointe Parkway, Suite 300, Amherst, NY 14228-1897; 716 817-7800 (phone); http://www.udsmr.org

연령 범위	평가 영역	장점	제한점
6개월 - 7세 (장애가 없는 7세 아동의 예상 수준 이하에서 또는 기능하는 나이가 있는 아동)	WeeFIM은 세 가지 영역을 테스트 1. 자기 관리 2. 이동성 3. 인지 0-3 모듈은 세 가지 영역을 테스트 1. 운동(16개 항목) 2. 인지(13개 항목) 3. 행동(7개 항목)	• 입원 환자, 외래 환자 및 커뮤니티 기반 설정에 적용 가능 • 개별 환자, 환자 그룹 및 소아 재활 프로그램에 대한 결과를 평가 • Wee 가입FIM 시스템은 온라인 소프트웨어에 대한 액세스를 포함한 다양한 이점을 제공	• 정의에 따르면, 포괄적인 기능 평가를 제공하기 위한 것이 아닌 최소한의 데이터 세트 • 일반적인 기능적 작업(특정 설정은 아님)은 강점이면서 한계

뇌성마비 확대 및 수정을 위한 큰 근육 기능 분류 시스템(Palisano, 2007)

목적: 보조 기술(보행을 위한 보조 장치) 또는 바퀴 달린 이동성을 포함하여 기능적 능력에 따라 뇌성마비가 있는 어린이를 분류하는 메커니즘을 확립한다. 움직임의 질적인 면은 강조되지 않았다. 아이들은 2세 이후에 중재에 관계없이 분류 수준을 변경하지 않을 것이다.

관리: 각 연령대의 기술자는 앉기(몸통 조절), 걷기 및 바퀴 달린 이동에 특히 중점을 둔 자기 주도 운동을 기반으로 한다. (1) 2세 전, (2) 2~4세 사이, (3) 4~6세 사이, (4) 6~12세 사이, 그리고, (5) 12~18세 사이의 다섯 가지의 분류 단계가 있다.

노화와 운동 행동 변화의 복잡성
Aging and Complexity of Alterations in Motor Behavior

이 장의 앞부분에서 논의했듯이, 우리는 외인성 요인과 내재적 요인이 모두 포함된 복잡한 과정으로 노화를 인식할 수 있다. 삶의 경험, 다중 시스템 노화 과정에 영향을 미치는 다양한 건강 상태 및 기타 건강 상태는 모두 "정상"이라는 것을 의미한다. 개인이 나이를 먹으면 표준적 비교는 점점 덜 의미가 있다. 결과적으로 고령자를 위한 운동 능력 측정은 특정 조건(예; 뇌졸중이나 파킨슨병)에 대해 기능적이거나 특수하게 설계되는 경향이 있으며 제한된 기술을 측정하는 경향이 있다. 이 측정 도구는 특정 기본 결함 또는 특정 기능 활동 제한과 관련된 다른 장에서 심도 있게 다루어진다.

다양한 신체 시스템에서 예상되는 연령 관련 변화에 대한 지식과 이러한 것들은 기능이 나이든 성인에 대한 평가의 모든 측면을 알려주는 것에 영향을 준다. 보행이 하나의 예이다. 감각 수준에서 시각 및 청각적 시력의 변화와 체성 감각 및 고유감각 피드백의 감소는 환경 요구, 위치 또는 운동에 대한 중요한 피드백을 변경시킬 수 있다(Ries, 2012). 관절 안정성 증가, 강도 및 관절 운동 범위 감소, 반응 시간 단축 및 운동 조절 정의도 부정적인 영향을 줄 수 있다. 치료사가 주어진 환경 내에서 특정 요구(업무)에 대해 기능적 이동성을 향상시키는 것과 관련된 다양한 요소를 파악할 때 목표로 하는 개입이 적응 또는 보상이 가능하여 성공적인 결과를 가져올 수 있다.

Bohannon(2008)은 지역 사회 거주 노인들의 성별 및 연령별 보행 속도 표준을 자체적으로 선택했다고 보고했다. Timed Up and Go, 6분 걷기 검사, 수정된 Gait Abnormality Rating Scale, Performance Oriented Mobility Assessment 또는 Dynamic Gait Index와 같은 다양한 테스트가 평가에 도움이 될 수 있다.

임상 진료 지침 및 임상 지침서는 이용 가능한 과학 문헌 및 전문가 의견의 체계적인 검토 및 평가를 토대로 특정 상황 또는 임상 진료 영역에 대한 모범 사례를 요약한다. 이는 평가를 위한 구체적인 권장 사항을 포함하는 귀중한 자원이다. 예를 들어, 노인 공동체 거주자의 낙상 관리와 관련된 노인 물리치료 학회(AGPT)의 임상 지침서는 포괄적인 물리치료 평가(Avin, 2015)의 다양한 항목으로 권장한다. AGPT의 특별 전담반인 GeriEDGE는 "물리치료사가 낙상 위험 검사와 지역 사회 거주자들 사이의 낙상 위험 평가에 사용할 수 있는 가장 유익하고 임상적으로 타당한, 임상적으로 실현 가능하고 해석 가능한 검사/측정"을 조사했다(Wingood, 2016). 기존 연구에 대한 포괄적인 검토를 거친 후에 Berg 균형 척도, Timed Up-and-Go, 한발 서기(Single Leg Stance), 5회 앉았다 일어서기(Five-Sit-to-Stand) 및 자발적 선택의 보행 속도를 추천했다. 이러한 기능 평가 방법과 기타 기능 평가 방법은 10장에서 자세히 다룬다.

신경운동 발달 평가의 문서화
Documentation of Neuromotor Development Evaluation

소아 신경운동 평가의 문서화는 자금원의 목적에 따라 특정 지침을 따라야 할 수도 있다. 예를 들어, 평가가 IDEA에 대한 "다학제간" 평가의 일부인 경우 개별 교육 프로그램(IEP) 또는 유아 가족 서비스 플랜(IFSP) 지침과 호환되는 특정 형식이 주 또는 지역 교육 기관에 의해 지시될 수 있다. 일반적으로 신경운동 평가는 포괄적인 물리치료 평가의 일부이며 문서는 가이드(APTA, 2014)와 일치한다. 표준화된 평가가 평가 프로세스의 일부인 경우, 문서는 다음 정보를 포함해야 한다.

- 테스트 자체 또는 테스트 환경의 제한 사항
- 시험 조건 및 유아/아동 행동 요약
- 적절한 해석을 포함한 특정 결과(점수)
- 신경운동 성능의 질적 측면에 대한 설명

많은 시험에는 시험관이 각 항목의 원 점수뿐만 아니라 점수 시트의 일부 또는 별도의 시트를 기록하는 점수 형식이 있다. 시험관은 표준 점수 또는 연령대에 맞는 점수 또는 연령대에 맞는 기타 합계 데이터를 입력할 수 있다. 이러한 개별 양식은 서술 요약에서 참조되고 평가에 포함되어야 한다.

나이가 든 환자의 연령 관련 변화에 대한 문서는 물리치료 평가를 위한 일반 지침과 관리된 모든 기능 검사 측정법의 요약을 따른다. 평가 요약에서, 치료사의 임상적 판단은 "정상적인" 노화 과정의 결과로서 신경운동 능력의 변화를 억제하고 운동 능력에 영향을 미치는 비정상적인 상태에 기인한 것은 무엇인지를 결정하는 데 필요하다.

환사 적용: 적절한 소아 평가도구의 선택

앤지의 물리치료 평가는 (이전 사례에서) 다음과 같이 문서화 될 수 있다.

앤지는 4살 여자아이로, 임신 32주로 조산하기까지 다른 문제는 없었다. 앤지는 뇌실내출혈을 포함한 미숙아 합병증을 관리하기 위해 신생아 중환자실에 4주간 있었다. 그녀의 가족은 최근에 잭슨 카운티로 이사했다. 앤지의 초기 중재팀이 따라왔고 유아기부터 관련 서비스로 물리치료를 받았다.

엔지는 부모님과 같이 집에서 물리 치료 평가를 받았다. 평가를 받는 동안 엔지의 다른 형제들은 할머니 집에 있었다. 평가는 오전에 진행되었고 엔지는 평가에 협조적이었고 상호 작용을 즐기는 것 같았다. 캐나다인 작업 행동 평가(Canadian Occupational Performance Measure)는 부모와의 초기 상호 작용을 구조화하고 이후의 모든 개입이 부모에게 의미 있는 목표에 초점을 맞추도록 하는 데 사용되었다. 그 과정에서 부모는 가족들과의 생활에 엔지가 참여할 수 있는 능력에 초점을 맞춘 목표를 확인하고 우선 순위를 정했다(자세한 내용은 별도의 양식 참조). 그들의 첫 번째 목표 중 하나는 엔지의 기능적 운동 능력과 관련이 있다.: 엔지는 집에 도착하면 휠체어를 주차하고, 집에서 보행기(walker)를 가지고 독립적으로 이동 할 수 있으며, 다른 남매와 함께 바닥에서 놀고, 식사 시간에는 일반 의자에 앉을 수 있다. 이 목표는 물리 치료 평가와 후속조치로 구성되었다. IDEA에 따른 서비스를 받을 수 있는 엔지의 적격성은 사전 테스트를 통해 설정되었으므로 규범 참조 평가가 필요하지 않았다. 기준 참조 평가인 대운동 기능 측정(GMFM)은 그녀의 연령과 상태에 더 구체적이고 목표 선택한 영역에서 시간 경과에 따른 변화를 측정할 수 있기 때문에 선택되었다. GMFM은

엔지의 운동 기능의 기준을 설정하기 위해 시행되었다(자세한 내용은 첨부된 채점 양식에 있으며 다음 섹션에 요약되어 있다.)

GMFM에 따라: 그녀의 후방 워커를 사용하거나 사용하지 않고 5개 영역에서 엔지의 수행능력(평균 백분율로 보고됨)

영역	보행기(walker)없이 수행		보행기(walker) 사용하여 수행		목표영역
	원점수	원점수/가능한 총점 점수X100	원점수	원점수/가능한총점	
A. 눕기와 뒤집기	46	(46/51)×100 = 90%	(같다)	(같다)	없음
B. 앉기	44	(44/60)×100 = 73%	(같다)	(같다)	없음
C. 네발기기와 무릎서기	23	(23/42)×100 = 55%	(같다)	(같다)	없음
D. 서기	22	(22/39)×100 = 56%	(같다)	(같다)	있음
E. 걷기, 달리기, 점프	4	(4/72)×100 = 6%	16	(16/72)×100 = 22%	있음
총점수	%A + %B + %C + %D + %E/5 = 56%		%A + %B + %C + %D + %E/5 = 59%		
목표 총점수	(%D + %E)/2 = 31%		(%D + %E)/2 = 39%		

엔지는 후방 보행기를 사용하여 짧은 거리를 이동할 수 있다. 그녀는 엉덩관절 모음과 안쪽돌림 그리고 발끝으로 서는 보행 패턴을 만들어 폄근긴장도를 증가시켰다. 그녀의 보행 패턴은 상당한 에너지가 필요하고, 부자연스럽지만, 그녀는 대부분의 장애물과 바닥면을 안전하게 이동할 수 있다. 엔지는 25피트를 3분 만에 걸을 수 있었다. 불안하지만 30초 동안 도움 없이 서 있을 수 있었다. 그러나 그녀는 한쪽 다리로 5초 이상 설 수 없었다.

가정과 학교 환경 모두에서 요구되는 가족의 목표와 엔지의 기능 수준에 부합하는 물리 치료 중재는 안전하고 에너지 효율적인 보행을 강조할 것이다. GMFM의 차원 D와 E(목표 영역)에 대한 평가는 그 기간 동안 운동 기능의 변화를 측정하기 위해 3개월 후에 반복한다.

임상 결정 시 고려할 점

1. *캐나다 작업수행평가(Canadian Occupational Performance Measure)의 결과를 결과척도로 활용할 수 있는가? 그 결과가 평가에 어떤 기여를 하는가?*
2. *대운동 기능 측정의 목표 영역으로 차원 D와 E를 선택한 이유는 무엇인가?*
3. *대운동 기능 측정은 관리하는 데 시간이 많이 걸린다. 정기적으로 사용할 수 있는 다른 비교적 빠른 결과 측정 방법은 무엇인가?*

복습

이 장에서 설명한 평가를 고려하고, 다음의 각 사례의 예에서 적절하다고 생각되는 평가/선별도구를 선택하시오. 당신의 선택에 대한 간단한 근거를 제시하시오.

1. Joe는 복잡한 임신 후 임신 26주에 태어난 거의 33개월 된 남아이다. 그는 경직성 하지마비가 있으며 태어날때부터 초기 중재 팀의 서비스를 집에서 제공받았다. 그는 IDEA에 따라 유치원 서비스로 전환할 것이며, 프로그램 계획의

기준에 따른 적격여부를 결정하기 위한 평가를 요구한다.

2. 로리는 무정위형 뇌성마비를 앓고 있는 11세 소녀로 일반 중학교를 다니고 있다. 그녀는 단거리 보행을 포함하여 가정 및 학교 환경에서 수행할 기능적 능력을 향상시키기 위해 (외래 환자 클리닉에서) 당신에게 의뢰되었다. 당신은 당신이 찾은 것에 대해 공립학교 물리 치료사와 의사 소통하기를 원할 것이다.

3. 4살(48개월) Sam은 교통사고로 인한 다발성 골절로 외과적 고정/캐스팅 후 근력강화 및 보행지도를 위해 외래에서 진료를 받고 있다. 당신은 의사소통 능력에 대해 약간의 우려가 있다.

4. Ashley는 심각한 장애와 매우 제한적인 운동 능력을 가진 12세이다. 그녀는 학교물리치료사라고 일컬어지는 학교 직원이 그녀를 휠체어에서 기저귀 교환대까지 들어 올려야 하고 요통을 가지고 있다. 그들은 그녀가 이동하기 위한 선자세에서 최소한 어느정도의 무게를 그녀의 다리가 견딜 수 있는지 궁금해 한다.

요 약

신경운동발달은 복잡한 과정이며, 모든 개인에게 유전적 구성, 여러 시스템의 발달 및 기능, 삶의 경험, 동기 부여 및 지능과 같은 개인적 속성, 과제의 성격 등의 영향을 종합적으로 반영한다. 신경운동 발달은 기능적 움직임의 기초이다. 신체 시스템 및 관련 손상의 평가(다른 장에서 설명)는 신경운동발달의 이해에 기여하고 모든 복잡성을 지닌 신경운동 발달은 일생 동안 개인의 기능적 수행에 반영된다. 신중하게 선택된 평가도구를 사용하여 신경운동 발달을 검사하면 서비스 적격성을 결정하고, 진단에 기여하고, 중재 계획의 수립하거나, 시간 경과에 따른 변화를 측정하기 위한 기준 평가를 제공하기 위해 규범 데이터와 객관적인 비교를 제공할 수 있다. 수많은 검사가 종합적인 물리 치료 평가의 중요한 구성 요소로 사용될 수 있다.

제 3 부

신경근 장애의 일반 치료적 중재

General Therapeutic Intervention in Neuromuscular Disorders

신경재활의 개념과 원리

Concepts and Principles of Neurological Rehabilitation

제 14 장

■ 김은정

개요

학습목표

이 장을 마치면 학습자는 다음을 할 수 있어야 한다.

1. 신경재활의 올바른 전략을 설계, 실행, 검사 및 입증 시 연역 및 귀납 추론의 과정을 사용하는 것이 중요하다는 것을 논의한다.
2. 운동 조절 및 운동 학습 분야의 현대적 과학을 기반으로 신경재활에 대한 통합적 접근 방식을 중시한다.
3. 횐지의 기능적 능력을 증진시키는 중재 전략을 설계한다.
4. 중재 전략은 환자에게 최적의 참여를 하도록 그들의 특성과 제약, 학습할 과제의 복잡성, 잔존하는 활동의 기회를 존중하여 설계한다.

서론 Introduction

신경재활의 주요 목표는 환자의 기능적 능력(functional competence)을 최적화하도록 돕는 것이다; 즉, 신체 및 인지 기능의 소비를 최소화 하여, 다른 조건과 다양한 환경에서 일상생활 동작을 수행할 수 있는 능력이다. 신경병리학은 인간의 상태를 변화시켜 신체 구조와 기능 장애의 원인으로, 환자가 수행하려고 하는 기능적 활동에 대한 해결책을 탐구할 수 있는 능력을 제한한다. 재활 과정 동안 환자는 운동 계통의 참여와 제약을 확인하고, 작업을 수행하기 위한 유효한 운동 전략과 동작 패턴을 계획해, 운동 결과를 분석 및 개선하는 방법을 배운다. 치료를 통해 그들은 직면한 과제 및 환경의 공간 및 시간적 조절 특징을 합하기 위해 **절제**되고, 다각화되며, 유지되고, 전달될 수 있는 운동 출력의 기능적 협응 모드를 만든다. 그러나 신체적 능력만으로는 충분하지 않다. 기능적 만족을 위해 환자들은 자신의 능력에 동기부여와 자신감을 갖고 있어야 하며, 기능적 과제를 수행 시 만나는 도전에 대해 기꺼이 받아들여야 한다. 기능적 능력을 최적화하기 위해 신경병리적 환자에게 가능하게 하는 포괄적이고 효과적인 치료적 중재 전략을 세우고, 수립하고 실현하는 것은 복잡하고도 어려운 과정일 수 있다.

이 장의 목적은 환자가 기능적 역량을 최적화하는데 도움이 되는 신경재활의 원리와 중요한 개념에 대해 개요를 제공하는 것이다. 이것은 움직임과 기능의 개념을 통합하고, 학습을 위한 의미 있는 공유공간을 만들고, 효과적인 방식으로 치료 중재를 진행하며 그들의 회복 시 환자의 적극적인 역할을 촉진시키는 치료사를 포함한다. 4가지 주요 원리는 신경재활에 대한 근거 기반 접근법의 기본 구조를 제공한다. 이 장 전체적으로 가상의 환자 사례는 제시된 개념과 원리가 임상 치료에 어떻게 적용되는지를 설명한다. 환자의 참여와 학습을 증진하기 위해 중재 전략을 개별화하는 치료사의 중요성이 강조된다. 이 장의 내용은 1장에서의 임상 결정, 15장의 신경재활, 16장의 이차적 장애 예방, 17장의 보조기술의 적응과 적용에 대한 논의를 보완한다. 이 장에서 논의되는 운동 행동 및 **운동 학습**의 원리는 본문의 IV부에서 논의된 모든 중재와 V부 장에서 논의된 기능적 능력 향상을 위해 설계된 중재에 적용될 것이다.

환자 사례 Patient Cases

환자 적용

사례 1: *Cecilia V. Armstrong(CVA)은 재활 병원에서 일하는 65세 여성이다. Cecilia는 중간대뇌동맥의 색전 경색 이후 1개월 전 왼쪽 허혈성 뇌혈관사고를 진단받았다. 그녀는 오른쪽 팔과 다리의 반불완전마비(hemiparesis)가 있으며, 촉각과 고유수용감각이 감소되었다. 오른쪽 팔꿈치와 손목굽힘근에 과다반사(3+)가 나타나고, 팔의 긴손가락굽힘근과 네모엎침근, 다리의 발바닥굽힘근의 약간의 경련이 있다. 그녀는 어깨뼈 올림, 어깨의 안쪽돌림, 팔꿈치 굽힘, 손목의 굽힘과 엎침, 손가락 굽힘의 과도한 움직임과 함께 오른쪽 팔을 앞으로 들어 올려 머리 위로 정상 가동범위의 60%정도까지 올릴 수 있다. 그녀는 손의 정상가동범위의 50%정도 손을 펴는 능력과 함께 그녀의 손가락과 엄지의 독립된 움직임을 보여준다. 전체 몸통과 골반 조절이 존재하지만, Cecilia는 서 있을 때 허리척주 앞굽음증이 과도하게 보여지며, 특히 그녀의 다리로 체중지지 동안 젖힌 무릎과 약간의 엉덩관절 뒤당김이 보여진다. 오른쪽 발의 내재근육에는 반응이 부족하다. 그녀는 침대에서 독립적으로 구를 수 있으며, 때로는 그녀가 오른쪽으로 구를 때 왼쪽 팔로 잡아당긴다. 정적인 앉은 자세 균형은 좋지만, 그녀는 앞으로 또는 그녀의 오른쪽에 도달할 때 그녀의 균형조절에 어려움이 있다. 앉았다 일어설 때 Cecilia는 최소한의 도움을 필요로 하고 주로 왼쪽 다리를 사용한다. 그녀는 종종 왼쪽으로 몸을 기댄 채 서기를 시도할 때 왼쪽팔을 밀어낸다. 그녀는 그녀의 오른쪽 팔 또는 다리를 완전히 사용하는 것처럼 보이지 않는다. 그녀는 걷는 데 최소한의 도움이 필요하며, 현재는 왼쪽에 4포인트 지팡이를 사용하고 있다. 그녀는 매우 천천히 걷고, 한 번에 한 걸음씩 나가며, 왼쪽으로 과도하게 기울어져 있다. 그녀의 왼쪽 걸음 길이는 짧으며, 왼발을 앞으로 내딛을 때 그녀는 오른발이 따라올 뿐이다. 그녀는 종종 휴식을 요구하기 때문에 심혈관계 지구력이 제한적인 것으로 보인다. 그녀는 기능상의 제한 때문에 빨리 실망한다. Cecilia는 은퇴한 선생님으로서 은퇴한 교사인 남편과 함께 목장에서 살고 있다. 그녀는 정원가꾸기의 열성자이며, 그녀의 집에 있는 작은 온실의 그녀의 꽃을 다시 가서 돌보기를 기대하고 있다. 그녀는 꽃선반 사이의 좁은 공간을 걸어서, 꽃을 돌보는데 필요한 작업을 수행하는 능력에 대해 걱정하고 있다.*

사례 2: *Peter Dugan(PD)씨는 58세의 신사로서 개인 치료에서 보았다. 그는 8년 전에 파킨슨병으로 진단 받았다. Peter는 처음 5년 동안 그는 1년에 한 번 신경과 전문의를 보았지만 어떤 제한도 경험하지 못했다고 보고했다. 3년 전, 그는 특히 오른쪽 다리가 때때로 끌리는 것을 느꼈고, 특히 빨리 걸으려*

하거나, 누군가와 말하며 걸을 때 또는 "한 번에 두 가지를 하려고 시도할 때"이다. 그는 Amantadine을 복용하기 시작했으며, 지금 Sinemet을 복용하고 있다고 말했다. 그는 최근에 집과 지역 사회에서 걸을 때, 특히 시작, 정지 또는 방향 전환시 멈추거나 바꿀 때 발헛디딤이나 낙상을 경험한 적이 있다. 그는 침대에 들어오고 나갈 때 어려움을 겪고 있으며, 뒤로 젖히지 않고 침대에서 일어서기가 어렵다고 말한다. 그는 또한 욕실 좌변기에서 일어서려고 할 때 "꼼짝 못하게 된다"고 한다. 그는 클럽에서 테니스를 치는데 특히 공의 서브를 시도하거나, 공을 치고 뒤로 후퇴할 때 어려움을 겪기 시작했다. 그는 걷는 동안 약간 뻣뻣한 느낌이 들지만 걷는 속도는 평상시 그대로이다. 그는 어딘가를 걷고 있을 때 부인이 그에게 서두르라고 계속 말했는데 이해하지 못했다. 그녀는 또한 그들이 말하고 있을 때 그에게 더 크게 말하도록 하고, 그는 듣기 위해 큰소리로 말할 필요성이 있다고 느낀다. 그의 목표는 낙상 없이 일어서고 걷기이며, 침대에 더 쉽게 들어오고 나가며, 테니스를 계속 하는 것이다.

사례 3: *Tito B. Inez(TBI)씨는 6개월 전 직장의 건물에서 추락한 28세의 건설 노동자이다. 그는 머리가 바닥에 떨어졌고, 처음에는 그가 추락한 후 반응이 없었다. 그는 구급차로 응급실에 가서 앞 이마엽의 타박상과 앞 마루엽과 이마엽의 눈확위 부분의 양쪽 뇌내 출혈이 뇌영상에 나타났다. 그는 중환자실(ICU)에 입원했다. Tito의 상태가 회복됨에 따라 그는 ICU에서 급성치료실로 옮겨졌으며, 현재는 외상성뇌손상(TBI) 재활실에 입원하고 있다. 의사는 Tito가 의학적으로 안정적이며, TBI 외의 손상은 없다고 보고했다. 신경심리학자의 보고서에 의하면, Tito는 2단계 요구보다 더 많은 것과 1분 미만에 세 가지 항목으로 제한되는 단기 기억 용량을 처리할 수 없다는 점에서 그의 작업 기억력에 결여가 있다고 보고한다. 그는 문제 해결 능력이 제한되며 오류를 완전히 분석하고, 대체 전략을 계획할 수 없다. 그는 Rancho 인지 기능 수준의 레벨 VI에 있는 것으로 해석된다: 혼돈, 적절한 중간수준 보조. Tito는 촉각 및 고유감각이 완전하며, 시각장애가 없다. 그는 안뜰 또는 시각 관련의 명확한 징후를 보이지 않는다. 그 근력은 모든 팔다리가 정상제한(within normal limits, WNL)이지만, 팔다리의 중등도의 협응 손상이 있으며, 걷는 동안 약간의 실조증이 보여진다. 앉은 자세에서 서려고 할 때 Tito는 발의 자세를 준비하고, 내딛고, 앞쪽으로 기울이지 않는다. 대신에 그는 두 손으로 잽싸게 밀어서 서기 위해 자신을 추진하게 한다. 그는 독립적으로 걷지만 약간 비틀거린다. 그는 "천천히"라고 신호를 줄 때 듣지 않는 것 같다. Tito는 병원 복도를 걷고 계단을 걷는데 어려움을 갖고 있으며, 그가 걸을 때, 사람들이 달려온다. 부상을 입기 전에 Tito는 아내와 두 아이와 함께 집에서 살았다. 그는 손을 사용하고 주택 개선 프로젝트를 수행하는 것을 즐겨한다. 그는 도구와 건축 자재를 가지고 다니면서 다시 일하기를 원한다.*

임상 결정 시 고려할 점

1. *각 환자의 장애는 기능적으로 능숙하게 할 수 있는 능력에 어떤 어려움을 주는가?*
2. *치료사는 각 환자의 운동 행동과 기능적 제한의 원인을 추측할 때 무엇을 고려해야 하는가?*
3. *치료사는 환자의 참여, 정보 처리, 실행, 환자의 자기 효능감 및 기능적 능력의 잠재력을 증진시키기 위해 각 환자의 중재 전략을 어떻게 계획하고 수정해야 하는가?*

신경재활의 혼돈에서 우선순위 찾기
Searching for Order in the Chaos of Neurological Rehabilitation

*New York Times*의 베스트셀러인 *Chaos: Creating New Science*, James Gleick(1987)은 단순한 물리적 시스템 조차도 예측성이 결여된 수많은 사례를 검토했다. 조건의 작은 변화는 엄청난 영향을 미칠 수 있다. Gleick은 다음과 같이 말한다. "그러나 혼돈과 질서 정연한 체계에서 지발적으로 질서가 생긴다."(8쪽) 신경재활은 본질적으로 인간의 운동 행동의 다양성, 신경병리학의 특정 유형의 영향, 영향을 받는 수많은 신체 구조 및 기능, 그리고 환자들이 참여하고 수행해야 하는 수많은 과제로 인해 혼란스럽다. 치료사는 운동 행동 및 학습에 대한 다양한 이론을 고려하고, 경험적 연구의 임상적 관련성을 평가, 유효한 외부 실험 증거를 임상 경험 및 환자 선호도와 통합하고, 제한된 시간 동안 재활 서비스를 하며 건강을 관리해야 하는 어려운 과제에 직면한다. 이 장의 목적은 치료사들에게 신경재활의 혼란 속에 존재하는 질서의 패턴에 대한 통찰력을 제공하는 것이다. 다음의 4가지 주요 원리가 가이드 역할을 한다.

원리 #1: 효과적인 신경재활은 연역 및 귀납 추론의 지속적인 순환을 포함한다. 치료사는 이론이나 모델을 지지 또는 재구성하기 위해 환자 관련 결과를 수집, 분석 및 사용하는 경우 자신의 중재 전략 및 **귀납 추론**을 가이드하기 위한 이론 또는 모델을 사용 시 **연역 추론**의 과정을

수행한다. 효과적인 신경재활은 개인에 의해 적응되지 않고, 이를 보완해가는 과정들 사이에서 진행되는 순환을 포함한다.

원리 #2: 신경재활의 목표는 기능적 능력이다. 신경재활의 궁극적인 목표는 환자가 신체적 및 인지 자원의 소비를 최소화하면서, 다양한 조건과 다양한 환경에서 자신있게 일상생활을 수행할 수 있는 능력이다. 운동 계통의 효율적인 활성화와 움직임 능력의 큰 범주들이 필수적이지만, 이들은 기능적 작업을 수행하기 위한 도구일 뿐이다. 환자는 자신의 삶에 의미 있고 중요한 활동에 동기 부여가 되고 참여한다. 신체 구조와 기능을 향상시키는 목표는 종종 기능적 능력의 목표보다 먼저 선행되지만, 그보다 더 앞서는 것은 드물다.

원리 #3: 기능적 능력은 운동 행동 및 신경재활의 포함형 모델에 대한 재활 전략을 기반으로 추진된다. 환자는 몸의 안정화와 움직임 없이 기능적인 작업을 수행할 수 없으며 운동 계통을 활성화하지 않고 몸을 안정시켜 움직일 수 없다. 따라서, 신체 구조와 기능 및 기능적 활동은 분리할 수 없는 인간 운동 행동의 수준이다. 이러한 영역이 분리된 상태로 환자와 작업할 필요는 없으며 실제로 인위적이며 비효율적이다. 최적의 재활은 치료사가 의미 있는 맥락에서 원하는 움직임의 사용이 요구되는 잘 설계된 기능적 과제를 만들 때 발생한다. 주의깊게 계획되고 도수조작된 운동 과제는 환자의 운동 계통의 특정 수준에서 운동 조절 과정을 활성화하는데 사용될 수 있다.

원리 #4: 기능적 능력은 운동 학습과 자기 효능감을 필요로 한다. 기능적 능력은 환자가 작업과 환경의 요구를 충족시키기 위해 그들의 능력 한계 내에서 운동 과제를 확실하게 수행할 수 있을 때 발생한다. 운동학습 분야에서 이는 운동 계통의 내부 모델 개발, 작업 수행력을 위한 운동 계획의 수립, 수행력과 결과 분석, 운동 계획 수정, 실행, 운동 작업을 위한 일반적인 협응 모드 구성, 운동 수행력의 개선과 다변화를 포함한다. 환자는 기능적 작업 수행의 도전을 위해 동기부여와 자기 효능감을 가져야 한다. **자기 효능감**(Self-efficacy)은 개인적 도전으로 이겨내고, 의도된 행동이나 활동이 성공적으로 수행될 수 있다는 믿음이다(Bandura, 1994). 치료사는 단순히 기술의 초기 수행이 아닌 기능적 기술의 유지 및 전달을 증진하는 재활 전략 및 목표를 사용한다. 학습을 위한 중요한 열쇠는 환자 경험 및 실행을 위한 조건을 잘 조정해 환자의 능력에 대한 자신감을 구축함으로써 환자 참여를 최적화하는 것이다.

원리 #1 : 효과적인 신경재활은 연역 및 귀납 추론의 지속적인 순환을 포함한다.

물리치료사의 도전은 올바른 치료 모델을 생성을 위해 임상 전문 지식과 운동 과학에서 풍부하고 다양한 정보의 통합이 지속적으로 필요하다(Dal Bello-Haas, 2002; Gordon and Quinn, 2001; Majsak, 1996) (그림 14-1 참조). 신체 구조와 기능의 변화를 촉진함으로써 "손상된 운동 체계를 고치는" 치료사의 역사적인 역할은 오랫동안 운동, 기능 및 참여에 있어 환자의 조력자, 지원자 및 교육자로서의 치료사의 역할을 포함해 확대되었다. 약화된 근육을 강화하고, 관절 가동술, 단단한 조직의 스트레칭, 신체 구조와 기능의 다른 장애를 해결할 뿐만 아니라, 치료사는 현재 추가적인 유형의 임상 결정을 내린다. "조기 재활은 보상 운동 패턴으로 수행된 기능적 작업을 수행하는 것보다 특정 운동 패턴의 수행을 우선시해야 하는가?" "신체 구조와 기능의 손상으로 작업하는데 소비되는 시간은 환자의 활동 제한과 비교해서 어느 정도의 시간이 걸릴 것인가?" "나의 임상 중재 접근법에서 새로운 기술을 어떻게 사용해야 하는가?" "환자에게 의미있는 중재란 무엇인가?" 환자의 재활을 진전하기 위한 전략과 이러한 진행을 결정

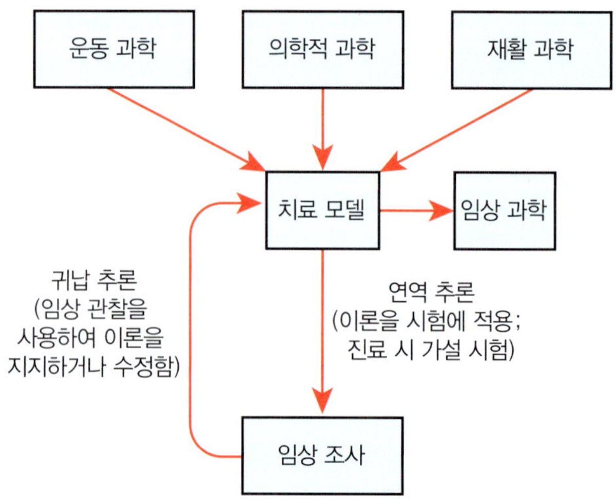

그림 14-1 물리치료의 임상 과학에 기여하는 요인. 출처: Gordon J and Quinn L, "A Model for Task-Oriented Intervention in Neurological Rehabilitation: Promoting Transfer and Functional Carry-Over." Presented at the American Physical Therapy Association Combined Sections Meeting, San Antonio, TX, February, 2001.

하는 매개 변수를 고려해야 한다(Fell, 2004; Winstein, 2014). 치료사의 임상 결정은 환자의 기능적 능력을 최적화하기 위해 임상 이론, 환자 선택 및 임상 관찰과 함께 이론 및 치료 모델을 통합하는 방법을 반영한다.

연역 및 귀납 추론의 효과적인 순환을 수행하는 과제: 객관성

The Challenge in Carrying Out Effective Cycles of Deductive and Inductive Reasoning: Objectivity

치료사는 이론이나 중재 모델을 이용하여 이론이나 치료 모델을 지지, 수정 또는 부인하는 임상 증거를 관찰하고 수집할 때 치료 전략과 귀납 추리를 안내하기 위해 연역 추론을 사용한다. 신경재활은 이 두 가지 과정의 지속적인 순환을 필요로 한다. 교란 요인으로는 이론이나 모델이 진료실에서 검사되는 방식, 임상적 관찰 동안 수집되는 정보의 유형, 이러한 관찰의 해석이 포함된다. 그림 14-2A부터 D에서처럼 우리의 개인적인 편견과 인지는 일상적인 세계와 진료실에서 우리가 관찰한 것을 해석하는 방법에 영향을 미친다.

치료사는 치료 모델을 검사할 때 추측과 편견을 알고 있어야 한다. 치료적 아이디어의 시험을 위해 특정 환자를 선택하고 중재의 결과 및 결과 평가를 수행하고, 수집된 결과를 분석하는 방법을 결정하며, 치료의 이론 및 모델을 시험하는 방법에 대한 주관적인 결정을 내리는 것은 편리함을 위해 객관성을 손상시킬 수 있는 위험을 초래한다. 가능한 연역 및 귀납 추론 과정과 임상 의사 결정 과정은 객관적이어야 하며, 개인적인 편견에서 벗어나야 한다.

운동 행동 및 신경재활 개념의 진화

The Evolution of Concepts of Motor Behavior and Neurological Rehabilitation

인간 운동 행동에 대한 전반적인 이해는 상당히 어렵다. 척수 수준에서의 반사 활동, 뇌줄기 및 겉질밑 영역에 의해 작용되는 자세 및 평형 반응, 겉질밑 구조에 의해 조절되는 잘 학습되어진 유체 운동 패턴, 대뇌의 겉질 영역에 의해 주로 조절되는 분리된 자발적인 움직임을 포함하여 여러 수준의 운동 조절이 존재한다. 인간의 행동은 지속적인 상호작용과 이러한 수준의 단계적 조절에 의해 나타난다.

정상과 병리적 운동 행동의 이해는 과학의 발전, 임상 관찰 및 운동 행동의 획기적인 이론으로 진화해 왔으며 앞으로도 계속 진화할 것이다. 신경재활의 역사에 대한 검토는 당시 운동 행동 이론의 일반적인 방법과 그 방법 이론이 임상적 중재의 원리에 크게 영향을 주어 임상 치료로 전환되는 방법에 대해 설명한다. 표 14-1은 이론적 근거와 함께 이러한 접근법을 나열한다(이러한 접근법에 대한 자세한 내용은 15장 참조).

근육 재교육(muscle reeducation) 접근법은 환자에게 에너지 소비가 가장 적은 기능 활동의 수행을 증진하기 위해 근력 운동과 협응 활동의 사용에 중점을 두고 있다(Gordon, 2000; Horak, 1991). 이것은 흔히 잃어버린 기능을 회복하기보다 병리적 상태로 생각되는 신체 부위의 조절과 강도 증가를 포함한다. 특정 운동은 실질적 작업과 환경이 거의 고려되지 않은 치료적 매개물이었다. 힘 생성의 감소는 환자의 주요 장애로 여겨졌고, 강도의 증가는 기능 향상으로 직접 이어질 것으로 생각된다.

신경촉진(neurofacilitation) 접근법(Bobath, 1970; Johnstone, 1978; Sawner & LaVigne, 1992, Voss, 1985)은 신경병리학에 의해 영향받는 개인에게 회복 잠재력이 존재한다고 주장했다. 초기 가설은 환자가 건강한 개인이 사용하는 정상적인 동작 패턴을 연습과 반복함으로써 기능적 활동을 재학습해야 한다는 것이다. 도수적 유도 및 감각 운동 자극은 운동 반응을 이끌어내 강화하는데 사용되었고, 특정 운동 진행은 숙련된 운동 행동의 회복을 촉진하기 위해 이용되었다. 이러한 접근법의 주요 가정은 경직과 비정상적인 협력(synergistic) 운동이 정상적인 자세 및 척수 반사 기전의 억제를 소실하고 이러한 도수적 촉진이 정상 움직임으로 이러한 "경련 패턴"을 억제하거나 차단하는데 사용해야 한다는 것이다. 오류 또는 보상 운동을 허용하는 것은 숙련된 운동 조절의 회복을 방해한다고 여겨졌다(Gordon, 2000; Horak, 1991).

과제 중심 **운동 학습 접근법**(motor learning approaches)의 관점은 신경 병리 환자의 운동 행동이 제한된 운동 능력으로 기능적 과제를 수행하려고 최선의 시도를 반영하는 것이다. 주요한 점은 운동 과제, 자가 평가, **정보처리**(information processing), 자가 교정, 실행(Carr & Shepherd, 1982; Lister, 1991)의 구조화된 탐색을 통해 가능한 독립적으로 운동 기능 회복을 위해 학습이 필요한 환자였다. 운동 학습 접근법의 우선순위는 환자가 운동학적으로 특정한 운동 세트가 아닌 일반적이고 적응 가능한 동작 패턴을 사용하여 기능적 운동 과제를 수행하는 것이다.

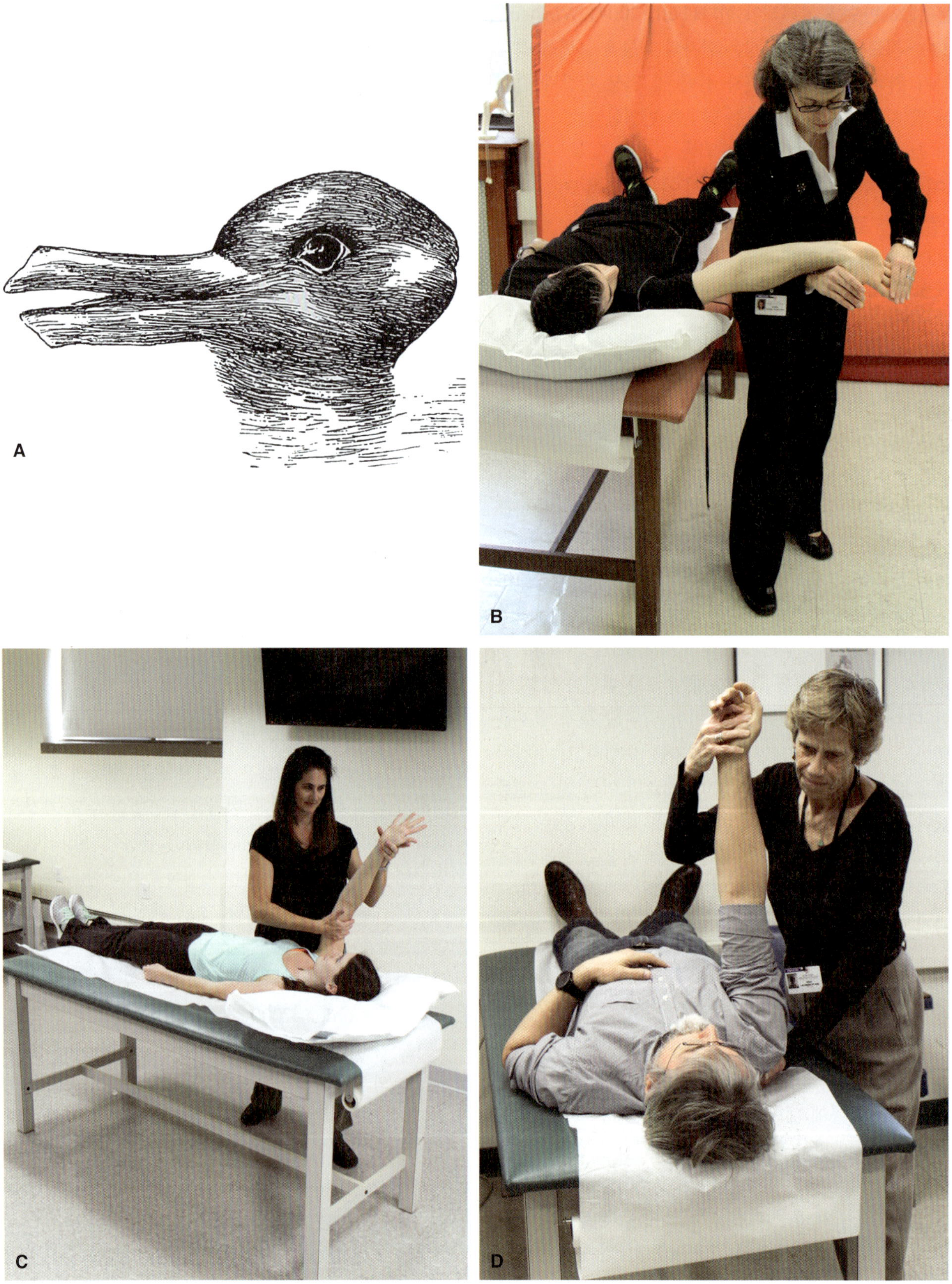

그림 14-2 우리가 실제 보는 것과 병원에서 관찰하는 것은 다른 해석이 가능하다. **A.** 오리-토끼 착각에 대해 두 개의 다른 해석이 존재한다. 오리는 왼쪽을 향하고 있거나 토끼는 오른쪽을 향하고 있는가?(출처: Jastrow J. The mind's eye, *Popular Science Monthly*. 1889, 54: 299-312). **B부터 D까지.** 뇌졸중 후 팔의 폄과 벌림 사용의 효과에 대한 세 가지 다른 해석. **B.** 경련 감소를 위해 반사-억제 패턴 촉진(Bobath, 1970). **C.** PNF 촉진을 위한 효과적인 대각선 동작 패턴 만들기. **D.** 기능적 도달 움직임의 학습 증진.

표 14-1 신경재활의 과거 접근법의 이론적 근거와 주요 특징 및 한계의 요약

접근법	주 제안자	이론적 근거	주요 특징	주요 한계
근재교육	Jacobson; DeLorme; Goldthwait & Kendall; Kenny	근육 생리학; 환자 지식과 동기 부여의 중요성; 의식이 있는 근육의 활성화와 이완	의식적 수축 및 이완 활동의 동기부여를 위해 구두 신호를 사용한다. 점진적 저항 운동; 근력과 지구력을 강조; 분리된 근육 강화 운동	기능의 개선은 근력과 지구력 증가의 직접적 결과라는 가정. 치료사 주도적 접근; CNS 병변 환자의 적용을 위한 고려가 거의 없음.
신경촉진법	Rood; Knott & Voss; Bobath; Brunnstrom; Johnstone	반사 및 계층적 운동 조절 모델; "정상적인"자세 반사 및 운동 긴장도의 중요성	운동 긴장도 변화와 "정상적" 운동 패턴 촉진을 위해 감각 자극 및 도수적 촉진/억제 기술의 사용 자발적인 조절을 실행하기 전 운동 긴장도의 "단락(shunting)" 및 "정상화(normalizing)"; 자세 조절을 하기 위해 머리와 몸통의" 조절의 주요 지점"을 사용. 팔다리 치료 전에 몸쪽 신체 지점을 치료 "정상적인 동작 패턴"에서 기능적 과제 수행/보상 움직임 회피; 기능적 맥락 외부적 강화를 덜 중요시함	기능 제한 전에 장애를 치료하는 치료사 중심 접근; 기능적 수행력을 위한 특정 운동 패턴의 시도를 강조. 유지와 이전에 대한 잔류의 증거가 거의 없는 운동 획득을 강조 환자 문제 해결, 오류 수정 및 계획에 대한 최소한의 강조
운동 학습	Schmidt; Winstein; Gentile; Carr & Shepherd; Lee; Magill	운동 과학; 인지 심리학	운동 계획, 오류 감지, 문제 해결에 대한 환자 중심 접근법을 강조. 작업과 환경의 중요성을 강조; 작업 및 환경 설정, 정보 전달 및 운동 학습을 위한 구조화된 실행의 사용; 보상 운동은 학습의 구성 요소로 보여진다. 구두 지시 및 도수적 촉진/움직임 억제에 대해 강조하지 않음; 운동 기술 유지 및 이동 강조	운동 학습 이론은 실험적 과제 수행을 하는 건강한 피험자에 대한 연구에 기반한다. 주로 명백한 운동 학습의 원리에 크게 근거를 둔다. 중증의 운동 장애가 있거나 중대한 기능 제한이 있는 환자에게 제공되는 것은 거의 없다. 운동 장애(근력, 관절 가동성)를 개선하는데 도움이 되는 비기능적 치료 기술의 잠재적 영향에 대해 강조하지 않음

이러한 각각의 접근법은 당시 임상적 주제를 반영한 이론적 토대에 기반을 두었다. 근육 재교육은 제1차 세계 대전에서 획득한 소아마비 또는 외상성 손상을 가진 환자를 위해 개발된 해부학, 운동학 및 운동 과학의 원리에 기반을 두었다. 치료사가 뇌졸중, 뇌성 마비 및 기타 유형의 뇌손상 환자의 운동 조절을 회복을 시도하기 시작하면서, 반사, 피드백 및 조절의 계층적 모델을 기반으로 한 신경촉진 접근법이 나왔다. 작업 중심의 운동 학습 접근법은 신경촉진 운동이 제한된 기능 잔재에 기능적 과제와, 물리치료의 기능적 유효성에 대한 증거의 요구가 증가하는 것을 임상 관찰에서 나타났다. 운동 학습 접근법은 생체역학, 신경과학, 인지 및 행동 심리학, 인공두뇌학(cybernetics) 및 인간 생태학에서 진화하는 이론을 기반으로 했다. 이러한 각각의 접근법 속에서, 치료사는 임상 관찰과 그 당시 그들의 관찰을 지지했던 일반적인 이론을 바탕으로 지속적으로 중재 전략을 세우고 검사했다.

여러 사례에서, 우리는 관찰 결과를 증명하는 경험적 증거에 앞서 임상 관찰 및 선문 시식으로부터 진화된 것으로 생각하고 있다(Bobath, 1970; Sawner & LaVigne, 1992; Johnstone, 1978). 예를 들어, Brunnstrom (Sawner & LaVigne, 1992)은 수 년간의 임상적 관찰을 문서화 하고, 신경 생리학적 참고문헌을 근거로 하여 이후 뇌졸중의 회복의 정형화된 단계와 중재 접근법 개발을 제시하였다. Brunnstrom의 단계는 뇌졸중 후 운동 회복의 Fugl-Meyer 평가의 중요한 기초가 되었다(Gladstone, 2002). Berta Bobath(1970)는 환자의 팔다리 움직임을 보다 더 잘 되게 하기 위해 몸쪽의 머리와 몸통의 "조절 주요 지점(key points of control)"의 연구의 중요성을 주장했으며, 이는 근전도(electromyographic; EMG) 연구가 시작되기 전에 자발적인 팔다리 운동(Lee, 1980; Nashner & McCollum, 1985)에 앞서 자세적 활동 시 선행적인 변화가 우선되는 것을 확인하였다. Margaret Johnstone(1978)은 반신불완전마비 팔다리의 강제적 사용은 **신경가소성**을 증진한다는 동물 연구가 나오기 전에 반신불완전마비 팔다리의 조기 사용의 증진과 공기부목(air splints) 지지의 사용을 주장하였다(Jenkins, 1990). 전반적인 신경재활의 역사에서 임상 전문 지식과 관련된 귀납 추리, 환자 행동의 체계적인 관찰 및 기록, 그리고 그 행동의 객관적인 분석은 재활 이론을 형성하는데 사용되었다. 차례로 연역 추론 과정이 임상 치료에 적용되고 업데이트하기 위해 사용되었다. 지속적으로 연관된 많은 임상적 가설과 운동 행동 이론들은 과학의 발달과 신경재활의 실행으로부터 우리가 알고 있는 것으로 재구성되었다.

신경재활의 과학 및 임상 실습의 발전

Advances in the Science and Clinical Practice of Neurological Rehabilitation

신경재활의 원리에 극적인 영향을 주는 주요 요인으로는 운동 행동 연구를 위한 새로운 기술의 유용성, 기초 과학의 최근 발전, 임상 치료를 안내하는 운동 행동 이론의 확장 등이 있다.

기술

임상 조사에서 기능적 자기 공명 영상을 통해 뇌 활동을 기록하고, 대뇌 겉질의 운동-유발 전위를 기록, 경두개 자기 자극의 사용과 같은 기술적 발전은 중재 전략의 효과에 대한 새로운 증거를 모으는 방법을 제공했다(Green, 2003, Harris-Love, 2012). 가상현실(Virtual reality)(Laver, 2012, Proffitt and Lange, 2015)과 촉각 재교육(haptic retraining)을 위한 쌍방향 로봇의 사용(Johnson, 2006, Lo, 2010, Mehrholz, 2007, Mehrholz, 2012)은 더욱 보편화되고 새로운 영역이 열리며, 재활 및 학습의 기회를 촉진하기 위해 어떻게 환경이 만들어지는지에 대해 질문을 제시하고 있다. 예를 들어, Fluet(2012)은 가상현실 환경과 로봇 기기를 이용한 손 중재 프로그램을 보고했다. 그러나 새로운 기술은 우리에게 유일한 도구를 제공한다. 치료사가 올바른 이론적 체계 속에서 새로운 기술을 사용하는 것은 여전히 중요하다. 이것은 Levac(2015), Levin (2015) 및 Lohse(2013)의 연구에서 볼 수 있으며, 운동 조절과 운동 학습의 기본 원리를 통합하는 가상현실 훈련 환경을 설계하는 방법을 설명한다.

신경가소성

역사적으로, 신경병리학은 일반적으로 중추 신경계(CNS) 신경세포의 소실 결과 재생할 수 없다고 믿었다. 기능 회복은 신경학적 기능의 실제적 회복보다 CNS의 남은 부위에 의한 보상 또는 남아있는 CNS 회로 발현의 결과로 여겨졌다. 대뇌 겉질의 특정 영역은 본질적으로 특정 기능과 상대적으로 고정된 신체 부위의 기능적 국지화가 되어 있다고 믿었다.

오랫동안 우리는 회복 기전에 국소 혈관 및 대사기능이 회복됨에 따라 신경활동의 회복, 신경세포와 부종으로 인한 전도 차단의 압박에 대한 시냅스 기능의 회복, 그리고 신경세포 수준의 변화가 포함된다는 것을 알고 있었다(Levere, 1988). 비활성화된 시냅스의 회복 발생과 중추신경계 내에 존재하는 여분의 축삭 및 시냅스는 주요 조절 경로가 손상되었을 때 활성화된다. 인간의 신경계통은 개인의 감각 경험과 운동 활동에 상대적으로 크기와 기능이 변화하는 대뇌 겉질의 감각 운동 영역을 가진 동적인 계통임을 현재 널리 알고 있다(Nudo, 2003). 예를 들어, Elbert(1995)는 운동 겉질의 손가락과 손 영역은 악기를 연주하지 않는 건강한 사람보다 오랫동안 악기를 연주하는 사람과 손상된 시력으로 점자법을 학습한 사람의 손가락 영역이 더 크다(Pascual-Leone and Torres, 1993). 비슷하게 겉질의 감각운동 지도의 이동은 신경병리 이후에 사람과 동물에서 발생했다(Liepert, 2000; Nudo, 1997; Schallert and Jones, 1993).

Merzenich(1984)는 대뇌 겉질 감각운동 지도의 유연성을 최초로 보고한 사람이었다. Plautz(1995)는 동물의 겉질 지도가 단지 반복적인 운동만이 아닌, 운동 기술 습득에 의해서도 변경된다는 것을 보여줌으로써 이 연구를 확대시켰다. 일련의 연구에서, Kleim과 동료들(Adkins, 2006; Kleim and Jones, 2010; Kleim, 2007)은 동물에

표 14-2 경험-의존적 가소성의 원리

원리	설명
1. 그것을 사용하거나 잃다.	특정 뇌 기능 유도의 실패는 기능의 변성으로 이어질 수 있다.
2. 그것을 사용하고 그것을 향상시킨다.	특정 뇌 기능을 유도하는 훈련은 그 기능을 향상시킬 수 있다.
3. 특이성	훈련 경험의 특성은 신경가소성의 기질을 결정한다.
4. 반복 사항	가소성 유도는 충분한 반복이 필요하다.
5. 강도 문제	가소성 유도는 충분한 훈련 강도가 필요하다.
6. 시간 문제	가소성의 다른 형태는 훈련 중 다른 시간에 발생한다.
7. 특이적 문제	훈련 경험은 가소성을 유도하기에 충분히 유도되어야 한다.
8. 나이 문제	훈련으로 유도된 가소성은 젊은 뇌에서 더 잘 발생한다.
9. 전이	한 번의 훈련 경험에 의해 가소성 반응은 유사한 행동 습득을 향상시킬 수 있다.
10. 간섭	한 번의 경험으로 인해 가소성 반응은 다른 행동의 습득을 방해할 수 있다.

출처: Kleim JA, Jones TA. Principles of experience-dependent neural plasticity: implications for rehabilitation after brain damage. *J Speech Lang Hear Res*. 2008;51:S225-S239의 S227페이지 표 1에서 인용함.

서의 기술 훈련이 시냅스 발생과 겉질 운동지도의 재구성을 유도한다는 것을 보여 주었고, 지구력 훈련은 혈관 신생을 유도하지만, 겉질 운동 지도에 영향을 주지는 않으며, 근력 훈련은 척수 운동 신경 흥분성 및 척수 조직화의 변화를 가능하게 하지만, 겉질 영역에는 영향을 미치지 않는다. 따라서 이는 반복적인 움직임 뿐만 아니라 신경가소성 변화에 중요한 훈련의 부분이다. 신경가소성(Kleim and Jones, 2010)의 원리의 유용한 요약은 표 14-2에 나와 있다.

행동학적 훈련의 높은 빈도는 신경학적 병변이 있는 동물에서 신경가소성을 촉진한다는 발견은 공식적으로 검사된 두 가지 유형의 임상 중재에 원동력이었다: 트레드밀에서 체중 지지와 함께 이동 훈련(Fisher and Sullivan, 2001; Mehrholz, 2007)(33장과 37장 참조) 및 팔 회복 증진을 위한 강제유도 치료(constraintinduced therapy; CIT)를 포함한다(Taub, 1980; Wolf, 2006). 보행 회복을 위해 트레드밀을 사용하는 생산적인 연구는 동물 연구에서 보여주었다. 실험적으로 척수 손상을 유도한 고양이에게 몸통 지지와 발 배치 보조와 함께 트레드밀 훈련 후 걷는 능력이 회복되었다(Barbeau and Rossignol, 1987; de Leon, 1998). 이 발견은 초기에 외상성 척수손상 환자(Behrman and Harkema, 2000; Finch, 1991)의 개인의 치료전략으로 이행되었으며, 지금은 뇌졸중, TBI, 다발성 경화증 및 파킨슨병과 같은 다양한 신경병리학적 환자의 보행 훈련에 적용되고 있다(Miyai, 2000; Pohl, 2002; Ruiz, 2013; Sullivan, 2002). 이 훈련의 방법론은 환자에게 충분한 신체 지지와 보조를 제공하고 걷기와 관련된 적절한 들신경 입력과 함께 트레드밀에서 고강도의 반복적인 걷기를 수행할 수 있도록 한다. 목표는 척수와 척수위 수준의 신경가소성의 경험 의존적 변화이다(Barbeau, 2003; Barbeau and Fung, 2001; Dobkin, 1999). 초기 기능적 자기공명영상(fMRI) 및 경두개 자기자극 결과는 트레드밀 기반의 보행 훈련이 파킨슨병(Fisher, 2008) 또는 뇌졸중(Fisher and Sullivan, 2001) 환자의 신경학적 회복을 증진한다고 제시하였다. 그러나 초기 연구자들의 탐구는 고강도의 반복적 보행을 통해 척수 수준의 조절을 향상시켰다는 가설을 세웠다(Dobkin and Duncan, 2012). 뇌졸중을 가신 사람들을 대상으로 트레드밀 기반의 보행 훈련에서 뇌졸중 후 적용된 보행 경험(Locomotor Experience Applied Post-Stroke; LEAPS) 임상 시험(Nadeau, 2013)은 집중적 트레드밀 기반의 보행 프로그램을 수행한 뇌졸중 환자의 보행 결과가 근력과 균형 운동의 집중적 가정 운동 프로그램을 수행한 개인과 크게 차이가 없다고 보고했다.

CIT는 Taub(1980)에 의해 제시되었으며, 초기에는 "강제적 사용"이라고 불렸으며, 들신경차단에 의해 원숭이의 팔다리가 자발적으로 사용되지 않았으나 고강도 훈련 후 기능적 회복이 유도되었다. Taub는 동물들이 손상되지 않은 반대쪽 팔다리로부터 보상을 위해 들신경차단된 팔다리의 "**학습된 비사용**"을 발달한다는 가설을 세웠다. CIT는 반불완전마비된 팔다리의 사용을 강조하기 위해 뇌졸중 환자의 덜 침범된 팔다리의 사용을 제한하는 것을 포함한다. Wolf(2006)는 14일 동안 CIT에 참여한 뇌졸중 환자가 최소한 1년 동안 지속되었으며, 팔 기능의 의미있는 개선을 보인 것으로 나타났다. CIT 후 대뇌 겉질 조직화의 실질적 변화가 보고되었다(Levy, 2001; Liepert, 2000). 그러나 CIT의 최적 용량, 달성된 효과의 유지, 관찰된 기능 개선의 기반이 되는 기전에 대해서는 많은 질문이 존재한다(Sirtori, 2009; Wolf, 2007). Cramer(2009)는 뇌졸중 발생 후 10일 내에 집중적 CIT 프로그램을 시작한 뇌졸중 환자가 90일간 중등도 수준의 CIT 또는 단지 표준적 치료에 참여한 환자보다 팔 회복이 적었다고 보고했다. 더 최근에는 CIT 프로그램 후에 더 잘 구조화되고, 집중적인 가정 프로그램이 공식적 CIT 훈련 자체보다 최적의 기능적 결과를 달성하는데 훨씬 더 효과적이라는 근거가 보고되었다(Taub, 2013). 그러므로, CIT의 최적의 시기와 강도는 알려지지 않았으며, CIT 프로그램의 주요 요인은 반대쪽 팔다리를 억제하지 않고 손상된 팔다리의 숙련된 사용을 촉진하는 것으로 나타난다. 양쪽 팔 훈련이 신경가소성 변화(Belyenheuft, 2015)로 이어지고, CIT와 유사한 운동 회복이 유도된다(Gordon, 2007; Stoykov and Corcos, 2009)는 것은 이러한 결과를 입증한다.

모든 개인이 신경가소성의 동일한 능력을 가진 것은 아니다. 유전학 연구의 최근 발전은 뇌졸중, 파킨슨병 및 기타 신경학적 병리를 지닌 개인의 유전적 특성이 치료 결과에 영향을 미치는 것을 밝혀냈다(Goldberg, 2015). 신경가소성은 중요한 역할을 하는 뇌유래신경영양인자(brai-ndived neurotropic factor; BDNF)와 Apolipoprotein E (APOE)과 함께 복잡한 세포 신호 전달과정을 포함한다. BDNF와 APOE의 다형성(유전적 변이)은 뇌졸중과 TBI 환자의 신경가소성과 회복 능력을 손상 세포 재생 및 회복 능력을 손상시킨다(Kleim, 2006; Pearson-Fuhrhop, 2009). 집중적 운동(McHughen, 2011)과 유산소 운동(Mang, 2013)이 환자의 겉질 반응을 낮추는 것을 돕는다는 근거가 있다. 따라서 신경가소성의 증진을 위한 예정된 치료 프로그램은 그 프로그램에 참여하는 환자를 위한 강도, 빈도 및 기간의 매개 변수는 가장 효과적으로 개별화되어야 할 것이다.

뇌졸중 환자와 관련된 강직과 운동 생성 문제

이전에는 강직과 관련된 과다근육긴장(hypertonia), 과반사(hyperreflexia), 간대성경련(clonus)의 삼징후가 뇌졸중 환자의 운동 행동을 제한하는 주요 운동 문제 중 하나로 여겨졌다. 강직은 상대적으로 설명하기 쉬운 현상으로 생각되었다; 위척수 조절 수준에서 척수 회로의 유리로 인해 방추운동 시스템의 과활동과 수동적 스트레치에 대해 속도 의존적으로 과도한 저항이 발생한다. 관절 운동의 분리 조절의 제한은 주동근 약화와 길항근의 뻗침 반사 활동의 증가에 기인한다.

강직은 여전히 뻗힘 반사 획득과 활성화 역치 감소의 병리학적 증가(Thilman, 1991)의 결과로 생각되지만, 현재는 초기 신경학적 손상의 증상과 회복의 결과로 보여진다. 회복 과정에서 강직은 시냅스 과활성(시냅스 이전 섬유의 아세틸 콜린의 유리 증가), 탈신경화 과민성(신경전달물질에 대한 반응을 증가시키는 시냅스 이후 막에서의 수용체의 발현 증가), 손상된 축삭의 재생성 발아, 손상된 축삭과 인접한 손상되지 않은 신경세포에서 곁가지의 발아, 굽힘 반사 들신경과 같은 척수 사이신경세포의 재구성을 포함하여 강직에 기여한다(Levere, 1988). Craik (1991)은 강직에 기여할 수 있는 잠재적 신경 회로를 잘 묘사하고 있다(그림 14-3 참조).

환자는 작용근 운동 활성을 신속하게 생성 및 중지할 수 없거나, 부적절한 작용근의 활성화 및 작용근과 길항근의 비정상적 동시활성화를 포함하여 경련 근육에서 근육 조절 패턴이 변경된 것을 보여준다(Knuttson and Martenson, 1980; Sahrmann and Norton, 1977). 최근의 연구에 따르면 약화는 강직보다 움직임 기능에 대해 더 분리되고 더

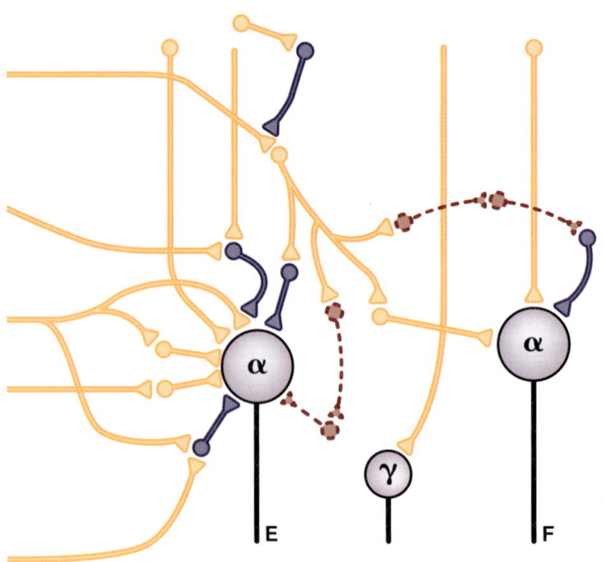

그림 14-3 강직과 관련된 신경기전의 설명(Craik의 허락을 받아 출판됨, 1991). Abnormalities of motor behavior. In: Lister MJ, ed. *Contemporary Management of Motor Control Problems: Proceedings of the II Step Conference*. Fredricksburg, VA: Bookcrafters; 1991, pp.155-164(APTA).

큰 제한임을 제시하였다(Patten, 2004). 예를 들어, Bohannon과 Andrews(1990)는 뇌졸중 환자의 무릎 폄근 강직, 근육 토크, 보행 속도 사이에 낮은 상관관계를 보였고, Gowland(1992)는 강직과 팔의 자발적 움직임 사이에 낮은 상관관계를 보고했다.

더욱이 강직은 여러 감각운동 요인이 뇌졸중 환자의 힘 생성과 팔다리 협응 장애에 기여한다(Ada, 2006; Brown and Kautz, 1999; Kokotilo, 2009; Patten, 2004; Scheets, 2007; Schindler-Ivens, 2004; Vidoni and Boyd, 2009; Wagner, 2006). 신경병리학의 이차적 영향은 근육, 힘줄, 인대 및 관절 구조의 구조적 특성과 점탄성의 변화 때문에 스트레치 시 저항처럼 제한된 뻣뻣함이 포함된다. Dietz와 동료들(Dietz and Berger, 1983; Dietz and Berger, 1984)은 성인 강직성 뇌졸중 환자에서 장딴지근육의 수동 스트레칭 동안 근육 긴장도가 높은 수준으로 발생하였으나, EMG 활동은 낮았다. 근육 생검은 경련성 근육의 근육 위축 증가, I형 섬유의 우세, 근육 뻣뻣함에 기여하는 구조적 변화를 보였다(Dietz and Berger, 1984). Bourbonnais와 Vanden Noven(1989)은 뇌졸중 환자의 운동 신경세포, 신경 및 근육에서 보고된 변화의 훌륭한 검토를 제공한다. 공통적인 발견은 작용근 운동 단위의 특성 변화, 발화율 감소, 말초신경 전도 변화, 느린-단일수축의 존재, 근육 섬유의 피로를 포함한다. 환자의 손상된 힘 출력은 뇌졸중의 중증, 뇌손상의 범위, 뇌졸중 이래 시간 의존성으로 겉질 운동 활동의 패턴의 변화에 기인한다(Kokotilo, 2009). 감각 소실은 또한 힘 출력을 손상시킨다(Vidoni & Boyd, 2009; Wagner, 2006; Zackowski, 2004).

치료사들은 근력 운동이 뇌졸중 환자의 강직성을 증가시킬 것이라고 이전에 우려했지만, 저항 운동은 심한 과긴장 없이 더큰 근육의 힘 출력을 유도하는 것으로 나타났다(Ada, 2006; Brown & Kautz, 1998, Giuliani, 1992; Patten, 2004). Sharp & Brouwer, 1997, Teixeira-Salmela, 2001). 다발성경화증 환자는 중등도의 고강도 저항 훈련 후에 강도와 기능적 용량의 향상이 나타났다(Cakt, 2010; Dalgas, 2008).

치료적 운동에서 중요한 고려 사항은 강화 활동 방법이 구조화 되는 것이다. 운동 시 신경 적응에 대한 연구는 훈련의 효율성이 수행되는 운동이 얼마나 밀접하게 학습해야 할 과제의 근육 동역학을 반복적으로 하는지에 달려 있음을 보여준다(Gabriel, 2006; Sale, 1988). Ketelaar(2001)와 Winstein(2004)은 신경병리적 환자의 기능적 기술 회복에 대한 기능적 과제 훈련이 운동만 한 것보다 더 큰 효과가 있는지 보여주었다. 심한 뇌성마비가 있는 아동 환자나 뇌줄기 손상 후 심각한 자세를 하는 환자의 사례에서 극심한 수준의 강직은 팔다리 기능을 제한하는 주요 원인일 것이다. 그러나 많은 경우 치료사의 시간은 기능적 맥락에서 분리하여 과긴장성과 강직의 문제를 해결하는 것보다 근육 뻣뻣함, 손상된 작용근 운동 조절, 기능적 스트레칭 활동을 통한 약화를 해결하는 것이 더 나을 수 있다.

임상 치료를 위한 운동 행동 이론의 현대적 적용

Kuhn은 *과학 혁명의 구조에서* “혁명을 통해 한 패러다임에서 다른 패러다임으로 연속적으로 전환하는 것은 성숙한 과학의 일반적인 발달 양상이다”라고 썼다(Kuhn, 1970, p.12). 여러 “패러다임 변화” 또는 기본 가정의 변화는 신경재활의 역사를 통해 발생했다. 임상가가 뇌졸중 후 비정상적인 운동 긴장, 강직성 동작 패턴과 강직 운동 패턴을 “포착(capturing)”(Sawner and LaVigne, 1992) 또는 “정상화(normalizing)”(Bobath, 1970)의 가능성과 불완전반신마비 팔다리의 운동 행동을 회복을 고려하기 시작했을 때 근육 재교육에서 신경촉진 접근법으로의 빠른 전환이 발생했다. 임상의가 운동 학습 이론을 더 잘 알게 되고, 고도의 선택적 운동 조절이 확립되기 전에 환자가 기능적 과제를 수행하도록 권장하기 시작하면서 새로운 패러다임의 변화가 발생했다. 또한 환자는 오류없는 방식으로 특정 운동 패턴을 치료사가 촉진하거나 안내하는 것 보다 기능과제의 문제 해결의 답과 운동 오류의 자가 수정을 하는 것을 제안했다(Carr & Shepherd, 1982; Lister, 1991).

신경재활에서 가장 최근의 변화는 수행자와 환경 사이에 감각 및 운동의 상호 작용에서 더 통합된 시스템으로의 관점의 전환이었으며, 운동 조절은 운동 계통의 모든 부분에 걸쳐 신체 구조와 기능의 통합적으로 조절된 결과로 보여진다. 일부 작업 조건에서 운동 조절은 인지적으로 발생된 운동 계획이 운동 행동 결과를 결정하는데 중요한 역할을 하는 “하향식” 방법으로 구성될 수 있다. 다른 맥락에서, 조절은 주변 자극과 감각 피드백에 크게 영향을 받는 “상향식”일 수 있다. 예를 들어, 개인이 편안한 페이스로 걷고, 다른 사람과 대화 하거나, 다른데 집중하면, 중간뇌와 척수 수준의 조절에 의해 보행을 조절할 수 있을 것이다.

같은 사람이 빙판 또는 다른 유형의 도전적인 환경에서 걸을 때 겉질 조절과 말초감각수용기로부터의 입력이 더 큰 역할을 할 수 있다. 의도한 활동의 본질은 신체 구조와 기능이 어떻게 조직화되고 조절되는지를 결정한다.

신경촉진 접근법의 기반이 된 반사와 계층적 모델은 지금 우리가 인간의 운동 조절에 대해 알고 있는 것에 비추어 재고되었다. 반사는 인체 운동 시스템의 중요한 구성요소로 남아 있으나, 더 이상 주요 구성요소 또는 자발적 운동의 기본 근거로 고려되지 않는다(Sherrington, 1906). 대신에 신경세포의 복합한 기능적 조립은 구조 단위(Latash, 2002), 자기 조직화 지도(Krishnan, 2006) 또는 해부학적 노드(Dobkin, 2004a)로 설명된다. 중심 패턴 발생기는 보다 높은 중심이나 감각 입력으로 접근할 수 있는 반사와 같은 활동의 현대적인 개념이다(Dobkin, 2004a). 유사하게, 전통적인 계층적 모델은 겉질의 조절된 "상위 수준"과 겉질밑과 척수의 운동 출력의 "하위 수준"을 재구성하였다(Bernstein, 1967; Dobkin, 2004a). 비록 대뇌 겉질 영역은 예정된 운동 활동의 주요 조직화된 수준을 계속하며, 겉질 부분의 역할은 운동 출력의 세부적인 규정을 덜 한다.

운동 행동 이론의 여러 개념은 **지각-행동 이론**, **생체역학**, **동적 패턴 이론**, **동적 시스템 이론**을 포함한 신경재활의 우리의 현재 실행을 위한 기초를 제공한다. 여기에서 우리의 논의는 신경재활과 직접적으로 관련있는 이러한 이론들의 주요 개념으로 제한할 것이다.

지각-행동 이론(Perception-Action Theory)

지각-행동 이론(Gibson, 1966, Gibson, 1977, Gibson, 1988, Lee, 1989, Reed, 1984, Warren, 1984)은 개인의 운동 행동을 강조하며, 수행하는 사람과 환경의 공유영역은 불가분의 관계로 친밀하며, 우리는 눈 높이, 다리길이, 손 크기 및 어깨 너비와 같은 개인적 특성과 관련하여 외부로 확장하여 우리 자신의 형태와 관련하여 물리적 세계와 상호 작용하고 지각한다. 개인과 물리적 관계의 적합성은 특정 제약뿐 아니라 행동에 대한 특정 **행동유도**나 가능성을 나타낸다. 이 체계 내에서 앉아있는 면은 환자의 키와 다리 길이 사이의 상관성에 따라 환자에 따라 낮거나 높다. 성인이 낮거나 높다는 것은 아동에게는 동일하지 않다. 환경 내의 개인에 대한 지각은 나타나는 행동을 결정한다. 지각-행동 체계에서 학습은 현재 여건과 제한, 가능한 행동을 더 잘 인식하는 것을 포함한다. Newell (1991)은 효과적인 운동 학습을 위한 **지각-운동 작업 공간**을 탐색의 중요성을 강조했다. 경험적 증거에 따르면, 물체를 들어 올리고(Newell, 1989), 계단을 오르고(Warren, 1984), 움직이는 물체를 잡는 것(Lee, 1989, von Hofsten, 1979)과 같은 다양한 행동을 수행하는데 사용된 행동은 지각-행동 과정에 영향을 받는다고 제시하였다. 이러한 결과는 실제 물건과 함께 유효한 기능적 과제에 환자를 참여하는 것이 중요하다는 것을 제시하였고, 그들은 작업의 공간적 차원으로 그들 자신의 형태로 확대하고 기능적 능력을 최적화 하는 것을 학습할 수 있다.

생체역학(Biomechanics)

러시아 운동과학의 선구자인 Nikoli Bernstein은 관절의 자유도, 근육 및 신경의 가능한 결합이 다양할 때 운동 수행이 향상된다는 사실을 관찰했다. Bernstein이 인식한 "운동 문제"는 특정 과제의 수행 동안 외부 환경에 참여할 수 있는 많은 자유도를 어떻게 통합할 것인지이다(Bernstein, 1967). Bernstein은 우리가 운동 과제를 정확하게 같은 방법으로 수행하지는 않겠지만 움직임 **배치**(topology)에 의해 안내된다는 것을 제안했다; 예정된 활동의 내부적 표현은 외부 영역의 중력과 표면/물체 접촉, 우리의 다양하게 분할된 근골격계통의 내재적 기계역학 특성이 반영된다. 우리의 행동의 특정 측면은 "자유로운" 즉, 운동 시 우리 신체에 영향을 미치는 외부 및 기계적인 힘 때문에 발생한다. 예를 들어, 정상 속도로 걸을 때, 발뒤꿈치가 바닥에 닿는 접촉력에서 자연스럽게 발뒤꿈치 딛기 시 발목의 발바닥 굽힘이 발생한다. 유사하게, 무릎과 정강뼈에 작용하는 넙다리뼈의 상호작용된 회전력 때문에 무릎 폄근의 활성화 없이 일반적으로 흔들기가 끝나는 동안 무릎 폄이 발생한다. 따라서, 보행 조절의 "운동 문제"를 해결하는 것은 단순히 공간을 통해 몸을 움직이기 위해 근육을 수축시키는 것이 아니다. 작업 수행 동안 발생하는 외부적인 힘을 상쇄하고 최적화하기 위해 근육을 효과적으로 활성화한다; 부하 반응에서 지면 반응력에 의해 야기되는 발바닥 굽힘을 조절하기 위해 발뒤꿈치 접촉 전에 발등굽힘근을 활성화; 넙다리에서 발생된 기계적 힘에 의해 야기된 넙다리의 정강이뼈의 앞쪽 움직임을 감속하기 위해 흔들기의 마지막에 넙다리뒤근육을 수축한다. Bernstein의 연구에서 파생된 중요한 임상 개념은 다음과 같다; 운동 활동은 다양한 운동 선택과 함께 수행될 수 있다(Ford-Smith and VanSant, 1993, Newell, 1989);

최적 운동 정도의 가변성은 우리의 움직임 내에 존재하고(Latash, 2002; Stergiou, 2006); 우리의 계획과 행동 수행은 환경의 맥락과 밀접하게 연결되어 있다.

동적 패턴 이론(Dynamic Pattern Theory)

동적 패턴 이론은 Bernstein의 작업과 인간의 운동 조절의 수많은 신경근 자유도가 어떻게 협응된 방법으로 조직화 될 수 있는지에 대한 방법을 확인하기 위해서 생각되었다(Haken, 1983, Jeka, 1989, von Holst, 1973). 주요 제안은 협응된 동작 패턴이 분리된 움직임보다 인체 운동 행동의 주요 요소라는 것이다(Kelso, 1987). 동적 패턴 이론은 작업이나 환경의 조건이 변함에 따라 하나의 선호된 협응 패턴 또는 유도 상태에서 다른 상태로 "단계 변화"가 발생함을 강조한다. **유도 상태**(Attractor states)는 작업과 환경의 영향과 신경근 계통의 특성이 반영된 자가 조직화된 최적의 협응 패턴이다(Fonseca, 2001; Jeng, 1996; Scholz and Schöner, 1999). 하나의 유도 상태에서 다른 상태로 단계 이동을 일으키는 변수는 **조절 매개 변수**라고 부르며, **순서 매개 변수**는 협응 패턴을 표현하는데 사용되는 변수이다. 특정 유도 상태는 매우 강하고 안정적이며 피하기 어려울 수 있지만, 다른 것들은 동요에 보다 더 개방적인 협응의 일시적 상태일 수 있다.

그림 14-4는 유도 상태와 조절 매개 변수의 개념이 성인 보행에 어떻게 적용될 수 있는지 보여준다. "웅덩이 속 공(ball in a basin)" 비유는 행동(웅덩이의 너비), 그 행동의 안성성(웅덩이의 깊이와 경사), 그리고 단일 최적의 활동이 존재하지 않을 때 다른 활동으로 전환 영역에 대한 운동 계통의 요인을 보여준나. 보행 시, 조절 매개 변수는 지지면 위로 움직이는 신체의 속도이다; 순서 매개 변수는 사용된 이동성 패턴의 유형이다. 느린 속도에서 이동성의 첫 번째 패턴은 한걸음이다. 비록 처음에는 최적의 행동이지만, 한걸음의 매력은 작은 범위의 속도가 존재하며, 매우 안정적이지 않다. 천천히 걷는 것은 속도가 증가함에 따라 끌개 상태(attractor state)로 빠르게 한걸음에 참여한다. 걷기는 몸의 이동성을 위한 강하고 안정된 끌개 상태이다. 웅덩이의 폭이 크면, 걷기가 넓은 속도 증가의 범위에서 최적의 행동임을 나타낸다. 그러나, 웅덩이의 기울기가 변화하는 것은 속도가 증가함에 따라 보행 패턴의 안정성 소실이 발생하기 때문이다. 그림 14-4에서 볼 수 있듯이 중등도 속도에서는 건너뛰기가 가능하지만, 건너뛰기는 속도의 좁은 범위에서만 나타나며, 매우 안정된 동작은 아니다. 달리기는 지속적인 속도 증가에 따른 최적의 행동이다. 사진의 이동성 웅덩이의 중복에 유의한다. 이것은 특정 속도에서 하나의 끌개 상태(이동성 패턴)도 최적일 수 없고, 시스템이 안정성을 찾기 위해 노력하는 동안 일관성이 없거나 산만한 행동이 발생할 수 있음을 보여준다. 동적 패턴 이론에서 운동 변수의 증가는 반드시 단계 변화 중에 자연적인 발생으로 간주되며, 움직임 오류가 필수적인 것은 아니다. Scholz는 동적 패턴 이론이 뇌성마비 아동의 네발기기 패턴과 성인의 들어 올리는 행동(Scholz, 1995)에 어떻게 적용될 수 있는지 설명했다(Scholz, 1990). 나타난 패턴과 이들 패턴의 안정성은 그 패턴을 주도하는 작업과 환경 조건에 달려 있다.

동적 시스템(Dynamic Systems)

Thelan과 농료늘(Heriza, 1991; Thelan, 1986; Thelan and Ulrich, 1991)은 동적 패턴 이론으로부터 인간의 운동 행동을 이해하기 위한 "동석 시스템" 섭근법을 개발하기 위해 많은 개념을 적용하였다. 첫째, 그들은 **집합 변수**라는 용어는 우리가 관찰한 우선한 협응 패턴이 많은 수의

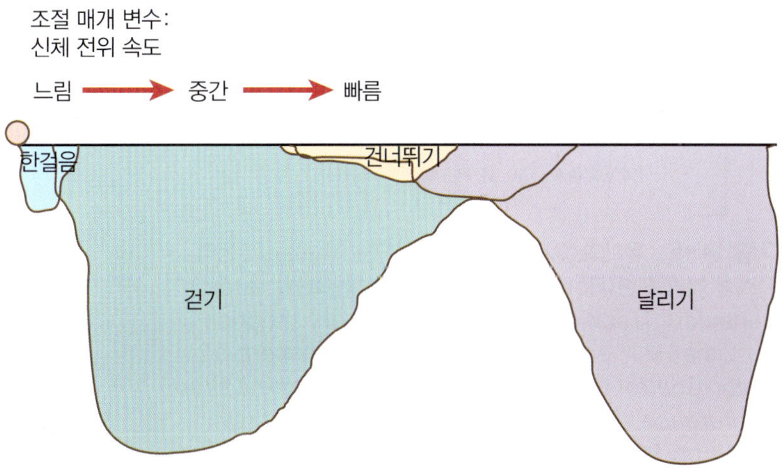

그림 14-4 성인 보행에 적용된 동적 패턴 이론의 개념.

하위계통의 상호작용을 반영한다는 것을 강조하기 위해 순서 매개 변수보다 바람직하다고 제안했다. 둘째, 환경 영향을 포함해 참여한 하위계통이 주어진 시간에 관찰된 운동 행동에 대한 별도의 조절 매개 변수로 작용할 수 있다고 제안했다. 셋째, 환자의 운동 행동은 자신의 과정이나 다른 하위계통과의 상호 작용을 통해 변할 수 있는 많은 영향의 효과를 반영하는 자가 조직화 및 응급 과정으로 생각된다. 넷째, 특정 하위계통이 "**속도 제한 변수**"로 작동할 수 있다고 제시했다. 즉, 하나 또는 그 이상 기여한 하위계통에서 변경이 발생할 수 있지만, 시스템의 전체적 행동 변화는 하나 또는 그 이상의 특별히 영향력있는 하위계통의 임계점에 도달했다(그림 14-5 참조).

Thelan과 동료들이 제시한 체계는 신경병리적 환자의 행동을 고려하는데 특히 유용한 개념적 체계를 제공한다. 환경의 영향과 환자의 행동에 기여하는 수많은 신체 구조와 기능은 하위계통으로 정의할 수 있다. 지각 과정, 생체역학적 영향, 인지 과정, 힘 생산 능력, 감각 처리 및 감정적 상태는 나타나는 운동행동의 기여층으로 고려될 수 있다. 예를 들어, 파킨슨병 환자는 일반적으로 보행 동안 상호적 팔 흔들기의 부족이 보고되었다. 팔의 운동 강직이 종종 원인으로 제시되지만, 이러한 환자의 짧은 걸음 길이와 낮은 보행 속도 또한 상호적 팔 흔들기의 부족으로 이어질 수 있으며, 낙상에 대한 두려움 때문에 환자는 보호기전으로 팔을 움직이지 않는 결과를 가져온다. 따라서 이런 경우 팔 흔들기는 환자의 운동 긴장도, 생체역학 및 정서적 영향을 받는 집합 변수로 볼 수 있다. 동적 시스템 체계는 치료사가 치료적 중재 계획을 계획하기 전에 변경된 운동 행동에 기여할 수 있는 여러 하위계통의 평가 중요성에 대해 기억할 수 있도록 도와준다. "모든 환자가 다르다" 또는 "모든 문제"라고 단순한 상태로는 도움이 되지 않는다. 핵심은 신체 구조와 기능이 환자의 운동 행동에 기여할 때 상호 작용 및 동원하는지에 대한 방법을 이해하고 속도 제한 요인을 확인하는 것이며, 제한된 기능에서 더욱 기능적인 운동 행동으로 변화하는 환자의 능력을 제외한다.

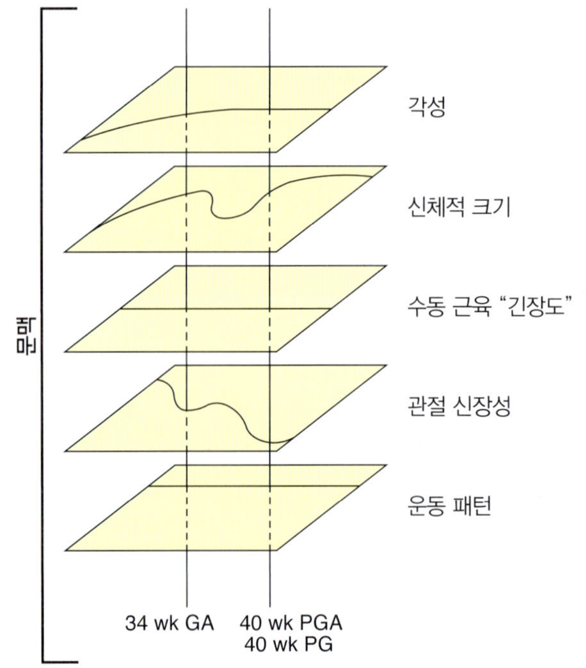

그림 14-5 유아의 발차기 행동에 적용되는 Thelan의 동적 시스템 개념 표현(Heriza, 1991허가하에 재인쇄됨). Motor behavior: Traditional and contemporary theories. In: Lister MJ, ed. *Contemporary Management of Motor Control Problems: Proceedings of the II Step Conference*. Fredricksburg, VA: Bookcrafters; 1991, pp.99-126(APTA).

신경병리학 환자의 유도된 상태: 신체 구조 및 기능 손상의 군집화

The Attractor States of Patients With Neurological Pathology: The Clustering of Impairments in Body Structure and Function

신경병리학의 존재는 인간의 운동 행동의 복잡성에 혼란을 가중시킨다. 신경 장애가 있는 환자는 종종 다양한 신체 구조와 기능에 장애가 있다(3-13장에 설명된 검사 측정법 참조). 이러한 손상은 종종 활동과 참여의 제한으로 이어질 수 있는 변화된 움직임을 초래한다(10장과 13장에 설명된 검사 측정법 참조). 신경학적 증상을 가진 환자는 "플러스"와 "마이너스" 증상을 경험한다(Walshe, 1961). **플러스 증상**(Positive symptoms)은 병리적 결과로 발생하는 운동 조절 이상이다. 이들은 피라미드 운동계통에 손상을 입은 경련성 환자에게 바깥피라미드가 침범된 환자의 운동실조증, 근긴장이상증 또는 강직과 같은 비정상적인 움직임을 포함한다. **마이너스 증상**(Negative symptoms)은 신경학적 손상 후 근육 약화, 지구력 감소, 감각 소실, 시야 단절 및 균형 감각 소실과 같은 신체 기능의 상실 또는 감소이다.

역사적으로 치료사들은 회복에 가장 큰 제한을 일으키는 증상에 대해 토론하고, 경련이나 약화와 같은 특정 증상을 해결하기 위해 중재 전략을 만들었다(Gordon, 2000; Horak, 1991). 그러나, 환자의 운동 문제 및 활동 제한은 단지 병리적 상태의 직접적인 영향의 결과가 아니다. 환자는 근육 뻣뻣함(Dietz and Berger, 1983; Thilman, 1991), 탈조건화(Ivey, 2005), 학습된 비사용(Taub, 1999; Sterr, 2006)과 같은 부동성에서부터 이차적인 영향을 자주 경험한다. 환자가 경험하는 많은 활동 제한은 병리적 상태의 직접 및 이차적 영향의 결합에서 발생한다(Schenkman and Butler, 1989). 예를 들어, 보행 중 흔들기 단계동안 편마비 환자는 종종 몸통과 골반의 뒤당김, 과도한 엉덩관절의 바깥돌림, 엉덩관절과 무릎관절의 굽힘 감소가 있다. 이 보행 패턴은 몸통과 다리 근육의 과도한 폄근 긴장도(양성 증상)와 몸통과 다리의 운동 조절 감소와 약화(음성 증상) 또는 환자가 보상 전략으로 둘 다 사용할 수 있다. 동적 시스템의 관점은 환자의 운동 행동에 기여하는 많은 요인들을 고려하고, 환자의 병리적 행동이 하나의 요소만으로 야기된다고 가정하지 않는다. 신경학적 손상 후 환자의 운동 행동은 장애를 포함한 신체 구조와 기능의 자가 구조화, 남은 자원 및 보상 전략을 포함하여 기능을 수행하기 위해 신체 구조 및 기능을 사용하기 위한 최선의 시도이다.

신경병리를 가진 환자는 종종 그들의 병리적 주위에 자가 조직화의 유도 상태를 발달시킨다. 뇌졸중 환자의 일반적인 병리적 유도 상태는 과도한 다리의 폄, 엉덩관절의 바깥돌림; 과도한 팔의 팔꿈치, 손목, 손의 굽힘; 어깨의 벌림과 돌림이 포함된다. 환자는 종종 이러한 유도 상태에서 효과적으로 움직이는 능력이 부족하다. 병리적 운동 유도 상태는 신경병리의 유사한 유형의 환자에게 일반적이다. 트랙터 상태는 유사한 유형의 신경병리학을 가진 환자에게 일반적이다. 예를 들어, 뇌졸중이 있는 환자에서 전형적인 시너지 패턴이 보고되었고, 파킨슨병 환자는 결국 서 있을 때 굴곡된 자세와 발을 끄는 보행(shuffling gait)을 한다. 치료사는 최근 신경병리학적 성인(Patel, 2000; Scheets, 2007)과 아동의 운동 능력과 기능적 능력(Crenna, 1992)을 계층화하는 방법을 제공하는 신체 구조 및 기능 장애 결합을 확인하기 시작했다.

환자가 유연하지 못하고 잠재적으로 해로운 유도 상태에서 유연한 운동 행동으로 이동하도록 돕는 것은 유도 상태 자체의 검사와 평가를 통해 시작되며, 병리적인 유도 상태에 기여하는 하위계통에 대해 가설을 세운다. 치료사는 신체 구조와 기능의 손상을 최소화하고, 환자가 해로운 유도 상태에서 벗어나도록 돕기 위해 치료적 기술을 사용한다. 그러나 치료사는 또한 작업과 환경의 상황에 도수조작을 해야 하고, 환자의 정보처리 최적화, 운동 행동의 정확한 기능과 유연한 협응 모드를 돕는 효과적인 실행을 증진해야 한다.

원리 #2: 신경재활의 목표는 기능적 능력이다.

유연한 협응 모드 촉진
Promoting Flexible Coordination Modes

치료사는 환자가 기능적 능력을 달성하도록 어떻게 도울 수 있는가? 즉, 환자가 다양한 조건에서 운동 과제를 지속적이고 효율적으로 수행하는데 어떻게 도움을 줄 수 있는가? 기능적 작업을 수행하는 사람들은 같은 운동 전략 또는 운동 패턴을 지속적으로 사용하지 않는다는 것은 잘 알려져 있다(Aruntyunyan, 1968, Ford-Smith and VanSant, 1993). **운동 전략**은 작업을 수행하는데 사용되는 계획이며, **운동 패턴**은 작업 수행을 위해 사용되는 실질적인 역학이다. Ford-Smith와 VanSant(1993)는 건강한 피험자가 바로 누운 자세에서 한 손 또는 두 손으로 침대를 잡아당기거나, 손으로 침대를 밀고, 다리를 침대로 밀어내는 것과 같은 운동 전략의 다른 유형을 사용하는 것을 제시하였다. 유사하게, 운동 패턴은 팔다리 위치와 운동진폭과 관련하여 한 시험에서 다른 시험으로, 한명의 피험자에서 다른 피험자에서 차이가 나타났다. 그러므로 운동행동은 수행자와 환경 사이의 상호작용에 의해 나타난다(Newell, 1989). 환자와 함께 다양한 운동 패턴을 재설정할 때 효과적인 치료사는 발생된 움직임이 실제로 유효한지 확인하기 위해 작업의 맥락 내에서 만들어낸다.

기능적 능력은 환자의 효율적인 운동 전략과 패턴을 수행하고 수정하는 것을 포함한다. 그렇게 하기 위해서, 환자들은 특정 작업과 환경에 적응할 수 있는 일반적인 행동 형태를 배우는 것으로부터 이득을 얻는다. 이 형태는 운동 체계 분류(Bernstein, 1967), 유도 상태(Thelan and Ulrich, 1991), 또는 "**신체도해**(schema)"(Schmidt, 1975)와 같은 여러 가지 방법으로 설명될 수 있다. 이 장에서는 Newell, McDonald와 Kugler(1991)가 사용하는 용어와 일치하는 "**협응 모드**(coordination mode)"라는 용어가 사용된다.

협응 모드의 관련성을 이해하려면 이 예제를 고려하라. 앉기에서 서기로 이동하는 일반적인 협응 모드는 지지면

(발의 위치) 위에 질량 중심(몸통)을 두고, 다리를 펴는 동안 신체 관계를 유지하는 것이다. 신경병리를 가진 환자는 앞으로 움직이면 넘어질까봐 두려워 그들의 체중을 뒤쪽으로 유지하기 때문에 처음에는 팔의 지지없이 앉기에서 서기로 움직임을 시작하려 할 때 종종 뒤로 넘어진다. 환자는 다양한 변수가 있는 좁히기, 발의 위치를 결합하여 자신의 체중을 발에 질량 중심을 안전하게 가져와 그들 환자들은 그들이 마주하게 될 다양한 환경에서 앉았다 서기를 성공하려면, 그들의 발 위로 안전하게 무게 중심을 가져오기 위해 다양한 변경, 발 위치, 걸터앉기를 결합할 수 있는 방법을 배워야 한다. 궁극적으로 중요한 발의 위치, 전략 또는 동작 패턴의 문제가 아니라, 지지면 위에 질량 중심을 가지고 오는 협응 모드이다. 환자가 이용할 수 있는 특정 운동 전략 및 패턴은 위험하거나 시간이 지나며 해로운 변화로 이어질 경우 실망해야 한다(예를 들어, 보행의 부하 반응 단계 동안 꿈치바깥들린휜발 또는 젖힌무릎). 그러나 운동의 가변성을 장려해야 한다. 기능적 능력은 환자가 특이적 환경에서 동작 패턴을 갖는 것뿐만 아니라 활동을 수행할 때 유연한 협응 모드 내에서 다양한 움직임을 생성할 수 있어야 한다.

원칙 #3: 운동 행동과 신경계 재활의 포함된 모델에 대한 재활 전략을 기반으로 기능적 능력이 증진된다: 오렌지가 아닌 사과

실제 상황의 대부분에서, 운동 행동의 목표는 기능적 활동을 달성하는 것이다. 아마도 개인이 특정 운동을 생각하고 작업을 수행하는 유일한 시간은 스포츠 경기(아이스스케이팅 및 체조), 공연 예술 및 특정한 사회적 상황(댄스 또는 패션 런웨이에서 걷기) 등의 특정 형태이다. 신체 구조와 기능의 통합과 환자의 움직임이 중요하다는 것은 논쟁의 여지가 없다. 환자는 신체 구조와 기능을 활성화하고 움직이지 않으면 기능적 활동을 수행하거나 사회적 맥락에 참여할 수 없다. 차례로 신체 구조와 기능을 활성화하고 움직이는 것은 인체의 신경생리학에 달려 있다. 이 운동 행동 수준 사이의 관계를 설명하기 위해 고안된 활성화 및 장애의 모델은 종종 치료사들에게 이러한 수준이 오렌지의 분할처럼 단계적으로 또는 병렬로 존재한다는 오해를 불러왔다. 대신, 이러한 수준은 사과의 중심, 과육, 껍질의 연속체와 같이 서로 끼워 넣어진 것으로 간주되어야 한다. 그림 14-6A부터 C까지는 포함형 체계 내에서 운동 행동 및 재활 모델 구성을 설명하는 방법을 보여준다.

환자가 운동 작업을 성공적으로 수행하려면 이용 가능한 행동유도를 사용하고, 작업과 환경의 공간적 시간적 제약을 충족시켜야만 한다. 최적의 재활은 치료사가 의미 있는 맥락에서 원하는 움직임을 사용해야 하는 잘 설계된 기능적 작업을 만들어 사용할 때 발생한다. 팔다리와 몸통의 움직임을 분리하여 치료하는 것은 기능적 작업에서 그 패턴을 자발적으로 사용하지 않을 수도 있다. 예를 들어, 치료사가 환자와 함께 작업할 때 보행을 위한 특정 동작 패턴을 강조하는 경우 치료를 마친 후 체육관에서 걸어다닐 때 환자가 그 패턴을 "사용하는 것을 잊어버림"을 발견하는 것은 드문 일이 아니다. 왜 이런 일이 발생할까?

첫째, 건강한 개인은 일반적으로 움직임의 운동학을 모니터링하지 않는다; 그들은 어찌되었든 예상한 행동이 성공적으로 완료되었는지 여부를 모니터링한다. 움직임의 자가 모니터링은 작업의 정보처리 증가를 요구하기 때문에 활동 동안 운동 패턴의 모니터링은 자동성, 유연성 및 움직임 속도를 저하시킨다. 둘째, 움직임과 활동 사이의 관계는 1대 1이 아니다. 환자는 종종 행동을 수행하는 데 사용할 수 있는 다양한 운동 패턴을 가지고 있다. 치료사가 기능적 활동을 위해 환자에게 특정 동작 패턴을 부과하는 경우 환자는 주어진 패턴을 기억하고, 작업을 완료할 수 있는 대체 동작 패턴을 사용하면 안 된다. 치료사가 특정한 운동 패턴 교육이 기능 회복에 중요하다고 믿는다면, 어떤 운동이 사용되어야 하는가? Bernstein(1967)이 지적한 것처럼, 작업이나 환경에 작은 변화와 함께 완전하게 새로운 일련의 동작 패턴이 적절할 수 있다.

환자가 이용할 수 있는 동작 패턴이 많을수록 환자는 주어진 활동에 대해 개발하고 탐구할 수 있는 전략이 늘어나게 된다. 특정 동작 패턴이 기능장애가 나타날 때, 실행 가능한 동작 패턴을 확립하려고 시도하는 것이 좋다. 치료는 목표하는 동작 패턴의 수행을 내재적으로 요구하는 즉, 원하는 동작 패턴으로 과제를 수행하는 "**포함형**(embedding)"에 의하며, 치료사에 의해 생성된 환자의 의미있는 작업을 실행함으로서 동작 패턴 회복을 위해 환자와 함께 효과적으로 작업할 수 있다. 과제 속에 운동을 포함하는 것은 환경 구성, 도수 조작을 위한 물체 선택, 특정 원하는 동작으로 과제 조건 생성을 의미하며, 발생할 가능성이 더 커질 것이다. 다음 예제를 고려해본다. 뒤침(Supination)은 뇌혈

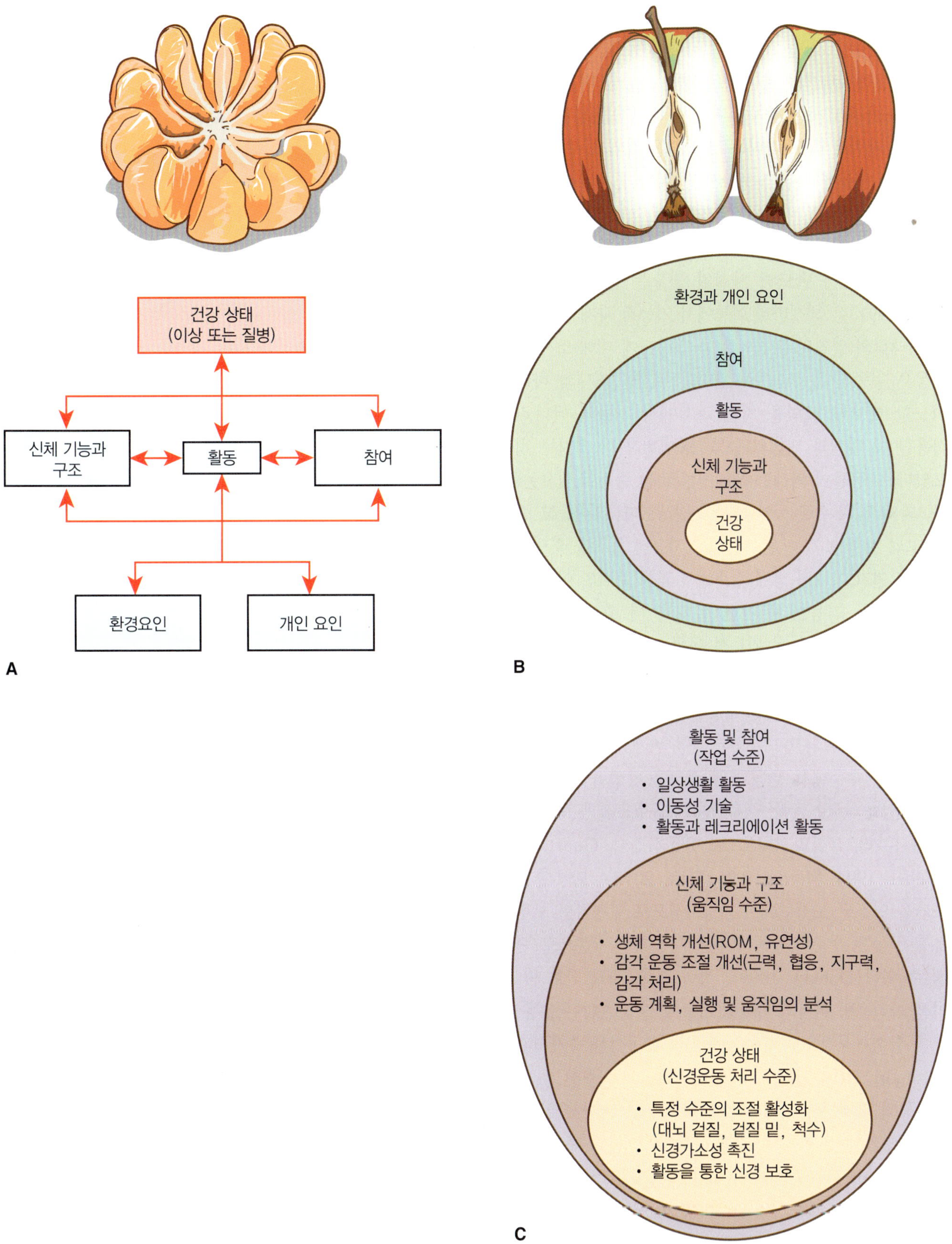

그림 14-6 ICF 활성화 모델과 운동 행동 및 신경재활 수준에 대한 전통적 모델 대 포함형 모델. **A.** 기능화의 ICF의 전통적 모델을 보여준다(그림 A 출처: 기능, 장애 및 건강에 관한 국제 분류[ICF]. 기능, 장애 및 건강의 국제 분류 재판되었다: ICF. 제네바, 스위스: 세계 보건기구; 2001년 세계보건기구(World Health Organization)의 허가) **B.** 이는 운동 행동 수준과 신경재활이 포함된 모델로서(b.), 가능화의 ICF 모델을 생각하기 유리하다. **C.** 포함된 관계의 구성.

관사고(CVA) 환자의 팔에서 종종 손상되는 운동 패턴이다. 치료사는 뒤침을 회복하기 위해 운동 향상을 위한 팔다리 스트레칭과 강화하는 동안 많은 운동을 디자인 할 수 있다. 또한 치료사는 환자가 책에서 페이지를 넘기거나 저녁 식사 쟁반을 들고 다니는 것과 같은 작업을 수행하도록 함으로써 행동에 뒤침을 포함시킬 수 있다. 치료사는 가끔 움직임 운동에서와 마찬가지로 기능적 작업 훈련에서 환자가 움직임의 개선 정도가 같아 달성하지 못할 것이라고 걱정한다. 이것은 반드시 사실일 필요는 없다. Van der Weel(1991)은 뇌성마비 아동에서 기능적 과제 수행을 통해 아래팔의 엎침과 뒤침의 능동적 증가에 대해 조사했다. 아동은 능동적 운동만으로 엎침과 뒤침을 최대화 하려고 시도할 때보다 드럼을 치는 과제에서 그들의 팔다리를 사용할 때 엎침과 뒤침의 능동운동범위가 더 커지는 것을 보았다. 아동들이 과제를 위해 팔다리를 준비할 필요는 없다; 과제 업무 수행 동안 개선이 발생했다. 흥미롭고 중요한 고려 사항은 기능 훈련만으로 기능적 능력을 확립하는데 최적인지 아니면 장애 수준에서 과제 준비의 어느 정도 결합인지는 기능에 근거한 실행이 더 효과적이었다. Scunkkman(2001)은 기능성 몸통 회전을 증가시키려고 시도하는 파킨슨병 환자에서 작업 훈련 전에 수행된 몸통 운동에서 이득을 얻었다고 보고했다.

주의깊게 계획되고 도수화된 운동 과제는 환자의 운동계통의 특정 수준에서 운동 조절 과정을 활성화하는데 사용될 수 있다. 예를 들어, 이중과제는 균형조절과 보행을 겉질에서부터 겉질밑 부분으로 이동시킨다(Guerts and Mulder, 1994, Morris, 1996, Fritz, 2015). 보행 훈련의 조건을 안정된 보행면에서 러닝머신으로 변경하면 보행의 조절이 높은 수준의 운동 조절로부터 척수 수준으로 변경될 수 있다(Dobkin, 1999). 청력 신호, 시각 신호 및 음악은 파킨슨병 환자의 바닥핵 기능에 덜 의존하는 운동 경로를 활성화시킴으로써 운동 속도와 유동성을 증가시킨다(Ashoori, 2010, Earhart, 2010, Majsak, 1998).

기능적 과제는 동작에 의미를 부여하고, 환자 중심의 과제 지향적인 운동은 반복적 운동 훈련보다 운동 조절(Song, 2015)과 균형(Choi and Kang, 2015)에서 더 큰 결과를 낳는다. 기능적 이동은 단순히 치료의 목표가 아니다. 그것은 중재를 위한 견고한 치료 매체이다. 기능적 활동, 움직임을 강조할 것인지 아니면 신체 구조와 기능의 장애를 다루는 것인지 결정하는 것은 불필요하며, 모두 동시에 할 수 있다.

원칙 #4: 기능적 능력은 운동학습과 자기 효능감을 요구한다.

운동 학습과 기능적 능력을 위한 능력 촉진: 유산소 운동, 동기 부여, 자기 효능감

Promoting the Capacity for Motor Learning and Functional Competence: Aerobic Exercise, Motivation, and Self-Efficacy

유산소 운동

유산소 운동은 환자에게 운동 학습 및 신경가소성(Mang, 2013), 관리 기능의 개선(Tabak, 2013), 심혈관 건강 및 신체 수행력 개선(Billinger, 2012) 등의 많은 이점을 제공한다. 최근의 신경가소성의 연구에 따르면 유산소 운동은 최대 심장박동수의 60%의 30분 가량의 운동으로 운동 학습 및 신경가소성에 중요한 뇌유래신경영양인자(BDNF) 생성을 증가시킨다(Knaepen, 2010). 유산소 운동은 특히 작업 활동이 유산소 운동 직후인 경우(Mang, 2013)라면, 운동 학습을 위해 환자를 "시도(priming)"하기 위한 전략으로 보인다. 파킨슨병 및 인지 장애를 가진 사람들은 8주 고정식 자전거 유산소 운동 프로그램 후 보행 기능과 삶의 질, 인지 과정의 증가가 되었다는 연구보고를 보여주었다(Tabak, 2013). 진료 기반 재활 이외의 환자의 이동성과 운동 증진의 중요성에 대한 인식은 신발기반 센서(Fulk, 2012), 가속계(Mattlage, 2015) 및 GPS(Global Positioning System) 기술(Evans, 2012)은 가정과 지역 사회의 이동성과 운동을 모니터를 위해 최근 논문에 반영되었다. 지역 사회 복지 프로그램이 더욱 강력하게 지지되고 있으며(Rose, 2013), 거리 기반 재활을 위해 기술 사용을 포함하는 혁신적인 가정 운동 프로그램이 설계되고 있다(Ellis, 2013b).

동기부여와 자기 효능감

환자는 만약 그들이 동기 부여와 그들 능력에 자신감, 기능적 과제를 수행할 때 직면하는 도전을 해결할 의지가 있다면, 기능적 역량을 얻을 수 있는 가장 큰 잠재력을 갖고 있다. 가정과 지역 사회에서 가장 일반적으로 보고되는 환자의 운동과 이동의 장벽은 낮은 자기 효능감이다(Ellis, 2013a; Robinson, 2011; Schmid, 2012)이다. Schmid(2012)는 균형 효능이 보행 속도나 보행 능력보다 뇌졸중 환자의 활동과 참여의 더 큰 예측 인자임을 보여 주었다. 낮은 자기 효능감은 낙상에 대한 두려움뿐만 아니라 일상생활 및 보행 활동 수행에 필요한 높은 노력 요구 사항에 대한 지각과도 관련이 있다(Julius, 2012). 자기 효능감은 파킨슨병(Ellis, 2011, Ellis, 2013b), 뇌졸중(Danksl, 2016, Korpershoek, 2011, Robinson, 2011), 다발성경화증(Kalron, 2014; Kayes, 2011) 환자의 활동 수준을 예측하는 주요 요인으로 보고된다. 따라서 환자가 높은 수준의 자기 효능감을 얻도록 돕는 것이 효과적인 신경재활의 중요한 요소이다.

Bandura(1977, 1994)는 자기 효능감을 설명하는 성공적 수행, 대리 경험, 사회적 설득, 감정적 각성의 4가지 요소인 **사회 인지 이론**(social cognitive theory, SCT)의 개발에 중요한 역할을 하였다. 이 이론은 환자가 자신감과 성취감을 높이기 위해 초기에 쉬운 과제의 성공을 가질 필요성이 있다고 하였으며, 또한 욕구불만의 내성과 자기 효능감을 발달하기 위해 자신의 역량 내에서 도전적 과제를 수행하는데 성공할 필요성을 제시했다. 환자가 지속적인 노력을 통해 어려움을 극복하는 방법을 배울 때 탄력적 자기 효능감이 발달한다. 치료사로부터 종종 구두로 칭찬받는 사회적 설득은 환자에게 동기를 부여하고 성공을 확인하며 자신감을 쌓는데 강하게 영향을 미친다. 환자는 그들의 과제의 성공과 숙달과 함께 관련된 영향력있는 각성과 심리적 경험 시 이익을 얻는다.

치료사는 종종 성공적인 과제 수행 후 환자에게 칭찬을 제공함으로써 환자의 자기 효능감을 증진시킨다. 그러나 환자의 동기 부여와 자기 효능감을 형성하는 것은 치료 활동을 하기 전에 시작해야 한다. Wulf와 Lewthwaite(2016)는 최근에 새로운 운동학습 이론을 제인했으며, 이를 운동학습의 OPTIMAL이론이라 한다. 이는 학습하기 전에 개인의 사회적 인식 및 정서적 동기 부여 상태를 시작하는 것이 중요하다는 것을 명백하게 강조한다. OPTIMAL 모델은 환자의 내적 및 외적 동기, 자율성, 목표 내용과의 동일성(Deci and Ryan, 1985, Teixeira, 2012)과 같은 운동 수행력, 치료, SCT의 기본적 개념(Bandura, 1977) 및 **자기 결정 이론**(SDT)과 함께 통합된다. Wulf와 Lewthwaite는 환자의 동기 부여가 자율성(환자가 결정한 목표와 계획), 기대감 향상(성공적인 학습 경험을 보상), 그들의 움직임보다 과제의 목표에 중점을 두고 기회를 제공하여 환자의 동기부여가 될 때 학습이 향상된다는 설득력있는 연구를 확장했다. 환자 중심의 과제 지향적 훈련은 운동을 하는 것보다 뇌졸중 환자의 자기 효능감을 높인다는 보고가 있다(Choi and Kang, 2015).

운동 학습: 무엇을 배우기 시작했는가?

Motor Learning: What Is Being Learned?

환자의 운동 행동을 개선시키는 원인은 여러 가설을 갖는다. 동적 패턴 이론의 관점은 환자의 신체의 기계적 특성에 변화가 일어난 것일 수 있다. 지각–행동은 환자가 수행자–환경 영역의 중요한 것을 보다 더 잘 인식하고 서로 다른 한 측면을 보다 잘 인식하고 여러 다양한 활동 유발 방법을 학습한다; Bernstein의 관점은 환자가 자신의 자유도의 이용 또는 조절이나 새로운 배치(topology)를 설정하는 새로운 방법을 발견했을 수 있다. 동적 시스템의 관점은 환자가 이 모든 것을 경험하고 새로운 돌발적 행동을 자기 조직화할 수 있다는 것이다.

Gelfand(1971)는 인간의 운동 행동의 조직이 *최소한 상호 작용 원리*에 기반한다고 제시하였으며, 이는 우리 계통에 고유한 수많은 자유도를 조절을 의미하며, 내부 기전은 조절에 필요한 자유도를 단순화 하거나 압축하기 위해 개발되었다. 감각운동 시너지 효과는 하나의 기능적 기전으로 제공되며, 운동 신경세포의 다른 영역(pool)을 조직화했다(Easton, 1972; Gelfand, 1971). 우리 환자들이 최소한의 상호 작용이 가능한 시스템을 얻기 위해 운동 행동을 바꾸는 방법에 대한 학습을 실행할 수 있다. 그들은 새로운 자가 조직화된 시스템의 기전을 학습하고, 시스템의 다양한 수준에서 조절 기전을 활용하는 방법과 다양한 전략과 움직임을 사용하여 최소한의 노력으로 원하는 활동을 실행하는 방법을 배우고 있다.

운동 학습의 주요 원리: 최적의 환자 참여

The Main Principle of Motor Learning: Optimize Patient Engagement

Schmidt는(1988, p.346)는 운동 학습을 "*반응에 대응하는 능력의 비교적 영구적 변화를 이끌어 내는 것이거나 경험이나 실행과 관련된 일련의 과정*"으로 정의했다. 이 정의는 아직까지 사실이다. 운동 학습은 자기 인식, 계획, 운동 실행, 경험, 정보 처리 및 운동 실행의 수정을 포함하는 일련의 내부 처리과정을 포함한다. 운동 학습은 단순히 새로운 행동을 **획득**(acquisition)하는 것이 아니다. 그것은 행동의 **유지**(retention)와 **전환**(transfer)이다(Schmidt, 1988).

환자의 운동 행동은 학습의 표지자지만 운동 학습을 정의하는 반응 능력과 내부 처리과정의 변화이다. 치료사는 환자의 운동 학습 과정을 최적화하기 위해 과제의 조절 특징, 정보 전달 및 실행 조건 구조를 조작할 수 있다. 운동 학습의 주된 원리는 학습 과정에서 환자의 참여를 최적화하는 것이다. 이러한 의미는 환자가 자신의 행동을 변화시킬 수 있는 능력이 있음을 이해하고, 환자가 운동 과제 학습 시 참여하도록 동기를 부여하고, 환자가 변경된 운동 계통이 어떻게 작동하는지 이해하고, 생태학적으로 유효한 경험을 가진 환자를 포함시키고, 정보 처리 및 의미있는 실행을 위한 환자의 최적 용량을 증진하는 것을 도와 기능적 능력을 위해 운동 행동을 획득, 유지 및 일반화 할 수 있다.

신경재활의 운동조절과 운동학습 이론의 적용을 위한 모델
A Model for Applying Motor Control and Motor Learning Theory to Neurological Rehabilitation

일반적인 관점 General Perspectives

효과적인 신경재활은 치료사가 중재 프로그램을 조직하기 위해 건전한 이론적 체계를 사용할 때 발생한다. 환자의 생체역학, 신경근 및 심리적 제약, 환자가 습득하려고 하는 기능적 과제; 과제 실행이 이루어지는 환경; 실행된 양과 유형을 포함하여 다양한 요인이 환자의 운동 조절 및 운동 학습에 영향을 준다. 환자가 작업을 수행하는데 사용할 수 있는 다양한 움직임 전략 및 패턴을 이해해야 하고, 환자는 스스로 수행에 필요한 정보 처리 유형에 참여해야 한다. 실행을 구조화할 때 선택 사항을 생각해 두고, 특정 운동 패턴보다는 협응 모드 또는 운동 결과의 일반적 유형이 일반적인 형태가 바람직하다. 그림 14-7은 신경병리 환자의 재활에 적용할 수 있는 운동 학습 모델을 나타낸다. 모델은 Newell(1985), Gentile(1987), Magill(1992), Schmidt(1991) 및 Winstein(1991)의 생산적인 기여에서 파생된 기본 체계와 함께 다양한 원인의 운동 조절 및 운동 학습 이론을 통합한다. 운동 학습의 세 가지 주요 구성 요소가 확인되었다. (1) 자기와 환경에 대한 인식, (2) 계획 수립 (3) 과제 수행, 정보 처리 및 실습.

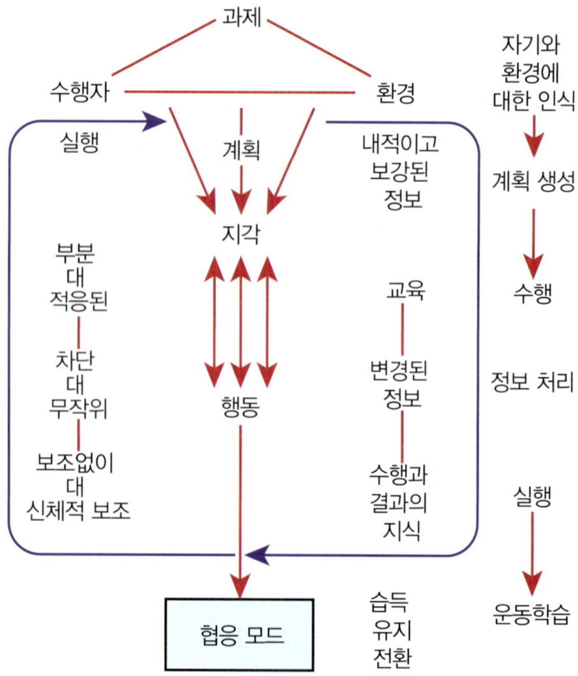

그림 14-7 신경병리 환자에게 적용할 수 있는 운동 학습 모델. 세 가지 주요 단계는 다음과 같다: (1) 자기와 환경에 대한 인식, (2) 계획, (3) 과제 수행, 정보 처리 및 실행.

자기와 환경에 대한 지각
Perception of Self and the Environment

내적 제한

기능적 능력을 획득하는 과정을 시작하기 위해 환자는 새롭게 자기 조직화된 시스템의 성질과 자신의 운동 행동이 자신이 갖는 제약 조건, 수행하는 작업의 외적 제약 조건, 작업이 수행되는 환경 사이의 상호 작용을 반영하는 운동 행동 방법을 학습한다. 개인의 내적 제약은 본질적으로 생체역학적, 심리적, 신경근육학의 특성에 의해 정의된다(그림 14-8 참조). 정상 및 병적 운동 행동의 자가 조직화는 이 모든 상호작용으로부터 나타난다.

서 있는 동안 도달할 수 있는 능력은 발목과 팔의 관절 가동성과 근 길이, 지각-운동 및 정보의 인지 처리, 시각, 안뜰, 신체감각 정보의 통합에 영향을 받는다는 것을 고려한다. Frank와 Earl(1990)은 3가지 유형의 자세 전략을 사용하여 작업 동안 직립 자세를 유지하는 방법을 제안했다(그림 14-9 참조). 인지 자원은 안정된 자세를 취하기 위해 **자세 준비**를 미리 계획하는데 사용된다. 대뇌 겉질 영역(바닥핵, 소뇌)은 도달하기 동안과 도달하기를 기대할 때 **자세 동반**의 전향(feedforward)을 발생한다. 시각

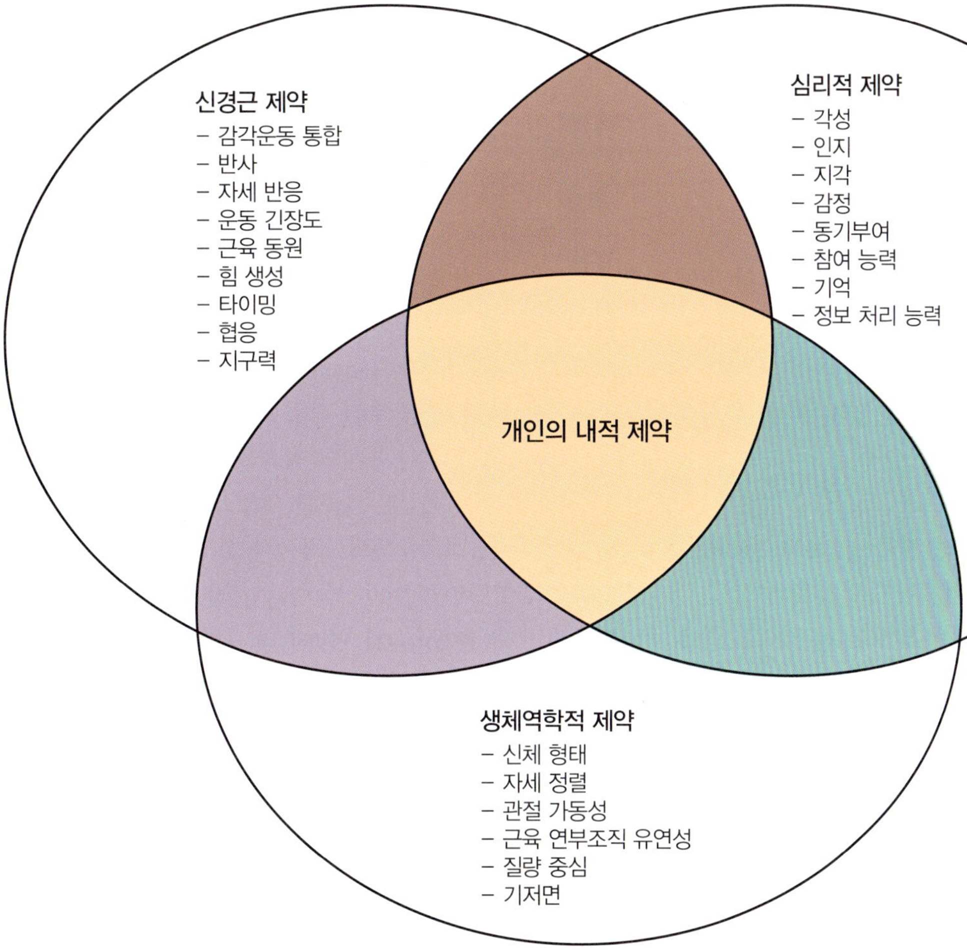

그림 14-8 개인과 환자의 내재적 제약. 개인과 환자의 특성과 제한은 생체역학, 신경근 및 심리적 제약의 상호 작용의 합으로 나타난다.

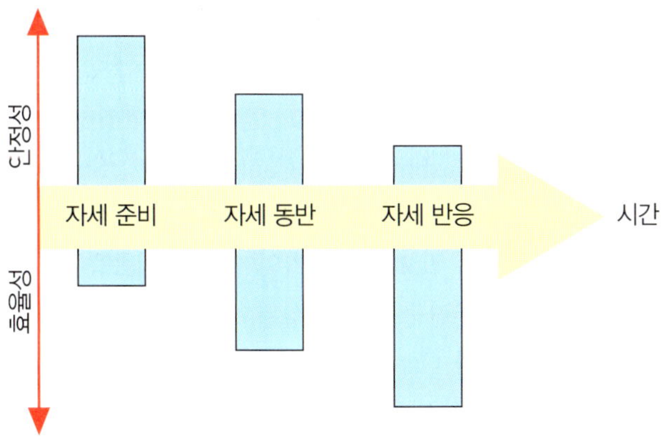

그림 14-9 자발적인 사지 움직임 동안 기립 균형 유지를 위한 3가지 자세 전략. (Frank JS, Earl M. Coordination of posture and movement. *Phys Ther*. 1990;70:855-863의 허가하에 재인쇄함.)

적, 안뜰 및 신체 감각 수용기로부터의 되먹임은 자기 발생적 또는 예상치 않은 신체와 팔다리 움직임에 대한 반응으로 **자세 반응**을 유발한다. 환자의 내적 제약 조건의 변화는 균형 조절에 영향을 미친다. 뇌졸중에 이차적으로 반신마비를 가진 환자는 발바닥 굽힘근의 뻣뻣함 때문에 정강이의 앞쪽을 향한 동작을 제한하여 앞쪽으로 멀리 도달할 수 없을 수도 있다. 외상성 뇌 손상 및 인지 장애를 가진 환자는 안정적 지지면을 계획하고 확립하지 못할 수 있다. 파킨슨병 환자는 도달하기의 선행적 자세 동반을 생성할 수 없다. 말초신경 병증이 있는 환자는 기능적인 자세 반응이 없을 수 있다.

환자의 생체역학적, 심리적, 신경근육학적 제약의 병리적 제한은 시스템이 재구성되고 행동이 나타남에 따라 상호 작용하고 결합된다(Scheets, 2007). 특정 장애 또는 장애 조합은 새로운 행동 변화를 막는 행동이나 비율 제한 요인의 가장 큰 예측인자 일 수 있다(Patel, 2000). 예를 들어, 뇌졸중이 있는 환자의 보행 중기 자세에서의 무릎 과다 폄의 상태는 감각 소실, 약화, 발목 발바닥 굽힘근의 유연성 감소, 골반 조절 불량, 무릎 굽힘을 예방하기 위해 환자가 의도적으로 무릎을 뻣뻣하게 하거나, 이들을 여러 가지로 조합한다. 이러한 각각의 영향의 상대적인 무게는 무릎 과다 폄의 원인을 결정할 때 고려될 필요가 있다.

학습 자원: 명시적 및 암시적 학습

환자는 인지 자원 및 지각-운동 자원과 같이 운동 학습을 지지하는 두 가지 주요 유형의 내적 자원을 가지고 있다. Schmidt(1975)는 운동 학습이 인식 체계(지각 흔적)뿐 아니라 운동 과제의 회상 체계(인지 흔적)의 수립을 포함하는 운동 학습을 제안했다. 이들은 각기 서로 다른 유형의 정보 처리와 다른 기억 표현 모드를 포함한다. **명시적 학습**은 인지 기술 및 **일화적 기억**(episodic memories)이 의식적으로 작업 전략을 계획하는데 사용되고, 결과를 분석하고, 새로운 과제 해결 시 발생한다. 명시적 학습 경로에 대한 해부학적 상관 관계는 관자엽, 해마, 편도체 및 사이뇌 구조를 포함하는 것으로 제시되었다(Squire, 1987). **암시적 학습**은 운동 과제의 확장된 실행이 의식적 사고에 개방적이지 않은 운동 행동 조직화 및 **절차 기억**으로 이어질 때 발생한다. 이는 우리 계통의 기계적 힘의 협응, 운동 시너지의 사용, 우리 세계와 지각-운동 결합의 접근이 포함된다. 예를 들어, 보행과 도달하기가 유아기에 획득되었지만, 그들 활동에 사용된 운동을 부드럽게 하는 방법을 배우는 것은 운동 자체에 대한 의식적인 주의없이 여러 해에 걸쳐 이런 활동이 발생한다. 암묵적 수준에서 학습은 높은 수준의 강도와 빈도가 필요하다. 암묵적 학습과 관련된 해부학적 구조는 이마 앞 영역, 연합 겉질, 가장 중요한 것은 바닥층과 소뇌를 포함한다(Squire, 1987).

건강한 개인은 일반적으로 운동 학습 단계 동안 명시적 및 암시적 학습 과정을 이용한다. Fitts와 Posner(1967)는 초기 **인지 단계**(높은 주의력, 운동 자동성 거의 없음), 중간 **연합 단계**(적은 주의력, 더 많은 운동 자동성), 그리고 이후의 **자동적 단계**(주의력 거의 없음, 높은 운동 자동성)를 포함하는 학습의 3단계 모델을 제시하였다. 암묵적 학습 자원은 초기 학습에서 사용되지 않거나 중요하지 않는다는 의미로 해석되어야 한다. 개인은 학습의 첫 단계에서 명시적 및 암시적 자원을 모두 사용한다. 명시적 학습 자원은 운동 과제가 복잡하거나 물체를 조작하는 것과 같이 큰 인지 구성 요인을 가지고 있을 때 더 큰 역할을 한다. 일어서기와 같은 상대적으로 유동적인 운동 과제를 학습하는 것은, 학습과정의 초기에 암묵적 학습 자원을 활용할 수 있다. 환자는 아마도 학습의 다른 단계와 수행하는 작업에 따라 명시적 및 암시적 자원을 다르게 활용할 수 있다. 예를 들어, 자전거를 타는 법을 배우려면 먼저 많은 계획과 문제 해결이 필요하지만, 그들이 최종적으로 과제 이해 때문에 자전거 타기를 배울 수 없다. 숙달은 운동 협응과 자전거의 균형 조절이 의식적으로 발현되는 수준에서 암시적으로 통합될 때 발생한다. 개인이 복잡한 운동 과제를 학습하려고 할 때 운동 출력의 인지 조절을 실질적으로 갖게 한다. Green과 Flowers(1991)는 건강한 개인이 다단계 수동 추적 작업 수행을 시도할 때, 그들이 개인이 통로를 알지 못하고 목표물을 추적했을 때보다 움직이는 표적의 복잡한 경로를 알았을 때 추적 오류가 더 컸다는 것을 보여주었다. 명시적 정보에 의한 과도한 의존은 뇌졸중(Boyd and Winstein, 2006; Orrell, 2006)과 파킨슨병(Boyd and Winstein, 2003) 환자에 대한 운동의 암시적 학습을 방해하는 것으로 나타났다. Orrell(2006)은 움직이는 표면 위에 동적 서기 균형 과제를 배우려고 시도하는 뇌졸중 환자가, 완전히 움직이는 면의 시행착오를 통해 단지 작은 증가된 움직임을 허락했고, 처음으로 고정된 면에서 연습할 때 더 큰 균형 조절을 달성하는 것을 보여주었다. 핵심은 너무 많은 명시적 정보를 가진 환자에게 부하되지 않는 것처럼 보인다. 임상적으로 치료사는 환자가 보행 활동 중에 너무 많은 보행 매개변수들을 생각할 때 이런 것들을 경험할 수 있으며, 환자는 개선보다 보행 패턴의 악화를 보인다.

흥미롭게도 인지 기능 장애와 명시적 학습에서의 결여를 가진 환자는 운동 과제 학습을 위해 그들의 암시적 학습 자원을 사용하는 능력을 갖고 있다(Baddeley and Wilson, 1994; Cushman and Caplan, 1987; Sullivan, 1998, Todd and Barrow, 2008). Sullivan(1998)은 추적 작업을 실행 시 필요한 서술기억이 없는 뇌졸중 환자가 실제로 2일간의 훈련을 통해 향상된 수행을 보였다고 보고했다. Cushman과 Caplan(1987)은 뇌졸중과 인지 손상 환자들에 대한 명시적 및 암묵적 학습 사이에 유사한 분리를 보였다. 그러므로, 환자의 운동 학습 능력은 그들의 인지 상태로부터 반드시 예측될 수 없다. 운동 계획을 표현하지 못하거나 문제 해결 과정을 수행할 수 없는 환자는 광범위한 반복과 연습을 통해 운동 과제를 배우고 수행할 수 있다. 심각한 인지 기능 장애가 있는 환자는 시행 착오를 통한 학습보다 고강도의 오류없는 학습(치료사가 모든 시도에서 올바르게 수행하도록 환자를 유도)으로부터 더 큰 이익을 얻을 수 있다(Baddeley and Wilson, 1994; Orrell, 2006). 그러나, 일부 증거는 오류없는 학습 결과 손상이 쉽고 운동 행동이 손상되기 쉬우며, 과제 상황의 변화에 항상 적응할 수 있는 것이 아니라고 제시하였다(Baddeley and Wilson, 1994).

치료사는 환자의 계획, 문제 해결, 전략 수립 및 자기 평가를 통해 명백한 학습 과정을 촉진할 수 있다. 암시적 학습은 그들이 수행해야 할 내용 안에서 높은 비율의 반복으로 과제를 실행하며 증진될 수 있다고 하였다. 과제를 연습함으로써 촉진될 수 있다. 명시적 및 암시적 자원의 통합은 기능적 능력으로 유도한다.

과제와 환경의 외적 제약

환자의 운동 행동은 단순히 환자들의 내적 특성을 반영한 것이 아니다. 작업 및 환경의 외부 제약 조건도 충족되어야 한다. 외적 제약은 환자가 수행해야 하는 작업 및 환경의 공간 및 조절 특성이다. 작업 및 환경의 공간 제약은 환자를 주위의 작업 공간(즉, 이동 과제를 수행할 수 있는 공간과 지지면의 크기)과 환자가 상호 작용하는 대상의 크기, 모양 및 위치를 포함한다. 시간적 제한은 환자가 움직이는 물체 또는 환경과 관련된 작업을 수행할 때 존재하는 시간 제약이다. 환자가 작업 및 환경의 외부 제약 조건을 충족시키기 위해 내적 제약 내에서 가능한 운동 출력을 생성할 때 운동 행동이 나타난다. 환자가 성공하기 위해서는 많은 양의 정보 처리가 이루어져야 한다.

Gentile(1987)은 개인이 자연 환경에서 수행하는 다양한 형태의 작업을 정보 처리 관점에서 분류하는 방법을 제공하는 유용한 분류 체계를 개발했다. 그림 14-10의 모형은 정적 또는 동적으로 분류할 수 있고, 하나의 작업 수행에서 다른 것으로 다양하거나 변하지 않는 환경을 보여준다. 작업 수행 동안 개인에게 주어진 운동 조절 요구는 신체 안정성 대 신체 이동성과 도수조작 대 도수조작이 없는 것으로 분류된다. 개인이 신체 이동(예: 걷기)의 행동을 수행할 때, 그들은 자신의 이동성과 환경에서의 움직임과 관련된 시간적 문제, 다가오는 환경 특징을 지속적으로 고려해야 한다. 정적인 환경에서 고정된 자세로 작업을 수행할 때와 다른 유형의 정보 처리가 필요하다. 물체의 조작은 개인이 자신의 자세 또는 보행을 동시에 조절하면서 조작하고 있는 것에 주의력 및 운동 출력을 하도록 해야 하므로 추가적인 정보 처리 요구를 생성한다.

분류 체계는 정보 처리 요구에 따라 과제를 분류하기 위해 개발되었다. 이러한 유형의 작업 분류는 다양한 수준의 **작업 복잡성**을 설명하는데 사용될 수 있다. 간단한 과제에서는 낮은 처리과정이 요구되며, 더 복잡한 과제에서는 고도의 처리 과정이 요구된다. 분류체계는 작업 계층 구조 또는 환자 재활을 위해 작업 진행 방법을 설명하지 않는다. 예를 들어, 움직이는 환경에서 보행처럼 좀 더 복잡한 작업보다 고정된 환경에서 정지된 단순한 작업이 환자에게 덜 어려울 것이라고 가정할 수 있다. 그러나 고정된 작업이 좁은 평형봉에서 한발로 서서하고, 밤에 조용한 병원 복도에서 천천히 걷는 몇명의 사람들과 함께 걷는 것이면 이것은 정확하지 않다. 이 경우 균형 작업에서 공간 제약의 차원은 보행 작업의 공간 및 시간 제약보다 훨씬 어렵다. 반면에, 서 있는 표면이 바닥의 변화하고 퇴근시간 혼잡한 병원 복도에서 보행이 일어난다면, 보행 작업은 훨씬 더 어려워질 것이다.

어떤 작업 범주를 수행하기가 더 어려운가? 과제 난이도는 두 단계로 고려해야 한다. Guadagnoli와 Lee(2004)는 학습을 위한 최적의 도전점을 기술함에 있어서, **명목상의 과제 난이도** 또는 과제의 특징을 **기능적 과제 난이도**와 구분하며, 이는 수행자의 기술 수준 및 학습 조건과 관련하여 도전한 과제가 얼마나 어려운지를 나타낸다. Gentile의 체계 분류에서 작업 범주는 보다 단순하거나 복잡하다고 비교될 수 있으며, 더 어렵거나 쉽다고 하는 것은 필수적이 아니다. 작업 범주의 명목상 난이도는 각 작업 유형 내에서 발생하는 공간적 및 시간적 제약 조건에 의해 정의된다. 이전에 평형봉과 바닥에 서 있는 이전의 예로 돌아간다면, 서있는 면의 공간적 제약으로 작업을 더 어렵게 만들며, 이는 과제 분주가 아니다. 유사하게, 혼잡한 환경에서 더 어려운 공간 및 시간적 제한을 준수해야 하는 필요성 때문에 몇명의 사람들 가운데서 걷는 것보다 수행하기가 어렵다. 따라서 작업 복잡성을 변경하지 않고 작업을 더 어렵게 만들 수 있다. 그러나 기능적 과제의 난이도를 고려할 때 환자의 내적 제약을 고려해야 한다. 소뇌 운동 실조증이 있는 환자는 고정된 자세를 유지하기 어렵고, 넓은 지지면이더라도 다리 하나로 서있는 것처럼, 신체의 이동성을 포함하는 과제가 신체 안정성의 과제보다 훨씬 어려울 가능성이 높다. 규칙적으로 테니스를 하는 다발성경화증과 말초 약화를 갖는 환자는 사람은 바늘을 꿰매는 단순한 작업보다 기능적으로 어려운 테니스를 치는 복잡성을 발견할 수 있다. 기능적 작업 난이도는 수행자의 근본적인 제약 조건과 작업 및 환경의 외적 제약 조건의

환경과 과제	신체 안정성		신체 이동	
	도수조작 없음	도수조작	도수조작 없음	도수조작
고정된 수행간 변동 없음	폐쇄 신체 안정성	폐쇄 신체 안정성 도수조작	폐쇄 신체 이동	폐쇄 신체 이동 도수조작
고정된 수행간 변동	다양한 움직임 없음 신체안정성	다양한 움직임 없음 신체안정성 도수조작	다양한 움직임 없음 신체 이동	다양한 움직임 없음 신체 이동 도수조작
움직임 수행간 변동 없음	일관된 움직임 신체 안정성	일관된 움직임 신체 안정성 도수조작	일관된 움직임 신체 이동	일관된 움직임 신체 이동 도수조작
움직임 수행간 변동	개방 신체 안정성	개방 신체 안정성 도수조작	개방 신체 이동	개방 신체 이동 도수조작

그림 14-10 Gentile이 정의한 작업 분류법. (Carr J, Shepherd, R. *Movement Science:Foundations for Physical Therapy in Rehabilitation*, 2nd edition. Austin, TX: PRO-ED; 2000, p. 132.Copyright 2000 by PRO-ED, Inc. 허가하에 재인쇄함.)

상호 작용을 반영한다.

어떤 경우에는 작업의 공간 및 시간적 요구가 환자의 운동 수행에 독특한 영향을 끼친다. Morris(1996)는 시공간 신호 및 청각 타이밍 신호의 도수조작이 파킨슨병 환자의 보행 운동을 극적으로 변화시키는데 어떻게 사용될 수 있는지를 보여 주었다. Majsak(1998)은 파킨슨병 환자에게 고정된 물체에 빠르게 잡으려고 시도할 때 운동느림증이 나타났으며, 빠르게 움직이는 물체를 잡으려고 시도할때는 안 나타났다. 이와 유사하게 Lee(1989)는 뇌졸중 환자가 움직이는 물체에 더 빨리, 보다 직접적으로 도달하고, 물체가 고정되어 있을 때보다 정지 상태에 있을 때보다 더 큰 양측 동시성으로 도달했다고 보고했다. 이러한 결과는 신경학적 재활에 어떻게 적용될 수 있는가? 치료사가 팔의 의 유동성을 높이거나 뻗는 속도를 증가한다는 목표를 가지고 환자와 함께 활동하는 경우, 초보 치료사는 먼저 고정된 물체에 먼저 뻗게 한 다음 움직이는 물체로 "진행"하는 것으로 시작하는 것이 가장 좋다고 가정할 수 있다. 실제 치료사는 먼저 천천히 움직이거나 고정된 물체에 뻗기 동안 뻗는 속도와 유동성을 유지하기 위해 시도하려고 하며, 움직이는 물체에 상호작용 하는 것은 더 신중해야 할 것이다. 치료사는 인위적인 작업 진행을 하지 않도록 주의해야 한다.

한 유형의 과제는 다른 과제의 전제 조건으로 인식되어서는 안된다. 예를 들어, 물체의 도수조작이 없이 변화가 없는 환경에서 보행을 배우는 것은 팔을 사용하여 물체를 운반하는 동안 다양한 환경에서 보행을 배우도록 준비할 수 없다. 치료사를 위한 핵심은 도수조작시 과제의 공간과 시간 제약동안 과제의 많은 다른 유형을 노출하게 하여 환자의 운동 기술에 도전하는 것이다. 과제 진행은 과제의 난이도 형태에 따라서 그 안에서 발생해야 할 것이다.

운동 계획 수립 Creating a Motor Plan

운동 학습의 두 번째 구성 요소는 행동 계획을 수립하는 것이다. 행동 계획은 인지만으로는 나오지 않는다. 환자의 움직임은 시스템의 내적 기전, 인지의 인식 의해 개방되지 않는 조직화된 움직임의 기전에 대한 접근, 환경에 존재하는 유도적 지각과 강하게 연계될 것이다. 환자는 기능적 능력을 달성하기 위해 운동 행동을 생성하고, 실행하고, 평가하고, 수정하고, 개정하여 다양화해야 하기 때문에 행동 계획을 세우는 연습을 통해 이득을 얻는다. 뇌졸중 후 중요한 운동, 주의력 및 운동 계획 과정이 방해될 수 있다(Peters, 2015). 문제 해결과 오류 수정은 학습 과정의 중요한 구성 요소이다(Gentile, 1987; Hogan and Yanowitz, 1978; Fitts and Posner, 1967). 치료사는 환자가 계통의 기계적 특성, 작업 수행 방법에 대한 인식 및 사용 가능한 다양한 운동 전략 및 패턴을 탐색할 수 있도록 도와준다.

환자에게 운동 해결을 제공하는 것이 작업의 빠른 수행을 증진하는 효과적인 방법일 수 있지만 학습 과정에서 환자의 계획을 제거한다. 인지 또는 지각 처리 장애를 가진 환자는 행동 계획을 세우기 위해 치료사가 필요할 수도 있지만, 치료사는 환자에게 작업 수행 방법에 대한 구체적 방향을 제시하기 전에 환자에게 무엇을 하려고 하는지 묻고, 그들이 보는 것이 무엇인지 관찰을 공유하고, 환자의 작업 성공에 영향을 미치는 요인을 지적해야 한다 (표 14-3 참조).

과제 수행, 정보 처리 및 실행

Task Performance, Information Processing, and Practicing

운동 학습의 세 번째 구성 요소는 작업 수행, 정보 처리, 실행이다. 이러한 과정은 크게 분리 할 수 없기 때문에 함께 제공된다. 과제 수행 전에 환자는 다음을 수행해야 한다. (1) 그들이 기능적 행동을 변화하고 그렇게 하도록 동기부여 할 수 있는 능력을 갖고 있음을 이해하고 믿는다. (2) 내적 제약을 이해하고 인정한다. (3) 환경 및 작업의 조절적 특징에 관한 관련 정보를 감지한다. (4) 과제 수행을 위해 이전에 학습한 운동 전략을 사용하거나 생성한다. (5) 전략을 수행하는 방법을 제공하기 위해 적절한 움직임 패턴을 선택한다. 과제 수행이 완료되면 환자는 다음 과정을 계속한다. (6) 그들의 행동 결과를 분석하고, (7) 그들이 운동 계획을 얼마나 잘 수행했는지 평가하고, (8) 과제 수행이 성공적이지 않은 경우 적절한 수정이나 대체 전략 및 움직임을 만들거나 선택한다. (9) 다음 시도의 결과를 재평가한다. 과제가 성공적으로 수행되면 환자는 (10) 자신의 움직임 전략과 패턴을 수정하고 다양화하여 과제 성공의 효율성, 정확성, 일관성을 증가시킨다.

환자의 정보처리 과정 증진

환자가 운동 과제를 배우려고 할 때 어느 정도의 정보 처리를 수행한다고 가정 할 수 있다. 일부 환자의 경우, 이는 단지 운동 계획만 생성할 수 있다. 다른 환자들은 효과적인 성과 분석, 계획 변경, 운동 개선 또는 다양화를 수행할 능력이 있다. 환자의 정보 처리 능력은 환자가 우리에게 말하는 간접적 표지자와 우리가 보는 운동 행동을 사용함으로써 제한되기 때문에 환자의 정보 처리 능력을 완전히 이해하기 어렵다. 그것은 환자의 처리 능력을 확인하기 위해서는 결정적으로 치료사가 인지 및 지각 검사를 하는 것이 중요하다(4장 참조).

환자는 자신의 전략과 동작 패턴을 계획하고, 운동 수행 능력을 평가하고, 작업 수행을 수정할 때 최대한의 잠재력을 발휘해야 한다. 정보 처리 능력이 제한된 환자의 경우, 치료사는 지시, 신호, 및 자주 피드백 제공을 통해 보조할 수 있다. 그러나 정보를 처리하고 내적으로 그들의 행동을 조절할 수 있는 능력을 가진 환자의 경우 치료사는 방법, 시기, 얼마나 많은 보충 정보를 제공하는지 신중히 판단해야 한다.

증가된 정보

환자에게 보완적 또는 "**증가된 정보**(augmented information; AI)"를 과제 수행과 작업 성공에 제공하는 것이 치료사가 학습을 촉진하는 한 가지 방법이다. 치료사는 구두, 시각 또는 도수 신호를 통해 환자에게 AI를 제공한다. 환자가 작업을 수행하는 방식과 관련하여 제공되는 정보를 **수행 지식**(knowledge of performance; KP)이라고 한다. 치료 기간에서 가장 자주, 이것은 환자의 주의력의 내적 중점을 둔 운동 수행에 관한 정보이다. 환자의 주이 집중에 외적 초점을 두고 발전시키는 작업 성공의 지식을 결과 지식(KR)이라고 한다. Wulf와 Shea(2002)의 간단하고 복잡한 과제의 학습과 관련된 연구에 대한 검토는 KR이 학습자의 운동 행동에 KP보다 더 강한 영향을 준다는 증거를 제공한다. 마찬가지로, 신경병리 환자뿐 아니라 건강한 성인도 외부적 과제 수행 결과에 주의력 집중이 과제 실행에 있어서 수행력이 그들 움직임 집중보다 운동 학습의 더 큰 이득이 있을 것으로 나타났다(Choi and Kang, 2015; Fasoli, 2002; Song, 2015; Wulf and Lewthwaite, 2016). 이것은 치료사가 완전히 인정하지 않을 수도 있다. Johnson(2013)은 일련의 보행 재활 기간 동안 뇌졸중 환자에게 치료사가 제공한 피드백이 내적 집중 67%, 외적 집중 22%, 혼합 11%라는 관찰을 보고하였다.

표 14-3 환자의 학습 촉진을 위한 추가질문

입증된 학습 과정	병리적	기능활동: 어려움	질문유형	질문의 예
자신과 환경의 지각	CVA와 오른쪽 반신마비	플라스틱 물컵을 뻗어 들어 올리기, 컵을 으스러트리기	질문	너무 꽉 쥘 때 당신의 손은 어떻게 느껴지나? 당신의 손을 보지 않고 너무 꽉 쥐고 있다고 어떻게 알 수 있는가?
			관찰/제안	너무 꽉 쥘 때 당신의 손 전체가 꽉 닫히는 것을 주의한다. 엄지손가락과 처음 두 손가락을 사용해 보았다면 무슨 일이 발생하는가?
	파킨슨병	보행동안 돌기; 멈추기	질문	당신이 멈춰 있을 때 무슨 일이 발생한다고 생각했는가? 당신 발에 당신의 체중 이동이 느껴지는가? 열린 공간에서 발생했는가?
			관찰/제안	나는 당신이 멈출 때 당신이 체중 이동이 멈추고 매우 걸음이 작게 될 때 당신의 걸음을 주시한다. 당신이 돌 때 율동적 보행을 유지할 수 있는가?
운동 계획	소뇌 실조증	앉았다 서는 움직임; 서기 위해 과도한 뻗음	질문	좀 더 천천히 일어서기 위해 무엇을 할 수 있는가? 왜 당신은 밀쳐낸다고 생각하는가? 다리를 펴기 전에 발의 체중을 느끼는가?
			관찰/제안	나는 조금 낮은 면을 주시한다. 아마도 만약 당신이 앞으로 내딛고, 더 앞쪽으로 기댄다면 더 많은 도움이 될 것이다. 네가 서서 4까지 세면 도움이 될지도 모른다.
	CVA와 왼쪽 반신마비	침대에서 덜 손상된 쪽으로 구르기; 왼쪽 무시	질문	어떻게 느꼈는가? 꽤 쉬웠는가? 왼편으로 좀 더 쉽게 할 수 있을까? 왼쪽 팔과 다리를 어떻게 구르는가?
			관찰/제안	나는 왼쪽 뒤에 왼팔과 다리를 주시한다. 어떻게 바꿀 수 있는가? 구르기 전에 손을 함께 잡고, 두 무릎을 구부리면 어떻게 될까?
수행, 정보처리, 실행	TBI와 기억상실	휠체어에서 소파로 이동; 낮은 의자로 낙상	질문	그때 무슨 일이 일어났는가? 네가 움직일 때 발생한 것에 대해 말해 줄 수 있는가? 더 잘하기 위해 무엇을 연습하고 싶은가요? 무엇을 도와드릴까요?
			관찰/제안	나는 당신이 섰을 때 당신 발이 직접적으로 아래에 있다는 것을 주의한다. 그래서 소파에 가기가 어렵다. 당신도 소파쪽으로 등을 돌렸다. 앉을 때 발을 소파 옆에 놓고 무릎을 손으로 누르면 어떻게 될까?
	CVA와 오른쪽 반신마비	보행; 불안정하고 과도하게 느린 속도	질문	어떻게 느꼈는가? 그것이 당신이 걷는 최고의 속도라고 생각하는가? 왜? 집에서 당신의 활동인가? 조금 속도를 높이려면 무엇을 해야 하는가?
			관찰/제안	나는 당신이 너무 천천히 걷고 오른쪽 다리에 흔들기를 보이지 않는 것에 주의한다. 좀 더 빨리 걷는 것보다는 때로는 천천히 걷는 것이 더 힘들다. 자전거를 타는 것을 생각한다. 아마도 더 큰 걸음을 내딛고 조금 앞으로 기울여 볼 수도 있다.

Newell(1985)은 **전환 정보**(transitional information)라는 AI의 다른 중요한 유형을 제안했다. 개인에게 운동 결과를 알리는데 사용되는 KR 및 KP와 달리 전환 정보는 학습자가 대체 작업 해결을 검색하도록 권장하는데 사용된다. 예를 들어, 치료사는 다리 약화가 있는 환자가 치료실의 낮은 매트에 서 있는 것을 시도할 때 장딴지를 밀어서 보조를 할 수 있다. 만약 치료사가 환자가 발을 몸통보다 더 앞쪽으로 내밀어 더 기울여야 한다고 믿는다면, 치료사는 환자에게 어떻게 하는지 알려주고 환자에게 운동에 대한 KP를 줄 수 있다. 대안은 치료사가 환자에게 전환 정보를 제공해 환자에게 서보라고 하며, 다리가 매트에 닿지 않도록 한다. 환자는 그렇게 하는데 더 오랜 시간이 걸리지만, 매트를 밀어내지 않고, 환자는 앞으로 더 기울여 발에 체중을 실어야 한다는 사실을 가설적으로 배우게 된다. 첫 번째 경우 환자는 치료사의 KP를 따랐다. 최근의 사례에서 환자는 치료사의 전환 정보를 따르고, 다른 전략을 탐색하고 혼자 서 있는 협응 모드를 찾아내 같은 해결법을 찾아냈다. 일부 환자는 그들의 행동을 변경하기 위해 방향과 KP가 필요하다. 다른 환자들은 다른 운동 전략과 패턴을 탐색하고 찾는데 도움이 되는 정보만 필요로 할 수 있다. 단순화를 목적으로 이 장의 나머지 부분에서는 KR, KP 및 전환 정보가 AI로 분류된다.

AI가 제공되면 수행자의 내적 정보처리 과정을 향상시키는 학습 속도가 빨라질 수 있다. 정보 처리 장애를 가진 환자(예; 감소된 감각 지각, 인지 장애)는 AI로부터 이득을 볼 수 있다. 그러나 환자는 AI에 지나치게 의존하면, 자신의 내적 처리 과정에 주의하지 못하게 된다. AI가 있는 경우 수행력이 향상되지만 AI가 없는 경우 수행력이 떨어질 수 있다. 이 현상은 *가이드 가설*의 증거로 제시되었다(Salmoni, 1984). 학습된 운동 기술의 유지 및 전달을 위해 그것은 치료사가 환자에게 과도한 피드백을 제공하는 것을 피하는 것이 중요하다. 치료사가 AI를 제공할 때 조작할 수 있는 세 가지 변수는 **대역폭**(bandwidth), **시간**(timing), **빈도**(frequency)이다.

AI 전달 대역폭

대역폭(bandwidth)은 환자에게 AI를 제공하기 전에 허용되는 수행 기준의 오류 또는 편차의 정도를 가리킨다(Magill, 1992). 예를 들어, 치료사는 뇌졸중 환자의 걷는 목표를 엉덩이와 다리를 벌려서 차는 것보다 마비쪽 다리의 엉덩이와 무릎을 구부려 물체를 차는 작업을 할 수 있다. 이 사례에서 제공 기간의 결정은 엉덩이를 차고 다리 벌림의 양에 대해 치료사는 환자의 AI에 "잘못된" 엉덩이 차기 동작을 하기 전에 제공할 수 있는 것이다. 엄격한 제공 시기의 조건은 자연스럽게 AI 빈도를 높인다. 환자가 자신의 정보 처리를 사용하도록 허용하기 위해 복잡한 작업이나 제한된 운동 능력을 가진 환자의 경우 넓은 제공 시기를 치료 초기에 설정할 수 있다. 제공 시기는 나중에 환자의 수행력이 향상될 때 차후 치료에서 강화될 수 있다. 잘 조절된 움직임을 촉진하고, 움직임 오류를 최소화하기 위해 피드백의 높은 빈도와 도수적 안내를 사용하는 재활 접근법은 움직임의 빠른 습득을 할 수 있지만 환자 정보 처리 및 의도된 운동 행동의 내재화를 억제할 수 있다.

AI 전달 시간

치료사는 작업 수행 전에, 작업 동안 또는 작업 수행 후에 AI를 제공할 수 있다(그림 14-11 참조). 치료사는 환자에게 완벽한 과제 수행 방법을 지시할 때 AI 전에 과제를 제공한다. 환자가 자신의 수행 전에 AI를 받는 또 다른 방법은 다른 개인이 작업을 시도하는 것을 관찰하는 것이다.

작업 수행 동안 AI를 제공하는 것을 **동시발생 AI**(concurrent AI)라고 하며, **종료 AI**(terminal AI)는 수행 후에 전달되는 정보이다. 간단한 운동 작업에서 동시발생 AI는 행동의 초기 습득을 촉진하는데 매우 효과적이지만, AI를 사용할 수 없는 경우 성능이 유지 및 전환 시 급격히 감소한다(Patrick and Mutlusoy, 1982; Vander Linden, 1993). 많은 연구에서 운동 습득 중에 동시발생 EMG 생체피드백을 받는 환자의 이점을 보고했지만(Leiper, 1981; Sandwiss and Wolf, 1985; Wolf,

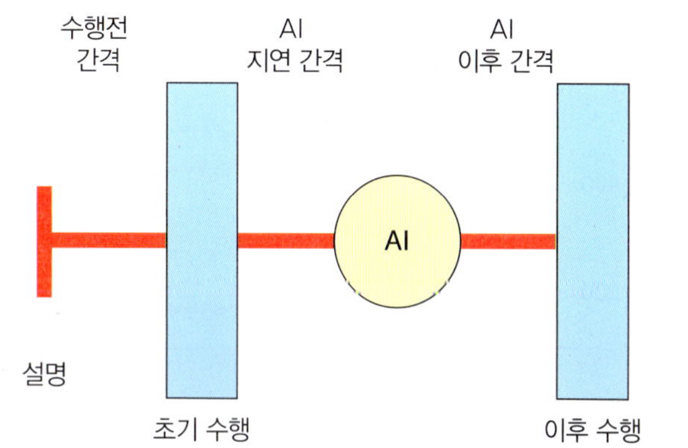

그림 14-11 증가된 정보(AI) 전달의 시간.

1983), 이러한 효과가 유지되거나 일반화되었다는 증거는 거의 없다. 대조적으로 종료 AI의 전달은 전형적으로 운동 기술 습득의 빠른 변화를 초래하지는 않지만, 이러한 기술의 유지 및 전환의 수행은 동시발생 AI 이후 행동을 월등하게 한다(그림 14-12). 특히 임상 치료와 관련된 한 연구는 부분적 체중 부하 활동 학습에 효과를 나타냈다(Winstein, 1996).

다른 한편으로, 동시발생 AI의 전달은 슬라롬스키(slalom ski) 운동 학습(Wulf, 1998a)처럼 기능적 과제, 항공기 조정사의 착륙 기술(Lintem, 1990), 좀 더 복잡한 운동작업의 학습의 습득과 전환(Swinnen, 1997)에 효과적인 것으로 나타났다. 이 연구는 동시발생 AI의 효과가 환자가 자신의 내부 정보 처리와 함께 AI를 사용할 수 있다고 제안했다. 고도로 복잡한 작업은 독립적으로 작업을 해결할 수 있는 환자의 역량을 초과할 수 있다. 게다가 환자가 AI과 자신의 내적 정보를 동시 처리가 가능하다면, AI는 학습에 도움이 안될 수도 있다. 그러나 내적 정보가 낮거나 환자가 내적 정보를 처리하는 데 어려움이 있는 경우에 동시발생 AI는 학습자의 내적 정보와 경쟁하여 유지 및 전환 불량을 초래할 수 있다(Buekers and Magill, 1995).

종료 AI의 시기는 환자의 정보 처리를 향상시키기 위해 도수 조작될 수 있다. AI가 매 수행 시험 후 주어진다면, 환자들은 그들의 내적 정보 근본 원인 대신에 AI에 의존하게 될 것이다. 대신에, 시험적인 것이 완료된 후에 종료 AI를 제공할 수 있다. 이 AI 전달 일정을 요약 AI(summary AI)라고 한다. 임상적 예로, 환자가 더 긴 걸음 길이로 보행을 배우는 경우라면, 치료사는 일련의 걸음(연속 종료 AI)을 위해 각 단계 후에 AI를 제공하거나 환자에게 각 걸음동안 AI를 제공하기 전에 완료하도록 선택할 수 있다(요약 AI). 많은 연구 결과에 따르면 초기 작업 수행이 연속 AI에서 더 성공적이긴 하지만 요약 AI(AI, Lavery, 1962; Schmidt, 1989)를 사용하면 유지 및 전환이 더 잘하게 된다. 요약 AI는 학습자가 AI를 받기 전에 과제 수행을 자기 분석할 수 있는 시간을 제공한다.

요약 AI의 일정을 사용할 때 요약 AI를 받기 전에 환자가 수행해야 하는 작업 수행의 수를 고려하는 것이 중요하다. Schmidt(1990)는 복잡한 작업에 대해 요약 AI의 적은 수의 수행 시도 후에 제공될 때 최적임을 보여주었다. 많은 수의 시도에 대한 요약 AI를 제공하면 간단한 작업을 배우는데 더 좋다. 환자에게 도수적 정보 전달을 하는 다른 방법처럼 치료사의 목표는 환자의 정보 처리를 최적화하는 것이지 대체하거나 초과하지 않는 것이다. 정보가 심각하게 손상된 환자, 과제가 복잡하고, 제한된 실행이 가능한 경우, 치료사는 단 몇 번의 연습 시험을 거쳐 요약 AI 또는 동시발생 AI를 제공할 수 있다. 반면에 환자가 정보를 처리할 수 있는 경우 수행되는 작업이 지나치게 복잡하지 않고, 환자가 확장된 연습을 할 수 있는 기회가 있기 때문에 치료사는 더 많은 시도를 거쳐 종료 AI를 제공할

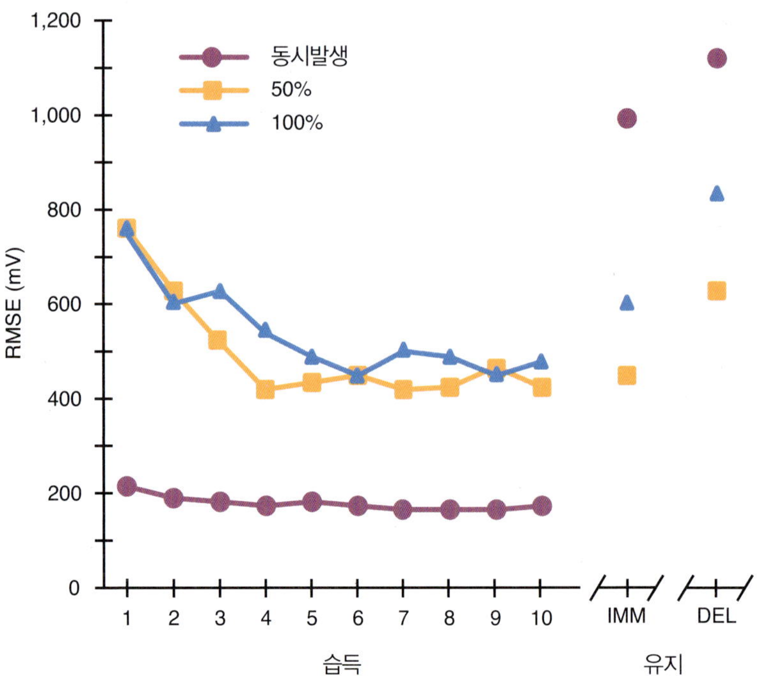

그림 14-12 동시발생 AI와 종료 AI의 학습 효과(Vander Linden DW, Cauraugh JH, Greene TA. The effect of frequency of kinetic feedback on learning an isometric force production task in nondisabled subjects. *Phys Ther*. 1993;73:79-87에서 허가하에 재인쇄함.)

수 있다.

작업이 환자의 정보 처리 능력에 다양한 수준으로 도전할 것이기 때문에 요약 AI는 치료사가 동일한 환자에게 하나의 과제에도 다르게 제공할 수 있다. 기본적으로 앉아서 서기 작업을 배우는 환자에게 치료사는 4~5회의 시도 후 요약 피드백을 제공할 수 있다. 대조적으로, 같은 환자가 더 복잡한 도수조작 작업을 배우는 경우, 치료사는 2~3회의 시도 후 AI를 제공할 수 있다. 환자의 정보 처리 능력, 학습해야 할 작업의 복잡성 및 실행 기회는 모두 최적의 AI 전달 계획에 영향을 주며, 환자의 내적 정보 처리를 대체하고 향상시킬 것이다.

치료사는 환자가 자신의 수행력을 자기 분석하고, 종료 AI가 주어지기 전에 그들 수행에 대해 내적 처리를 위한 시간이 주어지면, 더 나은 작업 수행력을 유지할 수 있다(Hogan and Yanowitz, 1978; Swinnen, 1990). 자기 평가를 증진하는 것은 치료사가 제공한 AI에 의존하는 것보다 자신의 내적 정보를 사용하는 것을 기억하기 위한 신호가 필요한 정보처리 장애가 있는 환자에게 특히 중요할 것이다.

환자가 그들이 받은 AI와 자신의 내적 정보를 비교할때 다음 작업 시도를 위한 계획을 개발해야 하는 시기이다. 비록 이 지연이 얼마나 오래 걸리는지에 대한 명확한 가이드라인은 없지만 환자가 AI를 받기 전에 자신의 성과를 분석하고 내부 피드백을 처리할 수 있을 만큼 충분히 길어야 한다

AI 전달의 빈도

AI의 최적 수준을 제공할 때 고려할 또 다른 요소는 전달 빈도이다. Ho와 Shea(1978)와 Winstein과 Schmidt(1990)는 즉각적이고 지속적인 AI가 건강한 성인의 운동 능력을 빨리 향상시킬 수 있음을 보여 주었지만, 이러한 개선이 잘 유지되지는 못했다. 이 증거는 환자가 높은 빈도로 제시된 AI에 의존하게 된다는 가이드 가설을 뒷받침한다. AI 빈도가 적을 때 환자는 작업 성공을 위해 그들 내적 정보에 의존해 집중한다. "퇴색(fading)"은 AI의 시도 비율이 서서히 감소하는 과정을 의미한다. AI의 퇴색은 지속적인 AI를 제공하는 것보다 운동 기술을 더 잘 유지하는 것으로 나타났다(Winstein and Schmidt, 1990).

환자의 AI의 최적의 빈도를 치료사가 예측하는 것은 어렵다. 학습 능력과 환자의 제약 조건 사이의 복잡한 상호작용, 학습해야 할 과제의 성격, 이용해야 하는 연습의 양을 감안할 때, 주파수 범위가 효과적일 수 있다. 흥미롭게도 Chiviacowsky와 Wulf(2002), Janelle(1995)의 연구에서는 AI가 건강한 개인이 이미 결정된 일정보다는 학습자의 요청에 따라 주어질 때 운동 과제를 학습하는데 더 효과적이라는 것을 보여 주었다. Wulf(2005)는 한 개인에 대한 AI 빈도 요구는 다른 환자에게 최적의 빈도일 필요는 없음을 보여줌으로써 이 작업을 확장했다. AI 빈도는 치료사와 환자 모두 전달 시간과 빈도를 결정할 때 가장 좋은 방법이다.

생각해 볼 점 14.1

- Cecelia, Peter 및 Tito가 특정 작업 목표를 수행 시 정보 처리를 촉진하기 위해 증가된 정보 전달을 하기 위한 방법을 설명한다.
- 3명의 환자 모두가 효과적으로 앉기에서 서기로 이동하는 법을 배우려고 한다. 당신은 같은 작업을 배우고 있더라도 각 환자에게 다른 AI를 제공하는 방법과 이유는 무엇인가?
- 동일한 개인이 다른 작업을 학습할 때 AI 대역폭, 시간 및 빈도를 어떻게 수정하는가?
- 유효한 정보 처리를 촉진하기 위해 작업과 환경을 어떻게 구성하는가?

새로운 협응 모드 생성: 실행

실행은 정보 처리와 불가분의 관계가 있다. 환자는 암묵적이고 명시적인 자원을 사용하여 지속적으로 운동 계획을 세우고, 행동을 실행하고, 수행력을 평가하고, 운동 출력을 개선한다. 이것은 효과적인 협응 모드가 달성될 때까지 반복적 시간과 시도를 하는 순환 과정이다. Newell(1991)은 이들을 지각-운동 작업공간으로 통합하는 것을 언급했다. 실행은 내적 및 외적 제약을 구별하고, 운동 계획을 작성하며, 운동 결과에 대한 의식적인 수정 및 개선을 위한 정보를 처리하는데 필요한 인지 과정의 활성화를 통해 명시적 학습을 촉진해야 한다. 실행은 암묵적 학습을 촉진하도록 구성되어야 한다. 이것은 충분한 빈도, 강도 및 신체적 실행의 특수성을 필요로 한다.

실행을 통한 분명한 학습 증진

관찰 학습과 심상

명시적 학습 과정을 촉진하는 한 가지 방법은 신체적 실

행 전 또는 그에 추가적으로 인지 활동에 환자를 참여시키는 것이다. 녹화된 것을 보면서 **관찰 학습**(observational learning)을 증진하고 환자가 정신적으로 상상을 하거나 연습(Schmidt and Wrisberg, 2008)하는 재활 전략이 학습을 촉진시키는 것으로 나타났다. 흥미롭게도, 처음 배우는 사람은 개인이 일을 완벽하게 수행하는 것보다는 그 작업을 배우는 다른 사람을 볼 때 더 빨리 학습하는 경향이 있다. 관찰 학습은 학습자가 학습 모델에 주어지는 AI를 들을 경우 더욱 강화된다. 작업 해결에 보는 것보다 더 중요한 것은 다른 개인이 원하는 운동 결과를 얻기 위해 운동 행동을 어떻게 수정하는지 관찰하는 것이다. 관찰 학습을 촉진하기 위해 환자는 스스로 또는 원하는 활동을 수행하는 다른 환자를 볼 수 있다. McCullagh(1989)는 관찰 학습이 효과적이라는 증거를 제시했는데, 학습자는 수행 중인 과제에 참석하고, 자신의 수행을 위해 관찰한 것이 무엇인지 내적으로 표현할 수 있어야 하며, 과제를 수행할 수 있는 신체적 능력을 가져야 한다. 이것은 모든 환자에게 가능하지 않을 수 있다. 일반적으로 관찰 학습의 기회는 환자가 치료실에 일찍 오거나, 자신의 운동시간 이후 머물면서 다른 환자가 비슷한 작업 목표를 위해 수행하는 것을 보고, 그룹치료 시 환자들과 활동하고, 환자가 녹화된 자신의 성과를 보고, 평가하며, 정신적으로 수행하는 것이 포함된다. 수행력과 관찰 학습을 통합하는 한 가지 방법은 이중 훈련(dyad training)이다(McNevin, 2000, Shea, 1999). 이중 훈련(dyad training)은 같은 작업을 함께 배우고, 학습 과정을 공유하며, 일부 경우작업 수행을 공유하는 두 개인을 포함한다. 다른 사람을 관찰하는 것의 이점 외에도 예정된 작업을 학습하고, 다른 사람과 함께 활동을 통해 책임감, 동기부여를 증진하고 학습자의 참여를 높일 수 있다.

심상(mental imagery)을 증가시키기 위해 환자는 내적 관점 또는 외적 관점에서 그들의 수행력을 상상하며 장려할 수 있다. 내적 관점은 활동을 수행하면서 경험하게 될 감각 경험을 상상하는 것이다. 예를 들어, 내적 관점에서 앉아서 서는 심상을 한 환자는 앞쪽으로 환자의 몸을 기울일 때 시각적으로 바닥이 나한테 오는 것 같고, 서려고 준비하며 앞쪽으로 기대는 동안 발 아래 압력의 증가, 서기 시작하며 체육관 벽이 나한테 오고, 서 있는 자세 시 다리가 뻗어 있음을 느끼는 것들을 성취하게 된다. 외적 관점을 사용하면 스스로 서 있는 자신을 보면서 자신이 어떻게 보일지 상상할 수 있다. 각 관점에는 장점이 있지만 두 경우 모두 실제 수행의 모양과 느낌을 반복할 수 있는 이미지가 많을수록 이미지는더 효과적이다(Schmidt and Wrisberg, 2008). 신체적 실행을 위해 부가적으로 심상을 사용시 CIT(Page, 2009a), 기능적 활동의 학습(Jackson, 2001, Liu, 2004) 및 학습된 활동의 일반화(Liu, 2009)의 효과를 향상시키는 것을 보았다. 기능적 영상 연구는 심상 및 수행 활동 동안 뇌 활성화 패턴을 보여주었고(Gerardin, 2000), 정신적 실행은 실제 뇌졸중 환자의 걷질 지도의 변화를 유도했다(Page, 2009b). Braun(2008)은 정신적 실행시 진행의 중재 체계를 제시했다 (1) 정신 능력 평가, (2) 정신적 실행의 본질 확립, (3) 영상 기술 교육, (4) 포함 및 모니터, (5) 자기 발생적 치료법 개발이다. 포함형, 모니터링, 자기 발생적 치료의 단계는 중재 체계가 반복되고, 새로운 활동을 통합하기 위해 정교해지고 수정되어진다(그림 14-13 참조).

부분 실행

일부 경우 예정된 작업이 작은 부분으로 나누어지면 명시적 학습 자원이 증진될 수 있다. 이를 통해 환자는 특정 작업 구성 요소에 주의를 집중하고, 운동을 계획하고,

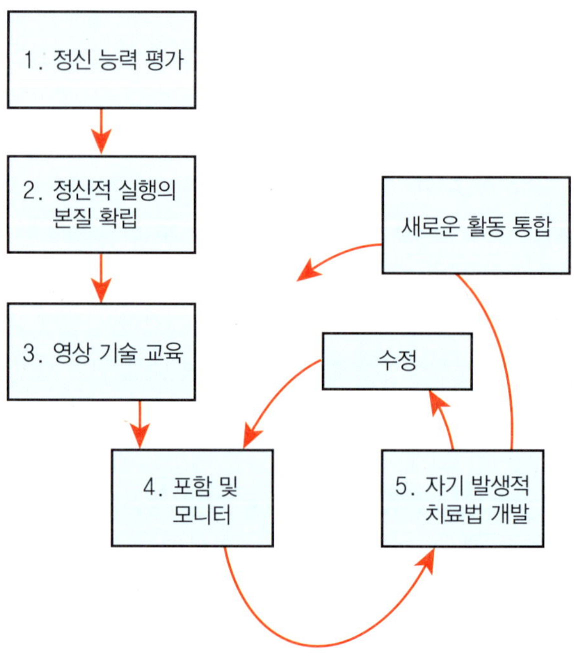

그림 14-13 정신적 실행 중재 체계에서 실행되는 단계의 개요. 출처: Braun S, Kleynen M, Schack T, Beurskens A, Wade D. Using mental practice in stroke rehabilitation: a framework. *Clin Rehabil*. 2008;22:579-591에서 허가받음.

구성할 수 있다. **부분 연습**은 몸단장, 옷입기, 휠체어에서 다른 표면으로의 이동 준비와 같은 일련의 연결된 구성 요소가 관련된 작업에 유용하다. 그러나 앉았다가 서는 전환, 뻗어서 잡기, 또는 보행과 같은 유동적 또는 지속적인 움직임과 관련된 작업은 부분 실행에서 동일한 이점을 도출하지 못할 수 있다(Schmidt and Young, 1987).

효과적인 학습은 실행되는 부분 작업이 자연스럽게 발생하는 작업의 하위분류일 경우에 발생할 것이다(Lee, 1988; Schmidt and Young, 1987, Newell, 1989). 예를 들어, Winstein(1989)은 힘판에서 체중 이동을 하고 있는 뇌졸중 환자가 서 있거나 이동할 때 체중 이동이 증가하는지를 시험했다. 서 있을때는 개선되었으나 이동 시에는 개선되지 않았다. 이는 힘판에서 훈련이 체중 이동 벡터 또는 동일한 발 위치가 아닐 때 수행된 측면 발 위치 및 측면 체중 이동을 고려한다면 놀랄 일이 아니다. 더욱이, 보행의 디딤기와 흔듦기는 서로 독립적이지 않다. 각 단계는 다른 단계에 영향을 미친다. 이동은 개별 구성 요소로 쉽게 분리되지 않는 연속적인 작업이기 때문에, 보행의 부분 연습은 적절한 전략이 아닐 수도 있다.

적응적 실행

적응적 실행(Adaptive practice)에서는 작업의 외부 제약 조건을 수정하여 작업의 수정된 버전을 성공적으로 수행할 수 있다. 여기에는 수정된 위치, 보조 기구 사용, 도수적 보조 또는 작업의 공간 또는 시간적 요구 사항 변경이 포함될 수 있다. 과제의 난이도는 실행 동안 상향 조성되기 때문에 최적의 수준의 난이도는 유지된다(Kelly, 1969; Fell, 2004). 적응적 실행의 목적은 환자가 구체화를 통해 과제 목표를 학습하는 것으로, 즉, 작업이 궁극적으로 수행될 때까지 원하는 과제의 대략적 성공 시까지 더 많은 수정에서 덜 수정된 버전으로 학습하는 것이다. 이 훈련 기술은 일반적으로 CIT에서 사용된다. 편마비 환자의 팔을 작은 것에서 더 큰 물체로 그리고 느린 것에서 더 빠른 운동 과제로 작업 훈련을 진행한다(Mark and Taub, 2004; Sterr, 2006; Wolf, 2006).

작업을 약간 수정하면 작업의 특성이 바뀔 수 있다. 예를 들어, 환자가 번서 평행봉의 보조 장치에서 독립적으로 보행하는 것을 배우면, 장치 없이 보행 시 효과적으로 진행이 안될 수도 있다. 평행봉은 단순히 지지뿐만 아니라 기울기 및 당김을 제공한다. 보행 보조기 또는 지팡이는 당기는 것을 허용하지 않지만 지지 및 측면 기울임을 허용한다. 평행봉과 보조 장치로 걷는 것은 궁극적인 목적이 보조 기구 없이 열린 환경에서의 보행이라면 자연스러운 발생 조건이 아니다. 보조 장치는 안전과 안심을 제공하며, 환자의 지구력과 자신감을 향상시키는데 필요할 수 있다. 그러나 그들은 환자에게 다른 연습 조건 상황을 제공하고, 팔 지지없이 걷는 것보다 다른 유형의 정보처리를 필요로 한다. Nardone과 Shieppati(1998)는 다리 자세 반응에서 환자에게 팔 지지를 허락하며 서 있게 했을 때 나타났던 불안정한 반응이 매우 감소하는 것을 보여 주었다. 환자에게 보조 장치 제공은 절대적으로 필수적인 것은 아니며, 장치 없이 걷는 동안 자세 조절의 학습을 지연하거나 방해 할 수 있을 것이다.

운동 작업의 과도한 적응은 중력, 신체 관성 및 사지 내 역학 반응에 자연스럽게 발생하는 신체 움직임을 방해할 수 있다. 환자는 다관절의 동작의 협응과 중력의 "외부적 영역의 힘"의 관계, 외부세계의 물체 및 지지면의 접촉과 관련해 학습해야 한다. 생체역학의 변화는 작업의 공간 및 시간적 조건이 수정됨에 따라 발생한다. 예를 들어, 느린 걷기는 보행과 관련된 힘의 크기를 감소시킨다. 기계적 힘을 조절하는 데 어려움이 있거나 낙상을 두려워하는 환자의 경우 느린 것에서 더 빠른 속도로 걷는 것이 좋다. 그러나 느린 걷기의 힘을 습득하는 것은 환자가 빨리 걸을 때 발생할 수 있는 힘을 준비하지 못한다. 근육 군, 수축 유형 및 힘의 크기 사이의 시간적 관계는 보행 속도의 변화에 따라 변할 것이다(Zernicke, 1991). 따라서 적응의 크기는 치료사가 세운 적응의 크기와 적응의 결과를 고려해야 한다.

과제 변화의 실행 구조화

환자가 배우는 작업과 그들이 놓일 환경은 항상 어느 정도의 변수를 가질 것이다. 그러므로 환자는 주어진 과제의 다양한 변수로 실행하는 것이 중요하다. 다양한 과제의 실행은 분리된 실행 차단, 구조화된 순서 또는 무작위 방식으로 계획할 수 있다. **차단 실행**에서는 특정 작업 변수의 모든 시도를 다른 변수 시작 실행 전에 완료해야 한다. **무작위 실행**에서는 각 작업 변수의 시도가 혼합된다. 구조화된 순서에서는 여러 형태가 있다. **일련의 실행**에서, 작업 변수는 설정된 순서대로 실행된다. Lee와 Magill(1983)은 일련의 실행의 효과에서 단순한 실험적 작업에서 무작위 연습의 효과와 대체적으로 유사하다는 것을 보여 주었다.

많은 연구에 따르면 간단한 실험적 운동 작업을 습득한 건강한 성인은 차단된 연습으로 더 빨리 운동 능력을 습득하지만 무작위 실행으로 운동 기술을 더 효과적으로 유지하고 전달한다(Lee and Magill, 1985; Lee and Weeks, 1987; Lee, 1992). Magill and Hall, 1990). 이러한 역설은 "**문맥적 간섭 효과**(contextual interference effect)"와 관련된다(Shea and Morgan, 1979)(그림 14-14 참조). 문맥적 간섭에 대한 두 가설이 제시되었다. 재건화 가설의 기본조건은 무작위 실행으로 학습자가 모든 시도의 과제 해결법은 재건하고, 그들 학습의 더 큰 참여를 유도해야 하기 때문에 학습에 이득이 있다(Lee and Magill, 1985). 대조적으로, 정교화 가설은 무작위 실행이 작업 변화들을 비교하고 대조함으로써 각 작업 변화에 대한 보다 정교한 표현과 보다 완전한 인식을 유도한다(Shea and Zimney, 1983). 두 가설 모두 학습을 위한 정보 처리의 깊이가 없는 운동 기술의 재생산에서 차단된 연습 결과를 제안한다. 최근의 신경생리학적 증거는 정교화 가설이 무작위 실행 조건에서 보이는 학습 효과에 대해 보다 가능성있는 설명임을 제시했다(Lin, 2008). 그러므로 환자가 일반적인 차원 또는 동일한 배치를 공유하는 작업 변화를 실행하는 것은 환자가 여러 유형의 업무를 무작위로 하게 하는 것보다 학습에 더 효과적일 수 있다(그림 14-15 참조). 그러나, 무작위 실행은 항상 차단된 실행보다 환자에게 더 효과적인 실행 일정은 아니다. 최적의 AI 전달 패턴처럼 최적의 실행 일정은 환자의 제약, 학습해야 할 과제의 특성과 복잡성, 이용할 실행의 양에 의해 결정된다.

개인의 정보 처리 제약이 변함에 따라 환자 참여를 위한 최적의 실행 일정도 바뀔 것이다. Del Rey(1982b)는 높은 수준의 눈과 손의 협응을 요구하는 스포츠에서 경험한 여성 대학 운동 선수가 차단된 실행보다 무작위 연습을 통해 도수적 시간 작업을 더 효과적임을 보여주었다. 그러나 학생 비운동선수는 차단된 실행과 함께 더 효과적으로 같은 과제를 학습한다. 무작위 실행의 이득에 유사한 차이는 활동적인 대 정적인 노인여성에서 나타났다(Del Rey, 1982a). Pinto Zipp와 Gentile(2010)은 차단된 실행이 과제를 통해 새로운 것을 학습하는 어린 아동에게 무작위 실행이 더 효과적이라 하였고, Duff와 Gordon(2003)은 뇌성 마비아동에서 유지에 해가 없는 차단된 실행에서 물체의 정확한 쥐기 조절이 더 효과적이라고 보고했다.

작업 변화의 최적의 실행 구조를 결정하려면 치료사의 창의성이 필요하다. 일부 경우에는 혼합 실행 구조가 고려될 수 있다. Pigott과 Shapiro(1984)는 다른 무게의 콩주머니를 목표물에 정확하게 던지는 것을 배우는 아동들을 위한 최적의 실행 일정이 차단된 것과 무작위 실행의 결합임을 보여주었다. 그들의 연구에서 최고의 수행력을 보인 아동들은 무작위로 던지기를 했지만, 무작위로 다른 무게를 실행하기 전에 같은 무게의 콩주머니를 두 번(차단된)

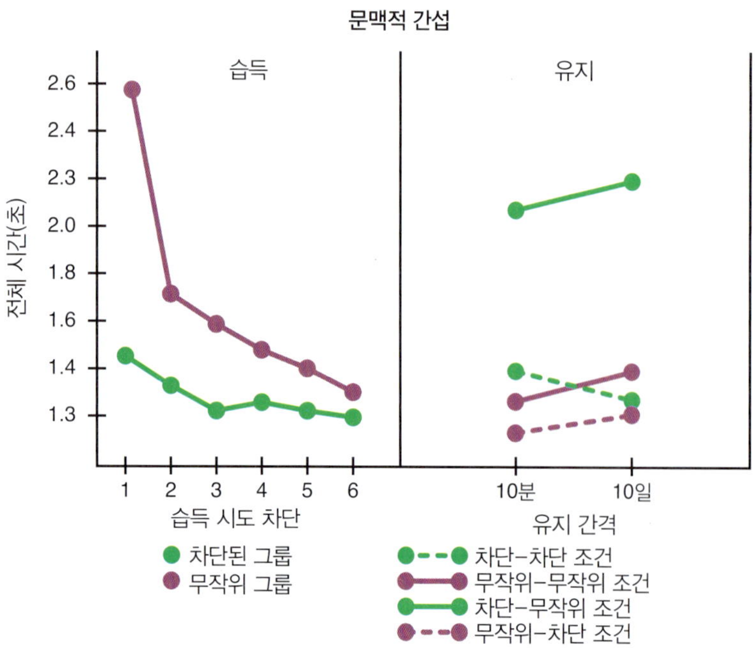

그림 14-14 Shea와 Morgan(1979)이 처음 보고한 문맥적 간섭 효과.(Shea JB, Morgan RL. Contextual interference effects on the acquisition, retention, and transfer of a motor skill. *J Exp Psychol-Learn Mem Cogn*. 1979;5:179-187에서 허가하에 재인쇄함)

던졌다. 신경병리적 환자는 광범위한 정보 처리 능력을 가질 것이다. 일부 환자는 차단된 실행보다 무작위 실행을 통해 자신의 명백한 학습 자원을 보다 효과적으로 참여시킬 수 있다. 다른 사람들은 작업 변화를 평가하기 전에 운동 작업을 몇 번 실행해야 할 수 있으며 명시적 학습 자원이 제한적이라면 차단되거나 결합된 실행 구조를 통해보다 효과적으로 배울 수도 있다.

환자가 작업 변화를 실행하고, 앉았다 서고, 물체를 잡고, 보행하는 것과 같은 움직이는 과제의 협응 모드를 학습하려면 많은 수의 실행 시도가 필요할 것이다. 얼마나 많은 시도가 필요한가? 이것은 환자의 자원과 환자가 배우려고 시도하는 협응모드의 복잡성에 달려 있다. 문맥 간섭 효과의 일부는 무작위 실행 조건 아래에서 실행은 초기 수행력의 같은 수준에 도달하기 위해 차단된 실행보다 더 반복적 실행이 요구된다는 것이다. 사실, 학습자가 운동 수행의 충분한 수의 시도를 제공받지 못했다면, 무작위 실행보다 차단된 경우 운동 수행력의 더 큰 습득, 유지, 전달이 발생한다(Shea, 1990).

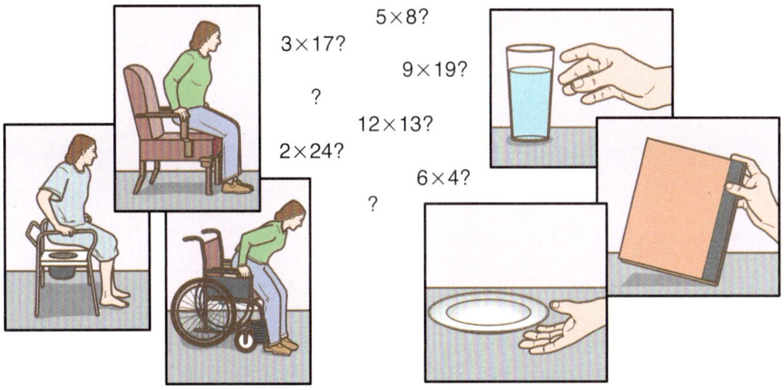

Lee 등(1991)의 논문 제목은 "우리가 반복에서 반복한 것은 무엇인가? 운동 기술 습득 시 실행 조건이 미치는 영향"은 차단 대 무작위 실행 동안 발생한 다른 정보처리과정을 설명하며, Jacoby(1978)로부터 수학적 유추를 제안했다. 만약, 당신이 두 개 큰 수의 합계를 찾도록 요청받으면, 처음에는 덧셈 과정을 거치게 된다. 만약 같은 번호를 즉시 추가하도록 요청받은 경우 추가적 과정 없이 신속하게 대답을 할 수 있다. 그러나 만약 질문이 다시 요청되기 전에 지연이 발생하면 문제 해결 과정이 다시 한 번 요구된다. 이러한 유추는 무작위 실행이 차단된 실행보다 문제 해결에 학습자들의 참여를 위해 더 도움된다는 것을 제안하는데 사용되었다. 이 수학적인 유추를 확장한다.

만약 당신에게 무작위 수의 다른 쌍을 받았다면, 같은 곱셈 문제를 반복과 반복 해결하는 요청보다 분명히 더 많은 시간과 처리 과정이 필요하다. 숫자 중 하나를 반복해서 사용한다: 8x12? 8x32? 8x128? 아직 계산하기 어렵다. 그러나 반복되는 숫자가 10이면 어떻게 될까? 10x12? 10x32? 10x128? 곱셈 과정이 모든 시도에서 요구되더라도 그 대답은 훨씬 더 빨리 달성된다. 왜 그럴까? 이 과정은 8s를 곱한 것과 같다. 문제를 해결하기 위한 일관된 패턴 또는 규칙이 존재하기 때문에 10s가 더 쉽다. "10s의 규칙"을 배우는 것은 10을 곱하는 모든 무작위 변화를 연결시키는 방법을 제공한다.

우리 환자들은 뻗기, 잡기, 일어서기, 걷기와 같은 운동 문제 해결을 하는 것이 필요하며, 이는 그들이 무작위 조건에서 경험하게 될 것이다. 그들의 해결을 더 쉽게 하려면 어떻게 해야 하는가? 10s를 찾을 수 있게 도와줌으로써 …

지지 기반 위에 질량 중심을 가져오면 앉기에서 서기를 위해 "10"이다. 어깨와 팔꿈치의 협응 동작은 도달하기 위한 "10"이다. 환자가 배치, 협응 모드… 등을 배우려면, 환자의 능력 내에 기능적 활동을 촉진하는 것이 중요하다. 기능적 활동의 범주 내에서 기능적으로 유능하게 되기 위한 "10s"이다.

그림 14-15. "10s"에 찾기.

다양한 작업 변화를 연습할 때 중요한 고려 사항은 초기의 변화, 짧은 수명, 유연한 형태의 운동 기억을 오래 지속되는 안정된 형태로 전환하는 **통합** 과정이다(Bailey and Kandel, 1995; Brashers-Krug, 1996). 환자가 운동 과제를 학습할 때 과제를 수행하는데 필요한 움직임 및 근육 힘의 예상된 과제 결과를 연결하는 내적 모델을 생성한다(Shadmehr and Mussa-Ivaldi, 1994). 새로 개발된 내부 모델을 유지하기 위해 통합할 필요가 있다. Shadmehr과 동료들의 연구(Shadmehr and Brasher-Krug, 1997; Shadmehr and Holcomb, 1999)는 5시간 간격으로 다른 조건의 실행을 분리하면 두 가지 방해 힘 조건 하에서 팔 운동을 생성하는 것을 배우는 건강한 개인을 보여 주었다. 두 번째 힘 상태의 초기 실행은 학습의 혼란을 가져왔다. 만약 환자가 수행하고 있는 작업 변화가 실행을 통한 암시적 학습 증진이 같은 협응 모드를 공유하는 경우, 학습은 간섭없이 이루어져야 한다. 그러나 작업 변화가 너무 크게 달라지면 서로 간섭하여 장기적인 운동 기억의 통합을 방해할 수 있다.

작업 변화를 실행할 때 마지막으로 고려해야 할 사항은 작업 자체의 복잡성이다. Wulf와 Shea(2002)는 작업의 복잡성이 운동 과제의 학습에 어떻게 영향을 미치는지 종합적으로 기술했다. 주의력, 기억 또는 운동 협응에 대한 높은 요구가 있는 과제는 무작위 실행 일정을 산만하게 만들며, 정교화 과정을 배제할 수 있다. 환자에게 무작위로 제시되는 작업 변화는 작업 변화 및 작업이 지나치게 복잡하지 않다면, 학습을 위한 강력한 경로가 될 수 있다. 최적의 실행 일정은 환자를 참여시키지만, 압박하지 않는 일정이다.

실행을 통한 암묵적 학습 촉진

앞에서 언급했듯이, 암묵적 학습은 말로 표현할 수 없는 수준에서 발생하는 운동 행동의 지각 운동 조직화와 관련된다. 예를 들어, 앉기에서 서기 활동의 동작 구성 요소를 협응하게 하는 방법이나 율동적으로 걷는 방법을 배우는 환자는 자신의 성공을 위해 무엇을 했는지를 종종 설명할 수 없다. 명시적 학습 자원은 초기 학습, 복잡한 작업 및 일련의 분리된 동작이나 고도의 동작 정확도가 필요한 작업에서 종종 더 큰 역할을 한다. 암묵적 학습 자원은 유동적 또는 협응된 운동 패턴을 포함하는 잘 학습된 운동 및 작업을 조절하는 데 더 큰 역할을 한다. 이것은 일반적으로 많은 양의 실행 후에만 발생한다.

실행 강도

운동 행동의 변화를 달성 위해 얼마나 많은 연습이 필요한지에 대한 확실한 안내는 없다. 그러나 환자들은 일반적으로 전통적 재활 환경에서 높은 수준의 실행을 하지 못한다(DeWeerdt, 2000; Lang, 2007; Lang, 2009; Tinson, 1989). 사실 일반적으로 환자가 받아야 하는 실행과 작업-특이적 반복 횟수가 적어 신경가소성 증진에 적합하지 않을 수 있다(Lang, 2009). 특정 유형의 신경병리를 가진 환자는 분명히 높은 수준의 실행 강도를 다룰 수 없다. 예를 들어, 뇌졸중이 있는 사람들은 심혈관 장애가 있을 수 있으며(Ivey, 2005), 다발성경화증이나 소아마비후 증후군을 가진 환자는 신경근 계통이 과도한 운동으로 손상을 수 있는 특정 병리적 조건을 가지고 있다. 그러나 적극적인 물리치료를 할 수 있는 능력이 있는 환자는 그렇게 하도록 권해야 한다. 근거는 환자의 실행 양과 회복 발생 사이에 직접적인 상관성을 근거로 한다(Byl, 2008; Fisher and Sullivan, 2001, Kwakkel, 2004, Lang, 2015, Lohse, 2014, Sterr, 2002, Sunderland, 1992). 예를 들어, Sterr(2002)은 만성 편마비에서 6시간 동안의 강제유도 운동치료가 3시간보다 더 효과적으로 팔 운동 기능을 개선했다고 보고하였다.

현재 문제는 환자가 하루 동안 실행할 수 있는 전체 시간은 아니지만, 환자의 치료 강도는 가능한 시간 내에 받는다. Brown과 Kautz(1998)는 자전거 페달 프로그램에 참여한 뇌졸중 환자가 페달을 밟을 때 발생하는 작업 부하가 증가할 때 반신불완전마비 다리에서 더 큰 힘 출력을 발생시킨다는 것을 보여 주었다. Dean(2000)은 실행 강도의 중요성에 대한 예를 제공했다. 이 연구자들은 만성 뇌졸중 환자를 대상으로 4주 이동 운동 회로훈련 프로그램의 즉각적이고 2개월간 유지 효과에 대해 평가했다. 이 프로그램은 일주일에 3일, 하루 1시간 동안 불완전반신마비의 다리 근력 운동과 기능 과제에 대해 중점을 두었다. 그러나 그 시간 동안 환자들은 앉기에서 서기, 계단 운동, 러닝머신 걷기, 경사로, 장애물 및 계단 걷기에 집중적으로 도전시켰다. 환자들은 보행 속도와 지구력, 앉기-서기 동안 힘 생산, 그리고 단위 시간당 계단 오르는 수의 증가에 즉각적이고, 유지되는 개선을 보였다. 높은 도전적 균형 프로그램은 파킨슨병 환자(Sparrow, 2016)의 낙상률을 감소시키고, 만성 뇌졸중 환자의 운동 능력을 향상시킨다(Holleran, 2015).

이것은 치료자가 환자를 고려하지 않고 떠밀며 말하는

것은 아니다. 최근의 증거는 고강도 재활 프로그램에 참여한 일부 환자가 과도한 훈련 영향을 경험할 수 있음을 보여준다(Dromerick, 2009; Sullivan, 2007). 동물의 신경가소성 연구 결과에서 한쪽 뇌 손상을 가진 동물에 대해 초기 적극적 운동은 회복에 해로울 수 있다(Kozlowski, 1996; Schallert, 1997). 더욱이, 계획된 실행의 강도가 높으면 모든 환자에게 의미있는 변화가 반드시 생기는 것은 아니다. Grattan(2016)은 뇌졸중과 편측 공간 무시를 하는 환자에게 팔 사용에 변화가 작다고 보고했다. Lang (2016)은 뇌졸중 후 최소 6개월 동안 환자 개인에게 과제-특이적 팔 재활의 용량-반응 효과에 대한 개인에 대한 업무별 상지 재활의 용량 반응 효과에 대한 훌륭한 연구를 수행했다. 개개인의 진행성 프로그램 참여에도 불구하고 8주 동안 주 4일, 하루에 3,200-9,600회의 높은 움직임 반복을 하는 진행성 프로그램에서 개인은 작은 치료 효과를 보였으나 용량-반응 효과는 나타나지 않았다.

회복 또는 질병 진행의 시기 별로 환자에게 최적인 실행 강도 수준을 확인하기 위해서는 더 많은 연구가 필요하다. 환자는 집중적 중재 프로그램의 참여에 영향을 주는 다섯 가지 원인을 보고한다(Merlo, 2013): (1) 조절이 가능한 피로의 양, (2) 어렵지만 시도가 가능한 작업 및 강도 수준, (3) 결과를 얻기 위한 충분히 긴 훈련 프로그램 (4) 즐거움, (5) 근육통의 관리 가능한 수준.

집중과 분산 실행

실행 강도뿐 아니라, 실행 방법에서 휴식과 함께 분산된 방법은 중요하다(Schmidt and Wrisberg, 2008). **집중적 실행**은 시도 또는 실행 기간 사이에 최소한의 휴식과 운동 과제의 반복이다. **분산 실행**은 시도, 시도의 차단, 또는 시간 경과에 따라 실행 기간의 간격을 반복하는 것이다. 집중 실행은 종종 운동 성능의 빠른 획득을 유도하지만, 기술의 유지와 전환에 대한 영향은 제한적이다(Lee and Genovese, 1988). 일반적으로 보행과 같이 지속적으로 정보를 처리 또는 운동 생산을 하는 작업은 분산 실행을 통해 보다 효과적으로 학습된 것으로 보인다. 과제는 좀 더 분리되고, 개념적으로 단순하며, 짧은 기간 동안 수행되는 집중적 조건 하에서 실행될 수 있다. 중요한 발견은 개인의 정보 처리 또는 운동 생산 능력을 뛰어 넘는 실행은 학습에 효과가 없다는 것이다. 정신적 및 육체적 휴식 기간을 환자에게 제공하면 참여를 최적화 할 수 있다. 흥미롭게도 가상 현실, 로봇 보조 상지 치료, 강제-유도 치료, 러닝머신에서 체중지지 보행 훈련은 집중 실행 일정을 사용한다. 이러한 중재의 용량에 대한 효과에 대해 집중 또는 분산 실행이 최적인 조건을 탐구하고 있다.

실행의 특이성

효과적인 실행을 구조화하는 다른 중요한 고려 사항은 **실행의 특이성**이다. 실행의 특이성에 대한 전통적인 개념은 특정 작업의 운동 특성이 실행될 수 있을 때 학습이 가장 잘 일어난다는 것이다(Henry, 1968). 주요 가설은 작업의 반복적이고 물리적인 실행으로 인해 다음 실행을 위한 지침으로 사용되어질 내적 형상이 형성되었을 것이다. 원하는 운동 출력의 빠른 습득은 학습이 진행되고 있음을 나타내는 것으로 생각된다. 보다 현대적인 관점은 과도한 외부 신호나 안내 없이 이러한 기술을 환자가 습득한 경우에는 기술의 유지와 전환에 이룹다는 것이다(Magill, 1992; Winstein and Schmidt, 1990).

운동 작업의 실행은 결코 동일한 운동 출력을 재생산하지 못한다(Bernstein, 1967). 동작의 세부적이고 정확한 구성보다 다양화와 적용할 수 있는 배치 또는 협응 모드를 학습하는 것이다. 실제 숙련된 운동 행동은 제거가 아닌 동작의 다양성 조절에 특징되는 것으로 제안되었다(Latash, 2002; Stergiou, 2006). 환자의 최적 운동 행동이 운동 변화와 관련되어 있다면 오늘날과 관련이 있는 실행의 특이적 방법은 무엇인가? 답은 실행의 특이성은 특정 통일된 특성을 공유하는 행동의 특이적 분류 내에서 실행을 재정의해야 한다는 것이다. 이러한 특성은 작업의 생체역학 요구, 정보 처리 요구, 작업 및 환경의 특성으로 설명될 수 있다.

생체역학 특이성

작업의 생체역학 특성은 환자가 생성하는 내적 힘과 환자가 반응해야 하는 외부 힘을 포함한다. 내적 힘은 신체 관성과 관절 주위의 신체 분절의 각속도, 환자가 근육 활동을 통해 발생하는 힘과 같은 동작-의존성 회전력을 포함한다. 외부 힘은 중력, 환경에서 접촉력 및 물체의 질량을 포함한다. 환자 힘의 유형은 환자가 단순히 서 있을 때 재생산 할 수 없고, 보행 동안 생성과 조절이 가능해야 한다. 마찬가지로, 다관절 운동 중에 발생하는 상호 작용 회전력은 단일 관절 움직임을 실행하는 환자가 경험할 수 없다. Lacquantiti와 Soechting(1982)은 건강한 피험자가 고정된 물체에 도달했을 때 어깨와 팔꿈치의 움직임이 단단히 결합되어 있음을 보여주었지만 반면 팔꿈치와 손목의 움직임은 독립적으로 조절되었다. 어깨와 팔꿈치는 공간을 통해 손을 이동하기 위해 조화롭게 작동하지만 아래팔과 손목은 독립적으로 잡기 위해 손을 준비하고, 물체에 손을 가져가도록 준비를 한다. 치료사가 기능적으로 의미있는 방법으로 환자의 움직임을 작동하게 하려면 관절의 기능적 결합을 고려해야 한다. 그러므로, 치료사는 환자의 팔의 협응을 불안하게 하지 않고, 팔꿈치와 어깨의 동작과는 분리된 손목과 손의 단일-관절 동작을 실행하게 하지만, 어깨 동작이 없을 때 팔꿈치 조절에 대한 작업은 최적이 아닐 수 있다. 유사한 개념은 다리 기능에도 적용 가능하다.

신경 적응은 건강한 개인의 초기 저항 훈련에서 나타났다(Sale, 1988). 운동 단위 활성의 변화는 동원 증가, 힘 발생율 증가, 더큰 동기화 및 반사 활동 변화가 포함된다. 이러한 변화는 사용된 훈련 방법에 따라 다르다. 점프처럼 탄성 운동과 빠른 힘 생성을 포함한 훈련 활동은 힘 생성율의 증가를 가져오지만, 최대 힘 생성에는 큰 영향을 미치지 않는다. 대조적으로, 고강도 저항 훈련은 최대한의 힘 발생을 높은 수준으로 유도하지만, 힘 생성 속도에는 거의 영향을 미치지 않는다. 치료사는 환자가 수행해야 할 특정 유형의 과제와 관련된 근육 활동 유형을 고려해야 한다. 빠른 힘 생성 훈련은 계단 오르내리기 또는 빨리 도달하기 같은 과제에 필요할 것이다. 앉았다 서기 또는 무거운 물건 들어 올리기 같은 다른 작업은 더 느리지만 더 큰 힘 출력의 훈련이 요구된다.

정보 처리의 특이성

작업 특이성을 특성화하는 두 번째 방법은 작업의 정보 처리 요구이다(Gentile, 1987) (그림 14-10 참조). 변화 없이 고정된 환경에서 걷는 것과 같은 단일 운동 작업에서 주의는 하나의 기능 목표에 완전히 집중할 수 있다. 대조적으로, 이중 운동 과제는 물체를 들고 다니며 걷는 것과 같은 두 가지 이상의 작업 목표 사이에 주의력이 분산되는 것을 요구한다. 이중 과제 훈련은 환자가 복잡하고 복합적인 과제에 필요한 운동 능력을 습득할 수 있도록 도와주는 치료적 전략으로 최근 널리 보급되었다(Dorfman, 2014; Fritz, 2015, Plummer and Osborne, 2015). 어떤 과제는 몸이 움직일 것을 요구하는 반면, 다른 과제는 고정된 자세에서 균형을 요구한다. 개인이 변화하는 환경에서 걸을 때, 환경의 시간 및 공간적 특성의 변화에 반응하는 동안 그들 자신의 운동 생성에 주의를 기울여야 한다. 물론 환자들은 일상적으로 접하게 될 모든 활동과 구체적인 과제 조건을 수행할 수 없다. 그러나 환자는 다양한 유형의 정보 처리를 요구하는 서로 다른 범주의 과제를 연습 할 수 있도록 해야 한다. 기능적 능력은 과제의 제한된 수를 높게 수행하는 것이 아니라 다양한 작업을 효과적으로 수행할 수 있는 능력이다.

과제와 환경 조건의 특이성

과제의 특이성은 환경의 특성에 따라 분류될 수 있다. 과제와 환경의 공간 및 시간적 제약은 환자의 운동 행동에 큰 영향을 미친다. 예를 들어, 아동과 성인은 자신의 손 크기와 관련하여 물체의 크기로 예측할 수 있는 물체의 잡는 패턴을 파악하는 분류를 일정하게 생성한다(Newell, 1989). 치료 기간의 목표가 환자의 특정한 유형의 쥐기 패턴을 강화하는 것이었을 때 치료사는 환자가 원하는 크기의 쥐기 패턴을 촉진하기 위해 특정 크기 또는 모양의 물건을 조작하게 하는 것이 유리하다. 시간 제약 조건의 영향은 정지된 물체에 도달하는 최고 속도가 비정상적으로 느린 파킨슨병 환자에게는 나타나며, 단지 제한된 시간동안 움직이거나 이용하는 경우에는 나타나지 않는다(Majsak, 1998; Majsak, 2008). 환자의 운동 능력을 완전히 이해하기 위해서는 치료사가 광범위한 과제에서 운동 행동을 평가해야 한다. 한 개 학습시간의 수행된 작업은 다른 학습시간에 작업에 이득이 없을 것이다.

도수적 안내와 함께 실행

마지막으로 고려해야 할 사항은 도수적 안내와 보조의 효과이다. 치료사가 과제 수행을 시도하는 신경병리 환자에게 신체적으로 신호, 가이드 또는 도움을 주는 것은 드문 일이 아니다. 어떤 경우에는 환자가 과제를 수행하기 위해 신체적 도움이 필요하다. 다른 경우 치료사는 환자가 자가 발생할 수 없는 움직임의 특이적 유형에 대한 경험을 도와주려고 시도할 것이다. 그들의 팔다리를 움직일 수 없는 신체적 동작이 있는 환자는 환자에게 잠재적 운동 결과(과제 해결과 목표를 나타냄)를 보여주기 위해 도수적 안내를 사용하고 환자는 비협조적 치료 활동을 한다. 논란의 여지가 있는 점은 신체적 보조가 환자가 자신의 운동 결과를 산출하는 방법을 학습하는 능력의 향상하는지에 대한 개념이다. 첫째, 환자에게 신체적 보조를 제공하면 작업의 생체역학이 변화된다. 둘째, 도수적 신호는 종종 환자의 내적 정보 분석 능력을 저하시킬 수 있는 동시 피드백의 한 형태이다. 셋째, 치료사는 어떤 운동 전략이나 패턴을 촉진해야 하는지를 어떻게 결정할 것인가? 치료사의 도수적 안내에 지나치게 의존하는 환자는 외부적 입력에 의존하게 되고 자신의 동작 전략 및 패턴을 생성하는 방법을 학습할 수 없다. 도수적 보조를 사용할 때 환자는 자신의 내적 피드백을 과정과 그들이 계획한 운동 전략 및 패턴을 비교할 수 있는 기회를 제공받아야 한다. 내적 오류 탐지 및 운동 출력의 개선을 위한 기회는 학습의 중요한 구성요소이다.

많은 연구에서 신체적 지도는 유지와 이동에 소요되는 초기 운동 수행을 촉진할 수 있음을 보여준다(Gordon, 1968; Hagman, 1983; Winstein, 1994). 치료사는 종종 환자가 치료실에서는 잘 수행하지만 촉진된 운동 기술을 다른 부분으로 옮기거나 이동하는데 어려움을 겪고 있는 것을 발견한다. 더 나은 유지 및 이동으로 연결되는 기술은 초기 변화를 더 천천히 그리고 덜 극적으로 만드는 기술일 수 있다. 치료사는 초기 수행과 움직임 습득을 최적화하지만 학습은 저해하는 방법으로 환자와 함께 하는 경향이 있을 수 있다.

다른 한편으로, 환자의 수행과 학습에 대한 신체적 보조의 효과에 대한 광범위한 일반화는 이루어질 수 없다(Wulf and Shea, 2002). 제한된 정보 처리 능력과 복잡한 업무를 학습하는 운동 능력이 있는 환자에게 신체적 보조는 매우 요구될 수 있을 것이다. 건강한 사람들은 신체적 보조를 제공할 때 신체적 도전 과제의 획득, 유지, 전환하는데 모든 이득을 보인다(Wulf and Shea, 2002; Wulf, 1998b). 예를 들어, Wulf(1998b)는 스키 폴(그림 14-16 참조)을 사용하여 스키-시뮬레이터에서 슬라럼 스키를 하는 것을 배우는 개인에게 스키 폴 없이 실행하는 것보다 더 큰 운동 진폭과 더 효율적인 힘 생성 패턴을 생성했다고 보고하였다. 더욱이, 모든 개인이 폴 없이 시험했을 때 폴로 연습한 사람들은 폴 없이 연습하는 것보다 더 효율적인 힘 생산 패턴을 보였다.

Winstein(1994)은 신체적 보조의 높은 빈도가 있는 팔의 점 대 점 동작을 수행한 개인이 획득은 잘 수행되지만, 수행 유지가 좋지 않음을 보여주었다. 그러나 개인은 동일한 빈도로 구두 피드백을 받은 개인보다 습득과 유지 모두에서 간헐적 신체 안내를 제공 시 더 잘 수행했다. 도수적 안내는 전달 주파수가 제공된 신체적 보조에 의존적으로 증진되지 않는다면, 개인의 내적 정보처리 및 운동 학습을 향상시킬 수 있다. Wulf와 Toole(1999)은 복잡한 운동과제를 배우는 피실험자가 외부에서 결정된 신체적 보조를 자주 받을 때보다 신체적 보조를 받는 빈도를 스스로 결정

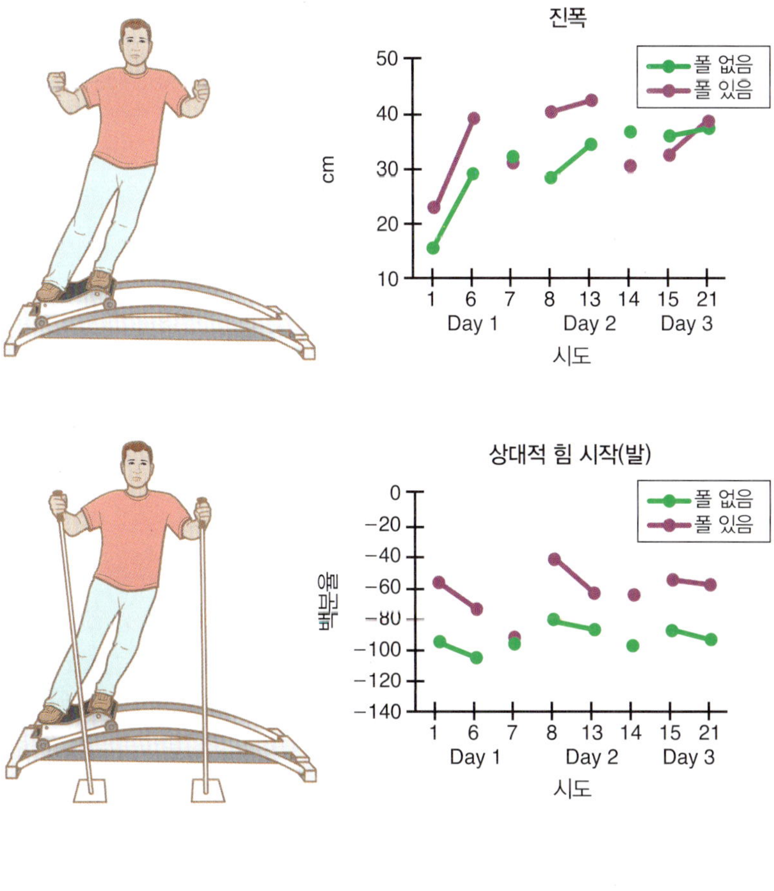

그림 14-16 Wulf 등(1998)은 건강한 피실험자가 스키 시뮬레이터에서 슬라럼 유형 운동 학습을 습득, 유지 및 전환하는 능력을 시험했다. 스키 시뮬레이터에서 탄성 밴드는 일련의 곡선 막대기의 꼭대기 부분에서 구르는 판의 안정적 자세를 만들어낸다. 체중을 좌우로 이동시킴으로써 개인은 비를 따라 구르는 판을 이동할수 있다. 목표는 율동적 완전한 범위에서 슬라럼 유형의 좌우 움직임을 빠르게 가능하게 하는 것이다. 이 작업은 서기에서 균형과 적절한 시간에 체중이동, 지구력이 필요하기 때문에 매우 복잡하다.

할 수 있을 때 더 잘 수행함을 발견했다. 환자의 회복에 대한 도수적 신호의 효과는 임상 상황에서 잘 검사되지 않았다. 특정 작업 조건에서 간헐적인 도수 신호가 유익하거나 필수적일 수 있지만 다른 경우에는 효과가 없거나 해가 될 수 있다.

생각해 볼 점 14.2

Cecelia, Peter 및 Tito의 보행 작업 요구 사항 및 목표를 고려한다.

- 학습을 촉진하기 위해 도수적 신호를 언제 어떻게 사용해야 하는지 결정할 때 고려해야 할 사항은 무엇인가?
- 집중 또는 분산 연습 일정을 사용하여 학습을 촉진할지 결정하는데 도움되는 것은 무엇인가?
- 무료 과제에 대한 활동을 선택한 경우 비슷한 또는 다른 특이성 작업을 어떻게 결정할 수 있는가?
- 어떻게 하면 보행 목표의 기술을 향상시킬 수 있는 과제와 환경을 구성할 수 있는가?

최적의 환자 참여와 기능적 능력 성취
Optimizing Patient Engagement and Achieving Functional Competence

치료사가 운동 학습의 주요 원리를 학습하는 과정에서 최적화한 환자 참여하는 것이라고 인식하는 것이 중요하다. 이러한 학습 과정에는 자기와 환경에 대한 인식, 계획 수립, 수행 발행, 정보 처리, 실행 및 운동 행동의 협응 모드 개발이 포함되며 이는 기능적 능력을 보장할 것이다. 환자 참여를 어떻게 최적화 할 수 있는가? 첫 번째 단계는 환자에게 의미있고 종종 도전적인 기능적 과제의 능력있는 수행을 달성하는 능력에서 환자가 자율성과 자기 효능감을 통해 동기 부여되도록 하는 것이다. 치료사가 운동 학습 과정을 촉진하기 위해 환자의 학습 경험을 어떻게 조작해야 하는지 고려하면 최적의 참여가 더욱 복잡하게 된다. 이전에 행해진 간헐적 AI가 동시적 AI보다 학습에 더 이득이 있다는 운동학습의 "기계론적" 원리는, 무작위 실행이 차단된 연습보다 선호되며 도수적 보조를 피하는 것이 모든 유형의 환자와 과제에서 유효하지 않은 것으로 나타났다. 이제는 운동 학습이 치료사가 설계한 학습 경험 뿐 아니라, 과제 특이적 과정이라는 것은 분명하며, 무엇이든 환자는 그 경험에서 벗어나야 한다. 즉, 이러한 경험은 실질적으로 운동학습의 예정된 과정에 환자가 참여하는 정도이다.

Guadagnoli와 Lee(2004)가 제안한 "최적의 도전 지점" 학습 이론은 과제의 요구, 환자의 자원 및 학습 환경 간의 상호 작용을 강조했다. Onla-or & Winstein(2008)과 Pollack(2014)은 중재 시 적절한 도전 수준을 계획하고 평가하기 위해 이러한 체계를 어떻게 잘 사용할 수 있는지에 대해 설명했다. 그러나 과제와 환자 자원의 차원에 부가적으로, 이전의 연구는 3차원을 고려하는 것이 중요하다는 것을 보여주었다. 학습자가 할 수 있는 실행의 양. 나는 치료사가 3가지 주요 요인의 상호 작용과 관련하여 학습 경험, 정보 전달 및 실행 구조를 조작 할 수 있는 방법을 제시하는 최적의 환자 참여 모델을 제안한다. 1) 환자의 내적인 처리 능력, 2) 학습할 과제의 복잡성, 3) 실행 가능한 양. 이 3가지 요소는 환자를 위한 "참여 작업 공간"을 한정한다(그림 14-17 참조). 이 모델에 대한 유용한 비유는 볼을 넣는 골퍼가 홀까지의 거리, 그린의 피치 및 그린의 측면 기울기를 동시에 고려하지 않고 퍼팅을 성공시킬 수 없다. 유사하게, 치료사는 최적의 환자 참여를 위한 기회를 만드는 방법을 방법을 결정할 때 환자가 수행할 수 있는 과제 및 실행 양을 동시에 고려할 필요가 있다. 골프 코스는 많은 유형의 그린을 가지고 있으며, 이러한 조건은 과제, 환자, 다양한 "학습 경관"에서 이용 가능한 연습의 양에서 나타난다. 환자에게 제공하기 위한 가이드의 양과 유형을 효과적으로 도수조작하는 기술은 치료사가 최적의 환자 참여 및 학습을 촉진하기 위해 습득할 필요가 있다. 제공된 가이드의 양은 일부 조건에서는 높고 다른 조건에서는 낮을 수 있으며, 많은 경우 상대적으로 가변적일 것이다. 제한된 경험을 가진 환자 또는 제한된 실행과 함께 상대적으로 복잡한 과제를 학습하는 내적 자원을 가진 환자는 많은 구조와 가이드가 필요할 수 있다. 이 경우 신체 보조, 차단된 실행 및 AI의 높은 빈도가 가장 좋을 수 있다. 대조적으로, 이전의 학습 경험이나 더 많은 처리 능력을 가진 환자는 간헐적이거나 환자가 요구한 AI, 최소한의 신체 가이드, 무작위 또는 느슨한 연습 구조와 같은 상대적으로 간단한 과제로 실행할 수 있는 계획과 함께 낮은 가이드가 더 낫다. 상호 작용 효과는 이 3가지 차원 사이에 발생한다. 일부 환자의 자원을 감안할 때, 과제 복잡성 정도는 실행 양보다는 학습을 위한 더 큰 제한 요인이 될 수 있지만, 다른 환자의 경우 제한된 실습 능력이 더 큰

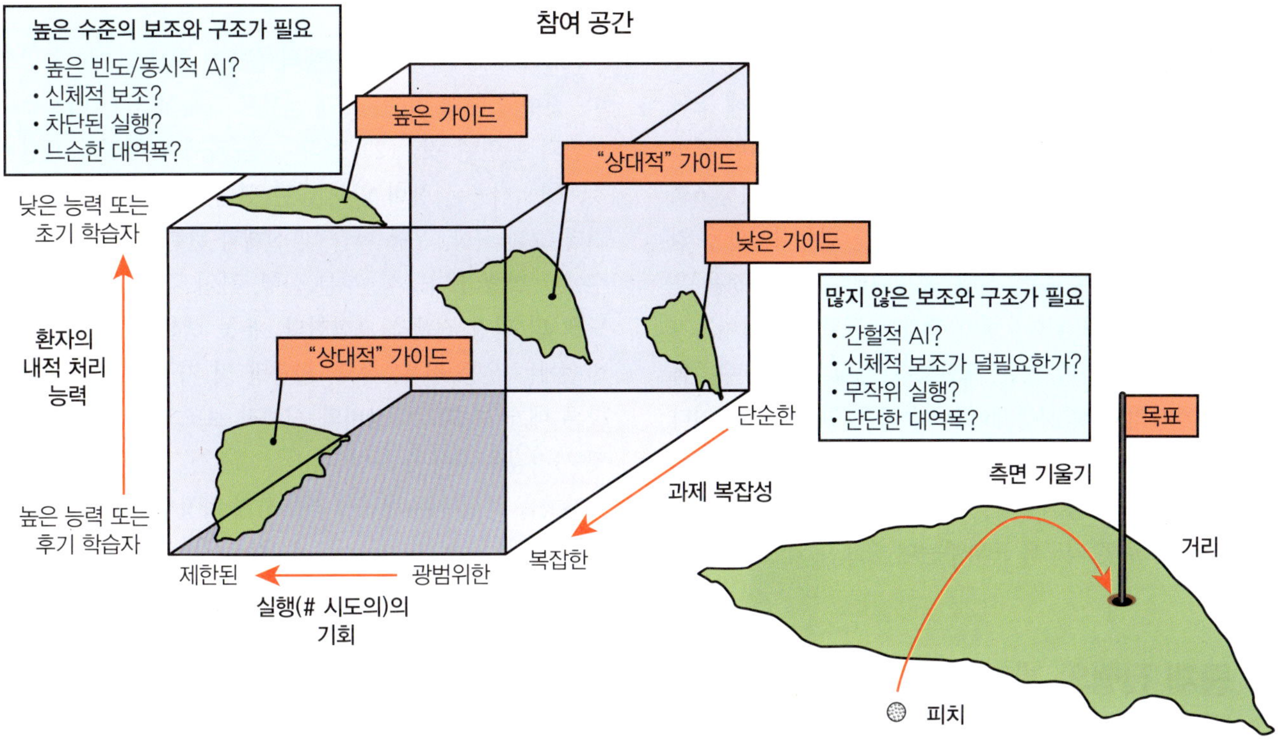

그림 14-17 3차원의 최적의 참여 공간.

요인이 될 수 있다. 매우 제한된 자원을 가진 일부 환자는 많은 양의 실습이 필요한 단순한 작업에서도 작업 성공을 달성하지 못할 수 있다. 환자가 학습 기간을 거치면서, 구조와 보조는 치료사가 최적의 환자 참여를 유도하기 위해 제공하며 변화될 것이다. 뇌졸중 후 운동 수행의 변화는 사람마다 특이적이다(DeJong, 2012). 3차원 참여 공간의 개념은 치료사가 효과적인 과제를 설계하고, 환자의 최적의 정보 처리 능력을 촉진시키며, 생각해야 할 최적의 실습 조건을 구조화하는데 도움을 주며, 이는 우리가 촉진하는 운동 학습 과정이지 거기에 도달을 위한 구체적이고 구조화된 접근법은 아니다.

기능적 역량을 이루기 위해 학습 경험에 환자를 참여시키는 것만으로는 충분하지 않다. 또한 치료사가 환자가 자신의 사회 공동체로 옮겨가는 행동의 변화를 증진하는 방법을 고려하는 것도 중요하다. 이 장의 앞부분에서 언급했듯이, 주요 요인은 환자가 일상적으로 접하게 될 기능적이고 도전적 활동에 대해 자기 효능감을 인도록 환자를 높는 것이다. 게다가 치료사는 환자가 가정 및 지역 사회 기반 운동 프로그램을 개발하고, 가정에서 환자 운동을 지원할 뿐만 아니라 삶의 이벤트에 참여할 수 있는 기술을 사용할 수 있도록 도와야 한다. 지속적인 운동과 참여를 지원하기 위한 전략은 이 장의 앞부분에서 언급한 바와 같이 학습을 위해 환자를 준비시키는 것과 유사하다. 즉, SCT와 SDT의 개념을 통해 동기와 자기 효능감을 증진시킨다(Bandura, 1977, 1994, Deci and Ryan, 1985; Teixeira, 2012).

예를 들어, Motl과 Dlugonski(2011)는 다발성경화증을 가진 사람들의 일상보행 활동을 증가시키기 위해 인터넷 기반의 12주 프로그램을 만들었다. 웹사이트 콘텐츠는 자기효능감, 목표 설정, 장벽 및 결과 기대치에 대한 SCT 원칙을 통합한 텍스트 및 비디오를 포함해 4개로 구성단위로 되었다. 참가자들은 프로그램 준수를 촉진하기 위해 웹 기반 비디오를 지도 받고, 보행계수기를 착용해 그들의 일상 보행을 기록하도록 했다. 인터넷 중재 이전과 이후 7일 동안 가속계 샘플링을 실시했다. 이 프로그램은 신체 활동의 증가를 가져왔으며, 이는 Godin Leisure-Time 운동설문지(Godin과 Shephard, 1985)에 대한 자기 보고 활동 점수 증가, 12주 동안 보행계수기에서의 보행 수 증가, 프로그램 종료 후 가속도계 활동이 증가하는 결과가 나타났다.

지속적인 운동과 신체 활동을 촉진하는 또 다른 예로는 Busse(2014)가 제안한 헌팅턴 질환(HD) 환자를 위한 ENGAGE-HD 프로그램이며, Quinn(2016)에 의해 더 명확히 되었다. 이 프로그램의 3가지 주요 요소는 신체 활동 코치, 운동 DVD 및 신체 활동 일지이다. 이 프로그램은 환자 자율성, 동기 부여, 목표 달성에 대한 기대치 및 자기 효능감 향상에 관한 SDT 개념을 촉진하기 위해 고안된 것이다. 참가자들은 신체 활동을 향상시키기 위한 개별화된 라이프 스타일 계획을 개발하기 위해 14주 이상 6회의 가정 방문과 코치의 간헐적인 전화를 받는다. 활동 일지 및 운동 DVD는 교육, 실행, 모델링 및 목표 설정을 용이하게 하는데 사용된다. 예비 결과는 프로그램 참여자가 프로그램에 관여하지 않은 개인보다 신체 활동의 수준을 높이고 자신의 가정 공동체에서 더 많은 이동성을 보인다는 보고가 있었다. 치료사, 코치, 환자 동료 및 가족 구성원 모두는 환자가 동기부여를 받고, 자기 효능감을 개발하며, 기능적으로 잘되도록 도와주는데 중요한 역할을 한다.

중재 진행의 계획
Designing Intervention Progressions

치료사는 환자의 병리학, 장애 및 기능적 제한을 이해하고 재활의 초기 계획을 수립하고, 그 방법 과제 및 환경, 정보 전달 및 실행에 환자 참여를 최적화하는데 사용해야 한다. 환자의 내적 생체역학, 심리적, 신경근육 내 제약과 업무 및 환경의 외부 공간/시간적 제약, 환자의 내적 정보 처리 방법을 개선할 수 있는 방법, 실천을 위한 최적의 전략 사이에서 발생하는 상호 작용을 고려해야 한다. 환자가 치료적 중재에 반응하여 더 많은 기능적 능력을 보이는 동안, 치료사는 환자에게 더 높은 수준의 수행 능력을 가져오도록 도전을 계속해야 한다(Fell, 2004).

신경학적 물리치료의 역사 전반에 걸쳐 수많은 치료 경과가 제안되었다. 이러한 진전은 특정 재활 접근법에 의해 제기된 치료 철학에 대한 이론적 근거를 크게 반영했다. Brunnstrom은 환자는 "경련에서 자발적 운동 단계로 회복"을 진행한다고 제시했다(Sawner and LaVigne, 1992). 고유수용성 신경근 촉진법(Proprioceptive Neuromuscular Facilitation; PNF)을 지지하는 사람들은 "최대 저항에 대한 기능적 동작 패턴"(Voss, 1985)과 Bobath의 방법론을 따르는 사람들은 몸쪽에서 먼쪽까지의 조절을 포함하는 "정상적인 신경발달 과정"에 의해 환자를 개선시켰다고 하였다(Bobath, 1970). 치료사는 환자의 운동 행동이 여러 수준의 조절을 통한 자기 조직화를 포함하는 것을 더 잘 인식하고 있으므로, 치료적 진행은 여러 매개 변수를 기반으로 한다.

Fell(2004)은 치료적 진행의 훌륭한 모델을 제시하였으며, 진행의 매개 변수는 3개 분류로 그룹화된다. (1) 운동 학습과 관련된 것, (2) 동작 또는 과제의 특징과 관련된 것, (3) 사용된 장비 및 제공된 신체적 보조 수준과 같은 기타 고려 사항. 운동 학습 및 실행과 관련된 진행 매개 변수에는 실행의 다양성, 부분 실행, 작업 주의력, 외부적 피드백 및 환경 진행을 포함한다. 운동 생산과 관련된 매개 변수에는 운동 진폭, 속도, 활동량 및 지구력이 포함된다. 다른 매개 변수로는 장비와 신체적 보조의 지속적인 사용 및 사려깊은 사용이 포함된다.

진행을 생성하는 개념을 과도하게 확장하면 위험한 함정이 발생할 수 있다. 예를 들어, 치료사는 다관절 운동으로 진행하기 전에 환자가 단일 관절 동작을 숙달해야 한다고 생각할 수 있다. 그러나 이러한 운동 분류에 생체역학이 관련되어 있다고 고려한다면, 단일 및 다관절 동작이 매우 다른 것이 분명히 나타난다. 단일 관절 동작 대신에 완전한 생체역학 특성을 무시하는 것보다 필요한 다관절 동작의 진폭이나 속도를 변경하여 다관절 과제의 어려움을 단순화하거나 증가시키는 것에 더 신중해야 한다. 한 종류의 운동 학습의 실행은 환자에게 다른 운동 학습을 준비시킨다.

잘못된 진행의 또 다른 예는 치료사가 때로는 보행 훈련을 시작한 환자를 "보행전 활동"에서부터 계단 활동에 이르기까지 느린데서 빠른 걸음으로 진행하는 경우가 있다. 이것이 합리적인 것처럼 보이더라도, 먼저 자전거에 고정된 상태로 앉은 다음 매우 천천히 굴려 자전거를 타는 법을 배우지 않으며, 마침내 고정 및 저속 균형 활동을 숙달한 후에 자전거를 타려고 한다. 보행 조절은 환자가 신체 관성, 팔다리의 힘, 지면 반응력을 경험하고 일부 해결하는 것을 요구한다.

치료사는 Gentile의 과제 분류법과 같은 실행에 이론적 체계 적용에 주의가 필요하다. Gentile은 다른 과제 유형이 반드시 더 쉽거나 어렵지 않다는 점을 알려준다. 그들은 단지 다른 것에 불과하다. 과제의 분류는 환자의 기여와 제약을 포함하지 않으며, 환자의 내적 제약과 과제의 쉽고 어려움을 결정하는 시간 및 공간적 과제의 특징과 환경 간의 상호 작용이다. 그 자체로, 작업의 분류법은 다른 과제를 통해 환자를 진행시키는 방법의 체계가 아니다. 올바른 진행은 다른 작업 분류가 아닌 같은 분류 내에서 과제의 공간적 또는 시간적 특징의 도수조작을 포함해야 한다.

전세계적으로 치료사는 작업과 환경의 공간 및 시간적

제약을 조작하고, 환자의 내적 제약, 환자의 정보처리 능력, 동작의 효율성과 다양성에 도전하기 위한 실행 조건을 변화하여 만들어낸다. 표 14-4는 치료사가 치료 중재를 진행하는데 사용할 수 있는 매개 변수의 일반적인 목록과 3가지 다른 기능적 활동에서 진행이 어떻게 실행될 수 있는지에 대한 예를 제공한다. 진행을 설계할 때 고려해야 할 가장 중요한 두 가지 개념은 진행 중인 매개 변수의 특성과 여러 매개 변수 진행을 결합할 수 있는 방법일 것이다.

생각해 볼 점 14.3

다음 과제 목표를 위한 올바른 치료 진행을 개발한다:

- 세실리아의 과제는 다양한 화분과 정원 도구를 사용하고, 뻗기, 잡기를 위해 다시 팔 사용을 학습하는 것이다.
- 세실리아의 목표는 도전적인 환경에서 정원 과제를 수행하고, 걷는 것이다.
- 피터의 목표는 침대로 들어가고 나가는 것을 더 쉽게 하는 것이다.
- 피터의 목표는 낙상 없이 걷기이다.
- 티토의 목표는 운동 계획, 정보 처리, 실행을 증진하기 위한 전략을 포함해 물건을 운반하고 걷는 것이다.

표 14-4 특정 작업 매개 변수에 대한 치료 진행

일부 기능적 활동 (그리고 진행을 위한 매개 변수)	초기 단계	후기 단계	임상사례
뻗기하고 잡기시 다관절 팔다리 조절 (역학, 동력, 여러 자유도의 조절)	기능적 단위로 어깨와 팔꿈치 움직임의 조절을 증진하는 진폭과 속도에 따라 등급화된 움직임 운동은 손목과 손의 움직임을 독립적으로 수행할 수 있다. 공간적/시간적 과제 조건의 작은 변화와 함께 연습의 제한된 가변성	기능적 단위로서 어깨, 팔꿈치 및 손목/손을 포함하는 진폭, 속도 및 부하(개체 특성)로 등급화된 움직임 운동; 공간 및 시간적 과제 제한 요구	**초기** 어깨와 팔꿈치: 테이블 닦기, 칠판에 그리기, 수건으로 얼굴 씻기 손목과 손: 테이블에서 동전집기, 컵 들어 올리기 **후기** 어깨, 팔꿈치 및 손목/손: 연필을 잡기 위해 도달하기, 다른 사람에게 액체가 담긴 컵을 건네기, 공잡기 및 던지기
앉았나 서기 (생체역학, 동역학, 이중과제 정보 처리)	큰 힘을 요구하지 않는 안정된 표면에서 앉았다 선다. 공간적(앉아있는 면, 발 표면) 또는 시간적(움직이는 물체를 잡으려고 서기) 제약에서 작은 변화와 함께 연습의 제한된 가변성; 안정된 물건을 잡고, 앉았다 서기	앉아 있는 면이 낮고, 앉고 서는 면이 안정하지 않는 데서 앉았다 서기: 공간 및 시간적 과제 제약을 요구한다. 안정성이 떨어지는 물건을 잡고 앉았다 서기.	**초기** 휠체어 또는 높은/낮은 매트에서 앉았다 서기; 지지를 위해 지팡이 또는 표준 보행기 사용 **후기** 소파 또는 안락 의자와 카펫이 깔린 면에서 앉았다 서기; 지지를 위해 회전 보행기 사용; 앉았다 서기로 움직이는 동안 물 한컵 들고 하기.
보행 (생체역학, 동역학, 이중과제 정보 처리)	시간적 제약이 없이 공간에서 보행; 상대적으로 관대한 시간적 과제 제약이 있는 보행 공간(걷는 지역) 또는 시간적(움직이는 환경, 사람) 제약에 작은 변화를 주는 보행; 보조 장치 유무와 함께 보행	시간과 공간적 과제 제약과 함께 보행; 고도의 과제 가변성과 함께 보행; 더 많은 힘을 요구하는 보행; 도수조작/물건 운반과 함께 보행	**초기** 개방된 지역에서 보행; 느린 속도로 환자를 향해 걷는 몇 명의 다른 사람들과 보행; 주위에 작은 물건/작은 표면에 변화와 함께 보행; 보조 장치를 사용해 보행 **후기** 어수선한 지역에서 보행; 혼잡한 복도에서 보행; 큰 계단을 오르내리고 엘리베이터를 타고 내리며 보행; 보행 중에 물건을 밀거나 물건을 나르기

복습

1. 신경재활의 올바른 전략을 설계, 실행, 검사 및 검증 시 연역 및 귀납 추론의 과정을 어떻게 사용하는지 설명한다. 왜 이것이 중요한가?
2. 운동 조절 및 운동 학습 분야의 현대 과학에 근거한 신경재활을 위한 통합된 접근법을 사용하기 위해 당신이 생각한 것이 무엇인지 설명한다.
3. 기능적 능력이 무엇인가?
4. 기능적 능력 증진 활동 분류를 위한 유연한 협응 모드 또는 "규칙"을 습득을 어떻게 하는가?
5. 치료사는 어떻게 기능적 능력을 증진시킬 수 있는가?
6. 치료적 운동, 과제 기반 실행 및 환경이 당신이 선택한 중재 전략에 어떻게 영향을 미치는지 설명한다.
7. 운동 학습은 무엇을 포함하는가?
8. 치료사가 환자의 학습 과정에서 "참여"시킬 수 있는 몇 가지 방법을 설명한다.
9. "치료의 전문성"이 의미하는 것을 설명한다.
10. 환자의 특성, 제약, 학습해야 할 과제의 복잡성, 치료 기회를 고려하여 환자를 최적으로 참여시키는 중재 전략의 예를 제시한다.

요 약

이 장에서는 신경재활을 위한 가장 효과적인 치료 상태를 만들기 위해 시도할 때 치료사가 고려해야 하는 것이 무엇인지에 대한 개요를 제공한다. 신경재활에 운동 조절 및 운동 학습의 개념과 원리를 적용하기 위해 제시된 개념적 체계는 이 분야의 현대적 문헌과 이 체계의 유용성을 입증하는 임상 사례를 통해 뒷받침된다. 움직임과 기능적 훈련의 통합은 진행 중인 치료적 중재에 대한 치료와 원리의 특수성과 함께 논의된다. 신경근 재활에 대한 원리와 주요 사항에 대한 요약은 표 14-5에 나와 있다.

수많은 주요 사항이 강조되었다. 첫째, 환자의 병리적 운동 행동은 환자의 내재적 원인과 제약 및 과제와 환경의 외부적 조절 특징의 매우 복잡한 상호 작용이다. 둘째, 치료사가 중재 과정에서 과제와 환경의 영향을 이해하고 활용했을 때, 환자의 정보 처리 능력을 향상시키며, 올바른 치료 조건에서 환자를 참여시키고, 환자가 기능 능력을 획득하기 위한 최적의 치료 조건이 된다. 셋째, 치료사는 환자의 장애와 기능적 제한을 동시에 해결할 때 효과적인 신경재활을 증진한다. 치료사는 바람직한 움직임이 포함된 기능적 과제를 포함해 치료 계획을 세우고, 이를 수행한다. 마지막으로, 환자의 자기 효능감은 기능적 능력을 결정하는 주요 요인이다.

신경재활의 주요 목적은 환자의 기능적 능력을 최적화하는 것이다. 치료사는 환자가 자신의 운동 행동을 습득, 유지 및 다양화할 수 있도록 도움으로써 최적의 기능을 증진하며, 이는 다양한 환경과 과제 조건에서 능숙하게 수행할 수 있다. 신경병리학적인 환자의 기능적 능력을 최적화하기 위한 가장 효과적인 조건을 만드는 것은 어려운 일이다. 치료사는 환자가 자신의 행동을 변호하고, 환자의 자율성과 자기 효능감을 증진하고, 환자가 자신의 제약, 운동 계획, 정보 처리 및 실행을 구별할 수 있는 기회를 제공한다고 믿도록 환자를 도와줌으로써 이를 수행할 수 있다. 치료적 운동과 과제 기반 치료는 유효한 중재 진행을 통해 의미있는 방법으로 병행되어야 한다. 치료적 프로그램은 환자를 교육하고, 동기를 부여하고, 권한을 부여하여 환자

표 14-5 신경재활의 주요 원리의 요약

원리	주요 사항
신경재활은 연역 및 귀납 추론의 지속적 순환을 포함한다.	• 올바른 이론적 기초와 치료 모델은 효과적인 신경재활의 기초가 된다. • 치료사는 이론 및 모델의 유효성을 확인, 수정 또는 제거하기 위해 진료의 가설을 평가한다. • 객관성과 분석의 체계적 접근은 임상에서 가설을 검사할 때 중요하다. • 환자의 운동 행동은 여러 신체 구조와 기능의 자가-조직화된 상호 작용을 반영한다; 가장 효과적으로 중재를 위한 방법을 결정하기 위해 장애의 클러스터와 등급 제한 변수를 찾는 것이 중요하다.
신경재활의 목표는 기능적 능력이다.	• 기능적 능력은 신체적 및 인지적 자원의 소비를 최소화 하면서, 다양한 조건과 다양한 환경에서 일상적인 활동을 수행할 수 있는 능력이다. • 유연한 협응 모드 또는 일련의 활동을 위한 "규칙"을 획득하는 것이 우리의 기능 능력 달성을 위해 환자의 가장 최고의 방법이다.
기능적 능력은 신경재활과 운동행동의 포함형 모델에 의해 증진된다.	• 인체 운동 행동의 체제와 신경재활 분야가 포함되어 있다; 환자의 건강 상태는 신체 구조와 기능의 상태에 기여한다. 다시 말하면, 이들은 직접적으로 활동에 영향을 미치며, 이는 참여에 필수적인 요소이다. 모든 수준은 순차적으로 또는 병렬이 아닌, 동시에 참여한다. • 환자의 세포내 과정, 움직임 및 행동도 유사하게 포함된다. • 과제와 환경의 숙련된 도수 조작을 통해 치료사는 환자의 세포과정, 움직임 활동에 동시에 영향을 줄 수 있다.
신경재활은 운동학습을 포함한다.	• 운동 학습의 주된 원리는 학습과 관련된 과정에서 환자 참여를 최적화하는 것이다. • 운동 학습은 다음을 포함한다: (1) 자기와 환경에 대한 인지, (2) 계획 수립, (3) 수행, 정보 처리 및 실행. • 치료사는 환자의 내재적인 처리 능력, 학습한 과제의 복잡성, 환자를 위한 최적의 참여 수준을 만드는 방법을 결정할 때 실행을 위한 기회를 고려해야 한다. • 증가된 정보의 전달과 실행을 위한 조건을 구조화하는 것은 치료사에게 환자를 참여시키기 위한 다양한 방법을 제공한다. • 실행의 특이성은 세부적 과제가 아니라, 일련의 활동 안에 특수성을 의미한다. • 운동 학습의 목표는 반드시 과제 수행의 빠른 획득이 아닌 운동 기술의 보유와 이동이다.

가 자신의 전체적 운동 능력을 스스로 사용하고, 그들이 가정 및 지역 사회 활동에 참여하면서 직면할 도전 과제를 수행해야 한다. 이러한 요인들의 이해와 적용은 신경재활과 관련된 과학의 올바른 적용을 반영하고, 환자에게 기능적 능력을 얻게 할 수 있는 최고의 기회를 제공할 것이다.

신경계 재활의 일반적인 접근법

General Approaches to Neurological Rehabilitation

제 15 장

■ 김창헌

개요

학습목표

이 장을 마치면 학습자는 다음을 할 수 있어야 한다.

1. 신경계재활 모델의 발전을 논의한다.
2. 다양한 신경계재활 모델의 원리에 대해 비교한다.
3. 다양한 신경계재활 모델에 관련된 주요 용어들을 정의한다.
4. 신경계 기능이상 환자에 대한 치료 회기를 디자인하고 다양한 신경계재활컨셉을 적용한다.
5. 신경계재활에 사용되는 치료적 중재의 효과를 지지하는 최신 근거를 논의한다.
6. 신경계재활에 사용되는 치료적 중재의 효과에 대한 향후 연구들의 필요 영역을 구분한다

서론 Introduction

재활은 일상생활(ADL), 직업, 여가 생활의 참여 활동의 복귀를 위한 기능의 향상에 강조되어져야 한다. 다양한 중재방법의 결정은 치료사가 환자, 가족, 그리고 간병인들과 밀접하게 일하며 그들의 목표와 요구조건들을 고려하여 결정하는 것이 가장 좋다. 환자에게 다양한 중재 방법이 최선인지를 결정할 때, 치료사는 환자 가족 그리고 간병인과 긴밀하게 협력하여 그들의 목표와 필요를 파악해야 한다. 이것은 검사결과에 따라 검사결과와 함께, 지료의 목표를 좁힐수 있고 특별한 운동과 활동들을 선택할 수도 있다. 어떤 중재 접근법은 환자의 진단에 더욱 적합하게 적용될 수 있다. 예를 들어, **신경발달치료(Neurodevelopmental treatment, NDT)**는 초기에 뇌성마비(cerebral palsy, CP)를 겪는 소아를 치료하는데서 시작되었고, 후에 편마비 성인환자를 치료하는데도 사용되게 되었다. **고유수용성신경근촉진법(proprioceptive neuromuscular facilitation, PNF)**과 같은 다른 치료법은 다양한 진단을 받은 여러 환자들에게 적용이 가능할 수 있다. 대부분의 치료사들은 환자 개개인의 목표에 맞는 다방면에 걸친 접근법들을 혼합하여 적용할 수 있다.

치료사들은 환자에게 최상의 결과를 가져다주는 중재방법을 결정하는 과정으로 의사결정(decision-making) 과정에 최신 연구 근거들을 결합하는 경향이 있다. 이 장에서는 근거의 정도(level of evidence)와 어떻게 중재방법을 각 재활의 접근법에 최상의 결정을 하는지에 대해 논의할 것이다. 예를 들어, 강제-유도 움직임 치료(constraint-induced movement therapy, CIMT)와 체중을 부하하지

않는 이동훈련(locomotor training, LT)은 직접적인 연구에서 많이 다루어지는 객관적인 평가가 가능한 중재 프로토콜이다. 이와 다르게 PNF와 NDT 접근법은, 치료사의 관찰로부터 발전하여 중재기간에 따라 중재 접근법의 다양한 효과를 평가할 수 있다. 연구의 혼란변수는 연구 방법학적 질을 포함하고, 다양한 환자의 특성과 제외기준, 그리고 다양한 결과 측정 도구의 사용을 포함한다. 이러한 차이들은 치료사가 환자에게 최상의 중재방법을 비교하고 결정하여 적용하는데 영향을 준다. 따라서 근거의 비판적 분석 이후, 환자의 성공은 치료사의 역량에 부분적으로 의존한다.

이 장은 신경학적 기능부전 환자들의 관리에 사용되어질 수 있는 치료방법의 설명을 제공한다. 임상에서, 과거와 현재 적용과 모델통합의 예시가 설명되어질 것이다. 각 모델의 임상적 적용의 예가 논의되어질 것이다. 장의 마지막 부분의 사례 연구(case study)는 환자 중재 접근법의 통합으로 중요할 것이다. 효과, 장점 그리고 단점에 대한 논의는 14장에서 논의됐다.

신경촉진 접근법
Neurofacilitation Approaches

신경촉진 접근법은 반사와 운동 조절의 수직계층 모델을 바탕으로 1940년대부터 1950년대까지 발전되었고, 이 접근법은 여전히 임상에서 임상가들에 의해 사용되어지고 있다. 신경촉진 접근법의 적용은 비정상적인 감각운동 기능과 근 긴장도를 갖는 대상자를 치료하기 위해 발달되어 졌고, 비정상적인 움직임의 억제뿐만 아니라 정상적인 움직임의 촉진을 위해 사용되어 진다. 이 부분에서는 환자 관리와 재활에 관한 이론가 Rood, Ayres, Brunnstrom, Bobath, Kabat, Knott 그리고 Voss의 영향에 대해 논의한다.

마가렛 루드의 개념 Concepts of Margaret Rood

배경/개요

루드는 1940년대의 신경근의 기능부전을 갖는 대상자의 검진과 치료를 위한 접근법을 발달시킨 물리치료사이자 작업치료사이다. 그녀는 그 당시 소아마비 환자에게 폭넓게 적용되는 Sister Kenny의 신경근재교육 시스템의 영향을 강하게 받았다. 루드 접근법의 전반적인 내용은 NUSTEP(Northwestern University Special Therapeutic Exercise Project)에서 확인할 수 있다(Stockmeyer, 1967). Stockmeyer에 따르면, 이러한 접근법은 2가지 중요한 요소를 갖는다: 운동 발달 과정과 **감각 자극 기술**을 갖는다. 감각기능의 강한 강조는 루드 접근법에서 검진과 치료의 중요 요소이다. 비록 이러한 접근법이 더 이상 임상적으로 적용되지는 않지만, 루드의 신경재활에 대한 기여를 이해하는 것은 중요하다. 루드로부터 나온 많은 개념들이 다른 접근법들과 적응되고 통합되어지고 있다. 예를 들어, 임상적으로 사용되는 전문용어, **운동성(mobility)**과 **안정성(stability)**과 같은 용어들은 신경재활의 분야에서 루드에 의해 처음 기술되었다. 루드에 의해 처음 기술되어진 **빠른 두드림(quick tapping)**, **빠른 신장(quick stretch)**, **압축(approximation)**과 같은 감각 자극 기술은 여전히 신경학적 문제를 갖는 사람들에게 사용되고 이후에도 논의되어질 것이다.

원리와 개념

루드의 접근법은 모든 신경근 기능이 운동성과 안정성의 생물학적 목적 중 하나와 관련이 있다는 것에 기초한다(Stockmeyer, 1967). 복잡한 운동 활동들은 이러한 두 가지 요소의 상호작용으로 이루어진다고 생각된다. 루드는 운동기능이 포함된 근육은 안정성 기능을 포함한 근육과 다른 구조와 운동학적 특성을 갖는다고 믿었다(Stockmeyer, 1967). 그녀는 무거운 일(heavy work)*과 가벼운 일(light work)*을 구분하였다. **가벼운 일**은 움직임을 나타내고 대항근(길항근)의 상반지배를 포함한다. 상반지배는 주동근이 수축하는 동안 동시에 대항근이 이완하는 것을 의미한다. 가벼운 일 또는 **위상성 근육(phasic muscles)**은 신체 부위의 측면의 표면 또는 몸의 먼쪽 부위에 위치하고 수의적인 움직임에 주로 기능한다. **무거운 일**은 일반적으로 대항근의 동시수축을 포함하고 신체분절과 관절의 안정성을 제공한다. 무거운 일 또는 **긴장성 근육(tonic muscles)**은 안정성을 제공하는 치료 초기에 자극되어져야 하는 신체 몸쪽 부위와 중앙부에 있는 심부 단일관절 한 관절 근육이다. 몇몇 근육들은 가볍고 무거운 일을 모두 포함한다(Farber, 1982; Montgomery, 2003). 가벼운 일과 무거운 일이라는 용어는 우리가 위상성 근육

* 용어 – 경일근(light work), 중일근(heavy work)

과 긴장성 근육이 어떻게 다른 특징과 기능을 갖는지 이해할 수 있도록 도와준다.

루드 접근법에서, 협응된 움직임은 감각운동 발달 단계가 겹쳐지는 과정에서 달성되는 것으로 생각된다. 이러한 과정은 환자의 기능적 수준, 협응된 움직임의 요구 및 진행되어야 하는 순서를 구분하기 위한 기초가 된다. 정상발달 단계를 포함하는 신경학적 환자의 단계적 재교육은 정상 운동발달과 환자의 최대 회복이 고려돼야 한다.

루드는 두 가지 운동 발달 단계를 구분하였다: 골격기능 단계와 생체기능 단계. 골격기능은 머리, 목, 몸통 그리고 팔, 다리의 운동활동을 포함하고 생체 기능은 호흡, 섭취 그리고 대화의 요소를 포함한다(Montgomery, 2003). 골격기능단계의 순서는 개체 발생의 운동 패턴으로 나누어진다: 굽힘 없이 눕기(withdrawal flexon in supine), 돌아 눕기(rolling over), 팔꿈치 엎드리기(pivot prone), 목의 동시수축(cocontraction of the neck), 팔꿈치 짚기(on-elbows), 네발 서기(all-fours), 서기(standing), 걷기(walking). 운동조절의 네단계는 골격기능단계를 통한 환자의 발달과정으로 생각되어진다(표 15-1과 그림 15-1). 조절의 주요 두 단계는 운동성과 안정성이다. **운동성(Level I)**은 공간에서 신체 부분을 이동하는 자유로운 움직임이고 **안정성(Level II)**은 체중지지동안 신체 부분을 고정하는 것이다. 운동성과 안정성의 결합은, 두 다른 단계에서 발전하여 협응적 움직임을 필요로 한다. 첫 번째, **조절된 운동성(Controlled Mobility)(Level III)** 또는 운동성은 체중지지를 통한(weight-bearing) 안정성 안에서 몸의 먼쪽 부분이 고정된 상태로 몸쪽 부분의 움직임이 나타난다(예, 체중이동(weight-shifting)). 두 번째, 좀 더 진화되고 결합된 기능은 **기술(Skill)(Level IV)**로 불리거나 먼쪽 부분의 자유로운 움직임을 동반한 비체중지지 위치의 안정성 안에서 운동성의 결합을 갖는다. 이러한 조절의 4단계는 골격기능 안에서의 순서에 의한 발달로 생각되어지고, 루드 접근법의 검진에 기초가 된다.

루드 접근법의 중재 방법은 발달기능의 결여의 확인을 포함하고, 발달 단계는 진보된 기능과 감각 자극을 순서의 각 단계의 적합한 반응을 촉진하는데 필요하다. 치료의 목적은 정상적으로 획득되어져야 하는 발달단계 순서의 요소를 회복하는 것이다. 루드는 그녀의 발달단계에서 정확한 운동의 단계를 강조하였다(예를 들어, 팔꿈치로 엎드리기, 돌아 눕기). 많은 치료사들은 루드의 발달 단계를 배워야 한다(Farber, 1982).

임상적 적용

루드는 3가지 주요 시스템(신체(somatic), 자동(autonomic), 그리고 정신(psychological))의 상호작용을 고려하였고, 이것들이 환자의 감각운동 기능에 영향을 미친다고 하였다. 감각 그리고 운동 기능과의 관련성은 움직임의 기능부전을 분석하고 중재를 적용하는데 중요하게 고려되어진다(Montgomery, 2003). 루드는 감각기능과 운동기능의 구분이 어렵다고 하였는데, 신경계 환자의 치료의 초점이 운동 강조에서 감각운동의 강조로 이동하게 된 요인이다(Stockmeyer, 1967). 루드는 환자의 촉진 또는 억제 반응에 대한 감각 자극기술의 사용을 주장하였다. 그녀는 이전 14장에서 논의되었던 운동의 반사 모델을 기반으로 한 기술을 사용하였다. 감각 자극 기술의 각각의 적용은 표 15-2에 기술되었다.

루드는 **빠른 솔질(quick(fast) brushing)** 또는 피부의 두드림(tapping)과 같은 기술들을 위상성 근육의 반응을 촉진하는데 사용하였고 운동성을 향상시킨다고 하였다(Rood, 1962). 두드림은 치료사의 손가락 끝을 이용하여 근육의 능선(muscle belly)을 두드려 근육의 위상성 수축을 발생시키는 것을 포함한다. 예를 들어, 어깨 세갈래근의 두드림은 팔꿈치 폄을 촉진하는데 사용되고, 뇌성마비 아동에서 실제적으로 앉은 자세에서의 팔(upper extremity, UE)을 펴 체중지지를 시도하려는 경향을 보인다. 근육팽대부의 두드림은 근방추를 활성화시키고, 운동신경의 활성화에 의한 Ia 동심성 작용과 세갈래근의 작용근을 수축시킨다. 대항근(두갈래근)의 동시 억제는 사이신경의 억제를 활성화시킨다. 압축 또는 관절 압박(joint compression)과 같은 기법은 안정성을 활성화시키는데 사용되고, 긴장근의 반응과 관절 및 신체 부위 주변 근육들의 동시수축을 만든다(Stockmeyer, 1967). 앞의 예에서, 치료사들은 아동의 팔을 팔꿈치 주변 근육의 동시수축(cocontraction)과 팔의 체중 이동 촉진을 위해 압박을 적용할 수 있다. 압박은 선 자세에서 하지의 체중지지를 촉진하고 엉덩관절 주변(의) 근육의 동시수축을 촉진하기 위하여 골반을 아래로 누르며 허벅지를 따라 작용될 수 있다. 관절 표면의 압박은 정적 제 1형 관절 수용기를 촉진하여 자세 폄근과 안정화근육을 촉진하고 관절 인식을 강화한다(Stockmeyer, 1967).

비정상적인 반사활동의 억제 및 과긴장성은 깊은 압력, 장시간의 신장 또는 중간 온도와 같은 기법을 통해 이루어

표 15-1 루드의 운동발달 단계 순서

4단계의 운동조절	루드의 정의
1단계: 운동성	공간에서 속도와 범위의 질을 포함한 신체 또는 신체 부분에 대한 자유롭고 유연한 움직임
2단계: 안정성	신체 부분을 고정하여 주동근과 대항근의 수축 체중지지를 허용한다. 2와 3단계의 역동적 고정을 허용한다.
3단계: 조절된 운동성	고정된 먼쪽 부분 이상의 지면과 몸의 먼쪽 부분의 고정에 대한 몸쪽 신체부분의 움직임
4단계: 기술	사지의 먼쪽 부분이 지지면과 협응된 몸쪽 안정성에 대한 협응된 움직임

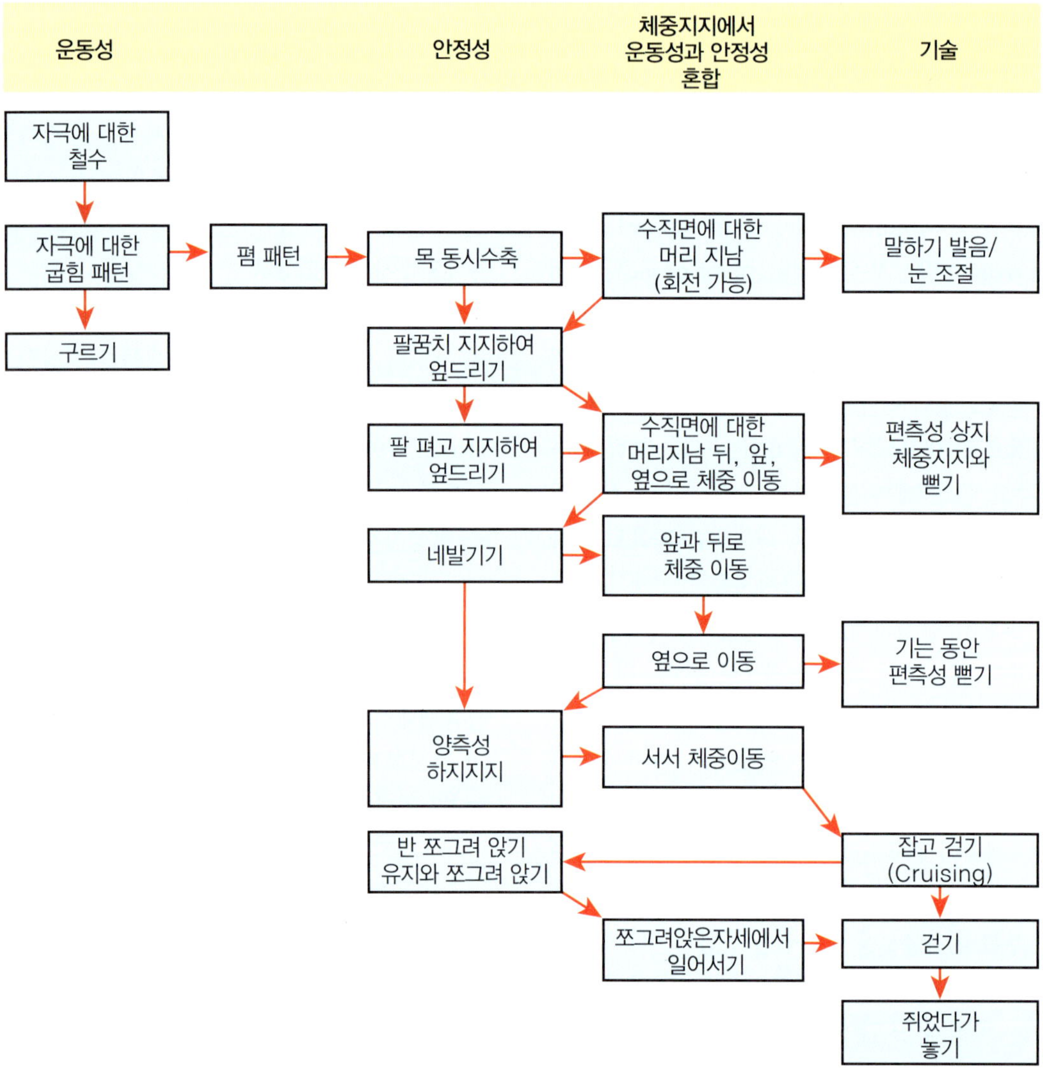

그림 15-1 루드의 운동발달 순서 다이어그램. 이 그림은 운동성, 안정성, 안정성을 갖는 운동성, 기술에 대하여 루드에 의하여 설명되었다. Case-Smith J, ed. *Occupational Therapy for Children*, 4th edition. St. Louis, MO: Mosby, 2001. Figure 14-2, p.337에서 허가하에 재인쇄함.

진다(표 15-2 참조). 예를 들어, 허벅지 뒤근육(hamstring)의 경직성이 있는 엎드린 자세의 환자를 치료하는 치료사는 근육 힘줄의 세로축에 압력을 가하여 근육을 이완시키고 능동적 또는 수동적으로 무릎을 피도록 할 수 있다. 깊은 압력은 근육의 억제를 유발하는 파시니 소체(Pacinian corpuscles)를 활성화시킨다. 이러한 억제 효과는 같은 근육에 천천히 길게 스트레칭하는 동시에 근육에 깊은 압력을 가하는 것과 같은 다른 억제 기법과 결합

표 15-2 감각 자극 기법: 루드에 의해 기술된 감각 자극 기법의 정의

감각 자극-촉진 기법	기법의 적용
가벼운 촉지	피부 위를 손가락, 천 또는 솔을 이용하여 빠르고 가볍게 마찰시켜 근육의 수축을 촉진한다.
타진	힘줄과 근육 힘살 위의 같은 자리를 손가락 끝으로 두드려 근육 수축을 촉진한다.
빠른 신장	근육을 빠르게 신장하여 근육의 수축을 촉진한다.
빠른 얼리기	얼음을 피부 위에 빠르게 마찰시켜 근육의 수축을 촉진한다.
견인	손으로 관절 또는 사지의 부분을 당겨서 움직임을 촉진한다.
압축	관절과 신체부분을 압박하여 근육 주변의 안정성을 촉진한다.
저항	관절의 움직임의 축으로부터 손으로 적용하여 움직임 또는 안정성을 제공한다.
감각 자극-억제 기법	
지속 신장	근육 억제를 위한 수동적 느린 신장을 적용한다.
깊은 압박	손을 이용한 힘줄의 수직적인 압박을 적용한다.
중간 온치료	신체 또는 사지를 담요, 수건 또는 공기 부목(air splint)를 이용하여 감싼다.
느린 마찰	환자의 이완을 이끌어내기 위해 3-5분간 등의 가운데를 손으로 부드럽게 마찰한다.
지속 냉치료	얼음팩 또는 얼음 마사지를 근육 위에 적용하여 이완과 통증완화를 이끌어낸다.

함으로써 강화될 수 있다. 치료 목표는 감각 자극을 중단하고 환자가 자신의 자세와 움직임을 조절하도록 유도하는 것이다. 감각 자극 기술은 오늘날에도 치료사들이 사용하고 있지만 치료적 운동과 기능적 훈련의 부가적인 요소로서만 사용된다.

뇌성마비 아동에게 루드 접근법을 사용하는 치료사는 (한 운동 발달 순서 위치에서 네 가지 순서의 운동 발달을 통해 아이를 진전을 보이게 할 수 있다.) 네발기기의 기능을 예로 들면, 아이는 먼저 네발기기 자세에 도달한다 (Mobility Level I). 치료사는 위치로의 이동을 촉진하기 위하여 이러한 과제에 해당하는 근육을 두드리거나 빠른 스트레칭과 같은 감각 자극 기술을 사용할 수 있다. 압박은 아이가 네발기기 자세에 도달하면 안정감을 높이기 위하여 어깨와 골반을 통해 먼쪽 사지로 안정성이 촉진되게 적용될 수 있다. 이는 목, 몸통 및 사지의 몸쪽부의 폄근들의 지속적인 수축을 용이하게 하기 위하여 어깨와 몸통 근육의 등척성 수축에 대한 저항으로 이어진다(Stability Level II). 그런 다음 아이가 기어오르기에 대비하여 네발로 앞뒤로 흔들거나 좌우로 흔들도록 할 수 있다(Controlled Mobility Level III). 치료사는 수기요법(handling techniques)을 사용하여 어린이가 하나의 사지 체중이 이동하도록 하여 아이가 기기(creeping)를 시작할 때 상대적인 상지의 숙련된 움직임을 허용한다(Skill Level IV). 치료사는 아이가 기기를 시작할 때 상지가 전방으로 이동하는 숙련된 움직임을 허용하기 위해 반대쪽 상지로의 체중 이동을 촉진하는 수기 요법을 사용한다. 이것은 루드 접근법의 임상 적용의 한 예이다.

감각 통합 개념 Concepts of Sensory Integration

배경/개요

감각 통합은 Jean Ayres의 작업을 바탕으로 작업에 근거한 신경행동 이론이다. 아이레스 박사는 작업치료사 겸 심리학자였다. 그녀의 학력을 볼 때, 그녀는 어떻게 운동 발달이 학습과 연관되어 있는지에 관심이 있었고, 올바른 연구 근거를 갖는 중재의 중요성을 깨달았다. 그녀는 1972년에 감각 통합과 학습장애에 대한 첫 저서를 출판하였다. 지속적인 연구는 감각처리에 관련된 우리의 이해를 확장시키고 중재 기법의 선택에 영향을 준다.

감각적 통합은 "신체와 환경으로부터 오는 감각을 조직화 하고 그 환경 속에서 신체를 효과적으로 사용할 수 있도록 하는 신경학적 과정"으로 정의되고 환경 내에서 효과적으로 작용된다(Ayres, 1972). 개인은 감각적 입력을 해석하고, 환경과 상호작용을 하는 움직임에 적응하기 위한 정보들을 조직화해야 한다. 효과적인 움직임과 환경적 상호작용은 생존뿐만 아니라 학습도 가능하게 할 것이다.

아이레스는 효과적인 중재 전략을 결정하기 위해 감각 처리를 이해하고, 검사 방법을 개발하고, 관찰된 기능 장애를 분류하는데 초점을 맞추었다.

발달 동안, 대상자는 촉각(tactile), 전정감각(vestibular), 고유수용감각(proprioception)으로부터 감각정보를 입력받는다. 이러한 시각과 청각을 통한 감각의 통합과 처리는 균형, 자세조절의 발달을 허용하고, 신체와 손과 눈의 협응 모두에 유용하게 적용된다. 이것은 차례로 운동계획을 촉진하고 자신의 이미지와 신체 계획을 돕는다. 감각 정보를 처리하고 사용할 수 없다면, 학습 과제에 대한 계획과 집중을 할 수 없다.

원리와 개념

감각 통합 이론은 운동 조절의 시스템 모델과 계층적 모델을 연결한다(Short-Degraff, 1988). 아이레스는 감각 통합이 하위 또는 피질하 계층에서 발달과 조절이 이루어지고, 뒤이어 고위 계층의 지각, 추론, 학습이 발달된다고 느꼈다. 그녀는 또한 감각 정보의 처리와 환경과의 상호작용이 발달 순서를 따른다고 주장하였다. 그러나, 그녀는 감각 통합의 전체론적 측면과 모든 신체 시스템들 사이의 상호작용에 대해서도 알고 있었다. 내적 욕구는 학습이 일어날 수 있는 환경에 대해 상호작용하고, 연습하고, 적응하도록 동기를 부여한다. 다양한 감각 신호가 학습을 강화시킨다. 중추신경계의 가소성은 학습이 수명 전반에 걸쳐 일어날 수 있도록 한다(Bundy, 2002).

임상적 적용

아이레스는 감각 통합의 결핍이 "독립적인" 문제라고 생각했다. 만약 아이가 다른 신경학적 결함을 가지고 있다면, 감각 처리 문제는 기존 진단의 일부문제으로 고려되어졌다. 이러한 전제는 시간이 지남에 따라 바뀌었고, 오늘날 아이는 감각 처리 장애와 뇌성마비나 다운 증후군과 같은 또 다른 신경 장애에 대한 진단을 받을 수도 있다.

다양한 검사 도구는 감각 처리를 위한 객관적인 정보를 제공한다. 원래 아이레스는 *감각 통합과 Praxis Test*를 개발했다(SIPT; Ayres, 1972). 비록 이것이 오늘날에도 여전히 사용되고 있지만, *감각 프로파일*(Dunn, 1999)과 *감각 통합의 DeGange-Berk Test*(DeGamge, 1988)와 같은 다른 테스트와 측정들이 개발되었다. 이러한 테스트는 임상가가 관리하여 즉각적인 결과나 점수를 제공하는데 필요한 교육을 덜 필요로 한다. 다른 측정 도구는 감각 통합 구성요소를 포함하지만 운동 기술 또는 기능 평가에 더 초점을 맞출 수 있다. 운동기능검사는 *Alberta Infant Motor Scale*(AIMS), *Peabody Developmental Motor Scales* II, 그리고 *Bruininks-Oseretsky Test of Motor Proficiency*(BOT 2), *Pediatric Evaluation of Disability Inventory*(PEDI)의 기능적 평가 포함, School Function Assessment(SFA)를 포함한다. 감각 통합은 모든 환경에서 하루 종일 일어나는 모든 학습과 기능적 과제의 기초로 간주된다. 그러므로, 감각 처리 기능 장애에 대한 개입은 부모, 교사, 건강 관리 전문가와의 팀 접근법을 필요로 한다. 환자에 대한 존중과 환자의 요구에 대한 이해는 치료 과정에 대한 동기부여와 개입을 강화하기 위해 중요하다. **감각 통합 장애**를 가진 개인에 대한 중재의 상세한 예시는 감각 손상인 27장에서 확인할 수 있다.

브룬스트롬의 개념

Concepts of Signe Brunnstrom

배경/개요

브룬스트롬은 뇌졸중 후 운동 회복과정에서 비정상적인 시너지 패턴과 단계를 관찰하고 정의하였다. 이러한 정의된 패턴과 진행은 치료 기법(Brunnstrom, 1966)과 푸글-마이어 평가(Fugl-Meyer, 1980)의 개발에 통합되었다. 푸글-마이어 평가는 임상 연구 프로젝트에 자주 사용된다. 브룬스트롬의 업적에 대한 완전한 설명은 *Brunnstrom's Movement Therapy in Hemiplegia: A Neurophysiological Approach*에서 찾을 수 있다(Sawner, 1992).

원리와 개념

시너지는 결합근육이 순서대로 수축하여 효율적인 정상운동을 할 때 관찰되는 작용이다. 그러나 중추신경계 병변 후 이 정상적인 결합은 기능에 필요한 다양한 움직임 조합을 방해하는 정형화된 움직임 패턴을 초래한다. 브룬스트롬은 이러한 패턴을 비정상적인 패턴으로 식별하고 상지와 하지(모두를 위한) 굴곡 및 신전 시너지 패턴에 대하여 정의하였다. 사지 시너지 유무를 기록하기 위해서는 비정상적인 시너지 패턴으로의 경과적 움직임을 관찰할 필요가 있다.

상지와 하지의 비정상적인 시너지는 표 15-3에 설명되었다(Davies, 1985; Sawner, 1992). **비정상적인 시너지**의 강도에 따라, 상지는 종종 두 패턴의 가장 강한 요소가 결

표 15-3 브룬스트롬의 비정상 협력 패턴

협력 패턴	상지	하지
굽힘 패턴	견갑골: 후인과 올림 어깨: 벌림과 바깥돌림 팔꿈치: 굽힘* 아래팔: 뒤침 손목: 굽힘 손가락/엄지: 굽힘과 모음	골반: 올림과 후인 엉덩뼈: 굽힘*, 벌림, 바깥 돌림 무릎: 굽힘 발목: 발등굽힘과 내번 발가락: 발등굽힘
폄 패턴	견갑골: 전인과 내림 어깨: 모음*, 안쪽돌림 팔꿈치: 폄 아래팔: 엎침* 손목: 굽힘과 폄 손가락/엄지: 굽힘과 모음	엉덩뼈: 폄, 모음*, 안쪽 돌림 무릎: 폄* 발목: 발바닥 굽힘*과 외번 발가락: 발바닥 굽힘

알림: 상지에서는 굽힘패턴이 하지에서는 폄 패턴이 주로 관찰된다.
*강하게 나타나는 움직임.
출처: O'Sullivan, 2014, p. 671; Davies PM. *Steps to Follow-A Guide to the Treatment of Adult Hemiplegia*. Berlin Heidelberg, Germany: Springer-Verlag; 1985, 25-27.

합된 휴식 자세에서 관찰되어진다. 이것은 어깨의 안쪽 돌림, 모음, 팔꿈치 굽힘, 그리고 종종 손목과 손가락의 굽힘의 위치를 초래한다. 장기간에 걸치면, 엎침도 관찰된다.

하지 신전 시너지는 뇌졸중을 가진 개인에게 가장 보편적인 패턴이다. 그러므로, 대부분의 개인은 고관절 모음, 무릎 폄, 그리고 발목 발바닥쪽 굽힘과 회내의 상태로 서거나 걸을 것이다. '가위보행'의 보행패턴은 하지의 양측성 폄 시너지 패턴에서 나타난다. 보행의 유각기에서 고관설 굴곡은 굴곡 시너지의 사용에 의해 시작된다.

흔히 편마비 환자는 신체의 다른 부분이 강하거나 힘이 많이 필요로 하는 움직임을 보일 때 무의식적으로 시너지 패턴으로 이동하게 된다. 이러한 불수의적 움직임을 **연합반응(associated reaction)**이라고 한다(Sawner, 1992). 자주 관찰되는 예로는 보행 또는 다른 스트레스를 받는 작업 중에 어깨 내전과 팔꿈치 굽힘의 증가가 있다. 연합반응은 또한 고관절 외전을 용이하게 하는 정상 측의 고관절 외전에 대한 저항과 같은 **과잉**반응을 통해서도 관련 반응이 촉진될 수 있다. 추가 관련 반응에 대한 자세한 설명은 브룬스트류의 저서를 참조한다(Sawner, 1992).

브룬스트롬과 운동 조절과 계층적 이론에 근거한 다른 접근법들은 발달 반사작용(원초 반사작용과 긴장 반사, 정위반응)의 사용을 통합했다. 브룬스트롬은 머리와 신체의 위치가 종종 시너지 반응에 영향을 미칠 것이라고 하였다. 신체 위치는 원하지 않는 운동 반응을 억제하거나 원하는 반응을 촉진하는데 사용될 수 있다. 예를 들어, **긴장성 미로반사(tonic labyrinthine refelx, TLR)**를 활성화하는 경우 환자는 반듯이 누운상태에서 하지의 굴곡 시너지를 시작하는데 어려움이 가중되었을 수 있다. 누운자세에서, TLR은 신체의 폄근들의 근긴장도를 증가시켜 하지 굽힘을 방지한다. 그러나, 머리를 옆으로 돌리면 **비대칭 긴장목 반사(asymmetric tonic neck reflex, ATNR)**를 할 수 있을 것이다. 비미비측으로 회전하는 예에서 ATNR은 비마비측에서 폄 긴장도를 증가시키고 마비측 하지에서는 굽힘 긴장도를 증가시켜 굽힘근의 긴장도를 향상시킨다.

일반적으로, 움직임의 조절은 큰 운동에서 작은 운동으로 몸쪽에서 먼쪽 조절로 진행된다. 브룬스트롬은 상자 15-1에 기록된 뇌졸중에 따른 **6단계의 운동회복**을 관찰하였다(Brunnstrom, 1966). 회복의 정도는 병변의 정도와 감각을 포함한 몇 가지 요인에 따라 달라진다. 진행 또는 회복은 연속선상의 어느 지점에서라도 멈출 수 있다.

임상적 적용

브룬스트롬은 개인이 회복의 각 단계를 거치고 굽힘과 폄의 시너지 모두를 활동적인 움직임을 통해 회복하고 얻어야 시너지를 벗어난 협응적 움직임을 수행할 수 있다고 믿었다(Perry, 1967). 움직임의 조합 또는 **분리된 움직임**의 예로는 뻗기 중 어깨 굽힘에 따른 팔의 폄 또는 보행 중 무릎의 폄을 들 수 있다. 어떤 임상가들은 환자가 일단

상자 15-1 브룬스트롬이 정의한 뇌졸중 후 회복 단계

단계 1: 모든 사지 이완성. 전형적으로 병변 직후 나타나고 일반적으로 몇 시간 또는 며칠 동안 나타남.
단계 2: 최소한의 자발적 움직임이 가능하고 연합반응이 협력 패턴에서 보인다. 강직이 시작된다.
단계 3: 협력의 수의적 조절이 부분적인 범위에서 가능하다. 강직이 전단계에서 제일 심하다.
단계 4: 협력 움직임이 결합된 제한적 움직임이 가능하다. 강직이 감소되기 시작한다.
단계 5: 강직이 사라지며 조절된 움직임이 나타난다.
단계 6: 독립적인 움직임이 거의 정상에 가깝게 가능하다. 강직은 감소되고 움직임의 속도가 증가한다.

Sawner K, LaVigne J. *Brunnstrom's Movement Therapy in Hemiplegia: A Neurophysiological Approach*. Philadelphia, PA: J.B. Lippincott; 1992: 41-42.

비정상적인 시너지가 생기면 분리된 움직임으로 발전할 수 없을 것이라고 우려하기 때문에 오늘날 브룬스트롬의 치료 접근법은 임상 환경에서 사용되는 경우는 거의 없다. 브룬스트롬은 두 패턴 사이의 균형을 유도하기 위하여 약한 시너지 패턴을 강화할 것을 추천하였다. 예를 들어, 상지 굴곡 시너지가 일반적으로 폄보다 강하기 때문에, 치료사는 의미있는 기능적 과제 중 움직임을 촉진하여 사지의 폄 시너지 효과에서 동작의 증가에 초점을 맞출 수 있다. 앉은 자세에서, 환자는 마비측 상지를 상승된 테이블 위에 놓을 수 있다. 환자에게 팔꿈치를 펴서 테이블 상판의 먼지를 제거하도록 한다. 이러한 움직임은 어깨는 90° 굽힘으로 유지되고 팔꿈치는 활발하게 펴지는 결합 동작이다. 이 자세에서 환자에게 술잔을 잡도록 하거나 어깨 지지의 정도를 줄여 어깨 굽힘의 활성화를 높여 활성화시킬 수 있다. 여러 전략을 통합한 기능적 훈련은 학습과 일상 업무로의 이행을 강화시킬 수 있다.

앞에서 설명한 고립된 팔꿈치 폄 과제는 다양한 신체 위치에서 방사와 발달 반사 작용의 사용으로 더욱 촉진될 수 있다. 어깨를 90°로 굽힘한 상태에서 환자를 반듯이 눕혀 TLR은 폄을 지원하며 팔꿈치 폄을 더 잘 동작할 수 있도록 한다. 더욱이, 환자가 머리를 회전시키고 관련된 사지 쪽을 바라보도록 함에 따라, ATNR은 팔꿈치 폄을 더욱 강화할 수 있다. 루드가 설명한 것처럼 두드림과 빠른 아이싱(icing)을 세갈래근 위에 사용하여 보다 쉽게 촉진할 수 있다. 팔꿈치 폄에 대한 관련 반응은 환자에게 짧은 앉은 자세에서 몸통을 구부리고 바닥 쪽으로 손을 뻗도록 요청함으로써 이끌어 될 수 있다. 손상되지 않은 사지의 팔꿈치 폄에 저항하는 것은 방산원리를 이용한 기술이다. 도달하기 위한 기능적 목표는 이러한 과제 중 하나로 추가될 수 있다. 브룬스트롬은 움직임의 회복을 촉진하는데 사용될 수 있는 활동의 수많은 예를 제공한다(Sawners, 1992). Pandian(2012)은 CVA 이후 개인들이 브룬스트롬의 치료 프로토콜에 따라 손목과 손동작에서 현저한 향상을 보인다는 것을 발견하였다.

신경발달 치료 Neurodevelopmental Treatment, NDT

배경/개요

물리치료사인 Berta Bobath와 그녀의 남편인 의사 칼 보바스는 뇌성마비 아이를 위한 치료접근법에서 발전하여 편마비 성인환자에게 적용되었다. 1948년에 과학 문헌에 처음 기술되었고, 이후 NDT라고 정의되었다. 보바스 부부는 과학의 발전이 일어나면서 그들의 접근방식에 변화가 필요하다고 생각했다. 그로 인하여, 그들의 접근방식은 시간이 지남에 따라 변화와 개선을 거치는 "살아있는" 개념이 될 것이라는 취지와 의도였다. 운동 조절 이론이 발전하고 더 많은 기능적 활동이 장려됨에 따라, NDT는 과제와 환경적 맥락에 대한 강조를 증가시키면서 중재방법을 발전시켰다. 클리닉, 학술 교실, 또는 지속적인 교육과정에 있는 치료사들은 종종 구술고사로 기술을 통과시킨다. 중재는 표준화되지 않고, 치료사는 환자의 수행력과 요구조건에 대한 평가에 기초하여 활동을 적응시킨다. 미국에 본부를 둔 NDTA(North American Neuro Developmental Treatment Association)는 NDT 이론과 결과적 기법의 변화를 설정하고 이를 제공하고 접근방식의 지속적 교육과정을 가르치기 위해 강사를 인증하는 훈련제도를 정하였다. 이러한 방식으로 기본 철학을 최신 상태로 유지하도록 업데이트하고 NDT 교육을 받은 치료사들 사이에서 중재기술을 일관되도록 수행하였다. NDTA는 성인 편마비 환자에 초점을 맞춘 3주 교육과정을 제공하며, 아기/소아에 초점을 맞춘 8주 과정도 제공한다.

전 세계의 치료사들은 50년 이상 동안 NDT를 광범위하게 사용해 왔다. 그러나, 이론 변경에 대한 서면 정보는 거의 없었고, NDT의 계층적 접근법으로 움직임 과학의 새로운 정보를 수정하려고 시도하면서 임상가들 사이에 혼란이 가중되었었다. 뇌졸중 이후 입원 기간이 줄어드는 등 건강관리 제공에도 변화가 있었다. 이를 위해서는 퇴원 시 초기 대체 훈련이 필요하고, 가정 환경에 거주하는 환자에게 NDT를 제공할 필요가 더욱 커졌다. 보바스 부부는 그동안 정형외과적 보조기 과사용으로 인한 관절 움직임 저하와 근약화의 2차 합병증에 대해 우려를 표명했지만, 다시 초기 보행을 위해 NDT 교육을 받은 치료사들은 기능적 보상작용의 회복을 위한 필요에 균형을 맞추고 있다(Howle, 2002). 이론, 적용, 의료 환경의 지속적인 변화는 NDTA가 과제 훈련 강화 및 이론 위원회와 협력하여 *Neurodevelopmental Treatment Approcah: Theoretical Foundation and Principles of Clinical Practice*를 발표하도록 하는 결과를 가져왔다(Howle, 2002). 새로운 문헌이 하울의 원작을 업데이트 하였다(Bierman, 2016). 이 문헌들은 변화와 NDT의 현재 철학을 반영한다.

NDT의 원리 및 가정

보바스 접근법은 운동조절의 계층적 이론에 기초한다. 목표 중심 중재(goal-focused intervention)의 원리와 기능의 필요성은 환자의 장점과 필요에 의해 결정되는 개별화된 접근법이다. 다른 계층적 접근법과 유사하게, Bobath 부부는 환자를 전체적으로 고려하고 인지적, 감정적, 사회적 측점에서 환자의 기능을 검토할 필요성을 인식하였다. 신체 검진의 핵심 요소는 자세 분석과 그것이 기능에 미치는 영향이다. 치료사는 움직임 장애의 제약, 근본적 원인 및 중재 전략을 선택하기 위한 환자의 필요를 파악하기 위해 관찰 해야만 한다. NDT 교육을 받은 치료사들은 환자의 정상적인 자세와 움직임 패턴을 가르치기 위해 손을 이용한(hands on) 중재의 필요성을 주장한다. 치료적 수기요법 또는 **주 조절점(key points of control)**은 환자의 상태에 따라 적용한다. 이러한 손을 이용한 접근법은 치료사가 자세와 움직임에 대한 반응 변화를 느낄 수 있도록 하며 최적의 동작을 촉진하고 기능적 움직임으로 이어지지 않는 동작을 억제하여 적용한다(Howle, 2002). 치료사는 환자의 반응을 지속적으로 평가하고 사정하며, 필요에 따라 중재를 적용한다. 실기(Practice)는 모든 계층적 모델에서 강조되는 공통의 주제지만, 보바스 부부의 사상의 한계는 비정상적인 운동 패턴이 실행되면 강화되기 때문에 올바른 동작을 위한 수기적 지침이 필요하다. 모든 감각 시스템을 이용한 입력은 운동 과제의 발달 또는 재학습에 중요한 요소이다. 일부 보건 의료 시설에서는 모든 제공자가 NDT에 대해 교육을 받았으므로, 환자의 모든 방면에서 종일, 과제와 환경 방향으로 실기 연습 및 일반화 되는 중재의 통합이 이루어진다.

보바스는 계층적 모델의 일부 원칙에서 벗어났다. 보바스는 브룬스트롬과 달리 회복 과정의 일부로서 비정상적인 시너지 패턴의 촉진에 힘을 실어주지 않고 오히려 비정상적인 톤을 억제하고 환자가 정상적 움직임을 경험해 기능을 회복해야 한다고 주장하였다. 보바스 부부는 근육을 활성화하기 위한 자동 운동으로 균형과 평형반응을 이용했지만, 움직임을 촉진하기 위한 다른 발달 반사체의 사용을 장려하지는 않았다. 보바스는 발달 자세를 활용했지만, PNF 기존접근 방식인(접근방식에서 원래 설명한대로) 정상적인 발달 진행에 기초한 자세의 엄격한 순서를 따르지는 않았다. 보바스 부부에 의해 개발된 가정은 상자 15-2에서 볼 수 있다(Howle, 2002).

2002년의 검토 과정은 보바스의 원래 가정을 움직임 과학에 대한 현재의 이해를 통합시켰다. 이러한 수정된 가정은 움직임이 개인, 과제 및 환경의 여러 내부 시스템의

상자 15-2 NDT 원리

1. 자세 조절과 움직임 협응의 손상된 패턴이 첫 번째 문제이다. 감각운동손상은 활동과 전반적인 참여에 영향을 미친다.
2. 운동 발달 변화는 삶과 일반적인 정상패턴, 움직임의 생체역학, 편위, 그리고 잘못 적응된 움직임을 재인식시키고 이에 맞는 검진, 평가 그리고 중재를 제공하여야 한다.
3. 움직임은 관제와 환경에 맞게 연습해야 한다. 훈련에 사용되는 움직임의 질과 다양성은 향상된 효과를 가져온다.
4. 움직임에 대한감각 재입력은 완벽한 동작을 만드는데 필요하나. 최근, NDT또한 신헹조절(feed-forward)의 효과를 사용한다. 치료사는 환경과 과제를 환자의 최상의 정렬과 자세에 알맞도록 조절해줘야 한다.
5. 환자는 중재기간에 자발적으로 참여하도록 해야한다. 치료사는 도수 신호를 촉진 또는 억제하는 자세 정렬과 움직임에 제공해야 한다.
6. 환자의 수행력과 특별한 과제에 맞는 반응의 지속적인 평가가 중재기간동안 이루어져야 성공적인 활동에 적응시킬 수 있다.
7. NDT 중재의 목표는 최상의 기능을 개인에게 회복시키는 것이다. 움직임 패턴의 변화를 개인에 맞게 회복시켜야 한다.

출처: Howle, JM. *Neurodevelopmental Treatment Approach: Theoretical Foundations and Principles of Clinical Practice*. Laguna Beach, CA: Neurodevelopmental Treatment Association; 2002:3-8.

산물이라는 것을 인식하며, 이는 운동 조절의 시스템 모델의 반영이다. 강직(spasticity)과 비정상적인 움직임 패턴은 약화와 손상된 자세조절을 개선할 필요가 있다. 동작은 환자 및 간병인과 협력하여 설정된 기능적 결과를 중심으로 구성되는 경우에 가장 잘 학습된다. 움직임 패턴을 유지하기 위해서는 문제 해결의 연습과 경험이 필요하다. 치료 계획을 설계할 때 수명 전반에 걸친 기능의 가능한 변화와 관련하여 환자 교육이 고려되어야 한다.

임상적 적용

NDT 중재는 일반적으로 자세 정렬을 다루는 것으로 시작한다. 이 중심안정성과 정렬은 사지의 기능적 사용에 매우 중요하다. NDT 기법을 적용한 예로는, 환자에게 의자에 앉는 자세를 성취하기 위해 자세 내, 능동적인 움직임을 만들기 위해 초기에 골반을 중립에 위치하도록 하는 것이다. 환자가 자세에 어려움을 겪는 경우 치료사는 일련의 반복적인 보여주기, 환자의 정렬의 재조정, 환경이나 과제의 변경, 마지막으로 촉각적 명령 등을 통해 이동을 촉진한다. 치료사는 적절한 위치와 방향에서 촉각 명령을 제공하기 위해 정상적인 생체역학 정렬을 이해할 필요가 있다. 주 조절점은 더 좋은 자세조절을 위한 움직임을 만들고 환자의 먼쪽 부위 조절을 강화시킬 수 있다. 도수 접촉의 압력은 환자의 촉진 필요성에 따라 가볍고 깊으며 환자가 독립성을 회복함에 따라 점차적으로 조절된다. 만약 촉진으로 인해 움직임이나 자세가 교정되지 않는다면, 치료사는 문제를 다시 분석할 필요가 있다. 활동에 대한 "수동적" 이동성을 얻기 위해 연부조직의 동원이 필요할 수 있다. 일단 환자가 앉은 자세에서 신체를 중간선으로 가져온 후에 기립근의 회복으로 위치를 유지하고, 그 다음 후 골반 후방으로 기울어진 몸통 굽힘으로 천천히 이완한 다음 구심성 수축을 통하여 자세를 바로 잡아야 한다. 환자가 자세에 알맞은 조절이 가능하게 되면, 속도 증가, 체중 이동 증가 또는 과제 및 환경 변화를 통하여 중재가 진행된다(Al-Oboudi, 1999).

NDT를 이용한 관절 가동성 통합, **치료적 공** 운동 및 감각 통합 기법은 지속적인 교육 과정으로 개발되었다. 루드가 설명한 두드림, 브러싱, 압박 등의 감각 단서는 근육 활성화를 촉진하는데 사용될 수 있다. 정위반응과 평형반응은 체중 변화 자세를 지지하는데 도움이 되며 치료용 공의 사용을 통하여 적용할 수 있다. NDT 컨셉은 중심선 자각, 자세 안정성을 통한 몸통 조절, 그리고 체중이동과 기능적 과제는 다양한 환자에게 정상적인 생체역학으로서 자세와 기능적 움직임의 통합에 사용될 수 있다. Carr와 Shepherd(2003), Ryerson(1997)은 NDT 활동이 유전학 및 생체역학과 관련이 있으므로 NDT 활동의 통합을 증명하는 저서를 추가로 집필하였다.

NDT 교육을 받은 치료사로부터 개별화된 NDT 중재를 받은 CVA 환자들은 톤이 감소(Kerm, 2001; Wang, 2005; Hese, 1995)되고 ADL이 개선되었다(Langammer, 2000; Wang, 2005; Lennon, 2006). NDT 중재는 어깨 아탈구 예방(fil, 2011), 어깨 통증 감소(HAfsteinsdottir, 2007), 속도(velocity)를 포함한 보행 거리의 향상(Eich, 2004; Hesse, 1995; Lennon, 2006)에 효과가 있다. Kollen(2009)의 체계적 고찰연구에서 NDT가 다른 기법에 비하여 우수하지 않다는 결론을 내렸지만, 연구 자체에 방법론적 단점이 있었다.

강직성 뇌성마비 아이는 꾸준히 NDT 중재를 통하여 향상된다. 더 반복적인 치료를 받고, 더 어린 아이일수록 NDT에 효과가 있는 것으로 보인다(Torlakis, 2004; Arndt, 2008). 대상자의 향상은 Pediatric Evaluation of Disability Inventory와 Gross Motor Function Measure를 통하여 측정되어졌다(Arndt, 2008; Knox, 2002).

고유수용성 신경근 촉진법

Proprioceptive Neuromuscular Facilitation, PNF

배경/개요

PNF는 1940년대에서 1950년대 사이 Herman Kabat, MD, Magaret Knott, PT 그리고 Doroghty Voss, PT에 의해 시작된 치료적 운동 접근법이다. PNF는 움직임 패턴, 기본 절차, 측정 기법 및 환자 치료에 총체적으로 접근하는 형태 또는 기능적 활동을 포함한다. 카바트 박사는 현재의 신경생리학적 원리에 근거한 기술과 운동조절이론이 마비가 있는 환자의 치료에 적용될수 있다고 믿었다(Kabat, 1952). 그는 워싱턴 DC에 있는 카바트 카이저 연구소의 신경재활에 대한 새로운 접근법의 개발에 그와 함께 일하기 위해 훈련을 받은 물리치료사(army-trained physical therapist) 매기 노트를 고용하였다. 이들은 이후 캘리포니아 주 발레오에 있는 카이저 재단 재활센터(Kaiser Foundation Rehabilitation Center, KFRC)에 재활센터와 PNF 훈련 프로그램을 신설하였다. 카바트와 노트가 이 접근방식의 특징인 PNF 움직임 패턴을 제안한 것은 이미 도수 접촉과 빠른 스트레칭과 같은 기본 절차와 **율동적 개시(Rhythmic Initiation, RI)**, **율동적 안정화(rhythmic stabilization, RS)**와 같은 PNF의 특별한 기법이 기술된 이후였다. 도로시 보스는 KFRC에서 그들과 합류했고 매기 노트와 협력하여 신경학적 문제가 있는 어린이와 성인의 재활에 적용할 수 있는 운동발달순서 활동을 제안하였다. 노트와 보스는 1판과 2판의 *고유수용성신경근촉진법* 책을 함께 썼다(Knott, 1968). 1950년대부터 현재까지, PNF에서의 3개월과 6개월의 훈련 프로그램이 발레오 KFRC에서 전 세계 치료사들에게 가르쳐졌고, 이로 인해 이 접근법이 전 세계적으로 보급될 수 있었다. 노트와 보스는 또한 이 개념의 짧은 과정을 가르치기 위하여 미국과 해외를 광범위하게 여행하였고, 그들의 작업은 그 아래에서 훈련받은 치료사들에 의해 계속되었다(Adler, 2000; Saliba, 1990; Sullivan, 1982; Voss, 1985). 이러한 치료사들은 이 접근방식의 지속적인 성장과 진화에 기여했지만, 이는 PNF 용어에 약간의 변화를 초래하였다. 예를 들어, 어떤 치료사들은 기법을 "반복된 수축"이라고 부르는 반면 치료사들은 같은 기술을 **"반복된 빠른 스트레칭"**이라고 부를 수도 있다.

PNF 접근법은 근골격계 및 신경근의 장애가 있는 환자와 함께 치료사들이 광범위하게 사용한다. PNF의 개념은 검사와 중재에 모두 사용되며 환자의 필요에 따라 다른 접근법과 통합되는 경우가 많다. 예를 들어, 뇌졸중 환자의 재활은 PNF, NDT 및 과제 지향 훈련의 구성 요소를 결합할 수 있다. 어깨의 기능부전 환자의 포괄적인 재활은 연부조직 가동술, 관절 가동술, 신경근 재교육을 위한 PNF, 그리고 추가적인 치료운동을 결합할 수 있다.

PNF 접근법의 주요 철학은 장애인을 포함한 모든 인간은 개발되지 않은 잠재능력을 가지고 있다는 것이다(Kabat, 1952). 치료사는 전체 환자의 신경근육 및 근골격계 문제를 파악하여 가능한 최고 활동 및 참여 수준을 달성하도록 한다(Knott, 1968). 이러한 전반적인 철학을 따라 치료사는 관찰된 결함이 아닌 환자의 장점에 초점을 맞추고 이를 활용한다. 이것은 이 접근법 내에서 신경근 재교육과 기능의 향상을 성공적으로 발생시키게 하는 기반이다(Saliba, 1990). 각각의 새로운 움직임과 기능적 과제는 환자의 강화된 반복적 교육 및 적절한 집중 재활프로그램에 참여함으로써 학습 되어진다(Saliba, 1990; Kawahira, 2004).

원리와 개념

PNF 기본 원리

PNF 기본 절차는 접근방법의 모든 측면에 통합되어 있으며 치료사는 환자가 더 나은 운동 감각과 보다 효율적인 신경근육 조절을 얻을 수 있도록 안내하는데 사용된다. 예를 들어, 치료사는 PNF 움직임 패턴을 효과적으로 적용하기 위하여 적절한 도수 접촉과 신체 위치를 이용한다. 이 절차는 환자의 가동성이나 안정성을 높이고, 환자의 움직임을 안내하며, 정상적인 타이밍을 통해 보다 효율적이고 협응된 움직임을 촉진하며, 운동범위(range of motion, ROM) 증가, 근력강화 및 지구력을 높이기 위해 사용된다. PNF는 또한 치료사들이 연습, 반복, 시각적 지도, 구두 명령의 적절한 사용을 통해 중요한 운동 학습 원리를 포함시킬수 있도록 한다.

도수 접촉, 신체 위치, 적절한 저항, 구두 명령 및 시각을 포함한 특정 절차는 거의 모든 PNF 중재에 통합되는 반면, 다른 절차는 환자의 특정한 요구와 과제에 목표에 기초하여 채택된다. 예를 들어, 견인(traction)은 사지의 움직임을 촉진하는데 사용되는 반면, 압축(approximation)은 일반적으로 신체 분절의 안정성을 촉진하는데 사용된다. 어떤 촉진 기법과 마찬가지로, 치료사는 움직이기 시작할 때 실제 절차를 배제하고 기능적 과제를 보다 효율적으로 수행하도록 한다. 궁극적인 목표는 치료사의 도수 접촉이나 구두 명령 없이 환자가 다양한 환경에서 움직이고 문제를 해결하는 것이다.

기본 PNF 절차는 상자 15-3에 설명되어 있다.

PNF 움직임 패턴

PNF 움직임 패턴은 사지, 목 및 몸통의 다관절, 대각선 그리고 회전 움직임이다. 이러한 운동 패턴의 실행 중에는 여러 근육 그룹이 활동한다. 카바트(1952)와 노트가 기술한 PNF 운동 패턴은 케니 근육 재교육법에서 주장하는 직선 평면 운동보다 일상적이고 기능적인 작업, 일, 스포츠 활동에 사용되는 운동의 특징이 더 크다고 생각되었다. 카바트는 직선적인 평면 운동에서 개별적인 근육을 운동시키기보다는 신경근육 또는 근골격계 기능 장애를 가진 환자에게 대각선 운동 패턴의 사용을 주장하였다.

상지를 통한 두 개의 대각선과 하지를 통한 두 개의 대각선이 존재한다. 각 대각선은 서로 대립되는 두 개의 움직임 패턴, 즉 굽힘과 폄 패턴으로 구성된다(Adler, 2000; Voss, 1985; 그림 15-2 및 15-3). 몸쪽 관절에서

상자 15-3 PNF 기본원리

PNF 기본원리	PNF 기본원리의 설명
1. 도수접촉	도수 접촉은 치료사의 손을 환자의 신체에 주의깊게 접촉하는 방법이다. PNF에서 룸브리칼 그립(lumbrical grip)을 치료사들은 사용하여 저항을 주고 통증이 없는 적합한 움직임을 촉진하다. 룸브리칼 그립은 치료사의 손이 환자의 신체부위에 손가락으로 접촉하는 것을 의미한다. 치료사의 손은 환자에게 움직임의 반대방향으로 압박을 적용하여 근력강화를 할 수 있는 움직임의 반응을 이끌어 낸다.
2. 신체 위치 및 신체 역학	좋은 신체역학과 신체 위치는 치료사에게 환자의 움직임을 위해 효과적인 도수접촉과 다른 기본원리를 적용할 수 있게 한다. 치료사의 신체 위치는 움직임의 방향 또는 대각선 면에 맞추어야 한다.
3. 빠른 신장	신장 반사는 연장된 근육 또는 근육의 시너지 그룹에서 늘어난 범위에서 발생하는데 빠르게 근육을 신장시켜 수축을 촉진한다. 빠른 신장을 끌어내는 것은 근방추를 활성화시키고 주동근의 수축을 가져온다. 빠른 신장은 구두 명령과 함께 이루어지고 즉각적인 적합한 저항이 필요하다.
4. 최적의 저항	치료사의 도수 저항은 부드럽고, 협응된 근육의 수축과 움직임을 허용하는 적절하고 적합한 양이 필요하다. 저항의 양은 일반적인 움직임 패턴의 움직임 범위에 맞게 다양해야 하고 근육의 타입에 맞는 수축을 이끌 수 있어야 한다(예; 구심성 수축, 원심성 수축 또는 등척성 수축).
5. 구두 명령	구두 명령은 치료사의 말과 적절한 톤 그리고 음량으로 환자의 움직임과 안정성을 조절한다. 구두 명령은 깔끔, 단순, 간결, 적합한 시간적인 요소들을 포함하여 환자에게 요구되어져야 하고 근육의 수축의 형태에 따라 달라야 한다(예를 들어, 밀기, 당기기, 천천히 가기, 고정).
6. 시각 자극	적절한 시각의 사용은 환자가 움직이거나 새로운 활동을 학습할 때 도움을 주고 신체 중심선에서 사지를 움직이는데 도움을 준다. 시각은 시각 소실을 보상해주고 환자의 신체 부분의 자극을 보상해준다. 시각의 사용은 또한 환자의 머리, 목, 그리고 체간의 움직임을 기능적 과제를 수행할 때 조절해준다.
7. 견인	견인은 도수적으로 신체의 부위의 연장을 통하여 움직임을 촉진하고 근육의 반응을 촉진한다. 견인의 방향을 관절의 움직임 축에서 멀어져야 한다. 예를 들어, 상지의 견인은 어깨관절에서 멀어지는 방향으로 손쪽을 향하여 팔을 들어 올릴 수 있도록 한다.
8. 압축	압축은 신체 부분 또는 관절을 압박하여 근육의 수축을 증가시키고 안정성을 촉진시킨다(Adler, 2000). 압축은 종종 체중지지 자세에서 안정성을 촉진하는데 사용되고 앉기, 서기, 네발기기 자세에서 사용된다.
9. 타이밍	정상적인 타이밍은 운동근과 안정근의 협응적 움직임과 기능의 결과로 근육의 동원 패턴에 효과적인 순서이다.

각 사지 패턴은 굽힘이나 폄, 모음이나 벌림, 회전 등의 구성요소를 갖는다. PNF 사지 패턴의 명칭은 어깨와 엉덩관절과 같은 몸쪽 관절에서 발생하는 움직임에 따른다. 예를 들어, 상지 굴곡/벌림/외회전은 패턴의 실행 이후 이 패턴의 끝자세로 설명된다. Voss는 대각선 D1 또는 D2로 패턴을 부르기도 하며, PNF 상지 굽힘/벌림/외회전 패턴을 상지 D2 굽힘패턴이라고 하기도 한다(상자 15-4). 팔꿈치와 무릎 관절을 중간 축(pivot)이라고 하는데, 이는 움직임 패턴을 실행하는 동안 직선, 굽힘 또는 폄을 유지할 수 있다는 것을 의미한다. 이를 통해 환자의 기능적 요구와 작업 목표에 따라 각 패턴을 실행할 수 있는 매우 다양한 방법을 사용할 수 있다. 상자 15-4는 PNF 상지와 하지 이동 패턴(을) 관련 구두명령과 함께 이름별로 나열한다. 그림 15-2와 15-3은 각 PNF 움직임 패턴의 모든 구성요소를 나타낸다. 그림 15-4~15-11은 각 사지 패턴의 시작 및 끝 범위 위치와 구현을 위한 손 위치 및 신체 메커니즘을 보여준다.

각 대각선 패턴은 가장 근접한 구성요소로 견갑대 또는 골반대 운동을 포함한다. 이러한 움직임을 PNF 견갑 및 골반 패턴이라고 한다. PNF 견갑 및 골반 패턴은 이 접근 방식의 핵심 측면이며 근골격계 및 신경근육 기능장애를 가진 개인에 대한 검사와 치료에 매우 중요하다. 예를 들어, 재활 초기 뇌졸중으로 환자를 치료할 때 치료사는 먼쪽 팔 운동 기능 회복이 이루어지기 전에 몸쪽 견갑대를 강화하고 견갑 패턴을 이용하여 몸쪽 부위 조절과 안정성을 향상시킬 수 있다. 이러한 패턴은 몸쪽 부위 근육이 약하거나 몸쪽 조절이 부족한 환자와 함께 사용할 수 있으며 다양한 기능적 위치에서 수행할 수 있다. 예를 들어, 압축

PNF 상지 움직임 패턴

상지 D1 굽힘	
어깨뼈	앞쪽 올림
어깨	굽힘 모음 바깥 돌림
*팔꿈치	굽힘
아래팔	눕힘
손목	굽힘과 노쪽 치우침
손가락	노쪽 굽힘
엄지	모음

상지 D2 굽힘	
어깨뼈	뒤쪽 올림
어깨	굽힘 벌림 바깥 돌림
*팔꿈치	폄
아래팔	눕힘
손목	폄과 노쪽 치우침
손가락	노쪽 폄
엄지	폄

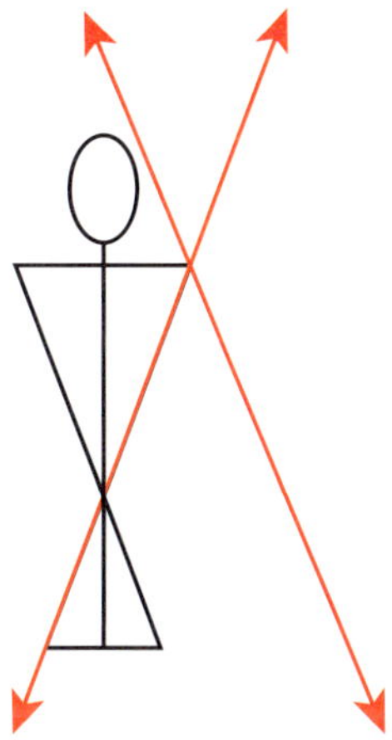

*팔꿈치
1. 폄 유지 가능
2. 굽힘 가능
3. 폄 가능

상지 D2 폄	
어깨뼈	앞쪽 내림
어깨	폄 모음 안쪽 돌림
*팔꿈치	폄
아래팔	엎침
손목	굽힘과 자쪽 치우침
손가락	자쪽 굽힘
엄지	맞섬

상지 D1 폄	
어깨뼈	뒤쪽 내림
어깨	폄 벌림 안쪽 돌림
*팔꿈치	폄
아래팔	엎침
손목	폄과 자쪽 치우침
손가락	자쪽 폄
엄지	벌림

Jeannie Stephenson, PT, PhD, NCS가 개발한 움직임 패턴 다이어그램.
원래 PT Sue Adler와 Institute of Physical Art의 Greg Johnson, PT, CFMT 및 Vicki Saliba Johnson, PT, CFMT가 개발한 다이어그램에서 수정했다.

그림 15-2 PNF 상지 패턴.

PNF 하지 움직임 패턴

하지 D1 굽힘	
골반	전방 올림
엉덩관절	굽힘 모음 바깥 돌림
*무릎	굽힘
발목	발등굽힘 내번
발가락	폄

하지 D2 굽힘	
골반	후방 올림
엉덩관절	굽힘 벌림 안쪽 돌림
*무릎	굽힘
발목	발등굽힘 외번
발가락	폄

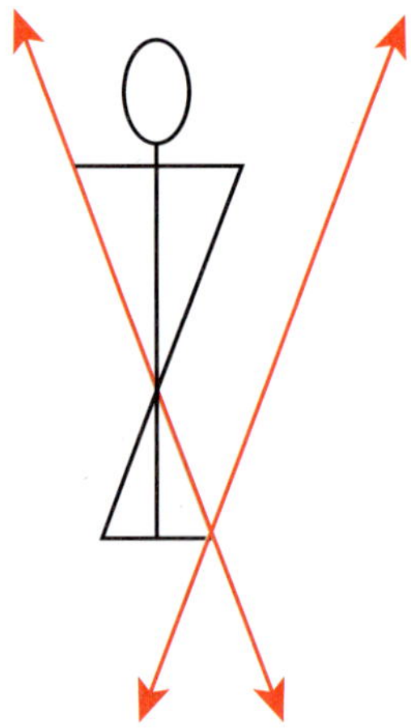

*무릎
1. 폄 유지 가능
2. 굽힘 가능
3. 폄 가능

하지 D2 폄	
골반	전방 내림
엉덩관절	폄 모음 바깥 돌림
*무릎	폄
발목	발바닥 굽힘 내번
발가락	굽힘

하지 D1 폄	
골반	후방 내림
엉덩관절	폄 벌림 안쪽 돌림
*무릎	폄
발목	발바닥 굽힘 외번
발가락	굽힘

Jeannie Stephenson, PT, PhD, NCS가 개발한 움직임 패턴 다이어그램.
원래 PT Sue Adler와 Institute of Physical Art의 Greg Johnson, PT, CFMT 및 Vicki Saliba Johnson, PT, CFMT가 개발한 다이어그램에서 수정했다.

그림 15-3 PNF 하지 패턴.

과 결합된 앉은 자세에서 견갑 및 골반에 가해지는 도수 접촉 및 저항은 체간 안정성, 정렬 및 자세 조절을 개선하는데 사용될 수 있다. 그림 15-12부터 15-19까지는 각 견갑 및 골반 패턴에 대한 시작 및 끝 범위 자세와 손의 접촉부위를 나타낸다.

PNF의 움직임 패턴은 한방향과 양방향으로 수행이 가능하다. 치료사는 팔이나 다리에 대한 사지 패턴의 사용을 양측 대칭성, 양측 비대칭성 또는 양측 비대칭성 교대 패턴으로 결합할 수 있다. 양측 비대칭성 사지 패턴은 머리, 목, 몸통의 움직임을 사지의 움직임과 통합하기 위해 사용된다. 예를 들어, 앉은 자세에서 내려치기(chopping) 패턴은 다른 팔의 도움을 받아 상지의 D1 폄(상지 폄/벌림/안쪽 돌림)으로 이동하는 주요 팔(lead arm)과 목과 몸통을 회전과 함께 굽힘으로 이동시키는 것을 포함한다. 이

상자 15-4 PNF 사지 움직임 패턴

(패턴을 설명하였고 연습해봤기 때문에 "미세요" 또는 "당기세요"로 단순하게 명령한다.)

PNF 상지 움직임 패턴 – 명칭과 구두 명령

1. 상지 굽힘/모음/바깥돌림 = 상지 D1 굽힘
   - 구두명령 = 주먹쥐면서 위로 당기세요.
2. 상지 폄/벌림/안쪽 돌림 = 상지 D1 폄
   - 구두명령 = 손 펴면서 바깥쪽 아래로 내리세요.
3. 상지 굽힘/벌림/바깥 돌림 = 상지 D2 굽힘
   - 구두명령 = 손 펴면서 바깥쪽 위로 올리세요.
4. 상지 폄/모음/안쪽 돌림 = 상지 D2 폄
   - 구두명령 = 주먹쥐면서 아래로 내리세요.

PNF 하지 움직임 패턴 – 명칭과 구두명령

1. 하지 굽힘/모음/바깥돌림 = 하지 D1 굽힘
   - 구두명령 = 발가락 올리고 다리를 안쪽 위로 당기세요.
2. 하지 폄/벌림/안쪽 돌림 = 하지 D1 폄
   - 구두명령 = 발가락 내리고 아래 바깥방향으로 다리를 미세요.
3. 하지 굽힘/벌림/안쪽 돌림 = 하지 D2 굽힘
   - 구두명령 = 발가락 들고 다리 바깥쪽 위로 올리세요.
4. 하지 폄/모음/바깥 돌림 = 하지 D2 폄
   - 구두명령 = 발가락 내리고 다리를 아래쪽 안으로 미세요.

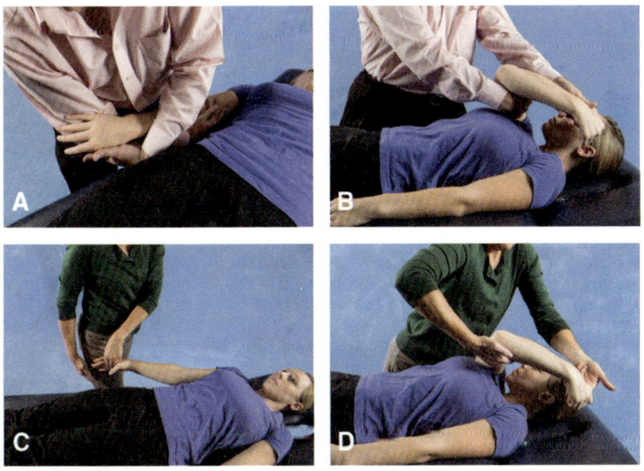

그림 15-4 PNF 상지 D1 굽힘 패턴(상지 굽힘, 모음, 바깥돌림) A. 시작 그리고 B. 끝자세. 치료사는 팔 수준의 엉덩관절 옆에 대각선방향에 설 수 있다. C. 시작(손목 완전히 폄)과 D. 치료사가 팔을 움직임 마지막 패턴. 손끝 잡기는 치료사가 환자의 패턴을 조절하기에 수월하게 한다.

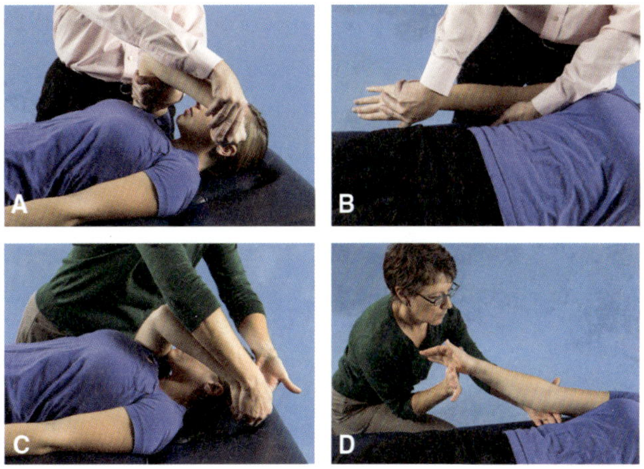

그림 15-5 PNF 상지 D1 폄 패턴(상지 폄, 벌림, 안쪽 돌림) A. 시작 그리고 B. 끝 자세. 끝 자세에서 먼쪽 도수접촉을 포함해야 치료사가 엄지와 새끼손가락의 회전 움직임을 만들 수 있다. 치료사는 또한 엉덩관절 수준에서 C. 시작과 D. 치료사의 직접적인 팔 움직임의 끝 패턴.

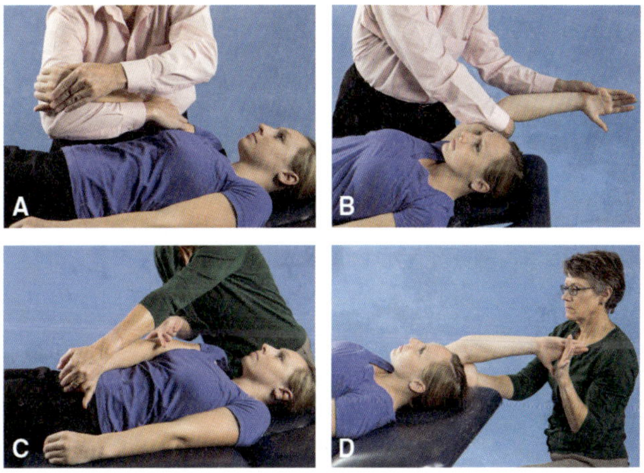

그림 15-6 PNF 상지 굽힘 패턴(상시 굽힘, 벌림, 바깥돌림). A. 시작 그리고 B. 끝 자세. 먼쪽 부위를 잡고 하는 패턴. 치료사는 대각선상에서서 환자의 머리 위에서 패턴늘 할 수 있다. C. 시작과 D. 치료사가 직접 끝 패턴으로 팔을 움직인다. 치료사가 손목과 손을 돌리며 아래팔에 저항을 줄 수 있다.

활동은 예를 들어, 신발을 묶는 등 몸통 굴곡근의 약화가 있는 환자나 바닥으로 손이 닿기 어려운 환자에서 몸통을 굽힘하고 돌림하는 것을 용이하게 하기 위해 사용된다. 들어 올리기(lifting) 패턴은 주요 팔이 반대쪽 팔의 도움을 받아 상지 D2 굽힘(상지 굽힘/벌림/바깥 돌림)으로 이동하는 반면 목과 몸통은 회전과 함께 폄 방향으로 이동하는 것을 포함한다(그림 15-20). 이 활동은 파킨슨병 환자와 같이 몸통 폄 근육이 약하거나 몸통 자세가 둥근 환자에게 보다 똑바로 앉도록 권장하는데 사용될 수 있다. 또한,

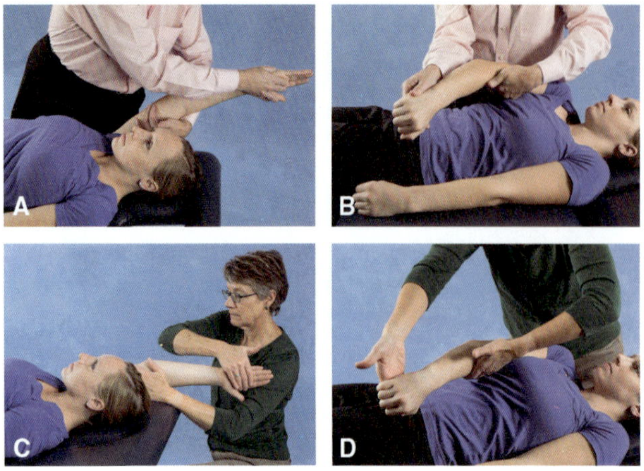

그림 15-7 PNF 상지 D2 폄 패턴(상지 폄, 모음, 안쪽 돌림) **A.** 시작 그리고 **B.** 끝 자세. 먼쪽 도수 접촉은 치료사의 두 번째와 세 번째 손가락으로 저항을 주며 조절할 수 있다. 치료사가 환자의 머리 위쪽에서 패턴을 할 수 있다. **C.** 시작 그리고 **D.** 패턴의 끝자세.

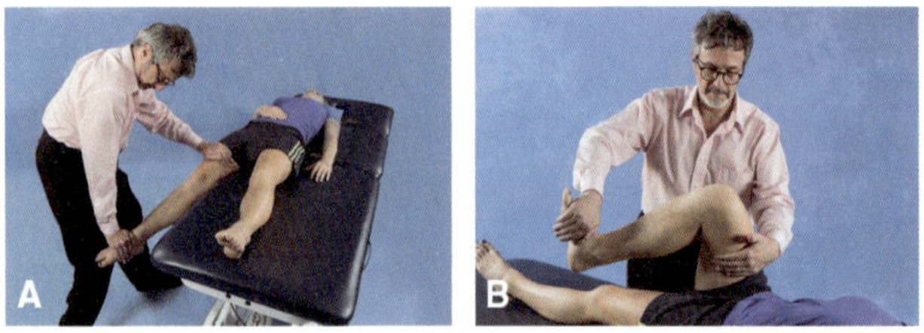

그림 15-8 PNF하지 D1 굽힘 패턴(하지 굽힘, 모음, 바깥돌림) **A.** 시작 그리고 **B.** 끝 자세.

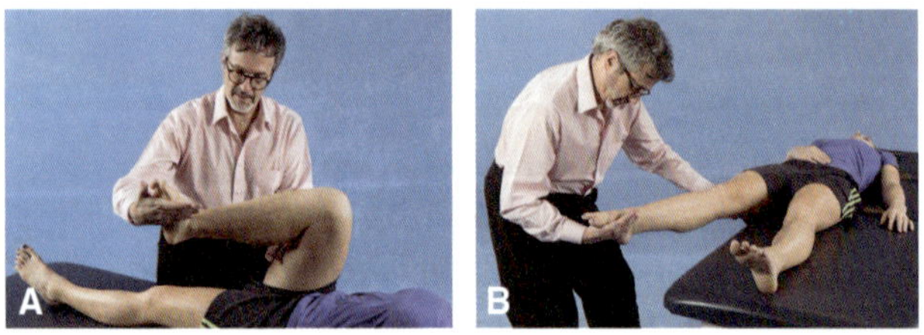

그림 15-9 PNF 하지 D1 폄 패턴(하지 폄, 벌림, 안쪽돌림) **A.** 시작 그리고 **B.** 끝 자세. 15-9B는 대각선상에서 근위부 저항방향으로 하지 근육에 대각선 방향으로 앉으며 저항을 줄 수 있다.

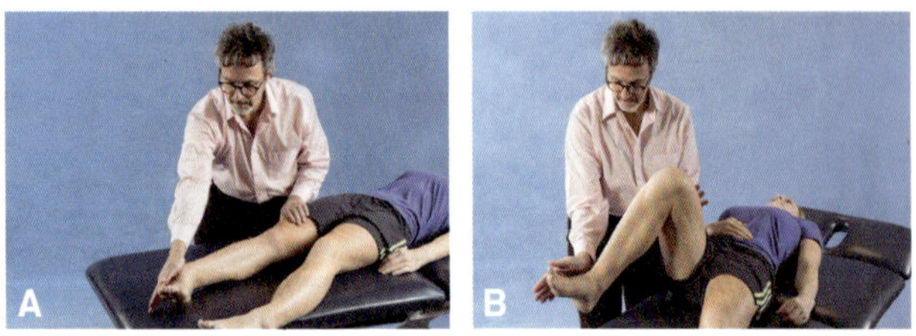

그림 15-10 PNF 하지 D2 굽힘 패턴(하지 굽힘, 벌림, 안쪽 돌림) **A.** 시작 그리고 **B.** 끝 자세.

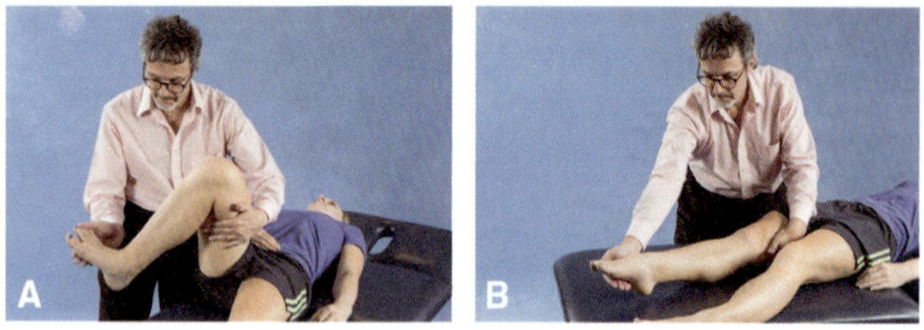

그림 15-11 PNF 하지 D2 폄 패턴(하지 폄, 모음, 바깥 돌림) **A.** 시작 그리고 **B.** 끝 자세.

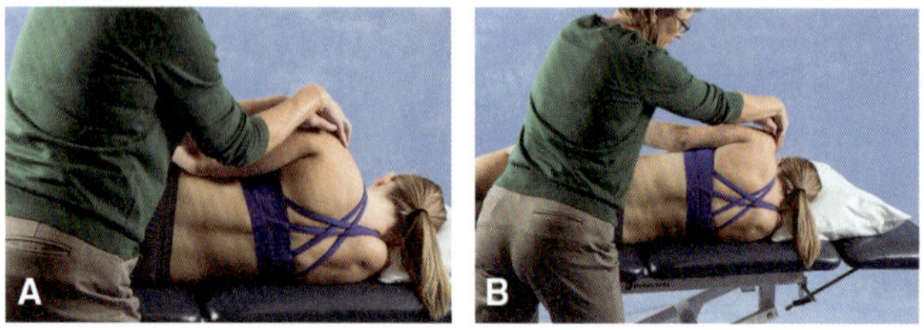

그림 15-12 PNF 어깨뼈 앞쪽 올림 패턴 **A.** 시작 그리고 **B.** 끝 자세.

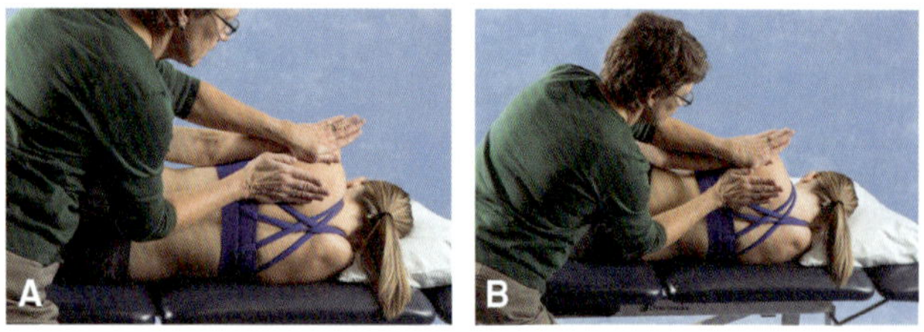

그림 15-13 PNF 어깨뼈 뒷쪽 내림 패턴 **A.** 시작 그리고 **B.** 끝 자세.

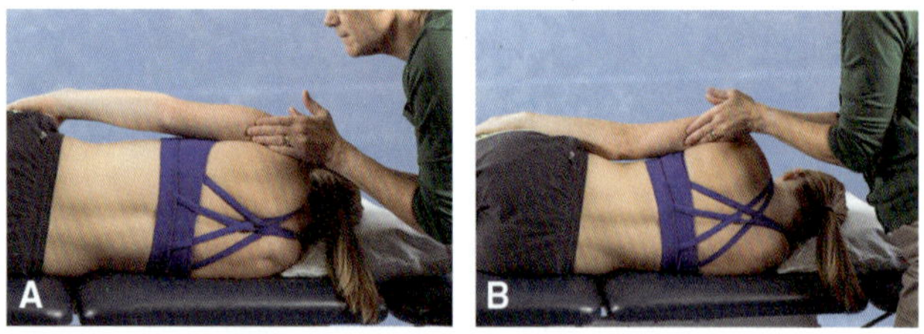

그림 15-14 PNF 어깨뼈 앞쪽 내림 패턴 **A.** 시작 그리고 **B.** 끝 자세.

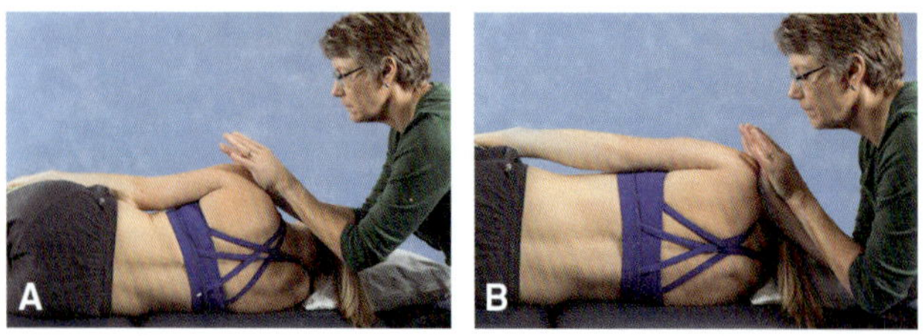

그림 15-15 PNF 어깨 뒤쪽 올림 패턴 **A.** 시작 그리고 **B.** 끝 자세.

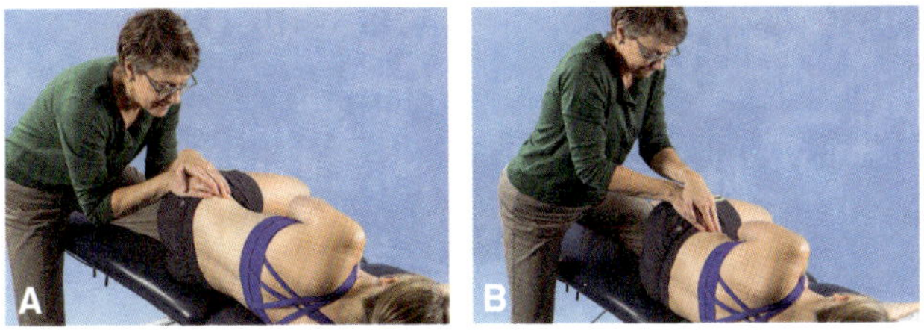

그림 15-16 PNF 골반 앞쪽 올림 패턴 A. 시작 그리고 B. 끝 자세.

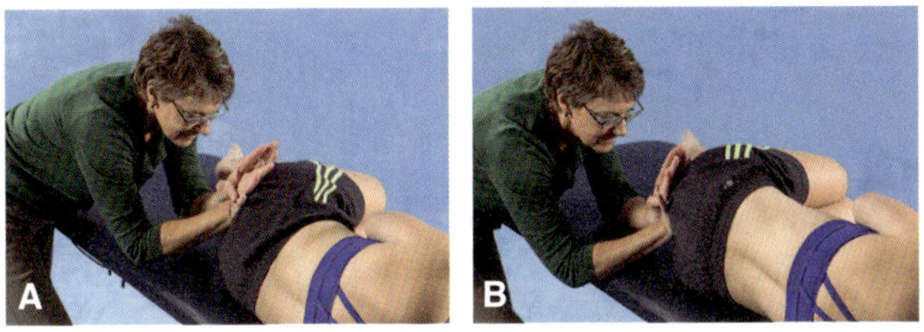

그림 15-17 PNF 골반 뒷쪽 내림 패턴 A. 시작 그리고 B. 끝 자세. 좌골결절에 손을 포개어서 도수접촉을 시행한다.

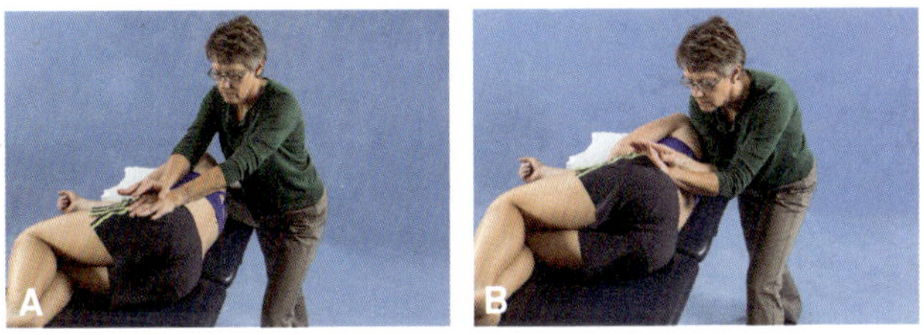

그림 15-18 PNF 골반 뒤쪽 올림 패턴 A. 시작 그리고 B. 끝 자세.

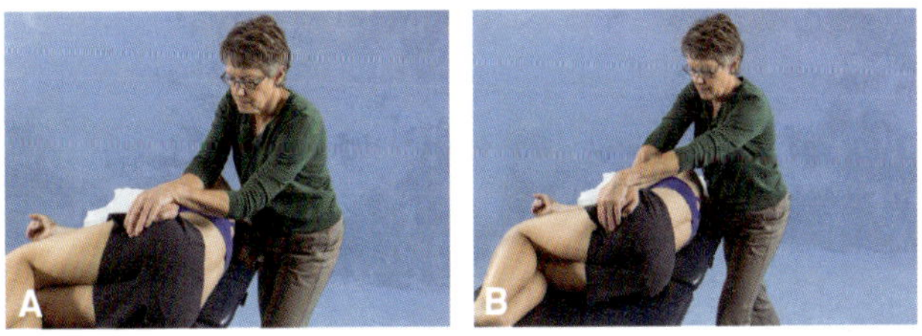

그림 15-19 PNF 골반 앞쪽 내림 패턴 A. 시작 그리고 B. 끝 자세. 도수접촉을 좌골결절 근처에 하고 뒤로 당긴다.

PNF 견갑 및 골반 패턴을 사지 패턴과 결합하여 패턴의 몸쪽 성분을 더욱 강조할 수 있다. 예를 들어, 그림 15-21은 하지 D1 폄 패턴에 대한 서항과 결합된 PNF 골반 후하방 패턴을 보여준다.

PNF의 특별한 기법

움직임 패턴을 따라 PNF의 특별한 기법을 사용하여 어려운 움직임을 시작하거나 속도, 방향 또는 움직임의 시간

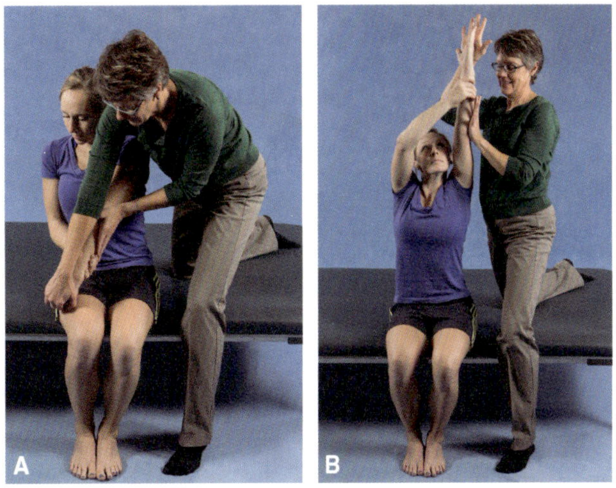

그림 15-20 앉은자세에서 상지 올리기 패턴 A. 시작 그리고 B. 끝 자세.

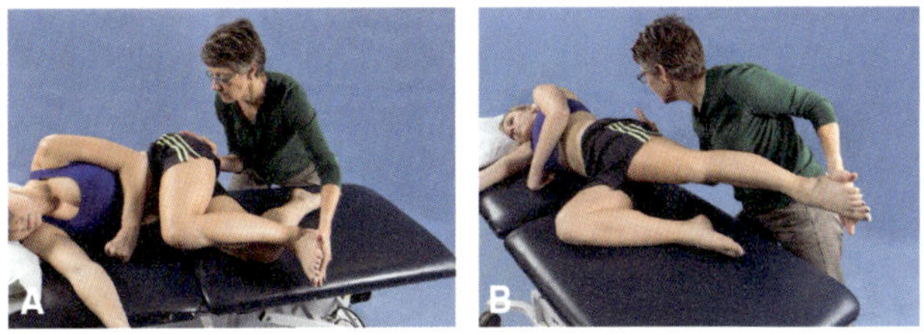

그림 15-21 PNF 골반 뒤쪽 내림의 하지 D1 폄 패턴 결합 A. 시작 그리고 B. 끝 자세.

을 조절하여 신경근의 조절을 이용한 치료 그리고 검진을 할 수 있다. 어떠한 기법을 선택하느냐에 따라 근력과 지구력을 높이고, 관절가동범위를 증가시키며, 다양한 유형의 근수축을 수행하는 능력을 향상시킬 수 있다. 궁극적으로, 이러한 영역의 향상을 통하여 환자는 다양한 기능적 요구를 조절할 수 있다. 치료사는 PNF 접근방식을 이용하여 기능 과제에 대한 평가를 포함한 세부적인 과거력 및 기능적 과제의 평가를 포함한 객관적인 검진을 실시하고, 치료 계획을 수립한다. PNF의 중요한 원칙은 치료에 맞추어 검진을 지속적으로 시행하는 것이다. 치료사는 지속적으로 환자를 재평가하고 절차, 기법, 움직임 패턴, 기능적 과제를 변화되는 요구에 따라 조정한다. PNF의 특별한 기법은 다음과 같이 설명된다:

1. **율동적 개시(RI)** — 율동적 개시는 움직임의 시작이 어려운 환자를 치료하거나 속도를 조절하고 움직임의 방향이나 질을 촉진하는 기법이다. 이 기법은 환자의 새로운 움직임을 알려줄때도 역시 사용할 수 있다. 율동

적 개시는 환자가 완전한 근이완을 느낄때까지 움직임이 가능한 가동범위에서 환자의 신체부위를 수동적으로 움직여주는 것을 적용한다. 그런 다음 치료사는 환자가 적절한 저항에 대해 전체 움직임 패턴을 통해 움직일 수 있을 때까지 점차적으로 능동적인 움직임을 조절할 것을 요구한다. 구두지시는 움직임의 속도와 율동을 설정하는 데 사용될 수 있다. 율동적 개시는 한방향 또는 양방향으로 적용할 수 있다(즉, 동일한 대각선 내에서 하나 또는 두 개의 움직임 패턴을 모두 사용).

2. **등장성 혼합(COI), 주동근 반전(AR)이라 불린다** — 이 촉진 기법은 Saliba, Johnson과 Wardlaw에 의해 되고 만들어지고 발전되어졌다(1990). 등장성 혼합은 환자의 다른 유형의 근육 수축 사이에서 수행 및 교대하는 능력을 평가 및 치료하는데 사용되며, 편심성에 초점을 맞춘다. 등장성 혼합은 관절가동범위를 증가시키고 근력을 향상시키며, 움직임의 협응력을 증가시킨다. 이 기법을 적용하기 위해 치료사는 작용근 그룹의 동심성 수축에 저항하고 그후 같은 근육 그룹의 안정적인 수축을 유도한다. 그런 다음 치료사는 환자가 천천히 출발 위치로 다시 이동하면서 편심성으로 길어지는 수축에 저항한다.

3. **반복 수축(RC), 빠른 반복신장이라고 불린다.** — 이러한 촉진 기법은 근육수축을 시작하거나 활성화된 근수축을 강화시키기 위해 신장반사를 반복적으로 사용하는 것을 포함한다. 이러한 기법은 작용근의 능동적인 가동범위를 증가시키고, 대항근의 이완을 달성하며, 작용근의 근력과 지구력을 향상시키는 데 사용된다. 빠른 반복신장 기법에는 두 가지 유형이 있다. 빠른 신장은 근육이 길어진 범위에서 움직임을 시작할 때 적용할 수 있으며, 이후 환자의 능동적인 움직임에 대한 치료사의 도수 저항이 뒤따른다. 그런 다음 부품을 수동적으로 늘어난 위치로 되돌리고 그 과정을 다시 반복하여 움직임의 시작을 강화한다. 빠른 반복신장은 가능한 가동범위의 어느 지점에서나 적용이 가능하며 약한 근육군을 강화시키고 대각선 패턴으로의 움직임을 더욱 촉진할 수 있다.

4. **대항근 반전기법(ROA)** — 이 기법의 범주의 목적은 대항근 그룹 사이의 협응된 조절을 촉진하고 움직임의 방향의 원활한 반전을 촉진하는 것이다. 이 대항근 반전기법(등장성 반전, 교차적 등척성, 안정된 반전)은 세링턴의 연속 유도 원리에 바탕을 두고 있다. 연속적인 유도에서는 대항근의 최대 수축이 작용근을 역으로 억제한다. 대항근이 이완될 때, 이러한 억제가 멈추고 작용근의 촉진이 일어난다.

5. **느린반전(SR), 등장성 반전이라 불린다.** — 이 기법은 동일한 대각선 패턴 내에서 대항근 그룹의 교대적, 동심성 수축이 촉진하기 위한 것이다. 그것은 정상적인 움직임의 반전을 발달시키거나 대항근의 수축에 따른 작용근을 촉진하기 위해 사용된다. 느린 반전은 치료사가 작용하는 근육 그룹의 동심 수축에 적절한 저항을 가하는 것을 포함한다. 그런 다음 치료사는 이완 없이 같은 대각선 내에서 대항근에 대한 맨손 접촉과 저항을 부드럽게 이동시킨다. 마지막으로, 치료사는 환자가 능동적인 가동범위나 힘을 증가시킨 상태에서 수행할 수 있는지 알아보기 위해 다시 작용근 패턴으로 이동한다. 작거나 큰 가동범위로 작업하거나 이동 속도를 변경하는 것을 포함하여 느린 반전기법의 변화가 있다. 치료사는 또한 움직임 방향의 반전 이전에 끝 범위에서 등장성 "유지" 수축도 포함할 수 있다. 즉, 느린 반전 유지라고 한다.

6. **교대적 등척성 수축(AI)** — 이 기법은 사지의 근위부 안정근이나 몸통의 자세근의 등척성 근력을 향상시키기 위해 사용된다. 치료사는 신체의 한쪽면에서 도수 저항을 적용한 후 신체 또는 신체 분절의 반대쪽으로 부드럽게 저항을 이동시킨다. 저항은 한 신체 표면에서 반대 표면으로 부드럽게 교대되며, 환자는 이완 없이 자신의 위치를 "유지"해야 한다. 교대적 등척성 수축은 하나, 그 이상의 사지 또는 몸통에 적용할 수 있으며, 종종 체중부하자세에서 적용될 수 있다.

7. **율동적 안정화(RS)**, 안정적 반전이라고 불린다. — 이 기법은 앉거나 서 있는 것과 같은 다양한 기능적, 체중지지하는 자세에서 환자의 자세 조절, 균형 및 안정성을 향상시키기 위해 사용된다. 치료사는 "유지하세요" 또는 "움직이지 마세요"와 같은 구두 지시를 사용하여 반대쪽 신체면에 놓인 양손으로 점차 저항을 증가시킴으로서 기술을 시작한다. 그리고 나서 치료사가 적어도 한손으로 접촉과 저항을 유지하는 동안 한손은 천천히 손을 떼고 다른 신체면으로 움직인다. 손은 한 신체면에서 다른 신체면으로 점차 교대하며, 이완은 허용하지 않고 회전에 강한 초점을 맞춘다.

8. **수축 이완(CR)** — 이 억제기법의 목적은 활성근육군에 대항하는 근육의 이완을 달성하여 작용근 운동 패턴

의 가동범위를 증가시키는 것이다. 예를 들어, 위팔세갈래근의 능동적 수축은 짧아진 위팔두갈래근의 억제와 연장을 초래한다. 이 경우 대항근은 범위제한근육을 말하며, 작용근은 반대편의 범위제한근을 가르킨다(Sharman, 2006). 이 기법을 적용하기 위해 치료사는 작용근 패턴의 가동범위의 제한된 부분까지 수동적으로 이동시킨다. 대항근의 최대 등장성 수축은 치료사의 저항에 대항하여 환자는 대항근의 최대 등장성 수축을 수행한다. 패턴의 모든 구성요소는 저항을 받지만 특히 회전시 동작은 작은 범위의 움직임을 허용한다. 그런 다음 환자는 완전히 이완을 하고 새로 획득한 작용근의 운동범위에 능동적인 움직임을 하도록 요구한다. 수축이완기법은 최대한 향상시킬 수 있는 가동범위(환자가 견딜수 있는)가 달성될 때까지 반복된다.

9. **유지 이완(HR)** — 이 억제 기법은 이완을 이루고 가동범위를 증가시키는데도 쓰이지만, 특히 통증이 있거나 환자가 수축이완기법으로 치료사가 이길 수 있을 때 작용근 패턴 그 자체에 능동적인 근육의 작용이 있다. 짧아진 위팔두갈래근의 예에서 이완유지 기법은 위팔두갈래근의 능동적 등척성 수축을 포함하며, 이완 기간 동안 이완과 연장이 따른다. 치료사는 짧아진 근육의 한계점까지 수동적으로 사지를 이동시킨 다음, 이 한계점에서는 짧아진 근육의 등척성 수축을 수행하도록 환자에게 요청한다. 치료사는 서서히 등척성 근수축에 대항하여 저항력을 증가시켜 동작이 일어나지 않게 한 다음 환자에게 완전히 이완할 것을 요구하고, 마침내 새로운 한계점이 느껴질 때까지 수동적으로 사지를 작용근 패턴에 새로 획득한 가동범위 안으로 더 이동시킨다. 이완수축에서와 같이 유지이완은 최대한 향상시킬 수 있는 가동범위(환자가 견딜 수 있는)가 달성될 때까지 몇 번 반복된다. 새로 획득한 작용근 패턴에 대한 저항운동을 사용하여 유지이완과 수축이완으로 획득한 가동범위의 이득을 더욱 강화할 수 있다. 이완기법에 대한 이러한 변화를 주동근 수축이라고 하며, 범위가 제한된 근육에 수동적 신장을 추가적으로 초래한다(Sharman, 2006).

수축이완과 유지이완 기법은 환자의 근수축이 범위에 제한이 있거나 반대 방향에 있을 수 있는 상호 억제와 자가 억제라는 신경생리학적 원리를 통해 작용하는 것으로 생각된다. **자가억제**는 골지힘줄기관의 자극 때문에 작용근의 알파 운동 신경을 억제하는 것이다(Spernoga, 2001). 이것은 작용근의 활동을 감소시키고 근육이 이완되어 늘어날 수 있게 하여 수동적이고 능동적인 가동범위를 증가시킨다. 반면 **상반억제**는 작용근이 활동할 때 대항근의 활동이 감소하는 것으로 작용근 패턴으로 보다 능동적인 가동범위를 허용하기도 한다. 최근 PNF 유지이완 및 수축이완 기법에 따른 범위가 제한된 근육의 연장 및 가동범위의 지속적인 개선은 보다 복잡한 중추 및 말초 신경생리학적 기전과 근힘줄 단위에 미치는 영향 때문일 수 있다고 제안되었다(Sharman, 2006).

특정 PNF 운동 패턴과 특정 기법의 사용을 뒷받침하는 연구 증거가 존재한다(Kofotolis, 2006; Kofotolis, 2008; Marek, 2005; Markos, 1979; Moore, 1991; Spernoga, 2001; Sullivan, 1980). 많은 연구들은 PNF를 신경근육에 적용하는 것뿐만 아니라 근골격계의 적용에도 초점을 맞추고 있다. 예를 들어, 수축-이완 및 유지-이완 기법과 관절의 가동범위 및 근골격계 기능장애를 가진 모집단의 유연성을 증가시키는 그 효능이 광범위하게 연구되고 입증되었다(Davis, 2005; Ferber, 2002; Moore, 1991; Osternig, 1990; Spernoga, 2001; Winters, 2004; Worrell, 1994). 신경근육군을 가진 PNF 패턴과 기법의 사용을 뒷받침하는 연구근거는 더 제한적이다(Armutla, 2001; Dickstein, 1986; Duncan, 1998; Kawahira, 2004; Kim, 2011; Kraft, 1992; Nakamura, 1986; Trueblood, 1989; Wang, 1994). Wang(1994)은 율동적 개시와 느린 반전과 주동근 반전 기법 등을 12회에 걸쳐 PNF 골반 패턴 저항을 급성 뇌졸중 환자에게 보행속도와 보폭이 향상되었다는사실을 발견했다. Trueblood(1989)은 급성기 뇌졸중 환자 20명을 대상으로 골반의 저항성 패턴의 적용 전과 후의 보행 평가치를 비교하였다. 그녀는 치료 후 선자세의 안정성과 관여된 하지의 다리 전진기가 통계적으로 유의하게 개선되었지만 걸음속도에는 변화가 없다는 것을 발견했다.

PNF 접근법의 개발 및 기능적 측면

Knott와 Voss는 임상적으로 환자에게 사용할 수 있는 과제의 발달학적 순서를 기술하였다. 그들은 Gesell(1947)과 McGraw(1945)의 연구로부터 선택되고 각색된 발달순서 활동의 치료적 사용을 기술하였다. PNF 발달순서는 구르기를 포함한다. 축돌림을 통한 엎드리기 과정, 배밀이, 네발기기와 척행보행; 무릎서기와 무릎보행; 두발

서기와 두발보행; 계단 오르기와 내려가기; 달리기; 뛰기; 깡충뛰기; 건너뛰기. 운동치료의 과정은 어린이와 훈련 시 정상운동 발달순서의 단계를 통한 진행에 따른 것이다(Knott, 1968). 이것은 더 이상 고정된 방식이 아니라 발달과정은 직선적인 방식이 아니라 연속적인 나선형으로 진행된다는 상호교류의 원칙을 따른다(Heriza, 1991). 예를 들어, 앉는 기능을 훈련하기 전에 아이가 구르기를 완벽하게 할 필요는 없지만, 오히려 이 두 단계의 발전이 동시에 일어나고 있을 수 있다. 아동의 PNF적 발달운동의 목표는 연령에 적합한 감각운동 발달단계와 기능적 능력의 독립성이다.

성인들은 재활에서 운동발달 순서를 다시 되풀이 할 것이 아니라 일상 생활에서 그들에게 기능적으로 중요한 과제를 연습할 것으로 예상된다. 어른들은 구르기, 앉기, 앉기에서 서기/서기에서 앉기, 걷기, 달리기, 계단보행과 같은 과제에 초점을 맞춘다. PNF의 중재는 **부분적 과제**와 **전체적인 과제 훈련**을 포함한다. 즉 매트에서 구르기의 요소를 환자와 훈련하는 것이 구르기의 전제 과제를 수행하는 것으로 느낄 수 있다. 마찬가지로 보행은 서 있는 상태에서 한쪽 다리로 체중을 이동하고 반대쪽 다리로 앞뒤로 걷는 등 구성요소로 분해되기도 한다. 이것은 또한, 전체적인 보행 과제에서 보행요소에 포함되는 체중 이동, 체중 적용, 그리고 체중 부하의 단계로 구분하기도 한다. 그리고 나서 걷기의 전체적인 과제를 같은 치료 시간 내에 실행된다. 부분적인 과제를 이용하고 걷기 등 지속적인 과제로의 이전을 위한 연구근거가 제한되어 있다(Kawahira, 2004; Stephenson, 2014; Trueblood, 2003; Wang, 1994). 이는 걷기의 전체 과제(모든 과제 훈련)의 연습만이 보행으로 기능적인 이월이 된다는 연구근거와는 대조적이다(Langhammer, 2000; Richards, 1993; Salbach, 2004).

PNF적 접근방식의 발달 측면에서 치료사는 신체 부위의 도수 접촉과 운동패턴을 이용하여 환자의 위치를 변경한다. 균형과 안정성은 다른 활동의 움직임이 일어나기 전, 새로운 자세에서 발달된다. 치료사는 환자가 예상된 자세를 지도하고, 새로운 자세에서 안정성을 촉진하며, 자세에서 체중이동을 훈련하고, 마지막으로 숙련된 이동을 지도한다. 예를 들어, 뇌성마비(CP)인 어린아이를 치료할 때 치료사는 먼저 아이가 네발서기 자세를 달성하도록 지도한다. 치료사는 네발서기 자세에서 안정성을 증진시키기 위해, 종종 압축기법을 사용하고 체간에 율동적 안정화 적용 시 아이를 옆에서 옆으로 또는 앞뒤 방향으로 저항을 주어 체중이동에 대한 움직임을 억제한다. 마지막으로, 치료사는 아이가 네발서기 자세에서 기기하는 것을 지도하고 저항한다.

임상 적용

앞의 예에서 뇌성마비를 가진 아동의 네발서기에서 기기로 진행되는 과정을 설명했다. PNF 임상 적용의 또 다른 예로는 침대에 누운 상태에서 서있는 상태로 이동하는 기능적인 목표를 가진 급성기 뇌졸중 환자가 있다. 환자는 침대 가장자리에 옆으로 누운 자세에서 시작할 수 있다. 치료사는 환자가 침대 가장자리 위로 두 다리를 내리고 일어나 앉는 동안 관련된 쪽의 골반 뒤쪽내림 패턴을 보조하거나 저항을 준다. 일단 자리에 앉으면, 치료사는 골반이나 어깨뼈대에 도수 접촉을 활용하여 대칭적인 체중 지지뿐만 아니라 앉아 있는 환자의 머리와 몸통의 중립적인 정렬을 평가하고 촉진한다. 중립적인 몸통 정렬을 이룩하고, 압축과 율동적 안정화를 적용하여 앉은 자세에서 몸통 주위에 안정성을 구축한다. 그럼 다음 치료사는 골반이나 어깨뼈대에 도수접촉으로 환자의 전방 및 측면으로 체중이동에 저항을 준다. 환자의 한쪽으로 체중이동하고 반대쪽은 체중 부하를 줄이며, 베드 가장자리로 골반의 전방이동을 허용한다. 그리고 나서 환자는 서기 위한 준비를 위해 엉덩관절에서 엉치뼈를 따라 허벅지로 체중을 전방이동하고 발까지 체중을 이동하며 몸통을 앞으로 구부리는 것을 배운다. 치료사는 환자가 서 있을 때 골반이나 어깨뼈대의 도수접촉으로 지도, 보조 또는 저항을 적용할 수 있다. 환자는 두 발에 걸쳐 체중이 전진하도록 하고 대칭성하지 체중지지로 일어서도록 안내된다. 이 임상 사례는 신경학적 환자의 한 번의 치료 회기 내에서 PNF 기본 절차, 운동패턴, 특정 기법 및 기능적 과제(앉은 자세에서 서기)의 진행 과정을 결합한 것을 보여 준다.

중재를 위한 과제지향 접근법
Task-Oriented Approaches to Intervention

과제지향적 접근법은 중재 회기의 주요 요소로써 이용할 수 있는 기능적 활동의 일반적인 요소를 갖는다. 이러한 활동은 환자들이 일상생활에서 활동하고, 목발을 짚고 문을 지나가고, 다양한 지면에서 앉았다-일어서기 연습을 하거나, 아이들이 치료적 놀이활동에 참여하면서 수년 동안 치료사들에 의해 활용되었다. 1980년대에 동적 시스템 이론(Dynamic System Theory)이 두드러지면서, 중재의 요소로서 개인, 과제 그리고 환경에 대한 관심이 높아졌다. 과제 지향적 접근법은 환자가 과제 목표의 정의, 목표 달성을 위한 환경이나 과제를 해결하는데 필요한 조치 등에 적극적으로 참여하고, 가장 일반적인 환경이나 하루에 수행되는 기능적 활동을 하는 것이 요구된다. **과제 중심적 중재**는 기능적 과제의 구성요소의 반복에서 문제해결 능력(problem-solving skills)이 요구되는 장애물 코스까지 다양할 수 있다. 트레드밀에서의 이동 훈련과 같은 새로운 **운동 요법과 억제-유도 움직임 치료(constraint-induced movement therapy, CIMT)**이 개발되었으며, 문헌에서는 이를 과제 지향적 중재법으로 언급하고 있다(Sterr, 2002). 잔디 위에서의 실외보행에 비해 트레드밀에서 지지된 상태에서 걷는 것은 논란이 될 수 있으나, 일반적인 환경에서 기능적 과제의 수행을 통한 과정의 궁극적인 목표가 될 수 있다. 요컨대, 과제 지향적 활동에 대한 매개변수의 범위 때문에 과제 지향적 중재에 대한 정의의 비판적 분석은 연구에 대한 명확한 이해를 보장하기 위한 문헌 평가가 이루어져야 한다. 다음 장에서는 기능 훈련에 대한 과제 지향 접근법을 활용하는 몇가지 접근방식을 설명한다.

운동 재학습 프로그램의 개념

Concepts of Motor Relearning Programme

배경/개요

물리치료사인 Janet Carr와 Roberta Shepherd는 모두 운동과 관련된 모든 과학 분야의 문헌을 폭넓게 읽었고 **운동 재학습 프로그램**이라 불리는 평가와 중재에 대한 이론적 접근법을 개발하였다(MRP; Carr, 1987). 그들의 초기 작업은 뇌졸중 이후 개인에 초점이 맞추어졌지만, 이후에 출판물들은 움직임 장애(movement disorders)를 갖는 모든 개인을 대상으로 하였다. Carr와 Shepherd는 물리치료사의 중요한 역할을 "... 정상 운동, 운동 제어 과정, 운동 학습의 운동학적 및 운동역학적 이해에 기초한 운동 제어 훈련"이라고 하였다(Carr, 1987, 페이지 4). 이 중재기법은 NDT에서 체중지지를 이용하고 이동을 촉진하기 위한 보행전 활동의 촉진을 함께 이끌어내는 절충적 기법이다. Rood가 설명한 두드림(tapping), 얼음, 진동의 촉진 기법이 통합되어 운동 재학습을 강화한다. 발란스 디스크 또는 치료용 공과 같은 균형 장비를 통한 중재는 정위반응과 평형반응을 향상시킬 수 있다. Carr과 Shepherd는 바이오피드백, 스플린팅 그리고 체중부하 없는 이동의 사용을 중재방법에 사용하였다. 운동 재학습 프로그램의 프래임워크를 클리닉 설정에 적용하기 위하여, Carr와 Shepherd는 뇌졸중 환자에 대한 운동 평가 척도도 개발하였다(Carr, 1987).

운동 재학습 프로그램의 원리 및 가정

운동 재학습 프로그램은 운동 조절과 학습에 대한 현재의 연구 개념에 기초한다. 근본적인 가정 중 일부는 계층학적 이론의 원리와 유사하다. 개인들은 목표를 이해하고 불필요한 근육 활동을 제한하는 과제를 연습하는 것이 필요하다. 감각 입력은 움직임을 조절하고, 극단적 움직임에 대해 예측된 피드백과 자세 제어가 매우 중요하다는 현재의 가정이 현재 접근방식에 통합되었다. 운동 재학습 프로그램은 또한 다양한 환경에서의 훈련과 움직임의 운동학에 강한 중점을 둔다. 치료사는 과제, 환경적 요소, 신체의 시작 자세, 이전 운동과제 그리고 중력에 기반한 근육과 관절 정렬의 적응 효과를 고려해야 한다. 운동 재학습 프로그램은 성공적인 목표 달성을 위한 가장 좋은 중재적 매개변수를 결정하기 위하여 움직임과 문제 해결을 비판적으로 분석하는 치료사의 능력에 높은 가치를 둔다. 환자는 목표에 대한 인지적 이해와 훈련을 통한 학습과 지시에 따르는 능력을 통하여 적극적으로 참여하여야 한다.

Carr와 Shepherd의 운동 재학습 프로그램은 과제 지향적 접근법으로 간주되며 일부 사람들에 의해 움직임-과학기반(movement-science) 활동으로 불리었다(van Vliet, 2005). 신경발달치료와 운동 재학습 프로그램 접근방식을 비교한 문헌 검토 결과, 조기 중재의 필요성과 같은 유사성이 제시되었고 비마비측 사지의 보상 움직임이 방지되었다. 두 기법의 차이점에는 Bobath가 주장하는 정상 긴장도와 도수 촉진의 표준화에 비해 기능을 위한 과제 특이성 운동 사용과 과제 지향적 접근이 인지적 전략의 사용이 더 크게 활용되었다(Lettinga, 1999). 신경발달치료와 움직임 과학기반 접근법을 사용하는 치료사의 관련행동을 분석한 결과 신경발달치료 접근법을 사용하는 치료사들이 더 많은 사회적 대화에 참여하고, 치료 장비를 더 많이 사용하며, 움직임 과학기반 치료사들보다 더 많은 이동 기술을 사용하는 것으로 나타났다. 움직임 과학기반을 사용하는 치료사들은 보다 상세한 피드백을 제공하고, 치료기간에서 일상적인 물체를 사용하며, 움직임의 특정 구성요소를 평가하였으며, 앉았다-일어서기 과제를 강조하였다(van vliet, 2005).

임상적 적용

움직임의 정상적인 운동학적 인식과 기능적 과제에서 환자가 사용하는 패턴을 관찰하고 분석하는 능력은 환자 모집단에 운동 재학습 프로그램을 적용하는 첫 번째 요소이다. 독자는 뇌졸중 후 환자의 운동학 및 전형적인 운동 패턴에 대한 검토를 위해 Ryerson과 Levit(1997)에 의해 쓰여진 *기능적 움직임 재교육*과 Carr와 Shepherd의 교제(1987년과 2003년)를 모두 참조할 수 있다. 운동 재학습 프로그램의 적용 과정은 Carr와 Shepherd(2003)의 새로운 본문에서 명백하게 나타나며, 현재 연구의 경계와 지속적인 통합의 필요성을 중재와 함께 보여준다. 상자 15-5는 운동 재학습 프로그램 중재의 구성요소를 보여준다.

균형훈련은 운동 재학습 프로그램의 임상 적용 사례로 사용될 것이다. 앉기, 서기 그리고 이동의 자발적인 행동 동안 신체 질량을 조절할 수 있는 능력에 초점을 둘 필요가 있다. 환자는 예측할 수 있는 방해요소(disturbation)와 예측할 수 없는 방해요소에 모두 신속하게 대응해야 한다. 근본적인 손상에 대한 완벽한 분석에는 뻗기 및 체중 이동 중 자세관찰과 함께 시각, 근력, 유연성 그리고 감각이 포함될 수 있다. 기능 장애와 보상 패턴의 원인에 대한 이해는 어떤 장애를 해결해야 하는지와 필요한 지원의 양에 대한 통찰력을 제공할 것이다. 환자가 서 있는 동안 늘어난 하지에 기대어 지지할 수 없는 경우 치료사는 무릎 부목 또는 몸통지지 시스템을 활용할 수 있다. 이는 환자가 넘어질 염려 없이 훈련할 수 있게 하며, 감각 증진 및 하지의 근력강화를 가능토록 한다. 치료사는 중재를 적용하는 동안 지속적인 언어, 시각 및 도수 도움(manual guidance)을 제공한다. 균형은 과제적 특이성을 갖고 다양한 환경 조건하에서 훈련이 요구된다. 환자에게 열려있는 문을 보게 하거나 천장이나 벽을 올려다보며 대상을 찾도록 지시하는 방법으로 기능은 통합된다. 활동을 증진시키기 위한 방법으로 모든 면에서 뻗기 활동동안 선자세에서 발의 위치를 좁힐 수 있다. 한발 지지기는 모든 면에서 다시 한번 물체에 뻗기 위한 단계를 취하거나 다양한 높이의 스툴 위로 올라감으로써 시작된다. 균형을 더 잘 잡게 되면 환자는 다양한 방향으로 이동하고, 바닥에서 물건을 집어들고, 마지막으로 머리 위 찬장에 있는 물체를 잡으려고 손을 뻗으면서 걸상에 오르는 등의 동작을 함께 하도록 한다. 더 나아가서는 선 자세에서 공을 잡거나 장애물 코스를 피해 물컵을 운반하는 것과 같이 다양한 환경에서의 훈련을 할 수 있다(Shumway-Cook, 2007).

상자 15-5 MRP 접근법 중재의 요소

1단계: 과제의 관찰과 분석
2단계: 피드백의 잘못된 요소의 연습
3단계: 피드백의 과제의 연습과 지속적인 재평가
4단계: 강화된 일관성의 다양한 환경에 맞는 훈련의 전이

출처: Carr JH, Shepherd RB. *A Motor Relearning Programme for Stroke*, 2nd edition. Rockville, MD: Aspen Publishers; 1987, pg 31.

억제-유도 움직임 치료

Constraint-Induced Movement Therapy

배경/개요

CIMT에 대한 개념은 Taub에 의해 1980년도에 도입되었으며 중추신경계 병변 이후 관련 상지의 **학습된 비사용**의 문제를 다룬다. 학습된 비사용은 환자가 마비측 사지로 작업을 완료하지 못하고 비마비측 사지를 이용하여 과제를 수행하는 것을 학습할 때 나타난다. 따라서, 환자들은 독립적으로 기능적 과제를 완료하기 위하여 마비측 상지를 사용하지 않는 것을 학습한다. Taub의 초기 연구는 원숭이에게 며칠 간 비마비측 사지에 움직임을 제한하였을 때, 마비측 사지를 강제적으로 사용하는데서 시작되었다(Taub, 1980). 그는 억제-유도 프로토콜을 개발하는 과정에서 뇌졸중을 겪는 인간에게도 적용하도록 설계하였다(Taub, 2003). 연구가 지속적으로 효능을 입증하며 이 중재에 대한 관심과 적용이 증가했다. 뇌혈관 질환 이후 신경 가소성 측정 능력의 최근 발전은 운동 피질의 조직 변화가 명백하고 환자 기능 개선과 상관관계가 있기 때문에 이 접근방식의 효과에 대한 신뢰도가 높아졌다(Boake, 2007; Dong, 2007; Szaflarski, 2006).

마비측 상지의 **강제적 사용**은 매일 정해진 시간 동안 글러브, 장갑, 손 부목 또는 팔 슬링을 비마비측 상지에 적용하여 억제함으로써 적용된다. 가장 일반적인 프로토콜은 환자가 깨어있는 시간의 90%의 제한을 제안하고(Taub, 2006; Taub 2007), 마비측 상지를 사용하는 연습을 위해

2주 동안 연속 10~14일 동안 하루 6시간(1시간의 휴식시간을 포함한)의 치료를 포함한다. 환자는 마비측 상지를 사용하여 반복적인 총 운동 및 미세 운동 작업을 수행하도록 요청받았으며, 이는 환자가 향상됨에 따라 진행된다. 그들은 또한 머리를 빗거나, 컵에 물을 마시거나, 동전을 집어 컵에 넣거나, 문을 여는 것과 같은 의미있는 기능적 과제의 다양한 **훈련을 수행**한다. 이러한 활동들은 달성 가능한 형태(예; 작은 범위의 움직임, 더 작은 관절의 움직임, 더 적은 작업, 더 적은 반복)에서 시작되지만, 점차적으로 진행되어 점점 더 목표 기능 과제에 가깝게 보인다. 치료사는 환자가 연습하는 동안 신체적 도움과 잦은 언어적 지시와 격려를 제공한다(Taub, 2006; Taub, 2007). CIMT의 마지막 구성 요소는 치료 중 실행된 기능적 운동을 가정이나 작업 환경에서까지 가능토록 하는 것이다. 치료 설정 이외의 제약조건의 운동과 사용을 감시하기 위하여 환자에게 마비측 상지의 상태와 함께 마비측 상지의 제한시간과 활동을 기록하도록 한다(Bonifer, 2003; rijntjes, 2005; Shaw, 2005; Wittenberg, 2003). 환자의 승인은 마비측 사지를 사용하는 훈련시 중요하다.

연구는 환자의 좌절 정도, 시간 준수, 인내력 부족, 가족의 지원이 치료의 순응도와 관련이 있다고 하였다(Page, 2002). 치료사들은 프로토콜에 기술된 움직임의 필요성을 호소하는 환자, 6-7시간의 환자 훈련에 대한 피드백과 지원을 제공할 인력 부족, 보상과 관련된 우려 등을 감안했을 때 이러한 접근방식을 치료에서 실행하는데 어려움이 있다는 의견을 제시하였다(Page, 2002; Page, 2008). 이러한 우려 때문에, 수정된 CIMT(mCIMT)프로토콜이 제안되었나. mCIMT 프로토콜의 한 예는 마비측 상지를 10주 동안 5시간, 주 5일 동안 훈련하면서 치료사와 함께 30분 세션, 주 3일의 구조화된 기능연습을 실시하는 것이다(Page, 2002; Page, 2008). CIMT와 mCIMT 모두 "강제적 사용"을 통한 훈련이지만, 문헌에서는 대체되는 프로토콜을 기술하고 있다. 강제 사용 요구는 치료에서 일대일 집중 훈련 없이 다양한 훈련 및 과제의 수행을 요구한다(Bonnier, 2006; Hammer, 2009; Ploughman, 2004; Willis, 2002).

원리와 임상적 적용

전반적으로, 연구는 CIMT와 mCIMT를 사용함에 따라 긍극적인 향상을 가져오고 유의한 부작용은 없다고 밝혔다(Pureala, 2012; Stevenson, 2012; McIntyre, 2012; Shi, 2011). 어떤 환자가 제약, 특정 치료 프로토콜, 그리고 기능에 대한 임상 개선의 관계를 가장 많이 얻을 수 있는지를 결정하기 위해 추가적인 연구가 필요하다. 마비측, 발병일, 주요손, 감각결손, 이전에 받았던 치료, 나이, 성별, 그리고 보행상태 등은 결과에 영향을 주지 않는다(Fritz, 2006; Rijentjes, 2005). 이는 뇌혈관질환을 겪은 많은 환자들에게 CIMT가 효과적이었다는 결론을 나타낸다(Fritz, 2006). 이러한 인구통계 및 요인은 CIMT 또는 mCIMT의 성공에 영향을 미치지 않기 때문이다. 관련

상지에서의 움직임의 심각성이 결과에 영향을 미치는가?

대부분의 연구는 상지 기능에 관한 두 가지 유사한 선정 기준 중 하나를 사용한다. 원래, Taub는 모든 대상자가 중수골 관절에서 10°의 능동적인 움직임과 수근간관절의 20° 폄이 가능한 환자에게 CIMT가 적용가능하다고 하였다. 최근, 다른 연구자들은 상지가 더 심각한 환자들에게 CIMT를 사용하여왔다. 한 연구에서는 손목 폄 10°, 엄지 손가락 벌림 10°, 다른 두 개의 손가락의 10° 폄의 능동적 움직임이 가능한 사람들에게 CIMT를 적용하였다(Shaw, 2005). 뇌혈관질환 환자 중 대략 75%가 이 그룹에 속할 것으로 예상된다. 일부 연구에서는 가장 심각한 관련 환자들에 대한 향상이 보고되었다. 선정 기준은 세탁물을 들어 올리고 분리할 수 있는 능력으로 하였다(Bonifer, 2005a; Rijntjes, 2005). 제한에 의한 쉐이핑 활동(shaping activities)은 환자에게 중요하며, 실험 시작 시 상지 움직임이 덜 손상받은 환사는 제한에서부터 좀 더 유리할 수 있다. 또 다른 연구는 손가락을 펴고 힘을 뺄 수 있는 능력이 울프운동기능검사(Wolf motor function test, WMFT) 점수와 관련된 유일한 변수라는 것을 발견하였다(Fritz, 2005). 손목 편은 CIMT 적용 이후 변화와 관련이 없었으므로 환자가 CIMT에 참여하기 위해 필요한 선정 기준이 아닐 수 있다(Fritz, 2005).

뇌졸중 이후 CIMT나 mCIMT를 얻기 시작하는 것이 좋은지에 대한 의문이 있다. 쥐를 이용한 연구에서 피질병변 직후 CIMT를 적용하였을 경우, 병변이 악화되는 결과를 가져왔다(Redal, 1999). 최근 Dromerick(2009)은 CIMT를 받은 뇌혈관질환 환자가 하루 3시간 쉐이핑을 하고 깨어있는 시간의 90%에 글러브 사용을 한 대상자들이 하루 2시간씩 쉐이핑을 하고 6시간 동안 글러브를 착용한 대상자들보다 평균 9.65일의 회복을 보였다고 보고하였다. 선정기준에서 사용되는 구체적인 프로토콜과 시간은 급성 뇌졸중 환자에게 하나의 요인이 될 수 있다. 뇌졸중

이 시작된 이후, 그 시간에 CIMT 또는 mCIMT로부터 향상효과가 나타나지 않는다. 그렇지만 언제 치료를 시작하는 것이 가장 좋은 시기인지 의문이 남는다. 초기 쥐에 대한 연구에서는 CIMT를 외피병변에 적용한 직후에, 그 병변에서의 악화가 나타났다(Risedal, 1999). 최근에 Dromerick(2009)은 개인들에게 뇌졸중 이후 9.56일의 의미를 보고했다. 하루 3시간씩 체형운동과 90%의 일깨우는 시간을 이용해 CIMT를 적용한 사람은 하루에 2시간씩 체형운동과 하루 6시간의 일깨움으로 CIMT를 짧게 적용받는 것보다 손과 관련되어 상당히 적은 운동회복을 보였다. 통제 안에서 사용된 특정한 프로토콜과 시간은 급성뇌졸중을 가진 사람들의 요인일 수 있다. 몇몇의 연구들은 치료가 뇌졸중 2주 안에 시작될 때, CIMT와 전통적인 치료 둘 다 급성뇌졸중에 중요한 향상을 야기한다는 것에 동의한다(Boake, 2007; Dromerick, 2009). 대부분의 CIMT 연구들은 뇌졸중 이후 12달 또는 더 오랜 시간 동안 사람들과 행해졌다(Schaechter, 2002; Shaw, 2005;Szaflarski, 2006; Tarkka, 2005; Taub, 2006; Wittenberg,2003), 그리고 피시험자에게 가능한 피해를 방지하고, 최대한 좋은 결과를 만들기 위해 CIMT를 적용할 최적의 시기 결정에 대한 추가연구가 필요하다.

WMFT에서의 개선에도 불구하고, **Motor Activity Log(MAL)**, Fugl-Meyer, 그리고 Stroke Impact Scale 점수는 대부분의 연구들에서 중요하다. 거기에는 그 개선들이 기능으로 전환됨을 나타내는 최소의 말이 있다. MAL은 환자와 돌보는 사람에게 지난주 동안 환자들이 30개의 ADL에서 영향 받은 팔을 얼마나 잘 사용하는지 독립적 비율을 묻는다. 피시험자들은 일반적으로 CIMT 또는 mCIMT의 중재 후 팔사용에 대한 호전을 보고한다. 그러나 거듭된 의문으로 호전은 오직 두 손을 이용한 과제에서만 일어난다는 것으로 나타났다. 닿기에 대한 운동학적 연구는 운동시간, 속도의 향상과 궤적의 일관성 증가를 나타낸다. 그리고 WMFT와 MAL 점수의 증가는 기능향상을 나타낸다. 그러나 기존 몸통과 팔꿈치의 보상패턴에는 변화가 없고, 보상적 어깨외전이 발생된다(Massie, 2009). 추가연구에서는 업무환경과 가정환경에서 운동의 질, 결과 그리고 기능적 과제의 유지에 대한 CIMT의 효과를 결정하는 것이 필요하다.

뇌졸중 또는 뇌성마비로 인해 팔의 비대칭적 사용을 보이는 아동들은 일반적인 운동패턴을 가지지 않아, 손발과 관련되어 "발달무시"가 일어날 수 있다. 연구자들은 성인용을 혼용해 아동친화적인 버전의 CIMT로 매개변수를 개정했다. 대부분의 소아연구들은 성인 개체군을 위해 서술된 포함기준을 사용한다. 그 포함기준은 적어도 20°의 손목 폄과 손허리손가락관절의 완전 굽힘부터 10° 폄, 인지이해 수준, 그리고 참여의지로 구성된다. 게다가 아동들은 Jebsen-Taylor Test of Hand Function으로 측정될 수 있는 팔의 움직임에서 50%의 차이를 보여주는 것이 필요하다(Charles, 2006; Gordon, 2006). 더 높은 기능을 가진 팔은 일반적으로 아이가 치료사와 하루 6시간씩 움직임 형성에 참여하는 시기인 21일 동안 제한된다. 아동들을 위한 움직임 형성은 놀이 및 나이에 적합한 활동을 포함하여 적용된다(Taub, 2004). 다른 연구자들은 움직임 형성에서 더 복잡한 움직임을 시도하기 전에 과제의 중심요소 또는 독립된 요소의 반복을 더한다(Gordon, 2006). 자료는 CIMT를 적용한 아동들이 6개월의 조치를 통해 지속된 일상 활동 동안 손발과 더 많이 관련되어 효율과 사용에서 의미 있는 향상을 만든다는 것을 보여준다(Charles, 2006; Gordon, 2006; Taub, 2004; Willis, 2002). 부분적으로 더 좋은 유지는 홈 프로그램에서 부모의 규정준수로 기인한다(Taub, 2007). 연구자들은 또한 활동 형성의 집중치료와 억제요법에서 더 적은 시간을 사용한 팔의 향상을 발견했다. 중요한 향상은 CIMT를 적용한 21일보다 15일에 발견된다(Taub, 2007). 2개월 동안 2시간씩 이뤄진 손과 덜 관련된 일상놀이에서의 손의 이용(Eliasson, 2005) 그리고 1달간 주당 1~2번 30~60분간 규칙적인 치료기간을 가진 아래팔꿈치몸통에 적용된다(Willis, 2002).

소아학 연구 프로토콜은 중재의 성과에서 나이의 영향에 관한 모순된 결과와 포함연령기준이 다르다(Eliasson, 2005; Gordon,2006; Willis, 2002). 마찬가지로 결과의 예측변수에서 손의 중증레벨은 논란이 많다(Charles, 2006; Eliasson, 2005). 아동들을 논의할 때 추가고려사항은 명확한 자료와 중요한 발달의 시기에 대한 지식의 부족이다(Charles, 2006). 그래서 더 많은 연구가 아동들의 최적의 나이와 억제기간을 결정해야 한다. 연구의 한계는 작은 표본, 시간통제로 인한 참여자의 탈락, 통제에 관한 아동들의 오차, 명확하지 않은 진단 또는 팔의 비대칭적 사용시간이 있다. 또한 더 오래 치료기간을 가진 CIMT집단에서 통제집단과 실험집단 간 중재기간에 대한 오차가 있다. 일부 연구들은 크로스오버 설계를 통해 이 문제를 다루는 것을 시도했다. 그 결과는 원래의 실험집단과 일부의 크로스오버 그룹이 유사한 향상을 보였기에 모순되었다

(Deluca, 2006; Willis, 2002). 그리고 크로스오버의 다른 집단들은 향상을 보이지 않았다(Charles, 2006). 체계적 검토와 무작위 실험의 메타 분석(총 29개 간행물)의 결론은 "CIMT 전체는 뇌성마비아동의 팔 기능을 향상시키기 위한 효과적인 개입과 같다."이다(Chen et al, 2014, p. 950). Zipp와 Winning(2012)의 실험연구는 CIMT 후 걸음과 균형 그리고 기능적 보행 움직임 향상을 지지한다. 그리고 그 저자들은 폭넓은 운동기능에 대한 측정결과를 포함시키는 것을 권장한다.

생각해 볼 점 15.1

- CIMT는 관련된 손발로 작업 완료를 저해하는 학습된 비사용과 손발과 관련 없는 부위의 보상을 대응하기 위해 개발되었다. 앉기에서 일어서는 동안의 균형 개선을 위해 이 접근법으로부터 당신이 사용할 수 있는 약간의 구체적으로 기술한다.
- CIMT는 뇌졸중 발생 후 최대 2주 이내에 효과를 볼 수 있으므로 급성 치료/병원 설정에서 CIMT를 구현할 수 있는 몇 가지 방법에 대해 설명한다.
- 기능적 과제를 수행하는 동안 특정한 제한에서 "shaping"의 개념을 적용할 수 있는 방법은 무엇인가, 예시로 보행의 흔들기 단계 동안 영향을 받는 쪽의 발등 굽힘의 각도가 불충분한 경우가 있다.

CIMT의 개념에는 관련된 손발에 대한 반복적이고 광범위한 연습이 포함된다. 이 개념을 사용하는 것은 트레드밀에서 LT는 과제의 반복으로 다리를 위한 CIMT로 관주될 수 있다.

이동 훈련 Locomotor Training

개요

이동 훈련(**Locomotor traing, LT**)은 신경 부상 후 걷도록 사람들을 재교육시키기 위해 물리치료사들로부터 사용되는 중재이다(Behrman, 2005). LT는 경험에 의존하는 신경 가소성으로 이어진다고 생각되며, 이는 집중적 과제 반복과 연습에서 중추신경계가 적응/학습하는 능력이다(Kleim, 2008). 이러한 재활전략은 신경 부상이나 질병 이후 자세 조절, 균형, 서기, 걷기, 삶의 질 회복을 향상시킬 수 있다(Harkema, 2012). LT에는 몇 가지 유형이 있다. 하나는 **body weight support**(**BWS**)가 있든 없든 동력장치가 달린 트레드밀 위를 걷는 환자를 포함한다. BWS는 머리위의 하네스와 서스펜션 시스템에 의해 제공되며, 이는 신체 중량의 백분율을 지지한다. 트레드밀 위의 LT는 정상적인 감각 입력과 보행의 운동학을 시뮬레이션하기 위해 물리치료사가 골반과 다리에 제공하는 수동적 촉진을 포함한다. LT를 보조하는 치료사는 치료사에 대한 무거운 육체적 요구조건으로부터 제한적이다. 또한 로봇 장치는 트레드밀에 발을 디딜 수 있도록 다리에 기계적 도움을 제공하기 위해 개발되었다. 또 다른 유형의 LT에는 BWS가 있거나 없는 지상보행훈련이 포함된다. 지상보행 동안 이용되는 BWS는 바퀴의 무중력 장치 또는 천장의 선로 시스템에 의해 제공될 수 있다. 트랙 시스템은 개인을 지지하고 무게를 빼주어 개인들이 지역사회에 참여하는 데 필수적인 활동을 시뮬레이션하기 위해 울퉁불퉁한 표면과 고도에서 걸을 수 있게 해준다. 가능하면, 환자는 각 치료 기간 동안 트레드밀 훈련 후 지상 걷기를 연습해야 한다.

배경

보행능력 회복과 속도, 보폭 길이, 발소리 또는 균형과 같은 보행 변수의 개선은 신경근 관련 환자에게 중요한 치료 목표이다. 이 모집단에서의 보행 훈련은 부분 과제 또는 전체 작업 훈련을 포함할지도 모른다. **부분 과제 훈련**은 지속적인 걷기를 진행하기 전에 중심이동이나 스테핑과 같은 보행의 재교육 요소를 포함한다. 이러한 진행은 동일한 치료 기간 내에서 또는 여러 기간에서 발생할 수 있다. 반대로 **전체 과제 훈련**(**Whole-task training**)은 일부분에서 작용 없이 걸음걸이 연습 전체를 강조한다(Shumway-Cook, 2007). 이 접근법에서 환자는 신체적 도움이나 보조 장치를 사용하거나 사용하지 않고 지속적인 걷기를 반복적으로 연습한다. 트레드밀 위에서 LT는 보행 훈련에 대한 전체 작업 방식의 한 예시이다. 이것은 구체적이며 "트레드밀의 일정한 이동 속도에 의해 촉진되는 완전한 보행 사이클의 여러 반복"을 가능하게 하여 대량 연습이 수반된다(Trueblood, 2001). 이러한 개입은 활동에 의존하는 신경 가소성에 매우 중요하게 생각되는 걷기의 강도를 허용한다(Behrman, 2006). BWS가 있는 트레드밀에서 LT는 자세 제어를 강화하고 보다 더 대칭적이고 조정된 걸음걸이 패턴을 보다 적은 노력으로 지원한다. 이러한 반응은 환자가 보행 오차나 후천적 비사용에 더 관여된 다리를 개선하기 위한 기회를 갖기 전에 발생할 수 있다. 이는 재활 초기에 보상적 접근법을 사용할 때 흔히 볼 수 있다(McCain, 2007).

인간이 트레드밀에서 LT를 사용하는 근거는 광범위한 초기 동물 연구에 기초하고 있다. 성체 척추손상 고양이들에 대한 연구는 그들이 트레드밀에서 뒷다리를 독립적으로 걸을 수 있다는 것을 입증했지만, 몇 주간의 "훈련" 후에야 가능했다(Barbeau, 1987). 훈련은 움직이는 트레드밀 위에 슬링에서 고양이의 서스펜서와 적절한 감각 입력을 제공하기 위해 뒷다리를 수동으로 보조하는 것이 포함된다. 심각한 운동 장애에도 불구하고, 척추손상이 있는 성체 고양이들은 트레드밀 위를 걷는 동안 뒷다리의 이동기능을 회복할 수 있었다(Barbeau, 1987). 하지만 훈련이 중단되면, 성체 고양이는 더 짧은 걸음, 몸무게를 지탱 불능, 그리고 잘못된 뒷발 배치로 퇴행하여 지속적인 훈련의 중요성을 인식하게 된다. 이러한 동물 연구의 결과는 척수에 위치한 중앙 패턴 발생기(CPGs)의 존재에 대한 증거를 제공했다. 이러한 신경망은 척추 위 입력이 없을 때 상호하지 운동패턴을 생성하는 것으로 생각된다. 척추 CPGs는 주변으로부터 시스템으로 들어오는 감각 및 자기 수용적 입력에 의해 영향을 받으며, 이 감각 입력이 운동 출력에 영향을 미친다(Field-Fote, 2000). 척수는 보행에 기본적인 운동패턴을 생성한다고 생각되는 반면에 위척수 중심은 기능 및 환경적 요구사항에 기반해 척수 CPGs를 활성화시키고 조절한다(Field-Fote, 2000).

임상적 적용

동물연구는 사람의 척추 CPGs의 존재에 대한 질문을 불러일으켰고 사람의 척수손상과 뇌졸중에 대한 광범위한 LT연구들을 이끌었다. 트레드밀 위에서의 LT 연구는 리듬, 근전도(electromyographic, EMG)와 같은 운동패턴, 하지의 보행 움직임을 위척수의 제어 없이 사람의 경추와 흉추의 병변에서 끌어낼 수 있다는 것을 보여줬다(Harkema, 2001). 불완전척수손상을 가진 사람들은 트레드밀에서 독립적인 걸음을 만들어낼 수 있다. 그리고 EMG 근육활성이 LT를 적용한지 5~20주 후에 정상적인 운동에서 보인다(Behrman, 2000). 그 훈련은 사람이 움직이는 트레드밀에 걸음을 내딛는 동안에 다리에 BWS와 수동보조를 포함했다. 몇몇의 척수손상을 가진 피시험자들은 또한 땅 위를 걷는 능력이 발달되었고 향상된 지상 보행속도와 하지 운동학을 입증했다(Behrman, 2000). 사람과 동물연구들에서 무중력시스템과 트레드밀은 반복적이고 집중적인 걷기연습에 필수적인 장치를 제공한다. 그러나 이것은 보다 정상적인 운동패턴으로 회복하는데 중요한 것으로 보이는 골반과 다리 그리고 결과적으로 생긴 감각입력의 수동적 촉진이다(Behrman, 2000).

BWS가 있는 트레드밀에서의 LT는 불완전척수손상을 가진 사람들의 균형, 보행속도, 보행길이, 유산소운동능력, 그리고 기능적 독립레벨의 향상을 보여준다(Behrman, 2000; Behrman, 2005; Field-Fote, 2011; Harkema, 2012). 게다가 트레드밀에서 BWS를 이용한 LT와 하지 전기자극(ES)의 결합된 사용에서 불완전 척수손상을 가진 환자에게 지상보행속도, 거리, 다리근육의 힘이 증가하는 것이 나타났다(Field-Fote, 2001; Field-Fote, 2011). 그에 반해, 145명의 급성 불완전 척수손상을 가진 사람들을 대상으로 한 다중 무작위 추출 제어 평가판(SCILT Trial)은 3달 동안의 훈련 끝에 12주간 BWS가 있는 트레드밀 훈련을 받은 피시험자들과 지상걷기훈련을 받은 피시험자들을 비교하여 보행속도 또는 기능적 독립 평가(FIM) 점수에서 통계적으로 중요한 차이가 없었다고 입증되었다(Dobkin, 2007). ASIA B SCI인 약간의 피시험자들 그러나 ASIA C와 D인 대부분의 피시험자들은(미국 척수손상협회 장애분류체계는 6장에 설명됨) 12주간의 트레드밀에서의 LT 또는 지상걷기 둘 중 하나를 적용해 기능적 보행능력을 달성했다. Field-Fote(2011)는 불완전 척수손상을 가진 사람들로 4가지 LT 접근법을 비교했다(수동보조가 있는 트레드밀 훈련, ES가 있는 트레드밀 훈련, ES가 있는 지상보행훈련 또는 로봇보조가 있는 트레드밀훈련). 그리고 로봇보조그룹을 제외한 모든 집단에서 상당히 증가된 보행속도를 보고했다. 흥미롭게도 보행거리는 지상보행훈련집단에서 가장 증가되었다. 트레드밀에서 치료사가 보조한 LT는 SCI 이후 보행속도 증가에서 로봇이 보조한 LT만큼 유익하게 나타났다. 그러나 치료사에 대한 육체적 요구는 로봇보조 LT에서 훨씬 낮았다(Hornby, 2005a, 2005b).

트레드밀에서의 LT는 또한 뇌졸중 후 보행향상을 위한 중재로 광범위하게 연구되었다. 연구로 BWS와 함께 트레드밀에서의 LT를 적용한 뇌졸중을 가진 개인들이 균형의 향상, 보행길이, 카덴스, 보행속도 그리고 보행 거리는(Hesse, 1994a, 1994b; Sullivan, 2002; Trueblood, 2001; Visintin, 1998); 무릎과 엉덩관절 폄의 증가와 다리와 관련된 스텐스 시간만큼의 증가를 보였다는 것이 입증되었다(Ada, 2003; Ada, 2013;Kuys, 2011; Pohl,

2007; Sullivan, 2002; Visintin, 1998). 뇌졸중 후 사람들의 보행에 대한 BWS가 있거나 없는 트레드밀 훈련의 효과를 탐구하는 체계적인 검토는 중재 없는 것과 비교하여 향상된 보행속도와 보행거리를 입증했다. 이 향상은 시간이 지나도 유지되었다. 그러나 지상보행훈련보다 더 큰 효과를 보이지 않았다(Mehrholz, 2014; Polese, 2013). 뇌졸중이 있는 사람들이 트레드밀에서 느린 속도(0.22 m/s) 또는 다양한 트레드밀속도를 비교하여 빠른 속도(0.98 m/s)로 훈련했을 때 지상보행속도가 가장 크게 향상되었다(Sullivan, 2002). 게다가, 정상적인 보행속도와 비슷한 속도에서의 훈련은 자신의 보행속도 증가에 훨씬 효과적이었다(Sullivan, 2002). 트레드밀에서의 LT는 또한 전통적인 치료, 자전거 타기, 강화운동보다 뇌졸중 후 사람들에게서 보행속도증가와 일상생활 활동들의 증가에서 더 효과적으로 나타냈다(Pohl, 2007; Sullivan, 2007). 뇌졸중을 가진 408명의 사람들에게 시험된 여러 방면에서 이뤄지고, 무작위추출된, 통제된 "Locomotor Experiences Applied Post-Stroke"(LEAPS)에서 뇌졸중 후 바로 아니면 꾸준히 강화운동과 균형 활동 홈 프로그램을 받고 있던 중 빠르면 2달 또는 늦게는 6달 동안 트레드밀에서 LT를 받은 피시험자들 사이에서 보행능력의 중요한 차이가 나타지 않았다(Duncan, 2011). 뇌졸중에서 로봇보조 LT에 대한 연구결론은 다른 유형의 LT에 대한 그것의 이점을 나타내지 않는다. 하나의 연구는 트레드밀에서 로봇보조 LT와 비교한 치료사보조 LT에서 뇌졸중이 발생한 이후 사람들의 보행속도와 손상된 한 다리의 스텐스 시간에서 더 큰 향상을 보여줬다(Hornby, 2008). 또한 전통적인 지상보행훈련을 받은 뇌졸중을 가진 피시험자들은 로봇보조 LT를 받은 사람과 비교하여 보행속도와 보행거리에서 더 큰 향상을 입증했다(Hidler, 2009). 두 개의 분리된 트레드밀 벨트가 있는 분할 벨트 트레드밀은 보행패턴 균형을 맞추거나 개선하는데 뇌졸중이 있는 사람들의 능력을 시험하기 위해 사용되는 다른 속도의 움직임을 만들 수 있다(Reisman, 2009). 향상된 보행패턴균형은 다음 분할 벨트 트레드밀 훈련 또한 지상보행으로 이동시킨다고 말한다(Reisman, 2009; Reisman, 2013).

트레드밀에서 LT는 파킨슨병(PD), 다발경화증(MS), 외상성 뇌손상(TBI), 운동실조증을 포함하여 다른 신경계 집단에서 보행을 향상시키기 위한 중재로 사용되었다. 그러나, 이 집단에서 LT에 대한 자료는 더 한정된다. 파킨슨병을 가진 사람들은 보행길이, 카덴스, 보행속도 향상과 트레드밀에서 LT 후 넘어짐의 횟수의 감소로 향상된 균형이 입증되었다. 그리고 대부분의 향상은 추적조사에서도 유지되었다(Miyai, 2000; Miyai, 2002; Toole, 2005; Nadeau, 2014). 두 그룹 모두 Berg Balance Scale(BBS)점수에서 향상을 보인 반면에 다발성경화증이 있는 사람들은 로봇보조보행훈련을 받은 사람들보다 4주 동안의 일반적인 보행치료 후에 보행속도, 지구력, Kurtske Scale(EDSS)점수에서 더 좋은 향상이 나타났다 (Schwartz, 2012).

성인의 신경학적 관여에 대한 유망한 연구결과는 소아 모집단의 LT 연구로 이어졌다. 신생아는 똑바로 서 있을 때 단단한 표면에 발을 닿게 하고 앞쪽으로 기울이는 스텝반사를 보인다. 이 반사 작용은 보통 통합되었고, 출생 후 4주에서 6주까지 관찰되지 않는다. Thelen(1991)은 일반적으로 발달 중인 유아들이 작은 모터 구동식 트레드밀 위에 똑바로 세워져 있을 때 번갈아 밟는 패턴을 만들 수 있었고, 이러한 번갈아 밟는 패턴은 숙련된다면 1년 내내 지속된다는 것을 입증했다. 유아 발차기 및 발차기 행동에 대한 예비 연구는 운동을 위한 신경 연결의 개념을 강화했고 소아 신경계가 있는 트레드밀에 LT를 적용하기 위한 이론적 기초를 형성했다(Thelen, 1991; Ulrich, 2001). Ulrich(2001)의 중추적인 연구는 매일 부모님의 도움을 받아 집에서 작은 모터 구동식 트레드밀을 밟는 데 참여한 다운증후군(DS)을 가진 유아들이 트레드밀 보행을 받지 않은 유아들보다 몇 달 전에 걸을 수 있었다는 것을 보여주었다. 본 연구는 유아운동 발달과 소아물리치료 분야에 영향을 주었는데, 이는 트레드밀을 밟는 임상적 연습으로 보행의 시작을 몇 달 가속시킬 수 있다는 것을 보여주는 최초의 적절한 동력, 무작위, 통제된 실험이었기 때문이다. 추가 연구에 따르면 트레드밀에서 고강도 LT를 하는 DS를 가진 아이들(6~9분/일, 5일/주, 0.18~0.22m/초의 벨트 속도, 발목 무게)이 낮은 강도 LT를 받은 다운증후군아이들(8분/일, 5일/주, 벨트 속도 0.15m/초)보다 더 일찍 걷기 시작한다는 것을 증명했다(Damiano, 2009; Ulrich, 2008). 또한, 운동훈련은 보행하는 뇌성마비(CP) 아동과 보행하지 못하는 뇌성마비(CP) 아동을 대상으로 연구되었다. 뇌성마비 어린이는 BWS가 실시된 트레드밀에서 LT 이후, 걷는 속도와 거리가 증가했다(Dodd, 2007; Mattern-Baxter, 2009). 그러나 BWS가 있는 트레드밀의 LT와 뇌성마비가 있는 학령기 어린이를 대상으로 한 지상 보행 훈련을 비교한 또 다른 연구에서는 스스로 선택한 보행 속도에 큰 차이가 없었고, 지상군은 보행거리가 늘어나는 경향을 보였다(Willoughby, 2010).

환자에게 LT를 시행하기 전에 치료사는 다음 질문을 고려해야 한다:

1. 이 환자가 러닝머신의 LT에 적합한가 아니면 이 증상을 억제할 수 있는 의학적 문제가 있는가?
2. 적절한 경우, 재활 과정에서 환자가 LT를 얼마나 빨리 시작해야 하는가? 반면에, LT는 어느 시점에 만성 장애를 가진 사람에게 더 이상 이롭지 않은가?
3. 장비가 중재를 이행하기 위한 도구일 뿐이라는 점을 기억하면서 어떤 종류의 장비와 함께 어떤 유형의 LT가 환자와 함께 사용하기에 가장 적합한가?
4. 빈도, 지속 시간, 트레드밀 속도, 난간 유지, BWS 양, 수동 지원 필요성 등 이 환자에게 가장 적합한 LT 매개변수는 무엇인가?
5. 환자가 LT의 핵심 요소인 지상 보행 훈련을 얼마나 빨리 시작할 수 있는가?

LT 구현을 위한 특정 지침은 완전히 설명되지 않았지만, 치료사는 임상 의사결정을 안내하기 위해 이용 가능한 공증된 자료와 적용 원칙을 사용할 수 있다(Behrman, 2000; Behrman, 2005b; Behrman, 2006; Chen, 2006). Behrman과 Harkema(2000)는 다음을 포함하여 대략적으로 정상 보행에 대한 감각 신호를 제공하는 것에 기초해 척수 손상이 있는 사람들을 위한 LT 원칙을 설명했다:

1. 트레드밀에서 정상 보행 속도에 가까운 스텝 속도를 생성한다.
2. 팔에 대한 중량 부담을 피하거나 최소화하고 상호 팔 흔들기를 용이하게 한다.
3. 걷는 동안 머리와 몸통을 똑바로 편 자세로 유지한다.
4. 걸음걸이 초기 단계에서 하지에 정상 하중을 가한다.
5. 입각기 끝에서 엉덩관절 폄과 반대쪽 다리의 하중을 싣고 흔듦기로 이동할 때 다리의 후속 넘김을 동시에 한다.
6. 비슷한 엉덩이, 무릎, 발목 운동학이 일반보행에서 보인다.

LT의 트레드밀은 지속적인 보행의 편의를 제공하며 탈부착식 난간, 0.1~6.0mph의 속도 조절 기능, 치료사가 수동 보행의 편의를 제공할 수 있는 좌석 등 몇 가지 기능을 갖춰야 한다. 치료사는 트레드밀의 속도를 조절할 수 있고 가능한 한 걸음걸이 훈련 초기에 정상 보행 속도를 시뮬레이션하기 위해 모든 노력을 기울여야 한다. 팔을 통해 최소 또는 무중력 보행 자세 단계에서 다리에 최대 하중을 가하는 것이 권장되지만, 특정한 경우에는 난간 사용이 필요할 수 있다. 팔은 자유롭게 서로 팔을 흔들고 몸통을 회전할 수 있어야 하며, 머리 및 몸통 자세를 보다 똑바로 펴도록 권장해야 한다. 만약, 환자가 트레드밀의 손잡이나 보행 보조 장치에 체중을 지탱하는 경우, 앞으로 구부러진 몸통 자세와 구부러진 엉덩이를 가질 가능성이 더 높다. 그러나 반신마비가 있는 사람은 덜 관여된 팔로 난간을 잡을 수 있다면 보행 운동학이 향상될 수 있으므로 치료사는 이러한 결정을 내릴 때 각 개인을 고려해야 한다(Chen, 2006). 트레드밀에서 LT은 두 다리 간 적절한 타이밍관계를 강화하고 보행의 말단 자세 동안의 엉덩관절폄을 보장한다. 말단자세단계에서 완전한 엉덩관절폄은 반대편다리가 입각기로 움직일 때 같은쪽 다리의 다음 흔듦기 단계에서 엉덩관절 굽힘을 촉진하는 촉매로 작용하기에 중요하다(Behrman, 2000). LT의 핵심적인 요소는 가능한 범위, 엉덩, 무릎, 발목 운동학은 정상보행과 유사해야 한다는 것이다.

LT에 사용되는 무중력 시스템은 환자의 쓰러짐을 방지하고, 근육의 요구량과 환자의 자세/균형 요구를 감소시키며, 치료사가 요구하는 리프팅을 감소시키며, 치료사가 LE 체중영향의 양을 조절할 수 있게 해준다. 이것은 근육약화와 균형 결손을 가진 환자가 보행 사이클을 여러 번 반복하는 보행연습을 할 수 있도록 한다. Visintin(1998)은 뇌졸중 발생 2주인 사람들이 부작용이나 상태 악화 없이 BWS가 있는 트레드밀에서 LT의 효과를 받을 수 있다고 보고했다. 이 환자들은 조기에 LT를 받지 않은 사람보다 더 빨리 걷는다. 제공되는 체중지지보조의 양은 환자의 개별요구에 따라 다르지만 LT가 진행됨에 따라 감소해야 한다; 예: 30%~20%~10% 감소. LE 근육 구조의 움직임 및 정상적인 회복으로부터 손상을 피하기 위해 BWS를 30%~40% 초과하지 않는 것이 중요하다(Richards, 2004).

LT의 또 다른 중요한 요소는 치료사들이 정상 보행에서 볼 수 있는 똑바로 선 자세, 체중 이동 및 조정된 LE 움직임을 촉진하기 위해 자주 제공하는 수동적 촉진이다. 이 수동 지침은 환자가 상당한 몸통과 LE 근육 약화를 가지고 걷기 시작할 때 발생할 수 있는 보행 편차를 최소화하기에 중요하다. 환자와 함께 LT의 진행은 최대 BWS와 지속적인 수동 보조로 느린 러닝머신 속도에서 시작하여 BWS와 수동적 지침이 없는 정상 보행 속도로 점차 진행될 수 있다. 환자가 할 수 있는 경우, LT운동 집중적인 프로그램은 최적의 운동학습을 촉진하기 위해 30분 세션부터 시작하여 매주 3~5일(필요 시 휴식과 함께) 60분 세션으로 늘리는 것을 추천한다(Moore, 2010). LT 프로그램의 강도를 결정할 때 고려하는 생체징후와 환자의 병력 및 유산소 용량을 모니터링해야 한다(Macco, 1997). 트레드밀에서 LT의 궁극적인 목표는 가정과 지역 사회에 참여에 복귀하도록 보조 장치를 포함하거나 포함하지 않고 개선된 보행 패턴을 지상 보행으로 옮기는 것이다.

요약하자면, 연구는 성인 및 소아 신경학 집단 모두에서 LT의 이점을 보여주었다. 이는 보행 훈련에 대한 과제 지향적 접근법이며, 트레드밀 벨트로부터 끊임없는 움직임이 제공되는 보행에서 전체 과제의 대규모 보행연습을 허용한다. 이 중재는 광범위한 동물 연구에 기초한다. 연구는 신경학 집단의 트레드밀에서 LT 적용 후 균형, 보행 속도 및 거리, 균형, 지구력, 기능 독립성, 하지 운동학의 향상을 입증했다. 그러나 척수손상과 뇌졸중을 가진 개인에 대한 대규모 무작위 대조군 LT 시험은 트레드밀, 지상 보행 훈련 또는 가정 기반 치료에서 각각 뚜렷한 장점을 보여주지 않았다(Dobkin, 2007; Duncan, 2011). 추가연구가 이 중재의 효과를 확고히 하는 것을 지속하고 신경계 집단의 임상 적용 원리를 추가적으로 설명하기 위해 필요하다.

상호보완적 움직임 접근법
Complementary Movement Approaches

상호보완적 접근법의 개요
Overview of Complementary Approaches

치료사들이 신경기능장애환자의 치료에 사용하는 중재 다양한 다방면의 선택으로 인해 대안적 또는 **보완적 움직임 접근법**을 고려해야 한다. 이러한 중재의 효과에 대한 동료평가자료는 제한적이지만, 긍정적이고 입증되지 않는 보고와 함께 임상환경에서 자주 사용된다.

치료법 또는 **스위스 볼**에 대한 활동은 NDT 또는 PNF와 같은 다른 접근법과 결합될 수 있다. 빠른 바운싱 동작은 전정기관을 통해 반응하여 톤과 각성도를 흥분시키고 증가시킬 수 있는 반면, 환자를 진정시키거나 비정상적인 톤을 억제하기 위해 볼 활동은 천천히 리드미컬하게 수행될 수 있다. 활동은 코어 안정성과 재미와 기능을 위한 손발의 움직임의 추가에 초점을 맞춘 개발 시퀀스포지션을 통해 진행될 수 있다. 완전한 유산소루틴은 순서를 배우기 위한 학습과 기억전략을 통합해 지구력을 증가시키기 위해 발달될 수 있다. 공에 대한 동기 부여는 발로 차거나 던지는 것을 요구하는 게임을 통해 강화될 수 있다. 치료 목표에는 향상된 유연성, 힘, 조화, 균형 및 지구력이 포함될 수 있다.

일반적으로 볼은 단단한 표면을 제공하고 바닥과의 접촉 지점을 좁혀 작업을 더욱 어렵게 만들기 위해 완전히 팽창된다. 환자가 추가 지지대를 필요로 하는 경우 볼에 부분적으로 공기를 뺄 수 있다. 땅콩 모양 공이나 편평한 반구 같은 모양이 다른 "볼"도 균형의 저항이 줄어들 수 있으므로 환자가 보다 쉽게 작업을 수행할 수 있다. 올바른 크기의 볼과 환자의 볼 지지를 통해 가장 효과적인 치료와 근육 활성을 할 수 있다. 볼 크기는 중립적인 발등 굽힘과 엉덩관절, 무릎관절의 90° 굽힘을 허용하는 환자의 짧은 앉기 자세에 맞게 조정해야 한다. 환자는 LE 웨이트베어링을 최대화하고 근육과 균형 전략을 활성화할 수 있도록 공의 앞쪽에 앉기 위해 앞으로 공을 굴려야 한다. 만약 중재의 초점을 몸통조절 개선 또는 균형반응에 맞춘다면, 환자는 발이 바닥에 닿지 않도록 큰 공에 위치할 수 있다. 이 위치는 어린이들에게 자주 사용된다. 치료사는 매우 창의적일 수 있고, 치료 목표에 도달하기 위해 볼과 함께 또는 위에서 여러 자세와 활동들을 사용할 수 있다.

신체 교육에서 ***Feldenkrais* 방법**은 Moshe Feldenkrais에 의해 개발되었고, 두 가지 방법으로 적용할 수 있다. 협회에서 공증된 Feldenkrais 기술자는 *기능적 통합* 수업으로 알려진 안내된 접촉과 신호로 1대 1 세션을 이끌 것이다. 수업은 또한 구두로 안내/신호가 설정된 그룹에서 제공될 것이고, *Awareness Through Movement®*수업을 참고하게 된다. 북미의 *Feldenkrais Guild®*는 북미의 워크샵 및 인증과정 그리고 *Awareness Through Movement®* 수업의 오디오테이프 판매와 관련된 다른 자료에 대한 정보를 제공한다.

수업의 목적은 개인들이 어떻게 움직이는지를 더 잘 인식하도록 돕고 습관적인 움직임 패턴을 바꿀 수 있는 기회를 제공하는 것이다. 따라서 향상된 지구력으로 이동의 용이성, 통증 감소 및 이동의 효율성을 높일 수 있다. 수업은 모든 개인에게 유익하며 의학적 모델 내에서 뿐만 아니라 지역 사회 환경에서 제공될 수 있다. 운동은 새로운 움직임 패턴을 배우는 것에 초점을 맞추어 개인의 편안함 수준에서 천천히 수행된다. *Awareness Through Movement*® 수업에 참여하려면 인지 능력이 뛰어나야 하고 구두 지시를 따를 수 있어야 한다. 본 수업은 복잡성이나 난이도의 진행에 있어 신체 또는 기능 활동의 다양한 영역에 초점을 맞추고 있다. 일반적으로, *Feldenkrais* 강습 후 사람들은 몸이 가벼워지고, 더 대칭적이며, 더 나은 균형감을 느끼며, 자세를 개선했다고 보고할 것이다. 시간이 지남에 따라 향상된 문제 해결 능력과 더 많은 이동 대안에 주목할지도 모른다.

자주 사용되는 Feldenkrais의 수업의 예는 골반 또는 어깨 "시계"로 알려져 있다. 환자는 시계 위에 앉아 있는 모습을 그려보도록 요청받았다. 앞/전방 위치는 12:00, 3:00는 우측, 6:00는 뒤/후방 위치, 그리고 9:00는 좌측이다. 환자는 앞쪽 경사의 경우 골반을 12:00, 측면 경사의 경우 3:00 또는 9:00, 뒤쪽 경사의 경우 6:00 또는 뒤쪽으로 이동하거나 기울이도록 요청받았다. 환자는 24시간 내내 번호를 따르거나 치료 목표에 따라 시계 반대 번호로 신호를 받을 수 있다. 시계의 개념은 반듯이 누운 자세, 옆으로 눕기, 앉기 또는 입각기에서 수행될 수 있다. 같은 개념이 어깨운동에도 일반적으로 사용된다. Berg Balance Scale과 Dynamic Gait Index(Batson, 2005)로 측정한 바와 같이 뇌졸중 후 균형은 개선될 수 있으며, 다발성 경화증 환자에서 스트레스와 불안감 감소가 관찰되었다(Johnson, 1999). 모든 보완적 접근법으로, 추가 연구가 정당해진다.

타이치와 **요가**는 클리닉 환경, 지역사회에 기반을 둔 운동그룹, 그리고 가정 운동 프로그램에서 환자와 함께 사용된다. 그룹 수업은 회복 과정의 중요한 구성 요소인 사회적 재통합을 허용한다. 비록 타이치와 요가는 각각 다른 목적을 가진 다양한 형태를 가지고 있지만, 둘 다 유연성과 균형 요소로 강화시키는 것을 포함한다. 일부 움직임/자세는 신경학적 결함이 있는 사람이 참여할 수 있도록 적응이 필요할 수 있다. 건강한 노인에 대한 다중 연구는 심폐기능과 LE 힘 향상 및 낙상 감소를 위한 요가와 타이치의 이점을 지원한다(Taylor, 2012; Taylor-Piliae, 2007; Verhagen, 2004). 그러나 신경 기능 장애를 가진 사람들을 대상으로 한 연구는 거의 없었다(Lynton, 2007).

연구 중 한 영역은 기분, 스트레스, 수면의 '심리적인' 요소들을 포함한다. 다발성 경화증을 가진 사람들의 피로에 대한 요가의 영향에 관련된 연구는 엇갈린다. 약간의 연구에서 요가 수업 후 피로도가 전반적으로 낮아지는 것으로 나타났다(Oken, 2004; Garrett, 2013). 하지만 Velikonja(2010)은 하타 요가(hatha yoga)를 10주 한 후 피로, 기분, 실행 기능, 또는 경련의 변화를 발견하지 못했다. 타이치 기공은 TBI에 이어 기분과 자존감을 높이고(Blake, 2009) 약물사용을 줄이는 것으로 나타났다(Yost, 2013). 또한 길랭-바레 증후군을 위해 재활을 완료한 사람들의 수면품질을 향상시킬 수 있다(Sendilkumar, 2013). 하지만 요가에서는 CVA 이후 걱정과 우울증에 큰 변화를 보이지 않는다(Chan, 2012).

이러한 연구 중 어느 것도 신체성능척도를 포함하지 않았다. 최소한의 자료는 16번의 요가 후에 만성 CVA를 가진 사람들에게서 균형이 개선될 수 있다는 것을 보여준다(Bastille, 2004). Au-Yeung(2009)의 연구에서, 짧은 형태의 타이치는 만성 뇌졸중을 가진 사람들의 자세 제어를 개선하는데 효과적이었다. 그러나 또 다른 연구는 타이치를 뇌졸중 환자의 더 전통적인 균형 재훈련 프로그램과 비교할 때 균형을 개선하지 못했다(Hart, 2004). 머리를 심하게 다친 3명의 사례보고서는 2-4년 동안 태극권을 한 후 균형과 보행이 개선된 것으로 나타났지만, 세션의 빈도와 신체적 결과 측정치는 보고되지 않았다(Shapira, 2001). 파킨슨병을 가진 사람들의 균형과 자세 안정성은 전산화된 힘판(Li, 2012)의 측정과 Berg Balance Scale, TUG, 일직선 서기(Hackney, 2008) 및 기능적 뻗기(Li, 2012)와 같은 임상에서의 측정이 타이치를 받은 후 개선된다. 타이치 수업 후 파킨슨병을 가진 사람들에게서 보행 속도, 보폭 길이, 뒤로 걷기의 긍정적인 변화 또한 잘 알려져 있다(Hackney, 2008; Li, 2012). 건강한 노인들에게서 발견된 타이치와 요가의 동일한 긍정적인 효과를 신경학적 손상을 가진 사람들에게 재현될 수 있는지 결정하기 위해 더 많은 연구가 필요하다.

요가는 교육, 의료, 공동체 환경에서 어린이와 청소년들에게 인기 있는 중재가 되었고 다양한 신체적, 정신적, 그리고 행동적 문제들을 다루기 위해 사용된다. 연구의 많은 부분이 전형적으로 발달한 아이들과 함께 수행되었고 연구는 사용된 요가의 종류, 중재의 강도, 그리고 사용된 결과 측정에서 일관성이 부족하다(Galantino, 2008). 따라서 자료는 부족하지만, 경향은 운동 계획, 운동 능력, 집중력, 공간 기억, 언어 기억, 스트레스 관리, 사회화의 향상을 뒷받침하는 것으로 보인다(Galantino, 2008).

수 치료법 Aquatic Therapy

배경/개요

물은 역사를 통해 치유의 원천이 되어왔다. 물 물리학에 대한 역사의 전반적 설명과 검토는 본 글의 범위를 벗어나지만 독자는 Ruoti, Morris, Cole(1997) 또는 Cole과 Becker(2004)의 글을 통해 자세한 정보를 참고한다. 치료운동의 지식과 다양한 응용이 진화함에 따라, 수중치료는 다양한 진단을 받은 환자에 대해 사용되는 전문화된 재활영역이 되었다(Kelly, 2005; Resend, 2008; Ballaz, 2011). 수중 운동은 심혈관 단련과 지구력을 향상시키고, 활력, 힘, 유연성 및 균형을 향상시키며, 비정상적인 톤을 정상화하고, 긴장을 풀어주고, 통증을 감소시킬 수 있다(Hall, 2008). 물의 부력으로 인해, 이것은 너무 약한 사람들이 중력의 제약에 대항하여 서서 보행을 시작하기에 재활을 위한 가장 초기적이고 가장 지원적인 중재 중 하나일지도 모른다. 일부 환자들은 낙상 공포가 부분적으로 완화되기 때문에 물속에서 더 안전하다고 느낄 수 있다. 모든 연령대의 환자들은 일반적으로 물놀이를 즐기고, 이점은 의사소통 기술과 사회성을 향상시킬 수 있다. 많은 지역사회 프로그램은 수중운동을 적절한 여가 활동으로 만들 수 있고 이는 환자들이 재활 서비스에서 끝난 후에도 계속 참여할 수 있다.

임상 접근법 및 적용

현재 수 치료법의 세 가지 주요 철학이 있다. **Bad Ragaz Ring Method**(**BRRM**)는 스위스에서 개발되었으며 PNF 패턴과 기법을 철학에 통합하는 것을 포함하여 여러 "개정"을 거쳤다. 중력의 영향 없이는 안정화가 어렵기 때문에, 치료사는 수동적 접촉을 통해 안정성을 제공해야 한다. 수동 접점은 여전히 편의를 위해 사용할 수 있지만, 저항을 위한 주된 힘은 물을 통한 움직임에 의해 제공된다. 몸쪽 제어, 약한 근육에 빛의 투과 사용, 교대 운동 패턴은 모두 BRRM에 적용된 PNF 법칙이다(Ruoti, 1997).

Halliwick Method는 James McMillan에 의해 설립되었다. McMillan은 자신의 접근방식에 대해 최소한의 글을 썼고 대부분의 기술은 지속적인 교육활동과 부가적인 자료를 통해 홍보되었다. McMillan은 경쟁하는 수영에 대한 그의 지식, 물속에서 장애인을 관찰한 지식, 그리고 그의 기술경력을 바탕으로 그만의 중재를 개발했다. 이 접근법의 두 가지 주요 중점은 물속에서의 균형과 수영하는 법을 개인에게 가르치는 것이다. 이러한 목표를 달성하기 위해 그는 4가지 원칙을 발견했다(Ruoti, 1997; Gross, 2010). 사람은 물의 중력과 상승 추력을 이해해야 한다. 이 두 힘이 결합하면 회전이 된다. 두 번째 원리는 균형회복인데, 부분적으로는 몸을 중심축 주위로 움직이기 위해 원시반사를 이용한다. 세 번째 억제원칙은 원치 않는 움직임을 안정시키고 조절하는 능력이다. 마지막으로, 개인이 독립적이고 통제된 움직임이나 수영을 하도록 촉진한다. Halliwick Method에서 부양 장치는 일반적으로 사용되지 않고, 독립적인 머리 조절은 다른 기술 개발에 중요한 것으로 인식되며 호흡 조절은 중요한 요소이다(Gross, 2010). 아급성 뇌졸중 환자에 대한 소규모 무작위 대조군실험은 통제그룹에 비해 균형과 기능 보행이 상당히 개선되었음을 보여주었다(Tripp, 2014).

Watsu 또는 water shiatsu는 물과 관련된 환경에 적용되는 경맥을 통한 에너지 흐름의 균형을 지지하는 시아추(zen shiatsu)의 원리를 기반으로 한다. 일대일 중재는 명상의 한 형태이며 마사지 또는 웰빙기법의 한 형태로 개발되었다. 스트레칭은 치료사가 한 신체 부위를 안정시키고 물을 통한 끌림이 다른 신체 부위에 스트레칭을 제공하기 때문에 가장 큰 이점 중 하나이다. 호흡 패턴은 이 접근법의 중요한 요소이다. 이 기법은 "흐름"으로 정의된 일련의 움직임을 사용하며, 이는 숙련된 의사가 개별 환자의 필요에 맞게 조정할 수 있다(Ruoti, 1997).

수치료법은 뇌성마비, 근이영양증, 척추근위축증, 척수수마류, 다운증후군, 소아 특발성 관절염 그리고 여러가지 운동, 사회, 행동적 매개변수를 향상시키는 것이 목적인 자폐증 등을 포함한 광범위한 진단을 받은 아동들에게 사용되어 왔다. 연구는 균형, 힘, 기능적 움직임, 지구력, 폐기능 및 사회 참여에 대해 긍정적인 결과를 보여주었다(Blohm, 2011; Getz, 2006; Karklina, 2013; McManus, 2007). 연구결과는 수상요법이 육상요법과 병행되었을 때 향상된 결과와 이행을 시사한다.

물에 대한 두려움을 나타내거나 전정증상이 있는 환자에 대해서는 수 치료법의 적합성을 비판적으로 평가해야 한다. 척추의 급성상태는 물속에서 움직이는 동안 추가적인 스트레스를 방지하기 위해 어느 정도의 적응을 필요로 할 수 있다. 수온은 환자 진단에 기초하여 고려해야 할 중요한 요소이다. 예방책은 다른 수 치료방식과 동일하며 금기증은 발열, 열린 상처, 감염성 질환, 통제되지 않는 발작,

장이나 방광의 요실금, 기관절개술, 심각한 고혈압/저혈압을 포함한다.

생각해 볼 점 15.2

- 경련성 고혈압을 억제하는 데 도움이 될 수 있는 치료용 공에 대한 활동 중 특정 구성 요소에 대해 설명한다.
- 수 치료가 심혈관지구력, 힘, 유연성 및 균형을 향상시킬 수 있는 메커니즘을 설명한다.
- 수치료의 각각의 예방책의 이유를 설명한다.: 발열, 벌어진 상처, 감염성 질환, 통제되지 않는 발작, 요실금, 기관절개술, 심각한 고혈압 또는 저혈압

실습

학생들이 수행할 수 있는 기술:

Rood

- 신경계 환자들의 중재로 Rood의 운동 제어 수준 포함 (이동성, 안정성, 제한된 이동성, 그리고 기술)
- 촉진기법(Rood)
  - 가벼운 터치
  - 빠른 쓸기 또는 두드리기
  - 빠른 스트레칭
  - 빠른 얼음찜질
  - 견인
  - 압박 또는 관절 압박
  - 저항
- 억제기법(Rood)
  - 장시간 스트레칭
  - 깊은 압박
  - 자연적인 따뜻함
  - 느리게 문지르기
  - 장시간 차갑게 하기

감각 통합

- 주어진 기능 과제(예; 티셔츠 입기)에 필요한 감각 입력(촉감, 전정, 자기수용)을 설명한다.

Brunnstrom

- 상지(UE)와 하지(LE) 모두 굽힘과 폄 시너지 패턴을 보여준다.
- 편마비가 있는 환자의 Brunnstrom 시너지 패턴을 평가한다.
- 일상 과제에 사용되는 독립된 움직임의 예시를 제공한다.
- 편마비 환자의 움직임을 억제하고 회복시키기 위해 어떻게 발달된 반사를 사용할 수 있는지 설명한다.

신경발달치료(Neurodevelopmental Treatment, NDT)

- 기능적 과제에 NDT 적용방법을 설명한다(예; 앉기, 입각기의 이행, 자세 및 걸음걸이).
- 자세에 대한 적극적인 움직임을 요구한다.
- 시연
- 환자의 위치를 재조정하거나 환경/과제를 변경한다.
- 정상적인 움직임을 용이하게 하고 비정상적인 움직임을 최소화하기 위한 촉각적 신호제어의 요점을 이용한다.
- 연부조직 가동술 기법을 사용하여 원하는 자세로 이동할 수 있도록 한다.
- 환자가 자세를 전환하거나 해제할 수 있도록 한다.
- 체중이동, 속도 증가, 과제를 진행한다.

고유수용성 신경근 촉진법(PNF)

- 제한된 ROM, 근육 약화, 움직임 시작 불능 등과 같은 특정 환자 문제에 적합하게 다음의 PNF 특정 기법을 선택하여 효과적으로 수행한다.
  - 리듬감 있는 시작
  - 등장성 조합
  - 느린 전환
  - 리듬감 있는 안정화
  - 반복수축
  - 이완수축
  - 이완유지
- 각 PNF 사선 패턴을 보여주고 기능적 훈련 시 적용할 수 있는 방법을 설명한다.

실습 - 계속

- 굽힘과 폄 모두에서 UE D1/D2 패턴
- 굽힘과 폄 모두에서 LE D1/D2 패턴
- 전방올림/후방 내림 및 전방내림/후방올림의 어깨패턴
- 전방올림/후방내림 및 전방내림/후방올림의 골반패턴
- 이동장애가 있는 환자를 검사하고 치료하기 위해 PNF 기본 절차, 특정 기법 및 이동 패턴의 사용을 결합한다.
- 걷기와 같은 어떤 기능적 과제의 경우, 과제 성과를 개선하기 위해 어떻게 PNF 패턴과 기법을 사용할지 설명한다.

과제/운동 재학습 프로그램

- 주어진 일반 물리치료실에서 과제를 완료하기 위해 환자가 문제를 해결해야 하는 장애물 코스를 만든다.
- 균형과 보행의 이동을 개선하기 위한 치료환경을 수정하는 방법을 설명한다.
- 도달하는 과제의 구성요소를 설명한다.

억제유도 움직임 치료(Constraint-Induced Movement Therapy, CIMT)

- 손상 받은 쪽을 제한하기 위한 활동을 설계한다.
- 자료에 따라 CIMT 개입시기의 성인 매개변수/권고를 설명한다.
- 쉐이핑(shaping) 기법

보행 치료(Locomotor Therapy, LT)

- LT 시 지켜야 할 원칙에 대한 개요를 설명한다.
- 문헌에 따라 특정 신경계 모집단에 대한 LT의 진행과정을 기술한다.

상호보완법(e.g., 치료적 공, 요가, 또는 타이치)

- 움직임 장애가 있는 환자를 위한 치료과정에 대안치료나 상호보완치료를 통합하는 방법을 보여준다.

복습

1. Rood 접근 방식과 관련된 기능의 발달 순서를 설명한다.
2. 근육 활동 자극을 위한 사용가능한 Rood 촉진기법을 나열하고, 이러한 기법이 다른 기법에 어떻게 통합되고 응용되는지에 대한 예시를 제공한다.
3. 감각정보 및 운동 학습 사이의 연결을 설명하는 Aires의 개념을 설명한다.
4. Brunnstrom에 설명된 바와 같이 뇌졸중 후 운동회복의 일반적인 단계를 설명한다.
5. 편마비환자에서 임상적으로 볼 수 있는 굽힘과 폄의 시너지 패턴을 설명한다.
6. NDT 접근법의 중점과 원칙은 무엇인가?
7. 뇌졸중에서 회복 중인 환자를 대상으로 할 때 보행 말단 자세 중 엉덩관절 폄과 무릎관절 폄 감소가 관찰된다. 당신은 치료중재개발을 위해 다양한 PNF의 사선패턴과 기법을 어떻게 통합할 수 있는가?
8. 아이가 왼쪽 편마비로 당신의 치료실에 와서 무릎 꿇기에서 서기로 변환하는데 어려움을 겪고 있다. 환자가 무릎 꿇기에서 걷기로 진행하기 위해 NDT 이동 패턴 및 챕터에 설명된 기술을 사용하여 중재를 개발한다.
9. 우측 급성뇌졸중 3주 경과한 환자는 가벼운 좌측 하지약화를 가지고 있고, 계단을 오르는 데 어려움을 가지고 있다. 몇 가지 부분과제중재로 구성된 치료계획을 설명한다.
10. CIMT를 사용하여 환자를 치료할 때 행동 수축이 중요한 이유는 무엇인가?

11. 성인을 치료할 때 긍정적인 결과를 위해 CIMT부터 권장되는 포함 기준은 무엇인가?

12. 환자에게 LT를 처방할 때 어떤 변수가 조정될 수 있는가?

13. 뇌경련성 뇌성마비 환자에게서 몸통조절 및 톤 감소가 일어나도록 치료용 볼을 사용하는 중재를 설명한다.

14. 수 치료를 하는 환자를 고려할 때 징후와 금기증은 무엇인가?

15. 각 신경재활접근법의 원리를 비교 및 대조한다.

요 약

표 15-4는 한 예로 다양한 환자 목표를 충족하기 위해 서로 다른 신경재활접근법이 통합되고 중복될 수 있는 방법에 대한 예시역할을 한다. 베티는 경직성이 있지만 비정상적인 시너지 패턴이나 편마비는 없다. 따라서 Brunnstrom과 NDT는 이 환자에게 광범위하게 사용되지 않는다.

이 챕터에서는 신경질환 환자에 사용되는 다양한 중재 접근법을 소개한다. 공개된 자료에서 입증되는 다양한 수준의 뒷받침이 필요한 다양한 기법도 있지만, 추가 연구가 필요한 다른 기법들도 있다. 이러한 접근법의 사용, 다양한 기법의 조합, 효과적인 개입에 대한 지속적인 탐색을 통해 치료사는 창의적일 수 있으며 이전 환자 시나리오에서 설명한 바와 같이 환자 및 가족과 함께 치료 프로그램을 설계하는 데 물리치료의 예술을 적용할 수 있다.

환자 적용

파킨슨병

베티 윌슨은 5년 전 오른손 떨림과 왼쪽 팔, 다리에 경직이 생겼을 때 파킨슨병 진단을 받은 66세의 백인 여성이다. 그녀는 Hohn-Yahr 장애 분류에서 3단계로 분류된다(Hoehn and Yahr, 1967). 그녀는 고혈압, 손과 발의 관절염, 가벼운 임상 우울증을 앓았다. 4주 전, 그녀의 증상은 악화되는 것 같았고, 집에서 네 번 넘어졌다. 그녀는 낙상 예방을 위해 계획된 외래환자실에 있다. 약물은 Sinemet, Zoloft, hydrochlorothiazide, 그리고 진통제를 포함한다. 그녀는 키가 55인치이고 몸무게는 160파운드이다.

사회적 이력: *베티는 결혼했고 40살의 남편과 함께 살고 있다. 그녀는 집 안으로 3개의 계단이 있는 1층 목장 집에서 산다. 그녀는 2주 전까지만 해도 이동, 침대에서 움직임, 곧은 지팡이를 짚고 걷기, 집에서 계단을 오르는 것이 독립적이었다고 말한다. 그녀는 빨래를 다 할 수 있었지만 한 달에 두 번 청소도우미가 온다. 그녀의 배우자가 요리의 대부분을 한다. 그녀는 TV를 보고, 신문을 읽고, 정지해 있는 약 20분 동안 자전거를 타며 하루를 보낸다. PD가 되기 전에는 정원 가꾸기, 골프, 바느질을 즐겼다. 지난 4주 동안 환자가 보고한 바에 따르면 그녀의 균형은 악화되었고 그녀는 걷지도 않고 있다. 그녀는 집에서 계단을 내려오고 출입문을 통과하는데 어려움을 겪었다고 한다. 결빙 증상이 더 빈번하게 발생하고 10초에서 20초 정도 지속되는 것 같다. 그녀는 침대에서 구르고, 그녀의 침대나 의자에서 일어서는 것이 점점 더 힘들어지고 있다.*

Subjective: *환자는 그녀의 목표가 넘어짐과 "엉덩이를 부러뜨리는 것" 없이 그녀의 집에서 안전하게 돌아다니는 것이라고 말한다. 그녀는 침대 움직임과 이동에서 독립심을 유지하고 계속 집에서 배우자와 함께 살기를 원한다.*

관찰: *청각과 시력은 온전한 것으로 보인다. 환자가 기민하고 지향한다. 환자는 표정을 가린 얼굴을 하고 있다. 말은 명료하지만 그녀는 음량이 낮다.*

자세: *서 있는 자세는 몸통 굽힘, 가벼운 흉부 척추후만증, 경추 굽힘, 그리고 약간의 양쪽 무릎 굽힘을 가지고 있다. 환자는 팔의 보조 없이 걸어 다닐 때 추락에 대한 두려움을 말한다. Berg Balance 점수는 42/56으로 낙상 위험을 나타낸다.*

운동: *왼쪽 손보다 오른쪽에서 심각한 휴식 떨림이 중 보통이다. 운동느림은 손상된 바로잡기 반응과 평형반응으로 명백하다. 네 개의 손발과 몸통(L>R)에서 모두 약간의 강직이 관찰된다. 힘은 전체적으로 4/5 범위로 나타난다.*

침대 이동성/이동: *환자는 침대에서 좌우로 구르는 데 최소한의 도움이 필요하다. 우측 LE 포지셔닝 및 트렁크 굽힘을 위해 적*

절한 지원이 필요하다. 반드시 누워있는 것부터 침대 가장자리에 앉는 것까지 움직이기 위해 오른쪽 팔 자세와 몸통 굽힘을 위한 최소한의 도움이 필요하다. 그녀는 앉기부터 반듯하게 눕는 것까지 오른쪽 팔 자세에서 최소한의 보조를 요구했다. 이동과제 전반에 걸쳐 20~30초간 지속되는 운동불능 기간이 기록되었다. 그녀는 의자와 화장실에서의 앉기에서 서기동안 최소한의 도움을 필요로 한다. Betty는 보행기에서 침대, 의자, 쉼터로 서서 중심이동 동안 최소한의 도움을 필요로 한다.

보행: Betty는 표준 보행기와 한 사람의 최소한의 보조(구두로 된 안내와 균형의 보조)로 60피트×2 이동한다.

보행패턴: 위태로운 지지, 짧은 걸음, 제한된 발 간격, 그리고 힘이 들어간 몸통.

목표: 4주 이내에 환자는 다음을 수행할 수 있다.

1. 침대에서 반듯이 누운 자세에서 옆으로, 좌우로 독립적으로 구른다.
2. 반듯이 누운 상태에서 침대의 가장자리에 있는 짧은 위치로 독립적으로 이동한다.
3. 시험의 50%에서 침대, 의자, 높은 화장실 좌석으로부터 보행기까지 독립적으로 자세를 추정한다.
4. 6주 이내에 전륜 보행기로 가정환경의 카펫과 타일 위에서 독립적으로 걷는다.
5. 6주 동안 지시아래 단계별 패턴과 난간 1개를 사용하여 3개의 계단을 오르내린다.

표 15-4는 Betty의 각 목표에 대한 제안된 중재를 보여준다. 중재세션은 그녀의 목표에 도달하기 위한 다양한 활동과 다방면에 걸친 접근법을 포함할 수 있다. 세션 내내 치료사는 운동학습 원칙을 염두에 두고 환경, 요청된 과제의 세부사항 및 환자를 고려해야 한다. Betty는 치료의 목표와 결과를 결정하는 데 적극적으로 참여해야 하며, 점차 자신이 과제를 어떻게 수행되었는지와 어떻게 개선되었는지 대한 피드백을 제공할 수 있어야 한다. 치료사는 Betty에게서 주어진 신호를 인식할 필요가 있다. 시각적, 청각적, 그리고 언어적 신호는 강력할 수 있고 베티의 독립성을 위해 서서히 사라지는 피드백이 필요하다. Betty 위한 시범을 이용하고, 과제 전에 정신적인 연습의 수행을 부탁하는 것이 도움이 될 수 있다.

표 15-4 환자 시나리오 : 통합된 중재

목표 1 : 베티는 4주 안에 침대에서 반듯이 누운 상태에서 옆으로 좌우 독립적으로 구를 수 있을 것이다.

유연성	힘	정확도	속도	적응력	지구력
PROM(이동성) : 몸통 회전 및 다리 이동성을 위해 필요하다. 루드/PNF : 리드미컬한 시작 또는 리드미컬한 회전이 몸통 강직을 억제하고 ROM을 증가시킨다. PNF : 등장성 반전 시 하부몸통 회전	PNF : 몸통위에 도수 접촉을 이용해 구르기의 느린반전 저항을 준다 또는 내려치기/올리기 패턴을 사용해 구르기를 한다. PNF : 구르기 중 천천히 역전되는 다리 D1 굽힘 및 폄 패턴 PNF : 앉기—느린 반전을 동반한 위몸통 회전.	오른쪽과 왼쪽 모누에서 활동을 연습한다. 루드 : 옆으로 누운 상태에서 몸통 역회진 기능을 통해 움직임을 제어한다.	말로 된 신호부터 환자가 구르기를 할 수 있을 때까지 연습한다.	구르기의 구성 요소를 분해한 후 전체 과제를 연습할 수 있도록 점진적으로 구축한다. 다리의 시작 위치를 변경한다(반듯이 누운 자세, 무릎 구부리고 누운 자세, 발목 교차). 침대 옆 테이블 또는 램프에 닿는 기능적 요소를 추가한다. 구르기를 위한 Feldenkrais 수업	반복. 단단한 매트 테이블 위보다 부드러운 매트리스 위에서 구르기는 더 어려울 것이다. 구르기 과제에 호흡패턴을 포함한다.

목표 2 : Betty는 4주 안에 침대가장자리에서 반듯이 누운 자세에서 짧은 앉기 자세로 움직일 것이다.

유연성/강도	정확도	속도	적응력	지구력
유연성과 힘의 결합을 요구한다. 옆으로 누운 자세에서 앉기를 가정한다면, 목표 1 이상과 관련된 구르기 과제를 완성한다. 물리치료사의 보조감소와 함께 옆으로	반복	연습	초기에 팔의 당김과 밀기를 허용했다면 팔을 이용하는 것을 멈춘다. 부드럽고	복부 강화와 과제 성과를 위한 반복

계속

표 15-4 환자 시나리오 : 통합된 중재 - 계속

유연성	힘	정확도	속도	적응력	지구력
눕기에서 앉기를 반복 누운 자세에서 앉기 자세로 온다면 복부의 힘의 증가가 필요하다. PNF: 저항을 준 골반패턴과 하부 몸통회전. 저항을 준 상위몸통회전과 함께 앉기(내려치기와 올리기 패턴 추가). Rood/PNF: 리드미컬한 안정과 몸통 폄에 중점을 맞춘 앉기의 안정성.				단단한 표면으로 환경을 고친다. 보행의 준비 또는 물 마시기 위한 앉기에서의 기능적 **과제**	
목표 3: Betty는 4주 안에 50%의 시험에서 침대, 의자, 높은 화장실 좌석에서 보행기로 독립된 자세를 취할 것이다.					
유연성	**힘**	**정확도**	**속도**	**적응력**	**지구력**
바닥에 발을 뒤에 두고 반듯하게 하기 위한 필요한 발목 발등 굽힘(**관절 움직임, 연부조직 수행**을 요구할지도 모르는) PNF: 엉덩관절 굽힘, 다리 체중 지지, 상위몸통이 하위몸통 위에서 앞으로 움직일 때 상위 몸통의 저항. NDT: 가운데에 앉는 연습을 하고 중립을 유지한다. 골반, 고관절 굽힘.	자세의 누름을 위한 적절한 다리 힘. 열린 사슬 강화 또는 닫힌 사슬을 할지도 모른다. **닫힌 사슬:** 브릿지, 침대표면에서 미니 스쿼트 앉기, 잘 미끄러지기	NDT: 자세 준비에서 몸통유지와 엉덩관절 굽힘으로 골반지지, 표면으로부터 불완전한 자세 **움직임 제어** (미니 스쿼트) 서기: 수정된 네발자세(Modified Plantigrade) (MP): 무게 이동과 허용된 저항으로 보조를 맞추어, MP를 앞으로 내딛고 뒤로 물러난다. 예를 들어, 모든 평면에서 wt 이동, 팔 상호 이동을 추가한다.	무게 이동의 속도 연습. 일어나서 걷기 검사(timed up and go test, TUG)를 중재로 사용한다. 과제: 점진적으로 빨라지는 속도에서 선 자세에서 잡기놀이	구르기, 닿기 등으로 치료용 볼에 앉기 과제: 다른 표면, 높이, 다른 바닥재에서 서기 연습 자세를 가정해서 발의 자세 바꾸기 앉기에서 일어나 물체에 도달하기(한 자세에서 한 발자국이 필요한) 바지 당김, 식기세척기 넣기, 세탁물 걸기, 서서 조끼 입기를 연습한다.	수행된 기능적 과제의 시간을 늘린다.
목표 4: 6주 이내에 프론트 휠 워커를 사용하여 가정 환경에서 독립적으로 카펫과 타일을 깔고 돌아다닌다. 보행의 균형을 위해 다루어야 할 다요소 문제: ROM, 강도, 강직/비정상 톤, 자가 인식, 비전, 전정 기능. 이전의 운동은 균형에 대한 체중 이동과 평형 반응을 통합했다.					
유연성	**힘**	**정확도**	**속도**	**적응력**	**지구력**
움직임에 대한 인식과 자세 개선을 위한 *Feldenkra* PNF: 평형 반응에 필요한 트렁크 회전의 경우 - 측면 트렁크 역회전, 앉은 상단 트렁크 회전, 내려치기 또는 올리기 패턴을 사용한 1/2 무릎 꿇기, 회전 사례. 분리와 **고립된 패턴**들은 1/2 무릎 꿇기 자세의 본질적인 구성 요소이다.	발목 무게, 세라밴드, PNF LE D1 및 D2 패턴으로 트렁크와 LE **강화**. 닫힌 사슬, MP 또는 자세로 수행한다. 한 단계씩 오르내리기 시작한다.	**과제:** 타겟으로 향하기 위해 한 LE를 들어 올린다. 다른 방향으로 장애물을 넘어, 계단높이의 차이를 주기 위해 바닥에 시각적 신호를 사용한다. **조절된 움직임**	**과제:** 스테핑 또는 보행 속도를 높인다. 메트로놈이나 음악을 단서로 사용한다. **과제:** 공을 앞뒤로 차거나 벽에 대고 찬다. 러닝머신에서의 LT 작업.	**치료용 공** 위에 말단 상호 운동, 몸통 회전이 필요한 활동들과 함께 앉는다. **밸런스 장비:** 균형 디스크 위에 서기, 기울임 보드, 거품, 등, **PNF 패턴** 또는 **기능 활동**을 수행하는 동안. VC와 함께 속도 또는 보행 방향을 변경한다.	타이치, 요가, **수중수업 움직이지 않는 자전거**(강화 및 상호 움직임) 지역사회 보행을 고려할 때 보행 보조 장치를 위한 최선의 선택을 고려한다. **기능 수준:** 보행

표 15-4 환자 시나리오 : 통합된 중재 - 계속

유연성	힘	정확도	속도	적응력	지구력
				LT: (몸무게 지지대가 있거나 없는 트레드밀) 변경되는 경사/속도/UE 지원의 사용이 있다. **이중 작업** 필요조건 또는 장애물 코스를 추가한다. **다양한 환경** – 잔디, 타일, 카펫, 조명, 억제	

목표 5: Betty는 6주 이내 지도아래 난간 하나와 걸음패턴을 이용해 3개의 계단을 오르내릴 것이다.

유연성	힘	정확도	속도	적응력	지구력
과제를 위한 가능한 다리 **관절가동범위** 또는 **관절가동**. **PNF**: 높은 무릎 꿇기 자세에서 느린 전환, 무릎 꿇기의 1/2, 가능한 범위 내 움직이는 수정된 발바닥 걸음	**PNF**: 다리진단 또는 1/2 무릎 꿇기에서 반무릎 느린 전환, 등장성의 결합(편성의 강화) **PNF**: 브릿징 또는 높은 무릎 꿇기에서 SRH. **PNF**: 양쪽상호운동에서 다리의 사선 패턴 앉기. **PNF**: 다리 사선패턴에 저항한 수정된 발바닥 걷기. 엉덩, 무릎 폄에 중점을 둔 **닫힌 사슬**	**과제**: 팔의 보조가 있거나 없는 다양한 계단높이에서 Step tapping 또는 발 올리기. 교대적 하지 올리기 활동. activity 단계에서의 기술이다. **NDT**: 자세를 유지하는 동안 다른 위치에서 다른 표면에 데이핑하는 것. **과제**: 업스텝 두 번과 다운스텝 한 번과 같은 수정된 패턴을 통해 협동을 이룬다. **과제**: 걸음을 위해 시각적 신호로 보행	**과제**: 단계마다 패턴별로 진행한다. **과제**: 계단을 올라가는 속도를 올린다. **반사**: 작은 변화 또는 무거운 무게 올리기로 걷기 반응을 연습한다.	**과제**: 난간 유무에 관계 없이 다양한 스텝 패턴을 연습한다. 스텝의 높이는 다양하며, 횡방향으로 오르내린다. 폼을 사용/폼을 사용하지 않음 또는 균형 디스크를 밟는 연습을 한다. 바닥에 있는 물체를 밟는 연습을 한다. **이중 과제**: 계단을 수행하는 동안 인지적, 언어적 또는 추가적인 신체적 과제를 추가한다.	**과제**: 걸음의 수를 늘린다. 식료품 가방, 세탁바구니-단계를 수행하는 동안 편증된 물건을 나른다. **타이치**, **수치료**: 어려운 단계로 나아가거나 수업에 시간을 증가한다. **기술 수준**: 계단 오르내리기.

신경학에서의 건강 증진 및 웰니스

Health Promotion and Wellness in Neurology

제16장

■ 차유리

개요

학습목표

이 장을 마치면 학습자는 다음을 할 수 있어야 한다.

1. 건강증진과 관련된 용어를 정의, 기술, 비교, 대조한다.
2. 건강 및 장애의 주요 모델을 정의, 설명, 비교 및 대조한다.
3. 건강행동 이론/모델의 예를 제시하고 기술한다.
4. 준수와 관련된 이슈를 논의한다.
5. 치료사가 건강 증진에 대처해야 하는 전문적인 명령을 감별하고 설명한다.
6. 건강 증진에서 치료사의 역할에 대해 설명하고 논의한다.
7. 신경회복에 있어서 건강증진 요소를 설명하고 적용한다.

서론 Introduction

건강 증진은 개인이나 인구의 건강 상태를 향상시키는 모든 요소, 정보 및 활동을 포함한다. 건강 증진은 교육, 공중 보건, 심리학을 포함한 많은 학문 및 임상적 학제를 대표하는 많은 지식 체계로 구성된다. 이 지식의 체계는 작업치료와 물리치료를 포함하는 보건 직업에 통합되고 있으며, 보건 전문가의 구성원은 각 직업의 업무에 적용되는 지식 체계에 기여한다. O'Donnell(2009)은 건강 증진을 "사람들이 최적의 건강 상태를 향하여 자신의 주요한 열정과 최적 건강 사이의 시너지 효과를 발견하고 최적 건강을 위해 노력하도록 동기를 부여하며, 생활 방식을 변화를 통해 도움이 되는 것"으로 정의하였다. 여러 분야에서 전문 지식과 전문 분야가 있지만, 건강 증진은 궁극적으로 개인과 지역 사회의 건강을 향상시키는 공통의 목표를 공유하는 연구원, 학자 및 임상의가 참여한다.

건강 전문으로 건강 증진의 통합은 스트레스 감소, 수면 위생, 인지 행동 치료를 포함하는 정신/신체 고려사항뿐만 아니라 운동을 포함하는 신체 활동의 건강 이득을 지지하는 증거와 관련된 건강 관리에서의 또 다른 주요한 경향으로써 실전에 기반을 둔 증거와 중복이 된다. 건강 증진과 증거에 기반의 교차점은 당뇨병과 같은 전반적인 건강 전달 시스템과 생활 습관의 선택에 따른 과체중/비만을 야기할 수 있는 전반적인 건강 상태에 직면하고 있다.

재활치료사가 환자/고객을 위한 건강 증진의 틈새 시장 또는 전문 프로그램을 개발하고 참여할 수 있는 많은 유망한 기회가 분명하다. 그러나 환자/고객을 위한 건강 증진은 단순히 틈새 또는 전문 프로그램을 구성하는 것이 아니라 임상 실습에 내재되어 있어야 하며 모범 사례를 나타내어야 한다. 환자/고객을 위한 건강 증진은 물리치료사가 *물리치료사 가이드*(미국 물리치료 협회(APTA)가이드, 2015)의 주장을 반영하여 물리치료사는 의학 연구소가 "통합된 접근 가능한 건강 환자의 대다수를 해결하고, 환자와의 지속적인 파트너십을 개발하며, 가족 및 지역 사회의 맥락에서 실천할 책임이 있는 임상가가 진료 서비스를 제공한다." 또한 물리치료 전문직에 대한 비전 진술의 광범위한 관점을 제시한다: "인간의 경험을 향상시키기 위한 운동 최적화를 통한 사회 변화"(APTA, 2013).

마찬가지로 미국 작업치료학회(AOTA)는 작업치료사가 건강 증진(AOTA, 2008, 직업치료사 대학, 2008년, Reitz, 2013) 및 장애 예방(AOTA, 2008)에 관여하고 있다고 강조한다. *작업요법 지침*(Moyers and Dale, 2007)에 따르면, 작업치료사는 "비활동 및 부적절한 활동의 건강에 좋지 않은 영향"을 막기 위해 의미 있는 직업과 활동에 건강한 참여를 권장한다(16쪽). 작업치료사는 환자/고객과의 여가, 업무 및 휴식의 균형을 촉진하여 건강 증진에 기여한다. 작업치료사는 또한 장애가 있는 사람들의 건강 증진에 결정적일 수 있는 목표 설정, 간격 및 에너지 보존을 가르친다(예; 만성 통증을 가진 사람들, 28장 참조). 또한 작업치료사는 종종 웰빙을 반영하기 위해 효과적인 생활 습관을 변경하기 위해 기존 습관, 역할 및 일상에 대한 인식을 높이기 위해 주의 깊게 기술을 통합한다.

건강 증진 및 예방에 있어서의 작업치료의 역할은 AOTA의 *보건 및 웰빙 증진 작업요법*(AOTA, 2013, p.S50)에 의해 더욱 세분화되어 다음과 같은 세 가지 중요한 역할을 확인했다.

1. 건강한 생활 습관을 기르기
2. 건강 증진 전략의 필수 요소로서 직업을 강조한다.
3. 개개인뿐만 아니라 집단을 위한 개입을 제공한다.

작업치료의 영역과 과정은 전문 실전의 틀 안에서 웰빙의 다양한 측면을 통합한다. 건강 관리 및 유지 관리는 일상생활의 도구적 활동으로 간주된다(IADL). 건강 증진 및 예방은 작업치료 중재 접근법으로 식별된다; 건강, 웰빙, 삶의 질, 웰빙 및 작업치료적 정의는 작업치료 서비스의 잠재적 결과로 나열된다(AOTA, 2014).

이 장의 목적은 일반적으로 건강 증진에 대한 개요를 신경계에서 건강 증진을 위한 토대로 제공하는 것이다. 건강 증진의 현재 상태에 대한 정보를 제공하는 것 외에도 이 장에서는 건강 증진을 신경과 관련된 임상 진료에 통합하는 방법을 소개한다. 재활 분야를 포함하여 전체적으로 의료 시스템에 적극적인 자세가 필요하며, 작업 및 물리치료사는 이러한 노력에 크게 기여한다. 두 가지 분야 모두 건강 증진과 건강의 여러 분야를 각자의 실천방법의 잠재력을 최대한 발휘할 수 있도록 다룰 수 있지만, 작업치료사는 종종 일상생활의 모든 영역에 걸친 정신 건강 고려 사항의 통합에 초점을 맞추고 있다(*작업치료*의 개념을 반영하여 개인이 참여하기로 결심하는 의미있는 활동). 반면에, 물리치료사는 종종 모든 수준의 능력에서 신체 건강에 집중한다. 궁극적으로 건강 증진은 개인과 사회를 개선하기 위해 건강의 본질적인 가치를 인정한다.

환자 적용

Dot 소개

도로시(Dot)는 2년 전에 재발한 다발성 경화증(MS)으로 진단받은 38세의 여자이다. 이전에 악화된 후에도 거의 회복되었지만 일주일 전에 또 다른 재발이 있었고 이미 운동 및 감각 회복의 징조를 보이고 있고, 현재는 외래 치료를 받는다. 도로시는 그녀의 움직임과 그녀가 완전히 회복할 수 있는지에 대해 매우 염려한다. 그녀는 "나는 완전한 개선을 위해 무엇이든 할 것"이라고 말하지만 그녀는 회복이 이번에는 일어나지 않을 것이라고 매우 우려하고 있다. 시스템 질문에 대한 일반적인 검토를 하는 동안 그녀는 고혈압 병력이 있고(최근에는 그녀가 "기분이 좋지 않아서 약물을 복용하지 않았음"), 하루에 두 갑의 담배를 피우는 것으로 나타났다. 그녀의 체질량 지수(BMI)는 33.2 (30 이상이 비만으로 분류됨)이며, 운동 및 감각 결핍의 산발적인 분포뿐만 아닌 것으로 보였다. 귀하의 초기 검진 후, 귀하는 치료 계획을 공식화하고 분명히 그녀의 주요한 장애의 교정과 제한된 기능 활동의 최적화를 향해 노력하기 시작한다. 도로시에 대한 다음 질문을 고려한다. 이 사례에 대한 더 많은 정보는 귀하의 임상 의사 결정을 안내하는 추가 질문으로 이 장이 전개될 때 제시될 것이다.

임상 결정 시 고려할 점

1. *도로시가 담배 습관의 잠재적인 건강 위협을 정말로 이해하고 있다고 생각하는가?*
2. *도로시에게 금연을 시도한 적이 있는지 물어본 적이 있는가? 그렇다면 질문을 어떻게 표현할 수 있는가?*
3. *이 환자는 "나는 완전히 개선하기 위해 무엇이든 할 것"이라는 그녀의 말과 흡연으로 인한 건강 위험 사이에 어떤 연관성이 있다고 생각하는가?*

건강 증진의 기초
Foundations of Health Promotion

용어 및 정의 Terms and Definitions

건강 증진과 관련된 수많은 용어와 정의가 혼란스러울 수 있으며, 근원간에 항상 일치가 있는 것은 아니다. 그러나 다양한 출처의 주요 용어와 정의를 알고 중요성을 이해하고 건강 증진의 개념을 비교하는 방법을 배우는 것이 중요하다.

Green과 Kreuter(1991)는 **건강 교육**을 "건강에 도움이 되는 자발적 행동을 촉진시키기 위한 학습 경험의 조합"과 건강 증진을 "건강에 도움이 되는 행동과 조건을 위한 교육 및 환경 지원의 조합"으로 정의했다. 따라서 건강 증진은 건강 교육뿐만 아니라 추가적인 지지 요소들을 포함한다. O'Donnell(1989)은 더 나아가 "라이프 스타일 변화는 인식을 제고하고, 행동을 바꾸고, 훌륭한 건강 실천을 지원하는 환경을 조성하기 위한 취지의 결합을 통해 촉진될 수 있다." 세 가지 중, 지지적인 환경은 아마도 지속적인 변화를 가져오는 데 가장 큰 영향을 미칠 것이다. 건강 증진은 사람이 건강에 대한 결정을 내리고 건강 행동에 참여하는 환경 요소를 포함하므로 건강 교육보다 더 중점적이다.

Gochman(1982, p.169; 1997)은 **건강 행동**을 "신념, 기대, 동기, 가치, 지각 및 기타인지 요소와 같은 개인적인 속성"으로 정의했다. 영향을 미치는 정서적 상태와 특성을 포함한 성격 특성; 건강 유지, 건강 회복 및 건강 개선과 관련된 명백한 행동 패턴, 행동 및 습관 등이 포함된다. 분명히 건강 행동은 복잡한 구조이다! 우리는 관찰이나 질문을 통해 건강 행동을 평가할 수 있으며, 그 복잡성으로 인해 변화하기가 어렵다.

Kasl과 Cobb(1966a, p.246, 1966b, p.531)는 건강 행동을 "무증상 단계에서 질병을 예방하거나 질병을 탐지하기 위해 건강하다고 믿는 사람이 수행하는 활동"이라고 정의했다. 관련 용어는 "건강 상태를 파악하고 적절한 치료법을 발견하기 위해 아프다고 느끼는 사람이 수행하는 모든 활동"과 동일한 저자가 정의한 **질병 행동**이다. 여기에서 주요한 활동은 친척, 친구, 그리고 건강에 관한 훈련을 받은 사람들로부터 상담을 받고 불만을 제기하는 것이다. 이 저자들은 유병자 역할을 "병이 잘 회복하기 위해 병으로 생각하는 사람들이 수행한 활동"으로 정의함으로써 질병과 심리사회적 기능을 연결하는 방법을 계속한다. 이것은 적절한 치료사로부터 치료를 받는 것을 포함하며, 일반적으로 모든 종류의 의존적인 행동을 포함하며 평범한 의무를 어느 정도 무시한다.

건강 행동, 질병 행동 및 유병 행동의 정의는 건강 증진에 있어 심리학의 필수적인 역할을 보여준다. **건강 심리학**은 Taylor(2009, p.3)에 의해 정의된 사회 심리학 및 임상심리학의 근원을 가진 심리학 내의 하위 분야로서 "사람들이 건강하게 유지되는 방법, 심한 정신병에 걸리는 심리학적 영향을 이해하는데 헌신적인 새롭고 비교적 새로운 분야이며 그들이 병에 걸릴 때 그들이 어떻게 반응하는지 이해하는" 학제에 속해 있다. 건강 심리학자들은 이러한 쟁점을 연구하고 사람들이 건강을 유지하거나 질병을 극복할 수 있도록 개입을 촉진한다. 그리고, "건강 교육에 대한 문헌을 이해하는 것이 중요하며 건강 증진은 다양한 배경에서 다양한 출처에서 찾을 수 있다"고 한다.

흔히 사용되는 또 다른 중요한 용어는 Dunn(1961)이 "개인이 할 수 있는 잠재력을 극대화하는 방향으로 작용하는 통합된 기능의 방법"으로 정의된 **웰빙**이다. 이 출처의 날짜에 표시된 바와 같이, 구조물로서의 건강은 수십 년 동안 존재 해왔다. 이 첫 번째 정의조차도 평상 시의 건강 상태를 유지하기 위해 단순히 질병을 피하는 것이 아니라 개인이 자신의 잠재력을 최대한 발휘하도록 강조했다. 웰니스(Wellness)에 대한 일치된 정의는 존재하지 않지만, Bezner (2007)와 다른 저자들은 심리적, 사회적, 정서적, 정신적, 지적 차원을 포함하기 위해 신체 영역을 뛰어 넘는 디차원 구조로서 웰빙의 일반적인 특징을 설명했다. 그림 16-1은 건강에 영향을 미치는 신체적 문제를 넘어서서 치료사의 관점을 확장하기 위해 구성 요소 간의 동적 상호작용을 그래픽으로 표현한 것이다. Bezner(2007)에 따르면, 프레임 워크의 방향은 **건강생성**이며, 이는 질병(즉,

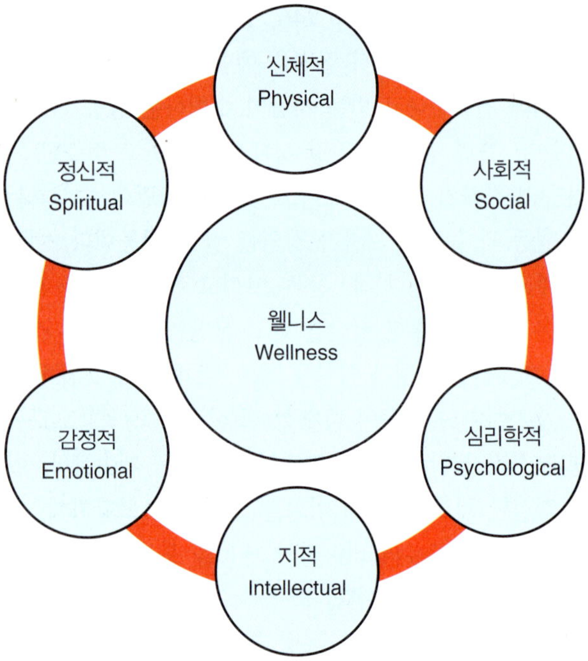

그림 16-1 웰니스에 대한 사회적, 심리적, 지적, 정서적, 정신적 차원의 상호작용뿐만 아니라 물리적 영역을 포함하는 웰니스 모델.

병인성 지남력)을 개선하거나 단순히 정상 상태(즉, **정상적**인 지남력)를 유지하기보다는 건강을 효과적으로 극대화 할 수 있는 방법을 모색한다는 것을 의미한다. 웰니스는 사람들과 그룹 및 환경이 상호 작용하는 것을 고려하면서 사람과 환경에 대한 시스템 관점을 반영한다.

Bezner(2007)는 질병, 예방 및 건강에 대한 개념을 비교하고 대조하여(표 16-1) 일반적인 초점을 설명한다. 전통적인 의료 모델과 일치하는 질병이라는 것은 질병 치료에 초점을 맞추고 예방은 정상 상태 유지에 중점을 둔다. 대조적으로 웰니스는 정상 상태를 적극적으로 개선하고자 한다. Bezner의 모델 외에 웰빙의 다른 모델도 있다.

예를 들어, *웰니스의 여덟 차원*(Swarbrick, 2006)은 Bezner의 모델에서 여섯 차원뿐만 아니라 재무적인 웰니스(현재와 미래의 재정 상황에 대한 만족도)와 작업적인 웰니스(개인 만족과 자신의 일에서 파생된 축적)의 차원을 포함한다.

APTA(APTA, *Physical Fitness*)는 **신체적인 건강**, 웰빙 및 **건강**이라는 용어의 정의를 정의한다:

신체적 건강(Physical Fitness): 동적인 신체 상태로 심장 혈관/호흡기계의 지구력, 근력, 힘, 지구력 및 유연성, 기분 전환, 일상생활 및 여가 활동의 최적성과 효율적인 수행을 가능하게 하는 신체 조성을 포함한다.

웰니스(Wellness): 삶의 질과 웰빙 감각으로 예시되는 개인의 긍정적인 건강의 존재를 설명하는 다차원적인 상태.

건강(Health): 삶의 질과 긍정적인 웰빙과 관련된 긍정적인 요소(건강)를 포함하는 질병, 부상 및 질병으로부터의 자유와 관련된 상태.

웰니스와 건강에 대한 이러한 정의는 매우 유사하며 혼동을 일으킬 수 있다. 그러나 몇 가지 기본 용어 및 정의를 이해하면 용어의 차이로 인해 혼동될 가능성이 줄어든다. 이 장에서는 *건강 증진 및 때로는 건강 교육/건강 증진*이라는 용어가 사용된다. O'Donnell(1989)이 제안한 건강 증진의 정의가 Bezner(2007)가 설명한 건강의 개념을 반영하는 다차원적 요소를 포함하고 있음에 유의한다.

건강 증진의 중요한 개념은 다른 수준의 예방이다. *가이드*(APTA, 2015)의 다음 정의를 고려한다.

표 16-1 웰니스 메트릭스

	질환	예방	웰니스
신체 계통 보기	독립적	상호보완적	통합적
프로그램 지남력	질환적	표현적(Normogenic)	건강중심적
독립적인 변수	임상적	행동학적	지각적
의뢰인 상태	환자	위험에 처한 사람	전인적 인간
중재 관점	증상	위험요인	타고난 성향
중재 방법	처방	생활스타일 변화	가치 명료화
환자 관점에서의 일반적인 중재 접근법	프로그램 고정!	미래의 나쁨을 피할 것!	잠재적인 선함을 추구!

Bezner, 2007, 허가하에 수정하여 인용함.

1차 예방: 일반 건강 증진 요령과 같은 특정 조치를 통해 감수성이 있거나 잠재적으로 감염될 가능성이 있는 인구 집단의 질병을 예방한다.

2차 예방: 조기 진단과 즉각적인 개입을 통해 질병 지속 기간, 질병의 중증도 및 후유증을 줄이기 위해 노력한다.

3차 예방: 만성 및 비가역성 질환 환자의 장애 정도를 줄이고 기능의 재활 및 회복을 촉진하는 노력이다.

예방 수준을 설명하기 위해 암 관리를 고려한다. 1차 예방은 담배의 이용, 나쁜 식이 및 영양, 알코올 섭취, 위험한 성행위 및 행동과 같은 가능한 위험 요인 감소를 수반한다(Goodman, *Oncology*, 2003). 2차 예방은 조기 발견(유방암의 유방 촬영술, 결장암의 대장 내시경 검사, 전립선 암의 PSA)과 즉각적인 치료를 포함하는 반면, 3차 예방은 확립된 질병의 합병증을 제한하는 것을 수반한다. 대부분의 의료 서비스는 질병을 치료하기 위한 목적으로 미국의 의료 시스템은 주로 2차 및 3차 예방에 맞춰져 있다.

특히 노인 의학에서의 물리치료 실습은 종종 여러 합병증이 있는 환경에서 급성 또는 만성 질환이나 기능 장애의 기능을 향상시키고 합병증을 제한하기 위한 목적으로 제3차 예방 수준에 머물러 있다. 예를 들어, 뇌졸중 환자의 물리치료 관리는 3차 예방을 구성하고 폐렴 환자의 개입은 2차 예방을 구성한다. 감별 활동은 목표에 따라 1차 또는 2차 예방을 구성할 수 있다. 위험 요인(예를 들어, 유방암의 가족력)에 대한 감별은 1차 예방을 구성하는 반면, 초기 질병(예를 들어, 유방 조영술)에 대한 감별은 2차 예방을 구성할 수 있다.

작업치료사는 특정 집단 내에서 예방의 모든 수준을 다룰 수 있다. 예를 들어, 뇌졸중의 위험에 관해서는 작업치료사가 뇌졸중의 위험 요소를 나타내는 사람들 집단에 교육을 제공할 때 1차 예방에 관련될 수 있다. 예를 들어, 건강한 습관에 대해 논의하고 식사 계획과 운동을 포함하는 것이다. 2차 예방을 수행하기 위해 작업치료사는 뇌졸중을 겪은 사람의 우울증을 진단하고 스트레스 관리 및 적응력이 있는 대처 전략으로 훈련을 제공한다. 3차 예방은 뇌졸중에서 회복된 사람에게 독립적인 생활 또는 보상 전략의 재활을 제공하는 것을 포함할 수 있다.

건강, 장애 및 노화의 모델

Models of Health, Disablement, and Aging

몇 가지 중요한 모델은 건강 증진 운동의 현재 상태를 이해할 수 있는 역사적 배경을 제공한다. 생물 의학 모델과 생물 심리 사회적 모델은 건강과 질병의 두 가지 주요 이론을 대표한다. **생물 의학적 모델**에서 전통적인 모델링은 생물학적 요인에 기초하여 설명되며, 초점은 건강보다는 질병에 초점을 맞추고 있다. 철학적 관점에서 볼 때, 이 모델은 환원주의와 마음 몸 이원론에 기반을 두고 병을 분자 수준에서 연구되고 이해되는 순수 생물학적 현상으로 환원시킨다(Engel, 1977). 반대로 **생물 심리 사회적 모델**은 건강과 질병을 유발하는 생물학적, 심리적, 사회적 요인들 간의 상호 작용을 고려한다. 따라서, 그것은 시스템 이론에 기초한다(Engel, 1977, 1980; Schwartz, 1982).

장애의 Nagi(1965) 모델; 세계 보건기구(WHO)의 국제 Impairments, Disabilities, and Handicaps(ICIDH) 분류; 및 국립 보건원(NIH)의 국립재활의학연구소(NCMRR) 모델(NIH, 1992)은 1장에 예를 들어 요약되어 있다. 이 장의 목적을 위해, 손상은 *1차적*(병태에 직접적으로 기인할 수 있음) 또는 *2차적*(후속 변화에 기인한)일 수 있음을 이해하는 것이 중요하다(Jette, 1994). 신경학, 소아과 및 노인 의학에서 종종 3차 예방을 구성하는 2차적 장애를 예방하거나 최소화하는 데 중점을 둔다.

2001년에 WHO는 새롭게 업데이트된 모델을 발표했다: 1장에 기술된 기능, 장애 및 건강의 국제 분류(International Classification of Functioning, Disability, and Health, ICF). ICF 모델은 이제 국제적으로 널리 사용되고 있다. 웰니스는 사람과 환경에 대한 시스템 관점을 반영하고, 사람들, 그룹 및 그들이 운영되는 환경 간의 상호 관계를 고려하기 때문에 웰니스 개념은 생물 심리 사회적 모델과 ICF와 일치한다. 이 모델들은 상호 호환이 가능하며 건강 증진이 임상 관행에 필수 요소가 된다는 개념을 지지한다.

마침내 임상의에게 정당성이 있는 또 다른 모델은 Spirduso(1995)의 노인들 사이의 신체 기능의 연속체이다. 이 모델에서 개별 노인은 신체적으로 엘리트에서 장애인까지 다양한 연속체를 따라 특징 지어지며 노화에서 이질성을 인식한다. 이 모델은 노인 장애만이 노화로 인한 결과가 아님을 보여준다. 신체 기능과 건강이 연속체로 존재하기 때문에 치료사의 임상 실습 및 건강 증진 노력의 기초가 되는 연속체를 따라 어디서나 개인을 찾을 수 있으며 개별화된 환자 중심 검사 및 개입의 중요성을 지적한다.

건강 증진을 다루기 위한 치료사의 전문적 권한 사항

Professional Mandates for Therapists to Address Health Promotion

건강 증진은 직업 및 물리치료와 건강 관리에 점점 더 중점을 두고 있다. 주로 정부 출처의 일반적인 가이드 라인 외에도, 건강 증진을 다루는 치료사를 위한 전문적인 명령은 건강 증진에 있어 직업 및 물리치료사의 역할을 명확히 했다. 미국의 국가적 건강의 목적을 1979년 일반외과의 첫 번째 보고로 틀을 형성하였다. *Healthy People: The Surgeon General's Report on Health Promotion and Disease Prevention*(U.S. Public Health Service, 1979), 그리고 *Healthy People 2000: National Health Promotion and Disease Prevention Objectives*(U.S. Public Health Service, 1991)는 *Healthy People 2010: Understanding and Improving Health*(USDHHS, 2000)의 확실한 영향을 주어, 이에 성공적인, *Healthy People 2020*(USDHHS, 2010)이 되었다. 연방 정부가 작성한 이 합의 문서는 국가의 전반적인 공중 보건 의제를 정의한다. 이것은 4가지 목표를 가지고 있다:

- 예방 가능한 질병, 장애, 부상 및 조기 사망이 없는 길어진 수명의 고수준 달성
- 건강의 형평성 달성, 불균형 해소 및 모든 그룹의 건강 증진
- 모든 사람들에게 건강을 증진시키는 사회적 및 물리적 환경 조성
- 모든 삶의 단계에서 삶의 질, 건강한 발달 및 건강한 행동을 증진시킨다.

이 네 가지 중요한 목표는 26가지 주요 건강 지표를 포함하는 12개의 주제 영역(표 16-2 참조)에 의해 뒷받침된다. 작업 및 물리치료사는 전문 분야 내에서 건강 증진을 지속적으로 뒷받침하는 증거가 있으므로 임상 현장에서 이러한 주제를 다룰 수 있다. 예를 들어, 환자/고객의 직업 프로파일을 개발할 때 작업치료사는 정신 건강의 역사 또는 스트레스 요인에 대처할 수 있는 수단으로 물질을 남용

표 16-2	2020 건강한 사람의 12가지 주제
보건 서비스 접근	영양 섭취, 신체 활동 및 비만
예방 서비스	구강 건강
환경적인 질	생식 및 성 건강
부상 및 폭력	사회적 결정 요인
산모, 유아 및 아동 건강	약물 남용
정신건강	담배

(미국 보건 및 인적 서비스부, 2010)

하는 경향을 기록할 수 있다. 치료사는 건강과 건강 증진을 위한 일일 구조와 새로운 습관, 역할 및 일상의 발전을 장려할 때 이러한 주제 영역을 다룰 수 있다. 환자/고객을 검사 시 물리치료사는 운동 프로그램을 수립하고 근처의 적합 시설 및 등록된 영양사에게 추천하는 것 외에도 신체 활동, 비만 및 영양 요인에 대한 교육을 통해 위험 요소에 대한 교육을 실시할 수 있다. 12개 주제 영역을 다루기 위해 작업치료와 물리치료가 중복될 여지가 있어 환자/고객에 대한 교육의 효과를 극대화하기 위한 학제적 치료의 이점을 나타낸다.

물리치료의 전문직 내에서는 *물리치료사 전문 교육의 표준 모델: 2004년 버전*(APTA, 2004)를 비롯한 몇 가지 주요 문서가 건강 증진을 다루고 있다: *가이드*(APTA, 2015)는 "물리치료사는 예방에 관여한다; 건강, 웰니스, 피트니스를 증진하고, 감별 활동을 수행한다." *물리치료사 준비를 위한 교육 프로그램 인증 평가 기준*(CAPTE, 2016)은 표 16-3에 요약된 다양한 영역에서 건강 증진을 CAPTE 목표와 함께 다룬다. APTA *교육 전략 계획(2006-2020)*의 8번째 목표는 "건강 증진과 웰니스"와 "건강한 노령화"를 강조한 부분으로 지정한다. "건강, 웰니스 및 적합성 프로그램"을 포함하는 환자/고객 관련 지침 BOD P11-05-20-49(APTA)는 *물리치료사 졸업생의 최소 요구 기술* 중 하나로서 "건강 증진, 웰니스와 예방(Wellness and Prevention)"을 표 16-4에 열거된 특정 목적을 가진 구별된 기술 범주로 정의했다. 건강 증진은 *물리치료사를 위한* APTA *윤리 강령*(APTA, *윤리 강령*)의 원리 8B에서 다루고 있다.

또한 몇몇 APTA 하원 의원은 물리치료 실습에서 건강 증진의 본질적 특성을 강조한다(예; HOD P06-93-25-50, HOD P06-04-22-18, HOD P06-06-08-04). 2008년에 APTA 의원 대표는 RC 2-08을 통과시켰는데,

표 16-3	건강증진 관련 물리치료 인증위원회 인증 기준
7D5	APTA 핵심 가치와 일치하는 방식으로 연습
7D6	환자/고객이 물리치료사의 추가 검사 또는 상담이 필요한 경우 또는 다른 의료전문가에게 의뢰해야 하는 경우를 결정
7D34	개인, 그룹 및 커뮤니티에 1차, 2차 및 3차 예방, 건강 증진 및 웰빙을 해결하는 물리치료 서비스를 제공

(CAPTE, 2016)

표 16-4 물리치료사 졸업생의 최소 필수 기술 "건강, 웰니스 및 예방의 홍보" 숙련성 분류의 구체적인 목표
숙련성 분류: 건강, 웰니스 그리고 예방의 홍보
1. 시스템 검토를 통해 기록 및 신체 검사 중에 환자/고객의 건강 위험을 식별
2. 방문 시마다 모든 환자/고객의 활력징후를 확인
3. 환자/고객과 협업하여 건강 위험 해결 계획을 수립하고 구현
4. 행동 변화에 대한 준비 상태를 파악
5. 계획 달성을 지원하기 위해 커뮤니티에서 사용 가능한 리소스를 식별
6. 장애의 2차 및 3차 영향 식별
7. 건강한 행동을 보여준다.
8. 커뮤니티에서 건강/웰니스를 증진

(APTA, BOD P11-05-20-49)

이는 APTA 직위: *신체 활동 증진* HOD P06-03-29-28을 개정할 운동을 포함한 신체 활동 촉진에 대한 새로운 입장이다. 새로운 위치는 *신체 활동가/운동을 위한 발기인 및 옹호자로 물리치료사 및 물리치료사 보조라고 표기된다.*

작업치료사들도 건강 증진에 분명한 역할을 한다. 직업치료사(AOTA for *Occupational Therapy Practice*)(Moyers, 2007)는 작업치료사가 개인과 대규모 인구 모두를 대상으로 장애 예방 및 건강 증진에 참여한다는 사실을 분명히 밝힌다. 작업치료사를 위한 Scope of Practice (Brayman, 2004)에는 *실습의 특정 영역 중* "일상생활 활동에서 성과를 높이거나 높이는 건강 증진 및 건강"이 포함되어 있다. Scaffa(2008)는 건강 증진 및 장애 예방에서 중요한 세 가지 작업 요법 역할을 요약하여 "건강한 생활 습관을 촉진한다; 필수적인 건강 증진 전략의 요소로서 작업치료를 강조하기 위하여; 중재를 제공하고" 의료 서비스 전달 시스템 내에서 건강 증진에 대한 작업치료사의 기여도를 열거했다(표 16-5 참조).

표 16-5 건강 증진에서 작업치료의 공헌
작업치료사들이 할 수 있는
• 직업 능력, 가치 및 성과를 평가한다.
• 직업 역할 수행 및 균형에 대한 교육을 제공한다.
• 직업 참여를 통한 위험 요소 및 증상 감소
• 일상 직업의 맥락에서 기술 개발 교육을 제공
• 질병을 예방하고 건강을 관리하기 위한 자가 관리 교육을 제공
• 건강하고 안전한 직업 수행을 위해 환경 수정
• 건강 증진 및 질병 또는 장애 예방의 직업적 관점에 대해 의료전문가, 조직, 지역사회 및 정책 입안자와 협의하고 협업
• 생산적이고 의미 있는 활동과 관계(DHHS, 1999, 페이지 4에서 채택)에 참여함으로써 정신 기능 능력의 개발 및 유지를 촉진한다.
• 변화에 적응하고 정신 건강을 증진하기 위한 역경에 대처하는 훈련을 제공한다(DHHS, 1999, 페이지 4에서 각색).

(Scaffa, 2008)

건강 증진에 치료사의 역할

The Role of the Therapist in Health Promotion

이러한 문서를 종합적으로 고려할 때, 치료자는 병의 회복뿐만 아니라 예방과 건강 증진에 중점을 둔다(표 16-1). 건강 증진의 정의에 따라 치료사의 역할은 건강 교육과 옹호를 포함한 환경적 지원을 모두 포함한다. 치료사에 의한 건강 증진은 환자/고객 관리 및 검진뿐만 아니라 사회 교육 및 정책 및 사회적 변화에 대한 옹호뿐만 아니라 떠오르는 지식 체계에 기여하는 연구를 포함해야 한다.

두 가지 접근법: 웰니스 모델 및 일반적인 건강 문제

건강 증진에 있어 치료사의 역할을 고려할 때 여러 접근법이 있다. 하나의 접근법은 건강에 영향을 미치는 신체적 문제를 넘어서는 치료사의 관점인 표 16-1에 나와있는 Bezner(2007)와 같은 건강 모델을 사용하는 것이다. 또 다른 접근법은 일반적인 건강 문제를 사용하여 치료사의 계획을 구성하는 것이다. 예를 들어, Rea와 동료(2004)는 *Healthy People 2010*의 네 가지 초점 영역을 사용하여 건강 증진에 있어 물리치료사의 역할에 대해 설명했다. 집중 영역 19("영양 및 과체중"), 초점 영역 22("신체적 건강 및 활동") 및 초점 영역 27("담배 사용")과 같은 신체 활동 영역 6(심리적 웰빙을 보고 장애 및 2차적 질병). 그들은 3개 주에 있는 물리치료사가 신체적인 고민과 활동으로 놀랍게도 가장 많이 언급하지는 않았지만 이러한 교육을 제공함에 있어서의 자기 효능에 따라 그리고 바람직한 비율보다 낮은 수치로 다양한 4가지 영역을 다루는 것으로 나타났다. 이 통계는 건강 증진 주제에 대한 추가 교육이 필요하다고 제안한다.

저자들은 건강 증진에서 물리치료사의 역할이 다음과 같은 방법으로 기술될 수 있다고 제안한다: 물리치료사는 (1) 운동 장애가 있는 사람의 신체 활동에 대한 전문가와 (2) 정신 건강, 영양 및 체중 감량, 금연과 같은 다른 건강 문제에 대한 컨설턴트. 이 역할에는 건강 관리 제공자 및 다른 사람들과의 협의를 통해 물리치료 환자/고객 관리를 향상시키고 환자/고객의 이익을 위해 상담을 요청하고 이러한 상담을 시작해야 하는 상황을 인식하는 것이 포함된다. 한 예로 치료사는 정신 건강 문제를 파악하고 환자가 필요한 도움을 받도록 보장하는 능력을 향상시켜야 한다. 물리치료사의 경우, 이러한 역할은 인식과 소개로 제한될 수 있지만, 작업치료사는 종종 정신 건강 서비스를 제공하는 데 있어 보다 중요한 역할을 한다(Burson, 2010). AOTA의 지식 및 기술 문서, *작업치료 요법의 정신 건강 증진, 예방 및 중재에 관한 전문 지식 및 기술*(AOTA, 2010, 2페이지)에서 작업치료의 목표는 두 가지 "(1) 장애를 지닌 모든 사람들의 정신 건강 및 복지 증진 및 (2) 정신 질환에 걸리거나 정신병에 걸린 사람들의 기능과 삶의 질을 복원, 유지 및 향상시키는 것."

Rea와 동료(2004)의 연구는 건강 증진에 있어 물리치료사의 역할에 대한 중요한 부분을 강조한다. 현대 교육(예; 금연)에서 종종 다루어지지 않는 여러 영역을 포함하는 일상적인 임상 실습에 건강 교육을 통합한다. 이 장에서 볼 수 있듯이, 치료사가 건강 증진을 다룰 수 있는 다른 많은 방법이 있다. 예를 들어, 장애인이 *평생 지역 사회 기반의 적응 프로그램*(장애인을 위한 건강 증진 분야의 선도 연구원인 Rimmer가 강력하게 지지하는 접근법)으로 전환하고 *만성 질환 치료에서 컨설턴트로 활동하는 것을 포함한다*. 만성 보육에서의 후자의 역할(예를 들어, 시간이 지남에 따라 보살핌을 관리하는 장애인)은 모든 사람들을 위한 *물리치료사의 연례 방문*을 권하는 APTA 지위와 잘 일치한다(물리치료사 HOD P05-07-19-20)뿐만 아니라 만성병 관리 개선(www.improvingchroniccare.org)에 의해 추진된 만성 케어 모델의 적극적인 후속 구성 요소가 포함된다.

또한, 치료사는 이제 신체 활동에 대한 조건별 지침 및 권장 사항에 접근할 수 있다. 예를 들어, 2004년에 미국심장협회(AHA)는 신체 활동을 발표하고 뇌졸중을 가진 사람들을 위한 운동을 권고했다(Gordon, 2004). 이 문서는 이 환자 집단의 신체 활동의 건강상의 이점을 뒷받침하는 증거를 종합할 뿐만 아니라 사전 평가 및 운동 프로그램을 위한 지침을 제공한다. 그리고, 2014년에 업데이트되었다(Billinger, 2014). 이러한 문서는 건강 증진의 정의와 일치하는 증거 기반의 실천 지침(환자 치료 수준에서)을 임상의에게 제공하면서 건강 정책(공중 보건 수준에서)을 알리는 두 가지 목적을 수행한다(이 예에서의 수년 간의 출판에서 이러한 유형의 문서는 건강 전문가의 문헌의 급속한 발전을 대표하는 최근 개발 대표로 구성되어 있음을 주목하는 것이 흥미롭다).

용어: 환자 및 고객

지침서(APTA, 2015)는 **환자**와 **고객** 간에 다음과 같

은 방법으로 감별한다:

환자는 질병, 장애, 상태, 손상, 기능 제한 또는 장애가 있는 물리치료 검사, 평가, 진단, 예후 및 중재의 수혜자는 개인이다.
고객은 물리치료사의 상담, 중재, 전문 조언, 예방 서비스 또는 웰니스, 피트니스 및 건강 증진 서비스의 혜택을 누릴 수 있는 물리치료사의 서비스에 종사하는 개인이다.

이 감별은 물리치료사가 질병이나 장애가 없는 개인조차도 상담 및 개인의 건강과 같은 분야에서 가치있는 서비스를 수행할 수 있는 기회를 강조한다.

AOTA는 최근 "고객"을 개인, *집단 및 인구집단*으로 정의하기 위해 *직업 요법 실행 체계*(AOTA, 2014)를 개정했다. AOTA의 *보건 및 웰빙 증진 작업 요법*에 대한 AOTA의 입장 진술(AOTA, 2013, P. S49)에 따르면 "작업치료의 실무자는 직업 성과 및 참여, 삶의 질을 향상시키고 직업을 향상시키기 위해 직업 기반 인구 건강 접근법을 개발 및 구현할 수 있다." 이 경우 그룹 및 인구의 포함은 라벨이 정의된 방식으로 치료사가 자신의 지식과 기술을 적용할 수 있는 새로운 장소를 열 수 있는 방법을 보여준다. 예를 들어, 작업치료사는 대기업의 인체 공학 컨설턴트 역할을 하거나 사회 복귀를 시도하기 전에 교도원에게 평생 교육 수업을 가르칠 수 있다.

생각해 볼 점 16.1

사람들은 '환자'라는 용어가, 불평등에 기반한 관계를 형성하는 다소 권위적이라고 생각하는 반면, '고객'이라는 용어는 더 많은 자율권을 가진다고 생각한다. 다른 사람들은 "고객"이라는 용어가 서비스 산업과 너무 밀접하게 연관되어 있기 때문에 건강과 관련된 의료의 맥락에서는 최적이 아니라고 생각한다. APTA는 두 용어 모두 승인했다(APTA 가이드, 2015). 당신은 어떻게 생각하는가? 특정 상황이 한 용어에 더 적용되는가?

규정 문제

주정부 업무 관행

건강 증진은 국가 협회의 주요 문서로 정의된 대로 각 직업의 중요한 요소이지만 작업치료사, 인증된 작업치료 보조원, 물리치료사 및 물리치료사 보조원의 업무는 대부분 다른 보건 전문가와 마찬가지로 각 주 또는 관할 구역마다 국가 수준에는 실무 범위를 정의하는 자체 관행이 있다. *물리치료에 대한 두 모델 수행 활동:* Federation of State Boards of Physical Therapy(FSBPT, 2006) (AOTA, 2004), *Occupational Therapy Practice for the Model Practice Act*(AOTA, 2004). 그러나 일부 주에서는 모델 수행을 채택하지 않았다. APTA는 *Wellness-Fitness-Health Promotion: Specific Language in State PT Practice Acts*의 건강 증진이 실천의 범위 내에서 고려되지만 각 주정부 행동의 목소리를 고려해야 함을 강조한다. 이 문서는 주정부의 실무 행위에 관한 목소리를 요약한다; 그러나 이것은 적절한 면허 기관과 최신의 검증을 요구하는 일이다.

책임

한 가지 요점은 웰니스 서비스가 물리치료사의 전문 책임 보험에 포함되지 않을 수도 있다는 것이다. 따라서 치료사가 그 또는 그녀의 정책에 의해 제공되는 범위에 익숙해야 하는 것이 중요하다.

상환

유감스럽게도 건강 증진과 관련된 많은 서비스는 건강한 인구를 유지하는 데 드는 비용 절감 효과가 분명하지만 의료 시스템 내의 전문 분야에 대해 상환할 수 없다. 이 문제는 보건 의료 개혁 노력의 핵심 목표이다. 사실 2010년의 Patient Protection and Affordable Care Act의 주요 추진은 일시적으로 질병을 치료하는 전통적인 모델을 뛰어넘어 품질 마커와 장기적인 건강 결과 달성에 중점을 두고 공중 보건과 임상 건강을 통합하는 것이었다. 이러한 목적을 달성하기 위해 의료 전달 시스템은 환자 중심의 모델에서 성과를 기반으로 상환된 책임 있는 의료기관을 중심으로 조직될 것이다. 따라서 이 모델은 건강 증진 노력을 지불 방법론에 통합할 수 있는 잠재력이 있다.

건강 증진과 관련된 서비스에 대한 상환 분야는 치료사가 민초 수준에서 그리고 공중 보건 서비스에 대한 상환 삭감 및 저항을 목적으로 하는 전문 협회를 통한 옹호 노력에 참여할 수 있는 기회이다. 이러한 노력은 건강의 본질적인 가치뿐만 아니라 당뇨병과 같은 치명적인 고비용 조건에 대한 보살핌과 관련된 지출 경감을 통해 건강 관리 시스템에 대한 미래 비용 절감 잠재력을 인식한다. 이 잠재력은 공중 보건의 영역인 인구 수준에서의 대규모의 노력에 특히 중요하며 신경학적 건강 상태를 가진 개인의 맥락에서도 적용된다.

요약하면 건강 증진에 대한 미국의 의료 시스템 변화가 진행 중일 수 있으며 치료사는 이 과정에 영향을 줄 수 있는 기회를 갖는다. 그 동안 소비자들은 현금 서비스 및 틈새 시장 개발을 위한 기회로 주머니에서 건강 증진 서비스 비용을 지불하려고 한다. 치료사를 위한 또 다른 기회는 전통적인 진료에 건강 증진 노력을 통합하는 것이다. 예를 들어, 환자/고객 교육은 개별 환자/고객과 관련된 건강 주제에 대한 토론 형식으로 치료 세션에 통합될 수 있다. 이러한 토론은 일상적인 치료 활동 중에 발생할 수 있으므로 추가 시간이나 추가 비용이 들지 않는다.

치료사를 위한 건강 증진의 비전통적인 직업

치료사는 주로 환자/고객 서비스를 제공하고 임상 기반 연구를 수행할 수 있는 임상 역할 외에도 연방 정부, 기업(예; 기업 웰니스 프로그램) 및 학계의 규제 및 기타 역할을 수행할 수 있다. 치료사는 종종 직업 및 물리치료 학술 부서에 근무하지만 건강 교육 부서 및 종합 전문 연구 센터 부서를 포함한 다른 부서 및 센터에서 근무할 수도 있다.

실습 모델 Models of Practice

감별

가이드(APTA, 2015)에 따르면:

> *물리치료사는 필요성을 판단하기 위해 예비 검진을 실시한다.(1) 1차, 2차 또는 3차 예방 서비스; (2) 물리치료사의 추가 검사, 개입 또는 상담; 또는 (3) 또는 다른 임상가의 의뢰. 감별 검사의 후보는 일반적으로 현재 물리치료 서비스를 받고 있는 환자/고객이 아니다. 감별은 문제에 초점을 맞춘 체계적 수집 및 데이터 분석을 기반으로 한다.*

치료사가 참여할 수 있는 예방 감별 활동의 몇 가지 예가 표 16-6에 요약되어 있다.

장애인을 위한 건강 증진 모델

Rimmer(1999)는 물리치료에서의 건강 증진의 역사적 발전을 도표화하는 관점에서 고려해야 할 중요한 장애인을 위한 건강 증진 모델을 제시하였지만, 직업적 및 육체적으로 여전히 중요한 실천적 권고들을 포함한다. Rimmer는 장애인을 포함한 모든 사람들을 대상으로 건강 증진이 이루어지고 장애인을 위한 건강 증진의 목표는 (1) 2차적 질환 감소를 위해(예; 비만, 고혈압, 피부궤양), (2) 기능적 독립성을 유지하기 위해, (3) 여가와 즐거움을 위한 기회 제공, (4) 건강에 대한 환경 장벽을 줄임으로써 전반적인 삶의 질을 향상시키기 위해.

표 16-6 치료사가 참여할 수 있는 예방적 감별의 예
• 심각한 건강 문제의 위험을 증가시킬 수 있는 라이프스타일 요인(예; 운동량, 스트레스, 체중)의 식별
• 특발성 척추측만증 검사가 필요한 아동 또는 성인의 감별
• 진단되지 않은 발달 지연이 있는 아동의 감별
• 낙상 위험이 높은 공동체 센터나 요양원 내 노인의 신원 확인
• 작업장 내 신경근 골격 부상에 대한 위험 요소 식별
• 스포츠 활동자에 대한 사전수행평가

Rimmer는 건강 관리 시스템이 장애인의 건강 요구를 보다 잘 해결할 수 있는 방법의 예로, 적합성 센터가 궁극적인 설정인 커뮤니티 기반 건강 증진을 위한 모델을 제안

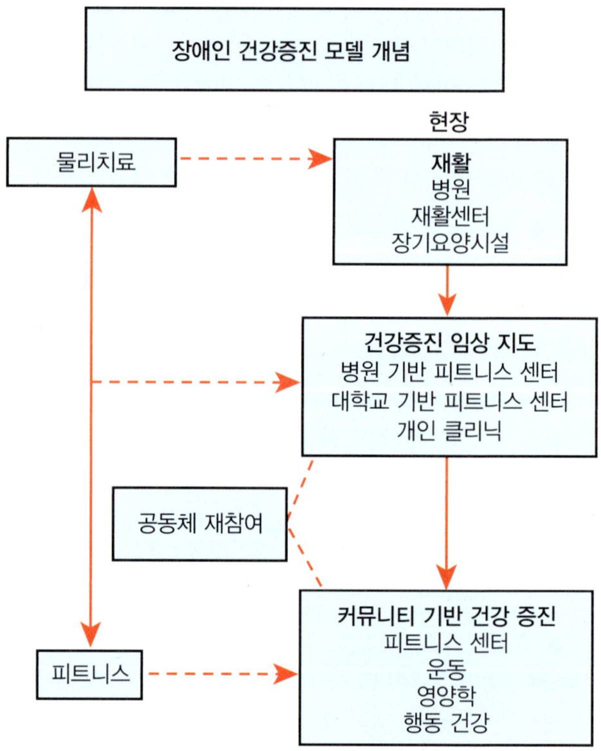

그림 16-2 Rimmer의 장애인 건강 증진 모델. 지역 사회 기반 건강 증진에 대한 Rimmer의 모델 신경 기능 장애가 있는 환자들에게 피트니스 센터를 궁극적인 설정으로 주목한다 *(Rimmer JH에서 재인쇄했다. 장애인을 위한 건강 증진: 부상하는 패러다임은 장애 예방에서 이차적 조건의 예방으로 전환된다. Phys Ther. 1999; 79:495-502(미국물리치료협회 허가).*

했다(그림 16-2). 이 모델에서는 서비스의 연속성이 물리치료에서 피트니스에 이르기까지 다양하며(입원 환경에서 이루어지는) 재활을 위한 해당 환경에서 설정되며, 임상적으로 건강 증진(외래 환자 환경에서 이루어짐)과 지역 사회 기반의 건강 증진을 감독한다(접근 가능한 피트니스 센터에서 일어난다). 재활 치료 과정 전체를 고려하는 치료사를 위한 구성을 제공하는 이 모델은 임상 서비스를 제공하는 재활 전문가와 지역 사회 기반 서비스를 제공하는 피트니스 강사/피트니스 전문가 간의 파트너십을 포함한다.

이 모델은 물리치료사의 건강 증진 분야에서 일찌감치 주목할 만한 것이지만 운동 생리 학자 및 치료 레크리에이션 전문가가 언급되었지만 “피트니스 전문가” 및 “피트니스 강사”라는 용어는 잘 정의되어 있지 않다는 점에서 문제가 있다. 또한 이 모델은 물리치료사가 돌봄의 연속체 전체에서 개인을 따라갈 수 있는 가능성을 허용하지 않고 실제로 퇴원 후에 체육관 멤버쉽을 가진 일부 외래 진료소에서 가능하다. Rimmer의 모델은 중요한 질문을 제시한다.

생각해 볼 점 16.2

물리치료사가 “피트니스 전문가”와 파트너가 되어야 하는가? 아니면 사후 관리/유지관리/피트니스, 웰니스 및 건강 서비스를 물리치료사가 제공해야 하는가? 피트니스 전문가는 누구인가? 미국 스포츠와 같은 명성 있는 기관을 통해 취득할 수 있는 수많은 자격뿐만 아니라, 운동 과학/운동 생리학의 학부 및 대학원 학위자들도 있다. 그러나 개인 트레이너는 법에 의해 규제되지 않으며, 소비자는 보호받지 못하고 있다. 물리치료사들은 “피트니스 전문가”라는 이름에 걸맞는가?

APTA는 이 문제를 물리치료 임싱에서 최근에 주제로 다루었다. 11번: 노인 복지(APTA, 노인 복지, 1페이지):

물리치료사들은 골다공증, 관절염, 관절 대체, 당뇨병, 고혈압, 그리고 탈컨디셔닝과 같은 여러 복잡한 건강 요인을 가지고 있는 나이든 고객들을 위해 개인화되고 안전하고 효과적인 운동 프로그램을 처방할 수 있는 전문지식을 가지고 있다. 물리치료사는 일반적으로 피트니스 트레이너의 정형화된 전문지식이 아닌 적절한 수정을 할 수 있다. 물리치료사는 또한 그들이 심각한 의학적 상태를 발견했을 때 적절한 의뢰를 할 수 있다

치료사를 위한 건강 증진 모델

치료사들에 의해 건강 증진에 대한 이론적 모델을 고려해본다(그림 16-3). 이 모델은 치료사가 환자/고객 관리를 포함하되 이에 국한되지 않는 건강 증진 활동에 참여할 수 있는 기회가 있음을 보여준다. 환자/고객 관리 내에서 치료사는 다른 수준의 예방(즉, 1차 및 2차), 건강의 다른 차원, 제시되는 문제/주요 불평과 직접적으로 관련이 없는 건강 문제를 다루는 기회를 고려함으로써 건강 증진의 통합을 향상시킬 수 있지만 그럼에도 불구하고 치료사의 범위 내에서 또는 적절한 추천을 받을 만한 가치가 있다. Wellness Matrix(Bezner, 2007)(표 16-1)에서 웰니스(health와 fitness)(건강 및 건강) 증진이 예방과 구별된다는 다이어그램을 기억하고; 건강의 초점은 단순한 질병 예방이 아니라 건강을 최적화하고 최대화하는 완벽한 건강에 있다.

초기에 보았듯이, 치료사 임상 진료의 많은 부분이 고위험(만성 및 비가역성 질환 환자의 재활 정도와 기능 회복을 촉진시키는 장애의 정도를 제한하는 것) 수준에서 발생하지만, 2차적인 수준 예방(병의 지속 기간 단축, 질병의 중증도 및 조기 진단 및 신속한 개입을 통한 후유증의 수)일 수 있다. 임상 실습에서의 2차 예방의 예는 질병 및 입원 시 비활동과 관련된 바람직하지 않은 탈컨디셔닝에 대처하기 위해 일반적인 의학적 상태를 가진 노인을 위한 급성 진료 환경에서의 처방이다. 1차 예방(감수성이 있거나 잠재적으로 감염될 가능성이 있는 인구 집단의 목표 조건을 예방)의 예는 폐암이 발생하지 않은 환자의 금연을 장려하는 것이다. 1차 예방의 또 다른 예는 알려진 위험 인자를 가진 사람에게서 당뇨병이 발병을 예방하기 위한 노력이다. 환자에게 나타나는 문제에 대해 다른 수준의 예방책을 제시하는 사례를 고려해 본다. 치료사는 뇌졸중 환자와 그의 간병인에게 재발성 뇌졸중(1차 예방)에 대한 **위험 요인**과 재발성 뇌졸중(2차 예방) 징후와 증상이 있는 경우 적절한 조치에 대해 교육할 수 있다.

환자의 다른 건강 문제를 다루는 한 예는 뇌졸중 환자와 간병인에게 최신 약물 목록을 보관하는 것이 중요하다는 점을 교육하는 것이다. 많은 치료사가 환자/고객과 지속적인 관계를 맺고 일차 진료에서 종사자의 역할을 반영하기 때문에 환자와 환자의 범주간에 개인이 움직일 수 있다는 점은 주목할 가치가 있다.

다른 건강 문제를 다루는 것은 Rothstein, Echternach, Riddle(2003)이 기술한 가설 중심의 임상의 알고리즘(HOAC II)의 예상되는 문제와 부분적으로 유사하다. HOAC II는 치료가 필요한 현존하는 문제와 예방이 필요한 잠재적인 문제 사이에 존재한다. 두 가지 유형의 문제

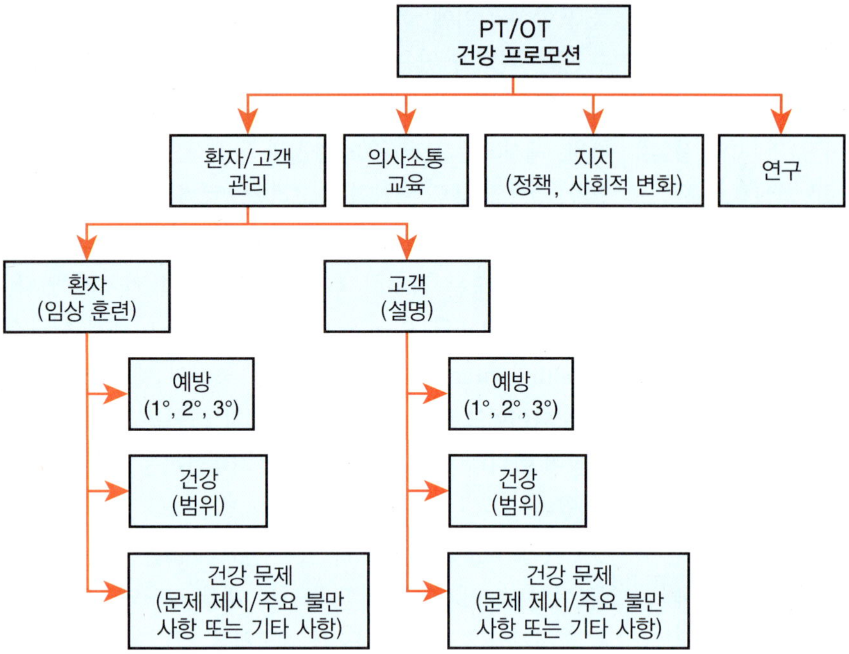

그림 16-3 작업 및 물리치료사를 위한 건강 증진 모델. 이 모델은 PT가 환자/고객 관리, 커뮤니티 교육, 옹호 및 연구를 포함한 건강 증진 활동에 참여할 수 있는 기회를 제공한다는 것을 보여준다. 환자/고객 관리 내에서 PT는 제시된 문제/주된 문제와 직접 관련이 없을 수 있는 다른 수준의 예방, 기타 차원의 웰빙 및 건강 문제를 해결할 기회를 고려함으로써 건강 증진의 통합을 개선할 수 있다.

는 환자 또는 다른 사람(예; 간병인 또는 치료사)에 의해 식별될 수 있다. 이 모델의 강점은 예방을 목표로 명시하고 있다는 것이다. 그러나 프레임 워크에는 몇 가지 제한 사항이 있다. 첫째, 2차 합병증의 예방(개념적인 치료사는 잘 이해하고 임상 실습에 통합시키지만 3차 예방의 한 요소일 것임)과 더 높은 수준에서의 예방(치료사는 일반적으로 잠재력을 충분히 발휘하지 못할 수 있음) 사이를 명확히 감별하지 못할 수 있다. 또한 환자 또는 다른 환자에 의한 것인지 여부와 기존 또는 잠재력이 제시되는 문제/주요 불만에 중점을 두었는지에 대한 세부적인 문제; 따라서 모델은 치료사가 주요 불만의 성질과 관련이 없는 건강 문제를 다루기 위한 메커니즘을 명시적으로 제공하지 않았다. 예를 들어, 근골격계 기원의 허리 통증 환자에서 금연을 권장하는 치료사는 제시되는 문제/주요 불만과 직접적으로 관련이 없는 건강 문제를 다루고 있다.

건강 증진에서 치료사를 위한 기회와 자원

Opportunities and Resources for Therapists in Health Promotion

치료사는 상자 16-1에 요약되어 있는 *가이드*(APTA, 2015)의 특정 사례와 APTA 및 노인 물리치료 학회에 요약된 온라인 다운로드 가능한 자료에 제시된 사례를 포함한 건강 증진기회에 참여할 수 있다(표 16-7).

준수와 건강 행동 이론/모델

Adherence and Health Behavior Theories/Models

건강 증진에 대한 주요 장애물은 건강한 행동과 활동에 대한 부적절한 준수이다. **처방 준수**란 한 개인의 결정, 행동 및 활동이 건강 교육에 참여한 후 확립된 계획을 따르는 정도를 말한다. 규범적 중재 또는 건강한 활동에 대한 확립된 계획은 의료 전문가와 환자/고객이 서로 가끔 설정하지만, 효과적이기 위해서는 항상 개인이 받아들여야 한다. 처방이 된 대로 약을 복용하거나 맞춤식 가정 운동 프로그램(HEP)에 참여하는 것은 처방 준수의 두 가지 예이다. **준수(Compliance)**란 의사 결정에서 환자 중심의 협조가 아니라 의료 제공자가 계획을 세우는 데 있어 권위주의적 접근법을 암시할 수 있는 관련 용어이다.

공동체 거주 노인들을 위한 HEPs에 대한 연구는 순응의 중요성을 보여준다. HEP의 건강 혜택을 입증하는 것 외에도, 연구는 42%~44%에서 차선책으로 장기간 준수하는 것으로 나타났다(Campbell, 1997; Campbell, 1999; Robertson, 2001). 최적이 아닌 처방 준수는 문제가 된다. 왜냐하면 지속적인 참여에 대한 운동의 이점이 있기 때문이다(Campbell, 1999). 따라서 HEP에 대한 순응도를 극대화하려는 사람들은 특히 환자가 혜택을 볼 수 없을 때 환자/고객 결과를 향상시켜 보다 적절한 활용을 위해 의료 시스템을 자유롭게 할 수 있다(Hardage, 2007). 처방

상자 16-1 물리치료사 실습 가이드에 기초한 건강증진활동의 예

치료사가 참여하는 예방 활동 및 건강, 웰니스 및 피트니스 증진 활동의 예는 다음과 같다.

- 작업장 재설계, 등교, 강화, 스트레칭, 지구력 운동 프로그램 및 요통 예방 및 관리를 위한 자세 훈련
- 인체공학적 재설계, 강화, 스트레칭, 지구력 운동 프로그램, 외상 및 반복 스트레스 부상 등 직무 관련 장애 예방을 위한 자세 훈련
- 골량 및 골밀도 향상을 위한 체중감량 및 근력단련 등 운동 프로그램(특히 골다공증, 골다공증 노년층)
- 노인의 낙상 위험과 낙상으로 인한 골절 위험을 줄이기 위한 운동 프로그램, 보행 훈련, 균형 및 조정 활동
- ADL(자율관리, 커뮤니케이션, 이동기술 필요)과 일상생활의 도구활동(IADL, 쇼핑, 요리 등 자립생활 유지의 중요한 구성요소)을 통한 건강관리 서비스 활용을 줄이고 강화하기 위한 운동프로그램 및 지도 심혈관/심장 장애 개인에서 기능
- 임신부 장애 및 기능장애 예방을 위한 ADL 및 IADL 운동프로그램, 심혈관조절, 자세훈련 및 지도
- 문제 예방을 위한 폭넓은 소비자 교육 및 옹호 프로그램(예; 헬멧 사용을 촉진하여 머리 부상 예방, 금연 장려로 폐질환 예방)
- 평생 건강상태의 개인의 진행질병 예방 및 감소를 위한 운동 프로그램
- 비전염성 질병 및 장애 위험을 줄이기 위한 개인의 건강한 생활습관 프로그램 개발

(APTA, 2015)

표 16-7 건강 증진 초점에 둔 치료사를 위한 온라인 출처

웹사이트	웹주소	이용 가능한 요소
AOTA: Practice: Health and Wellness	www.aota.org	• 생활 요령: 사람들이 다양한 건강 상태에 대처하고 직업 요법이 어떻게 도움이 되는지 설명하기 위한 간단한 팁 시트
AOTA: Practice: Health and Wellness	www.aota.org	• 건강 및 웰니스 증거: 증거 기반 실습 정보와 최신 연구를 통해 실습 지침을 얻을 수 있다.
AOTA: Practice: Health and Wellness	www.aota.org	• AOTA 공식 문서: 작업 치료 서비스의 역할과 범위에 대한 정보 제공 문서. 건강 및 웰빙 증진에 대한 직업 치료, 정신 건강 증진, 예방 및 직업 치료 실무 개입에 대한 전문 지식과 기술, 건강, 웰빙 및 직업 참여를 촉진하기 위한 환경 및 긴덱스드 사용에 대한 직업 치료의 관전 등이 포함
AOTA: Practice: Health and Wellness	www.aota.org	• 작업치료사의 역할에 대한 팩트 시트: 작업치료사와 기타 전문가가 작업 치료의 역할과 범위를 설명할 수 있도록 설계. 건강 증진에 대한 직업 치료의 역할도 포함되어 있다.
AOTA: Practice: Health and Wellness	www.aota.org	• 기타 요소: 건강 및 웰빙을 위해 권장되는 앱
APTA: Practice and Patient Care: Prevention and Wellness	www.aota.org	• 예방, 웰빙 및 질병 관리에 대한 섹션으로, 특히 피트니스 서비스 제공 시 성인 피트니스 검사 및 의료과실/전문 책임 제공에 대한 요소를 포함
APTA: Practice and Patient Care: Physical Fitness for Special Populations	www.aota.org	• "특수 집단을 위한"은 치료사 사용을 위한 인쇄 가능한 포켓 가이드 링크를 포함하여 많은 유용한 링크를 제공
APTA Academy of Geriatric Physical Therapy: Member Resources	www.geriatricspt.org	• "노인을 위한 운동 권장사항" 문서를 다운로드할 수 있다. • 낙상 예방, 골다공증, 걷기 등과 같은 주제를 포함한 환자 교육 브로셔와 "허약함에서 재미로", "운동 시작을 원하는 당신", "수직 상태 유지: 균형 및 낙상 감소", "골다공증: 소비자 중심의 프레젠테이션을 포함한 요소를 포함. 알아야 할 사항" 및 "실제 활동: 건강과 성공적인 노화를 위한 열쇠이다." 노인학 섹션에는 건강 증진 및 웰니스에 대한 특별 관심 그룹도 포함되어 있다.

준수를 극대화하기 위한 중재와 전략은 치료사가 건강 교육/건강 증진에 참여할 수 있는 또 다른 기회를 제공한다.

사회인지 이론(Social Cognitive Theory, **SCT**)은 고령자의 운동 처방 준수를 예측하는 데 사용되는 주요 건강 행태 이론이다(Bandura, 1976; Bandura, 1986; Bandura, 1995; Bandura, 1997a; Bandura, 1997b)(Grembowski, 1993; Resnick, 2000, Resnick and Jenkins, 2000, Resnick and Spellbring, 2000, Resnick, 2001, Resnick et al, 2001, Schuster, 1995). SCT의 기본 구조는 자아 유능감 기대, 결과 기대 및 결과 예상을 포함한다. 이러한 구조는 건강 행동을 이해할 수 있는 언어를 제공한다. **자기 유능감 기대**는 목표 행동을 성공적으로 수행할 수 있다는 믿음이다. 그것들은 특이하고 일반적으로 장벽을 극복하는데 자신감을 가지고 있다. **결과 기대**는 목표 행동을 수행하는 것이 바람직한 결과로 이어질 것이라는 믿음이며, **결과 예상**은 목표 행동의 예상 결과에 개인이 차지하는 중요성이다. 정의된 바와 같이 이러한 구조는 표 16-8에서 치료 관련 예제로 설명된다.

운동 처방 비준수에 대한 연구는 몇 가지 임상적 상태를 조사했지만 낙상의 위험이 있는 사람에 대해서는 상대적으로 거의 수행되지 않았으며 특히 운동, 체성감각, 전정 및 시각 시스템의 주요 손상 때문에 신경학적 건강 상태 이후에 문제가된다. 연구는 두 가지 차원에 따라 다르다. (1) 처방 준수와 비준수와 관련된 환자의 특성 대 처방 준수를 촉진하기 위한 특정 전략의 사용과, (2) SCT와 같은 이론적 체계의 사용. 특수한 전략은 HEP(Henry, 1999), 그래픽 피드백의 사용(Duncan, 2002), 진행 중인 전화로 연락 및 격려 및 조언(Campbell, 1997; Campbell, 1999; Robertson, 2001)를 구성하는 것을 포함한다.

Campbell과 동료(2001)는 운동성의 인식, 운동을 수행할 의지와 능력, 증상의 심각성, 관절염과 합병증에 대한 태도를 포함하여 무릎 골관절염 환자 샘플에서 처방 준수와 관련된 인자를 발견했다. Sluijs와 동료(1993)는 물리치료 중 운동에 대한 처방 준수가 인지된 장벽에 의해 부정적으로 나타났으며, Biddle(1994)은 처방 준수가 자기 유능에 의해 영향을 받았다고 시연했다. Jette와 동료들(1998)은 운동에 대한 긍정적인 태도와 감각, 혼란과 우울한 기분의 감소를 발견했으며 새로운 의료 문제의 발생이 적은 것은 지역 공동체 거주 노인들에 대한 가정 기반 저항 운동의 더 나은 처방 준수와 관련이 있었다. Allison과 Keller(1997)은 주요한 다른 사람들의 지지가 부족하다는 점은 처방 비준수의 주요한 예측인자가 된다고 제시했다.

심장 재활(Blanchard, 2003; Hellman, 1997)에서 운동 처방준수를 조사하는데 사용된 2가지 행동이론/모델은 Transtheoretical Model 또는 Stages of Change (Prochaska, 1979)와 **Theory of Planned Behavior** (Ajzen, 1991; Ajzen and Driver, 1991; Ajzen, 1985)를 포함한다. 이러한 이론들/모델들은 치료자들이 처방 준수를 증진시키기 위해 이론적인 모델을 어떻게 사용할 수 있는지에 대한 훌륭한 예를 보여준다.

Transtheoretical Model(변화의 단계)

변화의 단계(**Stages of Change**)라고도 불리는 **Transtheoretical Model**(Prochaska, 1979)은 일반적으로 사용되며 건강 행동의 채택에서 6단계를 포함한다.

표 16-8 사회 인지 이론(SCT) 구성의 신경학 관련 사례

	흡연 중단의 예	체중 감량(운동/다이어트) 예
자가 효율성 기대치:	사람은 금연 계획을 효과적으로 실행하기 위해 담배를 끊을 수 있다고 믿어야 한다.	사람은 의도적인 운동량 증가와 식이 칼로리 섭취량 감소 등 개인의 생활습관 변화를 꾀할 수 있다고 믿어야 한다.
결과 기대치:	사람은 니코틴 대체 요법, 신체적 중독 해결, 심리적 요소를 다루는 행동 전략 등 금연 방법이 담배를 끊는 데 도움이 된다고 믿어야 한다.	사람은(운동을 통해) 칼로리 섭취를 늘리고 칼로리 섭취를 줄이는 것이 체중 감소를 가져온다고 믿어야 한다.
결과 기대치:	담배를 끊으면 활동적인 생활습관에 대한 참여가 증진되고 폐암이나 만성폐쇄성 폐질환 같은 질병의 발생 가능성이 훨씬 낮아지며, 이러한 결과가 자신과 가족에게 중요하다는 것을 믿어야 한다.	체중 감량이 삶의 질과 즐거움을 높여주고 심혈관 질환, 당뇨병, 근골격계 질환 등 다발성 질환의 발생을 감소시킨다고 믿어야 한다.

- **심사숙고 이전단계(Precontemplation)**: 사람은 향후 6개월 이내에 조치를 취할 의도가 없다.
- **심사숙고(Contemplation)**: 다음 6개월 이내에 행동을 취하려고 한다.
- **준비(Preparation)**: 사람은 다음 30일 이내에 조치를 취할 것이다.
- **행동(Action)**: 사람이 자신의 명백한 행동을 6개월 미만으로 변경했다.
- **유지 관리(Maintenance)**: 본인의 명백한 행동을 6개월 이상 변경했다.
- **말기(Termination)**: 더 이상 유혹에 넘어가지 않고 완전한 자기 효능을 갖는다.

이 모델을 사용하면 사람이 처방 비준수의 이유를 이해하는 데 도움이 될 수 있다. 사전 계획 단계에서 생각을 분명히 하는 사람은 다음 6개월 이내에 행동을 취할 의도가 없다. 따라서 교육은 예를 들어, 교육과 동기 부여를 사용하여 그 순간 운동을 하기보다는 운동의 이점을 강조하면서 사람을 심사숙고 단계로 이동시키는 방향으로 나아갈 것이다.

계획된 행동 이론

또 다른 건강 증진 이론/모델은 계획된 행동 이론이다(Ajzen, 1991; Ajzen and Driver, 1991; Ajzen, 1985). 이 모델에서(그림 16-4 참조), 행동은 개인의 ***행동 의도***에 의해 결정되며, 행동 의도는 ***행동, 주관적 규범*** 및 ***행동 통제에 대한 태도***에 의해 결정된다. 이 세 가지 이론 구조는 차례로 두 가지 구성 요소로 구성되며, 모두 치료자가 처방 준수를 촉진하기 위해 개입할 수 있는 기회를 제공한다.

*행동에 대한 태도*는 ***행동에 대한 믿음***(주어진 행동을 수행하는 것이 특정 태도 또는 결과와 관련이 있다는 믿음)과 ***행동 결과***(이러한 속성 또는 결과에 부가된 가치)의 영향을 받는다. 주관적 규범은 ***규범적 신념***(각 개인의 지시 대상이 행동의 승인 또는 거부 여부에 대한 신념)과 ***준수 동기***(각 ***지시 대상***의 희망에 따라 행동하려는 동기)(지시 대상은 개인에게 중요성이 있는 중요한 다른 사람이다)에 의해 영향을 받는다. 지각된 행동 ***통제***는 조절 ***신념***(지시 대상은 각 촉진 또는 구속 조건의 발생의 감지된 가능성)과 ***인지된 권력***(목적 행동의 어려움 또는 쉬움에 따른 수행할 때 각 조건의 감지된 효과)에 영향을 받는다.

그러므로 순응을 용이하게 하는 전략에는 환자/고객에게 활동의 이점에 대해 교육(행동의 신념에 영향을 미침), 운동의 이점에 대한 환자/고객의 지시 대상을 교육(즉, 영향력 있는 믿음으로) 하는 것, 치료사의 인식을 촉진하는 것(다시 한번 규범적 신념에 영향을 미침), 촉진 조건을

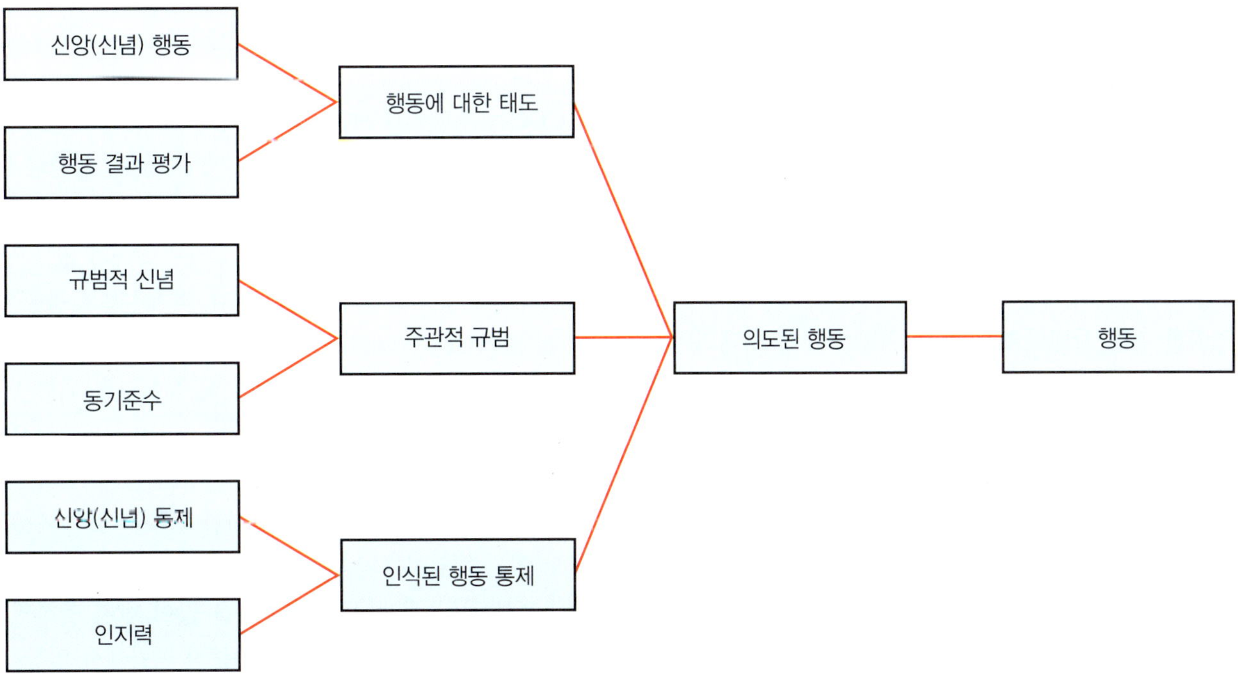

그림 16-4 계획된 행동 이론의 잠재적 상호작용.(*Ajzen, 1991; Ajzen and Driver, 1991; Ajzen and Madden, 1986*)

극대화(따라서 통제 신념에 영향을 미침)을 포함한다. 예를 들어, 지시 대상으로 치료사의 이용을 촉진하는 것은 환자/고객이 운동하는 개인적으로 치료사에게 중요성을 환자/고객과 소통하는 것처럼 간단할 수 있다. 촉진 조건은 각 환자/고객별로 개별적으로 조사해야 한다. 예를 들어, 교통이 장벽이라면 HEP가 매우 중요할 수 있다.

변화의 단계 또는 계획된 행동 이론과 같은 건강 행동 이론/모델을 사용하면 치료사가 환자에게 주고 받는 것이 중요하고 어떤 메시지가 중요한지에 대한 방향을 제시함으로써 환자/고객 교육을 계획하는 데 도움이 될 수 있다. 치료사가 이미 이러한 접근법의 요소를 일상적으로 사용하고 있을지라도, 건강 행동 이론/모델을 사용하면 치료사에게 최대한의 효과를 위해 체계적으로 접근하기 위한 언어와 개념적 틀을 제공한다. 사실, 치료사는 자신의 행동에 대한 통찰력을 제공하는 방법으로 환자/고객과 이론/모델 자체를 상의할 수도 있다.

치료 준수의 장벽

건강 관리의 처방 준수의 장벽은 건강 상태가 좋지 않고 여기에 설명된 건강 불균형을 포함한다.

불량한 건강 상태

일반적으로 건강 행태와 마찬가지로 건강 관리의 치료 준수는 복잡한 주제이며 주요 연구 영역이다. 예를 들어, 건강 상태가 좋지 않은 것은 노인층의 신체 비활동과 관련이 있다. 특별한 예측 인자는 전반적인 건강 상태의 열악한 자기 평가와 만성 상태, 우울한 증상, 상해, 운동 장애, 통증 및 통증에 대한 두려움을 포함한다. 따라서 건강이 좋지 않은 노년층의 운동 처방 준수가 좋은 건강의 사람 다른 요인에 의해 영향을 받는다는 증거가 있다(Dominick, 2006). 신경계 질환을 앓고 있는 많은 사람들(예; 뇌졸중)은 노년층이기 때문에 이것은 중요한 고려 사항이다.

열악한 건강 상태로 인해 운동 처방 준수가 저해되기는 하지만 신체 재활에서 참여하는 신경학적 질환의 고령자와 사람을 추측하는 것은 쉽다. 예를 들어, 운동이 건강 관리의 일부로 처방될 때, 그들은 운동이 건강을 좋게 할지도 모른다고 믿기 위해 편향될 수 있다. 그들은 또한 처방 준수를 해야 한다고 느낄 수도 있다. 마지막으로 그들은 운동 프로그램을 수행하기에 좋은 자체 유능을 가질 수 있다. 운동 프로그램을 개별적으로 처방하고, 자신의 기능 수준에 맞게 조정하고, 가르쳐주기 때문이다(Hardage, 2007). 치료사는 강조하고 강화함으로써 이러한 요소들을 활용할 수 있다.

Zinn(2006)은 치료사가 염두에 두어야 하는 독특한 재활 치료의 3가지 요소를 제시한다. (1) 둘 다 뚜렷한 특성을 갖는 급성기 및 만성기 모두의 존재; (2) 높은 신체적 장애, 인지 장애 또는 둘 모두의 존재; 그리고, (3) 사회적 태도, 특히 핸디캡이 있는 사회적 낙인. 그녀는 인구 통계적 특성, 성격 요인, 기분 장애의 존재, 취약성의 존재(개인이 IADL을 수행하는 데 최대의 능력을 발휘하고 도움이 필요할 수 있는 조건), 사회적 지지 수준을 포함하여, 비순응에 대한 위험 요인의 복잡성을 언급한다. 신체 재활 기간과 장애 후에 성인 장애가 있는 사람들에게 처방 준수을 행사하는 데 유일하게 중요한 요소를 기술하기 위해서는 추가 연구가 필요하다(Hardage, 2007).

건강 불균형

건강 불균형의 연구는 공중 보건 분야의 주요 초점이다. **건강 불균형**은 특정 집단의 사람들 사이의 건강 지표와 삶의 질의 차이이다. 환경적(예; 대기질 권고, 식품의 살충제 수준), 일반적(예; 출생률, 기대 수명), 모성-아동(예; 유아의 출생 체중, 사망률 등) 예방 및 감별(예; 예방 접종률, 담배 상담) 및 치료(간호 진료 접근성, 1차 진료 제공자의 가용성)을 비롯한 많은 범주의 건강 지표(Venes, 2009)가 있다. 건강 불균형에 대한 정보는 일반적으로 질병 통제 센터(CDC, *Health Disparities*)(www.cdc.gov/minorityhealth/CHDIReport.html)에서 얻을 수 있다.

CDC는 장애인(CDC, *상해 예방*) 간의 건강 불균형에 대한 통계를 유지한다. 예를 들어, 장애가 있는 성인의 40%는 장애가 없는 성인의 단 10%에 비해 fair 또는 poor의 건강을 보고한다. 또한 장애가 있는 성인은 장애가 없는 사람들보다 담배를 피우거나, 비만하거나, 육체적으로 활동적이지 않았다(CDC, *건강 불균형*). 건강 관리 접근, 건강, 웰니스 및 피트니스에 대한 임상의 및 장애인을 위한 팁은 http://www.cdc.gov/ncbddd/disability and health/pa.html(CDC, *신체 활동 증가*)에서 확인할 수 있다.

전통적으로 임상적 관리(즉, 개인의 수준에서)에 종사하고 있는 치료사는 일반적으로 공중 보건의 지방의 인구 수준에서 보건 문제에 대한 교육을 많이 받지 못하였다. 그러나 공중 보건 관점은 처방 수준의 맥락에서 임상가가 고려하는 데 중요하다. 예를 들어, 빈곤의 영향은 특히 여성과 어린이의 건강 행동가들에게 처방 준수에 대해 주요 장벽이 될 수 있다. 이 효과는 경제 및 마케팅이 가장 기본적인 건강 지침조차도 해결해야 할 중요한 과제가 될 수 있는 식이요법과 관련이 있다. 예를 들어, 미 농무부(USDA)와 USDHHS(USDA, 2010)의 가이드 라인은 빈곤 수준 또는 그 근처에서 살고 있는 4인 가족에 대해 접하다는 것이 어렵다는 것을 알 수 있다(실제적 요약 및 주요 권장 사항을 포함한 가이드 라인은 www.fns.usda.gov/dietary guidelines americans-2010에서 확인할 수 있다).

치료사는 건강 접근 부족 및 일부 집단의 사회 경제적 요인으로 인한 취약성과 같은 문제를 인식하고 있어야 한다. 이러한 공중 보건의 관점은 치료자가 건강 행동이 발생해야 하는 맥락, 개인이 직면할 수 있는 장벽, 그리고 개인이 장벽을 극복하는 데 도움이 되는 자원을 고려하여 환자/고객의 건강 행태에 대한 처방 수준을 촉진하도록 도움을 줄 수 있다. 또한 작업 및 물리치료 전문의의 회원 및 지도자가 정책, 옹호 및 연구 의제를 설정하는 방법을 결정하는 데 도움이 된다.

환자 적용

Dot, 2단계

몇 주 동안 당신은 치료 계획을 전달하면서, 도트에 대해 더 잘 알게 될 것이다. 그녀의 건강 행동에 대해 물어본 후, 당신은 그녀가 약 1년 전에 담배를 한 번 끊으려고 했지만, 이 노력은 겨우 이틀 동안 지속되었다는 것을 알게 되었다. 그녀는 모든 것이 진행되는 지금 당장 그만둘 수 있을지 모르겠다고 말한다. 그녀는 다이어트를 시도해보지 않았지만 몸무게가 창피하고 매 끼니마다 너무 많이 먹고 간식을 너무 많이 먹는다는 것을 깨달았다고 말한다.

임상 결정 시 고려할 점

1. *금연에 관한 도트의 변화 단계를 어떻게 탐색할 수 있는가?*
2. *영양 변화(칼로리와 지방 섭취 제한)와 운동 증가를 위해 어떻게 도트의 변화 단계를 분석할 수 있는가?*
3. *만약 도트가 아직 금연에 대한 계획 전 단계라면, 금연의 가치와 개인적 이득을 그녀가 알 수 있도록 뭐라고 말할 것인가?*

신경학에서 건강 증진
Health Promotion in Neurology

건강 증진을 일반적인 개념으로 논의한 이후, 장에서는 신경 장애(예; 뇌졸중, 외상성 뇌 손상, 척수 손상, 균형 및 전정 장애, 뇌성마비) 때문에 장애를 가진 사람들을 위해 건강 증진의 현재 초점을 맞출 것이다. 당뇨병, 암, 심장병, 뇌졸중과 같은 만성 질환의 위험을 최소화하기 위해 장애가 있는 사람들은 1차 예방 프로그램에 포함되지 않는 경우가 많다(Patrick, 1994). 그러나 신체 활동은 장애인을 포함한 모든 사람들에게 필수적이라는 인식이 점차 커지고 있다.

2008년 USDHHS는 *미국 장애인을 위한 주요 지침* 및 만성 질환자를 위한 주요 메시지(7장, www.health.gov에서 제공)를 포함한 정책 입안자와 보건 전문가 모두를 위한 주요 문서인 *미국인을 위한 취업 활동 안내서*를 발표했다. 유산소 및 근력 강화 활동에 대한 특정 근거 기반 권장 사항이 있는 주요 지침은 성인에 대한 핵심 지침과 동일하다. 이 문서는 장애를 가진 개인이 특정 권장 사항을 충족시키지 못하는 장애가 신체 활동에 최선을 다해 참여하고 활동을 하지 말아야 한다고 규정하고 있다. 이 문서는 장애인을 포함한 모든 사람들이 평생 동안 신체 활동을 지속해야 한다는 개념을 강화한다. 신경학과 노인 의학의 영역이 종종 중첩되는 것은 주목할 가치가 있다.

이 중첩은 적어도 두 가지 방법으로 발생할 수 있다. (1) 선천적 유래 또는 유년기, 아동기, 청소년기 또는 젊은 성인기에 후천적으로 획득한 신경학적 증상을 가진 사람들의 노화 및 (2) 노년층에서의 신경학적 증상의 발생.

신경 장애가 있는 개인의 공중 보건
Public Health in Individuals With Neurological Disorders

WHO(2006)는 신경학 분야에서 여러 공중 보건 문제를 언급했다. (1) "신경 장애의 공중 보건 측면에 관한 지식의 큰 차이," (2) "장애 발생률이 아니라 사망률 만을 고려한 전통적인 역학 및 건강 통계 방법에 의한" 신경학적 논리 장애의 부담에 대한 심각한 과소 평가와 (3) 미국을 포함한 세계 대부분의 지역에서 신경 장애 환자에게 부적절한 자원. 예를 들어, 미국의 신경계 장애가 있는 사람들은 지역 사회 기반의 피트니스 센터에 접근하는 데 문제가 있다(Rimmer, 2005). 분명 신경 질환의 공중 보건 문제를 해결하기 위해 해야 할 일이 많이 있다. WHO(2006)는 "즉각적인 조치가 세계적으로 취해지지 않는다면 신경학적 부담은 공중 보건에 더욱 심각하고 관리하기 어려운 위협이 될 것으로 예상된다"고 지적했다.

수백만 명의 미국인이 현재 신경계 장애의 영향을 받고 있으며, 인구 증가와 의학 발전으로 사망률이 감소하지만 결과적으로 이환율이 높아짐에 따라 그 효과는 현저하게 상승할 수 있다. 전세계의 신경 장애 및 후유증에 대한 현재 추정치는 10억 명에 달한다. 이 수치는 당국이 신경계의 부담이 되고 있는 공중 보건 위기를 완화하기 위한 조치 촉구를 촉구한다(WHO, 2006). 신경 장애로 인해 장애가 있는 사람들에게 건강 증진 권고안을 전달하는 것이 건강과 삶의 질을 향상시킬 수 있다.

세계 질병 부담 조사(WHO, 1996)에 따르면 전통적인 역학적 보고는 장애 비율보다는 사망률 통계가 측정 단위이기 때문에 신경학적 장애의 유행을 과소 평가했다. 2004년 연구 보고서(WHO, 2004)에 따르면 정신의학적 그리고, 신경학적 장애가 사망률의 약 1%를 차지하지만 질병 부담의 11%를 차지한다. WHO는 질병 부담이 "현재의 건강 상태와 모든 사람들이 질병과 장애가 없는 노인으로 사는 이상적인 상황 사이의 격차"를 해결하는 방법이라고 제안했다(WHO, 2004). 불균형은 조기 사망률, 장애 및 질병에 기여하는 특정 위험 요소로 인해 발생한다(WHO, 2004). *Neurological Disorders의 분석: Public Health Challenges*(WHO, 2006)에 따르면 신경 장애는 소화기 질환, 호흡기 질환 및 악성 신생물보다 훨씬 더 많은 부담을 유발한다.

신경계 장애의 유행 증가는 이질적 기원과 모든 연령대의 사실에 기인한다. 예를 들어, 신생아의 신경 발달 문제, 노년층의 퇴행성 뇌관 사고 등이 원인이 된다. 또한, 신경계 장애는 다발성 경화증과 같은 탈수초화 조건에서 발생할 수 있다. 교모세포종(glioblastomas), 수막종(meningiomas) 및 신경 섬유종(neurofibromas)과 같은 종양; 뇌, 척수 및 신경의 외상성 손상; 대사 질환; 유전학; 자가 면역 질환; 감염; 신경병증.

많은 사람들에게 삶은 신경학적인 사건 이후 완전히 다르다. 대부분의 신경 장애는 만성적이며 종종 개인 연령과 함께 기능적 한계가 증가하는 진행성 또는 끊임없는 과정(예; 근 위축성 측삭경화증, 파킨슨병)을 포함한다. 다른 질환의 경우, 남은 장애가 수명 내내 남아 있지만 신경학적 사건은 안정적 일 수 있다(예; 척수 손상, 뇌졸중).

장애인 인식에 수반되는 오해는 *Healthy People 2010*(USDHHS, 2000)에 자세히 나와 있다. 거짓 신념에는 "장애인은 자동으로 건강이 좋지 않다", "공중 보건은 장애를 예방하는 데에만 초점을 맞추어야 하며", "환경은 장애를 만드는 과정에서 아무런 역할을 하지 않았다" (USDHHS, 2000)와 같은 성명이 포함된다. *Healthy People 2010*에 따르면 "이러한 오해로 인해 장애가 있는 사람들을 대상으로 한 건강 증진 및 2차적인 질병의 발생에서의 질병 예방 활동,"(건강, 사회, 정서적, 가족 또는 지역 사회의 문제인 사람이 1차적인 무능력 상태가 발생할 가능성이 있음)이 강조되어 왔다. *Healthy People 2020*(USDHHS, 2010)에서 "Disability and Health"의 주장은 이러한 오해를 없애고 장애인의 건강 불균형을 강조하는 것을 목표로 한다.

미국 장애인의 미래 보고서(Institute of Medicine, 2007)에서 의학위원회(Institute of Medicine)는 장애와 관련된 2차적인 질병에 대한 보건 전문가의 교육을 강화할 것을 요구한다. 우려할 만한 특정 영역은 신경학적으로 손상된 환자/고객이 아동기에서 성인기로 진입할 때이다. 위원회는 보건 전문가들에게 "많은 만성 건강 상태 및 장애와 관련된 2차 조건 및 조기 노령화에 대한 인식을 높이기 위해"(Institute of Medicine, 2007) 즉, 환자/고객에게 건강한 노화에 대해 교육시키기 위한 것이라고 한다.

신경 장애를 가진 사람들은 건강 증진 분야에서 과소 평가되고 있다. 앞서 언급했듯이 *Healthy People 2010* (USDHHS, 2000)과 *Healthy People 2020*(USDHHS, 2010)는 건강 증진의 필요성을 증가시키지만 역설적으로 장애를 가진 사람들은 다른 그룹보다 미래의 건강 상태를 최소화하는 데 관심을 덜 받는다. 신경 장애가 있는 사람들을 위해 건강 증진 활동을 수행하는 것은 미래의 건강 문제를 예방하고 장애를 유발할 수 있는 추가적인 위험을 줄이기 위해 중요하다(Rimmer, 1999). 또한 건강한 생활 방식을 채택하면 스트레스를 줄이고 우울증을 완화하는 등 개인에 대한 심리적인 이익이 있다.

고전적으로 2차 및 3차 중재는 신경계 장애가 있는 사람들을 위한 작업 및 물리치료의 초점이었다. 치료적 중재는 기능을 향상시키고 상태의 급성 합병증을 제한하는 데 초점을 맞추고 결과적으로 초기 장애를 최소화한다. 그러나 공공의 재활 서비스에서 퇴원하면 후속 치료가 종종 일시적이다. 2차적인 건강 상태를 예방하거나 지연시키는 건강 증진 활동 및 행동에 대한 상담은 전혀 언급되지 않은 경우가 종종 있다.

치료사를 위한 전문적인 책임에는 임상 치료 외에도 예방 및 건강에 대한 모든 환자/고객 교육이 포함된다. 치료사는 고등 교육에서 퇴원을 계획할 때 건강 교육/건강 증진을 시작할 수 있는 중요한 기회가 있다. 불행히도 그들은 임상적 초점에서 건강 교육/건강 증진의 경로로 변화하는 것이 느렸다(Martin and Fell, 1999). 치료사는 모든 환자/고객, 특히 장기 장애가 있는 사람들, 건강 증진 라이프 스타일 및 건강에 대한 올바른 결정의 중요성에 관해 교육해야 하는 어려움을 받아들여야 한다. 치료 전문가는 건강 교육 및 건강 행동 교육을 제공하고, 기존 프로그램을 모니터링 및 수정하며, 장애인에게 평생 컨설턴트로 활동할 수 있는 고유한 자격을 갖추고 있다. 이 리더십 역할은 의료 서비스 제공자의 새로운 역할을 진료의 촉진자로 발전시키고 건강 관리의 초점과 책임을 의료 서비스 중심의 치료에서 자가 관리로 변경한다.

질병 관리 Disease Management

질병 관리 패러다임의 핵심은 제공자로부터 개인으로 건강관리의 책임을 이전하는 것이다. 만성 질환을 앓고 있는 환자의 의료 관리는 전통적으로 병원을 기반으로 한 것이었다. 만성 질환을 앓고 있는 사람들에게 적용되는 자가 관리 전략은 일시적인 공급자 중심의 개입에서 건강 중심의 개인 중심적 또는 소비자 중심의 수용으로 치료의 초점을 전환할 잠재력이 있다. 많은 의료 개입과 달리, 목표는 만성 질환인 질병을 제거하거나 근절하는 것이 아니라 건강을 개선하고 지역 사회 기반 건강 관리 자원의 적절한 활용을 보장하는 효과적인 자기 관리법을 배우는 것이다.

질병 관리 재구성은 질병의 초기관리를 확대하고 질병 예방에 중점을 둔 의료 개혁이 필요하다. 만성적인 신경 장애와 개인이 후속 또는 2차 건강 상태에 대한 위험이 높다는 사실을 감안할 때, 치료사는 건강과 노화의 경로에 대하여 신경학적 장애를 지닌 환자/고객을 안내해야 한다.

치료사는 치과의사에 의해 지난 20년 동안 채택된 역할과 유사한 예방적 접근을 채택할 수 있다. 신경학적 장애가 있는 사람들은 연례 감별 검사에서 확인된 문제를 해결하기 위해 조정된 개입으로 적어도 매년 정기적으로 정기 신체 검진에 참석하도록 권장받을 수 있다. 검진 약속에는 영양사, 영양학자, 보조기사, 사회 복지사, 심리학자, 약사, 침술사, 언어 치료사, 간호사 및 고급 실습 간호사 및 의사를 포함한 여러 임상의와 함께 작업 및 물리치료사를 포함한 다방면 팀 접근이 포함될 수 있다.

이러한 적극적인 역할을 수행함으로써 치료사는 치료의 조정을 향상시키고 환자/고객이 질병 및 이차적인 질병의 위험을 관리하는 방법을 배우도록 돕고 최적의 결과를 위한 적극적인 후속 조치를 보장할 수 있다. 이러한 조치는 보건 서비스를 제공하기 위한 현재의 방법의 결함을 다루기 때문에 만성적 관리 모델(Improving Chronic Illness Care, www.improvingchroniccare.org/index.php?p=The_Chronic_Care_Model & s=2)과 일치한다.

건강한 라이프 스타일을 채택하는 것은 평생의 도전이다. 이러한 노력은 신경 장애를 가진 사람들에게 특히 적합하다. 어떤 조건을 가진 사람들은 2차적인 질병에 대한 위험이 높아졌기 때문이다(Rimmer, 1999). 예를 들어, 뇌성마비 또는 이분 척추증과 연관된 관련 골다공증, 골관절염, 체중 증가, 근육 위축, 균형 및 유연성, 우울증이 있는 사람들은 적절한 건강 교육/건강 증진 프로그램으로 다루어져야 한다(Marge, 1994).

예정된 건강 증진 중재는 장애를 극복하기 위한 개인의 자기 관리(care)와 자기 관리(management) 기술을 향상시킨다. 이 장을 통해 일상생활의 행동 조정을 업데이트, 또는 수정할 수 있을 뿐만 아니라 중등도 질병의 조기 증상을 감별할 수 있다. 미국에서 사망 원인의 절반 이상이 흡연, 식이 요법, 음주, 좌식 생활 및 사고(McGinnis, 1993; Mokdad, 2000; Mokdad, 2004)와 같은 생활 방식 선택과 관련되어 있으므로 지속적인 치료가 중요하다.

후속 건강 문제를 예방하기 위한 건강한 활동을 장려하는 것은 수십 년 동안 옹호해온 직관적인 방법이다. 우리나라와 전세계 사람들이 전염병에 직면해 있는 사회에서 만성 질환에 직면한 사회로의 변화를 목격함에 따라, 장애인의 건강 증진(CDC, *Promoting the Health*)과 같은 치유력 향상 방법의 중요성이 두드러졌다. 많은 건강 관리 분야는 건강 교육/건강 증진 중재를 그들의 실제 범위의 핵심 구성 요소로 포함한다. 유감스럽게도 우리 의료 시스템의 구획화로 인해 다양한 건강 조치에 관한 정보에 대한 규율-특수한 일이 생겨났다. 학제간 독립은 건강 증진과 같은 분야에서 심오하다. 간호 및 직업 및 물리치료에서부터 건강 교육 및 행동 요법에 이르는 분야에서 상당한 연구가 이루어졌으며 의료 시스템 전반에 걸쳐 통합되어야 한다.

장애인을 위한 건강 증진/통합

Health Promotion/Integration for People With Disabilities

2008년에 Rimmer는 뇌졸중을 가진 사람들을 대상으로 한 커뮤니티 기반의 피로와 오락에 대한 장벽을 확인하고,

가장 일반적인 장벽을 5단계로 보고했으며, 치료사는 (1) 프로그램 비용, (2) 해당 지역의 적합성 센터에 대한 인식 부족, (3) 피트니스 센터로의 이행 방법 없음, (4) 운동 방법에 대한 지식이 없다. (5) 운동할 곳이 없다. 뇌졸중을 가진 사람들을 위한 이러한 공통적인 장벽을 인식하는 것만으로도 Rimmer(1999)가 재활의 에피소드에서부터 지역 사회 기반 환경에서 규칙적인 신체 활동에 지속적으로 참여하도록 계획한 치료의 전환을 계획하는 데 있어 치료사에게 엄청난 도움이 될 수 있다. Rimmer 등(2004)의 또 다른 공헌은 도구의 개발이다. Accessibility Instruments Measuring Fitness and Recreation Environments(AIMFREE), AIMFREE에 의한 Fitness 시설은 장애가 있는 사람들은 위하여 피트니스 프로그램을 전제로 한 단체에서 참여에 대한 대부분의 장벽을 구성하고 있는 낮은, 중등도의 레벨의 접근성을 가지는 경향이 있다. Rimmer 등(2004)의 또 다른 공헌은 도구의 개발이다. 접근성 도구는 피트니스 및 레크리에이션 환경 측정(AIMFREE)이다. AIMFREE에 의해 밝혀진 바와 같이, 피트니스 시설은 장애가 있는 사람들을 위한 지역 사회 기반의 적합성 프로그램 참여의 주요 장벽으로 작용하는 접근성 수준이 낮은 경향이 있다

Riley와 Rimmer(2008)는 장애인을 위하여 피트니스 및 레크리에이션 시설의 접근성을 개선하기 위한 프레임 워크를 제안했다. 이 프레임 워크에는 접근성 컨설턴트의 접근성 평가, 접근성 검토 및 접근성 전환 계획을 위한 세 가지 단계가 포함된다. (1) 장애인들이 피트니스 및 레크리에이션 시설을 사용하지 않는 이유에 대한 오해를 없애는 것; (2) 장애인, 시설 소유자 및 시설 직원의 협조 관계 증진; (3) 특정 시설에 적합한 장벽을 제거하기 위한 실질적인, 현실적인 해결책을 개발하는 것; (4) 시설을 사용하고 그 프로그램에 참여하기를 원하는 장애가 있는 소비자의 구체적인 요구를 다루는 것; (5) 접근성에 대한 장벽 제거 비용의 확인; 그리고 (6) 이행 준수 및 프로그램 평가 모니터링을 위한 메커니즘을 제공한다. 비록 제안서가 이 프레임 내에서 치료사를 컨설턴트나 중재자로 지명하지는 않지만 치료사는 확실히 이 역할을 수행할 수 있는 자격이 있다.

장애인을 위한 지역 사회 기반의 피트니스로 이어지는 Rimmer(1999)의 비전이 현재는 거의 충족되지 않았지만 치료사는 Rimmer의 비전의 일부가 될 수 있다. 첫째, 재활 치료 발병 후 퇴원하고 지역 사회 기반의 피트니스를 지속하기 위해 재활 시설을 환자에게 제공할 것을 지지할 수 있다. 이렇게 하면 다음과 같은 여러 가지 장점이 있다.

(1) 이전 환자에게 이미 친숙한 시설 및 장비를 계속 사용할 수 있는 기회를 제공하고 (2) 이전 환자들에게 재활 방향을 설정하는 것이 장애인의 필요에 보다 도움이 되는 환경에서 활동할 수 있는 기회를 제공하는 것. 일부 클리닉에서는 이미 소비자에게 서비스의 가치를 높이고 추가 매출을 창출하는 방법으로 이 모델을 사용한다. 사립 진료소의 소유자는 이러한 유형의 서비스를 직접(해당 주정부의 행위 및 책임 보험 회사의 규정과 같은 준수 문제를 고려하여) 추구할 수 있으며, 병원 시설을 위해 일하는 치료사는 관리자에게 이 아이디어를 제안할 수 있다.

둘째로, 치료사는 소비자에게 동일한 유형의 이익을 줄 수 있는 지역 사회 기반의 적합성 센터(예; 사설 계약자 임대 공간)에서 일할 수 있다. 셋째, 치료사는 특히 물리치료 임상 서비스에서 퇴원하기 전에 환자가 적절한 지역 사회 기반의 피트니스 및 레크리에이션 시설을 식별하도록 도울 수 있다. 넷째, 치료사는 접근 가능성을 개선하기 위한 Rimmer의 프레임 워크를 사용하여 지역 사회 기반의 적합성 센터의 컨설턴트로 활동할 수 있다. 마지막으로, 치료사는 지역 차원에서 연방 차원에 이르는 다양한 유형의 활동에 참여할 수 있는 더 큰 의미의 사회 변화 옹호자가 될 수 있다. 재활 전문가로서 치료사는 평생의 신체적인 피로도의 중요성을 인식할 뿐만 아니라 병리학적 특수 수명 문제에 대한 지식을 운동 처방에 포함시키는 데 이상적이다. 근본적으로, 치료사는 참여의 장벽을 확인하고 완화하기 위해 Rimmer의 2008년 협의에 대답해야 한다. 치료사는 가능하다면 환자 관리자/고객의 의료팀의 일원으로 사회복지사와 상담하거나 관리할 수 있다. 장애인을 위한 건강 증진 영역에서의 Rimmer의 기여는 대단히 중요하며 이 비판적으로 요구되는 패러다임 전환의 일부가 되기를 원하는 치료사에게 훌륭한 출발점을 제공한다.

신경학에서 건강 증진 필요성에 대한 인식 증가 A Growing Recognition of Health Promotion Needs in Neurology

일반 인구에 대한 특정 양상에 대한 연구 보고서 외에도, 병리학적, 특이적 권고가 신경 질환을 앓고 있는 집단에 관해 발표되었다. 충분한 증거가 있는 경우 특정 권장 사항을 제시하는 반면, 다른 전문가는 일반적인 권장 사항

을 작성하고 추가 조사가 필요한 주제의 연구 청사진을 제공한다. 표 16-9는 다음과 같은 신경학 관련 특정 문제 및 의학적 진단과 관련된 건강 증진을 위한 출판 권고 사항을 요약한 것이다: 낙상의 위험성, 뇌졸중, 척수 손상 및 뇌성 마비의 위험.

신경학에서 건강 증진에 대한 체계적 접근 방법

A Systems Approach to Health Promotion in Neurology Across the Lifespan

임상 실습에서 장애인의 건강 증진을 위해(그림 16-3), 2장에서 설명한 환자/고객 관리의 다섯 가지 요소를 포함

표 16-9 신경학 관련 특정 이슈 및 의료 진단을 위한 건강 증진 권고사항 발표

유발 문제	추천	다른 언급
낙상의 위험 (미국 신경학 아카데미의 질적 기준 분과 위원회. *신경학*, 2008)		
• 신경학 실습에서 볼 수 있는 환자의 낙상 위험에 대한 증거 기반 검토 • 뇌졸중, 치매, 보행 및 균형 장애 환자와 보조 장치를 사용하여 이동을 하는 환자와 파킨슨병, 말초신경실조증, 하지 약화 또는 감각상실, 상당한 시력상실을 보이는 환자들의 추락 위험 증가율이 확립된 것으로 나타났다. • 낙상에 대한 일반적인 위험 요인 인정: 고령, 노쇠, 관절염, 일상생활 활동 장애, 우울증, 진정제, 항우울제, 신경이완제를 포함한 정신 활성 약물 사용. • 지난 한 해 동안의 낙상 이력이 미래의 낙상에 대한 강력한 예측 요인으로 언급되었다.	• 확인된 위험 인자가 있는 환자에게 지난 1년 동안의 나상에 대해 질문해야 한다. • 권장 평가: Get-Up and-Go Test 또는 Timed Up-and-Go Test, 앉은 자세에서 도움 없이 설 수 있는 능력 평가, 선별 척도로서의 Tinetti 이동성 척도는 물론 동적 보행 지수, 시간 측정 걸음걸이, 기능 도달 테스트 및 버그 밸런스 척도를 포함한 추가 조치의 고려 사항.	보고서는 미국 노인학회, 영국 노인학회, 미국 노인학회, 미국 추락 예방 정형외과 패널, 코크란 노인 추락 예방을 위한 코크란 리뷰와 같은 개입을 위한 증거에 기초한 지침을 참조했다. 2001년 내과연보에서
뇌졸중 (미국심장협회, 2004)		
• 뇌졸중 환자에 대한 신체 활동 및 운동 권장 사항을 발표하고, 이 환자 집단에서 신체 활동의 건강 편익을 뒷받침하는 증거를 합성하며, 사전 운동 평가 및 운동 프로그래밍에 대한 지침을 제공.	• 운동 전 평가는 완전한 병력 및 신체 검사로 구성되어야 하며 일반적으로 심전도 모니터링을 통한 등급별 운동 검사를 포함 • 연습 테스트는 개인의 필요에 따라 테스트 모드를 선택(예; 팔, 다리 또는 팔-다리 주기 에르고메트리)하고 적응(예; 난간 사용)하는 것을 포함해야 한다. • 운동 프로그래밍 권장사항은 운동 모드(에어로빅, 강도, 유연성, 신경근육)와 주요 목표, 강도, 빈도 및 지속 시간별로 나열되어 있다. • 트레드밀 걷기, 개별 맞춤형 접근법 사용 및 이에 따라 빈도, 지속 시간 또는 둘 다 증가된 강도의 감소 형태로 등급별 운동 테스트를 수행할 수 없는 사용자를 위한 수정 사항을 통합한다.	• 미국 심장 협회와 같은 주요 조직의 구체적인 증거 기반 지침은 치료사에게 중요한 요소이며, 우리가 이러한 지침을 숙지하고 사용하는 것이 매우 중요하다. • 또 다른 중요한 증거 기반 요소는 APTA 웹 사이트의 "Practice" 탭에서 제공되는 "Physical Fitness for Special Populations pocket guide"이다.
척수신경손상 (두 가지 연구: "척수 손상에 따른 건강 증진 활동으로서의 운동"과 "척수 손상을 입은 사람을 위한 증거 기반 운동 처방", *2005년, 신경 물리 치료 저널*)		

계속

표 16-9 신경학 관련 특정 이슈 및 의료 진단을 위한 건강 증진 권고사항 발표 - 계속

유발 문제	추천	다른 언급
• 척수손상(SCI)을 입은 사람에게 운동의 중요성에 초점을 맞춘다. • 첫 번째 보고서에서는 운동 중 및 운동 후 골절, 근골격계 과사용/상해, 열 조절 장애, 자율 이상반사증, 피부 화상, 압박 또는 감압을 포함한 운동 위험뿐만 아니라 SCI를 가진 사람들의 신체 활동 참여에 대한 이득과 장벽을 설명한다.	• 두 번째 보고서는 이 모집단의 사전 연습 검사 및 운동 처방에 대한 권고사항을 제공한다.	
뇌성마비 (소아 연구 회담 세션, 2007)		
• 방법, 빈도, 강도 및 지속 시간에 대한 최종 권고안을 제시하기 전에 추가적인 연구의 필요성을 강조하는 설득력 있는 근거는 불완전했다.	• 뇌성마비 아동을 위한 체력 증진, 근력과 심폐소생술 피트니스 강조.	

하여 이 장에서 소개한 원칙과 절차와 일치하는 방식으로 연습하는 것이 필수적이다(그림 2-2): 검사, 평가, 진단, 예후 및 중재는 궁극적으로 환자 결과에 이르게 한다. 검사는 건강 증진 과정을 시작하는 데 중요한 역할을 하며 병력, 기능 검토 및 테스트 및 조치를 포함한다; 시스템 리뷰에는 각 카테고리에 대한 질문에 대한 환자/고객 응답의 최소 데이터 세트(즉, 추천 이유에 관계없이 모든 환자/클라이언트에 대해 수집할 정보)가 포함되어 있으므로 시스템 접근 방식의 기초가 된다 신경 상태로 인해 장애가 있는 개인의 건강 및 웰리스를 향상시킨다.

시스템 검토에서 특별히 다루지 않은 신체 시스템 및 문제는 필요에 따라 포함시켜야 한다. 예를 들어, 학대와 방치를 탐구하고 일반 건강 평가의 일부로 환자/고객의 체온을 측정해야 할 수 있다. 최적의 실행은 치료자의 작업장에서 요구하는 것보다 높은 수준의 검사를 요구할 수 있다(예; 병력 및 시스템 검토가 아닌 특정 검사와 측정이 필요할 수 있음).

또한 3차 예방은 재활에서 임상적 개입의 일반적인 수준이지만, 임상가들에게 다른 수준의 예방을 병행하는 것이 가능함을 상기한다. 예를 들어, 치료사는 정기적인 감별 검사를 고려할 수 있다. (1) 우울증 및 골다공증과 같은 신경학적 장애가 있는 성인에게 공통적인 *특정 조건/질병/장애*(조기 발견을 위한 2차 예방 차원에서의 선별을 구성하는) 또는 (2) 우울증, 골다공증 및 뇌졸중(위험 요인을 변경하고 질병이나 부상을 예방하기 위한 1차 예방 차원에서 감별을 구성하는 것)과 같이 이 환자/고객 집단에서 발생할 수 있는 특정 문제에 대한 *위험 요소*.

환자의 1차 및 2차 예방은 적절한 추천을 선별하고 실시하는 것뿐만 아니라 적절한 운동 프로그램에 대한 교육 및 처방을 포함한 중재를 포함할 수 있다. 교육에는 건강 관리 서비스를 보다 효과적으로 활용하는 방법, 예를 들어, 건강 관리 제공자에게 정확한 최신 약물 목록을 제공하는 방법 등의 주제가 포함될 수 있다. 뇌졸중과 같은 건강 상태의 병태생리; 운동의 유익한 효과를 포함하여 특정한 생활 양식의 변경을 포함한다.

표 16-10은 신경계에서 건강 증진에 대한 시스템 접근법의 개념과 예방 수준(APTA, 2015)을 결합한 매트릭스를 제공한다.

생애 전반의 신경학 건강을 위한 팁 및 가이드라인

Tips and Guidelines for Health in Neurology Across the Lifespan

소아와 노인의 신경과 관련하여 건강 문제가 많이 있지만, 이 장에서는 가장 일반적으로 발생하는 건강 및 웰리스 문제에 대한 가능한 개입을 고려하기 위한 프레임 워크를 제공하고 토론과 설명의 출발점으로 사용된다. 웰리스

표 16-10 **치료사가 포함된 1차 예방(1°) 및 2차 예방(2°)을 포함한 시스템 대상 건강**

	시스템 리뷰 항목	치료사들을 위한 예방 활동
심혈관계/호흡기계	심장박동수, 호흡수, 혈압, 부종.	1° 방지: 뇌졸중 위험요소 선별, 1° 예방 및 2° 예방: 뇌졸중에 대한 교육을 제공
피부계	유연성(질감), 흉터 형성 여부, 피부색 및 피부 온전성	2° 예방: 피부암 검진, 1° 및 2° 예방: 피부암에 대한 교육을 제공
근골격계	전반적 대칭, 전반적 관절가동범위, 전반적 근력, 키 및 체중.	2° 예방: 골다공증 검사, 1° 및 2° 예방: 골다공증에 대한 교육을 제공
신경근육계	전반적으로 조정된 움직임(예; 균형, 걸음걸이, 운동, 전달, 전환) 운동 기능(운동 조절 및 운동 학습).	2° 예방: 말초신경성 병증에 대한 감별, 1° 및 2° 예방 검사: 말초신경성 병증에 대한 교육을 제공
커뮤니케이션 능력, 영향, 인식, 언어 및 학습 스타일	니즈를 알릴 수 있는 능력, 의식, 오리엔테이션, 정서/행동 반응, 학습 장벽 및 교육적 요구와 같은 학습 선호도.	2° 예방: 학대 및 방치, 우울증, 낙상에 대한 공포, 정신상태 및 시각적 변화 감별, 1° 및 2° 예방: 학대 및 방치, 우울증, 추락에 대한 공포, 정신상태, 시각적 변화에 대한 교육을 제공

의 다양한 차원을 상기한다. 육체적 차원에 초점을 맞추더라도 신체 활동뿐만 아니라 식이 및 영양, 수면 및 일반적인 안전(예; 안전 벨트 사용, 놀이터 장비의 적절한 이용, 이용 감독 필요성, 자전거 헬멧 사용) 뿐만 아니라 육체적인 활동이 있다. 이러한 모든 측면은 치료사가 직접적으로 또는 의뢰를 통해 다룰 수 있어 잠재적으로 중요하다.

신경학적 문제에 대한 일반적인 건강 문제의 예는 균형 및 낙상 예방, 안전 및 상해 예방, 위험한 개인 행동의 회피, 다중약물요법 및 처방순수, 삼염, 우울증, 골나공증, 피부암, 뇌졸중 재발을 포함하는 다음의 장에서 논의한다. 이 장에서 다룰 수 없는 다른 건강 증진 문제의 경우 독자는 미국 보건 복지부의 온라인인 www.healthfinder.gov를 통해 정부 수립 사실 자료 및 지침을 찾을 수 있다.

일부 건강 문제는 시스템 검토 또는 시험의 다른 구성 요소 중에 확인된다. 예를 들어, HTN은 내외과적인 병력과 심혈관/호흡기계 검토의 혈압 측정 중에 검출되며 균형 및 낙상은 병력 및 신경근육계 검토 중에 초기에 평가된다. 그러나 다른 문제 중 일부는 일반적으로 시스템 검토 또는 검사의 다른 구성 요소에서 전혀 감지되지 않을 수 있다. 예를 들어, *지침서*(APTA, 2015)는 병력의 일환으로 약물(예; 현재 상태의 약물, 이전 상태의 약물, 다른 상태의 약물)을 열거하지만, 다중약물요법과 처방 준수의 범위와 같은 약물과 관련된 문제를 구체적으로 다루지는 않는다. 한편 *작업치료 실무 기본 틀*에는 약물 관리에 특정한 수행 패턴을 평가할 때 작업치료의 역할을 보여주는 "건강 관리 및 유지"(AOTA, 2014)의 IADL에 따른 "투약 루틴"이 포함된다.

또한 환자/고객의 체온 측정(감염 가능성을 나타내는 지표로)은 시스템 검토의 구성 요소가 아니다. 영향은 의사소통 능력, 인지, 언어 및 학습 스타일 범주의 시스템 검토이지만 우울증에 대한 감별은 명확하게 표현되지 않았다. 환자/고객은 골다공증이나 피부암이 있거나 골다공증, 피부암 또는 뇌졸중의 위험 요소가 있음을 알지 못할 수 있다. 따라서 시스템 검토에 추가하여 다른 심사 방법(예; *졸업한 물리치료사의 최소 요구 기술*, APTA)과 Goodman과 Snyder(2007)의 다른 검사 방법(예; *Differential Diagnosis for Physical Therapists: Screening for Referral*)이 도움이 될 수 있다.

건강 습관과 관련된 다음과 같은 쟁점에 관해서는, 평생의 관점에서 영양 상태와 신체 활동 수준을 포함한 많은 건강 습관이 적어도 초기(AHA, *Top 10 Tips*)에 정의되어 있음을 이해하는 것이 중요하다. 심혈관 질환은 유년기부터 시작될 수 있다(Newman, 1986; Berenson, 1998; Mahoney, 1996, McGill, 2001). 논리적으로, 성인기 초반으로 이어지는 어린 시절의 건강한 행동을 촉진하는 것이 장기적으로 최적의 이점을 가질 수 있다. 따라서 가능한 한 빨리 영양, 체중 및 신체 활동과 관련하여 가능한 모든 상황에 대해 가정교육을 제공하는 것이 필수적이다. 자녀의 건강한 행동 및 건강 결정을 촉진하기 위한 아이디어가 있는 여러 온라인 자료가 표 16-11에 나와 있다.

표 16-11 소아와 성인을 위한 건강 증진 인터넷 정보

	소아	성인
http://www.healthfinder.gov/ • 간행물, 웹 사이트, 클리어링하우스를 포함한 소비자 보건 및 인적 서비스 정보를 위한 미국 정부 게이트웨이/클리어링하우스. "영양", "신체 활동", "안전" 및 "흡연" 등의 주제를 찾기 위한 알파벳순 목록 또는 검색 옵션이다. 또한 특별 섹션 "HHS for Kids"(http://www.hhs.gov/kids/)도 있다.	✓	✓
http://kidshealth.org/ • Nemours Foundation(어린이 건강 관리 전용) 사이트에는 다음과 같은 "건강 유지"에 대한 정보가 포함된 특정 범주 "어린이 사이트"가 포함된다; 스포츠 안전, 흡연, 영양, 체중, 운동. '부모의 사이트'와 '10대들의 사이트'	✓	
http://www.heart.org/HEARTORG/GettingHealthy/PhysicalActivity/Physical-Activity_UCM_001080_SubHomePage.jsp • 미국 심장 협회 신체 활동 사이트 "Get Moving"에는 동기 부여, "시작을 위한 팁", "AHA 가이드라인", "리소스", 온라인 "My Life Check Assessment" 등이 포함되며, (1) 활동적으로 되기, (3) 콜레스테롤을 조절하기, (4) 혈압 관리하기, (5) 체중 감량하기, (6) 혈당 낮추기, (7) 금연하기가 예로 있다.	✓	✓
http://www.heart.org/HEARTORG/GettingHealthy/HealthierKids/Healthier-Kids_UCM_304156_SubHomePage.jsp • "건강한 가정을 만드는 방법", "아이를 위한 활동", "어린이 비만 이해"를 포함한 미국 심장 협회 • "건강한 가정을 만드는 방법"(AHA, Top 10 Tips)	✓	
http://www.choosemyplate.gov/ • 본 사이트는 미국에 기반한 온라인 맞춤형 식사 계획 및 상호 도구 식품 선택을 지원 농림부 "미국인을 위한 식생활 지침"	✓	✓
http://www.cdc.gov/tobacco/basic_information/youth/index.htm • CDC "청소년 담배 예방" 사이트(사실 및 정보 "젊음과 담배" 포함)	✓	✓
http://www.cdc.gov/cancer/skin/ • CDC "피부암" 페이지는 적절한 피부 커버 및 보호 가이드라인, 태양으로부터의 안전, "Choose Your Cover" 캠페인(http://www.cdc.gov/cancer/dcpc/publications/skin.htm) 등 젊은층에 대한 암 예방을 강조	✓	✓
http://www.cdc.gov/bam/ • CDC "BAM! Body And Mind" 페이지는 질병, 음식, 영양, 신체 활동, 안전, 생활, 신체에 대한 섹션이 있는 젊은 그룹에 초점을 맞췄다.	✓	

Slikker와 Gaylor(1995)는 2가지의 과정을 설명한다: **위험 평가**, "불리한 또는 이상한 효과가 화학적, 물리적 또는 생물학적 제제의 노출과 관련이 있을 확률을 결정하기 위해 사용된 경험에 기초한 과정"과 **위험 관리**, "위험 평가 프로세스를 통해 얻어진 정보를 적용하여 평가된 위험을 줄여야 하는지, 만약 그렇다면 어느 정도로 축소해야 하는지를 결정하는 프로세스". Martin과 Fell(1999)은 건강과 건강 증진을 위한 환자 교육에 중점을 둔 주요 분야의 사례를 제공한다. 이 장에서 논의된 것을 포함하여, 특정 연령에 맞는 건강 증진 문제에 대한 점검 목록을 개발하여 건강 검진 및 건강 문제를 신속하게 심사하기 위한 초기 검사의 일부로 사용할 수 있다. 치료 실습에 건강 증진 포커스를 구현하기 위한 6가지 매우 중요한 단계는 다음 문제 및 시스템에 적용할 수 있다.

1. 환자/고객 또는 가족에게 현재 행동에 대해 물어본다.
2. 환자/고객이 현재의 행동 및 행동 변화와 관련이 있다고 생각하는 장단점을 결정하고,

3. 행동 변화 또는 행동 유지를 위해 환자/고객이 어떤 *변화 단계*에 빠졌는지,
4. 특정 행동과 관련하여 환자/고객의 자아 유능을 결정하고,
5. 환자/고객의 *변화 단계*에 따라 치료 계획, 목표 및 목표를 설정하고
6. 환자/고객이 목표를 달성하고 행동을 *변화*시키는 데 도움이 되는 최선의 방법을 결정한다.

일반적인 영역에 대한 특정 권장 사항 및 지침을 살펴 본다.

낙상 예방

연구에 따르면, 노년층의 경우 사망 및 상해(Berg, 1990; Sattin, 1992)를 포함하는 낙상이 거의 3분의 1에 해당하는 것으로 나타났다(Blake, 1988; Campbell, 1989; Tinetti, 1988). Hardage(2007)는 가정 건강 물리치료에 참여한 노인들에게서 확인하였으며, 80%는 낙상의 병력을 보고했으며 58%는 비손상 낙상의 기록을 보고하고 50%는 유해한 낙상 기록을 보고하고 있다. 과학적 문헌은 운동을 포함하여 고령자의 낙상 위험을 감소시키는 데 효과가 있는 치료사가 참여할 수 있는 여러 중재를 보여준다(American Geriatric Society, 2001; Carter, 2001; Gillespie, 2003; Howe, 2007; Hunter, 2004). 가정에서 위험요소 평가와 수정(Gillespie, 2003), 그리고 나학문적 평가와 중재를 보여준다(Gillespie,2003; Tinetti, 1994). Cochrane 리뷰, (Gillespie, 2003)는 일련의 무작위 통제 연구(RCTs)와 마찬가지로 근력 강화 및 균형 훈련으로 구성된 전문적으로 처방된 HEP를 뒷받침하는 증거를 발견했다(Campbell, 1997; Campbell, 1999 Robertson, 2001). 이 연구는 HEP가 80세 이상의 노년층 공동체 거주자에서 약 1/3의 *낙상 위험을 줄이는 유일한 개입*이라고 설명했다. 이 HEP는 단순한 장비 또는 장비없이 하체 강화 및 균형 훈련을 위한 운동으로 구성되었다.

고령자를 위한 문헌에서 주의를 끄는 또 다른 범주는 **기능 훈련**이다. 근력 강화를 위한 기능 훈련은 근육 실난을 목표로 하지 않고 수행할 업무의 근육 사용에 초점을 맞추고 업무의 특정 및 신경 근육 조절 또는 훈련을 위한 업무 연습을 사용한다는 점에서 기능 훈련은 근력강화 훈련과는 다르다(Carroll, 2001). 이러한 유형의 운동은 기능적인 운동(de Bruin, 2007), 기능적인 작업 운동(de Vreede, 2005), 특수 과제 운동(Manini, 2007) 및 목표 지향 훈련(Mastos, 2007)을 포함하는 많은 문헌에 나와 있다.

새로운 기능의 증거(de Bruin, 2007, de Vreede, 2005, Manini, 2007, Mastos, 2007, Weerdesteyn, 2006)는 기능 훈련의 효과를 지원한다. 기능적 훈련은 일상생활 및 일상적인 이동성 작업(예; 장애의 인지)을 사용하기 때문에 피하기, 지구력, 힘, 균형 및 인지 기술(Manini, 2007, Weerdesteyn, 2006) 등 여러 가지 차원의 낙상 예방을 목표로 한다. Mastos(2007)는 기능 훈련이 종종 환자의 목표와 직접적으로 관련된 활동을 포함하기 때문에 동기 부여를 개선하고 이러한 작업에서 인지 능력 향상을 조장하는 데 도움이 된다고 지적했다. Manini(2007)는 기능적 저항 운동과 저항 운동의 조합이 기능 향상과 노년층의 낙상 위험 감소에 가장 좋은 결과를 가져올 수 있다고 제안했다.

중재 전략으로 **낙상 예방**(또는 **낙상 위험 감소**)에는 환자/고객 교육, 신체적 개입 및 환경 적응이 포함되어 조절이 불가능한 지면 또는 기타 지지면으로의 균형을 잃을 가능성을 최소화한다. 평형 활동을 통합하기 위한 손상 기반 예비 조정과 기능적 기술 개입은 치료사 개입의 중심이다. 중재 기반의 손상에는 감각 결함(27장), 운동 범위 결함(23장), 운동조절 손상(24과 25장), 근력 결함(22장), 전정 손상(29장)과 균형 결함(30장)을 다룰 수 있다. 특징한 근본적인 장애를 다루는 것 외에도, 치료사는 환자/고객과 환경에 전체적으로 관련된 분석 및 중재에서 의료제공자를 안내하기 위해 개발된 특정 지침을 사용할 수 있다. 낙상 예방과 관련된 몇 가지 웹 기반 정보가 상자 16-2에 나열되어 있다. 상자 16-3에는 환자/고객과 공유할 수 있는 낙상을 예방하기 위한 건강 정보가 있다.

상해 예방을 위한 안전한 보호 행동

필수 치료사는 부상을 예방하기 위한 목적으로 모든 활동에서 안전하고 보호적인 행동을 촉진해야 한다. 예를 들어, *Healthy People 2020*(USDHHS, 2010)은 안전벨트(목적 15), *아동 규제/카 시트*(목적 16), 그리고 자전거 헬멧(목적 21 to 22)과 관련된 목표를 확인했다. 어린이 건강을 위한 CDC 웹 사이트 "BAM! Body and Mind," "*Your Safety*"(www.cdc.gov/bam/safety/index.html)로 불리우고 있으며, 구체적인 가이드라인을 포함하고 있다: "Gear Up," "Hard Facts about Helmets," "H2O

Smartz," "Keeping Your Cool," "The Bully Roundup," "Play It Safe," "Safety Smartz," "Sun Proof," "Tick Tactics," and "Tsunami"(CDC, *Your Safety*).

소아과에서 다루어야 할 또 다른 문제는 놀이터 장비에 대한 안전이다. 각 상황에서 치료사는 이전에 설명한 건강 증진을 위한 6가지 일반 단계를 따라야 하며 건강한 행동을 선택하고 유지하는 과정을 통해 환자/고객을 돕고 격려해야 한다. 보건 전문가의 권위와 교육은 환자/고객의 신념에 중요한 영향을 줄 수 있다. 예를 들어, 응급실 의사가 자전거 헬멧 사용에 대해 감별하는 것처럼(Cushman, 1991), 치료사는 헬멧 사용에 대해 문의하고 모든 가족 구성원이 이용할 때 헬멧을 사용하도록 권장해야 한다.

위험한 개인 행동 피하기

건강한 사람들 2020(USDHHS, 2010)에는 부상이나 질병을 초래하는 위험한 개인 행동을 없애거나 피하는 데 도움이 되는 목표가 포함되었다. 지침을 포함하여 중재를 위한 많은 자원은 CDC 온라인(www.healthfinderder.gov)에서 찾을 수 있다. 몇 가지 주요 영역이 여기서 다루어진다.

상자 16-2 낙상 예방을 위한 인터넷 건강증진 자료

http://www.cdc.gov/HomeandRecreationalSafety/Falls/adultfalls.html

- 질병관리예방센터(NCIPC)의 자료표 "노년층 낙상"에는 "노년층은 어떻게 낙상을 예방할 수 있는가?"라는 제목의 특정 섹션이 포함되어 있다.

https://www.cdc.gov/homeandrecreationalsafety/pdf/falls/fallpreventionguide-2015-a.pdf

- CDC 문서 "낙상 방지: 노인을 위한 지역사회 기반 낙상 예방 프로그램 개발방법"은 지역사회 조직에 "교육, 운동 프로그램, 의약품 관리, 시력 점검 및 개선, 가정 위험 평가 및 수정"에 관한 사례와 자원을 제공한다.

https://www.cdc.gov/homeandrecreationalsafety/pdf/falls/fallpreventionguide-2015-a.pdf

- "낙상 방지: What Works, A CDC Compendium of Effective Community-based Interventions from the World"는 (1) 연습 기반, (2) 가정 개조 또는 (3) 다면적 개입으로 분류된 14가지 개입을 설명한다.

상자 16-3 65세 이상 개인 건강 정보 요약: 낙상 및 부상 예방

운동

규칙적인 유산소 운동; 스트레칭과 근력강화 포함; 걷기

칼슘 및 비타민 D

여성은 칼슘(1,500mg)과 비타민D(750U)를 매일 섭취해야 한다

약물

65세 이상의 노인은 발륨, 달마네, 엘라빌 또는 타이레놀 PM을 복용하거나 5개 이상의 처방약을 복용해서는 안 된다.
담당의사와 상담한다.

신발

가장 좋은 신발은 운동화처럼 바닥이 편평한 워킹화이다.

가정 위험

야간 조명을 사용하고, 샤워실/욕조 및 모든 층계에 난간이나 안전 스트립을 설치하고, 투척 러그를 고정하고, 잘 보이지 않는 물체를 제거한다.

시각

만약 당신이 잡지 인쇄물을 읽는데 어려움이 있거나 지난 2년 동안 눈을 검사 받지 않았다면 안과 의사를 만나본다.

술

음주는 우울증 및 부상과 관련이 있으므로 하루에 한두 잔 이상 마시지 않도록 주의한다. Baraff, 1997에서 요약했다(자세한 내용은 기사에서 참조).

흡연

특정 *건강한 사람* 목표(TU-1)는 흡연하는 미국 성인의 비율을 줄이는 것이었는데, 이는 분명히 피해를 줄 수 있는 것 때문이었다. 특히 소아과, 어린이 및 청소년에 관한 다른 목적에는 청소년(TU-2)의 담배를 사용을 줄이고 어린이, 청소년 및 청소년의 흡연을 줄이는 것이 포함된다. 중재와 관련하여 *Healthy People 2020*의 목표는 건강 관리 환경에서의 담배 검열(TU-9) 및 건강 관리 환경에서의 금연 상담 증가(TU-10)를 포함한다. 건강에 대한 명백한 위험을 감안할 때, 치료사는 항상 금연의 이점을 지적하고 각 환자/고객에게 금연을 권장해야 한다. 귀하의 건강 증진 의견을 표현하고 귀하의 전문적 행위가 가져오는 신뢰로 많은 다른 사람들의 의견을 다시 말하면 환자/고객이 위험의 현실과 건강 및 기대 수명에 실질적으로 유

의미한 고려를 하는 데 중요한 수준에 도달하게 된다. 환자에게는 "담배를 피운 모든 사람들의 절반이 금연"(Fiore, 1996)을 하고, 많은 사람들이 "금연하기 전에 몇 번의 시도를 하지만 그들은 성공한다"고 동기부여가 될지도 모른다(Fiore, 2008).

치료사는 무엇을 할 수 있는가? 임상가를 위한 온라인 가이드(의료 연구 및 품질, 2008년)는 모든 보건 전문가가 다음과 같은 간단한 작업을 수행하도록 권장한다.

1. "방문할 때마다 흡연에 대해 물어본다." 저자는 "흡연: 현재, 이전, 절대 없음(원 1)"에 대한 환자/고객의 활력 징후로써 응답을 포함하여 데이터의 체계적인 수집을 권장한다.
2. "모든 흡연가에게(명확하고 강하고 개인적으로) 금연하라고 충고한다." 예를 들어, "담배를 끊는 것이 건강을 지키기 위해 할 수 있는 가장 중요한 일이다." 의료 전문가는 큰 영향력을 행사하도록 한다.
3. 건강 행동 변화의 단계를 포함하여 "종료 준비 여부 평가." 금연을 요청할 때마다 환자/고객이 행동 변화의 다음 단계로 이동하면서 더 높은 수준의 실현을 유도할 수 있다. 환자/고객이 현 시점에서 그만두기를 원하지 않는다면, 동기 부여를 제공하고, 종료해야 할 이유를 검토하며, 종료에 대한 확신을 쌓는다.
4. 환자/고객이 기꺼이 그만두기를 원할 경우, 지원, 도움 및 의뢰(예; 약리 보조제의 가능한 처방을 포함하여 금연 계획의 의료 관리를 담당하는 의사에게)를 포함한 "금연 계획을 가진 흡연가를 돕기", 상자 16-4에 나와 있는 것과 같은 특수 팁을 제공한다. 환자/고객과 공유할 수 있는 추가 인터넷 자원은 금연 계획 및 "금연 유지" 전략을 돕기 위해 상자 16-5에 나열되어 있다.

상자 16-4 금연 계획을 통해 담배 사용자를 지원하기 위한 구체적인 팁(AHRQ, 2008)

흡연자 지원:

- 종료 날짜를 2주 이내로 설정한다.
- 담배 제품을 환경에서 제거한다.
- 가족, 친구 및 동료의 지원을 받는다.
- 과거의 종료 시도 검토—도움이 된 것, 재발로 이어진 것.
- 특히 니코틴 금단 현상을 포함한 중요한 몇 주 동안 어려움을 예상한다.
- 금연 이유와 금연 혜택을 식별.

성공적인 종료에 대한 조언:

- 절대 금연은 필수적. 단 한 번도 필요 없다.
- 음주는 재발과 밀접한 관련이 있다.
- 가정에서 흡연할 수 있도록 허용하면 금연을 성공하지 못한다.

약물 사용 권장:

- 처방전 없이 살 수 있는 니코틴 패치, 껌 또는 로젠 사용을 권장하거나, 금지되지 않는 한 바렌라인, 부프로피온 SR, 니코틴 흡입기 또는 코스프레이를 처방한다.

리소스 제공:

- 1-800-QUIT NOW(784-8669)를 추천한다. 이 번호는 주 기반 서비스에 대한 국가별 액세스 번호이다. 무료 자료는 웹 사이트를 참조한다.
- 의료 연구 및 품질 기관: www.ahrq.gov/path/tobacco.htm
- 미국 보건 및 인적 서비스부: www.smokefree.gov

산만한 운전

운전자 안전에 잠재적인 영향을 미칠 수 있기 때문에 치료사는 모든 연령층의 운전 습관을 감별하고, 구두로 안전성을 격려해야 한다. 미국 자동차 협회(AAA *Traffc Safety*, 2007)는 "충돌의 약 80%가 어떤 형태의 운전자 집중력 결여와 관련되어 있다고 보고한다." 많은 저자들은 운전 중에 운전자의 주의를 분산시키는 것과 관련된 특징 요소, 특히 운전 중 휴대폰 사용 및 문자 메시지를 강조했다(Hosking, 2007; McEvoy, 2006; Lee, 2007). CDC 간행물인 "Teen Driving: Fact Sheet"(CDC, *Teen Driving*)에는 어린 10대 운전자, 특히 운전 면허증을 취득한 초기 연령대의 위험이 가장 크다고 한다. 사실, 자동차 충돌 사고는 10대들의 주요 사망 원인이다(CDC, *Teen Driving*). 보다 구체적으로, 2007년 AAA 조사에 따르면 16~17명의 운전 면허 운전자 중 61%가 운전 중 문자 메시지(46%)를 포함하여 위험한 운전 습관을 인정했다(AAA, *Teen Driving*).

CDC 사실 자료에는 CDC 데이터 및 기타 연구에서 확인된 위험 요소가 부상 및 사망과 관련되어 있음이 요약되어 있다. 청소년 운전 연령대가 16-19세(CDC, *Teen Drivers*)이다. 남성; 젊은 남성 승객이 차에 있을 때 두드러지게 전방으로 너무 빨리 주행하고 지나치게 운전하는 것(Simons-Morton, 2005); 차량 운전자로서 술을 마시는 것. 술을 마시는 운전자와 함께 승객으로 타기; 안전벨

상자 16-5 인터넷에서 제공되는 환자 금연 자료

http://www.smokefree.gov/

http://betobcofree.hhs.gov/

http://www.ahrq.gov/professionals/clinicians-providers/guidelines-recommendations/tobacco/index.html

- AHRQ 지침에는 "흡연자를 위한" 자원 섹션이 포함되어 있다.

http://www.ahrq.gov/health-care-information/topics/topictobacco-use.html

- "금연 가능"

http://www.ahrq.gov/professionals/clinicians-providers/guidelines-recommendations/tobacco/clinicians/tearsheets/helpsmokers.html

- AHRQ "흡연자 및 기타 담배 사용자를 위한 도움말: 금연"은 온라인 또는 PDF로 다운로드 가능한 책자로, 금연을 위한 탁월한 이유(하루 1팩에 월 150달러에서 3팩에 월 450달러 절약! 포함)와 금연을 위한 실용적인 팁을 제공.

http://www.cdc.gov/tobacco/quit_smoking/how_to_quit/quit_tips/

- 흡연자, 질병관리본부 "금단 팁"

http://www.heart.org/HEARTORG/GettingHealthy/QuitSmoking/Quit-Smoking_UCM_001085_SubHomePage.jsp

- 미국심장협회 "금연" 섹션에는 금연, 충동 대처, 금연 생활 및 금연 자원(흡연 비용 계산기, 가족 및 친구를 위한 팁, 수많은 온라인 및 통화 자료 포함) 링크가 포함되어 있다.

상자 16-6 상위 10개 물놀이 안전 팁(CDC, H2O Smartz)

- **수영을 배운다.** 물놀이를 하며 좋은 시간을 보내고 싶다면, 강한 수영선수가 되는 것은 필수이다.
- **친구를 데려간다.** 당신이 수영을 잘할지라도, 언제 도움이 필요할지 모른다. 주변에 친구가 있는 게 더 안전하고 더 재미있어!
- **자신의 한계를 알고 있어야 한다.** 너무 피곤하고, 너무 춥고, 안전과 거리가 멀고, 햇볕을 너무 많이 쬐고, 너무 힘든 활동을 하는 "너무"를 주의한다.
- **감독 구역에서만 수영하고** 모든 표지판 및 경고를 준수한다.
- 보트, 제트스키, 수상스키, 래프팅, 낚시 시에는 **구명조끼를 착용한다.**
- **래프팅을 하는 동안 조류에 주의한다.** 그것은 빠르게 변할 수 있다! 거센 물살에 휘말려도 맞서지 않는다. 해안가를 통과할 때까지 평행하게 헤엄친다. 교각, 방파제, 작은 댐, 선착장 근처에서는 물살이 예측불가능해질 수 있다. 움직이기 힘들면 해안으로 간다. 위험한 파도와 이안류의 징후를 인식하고 관찰하는 법을 배운다. 이상한 색, 정말로 고르지 않거나 거품이 일거나 물 조각으로 가득 찬 물이다.
- **날씨를 주의한다.** 만약 여러분이 나쁜 날씨(어두운, 번개)를 발견하면, 안에서 짐을 싸서 즐거운 시간을 보낸다.
- **물속에서 밀거나 담기기 같은 장난을 치지 않는다.** 친구들은 쉽게 통제 불능이 될 수 있다.
- **얕은 물에 뛰어들지 않는다.** 물이 얼마나 깊은지 모르면 잠수하지 않는다.
- **헤엄칠 수 없는 곳에 떠다니지 않는다.** 물이 너무 깊은지, 해안가나 수영장 쪽에서 너무 멀리 떨어져 있는지 계속 확인한다.(CDC "H2O Smarts" 웹페이지 www.cdc.gov/bam/safety/h2o.html에서 확인 가능

트 소홀히 이용하기; 늦은 오후 및 밤 운전; 주말 운전. 운전에 대한 주의 집중을 하지 않고, 문제가 되는 것은 10대 운전자가 위험한 상황을 과소 평가하거나 위험한 상황을 인식할 수 없을 가능성이 높다는 사실이다(Jonah, 1987).

이러한 모든 요소들이 결합됨으로써 운전자, 특히 10대들은 자신과 승객 및 다른 운전자를 위험에 빠뜨릴 수 있으며 특히 주의를 분산시키는 일로 인해 위험에 처하게 된다. 이러한 요소들 중 많은 부분이 고위험 시간에 특별한 주의를 가지고 운전과 관련된 모든 일들(예; 운전 중 문자 메시지가 아닌), 알코올이나 마약을 이용하지 않고 운전, 안전 벨트를 지속적으로 사용하는 것, 안전한 운전을 따르지 않는 결과에 대한 교육을 통해 분명히 해결될 수 있다.

위험한 수영/다이빙

수중 활동과 관련된 잠재적 상해는 익사로 인한 사망, 잠수로 인한 무산소 뇌 손상 및 다이빙 사고로 인한 척수 손상을 포함한다. 통계에 따르면 어린이를 포함한 대부분의 익사가 가정 수영장(CDC, *Unintentional Drowning*)에서 발생한다. 치료사는 이러한 부상을 예방하기 위한 전략을 개인에게 교육할 수 있다. 물 안전을 위한 CDC의 요령은 상자 16-6에 나와 있다. 또한 아이들은 항상 수영장 주위를 감독해야 하며 수영장 주변은 안전성이 확보되어야 하므로 아이들은 감독 없이 들어갈 수 없다.

다이빙과 관련된 척수 손상은 너무 얕거나 물체가 보이

지 않는 물에 뛰어들어 머리를 손상받고 경추부에 압박 골절을 일으킬 때 발생한다. 따라서 다이빙(Mayo Clinic, 2015) 전에 수심과 수중 지형을 신중하게 점검하여 물이 터무니없이 얕은지 확인한다. 일반적으로 깊이가 9피트 미만이면 다이빙에 안전하지 않다(Reeves Foundation, 2010). www.parachutecanada.org/thinkfirst canada (Think First, *Sudden* Impact)에서 비디오는 고위험군(15~24세) 청소년의 부주의에 의한 얕은 수영 다이빙으로 인한 척수 손상 방지를 위해 캐나다에서 개발되었다. 이 공개 정보 비디오는 온라인 youtube.com/watch ?v=05ROGDsJvqQ에서 환자/고객과 공유할 수 있다. 흐르는 물에서 수영하는 사람과 다이버는 통나무와 같은 수중 물체가 더 깊은 물에 빠지게 할 수 있으며 다른 사람들이 같은 장소에서 반복적으로 다이빙을 하는 지역에서도 다이빙 위험을 제기할 수 있음을 명심해야 한다.

햇빛 노출 및 태닝 침대

암 예방 목표로서, *건강한 사람들 2020*(USDHHS, 2010)은 유해한 자외선(UV) 조사에 대한 노출을 줄이고 햇볕을 피하는 행동에 참여하는 사람들의 비율을 증가시키는 데 중점을 둔다. 치료사는 특히 햇볕에 노출되는 지역에 사는 사람들에게 이러한 변화를 권장해야 한다. 태양의 노출을 제한하기 위한 주요 전략은 일조 시간의 야외 활동을 피하는 것이다. 예를 들어, 해변을 방문할 때는 아침과 늦은 오후에 태양을 즐기지만 오전 10시에서 오후 4시까지는 그늘이나 실내에 머물러야 한다. CDC 웹 사이트 BAM! *Body and Mind "Sun Proof"*(CDC, *Sun Proof*)는 환사/고객과 공유할 수 있는 다른 특별한 팁을 제공한다. (1) 햇빛 피하기; (2) 문질러라; (3) 착용하고, 적용하고, 다시 한번 더 이용하기; (4) 선글래스 이용하기; (5) 그늘에 있기. *Cover up*은 피부를 덮을 수 있는 충분한 옷을 착용하고 있음을 나타낸다. 최적의 자외선 차단을 위해 자외선 차단 지수(sun protection factor, SPF)가 15 이상인 자외선 차단제를 사용하는 것이 중요하다는 점을 지적하라. *착용하고, 적용하고, 다시 한번 더* 이용하기는 심지어 2시간마다 방수 및 땀 방지 선크림을 다시 도포해야 함을 의미한다. *선글라스 착용*은 자외선으로부터 눈을 보호하는 것이 중요함을 나타낸다. *그늘에 있으면* 태양을 피할 수 있는 기회(예; 실내에서 가거나 그늘에 앉아서)를 얻을 수 있다. 웹 사이트 healthfinder.gov에는 피부암 예방에 대한 정보(www.healthfinder.gov/Health Topics/Category/parenting/safety/steps)가 있다.

과체중/비만을 피하기 위한 영양적인 건강

비만은 이제 성인과 어린이 사이에 세계적인 유행병으로 간주된다(Poirier, 2006). 비만인 미국인의 비율이 극도로 증가한 10년 후, 2008년은 미국 성인의 약 1/3이 비만이지만 최근의 증가율은 느려질 수 있음을 알 수 있다(Flegal, 2010). CDC 데이터에 따르면 백인과 비교할 때 흑인의 비만 유병률은 48.1% 높았으며 히스패닉 인구는 다른 지역(CDC, *Adult Obesity Facts*)에 비해 남서부 지역에서 비만 유병율이 42.5% 높았다. 2008년 데이터(Ogden, 2010)에서 높은 비만 지수(BMI)로 정의된 비만의 유병률은 유아의 경우 약 10%에서 최근 10년간 상대적으로 사춘기 및 청소년의 경우 약 18%까지 다양하다. 비만은 다른 신체 시스템에 부정적인 영향을 미치고, 근골격계에 과부하를 일으키고 신체 활동을 제한한다.

그래서, 이것은 환자들이 환자/고객들에게 다루어야 할 명확한 문제이다.

The *Healthy People 2020*(USDHHS, 2010) 성인과 어린이를 위한 영양 및 체중 상태 목표에는 건강한 체중의 성인의 비율을 높이기 위한 목표(NWS-8)가 포함된다; (NWS-9-10) 비만으로 간주되는 성인, 어린이 및 청소년의 비율을 줄이려면;(NWS-5) 환자의 BMI를 정기적으로 측정하는 1차 진료 의사의 비율을 높인다; (NWS-6) 영양 및 체중과 관련된 상담 또는 교육을 포함하는 의사 방문의 비율을 높인다; (NWS-13-14)는 2세 이상에서 식이 요법에 과일과 채소의 다양성을 증가시킨다. 다시 말하며 치료사는 중재 및 의뢰, 특히 환자/고객 교육을 통해 이러한 목표를 달성하는 데 중요한 역할을 할 수 있다.

신체 활동 및 운동은 체중 감량 프로그램을 위한 체중 조절의 필수 구성 요소이며 치료사가 쉽게 개발하고 감독할 수 있다. 그러나 특정 교과서 및 운동 지침은 이 교과서의 범위를 벗어나며 다른 운동 및 신체 활동 자료에서 찾아 볼 수 있다. 치료사의 영양에 대한 역할은 제한적이지만(예; 작업치료사가 식사 준비 및 정리의 IADL과 식사 시간 및 영양 관리와 관련된 습관 및 일상을 평가할 수 있음)(AOTA, 2014), 정부 기관 및 전문가의 지침 협회가 많다. 어린이들에 대한 이러한 개입의 중요성은 부인할 수 없다(Olson, 1989; Arbeit, 1992). 많은 정보가 인터넷에서 공개 정보로 제공되며 환자/고객과 공유할 수 있다.

건강한 식단을 먹는 것은 AHA(*Life's Simple 7*)가

"Life's Simple 7"이라고 부르는 것의 중요한 부분이다. 이상적인 심장 혈관 건강을 위한 7가지 건강 및 행동 요인은 치료자가 환자/고객과 확실히 공유할 수 있는 목표이다.

1. 담배를 피우지 마라;
2. 건강한 체중 유지하라;
3. 정기적인 신체 활동에 참여하라;
4. 건강한 식사를 하라;
5. 혈압 관리하라;
6. 콜레스테롤을 관리하라. 그리고,
7. 혈당 또는 포도당을 건강한 수준으로 유지하라.

상자 16-7 미국 심장 협회의 권장 다이어트

필요한 영양소를 섭취하려면 다음을 강조하는 식이 패턴을 섭취한다.

- 과일, 야채,
- 통곡물
- 저지방 유제품,
- 가금류, 생선, 견과류,
- 빨간색 고기와 설탕이 함유된 음식과 음료를 제한

출처: www.heart.org/HEARTORG/GettingHealthy/NutritionCenter/HealthyEating/The American-Heart-Associations-Diet-and-Lifestyle- Recommendations_UCM_305855_Article.jsp.

치료사가 공유할 수 있는 일반 대중의 영양 개선을 위한 간단한 지침에는 상자 16-7에 있는 *The American Heart Association's Diet and Lifestyle Recommendations*이 포함된다. 또한, 육안으로 보이는 지방을 요리하기 전에 고기에서 잘라내고, 탈지 또는 1% 지방 우유(무지방 또는 저지방 요구르트 및 치즈)를 선택하고, 장기 육류 섭취를 제한하고, 지방이 거의 또는 전혀없는 조리 방법(broiling, baking)을 사용하는 것이 좋다. 상자 16-8은 최적의 영양 상태를 위한 정보를 제공하는 다른 인터넷 지원을 요약한다; 많은 것을 환자/고객과 공유할 수 있다.

건강한 식품 소비에 관한 또 다른 우수한 소비자 및 건강 전문 정보원은 *Dietary Guide for Americans 2010* from the USDA(USDA, 2010)이다. 철저한 설명뿐만 아니라 여기에 재현된 여러 유용한 리소스를 제공한다. 그림 16-5는 USDA 식품 안내서와 이상적인 식단에 해당

상자 16-8 인터넷을 통해 제공되는 환자를 위한 영양 건강 자원

http://www.healthfinder.gov/HealthTopics/Category/health-conditions-and-diseases/diabetes/eat-healthy

- "Eat Healthy"에는 기본적인 정보와 조치 단계가 포함되어 있다.

http://www.cdc.gov/bam/nutrition/index.html

CDC "BAM! 어린이를 위한 몸과 마음" 웹사이트에는 "식품과 영양"이라는 섹션이 있다.

- 빠르고, 쉽고, 건강한 간식으로 멋진 간식을 제공
- 건강한 음식을 선택하는 데 도움이 되는 식사 결정

http://www.cnpp.usda.gov/DietaryGuidelines

- 미국질병예방보건진흥국(Office of Disease Prevention and Health Promotion USDHHS)의 "2010년 미국인을 위한 식이요법"은 우리가 무엇을 먹어야 하는지, 음식을 최적으로 준비하는 방법 및 안전하고 건강하게 유지하는 방법을 요약한 전체 식이요법 가이드라인의 PDF 파일 하나로 다운로드할 수 있다. 소비자 안내 책자도 여기에서 다운로드할 수 있다.

http://www.health.gov/dietaryguidelines/dga2005/toolkit/DASH/default.htm

- 국립심장 · 폐 · 혈액연구소(NHLBI)는 나트륨 섭취 감소 외에도 "포화지방, 콜레스테롤, 총 지방이 낮고, 과일과 야채, 무지방 또는 저지방 우유 및 유제품이 강조되는 DASH "고혈압 종식을 위한 식이요법" 식단을 마련했다. 이 식단 계획에는 통곡물, 생선, 가금류, 견과류도 포함된다. 이것은 전형적인 미국 식단에 비해 살코기, 단 것, 첨가된 설탕, 그리고 당분이 함유된 음료에서 감소되어 있다. 칼륨, 마그네슘, 칼슘은 물론 단백질과 섬유질이 풍부하다."

http://www.health.gov/dietaryguidelines/dga2005/toolkit/default.htm

- USDHHS 웹페이지 "Toolkit for Health Professionals"에는 수많은 식생활 지침, 리소스, 특정 식사 계획(DASH, My Plate), 재현 가능한 워크시트 및 팁 시트, 소비자 브로셔 및 팩트 시트, 특히 의료 전문가용 자료로 구성된 오래된 성인 브로셔 및 팩트 시트가 포함되어 있다.

상자 16-8 인터넷을 통해 제공되는 환자를 위한 영양 건강 자원 – 계속

http://www.cdc.gov/nutrition/everyone/fruitsvegetables/index.html

- CDC 국가과일채소 프로그램은 공공보건 향상을 위해 과일 및 채소 소비를 늘리기 위한 민관 협력 프로그램이다. 웹사이트에서는 나이, 성별, 신체 활동 수준에 따라 매일 섭취해야 할 과일, 야채의 양을 각각 계산하는 계산기를 제공한다. 예를 들어, 하루에 30분 이하의 신체활동을 하는 40대 남성은 매일 약 2컵의 과일과 3컵의 야채를 섭취해야 한다.

http://www.heart.org/HEARTORG/GettingHealthy/GettingHealthy_UCM_001078_SubHomePage.jsp

미국 심장 협회 영양센터에는 다음 링크도 포함되어 있다.

1. "Heart Smart Shopping" 링크에는 다음이 포함된다.
   - 식료품 쇼핑
   - 식품 라벨 읽기
   - 심장 체크 표시(Heart-Check Mark)
   - 식료품 목록 작성기(온라인 도구)
2. "건강 요리" 링크는 다음을 포함한다.
   - 건강한 준비 방법
   - 스마트 대체품
   - 건강 간식
   - 여름 바비큐 팁
3. "레시피" 링크에는 간식/애피타이저, 수프/샐러드/반찬, 메인디시, 디저트/스위트별로 분류된 다양한 심장 건강 레시피가 포함되어 있다.
4. "외식" 링크에는 다음이 포함된다.
   - 레스토랑 선택
   - 메뉴 해독
   - 패스트푸드 먹기
   - 공급자와 대화
   - 식사 주문

http://www.niddk.nih.gov/health-information/health-communication-programs/win/win-health-topics/Pages/default.aspx

- 미국 국립 당뇨소화신장 질환연구소(NIDDK)는 주제별로 열거된 영양, 신체활동, 체중조절 관련 자료와 출판물에 대한 웹페이지 링크 및 다운로드 목록을 온라인으로 제공한다. 출판물은 일반인, 의료전문가, 홍보전단지, 스페인 등으로 분류된다.

하는 각 식품 카테고리에 대한 고혈압(DASH) 식단 계획에 대한 식이 접근법을 비교한 것이다. 그림 16-6은 세 가지 다른 활동 수준에 대한 성별 및 연령별 예상 열량 요구 사항을 보여준다. BMI 계산기는 온라인에서 쉽게 구할 수 있지만 그림 16-7은 체중(파운드)과 높이(인치)를 사용하여 BMI를 결정할 수 있는 차트를 제공한다. 성인 BMI 참소 범위는 어린이에게 적용되지 않기 때문에 그림 16-8은 연령 백분위 수의 제한이 있는 어린 소년의 BMI 성장 차트의 예를 보여준다.

DASH로 혈압 강하 가이드(USDHHS, 2006)에는 DASH 계획에 대한 세부 정보가 들어 있다. 이 계획은 영양 및 나트륨 제한을 통한 체중 감소 및 HTN 조절을 돕기 위해 개발되었다. 영양 성분에 대한 추가 세부 사항은 상자 16-8에 나와있다. 2,100 칼로리 섭취 계획을 가정하면 DASH 목표는 다음과 같다: 칼로리의 총지방 27%, 칼로리의 포화지방 6%, 칼로리의 단백질 18%, 칼로리의 탄수화물 55%, 콜레스테롤 150mg 나트륨 2300mg(1500mg 니트륨이 훨씬 효과적임), 칼륨 4700mg, 칼슘 1250mg, 마그네슘 500mg, 섬유 30g 등이다. 그림 16-9는 DASH의 일일 섭취량과 각 식품군의 공급의 범위를 보여준다.

표 1. 2,000칼로리양의 USDA 식품 가이드 및 DASH 섭취 계획 샘플[a]

USDA 푸드 가이드 및 DASH 식사 계획(별도로 명시되지 않는 한 매일)에서 권장되는 다양한 식품 그룹의 양은 2,000 칼로리 수준이다. 또한 각 그룹의 다른 식품 선택에 대해서도 동일한 양이 확인된다. 어느 한쪽의 식습관을 따르기 위해서, 시간의 경과에 따른 음식 선택은 평균적으로 각 그룹으로부터 이러한 양의 음식을 제공해야 한다.

음식 그룹과 하위그룹	USDA 음식 그룹양[b]	DASH 식이 계획량	동량
과일그룹	2컵(4인분)	2~2.5컵(4-5인분)	1/2컵에 상당하는 양: • 1/2컵, 날 것으로, 얼려서, 또는 캔 과일 • 1 중간 과일 • 1/4컵 말린 과일 • USDA: 1/2컵 야채쥬스 • DASH: 3/4컵 야채쥬스
식물군 • 짙은 녹색 채소 • 오렌지색 채소 • 콩류(마른 콩) • 녹말성 채소 • 기타 채소	2.5컵(5인분) 3컵/주 2컵/주 3컵/주 3컵/주 6.5컵/주	2~2.5컵(4~5인분)	1/2컵에 상당하는 양: • 생채소 또는 조리채소 1/2컵 • 생잎 채소 1컵 • USDA: 야채 주스 1/2컵 • DASH: 야채주스 3/4컵
곡물그룹 • 통곡물 • 다른 곡물	6온스 3온스 3온스	7~8온스(7~8인분)	1온스 단위: • 빵 1조각 • 마른 곡물 1컵 • 반 컵의 밥, 파스타, 시리얼 • DASH: 마른 시리얼 1온스(시리얼 종류 확인 라벨에 따라 1/2-1/4컵)
고기와 콩 그룹	5.5온스	6온스 또는 미만 고기, 가금류, 어류	1온스 단위: • 기름기 없는 살코기, 가금류, 생선 1온스 • 달걀 1개 • USDA: 마른 콩이나 두부 요리 4분의 1컵, 땅콩 버터 1티스푼, 견과류나 씨앗 1/2온스 • DASH: 견과류 1/2온스, 씨앗 1/2온스, 마른 콩 요리 1/2온스
		일주일에 4~5인분 땅콩, 씨약, 마른 콩류[c]	
유제품 그룹	3컵	2~3컵	1컵은 다음과 같다. • 저지방/무지방 우유 1컵, 요구르트 • 저지방 또는 무지방 천연 치즈 1 1/2온스 • 저지방 또는 무지방 가공 치즈 2온스
오일	24그람(6티스푼)	8~12그램(2~3티스푼)	1 티스푼은 다음과 같다: • DASH: 1티스푼의 부드러운 마가린 • 1 티스푼의 저지방 마요 • 2 티스푼의 가벼운 샐러드 드레싱 • 1티스푼의 야채오일
임의 칼로리 허용량 • 분포예: 고체 지방[d] 설탕 추가	267칼로리 18그람 8티스푼	 ~2티스푼(일주일마다 5티스푼)	1티스푼의 설탕추가: • DASH: 1티스푼 또는 잼 • 1/2온스 젤리빈 • 8온스 레몬레이드

a. 특별한 언급이 없는 한 모든 인분은 하루에 한 번이다. USDA 야채 하위 그룹의 양과 DASH 견과류, 씨앗, 그리고 마른 콩의 양은 매주 급여한다.
b. 2,000칼로리 USDA 식품 가이드는 51세부터 70세까지의 많은 좌식 남성, 19세부터 30세까지의 좌식생활 하는 여성 및 신체적으로 더 활동적인 일부 다른 성별/연령 그룹에 적합하다. 성별/나이/활동 수준 및 적절한 칼로리 섭취에 대한 정보는 표 3을 참조한다. 다른 칼로리 수준의 식품 그룹, 양 및 식품 섭취 패턴에 대한 자세한 내용은 부록 A-2 및 A-3을 참조한다.
c. DASH Eating Plan에서 견과류, 씨앗, 그리고 마른 콩은 고기 가금류와 생선과는 별개의 식품 그룹이다.
d. 이 표에 나열된 기름들은 음식 패턴에서 필수 지방산을 포함한 비타민 E와 복합불포화 지방산의 주요 원천이기 때문에 칼로리의 일부로 여겨지지 않는다. 대조적으로 고체 지방(즉, 포화 지방과 트랜스 지방)은 재량 칼로리의 원천으로 별도로 나열되어 있다.

그림 16-5 이상적인 식단을 위해 동일한 양의 식품범주별 USDA 식품 가이드와 DASH 식사 계획 비교: *미국 보건 및 인간 서비스부 및 미국 농림부 2015-2020 미국인을 위한 식사 지침.* 8판. 2015년 12월. https://health.gov/dietaryguidelines/ 2015/guidelines/에서 확인할 수 있다.

연령, 성별, 신체 활동 수준별로 하루 평균 칼로리 필요량 추정치

추정 칼로리[a]는 다양한 성별과 연령 그룹에 대한 칼로리 균형을 세 가지 다른 신체 활동 수준으로 유지하는 데 필요하다. 추정치는 USDA 식품 패턴에 할당하기 위해 가장 가까운 200 칼로리로 반올림된다. 개인의 칼로리 요구량은 이 평균치보다 높거나 낮을 수 있다.

	남성			여성[c]		
활동 수준[b]	좌식 생활	중등도 활동	활동성	좌식 생활	중등도 활동	활동성
나이(연)						
2	1,000	1,000	1,000	1,000	1,000	1,000
3	1,200	1,400	1,400	1,000	1,200	1,400
4	1,200	1,400	1,600	1,200	1,400	1,400
5	1,200	1,400	1,600	1,200	1,400	1,600
6	1,400	1,600	1,800	1,200	1,400	1,600
7	1,400	1,600	1,800	1,200	1,600	1,800
8	1,400	1,600	2,000	1,400	1,600	1,800
9	1,600	1,800	2,000	1,400	1,600	1,800
10	1,600	1,800	2,200	1,400	1,800	2,000
11	1,800	2,000	2,200	1,600	1,800	2,000
12	1,800	2,200	2,400	1,600	2,000	2,200
13	2,000	2,200	2,600	1,600	2,000	2,200
14	2,000	2,400	2,800	1,800	2,000	2,400
15	2,200	2,600	3,000	1,800	2,000	2,400
16	2,400	2,800	3,200	1,800	2,000	2,400
17	2,400	2,800	3,200	1,800	2,000	2,400
18	2,400	2,800	3,200	1,800	2,000	2,400
19–20	2,600	2,800	3,000	2,000	2,200	2,400
21–25	2,400	2,800	3,000	2,000	2,200	2,400
26–30	2,400	2,600	3,000	1,800	2,000	2,400
31–35	2,400	2,600	3,000	1,800	2,000	2,200
36–40	2,400	2,600	2,800	1,800	2,000	2,200
41–45	2,200	2,600	2,800	1,800	2,000	2,200
46–50	2,200	2,400	2,800	1,800	2,000	2,200
51–55	2,200	2,400	2,800	1,600	1,800	2,200
56–60	2,200	2,400	2,600	1,600	1,800	2,200
61–65	2,000	2,400	2,600	1,600	1,800	2,000
66–70	2,000	2,200	2,600	1,600	1,800	2,000
71–75	2,000	2,200	2,600	1,600	1,800	2,000
76+	2,000	2,200	2,400	1,600	1,800	2,000

a. 추정 에너지 요구량(EER) 방정식에 기초: 각 연령 성별 그룹에 대한 기준 높이(평균) 및 기준 체중(건강) 사용. 어린이와 청소년의 경우 기준 키와 몸무게가 다양하다. 성인의 경우, 기준 남성의 키는 5피트 10인치이고 몸무게는 154파운드이다. 여성의 참고기준은 키가 5피트 4인치이고 몸무게는 126파운드이다. EER 방정식은 의학 연구소에서 가져온 것이다.(Dietary Reference Intakes for Energy, Carbohydrate. Fiber, Fat, Fatty Acids., Cholesterol, Protein, and Amino Acids. Washington (DC): The National Academies Press; 2002).

b. 좌식은 일반적인 일상생활과 관련된 가벼운 신체 활동만을 포함하는 생활 방식을 의미한다. 적당히 활동적이라는 것은 일반적인 일상생활과 관련된 가벼운 신체 활동 외에 하루에 약 1.5 ~3마일을 시간당 3~4마일로 걷는 것과 동등한 신체 활동을 포함하는 생활 방식을 의미한다. 능동적(active)은 일반적인 일상생활과 관련된 가벼운 신체 활동 외에 하루에 3마일 이상 시간당 3-4마일로 걷는 것과 동등한 신체 활동을 포함하는 생활 방식을 의미한다.

c. 여성의 추정치는 임신 중이거나 모유 수유를 하는 여성을 포함하지 않는다.

그림 16-6 세 가지 활동 수준에 대한 성별 및 연령별 예상 칼로리 요구 사항 차트: *미국 보건 및 인간 서비스부 및 미국 농림부 2015-2020 미국인을 위한 식사 지침*. 8판. 2015년 12월. www.cnpp.usda.gov/에서 확인할 수 있다. 2016년 5월 5일 액세스.

성인 BMI 차트

BMI	19	20	21	22	23	24	25	26	27	28	29	30	31	32	33	34	35
키	몸무게(파운드)																
4'10"	91	96	100	105	110	115	119	124	129	134	138	143	148	153	158	162	167
4'11"	94	99	104	109	114	119	124	128	133	138	143	148	153	158	163	168	173
5'	97	102	107	112	118	123	128	133	138	143	148	153	158	163	158	174	179
5'1"	100	106	111	116	122	127	132	137	143	148	153	158	164	169	174	180	185
5'2"	104	109	115	120	126	131	136	142	147	153	158	164	169	175	180	186	191
5'3"	107	113	118	124	130	135	141	146	152	158	163	169	175	180	186	191	197
5'4"	110	116	122	128	134	140	145	151	157	163	169	174	180	186	192	197	204
5'5"	114	120	126	132	138	144	150	156	162	168	174	180	186	192	198	204	210
5'6"	118	124	130	136	142	148	155	161	167	173	179	186	192	198	204	210	216
5'7"	121	127	134	140	146	153	159	166	172	178	185	191	198	204	211	217	223
5'8"	125	131	138	144	151	158	164	171	177	184	190	197	203	210	216	223	230
5'9"	128	135	142	149	155	162	169	176	182	189	196	203	209	216	223	230	236
5'10"	132	139	146	153	160	167	174	181	188	195	202	209	216	222	229	236	243
5'11"	136	143	150	157	165	172	179	186	193	200	208	215	222	229	236	243	250
6'	140	147	154	162	169	177	184	191	199	206	213	221	228	235	242	250	258
6'1"	144	151	159	166	174	182	189	197	204	212	219	227	235	242	250	257	265
6'2'	148	155	163	171	179	186	194	202	210	218	225	233	241	249	256	264	272
6'3'	152	160	168	176	184	192	200	208	216	224	232	240	248	256	264	272	279
	표준체중						과체중					비만					

그림 16-7 체중(파운드)과 키(인치)를 사용하는 모든 개인에 대해 BMI를 결정할 수 있는 차트. 주소: http://health.gov/dietary 지침/dga2005/dga2005/dga/sys/ch3fig2.jpg. 2016년 5월 5일 액세스.

환자 적용

도트, 3단계

흡연과 비만으로 인한 건강상의 위험에 대한 당신의 교육과 동기 부여 후, 도트는 확실히 담배를 끊고, 살을 빼려고 노력하기로 결심했다.

임상 결정 시 고려할 점

1. *금연에 대한 어떤 공공 정보를 도트과 공유할 수 있나요?*
2. *정보 공유 외에도 어떤 건강관리 전문가에게 의뢰하는 것이 가장 좋을 것인가?*
3. *체중 감량에 대한 어떤 공공 정보를 도트와 공유할 수 있나요?*
4. *체중 감량을 위한 중재의 두 가지 주요 측면은 무엇인가?*
5. *비록 치료사가 체중 감량 개입의 신체 활동 부분을 쉽게 설계하고 관리할 수 있지만, 도트에게 어떤 건강관리 전문가에게 의뢰하는 것이 가장 좋을 것인가?*

다중약물 요법의 문제와 약물 처방 준수

재활치료사, 성인 및 소아과, 여러 가지 약물을 복용하

2~20세 남아
연령 백분위수에 대한 체질량 지수

이름 ______________

기록 # ______________

날짜	나이	몸무게	구조	체질량지수	코멘트

***체질량지수 계산:** 몸무게(KG)/신장(CM)/신장(CM) × 10000
몸무게(lb)/신장(in)/신장(in) × 703

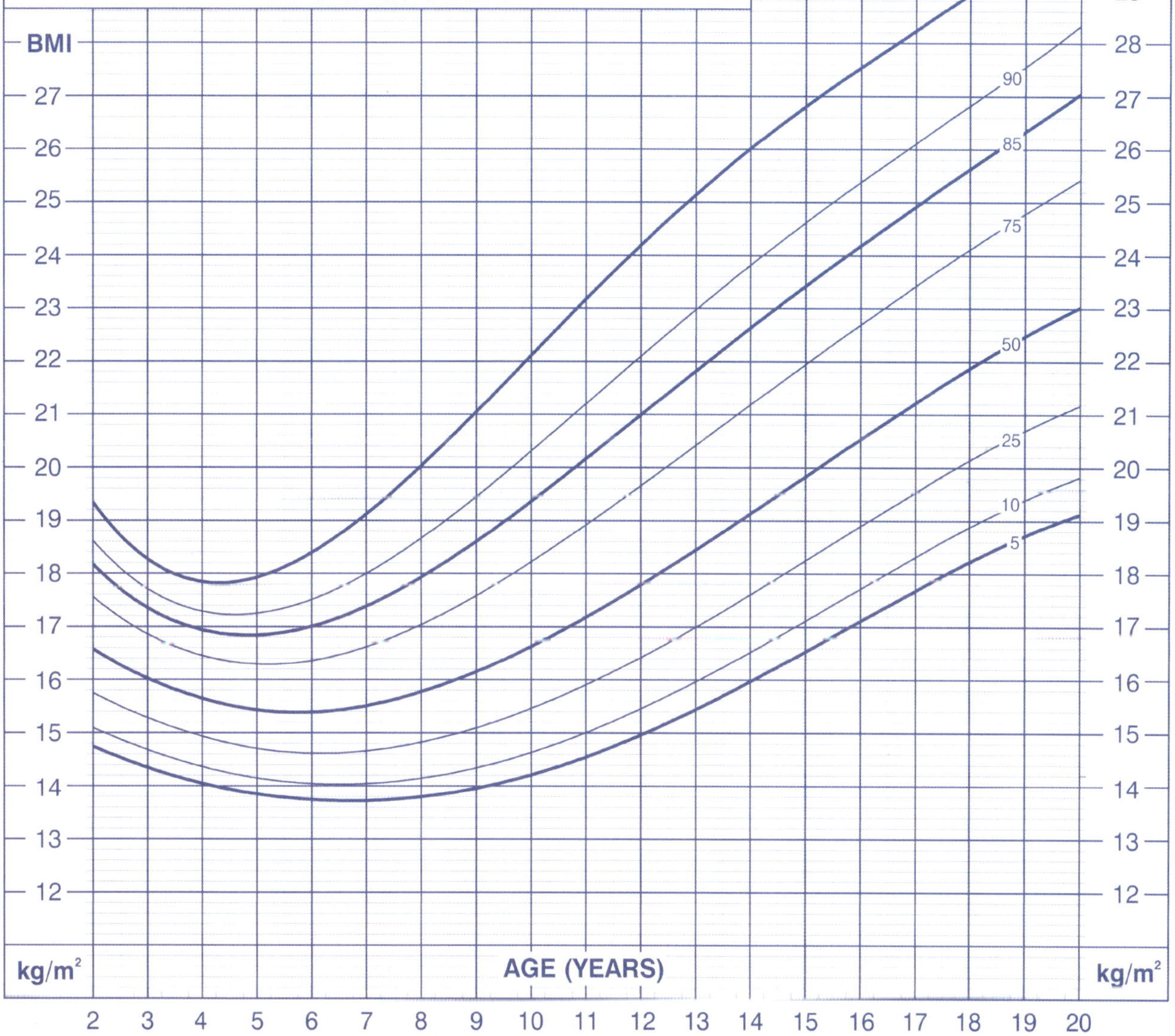

Published May 30, 2000 (modified 10/16/00).
SOURCE: Developed by the National Center for Health Statistics in collaboration with
the National Center for Chronic Disease Prevention and Health Promotion (2000).
http://www.cdc.gov/growthcharts

CDC
SAFER • HEALTHIER • PEOPLE™

그림 16-8 연령 백분위수 제한을 가진 어린 소년들을 위한 BMI 성장 차트 예. 미국 국립 보건 통계 센터의 질병 통제 및 예방 센터 www.cdc.gov/growthcharts/data/set2clinical/cj41c073.pdf에서 확인할 수 있다. 2016년 5월 5일 액세스.

상자 2

DASH 다이어트 후

아래에 표시된 DASH 섭취 계획은 하루에 2,000 칼로리를 기반으로 한다. 한 음식 그룹의 일일 식사 횟수는 칼로리 필요량에 따라 나열한 식사 횟수와 다를 수 있다. 이 차트를 사용하여 메뉴를 계획하거나 가게에 갈 때 가지고 간다.

음식 그룹	인당 매일	식사 크기	예와 참고사항	DASH 섭취 계획에 따른 각 음식 그룹의 중요성
곡물 & 곡물제품	7-8	빵 한 조각 마른 시리얼 1온스* 컵밥 밥? 파스타 또는 시리얼	통밀빵, 잉글리시 머핀, 피타빵, 베이글, 시리얼, 그릴, 오트밀 크래커, 무염 프레첼과 팝콘	에너지와 섬유의 주요한 원료
야채	4-5	생잎 채소 1컵 조리된 야채 1/2컵 야채 주스 6온스	토마토, 감자, 당근, 완두콩, 호박, 브로콜리, 순무, 콜라드, 케일, 시금치, 아티초크, 콩, 리마콩, 고구마	칼륨, 마그네슘, 섬유의 풍부한 원료
과일	4-5	과일 주스 6온스 중간 크기의 과일 1개 말린 과일 1/4컵 신선한, 냉동 또는 통조림 과일 1/2컵	살구, 바나나, 대추, 포도, 오렌지, 오렌지 주스, 자몽주스, 망고, 멜론, 복숭아, 파인애플, 자두, 건포도, 딸기, 귤	칼슘과 마그네슘의 풍부한 원료
저지방 또는 무지방제품	2-3	우유 8온스 요구르트 1컵 치즈 1과 1/2온스	무지방(1%) 우유, 무지방 또는 저지방 버터밀크, 무지방 또는 저팔 일반 또는 냉동 요구르트, 무지방 및 무지방 치즈	칼슘과 단백질의 주요한 원료
고기, 가금류 그리고 어류	2 미만	익힌 고기 3온스, 가금류 또는 생선	기름기만 골라내다; 눈에 보이는 지방을 제거하다; 튀기는 대신에 굽다, 굽다, 끓이다; 가금류의 껍질을 제거	단백질과 마그네슘의 풍부한 원료
땅콩, 씨 그리고 마른 콩류	주마다 4-5	1/3컵 또는 1온스 너트 씨앗 2티스푼 또는 1/2온스 익힌 마른 콩 1/2컵	아몬드, 필버트, 혼합 견과류, 땅콩, 호두, 해바라기씨, 강낭콩, 렌즈콩, 완두콩	마그네슘, 칼륨, 단백질, 섬유질, 에너지의 풍부한 원료
지방 & 오일**	2-3	부드러운 마가린 1티스푼 저지방 1티스푼 마요네즈 2티스푼의 가벼운 샐러드 드레싱 식물성 기름 1 tsp	부드러운 마가린, 저지방 마요네즈, 가벼운 샐러드 드레싱, 식물성 기름(올리브, 옥수수, 카놀라, 홍화 등)	DASH는 음식에 첨가된 것을 포함해서 지방으로 27%의 칼로리가 있다.
당류	주마다 5	설탕 1티스푼 1티스푼 젤리나 잼 1/2온스 젤리빈 레몬에이드 8온스	메이플 시럽, 설탕, 젤리, 잼, 과일맛 젤라틴, 젤리콩, 딱딱한 사탕, 과일 펀치, 셔벗, 아이스	당류는 지방에서 낮아야 한다.

* 시리얼 종류에 따라 1/2~1/4컵이 된다. 제품의 영양 라벨을 확인한다.

** 지방 함량 변화는 지방과 기름에 중요하다: 예를 들어, 일반적인 샐러드 드레싱의 1 티스푼은 1인분과 같고, 저지방 드레싱의 1 티스푼은 1/2인분과 같고, 무지방 드레싱의 1 티스푼은 0인분과 같다.

그림 16-9 DASH 식사 계획 내의 각 식품 그룹에 대한 일일 공급 및 공급 크기 차트.(DASH로 혈압 낮추기 가이드, 2006년 미국 보건 및 휴먼 서비스 부서에서 복제) www.nhlbi.nih.gov/files/docs/public/heart/new_dash.pdf에서 확인할 수 있다. 2016년 5월 5일 액세스.

는 여러 합병증 환자/고객을 볼 수 있기 때문에 여러 약국 및 약물 처방 준수도 평가가 포함된 자세한 약력이 중요하다. 특히 고령자에서는 새로운 징후와 증상이 새로운 신체적 증상의 발병이나 알려진 합병증의 악화뿐 아니라 불리한 약물 반응, 비정상적인 약물 상호 작용 및 약물의 부작용을 나타낼 수 있다.

치료사는 "귀하가 복용하는 모든 의약품의 목록을 유지하고 가져오라"에 열거된 USDHHS *5단계 건강 관리에 관한 권장 사항*에 대해 환자를 교육해야 한다.(보건 의료 연구 및 품질, *5단계*, 2004):

- 비처방 의약품을 포함하여 복용하는 모든 약의 목록을 의사와 약사에게 제공한다.
- 약물 알레르기가 있으면 알린다.
- 약물 복용 시 부작용 및 피해야 할 것에 대해 질문한다.
- 모든 약을 포함하여 약을 복용하면 라벨을 읽는다.
- 약은 의사가 주문한 약품인지 확인하고 의사가 사용하는 방법을 알고 있어야 한다.
- 기대했던 것과 다를 경우 약사에게 약을 묻는다.

정확한 약물 목록을 유지하는 환자는 약물과 관련된 의학적 오류를 방지한다는 의미에서 1차 예방을 실시한다. 치료사는 또한 약리학 및 잠재적인 약물 상호 작용 특히 그들의 임상 분야와 실전에서 볼 수 있는 일반적인 장애와 관련이 있어야 한다. 어떤 약물 치료의 처방준수의 문제, 다중약물 요법 또는 약물 상호 작용이 의심되는 경우, 치료사는 즉시 상담하고 약사나 의사에게 환자를 의뢰해야 한다.

감염

시스템 검토의 일부는 아니지만, 체온은 특히 감염이 의심될 때 치료사가 구현할 수 있는 또 다른 중요한 임상 척도이다. 급성 감염(온도가>100.5°F 또는>38°C)은 운동을 금하는 일반적인 금기 사항이다. 그러나 고령자의 감염과 관련된 열은 기저부 체온이 낮을 수 있기 때문에 젊은 성인보다 높지 않을 수 있다. 따라서 노령층의 체온은 감염 가능성에 대해 낮은 역치로 저녁에 발생할 수도 있다. 구강 내 온도가 37.2°C~37.7°C로 변화가 있다(Goodman, 2007).

우울증

우울증은 가장 흔한 성인 정신 장애이다(Goodman, 2007). 고령자에서 흔히 볼 수 있는 것은(Goodman, 2007; Hardage, 2007) 신경계 장애가 기능과 독립성에 급격히 영향을 미친 후이기 때문에 예상치 못한 일은 아니다. 그것은 수많은 물리적인 조건, 약물 및 치료사의 실제에서 흔히 볼 수 있는 신체 증상과 관련이 있다. 임상 우울증의 징후와 증상에는 우울한 기분과 **무력감**(삶의 즐거움을 누릴 수 없는 무능력)이 2주 이상 있다. 상실 후 2개월 이상 증상 지속성(따라서 예상되는 상황 슬픔과 우울증을 구별함); 유의한 체중 변화(증가 또는 감소); 수면 장애; 쉬지 못함; 피로감; 무가치함 또는 죄책감; 집중력 감소 및 의사 결정 능력 감소; 그리고 자살에 대한 반복적인 생각(Goodman, 2007). 한 연구에서 노인성 우울 척도(GDS)의 간단한 형식(Sheikh, 1986)은 물리치료 요법에서 퇴원한 가정 건강 환자의 24%에서 우울증 가능성을 확인했다(Hardage, 2007).

우울증의 징후와 증상을 보이는 일부 개인은 우울증에 대한 인식을 하지 못해 우울증에 대한 스크리닝을 더욱 중요하게 생각한다. 개인이 자신의 도움을 구하지 않을 수도 있기 때문이다. 또한 우울증의 징후와 증상이 있는 환자 또는 추적 검사를 위한 특정 도구를 사용하는 환자에게 치료사의 유형이나 특정 시설에서 후속 심사가 필요하지 않을 수도 있다. 이러한 결정은 임상의에게 맡겨져 최상의 실천 개념을 강화한다. 간단한 형식의 GDS는 4장의 부록에서 찾을 수 있다. 예/아니오 형식으로 응답한 15개 항목이 있다. 5점 이상인 경우 우울증 및 추천를 받을 수 있다(Sheikh, 1986).

골다공증

단순 계산된 골다공증 위험 평가(SCORE)(Lydick, 1998) 또는 Goodman과 Snyder(2007)의 골다공증 스크리닝 평가를 이용한 골다공증 스크리닝은 2차 예방의 한 예이다. SCORE는 완료하는데 약 2~4분이 소요되는 간단한 설문지이며 골밀도 검사와 안전하고 적절한 운동 프로그램으로 인해 뼈의 미네랄 밀도가 낮을 가능성이 있는 여성의 확인을 돕는 데 사용된다. 그런 다음 이러한 검사 도구를 사용하여 개인의 1차 진료 제공자(예; 의사 또는 간호사)에게 소개를 용이하게 할 수 있다.

피부암

이전에 논의된 피부암 예방(즉, 태양 보호) 외에도 ABCD 체크리스트(Wills, 2002)를 사용한 피부암 검진은 특히 많은 치료사의 개입으로 환자/고객이 특별한 피부의 노출을 요구하기 때문에(환자/고객이 일상적으로 시각화하지 않는 등의 부위 포함) 2차적인 예방의 예가 된다. ABCD 체크리스트는 간단하고 신속하며 치료사가 의심스러운 병변을 발견할 때 사용해야 한다. 폐렴은 *비대칭(Asymmetry)*을 의미한다(즉, 양분이 되어, 절반의 병변이 다른 절반과 동일하지 않음). *경계*(즉, 경계가 고르지 않거나 부드럽고 직선이 반대임), *색*(즉, 병변은 하나 이상의 색소), *직경*(즉, 직경이 6mm 이상). 이 중 하나 이상의 이상이 있으면 병변이 암이며 환자/의뢰인을 1차 진료 제공자에게 의뢰해야 한다는 의문이 제기된다.

뇌졸중

뇌졸중은 특히 치료사가 1차 예방 및 2차 예방에 참여하고, 다른 차원의 웰니스를 해결하며, 제시되는 문제/주요 불만 이외의 건강 문제를 해결할 수 있는 방법을 보여주는 병리학이다. 뇌졸중은 치료사가 어떻게 이러한 노력으로 건강 증진을 적용할 수 있는지도 보여준다.

2차 뇌졸중 예방

뇌졸중은 미국에서 심각한 건강 문제이다. 사망의 세 번째 원인이자 장애의 주요 원인이다(AHA, 2006). 뇌졸중을 앓고 있는 사람들의 건강 관리에서 중요한 문제는 급성 뇌졸중을 가진 사람들이 징후와 증상의 초기 발병 시 응급처치를 요구하지 않는 개개인(그리고 다른 사람들)의 **결정 지연**이다. 가장 일반적인 치료법인 화학적 뇌졸중은 혈전용해제인 조직 플라스 미노 겐 활성제(tissue plasminogen activator, tPA)의 정맥 투여를 포함한다. 결과적으로 응고가 용해되어 뇌졸중의 폐쇄 원인을 제거함으로써 뇌의 허혈 부위에 혈액의 흐름을 회복시키고 뇌 조직의 진행에서 경색을 멈추게 하며 심지어는 뇌경색의 정도에 따라 일부 기능을 회복할 수도 있다. 그러나 초기 증상 발현 3시간 이내에 약물을 투여할 수 있는 기회가 좁다(Adams, 2007).

이 의료 개입은 사망률과 그 이후의 장애 수준을 포함하여 다양한 건강 결과에서 엄청난 차이를 만들 수 있다. 불행히도 대부분의 사람들은 야간 증상 발병(증상의 시작을 알지 못하는 경우)과 결정 지연을 포함하여 여러 가지 이유로 tPA를 받지 못한다. 이 문제를 인식한 보건 의료계 및 공중 보건 단체는 수년 동안 "뇌졸중은 뇌의 공격"이라는 메시지를 통해 급성 뇌졸중 환자가 응급 처치를 받아야 한다는 메시지를 전달하려고 노력해왔다(Scott, 2006). 그러나 문제는 지속되어 뇌졸중 교육 프로그램의 개선 필요성을 보여준다(Alexandrov, 2007; Kleindorfer, 2006; Lacy, 2001).

분명히 뇌졸중은 건강상의 문제로 2차 예방이 중요하다(상자 16-9). 치료사는 뇌졸중이 있는 사람들의 신체 재활에 완전히 관련되어 있으며 3차 예방을 구성한다. 전문직 종사자들이 건강 치료사의 역할의 중요성을 인식함에 따라 1차 및 2차 예방 차원에서 건강 교육 및 건강 증진에 기여할 수 있는 기회가 있다. 따라서 뇌졸중을 목표로 하는 2차 예방은 기존의 전문직의 자연스러운 진행이 될 수 있다.

이 분야의 많은 건강 교육 기관에는 병원 지원 건강 박람회와 같은 운동이 포함된다. 치료사는 이러한 일에 쉽게 참여할 수 있을 뿐만 아니라 1:1 환자/고객 및 간병인 교육을 제공하여 지속적인 임상에 통합할 수 있다. 비록 징후와 증상에 대한 인식이 중요하지만 적절한 조치는 종종 적극적인 응급 의료 서비스(EMS)에 119를 곧 호출하지 않는 것을 포함하여 단절(Giles, 2006)인 것으로 나타났다(Mosley, 2007; Schroeder, 2000) 그리고 응급 치료를 위한 EMS가 제공하는 것이 최고의 방법이 아닐수도 있다는 것을 인식해야 한다(Agyeman, 2006). 비록 징후와 증상에 대한 인식이 중요하지만 적절한 조치는 종종 적극적인 응급 의료 서비스(EMS)에 119을 곧 호출하지 않는 것을 포함하여 누락된 연결(Giles, 2006)인 것으로 나타났다(Mosley, 2007, Schroeder, 2000). EMS가 응급

상자 16-9 뇌졸중 1차 및 2차 예방을 위한 근거중심의 권장사항

- 2차 예방
  - 뇌졸중 교육은 인식과 행동을 강조해야 한다.
  - 뇌졸중 교육은 일관적이고 단순하며 반복적이어야 한다.
  - 뇌졸중 지원팀은 중요한 자원이다.
  - 뇌졸중 교육은 뇌졸중 위험도가 높은 사람뿐만 아니라 친구, 가족(자녀 포함), 직장동료 등을 대상으로 해야 한다.
- 1차 예방
  - 뇌졸중 교육은 지구력 운동을 포함한 신체 활동의 무수한 건강상의 이점을 강조해야 한다.
  - 뇌졸중의 원인이 될 수 있는 죽상동맥경화증의 위험인자를 피하기 위한 적절한 영양에 관한 뇌졸중 교육을 해야 한다.
  - 고혈압 관리에 관한 뇌졸중 교육을 해야 한다.

치료를 위한 최선의 선택을 제공한다는 것을 인식(Agyeman, 2006). Hodgson(2007)은 뇌졸중 교육 프로그램의 3가지 핵심 요소를 제안했다: 일관성, 단순성, 반복성.

Broderick(2004)은 일반 대중을 위한 뇌졸중 교육이 징후와 증상의 인식과 응급 치료의 필요성에 더 집중되어야 한다고 지적했다. 그는 첫 번째 응답자가 사용한 필드 스크리닝 테스트가 이러한 분야에 적용될 수 있다고 제안했다. 구체적으로, 그는 약어로 FAST(*face* 저림 또는 약화; *arm* 및/다리의 근력 약화 또는 마비, 보통 한쪽; *speech 어려움*; 119에 전화할 *time*[시간이 중요하다]). 이러한 약어는 신시내티 Prehospital Stroke Scale과 Face Arm Speech Test에 기반한 교육에 사용될 수 있다.

그러나 Kleindorfer와 동료(2007)는 FAST를 사용하여 대중이 AHA(2011)의 "*갑작스런(suddens)*"(뇌졸중의 경고 신호)와 같은 많은 사례를 정확하게 식별할 수 있는지 여부에 대해 의문을 제기했다. 5가지 "갑작스런"(신체의 한쪽 면에 특히 얼굴, 팔 또는 다리의 *갑작스런 마비 또는 근력 약화*, *갑작스런 혼란*, 말하기 또는 이해의 어려움, 한쪽 눈 또는 양쪽 눈에 *갑작스럽게 보기 어려움*; *갑자기 걷기*, 현기증, 균형 또는 조정의 상실; 그리고 알려진 원인이 없는 *갑작스런 심한 두통*)은 더 많은 징후와 증상을 나타내지만 일반 대중이 기억하기는 쉽지 않을 수 있다(Hodgson, 2007; Kleindorfer, 2007). 뇌졸중 확인을 향상시키는 또 다른 교육 도구는 *뇌졸중에 대한 간단한 테스트*(Overby, 2003)로, 미소짓고 두 팔을 올리며 간단한 문장을 일관되게 말하도록 요청한다. "증상이 나타나면 즉시 119에 전화하라! 시간 상실은 두뇌 손실이다!"(AHA, *경고 신호*) 2차 예방을 위한 뇌졸중 교육의 두 가지 요소인 인식과 행동을 강화한다(Scott, 2006).

Weltermann(2000)은 뇌졸중 지지 그룹의 구성원이 뇌졸중에 대해 잘 알고 있으며 명시된 뇌졸중 지원 그룹은 뇌졸중 교육 프로그램에서 중요한 자원으로 간주되어야 한다고 지적했다. Schroeder(Schroeder, 2000)는 뇌졸중 교육 프로그램이 뇌졸중 위험뿐만 아니라 그들의 친구 및 가족을 대상으로 할 필요성 뿐만 아니라 EMS 사용의 긴급성과 중요성을 강조할 필요가 있다고 주장했다. 가족 참여에 대한이 권고안은 실제로 정책 권고 수준에 도달해 있다(Schwamm, 2005). Wein(2000)은 대규모 고용주가 가족, 간병인 및 동료를 대상으로 한 뇌졸중 교육 프로그램을 위한 적합한 게이트웨이가 될 수 있다고 주장했다. 일부 뇌졸중 교육 프로그램은 어린이를 포함한 특정 집단을 목표로 하고 있다(Morgenstern, 2007; Dressman, 2002). 뇌졸중 지원 그룹을 시작하거나 확정된 뇌졸중 지원 그룹에 참여하는 것은 치료 전문가에게 또 하나의 중요한 건강 증진 기회가 되며, 이는 지역 사회에서의 인지도와 뇌졸중 분야의 전문가로서의 인지도를 향상시킬 수 있다. 치료 전문가는 뇌졸중의 위험 요인에 대해 대중에게 교육하고 위험 요인을 줄이는 방법을 통해 1차 예방 활동에 참여할 수도 있다.

1차 뇌졸중 및 기타 질환 예방을 위한 신체 활동

Healthy People 2020(USDHHS, 2010) 신체 활동에 관한 목표는 호기성 신체 활동 및 근육 강화(PA-2-4)에 대한 현재 연방 체육 활동 가이드 라인을 충족하는 성인, 청소년 및 아동 비율을 높이는 데 중점을 둔다. 또한 신체 활동과 관련된 상담이나 교육(PA-11)을 포함하는 방문의 비율을 높이기위한 목적도 설정되었다.

미국스포츠의학대학(American College of Sports Medicine, ACSM)에서 제시한 운동과 고혈압(*Exercise and Hypertension*) (Pescatello, 2004)은 혈관 질환 사망률, 뇌졸중, 관상 동맥 심장 질환, 심부전, 말초 동맥 질환 및 신부전증의 빈도 증가와 관련이 있다고 설명하였다. 운동이 필수 요소인 HTN의 예방, 치료 및 통제에 사용되는 생활 습관 개선을 권고한다. 예를 들어, 혈압은 최고 22시간의 지구력 훈련 후에 줄고 기준 혈압이 가장 높은 개인의 경우 가장 크게 감소한다. 저자들은 지구력 운동 프로그램은 HTN 환자의 정상 혈압과 저혈압(BP)을 가진 성인의 HTN 발병을 "(급성) 단독의 세션 후에 또는 운동 훈련(만성) 후에 5에서 7mmHg의 혈압의 감소를 참여하는 HTN 환자에게서 가장 두드러진다(Pescatello, 2004, p.533)" 예방하는 것을 말해준다. 따라서 이 문서는 중재 변수로서의 HTN을 통한 뇌졸중의 1차 예방을 위한 지구력 운동에 대한 증거 기반의 권고안을 제시한다.

취약계층의 검진 및 예방을 위한 품질 지표 (Gnanadesigan, 2007, p.s419)는 취약 계층(VEs)의 신체 활동과 관련하여 다음 권장 사항을 제시한다.

> *모든 취약계층은 매년 활동 수준을 평가해야 한다(적극적으로 격려) 그리고, 신체 활동은 노인(예; 비만, 심혈관 질환, 뇌졸중, 당뇨병 유형)에서 장애를 일으키는 만성 질환의 예방 및 치료에 중요한 역할을 하는*

데 이를 예방하고 심장 혈관의 피로와 기능을 향상 시키고 낙상을 예방하는 것으로 나타났다.

분명히 신체 활동은 뇌졸중에 대한 1차 예방 이상의 광범위한 건강 이점을 전달한다. 더 넓은 범위의 APTA 추천: *물리치료사* HOD P05-07-19-20(APTA, 2007)과의 *연례 방문*이다. "미국 물리치료 협회(US Physical Therapy Association)는 모든 개인이 장애, 기능 제한 및 장애의 진행을 늦추는 것은 물론 최적의 건강, 건강 및 피로를 증진시키기 위해 적어도 매년 물리치료사를 방문할 것을 권장한다." 이 위치는 웰니스 서비스 제공 업체로서 물리치료사의 서비스를 마케팅하는 데 사용할 수 있다. 젊은 사람들의 신체 활동을 향상시키는 것의 중요성은 다양한 간행물(만성 질환 예방 및 건강 증진 센터, 1997, Stone, 1998, Burke, 1998, Arbeit, 1992)에 의해 받침된다.

2007년에 ACSM과 AHA는 공동으로 노인을 위한 별도의 지침을 포함하여 성인을 위한 신체 활동 권장 사항이 포함된 두 가지 주요 문서를 발행했다. 이 문서는 노인 물리치료의 건강 증진에 즉시 적용될 수 있다. *신체 활동 및 공중 보건: American College of Sports Medicine 및 American Heart Association*(Haskell, 2007, p.1423)의 *성인을 위한 업데이트된 권장 사항*은 다음과 같은 주요 권장 사항을 제시한다:

건강을 증진하고 유지하기 위해 18세에서 65세 사이의 모든 건강한 성인은 매주 5일 최소 30분간 중등도 호기성(지구력) 신체 활동을 필요로 하며 매주 3일 최소 20분간 강렬한 호기성 신체 활동을 필요로 한다 [I(A)]. 이 권고안 [IIa(B)]에 부합하기 위해 중등도 및 격렬한 활동의 조합을 수행할 수 있다. 예를 들어, 한 주 동안 30분 동안 활발하게 걷고 2일 동안 20분 동안 조깅을 하는 것을 추천을 받을 수 있다. 일반적으로 활발한 걷기와 동등하고 심박수를 현저하게 가속시키는 중등도의 에어로빅 활동은 10분 이상 지속 수행하여 최소 30분 할 수 있다[I(B)]. 활발한 운동은 조깅으로 인해 나타나며 빠른 호흡과 심박수의 실질적인 증가를 유발한다. 또한 모든 성인은 매주 최소 2일간 근육의 힘과 지구력을 유지하거나 증가시키는 활동을 수행해야 한다[IIa(A)]. 신체 활동과 건강 사이의 용량 반응 관계로 인해 개인의 체력을 더 향상시키고 만성 질환 및 장애 위험을 줄이거나 건강에 좋지 않은 체중 증가를 예방하려는 사람은 신체 활동의 최소 권장량을 초과하여 이익을 얻을 수 있다[I(A)].

고령자의 신체 활동 및 공중 보건: American College of Sports Medicine 및 American Heart Association(Nelson, 2007, p.1439)의 권장 사항은 노인들에게 "호기성 활동 및 근육 강화를 포함한 정기적인 신체 활동은 건강한 노화에 필수적이다. 이러한 예방 권고는 고령자에게 각 권장 운동 유형을 참여시킴으로써 만성 질환, 조기 사망률, 기능 제한 및 장애 위험을 줄일 수 있는 방법을 규정하고 있다. Nelson(2007, p.1435)은 "노년층 65세 이상의 남성과 여성으로 50-64세의 연령대에서 임상적으로 유의한 만성 상태 또는 기능적 제한이 있다." 만성 질환에 대한 임상적 중요성은 정기적인 의료 케어와 치료를 받는(또는 받아야 할 필요가 있음) 것으로 정의된다. 기능적 제한에 대한 임상적 중요성은 신체 활동에 관여하는 능력의 손상으로 정의된다. 이 문서(Nelson, 2007, p.1435)는 다음과 같은 특별한 권장 사항을 제시한다.

요약: *고령자를 위한 권장 사항은 업데이트된 성인용 ACSM/AHA 권장 사항과 비슷하지만 몇 가지 중요한 차이점이 있다. 호기성 활동의 권장 강도는 노인의 호기성 적합성을 고려한다. 유연성을 유지하거나 증가시키는 활동이 권장된다. 고령자는 낙상의 위험이 있으므로 균형 운동을 권장한다. 또한, 고령자는 예방적 및 치료적 권장 사항이 통합된 권장 신체 활동을 달성하기 위한 활동 계획을 가지고 있어야 한다. 고령자의 신체 활동 촉진은 적당한 강도의 호기성 활동, 근육 강화 활동, 좌식 행동 감소 및 위험 관리를 강조해야 한다.*

이 문서는 호기성 활동, 근육 강화 활동, 더 많은 양의 활동, 유연성 활동, 균형 운동, 예방적 및 치료적 권고의 통합 및 활동 계획에 관한 구체적인 권고 사항을 작성한다. 활동 계획은 치료 전문가가 자신의 전문 지식을 사용하여 환자/고객의 처방 준수를 극대화 할 수 있는 주요 기회를 나타낸다. 분명히 이 가이드 라인은 노인 의학 및 신경과에서의 건강 증진에서 치료사의 역할을 지원한다. 가이드 라인은 치료사와 소비자, 제3자 지불인에 대한 중요한 정보를 제공한다.

치료사가 환자/고객 및 가족이 신체 활동을 하고 신체

활동을 증가시키도록 권장할 수 있는 간단하고 일반적인 방법이 많이 있다. 다른 개입과 마찬가지로, 동기 부여, 변화의 단계 및 실용성은 개인이 목표 행동을 변경하는 정도에 영향을 미친다. 간단한 예로서 치료 전문가가 가족 레크리에이션을 제안하는 경우 48세의 남성이 신체 활동을 증가시키는 데 더 성공적일 수 있다. 가족 레크리에이션은 신체 활동을 정상적인 일과의 일부로 만들어주고 책임감과 격려를 제공한다. 가족은 이런 식으로 함께 시간을 보내고 건강 혜택을 얻을 수 있다. 또한 가족 레크리에이션은 나머지 가족, 특히 어린이와 청소년에게 좋은 습관을 부여한다.

또한 치료사는 모든 활동이 격렬해질 필요가 없음을 환자에게 상기시켜야 한다; 오히려 규칙적인 일상활동은 추가적인 유익한 효과를 가질 수 있다; 환자는 신체 활동을 시작하는 데 도움이 되는 동기 부여 메커니즘 및 책임 구조로 신체 활동 일기를 유지할 수 있다. 상자 16-10은 AHA 웹 페이지에서 자연스럽게 신체 활동을 증가시키기 위한 몇 가지 간단한 요령을 보여준다. 이 정보는 사람의 일일 일정에 통합되도록 권장할 수 있다. 이 공공의 정보는 인터넷 액세스가 가능한 환자/클라이언트와 쉽게 공유할 수 있다. 기타 웹 기반 자료는 상자 16-11에 요약되어 있다.

신경계에서 운동 처방전 시스템 접근법

최적의 건강에 대한 맞춤식, 환자/고객 중심의 운동 및 신체 활동 프로그램을 개발하는 과정에서 치료사는 모든 신체 시스템이 신체 기능을 지원하기 위해 상호 작용하는 방식을 고려해야 한다. 표 16-12는 시스템을 사용하여 운동 처방을 구성할 수 있는 기본 틀을 제공한다.

검사와 측정 Tests and Measures

건강과 웰니스에 대한 치료 서비스의 필요성과 가치 및 결과를 입증하고 문서화하는 열쇠는 신뢰할 수 있고 유효한 검사 및 측정 자료이다. 건강과 웰니스와 관련된 결과를 선별하고 측정하기 위한 보다 일반적인 검사와 측정법 중 일부는 상자 16-12에서 찾을 수 있다.

심박수, 호흡 수, 혈압 및 체온은 심혈관/호흡기계 검사의 구성 요소이며 급성 감염은 운동에 대해서는 절대 금기이다(ACSM, 2000). **체질량 지수**(BMI)는 피로와 신체 구성(특히 체지방)의 일반적으로 사용되는 지표이며 근골격계 검토 중에 기록되는 환자/고객의 신장과 체중에서 쉽게 계산할 수 있다. www.cdc.gov/healthyweight/assessing/bmi/index.html(CDC, *체질량 지수*)의 CDC 계산기를 포함하여 수많은 온라인 BMI 계산기를 사용할 수 있다. Borg Scale of Perceived Exertion(Borg, 1982)은 흔히 사용되는 자가 측정법이다. 11장에 설명된 6분 및 12분 도보 테스트(McGavin, 1976; Butland, 1982)는 일반적으로 운동 지구력에 대한 증거 기반 테스트로 사용된다.

균형과 **균형 자신감**에 대한 많은 테스트와 측정이 가능하다. 일부는 Timed Up and Go Test(Podsiadlo, 1991) 및 Functional Reach Test(Duncan, 1990)와 같은 간단한 검사에 적합하므로 병원을 기반으로 한 건강 박람회 또는 기타 장소에서 쉽게 사용할 수 있다. 균형 신뢰는 자체 참여 제한(즉, 낙상에 대한 두려움으로 인한 특정 업무의 회피)과 연결될 수 있기 때문에 평가하는 것이 중요하다. Activities specific Balance Confidence Scale(Powell, 1995)과 Falls Efficacy Scale(Tinetti, 1990)은 이 구조를 측정한다(9장 참조). Tinetti Performance oriented Mobility Assessment(Tinetti, 1986; Tinetti and Ginter, 1988), Short Physical Performance Battery(Guralnik, 1994), Berg Balance Test(Berg, 1993), 그리고 Fullerton Advanced Balance Scale(Rose, 2003)를 포함하는 균형의 다른 검사와 측정은 낮은 수준에서부터 더 높은 수준의 기능을 하는 개인에 대한 적합성에 따라 열거되어 있다. Berg 균형 검사는 시간이 많이 걸리지만 이러한 테스트는 모두 쉽게 사용할 수 있으며 배우기 쉽고 관리하기 쉽다.

일부 시험과 측정은 균형과 보행을 위한 별도의 세션을 가지고 있으므로 특히 균형 평가와 보행 평가 사이에 일부 중복이 존재한다. 보행 속도는 기능적 이동성을 측정하는 좋은 방법이다(10장 참조). 이 척도에 접근하는 방법으로 자기 선택되고 편안하고 정상적인 보행 속도 대 최대 보행 속도가 있으며, 규범적 값 표(표 10-3)는 환자/고객 성과에 대한 빠른 평가를 제공한다(Bohannon, 1997). 보행 데이터를 얻는 데 사용되는 거리는 6m에서 20m이다. 허약한 노년층의 재발 위험은 0.56m/s의 보행 속도 컷오프 스코어를 사용하여 결정된다(VanSwearingen, 1998). 물리치료 평가와 가능한 개입에서 이득을 얻는 개인을 확인하기 위해 0.57m/s의 보행 속도 컷오프 점수가 Harada(1995)에 의해 제안되었다. 이 방법은 보행 속도가 횡단보도와 같은 공공 공간을 협상하는 요소이기 때문에 지역사회 기능면에서 타당하다. Dynamic Gait Index

상자 16-10 "일상생활에서 신체 활동"을 자연스럽게 증가시키기 위한 미국 심장 협회의 제안-계속

집에서

집에서 운동하는 것은 편리하고, 편안하고, 안전하다. 또한 자녀들이 당신이 활동적인 것을 볼 수 있게 해주기 때문에 그들에게 좋은 본보기가 된다. 당신은 운동을 TV시청과 같은 다른 활동과 결합할 수 있다. 운동기구를 구매하면 한번의 비용으로 다른 가족들도 사용할 수 있다. 하루에 여러 번 짧은 활동을 쉽게 할 수 있다. 다음 팁을 사용해 본다.

- 다른 사람을 고용하지 말고 스스로 집안일을 한다.
- 정원에서 일하거나 잔디를 깎는다. 기계를 사용하는 것은 중요하지 않다! 갈퀴로 잎을 자르고, 가지를 치고, 땅을 파고, 쓰레기를 줍는다.
- 아침 식사 전, 저녁 식사 후 또는 둘 다 하기 전에 잠깐 산책을 나가세요! 5분에서 10분까지 시작하고 30분 작업한다.
- 운전하지 않고 걷거나 자전거를 타고 가게에 간다.
- 걸을 때는 느긋한 걸음에서 활기찬 걸음으로 속도를 높인다. 언덕길을 선택한다. TV를 볼 때, 소파에 누워있지 말고 일어나 앉는다. TV를 보는 동안 몇 분이라도 자전거를 타면서 페달을 밟는 것이 더 낫다. 비디오 리모컨을 버린다. 누군가에게 음료수를 가져다 달라고 부탁하는 대신, 소파에서 일어나 직접 먹는다.
- 일어서서 통화를 한다.
- 개를 산책시킨다.
- 쇼핑몰에서 더 멀리 떨어진 곳에 주차하고 더 먼 거리를 걷는다. 워킹화를 신고 쇼핑몰을 한두바퀴 더 돌아본다.
- 높은 곳에 있는 물건에 닿기 위해 스트레칭을 하고 바닥 높이에 있는 물건을 보기 위해 쪼그려 앉거나 구부린다.
- 운동기구 수리하여 사용하기

사무실에서

우리 대부분은 앉아서 일하는 직업을 가지고 있다. 작업은 하루 중 상당 부분을 차지한다. 근무일 동안 신체 활동을 늘리기 위해 무엇을 할 수 있는가?

- 산책을 하면서 동료와 함께 프로젝트 아이디어를 브레인스토밍한다.
- 전화 통화하면서 일어선다.
- 전화를 사용하지 않고 복도를 걸어 내려가 누군가와 이야기한다.
- 엘리베이터 대신 계단을 이용한다. 아니면 몇 층 더 일찍 내려서 계단을 이용한다.
- 공항에서 비행기를 기다리며 걷는다.
- 출장 시 휘트니스 센터나 수영장이 있는 호텔을 이용한다.
- 여행할 때 줄넘기를 가방에 가지고 가서 호텔 방에서 줄넘기와 체조를 한다.
- 회사에서 여가그룹에 참가하거나 시작한다.
- 자선 행사를 위한 기금 마련을 위해 스포츠 팀을 만든다.
- 직장 근처의 피트니스 센터나 Y에 가입한다. 혼잡한 시간에 교통 체증을 피하거나 정오 운동을 위해 근무시간 전후에 들러 운동한다.
- 업무 달력에 운동 시간을 예약하고 다른 중요한 약속처럼 여긴다.
- 버스에서 몇 블록 일찍 내려서 직장이나 집까지 걸어간다.
- 근무 시간이나 점심 시간에 휴식을 취하기 위해 건물 주변을 산책한다.
- 몇 블록 떨어진 곳이나 부지 뒤쪽에 주차하고 매일 더 먼 거리를 걷는다.
- 운동 휴식을 취한다. 일어나서 스트레칭을 하고 주변을 걷는다.
- 간식을 먹지 말고 천천히 산책한다.

놀이할 때

놀이와 레크리에이션은 건강에 중요하다. 활동적이면서 동시에 즐길 수 있는 다음과 같은 기회를 찾아본다.

- 가족 나들이와 신체 활동(여행, 배낭여행, 수영 등)을 포함한 휴가를 계획한다.
- 걷기, 조깅 또는 자전거로 도시의 명소를 구경한다.
- 여러분이 가장 좋아하는 신체 활동을 즐기기 위해 친구와 데이트를 한다. 규칙적으로 한다.
- 운동할 때 좋아하는 음악을 틀고 동기를 부여한다.
- 누군가와 함께 또는 혼자서 춤을 춘다. 춤 레슨을 받는다. 느린 숫자 대신 빠른 숫자로 댄스 플로어를 친다.

상자 16-10

- 신체 활동을 강조하는 레크리에이션 클럽에 가입한다.
- 바닷가에서, 엎드려 있지 말고 앉아서 파도를 본다. 차라리 일어나서 걷거나 뛰거나 연을 날린다.
- 골프를 칠 때는 카트를 이용하는 대신 걷는다.
- 복식 대신 싱글 테니스나 라켓볼을 한다.
- 소풍 갈 때는 크로케 대신 배드민턴을 즐긴다.
- 호수에서는 카누 대신 노 젓는 보트를 빌린다.

미국심장협회 웹사이트에서 이용 가능함: www.americanheart.org/presenter.jhtml?identifier=2155에서 인용함.

상자 16-11 환자가 사용할 있는 신체활동 관련 인터넷주소

http://www.heart.org/HEARTORG/GettingHealthy/PhysicalActivity/Physical-Activity_UCM_001080_SubHomePage.jsp

- 미국심장협회의 웹사이트에는 피트니스 기본사항, 피트니스에 대한 동기 부여, 체질량 지수 계산기 등 다양한 리소스가 포함되어 있다.

http://www.nia.nih.gov/health/publication/exercise-physicalactivity/introduction

- 국립 노인운동 및 신체활동 연구소: 온라인으로 읽거나 PDF로 다운로드할 수 있는 일상 가이드

http://www.health.gov/paguidelines/guidelines/default.aspx

- USDHHS의 2008년 미국인을 위한 신세활동지침

표 16-12 신체 시스댐에 따른 치교사의 운동 처방을 고려

계통	운동처방에서의 고려사항
심혈관/호흡기계	유산소 컨디셔닝
피부	수분 공급(피부 긴장도, 찰과상), 태양 노출 조절
근골격계	근력, 유연성, 골밀도
신경근계	균형, 협응
커뮤니케이션 능력, 영향, 인식, 언어 및 학습 스타일	활동 계획, 취미를 통한 신체 활동, 인지 자극

(ShumwayCook and Woollacott, 1995)(표 10-11)는 고령자의 기능 이동성에 대한 좋은 테스트이며 Functional Gait Assessment(Wrisley, 2004)(표 9-6)은 동적 보행 지수의 업그레드 버전으로 높은 천장효과를 제거하였다.

상자 16-12 건강 및 웰빙과 관련된 결과에 대한 일반적인 테스트 및 측정

일반적인 건강

체온(Goodman and Snyder, 2003)
체질량지수(BMI)

심혈관/ 순환계통

운동자각의 보그 척도 (Borg, 1982)
6분 그리고 12분 보행 평가(6MWT, 12MWT; McGavin, 1976; Butland, 1982)

피부계통

피부 CA 스크리닝을 위한 ABCD 체크리스트(Wills, 2002)

근골격계통

단순 계산된 골다공증 위험 추정(SCORE) (Lydick, 1998)
Goodman과 Snyder의 골다공증 선별 검사(2007)

신경계통

일어나 걸어가기 검사(TUG) (Podsiadlo, 1991)
기능적 팔뻗기 검사(Duncan, 1990)
티네티 운동성검사(POMA) (Tinetti, 1986; Tinetti and Ginter, 1988)
간이신체수행능력도구 (SPPB) (Guralnik, 1994)
버그균형평가(BBT) (Berg, 1993)
Fullerton 심화 균형 척도(FAB) (Rose, 2003)
보행속도(Bohannon, 1997; VanSwearingen, 1998; Harada, 1995)

상자 16-12 건강 및 웰빙과 관련된 결과에 대한 일반적인 테스트 및 측정 - 계속

동적균형척도(DGI) (Shumway-Cook and Woollacott, 1995)
기능적 보행평가(FGA) (Wrisley, 2004)

상자 16-12 건강 및 웰빙과 관련된 결과에 대한 일반적인 테스트 및 측정 - 계속

의사소통능력, 영향, 인지, 언어, 학습방식
활동 균형 척도(ABC) Scale (Powell and Myers, 1995)
낙상효능감척도(FES) (Tinetti, 1990)
노인 우울증 척도(GDS) (Sheikh and Yesavage, 1986)

복습

1. 건강 증진이란 무엇인가?
2. 치료사들은 어떻게 건강 증진을 그들의 임상 실습에 통합할 수 있는가? 다른 방법(즉, 임상 실습이 아닌)으로 건강 증진에 어떻게 기여할 수 있는가?
3. 치료사의 건강 증진 활동을 지지하기 위해 어떤 지원이 있는가?
4. Rimmer의 장애인 건강증진 모델을 치료사 실습에 어떻게 적용할 수 있는가?
5. 외래환자 신경재활에서 치료를 받는 동안 환자/고객의 건강을 증진시키기 위해 어떤 구체적인 조치를 취해야 하는가? 퇴원 시 환자/고객의 건강을 증진시키기 위해 어떤 구체적인 조치를 취해야 하는가?

요 약

이 장은 의료팀의 일원으로서 신경재활에서 건강 증진에 있어 치료사의 역할에 중점을 두고 있다. 다른 분야가 중요한 공헌을 하고 중첩 영역이 발생한다는 것을 인식하는 것이 중요하다. 예를 들어, 치료 레크리에이션 전문가는 장애인과 함께 여가 활동에 참여하도록 장려한다. 분야 간 정보 공유의 필요성을 인식하는 것도 중요하다. 예를 들어, 치료사는 간호학술지에 게재된 건강 증진과 그 반대의 경우에 도움이 될 수 있다. 본질적으로 건강 증진의 학제간 본질을 인식하고 문학이 아직 이용 가능하지 않은 분야를 명확히 설명하고 다루기 위해 공통된 연구 계획으로 활용할 수 있는 문헌을 배포, 종합 및 적용하고 전문가가 되기 위해 전문가 간의 대화가 이루어져야 한다.

Rimmer(1999)는 영양이 장애인을 위한 건강 증진의 미래의 주요 구성 요소이지만 이 정보를 전달하기 위해 특정 보건 전문가를 지정하지 않았다고 주장했다. 확실히 팀원은 서로의 가르침을 강화할 수 있지만 항상 그렇듯이 실습 범위와 개인 능력 및 전문 지식을 고려하는 것이 중요하다. 명백한 추천(예; 의학적으로 불안정한 환자/고객을 의사에게 보내는 것)과 더불어 영양사, 사회복지사, 심리학자, 간호사 및 전문 간호사를 포함한 다른 유형의 제공자를 언급하는 것이 중요하다(예; 간호사 종사자, 전문 간호사).

장애인을 위한 건강 증진은 막대한 개발 주제이며 많은 의료 종사자가 기여할 수 있으며 최적의 임상 진료뿐만 아니라 이 인구에 대한 건강에도 기여한다. 치료사는 이 분야의 일원이며 건강 관리에서 전통적인 역할을 확장할 수 있는 전문 지식을 갖추고 있다. 건강 증진은 국가가 질병과 연관된 삶의 방식의 사회적 경제적 부담에 직면함에 따라 건강 관리의 중요한 구성 요소가되고 있다. *Crossing the Quality Chasm: A New Health System for the 21st Century*(Institute of Medicine, 2001, pp.1, X), Institute of Medicine 은 다음과 같이 지적했다.

우리가 가진 건강 관리와 우리가 가질 수 있는 보살핌 사이에는 단지 격차가 아니라 틈이 있다. 환자, 의료 전문가 및 정책 입안자는 현재의 의료 서비스 제공 시스템의 단점과 모든 미국인의 건강 관리 요구를 충족시키는 데 더 나은 접근 방법을 찾는 중요성을 너무나도 힘들게 느끼고 있다. 쉬운 길은 아니지만 가장 가치가 있을 것이다.

의학 연구소에서 이 부름에 응답하는 데 도움을 주기 위해, 치료사는 평생 동안 모든 연령대의 신경학적 증상을 가진 모든 환자에서 최적의 건강과 건강을 목표로 해야 한다. 많은 경우, 이 목표는 일상적인 임상 실습에 쉽게 통합된다. 예를 들어, 치료사는 HEP를 환자/고객에게 기능적으로 중요하게 만들어 HEP 준수를 촉진할 수 있다. 치료사는 다른 건강 요소(예; 흡연을 하는 환자/고객의 금연, 운동을 위해 자전거를 타는 환자/고객의 헬멧 사용 권장, 뜨겁거나 더운 환경에서 살고 있는 환자/환자의 태양 노출 감소 권장)를 적절히 조절하고, 참조를 한다. 이러한 대화는 치료의 에피소드 전반에 걸쳐 일상적인 환자/고객 상호 작용에 통합될 수 있으며 치료사가 기존 건강 관리 패러다임 내에서 건강 증진에 참여할 수 있는 중요한 기회를 나타낸다. 퇴원 시, 치료사는 단지 하나의 별개의 건강 문제만 다루는 HEP에서 환자/고객을 퇴원하는 것이 아니라 일반 건강을 위한 지속적인 신체 활동을 위해 접근 가능한 지역 사회 적합성 센터로 환자/고객을 전환할 수 있는 여분의 노력을 기울일 수 있다.

치료사는 환자/고객이 자신의 건강 행동을 바꾸는 것을 돕기 위해 건강 관리 시스템에서 이상적인 위치에 있다. 진단과 관련된 일반적인 요인뿐만 아니라 개인의 일반적인 건강 상태 및 일반적인 안전과 관련된 요소들을 고려해야 하며, 그 사람이 환경과 상호 작용하고 자신의 독특한 건강 형성을 이끌어 낼 수 있는 선택을 해야 한다. 모든 치료사는 환자/고객에게 최적의 행동을 하도록 동기를 부여하는 변화 요원으로서 자신을 보아야 한다. 변화의 특정 단계 또는 개별 환자에서 발견된 계획된 행동 수준의 맥락에서 처방 준수와 건강 행동의 이론을 이해해야 한다.

이를 위해 이 장에서는 건강 검진 및 건강 관리의 필요성에 대한 감별, 건강 증진에 대한 필요성의 재인식, 건강을 최적화하기 위해 환자/고객과 공유할 수 있는 모든 연령대의 지침과 지침을 포함한 이러한 개입을 위한 프레임워크를 제공하는 데 도움이 될 것이다. 역동적인 건강 관리 시스템이 계속 변함에 따라 치료사는 건강 관리의 웰니스 모델을 향한 움직임을 형성하고 지원하며 도움을 줄 수 있다.

사례 연구

C씨는 47세의 오른손잡이 남성으로 오른쪽 편측 부전마비가 있는 왼쪽 중뇌동맥에서 허혈로 인한 뇌졸중 약 1개월이다. 그는 아내와 함께 입원 재활 환경에서 퇴원한 후 통원 직업 치료, 물리 치료, 언어 치료를 받는다. 그의 과거 병력은 고지혈증, HTN, 그리고 그의 아버지와 형 모두에게 영향을 준 갑작스런 심장사 가족력이 포함된다. 이것은 그의 첫 뇌졸중이었다.

C씨 부부는 난간이 없는 단층집에 살고 있다. 그들에게는 이 지역에 사는 세 명의 성인 자녀가 있다. C씨가 뇌졸중으로 쓰러지기 전에 그들은 작은 목공업을 했다. C씨는 규칙적인 신체 활동을 하지는 않았지만, 오락으로 사냥과 낚시를 즐겼다. 그는 담배를 피우거나 담배 제품을 사용하지 않았지만, 아내가 말한 대로 고칼로리 고지방 식단을 섭취하는 등 식습관이 좋지 않았다. C씨는 이제 움직임이 떨어져 살이 찔 가능성에 대해 우려를 표명했다.

C씨는 상당한 오른쪽 부전마비, 특히 상지가 거의 이완되어 있다. 그는 헤미워커로 짧은 거리(예; 가정) 동안 유영하며 지역 사회 이동성을 위해 휠체어를 사용한다. 그의 장애는 심각한 표현성 실어증을 포함하지만, 그는 언어 지시를 이해하고 따를 수 있다. 그의 약에는 다발성 항고혈압약, 스타틴, 항응고제가 포함된다.

임상 결정 시 고려할 점

1. *치료사는 C씨의 전반적인 건강을 증진시키기 위한 건강 증진 및 웰빙 프로그램을 계획하고 시행하기 위해 무엇을 해야 하는가?*
2. *건강 증진의 어떤 측면을 그의 신체 활동과 관련하여 시행하겠는가? 이러한 문제에 대한 논의는 온라인 보충 자료에서 확인할 수 있다.*

감사의글

저자들은 Megan Miyamoto, PT, DPT, GCS, CEEAA가 원고에 대한 검토에 대해 감사히 생각한다.

이 장의 일부는 원래 "노인 물리치료의 건강증진: 텍사스 물리치료협회 제1저자가 진행하는 온라인 강좌 '임상실습에 이론적 기초 적용'"이 이곳에서 허가받아 사용되고 있다.

주의사항

이 장은 법령, 규칙 및 정책에 포함된 법률 문제에 대한 논의와 정보를 포함한다. 그러나 법적 조언으로 해석되어서는 안 된다. 이 논의는 제한된 교육 및 정보 목적만을 위한 것이다. 구체적인 사실과 다른 법률의 적용은 논의된 법률의 적용에 영향을 미칠 수 있다.

특정 사실에 법률을 적용하기 위해서는 이 일반적인 정보에만 의존하지 말고 자격을 갖춘 변호사의 법률 자문을 구해야 한다.

중재에서 보조적 기술: 휠체어, 보조 도구 및 보조기 초점

Assistive Technology in Intervention: Focus on Wheelchairs, Assistive Devices, and Orthoses

제 17 장

■ 차유리

개요

학습목표

이 장을 마치면 학습자는 다음을 할 수 있어야 한다.

1. 개념적 용어로 "보조 장치"를 정의한다.
2. 장애인을 위한 보조 기술에 관련된 연방법을 설명한다.
3. 주어진 사례 시나리오에서 보조 기술 획득에 대한 결정에 영향을 미칠 요소를 알 수 있다.
4. 이동할 수 없는 환자를 위한 중재 계획에 보조된 선자세의 근거를 제공한다.
5. 주어진 사례 시나리오에 대한 휠체어(또는 기타 좌석) 사양을 결정한다.
6. 근거를 기반으로 특정 조건에 대한 다양한 유형의 보조 보행 장치 사용을 정당화한다.
7. 신경근 질환이 있는 모든 연령대의 환자에게 다양한 일반 보조기 사용에 대한 근거를 제시한다.
8. 보조 기술에 대한 의학적 필수 문서의 필수 구성 요소를 간략하게 설명한다.

서론 Introduction

신중하게 선택하여 사용되는 보조 기술 장치는 장애가 있는 개인의 기능적 상태를 획기적으로 향상시킬 수 있다.

미국 장애인 법(ADA), 공법(PL) 110-325는 장애인을 "대부분의 사람들과 비교하여 중요한 삶의활동이 조건, 방식 또는 시간에 의해 제한되어 있는 사람으로 설명한다"(미국 법무부, 2008, 12102항). 광범위한 ADA 정의에 따라 보조 장치의 전반적인 목적은 단순한 물리적 능력을 향상시키는 것 이상이다. "보조 기술은 사람들이 스스로 결정한 목표를 달성하고 공동체 생활의 모든 측면에 포함되도록 해야 한다"(Scherer, 2002, p.11). 보조 기술은 기능, 장애 및 건강(ICF) 프레임 워크(세계 보건기구, 2001)의 국제 분류에서 일관된 모든 삶의 영역에 참여할 수 있도록 신체 구조 및 기능 장애와 환경 요인의 빈 틈을 연결한다.

ADA는 1990년에 제정되어 광범위한 영향을 미쳤다. 그러나 장애인 인구에 관한 자료는 비교적 적다. 주요 관계 정부 기관의 조치에, 연방 정부는 1994년과 1995년에 일련의 설문지로 2단계 데이터 수집 계획을 실시했다. National Health Interview Survey on Disability (NHIS-D)의 목적은 "장애를 이해하고, 공공 보건 정책을 개발하며, 선택한 건강 상태에 대한 문제를 산출하고, 장애에 대한 기본 기준 통계를 제공하는 것"(Russell,

1994)이다. NHIS-D는 질병 통제 및 예방 센터(CDC)의 일부인 NCHS(National Center for Health Statistics)에 의해 수행된 연간 NHIS에 다수의 설문 조사 질문이 통합되었지만 그 전체가 반복되지 않았다(Ward, 2016). 보조 기술 사용에 관한 구체적인 정보는 포함되지 않았다.

NHIS-D 결과에 따르면 성인의 15%는 도움없이 그리고 특수 장비를 사용하지 않고 수행한 9가지 기능적 신체 활동 중 적어도 하나에 큰 어려움을 겪었다. 기능적인 활동으로는 0.25마일 걷기; 휴식 없이 10걸음 오르기; 2시간 동안 서 있기; 2시간 동안 앉아있기; 구부리기, 굽히기 또는 무릎 꿇기; 손을 머리 위로 뻗기; 손가락을 사용하여 작은 것을 잡거나 다룬다; 10파운드 물체를 들거나 옮기기; 큰 물체를 밀거나 당기는 것(NHIS-D, 1994). 연방 정부는 비록 제한된 규모이지만 장애에 대한 자료를 계속 추적해 왔다.

지역 사회 거주 성인의 75-90%가 보조 기술을 사용한다고 추정된다(Wolff, 2005). 더 많은 사람들(7.4백만 명)이 다른 일반 유형의 장애보다 이동 장애를 보충하기 위해 보조 기술 장치를 사용한다. 이 중 480만 개는 지팡이(cane)(가장 많이 사용되는 장치), 180만 개는 워커 및 160만 개는 휠체어 사용한다. 보조 기술 장치의 사용은 인구 통계학적 변화에 의해 예측되는 것보다 훨씬 더 크게 증가했다(Russell, 1994). 비교를 위해 65세 이상의 개인의 6.6%는 CDC(2016)가 발한 예비 보고서를 토대로 1997년에 개인 위생에 대한 도움이 필요했고 2015년에는 7.2%를 필요로 했다.

National Medical Expenditure Survey(LaPlante, 1992a)는 기본 생활 활동의 한계성을 보다 구체적으로 살펴보았는데, 저자는 (1) 걷기, (2) 자기 관리(목욕, 옷 입기, 화장실 청소, 이동하기, 먹기, 집으로 돌아가기), 그리고 (3) 지역 사회 및 가정 관리(가사, 돈 취급, 쇼핑, 지역 사회에 참여하기). 당연한 결과로, 기본 생활 활동에 대한 보고 차이는 65세에서 74세 사이의 11.8%의 연령 그룹에서 극적으로 나타났다; 75~84세 사이에 26.5%; 85세 이상은 57.6%였다. 가장 어려워 보이는 활동은 가사 노동, 쇼핑, 목욕, 걷기 등 지역 사회에 관한 것이 있다. 다른 4명 중 3명은 다른 사람들로부터 도움을 받았다.

어려움을 가진 약 530만 명의 사람들은 "흔히 보행기, 지팡이와 목발, 가로대와 난간, 샤워 실이나 욕조에 앉기, 휠체어(LaPlante, 1992b)"의 특수 장비를 사용한다.

인구 조사국이 관리하는 소득 및 프로그램 참여 조사에 따르면 이 중 절반 이상이 다른 사람의 도움이 필요하며 15세 이상 성인 370만 명이 일상생활(ADL; 입욕, 옷 입히기, 식사, 화장실 사용 및 기타 여러 가지 활동)을 수행하는 능력이 다르다(Kennedy, 1997).

메디케어 수혜자의 약 16%는 65세 미만이며 자격이 완전히 장애가 있어 자격이 있다. 장애가 있는 젊은 메디케어 수혜자는 건강 불량하며, 독립적으로 생활하는 것, 기본적인 일상 업무 수행 능력을 경험하는 것이 어렵다는 것이 노약자보다 높다(Kaiser Family Foundation, 2016). 모든 메디케어 수혜자 중 34%는 한 개 이상의 ADL에서 기능 장애가 있으며, 50%는 연간 수입이 23,500달러 미만이다. 수백만 명의 사람들이 표 17-1에 설명된 대로 매일의 기능 활동에 어려움이 있음을 보고한다.

표 17-1 일일 기능 활동에 어려움을 보고한 개인의 수에 대한 통계(Kraus, 1996)

인구수	어렵다고 보고된 일별 기능 활동
17.5백만	쉬지 않고 계단을 올라가는 것
17.3백만	4분의 1마일 걷기
16.2백만	식료품 봉지처럼 무거운 물건을 들거나 운반하는 것
10.9백만	일반적인 대화에서 말하는 것을 듣기
9.7백만	안경이나 콘택트렌즈를 착용할 때 일반적인 신문 인쇄물에 단어나 편지 보기
7.8백만	집 밖에서 돌아다니기
5.3백만	침대에 들락날락하기
3.7백만	집 안에서 돌아다니는 것
2.3백만	자신의 말을 이해시키는 것

보조 기술 장치 및 서비스는 수백만 명의 기능적 능력에 대한 장애의 영향을 줄일 수 있다. 수백만 명의 장애인에게 잠재적 영향을 주기 때문에 보조 기술은 많은 관심을 받았다. (1) 연방 정부가 입법의 형태로; (2) 다양한 규제 및 지원 기관; (3) 보조 기술 장치를 설계, 생산 및 판매하는 회사; (4) 판매인; (5) 제3자 지불인과 (6) 보건 전문가.

이 장에서는 보조 기술과 그 환자의 수명이 다할 때까지의 이용에 대한 개요를 제공한다. 보조 기술의 선택, 사용 및 사용의 효율성은 달성하기가 어렵다. 신제품이 지속적으로 도입되고 자금 지원 정책이 복잡해지고 빈번히 변경된다. 의사 결정을 위한 명확한 지침을 제공하는 증거가 부족한 경우가 많다. 저자의 목표는 새로운 임상가가 임상 경험, 멘토링 및 더 나은 연구결과를 통해 자신의 능숙함을 구축할 수 있도록 지식의 기초를 제공하여 초급 수준의 내용을 유지하는 것이다. 보조 기술의 다양한 범주의 예가 이 장에 포함되어 있지만 이용 가능한 선택의 폭 넓은 배열만을 다루겠다. 특정 유형의 신경학적 상태 또는 특정 기능적 목표에 보다 특정한 보조 기술 장치는 다른 장에 포함되어 있다.

보조 기술의 개요
Overview of Assistive Technology

보조 기술의 목적은 개인의 기능을 보다 효과적이고 효율적이며 안전하게 돕고 삶의 역할에 보다 충실히 참여하는 것이다. 적절하게 사용되는 보조 기술은 근육의 긴장을 억제하고, 비정상적인 운동을 억제하며, 비대칭을 감소시키고, 순환을 개선하고, 뼈의 건강을 향상시키고, 상지 기능을 향상시키고, 연부 조직의 수축을 방지하고, 욕창을 방지하고, 편안함을 향상시킬 수 있다. 보조 기술은 간병을 용이하게 할 수 있으며, 아마도 간병인을 척추 부상으로부터 보호하거나 간병인의 도움을 줄이기 위해 환자를 충분히 독립적으로 허용할 수 있다.

옵션은 일반적으로 사용 가능한 단순하고 저렴한 품목에서 기술적으로 복잡하고 복잡한 장치나 시스템에 이르기까지 다양하다. 간단한 아이템의 예로는 대퇴삼두근이 꽉 조여서 바닥에서 앉아 있는 유아를 위한 작은 “벤치” 자리로 사용되는 기저귀 팩이 있다. 보다 정교한 장치의 예는 상위의 척수 손상에 이은 기능이 제한적인 성인을 위한 정교한 제어 시스템일 수 있다. 기능 제한을 야기하는 장애는 일시적이거나 영구적일 수 있으며, 근본적인 상태의 자연적 진행에 대한 지식은 장치 선택에 중요하다. 예를 들어, 최근에 뇌졸중이 있었고 편측의 족하수의 환자는 발을 보호하고 구축을 방지하기 위해 즉각적인 지원이 필요할 수 있다. “기성품(off-the-shelf)” 보조기는 단기간에 환자가 보다 명확하게 파악할 때까지 발목 관절을 즉각적으로 보호하는 데 가장 적합할 수 있다. 이 같은 환자가 2개월 후에도 족하수의 증상이 있다면, 효율적이고 안전한 보행 패턴을 제한할 수 있다. 아마도 값비싸지만 맞춤형 보조기가 가치 있는 장기 투자이다.

보조 기술의 사용은 한 영역의 기능에 유익하지만 장기 독립적 기능의 개발을 제한하거나 다른 영역에서의 기능을 억제할 수 있다. 점진적 다발성 경화증을 가진 성인을 위한 경사조절의자, 사용자 정의 위치 설정 및 좌석 시스템은 근위 안정성을 필요로 하는 식사 및 작업에 대해 대칭 자세를 최적화하지만 체격 때문에 트렁크 제어 및 액세스 제한을 유지하기 위한 자발적인 노력을 제한시킬 수 있다. 아이는 발목 보조기(AFOs)를 이용하여 지지 자세를 유지하고 발목 과긴장의 족저굴근이 보행에 미치는 영향을 최소화하고 구축을 예방할 수 있다. 그러나 보조기는 기는 것과 독립적인 운동성의 중요한 수단 그리고, 운동 조절을 개선하기 위한 개선을 몸 전체에서 방해할 수 있다. 따라서 다른 영역을 저해하지 않고 장점을 최적화하는 보조 기술 사용을 결정하는 것이 중요하다. 또한 환자와 간병인은 이러한 일정의 중요성을 이해하기 위해 교육을 받아야 한다. 어떤 이유로든 추천된 일정을 동의를 하지 못하면 장비 선택에 영향을 줄 수 있다.

생각해 볼 점 17.1

보조 기술과 관련된 연방 법률은 장애인을 위한 민권 법률로 언급되어 왔다. 이유는?

보조 기술 선택은 개별화되고 환자의 환경, 자원 및 목표를 고려하는 것이 중요하다. 예를 들어, 장애 아동을 위한 적절한 좌석 장치를 선택하려면 아동이 이용하는 환경과 의자를 관리하는 간병인의 능력과 헌신을 고려해야 한다. 경직성 사지 마비(뇌성마비)가 있는 어린이가 밴을 구입할 수 있는 부모와 함께 넓고 접근 가능한 집에 살면 고도로 맞춤화된 전동 휠체어가 최적일 수 있다. 두 명의 형제 자매가 있는 작은 트레일러에 살고 있는 한 부모 어머니는 가정환경에서 전동 휠체어를 안전하고 효과적으로 사용할 수 없으며 지역 사회로 가기 위해 의자를 운반하지 못할 수도 있다.

그러나 의자는 학생이 학교 버스로 운반되어 학교 환경에서 사용할 때 적합할 수 있다. 보조 기술의 선택에 변화가 예상되어야 한다. 어린 아이를 위해 선택된 위치 인식 및 좌석 시스템은 여러 번 조정해야 아동과 함께 "성장"할 수 있다. 다발성 경화증 또는 기타 신경 퇴행성 질환을 앓고 있는 성인 환자를 위한 휠체어 및 그 위치 및 좌석 시스템은 예상되는 강도 및 운동 조절의 악화를 수용하기 위해 외부 지지대를 추가하는 것과 같이 환자의 요구가 변함에 따라 변경될 수 있는 잠재성을 가져야 한다. 장치가 특정 기술 개발을 위한 단기간의 지원일 경우 장비를 빌리거나 저렴한 대안을 찾는 것이 좋다. 예를 들어, 다운 증후군 아동은 종종 워커 사용을 주저하며 손을 잡는 것보다 푸시 장난감으로 더 빨리 걸을 것이다(Winders, 1997). 추가 보조를 위해 전통 보행 보조기를 사용하는 대신 저렴한 상업용 장난감 진공 청소기 또는 장바구니를 활용할 수 있다.

보조 기술로부터 이익을 얻을 수 있는 것으로 추정되는 250만 명의 사람들은 필요한 자금을 확보할 수 없으며 (LaPlante, 1992b), 구매 결정에서 또 다른 주요 고려 사항을 들게 한다. 예를 들어, 교실에서 사용할 수 있는 스탠딩 장치를 구입할 경우, 고도로 조정 가능한 다용도 장치는 다른 여러 어린이들과 장기간 사용할 수 있기 때문에 더 비싸지만 최적일 수 있다. 같은 장치는 특정 디자인으로 결정된 젊은 성인을 위한 대안으로 너무 비싸고 부피가 클 수 있다.

가능하면 환자는 보조 기술을 시도해야 하므로 치료 전문가는 구매 및 구매 권장 사항을 마무리하기 전에 모든 옵션을 평가할 수 있다. 치료사가 가지고 있는 지식과 경험의 양과 관계없이 환자가 특정 장치에 어떻게 반응할 것인지 예측할 수 있는 것은 아니다. 환자가 새로운 무언가에 적응하고 장기적인 이점을 이해하는 데 종종 시간이 걸린다. 예를 들어, 여러 지지대를 갖춘 착석 시스템은 처음에는 뇌졸중을 앓고 있는 환자의 경직을 증가시키고 기능을 감소시킬 수 있다. 환자는 전문 컨트롤러를 통해 새로 획득한 전동 휠체어를 기동시키는 데 상당한 연습이 필요할 수 있다. 다른 환자는 연습의 기회에 관계없이 유사한 장치를 습득할 수 있는 인지 능력을 갖지 못할 수 있다.

안전은 항상 보조 기술의 선택, 사용 및 유지에 대한 고려 사항이다. 환자 및 간병인은 더 복잡한 장치를 안전하게 사용하기 위해 서면 지침, 시연 및 감독을 필요로 한다. 다이어그램을 제공하거나, 사진을 찍거나, 부품에 라벨을 붙이거나, 색상 코드 끈을 붙이는 것이 도움이 될 수 있다. 예방 조치는 주의 깊게 검토되어야 하며 피로의 증상을 인지하고 압력 구역을 검사하거나 발작이 있을 경우 신속하게 지지대를 놓을 수 있는 전략을 연습해야 한다. 간병인의 안전은 중요한 고려 사항이기 때문에 간병인이 보조 기술 사용에 대한 환자 유지에 대한 부상을 견디지 못한다(예; 환자를 휠체어에서 지지대로 옮기는 등).

아마도 심의하기가 더 어렵지만 고려해야 할 중요한 것은 심리사회적인 문제이다. 잘 선택된 보조 장치는 종종 환자가 더 독립적으로, 더 적극적으로 참여하고, 덜 고립되어 있고, 자립심을 갖도록 한다. 그러나 보조 기술은 환자의 장애에 주의를 환기시키거나 환자를 사회적으로, 심리적으로, 육체적으로 다른 환자와 분리시키는 것으로 인식될 수 있다. 부모는 척추이분증의 아이가 휠체어에서 독립적으로 움직일 수 있게 하기보다는 오명 때문에 앉아주는 것으로 선택할 수 있다. 단순하지만 포옹이나 악수처럼 의미있는 것조차도 환자가 휠체어에 묶여 있거나 균형을 위해 보행 워커로 의지하고 있을 때 더 어렵다고 할 수 있다.

연방 입법 Federal Legislation

1988년 의회는 PL 100-407, 기술 관련 보조기 지원법 (Tech act)을 통과시켰다. Tach Act는 주정부가 적절한 보조 기술에 대한 접근을 촉진하기 위해 정책, 관행 및 구조를 다루도록 지시했다. Tech Act는 1994년, 1998년, 2004년에 the Assistive Technology Act인 PL 108-364로 재승인되었다. Tech Act(2004)는 다음과 같은 내용으로 구성되어 있다: "미국의 54,000,000명이 넘는 사람들이 장애를 겪고 있으며, 보고, 듣고, 의사 소통하고, 추론하고, 걷거나 기타 기본적인 생활에 대해 거의 반정도의 심각한 영향을 겪고 있다. 장애는 경험의 자연스러운 부분이며 결코 개인의 권리를 감소시키지 않는다: (a) 독립적으로 살기. (b) 자기 결정을 즐기고 선택을 한다. (c) 교육으로부터 이익을 얻는다. (d) 의미 있는 직업을 추구한다. 그리고, (e) "미국 사회의 경제적, 정치적, 사회적, 문화적, 교육 주류에 대한 완전한 소속감과 통합을 즐기도록 한다"(미국 의회, 2004). 그 범위와 옹호에서 Tech Act는 장애인이 기본적인 시민권을 획득하도록 돕는 중요한 요소인 보조 기술이 적용되는 권리이다.

"장애인에 관한 1988년 이래 제정된 모든 연방 입법안은 보조 기술 장비 및 서비스를 명시적으로 언급했다." (Scherer, 2002, p.5). PL 108-446, 2004년 장애인 교육 개선법(IDEA)에는 공립 교육 프로그램의 학생들에게 보조 기술 서비스와 교육적 환경에서 기능을 수행하는 데 필요한 장치가 제공되도록 기술법과 유사한 언어가 포함되어 있다. ADA는 장애가 있는 사람들이 참여할 수 있도록 "합리적인 편의"를 보장한다(미국 법무부, 2004). 종종 편의 시설은 개인의 기능을 최적화하는 보조 기술이다.

Tech Act(2004)에서 중요한 몇 가지 용어가 정의된다.:

a. **보조 기술 장치:** "… 장애인의 기능적 능력을 향상, 유지 또는 향상시키는 데 사용되는 모든 품목, 장비 또는 제품 시스템을 의미한다. "보조 기술 장치에는 통신 장치, 적응형 장치(예; 스탠드, 휠체어), 환경 제어 장치, 적응 컴퓨터 및 특수 소프트웨어(HR 4278 보조 기술법 2004, 3.4절)를 포함한다.
b. **보조 기술 서비스:** "… 보조 기술 장치의 선택, 획득 또는 사용에서 장애를 가진 개인을 직접적으로 지원하는 서비스"(H.R. 4278 보조 기술 법, 2004년 섹션 3.4)

이러한 광범위한 범위의 연방 법률을 시행하는 데 많은 어려움이 내재되어 있다. Tech Act는 주정부가 적절한 보조 기술에 대한 접근을 촉진하기 위해 정책, 관행 및 구조를 다루도록 지시했다. 국가마다 상당한 차이가 있다. 개인 및 가족이 다양한 보조 장치를 볼 수 있도록 하고, 이상적으로는 구매하기 전에 장치를 빌리는 것이 가장 바람직하다. 환자와 간병인은 종종 주에서 제공하는 보조 기술의 사용에 대한 훈련과 지속적인 지원이 필요하다. IDEA는 주정부가 보조 기술 장치 및 서비스를 제공하도록 명령하였지만, 연방 정부는 그 법령에 완전히 자금을 투입하지 않았으며, 주정부에 막대한 재정적 부담을 안겨주었다. 또 다른 과제는 명확하고 객관적이며 과학적 증거가 임상 의사 결정을 지원하고 자금을 정당화할 수 없다는 것이다.

생각해 볼 점 17.2

환자를 위한 "올바른" 보조 기술을 확보하는 것은 어려운 과정이 될 수 있다. 보조 기술 팀의 다양한 구성원은 누구이며, 프로세스를 지원하는 데 사용할 수 있는 기타 리소스는 무엇인가?

2004년 실시된 Harris Poll에서 장애가 있다고 감별하고 적어도 한 가지 유형의 기술을 사용한 응답자는 "귀하가 어떤 이유로 더 이상 언급한 특수 장비 또는 보조 장치를 사용할 수 없다면 이것은 당신의 일상 활동을 하는데 어떻게 될 것인가?" "35%는 나는 독립적으로 살 수 없거나 집에서 스스로 돌볼 수 없을 것"이라고 했다. 장애인들은 "현재 필요한 특수 장비나 보조 장치가 있는가? 없는가"라고 질문을 하면 17%는 그렇다고 대답했다. 그 중 11%는 장비를 신청할 곳을 모른다는 응답을, 54%는 이용할 여유가 없다고 대답했다.

Day(1996)는 Psychosocial Impact of Assistive Devices(PIADs)의 면접 기반 도구를 개발했다. 이 도구는 세 가지 하위 범주인 26가지 항목을 포함한다: 능력, 적응력 및 자부심. 이 도구는 개인이 보조 기술을 효과적으로 활용할 것인지 또는 포기할 것인지를 예측할 수 있다. 이 도구는 이동 보조 장치(Martins, 2016)를 사용하여 지역 사회 거주 성인 96명을 대상으로 한 연구에서 이용되었다. 결과는 일반적으로 보조 기술의 긍정적인 영향을 보여 주었으며 능력의 평균 하위 점수는 능력에 대해서는 1.11, 적응성은 1.10, 자존감은 0.62(0은 영향 없음, 3은 최대 긍정 영향, 3은 최대 부정적인 영향). 동력 휠체어가 가장 높은 점수를 받았고, 워커 이용 점수는 가장 낮았다. Carver(2016)는 이동 보조 장치가 척수 손상 환자에 대한 참여를 지원한 정도에 대한 전반적인 만족도를 보고했으며 보조 기술을 추천할 때 재활전문가에게 독립성, 안전성 및 효율성을 고려할 것을 촉구했다.

Minor와 Robinson(2004)은 장애인이 보조 기술로부터 이익을 얻지 못하게 하는 장벽을 조사했다. 저자들은 350명 이상의 재활전문의와 생체 공학사를 대상으로 4가지 주요 장벽이 있다고 결론지었다. (1) 계속되는 재정 문제, (2) 잠재적으로 도움이 되는 보조 기술에 대한 대중의 인식 부족, (3) 훈련된 전문가의 부족, 그리고 (4) 연구원, 임상의 및 소비자 간의 협력 부족. Kaye(2008)는 캘리포니아 독립 리빙 센터(California Independent Living Centres)의 성인 소비자들의 설문 조사 데이터를 분석하여 이 부분에서 보조 기술의 접근과 사용을 제한하는 요소를 결정했다. 이러한 요인으로는 "낮은 교육 수준, 인종 또는 소수 민족 지위, 가계 소득 감소, 장애 발병 및 육체적 또는 감각 기능에 반대되는 정신 관련 장애"가 포함되었다. 교육 환경에서 장애가 있는 아동의 경우, 장애인은 적절한 교육 훈련 및 지원 부족, 부정적인 태도, 부적절한 평가 및 계획 프로세스, 불충분한 자금 조달, 장비 조달 및 관리 문화 및 시간 제약 등을 포함한다(Copley, 2004). 환경 장벽은 계속해서 독립성을 크게 저해하는 요소이다. 일반적으로 개선된 지역 사회 접근성은 많은 사례에서 보조 기술 사용에 대한 의존도를 감소시킬 것이다(Layton, 2012).

보조 기술 팀 Assistive Technology Team

개인을 위한 보조 기술의 이점을 인식하고, 적절한 장치를 선택하고, 자금을 확보하고, 교육을 제공하고, 성과를 평가할 수 있는 전문가 팀이 중요하다. 보조 기술을 제공하는 연방 정부의 명령은 보조 기술을 습득하고 관련 전문가의 자격 요건에 관한 다양한 수준의 시스템에 직면했다. Rehabilitation Engineering and Assistive Technology Society of North America(RESNA)는 기술 및 장애에 공통 관심이 있는 개인을 지원하기 위해 1980년에 501(c)(3) 조직으로 통합되었다. 설립 직후, RESNA는 주 수준의 프로그램에 의한 Assistive Technology Act 의 준수를 지원하기 위해 연방 기금에서 수백만 달러를 받았다. RESNA는 연구 개발 및 교육 및 변호에 중요한 역할을 담당해 왔다. 또한 사회는 두 가지 국가 인증(RESNA, 2015)의 안전하고 효과적인 제공을 보장하기 위해 보조 기술 분야의 전문가 자격 및 표준에 대한 표준을 수립하는 데 앞장서 왔다. 자세한 내용은 사회 웹 페이지 www.resna.org에서 확인할 수 있다.

> **ATP(Assistive Technology Professional)**는 장애가 있는 개인의 필요를 분석하고 적절한 장비를 선택하는 데 도움을 주고 장비를 올바르게 사용하는 방법에 대해 소비자를 교육한다. 증명서는 시험에 합격하고 수수료를 지불해야 한다.
>
> 이미 ATP 인증을 받은 사람들을 위한 **Seating and Mobility Specialist(SMS)**의 고급 인증.

인증된 ATP의 개념은 1996년에 시작되었다. 그러나 ATP 인증은 장비 공급 업체 또는 내구성 좋은 의학장비(**durable medical equipment, DME**)와 같이 바퀴 달린 이동성을 찾는 고객 평가에 관련된 비전문인이 2008년까지 의무 사항은 아니다. 물리치료사, 작업치료사 및 언어 및 언어 병리학자들은 전문 커리큘럼에 관련 정보가 포함되어 있으며 이미 라이센스를 취득했기 때문에 인증 위임 자격에서 면제된다. 많은 주에서 보조 기술 자금 조달 기준은 다양한 유형의 보조 기술 결정에 관여해야 하는 전문가 수준을 규정한다.

물리 치료사, 작업 치료사 또는 언어 및 언어 병리학자는 전형적으로보다 복잡한 보조 기술 요구(예; 휠체어, 보조기 또는 보완적 통신 장비)에 대한 임상 의사 결정을 주도한다. 그러나, 자격을 갖춘 공급 업체도 참여해야 한다. 치료사 또는 공급 업체는 철저한 평가를 완료하고 기본 자금 출처와 협의한 후에 각 항목에 대한 설명과 함께 특정 권장 사항을 작성해야 한다. **의학적 필요성 통지서(LMN)**라고 불리는 문서는 환자 및 각 구성 요소(예; 팔걸이, 다리 받침대 또는 바퀴)에 대한 임상적 정의를 상세하게 설명하고 보험 회사 또는 다른 지불자의 자금 지원에 대한 임상적 정당성을 제공한다. 최종 결정은 환자 또는 간병인의 권리와 책임이다.

Tech Act에 대한 연방 정부의 명령과 IDEA에서 보조 기술 위임 사항을 포함하면 보조 기술 분야에 대한 지식이 점점 더 중요해지고 있다. 그러나 초급레벨의 준비사항은 다양하다. Brady(2007)는 작업치료, 물리치료, 특수교육, 언어 치료분야의 전문 교육 프로그램 조사를 실시했다. 설문 응답률은 낮았지만(15.9%), 저자들은 거의 모든 프로그램이 교과 과정에서 보조 기술을 다루었으며 응답자는 일반적으로 콘텐츠에 소요된 시간에 만족한다고 보고했다. 그러나 저자들은 "현대의 실천을 촉진하기 위해…, 초급레벨의 커리큘럼은 이 커져 만가는 서비스 영역에서 창의적으로 확장하고 향상시킬 수 있도록 설계되어야 한다."

Long(2008)은 미국 물리 치료 협회(380명의 응답자)의 소아과 섹션을 대상으로 보조 기술 교육의 적절성, 보조 기술 서비스 제공의 수준 및 교육적인 선호/요구를 파악했다. 대다수의 치료사(77%)는 보조 기술 서비스 관련 법률, 규정 및 정책에 대한 교육이나 부적절한 교육을 받지 않았으며 "보조 기술 서비스에 대한 개인 평가, 고객의 요구 사항을 충족시키기 위한 장치의 매칭 또는 고객의 필요성에 따른 장치의 선택 그리고, 보조 기술 서비스 사용 결과 평가"를 참조한다.

특정 보조 기술 및 장비 Specific Assistive Technology and Equipment

보조기 장치 Orthotic Devices

보조기 장치의 일반 목적

보조기는 "신경 근육 및 골격 시스템의 구조적 및 기능적 특성을 수정하는 데 사용되는 외부 적용 장치"이다(International Prospect and Orthotics, 2012). **Brace**라는 용어는 동의어이다; **부목**이란 일반적으로 일시적인 사용을 목적으로 하는 보조기를 말한다; 그 디자인에 따라, 보조기는 신경근 질환 환자에게 많은 목적을 제공할 수 있다:

- 신체자세 정렬의 개선
- 관절 또는 분절에서의 안정성 증가
- 위축된 근육을 촉진; 경직성 근육 억제
- 움직임 제한 또는 촉진
- 고유수용성 피드백의 제공
- 원심성 또는 구심성 수축 자극
- 구축 또는 변형의 방지(예; 상테에 따른 변형 예측, 수술 또는 캐스트 후에 교정된 자세 유지 또는 경미한 변형 교정)
- 최적의 기능을 위해 신체 부위 포지셔닝

보조기 장치의 설계와 기능

보조기는 조립식 맞춤식으로 만들 수 있으며 사전 제작된 보조기로 주문 제작하거나 다양한 크기의 "기성품"으로 구입할 수 있다. 맞춤 설계는 일반적으로 최적의 정렬을 유지하면서 환자의 말단/체간 부분을 만드는 것으로 시작한다. 일단 건조되면, 캐스트는 반원통으로 자르게 되고 환자에게서 제거된다. 보조기 전문가는 성형된 캐스트 재료를 석고로 채움으로써 환자의 말단/신체 부위를 양적인 형태로 만든다.

보조기 제조를 전문으로 하는 회사는 귀중한 자원이 될 수 있다. 예를 들어, Cascade(www.cascadedafo.com)와 같은 제공 업체는 특히 캐스팅이 필요하지 않은 어린 아동을 위한 "Fast Fit" 대안을 제공한다. 임상의(종종 물리치료사)는 지그 크기를 맞추는 것에서 어린이 발의 너비와 길이를 측정하고 Cascade는 이러한 측정을 기반으로 보조기를 제공한다. Cascade는 주조된 석고주물(cast impression) 맞춤형 보조기를 제작한다. 이러한 회사 중 다수는 치료사의 의사 결정 기술에 따른 측정 및 금형의 품질을 향상시키기 위해 다양한 형식의 교육을 제공하기 위해 노력하고 있다.

일반적으로 보조기에 사용되는 재료가 두꺼울수록 제품이 안정되고 제공되는 안정성과 지지가 커진다. 그러나 두꺼운 재질은 바람직한 움직임을 제한하여 디자인의 역동성을 떨어뜨리고 피부 쇠약 문제를 일으킬 수 있다. 다양한 두께의 열가소성 소재가 가장 일반적으로 사용되고 금속 및 가죽 제품을 대체한다. 당뇨병 또는 기타 피부 질환의 위험이 증가한 환자에게 열가소성 물질을 사용할 때 추가적인 완충 및 충격 흡수가 필요할 수 있다. 탄소 흑연/아크릴 수지도 사용되며 열가소성 소재보다 강하다는 장점이 있다. 그러나 일단 교정기가 제조되고 마모로 손상될 수 있는 경우에는 수정이 제한적이다.

보조기를 얻는 데 필요한 비용과 시간은 디자인의 복잡성, 맞춤화의 범위 및 제3자 지불자의 승인 필요성에 따라 다르다. 맞춤 디자인은 일반적으로 전문 기술자에 의해 생체 역학 및 의학 분야의 전문 교육 및 기술 교육으로 제작된다. American Orthotists and Prosthetists(www.oandp.org)는 교육 및 라이센스 요구 사항이 주마나 매우 다양하지만 인증 절차와 최수한의 교육 표준 및 역량 확보를 위한 인증 절차(국가 시험 포함)를 마련했다.

스트랩은 보조기를 보호하고 종종 사용된 재료, 적용된 장력, 너비 및 배치에 따라 달라지는 디자인의 핵심 부분이다. 환자 또는 간병인이 보조기 및 스트래핑을 올바르게 적용하는 것이 중요하다. 다양한 조성의 라이닝(예를 들어, 쿠션이 있는 뒷꿈치 지지대)은 안락함을 증가시키고 브레이스(brace)의 동적 특성을 촉진시킬 수 있다. 편안함을 개선하고 피부 자극를 예방하기 위해 뼈 돌출부 위에 작은 패드를 사용할 수 있다. 일반적으로 패드용 공간은 브레이스의 맞춤 설계에 "내장"되어 있다. 임상의는 압력을 줄이기 위해 단단히 조이는 버팀대에 패드를 추가하지 않아야 한다. 사용된 재료에 관계없이 패딩은 압력을 증가시킨다.

하지에 대한 보조기는 항상 양말과 신발을 착용한다. 양말은 잘 맞아야 하며(압력 영역을 유발할 수 있는 주름이나 과도한 천이 없어야 함), 브레이스 아래의 피부 표면을 완전히 덮어야 하고, 피부에서 땀을 멀리 내뿜는 물질로 만들어야 한다. 신발은 흔히 브레이스 디자인과 필수 요소의 중요한 부분이기 때문에 신발 선택은 중요한 고려 사항이다. 신발은 기능을 방해하지 않으면서 여분의 벌크를 수용 할 수 있는 크기여야 한다. 이것은 잘 건설되어야 하고 탈착식 깔창과 적절한 뒤꿈치 높이를 가져야 한다. 신발을 선택한 경우, 신발이 브레이스의 기능을 보완하도록 일부 특수 기능을 피하거나 신중해야 한다.

보조기 선택에서 중요한 고려 사항은 환자 또는 간병인의 휠체어와 "번거로운 요인"을 견디고 실제로 안전하고 적절하게 장치를 사용하는 능력에 대한 현실적인 평가이다. 예를 들어, 어린이가 에어컨이 없는 더운 지역에서 살면서 맨발로 가거나 샌들을 신는 데 익숙한 경우 양말과 신발을 착용한 플라스틱 브레이스 착용을 유도하는 충분히 개선된 기능은 없다. 마찬가지로, 휠체어의 기능을 방해하고, 탈착에 상당한 노력을 요하는 상반 보행 보조기에 수천 달러를 지출하기 전에 척수막탈출증이 있는 성인을 평가해야 한다.

일반적으로, 환자는 보조기를 착용하는 것에 적응해야 하며, 보조기의 짧은 기간부터 시작하여 점차적으로 감시 시간을 늘려야 한다. 환자 또는 보호자는 보조기가 제대로 설치되지 않았다는 경고 신호에 대해 교육을 받아야 하며 피부가 발적이 되는 부분을 자주 확인해야 한다. 피부가 붉어지는 것은 정상이지만, 비교적 짧은 기간 내에 사라진다(Sanders, 1995).

환자를 위한 특정 유형의 보조기를 추천하는 결정은 전문가 팀의 신중한 고려와 분석을 통해 이루어져야 한다. 물리치료사 또는 작업치료사는 종종 보조기를 선택하고 사용하며 고급 훈련 및 경험을 통해 Orthoplast 또는 Aquaplast(Cusick, 1988)와 같은 플라스틱 재료로 저온 성형 장치를 제작할 수 있다. 물리치료사 또는 작업치료사는 종종 환자의 기능적 목표에 가장 관련이 있으며 환자 상태의 진행을 가장 잘 알고 있다.

보조기는 시간이 지남에 따라 변경이 필요할 수 있음을 인식하여 환자의 필요를 충족시키는 가장 복잡한 디자인이어야 한다. 진단 및 예후에 따라, 보조기의 시간이 중요할 수 있으므로 환자는 약한 근육 그룹을 강화하기 위해 이용하고 강화할 기회를 가지며 장치에 의존하지 않게 된다. 여러 번, 보조기는 하나의 기능적 활동을 촉진하지만 다른 기능적 활동을 제한한다. 예를 들어, 요추레벨의 부전 마비가 있는 환자는 상반 보행 보조기로 보행할 수 있지만 앉기에 복잡하고 불편함을 느낄 수 있다. 아동은 견고한 AFO를 착용했을 때 지탱할 수 있는 서기 자세를 향상시킬 수는 있지만, 장치를 착용한 상태에서 장비를 착용하고, 손이나 무릎으로 기거나, 스쿼트 자세를 취하거나, 앉고 서기에서 움직이는 것을 볼 수 있다. 물리치료사 또는 작업치료사는 종종 장기 기능적 목표를 달성하기 위해 보조기 사용을 최적화하는 착용 스케줄을 수립한다.

맞춤형 보조기의 비용은 엄청날 수 있다. 그들은 DME로 분류되며 일반적으로 의사 처방 및 보험 보상을 위한 광범위한 정당성이 필요하다. 가능하다면 환자들은 주문형 디자인을 하기 전에 보조기를 시험 사용하여 이점을 확인한다.

하지 보조기

하체에 대한 대부분의 보조기는 발과 발목에 대한 다양한 수준의 지지력을 제공한다. 이 지지대는 발목 보조기(표 17-2의 첫 번째 그림)라고도 하는 발 보조기라고 부르는 단순 이중층(simple double layer), 폼인솔(foam shoe insert)에서부터 점진적으로 발 중앙부(테이블 17-2의 두 번째 그림)를 감싸고 스플린트(근위 스트랩)으로 양쪽 복사뼈를 잡아주며, SMO(supramalleolar orthosis)로 더욱 내 외측 지지 것까지의 범위로 될 수 있다. SMO는 전형적으로 다운 증후군 아동(예; Cooper, 2006, Martin, 2004)과 같이 중증 회내 또는 회외 아동에게 사용된다. 어른 경골의 더 긴 지렛대를 안정화시키는 데 높이가 부적합하기 때문에 성인용으로는 거의 사용되지 않는다.

AFO는 발의 등쪽, 중간발의 내/외측 발의 다양한 수준에서 "바닥(sole)"이 있다. 보조기는 전형적으로 하지의 후부 측면에서 비골의 머리에서 원위부로 약 10~15mm 떨어진 슬와 주름 바로 아래까지 연장된다(Knutson, 1991). 발바닥의 트림 라인은 발가락의 원위부일 수도 있고 보행 사이클에서 정상적인 세 번째 구르기(rocker)를 허용하는 더 가늘고 유연한 소재로 만들어질 수도 있다(발가락이 지면에서 떨이지는 동안에, 중족지골 관절의 신전).

견고한 AFO에서와 같이 플라스틱의 두께를 늘리고 적용 범위를 늘리면 매우 안정된 디자인을 제공하지만 움직이지 않고 유연성이 부족하다(표 17-2의 세 번째 그림). 견고한 AFO는 지지 자세 또는 운동 범위 유지를 위해 발

표 17-2 다양한 보조기의 요약: 목적 및 구조

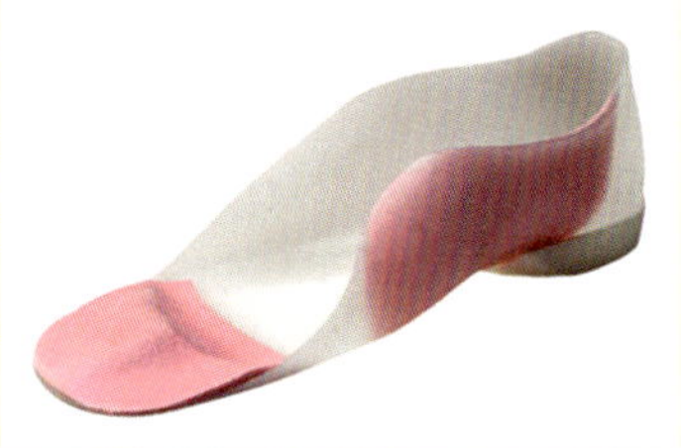	*완전 접촉형 보조기* *(Full contact orthosis)* 과도한 안쪽돌림, 발허리발가락 관절의 모음	맞춤형 몰딩 힐 및 아치, 보통 복사뼈 아래로 끝나는 상당히 단단한 소재, 보통 발가락 뒤쪽으로 다듬어지며, 발/발목이 시상 및 횡면에서 안정된다.
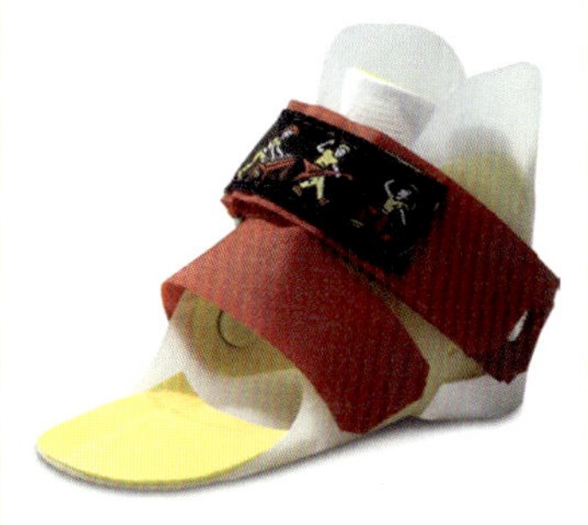	*위복사 보조기* *(Supramalleolar orthosis, SMO)* 심각한 안쪽돌림 또는 가쪽돌림	복사뼈 위로 다듬어짐; 종종 신축성 있는 소재로 만들어짐, 신발로 제자리에 고정됨
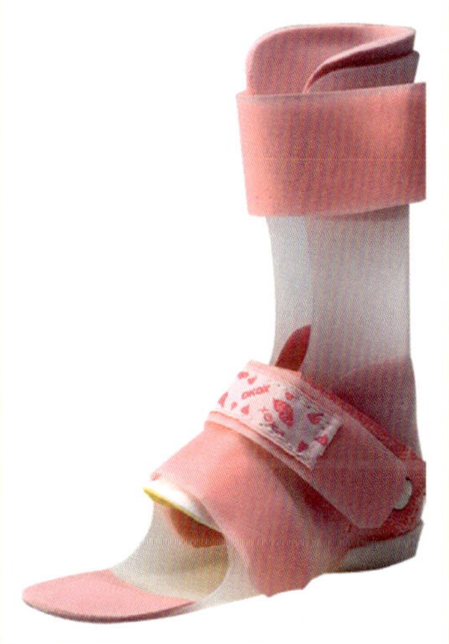	*고정형 발목-발 보조기* *(ankle-foot orthosis, AFO)* 최대의 안정성을 요구하는 심각한 과긴장증 또는 정렬 문제. 이동이 힘든 환자의 발 위치를 유지	좋은 지지력을 제공하지만 이동성이 제한됨; 이동성이 힘든 환자에게 권장됨; 초기 접촉 시 무릎 굽힘 모멘트를 중간으로 유도함; 과도한 무릎 굽힘과 발목 등쪽굽힙(DF)에 저항함; 발목/발 안쪽/가쪽(M/L) 안정성을 제공.
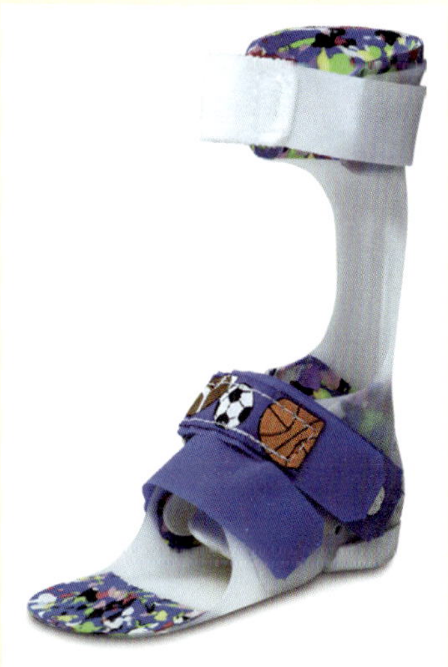	*후부판 스프링 AFO* *(Posterior leaf spring AFO)* 최소 M/L 불안정으로 족하수(drop foot); 웅크림 보행(crouch gait); 무릎 과도한 폄	DF와 발바닥 굽힘(PF)을 허용하지만 둘 다에 카운터 모멘트를 제공. M/L 발/발목 안정성을 제공하는 발바닥과 함께 복사뼈 앞쪽으로 유연한 재료로 다듬어져 있다.

계속

표 17-2 다양한 보조기의 요약: 목적 및 구조 - 계속

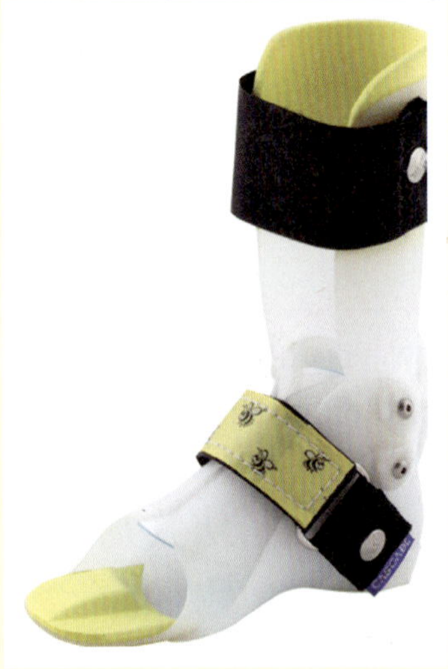	*DF 도움 관절형 AFO (Articulating AFO with DF assist)* M/L 불안정성이 있는 가벼운 족하수	발에 부딪히는 것을 방지하기 위해 정강뼈 앞쪽 근육의 먼쪽 수축 시뮬레이션, 발/발목의 M/L 안정성 확보, 자세 시 DF 허용, 스윙 시 DF 촉진
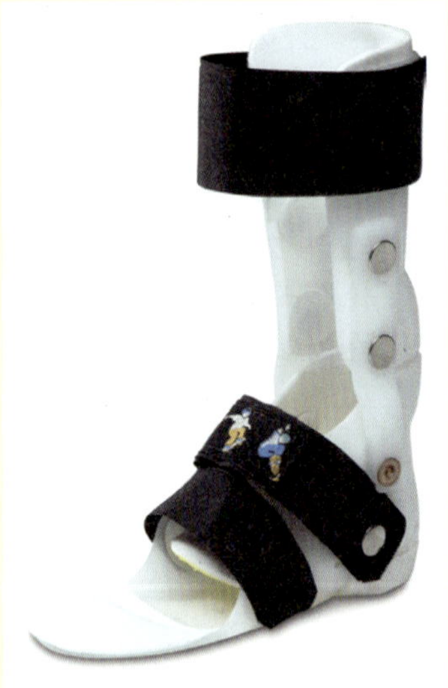	*PF 고정 관절형 AFO (Articulating AFO with PF stop)* 발가락 걷기, 가벼운 정도에서 중등도 정도의 과도한 폄, 발/발목이 중간에서 심각한 M/L 불안정	발등굽힘과 반대측 사지의 진전이 가능하며; 발/발목의 안쪽/가쪽 안정성을 제공하며, 중간디딤기를 통한 초기 접지기 시 무릎 굽힘 모멘트를 촉진
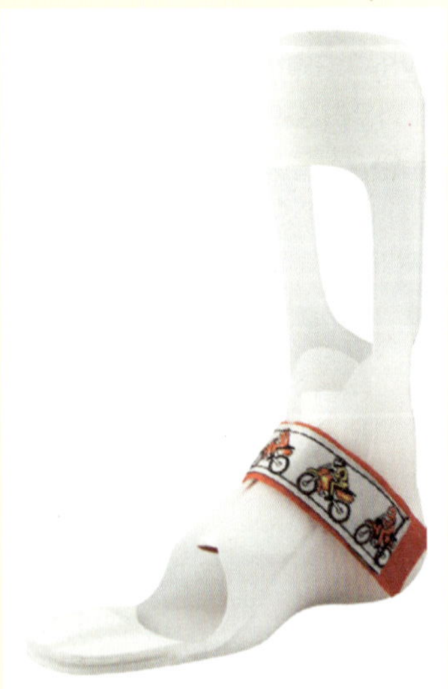	*바닥 반작용 AFO(Floor reaction AFO)* 안쪽/가쪽 무릎 불안정 없이 약한 네갈래근 근육, 과도하게 늘어난 힐 코드, 웅크린 걸음걸이로 인한 낮은 수준의 하반신 마비	무릎 전방 굽힘을 방지하기 위해 무릎 폄모멘트를 장려하고 발/발목의 안쪽/가쪽 안정성을 제공. 스윙 단계에서는 간격을 허용하고 언덕을 올라가기 어렵다. 크라우치 걸음걸이를 줄이고 몸통 수직과 무게 중심을 발의 중간에 유지.

표 17-2 다양한 보조기의 요약: 목적 및 구조 - 계속

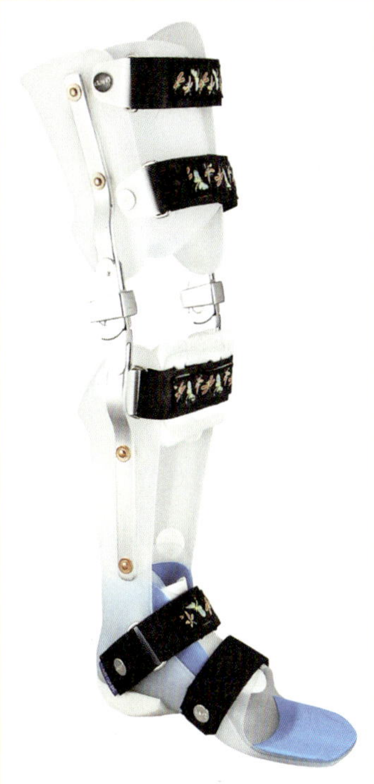	*무릎-발목-발 보조기 (Knee-ankle-foot orthosis)* 중간수준의 하반신 마비, 무릎 과도한 폄, 무릎 안쪽/가쪽 불안정	AFO 섹션은 발/발목의 안쪽/가쪽 안정성, 스윙 단계의 DF 제어, 무릎에 대한 접지 반응력, 무릎 관절과 허벅지 폄의 안쪽/가쪽 무릎 지지, 잠긴 무릎 관절의 최대 시상면 지지, 앉기 위한 잠금 해제를 제공
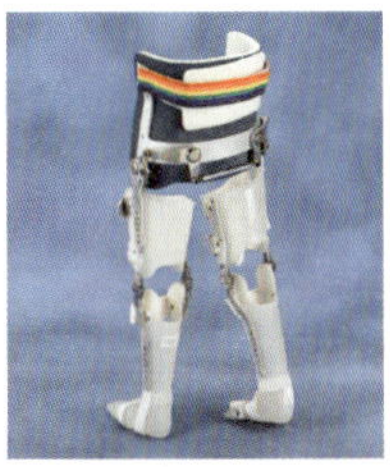	*고관절-무릎-발목-발 보조기 (Hip-knee-ankle-foot orthosis, HKAFO)* 상반 보행 보조기(Reciprocating gait orthosis, RGO) 중간 등뼈에서 상위 허리뼈 분절의 하반신 마비	HKAFO는 하지에 대한 최대의 보조를 제공하며, 하체 RGO는 한쪽 다리의 엉덩이 굽힘과 반대쪽 다리의 엉덩이 폄과 짝을 이루는 케이블 시스템을 통해 HKAFO로서 보행의 스윙 단계를 용이하게 한다.
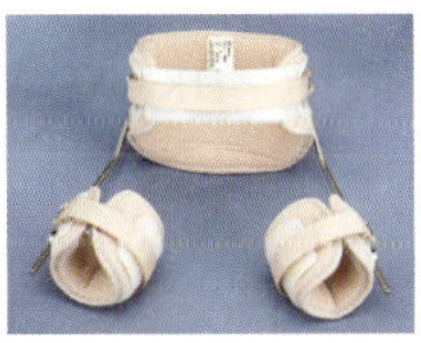	*서기-걷기와 앉기의 고관절 보조기 (Standing-walking and sitting hip orthosis, SWASH)* 낮거나 중등도의 모음근 긴장도	타원 경로로 움직이는 금속 스트럿이 있는 골반 밴드 및 허벅지 커프스, 어긋나는 동작을 방지하고, 앉기를 허용하며, 수술 후 엉덩관절을 안정
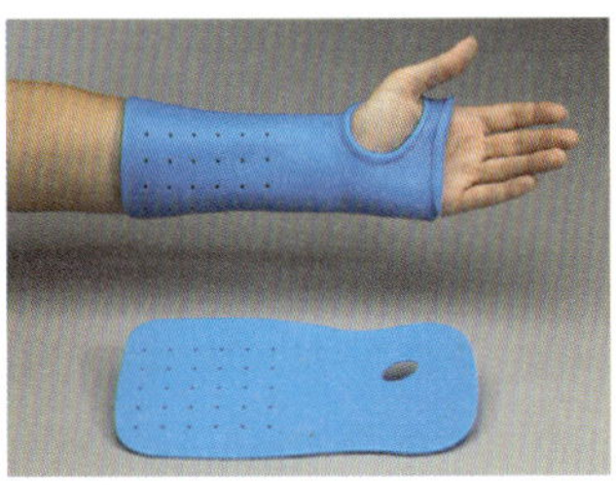	*손목 콕업(cock-up) 부목* 손목과 손가락 굽힘의 긴장도가 중등도에서 심각하게 증가	손목을 안정시켜 기능을 개선하고 동작을 유지. 비교적 자유로운 손가락과 엄지 동작 허용
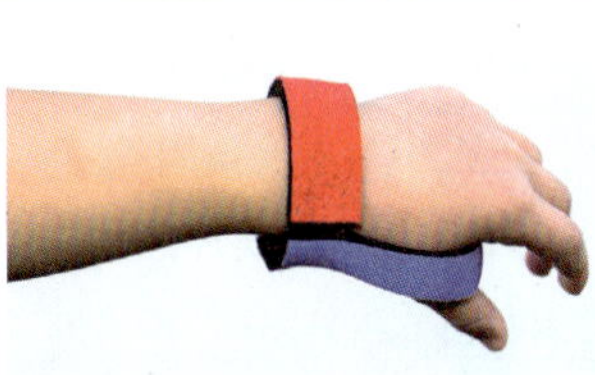	*엄지 벌림 부목 (Thumb abduction splint)* 잡기를 위한 간섭이나 촉각 입력의 기회를 최소화하여 엄지손가락 모음 유지	컬러풀한 1/8인치 두께의 네오프렌(neoprene) 스트랩을 사용한 간단한 구조, 후크 및 루프 클로저 시스템, 조정 및 세척 가능, $20 이하

표 17-2 다양한 보조기의 요약: 목적 및 구조 - 계속

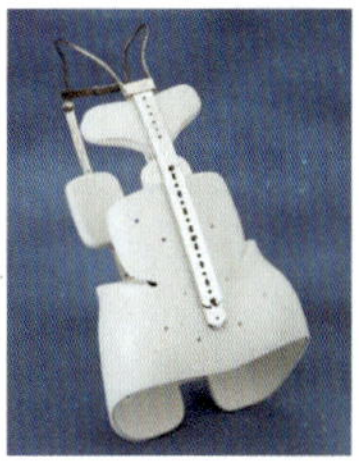	*척추 보조기(Spinal orthosis)* 척추기립을 촉진	3점 압력 시스템을 사용한 환자맞춤형 보조기

사진 1-8 출처: Cascade Dafo, Inc. (http://cascadedafo.com); 사진 9, 10과 13은 Dole R, Chafetz R. *Peds Rehab Notes: Evaluation and Intervention Pocket Guide*. Philadelphia, PA: F.A. Davis Company; 2010; 사진 11 출처: Performance Health(pattersonmedical.com); 사진 12 출처: The Joe Cool Company(joecoolco.com).

목 안정성을 필요로 하지만 외래 환자에게 일반적으로 사용되지 않는 환자에게 일반적으로 사용된다. 후부 판 스프링 AFO(표 17-2의 네 번째 그림)는 얇고 유연한 플라스틱으로 만들어졌으며 복사뼈의 뒷부분에 트림 라인이 있다(유연성에 추가). 그것은 배측 굴곡과 족저 굴곡을 허용하지만, 두 동작은 제어 순간에 반대로 작용한다(Brehm, 2008). 후부 판 스프링은 뇌성 마비 환자(Brehm, 2008; Buckon, 2001)와 뇌졸중을 경험한 환자(Karas, 2002; Malas, 2001)의 보행과 기능을 향상시키는 데 사용되어 왔다. "기성품" AFO는 일반적으로 후방 판 스프링 또는 단단한 발목형 디자인이다.

발목 관절의 경첩은 보다 역동적인 움직임을 가능하게 하고 하체가 발 위에 이동되도록 함으로써 보행의 자세 단계를 부드럽게 한다(표 17-2의 네 번째 그림). 중간디딤기에서 초기 접촉면으로부터 무릎 굴곡의 힘을 받기 때문에 전발슬 또는 발가락 걷기를 하는 사람에 있어서 발목의 족저 굴곡을 예방하는 데 유용함으로, 발목의 자유 등쪽 굴곡을 허락하게 한다(테이블 6번째 그림). 발목 발바닥의 융기를 방지하면서 자유 발목 배수를 허용하는 것은(앞의 예에서와 같이) 처음 접촉 지점에서부터 중앙까지 무릎 관절 모멘트를 촉진하기 때문에 걷기가 힘들거나 재발하는 환자에게 유용할 수 있다(표 17-2의 여섯 번째 그림). 환자는 무릎의 "좌굴 현상(buckling)"을 방지하기 위해 넙다리네갈래근에 적절한 근력을 가져야 한다.

바닥 반작용 AFO는 슬개골 바로 아래의 전방 위치에서 결합하여 내측 및 외측부를 감싸고 있다(표 17-2의 7번째 그림). 이 디자인은 환자의 대퇴사두근이 약하거나 웅크린 보행(발목, 무릎 및 고관절의 굴곡) 환자의 경골 전방 이동을 억제하며 무릎을 구부리지 못하게 하는 무릎 신전 모멘트를 장려한다. 언덕을 걷는 것은 이 디자인에서 매우 어렵다.

무릎 발목 보조기(KAFO)는 하반부 하반신을 포함하며 중추 대뇌 마비, 심한 무릎 과신전 또는 내측 무릎 불안정성이 있는 환자에게 필요하다(표 17-2의 8번째 그림). 무릎 관절은 최대한의 안정성을 위해 연장된 상태로 잠글 수 있으며 앉아있을 때 잠금을 해제할 수 있다. 고관절 무릎 발목 발 보조기(HKAFO)는 골반 띠를 포함하고 하부 체간뿐만 아니라 세면 모두에서 하지를 최대한 지지한다. 무릎 관절과 고관절은 모두 경첩식이며, 경첩의 두 세트는 원하는 운동 기능에 따라 잠기거나 열 수 있다. 상반 보행 보조기(RGO)는 자세 다리가 연장될 때 비중량 다리의 고관절 굴곡을 조장하여 보행의 스윙 단계를 용이하게 하는 부가적인 특징(즉, 케이블 시스템)을 갖는 HKAFO이다. HKAFO는 전형적으로 하반신 마비 환자를 지지하기 위해 사용된다(표 17-2에서 아홉 번째 그림).

서 있고, 걷고, 앉을 시 고관절(SWASH) 보조기는 고관절의 내전과 함께 개인을 위해 특별히 고안된 것이다(표 17-2의 10번째 그림). 골반밴드와 허리 벨트는 골반의 후방경사를 막기 위해서 디자인되었다. 금속 막대는 타원형 경로로 움직여서 보행 중에 늘어나는 엉덩이의 외전을 촉진한다. SWASH 보조기는 또한 수술 후 엉덩이를 외전된 위치에 유지하기 위해 사용할 수 있다. Embrey(2006)은 경직성 뇌성 마비가 있는 어린이들에게 SWASH 보조기가 내전근의 근 긴장도를 증가시키는지 조사하기 위해 표면 근전도 측정기를 사용했으며 보조기를 착용하지 않은 어린이에 비해 앉아 있거나 서 있거나 걷는 동안 근 긴장도가 증가하지 않는다는 것을 발견했다. 추가적인 증거가 필요하지만 환자가 이 의료 기기를 착용하고자 할 때 생체 역학

원리가 이용된다.

지속적 석고 고정(Serial casting)은 다양한 신경학적 조건에서 구축 관리를 대신할 수 있으며 ROM을 효과적으로 늘리고, 경직성 근육에서 수동적인 스트레치에 대한 내성을 감소시키며, 최대 토크를 증가시키고, 흥분성을 감소시킨다(Brouwer, 2000). 심한 대뇌 경련을 가진 광범위한 환자에서 더 많은 빈번한 석고고정의 변화(5일에서 7일에 비해 1일에서 4일)가 더 많은 ROM 증가와 합병증의 감소를 가져왔다(Pohl, 2002). 석고고정의 적용 전에 보툴리눔 A 주사는 경직성 뇌성 마비가 있는 아이들에게서만 석고고정과 비교하여 ROM이 증가했다(Booth, 2003). 신경학적 장애가 있는 환자에서 ROM을 유지하는 또 다른 옵션은 실린더 부목(일반적으로 야간)을 사용하거나 시간이 지남에 따라 낮고 지속되는 힘을 발휘하는 스프링형 메커니즘을 갖춘 보조기이다(Skalsky, 2012).

상지 보조기 장치

스몰 사이즈부터 라지 사이즈의 상지 보조기는 하지 보조기의 일부 비용으로 여러 공급 업체에서 이용할 수 있다. 비정형 조건에서도 맞춤 제작이 가능하다. 상지 보조기는 대개 경련을 최소화하거나 기능을 최대화하기 위해 손과 손목을 안정화 시키도록 설계된다. 일반적인 문제는 엄지손가락이 강아지 손바닥으로 내전되고, 척골의 편위 유무에 관계없이 손목이 굴곡되고, 주먹을 쥔 손(세 개의 관절 모두 굴곡된)이다.

콕업 스플린트(표 17-2의 11번째 그림)은 손목을 안정화시키고(일반적으로 약간의 신전 정도에서) 손목 관절을 보호하면서 손가락 움직임과 기능을 허용한다. 부목 재질은 손과 전완의 표면에 있으며 벨크로 끈으로 고정되어 있다. 그것은 손바닥으로 뻗어 있지만 중수골 지골 관절의 굴곡를 방해하지는 않는다. 적용 범위를 손가락 끝으로 확장하면(*팬 스플린트*라고 함) 손가락 굴곡근의 길이를 유지하는 데 도움이 되지만 기능은 허용되지 않았다.

엄지 관절 내전이 심한 경우, 엄지를 외전시킨 후에 유지하기 위해 플라스틱 재질로 부목을 만들 수 있다. 일반적으로 이러한 재료는 부피가 크고 엄지의 기능적 사용을 억제한다. 증가된 엄지의 내전 긴장도 환자의 혁신적인 디자인은 Joe Cool splint(www.joecoolco.com)이다. 2개의 네오프렌 스트랩으로 만들어져 있다; 하나는 손목을 감싸고 다른 하나는 양쪽 손목 스트랩에 부탁하여 무지구 공간을 통과하여 연결된다(표 17-2의 12번째 그림). Joe Cool Splint는 엄지 외전을 장려하고 손가락, 엄지 및 손의 기능을 촉진한다. 편안하고 빨 수 있으며 다채롭고 저렴하면서 때로는 단순하다는 점을 상기시켜준다.

체간용 보조기 장치

척추 변형(특히 척추 측만증)의 진행을 예방하거나 최소화하기 위해 체간을 지지하는 효과는 논쟁의 여지가 있다. 특히 척수 만곡을 일차 신경학적 문제로 이차적으로 발달한 환자의 경우에는 논란의 여지가 있다. 체간의 거의 모든 브레이스는 골반을 지지대로 사용하고 만곡 방향에 대항하기 위해 3점 압력 시스템을 적용한다(표 17-2의 마지막 그림). 특발성 사춘기 척추측만증(1차 진단)의 경우, 브레이스 착용은 골격 성숙까지 하루에 일반적으로 16~20시간이며, 1~2년 동안이다. 특발성 척추측만증에 대한 보강의 효과에 대한 증거는 혼합되어 있지만 (Lenssinck, 2005, Richards, 2005) 미국과 캐나다의 25개 기관(Weinstein, 2013)의 포괄적인 연구 결과에 따르면 보강은 고위도 환자의 진행을 유의하게 감소시켰다. 장시간의 보조기(brace) 착용으로 수술을 위한 한계점까지 곡선을 그리면 커다란 이점을 얻을 수 있다.

척추 만곡이 문제의 환자를 위한 체간의 보조기에 대한 영향 결정에 더 많은 요소가 있다. 만곡이 진행되면 기능이 저하되고 불편함이 증가하며 호흡기가 손상된다. 이와는 대조적으로, 척추 융합은 다양한 결과를 보이는 주요한 수술이다(Askin, 1997; Barsdorf, 2010). Olafsson (1999)은 보스톤 타입의 겨드랑이 교정 교정기로 치료한 진행성 척추 기형뿐만 아니라 다양한 신경근 질환을 가진 90명의 환자(외래 24명)를 검토했다. 그들은 브레이스 치료에 반응한 인구의 하위 집합이 저긴장증과 짧은 흉요추 곡선이 40° 미만인 환자가 보행하고 있다고 결론지었다. 다른 유형의 만곡률에서는 지속되는 효과가 발견되지 않았다.

그럼에도 불구하고, 브레이싱은 앉아있는 것을 지지했다. 보조기는 종종 신경학적 증상이 있는 환자의 다양한 보행 매개 변수를 개선하는 데 권장된다. 상당한 연구 결과가 발표되었다. 특정 신경 상태 또는 장애가 있는 특정 유형의 보조기를 사용하는 것을 지지하는 증거를 어떻게 평가할 수 있는가? 기존의 증거를 바탕으로 명확한 추천을 개발하는 데 어려움을 낳는 리서치 연구의 불균형은 무엇인가?

이동성을 위한 보조 장치
Assistive Devices for Mobility

위치/좌석 시스템/휠체어

신경근 질환을 앓고 있는 많은 환자들은 휠체어 또는 다른 유형의 위치 및 좌석 장비와 같은 특수한 좌석 시스템이 필요하다. 환자 또는 간병인의 목표 및 기능적 요구 사항에서 비용 효과적 방법으로 환자를 최적으로 다루는 시스템을 획득하는 데 효율적으로 이동하는 것은 복잡한 과정이다. 다음 섹션에서는 이 과정의 단계를 자세히 설명한다. (1) 휠체어의 필요성을 결정하고, (2) 환자를 검사하고, (3) 포지셔닝 장치 및 압력 완화 형태의 선택, (4) 자금 출처를 결정하고, (5) 의학적 필요성을 문서화하고, (6) 새로운 휠체어로 환자를 평가하고 (7) 재평가하고 팔로우업을 취한다. 이러한 단계가 다양한 위치 및 좌석 시스템에 적용되지만 다음 논의는 휠체어에만 해당된다.

1. 휠체어의 필요성 결정

중요한 첫 번째 단계는 환자 또는 간병인(들)의 독특한 좌석 요구를 결정하는 것이다. 이 단계는 팀의 다른 구성원들과의 상담, 환자/간병인과의 토론, 현재의 휠체어 평가를 포함할 수 있다. 의자를 사용할 환경에 대한 현장 평가는 모든 환자에게 권장되며, 의료보험(Medicare) 자격 환자는 권장 휠체어가 환자에게 접근할 수 있는 모든 출입구를 통과하도록 해야 하며 필요한 경우 램프 또는 엘리베이터가 설치된다. 얻은 정보는 나머지 단계, 특히 환자 검사를 안내한다. 다음 질문이 적절할 수 있다:

- 환자는 매일 의자에 얼마나 오래 앉아 있을 것인가? 의자에 앉아있는 동안 환자는 어떤 활동을 하는가?
- 환자는 휠체어에서 어떻게 자주 이용할 것인가?
- 환자가 기능적인 기간 동안 의자에 앉아 있을 수 없는 경우 그 이유는 무엇인가?
- 의자를 운반해야 하는가? 운송에 사용할 수 있는 차량(예; 자동차, 밴, 버스)의 유형 또는 환자/간병인에게는 적절한 차량을 확보할 수 있는 지원이 있는가?
- 휠체어를 사용할 환경(예; 집, 학교, 직장)은 얼마나 접근하기 쉬운가?
- 가로 지르는 지형의 타입(예; 포장, 자갈, 카페트, 경사)은 무엇인가?
- 환자가 휠체어를 책상이나 식탁 등의 작업대(데스크 또는 응접테이블)까지 당겨야 하는가?
- 환자가 의자를 독립적으로 움직이거나, 부딪히는가?
- 휠체어의 사용에 내재된 안전 문제는 무엇인가? 환자는 발작이 있는가? 안정성을 위협받을 수 있는 환경에서 휠체어를 사용할 수 있는가?
- 환자의 상태가 안정적인가, 증상이 호전되거나 악화될 가능성이 있는가? 환자가 성장할 가능성이 있는가 (예; 어린 자녀)?
- 환자가 받아야 할 산소, 정맥 요법 또는 인공 호흡기 지원이 있는가?

간병인과의 목표에 대한 대화를 통해 편의성을 얻거나 차를 들락거려야 하거나 집 안팎의 기동성, 환자의 가정 환경 내에서의 접근성, 이동, 위치 또는 수유와 같은 직접적인 보살핌 작업이 필요할 수 있다. 대조적으로, 환자의 목표는 외형적인 부분에 더 많이 관련될 수 있으며, 식당 의자 밑에 휠체어를 놓거나 지역 사회 및 주변의 사교 행사에 참석하거나 당일 가족의 집에 갈 수 있도록 허용할 수 있다.

환자가 휠체어를 이미 가지고 있다면, 공급 업체, 취득일, 지불자, 필요한 수리(및 날짜) 또는 최근 완료되어 보험이 적용되는 중요한 수리 및 수리에 대한 환자/간병인의 인식을 파악하는 것이 중요하다. 뿐만 아니라, 현재의 좌석 시스템과 어떤 적응이 기능이나 관리 편의성을 향상시킬 수 있는지 잘 알고 있어야 한다. 각 환자에 대해 "최상의" 공급 업체를 선택하는 것이 중요하며 대출 장비 및 장기간의 지원과 관련하여 공급 업체의 명성, 의사 소통 기술, 위치, 전문 지식 및 정책/임상을 기반으로 해야 한다.

2. 환자 검사하기

환자 검사의 구성 요소는 절차가 유사하더라도 설정에 따라 다르다. 전형적으로, 환자는 근긴장도, 피부 완전성, 자세, ROM, 근력, 유연성, 조정 및 균형(정적 및 동적)에 관한 객관적인 데이터를 수집하기 위해 필요한 지지대(휠체어 또는 팔걸이 의자 또는 매트 테이블)를 이용하여 앉거나 앙와위에서 검사할 수 있다. 환자의 청력, 시력, 인지 능력을 감별하는 것은 이동성을 시험하기 전에 권장된다. 동시에, 치료사는 휠체어의 필요한 물리적 치수를 결정하기 위해 환자의 주요 측정을 수행한다. 환자의 현재 휠체어(전방 및 옆면)에서 환자를 촬영하면 제작을 위한 문서를 도울 수 있다. 또한 휠체어를 사용하여 환자의 기능적 능력을 평가하는 것이 중요하다. 예를 들어, 표준 휠체어를 사용하는 경우 다음 질문을 고려해야 한다.

- 환자가 휠체어를 밀고 갈 수 있는가? 어떤 상지를 이용하는지? 어떤 표면에서? 얼마나 멀리? 어떤 에너지 비용으로?
- 환자가 휠체어를 오른쪽으로 돌릴 수 있는가? 왼쪽에? 물체 주변으로 가능한가?
- 환자가 엘리베이터, 복도, 군중들 사이, 테이블, 주방, 화장실, 세면대 등을 관리할 수 있는가? 어떤 도움이 필요한가?
- 환자는 휠체어에서 어떻게 이동하는가? 어떤 도움이 필요한가?
- 휠체어가 ADL 환자의 환자 독립 수준을 향상 시키는가?

전동 휠체어를 사용할 때 추가 항목을 고려해야 한다.

- 환자가 컨트롤러에 얼마나 접근/관리할 수 있는가?
- 환자는 기동력 있고 효과적으로 행동할 수 있는 인지 능력을 가지고 있는가?
- 환자나 간병인이 휠체어를 돌볼 수 있는 능력이 있는가?
- 휠체어를 사용하지 않거나 충전할 때 안전한 장소가 있는가?
- 환자는 필요에 따라 경사대, 엘리베이터, 승강기가 있는 밴 및 기타 지지대를 갖추고 있는가?

표준화된 조치는 권장 구성 요소 또는 특징뿐만 아니라 휠체어 획득을 정당화하는 데 도움이 될 수 있으며 적절하게 평가에 포함되어야 한다. 예를 들어, 기능적인 이동성, 균형, 보행 및 안전에 대한 Timed Up and Go 검사를 포함한다. 기능적 지구력을 위한 산소 포화도; 그리고, 쥐기 근력에 대한 동력 측정. 표준화된 조치는 다른 장에서 다룬다.

휠체어 및 좌석 평가 및 정당화를 위한 주관적이고 객관적인 정보에는 수많은 정보가 포함될 수 있다. 수집된 모든 데이터가 즉시 유용하게 사용되는 것은 아니므로, 간결하지만 포괄적인 평가를 작성해야 한다.

휠체어 및 좌석 평가 및 합당한 양식

휠체어 및 좌석 평가의 특정 측면을 특정 세션 및 세부 사항에서 다룰 수 있는지 결정하는 것이 중요하다. 보험 목적을 위해 간결하게 문서화하는 것이 중요하며 환자에게 권장 사항이 의학적으로 필요하다는 것이 분명해야 한다. 시험 및 측정을 안내하고 발견 내용을 문서화하기 위한 많은 포괄적인 형식이 제공된다. 다음 섹션은 2006년 시카고 재활 센터에서 개발한 *휠체어 및 좌석 평가 및 합당한* 양식에 대한 정보를 요약한 것이다. 연구소는 재편되었으며 현재, Shirley Ryan Ability Lab로 알려졌다. 이 양식은 요청 시에만 제공된다.

a. 환자 정보: 환자와 간병인의 목표와 치료에 영향을 미칠 수 있는 제한점

b. 의료 기록: 관련 진단(들), 관련 수술, 신장, 체중, 심폐 상태 및 보조기

c. 가정 환경: 집의 형태, 간병인의 존재 여부, 접근 가능성

d. 공동체 ADL: 고용주, 학교 등을 위한 이동성과 관련된 특정 요구 사항뿐만 아니라 차량 및 운전자 유형

e. 기능적/감각적 처리 기술: 안전한 휠체어 작동과 관련된 손이용 패턴 및 처리

f. 의사 전달 능력(이해력, 실어증 유형, 비의사 소통) 및 보강 장치 사용(유형, 제조업체/모델, 장착)

g. 감각 및 피부 문제: 감각, 피부 문제/무결성, 편안함, 고통, 압감에 대한 능력

h. ADL 상태(휠체어 사용 관련): 드레싱, 식사, 몸단장/위생, 식사 준비, 소·대변 관리

i. 현재 좌석/이동성:

1) 이동성 기반, 유형(즉, 정보가 이용 가능한 제조업체, 모델, 일련 번호 및 연도) 및 상태
2) 구성 요소(예; 시트베이스, 쿠션 등 몸통 지지대, 허벅지/무릎/발 받침대, 발 고정대, 머리 지지대, 골안정화, 전방 가슴/어깨 지지대, 상지 지지)
3) 현재 좌석 배치 자세(척추, 골반, 하지, 상지, 머리)
4) 동력으로의 움직임, 조절 방법(조이스틱, 입, 턱, 뺨, 헤드, 조금씩 흡입하고 뿜기(sip and puff), 기타)

j. 휠체어 기술:

1) 휠체어 부품 관리(예; 브레이크 작동)
2) 의자, 화장실, 침대, 운송 수단으로의 이동
3) 수동 휠체어 추진력(안전, 기능, 거리)
4) 동력의 이동 작업(안전, 기능, 거리)
5) 생활 환경, 직장, 학교에서의 관리(안전, 기능성)

k. 이동성/균형 포함: 앉아있는 균형, 기립 균형, 이동 및

보행

l. 매트 평가: 앉은 자세와 앙와위 자세(고정 위치 또는 유연한 ROM, 근력, 근긴장도의 영향):

1) 골반 위치(전방/후방 경사, 경사도, 회전)

2) 체간

ⅰ. 전후방(후만증 또는 전만)

ⅱ. 왼쪽/오른쪽(C 커브, S 커브, 유연, 고정)

ⅲ. 회전(어깨와 상부 체간)

3) 엉덩이(위치, 외전, 내전, 아탈구, 탈구, 중립, ROM 제한)

4) 무릎과 발(위치, ROM, 제한점)

5) 머리와 목(위치, ROM, 조절, 근긴장도, 움직임)

6) 상지(위치, ROM, 조절, 근긴장도, 움직임)

ⅰ. 어깨 기능, 거상, 아탈구

ⅱ. 견갑골 하강, 전방, 후방

ⅲ. 팔꿈치 굴곡, 신전

ⅳ. 전완 회외, 회내

ⅴ. 손목과 손(주먹쥐기, 근력, 손재주)

m. 휠체어 이동성 목표

n. 좌석 시스템의 목표

o. 시뮬레이션 아이디어

p. 장비 이용: 성공/실패한 내용

3. 휠체어를 선택한다.

환자/간병인 인터뷰와 신체 검사 중에 얻은 발견은 치료 계획에 설정된 목표에 직접 영향을 미친다. 환자에게 가장 잘 맞는 휠체어 구성을 하려면 표준 휠체어의 개조가 필요할 수도 있다는 인식이 포함된다. 개인의 요구를 충족시키기 위해 휠체어를 조정해야 한다. 특히, 환자의 기본 위치 지정 시스템 또는 이동 수단 일 때 더욱 그렇다. 휠체어 프레임의 크기가 제한되어 있기 때문에 정확하고 완전한 측정을 얻는 것이 중요하다. 환자가 크기 사이에 있으면 크기를 더 크게 할지 작게 할지 결정해야 한다. 결정은 종종 휠체어의 틀, 부품의 가용성, 지불자의 수당 및 예상되는 환자의 변화를 변경하기 위한 비용을 조사한 후에 결정된다.

좌석 장비로 해결해야 할 목표에 대한 명확성은 중요하다(상자 17-1). 권장 사항을 정하거나 휠체어를 주문하기 전에 환자 시험 또는 시뮬레이션을 위해 장비 대여 업체에 문의하는 것이 좋다. 장비의 시험 사용은 환자의 기능적 능력에 새로운 시각을 제공하거나 환자가 제안된 장비를 사용할 준비가 되지 않았음을 확인한다.

상자 17-1 좌석의 목표

- 고정 변형/관절 한계 수용
- 비정상적인 근긴장도의 부정적 영향 최소화
- 자세 정렬 최적화
- 자세 개선으로 안정성 확보
- 시야 및 삼키기 위해 머리 위치 개선
- 통증을 완화하여 편안함을 높임
- 착석 지구력 증가
- 압력저하를 통한 압력저하 예방
- 위장관계 및 심폐계통 기능 향상
- 신체 이미지 개선
- 이동성 향상
- 피로완화
- 성장 및 체중 증가/변화를 허용
- 저항 제거 또는 감소
- 보호자 요구 충족
- 교통/직업/학교/가정 요구 충족

신경운동 장애가 있거나 없는 환자의 요구를 수용하고 지원하기 위해 휠체어를 다양한 방법으로 적용할 수 있다. 적응형 좌석을 선택, 처방 및 수정하는 것은 초급 전문가의 범위를 벗어나며 ATP 또는 숙련된 공급 업체, 작업치료사 또는 물리치료사와 상의해야 한다. 그러나 초급전문가는 휠체어에 대한 기본 조정 및 수리를 통해 환자의 잠재적 이익을 극대화하고 대안의 필요성을 인식하며 환자를 전문가에게 추천해야 할 때를 알 수 있어야 한다.

표 17-3은 휠체어의 주요 구성 요소, 일반 사양 및 환자의 위치와 기능에 대한 고려 사항을 나열한다.

골반 편위 및 외측의 체간 굴곡과 같은 자세 편위는 비정상적인 근긴장도, 구축 또는 감각 장애로 인해 발생할 수 있다. 많은 가능성이 있지만 특정 자세 편위는 특정 유형의 신경 장애와 관련이 있는 경향이 있다. 예를 들어, 뇌졸중을 경험한 사람은 마비로 인한 편측성 장애로 인해 외측 체간 굴곡 및 자세가 될 수 있다; 파킨슨병 환자는 일반적으로 구부러진 또는 전진 자세를 갖는다. 표 17-4는 일반적인 자세의 편위(골반에서 시작), 편위의 잠재적 원인 및 이를 다루기 위한 개입을 설명한다. 최적의 자세에 중점을 두고 있지만 모든 환자가 이러한 자세를 취할 수 있는 것은 아니다. 환자의 기능을 제한하거나 근골격계 통증이나 불편함을 유발하지 않는 좌석을 수정하는 경우 주의한다.

표 17-3 휠체어 구성요소, 사양 그리고 고려사항

구성요소	전반적인 사양	고려사항
프레임		
크기	소아	아동 성장 및 기술 수준 조정 가능
	성인	체중 증가/감량 및 기술 수준에 따라 조정 가능
	비만	체중이 250파운드 이상인 사람이 사용하도록 제작되었음
형태	틸트 인 스페이스(Tilt-in-space) 휠체어	머리/몸통/엉덩이/무릎 각도를 유지하면서 앉을 때 사용자의 방향 변경 • 압력 재분배 • 순전히 힘의 감소 • 위치 지정에 대한 중력 보조
	리클라이너(Recliner) 휠체어	좌석 대 등받이 각도 조절, 자체 추진에 적합하지 않음, 부피가 크다.
추진력의 형태		
수동적	일상 사용: 일상 요구 사항 충족, 기본 모빌리티 모드	추진 옵션: 양쪽 상지, 양쪽 하지, 반측 추진(팔과 다리가 같음), 편측 상지
	스포츠: 초경량(알루미늄 또는 티타늄) 용접 프레임, 팔걸이 없음, 고정식이지만 높이 조절이 가능한 발걸이, 고정식 또는 조절식 캠버(camber)(휠 각도)	수동 휠체어의 일반적인 중량: 14.2파운드(초경량) 35파운드(표준 경량) 50파운드(공간 내 틸트)
	기타 수동 휠체어에는 파워 어시스트, 운송 전용, 헤비 듀티(heavy duty), 반측 높이 조절 및 원 암 드라이브가 포함	
전동	커뮤니티 거리를 이동할 수 없고, 독립적인 정적/동적 좌석 밸런스가 필요하며, 보조 장치를 사용하거나 사용하지 않고 단거리를 이동할 수 있는 능력	주행 옵션: 손(조이스틱), 머리(근접 스위치 또는 센서, 가속도계 기반), 볼(근접 스위치 또는 센서), 턱(조이스틱), 음성(음성 인식), 혀 터치(마이크로칩 키패드), 호흡 제어(공압식), 머리, 손, 손가락 또는 발의 움직임을 통한 비례 제어(Rautzenhiser Drive Control); 자기장 제어 혀 드라이브 시스템
		전동 휠체어의 일반적인 중량: 110~300파운드
	다른 전동 모빌리티(예: 스쿠터)	
		수동 또는 전동 휠체어에 대한 고려 사항에는 운송 옵션, 활동 지구력, 자세 조절, 운동 조절, 조정, 인지, 시각적 지각 상태 및 손상(예: 움직임 범위, 힘 및 톤)이 포함
프레임		
접힘 방식	X-브레이스로 인해 프레임이 세로로 접힘	부피가 크지만 대부분의 자동차와 트렁크에 적합, 추진에 더 많은 에너지 필요, 맞춤형/조정 가능, 더 많은 부품 필요
딘딘힘	프레임은 단일 용접 부품이며, 퀵 릴리즈 힌을 이용해 앞쪽으로 접혀 크기와 무게를 줄인다.	무게가 가볍고, 움직이는 부품이 적으며, 조정성이 제한적이며, 지지되지 않는 좌석 밸런스가 필요
좌석 높이와 지지면	표준 높이 시트 바닥에서 지면까지의 길이는 약 18.5인치	표준 높이가 환자의 기능적 요구와 일치하지 않을 경우 시트를 올리거나 내리거나 캐스터 또는 휠의 직경을 조정할 수 있다.

계속

표 17-3 휠체어 구성요소, 사양 그리고 고려사항 - 계속

구성요소	전반적인 사양	고려사항
	반측의 높이는 17인치, 좌석 대 지면	상지 기능이 제한된 환자가 다리를 사용하여 추진 또는 조향할 수 있다.
	지지면	시트 깊이 변화를 통한 앞/뒷면, 크로스 브레이스 교환에 의한 폭, 팔걸이 스타일 또는 추가 측면 인서트
바퀴		
바퀴(Casters) (전방)	크기는 일반적으로 23/4~81/4인치	캐스터 크기와 스타일은 스티어링, 추진 효율성, 의자 안정성, 전방 시트 높이 및 각도, 발 간격에 영향을 미친다. • 작은 캐스터로 더 타이트한 회전 가능 • 대형 캐스터가 울퉁불퉁한 표면, 높은 표면(예; 과속 방지턱 또는 포트홀)에서 방향을 보조하고 승차감을 높일 수 있음
뒷바퀴	표준 크기: 24인치	휠 크기를 늘리거나 줄이면 추진 효율성, 오프그라운드 높이 및 환자 위치(후측 시트 높이 및 각도)에 영향을 미친다.
	스포크 또는 MAG(플라스틱 유사, 3개 이상의 대형 스포크 형성, 림과 휠 중앙 연결) • 스포크는 일반적으로 공압식 타이어를 받아들인다. • MAG는 공압식 또는 솔리드 타이어를 수용	휠 크기: 소아: 12인치, 20인치, 22인치, 24인치 성인: 22, 24, 26인치
타이어	공기압 - 공기 주입식 내부 튜브가 있는 고무 외부	• 충격 흡수 여부 • 트랙션을 제공 • 부드러운 승차감을 제공 • 경량화 여부 • 유지관리가 잘 되어 있는지? • 구멍 발생, 수리 또는 내부 튜브 교체 필요 • 내구성이 떨어짐(예; 타이어 마모)
	솔리드 인서트 - 플라스틱 또는 고무의 내부에 폼, 고무 또는 플라스틱이 있는 외부	• 편평해질 수 없음 • 내구성이 향상됨 • 유지보수가 적게 필요함 • 1.5배 더 무겁다. • 승차감을 높임 • 충격 흡수력이 떨어짐 • 트랙션 감소
손잡이	목적 • 상지관절의 응력 감소 • 추진 중 자리 보호 • 추진력을 통해 에너지 소비 감소	크기가 해당 타이어 크기와 일치
	맞춤형(Natural fit)	추진 시 사용자의 손 위치에 맞도록 형상화됨
	크롬(Chrome)	미끄러움, 강한 접지력이 필요
	티타늄과 알루미늄 합성	
	투사형(Projection)	완전히 손/손목 기능이 없는 사람(예; C5-C6 척추 손상)

표 17-3 휠체어 구성요소, 사양 그리고 고려사항 - 계속

구성요소	전반적인 사양	고려사항
	플라스틱-튜브처리(Plastic-coated/tubing)	추진 중에 그립을 유지하는 데 도움이 되는 플라스틱(질감) 소재; 그립이 약한 사람의 경우
등받이/시트		
슬링	표준 나일론(슬링) 등받이 및 나일론 덮개 폼(슬링) 시트	압력 완화, 자세 조절 또는 균형을 제공하기 위한 것이 아님
	기성품 쿠션(소매업체를 통해 구입)	압력 완화 또는 압력 감소; 자세 조절 및 균형을 개선하거나 감소시킬 수 있음; 일부 손상(예; 동작 범위 및 톤)에 영향을 미칠 수 있음 • 빠르게 얻을 수 있음 • 비용 절감 • 탈착식 • 낮은 압력 보호 • 지원 감소 • 자세 및 긴장도의 제어 감소
	맞춤형 쿠션 • 정형외과적 조건을 수용할 수 있음 • 모든 휠체어 프레임에 적합 • 수정할 수 없음	• 자세, 균형, 톤을 보다 효과적으로 조절하기 위한 친밀한 착용감 • 감압 또는 감압 기능이 내장
딱딱한(Firm)	솔리드 시트 및 등받이	슬링 효과 감소/제거(예; 후방 골반 기울기, 척추측만성 등뼈, 위팔뼈/넙다리뼈의 안쪽돌림/모음, 전방 기울기)
자세한 내용은 이 장의 휠체어 쿠션을 참조		
팔걸이		
고정형	이송 시 분리 불가, 높이 조정 불가	상체나 상지의 기능 장애가 없는 사람을 위해 단기적으로 사용하기 위한 기본 휠체어에 일반적임
제거형	들어 올리기, 밀어져치기, 뒤로 뒤집기	
제거형-조절 불가능	이송 시 분리 가능, 높이 조정 불가	상체나 상지 기능이 있지만 휠체어 안/밖으로 측방향 이동을 수행해야 하는 사람을 위해 단기적으로 사용할 수 있는 기본 휠체어에 사용
제거형-조절가능	이송 시 분리 가능, 높이 조정 가능-표준	휠체어 안/밖으로 측면 이동을 수행하는 사람을 위해 분리 가능, 어깨 후 행정과 같이 윗팔 지지대가 필요한 사람을 위해 조정 가능
완전한 길이		환자가 책상이나 테이블에 가까이 갈 수 없다. 휠체어 부속품을 위한 안정적인 표면(예; 랩 트레이 또는 팔걸이); 팔걸이를 사용하여 환자가 서 있도록 밀 수 있다.
데스크 길이	팔길이의 앞쪽 1/3에 있는 컷아웃으로 휠체어가 책상이나 테이블 아래에 들어갈 수 있다.	일부 휠체어 액세서리(예; 무릎 트레이 또는 팔걸이)의 표면이 안정적이지 않음: 환자가 이동을 위해 팔걸이 앞쪽에서 서 있도록 밀 수 없음(거추장스럽지만 이동을 위해 팔걸이가 일시적으로 반전됨)

계속

표 17-3 휠체어 구성요소, 사양 그리고 고려사항 - 계속

구성요소	전반적인 사양	고려사항
다리걸이		
고정형	비이동식, 70° 행거(표준)	이동을 지연시킬 수 있음
옆으로 밀어져쳐지는 형태, 제거가능	분리 또는 착탈을 위해 좌우로 흔들림, 60°, 70° 또는 90° 행거 사용 가능	무거움, 분실(잘못 배치)되거나 사용자의 손이 닿지 않을 수 있다.
거상	탈거를 위해 좌우로 흔들거나 이송을 위해 이동, 90° 행거가 최대 180° 상승, 종아리 패드 조절	무겁고, 부피가 크고, 분실될 수 있음; 하지 통증이나 붓기, 무릎 질환이 있는 환자에게 유용
발걸이		
표준형	고정, 표준 각도, 지상고를 제외하고 조정할 수 없음	
각도 조절가능한 발판	조정 가능: 전방-후방-내측-측방	고비용, 제한된 지불자의 승인
위치를 잡을 수 있는 부가장치	힐 루프, 힐 컵 또는 풋 스트랩	

휠체어 쿠션 및 좌석 등받이

엄선된 휠체어 쿠션과 시트 백은 좌석 시스템의 필수 부품이 될 수 있으며 휠체어를 선택하고 구입할 때 포함시켜야 한다. 휠체어 쿠션과 등받이는 크기, 스타일, 목적 및 가격에 따라 다르다(표 17-5). 기성품 탁자 쿠션은 표준 성인 및 소아용 휠체어를 이용한다. 그러나 더 큰 비만인 및 더 작은 소아과 휠체어를 위한 쿠션은 특별 주문을 할 수도 있다. 쿠션 및 시트 백을 평가하여 환자의 요구 사항을 가장 잘 충족시키는지 판단할 때 쿠션의 압력 분산, 뼈 돌출부의 압력을 최소화, 올바른 자세 유도 및 습기 저항 기능을 고려해야 한다(Pipkin, 2008). 좌석 등받이는 골반을 적절하게 위치시키고 몸통의 안정성과 편안함을 향상시킬 수 있는 잠재력을 가질 뿐만 아니라 기능적 업무(May, 2004) 동안 정적 및 동적인 앉기 정렬에 영향을 줄 수 있다.

가능하다면 압감 맵핑(mapping)은 피부 쇠약에 대한 위험이 높은 환자의 의사 결정을 유도하는 데 유용할 수 있다(그림 17-1, 17-2 및 17-3). 압감 맵핑은 특정 피실험자의 최대 피하 압박을 줄이는데 있어 특정 쿠션의 효과를 평가하는 데있어 신뢰성이 있다(Ragan, 2002). 따라서 특정 쿠션이 환자의 골밀도에 대한 압력을 완화, 감소 또는 분산시키는데 얼마나 효과적인지를 결정하는 데 임상적으로 유용하다.

4. 자금 출처 결정

좌석 시스템에 대한 최종 추천 사항을 만들기 전에 어떠한 환자를 위해서 자금 출처를 결정하고, 재활 팀은 권장 시스템이 지불자의 승인된 지침을 충족하는지 고려해야 한다. 다음 단계는 장비의 가용성, 적응성 및 조정 가능성, 환자/간병인의 승인에 대한 조사를 포함해야 한다.

예를 들어, 같은 진단을 하지만 다른 상황을 가진 두 명의 환자를 생각해본다. 존스 씨는 급성 입원 환자이며 스미스 씨는 장기간 치료를 받고 있다. 존스 씨가 휠체어를 8~12주 동안 필요로 한다면 물리치료사는 그를 평가하고, 평가값을 판매 업체에 전달하고, 지불자에게 상환을 위한 서류를 제출하고, 휠체어를 받아라. Jones의 퇴원은 지급인의 승인을 기다리고 있다. 미스터 존스의 짧은 요구로 인해, 지불자가 휠체어를 대여할 가능성이 높다.

반대로 스미스 씨가 평생 동안 휠체어를 필요로 한다면 물리치료사 또는 재활 팀의 다른 구성원은 포지셔닝 및 좌석 검사를 완료하고 적절한 문서 양식(검사 및 LMN)을 작성하여 무엇이 추천되고 있는지 확인되어야 한다. 문서를 제출한 후, 환자는 공급 업체로 장비 주문을 하기 전에 승인을 기다려야 한다. 지불자 출처(예; Medicaid 또는 Medicare 대 개인 보험)에 따라 요청이 승인되었는지 여

표 17-4 일반적인 자세 편차, 잠재적 원인 및 제안된 중재

자세 기울어짐	기울어짐의 잠재적인 원인	제안된 중재
골반		
후방 골반 기울기	• 슬링 시트 및 등받이 • 발판이 너무 높음 • 깊이가 긴 시트 • 몸통 지지 감소 • 팔걸이 부족(또는 잘못 조정됨) • 등쪽 척추후만증 • 허리뼈 폄감소 • 약한 몸통 폄근 • 가슴 앞쪽 조임 • 앞쪽 또는 구부러진 머리 • 피로	• 딱딱한 시트 등받이 및 하단 • 팁(쐐기) 시트 전방(열린 엉덩이 각도) 또는 후방(개인에 따라 다름)[1] • 하부 발판 • 트렁크 지지력 증대 • 팔걸이 높이 조정 • 슬링을 단단한 시트 및 등받이로 교체 • 허리뼈 지지대 증가 • 전방 골반 기울기 증가 • 머리 받침대를 뒤쪽으로 이동한다. • 전방 장골 척추 아래에 고정 골반 포지셔너를 고정하여 엉덩이를 고정한다. • 슬개골 주름으로부터 좌석 깊이를 1~2인치로 변경 • 골반이 앞으로 미끄러지지 않도록 무릎 블록을 사용한다.
전방 골반기울기	• 엉덩관절 굽힘 또는 조임 • 고정 척추뼈 • 허리 지지대가 너무 큼 • 과도한 허리전만증 • 등뼈 척추후만증 감소 • 어깨 후방당김 • 비정상적인 폄근 긴장	• 엉덩이 각도 닫기 • 뒤쪽의 끝(쐐기) 시트 • 허리뼈 지지대 감소/제거 • 슬링 시트 • 시트 등받이를 올리기 • 엉덩이, 무릎, 발목 굽힘 증가 • 골반 포지셔너를 좌석에서 위로 향하게 하여 엉덩이를 고정하는 ASIS 위에 놓기 • 무릎으로부터 좌석 깊이를 1~2인치로 변경 • 시트 폭 감소
골반 회전	• 시트가 너무 넓은 경우 • 바람에 의한 변형 • 척추 측만증 • 넙다리뼈 지지대 부족 • 넙다리뼈 길이 불일치	• 양쪽 넙다리뼈 지지 • 골반 잡기 및 고정할 수 있는 쿠션 • 다리 받침대 높이 수정
골반경사도	• 구조(고정) • 다리 길이 불일치 • 편측 근육 당겨짐	• 딱딱한 시트 및 등받이 사용 • 수준별 기저면 달성 시도 • 쐐기 시트를 가로로 하여 짧아진 측면을 늘리기 • 맞춤형 또는 윤곽이 있는 시트 또는 쿠션을 사용하여 중간선 위치 유지 또는 보정 • 받침대 또는 안장 시트를 사용하여 지지대(특히 엉덩관절 모음 및 안쪽돌림 긴장도가 증가한 환자)를 넓힘
몸통/척추		
목뼈/등뼈 후만	• 머리/몸통 조절 불량 • 상지 보조 부족 • 몸통 지지대 부족 • 후방 골반 기울기 • 선천성 결함	• 머리, 몸통, 상지 지지 증가 • 윤곽이 있는 등받이 • 허리뼈 지지대 추가/증가 • 전방 골반 기울기 문제 해결; 안전 벨트, 조끼, 가슴 스트랩 또는 어깨 안마 사용 • 전체 또는 절반 랩 트레이 사용

계속

표 17-4 일반적인 자세 편차, 잠재적 원인 및 제안된 중재 - 계속

자세 기울어짐	기울어짐의 잠재적인 원인	제안된 중재
과도한 전만	• 하위 허리뼈 폄타이트해짐 • 엉덩관절 굽힘타이트해짐 • 약한 복부 • 전방 골반 기울기	• 후방 골반 기울기 증가 • 골반 포지셔너를 ASIS 위에 놓음
척추 측만증	• 선천성 결함 • 약한 근육 • 팽팽한 근육 • 골반 경사도	• 척추후만증, 목뼈후만증, 측면 트렁크 지지대 문제 해결 • 신체, 위치, 중력에 의해 발생하는 생체역학적 힘에 대항하는 3점 압력 시스템 • 클리어 랩 트레이(전체 또는 절반) • 팔걸이 높이 조정 • 측면 웨지 시트 사용(긴 쪽의 하단)
외측 굽힘	• 편측으로 약해진 근육 • 편측으로 팽팽한 근육 • 체성세포 감각/시각 장애 • 피로	척추 측만증 참고
하지(엉덩, 대퇴, 무릎, 발목)		
바람에 휩쓸린 듯한 변형(한 다리는 가쪽 돌림 및 벌림, 다른 다리는 모음 및 모음)	• 비정상적인 모음근 긴장도 • 약한 근육 구조 • 당겨진 근육 구조 • 골반 회전 • 골반 경사도	• 골반 정렬 개선 후 척추 정렬(척추 지지대 활용) • 넙다리뼈 또는 무릎에서 벌림/모음을 차단 • 시트 깊이 연장 • 정렬을 촉진하기 위해 납땜기/어덕터 웨지를 사용 • 받침/새들 시트와 유사하지만 옵션 부착 시 벌림 보조기, 웨지 또는 안장을 사용 • 무릎 블록을 사용하여 넙다리뼈의 전방 변환을 방지
엉덩관절 벌림 또는 모음	바람에 휩쓸린 하지와 동일한 개념	• 조절식 각도 발판 • 풋 루프 또는 스트랩 • 힐 루프 • 신발 홀더/가이드 • 발을 정렬하는 쐐기
발 가쪽돌림(모음, 안쪽돌림 및 발바닥 굽힘)	경련성 또는 수축성 발바닥 굽힘 및 안쪽돌림	고정된 경우 뼈의 융기와 피부 완전성을 보호하고, 유연한 경우 각도가 조절 가능한 발판을 사용하여 개별 발 위치를 음영으로 표시할 수 있다.
상지		
비정상적인 굽힘 협력근	증가된 근육 긴장도, 위축	전체/반 랩 트레이 팔 통과

1 치료사들은 좌석을 앞쪽으로 기울이는 효과(즉, 좌석과 좌석 등받이 사이의 각도를 넓히는 효과) 또는 뒤쪽으로 기울이는 효과에 대해 토론한다. 좌석을 앞쪽으로 기울이는 것은 엉덩이 각도를 열고 무게 중심을 앞으로 이동시켜 결과적으로 허리뼈 전만증을 증가시키고, 등쪽 척추후만증을 감소시키며, 팽팽한 뒤넙다리근의 효과를 감소시키며, 후방 골반 회전을 감소시키는 것으로 생각된다. 엉덩이를 뒤로 젖힌 좌석의 목표는 엉덩이와 몸통 폄근의 과다 활동 감소, 후방 골반 기울기 감소, 허리전만증의 증가 등의 수단으로 엉덩이 각도를 닫고 엉덩이를 구부리는 양을 늘리며 다시 좌석에 골반을 고정시키는 것이다. 증거는 확실하지 않다(Chung, 2008; McClenaghan, 1992; Miedaner, 1990; Nwaobi, 1983; Sochaniwskyj, 1991). 그리고 피험자 간 변동성은 좌석 각도를 개별적으로 결정해야 한다고 제안한다(Sochaniwskyj, 1991).

표 17-5 휠체어 쿠션 – 적응증과 특성/고려사항

쿠션 형태	적응증과 특성/고려사항
건조(공기) 부양: 공기 셀은 개별 압력 조정을 제공. 레벨 4 증거는 공기 쿠션이 최저 평균 좌골결절의 압력과 압력 분포의 가장 높은 면적을 생성한다는 것을 뒷받침한다(Titos, 2014).	쿠션/시트 등받이: 표시: 현재 또는 치유된 압력 궤양, 압력 완화를 통한 독립성 감소, 요실금(쿠션만 해당), 장시간 앉음, 골격 프레임 특성/고려 사항: 내습성, 여러 개의 챔버 사용 가능, 좌석 균형 필요, 높은 유지보수, 고가, 공기 셀 펑크/녹을 수 있다.
젤 부상성(Gel flotation)	쿠션/시트 등받이: 적응증: 융기가 있는 압력 궤양의 위험 낮음에서 중간까지, 압력 완화로 독립성 감소, 장시간 앉음, 균형 손상, 온도 조절 특성/고려 사항: 골반/몸통 위치 지정에 영향을 미치고, 자세 지지 제공, 내습성, 유지 관리 수준이 낮거나 중간 수준이며, 비용이 많이 들고, 펑크/녹을 수 있다.
벌집형	쿠션 전용: 적응증: 압력 감소, 현재 및 치유된 압력 궤양, 골격, 자세 지지대 특성/고려 사항: 내습성, 최소 유지 관리, 적당한 가격
폼: 밀도, 메모리, 품질에 따라 다름 • 저밀도 폼 • 고밀도 폼	쿠션/시트 등받이: 표시: 편안함 특성/고려 사항: 저렴하고, 획득하기 쉬우며, 유체와 수분을 흡수하며, 짧은 기간에 걸쳐 저하되고, 기억이 부족하며, 전단이나 마찰이 증가하고, 환자 크기, 체중 및 모양과 관련된 효과, "바닥이 빠질 수 있음", 효과성에 대한 증거가 부족함(Stockton, 2009) 특성/고려 사항: 압력 감소, 편안함, 일부 수분 저항성, 일부 조정 가능, 등고선, 적당한 가격, 유체 및 습기를 흡수할 수 있음, 짧은 기간에 걸쳐 저하될 수 있음, 기억이 저하될 수 있음, 전단 또는 마찰을 감소시킬 수 있음, 골반 제어 및 균형을 촉진
공기 또는 젤과 점탄성 폼 결합	이점: 기본 폼 쿠션보다 전체 압력이 더 많이 분포됨, 공기 부양보다 적은 유지보수로 더 큰 위치 지지, 피부 고장 위험이 높은 사람에게는 권장되지 않음

부에 대한 통지를 받는 데 최대 90일이 걸릴 수 있다. 잠시 동안 스미스 씨는 현재의 휠체어에 머물거나, 시설에서 휠체어를 빌리거나, 관련 업체의 대출을 받을 수 있다. 승인을 받으면 공급 업체가 장비를 주문한 후 2~3주 후에 배송될 예정이다. 새로운 장비를 조정하려면 환자의 필요에 따라 1~4주가 소요될 수 있다. 각 주 및 보험 회사는 자체 규칙 및 규정을 가지고 있기 때문에 휠체어가 승인될 것이라는 보장은 결코 없음을 명심한다. 위치 및 좌석과 관련된 각 재활 팀 구성원은 현행 지침 및 규정을 준수해야 한다.

5. 의학적 필요성 문서화

추천 휠체어가 의학적 필요성(지불인에 의한 정의)을 언급하고 비용 효과적이라는 것을 지불자에게 정당화 할 수 있도록 문서화된 서류를 준비해야 한다. 설득력있는 문서 없이는 지불자는 거부할 수 있으므로 분명히 작성되고 체계화된 포괄적인 LMN을 준비하는 것은 물리치료사에게 필수적인 기술이다. LMN 작성에 대한 자세한 내용은 이 장의 뒷부분에 나와 있다. 납부자가 자금을 승인하면 공급 업체는 해당 휠체어, 부품 및 액세서리를 주문할 수 있다.

6. 새로운 휠체어로 환자를 평가한다.

재활 팀이 의자가 환자/간병인의 필요를 충족시키고 환자의 기능을 향상시키는 방법을 평가할 수 있기 때문에 새로운 응급 시스템으로 환자를 평가하는 것은 환자 검사의 연속이다. 관찰, 수정 및 시행 착오로 구성된 주기는 환자에게 설정된 목표를 달성하는 데 도움이 된다. 예를 들어, 작업 중 환자의 자세를 관찰한 후 팀은 자세와 작업 완료를 개선하기 위해 시스템을 수정해야 할 수 있다. 수정 후, 환자는 변화의 효과를 평가하기 위해 며칠에서 일주일 간(시행 착오) 관찰된다. 많은 경우에, 환자를 휠체어 또는

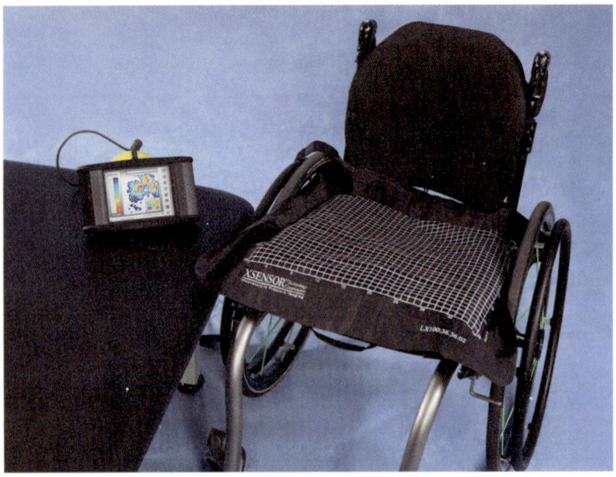

그림 17-1 압력 센서 – 압력 센서가 있는 휠체어.

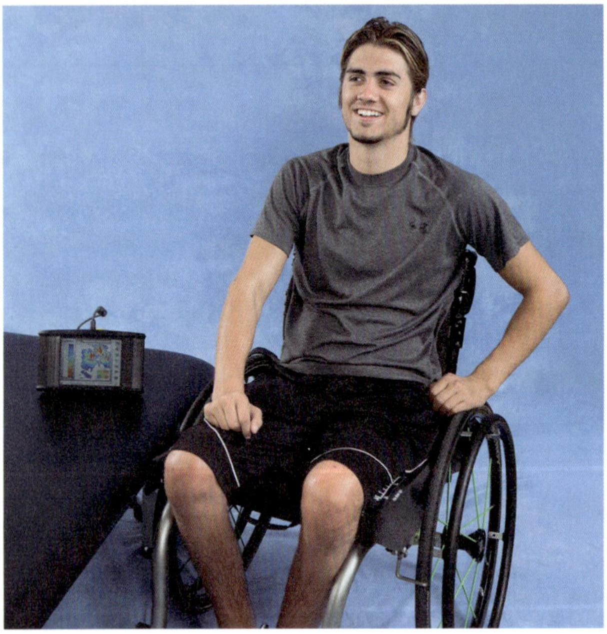

그림 17-2 압력 센서 – 압력 센서 위에 환자가 배치됨.

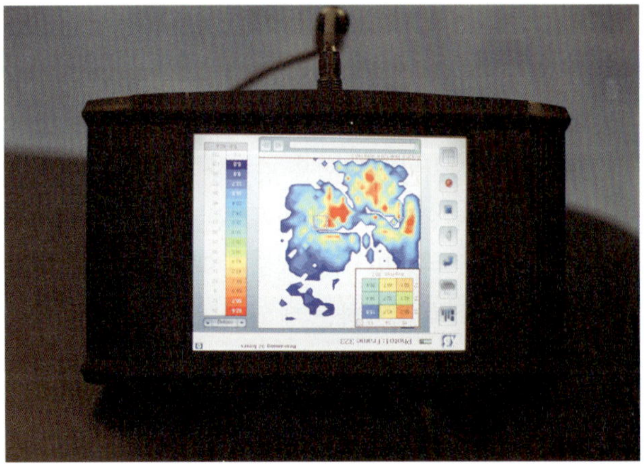

그림 17-3 압력 분포 구배를 보여주는 압력 지도 화면.

착석 시스템으로 맞춤을 시키는 것은 2회의 치료 세션(예를 들어, 단기간, 하지, 체중부하 제한에 대한 환자를 위한 기성품과 표준 휠체어를 획득할 때)에서 달성할 수 있다. 다른 환자들은 문제의 복잡성 때문에 목표를 달성하기까지 몇 주 또는 몇 달이 걸릴 수 있다. 새로운 시스템에 대한 초기 변경이나 조정을 최소화하여 환자가 변경된 메커니즘을 조정 또는 응답하고 변경 사항에 대해 열린 마음을 유지할 수 있도록 하는 것이 좋다.

휠체어는 사람의 일상적인 기능에 없어서는 안되는 부분이며, 새로운 휠체어를 구입하는 것은 편안한 신발을 대체하기 위해 새로운 신발 한 켤레를 사용하는 것과 비슷하다. 환자 및 물리치료사가 휠체어 및 좌석 시스템이 환자/간병인의 목표를 충족시킬 때까지 각 회의마다 추가 수정 작업을 계속할 수 있다. 환자가 검사 받는 시간과 환자가 일관성을 보장하기 위해 수행해야 하는 활동을 고려한다. 기능성 휠체어 이동성에 대한 추가 정보는 26장(마비 환자 관련) 및 35장(좌식 이동성의 구성 요소)을 참조한다.

7. 재평가와 후속조치

재평가를 통해 물리치료사는 환자를 퇴원시킨 후 일주일, 한 달 또는 6개월 이전 시행착오의 기간의 결과를 결정할 수 있다. 이때까지 환자나 가족 구성원 또는 다른 간병인이 걱정이나 문제가 발생하면 물리치료사, 재활 팀의 다른 구성원 또는 공급 업체에게 연락을 취할 것으로 예상된다. 그러나 말을 꺼내는 데 주저하거나, 환자를 대변할 사람이 없거나, 물리치료사나 재활팀에 연락하고자 하는 메시지를 "잃어버린" 경우, 비공식 주관적 인터뷰는 눈에 띄지 않는 문제를 다루고 좌석 시스템이 의도된 목표를 충족하고 있는지 확인할 수 있다.

적응형 좌석 시스템

휠체어는 장애인을 위한 가장 널리 사용되는 좌석 시스템이지만, 스스로 밀고 나갈 능력이 없는 경우에는 특히 다른 옵션이 있다. 다양한 맞춤식 조정 가능한 착석 시스템은 기능적 활동(예; 수유/식사)을 지원하기 위해 상당한 지원이 필요한 중증 장애 아동이나 성인을 대상으로 하거나 다수의 인구가 이용할 수 있다. 일반적인 좌석 유형은 표 17-6에 나와 있다.

적응성 좌석의 광범위한 사용에도 불구하고 특수한 유형의 좌석을 명확하게 입증하는 증거가 부족하다. Chung (2008)은 1980년에서 2007년 사이에 출판된 문헌에 대

표 17-6 좌식 장치의 형태

	형태	설명	목적/사용
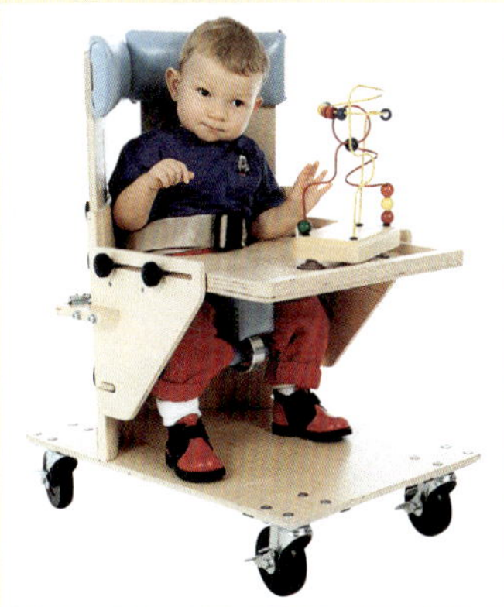	코너 의자 (Corner chair)	의자 등받이는 90° 각도를 이룸	비정상적인 긴장도로 인해 견갑골 뒷당김이 있고 손을 중간선으로 옮기기가 어려운 뇌성마비 아동에게 유용한 대안
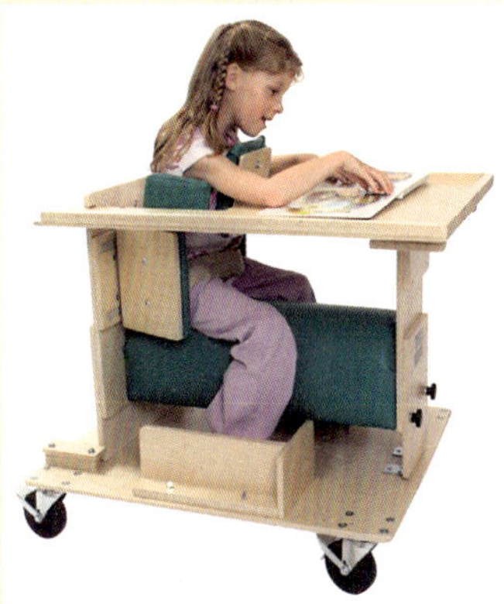	받침형 의자 (Bolster chair)	시트는 직경이 큰 받침대	폭넓은 지지 기반과 골반 안정성을 제공. 특히 다리 시너지가 펌된 개인에게 유용하다. 광범위한 외상을 수용하기 위해 적절한 운동 범위를 보장하는 데 주의가 필요.
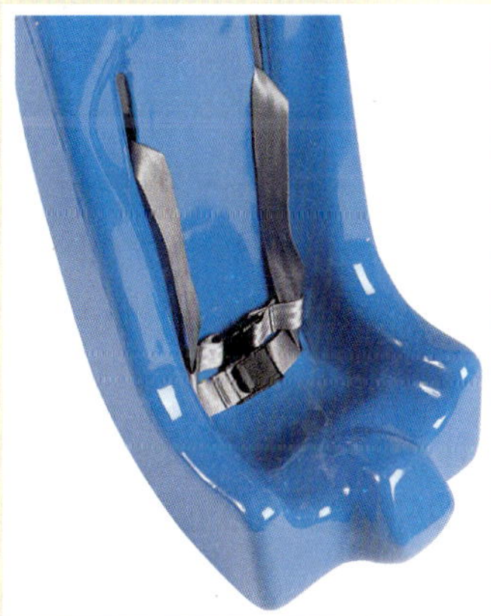	식사용 좌석 (Feeder seat)	세척 가능하고 밝은 색상의 표면이 있는 성형 폼 시트, 조각된 등과 골반 함몰, 약간의 벌림 펌프멜, 여러 베이스(예; 바닥 웨지, 유모차, 일반 의자)와 함께 사용할 수 있다.	많은 어린이와 성인을 먹일 수 있도록 편안하고 안전하게 수용. 틈이 없는 세척 가능한 표면은 청소에 도움이 된다.
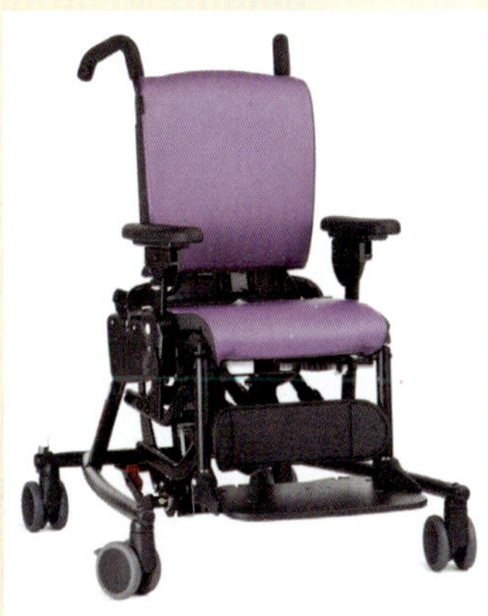	조정형 의자 (Adjustable chair)	여러 가지 조정 기능이 있는 기본 의자, 다양한 공급업체의 다양한 스타일 제공	둘 이상의 개인에게 좌석이 필요할 수 있는 환경에 대한 상대적으로 경제적인 옵션(심각한 관련 개인에게는 해당되지 않음)

계속

표 17-6 좌식 장치의 형태 - 계속

	형태	설명	목적/사용
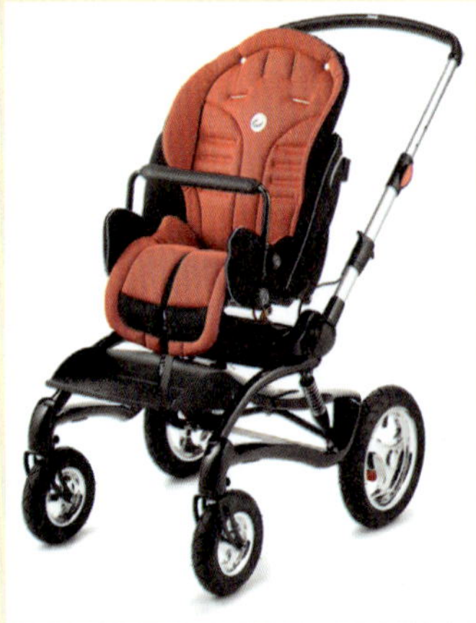	맞춤형 이동성 좌석 (Customized mobile seating)	다양한 옵션과 조정 가능한 구성 요소를 갖춘 시트 시스템	맞춤형 좌석 시스템이 필요한 중증/심각 장애 아동에게 필요

사진 1과 2 출처: Kaye Products(Kayeproducts.com); 사진 3 출처: Performance Health (pattersonmedical.com); 사진 4 출처: Rifton (Rifton.com); 사진 5 출처: R82 (R82.com).

한 엄격한 체계적인 검토를 통해 두 가지 중점적인 질문에 답했다. (1) 출생에서부터 20살까지 CP의 종류와 심각도가 다양한 보행 가능하지 않는 아이들의 좌식 자세 또는 자세 조절 시 적응형 좌석의 효과는 무엇인가? 그리고, (2) "ICF 모델 내에서의 다른 기능에 대한 착석 자세 또는 자세 조절의 결과 변화의 효과는 무엇인가?" 저자들은 평가 시스템에서 레벨 II에서 V까지 그들의 기준에 부합하는 14개의 기사만을 Sachett에 의해 발견했다(2000). 이 인구에 대한 대부분의 연구와 마찬가지로, 연구를 통한 결과 분석은 표본 크기가 작았기 때문에 종전과 다르게 나타났으며 참가자들 사이의 심각도 수준은 검증된 시스템으로 분류되지 않았다.(예; 개정되고, 화장된 육안적 운동 기능 분류시스템)(Palisano, 2007), 자세 조절의 척도는 표준화되지 않았으며 결과는 광범위한 해석(ICF 모델)의 기능에 대한 검토를 위해 자세 조절을 넘어서지 않았다. 그들의 리뷰에 따르면, 저자는 "앉는 자세 또는 자세 조절을 개선하고 개선된 착석 자세 또는 자세 조절이 기능 향상으로 이어진다는 것을 제안하는 제한된 증거를 향상시키는 데 있어 단일 개입이 다른 사람들보다 효과적이지 않은 것으로 나타났다." 그들의 결론이 적응성 좌석을 사용하면 안 된다는 것을 의미하지 않는다는 사실을 인식하는 것이 중요하다. 연구에서 혼란스러운 변수는 인구 표본, 적응형 좌석 유형 및 사용된 결과 측정법의 변화를 포함했다. 임상적 현실은 뇌성마비 또는 기타 복잡한 신경 운동 장애가 있는 어린이와 성인이 매우 다른 상황에 놓일 수 있으며 각 환자의 고유한 요구 사항을 충족시키기 위해 좌석을 주문 제작 또는 맞춤식으로 조정해야 할 수도 있다.

재활전문가는 실전을 뒷받침할 증거를 찾고자 노력해야 하지만 적응식 좌석 및 기타 보조 기술의 선택, 개조 및 수정에 있어 임상적 판단을 놓치지 않아야 한다. 자세 안정성과 통제와 같은 요인에 대한 신뢰할 수 있고 유효한 척도를 선택하는 것은 의미있는 결과 평가에 추가해야 할 것이다(Fife, 1991; Westcott, 1997). 많은 주관적인 결과를 고려하는 것도 중요하지만, 환자 만족과 같은 결과를 측정하는 데 많은 어려움이 있다. Rust(2004, 2006)와 Fuhrer(2001)의 연구와 분석은 보조 기술 결과, 특히 사용자의 인식을 평가하는 복잡성을 보여준다. 환자 만족도를 평가할 수 있는 유용한 도구는 Demester(2002)의 Quebec User Evaluation of Satisfaction with Assistive Technology(QUEST)이다.

보행을 위한 보조 장치

보행 보조 장치를 사용하면 균형을 향상시키고, 체중 감량을 감소시켜 통증을 경감시키고, 한쪽 또는 양쪽 다리에서 위축이나 운동 장애를 보완하고, 환자의 신뢰도와 안전감을 높일 수 있다(Bateni, 2005). 보조 장치가 보다 큰 이동성과 기능을 촉진하면 사용자는 골다공증 및 심혈관 질환을 예방하는 보조 혜택을 경험하게 된다. 보조 장치를 장기간 사용하면 2차적인 염증 질환(예; 건염, 골관절염, 수근관 증후군)으로 상지에 스트레스를 유발할 수 있다.

보조 장치를 이용한 보행에는 상당한 에너지 소비(보행이 없는 경우에 비해)가 필요하며, 이는 다른 영역에서 부정적으로 작용할 수 있다. Franks(1991)는 워커 또는 목발로 보행하는 것과 휠체어를 사용하여 비교할 때 요추 수준의 척수수막 탈출증의 3명의 학생의 독서력, 시력 운동 정확도 및 손기능을 비교했다. 학생들의 활동은 휠체어를 사용했을 때 몇 주 동안 보행을 했을때 보다 상당히 향상되었다. 이것은 걷기를 포기해야 한다는 것을 의미하지는 않지만, 장비 구매를 계획하고 그 사용을 계획할 때 에너지 요구 사항을 고려해야 한다.

보조 장치 사용과 고령자의 낙상 위험 증가 사이에는 높은 상관 관계가 있다. 보조 장치의 사용은 단순히 균형, 기능 저하 및 낙상 위험에 대한 불확실성의 지표일 수 있다. 그러나 일부 연구는 이동 장비가 균형 조절을 방해하거나, 인지 집중력에 대한 경쟁하거나, 사람들의 일부 영역을 빨리 걷게 하는 원인이 될 수 있다고 제안한다(Bateni, 2005; Mann, 1995a, 1995b; West, 2015; Wright, 1992).

맞춤형 보행 보조 장치와 선택 가능한 기본적인 요소는 다른 개체군과 마찬가지로 신경근 질환이 있는 환자에게도 동일하다. 그러나, 정형외과 질환에서 흔히 있는 것처럼 체중 부하감소 또는 체중 부하하지 않음을 줄이는 것이 아니라 균형을 유지하고, 경직을 줄이며, 가정 환경에서 직립 이동을 허용하고, 기능적 공동체 이동성을 증진시키는데 중점을 둔다. 신경근 질환의 경우, 하체뿐 아니라 전신에 영향을 주기 때문에 적절한 장치를 선택하는 복잡성이 커진다. 정형외과 질환은 단기간에 종종 나타나는 반면, 신경근 질환은 장기간에 걸쳐 진행성이 될 수 있다. 환자의 예후를 결정하는 것이 장기 목표와 보조기구의 선택에 도움이 될 것이다. 장치를 선택하려면 다음을 포함해야 한다. 고려 사항:

- 보조 장치를 선택해야 하는 이유(예; 체중 감량, 균형 개선, 고통스러운 관절에 대한 스트레스 감소 또는 관절 보호)
- 독립적인 기능을 위한 잠재력
- 병력(예; 당뇨병, 신경병증, 비만, 만성 폐쇄성 폐질환)
- 낙상 위험, 주거 환경을 포함하는 안전 문제(예; 난간이 있거나 없는 계단, 복잡함, 바닥의 형태), 이용 가능한 지원자(예; 감독 또는 보호할 사람), 정신/인지 상태 및 편의시설
- 장치의 에너지 효율; 환자의 활동 지구력
- 보조 장치 사용과 연관된 자가 인지 또는 심리적인 영향
- 알려진 감각 또는 운동 장애가 있는 환자가 장치를 관리할 수 있는 능력
- 필요한 지지 기반(균형과 자세 조절이 손상되면 더 넓어진다)
- 덜 복잡한 운동 요구 사항(예; 구르기형과 표준화된 워커)
- 근력, 균형, 협응, 판단, 인지 기능, 시력, 전정 기능, 육체적 지구력 등 환자의 상태
- 환자의 선호도(표 17-7 참조)

이동(Ambulation) 장치는 광범위한 조건의 개인을 도울 수 있지만, 특정 신경 근육 상태와 함께 사용하면 특히 효과적이다. 다양한 유형의 보행 보조기의 장점과 단점을 표 17-8에 요약했다. 에너지 소비는 다양한 보조 보행 장치를 평가할 때 중요한 고려 사항이며 종종 개인별로 평가해야 한다(Lephart, 2014). 자세 조절형 워커(후방)(그림 17-4)는 뇌성 마비 아동을 위한 특수 보조 장치로 장애 범위가 넓고 성인 인구가 제한적인 소아에서 널리 사용된다. 보행 워커의 프레임은 전방보다 환자 뒤쪽에 있으면서 후방 배치는 보다 직립 자세를 촉진하고 자세 정렬 및 제어를 개선하고 에너지를 보존하며 보행의 다양한 구성 요소를 향상시키는 것으로 나타났다(Greiner, 1993; LeVangie, 1989a; LeVangie, 1989b, Logan, 1990, Mattsson, 1997, Park, 2001). 아이들은 동료들과 더 쉽게 상호 작용하는 것처럼 보이고, 부모와 아이들은 모두 전방 보행 워커보다는 후방 보행 워커를 선호한다(Greiner, 1993; Mattsson, 1997).

Cubo(2003)의 연구에 따르면 도움을 받으면서 걷는 파킨슨의 경우, 워커(표준화형과 구르기형)는 안정성과 환자 신뢰도를 높였지만 환자의 보행 속도를 현저히 낮추었다; 표준화형 워커의 경우 동일한 환자에서 "멈춤(freezing)"의 발생률을 증가시켰다.

워커는 성인을 통해 유아를 대상으로 하는 크기로 제공되며 다양한 액세서리로 사용할 수 있다.

- 바퀴(2개 또는 4개)
- 전완부 지지대(예; 편마비 환자가 보조 장치를 사용하기에 충분한 손을 제어하지 못하는 경우)

표 17-7 이동을 위한 보조 장치

장치	장점	단점
표준화된 지팡이 (Standard cane, SC)	균형을 위한 기저면(BOS) 증가 일상생활. (ADL) 수행 시 전완 또는 사용하지 않을 때 의자 등받이에 걸 수 있다.	상지 체중 지지의 최소 허용.
여러 발 형태 지팡이(Multiple leg cane) 세 개 또는 네 개	밸런스를 위한 기저면의 향상 독립 실행형. 다른 작업에 대한 팔의 자유로움.	일부 환자의 경우 모든 다리가 동시에 지면에 닿아야 하므로 SC보다 사용하기 어렵다.
반쪽 워커(Hemi-walker)	가장 큰 기저면/가장 큰 안정성을 제공하고 한쪽 팔만 필요하기 때문에 반신마비 환자에게 일반적으로 사용됨. 네발 케인보다 더 큰 무게와 안정성을 필요로 함.	계단에서 쿼드 케인보다 사용하기 어려움.
겨드랑 목발 (Axillary crutches, ACs)	케인보다 높은 BOS 및 안정성 제공. 전완 목발보다 더 나은 몸통 지지력 제공.	상당한 균형, 조정 및 상지(UE) 강도가 필요함. 잘못 사용할 경우 위팔 신경총(Brachical Plexus) 손상을 입을 가능성이 있음.
아래팔/로프스트란드 목발 (Lofstrand crutches)	환자가 UE 작업을 수행할 수 있도록 팔에서 목발을 떼지 않고 손을 뗄 수 있음. 넘어진 경우 환자가 장치에서 쉽게 분리할 수 있다.	AC보다 적은 지원 제공.
표준형 워커 (Standard walker, SW)	모든 보조 장치 중 가장 안정적인 장치. UE에서 최대 100% 중량 지지 제공.	더 느리고 제어된 보행 패턴 필요. 단계별로 보행기를 전진시키려면 상당한 UE의 힘이 필요. 앞으로 구부리는 자세를 용이하게 할 수 있다. 다른 구급 장치보다 더 많은 주의가 필요. 안전하게 사용하려면 비교적 복잡한 운동 작업이 필요.
구르기형 워커 (Rolling walker, RW)	보행기의 안정성이 필요하지만 SW를 발전시키는 데 필요한 UE의 힘, 지구력, 협응 또는 균형이 부족한 환자에게 적합. 더 빠른 보행 속도 허용. 보다 정상적인 보행 패턴을 장려. SW보다 에너지 수요가 적음. 인지 능력이 덜 필요함. 환자 만족도 향상.	SW보다 안정성이 떨어짐.
후방 보행 워커 (Posterior walker, PW)	더욱 반듯한 자세 유지. 자세 정렬 및 제어 개선. 에너지 절약. 이중 자세 시간 단축, 보폭 증가, 보행 속도 증가. 작업/놀이 표면에 보다 직접 액세스할 수 있다. 부모와 자녀 모두 선호.	
보행 지팡이 (Walking pole)(s)	이동에 도움이 된다. 더 잘 잡도록 촉진(UE 긴장도 감소 가능). 잘 사용, 부드럽고 빠른 보행 패턴 허용.	일반적으로 어린이의 안전을 위해 감독/도움이 필요. 성인이 상당히 복잡한 운동 기능(예; 하이킹)에 사용할 수 있다.

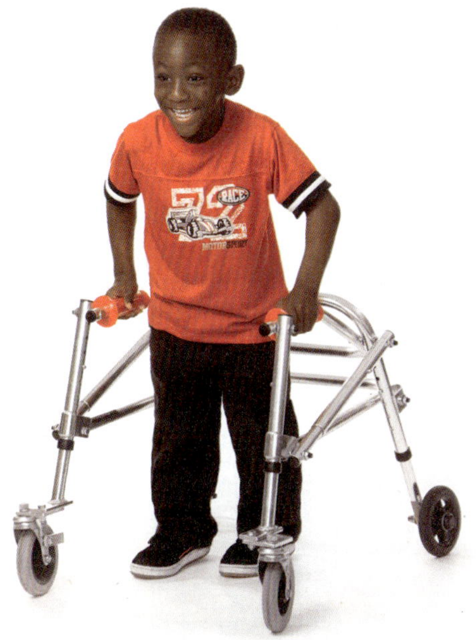

그림 17-4 자세 조절(후방) 보행기.
(사진 출처: Kay Products.)

- 전완부를 더 회외시킴으로써 상지의 굴곡근의 경직의 형태를 감소시킬 수 있는 수직 손잡이
- 골반 안정화(정중선 고관절의 위치를 용이하게 하기 위해 보행 보조기의 후방 프레임의 수평 막대에서 확장된 양측 패드)
- 신전 보조(엉덩이 신전을 촉진하기 위한 후방 프레임의 패드)
- 휴식용 벤치
- 오버 헤드 프레임(부분 체중 현가 장치용)
- 바퀴 유형 및 기능에 대한 광범위한 옵션(예; 앤티 롤백, 방향 휠 잠금, 모든 지형)
- 좌석

케인은 흔히 뇌졸중을 경험한 환자에게 건측으로 체중을 이동시키도록 돕고, 유각기 단계(Kuan, 1999) 동안 발끝 떼기(push off)를 강화하면서 전경골근과 척추기립근의 근육 노력을 덜 필요로 하도록 추천되는 기구이다(Buurke, 2005). 보행 보조기는 대개 상지를 사용하기 때문에 전완 지지대로 수정하지 않으면 뇌졸중을 겪은 환자에게 최선의 선택이 아니게 된다. 케인은 헤미워커의 범위에서부터(지지면을 매우 넓게), 3, 4점 케인에서 단일(표준) 지팡이에 이르기까지 다양하다. 보행 보조(보조기능이 없는 1점에서 4점 케인까지)의 다양한 수준으로 환자는 지팡이를 사용하면 과도한 근육 사용 감소, 근육 활성화 정상화, 3D 분석으로 걸음걸이 향상 등 상당한 이점을 제공한다는 사실이 밝혀졌다(Kuan, 1999; Laufer, 2003). 일반적으로, 보다 넓은 기저면(즉, 사점 케인)은 표준 지팡이보다 안정성 및 덜 자세적인 흔들림을 제공한다(Laufer, 2002, 2003).

환자의 선호도에 영향을 미치는 요인에는 여러 가지가 있다. 예를 들어, 어깨 관절의 힘이 현저하게 증가하더라도(Haubert, 2006), 전완 목발은 표준형 목발 또는 워커(Melis, 1999; Ulkar, 2003; Moore, 2001; Slavens, 2007)와 비교하여 증가된 속도와 더 큰 이동성을 허락함으로 척수수막탈출증을 포함한 부전마비(Melis, 1999; Ulkar, 2003)가 있는 환자에 의해 전형적으로 이용된다.

보행 훈련기

보행 훈련기(그림 17-5)는 환자를 수직 자세로 지지하고 독립인 이동을 허용하는 4륜 장치이다. 여러 가지 옵션은 여러 개의 중증 장애와 매우 열악한 운동 조절을 가진 개인도 지원한다. 옵션으로는 안장 시트, 오버 헤드 서스펜션, 하체의 내전을 방지하기 위한 스트랩(허벅지 또는 발), 다리가 중앙을 가로지르는 것을 방지하는 바(예; "가위" 보행 환자), 트렁크 지지대, 팔뚝 지지대 및 다양한 휠 및 베이스로 구성되어 있다.

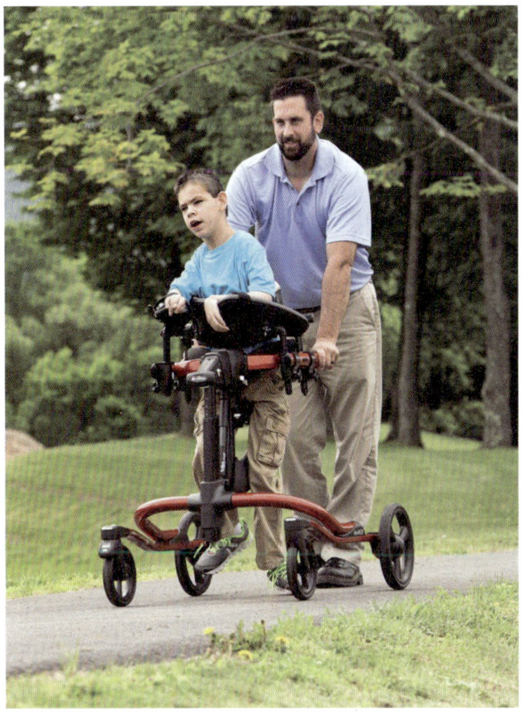

그림 17-5 보행 훈련기. *(사진 출처: Rifton. Rifton.com)*

보행 트레이너의 이점에 대한 임상 실무자의 의견 차이. 이동성은 질적인 보행 패턴에 고비용일 지불하고 성취가 되는 것에 더 독립적인 보행에 대한 잠재성을 가진 사람들에게 관심사항이 되고, 이러한 잠재성을 성취하기 위한 보행의 다른 구성요소와 상반관계, 대칭성, 자세 조절을 발달할 필요가 있을 것이다. 보다 자주 보행을 할 가능성이 있고 자세 조절, 대칭, 보행 및 기타 보행의 구성 요소를 개발하여 잠재력을 발휘할 필요가 있는 환자에게 중요할 수 있는 품질 보행 패턴을 희생시켜 종종 달성된다.

보행 트레이너는 보행 패턴이 좋지 않은 경우에도 운동 활동(Damiano, 2006)의 광범위한 이득, 독립적인 이동성 및 정렬 포지셔닝에 초점을 둔다. Mobility Opportunities Via Education(MOVE)은 앉기, 서기, 걷는 데 필수적인 운동 기술의 독립성을 강조하는 어린이 및 성인을 위한 활동 기반 프로그램이다. MOVE의 사명은 "움직일 수 있는 능력은 개인의 존엄성을 구축하는 첫 번째 토대"(www.moveinternational.org/about)라는 철학에 근거를 두고 있다. 이 프로그램은 처음에 중증 장애가 있는 사람들의 어려운 요구를 해결하고 ADL에 의미있는 참여 기회를 제공함으로써 삶의 질을 향상시키기 위해 개발되었다. 보행 트레이너는 MOVE 커리큘럼에서 자주 사용되어 일관된 프롬프트 및 빈번한 연습을 촉진하는 신중하게 설계된 프로그램의 일환으로 독립적인 이동을 용이하게 한다(Thomson, 2005).

Paleg(1997)는 처음으로 보행 훈련을 받는 입원 환자에게 입원기간 동안 집중 치료 5일(20시간)을 받은 19명의 어린이(평균 연령 6세)를 추적했다. 95%의 아이들은 걸어 다니는 법을 배웠으며(보행 트레이너와 20피트), 58%는 앉기를 배웠으며(30초 동안 머리를 세우고), 47%는 서기를 배웠다(손으로 보조되었지만, 고관절과 무릎의 신전을 유지).

기타 이동성 장치

세발 자전거/두발 자전거

세발 자전거(그림 17-6)는 모든 크기(소아과 및 성인)와 다양한 지원 옵션이 있다. 그들은 독립적인 운동성과 비운동성 운동을 위한 재미있는 대안을 제공하면서 운동 조절(상호 운동 포함)을 촉진하고 힘을 증가시킬 수 있다. 자전거 타기에는 더 많은 이점이 있을 수 있다. 새로운 증거는 파킨슨병 환자의 운동 성과 및 증상을 개선하기 위한 개입으로서 강제 운동(또는 보완 운동)의 사용을 지지한다(Hindle, 2013; Ridgel, 2012, 2015; Rosenfeldt, 2015).

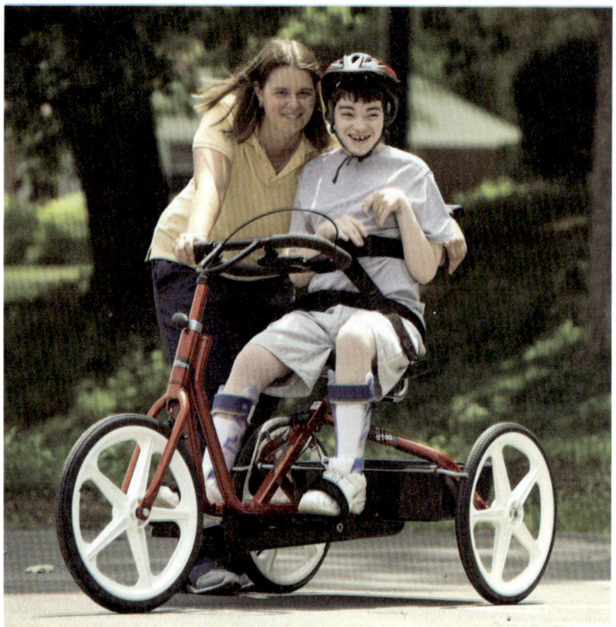

그림 17-6 개조된 세발자전거.
(사진 출처: Rifton. Rifton.com)

스쿠터

스쿠터는 운동 조절을 장려하고 창조적인 방법으로 이동성과 감각 입력을 제공할 수 있다. 개별적으로 사용되거나 잘 조절된 대형 패딩 스쿠터는 더 많은 환자에게 편안한 위치를 제공한다(그림 17-7). 작은 바퀴 달린 스쿠터는 운동 조절을 촉진하고 근력을 증가시키며, 전정기관의 입력을 제공하기 위해 다양한 방법으로 약 12×12인치의 정사각형과 높이가 수 인치 밖에 되지 않는 것을 이용할 수 있다(그림 17-8). 예를 들어, 환자는 복와위, 앙와위 또는 앉기가 스쿠터 위에서 가능할 수 있다; 환자의 발로 벽으로부터 떨어질 수 있는 추진력 오버 헤드 로프를 사용하여 몸을 당긴다; 스스로 회전한다; 경사로를 가속시킨다; 또는 장애물 코스를 통해 이동할 수 있다. 손잡이가 올라온 스쿠터는 한 발로 스쿠터 플랫폼에 서고 다른 한쪽은 이동성을 위해 밀기 때문에 조율, 상호 동작, 편측성의 체중부하, 운동 계획 및 근력 강화를 촉진할 수 있다.

카트 또는 다른 유형의 창의적인 이동 장치(그림 17-9)를 사용할 수 있다(예; 휠을 사용하여 수동으로 추진되는 어린이를 위한 밝은 색상의 "경주용 자동차" 디자인). 이들과 같은 이동성 옵션은 양호한 체간 및 상지 기능을 가지나 하지의 기능적 사용이 결여된 환자(예를 들어, 척수

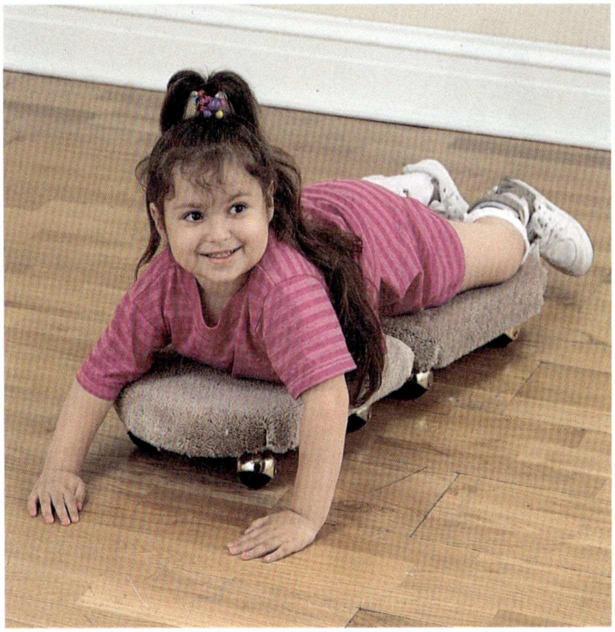

그림 17-7 사각 카펫 스쿠터 보드(단일 또는 페어링 사용 가능). *(사진 출처: Performance Health. pattersonmedical.com)*

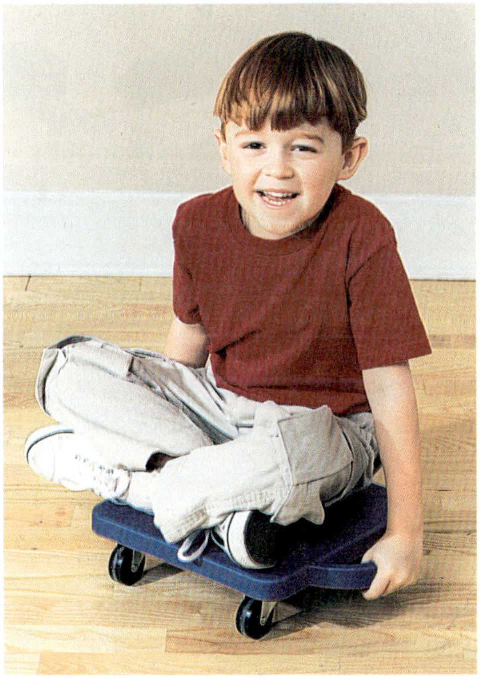

그림 17-8 사각 플라스틱 스쿠터. *(사진 출처: Performance Health. pattersonmedical.com)*

손상, 수막탈출증 또는 경련성 양지 마비를 가진 환자)에 특히 유익하다.

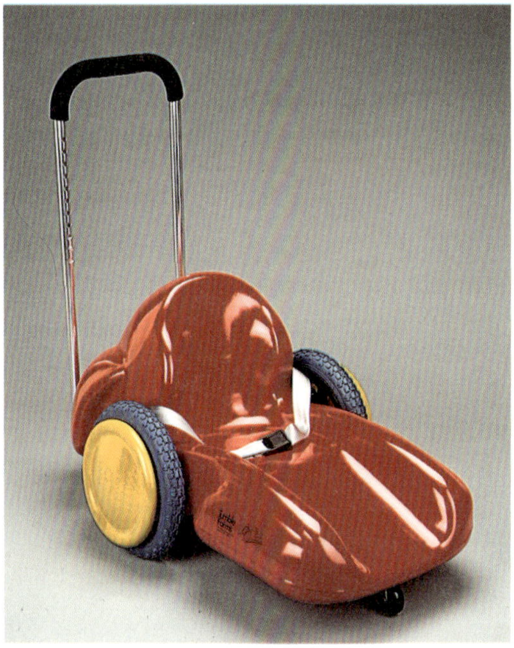

그림 17-9 상지 기능이 우수하고 하지 기능이 제한된 어린이를 위한 준비된 레이서 이동성. *(사진 출처: Performance Health. pattersonmedical.com)*

기능적 포지셔닝을 향상시키는 보조 장치

Assistive Devices to Enhance Functional Positioning

바닥/매트 포지셔닝

Floor/Mat Positioning(e.g., bolsters, wedges, side-lyers)

1. 바닥 포지셔닝은 어른들보다 더 현실적으로 상하로 움직이고 아이들의 위치에 따라 사회적 상호 작용 기회가 확대될 수 있는 어린이들에게 더 일반적이다. 예를 들어, 휠체어에 앉아있는 뇌성마비 아동은 그 자리에 앉을 수 있는 지지대에서 이점을 얻을 수 있으므로 동료와 함께 서클 그룹에 참여할 수 있다. 어른들도 매트에 편안하게 앉을 수 있다. 바닥 포지셔닝을 위한 적응 장비, 옵션의 예로 Tumble Forms Tadpole은 유아용 포지셔닝 대안을 만들기 위해 벨크로 스트립을 사용하여 연결된 비닐로 커버된 몰딩된 스펀지 모양의 휴대용 세트이다(그림 17-10A 및 17-10B).

a. 받침과 쐐기

i. **받침(Bolsters)**은 다양한 직경 및 길이의 원통형 롤이며, 전형적으로 스펀지의 가벼운 층과 단단하게 몰드된 스펀지 형태의 피닐(Tumble forms)로 피복된 다양한 직경과 길이이다. (1) 상부 등쪽 부분과 머리의 조절을 촉진할 시에 환

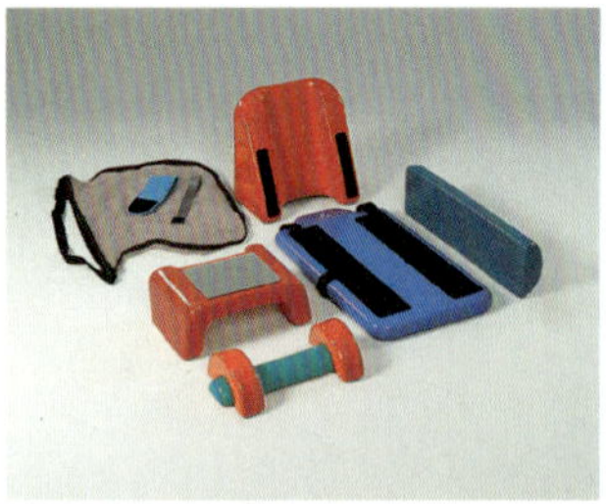

그림 17-10A 다중 사용 휴대용 포지셔닝 시스템(태드폴). *(사진 출처: Performance Health, pattersonmedical.com)*

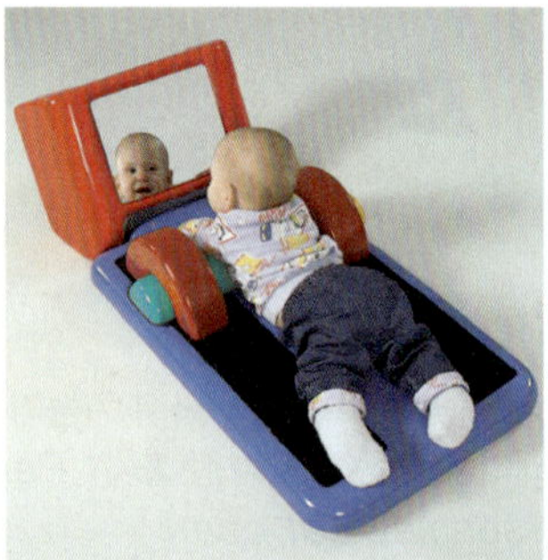

그림 17-10B 태드폴에 엎드린 어린이. *(사진 출처: Performance Health, pattersonmedical.com)*

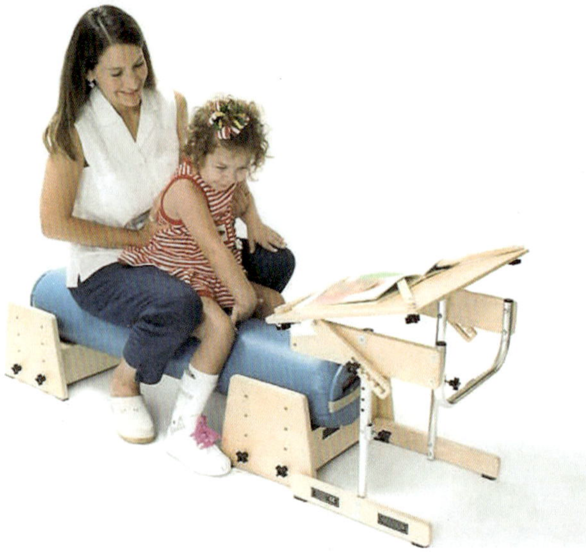

그림 17-11 놀이 편의를 위해 성인이 뒤에 있는 벤치에서 어린이 보호대. *(사진 출처: Kay Products.)*

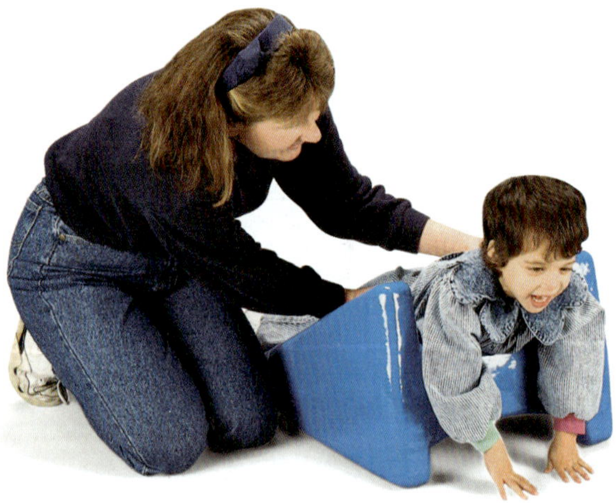

그림 17-12 엎드린 자세용 솟아오른 쐐기. *(사진 출처: Performance Health, pattersonmedical.com)*

자의 흉부아래; (2) 환자가 지지대에 걸쳐서 신근 근긴장도를 줄이고 골반 안정성을 제공하는 데 도움이 되는 "자리"(그림 17-11); (3) 앉아서 일어서기에서 적용되는 도구로서; (4) 균형 및 평형 반응(앞에서 뒤 또는 좌우로)에 작용하는 움직이는 지지표면으로서; (5) 또는 치료 운동 중에 최적의 성능을 발휘할 수 있도록 환자 또는 환자의 사지에 대한 위치 결정 도구로 사용된다.

ii. **쐐기(Wedges)**(그림 17-12)는 스트랩 유무에 관계없이 다양한 크기와 치수로 제공되며 환자의 가슴 아래에서 사용할 수 있다. 허리 위 및 머리 조절을 촉진하는 경향이 있으며, 고관절 굴곡근을 신장시키거나 환자의 경미한 견인력을 제공한다. 일반적으로 쐐기의 높이는 환자가 적어도 부분적으로 팔꿈치나 손을 지지할 수 있도록 선택된다. 복와위로부터 더 큰 경사가 되면 머리와 상부 체간 조절을 촉진할 수 있으며, 팔에 대해 거상된 지지 또는 또 다른 쐐기와 몸을 지지하기 위한 큰 쐐기를 사용함으로써 수용될 수 있다. 환자는 또한 거담을 위해 쐐기 위에 거꾸로 된 자세로 놓일 수 있다.

iii. 빈백은 쉽게 기대어 앉아서 편안하게 지탱할 수 있도록 성형할 수 있다. 그러나 운동성이나 자세 조절을 적극적으로 권장하지 않으며 구축 및 변형에 기여할 수 있으므로 사용을 제한해야 한다.

b. 옆으로 누운자세는 아이들 또는 독립적인 이동성이 거의 없는 성인을 위한 훌륭한 대안이 될 수 있다. 이 위치는 정중선으로 머리 위치를 놓게 하고 손이 함께 어울리는 자연스러운 경향을 촉진한다. 이는

긴장성 미로 반사의 지속적인 영향을 받고 오연성 폐렴을 예방하는 데 도움이 되는 환자에게 중립적인 자세이다. 개개인은 베개 또는 다른 포지셔너(예; 등받이를 지지하는 받침대)를 사용하는 것만으로도 훌륭한 정렬로 나란히 앉을 수 있다. 상업적으로 만든 옆으로 눕히기(side-lyers)도 구할 수 있으며, 심한 근긴장도를 띤 학생이나 장비를 공유할 수 있는 어린이 교실에서 유용하게 구입할 수 있다. 참고로, 환자의 하지의 윗부분은 내전으로 허용되지 않아야 하며(엉덩이의 탈구 경향) 환자의 머리는 경추부가 잘 정렬되도록 배치되어야 한다.

서기(예; 서 있는 프레임, 엎드릴 수 있는 스탠더, 앙와위 스탠더)

지지되는 체중 부하는 독립적으로 서거나 걸을 수 없는 어린이 및 성인을 위한 일반적인 개입이다. 다양한 수준의 연구 및 경험적 증거는 광범위한 혜택을 뒷받침한다(다음 섹션 참조). Paleg(2013)는 체계적인 검토에서 다음 목록에 별표가 표시된 보조된 스탠딩의 이점을 뒷받침하는 적절한 증거가 있음을 결론지었다.

1. 다리와 척추의 골밀도 증가(Alekna, 2008; Caulton, 2004; Chad, 1999; Gudjonsdottir, 2002a; Paleg, 2013; Pin, 2007; Stuberg, 1991, 1992; Tasdemir, 2001; Thompson, 2000; Wilmhurst, 1996)
2. 고관절, 무릎, 발목 관절의 ROM 증가(Bohannon, 1985; Gibson, 2009, Paleg, 2013, Stuberg, 1992, Tremblay, 1990)
3. 단기간에 발목의 과긴장성 감소(최대 35분)(Paleg, 2013; Tremblay, 1990)
4. 개선된 장 기능(Dunn, 1998; Eng, 2001; Hoenig, 2001; Paleg, 2013)
5. 경직성 양하지 마비를 가진 어린이를 위한 고관절, 무릎 및 발목 관절의 최적 근골격계 발달 촉진 (Gudjonsdottir, 2002a; Paleg, 2013; Pountney, 2002)(Macias, 2005)
6. 단기간에 신장된 근육을 활성화시키는 능력 증가 (Tremblay, 1990)
7. 향상된 머리 및 체간의 안정성 및 제어
8. 급성 환자의 호흡기계 효율 개선(기침 개선, 감염 감소, 호흡 수 증가)(Chang, 2004)
9. 순환 개선(Eng, 2001)
10. 요로기계 감염의 감소를 포함한 신장 및 방광 기능의 개선(Dunn, 1998; Eng, 2001; Paleg, 2013)
11. 압력 경감 및 향상된 피부 보전성(Dunn, 1998; Eng, 2001)
12. 동료와의 자기 이미지, 경계, 사회적 발전 및 상호 작용 향상(Manley, 1985); 개선된 심리적 웰빙 (Paleg, 2013)
13. 보행 특징의 향상(Salem, 2010, Zabel, 2005)
   독립적으로 설 수 없는 어린이 또는 성인은 명시된 혜택 중 하나 이상을 달성하기 위해 보조 장치에 배치된다.

상설 프로그램을 수행하는 데 필요한 시간과 노력은 치료사가 환자의 개별 목표, 잠재적 장기 혜택 및 기존 증거와 비교하여 상임 프로그램의 목적을 검토하는 것이 중요하다. 많은 지원 옵션이 존재하며 일반적인 카테고리 아래에 요약되어 있다.

<u>복와위 스탠더</u>(그림 17-13): 신체의 복부 표면을 지탱하면서 거의 똑바로 서 있거나 다양한 전방 기울기를 지탱할 수 있는 조절 가능한 받침대 유형. 복와위 스탠더는 체간, 고관절, 무릎의 측면, 발에 대해 지지대를 포함하는 여러 가지 옵션이 있다; 상지 지지대에 대한 트레이와 및 접근 가능한 작업/놀이면; 표준 또는 바퀴 달린 받침대. 대부분의 모델은 매우 심각한 손상을 입은 개개인에 대해 서

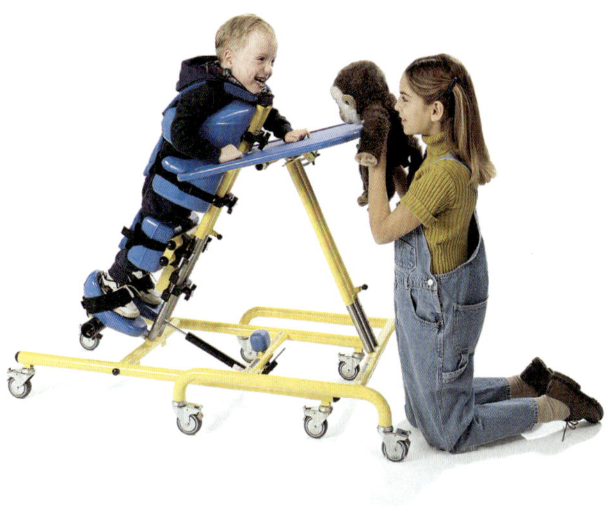

그림 17-13 다중 위치 스탠더(반듯이 누운 자세, 엎드린 자세, 똑바로 세운 자세로 조정 가능, 사진은 엎드린 자세). *(사진 출처: Performance Health. pattersonmedical.com)*

있도록 지지되고, 충분히 적응성을 가진다. 단점은 다리의 관절 고정이 확립되어 있는 환자에게는 스탠더를 사용할 수 없으며 교실이나 가정용으로는 크기가 너무 커질 수 있다는 것이다.

앙와위 스탠더(그림 17-14): 복와위 스탠더와 유사하지만 개개인은 앙와위 자세가 유지된다. 앙와위 스탠더는 심하게 손상된 사람들을 위해 다른 유형의 스탠더보다 더 많은 지원을 제공한다; 스탠더를 수평 위치로 조정할 수 있으면 이동을 보다 쉽게 수행할 수 있다. 그러나 완전 지지된 앙와위 자세는 적극적인 운동 또는 자세 조절을 거의 또는 전혀 촉진하지 않으며, 부분적으로 기대어 앉은 자세는 적극적인 참여와 개입을 유도하지 못한다.

직립 또는 수직 스탠더/스탠드 프레임(그림 17-15): 완전히 직립한 자세로 서서 지탱할 수 있도록 트렁크, 고관절 및 무릎 스트랩을 제공한다. 다리가 완전히 마비된 사람은 서 있는 프레임을 사용할 수 있다; 그러나 프레임은 계약을 안전하게 수용할 수 없으므로 개인은 완전히 직립한 자세를 견딜 수 있고 적절한 체간의 제어가 가능해야 한다. 수직 스탠더의 변형은 측각(parapodium)(또는 이와 유사한 장치)이다. 전형적으로 이동성을 얻기 위해 스탠더를 선회하는 골수이형성증이 있는 어린이에게 사용된다. 수직 스탠딩 프레임은 복와위 또는 앙와위 스탠더가 아닌 지지된 서기의 모든 장점을 제공한다.

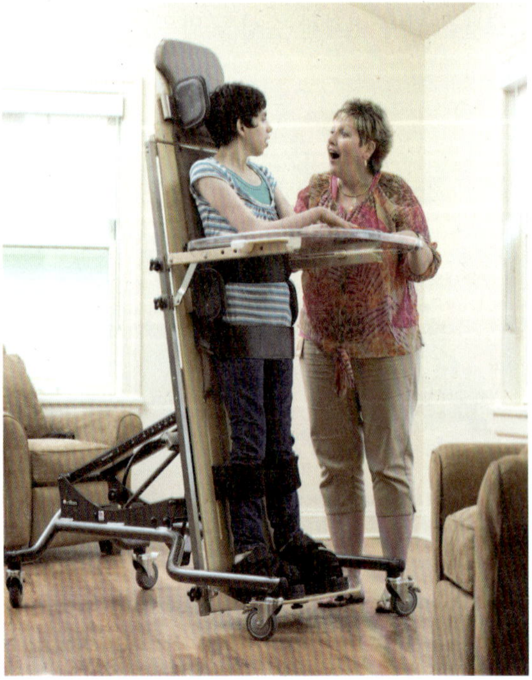

그림 17-14 반듯이 누운 성인 스탠드. *(사진 출처: Rifton. Rifton.com)*

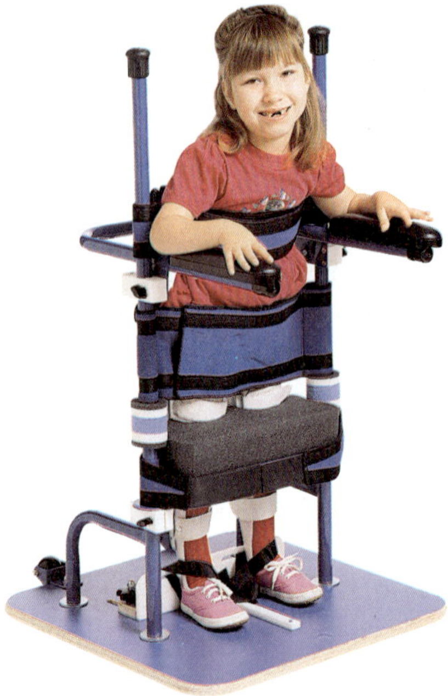

그림 17-15 똑바로 선 프레임. *(사진 출처: Performance Health. pattersonmedical.com)*

앙와위 또는 앉았다 일어서는 장치

보조할 수 있는 스탠딩 장치에 개인을 배치하는 것은 어려울 수 있다. 특히 개인이 크거나 머리 및 몸통 제어가 매우 열악한 경우에는 특히 어려울 수 있다. 다양한 장치가 환자를 서 있는 자세(그림 17-16A, 17-16B 및 17-16C)로 이동하거나 이동을 돕거나(그림 17-17) 이동하는 동안 환자를 지지할 수 있다(그림 17-18).

동적 또는 모바일 스탠더(stander)

다수의 스탠더는 환자가 파워 휠 모터와 같은 조이스틱으로 작동하는 파워 어시스트 모터 또는 자기 추진을 위해 설계된 바퀴가 있는 스탠더(그림 17-19)로 환자를 추진할 수 있도록 한다. 후자는 양호한 상지 및 체간 조절(예; 척수 손상, 골수 이형성증, 또는 뇌성마비가 있는 환자)에 특히 유익하다. "동적"이라는 용어는 적어도 두 가지 다른 디자인에 적용되었다.

Kaye Products의 Dynamic Stander(그림 17-20)는 다리와 골반을 안정화시켜 환자가 상지를 360°로 움직일 수 있게 하여 근육 강화, 운동 조절, 체중 이동 연습, 보다 복잡한 운동 패턴, 균형 개선 및 학습을 도와준다. 이탈 및 저항의 양은 환자의 허용 오차 및 능력에 따라 조정될 수 있으며 필요한 경우(예; 이동 중에) 안정된 위치에 고정될 수 있다. 그것의 효능을 확인하기 위한 엄격한 연구는 부

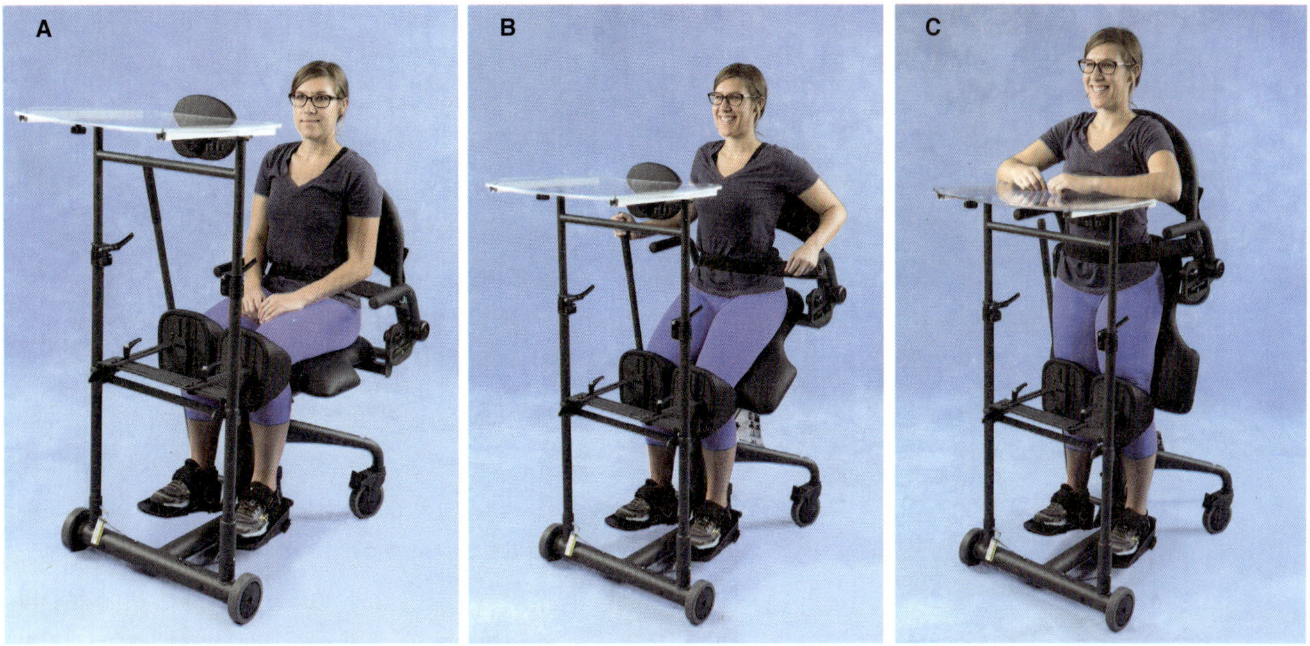

그림 17–16 ABC 앉기–일어서기 프레임.

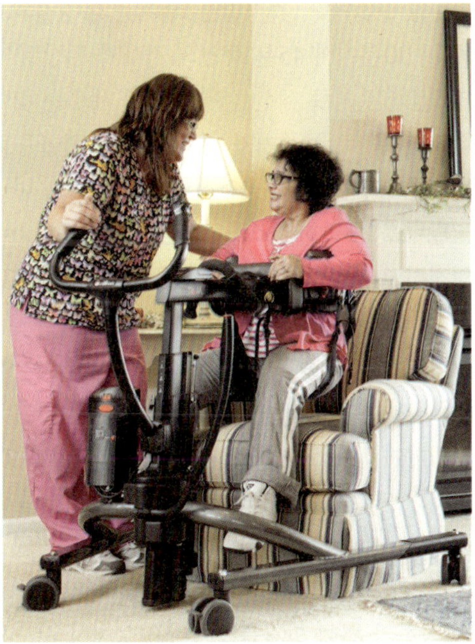

그림 17–17 모빌리티 및 이동 장치.
(사진 출처: Rifton. Rifton.com)

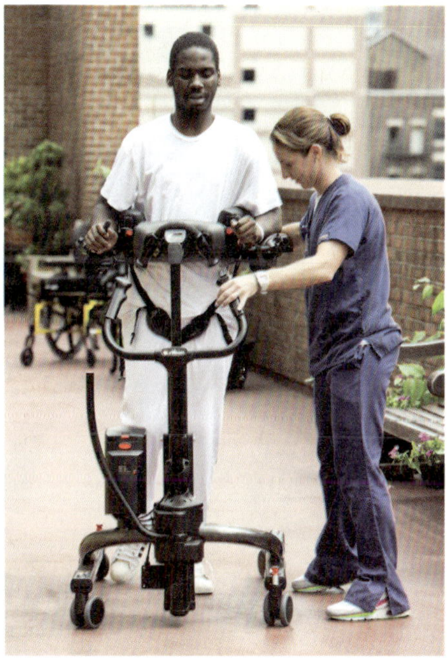

그림 17–18 모빌리티 및 이동 장치.
(사진 출처: Rifton. Rifton.com)

족하지만, 디자인은 신경 재활의 건강한 원리를 포함한다. Gudjonsdottir(2002b)는 스탠더에 서 있는 동안 환자의 체중을 상호 교대로 움직이는 전동식 동적 스탠더에 대해 보고했다. 제한된 표본을 사용하여 연구자는 동적 대 정적 스탠더를 사용하여 뼈의 미네랄 밀도 또는 행동 변수에 통계적 차이를 발견하지 못했다. 그러나 더 많은 연구가 필요하다.

스탠더는 다양한 옵션을 제공하며, 적절한 장치를 선택하려면 전문 지식이 필요하다. 그룹 설정(예; 교실 또는 숙련된 간호 시설)을 위해 기기를 구매할 때 조정 범위와 조정 및 청소의 용이성은 여러 사용자의 가능성 때문에 중요하다. 예를 들어, Tumble Forms의 TriStander(그림

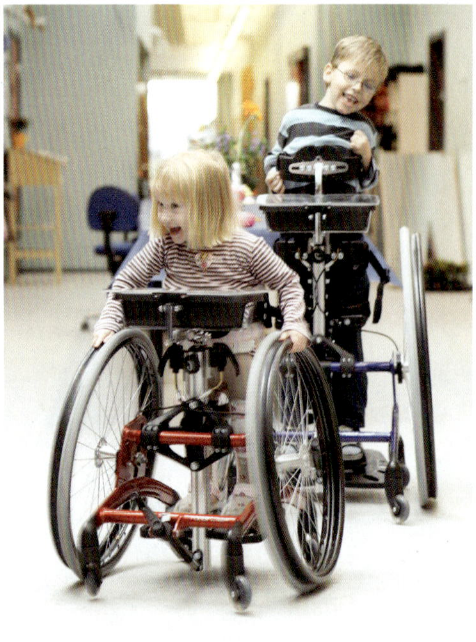

그림 17-19 모바일 스탠더. *(사진 출처: R82. R82.com)*

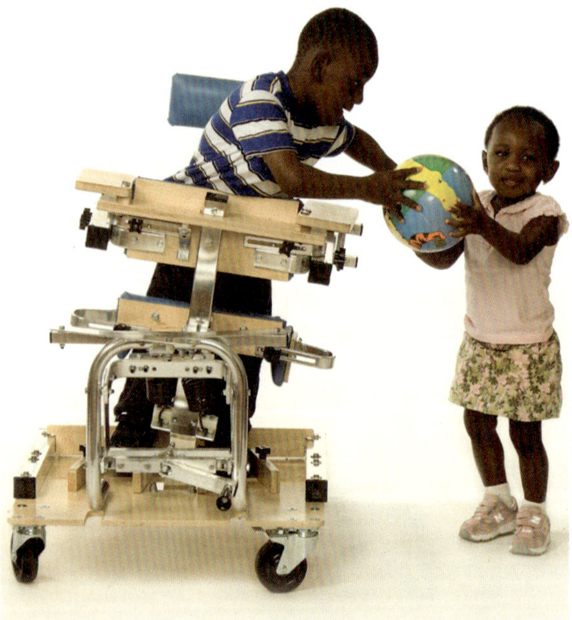

그림 17-20 모바일 기반 다이내믹 스탠더. *(사진 출처: Kay Products.)*

17-13)는 앙와위, 직립 또는 복와위에 대해 조정이 가능하다; 틈이 거의 없는 성형 발포체로 제조된다(즉, 쉽게 세척된다); 비교적 조정하기 쉽다; 별도의 바퀴가 달린 받침대에 옵션 트레이가 있는 바퀴가 달린 받침대 위에 있다.

거의 확실한 증거는 장치의 유형(예; 복와위 또는 앙와위), 실제 위치(예; 부분적으로 기울어진 또는 완전히 직립) 또는 나열된 장점을 달성하기 위한 장치의 최적 기간 및 빈도에 대한 결정을 뒷받침한다. Herman(2007)은 스탠더에서의 환자의 체중 부하량이 가변적인 것으로 밝혀졌으며, 체중 감량을 극대화 할 수 있는 방법을 찾아내는 데 더 많은 연구가 필요하다고 했다. 장비 비용과 장치에 개인을 배치하는 문제는 고려해야 할 다른 요소이다.

체계적인 검토를 바탕으로 Paleg(2013)는 소아과 지원 프로그램의 투여에 대한 증거에 근거한 임상 권고를 개발했다. 연구원은 대퇴삼두근(대부분), 발바닥 굴곡근 및 고관절에서 ROM을 유지 또는 증가에 대한 강력한 증거를 발견했다. 연구원들은 ROM을 증가시키기 위해 개인이 매일 적어도 45분에서 60분 정도 서 있는 것이 좋다. 또한 개인은 대퇴삼두근이 쪼이거나 완전한 무릎의 신전이 부족할 시에, 연구원들은 압력 분포를 보조하기 위해 무릎의 비가동성을 이용하고, 족저굴곡근의 신장성을 증가시키기 위해 발의 전면부 아래에 웻지를 넣고, 고관절의 외전을 증가시키기 위해 60° 정도 양측 고관절을 외전시킨 상태로 서 있는 것을 추천한다. 가자미근, 넙치근의 경직의 단기적인 감소에는 30분에서 45분 동안의 자세가 권장된다. 따라서 가능한 전략은 치료 세션 전에 환자를 세우는 것이다.

임상적 가정은 비록 증거가 부족하지만, 관골구로 체중부하는 더 깊어지게 하고, 구조적인 형성을 도우며 고관절 아탈구, 탈구를 예방한다. Paleg(2013)는 그 목적으로 60°의 외전하고 매일 60분간 서 있는 것이 좋다고 했다. 저자들은 한쪽 또는 양쪽 엉덩이가 아탈구되거나 탈구되었을 때 기립이 금기라는 증거를 발견하지 못했다. 좋은 증거는 지지대가 있는 스탠딩은 뼈의 미네랄 농도에 긍정적인 영향을 미치고 Paleg(2013)가 주당 5번 60~90분 동안 최대 하중을 가하는 최소 한계점(가능한 한 똑바로 세우고 최소 스트래핑으로) 추천한다. 기존의 증거에 근거하여 더 많은 연구가 필요하지만, 부모/간병인은 대부분의 목표를 달성하기 위해 환자를 하루 60분 이상 서도록 하여야 한다.

교육 환경에서 학생들을 지지대에 의한 기립의 권고를 둘러싼 상당한 논쟁이 있다. 그럼에도 불구하고, 그것은 소아과 물리치료사가 보행 상태 및 특정 필요에 따라 일반적인 개입이다(Taylor, 2009). 정적인 상태는(다른 어린이가 활동을 위해 서 있지 않는 한) 포괄적이지 않으며 기능적 목표(IDEA에서 요구됨)가 아니라고 주장할 수 있다. 기립된 자세는 피벗 이동 또는 지지된 보행에 대비하여 사용될 때 목표 지향적 기능 활동으로 간주될 수 있다.

재활 전문의가 지원을 받았다는 장점을 알고 자녀가 학교에서 긴 하루를 보낸 후 집에서 기립하기를 꺼려한다고 인식하면 교육 환경에서 지지대에 의한 기립을 추천하지 않는 윤리적 문제가 있는가? 더 많은 증거가 필요하다.

위생 및 화장실

특히 심각한 장애가 있는 성인을 대상으로 한 배변은 스트레스가 많은 경험이 될 수 있으며 개인이 교육 기관에 배정되는 주된 이유가 될 수 있다. 적응된 화장실 시스템의 사용을 촉진하면 간병인의 업무 부담을 줄이고 환자의 존엄성을 보존하며 환자의 건강을 향상시킬 수 있다(특히 카테터 삽입 또는 기저귀 사용을 피할 수 있는 경우). 많은 회사들이 화장실 시스템과 변기 겸용의 의자를 만든다. 개인 위생에 대한 독특한 도움은 부분 체중 부하 환자에게 위생 관리 또는 기저귀(짧은) 변경을 의복에 대한 접근을 향상시키며 보다 존엄있는 정렬 자세를 허용하는 Rifton 위생 및 배변 시스템(그림 17-21)이며 보호자에 의한 무거운 짐을 없애거나 줄인다. MOVE 커리큘럼의 창시자인 Bidabe(2017)는 Rifton 시스템 또는 다른 유형의 지원을 사용하여 직립 자세를 기반으로 한 화장실 프로그램을 출판했다.

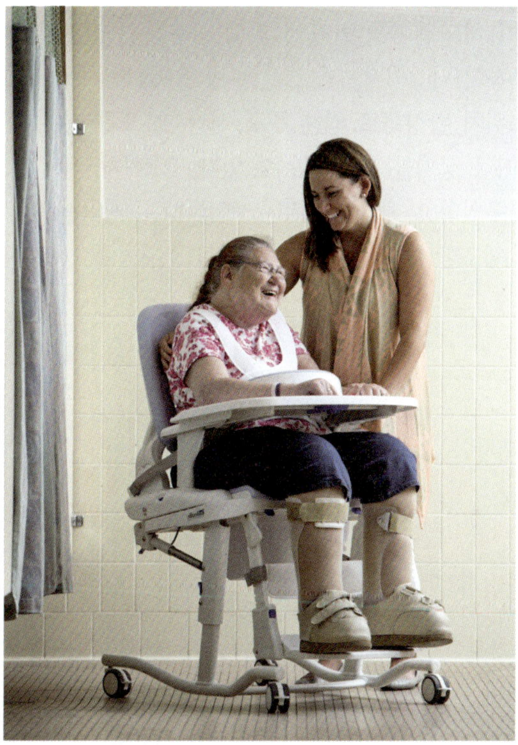

그림 17-21 위생 및 화장실 시스템.
(사진 출처: Rifton. Rifton.com)

의료 종사자 중 근골격계 부상률이 높다는 노동 통계국(2011)의 자료에 따르면 안전한 환자 취급 및 이동성(SPHM)에 대한 기준이 제시되었다. 병원 근로자의 과실 상해율(10,000명당 68명)은 모든 산업에서 평균 2배(10,000명당 33명)이며 요양원 근로자는 평균 3배 이상(1만 명당 132명)이었다. 가장 큰 위험 요소는 수동 리프팅, 이동 및 환자 위치 변경이다(CDC, 2014). 그 결과, 일반적으로 다양한 보조 장치를 사용하여 이러한 수동 작업을 수행하는 보다 안전한 방법을 식별하는 데 중점을 둔다.

미국 간호사 협회(2013a, 2013b)는 전문 간호 국가 표준과 케어의 지속성 이용을 위한 SPHM 관련 시행 가이드를 발간했다. 포괄적인 표준 중 하나는 기술의 선택, 설치 및 유지 보수와 관련된 것이다. 이전에 설명한 많은 보조 장치는 SPHM 프로그램을 보완할 수 있으며 유연한 오버 헤드 서스펜션 시스템을 비롯하여 더 많은 기능이 개발되고 있다. 치료사가 다양한 장치에 관해 스스로에게 알리는 것이 중요하다. 따라서 광범위한 기관 내 SPHM 프로그램이든 특정 환자에게든 조달, 교육 및 사용에 참여할 수 있다.

생각해 볼 점 17.3

의료 종사자들의 작업 관련 근골격계 손상의 높은 발생률은 보조 기술의 사용을 포함하는 안전한 취급 및 이동성 표준의 개발을 촉진했다. 의료 종사자가 환자를 들어 올리거나, 이동 및 재정렬 하는 것과 같은 고위험 작업 중 보소 기술을 안전하고 효과적으로 활용하도록 하는 데 있어 어려운 점은 무엇인가?
치료사로서 어떻게 참여하실 것인가?

교통 안전(스쿨 버스 포함)

장애가 있는 개인의 안전한 수송은 중요하지만 종종 간과된다. 운송에 관한 논의는 기술 구매에 관한 결정의 핵심 부분이어야 한다. 운송과 관련된 문제는 고도로 전문화되어 있으며 숙련된 전문가 팀이 참여해야 한다. 네 가지 주요 고려 사항이 있다.

1. 어떤 유형의 차량(예; 개인 차량, 밴, 대중 교통 또는 공립학교 버스가 특수 장착되어 있음)이 사용되며 기존 좌석으로 개개인이 이동이 가능한가?(이전이 가능하면 쉽게 그리고 개인은 적절한 자세 조절을 가지고 있다.)

아니면 좌석 시스템에 있는가?

2. 휠체어가 안전을 위한 산업 표준을 충족하는가? ANSI(American National Standards Institute)와 RESNA는 휠체어가 자동차 좌석으로 안전하게 사용될 수 있는지 평가하기 위한 설계 및 성능 기준과 테스트 방법을 개발했다(RESNA, 2012). 이 표준은 일반적으로 WC19라고 한다(ANSI/RESNA *American National Standards for Wheelchairs, Volume 4: Wheelchairs and Transportation*의 19 section 참조) WC19 호환 휠체어의 특징으로는 구조적 무결성 테스트(휠체어의 안정된 부분에 최적으로 배치) 4개의 라벨 고정 지점, 부상을 유발할 수 있는 날카로운 모서리/하드 포인트 및 젤셀 배터리 (전원이 공급되는 경우) 등이 있다.
3. 휠체어는 4점 스트랩 묶음 시스템 또는 해당 표준을 준수하는 도킹 시스템을 사용하여 안전하게 고정되어 있는가?(그림 17-22)?
4. 탑승자가 차량 프레임에 고정된 골반과 어깨 보호대를 포함하는 3점 또는 5점 충돌 시험 시스템으로 효과적으로 고정되어 있는가?(그림 17-22)? H-하네스는 자세를 개선하기 위해 승인된 구속 장치를 보완할 수 있지만 이동을 위한 안전 시스템은 아니다.

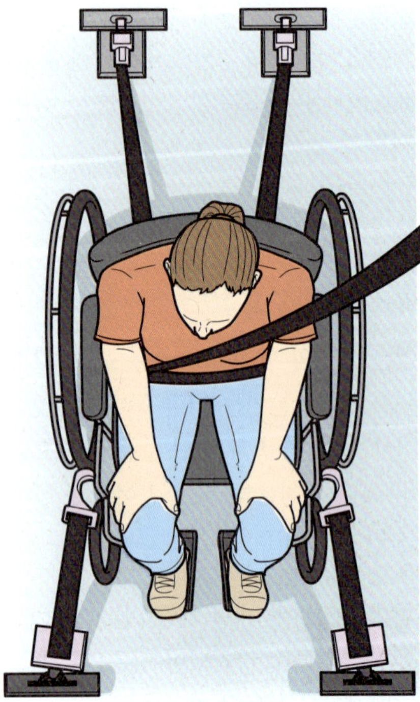

그림 17-22 안전한 이동을 위한 승객 및 휠체어 고정.

수동 조절, 상호 작용 및 의사소통을 위한 보조 장치 Assistive Devices for Manual Control, Interaction, and Communication

스위치, 컨트롤 및 접근 사이트

간단한 전자 스위치는 다양한 기능을 위해 창의적으로 사용될 수 있으며 종종 어린이 또는 성인에게 동기부여가 된다(그림 17-23A 및 17-23B). 가장 간단한 디자인인 경우, 배터리로 작동되는 장난감 또는 장치가 수정되어 스위치를 활성화해야 한다. 활성화된 장치는 움직이는 봉제 인형에서부터 DVD 플레이어, 진동 쿠션(또는 다른 유형의 감각 입력)에 이르기까지 다양하다. 스위치는 다양한 손 기능(예; 집게로 잡기, 그립 또는 손 배치)을 촉진하거나 사용 가능한 기능을 최대화하도록 설계할 수 있다. 다양한 크기와 색상의 단추 또는 "젤리빈" 스위치는 관여된 개인의 매우 가볍게 터치해도 응답 객체를 활성화할 수 있도록 최적의 배치 하드웨어(가능하면 장착 하드웨어 포함)에 배치할 수 있다. 경사 감지 스위치는 헤드 밴드로 고정할 수 있으며 정중선으로 머리를 조절을 강화하는 데 사용된다(그림 17-24). 근접 스위치는 동작에 민감한 기술을 사용하며 물리적 접촉 또는 지속적인 압력을 필요로 하는 스위치 작동에 어려움이 있는 개인과 함께 사용할 수 있다.

추가 하드웨어를 환자에 의해 사용하면 건전지가 없는 전자 장치(예; 믹서기와 같은 주방 용품)를 사용하거나 단일 스위치 활성화로 인해 특정 시간(초 또는 분) 동안 장난감이나 장치를 활성화할 수 있다. "스위치 준비"된 장난감을 구입하고 배터리 회로 조절을 하는 케이블을 구입하거나 제조할 수 있다. 선택을 위해 스위치를 사용하는 것

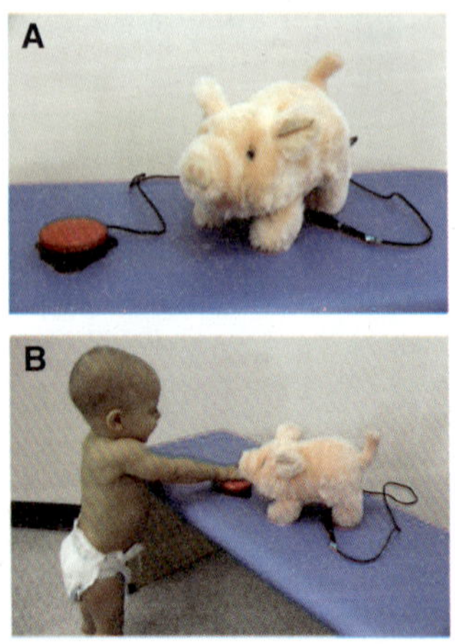

그림 17-23(A 및 B) 간단한 스위치 작동 장치(완구).

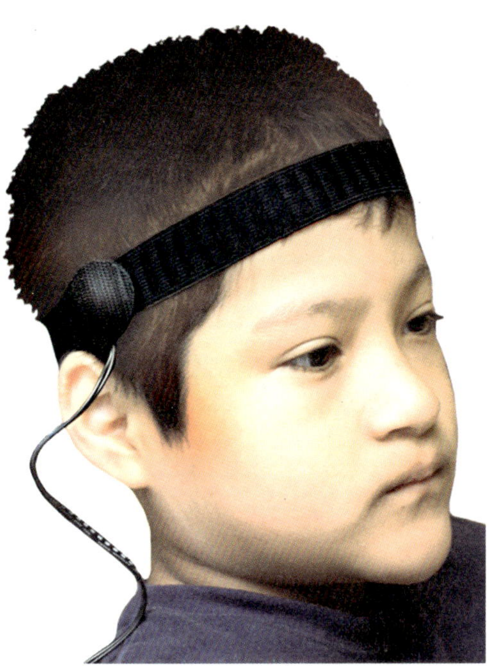

그림 17-24 중력에 민감한 틸트 스위치로 머리 조절 강화.

을 배우는 것은 우발적인 학습과 보완적인 의사 소통의 출발점이 될 수 있다.

보완 대체 커뮤니케이션

보완 및 대체 커뮤니케이션은 다른 사람에게 메시지를 보내는 연설 이외의 수단을 의미한다. 보완 통신 장치는 음성을 보완하며 대체 통신 장치는 음성이 없는 사람들을 위한 통신의 주요 수단을 나타낸다. 장치는 통신 보드 또는 노트북 및 노트북 받침대 시갑 모서리에 있는 "예/아니오"와 같은 단순한 기술 항목일 수 있다. 하이테크 장치는 일반적으로 세 가지 변수에 따라 분류된다. (1) 인코딩 방법(예; 실물, 사진, 선 그림, 기호, 문자 또는 단어); 그리고, (2) 접근 방법(예를 들어, 직접 선택, 포인팅 또는 스캐닝); 그리고, (3) 생산 수단(Tanchak, 1995). iPad 또는 이와 유사한 기술은 큰 터치 스크린, 손가락이 화면 위로 움직일 때 텍스트를 말로 나타내는 음성 해설(voice-over) 기능 및 조정 가능한 디스플레이(예; 글꼴 또는 아이콘의 크기) 때문에 상대적으로 적응 가능하고 저렴한 대안일 수 있다. 응용 프로그램(응용 프로그램)은 iTunes 또는 기타 온라인 장소에서 사용할 수 있다. 일반적으로 언어치료사는 보강 또는 대체 의사 소통을 위한 장치에 관해 팀에서 가장 잘 알고 있는 사람이지만 물리치료사는 장치를 작동시키기 위해 운동 기능을 최적화하는 위치 지정 대안 또는 메커니즘에 대한 중요한 정보를 제공할 수 있다.

컴퓨터 기술

장애가 있는 개인이 컴퓨터를 사용할 수 있도록 보조 기술 장치 배열을 사용할 수 있다. 다양한 종류의 키보드에서부터 시각 포인팅(eye-pointing) 및 음성 제어 장치에 이르기까지 다양하다. 보조 기술 전문가에게 소개 및 보조 기술 리소스 센터를 통한 적응형 장치의 시험 사용이 일반적으로 필요하다. 물리치료사 또는 작업치료사는 다양한 적응 장치를 활용하기 위해 환자의 위치 또는 생역학적인 이점을 최적화하는 데 유용할 수 있다.

환경 제어

환경 제어 장치(ECU)는 1970년대와 1980년대 사이에 도입되었다(Dress, 1997; Palmer, 2007). 전통적으로 장애가 없는 사람들은 ADL을 단순화하기 위해 ECU를 사용했다. 이러한 장치에는 자동 전화 걸기, 조명 제어, 커피 메이커의 자동 시작 시간 설정 또는 TV 또는 기타 시청각 미디어 장치의 원격/시간 초과 제어가 포함된다. 음성 인식, 시선 응시, 스위치, 컴퓨터 인터페이스 또는 이들의 조합과 같은 입력에 따라, 작업은 원격으로 수행될 수 있다. 최근에 *전자 ADL(EADL)*이라고 불리는 ECU는 사용자에게 권한을 부여할 수 있는 잠재력을 가지고 있다. 따라서 다양한 장치를 조작하거나 제어할 수 없는 사람에게 무엇보다 중요한 것이다. EADL은 개인 간호 지원의 필요성을 줄이고 독립적인 의사 결정을 가능하게 하며 에너지 소비를 줄이고 환경에 대한 접근성을 향상시키며 삶의 질을 향상시킬 수 있다(Boman, 2007, Craig, 2005, Little, 2010, Rigby, 2011).

낮은 수준의 EADL 기술은 비교적 저렴하며 DVD 플레이어나 원격 화상 회의와 같이 수신기와 소스 간 한방향 또는 양방향 상호 작용이 가능하다. 대조적으로 높은 수준 EADL은 가상 현실, 대화식 소프트웨어, 전력 구동 이동성 및 훨씬 더 많은 투자가 필요한 일부 보강 통신 시스템과 같은 고급 컴퓨터 기술을 사용한다. 기술은 또한 사용자에게 다양한 수준의 제어를 제공한다. *별개의 제어*는 장치를 켜거나 끄는 기능을 말하지만 *연속 제어*는 볼륨 또는 밝기의 증가 또는 감소와 같은 조정을 허용한다. 다양한 유형의 EADL과 그 사용 예가 표 17-8에 요약되어 있다.

개인에 대한 최상의 EADL 옵션을 평가할 때 고객의 목표, 현재 기능 상태, 새로운 정보를 습득할 수 있는 능력,

표 17-8 생활기술의 다양한 전자적 활동 다양한 유형

기술의 형태	사용의 예
홈 자동화를 위해 설계된 X-10 • 벽면 콘센트 또는 장치(예; 램프 또는 라디오)에 꽂는다. • 수신기는 집 배선을 통해 통신한다.	커피 메이커, 조명, 온도 조절기, 보안과 같은 가정용 장치/시스템을 위한 원격 제어로 개별적이고 지속적인 작업 제어 가능
적외선-가시광선보다 낮은 주파수 범위	전자 장치용 컨트롤러 광학 추적 시스템 무선 마우스 시카레 빛 • 음성 인식, 최대 15개의 서로 다른 적외선 작동 장치 작동
전환(버튼), 스위치, 음성 컨트롤, 스캔 • 일부는 개별적이고 지속적인 작업 제어를 허용하고 일부는 개별 제어만 허용한다.	증강 통신 장치 컴퓨터 컨트롤
동작 감지기	실내/외등 켜기/끄기
원격 전자 액세스 및 제어-핸즈프리(REACH)	터치 스크린 컴퓨터, 신체 움직임 또는 음성 활성화 제어 수많은 전자 장치(예; 팬, 시청각 장비, 전화)

시력 및 청력, 현재 위치 및 좌석, 개인 지원 시스템, 미래 필요 및 지불자의 출처를 고려한다. 위치 및 좌석과 마찬가지로 EADL을 구성 및 조정하는 작업은 간단할 수도 있고 상당한 시간이 걸릴 수도 있다. 보조 기술 팀은 위치 및 좌석 필요가 복잡하고 기능적 능력 또는 의사 소통 기술이 제한적인 고객을 도울 때 독창성과 혁신적인 것을 사용해야 한다.

바이오 피드백

바이오 피드백 기술은 귀중한 자원이 될 수 있는 전문 분야이다. 그러나, 초급종사자는 능숙하다고 기대되지 않았다. 근육 경직을 줄이기 위한 근전도 바이오 피드백을 포함하고, 휴식을 촉진하거나, 신경학적 악화 후에 약한 근육을 활성화하는 등 여러 가지 유형의 피드백을 사용할 수 있다. 근육 활성화를 시각화하고 운동 조절을 용이하게 하는 초음파 또는 전산 동력계; 머리 위치에 대한 피드백을 제공하는 기울임 감지 장치

가상 현실 기술

가상 현실은 환자가 표준화되거나 개별화된 중재를 사용하여 시뮬레이션 된 다중 감각적인 다차원 환경과 실시간으로 상호 작용할 수 있게 하는 신기술이다. 치료사는 자극 매개 변수를 제어하고 단일 세션 또는 시간 경과에 따라 결과를 측정하고 문서화할 수 있다. 이 기술은 인센티브 폐활량 측정법을 비디오 게임에 연결하여 호흡 운동을 준수하는 데 사용되었다(Lange, 2011); 뇌졸중 환자와 함께 자기 페이스, 트레드밀 기반 가상 현실 환경에서 자기 보속학습의 케인 사용할 수 있다(Perez, 2011); 만성 뇌졸중 환자의 상지의 재활(Burdea, 2011); 사회적 맥락에서 주의력 결핍을 돕는 수단으로서의 높은 기능의 자폐증을 가진 개인에 의한 가상 환경의 눈 추적 제어의 이용(Grynszpan, 2011); 운동 장애 아동을 위한 다양한 응용 프로그램을 제공한다(Laufer, 2011). 결과를 검증하기 위해서는 추가 연구가 필요하지만 가상 현실 기술의 잠재적 적용은 광범위하다.

신흥 기술

국립 로봇 학회(National Robotics Initiative)의 일환으로, 국립 보건원(National Institutes of Health, 2015)은 사람들과 협력하는 로봇인 3개의 코로봇(corobots)에 자금을 지원하고 있다. 하나는 이중의 목적을 가진 4개 다리의 워커: 보행을 돕고(제공되는 도움의 양에 따라 조정 가능), 짐을 실은 개인(예; 식료품)과 함께 "걷는" 일을 돕는다. 다른 하나는 "다양한 상호 작용을 통해 호기심과 성장 마인드를 홍보하고 평가하는" 것으로 알려진 소셜 로봇 동반자이다.

보조 기술 습득
Acquisition of Assistive Technology

자금 조달과 취득 Funding Goals

주정부 및 연방 정부 기관 및 민간 건강 보험 회사에 대한 규칙 및 규정은 해석하기가 어려울 수 있으며 제한적일 수 있다. 다음 예에서 볼 수 있듯이, 재활 팀이 때로는 보조 기술을 습득하기 위한 비전통적인 자원을 확인해야 한다. 특히 의료 보장이 제한적이거나 없는 환자의 경우:

- 휠체어가 단기간에 필요하거나 맞춤식 좌석이 필요 없는 환자는 국립 다발성 경화증 학회(National Multiple Sclerosis Society) 또는 척추이분증 협회(Spina Bifida Association)와 같은 지방 기관에 가서 휠체어 대여 프로그램이나 휠체어에 대한 매수나 지원에 대해 문의할 수 있다.
- 지역 서비스 또는 의료 기관, 자선 재단 또는 보조 기술 센터(기술법의 연방 지침을 준수하기 위해 작성됨)는 환자/거주자가 휠체어를 빌리거나 구입하는 데 도움을 줄 수 있다.
- 인터넷 검색을 통해 수많은 자원을 찾을 수 있으며 가족, 친구 및 동료가 창의적인 모금 활동에 참여할 수 있다. 페이스 북이나 트위터와 같은 다른 소셜 네트워크 사이트와 쉽게 연결되는 Gofundme.com과 같은 인터넷 사이트는 개인과 그룹을 위해 수십억 달러를 모았다. 때때로 휠체어에 대한 필요성에 대한 지역 사회의 인식을 높이면 환자/간병인에게 나른 형태의 도움이 필요할 수 있다.

자금 조달 고려 사항 Funding Considerations

자금 조달 고려 사항은 절차의 많은 단계와 관련된 많은 사람들에게 영향을 미친다. 보험 적용 범위 제한의 결과로 일부 환자는 비용(보험이 적용되지 않는 금액)을 지불하지 않고 필요한 보조 기술을 받지 못할 수 있으며 이는 매우 비쌀 수 있다. 비용을 낮추기 위해 일부 제조업체는 제품의 품질을 낮추었으며(기능 또는 내구성에 영향을 미칠 수 있음) 제공되는 지원 수준을 낮추었다. 공급업체는 복잡한 좌석이 필요한 환자에게 상당한 시간을 투자할 수 있지만 기금이 거절되면 비용을 회수할 수 없기 때문에 수수료를 인상하거나 "숨겨진" 수수료를 지불해야 한다.

상환은 필요한 비용에 대한 지불을 나타낸다.

지불자의 출처는 **의학적으로 필요**하지 않은 것을 공급자나 환자에게 상환하지 않았다. 메디케어 용어에 따르면 의학적으로 "질병, 부상, 상태, 질병 또는 증상을 진단 또는 치료하고 의학의 허용 기준을 충족시키는 데 필요한 의료 서비스 또는 용품"이라고 하였다. 예를 들어, 개인은 자기 집에서 침실에서 목욕실까지 이동할 수는 있지만 부엌, 현관 또는 세탁실에는 할 수 없다면 바퀴 달린 보행기나 수동 휠체어와 같은 보조 기술 장치가 의학적으로 필요하므로 또는 그녀는 ADL/IADL을 완료할 수 있다. 이 같은 사람이 양로원에 있다면, 시설이 이러한 장비를 제공하고 모든 보살핌을 필요로 하기 때문에 이동성 장비를 구매할 의학적 필요성이 없다.

상환을 문서화할 때 의학적 필요성을 명확하게 입증해야 한다(Medicare가 정의하는 경우가 많다). 물리치료사 또는 재활 팀의 일원이 쓴 편지를 **a letter of medical necessity**(LMN)라고 한다. LMN의 평론가는 다른 장비나 서비스가 찾은 결과를 충족시킬 수 없다는 별개의 증거를 찾고 있을 것이다. LMN은 구성하는 데 시간이 필요한 중요한 문서이다. 다음 권장 사항은 효과적인 LMN 작성에 필수적이다: (1) 개인에게 고유하게 만든다(일반 템플릿이 아님). (2) 육체적인 표현과 능력에 대해 구체적이어야 하고 진문가(종종 비전문가)에게 글을 써야 한다. (3) 기능을 향상시키기 위한 보조 기술의 잠재력을 기술한다. (4) 선택된 장비를 유사 제품과 비교 및 대조하고 가능한 장치를 사용할 때 환자의 관찰 결과에 대해 명시해야 한다. (5) 귀하의 요청을 정당화하기 위해 연구, 주 및 연방 법률/정책 또는 전문 표준을 사용한다(Oxender, 2015).

의료 필요성 작성 지침서

작성을 시작하기 전에 준비가 중요하다.

1. 보험 적용 범위와 관련된 법률을 이해한다.
   - a. 전문가에게 청구서를 제출하여 보상 손실을 입증해야 한다.
   - b. 보험 회사는 청구액을 지불하거나 거부할 것이다.
2. 의학적 필요성의 의미를 이해한다.
   - a. 보험 회사는 이 용어를 다른 방법으로 정의한다.
   - b. 해당 보험 회사에 의료 필요성에 대한 팩스 또는

이메일을 보내도록 요청한다.

c. 정의를 신중하게 연구하고 귀하의 서한에 그 특정 규정을 반드시 명심한다.

3. 수혜자를 위해 편지를 작성한다.

a. 수혜자에게 그림을 보여주고, 장비에 대한 이해를 도운다.

b. 건강 관리에 종사하지 않았거나 장비에 대해 들어 본 적이 없는 일반인이 이해할 수 있는 용어를 사용한다.

문서 작성 시작하기

1. 시작 문장에서, 당신이 누구이며 왜 이 LMN을 쓰고 귀하의 자격 증명을 사용하는지 명시한다.

샘플: *내 이름은 노스캐롤라이나 주 그린스보로에 있는 프랭클린 기술 간호 시설의 보조과학 기술 자원 팀의 구성원인 수지 스미스(Susie Smith)이다. 이 서신의 목적은 [환자 이름]에 대한 [장비/서비스]에 대한 금융 보험 혜택을 얻는 것이다. 이 서신에는 [환자 이름]의 의료 및 건강 상태, 요청된 [장비/서비스]에 대한 배경 정보 및 해당 사용과 환자에 대한 특정 이점을 뒷받침하는 관련 연구 기반 증거가 포함되어 있다.*

2. 수혜자의 질병을 설명한다.

a. 보조 기술없이 발생하는 한계를 지적하면서 환자의 삶에 대한 상태의 효과에 대해 토론한다.

샘플: *지금까지 이러한 요소가 포함되었지만 실제로는 그렇지 않다. 다음으로 제한된다:*

- *체간과 사지의 근육 경직의 증가*
- *근육 위축과 근육 둘레의 감소와 체간과 사지의 근육 위축*
- *근육 협응 장애(큰 운동 및 작은 운동단위 모두)*
- *고관절, 무릎, 발목, 어깨 및 체관과 같은 관절 부위의 운동 범위 정의*
- *전반적인 이동성 작업으로 독립성이 약해지기 때문에 둔부 및 천골 부위의 피부 민감성과 취약성*
- *수의적 조절 기능의 상실로 장 및 방광 기능이 손상됨*
- *폐 기능 및 심혈관 기능 감소*

b. 명백한 진술: 보험 회사가 귀하가 설명한 장애인을 접하지 않았다고 가정한다.

샘플: *적응 장비/서비스가 없는 이러한 한계의 결과로 환자는 추가 시간이 필요하다.…; 에 어려움을 겪고 있다.…; 불편함/통증이 증가했다.…*

[환자의 이름] *현재 기능적 건강 상태 및 능력은 다음과 같다:*

- *정신이 맑고, 지남력이 있으며; 높은 지능과 인지 기능을 보여준다.*
- *좋은 상호 이해력을 가지고 다른 사람들과 말하고 대화하기*
- *일상 생활(예; 면도, 옷 입히기, 입욕, 식사 준비) 활동에 대한 도움이 필요하다.*
- *침대에서 휠체어 및 휠체어에서 화장실로의 기본 이동에 대한 도움이 필요하다.*
- *보조 장치 사용 여부에 관계없이 보행할 수 없음*
- *몸통과 사지 말단의 조화되지 않은 움직임을 보여줌*
- *장거리 또는 고르지 않은 지형에서 수동 휠체어를 추진할 수 없다; 짧은 거리 안에서 추진할 수 있다.*
- *압통, 뼈 손실, 만성 요로 감염 및 소화기계 질환의 위험이 있다.*
- *호흡기 및 심혈관 기능 감소*

4. 요청된 장비/서비스를 설명한다.

a. 수혜자의 기능이 어떻게 개선될 수 있는지 설명한다.

b. 왜 대안이 수혜자의 기능을 향상시키지 못하는지 설명한다.

c. 가능한 한 설명을 뒷받침하는 과학적 증거를 사용한다.

d. 명확하고 구체화하게 한다.

샘플: [환자의 이름] *건강의 질을 개선하고 최적화하고 추가의 의학적 질병 및 합병증의 위험 및 발생을 줄이려면* [장비]*가 권장된다.*

이 환자와 함께 일하는 모든 관련 간병인에게 추가적인 이점이 있다 [장점을 성명].

다양한 시스템(예; 심혈관)의 기능뿐만 아니라 심리적 고려 사항에 따라 요청된 장비의 이점을 설명하고 가능한 경우 구체적인 예를 제공한다. 다양한 설정(예; 가정, 직장, 학교, 실외)에서 환자를 위한 [장비]의 기능상의 이점에 대해 토론한다.

5. 장비가 다른 비용을 줄일 수 있는 방법을 설명하고 적절한 경우 비용 효과적이라고 설명한다.

6. 보험자의 의학적 필요성에 대해 설명한다.

a. 해외로 가지 말 것; 의료 정책상 장비가 의학적으로 필요한 것으로 간주되는 특정 기준을 충족할 것을 요구한다는 것이다.

b. 각 기준이 충족되는 방법에 대한 설명을 제공한다.

7. 수혜자를 어려운 역경에 직면하도록 한다.

8. 처방전 사본을 동봉한다.

9. 가능한 경우 텍스트를 보충하기 위해 일러스트레이션을 동봉한다(각 그림이나 사진에 레이블을 붙인다).

a. 인터넷에서 사진을 다운로드 하여 인쇄한다.

b. 해당되는 경우 현재 및 대여 장비에서 사진으로 찍는다.

10. 요구사항을 요약하고 요점을 강조 표시한다.

샘플: *이전에 간략히 설명한 정보는 신체의 다양한 시스템에 있는* [장비]*와 여러 긍정적인 효과에 대한 많은 이점에 주목한다. 이 사실과* [환자의 이름] *현재의 의료 상태를 염두에 두고* [장비]*는 현재 자신의 건강상 염려되는 사항을 적극적으로 다룰 수 있는 장치로 강력히 권장된다.*

생각해 볼 점 17.4

잘 작성된 의료 필수 문서(LMN)는 제3자 지급인의 보조 기술 장치에 대한 보상을 정당화하는 데 필수적이다. 성공적인 LMN을 작성하기 위한 최소 5가지 팁을 설명한다. 보조 기술 장치를 제조하는 회사들은 종종 전문가들에게 귀중한 자료를 제공한다. 예를 들어, 리프튼의 웹 페이지(www.rifton.com)에서 보행 트레이너를 얻기 위해 LMN을 작성하는 데 필요한 자료는 무엇인가?

상환 동향 Reimbursement Trends

복잡하고 끊임없이 변화하는 의료 시스템의 특성은 치료 서비스 또는 보조 기술이 요구될 때 환자가 받을 수 있는 권리를 이해하는 환자의 능력에 영향을 미치는 문제 중 하나 일뿐이다. 현재 상환 규정 및 정책의 매개 변수 내에서 환자의 필요를 충족시키기 위한 자금 지원을 성공적으로 정당화할 수 있는 공급자의 능력이 중요하다. 상환 경향은 역사적으로 서비스 전달 모델(service delivery model)(Ripat, 2005), 기술 비용(cost of technology), 훈련과 유지(training and maintenance)(Ripat, 2005), 효율성(efficacy)(Kitchner,2008), 근거에 기초한 연구(evidence based research) (Kitchner, 2008), 그리고 의료보험 정책 센터(policies of the Centers for Medicare and Medicaid, CMS)에 의해서 구술되어 왔다.

실습

1. 특정 고객을 위한 적절한 지원 내기 장치를 선택하여 목표를 달성하고 적절한 적합성과 얼라이먼트를 위해 조정한다.
2. 환자와 간병인, 공급 업체, 제조업체 및 자금 출처 지불자)와 상의하여 의료 필요성을 작성한다.
3. 비교적 복잡하지 않은 고객의 휠체어에 필요한 핵심 기능을 결정한다.
4. 휠체어 또는 다른 적합한 좌석 시스템에서 환자를 평가하여 적합성 및 기능을 최적화 할 수 있도록 필요한 조정 또는 권장 사항을 결정한다.
5. 특정 환자에게 시판되는 보조 기술 장치의 적절한 크기를 결정하기 위해 필요한 측정을 정확하게 완료한다.
6. 들어 올리기, 이동 또는 위치 변경을 돕기 위해 다른 장치를 안전하게 사용하는 방법을 다른 사람들에게 시연하고 지시한다.
7. 특정 환자의 보행을 지원하기 위한 적절한 보조 장치를 선택하고 그 사용을 입증한다.

복습

1. 장애인을 위한 기술 관련 지원법은 장애인의 삶을 개선하기 위한 보조 기술의 사용을 지원하는 주요 연방 법률이다. 보조 기술과 관련된 유사한 조항을 포함하는 두 가지 연방 입법법은 무엇인가?

2. 기술법에서 보조 기술 장치의 정의는 광범위한 범위에 걸쳐 있다. 스펙트럼의 양쪽 끝에서 장치의 예를 제공할 수 있는가?

3. 의료 종사자들 사이에서 과로 부상의 발생률은 안전한 환자 보조 및 이동 기준에 대한 국가적 관심이 집중되었다. 부상의 가장 큰 위험 요인은 손으로 들어 올리기, 환자 이동 및 자세 변경이다. 이러한 작업과 관련된 위험을 줄이기 위해 어떤 유형의 보조 기술을 사용할 수 있는가?

4. 환자가 제대로 장착되지 않은 표준 휠체어에 앉아 있는 동안 구부정한 자세와 골반 후방경사 상태로 외래 진료소에 도착했다. 휠체어에서 앉은 자세를 개선하기 위해 무엇을 평가하고 어떤 수정을 고려할 수 있는가?

5. 주의 깊게 잘 작성된 의학적 필수 서신은 환자가 필요한 보조 기술을 받는지 여부에 차이를 만들 수 있다. 어떤 리소스가 도움이 되는가? 도움이 될만한 자료는 무엇인가?

요 약

보조 기술은 장애인의 기능 향상에 상당한 영향을 미칠 수 있는 광범위한 장치 및 서비스를 포괄한다. 임상 의사 결정을 지원하는 연구는 광범위하지만 품질은 다양하다.

보조 기술 장치의 효과는 중증 장애를 가진 사람들에게 "자유의 비용"과 같다(Wallace, 1995, 페이지 245).

적절하게 선택되고 장착된 보조 기술 장치가 환자의 독립성에 미치는 잠재적 영향 때문에, 상당한 연방 법률은 장애인이 적절한 접근을 할 수 있도록 보장했다.

보조 기술의 적용에 대한 숙련도는 전문적인 일이지만, 기본적인 결정 또는 적절한 의뢰가 이루어질 수 있도록 초보 실무자에게 일반적인 지식은 필수적이다.

제 4 부

신체구조와 기능의 손상을 위한 구체적인 치료 중재

Specific Therapeutic Intervention for Impairments of Body Structure/Body Function

이완성마비와 긴장저하증을 위한 중재

Intervention for Flaccidity and Hypotonia

제 18 장

■ 박상용

개요

학습목표

이 장을 마치면 학습자는 다음을 할 수 있어야 한다.

1. 임상 상황에서 긴장저하증과 이완성마비에 차이를 설명할 수 있다.
2. 긴장저하증과 이완성마비와 관련하여 근골격계에 나타날 수 있는 문제점을 예상할 수 있다.
3. 긴장저하증 또는 이완성마비 환자를 위한 최적의 기능적 결과에 대한 예상을 설명할 수 있다.
4. 긴장저하증과 이완성마비 환자에게 기능적 결과에 영향을 줄 수 있는 발달과 나이에 관련된 변화를 설명할 수 있다.
5. 긴장저하증과 이완성마비 관리에 적절한 안전 고려사항을 계획하고 제시할 수 있다.
6. 긴장저하증과 이완성마비 환자를 위해 적절한 검사와 측정을 선택할 수 있다.
7. 긴장저하증 또는 이완성마비 환자를 위한 도움이 되고 보호할 수 있는 적절한 장치를 선택할 수 있다.
8. 긴장저하증과 이완성마비 환자를 위한 적절한 기능적 중재를 계획할 수 있다.
9. 긴장저하증과 이완성마비 환자를 위한 촉진기법과 다른 중재의 적절한 사용을 정당화할 수 있다.

서론 Introduction

척수근육위축증을 가진 10세 환자가 있다. 이 환자는 6파운드 11 온스의 무게의 만삭아로 태어났다. 3개월 때, 엄마는 아이가 '느슨해' 보이는 것을 느꼈다. 무엇을 의미하는 것일까? 아이는 생후 9개월에 척수근육위축증을 진단받았다. 현재, 그녀는 엄지 손가락을 모아 전동휠체어를 움직이는것 외에는 근육의 긴장도가 없다. 평가 시, 아이의 팔다리, 몸통, 목과 머리에서 무거움, 느슨함, 늘어진 느낌을 주는 것을 기록해야 한다. 환자는 어떤 상황에서도 자신의 이동을 보조하기 위한 기능적인 근력이 없다. 어디부터 시작할 것인가?

근긴장도의 변형으로 간주되는 **긴장저하증**과 **이완성마비**는 신경근, 유전, 대사성, 결합조직, 미토콘드리아 또는 중추신경계에서 기원한 각기 다른 상태의 요소들의 손상으로 나타난다. 아이들에게서 긴장저하증은 기원이 알려지지 않았고 특발성 긴장저하증 또는 양성 선천성 근긴장저하증이라 한다(Strubhar, 2007). 근긴장도는 임상적으로 휴식상태에서 긴장의 정도나 단단함 또는 휴식상태에서 수동적으로 신장하는 동안 나타나는 저항의 정도로 정의된다(Kandel, 2013, p.809; Hiengkaew, 2003). 정상인의 경우 수동가동범위 움직임 중 팔다리의 정상긴장도는 매우 가볍고 저항없이 쉽게 움직일 수 있는 느낌이다. 능동적인 움직임 시, 정상긴장도를 가진 사람은 중력에 대해 부드럽고 자유롭게 움직일 수 있다. '정상'으로부터 증가 또는 감소된 긴장도의 변화는 비정상으로 간주되고 일반적으로 신경학적 결함의 결과이다. 단일 근육 또는 팔다리에서 근긴장도 이면에 **자세긴장도**는 임상적으로 축골격이 항중력지지를 유지하기 위한 필수적인 근긴장의 상태로 언급한다(Kandel, 2013, p.936).

긴장저하증과 이완성마비 용어는 정확히 이용할 수 있는 객관적인 측정이 없는 것이 일반적이다(Hunt, 2002; Leonard, 2001). 일반적으로 긴장저하증은 골격근 긴장도의 비정상적인 감소로 여겨지고 반면에 이완성마비는 근긴장도의 부재로 여겨진다. 이 단원에서는 병태생리학에서 검사, 가능한 중재의 다양성까지 긴장저하증과 이완성마비를 다룰 것이다.

이완성마비/긴장저하증의 임상 특성
Clinical Picture of Flaccidity/Hypotonia

상지 또는 하지에서 이완성마비는 전형적으로 무겁게 늘어진 팔다리처럼 나타난다. 수동가동범위 움직임 중 긴장저하증은 팔다리 움직임에 대해 저항의 감소를 보일 것이고(감소된 안정 시 근긴장도) 반면에 이완성마비 팔다리는 움직임에 대해 저항의 부재를 보일 것이다. 팔다리의 크기에 따라서(유아 또는 아이에 비하여 성인 어른) 손상된 팔다리는 실제로 무게 때문에 "정상"보다 더 움직이기 어려울 것이다. 관찰 시 선 자세에서 상지가 몸의 옆에 늘어져 있거나 앉은 자세에서 상지가 환자의 무릎에 기력 없이 놓여 있는 것과 같은 비정상적인 위치에 있는 팔다리를 볼 수 있다. 다리는 눕거나 앉은 자세에서 바깥돌림과 벌림되어 펴진 모습을 볼 수 있다. 유아의 **"개구리다리"자세**(다리는 굽힘했고, 바깥돌림과 벌림되어 있는), **당겨서 앉기(Pull-to-sit)**에서 머리의 처짐, 앉은 자세에서 과도하게 굴곡된 척추, 복측 매달리기(ventral suspension)에서 **"봉제 인형"자세**, 그리고 수직 매달리기(vertical suspension)에서 아이가 "손을 통해 미끄러지는 것" 같은 느낌을 볼 수 있다. 촉진 시 근육은 명확하지 않고 축 늘어지거나 부드러운 느낌을 가질 것이다. 상태에 따라서 손상된 수동가동범위(증가된), 관절 가동성(느슨함이 증가된), 감각, 고유감각수용기, 운동제어, 자세 안정성(감소된), 근력 생산(감소된), 협응력(감소된), 심부힘줄반사(DTR), 자세 반사 또는 **무시**가 있음을 발견할 수 있다(Lesny, 1979; Martin, 2005, 2007, 2013; Schmitz, 2007). 이차적인 손상은 손상된 유산소성 능력과 지구력(감소된 활동 내성), 손상된 균형, 자세정렬에서 장시간 변화, 관절 불안정성을 포함할 수 있다(Martin, 2005, 2007, 2013).

이완성마비/긴장저하증이 기능에 미치는 영향
Possible Effect of Flaccidity/Hypotonia on Function

실제로 모든 기능은 팔다리에 이완성마비나 긴장저하증이 있을 때 제한된다. 기능에 미치는 영향은 긴장저하증의 심각한 정도와 현재의 상태에 따라 달라진다(예; 약화, 관절가동범위의 제한, 감소된 감각, 또는 고유감각수용기). 예를 들어, 근력과 감각 손상에 의해 환자는 문을 열기 위해 팔을 들어 올리는 충분한 힘을 낼 수 없거나 문의 손잡이에 적절한 위치를 잡기 위해 공간에서 팔의 위치를 느낄 수 없다. 약화에 따른 손상은 요구되는 역할 활동 참여 능력을 변화시킬 것이다(예; 가정, 재정, 교대운전, 놀이, 학교 활동, 기타). 침범의 정도에 따라 긴장저하증과 약화가 만성이 되었다면 한손으로 운전하거나 식사준비같은 보상 전략을 배울 수 있다. 개인의 취미와 여가 활동은 참여가 가능하도록 적응할 필요가 있다. 환자가 독립할 시점에 보상 **기술**을 배울 수 없다면 일상생활 동작(ADL) (목욕, 옷입기, 몸단장)을 위해서 간병인이나 가족의 도움뿐만 아니라 보조 또는 적응을 돕는 장치, 환경 수정이 필요할 것이다.

환자 적용

뇌혈관사고 이후 환자

의학적 진단: 뇌혈관 사고

의뢰이유: 치료를 위한 급성 병원 신경학적 의뢰

병력: John은 56세 아프리카계 미국 남성으로 왼쪽 중간대뇌동맥에 급성으로 허혈성 뇌혈관사고가 발생했다. 의학 기록에는 그가 UPS에서 일했고 오른쪽 얼굴과 하지보다 상지에서 저림과 무감각의 초기 증상이 있었다고 한다. 큰 포장을 들어 올릴 때, 그는 의식을 잃고 바닥에 쓰러졌다. 동료들은 응급의료 서비스를 호출했고 John은 조직플라즈미노겐 활성제를 받던 응급실로 이송되었다.

과거 병력: 2형 당뇨병, 말초혈관질환, 고혈압

사회병력(와이프에 의한): John과 그의 와이프(Mary)는 풀 타임 근무를 한다. 그들은 아이가 없고, 모든 형제들은 미국의 다른 주에 산다. Mary는 치료를 제공할 수 있지만 그녀는 의료 혜택을 제공하기 위해 계속적으로 일해야 할 것이다. 부부는 여름에 레저용 차량으로 여행을 즐겼다. John은 활동적인 자선거 타기, 열렬한 독자이며 카드 게임자이다. 그는 정원일과 작은 기계 설계를 즐긴다. 그들은 오른편에 난간이 있는 두 계단을 올라가야 하는 1층짜리 목장식 주택에 산다. 생활하는데 필요한 모든 것은 본층에 있다.

뇌혈관사고 이전의 일반적인 사항: John은 인슐린을 복용하는 안정형 당뇨병을 앓고 있다.
그는 말초혈관 질환 때문에 발가락 끝 쪽이 약간 무감각했다. 그는 약 30파운드 정도 과체중이다. 또한 John은 고혈압이 있다. John은 UPS 운전자로서 매우 활동적이었다. 그는 일상생활의 모든 것과 기능적인 활동에서 독립적이었다. 그는 독립적으로 운전했다.

약물: 당뇨; 인슐린(Humalog); 고혈압; hydro-chlorothiazide

이전 시료: 없음

이학적 검사

계통 검토

심혈관/폐: 혈압 160/80; 심박 수 72; 호흡률; 16; 산소포화도 91%

외피질환: 피부 손상 없음, 오른쪽 발가락 끝의 약간 보라색 변색

신경근: 오른쪽 팔다리, 체간, 얼굴의 완전한 이완성 편마비

근골격계: 키 5'11" 몸무게 240파운드; 왼쪽은 정상 제한범위 안에서 능동 가동범위; 오른쪽은 정상 제한범위 안에서 수동 가동범위

의사소통: John은 언어 병리학자에게 평가되었고 운동/표현과 수용성 언어 중추에 영향을 미치는 전반적 실어증으로 진단받았다. 그는 언어의 이해력이 상당히 감소했고, 예/아니오라는 답변에 대해 신뢰할 수 없다. 이 환자는 유일하게 자동적인 단어로 "예"라고 말할 수 있다.

유산소 능력/지구력: John은 급성 병원 시설에서 운동과 같은 최소한의 대사당량을 20~30분정도 견딜 수 있다.

각성, 집중, 인지: John은 30분 이상 각성 수준을 유지하는데 어려움이 있다. 언어 결핍은 의사소통과 검진과 중재를 위한 방향에 대한 도전이다. 그는 오른쪽에 동측반맹을 가지고 있다. 이러한 면에서, John은 충동적인 행동이나 판단력의 부족은 보이지 않았다.

보조와 적응 장치: John은 병원에서 제공하는 18인치 시트 폭, 양측 브레이크 확장, 표준 높이 시트, 폼 쿠션의 휠체어를 갖고 있다.

가동 범위: 수동관절가동범위: 양측 모두 정상 제한 범위; 능동관절가동범위: 정상제한범위의 왼쪽; 오른쪽 부재

운동 기능: (심각한 의사소통 결핍 때문에 가능한 검사만)

긴장도: 오른쪽 상지; 이완성마비; 오른쪽 하지; 이완성마비; 오른쪽 안면 구조들은 오른쪽 입에 침을 흘리며 수그러져 있는; 앉은 자세에서 John의 체간은 수동적으로 굽었고 (심한 긴장저하증) 오른쪽으로 떨어져 있다.

왼쪽 상지/하지: 정상 긴장도

운동 조절: 오른쪽 상지/하지: 동작에서 움직임의 개시가 없음;

왼쪽 상지/하지: 모든 분리된 움직임 가능: 개시, 유지, 그리고 적절한 단계적 움직임 가능

근 수행력: 오른쪽 상지/하지: 0/5: 오른쪽 체간:1/5 왼쪽 상지/하지/체간: 5/5

반사 통합: 오른쪽 상지/하지: 1/4(감소되었지만 나타남)

감각 통합: (의사소통의 결핍으로 인해 평가하기 어렵다)

가벼운 터치/날카로움/무딘: 오른쪽 상지와 하지에 감각자극으로부터 반응이 없다.; 왼쪽 얼굴에 날카로운 자극이 있을 때 얼굴 표정으로 일관성없이 반응할 수 있다.

고유감각수용기: John의 의사소통 결핍으로 평가할 수 없다.

자세: 앉기 균형/자세 조절; John은 누운 자세에서 옆으로 눕기, 앉기까지 자세를 옮기는데 최대한의 보조를 필요로 한다.

앉은 자세: 머리는 굽힘되고 왼쪽으로 회전됨; 어깨뼈 하강; 오른쪽 상지(RUE)는 균형의 요소로 사용되지 못한다.; 체간은 수동적으로 오른쪽으로 단축됨; 오른쪽에 과도한 수동적 체중지지; 골반 후반경사; 그리고, 균형반응 부재. John은 5초이상 지지받지 못하면 오른쪽으로 쓰러질 것이다.

보행/이동/균형: John은 현재 서거나 보행을 할 수 없다. 초기에 서기 위해 시도할 때 두 사람이 엉덩이와 무릎, 체간을 완벽하게 조절하여 지지할 수 있도록 최대 도움이 필요하다.

자가관리/기능적 기술:

침대에서 위치/침대에서 움직임: John은 침대에서 자세를 취하거나 움직이기 위한 요청을 따르거나 도울 수 없다. 그는 구르기 위해서 그의 왼쪽 상지/하지의 사용을 시도하지만 성공적이지 않다.

이동: 2명이 최대로 보조하여 낮은 회전 이동을 하거나(오른쪽과 왼쪽에서) 환자를 들어 올릴 수 없는 간병인을 위한 미끄럼판.

장/방광: John은 카테터를 하고 성인용 팬티를 입었다.

임상 결정 시 고려할 점

John처럼 긴장저하증이 있는 환자를 대할 때, 지속적인 관리 및 긴장저하증과 운동조절 상태의 결과로서 기능의 과정을 고려하는 것이 중요하다.

1. 무엇이 왼쪽 중간대뇌동맥에 공급의 분배를 하는가? 어떤 결과들이 예상되는가? John의 사례와 당신이 예상한 것과 일치하는가? 왜 또는 왜 그렇지 않은가?
2. 이러한 사례에서 긴장저하증 관리에 관하여 위험요소 사례와 예방책을 목록으로 만든다.
3. 긴장저하증 환자에게 가능한 수동적, 능동 보조적(촉진된), 능동 관절가동범위를 어떻게 평가하는지 고려한다.
4. John에게 결과적으로 생긴 기능적 활동 제한을 신체 구조 장애 목록으로 연결시킨다.
5. John의 자산을 확인한다.
6. 전반적 실어증이 있는 환자의 판단, 각성, 인지를 어떻게 평가할 것인지 고려한다. 이 상태를 도울 수 있는 신체 활동은 무엇인가?
7. 초기 사례 극복을 기초로 한 예상 장비는 무엇인지?
8. 감각 상태를 객관적으로 도와줄 수 있는 John의 반응, 자세, 활동을 고려한다.
9. 심각한 긴장저하증이 있는 환자에게 나타나는 이차적인 근골격계 문제를 예상할 수 있는가?
10. 추후 발생하는 것으로부터 이 문제예방을 돕기 위한 치료계획을 설계한다.
11. 직장에서 계속 있어야 하지만 남편을 집으로 데려가고 싶어하는 아내 Mary와 이 젊은 환자 John의 치료를 고려한다. 뇌졸중이 그들의 사회화, 재정, 가정관리 등에 어떤 영향을 미칠 것인가?
12. 어떤 삶의 질 문제를 다룰 수 있는가?

안전 고려사항 Safety Considerations

저긴장증 환자의 치료 초기 단계에서는 견인의 위험을 증가시키는 움직임동안 각 관절의 느슨함을 검사하는 것이 중요하다. 감각 저하 상태(또는 부재)와 언어 결핍이 있는 환자의 경우 부적절한 자세로 있거나 오랜 시간 방치되어 피부 손상을 유발하거나 보호자나 가족이 팔다리를 잘못 다루거나 잡아당기는 경우 또는 팔다리를 지지하지 않고 매달아두는 경우에도 불편함을 말할 수 없을 것이다. 또한 환자는 뜨거운 음식이나 액체, 날카로운 물체에 의해 다칠 위험이 있다. 환자는 팔다리 근육의 긴장저하증때문에 유해한 자극을 피하기 위해 움직일 수 없고 감각 결핍으로 인해 손상을 받아도 느낄 수 없다. 지속적인 긴장저하증은 **관절의 느슨함**을 악화시킬 것이고 관절 삼출을 증가시키는 수동적 중력 의존 범위 제한에 영향을 미친다.

간병인은 평형 반응 부족을 인식하는 것이 중요하다. 이전에 토론한 환자 사례에서 John은 오른쪽의 모든 근육이 약화되었기 때문에 낙상의 위험이 높다. 전반적 실어증으로 인해 그는 간병인에게 낙상의 위험을 알리지 못할 것이다. John을 낙상으로부터 보호하기 위한 안정장치가 마련되어야 하며 이는 신체를 지지할 수 있는 위치에 있지 않을 때 긴장저하증 팔다리를 심하게 손상시킬 수 있다. 표 18-1은 긴장저하증이 있는 대상자들을 위한 안전 고려사항을 나열했다.

병리학적 관련성 Related Pathology

일반 병리학의 신경해부학
Neuroanatomy of Common Pathology

안정 시 근육의 긴장도는 근육에 신경경로(1a 구심성 근방추의 충격 활성에 의해 발생된)와 근육 자체의 기계적이고 탄성적인 성질에 의해 영향을 받는다(Kandel, 2013,

표 18-1 긴장저하증을 위한 안전 고려사항

	긴장저하증을 위한 안전 고려사항
머리/목	• 삼키기 어려움이 유발하는 숨막힘과 호흡 • 과도한 굴곡/신전
견갑대	• 관절/인대 느슨함 • 관절의 손상을 예방하기 위해 조심스런 핸들링 • 아탈구 • 수의적 움직임의 부족으로 관절가동범위의 이차적인 제한 • 통증
체간	• 균형과 평형 반응의 부재 또는 감소 • 부족한 호흡 • 자세조절의 부족
엉덩관절과 무릎	• 이동과 보행동안 불안전성 • 관절 느슨함이 유발하는 통증 • 엉덩관절 아탈구 또는 탈구
발목/발	• 이동과 보행동안 불안정성 • 관절의 느슨함이 유발하는 통증과 또는 구축
전체	• 감각이 손상된 경우; 유해한 자극에 반응하여 팔다리를 움직일 수 없음. • 낙상의 위험 • 관절 통합 • 부동으로 인한 욕창 • 부동으로 인한 구축

p.809; Leonard, 2001). 몇몇의 구성요소들과 지점들은 신경계의 길이를 따라서 그림 6-1과 같이 근긴장도를 조절하는 역할을 한다.; 뇌줄기와 대뇌피질; 소뇌; 기저핵; 하행경로; 전각세포; 말초신경; 신경근접합; 근육 자체. 소뇌는 정상 근긴장도를 유지하는데 도움을 준다. 이 구조물들과 사이신경세포의 손상은 근긴장도 감소의 결과로 이어질 것이다(Bodensteiner, 2008; Crawford, 1992). 정상 근긴장도는 전각세포와 그것의 축삭을 통해 이동되기 때문에 근육 그룹의 전각세포에 일부분만 손상되었다면 소아마비 또는 척수 근육위축증과 같은 상태를 보이고 모든 전각세포의 근처가 손상되었다면 긴장저하증 또는 근육 그룹에 이완성마비의 원인이 될 수 있다.

신경근 진단에서 긴장저하증/이완성마비

Hypotonia/Flaccidity in Neuromuscular Diagnoses

긴장저하증과 이완성마비는 신경근, 유전, 대사성, 결합조직, 미토콘드리아 또는 중추신경계 기원의 손상이다. 손상된 계통은 수의적, 불수의적 운동, 감각, 내분비계통을 포함할 수 있다. 선천적인 유전적 질환은 손상의 결과로 특히 이러한 시스템 중 하나에 영향을 미칠 수 있다. 샤코마리투스는 유전적 탈수초화 신경병증으로 수의 운동계에 영향을 준다. 치료 계획을 선택할 때 긴장저하증의 근원적인 원인과 병리의 해부학적 위치를 고려해야 한다. 근육신경의 주행을 고려할 때 중추 또는 말초에서 기원한 긴장저하증의 원인은 무엇인가(즉, 기질, 기저핵, 뇌줄기, 소뇌, 하행경로 대 전각세포, 말초신경, 신경근 접합부)? 예를 들어, 근위축증은 유전적으로 발생한 근육 장애이고 척수근육위축증은 전각세포에 영향을 주는 유전 장애이다. 장애에 따라서 긴장저하증은 본질적으로 전반적(일반적으로 다운증후군처럼 신체의 전반적인 부분에 같은 정도)이거나 신체의 한 부분(뇌졸중 또는 뇌성마비에서 한쪽 팔다리)에 나타날 수 있다. 표 18-2에 긴장저하증으로 유발되는 손상의 병리학과 의학적 진단의 예를 나열했다.

표 18-2 병리학적/의학적 진단들과 해부학적 위치에 따른 원인의 예들

해부학적 위치	일반적인 병리학/의학적 진단	원인
말초 기원		
근육	선천성 근육병	유전
	대사성 근육병	대사
	근육성이영양증	유전
	근긴장성이영양증	유전
신경근 연접	중증근무력증	자가면역
	선천성근무력증	유전
	보툴리눔 식중독	보툴리눔 독소(음식)
	이튼 람버트 증후군	자가면역

계속

표 18-2 병리학적/의학적 진단들과 해부학적 위치에 따른 원인의 예들 — 계속

해부학적 위치	일반적인 병리학/의학적 진단	원인
신경	샤코 마리투스	유전
	탈수초화 신경병증	다양한(감염, 대사, 면역, 약물 등)
	급성 염증성 탈수초화 말초신경병증(AIDP), 만성 염증성 탈수초화 신경병증(CIDP)	자가면역
	독성 신경병증	독소
	데제린-솟타(Dejerine-Sottas)병	유전
	초점성 신경 포착, 압박, 염증, 허혈	다양함(외상, 관절염증 등)
전각 세포	척수성 근위축	유전
	급성회백수염	바이러스성; 백신
	관절구축	유전
	뫼비우스 증후군	유전
	척수공동증	외상, 키아리 1 기형
	내재척수종양	유전(신경섬유종증), 알려지지 않은 병인
중추성 기원		
척수	종양	알려지지 않은 병인; 유전
	경막외 출혈	외상
	경막외 농양	감염
	가로방향 척수염	다양함(특발성, 부감염, 면역, 기타)
	척수견인	비정상적인 태아 발달, 외상
	외상성 척수 손상	외상
	이분척추	비정상적인 태아 발달
피질, 기저핵, 소뇌	감염	다양한 원인의 허혈
	외상	외상
	출혈	외상, 동맥기형, 고혈압
	종양	특발성
	염색체 장애	유전
	다운증후군	
	프라더 윌리(Prader-Willi) 증후군	
	누난(Noonan) 증후군	
	대사장애	대사
	갑상선저하증	
	청색증	
	백질이영양증	유전
	뇌발생장애	비정상적인 발달
	댄디-워커 기형	유전
	주버트(Joubert) 증후군	유전
	편평뇌증(Lissencephaly)	비정상적인 발달
	뇌성마비	비정상적인 발달, 출산 전후의 저산소증
	자폐 스펙트럼 장애	발달장애
	감각 통합 기능장애	발달장애
	주의력 결핍 장애(ADD)/주의력 결핍 과잉 행동 장애(ADHD)	발달장애; 유전

(Bodensteiner, 2008; Crawford, 1992; Harris, 2008; Jacobson, 1998)

생애주기에 미치는 영향 Lifespan Influences

발달 고려사항

종종 근긴장저하 장애를 가진 아이들은 뻗기, 당겨 앉기, 머리 조절, 구르기, 앉기와 같은 발달을 하지 못할 때까지 명확하게 발견하지 못한다. 이때, 간병인과 의료진은 유아/아이들이 "늘어져 있고", 약하고, 서투름 또는 낮은 긴장도를 구분해야 한다(Jacobson, 1998). 추가 검사 결과는 뇌성마비, 다운증후군, 양성 선천성 긴장저하증과 같은 상태의 진단 결과로 나타날 수 있다(Jacobson, 1998). 신경학적 검사는 긴장저하증, 감소된 근력, 심부힘줄반사의 감소 또는 부재, 운동 피로 그리고 관절의 느슨함을 구분할 수 있다(Crawford, 1992). 자세 조절과 대근육 운동 기술을 증진시키기 위한 중재의 고려사항은 기능을 증진시키고 긴장저하증의 부정적인 결과를 감소시키기 위해 중요하다(Cohen, 1998).

나이 관련 변화

인간 계통의 자연적인 노화는 많은 수준에서 긴장저하증과 관련된 기능적 활동을 손상시킬 수 있다(Lewis, 2007). 노화로 인해 근육 활성과 동원 속도는 감소되고 이는 신체 움직임 감소의 원인이 된다. 긴장저하증으로 인해 이동, 음식 섭취, 자기관리 그리고 보행과 같은 기능적 과제에서 어려움이 나타날 것이다. 또한, 인체는 나이가 듦에 따라 유연성이 떨어지고 근 섬유에서 연부조직 변화가 일어나며 전형적으로 체지방률이 증가하게 된다. 이러한 변화는 실제 체지방률과 긴장저하증이 있는 사지나 체간의 무게로 인해 운동을 시작하고 유지하며 근육의 움직임을 조절하고 무거운 사지를 다루는 능력의 저하로 이어진다. 마지막으로 손상 이후 중추신경계 치유를 위한 회복 시간은 나이가 듦에 따라 증가할 것이며 이는 성취 가능한 최대 결과를 제한할 것이다(Lewis, 2007). 척수손상, 길리안 바레, 반신마비와 같은 장기간 긴장저하증이 있는 진단에 있어서 나이와 관련된 변화는 팔다리의 부동성으로 인한 피부 욕창, 지구력 감소, 운동 내성의 감소로 체중 증가, 국소적인 통증 증후군 복합체의 증상 그리고 관절 아탈구 또는 탈구와 같은 이차적인 문제를 포함한다. 이러한 결과에 대한 고려는 고령자의 장기적 관리의 연속으로 다루어져야 한다.

적절한 검진/평가 Pertinent Examination/Evaluation

검사와 측정 Tests and Measures

긴장저하증을 정확하게 정량할 수 있는 검사는 부족하다. Wilson-Howle(1999)는 수동움직임의 저항과 아이들의 능동적 움직임 제한의 설명에 기초하여 뇌성마비 아이들을 "경증, 중등도, 중증"으로 긴장저하증을 분류하는 긴장도 평가척도의 사용을 보고하였다(표 18-3). 척도의 신뢰도와 타당도는 제공되지 않았다. 유아의 낮은 긴장도를 평가하는 일반적인 검사는 당겨 앉기, 스카프 징후, 어깨 매달림, 수직 매달림이 사용된다(표 18-3) (Bodensteiner, 2008; Malerba, 2013; Martin, 2007). 치료사는 각각의 검사 동안 유아의 반응을 관찰한다. 이러한 관찰만으로는 움직임 문제의 근본적인 원인이 긴장저하증과 근육 약화에 의해서 또는 오직 긴장저하증으로만 발생하는지 설명하기 어렵다(Bodensteiner, 2008; Reus, 2013). Reus와 동료들(2013)은 유아와 아기의 근력을 정량하기 위한 방법으로 유아 근력 미터(Infant Muscle Strength meter, IMS-meter) 방법을 개발했다(6~36개월). 이 검사 측정은 아기가 자발적인 최대 힘으로 원하는 물체를 잡아당기는 것을 이용한다. 일반적으로 발달하는 아기와 프라더 윌리 증후군의 아이들 모두 검사의 신뢰도와 수렴타당도를 설명하기 위해 검사되었다. IMS-미터의 측정자간 신뢰도는 유효했고(ICC= .84), 프라더 윌리 증후군이 있는 아이들의 IMs-미터와 아동발달의 Baylay척도의 상관관계는 강했다($p<.001$, $r=.75$). 긴장저하증과 근육 약화를 나타내는 다른 환자군에서 추가적인 연구가 요구된다.

수정된 애쉬워스 척도는 긴장도 검사를 위해 사용되는 일반적인 검사방법의 하나이다.; 하지만 이 검사는 증가된 긴장도와 과긴장도만 정량할 수 있다. 척도에서 0점은 "근긴장도에 증가 없음"과 정상긴장도와 동일하고 긴장저하증이 아닌 것으로 정의된다(긴장저하증의 치료와 평가에 정보는 6장과 19장을 참고한다). 그래서 이 척도는 긴장저하증을 보이는 근육에 사용되지 않는다. 직접적으로 긴장저하증 검사에 가장 일반적으로 사용되는 측정은 수동관절가동범위, 관찰 그리고 촉진이다(표 18-3).

다양한 추가적인 검사와 측정이 사용될 수 있다.

표 18-3 주요검사/근긴장저하증의 측정

주요검사/긴장저하증의 검사	
검사	*긴장저하증에서 보여지는 전형적인 결과*
수동가동범위: 수동적인 근육 신장과 늘어남에 대한 저항의 수준을 평가	• 수동적 움직임에 대한 저항의 비정상적인 부족 • 팔다리/몸통 부분의 무거움. 특히, 더 큰 팔다리에서 • 가동범위가 정상보다 증가되어 너무 자유롭게 움직이는 느낌
관찰: 다양한 위치에서 자세와 개별 근육의 크기/모양을 관찰	• 상지: 몸의 옆에 늘어져 있거나, 무릎에 "죽은듯한" 누워있는 모습을 볼 수 있다. • 하지: 바로 누워있을 때 바깥돌림 또는 앉아 있을 때 벌림, 바깥돌림에서 바깥으로 폄 될 것이다. • 근육 소모 또는 위축을 볼 수 있다.; 관절 변형
촉진	• 근육들은 윤곽이 부족하다. • 근육이 축늘어진 느낌; 부드러움
관찰: 저긴장도를 발견하는데 유용한 몇몇 조작에 대한 반응	
• *당겨서 앉기*(유아가 누운 자세에서 손을 잡고 가볍게 앉기까지 당김)	• 머리 뒤처짐 (머리 뒤처짐은 신생아에서 일반적이지만 생후 2개월에서 사라진다.
• *스카프징후*(유아가 누운 자세에서, 한 손을 잡고 가슴을 가로질러 가능한 멀리 당기면 유의한 저항이 없이 계속 가는지)	• 팔꿈치를 중심선을 넘어서 쉽게 가져갈 수 있다. (정상적으로 팔꿈치는 중심선으로 가져올 수 있다.)
• *어깨 매달리기*(아기를 들어 올려 팔아래를 잡고 유지한다.)	• 아기는 치료사의 손으로부터 미끄러지려는 경향이 있다(일반적으로, 아기는 약간의 머리 조절을 보이고 매달려 있을 어깨에 저항을 제공한다).
• *수직 매달리기*(엎드린 자세로, 한 손을 복부와 가슴 아래에 두고 아기를 지면으로부터 들어 올린다.)	• 아기는 의존적 위치에 매달려서 다리, 팔, 머리가 손아래로 떨어져 있다(봉제인형). (일반적으로, 팔과 다리는 약간의 굴곡이 있어야 하고, 머리를 수평으로 유지할 수 있어야 한다.)
• *INFANIB의 프렌치 각도 요소 (Ellison, 1985)*	
– 스카프사인	• 이전에 논의됨
– Heel-to-ear(아기는 발목을 잡고 발을 귀쪽으로 들어 올린다.)	• 움직임은 뒤꿈치가 귀근처감에 따라 골반과 체간 사이에 매우 작은 각도를 초래한다.
– 오금 각도(무릎, 펴진 무릎에서 다리잡기)	• 무릎 굽힘의 각도를 기록한다 – 감소된 무릎 굽힘을 확인한다(증가된 폄).
– 다리 벌림	• 다리사이에 넓은 각도로 "개구리다리" 위치에서 다리가 벌림과 바깥돌림된다.
촉진:	• 근육의 윤곽이 부족하다. • 근육이 축 늘어진 느낌, 부드러움
수동과 능동 움직임 (Wilson-Howle, 1999)	−3=심각한 긴장저하증 능동 움직임은 다음과 같은 특징을 가진다. • 중력에 대해 움직일 수 없음 • 안정성을 위한 몸쪽으로 수축할 수 없음 • 명백한 위축 수동 움직임은 다음과 같은 특징을 가진다. • 수동 움직임에 대한 저항이 없음 • 완전한 또는 과도한 수동가동범위움직임 • 관절 과신장성 −2=중등도 긴장저하증 능동적 움직임 다음과 같은 특징을 가진다. • 축과 몸쪽 근육에서 감소된 긴장도 • 자세유지 능력은 제한됨

계속

표 18-3 주요검사/근긴장저하증의 측정 — 계속

주요검사/긴장저하증의 검사	
검사	*긴장저하증에서 보여지는 전형적인 결과*
	능동적 움직임은 다음과 같은 특징을 가진다. • 특히 몸쪽 관절에서 수동 움직임에 작은 저항 • 체중지지 시에 무릎과 발목관절 과신장성 −1=경미한 긴장저하증 능동적 움직임은 다음과 같은 특징을 가진다. • 축 근육 수축의 감소된 능력 • 중력에 대한 움직임의 지연된 개시 • 자세움직임 조절의 느린 속도 수동적 움직임은 다음과 같은 특징을 가진다. • 수동적 움직임에 대한 경미한 저항 • 완전한 관절가동범위 • 손, 발목, 발관절의 과신장성 0=정상 긴장도 +1 to +3=경미한, 중등도 그리고 심각한 근 과긴장 IT=간헐적인 긴장도(Intermittent tone) 능동적 움직임은 다음과 같은 특징을 가진다. • 자세변화, 정상 적응 또는 저항의 부족 사이에 바뀌는 것에 때때로/예상할 수 없는 저항 • 중력에 대해 자세를 유지하거나 움직임을 시작하기 어려움 • 자세/위치의 갑작스런 무너짐 수동적 움직임은 다음과 같은 특징을 가진다. • 수동적 움직임에 대한 예측할 수 없는 저항, 저항의 부재와 대체

- 개인의 운동조절의 전반적인 양상을 얻기 위해
- 긴장저하증의 잠재적인 원인을 확인하기 위해 (중추 대 말초 원인) (표 18-4)
- 긴장저하증을 따라서 보이는 손상을 평가하기 위해 (표 18-5)

생각해 볼 점 18.1

- John의 긴장저하증과 관련하여 어떤 장비의 사용을 제안할 것인가?
- 어떤 목적으로 장비를 사용하는가? 보호를 위해? 보상작용을 위해? 치료를 위해?
- 인지가 장비 결성 과정에 어떻게 작용하는가?

예상되는 결과들과 예후 요소들
Expected Outcomes and Prognostic Factors

긴장저하증과 관련된 결과 예측은 성인과 소아 모두에게 어려울 것이다. 치료는 손상과 병변의 위치와 양, 물리치료 진단, 예후, 발생 나이 그리고 수반된 다른 계통의 심한 정도에 중점을 두어야 한다. 긴장저하증은 심한정도에 따라서 개인이 가지고 있는 다른 손상들의 집단과 근본적인 질병 과정의 전반적인 예후가 기능적인 결과에 영향을 미친다. 긴장저하증은 특정한 신체부분(뇌졸중)에 영향을 미치는 것에 비해 전반적으로 나타난다. 또한 이것은 자폐, ADD/ADHD 또는 감각통합장애와 같은 포괄적인 장애의 경미한 증상이 될 수도 있다. 또한 긴장저하증은 진행성장애(ALS)의 부분이 될 수 있을 뿐만 아니라 더 복잡한 문제(뇌졸중, SCI)의 주된 손상이 될 수도 있다.

양성 선천성 긴장저하증의 진단을 위한 결과 분석은 생후 2년 안에 회복을 설명한다.; 하지만 잔존하는 신경학적

표 18-4 근긴장저하증의 원인을 알아내기 위한 검사(중추 대 말초 기원)

검사	중추	말초
근력 또는 힘 생산(약화가 있는지?) *성인:* 도수근력검사(MMT) (Wadsworth, 1987) *아동:* 주어진 나이에 적절하다면 도수근력검사 또는 근력의 간접적인 평가(예; 당겨 앉기에서 힘 발생의 부족 또는 수직 현수동안 어깨에 정상 저항의 부족) *유아 근력 측정기*(Reus, 2013)	긴장저하증에서 항상 약화를 보이지 않는다; 긴장저하의 근육을 갖고 있으나 강하지 않다(예; 심부 소뇌핵의 관련에 의한 긴장저하증; 심부힘줄반사는 감소되고 늘어진 느낌의 근육이지만 운동약화는 아니다). (Kandel,2013)	유의한 약화(마비) 위축
심부 힘줄 반사	감소된 또는 증가된	부재
자세 반사, 바로잡기 또는 평형반응	굼뜬, 느린, 또는 부재(굼뜨거나 느린 모습 제일 빈번하지만 몇몇 신경학적 상태의 심각함에서 부재가 있을 수 있다. 예; 뇌졸중, 척수손상)	부재
자세 반응	굼뜨거나 느림	부재
운동 조절/협응(몇몇 검사 가능 표 18-5 참고)	항중력 움직임 손상	항중력 움직임 손상 부재

표 18-5 긴장저하증에 따라 종종 보여지는 손상 평가에 이용되는 추가검사와 측정

손상	검사와 측정(우선순위나 포괄적인 리스트가 아님)
유산소능력/ 지구력	혈압 심박 수 호흡장애지수 기저선(Mahelr, 1988) 산소포화도-맥박산소측정법 운동자각도-Borg 척도(Dunbar, 1992)
관절통합과 가동성	척추, 흉곽 그리고 팔다리에 관절가동성, 관절 느슨함을 보인다면 기록한다(Beighton, 1983; Pilon, 2000). 0=정상 1=과가동성 • 팔꿈치 폄-어깨 굽힘 90°에서 5° 이상의 수동과다폄 • 무릎 폄-엉덩관절을 약간 굽힌 상태에서 10° 이상의 수동과다폄 • 엄지에서 손목-어깨와 팔꿈치를 90°로 굽힘하는 동안 전환의 손바닥면에 엄지손가락의 끝부분 수동 붙임 • 5번째 손허리손가락의 폄-90°보다 큰 수동과다폄
운동기능	뇌졸중을 위한 운동평가척도(MAS)(Carr, 1985) Fugl-Meyer Assessment (Fugl-Meyer, 1975) 체간 손상척도(Verheyden, 2004) Alberta 유아 운동 척도 (Piper, 1992) 대운동기능검사(Russell, 2002) 유아의 운동평가(Chandler, 1980) Peabody 운동발달 척도 II(Folio, 2000) 유아 운동 수행 검사(Campbell, 1999; Finkel, 2008)
통증	수치평가척도, 구두평가척도, 시각사상척도(Berthier, 1998)
반사통합	자세반사, 평형 그리고 **정위 반응** Composite Spasticity Scale(Chan, 1986) 유아의 운동 평가(Chandler, 1980)

계속

표 18-5 긴장저하증에 따라 종종 보여지는 손상 평가에 이용되는 추가검사와 측정—계속

손상	검사와 측정(우선순위나 포괄적인 목록이 아님)
감각 통합	가벼운 촉각 날카로움/무딘 압박 고유감각수용기-움직임 평가, 움직임 방향 그리고 관절 위치 감각 손목 위치 감각 검사(Carey, 1996) 감각 통합/체중 CTSIB(Di Fabio, 1990) Rivermead 신체감각수행평가(RASP) (Winward, 2002) 시각-공간 무시 Bells Test(Gauthier, 1989) Rivermead 행동 부주의 검사(RBIT) (Wilson, 1987) 신체 무시(Bisiach, 1986) (Azouvi, 1996)

증상은 지속된 긴장저하증, 서투른 보행, 말하기 지연, 감소된 대운동 기능의 경미한 결핍으로 기록된다(Strubhar, 2007). 소아 물리치료사들은 운동 결과들에 가장 큰 영향을 주는 몇몇 요소들을 확인해왔다; 일차 손상, 이차 손상, 개인특징, 그리고 가족(Bartlett, 2002). 긴장도와 움직임 장애의 질적인 측면은 운동 결과에 영향을 미치는 주요 장애로 기록되었다. 낮은 근긴장도와 관절의 과운동성의 결과로 발생하는 이차적인 손상은 다운증후군이 있는 아이들의 슬개골 아탈구, 엉덩관절 아탈구/탈구, 고리-중쇠뼈 아탈구를 포함한다.

긴장저하증의 일차증상이 있는 뇌졸중 후, 운동 회복의 예측은 첫 주 안에 다리의 수의적 운동조절의 부족과 4주째에 주목할만한 팔의 움직임이 없다면 부족한 결과와 관련되어 보고되었다(Kwakkel, 2003). 결과는 Fugle-Meyer의 운동회복 평가에 기초하여 6개월째에 검사된다(Kwakkel, 2003). 척수손상이 있는 대상자를 위한 운동회복 예측은 26장에서 찾을 수 있다.

환자 적용

긴장저하증의 일차 증상이 있는 John의 사례에서 치료사가 어떤 자세에서든 John이 움직일 수 있는 능력을 정량화할 수 있도록 검사하고 측정하기 위한 우선순위를 정하는 것이 중요하다. 일차 검사와 측정은 가동범위의 위치와 관련된 평가, 근긴장도, 운동조절과 감각의 평가가 포함되어야 한다(가벼운 촉각, 날카로운/무딘, 관절 고유감각수용기를 포함하기 위해). 검사와 측정 결과는 기능목표를 확인하기 위한 치료사의 지속적인 평가와 치료계획에 방향을 제시할 것이다.

임상 결정 시 고려할 점

1. *이 경우, 어떤 검사와 측정을 선택할 것인가? 왜?*
2. *수동, 능동, 능동보조에 관한 가능한 관절가동범위를 정량할 수 있는가?*
3. *John의 자세가 바뀔 때 긴장저하증의 상태가 변하는가?*
4. *움직임 개시, 지속적인 움직임, 점진적인 움직임, 종결하는 움직임에 관한 근활성을 고려한다.*
5. *긴장저하증의 평가에 기초하여 근긴장도를 올리기 위해 어떤 중재와 기능적 활동이 이점이 있는가?*
6. *치료계획 시, 감각이 손상되었을 때 긴장도 구축전략을 어떻게 통합할 것인가?*
7. *John에게 보상기법을 가르칠 것인가? 그렇다면 언제 실시할 것이고 무엇을 가르칠 것인가? 아니라면, 왜?*

이완성마비/긴장저하증에 구체적인 예비 중재

Preparatory Intervention Specific to Flaccidity/Hypotonia

일반적인 접근법 General Approaches

일반적인 치료적 접근

임상가는 환자의 목표, 체간과 팔다리에서 가능한 근력 생산, 운동 조절을 고려하여 중재가 보상 또는 회복에 초점을 맞출것인지 결정해야 한다. 14장과 15장은 신경학적 환자/고객의 관리를 위한 일반적인 접근법들에 대한 자세한 토론을 언급한다. 15장에 설명된 것처럼 중재는 환자의 운동조절 단계에 따라서 선택될 수 있다. 이완성마비/긴장저하증으로 손상된 운동 조절과 약화를 감안할 때, 운동조절의 **가동성**과/또는 **안정성** 단계에서 중재를 시작하는 것은 치료에 가장 적절할 것이다. 미미한 수의적 움직임이 있는 환자의 근활성도를 높이기 위해 **촉진기술**이나 **신경근 전기자극**은 이점이 있다. 근활성을 개시하기 위한 몇 전략들은 다음 부분에서 진행된다. 독립적으로 앉거나 기능적인 체중지지 자세에서 상지 또는 하지를 유지할 수 없는 낮은 긴장도와 심각한 약화가 있는 대상자는 안정성에 중점을 둔 중재가 이점이 있을 것이다. 체간과 앉기에 대한 중재 견해는 35장에서 언급한다. 치료사는 치료를 하는 동안 지속적으로 환경, 과제 지향 강조와 계통 모델 철학 안에서 기능적 과제를 통합해야 한다. 몇 예시들은 바뀌는 환경에 대한 연습의 다양성 필요(예; 열린 대 닫힌, 안정적인 대 동적인), 적절한 과제 도전 선택(예; 과제 선택, 속도, 방향), 의미있는 목표지향적 활동들을 통해 환자에게 동기를 부여하는 것을 포함한다.

보상전략은 환자가 긴장저하증 또는 이완성마비로 인해 손상의 위험이 있거나 이차적인 손상을 예방하기 위해 필요할 것이다. 전략은 보조 장치, 휠체어, 보조기, 무기력한 팔다리와 체간을 지지하기 위한 장비 또는 손상된 팔다리의 사용 없이 적응하기 위한 학습을 포함할 것이다. 장비의 예는 슬링을 사용하거나 상지에 어깨지지대, 하지의 단하지 보조기 또는 이동을 위한 휠체어가 있다. 또한, 보상전략은 환자를 안전하게 이동시키거나 무기력한 상지를 적절하게 다루는 것과 같이 손상 또는 낙상을 예방하기 위한 보호자 교육이 포함된다. 급성 손상으로 인한 긴장저하증 또는 이완성마비를 가진 환자에게 보상과 교정전략이 같은 기간동안 사용된다. 환자는 치료 중이 아닐 때 아탈구된 어깨를 보호하기 위해 또는 밤에 관절 가동범위를 유지하기 위해 손목-손 부목 지지가 필요할 것이다. 낮 시간 동안 환자는 운동 활동을 증가시키기 위한 NMES(Alon, 2007) 치료를 받을 수 있다.

장비

장비는 지지하고 손상을 예방하기 위해 사용된다. 장비의 몇 예시들은 표 18-6에 구분되어 있다. 더 자세한 것은 이 책의 17장과 33장에 언급되어 있다.

표 18-6 지지와 보조 장치

장치	목적/이점
손목/손 부목	가동범위 유지 증가된 관절의 느슨함을 예방 개선된 손가락의 가동성/기능을 위한 손목 안정화
어깨 슬링/지지(Ada, 2005; Brooke, 1991; Dieruf, 2005; Williams, 1988; Zorowitz, 1995)	연부조직의 신장 예방(관절주머니, 인대) 신경혈관 요소에 압박을 완화 아탈구 감소 어깨와 어깨뼈 정렬 개선(슬링에 의해 적절하게 맞춰진다면)
탁자 위 지지(휠체어에 부착되는 탁자, 침대 옆 탁자, 베개 또는 장치가 될 수 있다. 즉 완전 또는 반 무릎 선반, 팔 선반)	자세 비대칭 감소 앉은 자세에서 이완성마비가 있는 상지를 지지 어깨 아탈구 예방 * 아탈구의 과도한 교정을 예방하기 위한 감시가 필요 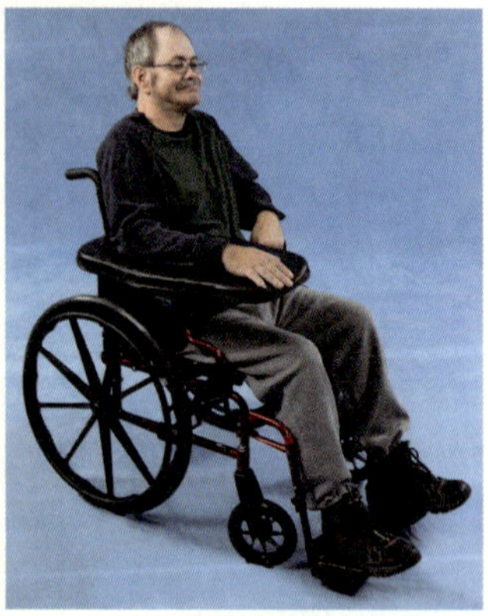

계속

표 18-6 지지와 보조 장치 — 계속

장치	목적/이점
	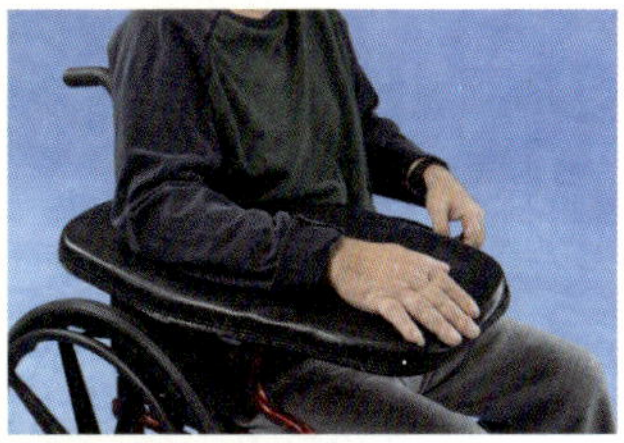 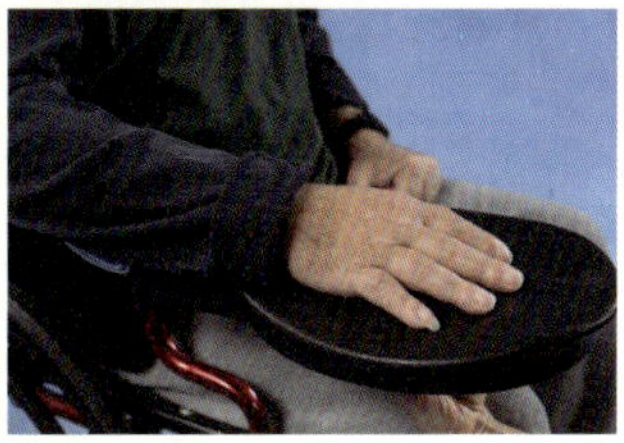
무릎 선반 또는 베개에 팔을 유지하기 위한 바깥쪽 보호대	팔이 휠체어 무릎 선반에서 떨어지거나 휠체어 옆으로 팔이 떨어져 손이 브레이크 또는 휠체어 바큇살에 끼거나 환자가 출입구를 통과할 때 팔꿈치가 부딪힐 수 있는 것을 예방한다. 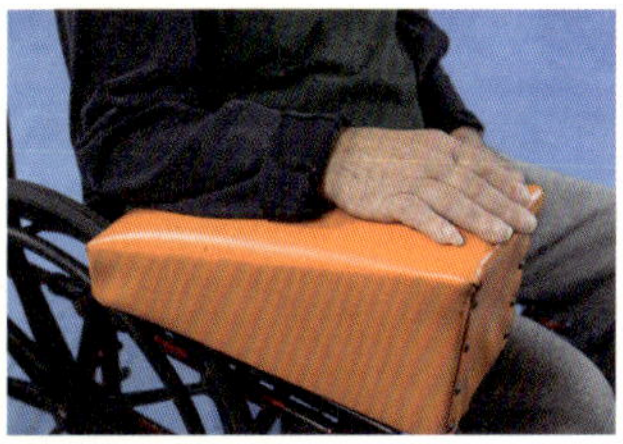
압박 장갑	지속적인 상지에 부종을 줄인다.
하지 보조기 발목 발 보조기(AFO) 또는 무릎-발목-발 보조기(KAFO) 무릎 근력이 매우 약하다면 AFO를 사용한다.	서기나 걷기 동안 무릎과 발목지지를 제공한다; 성장하는 유아와 아이들에서 최적의 뼈구성을 위한 기초로서 적절한 정렬을 제공한다. 무릎의 과다폄을 예방한다. 가동범위를 유지한다.
스웨덴식 무릎장치(swedish knee cage)	무릎의 과다뻗음을 예방한다.
복대(abdominal binder)	앉기에서 체간을 지지한다. 자세 저긴장을 감소시킨다. 호흡 상태를 개선한다.
보행 보조 장치	보행동안 체중부하 지지를 제공한다. 보행의 독립성을 향상시킨다. 자세 정렬을 개선한다.

생각해 볼 점 18.2

- 환자에 대해 생각할 때, John의 긴장저하증에 대한 양상을 얻기 위해 어떤 검사와 측정을 하였는가?
- John의 긴장저하증 변화와 객관적인 측정을 제공하기 위해 어떤 검사가 시행되었는가?
- 얼마나 자주 긴장도 상태를 측정할 것인가?

문헌에서 논쟁은 **위팔어깨관절(Glenohumeral) 아탈구**가 있는 환자를 위한 어깨 지지대/슬링의 사용에 긍정적인 부분과 부정적인 것에 관한 것이다(glenohumeral) subluxation(Ada, 2005; Boyd, 1999; Brooke, 1991; Dieruf, 2005; Williams, 1988; Zorowitz, 1995). 아탈구는 전형적으로 뇌졸중 후 환자의 팔다리가 이완성마비 또는 저긴장일 때 초기 단계에서 나타난다. 근긴장도의 부족, 감각 및 고유수용성 감각의 부족 또는 부재 그리고 심각한 위축이 있을 때, 어깨는 지탱하기 위해 관절낭과 인대에 의존하게 된다(어깨뼈의 굽힘 또는 벌림과 동반한 어깨뼈의 하강과 하방회전은 관절의 아탈구로 이어질 수 있다. 어깨의 아탈구를 줄이기 위해 필요한 모든 종류의 어깨 지지대/슬링은 시중에 판매되고 있다). Zorowitz (1995)와 다른 학자(Ada, 2005; Brooke, 1991; Dieruf, 2005; Williams, 1988)에 의하면 어떤 종류의 슬링이 어깨 아탈구 감소시키는지 여부와 슬링이 지속적으로 아탈구를 줄이는데 충분한 효과가 있는지에 대한 논쟁이 있었다.

전통적으로 **single-strap hemislings**은 팔을 모음, 안쪽돌림, 팔꿈치 굽힙 자세로 유지한다(그림 18-1A-B). 이런 종류의 슬링을 장시간 지속하여 사용하면 관절가동범위의 제한과 구축이 발생할 수 있다. 몸 옆에 팔을 붙이고 있는 것은 팔의 무시(방치)가 증가할 뿐만 아니라 자발적인 움직임 또는 균형전략의 사용을 제한한다.

Humeral cuff sling은 8자 모양 멜빵과 결합된 위팔뼈 주변 커프를 통해 지지를 제공한다. 이 지지대는 팔이 자유롭게 매달려 있도록 하여 수의적 또는 자발적인 먼쪽의 움직임을 제한하지 않는다. Bobath shoulder roll과 single strap hemisling을 비교했을 때, Roylan humeral cuff는 위팔어깨뼈 아탈구의 전체 대칭성을 줄였지만 완전한 교정의 결과를 보이지 않았다(Zorowitz, 1995).

어른과 아이들을 위한 **GivMohr 슬링**[1]은 두 개의 탄성 스트랩(한 개는 앞과 한 개는 뒤)에 연결된 8자 모양의 스트랩을 이용한다(그림 18-1C). 올바르게 착용했을 때, 슬링은 어깨를 약간의 벌림과 바깥돌림, 팔꿈치 폄과 손목을 중립상태로 위치시킨다. 이런 기능적인 위치는 아탈구 감소뿐만 아니라 수의적 또는 자발적인 움직임(예; 팔 스윙)을 허용한다. Roylan humeral cuff와 비교하여 GivMohr 슬링은 가장 좋은 아탈구 감소를 제공한다 (Dieruf, 2005).

어깨에 중력이 증가되면 서기, 이동, 보행 훈련, 직립 활동 중에 슬링 또는 다른 형태의 어깨 지지대를 사용해야 한다. 팔이 모음된 안쪽돌림과 팔꿈치 굽힘 자세를 유지하는 슬링은 구축의 위험, 자발적인 균형 조절의 상실, 원치 않는 비정상적인 공동 패턴에 영향을 미칠 수 있는 자세로 인해 직립 활동 시에는 드물게 사용해야 한다.

[1] *www.givmohrsling.com*

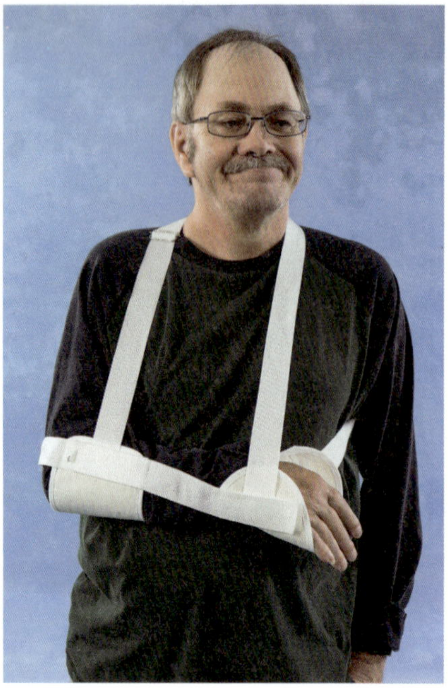

그림 18-1A 전통적인 팔 슬링, 앞 모습.

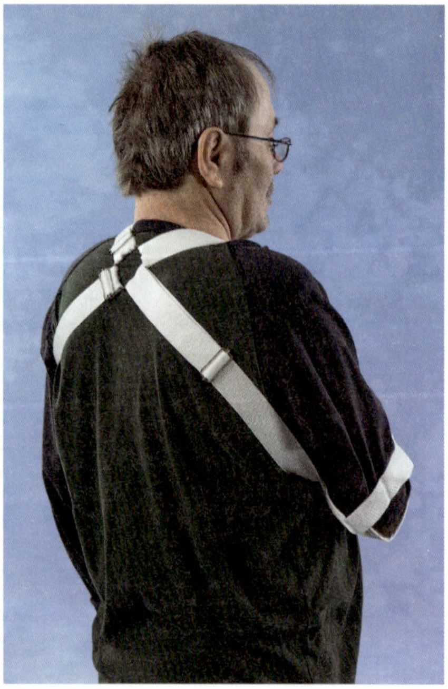

그림 18-1B 전통적인 팔 슬링, 뒷 모습.

치료적 기법 Therapeutic Techniques

자세와 다루기 고려사항

긴장저하증 팔다리 또는 체간의 적절한 자세와 다루기는 관절통합, 가동성, 그리고 구축의 예방 관리를 위해 필수

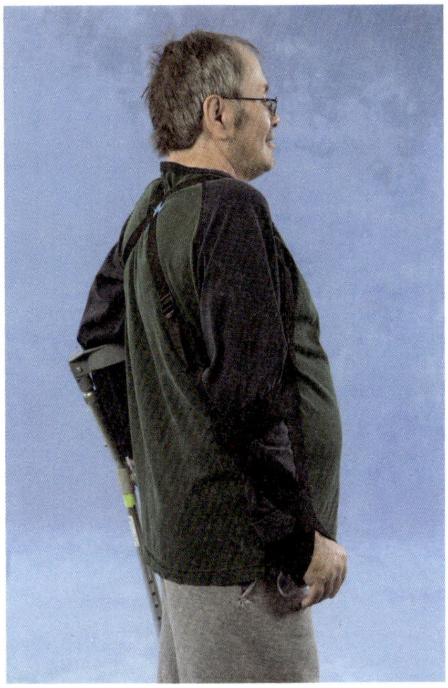

그림 18-1C GivMohr 슬링.

적이다. 움직임이 충돌, 삼출물, 통증 또는 관절의 스트레스를 유발하지 않도록 위치 및 핸들링 전술을 적용하여 주어진 구조의 올바른 생체 역학을 확인하는 데 주의를 기울여야 한다. 표 18-7은 긴장저하증과 이완성마비를 위한 자세를 제시한다.

가동범위

수동, 능동 보조, 능동 관절가동범위를 통한 관절 통합의 관리는 근육동원, 혈액흐름, 감각과 고유수용성 감각 인식을 촉진하기 위해 가장 중요하고 부동성과 노화로 인한 이차적인 합병증을 예방하기 위해 중요하다. 모든 수준의 관절가동범위 중재는 주어진 관절 구조에서 적절한 핸들링과 움직임을 정확하게 식별하여 올바른 기술에 초점을 맞춰야 한다. 관절은 간병인이 과신장 시키거나 잡아당기지 않아야 하고 팔다리를 손상된 위치에서 독립적으로 움직일 수 없도록 배치하면 안 된다. 뇌졸중 후 환자를 대상으로 한 연구에서 지속적 수동 운동의 이용은 운동 손상, 장애, 통증 또는 긴장도에 유의한 차이를 보이지 않았다. 통증, 이소성 골화, 손상된 감각 계통의 문제를 식별하는 것은 가동범위 활동의 관리와 통합에 중요한 역할을 한다.

체중부하

위치, 핸들링, 가동범위 기법에서 통합은 정상 자세정

표 18-7	긴장저하증과 이완성마비의 자세잡기를 위한 제시
바로 눕기	비정상적인 굽힘 공동 자세에 상지를 위한 베개받침 삼출 감소를 위한 팔다리의 거상 발처짐을 예방하기 위해 확인된 시스템에 의한 발목지지 하지의 바깥돌림을 예방하기 위한 베개받침 중심선에 머리, 목, 체간두기 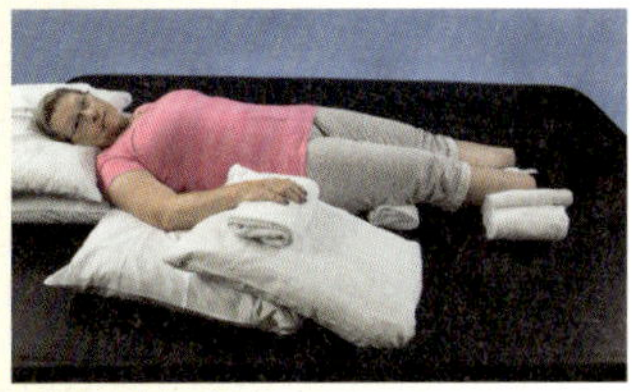
옆으로 눕기	어깨뼈 내밈; 상지 바깥돌림, 굽힘, 벌림; 손목 중립; 전완 뒤침 하지 엉덩이 중립 회전과 벌림/모음, 굽힘; 무릎 굽힘, 발목 중립 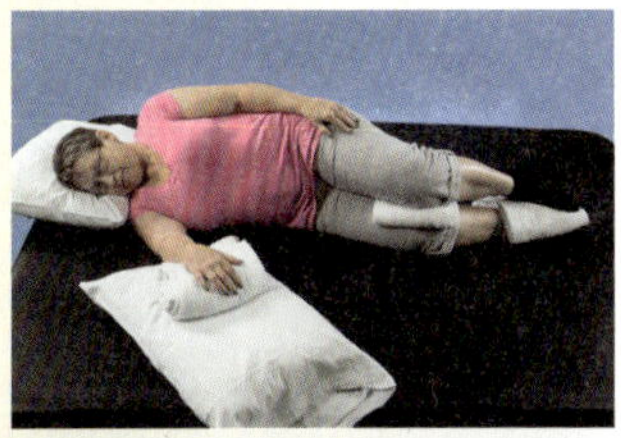 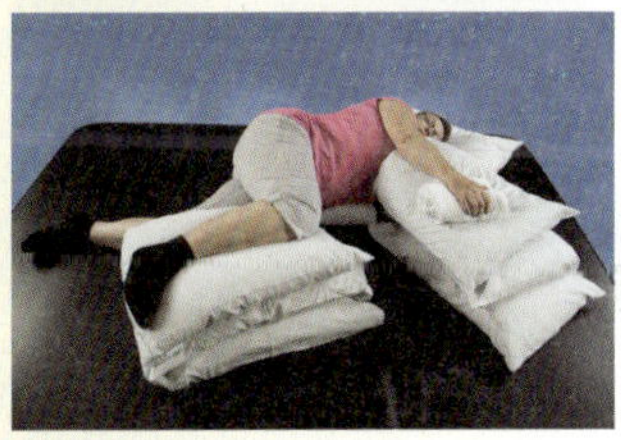
앉기	상지는 테이블의 윗면, 휠체어의 지지장치에 지지된다. 하지는 발받침과 발판에 엉덩이를 90° 굽히고 중립회전으로 지지된다; 부종이 명백하다면 거상된다(*표 18-6의 탁자위 지지 참조*).
서기	팔 위치가 통증을 유발할 때를 포함하여 필요하다면 상지는 슬링 또는 어깨장치에 의해 지지된다. 상지는 높여진 침대 옆 탁자 또는 서기 위한 장치에 지지된다.

렬, 운동조절, 기능적 팔다리 사용을 더 자극하며 개선 및 향상시키기 위한 **체중부하**의 개념이다. 체중지지를 위한 주요한 시기는 확인된 진단과 결과를 반영해야 한다. 예를

들어, 뇌졸중 후 이완성마비 상지의 체중지지는 근활성과 기능적 움직임을 촉진하기 위해 시행한다. 만성 이후, 완전한 척수손상에 대한 하지에 체중지지는 골다공증 예방과 순환 자극의 목적으로 시행된다. 적절한 정렬에서 체중부하는(아마도 복사뼈 위 보조기의 사용으로 안심할 수 있는) 다운증후군 환자가 서거나 걷는 동안 과도한 관절가동범위를 감소시킴으로써 근활성과 발 조절을 개선시킬 수 있다(Selby-Silverstein, 2001).

상지의 근활성을 촉진하기 위한 중재는 손의 안정성을 주기 위한 체중부하가 포함된다. 손상된 상지의 자세는 몸 옆에 어깨벌림, 바깥돌림, 팔꿈치 폄, 손목과 손가락 폄이다(그림 18-2). 치료는 팔꿈치에서 과다폄 또는 어깨의 상방 아탈구를 예방하기 위해 팔다리에 각 관절을 위한 지지가 동원되어야 한다. 촉진 전략은 근활성의 개시와 체중부하 자세를 유지하기 위한 능력을 증진시키기 위해 적용되어야 한다.

체중부하 활동들은 팔꿈치로 엎드리기, 수정된 전족부 보행, 네발기기, 서기와 같은 자세로 통합될 수 있다(그림 18-3). 간병인은 관절 주변의 안정성을 향상시키고 체중이 아래의 표면으로 통과하여 **관절 접근**을 이루기 위해 조절의 주요지점을 확인해야 한다.

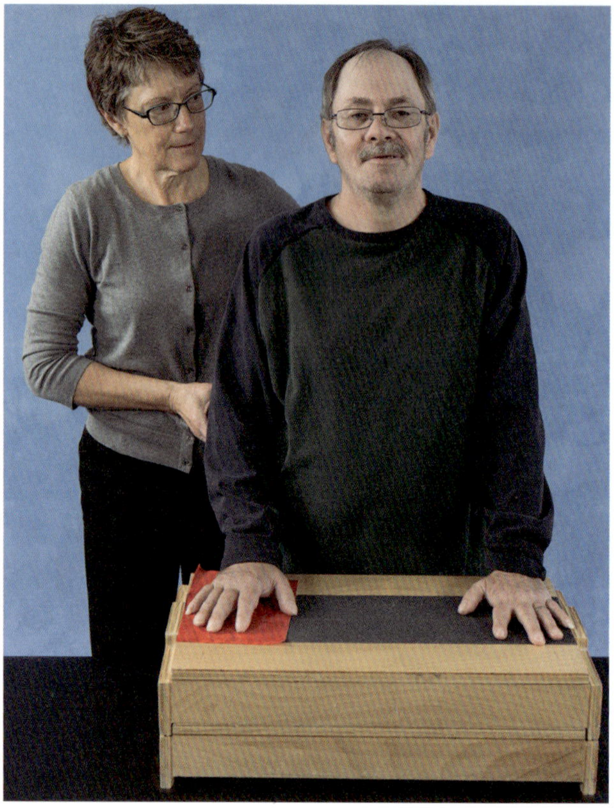

그림 18-3 선 상태에서 높은 지면에 손상된 오른쪽 상지를 통한 체중지지.

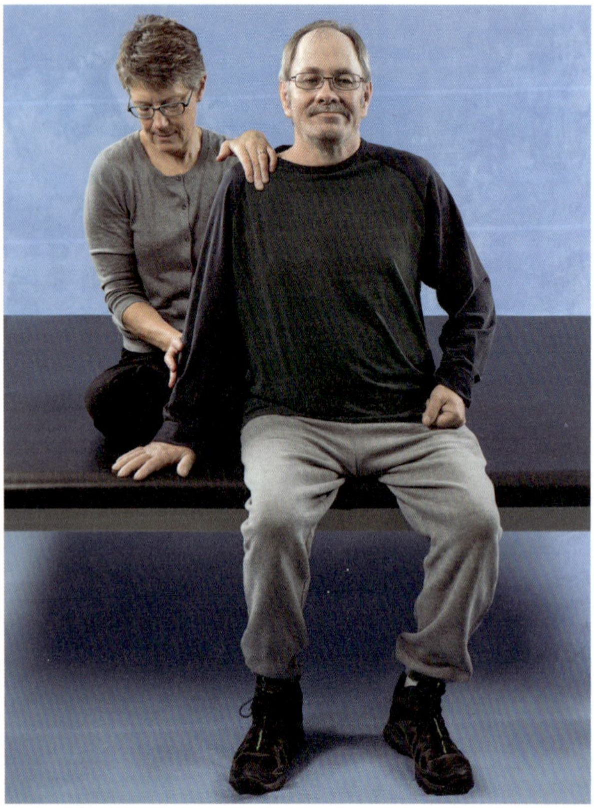

그림 18-2 앉은 자세에서 손상된 오른쪽 팔을 통한 체중지지.

높은 기술 역량 활동은 매트나 안정성이 있는 지면에서 체중지지를 하고 공이나 침대 옆 선반과 같은 이동식 지면으로 진행하도록 권장한다. 더 높은 수준의 체중부하 활동은 먼쪽의 가동성과 조절을 허용하기 위해 자세안정화 근육의 동원을 촉진한다.

환자가 근활성을 얻기 시작할 때, 운동조절기술의 진전에 초점을 맞춘 동적 활동들이 활용될 수 있다. 활동들의 예는 다음과 같다; 체중이동, 한쪽 뻗기, 고정된 구성요소에서 물체의 조작(예; 팔꿈치로 체중부하가 된)으로부터의 팔다리 움직임, 조절된 움직임의 유지와 지속. 이 시점에서 활동은 움직임의 구성요소 연결과 고립된 조절의 정교함 향상을 시작한다. 다양한 자세와 속도에서 자세조절은 정상 협응과 기능을 개선시킬 것이다. 상지를 위한 구체적인 치료 중재의 자세한 예는 33장에서 언급한다.

촉진기법

개별 근육 또는 근육 그룹에 긴장저하증/이완성마비를 위해 긴장도와 근활성을 높이기 위한 신경근과 감각 자극 기법, **빠른 두드리기**, **빠른 신장**, **진동**, **수기 접촉**, 저항, **당기**, **빠른 빗질**과 **아이싱**을 포함한다.

빠른 신장/두드리기

근 수축을 촉진하기 위해 치료사는 근육에 간결하고 빠른 신장, 빠른 두드리기를 손으로 적용하거나 근육의 배부분(muscle belly) 또는 힘줄에 진동을 적용할 수 있다. 빠른 신장은 처음 근육을 길게 신장시킨 위치에 놓을 때 가장 효과적이며, 근방추를 신장에 더 민감하게 만든다. 빠른 신장, 두드리기 또는 진동은 근수축으로 인한 신장반사, 근방추와 1a섬유 종말의 활성화로 사용된다(Kandel, 2013, pp.792–809). 근수축의 결과는 잠깐 존재한다.; 그러므로 치료사는 능동적 움직임 또는 가볍게 당기는 저항을 즉시 따라가야 한다.

도수 접촉, 접근, 저항의 이용

근육 고유수용성감각기와 촉각수용기 활성화에 의해 근육을 둘러싼 피부에 단단한 도수 압박은 근육 하부를 촉진시킬 수 있다(Hagbarth, 1952). 관절 접근은(관절면의 압박) 관절 안정성을 증가시키는 관절 주변 근육의 **동시수축**을 촉진시키기 위해 정적 관절수용기를 활성화시킨다(Sullivan, 1995, p.27; Voss, 1985, p.294). 접근(approximation)은 앉기, 서기 또는 기타 체중 유지 위치에서 지세 안정성을 용이하게 하기 위해 어깨나 골빈에 종종 적용된다.

근육 저항은 근수축을 향상시키기 위해 근방추와 골지힘줄기관의 1a와 2종말을 활성화시킨다(Kandel, 2013, p.792–809; Sullivan, 1995, p.23–25; Voss, 1985, p.295). 저항은 길항근을 상호 제한하는 동안 주동근과 협력근을 촉진시킨다. 주어진 더 큰 저항은 쉽게 근육을 압도할 수 있기 때문에 가볍게 **당기는 저항**은 저긴장성 근육을 촉진하기 위해 사용될 것이다. 이것들은 아마도 동심성 수축과 비교하여 환자가 쉽게 완료하기 때문에 편심성 또는 등척성 수축으로 시작하는 것이 고려된다. 더 강한 근육에서 약한 근육까지 **방산** 또는 **과흐름**을 자극하기 위해 사용하는 저항은 다른 기술로 사용된다(Sullivan, 1995, p.25–26). 더 강한 근육이나 근육 그룹에 적용하는 최대의 저항은 같은 협력 움직임 안에 또는 반대편 팔다리에 더 약한 근육들에 근 수축 촉진의 결과로 나타난다(예; 같은 엉덩관절 굽힘근의 저항은 같은 팔다리에 발등굽힘을 촉진하거나 오른쪽 발등굽힘에 저항은 왼쪽까지 영향을 줄 수 있다).

빠른 빗질 또는 아이싱

얼음이나 손가락 끝으로 근육 위의 피부에 간결한 빠른 문지름을 통한 촉각과 온도수용기의 활성화는 근수축을 촉진한다(O'Sullivan, 2014; Voss, 1985, p.312–313). 결과로 나타나는 근수축은 작고 짧을 수 있다. 반응을 증가시키기 위해 가볍게 당기는 저항이 즉시 이어진다. 빠른 붓질 또는 빠른 아이싱의 적용은 잠재적으로 자율교감 반응을 생산하기 때문에 자율 불안정성을 보일 수 있거나 이미 높아진 각성상태에 있는 환자에게는 주의하여 적용되어야 한다(예; 외상성 뇌손상 후에 불안한 환자)

강화

근활성도가 촉진될 때 운동단위 동원을 개선시키는 것은 긴장저하증이 있는 환자를 위한 목표가 될 것이다. 저항의 적용은 힘과 지구력을 개선시키기 위한 강화의 일반적인 방법으로 사용된다. 추가적인 저항과 함께 다음의 촉진기술은 근 수축을 개선시킨다. 치료사는 중력에 대해 부드럽게 협응된 움직임을 유지하는 동안 가볍게 당기는 저항에서 최대로 허용할 수 있는 저항까지 점진적으로 증가시킬 수 있다. 치료사에게는 도수저항, 몸무게와 중력의 이용, 무게, 쎄라밴드 등과 같은 도구를 포함하는 저항을 적용할 수 있는 몇 전략이 있다.

어깨 스트랩핑/테이핑

어깨 테이핑이나 **strapping**은 독립적인 중재 또는 전기적 자극과 함께 사용하여 뇌졸중 후 환자의 어깨 아탈구를 줄이거나 어깨 통증을 예방하는 기전으로도 사용되었다(그림 18-4). Morin(1997)은 뇌졸중 후 환자에서 어깨 아탈구의 감소를 위해 strapping과 결합된 전통적인 hemisling의 효능을 살펴보았다. 결과는 각각 개별적으로 사용된 것보다 결합치료에서 아탈구가 유의하게 감소되었음을 보였다. Hanger(2000)과 Griffin(2006) 뇌졸중후 어깨통증을 예방하기 위해 strapping의 효과를 연구했다. Griffin은 strapping 그룹이 대조군에 비해 통증이 덜 발현(통증 없는 날의 수가 더 많음)된 것을 입증했다. 가동범위와 기능적 결과에 변화는 그룹 간에 차이가 없었다.

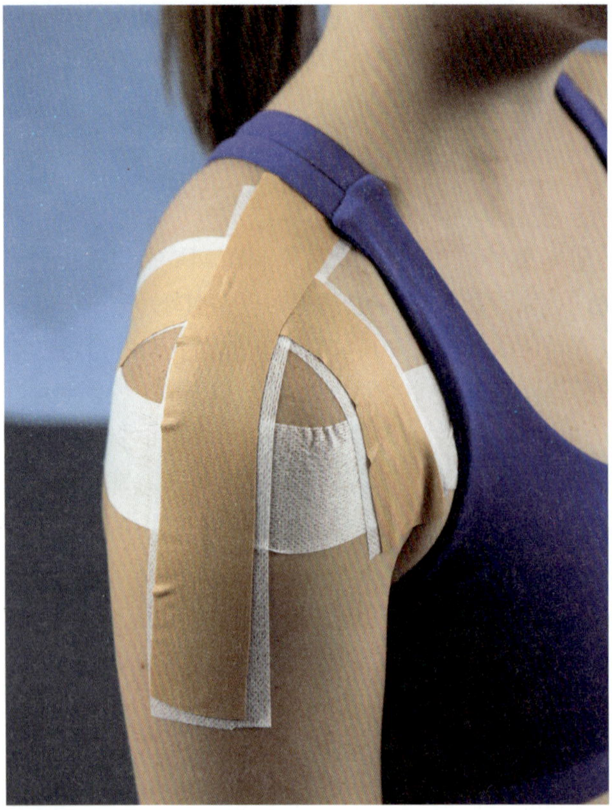

그림 18-4 어깨의 아탈구와/또는 어깨 통증을 줄이기 위한 기전으로 이용된 어깨테이핑의 한 예.

Hanger는 통증, 가동범위, 기능적 결과에서 유의한 차이가 없음을 제시했다. 하지만 치료 그룹에서 통증이 덜 발현되고 더 좋은 기능을 보이는 경향은 명백했다. Peterson(2004)은 중심척수증후군이 있는 환자에서 양쪽 어깨 아탈구를 치료하기 위해 전기자극과 테이핑의 결합을 이용했다. 8주가 넘는 결합된 치료로, 환자의 아탈구는 각각 1.5cm(오른쪽)와 1.0cm(왼쪽)에서 0.3과 0.2까지 감소했다. 구체적인 테이핑 방법을 위해 Griffin(2006)과 Peterson(2004)을 참고한다.

신경근 전기자극

신경근 전기자극은 능동적인 근수축을 촉진(Albert, 1984; Modlin, 2005), 근력(Baker, 1986; Binder-Macleod, 1997; Glanz, 1996)과 관절의 정렬을 개선(Faghri, 1994; Linn, 1999), 무용성위축을 예방(Bajd, 1989; Merletti, 1979)하기 위해 전류를 특수한 근육 또는 말초신경에(긴장저하증과 이완성마비의 사례에서) 전달한다. 신경근 전기자극은 일반적으로 어깨 아탈구를 줄이고 상지와 하지의 기능을 개선하기 위해 이완성마비 또는 긴장저하증에 이용된다. 기능을 개선시키기 위한 보조로서 신경근 전기자극의 토론은 다음 장에서 다루어진다.

초기 연구는 어깨 아탈구에서 상완골두의 하방이탈을 감소시키는데 중요근육으로써 후면삼각근과 극상근을 확인했다(Basmajian, 1959; Chaco, 1971). 가장 최근의 근거는 진행성 아탈구에 위험이 초기 뇌졸중 후 환자에게 시작될 때 어깨 아탈구를 예방하기 위해 극상근과 후면삼각근에 전기자극의 사용을 지지한다(Ada, 2002; Faghri, 1994, 1997; Koyuncu, 2010; Linn, 1999; Wang, 2000, 2002). 문헌의 체계적 고찰에서 Ada(2002)는 연구들 간에 일반적 치료변수를 확인했다. 결과로 나온 권고사항은 뇌졸중(Carr, 1985)을 위한 운동평가척도(MAS)의 6개 항목 중 4보다 적은 점수를 받은 환자에게 그들이 4점을 성취할 수 있을 때까지 매일 자극의 적용이 권고된다(기록; MAS에서 6항목은 상지의 기능을 평가한다. 4점 = 앉아 있는 동안, 환자는 팔을 앞으로 90° 굽힘하고 2초간 유지할 수 있고, 과도한 어깨의 상승 없이 팔꿈관절을 펴고 약간의 바깥돌림을 유지할 수 있다).

자극은 30Hz 이상에서 하루에 1시간에서 6시간까지 점진적으로 진행하고 극상근과 후면삼각근에서 운동수축을 이끌어 낼 것이다. 하지만 만성어깨 아탈구에 전기자극 사용의 이점에 대한 근거는 결론에 이르지 못했다(Ada, 2002; Chae, 2005; Linn, 1999).

중재: 기능적 활동의 최종적 적용
Intervention: Ultimately Applied in Functional Activities

기능적 치료 Functional Treatment

기능 전기자극

기능적 전기자극(FES)은 기능운동 재학습을 향상시키는 목표지향적 움직임을 개선하기 위해 체계적인 방법으로 NMES를 적용한다(예; 보행의 유각기 중 발떨어짐 감소시키기). 전기자극은 상지와 하지의 뇌졸중 후 운동결과를 증진시키기 위해 사용되어 왔다(Alon, 2003, 2007, 2008; Chantraine, 1999; Daly, 2000; Faghri, 1994, 1997; Popovic, 2004; Price, 2000; Sheffler, 2006; Sullivan, 2007; Thrasher, 2008). 손상이 적은 환자뿐만 아니라 뇌졸중 이후 심한 운동 손상이 있는 환자는 반응이 없을 수 있다(Alon, 2008; Faghri, 1994, 1997; Thrasher, 2008). 심각하거나 상지에 이완성 마비가 있는 환자에게 FES를 적용하는 몇 연구들은 FES와 과제별 훈련이 결합된 것과 FES 없는 운동의 비교에서 수의조절과 긴장도에 개선을 설명했다. 손상이 적은 대상자는 과제별 운동과 결합한 FES를 이용할 때 더 좋은 기능 결과를 보였다(Alon, 2003, 2007; Sullivan, 2007). 유사하게 Popovic(2004)는 전기자극과 결합된 강한 과제별 운동을 연구했고 뇌졸중 후 급성기에서 만성기보다 더 좋은 결과를 발견했다.

또한 전기자극의 사용은 뇌졸중 후 개인의 보행과 하지 기능을 개선시켰다(Daly, 2006; Ferrante, 2008; Glanz, 1996; Kottink, 2004; Mehrholz, 2007, 2008; Robbins, 2006; Roche, 2009; Sheffler, 2006; Stevens, 2010). 뇌졸중 재활에서 전기자극의 효능에 대한 메타 분석이 시행되어 왔다(Glanz, 1996; Kottink, 2004; Mehrholz, 2007; Robbins, 2006). 특히, Meheholz는 뇌졸중 이후 보행을 개선시키기 위한 전기기계적인 것과 로봇 보조 걷기의 효능을 검토했다. 포함기준과 부합하는 8개 논문의 분석은 물리치료와 결합한 전기기계적 또는 로봇 보조 보행 훈련을 받은 환자가 보조된 훈련을 받지 않은 환자보다 독립적인 보행을 할 수 있음을 제시했다. 8개의 연구 중 2개는 뇌졸중 발생 4주 이내에 급성기 환자였고, 반면에 나머지는 2개월에서 4년까지의 환자에 보행훈련을 검사했다. 연구 간에 뇌졸중의 심한정도는 Barthel 지수에서 평균 34/100에서 51/100까지 범위가 다양했다(기본 일상생활 동작들에 개인의 독립 검사).

Robbins(2006)는 특히 뇌졸중 후 환자에서 보행속도를 증가시키는 것에 대해 FES의 효과를 연구했다. 8개의 논문의 포함기준에 부합했다. 저자들은 FES가 보행속도에 유의한 증가를 만들어 낼 수 있고 유용한 재활기구가 될 수 있다고 결론지었다. 심지어 보행속도에서 개선은 FES가 제거된 후에도 보였다. 8개의 연구 중 한 개가 뇌졸중 후 6개월이 안된 아급성기 또는 급성기에 관한 환자를 포함했다. 연구들 간에 뇌졸중의 심한 정도는 정의되지 않았다. Kottink(2004)는 보행속도에 관하여 같은 결론에 도달했고 추가적으로 FES는 교정기로서 사용되는 것을 제안했다(예; Ness L300[2] 사용 [그림 24-6] 또는 유사한 장치).

[2] www.bioness.com

Glanz(1996)는 뇌졸중 재활에서 FES를 평가했다. 포함기준에 부합하는 네 개의 연구에서 근력산출은 일차적인 결과 측정이다. 저자들은 FES가 근력을 유의하게 개선시켰다고 결론지었다. 가장 최근에 Ferrante(2008)는 FES-보조 자전거 타기의 이용과 표준 재활을 비교했다. 결과는 FES-보조 자전거 타기가 하지근력과 앉기에서 서기 속도를 개선시키는데 더 효과적임을 제시했다. 메타분석에 포함된 연구들 사이에 차이 때문에 추가적인 연구는 최적의 빈도와 치료의 지속시간, 뇌졸중 발생 후 시간, 장기간 효과의 설명이 다뤄질 필요가 있다.

2006년부터 몇몇 연구는 발처짐을 위한 교정기로서 FES의 사용을 연구해왔고 발목 발 교정기의 사용과 FES를 비교했다. Sheffler(2006)는 단하지보조기(AFO)와 전기자극의 사용을 비교했고 뇌졸중 후 기능적 보행을 개선시키는데 전기자극과 단하지보조기를 비교할 수 있음을 발견했다. Roche(2009)와 Stevens(2010)는 교정기로서 FES의 사용에 관해서 문헌을 검토했다. 저자들은 FES 시스템이 보행의 대칭성과 리듬성을 개선시킬 뿐만 아니라 보행속도를 개선시키고 걷기의 생리학적 소비를 줄인다고 결론지었다.

과학 기술은 무선자극유닛과 삽입가능한 전극을 허용하기 위해 향상되어 왔다. Hausdorf(2008)는 무선주파수-조절 신경보정물이 만성 편마비 환자에서 보행변수를 개선시키는 것에 대한 비교를 했다. 결과는 보행 비대칭, 보행시간 변동성, 보행 속도에서 모두 유의하게 개선되었고 발처짐을 위한 치료로서 장치의 사용이 지지되는 것을 제시했다.

Ring(2009)은 이차적인 뇌졸중 또는 외상성 머리 손상으로 만성 반신불완전마비환자의 무선주파수-조절 신경보정물과 단하지보조기를 비교했다. 8주간의 사용 후 보행시간, 유각기 시간의 변화성, 보행 비대칭은 모두 단하지보조기와 비교하여 신경보정물을 사용하는 것이 더 크게 개선되었다. 저자들은 신경보정물이 발처짐 관리와 균형조절을 향상시키는데 더 효과적이라고 결론지었다. Laufer(2009)는 1년 동안 신경보정물을 이용한 개인그룹을 평가했다. 결과는 기능적 능력, 사회재통합, 보행속도의 개선과 함께 장치의 장시간 사용이 시시되있다.

삽입 가능한 자극기 또는 **BIONs** 사용의 효능은 최근에 혼합된 결과와 함께 검사되어 왔다(Kottink, 2007, 2008; Weber, 2005). Weber(2005)는 삽입 가능한 BIONs와 표면 전극을 비교했고 BIONs은 표면전극보다 선택적인 근육 조절을 제공하는 실용적 대안이 될 수 있음을 발견했다. Kottink(2007)은 단하지보조기의 이용과 삽입가능한 자극기를 비교했고 자극기가 보행속도에서 단하지보조기보다 유의하게 증가되었음을 발견했다. 이식형 자극기의 장기적 효과를 살펴본 Kottink(2008)는 자극기의 기능적인 치료효과를 발견하지 못했다. 보행 속도는 자극기가 꺼졌을 때와 같았다. 연구자들은 자극이 꺼진 후에도 유의하게 증가된 앞정강근과 장딴지근, 가자미근의 수의적 근활성도의 증가를 발견했고 가소성 효과의 가능성을 시사했다.

또한 FES는 척수손상환자에서 보행을 향상시켰다(Kim, 2004; Mirbagheri, 2002). Kim(2004)은 FES의 사용과 단하지보조기를 비교했고 둘 다 효과적임을 발견했다.; 그러나 FES로 인해 발 간격이 넓어졌다. Mirbagheri(2002)는 FES-보조 걷기가 비정상적인 관절 강직의 감소를 돕는 것을 발견했다. SCI가 있는 환자에서 전기자극에 대한 추가적인 정보는 26장에서 찾을 수 있다.

기능적 활동

치료적 중재의 일차적인 목표는 개선될 것 같지 않은 비정상적인 근긴장도 또는 손상된 운동조절을 보상하기 위한 능력 또는 근저긴장성 팔다리/체간의 사용 증가를 통해 일상생활 동작에서 개인의 기능을 개선시키기 위한 것이다. 이전 부분에서 논의된 치료적 기술은 기능과제 또는 활동 안에서 사용 가능하고 적용되어야 한다. 예를 들어, 두드리기, 저항훈련, 접근과 같은 주요 촉진 기술의 통합은 긴장저하증 환자의 기능에 근조절 연결을 위한 중요한 구성요소이다. 선택된 기능적 활동을 하는 동안 활동의 초점이 결정되어야 하며 최고 수준의 기능 달성 촉진을 위해 환자가 할 수 있는 최적의 능동적인 운동과 촉진 및 핸들링 기법의 조합이 사용되어야 한다(예; 뻗기가 목표라면, 먼쪽 접근의 적용은 유용하지 못할 것이다). 과제별 연습은 운동 학습과 기능 증진의 핵심이다.; 그러므로 가능한 수의

표 18-8	긴장저하증 치료를 위한 기능활동의 예
수의조절이 없는 이완성마비	• 기능에 팔다리를 위치(예; 상지/하지를 기능에 도움을 줄 수 있는 체중부하 위치에 놓기) • 정상 정렬에서 체간을 안정화시키기(예; 휠체어에서 저녁먹기)
제한된 수의조절의 모습	• 강제유도 활동 동안 또는 가능한 만큼 사용될 수 있도록 하기 위해 자연스러운 체중부하에서 팔다리 위치(한손과 양손) 또는 자연스러운 기능적 위치
상지	• 양치 또는 머리 빗질동안 작업대에 손 올리기; 이동 동안 지지면 또는 의자팔에 손 올리기 • 반대 손으로 항아리를 여는 동안 잡기, 시리얼 그릇을 잡고 우유 붓기, 글을 쓰는 동안 종이 잡기 • 옆으로 누운 상태에서 앉을 때 손이나 팔꿈치로 최대한 밀기 • 활동을 하는 동안 잡화 카트, 잔디 깎는 기계, 빗자루 또는 제설제의 손잡이에 손을 적절하게 두기 • 뻗기 • 물건 잡기, 조작하기, 물건 놓기; 손에서 놓는 활동 • 막대기를 갖고 보행(신체의 앞에 수평, 수직으로)
하지	• 안정화, 체중이동, 뻗기, 갑자기 일어나기, 부분 서기와 같은 앉기 활동 동안 바닥에 발 디디기 • 다양한 착석 면에서 앉은 자세에서 서기 • 다른 방향으로 걷기(앞, 뒤, 옆, 대각선으로) • 각기 다른 기능적 위치에서 이동(네발기기, 무릎서기, 반무릎서기, 바닥에서 서기) • 다양한 거리와 가동범위를 관리하기 위해 준비된 도표에서 배치활동 • 다양한 높이의 계단과 가장자리에서 걷기(위, 아래, 대각선) • 정적, 동적 활동에서 한 다리 서기 • 균형 방해 경로 • 지상이나 트레드밀에서 체중지지 훈련 • 다양한 지면, 지형 그리고 다양한 환경 안에서 또는 통해서 보행
체간	• 서기 활동 동안 체중 부하를 지지하기 위한 정상 체간 동작 통합 • 뻗기, 옷입기, 손질하기, 보행을 위한 신장과 단축의 유지하기 • 보행, 구르기, 앉기동안 조절을 증진하기 위한 회전 활동

적 조절, 매일 다양한 환경 상황에서 기능적 과제를 위해 저긴장성 팔다리/체간을 통합하는 것은 필수적이다(Schmidt, 2011, p.483). 사용 가능한 수의적 조절과 수정된 강제유도 치료(mCIMT)는 뇌졸중 후 팔과 손의 기능이 유의하게 증진되는 것이 발견되었다(Myint, 2008; Page, 2008, 2009; Taub, 2004). mCIMT의 사용에 대한 더 자세한 사항은 33장을 참고한다. 마비가 있는 하지에 집중된 트레드밀 훈련은 하지 기능을 증진시킬 수 있다(Dahl, 2008; Looper, 2010; Ulrich, 2008; Wu, 2007). 트레드밀 훈련은 37장에서 더 다루어진다. 표 18-8은 가능한 기능적 활동의 몇몇 의견을 제공하고 긴장저하증의 심각함에 따라 치료하는 동안 도움이 될 수 있다.

생각해 볼 점 18.3

- 긴장저하증이 있는 사람을 위해 초기 치료로 어떤 기능적 활동을 포함할 수 있는가?
- John의 현재 능력에 기초한 기능적 활동을 어떻게 진행할 것인지 예를 제시해본다.
- 기능적 활동에 통합을 고려한 촉진 기법이 있는가?

소아 치료 시 고려사항 Pediatric Considerations

긴장저하증은 아이들에게서 많은 신경학적, 비신경학적 손상과 연관될 수 있다.; 근육(예; 척수근육 위축증), 유전(예; 다운증후군 또는 프라더윌리증후군) 중추신경계(예; 뇌성마비), 결합조직 그리고 대사(Bodensteiner, 2008). 긴장저하증이 있는 아이들의 임상적인 특징은 감소된 근력, 관절의 과운동성, 증가된 유연성, 둥글고 굽은 어깨, 지연된 운동 기술, 감소된 활동 내성, 지지물에 지지 필요를 포함한다(Wilson-Howle, 1999; Westcott and Goulet, 2005; Martin, 2005, 2007, 2013; Pilon, 2000). 움직임은 더 느리고 특히 중간 범위에서의 협응이 부족하다(예; 자세 사이와 자세 안에서 움직임). 일반적인 비정상 움직임 패턴은 부족한 머리 조절과 중심선 정위(유아), 부족한 몸쪽 안정성(어깨뼈, 어깨, 골반, 엉덩관절), 굽힘근과 폄근 사이의 균형 부족, 기능적 움직임을 시작하고 유지하거나 또는 종료하는 것을 단계적으로 시행하기에 어려운 것을 포함한다(Bly, 1983; Westcott, 2005; Boehme, 1990). 움직임과 자세조절은 긴장저하증에서 과제이기 때문에 이 아이들은 그들의 환경에서 제한된 탐험의 결과로 감소된 활동 내성, 부족한 집중력과 동기, 감각 손실을 갖고 있는 경향이 있다(Martin, 2005; Boehme, 1990). 흉곽의 불안정성 때문에 지속적인 발성을 위한 호흡이 부족할 것이고 구강 운동 문제는 섭식의 어려움, 언어 지연, 침 흘림, 제한된 안면 표정을 유발할 것이다(Boehme, 1990). 보상 움직임 전략으로 인해 일어나는 일반적인 결과는 표 18-9에 구분되었다(Bly, 1983; Boehme, 1990). 치료사는 이러한 문제를 인식함으로써 문제를 다루고 최소화 할 수 있으며 환자를 교육할 수 있다.

장기간 치료가 되지 않는다면 이러한 보상 전략은 정상적인 팔다리 사용 발달의 방해, 과한 느슨함, 타이트함이나 구축, 변형과 같은 이차적인 합병증을 유발할 수 있다. 그러므로 물리치료 서비스는 환자와 또는 간병인이 가정과 또는 어린이 보호 시설에서 프로그램을 시행할 수 있도록 가능한 빨리 훈련이 시작되어야 한다. 몇몇은 특정한 의학적 치료를 필요로 한다(예; 구루병을 위한 비타민 D 또는

표 18-9 일반적인 보상 움직임 전략들

비정상적인 움직임	보상 움직임 전략
부족한 머리 조절과 중심선 정위	엎드리기 또는 앉기; 어깨를 올리고 목을 과도하게 과다폄하는 것에 의해 머리를 안정화 시킬 수 있다(스태킹).
부족한 몸쪽 안정성 -어깨	과도한 어깨뼈 올림, 벌림, 아래쪽으로 회전된, 그리고 앞쪽으로 기울어짐. 팔이 벌림되고 안쪽으로 회전되거나 지나친 어깨뼈 모음괴 위팔뼈 벌림으로 안정화할 수 있다.
부족한 먼 쪽 안정성-골반/엉덩이	자세 안정성의 근원으로 골반의 뒤틀림은 척추의 회전을 야기할 수 있다. 전방 골반 회전; 과도한 요추 전만의 결과로 전방인대에 체중이 놓여지게 될 수 있다. 엎드리기, 바로눕기 또는 앉기; 개구리다리자세(지나친 엉덩이 벌림과 바깥돌림)의 결과로 인한 지지면에서 무너짐 앉기: "W" 앉기 무릎서기; 넓은 지지면에서 엉덩이 굽힘, 벌림과 바깥회전 서기/걷기; 넓은 지지면, 웅크린 보행 또는 과다폄으로 무릎 잠그기, 발의 안쪽면 또는 뒤꿈치로 체중지지

갑상선저하증을 위한 thyroxine). 일반적으로 치료는 앉기, 서기, 걷기, 휠체어 추진에서 최적의 독립성을 위해 근활성도를 높이고 자세와 팔다리의 운동 조절을 높이는데 초점이 맞춰져 있다. 중재들은 다음을 포함할 수 있지만 제한되지 않는다; 체중지지와 팔다리의 기능 향상, 운동조절의 강화와 촉진, 협응, 균형, 정렬, 구축을 예방하기 위한 스트레칭, 척추 또는 자세 변형을 예방하기 위한 부목/보조기, 그리고 일상 활동의 기능적 연습. 표 18-10은 몇 일반적인 중재 개념들을 포함하고 있다(Bly, 1983, 1999; Boehme, 1990; Hypes, 2004).

환자는 최적의 가동범위(나이에 상응하는 유아/아동의 중립자세를 개선하기 위한)를 유지하고 다양한 위치에서 머리와 체간조절을 촉진하기 위해 위치/핸들링을 교육받아야 한다(Kahn-D'Angel, 2006). 예를 들어, 미숙아에서 옆으로 눕거나 엎드린 자세에서 골반의 후방회전, 목굽힘(목의 과다폄은 피해야 한다)을 동반한 체간굽힘과 어깨 내밈, 양측의 대칭성 하지 굽힘을 포함해야 한다. 바로누운 자세에서 목은 중심선에 위치해야 하고 어깨와 무릎 아래 체간을 따라서 적절한 지지를 제공해야 한다. 반면에 앉아 있는 자세에서는(예; stroller, car seats, highchairs) 아이들의 머리와 체간을 위한 부가적인 지지가 필요할 것이다. 이상적인 자세는 시각과 청각신호의 각성도와 이동경로를 증진시킨다. 아이들의 운동능력이 발달함에 따라 자세/핸들링 기술은 움직임과 이동 및 서 있는 상태에서 균형과 체간조절을 증진시킨다.

긴장저하증이 있는 아이들에게 치료사는 엉덩관절 탈구, 무릎뼈 아탈구, 발 변형을 고려해야 한다(Chester, 2011; Lowes, 2005). 초기에 이런 문제들을 다루는 것은 아이들의 서기와 걷기를 위한 잠재력을 증가시킨다. 발바닥 보행의 발 위치를 이루는 것은 적절한 정렬 및 몸쪽으로 인접한 뼈의 형성뿐만 아니라 걷기를 촉진, 적절한 신발착용을 허용, 앉은 자세와 전환 중에 체중 수용을 용이하게 하

표 18-10 일반적인 중재 목표/아이디어의 예

문제	예
아동은 지지면이 넓고 지지면/수동 지지대에 내려앉고 관절을 고정하여 자발적인 움직임을 거의 보이지 않는 경향이 있다.	아이들의 적극적인 개입을 촉진하라; 지지면 제거; 가벼운, 간헐적인 가벼운 촉각; 감각입력에 대한 반응 기다리기
아동은 어깨를 올리고 과도하게 목을 과다폄에 의해 안정화할 수 있다.(stacking)	능동적인 턱 당기기 작업과 목 굽힘근 활성화를 위한 과제 어깨뼈 가동성을 포함하는 정상 양측 상지사용의 증가시키기
아동은 부족한 몸쪽 안정성을 갖고 있다.-어깨뼈/어깨가 먼쪽 조절을 제한하는	어깨뼈 안정성, 어깨-위팔뼈 조절 그리고 분리된 상지 움직임 증가시키기 다양한 위치에서 상지 체중부하와 체중이동 증가시키기(예; 엎드려 팔꿈치로 지지한 상태에서 한 손으로 장난감에 닿기; 공이나 받침 위에 엎드리기; 팔은 바깥으로 폄되고 한손으로 장난감에 닿기 위한 뻗기; 팜꿈치로 옆으로 눕기, 장난감 갖고 놀기
아동은 부족한 몸쪽 안정성을 갖고 있다.-골반/엉덩이	몸쪽 엉덩이 안정성과 다양한 위치에서 조절 증가시키기, 특히, 바깥쪽 체중이동을 통해서 해리된 하지 움직임 작업(예; 오르기, 반 무릎서기에서 활동들) 네발기기; 골반을 중립상태에서 두고, 바깥쪽 체중이동이 한 다리에 적용되고 다른 다리 들어 올리기(3지점) 앉기; 받침대 또는 경사대에 다리 펴고 앉기 또는 벤치에 안기(뒤넙다리근이 매우 짧다면 다리로 원을 그려 앉기). 체중부하 쪽에 신장과 함께 체간의 바깥쪽 체중지지
아동은 신체축 주변과 중심선으로 가로질러 체중이동이 제한된다.	반대 쪽으로 앉기, 서기 또는 무릎서기에서 장난스런 활동으로 체간과 골반을 통한 회전을 촉진하기; 도수 입력 또는 적응장치를 통한 적당한 몸쪽 안정화를 보조로 필요할 수 있다.
아동은 동적 자세 조절이 제한되어 있고, 직선면 움직임 이행을 보이는 경향이 있다(예; 넓게 다리를 벌려서 앉은자세에서 엎드리기)	고정된, 정적인 위치는 막는다.; 동적인 자세와 이동을 촉진한다.; 엎드리기 또는 네발기기에서 옆으로 앉기(다른 쪽으로); 치료공 위에서 움직임

는데 중요하다. 보조기는 긴장저하증이 있는 아이들에게 보행 중 발과 하지의 정렬을 증진시키고 추후 변형을 예방하기 위해 고려될 수 있다. 긴장저하증이 있는 아이들에게 보조기의 효과 평가는 근거가 부족하다.; 하지만 몇 연구는 다운증후군과 양성선천성 긴장저하증 아이들에게 복사뼈위 보조기를 사용하는 것은 보행 운동학과 자세조절이 개선된다고 보고했다(Bauer, 2009; Ross, 2011). Looper(2010)는 다른 한편으로 보조기와 결합된 트레드밀 훈련은 트레드밀 훈련만한 것과 비교하여 대운동 기술 발달에 유해한 것을 발견했다. 추가적인 연구가 요구된다.

긴장저하증은 다운증후군에서 일관적으로 발견되는 일차 손상이다. 다른 전형적인 손상은 근육약화, 지연된 자세 반응, 과하게 유연한 관절, 인대 느슨함, 발 변형, 척추옆굽음증, 고리뼈-중쇠 관절 불안정성을 포함한다(Shumway-Cook, 1985; Bertoti, 2008). 다운증후군이 있는 아이들은 긴장저하증, 느슨함, 감소된 근력 때문에 더 동시 수축하며 안정성을 증가시키기 위해 움직임 자유도를 감소하려는 경향이 있다. 그들은 또한 안정성을 증가시키기 위한 방법으로 인대에 지지하여 "매달리는" 경향이 있다(Westcott, 2005). 비정상움직임 패턴은 부족한 운동조절과 불안정성을 보상하기 위한 방법으로 발달한다. 다운증후군 아이들은 종종 체간을 둥글게 구부리고 골반을 뒤로 회전시키고 어깨에서 목을 과다폄 시키며 엉덩관절을 벌림하고 무릎을 편 상태로 앉을 것이다(Lauteslager, 1998; Winders, 2001). 서기와 걷기는 골반의 전방회전(증가된 허리뼈 앞굽음), 엉덩관절의 바깥돌림, 무릎의 과다폄, 발의 엎침과 가쪽번짐, 팔 벌림과 함께 이뤄진다(Lauteslager, 1998; Rigoldi, 2012; Winders, 2001). 이 문제들이 다루어지지 않는다면 시간이 지나면서 앉은 자세에서 호흡능력의 감소, 상지 사용의 감소를 보일 것이며 특히, 회전요소 움직임 체간의 움직임을 제한시킬 것이다. 비정상적인 서기와 걷기 패턴들은 밖굽이 무릎, 무릎넙다리 불안정

상자 18-1 다운증후군 아동을 위한 긴장저하증과 관련된 중재개념의 예

근력을 증가시키고 보상움직임패턴의 발달을 최소화하는데 목적을 둔 중재

앉기

- 치료공 앞에서 치료사의 무릎에 아이를 앉게 한다. 아이가 공에 무게를 지탱하는 팔로 몸통을 펴거나 장난감을 갖고 놀 수 있도록 도와준다. 놀이를 통해 몸통 폄 및 회전을 장려한다.
- 치료사가 다리를 뻗은 상태로 앉아 있고 아이는 치료사의 무릎을 가로질러 앉는다. 몸통 폄을 촉진하기 위해 손을 사용거나, 가쪽 몸통 무게 이동과 회전을 촉진하기 위해 치료사는 다리와 손을 사용할 수 있다. 어깨위팔 움직임을 촉진하기 위해 팔을 뻗어 장난감을 잡는 것은 통합될 수 있다.
- 치료공 위에서 골반의 앞쪽과 옆쪽으로의 무게이동을 권장한다.
- 자전거를 타는 듯한 하지의 교차패턴을 권장한다.
- W 앉기를 권장하지 않는다
- 직선면에서 움직임의 이행을 권하지 않는다(예; 다리를 넓게 벌림시키는 것을 통해 앉은 자세에서 엎드리기로 이동).
- 체간의 회전을 권장한다.

앉기에서 서기

- 아이는 치료사의 다리 또는 받침에 다리를 벌리고 올라앉게 한다. 아이가 체간을 펴하고, 체중을 앞으로 이동시켜 테이블에서 설 수 있게 도와준다. 아이가 테이블의 옆에서 혼자 체중을 한쪽으로 이동하고 회전하여 설 수 있도록 할 수 있다.

네발기기

- 하지 패턴의 교차를 촉진한다. - 네발기기, 오르기

서기

- 테이블에서 다루거나 놀기를 통해 정상정렬과 발의 바깥쪽면에 체중지지를 촉진한다.
- 행진
- 트램폴린에서 점프

걷기

- 장난감을 다루고, 밀고 구르며, 테이블이나 장난감주변을 돌아다니기를 통해 발의 바깥쪽면에 체중이동과 정상정렬을 촉진한다.
- 최소한의 지지로 계단넘기

성, 평발, 엉덩관절 불안정성을 포함하여 관절이 지나치게 마모되는 것을 유발한다(Chester, 2011; Lauteslager, 1998; Winders, 2001).

연습에 따라서 다운증후군 아이들은 더 정상적인 움직임 전략들을 학습할 수 있다(Almeida, 1994). 치료는 근활성의 점진적 조절 발달, 중간범위에서 조절된 움직임, 먼쪽 조절을 지지하기 위한 몸쪽 안정성, 굽힘근과 폄근의 균형 잡힌 사용의 강조를 통해 근력을 증가시키고 보상 움직임 패턴의 발달을 최소화하는데 목적을 두어야 한다(Boehme, 1990; Winders, 1997). 다운증후군이 있는 아이들을 위한 중재 견해의 예는 상자 18-1에서 찾을 수 있다(Bly, 1999; Winders, 2001).

특발성 긴장저하증으로 불리는 BCH(양성 선천성 긴장저하증)가 있는 아이들은 일반적으로 대칭적인 긴장저하증, 근육 약화, 감소된 반사, 과도한 수동가동범위, 관절의 과가동성을 보인다(Cohen, 1998; Dawson, 2004; Strubhar, 2007). 긴장저하증의 심각함에 따라서 아이들은 머리조절, 앉기(넘어지거나 의자 밖으로 미끄러질 것이다.)를 유지할 수 없을 것이고 네발기기, 무릎서기, 서기를 유지할 수 없으며; 네발로 기어가기, 서기, 걷기를 할 수 없다(Cohen, 1998; Dawson, 2004). 개구리다리 자세를 포함한 비정상적인 자세; 후방 골반 회전되어 앉은 자세, 거북목(또는 안정 시 목의 과신전), 'W'모양으로 앉은 자세; 다운증후군이 있는 아이들과 비슷한 걸음걸이를 포함한다(Chester, 2011; Cohen, 1998; Dawson, 2004). BCH가 있는 아이들에게서 보이는 보행편위는 Chester에 의해 문서화되었다(2011). 입각기 동안 감소된 발목 발바닥 굴곡 각도와 모멘트, 입각기 동안 증가된 무릎 굽힘 각도, 말기 입각기에 감소된 무릎 굽힘 모멘트, 부하 반응기동안 증가된 무릎 굽힘 각도가 정상 제어와 현저하게 비교된다. BCH가 있는 아이들은 유각기에 증가된 엉덩관절 벌림/모음, 유각기에 감소된 엉덩관절 폄을 보이지 않고 다운증후군이 있는 아이들에게서 감소된 엉덩관절 굽힘/폄 모멘트가 모두 일반적으로 보인다(Chester, 2011). 양성 선천성 긴장저하증을 가진 아이들을 위한 중재 개념은 상자 18-2이다.

뇌성마비가 있는 아이들은 대부분 긴장저하증이 없다. 대신에 그들은 혼합된 긴장도 타입을 보이거나 변동하는 긴장도를 가지고 있을 것이다(느린 비틀림운동). 뇌성마비에서 긴장저하증은 초기에 일시적이고 느린 비틀림운동 또는 경직의 전조증상이 될 수 있다(Wilson-Howle, 2006). 변동하는 긴장도는 변동 사이에 긴장저하증이 우세하게 지배하고 긴장저하증과 과긴장 사이에 근긴장도의 변화가 있는 느린비틀림운동을 갖고 있는 아이들에서 볼 수 있다(Yokochi, 1989). 뇌성마비에서 긴장저하증이 보일 때 약화, 부족한 자세조절(몸쪽) 그리고 관절의 과운동성이 전형적인 손상이다. 아이들은 중간범위에서 움직임을 매우 어려워하는 것을 보인다(예; 자세 안에서 그리고 자세 사이에 이동). 그들은 보상하기 위해 협력수축 또는 몸쪽 관절 "고정", 관절일치를 확장하는 것, 안정성을 증가시키기 위한 인대에 매달려 정적인 자세를 유지하려는 경향이 있다(Stye-Acevedo, 2008). 다운증후군이 있는 아이들과 유사한 문제와 보상패턴이 아이들에게 보이거나 보이

상자 18-2 양성 선천성 긴장저하증 아동을 위한 치료 개념의 예

머리와 체간의 안정성을 증가시키기:
- 정상 중심선에 위치시킨다(운동조절을 발달시키고 식사를 위한 지지를 제공하는데 중요).
- 수평면, 경사테이블, 치료공에서 정적, 동적 균형 활동

체중지지를 증가시키기:
- 휠 바로우 운동
- 꽃게걸음, 곰 걸음, 개구리점프

대운동협응 증가시키기:
- 계단오르기
- 걷기, 하이킹, 수영, 수레끌기
- 한발뛰기, 질주, 줄넘기, 점프, 행진
- 던지기, 받기, 튕기기 공차기
- 달리기, 비누방울 쫓기, 춤추기, 사방치기
- 장애물 코스, 놀이터 활동

소근육 협응 증진시키기:
- 쓰기, 그리기, 칠하기
- 옷 잠그기: 버튼, 똑딱단추, 지퍼
- 공작용 점토, 고무찰흙, 점토: 말기, 쥐어짜기, 비틀기, 찌르기, 꼬집기
- 요리활동: 떠내기 , 젓기, 덮기, 반죽하기, 깍기, 자르기, 뚜껑을 열고 닫기.
- 레고, 모형 장난감, 구슬엮기, 팅커토이(Tinkertoys), 케이넥스(K'nex), 너트와 볼트, 팝 버블 랩(pop bubble wrap)
- 작은 집게, 젓가락, 빨래집개로 작은 물체를 들어 올리거나 놓기
- 손 운동: 작은 개체의 그룹의 한 번에 한 개씩 들어 올리고 병에 넣기

고 있다면 표 18-10과 상자 18-1에 제시된 치료목표의 견해는 뇌성마비가 있는 아이들에게 유용하다.

환자 적용

모든 환자의 주요 문제를 확인하고 결과 예상의 우선 순위를 선정하는 것은 치료 계획 수립 전에 고려해야 하는 가장 중요한 요소이다. 이전에 제시된 환자 John에 대한 내용을 바탕으로 바로누운자세, 옆으로 눕기, 앉기, 서기를 포함하는 다양한 위치/활동에 적용될 수 있는 다양한 중재 전략이 있다.

바로누운 자세 중재

환자의 검사는 머리/목, 상지, 체간, 하지의 수동가동범위 평가로 시작된다. 그림 따라가기와 명령따르기가 있는 구두 신호에 의해 뒤따르는 수동적인 움직임과 머리와 목의 자세잡기를 이용하여 John의 목 회전과 시각 따라가기를 촉진한다.

왼손을 John의 오른쪽 어깨뼈 아래에 두어 무기력한 상지를 보호하고 위팔뼈의 수동가동범위와 함께 어깨뼈의 상방회전과 외전을 촉진한다. 오른손을 사용하여 바깥돌림과 약간 신연된 스캡션면(scaption plane)에서 John의 오른쪽 상지를 잡는다. 치료사의 오른손 지지는 환자의 팔이 치료사의 체간 옆에 고정되어 팔의 안정화와 함께 관절의 통합을 유지한다. John의 팔꿈치, 손목, 손은 폄 상태로 유지된다. 수동가동범위의 어느 지점에서든 두드리기, 진동, 접근과 같은 촉진기술의 통합은 일시적인 주동근 활성과 의도한 움직임의 연습을 위한 기회를 촉진시키기 위해 사용될 수 있다.

하지 촉진은 John의 하지를 바로 누운 자세에서 무릎을 굽혀 능동적으로 위치시키는 것에 의해 승신된다. 세중지지를 유도 하고 무릎에서 발까지 관절접근(approximation)이 유도된 John의 디리폭에 선다. 복부 근육과 엉덩이 폄근의 동시에 촉진되면 엉덩이를 펴고 들어 올리는 골반 후방 회전 동작을 하여 엉덩이를 들도록 요청받을 수 있다. 이 자세에서 골반회전을 위해 촉진이 발생할 것이다. 주요 지점의 분리된 촉진은 이 동작을 개선하기 위해 치료사의 손가락이 엉덩관절 벌림 활성을 촉진하고 엄지손가락이 복부의 활성 촉진을 할 수 있도록 위치해야 한다. 엉덩관절 폄과 굽힘은 능동적인 두드리기, 진동, 유지하는 패턴과 범위 전체의 등장성 자세를 통해 촉진될 수 있다.

옆으로 누운 중재

구르기의 촉진은 양쪽에서 발생할 수 있다. 조절의 주요 지점은 머리/목, 복부, 하지에 있다. 손상 측으로 구르기를 할 때, John의 팔은 상대적인 벌림과 90°굽힘, 바깥돌림하여 이동을 통해 관절 가동성을 적절히 증진시킨다. 구르기 전략 이후 옆으로 누운 자세에 체중지지는 머리/목, 손상된 상지, 체간, 골반, 하지를 통한 감각입력에 도움이 된다. John이 옆으로 누워 있을 때, 유지/이완의 기법, 율동적 안정화, 등장성전환, 주동근과 길항근의 동원을 위한 율동적 개시를 사용할 수 있다. 손은 어깨뼈 부분 상체와 골반에 위치할 것이다.

앉은 자세 중재

John의 오른쪽 상지를 통한 체중부하는 지지된 앉기와 지지되지 않은 앉기에서 근육 동원을 증진시키기 위한 중재가 될 것이다. 몸통을 안정시키기 위해 John의 손상된 쪽 옆에 앉거나 한쪽 다리를 등 뒤에 둔다. 상지를 통해 체중 지지하기 전에 어깨뼈와 체간의 위치를 주의해야 한다. 상지는 엉덩이의 바로 옆에 위치된다. 팔꿉을 펴하고 굽힘을 유지하거나 고립하기 위한 John의 능력을 모니터링하는 동안 적절한 자세에서 상지 견갑대를 유지한다. 이 자세에서 지지하고 있는 손상된 상지로 체중부하를 촉진한다. 이러한 활동을 수행하는 동안 John의 평형 패턴을 평가할 수 있다.

하지에 체중부하는 그의 앉기 수준에 따라 John의 앞이나 옆에 치료사가 위치함으로써 수행될 수 있다. 무릎에서 바닥까지 관절접근을 적용하고 부분적인 앉은 자세에서 서기활동, 내딛기, 체중이동, 그리고 한발 서기는 손상되지 않은 하지를 들고 내리는 것에 의해 촉진한다.

선 자세 중재

지지된 선 자세에서 체중부하는 한쪽잡기(hemirail), 창턱, 조리대, 높낮이 매트, 침대 옆 또는 평행바에서 촉진될 수 있다. John의 손상된 쪽에 서서 체간, 골반, 엉덩이, 무릎의 주요 지점을 조절한다. 가능하다면 John이 자세를 유지하고 추가적으로 동적인 체중 이동을 촉진한다. 또한, 이 위치는 수정된 네발 자세로 바뀌게 될 것이다.

임상 결정 시 고려할 점

1. *두드리기, 진동, 접근 등 촉진기법을 적용하는 동안 이완성마비 또는 긴장저하 팔다리를 어떻게 지지할 수 있는가?*
2. *실제 조절된 근육 등급 개선 또는 기능적인 과제가 성취되지 않을 때, 근활성의 작은 증진은 어떻게 문서화할 것인가?*
3. *어떤 시점에서 심한 저긴장성 팔다리를 가진 John에게 더 높은 기능적 과제에 도전하는 것을 고려할 수 있는가? 프로그램을 진행하기 위한 위한 임상적 추론을 고려한다.*
4. *자세조절에서 어떤 근육 그룹이 중요한가?*
5. *특정한 저긴장성 관절을 관리하기 위해 어떤 보조기 또는 부목을 추천할 것인가? 언제?*
6. *이완성 마비가 있는 사지에서 일부 운동조절을 개발하고 동적 가동성으로 넘어가는 사지의 촉진전략 진행과 시작을 고려한다.*
7. *John이 능동적으로 근육 조절을 하거나 전이를 통해 움직이려고 할 때 사용할 수 있는 보상전략을 나열하여 고려한다.*

중재: 치료외 시간과 퇴원을 위한 고려사항 Intervention: Considerations for Nontherapy Time and Discharge

환자와 가족 교육 Patient and Family Education

복잡한 의료 환경에서 치료사는 퇴원할 때 환자와 간병인의 요구를 능숙하게 평가하고 이러한 요구 사항을 적극적으로 해결해야 한다. 치료사는 환자와 간병인(들)의 다양한 학습 방식을 알고 적응할 수 있어야 한다. 교육은 설명, 감독된 연습, 검토 그리고 서면/구두 지시와 같은 다양한 교육 전략들이 사용될 때 가장 효과적일 것이다. 환자와 보호자는 다음 환경에서 안전하고 자신감을 갖기 위해 이러한 관리 기술을 연습할 충분한 시간과 기회가 필요하다. 치료사가 선택할 수 있는 것으로 상자 18-3에 나열된 환자/간병인 교육 주제의 예를 검토한다.

가정에서 활동 Activities for Home

가정 활동에서 환자, 가족, 간병인과의 교육은 환자의 생활 방식에 있어 기능을 다루고 실용적이어야 한다. 가정 활동은 환자, 가족구성원 또는 간병인에게 스트레스를 증가시키지 말아야 한다. 그러나 긴장저하증으로 인한 기능의 향상, 기능적 안전 및 부정적인 결과의 예방을 촉진하기 위해 가정 프로그램을 지속해야 할 필요성에 대해 명확하게 지시해야 한다. 이들을 위한 적절한 가정활동의 몇 가지 예는 상자 18-4에 제공된다.

상자 18-3 환자/돌보는 사람 교육을 위한 주제의 예는 다음을 포함한다(하지만, 제한되지 않는다).

- 손상된 쪽의 인식을 촉진하기 위한 시각, 감각, 구두의 상호작용
- 침대와 휠체어 위치
- 움직임 수행동안 긴장저하증/이완성마비 팔다리의 관리
- 바로 누운 자세에서 옆으로 눕기, 앉기, 서기
- 다양한 지면에서 이동훈련
- 손상된 상지/하지/체간을 위한 적절한 관절가동범위와 스트레칭 기법
- 신경계 가동기법
- 장비의 적용과 사용
- 피부 검사
- 안전 시스템(예: 생명의료 알람 또는 간병인/가족과 수립한 계획과 같은 응급 전화시스템

상자 18-4 가정이나 가정운동프로그램을 위한 표본운동

- 침대 배치와 구르기
- 뻗기
- 손을 꽉 움켜쥐는 활동들
- 머리 바로잡기, 체중지지, 상지, 하지와 체간의 분리 그리고 어깨뼈 움직임을 증진하기 위한 구르기 기술
- 가동범위, 관절통합, 근육구조, 그리고 신경상태를 유지하기 위한 상지와 하지의 스트레칭
- 체간 움직임과 어깨 통합을 증진시키기 위해 상지를 벌림시킨 뒤 구르기
- 카운터, 싱크대, 창턱, 침대옆에 앉기, 서기에서 체중부하
- 뻗기-다양한 물체 크기와 다양한 자세에서
- 조리대, 침대 옆, 식탁, 창턱에 앉은 상태에서 서기
- 움직임의 대칭성, 균등한 체중부하, 중립정렬, 머리 바로잡기를 촉진시킨다.
- 대칭적이고 완전한 체중부하 자세에서 뒤꿈치 인대의 스트레칭을 촉진한다.
- 완전히 선 자세에서 앞쪽 엉덩관절 주머니의 스트레칭을 촉진시킨다.
- 올바른 체간과 머리 조절로 더 좋은 자세를 촉진하여 기능, 호흡, 시각 경로 등을 개선한다.
- 기능적 요구를 위한 이동훈련/연습
- 이동전 환경의 인식을 위한 준비를 위해 머리를 돌리고 살피기
- 이동에 필요한 체간 안정성의 협응을 증진하기 위한 체간 폄과 굽힘
- 상지-이동 전에 대칭과 앞쪽 체간이동 조절을 개선하기 위해 깍지낀 손을 테이블 윗면에 뻗는다.
- 부분적으로 체중을 앞으로 이동하기 위해 앉은 자세에서 서기의 구성요소
- 거리 판단과 사지의 위치를 개선시키기 위해 다른 높이와 거리의 대상에 능동적으로 하지 위치시키기

실습

이 단원에서 다음 기술을 연습한다.
추가적인 연습과 함께 다음을 할 수 있어야 한다.

- 저긴장 또는 팔다리가 이완된 환자를 느끼기, 평가하기, 그리고 다루기
- 자세에 따른 긴장저하증 또는 무기력한 상지 또는 하지 환자의 안전한 위치
  - 바로누운 자세
  - 옆으로 눕기
  - 앉기
- 앉기, 팔꿈치로 엎드리기, 네발기기, 서기에서 특별과제 체중부하 활동 통합
- 근육 또는 움직임을 촉진하기 위해 빠른 신장 또는 두드리기를 적용한다.
- 안정성을 개선시키기 위한 접근을 적용한다.
- 움직임을 향상시키기 위해 방산/과흐름(overflow)의 개념을 적용한다.
- 근육 또는 움직임을 촉진하기 위한 빠른 빗질/아이싱을 적용한다.
- 치료 중재의 초점으로써 기능적인 활동들을 통합한다.

복습

1. 긴장저하증의 발생 후에 나타날 수 있는 근골격계 진단을 확인하고 목록으로 나열한다. 이러한 근골격계 진단은 나이, 진단, 그리고 예후와 어떤 관련이 있는가?

2. 긴장저하증이 있는 환자를 위한 검사와 측정을 선택할 때, 치료에 의미있는 정보로 치료사에게 제공할 수 있는가?

3. 긴장저하증과 또는 이완성마비 환자를 위해 사용된 일반적인 검사와 측정을 비교하고 대조한다.

4. 기능 평가와 재평가 정보를 기반으로 촉진 기법을 어떻게 선택할 것인가?

5. 나이, 진단, 예후가 치료 계획과 환자 결과 예후에 어떤 방향성을 줄 것인가?

6. 긴장저하 후 발생하는 기능 회복의 범위/연대표에서 다양한 진단에 대한 최적의 예상 결과에 대해 토론한다.

7. 어떻게 정상위치를 촉진하거나 비정상적인 긴장도 발생을 제한할 것인가?

8. 가족의 지원은 긴장저하증을 보이는 환자를 위한 가정활동에 치료계획과 추천사항에 어떻게 영향을 미치는가?

요 약

환자 적용

Richard는 52세 백인 남성으로 T10 ASIA C 척수손상 후, 입원 재활을 위해 전원했다. Richard는 지역 농구 경기가 끝난 후, 시골 길에서 자신의 차량 엔진을 점검하고 있었는데 술에 취한 운전자가 뒤에서 차를 들이받았다. 차의 지붕이 Richard의 등을 짓눌러 부상을 당했다. Richard는 결혼하여 다섯 명의 자녀들과 함께 살고 있다. 그는 농작물을 재배하는 농부이고 그 중 나이가 많은 두 명의 아들과 농장에서 같이 일한다. 그는 T10 수준 이하의 양측하지 저반사성 마비, 감각과 고유감각의 감소, 장과 방광의 조절이 상실되었다. Richard의 목표는 이동, 보행, 일상생활 동작을 포함하는 모든 기능적 활동에서 농업을 하고 독립적인 활동을 하는 것이다.

손상 2주 후, Richard는 T10 아래의 분리된 근육의 일관성 없는 부분적인 개시/활성화를 보였다. 도수근력검사에서 정상적

인 상지 근력을 보였고, T10 아래에서 1+에서 2-의 최근에 생긴 근력을 보인다. 감각 검사는 무릎 위 1/5에서 날카로운/무딘, 침 통각이 약간 인식되고 무릎 아래로는 감각이 없었다. 이동하기 위해 Richard는 한 명의 적절한 도움과 이동 보드가 필요하다.

이 경우 긴장도와 근력을 객관적으로 정량화하기 위해 정확한 생체역학적 자세에서 도수근력검사를 하고 얻어진 가동범위와 적용된 압력의 양을 명확하게 식별하여 추적해야 한다. 지속적인 치료 서비스를 정당화 하기 위해서 개선된 근력의 작은 증가가 중요하다. 긴장저하증을 위한 수동적 그리고 능동적 움직임 척도(Wilson-Howle, 1999)와 높은 근긴장도를 위한 애쉬워스 척도를 이용한 긴장도 변화의 문서화는 긴장도 관리에 객관성을 제공할 것이다. 긴장도 평가는 관찰과 촉진, T10 이하의 각 관절의 움직임과 각 관절을 위한 수동관절가동 범위에 저항 평가로 매일 수행되어야 한다.

Richard를 위한 최우선의 기능적 목표는 모든 이동에 독립과 최소한 가정보행을 포함해야 한다. 그의 목표에 도달하기 위해 치료는 Richard의 기능 활동 제한과 근본적인 신체기능과 기능 손상에 초점을 맞춰야 한다. 특히 긴장저하증에 초점을 맞추고 증가된 근긴장도와 근력을 개선하기 위한 중재는 다음을 포함할 수 있지만 제한되지는 않는다.; 가능한 근력에 따른 모든 면에서 가동범위 활동; 3등급 아래의 근육을 위한 파우더 보드(powder board) 운동; 두드리기, 진동, 근수축을 또는 촉진시키기 위한 빠른 신장의 이용; 가벼운 무게나 도수저항을 이용하는(예; PNF); FES 또는 NMES; 누운 자세, 앉기 그리고 서기에서 점진적인 체중부하 활동; 그리고 부분적인 체중지지 보행 훈련의 가능한 이용.

회복에 따라서 Richard는 가정에서 사용하기 위한 장비가 필요할 수 있다. 수동경량 휠체어와 휠체어 쿠션은 차량과 농장의 안/밖 활동을 위해 추천된다. 보행이 가동성의 일차적인 방법으로 선택되고 근기능이 완전히 돌아오지 않는다면 장하지 보조기(KAFO), 단하지 보조기(AFO) 또는 신발삽입물(예; 복사뼈위 보조기)이 회복의 수준에 따라서 고려될 수 있다. 보행 보조 장치를 위한 선택사항은 로프스트랜드(loftstrand) 목발, 양측 지팡이, 또는 보행기가 포함된다. 리처(reacher)와 같은 물품은 일상생활 동작을 향상시킬 수 있다.

이전 환자 시나리오에 기록된 것처럼 주요 일상 기능 활동은 팔다리나 체간의 이완성마비 또는 긴장저하증이 있는 환자에게 크게 제한되거나 불가능할 수 있다. 이 장은 이완성마비와 긴장저하증의 관리에 초점이 맞춰져 있다. 안전 고려사항, 검사 구성요소, 예후 요인과 예상 결과를 포함한 평가 및 수명에 영향을 주는 것들이 논의되었다. 구체적인 중재를 위한 제안은 적절한 자세, 체중부하의 이용, 촉진기술, 전기자극, 스트랩/테이핑이 포함되었다. 환자 사례 시나리오는 다른 신경학적 진단을 받은 개인의 긴장저하증 또는 이완성마비의 관리를 위한 도해로 제공된다. 비록 가능한 근거가 제시되었지만, 일반적으로 이용되는 중재를 뒷받침할 근거는 부족하다.

과긴장 관련 중재: 강직과 경직

Intervention Related to Hypertonia: Spastic and Rigid

제 19 장

■ 우영근·황혜선

개요

학습목표

이 장을 마치면, 학습자는 다음을 할 수 있어야 한다:

1. 강직과 경직 발달에 관한 토론
2. 강직 또는 경직이 기능에 미치는 영향에 관한 토론
3. 일반적으로 과긴장과 관련 있는 손상의 신경 근육학적 진단의 검토
4. 강직을 위한 외과적 그리고 약물학적 중재 적용을 설명
5. 강직 또는 경직에 영향을 주는 중재의 시범

서론 Introduction

강직(spasticity)과 경직(rigidity)은 신경학적 질환을 앓는 환자에서 관찰될 수 있는 과긴장의 2가지 종류이다. **과긴장(Hypertonia)**, 또는 **과긴장성(hypertonus)**은 근육 긴장이 증가하는 것이다(즉, 근육이 휴식상태에서 수동적으로 늘렸을 때 근육에서 발생하는 저항감이 증가하는 것). 성인 환자에서 과긴장의 여러 종류에 대한 정확한 정의의 공통된 점이 제시되고 있지 않다.

2003년 몇몇 연구자들은 아동에서 과긴장의 서로 다른 조작적 정의를 정리하였다: "**강직** 또는 **강직성 과긴장**은 다음의 징후를 하나 또는 두 개 이상이 존재할 때 과긴장으로 정의한다: (1) 신장의 속도가 증가함에 따라 외부적인 움직임 저항성이 증가함(즉, 속도 의존성; Lance, 1980)과 움직임의 방향이 다르거나 (2) 관절 각도 또는 속도의 역치값을 넘어 갑작스러운 움직임의 저항감이 증가함(그림 19-1A). **긴장이상(dystonia)**은 움직임 질환으로 정의되며 불수의적으로 지속 또는 간헐적 근수축으로 인하여 꼬임이나 반복적인 움직임, 또는 비정상적인 자세인 두 가지를 포함한다. **경직(rigidity)** 또는 **경직성 과긴장(rigid hypertonia)**은 다음과 같은 내용을 포함하는 과긴장으로 정의한다: (1) 외부적인 관절의 움직임에 대한 저항성이 낮거나 높은 속도의 움직임에서 관찰되고 특정 속도나 관절의 역치값에 의존하지 않는다. 그리고 가동

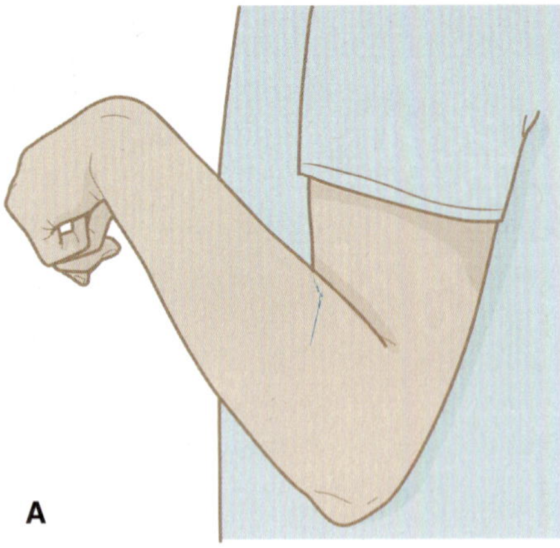
A

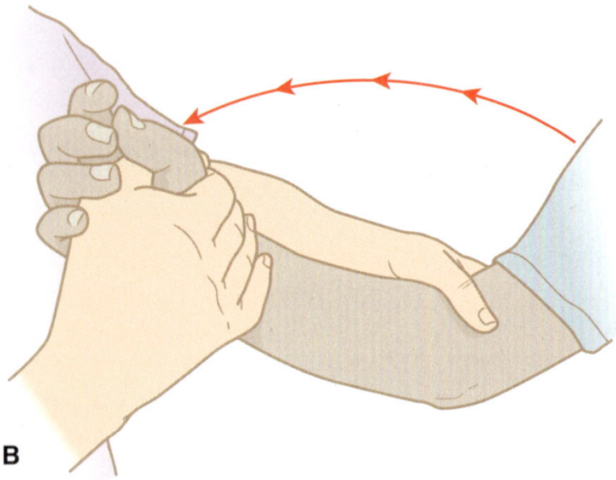
B

그림 19-1A와 B 그림은 강직과 경직의 분포를 비교함. A. 강직에서는 증가한 저항이 관절의 한쪽 면에서 우세하게 관찰되고, 특히 가동 범위 끝에서 나타난다. 이 그림은 강직이 팔꿈치 굽힘근, 손목 굽힘근, 엎침근, 그리고 손가락 굽힘근이 휴식상태에서 우세하게 나타내는 것을 보여준다. B. 경직에서는 증가한 저항이 주동근과 길항근 양쪽에서 관찰되고, 범위 전체에서 발생하지만, 반복적인 멈춤과 이완이 가동 범위에서 발생하는 톱니바퀴 경직이 발생한다.

범위 전체에서 관찰되며 움직임의 끝 범위에서만 나타나지 않음; (2) 주동근과 길항근과 동시에 공동 수축이 발생하며 이러한 것은 관절의 움직임 방향이 반대로 전환될 때 즉각적인 저항감으로 나타남; (3) 특정하게 고정된 자세 또는 관절의 각도로 다시 돌아오지 않는 경향을 보임; 그리고 (4) 먼 쪽에 있는 근육 그룹에서 수의적 활동은 경직이 악화하더라도 경직된 관절에서 불수의적 움직임을 만들어 내지 않는다"(Sanger, 2003). 이전의 정의에서 강직은 근육이 많이 늘어나게 되면 끝 범위에서 더 많이 발생하는 경향을 보인다. 제뇌 또는 제대뇌 경직은 이 장에서 추후 정의하였으며 그림 6-15AB에서 묘사하였다. 강직이 극단적인 형태로 고려되며 긴장도가 한쪽 관절과 팔다리에 우세하게 발생하면서 특정한 고정된 자세를 취하게 되면서 휴식상태에서 근육의 긴장도의 불균형을 만들어 내게 된다. **톱니바퀴형 경직(cogwheel rigidity)**(그림 19-1B)은 팔다리를 수동적으로 가능한 범위에서 움직이게 되면 동작이 멈추고 풀리는 것으로 설명한다. 이러한 것은 일반적으로 파킨슨병에서 볼 수 있다.

강직과 경직은 중추신경계통의 특정한 운동 영역의 손상으로 발생한다. 앞에서 휴식/수동적 근육에서 관찰되는 것으로 설명하였으며, 수의적 그리고 불수의적 움직임에 영향을 주며 환자의 활동과 일상생활에 참여하는 데 상당한 영향을 주게 된다. 어떤 환자에게서는 다른 무엇보다도 강직을 관리해야 하는 것을 기억해야 한다. 평생 중요한 이슈일 뿐만 아니라 평생 개인 기능에 영향을 주게 된다. 이 장에서 과긴장성에 대한 중재는 강직, 경직과 긴장 이상에 관하여 다루었다.

이 장은 강직과 움직임에 영향을 주는 것을 설명하였다. 강직은 병리학적 그리고 환경적 요구를 포함하는 여러 요인에 따라 다양한 형태로 관찰된다. 이 장에서는 임상적 특성, 강직과 경직의 원인 그리고 관련 근육을 좀 더 기능적 훈련 방법을 포함하여 일시적으로 과긴장성 효과를 줄이는 다양한 방법을 설명하였다.

과긴장의 임상적 특성
Clinical Picture of Hypertonia

CNS 손상 후, 과긴장성은 몇 주, 그리고 몇 개월이 지나면서 점진적으로 발달한다(Adams, 2007; Sheean, 2009). 강직을 가진 사람은 긴장도 증가, 힘줄 반사 증가와 **간헐성 경련(clonus)**을 경험하게 된다. 또한, 각각의 상위 운동 신경원 병리는 병변 위치에 따라 임상적으로 약간의 차이가 나타난다. 예를 들어, 척수 손상 환자(SCI)는 전형적인 마비와 연축(spasm) 또는 갑작스러운 불수의적 근수축이 손상 부위 양쪽에 강직과 함께 동반되지만, 뇌졸중 환자는 굽힘 또는 폄 패턴에 의한 협력 움직임 패턴을 강직과 함께 한쪽 부위의 관절에서 우세하게 나타나는 것을 관찰할 수 있다(Adams, 2007; Ozcakir, 2007; Trompetto, 2014). 경직성 과긴장성을 가진 환자는 관절의 양쪽 면에 경직성 과긴장성을 동반한 움직임이 없던가 갑작스러운(jerky) 움직임을 나타낸다(Trompetto, 2014).

비록 과긴장성은 몇몇 환자에서 비정상적인 협동 패턴과 같은 움직임의 운동 조절 손상을 동반하지만, 손상된 운동 조절은 비정상적인 긴장도와 구분하는 것을 중요하게 인식하고 있어야 한다. 예를 들어, 오른쪽 위팔두갈래근, 손목 굽힘근과 손가락 굽힘근의 강직(평가자에 의해 수동적인 팔 움직임 동안 느껴짐)은 팔의 굽힘근 공동패턴으로 관찰되는 운동 조절의 결함과는 같지 않다(팔을 능동적으로 움직일 때 관찰됨) (Phadke, 2015). 검사 방법은 다르고 관련된 중재도 다르다. 몇몇 근육 그룹에서 과긴장성은 반대쪽 근육 그룹의 능동적 수의적 움직임을 어렵게 하며, 이러한 반대 작용은 과긴장성 근육이 늘어나기 때문이다.

생각해 볼 점 19.1

- 근육 약화와 강직 증가로 인한 움직임의 부족과 운동 조절의 부족을 어떻게 구별할 것인가?
- 팔에서 증가한 강직의 결과로 어떠한 기능적 활동이 제한될 것인가?
- 다리에서 강직으로 강화될 수 있는 기능적 활동은 무엇인가?

과긴장성은 환자의 신체 구조와 독립적 기능에 상당한 영향을 미치게 된다. 과긴장성을 가진 사람은 반대 방향의 완전한 움직임이 줄고, 피부 박리(skin breakdown), 보행의 비정상과 뼈대 기형 때문에 관절 구축의 위험성이 있다. 이차적인 근력 소실은 일차적인 과긴장성보다 보행과 기능에 영향을 미치게 된다(Ross, 2007; Phadke, 2015).

기능에서 과긴장의 가능한 영향
Possible Effect of Hypertonia on Function

강직 또는 경직이 있는 사람은 일상생활에서 기능적 숙련성을 가지기 힘들며(Haselkorn, 2005; Royal College of Physicians, 2009; Trompetto, 2014; Phadke, 2015), 강직은 강직성 근육의 반대쪽 근육 활동 동안에 근육이 늘어나면서 동작을 방해한다. 종아리(gastroc-soleus) 근육의 강직은 다발성 경화증(multiple sclerosis, MS)의 이동성과 균형에 부정적 효과를 만들어 낸다(Sosnoff, 2011). 강직성 근육의 길항근 수축, 특히 빠른 수축은 강직성 근육의 원하지 않는 신장 반사를 유발하고, 관절 주위의 공동 수축으로 인하여 움직임 조절에 부정적 효과를 만들어 낸다(Morita, 2001; Phadke, 2015). 예를 들어, 손에서 과긴장성은 식사를 혼자 할 수 있게 해주는 보조도구(utensil)의 잡기와 놓기 능력의 감소를 만들거나 옷을 입고 벗기시 사용하는 보조도구의 조작 능력을 감소시킨다. 심한 강직성 과긴장성 사람은 자세 변화에 따른 강직성 근육의 갑작스러운 신장으로 비정상적 반응과 관련되어 독립적 앉기와 유지가 힘들어, 상당한 자세 지지를 제공해주는 맞춤형 좌석이 요구된다. 일부 예에서 강직은 영구적으로 완전 마비와 같이 동반된다. 특히 SCI 환자는 강직을 기능적 숙련성을 성취하기 위하여 강직의 영향을 사용하여 배우기도 한다(Albright, 1993; Gelber, 1999; Haselkorn, 2005). 예를 들어, SCI와 관련된 다리의 강직을 가진 사람은 기능적 서기 유지나 획득을 위해 근육 활동 증가를 사용하게 된다.

흥미로운 것은 연구자들은 기능에 영향을 주는 것이 강직의 증가로 동반되는 것보다 신경학적 질환으로 인한 근력 감소가 더 영향을 주는 것을 제시하였다(Ross, 2007). 그러므로 과긴장을 감소시키는 다양한 억제 기법을 치료사가 숙지하고 있어야 하며, 과긴장성이 감소하면 근력(22장 참조)과 협응성(21장 참조)을 치료하는 내용도 중요하게 숙지하고 있어야 한다. 억제 기법(inhibition technique)은 일부 비정상적 신체 계통 기능, 특히 과긴장성 또는 과감각성(hypersensitivity)과 같은 플러스 증후군(positive symptom)을 최소화하거나 비정상적인 위치, 자세 또는 움직임을 예방하기 위한 목적의 중재 방법이다. 치료사는 고객이 기능적 숙련성과 사회로 완전한 복귀를 획득할 수 있도록 과긴장성과 이와 관련된 이슈를 중요하게 인식하고 있어야 한다. 이러한 중재를 이 장에서 좀 더 심도 있게 설명하였다.

과긴장성과 기능 사이에서의 잠재적 관련성에 또 다른 관점은 외과적 그리고 의학적 중재 후에 발생되는 결과를 분석해야 한다. 예를 들어, 기능적 숙련성은 보툴리늄(Botulinum) 독소 주입(Fehlings, 2000; Lowe, 2006; Mall, 2000)과 경질막내 투약(intrathecal baclofen, ITB)(Campbell, 1995; Francisco, 2003; Ivanhoe, 2006; Meythaler, 1999; Rawicki, 1999)을 포함하는 특수한 강직 치료 결과로 개선될 수 있다. 만약 반대 근육 그룹의 기능적 사용에 방해가 되고(Keenan, 1990), "가능한 운동 기능이 남아있으면"(Meythaler, 1999), 일시적이라도 강직을 감소시키는 기법은 기능적 활동에서 반대 근육의 적절한 사용의 훈련하는 동안 제공할 수 있다. 예를 들어, Szecsi(2009)는 싸이클링(cycling) 동안 적용한 기능적 전기자극(functional electrical stimulation,

FES)은 짧은 기간의 강직을 감소시키고 싸이클링 움직임의 부드러움이 개선되었다고 보고하였다. 하지만, 자극이 종료된 후 개선된 부분은 다시 감소하였다. 기능적 움직임의 반복과 더 많은 적절한 연습은 강직의 방해 없이 신경가소성(neural plasticity)과 적절한 운동 회복을 촉진한다(Ward, 2004).

환자 적용

앤서니(Anthony)는 16세 강직성 사지마비 뇌성마비 소년이다. 팔다리 4곳에서 강직성 과긴장성과 운동 조절 손상을 가지고 있으며, 몸통에서도 과긴장성을 가지고 있다. 앤서니는 사립 고등학교 2학년에 재학 중이다. 현재 목표는 음악 CD를 만들기 위한 컴퓨터와 믹싱 보드(mixing board) 조작을 위한 손의 능동적 동작 증가를 원하고 있다. 또한, 휠체어를 사용하지 않고 침실과 교실에서 이동을 위한 실내 보행을 원하고 있다.

앤서니는 부모님, 남동생과 반려견과 같이 살고 있다. 집은 주 출입구 바닥을 편평하게 하고, 1층 침실에서 욕실로 접근할 수 있도록 구성하고, 엘리베이터를 이용하여 지하실의 레크레이션 영역으로 이동할 수 있도록 리모델링하였다. 앤서니는 컨트리 음악(country music)을 좋아하며, 직접 노래 가사와 음악을 만들기도 한다.

앤서니는 3세부터 전동형 휠체어를 사용하였다. 핸드폰의 터치와 키보드를 유용하게 사용할 수 있는 도구를 이용하며 의사소통에 도움을 받는 도구는 사용하지 않고 있으며, 옷 입고 벗기 시 도움받기 위한 보조도구를 사용하기는 한다. 그리고 독립적으로 식사를 할 수 있지만, 음식을 준비하고 세팅 시 보조가 요구된다. 화장실에서 이동(transfer)의 경우 독립적이지만 보조가 필요하며, 옷을 당기는 데 보조를 필요로 한다.

임상 결정 시 고려할 점

앤서니와 같은 환자를 치료할 때 치료사는 많은 임상 의사 결정 질문을 고려해야 한다. 앤서니의 경우 다음 몇 가지 질문을 포함한다:

- *앤서니의 강직성 과긴장은 전형적인 사회 활동을 위한 어떤 능력에 어떻게 영향을 줄 수 있을까?*
- *일상생활에서 기능적 숙련성에 직접 영향을 주는 앤서니의 신체 구조와 기능을 찾기 위해 부가적으로 필요한 정보는 무엇인가?*
- *앤서니의 전반적인 건강 상태에 영향을 줄 수 있는 과긴장과 관련된 위험 요소는 무엇인가?*
- *앤서니뿐만 아니라 보호자가 알고 있어야 하는 안전 관련 사항은 무엇인가?*

병리학적 관련성 Related Pathology

해부학과 생리학 Anatomy and Physiology

신경학적 계통

강직성 과긴장성은 그림 19-2 "어디에 있는가?"에서 음영으로 표시된 부분은 CNS 운동 구조물의 손상으로 주로 발생한다. 특히 (1) 1차 또는 2차 운동 겉질을 포함하는 상위 운동 신경원 세포체 또는 섬유, 대뇌 부챗살(corona rdiata)과 속섬유막(internal capsule)(뇌의 백질 심부)의 뒤쪽 가지의 운동 섬유, 그리고 뇌줄기(brainstem)의 겉질척수로(corticospinal tracts)로서 뇌졸중, 뇌손상, 다발성 경화증 또는 뇌종양에 의한 손상으로 주로 발생, 또는 (2) 척수의 상위 운동 신경원의 내림 섬유로는 SCI 또는 MS에 의한 손상으로 주로 발생한다. 척수에서 내림 운동 신경로는 팔다리의 수의적 조절 정보를 전달하고, 이는 가쪽 겉질척수로에 해당된다. 배쪽 시상(thalamus)(그림 19-2) 은 이 경로에 직접적으로 포함되지는 않지만, 움직임 실행을 위한 계획과 감각 운동 고리(sensorimotor loops)에 포함된다. 경직성 과긴장성은 바닥핵, 특히 흑색질(substantia nigra, SN)(그림 19-2)의 손상 또는 중추신경계 질환으로 동반되어 나타나며, 주로 파킨슨병에서 볼 수 있다. 비록 SN은 해부학적으로 바닥핵에 있지는 않지만, 중추신경계통(뇌와 척수) 전반에 많은 연결성을 가지고 있으며, 기능적으로는 바닥핵 순환로의 일부로 작용한다. 표 19-1은 일반적인 CNS 운동 병변 위치에 따른 전형적인 운동 긴장도 증상을 제시하였다.

근골격계통

과긴장성은 근골격 기형과 뼈대 성장에 직접적인 영향을 준다(Haselkorn, 2005; Trompetto, 2014). 예를 들어, 근육의 긴장도가 높게 되면 관절 가동 범위가 줄게 되며, 근육을 짧아진 위치로 당기게 된다. 만약 길항근이 주동근 긴장도의 잡아당김을 극복하지 못하게 되면, 약해지고, 과긴장되며, 관절의 전 범위 움직임을 가능하지 않게 한다. 뼈가 발달하는 단계에서 비정상적인 근육의 힘은 비정상적 뼈의 모양 또는 과도한 뼈의 융기와 같은 뼈대 기형을 유발하게 된다. 전형적으로 강직성 근육은 비강직성 근육보다 약해지는 경향이 있다(즉, 수의적 힘 발생 능력이 감소함)(Wiley, 1998; Phadke, 2015). 신체는 근육 힘을 발생하기 위한 강직에 의존하고 근력의 발달은 무시하게 된

■ 어디에 있는가?

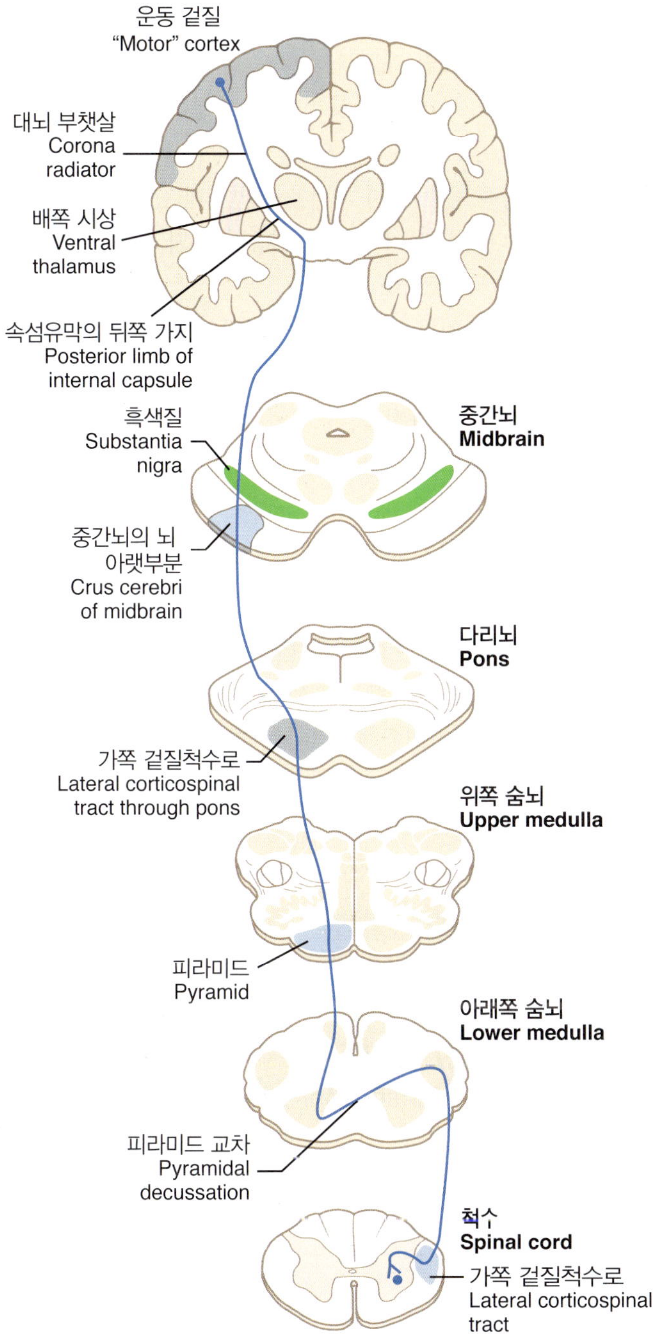

그림 19-2 이 그림은 근육의 과긴장성과 연관된 뇌, 뇌줄기와 척수의 주요 CNS 위치를 그려 표기하였다. 파란색 음영 구조의 손상은 강직을 자주 동반한다. 뇌에서 중심앞이랑(precentral gyrus)은 일차 운동 겉질(primary motor cortex), 중심앞이랑 바로 앞의 이마엽은 운동 전 겉질(premotor cortex)과 바닥핵과 소뇌의 운동 처리를 위한 배쪽 시상(ventral thalamus)과 관련된 핵의 겉질척수로 운동로를 포함한 심부 백질(white matter)의 속심유믹(internal capsule) 뒤쪽 가지와 대뇌 부챗살(corona radiata)을 보여준다. 겉질척수로는 뇌의 아래쪽 뇌줄기를 통해 내려가며 대부분은 중간뇌의 앞쪽으로 내려가고, 숨뇌 아래쪽에서 교차하기 전에 다리뇌(pons), 숨뇌(medulla)의 피라미드를 통해 하행한다. 교차 후, 겉질척수로는 척수 백질의 가쪽 섬유단(funiculus)의 뒤쪽 면으로 내려간다. 일반적으로 바닥핵(녹색)의 SN 손상은 경직의 결과를 보여주며, 파킨슨병에서 볼 수 있다.

표 19-1 전형적인 근 긴장 증후군

과긴장성과 연관된 병변 부위	근 긴장에 대한 효과
뇌줄기	• 겉질 운동 센터 소실(알파와 감마 운동 신경원의 수정 없는 발화) = ↑강직성 긴장도 • 척수 위 운동 센터 소실(안뜰계통, 그물체, 다리뇌 핵) = 심한 강직성(주로 폄 근에 분포)
겉질 아래 백질(대뇌 부챗살(corona radiata)과 속섬유막(internal capsule) 포함)	• 겉질 운동 센터 소실(알파와 감마 운동 신경원의 수정 없는 발화) = ↑강직성 긴장도
일차 운동 겉질	• 겉질척수로 병변으로 수정 없이 운동 신경원 발화 = ↑강직성 긴장도
바닥핵	• 경직
소뇌	• 저긴장성

다. 관절의 전반적인 움직임 부족은 관절 구축을 유발한다. 관절 구축은 환자들이 팔다리를 사용하려고 하는 부분을 방해한다. 예를 들어, 환자가 손의 굽힘 구축이 심각하게 발생하였다면, 식사 보조도구(utensils), 위생 보조도구(hygiene aids), 또는 필기 보조 도구(writing utensils)를 잡거나 놓기를 할 수 없다. 만약 환자가 팔을 완전히 펴지 못하게 되면, 옷입고 벗기 뿐만 아니라 어떤 물건을 잡기(grasp)와 뻗기(reach)가 어려워진다. 또한, 팔을 이용하여 지지하기나 보호적 균형 폄 반응에 사용하지 못하여 균형에 영향을 주게 된다. 만약 다리에 구축이 있게 되면 서기와 걷기가 감소된다. 또한, 엉덩관절과 무릎관절의 정렬에 따라 환자는 균형된 자세로 앉기도 어려워진다. 몸통에 강직이 있는 환자는 근육의 불균형으로 인하여 비대칭성 몸통 정렬로 척추옆굽음증(scoliosis)이 발생한다. 이러한 불균형은 가슴우리(rib cage) 움직임과 유연성의 문제를 유발하고, 상기도 감염(upper respiratory infections)의 위험성을 증가시킨다.

장기간의 만성적 강직성 또는 경직성 근육은 근육의 물리적 특성이 가지고 있는 뻣뻣함(stiffness)(Lieber, 2004; Sinkjaer, 1994; Trompetto, 2014; Phadke, 2015)이 증가하지만, 이러한 뻣뻣함은 속도 의존적이지 않으며 강직으로 설명하는 일반적인 내용과는 거리가 있다. 이 뻣뻣함은 근육과 신경 계통 모두의 변화로 발생하게 된다(Mirbagheri, 2001).

신경 근육학적 진단에서 과긴장
Hypertonia in Neuromuscular Diagnoses

강직은 대뇌 겉질 세포, 대뇌 겉질척수로와 척수의 겉질척수로 경로를 포함하는 CNS 상위 운동 신경원 손상으로 발생한다. 일반적으로 뇌졸중, 척수 손상, 뇌성마비, 외상성 두부 손상(traumatic brain injury, TBI)과 연관된 병변에서 발생한다. 비록 쉽게 인지되지만, 6장에서 언급하였듯이 강직을 객관적으로 정확하게 측정하고 등급화하는 것은 어렵다. 강직은 능동 또는 수동적 움직임에 대한 저항, 과장된 심부 힘줄 반사와 간헐적 또는 지속적 불수의적 근육 활동을 포함하는 상위 운동 신경원의 플러스(positive) 감각 운동 증후군의 그룹으로 분류된다(Mandigo, 2006; Sheean, 2009; Trompetto, 2014; Phadke, 2015). 강직은 속도 의존적으로 긴장성 신장 반사(tonic stretch reflex)가 증가하지만, 증가하였다기보다는 실제 값보다 감소한 신장 반사의 역치값에 의해 표현하는 경우가 더 적절한 표현이 된다(Hui-Chan, 1993; Phadke, 2015). 하지만, 현재까지 강직은 CNS에서 반사 활(reflex arc)의 과민감성(hypersensitivity)으로 제시되며, 이는 억제성 내림 신호 소실로 비정상적인 자극의 결과라고 제시되고 있다(Sheean, 2009; Phadke, 2015).

전통적으로 강직은 경직과 다르게 속도 의존적인 경향이 있으며, 긴장이상의 긴장도는 변동적이다. 강직성 과긴장성을 요약하자면, 휴식 시에는 관찰할 수 없지만, 근육의 늘어나는 신장 반사 시 관찰할 수 있으며, 뇌 손상의 경우 길항근(관절의 한쪽)이 아닌 주로 주동근에서만 관찰할 수 있다. 또한 최대한 신장을 하게 되면 동작 범위 끝에서 특징적으로 볼 수 있다. 경직은 속도 의존적인 저항감/뻣뻣함이 발생하지 않으며, 관절의 양쪽 근육에서 관찰할 수 있고, 관절 가동 범위 전반에서 지속적인 저항감/뻣뻣한 증가를 관찰할 수 있고, 일반적으로 대부분의 파킨슨병 환자에서 볼 수 있다.

생애주기에 미치는 영향 Lifespan Influence

강직과 관련하여 일생의 장애를 동반한 개인은 과긴장성의 만성적 영향을 전반적으로 볼 수 있다. 만약, 과긴장 또는 경직이 아동 발달에 영향을 받게 되면, 아동은 비정형적(atypical) 움직임 패턴과 기능적 움직임 동안 뼈대 계통에 비정상적 부하가 부분적으로 발생한다(Bakheit, 2010). 초기 청소년기 아동의 엄지건막류(bunion)는 보행 시 비대칭적 체중 지지 패턴을 유발하게 한다. 또한, 보행 보조도구나 목발을 사용하여 이동하게 되고, 이는 어깨의 과사용 손상(overuse injury)의 위험성을 유발한다. 어깨 관절은 보행 이동 시 상당한 부하를 버텨야 하는 곳은 아니다. 어깨에서 힘을 흡수(만약 보행 보조도구 그리고/또는 목발의 사용)하게 되면 끼임 증후군(impingement syndrome), 윤활낭염(bursitis), 그리고 더 많은 근골격계통의 병리적 문제를 유발하게 된다.

만약 발달이 다 이루어진 후 손상을 경험하게 되면, 신체는 여전히 과긴장으로 인한 근골격계통의 변화를 경험하게 된다(Trompetto, 2014). 이러한 변화는 근골격계통의 영향을 주게 되지만, 눈에 띄거나 심각하게 보이지는 않는다. 하지만, 손상의 시점에 따라, 즉 출생에 가깝거나 인생 후반부에서나 과긴장은 환자의 신체 계통에 영향을 준다. 그러므로 근육의 근력과 관절, 피부 계통의 통합성을 유지하는 중재는 평생 동안 환자의 일반적인 일상생활의 일부분으로 수행해야 한다.

관련 검진/평가
Pertinent Examination/Evaluation

표 19-2는 과긴장을 위해 일반적으로 사용하는 검사와 측정 방법을 요약하였다. 이 검사들은 6장에서 자세하게 설명하였다.

환자 적용

앤서니 강직의 심한 정도를 특별히 검사하기 위해 수정된 애시워스 척도(Modified Ashworth Scale, MAS)를 사용한다:
팔: 오른쪽 위팔두갈래근 MAS 2; 오른쪽 손목굽힘근 MAS 2; 왼쪽 위팔두갈래근 MAS 1+; 왼쪽 손목굽힘근 MAS 1+.
다리: 오른쪽 넙다리네갈래근, 넙다리뒤근육과 발바닥 굽힘근 MAS 1; 왼쪽 넙다리네갈래근과 발바닥굽힘근 MAS 1.
팔 운동 조절 검사는 초기 40° 범위에서 왼쪽 위팔두갈래근만 분리된 조절이 가능하였으며, 이후 25° 추가 범위에서는 굽힘 시너지(synergy) 움직임이 보였다. 그리고 왼쪽 위팔세갈래근은 초기 10°에서 움직임이 나타났지만, 추가적인 10° 범위

표 19-2 과긴장을 위한 검사와 측정

검사/측정	목적
강직을 위한 수정된 Ashworth 척도(Bohannon, 1987; Price, 1991; Phadke, 2015)	• 강직의 심한 정도 비율을 사용 • 6장에서 설명한 것과 같이 어떤 범위에서 강직의 크기가 발생하는 것에 기초하며 6점 척도로 구성
동적 근전도(Keenan, 1990)	• 팔꿈치 관절의 강직을 평가하기 위하여 동적 근전도를 사용
강직을 위한 Tardieu 척도 (Haugh, 2006; Phadke, 2015)	• 강직의 심한 정도 비율을 사용 • R1(처음 걸림)과 R2(가능한 끝 범위)를 이용하여 강직에 의한 가능한 범위의 위치를 느린 속도와 빠른 속도의 반응을 비교함
통합형 파킨슨병 평가 척도(Unified Parkinson Disease Rating Scale, UPDRS) (경직을 위한 운동 검사 항목) (Fahn, 1987; Richards, 1994)	• 다섯 부위(목, 오른쪽 팔, 왼쪽 팔, 오른쪽 다리, 왼쪽 다리)에서 경직의 심한 정도 비율을 사용 • 5점 척도로 0~4점의 다음 내용을 사용함 0 = 경직 없음; 1 = 아주 약간의 경직 또는 근수축을 하고 있음; 2 = 가벼움/중증도에 경직; 3 = 뚜렷한 경직, 전체 가동 범위; 4 = 심한 경직.

에서는 폄 시너지가 나타났다. 다른 팔의 움직임은 비정상적인 시너지 조합을 보여주었다.

다리 운동 조절 검사는 엉덩관절 굽힘근, 폄근과 무릎 폄근과 발등 굽힘근과 발바닥 굽힘근의 처음 1/3 범위에서 분리된 선택적 조절을 보여주었으며, 이후의 범위에서는 양쪽 모두 비정상적인 시너지가 발생하였다. 운동 조절 안정성은 지지가 된 서기에서 엉덩관절과 무릎관절의 폄을 유지할 수 있는 충분한 능력을 보여주었다.

임상 결정 시 고려할 점

- *일상생활에서 기능적 숙련성에 직접 영향을 주는 앤서니의 신체 구조와 기능을 찾기 위해 부가적으로 필요한 정보는 무엇인가?*
- *앤서니의 전반적인 건강 상태에 영향을 줄 수 있는 과긴장과 관련된 위험 요소는 무엇인가?*
- *앤서니의 기능적 제한의 문제점 목록의 우선순위를 정하기.*
- *기능적 제한에 기여하는 손상은 무엇이 있는가?*
- *앤서니를 위한 현실적이며 기능적으로 결과를 보여줄 수 있는 적절한 목표 2가지를 쓰시오.*
- *앤서니의 강직은 자세의 변화에 따라 어떻게 변화되는가?*
- *평가 결과를 바탕으로 앤서니에게 적절한 중재 전략은 무엇인가?*

생각해 볼 점 19.2

- MAS 대신 Tardieu 척도를 사용하게 되면 잠재적인 이득은 무엇인가?
- 이 부분은 추후 당신의 치료 계획에 어떻게 영향을 주는가?

과긴장에 초점을 둔 중재 준비
Preparatory Intervention Specific to Hypertonia

일반적인 접근법 General Approaches

강직을 감소시키기 위한 중재를 계획하기 전에 강직을 줄이기 위한 목표를 고려해야 한다. 과긴장을 줄이는 것이 환자의 삶의 질과 기능적인 부분이 어떻게 개선되는가? 목표를 설정하면서 강직의 변화(물리적 또는 약물학적)가 어떻게 기능을 강화하고, 구축을 예방하고 관절 가동 범위를 증가시키고, 기형을 예방하거나 통증을 줄이는지를 고려해야 한다. 또한, 치료사는 이러한 내용이 최후에는 "그래서 어떻게 한다는 것이지?"라는 질문에 적용할 수 있는 것을 고려해야 한다. 예를 들어, 만약 물리치료사가 강직 또는 경직을 줄여 관절 가동 범위를 개선한다면, 환자(기능을 개선하는 관점)에게 어떠한 의미를 부여하는 것인가?

Gelber(1999, p.5)에 의하면, "강직의 치료는 일반적으로 특정 자세(positioning), 이동성(mobility), 또는 일상생활과 같은 기능적 활동을 방해하는 긴장도의 증가 또는 구축이나 피부 박리와 같은 합병증을 유발하는 것을 고려해야 한다." 임상적 상황에서 강직은 약물학적, 외과적, 특정 자세와 수동 관절 가동 범위, 도수 치료와 도구를 포함한 다양한 접근법을 사용한다(Phadke, 2015). 비록 치료사는 약물학적 또는 외과적 중재를 직접적으로 치료하거나 처방하지는 않지만, 이러한 의학적 중재가 환자의 기능에 영향을 줄 수 있어 치료사는 중재 전략의 변화를 고려할 경우 요청할 수 있다.

치료를 위한 약물학적 적용

강직을 위한 전형적인 약물학적 중재는 강직과 과긴장성의 영향을 줄이는 치료와 같이 실시한다. 또한, 약물이 강직을 감소시키는 동안, 환자의 힘 발생 또한 감소시키기 때문에 치료사는 22장에서 설명하는 중재 방법을 포함한 근력 강화를 같이 시행해야 한다. 약물 요법과 용량은 치료하는 의사가 처방하지만, 환자의 임상적 그리고 기능적 상태에 관한 치료사의 정보와 환자 기능에 관한 강직의 영향에 관한 것은 치료사의 판단 정보를 이용해야 한다. 추가로 의사는 환자와 가족의 정보도 이용해야 한다. 강직을 다루는 데 있어 운동, 모달리티 중재(modality intervention)와 약물학적 치료 사이의 정밀한 균형을 유지해야 한다. 이것이 어렵고 비현실적이지 않는다면, 만약 비현실적이지 않는다면 과긴장성은 약물로만 다루어야 한다(Watanabe, 2009). 아동이 성장하거나 개인이 좀 더 능동적이거나 체중의 변화가 있다면 약물 용량은 조정해야 한다.

추가로 물리치료 중재를 강직성 과긴장성을 다루는 데 필요하며, 환자는 과긴장성 감소의 영구적인 효과를 얻기 위해서 약물 치료를 요구한다. 비록 의사는 약물을 주로 처방하거나 과용하는 것을 볼 수 있지만, 치료사는 주로 약물의 잘못된 사용으로 인한 변화를 처음으로 관찰하는 사람이 될 수 있다. 표 19-3은 일반적으로 처방되는 약물과 동반되는 부작용을 요약하였다. 항강직성 인자(antispastic agents)에 관한 근거의 기초는 외과적 등쪽 신경근절제술(dorsal rhizotomy) 절차와 같이 근거에 관한 초점 끝에 포함하였다. 임상 결정에 관한 약물의 사용이 특정한 상황에서 기능을 증가시키기 위해 쉽게 사용할 수 있다는 제한된 근거가 제시되고 있다(Watanabe, 2009; Lapeyre, 2010).

경질막내 투약(**intrathecal baclofen**, ITB)과 관련하여 투약 펌프는 외과적으로 배 아래에 삽입하고 카테터를

표 19-3 강직성 과긴장에 일반적으로 처방되는 약물

약	전달 방식/용량	비용	동작	반감기	부작용
Baclofen 긴장도 감소를 위해 사용	경구(oral) 하루 3회(경질막내 투약 참조)	상대적으로 비싸지 않음	GABA B 척수 수준에서 작용. 콩팥에서 처리	2.5-4시간	졸음과 머리/몸통에서 일차적인 약화와 갑작스러운 중단으로 인한 발작(seizure) 위험성 증가
Benzodiazepines: Diazepam(Valium)과 Clonazepam (Klonopin)	경구 Diazepam: 하루 1~2회 Clonazepam: 매일 1회	상대적으로 비싸지 않음	GABA A의 CNS 복잡한 작용으로 연접 전 억제와 반사 감소. 간에서 대사 작용	Diazepam: 20~80시간 Clonazepam: 18~28시간	진정(sedation)과 갑작스러운 중단으로 인한 약화, 조화운동불능(incoordination), 저혈압, 중독 가능성이 증가함
칼슘 채널 차단제; Dantrolene (Dantrium) CP 또는 TBI에서 긴장도 감소를 위해 사용. 급성 뇌졸중 환자에게서 사용하지 않음	경구 하루 3~4회		근육에서 칼슘 채널로 작용하여 긴장도, 간대성 경련(clonus)과 근육 경련(spams) 감소. 간에서 대사 작용	4~6시간	간독성(hepatoxicity), 일반적인 약화와 졸림

표 19-3 강직성 과긴장에 일반적으로 처방되는 약물 — 계속

약	전달 방식/용량	비용	동작	반감기	부작용
Imidazolenes: Tizanidine (Zanaflex) MS 또는 뇌졸중 증상에서 과긴장성을 치료하기 위해 사용. Baclofen과 비교	경구 하루 여러 번		알파 2 아드레날린성 약물로 다발성 경화증 또는 뇌졸중 환자의 과긴장을 치료하기 위해 사용. Baclofen과 비교하여 근육 경련과 간대성 경련을 감소시킴. 간에서 대사 작용	2.5시간	진정, 현기증, 인지 영향과 기립성 저혈압, 느린맥(bradycardia)과 오래 사용하였을 때 입의 건조함. 사용자의 5%에서 간독성 발생
Intrathecal baclofen(경질막내 투약, ITB)	경질 내 펌프를 이용한 주사. 직접적인 전달 방식으로 적고, 좀 더 정확한 용량이 요구됨		Baclofen 펌프를 외과적으로 복부 아래쪽 근막에 삽입하고 카테터를 통해 Baclofen 액을 척수 주위 부위에 전달		중단, 외과적 위험성, 감염, CSF 누수와 카테터 기능 이상
화학성 신경차단 인자(chemodenervation agents): 보튤루늄 독소 A형(Botox)과 B형(Myobloc)	근육 내 주사. 효과는 10일에서 14일 사이에 관찰되지만, 최대 효과는 4~6개월에서 발생함		미국에서는 A형을 일반적으로 사용. 강직 근육에 직접적으로 정확하게 주사하여 강직을 치료하기 위해 약물을 국소적으로 사용.	전반적으로 3~6개월 지속되고, 12개월까지 지속됨	
대마초	경구, 경피, 비강 분무기(nasal spray)	상대적으로 비싸지 않음	신경전달물질의 글루타메이트(glutamate)(흥분성)의 감소 효과와 GABA(억제성) 효과를 강화	10시간까지	졸림과 균형 감소

통해 척수를 둘러싸고 있는 뇌척수액으로 전달하게 한다(그림 19-3A). 척수 수준에서 항강직성 효과는 척주관(spinal canal)에 있는 카테터(catheter) 끝의 위치/높이에 의존한다. 직접적인 전달 방식이기 때문에 경구용 바크로펜(oral Baclofen)의 치료적 효과와 비교해 적은 용량을 사용한다. 그러므로 일반적인 진정 작용은 경구용 바크로펜보다 적다. 잠재적 합병증은 펌프의 실패와 카테터의 잘못된 기능이 나타날 수 있다(Lynn, 2009). 펌프는 투여량 배출이 프로그램화되어 있고, 의사는 다시 채우는 일정을 계산해야 한다. 펌프는 약물이 낮은 수준으로 공급될 때 알람 소리가 난다. 전형적으로 펌프는 경피(transdermal) 주사를 펌프 저장소(reservoir)를 통해 3~6개월 간격으로 다시 채워주며(그림 19-3B), 펌프의 배터리 수명은 5~7년 정도 된다. 펌프는 5~7년 단위로 교체해준다. ITB 대상자는 팔과 다리에서 애시워스 척도 3에서 5점, 30파운드 조과 체중과 4세 이상인 경우가 포함된다. 강직은 기능과 관리에 방해받으며, 구축의 원인이 되고, 또는 경구용 약물로 잘 조절되지 않는다. ITB 펌프의 부작용은 회피반사(withdrawal), 외과적 위험, 감염, CSF 누출, 그리고 카테터 기능이상이 포함된다.

약물의 범주는 보튤루늄 독소(Botulinum toxin), 알코올과 페놀(phenol)이 포함된 화학성 신경차단 인자(chemodenervation agents)가 있다. 보튤루늄 독소 A형(Botox)은 B형(Myobloc)보다 미국에서 더 많이 사용한다. 보튤루늄 독소는 국소적으로 강직을 치료하는 데 사용하는 것으로 강직성 근육에 정밀하게 직접적인 근육 내 주사(intramuscular, IM)로 사용한다. 주사의 효과는 주사 후 10~14일 이내에 관찰된다. 하지만 전반적인 효과는 4~6개월에 최고로 나타나며, 일반적으로 3~6개월 지속되며 일부 환자에게서는 12개월까지 지속된다. Botox

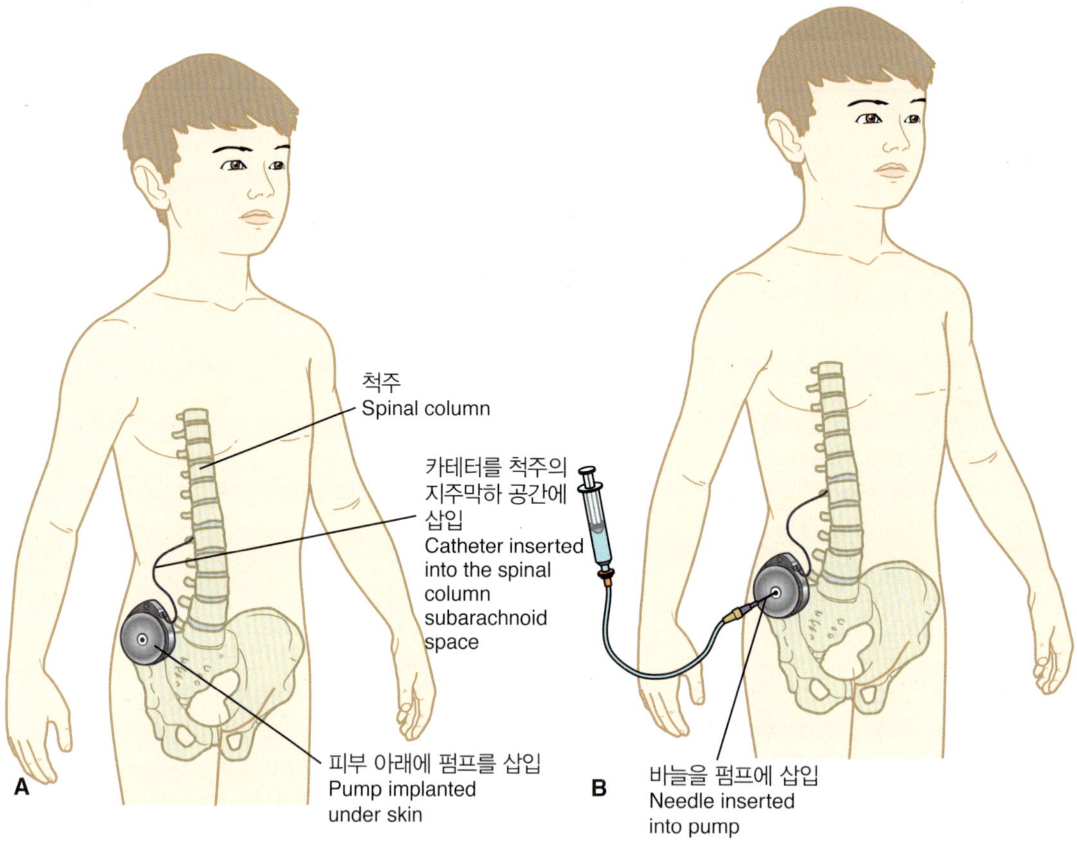

그림 19-3A와 B Baclofen 펌프는 A. 외과적으로 복부 아래쪽 벽 연부조직 아래에 삽입하고 카테터를 이용하여 허리 공간(lumbar cistern)의 뇌척수액으로 Baclofen을 전달한다. B. 펌프는 펌프 저장소(reservoir)에 경피적 주사(transdermal injection)로 다시 채운다.

주사는 독소에 대한 면역력을 최소화하기 위하여 3개월보다 더 자주 적용하지는 않는다. Botox는 경구용 약물 또는 ITB와 같이 조합하여 사용한다. 부작용으로는 근육의 국소적 통증과 항응고제(anticoagulants)(즉, 혈액 희석(blood thinners))를 복용하게 되면 합병증이 발생할 수 있다. Botox 주사 후에 환자는 지속적이고 강도 높은 치료와 적절한 보조도구를 사용해야 한다.

페놀, 알코올은 Botox보다 더 많은 합병증이 있다. 의사는 작은 전기적 충격을 표적이 되는 신경에 직접적으로 전달한다. 이러한 절차는 아동에게 진정 효과를 수행하기 위해 사용한다. 페놀 블록(phenol block)은 일반적으로 위팔두갈래근 또는 엉덩관절 모음근 강직에 사용한다. 페놀은 운동신경에 직접적으로 주사하고, 주사 부위에 단백질 변성을 유발하여 근육 또는 혈관의 손상을 줄임으로써 통증성 이상감각/감각이상을 줄여준다. 그러므로 주사 부위가 제한적이다. 페놀 사용의 장점은 Botox보다 지속 효과가 길고, 더 큰 근육 그룹에 사용할 수 있다.

생각해 볼 점 19.3

- 약물학적 치료 시 약물의 반감기가 당신의 치료 세션에 어떻게 영향을 주는가?
- 약물 사용의 부작용은 무엇이 있는가? 그리고 이러한 부작용을 물리치료 시 어떻게 적용할 것인가?
- 환자의 치료 계획 시, 효과적인 의사 결정 강화를 위한 환자의 수행 능력과 기능적 표기를 어떻게 할 것인가?

외과적 중재

역사적으로 외과적 기법은 강직으로 인한 이차적 정형외과학적 합병증 또는 심부 뇌 자극기의 신경외과술 또는 바크로펜 펌프 삽입, 선택적 등 쪽 신경근절제술(dorsal rhizotomy, SDR)을 통해 긴장도를 줄이는 강직성 과긴장의 관리 절차로 사용된다(Lynn, 2009). 정형외과적 절차는 가동 범위의 회복, 구축 감소와 근골격계 기능 유지에 초점을 둔다(Mandigo, 2006). 힘줄 연장술(tendon-lengthening), 힘줄 전이술(tendon transfers), 뼈절단술(osteotomies)과 관절고정술(arthrodesis)이 여기에 포함된다. 이러한 절차의 일차적 목표는 강직의 부정적 효과를 줄이는 관점과 기능을 유지하기 위해 사용한다(Lynn, 2009). **힘줄 연장술(tendon lengthening)**은 구축을 피하고자 시도하는 것으로 근육 긴장의 증가로 인해 동반되는 연부조직 적응을 극복하기 위해 사용한다; 힘줄 전이술은 길항근의 기능을 최대화하기 위해 사용한다. **뼈절단술**과 **관절고정술**과 같은 좀 더 과감한 절차는 뼈의 정렬을 다시 맞추어주고 움직임의 저하가 발생되는 동안, 기능의 최적화 도움이 되기 위해 사용한다.

선택적 등쪽 신경근절제술(selective dorsal rhizotomy, SDR)은 강직성 과긴장성에 동반되는 감각 입력을 줄이기 위해 수행한다. SDR 최적의 대상자는 3~6세 강직성 하지 마비 아동으로서 인지 결함이 없는 상황에 해당한다. 긴장도 감소 후에 이동을 위한 충분한 근력을 가지고 있어야 한다. SDR은 심각한 약화, 긴장이상 또는 무정위운동(athetosis)이 있는 아동에게 추천하지 않는다(Lynn, 2009).

심부 뇌 자극(deep brain stimulation)은 일반적으로 선천성 긴장이상 또는 파킨슨병을 치료하는 데 사용한다. 시상 주위 영역에 전극이 삽입된 전기자극 장치를 통해 직접적으로 한쪽 또는 양쪽의 자극을 전달한다(Lynn, 2009).

ITB는 CP, TBI, 뇌졸중, SCI 또는 MS 환자에서 심한 강직을 줄여주기 위해 추천한다. 비록 외과적 절차가 필요하지만, 이 장 전반부에서 약물학적 효과를 이미 설명하였다. 펌프는 하키용 퍽(hockey puck)의 모양으로 근막 아래 복부 아래쪽에 외과적으로 삽입한다. 펌프의 카테터는 외과적으로 복부 벽에 위치하게 하고, 척주관을 통해 표적이 되는 척수 수준의 뇌척수액을 통해 약을 투여하게 한다.

이러한 신경 외과적 중재와 정형외과적 중재의 조합은 강직을 줄여줄 뿐만 아니라 뇌성마비 환자의 척추와 팔다리의 생역학적 상태를 유지하게 한다(Lynn, 2009).

지속적인 자세와 수동적 가동 범위

지속적인 자세(Akbayrak, 2005; Fleuren, 2006)와 수동적 가동 범위(passive range of motion, PROM)(Wu, 2006)의 과긴장 감소의 효과는 여러 연구에서 보고되고 있다(Adams, 2007; Mandigo, 2006; Ross, 2007; Sanger, 2003). 신장과 PROM 활동은 과긴장성을 가진 개인을 위한 치료적 중재로 사용하는 일반적인 방법이다. 부목고정(splinting)(Kerem, 2001; Pizzi, 2005; Sheehan, 2006)과 지속적 부목(serial casting)(Lannin, 2007)은 지속적인 정적 신장을 강직 근육에 제공하는 방법으로 과긴장 감소에 효과를 보여주며, 일부 경우에서 오랜 시간 동안 짧아진 근육을 늘리는 데 사용한다. 일반적으로 지속적 부목과 같은 오랜 기간의 신장은 오랜 기간의 긴장도 감소의 결과를 보여준다. 이론상으로 비슷하게 팔다리 특정 근육에서 지속적 신장을 적용할 수 있는 여러 중재 전략이 제시되고 있다. 이러한 중재는 보조도구/브레이싱(bracing), 수동적 기립기(passive standers) 뿐만 아니라 이장의 도구에서 자세하게 설명한 적응식 좌석(adaptive seating)이 포함된다.

일반적으로 부목은 **지속적 부목(serial casting)**을 적용하고 부목은 주로 일차적으로 가동 범위 제한이 있는 곳에 적용한 후, 몇 주의 시차를 두고 점진적으로 범위를 늘려가면서 적용한다(그림 19-4). 과긴장이 있는 근육을 최대로 신장된 위치에 두고 이 자세에서 부목을 적용한다. 부목은 근육에 지속적인 신장을 제공하고 근육은 피로해지고 늘어나게 된다. 일반적으로 부목은 2주마다 새로운 부목으로 원하는 범위가 확보되었을 때 새로 늘어난 위치에서 교체해준다. 지속적인 부목이 완전히 적용한 후에 보조도구를 사용하여 추가적인 가동 범위를 유지해준다.

과긴장성을 조절하는 데 도움을 수는 여러 보조도구가 있다. 모든 보조도구는 고객의 맞춤형으로 제작한다. 몇몇 보조도구는 다리의 상식을 줄여주기 위해 발가락을 올림/폄으로 제작한다. 발바닥 특정 부위, 특히 첫 번째 발허리뼈 머리(metatarsal head)를 돌출되게 제작하여 발 볼(ball of foot)쪽에 약간의 압박을 제공하여 강직을 줄여주는 보조도구도 있다. 이러한 모든 방법은 근육이 늘어난 위치로 관절의 위치를 고정하여 가동 범위를 증가시키고 긴장도를 감소시키게 한다. 앉은 상태 또는 키 큰 무릎자세(tall kneeling)에서 다리와 팔을 분리한 자세, 발을 통한 적절한 체중 지지(즉, 발바닥으로 서고 양쪽에 체중 지지), 팔과 다리를 한쪽으로 굽힘을 하고 다른 한쪽은 폄을 한옆으로 누운 자세 등이 강직을 줄여주는 도움이 된다.

또한 정적 신장과 특정 자세 유지 외에, 좀 더 동적인 PROM 중재는 과긴장을 줄여주는 도움이 된다. PROM은 치료사가 손으로 적용하거나 지속적으로 팔다리의 움직임을 제공해주는 특수 장비로 적용할 수 있다(Wu, 2006).

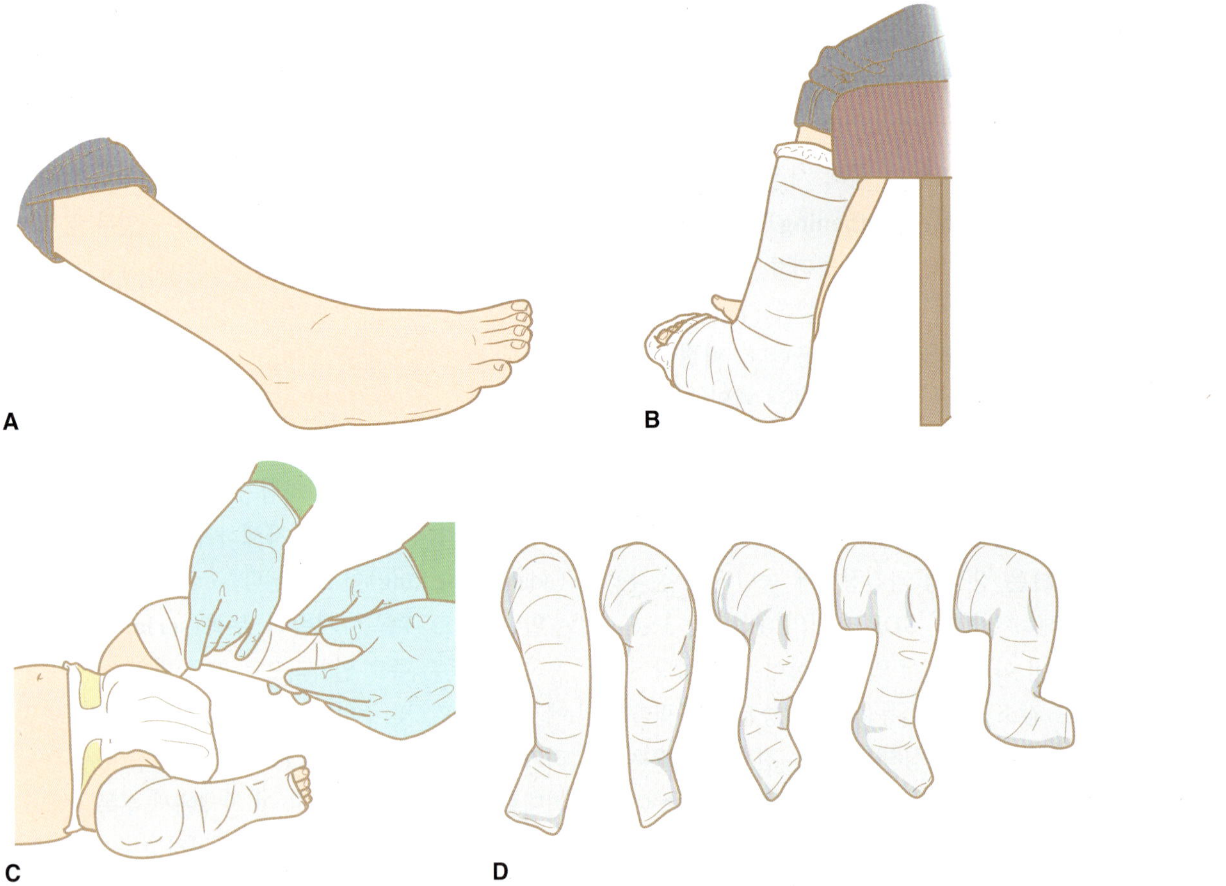

그림 19-4A-D 지속적인 부목을 더 큰 범위로 점진적으로 늘려 적용하고, 가동 범위가 증가한 새로운 최대 위치에서 매 2주마다 교체한다. 이 기법은 강직을 감소시킬 수 있다. **A.** 그림은 부목 적용 전의 발목의 위치를 보여준다. **B.** 그림은 부목 적용의 위치를 보여준다. **C.** 그림은 신생아에게 양쪽으로 적용한 것을 보여준다. **D.** 그림은 지속적인 부목을 보여주며, 점진적으로 범위를 확보하여 적용하고 강직이 감소하는 것을 보여준다.

Chang(2007, 2013)은 지속적인 수동적 움직임(coninuous passive movement)의 60분 적용 후, 척수 손상 환자의 MAS 점수가 줄어들어 강직이 개선되는 것을 보고하였다. 따라서, PROM은 과긴장성 관리에서 의미 있음을 보여주었다.

핸들링(handling)과 물리적 억제법

과긴장을 관리하기 위한 여러 가지 도수적 촉진과 억제 방법이 있다. 치료적 핸들링과 최적의 자세는 초기 물리치료 중재의 대표적인 방법이다. 신경발달학적 치료(Neuro-Developmental Treatment, NDT)(Bly, 1991; Buttler, 2001; Kerem, 2001)와 Feldenkrais(Connors, 2010) 같은 여러 종류의 중재 전략은 강직을 줄이기 위해 시도하는 강력한 물리적 방법이다. NDT와 Feldenkrais는 부드럽게 자세를 만들고 핸들링으로 과긴장성을 줄여, 과긴장성을 가진 개인의 근육 기능을 최대화하기 위하여 사용한다. 두 접근법 모두 긴장-억제(tone-inhibiting) 자세와 함께 핸들링을 사용하여 치료적 목표에 도달하게 한다.

도구

과긴장성 정도, 강직 또는 경직; 과긴장성의 신경해부학적 기반; 그리고 개선의 예후(예를 들어, 뇌졸중 환자의 일부는 시간이 지남에 따라 자연적으로 강직이 감소하는 경우가 있음), 치료적 기법이 일시적으로 긴장도를 감소시킬 수 없으면, 치료사가 과긴장성의 효과적 관리를 위해 특수한 도구를 사용할 수 있다. 표 19-4는 일반적으로 많이 사용하는 도구를 요약하였으며, 범주별로 목록화하고 도움이 될 수 있는 이유를 제시하였다.

표 19-4 과긴장성을 관리하기 위해 일반적으로 사용하는 도구

도구 분류	예(17장에서 설명함)	이유
보조기(정적과 동적)	발목 발 보조기(정적) (AFO)	발을 중립 위치로 유지하거나 다리의 폄 공동패턴을 조절하기 위해 약간의 발등 굽힘을 하고 발바닥 굽힘근의 지속적인 정적 신장을 제공하여 발바닥 굽힘근의 강직성을 억제한다.
	동적 부목 (dynamic splint)	동적 부목은 낮은 강도와 긴 시간의 신장을 적용하여 과긴장성을 감소하며, 팔다리의 어느 정도 약간의 움직임을 허용한다.
좌석(seating)과 자세(positioning)	시트 쿠션 (seat cushion)	골반을 후방 경사(posterior tilt)로 위치하여 과긴장성 개인의 폄 긴장도를 감소시키는 데 도움이 된다.
수동적 기립기 (passive stander)	바로누운자세의 기립기 (supine standing frame)	기립기는 다리에 체중 지지를 제공하는 중요한 도구로, 체중 지지는 관절에 압축을 제공하여 강직을 억제한다.

치료적 억제 기법 Therapeutic Inhibition Techniques

이 장에서 설명한 모든 기법은 강직을 줄여주는 데 있어 일시적인 효과는 매우 좋다(Scanlan, 1998). 하지만 신경운동학적 병리를 가진 개인의 운동 재활을 위한 치료 목적을 가지고 있어야 한다. 치료사는 가동 범위를 강조하는 기법 전 또는 가동술 전에 강직성 근육의 억제 기법을 선택해야 한다. 이러한 방법은 강직성 근육의 반대 근육이 수의적으로 조절된 움직임을 수행할 수 있는 수의적 운동 조절을 개선하는 중재 전에 도움이 된다. 어떤 경우에서는 특정한 강직성 근육이 정상적 운동 조절을 방해하는지를 핸들링하면서 찾을 기회가 생긴다. 이 장에서 설명한 기법 대부분은 근거에 기반하여 강직의 변화를 줄 수 있는 중재와 관련하여 제시하였다. 경직을 위한 특정 기법도 설명하였다.

심부 압박

지속적인 자세만 적용하면 일시적으로 과긴장을 감소해 주지만, 팔다리에 심부 압박을 이용하면 관절의 인식도(awareness)와 강직 감소에 도움이 된다. 비유해성-지속적 압박(nonnoxious-sustained compressive pressure)을 과긴장성 근육의 힘줄 종축(longitudinal axis)에 적용하게 되면 골지 힘줄 기관(golgi tendon organ, GTO)의 활성도를 증가시킨다. 이러한 GTO의 활성화는 근육의 늘어남을 유발하는 데 도움이 된다. 비록 이 기법이 임상에서 일반적으로 많이 사용하지만 과학적 연구의 뒷받침은 필요하다.

관절 견인

지속적인 관절 종축의 견인은 관절의 인식도를 증가시키고 관절 수용기의 활성화를 증가시킨다. 한 손을 팔다리의 몸쪽에 위치하여 고정된 힘을 제공하고 다른 한 손으로 먼쪽으로 견인(관절 공간이 늘어날 수 있게 한쪽 뼈를 당기는 힘을 적용)한다. 이러한 견인 힘은 지속적 또는 간헐적 방법으로 적용한다. 이 기법의 금기증은 심한 저가동성 또는 과가동성 관절에 적용하지 않는다. 이 기법에 관한 과학적 연구의 뒷받침은 필요하다.

율동적 돌림

율동적 돌림(rhythmic rotation)은 신체/머리의 저진폭 율동적 돌림 움직임을 천천히 적용하는 것으로 안뜰 계통(vestibular system)과 CNS에 경미하고 반복적인 입력을 제공함으로써 이완을 증가시킨다. 이완된 상태의 증가는 강직과 경직 근육 그룹 모두에서 일반적인 감소를 제공한다. 몸 전체의 억제는 안뜰척수 반사(vestibulospinal reflex)로부터 나오는 출력(output)을 감소함으로 이루어진다. 더 구체적인 효과를 적용하는 다른 방법으로 팔에서만 적용 또는 몸통 분절을 구르기 또는 바로누운자세에서 몸통 돌림과 같이 특정한 관절에서 돌림을 적용할 수 있다(그림 19-5A-C). 이러한 돌림은 강직성 근육의 대각선적 신장을 유발하여 어느 정도의 이완을 만들어 낸다. 이러한 율동적 돌림의 도수적 적용 외에 몸통 돌림 운동과 같은 것을 환자의 능동적인 참여로 수행할 수 있다. 또한, 이 장에서 설명한 팔의 종축 견인과 함께 도수적 율동적 돌림을 적용하는 것과 같이 대부분의 기법을 율동적 돌림과 같이 또는 독립적으로 사용할 수 있다. 이 기법에 대한

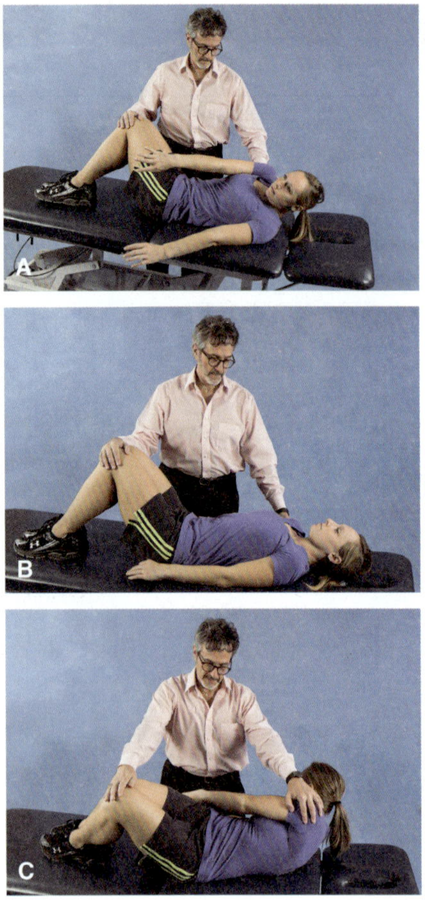

그림 19-5A-C 이 사진은 수동적 율동적 돌림을 몸통 근육의 대각선 방향으로 신장을 적용하는 연속적 사진이며, 일시적으로 과긴장을 감소시킨다.

과학적 연구의 뒷받침은 필요하다.

지속적 신장

신장, 특히 천천히 지속적으로 강직성 근육을 신장하게 되면 강직을 일시적으로 감소시키는 데 도움이 된다(Al-Zamil, 1995; BovendEerdt, 2008; Schmit, 2000; Selles, 2005; Yeh, 2005). 강직성 근육이 최대로 늘어난 위치에서 지속적인 신장을 적용하면 GTO 활성화와 심부 압박의 적용과 유사하게 긴장도와 수축 성향을 감소시킨다. 따라서, 정밀하고 지속적인 신장의 적용은 강직성 근육의 과긴장성을 줄이는 데 도움이 된다. 지속적인 신장은 폄 근육에 더 큰 효과가 있다. 또한, 강직성 근육의 신장은 길항근의 능동적 수축 후, 또는 같이 적용하여 강직성 근육의 상반성 억제(reciprocal inhibition)를 제공하여 이월 효과(carryover)를 최대화 할 수 있게 제공할 수 있다. 신장을 직접 치료 세션에서 수행할 수 있으며 환자의 가정 프로그램으로 사용할 수 있다(Gallager, 2015).

열의 적용: 온 또는 냉

부드러운 온열 또는 지속적인 냉은 과긴장성 강직 근육 그룹에서 긴장도를 일시적으로 줄이기 위해 사용한다. 치료용으로 고안된 따뜻한 풀(warm pool)(다음에 나오는 수중치료 참조), 네오프렌 의복(neoprene garments), 또는 특정 부위의 근육 긴장도와 흥분성을 줄임으로써 근육 이완에 도움이 되는 공기 부목을 포함하여 열(heat)이 임상적으로 자주 적용한다. 온열의 10분 적용 후에 근육의 긴장도 감소는 30분 정도 지속된다(Matsumoto, 2006).

비록 24℃(차가운 물) 수치료는 강직을 증가시키지만(Chiara, 1998), 강직성 근육의 냉팩(cold pack) 또는 침범된 팔다리(특히 발목과 종아리 근육)를 얼음으로 채운 양동이의 침수는 근방추 활성화 또는 신경 전도 속도를 감소시킴으로 강직을 감소시킨다(Price, 1993). 평균 28분의 냉치료(cryotherapy) 적용은 간헐성 경련(clonus)을 감소시키는 것으로 보고되었다(Miglietta, 1973). 일반적으로 열이 진정 효과를 가지고 있어 임상가에게 많이 사용하고 있으며, 열이 냉보다 좀 더 편안한 느낌을 준다. 두 기법 모두에서 금기증은 감각 손상 환자, 낮은 인지 기능 또는 열에 과민증 환자가 된다. 예를 들어, MS 환자는 열에 민감하며, 열이 증상을 악화시키게 된다. 치료사는 만약 열 또는 냉에 금기사항이 없다면 환자가 원하는 방식을 선택하는 것을 고려할 수 있다.

치료적 테이핑

키네시오 테이프(kinesiotape)는 탄력성 치료용 테이프로 사람 피부의 표면을 자극하고 강직성 근육 섬유의 흥분성 감소와 관절 위치를 조절하는 데 도움이 되기 위해 고안되었다. 만약 키네시오 테이프를 근육 섬유에 수직으로 위치하게 하면, 근육 섬유의 활성화를 줄이게 된다. 키네시오 테이핑과 고정형 테이프(rigid tape)는 관절의 위치를 유지하기 위해 사용한다. 예를 들어, 만약 환자가 내재성 또는 대뇌 겉질성 엄지손가락 자세를 보인다면, 고정형 테이프는 엄지손가락을 벌림과 폄으로 유지하기 위해 사용한다. 최종적으로 엄지손가락이 손바닥으로 벌리게 하여 손의 긴장도 감소에 도움을 준다. 치료적 테이핑이 강직 감소에 대한 효과성을 결정하기 위한 과학적 연구의 뒷받침은 필요하다.

생체되먹임

생체되먹임(biofeedback)은 강직성 CP 아동에게 강직을 줄이는 방법으로 사용된다(Dursun, 2004). 앞정강근(tibialis anterior)의 수축과 종아리 세갈래근(triceps surae)의 이완을 수행하는 동안 시각적 그리고 청각적 신호에 의한 발등 굽힘근과 발바닥 굽힘근에 매일 10분씩 적용하였다. 이 연구에서 강직(MAS)은 3개월 동안 유의하게 감소하였다.

진동과 음파 파동

최소 30분 동안 강직성 근육에 직접적으로 적용한 진동자극이 MAS와 F파 진폭의 측정을 통하여 강직이 일시적으로 감소한다고 보고된 연구가 있다(Noma, 2009). 이 연구에서 진동은 91㎐와 1㎜ 진폭으로 5분간 적용하였다. 임상 상황에서 진동은 주로 강직성 근육의 길항근에 적용하여 상반성 억제를 통한 강직을 줄이기 위해 사용한다. 또 다른 역학적 중재로 체외 충격파 치료(extracorporeal shock wave therapy, ESWT)로 불리는 능동적 "충격파(shock wave)" 치료는 힘줄염(tendinopathy)을 위해 단일 음파 파동의 연속적 적용으로 일반적으로 사용하며, 강직(애시워스 척도)에서 유의한 감소 결과를 4주까지 지속되었지만, 12주까지는 지속되지 않았다(Manganotti, 2005). 승마치료(hippotherapy)는 이 책에서 다루지는 않는 부분이지만 강직의 감소에 효과가 있다고 한다(Lechner, 2003, 2007).

전기자극

전기자극(electrical stimulation)의 적용은 전기적 전류를 인체에 치료적으로 적용하는 것으로 일시적인 강직 감소를 위한 방법으로 연구되고 있다. **신경근 전기자극(neuromuscular electrical stimulation, NMSE)**으로 대부분 운동 수준의 자극(motor-level electircal stimulation)으로 길항근을 지배하는 신경에 적용하여 상반성 억제를 이용하지만, 효과는 즉각적이었지만 짧은 기간의 강직 감소가 나타났다(Al-Abdulwahab, 2009; Aydin, 2005; Bakhtiary, 2008; Carmick, 1993; Dewald, 1996; Kavlak, 2005; Khalili, 2008; Santos, 2006). 강직성 근육에 NMES를 적용할 수 있으며(Armutlu, 2003; Van der Salm, 2006), 이는 강직성 근육의 피로를 유발하여 강직을 일시적으로 감소하게 한다(Stein, 2015). 이와 유사한 연구에서 NMES는 수동적 신장 프로그램보다 유의하게 강직 감소가 된다고 하였다(King, 1996). 감각 수준의 전기자극(sensory-level electrical stimulation), 운동 반응을 유발하지 않지만, 척수로의 감각적 습관화(sensory habituation)로 근육의 강직을 일시적으로 감소시킬 수 있다(Aydin, 2005; Miller, 2007; Wang, 2000; Yan, 2009). 뇌혈관 질환(Bakhtiary, 2008; King, 1996; Ng, 2007; Sonde, 2000; Wang, 2000; Yan, 2009; Stein, 2015; Ya-Yun, 2015), 강직성 뇌성마비(Al-Abdulwahab, 2009; Kavlak, 2005; Khalili, 2008), 다발성 경화증(Armutlu, 2003; Szecsi, 2009)과 척수 손상 환자(Aydin, 2005; Krause, 2008; Van der Salm, 2006)를 포함한 다양한 신경학적 질환에서 강직을 감소시키기 위한 긍정적인 중재 효과가 입증되었다. 이러한 연구에서 변수는 전기자극에 대한 생리학적 반응에 기초하여 다양하게 적용되었다(즉, 운동 또는 감각). 목록화되어 있는 대부분의 연구는 신경지배된 근육의 운동 수준 자극(즉, NMES 도구) 또는 통증 조절을 위한 감각 수준 자극(즉, TENS 도구)을 위한 이동성 도구를 이용하여 이중 맥동 전류(pulsed biphasic current)를 사용하였다. 표 19-5는 근육의 강직 감소를 위한 운동 수준과 감각 수준의 전기자극에 사용한 변수를 요약하였다. 추가로 고려해야 할 변수는 운동 수준 자극 시 증가 시간이다. 길항근에 대한 갑작스러운 전류 증가는 강직성 근육의 원하지 않는 빠른 신장을 유발하는 결과를 만든다. 따라서, 강직이 증가하게 된다. 증가하는 시간은 대부분의 NMES 도구에서 0에서 5초 사이에 조정하여 환자에게 편안함과 강직성 근육의 빠른 신장을 피하게 한다.

예를 들어, 서지 모드(surge mode)(100㎐ 맥동; 맥동 기간 0.1㎳, 맥동 간격 0.9㎳으로 교대적으로 4초 서지 기간과 6초의 휴식; 그리고 최대 수축을 유발하기 위해 요구되는 강도의 25% 이상)를 뇌졸중 환자의 발등 굽힘근(앞정강근)에 적용하면 발바닥 굽힘근 강직의 감소와 발등 굽힘 동작이 증가한다(Bakhtiary, 2008). 이 연구에서 강직 감소 효과는 발목관절 발등굽힘, 무릎관절 폄, 엉덩관절의 가쪽 돌림과 벌림의 수동적 움직임을 15분간 적용하는 것을 Bobath 억제 기법과 같이 적용할 때 더 효과적으로 나타났다(Bakhtiary, 2008). 지속적으로 전기자극을 엉덩관절 벌림근에 적용하였을 때 엉덩관절 모음근의 강직이 감소하였다(Al-Abdulwahab, 2009).

전기자극을 경혈점(acupuncture points)에 적용하는 것

표 19-5 강직을 감소시키기 위한 일반적인 전기자극 변수

	운동 수준	감각 수준
파형(waveform)	이중 파형(biphasic pulsed)	이중 파형, 진폭 조절된 교류(즉, 간섭파)
주파수(frequency)	40-50 ㎐	20-100 ㎐
맥동 기간(pulse duration)	300-400 ㎲ec	100-200 ㎲ec
진폭(amplitude)	20-60 ㎃ 최대로 충분하게 제시하지만 근육 수축의 허용범위까지 함	최대로 충분하게 강하지만 근육 수축 없이 감각의 허용범위까지 함
사용률(duty cycle)	변화(1:1, 4:6)	지속적
치료 시간	하루에 15~45분	하루에 15~60분(비록 Miller(2007)는 8시간 동안 함)

(Aydin, 2005; Cheng, 2010; Mesci, 2009; Miller, 2007; Ng, 2007; Sabut, 2010; Wang, 2000; Yan, 2009)

을 연구하였으며, 그 결과 강직 감소에 상당한 효과가 있는 것이 보고되거나(Ng, 2007; Sonde, 2000) 정상적인 근육 긴장도를 가진 개인에서 증가하는 것이 보고되었다(Yan, 2009).

또 다른 새로운 전기자극의 적용 방법으로 강직을 줄이는 효과가 보고되고 있다. 강직과 마비가 있는 SCI 환자에게 주동근/길항근의 주기적(cyclic) 전기자극은 주동근 자극 후에 MAS의 효과적인 감소가 입증되었다(Van der Salm, 2006). 뇌졸중 환자에서 T-12와 L-1 척추 부위 피부에 45분의 전기자극 5세션을 적용한 결과 강직이 감소하였다(Wang, 2000).

다양한 전기자극 방법을 근육 동작—수동적, 수의적 또는 자극성—과 함께 적용하여 강직이 감소하였다. 뇌성마비 아동의 넙다리네갈래근의 전기자극과 뒤넙다리근의 수동적 신장을 결합하여 적용하였을 때 뒤넙다리근의 강직이 수동적 신장만을 적용하였을 경우보다 더 많은 강직의 감소가 나타났다(Khalili, 2008). 완전 마비 SCI에서 기능적 신경근 전기자극(FES)의 이중성 사각 맥동파(biphasic rectangular pulses)(맥동 주기 500㎲ec, 주파수 20㎐, 전류 0~99㎃)와 주기적 움직임 에르고미터(ergometer)에 의한 수동적 움직임을 동시에 적용하였을 경우 MAS의 유의한 감소가 나타났다. 뇌졸중 환자의 수의적 발목 움직임과 반복적인 전기자극을 결합하여 발목의 강직 감소가 나타났으며, 보행 대칭성 개선과 기능적 보행 수행력이 개선되었다(Cheng, 2010). TENS의 다리 경혈점과 "과제 특이성 실기(task specific practice)"를 결합하여 적용하면 TENS만을 적용하였을 경우보다 더 많은 강직의 감소세를 보여주었으며, 보행 속도도 증가하였다(Ng, 2007). 또한, 신경근 전기자극은 CNS의 감각 입력을 증가시키고, 운동 학습을 개선하기 위한 CNS 가소성을 강화할 수 있다(Bogataj, 1995).

이러한 전기적 중재를 통한 강직 감소 기간에 관한 내용은 방법별로 다양하게 나타난다. 편마비 환자의 경혈점에 적용한 전기자극은 마지막 치료 후 2주간의 개선됨이 관찰되었다(Sonde, 2000). 뇌졸중 환자에게 적용한 TENS는 중재 후에 4주간 강직 감소를 유지하였다(Ng, 2010). 강직성 뇌성마비 아동에서 자극 후 1주일간 강직 감소가 관찰되었으며(Al-Abdulwahab, 2009), 일부에서는 적용 후 1개월간 지속되었다(Kavlak, 2005). MS 환자에게 주기적으로 FES를 적용한 결과 짧은 기간에서 다리의 강직 감소가 기록되었지만, 2주 훈련 후에는 나타나지 않았다(Szecsi, 2009). 강직 감소 기간에 대하여 임상적으로 의미 있는 연구들이 더 필요할 것으로 보인다. 예를 들어, 강직 감소가 운동 조절 능력을 증가시키기 위한 반복과 운동 조절 연습의 목적을 달성하기 위해 얼마나 오래 지속되는가?

침술

침술(acupuncture)은 중국의 대체 의학의 형태로 가느다란 바늘 끝을 치료적 이득이 있는 특정한 위치의 피부 위로 삽입하는 것이다. 이 기법에 대한 자세한 설명은 이 책의 범위를 벗어나지만, 강직을 가진 환자에게 나타나는

결과는 근력 강화 운동(Mukherjee, 2007)을 조합하여 적용한 것은 혼합된 결과를(Fink, 2004; Wayne, 2005) 보여주었다.

경직 감소를 위한 특정 기법

이 장에서 강직 변화를 위해 적용한 기법 대부분을 적용할 수 있다. 하지만, 몇몇 연구, 특히 파킨슨병 환자에게 경직을 감소하기 위한 중재 연구가 보고되었다. 중재의 조합 적용으로 인하여 강직과 같은 효과를 경직에서 보일지는 의문이 있다. 대부분의 연구에서 운동 검사의 경직 감소를 측정하기 위해 통합형 파킨슨병 평가 척도(Unified Parkinson Disease Rating Scale, UPDRS)를 사용하였다.

- 수동적 신장: 앞에서 설명하였듯이 환자가 휴식상태에서 수동적이고, 느리고 지속적인 신장을 파킨슨병 환자에게 적용한 결과, UPDRS의 운동 경직 요소에서 개선의 결과를 보여주었다(Pacchetti, 2000).
- 신체 활동과 신체 운동: 여러 연구에서 트레드밀 보행 또는 신체 운동과 같은 신체 활동은 파킨슨병 환자에서 경직을 일시적으로 감소시킨다고 하였다. 한 연구에서는 트레드밀 보행 훈련을 하루에 20분, 일주일에 3일을 6주(체중 지지 사용 또는 사용하지 않음)간 적용한 결과, UPDRS의 운동 검사 세션에서 개선된 결과를 보고하였다(Toole, 2005). 파킨슨병 환자의 ROM, 지구력, 균형, 보행과 미세 운동 기민성(fine motor dexterity)을 개선하기 위한 점진적 지구력 신체 운동은 UPDRS 경직 요소의 개선을 보여주었다(Comella, 1994). 또 다른 연구에서, 파킨슨병 한자에게 적용한 균형과 근력 훈련 프로그램(물리치료사의 감독하 또는 본인 수행)은 UPDRS 운동의 하위 항목(경직 요소를 포함)의 상당한 개선이 있었지만, 전체 UPDRS 점수에서는 변화가 나타나지 않았다(Lun, 2005). 환자의 수의적 운동률보다 30% 강도를 높게 유지한 고정형 자전거 훈련(트레이너와 같이)은 41%까지 경직 개선을 보여 주었다(50%의 대상자에서 개선이 보임)(Ridgel, 2009).
- 따뜻한 물에서 수중 운동: 따뜻한 물에서 일주일에 한 번 파킨슨병 환자의 근력, 운동 조절과 균형을 개선하기 위한 운동에서 경직의 개선이 입증되었다(Reuter, 1999).
- 신장 운동(미국 파킨슨병 재단(United Parkinson Foundation)): 미국 파킨슨병 재단에서 제공한 신장 운동을 12주(일주일에 3회)를 수행한 환자에게서는 유의한 결과를 보여주지 않았다(Parmer, 1986).
- 트라거 치료(Trager therapy): 앉은 자세 또는 누운 자세에서 팔과 몸통을 부드럽게 흔드는 동작을 3~4㎐, 1~4㎝ 진폭으로 20분간 파킨슨병 환자에게 적용한 연구가 있다(Duval, 2002). 이 파킨슨병 환자에게 적용한 특정 변수는 앉은 자세에서 1분의 중재를 하고 경직 근육의 유발된 신장 반응(Evoked Stretch Response, ESR)에서 36%의 감소 결과를 보여주었으며, 치료 후 11분까지 32%의 감소한 수준을 유지하였다. 누운 자세에서는 ESR의 42%의 감소세를 보여주었다(Duval, 2002). 연구자는 앉은 자세에서 지속 효과는 효율적이지 않다고 결론지었다.
- 신체 진동: 다양한 운동 손상에서 몸 전체에 진동 자극(Whole Body Vibration, WBV)의 적용을 통한 가능한 효과와 관련된 최신 연구가 보고되고 있다. 한 프로토콜에서는 60초 기간, 평균 주파수 6 ㎐와 진폭 3㎜와 세션별 1분의 휴식으로 연속적인 5번의 WBV 적용을 제시하였다(Haas, 2006). 이 절차는 UPDRS 운동 점수에서 16.8%의 유의한 개선을 보여주었으며, 특히 UPDRS 경직 점수에서 24%의 개선을 보여주었다. 경직에서 유의한 감소(UPDRS로 측정)는 WBV 후에 안마의자(physioacoustic chair)를 통해 보고하였다(King, 2009).
- 보툴리눔 독소 A: 파킨슨병 환자, 진행성 핵상 마비(supranuclear palsy)와 겉질바닥핵 퇴행(corticobasal degeneration)의 경직 근육에 보툴리눔 독소 A를 주사하여 8명의 대상자 중 7명에서 경직의 감소를 보고하였다(Grazko, 1995). 이 프로토콜은 작은 근육에서는 한 지점에 주사하고, 더 큰 근육은 두 개 또는 세 개 지점에 주사한다.
- 전기자극과 자기장 맥동 자극(magnetic pulse stimulation, MPS): 자기장 맥동 자극(30분 MPS, 15분 휴식, 15분 MPS)을 낮은 주파수 10~50Hz, 최대 9.9A 전기자극을 15분간 하루에 2번 적용한 결과, 180명의 대상자 중 146명에서 경직의 개선이 나타났으며, UPDRS 운동 척도에서 평균 32%의 감소세를 보여주었다(Henneberg, 1998).

중재: 기능적 활동으로의 최종적 적용 Intervention: Ultimately Applied in Functional Activities

수중 치료 Aquatic Therapy

수중 치료, 특히 따뜻한 물에서 이용하게 되면 과긴장성 환자에게 효과적인 치료적 효과를 제공할 수 있다. 치료적 풀은 일반적으로 84℉~94℉사이의 온도를 유지한다. 이 온도에서 따뜻한 물은 전반적인 이완과 앞서 설명한 것과 같이 강직과 경직의 긴장도를 감소시킨다. 수중 환경에서의 운동이 일반적으로 강직을 감소시키는 효과는 입증되었다(Kesiktas, 2004). 풀은 저항과 부력의 중요한 두 가지 요소를 제공한다. **부력(buoyancy)**은 물에서 물체를 위쪽으로 올리는 힘으로서 뜨는 힘을 만들어 낸다. 부력은 물에서 보행과 같은 이동 활동 시 많은 안전과 안정성을 만들어 낸다; 또한 관절의 압박 힘으로 작용하는 중력의 효과를 줄이는 데 도움이 된다. 물에서 움직임에 대한 저항은 치료적 보행 운동을 수행하는 데 도움이 되며, 특히 수중 환경에서 보행 훈련은 더 많은 이득이 있다. 수중 환경은 움직임의 모든 방향에서 저항을 만들어 훌륭한 근력 강화 도구가 된다.

네발 자세 Quadruped

네발 자세(4-점)에서 과도기성(transitional) 움직임과 훈련을 수행하는 것은 과긴장을 가진 개인에서 도움이 될 수 있다. 특히 폄 근육의 강직을 가진 경우, 엉덩관절과 무릎을 굽힘으로 하여 지속적인 신장이 제공됨으로써 도움이 될 수 있다. 네발 자세는 기능적 이동을 위해 중요한 자세이며, 특히 바닥에서 필요로 하는 과도기성 자세가 된다. 또한, 동적 활동으로 네발 자세를 유지하기를 하면 운동조절, 심부 근력(core strength)과 균형의 요구성이 증가한다. 젊은 환자에서 기기(crawling)는 나이에 부합하는 활동이 된다. 네발 자세에서 시작하는 경우, 기기는 상반적 주동근-길항근 근육의 동원과 운동 조절을 포함한다. 이러한 패턴의 근육 수축은 과긴장 근육의 지속적인 상반성 억제를 통한 강직성 긴장도를 줄이는 데 도움이 된다.

구르기 Rolling

구르기는 침대 이동성 능력의 기본적인 구성요소이다. **율동적 개시(rhythmic initiation)**와 율동적 돌림을 구르기 활동과 같이 이용하면 기능적 이동성의 독립성과 능숙도가 증가하면서 과긴장성을 감소시키는 데 도움이 된다. 구르기를 단순 활동으로 고려한다면, 자동차 이동과 중심축을 이용한 이동(pivot transfer)을 포함한 많은 복잡한 과도기성 움직임의 기초를 제공해준다. 또한, 구르기는 운동 손상 수준에 따라 모든 나이에서 적용할 수 있다.

체중 지지 활동 Weight-bearing Activities

관절의 정렬이 확보된 체중 지지 활동은 일시적으로 과긴장을 감소시킨다. 예를 들어, 손상 측 팔을 적절한 위치에 두고 앉은 자세에서, 팔은 폄 상태를 유지할 수 있게 보조해주는 동안 강직성 팔을 통한 체중 지지가 될 수 있게 환자의 옆으로 굽힘을 물리치료사가 도와준다. 이 체중 지지 자세는 관절면의 압박을 동반한 관절 압축을 만들어 내어 팔의 과긴장성의 감소를 만들어 낸다. 이와 비슷하게 반 무릎(half kneeling)자세는 다리의 분리(dissociation)(두 다리의 위치와 반대되는 움직임-한쪽은 굽힘과 한쪽은 폄)를 개선하고 다리의 강직을 감소시키는 데 사용한다. 또 다른 도움이 될 수 있는 체중 지지 자세는 네발 자세, 키 큰 무릎 자세(tall kneeling), 팔(수정된 발바닥, modified plantgrade)을 테이블 둔 지지된 선 자세, 그리고 다리가 바닥으로 체중이 걸리는 자세(발바닥 서기, plantigrade standing)가 포함된다.

팔과 관련하여 테이블 면에 팔을 통한 체중 지지 또는 치료사의 손을 이용한 체중 지지를 하고 이동하는 것이 도움이 될 수 있다.

긴장도-감소 보조도구

기능적 체중 지지 활동 동안 보조도구를 착용하는 것은 강직을 줄이고 기능을 개선한다(Nash, 2008).

소아 치료 시 고려사항 Pediatric Considerations

유아와 아동에서 강직성 과긴장성이 보일 수 있다. 뇌성마비로 진단받은 아동은 신생아에서 과긴장성이 보이고, 점진적으로 발달을 하면서 강직이 증가하게 된다. 강직은 일반적으로 소아 뇌 손상 상황에서 볼 수 있다. 심각도에 따라 강직과 경직이 아동의 관리에 영향을 준다. 다리의 강직성 긴장도, 예를 들어, 특히 엉덩관절 모음근은 일반적인 위생이나 기저귀 교체 시 어렵게 한다. 이와 유사하게 팔의 굽힘근 강직은 팔과 손, 특히 겨드랑이, 팔꿈치 주름과 손바닥의 피부 관리를 어렵게 한다. 손의 강직이 있는 아동은 주먹을 쥔 상태나 손의 닫힌 위치를 유지하는 경향을 보인다. 역설적이지만, 팔다리의 강직이 있는 아동은 몸통에서는 저긴장성(hypotonia)을 보인다.

강직성 아동으로 발달하면 운동 숙련성의 발달을 성취하는데 어려움을 보이며, 특히 강직을 동반한 운동 조절의 손상이 더 심해진다. 강직성 근육의 길항근 움직임은 강직성 근육의 신장을 유발하고, 증가한 저항으로 수의적인 움직임을 제한하게 한다. 이러한 아동들은 발달 초기 엎드린 자세 숙련성을 경험하고, 초기에 머리를 들고 유지하고 손으로 버티는 능력을 다른 아이들보다 먼저 경험한다. 하지만, 이러한 움직임을 주의 깊게 관찰하면 항중력성 엎드린 활동을 위한 수의적 운동 조절이 아니고 강직의 영향을 사용하는 것을 볼 수 있다. 전형적으로 아동들은 비대칭성과 주먹을 쥔 손으로 미는 동작을 취한다. 만약 양측성 강직을 가지고 있으면, 강직 근육의 힘은 양쪽 다리를 폄으로 하고 분리된 동작을 관찰할 수 없다. 바로 누운 자세에서 아동은 머리를 당겨서 들고 머리를 중심선(midline)에 위치하는 것을 어려워한다. 아동은 다리를 폄으로 하고 매트의 한 자세에 고정하고 엉덩관절을 안쪽 돌림과 팔은 가쪽 돌림과 폄 위치로 한다. 앉은 자세 또는 선 자세에서 신체를 바로 선 자세의 지남력(upright orientation) 유지를 학습하는 동안, 전형적인 움직임 패턴을 사용하여 공간에서 움직이는 것을 어려워한다. 상반적 기기와 이동은 어려우며 치료 시간에 연습이 필요하게 된다. 반대로 보호자는 아동이 엎드린 자세에서 머리를 드는 것을 볼 수 있다.

환자 적용

이 장 앞에서 언급한 16세 앤서니의 상황으로 다음의 질문에 답하시오.

임상 결정 시 고려할 점

- *앤서니의 과긴장성을 어떻게 왜 치료하는가?*
- *병원과 가정에서 최적의 기능을 강조하기 위하여 향후 몇 주에 수정·보완된 앤서니 활동의 세 가지 다른 방법을 진행 원리를 이용하여 제시하시오.*
- *당신이 고려해야 할 다른 치료 세팅과 환경적인 부분이 무엇이 있는가?*
- *특정 기능을 위하여 최소 두 가지의 부가적인 특정 치료를 설명하고 생각해보시오.*

중재: 퇴원 후 그리고 치료 외 시간에서 고려사항
Intervention: Considerations for Nontherapy Time and Discharge

환자와 가족 교육 Patient and Family Education

강직이 있는 환자에서 교육은 강직을 개인적으로 관리하기 위해 중요한 부분이며, 특히 가정과 사회생활에서 치료 외 시간 동안 필요한 자세와 피해야 할 움직임을 교육하는 것이 중요하다. 예를 들어, 강직성 근육의 빠른 신장을 만들어 내는 환자의 침범된 신체 분절의 빠른 움직임은 피해야 한다. 또한, 침범된 팔다리를 가능한 적절한 체중 지지 자세로 유지하는 것을 알려준다. 이는 팔다리를 적절하게 사용하게 하며 자연스러운 방법으로 집중을 유도할 수 있다. 휴식 기간에는 특정 위치에서 팔다리를 유지하여 강직성 근육이 어느 정도의 신장을 유도해 구축을 예방하고 좀 더 적절한 위치를 다시 만들 수 있도록 도와준다.

가정에서 활동 Activities for Home

강직 환자를 위한 물리적 중재/치료와 약물학적 중재가 중요하지만, 치료 외 시간 또한 동등하게 중요하다. 만약 환자 또는 가족이 침범된 측 신체 분절을 적절한 위치로 취하는 것을 배운다면 강직의 어느 정도 효과는 피할 수 있다. 아동의 경우 운동 발달을 촉진하게 되고 아동은 좀 더 적절한 연습을 하는 이점이 생긴다. 치료사는 보호자에게 교육함으로써 치료 기법을 환자의 일상생활에 포함해야 한다. 가족 구성원이 바쁘고 아동이 장애를 가지고 태어나면 가족 구성원이 더 많은 스트레스를 받게 된다. 기저귀를 교체하는 시간 또는 아동을 잡거나 안거나 하는 동안 신장과 같은 관리성 활동을 정기적으로 수행할 수 있는 모든 방법은 강직을 감소시키며 아동과 가족에 도움이 된다. 치료사는 환자와 가족의 아침 기상부터 저녁 잠자리 들기까지의 일반적인 일정에 대한 완전한 이해력을 가지고 있어야 한다. 성인 환자도 비슷한 개념이 적용된다. 가족 구성원이 바쁘면, 옷입고 벗기, 식사와 레저 활동과 같은 일상생활에 강직을 줄이는 활동을 포함해야 한다.

치료사는 환자(나이 고려)를 교육해야 하고, 보호자는 치료적 활동을 일상생활에 포함하는 기회를 어떻게 찾을 것인지에 대한 것을 교육해야 한다. 예를 들어, 책을 읽거나 TV를 보거나 컴퓨터를 사용하거나 할 때 강직을 줄이는 데 도움이 되는 자세를 찾아야 한다. 단단한 의자에 앉으면 환자는 발을 바닥에 위치하고 몸통을 잘 지지된 위치로 다리는 중립 위치로 유지한다. 이러한 것은 적절한 지지가 되는 좌석면이 있어야 하고 골반은 중립 위치로 하고 엉덩관절, 무릎관절과 발목관절에서 굽힘과 약간의 벌림을 한다. 만약 환자의 발이 바닥에 닿지 않는다면, 발바닥 지지면 아래를 높여 위치한다. 이러한 지지대는 작은 발 받침, 신발 상자, 나무상자, 두꺼운 책 또는 다른 단단한 물질이면 된다. 만약 환자가 **비대칭성 긴장성 목 반사(asymmetrical tonic neck reflex, ATNR)**와 같은 원시반사가 우세하다면, 목의 많은 돌림 동작은 피하고 가능한 중심선 지남력(orientation)을 강조하면 ATNR의 영향을 줄이는 데 도움이 된다.

중력은 강직을 나타내는 데 큰 영향을 준다. 수중 환경을 포함하여 중력을 제거하거나 줄이는 위치는 환자가 좀 더 자유롭게 움직이거나 움직임 조절을 쉽게 얻을 수 있다. 옆으로 누운 자세는 중력의 영향을 최소화할 수 있고, 팔다리의 상반성 위치를 유지할 수 있게 해준다. 다리는 한쪽에서 굽힘을 하고 다른 한쪽에서 폄을 하여 분리된 동작의 도움을 주고, 완전한 폄 패턴을 피할 수 있게 해준다. 옆으로 누운 자세에서 팔은 좀 더 효율적으로 사용할 수 있다. 환자는 옆으로 누운 자세에서 TV를 볼 수 있게 하고, 컴퓨터를 사용할 수 있게 하고, 책을 읽거나 보드게임을 할 수 있게 한다.

강직의 영향은 옷입고 벗기 활동 동안에 억제될 수 있다. 옷을 입거나 벗을 때 팔다리를 천천히 신장하여 움직임의 범위를 확보하고 강직을 감소시킬 수 있다.

가족 구성원과 보호자는 이득이 되는 위치와 강직을 줄이는 데 도움이 되는 핸들링을 교육받아야 한다. 환자는 팔과 다리가 분리(dissociation)된 상대적 굽힘 위치로 한다. 옆으로 누운 자세는 한쪽 엉덩관절에서 굽힘과 다른 쪽 엉덩관절이 폄 상태가 좋은 위치이다. 아동에서는 강직은 이와 같은 방식으로 안거나 이동할 때 유지하면 강직은 감소시킬 수 있다. 아동의 다리를 벌림으로 하고 안아서 이동하면 다리에서 강직을 최소화할 수 있다. 앞에서 언급한 것처럼 아동의 다리는 바깥쪽으로 위치하게 하고 안아서 이동하는 위치가 효과적이다. 또한, 작은 아동을 옆으로 누운 자세에서 이동하면 머리와 몸통은 바깥쪽으로 향하게 하고, 다리는 비대칭적으로 위치하면 모든 팔다리에서 강직이 감소한다. 바로 누운 자세에서 목의 굽힘과 어깨의 내밈(protraction) 위치를 하고 있는 경우는 팔을 이용하여 중심선을 촉진한다. 선 자세에서는 몸통의 폄과 다리의 중립 위치 정렬을 유지하고 팔은 지지 또는 물건 조작을 위한 기능적 위치를 유지하도록 노력해야 한다. 길게 앉은 자세는 뒤넙다리근의 길이는 유지하는 데 도움이 되고, 엉덩이 앉은 자세(ring sitting)/책상다리 자세(tailor sitting)는 독립적인 앉기의 숙련성을 수행하는데 지지면을 제공해준다. 바닥에 앉은 자세는 성인 환자보다 젊은 환자에게서 쉽게 한다.

샤워하거나 수영을 하는 동안 물의 온도는 개인의 근육 긴장도에 영향을 준다. 따뜻한 물의 온도는 과긴장성의 이완에 도움이 되고 쉬운 움직임을 허용하게 한다. 수영은 중력을 줄여주는 활동이며, 물에서 강직이 감소한 환자의 움직임을 관찰할 수 있다.

복습

1. 강직의 임상적 정의는 무엇인가?

2. 강직을 측정하는데 적절한 결과 척도는 무엇인가?

3. 강직을 감소시키는 2가지 중재 방법 찾기.

4. 강직을 증가시키는 2가지 중재 방법 찾기.

5. 다리에서 증가한 강직이 환자의 기능을 어떻게 개선하는가?

6. 증가한 강직 때문에 부정적으로 영향을 받는 세 가지 일상생활 활동 찾기.

7. 증가한 강직이 환자의 전반적인 건강 상태에 어떻게 영향을 주는가?

환자 적용

데이비스는 12주 조산아로서 엄마, 아빠와 다른 가족과 같이 살고 있다. 강직성 하지 마비로 진단받았지만 1세까지 다른 정기적인 치료를 받지 않았다. 데이비스의 첫 번째 평가에서 양쪽 발목의 발등 굽힘, 양쪽 무릎 폄과 양쪽 엉덩관절 폄의 수동적 움직이는 범위가 감소하였다. 양쪽 무릎 폄 근육과 양쪽 발바닥 굽힘 근육의 강직 애시워스 척도는 1+이다. 기능적 이동성 패턴은 특공대처럼 기기 모양으로 매우 짧은 거리를 이동하고 구르기는 좀 더 긴 거리를 형성하면서 수행한다. 독립적인 앉기를 시도하게 되면 매번 옆으로 넘어진다. 팔을 지지하여 앉은 자세를 유지할 수 있으며, 팔을 당기고 대칭적으로 다리를 밀면서 무릎 자세에서 선 자세로 자세 변화가 가능하다. 서 있는 경우에서는 최대의 보조가 요구된다.

데이비스의 부모에게 다리의 기능적 가동 범위를 증가시키기 위해 가정에서 할 수 있는 신장 프로그램 교육을 시작하였다. 치료는 수동적 신장, 능동적 활동을 포함하고 네발 자세에서 체중 이동, 선 자세에서 체중 이동과 발 떼기(stepping), 앉은 자세에서 네발 자세, 키 큰 무릎 자세, 반 무릎 자세와 서기로의 발달학적 자세 변화를 통하여 근력과 운동 계획 능력을 증진하는 내용을 포함하였다. 트레드밀에서 발 떼기 연습을 통해 전형적인 보행 패턴을 사용하도록 훈련을 하였다. 데이비스는 스위스 볼을 이용한 심부 근육 근력 강화, ROM 활동, 앉은 자세에서 몸통 조절을 위해 작고 편평하지 않은 쿠션, 그리고 팔의 체중 지지와 다리의 ROM과 체중 지지의 중재를 받았다. 부모의 교육은 데이비스의 개선에 도움이 되는 장애아동을 관리하는 뇌성마비 관련된 교육이 도움이 된다. 부모는 가정에서 신장 활동으로 연결될 필요가 있으며, 데이비스의 생활 동안 독립성과 생활 동안의 환경에서 독립성을 가질 수 있도록 기대감을 증가시켜 생활에서 적절한 난이도를 얻을 수 있도록 한다. 또한, 데이비스 가족은 일반적인 치료 과정의 내용을 일상생활로 포함되도록 해야 한다. 그리고 옷입고 벗기와 기저귀 교체하는 동안 강직성 근육의 지속적인 신장을 포함하는 ROM 운동을 정기적으로 수행해야 한다. 또한, 데이비스를 매시간 원할 때마다 서기로 연결하게 해야 하며, 가능한 많은 시간을 바닥에서 구르기나 안고 이동하기 대신에 걷도록 해야 한다. 가족은 데이비스가 앉아서 TV 시청하거나 간식을 먹을 때 벤치 앞에 발을 놓아두고 쉴 수 있도록 두꺼운 책 2개 정도로 작은 플랫폼을 만들어줄 필요가 있다. 이러한 앉은 자세는 하루 동안 여러 번 앉아서 일어서기를 좀 더 쉽게 하도록 도와주며, 워커를 가지고 걷는데 동기부여가 될 수 있다. 데이비스는 보호자의 도움을 옆에서 받으며 앞쪽에 바퀴 달린 워커로 이동을 시작한다. 그리고 중립 정렬로 서기를 배울 수 있도록 해주고, 다리를 이용하여 이동을 시작하는 것을 학습할 수 있어야 한다.

데이비스는 물리치료사가 양쪽 AFO를 추천한 부분에 대하여 소아·청소년과 발달학 전문 의사에게 의뢰하였으며, 이에 동의하였다. 데이비스는 벤치에 앉거나 서기 시 발의 중립 위치 유지를 도와줄 수 있도록 양쪽의 AFO 착용하였다. 데이비스는 약물학적 중재를 고려하지만, 부모는 치료와 보조기의 기능적 능력을 증가시키고 긴장도를 감소시키는지 기다리는 것을 더 선호하였다.

데이비스는 하지 ROM, 강직 감소와 움직임 시 자세 반응 개선을 위한 치료적 재활 승마 치료에 등록하였다. 운동과 구두 촉진, 운동 학습, 인지 학습, 긴장도 감소 기법과 보조적 기술의 다방면 치료를 포함하여 데이비스가 독립적이고 기능적으로 될 수 있도록 도와주어야 한다.

요 약

강직성 과긴장성은 CNS 운동 영역 손상의 결과로 발생하며, 주로 상위 운동 신경원 병변으로 발생한다. 강직은 아동과 성인을 포함한 많은 신경학적 진단명에서 관찰할 수 있다. 움직임에서 강직의 영향은 다양하게 나타나며, 심한 정도에 따라 일부 개인에서는 강직이 우세하게 발생하고 일부에서는 가볍게 영향을 미친다. 강직성 근육을 늘리면서 발생되는 저항감은 빠른 신장 시 속도 의존적으로 저항이 증가한다. 그러므로 팔다리의 반대 방향의 빠른 움직임은 강직 발생의 결과를 만들어 내어 강직성 근육의 수축성 움직임을 만들어 낸다. 강직을 가진 환자는 침범된 관절에서 능동적이거나 수동적이거나 빠른 움직임을 피해야 한다. 강직의 비율이나 임상적인 평가 방법들은 Ashworth 척도와 Tardieu 척도를 포함한 다양한 방법들이 있다. 강직성 과긴장성은 이 장에서 설명한 치료적 기법 또는 신체 위치 또는 약물로 감소시킬 수 있다.

만약 과긴장성이 개인의 기능에 영향을 많이 주거나 다른 손상이 있다면, 약물 또는 외과적 절차로 기능을 개선할 수 있다. 강직은 길항근 근력에 부정적으로 관련이 있다(Levin, 1994). 항강직성 약물 또는 강직을 줄여주는 외과적 수술을 한 개인은 근육 약화와 관절 정렬의 변화를 포함하여 의학적/외과적 중재로 인해 노출된 관련 문제 해결을 위한 물리치료가 필요하다(Brashear, 2002; Coffey, 1993; Giuliani, 1991; Koman, 1993).

지속적인 가정 프로그램은 과긴장성의 후유증을 최소화하는데 이점이 있다. 과긴장성이 관절 구축을 유발하지 않고, 기능 감소와 삶의 질을 감소시키지 않도록 해야 한다. 신경과 의사와 재활의학과 의사는 과긴장성 개인에 대한 일차적 의료제공자이다. 환자는 약물학적 기능에 대하여 정기적으로 평가를 받아야 하고, 약물학적 목적이 달성되는지 특별한 주의를 가져야 한다.

불수의적 근수축과 움직임을 위한 중재

Intervention for Involuntary Contractions and Movement

제20장

■ 송귀빈

개요

학습목표

이 장을 마치면, 학습자는 다음을 할 수 있어야 한다:

1. 근거중심 검사, 평가, 치료를 운동장애(dyskinesia)가 있는 환자에게 적용할 수 있다.
2. 바닥핵의 기능을 설명하고, 다른 신경구조물과 연관하여 특정 움직임과 운동장애(dyskinesia)를 설명할 수 있다.
3. 국제기능분류에 따른 기능, 장애, 건강 각 단계에서 운동장애(dyskinesia)에 따른 특별하게 나타나는 손상을 알아차릴 수 있다.

서론 Introduction

이번 단원의 목표는 다양한 불수의적 움직임이 나타나는 질병을 가진 분들을 위한 근거 중심적 정보를 제공하는 것이다. 불수의적 움직임은 개인의 움직임 조절 능력에 방해가 된다. **바닥핵**의 병리적 문제로 오는 가장 대표적인 **운동장애(dyskinesia)** 또는 비정상적인 불수의적 움직임, 운동조절 신경핵그룹의 문제로 오는 비정상적 움직임에 대해 이번 단원에서는 논의하게 될 것이다. 바닥핵의 병리적 문제를 **운동완서**(느린 움직임)와 경직(관절의 뻣뻣함)을 보이는 파킨슨 질환을 야기하게 된다. 그러나, 이번 단원에서는 운동장애 또는 불수의적 움직임에 좀 더 초점을 두고자 한다. 운동장애를 보이는 환자들의 독특한 증상때문에 치료적 접근 역시 강직 또는 경직(19장), 또는 **실조**(불규칙적이며 부정확한 움직임)(21장)등의 움직임 손상과 관련된 환자들을 위한 중재와는 달라져야 한다. 이러한 특징과 임상의사결정 또한 이번 단원에서 다루고자 한다. 운동장애를 간단하게 정리한 표 20-1은 포괄적인 이해를 도울 것이다.

다양한 운동장애는 국제기능, 장애, 건강(ICF) 모델에 따라서 논의되어질 것이다(Steiner, 2002). **무정위운동**, **발리즘**, **무도병**, **무도무정의**, **근긴장**, **간대성근경련**, **틱** 그리고 **떨림**의 정의는 표 20-1에서 다루어진다. 다양한 질병으로 인해 나타나는 운동장애의 병인론, 병태생리학

표 20-1 운동이상증의 정의

움직임 장애	정의/설명	진단명
떨림 (다양한 속도로 발생됨)	떨림은 운동장애 질병에서 흔히 볼 수 있는 현상이다. 떨림 현상에서는 불수의적이고, 규칙적이며, 상호 교차지배를 받는 근육에서 진동이 있는 움직임 현상을 포함한다. 떨림은 휴식 시에도 나타날 수 있고, 움직이는 동안, 다양한 주파수로 나타난다. 형태로는: 휴식 시 떨림(3~6HZ), 움직임 또는 자세 조절 떨림(4~12Hz)이 있다. 본태성 떨림은 움직임이 나타날 때 흔하게 발생하는 떨림의 형태이다(Louis, 2005; Smaga, 2003). (대조적으로, 소뇌 종양, 실조증을 수의적 움직임을 할 때 떨림이 나타나며, "집중적 떨림"이라는 용어를 쓰며, 검사를 위해 6단원, 실조증의 중재를 위해 21장에 정리되어 있다.)	파킨슨병 본태성 떨림 다발성경화증
근긴장 이상	부조화로운 반복적인 움직임과 왜곡된 움직임, 자연스럽지 못한 신체 자세의 결과로 지속되는 근 수축을 말함. 근긴장 이상은 특정 부위 또는 전반적인 부위에서 나타나기도 함 (Fahn, 1998).	특정부위 근긴장 이상 전신적 유전 근긴장 이상 헌틴톤병 척수부위의 다발성경화증 청소년 근긴장 이상증(파킨슨 신드롬) 약물과 관련된 근긴장 이상 윌슨병 뇌성마비 에이즈
무정위운동증	그리스 언어도 "고정되지 않은" 또는 "변경가능한"이라는 뜻이다. 또한 "자세를 고정하지 않은", "느린, 비틀리는 움직임, 특히 손가락, 손, 발가락, 혀에서 나타남" 움직임은 목적이 없고, 한쪽 방향에서 다른 쪽으로 나타나며, 수의적 움직임을 형성하는 근육에 관여하지 않는다 (Yokochi, 1990)	헌틴톤병 유전적 무도병 Wilson병 약물로 인한 무도병 뇌성마비 또는 바닥핵 경색으로 인한 뇌졸중 경막하혈종 Syndenham 무도병
무도병	그리스어의 어원으로 "춤추다" 갑작스러운, 불수의적인, 다양한, 신체 한부분에서 다른 부분으로 정해지지 않은 움직임이다. 움직임은 불규칙적이고, 빠르며, 강제적이며 급박하게 나타난다. 예측할 수 없는 특징으로 근긴장 이상과 떨림으로 인한 무도병과 구별한다(Berardelli, 1999)	
무도무정위운동	무도병과 무정위운동은 가끔 구별되지 않는다. 또는 바닥핵의 손상 또는 질병에 의해 2가지 움직임이 같이 나타나기도 한다. 따라서 움직임이 무도무정위 운동이라고 묘사된다.	
발리즘 *발리스무스*	조절되지 않는, 폭력적인, 마구 흔들리는 움직임이 사지에서 나타난다. 특징적으로, 한쪽으로 나타나고, 무도무정위 움직임과 혼합될 수 있다.	시상밑핵 또는 관련된 구조의 손상으로 인한 뇌졸중(경색 또는 출혈) 양쪽으로 나타나는 발리즘은 대사장애 질환의 결과
틱장애	"습관성 경련"이라고 불리며, 갑자기, 빠르게, 되풀이 되며, 규칙적이지 않고, 정형화된 움직임 또는 발성이다. 틱은 운동을 수행하고, 운동 후 긴장을 완화하려는 충동으로 인해 발생한다. 운동성 틱장애는 얼굴 근육과 목 근육과 연관된다. 발성 틱장애는 짧은 끙끙거리는 소리, 기침, 짖는 소리, 또는 욕설이 포함된다(Mink, 2001; Mol Debes, 2008).	뚜렷 증후군: 일반적으로 강박 장애 및 주의력 결핍 과잉행동장애와 함께 나타남
간대성 근경련	불수의적 근육의 빠르고, 갑작스러우며, 짧은 비대칭적인 수축을 말함. 움직임은 규칙적이지 않고, 편측 또는 양측으로 나타날 수 있으며, 국소적으로 나타난다. 간대성 근경련은 경기 이후에 나타나기도 하며, 다른 신경학적 질병으로 인해 또는 알려지지 않은 병리적 문제로 발생하기도 한다	특발성 간질 간대성 근경련 간질 원인불명(필수 간대성 근경련) 다른 신경학적 질병으로 인한 간대성 근경련

(Blumenfeld, 2010; Cote, 1991; Samuels, 2009a, 2009b)

그리고 인구통계학에 대한 정보, 질병의 진행성, 비진행성 특징도 다룰 것이다. 근거 중심적 검사, 측정 그리고 중재 방법도 보여질 것이다. 헌틴톤병으로 인한 근긴장이상을 가진 환자의 예시도 다룰 예정이다.

전체적인 상황에서 불수의적 움직임의 임상적 특성 Clinical Picture of Involuntary Movements in a Holistic Context

운동장애를 가지고 있는 환자들의 독특한 손상과 상황은 임상적 의사결정시 반드시 고려되어야 한다. 환자의 질병, 나이 그리고 심각한 정도, 운동장애에 따라서 알아차리지 못할 정도의 작은 틱 현상에서부터 무도병까지 다양한 범주가 나타난다. 예를 들면, 무도무정위운동을 가진 환자는 (표 20-1) 크고 작은 운동기능에 영향을 받으며 이로 인해 자연 진행성인 헌틴톤병 진단을 받을 수도 있다(이 책 끝 부분의 진단명 표를 참고한다). 그러나 무도무정위 움직임은 뇌성마비 또는 뇌졸중과 같은 비진행적인 질병으로 인해 발생할 수도 있다. 또한 움직임의 기능부전과 활동적 제한이 비슷하게 나타날 수 있으며 환자가 치료를 받는 동안 치료사들(Clinician)은 질병의 특성을 고려해야 한다. 환자 보호자, 간병사의 역할 역시 교육적, 작업적, 사회적 측면에서 모두 고려돼야 한다. 환경적인 측면과 심리적 인지 기능 손상은 활동에 영향을 주고, 사회적 참여 부분에서도 영향을 준다. 또한 이번 장에서는 헌틴톤병 진단을 받은 케이스에 대해 학습할 것이다.

환자 적용: JD

JD는 43세 남자로, 1년 전에 헌틴톤병(HD)을 진단 받았다. 그의 아버지, 삼촌 그리고 할아버지는 HD 진단을 받고 60대 후반에 돌아가셨다. JD는 현재 TV를 보거나 휴식을 취하며 앉아있을 때, "꼼지락거리는" 다리 증상을 포함하여 병의 증상을 나타낸다. 이러한 증상은 시간에 따라 악화되는 것 같다. 그는 회의 참석 또는 교회에서 꽤 오랜 시간 동안 앉아 있는 것이 어렵다. JD는 신경과의사의 의견에 따라 물리치료사와 작업치료를 받고 있다. 그는 회사에 소속되어 있는 동안, 가족 건강 보험을 받고 있다. 그는 매 6개월마다 헌틴톤병 센터의 포괄적인 케어를 위해 가고 있다.

임상 결정 시 고려할 점

JD의 경우는 이번 장에서 계속 이야기 될 것이다. 여러분이 지금까지 알고 있는 것을 고려하면

1. *JD의 신체 구조 및 기능의 손상 레벨은 무엇인가?*
2. *그의 활동 제한과 사회적 제한은 무엇인가?*
3. *다른 환경적 방해물은 없는가?*

이 3가지 질문에 대답은 이 사례의 진행에 따라 명확해질 것이다.

기능면에서 불수의적 움직임의 가능한 영향 Possible Effect of Involuntary Movements on Function

ICF 모델에서는 진단명에 대한 정보(질환, 질병), 기능, 불가능(신체 기능, 신체 구조, 활동들, 사회적 참여) 그리고 관련된 사실들(환경적 그리고 개인적 요인)에 따라 범주를 나누는 시스템을 제공하는 프레임이다(국제보건기구, 2001). 질병의 결과로 운동장애가 나타날 수 있고, 인지기능 저하, 심리적 문제, 행동적 문제, 주의력 결핍과 목소리 및 말하기 기능의 손상 그리고 움직임과 관련된 손상(예를 들어, 무도무정위 움직임 또는 다른 운동장애가 *신체 기능* 상해로 나타날 수 있다. 운동장애를 야기하는 신경생리학적 기질은 *신체 구조*의 손상에 해당된다(바닥핵과 시상의 손상 등 그림 20-1). 운동장애 증상을 가진 개인의 *활동 제한*은 걷는 것 또는 계단을 올라가는 것, 물건을 옮기면서 걷는 것, 편평한 바닥에서의 부족한 선 자세의 균형능력 또는 흐릿한 시각 또는 작은 물체를 조작하거나 글씨를 쓰는 것에 대한 어려움 등으로 나타난다. 사회적 *참여 제약*은 안전성과 관련된(넘어지는 것, 안전하지 않은 욕조로 이동하는 것) 주제, 이동수단을 이용하는 것, 운전하는 것 등의 일상생활의 기본 활동(ADL: 옷입기, 씻기, 단장하기), 식사를 준비하거나, 집안을 돌보는 주부의 일, 아이들을 돌보는 것, 다른 사람들과의 관계에서 오는 문제 또는 학교 활동 또는 여가 시간의 활동에 참여하지 못하는 것의 범주에서 나타나게 된다. *환경적 방해물*은 운동장애를 가진 환자들에게 큰 제한이 될 여지가 있다. 사람들은 눈으로 보이는, 불수의적 움직임으로 인해 사회의 고립을 경험하거나 사회적 낙인을 경험한다. 그들은 사회적 뒷받침이 부족하거나, 신체적 제한과 가족들의 감정적 뒷받침이 부족할 것이다. 물리치료사들과 작업치료사들은 이러한 방해요소를 제거하여, 각 환자들이 살아가는 인생동안에 그들의 잠재력을 발휘하기 위해 중요하다(세계보건기구, 2001).

해부학과 생리학 Anatomy and Physiology

움직임 장애와 운동장애는 소아와 성인 모두에게 나타날 수 있다. 뇌와 뇌줄기안의 특정한 해부학적 부위에 따라 운동장애를 나타낼 수도 있다.

관련된 시스템 Systems Involved

운동장애를 가지고 있는 환자를 평가하거나 치료하기 전에, 치료사들은 신경생리학적 이유를 기반으로 움직임 장애에 대한 이해를 하는 것이 필수적이다. 바닥핵은 부드럽고 협응된 움직임을 만들어내는 것이 첫 번째 역할이며, 이러한 기능에 문제가 생겼을 때 운동장애를 유발한다. 바닥핵은 5개의 핵으로 구성되어 있다(조가비핵, 꼬리핵, 흑색질, 시상하부핵, 렌즈핵) 대뇌 안쪽 깊은 곳에 위치하고 있다(6장을 참고하여 해부학과 바닥핵의 위치, 관련된 구조물의 위치를 다시 볼 수 있다). 이 바닥핵은 척수와 직접적으로 연결되지 않았으나, 시상과 연결된 신경로에 *직접* 또는 *간접적*으로 연결되어 전두엽의 많은 기능과 연결되어 있다(그림 20-1).

바닥핵은 두 가지 신경로를 통해 운동조절에 영향을 준다: *직접* 신경로, *간접* 신경로. *직접* 신경로의 결과는 움직임을 *촉진시키*는 것이고, *간접* 신경로의 결과는 움직임을

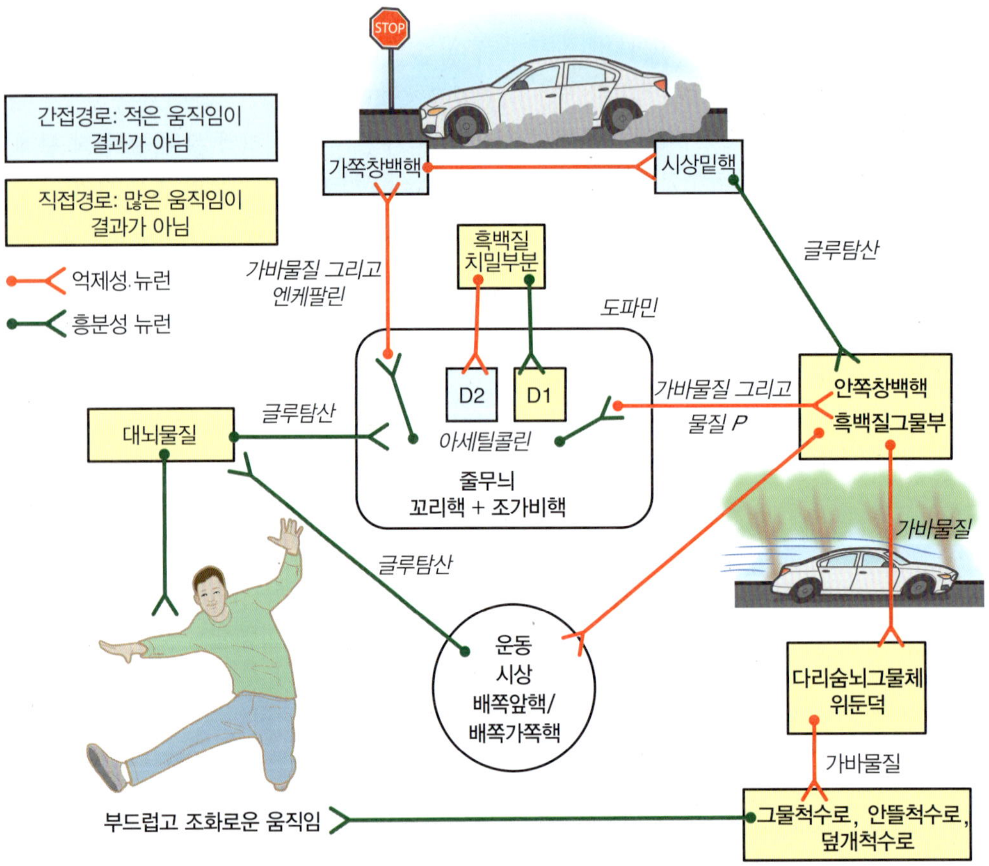

SNc: 흑백질 치밀부분
GPe: 창백핵 가쪽분절
STN: 시상밑핵
GPi: 창백핵 안쪽분절
SNr: 흑백질, 그물부분
VA: 배쪽앞핵
VL: 배쪽 가쪽핵
MD: 안쪽등쪽핵
D1: 도파민 D1 수용체 (줄무늬체 억제 위해)
D2: 도파민 D2 수용체 (줄무늬체 촉진 위해)
PMRF: 다리뇌숨뇌 그물체
SupColl: 위둔덕
Rsp: 그물척수로
Vsp: 안뜰척수로
Tsp: 덮개척수로

그림 20-1 바닥핵 구조, 연결 그리고 신경전달물질의 흐름도식.

*억제시키*는 것이다. 이는 신체의 움직임을 운전하는 것으로 비유할 수 있다. 소뇌는 차를 조정하고 협응적으로 운전하기 위해서 영향을 주며, 바닥핵은 운전을 위해 차의 가스 페달을 밟거나 브레이크를 밟는 것과 같은 영향을 준다. 조정하는 것과 가스/브레이크 페달은 모두 자동차의 주행을 수정한다. 자동차가 주행 위치에 있으면 페달을 밟거나 브레이크를 밟는지 여부에 관계없이 자동차가 움직인다. 자동차의 스티어링이나 가스/브레이크에 대한 손상은 소뇌 또는 바닥핵의 손상에 해당하며, 이동 능력이 아니라 움직임의 제어 또는 개선에 영향을 미치는 "움직임 장애"로 간주된다.

바닥핵은 습관적 학습과 경험에 기반하여 움직임의 시작과 연속성에 영향을 준다. 운전에 숙련된 사람은 운전을 할 때 환경에 더 집중할 수 있도록 운전은 자동적으로 나타난다. 이러한 바닥핵은 비슷한 방식에서 신체의 움직임을 조절한다. 직접적인 신경로는 신체의 가스 페달과 같이 움직임을 촉진하고, 간접적인 신경로는 신체의 브레이크 페달과 같이 움직임을 억제한다. 일반적으로 이러한 상호작용은 부드럽고, 매끄러운 움직임을 만든다. 그러나 바닥핵의 기능부전의 경우, 움직임은 방해를 받게 된다. 택시 운전사는 양쪽 발을 이용하고 한쪽 브레이크와 한쪽 가스 페달을 운전하는 동안 사용할 수 있다. 추가로 움직이면 정지와 출발이 상당히 갑작스러워진다. 이러한 것이 본질적인 운동장애이다. 만약, 양쪽 신경로가 적절하게 함께 연결되어 일을 하면, 하부 운동 뉴런이 적절한 양의 촉진 및 억제를 받아 사지와 자세 근육의 원활한 조정된 움직임을 가져온다. 그림 20-1은 바닥핵과 기타 중심 구조 사이의 연결과 운동 소설에 관련된 중요한 신경 전달 물질을 설명한다.

바닥핵은 인지, 동기, 운동 계획, 작업 기억, 안구 운동 능력, 운동 학습, 주의력, 감정의 변연 조절과 같은 기능에도 관여한다. 이것은 전두엽 피질, 안와 전두 피질, 변연계 및 후 두정 피질과 줄무늬체(즉, 꼬리와 조가비핵)의 연결로 인해 발생한다. 시상의 중도 핵과 내측 핵은 기저핵의 영향을 받아 시상핵과 선조체 사이에 직접적인 연결이 있다. 이것이 바닥핵과 관련된 많은 질병 과정이 인지, 행동 및 시각 운동 장애를 수반하는 이유이다(Draganski, 2008; Middleton, 2000, 2002; Samuels, 2009a).

생애주기에 미치는 영향 Lifespan Influence

발달 고려 사항

운동 조절은 환경 영향과 상호 작용하는 신경계의 발달에 기초하여 영아기 및 아동기에 점진적으로 발전한다(Thelen, 1994). 대부분의 뇌 세포는 출생 시 존재하지만, 운동 기술 향상은 영아기 및 유아기의 기존 세포 사이에서 발생하는 새로운 연결과 생후 첫 2년 동안 발생하는 급속한 수초화로 인해 발생할 수 있다. 출생 후 가장 처음의 움직임은 통제되지 않고 갑작스럽고 종종 의도하지 않은 불수의적 움직임을 포함한다. 주차장으로 가고 운전하고 주차를 배운것을 기억하는가? "차를 지속적인 속도로 유지하고 똑바로 운전하는 것"과 같은 기본 기능은 매우 어려운 도전이었다. 갑자기 튀어나오고 갑자기 턴을 하는 것은 운전 기술이 숙련될 때까지 경험하게 된다. 특정한 소아기와 청소년기를 통해 운동조절은 향상되며 많고 빈번히 나타나던 불수의적 움직임은 줄어든다. 움직임의 협응성은 7세에서 14세 사이에서 빠르게 발달된다. 운동조절의 개선은 운동 겉질의 신경원의 활동과 사지의 독립적인 움직임을 포함하여 획득될 수 있다(Martin, 2005).

불수의적 움직임과 관련한 연령 관련 변화

불수의적 움직임을 나타내는 운동장애는 중추신경계의 퇴행성 변화, 특히 바닥핵의 퇴행성 변화와 노화에 관련되어 흔하게 나타나는 장애이다. 젊은 사람들에 비해 노인들에게서 지연성 운동장애 또는 불수의적 움직임의 느린 전개에는 특정 약물의 부작용과 관련이 있다(Goldberg, 2003; jeste, 1999; Marshall, 2002). 경련성 기운목, 비-파킨슨병의 떨림(Chen, 2006), 그리고 지속적인 운동장애, 부분적인 눈꺼풀경축 또는 눈꺼풀의 불수의적인 뻣뻣함(Merrill, 2013)을 포함한 불수의적 움직임의 운동장애 질병도 나이와 연관되어 있다. 긴장이상(dystonia), 과운동증(Hyperkinesia)을 포함한 움직임 장애는 노년이 될수록 증가하며, 동시에 다양한 약물을 먹는 것과 메토클로프라마이드(Metoclopramide(Reglan), 구토방지약(antiemetic)과 같은 약물섭취와도 연관이 있다(Dingli, 2007; Van Gool, 2010).

병리학적 관련성 Related pathology

일반적인 병리의 신경해부학
Neuroanatomy of Common Pathologies

일반적인 병리학과 신경해부학, 특별한 신경병리학은 종종 운동장애와 흔하게 연관되어 있으며, 이는 다음에 다룰 질병과 함께 논의될 것이다.

의학적 진단 Medical Diagnoses

헌틴톤병

헌틴톤병은 인구 1만명 중 1명이 가지고 있는 심각한 퇴행성 신경질환이다(Gusella, 2007). 4번 염색체의 짧은 구조물 유전자의 비정상적인 확장으로 인해 헌틴톤병은 세대를 건너 뛰지 않는다. 비정상적인 유전자를 물려받은 사람은 거의 운동성 질환을 나타낼 것이다. 헌틴톤병의 부모로부터 태어난 아이는 헌틴톤병과 관련된 유전자를 50% 가지고 있다. 발병 연령은 30~40세에 주로 나타나지만, 청소년기 헌틴톤병도 알려져 있다(Cardoso, 2006). 15살에서 20살이 되면 특정한 증상들이 나타난다. 헌틴톤병과 관련된 특징적인 운동 이상증은 무도병("춤과 같은"을 뜻하는 그리스어에서 파생됨)이다. 다른 장애로는 안구 운동 문제, 서맥, 근긴장 이상, 근 간대성, 틱, 운동 실조, **구르기 장애**, **연하 장애** 및 인지 문제가 있다(Cardoso, 2006; Gusella, 2007; Quinn, 2002; Wheelock, 2003). 무도병은 미묘한 불수의적 움직임에서 큰 움직임으로, 신체 전반으로, 눈에 잘 띄는 움직임으로 진전된다. 헌틴톤병은 일자리, 경제생활, 사회적 역할과 활동들, 스스로 케어하는 것, 보행, 의사소통과 먹기 활동을 포함한 독립적 기능 전반적으로 영향을 준다(Lechich, 2008). 흔하게 나타나는 비정상적인 안구운동장애는 **잠재성 경련**이 증가되는 것을 포함하며, 특정 움직임 사이의 시간, 하나의 시각 목표물에서 다른 목표물로 움직일 때 눈동자의 작은 움직임이 갑작스럽게 나타나게 되는 것처럼 **경련성** 움직임을 내부적으로 조절하는 것이 충분하지 않다(Berardelli, 1999; Lasker, 1997). 보행은 헌틴톤병을 가진 사람에게서 심각한 손상이며 느리고 가변적인 속도와 보행하는 동안 발의 길이 그리고 비정상적 리듬의 분속수의 특징을 나타낸다. 보행의 손상과 자세 조절능력의 손상은 질병의 심각성과도 연관되어 있다(Thaut, 1999). 질병의 마지막 단계 환자들은 침대 생활을 거의 하며 대부분의 일상생활 동작에서 도움이 필요하다(Busse, 2007). 신경해부학적으로 헌틴톤병은, 렌즈핵의 바깥쪽 부분에서 선조체 신경원까지 *간접 신경로*(그림 20-1)을 보내는 곳에 손상이 있으며 이의 결과로 **과활동성** 또는 많은 움직임이 나타난다. 마치, 몸에서의 브레이크 페달을 잃어버린 것과 같다. 헌틴톤병이 진행되면, 바닥핵의 다양한 신경전달물질과 물질을 받는 수용체 회로에 선조체 흑색질의 D1수용체를 포함하도록 관여하게 된다. 전두엽의 신경원 손상도 보이게 된다(Frank, 2010). 선조체와 전두엽의 손상은 눈에 띄는 증상이 나타나기 전에 비정상적인 보행을 나타나게 된다(Kloppel, 2008; Rao, 2008). 헌틴톤병은 항도파민 약물과 신경이완제를 통해 치료된다(표 20-2)(Cardoso, 2006). 과도한 움직임을 조절하는 시도는 헌틴톤병을 가진 사람에게 필수적으로 작용되어지고, 더 천천히, 더 뻣뻣한 움직임으로 파킨슨 환자처럼 보일 수 있다. 파킨슨병은 직접신경로(가스 페달)의 손상으로 나타나는 질병으로 움직임의 "과도한 브레이크" 또는 간접 신경로의 과활동성이 나타난다.

파킨슨병

파킨슨병은 미국인의 1%, 전세계 인구의 0.3%가 앓고 있는 질환이며, 60세 또는 그 이상의 노인들 중 1% 그리고 85세 또는 그 이상의 노인 중 4~5%가 앓고 있는 질환이다(Lew, 2007; Smaga, 2003). 파킨슨의 원인은 잘 알려져 있지 않고, 희박하게는 유전성으로 나타나기도 한다. 50세 이후로, 운동완서, 톱니바퀴 강직, 자세의 불안정성, 협응력 부족, 우울증, 인지 능력을 포함한 증상이 증가된다(Lew, 2007). 19장과 25장을 보면, 강직과 운동느림증을 가지고 있는 파킨슨 환자를 위한 중재에 대한 논의가 있다. 파킨슨병 환자의 80~90%에서 보이는 운동장애는 휴식 시 떨림이다. 이 휴식 시 떨림은 상지의 먼쪽 부위에서 시작하며, 한쪽 상지에서 나타나며, 4~6Hz의 빈도를 가진다. 스스로 팔꿈치의 굽힘/폄, 아래팔의 엎침/뒤침 움직임을 할 때, 손가락에서의 "환약말이(pill-rolling)" **떨림**이 나타나며, 스트레스로 악화되거나 수의적 움직임이 좋아지는 경향이 있다(Smaga, 2003). 파킨슨과 관련된 떨림은 느린 움직임(운동완서) 또는 경직을 동반한다. 휴식 시 떨림은 과운동성의 형태로 간주되지 않고, 운동완서 그리고 경직과 같은 특정한 형태이며 이는 저운동성의 결과이다. 파킨슨병은 줄무늬체로 *직접* 신경로를 투사하는 흑색질의 치

표 20-2 운동장애의 전형적인 약물학적 치료

질병/운동장애	흔히 사용되는 약리학적 치료
본태성 떨림 (Louis, 2005; Zesiewicz, 2011; Schneider, 2013)	베타 아드레날린 차단제(프로프라놀롤) 항경련제(프리미돈) 머리, 손 그리고 목소리를 위한 보톡스-A
근긴장 이상 (Jankovic, 2004, 2009, 2013; Rezai, 2008)	항콜린성 약제(벤자트로핀) 항강직제(바크로펜) 근 이완제(벤조디아제핀) 도파민 감소제(테트라베나진) 항경련제(카르바마제핀) 항파킨슨약제(L-도파/카르비도파) 모노아민 감소제 또는 차단제(레서핀) 근육에 직접 주사하는 보톡스-A
헌틴톤 무도병 (Marshall, 2004; Cardoso, 2006; Huntington Study Group, 2006; Armstrong, 2012)	신경이완제(할로페리돌) 항파킨슨약제(아마타딘) 도파민 감소제(헌틴톤병의 무도병 증상을 가진 환자를 위한 테트라베나진 치료제: 레벨 B 근거) 글루타메이트 차단제(릴루졸-레벨 B 근거) * 무도병 환자분의 기능을 향상시킨다는 치료 근거에는 제한이 있음
혈관성 무도병, 편측무도병, 편측발리스무스 (Mark, 2004).	신경이완제(할로페리돌) 도파민 감소제(테트라베나진) * 운동이상증은 약물치료 없이 증상이 좋아진다*
파킨슨병 (Poewe, 2004; Jankovic, 2008, 2012)	도파민 대체제(L-도파/ 카르비도파) 도파민 작용제(파라미펙솔, 로피니롤) COMT(카테콜-오-메틸전이효소) 억제제(엔타카폰) 비도파민성약물(항콜린제, 아만타딘) 항운동장애 약물(아만타딘, 부스피론, 플루옥세틴, 프로프라놀롤, 크로자핀)
간대성근경련(Obeso, 2004)	항경련제(클로나제팜, 프리미돈, 발프로산나트륨, 피라세탐)
틱장애 (Shprecher, 2009)	알파 작용제(클로니딘, 구안파신) 비진형적 항징신싱 약물(리스페리돈, 글로자핀) 도파민 감소제(테트라베나진) 항 간질약(클로타제팜)

밀부안의 도파민 신경원의 결핍으로 질병이 진행된다(표 20-1)(Lew, 2007). 특발성 파킨슨은 레바도파와 카르비도파치료에 반응한다(표 20-2)(Blumenfeld, 2010).

본태성 떨림

본태성 떨림은 60세가 넘은 1,000명의 사람 중 약 50.5명이 가지는 높은 유발율을 가진다. 이는 손과 팔에서 눈에 보이는 자세 떨림의 현상(Smaga, 2003) 또는 파킨슨 환자에게서 볼 수 있는 휴식 시 떨림과 구별할 수 있는 움직임 떨림으로 진단내려진다. 임상적 진단을 위해서 떨림은 4개의 과제를 하는 동안 적어도 한쪽 팔에서 떨림이 보여야 하며(예; 물을 붓는 것, 스푼을 사용하는 것, 컵으로 마시는 것, 손가락을 코에 가져가는 것), 그리고 일상생활을 하는 동안 어려움이 있어야 한다. 본태성 떨림은 다음과 같은 것은 배제되어 진단된다: 알콜로 인한 떨림, 약 또는 다른 신경학적 문제로 인한 떨림(Louis, 2000). 떨림은 머리, 목소리의 떨림을 포함하며 이는 사회활동의 난처함 뿐만 아니라 기능의 손상을 야기한다. 본태성 떨림의 정확한 병리학은 아직 알 수 없으나, 연구에 따르면, 신경퇴행 그리고 소뇌와 바닥핵 사이의 신경로의 문제에 의해 발병된다고 한다(Louis, 2005). 본태성 떨림은 약물에 대한 반응이 최적은 아니지만(Louis, 2001, 2005), 프로프라놀롤과 프리미돈과 같은 약물로 치료한다(표 20-2). 전반적으로 본태성 떨림의 50% 환자는 약물 조절로 50%의 증상이 완화된다. 타입 A의 보톡스 주사(BTX-A)는 떨림을 줄이기 위한 치료에 사용될 수 있지만, 기능 향상과는 관계가 없다(Jankovic, 1996). 지속적인 심부 뇌 자극(DMS)은 약물치료가 효과가 없을때 효과를 나타낼 수 있다(Schuurman, 2000). 심부뇌자극은 다양하고, 중증 운동장애에 치료를 위해 사용되기 때문에 다음 장에서 좀 더 세밀하게 논의될 것이다.

뇌성마비

Rosenbaum(2007)의 정의에 따르면, "발달 중인 태아 또는 유아의 뇌에서 발생하는 비진행성 장애로 인한 활동 제한을 유발하는 운동 및 자세 발달의 영구 장애 그룹"이다. 뇌성마비의 움직임 장애는 감각, 지각, 인지, 의사소통, 행동 조절의 부족, 간질 그리고 이차적인 근골격계문제가 동반된다. 뇌성마비는 움직임의 어려움 정도에 의해 분류된다(예; 강직형, 실조형, 움직임장애형). 뇌성마비에서 운동장애는 무도무정위 또는 근긴장조절장애(dystonic)로 분류되어 졌다. 뇌성마비를 앓고 있는 많은 아이들은 움직임 조절의 문제가 혼합하여 나타난다(Rosenbaum, 2007). 그러나 5~10%의 뇌성마비 아동들은 무도무정위 타입이고, 이 타입의 70% 아동들은 저산소증으로 인한 뇌병변 또는 심한 황달과 같은 출산 전후의 중증 합병증과 연관이 있다(Amor, 2001). MRI 연구에 따르면(Yokochi, 1990, 1991, 2004) 뇌성마비의 무도무정위 아동이 시상의 배쪽 바깥측 신경핵에 손상을 보이며, 또는 조가비핵의 손상을 보인다(표 20-1). 뇌실주변의 영역과 롤란드주변 부위(예; 중심고랑주변의 대뇌겉질) 역시 손상을 발견할 수 있다. MRI 연구에서, 경직은 일파운동영역 이외의 대뇌겉질의 손상의 결과라고 보고한다. 뇌성마비의 중, 무도무정위 타입에서는, 눈동자의 움직임과 감각은 정상을 보인다. 왼쪽 손이 우세손인 경우는 왼쪽 대뇌반구 손상의 이차적인 특징이다(Yokochi, 1990). Yokochi(2004)의 연구는 28명의 무도무정위 아동의 움직임 패턴을 검사하였다. 저긴장증, 근약화와 중간 관절의 움직임이 어려운 것이 보고되었다. 과도한 고관절 굽힘과 뒷쪽으로 체중이동 그리고 웅크린 자세가 보행에서 특징적으로 관찰되었다. W로 앉은 자세와 손을 뻗을 때 과도한 몸통의 흔들림 역시 보고되었다. 네발기기를 하는 동안 과도한 회전의 움직임, 토끼 뜀뛰기처럼 움직이는 모습을 포함하여 특징적인 네발기기 패턴을 가지거나, 등으로 배밀이 하는 모습이 보인다. 앉아 있는 동안, 불수의적 움직임은, 수의적인 움직임을 하는 동안, 안정성을 유지하기 위해 과도한 근 수축으로 나타난다. Morris(2002)는 서툴고, 불수의적 움직임이 어린 나이때부터 나타나며, 근긴장 이상이 있는 경증 꼼지락형 뇌성마비 성인에 대해 보고하였다. 이러한 근긴장 이상을 가진 성인의 경우는 이 장의 끝부분에서 보고될 것이다.

뇌졸중 편마비

무도병, 근긴장 이상, 편마비 발리즘 또는 파킨슨병과 같은 운동장애는 시상, 바닥핵, 백색질과 같은 뇌 깊은 구조물의 출혈 또는 경색으로 인한 손상 후 나타난다. 유전과 상관없는 무도병의 가장 흔한 원인은 뇌졸중이며, 급성기 뇌졸중 환자의 1% 미만에서 무도병 현상이 나타난다. 뇌 깊은 구조물의 혈관성 손상을 가진 환자에서, 노인들에게 무도병은 잘 나타나며(75세 이상) 젊은 층의 환자에게서는 근긴장 이상이 더 유발된다. 편마비성 발리즘은 시상하부 신경핵의 열공성 경색과 관련되어 있다(Alaron, 2004; Cardoso, 2006).

아동에서 나타나는 움직임 장애(뇌성마비 이외의)

아동에서 나타나는 움직임 장애 역시, 성인들에게서 나타나는 것과 비슷하며, 치료사는 운동장애의 진행성 또는 비진행성 단계를 꼭 고려해야 한다. 684명의 환자를 대상으로 한 연구에서, Fernandez-Alvarez(2001)는 아동에게서 나타나는 움직임 장애의 병인론에 대해 검사를 하였고, 근긴장 이상(24%), 틱(39%), 혼합된 질병(8%), 무도병(5%), 간대성근경련(2%), 그리고 저운동성 경직(2%)이 흔하게 나타나는 것을 보고하였다.

생각해 볼 점 20.1

- 임상 사례를 다시 생각해보자. 헌틴톤병의 자연스러운 배경을 생각해볼 때, JD의 수명은 얼마나 될까?
- 나이와 관련하여 나타나는 흔한 불수의적 움직임 장애에 대해 설명해본다.
- 바닥핵의 운동조절 신경로가 문제가 생기면 헌틴톤병이 유발되는가? 파킨슨병이 유발되는가?

적절한 검진과 평가
Pertinent Examination/Evaluation

사례 관찰: 검진에서 중요한 구성요소는 운동장애를 잘 묘사하듯이 관찰하는 것이다(표 20-1) 환자는 쉬는 동안 그리고 기능적 활동을 하는 동안 관찰되어야 한다. 환자의 불수의적인 움직임 장애에 대해 특정 기간 동안만 관찰하는 것은 어려운 일이다. 환자는 무도병, 꼼지락형 움직임, 근긴장 이상과 같은 증상을 보일 수 있으며 동시에 증상이 나타날 수도 있다. 뇌성마비, 헌틴톤병 그리고 뇌졸중과 같은 특정진단을 받은 경우가 대부분일 것이다. 따라서 운동 장애를 설명하는 데 여러 용어가 사용될 수 있다. JD의 사례에서 움직임 장애에 대한 관찰 부분을 더 고려해보자:

환자 적용: JD

JD는 걷는 동안, 쉬는 동안 팔과 다리에서 무도무정위가 보인다. 앉아 있는 동안 그는 그의 팔짱을 끼고, 다리를 꼬아서 불필요한 움직임이 나오지 않도록 한다. 이는 팔과 다리 협응불능 움직임을 줄이고, 축성 움직임을 증진시킨다. 그는 과도한 회전의 움직임과 과한 체중 이동을 하면서 걷는다. 그의 발은 유각기 동안 뒤침되고, 뒤꿈치닿기보다 초기 닿기때 그의 발가락이 먼저 닫는 것의 원인이 된다.

임상 결정 시 고려할 점

임상 관찰을 위해 다음과 같은 점을 제안한다.

1. *휴식 시의 자세와 휴식 시 비정상적인 움직임을 잘 설명한다.*
2. *휴식 시, 눈에서의 비정상적 경련 움직임을 잘 관찰한다.*
3. *말 하는 동안, 환자의 목소리의 실을 기록한다*
4. *보행 패턴을 잘 분석하고 서거나, 걷거나, 방향을 돌 때 도움이 필요한지 분석한다.*
5. *보호자와 환자의 상호협력이 잘 이루어지는지 관찰한다.*
   - *이는 이후에 환자와 보호자에게 교육을 할 때 매우 중요한 부분이 될 것이다.*

병력, 시스템 리뷰, 평가 그리고 측정: 관찰 후에, 환자로부터 또는 보호자로부터 질병에 대한 병력을 얻어야 한다. 병력은 중요한 정보를 제공해주고, 특정한 검사 및 측정에 대한 가이드를 해 줄 것이다. 병력은 일반적인 인구통계, 사회적 배경, 직업(학교 다니기 또는 아이와 놀아주기), 성장과 우세손의 발달, 살고 있는 환경, 전반적인 건강 상태, 사회적 그리고 건강을 위한 습관(과거와 현재), 가족력, 수술력, 현재 주 호소, 지각 상태 그리고 일상활동 수준, 약물, 다른 실험 가치 등을 포함한다.

환자 적용: JD

JD는 결혼을 했고, 각각 6살, 8살의 남자 아이를 가지고 있으며 컴퓨터 프로그래머로 일한다. 그는 2년 전부터 인체공학의 의자/무릎방석을 이용하여 컴퓨터 작업을 한다. 그의 다리에서 느끼는 "꼼지락거리는 움직임" 때문이다. JD는 무릎방석이 그의 몸을 전반적으로 받쳐준다고 생각했다. 다른 사항으로는 일하는 동안 과제에 대한 집중력이 줄어들고, 망각(회의를 잊어버리거나, 마감 기한을 잊어버리는 일) 그리고 신입사원을 훈련하기 위한 다른 위치로 이동할 때 지시사항을 따르는 것이 어렵게 느껴졌다. JD는 이런 현상들이 스트레스와 관련 있다고 했고, "주목할만한것"이 아니라고 하였다. JD 업무의 질은 평가받지 않았다. 헌틴톤병의 진단외의 과거력은 눈에 띄지 않는다. JD는 우울증을 위해서 클로나핀(Klonapin)을 복용하고, "꼼지락거리는 움직임"(Chorea)를 조절하기 위해 클로자리(Clozaril)를 복용한다. 헌틴톤병의 진단은 유전자 검사 후, 6년 전에 진단받았다.

또한, 그는 아이들을 키워오는 동안(아이들을 야구장까지 운전해서 데려다주고, 목욕하는 것, 옷입는 것, 숙제하는 것을 돕는 일), 집중력이 줄어드는 것을 느꼈고, 특히 운전하는 것과 같은 복잡한 업무하는 것이 어려웠다. 미용사로 일하는 그의 아내도 이러한 증상들을 알아차리고, 최근에는 아이들과 먼거리로 이동하게 되면, 아이들의 안전을 걱정하게 되었다. 아내는 아이들에게 이런 헌틴톤병과 관련된 유전자가 되물림될지에 대해 걱정하였다. 게다가, JD는 집안에서 바닥이 다른 거실을 걸을 때, 균형능력이 떨어지고, 발을 헛딛는 경향도 있다. 그는 2달 전에 넘어졌고, 다리에 멍이 지속되고, 손에 약간의 상처가 남았다. 발을 헛딛을 때 벽을 짚거나 가구를 짚어 넘어지지 않으려고 한다.

임상 결정 시 고려할 점

JD의 병력을 기반으로, 시스템 리뷰를 위해 어떤 검사를 하는 것이 좋을까?

그의 병력에 따르면, 완전한 시스템 리뷰는 다음과 같은 시스템을 스크리닝하는 것을 포함해야 한다: 심혈관계, 심폐계, 신경근육계, 근골격계 그리고 피부계.

병력과 시스템 리뷰는 치료사가 시행해야 할 검사과 측정을 선택할 때 도움이 될 것이다. 물리치료사는 *물리치료사 가이드*(APTA, 2015)를 참고하고, 작업치료사는 *작업*

치료사를 위한 직무: 영역과 과정, 2판(AOTA, 2008)을 참고해야 한다. 표 20-3은 추천하는 검사와 측정에 대해 설명되어 있다. 많은 검사들은(Timed up and go(TUG), 그리고 버그균형 검사)는 노인들의 낙상에 대한 검증된 검사이고, 운동장애를 일으키는 특정 질병에 대한 연구에서 많이 사용되고 있다(ET, 파킨슨병, 헌틴톤병). 다른 검사(대단위 운동기는 측정 그리고 소아 장애목록 평가)들도 운동장애를 가지거나 또는 운동장애가 없는 뇌성마비 아동을 위한 검증되어 사용된다. 이 책의 2부를 보면 일반적으로 사용하는 검사와 측정 방법이 있다. 운동장애의 척도는 표 20-4에서 볼 수 있다.

환자 적용: JD

JD의 신장은 5'11"이고 무게는 185lbs이다. 그의 휴식 시 심박동과 혈압 그리고 호흡빈도는 모두 정상 범위 안에 있다. JD의 진단을 기본하여, 물리치료사는 신경근 시스템의 스크린을 진행하였다. 눈동자움직임의 능력을 포함하여 검사를 진행하였고(특수 검사에 대한 7장을 참고해서, 부드러운 추적은 약간 갑작스럽고 단속 운동은 느리고 부정확했다), 협응(Finger to nose 검사, 빠른 교대적 움직임 능력이 손상되었다: 6장), 머리 움직임을 통한 전정안구 반사(음성 반응: 8장), 대단위 근력과 관절가동범위(기능적 한계범위 안에 있다: 6장 참고) 검사를 시행하였다.

임상 결정 시 고려할 점

과거력과 시스템 리뷰를 기반으로 어떤 검사와 측정을 해야 하고 왜 해야 할까?

운동장애의 원인에 관계없이, 양적 보행검사는 낙상 정도와 관련하여 비정상적인 것을 판단하기에 유용하다. 만약 가능하다면, 사정은 움직임 분석기 또는 컴퓨터 보행검사 시스템과 같은 표준 장비를 포함하여 진행할 수 있다. 그러나, 임상가들은 자기주도적이고 빠르게 보행속도 검사를 연령 수준에 적정 기준자료를 비교하여 측정할 수 있다(Oberg, 1993). Rao(2009)의 연구에 의해, 건강한 그룹과 비교하였을 때, 헌틴톤병의 증상발현 전단계 상태의 대상자들은 보행속도, 보행 길이가 짧아지고, 양하지 지지기의 시간이 증가되며, 입각기의 시간이 증가된 것을 알 수 있다. 보행 장애는 병의 증상이 심해질수록 악화되었다. 그러나, TUG검사와 기능적 뻗기검사는 헌틴톤병의 증상발현 전단계 대상자와 건강한 대상자와 구별이 되지 않았다(Rao, 2009). 헌틴톤병을 가진 사람의 시간적, 공간적 보행 장애는 낮은 단위시간당 보행 수, 변동적인 보행 길이 그리고 시간, 변동적인 유각기와 양하지 지지기를 포함한다(Thaut, 1999). Quinn(2013)은 헌틴톤병의 증상발현 전단계, 초기, 중기, 말기 환자분 75명을 대상으로 TUG, 6분 걷기 검사, 10미터 걷기 검사를 하였을 때, 높은 신뢰도(ICC>0.86)를 나타내었다. Tinetti 운동성 척도의 보행 보조척도는 헌틴톤병의 증상발현 전단계, 초기, 중기 환자분에게 높은 신뢰도를 나타내었다(ICC>0.84). 최소 감지 가능한 변화 점수(즉, 측정 오류 이상을 나타내는 변화 점수)도 각 결과 측정 및 헌틴톤병의 각 단계에 대해 제공되었다(최소감지 변화 점수는 표 20-3을 참고하라). Earhart(2009)의 연구에 의해 본태성 떨림(ET)을 가지고 있는 사람은 건강한 사람들과 비교해서 느린 보행으로 낮은 분속수, 짧은 단하지 지지기, 긴 양하지 지지기를 나타났다(Earthart, 2009).이 연구의 대상자들은 건강한 사람들과 비교해서 활동성 균형 자신감 척도와, 버그균형척도에서 낮은 점수를 가지며, 단하지 지지기가 짧고, 기능적 뻗기 검사에서 낮은 점수와 TUG 검사에서 더 많은 시간이 사용되었다. 따라서 자세조절과 균형능력에 대한 평가도 필수적이다.

자세조절은 컴퓨터 동적자세(CDP)를 이용해서 평가할 수 있다. 또는 수정된 감각 평가와 균형평가와 같은 임상 평가를 통해 평가할 수 있다(표 20-3). CDP는 병진 및 평면 회전의 균형을 방해하는 힘을 제공할 수 있는 플랫폼을 사용한다. 또한 환자의 움직임에 따라 움직이는 시각적 서라운드를 사용한다. 목적은 시각, 체성감각 그리고 전정 감각이 자세조절의 연관성을 양적으로 평가하는 것이다(Black, 2001). CDP 검사는 힘판의 병진 및 회전, 감각 구성 테스트와(Huttunen, 1990: Tian, 1991, 1992), 그리고 안정적 한계 검사를 포함한다(Roberts-Warrir, 2000). CDP의 자세한 묘사는 9장과 30장에서 참고한다. 두 연구는(Tian, 1991, 1992) 헌틴톤병을 앓고 있는 개인이 자세조절의 어려움을 가진다고 보고하였고, 이는 전정 감각의 의존도가 높은 조건에서 몸의 흔들림이 증가된다는 점을 포함하고 있다(눈을 감고 흔들리는 지면 또는 힘판에 서 있을 경우, 흔들리는 시각적 동요가 있는 환경에서 눈을 뜨고 있는 경우). 헌틴톤병을 가진 연구 대상자들은 흔들림에 대한 반응이 지연되는 것이 보였다. Quinn(2013)은 버그균형척도, Tinetti 움직임 척도(균형의 부척도), 롬버그/샤르펜드 롬버그 시간 그리고 정사각형 스텝 검사에서 헌틴톤병을 가진 대상자들의 모든 단계에서

표 20-3 ICF 모델의 활동/참여 수준에서 제안된 결과 측정 도구

평가 이름	측정 방법(관리 방법)	임상적 의미
전산화된 동적 자세평가(CDP) SOT, 그리고 MCT (Salomonczyk, 2010; Medina, 2013)	전산화된 동적 자세평가는 시각적 자극과 결합된 동적힘 플랫폼을 활용하여 SOT(Sensory Organization Test) 테스트 중에 똑바로 서 있는 상태에서 안정화하기 위해 감각 입력(시각, 체감각 및 전정)에 대한 개인의 의존도를 결정하고 반응성을 결정하며, 운종조절검사를 하는 동안 균형반응을 결정한다.	헌틴톤병을 가진 사람들은 모든 조건에서 자세 흔들림이 증가되는 것이 보인다. 증상 발현 전 헌틴톤병 환자는 증상이 있는 질병이 발병하기 5년 전까지 자세 조절과 감각 방향의 미묘한 변화를 보였다. 증상 발현 전 헌틴톤병 환자는 다른 헌틴톤병 환자와 다르게, 안정성 한계에서 부족함이 나타나지 않았다.
자세조절검사 (Jacobs, 2015)	자세조절 검사는 임상에서 균형, 보행 등 14개 항목에 대해 검사한다: 예측적 자세조절, 자세조절 반응능력, 감각 조정 능력, 그리고 동적 보행능력.	헌틴톤병 환자에세, 균형능력의 부족은 여러 영역에 걸쳐 있으며 포괄적으로 평가되어야 한다. 결과는 UHDRS와 유의한 상관관계가 있다.
수정된 임상적 감각통합과 균형 평가(MCTSIB) (Horak, 1987; Shumway-Cook, 1986; Wrisley, 2004)	눈을 감기, 눈을 뜨기, 고밀도 고무폼 위에 서서 눈을 감기, 고밀도 고무폼 위에 서서 눈을 뜨기 등의 4가지 조건에서 30초 동안 일자로 서기(롬버그 자세)를 한다. 만약, 30초 동안 서지 못한다며, 최대 2번 시도하게 하고, 버티는 시간을 측정한다.	이 검사를 통해, 임상가들은 자세조절에 있어서 부족한 감각체계를 식별할 수 있다.
롬버그 검사 그리고 샤펜드(Sharpened) 롬버그 검사(Quinn, 2013; Steffen, 2008).	헌틴톤병 환자들은 6가지 조건으로 30초 동안 유지하고 있어야 한다: 눈을 뜨고 롬버그 검사하기, 눈을 감고 롬버그 검사하기; 눈을 뜨고 샤펜드 롬버그 검사하기, 눈을 감고 샤펜드 롬버그 검사하기; 눈을 뜨고 인지 과제(뒤로 3씩 빼기)를 하면서 샤펜드 롬버그 검사하기, 눈을 감고 인지 과제(뒤로 3씩 빼기)를 하면서 샤펜드 롬버그 검사하기 총 시간(초)이 점수이다(최대 =180). 파킨슨병 환자의 경우 60초 동안 상태(Romberg 및 Sharpened Romberg 눈뜨고 눈감고)를 검사한다.	헌틴톤병 환자의 경우 MDC95는 29.7초(증상 발현 전)이다. 37.43초(증상 발현); 36.27초(초기 단계); 46.32초(중간 단계); 및 30.93(후기-단계). 파킨슨병 환자의 경우 MDC95는 Romberg 눈을 떴고 감았을 때 10초와 19초, 날카로운 Romberg 눈을 열고 감았을 때 39초와 19초였다.
일어나서 가기 검사 (TUG) (Busse, 2009; Morris, 2001;Podsiadlo, 1991; Quinn, 2013; Steffen, 2008)	환자는 의자에 앉아 있는다. "가세요"(또는 파킨슨 환자에게는 "시작")라는 말과 동시에, 환자는 의자에서 서서 바닥의 지시선까지(의자에서 3미터 떨어진 곳) 안전하게 걷는다. 그리고 돌아서 다시 의자까지 걸어오고, 의자에 앉는다. 총 시간을 측정하게 된다. 보조 도구는 사용할 수 있다. 2번 시행하여야 한다.	0초 미만은 정상이다. 노약자에게는 11~20초가 정상이다. 14초 이상이면 낙상 위험이 있다. > 20초는 기능적 이동성 장애이다. > 30초는 대부분의 일상생활 동작 및 이동성에 따라 다르다. 헌틴톤병 환자의 경우 MDC95는 1.34초(증상 발현 전)이다. 2.98초(증상 발현); 2.97초(초기 단계); 3.49초(중간 단계); 2.58초(후기 단계). 파킨슨 환자의 경우 MDC95는 11초이다.
6분 걷기 검사 (Quinn, 2013; Steffen, 2008).	환자는 6분 동안 검사장 근처를 걷는다. 거리는 미터로 기록되며, 심장박동수가 기록되어야 한다.	헌틴톤병 환자의 경우 MDC95(미터 단위)는 39.22(premanifest)이다. 86.57(증상 발현); 56.6(초기 단계); 126.14(중간 단계); 및 70.65(후기 단계). 파킨슨병 환자의 경우 MDC95는 82m이다.

계속

표 20-3 ICF 모델의 활동/참여 수준에서 제안된 결과 측정 도구 — 계속

평가 이름	측정 방법(관리 방법)	임상적 의미
10미터 걷기 검사 (Quinn, 2013).	환자는 본인들이 편안하다고 생각하는 속도로 감속기, 가속기 각각 2미터와 중간 걷는 구간 10미터를 포함한 총 14미터를 걷는다. 2번 시행하여야 하며, 보행 속도(m/s)의 평균을 계산한다.	헌틴톤병 환자의 경우 MDC95(m/s)는 0.23(증상 발현 전)이다. 0.34(증상 발현); 0.20(초기 단계); 0.46(중간 단계); 및 0.29(후기 단계).
버그 균형 척도 (Berg, 1992; Busse, 2009; Quinn, 2013; Shumway-Cook, 1997; Steffen, 2008)	14개의 일상생활 동작(앉았다 일어나기, 뻗기, 돌아눕기, 원 그리면서 돌기)으로 평가를 하며 각각 0점(할 수 없음)에서 4점(정상적으로 수행함)으로 점수화한다. 모든 동작을 수행할 수 있다면 56점이다.	지역 사회에 거주하는 노인에서 36점 이하의 점수는 낙상 가능성이 100%임을 나타낸다. 헌틴톤병 환자에서 40점 이하의 점수는 낙상 위험을 나타낸다. 헌틴톤병 환자의 경우 MDC95는 1이다(증상 발현 전 및 초기 단계). 2(다른 모든 단계). 파킨슨병 환자의 경우 MDC95는 5점이다.
Tinetti 운동성 검사 (Kegelmeyer, 2007; Kloor, 2010; Quinn, 2013)	균형과 보행과 관련된 16개의 항목을 이용한다. 각각의 항목 점수를 합계하며, 모든 동작을 수행할 수 있다면 총 28점이다. 검사는 총 5분 정도 소요된다.	헌틴톤병 환자의 총 점수가 21점 미만이면 낙상 위험이 있음을 나타낸다(민감도 = 73.5%, 특이도 = 60%). 파킨슨병이 있는 개인의 경우 총 점수가 20 미만이면 낙상 위험을 나타낸다(민감도 = 76%, 특이도 = 66%). 헌틴톤병 환자의 경우 총 점수에 대한 MDC95는 1이다(증상 발현 전). 4(증상 발현); 2(초기 단계); 3(중간 단계); 및 5(후기 단계).
Four-Square Step Test(Dite, 2002; Duncan, 2013; Quinn, 2013)	환자는 정사각형에 위치한 네 개의 지팡이를 미리 정해진 순서로 가능한 한 빨리 밟는다(즉, 시계 방향: 오른쪽, 뒤, 왼쪽, 앞으로, 시계 반대 방향). 한 번 연습을 하고, 두 번 검사를 시행 후, 최고 점수를 기록한다. 오른쪽 발이 바닥에 닿으면 시작된다.	헌틴톤병 환자를 위한 MDC95는 1.95초(증상 발현 전)이다. 15.27(증상 발현); 7.94(초기 단계); 22.40(중간 단계); 및 13.02(후기 단계). 파킨슨병 환자의 경우 낙상자와 낙상하지 않은 사람을 구분하는 컷오프 점수는 9.68초이다(민감도 = 73%, 특이도 = 57%).
활동 균형 자신감 척도 (Powell, 1995; Schepens, 2010l; Steffen, 2008)	환자는 그들의 자신감을 "균형을 잃거나 불안정하지 않을 것"에 대해 0%(전혀 자신감 없음)부터 100%(완전한 자신감 있음)이며, 16개(기본적인) 또는 6개(수정된)의 가상 활동에 대해 측정한다.	점수가 높을수록 자신감이 높음을 나타냄. 기본적인 버전: ≥80%의 점수는 높은 기능; 50%~80%는 중간 정도의 기능을 나타낸다. ≤50%는 낮은 기능을 나타낸다. <67%는 노인의 낙상 위험을 나타낸다. 파킨슨 환자의 경우 MDC95는 13%이다.
수정된 낙상효능 척도 (MFES) (Delbaere, 2009; Edwards, 2008)	환자는 각 항목에 대한 자신의 자신감을 1(전혀 자신감 없음)에서 10(완전히 자신감 있음)으로 표현한다. 11개의 실내와 실외, 계단, 욕조로 이동하는 것, 손잡이를 사용하는 것 등을 포함하여 일상생활 활동에 대한 항목이다.	점수가 높을수록 자신감이 높다는 것을 표현한다. 낙상에 대한 두려움이 커지면 지역 사회에 거주하는 노인의 활동이 제한된다.
캐나다 작업 수행 측정, 3판 (McColl, 2005)	자기 관리, 생산성, 그리고 여가생활/놀이와 같은 3가지 항목에서 수행하는 성과를 평가하기 위해 반구조화된 인터뷰가 시행된다. 작업 수행능력에서 수행력과 만족감 2가지 평가척도(10점)가 있다. 문제는 환자가 필요하거나, 원하거나 할 것으로 예상되지만 할 수 없거나, 하지 않거나, 만족하지 않는 것으로 식별된다. 총 점수가 계산된다.	이 도구는 치료의 목적과 목표 달성의 정도를 객관적으로 결정하는 것에 사용할 수 있다.

표 20-3 ICF 모델의 활동/참여 수준에서 제안된 결과 측정 도구 — 계속

평가 이름	측정 방법(관리 방법)	임상적 의미
장애아동평가도구 (PEDI) (Feldman, 1990).	PEDI는 6달부터 7.5세 아동의 기능적 수행과 역량을 평가하는 척도이다. 이 척도는 197기의 기능적 기술 항목과 20개의 보호자 도움항목으로 구성된다. 기능은 3가지 항목으로 구성되는데, 자기관리(식기사용, 손 씻기), 이동성(화장실/욕조로 이동하기) 그리고 사회적 기능(또래 친구들과의 상호작용)이다. PEDI는 또한 환경적 수정이 세 영역에서 개인에게 어떻게 도움이 되는지에 초점을 둔다.	PEDI는 표준-참조 도구이다. 표준과 수행점수의 기준이 될 수 있다.
대단위 운동 기능 측정 (Russell, 2000)	5가지 분류의 운동기능을 관찰하면서 평가한다. (1) 누워서 구르기, (2) 앉기, (3) 기어 가기 및 무릎 꿇기, (4) 서기, (5) 걷기, 달리기, 점프. 각 항목은 다음에서 4점 척도로 채점된다. 0(시작하지 않음)에서 3(완료)까지 항목에 대한 점수를 기록하고, 점수에 대한 설명이 있다(설명서에 설명됨).	이 검사는 5개월에서 16세 뇌성마비 아동의 나이에 따라 대단위 운동기능 변화에 대해 측정하도록 되어 있다. 하지만, 2세 이상 어린이를 평가하는 것이 가장 좋다. 평가를 위한 관찰은 총 45~60분이 소요된다. 뇌성마비 이외의 다른 조건을 평가하기에도 유효하다.
바델 지수 (Collin, 1988; Quinn, 2013).	일상생활 동작을 평가하기 위한 10개의 항목으로 구성되어 있다. 점수는 0점에서 100점으로 되어 있고, 100점은 가장 높은 점수로 독립적인 활동을 의미한다. 과제는 음식 먹기, 이동하기, 개인위생 활동, 장소이동하기, 옷 입기, 대변과 소변 조절하는 것으로 구성되어 있다.	병원에 입원한 환자들을 위한 검사도구이다. 병원에 입원한 시기와 퇴원 상태가 예측가능하다. 과제 관찰은 20분이며, 보호자, 환자 또는 건강관리사에게 5분 정도 정보를 제공한다. 헌틴톤병 환자의 경우 MDC95는 6(증상 발현)이다. 5(초기 및 중기-단계); 및 7(후기-단계).
학교생활 기능 평가 (SFA) (Schenker, 2005)	학교 환경에서 아동과 그/그녀의 기능에 익숙한 개인(교사, 치료사, 부모, 준 전문가)은 다양한 학교 관련 과제에 대한 아동의 수행을 관찰하고 평가한다. 참여는 1(극히 제한됨)에서 6(완전 참여)까지 등급이 매겨진다. 지원은 특정 작업에 참여하는 데 필요한 어른들의 지원과 필요한 수정 또는 조정 유형을 살핀다. 학교 생활과 관련된 과제를 수행하는 아동의 능력을 평가하는 것은 1점에서 4점으로 구성되며 평가된다.	많은 전문가들이 계획을 위한 포괄적인 자료를 제공하기 위한 도구를 완성하도록 참여한다. SFA는 완료하는 데 1시간 30분~2시간이 걸린다.
미네소타 낮은 버전 읽기 검사(MN-Read) (Legge, 1989)	환자는 크기가 줄어드는 문장을 읽는다. 임상가는 환자가 글을 읽는 시간을 측정하고, 놓친 단어를 체크한다. 읽기의 정확성, 읽기의 속도 그리고 인쇄된 크기가 계산된다.	바닥핵 손상은 눈동자의 움직임에 영향을 주고, 이 검사는 시각 전문가에게 의뢰를 할지 하지 않을지에 대한 결정을 위한 좋은 검사이다. 이 검사는 환자가 읽기 위한 인지 능력이 있는 경우에만 신뢰도가 있다.
짧은 형식 36(SF-36) (Ho, 2004; Stetten, 2008).	환자는 36개 항목의 설문지를 작성한다(여러 형식 평가 척도). 이 평가척도는 삶의 질을 측정하고, 신체와 정신적 건강; 그리고 질병으로 인한 기능적 제한을 측정한다.	SF-36 평가는 5분에서 15분 정도가 소요된다. 헌틴톤병 환자와 그들의 보호자들에게 신뢰도가 있는 평가이다. 파킨슨 환자를 위한 MDC95는 전반적인 건강을 위한 28개 항목이 있다.

표 20-4 운동장애-특별한 척도

척도 이름	기술
통일된 헌틴톤병 평가 척도 (Huntington Study Group, 1996)	UHDRS는 운동기능, 인지기능, 행동 비정상부분, 독립성, 그리고 기능적 용량(눈동자 움직임, 조음장애, 협응력, 강직, 운동완서, 몸통의 근긴장 이상, 무도증, 보행, 일자 걷기)과 같은 다양한 부분을 조사하는 평가도구이다. 이 평가 도구는 헌틴톤병 증상의 심각성 정도를 평가하기 위해 사용된다, UHDRS 사용을 위해, 헌틴톤 연구 그룹으로부터 허락을 받아야 한다.
전체 기능적 용량 척도(TFCS) (Huntington Study Group, 1996; Quinn, 2002; Shoulson, 1979)	TFCS는 14점 척도이며, 장애와 사회적 참여제한에 대한 측정도구이다. 측정의 구분은 작업, 일상생활 동작, 재정, 관리 레벨 그리고 집안 가사노동이 포함되어 있다.
*통일된 근긴장 이상 평가 척도 (UDRS) Unifiend Dystonia Rating Scale (Comella, 2003)	UDRS는 신체부위 14곳을 평가하는 것이다. 임상가는 관찰을 통해 환자가는 환자가 처방된 활동을 하고, 중증 정도(0 = 근긴장 이상 없음, 4 = 심한 근긴장 이상) 및 기간(0 = 없음에서 4 = 일정함)을 관찰한다. 중증도와 기간에 대한 점수를 종합한다.
*국제 근긴장 이상 평가척도(GDS) (Comella, 2003)	GDS는 Likert 척도를 이용하여 신체 10곳을 평가한다(0 = 신체에서 근긴장 이상 없음, 1 = 약하게 있음. 5= 중증도로 있음, 10 = 심하게 있음). UDRS와 다르게, 수정 또는 가중하는 요소가 없음. 가능한 총 점수는 140점이다.
투렛 증후군에 대한 행동 평가 척도 (Bagheri, 1999)	투렛 증후군이 있는 아동의 문제적 행동에 대한 평가 척도이다. 임상가들은 평가할 증상, 발생 시간, 발생환경 및 심각도(0 = 없음, 10 = 중증)를 나열한다. 또한 증상을 개선하거나 악화시키는 항목을 나열하도록 한다.
*운동 장애 사회- 연합 파킨슨병 평가 척도(MDS-UPDRS) (Goetz, 2008)	MDS-UPDRS의 목적은 파킨슨 환자와 관련된 4가지 영역과 관련된 파킨슨병 과정을 따르는 것이다. 1: 일상생활의 경험이 없음. 2: 일상생활 활동의 운동성. 3. 운동검사 가능. 4: 운동합병증. 이 척도는 65대의 항목으로 구성되어 있고 4가지 부분으로 이루어져 있다. 1척도(13), 2척도(13), 3척도(18개의 항목으로 33점 점수이며, 상지와 하지 각각의 중증도를 평가한다) 4척도(6). 각각 질문은 0점-4점까지 채점하며 0점은 정상, 4점은 심각한 등급이다. 이 운동 범위에서는 특히, 떨림에 대한 검사를 한다. 평가자는 국제 파킨슨병과 움직임 장애 협회를 통해 완벽하게 훈련하여야 한다.
통일된 간대성근경련 평가척도 (Fruchat, 2002)	환자는 휴식기와 다양한 자극(박수치기, 시각적 협박, 코 만지기, 핀 찌르기, 깊은 건 반사)을 받는 동안 비디오로 녹화된다. 임상가는 비디오를 보고, 빈도와 정도에 대해 0-4점 ("경련성"을 기본으로)으로 채점한다. 환자는 설문지의 질문에 따라서 장애의 정도가 결정되게 된다. 기능적 검사가 시행된다(글쓰기, 물 붓기, 스푼 사용하기). 전체 점수를 획득하게 된다.

* 설문지는 국제 파킨슨병 협회와 움직임 장애 협회에 의해 소유되어 있고 라이센스되어 있다. 이 척도를 관리하려면 허가와 교육이 필요하다. 자세한 내용은 www.movementdisorders.org를 참조하기 바란다.

높은 신뢰도(ICC ≥0.73)를 보였다. 이러한 임상 결과 도구를 이용할 때는 감지 가능한 최소한의 변경 점수(표 20-3)를 고려해야 한다(Quinn, 2013).

균형 자신감은 종종 일상생활 균형 자신감 척도(ABC)(Powell, 1995) 또는, 수정된 낙상 효능 척도(Edwards, 2008)을 이용하여 평가된다. ABC 척도는 환자가 자신의 신뢰도를 평가하는 16가지 가상 상황으로 구성된다. 환자들은 "불안정하지 않거나, 균형을 잃어버리지 않을 것이라고 어느정도 확신하는가?"라는 질문을 듣는다. 대상자들은 0%(자신 없음)에서 100%(완전 자신 있음)까지 균형 자신감에 대해 평가한다. 가상 상황으로는, 집 근처를 걷는 것, 의자에서 무엇인가를 잡기 위해 일어나는 것, 얼어붙은 보도 바깥을 걷는 것 등이 있다. 최근 조사자들은 지역사회에 거주하는 노인들을 대상으로 16개 항목 척도보다 높은 신뢰도와 낙상과의 상관 관계를 가진 6항목 ABC 척도를 검증했다(Schepens, 2010). 낙상효능척도는

(Tinetti, 1990) 10가지의 일상생활 동작(샤워를 하거나, 화장실을 가는 것, 침대로 잠을 자러 가는 것, 침대에서 나오는 것, 간단히 쇼핑하는 것)을 포함하고, "낙상없이, 다음과 같은 활동을 할 때 얼마나 자신감을 가지는가?"라는 질문을 포함한다. 환자는 1점(매우 자신 있음)에서 10점(모든 활동에서 자신 없음)으로 각각의 활동에 대한 평가를 한다. 수정된 척도(Edwards, 2008)에서는 점수가 변경되었고(1점은 자신 없음, 10점이 매우 자신 있음), 실내보행, 실외보행, 손잡이를 사용하거나 또는 사용하지 않고 계단을 오르내리기, 낙상없이 욕조에 들어가거나 나오기, 낙상없이 욕조로 들어가거나 나와서 앉기와 같은 다양한 활동들이 더 첨가되었다. 이러한 검사는 임상가들에게 개인의 판단에 대한 통찰력을 제공하고, 대상자들이 낙상에 대한 위험이 있는지 없는지를 결정하는데 사용할 수 있다. 운동장애와 인지 손상을 가진 대상자는, ABC 또는 낙상 효능 척도를 정확하게 완료하지 못할 수도 있음에 유의하는 것이 중요하다.

생각해 볼 점 20.2

다양한 검사와 측정 방법을 기반으로 JD의 사례를 생각해 볼 때, 어떤 특수검사와 측정을 하는 것이 가장 중요하다고 생각하는가? 그 이유는 무엇인가?

평가를 위한 다양한 접근 과정이 이루어져야 한다. 운동장애를 가지고 있는 개인은 말하기-언어기능 또는 연하의 어려움을 가질 수 있고, 말하기, 언어병리하자에게 의뢰를 해야 한다. 불수의적 움직임이 증가된다면, 고객은 종종 몸무게가 줄어들기도 하며, 영양과 식이 조절에 대한 상담을 위해 영양학자에게 의료할 필요가 있을 것이다. 환자와 보호자들을 보조하기 위한 다양한 전문가들이 존재한다. 물리치료사와 작업치료사들은 환자와 보호자들을 지원해 주기 위해 지역의 적절한 보조와 자원들을 알고 있어야 한다. 이제 JD의 검진을 계속해보자 :

환자 적용: JD

JD 물리치료, 작업치료 검사와 측정은 다음의 사례를 위해 선택된다.

JD의 의학적 스크린 이후, 물리치료사는 10미터 보행검사 시행을 결정하였다. 2번 시도한 후, 보행속도는 1.2m/s로 측정되었고, 이는 헌틴톤병의 중기 또는 말기 단계의 환자들의 보행 속도와 비슷한 상태였다(Quinn, 2013).

롬버그와 샤펜드 롬버그 검사(The Romberg and Sharpened Romberg Test)를 통해 JD의 균형 능력을 검사하였다. 6개의 동작을 최대한 30초 동안 완료하였다. (1) 롬버그 눈을 뜨고 진행 (2) 롬버그 눈을 감고 진행 (3) 샤펜드 롬버그 눈을 뜨고 진행 (4) 샤펜드 롬버그 눈을 감고 진행 (5) 3만큼 뒤로 숫자를 세는 인지 과제를 샤펜드 롬버그 검사와 동시에 눈을 뜬 상태로 진행 (6) 3만큼 뒤로 숫자를 세는 인지과제를 샤펜드 롬버그 검사와 동시에 눈을 감은 상태로 진행(Quinn, 2013). JD 점수는 총 82.6초였다.

JD는 ABC 척도를 시행하였다 JD는 75%의 점수를 획득하였고(신체적 기능의 중간단계를 나타냄), 균형과 안정성에 관해 약간의 걱정을 나타내었다. 그러나 그의 균형능력에 대한 아내의 확신감은 훨씬 더 낮았고, 그의 안정성과 판단에 대한 걱정을 많이 하였다. 헌틴톤병을 가진 사람들은 종종 인지기능의 손상이 있다.

작업치료사는 캐나다 작업 성과 측정(COPM)을 하였다. COPM은 JD는 그의 반복되는 일상생활 동작이 줄어든다는 것을 나타내었다. 그는 과제를 수행하기 위해 집중하는 것이 점점 더 어려워지고, 과제를 수행하는 시간이 점점 더 느려졌다. 그는 과제를 수행할 때 쉽게 산만해지고, 다시 과제에 집중하는 것이 어려웠다. 그는 여전히 혼자 스스로 생활하지만, 샤워를 할 때 낙상의 두려움에 대해 말했다. 그의 집에는 어떤 적응 장비가 없었다. JD와 그의 아내는 헌틴톤 클리닉 외부에서는 어떤 의료 지원이 없다고 하였다.

JD와 그의 아내가 평가한 COPM에 대한 중요성 측면에서 평가

1. *샤워하는 동안의 안전성 고려(걱정) (수행도 3/10, 만족도 1/10)*
2. *보호자와 의료 지원(수행도: 1/10, 만족도 1/10)*
3. *글씨 쓰기(수행도: 3/10, 만족도 1/10)*

전체 총 문제에서 수행도를 나눈 점수: 7/3 = 2.3

전체 총 문제에서 만족도를 나눈 점수: 3/3 = 1

JD는 부드럽게 따라가는 움직임에 여러움을 가지기 때문에 작업치료사는 MN 읽기 검사를 실시하였다(Minnesota Low-Vision ReadingTest, 미네소타 저시력 읽기 검사). 이 MN 읽기 검사는 글씨 크기를 줄이는 것이 읽기의 정확도와 읽기의 속도에 영향을 주는지에 대한 것을 알 수 있는 검사이다. 이 경우에, MN 읽기 검사는 정상 읽기 속도와 중요한 글씨 크기에 대한 것을 알려준다. 그러므로, 비정상적인 눈동자의 움직임과 줄어든 인지기능은 JD의 읽기 능력을 아직 많은 영향

을 주지는 않았다.

미세한 움직임 기술은 JD의 글씨 쓰기 능력이 6개월 전과 비교하였을 때 감소한 것을 보였다. 그는 글을 쓸 때, 피곤함을 호소하였고, 그와 그의 아내 모두 기능저하에 대해 자각하고 있었다.

임상 결정 시 고려할 점

- 무엇이 JD의 주요한 신체적 손상으로 고려되어야 할까?
- 무엇이 JD의 주요한 기능적 활동 제한으로 고려되어야 할까?
- 질병의 진행을 고려할때, JD를 위해 기능적으로 예상(기대)되는 것은 무엇인가?
- JD의 치료계획을 위해 최소 두 가지 기능적인 목표를 세워본다.
- JD의 가족들의 대처 능력에 관해서 어떤점이 알고 싶은가?

불수의적 움직임 질병이 보호자들에게 미치는 영향

Effect of Involuntary Movement Disorders on Caregivers

간병하는 것은 정서적 요소와 행동적 요소로 구성된다. 미국에서, 간병 업무는 전문 요양 시설의 직원에서 가족이나 친구로 크게 옮겨졌다. 노인들을 위한 간병은 75~80%가 가족들이 담당한다(Yaffe, 2008). 파킨슨병, 알츠하이머 그리고 뇌졸중을 진단받은 사람들 사이에서 간병인이 필요한 사람들이 점점 증가하고 있다. 이러한 사람들은 간병과 관련된 문헌에 표시되어 있다(Yaffe, 2008). 문헌에 표시된 다른 질병으로는 인지 저하, 간병이 필요한 장애를 가진 청소년 또는 치매이다. 보조의 정도와 간병의 기간은 많은 요소에 따라 달라진다. 이러한 요인은 스트레스를 유발하고 책임감 있는 가족이나 친구를 돌보는 부담에 기여한다(Pearlin, 1990).

간병인에게 다양한 스트레스 요소가 존재한다. 헌틴톤병 환자 간병인의 경우, 간병인은 질병 발병 위험이 있는 가족 구성원일 수 있다. 또한, 환자를 쇠약하게 하는 증상은 40대에서 종종 나타나며, 가족들의 수입, 재정적 부담과 스트레스에 기여하게 된다(Wheelock, 2003). 보고된 스트레스 원인 중 하나는 간병인과 의료인들의 상충되는 의견일 수 있다. 간병인이 의료 서비스 제공자와 협력하고 갈등을 해결함으로써 사랑하는 사람을 옹호하는 것이 중요하다(Hasselkus, 1998). 이러한 협력 과정은 모든 당사자가 자신의 고유한 상황을 논의하고 이해할 수 있는 기회를 가질 필요가 있으므로 문헌에 기재되어 있다(Gitlin, 1993). 간병인이 질문하고, 정보를 찾고, 다른 사람들과 협력할 때 힘들다면, 그들은 더 많은 스트레스를 받고, 부정적으로 느낄 것이다. 간병인의 또 다른 스트레스는 간병을 하는 동안 보호자들, 친구들 그리고 환자를 도와줄려고 하는 사람들로부터 스트레스를 받을 수 있다. 도움을 줄려고 하는 동안, 간병인의 생각과 의도를 실수로 비난하거나 지적하거나 이의를 제기하는 질문과 제안을 할 수 있다.

간병인은 종종 그들이 간병하는 사람이 입원을 하거나, 환자상태가 나빠질 때, 일상의 제한과 조절할 수 없다고 느낀다(Kaptein, 2007). 치료사의 역할은 교육과 보조, 자원을 제공함으로 간병인들까지 확장되고, 그들이 존경받고, 긍정적으로 느낄수 있도록 열어주는 것이다. 간병은 힘든 일이다. 인지가 부족하거나, 치매를 가진 분을 간병하는 것은 감정적 스트레스와 신체적 스트레스가 많이 증가된다. 간병인들은 불안, 스트레스 그리고 극도의 피로에서 높은 비율을 나타낸다. 그들의 기대 수명은 줄어들고, 치매 환자 간병인의 1/3은 우울함을 가진다(Butler, 2008). 간병인들은 간병하지 않는 통제와 비교하여 사망의 큰 위험이 보고되었다(Schulz,1999). 자원과 지원을 가지는 것은 간병인들에게 다른 점을 만들 수 있다. 스트레스와 대처능력 모델에 따르면, 자원과 낮은 스트레스를 가진 간병인들은 낮은 육체적 피로와 우울감을 나타내었다(Pinquart, 2005).

질병을 가진, 아이들을 돌보는 사람은 다른 도전을 경험한다. 장애를 가지고 있거나, 만성적 질병을 가지고 있는 아이들의 부모는 장애나 질병에 문제가 없는 부모와 비교해서 다른 역할을 경험한다. 끊임없는 집중, 관리의 협응, 다양한 역할을 동시에 해야 하는 것은 압도적인 일일 수 있다. 신체적 정신적 건강이 손상될 수 있다. Raina(2005)의 연구에 의하면, 간병인의 스트레스, 가족의 기능, 뇌성마비를 가진 아동의 건강과 행동적 문제점과 관련된 다양한 요소간의 관계를 조사하였다. 이 연구에서는 간병인의 신체적, 정신적 건강을 예견하는 3가지 중요한 요소가 확인되었다. 아동의 행동적 문제와 가족의 기능이 저하로 인해 간병 요구가 증가하고, 신체적, 정신적 안정이 나빠졌다. Ketelaar(2008)의 연구는 뇌성마비 아동의 부적응 행동이 기능적 능력보다 부모님들의 스트레스를 더 높인다고 하였다. 뇌성마비 아동의 부적응 행동은 보호자의 우울증, 비숙련된 감각 그리고 배우자와의 관계 문제에 기여한다. 장애 또는 만성적 건강 문제가 있는 아동의 보호자(간병인)에게, 장기간 영향을 주기 때문에, 작업치료사와 물리치료사가 보호자에게 그들의 신체 및 정신적 건강을 유지하거나 향상시키기 위해 교육하는 것은 필수적이다.

생각해 볼 점 20.3

간병의 스트레스 요인에 대해 알고 있는 것은

- JD와 JD의 아내에게 어떤 질문을 할 것인가?
- JD와 그의 아내를 위한 지역 사회 자원을 찾기 위해 어디를 갈 수 있을까?
- 부모 또는 보호자 교육을 위한 계획은 현재와 시간이 지나면서 어떻게 변경될 수 있을까?

환자 적용: JD

JD와 그의 아내는 그들의 가족지지에서 멀어져 있음을 밝힌다. JD의 동생과 어머니는 규칙적으로 그를 방문하지만, 그의 질병이나 그 또는 그의 아내의 문제에 대해 말하지 않는다. 30살 더 많은 누나는 4명의 아이가 있고 헌틴톤병에 대한 검사를 받지 않을 것이라 결정하였다. 2달에 한번씩 헌틴턴병을 가진 부모와 가족들이 만나는 모임이 있지만, JD는 참석하지 않는다.

임상 결정 시 고려할 점

1. *COPM 평가 결과를 기반으로, 욕조와 관련된 활동 시 안정성을 위해 어떤 조치를 취면 될까?*
2. *글씨 쓰는 기능성이 감소할 때, JD를 위해 어떤 중재를 할 수 있을까?*
3. *제한된 가족 및 의료 네트워크에 대한 JD의 우려는 만성 건강 상태를 가진 모든 사람에게 중요하다. 이런 부분에서 그와 그의 아내의 걱정을 해결하기 위해(구체적으로) 무엇을 할까?*
4. *해당 주의 교통법에 따라서 JD는 운전 할 권리를 잃어버릴 위험이 크다. 작업치료사와 물리치료사로서, JD의 운전기술을 평가하기 위한, 당신의 권장사항은 무엇인가?*
5. *TUG와 롬버그/샤르펜드 롬버그 검사의 결과를 기반으로, JD의 균형을 증진시키기 위해 어떤 중재를 할 수 있을까?*
6. *ABC 척도의 결과를 기반으로 한다면 어떤 것을 제공해 줄 수 있을까?*
7. *그에게 제안할 수 있는 장비는 무엇일까?*

불수의적 움직임 장애의 중재를 위한 준비 사항
Preparatory Interventions Specific to Involuntary Movement Disorders

일반적인 접근법 General Approaches

운동장애를 완화하여 기능을 향상시키는 현재 많은 근거는 약물, 깊은 뇌 자극(DBS) 또는 근육에 주사하는 보톡스를 이용하여 신체구조(바닥핵 또는 근육)의 의학적 치료에 초점을 맞추고 있다(Jankovic, 1996; Rezai, 2008; Samuels, 2009a). 그러나, 물리치료사, 작업치료사는 운동 프로그램, 교육 그리고 기능적 활동을 증진시키는 전략과 의학적 치료의 긍정적 결과를 보완하기 위해 고민해야 한다(Chevrier, 2006; Kloos, 2012; Ramdharry, 2006; Tassorelli, 2006).

치료를 위한 약물의 영향

첫 번째는 중추신경계의 비정상적인 신경 화학을 변화시키기 위해 고안된 다양한 약물을 포함하는 약리학이다(표 20-2). 과도한 불수의적 근수축으로 인한 목 또는 작은 부위의 근긴장 이상, 떨림, 틱장애 또는 다른 움직임장애를 치료하기 위해 BTX-A(보톡스)를 직접적으로 근육에 주사한다. BTX-A는 임시적으로 신경근연접부위에서 아세틸콜린의 방출을 막아주어 작은 부분을 마비시킨다(Evidente, 2010). BTX-A의 효과는 몇주에서 수 개월이다. 몇몇 환자들은 반복적으로 BTX-A 주사에 대한 저항성이 생긴다. 그러므로 3개월 안으로 다시 주사 받지 않는 것을 권한다(Evidente, 2003). BTX-A의 중추성 효과는 근방추 끝의 감마 운동 신경원을 차단하고, 운동신경원과 근육을 변화시키고, 중추신경계의 역행적 수송이 보고되었다(Caleo, 2009).

수술 양식

만약, 운동장애(운동이상증)가 경구약 또는 BTX-A 주사에 반응이 없다면, 내과의사는 심부 뇌자극을 선택하게 될 것이다. 심부뇌자극은 외과적으로 바닥핵 또는 시상안에 전기자극을 심는 기술이다. 이식가능한 펄스 발생기 또는 신경자극기는 쇄골아래쪽과 피부 바로 아래 표면적으로 이식된다(Rezai, 2008). 자극 셋팅은 운동이상증으로 인한 비정상적 신경 연접을 방해하기 위해 프로그램화되어 있다(Albright, 2003). 시상의 배쪽중간핵(VIM), 창백핵의 안쪽(GPi)그리고 시상밑핵(STN)을 포함하여 뇌 구조물이 자극된다(그림 20-1). 심부뇌자극 이식을 받은 64명의 환자가 전기자극을 받는 동안 물리치료에 대해 서술한 연구가 있다(Chevrier, 2006). 12시간이 걸려 수술이 진행되었고, 파킨슨병 환자들은 수술을 하는 동안 약물을 제거하고 국소마취를 받았다. 치료사는 마사지, 스트레칭, 이완기법을 수술이 진행되는 동안 제공하였고, 보고에 따르면 수술이 진행되는 동안 고통이 줄어들었다. 심부뇌자극 수술이 발달되기 전에, 약물에 반응이 없는 운동장애(운동이상증)를 감소시키기 위해 신경외과의사들은 시상의 배쪽중간핵, 창백핵의 안쪽 그리고 시상밑핵을 잘라내었다. 그러나, 심부뇌자극술은 이제 최신의 방법이며 뇌구조물의 장기간 손상을 일으키지도 않으며, 다른 다양한 합병증을 나타내지도 않는다(Rezai, 2008; Schuurman, 2000). 심부뇌자극은 효과를 극대화하기 위해 시간이 지나면서 수정될 수 있다.

많은 연구에서 운동장애(운동이상증)를 가진 사람들에게 심부뇌자극술의 효과에 대해 나타내었다. 본태성 떨림(ET)과 다발성경화증 그리고 파킨슨병을 가진 사람에게 시행한 시상의 배쪽중간핵에 심부뇌자극술은 시상절제술을 시행했을 때보다 부작용이 작았으며 떨림을 완화시켰고, 기능을 향상시켰다(Schuurman, 2000). 심부뇌자극술은 떨림을 개선하지만 전정-시상-피질 돌출부 내에서 활동을 감소시키는 것으로 나타났으며 수술 후 환자의 주관적인 불균형을 유발할 수 있다(Ceballos-Baumann, 2001; Ondo, 2006). Ondo(2006) 파킨슨병과 본태성 떨림으로 인한 떨림과 불안정이 있는 환자가 CDP를 평가한 심부뇌자극술을 하는 동안 전반적으로 감각 능력이 개선되었다고 하였다(눈을 감기, 흔들림이 있는 시각적 방해주기, 표면이 흔들리는 것 또는 이러한 조건이 혼합되어 있는 등의 다양한 감각적 조건에서 작은 흔들림이 나타남). 심부뇌자극술은 또한, 7세 이하의 아동과 뇌성마비와 근긴장이상을 가진 노인에게서도 효과를 나타내었다(Albright, 2003; Marks, 2013). 고강도 집중 초음파를 통해 새롭고 적은 침습적 수술 중재가 존재하며, 이는 시상 또는 바닥핵의 영역을 일시적으로 제거함으로 본태성 떨림을 해결하는 결과를 보여준다. Elias(2013)의 연구에 따르면 의학적으로 저항성 떨림을 입증한 15명의 환자 집단을 대상으로 MRI 유도 고강도 집중 초음파 후 떨림이 최대 75% 감소한 것으로 나타났다. 떨림 감소는 전반적인 삶의 질의 긍정적인 영향을 미치는 것으로 보인다(Elias, 2013; Huss, 2015).

헌틴톤병을 가진 환자에게 심부뇌자극술을 실시한 중증 사례의 경우, Choreoathetosis가 완화되었고, 약물치료에서 반응이 없었다(Fawcett, 2005; Moro, 2004). Fawcett(2005)와 Moro(2004)는 헌틴톤병을 가진 42세 남성과 연하, 말하기, 균형, 보행의 문제를 가진 중증 무도병(Chorea) 환자에게 심부뇌자극술을 실시하였다. 심부뇌자극술을 하는 동안, 스스로 단순 운동을 행하거나, 멎게 하는 능력이 개선되었다. 특정 주파수로 자극하면서 무도병, 긴장이상(dystonia), 그리고 일상생활을 행하는 능력이 증가되었다. Bonelli(2001)은 헌틴톤병과 무도병 증상의 완전한 중단과 기능의 향상이 나타나는 환자에 대해 보고하였다. MRI에서는 무도병과 함께 꼬리핵의 위축을 보였지만 무도병 중단과 동시에 흑색질의 양쪽성변성도 나타났다. 이번 사례만 보면, 흑색질 치밀부에 심부뇌자극술을 시행함으로 무도병 증상이 완화될 수 있음을 가정할 수 있다. 무도병 증상의 약물 저항성이 있는 헌틴톤병 7명의 환자를 대상으로 한 작은 연구에서는, 심부뇌자극술을 창백핵의 안쪽부분에 삽입하였을 때, 무도병 증상이 확연하게 줄어든 것을 알 수 있고, 이 효과가 12개월 이상 지속된 것을 나타내었다. 운동완서와 긴장이상은 부분적으로 심부뇌자극술에 기여하고, 부분적으로 질병의 진행으로 악화되지 않도록 하는 경향을 보였다. 저자는 "행동장애와 인지장애로 병이 진행되기 전, 신체의 일시적인 이득이 삶의 질에 영향을 준다"고 보고하였다(Gonzales, 2014).

경구약 투약, 심부뇌자극(DBS), BTX-A(보톡스) 주사와 같은 의학적 치료는 특징적으로 운동장애로 인한 손상을 줄이기 위해 사용되긴 하지만, 물리치료사와 작업치료사가 수행하는 치료적 기술과 특정방식 사용을 뒷받침하는 증거가 증가하고 있다.

생각해 볼 점 20.4

임상적 사례로 돌아가서

- JD는 어떤 약을 섭취할까?
- JD는 심부뇌자극술의 후보자로 좋을지 안좋을지 토의해본다.

치료적 기법 Therapeutic Techniques

중재를 계획할 때, 치료사들은 신체기능/구조수준에서의 손상을 고려해야 할 뿐만 아니라, 활동적 제한, 사회적 제한, 환자와 보호자들의 교육의 정도에 대해서도 고려해야 한다. Quinn(2010)의 정성적 연구에서는 헌틴톤병과 파킨슨병 환자의 운동 프로그램의 장벽으로 인지기능 손상과(가정 프로그램을 이해하거나 수행할 수 없음), 헌틴톤병과 파킨슨병의 운동에 대한 정보 부족, 안전성(부족한 균형능력으로 인해 운동을 도전할 경우, 성취할 수 없음), 그리고 장소(환자가 그룹운동에 참여할 수 있는지, 체육관 운동이 가능한지 또는 집에서 운동프로그램이 가능한지)를 포함하였다. 성공하기 위해서, 치료사는 각각 부분에서 목표를 잡아야 한다. (반복 횟수, 반복 시간), 내적 동기부여와 자기 효능감을 증진시켜야 한다. 질병의 초기단계에서 운동을 시작해야 한다. 운동 프로그램에 가족들이 참여해야 하고, 운동은 간단 명료해야 한다(Quinn, 2010). 떨림, 근긴장 이상증, 무도병을 위한 중재의 근거는 다음 장에서 요약되어 있다.

떨림을 줄이기 위한 중재

하나 또는 여러 평면에서 진동 자극으로 전신에 전달되는 **전신 진동**의 사용은 파킨슨병과 관련된 휴식 떨림을 포함하여 떨림 환자에게 도움이 되는 것으로 밝혀졌다(Haas, 2006; Jobges, 2002; King, 2009; Lee, 2008). 근 방추에 대한 진동입력이 근육 길이에 대한 정보를 편향시켜 기억에 유도된 운동 중에 오류와 신폭이 감소한다는 근거가 있다(Feys, 2006). 떨림을 줄이기 위한 근거 중심의 중재에는 *보조기를 착용하는 것*(Espay, 2005; Manto, 2007; Rocon, 2007), *체중을 이용한 저항훈련*(Bilodeau, 2000; Sequira, 2012; Kavanagh, 2016), *스트레칭과 앉아서 하는 가라테운동*(Seated karate)(Palmer, 1986), *기능적 전기자극치료*(Javidan, 1992; Prochazka, 1992; Zhang, 2007), *팔과 다리를 차갑게 하는 방법*(Cooper, 2000; Feys, 2005), *마사지*(Craig, 2006; Riou, 2003), *능동보조 싸이클*(Ridgel, 2012), 그리고 *열치료*(Paus, 2007). Craig(2006)는 마사지의 표준방법을 "신경근치료"라고 보고했고, 파킨슨 환자와 떨림 치료에 효과를 보였다. 이 치료방법은 뇌졸중 환자들을 위한 방법으로 응용되었는데, 중등도의 압박력을 근육그룹과 평행하게 적용하는 것이고, 근육 통증과 근경련을 완화하기 위해 Trigger point를 직접적으로 압박하면서 적용하기도 한다. Budini(2014)는 *기능적 숙련도 훈련*(4주 동안 1주일에 3번 시행)이 본태성 떨림을 가지고 있는 환자의 기능을 유효하게 증진시킨다고 보고하였다.

파킨슨 환자의 휴식 시 떨림을 줄이기 위한 비침습적 방법으로 횡방향교류자극(Transcranial Alter-nating Current Stimulation, TACS)과 경두개직류자극법(Transcranial Direct Current Stimulation tDCS)이 이용된다. 선행연구에서 TACS를 실시하였고, 운동피질 부위에 적용하였을 때, 파킨슨 환자의 50% 정도에서 떨림이 줄어들었다(Brittain, 2013). 경두개직류자극법(tDCS)을 5일 동안 운동겉질과 소뇌에 적용하였고, 혼과 야의 2~3단계 파킨슨 환자의 운동이상증상에 효과를 나타내었다(Ferrucci, 2016).

근긴장 이상을 줄이기 위한 중재

근긴장 이상이 있는 환자는 다양한 증상, 분포 및 신경학적 원인을 가지고 있다. 그러므로, 치료계획을 세우기 전에, 각 환자의 의학적 진단, 분류, 예후에 대한 기본지식은 필수적이다(Cloud, 2010). 기능을 획득시키고, 2차적인 구축을 예방하기 위해 보조기와 함께 물리치료, 작업치료가 필요하다. 근긴장 이상을 가진 환자들을 위한 물리치료와 작업치료 중재의 근거는 국소근육 이상 그리고 직업적 국소부위 근육긴장 이상(음악가 또는 작가의 근육긴장)을 가진 대상자의 연구는 제한적이다. 직업적 근육이상은 음악가가 악기를 다룰 때 또는 작가가 타이핑 하기 등의 특징 움직임의 규칙적인 실행과 집중으로 나타나며, 이후 손의 체성감각 표현이 증가한다. 근긴장 이상의 발달은 손가락의 피질 표현이 "확장된 느낌"이거나 구별되지 않을 때 발생한다(Byl, 2003). 직업적 국소부위 근긴장 이상이 있는 대상자의 근긴장 이상을 개선하기 위해 특정감각 자극, 운동과 정신적 연습이 구성되어야 한다(Byl, 2000, 2003; Candia, 1999, 2002).

*정신적 예행연습*과 함께 *감각 운동 훈련프로그램*은 음악가의 부분적 근육이상증을 가진 대상자 손의 체성감각 표현(Byl, 2003)과, 손의 기능 증진이 보고되었다(Byl, 2000). 예를 들어, 손의 국소적인 근긴장 이상이 있는 환자들이 8주 동안 매일 30–60분씩 *점자 읽기*의 새로운 기술을 연습하여, 공간의 예리함과 근긴장 이상이 향상되었다(Zeuner, 2002, 2003). *거울치료*는(Byl, 2000; Rosen, 2005) 근긴장 이상이 있는 손을 거울에 의해 환자

의 시야에서 가려지는 방식으로 구현될 수 있다. 거울은 근긴장이 있는 손의 이미지를 정상적인 기능을 하는 손으로 반영하여 준다. 거울치료는 뇌졸중으로 인해 팔의 기능이 떨어지는 사람들에게도 적용하였다(Wu, 2013). 환자는 건강한 쪽 손을 움직일 때, 양손의 대칭적 움직임이 동시에 뇌로 제공되는 감각적 "숨김"을 제공하여. 신경 가소성과 상지의 기능과 운동조절의 향상을 유발할 수 있다. 그림 25-12A와 B는 예시에 대한 그림이다. 직업적 국소부위 근긴장 이상을 증진하기 위해 다른 중재방법은 짧은엄지손가락벌림근에 진동을 제공해주는 것과(Rosenkranz, 2008), *4~5주 동안 근긴장 이상이 있는 손을 고정*시키는 것이다(Priori, 2001). 고정의 반대개념인, 강제유도치료 또는 근긴장 이상이 있는 손만 사용하는 방법은 직업적 국소부위 근긴장 이상이 있는 환자의 기능향상을 보였다(Candia, 1999, 2002). 특히, 상하지에서 비슷하지 않은 과제를 실시할 때 효과를 보였다. 1년 동안 운동조절 재교육과 결합된 강제유발운동은 비정상운동이 80% 감소되었으며, 4년 이후에도 효과가 유지되었다(Berque, 2013). 근육의 피로는 근긴장 이상이 있는 근육표현의 겉질 영역의 감소로 인해서 일시적으로(몇분) 근긴장 이상을 감소시키는 것으로 보인다. 아래팔 근육에 *경피적신경전기자극(TENS)*은 치료 후 3주 동안 작가의 근경련 증상에 효과를 보였다(Tinazzi, 2005). 이러한 효과는 손의 근경련을 가진 사람의 운동 겉질의 흥분성을 증가시켜 글쓰기 기능을 향상시킨다(Tinazzi, 2006). 선행연구에서는 *경두개자기자극*방법이 전운동영역을 자극하여 글쓰기 능력을 증진시키고, 손의 국소 부위 근긴장 이상이 있는 환자의 대뇌겉질의 활성화를 증진시킨다고 하였다(Borich, 2009). 근긴장이 있는 아동은 근 수축의 시각적 *피드백*이 나타나면서 근 구축의 양이 감소하였다(Young, 2011).

목뼈 근긴장이상을 동반한 불수의적 근수축은 머리가 특정 방향으로 회전하거나 기울어지게 하여 다양한 형태의 기운목과 가쪽목 기울어짐을 유발한다. 얼굴에 *감각자극*을 주는 것은 고전적 방법 중 하나이다. 감각 "속임"("geste antagoniste"이라고 종종 기록된다)(Poisson, 2012). 중립자세에서 머리를 돌리는 동작을 하는 동안, 얼굴을 만지거나, 얼굴에 표정을 짓는 것으로 근긴장 이상을 속이려는 것이다(Schramm, 2004). 목 근육의 근긴장 이상을 가진 대상자들이 감각 속임수를 하는 동안 양전자 방출단층촬영은 보조운동 겉질과 일차 감각운동 겉질 뿐만 아니라, 두정엽과 뒤통수엽의 활성도도 감소되는 것을 보여주었다(Naumann, 2000). *보조기*(머리와 목의 보조기)는 구축을 방지하는 것뿐만 아니라, 감각 피드백을 제공할 때 사용할 수 있으며, 정상자세로 수정해준다(Jankovic, 2004). 무작위대조실험(RCT)에서 *능동 목 관절가동범위 운동 또는 전신 이완*방법이 삶의 질을 향상시키고, 목근육의 긴장이상을 가지고 있는 사경의 중증도에 효과를 보였다(Boyce, 2013). 또 다른 무작위대조실험에서는 거짓 테이프와 비교하여 *키네지오 테이프*가 통증과 임시적인 감각 구별능력이 경부와 손의 국소 부위 근육의 근육긴장 이상을 가진 환자에게서 증진되었다(Pelosin, 2013).

무도병을 위한 중재(헌틴톤병)

무도무정위운동(choreoathetosis)의 치료를 명확하게 표적화하여 물리치료와 작업치료의 중재를 지지해주는 근거들은 제한적이다(Busse, 2012). 불수의적 움직임이 난폭하고 내려치는 움직임으로 나오면, 본인 스스로를 다치게 할 수 있기 때문에 의학적 처치가 도입될 것이다. 가능한 의학처치는 항도파민제를 포함한다(할로페리돌(haloperidol) [Haldol] or 피모자이드(pimozide) [Orap]). 그러나, 지연성 운동장애(dyskinesia)가 증가될 위험을 포함하여 부작용이 나타날 수 있다. 클로나제팜(Clonazepam)과 같은 벤조디아제핀(Benzodiazepine)은 무도형 움직임의 강도를 줄이는데 효과적이다. 항경련제 벨프로에이트 소디움(valproate sodium)은 시드남무도병(Sydenham's chorea)의 무도형움직임을 감소시키는데 도움을 준다. 의학적 처지가 시작되면, 물리치료사와 작업치료사는 환자의 현상태와 관련된 손상과, 균형기능장애에 대한 중재 계획의 중요한 부분을 차지하게 된다(Cardoso, 2006; Huntington Study Group, 2006; Marshall, 2004).

다음은 헌틴톤병을 위한 기본적인 중재에 대해 다룰 것이다. 물리치료사는 헌틴톤병 환자의 낙상과 근골격계의 2차적 손상, 필요한 기구 그리고 삶의 질 향상을 위해 도움이 될 수 있다(Quinn, 2002). 3,000명의 헌틴톤병을 가진 사람을 대상으로 한 연구는 손상된 보행, 느린 움직임 그리고 일자서기를 포함한 운동기능 감소를 보고하였고, 이는 제도화의 가장 예측되는 부분이었다(Wheelock, 2003). 그러나, 물리치료는 종종 헌틴톤병 환자를 위한 치료를 위해 제공되지 않는다(Busse, 2008). Busse(2008)의 정성적 논문에서 헌틴톤병을 위한 물리치료를 어떻게 제공해야 하는지 보고하였다. 연구자들은 헌틴톤병을 가진 환자의 관리는 질병의 단계에 맞춰서 제공되어야 한다고 하였다. 질병의 초기 단계에서는 치료 서비스가 낮다: 만약, 물리치료가 헌틴톤병을 위해 제공된다면, 치료사는 낙상을 예방하고, 문제점을 해결하고, 기능적 활동을 증진시키는 것에 집중한다: 헌틴톤병으로 인한 질병장애를 측정할 수 있는 물리치료 결과 도구가 없다. 헌틴톤병 환자의 운동성을 증진하기 위해서는, Khalil(2012)는 DVD를 이용한 집에서 할 수 있는 운동을 15명 환자에게 제공하였고, 11명의 환자에게서 순응도를 찾았다. 정성적 분석을 통해, 신체적 요건, 인지 요건 그리고 부족한 동기부여를 포함하여 운동을 방해하는 요소를 식별하였다. 보호자 및 간병사의 참여와 치료사에 의한 사후 연구는 운동프로그램의 순응도에 기여하는 것에 중요한 요소들이다(Khalil, 2012). 같은 연구자들에 의한 RCT 사후 연구에서 홈 운동프로그램의 이익과 실행성을 발견하였고, 보행, 균형능력의 향상, 그리고 신체 활동의 수준 증가 뿐만 아니라, 삶의 질 향상도 보고되었다(Khalil, 2013).

중재를 설계할 때, 치료사는 중재가 이루어지는 환경을 고려하고 환자 및 가족과 협력하여 최적의 환경을 결정해야 한다. 만약, 환자가 헌틴톤병 센터와 같은 치료실에서 평가를 받는다면, 중재는 교육, 낙상 예방, 다른 건강전문가와 연결, 도움이 가능한 기술 추천, 그리고 필요하다면, 집에서 평가할 수 있는 것을 결정해준다.

환자 적용: JD

JD의 평가 결과를 받은 물리치료사는 그와 그의 아내에게 낙상을 예방하기 위한 환경적 조건을 교육하였다. 그들은 밤에 이용할 등을 설치하였고, 어두운 곳 또는 불규칙한 표면에 경고등을 사용하였다. JD는 속도를 늦추고 정지하라고 지시받았다 그래서 방향을 전환하고 나서 또는 앉은 자세에서 일어난 후에 균형을 유지할 수 있게 되었다. 그가 정지된 물체에 시각적 초점을 사용하여 불안정해졌을 때 균형을 회복하는 방법을 배웠으며, 물리치료사는 그에게 flip-down 좌석이 달려있는 바퀴있는 워커의 그림을 보면서 그를 교육하였다. 그러나 JD는 흔쾌히 이 기구를 받아들이지는 못했다. 작업치료사는 JD의 집으로 방문하여 욕실에 안전바를 설치하라는 것을 추천하였고, 안전을 위한 집의 구조 배치를 평가, 운전능력을 평가하였다.

주의: 저자의 경험에 비추었을때, 헌틴톤병이 있는 환자와 심한 Choreoathetosis가 있는 환자는 워커의 무게가 줄어들지 않는 한(무거운 무엇인가가 바구니에 들어 있는 경우) 표준적 워커와 두 개의 바퀴가 있는 워커를 사용하기가 어렵다. 이는 Kloos(2012)의 4개 바퀴 워커는 보행의 시간적인 면에서 많은 안정성을 제공한다는 연구에 의해 지지된다. 다른 보조기는 낮은 안전성과 높은 다양성이 빈번히 간주되었다(Kloos, 2012).

게다가, 환자들은 치료사 또는 간병인이 기저면을 "조절"하려고 하면(예: 보행 벨트를 사용하여 무게 중심을 이동하는 경우) 환자는 그렇게 하지 않는 경향이 있다. 환자들은 보호자의 손을 잡거나, 안전바를 잡으면서 걷는 것을 선호하며, 긴 거리를 이동하는 경우에는 휠체어를 사용하려 한다.

일부 환자는 운전 중지를 거부하거나 생활 지원 상황을 거부한다. 이는 가족과 간병인에게 매우 어려운 상황을 만든다. JD는 지역의 외래환자를 위한 재활클리닉을 선호하고, 그곳에서 기능적 훈련을 위해 물리치료과 작업치료를 받고, 운동 프로그램을 지시 받는다. 그와 그의 아내는 지역의 헌틴톤 지원 그룹에 연관되었다.

임상 결정 시 고려할 점

JD의 상황에 대해 알고 있는 것을 감안할 때:

1. *처음에 작성한 기능적 목표를 수정하겠는가? 그렇다면, 어떻게 수정하겠는가?*
2. *기능적 훈련을 포함하여 JD를 위한 적절한 운동 프로그램을 수립한다.*
3. *치료의 중재를 위해 근거를 고려할 때, JD가 사용할 수 있는 특정 전략은 무엇인가? 이유는 무엇인가?*

입원환자 또는 외래 환자를 위해, 물리치료 또는 작업치료 중재는 스스로 돌보기, 운동성, 균형, 협응력, 안전성, 필요한 기구, 그리고 퇴원 계획이 포함되어야 한다. Bilney(2003)의 시스템 리뷰 연구는 10개의 논문을 포함하며, 각 논문은 관측연구, 사례연구 또는 전문가의 의견이 포함되어 있다. 2개의 전문가 의견 연구는 무도무정위 운동을 향상시키기 위해 수치료와 이완치료가 중재에 포함되었다. 다른 논문에서는 운동 매개 변수 및 결과에 대한 설명이 제한되었다. 기본적인 운동 분류는 매트와 의자 운동, 무게주머니를 포함한 근력운동, 홈 운동 프로그램, 낙상예방, 과제 지향적 운동, 공 게임, 호흡 조절 운동이 포함되어 있다. "ABA" 디자인 연구는 메트로놈을 이용한 리듬적 청각자극이 천천히 그리고 빠르게 걷는 동안, 헌틴톤병 환자 보행 속도의 향상을 보고하였다(Thaut, 1999).

Quinn(2002)의 사례 보고에서 최근에 낙상과 기능적 움직임 감소에 대해 걱정이 있는 헌틴톤병 49세 남자 환자를 위한 14주 집에서 할 수 있는 운동프로그램이 설명되어 있다. 운동은 1주일에 5번 시행하며, 준비운동(깊은 숨쉬

기운동, 목, 팔 움직이기 운동, 스쿼트, 뻗기를 각각 10번씩 반복함), 선 자세에서 다리운동(스쿼스, 무릎들기, 발차기, 앞쪽으로/ 뒤쪽으로/ 옆쪽으로 걷기, 점프하기를 각각 5~15번 반복), 선 자세에서 팔 운동(머리 위로 팔 올리기, 팔 돌리기, 2파운드의 무게를 들고 팔 꿈치 굽히기, 저항밴드를 이용하여 어깨의 굽힘/폄/수평 벌림 운동), 넙다리 뒤근육의 운동과 안쪽 허벅지 스트레치(30초 동안 스트레치된 상태에서 3번 반복), 윗몸 일으키기 20번 반복, 다리 펴서 들어 올리기, 엎드린 자세에서 일어나기, 팔굽혀펴기 10번 반복, 고양이/낙타자세 하기 5번 반복; 그리고 마무리 운동(준비운동과 같음). 게다가, 환자는 한 다리로 서기, 일자로 걷기 그리고 테니스공 주고받기 등의 일상생활 운동을 지시받는다. 결과(SF-36, 낙상의 빈도, 수정된 낙상 효능감 척도, 버그 균형척도, 스스로 보행 속도 조절하기 그리고 통합된 헌틴톤병 등급 척도 운동성 점수)는 중재가 끝난 후 모두 향상되었다(Quinn, 2002).

Zinzo(2007)의 연구에서는 헌틴톤병의 초기-중기 상태의 40명의 환자를 3주 동안, 하루에 8시간 동안 입원 환자들을 대상으로 집중된 재활의 효과를 검사하였다. 1년에 3번씩 반복 측정된 결과, Tinetti 척도와 신체 수행검사를 통해 신체 능력 검사를 하였고, 각각 검사에서 통계적으로 향상되었다. Smith(2005)의 연구는 뻗기 과제를 이용하여 소뇌 질환이 있고, 헌틴톤병이 있는 대상자들의 운동학습에 관한 능력을 검사하였다. 소뇌 질환대상자와는 다르게, 헌틴톤병이 있는 대상자들은 뻗기 과제를 하는 동안 적응하여, 다음 움직임에 긍정적인 영향을 미치는 변화를 보여주었다. 건강한 대조군 대상자들과 비슷하게, 헌틴톤병의 대상자들은 뻗는 과제를 하는 동안, 한쪽 방향의 실수로 부터 다른 방향의 움직임을 배운다. 이는 헌틴톤병의 대상자들이 새로운 것을 배울 수 있음을 말해준다. 연구에서 헌틴톤병의 초기 환자들이 청각적 자극과 시각적 자극에 대한 반응이 느리다는 것을 발견하였다(Smith, 2005). Leng(2003)은 중증단계(철저한 관리가 필요한 심각한 손상)의 헌틴톤병 환자를 대상으로 가중성 감각 중재 또는 이완성 중재 후 운동이 상승에서 향상되지 않았다고 결론지었다(Leng(2003).

두 연구에서는 물리치료를 치료의 기본으로 하여 6주 동안 일주일에 2번 중재를 실시하였고, 보행, 보행 주기에서 양하지 지지기 시간이 증진되었으며, 균형도 증가된 것을 나타내었다(Bohlen, 2013; Kloos, 2013). Kloos(2013)의 연구에서, 참가자들은 *댄스댄스 레볼루션*(Harmonix Music Systems, Inc., Cambridge, MA)이라고 불리는 비디오 게임을 실시하였고, 음악의 리듬에 맞춰 매트에서 그들의 발이 움직이는 것을 확인하였다. Bohlen(2013) 연구의 대상자들은 자세변경, 보행, 정적/동적 균형 그리고 운동 협응력을 기반으로 중재를 받았다(Bohlen, 2013). 다른 연구에서는 물리치료의 장기간 효과에 대해 검사하였다. RCT는 12주 동안 매주 2회 집에서 걷기와 함께 매주 감독하의 고정 사이클링 및 저항 훈련을 수행한 헌틴톤 환자가 치료를 잘 견디지만 신체 활동 측정에서 대조군에 비해 통계적으로 개선되지 않았다고 보고했다(Busse, 2013). Thompson의 연구에 따르면, 9개월 간의 다방면의 전문적 프로그램은 11명의 대조군에 비해 9명의 헌틴톤병 대상자의 초기 및 중기에서 운동과 자세 조절능력이 악화되는 것이 줄어들었고, 무지방 근육과 근력이 향상되었다. 이 프로그램은 임상적 치료에 기반으로 구성되었다(준비운동 5분, 유산소 운동 10분, 저항운동 40분 그리고 마무리 운동 5분). 프로그램의 마지막 6개월에는 일주일에 세번 가정 운동프로그램을 실시하였고, 스스로 모니터링하는 것이 포함되었다. 가정 프로그램(56%)보다 치료실에서 하는 것이(85%) 순응도가 더 좋았다(Thompson, 2013).

운동이상증 아동을 위한 중재

어른들과 비슷하게, 운동이상증을 가진 아동들도 개인에 맞는 구체적인 손상에 따른 물리치료와 작업치료 중재가 필요하다(무도무정위에 비해 근긴장이상)(Smith, 2014). 임상가들은 대단위 운동발달과 소단위 운동발달에 맞춰 운동 장애의 영향을 고려해야 한다. 논의된 중재는 아동들에게 사용이 가능하지만, 나이에 맞는 특이적 활동과 사회적 참여제한에 대한 것을 반영하여야 한다. 철저한 정형외과적, 신경학적, 발달적 평가가 중요하므로 적절한 권고를 할 수 있다. 학교에서 일하는 치료사는 불수의적 움직임 질병의 영향이 학습능력과 학교 안에서의 이동성을 고려해야 한다. 치료사는 관련된 보조기 관리, 적응 장비, 투약추천과 관련된 문헌과 기술의 강한 지식을 알고 있어야 한다(Gannotti, 2014). 또한 걷기, 균형, 상지 기능 등과 같은 정확한 과제와 관련된 활동의 연습은 중요하며, 모든 아동이 평생동안 집중적이고, 규칙적인 기능적 활동에 참여하도록 장려해야 한다(Damiano, 2006). 이러한 활동들은 치료실 밖의 환경인 운동장, 학교, 또는 지역 오락시설에서도 수행된다. 물리치료사와 작업치료사는 규칙적인 일상생활 동작을 성취하기 위한 가장 최적의 방법을 결정하여 가족들을 돕는 필수적인 역할을 수행할 수 있다.

환자 적용: Betty

베티는 36살 여자이며 뇌성마비의 근긴장 이상으로 인해 왼쪽 팔과 왼쪽 다리의 편마비 진단을 받았다. 그녀는 경미한 지적 장애가 있고, 그룹 홈 환경에서 살고 있다. 베티는 성인 낮 프로그램에 참여한다. 쉴 때와 활동할 때, 베티는 어깨와 팔의 폄, 그리고 손목과 손가락에서는 굽힘으로 강한 근긴장 이상이 왼쪽 팔에서 나타난다. 그녀의 왼쪽 다리에서는 심하게 나타나지는 않지만, 현재 발바닥굽힘과 발허리뼈에서 모음, 그리고 보행 시의 어려운 조절이 나타난다. 그녀는 발 보조기를 신지 않는다. 베티는 낙상의 경험은 없지만, 성인 낮 센터에서 다양한 활동을 하는 동안 천천히 보행한다. 성인 낮 프로그램에서 베티의 직업은 서류를 분류하는 것이다. 그러나, 그는 근긴장 이상의 팔을 기능적으로 사용할 수 없고, 그녀의 입으로 종이를 넣어서 분류하는 보상움직임을 사용한다(첫 번째 그림). 그녀는 팔을 "이것(it)"이라고 부르고 "마음대로 움직인다"라고 말한다. 근긴장 이상이 있는 팔의 유일한 기능적 움직임은 그녀의 가슴 위쪽에 있는 물건을 유지하여 잡고 있는 것이다. 두 번째 그림은 그녀가 보행을 할 때 근긴장 이상의 자세조절을 나타낸다.

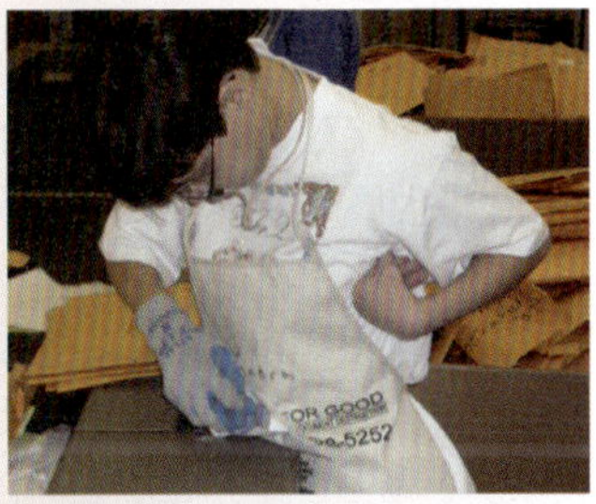

보톡스 주사와 치료를 받기 전, 베티는 그녀의 왼쪽 팔로 일을 할 수 없었다.

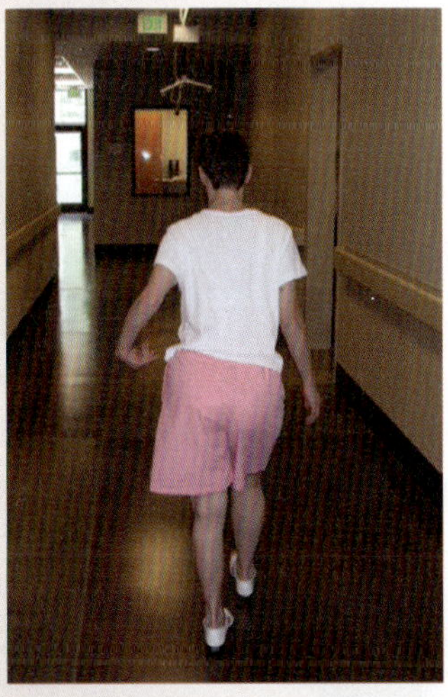

보톡스 주사와 치료를 받기 전에, 베티는 어깨를 편 채로 걷는다. 그녀는 손목과 손가락의 강한 굽힘 때문에 보조기를 사용할 수 없다. 그녀는 안쪽으로 돌림된 엉덩관절때문에 디딤기에서 발바닥 자세를 취하는 것이 힘들다.

임상 결정 시 고려할 점

1. 검진을 하는 동안 어떤 검사와 측정을 할 것인가?
2. 어떤 의학적 중재를 할 것이며, 고려해야 할 점과 이 중재를 제공하기 위해 누구와 토의할 것인가?
3. 어떤 운동 또는 치료를 권고할 것인가?
4. 다른 어떤 기구를 추천할 것인가?

환자의 사정은 다음과 같이 나타났다.

1. 앞쪽, 뒤쪽, 옆쪽으로 보행을 할 때, 베티는 발가락은 아래로 내리고, 발목을 안쪽번짐하는 패턴을 이용하여서 발을 뗀다. 그녀는 왼쪽다리의 디딤기가 짧고, 왼쪽다리의 흔듦기에서는 바깥돌림 회전이 나타난다. 그녀는 옆쪽으로 걸을 때, 왼쪽다리를 벌림 동작하기가 어렵다.
2. 앉았다 일어나기 훈련을 할 때, 베티는 스스로 할 수 있지만, 순간적인 힘을 이용하고 왼쪽다리로 체중 이동이 잘 되지 않는다.
3. 네발기기 자세에서, 베티는 왼쪽 팔에 체중지지가 힘들다. 그녀는 무릎꿇고 서기는 가능하지만, 한쪽다리 무릎서기자세는 오른쪽 다리를 이용해서만 가능하다.
4. 양손을 이용해서 하는 과제를 할 때, 베티는 왼쪽 팔을 이용해서 물체를 고정하고 오른쪽 손을 이용해서 조작한다.
5. 선호하는 보행 속도와 빠른 보행속도는 모두 베티의 나이에 맞게 발표된 기준보다 낮다.
6. 베티는 일자 보행을 할 수 없다.
7. 수정된 감각 통합의 임상적 검사와 균형검사에서, 베티는 바닥에서 눈을 뜨고, 감고 선 상태로 30초를 유지하였지만, 불안정한 면에서는 눈을 뜨거나, 감으면서 균형을 유지하지 어렵다.
8. 관절가동범위를 평가한 결과 왼쪽 어깨의 폄, 팔꿈치에서의 폄, 손목과 손가락의 굽힘, 발목의 발바닥 굽힘에서 기능적인 제한이 나타났다.
9. 왼쪽 팔의 근력 검사에서 개인적인 움직임을 수행하기 힘들었다. 예를 들어, 그녀의 어깨를 굽히는 것을 시도했을 때, 팔 전체가 폄으로 움직였다. 베티는 중력에 내항해서 그녀의 왼쪽 무릎을 펼 수 있고, 왼쪽 잉딩관질을 굽힐 수 있고, 발목을 발등굽힘을 부분적으로 할 수 있다. 그녀는 엉덩관절벌림을 위해 중력이 제거되어야 한다.

이러한 결과를 기준으로, 치료사는 베티의 왼쪽 팔과 왼쪽 다리에 BTX-A 보톡스 주사를 제안하는 재활의학과 의사와 상담을 해야 한다. 5세트의 주사는 3개월 간격으로 주사하며, 보조기 사용과 일주일에 3번의 운동에 의해 보완된다. 주사 일정, 주사하는 근육 그리고 운농은 표 20-5에 요약되어 있다.

베티는 주사와 치료적 중재의 15개월 프로그램을 마무리하였다(그림 20-2, 20-3). 그림 20-4와 20-5는 베티의 팔 사용과 기능 향상을 나타낸다. 베티의 관절 가동범위와 능동움직임은 증진되었고, 그녀는 물건 조작기능이 훨씬 더 향상되었으며, 서류를 분류하는 그녀의 일을 완성할 수 있으며, 그녀의 입을 사용하지 않고도 봉투를 열 수 있다. 그녀는 손을 쥐고 펴는 동작이 여전히 어렵지만, 체중지지하고 안정성을 위해서 왼쪽 상지를 이용할 수 있다. 베티의 보행 속도는 정상범위에 가깝게 향상되었고, 몸을 돌리는 움직임 없이도, 왼쪽 옆으로 발을 뗄 수 있다. 그녀는 불안정한 면위에서 눈을 뜨고 균형잡는 것을 배웠다. 베티는 그녀의 운동을 즐겼고, 그녀가 운동을 하지 못할 때 "운동을 못해서 나빠졌다"라고 불평했다. 중재기간 동안, 치료사는 끊임없이 그녀의 가정 프로그램을 덧붙여 수정하였고, 그녀는 운동을 그녀의 반복되는 일상생활의 한 부분으로 포함하였다.

표 20-5 근긴장 이상이 있는 환자를 위한 주사, 근육주사, 운동중재에 대한 케이스

주입 번호	3개월 동안 근육주사(왼쪽)	운동 중재(3번/1주 1시간 동안)
1	위등세모근과 넓은등근 팔꿈치 폄근(위팔세갈래근) 손목 굽힘근(노쪽 손목 굽힘근, 자쪽 손목 굽힘근) 긴엄지 벌림근, 긴엄지 굽힘근 긴손바닥근 얇은 손바닥 굽힘근, 깊은 손바닥 굽힘근	1. 마사지와 스트레칭 하기 2. 쉬는 시간 동안 손목과 손가락의 중립자세에서 부목(스프린트)을 사용하기 3. 엎드린 자세, 네발기기자세 그리고 앉은 자세에서 체중 지지하기 4. 왼쪽으로 갑작스러운 흔들림을 주어 반응을 이끌어내기 (보호 폄 반사) 5. 왼쪽 상지의 분리된 움직임하기 (고리를 막대기에 끼우기, 작은 물건 집어 올리기) 6. 왼쪽 상지를 이용해서 막대기를 머리 위로 들어 올리기 또는 체중 지지를 하면서 또는 체중지지 없이 막대기를 앞쪽으로 밀기. 7. 서 있는 자세: 체중 이동, 한쪽 다리로 서기, 높은 수준의 보행활동(옆으로 걷기, 다리 꼬아서 걷기, 빨리 걷기, 양쪽 손을 이용해서 큰 물건을 옮기면서 걷기)
2	뒤정강근 장딴지근 손목 굽힘근 엄지모음근 위쪽 넓은 등근	
3,4,5	아래쪽 넓은 등근 손목 굽힘근 팔꿈치 폄근 뒤정강근 장딴지근	

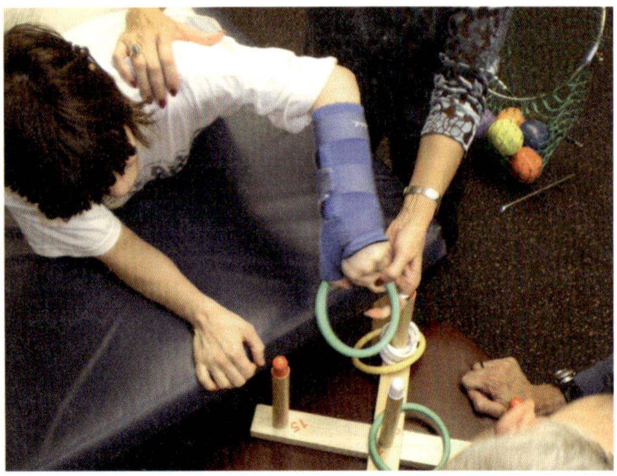

그림 20-2 베티의 치료는 엎드린 자세에서 물건을 쥐고 펴고를 수행하는 것이 포함되었다.

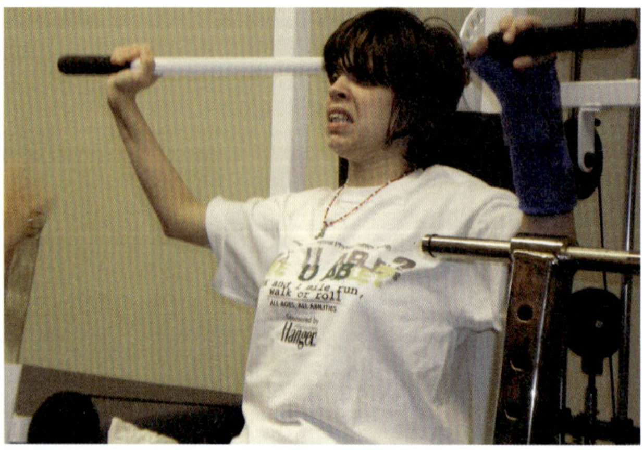

그림 20-3 치료시간에, 베티는 그녀의 어깨근육 근력을 위해서 저항을 이용해서 운동하였다.

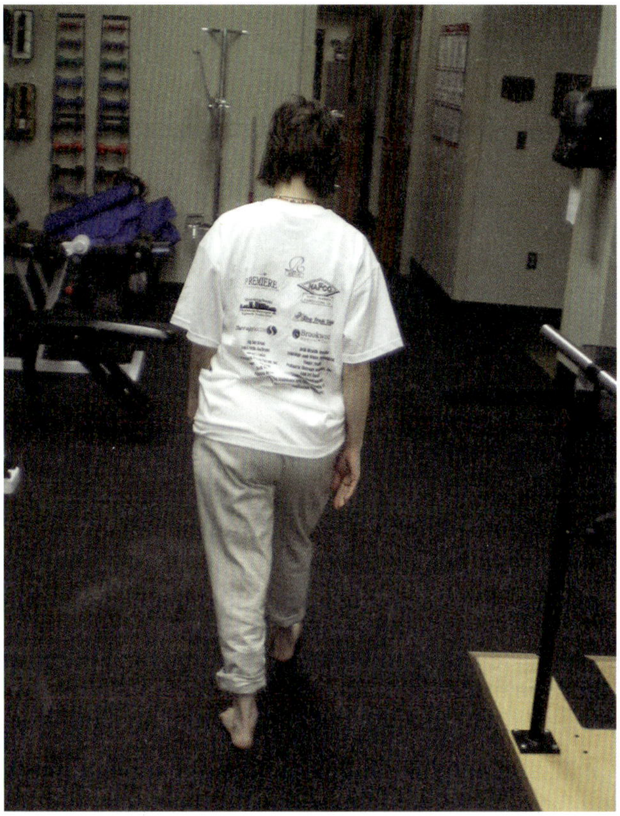

그림 20-4 보톡스 주사와 치료 진행 후, 베티는 좀 더 이완된 어깨 자세로 걷고, 걷는 동안 더 좋은 발바닥의 자세를 보인다.

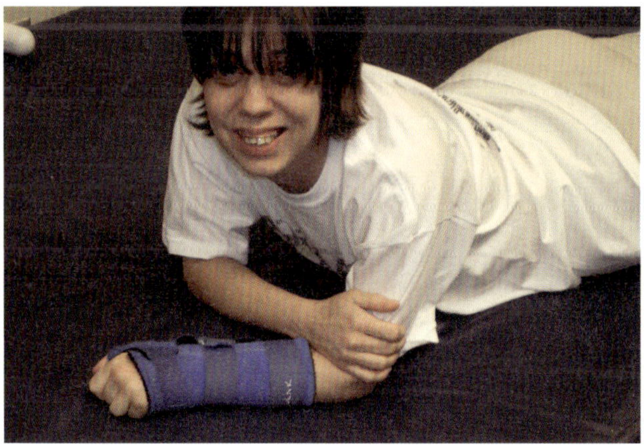

그림 20-5 보톡스 주사와 치료 진행 후, 베티는 그녀의 손목을 중립위치로 고정하기 위해 손 보조기를 사용하였고, 엎드린 자세에서 왼쪽 팔로 체중지지를 할 수 있다.

중재: 기능적 활동으로의 적용 Intervention: Ultimately Applied in Functional Activities

과제지향적 연습 Task-Specific Practice

만약, 의학적 중재 또는 치료적 중재로 불수의적 움직임이 줄어든다면, 개선된 움직임 능력을 기능적 활동을 하는데 통합하는 것이 필수적이다. 과제 지향적 운동은 어떠한 중재를 계획하더라도 중요한 부분이다. 근본적인 운동손상이 조정되면, 환자의 문제목록이 있는 33장부터 37장까지 특정 환자를 위한 맞춤화된 기술을 연습하도록 개인에게 권장한다. 정형외과적 도구는 팔, 다리의 자세를 유지하는데 중요한 역할을 하며, 기능적인 기술을 연습하게 한다.

기능적 보행 연습 Functional Gait Practice

운동 이상증이 사람이 걷는 방식에 영향을 미치는 경우, 특정 구성 요소의 연습과 정상적인 보행주기의 점진적으로 또는 정상 보행주기의 형태를 포함하여, 전반적인 중재 계획을 세워, 구체적으로 보행 연습을 강조해야 한다. 예를 들어, 무도병의 움직임을 가진 헌틴톤병은 보행에서 엄청난 부정적인 영향을 끼친다. 보행의 중재는 증진된 보행속도, 증진된 일시적 보행변수, 증진된 보폭길이, 연속되는 보행주기의 규칙적인 분속수 증가에 초점을 맞추는 37장에서 나오는 기술을 포함한다.

소아 치료 시 고려사항 Pediatric Considerations

아동에게 움직임 장애가 발생한 경우, 치료사는 신체적 중재를 기능적 활동 제한과 관련있는 움직임 장애를 기반으로 하여 더욱 세심하게 해야 한다. 더욱 중요한 것은 창조적이고 재미있는 중재가 반듯이 계획되어야 한다: 활동은 재미가 있어야 하고 아동들의 참여를 유발해야 한다. 모든 중재와 같이, 치료적 활동은 일상생활 상황에 맞춰 진행되어야 한다.

중재: 치료외 시간과 퇴원을 위해 고려해야 할 사항
Intervention: Considerations for Nontherapy Time and Discharge

치료사는 환자가 그들의 기능장애와 관련된 기능적 움직임과 운동을 할 수 있도록 도와줘야 하며, 치료 이외의 시간과 다양한 장소(집으로 가기 위해 차의 보조 자석에 앉을 때, 요리를 위해 도와줄 때, 스스로 관리를 위해 세면대에 서 있을 때, TV를 볼 때, 낮잠을 자기 위해 침대에 누울 때, 잠을 자는 동안)에서의 활동을 독립적으로 할 수 있게 한다. 그리고, 하루 동안 일어나는 신체중심의 전환을 고려해야 한다(쉬는 자세에서의 체중지지, 체중이동 그리고 앉은 자세에서 일어나기).

실습

- 식사를 하는 동안 여러분의 우세 손목으로 체중을 제공한다. 떨림에 어떠한 영향을 주는가? 그 이유는? 식사를 하는 동안 체중을 제공하는 것이 자세조절과 체간 조절에 어떠한 영향을 주는가?
- 상지와 하지에 운동이상증이 있는 경우, 거울 치료를 실행해본다.
- 오른쪽 손에 근긴장 이상이 있는 분을 위해 강제유도 치료 프로그램을 계획한다.
- 사경 환자를 위해 관절가동범위를 늘리고, 근육을 늘리기 위한 프로그램을 계획한다.
- 메트로놈을 이용하여 보행 속도 증진과 분속수를 증진시키는 치료를 실행해본다.

복습

1. 헌틴톤병과 파킨슨병을 비교하여서, 바닥핵의 기능을 설명한다.

2. 물리치료사와 작업치료사가 헌틴톤병이 있는 환자의 평가와 치료를 위한 기능에 대해 논의하라. 여러분의 의견에서, 헌틴톤병이 있는 환자가 운동 중재에 참여하기 위해 방해로 작용하는 것은 무엇인지 고려한다.

3. 검사하는 과정에서, 임상적 관찰의 중요한 3가지 측면에서(여러분이 어떤 것을 관찰하고 설명해야 하는지) 의논한다.

4. 이번 장의 정보를 사용하여 근거 기반 중재를 비교하고 대조한다. 환자에게 어떤 구체적인 개입 전략을 제안해야 하는가?

a. 떨림
b. 근긴장 이상
c. 무도병
d. 헌틴톤병 – 질병의 초기, 중기, 말기 단계

항상 그렇듯이, 임상가들은 중재를 선택할 때, 근거 뿐만 아니라, 환자의 상황과 임상가의 판단을 모두 고려해야 하는 책임이 있다.

요 약

일생동안 운동이상증을 가진 사람을 효과적으로 치료하기 위해서, 치료사는 질병의 자연적인 진행 과정과 질병의 신경생리학에 대해 알고 있어야 하며, 운동 기능 장애를 수반하는 근본적인 인지, 행동 및 동기 부여 문제를 알아야 한다. 특정 중재를 뒷받침하는 높은 수준의 근거는 제한적이지만, 임상가는 적절한 중재 프로그램을 설계할 수 있도록 환자 개개인의 활동 제한 및 참여 제한을 고려해야 한다. 환자에게 질병의 영향을 받지 않는 감각 운동 시스템을 사용하도록 가르치는 활동도 포함해야 한다. 중재의 중요한 구성요소는 환자와 보호자에게 질병의 진행에 따른 고려사항에 대한 교육이 포함되어야 하고, 뿐만 아니라, 신속하게 질병과 연관된 특별 보조 기구와 연관 자원들을 연결하는 것도 포함되어야 한다. 마지막으로, 임상가는 현재 테스트 및 중재 전략에 대한 근거기반 데이터베이스를 지속적으로 확인해야 한다.

운동실조/협응불능의 중재

Intervention for Ataxia/Incoordination

제 21 장

■ 류혜인

개요

학습목표

이 장을 마치면, 학습자는 다음을 할 수 있어야 한다:

1. 협응적인 움직임의 생리학을 논의한다.
2. 운동실조/협응불능의 병인, 발병 기전, 임상 양상을 논의한다.
3. 체감각 손상 및 소뇌 손상으로 인한 운동실조/협응불능의 감별 진단을 설명한다.
4. 운동실조/협응불능 환자에게 적절한 평가 원칙을 논의한다.
5. 중재의 원칙을 논의하여 소뇌성 및 체감각성 운동실조/협응불능 환자를 위한 적절한 재활 프로그램을 고안한다.
6. 소뇌성 및 체감각성 운동실조/협응불능 환자의 주의사항, 모니터링, 가정 프로그램을 논의한다.

서론 Introduction

이 장에서는 운동실조/협응불능을 일으킨다고 알려진 병변의 기초 해부학 및 생리학, 이 병변들의 잠재적인 병인, 소뇌성 및 감각성 운동실조/협응불능 간의 감별, 이러한 질환들의 재활 원칙을 설명한다.

협응, 또는 조화로운 기능적 움직임은 6장의 협응 검사 섹션에서 설명할 것이다. 협응은 수의적인 움직임 중에 정상적인 자세 조절과 함께 기능적 활동을 위해 반대쪽 근육 그룹들, 관련된 관절 간 근육 그룹들, 사지 간 근육 그룹들 간의 정교한 협동이 필요하다. 정상적인 자세 조절은 해부학적으로 손상되지 않은 신경근골격계 시스템과(그림 21-1) 환경적인 요구 사항의 맥락 내에서 생체역학적인 정렬과 방향을 조절하는 신체의 많은 시스템 간의 정상적이고 복잡한 상호작용 및 협응에 달려 있다.

운동실조/협응불능은 말초에서 소뇌, 또는 더 높은 감각 중추(감각성 운동실조)로의 감각(특히 고유수용성 감각) 입력의 부족/부재로 인해 발생하거나 다음과 같은 4가지 시스템 간의 상호작용 병변/파열로 인해 발생한다: 뇌줄기 및 척수의 하위운동신경세포(lower motor neurons, LMNs), 피질 및 뇌줄기의 상위운동신경세포(upper motor neuron, UMN)의 세포체, 소뇌, 기저핵.

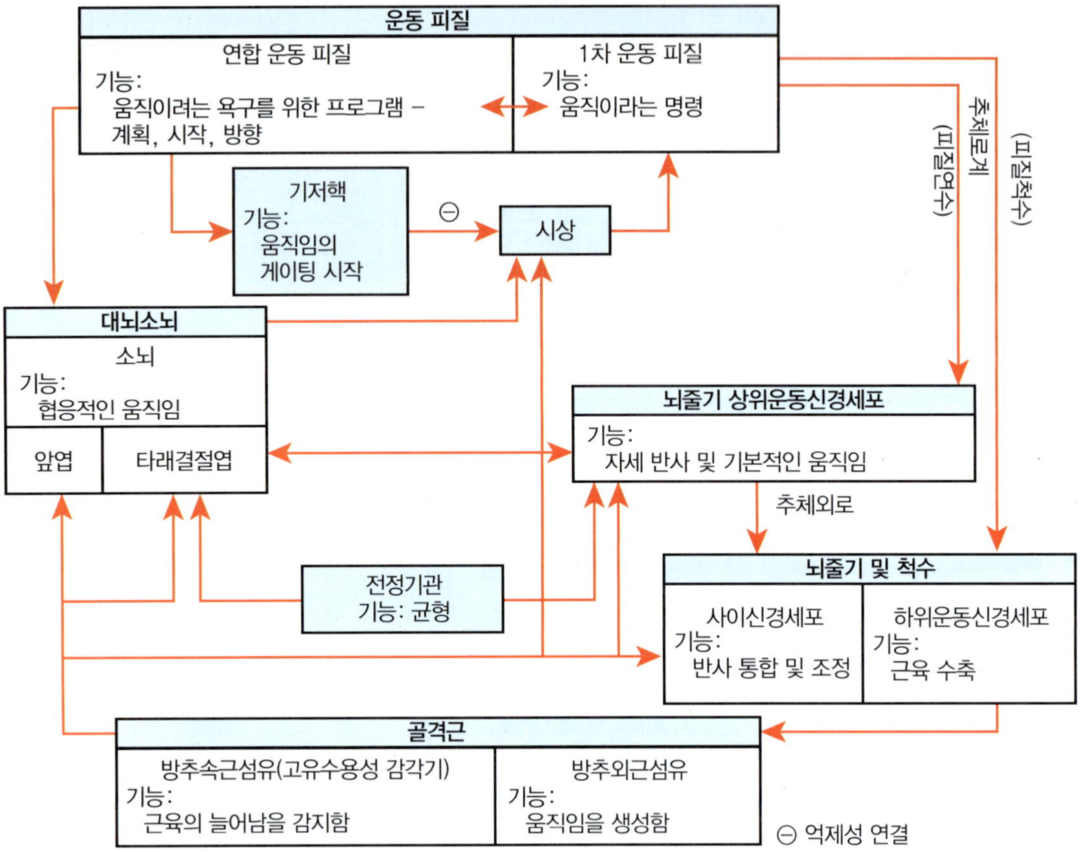

그림 21-1 운동 기능과 관련된 회로의 도식 표현.(*Michael-Titus A, Revest P, Shortland P.* The Nervous System: Basic Science and Clinical Conditions. *Philadelphia, PA: Churchill Livingstone;* 2007에서 허가하에 재인용함)

정상적인 운동 기능 Normal Motor Function

숙련된 일상 생활 활동(activities of daily living, ADLs), 레크리에이션 활동, 스포츠 활동의 다양한 움직임 패턴에서는(입과 눈의 움직임 포함) 정상적으로 협응적인 움직임, 선택적, 수의적 및 불수의적, 의도적 및 자동적, 의식적 및 무의식적 움직임이 필수적이다. 이전에 언급했듯이, 움직임은 신경계의 4가지 하위 시스템 간의 상호작용을 통해 제어되며 조정된다: 뇌줄기 및 척수의 아래운동신경세포, 피질 및 뇌줄기의 상위운동신경세포, 소뇌, 기저핵(운동 피질에 억제 작용). 소뇌와 기저핵 모두 UMN과 시상을 통해 LMN의 활동을 조절한다.

뇌의 구조화에 대한 단순하지만 전체론적인 이해는 운동실조나 협응불능이 발생할 수 있는 근원을 이해하고, 운동실조나 협응불능인 환자의 재활을 어떻게 계획하고 실행할 수 있는지에 대해 쉽게 이해할 수 있게 한다. 그림 21-1은 움직임의 조정에 관련된 시스템의 단순한 도표다.

중추신경계(central nervous system, CNS)에 의한 움직임 조정의 생리학에 대한 기본적인 이해는 운동 협응 장애 환자의 중재 원칙뿐만 아니라 운동실조의 징후 및 증상을 논의하기 위한 토대가 된다. 그림 21-1에서 볼 수 있듯이, 말초의 신경근골격계는 운동 계획을 수행하고 대뇌와 소뇌에 의해 제어되는 움직임을 위한 주요 피드백 시스템이다.

최적의 수의적인 움직임을 위해서는 항상 기존의 원시반사 및 신장반사의 맥락 내에서 선택적인 운동 조절을 한 움직임의 동적인 조합, 반대쪽 근육 그룹 간의 협응, 관련된 근육 그룹의 다관절 협응, 기능적인 움직임 패턴을 위한 사지 간 협응이 필요하다. 근방추의 신장반사가 신장에 과하게 민감하거나 둔감하여 손상된 움직임에 영향을 미친다면(신장반사에 대해 지속적으로 증가 또는 감소된 반응의 결과로서), 소뇌는 신장반사의 보상적 변형을 시작한다.

소뇌는 부드럽게 조정된 근육 수축을 최적화하도록 LMN을 제어하는 것 외에도, 교정 피드백 모드를 통해 수의적인 *근육 수축의 순서*를 조절하는 데 도움을 준다. 교정 피드백 모드는 오름신경로를(척수소뇌로[spinocerebellar tract], 쐐기소뇌로[cuneocerebellar tract], 삼차신경소뇌로[trigeminocerebellar tract], 올리브소뇌로[olivocerebellar tract], 전정소뇌로[vestibulocerebellar tract], 교뇌소뇌로[pontocerebellar tract] 등) 통한 사람의 자세 및 관절의(사지) 균형 및 위치에 관한 감각 정보를(시각, 전정기관, 체감각) 기반으로 한다(Michael-Titus, 2007).

운동 학습에서의 소뇌의 역할
The Role of the Cerebellum in Motor Learning

소뇌의 중요한 기능 중 하나는 운동 학습에서 역할을 하는 것이다.

Ito(1970)는 소뇌를 이전의 감각 입력 및 운동 출력에 대한 기억에 따라 수의적인 움직임 기술을 프로그램하거나 모델링하는 적응형 피드포워드 제어 시스템으로 설명했다. 또한 최근의 근거에서는 질병이나 기능 장애에도 불구하고 소뇌에서 운동 학습이 일어날 수 있음을 보여준다(Martin, 2009). 소뇌는 작고 간단한 프로그램의 순차적인 절차를 배우고 시행하는 데에 적극적으로 참여할 수 있고, 이는 복잡한 운동 활동을 만들어내기 위해 독특하게 결합될 수 있다. 재학습된 협응적인 움직임의 "메커니즘" 중 하나는 대개 소뇌가 제어하는 학습된 운동 프로그램이 시행되는 대신 대뇌를 통한 느린 감각 루프에 의해 움직임이 유도된다는 것이다. 대뇌에서의 느린 감각 루프를 통한 움직임 제어는 새로운 기술을 배우는 신경생리학적 과정과 유사하다. 이러한 움직임은 협응불능을 일으키고 환경의 요구에 대한 사소한 변화나 흔치 않은 외부 상황에 적응할 수 없게 한다.

새로운 과제를 배우려면(운동 학습) 과제를 능숙하게 완수하고 다양한 요구에 적응하기 전에 반복해야 한다. 소뇌는 신경 처리에 중요한 역할을 하며, 시행착오를 통해 배우기 위해서는 운동 적응이 필요하다.

소뇌 병리학적으로 환자는 특정 조건의 한 세트 내에서 과제를 수행하는 것을 배운 후에 그 과제의 조건 변화에 적응하기 위해 많은 반복적인 시행이 필요할 수 있다. 소뇌 병변이 있는 환자는 특정 조건 하에서 과제를 수행하는 것을 배울 수 있고 과제 조건의 변화에 적응할 수도 있다(피드백 제어를 통해). 그러나 이러한 환자들은 과제의 조건이 원래 과제의 조건으로 변경될 때 여전히 예측 조절을(피드포워드 제어) 유도할 수 없다(Morton, 2013). 이는 활동 중 예측적인 움직임의 조절뿐만 아니라 과제의 조건 변화에 대한 사람의 반응의 변형을 제어하는 데 소뇌가 필수적임을 나타낸다(Morton, 2013). 이러한 결과로 인해 임상적으로 소뇌 질환 환자들은 과제를 배우기 위해 더 많은 연습이 필요할 뿐만 아니라 움직임 전략 및 인지 조절의 대안적인 계획 및 실행(의도적이고 수의적인 이마엽 의사 결정) 또는 보상적인 움직임 조절을 배워야 할 수도 있다.

치상핵(dentate nucleus)과 소뇌 반구는 움직임의 심리적 연습(mental rehearsal) 중에 매우 활동적이다(Ryding, 1993). 그러나 소뇌의 가쪽 영역에 병변이 있는 환자는 미리 훈련받은 과제를 시행하는 동안 예상 신호에 따라 행동할 수 있는 능력이 떨어지며 움직임의 이미지를 형성하는 능력이 감소되어, 움직임의 심리적 연습이 제한적일 수 있다.

운동실조/협응불능의 임상 특성
Clinical Presentation of Ataxia/Incoordination

운동실조/협응불능은 적절한 힘(근육의 힘) 및 목표에 정확히 도달하는 적절한 관절 가동 범위로 협응적이고(부드러운) 숙련된 의지적인 움직임을 수행할 수 없거나 동적인 자세 안정성을 유지하고 조절을 하는 상황에서 섬세하고 협응적이며 숙련된 기능적 활동을 할 수 없는 것이 특징이다. "운동실조"와 "의지적인 움직임의 협응불능"이라는 용어는 문헌에서 상호교환적으로 사용된다(Ropper, 2005). 운동실조/협응불능에서 보이는 징후와 양상은 의도된 움직임과 관련된 주동근과 길항근 사이의 협동 부족으로 가장 잘 설명된다. 반대쪽 근육은 주동근이 수축할 때 이완되는 길항근 대신 서로 대항하며 수축한다.

의지적인 움직임의 운동실조/협응불능은(6장에서 설명함) 병변의 영역, 범위, 병리에 따라 다양한 징후가 조합되어 나타날 수 있는 많고 뚜렷한 특징이 있다. 운동실조 환자의 임상 양상은 소뇌 병리의 영역, 소뇌와 기타 신경계 사이의 상호 연결, 손상된 사지에서의 체감각 피드백의 분포 및 범위에 따라 다르다.

따라서 환자는 징후 및 증상의 정도와 조합이 임상적으로 다양하게 나타날 수 있다. 다발성 경화증(multiple sclerosis, MS) 또는 방종양성 소뇌 변성(paraneoplastic cerebellar degeneration) 같은 근본적인 병리는 독특한 증상을 일으킬 수 있다(Perlmutter, 2003). 6장에서 정의된 것과 같이 **운동 측정 장애(dysmetria)**, **움직임이 끊김**, **반동 현상**, **교호운동 기능 장애(dysdiadochokinesia)**, **무력증(asthenia)**, **의도 떨림(intention tremor)**, **측정과대증(hypermetria)** 같은 운동실조/협응불능 징후가 주요 손상으로 나타나고, **비틀거림(titubation)/자세 떨림(postural tremor)**, **구음장애(dysarthria)**, **단속 언어(staccato speech)**, **안구진탕(nystagmus)**, 눈 움직임 조절 같은 증상과 관련이 있다. 소뇌 병리인 경우, 근육 긴장도의 감소와도 관련이 있다.

운동실조/협응불능이 기능에 미칠 수 있는 영향 Possible Effect of Ataxia/Incoordination on Function

협응 장애는 가정 및 직장 환경 같은 조절된 상황 또는 환자가 참여하는 레크리에이션 활동, 뿐만 아니라 치료실에서의 수행을 포함하여, 환자가 손상된 사지로 기능적 활동을 수행하는 방법과 정도에 영향을 미친다. 운동실조 환자가 움직임이나 기능적 활동을 시도할 때, 결과적으로 기능의 정밀성과 정확도가 감소되고 목표로 한 표적을 놓치게 된다. 일반적으로 정밀성과 정확도의 감소를 "의도 떨림"이라고도 한다.

협응 장애는 표적에 대한 정확한 움직임과 접근을 필요로 하는 기능적 기술을(뻗고 잡기, 이동, 보행 같은) 수행하는 능력에 악영향을 미친다. 운동실조 환자의 전형적인 기능 제한 또는 활동 제한에는 다음이 포함된다(세계 보건기구 [World Health Organization, WHO], 2001):

- 손상된 균형과 관련이 있고, 환자의 이동성에 영향을 미치는 실조성 보행
- 상지, 머리, 몸통이 손상된 경우, 자가 관리 같은(예; 셔츠의 단추 채우기 또는 지퍼 닫기, 이 닦기) 상지의 기능적 활동은 협응불능 뿐만 아니라 균형 저하로 인한 영향을 받음
- 근육 긴장도의 조절 변화 및 감소, 운동 측정 장애, 반동 현상 같은 주요 손상이 복합적으로 일어나거나 주요 전정소뇌 장애로 인한 균형 저하
- 손–눈/눈–발의 협응을 필요로 하는 활동 시 읽기와 시각–시간–공간적인 협응에 영향을 미치는 눈의 움직임 및 응시 조절

환자 적용 1–A

14세인 Marleen은 9학년이며 뇌줄기에 별아교세포종(astrocytoma) 2등급을 진단받았다. 환자는 매우 미묘한 의도 떨림이 보였는데, 종양을 제거하는 수술을 한 후에는 의도 떨림뿐 아니라 뚜렷한 비틀거림이 나타났다. 운동실조로 인해 환자는 독립적인 자가 관리와 이동이 어려워졌다. 환자는 부모님, 2명의 형제와 함께 대도시의 근교에 산다. 가족 중 막내이며, 학업 외에 취미로 그림을 그린다.

양성 종양의 대부분을 제거하기 위해 뇌 수술을 시행했다. 수술 후 2주간 중환자실에서 완전 환기 치료를 받았다. 2주 후 기관절개술(tracheostomy)을 시행했고, 2주간 고도 치료실로 옮겨졌다. 그런 다음 일반 병동으로 옮겨졌고 1주일 후에 집으로 퇴원했다.

현재 5주 간의 입원과 활동 감소로 인해 매우 약해진 상태이며, 근육의 긴장도가 전반적으로 낮고, 단속 언어(staccato speech)와 비틀거림이 보이며, 모든 사지에 심각한 협응불능이 있지만 오른쪽이 더 심각하다. 환자는 독립적으로 앉을 수 없고, 스스로 목욕, 식사, 옷 입기, 꾸미기를 할 수 없다. 환자의 어머니가 화장실까지 휠체어를 운전해주고 기저귀를 사용해 대변, 소변을 본다. 어머니가 밥을 먹여주며, 개인적인 꾸미기를 해주고, 아버지가 변기와 휠체어로의 이동을 돕는다.

그림 21-2는 Marleen의 앉는 자세를 그림으로 나타낸 것이다. Marleen에 관한 다음의 질문을 생각해본다.

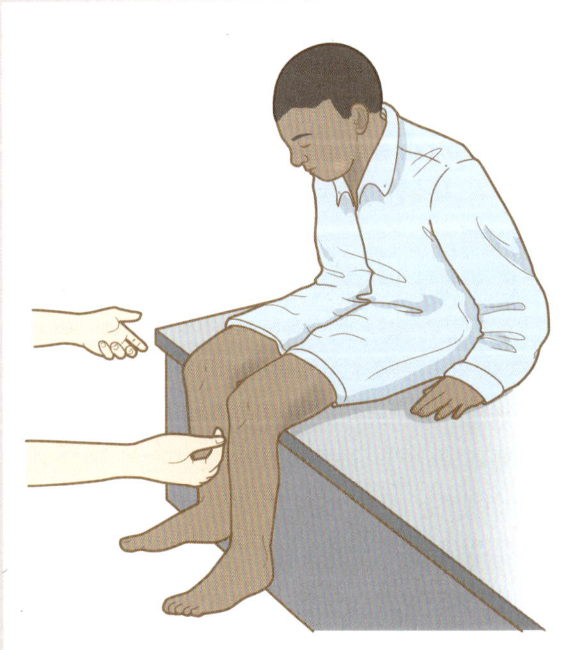

그림 21-2 Marleen의 앉는 자세를 그림으로 나타낸 것.

1-A에 대한 임상 결정 시 고려할 점

1. *부모님의 관점에서 봤을 때, 측정해야 할 가장 중요한 면은 무엇인가?*
2. *환자의 주요 간병인으로서 Marleen의 부모님을 도와주기 위해 가장 중요한 면은 무엇이라고 생각하는가?*
3. *Marleen에 대한 간략한 소개와 그림 21-2의 관찰을 봤을 때, 어떤 정보를 통해 운동실조/협응불능에 대한 더 구체적인 측정을 할 수 있는가?*
4. *지금까지 제시된 정보를 바탕으로 소뇌성 운동실조와 관련된 어떤 위험 요인을 탐구하고 싶은가?*

운동실조/협응불능과 관련된 기능적 해부학 및 생리학
Functional Anatomy and Physiology Related to Ataxia/Incoordination

소뇌의 해부학 및 생리학, 특히 뇌, 척수, 말초 신경근계의 *기능적 구조화*에 대한 이해는 운동실조/협응불능 환자의 치료적 중재에 대한 논의로서 중요하다. 소뇌는(때로는 *작은 뇌*라고 함) 움직임 중 근육 그룹들의 협응에 관여하는 뇌의 가장 중요한 부분이다. 소뇌는 머리뼈의 뒤-아래 오목에 있고, 3개의 엽으로 이루어져 있다: 앞엽, 뒤엽, 타래결절엽(flocculonodular lobe). 3개의 엽은 더 작은 소엽으로 나뉘어져 있다. 대뇌와 달리 소뇌는 제4뇌실 위에 있다.

수평면에서 소뇌의 세 영역을 구별할 수 있다: 2개의 가쪽 반구와 이들을 나누는 충부(vermis)(그림 21-3). 시상면에서는 소뇌의 기능적인 세 영역을 구별할 수 있다: CNS의 다른 영역과의 기능적 연결을 강조하는 전정소뇌(vestibulocerebellum), 척수소뇌(spinocerebellum), 대뇌소뇌(cerebrocerebellum). 시상면에서의 기능적인 세 영역 간의 구별은 소뇌가 구심성 입력을 받는 서로 다른 근원 또는 발생 지점을 기반으로 한다. 이 세 가지 기능적 영역들은 그림 21-3에 나와 있다.

운동실조는 다음 영역 중 하나 이상의 손상으로 발생할 수 있다.

- 소뇌
- 소뇌에서 뇌의 다른 부분(전정소뇌, 척수소뇌, 대뇌소뇌)으로 입력 또는 출력을 전달하는 신경로
- 신체의 말초에서 소뇌나 전운동 피질(premotor cortex) 및 보조운동 피질(supplementary cortex)로의 고유수용성 감각 피드백/입력의 소실/감소를 일으키는 말초신경의 구심성 섬유, 뒤쪽(등쪽) 신경뿌리, 척수의 뒤쪽(등쪽) 기둥(Ropper, 2005)

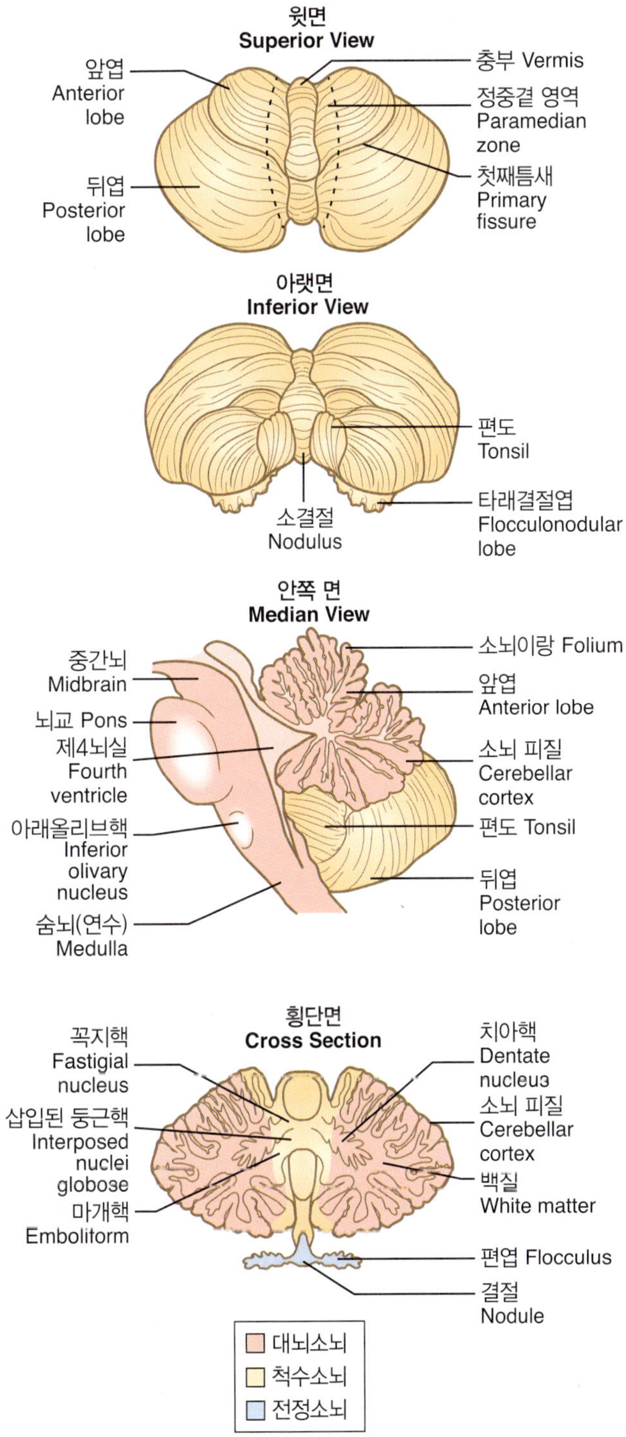

그림 21-3 소뇌의 일반적인 해부학적 구조화.

소뇌는 입력을 받고 3쌍의 다리(peduncle), 즉 아래소뇌다리, 중간소뇌다리, 위소뇌다리를 통해 출력을 내보낸

표 21-1 소뇌의 입력 신경로 요약

신경로	시작	다리	기능
척수소뇌로	클라크핵(Clarke nucleus)	아래소뇌다리	몸통과 다리에서 오는 고유수용성 감각 및 피부 감각
쐐기소뇌로	덧쐐기다발핵(Accessory cuneate nucleus)	아래소뇌다리	팔과 목에서 오는 고유수용성 감각 및 피부 감각
삼차신경소뇌로	삼차신경핵 (Trigeminal nucleus)	아래소뇌다리	얼굴과 턱에서 오는 고유수용성 감각 및 피부 감각
올리브소뇌로	아래올리브핵	중간소뇌다리	운동 기술 학습
전정소뇌로	전정핵		균형
교뇌소뇌로	교뇌핵		피질로부터 인지, 시각, 운동 입력

Michael-Titus A, Revest P, Shortland P. *The Nervous System: Basic Science and Clinical Conditions*. Philadelphia, PA: Churchill Livingstone; 2007에서 인용함.

다. 아래소뇌다리와 중간소뇌다리는 주로 *입력* 경로며, 위소뇌다리는 주로 *출력* 경로다. 입력 경로의 기능은 표 21-1에 요약되어 있다.

3개로 세분화된 각각은(*전정소뇌, 척수소뇌, 대뇌소뇌*) 한 쌍의 심부 소뇌핵과 관련이 있다. 심부 소뇌핵은 타래(flocculus) 및 결절(nodule)과 관련이 있다. 척수소뇌와 관련이 있는 심부 소뇌핵은 삽입핵(interposed nuclei)과 꼭지핵(fastigial nucleus)인 반면, 대뇌소뇌는 치아핵(dentate nucleus)과 관련이 있다(그림 21-3).

*전정소뇌*는 소뇌의 가장 안쪽과 가장 뒤쪽(아래쪽) 부분이며 가쪽 전정핵(vestibular nuclei)과 꼭지핵에서 정보를 받고 여기로 자극(정보)을 투사한다. 가쪽 전정핵과 꼭지핵은 전정소뇌-전정로를 통해 균형과 관련된 뇌의 영역에 정보를 투사한다. 또한 전정소뇌는 제8뇌신경을 통해 반고리관, 타원주머니(utricle), 둥근주머니(saccule)의 입력을 받고, 뇌 안에서 조롱박세포(Purkinje cells)의 직접적인 입력을 받는 유일한 핵이다.

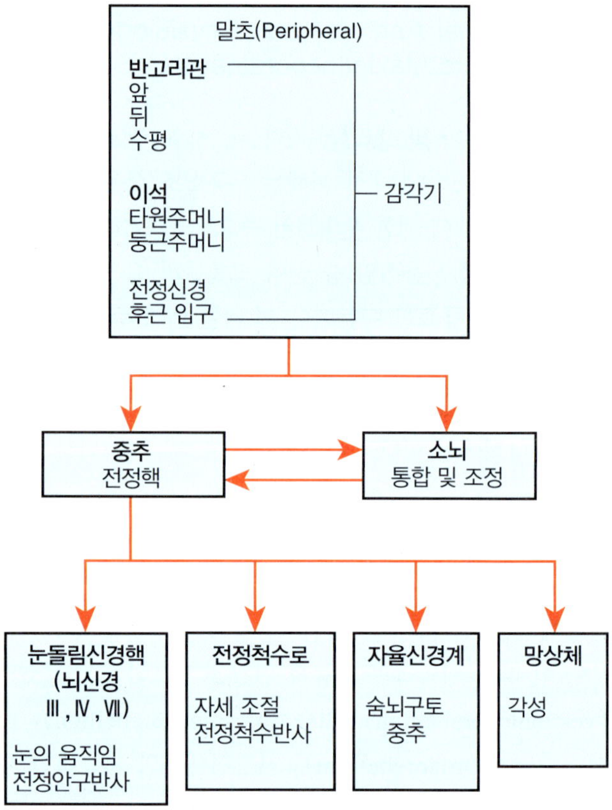

그림 21-4 전정계의 기능적 구조화. (*Meldrum D, Walsh RM. Vestibular and balance rehabilitation. In: Stokes M, ed.* Physical Management in Neurological Rehabilitation.*Philadelphia, PA: Elsevier-Mosby; 2004:413-430에서 인용함.*)

따라서 전정소뇌의 병변으로 인해 균형을 유지하기 어려워진다. 균형 장애는 말단 사지의 숙련되거나 숙련되지 않은 움직임을 어렵게 하며 이는 수평 자세보다 수직 자세에서 더 많이 발생한다. 직립 자세는 "축 방향의 몸통" 내에서 균형 반응뿐만 아니라 자세 조절이 필요하며 동시에 숙련된 움직임을 수행하는 동안 사지의 협응적인 움직임을 조절해야 한다. 따라서 축 방향의 몸통은 다분절성 패턴을 수행해야 하며 특히 옆으로나 앞으로 뻗는 것 같은 사지의 움직임이 필요한 기능적 활동 중에(간단할지라도) 더욱 그렇다. 자세와 균형의 동시 조절, 이동의 유무, 사지의 협응적이고 숙련된 움직임은 주로 소뇌에 의해 조절되는 기능적 활동의 복합성의 특징이다. 게다가 전정소뇌의 병변은 눈의 움직임을 조정할 수 없게 하고, 전정안구반사의 손상으로 알 수 있는 머리의 움직임이 있다.

전정 종말기관과 전정소뇌의 병변 간의 상호작용을 설명

하기 위해 전정계와 전정미로의 기능적 구조화를 단순하게 그림 21-4에 나타냈다(Meldrum, 2004).

전정핵은 말단 기관(전정기관)에서 받은 자극을 안구의 움직임 조절, 자세 조절, 망상체(reticular formation), 자율신경계와의 연결에 영향을 미치기 전에 소뇌뿐만 아니라 다른 감각 기관에서 받은 자극과 통합시키는 역할을 한다. 이러한 자극의 통합은 운동실조/협응불능 환자들, 특히 균형 문제, 보행 장애, 안구진탕이 있는 환자들에게 근본적으로 전정 장애가 있을 수도 있다는 임상적 의미를 가진다. 또한 이러한 환자들은 어지러움, 어지럼증/가벼운 두통, 메스꺼움 및 구토, 진동 시(oscillopsia), 불암감, 목과 허리의 통증, 신체적 저하, 광장공포증(agoraphobia), 과호흡(hyperventilation), 청력 감소/이명이 있을 가능성이 높다.

*척수소뇌*는 척수를 통해 (1) 말초 수용기(근육, 관절, 힘줄에 있는 깊은 감각 수용기 등)로부터 정보를 받고 (2) 척수 운동 발생기로부터 피드백 입력을 받을 뿐만 아니라 (3) 운동 명령과 관련된 피질로부터 피드백 입력을 받는다. 척수에서부터 척수소뇌까지의 입력은 뒤척수소뇌로 및 앞척수소뇌로를 통해 지난다. 뒤척수소뇌로는 근육 활동과 관련된 정확한 정보를 전달한다. 앞척수소뇌로는 자율적이고 리드미컬한 움직임과 관련이 있는 내부적으로 발생한 과정에 관한 정보를 전달한다(예; 걷기 및 기타 중추 발생 움직임 패턴)(Morton, 2013).

소뇌는 뒤척수소뇌로의 정보와(실제로 일어난 것에 대한 피드백) 전운동 피질 및 보조운동 피질의 정보를(계획되거나 의도한 움직임에 관한 것) 비교한다. 일치하지 않는 정보가 있다면, 소뇌는 운동 시상을 통해 전운동 피질에 수정된 자극을 보냄으로써 보상자 역할을 한다. 전운동 피질에서 운동신경로를 통해 LMNs으로 수정된 자극을 보내고 실시간으로 근육 수축의 순서와 힘을 수정한다. 이러한 지속적인 움직임의 비교와 수정은 특히 리드미컬한 움직임 패턴과 정확한 수의적인 움직임 중에 발생한다. 기능적으로는 상지, 하지의 기능 협응 뿐만 아니라 자세적인 협응이 발생한다. 특히 하지의 협응은 보행 중 움직임을 조정한다.

소뇌는 상지보다 하지에서 더 많은 입력을 받는다. 상지와 하지, 몸통의 입력의 조정은 소뇌의 안쪽 부분에서 일어난다. 상지와 하지, 몸통의 입력을 조정하는 것과 관련된 소뇌의 해부학적 영역은 대뇌 피질의 운동 호문쿨루스(homunculus)와 유사한 2개의 호문쿨루스에 집중되어 있는데, 얼굴과 손의 우수한 협응 때문에 이 영역이 불균형적으로 크다. 소뇌의 안쪽 부분의 신경로는 근위부 근육을 조절하는 피질의 운동 영역으로 투사된다. 따라서 자세와 균형은 소뇌의 안쪽 부분의 병변에 의한 영향을 많이 받는다.

또한 사지의 협응은 삽입핵과 적핵을 통해 가쪽 척수소뇌에 의해 조절되며, 시상을 통해 운동 피질로 가는 길이 교차된다. 또한 척수소뇌는 연수소뇌 영역으로부터 입력을 받는다.

척수소뇌의 병변은 저긴장(hypotonia) 같은 증상을 일으킨다. 삽입핵이 영향을 받은 경우(수의적인 움직임보다 지속적인 움직임과 연관성이 높음), 뻗는 움직임의 정확성이 감소한다. *뻗는 움직임의 정확성이 감소*하는 것은 움직임의 방향, 정도, 힘, 타이밍의 조절이 손상되기 때문에 발생한다. 임상적으로 이러한 징후와 정도는 운동 측정 장애로 나타난다. 협응부족(운동실조)을 나타내는 *움직임의 정확성* 감소는 구부러진 움직임으로 나타나는 경향이 있는데, 다관절 근육으로 움직임을 수행할 때 특히 그렇다. 척수소뇌가 *손상된 경우 부정확하고 조정되지 않은 움직임을 잘못 수정*하면 움직임의 타이밍과 정도의 오류가 높아져, 결국 움직임의 오류가 증가한다. 목표물에 손을 뻗었을 때 움직임의 오류가 증가하는 것을 *의도 떨림*이라고 한다. 사지가 움직일 때 증가하는 "움직임의 오류"는 보행 중에도 나타난다. 보행을 할 때 볼 수 있는 움직임의 오류는 보폭이 일관성 없게 변하는 과장된 보폭이다. 보행 중 과장된 보폭은 무릎관절을 과하게 구부리기 때문에 나타날 수 있다.

소뇌대뇌는(소뇌의 가장 큰 부분) 주로 치상핵을 통해 대뇌 피질과 연결된다. *뇌교(pons)*의 구심성 섬유는 중간 소뇌다리를 통해 소뇌로 전달된다. 소뇌의 원심성 섬유는 대뇌 피질, 치상핵 내의 시냅스를 통해 전달되고 위다리를 통해 반대쪽 시상으로 자극을 투사한 다음 전두엽으로 투사한다. 도중에 원심성 섬유는 적핵과(시상 피질 연결에 영향을 미침) 같은 쪽 적핵척수로에서 연접한다. 전체 신경로는 "대뇌-뇌교-치상소뇌-치상-적핵-시상-대뇌(cerebro-ponto-dentocerebello- dento-rubro-thalamo-cerebral)" 신경로라고 부를 수 있으며, 이는 이들이 연접하는 각 핵 덩어리를 가리킨다. 핵 덩어리의 각 연접은 신경로를 따라 전달되는 정보를 수정할 수 있다.

대뇌교뇌소뇌(cerebropontocerebellum)는 복잡한 지각 과제의 수행에 관여하며 인지가 중요한 역할을 하는 "시각적으로 유도된" 복잡한 움직임의 계획과 실행을 조절한다. 시각적으로 유도된 움직임의 예시에는 읽기 같은 활동 중에 발생하는 손-눈의 협응과 도약 안구 운동(saccadic eye movements)이 포함된다. 또한 대뇌교뇌소뇌는 사지의 독립적인 움직임을 조절한다.

*대뇌교뇌소뇌*의 병변은(가쪽 소뇌 반구의 병변) *움직임의* 비정상적인 *타이밍*을 초래한다. 움직임 패턴의 다양한 측면은 동시에 유창한 움직임이 발생하기보다 개별적으로 순서가 정해진다. 동시에 일어나야 하는 움직임 요소의 자연스러운 순서가 무너지는 것을 *움직임 분해(decomposition)*라고 한다. 움직임의 분해는 특히 뻗는 것과 같은 손의 기능적인 활동에 장애를 일으키며 분명히 나타난다.

Melnick은(2012) 대뇌교뇌소뇌에 병변이 있는 사람은 타이밍에 대한 인식이 손상되었으며, 결과적으로 물체가 움직이는 속도와 다른 물체보다 빠르게 움직이는 물체의 속도의 차이를 알 수 없었다. 이 손상은 야구방망이로 야구공을 치는 것과 같은 활동 같이 시공간적인 문제를 해결하는 능력에서 분명히 나타난다. 시공간적인 문제 해결에서의 피질의 관여는 소뇌가 인지 기능에 관여하는 것뿐만 아니라 "움직임의 타이밍"이라는 개념이 하나 이상의 상황에서 사용될 수 있음을 나타낸다.

움직임의 타이밍 개념은 기능적 과제 중에 움직임의 요소가 발생하는 순서를 다룬다. 예를 들어, 움직임 타임이 정상적인 사람이 물체에 손을 뻗으면 정상적인 운동 타이밍을 가진 사람이 물체에 손을 뻗으면, 손은 근위부 관절과(어깨관절과 팔꿉관절) 동시에 움직이기 시작한다. 따라서 물체에 닿았을 때 손은 물체를 잡거나 집어 올리기 좋은 자세가 된다. 이와 동시에 어깨관절과 팔꿉관절은 다양한 각도로 동시에 움직여 그 공간에서 물체를 들어 올리기 가장 적절한 자세를 취하게 된다.

그러나 움직임이 분해된 사람이 물체에 손을 뻗으면, 팔꿈치를 편 다음, 손목을 펴고, 손가락을 펴서(가끔 과하게 편다) 물건을 잡을 준비를 한다. Bastian은(2000, pg 3019) *분해를 팔꿈치를 고정하면서 팔이음뼈(shoulder girdle)를 움직이고, 어깨를 고정하면서 팔꿈치를 움직이는 것이라고 설명한다.* Bastian은(1996) 분해가 최종 동작을 수행하는 것을 제외하고 모든 관절을 수의적으로 고정함으로써 정확성을 향상시키는 보상 전략이라고 가정했다. 이 예시에서는 손가락이 물체를 집어 든다. 또한 손가락은 대개 물체를 집어 올리려고 과하게 움직인다. 그 결과 분해로 인해 움직이는 관절에서 발생하는 상호작용 토크가 감소되는 반면 고정된 관절에서는 여전히 상호작용 토크가 발생한다.

예를 들어, 공간에서 움직이는 공을 잡는 것 같이 시공간적인 문제를 해결할 때, 손을 적절한 시간과 적절한 장소에서 적절한 자세를 취하게 하는 것처럼 움직임의 타이밍은 움직임의 순서를 인식하는 것이다(Morton, 2013).

움직임의 피드백 및 피드포워드 조절
Feedback and Feedforward Control of Movement

협응을 위한 **피드백 조절**은 운동 활동이 정상적인 안정성과 제어를 벗어날 때 발생한다. 소뇌는 활동을 수행하는 동안 안전하고(동적으로 안정적인) 기능적인 자세를 유지하기 위해 의도된/계획적인 움직임으로 현재의 움직임을 기준으로 하여 시각, 전정, 체감각 피드백을(말초에서의 피드백) 비교한다. 활동을 할 때 안정성이 위협받거나 목표 지향적인 움직임을 실패하거나 움직임 조절이 손상되면 전운동 피질 및 운동 피질을 통해 의도 떨림, 운동 측정 장애, 움직임 분해를 막기 위해 근육 수축의 순서/타이밍과 빠르고 상호적인 움직임을 조절하는 LMNs으로 "움직임 수정"을 전달하는 자극이 온다. LMNs은 낙상을 예방하거나 성공적인 과제 수행을 최적화하기 위해 근골격계의 움직임을 조정하는 수준에서 활동이나 움직임을 제어한다. 이러한 수정 피드백은 평형의 외부 교란(예; 움직이는 표면에서 걷기, 장애물에 걸려 넘어짐, 활동 중 미끄러짐) 뿐만 아니라 내부 교란에(어려운 과제/활동 중 평형의 내부 교란) 대한 반응으로 발생한다. 이러한 피드백 조절 과정은 그림 21-5A에 나와 있다.

협응과 관련하여, **피드포워드(feedforward) 조절**은 잠재적으로 불안정한 활동 또는 신경근골격계가 할 수 있는 것보다 더 많은 기술이 필요한 활동을 *예상*할 때 발생하는 보상적인 자세 반응을 의미한다. 피드포워드 시스템은 이전에 학습한 숙련된 움직임을 사용하여 움직임이 수행되기 전에 숙련된 움직임의 오류/위험/실패를 감지한다(Szklut, 2007). 움직임의 제어에서, 피드포워드와 피드백 시스템은 밀접한 상호작용을 한다: 보상적인 움직임의 시작에서의 피드포워드, 움직임의 조절과 조정에서의 피드백. 피드포워드 제어의 과정은 그림 21-5B에 나와 있다.

피드백과 피드포워드 반응의 통합은 활동 중 협응적이고 숙련된 움직임을 유지하기 위한 전체론적인 소뇌 기능과 함께(소뇌의 비교자-피드백 및 조정자-피드포워드 역할

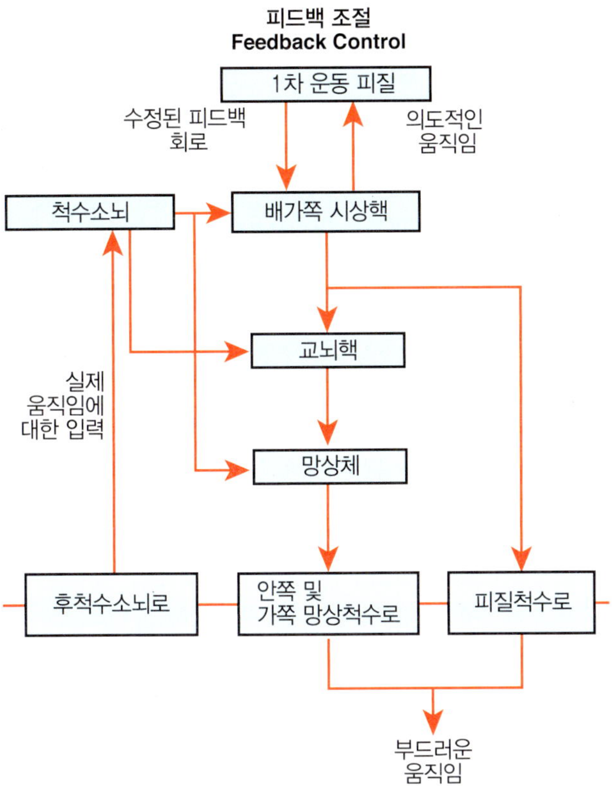

그림 21-5A 소뇌가 움직임을 조절하는 피드백 과정의 도표.(*Michael-Titus A, Revest P, Shortland P.* The Nervous System: Basic Science and Clinical Conditions. *Philadelphia, PA: Churchill Livingstone; 2007허가하에 재인용함.*)

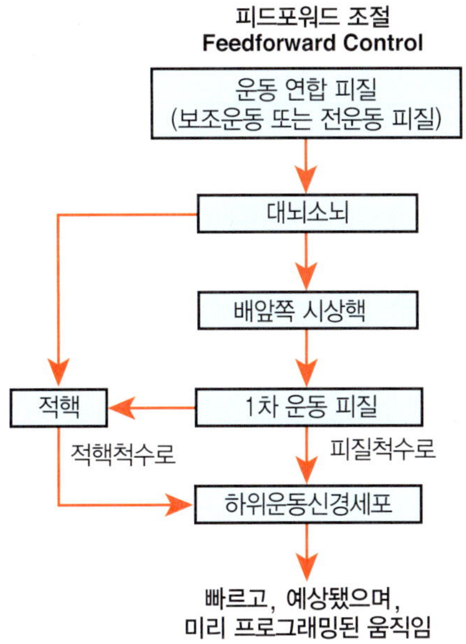

그림 21-5B 소뇌가 움직임을 조절하는 피드포워드 과정의 도표. *Michael-Titus A, Revest P, Shortland P.* The Nervous System: Basic Science and Clinical Conditions. *Philadelphia, PA: Churchill Livingstone; 2007허가하에 재인용함.*)

을 기반으로 함) 감각 통합의 중요성을 강조한다(특히 제 감각, 그 중에서도 고유수용성 피드백). 따라서 두 시스템 간의 통합은 협응불능, 의도 떨림, 운동 측성 장애, 움직임의 분해를 방지한다. 정상적으로 기능적인 피드백과 피드포워드 시스템은 실조성 보행을 방지한다.

생애주기에 미치는 영향 Lifespan Influence

발달 고려사항

유아의 운동실조/협응불능의 징후를 확인하는 것은 매우 어렵다. 유아가 운동실조인 경우, 일반적으로 2~3세 이상이 될 때까지는 확인되지 않는다. 아동기의 운동실조/협응불능은 보통 유전적인 질환과 관련이 있다. 표 21-2는 평생에 걸쳐 운동실조/협응불능이 주요 징후인 다양한 질환을 요약한 것이다.

운동실조/협응불능과 관련 있는 나이 관련 변화

노인들의 나이와 관련된 협응불능 발생에 영향을 미치는 주요 요인에는 근력 감소, 반응 시간 증가, 관절 가동 범위 감소, 자세 변화, 자세 조절 손상 등이 있다. 근육량, 근육 크기, 알파 운동 뉴런의 감소뿐만 아니라 느린 산화 섬유 및 빠른 연축 근섬유의 감소 또는 위축 때문에 나이가 들수록 근력이 감소한다. 또한 활동이나 운동 중 근육의 산화 능력은 감소하고 이로 인해 근육 토크를 생성하는 능력이 감소된다. 대개 몸통과 양 하지의 원위부 근육과 상지의 근육보다 근위부 근육이 영향을 많이 받는다.

사람이 수행할 수 있는 신체 기능은 근력 및 근육의 힘과 밀접한 관련이 있다. 근력이 감소하면 기능적인 능력도 감소한다. 하지의 근력은(한 번의 최대 근육 수축으로 발생된 힘의 양으로 측정함) 70세 때 30%까지 감소할 수 있고(Rogers, 1993) 60세 이후로 급격히 감소한다(Bemben, 1991). 나이가 들수록 근지구력이 감소할 수 있지만 근력보다 더 잘 유지된다.

반응 시간이 느려지면 활동이 수행되는 속도와 정확성이 떨어진다. 반응 시간의 증가는 사람의 반응이 입력된 순간에 자극을 받는 시간으로 측정된다. 반응 시간이 느려지는 것은 근육 수축뿐만 아니라 신경 전도 수준에서 발생하는

표 21-2 사례를 통한 재활 신체 기능 영역의 세 가지 요약

의학적 질환	질환	기타 임상 특징
유전 질환: 1. 점액 다당류증 Ⅰ형 (Mucopolysaccharidosis, MPS) (결합조직 내 다당류의 축적과 함께 지방이 신경세포에 축적되는 질환의 그룹. 그 결과 신경계와 골격계 이상이 독특하게 조합되어 나타난다.)	헐러병(Hurler disease) (헐러병은 MPS Ⅰ형의 전형적인 유형이다.)	이 질환의 징후와 증상은 생후 첫 해가 끝날 때까지 관찰된다. 정신 지체 및 골격계 이상이 특징이다. 골격계 이상에는 왜소증, 괴물 같은 얼굴, 세로 봉합의 골유합이 있는 큰 머리, 후만, 손가락이 짧고 굵은 넓은 손이 포함된다. 일부 헐러병에서는 중추신경계의 손상이 나타날 수 있다.
2. 부분 결실 질환(프래더-윌리 증후군 [Prader-Willi syndrome, PWS] 및 엔젤만 증후군 [Angelman syndrome, AS]는 15번 염색체의 PWS/AS 부위의 손실로 인해 나타나며 이는 유전체 각인의 영향을 분명히 보여준다. PWS는 아버지의 15번 염색체의 한 부분이 없을 때 나타나는 반면, AS는 어머니의 15번 염색체의 한 부분이 없거나 결실되었을 때 나타난다.)	2.2 PWS 및 AS	이 질환이 있는 아기들은 저긴장, 약한 울음소리, 자발적인 움직임이 적음, 무반사, 작은 키, 변형된 얼굴, 발육부전성 생식기가 보이며, 가끔은 관절굽음증이 나타나기도 한다. 생후 1년 뒤에는 정신 지체가 뚜렷해지며, 비만도 뚜렷해진다. 근육의 긴장도가 개선될 수 있다. 하지만 협응 장애와 운동 지연은 여전하다. 아이들은 발을 넓게 벌리며 걷고 서투르다. 비만으로 인해 호흡 장애가 발생하여, 졸음, 청색증, 폐성심(cor pulmonale), 심부전이 발생할 수 있다.
3. 초기 및 후기 유년기부터 청소년기까지 나타나는 퇴행성 유전성 운동실조, 대부분의 퇴행성 운동실조를 포함함(유전성 패턴은 상염색체 열성이다)	3.1 프리드라이히 운동실조(모든 진행성 척수소뇌 운동실조 [spinocerebellar ataxic, SCA] 질환 및 모든 유전성 운동실조의 약 50%의 원형)	아이가 서고 걷기 시작할 때 징후가 나타난다. 대개 양쪽 다리 모두에 징후가 나타난다. 다리에 징후가 나타난 후에는 손이 서투르게 되고 구음장애가 생긴다. 진단 전후에 발생할 수 있는 근골격계 장애에는 요족(pes cavus), 호흡 기능이 제한적인 척주뒤옆굽음증(kyphoscoliosis)이 있다. 심근증(cardiomyopathy)도 흔하다. 소뇌 피질에서 퇴행이 일어나며, 후주 · 척수소뇌로 · 말초 신경 · 뒤뿌리 · 교감신경절의 세포 · 척수의 모든 수준의 전각세포에서 말이집신경섬유의 소실이 관찰된다. 운동실조-이상운동형 증후군은 아이들이 걷기 시작할 때 나타난다. 4~5세 때에, 사지에서 운동실조와 무도무정위운동(choreoathetosis)이 나타나고, 찡그린 얼굴, 구음 장애, 눈의 격동성(jerky) 움직임, 느리고 잠재기가 긴 도약 안구 운동이 나타난다. 진행성 질환은 약 20대 때 사망한다.
	3.2 레프섬병(Refsum disease)(후기 유년기, 청소년기, 초기 성년기에 발병) 3.3 베슨-코른와이그 증후군 (Bassen-Kornzweig syndrome)(후기 유년기, 초기 청소년기에 나타남) 3.4 모세혈관확장성 운동실조 (Ataxia-telangiectasia)	이 질환은 망막 색소 변성증(retinitis pigmentosa), 운동실조, 만성 다발신경병증이 조합되어 나타난다. 대부분의 환자들에게 심근증, 신경성 귀먹음(neurogenic deafness)이 나타난다. 이 질환의 대사 지표는 증가된 피탄산이다. 이 질환은 무반사와 함께 사지의 약화(2세에 시작), 감각성 운동실조가 나타난다. 손상된 진동 감각과 위치 감각은 아이들이 감각 검사에 협조할 수 있을 때 확인된다. 이후 나타나는 소뇌

표 21-2 사례를 통한 재활 신체 기능 영역의 세 가지 요약 — 계속

의학적 질환	질환	기타 임상 특징
		징후에는 보행 · 몸통 · 사지의 운동실조, 머리의 비틀거림, 구음 장애, 근육 약화, 안근마비(ophthalmoparesis), 바빈스키 징후, 통증 소실, 온도 감각 소실이 있다. 근골격계 징후에는 요족이 포함되며, 신경병증의 초기 발병 이후 척주뒤옆굽음증이 나타날 수 있다. 결과적으로 환자들은 청소년기가 됐을 때 서고 걷지 못할 수 있다. 일부 환자들은 정신 기능 저하가 발생한다. 이 질환은 생후 처음 몇 년 동안에는 정상인 것처럼 보이는 아이들에게 운동실조-이상운동형 증후군으로 나타난다. 아이들이 걷기 시작할 때 보행이 어색해 보인다. 4~5세 때에는 사지에 무도무정위운동 징후와 함께 운동실조 증상이 시작되며 찌푸린 얼굴과 구음 장애가 나타난다. 눈의 격동성 움직임, 느리고 잠재기가 긴 도약 안구 운동, 수의적으로 주시할 때 실행증이 나타난다. 3~5세 때에는 특징적인 모세혈관확장성 병변이 나타난다. 이 질환은 가로 방향인 유두하정맥총(subpapillary venous plexuses)으로 나타난다. 이는 안구결막(bulbar conjunctivae)의 바깥 부분, 귀의 나비 패턴, 목의 노출된 부분, 콧등과 볼의 브릿지에서 가장 명확히 나타난다. 9~10세 때에는 지적 능력이 감소되고 다발신경병증의 징후가 나타난다. 백반증(vitiligo), 밀크커피 반점(café-au-lait spot), 피하 지방의 간소, 새치가 나타날 수 있다. 20대 때 병발성 기관지폐 감염(intercurrent broncho-pulmonary infection) 또는 종양으로 인해 사망할 수도 있다.
후기 유년기와 초기 청소년기의 급성 소뇌성 운동실조는 본질적으로 비대사성이다. 상위운동신경세포 및 소뇌성 징후와 증상이 조합되어 나타날 수 있고 감별진단을 할 때 고려해야 할 이 질환은 감염 후 뇌척수염(postinfectious encephalomyelitis), 무산소증 후(post anoxia), 뇌수막염 후(post meningitis), 장내바이러스 후 감염(postenterovirus infections), 고열 후 상태(posthyperthermic states), 약물 중독이다. 순수하게 운동실조의 임상 양상만 있는 경우, 감별 진단에서 감염 후 소뇌염과 별아교세포종(astrocytomas), 혈관모세포종(hemangioblastoma), 소뇌 종양(수모세포종, medulla blastomas), 신경절세포종(ganglioneuromas) 같은 종양을 고려해야 한다(Ropper, 2005).		
4. 성년기의 퇴행성 소뇌성 운동실조 방종양성 소뇌 변성	SCA 6, 8, 14형	소뇌성 운동실조의 전형적인 임상 징후 외에도, 다음의 임상 징후가 나타날 수 있다: SCA 6형 – 구음 장애, 안구진탕, 후주 징주 SCA 8형 – 김각 신경병증, 경직 SCA 14형 – 근육간대경련, 떨림

계속

표 21-2 사례를 통한 재활 신체 기능 영역의 세 가지 요약 — 계속

의학적 질환	질환	기타 임상 특징
5. 키아리(Chiari, 또는 아놀드 키아리) 기형, 신경계의 발달성 질환으로 분류됨	1형 및 2형 키아리는 척수수막류(meningomyelocele)가 없거나(1형) 있는(2형) 상태로 소뇌 수질(cerebellar medullary)의 기형을 수반한다. 3형은 소뇌 탈출과 함께 경추 또는 후두경골의 심한 척수수막류가 나타난다. 4형은 소뇌 저형성증(cerebellar hypoplasia)이 나타난다.	환자들은 뇌교와 연수가 길고 수도(aqueduct)가 좁다. 변위된 조직은 큰구멍(foramen magnum)을 막는다. 소뇌는 대조(cisterna magna)를 없애는 것처럼 변위된다. 루시카구멍(foramen of Luschka)과 마장디구멍(foramen of Magendie)은 경관(cervical canal)으로 열린다. 탈출된 뇌줄기와 소뇌 주위의 거미막(arachnoid) 조직은 섬유성이다. 이러한 모든 요인들이 뇌수종의 발달에 영향을 미친다. 척수는 제4뇌실의 아래쪽 끝이 척수를 뒤로 밀기 때문에 꼬임이 생긴다. 척수의 손상은 대개 척수수막류와 관련이 있다. 척수공동증(syringomyelia)은 아놀드-키아리 증후군과 관련된 일반적인 소견이다. 나타날 수 있는 또 다른 발달 이상에는 다왜소뇌회증(polymicrogyria), 천장뼈만큼 낮게 뻗는 종말끈(filum terminale)이 포함된다. 뒷머리뼈우묵(posterior fossa of the cranium)은 작고, 큰구멍은 커진다. 임상 징후 및 증상은 환자가 나타내는 키아리 증후군의 유형에 따라 다르며, 심각한 두통을 일으킬 수 있는 두개내압의 증가, 진행성 소뇌성 운동실조, 진행성 경직성 불완전 마비(spastic paresis), 하향성(down-beating) 안구진탕, 경추의 척수공동증(분절의 근위축증[amyotrophy], 통증이 있거나 없는 감각 손실)이 포함된다(Ropper, 2005).
6. 외상(소뇌 외상은 평생 동안 언제라도 발생할 수 있다)	이 질환은 상해를 입은 뇌의 영역에 따라 다르다.	피질(대뇌) 상해로 인한 과긴장이 소뇌 병변으로 인한 저긴장과 협응불능의 영향을 상쇄시키므로 운동실조/협응불능의 징후 및 증상은 종종 미만성 뇌손상 환자로 보이기도 한다. 나타날 수 있는 운동실조/협응불능의 다른 징후에는 기저면을 넓게 하고 팔을 벌리며 걷기, 환자의 앞에 있는 바닥에 눈을 고정하기, 발을 높게 들며 걷기, 균형 손상이 있다.
7. 소뇌성 운동실조가 동반되는 후천성 질환	7.1 대사성 질환(예: 아이들의 장질환[enteropathy, 셀리악병], 성인의 스프루[sprue], 고열)	전형적인 특징은 설사와 흡수 불량이다. 일부 환자들에게서는 말초신경병증의 징후가 나타나고 때로는 진행성 소뇌성 운동실조가 나타나기도 하며, 특히 실조성 보행과 글루텐 과민성 장질환(gluten-sensitive enteropathy)과 관련된 다발근육간대경련(polymyoclonus)이 나타나기도 한다.

표 21-2 사례를 통한 재활 신체 기능 영역의 세 가지 요약 — 계속

의학적 질환	질환	기타 임상 특징
	7.2 기회 감염성 감염으로 생기는 별개의 소뇌 병변으로 인한 HIV/AIDS와 관련 있는 소뇌 질환(예; 톡소플라스마증[toxoplasmosis], 진행성 다초점백질뇌병증[progressive multifocal leukoencephalopathy]	환자들은 병변의 정도와 위치에 따라 순수한 소뇌 징후만 나타나거나 소뇌와 추체로 징후가 합쳐져서 나타나기도 한다.
8. 소뇌 위축증	8.1 뚜렷한 뇌줄기 특징이 있는 소뇌 위축증(산발적 및 가족성 올리브다리소뇌[olivopontocerebellar] 위축)	50대에 발병된다. 주요 임상 양상은 운동실조이며, 먼저 다리부터 나타난 다음 팔, 손, 연수 근육에 나타난다. 운동실조와 함께 추체외로의 신경병성 징후, 눈의 느린 움직임, 근육 긴장 이상(dystonia), 성대마비가 나타날 수 있다.
	8.2 뚜렷한 기저핵 특징이 있는 소뇌 위축증	반사항진(hyperreflexia), 추체외로 강직(파킨슨 유형), 근육 긴장 이상, 연수 징후, 원위부의 운동 약화, 안근마비와 관련이 있고 청소년기 또는 초기 성인기에 시작되는 느린 진행성 운동실조.
9. 혈관 질환	소뇌 뇌졸중	소뇌의 병변과 같은 쪽에 운동실조/협응불능의 임상 징후가 나타난다.
10. 자가 면역 질환	다발성 경화증	징후와 증상이 예측할 수 없는 조합과 과정으로 나타난다. 소뇌 및 연수 증상은 기타 일반적인 운동, 감각, 시각, 방광 및 장, 성, 인지 및 감정 징후 및 증상의 일부로서 나타난다.
11. 양성 또는 악성 종양	수모세포종, 별아교세포종, 이차종양 같이 뒷머리뼈우묵에서의 소뇌/뇌줄기 종양	종양에는 소뇌 및 소뇌로 들어오고 나가는 신경로에 압력을 가할 수 있는 공간 점유성 병변이 포함된다. 운동실조의 징후와 병변의 과정은 종양이 진단되는 시기, 종양의 특성, 종양 제거 수술의 결과에 달려 있다. 또한 종양이 완전히 또는 부분적으로 제거되었는지 여부와 종양을 제거하는 데 사용된 수술 기법의 영향을 받은 뇌 영역에 따라 다르다.
12. 성인기의 중독	알코올 중독(베르니케 뇌병증과 코르사코프 정신병이 합쳐진 베르니케-코르사코프 증후군[Wernicke-Korsakoff syndrome], 티아민의 부족(비타민 B_1), 항경련제, 갑상선 기능 저하증)	코르사코프 증후군은 베르니케 뇌병증과 관련이 있는데, 이는 생명을 위협하는 뇌의 파열, 혼란, 비틀거림(staggering and stumbling), 협응 부족, 눈의 비정상적이고 불수의적인 움직임을 일으키는 의학적으로 응급인 상태다.

계속

표 21-2 사례를 통한 재활 신체 기능 영역의 세 가지 요약 — 계속

의학적 질환	질환	기타 임상 특징
13. 말초신경의 구심성 신경 손상	13.1 대섬유신경병증, 척추로 들어가는 뒤신경뿌리 병변, 척추의 뒤기둥 병변(뇌줄기의 뒤기둥 안쪽섬유띠로 [dorsal column-medial lemniscal system, DM-ML])	이 질환은 소뇌에 전달되는 고유수용성 감각/체감각의 손상/손실이 포함된다. 감각성 운동 실조는 시상에서 감각을 받는 부위가 손상되거나 때로는 두정엽 피질이 손상됐을 때 발생할 수 있다(Bastian, 1997). 또한 척추 병변 이하의 움직임, 진동, 위치 감각에 대한 인식이 감소된다. 대개 근육의 힘은 유지된다. 깊은 힘줄 반사는 나타난다. 롬버그 징후는 양성이다. 지각 이상이 있는지에 대해서는 알려지지 않았다. 고유수용성 감각/체감각의 특징적인 손실/손상이 관찰된다. 또한 이 질환은 2점 식별, 숫자 쓰기, 물건의 크기 · 모양 · 무게 · 질감 감지, 피부에서 움직이는 자극의 방향과 속도를 감지 능력이 손실된다.
	13.2 당뇨성 운동실조	이 질환은 발의 진동 및 위치 감각이 현저하게 손실된다. 근육의 탈신경 위축은 장기적인 신경병증의 주요 특징이다. 깊은 힘줄 반사는 나타나지 않고, 롬버그 징후는 양성이다. 지각 이상("핀, 바늘"), 저린감, 한기, 아린감, 기타 지각 이상(촉각, 통증, 열감각 손상)이 보고된다. 정강뼈앞 근육 및 종아리뼈 근육의 불균형적인 근육 약화 때문에 발의 변형이 있다. 반복적인 상해 및 만성 피하 감염으로 인해 발가락에 통증이 없는 소실이 발생할 수 있다. 영양 변화가 관찰된다.
	13.3 감각성 운동실조(척수로성 증후군)	발의 진동 및 위치 감각이 현저하게 손실된다. 깊은 힘줄 반사는 나타나지 않고, 롬버그 징후는 양성이다. 지각 이상("핀, 바늘"), 저린감, 한기, 아린감, 기타 지각 이상(촉각, 통증, 열감각 손상)이 보고된다. 기타 특징으로는 이차적인 관절 변형(샤르코 관절), 영양 변화, 아가일 로버트슨 동공, 전격통(날카롭고 가볍게 찌르는 듯한 통증), 둔감한 저긴장성 방광이 있다.
14. 나이 관련 변화	뇌와 신경근계의 여러 부위에서 나이 관련 퇴행	다음과 같은 이유 때문에 노화와 함께 나타나는 협응불능: 근력 감소 신경 전도 및 근육 수축의 퇴행으로 인한 반응 시간 증가 관절 가동 범위 감소 자세 변화 자세 조절 손상

출처: Ropper AH, Brown RH. *Adam's and Victor's Principles of Neurology*, 8th edition. New York, NY: McGraw-Hill; 2005.

퇴행으로 인한 것이다. 움직임이 시작된 후 과제가 완료될 때까지의 시간도 나이가 들수록 증가한다. 과제를 수행하는 시간이 증가하는 것은 신체적으로 활동적인 노인보다 활동적이지 않은 노인들에게 더 분명할 수 있다.

관절 표면의 생물학적 변화, 콜라겐 섬유의 퇴행, 식이 부족, 앉아있는 생활 방식으로 인한 관절 가동 범위 및 척추 가동성의 감소가 분명히 나타난다. 노화가 진행되는 동안 척추 폄의 감소가 가장 크고, 이로 인해 몸통의 균형 반응의 효율성이 감소한다.

척추 가동성의 감소와 함께 근력의 감소는 자세 정렬을 변화시킨다. 노인에게서 볼 수 있는 전형적인 자세 변화는 과하게 펴면서 적게 구부린 목(돌출된 턱), 등뼈의 후만, 변형된 전만, 엉덩관절과 무릎관절을 약간 구부린 자세다. 이렇게 변한 자세는 무게 중심을 낮춰 자세적 안정성을 높인다. 그러나 관절 가동성의 감소, 특히 척추 가동성 및 근력의 감소는 자세적 안정성의 감소와 노인의 낙상 증가에 영향을 미칠 수 있다.

또한 노화는 신경근 및 감각계(체감각, 시각, 전정계 포함), 다양한 감각 결손(자세 조절에 대한 감각 조정 포함), 예상되는 자세 조정, 자세 조절의 인지적 측면에 변화를 일으킨다. 게다가 이러한 시스템의 기능 감소는 자세 조절 손상에도 영향을 미친다. 그림 21-1은 이러한 시스템 중 하나 이상이 노화로 인해 손상된 경우 협응불능을 야기하는 근골격계 및 신경근계의 다양한 수준에 대한 전체론적인 개요를 보여준다.

신경근 진단에서의 운동실조/협응불능
Ataxia/Incoordination in Neuromuscular Diagnoses

운동실조/협응불능에는 많은 원인이 있다. 유전 질환, 대사 장애/질환, 종양, 외상, 혈관 장애, 특히 고유수용성 감각 손실과 관련된 체감각 손상, 다른 질환으로 인한 병변(예; MS), 노화로 인한 신경근골격 손상은 운동실조를 일으킬 수 있다. 일부 유전 질환 및 대사 장애는 아동기나 사춘기의 초반 또는 후반에 나타나는 반면, 다른 질환들은 성인이 될 때까지 증상이 나타나지 않는 경우도 있다. 소뇌의 위축은 아동과(예; 프리드라이히 운동실조 [Friedreich ataxia]) 성인의(예; 방종양성 소뇌 변성) 운동실조 징후 및 증상의 전형적인 원인이다(Perlmutter, 2003). 또한 유전 질환에는 아놀드-키아리 기형(Arnold-Chiari deformity)에서 뇌줄기에 손상을 일으키는 큰구멍(foramen magnum)의 골격 기형이 포함된다. 알코올 중독 같은 약물 중독 및 대사 장애, 항경련제 사용, 갑상선 기능 저하증은 증상을 일으킬 수 있고 대개 성인에게서 발견되지만, 독성 물질에 노출된 아이들 또한 운동실조/협응불능을 겪을 수 있다.

뒷머리뼈우묵(posterior fossa)의 악성 또는 양성 종양은 초기 아동기와 성인기 사이의 나이에서 나타날 수 있다. 또한 소뇌의 병변은 다른 질환으로 인한 징후 및 증상 또는 MS 같은 질환에서의 임상 양상의 일부로 나타날 수 있다. 혈관 장애는 주로 성인에게서 발견되며, 특히 뇌졸중인 경우 특히 소뇌에 영향을 줄 수 있다.

소뇌의 외상 또는 소뇌로 오고가는 원심성 및 구심성 신경로의 외상 또한 운동실조를 일으킬 수 있다. 피질(대뇌) 손상으로 인한 과긴장(hypertonia)이 소뇌 병변의 저긴장과 운동실조의 영향을 상쇄시키기 때문에, 미만성 뇌 손상환자에게서는 운동실조/협응불능의 징후가 보이지 않는다.

말초 신경의 구심성 부분의(예; 대섬유신경병증 [large-fiber neuropathies], 뒤신경뿌리 병변, 뒤기둥 병변) 장애는 소뇌의 고유수용성 감각/체감각의 손상/소실을 일으키며 감각 운동실조/협응불능을 일으킬 수 있다. 감각 운동실조는 시상에서 감각을 받는 부위와 때로는 마루엽 피질이 손상된 경우에도 발생할 수 있다(Bastian, 1997).

뇌와 신경근골격계의 다양한 수준에서의 나이 관련 변화는 운동실조 증상에 영향을 미칠 수 있다. 표 21-2에 설명된 질환들은 평생 동안 발생할 수 있는 운동실조/협응불능의 더 일반적인 양상이다.

적절한 검진/평가
Pertinent Examination/Evaluation

특정 도구를 포함하여 협응에 대한 검사는 6장에서 자세히 설명할 것이다. 여기에 요약된 임상 측정은 과제 지향적인 접근법을 기반으로 한다. 과제 지향적인 접근법은 기능적 과제를 재훈련하기 위한 "시스템 접근법" 또는 "운동 조절"로 언급되있다(Shumway-Cook, 2016). 과제 지향적인 접근법의 기본적이고 근본적인 가정은 (1) 다양한 시스템이 상호 작용하여 자세 조절의 다양한 측면에 영향을 주고 (2) 움직임은 특정 환경에서 행동 목표를 중심으로 구조화된다는 것이다. 이는 자극/반응 동작 외에도 감각이 움직임 조절의 예측과 조정에 영향을 미친다는 것을 의미한다(Shumway-Cook, 2016).

환자가 가장 힘들어하는 기능적 과제(대개 환자의 가장 높은 기능적 수준)와 쉽게 수행하는 기능적 과제를 확실히 하기 위해 인터뷰 중 환자와의 협업 및 능동적인 협동을 통해 기능 측정을 계획해야 한다. 가장 높은 기능적 수준이란 환자가 취할 수 있는 가장 높은 기능적 자세와 환자가 어떤 자세 또는 아무 자세에서든 수행할 수 있는 가장 숙련된 활동을 의미한다. 예를 들어, 워커로 서 있기(가장 높은 기능적 자세) 및 걷기(가장 숙련된 활동) 또는 앉기 및 바닥에 손 뻗기(예; 신발 집기, 신발 신고 벗기, 바지 입고 벗기) 같은 활동이다.

움직임을 조절하는 기본적인 감각, 신경운동, 인지 시스템은 건강한 사람이 기능적 과제를 수행하는 데 사용하는 전략을 결정한다. 소뇌 또는 체감각 병변이 있는 환자의 비정상적인 자세 조절은 움직임을 조절하는 시스템 중 하나 이상의 손상으로 인한 것이며 자세 조절과 관련된 나머지 시스템의 보상 작용이다. 보상 전략이 장기적으로 자세 조절의 최적화를 제한하는 경우 환자의 기능적 능력에 악영향을 미칠 수 있다. 그러나 환자가 자신의 기능적 수준을 향상시키는 특정 수준의 기능적 능력을 유지하기 위해 보상 전략을 사용한다면, 질환에 대한 부정적인 영향보다 긍정적인 영향으로 간주될 수 있고, 근육 및 연조직의 단축, 심각한 근육 불균형을 일으키지 않거나 골관절염 같은 관절 병리를 악화시키지 않을 수 있다.

기능적인 기술을 수행하는 동안 환자의 자세 조절 및 운동 조정에 대한 검사는 자세적 안정성을 유지하는 데 사용되는 감각 및 운동 전략의 관찰과 다양한 상황에서 과제를 수행하는 동안의 숙련된 움직임 조절을 포함한다. 과제 지향적인 접근법에 따르면, 운동실조/협응불능 환자의 측정은 독립적으로 하거나 감독 하에, 또는 도움을 받아 수행된 환자의 가장 높은 기능적 활동을 확인하는 것을 기반으로 한다. 환자의 집/직장/여가 환경과 유사한 환경에서 기능 평가를 수행하면 치료사는 참여 수준에서의 기능적 문제에 대한 현실적인 그림을 얻을 수 있다. 선택한 과제 동안의 움직임의 질과 양, 움직임의 손상된 질과 양에 대한 근본적인 이유를 알아내야 한다. 또한 평가에는 협응 및 자세 조절의 요소 중 자세적 불안정/협응불능을(예; 팔과 손의 과한 지지, 팔의 보호성 폄, 다리의 보호성 걸음, 한 번에 하나의 관절을 움직임, 느린 움직임, 목표물에 적게 다가감) 극복하기 위한 보상 전략을(예; 몸통, 얼굴, 목, 사지/손가락/발가락의 고정) 발생시키는 데에 영향을 미치는 요소를 확인하는 것을(손상 수준에서) 포함한다. 협응 불능은 근본적인 움직임 결손과 보상 전략이 조합되어 발생할 수 있다(Bastian, 1996).

운동실조/협응불능 환자와 관련된 결과 측정에는 근골격계(관절 가동 범위), 신경근계(근육의 힘, 대근육 및 소근육의 협응), 신경 연막(neuromeningeal) 기능, 체감각(고유수용성 포함)의 측정이 포함된다. 손상 수준에서의 협응 검사는 표 21-3에 요약되어 있다.

COG의 교란에 적응하거나(균형) 적절한 방식으로 반응하는 환자의 능력에 미치는 영향은 Scale for the Assessment and Rating of Ataxia(SARA)(Schmitz-Hubsch, 2006), International Cooperative Ataxia Rating Scale(ICARS)(Ilg, 2009) 같이 표준 검사에서 기능적 활동의 수행으로 가장 잘 확인할 수 있다. 활동 수준에서 보면 버그 균형 척도(Berg balance scale), Timed up-and-go test, 10m 걷기 검사가 서기와 보행 같은 활동의 손상을 확인하는 데 도움이 된다. 참여 수준에서 제안된 표준 검사에는 바델 지수(Barthel Index), 기능적 독립 평가(Functional Independence Measure), Goal Attainment Score(Ilg, 2009)가 있다. 협응 검사의 세부사항 및 운동실조/협응불능을 알아내는 검사는(비평형 협응 검사) 6장의 운동 검사 부분에 설명되어 있다. 자세 조절이(균형) 소뇌의 중요한 역할임에도 불구하고, 이 장에서는 협응을 향상시키는 중재에 초점을 두고 있는 반면, 30장은 균형/평형/자세 조절을 향상시키는 중재에 초점을 두고 있다.

표 21-4는 소뇌성 운동실조와 체감각성 운동실조 간의 유사점과 차이점에 대한 요약을 포함하여 두 질환을 구별하는 것을 안내해준다. 체감각성 운동실조의 잠재적인 형태의 차이, 만성 다발신경병증 · 척수로성 신경염(tabetic neuritis) · 후주 증후군(dorsal column syndrome)의 특정 징후 및 증상, 이 표 21-5에 요약되어 있다.

표 21-3 손상 수준에서의 운동실조/협응불능 검사

손상 및 설명	원인	검사/측정	검사/측정 설명	검사/측정의 결과
움직임 분해(협동운동이상 [dyssynergia])	소뇌 병변 체감각 손상	다음과 같은 간단한 움직임의 수행: 손가락-코 검사, 검사하는 다리의 발꿈치를 반대쪽 다리의 무릎과 발가락에 번갈아 가면서 갖다 댄다(발꿈치-무릎, 발꿈치-발가락).	팔꿈치를 편 채로 어깨를 90° 벌린다. 환자에게 검지의 끝을 코 끝에 갖다 대라고 한다. 초기 시작 자세에 변화를 줘서 다양한 면에서의 움직임 수행을 관찰할 수 있다. 환자에게 누워서 검사하는 다리를 구부려 발꿈치를 반대쪽 다리의 무릎과 엄지발가락에 번갈아 갖다 대라고 한다.	환자는 하나의 부드러운 움직임으로 움직이는 대신 단계별로 움직인다 (Schmitz, 2013).
		손가락-치료사 손가락 검사 발가락-치료사 손가락 검사	환자와 치료사가 마주보고 앉는다. 치료사의 검지를 환자의 앞에 둔다. 환자에게 검지의 끝을 치료사의 검지에 갖다 대라고 한다. 검사 도중 치료사 손의 위치를 바꿔서 거리, 방향, 움직임의 힘을 바꾸는 능력을 관찰할 수 있다. 환자에게 누워서 자신의 발가락을 치료사에 손가락에 갖다 대라고 한다.	움직임이 불규칙적이거나 나눠져 보인다.
		손가락-손가락 발꿈치-정강이	팔꿈치를 편 채로 어깨를 90° 벌린다. 환자에게 양손을 중앙에 두고 양 검지를 맞닿게 하라고 한다. 환자에게 누워서 검사하는 다리의 발꿈치를 반대쪽 정강이에 두고 위아래로 움직이라고 한다.	활동 중 움직임의 순서와 타이밍에 있어 결함이 있다.
		코-손가락 교차하기	환자에게 검지로 자신의 코끝과 치료사의 손가락 끝을 번갈아 만지라고 한다. 검사 도중 치료사 손의 위치를 바꿔서 거리, 방향, 움직임의 힘을 바꾸는 능력을 관찰할 수 있다 (Schmitz, 2013).	빠른 움직임에서보다 느린 움직임에서 움직임 분해가 더 뚜렷하다.

표 21-3 손상 수준에서의 운동실조/협응불능 검사 — 계속

손상 및 설명	원인	검사/측정	검사/측정 설명	검사/측정의 결과
		손가락 맞섬(opposition)	환자는 엄지의 끝으로 각 손끝을 순서대로 만진다.	각 손 끝에 닿는 엄지의 위치가 불규칙적이고 부정확하다. 움직임의 속도가 점차 증가할 수 있다.
		원 그리기	환자에게 눕거나 앉아서 손가락/발가락으로 원을 그리라고 한다. 환자에게 테이블에서는 손가락으로, 바닥에서는 발가락으로 번갈아 가면서 원을 그리라고 한다.	검사하는 다리로 불규칙적인 원을 그리고, 사지의 움직임이 분해되는 것이 특징이다.
의도 떨림	소뇌 손상: 근위부 관절(어깨관절/엉덩관절) 주위에 안정성 결손이 있다. 체감각 손상: 후주 증후군 환자의 (체감각성 운동실조) 의도 떨림 메커니즘은 소뇌의 피드백 수정 방식이 손상된 것이다. 말초로부터 들어오는 체감각 및 전정 자극이 부족하여 출력에 결함이 있기 때문이다. 피질을 통해 소뇌로부터 나오는 출력은 체감각 및 전정 자극이 부족하기 때문에 움직임이 과하게 수정되거나 덜 수정된다.	손가락-코, 손가락-치료사 손가락, 손가락-손가락, 손가락-코 교차하기, 발꿈치-무릎 교차하기, 발꿈치-발가락; 발가락-치료사 손가락, 발꿈치-정강이, 원그리기 검사 물건을 가져갈 것처럼 물건을 향해 번갈아 가며 손을 뻗으라고 한다.	이전 섹션에서 설명함	목표물에 접근할수록 손가락이나 발가락이 옆으로 흔들린다. 움직임은 3~5Hz의 빈도로 리드미컬한 경향이 있다. 떨림이 느리다면 소뇌가 더 이상 효과적으로 기능하지 않을 때 움직임을 조절해야 할 운동 피질로의 감각 입력의 시간 낭비의 결과일 것이다(Morton, 2013). 환자가 목표물(물건)에 뻗었을 때 흔들린다. 휴식 시 의도 떨림이 없다.
측정과대증	소뇌 손상 체감각 손상	손가락-코, 손가락-치료사 손가락, 손가락-손가락, 손가락-코 교차하기 물건을 가져갈 것처럼 물건을 향해 번갈아 가며 손을 뻗으라고 한다.	이전 섹션에서 설명함	사지가(손가락이나 발가락) 목표물보다 멀리 뻗어지고 목표물에 닿기 전에 목표물 주변에서 손가락이나 발가락이 흔들리는 일련의 이차적인 움직임으로 수정된다(Ropper, 2005).
자세 떨림	소뇌 손상: 자세 떨림의 가능한 메커니즘에는 다음이 포함된다: 소뇌의 보상 역할의 붕괴로 인해 감각 입력 또는 운동 출력의 처리가		자세 떨림은(과장되게 진동하는 움직임) 환자가 중력에 반대하여 자세를 취하거나 유지하고, 예를 들어, 팔을 90° 벌림으로 유지하는 것 같이 사지를 유지하고 있을 때 나타난다.	자세 떨림은 몸통/근위부 관절(어깨/엉덩관절)의 떨림이 특징이다. 자세 떨림의 일반적인 빈도는 약 3Hz다. 주동근과 길항근 모두 떨림을 유발시키는 데에 관여한다. 사지

	지연되는 고유수용성 피드백 루프의 붕괴, 척수의 신장반사 신경으로, 피질척수로, 소뇌경유로 같은 척수로뿐만 아니라 감각 피드백 시스템 중 하나가 없거나 지연되어 신체나 사지에 뚜렷한 진동을 일으킬 수 있다. 피질척수로에 의해 유발되는 저빈도 진동을 약화시키는데 효과적이지 않은 척수의 반사 신경로/소뇌경유로의 손상. 이전에 설명한 특징들은 소뇌가 다관절 분절의 근육 수축 조정 역할을 하여 부드러운 움직임을 발생시킨다는 이론과 일치한다.		지속적인 자세로 유발된다.	를 근위부에서 받쳐주면 특징적인 자세 떨림이 사라진다.
비틀거림	중간선 소뇌 질환(Ropper, 2005)		어느 자세에서든 관찰하며 때로는 활동 중에도 관찰한다.	비틀거림은 주로 머리/상지의 리드미컬한 떨림이다. 주로 전후면에서 초당 3~4주기의 빈도로 나타난다 (Ropper, 2005).
무력증	소뇌 병변으로 인한 무력증의 근본적인 메커니즘은 분명하지 않다. Bremer는(cited in Morton, 2013) *무력증은 운동 피질에 대한 소뇌 촉진이 사라져 발생하고, 결국 이로 인해 수의적인 움직임 중 척수의 운동신경세포의 활동이 감소한다고 이론화했다.*		간단한 과제 수행 정적인 자세를 유지하면서 치료사의 도수 저항을 견딤/중력에 대항하여 자세 유지 저항으로서의 체중과 중력에 대항하여 움직임을 수행함	무력증 환자는 간단한 과제 시 중압감과 과도한 노력, 빠른 피로를 호소한다. 간단한 과제 시의 중압감과 과도한 노력은 움직임을 발생시키는 데 필요한 척추위 신호의 강도와 관련이 있는 것으로 생각되어진다 (Morton, 2013).
저긴장성	체감각의 감소 또는 부족으로(특히 고유수용성 감각의 부족) 피질을 통한 소뇌로의 피드백이 감소된다. 체감각성 운동실조 환자들의(후주증후군) 근육 긴장도가 감소되었지만(저긴장) 반드시 무력증은 아니	기능적 움직임/선택적인 움직임 또는 보상적인 움직임의 요소들의 순서 및 자세를 관찰하고, 순수하게 선택적인 생리학적 움직임을 수행하는 능력을 관찰함. 깊은 힘줄 반사(무릎 힘줄)	간단한 과제 수행 정적인 자세를 유지하면서 치료사의 도수 저항을 견딤/중력에 대항하여 자세 유지 저항으로서의 체중과 중력에 대항하여 움직임을 수행함	환자들은 저항하는 움직임을 할 때 근육에서 정상적인 힘을 발생시킬 수 있지만, 협응적이고 동적인 패턴으로 자세 조절을 할 수는 없다. 소뇌 병변: 아래로 늘어뜨린 하지의 진자 운동

표 21-3 손상 수준에서의 운동실조/협응불능 검사 — 계속

손상 및 설명	원인	검사/측정	검사/측정 설명	검사/측정의 결과
	라는 가설이 세워졌다.			체감각 병변(후주 증후군): 저긴장의 깊은 힘줄 반사 특징 감소
반동 현상	소뇌성 운동실조: 소뇌의 피드백 및 피드포워드 제어 손상 체감각성 운동실조: 소뇌로의 불완전한 감각 피드백이 피드포워드 제어를 지연시킨다. 이로 인해 소뇌가 정확하게 보상자 역할을 수행할 수 없고 수정하는 처리를 할 수 없다.		팔꿈치 굽힘에 대한 등척성 수축을 한 다음 갑자기 저항을 제거한다, 특정한 신체 부분에 대한 등척성 수축을 한 다음 저항을 갑자기 제거한다 사지의 강한 움직임	등척성 수축을 한 후 어떤 움직임을 멈추지 못 함. 저항을 받은 사지/사지의 일부 또는 신체의 일부가 저항을 적용한 반대 방향으로 갑자기 움직인다. 강한 움직임을 멈추지 못 함.
운동 측정 장애 • 움직임의 방향, 정도, 타이밍의 손실 또는 손상 (Morton, 2013) • 움직임에 필요한 거리나 범위의 판단 손상. 측정과대증은 움직임에 필요한 관절 가동 범위를 과대 평가하는 것이고, 측정과소증은 물체나 목표물에 닿는 데 필요한 범위를 과소 평가하는 것이다.	치상핵의 소뇌 병변, 예상하는(피드포워드) 움직임의 손실/손상, 피드포워드 메커니즘이 사라져 피드백 반응을 느리게 함. 체감각 손상(특히 고유수용성 감각 손실)	손가락-코 검사, 손가락-손가락 검사, 손가락-치료사 손가락 검사, 발가락-치료사 손가락 검사, 물건에 손 뻗기	이전 섹션에서 설명한 검사	운동 측정 장애의 다양한 면이 다음과 같이 나타난다: 근육이 늦게 긴장됨, 근육 긴장도의 강도가 감소됨 과제를 마치고 난 후 또는 목표물에 닿은 후 근육 긴장도의 이완이 늦음 중력에 대한 자세를 유지하면서 움직임의 힘 조절 주동근과 길항근의 교차적인 활성화 순서가 손상되어 탄도 운동(ballistic movement)처럼 나타나는 주동근-길항근-주동근 활동의 제어 *한 방향으로 목표 지향적인 움직임을 멈추지 못 함*(Morton, 2013) 뻗는 과제의 끝에서 과하게 벗어나거나 물체를 지나침, 한 관절의 움직임에서보다 다관절 움직임에서 더 분명함 손-눈 협응 활동에서 눈과 사지의 움직임을 동시에 시작하는 것이 손상됨

교호운동 기능 장애	소뇌 병변: 교호운동 기능 장애는 길항근 활동이 겹쳐져서 지속적인 움직임을 멈추지 못하기 때문에 발생한다. 근육 활동의 부적절한 타이밍 체감각 손상(특히 고유수용성 감각 손실): 말초에서부터 대뇌와 소뇌로 오는 감각 피드백의 부족이 불완전하며, 이로 인해 운동 피질과 다래 운동신경세포로의 반응성 피드백이 불완전하고 반대쪽 근육의 대안적인 활성화가 부적절해진다.	빠르고 교차적인 움직임을 할 수 없음 *갑자기 움직임의 방향을 뒤바꾸려는 시도*(Morton, 2013)	환자에게 빠르고 교차적인 움직임을 하라고 한다(즉, 아래팔의 엎침-뒤침 또는 관련이 있다면 발의 안쪽번짐-가쪽번짐). 환자에게 자신의 무릎을 빠르게 치라고 한다.	범위와 리듬을 빠르게 잃은 것처럼 보이는 느린 움직임 또한 적절한 속도와 정확성으로 교차적인 움직임을 수행할 수 없음 움직임의 방향에 자발적으로 혼란이 있는 것처럼 보이는 움직임
근육 긴장도 조절의 변화	*소뇌의 근육 긴장도 조절:* 근육 긴장도는 뇌의 운동 영역에 흥분성 영향을 미치는 소뇌의 흥분성 심부핵에 의해 조절되는데, 이는 정적인 자세뿐만 아니라 활동 중 근육 긴장도를 조절하는 알파 및 감마 운동 뉴런에 흥분성 영향을 미친다. 소뇌의 병리는 알파 및 감마 운동 뉴런에 가해지는 흥분성 조절을 감소시키고 근육 긴장도를 감소시킨다. 체감각 병변: 근약화가 없는 운동실조는 척수매독(tabes dorsalis), 당뇨병성 다발신경병증(diabetic polyneuropathy), 피셔증후군(Fisher syndrome, 길랑바레 증후군의 변종) 같이 순수한 후근 손상의 특징이다. 환자들은 근약화 없이 저긴장이 나타난다(Ropper, 2005).	움직임의 중간 범위에서 빠르고 불규칙적이고 수동적인 움직임 깊은 힘줄 반사(DTRs)	환자는 휴식을 취하며 이완한다. 치료사는 환자의 근육을 촉진하며 정상 범위를 넘어서지 않는 범위에서 상지와 하지를 빠르고 불규칙적이고 수동적으로 움직인다. 사지는 중력에 대항하는 자세를 취한 다음 약간 올라간 자세에서 떨어뜨린다.	임상적으로 근육을 촉진했을 때 덜 단단한 것처럼 느껴지며, 손상된 사지의 근육들을 수동적으로 움직였을 때 무겁게 느껴진다. 1. 수정(또는 자세를 유지하는 시도) 없이 지지하는 표면으로 빠르게 떨어진다 2. 환자에게 중력에 대항하여 팔을 유지하라고 하면, 지지하는 표면 쪽으로 느리게 떨어지거나 자세 떨림이 나타난다. 일부는 과한 인지적 집중을 사용하거나 특정한 사지/신체의 다른 부위의 근육을 고정하여 근육의 낮은 긴장도를 보상하여(과잉반응/동시수축) 중력에 대해 유지할 수 있다. 소뇌 병변: DTR에 대해 진자 반응 체감각 변변: 반사가 감소되거나 없음

표 21-3 손상 수준에서의 운동실조/협응불능 검사 — 계속

손상 및 설명	원인	검사/측정	검사/측정 설명	검사/측정의 결과
손상된 고유수용성 감각	후근 또는 배근신경절 병변이 있는 환자들의 후주 손상		5장 참고 고유수용성 감각 검사	5장 참고
영양 변화	체감각 병변: 무감각증	피부 관찰		피부는 타이트하고 빛나며 털이 없다, 근육은 위축되어 있다, 손톱은 굴곡져있고 단단하다, 피하 조직은 두꺼워진다.
지각 이상(핀과 바늘), 저린감, 냉기, 아린감, 또는 촉각·통각·열감각의 손상	5장 참고	피부분절을 사용하여 피부 감각 검사	5장 참고	5장 참고
앞정강근 및 종아리근의 불균형적인 근육 약화로 인한 발의 변형	근육 불균형을 일으키는 운동 신경의 탈신경 위축 무감각한 관절의 반복적인 외상 발가락에 통증이 없는 소실을 일으킬 수 있는 반복적인 상해 및 만성 피하 감염	피부 감각(피부분절) 및 근육분절 검사 변형된 관절의 피부 관찰 및 수동적인 측정	감각 및 고유수용성 감각 검사에 대한 5장 참고	근육 위축으로 인한 변형 샤르코 관절병(Charcot arthropathy)을 일으키는 변형된 관절
전격통(날카롭고, 가볍게 찌르는 듯한 통증)	다양한 부위에서의 불완전한 후근 병변으로 인해 발생할 수 있음			
2점 식별, 숫자 쓰기, 물건의 크기·모양·무게·질감 감지, 피부에서 움직이는 자극의 방향과 속도 감지 능력 손실	5장 참고		5장 참고	5장 참고
아가일 로버트슨 동공	병변의 부위가 정확히 알려지지 않음	빛 자극에 대한 동공 반응 검사		동공이 작고 불규칙적이며 두 눈의 동공이 다르다. 동공이 빛에 반응하지 않지만, 수축한다.
둔감한 저긴장성 방광	척수의 S2와 S3의 구심로 차단(deafferentation)			요폐(urine retention) 및 일류성 요실금(overflow incontinence)이 있는 둔감한 저긴장성 방광

안구의 운동 측정 장애	바깥눈근육의 소뇌 조절 전정계 또는 이러한 시스템 사이의 연결 손상(Chaikin, 2007)		환자의 머리는 앞을 향한 자세로 있으며, 치료사의 손가락이 한쪽, 뒤에서 앞으로, 다른 쪽으로 움직이는 동안 유지하라고 한다.	환자가 눈으로 물체를 따라갈 때 수정하는 도약 안구 운동이 발생한다, 물체가 움직임을 멈추면 물체와 같이 멈추는 대신 도약 안구 운동이 계속된다(Morton, 2013).(도약 안구 운동은 눈이 빠르게 진동하며 "앞뒤로" 움직인다)
주시 안진	감각 자극의 통합 부족으로 인해 주시 중 눈을 고정시키는 뇌줄기에서의 출력을 증폭시키거나 유지하지 못함		환자에게 물체를 보라고 한다.	환자의 눈은 물체를 따라 움직인 다음 중립 자세로 돌아온다. 머리, 팔이음뼈, 골반 사이의 고정과 관련이 있다. 눈-손 협응 저하와 관련이 있다.
머리-눈의 독립적인 움직임	소뇌 병변		환자에게 환자 쪽에 있는 물건을 보라고 한다.	환자는 물체를 향해 눈을 움직이기 전에 그 쪽으로 머리를 빠르게 움직인다 또는 눈을 움직인 후 처음 30° 내에서 머리를 빠르게 돌린다 (Morton, 2013). 눈-손 협응 저하와 관련이 있다.
언어: • 구음장애 • 단속 언어(scanning dysarthria)	소뇌 또는 소뇌의 다리		환자가 단어를 발음하는 방식을 듣는다.	언어가 느림, 불분명한 발음, 단조로운 어조 어떤 음절은 부자연스럽게 분리되지만 다른 음절은 환자가 의도한 것보다 큰 힘으로 발음된다, 폭발적인 소리처럼 나타난다.
균형 및 평형	전정소뇌/꼭지핵의 병변 체감각 손상(특히 고유수용성 감각 손실)	자세 검사기 롬버그 검사	자세 검사기에 선다 "Timed up-and-go test", 활동 특이적 균형 자신감 척도, 기능적 뻗기 검사, POMA로 균형에 대한 기능적 평가를 함	자세 흔들림 및 균형 반응 지연 소뇌가 위축된 환자는 아마 머리, 몸통, 다리의 분절간 움직임이 정상이기 때문에 거의 넘어지지 않는다. 머리, 팔, 손의 위치에서 관찰할 수 있는 고정(예; 핀셋 잡기 시 엄지와 검지를 함께 눌러 손, 팔, 아래팔, 때로는 팔이음뼈의 동시 수축을 만듦) 환자는 다른 자세에서보다 서 있을 때와 걸을 때 균형 문제를 느낀다

표 21-3 손상 수준에서의 운동실조/협응불능 검사 — 계속

손상 및 설명	원인	검사/측정	검사/측정 설명	검사/측정의 결과
			(Shumway-Cook, 2016). 환자에게 발을 모으고 눈을 뜨고 서 있으라고 하면서 서 있는 동안의 자세적 안정성을 관찰한다. 그 다음 환자에게 눈을 감고 서 있으라고 하고 자세적 안정성을 관찰한다.	(Ropper, 2005). 앉았을 때 균형에 문제가 있다면 기저면의 변위에 대해 과한 보상 작용을 하기 위해 몸통을 뻣뻣하게 유지하여 고정시킨다. 이중 팔 지지와 반대쪽에서 눈을 고정시켜 다른 형태의 보상 작용을 줄 수 있다. 눈을 감았을 때와 떴을 때에 환자의 균형에 뚜렷한 불균형이 있다면 롬버그 징후는 양성이다. 환자는 균형을 유지하기 위해 자신 앞의 바닥에 눈을 고정한다. 눈을 감았을 때와 떴을 때에 환자의 균형에 약간의 차이만 있다면 롬버그 징후는 음성이다.
실조성 보행/협응적이지 않은 보행	소뇌 병변 체감각 병변	관찰 관찰		소뇌 병변: 넓은 기저면, 불안정한 걸음, 불규칙적인 걸음으로 걷는 것이 특징이다(짧은 보폭과 긴 보폭을 불규칙적으로 교차함). 소뇌 병변이 양쪽인 환자의 경우 양쪽 중 한쪽의 가쪽으로 방향을 튼다. 한쪽 병변인 경우 대개 병변 쪽으로 넘어진다. 넓은 기저면과 약간 구부러진 자세로 걷는 것이 특징이다. 환자는 서 있고 걸을 때 "비틀거린다". 소뇌성 운동실조 환자와 달리 굳은 다리를 갑자기 앞으로 내밀고 발을 바닥에 쿵쿵거리며 걷는다. 환자는 대개 시각적 신호 없이 걸을 수 없으며 어두운 곳에서 걷기를 매우 어려워한다.

Morton SM, Bastian AJ. Movement dysfunction associated with cerebellar damage. In: Umphred DA. Neurological Rehabilitation, 6th edition. Philadelphia, PA: Elsevier; 2013, pp 631-652. Ropper AH, Brown RH. Adam's and Victor's Principles of Neurology, 8th edition. New York, NY: McGraw-Hill; 2005; Schmitz TJ. Examination of coordination and balance. In: O'Sullivan BS, Schmitz TJ. Physical Rehabilitation, 6th edition. Philadelphia, PA: FA Davis; 2014, pp 206-250에서 인용함.

생각해 볼 점 21.1

- 물리치료사가 운동실조/협응불능 환자를 어떻게 평가해야 하는가?: 손상 수준에서 측정한 후 기능 측정을 하는가? 또는 기능 측정을 한 후 손상 수준에서 측정을 하는가?
- 소뇌성 운동실조/협응불능과 체감각성 운동실조/협응불능의 감별 진단을 하는 데에 있어 어떤 징후와 증상이 임상가를 도울 수 있는가?

환자 적용 1-B

Marleen은 날짜, 시간, 장소에 대한 지남력은 있지만, 단속 언어와 구음 장애(dysarthria)가 있다. 환자는 말하는 것과 관련된 노력이 필요하고 사람들이 Marleen을 이해하기 어려워하기(이로 인해 대화에 참여하기를 꺼려함) 때문에 자발적으로 말을 하지 않는다. 연구개의 저긴장 때문에 숨이 쉽게 막히며 천천히 먹어야 한다. 환자는 현재 연식을 먹고 있다. 환자는 안구진탕 또한 있다.

기능 및 참여 수준에서 Marleen은 침상 생활을 하며 브릿지나 옆으로 구르기 같은 기능적 활동을 하지 못 한다. 누워 있다 앉기 같은 자세 변경 또한 하지 못한다. 침대 끝에 앉아 있을 때에는 양쪽에 팔걸이가 없다면 20초 이상 유지할 수 없다. 침대에서 자세를 유지하기 위해 팔을 고정하긴 하지만 쉽게 균형을 잃고 만다. 누워서 또는 앉아서 움직임을 시작할 때 비틀거림 또한 나타난다. 양쪽에 팔걸이가 있는 의자에 앉으면, 안전하게 그 자세를 유지할 수 있다. 환자는 상지의 심각한 협응불능과 중심부 및 근위부의 저긴장으로 인해 스스로 음식을 먹을 수 없다. Marleen은 이동하기 어렵기 때문에 침에서 치료를 받아야 한다. 환자의 어머니는 모든 자세 변경에서 최대한의 도움을 주고 있다(그림 21-2).

*손상 요약: Marleen은 무력증, 이차적인 근력 약화, 협응불능 및 의도 떨림, 사지의 운동 측정 장애(**측정과대증**), 움직임 분해, **눈의 운동 측정 장애**, 교호운동 기능 장애, 비틀거림, 반동 현상이 나타난다.*

표 21-4 소뇌성 및 체감각성 운동실조/협응불능의 감별 진단

소뇌성 운동실조	체감각성 운동실조
실조성 보행은 대개 상지 또는 하지의 소뇌성 운동실조/협응불능의 징후에 수반되어 나타난다. 소뇌성 병변이 양쪽 소뇌 반구에 영향을 미칠 경우, 대개 머리와 몸통의 비틀거림이 나타난다.	실조성 보행 패턴이 몸통의 고정과 관련해서만 있을 수 있고, 비틀거림이 나타나진 않는다.
소뇌성 병변과 관련된 어지럼증 또는 전정 손상	어지럼증 없음
근육 긴장도의 감소	신경병증의 유형에 따라 근육의 긴장도가 다를 수 있음 (표 21-2 참고)
무력증	후주/체감각 손상의 유형과 정도에 따라 무력증이 다름
움직임 분해	움직임 분해
반동 현상	반동 현상
운동 측정 장애	운동 측정 장애
교호운동 기능 장애	교호운동 기능 장애
운동실조/의도 떨림	**운동실조/의도 떨림**
주시 안진	주시 안진 없음 아가일 로버트슨 동공(Argyll Robertson pupil)
균형 및 평형 손상	균형 및 평형 손상
체감각(특히 고유수용성 감각) 손실 없음	체감각(특히 고유수용성 감각) 손실
롬버그(Romberg) 검사 음성	롬버그 검사 양성
비틀거림이 나타남	비틀거림이 나타나지 않음

표 21-5 만성 다발신경병증 · 척수로성 신경염 · 후주 증후군의 징후 및 증상 비교

만성 다발신경병증(즉 당뇨병성 신경병증)	척수로성 신경염	후주 증후군
발의 진동 및 위치 감각이 현저하게 소실됨	발의 진동 및 위치 감각이 현저하게 소실됨	척주 병변 아래로 움직임, 진동, 위치 감각의 인식이 감소됨
근육의 탈신경 위축이 장기적인 신경병증의 주요 특징임	대개 근육의 힘이 유지됨	대개 근육의 힘이 유지됨
깊은 힘줄 반사가 나타나지 않음	깊은 힘줄 반사가 나타나지 않음	깊은 힘줄 반사가 나타남
롬버그 징후 양성	롬버그 징후 양성	롬버그 징후 양성
지각 이상(핀, 바늘), 저린감, 한기, 아린감, 기타 지각 이상(촉각, 통증, 열감각 손상)	지각 이상(핀, 바늘), 저린감, 한기, 아린감, 기타 지각 이상(촉각, 통증, 열감각 손상)	지각 이상, 고유수용성 감각/체감각의 손상 또는 특징적인 손실이 없는 것으로 알려짐
정강뼈앞 근육 및 종아리뼈 근육의 불균형적인 근육 약화 때문에 발의 변형, 발가락에 통증이 없는 소실을 일으킬 수 있는 반복적인 상해 및 만성 피하 감염	이차적인 관절 변형(샤르코 관절 [Charcot joint])	–
		2점 식별, 숫자 쓰기, 물건의 크기 · 모양 · 무게 · 질감 감지, 피부에서 움직이는 자극의 방향과 속도를 감지 능력 손실
영양 변화	영양 변화	
	아가일 로버트슨 동공(Argyll Robertson pupil)	
	전격통(Lightning pains, 날카롭고 가볍게 찌르는 듯한 통증)	
	둔감한 저긴장성 방광	

출처: Ropper AH, Brown RH. *Adam's and Victor's Principles of Neurology*, 8th edition. New York, NY: McGraw-Hill; 2005.

1-B에 대한 임상 결정 시 고려할 점

1. *우선 순위에 따라 Marleen의 기능적인(활동) 문제 목록을 작성하고 근본적인 손상 및 그로 인한 참여 제한을 포함시킨다.*
2. *Marleen의 경우, 수행하기 적절한 결과 측정은 무엇인가?*
3. *어떤 치료 방법으로 Marleen의 치료 목표를 세울 것인가?*
4. *Marleen의 현실적인 기능적 결과를 나타내고, 치료가 어떻게 진행되어야 하는지도 나타내는 적절한 목표를 작성한다.*

운동실조/협응불능의 예비 중재
Preparatory Interventions Specific to Ataxia/Incoordination

일반적인 접근법 General Approaches

일반적인 접근법을 신경 가소성을 향상시키기 위한 운동 학습 접근법으로 맞춘 치료는 운동실조/협응불능 환자의 기능적인 개선의 초석이다(Chang 2015; Ilg 2014). 이러한 치료가 운동실조/협응불능의 주요 치료법으로 높게 평가되지만, 치료적 중재의 범위에 관한 논의는 부족하다(Ilg, 2009). Martin(2009)과 Synofzik(2014)의 체계적 문헌 고찰에서는 물리치료가 운동실조 환자의 보행, 몸통 조절, 활동 제한에 긍정적인 영향을 미친다는 간소한 근거를 보여줬다. 이런 긍정적인 효과는 운동실조/협응불능을 치료하기 위해 신경 가소성 촉진을 목표로 한 기능성 운동 훈련으로 인한 것이다.

물리치료적 중재에 대한 환자의 반응은 운동실조 병인의 영향을 받는 소뇌의 영역뿐만 아니라 소뇌 손상의 성격에 따라 다르다. 운동 기술의 재학습에 중요한 소뇌 구조가 손상되면 재활은 덜 성공적이다. 퇴행성 소뇌 질환 환자는 소뇌(또는 뇌줄기) 뇌졸중 환자, 신경외과 수술을 받았거나 지속적인 외상을 입은 환자, 또는 MS로 진단받은 환자보다 기능적 진행이 느리다(Ilg, 2010, 2014). 기능을 최적화할 수 있는 환자의 능력은 남아 있는 소뇌의 영역, 신경 적응의 과정, 보상 작용의 과정에 따라 다르다.

운동실조/협응불능 환자의 치료 방법은 환자가 가정, 사회경제적 환경, 여가 환경에서 기능적 과제 수행 중 사용하는 보상 전략과 징후/증상에 기초해야 한다. 따라서 환자의 문제를 적절하게 파악하기 위해서는 치료사가 기본적인 움직임 과학, 신경해부학, 신경생리학에 대한 지식을 갖추고 있어야 하며, 환자가 기능적 과제를 수행하는 동안의 움직임을 관찰하고 해석하는 데 능숙해야 한다.

운동실조 환자를 평가하고 치료할 때 다음의 요소를 고려해야 한다.

1. 운동실조는 근본적인 병, 부수적인 병리, 동시이환으로 발생할 수 있다.
2. 환자는 대운동, 소운동 기능의 정밀도, 균형과 관련하여 기능적 활동에 영향을 미칠 수 있는 다양한 징후 및 증상이 나타날 수 있다(예; 무력증 [asthenia], 운동측정 장애, 교호운동 기능 장애, 안구진탕, 반동 현상). 이러한 징후와 증상이 삶의 모든 면에서 환자의 기능에 영향을 미치는 정도를 알고 다루어야 기능이 최적화된다(기능을 제한하는 손상을 극복하기 위해 적응이 필요하더라도).
3. 환자의 움직임 패턴은 부수적인 병리 때문에 운동실조/협응불능과 무도병 움직임(무도증) · 경직 · 상동적 움직임(stereotypical movement) · 미사용으로 인한 근육 약화 같은 다른 증상이 함께 나타날 수 있다. 이러한 비정상적인 움직임 패턴은 운동실조/협응불능의 징후와 증상을 치료하는 데 필요한 활동과 함께 다뤄야 한다.
4. 손상, 일반적인 기능 및 건강 상태에 대한 환자의 과거력(기간)은 환자가 최적으로 치료받을 수 있는 중재와 자세를 고르는 것에 영향을 줄 수 있다.
5. 관절 가동 범위 손상은 다관절 근육의 단축(기능적 테노데시스 [functional tenodesis]일 수 있음), 신경 연막 기능 장애, 장기간 기능 장애/무활동/보상적인 움직임 전략으로 인한 관절의 뻣뻣함 등 다양한 요인 때문일 수 있다. 환자가 대체하는 것을 통해 보상적인 움직임 전략을 사용할 수 있다는 사실을 인지해야 한다(26장 참고).
6. 환자가 사용할 수 있는 특정한 보상 움직임이나 전략이 관절에 해가 될 수 있는지와(퇴행 관련하여) 근육 불균형에(대체하는 것을 염두하며) 주의한다.
7. 대체하는 것을 뒷받침하며 특정한 근본적인 손상을 보상하기 위해 사용된 부목(splint)과 보행 보조기구 같은 장비를 고려한다(환자의 신체 전반에 이러한 손상이 어떻게 분포되어 있는지 고려한다).
8. 주의 깊은 치료 계획 및 시행, 이러한 질환의 모니터링을 위해 환자가 느끼는 피로감/피곤함이(사지/몸통에서 심하거나 약한 운동실조가 나타나는 MS 환자에게서 종종 볼 수 있음) 필요하다는 점을 주의한다.

소뇌 병변 환자는 이러한 과제 중 지속적이고 분리된(분리되지 않은) 주의력을 기울일 수 있는 능력이 제한되거나 지연되어 다양한 기능적 능력을 항상 받아들일 수 있는 것은 아니다(Fielding, 2009; Hatzitaki, 2006). 또한 이 저자들은 MS로 인한 소뇌 병변이 있는 환자들이 학습/재학습하고 특정 과제/활동을 수행하는 데 정상보다 더 느린 반응을 보이고 오랜 시간이 걸린다는 점을 밝혔다. 따라서 이러한 환자들과의 치료는 천천히 해야 하고 운동 학습/재학습의 반응이나 속도가 느릴 것으로 예상해야 한다. 따라서 느린 반응이 확인되면, (1) 환자의 동기 부여, (2) “새로운” 과제의 학습(재학습), (3) ADLs로의 기능적 이동을 감소시킬 수 있는 좌절감과 실패감을 피하기 위해 활동을 조정한다.

환자 개인의 건강 상태, 걱정/우울함의 수준, 인지 손상에 대한 환자의 통찰력은 기능적 능력을 향상시키는 활동에 참여하거나 가정 환경에서의 활동에 참여하기 싫어지게 만들 수 있다. 자신의 상태에 대해 잘 이해하고 있는 환자는 심한 상태임에도 불구하고 주요 기능적 문제를 극복하고 지역 사회에 통합될 수 있으며, 가정 프로그램을 꾸준히 지속할 때 특히 더 그렇다(Synofzik, 2014). 환자 환경에서의 개인적/환경적 장애 또는 촉진 요인은 지역 사회로의 통합을 촉진하거나 제한시킬 수 있다(WHO, 2001).

기능 훈련의 주요 초점은 중심 · 근위부 · 원위부의 자세 조절을 순서대로 또는 동시에 얻는 것이다. 중심 · 근위부 · 원위부의 자세 조절은 사지에(또는 사지의 분절에) 가해지는 점진적인 체중 부하가 중심부 관절과(몸통) 근위부 관절에서(다리이음뼈) 동시에 안정화될 수 있게 도와주는 적절한 자세를 선택함으로써 이와 동시에 최적화된다. 예를 들어, 지지를 하기 위해 의자의 팔걸이를 사용하여 몸통과 근위부 관절의 자세 조절이 최적화되는 방법으로 앉았다 일어나는 것이다.

일반적으로 치료사는 먼저 환자의 능력 내에서 간단한 기능적 과제를 수행하게 함으로써(예; 수동적인 보조나 지도자의 구두 지도가 없거나 약간 있음), 기능적 활동을 할 때 자세 불안정에 영향을 미치는 근본적인 손상을 다뤄야 한다(예; 반동 현상, 운동 측정 장애, 교호운동 기능 장애, 무력증). 그런 다음 이러한 과제는 ADL 중에 의도적으로 실행되어야 한다. 소뇌성 또는 체감각성 운동실조 환자들은 과제를 재학습하기 위해 많은 반복이 필요할 수 있다(Hatzitaki, 2006). 리듬이 있거나 없는 시각적 또는 청각적 외부 신호를 사용하는 과제를 반복하면 기능적 결과를 향상시킬 수 있다(Buerkers, 1995; Schmidt, 1999).

환자가 재활 과정에서 얻은 생리학적 움직임의 협응을 일상 활동에 통합할 수 있도록 도와줘야 한다. 의도적인 목표를 달성하기 위한 보상 작용의 사용을(해당되는 경우) 방지하는 것도 중요하다. 기능적 과제를 수행하는 전략은 환자가 자신의 움직임을 조절하는 데 사용할 수 있는 기본적인 감각, 운동(근골격 뿐만 아니라 신경근), 인지 시스템에 의해 결정된다. 따라서 움직임의 인지 조절이 더 느린 움직임을 만들어내므로 환자의 능력 내에서 활동을 수행하는 것이 중요하다(Fabrice, 2007).

치료는 간단한 기능적 과제/움직임에서(1단계 과제) 보다 복잡한 움직임으로(다단계 과제) 진행될 수 있다. 복잡성은 신체의 위치나 환경을 변화시키거나 팔과 다리의 움직임을 상반되게 통합시키는 것 같이 과제 자체를 변화시킴으로써 조작할 수 있다. 전체적인 치료 과정 내에서 간단한 과제에서부터 복잡한 과제로 치료를 진행할 수 있지만, 한 세션 동안 다양한 과제의 복잡성에 노출시키는 것은(복잡성이 더 작음에도 불구하고) 움직임에 강하게 집중할 때 발생하는 인지 피로를 제한할 수 있다. 치료를 진행할 때, 이전에 환자가 눈을 뜬 채로 수행했던 활동들은 자세적 안정성, 협응, 체감각 입력의 부족을 보상하기 위한 시각적 고정을 줄이거나 막기 위해 눈을 감은 채로 시행할 수 있다.

또 다른 옵션은 환자가 스스로 선택한 속도로(정상보다 느리거나 빠를 수 있으며 움직임에 대한 점진적인 조절 없이) 치료 활동을 수행할 수 있게 하는 것이다. 그런 다음 움직임의 속도를 정상적인 속도로 증가시켜 빠른 속도로 진행하지만 정확한 움직임을 하게 하거나 느리고, 점진적인 정확한 움직임을 하도록 움직임을 느리게 한다.

대칭적인 자세에서 비대칭적인 사지의 움직임을 수행하기 전에 체중 부하를 통해 동일한 자세에서 자세 조절을 한다. 그 다음 비대칭적인 자세를 선택하고, 분절별 안정성과(몸통과 사지의 등척성 또는 등장성 회전 안정성/가동성) 한쪽/비대칭적인 팔의 움직임을(예; 상지로 하는 기능적 활동의 일부로서 다양한 방향으로 뻗기) 달성하는 것으로 진행한다.

앉아 있거나 서 있는 자세에서 앞-뒤로의 체중 이동을 한 후 가쪽으로의 체중 이동 같은 몸통과 사지의 제한적인 회전성 조절을 하는 움직임을 수행한 다음, 한쪽 팔로 뻗는 움직임이나 걸을 때의 체중 이동 같이 같은 자세에서의 회전성 체중 이동 움직임을 한다. 환자가 비틀거림이 있거나 몸통의 저긴장이 있다면, 작은 움직임을 수행한 다음 환자가 제한적인 비틀거림/협응불능이 있거나 없는 상태에서 움직임/체중 이동을 관리할 수 있는 큰 움직임으로 진행한다.

환자의 징후와 증상이 양쪽인지 한쪽인지와 관계없이, 환자가 반응성 움직임(적응 및 예상 반응)뿐만 아니라 지지적인 움직임을 학습할 수 있도록 결국엔 양쪽으로 수행되어야 한다. 무력증이나 저긴장이 있다면, 이후 환자를 기능적으로 강화시킬 수 있는 대칭적인 안정성을 이루기 위해 양쪽으로 대칭적인 자세에서 활동이 수행되어야 한다.

체감각 손상으로 인한 운동실조/협응불능이 있는 환자의 경우, 생리학적으로 점진적인 움직임을 통해 무력증, 교호운동 기능 장애, 협응불능을 먼저 다룬 다음 개선되고 조정된 생리학적인 움직임 패턴을 기본적인 기능적 활동으로 통합하는 것이 적절할 수 있다(표 21-7 참고). 중심부와 근위부의 불안정성 문제가 있는 소뇌성 운동실조/협응불능 환자의 경우, 사지의 운동실조/협응불능, 움직임의 단계, 상호적인 움직임 등을 다루기 전에 불안정성을 다루는 것이 적절할 수 있다.

약리학적 의미

최근까지 물리치료를 통해 운동실조/협응불능이 개선되었기 때문에 이를 주요 형태의 중재로 간주하였다(Morton, 2009). 그러나 운동실조를 위한 약물치료는 유망한 결과를 보여주고 있다.

운동실조/협응불능은 MS나 방종양성 증후군 같이 기타 1차적인 질환의 징후/증상으로 나타나기 때문에, 1차 질환을 위해 처방된 약물이 운동실조에 영향을 미칠 수 있다(Perlmutter, 2003). 아미노피리딘(aminopyridines)은

MS 환자의 피로와 보행에 효과가 좋을 뿐만 아니라 상지의 떨림에도 효과가 좋은 것으로 나타났다.

간헐성 2형 운동실조 환자에게 효과가 좋은 것으로 밝혀진 유일한 약물은 아미노피리딘과 아세타졸아마이드(acetazolamide)다. 아세타졸아마이드는 간헐성 2형 운동실조 환자에게 사용하는 1차 약물로 간주된다. 그러나 신장 결석과 같은 부작용 때문에 치료에 한계가 있다(Ilg, 2014). Strupp(2011)은 칼륨 통로 차단제인 4-아미노피리딘(4-AP)이 침범 횟수를 줄이고 환자의 삶의 질을 향상시켰음을 관찰했다. 소뇌 위축 환자의 경우, 4-AP가 하향 안진(downbeat nystagmus)을 감소시키고 시력을 향상시키며, 자세 변동을 감소시키고 운동 능력을 향상시킨다(Claassen, 2013).

Schniepp(2011, 2012)은 소뇌 뇌졸중, 여러 시스템의 위축, 성인에 발생한 산발성 운동실조, 하향 안진 증후군 같은 다양한 운동실조의 병인이 있는 환자의 보행에서 아미노피리딘의 효과를 본 것을 관찰했다. 척수소뇌 운동실조(SCA) 6형 환자의 경우, 비선택적인 칼륨 통로 차단제인 3,4-디아미노피리딘이 약을 시행한지 1주 내에 하향 안진을 효과적으로 감소시켰으나 자세 조절이나 운동실조의 다른 증상은 감소시키지 못했다(Kalla, 2011).

프리드라이히 운동실조를 위한 약물은 데페리프론(deferiprone)을 처방함으로써 미토콘드리아의 철분 저장을 낮추고 "L-카르니틴 보충제를 통해 에너지 대사를 향상시키기 위해" 프라탁신 수치를 높이고, 코엔자임 Q10, 이데베논, 비타민E 같은 산화방지제를 통해 활성산소를 감소시킴으로써 미토콘드리아 단백질인 프라탁신(frataxin)의 부족을 디루는데, 이는 "호흡 연쇄 및 철의 항상성에 필수적인 철-황 클러스터 합성"에 관여한다(Ilg, 2014, pg 6). 이데베논은 프리드라이히 운동실조 환자에게 가장 많이 사용되는 약물이다(Ilg, 2014).

"비정상적인 호흡 연쇄 기능과 미토콘드리아의 철분 증가는 ROS와 산화 스트레스의 수치를 증가시키는 것으로 생각된다"(Ilg, 2014, pg 6). 적은 용량의 베타메타손(betamethasone)은(0.03mg/kg/day) 모든 환자의 SARA 점수를 향상시켰다(Brocoletti, 2011). 무작위, 플라시보 대조 교차 연구에서 플라시보 그룹에 비해 환자들의 ICARS 점수가 30% 향상되었다(Zannolli, 2012).

운동실조 치료에 특화된 약물의 개발 및 시험은 아직 실험 단계에 있다. Armutlu(2001)는 아이소나이아지드(isoniazid) 및 카르바마제핀(carbamazepine) 같은 약물을 권장하지만, 효과적인 결과를 위해서는 많은 용량이 필요하다. 하지만 이러한 약물을 장기적으로 많이 사용하는 것은 간독성 영향 때문에 제한적이거나 막고 있다.

MS 및 운동실조 환자에게 적용한 리루졸(riluzole) 치료법의 약리학적 및 비약리학적 다면발현성 효과의 효능 및 내성을 측정한 체계적 문헌 고찰에서 Mills(2007)는 MS의 운동실조를 위한 약리학적 치료가 제대로 문서화되지 않았으며 리루졸 처방을 지도하는 권장사항이 없다고 결론지었다. 그러나 Ristori(2010)는 SCA 환자의 신경과흥분을 감소시킨다고 했다. 리루졸 투여의 용량과 시기를 정할뿐만 아니라 치료가 불가능한 소뇌성 운동실조에서 질병 조절 약물로 사용될 수 있는지를 결정하기 위해서는 더 많은 연구가 필요하다.

SCA 3형 환자를 대상으로 바레니클린과(하루 두 번 1mg) 플라시보의 효과를 비교한 연구에서 보행, 자세, 빠른 교대 움직임, 시간 제한을 둔 걷기 검사에 대한 SARA 하위 점수가 유의하게 증가했다(Ilg, 2014). 그러나 환자들이 보고한 부작용으로 인해 소뇌성 운동실조의 치료를 위한 바레니클린의 유용성을 결정하기 위해서는 더 많은 연구가 필요하다(Ilg, 2014).

아세타졸아마이드와 아만타딘(amantadine)과 같은 다른 약물들은 유망한 결과를 보였지만, 향후 연구에서도 이 결과가 나타나야 한다. SCA 환자에게 탄산 리튬(lithium carbonate)이 미치는 영향에 대해서는 아직 연구 중이다(Ilg, 2014). 신경 재활과 함께 황산아연 보충제를 혈청 및 뇌척수액의 아연 농도가 감소된 환자에게 적용했을 때 보행, 자세, 손의 교대 움직임, 도약 안구 운동의 잠재기에 대한 SARA 하위 점수가 약간 감소하는 것으로 나타났다(Ilg, 2014). 향후 치료 옵션에는 줄기 세포 치료가 포함될 수 있다.

시각운동(visuomotor) 훈련

소뇌 병변이 있는 환자는 보통 안구/경련성 운동 측정장애, 신경핵사이 눈근육 마비(internuclear ophthalmoplegia), 고정 불안정성이 보인다(Fielding, 2009). 시각운동 협응은 손-눈 협응 뿐만 아니라 걷기 힘든 지형에서 걷는 것 같이 손-눈 또는 발-눈 협응이 필요한 새로운 과제를 배우는 데에도 필수적이다. 시각운동 협응은 자세 반응의 적응에 중요한 역할을 한다. 건강한 사람을 대상으로 한 연구에 따르면 원활 추종(smooth pursuit) 시스템에서 적응적인 변형을 담당하는 메커니즘도 시공간적인 정보의 처리에 더 일반적으로 영향을 미친다(Van Donkelaar, 1998).

소뇌 병리가 있는 환자들은 운동 협응 장애가 있음에도 불구하고 상당한 시각운동/재학습이 가능하다. 이러한 환자들은 시각조작 협응과 불규칙적인 모양의 2차원 물체의 회상이 필요한 운동 과제에서 자신들의 수행 능력을 향상시킬 수 있다(Timmann, 1996). 또한 눈-손 협응/따라가기(tracking) 및 걷기를 재학습할 때 피질의 안구 영역 중 전운동 피질의 역할은 운동실조/협응불능 환자의 운동 기능에 대한 재활의 효과를 이해하고 측정하고 계획하는 데에 영향을 줄 수 있다.

Miall(2000)은 시각 지도 하에서 수행된 다양한 관절에서의 팔 움직임이 소뇌 기능 장애 환자에게 영향을 미치고 시각적으로 유도된 움직임이 시각적인 조절이 없는 움직임보다 더 많은 방해를 받는다는 것을 발견했다. 운동 명령과 관련하여 시각적 피드백의 처리가 지연되고, 수정되어야 하는 운동 명령에서의 오류에 대해 시각적 오류가 직접적으로 지도화할 수 없기 때문에 시각적 피드백이 영향을 받을 수 있다(Miall, 1986).

소뇌실조로 진단받은 MS 환자는 종종 의도 떨림과 안구운동 장애를 겪는다. Feys(2003)는 의도 떨림과 목표 지향적인 움직임 중 동시에 발생하는 눈의 움직임의 특성을 연구했다. 연구 참여자들은 물체를 겨냥할 때 손의 수행 능력이 지연되었고, 시행이 느렸으며, 부정확했다. 활동을 할 때 사지에 관성 부하를 가하는 것은 의도 떨림에 영향을 미치지 않았다. 그 결과 눈과 손의 움직임 결손은 밀접한 관련이 있으며 공통된 명령 구조임을 제안했다. 안구운동 장애(예; 시력 및 안구진탕)는 정확한 손 활동을 방해할 가능성이 가장 크다.

후속 연구에서 Feys(2008)는 조심스럽게 움직이는 동안 손의 떨림 진폭이 경련 후 불안정한 고정에 의해 향상될 수 있으며 MS 환자의 손 떨림 관리에 새로운 전략을 개발할 수 있음을 발견했다. 도약 안구 운동 및 주요 손 움직임의 순차적인 시행이나 주요 도약 안구 운동을 작은 진폭의 여러 도약 안구 운동으로 쪼개는 것 같은 물리치료의 움직임 전략은 ADL과 관련된 뻗는 과제 동안 손 떨림의 심각성을 줄이는 것으로 알려져 있다. 뒤에 언급한 움직임 전략은 떨림이 있는 MS 환자가 인지 조절 전략을 사용하여 활동을 수행하는 동안 자동적인 움직임은 억제해야 함을(즉, 움직임을 조절하면서) 의미한다.

문헌을 기반으로 Hatzitaki(2006)는 소뇌 병변이 있는 환자는 변동의 진폭으로 알려진 자세 반응의 이동 궤도에 대한 새로운 감각운동이나 시각운동 재설정을 학습하는 것이 손상되었다고 결론지었다. 따라서 이들은 "다발성 경화증과 관련된 소뇌 기능 장애가 새로운 시각-자세 협응 과제를 학습하는 [환자의] 능력에 어떤 영향을 미치는지"를 결정하기 위해 실험을 계획했다(Hatzitaki 2006, pg 295). 그 결과 감각 기능장애/자세 조절에 필요한 시각, 전정, 체감각의 불완전한 통합이 있을 수 있음을 제안했다. Expanded Disability Status Scale(EDSS)의 점수가 낮은 환자들은 실험 기간 동안 점수가 향상되었다. 이는 학습이 되었지만, 수행 능력의 개선 속도는 느리며 나이에 맞는 대조군에 비해 더 제한된 범위에서 개선되었음을 나타낸다. EDSS 점수가 높은 환자들 시각운동이 개선되지 않았다.

MS 환자의 소뇌 병리 및 운동 학습 결손이 상당함에도 불구하고, 시각운동 수행능력이 크게 향상될 수 있다. 운동실조/협응불능 환자가 ADL을 하는 동안의 기능적 능력을 최적화하기 위해 일반적인 재활 프로그램에 통합된 시각운동의 운동을 연구하기 위해서는 더 많은 연구가 필요하다.

운동 중 장비 사용

중량 조끼 및 식사 도구와 필기 도구 같이 무게를 주는 ADL 도구는 문헌에 운동실조/협응불능 환자의 기능을 향상시킬 수 있는 도구로 설명되어 있다. Gillen(1999)은 식사와 연하를 촉진하기 위해 머리 조절을 도와주는 목 칼라(neck collar) 보조기를 설명했다(자세 조절에 대한 부담을 감소시킴). 손목 지지대는 외부적으로 손목의 안정성을 높이고 손가락으로 먹고 구강 관리를 하는 동안 손의 기능을 향상시키기 위해 사용된다.

협응불능과 관련하여 일상 활동에서 환자의 독립성을 향상시키기 위한 다른 장비로는 도마 같은 보조 기구, 전화를 사용하기 위한 보조 기구나 전략, 주변 물건을 옮기기 위해 바닥에 미끄럼 방지를 한 바구니, 환자의 기능적 능력을 최적화하기 위해 특수 고안된 보조 기구가 있다.

Synofzik(2014)은 시판 중인 Xbox와 같은 비디오게임 기술을 통해("게임 운동[exergames]"이라고도 함) 물리치료 프로그램의 일부로서의 운동을 보완할 수 있다고 보고했다. 중재 전략의 일부로 게임 운동을 사용하는 것은 환자들에게 매우 좋고(SCA 같은 신경퇴행성 질환 환자들일지라도), 특히 매우 큰 동기 부여가 되는 보상 때문에 장기적인 중재나 가정 프로그램으로서 좋다. 또한 게임 운동은 급변하는 환경과의 상호 작용을 촉진시켜, 환자가 실제 활동에 적응하고 재미있게 즐기는 동안 예상 반응을 촉진시킬 수 있도록 도와준다. 환자가 자신의 집에서 편안하게 게임 운동을 할 수 있기 때문에 장기적으로 봤을 때 경제적으로 비용 효율적이다. 또한 게임 운동은 성공 달성에 대한 동기 유발 효과 때문에 만성 협응불능으로 진단된 아이들에게 효과적이다(보통 퇴행성 SCA 또는 프리드라이히 운동실조). 휠체어를 사용하는 환자들에게도 매우 적합하다.

Chang(2015)은 4주 동안의 가정 기반 고정식 자전거 운동 프로그램을 통해(1주일에 3일, 매일 15분) SCA 환자의 총 ICARS 점수가 유의하게 감소된 것을 발견했다. 환자들의 개선 인식 또한 크게 개선되었다. 또한 연구진들은 주동근과 길항근의 척수 반사 조절을 관찰했다(호프만 반사의 D1 억제 및 이중 시냅스 Ia 상호 억제). 4주 간의 자전거 타기 후, SCA 그룹은 이중 시냅스 상호 억제 및 D1 억제의 조절에서 정상적인 회복 능력을 나타냈고, 이는 훈련을 통한 적응성 척수 가소성을 나타냈다. 조절의 개선은 ICARS의 기능적 수행 능력 향상과 관련이 있다.

치료 기법 Therapeutic Techniques

체계적 문헌 고찰에서 Martin(2009)은 소뇌 손상에도 불구하고 운동 학습이 가능하다고 결론지었다. 이는 신경가소성을 목표로 한 기능적 운동 재훈련이 소뇌가 손상된 사람들에게 적합하다는 것을 시사한다. 이 문헌 고찰에서 확인한 가장 자주 보고된 물리치료 기법은 고유수용성 신경근 촉진법(proprioceptive neuromuscular facilitation, PNF), 프렌켈(Frenkel) 운동, 전정 습관화 운동(vestibular habituation exercises), 균형 재훈련을 목표로 한 다양한 활동이다.

Morton(2009)은 비록 소뇌 병변이 있는 환자의 운동 학습이 손상되었지만, 균형 및 보행 훈련에 초점을 맞춘 집중적인 협응 훈련 프로그램과 이후 8주간의 자가 가정 프로그램으로 퇴행성 소뇌성 운동실조 환자가 개선된 결과를 보고했다. 따라서 퇴행성 소뇌성 운동실조 환자에서조차 운동 학습을 통해 균형 및 보행 협응이 개선될 수 있다. 구심성 운동실조 환자에서도 유사한 결과가 보고되었다(Ilg, 2009). 그러나 이 연구에서 구심성 운동실조 환자의 균형 및 보행 협응의 개선은 유의하지 않았다. Synofzik(2014)에 따르면 구심성 운동실조 환자는 소뇌로의 감각 입력이 감소되거나 없어서 움직임에 대한 소뇌의 조절을 제한시킬 수 있기 때문에 소뇌성 운동실조 환자보다 반응이 더 느리다. 균형과 보행 훈련에 초점을 맞춘 중재 이외에 구체적인 기법들은 언급되지 않았다. Armutlu(2001)는 여러 가지가 조합된 기법을 사용하고 지속적으로 개인의 요구에 적응하는 절충적인 치료 접근법을 제안했다.

Ilg(2009, 2010, 2014)는 4주 동안 1주일에 3번, 하루에 1시간 동안 "물리치료의 협응 프로그램"을 받은 소뇌 질환 환자가(SCA 6형, 프리드라이히 운동실조, 특발성 소뇌 질환으로 진단된 환자 그룹) SARA 척도에서 질환 진행이 2년 이상된 것과 동등한 기능적 수행 능력을 얻은 것을 발견했다. 협응 프로그램에는 정적·동적 균형을 다루는 점진적인 운동, 전신 움직임에서의 몸통–사지 간의 협응, 낙상을 방지하는 계단 오르내리기, 상해를 방지하는 넘어짐 전략, 구축 같은 2차 합병증을 방지하는 가동성 운동(간단한 운동을 위한 상자 21-1 참고)이 포함된다. 환자의 목표 달성 점수는 환자가 훈련의 효과를 일상 생활에서 중요한 기능으로 바꿀 수 있음을 보여주었다. 구심성 운동실조(체감각성 운동실조) 환자는 소뇌성 운동실조 환자보다 덜 진행되었다.

경미한–중등도의 외상성 뇌손상 환자들은 전신 협응, 자세, 보행 재훈련에 중점을 둔 운동 프로그램을 통해 유의하게 개선되었다(Ustinova, 2015). 환자들은 4~5주 동안 1주일에 20세션 중 4~5세션을 완료했다. 세션은 처음에는 30~40분 동안 실행하고 환자가 가능할 때 55~60분으로 늘렸다. 수평 자세(매트에서), 앉은 자세, 서 있는 자세, 걷는 자세에서 다양한 협응 활동을 했다. 매트와 앉은 자세에서의 운동은 다양한 분절의 협응, 앉는 자세에서의 균형, 하지의 관절 가동 범위, 움직임의 정확성, 눈–머리 및 눈–손의 협응, 의도 떨림 감소의 개선에 초점을 맞췄다. 서 있는 자세에서의 운동과 보행 활동은 양다리 및 한 다리 입각기와 보행에서의 정적 및 동적 균형, 민첩성, 보행 운동형상학, 걸을 때의 팔–다리 협응, 보행의 시작과 끝, 다양한 기저면에서 걷기에 초점을 맞췄다. 버그 균형 척도에서 정적 및 동적 균형이, 기능적 보행 측정(Functional Gait Assessment)에서 보행이, Klockgether 운동실조 척도(Klockgether ataxia scale)에서 운동실조 증상의 감소가 유의하게 개선되었다.

다음 단락에서는 운동실조(및 어느 정도의 전정 손상이 있는) 환자를 위한 PNF(균형 및 보행 훈련을 포함한 기

상자 21-1 협응적인 물리치료 운동의 에시

정적 균형	■ 네발기기 자세 유지(고유수용성 신경근 촉진법[PNF]의 안정성 기법을 추가할 수 있음) ■ 한쪽 상지(UE)나 하지(LE)를 올린 채로 네발기기 자세 유지 ■ 반대쪽 UE-LE를 올린 채로 네발기기 자세 유지 ■ 불안정한 지면에서 UE나 LE로 네발기기 자세 유지 ■ 치료용 공에 앉기 - UE와 LE를 번갈아 올림 ■ 무릎 꿇기 - 엉덩관절 전략 없이 앞으로/뒤로 기대기 ■ 무릎 꿇기 - 머리 돌리기, 팔 들기, 던지고 잡기 ■ 반무릎 자세 - 무릎 꿇기와 같음 ■ 수정된 곰 자세(plantigrade) - 한쪽 UE나 LE를 올림 ■ 수정된 곰 자세 - UE나 LE를 번갈아 올리거나 반대쪽 UE/LE를 올림 ■ 서기 - 양발, 단단한 지면, 머리 돌리기 ■ 서기 - 양발, 단단한 지면, 팔 올리기 ■ 서기 - 양발, 단단한 지면, 던지고 잡기 ■ 서기 - 양 발, 유연한 지면, 눈을 뜬 채로, 눈을 감은 채로 ■ 스툴이나 공에서 한쪽 발로 서기 - 머리 돌리기, 팔 올리기 추가 ■ 일자로 서기 유지
동적 균형(움직임의 속도 증가)	■ 치료용 공에 앉기 - 체중 이동, 던지고 잡기, PNF의 UE 대각선 패턴 ■ 치료용 공에 앉기 - PNF의 UE 대각선 패턴에서 5파운드짜리 들고 움직이기 ■ 치료용 공에 앉기 - 어깨를 보게끔 돌리기 ■ 치료용 공에 앉기 - 물건을 뒤로 전달하기 ■ 무릎 꿇기 - 엉덩관절 전략 없이 체중 이동 ■ 무릎 꿇기 - 몸통 돌리기 ■ 무릎 꿇기 - 무릎을 앞뒤로 움직이기/한쪽 무릎씩 옆으로 움직이기 ■ 무릎 꿇기에서 반무릎 자세 - LE를 교차함 ■ 서기 - 엉덩관절 전략 없이 안정성 제한으로의 체중 이동 ■ 서기 - 발을 모은 자세와 앞뒤로 벌린 자세에서 모든 방향으로 뻗기 ■ 서기 - 몸통 돌리기, 물건 전달하기 ■ 서기 - 발을 앞/뒤/옆/대각선으로 움직이기 ■ 스툴에서 발을 번갈아 가면서 두드리기 ■ 서기 - 팔을 번갈아 올리며 제자리걸음 ■ 스쿼트 ■ 복싱 ■ 공 차기 ■ 높은 목표물 차기
동적 균형(보행 중)	■ 머리 돌리기 - 수평 및 수직으로 ■ 장애물 주변/장애물을 넘어서 걷기 ■ 특정한 목표물 넘기 - 시계 방향으로 넘기 - 속도 증가 ■ 축을 기준으로 돌기 ■ 360° 돌기 ■ 다리 꼬기 ■ 손잡이를 잡거나 잡지 않고 계단 오르내리기 ■ 앞/옆으로 런지, 런지로 걷기/스테핑 ■ 뛰어내리기/걷다가 뛰기/상자에서 뛰기 ■ 팔 벌려 뛰기 ■ 밖에 있는 편평하지 않은 지면에서 걷기: 잔디/경사로

상자 21-1 협응적인 물리치료 운동의 에시 — 계속

트레드밀 또는 보행 훈련	▪ 1.0~2.0+ mph, 가능한 만큼 속도 증가, UE의 지지를 변경하여 UE로 지지하지 않는 것까지 진행할 수 있다 다음과 같은 상황으로 훈련하기: ▪ 좁은 기저면 ▪ 균등한 보폭 ▪ 균등한 보행률 - 메트로놈 ▪ 팔 흔들기 ▪ 발 뒤꿈치 닿기(heel strike) ▪ 전족부 구르기(Forefoot rocker)로 발 뒤꿈치 떼기 실제 땅 위로 이동함
전신 움직임 중의 몸통-사지 협응	▪ 네발기기 자세 - 반대쪽 팔과 다리를 올리기 - 팔, 다리, 몸통 구부리기(윗몸 일으키기) - 팔, 다리, 몸통 펴기 ▪ 수정된 곰 자세 - 반대쪽 팔과 다리를 올리기 - 팔, 다리, 몸통 구부리기(윗몸 일으키기) - 팔, 다리, 몸통 펴기 ▪ 무릎 꿇은 자세에서 오른쪽 옆으로 앉기, 다시 무릎 꿇은 자세로 돌아와 왼쪽 옆으로 앉기, 반복함
계단 오르내리기 및 넘어짐 전략	▪ 서기 - 발을 옆/앞/뒤/대각선으로 움직이기 ▪ 서기 - 발을 시계 방향으로 움직이기 ▪ 서기 - 엉덩관절 전략 없이 기대기 및 걷는 연습 - 모든 방향 ▪ 동요를 주면 반응성 보폭 전략으로 서 있기 ▪ 서기 - 바닥을 터치하고 다시 돌아오기 ▪ 서 있다가 네발기기 자세를 하고 다시 서 있는 자세로 돌아오기 ▪ 네발기기 자세 - 몸을 구부린 다음 구르기(조절된 방식으로 바닥으로 감) ▪ 무릎 꿇기 - 몸을 구부린 다음 구르기(조절된 방식으로 바닥으로 감) ▪ 반 무릎 자세 - 몸을 구부린 다음 구르기(조절된 방식으로 바닥으로 감) ▪ 서기 - 조절되고 반응적인 바닥으로의 넘어짐을 적용한 동요 ▪ 걷기 - 조절되고 반응적인 바닥으로의 넘어짐을 적용한 동요
가동성(구축 방지)	▪ 몸통 폄 활동 - 엎드려서, 웨지 · 베개 받침 · 공에 엎드려서 ▪ 누워서 몸통 돌림 - UE 및 LE ▪ 어깨관절의 능동적 관절 가동 범위(AROM) ▪ 엉덩관절의 AROM ▪ 기타 제한을 체크함

Ilg W, Bastiaan AJ, Boesch S, et al. Consensus paper: Management of degenerative cerebellar disorders. Cerebellum. 2014;13:248-268 에서 인용하고 확장함.

능적 활동), **프렌켈 운동**, **시각운동 훈련**, **Cawthorne-Cooksey 운동**에 대해 논의할 것이다(Armutlu, 2001; Quintern, 1999).

고유수용성 신경근 촉진법

운동실조/협응불능을 치료하는 데 사용되는 PNF 기법에는 율동적 개시(rhythmic initiation), 등장성 혼합(combination of isotonics [agonistic reversal]), 등장성 반전(isotonic reversal [slow reversal]), 율동적 안정화(rhythmic stabilization [stabilizing reversal])가 있으며, 각각에 대한 설명은 15장에 나와 있다. 이러한 모든 기법들은 움직임 패턴 동안 주동근과 길항근 사이의 협응을 다룬다(Adler, 2003). PNF는 다음의 목표를 달성하기 위해 운동실조/협응불능의 중재에 사용된다.

1. 구두 신호를 사용하여 협응적인 움직임의 학습을 향상

시킨다(특히 성과에 대한 지식[knowledge of performance]과 관련하여). 움직임을 구성하고 "결과에 대한 지식(knowledge of results)"을 얻는 시각적인 입력과 결합된 구두 신호는 운동 학습에 영향을 미쳐서 협응과 자세 조절을 최적화한다. 따라서 눈/머리로 사지를 보기 위해 PNF 움직임을 따라 움직이는 것이 중요하다.

2. 협응적인 움직임을 부드럽게 촉진하기 위해 적절한 저항이 조합된 상호 또는 반전 움직임을 수행하여 길항근 사이의 협응을 향상시키고 운동실조/협응불능을 다룬다. 상호 또는 반전 움직임들은 목표 지향적인 활동의 특징이며, PNF는 기능적이고 목표 지향적인 움직임의 준비로 사용될 수 있다. 정상적이고 기능적인 움직임 패턴의 구심성/원심성 근육 조절 특성이 이루어지는 방식으로 기법을 적응시키는 데에 특별한 주의를 기울여야 한다. 상호 또는 반전 움직임 패턴은 운동실조/협응불능 움직임 패턴, 몸통 및 사지의 저긴장, 무력증, 교호운동 기능 장애, 움직임 분해를 치료할 수 있다. 환자의 몸통에 저긴장이 있다면, 몸통이나 사지를 고정하거나 상호 또는 반전 움직임 같은 보상 전략을 사용하여 중심의 안정화에 영향을 미칠 수 있고, 몸통의 긴장도를 개선시킬 수 있으며, 비틀거림을 잠재적으로 감소시킬 수 있다.

3. 이러한 패턴의 원위부에서 근위부까지의 순서를 강조하여 정상적인 움직임 순서를 향상시킨다. 정상적인 움직임 순서를 향상시키면 움직임 분해를 치료할 수 있다.

4. "약한" 근육을 강화시킨다(저긴장, 무력증, 불용과 관련된 "약화"). (몸통이나 사지의) 기능적인 패턴에서 약한 근육을 강화시키면 원위부 분절을 움직이는 동안 근위부의 안정성이 강조된다. 근력 강화와 지구력은 개개인의 신경근 및 심혈관 상태, 인지 집중력에 맞춰야 한다.

5. 외수용성 입력을 주는 도수 접촉을 최적화한다. 이는 움직임의 방향을 결정하는 데에 영향을 미쳐서 협응불능을 제한시킨다. 체감각성 운동실조/협응불능 환자의 경우, PNF 패턴을 수행하는 동안 가능한 외수용성 입력이 많이 되도록 치료사가 손으로 잡음으로써 도수 접촉이 최대가 되게끔 조정될 수 있다. 도수 접촉을 점차 줄이면 환자가 외수용성 입력/신호에 조금 의지하면서 움직임을 수행할 수 있다.

6. 움직이려는 노력(movement effort)을 줄인다. 몸통이나 사지에 협응불능이 있는 상태에서 움직이려는 노력이 비틀거림을 유발하거나 증가시키는 경우, 이는 고려해야 할 중요한 요인이다. 예를 들어, 무릎관절 굽힘을 하지의 움직임 패턴에 통합시키면 쭉 뻗은 다리를 들어 올리는 노력을 감소시킴으로써 보행을 향상시킬 수 있다. PNF는 상호 기능적인 움직임 패턴을 강조하고 과한 노력으로 인한 운동실조/협응불능, 비틀거림, 반동 현상의 증가를 피하려는 목적이기 때문에 최대/최적의 도수 저항보다 유도하는 저항을 사용하여 수행되어야 한다. 실제로 적절한 저항은 부드럽게 움직일 수 있게 하고 협응불능을 감소시키는 데에 도움이 될 수 있다.

PNF를 사용하는 경우, 빠른 신장의 적용에 주의해야 한다. 신장 반사를 사용하여 PNF 패턴 또는 기법을 시작하는 것은 고유수용성 감각의 입력이 부족하거나(체감각성 운동실조/협응불능의 경우) LMN으로의 조절되지 않은 규제 출력 조절로(소뇌의 출력 협응불능이 손상되었기 때문에) 인해 협응불능을 증가시킬 수 있다. 또한 자세 불안정 때문에 환자가 고정되어 있다면 신장 반사는 비효율적일 수 있고 이러한 경우 피해야 한다. PNF는 표 21-7에서 언급된 활동에 통합될 수 있다.

프렌켈 협응 운동

프렌켈 운동은(상자 21-2) 원래 척수의 뒤기둥 손상으로 발생한 고유수용성 감각의 손실로 인한 하지의 운동실조/협응불능을 치료하기 위해 개발되었다. 그 이후로 MS, 소뇌 병변으로 인한 운동실조/협응불능을 치료하기 위해서도 사용되어 왔다(Armutlu, 2001). 프렌켈 운동은 고유수용성 감각의 손실이나 감소 같은 감각 변동에 대한 적응을 유도하기 위해 주요 피드백으로서 시각을 사용하도록 가르친다. 이 저자들은 목표물 및 손의 위치와 관련하여 CNS의 주요 정보 근원으로 시각을 제안했으며, 이를 통해 감각 운동 적응이 일어난다고 했다.

또한 Bastian(1996)은 탈구심성 병변이(체감각성 운동실조를 일으킴) 있는 환자들이 (1) 휴식 시 사지를 보고, (2) 움직임 중 사지를 보고, (3) 움직임 후 사지를 본 후 움직이는 능력이 크게 향상된 것을 발견했다. 이러한 결과는 시각 정보가 사지의 동적인 특성의 내부 양상을 업데이트시킬 수 있음을 나타낸다(Ghetz, 1995).

따라서 프렌켈 운동으로 치료받는 환자는 자신의 사지를 볼 수 있어야 한다. 환자는 세미 파울러(semi-Fowler,

상자 21-2 프렌켈 운동의 예시

반절 누운 자세	▪ 각 다리의 엉덩관절과 무릎관절을 굽힘 · 폄, 매트/주춧돌에 발을 편평하게 함 ▪ 발을 편평하게 놓고 각 다리의 엉덩관절을 벌림 · 모음한 다음, 무릎을 구부린 자세로, 무릎을 편 자세로 진행함 ▪ 각 다리의 엉덩관절과 무릎관절은 굽힘/폄, 발 뒤꿈치를 매트에서 뗀 채로 ▪ 한쪽 다리의 발뒤꿈치를 반대쪽 다리에 둠(발가락, 발목, 종아리, 무릎뼈) ▪ 한쪽 다리의 발뒤꿈치를 반대쪽 다리에 둠, 정강뼈능선에서부터 발목까지 미끄러뜨림 ▪ 양다리의 엉덩관절과 무릎관절을 굽힘 · 폄, 양다리를 같이 움직임 ▪ 양다리의 교차적인 움직임 – 한쪽 다리를 펴는 동안 반대쪽 다리는 구부림
앉은 자세	▪ 양다리의 무릎관절을 굽힘 · 폄, 시간을 기록하는 것으로 진행함 ▪ 엉덩관절 벌림, 모음 ▪ 특정한 발판에 서서 발을 번갈아 움직임(환자가 발을 올리는 곳에 바닥 마킹이나 격자를 사용함)
서 있는 자세	▪ 특정한 카운트에 맞춰 일어나고 앉기(메트로놈) ▪ 특정한 발판에 서 있기(바닥 마킹이나 격자) ▪ 서서 체중 이동
걸을 때	▪ 특정한 카운트에 맞춰 옆으로나 앞으로 움직이기(발의 위치, 보폭, 발의 너비를 조절하기 위해 평행선이나 바닥 마킹이 사용될 수 있음) ▪ 특정한 카운트에 맞춰 몸을 돌리기(안정적인 기저면을 유지하기 위해 바닥 마킹이 유용할 수 있음)

half-lying) 자세나 앉는 자세를 취한다. 또는 거울 속의 반전된 신체 이미지나 움직임이 혼란스럽지 않는다면 환자의 앞에 거울을 둔다. 프렌켈 운동에 설명된 원리를 사용하여(즉, 표면에 지지하는 사지 움직임으로 시작한 다음 반중력 운동으로 진행함, 피드백과 보상 작용을 향상시키기 위해 움직일 때 시각적으로 사지를 관찰하도록 권장함, 한쪽의 움직임에서 양쪽의 대칭적인 움직임, 양쪽의 상호 교차적인 움직임으로 진행함), 협응을 위한 일련의 상지 운동도 개발할 수 있다.

프렌켈 운동은 가장 안정적인 자세로 수행한 다음 안정성에 난이도를 높인 자세로 진행되어야 한다. 예를 들어, 환자가 자신의 사지를 볼 수 있는 세미 파울러 자세나 반절 누운 자세에서 시작한 다음(등을 받치거나 등 받침대가 없이), 선 자세나 걷는 자세로 진행한다. 이후 진행은 환자가 눈을 감은 상태에서 운동을 수행한다.

프렌켈 운동을 할 때 환자는 기능적 활동의 일부로서 간단한 생리학적 움직임을 수행해야 한다. 초기 운동은 지지면에 닿아 있는 상태를 유지하면서 발/손을 움직이지만, 발바닥/손바닥과 아래팔에서 약간의 마찰을 일으킨다(움직임과 관련하여 CNS로의 외수용성 입력을 증가시킴). 또한 마찰은 움직임에 약간의 저항을 주며, 더 협응적인 움직임을 위해 자세적인 긴장도를 증가시킬 수 있고 환자의 움직임을 안정시키는 데 도움을 준다. 시각과 함께 추가적인 외수용성 입력은 체감각성 운동실조/협응불능 환자의 가장 초기 단계에서 가장 중요하다.

마찰뿐만 아니라 치료사는 환자가 보다 협응적인 움직임을 수행하도록 돕기 위해 도수 보조 및 구두 명령을 할 수 있다. 관찰자(치료사)가 제공하는 과제의 결과에 대한 구두 지식은 공간 정보에 대한 강력한 자료가 된다(Buerkers, 1995; Schmidt, 1999).

프렌켈 운동을 진행하는 것에는 수행 중 환자의 협응이 개선되었을 때 치료사의 보조를 제거하는 것이 포함된다. 마찰만을 사용하여 협응이 향상되었다면, 환자가 지지하지 않는 능동적인 움직임을 수행하도록 격려할 수 있거나 움직임을 더 복잡하게 만들 수 있다. 복잡한 움직임이 협응불능을 증가시킨다면, 움직임을 수행할 수 있도록 마찰을 다시 추가하거나 치료사가 도수 보조를 해준다. 주요 목적은 적절한 연습을 반복하면 가소성 및 운동 학습이 발생한다는 것이다.

움직임은 환자의 협응이 현저히 개선될 때까지 반복되어야 한다. 수행의 특정한 반복 횟수는 규정되지 않았다. 움직임은 환자의 협응이 개선될 때까지 반복되어야 한다. 인지 집중력이 감소되거나 정신적 또는 신체적인 피로가 있다면 환자는 휴식을 취해야 한다. 진행의 순서는 다음 단계를 포함할 수 있다: (1) 치료사의 도움을 제거한다, (2) 환자의 협응이 향상되었다면, 마찰 없이 자유롭고, 지지하지 않는, 능동적인 움직임을 격려한다, (3) 단순하고 자유로운 능동적인 움직임 동안 협응이 개선되었다면, 더 복잡한 움직임을 수행한다(상자 21-2). 구두 신호와 리듬은 환자의 움직임 협응을 도와주기 위해 계속 사용될 수 있다. 협응의 추가 개선이 보인다면, (4) 환자에게 명령에 따라 멈추고 시작하며 방향을 바꾸게 하고, (5) 관절 가동범위를 증가/감소시키며, (6) 움직임의 속도를 변화시키고, (7) 눈을 감은 채로 움직이게 한다.

세미-파울러/반절 누운 자세에서의 움직임은 앉은 자세에서 간단한 움직임과 동시에 수행할 수 있고, 환자가 관리할 수 있다면 서 있는 자세에서도 수행할 수 있다. 다음 자세로 진행하기 전에 환자가 한 자세에서 모든 움직임을 숙달할 때까지 기다릴 필요는 없다.

환자가 수행 중 움직임 조절에 정신적으로 집중할 수 있도록 격려한다. 인지적 움직임 조절을 강조하면서, 환자는 가능한 많은 협응으로 움직임을 수행하고 협응을 개선시키는 인지적 보상 전략을 통해 학습한다. 프렌켈 운동은 협응의 시각적 인지 조절과 관련된 노력을 관리할 수 있는 환자에게만 관련이 있다.

운동은 환자에게 느리고 편안한 속도로 수행된다. 리듬은(큰소리로 숫자를 세는 것과 같은 청각 신호 자극) 환자가 더 협응적이게 운동을(간단한 움직임) 수행할 수 있도록 도울 수 있고 운동에 대한 환자의 인지 집중력을 도울 수 있다.

환자의 집중력을 향상시키고 외부 신호에 반응하는 난이도를 주기 위해 움직임을 멈추고 시작하라고 하거나 방향을 바꾸라는 치료사의 구두 명령을 추가할 수 있고 이는 환자의 반응 수준을 진행시키는 변화로서 작용할 수 있다. 구두 명령은 환자에게 적응 및 예상 반응을 소개하는 간단한(낮은 수준의) 방법이다.

프렌켈 운동의 원칙과 상자 21-2의 하지 활동을 사용하여 상지에 맞게 비슷한 활동을 개발하고 적용시킬 수 있다. 환자가 테이블 앞에서 등받이가 있는 의자에 앉는다면 체감각성 운동실조의 경우, 고유수용성 감각의 입력이 부족하기 때문에 시각과 함께 테이블 위에 있는 손과 아래팔을 미끄러뜨리면서 생긴 마찰과 치료사의 보조로 인해 환자가 보상 작용을 할 수 있다. 소뇌 병변인 경우, 시각적 입력 및 반복적이고 유도된 움직임은(지지면에서 움직임의 약간의 마찰/치료사의 보조로 유도되는) 주동근/길항근의 활동에서 근육의 긴장도에 안정적인 효과를 준다. 환자의 과제 지향적 활동(ADLs) 또는 요소를 기반으로 상지 활동을 선택하는 것이 좋다. 이러한 유형의 활동은 과제 지향적 활동 중 협응의 재학습을 향상시키고 숙련된 움직임의 재학습을 향상시키는 선택의 접근법이다(Gillen, 1999).

표 21-6 Cawthorne-Cooksey 운동

운동의 초점	활동	운동 #	시작 날짜	첫째 달	둘째 달	셋째 달
눈의 움직임	머리는 그대로 유지하면서 눈을 움직임 (1) 손가락을 따라 위 · 아래로 움직인 다음, 양 옆으로 움직임	1				
	(2) 얼굴에서 3피트~1피트 떨어지는 손가락에 집중함	2				
머리의 움직임: 눈을 뜬 채로	(3) 앞 · 뒤로 구부림	3				
	(4) 양 옆으로 돌림	4				
머리의 움직임: 눈을 감은 채로	(5) 앞 · 뒤로 구부림	5				
	(6) 양 옆으로 돌림	6				
몸통의 움직임: 눈을 뜬 채로	눈과 머리가 물건을 따라가야 함					
	(7) 서 있는 자세에서 앞으로 구부려 바닥에 있는 물건을 집고 다시 돌아옴	7				

표 21-6 Cawthorne-Cooksey 운동 — 계속

운동의 초점	활동	운동 #	시작 날짜	첫째 달	둘째 달	셋째 달
	(8) 서 있는 자세에서 앞으로 구부려 바닥에 있는 물건을 집고, 왼쪽으로 돈 다음 물건을 뒤에 놓고, 물건을 집기 위해 오른쪽으로 돌아 물건을 다시 앞에 둠	8				
	(9) 서 있는 자세에서 어깨와 머리를 내리고 왼쪽, 오른쪽으로 움직임	9				
	(10) 서 있는 자세에서 물건을 잡고 왼쪽으로 뻗은 다음 오른쪽으로 뻗음	10				
	(11) 서 있는 자세에서 바닥의 물건을 집고 높게 뻗음	11				
	(12) 앉았다 일어남, 한쪽 방향으로 돌고, 앉았다 일어남, 반대 방향으로 돌고, 앉음	12				
	(13) 한 자리에서 왼쪽과 오른쪽으로 돌기	13				
몸통의 움직임: 눈을 감은 채로	(14) 서 있는 자세에서 앞으로 구부려 바닥을 터치하고 다시 돌아옴	14				
	(15) 서 있는 자세에서 앞으로 구부려 바닥을 터치하고, 왼쪽으로 돌아 의자 뒤를 터치하고, 오른쪽으로 돌아 의자를 터치하고, 다시 앞으로 돌아옴	15				
	(16) 서 있는 자세에서 어깨와 머리를 내리고 왼쪽, 오른쪽으로 움직임	16				
	(17) 서 있는 자세에서 바닥을 터치하고 높게 뻗음	17				
	(18) 앉았다 일어남, 한쪽 방향으로 돌고, 앉았다 일어남, 반대 방향으로 돌고, 앉음	18				
	(19) 한 자리에서 왼쪽과 오른쪽으로 돌기	19				
눕기	가능하다면, 베개를 사용하지 않는다					
눕기: 눈을 뜬 채로	(20) 양 옆으로 머리 돌리기	20				
	(21) 양 옆으로 전신 돌리기	21				
	(22) 앞으로 똑바로 앉기	22				
	(23) 누운 자세에서 옆으로 돈 다음, 침대 끝에 앉아 다시 반대쪽으로 눕고 등 쪽으로 돌아 누움	23				
눕기: 눈을 감은 채로	(24) 양 옆으로 머리 돌리기	24				
	(25) 양 옆으로 전신 돌리기	25				
	(26) 앞으로 똑바로 앉기	26				
	(27) 누운 자세에서 옆으로 돈 다음, 침대 끝에 앉아 다시 반대쪽으로 눕고 등 쪽으로 돌아 누움	27				

첫 번째 측정에서 환자에게 각 운동을 5번씩 하라고 한다. 환자의 수행 능력은 4점 척도로 평가한다. 0 = 증상 없음, 1 = 경미한 증상, 2 = 중등도의 증상, 3 = 심각한 증상. 환자가 가정 운동을 할 때는 경미한~중등도의 증상을 유발하는 운동만 해야 한다. 시간이 지남에 따라 운동의 효과를 받아들이는 방식에 기반하여 진행한다.

Cawthorne-Cooksey 운동

Cawthorne-Cooksey 운동은(Cooksey, 1946) 주로 전정계 또는 전정 미로(vestibular labyrinth)에 손상이 있는 환자에게 적용된다(Meldrum, 2004). 앞서 언급했듯이, 소뇌 기능장애 환자는 말초의 센서(그림 21-4), 전정핵, 소뇌를 포함한 전정 손상이 추가로 나타날 수 있다. 특정한 전정 중재에 대한 자세한 내용은 29장에 나와 있다. Cawthorne-Cooksey 운동(표 21-6)의 목적은 환자가 보상 작용을 배우게 도와주거나, 더 구체적으로는 비정상적인 전정 신호를 무시하는 게 습관이 될 수 있도록 도와주는 것이다. 또한 Cawthorne-Cooksey 운동은 환자가 치료의 일부로서 보다 복잡한 시각운동 운동을 수행할 수 있도록 준비하기 위해 시행할 수도 있다. 전정계 손상과 관련이 있는 균형 장애는 표 21-7에서 설명된 원칙에 따라 치료된다.

중재: 기능적 활동으로의 최종 적용
Intervention: Ultimately Applied in Functional Activities

기능적 자세에서의 매트 활동 및 균형 훈련
Mat Activities and Balance Training in Functional Positions

운동실조/협응불능 환자의 치료는 환자 측정 중 확인된 기능적 활동 수준에서 시작되어야 한다. 표 21-7은 협응을 향상시키기 위해 통합될 수 있는 중재를 포함하여 운동실조/협응불능 환자가 수행할 수 있는 활동을 보여준다. 활동들은 체계적으로 기술되어 있지만, 실제로는 환자마다 다를 수 있는 환자의 임상 양상 및 기능적 양상에 따라 적용되어야 한다. 표 21-7에 설명된 순서는 근위부 또는 원위부 조절을 촉진하기 전에 중심부의(몸통) 안정성을 확립하는 데 초점을 둔다. 일단 몸통/근위부의 안정성이 확립되면, 중심부(몸통), 근위부(팔이음뼈와 다리이음뼈), 원위부의(사지) 조절이 기능적 활동으로 통합될 수 있다.

표 21-7은 기능적 자세에서 환자의 자세 조절을 최적화하는 방법에 대한 지침을 제공한다. 그러나 환자가 자세 조절에서 얻은 것들을 참여 수준의 기능적 활동으로 지속적으로 통합시켜 ADL로의 기능적 전달을 촉진시키는 것이 필수적이다.

과제의 반복은 운동 학습 및 ADL로의 기능적 전달에 중요한 역할을 한다. 소뇌 병변의 경우, 환자는 인지 집중력을 사용하여 숙련된 활동 중에 협응을 재학습해야 한다. 시각적인 입력은 적응 및 예측 조절을 학습하기 위해 움직임에 대한 인지 조절을 하는 데에 있어 중요한 역할을 한다. 움직임/기술에 대한 인지 조절을 학습하는 것은 소뇌에서 일어나지 않고 인지 조절의 "긴 루프"를 통해 일어난다. 따라서 환자가 인지 조절을 통해 협응적인 움직임을(숙련된 활동의 일부) 배우기 위해서는 더 많은 반복이 필요하다.

활동은 치료 시간뿐만 아니라 치료시간이 아닐 때에도 가능한 많은 시간 동안 관련성 있게 실행되어야 한다(Synofzik, 2014). "과훈련"이라는 인식을 예방하고 인지 및 신경근의 피로를 예방하기 위해 그날에 적절한 휴식기간을 세워야 한다.

수평 자세, 앉은 자세, 서 있는 자세에서의 기능적 활동 중 시행하는 자세 조절에 대한 몇 가지 예시가 있다. 옆으로 이동하기의(예; 자세 변경 또는 변기 사용) 일부로서 침대에서 브릿지 자세를 취하는 동안, 환자는 침대에 있는 발을 그대로 유지하면서 다리를 구부릴 수 있다. 이는 발과 침대 표면 사이에 더 많은 마찰을 준다. 발 밑의 약간의 마찰은 외수용성 입력을 제공하며, 이는 환자가 자세 조절을 더 잘할 수 있게끔 도와줄 수 있다. 또한 마찰은 무릎관절 굽힘에 약간의 저항을 주며, 결과적으로 더 협응적인 움직임을 발생시킬 수 있는 체감각성/고유수용성 피드백을 제공한다.

등받이와 발 받침대가 있는 테이블에 앉았을 때, 중력에 대해 팔을 지지하지 않고도 추가적인 외수용성 입력과 움직임에 대한 약간의 저항을 주기 위해 아래팔과 손을 미끄러뜨림으로써 기능적인 물체를 향해 앞으로 뻗을 수 있다. 환자에게 물체를 잡고 자세를 변경하거나 물체를 잡은 상태에서 활동을 하라고 한다. 환자의 예상 조절이 부족하여 잡기에 필요한 단단함을 판단할 수 없을 수도 있으므로 초기에는 단단한 물체를 사용해야 한다. 초기에 유리컵을 들고 마시는 것은(물/차가 반절 채워짐) 양손으로 잡고, 양 팔꿈치를 테이블에 받치면서, 팔꿈치를 구부려 시행할 수 있다. 환자가 최적의 기능적 능력에 도달하면, 이를 증진시킬 수 있는 보상 전략은 양손으로 유리컵/컵을 잡고 손을 함께 누르는 것인데, 이는 기능을 허용하면서(유리컵의 물을 마시는 것) 근위부의 추가 안정성을(보상적인 고정) 제공하는 것이다.

표 21-7 기능적인 자세에서의 매트 활동 및 균형 훈련

기능적인 자세에서의 자세 조절 최적화				
목적	*원칙*	*적절한 순서를 따르는 활동 예시*	*기능적으로 연습하기 위한 기능적 활동*	*주의사항/금기증*
누워서 무릎을 구부린 자세에서 환자에게 브릿지 자세를(엉덩관절 폄을 하는) 준비시키고 가르침	활동의 다양한 요소들을 연습한다(즉, 몸통의 안정화, 엉덩관절과 무릎관절의 굽힘, 엉덩관절 폄의 구심성 및 원심성 수축)			
	1.1 대칭적인 자세에서 몸통의 등척성 안정성을 향상시킨다(몸통 근육들이 안정화 근육으로 작용함) 환자는 대칭적인 자세를 취한다(즉, 누워서 무릎을 구부린 자세). 다리나 몸통의 협응이 증가한다면, 다리를 베개 위에서 안정화시킨다.	환자에게 입술을 얇게 벌려 천천히 숨을 쉬라고 하며 몸통 근육을 등척성 수축시킨다. 몸통 근육의 수축은 손을 배 위에 가볍게 올려둠으로써 촉진시킬 수 있다. 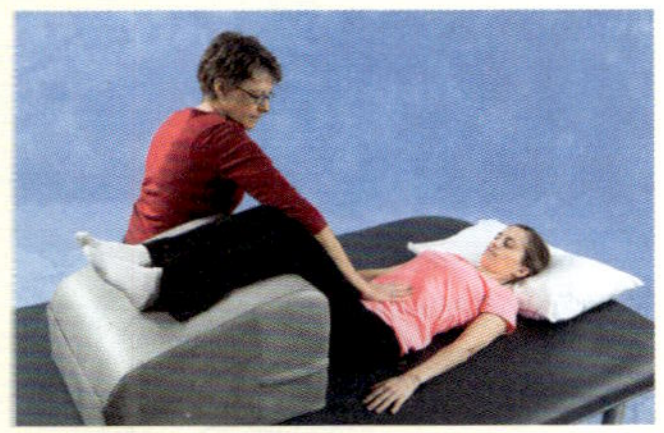		비틀거림, 얼굴의 움직임, 보상 전략을 증가시킬 노력은 피한다. 어지럼증을 피하기 위해 연속적인 호흡의 횟수는 약 6회로 제한한다.
	1.2 사지를 움직이는 활동 중 몸통의 고정	환자에게 누워서 무릎을 구부린 자세를 취하라고 한다. 환자에게 양팔을 번갈아 가면서/동시에 90°로 구부리라고 하고, 입술을 얇게 벌려 호흡을 내뱉으라고 한다. 활동 중 팔이음뼈는 고정한다. 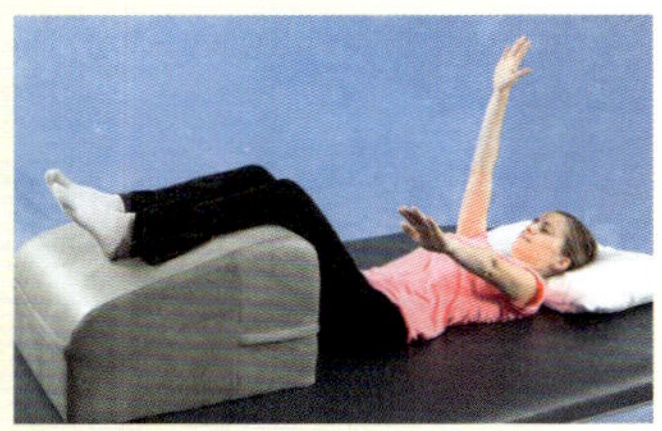		치료사는 몸통과 다리의 협응불능과 반동 반응을 제한하는 움직임을 지도한다. 목의 고정과 얼굴의 움직임을(즉, 얼굴을 찡그리고 이를 꽉 깨무는 것, 입을 앙 다물거나 웃기) 피한다.

표 21-7 손상 수준에서의 운동실조/협응불능 검사 — 계속

기능적인 자세에서의 자세 조절 최적화

목적	원칙	적절한 순서를 따르는 활동 예시	기능적으로 연습하기 위한 기능적 활동	주의사항/금기증
		환자는 누워서 무릎을 구부린 자세를 취하고 안정을 위해 팔은 약간 벌린다. 환자에게 엉덩관절과 무릎관절을 90° 구부린 채로 한 번에 하나의 다리를 올리거나 양다리를 동시에(도움을 받아) 올리라고 한다. 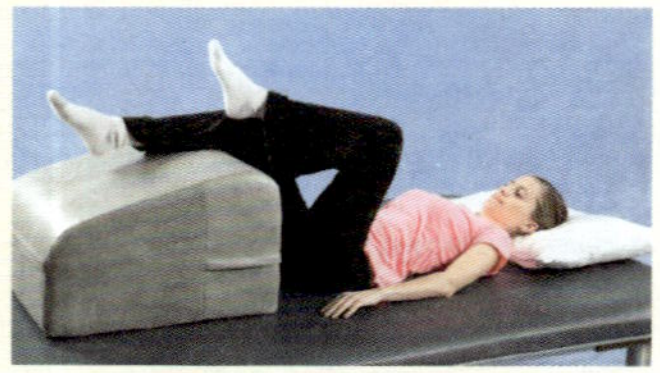		치료사는 팔이나 몸통의 협응불능과 반동 반응을 제한시키기 위해 움직임을 돕거나 지도한다. 발살바 조작(Valsalva maneuver)을 수행함으로써 고정을 피한다.
		환자는 엉덩관절을 90° 구부린 채로 다리를 공 위에 올리고 아래 다리는 공 위에서 쉰다. 환자는 안정성을 유지할 수 있고, 호흡을 하거나 하지 않고 도움을 받거나 받지 않고 작은 범위에서 공을 움직일 수 있다. 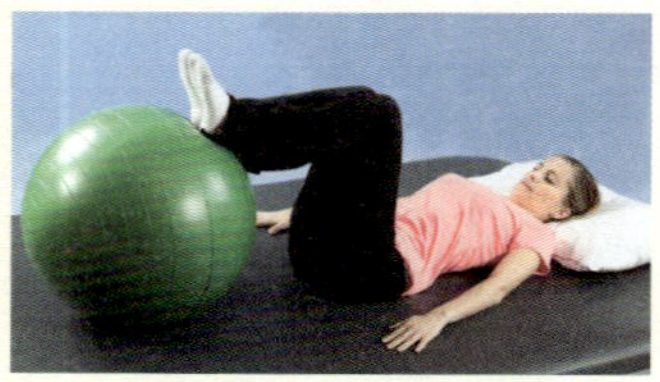		반동 현상, 비틀거림, 운동실조/협응불능의 증가, 이전에 언급한 모든 고정/보상 전략을 피한다.
		환자에게 엉덩관절과 무릎관절을 90° 구부려 들어 올리라고 한다. 활동 시 입술을 얇게 벌려 호흡하면 몸통의 안정화를	브릿지 활동 시 움직임의 순서를 연습한다(엉덩관절 및 무릎관절 굽힘, 엉덩관절	환자가 몸통의 회전 조절을 관리할 준비가 되지 않았다면, 몸통의 비틀거림, 의도 떨림의 증가, 반동 현상

	향상시킬 수 있다. 이 활동은 몸통의 회전 안정성 조절이 필요한데 이는 브릿지를 할 때 제한점 중 하나일 수 있다. 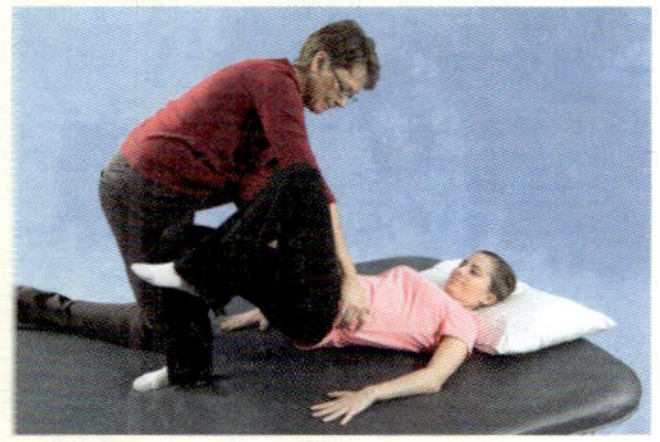	펌). 환자는 팔을 눌러서 몸통을 안정화시키는 도움을 받거나 받지 않을 수 있다. 치료사는 환자에게 충분한 도움을 줘서 환자가 양질의 움직임을 경험할 수 있게 해줘야 한다.	이 발생할 수 있다. 환자의 능력 내에서 비틀거림, 사지의 의도 떨림, 반동 현상 없이 활동을 수행한다.
1.3 운동실조를 줄이기 위한 보상적인 움직임으로서 "부드러운" 움직임을 수행할 때 눈과 인지적 집중을 보상으로 사용한다.	환자는 반절 누운 자세/세미 파울러 자세를 취하고, 발바닥을 통한 추가적인 입력을 받기 위해 지지면(침대)에 발을 둔 채 엉덩관절과 무릎관절을 구부린다. 이 활동은 환자가 자신의 다리를 볼 수 있게 반절 누운 자세(세미 파울러 자세)를 취한 다음 엉덩관절과 무릎관절을 "부드럽고" 올바른 순서로 구부리는 것에 집중하여 수행할 수도 있다. 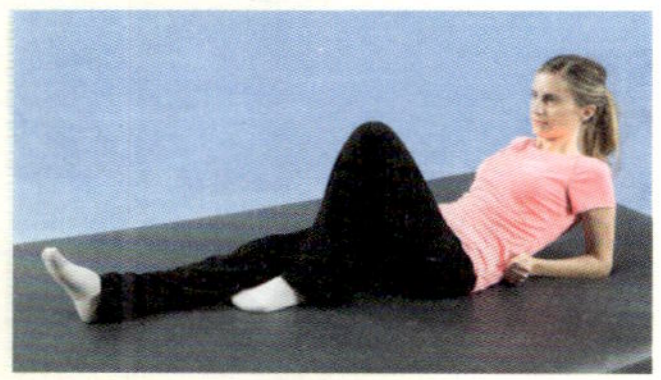 등을 침대/벽에 기대고 앉는 것이 이 활동을 시작하기에 가장 좋은 자세일 수 있다.		발과 지지면 사이의 마찰은 협응불능/반동 현상을 증가시킬 수 있기 때문에 많아서는 안 된다. 움직임의 올바른 순서를 확인한다. 원치 않는 보상 전략을 피한다.

표 21-7 손상 수준에서의 운동실조/협응불능 검사 — 계속

기능적인 자세에서의 자세 조절 최적화

목적	*원칙*	*적절한 순서를 따르는 활동 예시*	*기능적으로 연습하기 위한 기능적 활동*	*주의사항/금기증*
	1.4 브릿지 자세 연습하기	누운 자세: 엉덩관절과 무릎관절을 구부리고 엉덩관절을 펴서 브릿지 자세를 만든다. 환자는 엉덩관절 폄을(브릿지) 할 때 골반의 뒤기울임과 골반 바닥 근육의 수축에 집중해야 한다. 이 활동은 입술을 얇게 벌린 호흡을 하거나 하지 않으면서 수행할 수 있다. 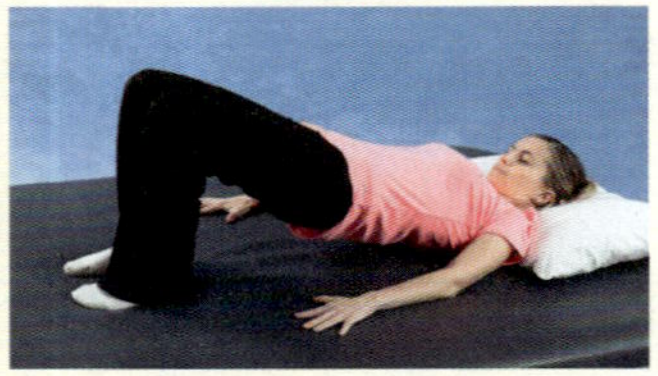	사지의 비틀거림, 의도 떨림, 반동 현상을 제한시키는 속도를 사용한 조절된 방식으로 브릿지를 연습한다.	비틀거림/협응불능/반동 현상 및 보상 전략의 증가를 방지/제한한다.
환자가 최종 재활 단계에 있을 때, 한 다리로만 브릿지를 하거나 작은 치료용 공 위에서 양다리/한 다리로 브릿지를 하는 것으로 진행할 수 있다. 주의사항은 비틀거림/협응불능/반동 현상 및 보상 전략을 방지하거나 최소한으로 제한시키는 것이다.				
2. 한쪽으로 구르기	한쪽으로 구르기 같은 기능적 활동 시 중심부 조절을 한다.	누운 자세에서 팔이음뼈와 골반을 앞으로 동시에 움직여 ¼만큼 구른다. 치료사는 구르는 방향과 반대인 방향으로 지도를 해줄 수 있다. 옆으로 누운 자세에서 누운 자세로 돌아와 이 활동을 양쪽으로 상호 교차적이게 반복한다. 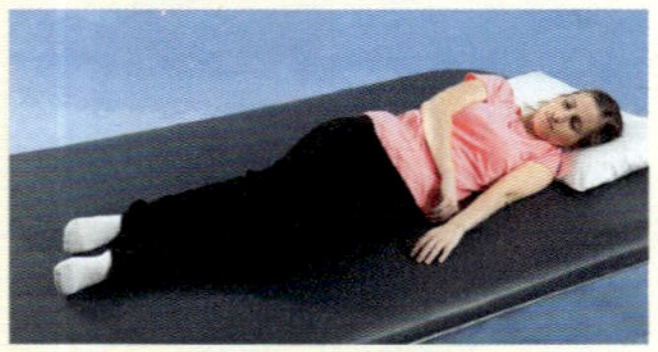	진행: 몸통의(일부) 회전 조절을 하기 위해 골반이나 팔이음뼈를 움직여서 시작한다. 굴러서 엎드린 자세를 취한 다음 더 큰 범위로 움직여 누운 자세로 돌아온다.	덜컥거리는 움직임(jerky movements)을 일으키는 일관적이지 않은 근육 수축을 제한한다. 반동 현상, 비틀거림, 보상 전략을 방지/제한한다.

			눕기, 담요 던지기, 다리 구부리기, 침대에서 옆으로 움직이기 위한 브릿지 동작, 앉기 위해 옆으로 구르기를 포함할 수 있는 동작을 연습한다.	
다리와 팔의 고유수용성 신경측 촉진법(PNF)을 이 단계에서 할 수 있다(PNF의 길항근의 동적 반전, 안정적 반전, 율동적 안정화, 율동적 개시, 등장성 혼합을 시행할 수 있다). 반절 누운 자세(세미 파울러 자세)에서의 팔과 다리의 프렌켈 운동 또한 이 단계에서 할 수 있다. (PNF와 프렌켈 운동의 원칙 모두 다음 단락에서 설명할 것이다.)				
3. 앉은 자세에서 자세 반응을 최적화함으로써 앉는 자세에서의 안정성을 향상시킴	앉은 자세에서 균형 반응과 앞뒤르의 기능적 이동을 하기 위한 준비로 가쪽으로의 체중 이동 중 몸통 안정화	대칭적으로 앉는다(팔과 발로 지지하거나 하지 않음): 팔을 환자의 옆에 두고 지지하거나 환자의 앞에 있는 테이블에 두고 지지 할 수 있다. 환자가 앉았을 때 심한 불안정이 있다면 팔 지지가 필요할 수 있다. 진행의 일부분으로 팔/발의 지지를 줄일 수 있다. 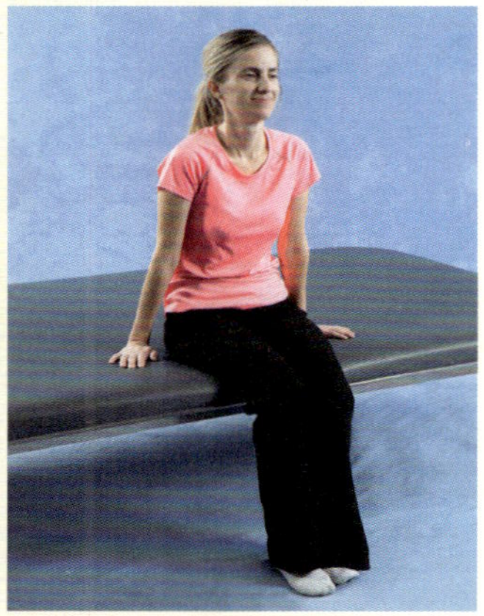		깊은 압력으로 비틀거림이나 반동 현상이 증가한다면, 압력을 감소시키지만 체중 이동 시 환자 몸통의 안정성을 촉진시키기 위해 몸에 손을 대고 있는 것은 유지한다.

표 21-7 손상 수준에서의 운동실조/협응불능 검사 — 계속

목적	원칙	적절한 순서를 따르는 활동 예시	기능적으로 연습하기 위한 기능적 활동	주의사항/금기증
기능적인 자세에서의 자세 조절 최적화				
		환자의 몸통에 조심스러우며 깊고 지속적인 압력을 가해 환자가 몸통을 안정화시키는 것을 도울 수 있다. 환자가 몸통의 적절한 안정성에 도달했다면 가쪽으로의 체중 이동을 수행한 다음 앞-뒤로의 체중 이동을 수행한다. 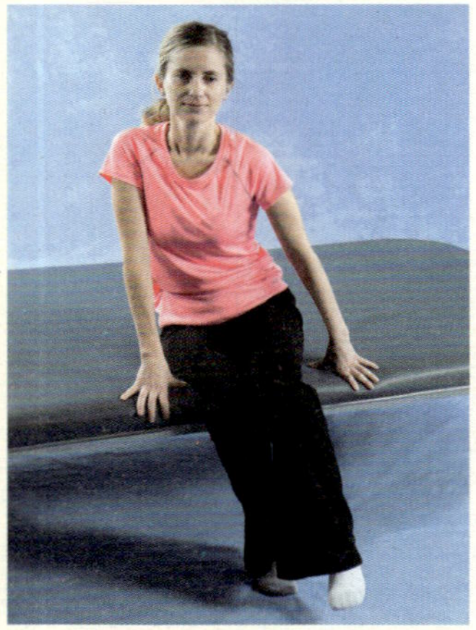		
4. 주춧돌/침대에 앉아서 엉덩이를 올려 앞뒤로 이동하는 기능적 과제를 수행함		진행: 다양한 자세/비대칭적인 자세에서 팔로 몸통에 깊고 지속적인 압력을 반복한다. 진행의 일부로서 적절하게 비대칭적인 자세에서의 체중 이동을 추가한다.	독립적으로 앉아서 앞으로 이동하기 위해서는 앞쪽 돌림, 뒤로 이동하기 위해서는 뒤쪽 돌림을 하고 한쪽 골반을 올려 앞으로 이동한다. 이 활동은 단단한 지면(주춧돌) 또는 부드러운 지면(침대)에서 할 수 있다. 부드러운 지면은 단단한 지면보다 더 어렵다.	깊은 압력이나 비대칭적인 자세에서 팔을 사용하는 것이 비틀거림이나 반동 현상을 증가시킨다면, 환자 몸통의 안정성을 촉진시키기 위해 몸에 손을 대기만 한 채로 압력을 감소시키거나 대칭적인 팔의 자세를 유지한다.

5. 앉은 자세에서 누운 자세로의 자세 변경을 최적화함	팔로 지지하여 자세를 변경하고 원심성 조절과 몸통의 회전 조절을 향상시킨다.	앉은 자세에서 옆으로 누울 때 환자가 팔의 원심성 지지를 수행하도록 도운 다음 다리를 침대로 들어 올린다. 이 활동을 양쪽으로 반복한다. 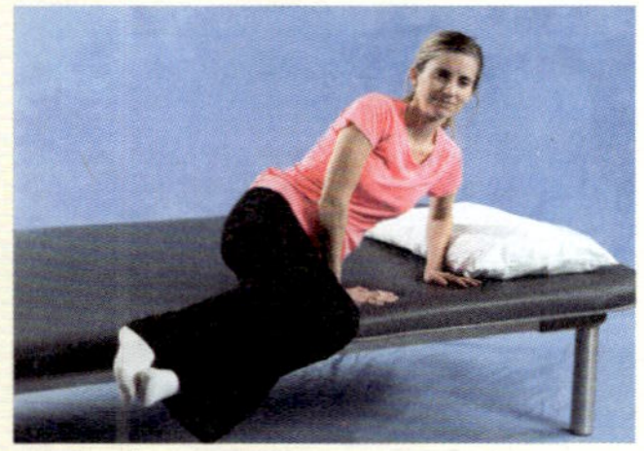	환자가 단단한 지면뿐만 아니라 침대에서도 독립적으로 활동을 수행할 수 있게 격려한다.	앉은 자세에서 옆으로 누운 자세로 바꾸는 것은 누운 자세에서 앉은 자세로 바꾸는 것보다 기계적으로 더 쉽다. 비틀거림, 반동 현상, 협응 불능 및 보상 전략의 증가를 제한한다.
6. 누운 자세에서 앉은 자세로의 자세 변경을 최적화함	사지의 원심성 및 구심성 조절과 함께 몸통의 회전 조절을 최적화한다.	환자가 다리를 침대에서 떼고 팔을 비대칭적으로 지지하여 옆으로 누운 자세에서 앉은 자세로 자세 변경을 할 수 있게 돕는다. 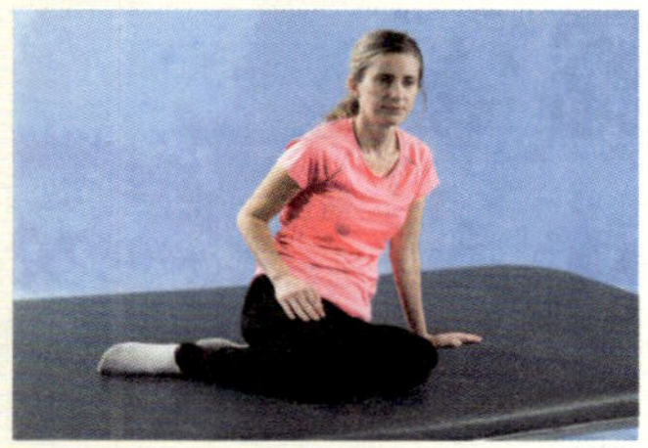 환자가 독립적으로 할 수 있을 때 도움을 서서히 줄여가며 활동을 수행한다. 이 활동을 양쪽으로 반복한다.		노력으로 인한 비틀거림, 반동 현상, 협응불능 증가를 제한한다. 환자가 활동 중에 적절한 정위 반응을 사용하게 한다(보상 전략을 막기 위해).
7. 비대칭적인 자세에서 안정화를 최적화함	앉은 자세에서 팔을 지지하거나 지지하지 않을 뿐만 아니라 자세의 동적인 변화를 주거나 주지 않고 몸통의 회전 조절을 최적화한다	양쪽 팔로 지지하여 옆으로 앉기: 환자의 몸통과 사지의 안정화를 돕기 위해 환자의 몸통에 조심스러우며 깊고 지속적인 압력을 가한다. 환자가 몸통과 사지의 최적의 안정성에 도달했다면, 덜 지지하는 팔을 들어 올려 가능한 경우 물건을 향해 손을 뻗어서 체중을 이동시킨다.		노력으로 인한 비틀거림, 반동 현상, 협응불능 증가를 제한한다. 환자가 활동 중에 적절한 정위 반응을 사용하게 한다.

표 21-7 손상 수준에서의 운동실조/협응불능 검사 — 계속

목적	원칙	적절한 순서를 따르는 활동 예시	기능적으로 연습하기 위한 기능적 활동	주의사항/금기증
기능적인 자세에서의 자세 조절 최적화				
		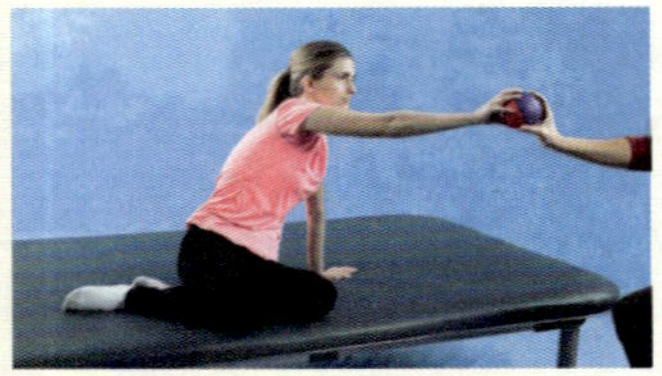		
8. 앉은 자세에서 자세 변경을 연습함		사지를 지도해주며 옆으로 앉은 자세에서 **반대쪽**으로 자세를 바꿀 수 있게 환자를 돕는다. 환자의 몸통과 사지의 안정화를 돕기 위해 환자의 몸통에 조심스러우며 깊고 지속적인 압력을 가한다. 환자가 몸통과 사지의 최적의 안정성에 도달했다면, 덜 지지하는 팔을 들어 올려 가능한 경우 지지하지 않은 손으로 물건을 향해 대각선으로 손을 뻗어서 체중을 이동시킨다.	옆으로 앉은 자세에서 반대쪽으로 자세를 바꾼다. 단단하고 부드러운 지면에서의 독립성을 위해 사지/몸통에 지도를 받으며 자세를 변경한다.	노력으로 인한 비틀거림, 반동 현상, 협응불능 증가를 제한한다. 환자가 활동 중에 적절한 자세 반응을 사용하게 한다.
	전체적으로 다리에 많은 체중을 싣고, 일어나기 위한 준비를 하기 위해 앞으로 체중을 이동시킨다	테이블이나 치료용 공에서 팔을 지지하거나 지지하지 않은 채 앞으로 뻗는다.	바닥에서 물건 집기: 양말과 신발을 신고 준비한다.	노력으로 인한 비틀거림, 반동 현상, 협응불능 증가를 제한한다. 환자가 활동 중에 적절한 자세 반응을 사용하게 한다.

물건을 아래에 두고 발쪽으로 손을 뻗어 쿨건을 집는 것으로 진행할 수 있다.

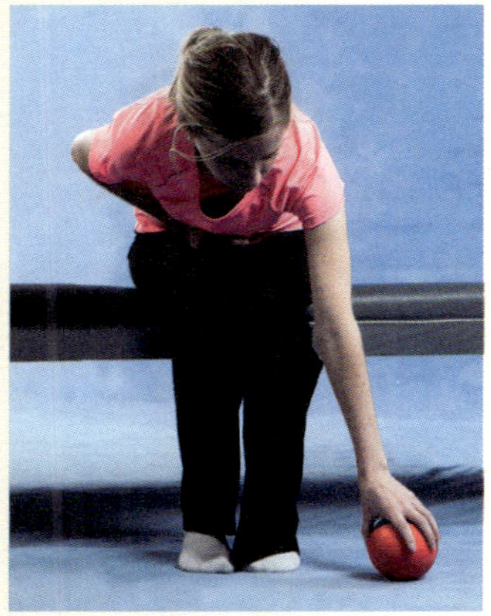

PNF 기법은 앉은 자세에서 자세적 안정성을 최적화하기 위해 수행될 수 있다. 비틀거림, 운동실조/협응불능, 반동 현상을 악화시키는 것을 방지하기 위해 특별히 주의해야 한다.
팔과 몸통에 적용하는 양쪽 또는 한쪽 PNF는 발을 완전히 지지하고 앉은 자세에서 수행될 수 있다.
발을 완전히 지지하고 앉은 자세에서 팔과 다리에 적용하는 프렌켈 운동 또한 이 단계에서 수행할 수 있다. 이 동작들은 환자의 자가 관리, 집안일, 사회경제적인 역할에 적절한 기능적 뻗기 활동으로 진행될 수 있다.
테이블 앞/또 다른 적절한 환경에서 상지의 숙련된 기능적 활동을 연습한다.
적절한 자세 반응 및 팔과 다리의 보호 반응으로 균형 반응을 연습할 수 있다.
(PNF와 프렌켈 운동의 원칙들은 본문에서 설명할 것이다)

9. 서 있는 자세에서 자세적 안정성 달성하기	자세 조절을 촉진시키기 위해 팔로 지지하고, 높은 지지면을 누르면서 앉은 자세에서 서 있는 자세로 자세를 변경한다. 주의사항: 평행봉을 누르면서 서는 것은 서 있다 앉는 동안 활성화되는 자세 조절을 잘못된 방식으로 가르친다.	앉은 자세에서 서 있는 자세로 자세를 변경하고 환자의 앞에 있는 높은 테이블에 손을 지지한다. 무릎관절의 폄을 조절하기 위해 환자의 몸통/골반/엉덩관절/윗다리에 조심스러우며 깊고 지속적인 압력/압축을 줘서 환자가 몸통/엉덩관절/다리를 안정화시키는 데에 도움을 줄 수 있다. 환자가 최적의 몸통 안정성에 도달했다면, 옆으로의 체중 이동을	깊은 압력/관절 압박이 비틀거림이나 반동 현상을 증가시킨다면 몸통 근육이 수축할 때나 서 있을 때 반동 현상/비틀거림을 제한하고 환자 몸통/엉덩관절/다리의 안정성을 촉진시키기 위해 몸에 손을 대기만 한 채 압력을 감소시킨다. 환자가 당길 수 있는 곳 위에 지면이 있어서는 안 된다.

표 21-7 손상 수준에서의 운동실조/협응불능 검사 — 계속

기능적인 자세에서의 자세 조절 최적화

목적	원칙	적절한 순서를 따르는 활동 예시	기능적으로 연습하기 위한 기능적 활동	주의사항/금기증
		한 다음 한쪽 발을 앞으로 내딛은 자세에서 앞뒤로의 체중 이동을 한다.		

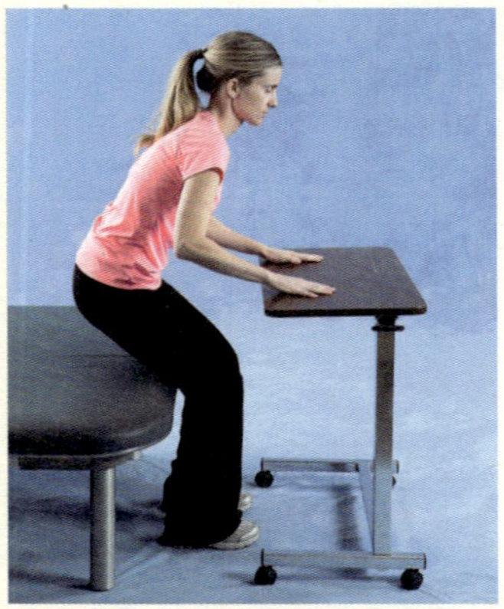

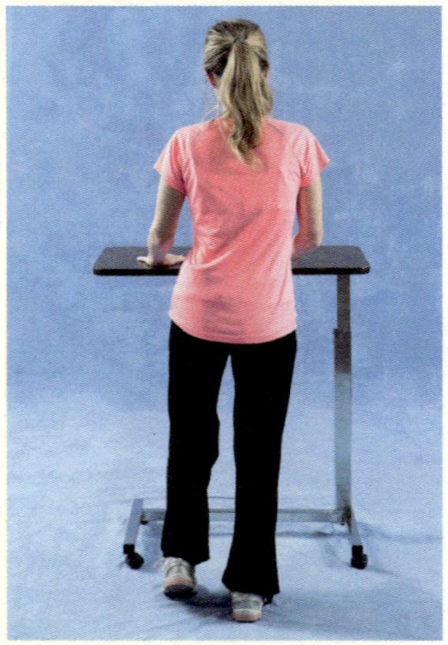

10. 앉았다 일어나기, 서 있다 앉기 연습	대칭적인 자세로 서 있다 앉는 동안 자세 조절을 돕거나 촉진시킨다	환자가 엉덩관절과 무릎관절을 90° 이상 구부리지 않고 약 30°만 구부릴 수 있게 앉은 지면을 높인다. 작은 범위로 높은 지면에서 앉았다 일어나기, 서 있다 앉기는 활동의 노력이 줄지만 환자가 더 적절한 움직임 패턴으로 활동을 수행할 수 있게 한다.	앉았다 일어나기, 서 있다 앉기를 연습한다. 환자와 관련 있는 환경에서 앉았다 일어나기, 서 있다 앉기를 연습한다. 협응적인 움직임을 돕기 위해 리듬/숫자 세기를 사용한다.	이전 섹션에서 설명한 주의사항
11. 걷기 위해 환자를 준비시킴	가쪽으로 체중 이동을 하여 환자에게 걷는 연습을 시킨다. 한쪽 발을 앞으로 내딛은 자세에서 체중 이동을 하여 몸통의 회전 조절을 촉진시킨다.	팔을 높은 지면에 두고 대칭적으로 지지하거나 평행봉에서 봉을 잡거나 밀지 않으면서 서 있는 자세를 연습한다. 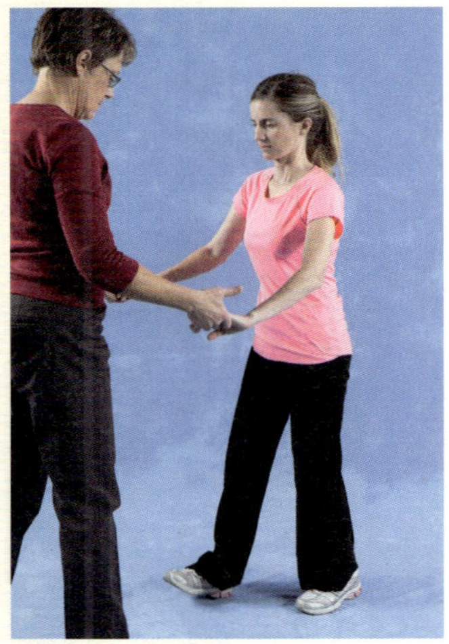 평행봉에 서 있는 것은 체중 이동을 시작하기 위한 선택 자세이다. 땅에 발을 그대로 두고 가쪽으로 체중을 이동시킨 다음, 발바닥만 들어 올리기, 발을 번갈아 가며 들어 올리기로 진행한다.	적절한 높이에서 손을 지지하며 한 곳에서 제자리걸음을 연습한다. 협응적인 움직임을 돕기 위해 리듬/숫자 세기를 사용한다.	이전 섹션에서 설명한 주의사항

표 21-7 손상 수준에서의 운동실조/협응불능 검사 — 계속

기능적인 자세에서의 자세 조절 최적화

목적	원칙	적절한 순서를 따르는 활동 예시	기능적으로 연습하기 위한 기능적 활동	주의사항/금기증
		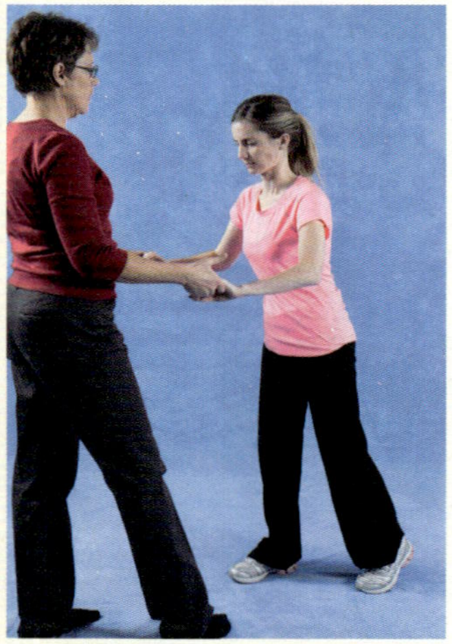		
앞에서 언급한 앉는 자세에서의 주의사항을 적절하게 사용하며 서 있는 자세에서 환자의 자세적 안정성을 최적화시키는 PNF를 수행할 수 있다.				
안정성의 한계에 도달하면서 앉거나 서 있는 자세에서 환자의 균형에 예기치 않은 변동이 생길 수 있다. 낙상을 예방하기 위해 환자를 주의 깊게 지도한다.				
서 있는 자세에서의 뻗는 움직임/활동에는 몸통과 팔의 움직임이 포함된다.				
서 있는 자세에서의 프렌켈 운동 또한 이 단계에서 수행될 수 있다(프렌켈 운동의 원칙은 이전 단락에서 설명했다).				
12. 걷기 위해 준비하는 단계에서의 진행	몸통의 회전 조절을 제한한 자세로 서 있고 걸으면서 자세 조절을 최적화한다.	양손으로 같은 평행봉을 잡고 선다(평행봉에서 옆으로 선다). 평행봉을 잡은 채 옆으로 걷기를 시작한다. 협응적인 움직임을 돕기 위해 리듬/숫자 세기를 사용한다. 초기에는 활동 중 다리의 협응을 최적화하기 위해 보상 전략으로 시각을 사용할 수 있다. 적절한 경우 보상 전략으로 시각을 최적화하기 위해 거울을 사용할 수 있다.	손을 벽에 대고 누르거나 물건을 쥐지 않고 가구를 잡으며 옆으로 걷는 연습을 한다.	이전 섹션에서 설명한 주의사항.

13. 걷는 연습하기	걷기 위한 준비를 하며 자세 조절을 최적화한다.	환자가 한쪽 발을 내딛은 자세/한쪽 발을 들어 올린 자세(골반 회전)를 선택하는 것을 돕고, 높은 지면/평행봉에 팔을 대칭적으로 둔다. 발꿈치/발가락만 들어 올려서 앞뒤로의 체중 이동을 한다. 앞뒤로의 체중 이동을 하는 동안 발을 번갈아 가며 들어 올리는 것으로 진행한다.	앞뒤로 걷는 연습을 한다	보상 전략을 방지한다. 이전 섹션에서 설명한 모든 주의사항. 넘어짐을 방지하기 위해 환자가 평행봉을 밀지 않게 한다. 보행 중 자세적 안정성을 유지하기 위해 몸통 및 보호성 걸음의 사용을 권장한다. 환자가 안정성을 위해 평행봉을 당기는 것을 배우면 이 동작을 잊기 어렵고 이로 인해 더 불안정한 보행 보조 도구로의 진행이 제한된다.
		협응을 최적화하기 위해 보상 전략으로 리듬/숫자 세기/시각을 사용하여 평행봉에서 앞뒤로 걷는 것으로 진행한다. (서 있을 때의 프렌켈 운동의 원칙이 이 단계에서 사용될 수 있다.)		환자의 몸통/엉덩관절/다리의 안정성을 촉진시킨다. 보상 전략을 방지한다. 이전 섹션에서 설명한 모든 주의사항.

어떻게, 어디서 보행의 재교육을 시작하고 어떤 보행 도구를 선택할 지에 대한 결정은 기능적인 시작 자세에서 자세적 안정성을 최적화하는 동안의 환자의 몸통 및 하지의 안정성 및 협응에 달려 있다.
수행할 수 있는 가장 안정적인 보행 패턴은 4점 보행이다.
양손에 안정성을 주는 워커나 팔꿈치 목발을 사용해 상호 교차적인 보행 패턴인 2점 보행으로 진행한다.
환자가 서 있는 자세에서 비교적 안정적일 때 한손이나 양손에 지팡이를 사용하여 걷는 것으로 더 진행할 수 있다.
무거운 워커나 무게감 있는 허리 벨트는 실조성 보행을 줄일 수 있는 동시에 환자의 피로를 증가시킬 수 있다(Armutlu, 2001).
적절한 보폭과 리듬을 나타내는 바닥의 대칭적인 마크로 주는 시각적 신호는 보행 중 환자의 협응과 보폭을 최적화시킬 수 있다.
물리치료사나 간병인의 구두 피드백, 리듬, 시각적 신호는 환자의 보행이 더 안정적으로 진행되고 보행 보조 도구에 덜 의존하더라도 여전히 관련이 있다.
넘어짐은 퇴행성 소뇌성 운동실조 환자에게 가장 흔하며 이로 인해 상해나 넘어짐에 대한 두려움이 생긴다. 넘어짐에 대한 두려움은 환자의 가동성을 감소시킬 수 있으며, 부동으로 인한 이차적인 신체 손상, 지역 사회 내 참여 감소, 사회적 그립을 일으킬 수 있다(van de Warrenburg, 2005).

14. 기능적 활동 중 시각운동 교육은 소뇌성 및 전정 운동실조, 척수매독, 기타 체감각성 운동실조 이후 균형이 저하된 환자의 평형 반응을 향상시킨다(Schulmann, 1987).

15. 균형 및 보행 훈련 진행
눈을 뜨고 감은 채로 활동 수행(한 걸음/걷기)
선에서 걷기/도움을 받고 선에서 일자로 걷기, 도움을 받지 않는 것으로 진행
앞 · 옆 · 뒤로 걷기 및 갑자기 방향 바꾸기, 움직임/걸음을 멈추고 시작하기, 물건을 넘으면서 걷기 또는 물건 주위 걷기, 가능한 빠른 속도에서 느린 속도로 걷는 속도 바꾸기
발꿈치 및 발가락으로 걷기, 계단 오르기, 머리를 돌리면서 걷기(위나 옆 쳐다보기)
균형 운동을 진행하고 환자의 기능적 능력을 최적화하기 위해 앉은 자세와 서 있는 자세에서 불안정한 지면을 사용할 수 있다.

매트 활동과 기능적 자세에서의 균형 활동의 전반적인 주요 목표는 기능적 자세에서 자세 조절을 최적화하기 위함이다.

등받이와 발 받침대가 있는 테이블에 앉아 있는 동안, 환자는 바닥에 약간의 마찰을 주면서 발을 앞으로 교차하며 민 다음 발을 들어 올려 무릎을 편다. 환자가 걸을 수 없고 휠체어를 사용한다면, 휠체어의 발 받침대에 발을 올려놓기 위해 발을 들어 올리는 것으로 진행할 수 있다.

독립적으로 서 있는 자세를 배우기 위해, 환자는 테이블 앞에서 등 받침대가 있는 의자에 앉아 테이블에 손을 놓는다. 발(발가락)이 무릎과 같은 선에 놓일 때까지 무릎을 구부린다. 그 다음 상지로 지지하여 선다. 더 높은 지면에서 서는 것은 서는 노력을 감소시키며, 원치 않는 보상 전략을 학습하는 데 영향을 미칠 수 있는 반동 현상이나 과한 고정이 발생될 가능성을 줄인다(Carr, 1998).

기능적으로 서는 것은 집 안의 여러 방이나(예; 부엌, 욕실, 침실) 지면/손잡이를 당길 필요 없이 옆이나 앞으로 걷는 동안 환자가 버틸 수 있는 안정적인 지면이 있는 재활 센터의 기능적인 영역에서 수행할 수 있다(표 21-7). 환자는 ADL을 하는 동안 이전에 자세 조절을 최적화하는 기능적 세션 동안 배운 원칙을 준수해야 한다.

생각해 볼 점 21.2

- 소뇌성 운동실조/협응불능 환자와 체감각성 운동실조/협응불능 환자의 중재 기간 동안 고유수용성 신경근 촉진법(PNF), 프렌켈 운동, Cawthorne-Cooksey 운동, 매트 활동 및 균형 훈련의 순서를 어떻게 달리하는가?
- PNF, 프렌켈 운동, Cawthorne-Cooksey 운동, 매트 활동 및 균형 훈련이 중재 기간 중에 어떻게 통합될 수 있는가?

중재 중 일반적인 주의사항

치료사는 운동실조/협응불능 환자를 치료할 때 몇 가지 주의사항을 고려해야 한다(상자 21-3).

소아 치료 시 고려사항 Pediatric Considerations

이전에 설명했던 협응 중재의 원칙 및 기법을 소아에게도 똑같이 적용한다. 치료사는 아이가 조절/협응 향상에 의미가 있고 재미있는 활동에 참여하도록 동기를 부여할 창의적인 방법을 찾아야 한다. 예를 들어, **재활 승마 치료**는(**hippotherapy**, 치료 목적으로 말을 타는 것) 아이들에게 효과적일 수 있는 협응 중재 기법 중 하나다(Bertoti, 1988). 관절 가동 범위 중 중간 범위인 자세와 위치에서 협응 중재를 시작한 다음 전체 범위에서 움직이는 것으로 진행하는 게 유익할 수 있다. 아이의 나이와 능력에 따라, 다양한 자세에서 몸통의 협응을 치료하는 동안에 어떠한

상자 21-3 중재 중 주의사항

- 환자가 수행하는 움직임 중 중력에 반대하여 과도한 노력이 필요한 저항/과제를 제한한다. 이러한 활동은 비틀거림(소뇌성 병변이 있는 환자의 경우) 및 협응불능이나 반동현상(소뇌성, 체감각성 운동실조 환자) 같은 증상을 악화시킬 수 있다.
- 환자의 자세 조절을 최적화하면서 보상 전략을 피한다. 이러한 전략은 환자가 예후와 관련된 여러 과제 중 최적의 자세 조절에 도달한 경우에만 권장되어야 한다.
- 환자의 심혈관 상태가 감소되었을 때 과한 노력을 피하기 위해 활동의 강도와 빈도를 고려한다. 다발성 경화증의 일부 징후와 증상으로 운동실조가 있는 환자와(Armutlu, 2001) 무력증이 있는 환자의 경우 특히 그렇다. 환자가 피로할수록 협응불능/운동실조의 움직임이 증가될 수 있다.
- 환자가 자신이 느끼는 운동 수준을 모니터링하도록 교육한다. 이러한 주의사항은 환자의 기능적 수준을 일상 생활 활동에 적응시키게 하는데 중요하다.
- 움직임의 시각적 및 인지적 조절은 집중이 필요하고, 이로 인해 정신적 피로가 유발될 수 있다는 사실을 인지한다. 정신적 또는 신체적 피로 때문에 움직임의 질을 나빠지면, 환자는 쉬거나 재활을 멈춰야 한다.
- 치료 중 눈의 움직임이 특히 강조되는 경우 유의한다. 이는 일시적인 두통에 영향을 미칠 수 있으며 눈돌림 근육의 과한 노력을 일으킨다.
- 환자가 움직임/활동에 적응되고 예상할 수 있을 때만 과제의 변화를 사용한다. 다양한 과제를 시작하기 전에 다양한 과제에 적응하는 것을 학습할 환자의 동기부여나 의사를 알아본다. 과제의 변화를 학습하는 환자의 능력은 제한될 수 있거나 과제의 변화를 학습하는 데 시간이 오래 걸릴 수 있다.

받침대를 사용하거나 외부 안정성을 확보하는 것이 중요할 수 있다. 미끄럼 방지 처리가 된 지면에서 치료하는 것이 매우 유용할 수 있다. (무게가) 더 무거운 장난감이나 물건으로 노는 것은 추가 저항을 줘서 체감각성 피드백 향상에 영향을 줄 수 있다. 또한 손목이나 발목에 커프 웨이트(모래주머니 같은)나 무게감 있는 도구/기구를 사용한 놀이나 기능적 활동을 수행하여 아이의 호기심을 일으킬 수 있다. Theraputty나 Play-Doh®는 손가락과 엄지의 움직임에 의미 있는 저항을 줄 수 있다. 가장 중요한 것은 치료사가 아이를 흥미롭게 하고 자극시켜, 아이가 참여하고 싶게 만드는 치료적 활동을 찾는 것이다.

환자의 진행을 모니터링하기

환자의 손상(근력, 협응불능), 기능적 활동, 참여 수준의 개선을 모니터링하는 것이 중요하다. 국제기능장애건강분류(International Classification of Functioning, Disability and Health; ICF)의 3가지 수준 모두에 대한 결과 측정은 치료에 대한 반응을 객관적으로 모니터링하는 데 중요하다.

치료 중 시각적 입력에 대한 낮은 의존성을 나타내는 자연스러운 기능 활동뿐만 아니라 환자의 균형을 어렵게 하는 자연스러운 활동 중의 자연스러운 기능 활동도 모니터링한다. 또한 중재를 할 때와 일반적인 생활에서 기능할 때(참여 수준에서의 측정) 환자가 인지하는 노력의 정도/심혈관계 지구력에 대한 영향도 알아본다.

환자의 진행을 모니터링하는 것은 치료할 때와 치료가 끝나고 나서 수행하는 활동을 관찰하는 것을 포함한다. 몸통과 사지의 자세 조절은 환자에게 과제 수행에 대한 피드백을 주고 환자가 가정 프로그램을 언제 적응하는지 알 수 있게 한다. 환자가 균형을 유지하는 방법에 특별한 주의를 기울인다. 환자가 자세 조절이나 보호성 지지 반응에서 중심부/근위부(자세 반응) 변화 또는 원위부 변화를 통해 균형을 유지하는가? 활동 중 자세 조절을 유지하기 위해 사지를 사용한다면 물체를 조작하는 환자의 기능적 능력이 제한된다.

몸통의 자세 조절은 근위부 관절의(어깨관절 및 엉덩관절) 안정성과 움직임 조절에 심각한 영향을 미친다. 근위부 관절은 원위부 관절/손이 작은 물체를 정확하게 집고, 쓰고, 적절하게 선택적인 움직임 패턴으로 소근육 운동을 할 수 있게 움직일 수 있도록 안정성을 제공한다. 이러한 이유로, 물체 조작(예; 집안일을 할 때, 쓸 때) 및 발의 숙련된 움직임 수행에(예; 편평하지 않은 지형에서 걷기) 대한 중심부 및 근위부 조절의 영향을 계속 평가하는 것이 중요하다.

환자의 굽힘 자세, 보행 중 팔의 자세(어깨관절이 약간 벌려지고 구부러져 있음), 보행 중 팔의 흔들림이 감소되면서 손허리손가락관절이 굽힘/모음되는 자세에서 기능적 자세의 고정을(보상 전략으로서) 볼 수 있다. 환자가 질량 중심을 지지면 쪽으로 자동으로 낮출 뿐만 아니라 머리/몸통을 고정하기 위해 바닥에 시각적인 고정을 하면서 구부러진 자세가 발생할 수 있다.

환자 적용 1-C: 치료 진행

Marleen은 표 21-7에 나온 원칙과 지침에 따라 치료받았다. Marleen의 주요 간병인인 어머니는 하루 종일 Marleen과 함께 한다. 따라서 환자의 중재 효과를 높이기 위해 ADL에서 치료 원칙을 시행했다.

두 번째 주말까지, Marleen은 누워 있다가 침대 끝에 앉는 자세로 독립적으로 움직일 수 있었다. 등받이 없이 독립적으로 앉을 수 있었으며 한 손으로 침대를 잡으면서 신발을 신으러 손을 아래로 뻗을 수 있었다. 사람의 도움을 받아 침대에서 일어설 수 있었지만, 몸통과 엉덩관절이 펴지기 전에 몸통과 엉덩관절은 여전히 구부려져 있으면서 무릎관절이 과다폄되었다(발목의 수동적 및 능동적 관절 가동 범위는 정상적이었으며, 이는 서는 동안 비정상적인 움직임 순서의 이유가 될 수 없었다). 환자는 치료사가 도와주는 한쪽 팔의 보조를 받으며 걸을 수 있었다(그림 21-6).

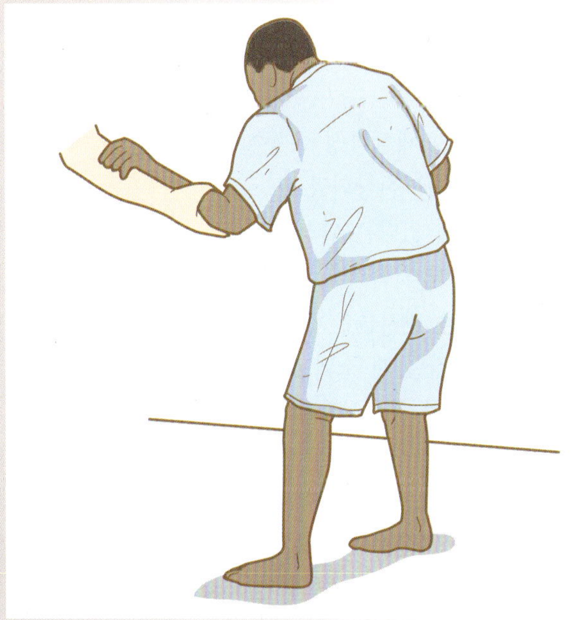

그림 21-6 소뇌성 운동실조/협응불능 환자가 보조를 받으며 걷는 모습.

1-C에 대한 임상 결정 시 고려할 점

1. 진행 원칙을 사용하여 다음 몇 주 동안 최적의 기능을 강조하기 위해 Marleen의 활동을 수정하는 3가지 방법을 개발한다.
2. Marleen의 치료를 위해 고려해야 할 기타 치료 환경 및 환경적 상황은 무엇인가?
3. Marleen의 기능을 향상시키기 위해 적용되어야 하는 적어도 2가지의 추가(다른) 치료 아이디어를 공식화하고 설명한다.

생각해 볼 점 21.3

1C 사례로 돌아가서

- 환자가 일어서기 위해 사용하는 비정상적인 안정화 전략은 무엇인가?
- 이 비정상적인 안정화 전략은 환자의 무릎관절에 어떤 영향을 미칠 수 있는가?
- 중재 기간 동안 물리치료사는 환자의 비정상적인 안정화 전략을 어떻게 제한해야 하는가?
- 물리치료사는 비정상적인 안정화 전략을 방지하기보다 이를 보상 작용으로 사용할 수 있도록 언제 허용해야 하는가?

중재: 치료외 시간과 퇴원 시의 고려사항
Intervention: Considerations for Nontherapy Time and Discharge

가정에서 활동 Activities for Home

소뇌성 또는 체감각성 운동실조 환자는 신체 도식이(body schema) 손상되었으므로 사지가(특히 손상된 하지) 공간 내에 있다는 인식 부족이나 불안정을 극복하기 위해 움직일 때 지속적으로 과한 보상 작용을 한다. 체감각성 협응불능 환자들은 소뇌로의 적절한/정확한 피드백이 없어서 움직일 때 소뇌에서 효과적인 조절을 할 수 없다. 자가 관리를 향상시키기 위해, 소뇌성 및 체감각성 협응불능 환자들은 치료사의 지도 하에 자신의 사지에 대한 인지 조절을 연습해야 한다. 이를 통해 원치 않는 반응으로 나타나는 과한 보상 작용/몸통 및 사지의 고정을 줄일 수 있고 더 독립적인 움직임을 할 수 있다. 또한 신체 도식 손상으로 인해 운동 계획이 손상되었으므로 자신의 움직임을 인지적으로 계획하는 것뿐만 아니라 자세 조절을 최적화하기 위해 고정을 "제거하거나" 의식적으로 억제하는 것을 배워야 한다. 실질적으로 환자에게 "긴장을 풀고 더 천천히 움직이면서 당신이 무엇을 할지 생각해보세요"라며 제안할 수 있다.

가정에서 Xbox Kinect 또는 Wii Balance 플랫폼을(게임 운동) 사용하면 재미있고 환자에게 동기 부여가 되며 기능을 향상시키는 효과적인 방법을 제공한다. Synofzik은(2014) 더 많은 환자가(게임 운동을 사용하여) 가정 운동 프로그램에 참여할수록, 환자들의 기능적 능력을 더 효과적으로 유지할 수 있다는 것을 발견했다. Ilg(2010)은 1년 동안 매일 1시간 동안 안전한 운동으로 구성된 가정 프로그램과 함께 "협응적인 물리치료 프로그램"을 받은 환자가 원래의 프로그램에서 생긴 상대적인 기능적 수행을 유지할 수 있었음을 발견했다. 진행성 질환이 있는 환자는 질환이 계속 진행되었지만 2년 이상의 질환 진행과 같은 기능적 수행 능력을 유지했다. 환자의 목표 달성 점수는 환자가 훈련의 효과를 일상 생활에서 중요한 기능으로 바꿀 수 있음을 보여주었다. 구심성 운동실조(체감각성 운동실조) 환자는 소뇌성 운동실조 환자보다 덜 진행되었다.

환자가 과한 보상 작용을 극복하는 또 다른 방법은 의식적으로 움직임 전략을 변경하여 기계적으로 쉽게 수행할 수 있게 하는 것이다. 좋은 예시로는 환자들이 일어났다 다시 앉아야 하는 곳에서 더 높은 면에 앉는 것이다. 앉는 면이 더 높으면 근육의 힘이 덜 들어가고 협응불능을 감소시킨다. 다른 예시로는 자유로운 공간에서 움직임을 수행하는 것보다 지지하는 움직임을 수행하는 것의 차이에 주의를 기울이는 것이다. 필요한 노력을 줄이기 위해 환경을 바꾸거나 과제를 다르게 수행하는 것을 계획하는 것은 유익한 생활 방식 전략이 될 수 있다.

퇴행성 소뇌 질환 환자는 대개 기능적인 능력에서 정체기에 도달하면 퇴원을 한다. 임상에서 환자들은 기능적 능력을 유지하거나(가능한 향상시키기 위해) 재활 프로그램에 정기적으로 재입원할 수 있다. 운동실조의 개선은 환자가 가정 프로그램에 능동적으로 참여하는 정도에 달려 있다(Synofzik, 2014).

가정/직장/여가 환경의 ADLs에서 치료 중 학습한 기술을 의식적으로 수행하면 환자의 기능적 능력이 향상된다. 기능적 능력의 유지를 향상시키고 환자의 삶에 통합될 수 있는 일상적인 활동을 갖고 가정 운동을 하는 것 또한 중요하다(Ilg, 2009, Synofzik, 2014).

실습

이 장에서 설명하는 다음의 기술을 실습한다.

- 특히 운동실조/협응불능과 관련된 결과 측정을 수행하고 해석함(즉, SARA, ICARS)
- 상 · 하지에 적용하는 PNF의 율동적 개시, 등장성 혼합, 등장성 반전, 율동적 안정화
- 상자 21-2에 설명된 프렌켈 운동
- 표 21-6에 설명된 Cawthorne-Cooksey 운동
- 표 21-7 및 30장에 설명된 매트 활동 및 균형 훈련

복습

1. 협응적인 움직임의 생리학을 요약한다.

2. 운동실조/협응불능의 병인, 발병 기전, 임상 양상을 논의한다.

3. 체감각 손상 및 소뇌 손상으로 인한 운동실조/협응불능의 감별 진단을 설명한다.

4. 운동실조/협응불능 환자에게 적절한 평가 원칙을 논의한다.

5. 소뇌성 및 체감각성 운동실조/협응불능 환자를 위해 적절한 재활 프로그램을 고안하기 위한 중재의 원칙을 논의한다.

6. 소뇌성 및 체감각성 운동실조/협응불능 환자의 주의사항, 모니터링, 가정 프로그램을 논의한다.

요 약

이 장에서는 소뇌성 및 체감각성 운동실조/협응불능의 병인, 발병 기전, 임상 양상을 이해하는 데에 필요한 기초 해부학 및 생리학에 대해 논의했다. 운동실조/협응불능 환자의 평가와 이 질환이 손상, 활동, 참여 수준에 미치는 영향 또한 다뤄졌다. 소뇌성 및 체감각성 운동실조/협응불능의 감별 진단에 대해서는 표 21-4, 21-5에 요약되어 있다. 중재 접근법 및 중재 원칙에 대해서도 설명되었다.

소뇌성 운동실조/협응불능 환자에게 적용한 중재의 긍정적인 효과에 대한 근거가 나와 있다. 체감각성 운동실조/협응불능 환자의 물리치료에 관한 더 많은 연구가 필요하지만 이러한 손상이 있는 환자들조차 손상되지 않은 체감각 입력(신경 적응) 및 환자들의 기능적 능력을 향상시키는 보상 전략을 사용하여 드라마틱하게 효과를 볼 수 있다. 계획이 잘 짜여 있고 동기 부여를 해주는 가정 프로그램은 소뇌 손상 환자에게 효과를 줄 수 있다.

신경운동장애의 근약화를 위한 중재

Interventions for Weakness in Neuromotor Disorders

제 22 장

■ 이경보

개요

학습목표

이 장을 마치면, 학습자는 다음을 할 수 있어야 한다:

1. 건강한 정상인과 신경학적 질환을 가진 사람의 근력 생성에 영향을 미치는 신경학적, 구조적, 그리고 역학적 요인을 포함하여 설명한다.
2. 현재의 증거를 바탕으로 신경 질환이 있는 사람을 위한 근력 훈련의 근거와 효과를 보여준다.
3. 신경 질환이 있는 환자의 근약화 결손을 다루기 위해 근력 강화 훈련 중재의 선택과 처방에 운동 과학 원리를 적용한다.
4. 다양한 근력 운동 모드 중에서 선택하여 신경 질환 환자의 특정 약화 부위에 대한 맞춤형 근력 운동 프로그램을 설계한다.
5. 기능적 능력을 최적화하고 건강 상태를 개선하기 위해 진행성 및 비진행성 신경 질환을 가진 사람들을 위한 가정 및 지역 사회 기반 피트니스 프로그램에서 근력 훈련의 이점과 예방 역할에 대해 논의한다.

■ 서론 Introduction

근력운동은 신경근 장애를 가진 환자들을 위한 신체 재활에서 중요한 구성요소이다. 신경계 장애를 가진 환자들은 근약화 결손을 해결하고, 이차적 손상을 예방하고, 최적의 건강상태를 증진할 수 있는 잠재성을 가지고 있다. 근약화는 많은 신경학적 장애에서 일차적 주요 손상이고 활동제한과 장애를 만드는 주요 인자이다(Bohannon, 2007; Cameron, 2003; Kim, 2003). 근력 결손은 종종 개인의 기능적 능력을 제한하고 그것은 가정이나 지역사회에서 안전하게 보행하거나 다른 기능적 과제를 수행하는데 보조기나 보조도구들이 필요할 것이다. 근약화와 관련된 일상생활과 보행하는 동안 발생하는 과도한 근피로는 지역사회로의 재복귀와 삶의 질에 역효과를 줄 수 있다(Ingles 1999; White, McCoy, 2004). 최근의 연구들은 신경근 장애를 가진 환자들에게 근력훈련의 사용을 신경근 기능과 운동 회복을 증진시키는 효과적인 중재로서 지지하고 있다(Dodd, 2002; Morris, 2004; Patten, 2004; White &

Dressendorfer, 2004).

초기 신경재활 접근법들은 움직임의 질적인 측면에 주의를 기울이면서 선택적, 조절적 움직임의 운동 재훈련에 초점을 맞추고 있었다(Bobath, 1984; Howle, 2004; Sawner, 1992). 직접적인 근력 강화 운동은 경직을 증가시키고 운동 조절에 역효과를 준다는 잘못된 가설에 의해서 못하도록 제한되어졌다. 그러나, 현재의 근거는 이러한 가설을 반박하고 신경근 장애질환, 심지어 경직이 있는 환자들에게 조차도 근력훈련의 효과에 대해 강력한 근거를 제공하고 있다(Badics,2002; Flansbjer, 2008; Fowler, 2001; Miller, 1997). 이전까지 믿어왔던 생각과 대조적으로, 근력 강화 운동들은 근기능에 구조적 수준에서 근육의 뻣뻣함을 줄이고 신경학적 수준에서는 근육의 동원과 수축개시 시간을 향상시키면서 긍적적인 영향을 미칠 수 있을 것이다.

임상가들은 다양한 신경학적 진단을 받은 환자들 특히, 뇌성마비나 뇌졸중/뇌혈관질환, 후천적 뇌손상(ABI), 다발성경화증, 그리고 파킨슨 질환을 가진 환자들에게 근력 강화 운동들을 포함시켜야 한다. 운동 처방을 위한 특별한 고려사항들이 근위축성 측삭경화증과 같은 진행성 신경근질환을 가진 환자들에게 주어져야 한다(Dal Bello-Haas, 2008, 2002).

신경학적 장애를 가진 환자들에게는 개별적 맞춤 운동프로그램이 특정 근력 손상을 다루고 일상 과제를 위한 필수적 운동기능을 회복시키기 위해 필요하다. 신경학적 장애 환자들은 다중시스템 손상으로 인한 복잡성과 근약화의 다양한 패턴을 보이기 때문에, 전문적 운동 처방과 디자인이 성공적인 재활 결과를 위해 매우 중요하다. 더구나, 근력 강화 훈련은 만성단계의 후천성 뇌손상이나 뇌혈관 질환을 가진 환자들 뿐만 아니라 다발성경화증이나 파킨슨 질환과 같은 진행성 신경학적 상태를 가진 환자들에게도 다른 동반질환 발병가능성을 줄이고 비사용 근위축을 예방하고 기능적 쇠퇴를 지연시키기 위해 웰니스프로그램에서 사용될수도 있다. 직접적 근력 효과와 더불어, 근력 강화와 유산소 운동에서 적극적 참여(active engagement)는 심혈관상태, 정신의학적, 그리고 기능적 상태에 이점이 있고 뿐만 아니라 뼈건강을 증진시키는데도 효과가 있어왔다(Gordon, 2004; Petajan, 1996; White & Dressendorfer, 2004).

환자 개인 맞춤 운동 처방을 설계하기 위해서, 임상가는 우선 포괄적 물리치료 평가를 완성해야 하는데 근력 결손의 특성, 분포(distribution), 그리고 심각성을 평가하고, 근력 손상 환자의 기능적 제한에 미치는 영향을 분석해야 한다. 평가를 완료한 후에, 치료사는 진단명, 나이, 동반질환 유무, 기능 수준, 균형 능력, 그리고 운동 조절 회복 수준이나 질환의 진행단계와 같은 환자의 특성을 고려한 맞춤화된 근력 훈련중재를 설계해야 한다. 운동 처방에 대한 지속적 평가와 진행사항은 계속해서 신경근시스템이 적응하도록 유도하고 적절한 회복을 촉진시키기 위해서 중요하다.

이 장은 신경근 장애를 가진 환자들의 근력 결손 개요를 제공하고 근력 훈련이 근약화 손상을 효과적으로 해결하고 전반적으로 기능을 향상시킨다는 근거와 근력 향상을 위한 방법에 대한 집중 조명을 제시한다. 특히 운동 조절을 향상시키기 위한 방법을 위해 24장과 25장을 참조한다. 이 장에서 우선 강조하는 것은 신경학적 질환을 가진 환자들에게 근력 강화 훈련프로그램을 개발하기 위한 운동과학 원리의 임상적 적용 및 근력 훈련을 위한 치료 기법의 적용과 다른 운동 방법들을 다룬다. 운동설계와 진행의 원칙들은 이 장 전반에 걸쳐 환자 적용 설명틀에서 보여주고 있다.

근력과 약화의 임상적 특성

Clinical Picture of Strength and Weakness

정상인의 힘 생산

근력은 "기능적 활동에 필요한 근골격계의 안정성과 운동성을 위해 장력을 생산하고 힘 생산을 조절할 수 있는 근육의 능력"으로 정의될 수 있다(Harris, 2006, p.24). 근력에 대한 이렇게 단순한 정의를 고려해 본다: 한번의 최대 등척성 수축 동안에 만들어지는 토크의 양(Enoka, 1994). 비록 이런 정의가 개인의 힘 능력치의 명확하고 객관적인 측정을 가능하게 하지만, 기능적 기술을 위해 필요한 힘-생산능력은 이러한 정의들이 제시하는 것보다 더 복잡하고 다이나믹하다. 기능적 근력은 하나의 근육이나 근육그룹으로 움직임을 개시하고, 유지하고, 그리고 동작을 조절하기 위해 필요한 힘을 생산하는 능력이다. 장력을 생산하는 근육이 능력과 관련한 핵심단어들을 표 22-1에서 찾을 수 있다.

근육의 힘-생산 능력은 신경적, 구조적, 역학적 요소들에 의해 영향을 받을 수 있다. 약화는 그런 요인들 중에 하나의 요소나 여러 요소들의 복합적 문제로 인한 결손으로

표 22-1	근육 긴장 생성과 관련된 주요 용어
힘과 관련된 근육 수행력의 양상	
일	움직인 거리 동안 적용된 힘
일률	일이 수행되는 비율(일/시간 또는 힘 x 속도)
근 지구력	근육이 부하에 대해 반복적으로 수축하고 장시간에 걸친 피로에 저항하는 능력
근육 수축의 유형	
구심성	근육에 의해 발생된 힘이 외력의 크기를 초과하여 근육이 짧아짐
등척성	근육에 의해 발생된 힘이 외력의 크기와 같으므로 움직임이 없음
원심성	외력이 근육에 의해 발생된 힘을 초과하여 근육이 길어짐

야기될 수 있다. 힘 생산을 근원하는 신경적 요소들은 **운동 단위**를 효과적으로 동원시키고 활성화시키며, 이는 다시 근섬유그룹을 수축시키는 중추신경계의 능력과 관련이 있다. 하나의 운동 단위는 하나의 알파운동신경원과 그 신경원이 신경지배하는 모든 근섬유를 포함한다. 알파운동신경원으로 전달되는 하행성 상위척수 입력의 중단이나 이러한 척수분절수준에서의 신호들의 차단되는 문제는 운동 단위들이 활성화되는데 손상과 근약화를 가져올 수 있다. 중추신경계는 동원되는 운동 단위의 수와 신경발화율을 증가시키고 더 큰 운동 단위를 동원시킴으로서 근육의 장력을 만들어낸다.

세 가지 타입의 운동 단위들이 있다: 느린 운동 단위, 빠르고 피로저항성이 높은 운동 단위, 그리고 빠르고 피로저항성이 낮은 운동 단위이다. 표 22-2는 이러한 운동 단위의 분류에 대한 설명을 제공한다(Harris, 2006). 그림 22-1은 운동 단위 종류들과 그들 각각의 신경흥분 특성들을 보여준다.

운동 단위 활성화의 정상순서는 작고 느린 운동 단위들이 먼저 동원되고 그 다음에 더 크고 빠른 운동 단위들이 힘 생산의 요구도가 증가함에 따라 필요한 만큼 활성화된다. 이러한 순차적 운동 단위 동원 순서를 크기의 원칙(size principle)이라 부른다(Henneman, 1965). 신경흥분의 부족은 운동 단위들이 있는 곳으로 신호를 보내는 능력에 영향을 미치고 적절한 힘 생산을 위해서 운동 단위 발화율을 효율적으로 조절하는 데도 영향을 미친다. 근력훈련은 신경적응을 촉진시키는데 운동 단위 발화율을 효과적으로 개선하고, 운동 단위 동원을 증가시키며, 그리고 이전에 비활성화되었던 근섬유들을 활성화시키면서 촉진시킨다. 이러한 신경적응 과정은 건강한 사람들에게서 초기(4주에서 6주까지)의 근력획득에 관여한다고 여겨진다, 반면에 근비대는 나중에(6주에서 12주 정도) 만들어지는 근력의 획득을 설명하는 것이다(Kraemer, 2000, 2013; McArdle, 2010). 그러나, 신경학적 손상환자들은 신경활성화의 개선과 더불어 운동 단위 발화 조절 및 동시활성화는 근력획득에 더 많이 기여하게 된다(Kraemer, 2013; Patten, 2004, 2013).

표 22-2	운동 단위 분류 설명
느린운동단위	몇 개의 작고, 느리며, 산화성인 근섬유들을 신경지배하는 작은 축삭들로 구성됨(type I); 동원에 대해 낮은 역치를 가짐
빠르고 피로 저항성이 높은 운동단위	빠르고, 산화성이며, 해당성인 근섬유들을 신경지배하는 중간 크기의 축삭들로 구성됨(type II); 동원에 대해 중간의 역치를 가짐
빠르고 피로 저항성이 낮은 운동단위	많고 큰 해당성 근섬유들을 신경지배하는 큰 축삭들로 구성됨(type IIB); 동원에 대해 높은 역치를 가짐

구조적 요인들

힘 생산에 근원이 되는 구조적 요인들은 근육의 크기와 단면적, 근섬유타입과 배열, 그리고 근섬유의 분포양상이다(Kisner, 2012; Soderberg, 1992). 근육이 장력을 만드는 능력은 직접적으로 근육의 크기와 단면적과 관련이 있다. 넙다리네갈래근과 종아리근육들과 같은 큰 근육들은 더 작은 근육들보다 더 큰 장력 생산능력을 가지고 있다. 기능적 과제 수행 동안, 이러한 더 큰 근육들은 앉은자세에서 일어서기나 계단을 오르기 위한 힘을 제공한다. 6주에서 10주 동안 점진적 부하를 이용한 근력훈련은 건강한

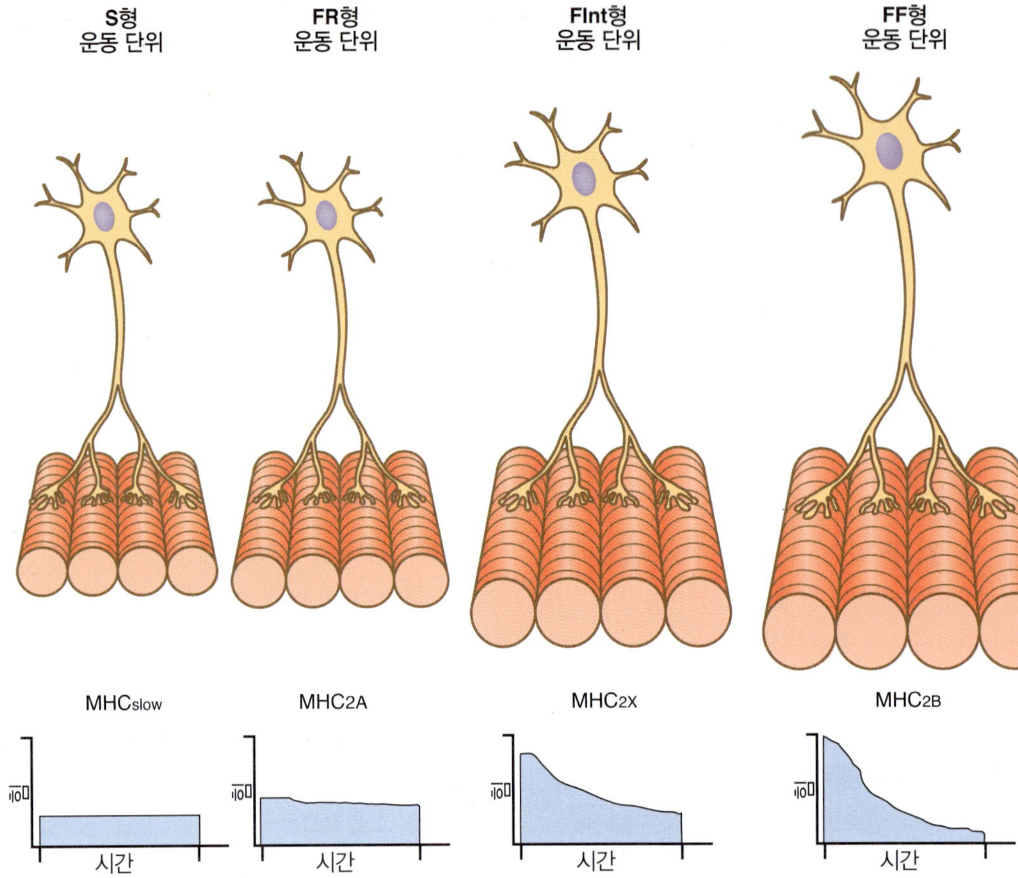

그림 22-1 조직화학적 개요, 크기 및 수축을 기반으로 근에서의 운동 단위 유형 분류.

정상인과 신경학적 문제를 가진 환자들 모두에게서 **근비대**를 야기하거나 근육의 크기를 증가시킨다. 근원섬유들의 수와 크기의 증가로 일어나는 이러한 근비대는 근육의 힘 생산 능력을 향상시킨다.

근섬유 배열 또한 근육의 힘 생산 능력에 영향을 미친다. 하나의 날개 깃 모양이나 여러 개의 날개깃 형태로 위치하는 작은 근섬유들은 힘 생산 방향과 30° 비스듬히 각을 이루고 있다. 이러한 형태의 근섬유 배열은 어깨세모근과 종아리근육과 같은 근육들에서 찾을 수 있으며, 더 큰 힘을 만들어낸다. 넙다리빗근이나 넙다리두갈래근과 같이 평행하게 나란히 놓여져 있는 긴 근섬유들은 더 빠른 단축 속도를 갖지만 날개깃 배열을 가진 근육들보다 적은 힘을 만들어낸다(그림 22-2). 근골격 시스템에서 이러한 근섬유 배열에는 기능적 특이성이 있다. 긴 지레팔을 빨리 움직이기 위해 필요한 근육들, 예를 들어, 빠른 무릎굽힘동작을 위한 넙다리두갈래근은 대체적으로 평행한 근섬유 방향으로 구성되어져 있다; 바꾸어 말하면, 신체 무게를 조절하거나 움직이기 위한 상당한 힘을 요구하는 근육들, *넙다리네갈래근*은 여러 개의 날개 깃 섬유 방향을 보인다. 근섬유 형태와 배열의 이러한 기능적 특이성은 근력 강화 훈련을 위한 운동을 설계할 때 고려되어져야만 한다.

힘 생산에 영향을 미치는 마지막 구조적 요인은 근섬유 형태의 분포이다. 근육들은 유전적 소인, 근육의 기능, 그리고 신경입력의 영향으로 인해 다른 형태의 근섬유들로 구성되어져 있다(Astrand, 2003). 근섬유 형태의 분류를 자세히 설명한 표 22-3을 참조한다. 근육의 비사용, 그것이 비활동으로 인한 것이거나 중추신경 손상으로 인한 신경활성화의 소실로 인한 것이든지간에 근육의 위축과 1형과 2형 근섬유들 모두의 소실을 야기한다.

신경학적 장애를 가진 환자들에게서는, 2형 근섬유들의 선택적 위축이 입증되었고, 임상적으로 보여지는데 기능적 과제를 위해 효과적으로 힘을 생산하는 능력이 손상되고 힘 생산이 더 느려지게 된다(Frontera, 1997; Hachisuka, 1997).

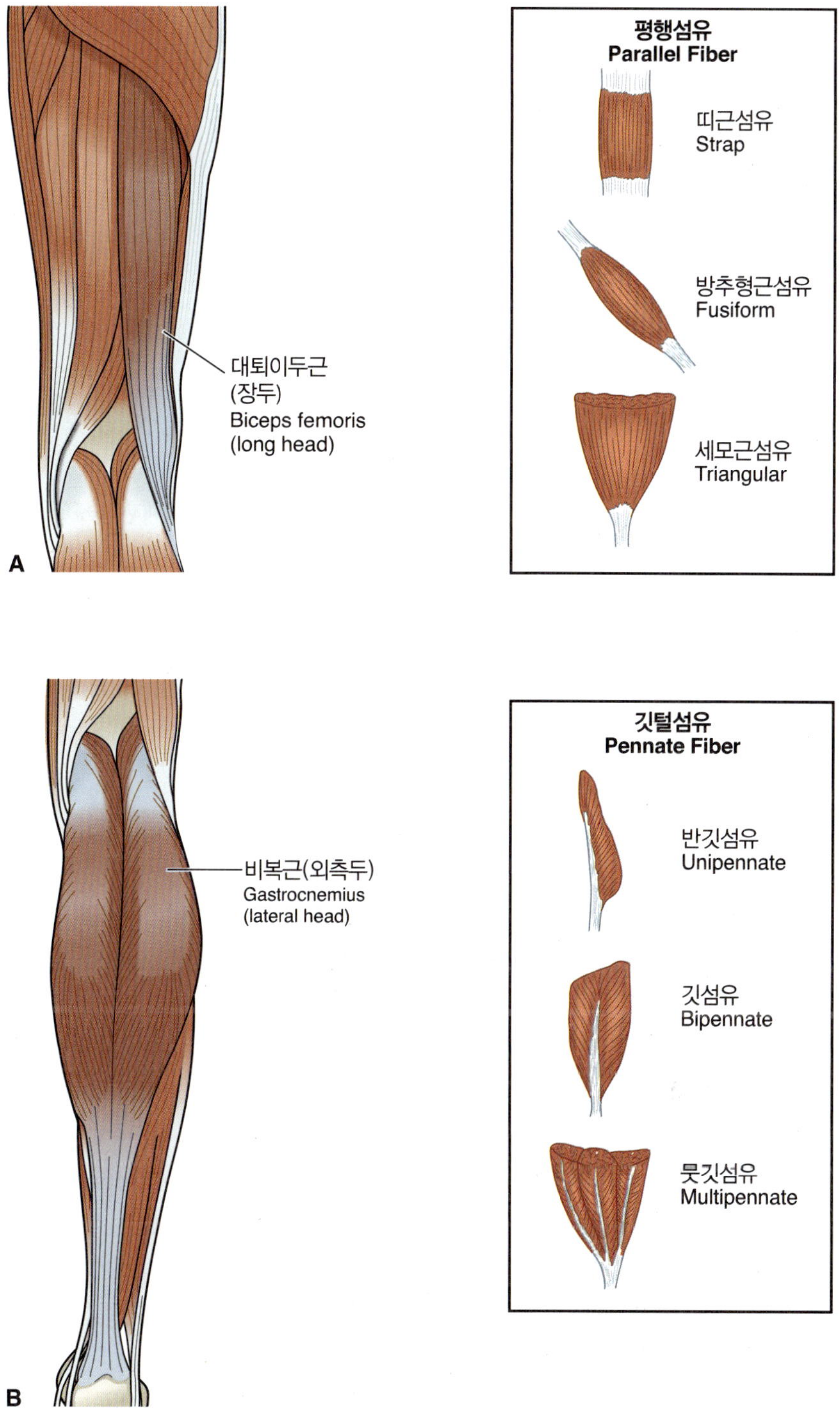

그림 22-2A 및 22-2B 골격근 섬유 배열. (A) 대퇴이두근 장두에 보여지는 평행근 섬유. (B) 비복근의 측면 힘살에서 보여지는 깃근 섬유.

생각해 볼 점 22.1

비사용 근위축의 에빙은 신경근 질환을 가진 환자들에게 급성기와 만성기 모두에서 중요한 치료적 목표가 되어야 한다.

- 비록 환자에 의해 느리면서 최대하 노력으로 국한된 근력 강화운동이 단지 1형 근섬유들만 훈련하게 되지만, 더 높은 부하나 속도를 운동프로그램에 적용하는 것은 2형 근섬유를 대상으로 하는데 중요하다. 임상가로서, 근력 강화운동을 처방할 때 대상근육을 선택하고 당신이 그 대상근육의 구조적 특징과 기능적 역할을 어떻게 기억하는지 설명해보고 의도적으로 운동에 더 높은 부하나 속도를 만들어본다.

표 22-3 근육 섬유 유형의 분류

근육 섬유 유형	설명
I (느린, 긴장성, 산화성)	지속적이고 반복적인 근육 수축 피로에 강함
II (빠른, 위상성)	높은 힘 생산
IIa(빠른, 산화성, 해당성)	혐기성 및 호기성 대사, 천천히 피로해짐
IIb(빠른, 위상성, 해당성)	빠르고 높은-긴장성 수축, 빠르게 피로해짐

역학적 요인들

힘을 생산하는 근육의 능력에 적합한 역학적 요인들은 **길이-장력**과 속도-장력 **관계**이다. 길이-장력 관계는 **스탈링의 법칙**에 따라서 근육이 적절한 길이에서 근섬유들 내의 엑틴과 마이오신 분자들 사이의 결합력에 기반하여 최대 장력을 만들 수 있는 것을 일컫는다(Astrand, 2003). 최대 장력을 위한 적절한 근 길이는 관절가동범위(ROM)의 거의 중간지점이다, 반면에 근육이 더 짧아지거나 늘어난 위치에 있는다면 더 적은 힘이 만들어진다.

근길이와 더불어, 수축 속도도 엑틴과 마이오신 결합력에 영향을 미친다. **속도-장력 관계**는 구심성 수축 동안에 장력과 움직임의 속도 사이에 정반대의 관계성을 일컫는다. 다시 말해서, 엑틴과 마이오신이 빠른 속도의 움직임 동안에는 효과적으로 결합할 수 없기 때문에 움직임 속도가 증가할수록 근육의 힘 생산 능력은 감소하게 된다(Harris, 2006). 환자들은 무거운 무게를 천천히 들어 올릴 수 있다, 그렇지만 훈련의 목적이 움직임 속도를 증가시키기 위한 것이었다면 부하를 줄여야 할 것이다. 이런 속도-근장력에 관한 개념은 근력훈련의 목표를 정하고 신경학적 진단을 받은 환자들에게 운동을 처방할 때 고려되어져야만 한다. 예를 들어, 뇌졸중 이후에 환자들은 움직임 속도가 증가함에 따라 근력 손상이 더 과장되어진다(Nakumura, 1988). 근육파워(속도 의존적인)와는 대조적으로 근력을 훈련하는 것은 다른 정도의 부하와 운동속도의 처방을 필요로 한다.

근약화가 기능에 미치는 영향
Effect of Weakness on Function

사람들이 근육의 약화가 생긴다면, 그것이 전형적인 노화과정의 결과이든지 신경학적 장애에 의해서든지간에, 힘 생산 능력의 감소는 기능적 기술과 활동에 부정적인 영향을 미친다. 기능적 활동의 제한은 다시 일상생활에서의 사회적 참여를 감소시킬 수 있다. 예를 들어, 스미스여사, 현재 나이 94세지만 그 외에는 건강한 편인데 팔과 다리 전체적으로 근력이 감소되었다. 특히, 항중력 근육에서 두드러진다. 그 결과, 그녀는 화장실에서 일어나거나 식탁 의자에서 일어나는 것과 같은 이동에 어려움을 경험하게 되고 아침에 침대에서 일어나 나오는데 더 많은 시간이 걸린다. 그녀는 또한 근약화로 인해 균형반응이 손상되었다. 계단을 오르는 것과 같은 기능적 활동의 체중부하 측면에서는 더 어렵고 힘들게 되었다. 다리에서 적절한 근력에 대한 중요 한계치는 스미스여사가 지나친 피로없이 일상생활에서 기능적 과제들을 수행하기 위해서 필요하다. 팔근육의 약화는 팔을 이용한 과제, 누웠다 일어나는 동안 바닥을 밀기 위한 팔의 사용과 기능적 팔뻗기나 쥐기 활동과 같은 동작에 어려움을 야기할 수 있다.

병리학적 관련성 Related Pathology

신경근 질환에서 근력 손상
Strength Impairments in Neuromuscular Diagnoses

근약화는 광범위한 신경학적 진단들에서 기능적 기술 수행에 안좋은 영향을 미치는 일차적 손상이다. 신경근 환자들에게 선호하는 훈련방식들(Neuromuscular Preferred Practice Patterns)에 의해 분류된 신경학적 질환들의 개요를 설명한 표 22-4를 참조하라(*APTA*, 2015). 중추신경계에 영향을 미치는 비진행성 신경학적 장애(*Pattern 5D*)를 가진 뇌졸중과 외상성 뇌손상과 같은 성인환자들에게서, 중추신경활성화의 결함으로 인한 근력 손상은 이론적으로 잘 입증되어 왔다. 이러한 근력 손상은 뇌손상의 특정부위와 심각성과 직접적으로 관련 되어지고 기능상태와 연관된다. 이러한 근력결손의 회복은 기능수행 결과의 향상을 촉진한다. 중추신경계에 영향을 미치는 진행성 신경학적 장애(*Pattern 5E*)를 가진 다발성경화증, 파킨슨질환, 그리고 근위축성 측삭경화증 같은 성인환자들에게서, 근력의 진행성 감소는 신체 양측 근육들에서 다양하게 보여질 것이다. 이러한 감소는 중추신경계 내의 신경병 부위와 질병의 기간에 따라 달라지는데 환자의 기능적 독립성과 삶의 질에 매우 큰 영향을 미치게 된다. 외상성이든 퇴

표 22-4 물리치료 선호 관행 패턴: 신경근육계

패턴 5C	패턴 5D	패턴 5E	패턴 5G	패턴 5H
중추신경계의 비진행성 장애와 관련된 운동기능 및 감각 무결성 손상; 선천적 기원 또는 유아기 또는 유년기에 획득	중추신경계의 비진행성 장애와 관련된 운동 기능 및 감각 무결성 손상; 청소년기 또는 성인기에 획득	중추신경계의 진행성장애와 관련된 운동 기능 및 감각 무결성 손상	급성 또는 만성 다발신경병증과 관련된 운동 기능 및 감각 무결성 손상	척수의 비진행성 장애와 관련된 운동 기능, 말초 신경 통합, 감각 무결성 손상
• 산소결핍/저산소증 • 분만 시 외상 • 뇌이상 • 뇌성마비 • 뇌염 • 수두증 • 중추신경계의 감염증 • 수막류 • 신생물 • 척추견인 증후군 • 외상성 뇌손상	• 동맥류 • 산소결핍/저산소증 • 뇌졸중 • 중추신경계의 감염증 • 두개내 신경외과술 • 신생물 • 발작 • 외상성 뇌손상	• 후천성 면역결핍증 • 알코올성 운동실조 • 알츠하이머병 • 근위축성 측삭경화증 (ALS) • 바닥핵 장애 • 소뇌 장애 • 헌팅톤병 • 다발성경화증 • 파킨슨병 • 진행성 근위축증 • 발작	• 절단 • 축삭성 다발신경병증 • 자율신경계 기능장애 • 길리안-바레 증후군 • 한센병 • 소아마비후 증후군	• 양성 척수종양 • 완전 또는 불완전 척수 손상 • 척수의 감염증 • 척수 압박 • 퇴행성 척추관절 질환 • 추간판 탈출증 • 골수염 • 척추증

행성이든 척수를 포함하는 신경학적 장애를 가진 환자들(*Pattern 5H*)은 척수 손상 부위(분절이나 척수수준)와 손상 크기와 관련하여 근약화나 전신마비를 갖는다(예; 완전 대 불완전 척수손상). 기대되는 운동기능 회복의 정도는 운동신경로의 남아있는 정도와 척수에서의 신경가소성에 따라 달라진다.

뇌성마비와 뇌저산소증과 같은 중추신경계의 비진행성 장애를 가진 소아환자들(*Pattern 5C*)은 또한 운동 발달과 기술 습득에 부정적 영향을 미치는 일차적 근력 손상을 갖는다(Damiano, 1998; Verschuren, 2008). 그리하여, 근력 강화훈련을 그들의 발달 중재에 포함시키는 것은 중요하다.

길리안-바레 증후군이나 다발성신경병증과 같은 말초신경계에 영향을 주는 질환에서는, 근약화는 기능에 부정적 영향을 주는 일차적 임상 증후이다. 길리안-바레 증후군에서는, 신체 원위부에서 근위부로 올라가는 운동기능의 대칭적 손상이 진행성으로 나타나고 결국에는 호흡근과 구강운동 근육들에도 침범될 것이다. 회복단계는 점진적이고 근피로나 과훈련으로 인한 약화를 피하기 위해 주의깊은 운동 처방을 필요로 한다. 이와 유사하게, 소아마비를 가진 환자들은 15년 이상 증상이 안정화된 후에 새로운 근육약화가 발생하는 것을 보이는데 이들에게는 이미 대사작용으로 과신장된 운동 단위들을 과훈련시키는 것을 피하기 위해 숙련된 운동 처방이 필요하다(Jubelt, 2004; Klein, 2002).

근약화의 임상적 양상은 이러한 다양한 신경학적 질환에 따라 다양하다. 환자의 진단명을 고려하면서, 임상가는 개인에 맞춘 치료계획을 설계할 때 근력 결손의 분포, 심각성, 그리고 양상을 주의깊게 평가해야 한다. 예를 들어, 근력훈련이 진행성, 비진행성 질환을 가진 모두에게 이롭지만, 운동형태의 다양한 접근법들은 비진행성이나 진행성 신경학적 장애를 가진 환자인지에 따라 요구된다. 환자의 진단명과 손상 후 또는 진단 후 경과시간이 치료목표에 영향을 주고 약화와 관련하여 기대결과에도 영향을 미친다.

그들의 일차적 근력 손상과 더불어, 신경학적 장애를 가진 환자들은 운동능력과 활동수준의 감소로 인해 이차적으로 근력 손상을 야기시킬 위험에 처해 있다. 이러한 이차적 문제들은 기능에 미치는 부정적 영향을 증가시킨다. 그렇지만 그들은 운동프로그램과 적절한 기능을 유지하는데 이런 운동의 중요성에 대한 환자교육으로 예방할 수 있다.

뇌졸중 이후에 근약화 손상들

뇌졸중 이후에 근력결손의 양상과 분포는 문헌에서 잘 입증되어져 왔다: 이러한 정보는 근력 손상을 직접 검사하고 근력훈련을 설계하기 위한 임상결정을 가이드하는데 도움을 줄 수 있다. 치료사는 문제가 단순이 힘을 생산하는 것인지 운동 조절의 손상인지, 특히 선택적/분리된 운동 조절을 확인하기 위해 주의를 요하는게 필요하다는 것을 기억한다(6장 참고). 근약화의 분포양상은 우선 뇌병변의 반대측에 마비를 보인다: 그러나, 병변의 동측에도 가벼운 정도의 근약화가 존재한다는 강한 증거들이 있다. 이러한 증거에 근거해서, 양측 근력훈련이 만들어졌다(Bohannon, 2007; Dragert, 2013; Eng, 2004; Patten, 2004).

회복이 대체적으로 근위부에서 가장 먼저 관찰되어지기 때문에, 근력결손은 신체 근위부에 있는 근육들보다 말단부 근육들에서 더 크게 나타난다. 그리고 약화는 손발뿐만 아니라 몸통 근육들에서도 볼 수 있다(Adams, 1990). 굽힘근과 폄근은 모두 같이 영향을 받는다. 근약화 정도는 뇌졸중 병변의 위치와 심각성 정도와 관련이 있는데 반신부전마비(경도에서 중등도)에서 반신마비(중증 또는 완전소실)까지 범주를 보인다. 뇌졸중 이후의 근약화는 단지 힘 생산의 감소만을 나타내는게 아니라 힘 생산 속도의 저하, 힘을 내기 위한 과도한 노력, 빠른 근피로의 발생, 그리고 특정 과제를 수행하는데 효과적으로 힘을 만드는데 어려움을 나타낸다(Canning, 1999; Ingles, 1999; Patten, 2004). 이러한 힘-생산 결손 문제들은 기능적 기술을 수행하는데 매우 큰 영향을 미치고 결국에 뇌졸중 재활프로그램에 그런 문제를 다룬 중재를 만든다.

뇌졸중 이후에 근약화의 원인들은 우선적으로 중추신경 활성화의 결손, 연접횡단변성(신경연접의 퇴화), 그리고 근육상태의 이차적 변화들이다. 척수상위신경로, 특히 대뇌피질척수로의 손상은 운동 단위 동원과 운동 단위 활동의 조절을 감소시킨다. 이러한 단절된 신경입력으로 인해, 연접횡단변성이 척수 수준에서 발생하고 그것은 운동신경원의 소실과 운동신경풀(motor neuron pool)의 활성화의 변형을 가져온다(Eng, 2004; Landau, 2002). 뇌졸중 이후에 운동 단위의 특성과 근섬유의 변화를 요약한 표 22-5를 참조한다(Frontera, 1997; Jakobsson, 1991; McComas, 1973; Rosenfalck, 1980; Scelsi, 1984). 이러한 운동 단위의 결손은 느리고 비효율적인 근활성 그리고 기능적 과제를 수행하는데 힘 생산 조절의 어려움을 보이는 것과 같이 임상적으로 증명되었다. 경직이 존재할 경우, 마비근의 뻣뻣함 증가와 과신장된 근절들(sarcomeres)과 같은 변형된 점탄성과 역학적 특성들은 또한 힘 생산을 감소시킬 수 있다(Dietz, 1986; Friden, 2003; Lamontagne, 2002).

표 22-5 뇌졸중 후 운동 단위 특성 및 근섬유 변화

운동 단위 결손	근섬유 변화
운동 단위 수 감소	4-6주 후 비사용 위축
운동 단위 지배비율 증가	2형 섬유의 선택적 위축
발화율 조절 손상	1형 섬유의 비율 증가

근력 결손은 뇌졸중 이후의 기능적 제한과 밀접한 관련이 있다; 이런 이유로, 이런 결손의 회복은 기능적 회복을 극대화하기 위해서 중요하다. 마비측 다리근력은 앉고 일어서기와 이동능력과 상당한 관련성이 있었고 뿐만 아니라 보행과 계단 사용과 관련이 있었다(Bohannon, 1990, 2007). 마비측 엉덩굽힘근, 무릎폄근, 그리고 발바닥 굽힘근의 근력은 보행기능과 회복에 밀접한 관련성이 있었다(Bohannon, 1992; Nakumura, 1988; Olney, 1991; Pohl, 2002). 뇌졸중 이후의 상지근력은 상지기능과 일상생활에서의 독립성 수준과 관련이 있었다(Boissy, 1999; Bohannon, 1992). 근약화의 심각성은 또한 기능적 과제 수행을 위한 보조기와 보조장치의 필요성과 직접적인 관련성이 있었다. 일상생활 활동과 보행을 위한 에너지 소비는 근약화와 컨디션 저하(상태 악화)로 인해 뇌졸중 이후에 증가된다(Ingles, 1999; Walters, 1989). 근력의 중요 한계치는 효율적인 기능적 과제수행을 위해 필요하다. 뇌졸중 후에, 환자들은 종종 이런 필수적인 근력이 부족하거나 가까스로 기능적 능력을 위한 임계치에 다다르는 충분한 근력을 얻지만 빠른 근피로를 보이면서 기능수행을 위한 여력이 부족하다(Bohannon, 2007).

후천적 뇌손상에서 근력 손상들

후천적 뇌손상 환자들에게서 근력 손상의 특성과 분포양상은 국소적이고 넓게 광범위한 뇌손상 병변 부위에 따라 매우 다양할 수 있다. 근력 손상들은 후천적 뇌손상을 가진 환자의 54~58%에서 보이는 것으로 보고 되었고, 82~84%의 환자들은 1년 동안의 추적 관찰에서 정상 근력의 회복을 보였다(Brown, 2007).

게다가, 수반되는 손발의 골절들은 외상성 뇌손상 이후에 일반적이고(Grotz, 2004), 임상적 근약화 양상을 증가시킨다. 후전적 뇌손상 이후의 뇌간손상, 다발성 대뇌손상, 양측성 대뇌피질병변, 또는 미만성 축삭손상을 가진 환자들은 다른 주요 운동 조절, 근긴장도, 그리고 균형 결손과 더불어 양측성 마비를 가질 것이다.

후천적 뇌손상에서의 근약화의 근본원인은 우선적으로 운동 단위들을 활성화시키지 못하는 중추신경 활성화의 결손이다. 그러나, 말초적 요인, 특히 비사용성 위축도 근약화에 기여한다. 많은 후천적 뇌손상 환자들은 혼수상태, 의료적 불안정 상태, 또는 골절로 인한 장기간 움직이지 못하게 될 것이다. 근약화는 포괄적 치료계획에서 다루어야 하는 주요시스템 손상이다.

다발성경화증에서의 근력 손상

다발성경화증은 산발적인 축삭변성의 병변을 야기하고 신경전도가 감소하거나 차단되는 중추신경계의 탈수초성 장애이다. 이것은 운동 단위풀로 전달되는 척수상위신경이나 척수신경로를 방해할 것이며 근약화나 근피로를 야기할 것이다(Ng, 2004; Taylor, 2006). 뇌졸중 후의 근약화와 비슷하게, 이러한 중추신경 결손은 운동 단위 동원과 운동 단위 발화율의 조절이 손상된다. 게다가, 비사용 근위축과 일치하는 근섬유 변화들이 관찰된다(de Haan, 2000). 근피로는 다발성경화증을 가진 환자들에게서 신체장애와 일상생활 활동을 위한 에너지 수준의 감소에 상당히 기여하게 된다(McDonnell, 2001; Schwid, 2002; White, McCoy, 2004; Surakka, 2004b). 다발성경화증을 가진 환자들은 보고된 바에 따르면 다리근육들에서 등척성과 등속성 검사 동안 모두 힘 생산능력의 감소와 느린 속도를 보였다(Lambert, 2001). 이러한 동적 근력 손상들은 일상생활 동작기술, 이동 능력, 그리고 보행 기능을 포함한 기능적 제한과 직접적인 연관성이 있고 이러한 문제를 직접 다루는 중재를 만들 필요성이 있다.

신경학적 장애를 가진 환자들에게 근력훈련의 근거

Rationale for Strength Training in Persons With Neurological Disorders

근약화에 대한 현재 연구와 신경근 장애를 가진 환자들에게 야기되는 기능적 결손은 기능수행을 증진시키기 위한 근력 훈련의 가치와 잠재적 이점들에 대한 강력한 근거를 제공한다. 근기는 뇌졸중, 후천적 뇌손상, 파킨슨질환, 뇌성마비, 그리고 다른 신경근 질환들을 가진 환자들에게 근력훈련의 효과성을 지지한다(MacPhail, 1995; Badics, 2002; Dal Bello-Haas, 2002, 2007; Dodd, 2002; Eng, 2004; Kjolhede, 2012; Lima, 2013; Patten, 2004; White & Dressendorfer, 2004; Schilling, 2010).

최소 6주 내지 8주 동안의 강화운동프로그램은 신경적응을 증진시킨다. 그리하여, 운동 단위 활성화의 동원과 효율성을 향상시킨다. 중등도에서 고강도 훈련은 또한 대뇌피질, 척수, 그리고 신경근 연접 수준에서 신경가소성을 촉진시킨다. 연구들은 뇌졸중과 외상성 뇌손상환자들은 급성기와 만성기 모두에서 근력 강화훈련으로 인해 이점을 얻는다고 설명한다(Flansbjer, 2008; Ouellette, 2004; Patten, 2004; Weiss, 2000).

급성기 재활에 근력훈련을 시행하는 것 외에도 치료사는 일상생활을 위한 기능적 능력을 극대화시키기 위해 이러한 근력운동을 신경학적 장애를 가진 환자들을 위한 지역사회 피트니스 프로그램 안에 하나의 구성요소로 포함시켜야 한다. 이런 피트니스 프로그램들은 특히 다발성경화증과 파킨슨과 같은 진행성 신경장애를 가진 환자들에게 요구된다(Brienesse, 2013; Dalgas, 2008; Latimer-Cheung, 2013; Lima, 2013; Petajan, 1996; White & Dressendorfer, 2004; Schilling, 2010). 근력훈련프로그램은 장기간 비활동으로 인한 원치않은 효과를 예방하거나 바꾸고 심혈관 질환, 재발성 뇌졸중, 당뇨, 비만, 그리고 골다공증과 같은 동반되는 질환들을 예방하기 위해 중요하다(Gordon, 2004). 게다가, 근력훈련은 노인들에게 낙상의 위험을 감소시키는 효과적인 방법이었다. 그것은 파킨슨과 뇌졸중과 같은 신경학적 동반질환을 가진 사람들에게 효과가 있다(Hirsch, 2003; Tinetti, 1994; Toole, 2000). 근위축성 측삭경화증과 같은 진행성 신경근 질환을 가진 환자들에게는 질환으로 아직 침범받지 않은 근육들에 최대하 근력운동은 비사용 근위축을 예방하고 남아있는 기능을 극대화시킬 뿐만 아니라 이로운 정신심리적 효과도 있다고 보여졌다(Dal Bello-Haas, 2002, 2007, 2008).

뇌졸중 환자들에게 근력훈련의 연구 근거

근력훈련이 뇌졸중 이후에 급성기와 만성기 모두에서 팔과 다리 근력을 향상시키는데 효과가 있다는 강력한 근거가 존재한다. 다섯 개의 체계적 고찰연구(Ada, 2006; Eng, 2004; Morris, 2004; Riolo, 2003; Van der Lee, 2001)에서 뇌졸중 환자들에게 근력훈련에 대한 광범위한 의견과 현재 연구들의 분석을 제공한다; 모두 연구들에서, 치료 효과 크기 1.2에서 4.5 정도로 근력의 향상이 있었다. 근력 훈련방법은 점진적 저항운동(PRE); 순환운동;

등속성운동; 그리고 저강도에서 고강도의 기능적, 과제-특이적 운동들을 포함한다. 수많은 연구들이 고강도 훈련(최대근력의 60~80% 강도)이 더 많은 근력의 획득을 보고하면서 이점을 주장했다(Flansbjer, 2008; Ouellette, 2004; Sullivan, 2007; Teixeira-Salmela, 1999; Weiss, 2000).

기능적 수행을 향상시키데 근력 훈련의 효과에 대해서는 덜 객관적이고 연구들마다 훈련방법과 연구에서 사용된 측정방법에 따라 의견이 불일치한다. 체계적 고찰연구에서, Eng(2004)과 Van der Lee(2001)는 단순 근력훈련만으로 기능에 미치는 영향에 대해서는 근거가 부족하고 불충분하다는 결론을 내린 반면에, Patten(2004)은 특정 연구들에서 기능에 대한 긍정적인 훈련효과들을 주장하였다. 운동설계에서 더 과제특이적인 훈련프로그램들이 비과제특이적 운동들보다 기능적으로 더 나은 전이효과를 보였다(Bale, 2008; Barreca, 2004; Dean, 2000; Monger, 2002; Patten, 2013; Sullivan, 2007; Yang, 2006). 게다가, 고강도 훈련을 사용한 강화프로그램들이 보행 속도와 지구력에서 더 유의한 기능적 향상이 있음을 입증하였다(Flansbjer, 2008; Sharp, 1997; Weiss, 2000).

다발성경화증 환자에게 근력훈련에 대한 연구근거

근력운동과 유산소운동을 결합한 훈련은 다발성경화증을 가진 환자들에게서 신체단련(피트니스), 기능수행능력, 그리고 삶의 질을 향상시키는 효과적인 중재방법이다(Dalgas, 2009, 2010; Latimer-Cheung, 2013; Motl, 2008; Petajan, 1996; Taylor, 2006; White & Dressendorfer, 2004). 연구들은 저항운동이 팔근력에도 미미한 효과를 가지면서 다리근력도 유의한 향상을 갖게 하는 강력한 근거를 제시한 반면에, 보행기능으로의 전이효과에 대해서는 결론을 내리지 못했다(Kjolhede, 2012). 종합적 고찰 연구에서는, White와 Dressendorfer(2004)는 지도감독하의 근력 강화훈련은 근력과 기능뿐만 아니라 심리적 안정에도 긍정적인 효과를 갖는다고 결론을 지었다. 다발성경화증을 가진 환자들에게서 근력훈련 이후에 보고된 기능적 향상은 연구들마다 운동방법의 차이와 결과 측정 방법의 차이로 인해 다양하다; 그러나, 일상생활, 보행속도와 지구력, 그리고 계단오르기에서의 수행능력의 향상과 피로에 대한 자각도의 감소가 관찰되었다(Dalgas, 2010; Latimer-Cheung, 2013; White & Dressendorfer, 2004). 근력훈련 연구들에서 일치했던 또다른 중요한 결과는 운동으로 인한 어떠한 증상악화가 없었고 단지 최소한의 부작용 위험이 있었다.

요약하면, 경도에서 중등도 장애를 가진 다발성경화증 환자들에게 최소 주 2회 중등도 강도의 저항 훈련뿐만 아니라 근력을 향상시키기 위한 과제특이적 훈련의 효과성을 입증하였다(Broekmans, 2011; Dalgas, 2008, 2009; Dodd, 2011). Brown(2005)은 또한 다발성경화증으로 인해 중등도에서 중증의 장애를 가진 환자들에게서 근력을 유지하고 기능적 쇠퇴를 예방하기 위한 근력운동의 역할에 대한 강력한 이유와 근거를 제공했다. 저항 훈련은 또한 다발성경화증을 가진 환자들이 코티코르스테로이드의 사용과 비활동성으로 골다공증과 골절의 위험도가 증가하기 때문에 골밀도를 증가시키기 위해 권장된다. 이런 다중 시스템에서의 이점으로, 저항훈련이 다발성경화증을 가진 환자들을 위한 재활에서 가치있는 요소이다.

파킨슨 환자에게 근력훈련에 대한 연구근거

체간과 하지근력의 약화는 파킨슨 환자에게서 낙상의 위험성 증가와 기능감소에 이바지하는 하나의 요인으로 확인되어왔다(Glendinning, 1997; Hirsch, 2003; Morris, 2000; Robinson, 2005). 근력훈련은 궁극적으로 적절한 기능적 움직임을 증진시키고 낙상을 예방하기 위한 파킨슨 환자를 위한 치료계획에 하나의 중요한 요소이다. 체간과 하지의 근력훈련으로 인해 증가된 힘 생산 능력은 파킨슨 환자들에게 동적균형과 보행능력을 향상시킬수 있다(Brienesse, 2013; Dibble, 2006, 2006; Hirsch, 2003; Schilling, 2010; Lima, 2013; Scandalis, 2001; Toole, 2000). 매주 2~3회, 8주~10주 동안 중등도 강도의 저항훈련이 권장된다. Scandalis(2001)은 파킨슨을 가진 환자들이 훈련 이후에 같은 나이 또래의 건강한 정상대조군의 결과와 비슷한 근력의 획득을 입증하였다. 체중부하운동을 이용한 기능적 근력훈련은 하지근육을 강화시키고 기능적 균형능력을 향상시키기 위한 파킨슨 환자들에게 효과적인 방법이다(Hearn, 2007). 근력훈련과 유산소 운동을 결합한 과제특이적 훈련이 권장된다(Lima, 2013). Corcos(2013)은 2년동안 매주 2회 근력훈련 신체 단련 프로그램(fitness)의 참여는 대조군과 비교해서 운동증상과 관련하여 파킨슨 환자들에게서 더 나은 감소를 보고하였다. 파킨슨 환자들을 위한 근력훈력과 유산소 훈련을 포함하는 운동프로그램 처방이 운동기능과 기능적 운동성을 최적화시키기 위해 시행된다.

뇌성마비환자에게 근력훈련에 대한 연구근거

뇌성마비를 가진 어린이와 성인환자는 기능적 제한과 발달 지연을 야기하는 운동 조절, 감각, 지각, 인지, 그리고 대화능력에서 다양한 시스템적 손상들을 갖는다. 힘 생산능력의 감소는 뇌성마비 환자들에게 잘 보고된 근원적인 손상이며 운동 중재에 잘 반응한다. 현재 연구는 뇌성마비 아동과 성인환자들에게 힘 생산 능력을 향상시키기 위한 하지 근력훈련에 대한 강한 근거를 제공한다(Boyd, 2012; Damiano, 1995, 1998; McBurney, 2003; Dodd, 2002, 2003; Morton, 2005, Unger, 2006).

근력훈련이 대동작기능(보행기능을 포함하는)을 향상시키는가에 대한 근거는 이런 연구들을 통해서 결론을 내리지 못했다. 독자는 뇌성마비 아동에서 근력훈련의 효과에 대한 더 자세한 논의를 가진 몇 개의 포괄적인 체계적고찰 연구들을 참조한다(Darrah, 1997; Dodd, 2002; Verschuren, 2008). 운동훈련을 위한 전반적인 권장사항들은 최대하 점진적 저항운동(5회 반복의 4세트에서 8회 내지 10회 반복의 3세트)이나 근력획득을 증진시키기 위한 주 3회 최소 6주 기간 동안의 기능적 근력훈련이다. 유산소운동과 발달적 기능훈련을 결합한 근력훈련은 뇌성마비 아동의 최적의 기능적 결과를 획득한다.

환자 적용

찰리는 21세 백인남성이며 전복되는 자동차사고로 중증의 후천적 뇌손상뿐만 아니라 오른쪽 정강뼈와 쇄골골절을 입었다. 그는 현장에서 기관삽관을 받았고 병원입원 당시 글라스고콤마척도 6점이었다. MRI 영상에서 전두엽과 측두엽 부위에 국소적인 타박상이 있었고 미만성축삭손상을 보였다. 찰리는 25일 동안 고미상태였고 5주 동안 급성기 치료실에 입원했다. 그는 지금 입원환자 재활센터에서 평가받고 있는 중이다.

찰리는 비지니스를 전공하는 대학생이다. 그는 지역인쇄회사에서 파트타임으로 일을 하고 도시환경의 3층아파트에서 두 명의 친구와 같이 지내고 있다. 그는 이전 병력은 특이사항이 없다. 사고 전에 특별한 약도 복용하지 않고 있었지만 현재는 페니토인을 복용한다. 그는 오른쪽 무릎아래로 석고고정을 하고 부분적으로 체중부하를 하고 있는 상태이다. 석고고정은 1주 후에 제거할 계획이다.

물리치료검사 결과

대화/인지:

- *찰리는 의식이 또렷하고 사람, 장소, 시간, 그리고 상황에 대해 인식한다; 그러나, 그는 단기기억, 지속해야 하거나 선택해야 하는 집중력, 그리고 실행기능에서 중간 정도의 손상을 갖고 있다.*
- *그는 란쵸로스아미고스 인기기능척도(Rancho Los Amigos Cognitive Function Scale)에서 6단계를 보였다. 그는 자기 문제를 인식하는데 어려움이 있었다. 조용한 환경에서는 세 단계 명령을 일관되게 따른다. 그는 새로운 과제학습을 위해서 매일 구조반복학습이 필요하다.*
- *그는 자신의 의사를 분명하게 표현하지만 약간의 마미말장애를 갖는다.*

기능적 상태:

- *기능적 독립 측정(FIM)에 근거한 검사결과: 침상이동=6; 이동능력=4; 휠체어이동=5; 보행=4; 그리고 계단오르기=3.*
- *찰리는 안정적으로 앉은자세에서 자신의 기본적 일상생활 동작이 가능하다.*
- *그는 앉고 일어서는데 팔을 지지하고 서 있을때 가까이서 지켜봐주는 약간의 도움이 필요하다.*
- *그의 버그균형척도는 56점 만점에서 32점인데(이 점수는 낙상의 위험이 높다는 것을 가리킨다), 오른 다리에 현재 부분적 체중부하문제로 한발서기, 일자로 서기, 그리고 발교대로 놓기를 할 수 없었다.*
- *그는 한 개의 로프스트렌드 지팡이를 가지고 걸어다니고 편평한 지면에서 약간의 도움이 필요하고 중간 정도의 느린 보행속도(0.5 m/s, 정상속도의 32%)로 300피트 걸은 이후에는 힘들어 한다.*
- *보행패턴: 왼쪽과 비교해서 오른쪽 보폭이 감소; 양하지 지지기가 더 증가한 비대칭적 입각기(왼쪽>오른쪽). 입각기: 오른쪽 입각기 동안 왼쪽으로 체간이 기울어짐; 심한 상지의 지팡이 지지; 체중부하 반응기에서 왼쪽 무릎의 과신전; 입각기에서 양측 고관절의 과도한 굴곡. 유각기: 왼쪽 유각기에서 발끌림을 보이는 과도한 발목 저측굴곡; 전유각기와 초기 유각기에서 왼쪽무릎굽힘의 제한.*
- *찰리는 계단을 이용하는데 중간정도의 도움을 필요로 하고 한쪽 난간을 사용하고 난간을 팔로 잡아당기는 경향을 보이면서 올라가는데 파워가 더 감소됨을 알 수 있다.*

임상 결정 시 고려할 점

찰리의 기능적 제한을 만드는 잠재적 손상요인들은 무엇인가? 중추신경에 의한 근약화가 선 자세 균형과 운동성에 어떤 영향을 미칠 수 있는가? 당신은 그의 근력을 평가하기 위해 어떤 객관적 측정방법을 선택할 것인가? 그에게 최근 골절병력을 감안할 때 당신은 비사용과 관련하여 어떤 근육들에서 약화를 기대할 수 있는가? 찰리의 인지능력이 잠재적으로 근력검사에 어떻게 영향을 미칠 것인가?

근력 손상의 검진과 기능에 미치는 영향에 대한 평가
Examination of Strength Impairment and Evaluation of Effect on Function

근약화의 분포와 심각성에 대한 철저한 검사는 신경근 장애를 가진 환자들에게 평가의 중요한 한 요소이다. 객관적 근력측정 방법의 선택과 적용은 특정 근약화손상을 확인하고, 근력강화중재의 효과성을 결정하고, 그리고 회복을 모니터링하는 데 도움을 준다. 6장에서는 신경근 장애 환자들에게 적합한 근력의 평가들과 측정도구들을 설명한다. 도수 근력검사는 주관적이지만 힘 생산을 정량화하기 위한 표준화된 판단인데 표준화된 자세에서 시행되어야 한다. 그러므로 환자가 분리된 움직임을 할 수 없다면 완료할 수 없다. 더 객관적인 힘 생산 측정방법은 힘 생산을 정량화하기 위해 동력측정(dynamometry)을 사용하는 것이다. 이런 방법은 시간에 따른 힘 생산의 변화를 기록하고 운동 중재효과를 평가하기 위해 사용될 수 있다.

환자의 근력결손과 기능적 제한 사이의 관계에 대한 평가는 임상가가 특정 회복을 필요로 하는 부위나 치료목표를 설계하는데 도움을 준다. 예를 들어, 보행에 악영향을 주는 발바닥굽힘근의 약화의 확인과 나이 든 뇌졸중 환자들의 계단을 오르는 능력을 확인하는 것은 임상가에게 발바닥 굽힘근력을 향상시키기 위한 체중 부하 운동을 설계하도록 가리킨다. 기능수행에 가장 직접적으로 영향을 주는 근약화결손이 치료계획에서 먼저 우선시되어야 한다.

근력훈련은 기능으로의 적절한 이월효과를 위해 과제-특이적 기능훈련과 결합되어야 한다. 신체검사는 근력 손상을 회복시키기 위한 목표지향적 중재를 설계하는데 중요한 첫 단계이다. 환자능력, 활동제한, 그리고 근원적인 시스템들의 손상에 대한 포괄적 이해는 신경학적 장애를 가진 환자들을 위한 운동 중재를 설계할 때 필요하다.

환자 적용

파트 2: 찰리의 근력 손상 검사

(입원 재활센터에 입원한 지 1주일: 오른쪽 다리의 석고고정을 제거하고 완전한 체중지지가 가능한 상태라는 것에 주목한다.)

능동관절가동범위(AROM):

- *양측 고관절과 무릎에 어떤 제한도 없다.*
- *발목 발등굽힘이 무릎을 편상태에서 오른쪽에서 0° 그리고 왼쪽에서 +5°로 제한됨.*
- *하지 거상은 오른쪽에서 48°, 왼쪽에서 6°도로 제한*
- *오른쪽 어깨 능동 관절 가동범위는 굴곡 152°, 외전 145°, 그리고 외회전 34°로 제한*

근긴장도평가:

- *왼쪽 넙다리네갈래근과 종아리근육에서 경직성 과긴장성 (MAS=2)*
- *왼쪽 손목과 손가락 굽힘근(MAS=2), 경직성 과긴장성을 보임*

감각은 사지를 통틀어 정상으로 보임(날카로운/둔한, 가벼운 촉각, 고유수용성, 운동감각).

하지에서의 도수근력평가:

- *원위부에 약화가 더 두드러지면서 양측 근위고관절의 경한 근약화*
  - *고관절 신전근과 외전근 4-/5, 양측에서*
  - *넙다리뒤근육 4/5, 양측에서*
  - *넙다리네갈래근 4-/5 양측에서*
  - *오른쪽 발목 발등굽힘근과 외번근 3+/5, 내번근 3/5, 발바닥 굽힘근 3-/5*
  - *왼쪽 발목은 선택적 운동 조절능력이 부족하지만 중력에 대항해서 분리된 동작이 가능하고 약간의 저항을 이길수 있다.*
  - *그외 다른 하지 근육들 5/5*
- *복부근육에서 경한 정도의 체간근육 약화가 보임.*

상지의 도수 근력검사

- *오른쪽 상지에서 근위부 약화가 보임*
  - *오른쪽 견갑골 안정화근(4-/5)*
  - *어깨 외전근과 외회전근 4-/5, 굴곡근 4/5*
- *그외 어깨 상지 근육들과 팔꿈치근육은 선택적 운동 조절이 가능하고 양측에서 5/5의 근력을 보임.*
- *왼쪽 손목과 손가락 신전근은 굴곡근 패턴이 우세하고 중력에 대항한 선택적 움직임이 좋지 못함.*

운동 조절은 다음의 증상들을 보인다.

- *빠른 교대움직임 협응이 제한되고 양측 하지에서 느린움직임*
- *왼쪽 상지에서 쥐기와 미세한 운동 조절이 손상*

기능적 근력측정:

- *기능적 평가 앉고 일어서기: 찰리는 32초 동안 지지없이 앉고 일어서기를 5번 반복해서 시행했다. 정상 수준의 50% 이상 감소되었음을 증명한다.*
- *빠른 스텝-업 평가: 난간을 지지한 채로 그는 왼발을 리드하면서 84초 동안 약간의 도움을 가지고 10번 시행했지만, 오른발을 이용해서는 수행할 수 없었다. 이는 같은 나이 또래*

와 비교해서 느린 과제수행능력을 보인다.

- *그는 가슴에 팔을 댄 채로 110초 동안 10번의 부분적 윗몸일으키기를 수행했다.*
- *그는 왼쪽 다리로 한발선 자세에서 뒤꿈치들기를 시행할 수 없었고 왼쪽 다리로 한발선 자세에서와 팔로 지지한 채 양측 다리로 뒤꿈치들기는 부분적으로 수행 가능했다.*

임상 결정 시 고려할 점

재활동안 찰리에게 기대되는 예후는 무엇인가? 이런 근력결손의 회복이 어떻게 찰리의 기능회복을 촉진시킬 것인가? 근력훈련에 어떤 근육들을 목표로 정해야 하는가? 광범위하게 분포된 근력 결핍을 고려할 때 어떤 근력 훈련 방법이 가장 효과적일까? 특정 근육은 근력훈련에 있어 다른 특정 목적을 요구하는가? 그렇다면, 당신은 훈련원칙의 특이성을 어떻게 적용할 수 있는가? 당신은 어느 수준의 운동강도와 빈도를 찰리의 근력강화 프로그램에 처방할 것인가? 당신은 찰리의 기능과 균형능력과 인지기능에 따른 근력운동을 어떻게 조정할것인가?

신경학적 문제의 근약화에 초점을 둔 예비 중재

Preparatory Interventions Specific for Weakness in Neurological Conditions

일반적인 접근법 General Approaches

근력훈련을 위한 많은 방법들이 신경학적 질환을 가진 환자들에게 효과적으로 적용되어져 왔다. 표 22-6은 다른 근력 중재 방법을 분류해 놓았다. 수많은 요인들이 신경학적 기능 이상을 가진 환자들을 위한 적절한 근력훈련 방법을 임상가가 선택하는데 영향을 미친다. 상자 22-1을 참조한다. 환자가 근약화로 근활성을 개시하거나 만들어 내는데 어려움이 있을 때, 촉진방법과 감각자극기법을 수의적 운동 단위 동원을 야기하고 증가시키는데 사용될 수 있다. 초기 신경재활틀은 이런 치료기법의 사용이 상위운동신경병변, 뇌졸중과 외상성뇌손상과 같은 질환을 가진 환자들에게 운동 조절을 증진한다는 이론적 구성과 치료가이드를 제공했다(Bobath, 1990; Sawner, 1992; Stockmeyer, 1967; Voss, 1985). 분리된 움직임 조절이 어려운 환자들에게, 근력훈련은 수정된 자세와 운동촉진 기법들을 필요로 하면서 어려울 수 있다.

신경근 전기자극은 근활성을 유도하고 기능적 활동을 위해 필요한 운동 단위 동원을 증가시키기 위해 매우 약한 근육에 적용될 수 있다(De Kroon, 2002; Glanz, 1996; Nunes, 2008; Vaz, 2008). 신경근 전기자극은 또한 이런 도구의 적용성을 증가시키는 기술의 출현으로 신경학적 질환을 가진 환자들의 근약화를 대체하기 위한 교정장치로서 사용된다(Alon, 2003, 2007; Dunning, 2009; Kottink, 2007; Page, 2012; Shindo, 2011).

근전도 생체되먹임 훈련도 과제 훈련동안 근육의 동원 시간에 대한 되먹임을 환자에게 증가시키면서 약한 근육의 활동을 재훈련하기 위한 유용한 보조방법이 될 수 있다(Glanz, 1995; Moreland, 1998; Wolf, 1983a, 1983b). 이런 양식의 근력 강화훈련 적용은 신경근 전기자극과 근전

상자 22-1 근력훈련 방법을 선택할 때 고려해야 할 환자요인

- 진단, 진단 후 시간, 수반되는 의학적 동반질환
- 나이; 어린이와 노인을 위한 특별한 배려
- 근력 결손의 심각도와 분포
- 특정 근육군 표적 및 기능적 목표
- 균형 능력과 기능 수준
- 운동 조절 능력
- 인지 및 지각 상태
- 근력훈련 능력 및 반응에 영향을 미치는 기타 시스템 장애
- 사용가능한 훈련 및 장비의 맥락
- 흥미 및 병전 활동 수준

표 22-6 신경학적 질환이 있는 사람을 위한 근력훈련 중재

매우 약한 근육훈련	기능적 근육 시너지 훈련	단일근 훈련
• 촉진기술	• 과제-지향 훈련	• 점진적 저항운동
• 신경근 전기자극(NMES)	• 고유수용성 신경근 촉진	• 등속성 장비
• 근전도 바이오 피드백	• 수중 운동	• 운동기계
• 근전도-트리거 NMES		

도 생체되먹임 훈련을 결합함으로써 향상될 수 있다. 그것을 **근전도 트리거 신경근 전기자극기**(**EMG-triggered NMES**)라 부른다. 이러한 장비를 가지고, 치료사는 환자가 전기자극을 개시하기 위해 필요한 수의적 근활동의 역치를 조절한다. 그리고 그다음 동작이 완성되도록 도와주기 위해 자극이 활성화된다(Cauraugh, 2000, 2002; Cozean, 1988; Kraft, 1992).

고유수용성 신경근촉진법을 이용해서, 패턴과 기법은 신경학적 질환을 가진 환자들의 근력훈련에 효과적으로 적용될 수 있다. 빠른 신장과 도수저항을 사용하는 촉진기법은 운동동원, 타이밍, 그리고 기능적 운동패턴을 협응적 활동을 향상시키는데 유용할 수 있다(Voss, 1985). 근력훈련은 강한 근육에서 약한 근육으로 오버플로우의 원칙을 적용하면서 사지패턴이나 전신패턴을 통합하도록 설계할 수 있다. PNF 패턴과 기법에 대해 상세히 설명한 15장을 참조하기 바란다.

보다 전통적인 근력훈련접근법 또한 신경학적 환자들에게 효과적이다. **점진적 저항운동에서**, Delorme(1948)에 의해 처음 설명된대로 저항부하는 훈련동안 근육의 최대 능력의 특정 비율로 규정된 대로 체계적으로 적용되고 진행된다. 비록 Delorme의 원래 프로토콜은 고강도 훈련(1회 반복(1RM)할 수 있는 최대능력의 80%)을 제안했지만, 점진저항운동은 환자의 나이와 진단명과 특정 훈련 목적에 따라 저강도에서 고강도훈련을 통합할 수 있다. 이런 운동 방법은 종종 하나의 특정 근육이나 근육 그룹 그리고 직선 평면 움직임에 초점을 맞춘다. 점진저항운동에 적용되는 저항 유형에는 커프 웨이트, 프리 웨이트, 웨이트 머신, 그리고 탄성밴드가 있다.

등속성 운동은 신경계 집단에 효과적으로 적용될 수 있는 스포츠재활에서 보편적으로 사용되는 근력훈련의 또다른 방법이다(Engardt, 1995; Patten, 2006; Sharp, 1997). 등속성 운동은 개인이 장치레버에 대항해서 토크를 만들어서 미리 설정된 기계의 각속도만큼 사지를 가동범위를 통해 움직이면서 최대힘을 주어야 한다. 이러한 동적 운동모드는 운동 범위 내에 일정한 속도와 다양한 근육토크를 사용한다.

등속성 운동과 점진저항운동프로그램 모두 전형적으로 **열린 사슬운동** 설계를 사용한다(그림 22-3A). 이런 유형의 설계로, 신체 원위분절이 저항에 대항하여 공간 안에서 움직이는 동안 근위부에 안정성이 적용된다. 다른 저항모드를 신경학적 질환환자들에게 근력강화를 위해서 사용

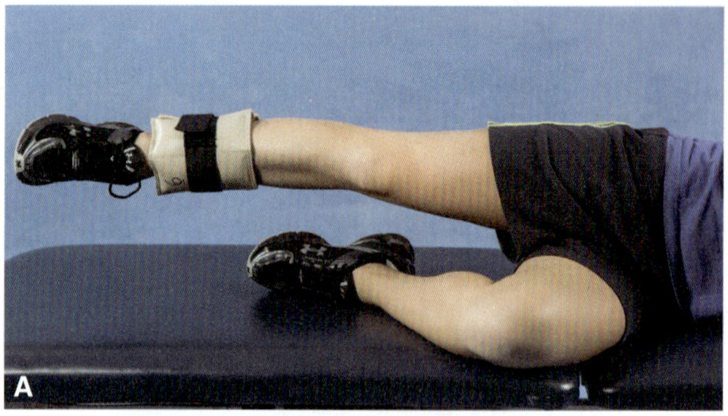

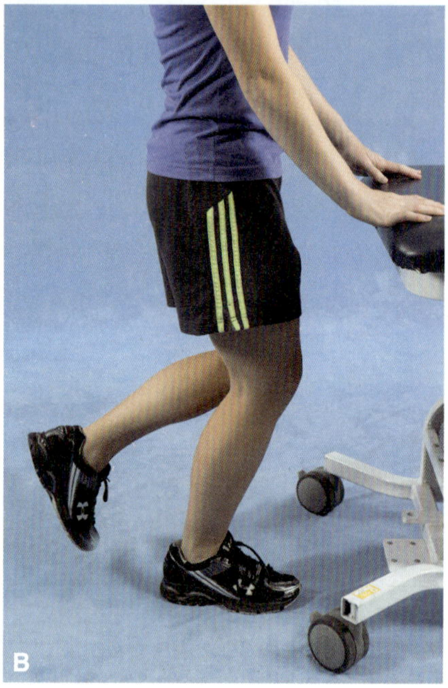

그림 22-3 근력강화 운동에는 (A) 발목 무게로 중력에 대항하는 고관절 외전 운동과 같은 열린 사슬 운동과 (B) 한발 부분 스쿼트와 같은 닫힌 사슬 운동이 포함될 수 있다.

될 수 있는데, 다양한 저항을 제공하는 공기압과 유압장치와 근력강화를 촉진하는 물의 수압특성을 이용하는 **수중운동**이 포함된다(Broach, 2001; Chu, 2004; Ouellette, 2004; Weiss, 2000). 게다가, 상하지(에르고미터), 로잉머신, 스테핑과 일립티컬 머신, 그리고 트레드밀과 같은 운동기구들은 특정 운동 처방에 따라 근력 강화훈련에 이용될 수 있다(Sullivan, 2007).

과제 특이적 근력 강화훈련은 신경재활에서 새로운 치료틀이다. 처음 Carr(1998)에 의해 제안된 이런 근력훈련개념은 신경근과 근골격계를 작용하도록 유도하기 위해 기능적 과제를 이용한다. 예를 들어, 사람들은 반복적인 팔뻗기 과제, 트레드밀 보행, 또는 발 내딛기 훈련 과제의 상황에서 근력훈련에 참여한다. 이것은 또한 그들의 기능적 능력을 향상시키는데 도움을 줄것이다. 근육들은 개별적

으로 작용하기보다는 **기능적 공동협력**으로 작용한다. 이러한 상황에서, 어떤 근육들은 주된 움직임으로 작용하고, 반면 다른 근육들은 과제훈련동안 협력근이나 안정화근으로 작용한다. 열린 사슬 점진적 저항운동과 달리, **닫힌 사슬 운동**은 기능활동을 위해 필요한 체중지지 선 자세에서처럼 하지근육에 종종 적용한다(그림 22-3B). 닫힌 사슬 운동에서, 선 자세에서 앉기 동작의 하나의 구성요소를 만드는 부분 스쿼트운동처럼 하지, 체중, 또는 축방향 하중 무게는 저항의 주요 모드이다. 근력 강화훈련원칙은 반복 횟수, 부하, 또는 움직임의 속도를 훈련과제 유형에 따라 증가시킴으로서 과제에 대한 도전을 점진적으로 증폭시킴으로써 반복 과제연습에 적용하는 것이다. Carr(2003)에 따르면, 이런 역동적 활동에 기반한 근력훈련 방법은 신경학적 환자들에게 약한 근육을 훈련하는데 잠재적으로 더 나은 기능적 전이효과를 만들면서 더 나은 기능적 특이성을 갖는다.

현재 연구들은 뇌졸중, 외상성뇌손상, 그리고 다발성경화증 환자에게서 상지와 하지 기능을 위해 이러한 훈련모드에 대한 최근에 새롭게 만들어지는 근거를 제공한다(Lee, 2013; Patten, 2006; Salbach, 2004; Sullivan, 2007; Yang, 2006). 이것을 적용한 하나의 예는 체중부하지지 트레드밀훈련(BWSTT)을 사용한 것인데, 보행회복 향상을 위해서 근력과 균형을 점차적으로 증가시키는 과제 특이적 훈련 운동이다(Moseley, 2005; Sullivan, 2002, 2006; Visintin, 1998).

이 장의 다음 부분은 근력 강화훈련설계에서 고려해야 할 운동원리의 개요와 신경학적 손상환자들에 운동 처방을 위한 가이드라인을 제공한다. 이전에 논의되었던 다양한 근력훈련 방법들도 임상적 예시를 들면서 더 자세히 다루어진다.

근력 강화훈련의 운동원리

신경학적 장애가 있는 환자를 위한 근력 강화 운동프로그램을 설계할 때, 치료사는 건강하고 다양한 임상 집단에서 효과적인 근력 강화를 위한 기반을 두는 운동 과학의 네 가지 기본 원칙을 적용해야 한다. 그 첫 번째 원리로, 무게 부하는 근육이 신경근 적응을 향상시키고 힘 생산 능력의 획득을 위해서 점진적으로 유도될 필요가 있다. 근력을 증가시키기 위해 충분한 운동강도는 **1RM**으로 정의된, *한번 시행할 수 있는 근육의 현재 최대 근력*의 거의 60%에서 70% 수준이다. 고강도 훈련(예; 1RM의 80%에서 100%, 6~12회 반복)은 건강한 사람들에게 근력을 향상시키도록 하는 가장 효과적이고 효율적인 방법이다(Harris, 2006). 몇 가지 현재 연구들이 근거를 제시하는데 아급성기와 만성기 뇌졸중 환자들이 고강도 훈련(1RM의 80%)을 부작용없이 견뎌냈고 훈련된 근육에서 상당한 근력 향상을 보였다(Flansbjer, 2008; Patten, 2006, 2013; TeixeiraSalmela, 1999; Weiss, 2000). 뇌졸중 환자들을 위한 권장 운동에서, 미국심장협회는 더 많은 횟수를 반복하는 중등도 강도의 운동프로그램(예; 1RM의 60%~75%, 10~15회 반복)을 처방한다(Gordon, 2004). 최대하 강도 훈련(1RM의 40%~60%인 저강도에서 점차적으로 중등도 강도, 1RM의 60%~75%로 진행)이 초기 재활훈련이나 특정 상황에서 시행될 것이다. 표 22-7은 최대하 운동의 특정 적응증을 요약한다.

생각해 볼 점 22.2

저강도, 중등도, 또는 고강도의 근력훈련이 처방되든지 간에, 무게 부하는 각 환자 개인별로 맞추어져야 하고 적응과 근력증가를 지속적으로 유도하기 위해 훈련동안 점진적인 방법으로 적용되어져야 한다. 고려할 점: 어떤 요인들이 운동 강도의 점진적 진행에 영향을 줄 수 있는가?

두 번째 운동원리는 **훈련의 특이성**이다. 이것은 훈련효과가 근육에 가해지는 훈련요구의 유형과 직접 관련이 있는 것을 일컫는다. 훈련으로 생기는 신경근 적응은 *근수축 유형, 근수축 속도, 그리고 훈련동안 근육의 길이*에 특이성을 보인다(Duncan, 1989; Kisner, 2012; McArdle, 2010). 예를 들어, 90°에서 넙다리네갈래근 등척성 근육훈련은 90°±10° 범위 내에서 등척성 근력의 증가를 촉진시키지만 무릎 각도가 10°일 때 등척성 강도가 향상된 것으로 반드시 전이되지 않고 계단오르기 동안 필요한 동적 구심성 근력으로 전이되지 않는다(Knapik, 1983). 등속성 동력운동계에서 무릎 굴곡근과 신전근에 특정 속도로 시행한 구심성 근력훈련은 적용속도(30°/초)에서의 구심성 근력이 향상되었다; 그러나 원심성 근력에서는 어떠 변화도 없었다(Duncan, 1989; Engardt, 1995; Timm, 1987).

훈련특이성 원리를 임상에서 적용하는 것은 훈련하는 근육의 기능적 요구를 가능한 한 가깝게 맞추고 근수축 유형과 속도와 근길이를 고려한 근력운동을 설계하는 것을 포

표 22-7	최대하강도 근력 훈련의 적응증
√	운동에 대한 환자의 반응을 평가하고 점차적으로 강도를 높이기 위한 초기 운동프로그램
√	강도를 높이는데 시간이 필요한 중증 상태의 환자
√	어린이 및 노인
√	고강도 운동이 신경근 기능에 악영향을 미칠 수 있는 다발성경화증, 근위축성 측삭경화증 또는 신경근질환과 같은 퇴행성 신경계 질환이 있는 사람
√	약화된 회복하는 근육의 과로를 피하기 위해 길리안-바레 증후군 및 소아마비와 같은 재수초화가 진행 중인 신경학적 질환이 있는 사람
√	부하 스트레스가 점진적으로 증가하여 조직이 보호가 필요할 수 있는 골절로 인한 근골격계 손상, 수술, 고정 후 급성 질환자
√	부하 스트레스를 점진적으로 증가시켜야 하는 골다공증 환자
√	훈련 목표가 근지구력 향상일 때
√	훈련 목표가 근력유지 및 비사용 위축 예방일 때

함한다. 재활의 기능적 목표는 근력훈련유형을 선택하는 데 직접적인 영향을 준다. 실 예로, 보행에서 발 끌림 없음(foot clearance)을 방해하는 발등굽힘근의 약화를 가진 뇌졸중 환자나 외상성 뇌손상환자는 중력에 대항해(MMT 점수 3) 완전한 발목 발등굽힘을 위한 충분한 근력을 만드는 능력을 훈련하는 근력강화프로그램을 시작한다. 환자는 그 후에 보행과 계단기능을 위해 필요한 구심성과 원심성 수축을 적용해서 약간의 저항을 가지고 동원속도를 증가시키도록 진행한다.

세 번째 운동과학원리는 보통 정형외과 및 스포츠재활에 적용되며 훈련의 특이성에 다소 대항하는 것이 **교차훈련**이다. 이러한 원리는 다양한 근수축 유형, 그리고 근력과 지구력요소와 같이 근력훈련프로그램에서 요구되는 다양한 근수행을 하도록 해서 더 일반화된 근수행능력을 촉진시키기 위한 것이다. 비록 교차훈련이 입원 재활프로그램 동안 너무 시간이 소요될 수 있지만, 그것은 신경학적 질환을 가진 환자들을 위한 가정 및 피트니스운동 프로그램으로 적절할 것이다.

신경학적 재활과 관련된 마지막 운동 원리는 **가역성**이다. 그것은 근력이 유지되지 않으면 발생할 수 있는 잠재적인 탈운동 효과를 말한다. 건강하거나 신경학적으로 손상된 환자 모두에서, 훈련으로 얻은 근력의 획득은 이러한 새로운 근력을 이용한 근 활동 수준이 지속적으로 유도되지 않는다면 유지되지 않는다. 이런 탈운동효과는 근력 수준이 기능적 기술에 필요한 임계치 아래로 떨어질 수 있기 때문에 신경학적 장애를 가진 환자들에게 상당한 비용이 들 수 있다. 그래서, 가정운동프로그램을 처방하거나 사람들에게 근력을 유지하고 증가된 활동 수준을 유도하기 위한 지역사회수준의 피트니스프로그램에 참여시키는 것은 중요하다.

신경학적 손상 환자들의 근력 강화훈련을 위한 운동 처방

근력 강화훈련을 위한 운동 처방은 최적의 운동방법과 특정 운동 변수들에 대한 임상적 결정을 포함한다. 표 22-8은 운동 처방을 위한 임상적 의사결정과 관련한 운동 변수들의 정의를 설명한다. 운동 처방에 대한 예시로 표 22-9를 참조한다. **운동강도**는 우선적으로 운동부하나 저항수준에 의해 결정된다; 그러나 그것은 또한 요구되는 움직임 속도나 근 수축 양상의 상호작용에 의해 영향을 받고 최대하에서 최대강도로 시행할 수 있다. **운동량**은 운동 세션동안 전체 반복 횟수와 세트에 해당하는 총운동량이다. 운동의 강도가 클수록 운동량은 더 적어진다. 반면에, 더 많은 운동량(반복 횟수/세트 수)은 최대하 운동강도(1RM의 40%~70%)에서 적용될 수 있다(DiNubile, 1991; Kraemer, 2004).

운동 중 **휴식 간격**은 신경학적 장애를 가진 환자들의 운동세션에서 중요한 구성요소 중 하나이다. 휴식 간격은 매우 상태가 중한 환자들에게 특히 중요하다; 길리안-바레 증후군, 근위축성 측삭경화증, 그리고 소아마비후 증후군(post-polio syndrome)과 같이 하위운동신경이 침범된 손상을 가진 환자; 그리고 과훈련 약화의 위험에 노출

표 22-8	근력강화운동 처방을 위한 임상의사결정
운동방식	훈련을 위해 선택된 근력운동 설계 및 저항 유형 *예로는 커프웨이트 또는 탄력밴드가 있는 등장성 점진적 저항 운동(PRE), 등속성 훈련, 기능 훈련, 열린 사슬 또는 닫힌 사슬 설계, 기존 운동기계 사용이 있다.*
근수축 유형	등척성, 구심성, 원심성 수축
운동 강도	노력수준 *운동부하/저항, 움직임 속도 및 수축유형에 의해 영향을 받음; 1RM의 백분율로 계산된 PRE에서*
운동량	총 작업량 또는 운동량 *반복횟수(단일훈련 세션의 강도 및 세션당 운동횟수)*
휴식간격	단일훈련 세션의 세트간 또는 운동세션 간의 회복에 할당된 시간
운동빈도	훈련세션간 간격 *일별 또는 주별 세션 수*
운동기간	교육 프로그램의 전체 길이
운동진행	훈련중 반복, 세트 또는 저항의 타이밍 및 점진적 증가

(DiNubile NA. Strength training. *Clin Sports Med*. 1991;10:33-62; Kisner, 2012; Kraemer, 2004)

표 22-9	최대하강도 근력 훈련의 적응증
√	**방법:** 커프웨이트로 상지에 대한 점진적 저항운동 훈련
√	**수축유형:** 구심성, 원심성
√	**강도:** 1RM의 60%-70%
√	**양:** 10-15 반복 X 2세트
√	**휴식간격:** 세트간 2분
√	**빈도:** 주 3회
√	**기간:** 10-12주
√	**진행:** 환자가 하중을 15회 반복하여 들어 올릴 수 있는 경우 2%-5% 증가(2회 연속세션 동안 피로없이 2세트)

된 환자. 일반적으로, 일차적 목표가 근력을 향상시키고 중등도에서 고강도 훈련이 처방되었다면, 최소한 2분 동안 세트당 휴식시간이 근에너지 회복을 위해서 제공되어져야 한다. 훈련의 목표가 근지구력을 위한 것이고 저강도훈련이 처방되었다면, 휴식시간은 세트당 1분 이하로 줄일 수 있다(Kraemer, 2000).

운동빈도나 주당 세션 수는 운동세션 사이에 근육이 회복될 수 있어야 한다. 전형적으로, 중등도에서 고강도 근력 훈련에서는 세션당 하루 휴식시간이 권장되는 반면, 저강도 훈련에서는 횟수를 늘릴 수 있다. 훈련사이 간격은 탈운동효과를 예방하기 위해서 일주일을 넘기지 말아야 한다.

운동기간은 운동프로그램의 전체 시간이다. 건강한 사람들과 신경학적 손상 환자들에게 근력획득을 촉진하기 위해 최소 6주 동안의 운동이 권장된다. 상태가 좋지 않은 환자들은 더 단기간에 근력획득을 얻을 수 있다. 신경적응은 중추신경 활성화의 손상을 가진 환자들에게서 몇 번의 훈련세션 안에 일어날 수 있다(Durstine, 2009; Dalgas, 2013; Fleck, 2014).

운동피로

근피로는 설정된 하중의 반복으로 근육의 힘 생산 능력의 점진적으로 감소하는 것이다(Kraemer, 2004). 건강한 사람들은 근력훈련동안 피로도 역치에서 근육을 운동하는 것은 신경적응을 촉진하고 이후에 근력의 획득을 증가시킨다. 피로도 역치에서 근육을 훈련하는 이런 지침은 뇌졸중이나 외상성뇌손상과 같은 많은 신경학적 장애환자들에게 안정적으로 적용될 수 있다; 그러나, 근피로 없는 강화운동 프로토콜은 질환의 진행과정의 특성 때문에 특정진단그룹에서 권장되어진다. 다발성경화증을 가진 환자들은 특히 과도한 근피로와 과열현상에 놓이기 쉽다. 이런 환자들에게, 잦은 휴식과 함께 저강도에서 중등도 강도의 근력훈련을 짧게 하는 것이 좋다(Costello, 1996; White & Dressendorfer, 2004).

길리안-바레 증후군이나 소아마비를 가진 환자들은 과도한 사용으로 지속적 유지되어야 하는 절대적 근력과 지구력의 감소로 정의되는 **과사용 약화**의 위험을 최소화하기 위해서 근피로지점에서 근육을 운동시키는 것을 피해야 한다(Bassile, 1996). 부분적으로 탈신경된 근육들은 과사용위험에 노출되어 있고, 그것은 추가적으로 근육을 손상시킬 수 있다. 과사용 약화의 증상은 활동 후 1일에서 5일에 최대로 증가되는 지연 발생 근육통과 최대 힘 생산 능력의 현저한 감소이다. 길리안-바레 증후군이나 소아마비를 가진 환자에게서, 과사용 약화는 기본적인 일상생활 동작을 수행하는 것을 제한할 수 있다.

무피로 운동

피로하지 않는 운동은 짧은 간격의 저강도에서 중등도 운동(5~10회 반복)을 포함하며 회복을 위해 중간에 자주 휴식을 취한다. 각 운동 반복에 대해 수축과 이완 1 : 2 비율이 권장된다(Agre, 1997; Jubelt, 2000; Martin, 2015). 상자 22-2는 진행성 신경근 질환 환자를 위한 운동 지침을 제공한다. 근위축성 측삭경화증(ALS)이 있는 환자의 경우 아직 질병 진행 과정에 포함되지 않은 근육과 3+/5 이상의 근력을 가진 근육에는 과운동을 피하기 위해 면밀히 관찰하면서 피로를 유발하지 않는 운동 처방을 적용해야 한다. 질병이 진행됨에 따라 운동 강도와 저항 수준을 줄여야 한다(Dal Bello-Haas, 2002, 2007, 2008).

상자 22-2 진행성 신경근 질환자에 대한 운동 처방 지침

- 아직 질병 경과의 영향을 받지 않은 근육과 힘 등급이 3+/5 이상인 근육을 강화한다.
- 최대하 힘으로 8~10회 반복을 1세트 권장(저강도, 1RM의 40%~60%).
- 운동 사이에 긴 휴식 간격이 있는 짧은 훈련세션 구성.
- 신경근육 기능에 악영향을 미치기 때문에 심한 원심성운동과 피로해질 때까지 일하는 것을 피해야 함.
- 심하게 약해진 근육을 보호한다.
- 환자의 과로로 인한 약화를 관찰한다; 운동으로 인한 피로는 일상생활 동작에 지장을 주지 않아야 하며 다음날까지 좋은 회복을 보여야 한다.
- 보존적인 운동 진행을 적용하고 질병이 진행됨에 따라 저항을 줄인다.

준비운동/정리운동

운동 프로그램에 참여하는 사람과 마찬가지로 신경질환이 있는 사람은 준비운동으로 운동 세션을 시작하고 마무리 운동으로 정리해야 한다. 권장 사항은 표 22-10을 참조한다.

표 22-10 준비운동과 마무리운동에 대한 권장사항

준비운동 제안	마무리운동 제안
5-10분	5-10분
가벼운 운동	활동의 점진적 감소
동적 운동	유연성과 스트레칭
큰 근육 그룹에 집중	수분 섭취

운동가이드라인

건강한 성인과 약한 노년층이나 심혈관질환을 가진 환자들을 위한 근력강화운동의 권장사항이 표 22-11에 설명되어 있다(Durstine, 2009; Gordon, 2004; Pollock, 2000). *American College of Sports Medicine Position Stand*(1998)에 따르면, 훈련받지 않은 건강한 성인에게 중등도 강도운동 한 세트는 근력을 향상시키기 위한 다중 세트 프로그램 만큼이나 효과적이고 시간 효율적이다. 약한 노인층이나 심혈관질환을 가진 성인환자들에게는 처음 저강도운동으로 시작하면서 더 천천히 진행하는 것을 권장한다. 뇌졸중 환자들에게 추천되는 운동가이드라인은 심혈관질환자를 위한 미국심장협회에서 제안한 것과 같다(Gordon, 2004). 현재 연구들은 근력훈련을 위한 시작점으로 이러한 가이드라인의 안정성과 효과성을 지지한다; 그러나, 수많은 연구들이 고강도 훈련(예; 60%에서 80% 강도의 훈련)이 아급성기와 만성기 뇌졸중 환자에게 효과적임을 증명한다(Patten, 2007; TeixeiraSalmela, 1999). 저강도 운동은 운동량이 증가된다면 근력과는 대조적으로 근지구력을 향상시키는데 효과적일 것이다; 그러나, 적어도 중등도 강도가 근력을 증가시키기 위해 적합하다. 근력

훈련에 대한 심혈관 반응은 심박수, 혈압, 맥박산소 측정, 그리고 운동자각도를 평가하면서 살펴야 하며 중등도 수준을 초과해서는 안된다. 운동은 환자가 약간의 두통, 어지러움, 흉통이나 무거움, 심계항진 또는 과도한 숨가쁨을 보인다면 바로 그만 두어야 한다.

다발성경화증을 가진 환자들을 위한 운동가이드라인(표 22-11를 참조해라, "다발성경화증을 가진 성인"이 쓰여진 열)은 뇌졸중 환자들을 위해 제안된 것과 유사하다; 그러나, 환자 상태의 심각성과 운동 저항력에 따라 운동강도의 변화가 필요할 것이다(Dalgas, 2008, 2009; Latimer-Cheung, 2013; Mulcare, 2003; White & Dressendorfer, 2004). 단계의 진전이 너무 성급해서는 안되며 적절한 휴식 간격을 제공해야 한다. 닫힌 사슬 운동은 기능적 과제 요구에 강력한 전이효과를 가지므로 하지 훈련의 효과적인 방법이다.

다발성경화증을 가진 환자는 체온의 상승이 증상을 악화시킬 수 있기 때문에 따뜻한 온도에서 운동하지 않도록 교육해야 한다. 체온 조절을 위한 차가운 냉조끼를 사용하거나 시원한 수영장(27℃~29℃)에서 운동하는 것이 효과적인 방법으로 보고되었다(White, 2000; White & Dressendorfer, 2004). 다발성경화증 환자를 위한 운동 세션을 계획하기 위한 추가적 대책은 과도한 피로를 예방하고 적절한 회복을 위해 유산소 및 근력 훈련을 번갈아 가며 하는 것이다. 치료사는 *수정된 피로영향 척도(Modified Fatigue Impact Scale)*과 같은 표준화된 자가 보고 측정을 사용하여 환자/고객의 일일 피로 수준에 대한 운동 프로그램의 효과를 모니터링해야 한다(National Multiple Sclerosis Society, 2017).

뇌성마비 아동을 위한 근력운동 가이드라인은 표 22-11에 또한 설명되었다. 근력획득을 유지하기 위해, 훈련은 10주 동안 지속되어야 한다(Damiano, 1998; Dodd, 2002; O'Neil, 2006). 고강도 훈련은 아동들에게 피하고, 운동반응을 주의깊게 살펴야 한다. 기능적이고 놀이활동을 통해서, 아이들은 새롭게 획득한 근력을 유지하도록 격려해야 한다.

근력훈련을 위한 치료적 기법

Therapeutic Techniques for Strength Training

신경학적 장애를 가지 환자를 위한 맞춤형 운동 처방은 또한 적절한 운동훈련 방법을 선택해야 한다. 이 장에서, 특정 운동방법들의 적용이 다루어진다. 저항의 다른 유형들이 근력훈련에 적용될 수 있으며 도수저항, 물저항, 체중을 이용하거나 커프무게, 바벨, 탄성밴드나 운동기구를 이용한 기계적 저항을 이용할 수 있다.

신경학적 장애가 있는 환자의 근력 운동을 위해 수동

표 22-11 근력운동을 위한 권장 운동지침

운동처방	건강한 성인	심혈관질환이 있는 성인	뇌졸중 성인	다발성경화증 성인	뇌성마비 어린이
빈도	일주일에 2-3번	일주일에 3번	일주일에 3번	일주일에 3번	일주일에 3번
기간	6-12주	6-12주	6-12주	6-10주	6-10주
강도	1RM의 60%-80%	1RM의 40%-60%	1RM의 40%-60%	1RM의 50%-60%	1RM의 50%-65%
양	한두 세트, 8-12 반복	한두 세트, 10-15 반복	한두 세트, 10-15 반복	한두 세트, 10-15 반복	한두 세트, 4-10 반복
진행	5% 증가	1RM의 60%-80%로 2%-5% 증가	1RM의 60%-80%로 2%-5% 증가	피로수준 모니터 2%-5% 증가	1RM의 60%-80%로 2%-5% 증가

*American College of Sports Medicine, 1998; Pollock, 2000; †Gordon NF, Gulanick M, Costa F, et al. Physical activity and exercise recommendations for stroke survivors: an American Heart Association scientific statement from the Council on Clinical Cardiology, Subcommittee on Exercise, Cardiac Rehabilitation, and Prevention; the Council on Cardiovascular Nursing; the Council on Nutrition, Physical Activity, and Metabolism; and the Stroke Council. Stroke. 2004;35:1230-1240; ^White, Dressendorfer, 2004; **Damiano DL, Abel MF. Functional outcomes of strength training in spastic cerebral palsy. *Arch Phys Med Rehabil*. 1998;79:119-125; Dodd KJ, Taylor NF, Damiano DL. A systematic review of the effectiveness of strength-training programs for people with cerebral palsy. *Arch Phys Med Rehabil*. 2002;83:1157-1164.

저항을 사용하는 이점은 적용된 저항의 방향에 따라 원하는 근육 활동을 유도하고 환자의 근 동원 능력에 따라 범위를 통해 저항을 변화시킬 수 있는 치료사의 능력이다. 매우 약한 근육의 경우 수동 저항에 대한 **등척성 훈련**은 초기에 ROM의 여러 지점에서 힘을 생성하는 능력을 구축하는 데 도움이 될 수 있다. 환자는 그 다음 통제된 하지를 천천히 내려놓으면서 원심성 훈련으로 진행하게 된다.

등척성 운동은 또한 관절을 안정화시키는 역할을 하는 자세근육을 강화시키는데 유용하다. 중등도 저항으로 근육 길이의 중간에서 더 짧아진 위치에서 지속적으로 자세를 유지하도록 근육에 적용해야 한다. 등척성 운동의 권장되는 시간은 4초 내지 10초이다; 그러나, 수축시간을 단축할수록 근력획득을 위해서는 더 많은 반복이 필요하다. 등척성 훈련동안 숨 멈춤이나 발살바 현상이 있는지 살피려고 이러한 현상이 환자의 수축기 혈압을 크게 상승시키기 때문에 주의를 기울여야 한다.

원심성 훈련(근육이 늘어나면서 수축)은 구심성 수축(근육이 짧아지면서 수축)보다 더 큰 역학적 효용성을 갖는데 원심성 수축은 장력을 만드는데 더 적은 운동 단위들이 요구되기 때문이다. 그래서, 중추신경성 약화를 가진 환자들은 더 적은 노력으로 원심성 운동으로 더 큰힘을 만들 수 있을 것이다(Clark, 2013; Duncan, 1989; Drury, 2000). 도수저항이나 하체 또는 신체 무게를 이용한 원심성 훈련은 뇌졸중이나 후천성 뇌손상 환자들의 초기 근력 훈련에 효과적이다. 그러나, 고강도 원심성 훈련은 길리안-바레 증후군, 소아마비, 또는 신경근질환을 가진 환자들에게는 근육 손상을 가져올 수 있기 때문데 금기시하거나 저강도 무게로 주의해서 적용해야 한다(Costello, 1996; Dal Bello-Haas, 2002). 건강한 사람과 신경학적 진단을 받은 환자에게 고강도 원심성 훈련은 지연 발현 근육통(DOMS)을 유발할 수 있다. 따라서, 이 훈련방법에 대한 환자의 반응을 모니터링하고 통증이 있을 때 강도 수준을 조정해야 한다.

구심성 훈련은 부분적 또는 완전한 ROM을 통해 무게를 움직이며 근력을 향상시키는 것이 목표인 경우 2초 내지 4초 동안 천천히 수행해야 한다. 목표가 근파워를 향상시키는 것이라면 더 가벼운 부하로 더 빠른 속도로 사용해야 한다. 계단오르기와 같은 많은 기능적 과제들은 구심성 및 원심성 수축을 모두 필요로 하기 때문에 근력 운동에 두 구성 요소를 통합하는 것이 좋다. 건강한 사람인 경우, 구심성 수축 직전에 원심성 수축을 사용하면 구심성 활동에 대한 힘 생성이 증가한다. 이러한 근수축 순서는 신경학적 물제를 가진 약한 근육을 훈련할 때 유용한 원리이다(Carr, 2003). 근력훈련에서 특정 기능을 목표로 하는 것은 임상가들이 적절한 훈련방법을 선택하는데 도움을 줄 것이다.

매우 약한 근육의 근수축을 촉진하기 위한 감각자극기법의 사용

MMT 점수가 2/5 미만이고 운동 단위풀을 활성화 하기 위한 비효율적인 중추신경 조절로 환자가 상당한 근약화를 가지고 있는 경우, 근육 활성화를 촉진하기 위해 근력 강화훈련 동안에 신경근 촉진 기법이 유용한 보조 도구가 될 수 있다. **촉진**이라는 용어는 "증가된 뉴런 활동과 변화된 시냅스 전위차를 통해 운동 반응을 시작하는 향상된 능력"으로 정의된다(O'Sullivan, 2013, p.490). 감각 자극을 단일 근육 또는 기능성 근육 그룹에 적용하여 환자가 신경세포 발화와 근활성화에 대한 임계치에 도달하는 능력을 향상시킬 수 있다.

촉진 기술은 단일 자극으로 사용하거나 추가 효과를 위해 조합하여 사용할 수 있다. 예를 들어, 경골 전방 근육의 근육 활성화를 촉진하기 위해 빠른 스트레칭 후에 즉각적인 저항이 이어질 수 있다. **공간 가중**이라고 하는 다중 감각 촉진기법의 동시 사용 개념은 심한 마비환자의 움직임 반응 가능성을 높이기 위해 필요할 수 있다. **시간적 가중**은 원하는 근육 반응을 만들기 위해 단시간에 단일 자극을 반복적으로 사용하는 것을 말한다(Stockmeyer, 1967). 시간적 가중의 예는 고관절 굴근의 움직임을 촉진하게 하기 위해 일련의 빠른 스트레칭을 반복해서 적용하는 것이다. 촉진 기법은 원하는 움직임에 대한 자발적인 노력을 장려하기 위해 항상 환자에게 구두 명령과 함께 사용해야 한다.

신경근 촉진 기법은 활성화된 감각 수용체 시스템에 따라 분류될 수 있다. 표 22-12는 수용체 분류에 따라 근육

표 22-12 감각수용체별로 분류된 촉진기법

고유수용성 입력	외부수용성 입력
• 빠른 신장	• 가벼운 촉각/쓰다듬기
• 저항	• 반복적인 아이싱
• 진동	• 도수접촉/압력
• 관절 압박	
• 관절 견인	

활성화를 촉진하는 데 사용되는 감각 기술들을 제공한다. 근력 운동에서 가장 일반적으로 사용되는 것은 빠른 스트레칭, 저항, 진동, 관절 압박 및 견인을 포함한 고유 수용 촉진 기법이다. 빠른 스트레칭은 Ia 근방추 구심성 신경을 활성화하고 짧은 위상성 반응을 일으키기 때문에 치료사는 근육 수축을 유지하기 위해 가벼운 저항을 추가한다. 치료사는 처음에 약해진 근육을 중력이 제거된 운동 평면에 놓은 다음 빠른 스트레칭을 적용한다. 빠른 스트레칭은 수축의 강도를 높이기 위해 늘어난 범위 또는 전범위 지점에서 근육에 사용할 수 있다. 근육을 반복적으로 두드려서 근방추에 빠른 스트레치 자극을 제공할 수도 있다. 빠른 스트레칭은 특히 환자의 움직임을 시작하는 능력을 촉진하는 데 유용하다. 손이나 몸무게를 단계적으로 적용하는 저항은 근방추(Ia, Ib) 수용체를 활성화시킴으로써 근수축을 향상시키고 알파 및 감마 운동 신경 세포 동원을 촉진하는 효과적인 촉진 기술이 될 수 있다(Sawner, 1992; Voss, 1985).

매우 약한 근육의 경우 약한 저항은 근활성을 위해 구심성 또는 원심성 수축과 함께 사용할 수 있다. 약한 구심성 수축에 약하게 따라가는 저항을 적용하면 근육 활성화가 증가하여 범위를 통해 움직여질 수 있다. 환자가 더 강해지면 단일 근육 또는 근육 그룹에 대한 저항 수준이 증가하여 최적의 동원을 촉진하고 약한 근육으로 효과가 전달된다. 약한 근육에 과도하게 과부하가 걸리지 않도록 주의해야 한다. 이는 움직임을 방해하거나 다른 근육을 사용하는 근육 대체를 초래할 수 있다.

근육이나 힘줄에 적용되는 고주파 진동(100~300Hz)은 긴장성 진동 반사를 유도하여 자극받은 근육을 촉진하고 길항근을 억제한다(Bishop, 1975). 치료사는 약한 근육을 늘린 상태로 놓은 다음 환자가 근육을 활성화하려고 시도하는 동안 10~60초 동안 근육에 진동자극을 준다(그림 22-4). 근육 활성화를 위해 어떤 반응에 수동 저항을 추가할 수 있다. 환자가 원하는 움직임에 대한 수의적 조절을 보이면 진동을 제거해야 한다. 중추신경계가 미성숙한 영아에게는 진동을 사용해서는 안되며 부작용이 있을 수 있으므로 소뇌 장애 환자에게는 주의해서 사용해야 한다(Umphred, 2012).

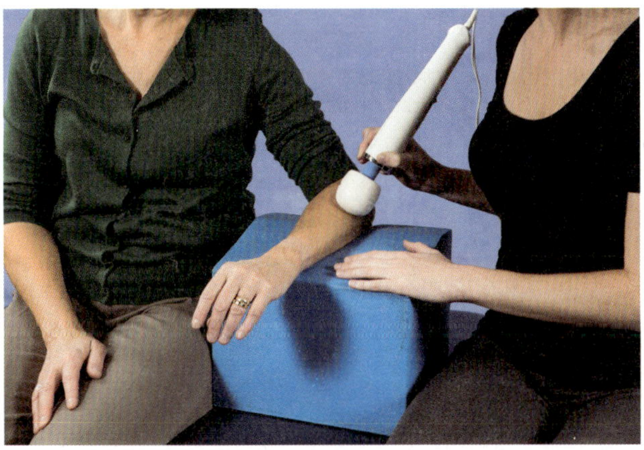

그림 22-4 환자가 능동적인 움직임을 시도하는 동안 근육 활성화를 촉진하기 위해 대상 근육의 힘살(이 경우 손목 신전근)에 적용되는 진동 자극.

관절 수용기를 촉진하는 기법의 선택은 강화되는 **근육**의 기능적 역할을 기반으로 한다. **관절압박**은 자세 신근 및 관절 안정화근을 촉진하기 위해 손이나 기계적으로 적용할 수 있다. 예를 들어, 어깨를 통한 관절 압박을 팔꿈치로 엎드린 자세로 환자에게 적용하여 견갑골 안정화근을 강화할 수 있다. 또한 손이나 배낭을 사용한 축 하중은 자세 신근의 동원을 향상시킬 수 있다. 이 기술은 일반적으로 닫힌 사슬 또는 체중 부하 자세에 적용되며 자세 근육은 중간에서 단축 범위에 있게 된다.

반대로, 팔다리를 손으로 당기는 **관절 견인**은 상지 굴곡과 같은 이동성 패턴의 강화를 촉진하는 데 사용된다. 일반적으로 열린 사슬 운동 설계는 약간의 저항과 결합해서 이런 촉진 기술과 함께 사용된다.

외수용기를 자극하고 매우 약한 근육을 강화하는 데 사용되는 촉진 기법은 가벼운 촉각, 반복적인 아이싱 및 손 접촉이다. 빠른 스트레칭과 유사하게, 손가락 끝으로 가볍게 터치하거나, 가볍게 쓰다듬거나, 촉각 수용력이 높은 영역을 얼음 조각으로 짧게 빈복적으로 문지르면 짧은 위상 반응이 유도되어 잠재적으로 근육의 활성화 능력이 향상된다. 예를 들어, 손목과 손가락 신근이 약한 뇌졸중 환자의 경우 치료사는 환자에게 손가락을 들어달라고 요청하면서 팔뚝이나 손등쪽에 일련의 가볍게 쓰다듬는 것을 적용할 수 있다(Sawner, 1992). 외수용체를 활성화하는 또 다른 예는 근육에 반복적인 아이싱을 사용하는 것이다. 반복적인 아이싱은 햄스트링 근육 배에 약간의 압력을 가하여 얼음을 문지르고 환자가 근육을 활성화하려고 하는 동안 가볍게 쓰다듬는 것과 같이 적용된다.

근육에 직접 단단하고 깊은 압력을 가하는 손 접촉은 근육 반응을 향상시키고 원하는 움직임에 대한 감각 인식을 높일 수 있다. 이 기법은 치료사가 근육에 깊은 스트레치 압력을 가할 때 촉각 및 근육 수용기 모두 활성화시킨다.

치료사는 일반적으로 손 접촉을 사용하여 원하는 움직임과 관련하여 환자에게 고유감각 및 방향 신호를 제공한다. 이러한 촉진 기술을 적용할 때 치료사의 적절한 시점에 맞춰진 구두 지시와 함께 근육을 활성화하려는 환자의 자발적인 노력은 매우 약한 근육에서 운동 단위 동원을 극대화하는 데 중요하다.

매우 약한 근육을 위한 신경근 전기자극

신경근 전기자극(NMES)은 또한 중추신경성 약화를 가진 환자들의 근육 강화를 촉진하는 효과적인 보조 도구가 될 수 있다. 중증 쇠약 환자(MMT 등급 2/5 미만)의 경우 신경근 전기자극은 근육에 대한 직접적인 자극을 통해 근육 활성화를 촉진하고 원하는 움직임에 대한 감각 피드백을 환자에게 제공할 수 있다. 잘 조절되지 않는 약한 활성화 근육(MMT 2~3/5)에서 신경근 전기자극은 기능적 움직임 동안 환자의 자발적인 노력을 도와주는 근육 재교육 방법이 될 수 있으며 근육 수축을 강화할 수 있다(DeVahl, 1992; Packman-Braun, 1992).

신경근 전기자극은 회복 초기 단계에서 마비 근육의 비사용 위축을 예방하는 추가적인 이점이 있다. 전기자극은 큰 운동 단위를 직접 활성화하며, 이러한 큰 운동 단위는 중추신경성 약화를 가진 환자들에게 동원의 어려움을 갖게 한다. 따라서 신경근 전기자극은 II형 근섬유 위축을 예방하고 큰 운동 단위 활성화를 통해 근력 증가를 촉진하는 데 특히 유용할 수 있다(Binder-MacLeod, 1993).

신경근 전기자극을 근력 훈련 중재로 적용할 때 치료사는 먼저 대상 근육의 활성화를 촉진하는 과제를 선택한 다음 자극을 위한 전극 크기, 배치 및 최적의 치료 매개변수를 선택해야 한다. 표 22-13은 신경질환이 있는 사람에게 신경근 전기자극을 적용할 때 치료 매개변수에 대한 일반적인 권장 사항을 제공한다(Kottink, 2004; Packman-Braun, 1992; Pomeroy, 2006; Robbins, 2006). 개별 환자 요인뿐만 아니라 특정 활동 및 치료 목표는 치료사가 최적의 매개변수를 선택하도록 안내한다.

신경근 전기자극은 근육내 전극 또는 표면 전극을 사용하여 적용할 수 있다. 후자의 장점 중 하나는 휴대용 자극 장치를 사용하여 환자를 위해 독립적인 근력 프로그램을 설정할 수 있다는 것이다.

근육 활성화 재훈련을 위한 권장 자극 주파수는 30~35Hz이며, 이는 정상 근육에서 부드럽고 강축성 수축을 생성하는데 필요한 주파수이다. 신경근 피로가 발생할 가능성이 더 높기 때문에 40Hz보다 높은 주파수는 주의해서 사용해야 한다(Packman-Braun, 1992). 자극의 진폭은 훈련 목적과 일치해야 한다. 환자에 대한 최적의 진폭을 확인하기 위해 치료사는 과제 수행 완료를 만족하는 근수축에 도달할 때까지 점차 진폭을 증가시킨다. 그림 22-5의 예는 환자가 근육 자극과 동시에 과제 특정상황 내에서 자발적인 근육 활성화를 시도해야 함을 보여준다(Sullivan, 2007).

자극은 핸드 헬드 또는 풋 스위치를 사용하여 작동할 수 있으며 실행되는 과제에 따라 특정 듀티 사이클에 대해 자극기 장치에서 프로그래밍 할 수 있다. 듀티 사이클을 사용할 때 치료사는 자극의 켜기: 끄기 시간을 선택하여 수축 후 적절한 휴식을 보장하여 근육 피로를 최소화한다.

근력 훈련 세션은 특정 횟수의 근육 수축 또는 세션의 정해진 기간을 설계할 수 있다. 설정된 시간을 사용할 때 약한 근육이 과사용하지 않도록 시간을 점차적으로 진행해야 한다. 근육 피로가 우려되는 경우 치료사는 자극 빈도

표 22-13 신경학적 조건에서 신경근 전기자극의 적용을 위한 지침

파형	큰 근육군에 선호되는 대칭; 작은 근육군에 선호되는 비대칭
위상 기간	0.2-0.4 ms
자극 주파수	30-35 Hz
진폭	과제 목표를 위해 원하는 근육수축을 생성하는데 필요한 최소 수준
켜짐:꺼짐 시간	훈련 목표에 따라 다름; 약한 근육을 강화하기 위해 듀티 사이클을 사용하는 경우 처음에는 1:5 비율로 설정한 다음 1:3으로 진행
경사 시간	과제 목표에 따라 0.2~4초
치료세션 기간	10-15분; 근육피로 모니터링
치료 빈도	하루에 두 세번

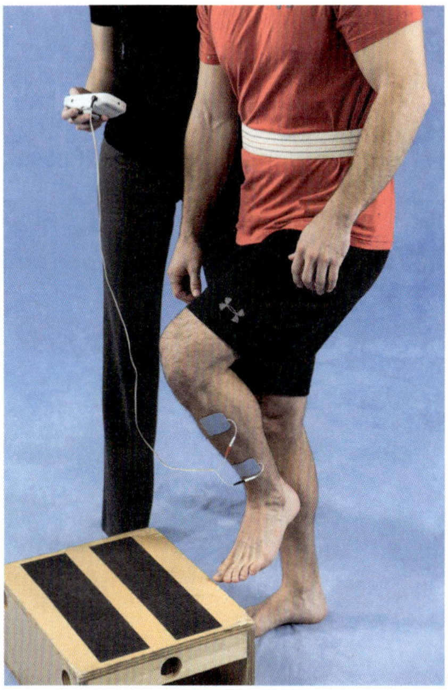

그림 22-5 근력강화 프로그램의 일부로, 신경근 자극을 근육(이 경우에는 발목 배측굴곡)에 적용할 수 있으며, 환자는 기능적인 계단 오르내리기 활동 중에 환자의 최대 노력으로 능동적인 배측굴곡을 시도한다.

를 줄이거나 켜기: 끄기 주기를 조정하거나 훈련 세션의 전체 기간을 줄일 수 있다(DeVahl, 1992).

신경근 전기자극은 인공심박기 또는 간질이 있는 환자와 임산부의 요추부 또는 회음부, 암형성 부위 또는 경동맥부비동에는 적용 금기이다. 신경근 전기자극은 피부 과민증이나 감각 소실이 있는 환자와 인지 능력이 저하된 환자와 훈련 세션에 참여하는 환자에게 주의해서 사용해야 한다. 모든 환자의 초기 신경근 자극 세션 동안 생명 징후를 모니터링해야 하지만, 척수손상환자나 다발성경화증과 같은 자율신경 불안정성 환자 및 심장질환이 있는 환자의 경우에 특히 더 주의해야 한다.

신경근 전기자극 적용과 신경질환 치료의 효능에 대한 광범위한 연구에 대한 논의는 이 장에서 설명되지 않는다. 독자는 하지 적용 및 보행 기능에 대한 효과에 대한 Kottink(2004) 및 Robbins(2006)의 몇몇 우수한 체계적 고찰연구를 참고하고, 뇌졸중 환자의 상지 적용 및 상지 기능에 대한 효과에 대한 De Kroon(2002) 및 Pomeroy(2006)의 연구를 참고한다.

신경근 전기자극은 약한 등배굴근에 적용되어 발목의 힘과 보행 속도가 크게 증가했다는 증거를 가지고 편마비 보행에서 뇌졸중 후 발처짐을 다루었다. 다른 연구에서는 신경근 및 보행 재훈련을 위해 마비된 하지 근육들(넙다리네갈래근, 넙다리뒤근육, 발바닥 굽힘근 및 발등 굽힘근)에 다중 채널을 사용했으며 단일 채널 자극보다 더 큰 치료 효과를 보고 했다(Robbins, 2006). 급성 및 만성 뇌졸중 단계 모두에서 긍정적인 치료 결과가 입증되었지만, 환자는 급성 및 아급성 회복 단계에서 신경근 전기자극에 더 반응하는 것으로 보인다(Ottawa Panel, 2006).

수많은 연구에서 손목과 손가락 신근에 적용되는 신경근 전기자극이 상지의 힘을 향상시키고 뇌졸중 후 운동 회복 및 기능적 능력을 향상시키는 데 효과적이라는 강력한 증거를 제공한다(Alon, 2007; Chae, 1998; Kraft, 1992; Popovic, 2004; Powell, 1999). 신경근 전기자극은 또한 신경근 재교육을 위해 뇌성마비 아동의 상지와 하지 모두에 적용되었다(Carmick, 1993; Nunes, 2008; Vaz, 2008). 이러한 연구에서 근력 증가가 일관되게 나타났으며, 상지 및 보행 기능에 대한 이점에 대한 보고는 약한 증거가 있었다. 아동에게 신경근 전기자극을 사용하려면 자극에 대한 아동의 반응을 면밀히 모니터링하는 것 외에도 치료 매개변수를 신중하게 선택하고 수정해야 한다. 이 하이브리드 근력 훈련 방법을 통해 운동 재훈련 효과와 기능적 결과가 향상되기 때문에 어린이와 성인 모두가 기능적 기술로 근육동원을 전환하도록 촉진하기 위해 과제 훈련 동안에 신경근 전기자극를 적용하는 것이 추천된다(Hedman, 2007; Sullivan, 2004, 2007).

매우 약한 근육을 훈련하기 위한 보조적 방법인 근전도 바이오피드백

근전도 바이오피드백(EMGBFB)은 치료사가 약한 근육을 동원하는 환자의 능력을 향상시키고 기능적 운동 중에 활성화 타이밍을 개선하는데 사용할 수 있는 또 다른 도구이다. 근육 활성화의 작은 변화는 치료사가 감지하기 어려울 수 있는데 EMGBFB로 감지할 수 있다. EMG 신호는 청각 또는 시각적 신호로 변환되어 환자의 자발적인 노력에 대한 증가된 피드백을 제공한다. 치료사는 처음에 근육 활성화에 대한 목표 임곗값을 매우 낮게 설정하여 최소한의 활동을 감지한 다음 환자의 근육 활성화 능력이 향상됨에 따라 임곗값 목표를 높일 수 있다. 휴대용 EMGBFB 장치 또는 신호의 시각적 화면 표시가 있는 상용 장치는 치료 상황 및 훈련을 위한 치료 목표에 따라 사용할 수 있다. 휴대용 장치의 한 가지 장점은 일단 환자를 훈련한 다음에는 환자가 EMGBFB를 스스로 사용할 수 있다는 것이다. 따라서 연습 강도가 높아진다.

연구에 따르면 EMGBFB는 개별 근육 훈련보다는 기능 훈련의 상황에서 사용될 때 그리고 일반적인 치료 활동과 함께 사용될 때 가장 효과적이라는 것을 보여주었다(Basmajian, 1989; Binder-Macleod, 1995; Wissel, 1989). 예를 들어, 보행 유각기의 환경에서 앞쪽 경골 근육의 활성화를 훈련하는 것이 이 근육을 단일 움직임으로 훈련하는 것보다 더 효과적이다.

근력 운동의 보조 도구로 EMGBFB를 시행할 때 치료사는 먼저 치료 및 기능적 목표, 목표 근육 및 훈련의 과제 환경을 결정해야 한다. EMGBFB 훈련에 적합한 환자는 동기 부여가 높고, 증강된 EMG 신호를 처리할 수 있는 적절한 시력과 청각을 가지고 있어야 하며, 간단한 지시를 따를 수 있어야 하며, 훈련을 위한 치료 목표와 지침을 이해하기에 충분한 인지 기능을 가지고 있어야 한다 (Binder-Macleod, 1995; Wolf, 1983a, 1983b).

치료사는 EMGBFB를 구현하기 위해 세 가지 주요 매개변수를 설정해야 한다: 진폭, 시간 상수 및 목표 임곗값(LeCraw, 1992). 진폭은 EMG 신호가 증폭기에 의해 배가되는 크기이다. EMGBFB를 적용하여 매우 약한 근육을 교육할 때 처음에는 근육 활성화를 감지하는 감도를 최대화하기 위해 진폭을 높여야 한다. 그런 다음 청각 신호를 트리거하기 위해 더 많은 근육 활성화가 필요하도록 훈련 중에 점진적으로 낮출 수 있다. **시간 상수(EMGBFB)**는 EMG 정보가 화면에 업데이트되는 빈도를 반영하는 EMG 신호의 샘플링 주파수이다. 휴대용 EMGBFB 장치의 경우 동적 운동에 필요한 근육을 교육하기 위해 짧은 시간 상수(0.1초)로 설정된다. 더 긴 시간 상수(0.5~1.0초)는 정적 또는 안정화 활동에 필요한 근육을 훈련하는데 사용할 수 있다. 약한 근육을 교육하기 위한 **EMG 목표 임곗값**은 청각 또는 시각 신호를 트리거 하는데 필요한 근육 활성화의 최소량을 나타낸다. 이 임곗값은 환자의 근육 활성화 능력에 대한 철저한 초기 검사를 기반으로 하는 치료 훈련 목표이다. 이 임곗값은 운동 단위 동원이 향상됨에 따라 점진적으로 증가한다(Basmajian, 1989). EMGBFB 훈련 세션의 효과는 목표 임곗값에 도달한 횟수, 근육 활성화가 목표 임곗값 이상에 도달하는 시간 또는 기능적 과제훈련동안 목표 임곗값에 대한 효과적인 도달과 같은 목표를 향한 진행상황에 따라 결정된다.

EMGBFB 훈련의 효과에 관한 증거는 주로 뇌졸중 문헌에 명시되어 있으며 연구 결과는 연구에 따라 다양하다. 많은 연구에서 발목의 능동 ROM, 근력 및 보행 기능에서 효과의 입증을 보이고 하지 회복을 촉진하기 위한 뇌졸중 후 운동 재훈련을 위한 효과적인 보조 방법으로 EMGBFB를 지지한다(Moreland, 1994, 1998; Schleenbaker, 1993); 그러나 상지 기능 회복을 위한 이 도구의 이점은 충분히 제공되지 않았다(Ottawa Panel, 2006). 다른 포괄적 리뷰문헌들은(Glanz, 1995; Woodford, 2007) 뇌졸중 후 운동 회복을 촉진하는데 있어 EMGBFB의 이점을 보여주는 연구들에 대해 따로 시행한 분석을 제공한다. 그러나 연구를 종합적으로 조사했을 때 결과는 기존 요법에 비해 EMGBFB의 효과를 뒷받침할 충분한 증거가 없음을 보여주었다. 따라서 치료사는 EMGBFB가 근력 운동에 유용한 보조도구가 될 수 있는지 여부를 결정하기 위해 환자의 임상양상 및 치료 목표를 사례별로 고려해야 한다.

EMGBFB를 **근전도 트리거 신경근 자극기**라고 하는 전기자극과 결합하는 것은 근육 활성화를 촉진하는 대체 방법이며 EMGBFB 단독보다 더 효과적인 것으로 다루어졌다(Cozean, 1988; Fields, 1987; Francisco, 1998). 또한 뇌졸중 후 상지 운동 기능에 긍정적인 결과를 가져왔다(Cozean, 1988; Franscisco, 1998; Kraft, 1992). 치료사는 환자가 자발적인 활성화를 통해 도달하려는 EMG 목표 임곗값을 설정한다. 이 임곗값에 도달하면 전기자극이 시작되면서 근육 수축이 강화된다. 훈련 중에 목표 임곗값이 점진적으로 증가하여 자발적 활성화를 개선하고 궁극적으로 신경근 전기자극이 더 강력한 활성화를 트리거 할 필요성을 없앤다. 상업용 전기자극 장치는 치료 적용 메뉴에서 EMGBFB와 신경근 전기자극을 짝을 이루는 임상 용도로 사용할 수 있다.

생각해 볼 점 22.3

뇌졸중 후 또는 활동적인 운동 능력이 제한된 후천적 뇌손상 환자에서 운동 재훈련 또는 기능적 과제 연습 중에 신경근 전기자극(NMES), 생체 피드백 또는 근전도 트리거 NMES를 어떻게 적용할 것인가? 둘을 결합한 중재로 운동 조절에 어떤 치료 효과를 기대하는가? 과제 연습 중 자극의 추가 이점은 무엇인가?

점진적 저항 운동

전통적으로 점진적 저항운동(PRE)은 건강하고, 정형외과적 및 신경학적 임상 환자들에게 근력 강화훈련을 위해 사용되는 가장 일반적인 방법이다. PRE는 신경학적 질환을 가진 환자의 신경근 적응과 상당한 근력 증가를 촉진했다(Flansbjer, 2008; Kraemer, 2004; Taylor, 2005, 2006; Weiss, 2000; White & Dressendorfer, 2004; Moreland, 2003). 신경근 활성화 수준은 기능적 운동 훈련보다 동적 PRE 동안 유의하게 더 높았다(Andersen, 2006). PRE 훈련의 운동 강도와 근력 증가율 사이에는 강도-반응(dose-response) 관계가 존재한다. 강도가 높을수록 근력증가가 커진다.

PRE에 사용할 수 있는 저항 모드는 커프 웨이트, 탄성 밴드, 무게바, 일반적 웨이트 머신(그림 22-6 참조) 및 공기압 훈련 장비가 있다. PRE 처방에 대한 지침에는 이 장의 앞 부분에서 논의했듯이 운동 강도, 운동량(volume) 및 빈도가 포함되어야 한다(Fleck, 2014; Kraemer, 2004).

PRE를 설계할 때 치료사는 특정 근육과 최적의 운동을 확인하여 근육 또는 근육 그룹을 구분한 다음 전체 ROM을 통해 안전하게 들어 올릴 수 있는 1RM 또는 최대 무게를 결정한다. 그런 다음 목표 강도(1RM의 백분율)를 계산하여 운동을 시작하기 위한 부하를 결정한다. 부하를 결정하는 다른 방법은 **10RM** 또는 환자가 전체 ROM을 10회 반복하여 안전하게 들어 올릴 수 있는 최대 하중을 사용하는 것이다. 10RM 부하는 1RM 부하의 약 75%로 운동

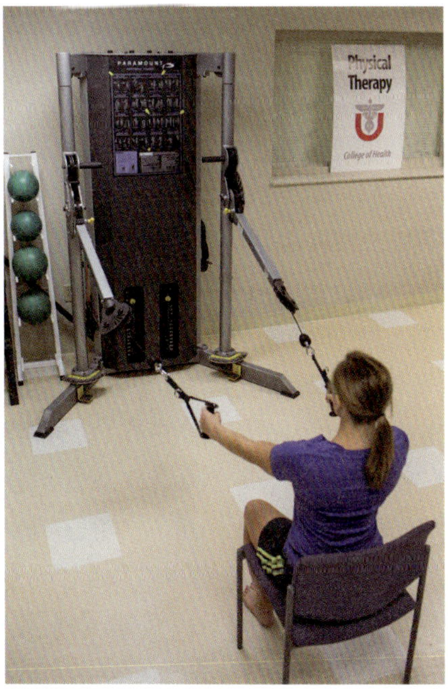

그림 22-6 중량 도르래 시스템은 점진적 저항 운동에 사용할 수 있다.

표 22-14 10RM 결정 후 운동 프로토콜

	DELORME 프로토콜	OXFORD 기술
첫 세트	10RM의 50%	10RM의 100%
휴식 간격	1-3분	1-3분
두 번째 세트	10RM의 75%	10RM의 75%
휴식 간격	1-3분	1-3분
세 번째 세트	10RM의 100%	10RM의 50%

처방에 대한 의사 결정을 용이하게 한다(Kisner, 2012).

치료사는 환자의 10RM이 결정되면 여러 운동 프로토콜을 선택할 수 있다(표 22-14 참조). DeLorme(1951) 프로토콜은 세트 전반에 걸친 점진적 부하를 기반으로 하여 근육이 준비될 수 있도록 허용한다. 대조적으로 옥스포드(the Oxford) 기법은 회귀적 역진행을 사용하는데, 여기서 저항은 근육 피로를 고려하면서 세트 전반에 걸쳐 감소한다(Zinovieff, 1951). 신경학적 질환이 있는 환자의 경우, PRE 프로토콜의 변화가 근력 증가를 야기하는 데 효과적이라는 연구 결과가 있기 때문에 특정 프로토콜만 엄격히 적용하는 것은 필요하지 않다(Baechle, 2000; Durstine, 2009; Fleck, 2014). 선택된 프로토콜은 반드시 적절한 과부하, 운동량 및 점진적 진행을 해야 하고 환자의 운동 조절 능력 및 훈련에 대한 반응에 따라 개별 맞춤화되어야 한다.

환자는 사용 가능한 범위를 통해 저속에서 중간 속도로 움직이게 하고 무게를 원심성 수축으로 조절해서 내려 놓도록 한다. 환자는 부상을 방지하기 위해 부드럽게 협응된 움직임을 만들기 위한 적절한 운동기법을 받아야 한다. 사지의 감각 소실이 있는 환자는 원하는 동작을 구분하기 위해 사지의 시각 정보를 사용해야 할 수 있을 것이다.

원하는 동작을 분리하고 보상을 최소화하기 위해 열린 사슬 PRE에 대한 근위부 신체분절의 적절한 외부 안정화를 제공하는데 특별한 주의를 기울여야 한다. 자세 불안정 또는 몸통 운동실조증이 있는 환자의 경우 안전한 운동 수행을 최대화하기 위해 몸통을 손이나 외적 안정화시키면서 누운자세 또는 지지해서 앉은 자세로 PRE를 수행해야 할 필요가 있을 것이다. 웨이트(바벨)의 사용은 방향 조절이 어렵고 근위부 안정화의 어려움으로 사지 또는 몸통 운동실조증이 있는 환자에게 안전하지 않을 것이다. 그러나 이러한 환자에게는 외적 안정화 기능이 있는 기존의 운동기구는 사용할 수 있을 것이다.

근력 훈련을 위한 PRE는 환자가 중력에 대항하여 사용 가능한 ROM을 통해 무게를 효과적으로 이동할 수 있을 때 적어도 3+/5의 근력 회복을 갖는다면 유리하다. MMT 점수가 2/5에서 3/5 사이인 환자의 경우 환자가 ROM을 통해 사지의 무게를 이동하려고 할 때 중력을 제거한 위치에서 처음에 사용된다. 팔다리를 지지하기 위해 파우더 보드 또는 서스펜션 슬링 시스템을 사용하는 것은 중력이 제거된 자세에서 근력운동을 하는 데 유용한 보조 도구가 될 수 있다. 중력에 대항한 운동으로 진행하기 전에 사지의 추정된 무게와 일치하도록 외적 하중을 점진적으로 증가시킬 수 있다.

PRE는 주요 선택적 움직임 결손 및 움직임 분리가 어려운 환자에게 적합하지 않을 수 있다. 이러한 환자는 점진적 부하를 추가하기 전에 움직임을 분리하기 위해 운동 재교육이 필요할 수 있다. 치료사는 생성된 움직임을 관찰하고 고정적인 움직임 패턴이 강화되지 않도록 주의해야 한다.

고유수용성 신경근 촉진법

근육 활성화 및 기능적 운동 패턴의 조절을 개선하기 위해 정형외과적 및 신경물리 치료분야 모두에서 광범위하게 사용된 치료 접근법이 PNF이다(Voss, 1985). PNF 강화 활동 중에는 약한 근육에 과도하게 과부하가 걸리지 않는 상태에서 원하는 근육 활성화 및 움직임을 촉진하기 위해 치료사에 의한 도수 저항의 숙련된 적용이 필요하다. 강화는 사지, 골반 또는 견갑골 패턴 또는 네발기기나 반무릎선자세에서 체중이동과 같은 전체 신체 패턴 안에서 수행할 수 있다. 독자는 PNF 패턴 및 기법에 대한 자세한 설명을 위해 이 책의 15장을 참조한다. 이 단락에서는 신경학적 문제에서 근력 훈련을 위한 이러한 패턴과 기법의 선택 및 적용에 대한 개요를 제공한다.

PNF 패턴 사용의 기본이 되는 주요 치료 원칙은 근육을 개별로 훈련시키는 것보다 기능적 운동 패턴을 강화하는 것이다. 치료사는 목표 근육의 기능적 역할과 근력 훈련의 목적에 따라 PNF 패턴과 기법을 선택한다. 독자는 신경학적 질환에서 근력 훈련에 유용한 PNF 활동 및 기법에 대한 검토를 위한 몇 가지 포괄적인 문헌을 참조한다(Adler, 2007; Voss, 1985).

견갑골(능형근), 몸통(척추 기립근) 또는 골반 안정화근(중둔근)과 같은 근위부 안정화에 사용되는 근육을 강화하기 위해 등척성 근육 수축은 중간에서 단축된 범위 내에서 또는 닫힌 사슬 체중 부하 자세에서 저항을 준다. 안정성을 높이기 위해 선택된 PNF 기법에는 교대 등척성, 리드미컬한 안정화, 압박 및 단축된 유지상태에서 저항 수축이 포함된다. 예를 들어, 견갑골과 몸통의 안정성을 강화하기 위해 치료사는 견갑골이나 골반을 손으로 접촉하여 네발기기 자세로 리듬 안정화 기법을 적용할 수 있다. 이것은 여러 신체 분절들 사이의 협동적 근육 활성화가 필요하기 때문에 전체 패턴 내에서 강화되는 예이다. 하지 안정화 근육을 강화하기 위해 사지 패턴을 사용하는 PNF 활동의 예는 중둔근을 목표로하는 하지 D1 신전 패턴 동안 마지막 단축된 상태에서 저항 수축을 적용하는 것이다. 환자가 누운자세 또는 옆으로 누운 상태에서 하지는 D1 신전패턴 범위의 단축된 부분에 놓인다. 치료사는 대퇴 근위부와 무릎 원위부에 손 접촉을 적용한 다음 일련의 반복되는 등척성 수축에 대해 저항을 사용한다.

고관절 굴곡근, 발목등배굴근 또는 전삼각근과 같은 동적 운동에 사용되는 근육을 강화하기 위해 원위부 신체분절을 움직이도록 하면서(열린 사슬) 운동 범위 동안 구심성 수축으로 저항이 주어진다. 동적 이동성 패턴을 위한 근육 동원을 강화하기 위해 선택된 PNF 기법에는 리드미컬한 개시(rhythmic initiation), 반복되는 수축(repeated contractions), 느린 반전(slow reversals) 및 강조 타이밍(timing for emphasis)이 포함된다. 매우 약한 근육의 경우 리드미컬한 개시의 적용은 근육 동원을 촉진하는데 효과적인데 이 기법은 운동범위 동안 수동에서 능동보조, 저항움직임으로 진행되기 때문이다.

환자가 움직임을 개시하는 능력이나 가동 범위의 특정 지점에서 근 활성화를 동원하는 환자의 능력을 향상시키기 위해 촉진이 필요한 경우 반복적 수축 기법이 권장된다. 이 기법은 일련의 빠른 스트레치로 구성되어 대각선 패턴의 모든 구성 요소를 늘린 다음 가동범위 동안 약한 저항을 적용하는 것으로 이루어진다. 예를 들어, 환자가 어깨 굴곡근을 활성화 할 때 근약화를 보이면 치료사는 팔을 상지 D2 굴곡 패턴으로 신장시킨 위치에 놓고, "당기세요"라는 구두 명령으로 타이밍을 맞추면서 D2 패턴의 모든 구성 요소에 빠른 스트레칭을 적용하고 그런 다음 가동범위 동안 능동적 보조 또는 매우 가벼운 저항을 제공한다(그림 22-7 참조). 환자의 운동 동원이 가동범위의 특정 지점에서 촉진이 필요한 경우 치료사는 운동 중에 몇 번의 부가적인 빠른 스트레칭을 추가할 수 있다.

신경학적 질환에서 근력 훈련을 위해 PNF 대각선 패턴을 활용하는 이점은 패턴의 더 강한 부분에서 약한 분절로

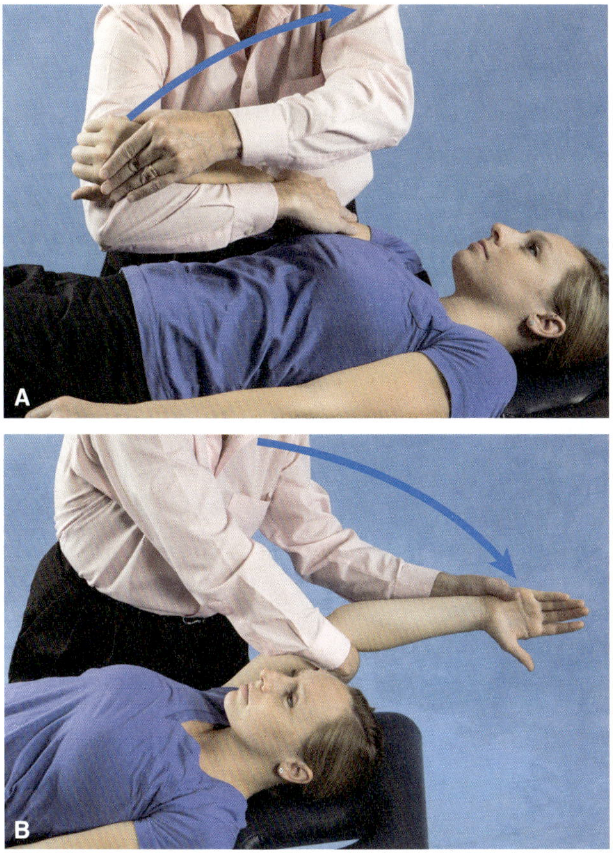

그림 22-7 UE D2 굴곡 고유수용신경근 촉진(PNF) 패턴에 적용된 점진적 저항 운동의 (A) 시작 위치와 (B) 종료 위치. 사지가 경로를 따라 움직이는 동안에, 저항의 방향은 계속해서 바뀌어야 된다. 이동 중 특정 지점에서 추가로 빠른 스트레칭을 할 수 있다.

오버플로우를 촉진할 수 있다는 것이다. 예를 들어, 환자가 발목배측굴곡근이 매우 약하지만 고관절 굴곡근이 더 강한 경우 치료사는 하지 D1 굴곡 패턴에 강조타이밍 PNF 기법을 적용할 수 있다. 몸통 근육을 강화하기 위해 사지에서의 오버플로우는 양측 대칭 또는 비대칭 패턴을 통해 촉진될 수 있다. 예를 들어, 약한 몸통 굴곡근은 느린 반전 기법 또는 저항을 이용한 풀리 시스템을 사용하여 상지의 양측 대칭 D2 신전 패턴으로 다룰 수 있다 (그림 22-8 참조).

PNF 패턴과 치료 원리는 치료사의 도수 저항보다는 다른 저항 방법을 이용하는 개인 및 가정 운동 프로그램을 설계하기 위한 기초로 사용할 수 있다. 지료사는 환자에게 탄성 밴드 저항 또는 폴리시스템을 이용하여 PNF 사지 또는 혼합된 전체 패턴 내에서 적용하도록 지시할 수 있다. 예를 들어, 앉아 있을 때 환자는 양손으로 탄성 밴드에 묶인 손잡이를 잡고 양측 비대칭 리프트 패턴을 수행할 수

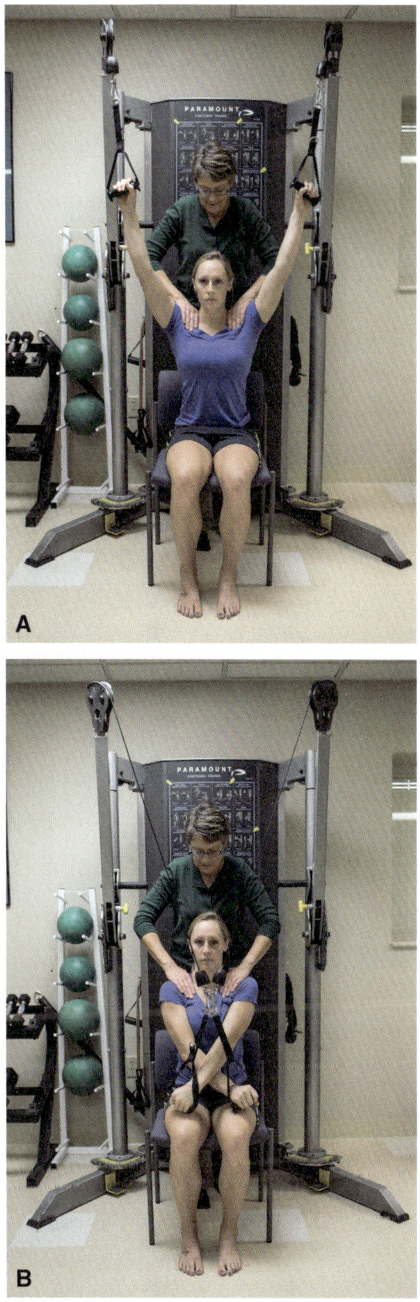

그림 22-8 약한 체간 굴곡근에 집중하기 위해 도르래 저항 시스템을 이용한 양측 대칭 UE D2 신전 패턴의 (A) 시작 자세와 (B) 끝 자세. 패턴을 거꾸로도 활용할 수 있다.

있다. 이 활동은 몸통 신전근과 회전근을 동시에 동원하여 상지를 강화한다. 다른 앉은 자세 활동으로 환자는 플라이오메트릭 볼을 잡고 동일한 리프트 패턴을 수행하여 근위부 상지와 몸통 강화를 촉진할 수 있다. 이 두 가지 활동은 환자가 안정된 지면이나 불안정한 공 위에서 수행할 수 있으며, 운동 난이도를 높이기 위해 무릎 선 자세나 반무릎 자세와 같은 더 어려운 위치에서 수행할 수 있다.

이런 결합된 다중 평면 운동은 근육들이 협응동작을 위

해 일제히 작용하는 동안 전신 강화를 촉진한다. 여러 부분의 신체 약화를 가진 환자에서 이러한 유형의 훈련은 여러 약화 부위를 동시에 해결할 수 있다. 선택적 움직임 손상 환자를 위해 운동을 처방할 때 D2 상지 신전 패턴과 같이 집단 운동 패턴(mass movement pattern)을 강화하는 PNF 패턴을 피해야 한다. PNF 동작을 활용한 근력훈련 동안 환자의 운동 반응과 움직임 질과 피로 징후에 대한 지속적인 평가가 중요하다.

등속성 근력 훈련

등속 운동은 환자가 컴퓨터 등속 동력계 장치에 대항하여 미리 설정된 각속도로 최대 또는 최대하 노력으로 힘을 생성해야 하는 동적 근력 훈련의 효과적인 방법이다(그림 22-9 참조). 등속 운동에서 운동 속도는 일정하며 치료사가 결정한다. 저항 또는 부하는 환자의 노력과 동력계에 가해지는 힘의 크기에 따라 달라진다.

고정 저항 운동에 비해 등속 운동의 한 가지 장점은 근육이 가동범위 전체에서 최대로 작동하도록 유도된다는 것이다. 또한 임상가들은 이 운동 모드를 사용하여 다양한 각속도에서 근육 동원 속도를 만들도록 하여 근육 파워를 증가하도록 촉진할 수 있다. 뇌혈관질환 이후나 다발성경화증이 있는 환자는 더 빠른 움직임 속도에서 근력 부족을 더 심하게 겪고 있으며, 많은 사람들은 걷기(초당 200°~240°)와 같은 일반적인 기능 과제의 속도보다 훨씬 낮은 초당 90° 이상의 속도에서 토크를 생성하는데 어려움을 겪는다(Chen, 1987; Kisner, 2012; Lambert, 2001; Nakumura, 1988). 근파워를 향상시키기 위한 목표를 다루기 위해 임상의는 환자가 속도 스펙트럼(Moreau, 2013)을 통해 운동해야 하는 등속성 훈련을 설계할 수 있다(Moreau, 2013). 처음에 30, 60 또는 90° 각속도에서 8~10회 반복하는 1~2세트로 시작하고 점차 증가된 속도로 진행한다(초당 90, 120 또는 180°에서 1~2세트)(Davies, 1992). Patten(2007)은 뇌졸중 후 하지에 대한 이러한 유형의 속도훈련 효과를 입증하고 보행 속도의 향상뿐만 아니라 힘과 파워의 강력한 향상을 보고했다.

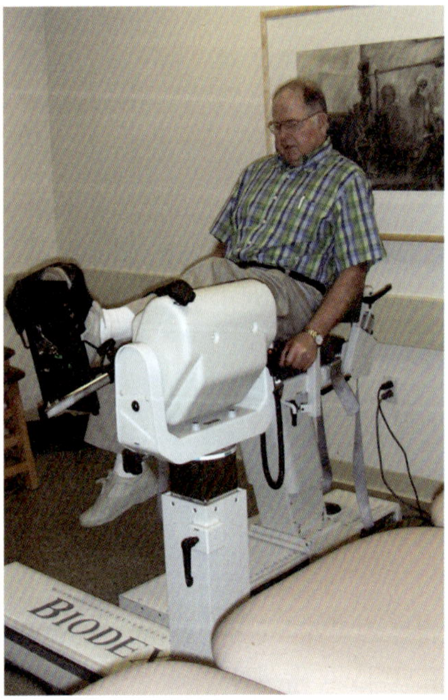

그림 22-9 파킨슨병 환자의 무릎 근육에 대한 등속 운동 훈련(장비는 Biodex System 4 Pro™임).

등속성 근력 훈련은 단방향 또는 상호교대 움직임으로 작동하고 구심성 또는 원심성 운동 모드로 작동하도록 설계할 수 있다. 훈련을 위한 적절한 운동 모드에 대한 임상적 결정은 훈련 원리의 특이성을 적용하여 목표 근육과 그 기능적 역할을 기반으로 해야 한다. 두 가지 등속 운동 모드가 뇌졸중 후 근력을 강화하는데 효과적이지만, 원심성 운동 모드가 약간 더 큰 힘의 이득이 있고 구심성 및 원심성 동작 모두에 전이효과를 만든다는 증거가 있다(Clark, 2013; Engardt, 1995).

치료사는 길항 작용의 불균형 또는 목표 근육의 길항근에 상당한 경직이 있는 환자를 위해 단방향으로 등속 운동을 시작하도록 선택할 수 있다. 목표 근육은 각 반복운동에서 구심성 및 원심성으로 훈련될 수 있다. 기능적 활동에 대한 운동 조절 향상을 촉진하기 위해 상호교대 운동으로의 진행이 권장된다. 등속 운동의 높은 운동 강도 때문에 운동 전 5분 동안 준비운동을 시행하고 최대 노력 훈련 전에 선택한 속도로 몇 번의 최대하 부하로 연습 기회를 시행하는 것이 중요하다. 초기 훈련 세션 동안이 이런 강도 높은 운동에 대한 환자의 심혈관 반응을 평가하기 위해 생명 징후(vital sign)를 모니터링해야 한다. 몇몇 연구자들은 아급성 및 만성 뇌졸중 후 단계에 있는 사람들이 부작용없이 이 고강도 훈련을 견뎌냈다고 보고했다(Kim, 2001; Patten, 2006, 2007; Sharp, 1997). 치료사는 또한 토크 출력이 초기 값의 50%로 떨어질 때를 확인하면서 피로의 징후를 주의 깊게 관찰하고 세트 사이에 적절한 휴식(1분 이상)을 제공해야 한다.

등속 운동은 환자에게 관절 가동범위 동안 생성된 토크의 시각적 피드백을 제공하는 동기부여 이점이 있다. 이러한 정량적 토크값은 치료사가 훈련 중 진행 상황을 객관적으로 기록하는데도 유용하다.

뇌졸중 환자들에게 등속성 훈련을 실험한 대부분의 연구는 구심성 및 원심성 운동모드에서 하지(주로 무릎 굴곡과 신전)를 훈련시켰으며 보행 기능으로의 전이 효과와 함께 상당한 근력 증가를 보고했다(Clark, 2013; Engardt, 1995; Kim, 2001; Sharp, 1997). 뇌졸중 환자의 상지 강화에 대한 등속성 훈련의 적용을 조사한 연구는 거의 없었다. Patten(2006, 2013)은 뇌졸중 발병 후 6~18개월된 환자를 대상으로 등속성 근력 훈련과 과제 훈련을 결합한 것이 상지 근력, 파워, 그리고 기능적 기술을 향상시키기 위한 단독 훈련 프로그램을 시행하는 것보다 우수하다는 것을 보여주었다.

등속 강화 훈련의 몇 가지 단점은 상자 22-3에 설명되어 있다. 등속 운동의 고유한 한계에도 불구하고, 이 동적 근력운동 모드는 목표 근육에 고강도 운동을 제공하고 중추 신경성 약화에서 과부하 및 신경 적응을 촉진하는데 효과적이다. 이 운동 옵션은 근육 파워를 향상시키고 빠른 운동 속도에서 힘을 생성하는 능력을 향상시키는데 특히 유용하다.

근력훈련을 위한 수중치료

수중 운동은 급성 및 만성 회복 단계 모두에서 사용할 수 있는 신경학적 질환이 있는 환자에게 적절한 근력강화 방법이다. 수중 활동은 재활에서 환자에게 초기에 시행되거나 재활 과정 전반에 걸쳐 시행되며 지상에서 시행하는 치료를 보완할 것이다. 그럼에도 불구하고, 수중 운동은 지상에서 목적을 달성하는 궁극적인 목표를 가지고 지상에서 시행하는 치료에 부가적이어야 한다. 환자가 지상에서 활동을 수행할 수 있게 되면 수중에서 치료가 더 이상 필요하지 않을 수 있다. 독자는 기본 유체역학 원리와 수중에서의 생리적 효과를 포함하여 수생 재활에 대한 추가 논의를 위해 15장과 추가 리소스를 참조한다.

> **상자 22-3 등속성 훈련의 약점**
>
> - 기능적 운동 패턴과 반대로 단일근 강화
> - 일반적으로, 단일평면의 움직임만을 훈련
> - 기계에 토크를 생성하는데 필요한 충분한 최소 강도(3+/5 이상) 및 선택적 운동 조절
> - 관절을 설정, 배치 및 정렬하고 기계를 보정하는데 필요한 시간
> - 장비의 휴대성 부족 및 비용

신경학적 장애가 있는 환자를 위한 수중 근력 훈련의 장점은 많다. 물의 유체역학 원리를 통해 환자는 보조하는 환경에서 하지 체중 부하를 줄이면서 힘과 기능적 능력을 향상시킬 수 있다. 물의 부력 때문에 이런 환경은 더 이른 체중부하, 신체를 바로 세우고, 걷기 및 계단오르기와 같은 기능적 활동을 허용한다. 환자의 자세와 사용된 장치에 따라 물은 움직임과 균형반응을 지지, 보조 또는 저항을 줄 수 있다. 활동의 난이도는 움직임의 속도를 높이거나 움직이는 부분의 표면적을 늘리거나 수심을 늘림으로써 증가한다. 물의 움직임과 따뜻한 물의 온도는 통증(Whitlatch, 1996), 불안 및 경련을 줄이는 데 도움이 되며 그래서 움직임이 더 쉬워진다. 반대로, 더 차가운 수온은 환자의 반응을 자극한다. 수온은 다발성경화증을 가진 환자에게 상당한 영향을 미칠 수 있다. National Multi Sclerosis Society(국가다발성경화증협회)는 85°F보다 낮은 수온을 권장한다(National Multi Sclerosis Society, 2015).

물의 특성 때문에 처음에는 기능적 활동이 지상에서 보다 이 환경에서 수행하기가 더 쉬울 수 있다. 적절한 변화를 통해 환자는 지지되는 환경에서 앉고 서 있는 균형 활동, 앉아서 일어서고 걷기를 연습할 수 있다. 예를 들어, 하지가 약한 환자는 허리높이의 물에서 보다 그리고 지상에서 할 수 있는 것보다 훨씬 더 일찍 가슴깊이의 물에서 서서 보행할 수 있다. 상지 근약화를 갖는 환자는 지상에서는 불가능한 부력 보조 강화 프로그램에 참여할 수 있다.

기능적 활동을 촉진하는 것 외에도 물의 원리는 강화를 위한 환자의 움직임을 저항하거나 보조해주기 위해 사용될 수 있다. 예를 들어, 환자가 가슴 깊은 물에 앉아있을 때 난기류와 점도는 무릎 신전에 대한 저항을 제공하는 반면 난기류, 점도 및 부력은 이동 속도가 증가하면서 굴곡에 대한 저항을 제공한다.

수중 운동은 또한 건강한 노인의 신체 상태를 개선하는데 도움이 되었다(Poyhonen, 2002; Takeshima, 2002; Whitlatch, 1996). 연구는 제한적이지만 수중 운동의 이점은 다발성경화증 환자를 포함하여 신경학적 진단을 받은 사람들에게까지 확대되는 것으로 나타났다. 연구에 따르면 뇌졸중(Noh, 2008), 뇌 손상(Driver, 2004) 또는 다발성경화증(Pariser, 2006)을 앓고 있는 사람들은 수성 프로그램에 참여함으로써 심혈관 건강 개선(Chu, 2004), 보행속도(Teixeira-Salmela, 2001; Chu, 2004), 하지근력(Chu, 2004), 그리고 ROM(Driver, 2004)을 포함한

다양한 이점이 있다고 보여진다. 다발성경화증 환자에 대한 연구는 또한 총 운동 기능(Broach, 2001) 뿐만 아니라 자가 보고한 삶의 질과 피로(Kargarfard, 2012; Roehrs, 2004)을 개선하기 위한 긍정적인 중재로서 수중 치료를 지지한다. 근력 측정과 관련된 결과는 다양하다. 그러나 Broach(2003)는 다발성경화증 환자가 수중 운동 프로그램 후 근력을 유지하거나 개선했다고 보고했다.

뇌성마비 아동의 수중 운동 효과에 대한 제한된 연구는 개선된 하지근력, 보행 속도(Thorpe, 2005), 기능 상태(Dorval, 1996) 및 호흡 상태(Hutzler, 1998)를 포함하여 대체적으로 긍정적인 결과를 보인다고 입증하였다(Blohm, 2011). 뇌성마비 아동에게서 추가적 증거는 수중 운동 후 균형 잡기, 걷기, 달리기 및 점프 기술 뿐만아니라 TUG 점수의 향상을 보여주었다(Thorpe, 2005). 수중 운동은 또한 뇌성마비를 가진 성인에게서 ROM, 통증(Vogtle, 1998), 보행 능력, 균형 및 근력(Thorpe, 2000) 영역에서 도움이 될 수 있다.

수영장에서 치료하는 것이 환자에게 도움이 될 수 있지만 해로운 점도 고려해야 한다. 부력은 체중 부하 및 고유수용 입력 감소로 인해 진행을 방해할 수 있다. 환자는 특히 근육량에 비해 지방조직의 비율이 높은 경우 물에서 움직이는 데 더 많은 어려움을 겪을 수 있다. 일부 환자의 경우 물의 움직임을 이상하게 느껴 현기증이나 메스꺼움을 느낄 수 있다. 다른 사람들에게는 수영장 환경에서 사용되는 화학약품이 호흡에 영향을 미치거나 눈이 충혈될 수 있다. 수중 요법이 육상 요법의 중요한 보조도구가 될 수 있지만 모든 환자에게 적합한 것은 아니다. 표 22-15 및 22-16의 수중 운동에 대한 주의사항 및 금기 사항 목록을 참조한다.

근력 운동을 위한 운동기구 사용

치료사는 신경학적 진단을 받은 환자를 위한 프로그램을 개발할 때 근력 운동용으로 설계된 다양한 운동기구를 선택할 수 있다. 이 선택을 할 때 고려해야 할 몇 가지 요소는 근력 운동 모드, 목표 근육, 환자 특성, 독립적인지 또는 치료사 주도 프로그램인지, 운동이 수행될 설정방법, 장비가 사용가능한지 그리고 장치 비용이다.

표 22-15 수중치료에 대한 주의사항 일부 목록

• 구개반사의 부족	• 결장루/위창냄술관
• 당뇨	• 석고붕대
• 항상성 이상	• 고혈압
• 조절되는 발작	• 표피 상처
• 호흡 곤란	• 물에 대한 두려움
• 자율신경 반사부전	• 제한적인 수상안전기술
• 비위관	• 화학적 과민성

표 22-16 수중치료에 대한 금기사항 일부 목록

• 개방창	• 조절되지 않는 동요
• 감염(요로감염, 피부발진, 호흡기감염)	• 격리조치
• 발열	• 지속적인 비강산소
• 방광실금	• 정맥 또는 유치도뇨관
• 변실금	• 시설감염관리 절차와의 비호환성
• 기관절개술	• 조절되지 않는 발작
• 조절되지 않는 혈압	• 불안정성 골절
• 골절로 인한 석고붕대	

치료실 기반의 운동 프로그램인 경우 휠체어에 앉거나 무릎 꿇고 선 자세나 서 있는 등 다양한 환자자세에서 다중 운동 풀리 시스템을 사용할 수 있다. 치료사는 새로운 풀리 시스템을 이용하여 단일 평면 또는 다중 평면 동작을 사용한 상지 및 하지 근력 훈련을 설계할 수 있다(그림 22-8). 환자가 충분한 쥐기 능력이 부족하면 장갑을 사용하여 손을 손잡이에 고정할 수 있다. 닫힌 사슬 하지 근력 훈련의 경우 Total Gym® 시스템을 사용할 수 있다. 이 시스템은 글라이드 보드를 사용하여 환자가 스쿼트 및 뒤꿈치 올리기와 같은 한 발 또는 양측 하지 운동을 바로선 자세에서 약간 기울여서 약간의 어느 정도 체중을 제거한 채로 수행할 수 있도록 한다. 환자의 하지 근력이 향상됨에 따라 이 시스템에서 저항을 위해 무게 부하를 추가할 수 있다.

치료실 및 피트니스 기반 체육관 환경에서, ROM을 통해 다양한 저항을 제공하는 웨이트 케이블 기계, 유압 또는 공압 기계는 환자가 중력에 대해 하중을 들어 올리거나 밀기에 충분히 필요한 근력과 운동 조절 능력을 가지고 있다면 효과적인 선택이 될 수 있다. 이러한 기계는 종종 경사 프레스 및 노젓기 운동과 같은 양측 상지나 하지 운동을 포함한다. 일반적으로 사용자는 기계의 좌석으로 옮겨 앉을 수 있어야 한다. 균형 문제 또는 운동 조절 결손이 있는 환자는 이러한 기계를 사용할 때 추가적인 안정화가 필요할 수 있다. 대부분의 기계는 근육의 분리된 움직임을 위해 단일 평면 운동을 위해 설계되었다. 그러나 최신 모델은 더 많은 기능적 움직임 패턴을 촉진하는 다중 평면 운동을 포함한다(예; Cybex Fitness, LifeCycle, Nautilus 피트니스 장치). 이러한 기계를 사용하여 근력 운동을 처방할 때 치료사는 환자가 독립적으로 운동할 수 있는 경우 환자에게 적절한 설정을 지시하고 부상을 방지하기 위해 안전하고 적절한 운동 형태를 가르쳐야 한다.

일반적으로 유산소 훈련에 사용되는 다른 운동 기계는 신경계 질환 환자의 근력 훈련에 적용될 수 있다. 직립형 또는 반 기립 모델 모두에서 하지 에르고미터는 고관절 및 무릎 신근을 강화하고 양측 하지 운동 효과를 촉진하는 데 도움이 될 수 있다. 치료사는 과도한 심혈관 피로없이 근력을 만들기에 충분한 부하를 가진 에르고미터 운동 프로그램을 설계하고 저항 수준 및 페달 속도(분당 평균 회전수 [RPM])에 대한 특정 운동 변수를 제공해야 한다. 근파워를 향상시키기 위해서 속도 간격(30~60초)을 더 가벼운 저항과 높은 RPM(90 이상)으로 처방할 수 있다. 환자의 운동 조절이 충분하지 않아 발을 페달에 고정할 수 없는 경우 풋 스트랩이 안정성을 제공할 수 있다. 허벅지 또는 다리 끈을 사용하여 다리를 더 가깝게 조절하도록 할 수도 있다(그림 22-10 참조).

근피로를 면밀히 모니터링하면서 상지 에르고미터를 사용하여 유사한 운동 프로그램을 설계할 수 있다. 근력 및 유산소 기능 모두에 대한 교차 훈련 효과를 가질 수 있는 다른 운동 기계로는 StairMaster™ 또는 NuStep™과 같은 스테핑 기계, 노젓기 기계, 일립티컬 트레이너 및 크로스 컨트리 스키 기계가 있다. 신경계 환자에 적용하기 위해 치료사는 이러한 운동 옵션에 대한 자세 조절, 운동 조절 및 운동 협응의 최소한의 필요 사항을 고려해야 한다.

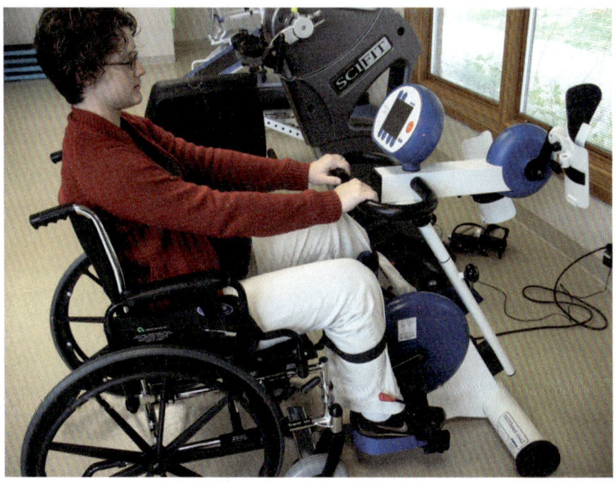

그림 22-10 신경학적 손상이 있는 환자를 위해 페달에서 발과 다리를 고정시키고 다리 위치를 조절하기 위해 스트랩이 있는 하지 좌식 자전거 운동(MotoMed™ 모델).

마지막으로, 이 장의 기능적 근력 훈련 부분에서 앞서 논의했듯이 체중 지지(BWS)가 있거나 없는 러닝 머신 훈련은 근력 훈련을 위한 효과적인 도구가 될 수 있다. 트레드밀을 사용한 근력 훈련에 고려되는 운동 변수는 속도, 경사, 훈련 기간 뿐만 아니라 지지를 위한 레일의 사용유무이다. 모든 옵션에서 운동에 대한 심혈관 반응을 면밀히 모니터링해야 하며, 안전한 범위의 운동 수행을 위해 목표 심박수 영역 또는 Borg의 지각 운동 척도의 사용이 권장된다(Borg, 1982). 신경계 환자의 복잡한 다중 시스템 장애로 인해 이 장의 앞서 설명한대로 맞춤형 운동 처방을 근력 훈련을 위해 이러한 운동기구를 활용하도록 권장된다.

근약화 중재: 기능적 활동으로의 적용
Weakness Intervention: Ultimately Applied in Functional Activities

기능적 과제 지향의 근력 훈련
Functional Task-Oriented Strength Training

신경학적 문제에서 운동 조절 손상은 종종 다면적인 문제이다. 근 약화, 선택적 운동능력 결손, 타이밍 장애 및 협응 모두 운동 기능 장애에 기여할 수 있기 때문이다. 기능적 운동 활동을 이용한 근력 훈련 프로그램을 설계하는 것은 여러 시스템 장애를 다루고 기능적 기술로의 선이를 촉진한다. 또한 과제 특이적 근력 운동은 활동 의존적인 신경가소성을 촉진하여 잠재적으로 신경학적 회복을 향상시킨다(Fisher, 2001; Liepert, 2001; Nelles, 2001). 앞서 설명한 근력 중재의 원칙은 33장에서 37장까지 다룬 모든 기능적 과제에 적용될 수 있다.

Carr(2003)에 따르면, 근력 훈련은 과제 특이적이어야 하며 필요한 기능적 과제의 특징인 움직임에 맞춰져야 한다. 예를 들어, 하나의 계단이나 플랫폼에서 반복적인 발 올려놓기 활동을 연습하는 것은 하지 신근을 강화시킬 뿐만 아니라 계단을 오르기 위한 근파워를 개선하는 것으로 전이 된다(그림 22-11 참조). 이 활동에 대한 운동 처방은 환자가 피로가 생길 때까지 잘 조절하여 수행할 수 있는 최대 반복 수를 연습한 다음 휴식을 취하고 두 번째 세트를 반복함으로써 적용할 수 있다. 이 운동은 각 세트의

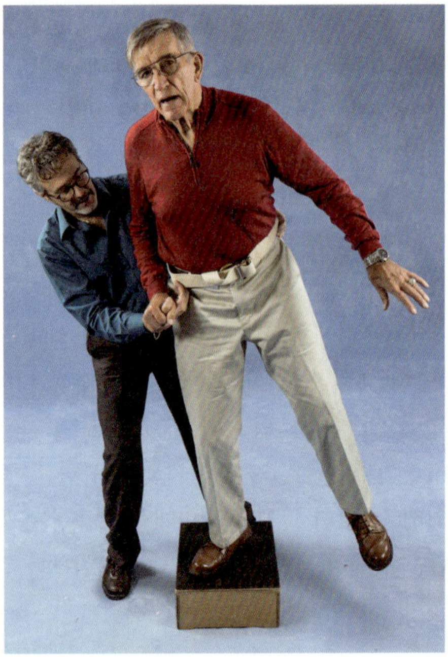

그림 22-11 측면 계단 활동을 통한 기능적 근력 훈련. 환자는 하지의 항중력 근육을 강화하고 계단 오르기의 구체적인 기능 활동을 준비하기 위해 의자, 단일 계단 또는 플랫폼에서 반복적인 계단 오르기 동작을 연습할 수 있다.

반복 횟수를 늘리거나 계단 높이를 늘림으로써 난이도를 진행할 수 있다. 하지 근력 훈련의 경우 이동, 걷기 및 계단을 위한 환자의 필요한 근력을 향상시키기 위해 수많은 닫힌 사슬 과제지향적 활동들이 처방될 수 있다. 하지 기능적 근력 강화 운동의 일부 목록은 표 22-17을 참조한다.

기능적 근력 훈련을 위해서는 개별 운동 처방이 필요하다. 환자의 힘과 균형능력에 맞추어 과제 설계를 수정해야 할 수 있다. 예를 들어, 앉았다 일어서기 훈련을 하는 동안 하지 신근이 약한 환자를 위해 처음에는 높은 의자가 필요할 수 있다. 균형이 불안정할 때 환자가 똑바로 서면 팔의 지지를 위해 환자 앞에 놓인 카운터 또는 테이블이 용이할 수 있다. 이 활동은 좌석 높이를 낮추거나, 팔의 지지를 제거하거나, 운동량(반복/세트)을 늘림으로써 진행해 나갈 수 있다. 치료사는 환자 움직임의 질을 주의 깊게 관찰하여 보상적 또는 대체적 움직임이 사용되는지 확인하고 피로가 있는지를 주목해야 한다. 근력 훈련에 대한 과부하 원칙은 최적의 근력 증가를 촉진하기 위해 이러한 기능적 운동에 적용되어야 한다(Barreca, 2004; Canning, 2003; Monger, 2002). 환자가 현재의 힘 수준을 넘어서도록 유도되지 않는다면 앉았다 일어서기를 몇 번 반복 연습하는 것이 반드시 힘이 향상되는 것은 아니다.

표 22-17 하지기능 강화운동

앉았다 일어서기(그리고 원심성 섰다 앉기)	앞쪽으로 다리 내리기
부분적 스탠딩 스쿼트	앞쪽으로 다리 올리기
발가락으로 블록 건드리기/ 다양한 높이의 층계	측방으로 다리 올리기
뒤꿈치 들기 그리고 발가락 들기	누워서 다리 들기
측방 다리 차기	에르고미터 사이클링
후방 다리 차기	트레드밀 훈련

하체 기능적 활동

연구는 뇌졸중, 후천적 뇌손상 및 다발성경화증 환자의 근력 및 기능적 운동성 향상에 대한 하지의 기능적 근력 훈련의 효과를 지지한다(Dean, 2000; Lee, 2013; Salbach, 2004; Yang, 2006).

체중부하지지를 포함하거나 포함하지 않는 트레드밀 훈련은 하지에 활동 특이적 근력 요구를 부여하는 과제 특이적 훈련의 한 예이다(Sullivan, 2002, 2007; Visintin, 1998). 체중부하지지 트레드밀 훈련은 저항 사이클이나 대조군 그룹보다 더 많은 근력의 증가와 보행에서 더 높은 개선을 가져 왔다(Sullivan, 2007). 더 높은 강도와 트레드밀 훈련의 속도 증가는 더 강력한 보행 결과를 가져왔다(Lamontagne, 2004; Pohl, 2002). 트레드밀 훈련에 대한 자세한 내용은 보행 훈련에 관한 37장을 참조한다. 종합적으로 이 연구는 하지 기능에 대한 과제 특이적 근력 훈련의 효과를 지지한다.

상지 기능 활동

기능적 근력 훈련 개념은 상지와 체간근 약화에도 적용될 수 있다. 팔 길이를 넘어서는 뻗기과제와 동적 체간 움직임을 훈련하는 것은 체간근력과 뻗기능력을 향상시켰다(Dean, 1997; Thielman, 2004). 몸통 안정화가 필요한 기능적 몸통 운동의 다른 예는 옆으로 누운자세에서 앉기까지 반복적인 연습과 들어 올리기, 밀기, 당기기와 같은 부하에 대항한 동적인 양측 상지과제가 있다. 상지에 대한 기능적 강화 활동의 예로는 지지상태에서 지지없이 무게없는 상태에서 점진적으로 증가된 부하(그림 22-12 참조), 양손에서 한 손 과제 요구로, 그리고 높이를 증가하고 거리를 증가시키는 것과 같은 다양한 뻗기 과제와 같은 열린 사슬 활동들이 있다.

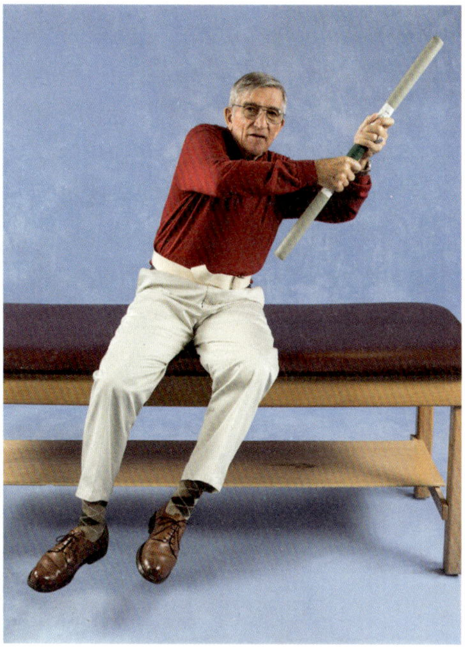

그림 22-12 몸통 안정화와 외부 부하를 이용한 기능적 근력 훈련.

이러한 과제 지향적 활동은 근육을 따로 훈련시키기보다는 근육을 기능적 공동움직임으로 훈련한다. 이 근력 훈련 모드의 한 가지 장점은 기능적 운동 패턴의 타이밍과 협응을 개선하기 위해 근력 및 운동 조절 결손을 모두 해결하도록 활동을 설계할 수 있다는 것이다. 그러나 선택적 운동 조절 손상의 심각성은 이러한 유형의 근력 훈련을 위한 과제 설계에 제약이 될 수 있다. 상지 동작에 대한 의미 있는 과제 특이적 훈련은 분리된 움직임을 훈련하는 것보다 더 나은 운동 회복을 촉진한다(Carr, 2003; Patten, 2006, 2013; Trombly, 1986; vanVliet, 1995). 뇌졸중 후 강제적 유도 운동 치료 후 획득한 강력한 운동 및 기능적 이득은 부분적으로 상지 근력 및 운동 조절에 대한 체계적이고 점진적인 요구뿐 아니라 고강도 훈련 때문일 수 있다(Winstein, 2004; Wolf, 2002, 2006).

치료외 시간 및 퇴원 시 고려 사항
Considerations for Nontherapy Time and Discharge

급성 치료 및 재활 환경에서 환자는 일반적으로 하루 중 일부를 감독하의 치료 활동에 보낸다. 감독하 활동의 실제 시간은 환자의 의학적 상태와 필요에 따라 크게 다르다. 환자의 남은 하루는 비치료적 활동으로 소비될 수 있다. 입원 기간이 줄어들기 때문에 치료사는 환자가 집이나 다른 환경으로 퇴원을 준비하기 위한 시간을 효율적으로 사용하는 것이 중요하다.

치료외 시간 또는 가정에서 이용할 운동 프로그램을 개발할 때 고려해야 하는 환자별 변수 및 교육해야 할 변수는 표 22-18 및 22-19를 참조한다. 연구에 따르면 나이가 많은 사람들은 다양한 이유로 젊은 사람들보다 운동 및 약물 프로그램에 덜 충실한 것으로 나타났다(Burton, 1999; Conn, 1998; Forkan, 2006; King, 2002; Melillo, 1996; Resnick, 2001). 종종 동기 부여외에 관심 부족, 건강 이상, 날씨 및 낮은 기대치와 같은 장벽들이 운동 프로그램 수행에 영향을 미친다(Forkan, 2006). Forkan(2006)에 따르면 병원에서 퇴원한 노인의 90%가 가정 운동 프로그램을 받는다고 보고했지만 퇴원 이후 시간과 관계없이 53%만이 프로그램을 지속했다. 치료적 순응은 제한적일 수 있지만 가정 프로그램은 파킨슨 환자

표 22-18	가정프로그램 개발에서 고려해야 할 환자 변수
√	환자의 요구에 대한 우선순위 평가
√	학습 스타일
√	인지/지각 상태
√	나이 및 이전 활동수준
√	청각/시각 상태
√	교육 수준
√	학습 준비상태
√	학습 동기
√	이용가능한 지원
√	문화적 신념

표 22-19	가정프로그램 개발에서 고려해야 할 교육 변수
√	가정 프로그램의 내용 및 우선순위
√	교육 환경
√	교육 방법
√	교육 절차
√	교육 효과의 평가
√	맞춤 교육법

(Lun, 2005), 뇌졸중(Duncan, 1998) 및 뇌성마비(Wang, 2013)를 포함한 다양한 상태(Shimizu, 2002)의 치료에 효과적이고 신경 질환이 있는 환자의 근력과 기능 저하를 예방하는데 중요하다.

가정 활동: 근력 훈련

Activities for Home: Strength Training

환자가 치료를 받지 않는 시간이나 집에서 사용할 수 있는 운동 프로그램을 개발할 때는 환자의 필요에 따라 활동의 우선 순위를 정하여 치료를 잘 따르도록 촉진하는 것이 중요하다. 치료사는 환자에게 가장 큰 혜택을 제공하고 일상 활동 중에 효율적으로 수행할 수 있는 활동에 초점을 맞추어야 한다. 과제지향적 접근 방식을 통합하는 것은 기능적 활동을 수행하는 동시에 근력 훈련의 효율적이고 효과적인 수단이 될 수 있다. 예를 들어, 보행 훈련 프로그램은 뇌졸중 후 보행 속도와 보행 거리를 개선하는 데 효과적이었다(van de Port, 2007).

치료실에서 사용되는 치료적 근력 강화 활동은 병실이나 가정에서 사용하도록 수정될 수 있다. 예를 들어, 프로그램의 목표가 하지 근력 강화인 경우 환자는 의자나 휠체어에 안정된 앉은 자세에서 탄성밴드를 사용하여 하지의 직선 또는 대각선 움직임에 저항을 줄 수 있다. 과제 특이적 근력 훈련은 몸단장을 하는 동안 싱크대에 서 있거나 샌드위치를 만들기 위해 주방 카운터에 서 있는 동안 반복적인 앉았다 일어서기와 같은 일상활동을 포함할 수 있다. 근력 강화 활동을 환자의 일상생활에 포함시킴으로써 전이(carryover)가 향상될 수 있으며 환자는 활동의 이점을 더 쉽게 이해할 수 있다.

환자 적용 파트 3: 찰리의 근력강화 중재프로그램의 예

전신 기능 패턴 강화를 위한 PNF 활동 적용

- *Charlie가 앉은 자세에서 치료사는 양측 어깨 근위부 약화를 다루고 몸통근육으로의 오버플로우를 증가시키기 위해 오른쪽 상지를 리드 팔로 사용하여 양측 비대칭 리프트 패턴을 촉진할 수 있다. 사용 가능한 ROM 전체에 적절한 도수 저항을 적용한 느린 반전 기법은 근력과 움직임 조절을 증가시킬 수 있다.*
- *견갑골 안정화, 몸통 약화 및 하지 근위부 약화는 찰리를 네발기기 자세에서 치료할 수 있다. 치료사는 먼저 골반에서 손 접촉으로 리드미컬한 안정화를 수행하여 자세의 안정성을 구축한다. 찰리에게 왼쪽 다리로 하지 D1 신전 패턴을 수행하도록 요청하면서 난이도를 높일 수 있으며, 치료사는 반대측 골반에 한 손을 접촉하고 왼쪽 근위부 허벅지 뒤쪽에 다른 한 손을 접촉하여 리드미컬한 시작을 적용할 수 있다. 이 활동은 몸통과 상지에 대한 안정화 요구를 증가시킬 뿐만 아니라 양측 근위부 고관절 근육의 강화를 촉진한다.*
- *마지막으로, 원위부 오른쪽 발목 약화를 해결하고 더 강한 근위부 근육으로부터 오버플로우를 촉진하기 위해 치료사는 근위 대퇴부와 원위 발/발목을 잡고 강조 기법 타이밍을 사용하여 하지 D1 굴곡 또는 하지 D2 굴곡 패턴을 촉진한다. 도수 저항은 환자의 근육 동원 능력에 따라 적용되며 빠른 스트레칭은 발목 근육 동원을 촉진하는 데 사용된다. 오른쪽 발목 배측 굴근은 처음에는 Charlie 가 누운자세에서 사용하여 촉진하고 다음 짧은 발걸음을 내딛거나 낮은 계단으로 올라가는 것으로 진행할 수 있다.*

근력 훈련을 위한 수중 재활의 적용

- *수중 치료는 지상에서의 근력 훈련에 적합한 보조방법이며 Charlie가 지역 사회 활동으로 복귀하는 데 도움이 될 수 있다. 오른쪽 다리 부목을 제거한 후에야 Charlie는 수중 치료를 받을 수 있게 되었다.*
- *하지 근약화를 해결하기 위한 강화 활동의 예로는 추가 저항을 적용하거나 없는 상태에서 부력 저항에 대한 움직임을 적용한다.*
- *예를 들어, 오른쪽 고관절 외전근 약화는 찰리가 팔을 지지하고 선 자세에서 발목에 부양 장치를 적용하여 움직임 범위를 통한 구심성 수축에 대한 저항력을 추가하여 치료할 수 있다.*
- *필요에 따라 올바른 형태와 촉진을 사용하여 점차 얕은 깊이에서 물을 걷는 것은 보행 패턴과 근력을 향상시키는 데 도움이 된다.*

기능적 과제 중심의 근력 훈련 적용

- *가벼운 상지 지지와 균형을 위해 필요에 따라 곁에서 보조하고 진행하는 닫힌 사슬 운동은 하지 근육을 강화하기 위한 적절한 중재이다.*
- *활동에는 다음이 포함된다.*
  - *신체적 도움없이 수행할 수 있는 의자 높이에서 앉았다 일어서기 세트;*
  - *지지를 위해 조리대에 서있는 동안 일어섰다 앉는 것을 위해 일어서서 돌아오는 부분 스쿼트;*
  - *적절한 형태와 조절을 강조하면서 손잡이 지지대가 있는 계단에서 앞으로, 옆으로 반복적인 발 올려놓기;*
  - *양측 뒤꿈치가 양측 발을 바닥에 댄 선 자세 위치에서*

들어 올린 다음 왼쪽 하지를 앞으로 내딛으면서 오른쪽 발바닥 굽힘근에 대한 요구를 증가시킨다;

- 오른발로 다양한 높이의 장애물을 넘거나 높이를 증가 시키면서 계단 바닥에 발을 놓는 것과 같이 지지된 자세에서 하지를 위한 열린 사슬 기능적 운동의 예.

근력 훈련을 위한 점진적 저항운동 및 운동 기계의 적용

- 토탈 짐® 시스템(the Total Gym® system)의 사용은 하지 캐스트를 제거한 후에 체중부하저항과 외부 부하량을 점진적으로 늘림으로써 하지 신근을 강화하는데 도움이 될 수 있다.
- Charlie가 회복하면서 일반화된 하지 강화운동에서는, 중등도 저항과 60~80의 목표 분당회전수(RPM), 11~13 범위의 자각척도정도로 사이클 에르고미터 훈련을 수행할 수 있다. 10~15분 동안 지속적으로 운동하는게 너무 힘들다면, 치료사는 가벼운 강도에서 중등도 강도로 몇 번의 짧은 운동(5분)을 구성하고 사이에 적절한 휴식 시간(3~5분)을 제공한다.
- 또 다른 유산소 및 근력 훈련 옵션의 결합은 상지와 하지 훈련을 촉진하기 위해 왼손 고정을 위해 장갑을 이용한 Airdyne® 고정 자전거이다.
- 근위 견갑골과 어깨 근육을 강화하기 위해 양팔 노젓기, 체스트 프레스 및 경사 프레스와 같은 커프 웨이트 또는 웨이트 순환 운동 기계를 사용하여 전통적인 점진적 저항 운동 프로그램을 설계할 수 있다. 손잡이를 잡기 위해 왼손의 안정화를 돕기 위해 장갑이 필요할 수 있다.
- 인지 상태 때문에 Charlie는 이 장비의 안전한 사용을 위해 감독과 적절한 사용을 위한 구두지시가 필요하다.

가정 운동 프로그램의 적용

- Charlie의 이러한 재활 시점에서 그는 치료 활동을 강화하기 위해 하루 종일 강화 및 기능 활동에 참여해야 한다. 그의 진행 상황에 따라 이러한 추가 활동은 재활 환경에서 퇴원 시 그의 가정 운동 프로그램에 포함되도록 수정될 수 있다.
- 상지와 하지, 몸통의 지속적인 강화를 위해 치료사는 찰리가 독립적으로 수행할 수 있는 탄성 밴드 저항 운동을 추천할 수 있을 것이다.
- Charlie는 저항을 위해 무게감 있는 플라이오메트릭 볼을 사용하여 오버 헤드 리프트와 양측 PNF 패턴과 같은 양팔 큰 상지 움직임을 수행할 수도 있다. 처음에는 이러한 강화 운동은 안정된 의자에 앉아서 수행하고 점차 서서 수행할 수 있다.
- 퇴원 후 지속적인 기능적 근력 강화를 위해 Charlie는 경사와 거리 및 속도의 점진적 증가 또는 발판 및 계단을 넘는 보행 프로그램에 참여할 수 있다.
- 수중 운동이나 순환 웨이트 트레이닝과 같은 지역 사회 기반 운동 프로그램은 힘과 기능을 유지하거나 개선하는 데 도움이 될 뿐만 아니라 보다 사회적 환경에서 다른 사람과의 상호 작용을 제공하는데도 도움이 될 수 있다.

실습

학생은 이 장의 개념을 읽고 임상 실습에 적용하여 다음과 같은 실용적인 기술을 습득해야 한다:

1. 근지구력, 근력, 근육 파워를 향상시키기 위해 강화 훈련을 위한 운동 처방 설계와 목적을 구별한다.
2. 다양한 비진행성 및 진행성 신경학적 진단을 받은 환자를 위한 물리치료 계획에서 근력훈련의 역할을 확인한다.
3. 신경학적 질환이 있는 환자의 강화 운동을 설계하고 진행할 때 과부하, 훈련의 특이성, 교차훈련 및 가역성의 운동과학 원리를 적용한다.
4. 적절한 운동 모드를 선택하고 환자/고객의 신경학적 진단, 비진행성 진단의 경우 손상 후 시간 또는 진행성 진단의 경우 질병 심각노, 기능 수준 및 운동 능력에 따라 운동 처방을 개인에 맞춘다.
5. 지역 사회에 거주하는 만성 신경 장애가 있는 환자를 위한 예방적 근력 훈련 프로그램을 웰빙 기반 피트니스 프로그램의 한 구성 요소로서 설계한다.
6. 신경학적 질환이 있는 환자에서 매우 약한 근육(2+/5 미만)의 근육 동원 및 근력 향상을 위한 치료적 중재를 선택하고 적용한다.
7. 운동 강도, 빈도, 지속시간, 운동량 및 진행에 대한 처방을 포함하면서 다양한 신경학적 진단을 받은 사람들의 약한 목표 근육에 대한 점진적 저항 운동을 처방한다.
8. 근력 운동 처방에서 피로를 유발하지 않은 운동 프로토콜이 특정 신경학적 진단에 지시되었는지를 확인하고, 이러한 원칙을 운동 설계에 적용한다.
9. 신경학적 진단을 받은 사람에게 운동 처방 및 진행 개념을 적용하여 환자/고객의 기능 수준에 따라 기능 강화 운동을 설계한다.
10. 목표 근육의 기능적 역할과 근력 약화 정도를 기준으로 적절한 근력 운동 모드(등척성, 원심성, 또는 구심성)

실습 - 계속

를 결정한다.

11. 신경근육 전기자극을 대상 근육에 적용하고 신경학적 질환으로 인해 심각한 약화가 있는 사람의 근력 훈련을 위한 적절한 변수를 결정한다.
12. 신경학적 진단을 받은 사람의 근력 훈련을 위해 수중 운동의 원칙을 적용하고, 수중 치료에 대한 금기 사항과 주의점을 적절히 확인한다.
13. 신경질환이 있는 환자/고객을 위한 적절한 근력 운동 모드를 선택하고 가정 운동 처방을 설계한다.

복습

1. 신경학적 질환(비진행성 및 진행성 진단)을 가진 환자를 위한 물리치료 계획에서 근력 운동이 역할과 잠재적인 이점은 무엇인가?
2. 근육의 힘 생성 능력에 영향을 미치는 요인(신경적, 구조적, 기계적)은 무엇인가?
3. 물리치료사는 근 약화 환자의 근 지구력과 근 파워를 향상시키기 위한 점진적 저항 운동 처방을 어떻게 설계하는가?
4. 신경학적 진단을 받은 사람의 근력 향상을 위해 근력 훈련을 설계하고 진행하는데 어떤 운동 과학 원칙을 적용해야 하는가?
5. 물리치료사가 환자 개인의 진단, 임상 증상 및 근 약화 분포에 따라 활용할 수 있는 다양한 근력 훈련 모드를 설명한다.
6. 근력 훈련 프로그램의 설계에 대한 임상 의사 결정에서 물리치료사가 고려해야 하는 주요 운동 처방 변수들은 무엇인가?
7. 심각한 근약화와 목표 근육 활성화 능력이 제한된 신경학적 질환 환자의 근육 동원 및 근력 훈련을 강화하기 위해 물리치료사는 어떤 치료 중재를 적용할 수 있는가?
8. 어떤 유형의 신경학적 진단 또는 상태에서 피로를 유발하지 않는 운동 프로토콜이 적응증이고, 이 프로토콜의 핵심 요소는 무엇인가?
9. 신경질환 환자의 근력 운동을 위해 수중 운동을 사용할 때 물리치료사는 운동 저항 또는 난이도 수준을 어떻게 향상시킬 수 있는가?
10. 기능적 강화 운동의 운동 설계 및 진행 적용 개념을 설명한다. 신경질환이 있는 환자에게 이러한 유형의 근력 운동의 잠재적 이점은 무엇인가?

요 약

이 장의 목적은 (1) 신경계 장애의 근약화에 대한 생리적 기초를 임상가들에게 제공하고 (2) 중추 신경기반의 근활성 결손을 다루고 비활동성으로 인한 영향과 비사용 위축을 예방하기 위한 모든 단계에서 근력 훈련 프로그램에 대한 이론적 근거와 지침을 제공하는 것이다. 근약화는 신경학적 질환이 있는 사람의 기능적 제한에 대한 주요 원인이다. 이러한 근력 결손의 회복은 뇌졸중, 외상성 뇌손상 및 뇌성마비를 포함한 비진행성 중추 신경계 장애가 있는 사람의 기능 개선에 직접적인 영향을 미친다. 건강 증진 프레임 워크를 사용하여 유산소 훈련과 결합될 때 근력 훈련은 파킨슨 또는 다발성경화증과 같은 CNS의 진행성 장애가 있는 사람들의 기능적 능력을 효과적으로 최적화하고 삶의 질을 향상시킨다.

이 장에서 제공되는 근력 훈련을 위한 운동 원리는 신경학적 문제를 가진 사람을 위한 개별화된 운동 처방을 설계할 때 치료사에게 안내되어야 하며 이것은 과부하 원리의 적용, 훈련의 특이성, 체계적인 운동 진행 및 훈련의 가역성을 포함한다. 맞춤형 운동 처방은 치료사가 각 환자에 대해 운동 강도, 운동량, 빈도 및 지속 시간뿐만 아니라 최적의 근력 훈련 모드에 대한 임상 결정을 내리는게 필요하다.

운동 프로그램을 설계할 때 치료사는 다양한 치료 기법과 근력 훈련 모드를 사용할 수 있다. 근육이 매우 약하고 이러한 근육을 자발적으로 활성화하는 데 어려움이 있는 환자의 경우, 감각 자극 기법, NMES, EMGBFB 또는 EMG 트리거 NMES는 기능적 운동 패턴에 필요한 운동 동원과 타이밍을 촉진할 수 있다. PNF 패턴, 활동 및 기법은 기능적 운동 패턴에 필요한 근육 동원을 개선할 수도 있다. 기존의 PRE 또는 등속성 운동을 이용한 중등도 내지 고강도 훈련은 특정 개별 근육이나 근육 그룹을 목표로 하는데 효과적인 방법이다. 기능적 근력 훈련은 과제 특이적 활동을 활용하여 기능적 운동 협응 내에서 근육 동원을 점진적으로 유도하고 근력 훈련을 기능적 기술로 최적의 전이가 생기도록 촉진한다. 결과적으로,이 접근법은 다중 시스템 신경 장애가 있는 환자에게 탁월한 접근이다.

치료실 내, 지역사회 또는 가정에서 근력훈련 프로그램의 경우, 치료사는 다양한 운동 모드 및 기계를 선택할 수 있다. 선택은 환자의 특정 근력 손상과 목표, 기능적 능력, 한계뿐만 아니라 개인 선호도를 고려하여 결정된다. 치료사는 퇴원 시 재활 단계를 완료하는 환자와 지역 사회에 살고있는 신경장애가 있는 환자를 위해 가정 또는 지역 사회 기반 운동 프로그램을 처방해야 한다. 이러한 운동 프로그램의 목적은 탈 운동 효과와 컨디션 문제로 인한 기능적 능력 저하를 예방하는 것이다. 신경장애가 있는 모든 사람은 건강 유지 및 질병 예방을 위한 지속적인 근력 및 유산소 훈련의 역할을 포함하여 기본적인 신체 단련 원칙에 대해 교육 받아야 한다.

제한된 수동가동범위를 위한 중재

Intervention for Limited Passive Range of Motion

제 23 장

■ 박상용

개요

학습목표

이 장을 마치면, 학습자는 다음을 할 수 있어야 한다:

1. 근신경병리나 손상이 있는 사람에게서 수동가동범위의 소실에 기여하는 요소를 요약할 수 있다.
2. 환자사례로부터 임상 중재 결정을 도출하는 정보를 확보하기 위해 가동범위 검사자료와 평가를 이용할 수 있다.
3. 기능향상을 위한 가동범위 중재를 제공하는 것이 적절한 상황을 구분할 수 있다.
4. 다양한 가동범위 중재들의 시행을 위한 근거를 설명할 수 있다.
5. 환자사례에 가동범위 중재의 원리를 적용할 수 있다.

서론 Introduction

신체의 정상적인 움직임은 유동적이고 정교한 운동조절과 함께 일어난다. 때때로 정상적인 움직임은 관절에서 뼈관절면 또는 연부조직 구조물들의 한계에 의해 제한될 수 있다. 특정 관절에서 움직이는 각도인 가동범위는 일반적으로 신경근 손상이 있는 사람에서 감소된다. 이 제한은 운동조절이 손상되지 않았을 때도 움직임 선택권을 제한하고, 통증, 기능 소실, 바뀐 외관에 기여할 수 있다. 예를 들어, 어깨관절은 우리에게 움직임의 모든 면에서 넓은 범위의 움직임 선택권을 제공하지만 어깨굽힘이 감소된 병적인 변화는 물건을 다시 회수하기 위해 머리위로 뻗는 것과 윗옷을 입는 일들의 어려움을 포함하는 다양한 기능손상을 초래할 수 있다.

능동가동범위는 움직일 수 있는 관절에서 근육수축을 이용하여 신체분절을 움직이기 위한 개인의 능력을 말한다. 이 능력은 주로 운동 근력과 운동 조절의 표현이고 중력의 영향과 신체분절의 위치에 따라 다양할 수 있다. 능동가동범위는 이학적 검사의 중요한 부분이지만 능동가동범위의 결핍은 별개로 보고될 수 없다. 능동가동범위에서 관찰된 결핍은 뼈관절면의 제한, 관절에서 감소한 연부조직 신장성, 통증, 손상된 운동조절, 또는 근약화와 같은 제한의 원인을 결정하기 위한 추가적인 검사를 요구한다.

이 단원은 뼈관절면 변형이나 연부조직 신장성 제한으로

인한 제한된 **수동가동범위**를 위한 물리적 중재에 중점을 두었다.

수동가동범위는 대상자가 완전히 이완되어 있을 때, 물리치료사가 신체분절을 움직일 때처럼 외력에 의해 관절에 초래된 움직임을 언급한다. 이 움직임은 통증, 뼈관절면 변형, 또는 연부조직 신장성 제한으로 인해 제한될 수 있다. 관절에서 근육의 긴장, 관절주머니 또는 다른 연부조직에 의해 제한되는 수동가동범위를 **구축**으로 언급한다 (Halar, 1978). 두 가지의 구축이 있다.: **근육 구축**은 특히 짧아진 근육 때문이고 **관절 구축**은 관절주머니의 긴장 때문이다. 이 차이점은 전형적인 임상 상황에서는 파악하기 어려울 것이다. 수동적인 **뻣뻣함**은 신장에 대한 저항으로 느낄 수 있다. 이 저항은 대상자가 이완되어 있고, 저항을 만들기 위해 반대편 근육그룹에 능동적인 수축이 없을 때 중간범위에서 발생할 수 있다.

생각해 볼 점 23.1

평가 중에, 환자의 팔꿈치에 능동가동범위가 제한되어 있음을 알린다. 그녀는 팔꿉관절을 0°에서 135°까지의 수동가동범위를 보이지만 능동적으로 0°에서 15°까지 움직일 수 있다. 이 문제는 뼈 표면 또는 연부조직 신장성의 문제일까? 능동관절 가동범위 결핍의 원인을 결정하기 위해 필요한 검사는 무엇인가?

중추신경계통 병변은 관절구축의 발달에 기여하는 다양한 감각과 운동손상의 원인이 될 수 있다. 척수손상, 외상성 뇌손상, 또는 뇌졸중을 겪은 사람은 가장 일반적으로 엉덩이, 발목, 어깨, 그리고 팔꿈치에 구축이 있다(Chung, 2004; Diong, 2012; Fergusson, 2006; Kwah, 2012; Singer, 2004; Yarkony, 1987). 구축은 중추신경병변이 있는 아이들에게서도 발생하고, 뇌성마비(CP)(Svehlik, 2010; Wren, 2004), 뒤센느 근이영양증(DMD) (Gaudreault, 2009), 척추이분증(Snela, 2000; Verhoef, 2004), 척추 근위축증(SMA) (Fujak, 2011; Wang, 2004)이 있는 아이들에게서 하지구축의 높은 발생률이 보고된다.

우리는 이 단원 전체를 통해 두 환자의 예를 따라간다.: 뇌성마비가 있는 젊은 성인과 파킨슨병이 있는 노년의 여성.

전체적인 맥락에서 수동가동범위의 임상 특성

Clinical Picture of Passive Range of Motion in a Holistic Context

각각 연관된 관절에 적절한 수동가동범위는 수의적인 움직임에 대단히 중요하지만, 단지 부드럽고 조절된 움직임을 발생시키기 위해 함께 작동해야 하는 통합인체계통의 한 부분이다. 이것은 모든 기능활동과 참여를 위한 기초이다. 예를 들어, 관절은 원하는 움직임을 달성하기 위해 적절한 가동범위를 가져야 한다. 뇌는 적절한 근육 장력을 발생시켜 충분한 알파운동신경을 활성화시키는 신호가 움직임을 만들어내기 위해 척추에 보내는 것에 관여해야 한다. 중추신경계통은 정제되고 규제된 우리의 움직임을 생산하기 위한 운동조절, 운동시기와 강도를 포함한 근육의 연관된 모든 계획을 즉각적이고 지속적으로 조절한다. 인지는 움직이기 위한 동기와 결정을 만들어야 한다. 이 각각의 조각은 수의적인 과제를 수행하기 위해 대단히 중요하다.

구축이 기능에 미치는 잠재적인 영향

Potential Effect of Contracture on Function

이학적 검사에 기술된 수동가동범위의 결핍은 기능문제에 직접적 또는 간접적으로 기여한다. 예를 들어, 노인에서 제한된 발목 가동성과 균형동요에 반응하는 능력은 직접적인 연결을 보인다(Gehlsen, 1990; Mecagni, 2000). 가동범위 소실은 일차손상을 악화시키는 이차적인 합병증을 유발할 수 있다(Gajdosik, 2002). 중추신경병변이 있는 환자들은 수동가동범위 소실과 기능 활동 사이에 관계를 확인하기 어렵게 만드는 근력, 감각과 다른 운동조절 요소의 결핍을 동시에 갖고 있을 수 있다.

단지 수동가동범위 확보는 기능개선의 결과에 필수적이지 않다. 결과적으로 온전히 완벽한 수동가동범위의 재확보에 초점을 맞춘 목표는 환자에게 의미가 없거나 또는 능동관절 가동범위의 제한으로 인한 통증, 비정상적인 자세, 기능적인 결핍, 또는 자기관리 과제에 어려움이 없는 한 일반적으로 재활에 적절하지 않다. 이러한 상황에서, 당신의 환자에게 목표를 설정해 줄 때 수동가동범위의 결핍을 다루는 것은 적절하다.

특정 수동가동범위의 결핍은 일부 기능활동에서 특정한 문제를 초래한다. 발목에서 발바닥 굽힘 구축은 초기접촉기에서 뒤꿈치 닿기를 막고, 보행의 지지기 동안 정강뼈의 전방 진행을 제한하고 보행의 유각기 동안 바닥을 발가락으로 잡기 또는 발끌기를 초래한다. 무릎 굽힘 구축은 보행의 지지기 동안 무릎 폄과, 서서하는 활동에 대칭성을 막는다. 척수손상으로 인해 편마비가 있는 환자에서 엉덩관절 굽힘 구축과 완전한 엉덩관절 폄의 부족으로 인한 결과는 완전히 서 있을 수 있는 것부터 양쪽을 흔드는 패턴의 보행까지 막는다. 손가락과 손목에서 구축은 쥐는 활동과 조작을 막는다. 팔꿈치 굽힘 구축은 상지에 체중지지를 막는다.

제한된 가동범위가 실제로 기능에 이점이 있는 상황에서 가동범위와 기능 사이에 관계는 더 복잡하다. 사지마비가 있는 사람은 더 기능적인 건고정 쥐기를(26장 참고) 개선하기 위해 손목과 손가락 굽힘근을 바깥쪽으로 펴는 것을 피하는 것이 자주 조언되고, 아래허리의 긴장은 앉은 균형을 증진시킬 수 있고, 이 환자들을 위한 이동 중 움직임을 매우 쉽게 할 수 있다. 반대로, 관절에 과도한 가동범위는 하반신 마비 또는 사지 마비가 있는 사람에서 뒤넙다리근의 과도한 움직임을 위해 필요한 것처럼 몇몇 상황에서 다른 결핍을 보상하기 위해 바람직하다. 110°에서 120°의 뒤다리근육 가동범위는 이 환자들이 옷입기, 침상 이동, 그리고 바닥 이동을 하기 위해 중요한 다리펴고 앉기를 할 수 있도록 허용한다.

환자 적용: 뇌성마비

Danny는 강직성 양하지 뇌성마비가 있는 18세의 남자이다. 그는 또한 주의력결핍과잉행동장애와 측만증(12세에)을 진단 받았지만 다른 특별한 의학적 과거력은 없다

Danny는 대근육운동기능평가(GMFCS) level 2에 있다.; 그는 보조장치 없이 편평한 지면을 독립적으로 보행할 수 있지만 계단에서 난간 또는 손으로 잡을 수 있는 보조장치로부터 지지가 필요하고 불규칙한 지면 위를 걸을 때 자주 넘어진다. 그는 아동기에 양쪽 단 하지 보조기를 착용했지만 지난 3년간 착용하는 것을 거부했다. 그는 대신 하이탑 스니커즈를 신는 것을 선호한다. 그는 발바닥굽힘근 과긴장을 위한 botulinum toxin A 주사를 받아왔다.

Danny는 그의 부모님과 누나와 함께 살고 공립고등학교에 다닌다. 그는 하루에 두 번 "생활 기술" 수업이 있고, 나머지 수업은 주류 수업에 합류한다. Danny는 매일 학교 체력 센터에서 운동을 하고 그의 교회 유소년 그룹과 다른 수업 외 활동에서 매우 활동적이다. 졸업 후 그의 목표는 보호 아파트에서 살고, 그가 즐길 수 있는 직업을 찾는 것이다.

임상 결정 시 고려할 점: 뇌성마비

- *수동가동범위에 제한을 주는 Danny의 위험요소는 무엇인가?*
- *가능한 수동가동범위 제한을 검사하기 위해 어느 신체분절을 검사할 것인가?*
- *환자가 자각하는 기능장애에서 가장 중요한 잠재적인 수동가동범위 제한은 무엇이라 생각하는가?*

환자적용: 파킨슨병

B부인은 2년 전 파킨슨병을 진단받은 73세 여성이다. 그녀의 의학적 과거력은 폐기종(그녀는 더 이상 흡연을 하지 않는다.)과 발작질환이다. 그녀는 또한 만성적인 오른쪽 무릎통증과 부종을 보고했다. 그녀의 처방된 약물은 파킨슨병을 위한 Sinemet과 Lodosin이고 발작을 위한 Depacote이다.

B부인은 그녀의 딸과 사위와 함께 산다; 딸은 밤과 낮으로 도움을 줄 수 있다. B부인의 주된 증상은 서기와 보행이 어렵고 빈번한 균형 상실이다. 그녀는 모든 움직이는 과제를 위해 그녀의 딸로부터 도움을 필요로 한다. 환자와 가족의 목표는 걸을 수 있고 독립적으로 침실로 들어가고 나올 수 있는 것을 포함한다.

임상 결정 시 고려할 점: 파킨슨병

- *B부인의 수동가동범위에 제한을 주는 위험요소는 무엇인가?*
- *가능한 수동가동범위 제한을 검사하기 위해 어느 신체분절을 검사할 것인가?*
- *그녀의 가족과 환자의 관점에서 어떤 잠재적인 수동가동범위 제한이 가장 중요하다고 생각하는가?*

해부학과 생리학 Anatomy and Physiology

관련된 계통 Systems Involved

신경학적 질환을 갖고 있는 성인 또는 소아환자에서 수동 움직임 제한은 많은 복합적인 요소에 의해 초래될 수 있다. 이완된 주체의 신체분절이 움직여질 때, 수동적인 저항은 세 가지 잠재적인 근원에 마주친다.: (1) 사지의 관성, (2) 움직임에 반대하는 근수축을 초래할 수 있는, 그리고 (3) 움직임에 저항할 수 있는 관절주머니, 결합조직, 근육의 점탄성 영역이 요소는 어떤 신경근 질환과 상관이 있을 수도 또는 없을 수도 있지만, 이것은 신경근 장애가 있는 대상자에게 병적인 수준으로 증가된 뻣뻣함과 구축을 유발할 수 있다.

사지 관성

사지의 관성은 수동적인 움직임에 초기 저항을 생산한다. 물리학에서, Newton의 움직임의 첫 번째 법칙은 관성을 다룬다; 정지상태에 사물은 외력으로 인해 움직이지 않는 한 정지상태이다. 근육에서 **요변성**으로 불리는 현상은 관절의 움직임에 더 큰 저항을 줄 수도 있다(Vattanasilp, 2000). 근육은 최근에 움직이지 않았을 때 뻣뻣함이 증가하고 늘어나거나 움직인 후 움직임에 대한 저항이 감소하기 때문에 요변성 물질처럼 활동한다. 요변성 반응은 뇌졸중 후의 사람들과 건강한 대조군의 종아리 근육에서 입증되어 왔다(Vattanasilp, 2000). 수동가동범위를 개선하는 것에 목적을 둔 중재는 요변성 반응에 영향을 줄 수 있는 장기간 또는 주기적인 스트레칭이 뇌졸중이 있는 환자에서(Bressel, 2002; Gao, 2011) 근육의 뻣뻣함을 감소시킬 수 있음을 보여준다.

신경 요소

중추신경계의 병변은 근육 뻣뻣함에 상당한 영향을 미치는 신장반사 과활성과 고긴장도(특히 **강직**)를 초래할 수 있다(de Gooijer-van de Groep, 2013, 2016; Given, 1995; Sinkjaer, 1994; Vattanasilp, 2000). 강직은 높은 수준의 뻣뻣함을 유발하고 구축에 기여하는 **신경요소**이다. **비신경요소**는 사지 움직임의 저항을 증가시키고 구축의 발달에 기여하는 것으로 알려져 있다.: 이것은 다음 부분에서 논의된다.

중추신경계 병변이 있는 환자에서 발견되는 강직 과긴장도와 반사항진은 알파 운동 신경활성의 낮아진 역치 때문이다. 근방추로부터 Ia 구심성 신경은 높은 속도와 낮은 진폭의 신장에 의해 우선적으로 활성화되고, 그림 23-1에 묘사된 것처럼 알파 운동 신경의 단일신경연접 흥분을 보인다. 낮아진 역치 때문에 알파 운동 신경은 탈분극에 가까워지고, 상대적으로 작은 입력(예; 신장)은 정상 진폭보다 높은 근수축의 결과를 나타낼 수 있다.

Sinkjaer(1994)은 **"반사적인 뻣뻣함"**을 신장 반사기전에 의해 중재되는 전체 관절 뻣뻣함의 요소로 정의하였다. 강직은 안정 시 평가될 때 가장 명백하다. 능동적인 움직임 또는 기능이 얼마나 많이 영향을 미치는지에 대해 몇몇 논란이 있다(Burne, 2005). 근육의 긴장도와 다른 운동

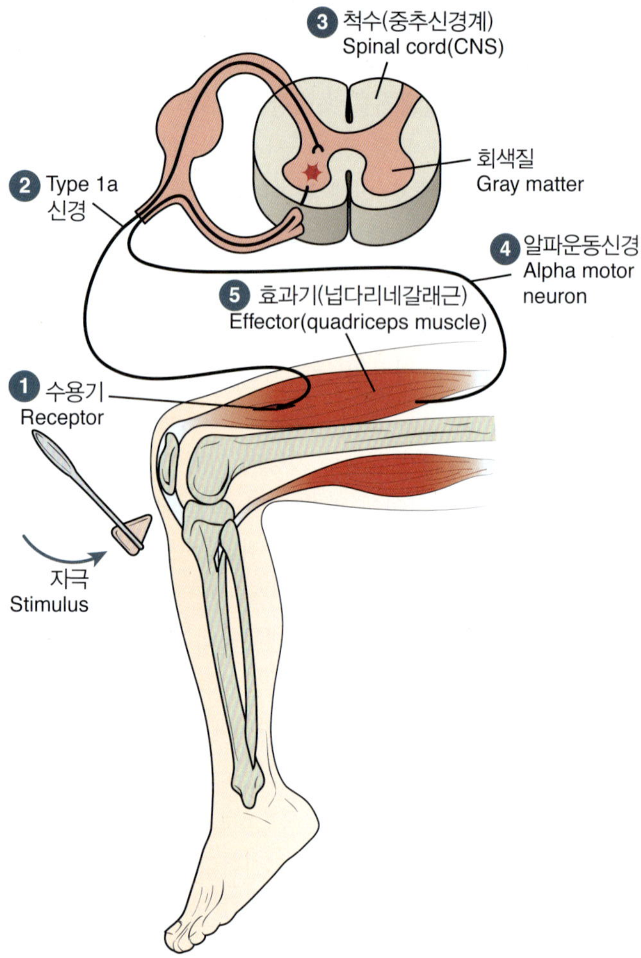

그림 23-1 신장 반사 경로의 그림. 근방추에서 Type 1a 구심성 신경은 알파 운동신경의 단일 신경연접 흥분으로 인한 빠른 속도, 작은 진폭의 신장에 의해 활성화된다.

기능장애 질환을 위한 검사는 6장에 자세히 다뤄졌다. 18장은 이완성마비와 근긴장 저하를 위한 중재가 설명되었고, 반면에 19장은 강직과 경직 과긴장을 위한 중재가 설명되었다.

강직 때문에 안정 시에 근긴장도 증가는 심지어 더 영구적이고 고착된 구축을 유발하는 지속적인 자세로 이어질 수 있다. 사진에 나와 있는 (그림 23-2) 환자는 그의 몸 오른쪽에 영향을 받은 뇌졸중을 갖고 있다. 그의 자연스런 안정 시 자세는 그림 23-2에 묘사되었다. 시간이 지나면서, 이 환자는 강직과 결합조직의 뻣뻣함 모두로부터 굽힘근 신장에 대한 증가된 저항이 발달할 것이다.

비신경 요소

뼈관절의 수동가동성은 관절주변을 둘러싼 많은 주요한 구조물들의 하나의 긴장에 의해 제한될 수 있다. 이 구조

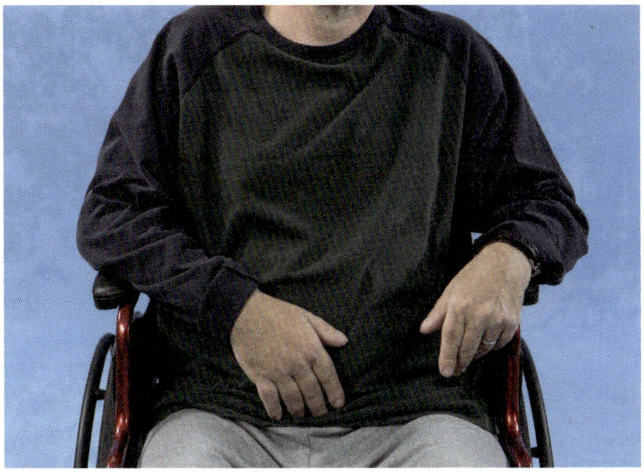

그림 23-2 자연스런 안정 자세에서 상지에 굽힌 자세가 있는 뇌졸중 환자. 이 자세는 안정 시에 높은 근긴장도 때문에 부분적이고, 이것은 다뤄지지 않는다면 심지어 영구적으로 고착된 구축을 유발할 수 있다.

물들은 수축성과 비수축성으로 나뉜다. 근육과 그것의 연속에 힘줄과 부착부를 포함한 **수축성** 요소는 앞서 논의된 신경기전을 통해서 또는 이 구조물의 긴장 때문에 뻣뻣함에 기여할 수 있다. **비수축성** 요소는 인대, 관절주머니, 뼈를 포함한다. 힘줄과 인대는 주로 콜라겐으로 구성된 점탄성 구조이다. 콜라겐 세포는 묶음을 형성하기 위해 합친 미세섬유를 만들기 위해 교차결합을 형성한다(Carlstedt, 1989). 관절 뻣뻣함에 비신경학적으로 기여하는 것은 근육 내에 많은 양의 결합조직, 느린 근 수축 섬유의 많은 비율, 그리고 팔꿈치보다 발목에서 근육의 횡단면적이 더 큰 것이 포함된다(Given, 1995). 이 구조들의 생체역학적 영역을 바꿀 수 있는 병리, 고정, 그리고 노화의 같은 요소들은 다음 부분에서 토의된다.

신체부분의 움직임에서 뻣뻣함이 느껴질 때 수축성과 비수축성 조직 사이에 구분은 매우 어려울 것이다. Cyriax (1982)는 각 관절에 특정한 비관절 패턴으로부터 퇴행성 관절 질환 또는 관절염과 같이 관절 주머니 또는 활액막 전체의 악화로 보여지는 관절 패턴을 구분하기 위해 분류체계를 제시했다. 하지만, 이 분류체계는 논란이 있고, 연구에 의한 지지와 일치하지 않는다(Klassbo, 2003). 중추신경계 병변이 있는 사람은 근력의 소실이나 노화의 과정뿐만 아니라, 근육과 결합조직의 기계적인 영역에서 변화를 경험할 수 있다.

강직과 관련된 속도에 의존하는 신장반사의 영향을 최소화시키는 느린 수동 움직임처럼, 움직임 속도의 조심스런 조작은 뻣뻣함에 기여하는 신경적인 것 대 비신경적인 것을 구분하기 위해 사용될 수 있다. 이것은 근 활성도를 일으키는 속도역치를 확인하기 위해 근전도검사를 사용하여 실험연구를 할 수 있다. Modified Tardieu Scale은 3가지 속도에서 관절가동범위와 근반응의 비교에 의하여 신경과 비신경적인 긴장도 사이를 임상적으로 구분하기 위해 사용되는 척도의 한 예이다.: V1은 신장반사를 최소화하기 위해 가능한 천천히 한다. V2는 중력하에 떨어지는 분절의 속도이다. V3는 가능한 빠르게 움직이는 것이다(Fosang, 2003).

생체역학적 또는 비신경적 변화로 나타나는 것은 신장반사의 과활성 또는 강직의 영향 이상으로 관절에서 느껴지는 긴장의 정도에 상당히 많이 기여한다(심지도 아주 느린 신장 속도에서도)(de Gooijer-van de Groep, 2013, 2016; Patrick, 2006). 이러한 근육적응과 결합조직 변화는 뇌졸중과 긴장과도의 임상 양상에 적어도 부분적으로 반응을 보이는 것처럼 뇌병변 발생 후 상대적으로 빠르게 발생한다.

생각해 볼 점 23.2

최근에 오른쪽 뇌졸중으로 진단받아 왼쪽에 불완전 편마비가 있는 환자가 있다. 어떤 신경과 비신경요소가 이 환자의 가동범위에 영향을 주는가? 어떻게 그 둘을 구분할 수 있는가?

고정의 영향

중추신경계 병변이 있는 환자는 병변이 없는 사람보다 가능한 멀리 또는 자주 그들의 사지를 능동적으로 움직이기 어려울 것이다. 이는 손상된 기능적인 가동성, 운동조절 손상, 또는 손상된 근력으로 인한 것일 수 있다. 이 집단에서 부목과 보조기의 빈번한 사용은 이 "고정"을 더욱 악화시킨다. 신경근 질환이 있는 환자에게 어깨지지를 제공하기 위해 상지 팔걸이를(그림 23-3) 하는 것은 이미 굽혀지고 고착된 자세를 보강하여 의도하지 않은 효과를 갖고 있다. 감소한 운동기능과 제한된 사지 움직임의 결과로 인한 고정은 기계적인 변화와 관절 구축을 악화시켜 악순환을 일으킬 수 있다.

뇌졸중 후 손목구축 발달의 시간경과 연구에서 손의 기능적 사용이 없는 대상자는 뇌졸중 후 6~8주 안에 손목 굽힘 구축이 더 쉽게 발달할 수 있음을 발견했다(Pandyan,

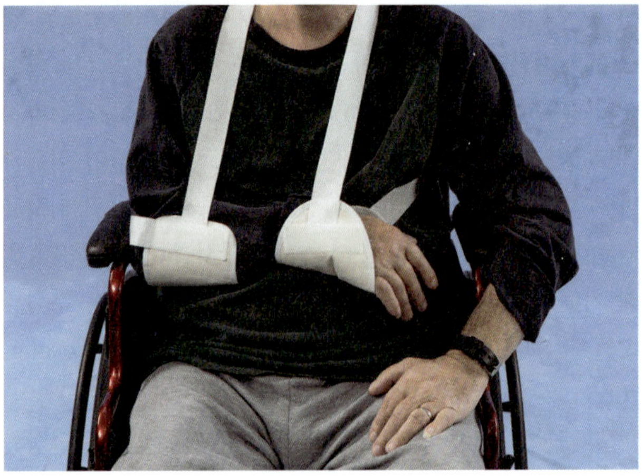

그림 23-3 굽힘과 안쪽회전 자세를 더 악화시키는 안정 시 어깨걸이를 착용한 같은 뇌졸중환자.

2003). 다른 연구에서는, 보행능력이 있는 뇌성마비 아이들은 보행 능력이 없는 아이들보다 하지 구축이 적었다(Hagglund, 2005).

쥐에서 고정은 섬유를 무작위 방향으로 배열시키는 콜라겐 합성률을 증가시켰다(Amiel, 1982; Gillette, 1996). 동물과 인간 연구 고찰에서 장시간 고정한 활액관절에서 몇몇 다른 연관된 변화가 나타났다(Akeson, 1987). 인대 근원섬유는 체계적이지 못하고, 결합조직 표면 사이에 유착이 발생했다. 이 유착은 관절과 관절주머니에 새로운 콜라겐 섬유를 무작위 삽입할 뿐만 아니라 관절의 뻣뻣함도 증가시킨다.

이런 섬유질의 무질서한 침착은 정상적으로 늘어날 수 있는 관절주머니에 유연성을 저해하고 관절구축을 초래한다. 이 과정이 몇 주 이상 걸리지만, 환자의 회복에는 수 개월이 걸릴 수 있다.

이소성 골화

이소성 골화는 정상적인 뼈와 관절구조 외부의 연부조직 내에서 뼈(또는 골화)가 형성되는 것을 말한다. 이것은 근육에 가장 빈번하게 발생한다. 관절 외부에 뼈의 존재는 분명히 가동범위를 제한하고 움직일 때 통증의 원인이 될 수 있다. 이소성골화의 원인은 명확하지 않지만 척수손상이 있는 환자의 영향을 받은 신체의 부분에서 상대적으로 일반적이다. 이소성골화는 이 인구에서 대략 50%까지 발병률을 보인다(van Kuijk, 2002). 이것은 외상성 뇌손상, 심각한 화상, 고관절 전치환술 또는 관절 외상 후에도 나타날 수 있다. 이소성골화는 수술 또는 약물로 관리될 수 있다(Banovac, 2004). 높은 재발률로 인해 치료에 관련한 논란이 있다. 이소성골화에 대한 더 자세한 사항은 이 책의 끝에 신경근 장애개요의 SCI 개요에 포함되어 있다.

생애주기에 미치는 영향 Lifespan Influence

발달 고려사항

구축은 뇌성마비, 근이영양증, 척추이분증 그리고 척수 근위축증과 같은 신경근 질환이 있는 아동기에 발달할 수 있다(Fujak, 2011; Gaudreault, 2009; Snela, 2000; Svehlik, 2010; Verhoef, 2004; Wang, 2004; Wren, 2004). 성장기 아이에서 증가하는 뼈길이와 결합된 신경근 상태에서 이미 짧아진 상태의 근육은 제한된 가동범위의 문제를 더욱 두드러지게 할 것이다. 이러한 유형의 구축은 나이가 증가함에 따라 악화를 보인다(Broughton, 1993; Hagglund, 2011). 근이영양증은 근육조직에 손상과 근육 구축을 더욱 가속시키는 지방과 섬유조직으로 대체를 수반한다.

아동에서 구축의 자연경과 연구는 조기 확인과 관리가 강조되는 새로운 수술적이고 비수술적인 접근법의 도입에 의해 복잡해진다(Hagglund, 2005). 아동이 성인으로 성장함에 따라 이 구축은 통증, 측만증, 관절염, 과사용 증후군, 그리고 신경포착과 같은 근골격계 변형을 발생시키고 악화시킬 수 있다(Gajdosik, 2002).

수동가동범위에 제한과 연관있는 나이관련 변화

노인에서 수동관절 가동범위 소실은 노화의 과정, 가동성의 부족, 그리고 통증과 같은 부분에서 일어나는 변화의 복합적인 효과 때문이다(Offenbacher, 2014). 발목에서 수동가동범위는 단축된 종아리 근육힘줄 단위에서 이차적으로 감소된다. 이것은 감소된 근절의 수 또는 운동 단위나 노화에 의한 근질량의 감소 때문에 일어날 수 있다(Gajdosik, 1999).

병리학적 관련성 Related Pathology

일반적 병리의 신경해부학
Neuroanatomy of Common Pathologies

신경근 장애의 맥락에서, 구축이 대부분 항상 이차손상으로 발생하는 것을 아는 것은 중요하다(예; 구축은 신경계통 손상의 주된 결과가 아니고 때때로 후에 전형적으로 발생한다). 상위운동신경을 포함하는 구역의 병변은(예; 대뇌운동피질, 대뇌부챗살의 피질하부 백색질과 내포, 그리고 뇌와 척수를 통하는 뇌척수로)마비와 강직으로 나타난다. 강직을 동반한 마비가 정형화된 자세 밖으로 능동적인 움직임을 제한하는 동안 관절을 한방향으로 당기는 경향이 있다. 이런 불균형은 구축의 발생을 촉진시킨다.

반대로, 척수의 앞뿔세포 또는 말초신경의 운동섬유에 아래운동신경 병변은 특정 신체분절에 근육의 운동 단위가 얼마나 많이 손상되었는지에 따라 긴장저하 또는 이완성 마비와 같은 심각한 마비를 야기할 수 있다. 이러한 유형의 마비는 사지가 대부분 중력에 의존한 위치에 머물러서 중력의 영향을 받게 한다. 이 자세에서 능동적으로 움직일 수 있는 능력이 없는 환자는 구축발생의 주요 위험에 처한다.

의학적 진단 Medical Diagnoses

위운동신경원의 손상에서 수동가동범위에 결핍과 관련된 일반적인 대뇌병변은 뇌졸중, 외상성 또는 산소결핍성 뇌손상, 뇌종양, 뇌성마비, 뇌병증을 포함한다. 다발성 경화증, 근위축성 축삭경화증(ALS), 프리드리히 운동실조증, 파킨슨병, 그리고 진행성 숨뇌마비와 같은 퇴행성 질환들 또한 일반적으로 수동가동범위 제한과 관련되어 있다. 척수에 영향을 주는 일반적인 진단은 척수손상, 척추이분증, 횡단성 척수염, 그리고 척수공동증을 포함한다. 낮은 근긴장도와 관련된 유전적 상태는 신장프로그램이 시행되지 않는 한 빈번하게 제한된 수동가동범위를 초래한다. 이 장애들은 다운증후군, 근위축증, 엔젤만증후군, 척수근 위축증, 신경섬유종을 포함한다. 하부 운동신경 또는 운동 단위의 현저한 소실이 있는 진단은 길리안바레증후군, 소아바미, 후소아마비증후군, 근이영양증을 포함한다. 움직임이 손상되고 사지를 규칙적으로 모든 범위에서 움직일 수 없는 모든 신경근 상태는 사람들을 제한된 수동가동범위의 위험에 놓이게 된다.

적절한 검진/평가
Pertinent Examination/Evaluation

6장에 수동가동범위를 위한 검사기법에 정보를 다시 검토한다. 앞서 제시한 Danny와 B부인의 설명을 다시 읽고 다음의 토론 질문을 다시 논의한다.

임상 결정 시 고려할 점: 뇌성마비

- *주어진 Danny의 의학적 과거력과 나이에서, 다음 중 어느 것이 그의 수동가동범위 제한에 관련이 있는가?: 사지의 관성, 신경요소, 비신경적 요소, 고정, 이소성 골화, 또는 발달과 노화관련 문제*
- *6장에 정보를 이용하여, 당신은 어떻게 구체적으로 상대적인 신체분절의 수동가동범위를 검사하고 문서화할 것인지 고려한다.*
- *이 환자의 다중계통과 관련하여, 60분 이내에 물리치료를 완료할 수 있도록 어떻게 우선순위를 정할 것인가?*
- *Danny의 기능 제한과 목록을 작성하고 수동가동범위에 직접적 또는 간접적으로 예상되는 제한과 관련된 것을 고려한다.*

임상 결정 시 고려할 점: 파킨슨병

- *B부인의 의학적 과거력과 나이를 감안할 때, 다음의 요소 중 무엇이 그녀의 수동가동범위 제한에 영향을 줄 수 있는가?; 사지 관성, 신경 요소, 비신경 요소, 고정, 이소성골화, 또는 노화관련 문제의 발생*
- *6장에서 정보를 이용할 때, 어떻게 구체적으로 관련한 신체분절의 가동범위를 검사하고 문서화 할 수 있는지 고려한다.*
- *이 환자의 다중계통과 관련하여, 60분 이내에 물리치료를 완료할 수 있도록 어떻게 우선순위를 정할 것인가?*
- *B여사의 기능제한을 목록으로 작성하고 수동가동범위에 직접적 또는 간접적으로 예상되는 제한과 관련된 것을 고려한다.*

가동범위 제한의 구체적인 예비 중재
Preparatory Interventions Specific to Range of Motion Limitations

일반적인 접근법 General Approaches

일반적으로 수동가동범위를 개선하기 위한 중재는 단축된 조직에 제공하는 몇 형태의 신장기법을 포함한다. 신장기법은 최적의 효과를 위해 천천히 그리고 지속적으로 적용되어야 한다. 수동가동범위가 확보되면, 부가적인 가동범위를 사용하고 유지하기 위해 환자와 간병인과 함께 가정에서 운동과 활동을 통합하는 것은 필수적이다. 확립된 일상생활에 쉽게 들어맞는 가정 운동과 활동을 파악하고 단축되는 경향이 있는 조직에 정기적으로 스트레스를 가하는 것이 특히 중요하다.

흥미롭게도, 검사에 사용된 수동가동범위 측정기법은 (6장 참고) 또한 각 근육그룹에 대한 중재로 사용된다. 검사 동안 정확한 각도를 측정하기 위해 각도계를 사용하고, 중재 동안 임상가의 손과 촉각평가에 더 많이 의존하는 것이 주된 차이이다. 치료사는 시각적으로 수동가동범위의 획득을 평가할 수 있고 동시에 연부조직이 신장되어 가는 것을 느낄 수 있다. 각도계는 중재 전략 후에 가동범위 회복을 재평가할 때 여전히 요구된다.

치료와 수술적 중재를 위한 약리학적 영향

약리학적 중재는 가동범위 제한의 관리를 위한 일반적인 접근법이 아니다; 하지만, 손가락의 뒤피트랑 구축과 같은 몇 형태의 관절 구축에서 유용하다. 이 환자들에게는 콜라겐을 분해하는 효소인, CCH(collagenase clostridium histolyticum)가 통원환자의 근막절제수술의 대안으로써 구축된 콜라겐 줄기에 주입된다(Hurst, 2009). 효소의 활성화에는 약 24시간이 걸린다. 환자는 집중적인 물리치료를 받은 후 조작한다.

이 중재에서 구축의 유의한 감소를 보였다(Hurst, 2009). Gilpin(2010)은 위약군과 비교하여 콜라겐 분해효소군이 가동범위에 있어 매우 유의한 증가가 있음을 설명하였다. 8년의 추적연구에서 효소에 의한 근막절제술을 받은 80명중 72명의 환자는 높은 만족과 정상의 0에서 5° 안에 관절구축의 감소를 경험했다(Watt, 2010). 체계적 고찰에서, 주사 건막절제줄 또는 부분절개 근막절제술 후보다 콜라겐 분해효소 주사 후 10~30% 범위의 유의하게 낮은 재발률을 보였다($p=0.001$) (Chen, 2011). 또한 초기 콜라겐 분해효소 주사 전보다 덜 심한 관여가 보고되었다(Watt, 2010). 가동범위 제한을 초래하는 다른 근신경상태 또는 다른 관절에서 콜라겐 분해효소 사용은 보고되지 않았다.

물리치료적 검사가 기능적인 가동범위의 유지 또는 회복에 성공적이지 못하다면, 다른 의학적 관리기법이 사용될 수 있다. 뇌성마비와 근이영양증과 같은 상태에 의학적 관리는 종종 수술적 "이완" 또는 힘줄 연장수술을 포함한다. 다양한 기법이 문헌에 설명되어 있지만(Katz, 2000; Yoshimoto, 2005) 재발이 흔하다. 기능결핍의 주된 원인이 아닌 구축에 도움이 되는 적응이라면, 수술 후 신체 기능은 악화될 수 있다.

외과적 연장 수술은 무릎 굽힘 구축과 웅크린 보행을 위해 넙다리뒤근육(Damron, 1991, 1993; Temelli, 2009), 발바닥굽힘근에(Chen, 2009; Manzur, 1992; Stricker, 1998) 가장 일반적으로 시행된다. 아킬레스건의 외과적 연장술 또한 당뇨성 신경병증과 발바닥굽힘 구축이 있는 환자의 발목 움직임을 증가시키고 발 앞부분에 피로를 감소시키기 위해 사용되어 왔다. 이 방법이 대상자들의 피부 욕창 예방 또는 신경병증성 궤양 치유의 촉진을 도울 수 있다(Armstrong, 1999; Mueller, 2003).

이소성골화의 존재로 복잡해진 구축은 외부 뼈조직의 외과적 절개에 의해 관리될 수 있다. 이 방법은 수술 후 재발 빈도 때문에 논란의 여지가 있다. 외과적 절제술을 시행할 때, 이소성골화의 수술시기는 진단에 따라 다르다. 이소성골화 수술은 관절 외상이 있는 자에서 대략 6개월 후, 척수손상이 있는 환자에서 1년 후, 그리고 외상성 뇌손상이 있는 환자에서 1.5년 후에 시행된다(Garland, 1991).

뇌성마비와 같은 진단에서, 구축의 예방에 증가된 집중은 이러한 수술적 연장술의 빈도를 감소시키는 것으로 나타났다(Hagglund, 2005). 근육을 연장하기 위한 수술적 처치 후에도, 물리치료는 최적의 회복과 재활을 위한 필수적인 요소이다. 치료사들은 환자가 부가적인 범위를 유지하고 사용하기 위한 학습에 도움을 줄 수 있다. 이러한 물리치료 기법은 이 단원의 나머지 부분에서 설명된다.

치료 기법 Therapeutic Techniques

신장기법

스트레칭은 결합조직의 신장성을 증가시키기 위한 지속적인 긴장의 적용을 언급한다. 고정, 노화, 비정상적인 근긴장도 또는 특별한 신경근 질환의 결과로 발생한 가동범위제한의 위험이 있는 사람들은 스트레칭으로부터 구축 또는 손상을 예방할 수 있는 이점이 있다. 또한, 스트레칭은 구축의 악화를 예방하기 위해 사용될 수 있다.

점성 변형은 스트레칭에 대한 응답으로 가동범위의 단기간 증가이다. 이런 간단한 기계적 반응은 신장이 제거될 때 바뀐다(Harvey, 2002). 더 장기간 반응은 신장에 의한 결과로 조직에서 실제 구조적인 적응이 있을 때 생긴다. 신장동안 구조적 적응을 증진시키기 위해 천천히 시행하고 장시간 늘린다. 일반적으로, 연부조직의 찢김을 야기할 수 있기 때문에 고속신장을 피해야 한다. 가벼운 힘(적은 진폭)과 함께 주어지는 고속 신장은 반사성 근 수축을 유발하는 근방추의 Ia 구심성 경로를 활성시킨다(그림

23-1에 설명). 반사망치로 건을 두드릴 때 관찰했던 것과 유사한 이 수축은 신장을 적용할 때 전형적으로 의도된 것과 반대이다. 또한, 중추신경계 병변이 있는 환자는 반사항진을 갖고 있고, 문제를 두드러지게 한다. 이 낮아진 반사역치는 심지어 매우 느린 속도로 적용된 신장도 근수축을 촉발할 수 있음을 의미한다.

스트레칭이 제한된 수동가동범위를 다루는 일반적인 임상접근법으로 가장 일반적이지만, 신장기법, 위치, 투여량의 폭넓은 차이로 인해 스트레칭의 효과에 대한 연구는 적용하기 어렵다. 또한 많은 문헌에 주된 방법론적 결함도 있다. 유사한 연구의 메타분석을 포함하는 체계적 고찰은 며칠에 걸쳐 건강한 조직을 규칙적으로 신장시키면 1일 후에 검사했을 때 가동범위가 향상되었다고 결론내렸다(Harvey, 2002). 또 다른 연구는 단일 30초 스트레칭이 장시간 스트레칭보다 효과적이며 반복되는 짧은 기간 스트레칭도 효과적이었다(Decoster, 2005). 더 큰 가동범위 증가는 적어도 15분 유지되는 세션에서 발견되어, 스트레칭의 총 유지시간은 가장 중요할 수 있다. 근거의 수준은 적용된 기준에 따라 각 연구에 표시되었다(Centre for Evidence-Based Medicine, 2009).

구축을 예방하기 위해 고안된 연구의 유효성을 평가하기 위한 하나의 방법은 구축이 일어날 것 같은 환자를 검사하는 것이다. 이것은 최근에 뇌졸중이 있고 팔 움직임이 적거나 없는 환자의 몇몇 연구에서 시행되었다. 비록 이 환자들은 신경학적 그리고 비신경학적 위험요소들 때문에 그들의 손과 어깨에 구축이 발생이 예상되었지만, 지속적인 신장자세에서 30분간 매일 자세를 취하는 것을 통해 구축의 발생이 예방되는 것을 보였다(Ada, 2005; de Jong, 2006). 이 유형의 프로그램을 고수하는 것은 환자의 불편함 때문에 문제가 될 수 있다(Turton, 2005). 이러한 연구에 의해 추천된 뇌졸중 후 상지의 신장자세는 그림 23-4에 묘사되어 있다.

오직 두 개의 무작위 비교연구가 구축을 줄이기 위한 신장기법 사용을 연구했다. 두 개의 연구는 척수손상을 가진 대상자에 발목 구축 신장기법을 연구했다.; 스트레칭은 4주 이상 매일 30분간 적용했을 때 효과가 없었지만(Harvey, 2000), 6개월 이상 세션당 10분씩 2회 적용했을 때 조금 효과가 있었다(Harvey, 2009). 몇 통제되지 않은 집단 연구와 사례보고는 뇌성마비(Cadenhead, 2002), 외상성뇌손상(Linan, 2001; Singer, 2004) 그리고 뇌졸중이 있는 사람(Bressel, 2002; Selles, 2005)

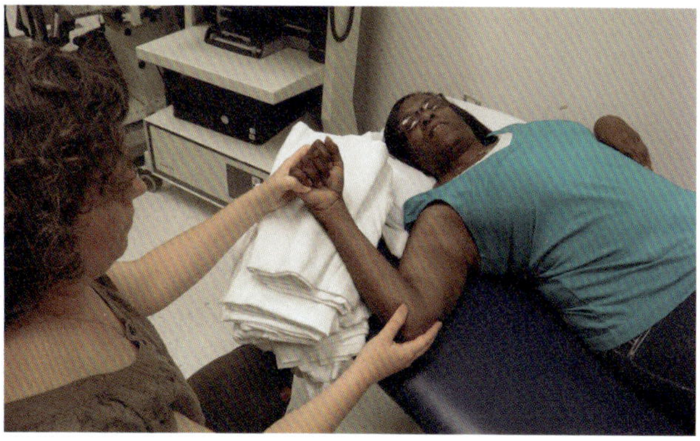

그림 23-4 뇌졸중 후 굽힘과 안쪽 회전 구축에 위험이 있는 대상자에서 상지를 위한 지속된 신장 자세 사진.

에 이미 나타난 구축 감소를 위한 지속된 스트레칭이나 수동가동범위의 효과에 다양한 결과를 보고했다. 이미 발생된 구축을 극복하기 위해 보다 공격적인 기법이 요구될 수 있다.

요약하면, 구축 위험이 있는 환자에 완전한 수동가동범위를 유지하기 위해 장시간 신장자세를 교육한다(몇 주 이상, 30분 주기 동안, 매일). 환자의 일상 업무에 자세를 포함시키고, 자세에 통증이 있을 때, 순응도를 향상시키기 위해 수정한다. 예를 들어, 머리를 식힐 수 있는 30분 게임쇼를 TV로 시청하는 동안 신장자세를 권장한다. 연구는 구축이 자리를 잡은 환자에게 스트레칭이 효과적인지 여부는 확실하지 않다. 그러므로, 기능 훈련 활동에 포함하는 신장은 그들 자신에 의한 스트레칭 활동에 소요하는 시간보다 더 적절할 것이다. 예를 들어, 환자는 상지를 사물에 손을 뻗거나 셔츠를 입거나 체간을 늘리는 동안 신장시킬 수 있고, 바닥에 있는 물체에 닿기 위해 굽히는 동안 하지를 신장시킬 수 있다. 특별한 기능 활동이나 통증을 야기하는 이미 자리잡은 구축이 있는 사람을 위한 다른 중재가 탐구되어야 한다.

부목

정적 또는 동적 **부목**은 수 시간 이상 장시간 신장을 제공하기 위해 사용된다. 정적 부목은 편리하고 압박점을 피하기 위해 주문제작 되어야 한다. 구조적 변화 또는 구축이 있을 때 특별히 적합하다. 동적 부목은 전형적으로 작은 수준의 힘에서 시작하고 점차적으로 높은 수준의 힘과 장시간 동안 내성을 만들어 관절에 다양한 수준의 신장력을 적용할 수 있는 선택사항을 제공한다. 동적 부목을 주문 제작하는 것은 더 어려운 일이고, 상업적으로 이용할

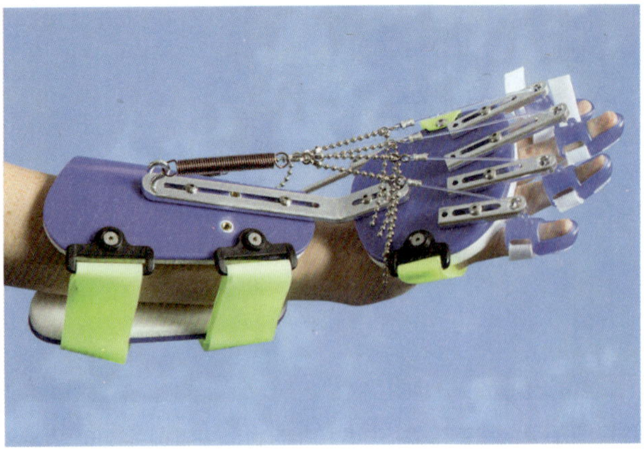

그림 23-5 뻗기와 쥐기 연습을 허용하기 위해 신전상태에서 손목과 손가락을 당기기 위해 스프링 긴장을 사용하는 Saebo Flex 동적 손 보조기는 수동가동범위 유지에 도움을 준다.

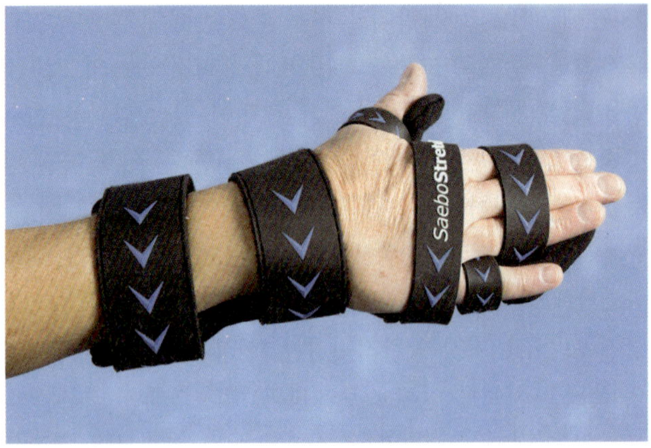

그림 23-6 SaeboStretch 손/손목 보조기는 작은 부하, 장기간 신장을 제공하고 수동관절가동범위를 개선시키고 유지한다.

수 있는 많은 선택사항이 있다. 부목의 적용을 위해 의도된 일정을 명백하게 구체화해야 한다. 환자의 신체활동에 최소한의 영향을 줄 수 있는 일정을 고려한다. 종종, 크고, 무겁고, 부피가 큰 부목은 저녁(수면 중) 또는 특정한 휴식기에 적용된다. 신체활동이나 가정운동의 시기 중에는 일반적으로 추천되지 않는다.

손 부목은 특히, 손의 능동적인 기능사용이 없는 환자에게 구축을 치료하거나 예방하기 위해 사용되곤 한다. 손 부목의 목적은 일반적으로 근육과 연부조직의 단축적응을 예방하고 잠재적인 쥐기반사를 억제하는 것이다. 하지만, 연구는 뇌졸중이나 뇌손상 그리고 수축이 있는 사람들의 손 부목의 효과에 대해 의문을 제기해 왔다. 두 개의 손 부목 무작위 연구는 최근 뇌졸 중 또는 뇌손상이 있는 대상자에서 안정 시 정적인 손바닥면 부목의 야간착용에 이점이 없음을 발견했다(Lannin, 2003, 2007). 두 연구에서, 대조군과 비교하여 부목을 착용한 집단에서 가동범위에 의미 없는 차이를 발견하였다. 실제로, 부목을 하는 것은 실제로 상지의 기능적인 사용을 감소시킬 것이고, 상지통증의 보고를 증가시킬 것이다(Lannin, 2003).

최근에 개발된, 순전히 기계적인 동적 손 보조기 SaeboFlex™ (그림 23-5)는 뇌졸중 후 기능적 쥐기와 놓는 연습을 허용하기 위해 스프링 긴장을 사용하여 폄에 손목과 손을 위치시키기 위해 고안되었다. 이 장치에 대한 초기 연구는 1~2주 동안 하루 6시간 동안 사용 후 기능과 능동가동범위 변화에 초점을 두었다(Butler, 2006; Farrell, 2007). SaeboStretch™(그림 23-6)는 손목과 손가락에 가동범위를 증가시키기 위해 낮은 부하, 장시간 신장을 제공한다. PROM의 장기간 개선이 이러한 장치를 사용하는 환자의 손과 손목에서 발견될지 여부는 아직 알려지지 않았다.

동적 부목에 대한 대부분의 연구는 통제되지 않은 코호트나 사례 보고서를 포함하고 있으며, 광범위한 부목 착용시간(1일 착용 시간은 1시간에서 23시간, 연구 기간은 10일에서 6개월)을 가지고 있다. 대부분의 연구는 부목을 착용한 환자에서 개선된 수동가동범위를 보고하였지만, 노인요양권 거주자들이 야간에 1~3시간 동안 동적 부목을 착용한 무작위 대조연구에서 무릎의 가동범위 증가는 발견할 수 없었다(Steffen, 1995).

동적이고 정적인 부목에 대한 연구는 구축의 예방 또는 치료를 위한 강한 영향력을 암시하지 않는다. 뇌졸중 환자를 위한 임상에서 손 부목의 일상적인 사용은 넓은 범위의 중재 방법 때문에 의문시 되었다. 부가적인 통제된 연구는 각기 다른 유형의 환자를 위한 동적 부목의 사용을 연구하기 위해 요구된다. 기능적 과제 연습 유무에 관계없이 장기간 동안 동적 부목을 사용하는 것은 구축을 다루는데 유효한 접근법이 될 것으로 보인다.

지속적 석고고정

지속적 석고고정은 시간이 지남에 따라 더 정상적인 위치안에 관절 구조물을 신장시키는 연속적인 석고 또는 섬유유리의 사용을 통해 인계된 연장된 신장의 형태이다. 이 기법은 관절 또는 관절들이 편안한 신장을 제공하는 위치에서 가능한 범위 끝 자세에 석고안에 고정된다. 일반적으로, 치료사는 새롭게 확보된 자세에서(그림 19-4 참조)

점진적으로 가동범위를 증가시켜 매주 석고를 제거하고 재적용한다. 이 과정은 가동범위 목표에 도달하거나 더 이상 변화가 관찰되지 않을 때까지 반복된다. 지속적 석고고정으로부터 획득된 가동범위를 유지하기 위해 최종 석고는 안정 시 또는 야간 부목에 기초하여 장시간에 착용할 수 있는 이 판(bivalve) 석고로 잘릴 수 있다.

지속적 석고고정을 위한 일반적인 지침은 강직의 유무에 관계없이 이미 자리잡은 구축의 치료를 포함한다. 지속성을 제공하기 위한 지속적 석고고정의 적용인 지속적인 신장은 외상성 뇌손상(Moseley, 1997, 2008; Pohl, 2002, 2003; Singer, 2003)과 뇌성마비가 있는 환자(Cottalorda, 2000; Kay, 2004; Westberry, 2006)의 가동범위를 증가시키는데 일반적으로 효과가 있다. 상지 석고고정의 체계적 고찰에서 석고고정 후 뇌성마비가 있는 환자가 상지 움직임이 개선되었고, 외상성 뇌손상이 있는 환자는 수동가동범위에서 단기간 개선을 보였다(Lannin, 2007).

지속적 석고고정 프로그램의 적용에 상대적으로 부정적인 현상의 높은 위험을 고려하는 것은 중요하다. 합병증 비율은 20%까지 높다(Pohl, 2003). 한 연구에서, 물리치료사들은 석고고정 처치를 받지 않은 대조집단보다 석고고정 후 환자에서 15배 더 빈번하게 부정적인 현상이 많다는 것을 보고했다(Lannin, 2007).

석고고정에 의해 초래되는 일반적인 부정적인 문제는 피부 손상과 욕창, 통증, 부종, 저림, 그리고 신경 포착을 포함한다. 석고고정의 이용에 일반적인 금기사항은 의학적 불안정성, 개방상처, 상처감염, 그리고 봉와직염을 포함한다. 손상된 감각, 인지 또는 의사소통이 있는 환자는 이용에 주의해야 한다.

비록 지속적 석고고정은 단기간에 가동범위를 증진시키기 위해 효과적이지만, 이 중재는 선택적으로 적용되어야 한다. 기술을 훌륭하게 다루는 것은 부정적인 문제를 최소화하고 석고고정 적용을 위해 적절한 위치에 신체 부분을 두기 위해 치료사의 영역이 요구된다. 수동가동범위를 증가시키기 위한 모든 중재처럼, 새롭게 확보된 가동범위를 포함시키고 추가적인 움직임 소실을 예방하는 활동 중재 후속조치가 필수적이다.

관절 가동기법

관절면의 수동적인 움직임 또는 관절 **가동기법**은 움직임이 적은 관절주머니 때문에 부가적인 움직임이 제한된 기계적인 관절 기능장애를 위해 적용된다. 부가적인 움직임은 관절과 관절을 둘러싸는 연부조직 안에서 발생하고 정상적인 가동범위를 위해 필수적이다. 관절의 비수축성 요소(예; 관절 주머니, 인대)에 제한이 있는지 나타내기 위해 많은 관절 움직임은 수기로 알아낼 수 있다.

Kaltenbon(1999)은 모든 대상자에 적용하는 세 단계의

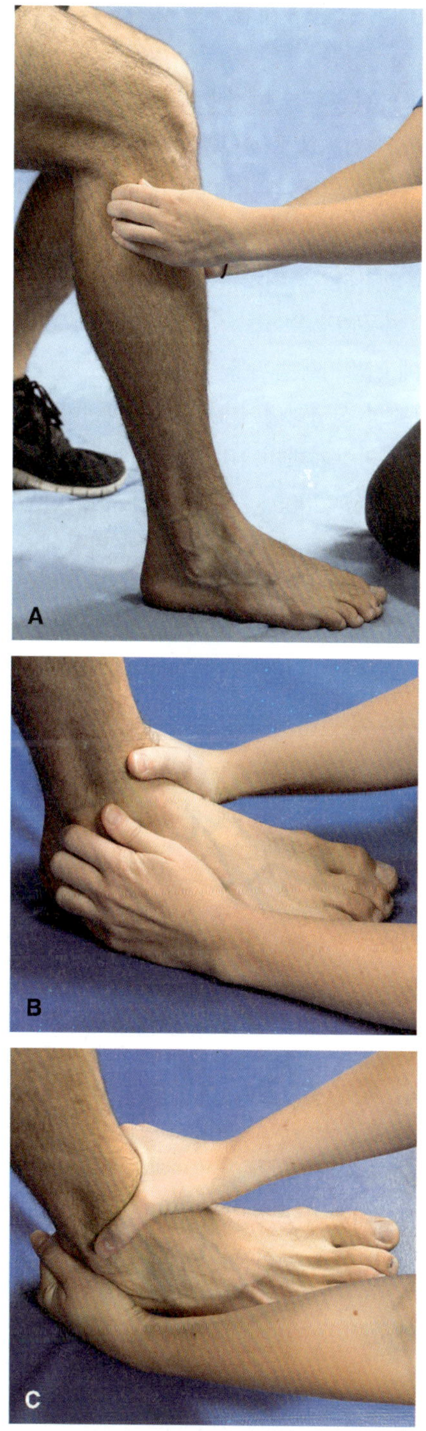

그림 23-7 먼쪽 하지 관절 가동기법을 위한 치료사의 손 위치와 환자 자세. (A) 몸쪽 정강뼈-종아리뼈 가동기법. (B) 먼쪽 정강뼈-종아리뼈 가동기법. (C) 발목관절 가동기법.

관절가동기법 힘을 규명했다. 수기 견인 또는 관절움직임이 50%까지 미끄러짐이 가능한 1 또는 2단계는 앞서 언급한 것처럼 관절움직임을 평가하기 위해 사용될 수 있다. 한 개의 뼈를 다른 움직일 수 있는 관절의 끝에서 움직이는 3단계 가동기법은 관절을 가로지르는 조직을 신장시킨다. 신장은 최소한 1분 동안 유지되어야 하며 가동기법 신장 후 관절의 호전이 개선되는 한 치료를 계속해야 한다(Kaltenborn, 1999).

가동기법의 사용은 일반적으로 어깨의 관절낭 기능장애와 중추신경계 기능장애가 있는 어린이들의 다른 가동범위 결핍을 치료하기 위해 추천된다(Cochrane, 1987; Harris, 1991). 하지만, 중추신경계 질환이 없는 환자를 위한 관절가동기법의 사용을 지지하는 연구는 약간 제한되었다. 발목 관절 가동기법은 급성 발목 염좌(Green, 2001)가 있는 사람에 관절가동범위를 증가시키고 보행 능력을 개선시켰고, 당뇨성 신경병변이 있는 환자의 소규모 집단에 발목과 발 관절가동기법의 10세션 후 수동관절가동범위를 증가시켰다(Dijs, 2000). 두 개의 소규모 연구는 발목관절가동기법이 뇌졸중을 가진 사람들의 발목에서 수동가동범위를 개선시켰다는 것을 발견했다(Kluding, 2004, 2008). 하지만, 각 연구에 설명된 대상자들은 발목에 수동관절가동범위에 증진이 있음에도 불구하고 앉기에서 서기 또는 보행 역학에 변화가 없다. 이 연구에서, 가동기법은 근위부와 원위부 정강-비골 관절과 발목관절에 세션당 5분간 제공되었다. 이 연구에 설명된 기법은 그림 23-7에 나와 있다.

열 인자치료

열 인자치료를 통해 연부조직 온도를 증가시키는 것은 수동가동범위를 증가시킬 수 있는 몇몇 효과를 갖고 있다. 이 효과들은 조직 신장성, 통증 감소, 혈류와 일반적인 신체이완을 포함한다. Hydrocollator에 데워진 온습포와 같은 표층 열 인자치료들은 일반적으로 피부와 피하 조직을 대략 1cm 깊이까지 열을 전달한다(Robertson, 2005). 표층열의 주된 이점은 가동범위를 제한할 수 있는 심부조직이 아닌 피부신경의 대다수에 도달하여 온도를 증가시키기 때문에 통증 완화와 이완이다.

근육, 인대, 관절주머니와 같은 심부조직의 신장성을 증가시키기 위해 심부인자치료가 요구된다. 심부 열은 치료적 초음파 또는 단파에 의해 전달될 수 있다. 두 개의 인자치료 모두 대략 3cm깊이의 조직온도를 약 4° 올리는데 효과적이다(Draper, 1995, 1999). 신장기법 적용의 유무에 상관없이 심부열치료는 건강한 사람의 수동가동범위 개선을 보인다(Knight, 2001; Robertson, 2005).

비록 열은 가동범위를 증진시키는데 효과적일 수 있지만, 중추신경계 병변이 있는 사람에서 열 인자치료의 적용에 대해 매우 제한된 연구가 적용 가능하다. 뇌졸중이 있는 사람의 상지에 감각신호 입력을 위해 핫팩을 사용한 한 연구는 대조군과 비교하여 감각과 운동의 회복뿐만 아니라 손목 신전에 능동가동범위 개선과 관련있었다(Chen, 2005). 수동가동범위 변화는 평가되지 않았다. 하지만, 열 인자치료는 손상된 감각, 의사소통, 그리고 인지는 피부화상으로부터의 위험을 증가시킬 수 있기 때문에 중추신경계 병변이 있는 사람에 주의깊게 사용되어야 한다. 게다가, 다발성경화증이 있는 사람은 열적용으로 인한 피로를 경험할 수 있다(Schwid, 2003).

수술적 이완을 위한 전원

치료사는 이 단원 초반부에 설명된 것처럼 인대의 연장술이 이전에 언급된 표준 물리치료 중재로 개선되지 않는 오래 유지되는 구축이 있을 때 지침이 될 수 있다. 몇 사례에서, 외과의사에게 전원된 환자는 중재를 위한 필요성을 확인하고 시행하기 위한 절차를 결정할 것이다. 예를 들어, 아킬레스 또는 넙다리뒤근육 힘줄의 연장술은 뇌성마비가 있는 어른 또는 몇 아이들에서 기능개선을 위해 필수적일 수 있다.

물리치료는 수술적 이완 후 기능개선을 위해(33장에서 37장을 참고), 그리고 구축의 재발을 예방할 뿐만 아니라 새롭게 확보된 가동범위에 근력을 강화시키기(22장) 위해서 늘 지침이 된다. 이 부분에서 앞서 검토된 구축의 치료와 예방을 위한 치료기법은 이런 환자들에게 적절하다.

생각해 볼 점 23.3

수술적 이완으로 인한 증가된 가동범위가 왜 해부학적으로 증가된 기능에 결과를 보이지 않는다고 생각하는가?
이 환자들에게 기능 역할에 작용할 수 있는 다른 근본적인 손상은 무엇인가?

중재: 기능 활동의 최종 적용
Intervention: Ultimately Applied in Functional Activities

수동가동범위는 앞서 설명된 기법을 통해 확보되기 때문에, 치료사는 새롭게 얻어진 범위에 단축에 위험이 있는 조직을 늘리는 다른 활동뿐만 아니라 앞서 제한된 기능적 활동에 궁극적으로 적용해야 한다. 사실, 완벽한 정도의 범위를 사용하는 기능적인 과제가 정기적으로 시행된다면, 그것은 수동가동범위를 유지하는데 도움이 될 것이라는 것은 합리적으로 보인다. 그러므로, 수동가동범위 소실에 기여하는 초반에 설명된 요소들을 고려하여 의심스러운 관절에 자연스럽게 신장하는 특정한 기능활동을 찾고 포함시켜야 한다. 신장된 부분의 범위에서 위치와 자세에 더욱 장기적인 정적 신장을 제공하기 위해 의도적으로 일상에 구축되어야 한다.

33장부터 37장까지 기능적 중재 활동 외에도 표 23-1은 수동가동범위를 증가시키거나 유지하기 위해 특정 관절에서 평면 움직임을 목표로 하는 다양한 기능적 활동을 열거하고 있다.

소아 치료 시 고려사항 Pediatric Considerations

소아에서 가동범위가 제한될 때, 간병인은 기능 범위를 회복하는데 주된 역할을 해야 하고, 게다가 치료사에 의해 능숙한 중재가 제공되어야 한다. 부모는 가정에서 스트레칭과 자세 활동을 제공하기 위해 종종 요구된다. 이런 가정운동과 활동을 만들 때, 비일상적인 가정업무에 그것을 포함하는 것을 항상 시도한다. 예를 들어, 엉덩이 모음근이 타이트하다면, 기저귀를 교체하는 동안 보호자가 모음근에 수기신장을 제공하는 것을 권장한다. 또한, 소아움직임 패턴의 일반적인 부분인 특정 자세는 치료세션 또는 가동범위를 증가시키고 유지하지 위해 가정활동에 포함될 수 있다. 엎드린 자세와 팔꿈치로 엎드린 자세는 엉덩이 폄에 신장을 위한 훌륭한 선택사항이다.

소아과 환자를 다루려면 위험에 있는 환자의 가동범위를 늘리고 유지하기 위한 간단한 활동을 설계하는 경우에도 전문성이 필요하다. 예를 들어, 짧아진 발바닥 굽힘이 있는 어린이나 특발성 발가락걷기가 있는 아이들에게 부가적인 발등굽힘을 권장하기 위해, 새로운 측면의 동기부여를 위해 수영할 때 착용하는 오리발 또는 발갈퀴를 착용하고 보행연습을 시행할 수 있다(특히, 치료사가 수영 핀을 신

표 23-1 수동가동범위를 유지/증가시키기 위한 기능활동의 예

일반적으로 다루는 수동가동범위제한	중재에 포함시키는 기능활동의 예
짧은 발바닥 굽힘근	• 경사길 걷기 • 계단내려가기
짧은 햄스트링	• 자전거 타기(엉덩이 굽힘 동안 무릎폄을 강조하는) • 다리를 길게 뻗고 앉은 사세에서 활동(가능하다면)
짧은 엉덩이 굽힘근	• 엎드린 자세에서(엉덩관절 굽힘근이 짧은 경우 골반아래 베개를 두고 시작해야 할 수도 있음) 골반의 후방회전이 있는 몸통을 엉덩이 신전으로 들어 올리기 • 무릎을 꿇은 자세에서 한쪽 무릎을 앞쪽으로 하고 상지 지지대를 사용하여 앞쪽 다리를 향해 전진하여 뒷다리를 실제 엉덩이 폄으로 가져온다(골반을 가능한 한 후방 경사를 유지하여).
짧은 손목 굽힘근	• 허리 높이 책상 표면에 손바닥을 펴서 발바닥 보행 자세로 상체에 체중지지(손목 폄) • 편 손바닥과 환자가 발생시킬 수 있는 최대 힘을 사용하여 환자 바로 앞에서 표면을 밀 수 있음.
짧은 팔꿈치 굽힘근	• 상지의 바닥보행 자세에서, 허리 높이 책상 표면에 손바닥을 펴고 체중지지하고 팔꿈치 펴기 • 팔꿈치 펴고 네발기기 자세
짧은 어깨 모음근	• 서 있을 때 옆으로 향하면서, 주방 보관함에서 접시를 꺼내기 위해 팔 뻗기 • 머리 위와 등뒤와 반대쪽 목과 등쪽으로 뻗기
짧은 어깨 안쪽회전근	• 팔꿈치를 몸통에 인접하게 유지하면서 팔꿈치가 구부러진 상태로 손이 테이블 위에 놓이도록 하면서 손을 옆으로 움직여 테이블 위에서 물체를 가져오기 • 긴 사물을 양손으로 잡고 머리 위로 지지하기(현수막/표지판 또는 형광색 불빛 관)

고 걸어 다니는 경우라면).

환자 적용

이 장 앞부분에 제시한 Danny와 B부인의 설명과 문제 목록, 구축에 대한 위험요소, 잠재적인 수동가동범위 제한 사항에 대한 설명을 다시 살펴본다. Danny의 사례에 이러한 제한을 위한 가능한 중재를 검토하고, 치료 계획을 만든다. B부인에 대한 더 많은 정보는 다음과 같다; 정보를 검토하고 임상의사 결정 질문에 답한다.

B부인의 사지 근력은 전체의 4/5 또는 좋음 등급을 보인다. 수동가동범위 제한은 상체(굽힘 상태로 지속된), 양쪽 어깨 그리고 오른쪽 무릎에 현저하다; 그녀의 어깨 굴곡은 0°에서 120°이고, 바깥벌림은 0°에서 90°, 오른쪽 무릎신전은 −5°다. 앉아 있을 때, 그녀는 앞으로 13인치 뻗을 수 있고, 양옆으로 4인치 뻗을 수 있지만, 뒤 방향으로 균형을 쉽게 잃는다. 앉은 상태에서 서기 위해 보호하기 위한 접촉이 필요하고, 호흡이 짧아지기 전에 감독하에 30초 동안 서 있을 수 있다. 그녀는 바퀴달린 보행기와 보호하는 것을 접촉으로 5피트 보행할 수 있다.; 그녀는 입각기 전체에서 오른쪽 무릎을 약간 접고 있는 것을 유지했고 오른쪽으로 균형을 잃는 경향이 있다.

임상 결정 시 고려할 점

- *상체, 어깨 또는 오른쪽 무릎에서 수동가동범위 개선의 기능적 암시하는 것은 무엇인가?*
- *B부인의 폐기종 이차진단은 어떻게 치료를 다룰 것인가?*
- *이 단원에서 제한된 수동가동범위를 위한 어떤 중재가 B부인에게 가장 적절한가?*
- *첫 방문 후에 수동가동범위에 중점을 둔 가정운동 프로그램을 환자와 그녀의 딸에게 주길 원한다면, 무엇을 포함할 것인가?*
- *환자와 가족의 목표는 보행할 수 있고 그녀 혼자 독립적으로 침대 안/밖으로 이동할 수 있는 것을 포함한다는 것을 고려한다. 이 목표를 이루기 위한 B부인의 예후는 무엇인가?*

중재: 치료외 시간과 퇴원을 위한 고려사항
Intervention: Considerations for Nontherapy Time and Discharge

이 단원에서 논의된 공격적인 능동신장기법, 부목의 초기 적용과 도안, 지속적 석고고정, 관절가동기법 또는 심부열 인자치료와 같은 몇 중재는 환자와 치료 세션 동안 오직 능숙한 물리치료사 또는 작업치료사가 시행하기 위해 적절하다. 하지만, 치료 외 시간과 퇴원 후 가정활동에서 가족과 환자의 개입은 기능적인 수동가동범위를 유지하고 증가시키기 위한 충분한 빈도의 지속적이고 장기적인 신장을 적용하기 위해 종종 필수적이다. 환자가 하루의 모든 비치료시간 동안 위험에 있는 조직에 신장성을 늘리고 증가시키고 유지하는 위치에 자세를 둘 수 있도록 장려하는 것은 매우 중요하다(예; 차 안, 집에서 또는 지역사회 활동 중).

환자와 가족 교육의 관점
Aspects of Patient and Family Education

앞서 언급했듯이 환자와 가족은 기능적이며 일상에 쉽게 적응할 수 있는 활동을 선택하고 구축을 방지하기 위해 동작이 필요한 신체 부위에 신장을 제공하는데 적극적으로 개입해야 한다. 환자와 간병인이 왜 근육과 연부조직은 단축에 적응하면 위험한지 그리고 왜 이러한 활동이 중요한지 이해하는 것은 필수적이다. 이러한 이해는 가정운동 프로그램 순응도를 높이는 것을 도울 수 있다. 사진이나 운동달력을 써서 매일의 점검표를 사용하는 것은 상기시키는 것을 제공할 수 있고, 초기에 순응도를 모니터하는 것에 도움이 될 수 있다.

가정에서 활동 Activities for Home

표 23-1은 특정한 신체분절에 수동가동범위 신장을 제공하기 위해 가정운동 프로그램을 위해 조절될 수 있는 몇 활동의 예이다. 다음의 일반적인 활동들은 이 단원에서 검토된 연구에 의해 지지되고 치료사에 의한 설명과 교육 후 가정에서 적용하기에 절절하다.

- 환자를 매일 30분 타이머로 지속적으로 스트레칭 자세로 배치한다.
- 기능활동에 신장을 포함시킨다(예; 옷 입기, 식사하기, 목욕하기, 기기/배밀이, 돌아다니기, 서기, 그리고 계단 오르기 동안).
- 동적이거나 정적인 부목이 권고될 때, 신체부분의 기능적인 사용이 약화되지 않도록 휴식기 동안 부목의 착용을 개선하기 위한 상세한 일정을 제공한다.

실습

학생은 이 단원에 그녀/그의 임상실습에 읽고 적용하는 개념으로부터 다음의 연습기술이 획득되어야 한다.

- 구축 발생의 위험이 있는 환자를 위한 적절한 치료 순서를 개발하는 것
- 구축이 있는 환자를 위한 적절한 치료 순서를 개발하는 것
- 수동가동범위를 증가시키기 위한 적절한 신장 기법을 수행하는 것
- 구축예방을 위해 부목을 착용하기 위한 적절한 일정을 환자에게 교육하는 것
- 수동관절 가동범위 제한을 다루기 위한 열 인자치료를 적용하는 것
- 수동관절 가동범위 제한을 위해 환자에게 적절한 운동 프로그램을 고안하고 교육하는 것

복습

1. 능동가동범위와 수동가동범위 사이에 주된 차이는 무엇인가? 수동가동범위에 제한에 결과는 어떤 구조/조직인가?

2. 감소된 수동가동범위와 기능사이에 어떤 관계가 있는가? 어떤 유형의 수동가동범위 결핍이 기능 제한의 결과가 될 수 있는가?

3. 강직과 감소된 근력이 어떻게 수동가동범위에 기여할 수 있는가? 이런 환자에게 구축을 예방하기 위해 어떤 유형의 중재를 사용할 수 있는가?

4. 수동가동범위 제한을 다루기 위해 전형적으로 사용되는 중재를 설명한다. 언제 환자가 다시 외과의사에게 전원이 필요한가?

5. 어떤 유형의 기능 운동들이 수동가동범위를 증가/유지시키기 위해 사용될 수 있는가? 어떤 근육/움직임이 각각 활동에 다뤄지는가?

6. 치료의 시간과 가정 운동의 사용을 위해 환자 훈련/교육안에 어떤 중재의 구성요소를 포함시켜야 하는가?

요 약

많은 요소들이 제한된 수동가동범위에 기여할 수 있다. 그것은 개별 환자에 겹칠 수 있지만, 각 환자에 맞추어진 검사와 중재를 통해 가장 중요한 요소들을 확인하는 것은 중요하다. 이것은 치료사가 그 개인에게 가장 적절한 중재 전략을 설계하고 구현할 수 있게 해준다. 표 23-2는 이 단원에서 설명한 중재 기법들의 적용을 요약했다. 구축을 *예방하기 위해* 매일 위치 지정을 사용하고 수동 신장에 저항하는 확립된 구축을 *줄이기* 위해 지속적인 석고고정을 사용하는 가장 강한 근거가 있다. 치료사는 이러한 선택사항을 그들의 환자에게 사용할 때, 지속적인 치료 경로를 결정하기 위해 그것들의 효과를 조심스럽게 감시해야 한다. 수술적 이완을 위한 전원은 오래 지속되는 구축이 치료에 반응하지 않고 기능을 제한시킬 때 지침된다.

게다가, 환자와 간병인은 퇴원 후 기능적인 수동가동범위를 증가시키거나 유지하기 위해 퇴원 후 치료시간 밖의 가정활동에 개입되어야 한다. 환자의 순응도를 높이기 위해 의미 있고 일상생활에 통합하기 쉬운 활동을 확인한다.

표 23-2 제한된 가동범위를 위한 중재에 원칙

중재	원칙과 활동들*
구축을 다루기 위한 신장	• 15분 세션동안 적어도 한번 30초의 느린속도, 작은 진폭 수가 신장을 준다(강직의 높은 긴장도의 반사효과를 피하면서). • 원위부를 움직이는 동안 지지면 또는 손 위를 이용하여 근위분절에 지지대/안정장치를 제공한다. 환자가 바로 누워있다면, 머리 밑에 편안한 베개를 제공한다.; 앉아 있다면 편안한 의자를 제공한다. • 환자가 통증을 참을 수 있는 지점에서 신장을 유지한다. 참을 수 있다면 점진적으로 증가시킨다. • 환자가 신경질적이라면, 그가 휴식이 필요하거나 충분할 때 당신에게 말할 수 있도록 권한을 준다 • 환자를 이완시키기 위해 독려한다. 조용한 단어와 높이의 목소리를 사용한다.; 깊고 규칙적인 호흡을 격려하기 위해 환자의 호흡을 주시한다. 특히, 환자가 바로 누워있거나 천정을 보는 경우 빛을 어둡게 한다.
구축을 위한 신장	• 환전한 수동가동범위를 유지하기 위해 자연스럽 자세와 활동(몇 주가 넘는 기간 동안 매일 30분 주기로)의 장시간 신장에 정적인 자세를 환자에게 가르친다.; 일상업무에 포함시킬 수 있는 방법을 찾는다. • 다음 부분에 부목을 참고
부목	• 작은 부하, 오랜 기간 신장을 목적으로 하는 경우 정적 또는 동적 부목을 사용한다. • 야간 시간을 포함하는 휴식기 동안 부목을 착용할 수 있다면 부목을 적용한다. 부목의 재료는 종종 매우 무겁기 때문에 이것이 기능활동의 방해를 피해야 한다.
지속적인 석고고정	• 편안한 신장을 제공하기 위해 사지의 가능한 범위 끝에 석고고정 할 수 있다. • 대략 주단위로, 새로운 신장지점에서 다시 석고고정한다(부가적인 범위는 각각 시기에 얻어진다). • 목표에 도달했을 때(또는 추가적인 변화가 요구되지 않을 때),
관절가동기법	• 세션당 1~5분 동안 1,2 또는 3등급의 가동기법을 유지한다. • 가동기법 후에 관절놀이(joint play)에서 더 이상의 개선이 보이지 않을 때까지 지속한다.
열 인자치료	• 가동범위를 개선할 수 있는(건강한 대상자에게 설명된) 표면아래 3cm까지 조직의 온도를 올리기 위해 심부 열 인자치료(치료적 초음파 또는 단파투열치료)를 적용한다.

* 부가적인 상세사항과 이유는 책에서 찾을 수 있다.

손상된 운동 조절-안정성을 위한 치료적 중재

Therapeutic Intervention for Impaired Motor Control—Stability

제 24 장

■ 박상용

개요

학습목표

이 장을 마치면, 학습자는 다음을 할 수 있어야 한다:

1. 손상된 운동조절 안정성의 임상 예를 설명할 수 있다.
2. 운동조절의 안정성 측면을 개선하기 위한 환자중심의 치료적 중재를 만들고 시행할 수 있다.
3. 교재에 있는 필수적인 기능활동들을 관절 또는 부분 안정성에 적용하기 위한 기회를 포함하는 기능중재를 만들고 시행할 수 있다.

서론 Introduction

Simon씨는 6개월 전 뇌졸중이 발생한 후로, 체중지지 중에 무릎을 안정시키는데 있어서 왼쪽 팔과 다리에 명백한 문제를 갖고 있다. 그의 왼쪽 무릎은 100%의 보행주기의 왼쪽 중간 입각기 체중지지 동안(오른쪽 흔듦) 잠겨있는 폄으로 튀어 돌아온다. 또 다른 환자, Desonier 부인은 주로 상지에 영향을 주고 그녀에게 완전한 마비가 있는 치밀한 편마비를 남긴 뇌졸중을 앓고 있다. 그녀에게 주로 발생하는 것은 통증이 있는 왼쪽 어깨 탈구와 어깨회전근의 운동 조절부족으로 인해 어깨관절을 안정화시키지 못하는 것이다. 두 환자는 운동조절 안정성 부족의 원인으로 같은 손상을 설명하지만, 신체의 다른 분절에서 보인다. 문제가 확인되면, 이 환자를 위해 할 수 있는 치료적 선택사항은 무엇인가?

6장에 설명한 것처럼, 운동 조절은 안정성과 움직임 모두를 위한 정교한 신경조절의 측면을 포함한다. **운동 조절 안정성**은 그곳에 움직임이 일어나지 않아야 할 때 관절 또는 신체분절이 한번에 안정되게 하는 운동조절이다(종종 신체의 다른 부분이 동시에 움직여야 한다). 안정성은 신경운동과 근골격계통 사이에 협응을 필요로 한다. 이 단원에서, "운동 조절 안정성", "안정성 운동 조절", 그리고 "**신경운동 안정성**"이라는 용어는 불안정성이 관절수며니, 인대나 힘줄의 파열이 아닌 뇌 조절 움직임을 방해하는 것과 관련한 문제를 암시하는 것으로 서로 바꿔서 사용된다. 운동조절의 부족으로 인한 신체분절 안정성 또는 관절 손상은 생애주기에 걸쳐 광범위한 신경학적 질환이 있

표 24-1 신경근 장애와 연관된 관절 또는 신체분절 불안정성의 일반적인 예

관절 또는 신체분절	불안정성의 예
어깨	탈구
어깨뼈	어깨가슴관절에서 돌출된(winging)
손목/손	잡기 불안정
허리엉치 구역	체간 불안정
엉덩이	트렌델렌버그(Trendelenburg)
무릎	반장슬 또는 굽힘에서 무릎의 무너짐
발목	발목떨어짐 또는 안쪽/바깥쪽 흔들림

생각해 볼 점 24.1

표 24-1에 주어진 불안정성의 각 상황에서 어떤 기능 활동과 일상생활 동작이 어려울 수 있는가?

는 환자와 대부분의 말초관절, 체간, 그리고 목 분절에서 보여질 수 있다. "신체분절"이라는 용어는 몸통처럼 한 관절 이상을 포함할 수 있는 신체의 부분을 언급하고, 반면에 "관절"은 무릎 관절처럼 한 관절로 제한된다. 관절 또는 신체분절 불안정성과 관련된 근골격계 질환의 일반적인 예는 표 24-1에 요약되어 있다.

관절 안정성은 체중지지와 근육 활동에서 "관절 형상학, 연부조직 제한, 그리고 관절에 적용된 부하 통합의 결과"이다(Williams, 2001, p.546). 동적 상호작용은 대상 관절을 둘러싸는 모든 근육의 근력과 중력 사이를 설명하고 체중지지 활동을 하는 동안 운동 조절 안정성을 만든다. 무언가가 안정적일 때, 그것은 확고하게 확립되고, 목적이 안정적이며, 지속적이고 내구성이 있으며, 변화에 저항한다고 말한다(*Merriam-Webster Dictionary*, 1997).

특히 반대 근육 그룹에서 동적 **공동활성**이나 **공동수축**은 움직임 가능한 방향에서 관절 움직임을 막기 위해 단계적으로 둘러싼 근육 그룹이 동시에 수축하기 때문에 관절에서 운동 조절 안정성을 내재한다. 운동 조절 안정성은 자세 안정성으로부터 구분하고, 이 용어는 균형과 평형을 언급하기위해 사용되며, 30장에 추가적으로 설명되어 있다. 관절을 안정화시키기 위해 근육을 활성시키는 능력이 완전히 부족할 때, "마비"라는 용어가 적용된다. 마비 관련 중재는 26장에서 논의된다.

상자 24-1 운동조절 문제가 아닌 관절 불안정성을 초래하는 일반적인 근골격 손상

- 감소된 가동범위 또는 유연성 부족, 특히 안정성 있는 정렬을 막는다면
- 관절 질환 또는 손상
- 인대 또는 관절 주머니 느슨함 또는 손상
- 증가된 가동범위(과가동성)
- 근육 약화

운동 행위의 신경 조절인 **운동조절**은 동적 관절 안정성을 유지하고 이루기 위한 필수적인 요소이다. 6장에 설명된 것처럼, 운동조절 움직임은 대상자가 움직임을 시작하고 끝낼 수 있으며, 다양한 움직임 속도, 작은 움직임 범위에서 움직임과 고립된 움직임을 만들어 낼 수 있도록 해준다. 운동 조절 안정성은 체중지지 또는 관절에 안정성을 요구로 하는 기능활동의 시기 또는 기능 활동 중에 특정관절 또는 신체분절을 안정화시키는 근육 또는 근육그룹을 수의적으로 수축하고 이완할 수 있는 능력을 포함한다. 감소된 관절의 안정성은 어떤 경우에는 근골격계의 손상(상자 24-1 참조)에 기인할 수 있지만, 이 장의 초점은 신경계 조절을 통한 관절 또는 분절의 안정성을 위한 운동 조절에 있다(표 24-1).

전체적인 맥락에서 운동조절-안정성의 임상 특성

Clinical Picture of Motor Control-Stability in a Holistic Context

확실히, 적절한 운동조절에 의해 안정화되는 관절은 정적인 자세와 동적인 가동성에 중요하고, 기능에 매우 중요하다. 관절 안정성은 의도적이고 기능적인 움직임의 기초이다. 중력에 대항하여 몸을 세워 유지하는 것을 필요로 하는 특정 자세, 위치 또는 활동은 신체가 지탱할 수 있도록 관절움직임을 방지하기 위해 공동 수축하는 지지관절이나 신체분절의 근육을 필요로 한다(팔꿈치로 엎드리기; 네발기기/배밀이; 지지된 앉기; 지지하지 않고 앉기; 네발기기자세; 무릎서기; 반무릎서기; 서기; 보행; 계단 이용, 굽이길, 또는 경사로; 그리고 어떤 자세에서도 상지로 지탱하기를 포함하지만 제한하지 않는다).

손상된 운동 조절–안정성이 기능에 미칠 수 있는 영향 Possible Effect of Impaired Motor Control-Stability on Function

체중을 지탱하는 닫힌 사슬 위치에서 독립은 관절을 지지하는 신경운동 안정성 없이는 어렵거나 불가능하다. 신체 한 부분의 기능적인 열린 사슬 움직임도 안정화시키기 위해 다른 부분을 요구한다. 예를 들어, 지속된 뇌졸중이 있는 환자나 뇌성마비가 있는 아이는 입각기에 독립적인 서기를 방해하는 주동근과 길항근의 부족한 공동수축 때문에 무릎관절의 안정성이 부족할 수 있다. 움직임에서 감소한 관절 안정성은 무정위 운동증이 있는 아이에서 사물에 손을 뻗을 때 팔꿈치에서 주동근과 길항근의 공동활성 부족의 더함이나 덜함이 보여질 것이다. 뇌졸중이나 뇌손상이 있는 어른 또는 저긴장증이나 발달성 협응 장애가 있는 아이들에서 보여지는 것처럼 어깨뼈 몸쪽 안정성 부족은 손상된 먼쪽 손 움직임에 기여하고, 손으로 쓰는 기술의 어려움을 초래한다. 하지의 손상된 운동 조절 안정성은 보행에 부정적인 영향을 미친다.; 나타날 수 있는 징후는 중간지지기에서 생체역학적인 무릎의 잠겨진 폄, 중간지지기에서 발목의 안쪽/바깥쪽 흔들림, 또는 유각기 동안 다리를 움직일 때 중간/약간의 발등굽힘에서 발목을 안정화 할 수 없는 능력을 포함한다.

동적인 관절 안정성은 기능이 필요할 때 적절하게 안정할 수 있는 능력뿐만 아니라 관절이나 신체의 분절이 움직이기 위해 필요할 때 이완과 점진적인 근육 활성의 능력을 제공한다. 관절 또는 신체분절은 과도하게 안정(예; 파킨슨병)하거나 과도하게 가동성(근저긴장증 관련 있는)이 있을 수 있지만, 이 단원은 주로 관절이나 분절 불안정성의 문제에 초점이 맞춰져 있다.

환자 적용: 도입

Richard B.는 뇌졸중이 발생하고 1년 후에 새로운 활동 제한 때문에 부가적인 물리치료를 위해 재내원한 48세 남성이다. 그는 보행기에서 지팡이까지 사용하는 이동을 위한 능력을 포함하는 입원과 통원 재활을 통한 진행을 설명했다. 그는 보행기 사용에서 지팡이로 전환하는 능력을 포함하여 입원 및 외래 환자 재활을 통해 진전을 보여주었다. 그는 현재 보조장치없이 보행한다; 하지만, 그는 자신의 걸음이 느리고 피로를 주기 때문에 만족하지 않는다고 했다. "나는 아직도 가끔씩 오른쪽 발을 끌어요. 내 무릎이 나를 지탱해줄 거라 믿지 않고, 보행이 너무 느려요."라고 말했다. 초기 검진에서, Richard의 보행은 현저하게 비대칭이고 느렸다. 그는 앉기 위해 뒤돌 때 넘어지려는 것이 관찰되었지만, 회복되었다.

Richard를 검사를 계속하기 위해 치료구역으로 안내할 때, 클리닉의 스케쥴러는 Richard의 보험 회사가 그의 평가 결과에 기반한 초기 방문 후에 치료 방문을 위한 사전인증을 요구하는 것을 상기시켜야 한다. 그녀는 그가 물리치료 세션 후 작업치료평가가 예정되어 있는 것을 상기시킨다.

임상 결정 시 고려할 점

- *지금까지 관찰된 것에 기초하여, 이 점에서 부가적인 관련 정보를 얻기 위해 당신은 환자에게 어떤 질문을 요청할 수 있는가?*
- *보행 외에도, 어떤 다른 기능활동을 평가할 수 있는가?*
- *검사와 측정에 관련한 어떤 초기 생각들이 환자중심 목표와 치료의 적절한/효과적인 계획을 수립하는 가장 연관 있고 유용한 정보를 제공할 수 있는가?*
- *어떤 신체 계통에 추가적인 검사가 필요한가? 어떤 가능성이 Richard의 오른쪽 발 떨어짐, 느린 걸음, 그리고 무릎 불안정성을 초래하는가? 1시간 세션에서 검사, 평가 및 치료 계획을 완료할 수 있도록 하기 위해 어떤 계통을 자세히 검사해야 하고 어떤 계통만 선별해야 한다고 생각하는가?*
- *이 환자를 위한 외래환자 상황에서 초기에 생각한 기능 목표와 기능결과, 치료빈도, 그리고 횟수는 무엇인가?*

해부학과 생리학 Anatomy and Physiology

운동조절의 부족으로 인한 관절 불안정성은 활동 제한과 손상을 쉽게 인지되도록 하는 신경운동 계통(표 24–2 참조)에 수많은 병변과 연관되어 있을 수 있다(Gutman, 2008). 운동 조절과 뇌 순환의 연구는 이 책의 범위를 벗어난다. 몇 기초적인 이해는 필수이지만, 간략한 고찰은 이곳에서 제공한다.

가장 기본적인 수준의 이해에서, 관절 위치의 수의적 운동조절의 시행과 움직임은 특정 근육을 활성화하기 위해 뇌가 대뇌척수로를 통해 신호를 전달하기 때문에 대뇌피질의 일차 운동 영역에서 시작한다. 소뇌와 기저핵을 포함하는 뇌의 많은 다른 영역에서, 부드럽고, 정확하고, 조절된 움직임과 자세의 원하는 결과를 이루는데 보조하기위해 활성화된다. 이 구조들은 다른 구조에 영향을 주고 연결할 뿐만 아니라, 운동 출력을 조율하기 위해 운동 피질에 직접적으로 연결하고 있다(Gutman, 2008).

소뇌는 안뜰핵, 척수(척수소뇌로), 그리고 대뇌반구로

표 24-2 운동 조절 안정성을 손상시키는 신경계 병변의 위치

구조(해부학적인 영역)	구조에서 병변에 의해 초래된 결핍
대뇌피질의 일차운동영역	손상된 수의적/의식적 움직임
대뇌피질의 전 운동영역	손상된 운동 계획(실행증)
대뇌피질의 연합운동영역	손상된 움직임의 인지 계획
기저핵의 조가비핵	감소된 움직임의 개시
기저핵의 꼬리핵	감소된 움직임의 제한
기저핵의 창백핵	감소된 움직임의 촉진
소뇌의 후엽	실조증, 운동측정장애(거리를 판단하지 못함), 기도진전, 길항운동반복불능증(움직임을 빠르게 교대로 수행하지 못함), 협동운동이상(분절을 같이 부드럽게 움직이지 못함)
소뇌의 전엽	증가된 신전근 긴장도
소뇌의 타래결절엽	체간 움직임의 불협응, 감소된 균형

부터 입력을 받는다. 이것은 개선된 운동조절로 이어지는 근수축과 관절 위치의 조절에 의한 움직임을 정제하기 위해 신호를 입력하고 내보내는 과정이다. 소뇌병변은 움직임 협응과 신체평형에 문제를 초래할 수 있지만 이 단원에서 소뇌문제에 초점은 자세 정렬과 몸쪽 안정성을 유지하는데 관련이 있다(Gutman, 2008).

기저핵은 운동조절에 중요한 역할을 한다. 대뇌의 일차운동과 전운동영역은 시상하부, 망상체, 흑색질 그리고 시상의 복외측 핵으로 연속적인 신호를 보내고 궁극적으로 움직임을 제한하거나 촉진시키기 위해 일차운동피질과 전운동피질로 돌아오는 신호를 기저핵으로 보낸다. 기저핵에 병변은 뻣뻣함과 불수의적이고 원하지 않는 움직임뿐만 아니라 움직임을 시작하는 것, 지속하는 것, 멈추는 것을 어렵게 만든다. 이 움직임 결핍은 관절 위치를 제어하는 능력을 감소시킨다(Gutman, 2008).

근방추와 관절의 기계수용기는 얇은 다발과 쐐기다발을 포함하는 내측 섬유띠계통을 통해 뇌로 신호를 보낸다. 근육과 관절에 감각수용기들은 (1) 관절 위치 감각 또는 고유감각수용기(정적 자세의 인식)과 (2) 관절 움직임 감각이나 운동감각(움직임의 정도, 속도, 그리고 방향의 인식)을 제공하는 것에 의해 관절 안정성을 보조한다.

생애주기에 미치는 영향 Lifespan Influence

세밀한 신경운동 조절로부터 상호수축에 의해 만들어진 안정성은 태어났을 때는 확실히 나타나지 않지만, 발달과정을 통해 개선된다. 신생아는 몸이 부모의 가슴에 바로 지탱될 때 머리를 들어 유지하거나 누워있는 동안 머리를 가운데 유지하는 것과 같은 단순한 일에서도 목근육을 조절하지 못한다. 점진적으로, 운동 조절 안정성을 통해, 신생아는 중력에 대항하여 목 위치를 유지하는 기술을 얻는다. 신생아가 팔을 받치거나 지지 할 수 없는 것은 점차적으로 어깨와 팔꿈치에서 공동 수축하는 능력으로 대체되어 팔꿈치가 엎드린 자세에서 팔을 지지하고 궁극적으로 상지의 지지를 사용하여 앉거나 서있는 상태로 유지한다.

서기 위한 초기 노력에서, 유아는 무릎관절이 갑자기 과도한 굽힘으로 떨어지고 약간의 능동적인 폄으로 회복이 뒤따르는 불규칙한 "튕김"에서 관찰되는 것처럼 공동 수축되고 불완전하게 굽힌 자세를 유지할 수 없다. 아마 부가적인 수초화는 연습과 반복 후, 아이는 서 있는 자세에서 놀이를 하고 보행의 입각기 전체 동안 무릎 위치의 동적 조절을 허용하는 무릎근육의 정교한 조절을 획득한다.

노화 과정이 성인기에 발생함에 따라 감각 및 운동 신경의 감소와 신경 전달 속도 및 중앙 처리의 둔화로 인해 운동 조절 안정성이 손상될 수 있다. 이 나이 관련 계통 변화에 따라, 뇌졸중 또는 뇌혈관 사고(CVA), 말초신경병증, 그리고 대뇌 종양과 같은 특정한 신경학적 장애는 노인에게서 더 일반적이고, 몸쪽 불안정성 또는 체중지지의 불안정성과 연관되어 있다.

병리학적 관련성 Related Pathology

감소된 운동 조절 안정성에 결과인 가장 흔한 신경근 장애의 몇은 대뇌병변(CVA, 외상성과 무산소성 뇌 손상, 대뇌 종양, 대뇌마비), 척수 병변(불완전한 척수 손상, 척추이분증), 퇴행성 장애(다발성경화증, 근위축성 축삭경화증, 프리드리히 실조증, 진행성 숨뇌마비), 낮은 근긴장도가 있는 유전적인 상태(다운 증후군, 안젤만 증후군, 척수 근위축증, 신경섬유종증), 그리고 하부 운동 신경 또는 운동 단위의 주된 소실이 있는 상태(길리안 바레, 소아마비, 소아마비후 증후군, 근이영양증)을 포함한다.

적절한 검진과 평가
Pertinent Examination and Evaluation

환자에서 개별 관절이나 신체분절에 명백한 불안정성의 원인을 명확하게 하기 위한 것은 임상가를 위한 어려운 평가가 될 수 있고 종종 조기에 나타난 것 보다 더 복잡하다. 환자의 초기 관찰과 환자나 가족이 문제를 구두로 설명하는 것은 종종 특정 신체분절에 치료를 이끌어 낼 수 있다(예; "내 무릎은 걸을 때 뒤로 튕긴다." 또는 "팔로 기대고 있을 때 내 팔꿈치는 지탱할 수 없다."). 임상가가 직면한 과제는 문제가 있는 신체분절에 특정한 영향의 상세한 고려뿐만 아니라 국소적이거나 전체적인 견해에서 불안정성의 증상을 평가하는 것이다. 특정 운동이나 치료적 부산물을 통해 다뤄질 수 있는 단일분절에 초점을 두는 치료사를 위한 유혹이 있다. 구체적인 문제를 확인하는 것은 중요하지만, 능숙한 임상가는 단지 "불안정한 무릎"이 아닌 환자를 전체로 보기 위해 기능과 손상 사이뿐만 아니라 모든 신체분절과 모든 손상 사이에 관계를 세밀하게 평가할 수 있을 것이다.

운동 조절-안정성의 검진
Examination of Motor Control-Stability

환자는 종종 병변이 있는 신경운동계통에 최적의 치료계획을 결정하는데 어려움을 줄 수 있는 상호공존하는 운동제한과 드러나지 않는 손상을 많이 갖고 있다. 가장 좋은 치료를 결정하는 열쇠는 (1) 기능의 제한을 확인하고,

상자 24-2 운동 조절 안정성 결핍의 검사를 위한 질문과 고려사항

기능

- 특정 관절이나 신체분절에서 관찰된 불안정성은 어떻게 기능에 영향을 미치는가?
- 환자가 기능활성목표를 달성하는데 불안정성이 저해하는가? 예를 들어, 분절 불안정성이 확실히 기능적 자세에 균형을 위협하는가?
- 불안정성이 통증과 연관되었는가?
- 같은 형태의 불안정이 다른 활동에서 두드러지는가?(예; 걷기뿐만 아니라 손을 씻기 위해 싱크대에 서있는 것)
- 환자가 분절의 조절을 확보할 수 있다면 기능이 개선될 수 있는가?

움직임

- 어떤 특정한 자세와 움직임 요소가 이 관찰된 불안정성으로 발생하는가? 그리고 불안정할 때 신체의 다른 부분에서 어떤 일이 발생하는가? 예를 들어, 보행 주기에서 **무릎 과폄(반장슬)**이나 **잠긴 무릎 폄**이 발생하는가? 이 시기에 신체의 다른 분절에서 어떤 일이 일어나는가?
- 문제가 소래되거나 기여하는 손상된 분절의 위와 아래에 영향이 있는가? 다음의 요소는 수반될 수 있다.
  - 몸통 굽힘과 머리가 앞으로 간 자세는 지팡이나 보행기를 써서 걷기의 결과로서 발달할 수 있다. 생체역학적으로, 이것은 영향을 받은 쪽에서 무릎 과다 폄에 기여하거나 생성하는 힘을 만들어 골반이 뒤로 위치하게 한다.
  - 대상자는 불안정한 분절 위와 아래에 다양한 면에 조절이 부족할 수 있다. 예를 들어, 시상면과 정중면에서 움직임은 치료사가 관찰하기에 쉽고, 반면에 분절 안정성에 기여하는 회전 조절의 복잡한 양식의 효과는 평가하기 위해 더 많은 노력과 집중이 필요할 수 있다. 무릎 과폄은 안쪽뒤넙다리 근육에 대해 바깥쪽 뒤넙다리근육 또는 바깥쪽과 안쪽 정강이뼈 회전을 조절하는 근육의 불균형한 활성화의 결과일 수 있다. 불균형한 회전력은 무릎의 굽힘과 폄의 조절과 단계를 방해할 수 있고 기능 활동동안 손을 사용하는 근 활성의 평가중에 쉽게 검사될 수 있다.

특정 신체계통

- 감각 결핍이 불안정성에 기여할 수 있는가? 환자는 조절의 부족에 기여하는 인식의 부족으로 불안정성을 인식하지 못할 수 있다. 이 선별 관찰은 감각에 대한 자세한 검사가 필요함을 나타낸다.
- 구체적으로 검사해야 하는 특정 관절 또는 신체 부위와 관련된 특정 근육길이 또는 근력결핍이 있는가?
- 관찰된 비정상적인 운동 패턴은 시도 전반에 걸쳐 일관성이 있는가, 간헐적이거나 점점 더 명백해지고 있는가? 연습이나 활동기간이 길수록 증가하는 관절 불안정성은 심혈관 또는 근지구력 저하와 관련이 있는 반면 다른 패턴은 신경 운동 타이밍 문제와 관련이 있을 수 있다.

(2) 특정한 드러나지 않은 손상을 결정하고, (3) 효과적인 치료계획에 문제를 우선으로 처리하는 치료사의 능력에 있다. 이것은 신경 운동 불안정성과 관련된 손상된 운동 조절이 있는 환자에게 확실히 적용된다.

우선순위를 정하기 위한 기초를 제공하기 위해, 치료사는 구체적인 의학 진단, 환자의 과거력, 그리고 환경(예; 집중 치료 병동, 급성 재활 병동, 학구, 가정, 또는 외래 병동)에 어울리는 적절한 검사 도구를 선택해야 한다. 6장에 설명된 운동 조절의 구체적인 검사는 손상을 검사하기 위해 사용될 수 있고, 활동 제한과 관련되고 잠재적인 원인과 관련하는 치료사의 가설에 의해 안내된다. 예를 들어, 신경운동계통 병변이 있는 환자는 종종 일차적이거나 이차적인 가동범위 손상이 있는 관절 불안정성을 설명한다. 특정 ROM 테스트가 자세한 정보를 제공할 수는 있지만 유효 시간의 우선 순위를 정하고 효과적으로 사용할 필요가 있는 경우 공식 ROM 검사를 수행할 필요는 없거나 적절하지 않을 수 있다. 기능적인 과제에서 검사는 적절할 수 있다. 마찬가지로, 모든 주요 근육 그룹에서 근력에 대한 도수근력 검사를 완료하는 것은 가능한 기여자로서 근육 약화로 분절 불안정성을 갖는 중환자실에서 매우 약하고 몸상태가 좋지 않은 환자에게는 적합하지 않을 수 있다. 임상가는 관절이나 분절 불안정성이 기능에 미치는 영향을 결정하기 위해 기능 결과 평가를 비판적으로 선택해야 한다.

검사는 불안정성에 기여하는 손상을 발견하고 서류로 만들기 위해 충분히 종합적이고 구체적이어야 한다. 검사를 설명하는 질문과 고려사항은 상자 24-2에 제공된다. 치료사는 광범위한 문맥에서 환자의 기능적인 움직임에 구체적인 관절 분절에 영향을 주는 손상의 관계를 고려한 가설을 만들기 위해 이 질문과 고려사항을 사용할 수 있다. 이 능동적인 생각과정은 검사와 평가를 통해 계속되어야 한다.

환자 적용-검사

Richard B와 클리닉으로 되돌아 걸어갈 때, 당신은 그의 보행 패턴, 특히 그의 오른쪽 무릎 불안정성을 관찰한다. 당신은 다음의 주관적인 정보를 얻고 기능과 과거력에 관해서 질문을 한다.

의학적 그리고 사회성

- *Richard는 고혈압약을 먹고 위궤양의 과거력을 갖고 있다.*
- *그의 뇌졸중이 허혈성이었는지 출혈성이었는지 모른다.*
- *그는 시내에 2층 아파트에서 그의 다른 중요한 사람들과 같이 산다.*
- *그는 택시(장애인 보조금을 통해)로 지역사회 활동과 쇼핑에 접근할 수 있고, 이동을 위한 승합차/휠체어를 필요로 하지 않는다.*
- *그는 이전에 다양한 직장에서 일했고, 최근에 장애를 겪고 있다. 그는 미국 심장협회에 자원봉사직에 지원하는 과정에 있다.*
- *그는 짧은 거리를 걸어야 하고, 걸음이 "매우 느리고", 그를 공격이나 강도하기 위한 "대상"으로 만드는 느낌을 주기 때문에 우려된다.*

기능

- *Richard는 피로와 쉬기 위해 앉는 것이 필요하기 전까지 한 블록을 천천히 걸을 수 있다고 보고했다.*
- *그는 친구의 감독하에 난간(그의 2층 아파트를 오르내리기 위해)을 잡고 재활 동안 배운 "한 계단씩(step-to)" 방식으로 계단을 오르내릴 수 있다. 의문의 여지없이 그는 난간이 없는 계단을 가보진 않았지만 난간 없이 계단을 오를 수 있다고 생각하지 않는다고 말한다.*
- *그는 가끔 보통 날씨가 나쁠 때, 지역사회에 있을 때, 지팡이를 갖고 간다.*
- *Richard는 부분적으로 그의 오른쪽 상지를 사용하지만, 느낌이 뻣뻣하고 느리게 움직인다고 보고한다. 그의 오른쪽 손이 우세손이지만, 이전에 오른쪽으로 하던 많은 기능을 위해 그의 왼쪽 손을 사용하기 위해 학습했다.*
- *Richard는 최근에 낙상은 없었다. 그의 마지막 낙상은 입원 환자 재활에서 퇴원 후에 잠깐 있었고, 뒤돌거나 서서 물건을 향해 뻗을 때 발생했다.*
- *그는 이전에 조립식 단하지 보조기를 사용했지만, 그에게 도움을 줄 수 없다고 생각했기 때문에 몇 달 전에 사용을 중단했다.*

관찰

Richard B가 클리닉을 돌아다니면서 요청한대로 기능활동을 수행하는 모습을 관찰하여 다음 정보를 얻었다.

- *Richard는 장치나 단하지 보조기 없이 천천히 걸을 수 있지만, 개인운동 헬스장에 가는 100피트 동안 오른쪽 발을 5번 끈다. 발가락 끌기는 그의 보행리듬을 방해하지만, 그의 균형을 유지할 수 있도록 해준다.*
- *보행 양식 관찰*
    - *체간은 폄되어 있고, 상체는 보행주기 내내 골반의 후방에 있다.*
    - *머리, 체간, 그리고 상지가 상대적으로 대칭적(왼쪽보다 오른쪽이 적은 팔 흔들기를 제외하고)이지만, 전반적으로 그의 몸은 "사용하지 않는" 것처럼 보인다.*
    - *보행주기 동안 골반은 오른쪽 뒤로 돌아가 있지만, 오른쪽 후기 지지기와 오른쪽 입각기의 시작 중에 악화된다.*

- 오른쪽에서 엉덩관절 움직임은 굽힘과 폄에 약 50%의 제한이 나타나고, 보행주기에 엉덩관절 움직임을 불충분한 지점에 골반의 과도한 움직임이 관찰된다.
- 오른쪽에 초기 입각기는 일반적으로 편평발이나 때때로 뒤꿈치 초기 입각기로 나타나고 무릎과 엉덩이의 과도한 굽힘에 의해 동반된다.
- 오른쪽 초기에서 중간지지기에 엉덩이와 무릎의 과도한 굽힘이 있다.
- 오른쪽 말기 지지기에, Richard는 오른쪽 무릎 잠긴 폄을 7/10 걸음에 보이거나 2/10 걸음에서 오른쪽 무릎이 과도하게 굽힘을 유지한다.
- 오른쪽 후기 유각기에, Richard의 오른쪽 다리는 정확하게 발꿈치 닿기를 위한 오른쪽 뒤꿈치의 불충분한 위치와 매우 느린 무릎 폄을 보였다.
- 보폭은 일관적이지 않고, 일반적으로 오른쪽보다 왼쪽의 걸음이 짧다.

검사와 측정

치료를 정당화(보험회사에)하고 치료의 끝에 변화를 보여주기 위해 객관적인 목표를 얻기 위한 몇 검사가 시행되었다. 검사 결과는 Richard의 목표 기초와 그의 기능 제한의 초기 관찰을 토대로 선택되었다.

- 중간 속도의 스스로 조절된 보행 속도 - 0.32m/s
- 6분 걷기 검사 - 748피트
- 버그 균형 척도 점수 - 51/56(Blum, 2008)
- 동적 보행 지수 - 21/24
- 100 걷기에서 오른쪽 발 끌기의 횟수 - 5

손상

근육뼈대계통

- 수동 발등굽힘은 중립까지이고 끝범위에서 뻣뻣하다.
- 오른쪽 넙다리뒤 근육은 왼쪽보다 뻣뻣하지만 기능범위 안에 있다.
- 오른쪽 고관절의 수동범위는 약간 제한되어 있지만 (특히 엉덩관절 폄과 벌림이 결합된), 기능적이다.
- 검사에서 이 지점에, 평가 세션 시간을 효율적으로 사용하기 위해, 근육뼈대계통만 검사되었고, 구체적으로 측정되지 않았다.; 또한, 검사 중, 뼈대근육계통 손상은 Richard의 주관적이고 객관적으로 관찰된 기능제한에 주된 기여자로 나타나지 않았다.

감각-지각 계통

- Richard는 읽기 위해 안경을 쓴다.
- 명백한 부주의는(오른쪽 무시) 명시되지 않았다.
- Richard는 기민함을 보이고 상당히 좋은 인지를 갖고 있기 때문에, 오른쪽 팔이 왼쪽과 그리고 같은쪽 다리와 같다고 생각하는지 질문하는 것으로 감각은 검사된다. 그는 그것이 동일하다고 생각한다고 보고한다. 게다가, 질문할 때, Richard는 그가 발 끌기를 느낄 수 있다고 응답했다.

심장폐계통

- 평가 세션 중, Richard는 "당신은 나를 정말 힘들게 만들고 있어요"라고 말하고 몇 번의 휴식을 요청했다.

신경운동계통

- Richard는 대략 그의 오른쪽 상지와 하지 근육 그룹의 전체 범위의 3/4을 능동적이고 고립된 조절을 보여주었다 (왼쪽에 결핍은 관찰되지 않았다). 비록 지속적이지는 않지만, 가능한 움직임 범위나 모든 자세에서 대부분 자세에 작은 저항에 대하여 유지할 수 있다.
- Richard는 강하게 폄을 사용하고 더 간헐적으로 복부근육을 동원하여 몸통 대부분의 활동에 불균형한 근육 활동을 보인다.
- 움직임의 속도는 오른쪽 사지에서 느리고, 오른쪽에 뻣뻣함을 느낀다고 보고한다.
- Richard는 모든 관절에서 능동적인 움직임을 보이지만, 완벽히 고립된 움직임에 제한된 능력을 보이고, 보상 움직임을 막기 위해 구두나 손 신호가 필요하다. 특히, 앉아서 90° 이상 능동적으로 오른쪽 엉덩관절을 굽힐 수 없다. 그는 그의 오른쪽 무릎을 능동적으로 -20°까지 폄할 수 있고, 느리지만, 그의 오른쪽 발목을 중립범위까지 발등굽힘 할 수 있다.

임상 결정 시 고려할 점

- Richard는 다른 어떤 활동 제한을 보이거나 보고하였는가?, 삶과, 사회, 여가 활동에 그의 참여는 어떻게 제한될 수 있는가?
- Richard의 활동 제한에 기여할 수 있는 감각계통과 근육뼈대계통의 구체적인 손상을 하나씩 고려한다.
- 보행 중 Richard의 무릎 불안정성에 기여할 수 있는 세 개의 신경운동계통 손상을 고려한다.
- Richard의 관찰되고 보고된 보행 제한에 기여할 수 있는 신체 분절의 또 다른 가능한 "불안정"을 고려한다.
- 이점에서, Richard를 위해 가능한 기능 결과 목표에 어떤 것을 고려할 것인가?
- 6장에 검사와 결과 정보를 이용하여, 앞서 지시된 기능 결과 검사의 중요성을 토론하라. 이 정보는 평가와 치료계획 과정에 어떻게 포함될 것인가?
- 평가를 완료하고 예후를 확립하고 치료의 계획을 위해 어떤 다른 정보가 필요한가?

운동 조절–안정성의 평가
Evaluation of Motor Control-Stability

재빠른 임상가는 전체로서 개인의 기능적인 능력에 관찰된 특정 신체분절이나 관절의 불안정성의 관계와 타당성을 결정하기 위해 검사의 결과를 조합한다. 다음을 포함하는 수많은 질문이 고려될 것이다.

- 개인의 전반적인 기능과 관련하여 관절이나 분절에 문제가 얼마나 중요한가? 이 불안정성이 직접적으로 기능을 제한하는가, 또는 다른 요소들이 더 중요한가?
- 다른 손상, 활동 제한, 참여 제한 및 상황별 요인의 중요성과 영향은 무엇인가? 예를 들어, 환자는 무릎과 발목을 조절하는 방법을 생각할 때 안전하게 걸을 수 있지만 학교에서 친구와의 사회적 상호 작용과 환경 문제를 협상해야 할 필요가 있을 때 그의 무릎은 힘이 빠지거나 발목은 불안정(내측/외측 흔들림)하기 때문에 자주 넘어지는 것을 경험한다.
- 신체의 다른 부분에 기여하는 역할과, 신체계통 사이에 관계, 그리고 일차와 이차 손상 사이에 관계는 무엇인가? 예를 들어, 환자는 매우 뻣뻣하거나 단단한 다른 분절을 보상하기 위해 신체의 다른 한 부분에 분절 조절의 부족과 불안정성이 나타날 수 있다. 일반적인 예는 위팔어깨관절에 가동성이 제한되고 팔을 머리 위로 올린 자세를 만들기 위한 능동이나 수동적 시도를 통해 어깨뼈 과운동성이 발생하는 사람이다. 또 다른 예에서, 뇌졸중에서 회복 중인 사람은 골반에서 제한된 가동성을 대체하고 조절하기 위해 허리뼈의 과한 가동성을 사용할 수 있다.
- 대상자의 분절 불안정성을 다루기 위해 중재를 결정할 때 시간에 관하여 어떤 고려사항을 포함해야 하는가? 예를 들어, 입원환자 재활에 매일 몇시간의 치료를 받는 사람은 1주에 2번 통원환자치료에 참여하는 사람보다 드러나지 않는 문제영역을 구체화하는 추가적인 치료시간에 헌신적이고 전체 신체 움직임과 기능활동을 할 수 있는 시간을 갖고 있다.

치료사는 기능을 제한하고 2차 손상을 일으킬 수 있는 손상의 우선 순위를 정하고 다루는 목표를 가지고 환자를 검사하고 평가한다. 손상된 운동 조절로 인한 관절이나 신체 분절 불안정성의 사례에서, 치료사는 기능변화를 촉진시키고 그것들을 다루기 위한 효과적인 치료전략을 고안하기 위해 불안정성에 기여하는 특정요소를 확인해야 한다.

환자 적용: 평가

Richard는 안전 위험을 제기하는 일부 기능을 포함하는 기능상의 제한 사항이 있다(예; 넘어지거나 떨어질 수 있음). 기능 소실의 근본원인 손상은 (1) 오른쪽, 특히 체중지지기에 발목, 무릎, 그리고 아마도 엉덩관절에 부적절한 조절과 지속적인 동적 상호활성에 불능과 같은 운동제어 결핍을 포함하고 (2) 몸통을 포함하여 신체의 다분절을 한번에 적절한 활성화를 유지하지 못하는 전반적인 불능이다. 그는 신속하게 근육을 활성화하고 한 그룹의 근육에서 다른 그룹으로 활성화를 신속하게 전환하는데 한계가 있음을 보여준다. 근육 활성을 유지하는 그의 능력은 또한 오른쪽 측면에서 제한적으로 보인다.

경미한 근골격계 제한이 보고되고, 특히 발목 발등굽힘과 엉덩관절 움직임에 가동범위가 제한되었다. 오른쪽 넙다리 뒤근육에 감소한 근육길이가 언급된다. 이 제한들은 비대칭적이고 Richard는 다른 관련 있는 과거력이 없다고 보고되었기 때문에, 뼈대근육 손상은 이차적이고, 지속된 개선을 이루기 위해 일차적인 신경운동손상의 개선이 요구된다고 가정한다.

임상 결정 시 고려할 점

- *Richard의 보행을 위한 장기적인 기능 목표를 고려한다.*
- *그를 주 2회 각 세션당 45분 보는 것을 가정하여, 이 목표를 이루기 위해 얼마나 오래 걸릴 것이라 생각하는가?*
- *기능목표에 어떤 다른 기능 활동을 다룰 것인가?*
- *치료를 정당화할 때 안전을 어떻게 고려할 수 있는가?*
- *Richard는 작업 치료 평가 일정이 잡혀 있기 때문에 리차드의 장애에 대한 목표가 겹치지 않도록 작업치료사와 논의할 수 있는 기능적 제한과 근본적인 장애는 무엇인가?*
- *Richard의 신경 운동 시스템 손상을 교정하기 위해 클리닉에서 사용할 치료 전략을 고려한다. 전략이 그의 운동조절 안정성 결핍의 특정 측면을 어떻게 다룰 것인지 고려한다.*
- *중재의 이월효과를 증가시키기 위해 Richard를 가르칠 수 있도록 가정운동 프로그램(HEP)활동을 고려한다.*

운동 조절–안정성에 구체적인 예비 중재
Preparatory Interventions Specific to Impaired Motor Control-Stability

일반적인 접근법 General Approaches

최신 관련 중재와 맞춤 임상 결정은 “우리가 항상 해왔던 방식대로 일을 수행하는 것"의 회피를 요구한다. 이것은 초년 치료사에게 특히 복잡하거나 까다로운 것처럼 보일 수 있다. Dorothy Voss는 미국 물리 치료 협회(American Physical Therapy Association)의 Mary McMillan강연에서 "전통적 방법에 대한 의심 없는 수용은 물리 치료 교육이 겪는 병 중 하나이다"(Voss, 1982)라는 말을 상기시켰다. 1장과 2장에서 논의된 바와 같이 중재 임상 의사결정을 위한 **근거 기반 치료**는 현대적인 치료를 할 수 있게 하고 환자의 가치와 임상가의 임상 경험과 함께 문헌으로부터 사용가능한 최고의 연구를 통합하는 것을 포함한다(Sackett, 2000). 근거를 평가할 때, 손상과 기능적 결과의 개선사이에 연관성을 찾는다. 예를 들어, 개선된 가동범위는 개선된 기능이나 새로운 기술습득으로 이어지지 않고 단지 유연성을 증가시켰는가?

환자의 특정 문제에 맞춰진 중재 시행을 선택하기 전에, 능숙하고 안전한 시행을 보장하기 위해 중재를 시행하기 위한 당신의 능력을 스스로 평가한다. 이것은 특별한 중재에서 적절한 훈련과 경험을 수반한다. 또한 환자의 가치와 목표가 중재와 일치하는지 여부를 알아낸다. 중재를 수행할 기술이 없거나 환자가 동의하지 않고 준수하지 않으면 중재는 실패한다. 예를 들어, 의료 서비스를 제공하는 공급업체에 참석 후 적절한 훈련과 연습이 없이 환자에게 전기 자극(ES)를 사용하기로 결정했다면, 긍정적인 결과를 만들어내는데 실패할 것이다. 게다가, 시상면에서 발목붐 안정성을 치료하기 위한 가장 좋은 방법으로 단하지 보조기를 생각한다면, 환자는 미용상의 이유로 단호히 거부하고, 단하지 보조기를 착용하지 않을 것이고, 보조기는 중재에 잘못된 선택이다(예; 환자가 그 가치에 확신을 하지 않는 한).

감소된 운동 조절 안정성을 치료하기 위해 어떤 접근법이나 중재를 고려할 때 목표는 (1) 환자가 개선되거나 독립적인 의지 운동 조절(손상의 치료)를 달성하는지, (2) 보조 장비가 관절 불안정성에 지속적인 제어를 위해 외부지지를 제공(손상에 대한 보상)하기 위한 것인지, 또는 (3) 교정과 보상의 조합인지 결정해야 한다. 이 결정을 내리기 위해서 환자의 진단 및 예후, 환자의 재활 단계와 신경 질환 과정이 급성, 만성, 진행성 또는 알 수 없는 것인지를 고려해야 한다. 또한 환자가 과거에 경험했던 중재의 유형, 기간 및 빈도를 파악하는 것이 도움이 된다.

그러나 중재 철학의 선택은(교정 대 보상) "전부 또는 아님"이나 "언젠가와 그럼에도 불구하고" 중에 한 개를 결정하는 것이 아니라 초기에 결정되고 중재가 진행됨에 따라 지속적으로 수정된다. 예를 들어, 최근 뇌졸중을 앓고 있는 환자는 걷는 법을 배우는 동안 내측 – 발목 안정성을 유지하기 위해 항상 단하지 보조기를 요구할 수 있지만 회복이 진행됨에 따라 단하지 보조기를 간헐적으로 착용할 수 있다.

마지막으로, 개선된 운동 조절을 통해 관절 안정성을 획득하는 것에 중점을 둔 초기 중재에서 감소된 관절 가동성, 근육 길이, 근력 또는 감각 인식 감소를 포함하는 명시된 목표를 달성하는 데 장벽을 두지 않도록 한다. 예를 들어, 환자가 긴장된 종아리 근육 때문에 선 자세에서 그의 무릎의 중립자세를 유지할 수 없다면, 선 자세에서 무릎을 제어에 대한 일을 하기 전에 또는 작업하는 동안 그 근육은 스트레칭해야 한다. 환자가 힘이 부족하여 관절을 안정된 위치에 두거나 유지할 수 없는 경우 관절을 둘러싼 근육을 강화하려고 시도하는 것이 적절할 수 있다. 환자가 정상적인 감각 인식(예; 촉각, 고유감각수용)이 부족하면 관절 위치를 조절하는 능력에 영향을 미치고 관절 불안정을 유발할 수 있다. 이 경우, 근본적인 손상에 대한 예비 또는 동시 중재에 감각계통의 치료를 포함한다.
(27장 참조)

통합된 접근법

단일 접근법 또는 중재의 독점적 사용은 절대로 적절하지 않다. 대신, 치료사는 특정환자에 이용하기 위한 접근법과 중재를 결정하기 위해 비판적인 사고와 근거중심치료를 이용해야 한다. 중재는 가끔 다양한 접근법의 혼합이 된다. 이 단원에는 운동 조절 안정성을 다루기 위해 치료적 접근법과 혼합할 수 있는 특정 기법에 대한 정보가 뒤따르는 주요 치료 접근법의 간단한 검토를 포함한다.

원래 신경병리가 있는 성인과 어린이의 관리 및 치료를 위해 만들어진 신경 발달 치료(NDT) 접근법은 임상 경험으로부터 얻은 새로운 과학적 정보와 지식의 결과로 시간이 지남에 따라 발전해 왔다(Howle, 2002). NDT 접근법은 특정 기법(Graham, 2009)과 반대되는 문제 해결 방식으로 설명되어 왔다. 이 접근법을 사용하여 관절 또는 신경근 불안정성을 치료할 때, 치료사는 관절이나 분절 불안정성에 효과적이고 비효과적인 요소와 연관된 체계적인 평가를 위해 개인의 기능적인 능력과 제한을 활용한다. 다양한 손상 사이에 상호관계를 알아내기 위한 정보를 사용하고 움직임을 분석하는 치료사의 능력은 신경학적인 부분에 기반하여 불안정성을 위한 특정 치료 전략이 발달된 개별화된 치료계획의 창출로 이어진다. 이 전략은 다양한 손상과 움직임 문제를 다루고 기능목표를 동시에 성취하기 위해 체계적으로 진보된 핸들링(수동 보조 또는 지지의 점진적인 철회)을 자주 포함한다.

특정 신체 부위의 조절에 대한 어려움은 여러 가지 장애 및 신체 부위를 한 번에 다루는 치료 전략으로 해결될 수 있다. 하지만, 특정 신체분절을 고립시키는 전략은 초기에 신체의 한 영역에 촉진을 조절하고 손상을 교정하는데 도움이 될 수 있다. 새롭게 확보된 조절은 전신을 수반하는 기능 활동과 움직임에서 종종 단계적인 치료적 핸들링을 써서 통합될 수 있다. 15장은 NDT에 대한 추가적인 정보를 제공한다.

고유수용성 신경근 촉진법(PNF)은 기능 개선을 위해 더 효율적으로 어떻게 움직이는지 환자가 학습하는 것을 돕기 위해 개발되었다. 기능 개선은 10가지 기본 개념을 사용하여 수행된다; 수기 접촉, 신체 위치와 신체 역학, 신장, 수기 저항, 방사(범람), 공동 촉진, 움직임 시기, 움직임의 패턴, 시각 신호 그리고 구두 입력(Martin, 2007). 관절 접근(그림 24-1AB 참조)은 공동수축/공동활성을 촉진하고 관절 안정성을 위해 운동 조절을 강화하기 위해 PNF(다른 치료 방법 뿐만 아니라)에서 사용되는 기술 중 하나이다. PNF가 편마비 환자에게 사용될 때, 골반안정성 뿐만 아니라 보행기능을 개선시킨다(Wang, 1994). 15장에서는 PNF 접근법에 대해 심층적으로 설명한다.

앞서 14장에서 논의된 운동 발달과 운동학습은 분리되지만, 운동 조절 안정성에 기여하는 것으로서 아래에서 논의한 서로 관련된 독립체이다. 건강한 사람에서, 이 요소들의 통합은 부드럽고 협응된 움직임과 근육안정성을 가져온다.

운동 발달은 사람마다 매우 다양하고 운동학습을 확보하고나서 삶이 끝나는 해에 감소하는 것처럼 생애주기를 통해 발생한다. 생태학적 관점에서, 많은 다른 계통은 운동발달, 운동학습, 그리고 운동조절에 관여한다. Newell의 모델(Haywood, 2009)에 따르면 이러한 계통은 내적인 것(신체 시스템, 인지 및 감정의 개별 제약)과 외적인 것(환경 및 작업 제약) 모두이다. 관절이 형성되고 발달하고 난 뒤 수명이 다할 때까지 악화될 수 있다. 어린아이는 체중지지 자세에서 부족한 시간과 경험 또는 미성숙한 구조 때문에 "발달중인"이라는 관절/분절 불안정성으로 고심할 수 있고, 반면에 노인은 관절염, 잘못된 자세, 뻣뻣함, 약화 또는 기타 의학적, 사회적 및 정서적 요인으로 인해 불충분한 지지 또는 비대칭으로 고심할 수 있다. 신경학적 상태가 상황에 추가될 때, 운동조절 안정성을 유지하거나 이루는 것의 문제는 크게 증가한다. 관절 또는 분절의 안정성 문제는 발달의 이정표를 성취할 수 있는 환자의 능력을 저해할 수 있으며, 특히 체중 부하를 포함한 기술의 질을 떨어뜨릴 수 있다. 마찬가지로, 운동 기술을 배우거나 재학습하는 환자는 주요 관절의 불안정성 때문에 제한된 성공을 할 수 있다.

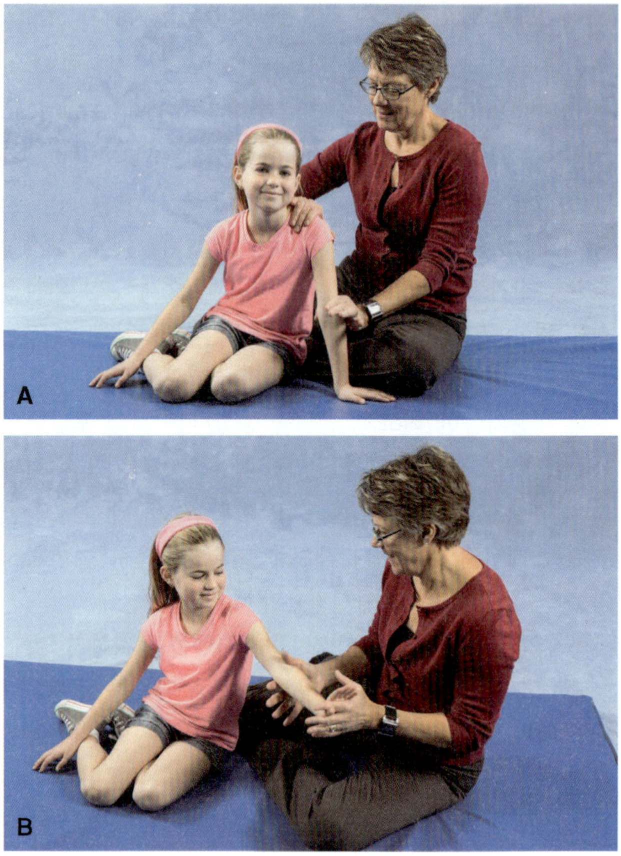

그림 24-1 (A) 상지 체중을 통한 접근은 치료사가 보조하여 팔꿈치에 폄을 지지하면서 어깨를 통해 체중을 지탱하는 편 손을 향해 아래로 압력을 가한다. 관절 안정성은 어깨, 팔꿈치 그리고 손목관절 주변 근육이 공동 수축하기 때문에 촉진된다.
(B) 비체중지지자세에서 상지를 통한 접근. 팔꿈치를 펴고(팔꿈치는 완전한 폄), 팔꿈치는 0°의 폄을 유지하도록 하고 폄손을 통해 어깨쪽으로 압력이 주어진다.

궁극적으로, 사용된 특정 접근 방식과 관계없이 운동 조절 안정성을 향상시키기 위한 모든 중재는 피드백에 대한 작업별 다중 반복을 통해 특정 운동 조절의 운동 학습(14장 참조)을 강조해야 한다. 운동학습에 필수적인 요소는 이동의 욕구나 필요성을 느끼고, 이동결정을 내린 다음,

표 24-3 운동 기술 성취를 위한 지침
많은 연습과 반복을 사용한다.
동기부여하는 연습을 만든다.
활동의 구체적인 초점을 정한다.
적절한 수준의 어려움에 도달이 필요할 때 과제에 변화를 준다.
기술을 일반화하기 위한 다른 시간과 장소에 연습일정을 정한다.
성공을 위한 허용이 요구될 때, 환경에 변화를 준다.
환자의 편안함을 위한 정신사회적 환경을 촉진시키고 감시한다.
다양한 양과 종류의 되먹임을 제공한다.

Effgen S. *Meeting the Physical Therapy Needs of Children*. Philadelphia, PA: F. A. Davis; 2004에서 인용함.

운동 계획을 실행하는 것이 포함한다. 이런 학습과정을 통해 운동 조절 안정성을 얻기 위해 일할 때, 수많은 지침에서 한 개를 선택할 수 있다(표 24-3 참조). 되먹임은 움직임 중 수행의 지식("나는 어떻게 하고 있는가?")뿐만 아니라 움직임 후에 결과의 지식("내가 어떻게 했는가?")으로 주어질 수 있다(Effgen, 2005). 운동 학습 전략에 대한 자세한 내용은 14장을 참고한다.

장치

손상된 운동 조절 안정성의 결과로 환자가 관절이나 분절에 감소된 안정성을 갖고 있을 때, 회복의 초기 단계에서 또는 예상된 기능 회복이 보이지 않는 영구적인 결핍이 있을 때, 영향을 받은 부분을 위한 외부 지지나 보조기를 제공하는 것이 종종 필수적이다. 17장에서 논의된 바와 같이 다양한 부목과 보조기가 적용될 수 있다. 이 단원의 뒷부분에서 테이핑, 압박 의복, 기능적 전기 자극(FES) 및 생체되먹임 장치가 잠재적 중재로 논의된다.

구체적인 치료 기법 Specific Therapeutic Techniques

근거를 합치는 것은 관절이나 분절 불안정성을 치료하기 위한 보조물과 선택된 기법을 위한 방향을 제공한다. 보조물은 지지하는 장치나 요소이거나 치료계획에 포함되지만 일반적으로 단독 사용되지 않는다. 이 단원에 설명된 보조물들은 치료적 운동이나 한 개의 통합된 접근법과 결합하여 사용된다(예; NDT, PNF, 운동 학습). 관절이나 분절 불안정성을 치료하기 위한 보조물들은 생체되먹임, 전기자극, 기능적 전기 자극, 테이핑/스트랩핑, 부목/보조기, 압박 의복, 그리고 체중지지 보행 훈련(BWSAT)을 포함한다. 최적의 환자 참여와 노력, 충분한 반복, 그리고 적절한 되먹임은 특정한 기법과 보조물을 통해 운동행동과 연관된 영구적인 장기간 개선과 운동학습에 필수적이다.

치료사는 관절 안정성을 위해 운동조절을 개선하기 위한 다양한 종류의 운동과 활동을 활용한다. 이 운동들의 목적은 관절 주변 근육이 협응되고 단계적인 공동수축/공동활성을 허용하여 움직임이 요구될 때 단계적인 조절을 위해 주동근과 길항근에 적절한 정도의 공동활성을 유지하고 움직임을 원하지 않을 때 관절이 안정될 수 있도록 만드는 것이다.

저항 운동

저항 운동은 관절 또는 분절의 운동조절 안정성을 향상시킬 수 있다. 무릎뼈 불안정성은 등속성 운동(Hazneci, 2005)으로 향상시킬 수 있는 반면 어깨뼈 안정성은 점진적인 저항 운동으로 향상시킬 수 있다(McNeely, 2004).

수기 저항을 통해 관절 안정성을 목표로 하는 PNF기법은 교대등척성(율동적 안정화를 포함하는), 느린 반전, 그리고 느린 반전 유지를 포함한다. 이 방법들은 관절이나 분절의 공동수축된 안정성을 만들어 주동근과 길항근 모두의 수축을 포함하기 때문에 운동조절 안정성 손상에 특히 유용하다. **교대등척성**에서(그림 24-2AB 참조), 저항은 다른 쪽의 관절이나 분절에 길항근의 촉진에 의해 따라오는 관절이나 분절의 한 쪽에 주동근의 등척성 수축을 촉진시키기 위해 주요 신체 부분에 특정한 손 위치를 두는 것을 통해 사용된다. 촉진은 구두명령("내가 당신을 움직이지 않게 하라.; 계속 유지하라")과 수기 접촉(수축시킬 원하는 근육에 닿거나 저항주기)에 의해 주어진다.

율동적 안정화에서(그림 24-3AB), 촉진과 저항은 환자가 관절주변에 공동수축을 개선시키기 위해 신체 자세를 유지하는 동안 주동근과 길항근에 교대로 주어진다. 저항은 움직임으로부터 관절이나 분절이 유지하고 버티는 환자의 능력에 따라 증가되거나 감소된다.

느린 반전 기법은(관련 분절에서 관절안정성을 갖고) 제어된 움직임을 한 방향으로 원하는 범위를 거쳐 길항근의 촉진 작용에 이어, 패턴의 반전으로 각 방향에서 연속적인 움직임으로 일련의 능동적인 수축을 만들어냄으로써 이로부터 다양하다. **느린 역전 유지**는 느린 역전과 비슷하지만 수축 "유지"는 움직임의 끝 범위에서 촉진된다(Martin, 2007).

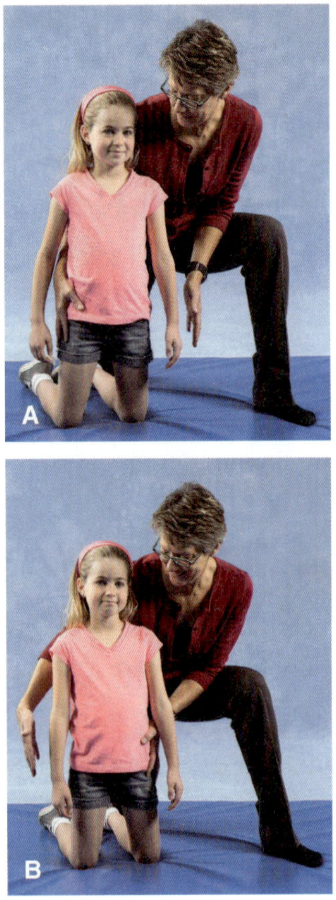

그림 24-2 고유수용성 신경근 촉진-골반/체간 안정성을 증가시키는데 초점을 둔 어린이에서 교대 등척성 (A) 오른쪽 엉덩관절에 손을 두고, 어린이가 자세를 유지할 수 있도록 충분한 압력을 유지하여 바깥쪽으로 압력을 적용하는 동안, 어린이에게 "내가 널 움직이게 하지마"라고 말한다(등척성 수축). (B) 치료사의 손을 왼쪽에 접촉시키고 다시 어린이에게 "내가 널 움직이게 하지마"라고 말하면서 반대방향에 저항을 준다.

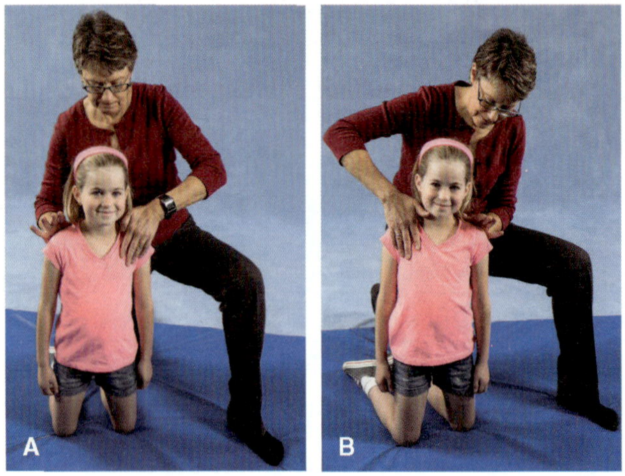

그림 24-3 고유수용성 신경근 촉진-어린이에게 몸통 안정성에 초점을 둔 율동안정화 (A) 한 손을 환자의 앞쪽 몸통/어깨에 두고 다른 한 손은 반대편의 뒤쪽 몸통/어깨에 둔다. 이 예에서, 당신이 각각의 움직임에 저항을 주는 동안 환자에 "오른쪽으로 도시오"라고 요청한다. 이것은 분절 주변에 공동수축을 초래하고 몸통 안정성은 훈련시킨다. (B) 이러한 단계를 반복하지만, 손 위치를 바꾸고 환자에게 "왼쪽으로 도시오"라고 요청한다.

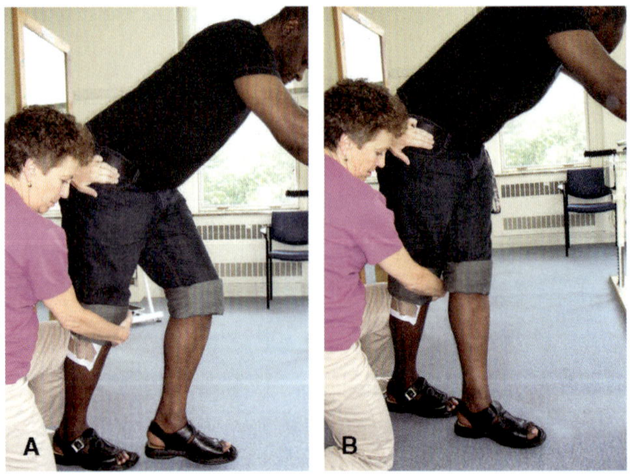

그림 24-4 (A) 다른 운동 조절과 근육뼈대 손상을 다루는 동안 오른쪽 무릎의 고립된 조절이 어려운 Richard. B를 다루기 위한 신경 발달 치료(NDT) 전략. (B) 같은 NDT전략을 수정하기 위해, 왼쪽방향으로 걷기를 하는 변화는 회전 요소를 조절하기 위한 필요를 포함하여 오른쪽 하지에 더 많은 요구사항을 추가한다.

이 모든 기법에서 수기 접촉과 저항의 적용은 관절 수용기와 근육에 촉진이 움직임동안 안정적이고 해부학적으로 바른 위치에 관절을 유지하는 것은 환자가 관절의 위치 감각을(예; 굽힘과 폄의 정도) 느낄 수 있도록 돕는 내적 되먹임을 제공한다.

PNF는 무릎뼈 불안정성이 있는 환자의 관절 위치 감각과 넙다리네갈래근과 뒤넙다리근의 근력을 증가시킬 수 있다(Hazneci, 2005). 한 연구에서 PNF는 4주간의 신경근 운동 후에 보행 속도를 향상시키지 못했다(Coughlan, 2007). 신경운동 병변이 있는 환자에게 고유감각수용기 중재를 위한 지침을 제공하기 위해 추가적인 연구가 요구된다.

선 자세에서 체중지지 운동

그림 24-4AB는 오른쪽 무릎에 안정성 조절문제를 교정하기 위해 치료적인 체중지지 운동에 NDT 접근법이 사용될 수 있는 한 가지 방법을 보여준다. 그러나 많은 요인들이 이 문제에 영향을 미치기 때문에 가장 중요하거나 제한적인 요소들이 먼저 다루어져야 한다. 모든 문제를 동시에 치료하는 시도는 어느 한 영역에서 제한된 개선으로 이어질 수 있다. 이것은 재원(치료)이 매우 희미하게 퍼졌

기 때문에 기능에서 거의 변하지 않을 수 있다. 전반적인 기능의 맥락에서 분절의 능력이 재훈련되지 않는다면, 별개로 오직 하나의 문제영역을 다루는 것은 이월효과의 부족으로 나타날 수 있다.

그림 24-4A의 치료는 쉽게 확인할 수 있는 우측 편마비를 가진 환자 Richard B.의 사례에서 운동 조절 어려움을 다루기 위해 고안되었다. 그는 한 번에 여러 신체분절의 활성을 조절하고 유지하지 못한다. 중재의 고안은 무릎 폄의 끝범위에서 단계적이고 고립된 조절의 촉진을 강조한다. 이 활동은 장딴지가자미근과 넙다리뒤근육의 연장된 범위에서 활성이 요구되기 때문에, 이 영역에 치료시간의 최상의 이용을 만들어 이차적인 뼈대근육 손상을 동시에 다룰 수 있다.

조절된 선 자세는 양쪽 상지로 지지하고 신체를 약간 앞으로 기울인 자세(하지의 체중지지가 주로 오른쪽에 가도록)와 결합한다.; "당신의 팔을 밀어요, 턱을 당기세요, 그리고 막대기에서 당신의 몸이 떨어지도록 밀어요."의 구두신호와 함께 사용될 수 있다. 이것은 몸통의 안정성과 조절을 위해 Richard의 전형적인 양식의 주된 몸통 폄을 사용하는 것을 대신하여, 몸쪽 조절을 개선하기 위해 증가된 몸통 굽힘의 활동과 체간 근육의 공동활성을 만든다.

닫힌 사슬 자세를 사용하는 것은 이 분절에서 더 쉽게 많은 동작과 많은 분절을 조절할 수 있도록 허용한다. 그런 다음 근활성 상태를 최적화하기 위해 하체분절의 올바른 정렬과 움직임에 신호를 주고 촉진시킬 수 있다. 정강이뼈와 넙다리뼈의 방향을 교정하기 위한 촉진과 방향보조와 오른발 위에서 몸쪽 분절의 정렬교정은 단계적이고 조질된 무릎 굽힘/폄 중에 제공되어야 한다. 무릎 뒷면에 테이프는 그가 그림의 자세에서 무릎의 과다 폄 없이 무릎의 완전한 폄에서 무릎의 안정성을 조절하는 연습을 할 수 있도록 움직임을 허용하기 위해 "여분의 손"과 감각 되먹임을 제공한다.

생각해 볼 점 24.2

일어서서 수정된 선 자세를 가정한다.
이 자세에서 어떤 다른 활동과 운동을 완료할 수 있는가?
이 활동/운동을 완수하기 위해 어떤 관절들/분절들의 운동 조절 안정성이 필요한가?

자세 운동

환자 결과를 개선하고 몸통 안정성을 증가시키기 위해 허리뼈 안정화 운동을 포함하는 자세운동이 시행될 수 있다. 허리뼈 안정화 프로그램의 주된 목표는 앉기에서 서기를 포함하는 이동과 움직임 활동, 모든 바로선 자세 동안과 휴식 시에 건강한 정도의 허리뼈 폄 중립 척추자세를 유지하고 조절을 달성하기 위해 환자를 교육하는 것이다. 프로그램은 복부근육의 강화와 몸통의 운동 조절을 개선하는 것을 포함한다(몸통을 안정시키고 공동수축을 유지하기 위한 주동근과 길항근 그룹 둘 다에 긴장의 정도를 협응시키고 유지하는 것) 척추 안정성은 교육과(Brown, 2006) 요추 복부 운동(bracing exercises)(Grenier, 2007)을 써서 향상될 수 있다.

구두, 시각 및 촉각 입력은 환자에게 척추 조절 개념을 가르치기 위해 사용할 수 있다. 환자에게 "배꼽을 척추에 가져가는 것"을 가르치고, 척추중립을 설명하고, 환자가 운동을 시도하는 동안 손으로 되먹임을 준다. 환자가 자기교정에 적합한 척추 자세를 볼 수 있도록 거울을 사용한다. 신경학적 병리가 있는 많은 환자들은 몸통 근육의 부족한 신경근 조절때문에 이 과제에 어려움이 있다. 치료를 받지 않는다면, 부족한 몸통 안정성은 이것을 다루기 위한 중요한 영역을 만드는데 감소한 기능, 통증과 손상을 유발할 수 있다.

자세 운동에 관련한 대부분의 발표된 근거는 신경학적 진단이 있는 환자에게 결과의 일반화를 제한하는 건강하거나 신경학적 결함이 없는 사람을 수반한다. 하지만, 이 근거는 환자가 활성화하고 싶어하는 근육에 기반하여 초기에 시도하기 위한 자세와 운동을 결정하는데 유용한 시작점이 될 수 있다. 예를 들어, McGill (2009)은 건강한 사람에게서 3가지 다른 운동과 최적의 운동 진행에 발화하는 코어 근육을 설명했다.

생체되먹임

생체되먹임은 환자가 신체적인 과정의 조절을 얻거나 재획득을 돕는 중재이다. 열 되먹임(피부온도에서 되먹임), 신경 되먹임(뇌활성을 측정하는 뇌파검사로부터의 되먹임), 그리고 근 재교육을 위한 중재인 근전도(EMG) 되먹임을 포함하는 몇 종류의 생체 되먹임이 있다. 근전도 생체되먹임은 특히 운동 재교육을 하는 치료사에 의해 사용되는 주된 형식이기 때문에 이곳에서 논의되고, 환자가 신경운동 불안정성의 주된 영역 조절을 위한 학습을 도울 수 있다.

근전도 생체되먹임은 근긴장, 경련, 그리고 과사용을 감소시킬 수 있고, 강화시키기 위한 목적으로 수축을 증가시킬 수 있다. 이 운동 학습 도구는 근육위에 표면전극으로부터 근전도 신호를 특정 근육 그룹에서 활성의 상태에 관하여 환자에게 경고를 주는 시각이나 청각신호를 만들어내기 때문에 작동한다. 환자가 신호를 보거나 들을 때, 그는 신호에 반응하여 수축하여 조절을 연습할 수 있고, 목표가 근수축을 증가시키기 위한 것일 때, 신호를 증가시키거나, 목표가 운동 활성을 감소시키기 위한 것일 때, 신호를 감소시키는 것을 시도할 수 있다. 근전도 센서는 원하는 만큼의 수축에 도달할 때까지 청각 또는 시각 되먹임을 사용하는 동안 근육을 반복적으로 수축할 수 있도록 수축의 힘을 찾아낸다(넙다리네갈래근 생체되먹임의 예는 그림 24-5를 참조).

이 운동학습 과정을 통해서, 관절을 둘러싸고 있는 주요 근육에 근활성도를 단계적으로 올리거나 내리는 연습으로 환자는 잠재적으로 운동 학습 안정성을 개선시킬 수 있다. 생체되먹임은 치료계획에 다른 운동 조절 중재를 덧붙이고 강화할 수 있고, 청각과 시각되먹임에 반응할 수 있는 나이의 환자에게 적절하고 다양한 진단을 할 수 있다. 생체되먹임은 부작용이 보고되지 않았다.

생체되먹임의 사용을 지지하는 근거는 최근에 만들어지고 있다. 생체되먹임은 개선된 보행(Morris, 1992), 머리안정성(Cattaneo, 2005), 목안정성(Bolek, 2007), 그리고 발목 근력(Moreland, 1998)으로 이어지는 훌륭한 안정성을 증진시켰다. 생체되먹임은 또한 뇌졸중 후 환자에서 기능을 개선시켰다(Jonsdottir, 2007; Woodford, 2007). 생체되먹임을 사용할 것인지 결정하는 임상가로서, 연구가 이것을 대상자에 사용하는 것을 지지하는지 또는 보여주는 진단인지 고려한다. 실제로 이러한 핵심 사항을 명심해야 한다.

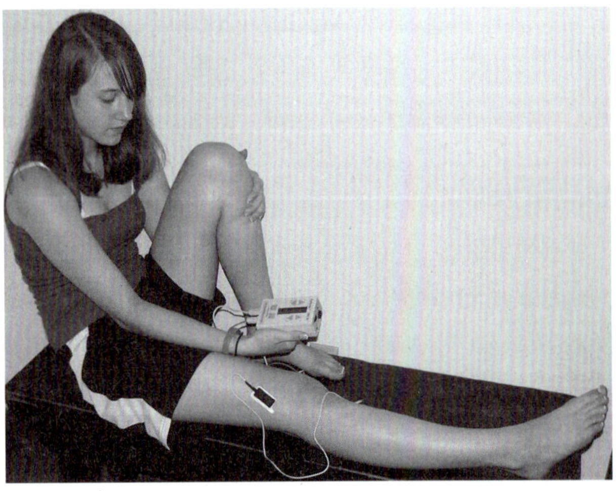

그림 24-5 영향을 받은 쪽에 넙다리네갈래근에 특정한 되먹임을 제공하기 위한 생체되먹임 설치.

1. 기능적인 상황에서 생체되먹임을 사용하고 근수축의 고립 또는 목적이 없는 연습에서는 사용하지 않는다 (Huang, 2006).
2. 생체되먹임을 사용하는 동안 운동 학습 전략을 쓴다 (환자동기, 결과지식, 수행지식, 반복, 목표로 한/집중된/목적 있는 연습, 실생활환경에서 연습, 다양하고 빈번한 연습 적절한 기능 연습을 위한 참여와 최적의 환자 노력을 권장).
3. 개선된 기능 결과는 원하는 작업을 달성하기 위해 수축의 시기와 강도 모두에서 성공해야 하는 것이 목표이다.
4. 특정한 기술을 달성하기 위한 환자의 바람은 생체되먹임 장치를 어떻게 사용하는지 배우기 위해 그녀에게 동기부여 할 것이기 때문에, 환자-직접적인 목표로 작업한다.
5. 장치 유형의 다양성을 감안할 때, 환자/치료사 편안함, 사용법, 비용, 장치의 복잡성, 그리고 청각/시각 화면의 특징에 기반한 생체되먹임 장치를 선택한다. 치료사는 환자가 사용하기 전에 기기를 사용하는 시간과 연습이 필요할 것이다.
6. 목표에 도달하거나 진척을 이루기 위해 많은 환자 시도와 연습시간을 필요로 한다.

전기 자극

운동 학습하는 목적으로, **전기 자극**을 환자의 수의적인 운동활성에 통합시키고, 연습, 반복, 그리고 되먹임을 포함시킨다. 전기 자극은 특히 특정 분절이나 근육그룹에 고립되어 있는 손상된 운동 조절 안정성을 다루기 위해 적절하고, 직접적인 초점을 맞춘 집중을 보장한다. 신경운동계 진단을 받은 사람에서 운동회복을 돕기 위해 전기자극의 사용은 오랜 역사를 가지고 있다(Liberson, 1961).

전기 자극의 사용은 뇌졸중(Alon, 2002), 척수손상(Alon, 2003), 뇌성마비(Elbaum, 2008), 그리고 다발성경화증(Armutlu, 2003; Kent-Braun, 1996; Popovic, 2009)을 포함하는 다양한 진단을 지원한다. 보고된 결과

들은 강직, 통증, 약화, 그리고 손상된 운동조절과 같은 개선된 기능과 손상의 교정을 포함한다. 전기자극의 부가적인 이점은 특히 뇌졸중과 같은 진단으로 초기 회복단계에서 가동범위를 유지하거나 증가, 국소적인 혈류를 증가시키고, 무용성위축을 최소화하는 것을 포함한다.

생각해 볼 점 24.3

환자 자발적 운동 활성을 통한 전기자극은 특정 관절이나 분절에 운동조절안정성을 개선시킬 수 있다.

- Richard B.에게 전기자극은 적절한가? 이유는 무엇인가?
- 어디에 전극을 위치시키고, 어떤 변수를 선택할 것인가?

현재 몇 다른 종류의 전기자극이 사용된다. 저강도 전기자극은 근수축없이 감각 자극을 유발한다(경피전기신경자극 또는 **TENS**) TENS는 강직을 감소시키고(Armutlu, 2003) 뇌졸중 후 보행 속도와 근력을 향상시킬 수 있다(Teasell, 2016).

재교육이나 강화를 위한 근수축을 발생시키기 위해 높은 강도에서 사용된 전기자극은 **신경근육 전기자극(NMES)**으로 알려졌있다.; 기능활동 보충에 사용될 때, FES라고 한다. NMES는 전형적으로 치료적 운동과 부목(Kraft, 1992), 보행을 위한 단하지 보조기(Dutta, 2008; Kim, 2004), 부분 체중지지 보조(Lindquist, 2007), 보톡스(Baricich, 2008), 그리고 생체되먹임(Pomeroy, 2006)과 같은 다른 치료 중재와 함께 사용된다. NMES이 사용을 위한 근거는 뇌졸중의 종류, 강도, 전기자극의 종류, 그리고 투여량과 같은 다양한 연구의 변수 때문에 뇌졸중 후 환자에서 신경근 재훈련의 효능에 대한 결론을 도출해내기 위해 충분히 강하지 않다(Pomeroy, 2006). 편마비 보행을 개선하기 위한 보행 재훈련에 FES의 사용은 지지되어 왔다.; 게다가 보상이나 신경보정술로서 사용된 전기자극 효능을 위한 근거는 자극이 제거 되었을 때, 개선된 기능 목표가 재교육을 위한 것보다 중요하다(Popovic, 2002). 전기자극을 사용하는 환자의 참여도, 자발적인 노력, 그리고 연습의 정도에 대한 더 많은 연구가 필요하다.

전기자극으로 손상을 개선하고 환자 중심 기능결과를 위해 가장 유익한 상황을 정의하고 표준화하려는 시도가 있었다. 예로는 빈도와 기간(Gorgey, 2008)같은 자극 변수를 결정하기 위해 고안된 최근 연구와 보톡스와 다른 보조물을 동시에 사용하거나 사용하지 않는 전기자극의 유효성을 평가하기 위한 연구를 포함한다(Munin, 2010). 전기자극의 장기간 이월효과는 알려지지 않았고, 치료 결정을 할 때 고려가 필요하다.

최신 장치는 구형 모델이 전형적으로 겪은 장벽을 극복하기 위해 고안되었다. 이러한 진보는 더 일관적인 전극배치, 환자에 의한 적용과 사용 용이성 개선, 그리고 최적의 자극 패턴의 개선된 선택을 가능하게 한다(그림 24-6, 그림 24-7 참조). 이식가능한 전기 자극(Kottink, 2008)과 경피신경자극을 위한 미세와이어 전극의 사용은 전류가 피부와 피하층을 관통하지 않기 때문에 더 적은 유해 전기감각으로 더 편리하고 참을 만한 전기자극을 만들어 낼 수 있다. 전기자극의 효능을 개발하는 부가적인 연구를 써서 더 정교한 시스템의 최신 개발은 전기자극 장치를 위한 보험가입을 써서 도울 수 있다.

임상적으로 전기자극은 특정 관절에 자극을 번갈아 주는 패턴으로 단일 근육 그룹(예; 발목 발등굽힘근)이나 반대 근육 그룹(예; 손목 굽힘근과 폄근)에 가장 자주 제공된다. 중간 지지기에서 잠긴 무릎의 폄이 있는 사람에서, 반대발에 뒤꿈치 스위치를 사용하여 서 있는 동안 장딴지근의 활성화에 전기자극 적용을 시도한다. 반대쪽 발 서기에 의해 활성화되었을 때, 장딴지근은 무릎을 약간 굽혀서 무릎을 앞으로 가져가고, 잠긴 폄을 막고, 부분적으로 굽혀진 무릎주변에 공동활성을 연습할 수 있는 기회를 개인에게 제공한다.

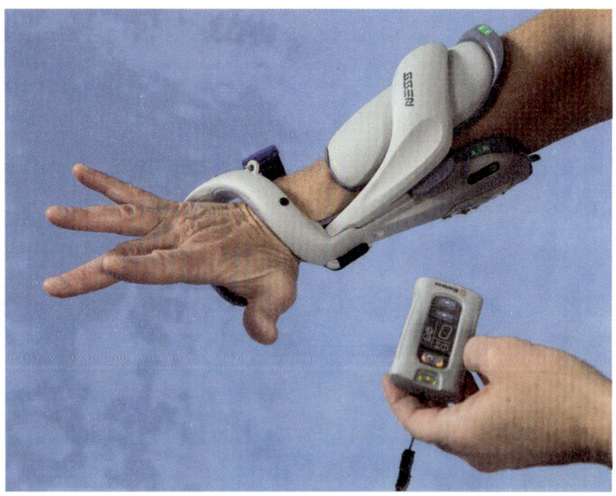

그림 24-6 Bioness H200을 사용하여, 전기 자극이 뇌졸중으로부터 대상자의 회복에 손목과 손가락 폄근을 활성화한다.

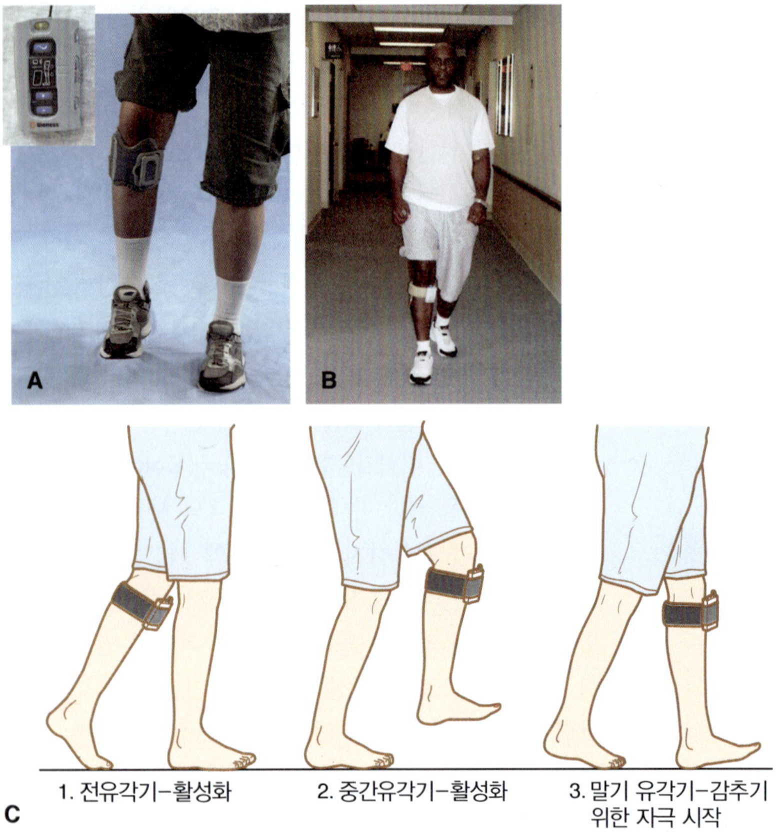

그림 24-7 이런 하지 시스템은 보행주기에서 적절한 시기에 발등굽힘을 촉진하기 위해 기능 전기 자극을 사용하고, 이 환자를 위해 장기간 사용의 잠재적인 이점을 평가하기 위해 클리닉에서 시도한 것에 기반하여 사용된다. (A) Bioness L300장치는(사진에 덧붙인 것은 끈이 있는 원격조절기(리모컨)을 보여줌) 발이 체중지지가 아닐 때 발등굽힘을 활성화하기 위해 발뒤꿈치 압력 센서를 사용한다. (B) WalkAide장치는 정강뼈가 앞으로 기울이기 시작할 때, 발등굽힘근을 활성화시키기 위해 무릎에서 장치에 경사계를 사용한다. (C) WalkAide장치는 이 환자에서 발등굽힘을 돕는다. 이 장치를 이용한 전기 자극은 발끝때기에서 경사가 켜지고, 중간 유각기에서 여전히 활성화하고, 지면에 발이 닿을 때 말기 유각기에서 훔기기 위해 시작하도록 맞춰서 조절될 수 있다.

어깨 탈구를 위한 전극 부착 선택사양은 다양하고 가시위근과 후면 어깨세모근(Wang, 2000), 중간 어깨세모근(Kobayashi, 1999)과 위팔두갈래근의 긴갈래(Mani-gandan, 2014)를 포함한다. 장치는 몇 상지 분절에 걸쳐(Alon, 2003) 전기자극을 결합한 보조기와 보행을 돕기 위한 전기자극(Tong, 2006)을 사용하는 다양한 장치를 포함하여 한번에 여러 신체 분절에 걸쳐 근육 그룹 자극을 제공할 수 있다. 그러나 이 장치들은 아직 클리닉에서 사용할 수 없다. 다른 잠재적인 사용은 초기 뇌졸중 후 회복에서 어깨 탈구와 어깨 통증을 줄이거나 예방하고(Koyuncu, 2010), 또는 발목을 안정화를 돕기 위해 FES의 적용을 포함한다.

손상감소는 필수적으로 개선된 기능으로 이어지지 않기 때문에 전기자극에 대한 연구의 결과는 조심스럽게 평가하고 해석한다. 예를 들어, 어깨 위치를 개선하는 것은 개선된 운동 조절, 기능, 그리고 통증을 감소시키는데 밀접한 연관이 없다. 또한, 지속적인 전기자극을 통해 관절에 외부적으로 안정성을 제공하는 장치의 사용은 반복과 되먹임에 의한 수의적 움직임의 기회가 드물기 때문에 운동 학습을 통해 운동 조절을 얻는데 대상자의 기회를 제한할 수 있다(자극의 보조/지탱 효과 때문에). 근기능에 최근변화를 보고, 전기자극의 계획된 철수 일정을 정하기 위해 전기자극 없이 의도적인 연습을 수행하는 것을 고려한다.

특정 환자에게 전기자극을 사용할 것인지 결정하고 임상의사를 결정할 때 수 많은 요소가 고려되어야 한다. 전기자극은 수요형(demand type) 심박조율기나 세동제거기, 종양, 또는 골절과 같은 다른 급성 문제가 있는 대상자에게 일반적으로 사용되지 않는다. 환자에게 잠재적인 불편을 다루기 위해 고려하고 시도한다. 환자가 치료의 목적을 이해하지 못하지만, 전기자극으로부터 이점이 있고 잘 견디는 것을 보일 때, 기법의 사용과 목적이 적절하다면, 간병인에게 교육을 제공한다. 이 장치를 집에서 사용한다면, 치료와 안전주의 준수의 후속조치를 촉진시키기 위해 환자와 간병인 교육의 효과를 제공하고 평가한다. 자극이 환자의 움직이기 위한 능동적인 시도와 함께 사용된 것이라면, 적절한 인지와 소통이 요구된다.

클리닉에서 사용한다면 장치의 비용과 가용성 및 집에서 사용한다면 장치에 대한 자금을 실질적인 고려사항에 포함시킨다. 치료에서 전기자극의 사용을 고려하는 치료사로서, 특정 분절의 치료를 위한 필요에 대비해 다른 분절이나 함께 작용하는 신체분절의 협응과 상호작용에 시간과 자원을 몰두하기 위한 필요에 우선순위를 정한다.

모든 치료 보조물과 마찬가지로, 전기자극은 구체적이고 측정가능한 기능 결과를 갖고 있는 종합적인 치료 계획에 일부여야 하고 지속적으로 재평가된다. 손상된 운동조절에 효과와 예상된 기능결과와의 관계를 명백하게 예상해야 한다. 예를 들어, 뇌졸중 후 환자의 회복에서 초기 보행 훈련 중 발목 발등굽힘근과 발목 가쪽번짐근의 재교육을 제공할 수 있고, 근력을 증가시키기 위해 FES 사용을 결정할 수 있다. 예상된 장기간 결과는 환자가 단하지 보조기나 전기자극 없이 심지어 기능적으로 보행할 수 있도록 발목관절 근활성이 개선될 수 있다. 전기자극을 사용하는 이유는 치료 계획 결정에 중심이다. 이 사례에서, 보행 훈련중 FES 장치를 사용할 수 있고, 근력의 회복과 운동조절을 촉진하기 위한 수동 또는 능동보조 발목 움직임을 자극하기 위해 하루동안 환자가 착용할 수 있다.

예시처럼, 발목은 유각기 동안 중립에서 약간의 발등굽힘을 유지할 수 없으므로 대뇌혈관사고로 인해 발목에 손상된 운동 조절 안정성이 있는 만성 불안정성 환자를 고려한다. 따라서 유각기 중에 발 쳐짐은 발가락 끌기와 함께 발생한다. 이 환자를 위한 치료 계획에 단하지 보조기를 위한 대체물로 FES를 포함시킬 수 있다(예; 재교육보다는 능동적인 조절 부족에 대한 보상). 이 환자에서, 장치를 이용하여 최적의 결과를 촉진하기 위해 적용과 문제해결을 초기에 다룬다. 연속적인 치료 세션은 개선된 보행 속도, 안정, 또는 장치를 사용하는 것의 독립과 같은 기능적인 보행 목표를 성취하는데 대상자를 보조하기 위해 설정의 미세소절과 보행 훈련에 추로 초점을 맞춰야 한다. Bioness (http://www.bioness.com/Products/L300_for_Foot_Drop.php)의 Bioness L300 Foot Drop System(그림 24-7A)과 같은 발목 발등굽힘을 위한 FES시스템은, 바닥에 닿지 않은 손상된 다리의 발이 언제든지 영향을 받은 발등굽힘근에 자극을 주는 발 스위치를 사용한다(유각기). 반대로, Innovative Neurotronics(http://www.walkaide. com/EN-US/Pages/default.aspx)의 WalkAide System(그림 24-7B, 24-7C)와 같은 다른 FES 발목 시스템은 손상된 무릎근처 또는 위에 묶인 경사측정기와 가속측정기에 의해 정강뼈가 앞으로 기울어지자마자 자극의 시작이 활성화된다.

뇌졸중 후 영향을 받은 상지에 약간 또는 움직임이 없는 환자에서, 손목 폄근에 근육의 길이를 유지하고 위축을 예방하기 위한 전기자극의 사용은 다른 치료 계획이 필요할 수 있다. 전기자극 장치를 위한 방침은 환자와 함께 치료사에 의해 개발되고, 환자는 치료받지 않을 때, 매일 한 번 또는 몇 세션 활동을 수행하는 동안 장치를 독립적으로 착용할 수 있다. 직접적인 물리치료 중재를 위한 손상관련 단기 목표는 몸통 조절의 재교육, 지각결핍의 교정, 그리고 신체 분절 사이에 운동조절 안정성의 통합과 협응의 촉진이다. 환자가 개선되고 많은 수의 신체분절을 치료활동안에 포함할 수 있음에 따라, 상지를 포함시킬 수 있다. 전기자극의 목표는 몸쪽 조절에 직접적인 중재가 강조될 때 초기 회복기 중에 근육의 길이와 가동성을 유지하고, 위축을 예방하는 것이다.

테이핑/스트랩핑

테이핑은 정형외과 및 스포츠 상해 및 근골격계 진단을 받은 환자를 치료하기 위해 치료사가 일반적으로 사용하는 치료 보조물이다. 신경계에서 테이핑 기법의 사용빈도는 증가하고 있다(Morin, 1997; Peterson, 2004; Yasukawa, 2006). 테이핑은 신경운동이나 감각지각계에서 일차손상과 뼈대근육계통(종종 2차임) 손상 모두
효과적으로 다룬다

비탄성(e.g.,Leukotape® P)과 탄성(e.g.,Kinesio® Tape)의 두 가지 기본 유형이 있다. 테이프가 환자에게 다른 방법으로 입력을 제공하지만, 두 종류의 테이프가 암시하는 것은 비슷하다. 환자의 시스템에 테이프가 제공하는 입력의 유형에 관련해서, 비탄성 테이프는 환자에게 "고함치는" 명령이고 탄성 테이프는 "잔소리" 또는 "제안"으로 생각한다. 일반적으로, 비탄성 테이프는 강하거나 지속적인 입력이 필요할 때 더 적절하다. 취급되는 신체부위에 따라, 탄성 테이프는 부드럽지만 지속적인 입력을 제공하기 위해 "I", "X", "Y" 또는 갈래모양과 같은 다양한 모양으로 사용될 수 있다(Kase, 2003). 게다가, 탄성 테이프의 적용은 치료사가 어떻게 "탄성" 특징을 이용하는지에 따라서 다르다(예; 약하거나 비활성화 근육의 촉진을 위해 테이프를 근육의 정지부에서 시작부로 당겨서 적용하거나, 통증이 있는 곳에 과도한 긴장과 스트레스를 줄이기 위해 근육의 정지부쪽으로 조직을 당기기 위해 적용하는 것).

테이핑은 손상을 직접적으로 다루거나(그림 24-8ABC에 보여진 것처럼 불안정한 어깨의 지지와 재배열을 통해 통증을 완화시키기 위해) 다중계통제한(예; 그림 24-9에서 보여지는 것처럼 보행 중 무릎 과다폄을 막고 치료사가

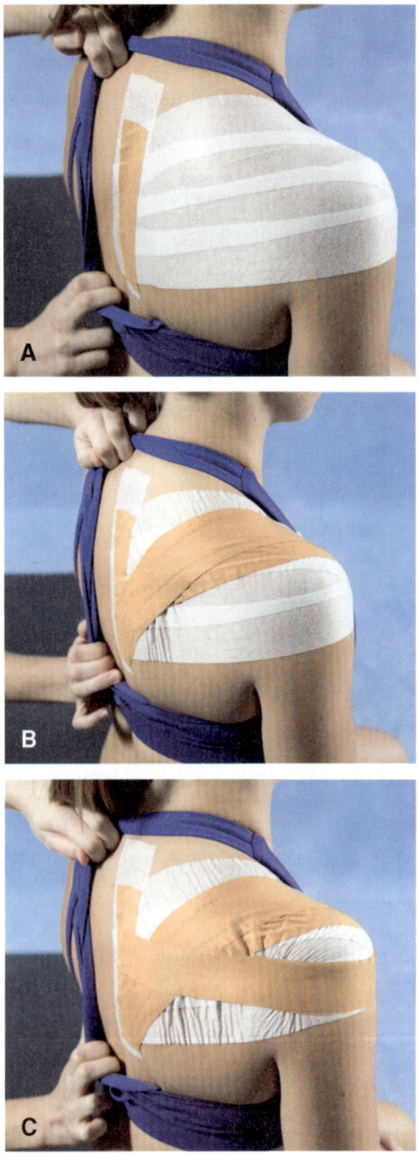

그림 24-8 (A) 최근 뇌졸중을 위해 재활을 받고 있는 대상자에게 정렬을 개선하고 안정성을 향상시키기 위한 테이핑의 초기 단계. 보호테이프가 이 부분에 적용되고, 반대쪽 척추에 비탄성 고정 테이프가 뒤따른다. (B) 테이프는 어깨뼈의 위쪽 회전, 내림, 그리고, 모음을 돕고 갈비뼈우리에 날개뼈를 더 좋게 정렬시키기 위해 적용된다. (C) 테이프는 재위치된 위팔뼈 오목을 사용하여 위팔뼈 머리가 정렬에 되돌아가게 위치시키기 위해 사용된다.

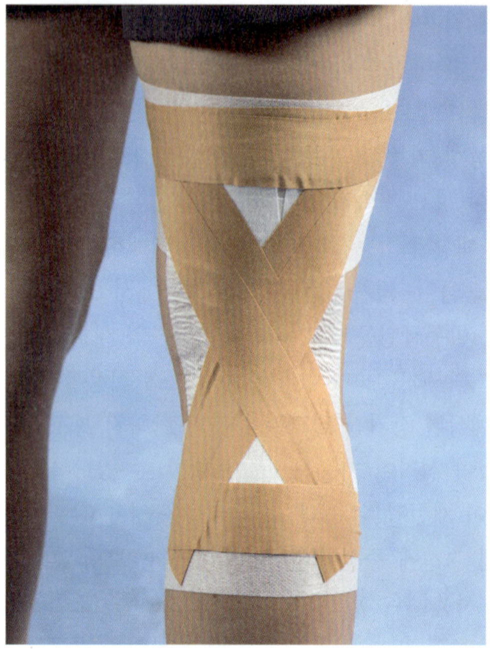

그림 24-9 비탄성 테이프는 환자가 향상된 감각되먹임을 통해 운동 조절을 재학습을 돕는 것으로 무릎의 과폄을 막기 위해 사용된다.

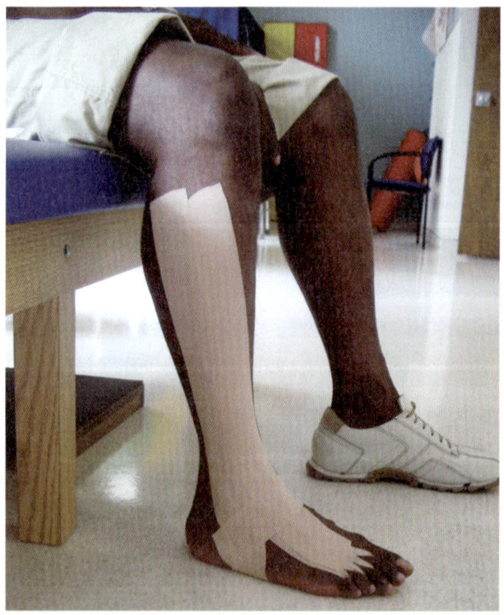

그림 24-10 탄성 테이프는 바깥번짐근과 발등굽힘근을 돕기 위해 적용된다. 테이프는 재교육을 돕기 위해 며칠 동안 착용되며, 이 환자의 경우 보행 중 발 간격을 돕기 위해 단하지 보조기와 같은 더 영구적인 보조기의 사용에 관한 의사결정을 돕기 위해 착용된다.

몸쪽 구성요소에 더 집중할 수 있도록)이 있는 복잡한 환자에서 많은 문제가 있는 손상중에 한 개를 다루기 위한 “여분의 손”으로 제공될 수 있다. 기능적 과제 중에 어깨뼈 안정화근육의 활성 촉진을 돕기 위한 테이핑에서 환자의 손이 더 효율적으로 사용될 수 있도록 테이핑을 간접 중재로 제공하기 위해 사용할 수 있다. 창의적인 치료사는 문제해결과 치료 계획를 보조하기 위해 단하지 보조기가 도움이 될 것인지 평가하기 위해 발등굽힘에 보조하기(그림 24-10, 그림 24-11), 천으로 만든 부목을 사용하는 동안 더 최적의 자세를 유지하기 위해 손목에 테이핑, 또는 발목에 안정성을 위한 테이핑, 그리고 단하지 보조기의 배송을 기다리는 동안 피부손상을 예방하기 위한 것과 같은 테

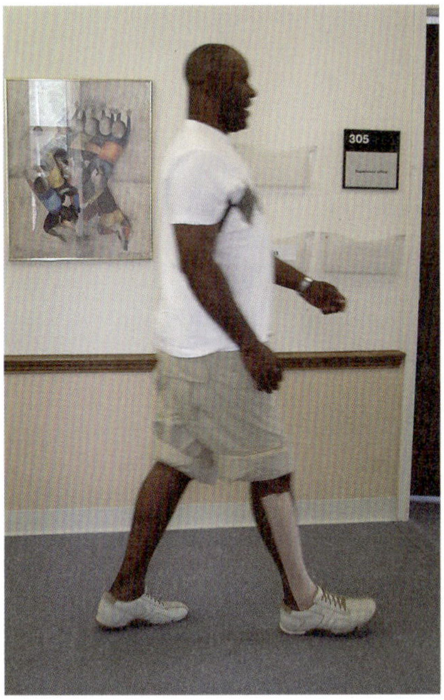

그림 24-11 Richard가 발목 발등굽힘을 촉진하는 탄성 테이프를 써서 개선된 보행을 보여준다. 개선은 증가한 오른쪽 말기 무릎 폄, 증가한 발등 굽힘, 그리고 발 전체 대신에 뒤꿈치를 써서 오른쪽으로 초기 입각하는 것을 포함한다. 테이핑이 보조를 제공하는 동안 환자가 운동조절에 수의적인 참여를 하도록 강조한다.

이핑을 사용할 수 있다(그림 24-12AB). 치료 목표의 강화된 이월효과는 조심스럽게 적용된 테이프를 통해 "치료사의 손(테이프)을 환자와 함께 집으로 보내는 것"과 가정 활동의 효율을 개선하기 위해 테이프의 재적용을 간병인과 가족 구성원에게 가르치는 것으로 이룰 수 있다.

테이핑 사용에 금기사항은 라텍스(테이프에 라텍스가 포함된 경우)나 접착제에 대한 알레르기와 안전한 착용과 제거 지침을 이해하지 못하는 경우를 포함한다(안전한 착용과 제거를 모니터하기 위해 교육받을 수 있는 간병인이 없는 경우).

어떤 부속물에 관한 결정과 마찬가지로, 치료시간의 효율적인 사용은 테이핑에 주된 고려사항이다. 환자가 치료사와 함께 있지 않을 때 테이프 효과의 잠재적인 이월은 치료사가 테이프를 적용하거나 가족/간병인에게 테이프를 적용하고 필요한 교육을 제공하는 데 필요한 시간과 균형을 이루어야 한다.

두 가지 유형의 테이핑 효과에 대한 근거는 제한적이지만, 일부 자료는 테이핑에 대한 일반적인 임상 고려 사항을 설명하고(Jaraczewska, 2006; Kase, 2003), 다른 근거들은 사례연구나 특정 집단에 사용을 문서화한다(Host, 1995). 어린이를 대상으로 실시된 한 가지 예비 실험에서 Kinesio®Tape(Footer, 2006)로 치료한 결과 향상된 상지와 손 기능이 입증되었고, 다른 하나는 만성 뇌졸중 환자의 엉덩이 테이핑을 사용하여 보행 중 엉덩이 폄이 증가한 것으로 나타났다(Kilbreath, 2006).

부목/보조기

특정 신체분절에 운동조절 안정성의 부족이 있는 대상자는 불안정성의 정도가 안전문제를 제기하거나 개선이 예상

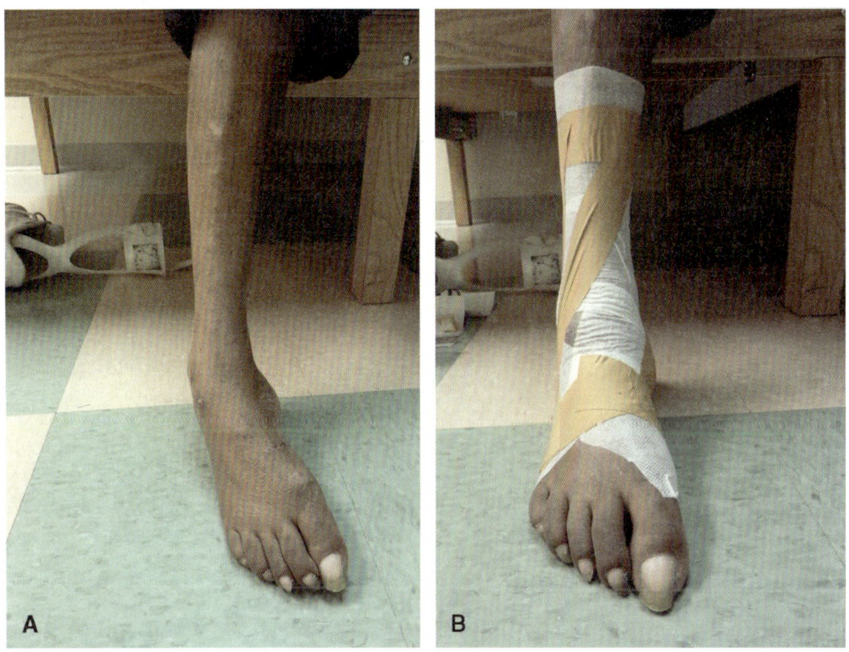

그림 24-12 (A) 그녀의 최근 단하지 보조기(AFO)로부터 압박을 보고한 뇌졸중이 있는 환자의 초기 평가에서 발목. (B) 테이핑은 그녀를 위해 더 효과적인 단하지 보조기를 얻기 위한 배열이 만들어지는 동안 환자의 발목을 지탱하기 위해 적용되었다. 테이핑의 부가적인 이점은 그녀의 발목이 잘못된 위치를 바로잡고 구조물들이 신장되어 새로운 보조기가 발목을 더 좋은 정렬에 갈 수 있게 석고고정하는 것이다.

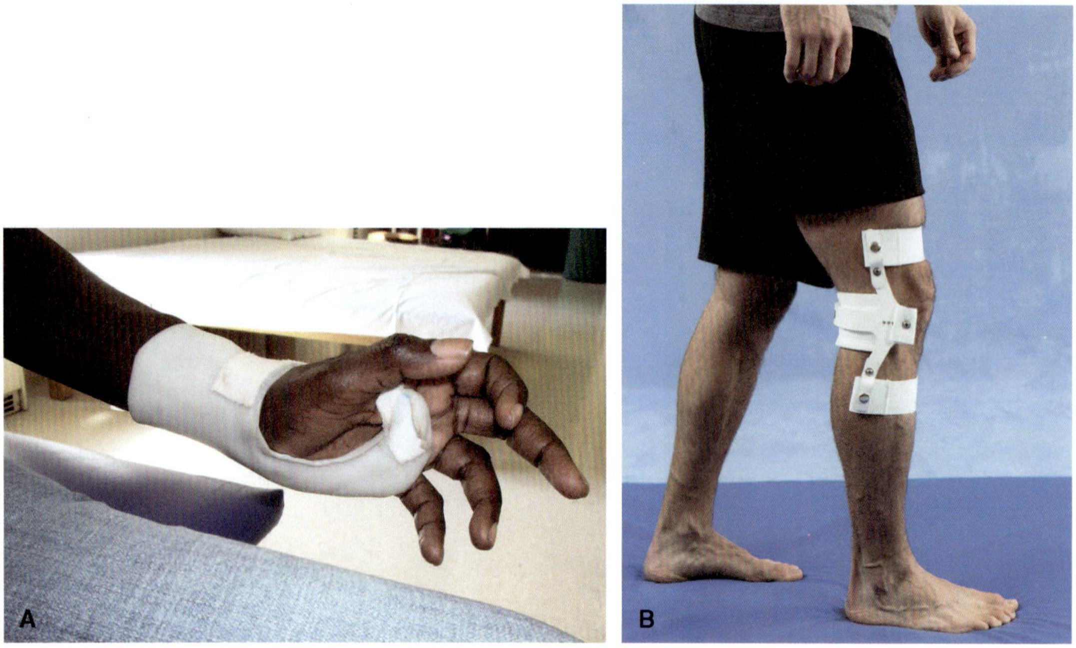

그림 24-13 (A) 이 맞춤제작 합성가공 손목 부목은 손목과 손에 운동 조절 손상을 다루기 위해 고안되었다. 환자는 손가락의 움직임을 개시하기 위해 손목의 굽힘하여 부정확한 시기와 순서를 사용하는 것 대신에 그녀의 손가락을 움직이는 동안 손목 안정화를 위해 배워야 할 필요가 있다. 부목은 초기에 확연한 입력을 제공하고 손목과 엄지 움직임을 교정하기 위한 손목뼈 재배열을 위해 그녀의 엄지손가락을 감싼다. (B) 보행 중 스웨덴식 무릎 보호대를 사용하면 유각기에서 무릎을 굽힐 수 있다. 또한 보호대는 단하지 지지기에서 과도한 무릎과 생체역학적으로 잠긴 무릎 폄을 제한하여 보조기가 지지를 제공하는 동안 환자가 무릎 폄을 경험/연습할 수 있도록 한다.

되지 않을 때 외부지지를 통해 이점이 있을 수 있다. 지지대는 움직임 중(그림 24-13의 예를 참고) 단기 또는 장기간에 중점을 두고 감각되먹임을 강화하는 기계적인 안정성을 제공하거나 영향을 주고, 또는 근육 길이와 관절 정렬과 같은 뼈대근육 구성요소를 유지하거나 회복시킨다. 표 24-4는 이러한 보조물의 일부 사용을 요약한다. 더 많은 지지 보조물의 더 자세한 설명은 17장에 찾을 수 있다.

치료사는 관절이나 분절 조절을 개선하기 위해 보조물과 관련한 다음의 중요한 질문을 고려해야 한다.

- 지원이 필요한 기능은 무엇인가? 예를 들어, 환자는 짧은 거리 산택에서 단하지보조기를 더이상 사용할 필요가 없지만 2차 손상을 초래하는 보상 운동의 과도한 반복을 방지하기 위해 더 먼 거리를 산책하는 데 사용하도록 지시 받을 수 있다.
- 얼마나 많은 지지가 필요한가?(예; 어깨뼈 안정화를 재교육하고 지지하기 위해 탄성과 비탄성 테이프 사이에 선택하는 것)
- 회복을 기다리는 동안 장기적으로 조절의 부족을 위한 보상이나 단기적으로 재교육에 중점을 둔 지지가 필요한가?
- 실제 사용 시 보조물 기능이 예상대로 작동하는가?

일단 치료사가 외부 지지이나 보조물을 사용할지 여부에 관한 "최선의 추측"을 하고 어떤 유형이 가장 효과적일지 결정한 후에 장치의 실사용 또는 중재 중에 이 가설은 검증된다. 임상의는 필요에 따라 장치의 사용을 계속 평가하고 수정하거나 대안을 고려한다.

마지막으로, 랩 보드 및 슬링을 포함한 많은 지지대 및 부속 장치가 신체 부위의 수동 정렬을 향상시키고 활동적인 움직임이 부족한 부분을 지지한다. 이것이 중요하지만 수동적 위치 지정에 대한 과도한 집중은 개별 신체 분절의 활성화 및 재교육을 다루는 시간을 제한할 수 있으며 정적인 비활성 자세를 장려할 수 있다. 또한, 신경근 기능 장애가 있는 집단(특히 기능 회복이 가능한 경우)에서 외부 보조기의 몇 가지 주요 단점을 조심해야 한다. 신경 운동 안정성없이 관절을 일관되고 완벽하게 지지하는 보조기 또는 지지대는 관절 주변 근육의 활성화를 감소시킬 수 있다. 운동 학습 관점에서, 보조기는 모든 작업을 수행하기 때문에 근육이 작동하려고 시도하지 않는다. 보조기는 안정성

표 24-4 지지 보조기와 그들의 적응증 그리고 손상된 운동 조절-안정성이 있는 환자 사이에 사용

보조기	적응증과 사용
테이핑(그림 24-8ABC와 24-9 참고)	초기 부분에 상세한 설명 참고
석고 붕대	이 기법은 뇌 손상과 다른 진단으로부터 회복하는 환자들에게 종종 사용된다. 석고 부목의 목표는 불수의적인 근육 활성때문에 원치 않는 양식의 강화를 제한하고 뼈대근육계통에서 이차적 손상을 예방하거나 교정하는 것이다.
보조기(단하지 보조 [AFO], 장하지 보조기 [KAFO], 그 외])	많은 종류의 보조기가 사용가능하고 그들의 특징이 다양하다(17장 참고). 보조기는 움직임을 보조하여 정적인 위치를 제공하거나 한 방향이나 면에서 자유로운 움직임을 허용할 수 있지만 다른 방향으로는 할 수 없다. 치료사는 종종 보조기전문가와 협력하여 특정 환자 문제를 해결하고 환자의 요구를 가장 잘 충족시키는 옵션을 탐색한다. 예를 들어, 맞춤 제작된 단하지 보조기는 환자가 안쪽-바깥쪽 신경운동 불안정성을 갖고 있을 때 발목 흔들림을 막을 수 있고, 유각기에서 발처짐을 교정할 수 있고, 보행에서 효율을 위한 발등굽힘의 어느 정도에 발목을 유지할 수 있다.
스웨덴식 무릎 보조기 (그림 24-13B 참고)	이 지지는 무릎 굽힘을 허용하지만 과도한 무릎 폄을 제한하고 반장슬의 보조기적 관리를 위해 판매되고 있다. 임상 제한은 신체의 생체역학이나 힘이 장치에 의해 제공된 조절을 넘을 때 나타난다. 무릎에 단지 이것이 주는 효과가 아닌 전신에 장치의 전반적인 효과를 조심스럽게 평가한다.
뒤꿈치 높임	뒤꿈치 높임(Heel lift)은 무릎 굴곡을 돕고, 무릎 굴곡 구축을 보완하거나, 더 강한 다리에 사용할 때 영향을 받는 하지의 흔들기를 만드는데 필요한 노력을 줄일 수 있다. 원치 않는 결과를 갖는 비대칭을 만들 수 있기 때문에 주의깊게 사용하고 신체정렬에 가능하거나 실질적인 변화를 단기간과 장기간 모두 평가한다.
부목	부목은 일반적으로 관절을 보호하거나 근육이나 관절 정렬을 확보하거나 유지하기 위해 관절 위치에 사용된다. 예를 들어, 부목은 손목에서 근육 길이와 손목뼈 정렬을 유지하기 위해 저녁에 착용하거나 재교육을 위한 되먹임을 제공하기 위해 낮 시간 중 착용할 수 있다. 발목 등자 부목은 보행 중 과도한 안쪽번짐을 막기 위해 사용된다.
공기 부목	이러한 공기로 부풀릴 수 있는 플라스틱 커프 부목은 팔, 다리, 손, 발에 지지와 압력을 제공한다. 부목은 환자의 사지에 적용되고 부풀려진다. 팽창하는 동안 부드러운 안쪽 면은 정확하게 사지에 맞게 만들어지고 팽창이 완료될 때 진체 압력을 균일하게 제공한다. 공기 부목은 치료 중 신체분질을 안정화하고 다른 부분을 보조하기 위해 치료사의 손을 자유롭게 하기 위해 사용되거나 수동적인 자세나 가정 프로그램과 같이 사용될 수 있다. 지지의 정도는 공기를 추가하거나 공기이동을 허용하는 것이 적용된 공기부목에 의해 제공된다. 예를 들어, 반장슬 환자를 위해, 무릎에 공기부목을 사용하고 세선이 지날 때마다 팽상을 점진적으로 낮추는 것은 환자가 무릎 신경운동 안정성 위에 더 많은 조절을 계속해서 연습하기 위해 허용한다.
슬링	신경학적 문제가 있는 환자에서 슬링은 주로 부적절한 근육 조절이 있는 어깨를 위한 수동적인 지지물이다.; 이것은 환자가 바로 서 있을 때 중력의 당김으로부터 어깨가 과도하게 스트레치되는 것을 보호한다. 슬링의 사용을 제안한 연구는 아탈구를 막을 수 있지만, 더 효과적인 슬링에 관해서 결과는 결론에 이르지 못했다. 통증이나 기능 결과에 영향을 주는 슬링의 사용에 관한 근거는 결론에 이르지 못했다.
탁자 대용판 (Lapboard, lap tray, arm through)	Lapboard는 사지에 능동적인 움직임이 부족한 대상자에게 상지와 어깨에 어느정도 지지를 제공한다. 다른 유형의 lapboard와 지지물을 사용할 수 있고 각각 이점과 제한점이 있다. 완전한 lapboard는 좋은 지지를 제공하지만 환자의 움직임을 제한할 수 있다. Half lapboard는 덜 지지하지만, 환자가 이동을 위해 준비하는데 더 많은 독립성 허용한다. lapboard 아래에 숨겨진 하지의 인식을 장려하기 위해 투명한 모델을 사용할 수 있다. Arm through는 의자 안과 밖으로 이동 중에 제한이 덜하지만, 의자의 팔에 따르는 위치는 어깨에 외회전이 상실된 환자에게 불편할 수 있다. Lapboard 를 사용하는 동안 어깨에 좋은 정렬을 이루는 것은 어렵고, 정렬에 대한 강조는 움직임과 앉아 있는 대상자에서 일상적으로 발생하는 자세전환을 막을 수 있다.

을 높이고 몇 기능 기술의 현재 수행력을 향상시킬 수 있지만(외부 지탱 때문에), 연습 및 되먹임을 위한 기회가 거의 제공되지 않고 운동 조절 안정성은 향상되지 않는다. 예를 들어, 단하지 보조기를 착용하고 있는 사람은 발목 발등굽힘근의 능동적인 사용을 연습하기 위한 기회가 거의 없다. 이 장의 뒷부분에서 설명하는 것처럼 개별 근육 그룹의 활성화 및 제어에 중점을 두면 개인의 기능 능력을 향상시킬 수 있는 가능성이 높아진다.

압박 의복

신체에 윤곽을 나타내는 꽉 끼는 탄력 있는 의복인 **압박 의복**은 환자가 인대나 자발적인 근육 활동으로 인한 내부 신경 운동 안정성이 없을 때 관절에 어느 정도의 안정성을 제공하는 외부 지지대이다. 이러한 의복은 환자가 의복의 도움없이 안정될 수 있을 때까지 일시적인 보조물일 수 있거나, 예후에 자발적인 관절 조절의 예상되는 회복이 거의 또는 전혀 없을 때 무기한으로 필요할 수 있다. 몇 가지 유형의 압박 의복을 사용할 수 있다. 보다 보편적인 것들은 안정화 압력 입력 보조기(SPIOTM), Benik 시스템, Hip Helpers® 및 TheraTogsTM이다.

이 장치의 제조업체는 효율성이 감각 되먹임(주로 고유수용)과 물리적 압력으로 인해 안정성이 향상되고 기능이 향상된다고 말한다. 수많은 사례보고와 연구에서 안정성을 제공하고 기능적 상태를 개선하는데 그 효과가 입증되었다(Blair, 1995; Hylton, 1997; Marcus, 2001; Nicholson, 2001; Paleg, 1999). 그러나, 이들 연구의 대부분은 무작위 대조 연구보다는 관찰연구였다. 전후 비디오에서 압박 의복을 사용하여 상당히 극적인 개선을 보여줄 수 있지만 더 큰 표본을 사용한 더 많은 연구, 통제의 사용 및 검증된 결과 측정을 사용하여 장기적인 이점을 판단해야 한다.

SPIOTM 의류(그림 24-14 참조)에는 척추뼈, 엉덩이, 무릎, 어깨, 팔꿈치 및 손을 포함한 다양한 관절을 지원하는 조끼, 셔츠, 바지, 유니타드 및 장갑이 포함된다. www.spioworks.com에 따르면 "SPIOTM 의류는 압축을 통해 깊은 압력을 제공하여 위치, 팔다리 및 신체 인식, 코어 근육 및 관절 안정화를 향상시키고 근육 활성화 및 움직임의 정밀도를 향상시키는 Lycra® 유사 합성소재로 만들어졌다."

Benik 의복은 네오프렌으로 만들어져 환자에게 라이크라보다 더 많은 외부 지지력을 제공하지만 강성이 높아져 편하지 않을 수 있다. 네오프렌 의류는 "통기성"이 낮아서

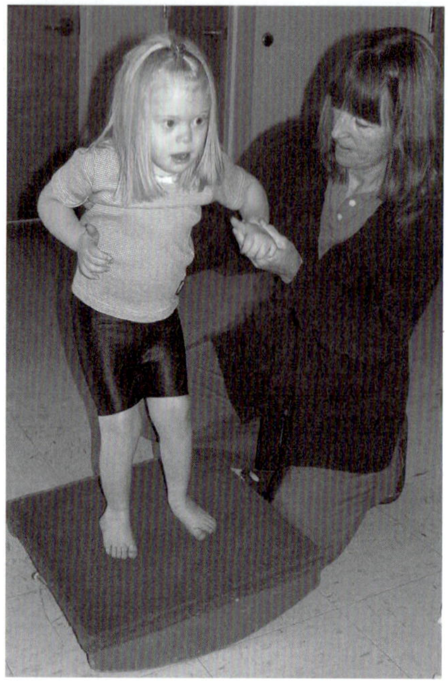

그림 24-14 SPIO Hip Helpers 골반 지지 압박 의복.

라이크라 의류보다 더 많은 열을 유지한다. Benik 소아 시스템에는 무릎/손목/팔꿈치/트렁크/어깨 지지대, 범용 랩 및 반바지; 성인 시스템에는 무릎/손목/팔꿈치/어깨/요추 지지대, 발가락/발목/종아리/허벅지/사타구니 지지대, 반바지 및 운동복이 포함된다. Hip Helpers®는 나일론과 라이크라 패브릭으로 만든 저렴한 반바지(약 $ 15.00)로, 엉덩관절 가동성이 과도한 어린이는 엉덩관절 바깥벌림을 줄이고 자세와 안정성을 향상시킬 수 있다(Nicholson, 2001). 그 제품들은 www.hiphelpers.com에서 치료사 또는 학부모가 온라인으로 주문할 수 있다.

물리치료사인 Beverly Cusick이 개발한 TheraTogsTM는 특정 신체 부위에 대한 지지와 감각적 입력을 제공하는 형태 지원(foam backing)이 있는 나일론 및 스판덱스로 구성된 의류 시스템이다. TheraTogs는 6가지 제품 구성과 유아부터 성인까지 다양한 크기로 제공된다. strapping은 외부 의복에 부착할 수 있으며 다양한 정렬 및 모터 제어 문제를 해결하도록 구성할 수 있다(Flanagan, 2009). 그림 24-15AB는 젊은 성인의 몸통 안정성과 똑바로 앉는 자세를 개선하기 위해 TheraTogs를 사용하는 것을 보여준다.

실제로 가장 적절한 압박 의복을 추천하기 위해 임상 의사 결정을 사용한다. 의복의 선택은 필요한 지지의 정도, 원하는 재료의 유형과 특성, 비용, 의복 사용의 편의성(치료사와 환자 모두), 대상 관절/신체 분절, 그리고 의복을 사용하는 치료사의 기술/지식/경험에 따른다. 압박 의복

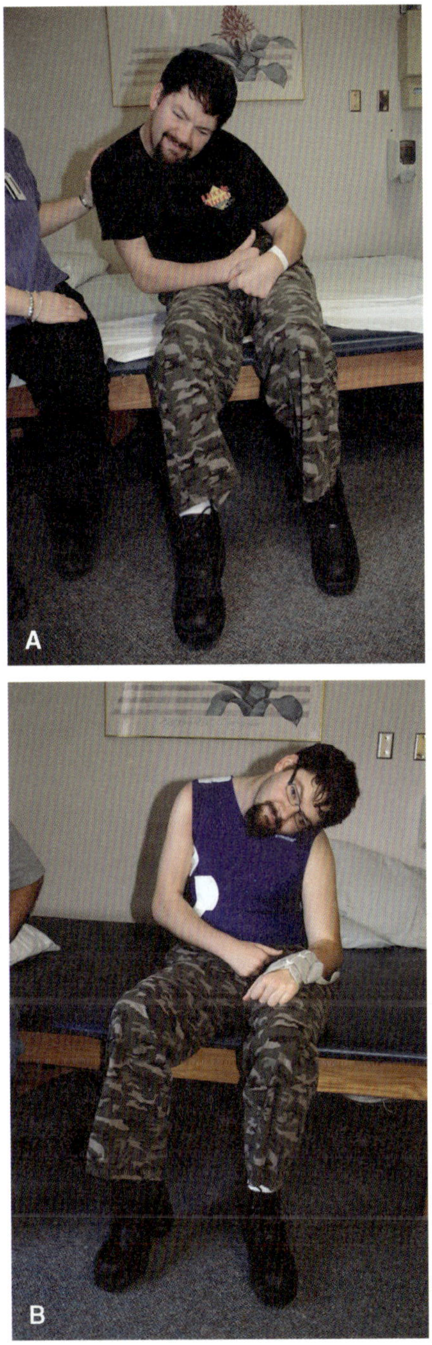

그림 24-15 (A) TheraTogs의 적용 전 젊은 남자의 앉은 자세(치료사가 균형을 보조하고 있다.) (B) TheraTogs가 적용된 같은 젊은 남자의 앉은 자세. 그는 물리적 지지없이 간단히 앉을 수 있다.

사용에 대한 중재에는 의복 착용 및 탈의, 의복을 착용하고 특정 기능 작업 수행 및 실행, 의복의 이점 평가(의복을 사용하여 기능에 변화가 있는가?)하는 것과 그녀가 목표로 하는 불안정성에 대해 자발적인 운동 조절을 얻음으로 의복착용을 그만두기 위한 준비 시기와 여부를 결정하는 것을 포함한다. 압박 의복은 제조업체의 지침에 따라 치료사에 의해 측정 및 주문된다.

체중-지지 보조 보행 훈련

BWSAT는 종종 **체중 지지 트레드밀 훈련(BWSTT)**이라고 한다. 체중 지지 시스템은 지상이나 트레드밀에서 사용된다. 그것은 보행을 돕는 것뿐만 아니라 하지의 체중 지지 관절의 불안정성을 다루는 치료법으로서 지난 10년 동안 인기와 성공으로 성장해 왔으며 단지 장치가 조절을 제공하는 것이 아니고 환자가 연습하고 제어할 수 있는 기회를 제공한다. 이동 훈련은 15장에 소개되었으며, 37장에 설명된 것보다 구체적인 기능 중재 응용 프로그램이 있다.

이 시스템은 특히 재활 과정 초기에 환자에게 보다 독립적이고 기능적인 형태의 서기와 걷기를 제공한다. 체중지지를 통해 재활 과정 전반에 걸쳐 점점 더 많은 체중을 점진적으로 지원하기 때문에 보행 중에 안정성과 움직임에 단계적인 하지 조절을 연습할 수 있다. 하네스 시스템은 환자를 수직 항중력 자세에서의 낙상을 막고, 균형보조를 제공하고, 치료사가 적절한 몸통과 하지의 정렬 및 움직임을 촉진하고 안내하기 위해 자유롭게 손을 사용할 수 있도록 한다. 하네스 시스템에 의한 비체중지지를 통해 환자의 체중유지 노력이 감소되면, 환자는 주로 체중지지하는 하지 관절과 조절된 단계적 동작에 공동수축과 안정성을 연습하고 학습하는데 더욱 집중할 수 있다.

이 임상 시나리오를 고려한다: 편마비환자는 불안정한 운동 조절 안정성으로 인해 영향을 받는 쪽 보행의 중간지지기에(한쪽 사지 지지에서) 영향을 받는 무릎이 굽힘에서 짐기거나 잠긴 무릎 폄에 튕김을 유발하는 불안정성을 갖고 있을 수 있다. 무릎이 적절한 공동수축에 대한 신경운동 제어 안정성이 부족한 경우, 무릎을 생체 역학적으로 안정화시키키 위해 무릎이 잠금 폄 위치로 이동할 수 있다. 무릎이 실제로 과폄자세에서 빠질 때, 중간지지기에서 발생하는 폄에서 이 밀기는 "반장슬"로 언급된다. BWSAT 중재는 환자 체중의 40%까지 분산시키는 동안 운동조절 안정성을 필요로 하는 보행의 체중지지 측면에서 반복적으로 연습할 수 있도록 허용한다. 대상자의 엉덩관절, 무릎 및 발목의 운동 조절 안정성을 회복함에 따라 치료사는 체중 지지를 점진적으로 철회할 수 있다.

BWSAT는 보행과 운동 협응(26장 참조)중에 운동 조절 움직임(25장 참조)을 다루는데 도움이 될 수 있다. 보행을 위한 기능적 중재에 초점을 맞춘 BWSAT의 더 자세한 설명과 이것의 사용을 지지하는 근거는 37장에 제공된다.

중재: 기능 활동의 최종 적용
Intervention: Ultimately Applied in Functional Activities

감소된 운동 조절 안정성에 대한 중재는 한 분절에서 신경 운동 안정성을 얻는 데에만 초점을 둔 치료에서 멈출 수는 없지만 직접적으로 환자를 위한 기능활동과 참여를 향상을 유발하는 다분절(전신) 조절이 궁극적으로 진행되어야 한다. 환자의 목표와 기능적 결과는 항상 중재에 대한 기본 지침을 제공해야 한다. 단순한 기능 작업에서 복잡한 기능 작업에 이르기까지 여러 가지 방법으로 발생할 수 있는 중재가 진행되어야 한다. 속도, 거리 및 힘의 변수가 증가함에 따라 과제의 요구 또는 난이도가 증가할 수 있다.

진행에 대해 생각할 때, 어깨에서 운동 조절 안정성을 얻기 위해 노력하고 있는 외상성 뇌손상 환자를 고려한다. 운동은 상지 닫힌 사슬, 어깨가슴과 위팔어깨관절 주변 공동활성화에 초점을 두고 외부지지대로 테이핑을 사용하는 체중지지자세(어려움이 증가한 순서대로 나열됨: 조절된 발바닥 서기, 기대 앉기, 팔꿈치로 엎드리기, 팔 펴고 엎드리기 또는 네발기기)를 포함할 수 있다. 다음으로, 어깨 불안정의 손상을 격리된 단일 관절 문제로 취급하는 것에서 찬장에서 컵에 도달하는 것과 같은 열린 사슬 기능 작업을 수행하는 것까지 진행한다. 이 활동에서, 환자는 운동을 완료하기 위해 하나 이상의 관절을 사용해야 할 뿐만 아니라 운동 작업 동안 어깨뼈/어깨의 안정성을 필요로 하는 활동(격리된 근육 조절 뿐만 아니라)에도 집중해야 한다. 다양한 요구 사항에 따라 다양한 움직임과 전환에서 단계적인 안정성을 요구하는 연습 구조를 설계한다. 반복은 운동 학습의 핵심이다. 환자가 학습 과정을 거칠 때 외부 및 내부되먹임(초기에 논의된 것처럼)은 필수적이다.

운동 조절 안정성과 관련된 기능치료의 예는 다음 부분에 설명되어 있다. 33장~37장은 이러한 작업에서 운동 조절 안정성 향상을 포함하여 특정 활동에서의 기능적 중재에 대한보다 구체적인 세부 사항을 제공한다.

기능활동 Functional Activities

기능적 가동성과 조절을 통해 한 위치에서 다른 위치로 이행하는 능력은 모든 연령의 환자와 의료 진단에 중요하다. 관절 안정성 문제가 있는 환자의 경우, 체중지지 요소를 통한 조절된 이행 움직임은 특히 어렵다. 환자는 이동 움직임을 완수할 수 있어야 하며 관련 분절에 좋은 정렬과 안정성을 유지하면서 질 좋은 움직임을 수행하는 법을 배워야 한다.

평소와 예측할 수 없는 상황에서 안전을 강조한다(예; 불안정한 잔디밭 의자 또는 록커가 갑자기 기울어질 때 뿐만 아니라 안정된 의자에서 제어할 수 있는 앉은 자세에서 선 자세로/또는 선자세에서 앉기). 과제 및 환경 고려 사항에 따라 환자가 움직임을 중지, 반전 또는 계속해야 하는 과제 및 환경 설정을 통합한다. 다양한 자세와 이행의 사용은 환자에게 여러 신체분절의 협응뿐만 아니라 많은 분절의 안정성과 가동성을 발달시키기 위한 기회를 제공한다. 기능적 목표와 해결해야 할 특정 장애에 따라 다음 부분에 설명된 특정 활동을 선택한다. 이것은 특히 체중지지 관절에 신경운동 안정성을 필요로 하는 모든 것을 위한 일상활동의 전형적인 면이기 때문에 환자는 구르기, 바로 누운 자세에서 앉기, 앉은 자세에서 서기이동, 자세 순항과 마지막으로 걷기를 연습할 수 있다.

신체적으로 능숙한 어른과 아이들의 경우, 반무릎서기에서 배밀이, 무릎서기, 그리고 바닥에서 서기의 가동성과 이행을 기능개선(예; 누군가 침대 아래로 걷어찬 신발에 손을 뻗는 것)과 특정한 손상을 다루기 위해 점진적으로 포함시킬 수 있다. 환자가 이러한 작업을 수행하는 동안 치료사는 환자가 영향을 받는 관절에 좋은 분절 조절을 유지하도록 도울 수 있다(다음 예 참조).

네발기기를 포함하는 반듯이 눕기와 앉기 사이의 전환

대상자는 시작자세, 표면, 앉아서 움직이는 이유, 그리고 기타 요인에 따라 다양한 방법으로 앉은 자세를 취한다. 많은 사람들은 자신의 옆으로 구르고 상지를 이용하여 앉은 자세로 밀어내는 것을 통해 누운 자세에서 앉는다. 일부는 엉덩관절을 굽히는 것에 의해 앉기에 직접적으로 이행할 수 있는 반면에 다른 일부(주로 어린이)는 네발로 올라타서 앉고, 뒤로 밀어서 앉는다. 환자의 연령에 따라 하루에 여러 번 발생할 수 있는 이 기능이행은 환자가 운동 전반에 걸쳐 운동 조절 안정성, 특히 몸통과 골반의 안정성을 배우도록 돕는 좋은 활동이다.

때때로 "손과 무릎" 또는 "네 발"이라고 하는 네발기기 자세는 팔꿈치, 손목 및 무릎뿐만 아니라 몸통 및 몸쪽 큰 분절(어깨 및 골반/엉덩이)에서 신경 운동 안정성이 필요하기 때문에 치료 중재 활동에 매우 유용한 기능자세가 될 수 있다. 반듯이 눕기에서 앉기(그림 24-16ABCD 참조)로 움직이는 것은 몸통에서 머리의 안정성과 몸통에서 회전, 외측 굽힘에 초점을 맞춤으로써 안정성을 개선할 수 있다. 이 움직임은 또한 전완에 체중지지를 하는 것에서 팔을 펴서 체중지지하는 것으로 상지 조절의 단계적 변화를 촉진하기 위해 사용될 수 있다.: 이것은 누울 때 또는 엉덩이 쪽으로 앉으려 할 때 상지 쪽으로 체중 이동을 위한 외측 몸통 굽힘과 협응된다.

앉기와 서기 사이에 이행 (서기 위해 일어나기와 편심적으로 낮추는 것)

환자가 앉은 자세를 취할 수 있게 되면, 몸통과 하지에 부가적인 분절 안정성을 요구하는 앉기에서 서기와 다시 앉기와 같은 숙련된 움직임이 이뤄져야 한다. 36장에서 더 자세하게 설명된 이 과제는 몸통을 앉은 상태에서 앞으로 기울여서 발 앞쪽으로 체중을 이동시킨 다음, 하지의 폄근 동심수축이 서있는 위치로 밀어낸다(그림 24- 17ABC). 엉덩이, 무릎 및 발목의 동적 안정성과 함께 이행(몸통 굽힘없이) 동안 몸통 안정성이 필요하다. 나이와 능력에 따라서, 일부 환자는 곧은 자세에 그들 자신을 밀어내기 위해 그들의 팔을 사용하는 것이 필요하다.

앉기에서 서기 이행을 시작하기 전에, 앉기에서 서기를 학습하는 환자는 앉기에 적절한 바른 몸통 자세를 얻는 것을 포함하여 최적의 준비로부터 이점이 있다. 이것은 골반을 통해 양측/대칭성 체중지지로 이루어져 있다.; 중심선에 척추, 머리 그리고 몸통을 바로 세움; 그리고 무릎을 90° 이하로 굽히고 바닥에 발을 편평하게 붙인다. 팔을 먼저 쓰지 않고 앉기에서 서는 것을 평가한다; 환자가 할 수 없다면, 상지를 사용하여 앉기에서 서기를 평가한다. 힘과

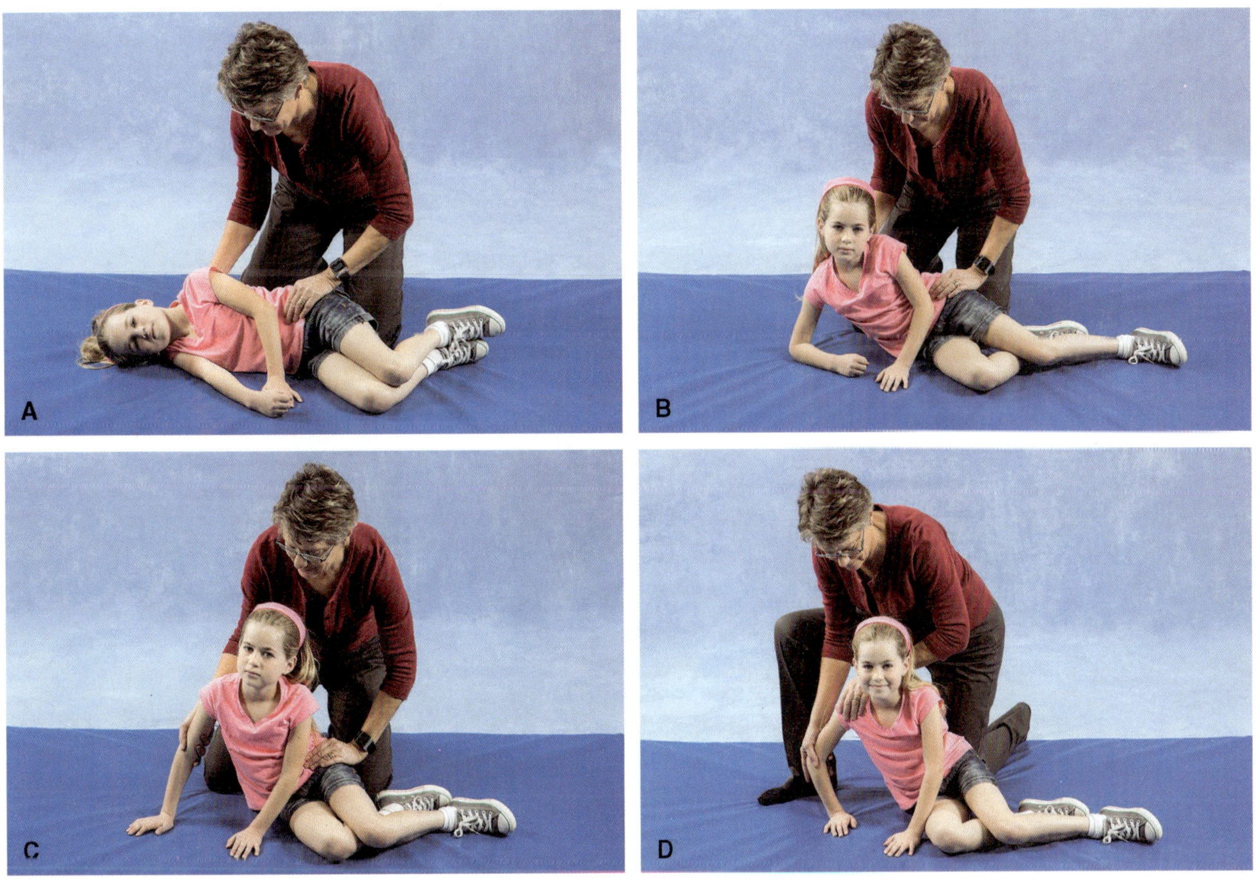

그림 24-16 관절/분절 안정성을 유지하는 동안 매트에서 옆으로 눕기에서 옆으로 앉기까지 이행. (A) 어린이가 옆으로 누운자세에서 앉은자세로 갈때까지 보조를 시작하기 위해, 한 손은 어린이의 골반에 두고 다른 한 손은 어깨에 두고 어린이가 바깥쪽으로 몸통 굽힘하여 위 방향으로 체중이동을 촉진시킨다. 이것은 몸통, 어깨, 그리고 팔꿈치 안정성을 촉진시킨다. (B) 다음으로, 어린이와 함께 움직이는 동안 그녀의 팔꿈치에 체중지지를 도울 수 있게 당신의 체중을 이동한다. (C) 몸통을 옆으로 굽히기와 팔꿈치를 완전한 폄으로 가져오는 것을 계속한다. 팔꿈치와 어깨 모두에 공동수축(안정성)을 찾고 과도한 폄 없이 폄을 유지하는데 팔꿈치를 돕는다. (D) 마지막으로, 조절하는 동안 테이블이나 매트에서 옆으로 눕는 방향으로 몸통은 천천히 낮추는 연습을 한다.

안전의 관점에서, 상지가 의자의 앉은 표면이나 팔을 밀어 올리는데 필요한지 먼저 결정하고, 필요하지 않은 경우 환자가 팔을 사용하지 못하게 한다. 무릎은 중간 굽힘위치에서 완전한 폄으로 이행하는데 특히 어려울 수 있다. 종종, 환자는 0° 폄에서 멈추지 않고 무릎 과폄으로 되돌아가거나 제어력이 없거나 최종 위치가 어디에 있는지 판단할 수 없기 때문에 무릎을 완전히 폄된 위치에서 생체역학적으로 잠근다.

환자가 앉은 자세로 다시 내려갈 때 폄근은 편심으로 내려가는 수축을 조절해야 하고, 몸통과 하지 관절에서 움직임의 타이밍과 순서를 협응하기 위한 동적 관절 안정성이 필요하다. 이 작업의 난이도를 높이려면 좌석 표면의 높이를 낮추고 팔 지지대의 비율을 줄인다. 도전 과제를 더욱 높이려면 이행을 완료하는 동안 환자에게 가득 찬 물 한 잔과 같은 것을 들어 달라고 요청한다. 치료에 이 활동의 사용은 이행을 위한 기능적 필요를 평가하는 것(예를 들어, 부드러운 침대에서 나오는 것, 레일이 없는 화장실에서 일어나기)과, 보조하기 위해 양쪽 상지나 한쪽을 사용하기 위한 능력의 유무와 같은 제한이나 다른 능력을 통합하는 것을 포함할 수 있다. 특정 관절/분절 운동 조절 제한을 해결하기 위해 이행지점의 변동과 함께 앉기에서 서는 동안 및 낮추는 동안 단계적 조절을 촉진한다. 예를 들어, 앉기에서 서기 이행 중에 균형을 잡기 위해 발 위로 정강이뼈가 앞으로 나가서 유지하기 위한 발목안정성 조절을 할 수 없는 대상자를 위해 도중에 일어설 수 있는 능력을 촉진시키고, 환자에게 체중을 이동하여 옆으로 기울여 앉게 요청한다.; 이 외측 이동은 체중 이동 중에 균형을 유지하기 위해 지속적이지만 동적인 발목 조절을 필요로 한다. 활동을 진행하는 수단은 촉진의 양을 감소하는 것, 방향을 바꾸는 것, 회전과 같은 움직임 구성요소를 추가하는 것 또는 옷을 조절하기 위해 부분적으로 서는 것이나 앉기에서 무엇인가를 얻기 위해 팔을 뻗는 것과 같은 같이 기능을 위한 전환을 사용하는 것을 포함한다.

서기와 쪼그려 앉기 사이에 이행

많은 환자들에서 선 자세에서 쪼그려 앉거나 부분적으로 쪼그려 앉기로 이행하는 것은 몸통과 골반의 신경운동 안정성과 엉덩관절, 무릎, 발목의 동적 안정성을 요구하는

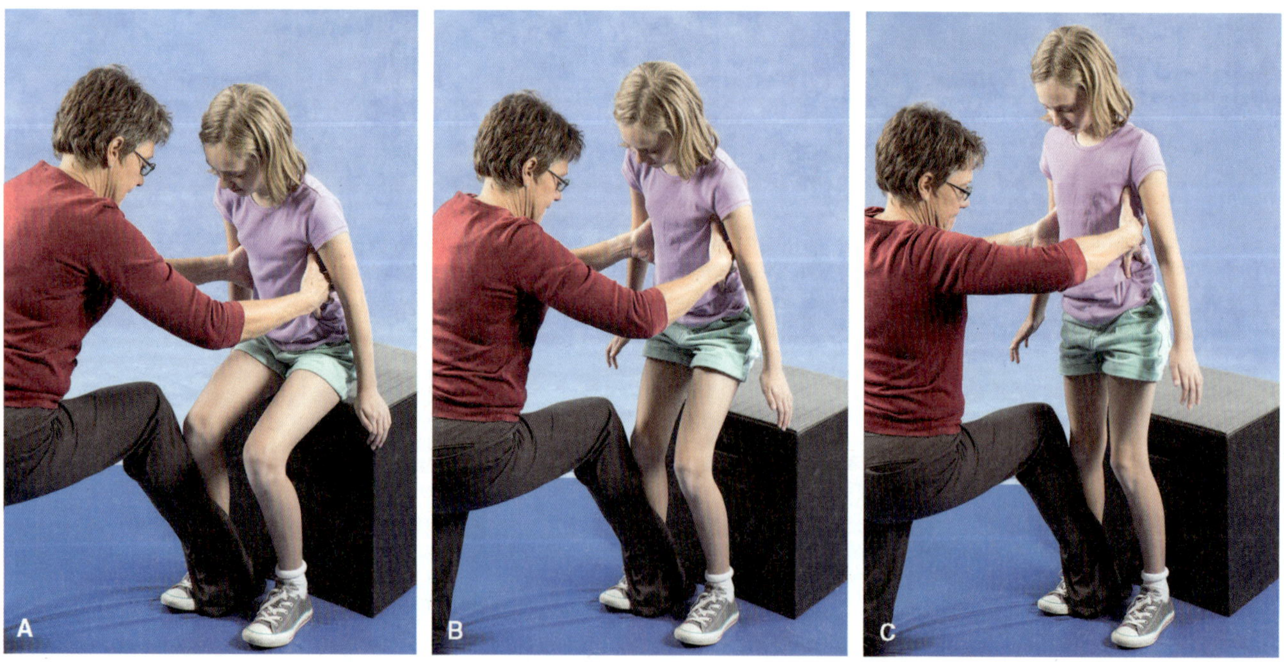

그림 24-17 무릎의 운동 조절 안정성에 초점을 맞춘 앉기에서 서기 이행. (A) 발을 바닥에 편평하게 붙여 벤치에 끝에서 앞으로 기울이도록 요청한다. 당신의 무릎을 근처/대항하여 환자의 영향을 받은 무릎에 지지가 필요할 때 보조할 수 있게 환자의 오른쪽에 서거나 무릎을 꿇는다. 지속적으로 상황을 평가하고 무릎에 환자의 조절을 보충하기 위해 준비 되어 있다. (B) 다리에 힘이 풀리는 것으로부터 예방이 필요할 때 오른쪽 무릎의 지속적인 지지가 있도록 오른쪽 무릎에 체중을 이동하기 위한 도움은 그녀가 앞으로 기울이고 천천히 일어날 때 체간 주변에 팔을 위치시키는 것에 의해 환자가 체중으로 앞으로 이동하는 것을 돕는다. (C) 환자가 일어나려 하면, 자세와 안정성을 위해 무릎을 체크한다(다리에 힘이 풀리거나 과다하게 펴지는 것이 없는 것을 확인하기 위해). 그리고나서 천천히, 편심성으로 벤치로 환자가 돌아가도록 낮춘다.

예사로운 일이다. 치료사의 입력을 통한 이 기능활동의 반복된 수행은 하지 관절의 운동 조절 안정성을 향상시키기 위해 다양성 있는 적절한 중재가 될 수 있다.

하지 관절 안정성이 도전을 겪는 동안 치료사는 하지 체중지지 관절의 풀림에 대해 초기보호와 균형을 잡기 위한 지지 제공이 필요하다. 치료사가 환자를 반복해서 쪼그려 앉게 하기를 완수하게 하면, 이것은 더 깊은 범위로 쪼그려 앉기로 진행하는 것에 의해 하지 관절 안정성에 부하를 증가시키고, 점점 더 무거운 물체를 잡고 쪼그려 앉기(바닥에 물체를 내려놓기와 같은)와 두 가지의 다른 지면이나 높이에 발을 두고 쪼그려 앉기나 영향을 받은 하지에 더 많은 체중지지 부하를 두는 것으로 수행될 수 있다(그림 24-18AB 참고).

복합기능활동

결국, 환자는 몸 전체를 통합하고 운동 안정성을 포함한 모든 신체 분절의 통합된 조절을 가르치는 활동으로 진행해야 한다. 보행, 계단 오르기, 그리고 차에 타거나 걷기와 같은 전신을 통합하는 복잡한 기능활동은 무릎이나 발목뿐만 아니라 여러 분절의 조절을 요구한다. 이 활동에는 안정성과 움직임 사이에 단일 관절의 다양한 전환을 포함한다. 이러한 기능활동(고립 운동이나 과제와 비교)을 반복하는 것은 어려운 일이지만, 환자에게 진정한 이점을 주기 위한 매일 과제는 이동의 학습과 실제생활에서 일반화를 보장한다. 예를 들어, 무릎의 폄에서 생체역학적인 잠김을 피하는 것에 중점을 둔 기능활동 중에 서 있기(부분적으로 굽힌 무릎으로 가측 체중이동)와 보행(부분적으로 굽힌 무릎)에서 체중지지의 연습을 포함시키는 것은 중요하다.

게다가 특정 관절에 신경운동 안정성과 기능적인 이동기술(이동, 보행)은 일상생활 전체에 일어나는 다른 많은 활동을 위해 필요하다. 손과 손목에 쥐고 잡기 위해 필요한 운동 조절 안정성과 함께 뻗기, 들기, 운반 및 놓기를 포함한 물체 조작에는 많은 신체 부위에서 운동 조절을 요구한다. 근육 안정성 부족이 기능을 방해할 때, 치료는 주어진 기능을 방해하는 불안정성이 있는 특정 신체분절에 훈련과 교육을 포함해야 한다.

기능 성취(환자가 설 수 있는가?) 면에서 뿐만 아니라 움직임 요소의 질 및 효율과 정기적으로 이 패턴을 사용하는 것의 잠재적인 영향면에서 치료사로서, 활동, 되먹임, 수기 촉진의 선택과 환자의 수행력 평가에 기반한 활동의 진행 결정을 만들어야 한다. 이 평가는 치료계획의 지속적인 수정으로 이어진다. 환자가 정적인 자세에서 조절력을 얻고 분절안정성을 유지할 수 있다면, 더 어려운 활동으로 진행한다. 환자에게 제공된 지지를 감소시키고, 체중지지자세에서 기저면을 줄이고, 체중이동 거리와 방향을 다양하게 해서 과제의 어려움을 증가시킬 수 있다(Fell, 2004). 서 있는 상태에서, 진전은 단일 사지 자세에서 더 많은 활동이 포함될 수도 있다. 활동의 어려움을 증가시킬 때, 환자가 보이는 활동의 질에 주의를 기울이고 점진적으로 활동을 진행한다. 환자가 영향을 받는 분절에 조절을 상실

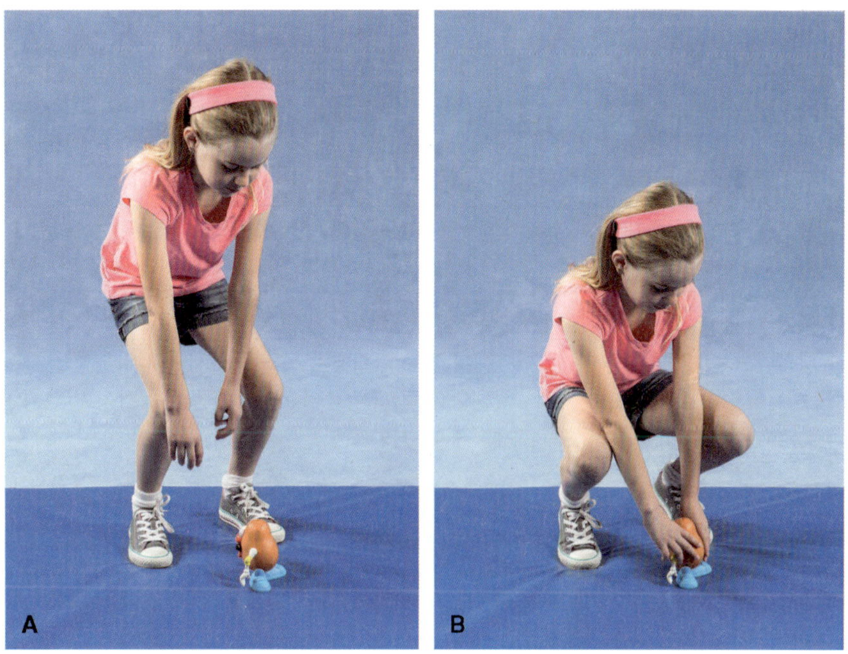

그림 24-18 서기에서 쪼그려 앉기 까지 발목과 무릎 운동조절 안정성에 초점을 둔 전환. (A) 서기에서. 부드러운 조절을 이용하여, "엘리베이터처럼" 바닥쪽으로 천천히 굽히라고 지시한다(그녀가 빠르게 굽히는 것을 허용하지 않는다!). (B) 환자가 완전한 쪼그려 앉기를 유지하는 동안, 바닥 위에 있는 사물을 조작하는 것처럼 좋은 조절을 할 수 있는 자세를 유지하는 연습을 요청한다.

하면 기능 기술에서 신경 운동 안정성 학습을 촉진하기 위한 피드백을 준다.

환경 조정

운동 조절 안정성을 촉진시키기 위해 물리적 환경, 사용된 장비 및 과제 설계를 조정할 수 있다. 앞에서 설명한 기능 기술에서 분절 안정성을 개선하기 위해 환자와 함께 작업 할 때 환경의 여러 측면을 조작할 수 있는 여러 가지 방법이 있다; 이러한 조정은 환자의 현재 능력을 향상시키면서 개선을 보일 때 도전을 증가시키거나 요구되는 일을 진전시키는 활동으로 환자를 진전시킬 수 있다(Fell, 2004). 예를 들어, 보행 보조 장치나 보행 표면은 다양한 상황에서 움직임의 다른 패턴이나 하지 신경 운동 안정성을 이루기 위해 운동 조절을 선택하기 위한 "기회"를 제공한다.

기능 활동에서 특정 관절을 안정화하는 능력에 대한 생체역학적 영향을 고려한다. 관절에 신경운동 안정성(조절) 부족이 있는 환자는, 특히, 관절이 체중지지를 수반할 때, 종종 대체하는 생체역학적 자세를 통해 얻어진 인공 안정성에 의지한다. 예를 들어, 일부개인은 공동활성화/공동수축(정상, 무릎이 약간 굽힘)을 사용하여 체중지지 시에 폄된 위치에 영향을 받은 무릎을 안정화시키기 위한 운동 조절이 부족하다. 불균형한 신전 모멘트를 통해, 사지를 통해 안전하게 체중지지를 하고, 폄을 유지하기 위해 기계적으로 무릎 폄(과폄이라면 반장슬)의 잠긴 위치에 무릎을 뒤로 튕길 수 있다. 이 방법으로 관절을 장기간 사용하는 것은 관절을 손상시킬 수 있다.

중재를 계획할 때, 기계적인 보상이 발생하지 않도록 예방하는 기능적인 자세 연습을 설계한다. 설명된 사례에서, 치료사 또는 단하지 보조기가 발등굽힘의 어느정도에서 환자의 정강이뼈가 앞으로 유지하는 동안 하지 체중지지를 연습하는 것을 포함할 수 있다.; 이것은 무릎의 완전한 폄을 막고 무릎 폄근과 굽힘근의 공동수축을 통해 무릎의 신경운동 안정성을 동시에 연습할 수 있는 기회를 제공한다.

무릎에서 운동 조절 안정성을 연습을 허용하는 기술에 대해서는 서기와 보행에서 중재활동을 요약한 표 24-5를 검토한다. 운동 학습 관점에서, 계속적으로 요구하는 환경 상황에서 안정적인 공동수축 위치에 목표관절을 유지하는 연습과 의지적으로 경험하기 위한 기회의 생체역학적인 조절을 결합하는 것은 매우 중요하다.

생체역학적으로, 편마비가 있는 사람의 영향을 받은 쪽에서 가끔 보여지는 영향을 받은 쪽 골반의 후방회전과 뒤당김은 잠긴 무릎폄과 유사하게 만든다. 더 중립적인 위치에 골반을 다시 위치시키기 위해 환자를 훈련시키는 것은,

표 24-5 손상된 운동 조절 안정성으로부터 서서 잠긴 무릎 폄을 위한 중재의 예

낮은 수준 기능을 갖고 있는 환자를 위한 중재	• 영향을 받은 쪽으로 교각자세에서 엉덩관절 폄을 증가시키고 지면 위에 발바닥을 붙이고 유지하는 동안 영향을 받은 쪽 골반앞으로 엉덩관절 폄, 벌림, 그리고 바깥 회전을 이용한 회전시키기(발과 무릎 위에서 엉덩관절의 위치를 조절하는 엉덩이 근육을 활성화하는 동안 발 위에 무릎위치를 안정화시키기 위해 무릎 신전근과 폄근의 동적인 공동활성을 포함시킨다.) • 대상자를 돕기 위한 부분적인 앉기에서 서기는 신체가 발 위로 움직일 때 발목에 동적인 안정성을 조절하는 것을 학습시킨다.
발목에 초점을 둔 중재	• 단하지 보조기를 착용한 보행은, 정강이뼈를 앞으로 기울어지게 유지하기 위해 약간의 발등굽힘에 위치한다.
무릎에 초점을 둔 중재	• 영향을 받은 하지에 다양한 양의 부담을 주는 얕은 쪼그려 앉기 활동의 반복적인 연습은 편심성과 구심성 초점을 둔 진행과 바닥에 닿기와 같은 기능적 움직임을 포함한다.
엉덩관절에 초점을 둔 중재	• 중간 지지기와 후기 지지기 중 엉덩이 폄을 써서 체중의 전방이동 촉진과 재교육
보행 환경 적응을 위한 중재	• 영향을 받은 다리에 도전을 증가시키기 위한 한발서기 활동 • 완전한 체중 지원의 필요없이 무릎 공동활성/안정성의 점진적인 연습을 허용하기 위한 체중지지 보행 훈련 • 체중지지 엉덩이가 폄에서 굽힘으로 움직이는 동안 무릎굽힘과 폄의 공동활성을 격려하기 위한 더 새로운 유형의 보행인 뒤로 걷기 • 하지를 통해 감각을 변화시키고 더 많은 부하를 만들기 위해 보조장치 없이 보행

Diamond M. A question of flexion: Preventing knee hyperextension in the adult. *Neuro-Dev Treat Assoc NDTA Network*. 2005;12(6):16-22에서 인용함.

아래 몸통/골반과 위 몸통 사이에 안정성 회복하는 것을 강조를 통해 비정상적인 잠긴 무릎 폄의 가능성을 줄일 수 있다.

고려해야 할 생체역학적 제한의 다른 예는 한쪽 발목에서 제한된 발등굽힘의 효과이다. 제한된 수동 발등굽힘의 제한 때문에 정강이뼈가 지지기에서 앞으로 움직일 수 없다면, 무릎은 지지기를 통해 상체는 앞으로 이동하기 위해 지속하기 때문에 폄에 집중될 것이다. 이 사례에서, 적절한 가동범위는 무릎 주변에 정상적인 공동수축을 허용하기 위해 영향을 받은 발목에 의지하게 될 것이다. 지지기에서 안쪽/바깥쪽 발목 안정성을 제공하거나 중간 유각기에서 발등굽힘을 지지하기 위해 단하지 보조기가 필요한 반장슬이 있는 환자의 경우, 더 큰 발등굽힘에서 안정을 취하기 위해 단하지 보조기의 후면 정지를 조절하여 완전한 무릎의 폄을 제한할 수 있다.; 이것은 보행 주기를 통해 무릎 안정성 조절을 향상시키기 위해 더 균형 잡힌 공동활성을 촉진할 것이다.

소아 치료 시 고려사항 Pediatric Considerations

15장에 설명된 일반적인 소아과 원칙 외에도 특정 소아과 진단은 관절 신경 운동 안정성에 특별한 초점을 요구한다. 다운 증후군이 있는 어린이에서 관절의 느슨함 외에도 일반화된 근육의 저긴장과 약화는 어떤 관절이나 신체분절에 불안정성에 기여할 수 있다. 다운 증후군이 있는 어린이에서 몸쪽 근육 그룹의 근저긴장은 상당한 신경운동 불안정성에 기여하고 기능, 가동성과 이동 기술에 영향을 줄 수 있다. 예를 들어, 다운증후군이 있는 어린이가 불규칙한 지면을 걷고 있고 예상하지 못한 요동이 발생할 때, 엉덩이 근육구조물은 안정성을 제공하기에 충분히 빠르게 반응하지 못할 것이다.; 이 사례에서, 엉덩이는 밀리기 쉽고, 어린이는 넘어지기 쉽다. 또는 엉덩이조절(예; 안정성을 제공하기 위해)이 부족한 어린이가 공을 차려고 할 때-엉덩이에 공동수축과 한발로 균형을 잡기가 필요한 움직임-과제를 완료하는 것에 성공은 제한될 것이다. 뇌성마비가 있는 어린이는 신경 운동 분절 안정성의 부족과 증가된 근긴장도가 발생할 수 있다. 발목에 비정상적인 공동과 선택적인 조절이 감소한 어린이가 편평하고 안정한 위치에 발/발목을 유지하는 능력이 부족하지만 커브길을 내려가려 시도할 때 발목 손상이나 낙상의 위험이 있다. 그림 24-19는 무릎서기 자세에서 몸통과 상지 안정성에 치료적 초점을 맞추어 자연스런 환경에서 가족 중심 치료를 포함하여 가정 환경에서 소아치료활동을 보여준다. 이 단원에서 설명된 이 중재는 이러한 사례에서 안정성을 향상시키기 위해 시행될 수 있다.

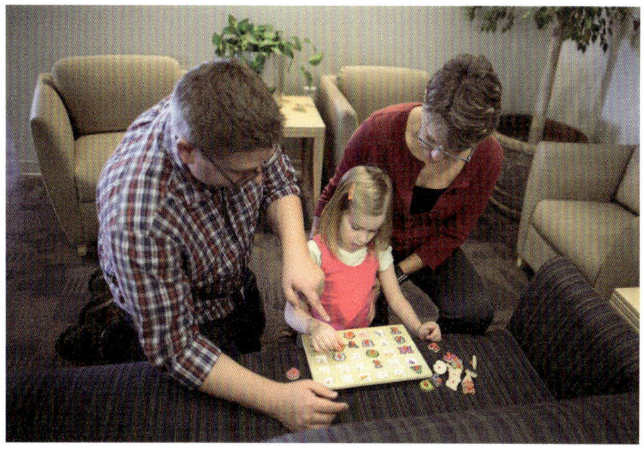

그림 24-19 몸통 분절의 안정성에 대한 일을 하는 동안 자연스런 환경에서(가정에 기반한 중재) 가족 중심 치료.

이 단원은 손상된 운동 조절 안정성에 초점을 두지만, 뼈대근육 손상 또한 관절 안정성에 영향을 줄 수 있다. 다운 증후군이 있는 어린이는 관절의 느슨함이 일반적이고, 10~20%의 어린이는 아탈구와 척수압박에 위험이 증가하는 고리뼈-중쇠 접합부(C1-C2)에 불안정성을 갖고 있다. 척수 관련 증상은 감각결핍, 증가한 근 약화, 장 또는 방광 장애, 보행 변화, 목 통증이나 사경, 그리고 운동 부조화를 포함한다. 고리뼈-중쇠 불안정성(AAI)이 있는지 결정하기 위해, 이전 검사에서 방사선 사진을 배제했다면 초기검사 중에 요청한다.

방사선 촬영이 이러한 어린이들을 위한 일상적인 치료의 일부인지 여부에 관해 논란이 있다. 미국 소아과학회는 일상적인 사진을 추천하지 않지만, 이 영역에 많은 전문가들과 장애인 올림픽 기관은 추천한다(American Academy of Pediatrics, 1995; Cohen, 1998; Pueschel, 1998). 이 논쟁에도 불구하고 치료사는 가족에게 AAI의 중요성과 가능성이 있는 것과 의학적으로 완벽할 때까지 목의 과폄과 굽힘, 공중제비 활동이나 접촉스포츠를 피하는 것을 교육해야 한다.

발달성 엉덩관절 이형성증(DDH)가 있는 어린이는 아탈구나 탈구가 있는 병적인 엉덩관절 불안정성을 갖고 있을 수 있다. DDH는 많은 신경학적 병변과 관련되어 있기 때문에, 치료사는 불안정성의 존재나 부재를 일상적으로 감시해야 하고 상태가 예상되면 아이를 정형외과의에게 전원한다. DDH의 증상은 비대칭적인 엉덩관절 가동범위, 감소한 엉덩관절 벌림, 다리길이 차이, 그리고 비대칭적인 허벅지 피부 접힘을 포함한다. DDH의 보존적인 관리는 보조기, 운동 그리고 자세를 포함한다. 이것이 효과가 없을 때, 엉덩관절을 줄이기 위한 수술이 필요할 수 있다.

임상 결정 시 고려할 점

Richard B.의 보험 제공자는 1개월에 2주 간의 치료 방문을 허가했으며 추가로 한 달이 요청되어 승인되었다. 이 단원을 통해 얻은 지식을 활용하여, 그의 오른쪽 하지에 운동 조절 안정성을 향상시키기 위한 치료계획에 포함시킬 특정한 중재의 측면을 고려한다.

중재: 치료외 시간과 퇴원을 위한 고려사항
Intervention: Considerations for Nontherapy Time and Discharge

치료사는 특정 관절이나 신체분절의 손상된 신경운동 안정성을 목표로 하는 맞춤형 가정활동 계획이나 가정 운동 프로그램(HEP)을 설계하는 것에 의해 치료방문 동안 환자에 의해 달성된 이점을 최대화할 수 있다. 가정 프로그램은 모든 치료계획의 명백한 구성 요소이고, 최적의 환자 개선을 달성하기 위해 치료방문 동안 필요할 때, 검토되고 개선되고 수정된다(1장 참조). 환자가 치료사의 감시나 간병인의 도움없이 편하고 효과적으로 할 수 있는 가정 운동프로그램에 활동이나 운동을 포함시킨다. 궁극적으로, 개인의 일상 일정에 맞는 활동을 선택한다. 운동/활동의 목록은 환자가 의욕을 잃거나 따라가지 못하도록 철저하거나 복잡하지 않아야 한다. 환자의 요구와 나이에 따라서, 가족 구성원은 관절이나 분절 신경운동 안정성을 향상시키기 위한 활동을 보조하는데 관여될 수 있다.

특정한 운동 외에, 환자는 안정성을 높이고 적절한 정렬을 유지하기 위해 집에 있는 동안 올바른 자세와 위치를 알고 있는 것이 필요하다. 잘못된 자세는 근력과 신경운동 안정성에 영향을 줄 수 있는 근육길이나 비정상적인 관절범위에 비대칭을 유발할 수 있다. 잘못된 자세로 인한 이차손상(예; 감소된 유연성, 증가된 관절 가동범위, 약화)은 운동조절 향상을 불필요하게 지연시킬 수 있다.

환자와 가족 교육의 관점
Aspects of Patient and Family Education

가정에서 사용하기 위한 치료 보조물이 제공될 때(예; 부목, 보조기, 압박 의복, 그리고 가정용 FES 또는 생체되먹임 장치), 치료 동안 검토하고, 그것의 사용을 설명하고, 활동에 관여되는 위험이나 잠재적인 유해를 줄이기 위한 방법으로 환자교육에 시간을 소비하는 것은 중요하다. 특히, 불안정한 관절과 관련한 안전을 강조한다. 특정 관절의 운동 조절 안정성 결손의 경우, 불안정한 관절이 체중을 견디는 자세 또는 활동에 놓일 때마다 자세 불안정성과 관절 붕괴로 인한 낙상은 잠재적 위험이다. 시범, 시각과 서면 자료와 환자 연습은 보조물이 바르게 사용되는지 확인할 수 있는 몇 방법이다.

환자가 장비를 집으로 가져가기 전에 설정, 사용, 주의사항 및 잠재적 부작용에 대한 이해를 포함하여 장비를 안전하게 사용할 수 있는지 확인해야 한다. 치료사는 기능 개선 뿐만 아니라 그들의 가족 구성원이나 간병인의 도움으로 보조기 사용을 포함하여 그들의 가정 운동프로그램의 모든 면에서 적절히 관리를 할 수 있도록 확실히 보장하는 것에 의해 손상이나 이차손상 예방에 도움을 주어야 한다.

길항근에 증가된 긴장도가 있는 몇 환자에서, 보툴리눔 독소(Botox)나 다른 긴장도를 조절하는 약물은 유익할 수 있고 환자교육에 영향을 줄 수 있다. 긴장도를 조절하는 약물과 관련하여 치료사의 역할은 (1) 환자와 간병인 교육, (2) 약물이나 보톡스가 유익할 때 1차 진료의나 전문의에서 환자를 보내는 것, (3) 특정 근육에 주사를 추천하는 것, (4) 기능 개선에 약물의 효능을 평가하는 것과 (5) 다음 보톡스 치료나 약물의 지속사용에 대한 권고에 따라서 진료의에게 후속 보고서를 제공하는 것이다.

이 역할을 수행하기 위해 보톡스의 이해는 필수적이다. 한 근육 그룹이 너무 강하게 수축하는 것 때문에(예; 경련 때문에), 관절 불안정성이 손상되었다면, 과활성근육에 보톡스 주사는 반대근육을 강화와 근재교육을 보조하고 증가된 안정성을 허용하여 관절주변의 힘 균형 회복에 도움을 줄 수 있다. 보톡스는 근수축을 감소시키기 위해 신경전달물질인 아세틸콜린을 억제하는 것에 의해 작동한다. 보톡스 주사의 효과는 약 3~4개월 지속된다. 효과에 관한 연구는 결론이 나지 않았다(http://www.nlm.nih.gov/medlineplus/botox.html). 뇌졸중과 관련하여, 보톡스 치료가 하지 강직을 감소시킨 밀접한 근거가 있다.; 하지만,

기능결과가 개선되었는지에 대한 근거와 상충된다(Foley, 2009).

가정에서 활동 Activities for Home

손상된 신경 운동 조절 때문에 관절이나 신체분절의 불안정성이 있는 환자의 경우, 가정 활동프로그램은 다양한 위치에서 목표한 관절에 신체지지나 공동수축의 점진적인 연습을 위한 기회가 포함되어야 한다. 재활초기에, 이러한 가정활동을 연습하는 것에 초점을 맞추기 전에, 운동 조절 안정성을 위한 기반처럼 신경활성 개선과 근력이나 힘 생성을 증가시키기 위한(22장) 가정운동을 시작한다. 목표 관절을 통해 체중지지를 할 수 있도록 많은 관절 위치에 체중지지 활동을 포함시키는 가정 프로그램을 만들기 바란다. 환자가 점차 조절을 확보할 때, 점진적으로 가중치를 높인다.

환자적용: 요약과 결과

그를 보는 2달 동안 Richard는 다음의 기능적인 개선을 보였다.:

- *그의 6분 걷기 거리는 748에서 931피트로 향상되었다.*
- *그의 동적 보행 지수는 21/24에서 22/24로 향상되었다.*
- *그의 Berg Balance Scale 점수가 51/56에서 53/56으로 향상되었다.*
- *퇴원 시, 보행 중 3/10걸음에서 오른쪽 잠긴 무릎 폄이 발생했고(초기 7/10걸음과 비교하여), 굽힘에서 무너짐은 관찰되지 않았다. Richard는 또한 오른쪽 다리를 통해 체중부하에 자신감을 느낀다고 보고했다.*
- *Richard는 피로감을 느낄 때 발 끌림의 빈도가 증가한다고 보고했음에도 불구하고 100피트 걷기 동안 한 번의 발 끌기를 보여주었다(처음에는 5개와 비교).*

치료사는 Richard의 분절 조절의 어려움이 전반적으로 낮은 수준의 근육 활성화와 동시에 여러 영역에서의 활동을 유지하는 것과 밀접한 관련이 있다고 가설했다. 가정 운동프로그램은(증가된 지구력을 위해 반복횟수를 증가시켜 지속된 활동을 강조하는) 중요한 요소이고 물리치료 전체를 통해 Richard에게 강조되었다.

Richard는 자신의 보행 패턴에 불일치를 계속 보여준다. 보조물의 사용(특히 오른쪽 발목의 테이핑은 한 번에 며칠 동안 계속 할 수 있음)의 결과가 보고 되었고, 기능에 개선이 입증되었다. 환자의 이전 조립식 단하지 보조기가 재평가되었지만 기능면에서 매우 유연하여 원하는 발목 위치를 유지할 수 없었다. Richard가 더 먼 거리의 보다 안전한 보행을 위해 사용할 수 있는 단하지 보조기를 얻을 계획이 있었기 때문에 그의 Veteran's Administration benefits(처음에는 언급하지 않았음)이 발등굽힘을 돕기 위한 전기자극 비용을 충당할 수 있을 것으로 판단되다. Richard는 이 선택권에 매우 흥미가 있었으며, 그의 기능 보행 제한을 위한 다양한 보조물 이점평가의 부분으로서 두 장치의 사용시도에 참여했다.

치료 시리즈가 끝나면, 미국 보훈처에 요약 보고서(구두 및 서면)가 후속 조치를 위해 제공되고, 평가 결과, Richard가 받은 치료 및 그의 기능 제한 및 장애에 대한 요약이 제공된다(치료하는 치료사의 의견). 치료사는 Richard가 전기자극 기기로부터 이점이 있을 것임을 권고하고, 권장사항이 기본으로 제공된다. 전기자극 기기를 확보할 수 없다면, 보행 중에 Richard의 발등굽힘을 보조하기 위한 적절한 조절이 있는 맞춤 제작 단하지 보조기가 가장 좋은 두 번째 선택사항으로 추천된다. 치료사는 Richard가 가정 운동프로그램을 계속하도록 주지시키는 것을 요청한다.

실습

이 단원을 통해 다음의 기술을 확실히 연습한다.
추가적인 연습으로, 당신은 다음을 할 수 있다.;

- 관절이나 분절에 운동조절 안정성을 증진시키기 위해 PNF기법(예; 관절접근, 교대 등척성, 율동적 안정화, 느린 역전, 느린 역전 유지)을 사용한다.
- 조절된 서기를 이용하여 체중을 지지하여 서 있는 편마비환자에게 NDT를 적용한다(그림 24-4AB).
- 자세운동을 위한 요추안정화 프로그램에 환자를 가르치고/안내하고/보조한다.
- 어깨 정렬을 개선시키고(그림 24-8ABC), 무릎의 과다 폄을 막고(그림 24-9), 발목의 발등굽힘근과 가쪽번짐근을 보조하기 위해 테이프를 적용한다(그림 24-10).
- 환자가 앉기와 서기 동안 골반을 더 중립적인 위치로 재위치하도록 가르치고/안내하고/보조한다.
- 체중지지요소를 포함하는 요소를 사용하여 조절된 이동 움직임을 통해 환자를 가르치고/안내하고/보조한다.
    - 손상된 쪽으로 반 교각자세

- 구르기
- 바로 누운 자세에서 앉기/앉은 상태에서 눕기
- 옆으로 누운 자세에서 앉기/앉은 상태에서 옆으로 눕기
- 앉은 상태에서 서기/선 자세에서 앉기
- 네발기기, 배밀이
- 무릎서기자세
- 바닥에서 반 무릎서기자세를 통해 서기
- 서기에서 쪼그려 앉기/쪼그려 앉기에서 서기
- 서서 꾸준히 움직이기
- 걷기(앞으로 그리고 뒤로)
- 계단 오르고 내리기

복습

1. 운동 조절 안정성은 무엇인가?

2. 어깨, 어깨뼈, 손목/손, 허리엉치영역, 골반, 무릎, 발목에 불안정성의 일반적인 징후는 무엇인가?

3. 어떤 신경계 구조병변이 운동 조절 안정성을 손상시키는가 그리고 왜 손상시키는가?

4. 운동 조절 안정성을 개선하기 위한 NDT, PNF, 그리고 운동 학습 접근법을 비교하고 대조한다.

5. 생체되먹임 활동의 기전을 설명하고 왜 이것이 운동조절 안정에 유용한 보조물이 되는지 설명한다.

6. 다음에 치료보조물 사이에, 환자 발목의 운동 조절 안정성을 개선하기 위해 왜 선택해야 하는지 각각 설명한다.; 생체되먹임, 전기자극, 테이핑/스트랩핑, 부목/보조기?

7. 다운 증후군이나 DDH와 관련된 운동 조절 안정성에 일반적인 결핍을 설명한다.

8. 운동 조절 안정성을 개선시키기 위한 가정 프로그램을 고안하고, 환자/간병인을 교육할 때 어떤 원칙을 강조할 것인가?

9. 운동 조절 안정성을 개선시키는 중재를 뒷받침하는 근거는 무엇인가?

요 약

운동조절의 부족으로 인한 관절 불안정성의 손상은 신경학적 병변이 있는 많은 사람에게 영향을 주는 문제이다. 관절 주변에서 근육 그룹이 공동수축/공동활성화를 하지 못하는 것은 통증, 기능장애 그리고 손상에 따라서 활동의 기능제한을 유발할 수 있다. 오직 한 분절에서 불안정성이 발생할 수 있지만, 손상은 일상생활 동작의 수행을 악화시켜 신체의 한 부분이나 전신에 영향을 줄 수 있다.

다행히, 치료사는 그들의 “도구 가방”에 치료적 운동, 테이핑, 스트랩핑, 생체되먹임, 전기자극, 기능적 전기자극, 압박 의복, 그리고 기능 활동의 연습을 포함하고 있는 중재를 위한 수많은 선택권을 갖고 있다. 이 기법과 부가적인 치료접근법의 통합은(예; NDT, PNF, constraint-induced therapy, 운동학습) 관절이나 신체분절 불안정성을 위한 중재의 기초를 형성한다. 그러나 이러한 많은 중재를 뒷받침하는 연구가 제한되어 있기 때문에, 치료사는 최신의 임상을 검증하고 표준화된 기능적인 결과 측정을 사용하여 치료 결정을 뒷받침하는 연구를 완료함으로 지식 기반에 추가하도록 권장된다.

운동조절 안정성을 위한 중재와 관련된 근거는 표 24-6에 요약되었다. 비판적인 생각과 의사결정을 촉진하기 위해, 각 환자에게 적절한 중재를 선택할 때 임상경험과 환자의 가치뿐만 아니라 사용할 수 있는 근거 중 최선의 것을 사용한다.

손상된 운동 조절 – 움직임을 위한 중재

Intervention for Impaired Motor Control—Movement

제 25 장

■ 이경보

개요

학습목표

이 장을 마치면, 학습자는 다음을 할 수 있어야 한다:

1. 숙련된 운동 조절–움직임 요소와 운동–조절 움직임을 담당하는 신체 시스템의 요소를 확인한다.
2. 타이밍, 동작의 크기, 활성화 및 움직임 동원순서의 문제를 포함한 운동조절–움직임의 손상을 설명한다.
3. 운동 조절–움직임 장애와 관련된 일반적인 신경근 장애를 설명한다.
4. 손상된 운동 조절–움직임을 개선하기 위해 선택된 치료적 중재의 원리와 증거에 대해 토론한다.

서론 Introduction

__Martha Jones__는 3개월 전에 뇌혈관 사고(CVA)를 경험한 75세의 아프리카계 미국인 여성이다. 그녀는 뇌졸중 발병 초기에 어지럽고 그녀의 왼쪽이 무감각해 졌다고 보고했다. 이러한 증상은 그녀가 왼쪽이 완전히 마비될 때까지 진행되었다. 당시 그녀의 남편은 911에 전화를 걸었고 그녀는 구급차를 타고 지역 병원의 응급실로 이송되었다. 자기공명영상에서 그녀가 오른쪽 대뇌 반구에 중대뇌동맥의 혈전성 응고를 가지고 있음을 확인했다.

일상적인 인간 움직임은 단순한 반사 반응에서 복잡하고 미리 계획된 수의적 행동에 이르기까지 다양하다. 속도, 가변성 및 정확성 요구와 같은 움직임 특성은 움직임의 복잡성이 증가함에 따라 달라진다. 그러나 단순한 작업조차도 중추신경계(CNS)에 의해 제어되어야 하는 많은 운동 및 감각변수로 인해 복잡할 수 있다. 효율성을 최적화하기 위해 기능적 움직임은 목표를 염두에 두고 수행된다. 그 운동 목표의 성공 또는 실패는 종종 그것이 수행되는 상황과 환경에 의해 결정된다. 예를 들어, 걷기는 일반적인 하지 운동 과제이다. 걷기는 적절한 시간 내에 최소한의 에너지로 걸려 넘어지지 않고 한 장소에서 다른 장소로 이동할 수 있을 때 성공적인 것으로 간주된다. 대부분의 상황에서 걷기와 관련된 하지 움직임은 리드미컬하며 과제를 수행하기 위해 의식적인 노력이 필요하지 않는다. 그러나 얼음 표면 위와 같은 다른 상황에서 걷기 위해서는 많은 의식적인 노력이 필요할 수 있다.

최적의 기능을 위해, 인간은 매우 유연하고 적응할 수 있는 방식으로 빠르고 효과적으로 움직임을 만들어야 한다. 6장에 정의된 **운동 조절**은 관절 또는 신체 분절의 움직임이나 동적 자세 조정을 포함한 뇌가 근육 및 골격 시스템의 활동을 구성하고 조절하는 과정이다. 작업치료사와 물리치료사는 그들의 전문적인 임무가 기능적 움직임을 회복하기 위한 검사와 중재를 담당하기 때문에 "응용 운동 조절 생리학자(applied motor control physiologists)"로 불려왔다(Brooks, 1986). 따라서 CNS가 기능적 움직임을 어떻게 시작하고 수정하는지를 이해하는 것이 움직임 성공을 위해 필수적이다.

신경근 장애는 기능적 움직임에 부정적인 영향을 미치는 일차 또는 이차 운동 조절 장애를 초래할 수 있다. 24장은 운동 조절-안정성의 손상을 해결하기 위한 치료적 중재를 설명한다. 이 장에서는 치료적 재활에서 자주 다뤄지는 운동 조절의 움직임 측면에 영향을 미치는 중재를 조사한다. 6장에서 설명했듯이, **운동 조절**로 불리는 **움직임을 위한 운동 조절**(**MC-movement**)은 부드럽고 조절된 분리되고 선택적인 움직임을 만드는 목적을 가진 움직임을 생성(예; 운동을 계획, 시작, 유지 및 효율적이고 정확하게 조절)할 때 근육들과 관련된 운동 조절의 모든 측면을 포함한다. 더 구체적으로, 운동 활성화, 순서, 타이밍 및 스케일링의 장애에 대해 탐색되었다. 이러한 문제를 다루기 위해 우리는 숙련된 움직임 조절에 대한 전제 조건, 움직임 조절 장애를 야기하는 일반적인 장애, 비정상적인 움직임 조절 검사, 신경근 장애 후 움직임 조절을 개선하기 위한 선별된 중재들, 그리고 선택적 움직임 조절 손상 중재전략의 사용을 뒷받침하는 증거를 탐색한다.

정상적 운동조절-움직임
Normal Motor Control-Movement

신경근 손상의 관리를 이해하려면 먼저 정상적인 움직임의 기전을 이해해야 한다. 숙련된 움직임은 개인, 과제 및 환경의 세 가지 요소의 상호작용에서 나오는 것으로 설명할 수 있다(Shumway-Cook, 2007). *개인*의 관점에서 고려할 때, 움직임은 이 장의 뒷부분에서 논의되는 많은 뇌 구조와 과정들 사이에서 협응적 노력에 의해 출현된다. 이러한 뇌 과정은 감각 지각, 인지 및 행위로 더 세분화 될 수 있다. *지각*은 움직임과 관련된 여러 감각적 느낌에서 의미를 찾는 것을 포함한다. 예를 들어, 공간에서 신체의 위치를 정확하게 결정하는 능력은 운동 조절에 매우 중요하다. *인지* 과정에는 주의력, 동기 및 감정적 측면이 포함된다. *동작* 행위에 대한 설명은 특정 과제를 수행하는 환경에서 시작된다(예; 언덕을 걷거나 머리 위로 뻗는 것). 각각의 특정 동작은 과제를 수행하기 위해 CNS에서 근육으로 나가는 운동 출력으로 특징 지어지며 필요에 따라 감각 및 인지 피드백에 의해 수정 조절된다. 대부분의 동작은 수많은 근육과 관절 사이의 정확한 협응을 필요로 하며, Bernstein(1967)은 움직이는 유기체의 수많은 자유도를 숙달하는 과정이라고 설명했다.

과제 관점에서 움직임을 고려하는 것은 움직임의 고유한 특성에 따라 동작을 분류하는 것을 포함한다. 이는 과제 자체의 속성을 특성화하고, 신체의 지지면과 과제 동안에 어떻게 움직이는지를 확인하고, 과제 중 사지 움직임의 역할을 분류하고 과제 동안 환경의 역할을 정의함으로써 가능하다. 예를 들어, 불연속으로 분류된(**discrete**) 과제는 시작과 끝이 뚜렷하다(예; 공 던지기). 함께 수행되는 몇 가지 불연속 과제들은 순차적 과제이다(예; 서서 발을 축으로 이동하거나 셔츠 입기). 많은 일상생활 활동들(ADL)은 순차적 과제로 분류된다. 또는 과제가 **연속적**일 수 있다. 연속 과제에는 시작과 끝을 인식할 수 없다. 걷기 및 달리기와 같은 과제는 과제의 고유한 특성은 아니지만 수행자가 임의로 결정하는 끝지점을 가진 연속적 과제이다.

과제 관점을 사용하면 수행자의 지지면이 변화가 없는지에 따라 움직임을 분류할 수 있는데 그것을 **안정성** 과제로 분류하고 또는 지지면이 움직이는 경우에는 **이동성** 과제로 분류할 수 있다. 안정성 과제는 본질적으로 이동성 과제보다 덜 복잡하다. 상지 움직임은 과제의 복잡성을 증가시킨다. 이러한 **조작** 과제는 수행자가 한 번에 두 가지 과제를 수행해야 하기 때문에 더 복잡하다. 즉, 신체를 안정화하거나 움직이는 동안 물체를 조작하는 것이다. 두 손이 서로 다른 물체를 동시에 조작하면 과제의 복잡성이 기하급수적으로 증가한다. 한 손 또는 양손에서 요구되는 정확성과 속도는 조작 과제의 복잡성에 직접적인 영향을 미친다. 속도가 증가하면 Fitt의 법칙으로 알려진 현상처럼 과제를 정확하게 수행하기가 더 어려워진다(Fitts, 1954).

마지막으로, 과제는 환경에서 부과하는 상호작용 요구에 따라 분류할 수 있다. **열린** 운동과제는 끊임없이 변화하는 환경에서 수행되며 수행자는 자신의 움직임을 지속적으로 모니터링하고 환경 요구에 따라 신속하게 변경해야 한다. 반면에 **닫힌** 운동과제는 상대적으로 고정된 환경에서 수행되며 움직임이 고정적이며 반복 시 최소한의 변화가 일어나는 움직임이다. 열린 운동에서 유동성과 복잡성이 낮기 때문에 닫힌 운동과제는 덜 복잡하며 더 낮은 정보 처리와 주의집중을 요구한다.

열린 대 닫힌 환경, 안정성 대 이동성 과제, 그리고 조작 과제의 특성은 14장에 설명된 Gentile(2000)의 운동 과제에 대한 포괄적 분류에 포함된다. 이 분류는 환자의 기능적 능력(즉, 환자에게 문제가 되는 과제 특성을 체계적으로 확인하기 위해)을 평가하는 데 사용하고 과제 재훈련을 위한 중재활동을 설계하는데 이용될 수 있다(예; 과제 특성의 복잡성을 체계적으로 증가).

기능적 움직임의 실행에 영향을 미치는 많은 요인에 대해 추측할 수 있지만, CNS가 기능적 움직임을 생성하기위해 이러한 과제와 환경적 요구에 반응하는 정확한 방식은 아직 완전히 이해되지 않았다. 이 현상을 설명하기 위해 많은 운동조절이론이 제안되었다(Gordon, 2000; Horak, 1990; Shumway-Cook, 2007). 선별된 운동조절이론들이 이 책의 다른 부분에서 다루어진다. 어떤 하나의 운동조절이론도 일반적으로 받아들여지지 않고 있으며, 각 이론에는 복잡한 움직임 조절 현상을 완전히 설명하는데는 단점이 있다는 점에 유의하는 것이 중요하다. 주제에 보편적이며 가장 현대적인 관점은 수의적 움직임을 조절하기 위한 두 가지 개념적 모델인 운동조절의 닫힌 고리와 열린 고리 시스템이다.

생각해 볼 점 25.1

1. 당신은 바쁜 재활체육관에서 지팡이를 들고 걷는 환자를 가르치고 있다. 다른 치료사들과 환자들이 당신 주위를 걷고 있다. 이 환자에게 어떤 유형의 과제를 수행하도록 요청하고 있는가(예; 닫힌 또는 열린; 단순 또는 복합)?
2. 속성, 안정성 요구 및 조작적 요구에 따라 이 과제를 추가로 어떻게 특성화할 수 있는가?

CNS는 움직임이 실행될 때 감각 시스템의 입력을 사용하여 **닫힌 고리 시스템**을 통해 움직임을 조절할 수 있다. 이러한 닫힌 고리 시스템에서는 개인의 움직임 목표에 대한 입력이 내적 참조 메커니즘(internal reference mechanism)에 제공된다. 그런 다음 참조 메커니즘은 실제 움직임과 원하는 움직임이 환경적 상황 안에서 얼마나 가깝게 일치하는지 비교하여 움직임 오류를 결정한다. 움직임 오류를 줄이기 위한 계획은 실행 수준에서 만들어진다. 마지막으로, 필요한 경우 움직임이 발생할 때 동작을 수정하기 위해 움직임 효과기(effector)에 입력이 제공된다. 움직임 동안에 사용할 수 있는 피드백은 다양한 감각 수용기에서 비롯되며 전통적으로 세 가지로 분류된다. 움직임에 가장 덜 중요한 것은 내부 장기의 상태를 알려주는 *내부 수용기* 피드백이다. 더 중요한 것은 *외부 수용체*로부터 우리 환경 안에서 물체의 움직임에 대해 받는 감각 입력과 신체의 *고유 수용기*로부터 우리 자신의 움직임에 대해 받는 정보이다.

닫힌 고리 시스템의 예는 바늘을 꿰는 것이다. 주로 사용하는 우세손은 실을 잡는 반면, 비우세손은 바늘을 잡는다. 사람들은 시각과 고유감각(손과 손목에서)으로 부터 감각 피드백을 사용하여 성공적인 움직임을 가이드한다. 실이 바늘 구멍의 오른쪽으로 지나가면 사람의 시각이 변화를 감지하고 신호를 움직임 효과기로 보내 실을 왼쪽으로 이동하여 실수를 수정한다. 오류 감지 및 수정 과정은 과제 중에 동시에 발생한다.

CNS는 또한 **열린 고리 조절시스템**으로 움직임을 제어한다. 이러한 수의적 움직임의 열린 고리 조절은 말초로부터 피드백을 받아들이고 반응할 시간이 충분하지 않은 짧은 움직임에 필요하다. 이러한 유형의 조절은 신체가 자발적인 움직임에 앞서 준비해야 하는 경우에도 필요하다(예; 무거운 물체를 들기 전에 다리 근육이 수축하여 준비된 자세 반응을 제공해야 한다). 열린 고리 메커니즘은 피드백에 대한 반응으로 촉발되는 대신 CNS가 움직임을 실행하는 가장 좋은 방법 또는 최소한의 합리적인 방법을 배운 과거 경험에 의존한다. 또한 열린 고리 시스템은 피드백 없이 움직임에 큰 영향을 미치는 사전 프로그래밍된 다양한 움직임 조절 메커니즘을 활용한다. 이는 국소 점탄성과 반사적 근육 속성에서부터 이 장의 뒷부분에서 논의되는 중추패턴생성기(CPG)와 같은 더 복잡한 메커니즘에 이르기까지 다양하다.

열린 고리 메커니즘의 한가지 예는 테니스 서브이다. 테니스 선수는 테니스 서브를 위한 기존 동작 계획을 가지고 있는데 그것은 테니스 서브를 여러 번 반복하여 만들어진 것이다. 그 선수는 시각을 사용하여 서브가 성공적인지 확인하고 근육에 필요한 힘과 관절의 위치를 기억한다. 지속적인 수정을 하는 대신 그 움직임의 결과와 느낌을 과거의 움직임과 비교하고 다음 움직임을 수정한다.

비정상적 운동조절-움직임

*손상*이라는 용어는 심리적, 생리적 또는 해부학적 구조 또는 기능의 상실 또는 이상으로 정의된다. 다른 손상들과 마찬가지로 움직임 조절 손상은 **징후**(즉, 치료사의 신체검사에 의해 결정될 수 있는 객관적 결과)나 **증상**(즉, 치료사가 관찰할 수 없는 환자의 주관적 불편함)으로 분류될 수 있다. 신경근 징후 및 증상은 **양성** 또는 CNS에 의해 일반적으로 조절되거나 억제될 수 있지만 정상적으로 보여지지 않는 **비정상** 행동의 증가(예; 과항진 반사, 과긴장)로 설명될 수 있다. 반대로, 이러한 징후와 증상은 음성이거나 정상적인 활동의 감소 또는 소실로 특징지어질 수 있다(예; 마비, 저긴장성, 협응 장애). 마지막으로, 신경근 징후와 증상은 일차 또는 이차적 손상으로 분류할 수 있다. **일차적 손상**은 CNS 이상으로 인한 직접적인 결과이다. 예를 들어, 척수 손상은 사지 마비와 감각 결손의 일차적 손상을 야기한다. **이차적 손상**은 CNS 병변에 의해 직접적으로 발생하는 것이 아니라 일차적 손상에 의해 발생한다. 예를 들어, 마비의 일차적 손상은 움직임이 소실되며 다시 근육과 관절의 연부조직 제한과 같은 이차적 손상을 일으킬 수 있다. 이 장에서는 양성 또는 음성으로, 때로는 동시에 분류될 수 있는 신경근 질환으로 인한 운동 조절의 비정상적인 징후를 다룬다. 또한 중추신경계 장애의 일차적 및 이차적 효과를 모두 살펴본다.

근활성화 및 동원 순서의 문제

기능적 움직임은 행동에 필요한 근육(즉, 주동근)의 정확한 동원과 필요하지 않거나 심지어 움직임을 방해할수도 있는 근육(즉, 길항근)의 이완을 필요로 한다. 근육 그룹이 기능적으로 결합되어 함께 움직일 때 **공동**(**시너지, synergy**) **움직임**이라고 한다. 이러한 결합된 움직임의 타이밍과 순서는 공동움직임이 성공적인지 여부를 결정한다. **비정상적인 공동움직임**(*집단운동 패턴, mass pattern* 이라고도 함)은 일반적으로 신경근 장애 이후에 나타난다. 이러한 비정상적 공동움직임은 종종 분리된 움직임 능력이 부족하거나 다른 근육의 원치 않는 활동을 동원하지 않고 의도한 근육만을 움직이는 능력이 부족하다. 그들은 종종 근육 과활동성과 같은 명백한 양성 신경학적 징후를 보인다.

비정상적 공동움직임은 근육 약화와 같은 덜 분명한 음성 징후로 나타날 수도 있다. 비정상적 공동움직임 패턴은 종종 고정적(즉, 특징적으로 반복됨)이고 필연적(즉, 패턴 이외의 움직임이 종종 불가능함)으로 설명된다. 뇌졸중과 관련된 고정적인 비정상 공동움직임이 설명되었다(Brunnstrom, 1970; Duncan, 1987). 예를 들어, 상지 굴곡 공동움직임은 일반적으로 수의적으로 팔을 들어 올리는, 중력에 대항한 움직임, 또는 의도적 굴곡 운동과 관련하여 발생한다. 상지 굴곡 공동움직임은 견갑골 후인 및 상승, 어깨 외전 및 외회전, 주관절 굴곡, 전완 회외, 그리고 손목 및 손가락 굴곡의 조합으로 관찰된다. 가장 흔한 하지 비정상 공동움직임은 신근 공동패턴이다. 보행의 유각기 동안에 하지 신전 동작이 가장 빈번하게 관찰되며 고관절 신전, 내전 및 내회전; 무릎 신전; 발목 발바닥 굴곡 및 내반; 그리고 발가락 굴곡이 특징적으로 나타난다.

최근에 일부 운동 과학자들은 공동움직임이 신경근 손상의 부적응적인 일차적 징후가 아니라 운동 과제의 더 나은 유연성과 안정적인 수행을 위한 적응적 반응일 수 있다고 제안했다(Latash, 2006). 비조절 다양체 이론(Uncontrol Manifold Hypothesis)(Scholz, 1999)이라는 제목의 운동 조절 모델은 신경근 장애가 있는 사람들에게 성공적인 기능적 결과에 일부 고정적 운동 패턴이 중요할 수 있다는 것을 제안한다.

의도된 움직임 중 부적절한 시간에 **동시수축**은 특정 유형의 움직임 순서의 문제이며 그 안에서 주동근과 길항근이 동시에 발화하고 의도된 동작 안에서 기능적 움직임을 방해하는 것이다. 동시수축은 뇌성마비(CP) 아동의 4대 운동 장애 중 하나로 설명된다(Crenna, 1998). 신경근 장애 이후에 흔히 볼 수 있지만, 동시수축은 숙련된 운동 과제를 배우는 초기 단계에서 신경학적으로 정상적인 사람들에게서 나타나는 특징이기도 하다. 건강한 영유아는 자세 안정성 발달의 초기 단계에서 동시수축을 사용한다. 그런 것처럼 동시수축이 신경근 기능 장애로 인한 일차적 손상인지 아니면 원시적이고 다듬어지지 않은 운동 협응의 정상적 형태인지는 불분명하다.

정상적인 협응 공동움직임은 공동 그룹안의 근육들이 동시 발화로 움직이는 신체 부위의 원활한 이동을 허용한다.

근육 수축의 동시화가 문제가 생기면(예; 하나 이상의 근육이 순서에 맞지 않게 발화함), 결과적으로 움직임은 관절간 협응이 손상되고 중재가 필요하다(23장 참조). 연구들은 CNS 병리와 관련된 다양한 **관절간 협응 손상**들을 보고했다. 예를 들어, 소뇌 병리가 있는 환자는 다관절 공동 움직임을 조절하는 능력 손상을 보상하기 위해 큰 움직임을 **분해**하거나 단일 관절에서 순차적인 움직임으로 분해하는 것으로 관찰되었다(Bastian, 1996). 뇌졸중 후 부전 편마비가 있는 사람은 팔뻗기에서 보다 정상적인 관절간 협응된 양상이 아닌 한 관절에서의 움직임에 이어 관련 관절에서의 지연된 움직임을 특징으로 팔 움직임 궤적의 어긋난 순서를 보여주었다(Levin, 1996).

타이밍 문제

기능적 결과를 얻기 위해서, 움직임은 시작(반응 시간), 실행(움직임 시간) 및 종료(종료 시간)와 관련하여 시간을 적절하게 설정해야 한다. **반응 시간**은 개인이 움직이기로 결정할 때 시작되고, 의도한 움직임이 실제로 시작될 때 끝난다. 다양한 요인이 반응 시간을 지연시킬 수 있다. (1) 부적절한 근력 생성; (2) 근력을 너무 느리게 생성; (3) 움직이려는 동기가 부족; 그리고 (4) 원위부의 신체를 움직이기 전에 신체의 근위부를 안정화시키는 능력이 부족. 운동계획을 불러내는데 어려움을 포함하는 인지적 요인도 반응 시간을 방해할 수 있다.

움직임 시간은 과제의 시작과 완료 사이의 시간이다. 움직임 시간은 과제 완료가 환경에서 움직이는 물체와의 성공적인 상호작용을 필요로 하는 열린 과제에서 특히 중요하다. 뇌졸중, 파킨슨(PD), CP 및 소뇌 기능 장애를 포함한 다양한 신경근 장애로 인해 움직임 시간 손상이 보고되었다.

손상된 **종료** 또는 움직임 중지는 움직임을 중지하거나 방향을 바꾸는데 어려움을 초래한다. 운동 종료의 어려움은 움직임의 끝에서 주동근의 힘을 제어할 수 없기 때문에 발생할 수 있다. 종료 손상은 또한 길항근에서 부적절한 타이밍 또는 힘 생성으로 인해 발생할 수 있으며, 이로 인해 움직임을 멈출 수 없다. 종료 문제는 소뇌 장애에서 흔하며 빠르게 번갈아가는 움직임을 수행할 수 없거나 불수의적 반동으로 나타날 수 있는데 등척성으로 수축하는 사지 근육에 저항이 주어졌을 때 보여진다.

동작크기 문제

움직임 *크기(scaling) 문제*는 의도된 움직임 범위를 통해 신체 부위를 움직이는데 필요한 힘을 잘못 판단(과대 또는 과소 평가)하게 한다. **겨냥이상(Dysmetria)**은 과제 요구 사항에 맞게 운동 힘을 적절하게 증가시킬 수 없는 것으로 정의된다. 두 가지 유형의 겨냥이상이 일반적으로 관찰된다: *측정과소증(hypometria)*과 *측정과대증(hypermetria)*. 측정과소증은 필요한 힘이 미달되거나 과소 추정하고 목표에 미치지 못하는 것을 특징으로 하는 음성 징후이다. 측정과대증은 필요한 힘을 초과하거나 과대 추정하고 목표물을 지나가는 것을 특징으로 하는 양성 징후이다. 소뇌 장애가 있는 사람은 일반적으로 측정과대증을 보이는 반면, 파킨슨 질환이 있는 사람은 종종 측정과소증을 보인다.

Scheets(2007)는 주로 수년에 걸친 체계적인 관찰에 기초하여 신경근 장애가 있는 사람의 운동 시스템 진단을 제안했다. 설명된 9가지의 진단 범주 중에서 네 가지는 이 장에서 논의된 운동 조절 손상과 가장 관련이 있다: 운동 패턴 협응 결손, 분리 운동 결손, 측정과대증 및 측정과소증.

환자 적용

여기 이 장의 도입부에 소개된 존스 부인에 대한 몇가지 추가적인 정보가 있다.

뇌졸중 후 존스 부인은 8일 동안 급성기 치료 병원에 입원하고 2주 동안 재활 센터로 이송된 후 남편과 함께 집으로 퇴원하여 거기서 가정 건강 서비스를 받고 있었다. 그녀는 받침이 넓은 네발지팡이와 발목-발보조기(AFO)를 착용하여 짧은 거리(즉, 한 번에 25피트)를 최소한의 도움으로 걸을 수 있다. 그렇지 않으면 그녀는 집 주변에서 편마비용 휠체어를 사용한다.

그녀에게 움직일 때 문제가 무엇인지 물었을 때 존스 여사는 "팔과 다리를 조절할 수 없다"고 말한다. 예를 들어, 그녀가 무언가를 잡기 위해 어깨 높이로 팔을 들어 올리려고 할 때 그녀의 팔꿈치는 뻗는 대신 구부러지고 그녀의 손은 손가락을 뻗는 대신 주먹을 쥐게 된다. 그녀는 걸을 때도 비슷한 문제를 설명한다. 앞으로 나아가려고 할 때 무릎이 뻣뻣해지고 발목이 아래를 향하고 안쪽으로 돌아간다고 그녀는 말한다.

임상 결정 시 고려할 점

존스 부인과 관련된 다음 질문을 고려한다.

1. 존스 여사가 보고한 운동 손상을 어떻게 설명하겠는가(이 장의 앞부분에 제시된 용어 사용)?
2. 앞에서 설명한 운동 손상을 고려할 때 당신은 어떤 양성 및 음성징후가 나타날 것으로 예상하는가?
3. 이러한 운동 손상으로 인해 어떤 활동 제한이 부정적인 영향을 받을 수 있다고 생각하는가?

해부학 및 생리학 Anatomy and Physiology

Ghez(1985)는 운동조절이 가장 기본적인 것부터 가장 복잡한 것까지 수직 계층적으로 배열된 CNS 내의 네 가지 시스템 수준으로부터 나오는 것으로 설명했다(그림 25-1 참조). 첫 번째 수준은 단순하고 반사적이며 종종 자동 운동 메커니즘을 제어하는 척수이다. 두 번째 수준은 뇌간이며 관련된 기저핵과 소뇌를 포함한다. 이 두 번째 수준은 중요한 중계 센터 역할을 하며 구심성 감각 입력 및 하행성 운동 출력과 상호작용한다. 세 번째 수준은 운동 명령이 시작되는 대뇌 피질의 일차운동 영역이다. 네 번째이자 가장 복잡한 수준은 운동 환경을 분석하고 기능적 목적을 달성하기 위한 적절한 운동 동작 과정을 선택하는 대뇌 피질의 전운동 및 보완 운동 영역으로 구성된다. 다음 단락에서는 각 수준을 더 자세히 살펴 본다.

운동 조절의 첫 번째 수준인 척수는 신체의 국소 영역에 대한 감각 입력과 운동 출력 사이에 상대적으로 단순한 관계를 이룬다. 척수는 감각 입력을 처음 받아드리며 그것은 자세와 움직임에 기여한다. 척수의 운동 뉴런은 근육 활성화가 발생하기 전에 마지막 처리가 이루어지기 때문에 최종 공통 경로라고도 한다. 자세와 움직임에 기여하는 감각 입력은 후각(등쪽 뿔)을 통해 척수로 들어가고 전각(배쪽 뿔)의 알파 운동 뉴런에 직접 연결되어 단일연접반사를 만든다(그림 25-2 참조). 이 구심성 입력은 또한 다른 전각 운동 뉴런에 신호를 보내고 척수의 몇 개의 분절을 위아래로 이동하여 척수의 다른 수준에 영향을 미칠 수 있다. 척수기둥(column)은 기능적으로 배열되어 있으며, 내측 부분은 몸통 근육을 제어하고 외측 부분은 사지 움직임을 조절한다. 기둥의 복측면은 관절을 신전하는 근육을 조절하고 기둥의 배측면은 관절을 굴곡하는 근육을 제어한다.

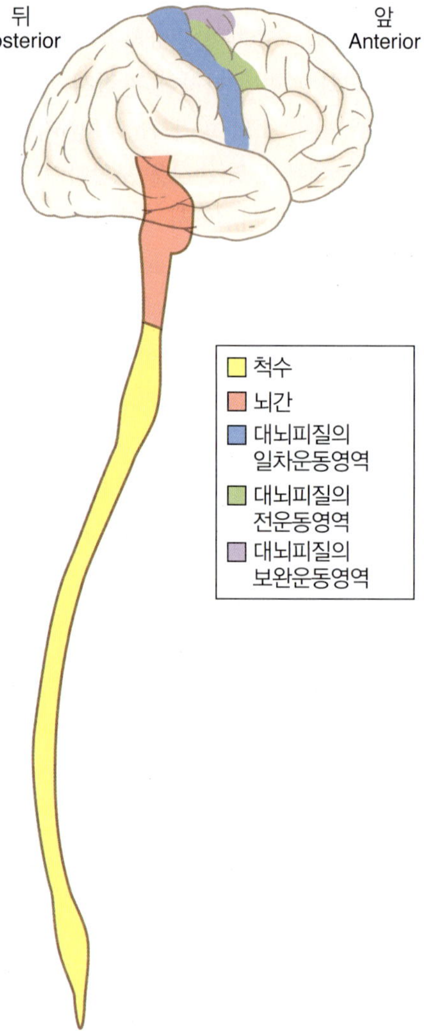

그림 25-1 중추 신경계에서 운동 조절의 네 가지 계층적 시스템 수준은 척수, 뇌줄기, 일차 운동 피질 및 대뇌의 전운동피질/보완운동피질이다.

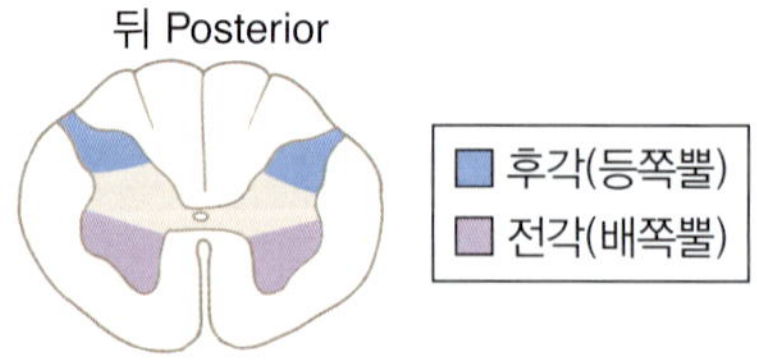

그림 25-2 자발적인 움직임을 지원하는 단일연접반사 루프를 구성하는 척수의 구심성 및 원심성 요소.

척수 후각과 전각 사이의 사이신경원은 척수의 백질에서 위아래로 이동하여 운동 프로그램 실행에 영향을 준다. 척수에 위치한 사이신경원은 CNS의 상위중추로부터 입력없이 간단한 굴곡 및 신전 운동을 실행할 수 있는 능력을 입증했다. 이러한 CPG는 걷기, 수영, 음식 씹기와 같은 의식적인 노력이 필요하지 않은 자동 동작 동안에 활성화된다. CNS의 상위중추로부터 오는 하행성 명령은 의식적인 노력이 필요한 더 복잡한 움직임을 제어한다.

운동 조절의 중간 수준에 대해 논의할 때 뇌간 및 세 가지 관련 피질하 구조인 소뇌(그림 25–3A), 기저핵 및 시상(그림 25–3B 참조)을 다루는 것이 중요하다. 이러한 구조는 운동 조절의 더 높은 수준들과 직간접적으로 연결이 되어 있다. 기저핵은 하위중추(척수)와 직접 연결되지는 않는다. 대신 시상을 통해 대뇌 피질과 연결된다. 기저핵은 흑질, 꼬리핵, 피각, 내측 창백핵과 외측창백핵의 5가지 CNS 핵의 집합체이다. 꼬리핵과 피각은 선조체라고도 한다. 선조체로부터의 움직임 조절은 기저핵, 시상 및 대뇌 피질 사이의 일련의 복잡한 고리를 통해 일어난다.

기저핵 신경생리학에 관한 몇 가지 이론이 있다. 그러나 운동에 대한 기저핵의 정확한 역할은 완전히 이해되지 않았다. 일부 연구에서는 기저핵이 더 많은 인지 처리를 요구하는 복잡한 운동 중에 더 활동적이기 때문에 운동 학습에 중요하다고 제안한다(Mushiake, 1993).

소뇌는 뇌의 주요 하행성 운동 시스템의 출력을 조절하는 데 중요한 역할을 한다. 운동 학습에 중요하지만, 소뇌는 운동 프로그램을 실행하고 미세 조정하는 동안 움직임을 지속적인 모니터링을 하는데 더 중요하다. 표면 모양에 따라 소뇌에는 세 개의 엽이 있다: 타래결절엽(flocculo-nodular), 소뇌전엽(anterior lobes) 및 소뇌후엽(posterior lobes). 그러나 기능적으로 소뇌는 내측에서 외측면을 따라 더 잘 설명된다. 이 면을 따라 소뇌는 충부(vermis), 중간 반구(intermediate hemisphere)및 외측 반구(lateral hemisphere)의 세 가지 주요 기능적 부분으로 나눠진다. 충부와 중간 반구는 척수소뇌(spinocerebellum)를 구성한다. 주로 운동 프로그램 모니터링을 담당하는 척수 소뇌는 중뇌의 적핵 부위와 운동 피질에 출력 신호를 보낸다. 외측 반구는 또한 대뇌소뇌라고도 한다. 이 부위는 운동 프로그램 계획, 타이밍 및 시작을 담당하는 것으로 여겨진다. 대뇌소뇌는 또한 출력 신호를 적핵과 대뇌 피질로 보낸다. Contreras–Vidal(1997)은 소뇌가 길항근 활동을 통해 움직임 속도와 힘을 조절하고 상대적으로 느린 움직임 동안 피드백(feedback)을 제공하는 데 중요하다고 제시했다. 그러나 사지 움직임 속도가 증가함에 따라 소뇌는 피드백 조절을 제공하는 능력이 제한되고 피드

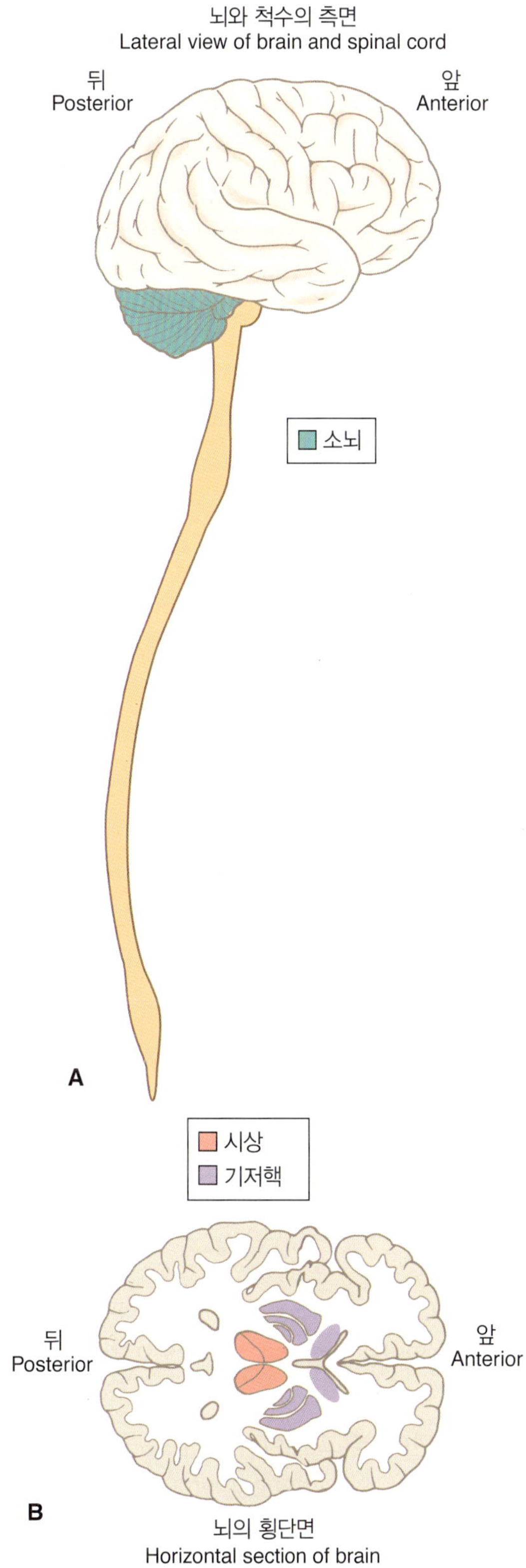

그림 25–3 대뇌 운동 피질과 상호 작용하고 이를 지원하는 세 가지 주요 피질 하 운동 구조. (A) 대뇌와 척수의 측면에 표시된 소뇌. (B) 기저핵(꼬리핵, 조가비핵과 담창구)과 시상은 수평면에 표시함.

포워드 메커니즘(feed-forward mechanisms)이 더 중요해진다.

시상은 뇌의 주요 처리 센터이다. 그것은 척수의 상행신경로 뿐만 아니라 기저핵과 소뇌를 포함한 뇌의 다른 부분으로부터 감각 정보를 받는다. 시상 내의 다른 핵은 특정 유형의 입력을 위해 만들어지고 다시 대뇌 피질의 특정 영역에 정보를 전달한다. 시상의 병변은 심각한 감각 및 운동 손상을 초래할 수 있다.

움직임 조절의 다음 단계는 대뇌 피질의 일차 운동 영역이다(그림 25-1 참조). 전두엽에 위치한 이 영역은 두정엽내 감각 처리 영역과 상호작용하고 뿐만 아니라 기저핵 및 소뇌와 상호작용하여 우리가 만들고자 하는 움직임을 확인하고 이러한 움직임을 달성하기 위한 계획을 수립하고 그 다음 움직임 계획을 실행한다. 일차 운동 영역은 자발적이고 숙련된 움직임과 더 많이 연관되고 자동적이고 반사적 움직임과는 덜 연관되어 있다고 믿어진다. 일차 운동 피질의 특정 영역은 특정 신체 부위와 관련된 활동을 담당하며 종종 운동 호문쿨루스 사진으로 신경학 서적에 설명되어 있다. 더 자주 사용되거나 가장 미세한 조절이 필요한 신체 부위(예; 입과 손)는 일반적으로 이 운동지도에서 가장 크게 표시된다.

일차 운동 피질은 신호를 피질척수로를 통해서 아래로 보내고 척수 전체에 걸쳐 알파 운동 신경원과 감마 운동 신경원과 각각 흥분성 단일연접과 다연접 연결을 만든다. 피질척수로 신경섬유는 내낭, 중뇌 및 연수를 통해 대뇌 피질에서 동측으로 내려간다. 연수와 척수의 연접부 근처에서 섬유의 90%가 교차하여 척수의 외측피질척수로 형성한다. 나머지 10%는 전피질척수로 교차되지 않고 계속 내려온다.

가장 높은 CNS 운동 조절 수준은 대뇌 피질의 전 운동 및 보완 운동 영역을 포함한다(그림 25-1 참조). 이 영역들은 자기 주도적이고 내부적으로 형성된 복잡한 움직임의 준비 단계에 관여한다고 믿어진다. 전 운동 및 보완 운동 영역은 모두 일차 운동 영역으로 연결된다. 그러나 두 영역은 시상과 다른 피질 영역의 서로 다른 부분에서 서로 다른 입력을 받고 서로 다른 기능을 가지고 있다고 여겨진다. Musiake(1991)는 두 영역 모두 순차적 과제 수행에 관여한다고 보고했다. 그러나 전 운동 영역의 뉴런은 시각적으로 유도되는 순차적 과제 동안 더 활성화되었다. 보완 운동 영역은 움직임 순서가 기억되고 자체적으로 시작될 때 더 활동적이었다.

신경가소성은 환경적 다양성과 의도적인 반복/활동에 반응하여 그들의 구조를 변화시키는 신경계의 능력이며(Kolb, 2008) CNS 손상 후 회복의 주요 메커니즘이다. 이 용어는 신경 재활에서 일반적으로 사용되지만 정의하기가 어렵고 분자구조에서 행동에 이르기까지 신경계의 여러 수준에서 광범위한 변화 과정을 설명하는 데 사용된다. 대부분의 모든 경험은 뇌를 변화시킬 가능성이 있으며, 가소성 변화는 긍정적(기능적 능력 향상) 또는 부정적(기능적 능력 감소)일 수 있다.

신경근 장애가 있는 사람들에게서 일반적으로 일차 뇌 손상 또는 신경계 손상(예; 뇌졸중, 외상성 뇌 손상[TBI])을 유발한 초기 원인들을 확인할 수 있다. 그러나 전체 뇌 손상의 정도는 하나의 사건 결과가 아니다. 대신, 초기 사건에 이어 뇌 손상범위를 확장하는 일련의 세포 사건이 이어진다. 이런 이차 뇌 손상은 때때로 초기 손상 부위에서 떨어진 신경계 부위로 확장된다. 신경 세포 변성, 기능해리(diaschisis), 부종, 그리고 탈신경 민감화를 포함한 다양한 생리학적 기전이 손상을 확대하는 원인이 된다(Shumway-Cook, 2006). 또한 신경근 질환 환자가 신체 부위의 사용을 중단하면 이전에 그것의 사용에 참여했던 신경 조직은 다른 신체 부위의 기능에 참여하도록 동원(또는 재구성)될 수 있고 심지어 기능 회복이 더욱 어려워진다(Nudo, 2007).

CNS외에 요인(근육 섬유 유형, 조직 유연성)이 운동 조절 손상에 영향을 미칠 수 있지만, 부정적인 신경가소성 변화와 관찰되는 운동조절장애 정도 사이에는 직접적인 관계가 있는 것으로 보인다(Kolb, 2008; Nudo, 2005). 따라서 움직임 조절 손상을 개선하기 위한 중재는 부정적인 신경가소성을 억제하고 긍정적인 신경가소성을 촉진하는 전략을 포함해야 한다. 일반적으로 CNS는 부정적인 신경가소성 변화를 보상하는 세 가지 방법이 있다: (1) 남아있는 신경 네트워크의 재구성, (2) 새로운 네트워크의 개발 그리고 (3) 소실된 조직의 재생.

대부분의 회복 과정은 회복의 급성기에 일어난다고 믿어진다. 그러나 손상 후 수년이 지난 후에도 회복이 가능하다. 신경가소성 뒤의 정확한 과정은 완전히 이해되지 않았다. 여전히 대부분의 신경 과학자들은 신경가소성을 촉진하기 위한 몇 가지 지침 원칙에 동의한다. 첫째, 신경가소성은 행동 특이적이다. 손 기능 개선이 필요한 경우 훈련은 손 사용을 강조해야 한다. 둘째, 영구적인 신경가소성 변화는 훈련 과제의 광범위하고 집중적인 연습이 필요하다. 셋째, 신경가소성을 촉진하는데 사용되는 훈련 과제는 환자의 인지적 참여를 유도해야 한다; 인지 입력이 필요하지 않은 기계적 반복행동은 가소성 변화를 촉진하지 않을 것이다. 넷째, 훈련 과제는 환자에게 특히 흥미로워 동기를 높이고 지속적인 연습 시도와 인지적 요구를 강화하도록 해야 한다. 마지막으로, 훈련 과제의 복잡성은 참여자의 기술이 향상됨에 따라 체계적이고 점진적으로 증가해야 한다.

다음 단락에서 다루는 각각의 중재방법은 신경가소성에 다르게 접근하지만, 모두 어떤 방식으로든 이를 촉진하기 위해 작용한다. Kleim(2008)은 신경가소성에 대한 동물 연구에 대한 광범위한 리뷰를 시도했고 이러한 과정을 촉진하기 위한 전략을 요약했다. 이 리뷰에서 그들은 활동 의존적 신경가소성을 촉진하기 위한 10가지 훈련 원칙을 확인했다(표 14-2에 요약됨).

생각해 볼 점 25.2

1. 신경학적 진단을 받은 환자의 움직임 조절을 위한 중재를 설계할 때 물리치료사가 신경가소성을 향상시키는 원리를 어떻게 활용할 수 있는가?
2. 어떤 주요 구성 요소가 포함되어야 하는가(14장 참조)?

병리학적 관련성 Related Pathology

다양한 신경 장애는 운동 조절의 움직임 측면에 문제를 일으킨다. 이런 각각의 의학적 진단에 대한 자세한 내용은 책 뒤에 있는 의학 진단 개요에서 찾을 수 있다.

뇌졸중 Stroke

뇌졸중은 주변 뇌 조직을 파괴하는 갑작스럽고 파괴적인 혈관 사고이다. 뇌졸중이 대뇌 반구 한쪽에서 발생하면 운동 결손이 신체의 반대쪽에서 가장 두드러진다. 그러나 동측 사지에도 덜 심각한 운동 결손이 있다. 동측 운동 결손은 대뇌 반구가 연결되어 있고 따로 분리되어 작동하지 않기 때문에 발생한다.

뇌졸중과 관련된 운동 관련 손상에는 비정상적 근 긴장도, 비정상적인 반사, 근육 약화, 지구력 감소 및 비정상적인 자세 조정이 포함된다. 이 장과 가장 관련이 있는 뇌졸중에서 흔한 움직임의 부정확한 타이밍 문제들은 증가된 반응시간, 움직임 시간, 그리고 움직임을 멈추는데 필요한 시간이 포함된다. 뇌졸중에서 흔히 발생하는 잘못된 움직임 타이밍의 문제에는 반응 시간 증가, 움직임 시간 및 움직임을 멈추는데 필요한 시간이 포함된다. 소뇌와 기저핵에서 발생하는 뇌졸중은 일반적으로 동작의 크기 조절(스케일링) 문제를 초래한다.

외상성 뇌손상 Traumatic Brain Injury

TBI는 뇌 조직에 작용하고 손상을 주는 외부 힘에 의해 발생한다. TBI로 인한 움직임 조절 손상은 위치와 손상 크기에 따라 다르다. TBI의 결과로 근육 활성화, 동원순서 및 타이밍 장애가 보고되어졌다. 운동 실조증은 TBI로 인한 또 다른 일반적인 움직임 조절 결함이다. 운동 실조증은 소뇌에 대한 국소적 손상뿐만 아니라 소뇌와 관련된 미만성 축삭손상(diffuse axonal injury)으로 인해 발생할 수 있다.

파킨슨 질환 Parkinson Disease

PD는 주로 기저핵에 영향을 미치며 강직, 운동완서증(느린 움직임), 떨림(진전) 및 균형 기능 장애를 특징으로 하는 만성 진행성 신경계 장애이다. PD에서 나타나는 강직은 수동적 근육 신장에 대한 저항이 증가하는데 항상 일정한 상태(속도 의존적이지 않은)를 보이며 종종 구축과 사세 변형을 야기하는 특징이 있다. PD와 관련된 진전은 휴식 시에도 나타나는 불수의적인 율동적 움직임이며 손과 손목에서 가장 눈에 띄며 운동 직후에 확연히 드러난다.

기능적으로 PD는 상당한 보행 및 균형 결손을 유발할 수 있다. PD 환자는 종종 보폭이 짧고 발을 끌며 감소된 팔 스윙을 특징으로 종종걸음을 하는 보행 패턴을 보인다. 이런 보행 불안정성은 전진 방향 또는 후진 방향에서 보일 수 있다. 얼어붙은 듯한 보행(FOG)은 PD에서 흔히 볼 수 있으며 걷기를 시도하는 동안 운동 활동이 일시적으로 중단되는 것으로 정의된다. (Nutt, 2011)는 5가지 유형의 FOG를 구분했다. (1) 시작을 주저, (2) 돌기를 주저, (3) 좁은 공간에서 주저, (4) 사람이 목표에 접근할 때 얼어붙듯이 목적지에 대한 주저, (5) 열린 공간에서 주저.

임상적으로 PD의 두 가지 다른 범주가 확인되었다. 하나는 자세 불안정 및 보행 장애가 뚜렷한 증상이 있고 다른 하나는 진전이 우세하다. 일반적으로 진전이 우세한 PD를 가진 환자는 보행 및 자세 불안정에 거의 문제가 없다.

PD에서 다양한 운동 조절 문제가 발생한다. 첫째, PD는 움직임 타이밍이 문제된다. 움직임의 시작과 종료가 PD에서 지연된다. 둘째, PD와 관련된 측정과소(hypometric) 움직임은 힘 생성 감소로 인해 발생한다. PD를 가진 환자는 그의 움직임이 측정과소라는 것을 종종 알지 못한다. 따라서 치료사는 움직임을 교정하기 전에 먼저 감소된 움직임의 크기에 임상적으로 주의를 기울여야 한다.

뇌성마비 Cerebral Palsy

CP는 활동 제한을 유발하고 발달 중인 태아 또는 유아의 뇌에서 발생하는 비진행성 장애에 기인하는 운동과 자세 발달의 영구적 장애 그룹으로 정의된다. CP의 운동 장애는 복잡하며 선행적인 자세 조절이 부족하고; 환경 변화에 대한 지연된 근육 및 균형 반응; 근육 약화; 과제 및 환경 요구의 변화를 맞추기 위한 감각 입력의 조절 문제; 감각 정보를 경험, 기억 및 특정 과제와 일치시킬 수 없음; 주동근과 길항근 사이의 균형잡힌 상호작용으로 인한 단계적 조절(graded control)의 어려움; 그리고 움직임의 시간적 조절(Duff, 2003; Eliasson, 1995, 2000; Gordon, 1999a, 1999b, 2003; Lesny, 1993; Yekutiel, 1994)의 어려움을 포함한다. 이러한 손상은 다양한 신체 부위(반신마비, 하지마비, 사지마비)로 분포하며 경증, 중등도 또는 중증일 수 있다. CP의 거의 모든 기존 움직임 연구는 성인이 아닌 어린이를 대상으로 수행되었다.

다발성경화증 Multiple Sclerosis

MS는 CNS 백질의 탈수초화를 특징으로 하는 만성적 다병변 신경계 질환이며 **재발-완화형 다발성경화증**에서 발견되는 증상의 악화 및 완화로 가장 잘 알려져 있다. MS의 초기 증상은 상당히 다양하다. 동일한 증상이 다양한 신경계 질환에 나타날 수 있으며, 이는 정확한 진단을 어렵게 만들 수 있다(Polman, 2005). 운동 손상에는 경직, 근력 약화, 균형 장애, 비효율적인 움직임, 진전, 그리고 불협응, 선택적 조절 상실, 부정확한 표적화를 포함하는 운동 조절 장애가 포함된다.

움직임 조절 손상의 관련 검진/평가
Pertinent Examination/Evaluation of Movement Control Impairment

검사는 환자와 치료사가 만나고 초기에 일어나는 포괄적인 선별검사와 특정 검사 과정이다. 임상 의사 결정에는 진단적 분류 또는 적절한 경우 다른 임상의에게 의뢰하는 게 포함된다(APTA, 2017). 특정 검사 절차의 선택과 탐색의 정도는 문제의 심각성, 회복 단계, 재활 단계 및 심리사회적 요인을 포함한 다양한 환자 요인에 따라 달라진다. 검사는 세 가지 구성 요소로 구성된다: 환자 질병 이력, 시스템 검토, 검사 및 측정 사용. 다음 단락에서는 운동조절 손상의 검사와 관련된 각 구성 요소에 대해 다룬다.

질병 이력 History

환자의 이력은 환자 차트 또는 기록을 읽고, 환자 또는 가족/간병인과의 인터뷰, 다른 의사와의 협진 등 다양한 방식을 통해 체계적으로 얻어진다(APTA, 2017). 이 기록은 환자 재활서비스 요청과 관련된 과거 및 현재 데이터를 모두 다루어야 한다. 일반적으로 탐색되는 데이터는 상자 25-1에 나열되어 있다. 이러한 모든 데이터가 중요하지만 특정 범주는 움직임 조절 장애가 있는 환자와 더 관련이 있을 수 있다. 예를 들어, 주요 불편 사항(주호소, chief complaint/CC)의 조사는 특히 관련이 있다. 여기에

상자 25-1 환자/클라이언트 기록에서 생성된 데이터 유형

- 일반 인구 통계
- 사회력
- 취업/일(직업/학교/놀이)
- 성장과 발전
- 생활 환경
- 일반 건강 상태(자가 보고, 가족 보고, 간병인 보고)
- 사회/건강 습관(과거 및 현재)
- 가족력
- 의료/수술 이력
- 현재 상태/주호소
- 기능상태 및 활동 수준
- 약물
- 기타 임상시험

는 환자가 특히 문제가 되는 것으로 인식하는 운동 조절 손상과 그로 인한 기능적 결함이 포함되어야 한다. 또한 어떤 치료적 중재가 시행되었는지와 성공 수준을 확인하는 것도 도움이 된다. 현재 약물은 움직임 조절 장애를 개선하거나 악화시킬 수 있는 부작용/약물 이상 반응에 대한 중요한 이해를 제공할 수 있다. 기능적 상태, 활동 수준, 생활 환경, 그리고 고용/근로 문제는 이런 부분들이 운동 조절 손상의 영향을 가장 많이 받기 때문에 철저히 조사해야 한다.

시스템 검토 Systems Review

시스템 검토는 일차 의료적 진단(이번 경우에는, 신경근계이다)과 직접 관련이 있는지 여부에 관계없이 모든 신체 시스템(심혈관/폐, 피부, 근골격, 그리고 신경근)에서 환자의 해부학적 및 생리적 상태에 대한 간단하고 제한적인 조사이다. 신경근 기능 장애 및 그로인한 운동 조절 손상을 가진 많은 환자들이 신체적 활동이 감소해서 근골격 적응, 심혈관/폐 기능 저하 또는 혈액 순환 불량으로 이어질 수 있기 때문에 이러한 모든 시스템 검토가 필요하다. 또한, 운동 조절손상은 종종 피부 시스템의 철저한 검사가 필요한 감각 변화를 수반한다. 일반적으로 신경근 기능 장애(예; 고혈압, 당뇨병, 심장 기능 장애)와 관련된 동반 질환은 모든 신체 시스템에 부정적인 영향을 미칠 수 있다.

검사 및 측정 Tests and Measures

이력 및 시스템 검토에서 수집된 데이터는 재활치료사가 환자의 요구 사항을 결정하고 진단 가설을 세우는데 도움이 된다. 그런 다음 치료사는 이러한 가설을 뒷받침, 반박 또는 면밀히 검토하기 위해 데이터를 체계적으로 수집하기 위한 적절한 검사와 측정방법을 선택하고 사용해야 한다. 치료사는 단지 (1) 최적 수준에 미치지 못하는 환자 기능에 기여하는 요인에 대한 가설을 확인하거나 받아들이지 않는, (2) 적절한 중재, 예상되는 목표 및 기대 결과에 대한 치료사의 임상적 판단을 지지하는, (3) 시간 및 장비 제한에 근거해서 설정에 적합한, 그리고 (4) 환자의 현재 기능 및 인지 수준에 적합한 측정과 평가만을 선택해야 한다.

신체 재활에는 일반적으로 24가지 범주의 검사와 측정방법이 사용된다(상자 25-2 참조). 운동 기능 범주의 검사 및 측정(즉, 운동 제어 및 운동 학습)은 운동 조절 손상 검사와 가장 관련이 있다. 물리치료사 실습가이드(2017)에 따르면 이런 평가들은 환자가 자발적인 자세와 움직임 패턴을 능숙하고 효율적으로 만들고, 유지하고, 수정 및 조절하는 능력을 측정한다. 운동 조절-동작을 반영하는 선별된 검사와 측정은 표 25-1에 포함되어 있다. 그러나 움직임 조절 손상은 다른 범주의 기능과 평가 및 측정에도 큰 영향을 미친다. 예를 들어, 거의 모든 경우에 자기 관리 및 가정 관리에 대한 평가를 고려해야 한다. 자가 관리는 ADL을 수행하는 능력이고, 가정 관리는 더 복잡한 도구적 ADL을 수행하는 능력이다.

상자 25-2 검사 및 측정 지침 범주

유산소 능력/지구력
인체측정 특성
각성, 주의, 인지
보조 및 적응장치
순환(동맥, 정맥, 림프)
뇌신경 및 말초신경 무결성
환경, 가정 및 일(직업/학교/놀이) 장벽
인체공학 및 신체역학
보행, 이동, 균형
피부 무결성
관절 무결성 및 이동성
운동 기능(운동조절 및 운동학습)
근육 수행력(근력, 힘, 지구력 포함)
신경운동 발달 및 운동통합
보조기, 보호 및 보조장비
통증
자세
의지(prosthesis) 요건
관절가동범위(근육길이 포함)
반사 무결성
자기관리 및 가정관리(일상생활 동작 및 수단적 일상생활 동작 포함)
감각 무결성
환기 및 호흡/가스교환
일(직업/학교/놀이), 지역사회 및 여가통합 또는 재통합 (수단적 일상생활 동작 포함)

환자 적용

존스여사(이 장의 앞부분에서 소개된)에 대한 질문에 답할 때 다음 검사 데이터를 고려한다.

존스여사는 은퇴한 남편과 함께 침실 3개와 욕실 2개가 있는 분리형 주택에서 살고 있다. 존스 부인과 그녀의 남편은 최상층에 있는 마스터 침실을 공유한다. 집은 현관까지 5개의 계단이 있다. 존스 부인은 맨 위층으로 가는 계단은 그녀가 사용하기 매우 어렵기 때문에 집의 낮은 층에서 지낸다. 그녀는 기본적으로 왼팔을 사용할 수 없다고 한다. 부부에게는 집에서 30분 이내에 사는 결혼한 두 딸이 있다.

존스 부인은 은퇴한 초등학교 교사이며 교회와 지역사회에서 활동하고 있다(그녀는 이웃 회장이었다). 그녀의 취미는 정원 가꾸기와 교회 합창단에서 노래하는 것이다.

존스 부인은 고혈압과 고지혈증의 병력이 있으며 60세가 될 때까지 매일 담배 한두 갑을 피웠다. 초기검사에서 남편 존스 씨는 아내가 "기분이 축쳐져" 지낸다는 사실에 대해 걱정을 드러내며 가끔 그녀가 우는 소리를 들었다고 말한다.

임상 결정 시 고려할 점

1. *상자 25-2에 제시된 평가와 측정 중 Jones 부인의 움직임 손상 및 활동 제한을 검사하는 데 가장 적합하다고 생각하는 것은 무엇인가?*
2. *신경가소성의 관점에서, 부정적인 신경가소성을 예방하고 뇌졸중 후 긍정적인 신경가소성 변화를 촉진하는 것에 대해 Jones와 그녀의 가족에게 무엇을 설명해야 하는가?*

표 25-1 신경근 기능장애와 관련된 운동조절 문제의 선별된 검사

검사 이름	설명	임상계측 특성
울프 운동 기능 검사 (WMFT)	검사는 17개 항목으로 구성되며, 그 중 2개는 근력측정을 포함하고 15개는 다양한 기능과제에 대한 시간측정 수행력을 포함한다. 검사의 전반부는 주로 근위부 근육의 단순한 사지 움직임을 포함한다; 검사의 후반부는 원위부 근육을 사용하여 생활 환경에서 수행되는 과제를 포함한다. 수행시간(최대 120초), 힘(들어 올리기 및 손잡이), 운동기능의 질(기능 능력의 6점 척도)을 평가한다.	검사-재검사 신뢰도, 평가자 내 신뢰도 및 구성타당도를 갖는것으로 나타남 (Ang, 2006; Morris, 2001; Wolf, 2001, 2005; Whitall, 2006)
액션리서치암 검사 (ARAT)	검사는 네 가지 범주(잡기, 쥐기, 집기, 대근육 운동)로 나누어진 19개 항목으로 구성되며, 각 항목은 4점 순서척도로 등급이 매겨진다(0 = 검사의 일부를 수행할 수 없음, 1 = 부분적으로 검사 수행, 2 = 검사를 완료하지만 비정상적으로 오랜 시간이 걸리거나 큰 어려움이 있음, 3 = 검사가 정상적으로 수행됨). 검사는 가장 쉬운 과제에서 가장 어려운 과제까지 계층적으로 배열되어 과제를 수행할 수 없을 때 중지할 수 있다.	검사-재검사 신뢰도, 평가자 내 신뢰도 및 타당도를 갖는것으로 나타남(Lyle, 1981; Van de Lee, 2001)
젭슨 테일러 손기능 검사	검사는 쓰기, 카드 뒤집기, 작은물건 옮기기, 먹는 흉내내기, 장기말 쌓기, 가벼운 깡통 옮기기, 무거운 깡통 옮기기의 7가지 시간 측정 하위 검사로 구성된다. 양손을 검사해야 하며(비우세 손을 먼저 검사) 10~15분 정도 소요된다.	쓰기과제, 구성 타당도를 제외하고 높은 검사-재검사 신뢰도를 갖는것으로 나타남; 성인(Jebson, 1969)과 어린이(Taylor, 1973)를 위해 확립된 규범
나인홀 페그 검사	검사는 치료사가 채점하고 환자가 완료한 손의 기민함 검사이다. 환자는 가능한 한 빨리 정사각형 보드의 9개 구멍에 9개의 페그를 배치한다. 결과는 모든 페그를 배치하는 시간(초), 50초 이내에 배치되는 페그 수 또는 각 페그를 배치하는 시간(초)으로 측정할 수 있다.	검사-재검사 신뢰도 및 구성 타당도를 갖는 것으로 나타남(Heller, 1987; Mathiowetz, 1985); 성인 규범을 사용할 수 있다(Mathiowetz, 1985).

표 25-1 신경근 기능장애와 관련된 운동조절 문제의 선별된 검사 — 계속

검사 이름	설명	임상계측 특성
리버미드 운동 평가(RMA)	검사는 세 섹션으로 구성된다; 대동작 기능(13개 항목), 다리와 몸통(10개 항목), 팔(15개 항목). 참가자가 항목을 수행할 수 있는 경우 1점, 수행할 수 없는 경우 0점을 받는다. 참가자는 각 항목에 대해 세 번의 시도가 주어지며 가장 좋은 시도가 득점된다. 항목은 계층적으로 배열되며 3개의 연속항목에 0이 할당되면 검사가 중지된다.	검사-재검사 신뢰도(Lincoln, 1979), 평가자 내 신뢰도, 기준 타당도(Endres, 1990), 구성 타당도(Collin, 1990)를 갖는 것으로 나타남.
버그균형 검사(BBS)	이 14개 항목척도는 임상 환경에서 노인의 균형을 측정하도록 설계되었다. 점수는 0-4 범위의 서열척도로 달성된다. 0은 가장 낮은 수준의 기능을 나타내고 4는 가장 높은 수준의 기능을 나타낸다. 이 검사는 시행하는데 5-20분이 걸리며 점수는 41-56 = 낮은 낙상 위험; 21-40 = 중간 낙상 위험; 그리고 0-20 = 높은 낙상 위험으로 해석된다.	평가자 내 신뢰도(Berg, 1995), 구성 타당도(Berg, 1992; Tyson, 2004)를 갖는 것으로 나타남.
6분 걷기 검사(6MWT)		검사-재검사 신뢰도, 기준 타당도 및 구성 타당도를 갖는 것으로 나타남(Eng, 2004; Flansbjer, 2005; Fulk, 2008).
운동활동 로그(MAL)	MAL은 반 구조화된 인터뷰로, 응답자들은 특정 기간 동안 가정에서 30개의 일상생활 동작(ADL)에 마비측 팔을 얼마나 잘 사용하는지 평가하도록 요청받는다. MAL은 환자와 정보제공자에게 독립적으로 시행된다. 과제에는 양치질, 셔츠 또는 블라우스 단추 잠그기, 포크 또는 숟가락으로 식사하기가 포함된다. 각 항목에 대해 참가자는 지정된 기간 동안 각 활동이 얼마나 자주 그리고 얼마나 잘 수행되었는지(6점 척도로) 보고해야 한다. 편마비에 주로 유용하다.	검사-재검사 신뢰도 및 구성 타당도를 갖는 것으로 나타남(Uswatte, 2006).
뇌졸중 영향척도(SIS)	SIS는 뇌졸중에 특화된, 자가보고, 건강 상태 측정도구이나. 근력, 손 기능, 일상생활/도구적 일상생활(IADL), 이동성, 의사 소통, 감정, 기억 및 사고, 그리고 참여를 포함한 다차원적 뇌졸중 회복을 평가하도록 설계되었다. SIS는 임상 및 연구 환경에서 모두 사용할 수 있다.	검사-재검사 신뢰도, 동시 및 구성타당도가 있는 것으로 나타남(Duncan, 1999, 2001, 2003).

운동 조절-움직임 손상을 위한 준비 중재
Preparatory Interventions for Motor Control-Movement Impairment

운동 조절 손상의 치료를 위한 준비 활동으로 여러 가지 다른 기술을 사용할 수 있다(즉, 기능적 중재 준비). 이러한 기술은 환자가 기능적 활동 중에 운동 조절을 향상시키는 궁극적인 목표와 함께 운동 조절 개선에 도움이 된다. 복잡성, 환경 및 타이밍과 같은 과제 특성은 환자에게 적절하게 운동을 단계를 조절하고 향상됨에 따라 진전시키기 위해서 조절될 수 있다. 단일 관절을 사용해야 하는 과제는 여러 관절을 제어해야 하는 과제보다 초기에 조절하기가 더 쉽다. 중간 범위의 과제는 큰 조작 또는 전체 범위 과제보다 초기에 제어하기가 더 쉬울 수도 있다. 환자 상태가 개선됨에 따라 안정성, 타이밍 및 방향 변경은 과제의 복잡성을 더할 수 있다. 과제 수행 중에 목표는 적절한 속도, 타이밍 및 방향으로 조절되는 움직임이다. 이러한 동일한 과제를 기능적 작업을 완성하는데 적용할 수 있다(다음 단락에서 설명). 운동 조절 손상을 해결하기 위한

준비 중재의 다른 옵션으로는 여기에 국한적이지는 않지만, 고유수용성 신경근 촉진법(PNF), 신경 발달 기법(NDT), 강제-유도 움직임 치료(CI치료), 신경근 전기자극(NMES), 운동재학습 기법 및 기계장비 기술 등이 있다.

고유수용성 신경근 촉진

Proprioceptive Neuromuscular Facilitation

15장에 설명된 PNF는 운동 조절을 개선하기 위한 한 가지 접근 방식이다. "느린 반전"은 기능적 과제를 포함하여 저항에 대한 길항근 그룹 간에 교대로 구심성 조절을 연습할 기회를 환자에게 제공하는 기법이다. 목표 근육 그룹에서 교대로 구심성과 원심성 수축을 사용하는 "등장성 수축 결합" 기술은 운동 조절 손상에 대한 치료에 유용할 수 있다. 원심성 수축은 움직임을 제어하는 새로운 경험으로 인해 운동 조절을 연습하는 데 특히 유용할 수 있다. "반복적 등장성" 수축은 뇌졸중 및 파킨슨(PD)과 같은 질환에서 표적 근육의 움직임 시작을 개선하는 데 도움이 될 수 있다. PNF 중에 타이밍, 방향, 범위 및 속도를 조작하여 근본적인 운동 조절 결손에 초점을 맞출 수도 있다. 이 기법에 대한 자세한 내용은 15장을 참조한다.

신경 발달 치료(보바스) 중재

Neurodevelopmental Treatment(Bobath) Intervention

미국과 영국에서 신경학적 질환, 특히 뇌졸중, 뇌성마비(CP) 및 기타 후천적 뇌 손상의 치료적 관리에 대한 가장 일반적인 임상 접근법 중 하나는 **보바스 접근법**으로도 알려진 NDT이며(Lennon, 2001; Natarajan, 2008), 15장에 설명되어 있다. 보바스 접근법은 CNS의 수직 계층적 이론과 근위-말단부 발달 운동 이론을 기반으로 했다. 그들은 원래 원시 반사가 보다 발전된 자세 반응 및 조절을 위해 운동시스템의 진화를 제한한다고 가정했고 초기 중재 전략은 "반사 억제" 자세를 사용하여 이러한 반사를 제한하는 것을 목표로 했다. 경직을 관리하는 것은 초기 보바스 치료의 또 다른 요소로, 그것은 환자는 기본적으로 근긴장을 "정상화"하는 것을 목표로 하는 중재 동안에 수동적으로 참여하게 되었다.

NDT의 기초가 되는 이론적 전제는 CNS, 신경가소성 및 운동 학습에 대한 이해의 발전뿐만 아니라 부분적으로는 보바스 여사와 다른 동료들에 의한 변화로 인해 그것이 시작된 이후부터 상당히 변화되어 왔다(Bly, 1994; Bobath, 1984; Howle, 1999). 보다 최근에 NDT 접근법은 중추 신경계의 병변으로 인해 기능, 움직임 및 긴장도 장애가 있는 환자의 평가 및 치료에 대한 문제 해결 접근법으로 설명된다(Raine, 2006). 재활의 초점이 손상 기반 중재에서 기능적 결과로 변화함에 따라 보바스 여사는 목표 지향적 치료의 중요성을 인식했다(Bobath, 1984). 치료는 긴장도 관리를 치료적 관심으로 바꾸기 보다는 환자와 치료사 사이에서 활발한 상호 관계가 이루어지게 되었다. 다시 말해서 특정 운동 결과를 수행하기 위한 동적 자세 및 사지 조절의 획득이 치료 목표였다. 델파이 기법과 보바스 접근법의 전문적 경험을 이용하여 Raine(2007)은 치료의 목적이 움직임 효율성을 향상시키기 위해 자세 및 움직임 전략을 최적화하는 것이라고 정의했다. 뿐만 아니라 보바스 중재 내에서 기능적 활동 목표를 연습하는 것은 치료의 성공에도 중요하다.

보바스 접근법의 목표는 분명하지만 치료사가 이를 달성하기 위한 과정은 동일하거나 표준화되지 않았다. Paci(2003)는 NDT 중재에 대한 명확한 정의와 표준화된 접근 방식의 부족이 접근 방식에 대한 연구에서 중요한 방법론적 관심사라고 지적했다. 중추신경계, 운동 학습 및 운동 조절 접근법들, 그리고 새로운 중재 개념에 대한 현재의 이해를 바탕으로 접근 방식을 개선하려는 노력은 칭찬할 만하지만, 표준화 부족으로 인해 접근 방식의 유효성에 대한 연구가 여전히 복잡하다. 최근 네 개의 체계적 고찰 연구는 보바스 중재 및 결과에 대한 연구에 초점을 맞추거나 포함했다(Anttila, 2008; Kollen, 2009; Luke, 2004; Paci, 2003). 이 연구들의 전반적인 결론은 보바스 접근 방식이 더 나은 결과를 산출하지는 못했지만 연구의 방법론적 결함으로 인해 타당한 결론을 내리는 데는 제한적이었다. 전체 연구는 치료사가 실제로 접근 방식을 사용하도록 훈련 받았는지 또는 참가자에게 제공된 것을 결정하도록 충분히 자세하게 중재 절차를 설명했는지 여부를 설명하지 못했다. 측정 도구와 결과 측정 값은 치료를 받은 신체 영역과 다룬 기능적 측면(상지, 하지, 보행, 일상생활동작)에 따라 시험 전반에 걸쳐 상당히 다양했다. 두 가지 무작위 대조 실험(RCT)은 이러한 어려움을 입증하기 위해 다음 단락에 요약되어 있다.

Platz(2005)는 보바스치료와 기본적 상지(Arm BASIS) 훈련을 비교하는 다기관 RCT연구를 수행했다.

두 가지 중재가 기본적 재활 중재에 추가되었다. 독일의 3개 재활 센터에서는 지난 3주에서 6개월 내에 뇌졸중 발병하고 심각한 팔 손상이 있는 62명의 대상자가 참여했다. 참가자들은 세 그룹 중 한 그룹에 무작위로 배정되었다: 어떠한 강화 재활이 없는 그룹, 보바스 강화 재활그룹, 기본적 상지훈련 강화 재활그룹. 치료 세션 당 45분씩 4주 동안 20번의 치료세션이 제공되었다. 치료적 중재가 미리 설명되었다. 연구 이전에 Bobath 교육을 받은 선임 치료사에 의해 만들어진 보바스 치료매뉴얼은 다양한 자세에서 수행되는 기능적 운동 활동에서 근긴장 조절과 능동적 팔 사용을 강조했다. 기본 상지 훈련 프로토콜은 자세 조절 없이 분리된 움직임, 자세 조절을 포함한 분리된 움직임, 자세 조절이 있는 선택적 복잡한 움직임의 세 단계로 상지의 능동적 움직임을 훈련하도록 설계되었다. 푸글마이어(Fugl-Meyer) 평가는 1차 결과 측정으로 사용되었으며 Action Research Arm Test(ARAT)는 2차 결과 측정 도구로 사용되었다.

결과는 강화된 치료가 유의한 변화를 가져오지 못했지만, 푸글마이어 팔 운동 점수에서 기본 상지 훈련(F[1, 55] = 4.28; p = .043)그룹을 지지하는 통계적으로 유의한 차이가 있었지만 ARAT에서는 발견되지 않았다. 기능이나 감각 점수에서는 어떠한 변화도 관찰되지 않았다. 이 연구의 공동 중재(기본 물리치료, 작업치료, 언어치료)뿐만 아니라 성숙 효과(즉, 중재가 주어진 시기 이후로)가 연구 결과에 의문을 제기한다.

van Vliet(2005)는 보바스 치료 또는 운동 과학에 근거한 중재가 뇌졸중 환자에게 더 효과적인지 평가하기 위해 RCT 연구설계를 사용했다. 뇌졸중 발병 후 2주 이내에 있는 환자 120명의 참가자가 중재 그룹 중 하나에 무작위로 배정되었다. 물리치료 보조사의 도움을 받아 다른 물리치료사들이 연구 전에 개발된 지침에 따라 각 중재를 제공했다. 이러한 중재에 대한 구체적인 설명은 제공되지 않았다. 결과를 평가하는데 사용된 도구에는 1차 결과 측정으로 Rivermead Motor Assessment 및 Motor Assessment Scale(MAS)가 포함되었다. 2차 결과 측정에는 Barthel Index, 10-hole peg test, 6-minute walk test, Modified Ashworth Scale, Nottingham Sensory Assessment, 그리고 Extended Activities of Daily Living Scale이 포함되었다. 결과는 그룹 할당에 관여하지 않은 데이터 수집가에 의해 1개월, 3개월 및 6개월에 수집되었다.

시간이 지남에 따라 모든 데이터 시점에서 결과 측정에 유의미한 차이가 없었다. 6개월 시점에서, 보바스치료 그룹의 참가자는 MAS의 바로누운 자세에서 앉기 부분에서 통계적으로 유의미한 개선을 보인 반면, 1개월 시점에서는 운동 과학에 근거한 중재 참가자가 Extended Activities of Daily Living Scale 측정값에서 보여주듯이 사회적으로 진출할 가능성이 훨씬 더 높았고 독립적으로 목욕할 가능성이 더 높았다(Barthel 지수에 따라 평가됨). 제시된 첫 번째 연구와 같이 샘플의 성숙 효과가 문제이다. 또한 이 연구에서는 어떤 중재도 설명하지 않아 참가자가 실제로 어떤 치료를 받았는지에 대한 의문을 제기한다.

보바스 또는 NDT 접근법에 대한 광범위한 임상적 수용과 중재에 대한 연구적 지지결과 부족은 임상 치료와 연구 사이에 큰 차이를 보여준다. 15장에서 논의된 기존 증거의 질적인 면은 이 접근법을 다른 중재와 비교할 만큼 충분히 높지 않았다. 그러나 보바스 접근법보다 우수한 어떤 다른 치료법도 발견되지 않았다.

향후 연구는 신경학적 손상 정도에 따라 환자의 결과를 최적화하는 치료 옵션을 탐구해야 한다. 움직임 조절을 개선하고 분리/선택적 움직임 조절을 강화하기 위해 NDT의 임상 적용에는 마비측 팔이나 신체 분절을 특정 활동을 통해 치료사가 움직임을 유도하고 촉진하는 것을 포함하는데 환자가 움직임을 더 많이 조절할 수 있게 됨에 따라 의도적이고 점진적으로 안내/촉진을 줄이면서 시행할 수 있다. NDT는 또한 피드백의 점진적 철회와 함께 운동 학습 원리와 결합한다.

강제-유도 움직임 치료

Constraint-Induced Movement Therapy

강제-유도 움직임 치료, 또는 **CI 치료**는 연구 실험실/임상에서 그리고 가장 중요한 가정 환경에서 더 손상된 사지의 사용을 증가시키기 위해 다양한 중재 요소를 포함한다(Morris, 2007; Taub, 1993, 1999). CI 치료 프로토콜은 원숭이의 움직임에 대한 수술적 감각제거의 영향을 조사하는 기본 연구에서 시작되었다. 이 일련의 구심로 차단 연구로 인해 Taub(1977, 1980)은 행동 메커니즘, **학습된 비사용**을 제안했는데, 거기서 비손상측 사지의 의존성이 증가하고 손상된 사지의 사용이 부족하여 생기는 학습된 비사용은 신경학적 손상후 침범된 사지의 기능 회복을 방해할 수 있다는 것이다. 최근에는 사용 의존성 뇌가소성이라고 하는 연결되어 있지만 별도의 메커니즘이

CI 치료의 긍정적 결과를 만드는 기여요인으로 제안되었다(Mark, 2006).

CI 치료는 몇 개의 요소로 구성된 "치료 패키지"이다. 이러한 중재 요소 중 일부는 이전의 신경재활 접근법에서 사용되었지만 일반적으로 CI 치료 프로토콜에 비해 환자 운동 절차는 운동강도가 적게 수행되었다. CI 치료의 주요 새로운 구성 요소는 (1) 임상/실험실에서 달성된 치료 효과를 가정 환경으로 전이되도록 촉진하기 위해 고안된 여러 기법의 도입 그리고 (2) 2~3주 연속해서 하루 여러 시간 동안 적용(초기 손상의 심각도에 따라 다름)되도록 처방하고 통합되는 체계적인 방식의 임상적 적용과 이러한 치료 구성 요소들을 조합하는 것이다. 목표는 환자가 더 손상된 사지를 사용하도록 유도하는 것이다.

CI 치료는 지난 20년 동안 진화하고 수정을 거쳤지만 원래 치료 요소의 대부분은 표준 절차의 일부로 남아 있다. 현재 CI 치료 프로토콜은 다중 구성 요소와 하위 구성 요소가 있는 세 가지 주요 요소로 구성된다: (1) 초기 손상의 심각성에 따라 10일 내지 15일 연속으로 하루 수 시간 동안 더 손상된 상지(UE)의 반복적이고 과제 지향적인 움직임 훈련(행동 형성 및 과제연습은 CI 치료 프로토콜에서 가장 자주 사용되는 운동 훈련 기법이다); (2) 연구 실험실 또는 임상 환경에서 만들어진 것을 환자의 실제 환경으로 전이시키기 위해 설계된 준수-향상 행동학적 방법의 "전이 패키지"적용("transfer package" of adherence-enhancing behavioral methods) 그리고 (3) 일반적으로 덜 손상된 상지를 제지함으로써, 치료 과정 동안 깨어 있는 시간에 환자가 더 손상된 상지를 사용하도록 유도하는 단계. Morris(2007)는 CI 치료 프로토콜을 자세히 설명했다. CI 치료의 구성 요소 및 하위 구성 요소 전략은 상자 25-3에 나열되어 있으며 다음 단락에 설명되어 있다.

상자 25-3 강제유도 운동치료 프로토콜의 구성 요소 및 하위 구성 요소

1. 반복적인 과제지향 훈련
   a. 행동형성 구체화(shaping)
   b. 과제 연습
2. 준수 강화 행동 전략(즉, 전이 패키지)
   a. 운동활동로그(MAL)의 일일 시행
   b. 가정(home) 일지
   c. 실제 상황에서 마비측 상지(UE) 사용에 대한 명백한 장애물을 극복하기 위한 문제 해결
   d. 행동 계약
   e. 간병인 계약
   f. 가정(home) 기술 할당
   g. 가정(home) 연습
   h. 일일 일정
   I. MAL 시행 및 문제 해결을 위해 치료 후 첫달 동안 매주 전화통화
3. 마비측 상지의 사용 제한
   a. 글러브 통제
   b. 참가자에게 마비측 상지를 사용하도록 지속적으로 상기시키는 모든 방법

반복적인, 과제지향적 훈련

중재 기간 동안 매주 참가자는 중재자의 감독 하에 몇 시간 동안 훈련을 받는다. 원래의 CI 치료 프로토콜은 이 훈련을 위해 하루 6시간을 요구했으나 최근의 연구에 따르면 더 짧은 일일 치료 시간(예; 하루 3시간)이 또한 특정 그룹의 환자에게 효과적임을 보고했다(Dettmers, 2005; Page, 2008). 환자가 기능적 과제 활동을 수행할 때 두 가지 별개의 움직임 훈련 기법이 사용된다: 구체적 행동 형성 및 과제 연습

행동 **형성** 구체화기법은 행동 훈련의 원칙에 기반한다(Taub, 1999). 이 접근 방식에서, 운동 또는 행동 목표는 "성공적인 접근"에 의해 작은 단계로 도입된다. 예를 들어, 성공적인 과제수행을 위한 요구 조건(예; 수행 속도, 이동 거리 및 계단 높이)을 변경하면서 과제를 더 어렵게 만들 수 있다. 각 기능적 활동은 30초 10회의 한 세트를 연습하며 각 시도 직후 참가자의 수행에 대한 명시적인 피드백이 제공된다. 구체화 과제의 난이도가 증가하면 변경하려고 선택한 진행 매개변수는 환자의 움직임 문제와 관련되어야 한다. 예를 들어, 환자의 가장 중요한 움직임 결손이 엄지와 손가락의 굴곡과 내전(예; 집게 잡기)을 포함하고 물체를 뒤집는 과제를 사용하는 경우, 물체를 점차 작게 만들어 난이도를 증가시킨다. 반대로, 움직임 문제가 엄지와 손가락 신전과 외전(즉, 집게손을 떼는 것)을 포함한다면 물체를 점진적으로 더 크게 만들어 과제의 난이도를 증가시킨다.

환자의 수행능력이 향상됨에 따라 구체화 과제는 점점 더 어려워진다. 난이도의 증가는 여전히 참가자가 과제를 수행할 수 있도록 허용해야 하지만 노력이 요구되어져야 한다. 만일 운동 수행에서 몇 번의 큰 향상이 필요한 경우

이것은 달성할 수 없는 목표를 달성할 수 있게 해준다. 이 접근 방식의 또 다른 장점은 과도한 환자의 불만을 피하고 훈련에 참여하도록 지속적인 동기를 보장한다는 것이다.

각 활동이 끝날 때 환자가 현재 수행 성과를 이전 성과와 비교할 수 있도록 객관적인 형태/측정으로 피드백이 제공된다(표 25-2의 예 참조). 예를 들어, "이전 최대값인 30초에 11번 시행했던 것과 비교하여 30초 내에 15번 과제를 완료했다."

그림 25-4A는 CI 치료 프로토콜의 일부로 상지 구체화 행동형성 과제에 참여한 환자를 보여준다. 그림 25-4B의

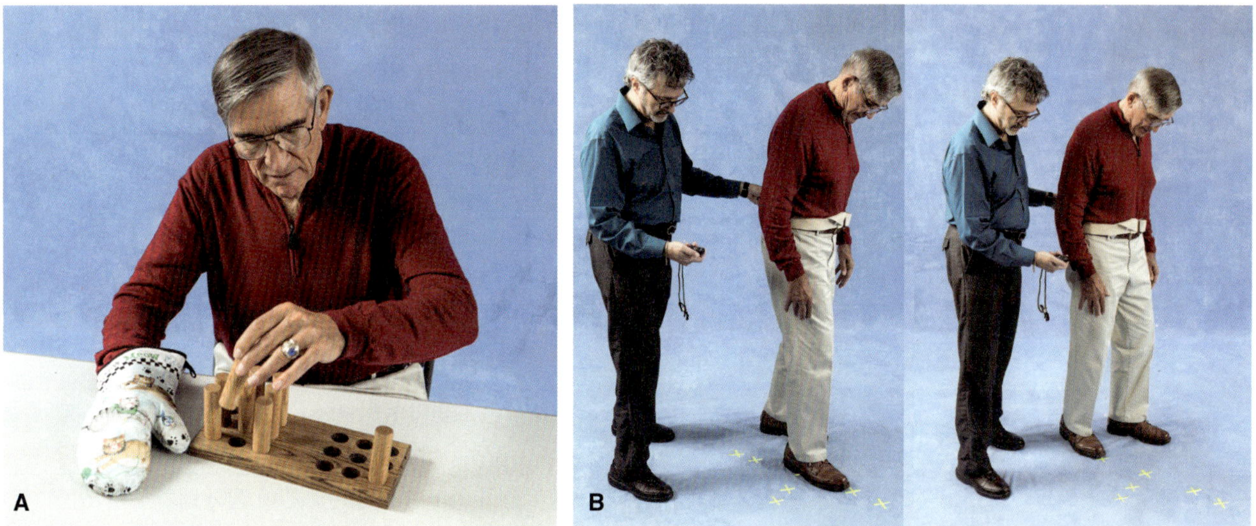

그림 25-4 행동형성(shaping) 과제의 두 가지 예. (A) 환자가 환측 상지로 패그보드과제를 수행하고 있다. 작업의 성공 여부는 소요 시간과 정확성으로 측정된다. (B) 바닥에 테이프로 붙인 X에 발을 딛는 동안 환측 하지로 과제를 동안 사용되는 두 가지 자세. 중심의 X(시작점)에 있는 발가락부터 시작하여, 가장 가까운 X지점까지 앞으로 나아간 다음 시작 위치로 돌아간다. 오른쪽 X로 이동한 다음 시작 위치로 돌아간다. 뒤쪽 X로 이동한 다음 시작 위치로 돌아간다. 이 과정을 반복한다. 시간 경과에 따른 개선은 환자가 30초 내에 완료할 수 있는 반복 수 또는 치료사가 정한대로 3~4주기를 완료하는 데 걸리는 시간으로 평가할 수 있다.

표 25-2 하지 행동형성 구체화 과제의 예

X3로 한 발짝 옮기기 (마비측 또는 비마비측 다리 포함)	설명: X 타겟에 한발을 앞쪽, 옆쪽, 그 다음 뒤쪽에 놓는다. 비마비측 다리로 한 발짝을 옮기는 시도는 마비측 다리의 체중 부하와 운동 조절 안정성을 강조하고, 마비측 다리로 한 발짝을 옮기는 시도는 마비측 다리의 선택적 움직임을 강조한다. * 엉덩관절 굽힘, 벌림, 폄; 고정된 다리의 무릎 조절/안정성을 강조한다.
	미비측 하지로 한 발짝 옮기기를 위한 행동형성 구체화 진행: 한 발짝 거리증가, 보조장비/상지지지 감소, 발목 보조기 감소 비마비측 하지로 한 발짝 옮기기를 위한 행동형성 구체화 진행: 한 발짝 거리 증가, 보조장비/상지지지 감소, 무릎이 최대폄(잠긴 무릎폄 또는 전반슬)에 너무 가까울 때 무릎 각도 모니터를 이용하여 알려주는 피드백으로 사용한다.
	피드백: 주어진 시간(예; 20초 또는 30초)동안 완료된 과제수행 횟수, 무릎에 대한 모니터 알림을 수행한 총 스텝수의 비율
발등굽힘	설명: 환자는 필요한 경우 상지 지지를 사용하여 서 있는다. 줄의 무게추는 카운터톱 가장자리나 일반 보행기에 매달고 무게추는 마비측 하지의 발가락 위에 매달린다. 환자가 무게추를 건드리기 위해 발등굽힘을 할 수 있는 높이에 무게추를 둔다. 환자에게 엉덩이 또는 무릎굽힘을 하지 않고 발을 들어 올려 20(또는 30)초 이내에 가능한 한 많이 무게추를 건드리도록 지시한다. * 비정상적인 시너지없이 분리된 발등굽힘을 강조하고 움직임의 타이밍을 개선한다.
	행동형성 구체화 진행: 목표의 높이를 증가, 교대/양쪽 발등굽힘을 진행, 상지지지 감소
	피드백: 주어진 시간(20 또는 30초) 동안 완료된 사이클 수, 분리된 발등굽힘으로 목표에 도달하는 성공률 증가

계속

표 25-2	하지 행동형성 구체화 과제의 예 — 계속
발판으로 한 발짝 옮기기	설명: 발을 발판에 올려놓은 후 바닥에 다시 내려놓고, 일정시간 동안 계속한다(각 다리에 대해 별도의 시도를 할 수 있음). * 한 발짝을 옮기는 다리의 엉덩굽힘, 무릎폄, 발등굽힘; 무릎조절/지지다리의 안정성을 강조한다.
	행동형성 구체화 진행: 발판 높이의 증가, 보조장비 사용 감소, 보조기 사용 감소, 한 발짝을 옮기는 중 무릎굽힘을 달성하거나 무릎과신전을 억제하기 위한 피드백용 무릎 각도 모니터
	피드백: 지정된 시간(20 또는 30초)의 주기 수, 무릎 모니터 알림 횟수
앉았다 일어서기	설명: 환자는 의자에서 일어나 서고 앉은상태로 돌아와 마비측 다리에 체중지지를 하도록 지시받는다. * 마비측 다리로 체중을 이동하는 것, 엉덩이/무릎/발목 조절, 엉덩폄, 무릎폄을 강조한다.
	행동형성 구체화 진행: 의자높이 감소, 보조도구 사용 감소, 보조기 사용 감소, 상지지지 제거, 사지-부하 모니터를 사용하여 마비측 하지가 원하는 무게를 나타내는 시기를 표시한다.
	피드백: 지정된 시간(20 또는 30초)의 주기 수, 모니터가 원하는 체중부하를 나타내는 횟수 (음수 또는 양수)
물건 줍기	설명: 서 있는 상태에서 환자는 낮은 표면에서 가벼운 물체(콘)를 집어 더 높은 표면에 놓는다. * 마비측 다리로의 체중 이동, 엉덩이/무릎/발목 조절, 엉덩폄, 무릎폄을 강조한다.
	행동형성 구체화 진행: 더 높은 표면의 높이 증가, 낮은 표면의 높이 감소, 보조도구 및 보조기 지지 감소, 사지-부하 모니터를 사용하여 마비측 하지가 원하는 무게를 나타내는 시기를 표시한다.
	피드백: 특정 수의 콘을 집어 배치하는데 필요한 시간의 양 또는 지정된 시간에 집어 배치할 수 있는 콘의 수; 모니터가 원하는 체중부하를 나타내는 횟수(음수 또는 양수)

환자는 앞, 옆, 뒤 방향으로 순차적으로 "X"로 스텝을 밟는 것을 포함하는 손상측 오른쪽 하지의 움직임 조절을 위한 구체화 과제를 수행하고 있다. 패턴은 예를 들어, 30초 안에 완료할 수 있는 최대 스텝 수를 반복한다. 표 25-2에는 하지 구체화 과제의 예가 포함되어 있다.

과제 연습은 덜 구조화되고 반복적이며 과제 지향적인 훈련 절차이다. 15~20분 동안 지속적으로 수행되는 기능기반 활동(예; 선물 포장, 쓰기)이 포함된다. 과제는 매번 측정되는 분리된 움직임을 개별적으로 시행하도록 준비되지 않는다. 과제연습의 성공적인 수행동안, 공간적 요구조건 또는 기간과 같은 활동 매개변수는 과제 완료를 위해 사지 분절에 대한 더 많은 조절을 요구하도록 변경될 수 있다. 전체 수행결과에 대한 전반적 피드백은 15-20분의 기간이 끝날 때 제공된다. 그림 25-5는 CI 치료 프로토콜의 일부로 과제연습 활동에 참여한 환자를 보여준다.

(1) 가장 두드러진 손상을 보이는 특정 관절 움직임, (2) 치료사가 개선 가능성이 가장 크다고 믿는 관절 움직임 그리고 (3) 특정 개선을 가져올 수 있는 유사한 잠재성을 가진 과제 중 환자 선호도를 고려하면서 각 환자에 맞는 훈련 과제를 선택한다. 훈련동안 내내 잦은 휴식 간격이 제공된다. 훈련의 강도(즉, 시도 횟수/시간 [구체화 행동형성] 또는 각 훈련 절차에 소요된 시간 [과제연습])이 기록된다.

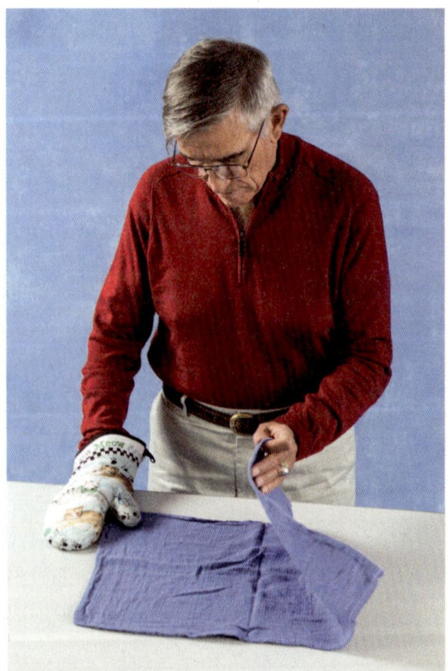

그림 25-5 환측 상지만 사용하여 수건을 접는 과제 수행 활동을 보여주는 환자.

기존 CI 치료 프로토콜에서는 훈련 중 움직임의 질에 영향을 주기 위해 촉진기법이 거의 사용되지 않았다. 행동형성 구체화 또는 과제 활동동안 움직임 질이 낮을 경우(예; 보상적 움직임) 치료사는 환자에게 움직임의 질을 향상시키기 위한 전략을 지도하거나 과제의 난이도를 조정하는 전략을 지도한다. 좀더 쉬운 과제는 더 적은 노력을 필요로 하며 과제 완료를 위한 보상적 운동 전략을 덜 사용하도록 만든다.

일상 상황으로 이전을 증가시키기 위한 준수-향상 행동 방법(Transfer Package)

CI 치료의 최우선 목표 중 하나는 연구 또는 임상 환경에서 얻은 이득을 참가자의 실제 환경(예; 가정 및 커뮤니티 환경)으로 이전하는 것이다. 이 목표를 달성하기 위해, 표 25-3에 요약되고 "**전이 패키지**(**transfer package**)" 라고하는 일련의 기술을 사용하여 환자가 치료 요건을 준수할 책임을 지도록 한다. 이런 식으로 환자는 자가 개선에 대한 책임을 갖는다. 참가자는 특히 치료사가 없는 생활 상황에서 치료사의 지속적인 감독 없이 중재에 적극적으로 참여하고 이를 준수해야 한다. 기능적 과제동안 더 손상된 팔을 사용하고, 가능한 경우 간병인으로부터 적절한 도움을 받고(즉, 환자가 과도하게 어려움을 겪는 것을 도와주지만 가능한 많은 과제를 스스로 시도할 수 있도록 해준다), 그리고 가능한 손 장갑을 가능한 오래 착용하는 것에 주의를 기울인다(그렇게 하는 것이 안전할 때).

많은 개인별 중재 원칙은 운동 및 신체 기능-지향 행동에 대한 준수를 성공적으로 향상시켰다. CI 치료의 준수-향상 행동 구성 요소와 가장 관련이 있으며 사용되는 네 가지 요소가 있다: 모니터링, 문제-해결, 행동 계약 및 사회적 지원. 전이 패키기(Transfer package)의 하위 구성요소에 대한 자세한 설명은 이 장에서 다루지 않는다. 더 많은 것을 배우고자 하는 독자는 Taub 연구 그룹(Morris, 2007; Taub, 2013)의 자료를 참고해야 한다.

덜 손상된 상지의 사용 제한

가장 일반적으로 적용되는 CI 치료 프로토콜은 덜 손상된 팔에 제한 장치(슬링 또는 보호용 안전 장갑)를 사용하여 환자가 대부분 또는 모든 기능적 활동 동안에 건측 팔을 사용하려는 강한 충동에 끌려가지 않도록 방지한다. 이것은 심지어 치료사가 있을 때도 적용된다. 손가락을 사용할 수 있는 능력을 제거하는 보호 안전 장갑은 대부분의 목적에서 건측 상지의 기능적 사용을 방지하기 때문에 제한하는데 자주 사용된다. 반면에 넘어질 경우 해당 팔의 보호 신전 움직임을 허용하고 보행 중 교대로 팔 흔들기 동작을 허용하고 균형을 유지하기 위해 사용을 허용한다. 환자는 장갑(또는 슬링)을 독립적으로 착용하고 벗는 방법을 배운다. 그들은 장갑 또는 슬링 사용이 언제 가능하고 안전한지를 치료사와 함께 결정한다. 경증/중등도 운동장애 환자에서 장갑 사용의 목표 시간은 깨어 있는 시간의 90%이다. 이른바 "강제 사용"은 재활 분야에서 중재의 가장 눈에 띄는 요소이며 "CI 치료"와 동의어로 자주 사용되면서 잘못 설명되고 있다. 그러나 Taub(1999)은 장애가

표 25-3 치료환경에서 가정으로 이동을 촉진하기 위해 강제 유도 운동 치료에 사용되는 추가 기법

기법	설명
행동 계약	치료시작 시, 치료사는 환자가 깨어있는 시간의 최대 90%(안전할 때마다)까지 제한장치를 착용하고 실험실 밖에서 가능한 한 많이 손상된 팔을 사용한다는데 동의하는 계약을 환자 및 간병인과 협상한다. 환자가 손상된 팔을 사용하여 연습할 수 있는 특정활동이 논의되고 기록된다.
일별 가정 일기	치료 중 환자는 제한장치를 얼마나 착용하고 행동 계약에 명시된 활동에 마비측 팔을 사용했는지 목록을 작성한다. 일기는 실험실 밖에서 보낸 하루의 일부분에 대해 보관되며 매일 아침 치료사와 함께 검토된다.
가정 연습 운동	치료 중 환자들은 가정에서 매일 15-30분 동안 마비측 팔로 특정 상지 과제를 반복적으로 수행하도록 요청받는다. 과제는 일반적으로 사용가능한 재료(예; 스티로폼 컵 쌓기)를 사용한다. 치료가 끝날 무렵, 유사한 과제로 구성된 개별화된 치료 후 가정 연습 프로그램이 작성된다. 환자들은 2주 치료기간 후 매일 30분 동안 이러한 과제를 수행하도록 권장된다.
문제-해결	치료 중 그리고 치료 후 매주 4회 전화연락을 하는 동안, 치료사는 환자가 마비측 팔을 사용하는 데 방해가 되는 장애물을 통해 생각할 수 있도록 도와준다. 예를 들어, 환자가 컵에서 액체를 흘리는 것에 대해 염려한다면, 치료사는 컵을 절반만 채우는 것을 제안할 수 있다.

심한 UE가 반복적인 연습에만 참여하는 한, 덜 손상된 UE에 슬링, 보호 안전 장갑 또는 기타 구속 장치를 사용하는 것에 대해 마법적인 것은 없다고 명확히 했다. 치료 이름에 사용된 "강제(constraint)"는 장갑과 같은 물리적 제지만을 의미하지 않는다; 또한 기능적 활동을 위해 더 손상된 팔을 사용할 기회의 강요를 나타낸다(Taub, 1999). 따라서, 손상된 상지 사용만을 장려하는 모든 전략은 치료 패키지의 "강제" 구성 요소로 간주된다. 예를 들어, 행동 형성은 행동에 매우 중요한 제약을 구성하는 것을 의미했다; 참가자가 과제를 성공하거나 보상을 받지 못한다(예; 칭찬하거나 향상된 것에 대해 알려줌).

예비 조사 결과는 신체적 구속 요소 없이 CI 치료를 사용하여 의미있는 치료 효과를 나타냈다(Sterr, 2002). 마찬가지로, 신체적 제약이 없는 CI 치료 프로토콜을 사용했을 때 소규모 참가자 그룹(n = 9)에서 유사한 결과를 얻었다(Uswatte, 2005). 그러나 후자의 연구는 이 그룹이 신체적 억제를 사용하는 그룹보다 2년 추적 검사에서 더 큰 감소를 경험했다고 제안했다. 장갑의 사용은 또한 환자에게 중재 기간 동안 덜 손상된 상지의 사용을 제한하도록 계속 상기시키기 위한 치료사 또는 간병인의 필요성을 최소화했다.

지난 20년 동안, 발병 후 1년 이상으로 정의되는 만성 뇌졸중 후 편마비에 대한 CI 치료의 효과를 뒷받침하는 상당한 증거가 축적됐다(Taub, 2006a). 증거의 효능에는 만성 뇌졸중에 이차적인 상지 편마비 환자를 대상으로 한 CI 치료의 초기 소규모 RCT 결과(Taub, 1993), 동일한 만성 및 장애 수준의 개인을 대상으로 한 대규모 위약 대조 시험(Taub, 2006b), 및 기타 여러 연구(Kunkel, 1999; Miltner, 1999; Sterr, 2002)를 포함한다. 아급성 회복기(즉, 뇌졸중 후 3~9개월)에 상지 편마비가 있는 개인에 대해서도 대규모 다기관 RCT를 수행했다(Winstein, 2003; Wolf, 2006, 2007).

2주 동안 연속적으로 매일 6시간의 과제 중심 훈련을 포함하는 특징적인 CI 치료 프로토콜이 수정되어 10주 동안 매주 3번으로 나누어진 일정과 더 적은 시간의 감독 교육으로 통합했다(Dettmers, 2005; 페이지, 2008). 수정된 프로토콜은 유사한 긍정적인 결과를 산출했다.

Taub의 실험실에서 최근 발견된 내용은 수정된 프로토콜이 더 강도 있는 프로토콜만큼 효과적일 수 있는 이유를 설명한다(Gauthier, 2008). "요소" 연구에서, 연구자들은 다른 그룹의 참가자들과 함께 세 가지 프로토콜 요소의 서로 다른 조합을 사용했다. 결과는 전이 패키지가 프로토콜에서 제거되었을 때 참가자들은 치료 효과를 덜 느낀다는 것을 보여주었다. 이 결과는 전달 패키지(즉, 가정과 지역사회에서 환측 사지의 사용 증가에 초점을 맞춘 행동 관리 요소)가 치료사 감독 과제 중심 훈련의 일정과 양보다 치료 결과에 더 중요할 수 있음을 시사한다.

Taub(2006a)은 또한 8개의 구체적 행동 형성 과제를 포함하고 필요한 치료사의 감독의 강도를 줄이는 자동화 훈련장치(Autocite)를 개발했다. Autocite에 대한 연구에 따르면 치료사 감독을 장치로 대체한 결과, 비슷한 결과가 나왔다. 과제 중심 훈련 동안 치료사 감독의 양을 줄이는 최근의 혁신은 CI 치료 중재가 시행될 때 면허가 있는 전문가의 필요성을 감소시키지 않는다는 점에서 중요하다. 동작/과제 분석, 안전 감독, 문제 해결, 환자/고객 교육 측면에서 전달 패키지를 실행하려면 숙련된 치료사는 여전히 필요하다. 이러한 문제를 조사하는 연구가 더 필요하다.

CI 치료는 외상성 뇌손상(Shaw, 2005) 및 다발성 경화증(Mark, 2008)을 포함한 다른 신경근 질환에서 회복 중인 성인에게도 적용되었다. 이 접근법은 또한 뇌성마비를 가진 어린이와 반구 절제술(hemispherectomy) 후 상지 사용을 성공적으로 개선했다(DeLuca, 2003, 2004, 2007). 전체적으로 CI 치료의 임상 효과에 대한 200개 이상의 연구가 발표되었으며 모두 긍정적인 결과를 보여주고 있다. CI 치료에 관한 체계적 문헌 고찰도 발표되었다(Corbetta, 2010, 2015; Sitori, 2010). 이러한 체계적 문헌 고찰은 분석된 연구 결과를 종합하여 나타낸다. 그러나 이에 대한 일부 연구는 특징적인 CI 치료 프로토콜의 모든 구성 요소를 사용하지 못했다는 점을 유의해야 한다. 또한 가장 많이 빠지는 구성 요소는 최적의 결과에 가장 큰 영향을 미치는 전이 패키지였다.

CI 치료에 대한 연구에 따르면 기능적 사용 뿐만 아니라 운동 조절 손상도 개선된다. 그러나 가장 현실적으로 중요한 개선은 기능적 사용이다. 그럼에도 불구하고 실험에 사용된 운동 기능 검사(Wolf Motor Function Test(WMFT), Fugl Meyer Assessment(FMA) 및 ARAT)를 사용한 연구는 CI 치료를 통해 운동의 질이 향상되었음을 제안한다. Lin(2007)은 CI 치료 프로토콜의 참가자가 동일한 강도의 일반적인 재활을 받은 참가자에 비해 더 효율적인 잡기 및 뻗기 동작을 보여주었다는 것을 발견했다. 더욱이 CI 치료 후 향상된 움직임과 기능적 향상을 가져오는 긍정적인 신경가소성을 설명하는 보고서가 늘어나고 있다(Gauthier,

2008; Mark, 2006).

CI 치료가 잘 연구되어 만성 뇌졸중 환자에게 탁월한 결과를 보여주었지만 이 방법에는 몇 가지 드러나지 않은 문제점이 있다. 매일 6시간의 집중적인 치료 일정은 많은 임상 환경에서는 실행 가능하지 않을 수 있으며 비용 상환 관련 문제도 있다. 급성 뇌졸중 집단에서 수정된 CI 치료의 효과에 대한 증거는 단지 감독하에서 단시간의 치료를 시행한 예비연구뿐이다(Page, 2005). CI 치료는 또한 매우 엄격한 포함 및 제외 기준을 가지고 있다. 상지에 대한 연구의 포함 기준은 일반적으로 (1) 어떤 손가락이든 두 손가락의 관절에서 10° 신전, 손목관절 10° 신전, 엄지의 10° 외전 능동관절범위, (2) 간이정신상태검사(MMSE) 22점 이상의 점수 또는 3단계 명령수행(steps obey)이다(Blanton, 2008). 하지 CI 치료에 대한 제외 기준에는 안전한 보행을 위해 보조 장치가 필요한 환자가 포함된다. 명확히 정의되고 연구에 초점이 맞춰진 대상자 샘플은 이러한 기준을 충족하지 않는 환자에게 CI 치료의 증거 기반 일반화를 제한한다.

신경근의 전기적 자극
Neuromuscular Electrical Stimulation

NMES 또는 신경 분포된 근육의 자극은 기능적 전기 자극으로 전달될 수 있으며, 신경 조절이 없는 근육을 자극하여 실질적인 움직임을 제공한다. 1961년에 이미 Lieberson은 편마비 환자의 보행을 개선하기 위해 NMES를 사용할 것을 제안했다. 표면에 적용하거나 또는 이식된 전극을 사용하여 NMES를 사용하여 근육을 완전히 활성화하거나 운동 신경을 자극하여 근육의 기능을 향상시킬 수 있다. 적용 근육의 수축을 유도하려면 하위운동신경원이 손상되지 않아야 한다. 그리고 운동 학습의 관점에서 환자가 NMES가 주는 자극에 따라 수의적으로 움직이려고 하는 것이 중요하다. 반복적인 전기 자극은 운동신경과 감각신경을 동시에 활성화한 결과로 피질-척수 흥분성의 지속적인 변화를 이끌어내는 것으로 추정된다(Knash, 2003).

여러 유형의 전기 자극 장치를 사용할 수 있으나 이러한 장치의 대부분은 하나의 특정 치료나 하나의 신체 기능을 복원하기 위해 개발되었으며, 이는 장치의 다양성을 제한한다(Povovich, 2001). 최근에는 더 다양한 장치가 개발되었다. 최신 전기 자극 장치는 센서와 자극 장치 사이에 무선 주파수 통신을 한다(Fisekovic, 2007).

NMES을 통한 치료 효과는 중추 및 말초 신경계에 나타날 수 있다. 중추신경계는 NMES에 의해 긍정적인 영향을 받는 것으로 생각되었다. 자극을 통한 움직임은 피질 재구성과 긍정적인 신경가소성을 생성하는데 도움이 된다(Liepert, 2000). 말초신경계에 대한 효과는 근력 향상, 유연성 증가 및 경련 감소가 포함될 수 있다(Rushton, 2003).

NMES는 보행, 일상생활에서 상지의 수행능력, 호흡 및 방광 기능 제어를 포함한 다양한 기능적 과제에 사용할 수 있다. 현재까지 NMES는 뇌졸중 및 척수 손상(SCI)에서 회복 중인 환자의 신경재활에 가장 광범위하게 사용되었다. 일반적으로 가장 많이 쓰이는 두 장치를 포함하여 특정 장치가 이미 제안되고 선행연구 되었다(1. 장치를 착용한 상태에서 기능적 활동을 향상시키는 신경 보조 장치 기반 NMES/ 2. 전기 자극 없이 더 영구적인 기능 회복과 운동 재학습을 이끌어내는 반복 운동 훈련을 위한 NMES). 두 장치는 다음 장에서 설명하겠다.

신경 보조 장치로서 NMES

상지 신경 보조 장치는 주로 C5 및 C6 수준의 척수손상 환자와 근위부의 운동 기능이 남아있는 사람들에게 손을 쥐고 펴는 동작을 만들어내는데 사용되었다. Peckham(2001)은 이식된 NMES 신경 보조 장치를 통하여 C5 또는 C6 척수손상환자의 50명의 장애와 활동 제한을 성공적으로 줄였다. 이 다기관 임상시험에서 긍정적인 결과는 치료 후와 이식 후 4년 동안 관찰되었다(Wuolle, 2003). 이와 유사한 환자군에서도, NMES 신경 보조장치는 삼두박근(Bryden, 2000), 네모엎침근(Lemay 1996) 및 손가락 내재근(Lauer, 1999)을 포함한 다른 근육들에 대한 전반적인 상지 사용을 성공적으로 향상시켰다.

모두 적은 표본 크기를 가진 제한된 몇 개의 연구에서 뇌졸중에서 회복 중인 사람을 대상으로 NMES 기반 상지 신경 보조장치의 사용을 다루었다(Alon, 1998, 2002; Merletti, 1975; Rebersek, 1973). 이 연구는 표면 전극을 사용했으며 적은 수의 선택적인 기능 과제에 한하여 성공적인 결과를 발표했다. 연구자들은 뇌졸중 후 기능을 개선하기 위해 NMES 기반 상지 신경 보조장치를 성공적으로 적용하는데 있어 방해요소로 근육의 과긴장성 증가를 언급했다. Chae(2003)는 다음과 같은 다섯 가지 뇌졸중 회복을 위한 상지 신경 보조장치 기반 NMES를 추천하였다. (1) 양쪽 상지를 써야 하는 과제를 위한 NMES, (2) 근위부 및 원위부 상지를 통제하는 NMES, (3) 보행 장애를 줄이기 위한 소형화 NMES, (4) 건측 상지의 기능을 방해하지 않고 환측 상지의 손쉬운 움직임을 생성하는 제어 모델을 이용한 NMES, (5) 약한 근육을 자극할 뿐만 아니라 과하게 활성화된 근육을 "꺼서" 경직성을 감소시키는 NMES.

하지 신경 보조 장치

완전 또는 불완전 척수손상환자의 서기와 걷기를 회복하기 위해 신경 보조장치 기반 NMES를 사용하는 1970, 1980년대의 선구적인 연구는 오늘날까지 계속해서 이어져 발전하고 있다(Bajd, 1982; Kralj, 1989). 이 시스템에 표면전극이 사용되고, 두 하지의 대퇴근을 동시에 활성화하여 서게 된다. 보행의 유각기는 지지하는 다리의 대퇴근에 대한 자극을 유지하면서 떠있는 다리의 굴곡 회피 반사를 전기적으로 이끌어냄으로써 시작된다(Kim, 1976; Veltink, 1992). 입각기는 반사가 활성 상태로 유지되는 동안 떠있는 다리의 무릎 신전근이 활성화되면서 끝나게 한다. 이로 인해 엉덩관절 굴곡이 발생한다. 신전근의 긴장이 발등굽힘을 방해할 때 비골 신경 자극기를 추가하면 저측굴곡/신전근의 긴장을 억제하는데 도움이 될 수 있다(Bajd, 1999). 고관절 외전근, 슬굴곡근 및 체간 신전근을 자극하는 시스템도 보고됐으며(Granat, 1993), 이식된 시스템이 만들어졌다(Kobetic, 1994). 이러한 시스템은 이전과 달리 반사 패턴을 활성화하는 대신에 개별 근육을 활성화한다.

다양한 지지보조기(bracing)와 NMES 요소를 결합한 하이브리드 시스템도 개발되었다(Solomonow, 1992). 루이지애나 주립 대학의 왕복 보행 보조기(RGO)는 착용자에 의해 지속적이며 기능적으로 사용될 수 있음을 보여주었으며, RGO는 걷기에 41%(Franceschini, 1997), 운동에 66%(Solomonow, 1997)가 사용되었다. 고정된 지지대는 안정성을 제공하고 자극되지 않는 기간을 허용하여 NMES로 인한 근육 피로를 예방한다. 지지대는 또한 체중부하 시에 감각이 무딘 신체 부위와 골다공증이 있는 사지를 보호한다. 내측으로 연결되어 있는 무릎-발목-발 보조기(Shimada, 2006), 에너지 저장 보조기(Durfee, 2005), 그리고 에너지 효율적이고 미관상 더 나은 엉덩이-무릎-발목 보조기와 결합된 하이브리드 NMES 시스템이 개발되었다(Middleton, 1997; Saitoh, 1996). 단거리에서 하지 사용에 큰 가능성을 보여주었지만, 이러한 NMES 기반 신경 보조 장치는 높은 에너지 대사 요구로 인해 현재 휠체어에 대한 완전한 대책이 될 수 없다(Sheffler, 2006).

뇌졸중에서 회복 중인 사람의 보행 중 배측굴곡을 촉진하기 위해 표면 전극이 있는 NMES 기반 신경 보조장치가 성공적으로 사용되었다(Burridge, 1997; Lieberson, 1961). 그러나 이러한 장치는 미국에서 임상적으로 자주 사용되지 않을 수도 있다. AFOs와 FDA에서 승인 받은 세 가지 비골 신경 자극기보다 뛰어나다는 최근 증거는 이러한 장치의 사용을 증가시킬 수 있다(Sheffler, 2006). FDA 승인을 받은 Bioness L300은 발처짐 문제를 해결했으며 L300 Plus 시스템에는 무릎을 신전하는 대퇴근에 대한 추가 자극이 포함되어 있다. 이식 가능한 NMES 기반 신경 보조장치도 개발되었다(Kljajic, 1992; Weber, 2004). 그러나 재이식의 필요성을 포함한 여러 문제점이 보고되었다.

상지 운동 재학습

목표 지향적이고 능동적이며 반복적인 운동 훈련이 신경가소성 변화와 기술 습득으로 이어진다는 것에 대한 많은 증거들이 있다. 따라서 NMES 기반 반복적 움직임은 자극된 움직임에 대한 환자의 적극적인 참여가 강조될 때 이러한 변화를 이뤄낼 수 있다고 생각된다. 이러한 활동은 목표 지향적이어야 하고 인지적인 노력이 필요하며 참가자의 기술이 향상됨에 따라 점차적으로 어려워져야 하며, 기술 향상 및 신경가소성 변화를 위한 원칙이 모두 적용되어야 한다.

운동 재학습을 위한 NMES에 관한 대부분의 문헌은 뇌졸중으로 인한 편마비 환자의 적용에 대한 것이다. 이 목적을 위해 세 가지 유형의 전기 자극을 사용할 수 있다: 미리 설정된 기간 동안 설정된 자극주기에서 마비 근육을 활성화하는 데 사용되는 순환 NMES(이 형태의 NMES를 사용하는 사람들은 자극에 상대적으로 수동적인 참여자임), 근전도(EMG) 또는 마비 근육을 부분적으로 활성화할 수 있지만 기능적으로 사용하기에는 부족한 환자에게 적용되는 바이오피드백 조절 전기 자극, 그리고 반복 과제 연습(RTP)동안 사용되는 신경 보조장치로서의 NMES(그림 25-6 참조)이다. 순환 NMES 시스템은 뇌졸중에서 급성 및 만성 회복기의 환자의 운동 장애를 개선하는데 효과적인 것으로 나타났다(Chae, 1998; Powell,

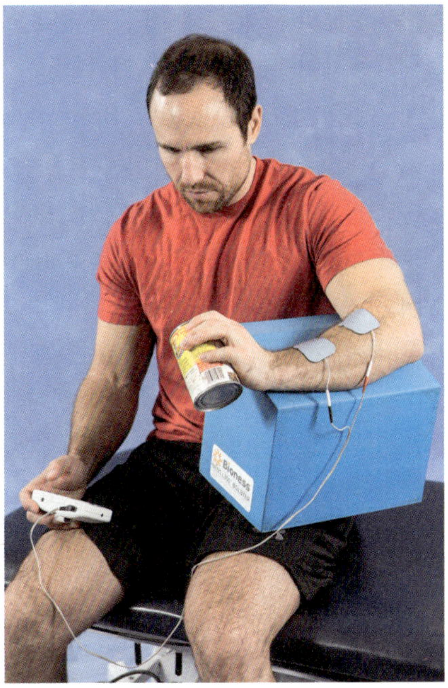

그림 25-6 손을 써서 스위치를 켬으로써 상지 근육에 신경근 전기 자극을 활성화하는 환자. 반복적인 과제 수행 중에 깡통을 잡고 들어 올리기.

1999; Rosewilliam, 2012; Sonde, 1998, 2000; Sullivan, 2004; Wong, 1999). 그러나 만성 회복기에 있는 환자들은 운동 장애 수준에서 지속적인 개선을 경험하지 못했다.

급성 뇌졸중 피험자를 대상으로 한 연구만이 활동 제한 수준에서 개선된 것으로 나타났다(Chae, 1998). EMG 바이오 피드백 또는 근전도 신호 발현 NMES(EMG triggered NMES)를 사용한 연구는 치료 직후 운동 장애의 개선을 보여주었다(Cauraugh, 2000, 2002; Francisco, 1998; Kimberley, 2004; Kraft, 1992). 그러나 이러한 연구 중 단 하나만이 운동 장애의 장기적인 개선을 보여주었다(Kraft, 1992). 두 개의 연구에서 활동 제한의 개선이 나타났다(Francisco, 1998; Kimberley, 2004).

NMES 기반 상지 신경 보조장치의 사용을 조사하는 것이 주목적이었던 연구는 장치가 제거된 후에도 운동 손상과 활동 제한의 개선을 보여주었다(Alon, 2003; Popovic, 2007). 뇌졸중 회복 초기 단계에서 운동 재교육에 대한 일반적 치료와 함께 NMES를 사용하는 RCT가 현재 진행 중이다(Fletcher-Smith, 2016).

하지 운동 재학습

뇌졸중 후 운동 재학습을 위해 보행 중 비골 신경에 적용한 NMES의 효과가 수많은 사례 연구에서 보고되었다(Kljajic, 1992; Taylor, 1999). 긍정적인 효과로는 보행 개선, 더 정상적인 EMG 활성화 패턴, 길항근의 동시 수축의 감소 등이 있다. 그러나 어떤 맹검(no blinded) RCT도 이 접근법을 조사하지 않았다. 다른 연구들은 분리된 배측굴곡을 위한 단순 순환 NMES(Levin, 1992; Merletti, 1978; Yan, 2005)와 근전도 신호 발현 NMES(Cozean, 1988; Fields, 1987)를 사용하여 긍정적인 효과를 보여주었다. 또한 Burridge(1997)는 비골 신경 NMES 기반의 신경 보조장치로 긍정적인 운동 학습 효과를 입증했다.

몇몇 연구에서 배측굴곡의 추가적인 움직임을 자극하기 위한 다중 채널 NMES 시스템의 긍정적인 운동 학습 효과를 보고했다(Bogataj, 1989, 1995; Daly, 2000; Stanic, 1978). 이 연구에 사용된 시스템은 발목 외전과 저측굴곡; 무릎 굴곡과 신전; 고관절 굴곡, 신전, 그리고 외전을 포함한 하지 전체의 다양한 근육을 자극했다.

서로 다른 근육 그룹을 자극하는 다른 두 가지 연구는 다채널 NMES 시스템을 사용하여 기존 치료(Bogataj, 1995)와 NMES를 받지 않은 경우(Daly, 2000)보다 더 나은 결과를 보여주었다. Daly(2006)는 이를 위해 다중 채널 NMES 시스템의 RCT를 수행했다. 연구 결과는 좋았지만, 이 연구자들은 근육 선택의 감소, 자극에 대한 신뢰도 저하, 감각 자극으로 인한 통증 등 다중 채널 시스템의 문제를 보고했다.

요약하면, 방법론적 한계가 보고되었지만 다양한 형태의 NMES가 척수손상 및 뇌졸중 환자의 움직임 조절 장애를 개선하는 데 도움이 된다는 증거가 증가하고 있다. NMES 기반 신경 보조장치가 단순 순환 및 EMG 또는 바이오피드백 신호가 발현되는 NMES보다 더 효과적인 것으로 보이지만 어떠한 직접적인 비교 연구도 이 주장을 뒷받침하지 않았다. NMES 시스템의 기술을 개선하고 다른 신경근육 질환이 있는 환자들에게도 효과를 조사하는 지속적인 연구가 필요하다.

신경재활에 대한 기술적 접근
Technology Approaches to Neurorehabilitation

미국에서 건강 관리는 지난 40~50년 동안 주목받아온 변화를 보이며 발전해왔다. 환자 결과는 더 이상 사망률, 이환율 또는 손상으로 측정되지 않고 기능적 변화로 측정된다. 급성 및 재활 환경에서의 주된 관심은 가장 낮은 비용을 통한 중재의 효과와 효율성이다. 이 장 전체에 걸쳐, 현재의 근거들은 신경 재활을 받는 환자에게 더 나은 회복을 위해 의미 있는 과제의 집중적인 연습이 효과적임을 뒷받침하고 있다. 또한, 이러한 과제는 효과를 위해서 환자에게 지속적으로 어려운 과제를 포함하는 것이 요구된다(Van Peppen, 2004). 작업치료사와 물리치료사는 이러한 요소를 중재에 포함하지만, 입원 환자와 외래 환자 서비스의 비용 제한에 대한 우려가 증가하면서 환자 치료에 대한 선택에 영향을 미친다. 기술적인 진보는 의미 있는 과제를 포함하고, 집중적인 훈련을 제공하고, 재활환경에 있는 환자들에게 어려운 중재를 제시함으로써 재활효과를 높일 수 있는 가능성을 가지고 있다. 이를 위해 엔지니어는 작업 및 물리치료사와 협력하여 집중적인 과제 훈련을 제공하고 실시간으로 정확한 수행 데이터를 수집하며 치료사가 필요 없는 동기 부여 과제를 제공할 수 있는 대체 재활 기술을 연구하고 있다. 그런 두 가지 재활 기술인 로봇 공학과 가상 현실(VR)은 다음 단락에서 다룬다.

로봇 공학 Robotics

재활 분야에서 **로봇 공학**은 인간 기능을 수행하도록 설계된 전자식 컴퓨터 제어 시스템을 갖춘 기계 장치 분야다. "이전에는 이들의 사용이 거의 산업에만 국한되었지만 이제는 자동 인슐린 펌프 및 기타 인공장치와 같은 생체 전자(바이오닉) 장치를 통해 특정 인간의 동작을 제어할 수 있다"(Kwakkel, 2008). 로봇 기술은 1978년부터 개발되어왔으며, 초기 작업의 대부분은 재향 군인 관리(VA) 시스템 내에서 수행되었다(Burgar, 2000). 로봇 공학은 기능을 대체하고 집중적이고 반복적인 훈련을 제공하여 회복을 개선하는 데 사용할 수 있다. 충분한 강도와 반복은 신경가소성을 향상시킨다. 이 초기 개발의 대부분은 일상생활을 보조하기 위해 로봇을 사용하는 것을 강조했지만 1990년대에는 로봇 연구가 치료 용도로 확장되었다(Burgar, 2000; Fasoli, 2004). 이러한 시스템 또는 촉각을 이용하는 로봇의 역할은 사용자 움직임을 감지하고 결과 정보를 사용하여 다음 동작을 계획하고 사용자에게 힘에 대한 피드백을 제공하는 것이다(Brewer, 2007). 이번 장에서는 기능 활동에 사용되는 생체 전자 장치가 아닌 재활 과정에 사용되는 로봇 장치만 다룬다. 대부분의 연구가 뇌졸중 질환에 초점을 맞추고 있지만 척수손상 환자에 대해서도 연구가 수행되기 시작했다.

로봇 분야의 범위는 사용 가능한 다양한 시스템과 이러한 시스템 내의 옵션 규모에 의해 입증된 바와 같이 빠르게 진화하고 있다. 일부 로봇은 뻗기를 용이하게 한다. 예로는 거울 형상 동작 유도 MIME(Mirror Image Movement Enabler)(Lum, 2006)와 ARM(Assisted Rehabilitation and Measurement) 가이드(Kahn, 2006)가 있다. MIT-Manus and InMotion2와 같은 시스템은 능동 보조 움직임을 만들어내는 반면에 GENTLE, MIME 및 REHABROB을 포함한 일부 로봇 시스템에 의해 약간의 움직임을 도와주는 대상자 팔의 수동적 움직임을 수행할 수 있다. 뇌졸중 환자의 중재 동안 양측 상지 활동을 포함하는 재활이 제안되어 왔고 연구가 이루어졌다(McCombe, 2008). MIME를 사용하면 사용자는 손상된 상지와 함께 건측 사지가 수행하는 동작을 따라할 수 있다. 대부분의 장치는 상지의 근위부 또는 대근육 움직임을 수행하는 것을 목표로 하지만 일부 새로운 로봇 기술은 팔뚝, 손목 및 손의 움직임을 다루기 시작했다. 이 기술의 특별한 강점은 중증에서 경미한 제한에 이르기까지 뇌졸중에서 발견되는 다양한 손상에 사용된다는 것이다. 로봇 공학은 또한 하지 재활에도 사용된다(Hornby, 2005).

운동학습이론은 로봇공학설계에 사용되었다. 그러나 Brewer(2007)은 최근에는 이러한 이론을 적용하는데 제한적임을 제안했다. 주요 이론적 핵심은 대량 연습이다. 아직 로봇 기술에 포함되지 않은 다른 유망한 패러다임은 **암묵적 학습**(무의식적인 학습 전략)과 **오류 확대** 접근법(원하는 방향으로 움직이려는 것에 저항을 적용)이다.

연구에 따르면 로봇은 근력 약화, 관절 범위 제한 및 신경근 불협응과 같은 신경학적 손상과 관련된 문제를 개선했다. 그러나 기능적 결과의 변화가 항상 일관되게 입증되지는 않았다(Brewer, 2007; Kwakkel, 2008). 로봇은 기존 치료법보다 능동적인 관절 운동 및 뻗기에서 더 큰 단기간의 개선을 보여주었다. 그러나 기존 치료를 받은 참가자도 더 긴 기간 동안에는 유사한 결과를 나타냈다(Lum, 2002, 2006). 로봇 장치는 프로그래밍을 통해 장기간에 걸쳐 집중 훈련을 용이하게 하고 치료사의 1:1 지도 없이 환자에게 일정한 저항과 피드백을 제공할 수 있다. 또한 환자의 필요에 맞게 조정할 수도 있다. 결과는 비용대비 효율적인 방식으로 정확하고 일관되게 측정할 수 있다.

Kwakkel(2008)은 재활치료를 지지하기 위해 RCT에서 연구된 5개의 로봇 장치를 설명했다(상자 25-4). 최근에 RCT는 손목과 손에 로봇을 이용한 치료도 시행했다(Kutner, 2010). 다른 장치도 유사 실험 설계에 포함되었다.

다음 단락에서는 로봇 기술을 뇌졸중 재활에 포함한 최근 세 가지 연구에 대해 자세히 설명한다. 첫 번째 연구에서 로봇은 반복적인 집중 훈련과 결합하여 사용되었다. 다음 두 연구에서는 재활 과정에서 **로봇** 사용의 진화에 대한 "다음 단계"를 설명한다. 두 번째 연구는 뇌졸중 환자에게 의미 있고 목적이 있는 과제에 사용되는 로봇을 설명한다. 세 번째 연구는 임상에서 환자의 요구를 충족하는 로봇 장치를 설계하는 작업 및 물리치료사의 역할을 설명한다.

대부분의 로봇 장치는 상지의 근위부에 사용된다. RCT 설계를 사용하여 Kutner(2010)는 반복적 과제연습(RTP) 치료와 함께 원위부에 적용하는 로봇인 Hand Mentor(HM)를 사용했고 반복적인 집중훈련만 받은 대조군 결과와 비교했다(그림 25-7 참조). 7명의 참가자는 연구의 반복적인 팔의 집중훈련만을 시행한 반면 10명의 참가자는 HM와 RTP을 결합한 치료를 받았다. 60시간의 RTP를 30시간의 RTP와 30시간의 HM 중재와 비교했다. HM은 손목과 손가락의 능동적 움직임을 개선하도록 설계되었다. 1차 결과 측정변수는 뇌졸중 영향 척도(SIS)로 측정한 삶의 질이었다. 중재 전, 중재 직후 및 중재 후 2개월에 데이터를 수집했다. 중재 후 RTP 그룹에서 심리와 사회적 참여에서 유의미한 변화가 관찰되었으며 추적검사에서 뇌졸중 회복이 향상되었다.

두 중재 모두 중재 전과 중재 후 기간 사이에 일상생활에서 통계학적 유의한 변화를 야기했으며 중재 후부터 추적기간(2개월)까지 손기능에서도 통계적으로 유의한 변화가 있었다. 두 치료를 결합했을 때 치료 후와 추적 시기에서 뇌졸중 회복에 유의미한 변화를 입증하였다. 모든 변화가 임상적으로 유의미한 차이를 보인 것은 아니다. 이 연구는 로봇 보조 RTP 치료가 RTP만 사용한 것과 유사한 결과를 가져왔으며 임상 환경에서 로봇치료에 대한 지지를 제공한다.

예비 연구에서, Johnson(2005)은 운전 시뮬레이션 과제 중에 건측 팔을 제한하는 CI 치료 원리를 적용한 로봇 장치를 사용했다. 건측 팔을 제한하기 위해 장갑을 사용하는 대신, 건측 팔을 사용할 때 운전 시뮬레이터의 운전대가 빡빡해지는 것을 이용했다. 연구의 목적은 이 시스템이 뇌졸중 환자들의 환측 팔의 사용을 증가시키는지 확인하는 것이었다. 정상인 4명의 대조군을 좌/우측 마비군이 균등하게 분포한 뇌졸중 환자 8명과 비교하였는데 대조군에서 운전대 저항을 통한 "신호"는 운전 시뮬레이터에서 비우세한 팔의 사용을 촉진하기 위해 우세측 팔에 적용되었다. 한쪽 팔 또는 양쪽 팔을 이용한 주행 과정은 강제 신호 및 비강제 신호 상황에서 조작적 정의 과제(예; 회전)를 적용하여 같은 이동 도로를 사용하여 평가되었다. EMG 기록은 팔꿈치, 어깨 및 팔뚝의 7개 근육에서 수집되었다.

연구 결과는 예상대로 뇌졸중이 없는 사람이 비우세측

상자 25-4 운동재활을 지원하는 5개의 로봇장치

MIME 로봇
MIT-MANUS 로봇
ARM-GUIDE 로봇
InMotion Shoulder-Elbow 로봇
Bi-Manu-Tract 로봇

Kwakkel G, Kollen BJ, Krebs HI. Effects of robot-assisted therapy on upper limb recovery after stroke: A systematic review. *Neurorehabil Neural Repair*. 2007;22:111-120.

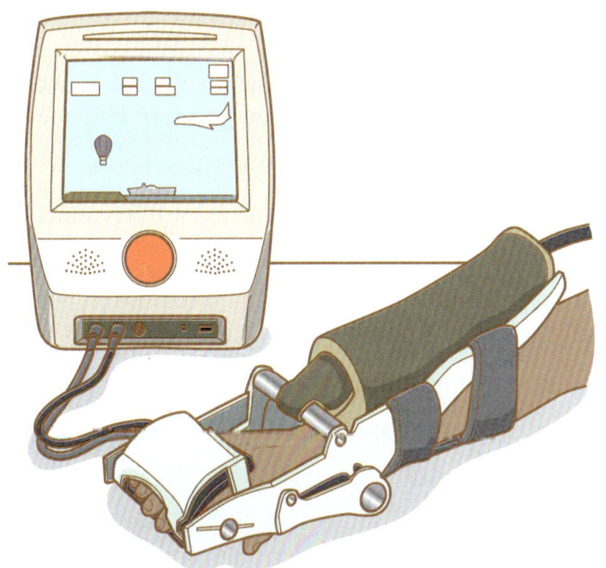

그림 25-7 Hand Mentor 로봇 시스템과 그 구성 요소.

팔에서 근육 활동이 유의미하게 더 나왔다. 두 그룹에서, 이동 방향과 강제 신호/비강제 신호 상태 사이에 유의한 상호작용이 있었다. 두 그룹 모두 강제 신호 상태에서 사용되지 않는 팔을 더 잘 사용했지만 운전대가 중력 반대 방향으로 회전했을 때만 사용했다. 중력이 제거된 방향에서 두 그룹의 근육 활동에는 큰 변화가 없었다. 팔 활동을 대체하는 자세 변화의 효과도 평가되었다. 편마비 환자 3명은 자세 움직임이 증가했다. 그러나 이러한 증가가 상지 근육 활동의 증가를 뒷받침하지는 않았다.

손상되지 않은 팔의 제한을 시뮬레이션하는 로봇 장치와 함께 양측 팔 활동(운전)을 포함한 의미 있는 과제의 사용은 손상된 팔의 근육 활동이 증가하는 것을 보여주었다. 팔 움직임의 변화를 평가하기 위해 EMG 데이터가 수집되었다. 이 연구는 로봇의 치료 가능성 중 일부를 보여주었다. 로봇에 의해 제어되는 과제 변수를 사용하여 의미 있는 과제를 집중적으로 연습하는 것이 임상적 변화를 촉진하였다.

Lam(2008)은 상지 재활을 위한 프로토타입(시제품) 시스템을 만들기 위한 작업 및 물리치료사와의 상호 설계 과정을 설명했다. 이 시스템은 작은 신호를 생성하여 제한 없이 뇌졸중 후 환자의 뻗기 활동을 향상시킬 수 있다. 이 시스템에는 네 가지 주요 구성 요소가 있다: 그것은 체중 부하를 따라간다. 사용 중 비정상적인 자세를 감지하는 자세 센서가 포함된다. 사용 중에 팔꿈치를 자극할 수 있는 팔꿈치 자극 장치를 사용한다. 사용 중에 피드백을 제공하는 컴퓨터 인터페이스를 활용한다. 시스템은 사용자의 손을 자유롭게 했고, 팔꿈치에 대한 부드러운 진동 신호는 팔 뻗기를 용이하게 했다. 시스템에서 사용 가능한 어깨 움직임은 광범위한 동작을 포함해서 뻗기 이외의 활동을 수행할 수 있다. 환자에게 동기를 부여하기 위해 컴퓨터 화면을 사용하는 가상 환경이 추가되었다.

이 시제품을 위한 파일럿 연구는 치료사 8명을 대상으로 작업치료사 4명, 물리치료사 4명으로 수행되었다(Lam, 2008). 이 연구는 안전상의 이유와 설계자에게 시스템 평가를 제공하기 위해 수행되었다. 장치 개선을 위한 많은 의견이 제시되었다. 팔꿈치 진동 장치에 대해 일관된 불만이 있었다. 로봇 장치의 지지 시스템이 너무 높아 휠체어를 사용하는 환자에서 사용하지 못할 수 있다.

Lam(2008)의 결과는 로봇 장치가 임상용으로 설계될 때 엔지니어/치료사 파트너십의 중요성을 보여준다. 이 논의는 이 장의 VR 섹션에서 계속되며, 이러한 파트너십은 엔지니어링 커뮤니티에서 지원하여 시스템이 재활 과정을 효과적으로 증진시킬 것이다.

요약하면, 로봇 장치는 연습의 강도와 중재 유형 및 기간을 통해 뇌졸중 후 환자의 운동능력을 향상시켰다. 움직임은 Johnson(2005)에 의해 입증된 것처럼 치료사보다 로봇 장치를 사용하여 더 정확하게 조절할 수 있다. 로봇 장치는 컴퓨터 또는 비디오 게임 및 가상 환경과 같은 동기 부여 활동을 이용한 방법을 추가할 수 있다(Brewer, 2007; Fasoli, 2004). 진행 상황에 대한 즉각적인 피드백을 제공함으로써 환자 만족도도 높아졌다. 로봇 시스템의 특별한 이점은 개인의 고유한 요구에 맞게 조정할 수 있다는 것이다.

2012년 로봇 보조 치료에 대한 체계적 문헌 고찰에 따르면 "집중적인" 기존의 치료와 로봇 보조 훈련 간에 환자 결과에 차이가 없다는 결론을 내렸다(Norouzi-Gheidari, 2012). 그러나 저자는 또한 특정 환자 그룹의 경우 기존 치료법과 함께 로봇 보조 훈련이 큰 가능성을 보여주었다고 결론지었다. 재활 환경에서 로봇 사용에 대한 문제에는 사람이 치료하는 것에 대한 환자 선호도, 이런 장치의 높은 비용, 서비스 제공자(즉, 치료사 및 의사)의 거부가 포함된다(Brewer, 2007; Fasoli, 2004). 다양한 상황에서 사용할 수 있는 최신 시스템이 사용 가능해짐에 따라 그들의 장점들이 이러한 일부 문제들을 해결하는 데 도움이 되어야 할 것이다.

기능적 활동의 최종적 중재
Intervention Ultimately Applied in Functional Activities

앞서 언급했듯이, 운동 조절 중재의 목표는 궁극적으로 환자 기능을 최적화하기 위해 운동 조절을 개선하는 것이다. NDT, NMES, 과제 특이적 연습을 통한 CI 치료 및 로봇 공학과 같은 기술은 기능적 활동 동안에 사용하도록 진행될 수 있다. 다른 중재 전략을 사용하여 운동 조절 손상으로 인한 기능적 결함을 치료하는데 사용할 수도 있다. 여기에는 상지 및 하지 활동, 보행 훈련 및 VR 시스템이 포함된다.

상지 기능적 활동 Upper Extremity Functional Activity

이전 섹션에서 설명한 모든 "준비 중재"와 "상지 운동 재학습" 활동은 거의 모든 상지 기능 과제에 적용될 수 있다. 실제 기능적 활동에 적용하고, 그리고 체계적으로 환자를 유도하면서 그 움직임을 개인적으로 조절하여 의도적으로 환자가 동작에 참여하도록 하는 것이 중요하다. 또 다른 목표는 환자 내부로부터 받는 내재적 피드백과 치료사의 외적 피드백에 대한 의존도를 높이는 것이다.

환자가 움직임 조절을 재학습할 때 초기 재활 중에 움직임 조절을 개선하는 또 다른 방법은 움직임을 보조하는 장비를 포함시키는 것이다. 상지와 함께 사용하는 한 가지 옵션은 동적 손 보조기이다. 예를 들어, SaeboFlex® 보조기(그림 23-4 참조)는 자발적인 손목/손가락 신전에 역학적 보조를 제공한다.

구부리거나 잡을 수는 있지만 신전할 수 없는 환자를 위해 **SaeboFlex 보조기**는 맞춤형으로 장착되며 신전 스프링 시스템을 사용하여 역학적으로 손을 펴고 손목을 신전한다. 이 자세에서 환자는 자발적으로 손가락을 구부려 물체를 잡을 수 있다. 환자가 이완되면 보조기는 기계적인 힘을 가하여 손을 펴고 손목을 다시 신전한다. 이 수동적인 신전 동작 중에도 환자는 운동이미지를 사용하여 손을 벌리는 "연습"을 하거나 가능한 한 모든 신전 동작에 기여할 수 있다. 이를 통해 손을 펴고 쥐는 과제 특이적 연습을 더 많이 반복할 수 있게 해준다. SaeboFlex는 또한 집에서 손을 사용할 수 있도록 하여 하루 종일 사용을 늘리는 데 기여하고(사용 반복 횟수 증가) 환자가 치료 시간 외에도 사용하도록 동기를 부여할 수 있다.

2주간의 중재는 만성 뇌졸중이 있는 44세 환자의 3개월 추적 관찰에서 운동 조절 개선(WMFT 시간 17% 감소 및 상지 Fugl-Meyer 점수 17% 개선)과 관련이 있었다(Butler, 2006). SaeboFlex, 운동 및 기능적 전기 자극을 포함하여 5일간의 훈련(하루 6시간)에 참여한 뇌졸중 환자(n = 13)는 어깨와 팔꿈치 및 손목 신전의 개선된 움직임을 보였지만 손목 굴곡 및 손가락 움직임에는 어떠한 개선도 보이지 않았다; 반대로 Fugl-Meyer와 Motor Assessment Scale 점수는 모두 유의하게 향상되었다(Farrell, 2007).

또 다른 연구에서 12일 동안 SaeboFlex를 이용한 치료는 평균 ARAT 점수의 유의미한 개선과 상지 Motricity 지수에서 임상적으로 유의한 개선이 있었다(Stuck, 2012).

동적 손 보조기는 팔꿈치 기능을 해결하기 위한 구성 요소를 포함할 수도 있다. 상지 운동 조절-움직임을 다룰 수 있는 관련 보조기가 SaeboReach이며, 그것은 팔꿈치 신전과 손 펴기 모두 조절하기 어려운 환자에게 이상적이다. **SaeboReach**는 SaeboFlex 보조기와 팔꿈치 위 구성 요소로 이루어진다. 따라서, 장치는 잡기 및 이완 활동 동안 기능적 뻗기를 위해 팔꿈치 신전을 기계적으로 보조할 수 있으며 팔꿈치 굴곡 운동의 더 많은 반복 기회를 제공할 수 있다.

보조기를 선택할 때 환자가 보조기가 지지하는 근육 그룹을 작동할 수 있는 보조기를 선택해라. 목표는 운동 조절 개선을 지원하기 위한 긍정적인 신경가소성 변화를 유도하는 것이다. 이상적으로, 이러한 보조기는 단순히 환자의 수동적인 움직임을 보조하는 데 사용되어서는 안된다. 환자는 보조기가 지지하는 근육 그룹을 사용하도록 지시받아야 한다(예; AFO를 착용한 환자는 배측 굴근을 능동적이고 의도적으로 동작을 시작하고 수축하도록 해야 한다). 이런 능동적인 참여는 운동 학습과 CNS 내에서 긍정적인 신경가소성 변화를 유도하는 데 필요하다.

하지 기능적 활동 Lower Extremity Functional Activity

운동 조절-움직임 손상은 하지와 관련된 활동 중에 다양한 기능적 결손을 초래한다. 이러한 결손에는 침상 이동, 이동 및 보행을 위해 하지 움직임의 어려움이 포함된다. 준비 중재 섹션에서 논의된 많은 일반적인 기술과 접근 방식은 이러한 하지 활동에 적용할 수 있다. 활동 중에 타이밍, 속도, 방향, 자유도, 가동 범위 및 안정성 요구 사항의 변수들을 조작하면 치료사는 중재를 도전적이고 최적의 방식으로 의도적으로 진행하는 프로그램을 개발할 수 있다. 예를 들어, 환자는 하지 운동 조절에 어려움을 겪고 있어 효율적이고 효과적인 앉은자세에서 서기 이동움직임(sit-to-stand transfers) 수행을 어렵게 만들 수 있다. 이 과제는 더 높은 의자 높이(범위 및 일 감소)에서 시작하거나 표면을 조정하면서(단단한 표면이 부드러운 표면보다 움직이기 더 쉽다), 또는 준비 섹션에서 다룬 변수를 조절함으로써 초기 학습을 위해 더 쉽게 만들 수 있다. 과제에서 운동 조절을 적절하게 유도하기 위해 변수를 체계적으로 조정하여 앉은자세에서 서기 이동과제를 더 어렵게 만들 수 있다.

운동 조절 결손을 해결하기 위해 등장성 혼합의 PNF

기술의 치료원리를 활용할 수도 있다. 이동 중에 시작 및 중지를 추가함으로써 환자는 협응된 방식으로 다양한 수축 유형으로 전환해야 한다. 예를 들어, 환자에게 서기에서 앉기 이동(stand-to-sit transfer)을 시작하도록 지시할 수 있다. 그런 다음 그녀에게 당신의 명령에 따라 중간 범위에서 멈추고 마침내 일어서도록 요청하라. 이것은 기능적 활동 중에 구심성, 등척성, 그리고 원심성 수축을 조절하고 협응된 방식으로 수축 유형 사이를 전환하는 운동 시스템의 기능에 작용한다. 이러한 동일한 기술은 기능적 활동 중에 하지에 의해 형성되는 다른 움직임에도 적용될 수 있다.

보행 훈련 Locomotor Training

보행 훈련(LT)은 특정 구심성 입력에 반응하여 스테핑 동작을 생성하는 척수의 내재적 메커니즘을 통합하는 보행 재활에 대한 생리학적 기반의 접근 방식이다(Barbeau, 1991, 2003a, 2003b; Behrman, 2000, 2005, 2006; Beres-Jones, 2004; Dietz, 1995; Dobkin, 1995; Field-Fote, 2002; Harkema, 1997; Stewart, 1991; Visintin, 1989; Werning, 1995). 이 개념은 15장에서 소개되며 보다 구체적인 기능적 적용은 37장에서 제공된다.

이 접근법은 완전한 척수 절개를 한 고양이가 고강도 걷기 훈련에 반응할 수 있음을 입증하는 기본 연구로부터 발전하였(Barbeau, 1987; de Leon, 1998; Lovely, 1986). 척추 상부의 출력이 없음에도 불구하고, 고양이는 체간을 지지해주고, 손으로 체중부하를 보조하고, 그리고 움직이는 트레드밀에 의해 시작된 감각 신호가 제공될 때 스테핑 반응을 생성할 수 있었다. 이런 관찰은 척수가 구심성 입력을 통합하고, 해석하고 적절한 운동 출력으로 반응하는 본질적인 능력을 가지고 있다는 믿음을 갖게 했다. 이 능력은 중추 패턴 생성기(CPG)라고 하는 척추 사이신경세포 네트워크를 통해 가능하다고 믿어진다(Forssberg, 1979).

보행 훈련을 유도하는 두 번째 증거는 보행의 신경학적 조절에 대한 특정 구심성 입력을 탐구하는 연구에서 비롯된다(Dietz, 2000; Van de Crommert, 1998). 이 연구는 특정 감각 신호가 발을 내딛는 교대 스테핑움직임의 조절에 중요하다는 것을 제시한다. 예를 들어, 여러 연구 결과에 따르면 고관절 굴곡 근육의 스트레칭에서 전달되는 고유 수용성 입력이 보행의 유각기를 시작하는 데 중요하다고 설명한다(Sherrington, 1910). 따라서 보행주기의 후기 입각기(terminal stance) 단계에서 충분한 고관절 신전은 효과적인 교대 스테핑움직임에 중요하다. 또한 발목 신전 근육의 골지건 기관(Ib)에 의해 전달되는 신전근 부하는 보행에서 입각기에서 유각기(stance-to-swing) 단계 동안 필요한 적절한 근육 활성 패턴을 자극하는 데 중요하다고 믿어진다(Dietz, 2000; Van de Crommert, 1998). 그런 보행 중 다리를 통한 하중 수준은 교대 스테핑동작에 중요하다. 따라서 보행 훈련을 위한 지침은 보행 훈련 중에 팔 대신 다리에 하중을 부가하는 것을 최대화한다(예; 보행기 사용과 같이).

Behrman(2000, pg.689)에 따르면, 스테핑을 유도하는 데 중요한 것으로 설명된 감각 신호는 "(1) 정상 보행 속도(0.75 - 1.25m/s)에 가까운 스테핑 속도를 만들고; (2) 체중이 실리는 입각기 하지에 지속 가능한 최대 하중을 제공. (3) 똑바로 펴진 몸통과 머리를 유지; (4) 걷기를 위한 정상적인 엉덩이, 무릎 및 발목 관절 움직임을 가져가고; (5) 입각기에 고관절의 신전 타이밍과 반대측 사지의 체중부하 제거를 동시에 일어나도록 하고; (6) 팔에 가해지는 체중부하를 피하고 팔의 상호 스윙을 촉진하고; (7) 대칭적인 사지간의 협응을 촉진; 그리고 (8) 보행과 관련된 감각 정보와 혼돈할 수 있는 감각 자극을 최소화(예; 유각기 동안 신전근을 구심성 자극하거나 입각기 동안 굴곡근을 구심성 자극하는 것)"가 있다.

추진력에는 중요하지만 보행을 조절하기 위해서는 상호 교대로 움직이는 스테핑만으로는 충분하지 않다. 두 가지 추가 메커니즘인 균형(바로선 자세와 동적 평형)과 적응성(개인이 환경적 요구에 반응하고 자신의 행동 목표를 충족하는 능력)도 기능적 보행에 필요하다(Barbeau, 2003a; Behrman, 2006;). 균형 및 적응성 조절을 둘러싼 연구는 보행 훈련 중재 원칙의 기초가 된다. 이러한 결과를 바탕으로 Behrman(2005)은 불완전 척수 손상 환자를 위한 보행 훈련에 적용할 수 있는 임상 의사 결정 알고리즘을 제안했다(그림 25-8 및 25-9 참조).

보행 훈련 프로토콜은 완전 척수 손상이나 불완전 척수 손상 환자를 위해 개발되었다. 이 장에서는 불완전한 척수 손상을 가진 사람을 위한 보행 훈련 프로토콜만 설명한다. 보행 훈련에 대한 구체적인 지침은 두 가지 주요 중재 항목에 대해 제공되었다(그림 25-10에 보여진 대로 체중 지지 트레드밀 훈련과 지상 보행 및 균형 기술에 대한 중재 진행). 이러한 항목 내의 하위 구성 요소에는 환경 적응에

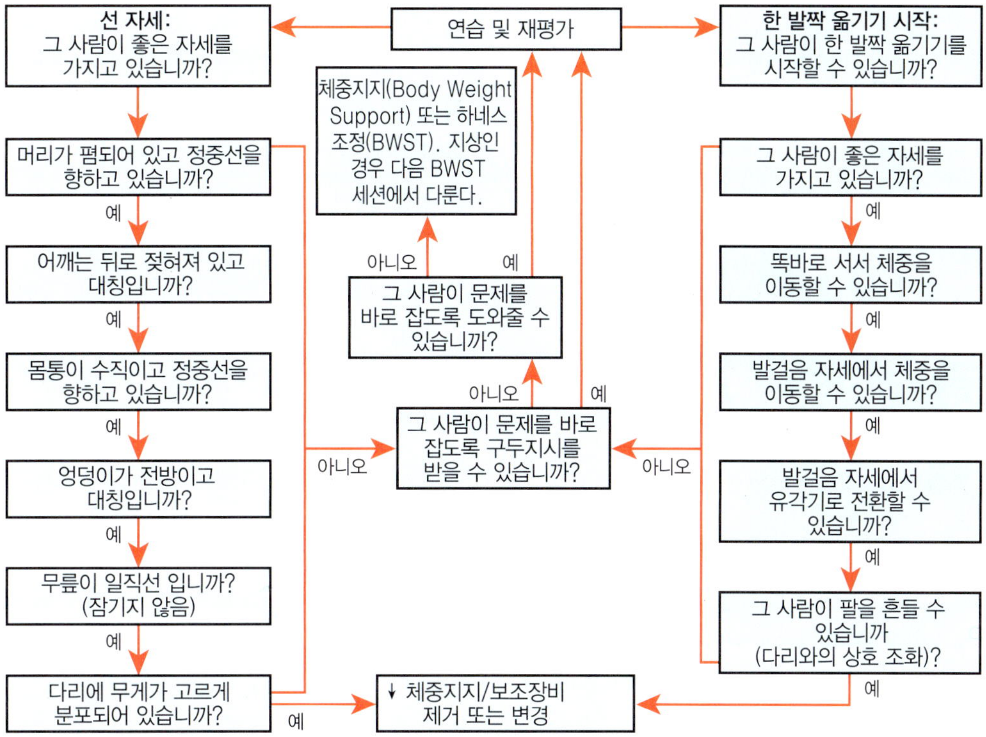

그림 25-8 서 있기와 계단 오르기 시작 진행 과정에 대한 의사 결정 알고리즘. *(Behrman AL, Lawless-Dixon AR, Davis SB, et al.의 허가를 받아 사용. 불완전 척수 손상 후 운동 훈련 진행 및 결과. Phys Ther. 2005; 85: 1356-1371)*

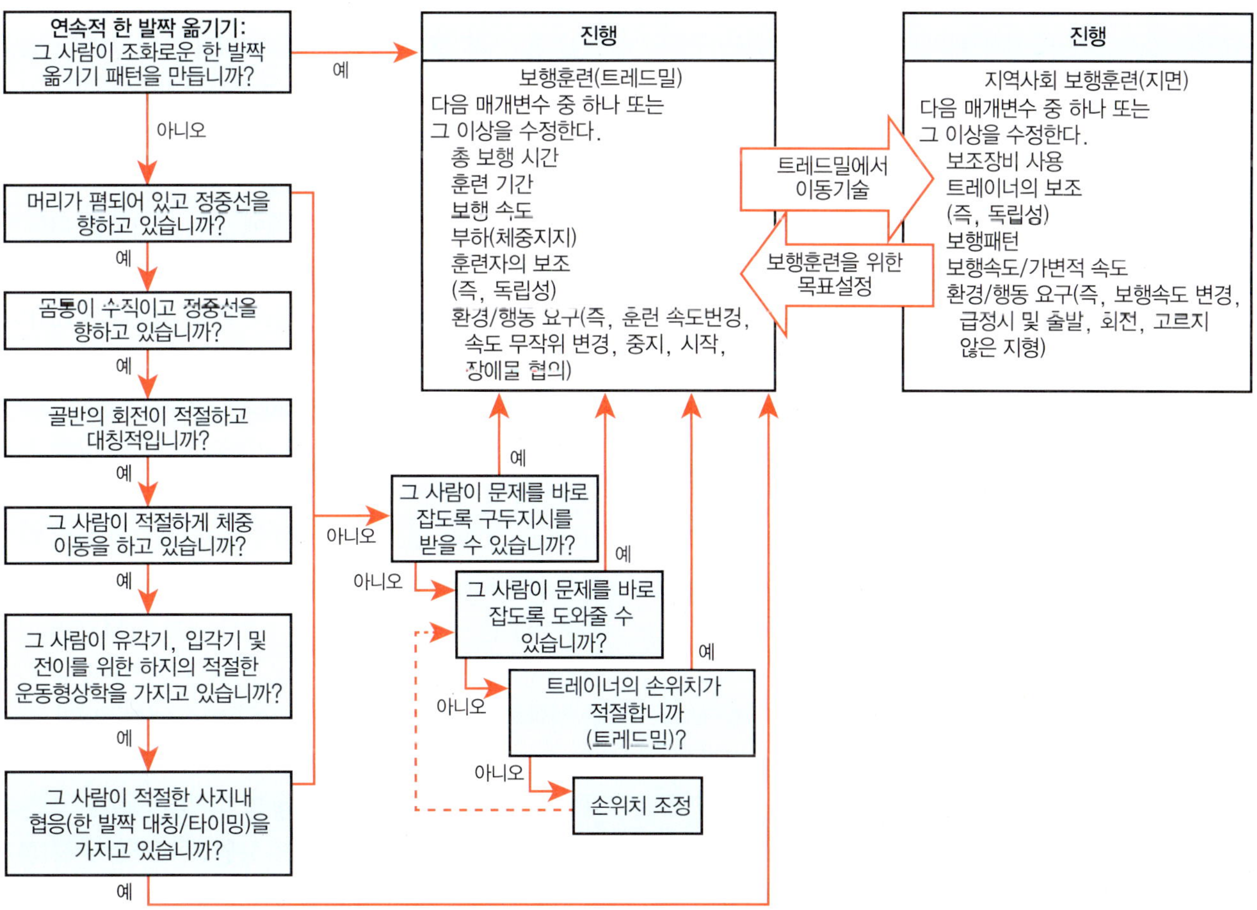

그림 25-9 지속적인 계단 오르기 진행 과정에 대한 의사 결정 알고리즘. *(Behrman AL, Lawless-Dixon AR, Davis SB, et al.의 허가를 받아 사용. 불완전한 척수 손상 후 운동 훈련 진행 및 결과. Phys Ther. 2005; 85: 1356-1371)*

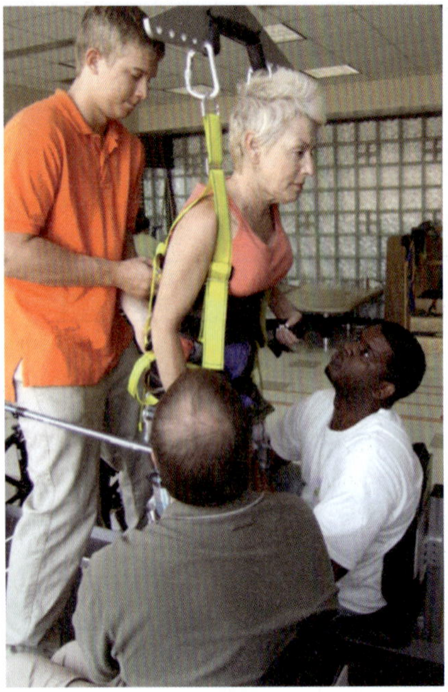

그림 25-10 체중 지지 보행 훈련 중 트레드밀에서 보행하는 환자.

대한 특정 지침(예; 참가자가 겪는 체중 부하량, 트레드밀 속도, 사용된 장비, 장애물), 제공된 수동 보조(트레이너가 촉진을 위한 도움의 양과 위치), 그리고 제공되는 구두 지시가 포함된다. 또한, 지상 훈련은 임상치료실환경과 지역 사회 보행 및 균형 훈련 구성 요소로 더 세분화 될 수 있다.

보행 훈련은 다양한 환자 집단을 대상으로 조사되었다. Barbeau(1987)는 7명의 척수 손상 환자와 함께 보행 훈련을 위해 트레드밀을 이용한 체중 지지 시스템을 처음 사용했다. 중재는 대상자의 일반적 보행속도, 최대 보행 속도를 유의하게 증가시켰고 그 훈련방식이 안전하다는 것을 입증했다. Wernig(1992)는 유사한 결과를 관찰하고 8명의 참가자 중 4명이 휴식 시 자발적인 사지 움직임이 없음에도 불구하고 지상에서 걸을 수 있는 능력을 얻었다고 보고했다. 이러한 발견은 보행 훈련이 걷기를 생성할 수 있는 자극을 제공한다는 가설을 뒷받침한다. 급성 및 만성 회복단계에 있는 척수 손상 환자를 포함한 대규모 보행 훈련 연구에서 두 그룹 모두 보행에서 유의미한 개선을 보여주었다(Werning, 1992). 이 연구자들은 또한 급성기 회복기 동안 전통적인 치료를 받은 다른 참가자 그룹보다 급성기 환자에서 더 큰 개선을 입증하였다(Werning, 1992).

Behrman(2000)은 일련의 사례 연구를 통해 보행 훈련에 대한 증거를 확장했다. 중요한 것은 이러한 사례 연구들은 이전 연구들보다 보행 훈련 중재를 수행하기 위한 보다 동일하고 세부적인 프로토콜을 제공했다. 이런 동일한 보행 훈련 중재 원칙은 급성기 회복 단계에 있는 척수 손상 환자들에게 다기관 RCT연구에서 사용되었다(Dobkin, 2006). 이런 시도는 실험군(보행 훈련)과 대조군(전통적, 기존 재활) 간의 차이를 보여주지 않았지만 방법론적 과제들이 보고되었으며 두 그룹 모두 치료 후 독립 보행자 비율이 높았다(Dobkin, 2006).

최근 후향적 연구에 따르면 숙련된 물리치료사 1명, 기술자 2명, 잘 훈련된 지원자 1명과 함께 병원 기반 환경에서 척수 손상 환자에게 보행 훈련을 제공하는 것이 효과적일 뿐만 아니라 재정적으로도 실현 가능하다고 제안했다(Morrison, 2007). 보행 훈련만 사용한 연구들과 척수 손상 환자에게 다른 중재와 결합한 연구를 조사하는 코크란 데이터베이스 고찰연구는 접근 방식이 가능성이 있지만 결정적인 증거가 아직 부족하다고 결론지었다(Mehrholz, 2012).

적어도 20건의 임상 연구에서 뇌졸중에서 회복 중인 환자에 대한 보행 훈련의 효능을 시험했다(Mosely, 2003). 최근 게재된 연구들은 일반적 치료를 받는 대상자에 비해 보행 훈련 후 보행 속도가 향상되었다고 보고했다(Ada, 2003; Eich, 2004; Patterson, 2008). 대상자에게서 보여진 운동 획득에는 기능적 자기공명영상(MRI)으로 입증된 바와 같이 피질 재구성의 상당한 변화가 있었다고 보고했다. 뇌졸중 이후 급성 회복 단계에 있는 환자들을 위한 다기관 RCT 보행 훈련인 뇌졸중 이후의 적용하는 보행 경험 Locomotor Experience Applied Post Stroke(LEAPS) 실험은 보행 훈련이 보행 기능 향상에 효과적이라는 결론을 내렸다(Duncan, 2007; Nadeau, 2013). 그러나 보행 중재가 보다 전통적이고, 손상 기반의 근력 및 균형 프로그램보다 우수하지 않았다. 예비실험 증거는 또한 뇌성마비(Day, 2004; Richards, 1997; Schindl, 2000)와 대뇌 반구 절제술(de Bode, 2007)을 받은 아동을 위한 보행 훈련 사용을 뒷받침했다. 또한 다발성경화증(MS)이 있는 성인환자(Geisser, 2015)와 특정 파킨슨(PD)분류에 속한 성인환자들(Rose, 2013)도 가능성을 보여주었다.

CI 요법과 유사하게 보행 훈련은 운동 조절 손상의 개선보다 기능적 회복에 더 큰 영향을 미치는 것으로 보인다. 예를 들어, Behrman(2005)은 불완전한 척수 손상 환자들에게서 분리된 움직임 조절에서 상대적으로 거의 개선되지 않으면서 보행의 상당한 회복을 보고했다. 그러나 뇌졸중에서 회복 중인 환자들을 위한 몇 개의 보행 훈련에 대한 연구에서 운동의 질이 유의미하게 향상되는 것으로 나타났다(Eich, 2004; Patterson, 2008).

가상 현실 Virtual Reality

CNS의 운동 장애가 있는 사람들에게 중요한 가능성을 보여주는 새로운 재활 기술 중 하나는 인지 및 운동 손상 및 기능 회복에 사용되는 고급 컴퓨터 기술로 정의되는 **가상현실(VR)**이다(Lam, 2006). VR 시스템은 가상 환경에서 실제 환경을 시뮬레이션하도록 설계되었는데 거기서는 사용자가 일상생활에서 수행하게 될 과제와 활동에 참여하는 것처럼 인식하게 된다(Deutsch, 2007). 가상 세계의 몰입 정도를 현존감이라고 하며, 이는 **가상 환경**에서 다중 감각 입력의 통합에 따라 달라진다(Henderson, 2007). 대부분의 시스템은 시각 및 청각 입력을 통합하고 일부는 촉각 또는 감각 입력도 포함한다.

무작위 대조군 연구(RCT)에서 Yang(2008)은 대형화면의 시각 증대, 청각 신호 및 트레드밀의 가속도 변화와 함께 3D VR을 사용하여 뇌졸중 환자를 위한 트레드밀 훈련을 강화했다. 9명의 참가자는 트레드밀 훈련에 배정되었고 11명은 VR 증강 트레드밀 훈련을 받았다. 모든 참가자는 주 3회 20분 세션 3번으로 구성된 프로그램을 3주 동안 9번의 세션을 받았다. VR 증강 훈련에 참여한 참가자는 걷기 능력 설문지(WAQ)로 측정한 지역 사회 활동에서 걷기 속도, 지역 사회에서 걷기 시간 및 걷기 능력에서 유의하게 향상되었음을 입증하였다. 대조군 그룹에서는 중재 직후 데이터 수집 기간에 지역사회 보행 시간에서만 변화를 보여주었다. 추적 연구에 따르면 VR 증강 트레드밀 훈련에 참여한 사람들이 치료 후 지역 사회 및 임상 검사에서 훨씬 더 빨리 걸을 수 있을 뿐만 아니라 유의미하게 더 높은 WAQ 점수를 보여주었다(Yang, 2008).

VR을 사용한 상지 운동 회복 결과에 대한 Henderson(2007)의 체계적 고찰연구에 따르면 기존 증거는 제한적이지만 결과는 VR 접근 방식에 대한 추가 연구를 격려하고 지지한다고 결론지었다.

시스템은 사용되는 기술에 따라 몰입형 또는 비몰입형 VR로 정하게 된다. **몰입형 시스템**은 대형 스크린 프로젝션, 머리에 쓰는 헤드 마운트 디스플레이, 그리고 동굴형(cave) 시스템을 사용하는데 환경이 오목한 표면에 투사되어 존재감 또는 몰입감을 생성한다(그림 25-11 참조). 가상 환경에는 사용자가 마치 텔레비전 프로그램을 보는 것처럼 컴퓨터 화면의 장면에서 자신을 보거나 **아바타**(신체 사지를 표현)를 보는 비디오 캡처 시스템도 포함될 수 있다(Deutsch, 2007). **비몰입형 VR**은 마우스 또는 기타 장치로 조절되는 컴퓨터 화면을 사용할 수 있다.

Broeren(2008)은 지역사회 활동 센터에서 컴퓨터 게임을 사용하여 상지 사용을 개선했는지를 보았다. 운동 능력의 향상이 입증되었지만 이러한 변화가 실제 생활 활동으로 이어지지는 않았다.

재활에서 VR의 사용이 젊고 새로운 분야라는 점을 감안할 때 기존 연구들은 몰입형 및 비몰입형 시스템을 포함하여 새로 개발된 다양한 기술을 포함했다. VR의 후원으로 사용 가능한 기술에 대한 이해가 없다면 연구문헌들은 혼돈될 수 있다.

이 기술은 대부분 뇌졸중에 사용되었지만 자폐증, 지적 장애 및 뇌성마비와 같은 다른 질환에서도 연구되었다. 인지 장애가 있는 사람이 VR 시스템과 상호작용할 수 있는 능력에 대한 우려는 성공적인 관련 연구들로 인해 줄어들었다(Lotan, 2009; Standen, 2005; Yalon-Chamovitz, 2008). Standen(2005)의 고찰연구는 인지 장애가 있는 사람의 VR 중재에 대한 기존 연구들을 요약했다. 그들은 VR이 연구에서 학습된 기술들이 실제 환경으로 전이되는 안전하고 효과적인 중재를 제공한다고 결론지었다.

다양한 중재 환경의 초점에는 ADL(식료품 쇼핑, 제빵, 운전, 대중교통 이용, 길 건너기), 인지 기능, 사회적 기술, 여가 활동, 체력, 상지와 하지의 운동 손상 개선 등이 포함된다(Crosbie, 2007; Erren-Wolters, 2007; Lam, 2006; Lotan, 2008; Kizony, 2010). 현재까지 이러한 연구 결과는 고무적이며 VR이 다양한 환경(가정, 병원, 원격 재활 및 지역사회 센터)에서 기능, 운동 및 인지 기술, 운전 기술, 여가 및 체력을 향상시킬 수 있다고 제안한다.

VR 기술의 다양성은 재활 분야에 기회 영역을 제공하지만 많은 연구에서 운동 학습 원리를 프로그램에 통합했다. Deutsch(2004)는 VR 기술 하드웨어 및 소프트웨어 개발에서 운동 학습 이론의 중요성을 강조하고 학습을 장려하고 동기를 부여하기 위해 **수행 지식(KP)**과 **결과 지식(KR)**을 VR 시스템에 어떻게 통합할지를 논의했다. 여기에는 일반 수행 지식과 결과 지식이 새로 개발된 VR 시스템에 어떻게 통합되었는지에 대한 설명이 포함된다.

VR은 강력한 반복 연습을 이용하여 신경 및 행동 수준에서 행동 변화와 감각 운동 가소성을 촉진하도록 설계된

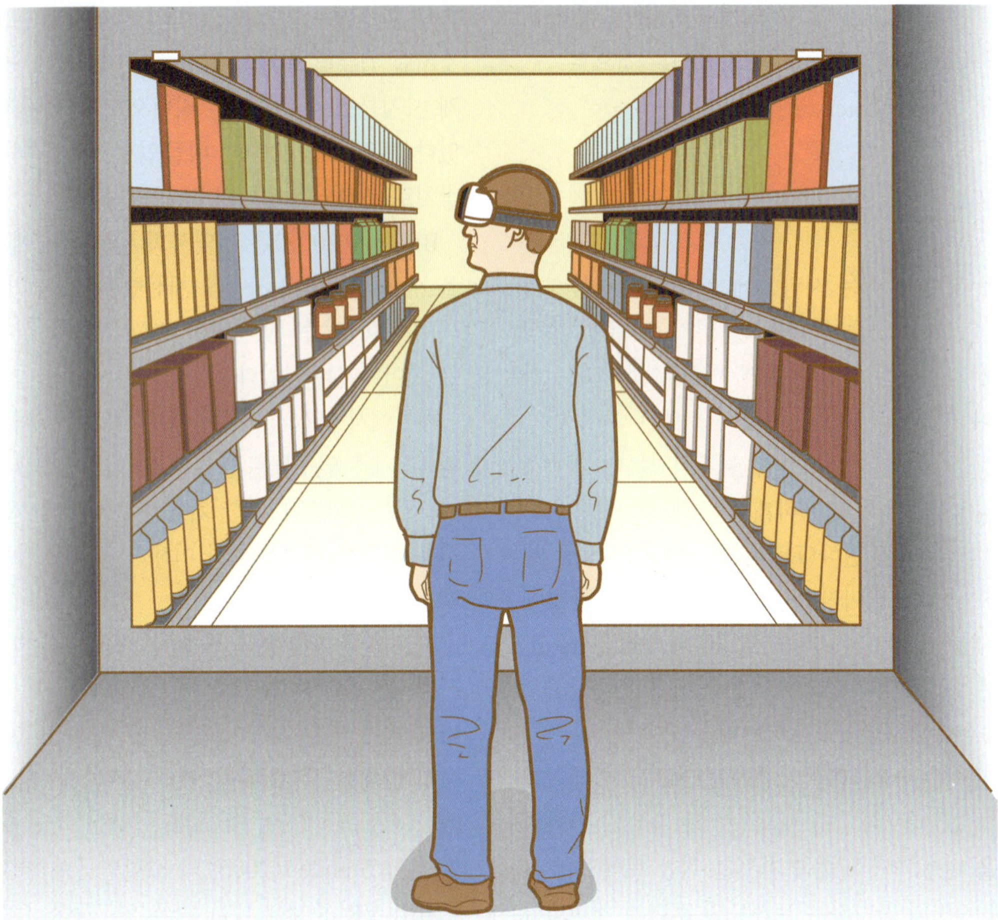

그림 25-11 가상 식료품 점의 가상 현실 설정.

풍부한 환경 안에서 기술 훈련을 제공한다(Nudo, 1996, 1998). 강력한 반복 연습은 CI, 로봇 치료 및 VR의 핵심 요소이다. 그러나 VR은 동기 부여를 더 많이 유지할 수 있으며 사용되는 상황에 더 유연하다. 이러한 특성은 행동 특이성, 훈련 과제의 포괄적이고 집중된 연습, 대상자의 인지적 참여, 그리고 참가자 동기 부여를 위한 흥미롭고 중요한 활동 제공과 같이 신경가소성을 촉진하기 위해 이 장의 앞부분에서 논의한 지침 원칙에 부합한다.

VR의 장점은 사용자에게 맞출 수 있고, 재미있고(Piron, 2008; Yalon-Chamovitz, 2008), 과제나 활동이 기술에 통합될 때 환자에게 동기를 부여하고 의미가 있다는 것이다. 이러한 시스템을 사용하는 데 있어 어려움은 임상의와 사용자의 태도, 비용, 안전 및 실행 가능성을 포함한다(Henderson, 2007). 발한, 메스꺼움, 방향 감각 상실, 두통, 균형 장애 등 기술과 관련된 부작용이 있다. 이러한 장애는 감각 시스템에서 들어오는 자극에 대한 처리 속도와 이에 상응하지만 느린 자율신경 조절 사이의 큰 차이 때문이다(Kiryu, 2007). 뇌졸중을 앓은 사용자보다 건강한 성인에서 부작용을 보고했다(Crosbie, 2007). 뇌졸중 환자를 대상으로 한 VR 연구에 대한 2015년 고찰연구에 따르면 VR 중재는 특히 기존 일반적인 치료와 병행할 때 균형과 보행 회복에 긍정적인 영향을 미칠 수 있다고 제시했다(Cavalcanti, 2013; Luque-Moreno, 2015). 이 새로운 기술이 계속 발전함에 따라 임상 및 비임상적 환경에서의 사용을 뒷받침하기 위해 더 크고 통제된 연구들이 필요할 것이다. 현재까지의 증거에 따르면 VR은 재활 분야에서 흥미로운 가능성을 가지고 있는 것으로 보인다.

거울 치료 Mirror Therapy

거울 치료는 거울에 반사되는 움직임을 관찰하면서 비마비측의 기능적 움직임 연습을 포함한다. 거울 속의 모습은 마치 마비측이 움직이는 것처럼 보이게 한다. 이 기술은 마비측 사지가 실제로 움직일 필요가 없기 때문에 운동 이미지와 관련이 있을 수도 있고, 뇌가 마비측 사지의 정상적인 움직임을 "관찰" 할 수 있도록 하는 낮은 VR 기술 수단으로 간주될 수 있다. 거울은 상지 치료를 위해 가슴 앞쪽에, 하지 치료를 위해 다리 사이에 위치하며 거울 표면은 마비되지 않은 사지를 향한다. 환자가 거울을 보고 마비측 사지가 정상적인 움직임으로 보여지는 것을 관찰하는 동안 비마비측 사지는 일반적으로 약 30분 동안 움직인다.

발목 배측 굴곡 움직임을 다루기 위해 거울 치료를 사용하는 환자는 대조군에 비해 선택적 운동 조절에서 유의미한 향상을 보였다(Sutbeyaz, 2007). 상지에 거울 치료를 적용하는 것은 또한 거울 치료를 받지 않는 대조군보다 브룬스트롬 회복단계(더 선택적 조절)에서 더 큰 개선을 보여 주었다(Yavuzer, 2008). 거울 치료 30분은 또한 Fugl-Meyer 평가의 상지척도에서 향상과 관련이 있었으며 ARAT 동안 유용한 잡기 및 팔뻗기 개선과 관련이 있었다(Dohle, 2009). 상지 움직임 조절을 위한 거울 박스 치료에 대해서는 그림 25-12A를 참조하고, 마비측 하지 움직임 조절을 위한 거울 치료에 대해서는 그림 25-12B를 참조한다.

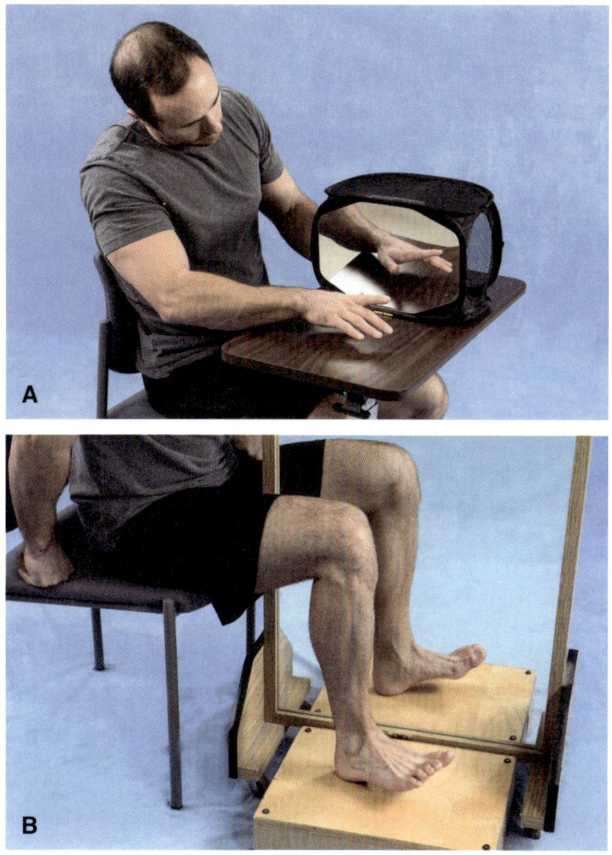

그림 25-12 운동 조절 수행을 위해 거울 치료를 사용하는 활동. (A) 거울 상자를 사용하면 환측 상지를 상자 안에 두고 건측 사지는 상자 외부, 거울 표면에 가까이 둔다. 환자가 건측 팔을 움직일 때, 그는 건측 팔을 움직이는 모습을 상상하고 시각화 한다. 거울에서는 정상적으로 움직이는 것처럼 보인다. 그는 거울을 사용하여 환측 사지가 보다 정상적으로 움직이고 있음을 나타내는 시각적 피드백을 받는다. (B) 바퀴 달린 거울을 사용하는 하지 운동. 거울은 환자가 앉은 상태에서 환자의 다리 사이로 놓이며 거울면은 건측 다리를 향한다. 환자가 건측 움직이면 거울 속에서는 환측 다리가 정상적으로 움직이는 것처럼 보인다.

생각해 볼 점 25.3

1. 환자가 상지의 뻗기과제를 수행하는데 어렵게 하는 운동 조절에 문제가 있을 때, 운동 조절에 집중하도록 과제의 특성을 어떻게 수정할 수 있는가?
2. 환자가 회복함에 따라 이 활동을 어떻게 진전시킬 수 있는가?
3. 이 과제의 운동조절을 개선하기 위해 어떤 다른 기술들을 활용할 수 있는가?

소아 치료 시 고려사항 Pediatric Considerations

환자의 연령에 관계없이 선택적 움직임 조절을 개선하기 위한 중재는 신경가소성을 향상시키기 위해 적정량으로 정상적인 움직임의 반복 횟수(대량 연습)를 최적화하는데 초점을 맞춰야 한다. 활동은 자연스럽게 동기를 부여해야 하며, 이는 아이들과 함께 할 때 매우 중요한 점이다. 목표는 특정 방식으로 움직이고 여러 번의 반복 행위를 완료하려는 욕구를 만드는 것이다. 예를 들어, 특정 대상을 손으로 터치하는 연습은 그 위치를 터치할 때 빛이나 소리를 나게 하는 동기를 부여하는 압력 스위치를 사용하여 수행할 수 있다.

치료외 시간 및 퇴원을 위한 고려 사항 Intervention Considerations for Nontherapy Time and Discharge

움직임 조절 손상의 개선은 빠르게 실현되지 않는다. 움직임 조절의 영구적인 변화에는 집중적인 과제 연습이 필요하다는 것이 점점 더 분명해졌다. 대부분의 경우, 이런 집중적인 연습은 운동 기술 향상에 필요한 긍정적인 신경가소성을 촉진한다. 이러한 연습 강도를 달성하기 위해 치료사는 환자가 감독하에 보낸 시간을 훨씬 넘어서도 치료 활동을 계속하도록 해야 한다. 많은 재활 과학자들이 이러한 필요성을 인식하고 있으며, 많은 현대 재활 접근법에는 치료사가 감독하는 치료세션을 보완하기 위한 독립적인 운동 연습을 보장하려는 구조화된 전략이 포함된다. 예를 들어, CI 치료의 전이 패키지 구성 요소는 주로 환자의 가정 및 지역 사회 환경에서 편마비 사지의 집중적이고 안전한 사용을 보장하는 데 초점을 둔다. 이 전이 패키지가 치료 프로토콜에서 제거되면 개선이 크게 감소한다. 이는 지속적인 연습에 대한 순응도를 높이기 위한 체계적인 접근이 매우 중요하다는 것을 시사한다(Gauthier, 2008).

효과적이고 독립적인 움직임 연습을 하게 하려면 몇 가지 요소가 필수적이다. 첫째, 안전 문제가 해결 되어야 한다. 이런 논의에는 독립적으로 연습할 때 부상 위험이 있는 활동들을 포함시켜야 한다. 둘째, 환자는 바람직하고 바람직하지 않은 움직임 패턴에 대해 교육 받아야 한다. 감독하의 치료 세션 동안 연습과 코칭은 환자가 움직임 과제를 통해 문제를 해결하는 능력을 개발하는 데 도움이 될 수 있다(예; 연습을 위해 수행 가능한 움직임 기술 선택, 적응형 장비 사용, 연습이 필요한 움직임 패턴 강조). 마지막으로, 가능할 때마다 보호자는 임상 환경 밖에서 움직임 과제 수행을 보조하도록 참여해야 한다. 보호자는 움직임 연습의 목표와 이러한 세션 동안 환자를 보조하고 보조하지 않아야 할 시기에 대해 교육 받아야 한다.

환자 적용

존스 여사의 검사 및 측정 부분에서 다음 정보를 고려하고 제시된 임상 문제를 해결한다.

존스 여사는 치료를 위해 지역 사회의 외래 재활 클리닉에 의뢰되었다. 그녀의 검사에 사용된 표준화 된 테스트 및 측정에는 ARAT, Motor Activity Log(MAL) 및 버그 균형 척도(BBS)가 포함되었다. 그녀의 ARAT 총점은 3점이었다(그녀는 테스트에서 두 항목만 수행할 수 있었다). MAL에서 그녀의 평균 점수는 5점 척도에서 0.5점이었다. 그녀의 BBS 총점은 8점이었다.

임상 결정 시 고려할 점

1. *이 장의 이전 섹션에 제시된 중재를 고려한다. 존스 부인(Mrs. Jones)에 대한 잠재적인 치료 중재로서 각 접근 방식에 대해 예상되는 이점과 과제는 무엇인가?*
2. *Mrs. Jones의 치료사는 어떻게 그녀가 클리닉 밖에서 치료 활동을 준수하도록 할 수 있는가?*
3. *Mrs. Jones에게 유용할 것이라고 생각하는 최신 재활 기술은 무엇인가? 왜?*

실습

이 장에 설명된 다음 기술을 연습한다. 추가 연습을 통해 다음을 수행할 수 있다.

- 피드백을 제공하는 손을 이용한 움직임 가이드
- 행동형성 구체화를 통한 과제지향적 훈련
- 건측 사지의 사용제한
- 적절한 매개 변수를 포함한 NMES
- 적절한 보조기 착용
- 보행훈련
- 가상현실 훈련 설정
- 거울 치료: 상지 및 하지

복습

1. 움직임을 분류할 때 물리치료사가 고려해야 할 주요 과제 특성은 무엇이며 이러한 변수를 어떻게 조작하여 과제의 복잡성을 변경할 수 있는가?

2. 비정상적인 운동 조절–움직임이 있는 환자에게 어떤 유형의 결손이 나타날 것으로 예상하고 어떻게 설명하겠는가?

3. 운동 조절 역할을 하는 CNS의 각 시스템 수준(즉, 척수, 뇌간, 일차 운동 영역 및 전 운동/보완 운동 영역)에 대한 손상으로 예상되는 손상 및 기능적 제한을 설명한다. 이것이 환자 진단에 어떤 영향을 미치는가?

4. 신경학적 진단을 받은 환자를 위한 중재를 설계할 때 긍정적인 신경가소성 변화를 유도하기 위해 어떤 신경가소성 원칙을 통합해야 하는가?

5. 운동 조절 장애가 있는 환자의 검사/평가에 포함되어야 하는 핵심 요소는 무엇인가? 어떤 검사/측정을 포함하는 것이 적절한가?

6. NDT, CI 치료, NMES, 로봇 공학, VR 및 거울 훈련을 사용하여 움직임 제어를 개선하는 방법을 설명한다. 이러한 중재는 CNS에서 긍정적 신경가소성 변화를 촉진하기 위한 지침을 따르는가? 물리치료 임상실습에 포함시키는 장단점은 무엇인가?

7. 치료사는 기능적 활동 훈련을 치료 설계에 어떻게 통합할 수 있는가? 이것이 운동 조절 손상 치료에 중요한 이유는 무엇인가?

8. CI 치료 전이 패키지의 구성 요소는 무엇이며, 이러한 아이디어가 치료 외 시간 및 가정 운동 동안 활동에 대한 환자 훈련/교육에 어떻게 포함될 수 있는가?

9. 치료사 감독하의 치료 세션을 보완하기 위해 독립적 운동 연습을 위해 어떤 전략을 사용해야 하는가? 물리치료사는 이러한 추가 프로그램의 안전성과 효과를 어떻게 보장할 수 있는가?

요 약

기능적 움직임은 비교적 단순하고 자동적인 동작에서 실행 전반에 걸쳐 많은 계획과 모니터링이 필요한 매우 복잡한 동작까지 다양하다. 신경학적 손상 후에 광범위한 운동 장애가 발생할 수 있다. 관찰된 특정 손상은 적어도 질환에 가장 많이 영향을 받는 CNS의 일부 또는 여러 부위에 따라 달라진다. 결과적인 운동 손상은 환자의 기능적 능력과 독립성에 상당히 부정적인 영향을 미칠 수 있다. 재활 전문가들은 최근 몇 년 동안 기능적 움직임의 수행 능력을 향상시키는 환자의 능력에 대해 더욱 낙관적으로 생각하게 되었다. 다양한 근거 기반의 치료적 중재가 CNS의 긍정적인 변화(즉, 신경가소성)를 유도하고 운동 조절을 개선하는데 효과적이었다. 긍정적인 신경가소성 변화를 효과적으로 촉진하기 위해서는 중재가 환자가 회복이 필요한 움직임에 특화된 집중된 운동 연습에 적극적으로 참여하도록 동기를 부여해야 한다는 것이 널리 알려져 있다. 이 장에서는 수많은 접근 방식이 제안되고 설명되었지만, 그중 일부는 다른 것보다 임상적으로 더 유용하고 널리 사용된다.

추가 연구 및 기술 발전은 앞으로 몇 년 동안 이러한 접근 방식의 임상적 적용 가능성을 향상시킬 것으로 예상된다.

완전 마비를 위한 치료적 중재

Therapeutic Interventions for Complete Paralysis

제 26 장

■ 심재홍

개 요

학습목표

이 장을 마치면, 학습자는 다음을 할 수 있어야 한다:

1. 완전 마비의 일반적인 원인에 대한 해부학과 생리학을 요약한다.
2. 흔히 완전 마비를 동반하는 관련 병리를 나열하고 설명한다.
3. 완전 마비 환자에게 사용되는 보상적 움직임 전략 및 치료 기술을 설명한다.
4. 완전 마비 환자에게 사용되는 일반적인 중재를 설명하고 이를 사례에 적용한다.
5. 완전 마비 환자에게 사용되는 중재에 대한 특별한 고려 사항을 요약한다.

■ 서론 Introduction

이 장은 특정 근육, 근육그룹 또는 신체 부위의 **완전 마비**를 다루는 중재에 중점을 둔다. 이 상태는 가장 흔하게는 사지와 몸통의 골격근육을 자극하는 신경세포의 신경지배에서 운동겉질까지 수의적인 운동명령을 전달하는 신경계 부분인 겉질척수계 손상의 결과이다. 이 장에서 *완전 마비*는 신체의 적어도 한 부분에서 수의적인 운동 기능의 완전하고 영구적인 손실을 의미한다. 이러한 손실은 완전한 척수 손상으로 신체 전반에 나타나거나, 경우에 따라 불완전한 SCI 후 더 많은 영역에서 나타나듯이 사지 및 몸통에 대한 운동명령의 중단으로 인해 가장 빈번히 발생한다. 개별 근육 또는 작은 근육그룹의 완전 마비는 손상의 정도에 따라 신경뿌리 또는 말초신경 손상으로 인해 발생한다.

겉질척수계의 손상은 외상, 감염, 압박 및 허혈을 포함한 많은 병리에 기인한다. 이 장 전체에 설명된 가장 일반적인 예는 SCI로 인한 겉질척수계의 손상이다. SCI는 다양한 외상 및 비외상 방식으로 발생할 수 있다. 일반적인 외상의 원인은 자동차 충돌, 낙상, 폭력 및 스포츠 사고이다(National Spinal Cord Injury Statistical Center [NSCISC], 2017). 일반적인 비외상의 원인으로는 척추관협착증과 신생물이 있다(McKinley, 1999b, NSCISC 2016).

정상적 기능 Normal Function

정상적으로 기능을 갖춘 신경계에서 운동제어는 중추구조와 말초구조 간의 복잡한 상호작용을 통해 이루어진다. 겉질척수계에서 운동명령은 대뇌겉질에서 중간뇌, 다리뇌, 숨뇌 및 척수를 통해 하행하는 신경로를 따라 이동하여 척수에서 알파운동 신경세포와 사이신경세포 모두에 직접 신경연접한다(Fix, 2005). 사이신경세포는 척수에서 동일한 수준, 가까운 수준 및 먼 수준의 알파운동 신경세포와 차례로 신경연접한다(Haines, 2007; Lundy-Ekman, 2007). 알파운동 신경세포의 축삭은 척수를 빠져나와 척수신경, 흔하게 신경총을 거쳐 이동한 다음 말초신경을 통해 골격근으로 이동한다(Crossman, 2000). 각각의 알파운동 신경세포는 단일 근육 내에서 *운동 단위*라고 하는 여러 섬유에 신경분포한다(Kiernan, 2005). 알파운동 신경세포는 운동행위의 "최종 공통경로"이다; 골격근에 대한 모든 수의적 그리고 불수의적 운동명령은 이 신경세포를 통해 이동한다(Kandel, 2000).

전체적 맥락에서의 완전 마비의 임상 특성

Clinical Picture of Complete Paralysis in a Holistic Context

완전 마비가 척수 손상으로 인해 발생한 경우, 운동기능 결손의 정도는 손상부위에 따라 달라진다; 머리쪽에 위치한 병변은 꼬리쪽 병변보다 운동기능에 더 심각한 손실을 초래한다. 척수의 모든 손상이 병변 아래의 수의적 운동기능에 전반적인 손실을 초래하는 것은 아니다. 손상은 대부분 불완전하며(NSCISC, 2017), 감각 기능, 수의적 운동 기능 또는 척수 꼬리부분의 병변에 대해 신경분포가 있는 신체부위 모두에서 일부 보존된다.

경추 부위 또는 첫 번째 흉추 분절의 완전한 척수 손상은 **사지마비(tetraplegia)**(이전에는 *사지마비(quadriplegia)* 라고 명칭)를 유발하고, 일부 또는 모든 상지근육의 수의적인 조절 능력을 상실하고 몸통과 하지의 모든 자발적 기능을 상실한다. 척수의 나머지 흉추 부위 또는 그 아래 분절의 완전한 병변은 **하반신 마비**를 일으켜 모든 상지기능은 보존되지만 하지 및 꼬리에서 병변 수준까지 신경지배 하는 몸통 부위에서 수의 운동 기능을 상실한다. 요추 및 천추의 완전한 병변은 꼬리에서 병변 수준까지 신경지배하는 하지근육의 마비를 유발한다.

척수 손상으로 인한 완전 마비의 기능적 결과는 주로 **신경학적 손상 수준**, 특히 **운동수준**(즉, 검사에 의해 확인할 수 있는 가장 꼬리쪽의 주요 근육((key muscle)/근절에서 근력이 3/5 이상 또는 위 분절이 정상 [5/5])에 따라 다르다(American Spinal Injury Association [ASIA], 2015; Burns, 2001; Consortium for Spinal Cord Medicine [CSCM], 1999; Daverat, 1995; Lazar, 1989; van Middendorp, 2009, 2011; Zorner, 2010). 신경학적 손상 수준 및 운동수준에 대한 추가적인 정의는 ASIA (2015)에서 확인할 수 있다.

극단적인 경우 상위 경추 완전한 절단 병변이 있는 사람은 호흡을 위해 인공호흡기가 필요하며 완전한 운동손실의 정도로 인해 처음 부상을 입었을 때 독립적으로 기능적 활동을 수행할 수 없다. 재활과정에서 일반적으로 전동휠체어를 제어하고 환경 제어장치 및 컴퓨터를 사용하는 방법을 배울 수 있지만 **신경학적 회복**(또는 **신경학적 복귀**)이 발생하지 않는 한 다른 모든 기능적 과제에 의존적이다. 또 다른 극단적인 경우 척수 아래의 완전한 절단 병변(즉, 요추 또는 천추 병변)이 있는 사람들은 재활과정 동안 모든 기능적 과제 수행이 가능하진 않지만 더 많은 근육그룹이 어느 정도의 기능을 유지하고 있기에 대부분의 경우에는 —반드시 정상적인 움직임은 아니지만— 독립성을 얻을 가능성이 높다.

척수 손상은 몸통과 사지근육의 마비에만 국한되지 않는다. 동반되어 나타나는 장애에는 감각 결핍, 비정상적인 근육 긴장, 심혈관의 기능 변화, 호흡 및 기침 장애, 괄약근 마비 및 배변과 배뇨의 자율 기능 변화, 생식기 기능의 변화, 혈압 감소 및 체온 조절 장애가 포함된다. 척수 손상 환자에서는 또한 자율신경반사장애, 심부정맥 혈전증, 위장 출혈, **이소골화**, 관절 구축, 골다공증 및 골절, 통증, 욕창(압박 궤양), 폐색전증, 호흡기 합병증(무기폐, 폐렴, 호흡기능부전), 스트레스 궤양, 요로 합병증(감염, 신장 및 방광 결석, 물콩팥증, 콩팥기능 상실)을 포함한 수많은 이차적 상태를 유발할 수 있다(Alander, 1997; Anson, 1996; Campagnolo, 2002a; Charlifue, 1999; Chen, 1999; CSCM, 2008; Johnson, 1998; Levi, 1995a; McKinley, 1999a; Siddall, 2001; Wuermser, 2007). **자율신경반사장애**는 잠재적으로 생명을 위협하는 증후군으로, 특히 T6 수준 이상의 SCI 경우 병변 수준 이상의 부교감 반응과 병변 수준(고혈압) 이하의 교감신경계 분비물은 통제되지 않는다(Krassioukov, 2009).

대부분의 SCI 합병증은 적절한 관리와 예방 조치로 예방 —또는 적어도 최소화— 할 수 있다(Anson, 1996; Campagnolo, 2002a; Chen, 1999; McKinley, 1999a). 그러나 관리 및 예방 조치는 이 장의 범위를 벗어난다. 구독자는 CSCM 문서를 참조바란다(1998a, 1998b, 1999, 2001, 2005a, 2005b, 2006, 2008, 2010, 2014, 2016).

기능에 대한 마비의 가능한 영향
Possible Effect of Paralysis on Function

완전 마비는 자기 관리, 일상 생활의 다른 활동, 가정 및 가족 관련 과제 수행과 관련된 운동 과제를 수행하기 위해 공간에서 신체를 움직이고 관절과 신체 부위를 안정시키는 능력에 큰 영향을 미칠 것이다. 이렇게 저하된 신체능력은 가정, 직장, 학교 및 지역 사회 활동의 참여에 변화를 줄 수 있다. 요컨대, 완전 마비는 사실상 삶의 거의 모든 영역에서 역할 기대의 수행에 고유한 신체적 과제 및 활동의 수행을 방해받아 장애를 초래할 수 있다. 장애를 가진 사람들에 대한 사회적 대도는 다른 사람과 완전한 마비가 있는 사람이 가지고 있는 태도로 인해 문제가 악화될 수 있다(Fichtenbaum, 2002; Tunks, 1986).

결국 장애의 가능성은 크다. 그러나 완전 마비의 장애적 결과는 재활기간 동안 보상적 움직임 기술과 보조 장비의 획득뿐만 아니라 심리적, 사회적 적응을 향상시키는 전략을 통해 완화할 수 있다. 이 장에서는 완전 마비 후 중요한 보상적 움직임 기술의 습득에 중점을 두었다. 신경학적 손상이 있는 사람에게 외부적 관절 안정성을 제공하기 위한 보조 및 적응 장비에 대한 자세한 내용은 17장을 참고 바란다.

환자 적용

벨트를 미착용한 운전자인 21세의 남성 Johnson은 자동차 충돌 사고가 발생하였다. 그는 충돌로 인한 자동차에서 구조되고, 다섯 번째와 여섯 번째 경추 수준의 척추뼈가 골절되고 탈구되었다. 경추의 외과적 안정화 이전에 그는 척수 손상의 신경학적 분류에 대한 국제 표준(ISNCSCI; ASIA, 2015)으로 규격화된 신체검사를 통해 임상적으로 평가되었다. 그의 신경학적 손상수준은 C6로 결정되었으며 척수의 가장 낮은 천골 부분에서 운동 및 감각 기능이 없는 것으로 정의되는 완전한 손상이었다. 첫 번째부터 여섯 번째 경추 부위는 정상적이다. 사고 전에 그는 주택 건설업에 종사하였다.

임상 결정 시 고려할 점

- *환자의 기능 장애에 대한 인식에서 가장 중요하다고 생각하는 것은 무엇인가?*
- *그의 재활은 어떤 활동이나 사회적 역할에 집중해야 하는가?*

완전 마비의 해부학 및 생리학
Anatomy and Physiology of Complete Paralysis

척수의 해부학 Spinal Cord Anatomy

척수는 숨뇌의 꼬리에서 시삭되어, 대후두공 바로 위에서 L1 또는 L2 척추의 수준까지 이어져 있다(L1/L2 아래의 척수관에는 뇌척수액과 느슨한 신경뿌리-밀총만 포함되어 있다). 척수는 경추부 8개, 흉추부 12개, 요추부 5개, 천골부 5개, 미골부 1개와 이에 상응하는 척수신경 쌍으로 구성되어 있다. 흉추 부위와 그 아래의 신경은 상응하는 척추이름과 번호로 척추뼈사이구멍을 통해 척추에서 말단으로 빠져 나간다. 경추 부위의 척수신경은 C7 척추 아래로 빠져 나가는 C8을 제외하고, 해당 척추이름과 번호로 척추 바로 위에 있는 척추뼈사이구멍을 통해 빠져 나간다.

단면에서 보면 척수에는 신경세포의 세포체, 작은 투사 섬유 및 신경교 세포로 구성된 H 모양의 회색질 중앙 영역이 있다. 회색질에는 등쪽(후방) 및 배쪽(전방) 뿔이 포함된다(그림 26-1). 등쪽 뿔의 신경세포는 주변에서 감각 입력을 받는다. 배쪽 뿔은 골격근을 자극하는 운동 신경세포의 세포체로 구성된다. 척수의 T1~L2 또는 L3

그리고 S2~S4 분절의 회색질에는 등쪽 뿔과 배쪽 뿔 사이의 중간 영역에 위치한 신경절이전 자율신경세포(preganglionic autonomic neurons)(Crossman, 2000; Haines, 2007; Kiernan, 2005; LundyEkman, 2007)의 세포체도 포함된다.

척수의 회색질은 대뇌겉질의 조직과 반대로 백색질로 둘러싸여 있다. 백색질은 감각정보를 뇌로 전달하는 상행로와 뇌에서 운동명령을 전달하는 하행로를 포함한다. 운동 제어와 의식적 감각지각에 기여하는 가장 중요한 신경로는 그림 26-2에 나와 있다. 신경로는 기능적으로 구성된다; 각각의 신경로에서 서로 다른 감각과 운동기능이 전도된다(Fix, 2005; Haines, 2007). 표 26-1은 척수의 운동 및 감각 신경로와 이에 따라 전달되는 기능을 요약한다.

척수 내 신경로의 두 가지 추가적인 특징은 손상을 표기하는데 영향을 주기에 여기서 언급해보겠다. 첫 번째, 신경로는 신체의 어떤 방향으로 신경전달되는지에 따라 달라진다: 일부 신경로는 신체의 동측으로 신경 전달되어 동측 척수에 위치하며(즉, 척수의 중심선에서 교차하지 않는다), 일부는 신체의 반대측으로 있게 되고(즉, 어떤 지점에서 중심선을 교차한다), 일부는 신체의 양쪽으로 신경을 전달한다(표 26-1). 두 번째, 신경로의 대부분은 부위별 대응배열(somatotopic organization)을 하고 있다: 척수에 가장 상층 부분의 섬유는 가장 꼬리의 섬유보다 회색질이 더 많이 존재한다. 그림 26-3은 경부, 흉부, 요추 및 천추의 부위를 자극하는 섬유의 공간적 배열을 보여준다.

두 가지 특징인 동측 대 반대측 신경분포 및 부위별 대응 배열(somatotopic organization)의 임상적 중요성은 사람이 척수 부위에 부분적인 손상을 입었을 때 분명해진다. 그 결과 불완전 마비 또는 감각 기능의 불완전한 상실이 발생한다. 반대로 말한다면 이러한 특징으로 인해 일부 신경 기능이 보존될 수 있다.

뇌와 소통하는 신경로를 포함하는 것 외에도, 백색질에서는 척수의 다양한 수준으로 연결하는 상행로와 하행로 신경 섬유를 수용하고 있다. 이 섬유는 회백질 주변에서 얇은 층을 형성한다(Crossman, 2000).

상위 운동 신경원(UMN) 병변은 대뇌겉질, 겉질밑 백색질(대뇌부챗살 또는 속섬유막), 뇌줄기 또는 척수의 백색질 운동 신경로에서 운동 양상의 손상으로 인해 발생하며 약화, 운동 조절의 감소, 경직, 그리고 척수반사 증가의 증후를 유발한다. 척수의 백색질에 대한 손상은 이러한 UMN 징후를 유발할 수 있으며, 병변 수준과 그 아래에서 감각 손실이 발생할 가능성이 가장 높다. 손상의 범위에 따라, 완전 마비는 해당 분절에 의해 근육이 신경지배될 수 있다. 척수는 위에서 아래로(cephalocaudal) 조직화되어 있기에 하나의 개별 분절이 완전한 단면 손상이 발생하면, 척수의 완전한 손상으로 꼬리 분절에 신경지배하는 신체 부위도 마비가 나타낸다.

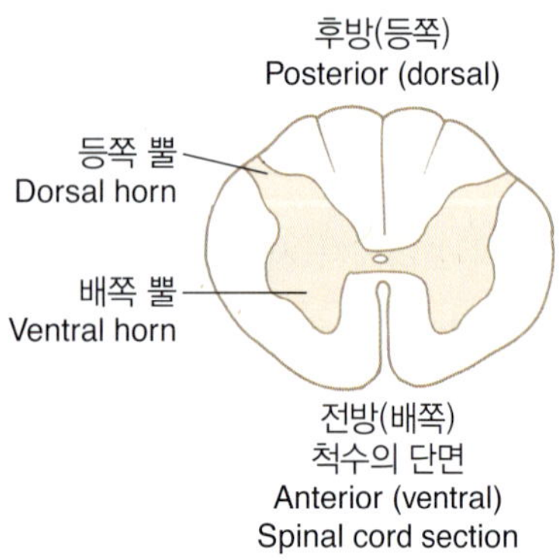

그림 26-1 척수의 도식적인 횡단면.

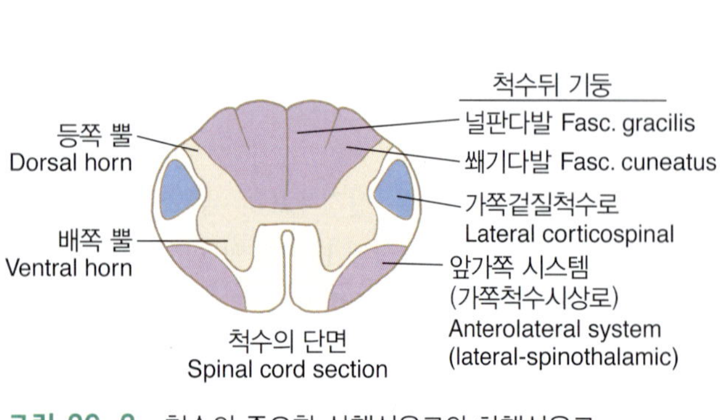

그림 26-2 척수의 중요한 상행섬유로와 하행섬유로. 상행로는 왼쪽에 표시.

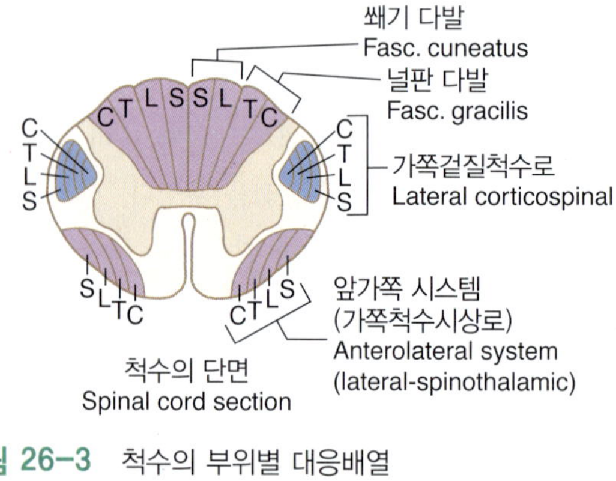

그림 26-3 척수의 부위별 대응배열(somatotopic organization).

표 26-1 척수의 운동 및 감각 신경로

신경로	횡단/교차	기능
주요 운동 신경로(하행로)		
가쪽겉질척수로	숨뇌	사지의 수의적 움직임
앞쪽겉질척수로	척수	축성 근육의 수의적 움직임
적색척수로	중간뇌(배쪽 뒤판 교차)	주로 사지 굽힘근의 수의적 움직임
안뜰척수로	교차하지 않음	자세와 균형을 위한 몸통 및 사지 폄근(불수의적)
그물척수로	대부분 교차하지 않음	자세, 균형, 반사 조절, 겉질척수 보완(불수의적)
주요 감각 신경로(상행로)		
척수뒤 기둥(널판 및 쐐기 다발)	숨뇌	고유수용성감각, 진동, 심부 촉각, 그리고 분별 촉각
척수소뇌로	등쪽 척수소뇌로는 교차하지 않음; 배쪽 척수소뇌로는 척수에서 교차	몸통과 사지의 무의식적 고유수용성감각
척수시상로, 척수그물체로 및 척수덮개로	척수; 일반적으로 하나 또는 두 개의 분절 내에서 교차	통각, 온도각, 그리고 거친 촉각

신경뿌리와 말초신경

Nerve Roots and Peripheral Nerves

척수의 각 분절은 등쪽과 배쪽 신경뿌리 한쌍을 이루어 나오며, 척수 분절 당 측면에 하나의 등쪽 뿌리와 배쪽 뿌리가 있다. 등쪽 뿌리에는 감각(**구심성**) 신경세포의 축삭을 포함한다. 배쪽 뿌리는 운동(**원심성**) 신경세포의 축삭을 포함한다. 척수의 각 측면에서 등쪽과 배쪽 신경뿌리는 각각의 척추 수준에서 결합하여 해당 쪽의 척추사이구멍을 통해 척추관을 빠져나가 척수신경을 형성한다(Crossman, 2000; Fix, 2005). 각 척수신경은 특정 근육(해당 수준의 근절)과 피부의 특정 영역(해당 수준의 피부절)을 자극한다.

척추관을 빠져나간 척수 C5에서 T1분절의 척수신경은 상완신경총을 형성한다. 상완신경총 내에서 팔이음뼈와 상지를 자극하는 말초신경으로 전달되기 전에 다른 척수 분절과 관련된 신경섬유는 서로 섞이고 재분배된다. 척수의 T12에서 S4분절의 척수신경은 요천추신경총(요추 및 천추신경총이라고도 함)을 형성하고, 다리이음뼈와 하지를 자극하는 말초신경으로 전달되기 전에 섞이고 재분배된다. 척수의 T2에서 T12분절의 척수신경은 주변으로 가는 도중에 신경총을 통과하지 않고 주로 몸통의 구조를 자극한다(Martini, 2005).

하위 운동 신경원(LMN) 병변은 척수의 앞뿔 세포, 뇌줄기의 운동 신경세포 또는 말초신경의 운동 부분에 대한 손상을 의미한다; 이는 운동 약화와 근육 긴장 및 반사의 감소 또는 결핍을 포함한 증상을 유발한다. 척수의 회색질 손상, 단일 배쪽 신경뿌리, 척수신경, 신경총, 또는 말초신경의 편측 약화, 감각 상실 및 척수반사 감소를 유발한다. 신경계통 병변의 정도는 약화의 심각성, 감각 상실, 또는 반사 감소로 나타난다. 말초신경계의 완전한 손상은 양측으로 손상이 나타나는 중추신경계 척수와는 달리 편측의 국소적인 약화의 결과를 보인다. 또한 말초신경계는 병변의 정도에 따라 일부 재생이 가능하므로 마비가 영구적이지 않을 수 있다.

알파운동 신경세포의 흥분/억제

Excitation/Inhibition of Alpha Motor Neurons

중추신경계에서 모든 신경세포는 일반적으로 여러 다른 신경세포로부터 입력을 받으며(시냅스 전 신경세포), 각각의 신경세포는 시냅스 후 신경세포의 활동을 촉진하거나 억제한다. 시냅스 후 신경세포는 주어진 시간 내에 흥분성 입력보다 더 많은 억제 입력을 받으면, 순수효과는 억제가 된다: 시냅스 후 신경세포는 활동 전위를 생성하지 않는다. 신경세포가 억제보다 더 많은 흥분을 받고 순수효과가 신경세포를 역치값에서 탈분극하기에 충분하면 신경세포는 발화된다.

사지와 몸통의 활동적인 움직임은 척수의 배쪽 뿔에서

알파운동 신경세포의 발화된 결과로 발생한다. 이런 신경세포는 대뇌겉질과 뇌줄기에서 입력을 전달하는 신경세포를 포함하여 다양한 다른 신경세포로부터 입력을 받는다. 흥분과 억제를 모두 포함하는 척수위(supraspinal) 구조로부터의 하행성 입력은 수의적인 움직임을 개선하고 균형과 자세를 유지하는데 필요하다.

척수위(supraspinal) 입력은 정상적인 운동 제어에 필수적이지만 척수 수준 회로(spinal-level circuitry)도 중요한 역할을 한다. 알파운동 신경세포는 근방추를 자극하는 감각 신경세포로부터 입력을 받는다(lyer, 1999). 이 입력은 운동 과제 중 근육 힘의 조절에 중요하다. 또한 정상적인 움직임의 일부 조절과 협응성은 사이신경세포의 활동을 통해 나타난다. 흥분성 또는 억제성일 수 있는 이런 신경세포는 단일 수준의 척수 내에서 연결 및 여러 수준 간의 소통을 제공한다. 사이신경세포의 활동은 근방추, 골지 힘줄 기관 및 피부를 자극하는 감각 신경세포의 입력과 뇌의 운동명령을 전달하는 하행신경로의 신경세포 입력에 의해 영향을 받는다. 사이신경세포는 차례로 알파운동 신경세포의 활동에 영향을 미치며, 다른 근육그룹의 활동에 근육 힘 조절과 반사적 협응력에 기여하게 된다(Kiernan, 2005).

요약하면, 주어진 운동 신경세포의 활동은 뇌의 하행 입력과 척수 수준 회로 모두에 영향을 받는다. 특정 알파운동 신경세포가 주어진 시간에 발화되는지의 여부는 해당 시간에 신경세포에 수렴되는 척수위(supraspinal) 및 척수의 모든 억제 및 흥분 입력의 결합 효과에 따라 다르다.

생애주기에 미치는 영향 Lifespan Influence

발달 고려 사항

발달 중인 배아에서 신경계 형성 과정의 초기에, 신경계를 형성하게 되는 세포는 *신경판(neural plate)* 또는 *신경외배엽(neuroectoderm)*이라고 하는 세포층으로 구성된다. 신경판의 측면은 상승하고, 두꺼워지고, 내측으로 움직이고, 융합되어 결국 척수와 뇌로 발전하는 신경관을 형성한다. 신경관 형성은 신경판의 중간 영역에서 시작하여 두 개의 끝인 머리와 꼬리를 향해 진행된다. 신경관은 짧은 시간 동안 끝이 열려있지만, 결국 정상적인 배아 발달 중에 닫힌다. 신경관의 꼬리 부분이 닫히지 않으면 척수이분증의 결과를 가져온다(Cabana, 1999). 척수이분증은 다양한 수준의 운동 및 감각 결손을 일으키며 신경관 결손의 정도에 따라 완전 마비를 일으킬 수 있다.

신경관이 형성되는 동안 신경판의 세포도 *신경능선(neural crest)*이라고 하는 인접한 구조를 형성한다. 신경능선(neural crest)은 결국 말초신경계로 발전한다. 두개골 및 척수 감각 신경절은 다른 배아 조직에서 유래될 것이다(Cabana, 1999).

완전 마비와 관련된 연령 관련 변화

SCI의 가장 빈번한 원인이자 완전 마비의 가장 흔한 원인인 외상은 16세에서 30세 사이의 젊은 남성에서 가장 자주 발생한다(Nobunaga, 1999; NSCISC, 2016, 2017). 손상 당하는 평균 연령은 최근 몇 년 동안 꾸준히 증가하고 있다. 1970년대 이후 평균 손상 연령은 29세에서 42세로 증가하였다(NSCISC, 2017). 외상성 척수 손상의 원인은 연령에 따라 다르다; 손상 당시 나이가 많은 사람들은 낙상이나 의학적 또는 외과적 원인으로 손상 입을 가능성이 더 높고 폭력이나 스포츠 활동으로 부상을 입을 가능성은 적다(McGlinchey-Berroth, 1995; Nobunaga, 1999; NSCISC, 2016, 2017). 젊은 사람들은 폭력이나 차량 충돌로 인해 부상을 입을 가능성이 더 높다(NSCISC, 2016, 2017).

낙상 후 노인에서 척수 손상의 유병률에 대한 한가지 이유는 기존에 가지고 있던 경추의 골관절염이다. 골관절염은 척추관의 협착을 유발하여 움직임을 허용하는 공간을 줄어들게 하고 낙상 시 척수 손상의 위험을 증가시킬 수 있다. 노년층에서는 최소한의 외상으로도 SCI가 발생할 수 있다(McKinley, 1999a). 예를 들어, 낙상으로 SCI가 된 노인의 56%는 계단에서 넘어지거나 앉거나 서 있는 자세에서 그렇게 된 반면에, 낙상 관련 SCI를 가진 젊은 사람들의 83%는 건물과 같은 더 높은 높이에서 떨어져 발생했다(McGlinchey-Berroth, 1995).

신경학적 손상과 결과는 개인의 나이에 따라 다르다. 경추 손상은 신경학적으로 불완전한 손상과 마찬가지로 척수 손상을 입은 노인들 사이에서 더 많이 발생한다(McGlinchey-Berroth, 1995; Nobunaga, 1999; NSCISC, 2016, 2017). SCI로 인해 마비가 있는 사람들 중에는 일반적으로 더 젊은 사람들이 더 좋은 결과를 보인다. 손상 당시 고령의 나이는 의학적 합병증(Alander, 1997; Chen, 1999; McKinley, 1999a) 및 사망율(DeVivo, 1992, 1999)과 높은 관련성이 있다.

고령층에서 이병율 및 사망률이 높은 것은 부분적으로는

심혈관질환 및 당뇨병과 같은 발병 전 질환이 있는 결과일 가능성이 높다. 게다가, 정상적인 노화와 관련된 수많은 신체적 변화는 척수의 손상과 연결될 때 특히 문제가 된다. 예를 들어, 정상적인 노화는 근력 및 지구력, 뼈의 질량, 심박출량, 폐활량, 피부 두께 및 탄력성의 감소와 관련이 있다(Bottomley, 2003; Waters, 2001). 이 모든 시스템은 척수 손상으로 인해 부정적인 영향을 받는다. 척수 손상의 후유증과 정상적인 연령 관련 변화의 조합은 의학적, 정형외과적 합병증에 대한 취약성을 증가시키는 것으로 보인다. 간단히 말해서, 고령층은 일반적으로 이러한 시스템에서 생존력(reserve)을 소유하지 못한다. 척수 손상은 신체의 많은 시스템에 심각한 문제를 유발하는 부상으로 기존의 생존력(reserve)을 빠르게 고갈시켜 더 쉽게 손상을 입고 궁극적으로 사망에 이르게 한다.

SCI 당시의 고령은 기능적 결과의 감소와도 관련이 있다(Alander, 1997; Penrod, 1990; Roth, 1990). 악화된 기능적 결과는 연령 관련 변화와 SCI 후 재활 및 기능 활동의 신체적 요구 간의 관계성에서 비롯된 것으로 생각된다. 호흡 예비량(respiratory reserve), 지구력 및 근력의 감소는 기능 상태에 상당한 영향을 미친다. 관절염, 돌림근띠 파열 및 수근관 증후군과 같은 병리 및 장애는 트랜스퍼, 휠체어 추진 및 보조 장치를 사용한 보행 시 상지의 사용을 방해할 가능성이 있다. 보조 장치를 사용한 보행을 제외하고, 앞에서 언급한 활동은 기능적 독립을 위해 하지의 완전 마비가 있는 개인이 꼭 필요로 하는 활동이다.

손상 연령이 높을수록 더 많은 의학적 문제가 발생하지만 일부 정형외과적 합병증은 젊은 사람들에게도 더 흔하게 나타난다. 어린 나이의 손상은 척추변형(Levi, 1995b)의 유병률이 높고 더 심각해지는데 관련성이 있었다(Bergstrom, 1999). 척추 변형의 전개는 골격 성숙에 도달하기 전에 손상이 발생하면 더 큰 위험이 있는 것으로 보인다(Vogel, 1997). 또한 어린 시절 손상된 경우 엉덩관절 구축, 아탈구 및 탈구는 흔하게 나타난다(Vogel, 1997).

SCI는 또한 기대 수명이 단축되지만 이러한 단축의 정도는 손상의 수준과 손상 후 첫해 생존 능력에 따라 달라진다(NSCISC, 2016, 2017). 예를 들어, SCI가 아닌 20세의 기대수명은 59.6년이다. 대조적으로, 하반신 마비의 SCI로 처음 24시간 동안 생존한 20세의 경우 기대 수명은 약 45.9년이다; 이는 하위 수준의 사지마비가 있는 20세의 경우 40.3년으로 감소하고 상위 수준의 사지마비가 있는 20세의 경우 34년으로 감소한다(NSCISC, 2017). 20세에 어떤 수준의 SCI에서 1년 회복 후 호흡기에 의존할 경우 기대 수명은 약 18.1년이다.

SCI 후 첫해에 생존하면 모든 수준의 손상에서 기대 수명이 증가하지만, SCI 아닌 경우에 예상했던 년 수와는 동일하지 않는다. 평균적으로 손상 후 첫해에 생존하다면 첫 24시간 동안 생존한 기대 수명보다 1~5년의 기대 수명이 더 늘어난다. SCI 후 첫해 동안 생존율을 고려하더라도 하반신 마비 또는 사지 마비 환자와 인공호흡기 의존 환자의 기대 수명은 SCI 없는 사람의 평균 수명에 비해 14~78%에 불과하며, 하반신 마비가 정상에 가장 가깝다(NSCISC, 2016, 2017).

척수 손상 환자의 고령화

SCI 후 기대 수명이 증가하고 있으며 이는 60~70년 전 SCI 통계에 비해 큰 변화이다. SCI 이후의 기대 수명은 몇 년이 아닌 몇 개월로 표시되곤 했으며 SCI 이후 2년 이상 생존하는 것은 드물었다. SCI를 가진 대부분 환자는 패혈증 감염이나 신부전을 앓고 이는 사망의 원인이 되었다. 일반적으로 보고된 SCI에 대한 초기 참고문헌은 약 5000년 전에 이집트 의사에 의해 작성되었으며, 그 상태를 "치료할 수 없는 질병"이라고 언급하였다. 당시 갑작스런 마비와 감각 상실이 있는 사람들은 손상 직후 사망했었다. 오늘날 SCI를 가진 사람들은 더 나은 초기 치료와 고급화된 의료적 관리를 받고 있지만 여전히 문제점에 대해 발견해 나가고 완벽하게 해야 할 것이 많다. SCI에서 손상과 함께 노화와 관련된 새로운 문제를 제기한 후 더 오랜 기간 생존하였다.

SCI 이후 신체에 대한 요구사항은 많아진다. 기능을 수행하려면 체중부하를 위해 상지를 사용해야만 하며 이는 상지 관절에 부담이 된다. 마비된 하지와 하부 몸통은 더 이상 정상적인 신경 또는 근육 기능을 갖지 못해 골감소증과 골절 위험을 초래한다. 구축은 움직임의 제한으로 장기간 앉아 있을 때 쉽게 발생할 수 있다. SCI 이후 몇 년 동안 제한된 심혈관 운동은 심혈관 질환으로 이어질 수 있다.

골감소증, 구축 및 심혈관 질환과 같은 이차적 상태가 정상적인 연령 관련 변화(이전에 논의됨)와 결합되면 기능적 능력에 대한 한계가 낮아져 합병증이 발생할 가능성이 높다. 골 질량의 감소가 SCI로 인한 골감소증과 결합되면 하지 또는 척추 골절이 발생할 가능성이 더 높다. 피부 두께와 탄력성의 감소가 장기간 앉아있는 것과 관련하여 지속적으로 과도한 피부 압박과 결합되면 욕창이 발생할 가능성이 높다. 연령과 관련된 심박출량 감소가 심혈관 활동의 매우 흔한 감소와 결합되면 심혈관 질환이 발생할 가능성이 더 높다. 폐활량의 감소가 SCI 이후 한곳에 머물러 앉아있게 되면서 이로인해 호흡 기능 장애 및 감염 가능성이 높아진다.

SCI에서 노화되면 기능에 영향을 미치는 병리에 대한 한계치는 더 낮아진다. 실제로 SCI에서 앉기 시스템, 기능적 활동 또는 앉는 시간에 큰 변화가 없음에도 불구하고 욕창은 없으며 손상 후 20~25년 후에 한 번만 경험하는 것이 일반적이다. 욕창 발생의 위험은 손상 후 처음 10년 동안 안정적이지만 15년 이후 증가하게 되며(Chen, 2005), 이는 정상적인 연령 관련 변화로 인해 한계치가 낮아졌기 때문일 가능성이 높다.

병리학적 관련성 Related Pathology

완전한 척수 손상 Complete Spinal Cord Injury

완전 마비를 이해하는데 가장 관련이 있는 척수의 해부학적 특징은 위에서 아래로(cephalocaudal) 조직화되는 것이다. 뇌에서 신체로 운동명령을 전달하는 신경세포의 축삭은 척수로 내려가 신경을 전달하는 구조로 특정한 척수 수준에서 종료된다. 예를 들어, 운동명령을 상지로 전달하는 신경세포는 경부 척수 분절(상완신경총)에서 종료된다. 몸통으로 운동명령의 전달은 흉부와 요추 분절에서 끝나고, 하지에 운동명령하는 것은 척수의 요추와 천추 분절(요천추신경총)에서 끝난다. 모든 수준의 척수에는 뇌와 해당 수준 아래에 있는 척수의 모든 분절 사이에 운동 및 감각 정보를 전달하는 신경로가 포함되어 있다. 따라서 척수의 경추 부분에는 상지, 몸통 및 하지를 자극하는 상행과 하행신경로가 있다. 경추 영역의 척수꼬리 부위에는 상지를 신경지배하는 신경세포가 포함되어 있지 않으며, 이러한 신경세포는 더 높은 척수 수준에서 종료(즉, 상지로 빠져나옴)되기 때문이다.

이 장에서 *완전한 SCI*는 한 분절 또는 그 이상에서 척수의 단면이 완전 손상되어 구심성 또는 원심성 자극이 통과하는 것을 막는 병변을 의미한다. 이것은 국제 표준(ASIA, 2015)에서 찾을 수 있는 완전한 SCI의 정의와 차이가 있다. 이해를 돕기 위해 이 장에서는 특정 분절 수준에서 완전한 손상을 나타내기 위해 "단면적 완전손상(crosssectionally complete)"이라는 용어를 사용한다. 횡단면으로 **완전한 척수 손상**은 뇌와 병변 수준 아래로 분포된 모든 구조 사이의 소통을 차단한다. 결과적으로 장애는 수의적 운동 기능 상실, 비정상적인 근육 긴장도, 감각 상실, 자율 신경 기능 장애, 호흡 및 기침 장애, 방광 및 장 실금(incontinence)이 포함된다. 골다공증 및 이소성 골화증 같은 이차 합병증도 흔하다.

수의적 운동 기능의 상실

횡단면으로 완전한 SCI의 경우, 수의적 운동 기능은 전형적으로 병변 수준 이상에서 정상이며 하위 척수 수준에서 신경이 분포하는 영역은 없다. 표 26-2는 다양한 수준의 척수와 관련하여 ISNCSCI에서 주요 근육(key muscles)을 제공하고 있다.

SCI에서 변천적인 부위의 근육은 종종 신경학적 손상 수준 또는 그 바로 아래에 신경분포되어 손상된 근력(맨손 근육 검사에서 5/5 미만)을 보이지만 근력이 없는 것은 아니다. 예를 들어, 완전한 C6 사지마비(**ASIA Impairment Scale A**)의 경우 팔꿈치 굽힘근에서 5/5, 노쪽 손목 폄근에서 4/5, 위팔세갈래근에서 1/5, 이하 아래로 신경분포된 모든 근육에서 0/5의 맨손근력검사 결과가 나온다. 완전한 손상의 경우, 일부의 운동 또는 감각 기능을 유지하는 신경학적 손상 수준 이하의 척수 수준을 "**부분 보존 영역**(**zone of partial preservation**)"이라고 한다. 이런 예에서 부분 보존 영역은 C7 수준이 된다.

횡단면으로 완전한 척수 손상은 또한 병변 수준에서 비

표 26-2 척수의 각각 다른 수준과 관련된 ISNCSCI 주요 근육(key muscles)

분절 수준	근육그룹
C5	팔꿈치 굽힘근
C6	손목 폄근
C7	팔꿈치 폄근
C8	긴 손가락 굽힘근
T1	다섯 번째 손가락 벌림근
L2	엉덩이 굽힘근
L3	무릎 폄근
L4	발등 굽힘근
L5	긴 발가락 폄근
S1	발바닥쪽 굽힘근

대칭 근력 영역이 나타날 수 있다. 예를 들어, L3 하반신 마비 환자는 왼쪽에 4/5, 오른쪽에 3/5의 넙다리네갈래근 근력, 왼쪽에 2/5, 오른쪽에 0/5의 앞정강근 근력을 가질 수 있다.

비정상적인 근육 긴장

척수 손상은 근육 긴장의 상승, 이완 마비 또는 둘다 유발할 수 있다. 신경계 병변 후 경직(spasticity)의 원인은 현재 완전히 밝혀지지 않았다(Priebe, 2002). 증가된 근 긴장은 척수의 하행신경로의 손상으로 인해 발생하는 것으로 생각되며, 경직(spasticity), 근육 경련(muscle spasms), 간헐성경련(clonus) 및 대뇌 조절에서 방출되어 병변의 꼬리 분절에 의해 신경이 분포된 근육에서 심부힘줄반사(DTR)의 증가로 나타난다. 약화와 감각 상실을 동반한 이 징후는 UMN 병변을 보여준다(비정상적인 시너지가 특징인 움직임을 동반하는 대뇌 손상의 경직과는 달리, 완전한 SCI는 완전 마비를 동반하는 경직 또는 수의적인 움직임의 결핍을 초래한다). 근긴장의 상승은 경부 및 흉부 상위 병변이 있는 사람과 불완전한 병변이 있는 사람에게서 더 많이 나타난다(Little, 1999; Maynard, 1990). 불완전한 병변은 외상성 SCI(NSCISC, 2017) 이후 가장 흔하기 때문에 대부분의 SCI 환자는 경직을 경험한다.

근육 긴장이 없는 이완은 심부힘줄반사(DTR)가 결핍되고 수동 신장에 대한 반사 반응(저항성)이 없다. 이완성 마비는 하위 운동 신경원(LMN) 병변이 일반적이며 척수원뿔(conus medullaris), 발총(cauda equina) 또는 밀초신경의 병변에서 자주 발생한다(Maynard, 1990; Siegel, 2006). 척수에서 상위 병변을 가진 사람은 앞뿔 세포 또는 신경뿌리의 회색질 손상으로 인해, 특히 척수의 넓은 영역이 영향을 받을 때 신경학적 병변 수준에서 분절에 의해 신경이 분포된 근육에 이완 마비를 가질 수 있다. 이 같은 사람들은 또한 병변 수준 아래에서 경직을 경험할 수 있으며, 여기서 앞뿔 세포와 신경뿌리는 척수의 손상되지 않은 척수반사 루프(spinal reflex loop)와 함께 손상될 가능성이 더 높다(Berman, 1996).

감각 장애

척수의 단면이 하나 이상의 분절 수준에서 완전히 손상되는 단면적 완전한 SCI는 병변의 아래 또는 그 수준에서 신경분포된 신체 영역의 모든 감각이 상실된다. 운동 기능과 마찬가지로, 변화되는 영역은 종종 신경학적 손상 수준 또는 그 바로 아래에 신경이 분포되어 있으며 감각이 손상되었지만 완전히 소실된 것은 아니다. 이런 장애는 감각 능력 저하 또는 감각 과민의 형태로 나타날 수 있다. 불행히도 통증은 부분적으로 손상되지 않은 부분에서 발생하거나 신경성 통증으로 나타날 수 있으며 SCI 환자의 65%에서 나타난다(Siddall, 2001).

자율 기능 장애

척수는 신체의 여러 불수의적 기능을 조절하는 자율신경계에 필수적인 부분이다. 자율 시스템은 교감신경계와 부교감신경계의 두 부분으로 구성된다. 교감신경계와 부교감신경계의 척수위 조절은 뇌줄기 구조에 포함된다. 교감신경계에서 이러한 척수위 구조는 척수의 흉부와 상위 요추 부위(T1에서 L2 또는 L3)에 있는 신경절이전 세포와 소통한다. 모든 교감적 유출은 이러한 세포에서 발생한다. 부교감신경계의 신경절이전 세포는 두군데에 존재한다: 뇌 영역과 척수의 천골(S2에서 S4) 영역. 부교감신경계의 뇌 영역은 머리, 흉부, 복부의 구조로 빠져나간다. 천골의 부교감 신경절이전 세포는 비뇨계, 하부 결장, 항문괄약근 및 생식기/생식계를 포함하는 골반 구조를 자극한다.

정상적인 자율 시스템 조절에는 교감 및 부교감 시스템의 균형있고 조화로운 기능이 포함된다. 완전한 SCI는 뇌에서부터 병변의 척수 꼬리에 위치한 신경절이전 자율 신경세포 병변까지 하행로 입력에 지장을 준다. 또한 척수에 있는 신경절이전 세포의 손상은 이러한 세포에 의해 조절되는 척수 수준의 자율 신경 반사에 지장을 준다. SCI의 자율 신경 결과는 척수의 흉요추 및 천골 부위와 관련된 병변의 위치에 따라 다르다. 경부 및 상위 흉부 손상(일반적으로 T6 신경학적 수준 이상)은 유해한 자극으로 인해 교감신경 흥분에 적절하게 반응하는 신체의 능력을 손상시켜 병변 수준 아래에서는 교감신경 우세가 발생하지만 병변 수준 위에서는 앞서 정의한 바와 같이 자율신경반사 장애(Campagnolo, 2002b)라고 불리는 부교감신경 우세가 발생한다. 이러한 사람들은 느린맥 및 두통, 발한 및 병변 위 피부의 홍조와 함께 고혈압의 발생을 경험한다. 하위 흉부 또는 요추의 손상은 일반적으로 이러한 불균형을 경험하지 않는다.

호흡 및 기침 장애

호흡은 다양한 수준의 척수에 의해 자극되는 다양한 근

육의 작용을 참여시킨다. 흡입과 관련된 가장 중요한 근육은 C3, C4 및 C5 분절에 의해 자극되는 횡격막이다. 흡입에 참여하는 다른 근육으로는 늑간근(T1~T11 신경분포)과 다양한 보조 근육(척수위, 경부 및 흉부 신경분포)이 있다. 복부근육(T6~L1 신경분포)은 기능을 위하여 최적의 위치에서 횡격막을 보조함으로써 흡입에 기여한다(Lanig, 2000; Martini, 2005; Somers, 2010).

수동적 호흡 중 호기는 흉곽과 횡격막의 수동적인 반동의 결과로 나타난다. 횡격막의 원심성 수축은 수동적 호기 동안 공기가 폐를 빠져나가는 속도를 늦춘다. 기침이나 운동 중에 발생하는 강제 호기는 주로 복부 수축을 동반한다. 강제 호기를 지원하는 그 밖의 근육으로는 갈비사이근, 허리네모근(T12~L4 신경분포) 및 뒤아래톱니근(T9~T12 신경분포)이 있다(Frownfelter, 2006; Lanig, 2000; Martini, 2005).

척수 손상이 호흡 및 기침 능력에 미치는 영향은 신경학적 손상 수준에 따라 다르다. 손상의 심각한 정도는 상위 경부 병변에서 호흡 및 기침 능력의 소실에서부터 요추 또는 천골 병변에서 호흡 또는 기침 장애가 없는 것까지 다양하게 나타난다(Lanig, 2000; Winslow, 2003; Zimmer, 2007). C3 이상의 완전한 손상은 흡기의 일차적 근육과 횡격막의 마비를 경험한다. 결과적으로 이러한 경우 모든 호흡에 대해 기계적 환기에 의존한다.

미국척수손상협회(ASIA)의 국제적 표준에 따라 신경학적 수준의 손상을 지정하는 것은 해당 수준의 보존과 아래 수준의 손상을 의미한다(ASIA, 2015). C3 또는 C4에서 신경학적 수준의 손상은 횡격막의 부분적인 신경지배를 받고 있으며 24시간 중 적어도 일부분 동안 기계적 환기가 필요하지 않을 수 있다. C5와 그 이하에서 신경학적 수준의 손상인 경우 일차적 흡기 근육은 완전히 신경지배하지만 강제 호기 중 사용되는 근육 및 보조 근육이 손상될 수 있다. 자세 변화(즉, 바른 자세를 유지할 수 없음), 호흡 예비량(respiratory reserve), 일회 환기량 및 호흡기 분비물을 제거하는 능력이 모두 감소한다. 호흡기 합병증은 SCI 후 가장 흔한 사망 원인 중 하나이다(NSCISC, 2016). 따라서 호흡기 관리 기법은 SCI 환자에게 필수적이다(CSCM, 2005b). 호흡기 관리에 대한 설명은 이 장의 범위를 벗어나 있다.

배뇨와 배변 장애

방광 기능의 신경학적 조절은 일반적으로 천골(S2~S4) 부교감신경 반사 및 척수위 조절을 반영한다. 완전한 SCI는 뇌와 천골 척수 사이의 소통을 방해하여 수의적인 방광 조절 능력을 상실한다(Benevento, 2002). 추후의 방광 기능은 천골 반사궁의 완전성에 따라 좌우된다. 손상되지 않은 경우 방광이 위태로운 수준으로 가득차게 될 때마다 반사적으로 비워진다. 천골 기능이 손상되면 방광이 이완된 상태로 유지되고 반사적 배출없이 많은 양의 소변이 축적될 수 있다.

장 기능의 신경학적 조절은 일반적으로 자율 신경 반사, 장 반사(즉, 위장관에는 연동운동 및 배변 조절에 기여하는 일차적 신경계가 있음) 및 척추위 조절을 반영한다. 단면적 완전한 SCI는 뇌와 천골 척수 사이의 소통을 방해하여 수의적인 장 조절 능력을 상실한다. 척수 손상 후 방광 기능과 유사하게 천골 반사궁이 손상되지 않은 상태에서 배변이 반사적으로 발생할 수 있다. 천골 반사궁이 중단되면 반사적 배변이 발생하지 않는다.

완전한 SCI 환자는 SCI 아닌 사람과는 다르게 장 및 방광 기능을 관리해야 한다. 대부분 경직성 방광이 있을 경우 간헐적 카테터 삽입은 하루에 4~6회 방광 관리를 위해 시행한다(Benevento, 2002). 장 관리 프로그램에는 일반적으로 좌약을 사용하여 직장의 디지털(digital) 자극이 포함된다. 장 및 방광 관리 기법은 감염, 신장 손상, 만성 변비, 피부 손상 등 다양한 이차적 상태를 예방하고 또래 문화 거부(peer-rejection) 및 사회적 환경의 기타 부정적인 측면을 최소화하는데 중요하다(CSCM, 1998b, 2006).

장 및 방광 관리 기술에 대한 구체적인 설명이 포함된 SCI 관리에 대한 자세한 내용은 다른 교재를 참조하길 바란다.

신경학적 회복 Neurological Return

SCI 이후 소실된 운동 또는 감각 기능의 재개(resumption)를 *신경학적 회복(recovery)* 또는 *신경학적 복귀(return)*라고 한다. 대부분의 회복은 부상 후 첫해에 나타나며(Ditunno, 1992; Waters, 1994a, 1994b), 회복 속도는 처음 6개월 동안 가장 크다(Ditunno, 1992). 그 이후에는 운동 및 감각의 호전 속도가 느려지고 추가적인 회복이 감소할 가능성이 높다. 부상 후 12~18개월이 지나면 대부분 정체기에 이르게 되고, 추가적인 신경학적 회복이 더 제한적이다(Burns, 2001). 그러나 신경학적 회복은

SCI 이후 5년 또는 그 이상으로 늦게 보고되어져 왔다(Piepmeier, 1988).

SCI 이후 발생하는 신경학적 회복 정도는 매우 다양하다. 어떤 사람들은 운동이나 감각 기능을 회복하지 못하기도 한다. 또 다른 사람들은 최소한의 회복, 감각만이 회복되거나 항문 괄약근 조절을 경험하지만 몸통이나 사지근육을 사용하지 못하거나 몇몇 근육에서 최소한의 수의적 운동 기능을 경험한다. 극히 소수에서 정상적인 감각을 되찾고 근육계를 최대한으로 활용하게 된다. 개인이 경험하는 신경학적 회복 정도는 확실히 단면적 범위와 척수 손상 위치에 따라 다르다.

SCI 직후에는 얼마나 많은 회복이 발생할지 정확히 결정할 수 없다. 다음 요인은 주요 운동 회복에 대한 예후 개선과 관련되어있다: 불완전한 손상(Burns, 2001); 손상 이후(Ditunno, 1995; Mange, 1990), 손상 후 72시간(Burns, 2001; Wu, 1992) 또는 손상 후 1개월(Burns, 2001; Waters, 1995)에 입원 시 병변 아래의 운동 또는 감각 기능이 보존; 그리고 천골 부위 또는 사지에서 뾰족한 감각의 보존(Waters, 1994b). 또한 신경학적 회복은 SCI의 다른 병인들과 달리 낙상으로 인한 결과일 때 더 가능성이 높다(Nobunaga, 1999).

일반적으로 SCI 직후 며칠동안 신경학적 회복이 없으면 회복에 대한 장기적인 예후가 더 나빠진다. 손상 후 1주일에 완전한 손상의 80~90%가 온전하게 남게된다(CSCM, 1999).

불완전한 척수 손상 Incomplete Spinal Cord Injury

모든 SCI 환자가 완전 마비를 일으키는 것은 아니다; 외상성 손상의 약 66%는 병변 수준에서 척수의 부분적인 손상만 있어 불완전한 SCI 환자(NSCISC, 2017)가 된다. 부분적 손상으로 인해 뇌와 병변의 꼬리 수준 척수에 의해 신경이 전달되는 신체 영역 사이에 일부 소통이 유지된다. 척수(그림 26-3)의 단면적 공간 구성은 불완전한 SCI로 인한 손상을 이해하는데 의미가 있다. 불완전한 손상으로 인한 운동 및 감각 장애는 척수 손상의 단면에서의 위치에 따라 다르다. 표 26-3은 일반적인 세 가지 불완전한 SCI 증후군의 운동 및 감각 장애를 보여준다.

감각 및 수의적 운동 결손을 유발하는 것 외에도 불완전한 SCI는 완전한 SCI와 관련된 많은 손상 및 이차 합병증을 유발할 수 있다(이 장의 앞에서 설명되었다). 손상의 정도는 병변의 범위와 수준에 따라 다르다. 일반적으로 손상의 단면적이 클수록 해당 수준이나 꼬리영역에서의 손상에 더 영향을 미친다.

척수 충격 Spinal Shock

척수 손상 직후 척수 수준 반사가 없어지거나 손상 수준 이하로 억제되어진다(Atkinson, 1996; Ditunno, 2004). 이러한 반사의 중단 및 억제는 **척수 충격(spinal shock)**이라 하며, 완전하거나 불완전한 병변에서 발생할 수 있다(Ko, 1999). 척수 충격은 일반적으로 척수가 손상된 후 며칠 이내에 해결되기 시작하지만(Ko, 1999), 완전히 해결되려면 몇 달이 걸릴 수 있다(Little, 1999). 척수 충격의 해결은 병변 아래에 신경지배된 신체에서 반사 기능의 회복에 의해 알게 된다. 척수 손상이 불완전한 경우, 척수 충격이 해결됨에 따라 개인은 감각, 수의적 운동 기능의 재개 또는 둘 다를 경험한다. 완전한 SCI에서 척수 충격의 해결은 병변 수준 아래의 척수반사 및 상위 운동 신경원(UMN) 징후의 출현으로 나타난다.

말초신경 손상 Peripheral Nerve Injury

마비는 말초신경계의 손상으로 인해 발생할 수 있으며, 신경뿌리와 말초신경의 말단부 사이의 어느 지점에서 발생한 손상이다. 완전한 양측 마비는 단일 말초신경 병증으로 발생하진 않는다. 말초신경 손상의 경우, 운동과 감각 기능은 손상된 신경 또는 신경 다발에 의해 신경지배되고 있는 근육과 피부절이 상실된다. 말초신경 손상은 하위 운동 신경원(LMN) 손상을 초래하며 여러 부분에서 척수 손상과 다르다(Smith, 2003; Stockert, 2007):

1. 각기 다른 척수 분절과 관련된 신경세포의 축삭은 척수와 말초신경 사이에 섞이거나 재분배되기 때문에 말초신경 손상으로 인한 운동 및 감각 장애의 패턴은 척수 손상으로 인한 것과는 상당히 다르다. 그러나 신경뿌리 또는 말총의 손상은 운동 및 감각의 장애에서 분절 신경분포와 일치하는 결과가 나타난다.
2. 말초신경 손상은 일반적으로 여러 사지와 몸통보다는 한쪽 사지나 한쪽의 신체에 손상을 일으킨다.
3. 말초신경 손상은 자율신경계의 심혈관계 및 내장 조절을 방해하지 않기 때문에 척수 손상으로 인한 전반적인

표 26-3 불완전한 척수 손상 증후군

증후군	이미지	증상(손상된 구조)
중심 척수 증후군	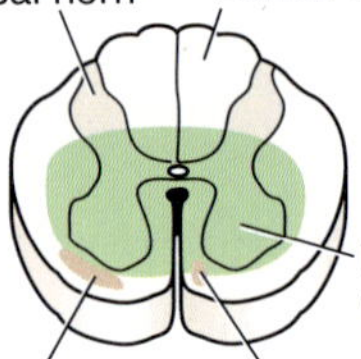	• 신경로 내 신경섬유의 부위별 대응배열 및 척수 중앙 부위에 근접되어 있어 하지보다 상지의 더 큰 약화를 보임 • 척수구멍(syrinx) 수준에서 양측의 통각 및 온도각의 소실(앞가쪽 시스템*의 교차된 신경섬유는 중심관 바로 앞을 지나간다.)
브라운-세커드 증후군	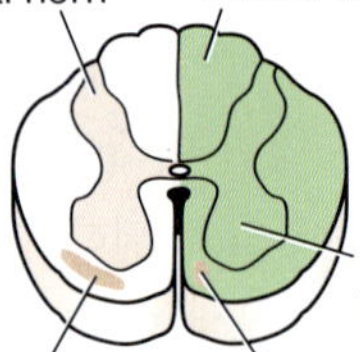	척수의 측면만 손상되었기 때문에: • 병변 수준 내에서 동측 이완성 마비(앞쪽 뿔) 및 모든 감각(등쪽 뿌리 및 후방 뿔)의 동측 소실 • 병변 수준 아래의 동측 고유수용성감각(척수뒤 기둥) 및 운동 소실(가쪽겉질척수로) • 병변 수준 아래의 통각, 온도각, 그리고 거친 촉각(앞가쪽 시스템*)의 반대측 소실
앞 척수 증후군	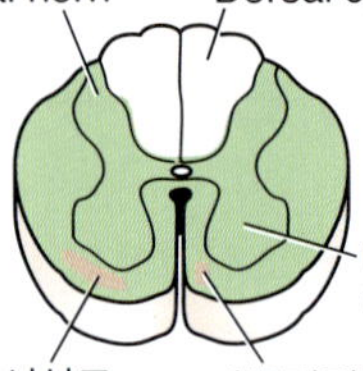	• 운동 기능의 불완전 또는 완전 소실(앞쪽 뿔 및 가쪽겉질척수로) • 통각, 온도각, 그리고 거친 촉각의 불완전 또는 완전 소실(앞가쪽 시스템*) • 고유수용성감각의 보존(척수뒤 기둥은 척수의 후방에 위치한다.)

* 앞가쪽 시스템은 가쪽척수시상로와 앞쪽척수시상로를 포함한다.

생리학적 변화와 관련이 없다.

4. 손상 정도에 따라 말초신경은 재생될 수 있다. 신경 외피(즉, 신경내막 및 수초)의 말초신경 손상은 내부 축삭(internal axon) 및 외피의 손상보다 기능을 회복할 가능성이 더 높다. 그럼에도 불구하고, 손상된 영역의 근력과 감각의 회복에 대한 예후는 재생 능력 때문에 SCI 이후보다 말초신경 손상 이후가 더 크다.
5. 말초신경 손상은 반사궁(reflex arc)에 지장을 주어 근긴장 저하 또는 이완을 유발한다. 반사궁이 유지되는 SCI는 과긴장 또는 경직으로 이어진다.
6. 이전에 반사 *교감신경 이상증(reflex sympathetic dystrophy)*으로 불렸던 복합부위 통증증후군(CRPS)은 교감신경계가 과잉 활동하는 반사적 신경성 염증을 표현한 것으로 알고 있다. CRPS 환자는 환부에서 타는 듯한 통증, 통각 과민, 부종 및 피부 영양 변화를 경험한다.

완전한 양측 마비는 단일 말초신경 병증으로 발생할 수 없다. 하지만 다수 신경의 동시적인 기능 방해가 있는 상태인 **다발성신경염(polyneuropathy)**은 손상이 광범위할 때 완전한 양측 마비를 일으킬 수 있다. 중재는 이 장에 설명된 SCI로 인한 완전 마비에 대한 중재와 유사할 수 있다. 단일 말초신경 손상 후 중재에 대해서는 22장을 참조하길 바란다.

완전 마비의 다른 의학적 원인들
Other Medical Causes of Complete Paralysis

비외상성 SCI

척수 손상은 다양한 원인으로 인해 발생할 수 있다. 미국에서 SCI는 자동차 충돌로 인해 가장 빈번하게 발생하고 그 다음이 추락, 폭력 행위, 스포츠 활동 및 기타 원인이 있다(NSCISC, 2016, 2017). 대부분의 척수 손상은 외상으로 인해 발생하지만 감염, 척수협착, 혈관손상, 수술, 종양, 횡단 척수염 또는 척수 공동증으로 인해 발생할 수도 있다(McKinley, 1999b, 2001; New, 2002). 의학적 진단에는 표 26-3에 설명된 앞 척수 증후군, 중심 척수 증후군, 브라운-세커드 증후군이 포함된다.

말초신경 손상

압박, 긴장 또는 허혈로 인한 말초신경의 외상성 손상은 Sneddon(1943)에 의해 분류되었으며 이후에 Sunderland(1978)에 의해 수정되었다. **생리적 신경차단(neurapraxia)**은 축삭이 손상되지 않은 상태에서 신경 탈수초화와 관련된 가장 가벼운 손상이다. 생리적 신경차단에서 근육이 약해지거나 마비될 수 있지만 위축은 예상되지 않으며 다른 질병이 없는 경우 재생 또는 재수초형성이 가능하다. **축삭절단증(axonotmesis)**은 신경—수초 및 신경내막—의 외피가 손상되지 않고 축삭이 손상되어 더 심각성을 보인다. 이 손상에서 축삭은 재생이 일어나기 전에 월러변성(Wallerian degeneration)을 겪는다. 근육의 위축과 함께 근 약화나 마비가 예상된다. 질병이 없는 경우 축삭이 다시 자랄 수 있지만 항상 원래의 축삭을 복제하기 위해 성장하는 것은 아니다. **신경절단증(neurotmesis)**은 축삭이 절단되고 결합 조직인 외피가 파괴되는 가장 심각한 말초신경 손상이다. 다시 말해, 질병이 없는 경우에는 신경절단증에서 재생이 가능하지만 생리적 신경차단 또는 축삭절단증에선 가능성이 없거나 효과적이지 않다. 다수의 말초신경 손상에 의한 완전 마비는 SCI와 유사한 기능적 제한을 초래할 수 있다. 신경절단증의 경우 신경학적 회복을 경험할 가능성이 낮으며 이 장의 뒷부분에서 설명한 것처럼 영구적인 손실에 대한 보상 운동 훈련이 필요할 수 있다.

완전 마비를 초래하는 기타 진단/양상

말초 및 중추신경계와 관련된 병리를 포함하여 그로인해 완전 마비가 발생할 수 있다. 길리안-바레 증후군은 원래 이완성 마비 및 무반사의 증후군을 서술한 사례 보고서를 발표한 프랑스 신경과 전문의의 이름을 따서 명명되었다(Burns, 2008). 급성 및 만성 염증성 탈수초성 다발 신경병증(acute inflammatory demyelinating polyneuropathy)은 많은 변형이 있으며, 자가 면역 반응의 결과일 것이다. 이완성 마비는 영구적일 수 있는데 그럴 가능성은 질병의 중증도 및 만성과 관련이 있다. 척수에 있는 앞뿔세포의 바이러스 감염으로 인한 소아마비는 해당 근육에 대한 모든 운동단위가 파괴되고 이때 신경학적 분절에 의해 신경지배된 근육의 세포 사멸과 영구적인 이완 마비를 초래한다(Smith, 2003). 완전 마비를 초래할 수 있는 다른 말초신경계 병변에는 샤르코-마리-투스 질환(Charcot-Marie-Tooth disease), 당뇨병성 말초신경병증(diabetic neuropathy), 그리고 중증 다발신경병증(critical illness polyneuropathy)이 있다. 전체 마비의 이러한 모든 원인은 하위 운동 신경원(LMN) 병변과 일치하는 증상을 유발한다: 무반사, 이완성 마비, 그리고 근육 위축. 마비가 비진행적이며 안정적이라고 가정하면 이러한 병리에서 볼 때 완전 마비의 재활과 유사할 것이다.

중추신경계에서 심한 뇌졸중—뇌 또는 뇌간에서—은 겉질척수로가 손상되었을 때 완전 마비를 일으킬 수 있다. 다시 언급하자면, 재활의 원리는 비슷하며 이 장의 뒷부분에서 검토된다. 예외로 뇌졸중은 하반신 마비나 사지 마비가 아닌 편측마비를 유발한다. 편측마비를 위한 중재는 이 책에서 다른 장의 주제이다.

완전 마비의 또 다른 원인은 근위축성 축삭경화증(ALS)으로, 일반적으로 UMN 및 LMN 병변의 혼합된 특징을 가지는 퇴행성 운동 신경원 질환이다. 가장 흔한 형태의 ALS로 인한 사망은 일반적으로 진단 후 2~5년 이후에 발생한다(Fuller, 2003). 퇴행성 및 진행성의 질병 특성 때문에 ALS 관리 원칙은 이 장에서 완전 마비에 대해 설명된 것과는 다르다.

적절한 검진/평가
Pertinent Examination/Evaluation

검진은 적절한 물리치료계획의 전개에 첫 번째 단계이다. 검진 중에 환자의 병력을 수집하고 체계적 검토를 수행하며, 특정 테스트 및 측정은 체계적 검토의 기록 및 결과에 따라 관리된다(American Physical Therapy Association [APTA], 2014). 검진이 완료된 후 결과가 평가되고 진단 및 예후가 수립되며 환자별 치료계획이 결정된다. 치료계획에는 환자와 공동으로 설정한 목표가 포함된다. SCI와 관련된 완전 마비 환자의 경우 5장과 6장(그림 5-11 참조)에 설명된 표준화된 ISNCSCI 검사(ASIA, 2015; NSCISC, 2017)를 수행한다.

초기 검사 및 측정 Primary Tests and Measures

표 26-4는 완전 마비 환자의 검사에 포함될 수 있는 초기 검사 및 측정을 나열하였다. 감각, 근골격, 균형 및 기능 상태에 대한 검사 및 측정의 자세한 설명은 3장에서 13장까지 제공되어 있다. ISNCSCI(그림 5-11 참조)의 체계적인 검사는 표 26-4에 있는 검사 영역에 추가적으로 수행되어야 한다. ISNCSCI 검사는 표준화되어 있으며 환자의 신경학적 손상 및 예후를 NSCISC에서 수집한 결과 데이터와 비교할 수 있다(ASIA, 2015; NSCISC, 2016, 2017). SCI로 인한 완전 마비 환자를 대상으로 수행되는 특정 검사 및 측정의 예로는 기능적 독립측정(FIM), 척수 손상에 대한 보행 지수(WISCI), 척수 독립성 측정(SCIM), 척수 손상 기능적 보행 목록(SCI-FAI) 및 휠체어 기술 검사(WST)가 있다(Alm, 2008; ANPT, 2013; Curtis, 1995; Ditunno, 2005; Kirby, 2016; Marino, 2005).

목표 및 예상 결과 Goals and Expected Outcomes

검사 및 평가 과정에서 물리치료의 가장 중요한 문제점에 초점을 맞춰야 한다: 환자의 장애와 기능적 제한 사이의 관계는 무엇일까(APTA, 2014)? 환자에서 기능적 능력을 방해하는 장애와 이러한 기능적 한계 중 치료적 중재를 통해 개선되거나 교정될 수 있는 장애를 식별하도록 치료사가 도와야 한다.

치료계획의 목표를 설정할 때 치료사는 검사 중 확인된 장애 및 기타 관련 요소를 고려하여 환자가 달성할 수 있는 합리적인 예상 결과(예후)를 염두에 두어야 한다. SCI 환자와 함께 할 때 치료사는 ISNCSCI를 사용한 초기 검

표 26-4 척수 손상으로 인한 완전 마비에서 일반적으로 사용되는 검사 및 측정

임상 검사 또는 측정	임상적 이유 또는 제공된 정보
호프만 징후(Hoffman sign) 그리고/또는 바빈스키 검사(Babinski test)	상위 운동 신경원 병변의 존재를 확인하는데 도움이 된다.
피부절 검사	병변에서의 감각분포를 규정하고 감각수준을 결정하는 도움이 된다.
근절 검사	병변에서의 운동분포를 규정하고 운동수준을 결정하는 도움이 된다.
비이보어 징후(Beevor sign)	목을 구부리는 동안 배꼽이 머리쪽으로 이동되면 하복부근육의 약화를 나타낸다.
반사 검사	특정 분절 수준에서 구심성 및 원심성 구성 요소를 포함한 반사궁의 존재를 확인하는데 도움이 된다.
근육 긴장도	근육의 휴식상태 및 움직임에 근긴장도의 잠재적인 영향에 대한 정보를 제공
관절가동범위	기능적 활동에 대한 관절의 유용성을 결정하는데 정보를 제공
피부 통합성(Skin integrity)	피부가 손상되지 않았는지에 대해 나타낸다(완전 마비의 경우 욕창을 감지하고 관리하는데 매우 중요함).
호흡 및 기침	호흡 및 기침 능력 평가(호흡 기관의 합병증을 최소화하는 중요한 기능적 기술)
기능적 기술: 침상(Mat) 및 침대(Bed) 기술 이동(Transfers) 휠체어 기술 보행(Ambulation)/걷기(Walking) 타인의 지시	손상 후 기능적 독립성을 극대화할 수 있도록 개선, 보상(compensation), 또는 개발의 필요성을 결정; 척수 손상으로 인해 완전 마비가 있는 사람에게 사용하기 적합한 특정 테스트 및 측정의 예는 기능적 독립측정(FIM), 척수 손상에 대한 보행 지수(WISCI), 척수 독립성 측정(SCIM), 척수 손상 기능적 보행 목록(SCI-FAI) 및 휠체어 기술 검사(WST)가 있다

사를 기반으로 최소한 기초적인 예후를 결정해야 한다. 표 2-1에 논의했듯이 일반적인 예후 규칙을 기억해야 하며 SCI의 특정한 다음 원칙을 고려해야 한다. 일주일 동안 손상이 완전 마비 상태라면 완전 마비 상태로 유지될 가능성이 높다. 불완전한 손상에서 대부분의 신경학적 회복은 SCI 후 첫 6개월에 이루어질 것이다. 말초신경 손상의 경

표 26-5 완전한 척수 손상 후 예상되는 기능적 결과

손상의 신경학적 수준	손상되지 않은 근육	침상 이동성	트랜스퍼	휠체어 이동성	서기 또는 보행
C1-C3	목빗근; 경부 척추옆근 목 부속근	전적으로 보조	전적으로 보조	**전동**: 조작 장치를 이용한 독립적 수행[1] **수동**: 전적으로 보조	경사 침대를 이용할 수 있지만, 할 수 없음
C4	C3뿐 아니라 위등세모근, 횡격막	전적으로 보조	전적으로 보조	**전동**: C3에서와 동일 **수동**: 전적으로 보조	경사 침대를 이용할 수 있지만, 할 수 없음
C5	C4뿐 아니라 어깨세모근, 위팔두갈래근, 위팔근, 위팔노근, 마름근, 앞톱니근	일부의 보조(전동 침대 기능 또는 침대 난간 사용)	전적으로 보조	**전동**: 팔 장치의 조작으로 독립적 수행 **수동**: 같은 높이 수준에서 일부의 독립성[2]	기능적 보행은 없지만 기립대와 경사 침대를 사용할 수 있음
C6	C5뿐 아니라 긴노쪽손목폄근, 짧은노쪽손목폄근, 앞톱니근, 넓은등근	일부의 보조(전동 침대 기능 또는 침대 난간 사용); 충분한 킹사이즈 침대를 사용할 수 있다	**수준**: 일부의 보조로 독립적 수행 **높이가 다른 수준**: 전적인 보조에서 일부의 보조	**전동**: 기본적 팔 장치로 독립적 수행 **수동**: 실내에서 독립적 수행; 실외에서 일부의 보조[2]	기능적 보행은 없지만 기립대와 경사 침대를 사용할 수 있음
C7-C8	C6뿐 아니라 가슴근, 위팔세갈래근, 네모엎침근, 자쪽손목폄근, 노쪽손목굽힘근, 손가락굽힘근, 엄지벌림근, 일부의 벌레근	일부의 보조에 독립적 수행 (전동 침대 또는 충분한 킹사이즈 침대)	**수준**: 독립적 수행 **높이가 다른 수준**: 일부의 보조로 독립적 수행	**수동**: 실내와 바닥이 평탄한 실외에서 독립적 수행; 울퉁불퉁한 바닥에서 일부의 보조	기능적 보행은 없지만 기립대 또는 기립 휠체어를 사용할 수 있음
T1-T9	C7-C8뿐 아니라 손과 엄지의 내재근, 갈비사이근, 척주세움근	독립적 수행(충분한 킹사이즈 침대)	독립적 수행(트랜스퍼 보드를 사용할 수 있다)	가벼운 수동휠체어로 독립적 수행	일반적인 기능적 보행은 아니지만 기립대 또는 기립 휠체어를 사용할 수 있음
T10-L1	T1-T9뿐 아니라 배근육	독립적 수행 (충분한 킹사이즈 침대)	독립적 수행	실내와 실외에서 독립적 수행	무릎-발목-발 보조기(KAFO)를 사용한 서기 또는 걷기에서 독립적; 일부의 보조로 기능적으로 걸을 수 있다.
L2-S5	T10-L1뿐 아니라 온전한 배근육 및 부분적으로 온전한 다리	독립적 수행	독립적 수행	독립적 수행	독립적 수행(보조기 또는 보행 보조도구를 사용할 수 있음)

[1] 머리, 입, 턱 또는 호흡 조절 장치 기계가 가장 일반적이다. 또한 경사조절장치와 같은 전동 좌석 기능을 조절하여 압력 완화에 독립성이 가능할 수 있다.

[2] 초경량, 견고한 프레임, 핸드림 조작(handrim adaptations) 및 바닥에 경사지게 한 바퀴(cambered wheels)가 장착된 접이식 휠체어.

Consortium for Spinal Cord Medicine. Outcomes following traumatic spinal cord injury: clinical practice guidelines for health-care professionals에 기초함. **출처**: http://www.pve.org/publications/clinical-practic-guidelines. Published 1999. Accessed June 17, 2017.

우 회복은 초기 손상 정도에 따라 달라진다. 축삭이 손상된 사람은 신경의 횡절단 손상인 사람보다 재생을 경험할 가능성이 더 높다. 길랭-바레 증후군과 같은 질병으로 완전 마비가 있는 사람에게는 이러한 예후 규칙이 적용되지 않을 수 있다.

표 26-5는 다양한 수준의 완전한 SCI를 가진 사람들의 전형적인 기능적 결과를 보여주고 있다. 이러한 결과는 대부분 개인이 재활 중 또는 후에 최종적으로 달성하는 기능적 상태를 반영한다. 개인에서 다양한 요인에 따라 나열된 그것보다 더 나쁘거나 더 나아지는 결과가 나타날 수 있다. 연구에 따르면 다음과 같은 요인이 낮은 기능적 결과와 관련이 있다: 고령, 욕창, 경직, 통증 및 관절가동범위의 제한(Alander, 1997; Daverat, 1995; Penrod, 1990; Roth, 1990; Yarkony, 1995).

환자 적용

Johnson는 병원 수술실로 옮겨져 마지막 세 개의 경추에 후방경부 고정술을 시행했다. 그 후 3일 동안 그는 심부정맥혈전증을 포함한 몇 가지 수술 후 합병증을 겪었다. 회복 3일 후 재활 서비스에 대한 상담이 처방되었다.

감각 통합성

Johnson은 가장 낮은 천골 분절에 감각이나 운동 기능이 온전하지 않았다. 평가에서 그가 비정상적인 가벼운 촉감, 비정상적인 날카롭고 둔한 감각의 식별력, 비정상적인 심부압박감, 그리고 그의 손과 아래팔의 자쪽 그리고 그의 몸통과 하지 피부절에서 비정상적인 고유수용성감각을 가지고 있음을 보여준다. ISNCSCI 검사를 수행하여 이들 영역의 주요 감각 포인트에 대한 감각테스트에서 "0"점을 받았다. 테스트에서 위팔, 어깨, 목 및 머리의 측면뿐만 아니라 손과 아래팔의 노쪽 주요 감각 지점에서 정상적인 모습을 보였다.

운동 기능 및 근육 수행력

테스트에서 모든 하지 근절과 주요 근육에 근력(0~5점 척도에서 0점)이 없는 것으로 나타났다. 그는 기침이 매우 약하고 몸통 근육의 근력이 거의 없거나 테스트에 참여할 수 없었다. 사실 그는 검사 중 기침 보조도구로 도와달라고 요청했었다. 근위 상지에 대한 저항 적용을 금지하라는 정형외과적 예방 조치로 근력 테스트는 능동적 기능 움직임을 통해 진행하였다. 상지 근력은 팔꿈치 굽힘근 및 손목폄근 뿐 아니라 어깨세모근과 어깨올림근에서 좋은 근력을 보였다; 그러나 수술 후 목 통증은 이러한 근육의 최대 수의적 수축을 수행하는데 제한이 있었다. 그는 손가락과 손목 굽힘근, 팔꿈치 폄근, 손 내재근의 근력이 없었다. 그는 온전한 모든 근육에서는 지구력이 매우 열악한 상황이었다.

관절가동범위

그는 모든 상지 관절에서 정상 범위 내 수동적인 움직임 범위를 보여주지만, 손가락과 손목은 끝 범위의 뻣뻣함이 보이기 시작했다. 척추 예방 조치로 인해 척추 관절을 테스트 할 순 없었다(경부의 움직임 범위는 적절하지 않음). 그는 엉덩관절과 무릎관절에서 정상 범위 내 수동적인 움직임 범위를 가지고 있었다. 발등굽힘 15°에서 발바닥쪽굽힘 0-30°로 양쪽 모두에서 수동적 발목 움직임을 가지고 있었다.

반사 통합성

L3(무릎힘줄) 및 S1(발꿈치힘줄)에서 깊은힘줄반사(DTR)가 없음을 확인했다. C5(위팔두갈래근) DTR은 정상이며 C6(위팔노근) 및 C7(위팔세갈래근) DTR은 저활동적이지만 존재하였다. 그는 하지와 손가락의 수정된 애쉬워드 척도(MAS)에서 0점을 받았다. 하지에 DTR은 없었다. 그의 근긴장도는 근위 상지에서 정상으로, 말단 상지에서 중간 정도의 저긴장 상태, 하지에서는 이완된 것으로 평가하였다.

정신 기능

Johnson은 대화에 참여할 수 있으며, 사람, 시간, 장소에 대한 지남력은 정상이고, 자동차 사고 이후 발생한 사건을 회상할 수 있었다. 그는 직접 경험한 사고는 기억하지 못했다. 다양한 가족 구성원과 의료 전문가가 그의 상태에 대해 말했고, 그는 세부 사항을 정확하게 나열하여 말할 수 있었다. 사고 직후 잠시동안 의식을 잃었다는 것을 기억하였다.

순환

Johnson은 사지에 충분한 조직 관류가 있었다.

보행

Johnson은 현재 걸을 수 없다. 또한 그는 누운 자세에서 몸을 일으킬 수 없으며 침대 가장자리에 독립적으로 앉을 수 없다. 그는 평가 중 필사적으로 다시 걷고 싶어 하였지만 할 수 없을지도 모른다고 걱정한다고 말했다. Johnson은 아직 침대에서 벗어나질 못하였다.

피부의 통합성

Johnson은 2cm 등급 II 천골 압박 손상과 양측 등급 I 발꿈치뼈 압박 손상이 있다. 그 밖에 그의 절개된 수술부위는 온전하고 잘 치유되었다. 다른 피부 문제는 없었다.

자기 관리와 가정생활

침대 이동성, 트랜스퍼 및 일상생활 활동은 아직 평가되지 않았다.

통증

Johnson은 특히 침대 머리를 오랫동안 올려놓고 앉아있은 후 목에 통증이 남아있다고 호소하였다.

환경적 요인, 가정 및 직업 복귀

Johnson은 주택 건설업에 종사하였다. 그는 다시 걷기 시작하면 직장으로 돌아가고 싶다고 말했다.

임상 결정 시 고려할 점

- *Johnson은 현재 어떤 기능적 한계에 직면하고 있는가?*
- *그의 장애는 무엇인가?*
- *신경학적 손상 수준은 무엇인가?*
- *손상이 완전하다고 가정할 때 Johnson의 기능적 기대치는 무엇인가?*
- *Johnson의 치료계획에 대한 적절한 기능적 장기목표를 두 개 이상 고려한다.*

완전 마비에 특화된 준비 중재
Preparatory Interventions Specific to Complete Paralysis

일반적인 접근법 General Approaches

완전하고 영구적인 마비가 있는 상태에서 기능적 재활의 목표는 손상에 대한 신경 적응보다는 보상 또는 대체 훈련이다. 근육그룹을 사용할 수 없고 그 근육의 기능이 회복되지 않는다고 예상된다면 독립성을 극대화하기 위해 기능적 과제를 수행할 수 있도록 새로운 방법들을 배워야 한다.

완전 마비의 경우 기능적 독립성을 극대화하기 위해 다음 전략을 사용할 수 있다: 보상적 움직임 전략, 남아있는/신경지배된 근육계의 강화, 움직임 범위의 개발 및 보존, 장비의 사용, 그리고 이차적 장애 및 병리를 피하기 위한 다양한 예방 조치의 적용. 다음에서는 근육그룹의 영구적이고 완전 마비로 수의적인 운동 기능이 양쪽으로 상실된 예로서 완전한 SCI 후 구체적인 기능적 재활에 대하여 설명한다. 상자 26-1은 생리적 신경차단 또는 축삭절단증과 같이 운동 기능의 덜 광범위하게 상실된 환자 또는 불완전한 SCI 환자에 대한 치료적 접근 방식의 차이점을 설명한다. 손상을 받은 근육의 강화에 초점을 맞춘 말초신경 손상 후 운동 재활은 22장에 설명되어 있다. 완전 마비를 일으키는 광범위한 손상인 다발성신경염 환자의 재활은 SCI 후 재활과 유사할 수 있다.

약리학적 영향

SCI 환자는 일반적으로 손상 후 급성기, 재활 중, 그 이후에도 여러가지 약물을 복용한다. 약물은 확실히 SCI를 가진 환자에서 막대한 비용이 발생한다(NSCISC, 2016). 많은 관심을 받은 약물 중 하나는 코르티코스테로이드(corticosteroid) 항염증제인 메틸프레드니솔론(methyl-prednisolone)이다. 손상 후 처음 8시간 내에 고용량으로

상자 26-1 불완전 마비를 위한 잠재적 치료법

신경의 적응

불완전한 척수 손상—하위 천골 분절에 존재하는 일부 운동 또는 감각 기능의 손상—이 있는 개인뿐만 아니라 덜 심각한 말초신경 손상이 있는 개인(즉, 생리적 신경차단 또는 축삭절단증)은 신경계의 구조와 기능을 변화시키는 활동에 참여해야 한다. 반복적이고 주의를 기울인 기능적 활동은 신경 가소성에 긍정적인 영향을 미치게 된다. 원하는 기능적 활동을 수행하려면 반복이 필요하다. 환자의 강한 의욕과 직업 윤리도 필요하다.

목표 지향적이고, 반복적이며, 난이도의 진전, 다양성을 높이고, 시간이 지남에 따라, 정확성에 대한 피드백으로 칭찬과 보상하는 것들은 기능적 활동을 만든다(Umphred, 2007). 개인의 운동 기능에 대해 가능한 범위에서 보상이나 대체를 피해야 한다.

장애 기반 훈련

손상받은 근육, 특히 원하는 기능 활동에 사용되는 근육의 기능 증진에 초점을 맞춘다. 저항 훈련, 능동 보조 움직임 범위, 스트레칭 및 전기 자극으로 유연성을 강하(22장 참조)하고 치적하(23장 참조)하기 위해 다양한 치료 전략을 사용할 수 있다.

체중지지 트레드밀 훈련(BWSTT)

복부 또는 골반 벨트에 연결된 머리 위의 지지대를 사용하여 신체의 부하를 제거하여 하지가 약한 사람이 걷기에 필요한 움직임을 다양하게 반복 훈련할 수 있다(15장 및 37장 참조). BWSTT는 불완전한 척수 손상 치료로 사용하기 위한 근거로써 문헌에서 언급하고 있다(Behrman, 2005).

투여되는 이 약물은 연구 결과 이 기간 동안 약물을 받은 환자에서 운동 및 감각 결과를 크게 개선한 것으로 입증된 후 전세계 대부분의 치료표준이 되었다(Bracken, 2001; Miller, 2008; Sayer, 2006); 급성기 염증을 조절하면 척수관의 고정된 뼈 공간 내에서 척수가 부풀어 지속적인 손상을 예방하는데 도움이 될 수 있다. 그러나 최근에는 메틸프레드니솔론의 효능, 안전성 및 기능적 효과에 대한 의문이 제기되었다(Hurlbert, 2008; Miller, 2008). 여러 다른 약물이 조사되었지만 대규모 임상시험에서 확실한 이점은 없었다(Baptiste, 2006; Dumont, 2001).

척수 손상과 관련된 여러가지 의학적이고 근골격계인 문제로 인해 SCI가 있는 개인은 부분적으로 추가적인 약물을 복용할 수 있다. 약물은 경직 조절, 혈전 예방(헤파린, 디쿠마롤), 통증 관리, 장 또는 방광 기능 향상, 감염 치료 및 음경 발기 향상에도 일반적으로 사용된다. 이러한 약물의 전체 목록은 이 장의 범위를 벗어난다.

보상적 움직임 전략의 개발

개인이 다수의 근육 사용을 잃을 때, 일반적인/정상적인 움직임 패턴은 더 이상 선택사항이 아니다. 독립적으로 활동하려면 환자는 장비와 기계를 공급받아 남아있는 근육을 사용하고 현재 마비된 근육을 활용하여 이전에 수행한 과제를 수행할 수 있도록 방법을 배워야 한다. 이러한 경우 기능적 기술을 달성하는데 도움이 되는 세 가지 보상 운동 전략이 사용된다: 근육 대체, 가속도, 그리고 머리-엉덩관계(head-hi ps relationship)의 사용. 치료사는 일반적으로 물리치료에서 이러한 움직임 전략을 연습하고 가르쳐야 한다. 재활 중 연습을 위한 전략은 이 장의 뒷부분에 나와 있다.

근육 대체(Muscle Substitution)

근육 대체는 약하거나 기능적이지 못하여 다른 근육으로 보완하기 위해 대체 근육을 사용하는 것을 의미한다.

시너지 효과로 대체. 대부분의 독자에게 익숙한 근육 대체 유형은 다음과 같다: 시너지 효과로 대체. 이러한 유형의 근육 대체에서 약하거나 기능적이지 못한 근육에 시너지 효과가 있는 근육은 손상이 있는 근육에 운동 과제의 일반적 수행을 성취할 수 있도록 한다. 예를 들어, 넙다리근막긴장근은 엉덩관절 벌림에서 약하거나 사용할 수 없는 중간볼기근을 대체할 수 있다. 불행히도, SCI로 인한 완전 마비가 있는 사람들의 경우, 한 근육에 영향을 미치는 신경학적 손상이 시너지 근육에도 영향을 주는 경우가 있기 때문에 대체를 수행할 수 있는 기능적 시너지 효과가 없는 경우가 많다. 기능적 시너지 효과가 없는 완전 마비가 있는 사람들은 다양한 과제에 대한 근육 대체로 중력, 수동 구조 또는 닫힌 사슬 역학을 사용하게 된다.

중력을 이용한 대체. 일부 동작은 특정 자세로 관절을 이동시켜주거나 중력에 따라 움직임을 유발하여 수행할 수 있다. 예를 들어, 위팔세갈래근의 기능이 없는 사람은 그림 26-4A, B와 같이 바깥쪽으로 회전된 어깨를 구부리거나 벌려 손 뻗기를 할 수 있다. 이 경우 중력이 팔꿈치를 펴게 한다. 아래팔은 뒤침을 해야 하고 어깨는 중력이 팔꿈치를 펌 방향으로 당길 수 있는 위치에 아래팔을 배치할 수 있을 만큼 충분히 바깥쪽으로 회전한다. 중력이 팔꿈치를 펼 수 있는 위치에 놓을 수 있을 만큼 바깥쪽으로 충분히 회전시켜야 한다. 이 동작이 수행되려면 위팔두갈래근이 이완(또는 원심 수축)되어야 한다.

수동 구조에서 장력을 이용한 대체. 이러한 유형의 근육 대체는 특정 위치로 능동적으로 관절을 이동하여 신경지배되지 않은 근육에 수동적인 장력을 만든다. 테노데시스 움켜잡기(tenodesis grasp)는 이 움직임 전략의 가장 좋은 예이다. 능동적인 손가락 굽힘은 없지만 능동적 손목 폄(C6 또는 C7 사지마비)이 가능할 경우 테노데시스 움켜잡기는 손목의 폄으로 성취할 수 있다. 손목을 펴면 긴 손가락 굽힘근에 장력이 가해져 손가락이 구부러진다(그림

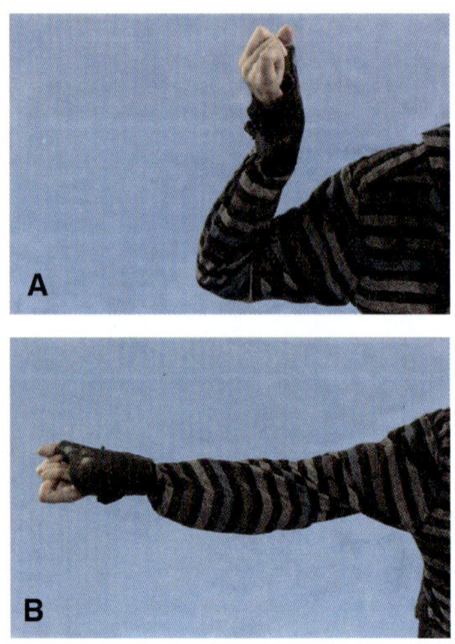

그림 26-4 중력을 이용한 대체. (A 및 B) 위팔세갈래근의 움직임이 없는 개인은 매트에 앉은 상태에서 왼팔로 기울여 고정시킨다. 아래팔 엎침(오른팔)이 있는 자세에서 어깨를 바깥쪽으로 회전시켜 어깨의 굽힘 또는 벌림이 팔꿈치를 펴지게 만든다.

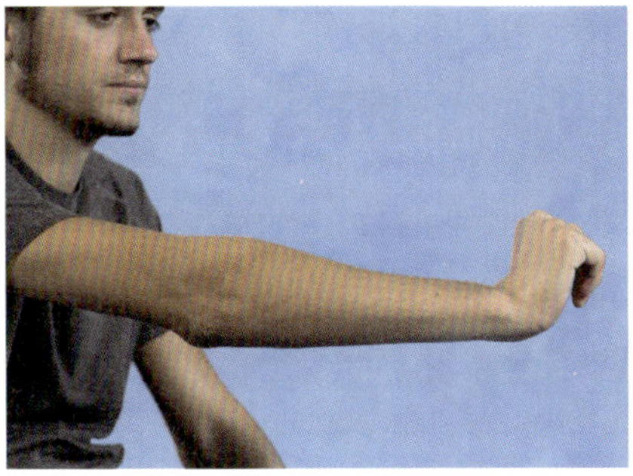

그림 26-5 수동 구조에서 장력을 이용한 대체. C6 및 C7 사지마비 환자가 사용하는 테노데시스 움켜잡기(Tenodesis grasp). 손목을 펴면 손가락이 구부러진다.

26-5).

닫힌 사슬 역할을 이용한 대체. 이러한 유형의 근육 대체는 고정된 물체 위에 사지의 말단을 안정화하고 중간 관절을 움직여주기 위해 근위 근육을 사용하여 수행된다(그림 26-6AB). 기능적인 위팔세갈래근이 없는 C5 또는 C6 사지마비 환자는 이 전략을 사용하여 팔꿈치를 펼칠 수 있다(Harvey, 1999; Marciello, 1995). 이것은 손바닥에 체중부하하고 상지의 위치에 따라 어깨를 구부리거나 모으기 위해 앞쪽 어깨세모근과 빗장뼈쪽 큰가슴근을 이용하는 것이다. 동일한 전략을 사용하여 팔꿈치 폄을 유지하거나 팔을 지지하는 동안 구부러진 팔꿈치(즉, 더 구부러짐을 방지하기 위해)를 안정시킬 수 있으며(Gefen, 1997; Harvey, 1999) 한번에 한 팔 또는 두 팔 모두에 사용할 수도 있다.

각 가속도

가속도는 물체가 일단 움직이면 계속 움직이려는 성향을 말한다. 완전 마비가 있는 사람들 또한 다양한 기능적 과제에 가속도를 활용한다. 선형 가속도와 각 가속도 모두 보상 기능을 향상시키기 위해 활용될 수 있다.

선형 가속도는 물체가 움직이면 직선으로 움직이려는 성향을 말하며 물체의 속도와 질량에 비례한다. 이 물리적 특성은 휠체어에서 연석을 넘어가는데 도움이 될 수 있다. 휠체어가 연석에 도달했을 때 충분한 속도로 움직이고 앞바퀴(caster wheel)가 올라간 상태에서 의자가 올바르게 배치된 경우 계속 앞으로 나아가려는 경향(가속도)이 휠체어를 연석에 올라갈 수 있도록 도움을 준다.

각 가속도는 축에 대해 계속 회전하려는 성향이다. 물체의 가속도는 모든 부분의 각 운동량의 합과 같다. 따라서 사람의 각 가속도는 사람의 신체 부위 모두에 대한 각 운동량의 합과 같다. 각각의 부분에 각 가속도는 속도, 질량 및 지레팔에 비례한다(지레팔은 회전축에서 물체까지의 거리이다). 이 전략의 한 예는 바로누운자세에서 머리와 팔을 던져 구르는 것이다. 몸통과 다리 근육을 사용하여 구를 수 없을 때 사용하는 방법은 머리와 팔을 좌우로 반복해서 던지는 방식이다(그림 26-7A, B, C). 이러한 방식으로 팔과 머리를 던지면 각 가속도가 생성되며, 팔을 올바르게 위치하여 적절한 속도와 적절한 타이밍으로 수행한다면 신체의 아래쪽(마비된) 부분이 바로누운자세에서 구르기가 가능해진다.

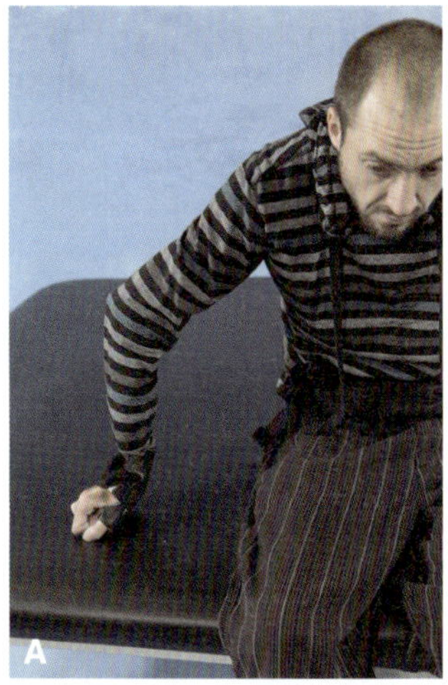

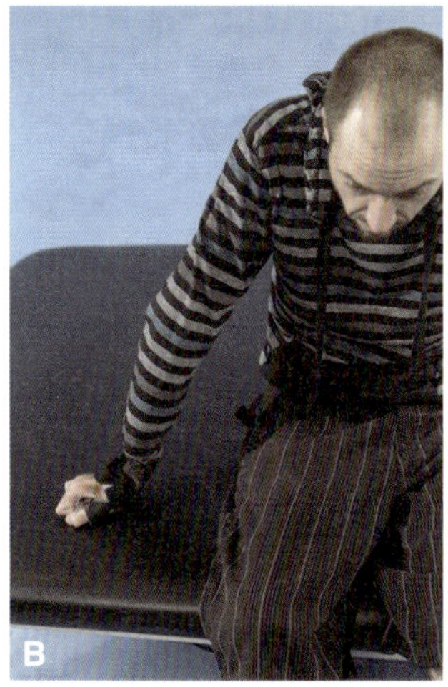

그림 26-6 닫힌 사슬 역할을 이용한 대체. (A) 체중부하된 오른손으로 위팔뼈를 모을 때 근위 아래팔도 내측으로 움직인다. (B) 이로인해 팔꿈치가 펴지게 된다.

머리-엉덩 관계(head-hips relationship)

세 번째 보상 움직임 전략인 머리-엉덩 관계의 사용은 머리를 한 방향으로 움직여 엉덩이를 반대 방향으로 트랜스퍼하는 것이다. 이 전략을 사용하기 위해 어깨를 지렛대의 받침점으로 사용하여 팔을 회전한다. 트랜스퍼

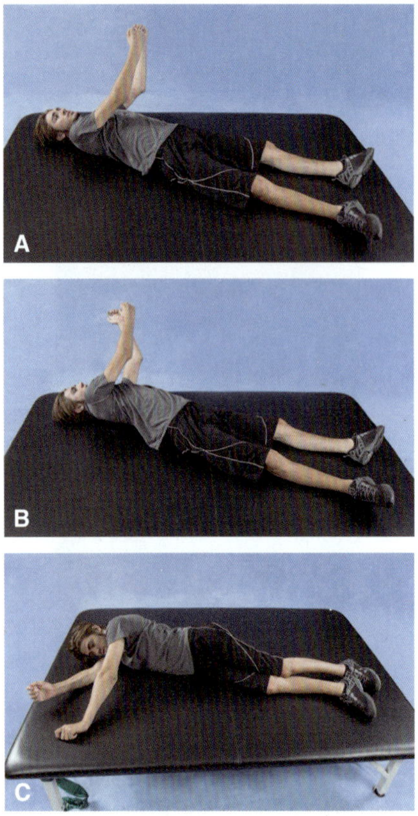

그림 26-7 (A-C) 장비없이 상지 가속도를 이용하여 누운 자세에서 엎드린 자세로 돌기.

(transfer)는 머리-엉덩 관계 사용에 대한 좋은 예이다.

하지 기능이 없는 사람에게 침대에서 휠체어로 트랜스퍼하려면 팔을 회전하고 머리를 아래로 내리며 휠체어에서 멀어지게 하고, 엉덩이를 들어 올려 휠체어쪽으로 이동하도록 가르친다.

신경지배된 근육계의 강화

상당한 수의 근육이 마비되면 근육 유지 기능을 위해 손실을 보상하는 것이 필요하다. 걷기, 트랜스퍼, 휠체어 추진, 앉은 상태에서 몸통 안정, 다리와 몸통의 근육이 이전에 수행했던 수많은 기능적 과제를 수행하려면 상지 근력과 지구력이 필요하다.

남아있는/신경지배된 근육계 강화는 완전 마비 환자에게 기능 재활의 중요한 구성 요소이다. 신경학적 손상이 없는 경우와 마찬가지로 맨손근력검사 등급에서 5/5인 몸통과 상체의 근육도 강화될 수 있음을 인식하는 것이 중요하다. 따라서, 중재 후 근력 향상을 문서화하려면, 맨손근력검사 대신에 동적 측정법을 사용하여 남아있는 근육의 초기 근력을 기록하는 것이 가장 좋다. 보상 움직임에 사용되는 근육의 힘을 키워 이러한 움직임을 수행하는 개인의 능력을 향상시킨다. 예를 들어, 위팔세갈래근의 기능이 없는 경우 닫힌 사슬 위치에서 팔꿈치 폄 능력을 향상시키기 위해 앞쪽 어깨세모근과 빗장뼈 큰가슴근을 강화한다. 팔꿈치를 펴는 능력과 폄 시 안정화 해야 하는 트랜스퍼와 같은 기능적 과제를 가능하게 할 수 있다.

최근엔 어깨와 어깨뼈 근육계의 균형 잡힌 힘을 발달하는데 관심이 집중되었다. 이것은 아마도 기능적 작업을 수행하는 동안 어깨에 가해지는 높은 스트레스로 인해 어깨 통증이 SCI에서 일반적으로 늦게 발전되는(late-developing) 후유증이라는 인식이 증가한 것에 대한 반응이었다(CSCM, 2005a; Sie, 1992). 어깨와 어깨이음 구조 주변의 근력 불균형은 기능적 작업을 수행하는 동안 오목위팔관절을 불리한 위치에 배치하여 국소 조직에 외상을 증가시킴으로써 문제의 원인이 될 수 있다(Nyland, 2000). 이러한 근력 불균형은 기능적 과제 중에 어깨 굽힘근, 수평 모음근 및 어깨뼈 벌림근과 같은 근육을 매일 반복적으로 사용함으로써 발생할 수 있다. 따라서 강화 프로그램에는 어깨와 어깨뼈 주위에 균형 잡힌 근력을 만드는 어깨의 돌림근과 어깨뼈의 안정화가 필요하며, 차례차례 더 정상적인 어깨 생체역학을 만들고 외상과 통증을 줄여야 한다(CSCM, 2005a; Curtis, 1999b; Figoni, 1997; Kirshblum, 1997).

움직임 범위의 발달 및 보존

충분한 근력이 필요할 뿐만 아니라 보상 움직임에는 적절한(때로는 광범위한) 관절가동범위와 근육 유연성이 필요하다. 정상적인 움직임 범위는 많은 기능 과제를 더 쉽게 만드는 반면, 움직임 범위가 심각하거나 중간 정도의 제한이 있을 경우 기능을 심하게 방해할 수 있다. 예를 들어, 팔꿈치 굽힘 구축은 앉은 상태로 트랜스퍼하는 동안 스스로 상지를 펴서 독립적으로 지지하려는 능력을 방해한다.

일부 활동에서는 정상 이상의 유연성은 도움이 된다. 넙다리뒤근육이 좋은 예이다; SCI 환자의 경우 굉장히 유연한 넙다리뒤근육으로 인해 옷을 입거나 바닥에서 휠체어로 트랜스퍼하는 등의 다양한 작업을 수행할 수 있으며, 손을 쓰지 않고도 척추가 지나치게 구부러지지 않으며 오래 앉아있을 수 있다. 그러나 넙다리뒤근육이 너무 유연하면(즉, 130° 이상의 직거상 및 그 이상) 장시간 앉아있는 동안 골반과 몸통에서 전방으로 쓰러지지 않도록 방지하는데 필요한 수동적 긴장을 제공하지 못한다.

마지막으로, 움직임 범위의 경미한 제한은 완전 마비가 있는 상황에서 도움이 될 수 있다. 이로운 움직임 범위 제한의 가장 좋은 예는 긴손가락굽힘근의 경미한 구축이다. 긴손가락굽힘근의 뻔뻔함/구축은 능동적인 손가락 굽힘은 없지만 능동적 손목 폄이 있는 개인에서 테노데시스 움켜잡기가 가능해진다(Harvey, 1996). 재활의 한 가지 초점은 —너무 많지도 너무 적지도 않은— 원하는 수동 움직임 범위를 얻는 것이다.

기능 재활 프로그램에서 움직임 범위 훈련의 중요성은 완전 마비의 경우 관절 구축이 발생되기 쉽다는 것을 고려할 때 더욱 분명해진다. 마비와 움직임 감소 외에도 관절 주변의 근육 불균형이 이 문제의 원인이 된다.

예를 들어, C5 또는 C6 사지마비 환자에서 강한 팔꿈치 굽힘근과 매우 약하거나 사용할 수 없는 위팔세갈래근의 결합으로 인해 팔꿈치 굽힘 구축이 발생하는 경향이 보인다. 이런 환자에서 일반적인 기간동안 끝 범위로 펴는 스트레칭을 거의 할 수 없고, 결과적으로 팔꿈치를 적극적으로 뻗을 수 없게 된다. 또 다른 기여 요인은 만성적인 자세이다. 만성적인 자세로 인한 구축의 예로는 장기간의 침상 휴식(또는 발판에 발을 제대로 지지하지 않고 장기간의 휠체어 사용)으로 발생하는 발바닥쪽 굽힘 구축과 지속적인 휠체어 사용(즉, 엉덩관절 90°인 앉은 자세)으로 인한 엉덩관절 굽힘 구축이 있다. 근력의 불균형과 마찬가지로 범위 제한은 SCI 환자의 만성 어깨 통증 발병에 기여할 수 있다. 정상적인 오목위팔관절 및 어깨가슴관절 움직임을 보존하거나 회복하기 위한 유연성 운동은 이 문제를 예방하거나 개선하는데 도움이 될 수 있다(Ballinger, 2000; Hart, 1998; Kirshblum, 1997).

생각해 볼 점 26.1

- 환자 적용을 생각해본다.
- 중재없이, Johnson은 어떤 바람직하지 않은 구축이 발생할 가능성이 높은가?
- Johnson이 마비된 근육을 보완하기 위해 개발할 수 있는 바람직한 구축에 대해 적어도 두 가지를 생각해본다.

보상을 위한 장비 사용

완전 마비 환자는 기능 향상, 신체 건강 및 이차 후유증 예방을 위해 적절한 장비 사용이 필요하다. 완전 마비의 상황에서 손상된 근육을 더 이상 사용할 수 없는 경우, 특히 더 이상 내재된 신경 운동 안정성이 없는 경우 관절 주위에 안정성을 제공하기 위해 장비가 필요하다. 장비 선택 및 조달은 특히 완전 마비 및 기타 신경학적 결함이 영구적일 것으로 예상되는 경우 재활의 중요한 구성 요소이다.

표 26-6에는 다양한 척수 수준의 손상이 있는 사람들에게 필요한 일반적인 장비가 요약되어 있다. 그러나 수많은 요소 —운동 기능을 추가하여—가 개별화된 장비 선택의 과정에 영향을 미치게 되며, 아마도 사용 가능한 자금과 환급보다 더 큰 영향은 없을 수도 있음을 명심해야 한다. 완전 마비와 같은 신경근 장애가 있는 개인을 위한 휠체어, 쿠션, 보조기 및 보조 장치를 포함한 장비 선택에 관한 구체적인 정보는 17장에 나와 있다.

치료 기법 Therapeutic Techniques

이 장 전체에서 언급된 시나리오인 Johnson과 같은 완전 마비가 있는 개인을 위한 중재를 계획할 때, 독립성을 극대화하기 위해 재활 중에 습득해야 하는 특정 신체 기술을 염두에 두어야 한다. 각 기능적 활동에는 근력, 관절가동범위 및 움직임 능력에 대한 기본 요구사항이 있다. 이러한 요구사항은 모든 기능적 과제에 동일하게 나타나지 않는다. 예를 들어, 바퀴를 이용한 이동성: 수동휠체어를 추진하는데 사용되는 물리적 움직임은 전동휠체어를 운전하는데 사용되는 것과는 매우 다르다. 또한 전동휠체어를 운전하는데 필요한 움직임은 사용되는 입력장치의 유형에 따라 다르다. 수동휠체어를 추진하는 움직임은 동력-보조 수동휠체어를 추진하는데 사용되는 움직임과 유사하지만 필요한 힘은 다르다. 따라서 독립적으로 바퀴를 이용한 이동에 적합한 중재를 할 경우 환자가 사용하는 휠체어 유형에 따라 달라진다.

환자가 성취를 위해 노력하고 있는 특정 기능적 기술에 대해 생각해보고 스스로에게 주요 질문을 해보자. 그가 몸을 일으키거나, 같은 높이에서 트랜스퍼를 수행하거나, 휠체어를 추진하기 위해 어떤 움직임 전략을 사용할까? 절대적으로 필요한 기능은 무엇인가? 간혹만 사용할 수 있는 좋은 기능은 무엇인가? 휠체어 없이 앉은 자세로 계단을 이용하거나 바닥에서 휠체어로 트랜스퍼하는 것과 같이 부상 위험때문에 정기적으로 수행하는 것을 추천하지 않지만 가능한 기능은 무엇인가? 개인에게 예상되는 환경적인 장벽은 무엇이며 어떻게 해결하는가? 개인의 집은 어떻게 배치되어 있으며 어떤 장벽을 극복해야 하는가? 걷기가 목표

표 26-6 완전한 척수 손상의 경우 일반적으로 사용되는 장비의 요약

손상의 신경학적 수준	일반적으로 사용되는 장비의 요약
C1-C3	인공호흡기, 흡입장치, 인공호흡기용 백업 배터리 푹신한 패드(Padded), 회전 및 경사조절 샤워의자/변기의자 병원용 전동침대 기계식 이송장치 경사조절장치, 시트조절장치가 있고 인공호흡기가 있을 뿐 아니라 발 받침의 전동거상장치가 있는 전동휠체어 압력분배 매트리스 압력분배 휠체어 쿠션 환경 제어장치 컴퓨터 조정된 소통장치 고정장치 및 승강이 가능하게 개조된 승합차
C4	C1-C3에서와 유사한 장비가 필요 인공호흡기가 없을 수 있다. 조정된 소통장치가 필요하지 않을 수 있다.
C5	일반적으로 인공호흡기 및 흡입 장비가 필요하지 않음
C6	푹신한 패드, 회전 샤워의자/변기의자 또는 변기로 만든 패드 처리된 이동 욕조의자 병원용 전동침대 압력분배 매트리스 트랜스퍼 보드(transfer board) 또는 기계식 트랜스퍼 장치 경사조절장치, 시트조절장치, 그리고 발 받침의 전동거상장치가 있는 전동휠체어 경량 또는 초경량에 핸드림(handrim)을 보완하면 수동휠체어를 사용할 수 있다. C6는 수평면에서 전동휠체어보다 수동휠체어를 더 많이 사용할 수 있다. 손 보조기 조정된 식사, 옷입기 및 몸단장 장치 컴퓨터 책 넘기기, 글쓰기, 버튼 누르기를 위한 조정된 소통 장치 승강기가 있는 고도로 전문화된 개조 승합차
C7-C8	변기로 만든 패드 처리된 욕조의자 또는 샤워 변기의자 병원용 전동침대 또는 킹사이즈 침대 압력분배 매트리스 또는 욕창 방지용 매트(overlay) 트랜스퍼 보드 경량 또는 초경량 수동휠체어 압력분배 휠체어 쿠션 기립대 사용 가능 필요에 따라 조정된 식사, 옷입기, 몸단장, 목욕하기, 그리고 소통장치 개조된 승합차 사용 가능
T1-T9	높이 패딩된 변기의자 또는 변기로 만든 패드 처리된 욕조의자
T10-L1	풀사이즈에서 킹사이즈 침대
L2-S5	압력분배 매트리스 또는 욕창 방지용 매트(overlay) 상지 보호를 위해 트랜스퍼 보드를 사용할 수 있다. 경량 또는 초경량 수동휠체어 압력분배 휠체어 쿠션 샤워기 거치대 기립대 차량의 손 보조기 T10-S5는 상반보행보조기(reciprocating-gait-orthoses)/무릎-발목-발 보조기((knee-ankle-foot orthoses)/발목-발 보조기(ankle-foot orthoses)와 팔꿈치 목발(forearm crutches) 또는 보행기(walker)를 사용할 수 있다.

Consortium for Spinal Cord Medicine. Outcomes following traumatic spinal cord injury: clinical practice guidelines for health-care professionals에 기초함. 출처: http://www.pve.org/publications/clinical-practic-guidelines. Published 1999. Accessed June 17, 2017.

인가?

환자가 배워야 하는 모든 기능적 과제의 특정 근력, 관절가동범위 및 기술적 요구사항을 고려하여 각 영역에서 필요에 따라 개별 수행을 향상시키는 치료 프로그램을 설계한다. 완전 마비가 있는 경우 모든 기능적 활동은 독립적으로 활동을 수행하는 것, 활동을 수행한 결과로 근력과 컨디셔닝을 얻거나 유지하는 것, 활동을 수행할 때 효율성을 보장하고, 그 사람이 사용할 수 있는 보조의 양을 일치시키는 것, 그리고 하루동안 수행할 수많은 또 다른 기능적 활동의 고려사항 사이의 균형이 포함된다.

근력강화 운동

완전 마비가 있는 개인, 특히 재활의 급성 단계에서 남아있는 근육그룹을 위한 근력강화 훈련에 대한 연구는 상대적으로 거의 없다(Nash, 2002, 2005). 재활의 근력강화 활동은 신경분포되어 유지된 개별 근육그룹 뿐만 아니라 예상되는 기능적 활동에 따라 달라진다; 또한 영구적인 완전 마비 영역을 보상하는데 필수적이다.

근육의 힘에 따라 적절한 운동에는 다각도 등척성 수축(예시, 앉아있을 때 일반적으로 수행되는 다양한 저항적 어깨 등척성 운동), 중력을 제거한 면(예시, 어깨에 대해 바로누운 자세에서 수행되는 어깨 벌림 "눈 천사(snow angel)"운동)에서의 움직임, 또는 중력(예시, 덤벨 등을 이용한 운동(free weights) 또는 풀리(pulleys) 기기를 사용)에 대한 저항 움직임이 포함될 수 있다. 표 26-7은 손상과 수준에 따라 SCI 완전 마비 환자를 위한 근력강화 프로그램에서 강조해야 할 근육을 요약한 것이다. 그러나 환자는 기능적으로 사용할 특정 움직임 기술에 따라 근력 요구사항이 다르다는 것을 명심해야 한다.

문헌의 권장사항에 따라 근력 훈련에는 두 가지 주요한 측면이 포함된다: 근육그룹과 훈련의 특이성, 의미있는 운동에 과부하가 걸리기 때문에 기능적으로 모방되어 적용된 근력강화 프로그램 운동이 적용되어야 한다(Kisner, 2007). 일회 반복 최대의 평균 강도가 60%인 근력 훈련은 훈련을 받지 않은 개인에서 최대 이득을 얻는 반면, 80%에서는 훈련을 받은 사람들에게 가장 효과적이다(Rhea, 2003). 이 정보를 바탕으로 일반적인 재활 중에 저항의 양이 점차 증가한다. 원하는 근력을 얻은 후에는

표 26-7 완전 마비의 급성기 재활에서 강화해야 될 근육 그룹에 대한 요약

손상의 신경학적 수준	강화해야 할 근육 그룹
C1-C3 C4	• 휠체어에서 트랜스퍼 중 머리를 들거나 자세를 지지하도록 머리를 사용한 준비에 도움이 되는 경부 굽힘근, 폄근, 그리고 돌림근 • C3 또는 C4에서 호흡 기능의 증진을 위한 횡격막 강화
C5	• 먹기, 몸단장, 옷입기, 그리고 휠체어 추진 시 상지 사용을 위한 오목위팔 벌림근과 팔꿈치 굽힘근 • 기능적 활동 중 상지 안정화에 사용되는 어깨뼈 안정화
C6	C5 근육 외에: • 상지로 체중을 지탱할 때 트랜스퍼 중 안정성을 위한 오목위팔 폄근 및 수평 모음근 • 상지로 체중을 지탱할 때 트랜스퍼 중 몸통 움직임의 사용을 위한 어깨뼈 내밈근 • 테노데시스(tenodesis) 움켜잡기와 관련된 기능적 활동에서 손을 사용하기 위한 손목 폄근
C7-C8	C6 근육 외에: • 상지의 거의 모든 이동성 및 안정성 활동에 사용하기 위한 팔꿈치 폄근 • 거의 모든 일상생활 활동에 사용하기 위한 손목 및 손가락 굽힘근(C8)
T1-T9	• 완전히 손상되지 않은 상지: 휠체어 추진 및 트랜스퍼와 같은 체중 부하 활동에서 사용을 촉진하기 위해 상지에 모든 주요 근육그룹의 강화
T10-L1	T1-T9 근육 외에: • 복부근육 강화를 통해 몸통 안정성과 트랜스퍼 중에 골반을 들어 올리는 기능을 개선하여 트랜스퍼 보드의 필요성을 줄임
L2-S5	• 서 있거나 보행할 때 사용하기 위해 선택적 하지근육 강화: 무릎-발목-발 보조기(KAFO), 발목-발 보조기(AFO) 중 선택 사용에 중요한 엉덩관절 굽힘근 및 무릎관절 폄근 강화

지속적인 훈련 유지를 권장한다. 필요한 보조의 양과 성취된 움직임의 우수함을 평가하는 동안 개인이 적절한 기능적 과제(예시, 측면으로 트랜스퍼 또는 바닥에서 휠체어로의 트랜스퍼)를 수행하도록 하여 원하는 강도를 검사할 수 있다.

생각해 볼 점 26.2

- 환자 적용을 생각해본다.
- Johnson의 재활 프로그램에서 처음에는 어떤 근육그룹을 대상으로 해야 하는가?

관절가동범위와 스트레칭 운동

이 장에서 앞서 말한 것처럼, 각각의 기능적 과제들은 특정한 정도의 관절가동범위와 유연성을 필요로 한다. 대체적으로, 완전 마비가 있는 사람에게 있어 정상 관절가동범위와 유연성을 확보하는 것이 기능적이라고 여겨진다. 그러나 때로는 정상범위의 유연성보다 더 큰 유연성을 필요로 하고, 반면에 몇몇 관절에서 각각의 상황에 따라 약간의 구축이 더 도움이 되기도 한다. 표 26-8은 SCI로 인한 완전 마비가 있는 사람에게 요구되는 전형적인 관절가동범위이다.

당신의 환자가 자신의 기능적 활동을 위해 적절한 유연성을 확보하여 필요 시에는 관절의 안정성을 증진시킬 수

표 26-8 척수 손상으로 인한 완전 마비가 있는 사람의 기능적 활동을 위해 요구되는 특정 관절가동범위

관절	요구되는 가동범위	기능적 적용
목	수술로 인해 제한시킨 범위 내에서의 능동적 최대 움직임	구르기, 트랜스퍼, 상의입기(Upper body dressing), 머리/엉덩 관계(head/hips relationship), 침대/매트 활동의 보조
허리	경부, 상위 흉부 손상의 경우 약간의 구축이 도움이 됨 하위 흉부 손상 및 요추 손상의 경우 정상 능동 관절가동범위가 요구됨	구르기, 트랜스퍼, 상의입기(Upper body dressing), 머리/엉덩 관계(head/hips relationship)와 같은 침대/매트 활동의 보조 약간의 구축은 트랜스퍼 시 척추를 안정시키는데 도움이 됨
어깨	굽힘 165-180° 폄 30-60° 바깥 돌림 80-90°	굽힘: 머리 위쪽에서의 활동들을 보조 폄: 휠체어에서 엉덩이를 들어 올릴 수 있음, 보행기와 무릎-발목-발 보조기를 착용했을 때 일어설 수 있음, 휠체어↔바닥 트랜스퍼 바깥 돌림: 앉기나 누운 자세에서 일어날 때 주변에 있는 휠체어바퀴 손잡이 부분을 상지가 감쌀 수 있도록 함
팔꿈치	최대 폄	위팔세갈래근의 기능이 감소되어 있을 때, 팔꿈치가 살짝 구부러진 자세에 비해 체중을 쉽게 부하할 수 있게 함; 특히 C6나 C5 손상의 경우
아래팔	최대 엎침(Pronation)과 뒤침(Supination)	C6 손상의 경우 손을 조작할 수 있게 함; 트랜스퍼와 여러 일상생활 활동 시 손을 위치시키는데 필요함
손목	최대 굽힘과 폄	폄: 테노데시스(Tenodesis) 움켜잡기와 트랜스퍼 시 손을 위치시키기 위해 필요; C6는 테노데시스(Tenodesis) 움켜잡기 때문에 최대로 굽히지 않을 수도 있음
손가락	C6, C7 손상 시 긴손가락 굽힘근(Long finger flexors)의 약간의 구축	테노데시스(Tenodesis) 움켜잡기를 위해 필요(C6, C7)
엉덩관절	최대 굽힘, 폄, 바깥 돌림	최대 굽힘: 척추의 굽힘을 최소로 하고 다리뻗고 앉은 자세(Long-sitting position)가 가능하게 함 바깥 돌림: 트랜스퍼와 옷입기 시 하지를 관리하기 위해 필요 폄: 하지마비의 선 자세나 보행 시 필요
무릎	최대 폄 굽힘 최소 90°	최대 폄: 적절한 다리뻗고 앉은 자세를 만들기 위해 필요 굽힘: 최소 90°, 일반적인 딱딱한 프레임의 휠체어 발판에 발을 붙힐 수 있도록 함

표 26-8 척수 손상으로 인한 완전 마비가 있는 사람의 기능적 활동을 위해 요구되는 특정 관절가동범위 — 계속

관절	요구되는 가동범위	기능적 적용
넙다리뒤근육 (Hamstrings)	뻗은발올림(Straight-leg raise) 시 100-110°	다리뻗고 앉은 자세에서 옷 입기, 침상활동(bed mobility), 휠체어↔바닥 트랜스퍼, 걷기 위해 바닥↔일어서기 활동 시 필요
발목	발등굽힘(Dorsiflexion)시 최소 10°	보행과 휠체어 발판에 발을 적절하게 위치시키기 위해 필요

Adapted from Somers, Martha Freeman, Spinal Cord Injury: Functional Rehabilitation, 3rd Ed, © 2010. Reprinted by permission of Pearson Education, Inc. New York, New York.

있는 프로그램을 만들어야 한다. 단기간의 기능적 소득도 중요하지만, 장기간의 관절의 건강 역시 고려되어야 한다. 휠체어에 앉은 사람들이 수행하는 대부분의 기능적인 활동들은 서서하는 활동들과는 반대로, 엉덩 굽힘, 무릎 굽힘, 발목의 발바닥 굽힘 근육의 구축을 증가시킬 위험이 있다.

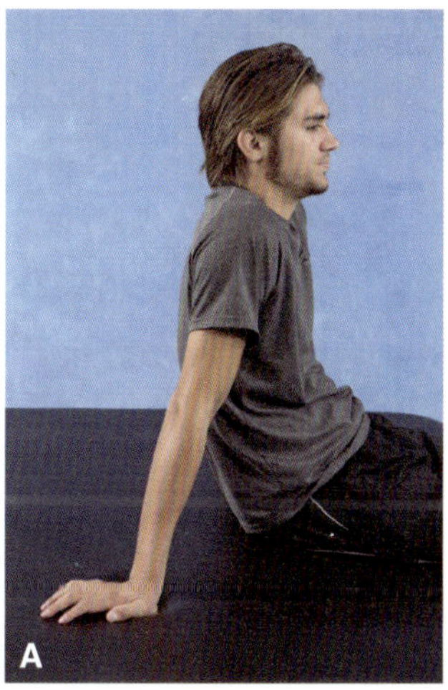

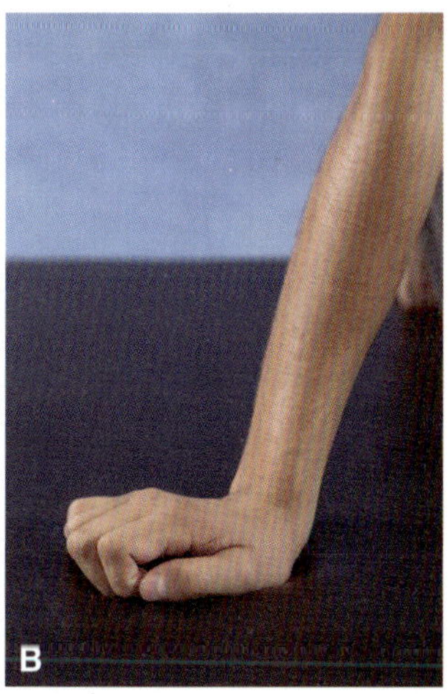

그림 26-8 테노데시스(Tenodesis) 움켜잡기의 보존. (A) 손목을 펼 때 손가락관절(Interphalangeal joint)을 함께 편 자세로 유지하면 과도하게 늘어나 테노데시스(Tenodesis) 움켜잡기가 손상될 가능성이 있다. (B) 손가락관절을 굽힌 상태에서 손목을 펴는 것이 테노데시스(Tenodesis) 움켜잡기를 보존한다.

장시간 동안의 앉은 자세는 골반의 과도한 뒤쪽 돌림과 척추의 굽힘을 촉진시킨다. 이러한 자세에서의 구축이 발생하지 않도록 관리되어야 하며, 특히 경직(Spasticity)에 의하여 증가될 때 더욱 주의하여야 한다. 어깨 관절은 특히 중요한데, 사전의 연구에서 사지마비(Tetraplegia)가 있는 사람의 59%, 하지마비(Paraplegia)가 있는 사람의 41%가 어깨의 통증을 경험했다(Sie, 1992). 반드시 당신의 환자가 매일 가동범위 운동을 할 수 있게 해야 한다. 재활프로그램을 계획할 때 가동범위 운동은 집에서도 이어질 수 있도록 습관이 되게 해야 한다.

적절한 유연성은 대부분 수동적인 움직임을 통해 어떤 부분은 유지하고 다른 부분에서는 스트레칭을 통해 증진시키도록 해야 한다. 23장에서 가동범위를 늘리거나 보존하는 치료적 중재(Therapeutic intervention)에 대해 기술하였다. 허리나 긴 손가락 굽힘근은 약간의 뻣뻣함이 있을 때 기능적이기 때문에 조직이 늘어나지 않도록 해야 한다. 트랜스퍼를 하기 위해서는 손의 적절한 위치와 자세가 필요하다. 예를 들어, C6, C7 수준의 SCI 환자는 트랜스퍼 하는 동안 몸쪽(Proximal)과 먼쪽(Distal) 손가락뼈사이관절이 굽힘을 유지하는 것(손가락을 구부린 상태로 손바닥에 체중지지)이 테노데시스(Tenodesis) 움켜잡기를 위한 손모양을 유지하는데 있어 중요하다(그림 26-8AB 참조).

중재: 기능적 활동을 위한 최종적 적용
Intervention: Ultimately Applied in Functional Activities

치료적 운동만으로는 완전 마비 환자의 기능적 독립성을 강화시키지 못한다. 물리치료 중재는 반드시 특정한 기능과 관련하여 새롭게 움직일 수 있는 능력을 발달시키기 위해 실시되어야 한다. 이번 세션에선 당신의 환자들이 기초적인 움직임 기술을 발전시키는 것에 도움이 되는 기능적 움직임 활동을 기술하려 한다. 이 기초적 기술들은 비록 때때로 완전 마비가 있는 사람에서 보상적 방법들을 이용하지만 다양한 기능적 과제들을 수행하는데 있어 유용하다. 그러나, 각각의 운동들은 해당 기술을 기능적이고, 안전하고, 효율적으로 사용할 수 있는 환자, 그리고 아직 기술에 적응이 되지 않은 환자에게만 적합하다는 것을 기억해야 한다.

기능적 훈련은 환자가 참여할 준비가 되어 있다면 가능한 빠르게 시작되어야 한다. 조기의 기능적 훈련은 정신적으로 매우 긍정적일 수 있고, 나아가 환자의 동기를 끌어올릴 수 있다. 자신감이 생길 수 있고, 기능적 기술을 획득하고 독립성을 길러 손상을 받아들이게 할 수 있다. 완전마비의 재활은 우리들 각각에게 있어 아마도 가장 어려운 과제일 것이다.

척추와 사지의 정형외과적인 주의, 움직임을 제한하는 정형학적 문제, 피부괴사, 혈압관련 문제, 뇌손상 그리고 손상에 대한 정신적 수용을 포함한 치료적 기능적 활동의 대표적인 방해물들은 새로운 것을 배우거나 동기를 갖는 것을 제한한다. 주의사항과 예방 방법들의 목록이 이 세션 다음에 이어진다.

기능적 훈련 원리 Functional Training Principles

자세 진행(Position Progression)

기능적 훈련이 실시될 때, 몇몇 방법들은 새로운 기술을 습득하는 것을 촉진한다. 논리적으로 봤을 때 기능적 과제를 위해서는 자세나 신체에서 위치의 개발을 필요로 한다. 예를 들어, C6 완전 사지마비가 있는 사람의 경우 기능적 재활을 이제 시작했을 때 다리 뻗고 앉은 자세를 수행할 수 없다. 구르기(Rolling), 다리 내리고 앉은 자세(Short sitting)와 같이 더 쉽고, 부담이 덜한 자세들이 먼저 시도되고 숙련되는 것이 먼저 필요하다. 일반적으로 기능적 과제를 위해 다음과 같은 순서로 훈련을 실시한다. 바로 누운 자세(Supine), 옆으로 누운 자세(Sidelying), 지지한 상태에서 다리 내리고 앉은 자세(Supported short sitting), 지지한 상태에서 다리 뻗고 앉은 자세(Supported long sitting), 지지하지 않은 상태에서 다리 뻗고 앉은 자세(Unsupported long sitting), 지지하지 않은 상태에서 다리 내리고 앉은 자세(Unsupported short sitting). 순서는 환자의 요구나 능력에 따라 다르게 실시될 수 있다. 예를 들어, 바로 누운 상태에서의 연습보다 옆으로 누운 상태에서의 기능적 연습들이 선행될 수도 있다. 그리고 구르기 연습이 바로 누운 상태에서 옆으로 눕는 연습보다 먼저 시작될 수 있다. 덧붙여, 몇몇 자세들은 신경학적 손상 수준에 따라 사용이 금지되기도 한다. 예를 들어, 상위 경부 완전 손상이 있는 사람의 경우 지지하지 않은 자세는 습득하지 못할 것이다.

과제 분석

복잡한 기능적 과제들은 더 작은 부분으로 나누어 연습하는 것(부분별 연습)이 과제를 완전히 습득하기 더 쉽다. 예를 들어, 완전 손상이 있는 사람이 트랜스퍼를 배울 때, 앉은 자세에서 체중을 이동시키는 것과 머리-엉덩 관계(head-hips relationship)와 같이 어떻게 트랜스퍼에 도움이 되는지를 먼저 배워야 한다. 재활 기간 동안, 연습은 처음엔 작은 과제에서부터 실시되어야 한다. 완전히 숙달되거나 환자가 어느 정도 조절된 운동성을 수행할 수 있을 때, 다른 작은 과제들과 결합하여 더 큰 기능적 과제로 나아가야 한다. 이러한 관점으로 봤을 때, 기능적 재활은 움직임을 위한 방법들에 대해 치료사와 환자가 상호적으로 탐색하는 과정을 수행해야 한다. 치료사들은 각각의 움직

상자 26-2 과제 분석의 원칙 적용하기

당신은 Smith의 물리치료사로서 배정되었다. 그는 35세 남성이며 최근 신경학적 수준인 T12에 손상을 받았다. 그는 완전 손상이다. 그는 의학적으로 안정되었고 재활병동에 입원한 상태이다. 휠체어에 바로 앉은 자세로 기립성저혈압 증상없이 3시간 정도 앉아있을 수 있다. 지금까지는 트랜스퍼 시 완전히 의존적으로 실시했다.

당신의 세션에서, 그를 휠체어에서 재활 매트로 트랜스퍼 시키고, 하지의 수동적 관절움직임과 적절한 다리 뻗고 앉은 자세(Long sitting position)를 위해 넙다리뒤근육 뻗은발올림(Straight-leg raise) 시 110°를 만들기 위한 스트레칭을 실시했다. Smith는 아직 트랜스퍼, 구르기(Roll), 누운 자세에서 앉은 자세로의 자세변화를 어떻게 해야하는지 배우지 못했다.

Smith는 몇 주 이내에 집으로 가기 위해 혼자서 트랜스퍼하는 법을 배워야 한다.

당신은 트랜스퍼에 관한 것, 구르기(Rolling), 자세 변화를 알려주기 위해서 어떻게 할 것인가? 어떤 순서로 그를 가르칠 것인가?

임과 기술들을 어떻게 가르칠까 하는 것만큼이나 어떻게 각각의 기능적 과제들을 작은 움직임으로 단계를 쪼개야 하는지 잘 알아야 한다. 실제로, 몇몇 신경계 손상 이후의 재활을 보면 많은 부분이 가르치고 배우는 과정이다(Umphred, 2007).

임상적인 예시로 이러한 과제 분석의 원칙을 상자 26-2에서 확인할 수 있다.

과제 복합성(Task Complexity)

성공을 위해서는 환자가 과제에 대해 어렵지만 그래도 할 수 있다는 확신을 가질 수 있도록 계획을 세워야 한다. 환자들은 손상, 회복, 그리고 손상이 내가 사랑하는 사람에게 미치는 영향이나 집으로 복귀하여 자신을 돌보는 것과 관련하여 새로운 과제들을 배우는데 두려워 할 수도 있다. 환자가 도전의식을 가질 수 있도록 격려해야 한다. 각각의 성공에 대해 환자에게 보상을 제공해야 한다. 가장 쉬운 활동에서부터 어려운 것으로 점진적으로 진행하여 환자가 지속적으로 성공할 수 있도록 해야 한다(Fell, 2004). 예를 들어, 환자가 앉은 자세에서 휠체어로 옮겨 앉아본 적이 없다면, 첫 번째 트랜스퍼는 필요한 도움의 양보다 더 많은 양의 도움과 언어적 표현을 통해 환자가 가능한 활동에 많이 참여할 수 있도록 해야 한다. 그런 다음에는 옮겨앉기를 위하여 움직임을 쪼개는 것이 필요하다. 재활기간 내에 움직임을 가르쳐준 후 환자가 직접 연습 해봐야 한다.

환경

과제들은 점진적으로 복잡한 환경에서 연습 및 실행해야 한다. 마비가 있는 환자들은 쉬운 환경에서 시작해서 보다 어려운 환경, 나아가 본인의 집과 가장 유사한 형태에서 연습하거나 수행해야 한다. 하나의 예로 재활 매트와 표준형 침대 각각에서 구르기(rolling)나 누운 자세에서 일어나 앉기(supine to sit) 활동을 비교할 수 있다. 재활 매트는 보다 딱딱하고 움직임을 방해하는 요소가 상대적으로 적은 반면에 표준형 침대는 부드러워 과제를 수행하는데 있어 더 많은 힘과 기술을 필요로 한다. 마찬가지로 침대 난간을 사용하는 것 역시 만약 환자의 집 침대에 침대 난간이 없다면, 연습을 통해 침대 난간을 사용하지 않도록 연습하여야 한다.

다른 예로 환자가 얼마나 중력에 대항하여 움직여야 하는지 고려되어야 한다. 높이 차이가 있는 트랜스퍼의 경우, 휠체어의 높이와 침대나 매트에 의해 난이도가 결정되며, 원래의 위치가 이동하려는 목적지보다 높은 경우 상대적으로 쉽게 수행할 수 있다. 따라서 SCI 환자에게 목적지가 원래의 위치보다 조금 낮게 위치할 수 있도록 하여 중력이 트랜스퍼를 도울 수 있게 하고, 재활 초기 단계에서 성공의 기회를 증가시킬 수 있도록 하여 훈련을 시작해야 한다.

구르기 Rolling

완전 마비 환자에게 있어 구르기는 앉기, 일상생활 활동 수행, 침대에서 방향 전환을 통해 압력을 경감시키기 위해 사용되는 기본적인 기술이다. 이 기능적 움직임을 수행하기 위해 환자는 어깨의 적절한 근력과 가동범위를 필요로 한다. 팔꿈치 폄근(Elbow extensor)의 근력은 필수는 아니지만 과제 수행을 보다 쉽게 만들어 준다.

장비를 이용하여 누운 자세에서 엎드리기

완전 마비가 있는 사람이 장비없이 독립적으로 돌아눕기 위한 충분한 근력이나 가동범위가 부족한 경우, 도움을 받기 위해 장비를 사용할 수 있다. 이러한 경우에 사용하는 가장 흔한 장비는 고리가 있는 끈(looped strap), 침대 난간, 침대 옆에 주차되어 있는 휠체어가 있다. 휠체어를 사용하는 것이 다른 예시들을 사용하는 것보다 선호되는데, 이는 휠체어는 대부분의 경우 침대 옆에 세워두기 때문에 추가적으로 특수한 장비를 구입하거나 관리하지 않아도 되기 때문이다. 그림 26-9AB는 고리가 있는 끈을 사용하는 방법이다.

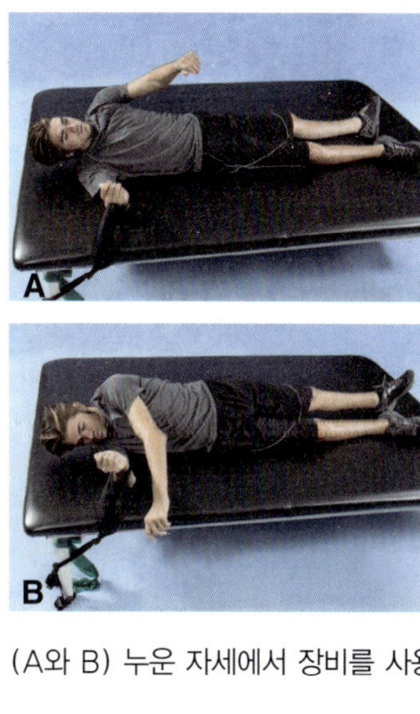

그림 26-9 (A와 B) 누운 자세에서 장비를 사용하여 구르기.

하반신에 완전 마비가 있는 사람 중 손 기능을 갖추지 못한 사람은 먼저 고리 안 또는 침대 난간 아랫부분에 팔을 위치시키거나 휠체어의 팔 받침 부분, 미는 바퀴(push rim)에 아래팔을 뒤침시킨 상태로 위치시킨다. 그 다음으로 팔꿈치와 어깨를 굽힘하고, 어깨를 수평 모음(horizontal addction)하여 끌어당겨 효과적으로 몸통을 장비가 있는 방향으로 돌아눕게 한다. 동시에 머리의 위치를 바로 잡고 반대쪽 팔과 함께 장비 방향으로 흔들어 모멘텀을 증가시킨다. 완전히 돌아누울 때까지 장비쪽으로 반대쪽 팔을 계속해서 흔들어 돌아눕는다.

장비없이 누운 자세에서 엎드리기

환자는 오른쪽과 왼쪽으로 모멘텀을 발생시키기 위해 팔을 뒤쪽으로 멀리 위치시키고 구르려고 하는 방향을 향해 오른쪽과 왼쪽으로 움직인다. 이 동작을 하기 위해서는 환자가 자신의 팔을 점진적으로 힘과 거리를 증진시키면서 흔들어야 하고 동시에 머리의 위치를 바로 놓은 상태에서 팔을 흔드는 방향으로 머리와 몸통을 흔들어 넘기는 것이 가능할 때 돌아누워야 한다. 팔의 수평적 움직임(어깨의 면(plane) 내에서)은 위팔세갈래근의 신경지배되어 있어야 가능하다. 위팔세갈래근의 신경지배가 되지 않는 사람들은 아래팔이나 손이 환자의 얼굴을 때릴 수도 있기 때문에 엉덩관절에서부터 어깨의 움직임을 시도하여(오른쪽으로 돌아누울 때, 움직임은 왼쪽 엉덩관절에서부터 시작하여 팔을 오른쪽 어깨 방향으로 움직인다.) 조절되지 않은 상태에서 팔꿈치가 구부러지는 것을 예방한다(그림 26-7ABC 참조).

팔꿈치로 지지하여 엎드린 자세 취하기

팔꿈치로 지지하여 엎드린 자세(Prone on elbow) 또한 SCI로 인하여 완전 마비가 있는 사람에게 있어 중요한 기초 기술이다. 이 자세는 침대에서 누운 자세에서 앉은 자세로 자세를 변경하거나 척추에서 엉덩관절까지 간단히 스트레칭을 실시하기 위해 사용될 수 있다. 누운 자세에서 시작하여 앞서 기술했던 방법으로 돌아눕는다. 옆으로 누운 자세에서 중력에 의해서 엎드린 자세로 자세가 변화될 수 있다. 그러나 팔의 위치를 적절하게 위치시키는 것이 매우 중요하기 때문에 엎드린 자세를 취했을 때 팔이 몸통 아래로 들어가서 고정되도록 자세를 취하여 마무리하면 안 된다. 어깨와 양팔의 팔꿈치는 모두 구부려야 한다. 환자가 엎드린 자세로 움직이기 위해서는 팔꿈치 아래팔로 뒤어깨세모근(Posterior deltoid)을 이용하여 매트 안으로 밀어 넣어줘야 한다. 충분한 힘과 연습을 실시했을 때 이 움직임은 몸통을 팔꿈치보다 앞쪽으로 이동시킬 수 있다. 턱을 밀어 넣는 자세를 통해 움직임을 보조할 수 있다.

팔꿈치로 지지하여 엎드린 자세로 움직이기 위해서, 체중을 지지하지 않고 있는 팔은 아래팔이 표면에 닿을 때까지 강하게 앞쪽으로 휘둘러야 하며 어깨뼈를 내밀어야 한다(protraction). 환자는 어깨를 내밀어 팔꿈치로 지지하여 엎드린 자세를 마무리한다. 그림 26-10A-C에서는 어깨를 90° 벌리고 팔꿈치는 90° 구부린 상태에서 시작하는 보상적인(alternative) 방법에 대한 그림이다. 한 측면에서 다른 측면으로 체중을 이동시키면서 점진적으로 어깨를 모아 팔꿈치로 지지하여 엎드린 자세를 취한다.

치료사는 환자의 몸통이나 팔다리를 부드럽게 움직여 모멘텀을 발생시켜 이러한 움직임을 도울 수 있다. 이 움직

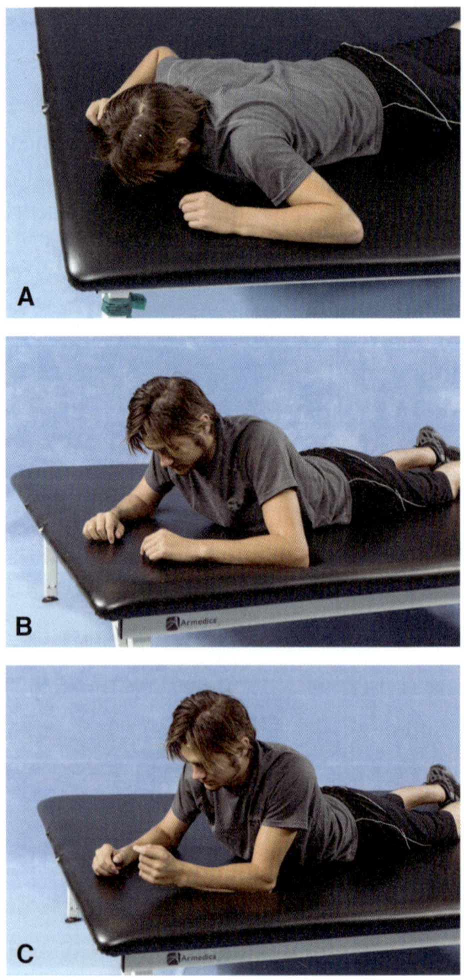

그림 26-10 엎드린 상태에서 팔꿈치를 모아 지지하여 엎드린 자세 취하기. (A) 시작 자세. (B) 일으켜 세우기. (C) 체중을 이동시키며 지지하지 않은 팔을 가운데로 모으기.

임은 특히 C5, C6 신경이 손상된 사람에게 어려울 수 있다. 휠체어나 사다리처럼 고리가 있는 끈 같은 도구들이 이 자세를 만드는데 도움을 줄 수 있다.

앉은 자세로의 변화 Transition to Sitting

완전 마비가 있는 사람에게 앉은자세는 기능성을 확보하기 위해 필수적인 자세이다. 앉은 자세로의 자세변화는 재활과정에 있어서 중요한 요소이다. 완전마비가 있는 사람에게 이러한 자세변화에 있어 기립성 저혈압, 호흡 곤란, 근력부족, 관절가동범위나 균형능력의 제한과 같은 몇 가지 문제들을 가지고 있을 수 있다. 잠재적 문제점으로 앉은 자세에 대한 환자의 불안감은 간과되기도 한다. 다시 한번 우리는 성공의 가능성을 최대화한 재활프로그램을 계획해야 한다. 기울어진 휠체어(reclining wheelchair)를 이용하여 환자를 휠체어의 발판쪽이 올라가도록 하고 등받이를 완전히 기울인 자세에서 시작하여 바르게 앉은 자세(upright sitting)를 유지하는 능력을 발전시킬 수 있다. 환자의 혈압이 괜찮다면, 환자의 자세를 점진적으로 증가시키며 몸통을 보다 바르게 세우고(upright) 다리는 보다 완전히 지지한 자세를 만들 수 있다. 다리에 압박스타킹을 착용하거나 감싸고 복대를 착용하여 말초저항(peripheral resistance)을 증가시킬 수 있다. 환자가 앉는 것에 대해 적응이 되면 앉아있는 시간을 늘릴 수 있다.

이러한 활동들은 환자에게 있어 수동적일 수 있다. 앉은 자세를 취하는 것은 재활에 있어 능동적인 부분이다. 다른 기능적 움직임들과 같이 치료사는 과제를 쪼개어 작은 요소를 통해 능동적으로 앉은 자세를 취할 수 있도록 순차적으로 진행하는 것이 적절하다.

장비를 이용하여 앉은 자세 취하기

구르기(rolling)에서 설명한 것처럼 사다리처럼 고리가 있는 끈이나, 침대 난간, 침대 옆에 놓여있는 휠체어는 앉은 자세를 취하는데 도움을 줄 수 있다. 사다리처럼 고리가 있는 끈은 침대 프레임의 다리 쪽에 부착시킬 수 있다. 누운 자세에서 시작하여 사다리처럼 고리가 있는 끈에 아래팔을 걸고 당긴다. 당길 때 사람이 한쪽으로 치우치게 되며 이때 팔꿈치를 당겨 체중을 지지하는 자세를 만든다. 체중을 지지한 다음, 체중을 지지하지 않은 팔을 앞쪽으로 뻗어 사다리처럼 고리가 있는 끈에 아래팔을 집어넣고 몸을 당겨 "팔꿈치로 지지하여 옆으로 누운 자세(side lying-on-elbow position)"를 만든다. 이때, 아래팔을 허벅지에 가져가는 것이 가능해질 것이다. 사다리처럼 고리가 있는 끈에 고정된 팔은 뒤침(supinated)한 상태에서 팔꿈치는 편 자세로 당겨 다리를 뻗고 앉은 자세로 만든다(그림 26-11ABC 참조).

신경학적 손상 수준이 높은 경우, 앉은 자세를 취하기 위해서는 장비의 사용이나 도움을 더 필요로 하게 될 것이다. C5나 C6 손상이 있는 사람의 경우 장비를 사용하는 것은 일반적이다. C5 이상의 경우, 이 과제는 불가능하다. C6 이하의 경우 손상 수준이 아래일수록 수행하기 쉬워진다. C5나 C6 손상이 있는 사람 역시 머리와 목의 움직임이 자세를 만드는데 필요한 무게중심의 이동을 도와 다리 뻗고 앉은 자세를 취할 수 있게 한다.

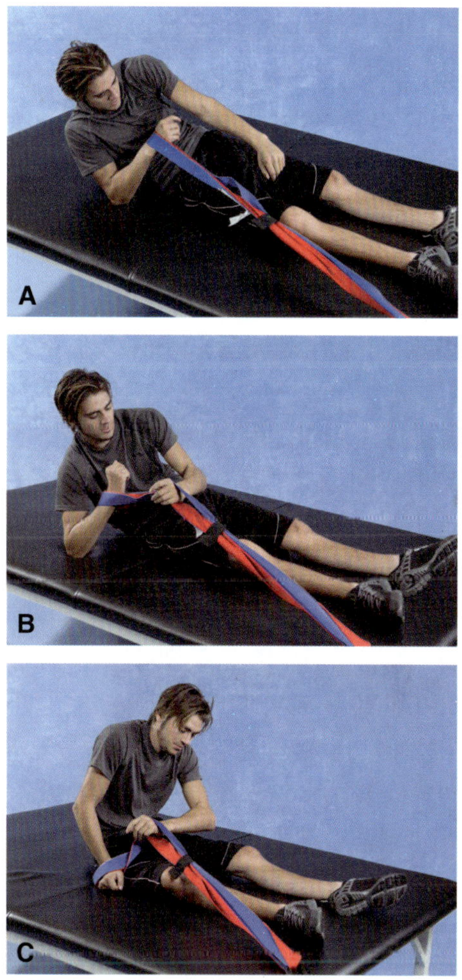

그림 26-11 사다리처럼 고리가 있는 끈을 이용하여 일어나서 앉기. 누운자세에서 시작한다. (A) 고리를 당기는 힘을 이용하여 위쪽 몸통을 들어 올리고 바닥쪽으로 팔꿈치를 지지한다. (B) 반대쪽 손으로 다음 고리를 당겨 보조한다. (C) 양쪽 팔로 고리를 당겨 다리 뻗고 앉은 자세를 만든다.

장비없이 앉은 자세 취하기

팔꿈치 폄근(C7이나 그 이하의 신경학적 손상)을 사용할 수 있을 때, 이 움직임은 보다 쉬워진다. 위팔세갈래근을 포함한 C5, C6, C7 근절의 기능에 완전 마비가 있는 사람의 경우, 팔을 펴면서 매트를 밀어서 바로 앉은 자세를 취하거나 옆으로 돌아눕는 동작을 반복하여 한팔씩 팔을 뒤쪽으로 뻗은 상태로 밀면서 다리를 뻗고 앉은 자세를 취하여 자세를 변환시키는 것이 가능할 것이다. 보상적인 움직임 방법은 환자가 자신의 바지 앞주머니에 손을 넣어 앞쪽으로 당기는 것을 보조하는 것이 있다(그림 26-12ABCD 참조). 복근을 능동적으로 사용할 수 있다면 이 움직임을 수행하는데 매우 큰 도움을 줄 수 있다. 그렇기 때문에 신경학적 손상 수준이 낮은 경우 난이도가 보다 낮아진다.

정상적인 팔의 신경지배와 복근을 능동적으로 사용할 수 있으면 SCI 환자에게 있어 누운 자세에서 앉은 자세로 자세를 변경하는 것이 SCI 환자가 아닌 사람과 비교하였을 때 옆으로 돌아눕고 매트나 침대 바닥으로 다리를 내리고 팔로 바닥을 밀어 앉은 자세를 취하는 형태로 보다 유사하게 수행된다고 할 수 있다. 가장 어려운 것은 다리를 바닥으로 내리는 것이다. SCI 환자는 팔을 이용하여 다리를 움직여야 한다. 이것이 불가능할 경우 옆으로 누운 자세에서, 환자가 바닥을 밀면서 일어나서 다리를 뻗은 상태로 앉은 자세를 만든 후 침대에서 다리를 내려야 한다.

팔꿈치 폄근의 기능을 사용할 수 없는 경우, 구르기에서 설명한 것처럼 추가적으로 팔을 구르며 던져야 한다. 팔꿈치로 지지하여 엎드린 자세를 취할 때 팔꿈치로 체중이동하여 마치 걷는 것과 같은 상태로 한쪽 다리 쪽으로 몸통을 구부리며 다리에 가까이 갈 수 있다. 이후 아래팔의 끝부분을 다리에 걸 수 있다. 다리 근처에 걸쳐진 팔을 당겨 머리를 이동시키면서 함께 팔의 체중지지를 통해 팔꿈치를 몸통에 가까이 가져간다. 그 후 매트에 손바닥을 붙도록 한 상태에서 체중을 지지한 상태로 어깨를 안쪽으로 돌릴 수 있다. 이런 식으로 바닥을 밀면서 팔로 지지하고 다리를 당겨서 다리 뻗고 앉은 자세를 만들 수 있다. 이때 환자는 이 기능적 움직임을 수행하기 위해서 넙다리뒤근육이 충분히 유연해야 하고 엉덩관절과 어깨의 수동 관절가동범위가 적절하게 확보되어야 한다. 다른 움직임과 같이, 치료사는 환자가 이 자세를 취하는 과정에서 어떠한 단계에서라도 사지나 몸통을 돕거나 움직이는 동안 모멘텀을 만들어 도움을 주는 방식을 통해 도움을 제공할 수 있다(그림 26-13A-H). 이 움직임은 배우고 실행하는데 매우 어렵고 몇 주가 걸릴 수 있다. 이 과제는 동작을 거꾸로 연습하거나 부분적으로 나누어 실행하는 것이 적합하다. 팔꿈치 폄근의 기능이 부족한 환자의 경우 앉은 자세를 취하기 위해 장비를 사용해야 할 수 있다.

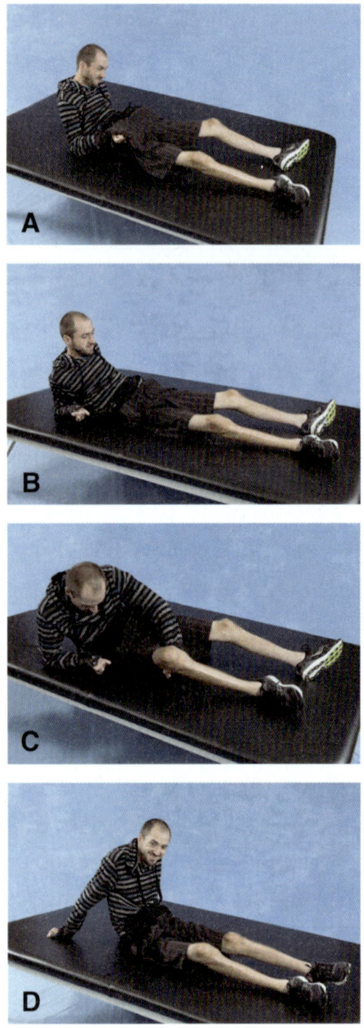

그림 26-12 장비없이 앉은 자세 취하기. 시작 위치는 바로 누운상태이다. (A) 안정된 먼 지점인 바지주머니에 손을 넣는다. 팔꿈치를 구부리고 지지한 팔꿈치를 매트에 밀어 넣어 상부 몸통을 들어 올린다. (B) 체중이동을 통해 팔꿈치는 어깨 아래에 위치하도록 하여 팔꿈치로 지지한 누운자세(supine-on-elbow)를 취한다. (C) 무게중심을 오른쪽 팔꿈치로 이동하고 왼쪽 팔은 오른쪽 무릎 아래에 걸어 끌어당겨 (D) 다리 뻗고 앉은 자세를 취한다.

다리 뻗고 앉은 자세 Long sitting

다리 뻗고 앉은 자세는 완전 손상 환자에게 있어 중요한 자세이다. 적절하게 자세를 취했을 때, 넙다리뒤근육의 수

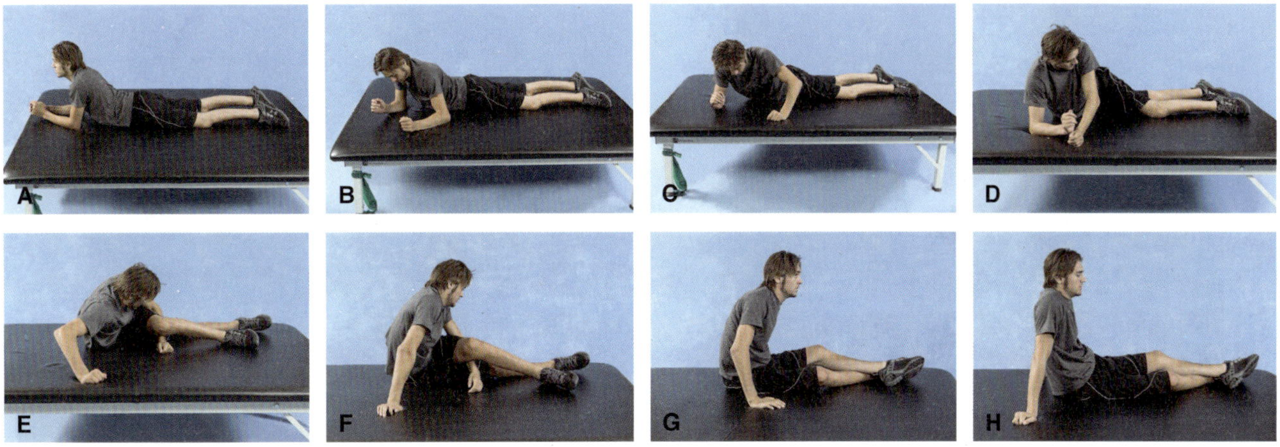

그림 26-13 팔꿈치로 걷는 것처럼(walking on the elbow) 움직여 앉기. (A) 시작자세: 팔꿈치로 지지하여 엎드린 자세. (B, C) 더 이상 몸통이 옆으로 구부러지지 않을 위치까지 팔꿈치를 가까이 이동시킨다. (D) 골반을 돌려 옆으로 누운 자세를 만들고 팔꿈치와 손을 다리 위치까지 이동시킨다. (E) 허벅지 근처에 한쪽 팔을 건다. (F) 지지하고 있는 나머지 한쪽 팔을 다리 쪽으로 움직인다. (G) 손바닥을 매트에 고정시키고 몸통은 다리위에 위치하여 고정시킨다. (H) 몸통을 밀어 바로 앉은 자세에서 다리 뻗고 앉은 자세를 만든다.

동 장력으로 인하여 바로 앉은 자세를 유지하고, 균형을 유지하며 다리를 뻗을 수 있다. 때문에 넙다리뒤근육을 과도하게 늘려서는 안된다. 이 자세에서는 몸통을 조절하는 능력과 균형능력에 따라 앉은 자세를 유지하기 위해 팔로 지지하는 것을 줄이거나 없앨 수 있기 때문에 팔의 움직임이 자유로워지고 이를 통해 양말신기, 신발 신기, 셔츠 입기와 같은 기능적 과제를 수행할 수 있다. 이 자세를 유지하기 위해서는 뻗은발올리기에서 100-110°의 가동범위를 기져야 히며 하부 척추의 수동적인 뻣뻣함을 유지시켜 척추가 굽혀진 상태에서 엉덩관절이 바깥 돌림되거나 무릎이 구부러지는 것에 주의하며 수행할 수 있다.

적절하게 다리 뻗고 앉은 자세를 취하기 위해서는 넙다리뒤근육을 포함한 수동적 가동범위를 확보하는 것을 필요로 한다. 치료사는 SCI 환자에게 이점에 대해서 확실히 교육시켜야 한다. 넙다리뒤근육의 길이가 적절하게 확보되지 않는 경우 환자는 둥그렇게 말려 앉은 자세를 취하게 되어 골반의 과도한 뒤쪽 기울임(posterior tilt)과 척추의 굽힘으로 앉는 것을 피해야 할 것이다. 과도하게 늘어난 허리 부분은 결국 기능적 독립성을 방해하게 된다.

다리 관리

다리의 완전 마비가 있는 사람에게 있어 다리 관리는 필수이다. 다리에 이완성 마비가 있는 사람은 자세를 취하거나 움직일 때 부상을 최소화하기 위해 경련이 있는 사람보다 더 많은 일을 해야 할 수 있다. 그림 26-14는 적절하게

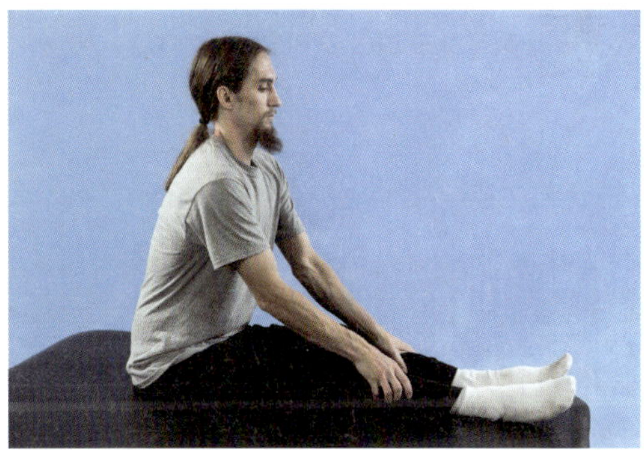

그림 26-14 적설하게 다리 뻗고 앉은 자세.

다리 뻗고 앉은 자세이나. 환사는 동측 발에 제중을 지탱하면서 반대쪽 팔을 사용하여 다리를 움직여야 하며, 움직임을 용이하게 하기 위해 움직이는 다리에서 멀리 기울어져 있어야 한다(그림 26-13F 참조).

다리 내리고 앉은 자세 Short sitting

재활을 하는 동안, 다리 내리고 앉은 자세는 결국 트랜스퍼가 수행되는 자세이다. 다리를 내리고 앉은 자세는 다리 뻗고 앉은 자세에서 넙다리뒤근육의 장력을 통한 도움을 제거한 상태가 되는 것이기 때문에 완전 사지마비나 몸통을 포함하는 상위 하지마비가 있는 사람에게 있어 보다 더 불안전한 자세가 된다. 다리 내리고 앉은 자세를 배우고 실시하기 위해서는 적절한 균형 능력과 팔의 위치를 잡을 수 있어야 한다(그림 26-15 참조).

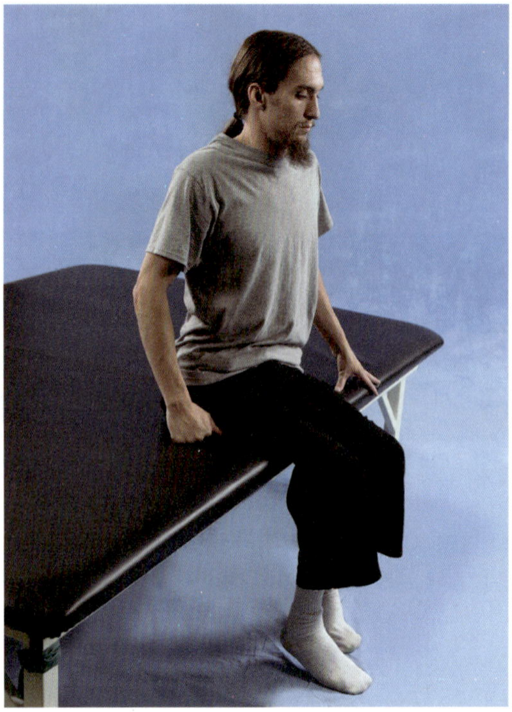

그림 26-15 적절하게 다리 내리고 앉은 자세.

앞쪽, 뒤쪽, 옆쪽 움직임

다리 내리고 앉은 자세에서, 치료사가 환자의 앞쪽이나 뒤쪽에 위치하여 환자를 보호하고, 환자가 몸을 앞, 뒤, 옆으로 움직이는 것을 도와야 한다. 많은 치료사들은 환자의 앞쪽에 위치하는 것을 선호하는데 이는 환자가 앞으로 넘어지는 것을 예방하도록 보호하기 쉬운 자세이기 때문이다. 또한, 많은 환자들은 초기에 연습할 때 치료사가 앞에 위치해 있을 때 덜 불안해한다. 환자는 머리와 팔의 위치를 이용하여 균형을 잡고 몸통을 바로 세우고(upright) 다시 원위치로 오는 연습을 한다. 이 기술은 종종 입원 환자 재활 시 환자가 도움없이 다리 내리고 앉은 자세를 취하고 유지하며 보상적 움직임을 통해 정적, 동적 균형을 유지할 수 있을 때까지 연습하게 된다.

밀어올리기 push-ups

블록(푸쉬업바)을 매트에 놓고 사용하거나 휠체어나 의자에서 평행봉을 이용하여 밀어 올릴 수 있다(그림 26-16ABCD 참조). 팔꿈치 폄근의 신경지배가 이뤄진 경우, 이 자세를 취하기 위해서 힘과 균형 능력을 모두 필요로 한다. 팔꿈치 폄근에 근력이 부족한 경우, 아래팔을 뒤침하여 매트에 손을 놓고(생체역학적으로 팔꿈치를 잠글 수 있도록) 팔꿈치가 최대로 펴지고 어깨가 올라가도록

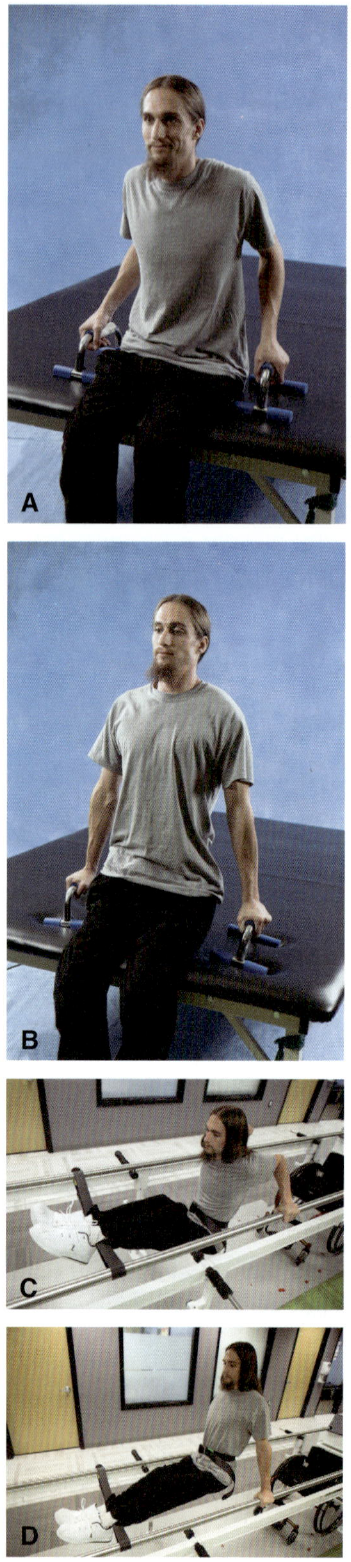

그림 26-16 밀어 올리기. (A, B) 일반적인 블록(푸쉬업바)을 사용한 밀어 올리기. (C, D) 더욱 심화된 훈련: 다리가 보조된 평행봉에서 실시하는 딥(dips) 상지 근력 운동.

(elevation) 위치시킨다; 어깨를 내림(depression)과 내밈(protraction) 연습을 통해 몸통을 들어 올리는 연습

을 할 수 있다.

트랜스퍼 transfers

완전 마비가 있는 사람에게 있어 트랜스퍼 능력을 증진시키는 것, 그중에서도 특히 트랜스퍼를 독립적으로 수행하는 것이 종종 재활의 중요한 목표가 된다. 많은 트랜스퍼 방법들은 팔의 능동적 움직임이 얼마나 보존되어 있는지에 따라 결정된다. 몸통을 능동적으로 조절할 수 있는 능력이 얼마나 되는지 또한 트랜스퍼를 수행하는 방법을 결정짓는 요소이다. 간단히 말해, 동반 질환을 제외한 상지와 몸통을 능동적으로 조절가능한 사람은 보조 장치나 도움없이 트렌스퍼를 위한 앉기를 수행할 수 있어야 한다. 상지의 부분적인 마비가 있는 사람은 트랜스퍼를 수행하기 위해 보조 장치 또는 도움이 필요하거나 보상적 움직임 방법을 통해 트랜스퍼를 수행할 수 있다. 다시 말하자면, 완전 마비의 경우 트랜스퍼의 과정을 알려줄 때 보다 작은 단위의 과제로 쪼개서 알려줘야 할 필요가 있다. 첫 번째 과제는 휠체어로 움직임이는 것이다.

휠체어에서의 안정성과 움직임

휠체어 바깥으로 트랜스퍼하기 위해서는 환자는 안정성과 이동성이 조화로워야 한다. 안정성은 트랜스퍼 보드를 사용할 때, 팔걸이를 제거할 때, 또는 브레이크를 잠글 때 바로 앉은 자세를 유지하기 위해 필요하다. 이동성은 트랜스퍼 보드를 위치시키기 위해 측면으로 자세를 이동시킬 때, 엉덩이로 부하되는 체중을 줄이기 위하여 몸을 앞으로 기울일 때, 트랜스퍼를 준비하기 위해 자리에서 앞쪽으로 이동할 때 필요하다.

몸통을 보조하고 안정화시키는 방법 중에 하나는 그림 26-17ABC와 같이 한쪽 팔을 뒤쪽으로 뻗어 휠체어 뒤쪽의 손잡이에 거는 것이다. 또한 위팔세갈래근이나 근육 대체를 사용하여 팔꿈치를 펼칠 수 있는 경우 안정성을 제공하기 위해 허벅지나 휠체어 좌석 또는 팔걸이를 밀 수 있다. 두 가지 전략 모두 옆으로 기대는 방법에 사용될 수 있다.

잠겨있는 팔걸이나 발판의 프레임과 같은 휠체어의 앞쪽에 있는 안정적인 구조물을 당겨서 휠체어에서 앞으로 기댄 자세를 만들 수 있다. 환자는 팔걸이의 뒷부분이나 바퀴의 뒷부분을 밀어 기대거나 앞쪽으로 밀면서 원하는 자세를 만들 수 있다. SCI 환자가 앞으로 기대는 자세를 취하는데 있어 어려움이나 환자가 가질 수 있는 불안감에 대해 무시해서는 안된다. 대부분의 SCI는 엉덩 폄근의 마비를 갖게 되는데, 이는 일차적으로 엉치 신경지배(sacral innervation) 때문이다. 손상의 수준에 따라, 앞으로 넘어지는 것을 방지하기 위한 허리 폄근의 기능이 부족하다.

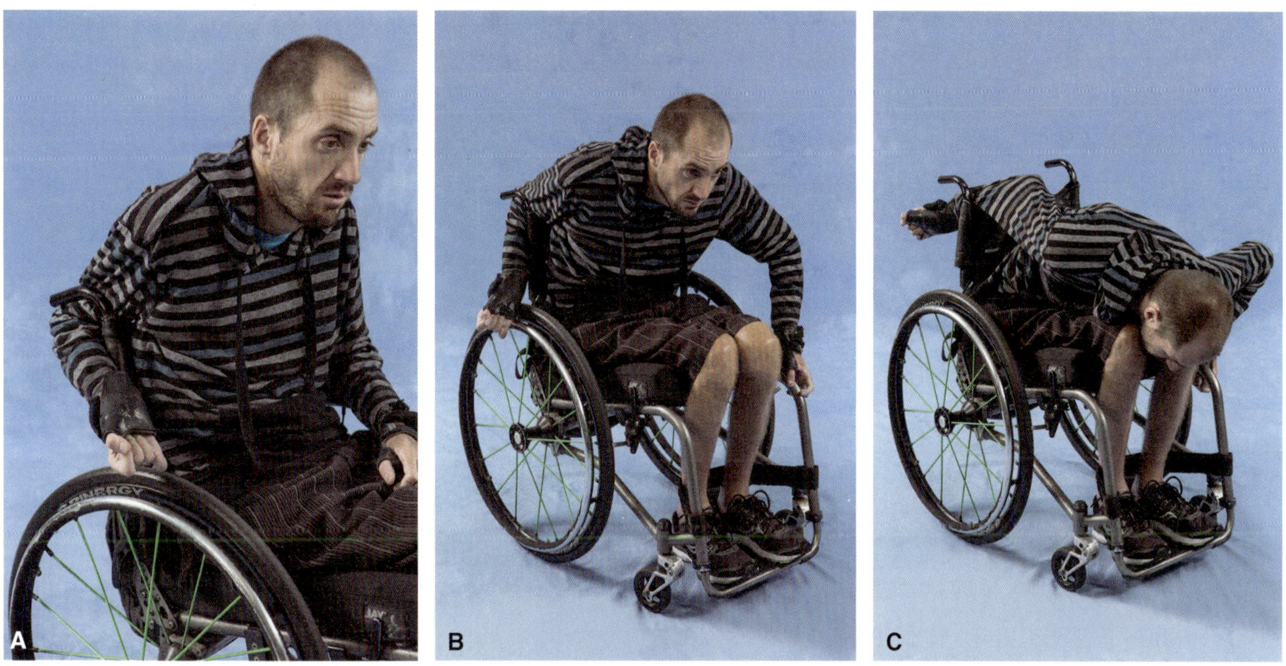

그림 26-17 휠체어에서 몸통을 안정시키기 위한 팔의 위치. (A) 휠체어 뒤쪽 손잡이에 팔을 감싸 바로 앉은 자세로 앉기. (B) 약간 앞쪽으로 기울이기. (C) 확실히 앞쪽으로 기울이기.

만약 엉덩 폄근과 허리 폄근을 능동적으로 사용할 수 있다면 앞으로 넘어지지 않을 것이고, 이 경우 대부분 걸을 수 있는 충분한 힘이 있기 때문에 휠체어가 필요하지 않을 것이다.

앞으로 기대는 것을 촉진하기 위해서는 SCI 환자에게 격려와 지지가 필요할 수 있다. 휠체어에 앉아있는 환자의 앞쪽에 무릎 꿇거나 앉아서 몸통을 어떻게 밀고 당겨야 하는지에 대해(때에 따라서는 미는 것이 더 효율적이다.) 알려주어야 한다. 환자가 손이나 팔꿈치를 허벅지 앞쪽에 놓고 앞으로 기대는 것을 보조할 수 있도록 해야 한다. 환자에게 허벅지나 팔걸이, 발판의 프레임과 같은 휠체어 전면에 있는 구조물들을 밀어 뒤로 지지하고 앉은 자세에서 바로 앉은 자세로 어떻게 자세를 변화시키는지 알려 주어야 한다. 환자가 이러한 변화에 익숙해지고 바르게 앉은 자세로 돌아가는데 능숙한지 확인한 후 골반을 앞으로 이동하거나 트랜스퍼를 준비하기 위해 다리를 움직이도록 가르친다. 앞쪽으로 기대는 자세를 잘 수행하지 못하는 환자들이 전형적으로 트랜스퍼 역시 잘 수행하지 못한다. 앞쪽으로 기대는 움직임은 무게중심을 앞쪽으로 이동시켜 허벅지 위로 이동시킨다. 이 자세를 통해 엉덩이와 골반에 부하되는 무게가 줄어들면 트랜스퍼를 실시하기 더 쉬워진다.

안전한 트랜스퍼를 위한 또 하나의 중요한 선행적 기술은 휠체어를 적절하게 위치시키는 것이다. 휠체어는 매트나 침대에 대략 30° 정도 각도로 위치시켜야 한다. 브레이크를 잠궈야 하며 발판을 제거하거나 가능하다면 위치를 재조정해야 한다. 환자는 한쪽 또는 양쪽 발을 바닥이나 발판에 위치시켜야 한다. 30° 정도의 각도로 휠체어를 위치시키면 휠체어 좌석의 앞쪽 모서리가 매트나 침대에 최대한 가까이 위치되어 트랜스퍼해서 옮겨가야 하는 거리를 최소화시킬 수 있다. SCI 환자가 앞으로 기대는 것을 배운 후, 브레이크를 조작하는 연습을 실시해야 한다. 휠체어의 발판을 치우기 위해 다리를 관리하는 것이 필요한데 이는 다음에서 논의하겠다.

휠체어에서 앞으로 움직이기와 다리 관리하기

앞으로 기대기를 배운 이후, 다음 단계는 다리를 관리하는 것과 휠체어 안에서 무게중심을 앞으로 이동시켜 트랜스퍼를 준비하는 것이다. 이 두 단계에서는 모두 다리를 관리하는 것이 포함되어 있다. 휠체어에서 발판을 움직이려면(또는 발판이 고정된 휠체어에서 발을 내려놓기 위해서는) 발판에서 발을 하나씩 들어야 한다. 그러기 위해서는 SCI 환자는 반대쪽 허벅지 아래에 손을 위치시키고(다리를 들기 위해서) 같은쪽 팔의 팔꿈치를 반대쪽 허벅지 위에 놓고 들려고 하는 다리의 반대쪽으로 몸을 기울여 다리를 움직이게 해야 한다. 몸통이 측면으로 충분히 움직이고 다리가 충분히 들린 이후 발판에서 발을 떨어뜨릴 수 있다. 이 발은 반대쪽 발과 꼬일 수 있다. 앞서 휠체어 뒤쪽 손잡이에 한 팔을 걸고 앞쪽으로 기대는 방법을 활용하여 발판을 움직인다. 반대 발 역시 같은 순서로 발판에서 발을 내려놓는다.

발을 바닥에 내려놓은 후, 골반을 휠체어의 앞쪽으로 이동시켜야 한다. 앞쪽으로 이동하는 것은 트랜스퍼 상황에서 트랜스퍼 보드를 위치시키는 것과 휠체어 시트에 가쪽으로 이동하기라는 필수적인 두 가지 요소를 가능하게 한다. 골반이 뒤쪽에 위치해 있는 상태에서 휠체어 트랜스퍼를 시작한다면 대부분의 경우 휠체어 바퀴에 엉덩이를 부딪치게 된다. 이것은 SCI 환자에게 있어 위험한 일이다. 이런 식으로 바퀴에 부딪치는 것은 트랜스퍼 진행을 지연시키는것 뿐만 아니라 감각 결손으로 인하여 피부의 외상을 악화시키기도 한다. 골반을 앞쪽으로 이동시키기 위해서는 한쪽 팔을 미는 바퀴에 걸고 몸통의 위쪽을 비트는 방법을 흔히 사용한다. 몸통을 비트는 쪽의 팔을 걸어 고정한다. 같은 방향으로 머리를 움직여 반대쪽 엉덩이가 앞쪽으로 당겨지게 만든다(그림 26-18 참조). 반대쪽이 마무리되면 교대로 뒤쪽이 앞으로 나오게 하여 엉덩이가 트랜

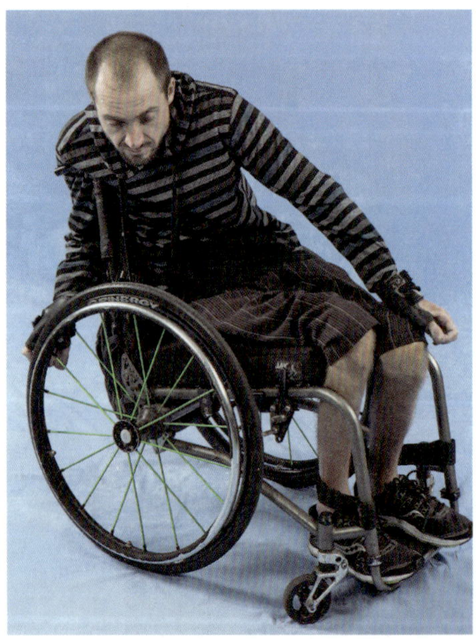

그림 26-18 휠체어 시트에서 엉덩이를 움직이기. 머리와 위쪽 몸통을 오른쪽으로 비틀어 왼쪽 엉덩이를 앞쪽으로 이동시킨다.

스퍼하기에 적합한 위치에 오도록 한다.

안전한 트랜스퍼를 위해서는, 발이 바닥에(또는 발판에) 편평하게 닿아 있어야 하고 휠체어는 25–30° 각도로 침대나 매트에 위치해야 하며 브레이크가 잠겨있고, 트랜스퍼하려는 방향의 팔걸이가 제거되어 있어야 한다.

트랜스퍼 보드(Transfer Board)를 위치시키고 제거하기

트랜스퍼 보드를 위치시키는 것은 매우 어려울 수 있다. 완전 마비가 있는 사람의 경우 한쪽 팔을 이용하여 몸을 지지하여야 하고 한 팔은 다리를 들어야 하며, 세 번째 손이 있어야 트랜스퍼 보드를 위치시킬 수 있다고 느낄 것이다. 트랜스퍼 보드를 적절히 위치시키기 위해서는 트랜스퍼 보드의 끝이나 옆을 잡고 몸쪽 가까운 허벅지와 엉덩이 아래쪽에 위치할 때까지 당겨야 한다. 적절한 배치를 위해 보드를 앞뒤로 움직일 수도 있어야 한다. 트랜스퍼 보드에서 멀리 떨어져 있으면 이 과정이 더 쉬워진다. 손 기능이 손상된 경우 아래팔이나 손등을 활용하여 당길 수 있다. 두 가지가 다 어려운 경우에는 독립적으로 트랜스퍼 보드를 위치시킬 수 없을 것이다.

장비를 이용한 같은 높이의 트랜스퍼(Even level transfer)

트랜스퍼 보드는 휠체어와 옮겨가려는 곳 사이를 잇는 다리 역할을 할 수 있다. 이 다리는 두 가지 방식으로 사용될 수 있는데, 미끄러지며 이동하거나 트랜스퍼의 과정을 여러 단계에 나누어 실시하면서 중간에 쉴 때 사용할 수 있다. 트랜스퍼 보드 위를 미끄러지며 이동할 때는 특별히 주의해야 하며 트랜스퍼 도중에 피부가 쓸릴 수 있기 때문에 트랜스퍼 보드를 놓는 것 역시 주의하여야 한다. 완전 마비 환자는 트랜스퍼 보드를 이용할 때 피부를 온전한 상태로 유지하기 위해 한 번에 미끄러져 이동하기보다는 여러 단계에 걸쳐 이동하는 것을 추천한다(Somers, 2010).

트랜스퍼 보드는 적절하고 안전하게 위치시킨 후, 이 장에서 앞서 설명한 것처럼 머리–엉덩관계(head–hip relationship)를 이용하여 트랜스퍼 하려는 목적지로 엉덩이를 이동시킨다. 트랜스퍼를 시작할 때 한쪽 팔(leading arm)을 트랜스퍼 보드의 아래쪽이 아닌 가쪽으로 뻗고 트랜스퍼의 첫 단계에서 트랜스퍼 보드가 움직이지 않도록 한다. 휠체어에 얹고 있던 손은 팔걸이나 휠체어 시트 바닥에 위치한 방석의 딱딱한 부분을 밀어서 이동할 수 있도록 위치시킨다.

목적지로 이동하는 것은 반드시 한 단계에 해야 하는 것은 아니다. 각각의 개인이 수행할 수 있는 작고, 짧은 범위 내에서 가능한 안전하게 몸을 들어 올리고 미끄러져 이동하는 것이 필요하다(그림 26–19ABC 참조). 만약 본인의 상태에 비해 너무 큰 움직임이나 너무 빠른 움직임을 하다가 조절 능력이나 균형을 잃는 경우가 생긴다면 트랜스퍼는 상대적으로 안전하지 않게 된다.

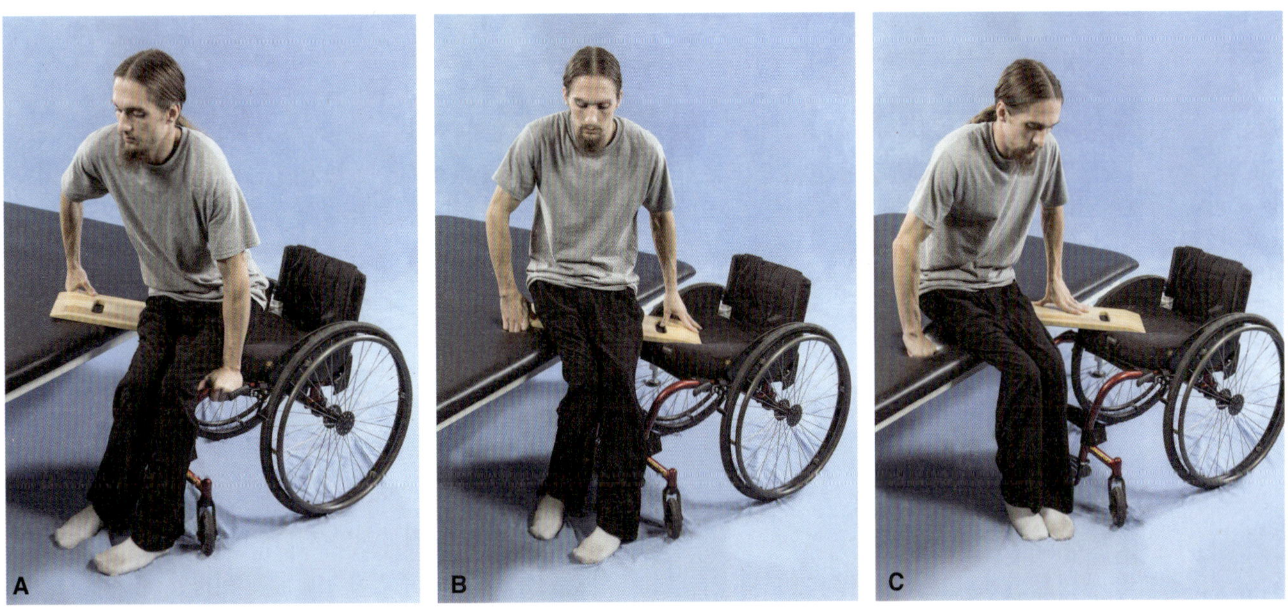

그림 26–19 장비를 사용한 같은 높이 트랜스퍼. (A) 시작 시의 트랜스퍼 보드 위치와 옆으로 엉덩이 옮겨 앉은 자세(side scoot). (B) 트랜스퍼 중간 단계. (C) 트랜스퍼 완료 및 트랜스퍼 보드를 제거할 수 있는 자세.

장비는 이용하지 않고 같은 높이(수평면)의 트랜스퍼

같은 높이의 트랜스퍼를 트랜스퍼 보드 없이 수행하기 위해서 완전 마비가 있는 사람은 능동적인 팔꿈치 폄근이 필요하다. 팔꿈치 폄근은 트랜스퍼하는 동안 팔꿈치의 능동적 폄 운동을 가능하게 하여 능동적으로 골반을 표면에서 들어 올리는 동작을 수행할 수 있는 가능성을 증가시켜주고 골반을 들어 올리면서 미끄러지는 동작을 대체하게 된다(몸통 근육 역시 능동적으로 사용할 수 있으면 트랜스퍼에 매우 도움이 된다). 이 트랜스퍼 방법은 피부를 온전하게 유지하는데 유리하고, 트랜스퍼 도중에 발생할 수 있는 피부 외상의 가능성이 낮다. 장비없이 트랜스퍼를 수행하는 것은 앞서 말한 방법과 비슷하게 수행된다. 그러나 트랜스퍼 보드를 이용한 방법에서 사용했던 여러번 나눠 이동한 것 보다는 한번에 이동하는 것이 더 낫다(그림 26-20AB 참조). 트랜스퍼 보드 없이 트랜스퍼하는 사람일지라도, 초기에는 트랜스퍼 보드를 사용하는 것을 고려해야 한다. 기술과 힘이 증가함에 따라, 트랜스퍼 보드를 사용하지 않아도 되는 정도에 이르렀을 때까지 점진적으로 트랜스퍼 보드에 의존하는 정도를 줄여나가는 것이 안전하다. 그러나 몇몇 트랜스퍼 상황에서는 팔에 가해지는 충격을 줄이기 위해 트랜스퍼 보드를 계속해서 사용할 수도 있다.

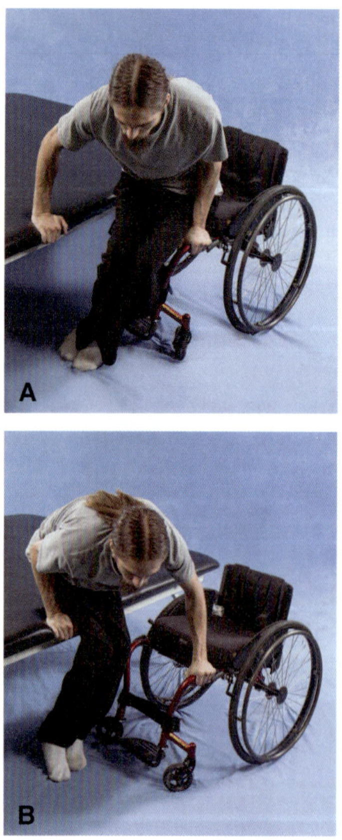

그림 26-20 장비 없이 같은 높이 트랜스퍼. (A) 시작 자세. (B) 머리를 아래로 내리면서 침대의 반대편으로 보내 엉덩이를 위로 들고 침대 방향을 향하게 한다.

우리는 여기서 중요한 두 가지 요소를 알아볼 필요가 있다. 첫 번째는 팔의 길이와 몸통의 길이의 비율은 완전 마비가 있는 사람이 장비 없이 같은 높이의 트랜스퍼를 완전히 숙달할 수 있는지를 결정할 수 있다. 몸통보다 비교적 짧은 팔을 가지고 있는 사람은 골반을 들어 올리기 어렵다. 반면에 몸통보다 비교적 긴 팔을 가지고 있는 사람은 팔꿈치를 끝 범위까지 폈을 때 골반을 들어 올리는 것이 보다 쉬워진다. 두 번째로, 트랜스퍼하는 동안 손목과 손을 보호할 수 있어야 한다. 가능하다면 손목을 최대한 편 자세로 위치시키지 않아야 한다. 할 수 있다면 손을 쥔 모양을 한 상태에서 트랜스퍼를 완료하거나 트랜스퍼하는 면의 가쪽에 손가락을 걸친 형태로 수행해야 한다(CSCM, 2005a)(그림 26-19ABC 참조). 손목이 펴진 자세로 장기간 트랜스퍼를 하다보면 손목굴증후군(carpal tunnel syndrome)으로 악화될 수도 있다.

기본적 휠체어 기술 Basic wheelchair skills

완전 마비가 있는 사람들 그중에서도 특히 하루 종일 휠체어를 사용하는 사람들에게 있어서 휠체어 기술은 매우 유용한 것이다. 환자가 침대에서 나온 첫 번째 세션에서부터 시작해 환자가 휠체어에 앉아있는 동안 환자의 피부를 보호하는 것이 매우 중요하다. 피부 보호는 매 15분에서 30분 사이에 압력을 줄여주는 것과 압력을 경감시켜주는 쿠션을 활용하는 것도 포함한다. 완전 마비가 있는 사람에게 있어 적절한 휠체어와 쿠션에 대한 리뷰는 17장에서 확인할 수 있다.

압력 경감(앉아서 밀어 올리기 또는 체중 이동), 앞으로 추진하기, 뒤로 돌기, 연석 지나가기, 경사로를 오르고 내리기와 같은 몇몇 기술들은 수동휠체어 사용자에게 있어 반드시 숙달시켜야 한다. 다른 기능적 움직임들과 같이, 이 기술 역시 간단한 방식에서 시작해서 복잡한 방식으로 가르쳐야 한다. 따라서 밀어 올리기, 체중 이동, 앞으로 추진하기를 먼저 가르쳐야 한다. 다음에서 밀어 올리기, 체중 이동, 앞으로 추진하기에 대해 설명할 것이다.

밀어 올리기(Push-up)

앉아서 밀어 올리기를 수행하기 위해서는 팔걸이나 바퀴를 잡고(브레이크를 잠근 상태에서) 약간 앞쪽으로 기울여 팔꿈치를 펴야 한다. 앞쪽으로 기대는 것이 골반의 궁둥뼈결절(ischial tuberosities)에 부하되는 체중을 경감시켜주고 몸통을 들어 올리기 쉽게 만들어 준다. 그러나 균형을 잡기에는 어렵고 골반이 완전히 바닥에서 떨어진 다음에는 더욱 균형을 유지하기 어렵다. 안전성과 두려움을 이유로 많은 SCI 환자들은 초기에 앞으로 기대는 자세를 하지 않으려 한다. 따라서 환자들이 앞으로 기댈 수 있도록 격려해야 한다. 등을 휠체어의 등받이에 기댄 상태에서 밀어 올리는 것은 무게 중심이 골반위에 위치한 자세에서 실시되기 때문에 몸통을 들어 올리기 더 어렵다. SCI 이후에 가장 관리가 중요한 관절인 각각의 어깨에 가해지는 힘이 더 많아진다(CSCM, 2005a).

앞으로 기대기(Forward lean)

SCI 환자에서 팔꿈치 폄근의 기능이 부족할 때, 상지 관절에 병리학적 문제가 있을 때, 가지고 있는 상지의 힘에 비해 체중이 너무 무거울 때, 몸통의 길이에 비해 팔의 길이가 매우 짧을 때, 또는 상지의 손상을 줄이려고 할 때, 앉은 자세에서 몸통을 밀어 올리기보다 앞으로 기대는 자세를 활용하여 압력을 경감시킬 수 있다. 몸통을 숙여 가슴이 허벅지에 닿을 때까지 앞으로 기댄 자세는 궁둥뼈결절에 가해지는 압력을 줄여주어 압력으로 인한 손상이 발생할 가능성을 줄일 수 있다(그림 26-17C 참조). 앞으로 기대기 중 대각선 방향으로 기대는 자세는 압력을 적절하게 재분배 해준다(Eksteen, 2006). 또한 앞으로 기대기는 휠체어에서 트랜스퍼하는 것을 준비하는 단계에서 필요하다.

휠체어에서 앉아있는 동안 밀어 올리기와 앞으로 기대기는 SCI 환자의 압력을 경감시키는 것을 돕는 중요한 기술이다. SCI 인구에 있어 압력문제는 20%에서 66%까지 널리 퍼진 문제이다(Langemo, 1990). 비록 빈도는 각기 다르지만 보통 밀어 올리기나 앞으로 기대기 같은 압력 경감을 위한 자세는 매 15분에서 30분에 한 번씩 압력을 경감시켜주는 것을 가장 추천한다(CSCM, 2014; National Pressure Ulcer Advisory Panel [NPUASP], 2007). 미국보건 및 인적서비스부(HHS; 1992)에서는 휠체어에서 매 15분마다 몸을 밀어 올려서 60초간 유지하는 것이 압력으로 인한 손상을 예방한다고 조언하였다. 불행하게도, 대부분의 휠체어 사용자는 권고사항을 따르지 못한다. 한 연구에서 휠체어 사용자의 20.8%가 한 시간에 한번 움직인다고 하였고 반면에 54.7%가 한 시간에 한번 미만으로 움직인다고 보고하였다(Stockton, 2002). 최고의 장비를 사용한다고 하더라도(피부를 보호하고 자세를 유지해주는 딱 맞는 휠체어 쿠션, 개인에 맞춘 휠체어, 상위에서 중위목 부분의 손상을 위한 전동 착석 기능 등), 척수 손상이 있는 사람들은 정기적으로 체중이동을 실시해야 한다.

척수 손상이 있는 사람에게 정기적으로 체중을 이동시키는 것과 압력으로 인한 손상에 대한 예방을 교육하는 것은 매우 중요하다. 척수 손상이 있는 사람들에게 있어서 압력에 의한 손상은 인생에 있어 긴 기간 동안 영향을 미칠 수 있는 요소이지만 이에 대해 인지하고 있지 못하는 것과 같이 이러한 사실을 배우는데 있어 많은 장애물들이 존재한다(Schubart, 2008). 척수 손상이 있는 사람들에게 초기의 포괄적인 재활 프로그램으로서 이에 대한 위험과 예방방법에 대해 이해시켜야 한다. 압력으로 인한 손상의 사진들은 사람들이 피부 병변에 대해 쉽게 이해할 수 있도록 한다(NPUAP, 2008).

휠체어 추진(Wheelchair propulsion)

척수 손상 환자에게 방향을 전환하는 것을 포함한 휠체어 추진하는 방법을 가르칠 때는 합병증(기립성저혈압 등)으로 인한 영향이 없거나 최소화된 상태에서 앉은 자세를 유지할 수 있는지를 확인한 후 진행해야 한다. 척수 손상이 있는 사람은 휠체어에서 안정된 상태여야 한다. 앉은 자세에 대한 원칙을 통해 안정성이 확보될 수 있는데 이 내용은 이번 장의 내용을 초과하는 내용이다.

척수 손상 환자들은 손상 수준에 따라 수동휠체어나 전동휠체어를 사용할 것이다. 수동휠체어에 바퀴를 추진하도록 보조하는 전동장치를 장착하여 사용하기도 한다. 이 휠체어의 경우 휠체어 사용자가 직접 바퀴를 추진해야 하는 것은 수동휠체어와 같지만 모터가 휠체어 바퀴를 돌아가도록 돕는다. 전동휠체어 추진은 주로 휠체어의 오른쪽이나 왼쪽 팔걸이에 위치해 있는 조이스틱을 이용하여 이뤄진다. C5 손상이나 그 이하 분절 손상의 경우 손을 사용하여 전동휠체어의 조이스틱을 조작하는 것이 가능하지만 손 기능이 좋지 않은 경우 조이스틱에 약간의 개조나 이용하기 적합한 상태로 만들어줘야 한다. 그러나 C5 이상 분절 손상의 경우 머리를 이용하거나(목의 움직임을 이용), 불고 빠는 시스템(sip and puff system)(환자의 호흡계를 통한 공기 이동을 통해 조절)과 같은 대체적인 조절 방법이 필요하다.

기본적 수동휠체어 추진은 재활 프로그램의 초기에 교육되어야 한다. 수동휠체어는 사용하는 사람에게 최적의 생체역학을 제공할 수 있도록 수동휠체어를 세팅하여 장기적으로 봤을 때 발생할 수 있는 어깨 관절의 문제를 최소화시킬 수 있어야 한다(CSCM, 2005a). 주문 제작할 수 있어야 하며, 바퀴의 축을 움직여 주어서 어깨의 아래에 위치하게 하여 바퀴에 손을 올려 팔꿈치가 가장 높이 올라갔을 때의 팔꿈치 각도는 100–120°가 되도록 해야 한다. 수동휠체어는 가벼워야 휠체어 사용자가 휠체어를 추진할 때 들어가는 무게가 줄어든다. 실외에서 휠체어를 추진하는 경우처럼 바닥면의 상태에 따라 더 큰 힘이 들어간다. 축이나 다른 움직이는 구조물들(크로스 브레이스 등)이 헐거울 경우 휠체어 추진의 효율이 떨어진다.

수동휠체어를 추진하는 방법에는 몇 가지가 있다. 상지의 반복적인 움직임은 어깨, 팔꿈치, 손목의 병증을 유발할 수 있기 때문에 수동휠체어 사용자들은 최적의 생체역학적 원칙들에 대해서 교육받을 필요가 있다(CSCM, 2005a). 첫 번째, 척수 손상 환자는 길고 부드럽게 스트로크하는 방법을 사용함으로써 바퀴에 강하게 부딪히지 않게 해야 한다. 휠체어를 밀기 시작할 때 손을 휠체어 바퀴 뒤쪽으로 적절히 위치시킨 후 밀 때 팔꿈치 폄과 어깨 모음, 바깥 돌림, 굽힘을 함께 조합하여 사용하도록 한다. 길게 미는 방법이 휠체어를 밀어야 하는 횟수를 최소화시킬 수 있다.

두 번째, 한번씩 바퀴를 스트로크할 때마다 밀고 나서 손의 위치는 낮게 유지하도록(바퀴의 손잡이 아래쪽으로) 가르쳐야 한다. 이렇게 하여 다음번 스트로크를 준비한다. 이 단계는 *회복단계*라고 불린다(Boninger, 2002). 회복 패턴들은 활형(arc), 반원형(semicircular), 단고리형(single–looping over), 쌍고리형(double–looping over) 네 가지 형태로 구분된다. 비록 단고리형이 하지마비가 있는 사람들이 가장 흔하게 사용하는 방법이지만, 계속 반복했을 때 반원형이 더 적게 밀어도 되고(반복 횟수를 줄여줌), 관절에 가해지는 속도와 가속도가 더 적다(Boninger, 2002; CSCM, 2005a). 그림 26–21ABC에서 스트로크 방법에 대해 설명하였다.

팔꿈치 폄근의 기능과 손가락 굽힘근의 능동적 움직임이 없는 환자의 경우, 수동휠체어와 전동휠체어 중 어떤 것을 사용하는 것이 적합할지 평가하는 것은 중요하다. 이 정도의 팔 손상이 있는 경우 최적으로 맞춰진 휠체어라고 할지라도 편평하지 않은 표면에서 휠체어를 추진하는 것은 어렵다. 수동형 휠체어를 사용하는 경우, 몇 번의 조정을 통해 효율성과 추진력을 최대화하는 것이 필요하다. 바퀴를

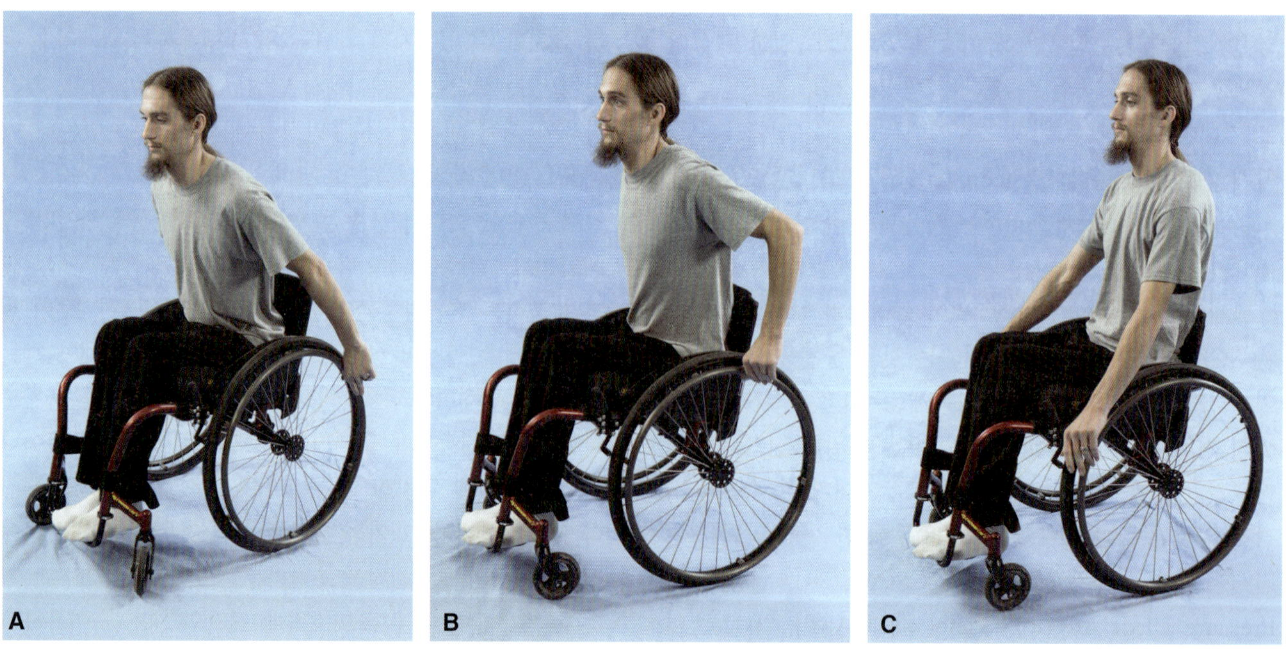

그림 26–21 (A–C) 적절한 휠체어 추진 패턴의 모습을 보여주고 있으며, 이후 손은 (A)의 시작 위치까지 원을 그리며 아래, 뒤, 위로 움직여 자세를 취한다.

밀 때 팔꿈치를 앞으로 뻗어 내기 위해서 앞어깨세모근을 사용한다. 이 단계에서, 어깨를 바깥으로 돌리고, 손목을 편다. 손을 능동적으로 잡을 수 없을 때는 손의 엄지두덩(thenar)이나 새끼두덩(hypothenar)을 사용한다. 손바닥이 바퀴에 닿을 때 마찰력을 제공할 수 있도록 마찰력을 제공하기 위한 소재를 덧댄 장갑을 착용하기도 한다. 다른 생체역학적 특성 역시 위와 유사하다. 상지의 기능이 정상적이라면 반원형 패턴을 사용하고, 활형을 사용하지 않도록 해야 한다.

성공적으로 방향을 전환하기 위해서는 연습이 필요하다. 오른쪽의 바퀴에 더 힘을 줘서 밀면 반대쪽으로 방향이 전환된다. 왼쪽 바퀴를 고정한 상태에서(또는 뒤로 밀면서) 오른쪽을 밀면 더 큰 각도로 방향이 전환된다. 척수 손상 환자는 재활 과정에서 방해물을 피해 휠체어를 조작하는 연습을 해야 한다. 넓은 복도나 체육관 같은 장소에서 연습동안 실수가 발생해도 휠체어 사용자, 휠체어, 환경 등이 손상되지 않을 수 있는 장소에서 재활이 실시되는 것이 좋다. 집이나 아파트는 넓지 않은 경우가 대부분이기 때문에 휠체어 사용자는 재활 프로그램에서 방향 전환하는 것을 완전히 습득해야 한다.

생각해 볼 점 26.3

- 환자 적용을 생각해본다.
  - Johnson이 전동휠체어를 사용하는 것은 적합한가? Johnson이 수동휠체어 대신 전동휠체어를 사용했을 때 얻을 수 있는 장점 3가지를 제시해본다.

고급 기술 Advanced Skills

연석을 지나가거나 오르막길을 오르는 것과 같은 고급 기술들은 휠체어 사용자가 지역사회에서 생활하기 위해 필수적이다. 치료사는 10장 그림 10-10에서 언급했던 수동휠체어를 평가하기에 가장 적합한 도구인 WST(Kirby, 2002, 2004; Mountain, 2004)를 사용할 수 있다. 이 평가는 브레이크 잡그고 풀기, 팔걸이 제거하기와 같은 기본적인 기술부터 시작해서 더욱 고급 기술까지 포함하고 있어 치료 세션에서 휠체어 활동을 하는데 이용할 수 있다. WST 버전 4.1에 포함되어 있는 고급 휠체어 기술들은 상자 26-3에 나와 있고 이를 고급 휠체어 기술을 연습하는

상자 26-3 휠체어 기술 검사(WST) 버전 4.1에 포함된 휠체어 활동 중재를 계획할 때 사용될 수 있는 고급 기능적 휠체어 기술

- 앞쪽과 뒤쪽으로 가깝게 방향 전환하기
- 휠체어로 옆으로 이동하기
- 여닫이문 지나가기, 양쪽 방향
- 바닥에 있는 물건 줍기
- 높이 있는 물건 잡기
- 엉덩이에 가해지는 체중 경감시키기
- 휠체어에서 트랜스퍼 하기, 왼쪽 오른쪽 모두
- 휠체어 접고 펴기
- 장애물 피하기
- 5-10° 경사 오르고 내리기
- 2-5cm 높이 차 오르고 내리기, 15cm 연석 오르고 내리기
- 휠리 30초 유지하기
- 휠리 자세에서 180° 돌기
- 바닥에서 휠체어로 올라오기
- 계단 오르내리기

Kirby RL. Wheelchair Skills Program Version 4.3. 출처: http://www.wheelchairskillsprogram.ca/eng/documents/version4.3.3/The_Wheelchair_Skills_Program_Manual.March_7_2016.pdf. Published 2016. Accessed June 17, 2017.

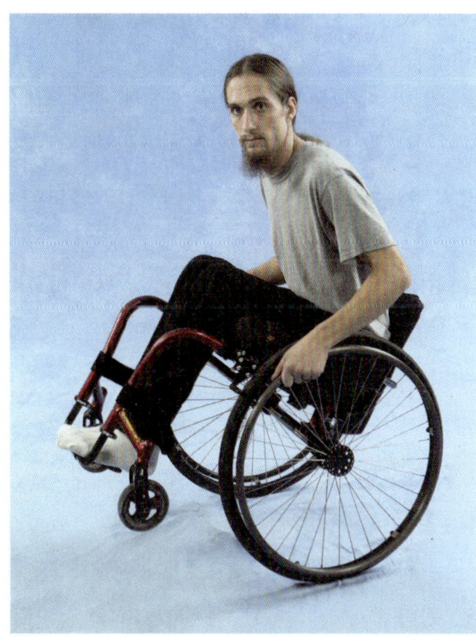

그림 26-22 휠리를 실시하는 환자.

기틀로써 사용할 수 있다.

앞바퀴(casters)를 지면에서 들어 뒷바퀴만으로 균형을 잡는 기술인 **휠리(wheelie)**를 연습하는 것은 턱이나 연석에 오르거나 내려가는 것과 같은 가장 어려운 고급 기술을

시작하기 전에 실시하는 것이 적절하다(그림 26-22 참조). 휠체어 사용자의 휠체어를 보조하는 동안에 환자가 균형점에 도달할 때까지 환자의 휠체어를 뒤쪽으로 기울여서 환자에게 자세를 알려줘야 하고 그 이후 균형이 유지되는 범위 내에서 움직임을 경험하기 위해 바퀴를 조금씩 앞으로 가거나 뒤로 움직일 수 있도록 해야 한다. 치료사는 휠체어 뒤에 서서 뒤쪽 손잡이를 지지해주거나 벨트를 휠체어 아래쪽 프레임 뒤에 걸어 보조할 수 있다. 환자에게 바퀴를 잡고 있는 손을 약한 압력으로 잡게 해야 한다. 휠체어 사용자가 강하게 바퀴를 잡으려 하는 경우에 조절을 더 어렵게 만든다. 가능하다면 휠리를 하는 동안 머리와 목을 앞쪽으로 움직이게 해야 한다. 이는 무게중심을 지지면(base of support) 안에 유지시키는 것을 돕는다.

휠리 자세가 편안해지면 휠체어 보조를 점점 줄인다. 휠체어 손잡이에서 손을 떼서 점진적으로 보조를 줄여야 하지만 만약 휠체어가 뒤쪽으로 쓰러진다면 잡을 준비를 하고 있어야 한다. 환자는 휠리 자세를 취하기 위해 앞바퀴를 드는 연습을 해야 하고 앞바퀴가 들려있는 상태에서 이동하는 훈련을 해야 한다.

안전한 환경에서 정적인 상태의 휠리 자세를 취하고 유지하는 연습을 독립적으로 실시하게 하고 싶다면 휠체어 손잡이에 끈을 고정하고 그 끈을 천장에 연결하여 고정시켜 연습하는 방법을 사용할 수 있다. 끈의 길이는 앞바퀴를 포함한 네 바퀴가 모두 닿아있는 상태에서 휠리 연습을 할 수 있을 정도로 늘여야 한다. 끝이 너무 느슨하면 두 바퀴만 닿아있는 휠리 상태에서 완전히 뒤로 젖혀질 수 있기 때문에 너무 느슨해서는 안된다.

휠리를 완전히 익힌 후에는, 연석을 오르거나 내리는 것을 배울 수 있다. 이 기술을 가르칠 때는 휠리 자세를 연습할 때와 비슷한 방법으로 보조하면 된다. 2인치(5.8cm)의 연석에서 시작해서 기술 수준에 따라 점진적으로 높인다. 참고문헌에 따르면, 지역 사회 내의 많은 연석들이 5-6인치(12.7-15.24cm) 높이라고 한다. 오를 때 휠체어 사용자는 휠리 자세에서 앞으로 이동하여 턱에 앞바퀴를 걸치고 뒷바퀴가 연석에 닿을 때까지 전진한다. 그 다음, 앞으로 기대면서 손을 바퀴의 뒤쪽에 위치시키고 강하게 추진하여 휠체어가 연석 위로 올라갈 수 있게 한다.

연석에서 내려갈 때는 앞으로 내려갈 수도, 뒤로 내려갈 수도 있다. 뒤쪽으로 내려갈 때는 가능한 최대한 앞으로 기댄 자세에서 뒷바퀴가 연석을 내려가서 휠체어가 *비대칭적인* 형태가 될때까지 천천히 바퀴를 민다. 그 이후 휠리를 하거나 휠체어를 한쪽으로 크게 돌려 앞바퀴를 내려놓는다. 뒤로 내려오는 방법은 4인치(10.16cm)이상의 연석을 내려올 때는 안전하지 않을 수 있다. 앞으로 내려갈 때 연석이 4인치(10.16cm) 이상일 경우 휠리를 한 상태에서 뒷바퀴가 먼저 바닥에 닿도록 하여 내려온다. 아래쪽 면에 앞바퀴가 먼저 닿는다면 엉덩이가 휠체어 바깥쪽으로 튀어나올 것이다.

보행 훈련

대부분의 척수 손상이 있는 사람들은 초기에는 그들이 어떻게 돌아다닐지에 대해 물었을 때 걸어서 이동하는 것을 희망한다. 그러나 L3, L4보다 상위 신경 손상으로 인한 완전 마비 이후 걷는 것이 얼마나 어려운지 보고 경험하면서, 또 휠체어가 얼마나 효율적인지 느끼면서 휠체어를 통해 이동하는 것을 선호하게 된다.

완전 마비가 있는 사람에게 있어 걷기는 이점이 있지만, 비용이 발생한다. 완전 손상 이후 걷기의 주된 이점은 경직을 줄이고, 운동의 이득, 정신적 개선이 된다는 점이다. 많은 비용이 발생하게 되는데, 완전 마비가 있는 사람은 걷기 위해 최소한 다리부분의 보조기가 필요하다. 보조기는 피부를 온전한 상태로 유지하는 것을 방해한다. 완전 마비가 있는 사람은 보행도구에 상지를 이용하여 체중을 지지하여 기대게 되는데 이는 어깨 관절에 엄청난 부담을 가한다. 이미 어깨 관절은 휠체어 추진이나 트랜스퍼로 인하여 위험이 증가되어 있다.

하지의 완전 마비가 있는 사람은 대부분 양측 무릎-발목-발 보조기(KAFO)와 표준형 보행기나 로프스트랜드 목발(lofstrand crutch)과 같은 보행 보조 도구들을 필요로 하게 된다. 만약 KAFO가 함께 확보되지 않았다면 다리의 이마면에서 움직임(모음이나 벌림)을 조절하지 못할 것이다. 하부 흉부 손상과 요추 손상의 환자는 걷기훈련을 하기에 가장 적합하다. 그들은 약간의 몸통 조절 능력이 있고 상지 조절 능력이 최대이기 때문이다. 그러나 걷기에는 많은 에너지가 소모되기 때문에 기능적 이동성을 위해서는 대부분 휠체어가 사용된다.

걷기 전에, KAFO를 사용하여 어떻게 균형을 유지하는지와 균형을 잃었을 때 대처하는 방법에 대해서 반드시 배워야 한다. 이 훈련은 먼저 평행봉에서 실시하는 것이 일반적이다(그림 26-23AB). 이러한 경우에는 KAFO를 사용하여 무릎을 최대한 펴시켜 잠그고(locked) 보행 보조 도구로 몸통의 굽힘과 가능하다면 엉덩 굽힘을 이용하여

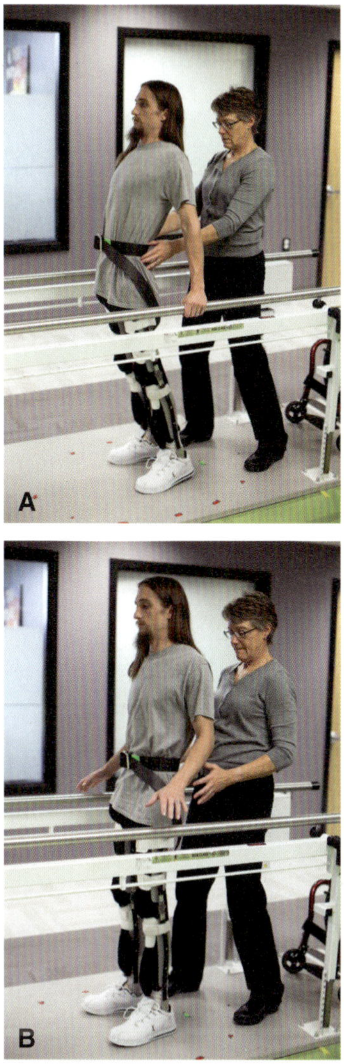

그림 26-23 (A, B) 무릎 발목 발 보조기를 착용한 상태에서 평행봉에서 균형 잡는 법 훈련.

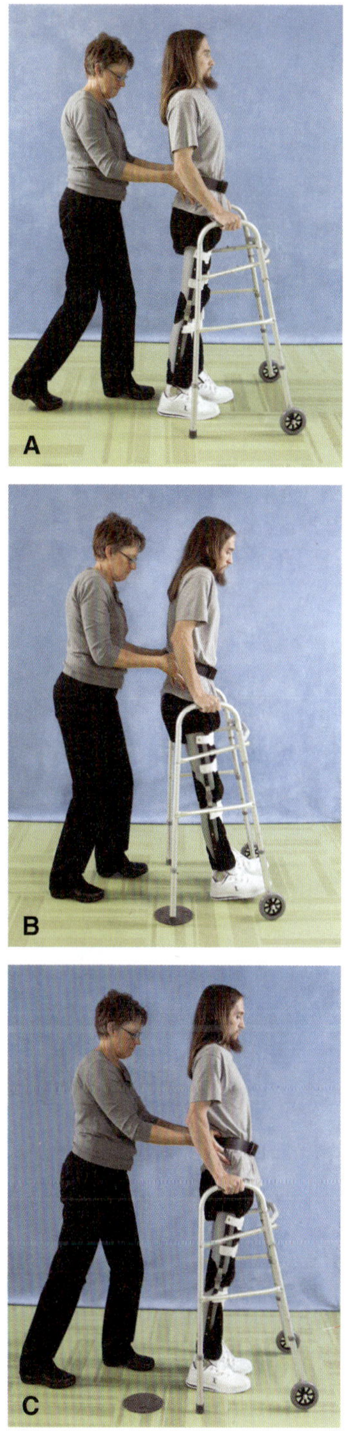

그림 26-24 무릎-발목-발 보조기와 앞으로 기댈 수 있는 보행기를 사용한 스윙 보행 패턴(Swing to gait pattern). (A) 균형잡고 선 자세. (B) 보행기를 전진시키고, 골반과 다리를 들어서 몸통과 다리를 추처럼 흔들어 앞으로 보내고 발꿈치를 닿게 한다. (C) 머리를 들고, 어깨뼈를 모음하고 보행기를 눌러 골반을 앞으로 민 자세를 통해 디시 균형 잡기.

다리를 동시에 앞으로 전진시키고 이 방법을 반복하여 수행한다. 발이 지면에 닿았을 때, KAFO를 이용하여 골반을 빠르게 전방으로 보내 무게 중심이 엉덩관절의 뒤쪽으로 떨어지게 해야 한다. 엉덩 폄근의 신경지배가 없는 경우 이 움직임을 통해 엉덩관절이 펴지는 순간을 만들기 위해 잭나이프 현상(jack-knifing)(엉덩관절에서의 빠르고 불수의적인 몸통 굽힘)을 예방해야 한다.

양쪽 다리를 함께 대칭적으로 앞으로 보내는 **스윙 보행 패턴(swing-to gait pattern)**은 발이 목발 사이의 지면에 닿을 때까지 목발(또는 보행기)을 지나가지 않게 "스윙"한다(그림 26-24ABC). 이 자세는 본질적으로 "스윙 스루(swing-through)" 패턴보다 안정성이 떨어진다. 그림 26-25A-F는 로프스트랜드 목발(lofstrand crutch)을 사용한 양측성 **"스윙 스루(swing-through)" 보행 패턴**에 대한 설명이다. KAFO를 사용하여 걷는 것을 가르칠 때 보조기를 착용하고 벗는 것, 균형을 잡고 서는 것, 앉은 자세에서 일어나는 것, 선 자세에서 앉는 법과 같은 많은

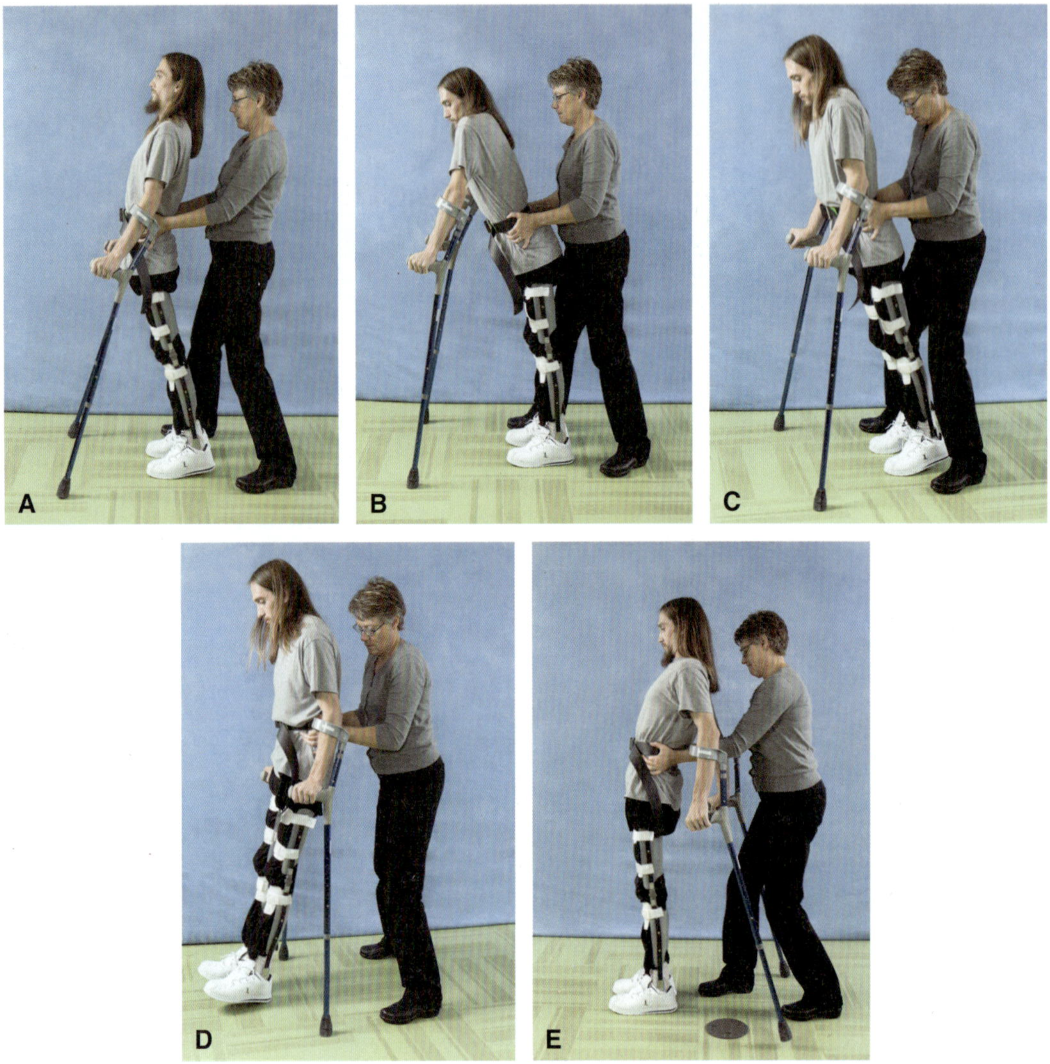

그림 26-25 무릎-발목-발 보조기와 로프스트랜드 목발을 사용한 스윙 스루 보행(Swing-through gait) (A) 균형 잡고 서기. (B) 목발 전진. (C) 팔꿈치를 펴고 어깨뼈를 내리고 벌리면서 머리를 밀어 넣으면서 골반과 다리를 들기. (D) 들고 나서 몸통과 다리를 추처럼 흔들어 전진하기. (E) 머리를 들고 어깨뼈를 모음하고 목발을 눌러 골반을 앞으로 밀어 다시 균형잡기.

환자 적용

이 장의 앞쪽에서 이야기 했던 Johnson은 C6 AIS-A 사지 마비로 인한 척수 손상을 경험했다. 부분적 보존 영역(zone of partial preservation) 아래로 완전 마비를 갖고 있다. 중환자실에 머무는 동안 병원용 침대에서 50° 각도로 침대를 올려 성공적으로 앉아있을 수 있었다. 침대에서 완전히 눕혀지는 휠체어로 옮겨졌고 점진적으로 바로 앉은 자세로 30분간 앉아 있는 것을 하루에 두 번에서 세 번 실시했다. 탄력이 있는 소재로 다리를 감싸고 복대를 착용해서 앉아있는 동안 기립성저혈압의 영향을 최소화시켰다.

Johnson은 입원환자 재활시설로 이동해왔다. 당신은 그의 손상 수준과 예후를 고려하여 계획을 세워야 한다. 그는 신경학적 회복이 기대되지 않는다.

임상 결정 시 고려할 점

- *Johnson을 위해서 어떤 근육을 목표로 근력 강화 프로그램을 계획할 것인가? 이유는 무엇인가?*
- *그의 손상 수준을 고려했을 때 어떤 관절에 정상가동범위가 요구되는가? 어떤 관절가동범위가 정상보다 많은 범위를 요구하는가? 어떤 관절에서 약간의 구축을 필요로 하는가?*
- *어떤 장비를 사용해야 하는가?*
- *어떤 기능적 활동을 배우고 완전히 습득해야 하는가? 어떤 순서로 기능적 활동을 가르칠 것인가? 더 나은 학습을 위해 각각의 활동들을 어떻게 나눌 것인가?*
- *Johnson이 받은 손상 수준은 어떤 휠체어 기술이 중요한가? 압력 경감을 위해서 어떤 방법을 사용할 수 있겠는가? 어떻게 휠체어를 직접 밀 수 있을 것인가?*

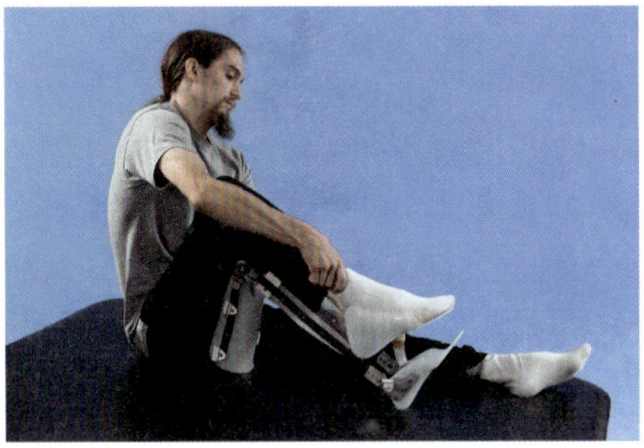

그림 26-26 다리 뻗고 앉은 자세에서 무릎-발목-발 보조기 착용하기.

기술들, 그리고 안전하게 넘어지는 법 역시 완전히 습득되어야 한다(그림 26-26 참조).

양쪽에 KAFO를 착용한 상태로 걷는 것은 정상적인 보행과 비교하여 226%의 에너지가 소모된다(Waters, 1999). KAFO를 사용하여 걷는 사람들은 보행 보조 도구에 자신의 체중 79%를 부하시키고 0.32m/s의 속도로 걷는다. 편평한 바닥에 약간 튀어나온 부분과 움푹 들어간 부분이나 턱, 바닥의 장애물로 인한 약간의 방해에도 쉽게 넘어질 수 있다. 척수 손상의 환자에 있어 보행 훈련은 많은 비용을 발생시키고 영구적으로 기능적 능력에 영향을 미칠 수 있기 때문에 보행 훈련 프로그램을 시작할 때 발생할 수 있는 비용, 위험, 이점에 대해 이해시켜야 한다. 재활환경에서 시간은 매우 중요하기 때문에 신경학적 회복

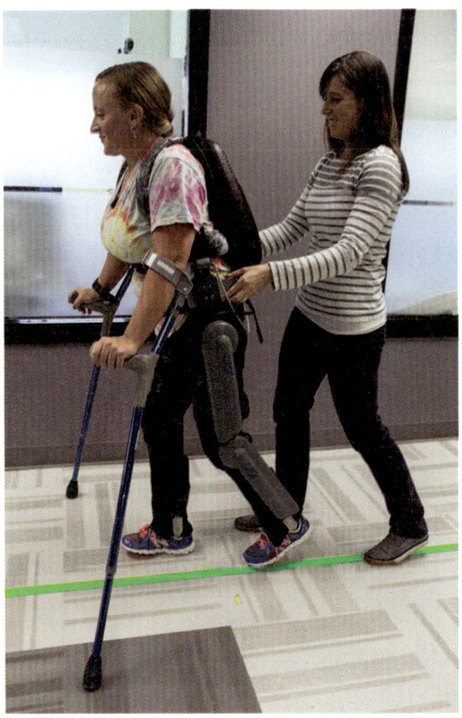

그림 26-27 T10 하지마비 환자의 ReWalk system 연습.

이 기대되지 않는 완전 마비가 있는 사람은 보행 훈련에 앞서 트랜스퍼, 기본적 휠체어 기술 같은 다른 기술들이 먼저 수행 가능하도록 습득되어야 한다.

완전 손상이 있는 사람에게 있어 보행 훈련을 위한 다른 선택지는 로봇 보조가 있다(Esquenazi, 2021a; Krebs, 2012). 로봇 보조 보행 훈련은 안전해 보이고(Zeilig, 2012), 척수 손상이 있는 사람의 보행 기능을 증진시킨다(Tefertiller, 2011). The ReWalk system은 보행 거리와 속도를 증진시켰다(Esqenazi, 2012b)(그림 26-27). 로봇 보조를 통해서 통증, 방광 및 대장 기능, 경직이 호전되는 것과 같은 다른 긍정적인 효과들이 보고되었다(Esquenazi, 2012b).

중재를 위해 특별히 고려해야 할 사항
Special Considerations for Interventions

의료 및 정형외과적 예방 조치
Medical and Orthopedic Precautions

척수 손상으로 인하여 완전 마비가 있는 사람의 경우, 몇 가지 신체적 합병증에 취약하다. 이러한 합병증들 중에 많은 것들이 물리치료와 연관되어 있다. 치료사들은 치료 중에 문제가 생길 부분을 피하기 위한 평가와 문제가 발생했을 때 적절하게 인식하고 조치할 수 있어야 한다. 치료사들은 환자들이 물어보는 병리생리학적 문제와 관리방법에 대한 질문에 대해서도 준비되어 있어야 한다.

척추 주의사항(*Spine Precautions*)

척추의 외상으로 인하여 마비가 발생할 때, 손상 이후의 기간에 척추가 불안정한 상태가 되고 동시에 회복이 일어난다. 이 기간 동안 움직임은 손상 부위에 추가적인 신경학적, 근골계적 손상을 야기할 수 있기 때문에 손상 부위에 충격이 가해지는 것을 극도로 조심해야 한다. 척추의 불안정성 정도와 불안정성이 얼마나 지속되는지는 손상의 본질, 수술 방법, 교정적 안정성(orthotic stabilization)에 달려있다.

외상으로 인하여 척수 손상을 당한지 몇 달 지나지 않은 환자를 치료할 때, 의사에 의해 처방된 척추 주의사항은 엄격하게 지켜져야 한다. 척추 주의사항은 침대에서 통나무 구르기(log-rolling)하는 것을 제한하거나 침대에서

나올 때 척추 보조기를 착용하거나, 항상 척추 보조기를 착용하거나, 들어 올려지는 것을 제한하는 것, 머리 밑에 베개를 깔지 않는 것, 몸통의 굽힘이나 돌림, 무릎을 편 상태에서 엉덩관절 굽힘을 피하는 것이 있다. 척추의 특정 움직임이 제한되지 않았다면 척추의 움직임을 유발하는 자세를 취하거나 환자에게 자세를 취하는 행위를 하기 전에 명확하게 할 필요가 있다. 환자가 제한없이 활동할 수 있도록 허락될 때까지 척추에 스트레스를 줄 수 있는 새로운 활동들을 하기 전에 의사와 상담하는 것이 필요하다.

치료적 운동을 하는데 고려해야 하는 특정한 주의사항은 여기서 언급할 가치가 있다. 주의사항들은 흔하게 관찰되지만 항상 근거가 있는 것은 아니다. 경추가 불안정할 경우, 어깨 근육의 강한 수축은 피하고 부드럽게 수동적으로 어깨의 움직임을 수행해야 한다. 또한, 경추가 안정화되기 전에는 90°가 넘어가는 범위로 벌리거나 굽혀서는 안된다. 비슷한 방법으로, 허리뼈의 불안정성이 나타나는 경우도 운동을 조심해야 한다. 엉덩 근육의 강한 수축을 피하고 부드럽게 관절가동범위 운동을 실시하고 90° 이상의 굽힘은 피하고 척추의 움직임을 유발하지 않도록 가능한 범위 내에서만 수동적 뻗은발올림(straight leg raises)을 수행해야 한다.

골절 예방(Fracture Prevention)

SCI 이후, 손상 분절 이하 뼈의 칼슘과 콜라겐이 빠르게 손실된다. 꼬리 분절의 신경지배를 받는 사지에 발생하는 뼈엉성증(Osteoporosis)으로 인하여 골절의 위험이 증가된다(Szollar, 1998). 뼈엉성증으로 인한 골절은 운동 완전 마비, 하지마비, 백인인종, 긴 발병 시간, 여성에게서 더 빈번하게 일어난다(Levi, 1995b).

뼈엉성증을 가진 사람은 뼈에 영향이 갈 정도로 강한 압박이 있는 활동을 피해야 한다. 특히, 치료적 운동과 전기자극 역시 뼈엉성증이 있는 뼈에 힘이 가해지는 활동들과 넙다리뼈에 뼈엉성증이 있고, 엉덩 굽힘근의 구축이 있는 경우에 엎드린 자세를 취하는 경우와 같은 자세들 만큼이나 주의하여 실시해야 한다. 완전 마비가 있는 사람은 뼈엉성증으로 진단받지 않은 사람이라고 할지라도 뼈가 약해질 수 있다. 진단과 상관없이 꼬리분절의 신경지배를 받는 사지의 경우 척수에 손상을 받은 이후에 상당한 시간이 지나면 이러한 증상이 나타나게 된다. 척수 손상이 있는 사람은 손상 이후 첫 6개월 간 뼈의 무기물 밀도가 광범위하게 손실되게 된다(Sheilds, 2002).

피부 주의사항(skin precautions)

압력으로 인한 손상은 척수 손상 이후에 감각 소실과 이동성 저하, 말초의 순환변화, 피부의 콜라겐 함유 감소의 영향으로 인해 발생하는 가장 흔한 합병증이다(Mawson, 1993; Salzberg, 1998). 완전 척수 손상이 있는 경우, 손상을 당한 시점부터 개인의 인생에서 지속적인 압력으로 인한 손상에 취약해진다. 압력으로 인한 손상은 막을 수 있다. 그러나 예방을 위해서는 사실상 끊임없이 조심해야 한다.

피부 손상이 유발되는 가장 흔한 이유는 압력이 경감되지 않고 지속되는 것이다(Ditunno, 1994). 압력의 지속으로 피부 손상을 피하기 위한 정형화된 방법은 침대에서 매 두시간마다 자세를 변경해주는 것과 앉은 자세에서 매 15-30분 사이에 압력을 경감시켜주는 것이 있다(CSCM, 2014,; NPUAP, 2007). 물리치료에서 부가적인 예방책은 전단력(shear forces), 마찰력, 둔상(blunt trauma), 피부가 수분에 장기간 노출되는 것을 피하고, 피부를 점검하고, 적합한 휠체어와 쿠션을 사용하고 환자와 보호자(caregiver)를 교육시키는 것이 있다(Arnol, 2003; CSCM, 2014; Somers, 2010).

기립성저혈압(Orthostatic Hyopension)

기립성저혈압은 바르게 세운자세(앉기 또는 서기)를 취했을 때 혈압이 떨어지는 것을 말한다. 증상으로는 기절할 것 같은 느낌, 현기증, 시야 소실, 이명, 메스꺼움, 의식소실이 포함된다(Illman, 2000; Nobunaga, 1998). 기립성저혈압은 흔히 급성기의 경부나 상위 흉부 손상 시 말초혈관에 자율적 조절의 방해를 받아 나타난다. 손상 후 몇 주가 지나면 자연스럽게 해결된다(Naso). 미도드린(Midodrine)과 같은 몇몇 약은 혈압을 올려주고 기립성저혈압을 줄여준다.

기립성저혈압과 관련된 사건들은 물리치료 기간 중에 물리치료사가 초기에 침대에서 바로 앉은 자세로 옮겨올 때와 같은 상황에서 빈번하게 발생한다(Illman, 2000). 이러한 문제를 최소화하기 위해 환자는 압박스타킹을 신거나 압력이 있는 소재로 다리를 감고, 복대를 착용하도록 하여 말초 저항(peripheral resistance)을 증가시킨다. 처음 침대에서 나올 때 기댈 수 있는 휠체어를 이용하여 휠체어 등받이를 뒤로 약간 기대고 발받침을 최대한 올려 다리가 올라가게 한다. 환자가 견딜 수 있는 범위에서 점진적으로 등받이를 바로 세우고 다리를 내려야 한다. 점진적으로 내릴 때 매우 조금씩 움직이는 범위에서 단계를 정해서 실시한다. 다음 자세로 휠체어를 조정하기 전에 환자가 적응한 후에 해야 한다. 만약 환자가 점진적으로 바로 세운 자세를 유지하기 어렵다면(기립성저혈압 증상이 심해져서) 다리를 유지한 상태에서 등받이를 먼저 올리고 환자가 그 자세에 충분히 적응한 후에 다리를 내려야 한다. 세션 과정에서 기립성저혈압의 증상이나 신호가 나타나는지 관찰해야 한다. 기립성저혈압이 발생했을 때 간단한 방법으로, 발판을 올려서 다리를 올려주거나 등받이를 내려주거나 둘 다 해줘야 한다. 기울여진 자세에서는 증상이 감소된다.

자율신경성 반사부전증

자율신경성 반사부전증은 꼬리에서 척수 부분의 병변으로 인한 유해한 자극으로 교감신경의 과장된 반응이다. 자율신경성 반사부전증은 혈압이 확연히 올라간다는 특징이 있다. 부가적인 신호와 증상은 머리가 지끈거리는 통증, 병변 이상 부위의 홍조와 식은땀, 느린맥(bradycadia), 털세움(piloerection), 시야의 변화, 코충혈(nausal congestion), 불안, 가슴통증, 심장의 부정맥을 포함한다. 자율신경성 반사부전증은 T6 이상 분절의 척수에 손상이 발생한 경우 주로 나타나지만, 더 낮은 분절의 손상 시에도 발생한다는 보고되고 있다(CSCM, 2001).

자율신경성 반사부전증의 합병증은 망막출혈이나 거미막밑(subarachnoid)출혈, 발작(scizure), 혼수(Coma), 사망과 같은 것을 포함한다(Campagnolo, 2002b). 자율신경성 반사부전증으로 인하여 심각한 손상을 받을 수 있기 때문에 자율신경성 반사부전증이 발생했을 때 신속하고 적절한 조치를 취해야 한다. 만약 T6 분절 이상의 신경학적 손상이 있는 환자를 치료한다면 환자에게 자율신경성 반사부전증의 증상이나 신호가 나타나는지 주의 깊게 관찰해야 한다. 만약 환자가 누워있다면 다리를 내리고 앉은 자세로 보조하여 앉혀야 한다. 다리 내리고 앉은자세는 다리를 심장보다 낮게 위치하여 기립성저혈압을 유발하는데, 이는 위험할 정도로 혈압이 상승한 경우 혈압을 낮출 수 있고 특히, 반사부전증이 있는 경우 뇌의 혈압을 낮출 수 있다. 당신은 환자의 혈압을 관찰해야 하고 가능하다면 자율신경성 반사부전증을 유발할 수 있는 유해한 자극들이 없어야 한다. 유해한 자극은 넙다리뒤근육의 스트레칭, 조이는 옷, 도뇨관 튜브가 구부러져 방광의 팽창이나 소변가방의 지나친 팽창과 같은 것들이 있다.

그러나 유해한 자극의 원인 중 몇 가지는 물리치료사가 접근할 수 없다. 예를 들어, 환자가 도뇨관 삽입이 필요하거나 대장의 충격을 제거해야 할 필요가 있을 수 있다. 환자가 요로감염이 있을 수도 있다. 만약 자율신경성 반사부전증을 유발할 수 있는 요소들을 제거했음에도 불구하고 혈압이 정상으로 돌아오지 않는다면 당신은 빠르게 의료전문가들에게 응급조치를 취할 수 있게 해야 한다.

과사용 증후군 Overuse Syndromes

완전 마비가 있는 사람은 상지의 과사용 증후군이 자주 발생된다. 장기간 서 있는(long-standing) SCI 환자가 통증, 퇴행성 관절변형, 어깨 부딪힘, 돌림근띠(Rotator cuff)의 병변, 힘줄염(tendinitis), 손목굴증후군과 같은 문제를 겪는 것은 흔한 일이다(Curis, 1999a, 1999b; Gellman, 1988; Lal, 1998; Noreu, 2000. Sie, 1992; Silfverskiold, 1991). 트랜스퍼나 수동휠체어 추진과 같은 기능적 활동을 수행하면서 반복적이고 만성적으로 상지에 압력이 가해지면 상지의 통증과 퇴행성 변형이 심화된다(Gellen, 1998; Noreau, 2000; Silfverskiold, 1991). 근육의 불균형 역시 과사용 증후군이 발생하게 되는 요인이 될 수 있는데, 특히 사지마비가 있는 사람에게 있어 더욱 흔하게 나타날 수 있다(Powers, 1994; Silfverskiold, 1991). 과사용 증후군은 지역사회 통합과 기능적 독립성을 저해할 수 있기 때문에 특별히 주의하여야 한다.

SCI 이후 과사용 증후군이 있는 경우 관련 기록이 많고 예방 방법들이 개발되어 있다(CSCM, 2005a). 시간이 지날수록 환자에게 상지의 문제를 유발시킬 수 있는 위험요소들을 줄이기 위해서 아래와 같은 실행 원칙을 따라야 한다.

1. 훈련 중에 상지에 가능한 스트레스를 적게 주는 기능적 과제를 실시하기 위한 방법을 선택해야 한다 (Boninger, 1999; Sie,1992).
2. 환자에게 에너지 보존 방법과 활동의 속도에 대해 알려줘야 한다(Boninger, 1999; Sie,1992).
3. 체중의 증가는 기능적 활동을 하는 동안 상지의 압박(염좌)을 유발할 수 있으므로 환자들이 이상적인 체중을 유지하도록 한다(Boninger, 1999).
4. 휠체어를 구매할 때, 수동휠체어 추진의 장기적인 정형외과적 효과를 고려해야 한다. 전동휠체어 (Boninger, 1999; Sie,1992)나 전동 보조장치

(Cooper, 2011)를 이용한 휠체어는 때에 따라 상지의 사용을 줄일 수 있다.

5. 수동휠체어를 사용하는 환자에게, 상지의 외상이 누적되는 것을 최소화할 수 있도록 휠체어를 처방하거나 조정한다. 매우 가벼운 무게(Boninger, 1999), 전방으로 위치된 바퀴 축(Boninger, 2000)을 통해 상지에 가해지는 힘을 최소화하고, 등받이의 높이와 최대한 좋은 자세의 착석시스템을 통해 정상적인 어깨뼈 자세와 어깨 역학을 촉진시킨다(Kirshblum, 1997).
6. 근육의 지구력(Pentland, 1994a, 1994b)과 팔이음뼈(shoulder girdle)의 균형잡힌 근력과 유연성을 발달시키기 위한 치료적 운동을 활용한다(Ballinger, 2000; Kirshblum, 1997).
7. 환자에게 과사용으로 인한 부상에 대해 교육해야 한다. 증상이 처음으로 나타났을 때 바로 치료방법을 찾도록 하고 만성 문제로 악화시키지 않도록 해야 한다.

이로운 뻣뻣함의 보존

Preservation of Beneficial Tightness

이 세션에서 제시된 예방 조치는 이로운 뻣뻣함을 유지하기 위한 것이며 다른 목적을 위해 필요하다: 기능적 잠재력의 극대화. 이 장에서 앞서 말한 것처럼 허리 부분과 긴 손가락 굽힘근(long finger flexor)에 약간의 뻣뻣함은 완전 마비가 있는 사람에게 있어 기능적으로 유익할 수 있다. 이러한 이로운 뻣뻣함을 유지하기 위해서는 이러한 조직들에 스트레칭을 피해야 하고 환자의 가족들에게도 교육해줘야 한다.

긴 손가락 굽힘근에 약간의 뻣뻣함은 물건을 잡거나 조작할 때 테노데시스(Tenodesis) 움켜잡기를 사용하는 사람들(앞 부분에서 언급. 그림 26-5, 26-8)에게 있어 이롭다. C6나 C7 사지마비는 손가락 굽힘근의 신경지배가 부족하지만, 손목을 능동적으로 펴하여 생체역학적으로 손가락을 구부릴 수 있다. 긴 손가락 굽힘근에 약간의 뻣뻣함은 테노데시스(Tenodesis) 움켜잡기를 사용하여 물체를 쥐는 능력을 강화시켜줄 수 있다. 과도한 폄은 테노데시스(Tenodesis) 움켜잡기를 실시할 수 없게 만들 수 있다. C5 사지마비가 있는 사람 역시 긴 손가락 굽힘근에 약간의 뻣뻣함이 있는 것이 좋은데, 손가락을 이용하여 물체를 거는 능력을 강화할 수 있다. 더욱이, 손상 이후 첫해 동안 C5 사지마비를 가진 많은 사람들은 손목 폄근의 회복을 경험함으로 테노데시스(Tenodesis) 움켜잡기를 사용하는 능력을 개발할 수 있다.

C5, C6, C7 사지마비가 있는 사람에게는 다음과 같은 사항을 주의해야 한다: 손목 폄과 손가락 폄을 동시에 하지 않아야 한다. 수동적 관절가동범위 운동을 수행하거나, 손바닥을 바닥에 두고 체중을 지지하는 운동을 수행하거나, 환자나 환자의 보호자에게 운동이나 기능적 기술들을 교육할 때마다 주의사항을 늘 염두에 두어야 한다.

허리에 약간의 뻣뻣함은 몸통 근육의 신경지배가 부족한 사람들에게 유익할 수 있다. 이러한 뻣뻣함은 등의 연부조직에 긴장감을 주어 머리와 팔의 움직임을 통해 아래쪽 몸통을 효과적으로 움직일 수 있게 한다. 이 움직임 방법은 침대에서 구르기, 휠체어에서 옮겨 앉거나, 휠체어로 옮겨 앉기와 같은 활동을 할 때 사용한다. 다음과 같은 방법들은 허리의 과도한 스트레칭을 예방할 것이다.

1. 넙다리뒤근육의 수동적 범위가 뻗은발올림 시 100°가 안될 정도의 뻣뻣함이 있을 때 다리 뻗고 앉은 자세(long sitting position)를 지양해야 한다.
2. 넙다리뒤근육을 스트레칭할 때, 스트레칭하는 힘이 허리가 아닌 넙다리뒤근육에 가해질 수 있도록 한다. 골반과 꼬리뼈를 안정화시키기 위한 가장 간단한 방법은 누운 자세에서 반대쪽 엉덩관절을 폄상태로 유지하고 넙다리뒤근육을 스트레칭하는 것이다.
3. 골반이 지속적으로 뒤쪽 기울임(posterior tilt)되지 않도록 한다.

중재: 치료외 시간과 퇴원에 고려할 사항

Intervention: Considerations for Nontherapy Time and Discharge

환자 및 가족 교육의 관점

Aspects of Patient and Family Education

예방이 가능한 많은 이차 병증과 손상들은 SCI로 인한 완전 손상과 관련이 있다. 이러한 문제들 중 많은 수가 사람들의 신체적 건강, 기능적 능력들, 가족과 지역사회 활동(community activities)에 참여할 수 있는 능력들에 매우 해로울 수 있다. 더욱이, 완전 척수 손상 환자는 인생의 전반에 걸쳐 이러한 이차 손상에 취약하다.

적절한 교육과 훈련을 통해 환자들이 미래의 건강을 최대한 좋게 만들도록 환자를 도울 수 있다. 표 26-9는 완전 마비가 있는 사람에게 적용할 수 있는 지식의 영역과 신체 기술들을 요약한 것이다. 비록 재활팀의 다른 구성원들은 장과 방광관리, 약물사용, 안전, 척수 손상 이후의 성생활과 같은 추가적인 건강 관련 주제에 대해 접근할 것이다. 치료사들은 이러한 주제들의 실용적 지식들에 대해 잘 알고 있을 필요가 있다. 환자가 물었을 때, 치료사는 적절하게 응답할 준비가 되어 있어야 한다. 이러한 모든 재활적 측면은 사실 교육과 훈련을 각 개인이 수행할 수 있을 정도여야 하고 개인의 특징, 목표, 필요를 고려하여 실시해야 한다.

이상적으로 환자는 건강관리를 하면서 신체적 기술의 수행을 배울 것이다. 이러한 기술을 습득할 수 없을 경우 필요한 도움에 따라 우리는 다른 사람을 가르치고 감독하는 방법을 배워야 한다. 예를 들어, 상위 사지마비가 있는 사람은 구두지시를 통해 어떻게 적절한 휠체어 자세를 취하게 할 것인지 연습해야 한다. 모든 환자들은 때에 따라서 보호자가 없거나 보호자가 이전에 훈련받은 적이 없을 경우 스스로 자신을 관리할 수 있어야 한다.

가정 활동 Activities for Home

완전 마비가 있는 사람은 가정환경과 비슷한 상황에서 재활의 원리와 활동을 수행할 수 있도록 권장해야 한다. 근력, 관절가동범위 유지, 완전 마비 시에 수행해야 하는 어려운 기능적 활동들을 위해서 가정 운동 프로그램은 필수적이다. 운동 프로그램은 가동범위, 근력강화, 기능적 활동들을 배우기 위한 훈련 등으로 구성된다.

완전 마비의 손상 수준에 따라 전형적인 가동범위 프로그램이 있다. 하지마비가 있는 사람의 경우, 다리 뻗고 앉은 상태를 수행하기 위해 뻗은발올림 시 100-110°의 가동범위가 확보될 수 있도록 다리를 스트레칭해야 한다. 이를 통해 기능적 활동들을 수행하는 동안 다리 뻗고 앉은 상태를 유지하는 것이 수월해진다. 기능적 자세에서 엉덩관절은 종종 펴지지 않는데 관절의 건강을 유지하기 위해서는 팔꿈치로 지지하여 엎드린 자세나, 기립대를 통해 상대적으로 엉덩관절이 폄된 상태에서 수동적으로 체중을 지지할 수 있도록 해야 한다.

기능적 활동을 위한 움직임을 확보하기 위해서는 상지의 일정한 가동범위가 필요하다. 어깨 관절은 완전 마비가 있는 사람에서 반복적으로 구르기, 팔꿈치로 지지하여 엎드리기, 휠체어에서 바닥으로 트랜스퍼하기와 같은 활동들을 하게 되고, 이때 어깨는 움직이는 동안 운동성과 안정성을 함께 갖도록 설계된 관절이 아니다. 따라서 완전 마비가 있는 사람은 매일매일 어깨 가동범위 프로그램을 수행하여 어깨의 바깥돌림, 어깨뼈의 내밈과 뒤당김을 촉진시켜야 한다(CSCM, 2005a). 위팔세갈래근이 충분히 활성화되지 못한 사람의 경우에도, 팔꿈치를 펴고 유지하는 것이 필수적이다. 이 경우 아래팔을 뒤침과 중력을 사용하여 중력에 대항하는 자세를 만든다. 완전 마비가 있는 사람 중 위팔세갈래근의 기능이 부족하고 동시에 팔꿈치 굽힘근의

표 26-9 완전 마비가 있는 사람을 위한 물리치료 재활 프로그램에서 교육시켜야 할 요소

주제	환자 교육의 일반적 목표
손상의 신경학적 수준	척수의 기초적 해부학과 손상의 신경학적 수준, 기능적 기대치에 대한 이해를 통해 사람들이 직접 수행하거나 자신을 관리할 수 있게 한다.
피부관리	피부괴사의 원인과 어떻게 예방해야 하는지, 발견해야 하는지, 관리해야 하는지 알고 압력 경감, 자세조절, 자세, 장비, 피부를 온전한 상태로 관리하는 방법을 이해시킨다.
이차 합병증	척수 손상으로 인한 주의사항을 이해시킨다. 이미 증상이 있다면, 저혈압, 자율신경성 반사부전증, 호흡계 문제, 비뇨생식기계 문제, 위장장애, 통증과 같은 이차 합병증을 어떻게 관리하거나 예방하는지 이해시킨다.
트랜스퍼	침대, 의자, 휠체어, 변기, 욕조, 바닥, 자동차와 같은 상황에 맞는 트랜스퍼 기술을 알려준다.
이동성	휠체어의 종류과 적합성에 대해 이해시킨다. 어떻게 관리하고 추진하는지 편평한 면과 편평하지 않은 면에서 사용하는지 알려준다.
접근성	가옥구조를 완전 마비가 있는 사람에게 필요한 방향으로 개조하는 것에 대해 알려준다.
장비	기능적 도구나 보조기 같은 장비를 어떻게 사용, 유지, 적용하는지 이해시킨다.

구축이 있는 경우, 상지로 체중을 지지하는 것이 어려워져 기능적 활동들이 제한된다.

상지의 근력을 유지하는 것을 간과해서는 안된다. 일반적으로 트랜스퍼와 휠체어 추진과 같은 기능적 활동들을 수행하는데 상지의 근력이 충분하지 않다. 어깨 관절은 필요한 경우 적절히 사용하기 위해서 지속적으로 강화하는데 주의를 기울여야 한다(CSCM, 2005a). 반드시 돌림근띠와 어깨뼈의 안정화를 위한 근력강화(저항 밴드나 도르래형 케이블기구(pulley system)사용)를 실시해야 한다. 위에서 말한 운동은 일주일에 2, 3회 정도 실시해야 한다.

마지막으로, 연습과 치료적 관점을 통해 자주 사용하게 되는 기능적 활동들을 수행할 수 있는 능력을 유지해야 한다. 기술을 지속적으로 연습하는 것이 개인의 능력을 유지하는데 도움이 될 것이다. 기술을 수행하는 것은 근육을 강하게 유지하며 과제를 수행하기에 적절한 가동범위를 유지하게 도와준다. 환자는 한 가지 사실을 기억해야 한다. "사용하지 않으면, 잃게 될 것이다."

건강한 활동적 생활방식을 위한 고려 사항

Considerations for a Healthy Active Lifestyle

최근 발병한 척수 손상으로 인하여 완전 마비가 있는 사람은 척수 손상을 당하지 않은 사람과 비교했을 때 기대수명이 훨씬 낮다(NSCISC, 2016, 2017). 재활을 하는 동안 기울인 노력이 척수 손상 환자에서 평생 동안의 건강을 만든다. 또한 노력을 통해 이차 합병증을 최소화시킬 수 있다(이차 합병증과 SCI를 동반한 노화 부분 참조). 환자에게 어깨, 팔꿈치, 손목을 보호하는 방법을 알려주고(CSCM, 2005a), 압력으로 인한 손상을 예방하고(CSCM, 2014), 자세에 주의를 기울여 뼈감소증이나 뼈엉성증으로 인하여 척추의 손상이나 영구적 자세 변형이 나타나지 않도록 해야 한다. 엉덩관절 굽힘근, 무릎 굽힘근, 발목의 발바닥쪽 굽힘근에 가동범위 운동과 스트레칭을 실시해서 원하지 않는 구축을 최소화시킬 수 있도록 교육해야 한다.

신체적 건강을 위해서는 정기적인 유산소운동 역시 실시해야 한다. 30분 이상의 중간 강도의 운동을 주 5회 실시하거나 최소 20분간 고강도의 유산소운동을 최소 주 3회 실시해야 한다(Haskell, 2007; HHS, 2010). 실외에서 수동휠체어를 추진하는 것은 중간에서 고강도의 운동을 오랫동안 실시할 수 있다는 특성이 있지만 척수 손상이 있는 사람에게 있어 어려운 난이도의 운동이다. 상지 에르고미터(ergometer)를 통해 유산소운동을 실시할 수 있으나 척수 손상이 있는 사람에게 반복적으로 팔을 사용하는 것은 상지 관절의 문제를 야기할 수 있다. 전기 자극을 동반한 자전거는 다소 도움을 제공한다. 등과 허리의 병변 시에는 KAFO와 보행 보조장비를 활용하여 걷는 것이 가능할 수 있다. 유산소운동을 실시하기 어려울 때는 영양을 고려하여 척수 손상 이후 체중이 증가하지 않도록 해야 한다.

실습

이 장에서 다뤘던 기술들에 대해 복습해보자. 앞으로의 연습을 위해서는 환자가 아래와 같은 기술을 수행할 수 있도록 가르치거나 보조해야 한다

- 장비를 사용하거나 사용하지 않고 누운자세에서 엎드린 자세로 구르기
- 엎드린 자세에서 엎드려 팔꿈치로 지지한 자세로 자세 변경하기
- 장비를 사용하거나 사용하지 않고 팔꿈치로 지지한 자세에서 다리 뻗고 앉은 자세로 변경하기
- 다리 뻗고 앉은 자세나 다리 내리고 앉은 자세 유지하기
- 앉은 상태에서 밀어 올리기와 앞으로 기대기 수행하기
- 장비를 사용하거나 사용하지 않고 높이가 같거나 다른 높이의 트랜스퍼 수행하기
- 수동휠체어 추진하기
- 완전 하반신 마비의 기초적 보행 훈련

복습

1. 완전 마비의 전형적인 이유가 되는 생리학과 해부학에 대해 요약한다.

2. 완전 마비 시 자주 동반되는 병리학적 특징들에 대해서 나열하고 설명한다.

3. 완전 마비 시에 사용하는 보상적 움직임 방법과 치료적 기법에 대해 설명한다.
   a. 구르기
   b. 다리 뻗고 앉은 자세 취하기
   c. 앉아서 밀어 올리기 수행하기
   d. 장비를 사용하거나 사용하지 않고 휠체어로 트랜스퍼하거나 휠체어에서 트랜스퍼하기
   e. 수동휠체어 추진하기
   f. 하지의 완전 마비 시 보행 훈련

4. 완전 마비가 있는 사람에게 사용할 수 있는 전형적 중재 방법에 대해 묘사하고 그것들을 실제 사례에 적용한다.

5. 완전 손상 환자의 중재 시 특별히 고려해야 할 사항에 대해 요약한다.

요 약

이 장에서는 완전 마비가 있는 사람을 위한 치료적 중재에 대해서 전형적인 해부학, 이차적 상태, 주의사항, 집에 가기 위해 고려해야 할 사항들을 포함하여 알아보았다. 완전 마비가 있는 사람은 아주 넓은 범위의 기능을 잃게 되지만 이를 보상할 수 있는 새로운 방법을 배울 수 있다. 이러한 중재를 적용하기 위해서는 치료사에게도 고려해야 할 사항이 있다. 환자와 치료사는 이장에서 언급했던 기능적 움직임을 가르치고 배우기 위해 시간과 끈기가 필요하다. 기능적 훈련을 실시하기 전에 치료사는 환자가 적절한 가동범위와 힘을 가졌는지, 과제 연습을 시작할 정도로 의학적으로 안정되어 있는지 확인해야 한다.

감각 손상에 대한 중재

Intervention for Sensory Impairment

제 27 장

■ 안시내

개 요

학습목표

이 장을 마치면, 학습자는 다음을 할 수 있어야 한다:

1. 정상 감각 기능과 비정상 감각 기능을 구별한다.
2. 감각 장애와 관련된 일반적인 병리의 메커니즘을 설명한다.
3. 감각 장애의 일반적인 징후와 증상을 인식한다.
4. 검사 결과를 기반으로 기능적 환자 중심 목표를 수립한다.
5. 감각 장애에 대한 적절한 치료 계획을 설계한다.
6. 현재 연구 및 증거 기반 실습을 사용하여 감각 중재를 선택한다.

감각 손상 소개

Introduction to Sensory Impairment

따뜻한 여름날을 상상해본다. 현관 앞에 약하게 흔들리는 흔들의자에 맨발로 앉아서 있다. 아이스 티 한잔을 마시면서 산들 바람이 불어오는 바람이 느껴진다. 어디에선가 작은 쥐 한마리가 발을 지나치고 지나가서, 당신은 자리에서 갑자기 일어나고 아이스 티를 엎질러지게 한다. 그것에 대해 생각할 필요없이, 감각 시스템은 방금 발생한 무수한 감각 사건에 대한 반응을 즉각적이고 자동으로 받아들여 처리하고 구성하고 계획을 세운다. 순식간에 관절, 피부 및 머리의 감각 수용체는 중추신경계에 수많은 온도, 촉각, 움직임 및 압력 자극을 처리하고 반응하도록 경고했다.

인체는 독립적으로 그리고 서로 함께 작용하는 수많은 감각 체계를 가지고 있다. 그들이 작동하는 방식을 결정하는 메커니즘은 다르지만, 기능적 및 의도적인 방식으로 내부(신체) 및 외부(환경) 자극을 인식하고 반응하도록 돕는 전반적인 목표를 모두 공유한다. 감각 시스템은 **신체감각**(촉각 및 고유 감각), 전정 감각, 특수 감각인 시각, 청각, 미각, 후각으로 분류할 수 있다. 촉각, **고유수용신경** 및 전정 시스템의 손상은 이 장에서 다룬 감각 장애이다. 독자는 또한 전정 감각, 시각, 후각, 촉각 및 청각 손상에 대한 추가 정보는 7장과 29장을 참조한다.

정상 감각 기능 Normal Sensory Function

*Physical Therapist Practice(Guide)*에 따르면, **감각 통합**은 **고유 감각**, 진동 감각, **입체 감각**, 피부 감각을 포함하는 대뇌 피질 감각 처리의 정확성이다(American Physical Therapy Association [APTA], 2015b). 감각적인 처리는 *가이드*에 의해 환경에서 파생된 운동 관련 정보를 통합하는 능력으로 정의된다(APTA, 2015b). 그것은 감각 자극에 대한 운동 반응을 도입, 처리, 구성, 계획하는 것을 포함한다. 정상적이고 건강한 개인의 경우, 이 반응은 자동적이고 효율적이며 효과적이다. 아마도 간과하거나, 당연한 사건은 모든 사람에 대해 하루 종일 지속적으로 발생한다. 그러나 질병이나 부상으로 감각 시스템이 부드럽고, 자동으로, 완전하게, 또는 효과적으로 기능하지 못하는 경우 갑자기 우리의 주의를 끌게 된다.

생각해 볼 점 27.1

운동 관련 증상은 구심성 기능이 구심 입력, 감각 정보의 처리/조직화, 또는 운동 반응 중 어느 것에 기능부전인지에 따라 개인마다 다르게 나타날 수 있는가?

감각 손상의 임상적 특성과 그 기능에 미치는 영향 Clinical Picture of Sensory Impairment and Its Effect on Function

병리학으로 인한 다양한 유형의 감각 장애는 이동성, 일상 생활 활동, 여가 및 직업활동을 포함하여 일상 생활의 모든 운동을 혼란시켜 기능적 제한과 잠재적인 장애를 초래할 수 있다. 어린이와 어른 모두에게 영향을 줄 수 있다. Sensory Profile 평가 도구(Dunn, 1999)에 의해 결정된 바와 같이 감각 기능 장애가 있는 아동과 없는 아동을 대상으로 한 연구에서 White(2007)는 감각 장애가 있는 아동이 *Assessment of Motor and Process Skills*에서 낮은 운동수행 점수가 나타났다(Fisher, 2014).

감각 손상은 **저민감**(저 반응) 또는 **과민**(고 반응)으로 분류할 수 있다. 고민감은 **무감각증**(모든 감각의 손실), 감각의 부분적 또는 부족한(낮은) 감각, 감소된 감각구별 또는 **감각적 무시**를 포함한다. 과민 반응은 **감각 방어**, **감각 회피**, **감각 이상**(변경되거나 통증이 있는 감각)을 포함한다. 감각 저하와 과민 반응 모두가 부족한 운동 능력, 자세 및 균형 감퇴, 운동 학습 문제를 일으킬 수 있다. 감각 장애는 개인이 감각 입력을 증가시키거나 회피하도록 유도할 수 있다.

감각 장애와 과민 반응 모두 부상이나 2차 손상의 위험을 증가시킴으로써 안전과 건강 문제를 일으킬 수 있다. 감각의 부족, 감각 저하 또는 감각 감소는 사람이 온도 또는 날카로운 표면으로 인한 상해로부터 피부를 보호하거나 압력을 경감하는 것을 제공하고 욕창을 방지하기 위해 체중을 이동시키는 시기를 알도록 한다. 지나친 과민 반응이나 감각 이상이 존재하면 감각 입력에 대한 비효율적이거나 부적절한 반응으로 사람이 중요한 감각 정보를 무시하거나 잘못 해석하여 부상을 입을 수 있다. 예를 들어, 환자가 만지는 것에 과민증을 가질 때, 그녀는 예기치 못한 촉감(예를 들어, 복도에서 누군가 그녀를 향해 걸레질을 해오는 것)을 해를 끼치는 자극으로 해석하고 그 사람을 때리거나 밀어내어 공격할 수 있다. 이러한 만성적인 자극이나 불편함은 사회적 활동, 일, 놀이 상황에 어려움을 초래하여 삶의 질을 떨어뜨릴 수 있다.

환자 적용: 사례 소개

세미(Sammie)는 6개월 전 자동차 사고로 외상성 뇌손상을 입은 8세 소년이다. 오른쪽 대뇌 반구의 손상으로 왼쪽에 마비가 있다. 집중 치료 1개월을 받고 재활 센터에서 4개월을 치료받은 후 그는 가족과 함께 집에 돌아와 학교에 다시 돌아갈 준비를 한다. 그는 짧은 거리에서 독립적으로 걷기는 할 수 있지만, 계속 여행하거나 물건에 부딪치거나 피로를 빨리 느끼게 된다. 그는 종종 왼쪽 면을 인식하지 못하고 사람들이 왼손 또는 다리를 만지면 좋아하지 않는다. 세미는 회복을 계속하기 위해 다음 주에 외래 환자 물리치료를 시작할 예정이다.

Physical Therapist Practice에 따르면, 이 진단을 위한 선행적 실행 패턴은 진단 5C(Impaired Motor Function and Sensory Integrity Associated with Non-progressive Disorders of the Central Nervous System—Congenital Origin or Acquired in Infancy or Childhood)와 관련된다.

임상 결정 시 고려할 점: 초기 질문

설명한 대로 세미의 경우:

- *이 간단한 소개에서 계속 진행하기 위해 그의 병력에 대한 추가 정보는 무엇인가?*
- *알아야 할 가족 및 사회 정보는 무엇인가?*
- *가정과 학교에서 고려해야 할 중요한 환경적 제약은 무엇인가?*
- *세미의 기능 수준에 대해 알아야 할 사항이 있는가?*
- *학구와 어떤 협의가 필요한가?*
- *세미의 목표는 무엇인가? 그의 가족의 목표는 무엇인가?*
- *재활 센터에서 퇴원 요약서를 받는 것이 중요한 이유는 무엇인가?*

해부학 및 생리학
Anatomy and Physiology

감각 시스템 Sensory Systems

감각은 자극이 감각 수용체를 활성화시킨 다음 감각 신경 경로를 따라 뇌로 이동하는 과정에서 비롯된 신경 활동으로 정의된다(Haywood, 2009). **지각**은 두뇌가 감각으로부터 얻은 정보를 선택, 처리, 구성, 통합하는 다단계 프로세스로 정의된다(Haywood, 2009). 이 두 정의에서 우리는 감각 수용체로 시작하여 말초 및 중추 신경계에 감각 과정이 포함한다는 것을 알 수 있다. 감각 기능 손상을 위한 검사 또는 치료에 대해 논의하기 전에, 이 장에서 다루는 세 가지 감각 시스템, 즉 촉각, 전정 감각, 고유수용성 감각을 간단히 리뷰할 것이다.

촉각 감각 체계는 보호와 차별이라는 두 가지 목적을 수행한다. 마이스너 소체, 파치니 소체, 메르켈 원반, 루피니 소체를 포함한 촉각 수용체는 피부의 다양한 질감, 외형, 크기, 모양, 촉각의 국소화를 구분할 수 있다. 우리의 감각은 사물이 날카롭거나 무딘지 또는 뜨겁거나 차가운지를 구분할 수 있게 하여 부상으로부터 우리를 보호한다. 피부 손상을 예방하는 데 중요한 역할을 하는 피부에 대한 압박에 대해 우리 몸이 알려준다. 그것은 우리가 물건의 특성을 정확하게 알 수 있게 하여 우리가 물건을 정확하게 조작하고 작업, 놀이, 일상생활 활동을 위해 훌륭한 운동 능력을 사용할 수 있게 한다.

전정 시스템은 근육의 긴장도와 협응을 조절하는 것 뿐만 아니라 다음과 같은 많은 목적을 충족시키는 복잡한 감각 시스템이다. 균형과 평형 유지; 안구 운동 조절 보조; 머리 직립상태 유지, 수직 위치로 자세 유지; 각성과 주의 수준을 향상시키는 데 도움이 된다. 3개의 주요 전정 감각 수용체가 내이에 위치해 있다: 귀의 반고리관, 구형낭, 소낭. 반고리관은 머리의 회전 속도, 힘, 방향을 등록한다. 그들은 각 가속도 및 감속도(회전)뿐만 아니라 선형 가속 및 감속(앞쪽으로 움직임)에 반응한다. 구형낭과 소낭은 중력과 머리 위치의 변화에 민감하다. 신경계 전반에 걸친 수많은 통로와 연접을 통해 이들 수용체는 신체 위치와 운동을 조절하여 재입력하는 것에 반응한다(Guttman, 2008)(그림 5-2, 그림 5-3 및 표 5-1 세부사항 참조). 전정 시스템과의 기능적 상관성은 균형, 근긴장도, 협응, 운동에 대한 반응으로 일상생활 활동과 기술에 필요한 적절한 자세, 이동성, 대운동 능력을 제공한다.

고유수용성계는 공간에서 신체의 움직임과 위치를 인식한다. 그것은 운동의 속도와 타이밍, 근육에 의해 가해진 힘의 양, 근육이 얼마나 많이 그리고 얼마나 빨리 늘어나는지, 그리고 공간에서의 신체와 신체 간의 관계를 해석한다. 운동 계획, 실행, 미세 운동 및 대 운동 능력, 이동성, 일상생활 활동은 모두 기능적 고유수용 시스템에 의존한다.

고유수용성 수용체는 근육, 힘줄, 관절에 위치하고 있다. 골격근에 위치한 **근방추**는 근육의 길이, 긴장 및 부하에 대한 정보를 신체에 제공한. 힘줄에 위치한 **골지건기관**은 수축하는 근육의 힘줄의 양을 감지한다. 관절 수용체는 관절 캡슐의 결합 조직에서 발견되며 캡슐과 인대의 기계적 변형에 반응한다. 전정 시스템과 마찬가지로 수용체가 신호를 감지하면 신경계 전반에 걸쳐 수많은 경로와 연결 과정을 밟는다(자세한 내용은 그림 5-2, 그림 5-3 및 표 5-1 참조).

시각 및 전정 시스템은 또한 균형을 이루는데 중요하며 공간에서의 위치 유지/조정에 도움이 된다. 환자가 지각 능력에 어려움을 겪을 때 위와 같은 것을 고려해야 한다.

감각적 역치는 각 시스템의 기능을 이해하는데 중요하다. 감각 수용기를 작동시키고 시스템을 가동하려면 얼마나 많은 정보가 필요한가? 일부 환자의 감각 시스템은 발달하기에 많은 입력이 필요하고(저활동), 일부 환자의 감각 시스템은 과민 반응을 나타내며 가동하기 위한 낮은 역치 값을 가지며 아주 적은 감각 입력에 지나치게 반응할 수 있다. 건강함과 시스템의 상태에 따라 자극이 등록되기 전에 다른 양의 에너지가 필요하다(역치).

생애주기에 미치는 영향: 발달 및 연령 관련 변화 Lifespan Influence: Developmental and Age-Related Changes

감각 체계의 성장, 발달, 기능은 자궁에서 시작되어 어린 시절을 지나며 성숙한다. 유아가 태어나면 촉각 감각이 나타나지만 시간이 지남에 따라 미세 감각의 구별이 발달된다. 유아가 접촉 감각을 가지고 있다는 증거는 포유반사(rooting reflex) 존재이다. 아기의 얼굴 쪽이 만졌을 때 아기는 접촉이 있는 쪽으로 얼굴을 돌리면서 반응한다. 고유수용성 감각과 전정 감각은 출생 시에도 존재하지만 시간이 지남에 따라 성숙한다. 아기는 울음을 멈추고 감싸고, 껴안고, 흔들 때, 깊은 압력, 고유감각 입력 및 전정 입력에 반응한다. 대조적으로, 빠르게 위아래로 뛸 때 그들은 깨어나고, 더 각성상태가 되고 활동적이게 된다. 삶의 처음 몇 년 동안, 성숙과 감각 세련은 빠른 뇌 성장(뉴런과 시냅스 형성의 증가), 수초화, 그리고 아이의 수많은 움직임과 감각적 경험의 조합으로 발생된다. 신경 시스템의 정상적인 성숙은 어린이가 시각적 피드백보다 운동감각 피드백에 더 의존하게 한다. **촉각 구별**은 운동 능력 향상과 함께 향상된다. 전정 운동 시스템은 전신 운동 능력이 향상됨에 따라 도전받고 강화된다.

감각 시스템이 삶의 기간 동안 어떻게 변하는지 많은 요소들이 영향을 미치며, 이는 사람마다 크게 다르다. 그러나 일반적으로 접촉 감각, **운동 감각** 및 독창성은 나이가 들수록 악화되며, 이는 수용체의 수가 적을 뿐 아니라 기능이 원활하지 않기 때문일 수 있다(Shaffer, 2007). 임상적으로 관절의 감각 수용체가 적어지면서 특히 사지에서 감각 수용력이 감소되어 균형과 운동성에 직접적인 영향을 미칠 수 있다(Shaffer, 2007). 피부 감각 수용체가 적을수록 진동감각 및 두 점 변별의 감소, 모노 필라멘트 테스트의 감소와 관련이 있다. 효율성이 떨어지는 것은 연령에 따라 신경 전도 속도의 감소(Dyck, 1972; Evans, 1992; Horch, 1992), 체성감각의 역치 증가와 관련이 있다(Dorfman, 1979). 그 결과 일부 노인들은 **감각 자극**에 더 긴 반응 시간을 보일 뿐 아니라 젊은 사람들과 동일한 반응을 얻으려면 더 많은 감각 입력이 필요하다. 예를 들어, 뜨거운 표면을 만질 때, 노인은 매우 뜨겁지만 표면을 처음 만진 후 몇 초 동안 열이 느껴지지 않으면서 온도를 감지하지 못할 수 있다. 나이와 관련된 감각 기능의 감소는 운동 기능 이상을 가진 2차적 장애를 유발할 수 있다. 방금 설명한 경우, 환자의 뜨거운 표면을 느낄 수 있는 능력이 손상되면 심하게 화상을 입어 조직 파괴, 신체 부위의 제한된 사용 및 일상적 능력으로 기능하지 못할 수 있다.

병리학적 관련성 Related Pathology

감각 결손에 대한 일반적인 병리학의 신경해부학

Neuroanatomy of Common Pathologies With Sensory Deficits

손상, 질병, 비정상적인 성장 또는 발달은 감각 수용체(촉각, 관절, 근방추, 그림 5-1 참조), 일차 체성 감각 피질과 수용체로부터 척수 및 뇌간을 통해 뇌 피질로 정보를 전달하는 감각 경로를 포함한 신체의 복잡한 감각 체계의 구조에서 발생할 수 있다(그림 5-2). 일차 감각 경로(lateral spinothalamic, anterior spinothalamic, and dorsal columns)는 그림 5-3에 나와 있다. 각성된 신체 시스템 구조는 각성된 신체 기능을 결과로 가져온다(5장에서 설명됨).

감각이 저하된 환자는 고통스럽거나 유해한 자극에 거의 또는 전혀 반응하지 않을 수 있다. 따라서 머리가 떨어지거나 부딪혀도 부정적인 반응을 일으키지 않으며 타박상과 상처가 등록되지 않거나 고통스럽지 않게 된다. 촉각이나 질감을 구분할 능력이 떨어지면 입체 감각 결손(astereognosis)이 발생하거나 물체를 만져서 특성을 구별할 수 없게 된다. 예를 들어, 입체 감각 결손을 가진 사람은 동전을 보지 않고 니켈과 동전을 구별할 수 없다. 극단적인 상황에서는 환자가 신체 일부를 완전히 무시하거나 인식하지 못하는 **감각적 무시**가 나타날 수 있다. 전정 기관에서 감각이 약한 환자는 운동에 거의 관심이 없거나 운동에 반응하지 않을 수 있다.

고유수용성 감각이 감소된 사람은 공간에서 자신의 몸에 대한 지식이나 인식을 감소시켜 균형을 유지하는 것이 어렵고 낙상 위험을 증가시킬 수 있다. 뇌졸중 후 감각 상실을 경험한 많은 환자들은 균형이 맞지 않고 낙상 발생률이 높다(Tyson, 2006; Yates, 2002). 이동성 및 대 운동 능력 또한 영향을 미치며 대부분의 감각 장애가 있는 경우에는 운동 회복은 속도가 느리다(Reding, 1988). 어떤 시스템에서의 감각 저하는 한 사람이 역치에 도달하고 자극을 등록하기 위해 추가적인 감각 입력을 찾도록 유발할 수 있다. 모든 시스템에서 구별이나 처리하는 능력이 줄어들면 환자가 자신의 감각에서 의미있는 정보를 얻을 수 없으므로 학습에 영향을 주며 심각한 기능적 제한과 장애가 증가하게 된다.

대조적으로, 과민증 환자는 감각 입력을 피하거나 과민 반응을 나타낼 수 있다. 감각 방어력(감각 입력에 대한 부정적인 반응)은 **촉각 방어**(촉각 또는 접촉의 강력히 싫어함) 또는 **중력 불안정**(움직임의 두려움 또는 싫어함)으로 나타날 수 있다. 두 경우 모두 감각 시스템의 비정상적인 사용으로 이어지므로 기능 및 운동 결과가 감소된다.

의학적 진단 Medical Diagnoses

감각 손상 환자의 일반적인 진단은 뇌졸중, 다발성 경화증, 뇌성 마비, 척수 손상, 외상성 뇌손상, 말초 신경 손상, 감각 장애 및 자폐증을 포함한다. 이러한 진단을 받은 환자는 감각 상실(부분 또는 완전), 감각 입력에 대한 과민 반응 또는 비정상적이고 불편한 감각(예; 통증, 타박상, 따끔거림, 마비)을 경험할 수 있다. 어떤 사람들은 감각 장애와 과민 반응의 복합적인 증상을 겪을 수 있다. 진단에 따라 환자는 일시적, 진행성, 영구적인 감각 장애가 있을 수 있다. 장애의 원인을 아는 것은 치료사의 기대, 예후 결정 및 예상 결과를 안내하는 데 도움이 된다(표 27-1).

생각해 볼 점 27.2

정상적인 감각 입력을 경험한 적이 없는 어린이는 성인기에 점진적이거나 영구적인 성격의 감각 장애가 있는 사람과는 다른 증상 및 다른 예후를 나타낼 수 있는가?

적절한 검진/평가
Pertinent Examination/Evaluation

치료 결정이 감각 손상을 일으킬 수 있기 전에 감각 체계에 대한 철저하고 완전한 검진과 평가가 수행되어야 한다. 환자 병력 및 시스템의 검토를 토대로 특정 검사 및 측정에 대한 필요성을 분명히 해야 한다. 대부분의 경우 감각 시스템에 대한 염려가 초기 선별 검사 중에 발생할 때 촉각, 고유수용성 감각, 전정 시스템의 감각적 완전성에 대해 검사하게 된다. 구체적인 검사는 환자의 나이, 증상, 검사의 유용성, 치료사의 기술에 따라 다르다. 예를 들어, Eeles(2013)의 고찰 연구에서는 생후 2년 이내에 감각 기

표 27-1 신경학 질환에서 감각 손상과 예후

의학적 진단	감각 장애	예후
뇌졸중	전체 또는 부분 감각 손실, 감각 무시, 또는 과민증	변화 있는; 약간의 감각 회복이 예상된다.
뇌성 마비	감각 저하, 과민증 또는 복합적으로 나타남	비진행적; 치료로 호전될 수도 있다.
외상성 뇌 손상	감각 저하, 과민 반응, 감각 이상, 또는 모두 조합	감각 능력은 시간이 지남에 따라 변한다.; 저감각(혼수 상태 동안)에서 감각과민과 불규칙한 감각으로 진행할 수 있다.; 일부 감각 장애는 영구적일 수 있다.
말초 혈관 질환	감각 저하 및 통증 또는 감각 이상	질병이 진행됨에 따라 악화될 수 있다. 치료로 향상될 수도 있다.
다발성 경화증,	감각 상실, 감각 변화: 따끔거림, 무감각 또는 고통스러운 감각 이상	점진적 탈수초화 과정으로 악화될 수 있다; 시간이 지남에 따라 악화될 수 있다; 치료에 반응할 수도 있다.
자폐증	감각 통합 기능 장애; 감각 장애 또는 과민 반응	시간이 지남에 따라 또는 치료로 호전될 수 있다. 비진행적이다
척수 손상	부상 수준 및 유형에 따른 감각의 부분적 또는 전체적 상실	영구적 손상; 2차적인 장애를 예방하는 보상전략이 필요할 것이다.
말초 신경 손상	손상의 수준과 유형에 따른 감각의 일부 또는 전체 손실(및 운동기능);	시간이 지남에 따라 부분 또는 전체 회복이 나타난다.; 치료에 반응할 수도 있다.

능 평가를 추천 할만한 3가지를 확인했다. 가령 *Test of Sensory Functions in Infants*(DeGangi, 1989)는 4~18개월의 아동에게만 적합하며, 연령대가 아닌 어린이에게는 사용할 수 없다. 출생부터 3세까지의 영아 및 소아에 대한 두 가지 부모보고식 평가방법은 *Sensory Rating Scale for Infants and Young Children*(Provost, 1994)와 *Infant/Toddler Sensory Profile*(Dunn, 2002)이다. 성인을 위한 평가의 예로는 Adolescent/Adult Sensory Profile(Brown, 2002)과 *Adult Sensory Interview* (ADULTS-SI)(Kinnealey, 1999)이 있다.

일부 검사는 *Sensory Integration and Praxis Tests* (Ayres, 1989)와 같이 관리를 위해 치료사 자격증을 필요로 한다. 또한 해당 질환에만 사용할 수 있는 평가는 미국 척추 손상 협회(ASIA, 2016)의 *International Standards for Neurological Classification of Spinal Cord Injury*의 감각기능 평가와 뇌졸중 환자에게 적용하는 Fugl-Meyer Assessment의 감각운동평가가 있다(Fugl-Meyer, 1975). 일부 검사의 경우 환자가 인식할 수 있는 특정 수준의 인지 능력이 필요하며 도구를 선택할 때 이러한 부분을 고려해야 한다. Sensory Profile(Dunn, 1999)과 같은 검사 도구는 여러 연령(영유아/청년/성인) 및 환경(예; 학교 동반자)을 포괄하기 때문에 사용하기 좋다. 가족 구성원이나 간병인은 Sensory Profile을 작성하여 환자의 감각 처리 및 일상 기능에 미치는 영향에 대한 정보를 제공할 수도 있다. 감각 검사와 통증, 온도, 가벼운 접촉, 진동, 입체 감각, 두 점 변별, 고유수용성의 검사에 대한 자세한 내용은 5장에서 확인할 수 있다. 전정 기능 검사는 8장에서 다룬다.

종종 감각 검사는 감각 자극에 대한 환자의 반응에 대한 치료사의 숙련된 관찰이 특히 환자가 젊은 경우, 비언어적이거나 인지적으로 손상이 있는 경우 더욱 필요하다. 예를 들어, 눈을 뜨거나/찌푸린 얼굴/움직이거나 얼굴 또는 신체 반응하는 영역을 터치하거나 핀 검사를 하면 환자가 인지된 감각을 구두로 설명하지 않더라도 감각 입력에 대한 반응을 기록해야 한다. 감각 결과에 대한 명확한 문서화는 물리치료 평가, 진단 및 예후, 프로그램 계획 수립 및 진행에 중요하다. 감각 검사가 완료되면 목표 설정 및 치료 계획을 생각할 때이다.

환자 적용: 측정/평가

세미의 외래 환자 방문을 위한 과정 및 적절한 검사 평가와 함께 검토가 완료된다. 세미는 건강한 가족 지원 시스템과 적절한 건강 보험이 있다. 그의 어머니는 파트 타임으로 간호사로 일하며, 아버지는 경찰관으로 일한다. 세미는 2학년 아동이다.

자동차 사고가 일어나기 전에 세미는 건강했고 발전적이었고 좋은 학생이었다. 그의 가족의 주요 목표는 학교로 재통합하고 친구와 놀고 학업적으로 잘 수행하도록 하는 것이다. 그는 정상적으로 의사 소통을 할 수 있지만 짧은 집중 시간, 잦은 짜증, 단기 기억 상실을 포함하여 경미한 사회적 및 인지적 장애를 겪고 있다.

관절 가동범위 측정과 수동 근육 검사는 세미의 왼쪽 운동 범위와 근력이 근위부보다 원위부에서 감소함을 보여준다. 오른쪽 측정은 정상 범위 내에 있다. 발목, 손, 어깨 근육 modified Ashworth scale(Bohannon, 1987)는 2점(대부분의 관절 가동범위에 근육의 긴장도가 현저히 증가하지만 관절이 쉽게 움직임)이었다. 그의 지구력은 정상이며 피로없이 1시간 동안 육체적으로 활동할 수 있다. 그의 모든 활력 징후(심박 수, 호흡 수, 혈압)는 정상 범위 내에 있다. 감각 검사 결과 그는 자신의 왼쪽에서 움직임에 과민 반응을 보였고(중력 불안정성을 나타냄) 촉각 방어력을 나타냈다. 그는 또한 왼쪽 무시가 나타났다(즉, 그는 자신의 몸 왼쪽을 의식하지 못하는 것처럼 보인다).

기능적으로 세미는 계단을 비롯한 편평하지 않은 표면에서 독립적으로 걸을 수는 있지만 왼발을 지지하기 위해 발목 보조기(AFO)가 필요하며 다리를 앞으로 끌고 다니는 경향이 있다. 지시가 없는 한 왼쪽 팔이나 손을 사용하지 않지만 팔을 90° 독립적으로 들고 팔꿈치를 완전히 구부릴 수 있다. 그러나 그는 손을 대부분 주먹쥔 채로 있었다. 그는 더 기능적으로 손을 펴고 손목의 펴있는 자세를 돕기 위해 dynamic hand splint을 착용하였다. 왼편의 부정과 편마비는 세미가 밀거나 당기거나 큰 물체 옮기기; 던지고 공을 잡기; 두 손으로 바지를 당기기, 운동장의 구조물을 기어오르는 것; 양측 미세 운동 활동과 같이 해당 연령에 적합한 양측 활동을 완료하는 것을 어렵게 만든다. 또한 이러한 능력은 왼쪽에서 오른쪽으로 정중선을 교차시켜야 하기 때문에 읽기와 쓰기 능력에 영향을 준다. 한 손으로 몸의 정중선을 가로질러 도달하기, 움직이거나 머리를 좌우로 움직이면서 시각적으로 스캔하는 것은 이 정중선을 가로지르는 것을 수반한다.

임상 결정 시 고려할 점: 측정 및 평가

수행된 측정 및 평가와 시스템 검토의 정보를 기반으로:

- *세미는 어떤 장애가 있는가?*
- *그의 기능 장애가 그의 기능에 어떤 영향을 미치는가?*
- *검사 결과와 세미와 그의 가족의 목표에 근거하여 장애와 기능적 수준 모두에 적합한 치료 목표는 무엇인가?*

감각 손상에 초점을 둔 예비 중재
Preparatory Intervention Specific to Sensory Impairment

감각 장애에 대한 장애 중심의 치료는 감각 회복을 촉진하는 것과 재활의 초기에 기능 향상에 초점을 맞추기 위해 보상의 조합을 적용된다. 회복 또는 보상에 중점을 두는 치료적 선택은 환자의 진단 및 의학적 상태에 달려 있으며, 경과에 따라 시간이 지남에 따라 바뀔 수 있다. 감각적 치료를 할 때 환자의 반응에 주의를 기울이고 구두 및 비언어적 신호를 면밀히 읽는 것이 중요하다. 감각 처리는 내부 경험과 외부 경험이기 때문에 환자 만이 감각을 인지하는 정도와 치료가 어떻게 개선될 수 있는지 설명할 수 있다.

어떤 치료와 마찬가지로, 특히 감각적 치료에서는 환자에게 계속적인 치료를 강요해서는 안되며, 감각 입력이 불편하거나 처리하기 어려울 수 있기 때문에 천천히 진행해야 하며, 환자의 욕구를 존중해야 한다. "더 많은 것이"가 항상 "더 나은" 것은 아니다. 너무 많은 감각 입력을 제공하면 나중에 리바운드 효과가 발생할 수 있다(Bundy, 2002). 가능한 한 감각 치료는 환자의 정상적인 일상생활과 통합되어야 한다. 이것은 감각 자극을 보다 의미 있고 기능적으로 만든다.

병력 및 검사 과정에서 환자의 정상적인 일상적인 감각 경험 및 어떤 문제가 기능 또는 안전에 관한 것인지 질문하고 대답해야 한다. 특정한 치료를 결정하기 전에 감각 문제의 본질과 추론에 관한 가설을 세워야 한다. 일단 적절한 치료가 선택되면, 장애 수준에서의 영향뿐만 아니라 개선된 기술 및 기능적 결과에 초점을 맞추어야 한다.

치료사는 함께 일하는 환자의 감각 시스템을 개선하고 변화시키는 역할을 가지며 다양한 치료 전략을 통해 목표를 달성하는 데 도움을 준다. 감각적인 치료는 장애와 기능적 수준에서의 개선을 유도할 뿐만 아니라 뇌의 가소성 작용을 일으킬 수도 있다. 다양한 감각 조절을 통해 피부, 근육 또는 관절의 입력을 제공하여 최대 1시간 동안 제공하면 감각 및 운동 체계 모두를 재훈련/재학습 할 기회로 감각 및 운동 피질을 활성화한다(Dobkin, 2003).

물리치료사는 감각 장애를 치료하기 위해 다양한 치료를 사용한다. 이러한 치료는 치료자의 임상적 판단 및 개별 환자 가치의 조화하기 위해 연구 근거에 기반해야 한다. 연구의 근거 중 불행히도, 무작위 대조 연구는 때로는 명확하고 구체적인 중재가 결여되어 있기도 하다. 사례 연구와 사례보고가 가능할 수도 있지만, 일화적인 정보는 대개 광범위하게 퍼져 있다. 임상 의사 결정에서 제한된 증거로 중재를 사용하는 것에 대해 신중해야 한다. 다행히도 이 분야에 대한 연구가 계속 증가하고 있다(Sullivan, 2008).

감각적 중재를 제공할 때 약점, 긴장감, 지구력 같은 근본적인 또는 합동 장애 또한 진전과 결과를 가져오기 때문에 이를 기억한다. 모든 시스템이 다른 시스템을 고려하기 때문에 환자에 대한 전체론적 관점은 필수적이다. 또한 적절한 개입에 관한 결정은 치료가 어디에서 이루어지는가에 달려 있다. 집이나 학교와 같은 일부 환경에는 필요한 공간이나 장비가 없을 수 있다. 또한, 모든 치료사가 특정 개입에서 훈련 받았거나 필요한 장비를 가지고 있는 것은 아니다. 무엇보다도 중재에 관한 임상 결정을 내릴 때 기능적으로 의미있는 결과에 초점을 맞추어 가족/환자의 필요와 목표를 고려한다.

일반적인 접근법: 회복 대 보상
General Approaches: Recovery Versus Compensation

다양한 치료 방법이 감각 손상에 사용된다. 각 접근법은 두 가지 가정 중 하나를 기반으로 한다. 신경계는 신경 변성으로 인해 어느 정도 조직을 재구성하고 회복할 수 있는 신경 가소성을 가지고 있다. 또는 시스템은 돌이킬 수 없는 손상을 입었다면 잃어버린 기능을 보상하기 위해 치료를 해야 한다. 치료 접근법은 감각 저하, 과민 반응, 감각 이상에 대한 치료로 분류할 수 있다. 다양한 치료적 접근법이 후속 섹션에서 논의되지만, 가장 효과적이거나 가장 적합한 것으로 입증된 단일 접근법을 기억하는 것은 중요하다. 따라서 치료에 대한 통합된 접근법은 환자의 검사와 치료자의 평가 및 임상 결정에 근거해야 한다. 또한, 어떤 종류의 감각 조절을 제공할 때, 치료사는 감각 수행/이해에 대한 일관된 피드백을 얻고 학습에 도움이 되는 환자에게 의미 있는 활동을 선택해야 한다.

특정 치료 기법 Specific Therapeutic Techniques

감각과민

감각통합치료

감각통합치료는 환자에게 의미 있는 활동을 포함하며, 향상된 감각(촉각, 전정 및 고유 감각) 및 적응성 운동 반응을 유도하는 능동적 참여를 포함한다(Bundy, 2002). 감각통합치료는 1970년대 Jean Ayres에 의해 개발된 것으로, 학습 장애 아동에게 종종 나타나는 감각 손상을 치료한다. 이 요법은 감각 손상을 비롯한 다양한 신경학적 진단을 받은 개인에게 사용된다. Ayres(Ayres, 1972)는 "**감각통합**은 자신의 신체와 환경으로부터 감각을 조직화하고 환경 내에서 신체를 효과적으로 사용할 수 있게 하는 신경학적 과정이다"(11p)라고 하였다.

작업치료사는 감각통합치료를 개발하고 사용하는 데 앞장서 왔으며, 물리치료사도 훈련을 받을 수 있다. 주요 평가 도구인 *Southern California Sensory Integration Test*(SCSIT)(Ayres, 1989)를 관리하려면 감각통합치료의 전체 인증이 필요하다. 그러나 감각통합치료 치료 전략은 인증 없이 치료사가 사용할 수 있다.

감각통합치료의 사용을 뒷받침하는 근거가 증가하고 있다. 그러나 많은 연구에서 무작위 대조 시험이 없고 결정적이지 못한 결과로 인해 여전히 근거는 제한적이다. 어떤 경우에는 감각통합치료가 뇌성미비(Bumin, 2001), 학습 장애 및 감각 통합 장애 아동의 SCSIT에서 감각 기능을 향상시켰다(Humphries, 1990). American Academy of Pediatrics는 작업치료사와 물리치료사의 SCSIT에 대한 인식이 증가함에 따라 새로운 연구와 함께 환자를 위한 포괄적인 치료 계획의 일환으로 치료를 지원하는 정책을 발표했다. 정책 입안은 다음과 같은 권고 사항을 포함한다: (1) 구체적인 목표가 수립되어야 한다; (2) 진행은 모니터링되어야 한다; (3) 치료적 진보가 일정 시간까지 보이지 않으면 새로운 치료가 고려되어야 한다(American Academy of Pediatrics, 2012).

감각이 손상된 사람의 경우 특정 감각 양식(감각 통합에 필수적인 요소)에 일관된 참여는 뉴런 활성화 및 처리에 필요한 감각 역치를 낮추어 운동 결과를 향상시킬 수 있다. White(2007)는 운동 능력과 비정형 감각 처리 사이에 유의한 상관 관계가 있음을 발견했다. 촉각 인식이 저하된 사람의 경우 촉각이 풍부한 활동은 등록 및 처리를 향상시키는 데 도움이 된다. 다음과 같은 다양한 질감이 권장된다(예; 딱딱하고, 부드럽고, 긁히지 않고, 부드럽고, 울퉁불퉁하고, 미끄러운 질감). 어린이의 경우, 밥과 콩이 들은 용기 놀이(예; 컵에서 컵으로 내용을 채우거나 물건을 숨기거나 찾음), 모래와 물 테이블에서 놀기, 다른 질감의 장난감을 탐험하기 등을 할 수 있다. 성인의 경우, 다양한 질감으로 물체를 조작하고, 수건으로 씻고, 치료용 퓨티를 사용할 수 있다.

고유수용 감각이 감소된 사람의 경우 관절과 근육 감각 수용체에 심한 압박감을 제공하는 활동이 권장된다.; 전정 입력을 자극하는 활동으로는 매달린 장비(그림 27-1)에서 아이가 그네를 타는 것, 트램폴린(그림 27-2) 또는 바닥에서 뛰고, 치료 공에서 뛰는 것, Sit 'n Spin에 앉은 자

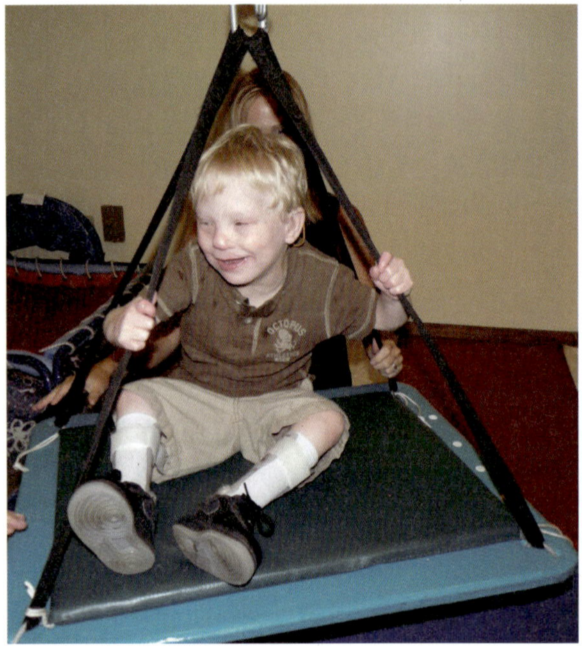

그림 27-1 전정 감각 입력을 제공하는 그네(플랫폼 그네)의 아동: 선형 또는 회전.

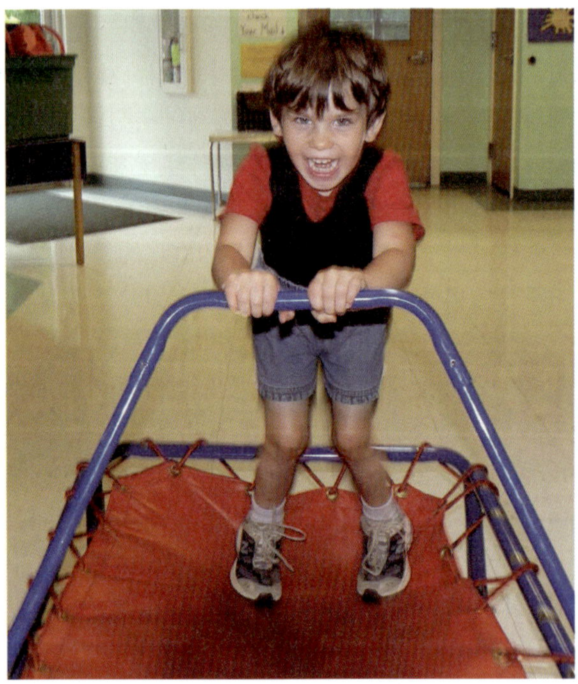

그림 27-2 트랜폴린에 SPIO 압박 조끼를 착용하고 전정 및 고유수용성 감각 입력을 제공받는 아동.

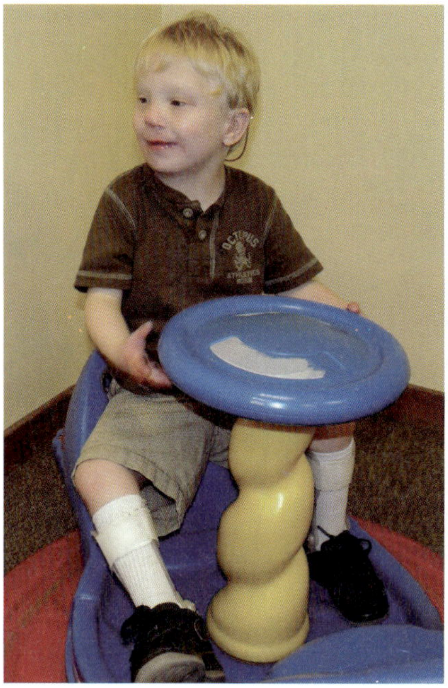

그림 27-3 회전 전정 감각 입력을 제공하는 Sit'n Spin의 아동.

세에서 회전 경험(그림 27-3), 팔에 체중을 지지하는 것(예; 네 발로 움직이는 것), 무거운 물건을 밀거나 당기는 것.

이러한 감각 활동에 참여하는 것은 무의미하고 목적 없이 할 수 없다. 감각통합치료는 감각 자극만을 제공하지 않는다. 의미 있고 적응력 있고 기능적인 활동은 감각적 치료의 일부여야 한다. 감각 활동은 완전히 수동적이어서는 안되며(예; 치료사가 아동의 피부에 질감을 문지러주거나 아이를 공에 튕기는 등) 적극적인 환자의 참여가 필요하다. 어린이와 성인 모두 일상적인 하루 동안 감각 성분을 포함하는 기능적 과제에 참여할 수 있는 충분한 기회를 가지고 있다. 추가 제안은 표 27-2에 설명되어 있으며, 그림 27-4, 그림 27-5, 그림 27-6에 다양한 감각 양상에 대한 적절한 제안이 있다.

치료 중 치료사는 환자의 반응과 내구력에 따라 감각 입력의 강도, 지속 시간, 위치를 조작해야 한다. 감각이 감소함에 따라 환자는 감각 입력을 줄이고 감각 노출에 반응하

표 27-2 감각 입력을 제공하는 일상 활동과 치료 방법

고유수용 감각	전정 감각	촉각	구강 운동
• 올리는 물건 • 밀어 넣는 물건 • 물건 당기기 • 물건 운반 • 걸레질 또는 청소 • 삽질 • 산니 씪는 기계를 밀기 • 테이블이나 거울 닦기 • 무게감 있는 조끼 또는 담요 사용 • Theraband 운동 • 벽 또는 바닥에서 팔 굽혀 펴기 • 안기 • 관절압박 • 스트레스 볼 쥐어 짜기 • "저항력있는" 장난감 또는 다음과 같은 활동: 항아리 열거나 닫기, 레고 또는 팝 구슬, 망치질, 또는 쿵쾅거리는 놀이 • 점핑 또는 호핑 • 수레 끌고 긷기 • 압박의복 • 진동기	• 그네타기 또는 매달려 있는 장비(그림 27-1) • 파워 워킹 • Sit'n Spin 또는 기타 스핀 활동(그림 27-3) • 한 장소에서 점핑 또는 미니 트램폴린(그림 27-2) • 점핑 잭 • 스트레칭 및 위/아래로 움직이기 • 흔들 의자에서 흔들기 • 춤추기 • 치료 공을 굴리고 튕기기 • 통나무 구르기 • 공중제비넘기 • 흔들리는 보드에서 체중 이동 • 자전거 타기 • 수영 • 스케이트 • 스키 또는 스노 보드 • 체조 • 스쿠터 이동보드 (그림 27-4) • 미끄럼틀 타기 • 놀이 공원의 놀이기구	• 쥐어짜기, 반죽, 굴리는 반죽, Play-Doh, 또는 치료용 퓨티 • "촉각" 탐색 콩과 쌀이 담긴 용기 • 설거지 • 면도 크림 사용 • 손가락으로 그림 그리기 • 물놀이 • "감각적인" 장난감이나 물건(Koosh 공, 여러 촉감의 물체-울퉁불퉁하고, 단단하고, 부드럽고, 마르고, 부드러운)(그림 27-5), 모래에 맨발로 걷기 • 손발에 로션 문지름 • 브러쉬(그림 27-6)	• 씹는 음식(예: 그레놀라 바, 말린 과일, 육포(Slim Jims), 젤리곰 • 바삭 바삭한 음식(당근, 사과, 그레이엄, 통밀 과자) • 신맛이 나는 음식(레몬, 피클, WARHEADS사탕) • 구강-운동 활동(빨대 씹기, 풍선 불기, 악기 불기) • 구강 운동: 안면 운동 모방 • 고무 씹기 활동(특별한 치료용 튜브)

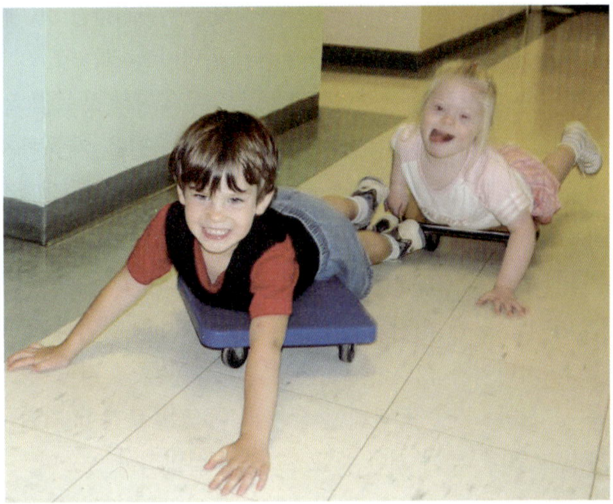

그림 27-4 고유 감각 및 전정 입력(선형)을 제공하는 스쿠터 보드의 아동.

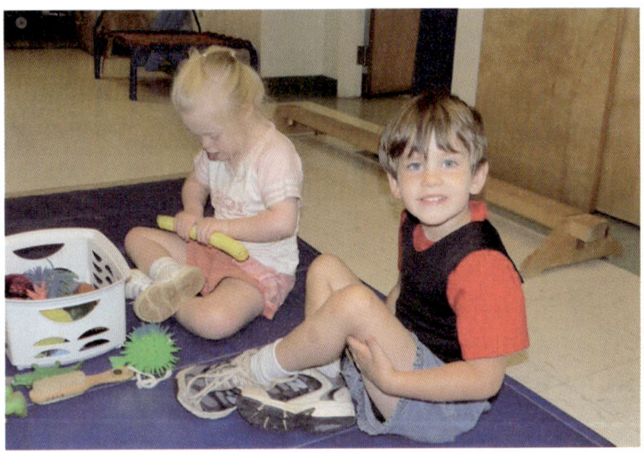

그림 27-5 다양한 촉각 입력을 제공하기 위해 손으로 다른 질감을 탐색하는 아동.

는 시간을 줄여야 하는데, 이는 감각 검사 점수가 향상될 때 반영된다. 감각 입력의 매개 변수, 반응, 목표를 향한 과정 및 일상적 기능에 미치는 영향에 대한 신중한 문서화는 감각통합치료에서 필수 요소이다.

생각해 볼 점 27.3

장애인 교육법(Individuals of Disabilities Education Act)은 학교가 과학적 기반의 연구에 기초한 프로그램, 커리큘럼, 실습을 "가능한 범위까지" 사용하도록 요구한다. 아동의 개별화된 교육 프로그램의 일부로 감각 통합 치료를 포함하고자 하는 치료사에게 제기할 수 있는 어려움은 무엇인가?

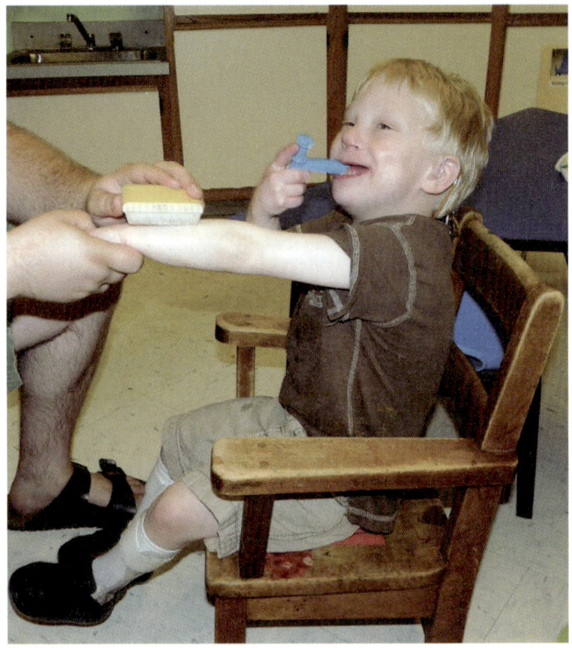

그림 27-6 구강 운동 입력을 제공하기 위해 씹기 튜브를 사용하는 동안 촉각 방어력을 줄이기 위해 브러싱 프로그램에 참여하는 아동.

감각통합치료의 일반적인 치료 전략인 "감각 식이" 요법은 일상의 감각 문제를 돕기 위해 감각 장애 및 과민 반응 문제가 있는 환자에게 종종 권장된다(Wilbarger, 1991). 이 "식이"는 건강을 유지하고 잘 기능하도록 사람들이 일정량의 음식(즉, 감각 입력)을 필요로 한다는 생각으로 영양 다이어트를 시뮬레이션하도록 설계되었다. 사람이 배가 고프면 무언가를 먹으려 하거나 산만해지고, 심술 궂거나 불편해질 수 있다. 감각 기능 장애를 가진 일부 사람들은 감각 입력을 "먹게" 될 때까지 이런 식으로 느끼고 행동할 수 있다. 감각적 인식이 요법에서 계획되고 예정된 감각 활동은 치료사가 개발하고 환자(필요에 따라 가족)가 자신의 인지/각성 수준을 조정하기 위해 수행한다.

저감각 환자의 경우, 각성 활동은 몸을 "깨우기" 위해 권장된다. 여기에는 가벼운/예기치 않은/빠른 촉감, 밝고 시각적으로 자극하는 매체, 씹거나 튕기거나 빨리 움직이는 음식이 있는 구강 운동 입력이 포함될 수 있다. 어린이를 위한 감각 조절 활동의 몇 가지 예는 sensorysmarts.com/sensory-diet.pdf에서 찾을 수 있다. 감각 입력 매개 변수, 반응, 목표를 향한 진행 및 일상 기능에 대한 주의 깊고 일관된 문서화는 감각 식이에서 필수적인 구성 요소이다.

기능 훈련 및 운동 학습

순수한 감각성 뇌졸중 환자는 기능 훈련 및 운동 학습에 참여할 때 운동 조절뿐만 아니라 감각 인식이 향상되었다(Montagnana, 2003). 이 발견은 아마도 신경 가소성의 결과로서 감각 기능이 신체 재활치료로 향상될 수 있다는 근거를 제공한다. 기능 훈련은 옷입기, 목욕하기, 또는 몸치장하기와 같은 일상생활 활동과 함께 자세변경, 이동성, 일, 가사 작업과 같은 기능적 활동과 함께 포함할 수 있다. 전통적인 근력 강화와 지구력 운동이 반복적인 ADL 연습과 기능적인 훈련을 병행할 때 환자들은 향상된 촉각 식별, 관절 위치 감각, 압력 감각 및 미세 운동 기술을 보였다(Montagnana, 2003). 이 치료가 감각 입력이나 훈련을 통해 감각 시스템을 구체적으로 목표로 삼지는 않았지만 감각 결과에 의미있는 변화를 일으켰다.

감각과 운동의 연결은 명백하다. 일상 활동이나 운동 프로그램 참여와 같은 운동 과제를 완수할 때 감각 입력을 제거할 수 없다. 우리가 이동하고 작업을 완료할 때 감각 동원과 촉각, 고유수용성 감각, 전정 감각 시스템의 활성화는 우리가 인식하거나 목표를 설정하지 않아도 발생한다. 따라서 기능 훈련으로 설명되더라도 동일한 활동이 고려된 감각적 치료가 될 수 있다.

운동 훈련은 예방적 측면의 이점을 제공할 수 있다. 한 연구에서 당뇨병 환자는 4주 동안 주 4시간 동안 걷는 활발한 러닝 머신 운동 프로그램에 참여하여 감각 신경 병증을 가진 말초 신경 질환을 발병할 가능성이 현저히 낮았다(Balducci, 2006). 여기에는 특히 애완동물과 걷는 요구가 추가된 걷는 프로그램을 적용하였으며(그림 27-7 참조), 이것은 모든 치료 프로그램에 통합된 탁월한 건강 및 건강 활동이다. 말초 신경 손상의 위험이 있고 감각 상실의 가능성이 있는 사람들에게도 손상 예방에 도움이 될 수 있다. 개인이 기능 훈련 및 운동에 참여함에 따라 감각 시스템에 대한 효과를 모니터링해야 한다.

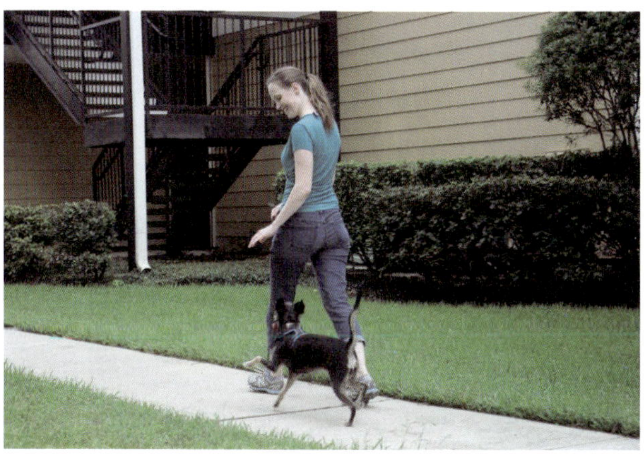

그림 27-7 개와 걷는 성인, 자연에서의 기능 훈련 및 신체 활동의 예.

간헐적 공기 압축

간헐적인 공기 압박(Intermittent Pneumatic Compression; IPC)은 심부정맥 혈전증을 예방하고 림프 부종을 치료하기 위해 치료자가 일반적으로 사용한다(Szuba, 2002). 간헐적인 사지의 압박은 말단을 감싸는 슬리브를 기계적으로 펌핑하여 이루어지며, 유체의 순환 및 이동을 돕기 위해 공기로 채웠다가 비울 수 있다. 또한 특정 환자의 감각 저하 치료에도 효과적이다. 무작위 대조 연구에서, 11명의 뇌졸중 환자에게 신경 발달 치료와 함께 환측 상지에 3분간의 IPC 10회를 40mmHg로 적용하였고, 대조군에는 12명의 뇌졸중 환자가 신경발달 치료와 거짓 단파치료를 받았다. 촉각 및 운동 감각과 입체인지는 양 그룹에서 향상되었다; 그러나 실험군의 향상은 대조군의 향상보다 유의하게 높았다(Cambier, 2003).

하지 불안 증후군 환자의 경우 40mmHg에서 1시간 동안 IPC를 사용하면 불쾌 감각 감도가 상당히 완화되었다(Lettieri, 2009). IPC의 효과에 대한 연구가 가속화되면서, 이 치료에서 치료사가 가이드 하는 구체적인 방법이 개발될 수 있다.

온도 치료 방법

저감각에 대한 효과적인 치료로서의 온도치료 방법은 근거에 이해 점점 더 근거가 뒷받침되고 있다. Chen(2005)은 열과 냉의 교대적 적용하는 방법이 일부 뇌졸중 환자의 감각기능과 Semmes-Weinstein 모노필라멘트로 측정한 촉각의 개선에 영향을 주었다고 하였다(Kumar, 1995).

이 치료를 사용하려면(Chen, 2005), 환자에게 건측에 뜨거운 팩이나 차가운 팩의 느낌을 덥거나 추운 것으로 설명하도록 요청하여 먼저 건측에 대한 평가 수행해야 한다. 그런 다음 뜨거운 팩을 15초 동안 환측에 놓고 30초 휴식 시간을 두는 것을 총 10번의 시도를 한다. 차가운 팩을 30초 동안 적용한 다음 30초 동안 휴식을 취하는 것을 총 10번 한다. 환자의 감각을 재평가하여 감각 인식의 훈련 및 변화를 결정한다. 이 치료는 효과를 측정하기 위해 몇 주 동안 매일 수행해야 한다. 얼음난 짧게 제공하는 것과 반복적으로 얼음을 제공하는 것은(얼음에서 5초, 휴식 시간 45초) 효과적이지 않았다(Bohls, 2005). 팔다리를 10분 동안 온수(105.8°F)에 담그면 경련을 감소시키는 효과적인 방법이 될 수 있다(Matsumoto, 2006).

온도 치료방법은 저렴하고 쉽게 재현할 수 있으므로 포괄적인 프로그램의 일부로 고려해야 한다. 그러나 피부가 특히 민감하기 때문에 어린이와 노인에게 열전달 방식을 적용할 때 주의를 기울여야 한다.

감각 재교육

감각 재교육은 국소화를 향상시키기 위한 능동적인 운동을 포함하여 감각 입력에 대한 인식과 해석을 증가시킨다. 감각 재교육은 감각 자극의 인식을 촉진하고 환자의 각성과 주의력을 높이고, 수동적인 움직임을 증가시키기 위한 다양한 질감과 움직임을 사용한 감각 자극으로 시작된다(Phillips, 2007, Phillips, 2010). 예를 들어, 고유수용감각을 높이려면 환자의 시야를 가리고, 감각이 손실된 사람의 검지를 구부린 다음, 환자가 건측으로 손가락의 자세를 따라 만들게 한다. 환자가 시력을 사용하지 않고 자세를 일치시킬 수 없는 경우, 자세를 복사하는 동안 눈으로 관찰을 허용하면서 활동을 반복할 수 있다. 반복적인 연습은 감각 기능을 향상시킬 수 있다.

감각적 치료(그림 27-8 참조)에서 입체인지의 사용을 강화시키려면 환자에게 눈을 뜨고 확인하고 식별할 수 있는 다양한 크기, 모양, 질감의 물체를 제공한다. 그런 다음 눈을 감은 상태에서 촉각으로 물건을 인식하도록 하며, 이러한 능력을 향상시키기 위해 과정을 반복하도록 환자에게 지시한다. 아이들은 종종 장난스럽거나 경쟁적인 방식으로 할 때 이러한 활동을 좋아한다. 손상된 감각 시스템의 이러한 "강제 사용"은 더 강한 구성 요소를 제거하고 더 약한 구성 요소를 활성화하고 강화하도록 하는 건측 상지 제한 운동방법에서 사용된 이론과 유사하다.

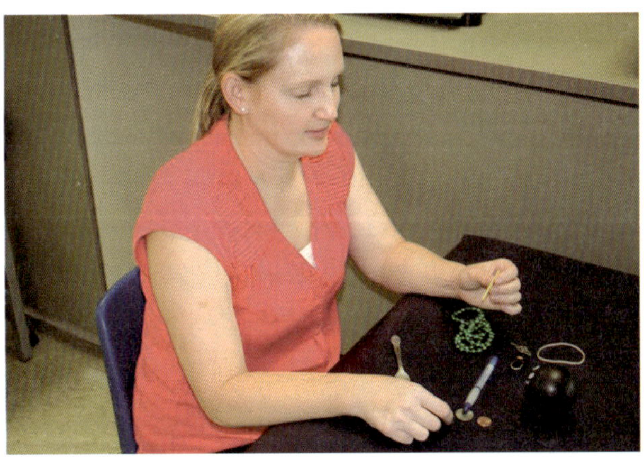

그림 27-8 익숙한 물건(예; 종이 클립, 포크, Mardi Gras 구슬, 펜, 동전, 고무 밴드)을 촉각으로 탐색하여 입체인지를 통한 감각 재교육에 참여하는 성인.

치료사가 이러한 접근법을 사용할 수도 있지만, 근거가 희박하다(Schabrun, 2009). 이 기술에 대해 고찰한 대부분의 연구에는 작은 대상자의 수가 포함되어 있었고 연구 방법적인 질이 낮다. 한 연구에서 3명의 작은 그룹의 환자는 감각이 무엇인지, 왜 중요한지 설명하고, 다른 질감을 지역화하고 구별하는 연습이 포함된 감각적인 재교육 프로그램 2주간을 집중적으로 받았다. 이 연구는 환자의 발 감각을 목표로 했다.

뇌졸중 후 감각이 개선되었는지, 그리고 그것이 감각적인 균형과 기능에 영향을 주는지 여부를 확인하였다. 3명의 환자 중 2명은 촉각 감각에서 유의한 변화를 보였으나 고유수용성 감각의 변화는 없었다. 모든 환자는 한쪽 다리 균형이 개선되는 경향을 보였다(Hiller, 2006). 단일 사례 보고서에서 환자는 뇌졸중 후 촉각 감각이 향상되었지만 고유수용성 감각에는 큰 변화가 없었다(Carey, 1993). 뇌졸중 후 한 그룹의 감각 상실 환자는 2주 동안 매일 감각 재훈련을 받았다. 그들은 운동 기능의 향상을 보였으나 감각의 변화에 대한 혼합된 결과를 보였다(Lynch, 2007).

전기물리 에이전트

감각이 감소된 환자를 치료하기 위해 다양한 유형의 전기 자극(e-Stim)이 사용되었다(그림 27-9 참조). 대개 e-Stim은 다른 치료 방법과 함께 또는 일반적으로 치료 운동 또는 기능 훈련과 함께 수행된다. 가장 의미있는 결

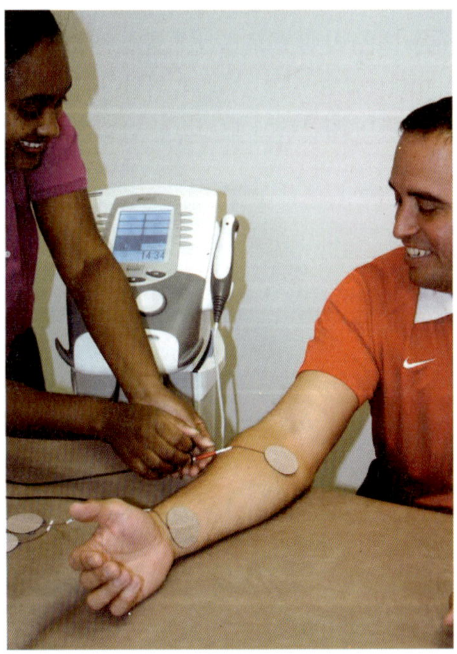

그림 27-9 치료사는 감각 치료 프로그램의 일환으로 전기 자극을 환자에게 적용할 수 있다.

과는 결합된 접근법에서 나타났다(Sullivan, 2008). 어떤 경우에는 감각운동 피질에서의 활동이 e-Stim을 사용하여 증가했다. 신경 세포의 활동이 증가하고 감각 경로의 동원이 증가함에 따라 운동 능력이 향상될 수 있다(Golaszewski, 2004).

감각 능력은 NeuroMuscular e-Stim(NMES) 또는 Sensory Amplitude e-Stim(Sullivan, 2004, 2007)의 적용과 NDT(Yelnik, 2008) 또는 작업별 훈련(Carey, 2005)과 결합하여 적용할 때 향상되었다. 매일 e-Stim을 15분에서 2시간 감각 손상 구역에 직접적으로 적용하였을 때 감각 인식과 운동기능의 가선이 나타났다(Sullivan, 2007). 휴대용 경피 전기 신경 자극(TENS)과 NMES 단위는 전기 입력을 제공하는 데 사용될 수 있어 이를 가정 기반의 편리한 치료로 만들 수 있다(Sullivan, 2004, 2007, Yozbatiran, 2006)(그림 27-9). 또한 Cutaneous e-Stim이 감각 훈련과 함께 수행될 때 개선이 나타났다(Dannenbaum, 1988). 운동 기술 및 기능 훈련에 보조적인 역할을 하는 e-Stim은 척수손상 환자에게도 이점이 있다(Beekhulzen, 2008). 추가적인 형태의 치료없이도 e-Stim은 일부 환자에게 효과적일 수 있다(Peurala, 2002). TENS의 사용과 기능 훈련은 감각과 운동 피질에서의 활동을 촉진하여 환자의 결과를 향상시킨다. 뇌졸중 환자에서 TENS를 매일 60분간 제공하고 다양한 체중부하 및 보행 활동을 60분을 함께 제공할 때 강직, 근력, 보행 속도의 유의한 개선이 나타났다(ng, 2007).

전기적 또는 기계적 "소음" 자극은 감각 기능을 향상시키기 위한 치료로 사전 연구되고 있다(Dhruv, 2002; Liu, 2002). Liu(2002)는 기계적 촉감 소음을 사용하여 건강한 고령자뿐만 아니라 뇌졸중이나 당뇨병으로 인한 중추신경 손상이나 주변 신경 손상이 있는 환자의 감각 능력을 향상시켰으며 "소음 기반 기술과 장치가 유용할 수 있다고 결론 지었다"(p.171). 전기적 소음 촉각 자극은 노인의 미세운동에도 유의미한 향상이 나타났다(Dhruv, 2002).

단색 적외선 사진 에너지

여러 연구에 의하면 단색 적외선 에너지(monochromatic infrared energy; MIRE)가 당뇨병성 말초 신경 병증 환자의 감각 개선에 효과적일 수 있음이 밝혀졌다. MIRE는 정맥 확장의 증가로 인해 감각을 향상시켜 순환과 신경 기능을 향상시키는 것으로 이론화된다. MIRE가 가정용 프로그램에서 사용되었을 때(그림 27-10AB 참조), Semmes-Weinstein 모노필라멘트 점수에 의한 감각 향상이 나타났을 뿐만 아니라 환자는 새로운 상처 형성의 감소를 경험했다(Powell, 2004). 1년 후 재검사를 받았을 때도 같은 환자가 긍정적인 결과를 유지했다(Powell, 2006). 유사한 연구 결과는 다른 연구에서도 관찰되었다(Cli fft, 2005; Leonard, 2004; Jianping, 2005).

매일 MIRE 치료가 균형 훈련, 신경근 재교육, 근력 훈련 및 스트레칭 운동과 결합될 때 감각이 개선되고 낙상의 빈도가 감소한다(Kochman, 2004). 말초 신경 병증과 관련된 감각 손상을 가진 2,000명 이상의 환자를 대상으로 한 연구에서, MIRE를 매일 1시간 동안 사용하는 경우 50% 이상이 보호 감각 상실 및 통증 감소를 완전히 경험했다(Harkless, 2006). MIRE를 받은 1,000명 이상의 환자의 의학 기록을 검토한 결과, 71%는 감각이 좋아졌다고 보고했으며 많은 사람들이 감각 장애를 완전히 해결했다고 보고했다(DeLellis, 2005).

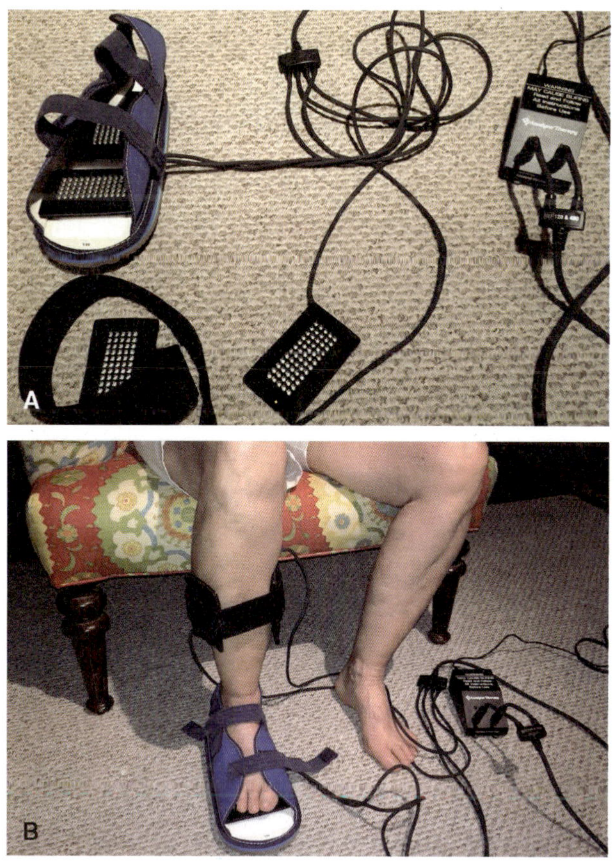

그림 27-10AB 단색 적외선 에너지(MIRE). 주변 신경병증의 감각을 향상시키기 위해 가정과 중재 프로그램의 일환으로 적용, 기계(A) 및 (B) 적용.

MIRE의 적용과 사용은 이러한 연구에서 유사했지만 필요에 따라 개별화되었다. 유연한 MIRE 패드는 치료할 부위를 둘러싼 피부에 두었다. 패드는 30~40분 동안 50% on/off주기에서 펄스된 근적외선 스펙트럼의 광 에너지를 방출한다. 치료는 1일 2~3개월에 1~2개월 동안 매일 또는 2~3회 실시되었다. 연구의 대부분은 고유 감각에 변화가 없는 보호 감각에서만 감각 향상을 보였다. 그러나 한 연구에서는 온도 감각의 변화를 보고했다(Jie, 2005). 몇 연구에서는 임상 연구의 다양성과 엄격함에도 불구하고 이러한 새로운 발견은 MIRE를 감각 치료에 대한 또 다른 잠재적 효과를 발견했다.

보상 전략

과민 또는 과소감각을 수용하기 위한 보상 전략(즉, 감각 환경의 변경 또는 조정)은 특정 상황에서 필요할 수 있다. 감각 상실이 돌아오지 않을 때나 다른 감각적 치료가 최소한의 결과만을 나타났을 때 감각 장애를 보상하는 방법을 적용하면 기능적 목표를 달성하고 상해를 예방하는데 도움이 될 수 있다. 이 보상에는 환경 변경, 환자 교육 또는 적응 장비 사용이 포함될 수 있다.

감각 상실로 환자는 가정이나 작업 환경에서 상해의 위험에 처해 있으며 손상을 알지 못할 수 있다. 가정과 직장 검사는 부상을 입기 전에 교정할 수 있는 잠재적인 부상 원인을 밝힐 수 있다. 이는 어린 자녀를 둔 가정에서 아기를 교정하는 것과 유사하다. 잠재적인 위험 요소의 예로는 가구 또는 서랍장의 날카로운 모서리, 노출된 난방기, 울타리로 둘러싸여 있지 않은 벽 난로 및 뜨거운 물이 있다. 환자 교육에는 약한 피부 부위에 상해의 징후가 있는지 검사하고 뜨거운 난로나 화염과 같은 위험과 칼이나 가위와 같은 날카로운 물건이 있는지 환경을 검사하도록 지시하는 것이 포함될 수 있다. 감각이 없는 환자는 체중이 이동을 느낄 수 없다는 이유로 피부 손상이나 욕창을 예방하는 운동과 체중이동 활동에 대한 교육 계획이 포함되어야 한다.

이동성 보조 장치(예; 지팡이, 보행기)를 사용하면 하지의 기능과 감각이 떨어진 환자도 감각 상실에도 불구하고 독립적이며 기능적일 수 있다. AFO와 같은 보조기는 감각이 결핍된 하지의 안정성을 향상시키고 기능을 향상시킬 수 있다. 결함이 있는 감각 시스템을 보완하기 위해 고안된 보조 기술/장비의 다른 예는 젤 또는 공기로 채워진 의자 쿠션이 있다. 이 쿠션은 고유감각 입력뿐만 아니라 약한 피부 부위를 피부 손상으로부터 보호한다. 또는 압박

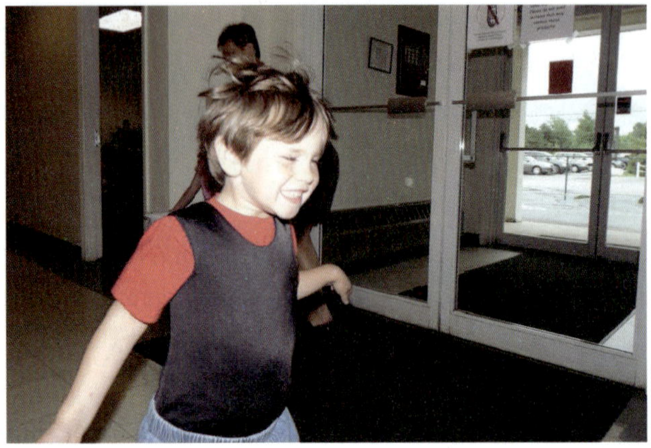

그림 27-11 놀이 활동 중 추가 감각 입력을 위해 SPIO 압박 조끼를 착용한 아동.

의복, 무거운 담요 및 조끼의 사용은 지각을 증가시킬 수도 있다(24장에 기술되어 있고, 그림 24-14, 그림 24-15, 그림 27-11).

과민감성

감각통합치료

앞서 설명한 바와 같이, 감각통합치료는 Ayres에 의해 저감각과 감각 과민 반응을 치료하는데 적합한 작업에 기반한 치료전략이다. 계획적, 조절되는 구체적인 감각활동에 규칙적으로 참여하는 것은 감각 방어력(과민성)을 감소시키고, 운동 기능을 향상시키며 삶의 질을 향상시킬 수 있으며, 감각 입력에 대한 내성을 향상시킬 수 있다(Pfeiffer, 2003; Urwin, 2005). Adult Sensory Questionnaire와 Adult Sensory Interview(Kinnealey, 1999)의 평가를 통해 결정된 감각 방어를 지닌 성인 15명을 대상으로 한 연구에서 일상적인 촉각, 고유수용성 감각, 전정 감각 활동의 개별 프로그램이 개발되었으며, 1개월 동안 각 환자에게 개별적으로 적용되었다. 1개월 후에 환자의 감각 방어력과 불안감이 감소했다. 그러나 이 연구에서는 대조군을 사용하지 않았다(Pfeiffer, 2003).

감각통합치료에서 감각 입력의 양과 유형은 환자의 과민성 또는 방어력 수준과 장애가 있는 특정 감각 양상에 따라 다르게 적용된다. 시각, 청각, 후각뿐만 아니라 촉각, 고유수용 감각, 전정 감각이 관련될 수 있다. 촉각 방어력은 일상적인 접촉이나 질감에 대한 과도한 반응으로 특징지어진다. 예기치 않은 접촉이나 가벼운 접촉과 다양한 질감의 물체는 특히 어렵다. 그래서 환자는 옷입기, 일하기 또는 여러 가지 재료로 놀거나 다른 사람들이 만지는 것과

같은 일상적인 일상 활동에 환자가 참여하는 것을 어렵게 만든다. 구체적인 예로는 옷에 붙은 라벨에 의해 괴로워지거나 산만해지는 것을 들 수 있다. 친구, 동료 또는 가족 구성원이 갑작스런 접촉을 했을 때 과민 반응을 일으킬 수 있고, 설거지를 할 때, 모래에서 맨발로 걷는 것이 불편하다.

촉각 방어력을 가진 환자와 일하는 치료사는 항상 환자에게 손을 대기 전에 알려야 하며, 딱딱한 접촉을 사용해야 한다. 전정 입력에 과민한 환자는 이석 기관 또는 반고리관의 기능 장애와 관련하여 중력 불안 또는 운동에 대한 과민증을 경험할 수 있다. 전정 감각의 과민증의 징후로는 현기증, 메스꺼움, 구토, 발한, 창백, 운동 회피, 멀미 등이 있다. 치료사는 이러한 반응을 인식하고 환자가 운동 활동에 익숙해지고 내성이 향상될 때 치료를 통해 환자를 천천히 진행해야 한다. 점차적으로 그리고 계획된 노출에 의해 유해 자극에 대해 적응하는 법을 배울 수 있다. 감각 입력의 학습된 수용 또는 습관화가 의도하는 목표이다.

과민 반응이 있는 환자를 위한 활동과 과제는 종종 감각 저하에 사용되는 것과 유사하지만 과민 반응이 있는 환자에서 치료가 진행됨에 따라 환자가 참여하는 시간은 종종 달라지며 치료를 견디는 시간도 점차적으로 증가한다. 감각이나 등록이 저하된 환자는 부정적인 반응을 보이지 않으며, 그렇기 때문에 내성은 보통 높고, 활동에 참여하는 시간이 증가한다. 표 27-3은 감각 방어에 대한 치료의 예시가 나와 있나.

감각에 저반응이 있는 환자와 마찬가지로, 과민증 환자는 감각식이로 인해 과민 반응을 줄이는 데 도움이 될 수 있다. 활동은 차분한 감각 자극에 초점을 맞추고 낮은 수준의 불안과 적절한 수준의 경계를 촉진하기 위해 시스템의 구성을 향상시킨다. 여기에는 촉각, 고유수용성 감각, 전정 감각 입력이 포함된다. 이 입력은 견고하고 예측 가능하며 부드럽고 리드미컬하다. 환경적 감각 입력(시각, 청각, 후각)은 부드럽고 최소한으로 제공해야 한다. 환자의 반응이나 기능 변화에 따라 진행 상황을 모니터링하고 감각 입력을 변경해야 하고, 정확하고 명확한 문서를 해야 한다.

브러시 프로그램

많은 감각 통합 프로그램의 구성 요소인 Wilbarger Brushing Protocol은 촉각 방어력을 감소시키는 데 사용된다(Wilbarger, 1991, 2002). 효과를 검증하는 연구가 부족 함에도 불구하고, 이 프로그램은 촉각 입력에 과민 반응을 치료하기 위해 치료사가 광범위하게 사용해왔다. 이 방법은 외과용 브러시를 사용하여 깊은 접촉 압력과 관절 압박을 제공하여 촉각 입력에 대한 과민성을 감소시키는 방법으로 고유수용성 감각 입력을 제공한다. 팔/다리를 머리방향으로 브러쉬로 꾸준히 리드미컬하게 여러 번 자극

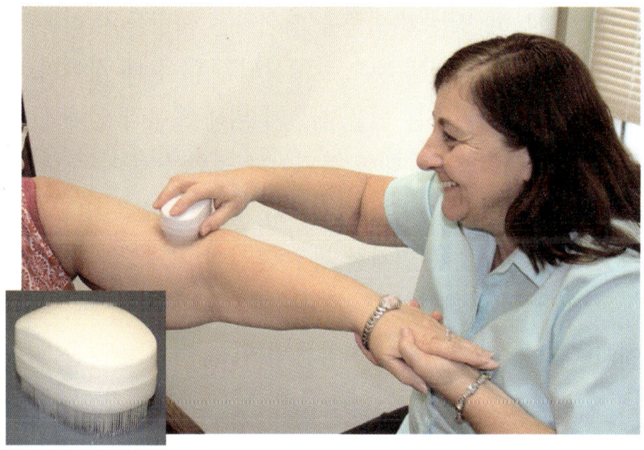

그림 27-12 성인 환자에게 브러쉬 프로그램을 사용하는 치료사.

표 27-3 감각 방어 치료

감각 장애	치료	반응	의견
촉각 방어 (접촉 또는 질감에 대한 과잉 반응)	계획 전정 소유주 입력, 허용되는 촉각 입력, Wilbarger 칫솔질 프로그램	접촉 및 질감에 대한 내성이 점차 개선됨. 환자는 조용하고 통제된 환경에서 더 잘할 수 있음	환자가 스스로 모니터링하여 내성을 위해 자신에게 입력을 제공하면 가장 좋음.
중력 불안 (지지되는 또는 머리 위치의 변화에 대한 과잉 반응)	조절된 선형 전정감각 및 고유수용 감각 입력 최대한의 지원에서 최소한의 지원으로, 예측 가능에서 예측 불가능으로 진행	환자들은 작은 움직임에서 큰 움직임으로 지각할 수 있음; 안전함을 느끼기 위해서 많은 격려가 필요함	천천히 진행하고, 환자의 발이 땅에 닿거나 진행하기 쉬운 활동으로 시작함. 후진 운동은 더 어렵고 신중하게 사용해야 함.

을 주고(그림 27-12) 한 다음 팔다리의 모든 관절에 관절 압박을 가하는 방식으로 수행된다. 이 프로그램은 처음 2주 동안 하루에 6번 이상 시행되고, 그런 다음 유지하는 프로그램(Wilbarger, 2002)으로 사용된다. 긍정적인 결과로는 감각 방어력과 불안감 감소, 행동적인 개선이 나타났다(Stagnitti, 1999).

진동

진동은 인공적으로 고유수용 감각을 제공함으로써 촉각 자극에 대한 과민 반응을 감소시키는 데 도움이 될 수 있다. 진동을 80Hz에서 10분 동안 수행했을 때, 평균 촉각 역치는 건강한 사람에서 대조군에 비해 단기간에 증가했으나, 그 효과는 10분 이상 지속되지 않았다(Hochreiter, 1983). 진동 후에 강력한 효과가 일부 사람을 부정적으로 만들 수 있으므로 이 방법을 사용할 때는 주의해야 한다. 일부 사람은 진동에 대해 다른 반응을 하기 때문에 반응과 결과를 결정하기 위해 신중한 시행 착오가 필요할 수 있다.

보상 전략

감각 과부하 또는 과민증을 경험하는 사람들은 회복 중이거나 장애가 개선될 것으로 예상되지 않을 때 장애가 있는 상태에서 생활하는 법을 배우기 위해 도움과 안내가 필요하다. 감각 입력에 대한 불편이나 불안을 줄이는 한 가지 방법은 환경을 수정하는 것이다. 환자가 소음이나 시각적 자극에 지나치게 민감한 경우 혼란이 거의 없는 조용한 방을 권장한다. 환자가 촉각 방어를 지니고 있을 때, 의류에서 태그를 제거하거나 사람들에 의해 스치는 것을 피하는 것과 같은 간단한 것들로 불편함을 느낄 수 있다. 매일 깊은 압력/고유수용 감각은 신경계를 조직하고 진정시키는 데 도움을 준다. 무거운 조끼, 무거운 담요 및 압박 의복(예; SPIO, Benik 및 TheraTogs)과 같은 외부 압박을 제공하는 도구가 도움이 될 수 있다. 환자 자신의 감각 요구 사항을 모니터링하고 적절하게 수용할 수 있는 방법을 가르치는 것이 필수적이다. "당신의 엔진은 어떻게 작동합니까?"라는 인식은 이러한 인식과 자기 조절의 개념을 가르치고 있는 하나의 프로그램이다(Williams, 1996). 개인이 자신의 건강을 관리하도록 권한을 부여하면 삶의 질과 기능적 독립성이 향상된다.

감각 이상

감각 이상은 감각과민과 저감각의 범주에 일치하지 않는 감각 장애이다. 감각이상 증상이 있는 환자는 무감각, 따끔거림, 쑤시거나, 타거나, 통증 등의 불편한 감각을 느끼게 된다. 이 비정상적이고 종종 고통스러운 상태는 만성 통증을 유발하여 큰 불편함과 기능 및 삶의 질을 향상시킨다. 이러한 장애를 치료하기 위해 여러 가지 치료방법이 사용되며 종종 혼란스러운 결과가 나타난다. 이 치료방법에 대한 간략한 설명은 아래에 나와 있다. 그러나 통증 장애와 치료에 대한 자세한 설명은 28장을 참조한다.

전기물리 에이전트

E-Stim, 경피적 전기적 신경 자극(percutaneous electrical nerve stimulation; PENS), 경피 전기 자극(transcutaneous electrostimulation), TENS는 고통스러운 감각 이상과 관련된 증상을 감소시키는 치료방법이다(Armstrong, 1997; Hamza, 2000; Kesler, 1988; Kumar, 1997; Wilder, 1992). 1달 동안 매일 간헐적, 직류 e-Stim을 받은 통증이 있는 당뇨병성 신경 병증 환자는 치료 종료 후 1개월 만에 증상이 최소로 되면서 치료 종료 시 통증이 현저히 감소했다(Armstrong, 1997).

PENS를 사용하면 침술과 같은 바늘이 말초 감각 신경을 자극하고 경피적으로 배치된 전기적으로 자극되어 신경 병증성 통증이 있는 부위에 통각의 상실을 제공한다. 급성 및 만성 통증 증후군 환자를 경감시키는 데 단기간에 성공했으며, 통증의 감소 이외에도 환자들은 치료 중 수면 패턴이 개선되고 신체 활동이 증가되었다. 그러나 지속적인 치료 효과는 보고된 바 없다(Hamza, 2000).

경피 전기 자극(transcutaneous electrostimulation)동안, 경피 전극이 통증 부위 주변에 배치되며 이상성 파형은 피로하지 않은 근육 수축을 생산한다. 이 방법은 1개월 치료 후 통증성 말초 신경 병증이 있는 성인 그룹의 증상을 감소 시키는데 효과적이었다. 그러나 증상은 1개월 후에 다시 나타나기 시작했다(Kumar, 1997).

다른 방법

앞서 설명했듯이, MIRE는 손상된 감각을 치료하기 위해 최근에 개발된 방식이다. 또한 치료방법은 말초 신경병증으로 인한 감각 이상과 통증을 효과적으로 돕는다(Volkert, 2006). Anodyne Therapy System과 함께 제공되는 MIRE의 다면 연구에서, 말초 신경 통증 및 감각 저하를 가진 272명의 환자는 사지에 각각 4개의 분리된 다이오드 함유 패드를 사용하여 30-60분의 치료를 1주일에 3회 받았다(Volkert, 2006). 이 환자들은 또한 스트레칭, 근력 강화, 균형 운동 및 신경근 재교육과 같은 전통적인 치료법을 받았다. 그 결과 통증의 현저한 감소, 감각의 증가, 균형능력의 개선이 관찰되었다. 이 연구는 대조군을 가지고 있지 않았으며, 어떤 치료가 가장 효과가 있는지는 불분명하다. 다른 예비 연구에서도 유사한 개선점이 있었다(DeLellis, 2005; Kochman, 2002; Leonard, 2004; Prender-gast, 2004). 위약하게 하는 통증을 감소시키거나 제거하면 환자의 삶의 질과 일상 활동을 완성할 수 있는 능력이 향상된다. 추후에 MIRE에 대한 더 많은 연구가 필요하다.

중재: 기능적 활동에 최종적 적용
Intervention: Ultimately Applied in Functional Activities

성인 및 소아 치료 시 고려사항
Adult and Pediatric Considerations

아동과 성인의 비정상적인 감각 처리의 기능적 적용을 고려할 때, 일상적으로 매일 그들이 하는 일에 대해서만 생각해야 한다. 아동과 성인은 모두 매일 먹고, 씻고, 옷을 입고, 옷을 벗을 필요가 있다. 이러한 활동에는 여러 가지 재질과 상호 작용과 이동이 포함된다. 감각 손상은 일상적인 음식과 옷과 관련된 질김과 움직임에 대한 일상적인 노출과 머리 감기, 빗질, 칫솔질, 손톱 깎기와 같은 다양한 작업에 대한 내성과 인지에 영향을 미친다.

아동과 성인은 하루에 시간을 보내는 방법에 따라 아동은 자주 놀이를 하거나 학교에 다니고 성인은 집에서 또는 지역 사회에서 일하거나 시간을 보낸다. 이러한 모든 환경에서 성공을 위한 효과적인 전략을 계획하기 위해서는 환자가 수용해야 하는 감각 경험을 조사해야 한다. 예를 들어, 감각이 감소된 개인의 경우, 환경 안전 조치에는 온수기의 허용 최고 온도를 낮추거나 선반 및 가구의 날카롭고/뾰족한 가장자리를 덮는 것이 포함된다. 과민증 환자의 경우 감각 자극을 줄이기 위해 환경을 조절할 수 있으며 과도한 자극을 완화하기 위해 조용한 장소를 만들 수 있다.

감각 활동을 선택할 때 나이에 맞는 장비와 활동을 고려해야 한다. 예를 들어, 아동은 성인보다 그네나 움직임 또는 오르기 활동에 참여하기 위해 더 흥미가 있고 동기가 부여되는 것을 적용해야 한다. 아동은 또한 성인들보다 모래와 물 테이블에서 촉각 활동을 하는 경향이 있다. 성인의 경우, 반죽을 하거나 샌드페이퍼를 사용하여 무언가를 만드는 것으로 연령에 알맞은 촉각 입력을 얻을 수 있다. 또한 어른들은 흔들의자나 자전거를 타면서 운동 입력을 받는 것이 편안할 가능성이 더 크다. 어른의 신체 상태에 따라, 기대어 있는 것을 편하게 느껴서 네발자세나 무릎꿇는 자세를 취하는 것 또는 바닥에서 일어나거나 앉는 것을 오랜 시간이 걸릴 수도 있다. 이들은 모두 치료 계획을 결정할 때 고려해야 할 사항이다.

환자적용: 중재

검사 결과를 바탕으로 세미와 그의 가족 및 치료사는 다음 목표를 설정하였다.

- *두려움이나 과민 반응 없이 학교, 놀이터 및 체육 수업에서 동료와 놀 수 있도록 움직임에 대한 과민 반응을 줄인다.*
- *왼쪽의 촉각 방어력을 줄여 부작용 없이 감각 경험을 탐구하고 왼쪽을 사용한다.*
- *왼쪽의 편측 무시를 감소하기 위해 편측 및 양측 활동에서 보다 일관되고 자발적인 사용을 한다.*
- *레크리에이션 및 일상 활동에서보다 기능적인 사용을 허용하기 위해 왼 사지의 근력을 증가시킨다.*

치료는 다음 중재(이론적 근거)를 포함하여 매주 두 번 시작된다.

- *움직임에 대한 과민 반응을 줄이고 세미의 내성을 점차적으로 높이려면 그네, 치료용 공, 미니 트램펄린의 사용을 포함하여 다양한 운동 경험에 대한 노출이 제공된다.*
- *촉각 방어를 줄이기 위해 일반적인 딱딱한 압력과 깊은 고유수용성 감각을 제공한다. 개인위생과 옷입는 시간에 왼쪽 팔과 다리의 문지름/놀이와 다양한 질감의 탐색활동(예: Play-Doh, 모래 테이블, 촉감 인형)을 제공한다. 서로 다른 질감에 대한 점진적인 내성 증가는 서로 다른 질감의 탐색(보조를 받아)과 촉각 입력에서 예측 불가능한 입력에서도 촉진된다.*
- *편측무시를 감소시키고 감각입력을 높이기 위해 왼쪽의 감각인식과 사용을 증가시키기 위해 촉각 수준의 전기적 자극과 다양한 촉각 양식을 제공한다. 장난감과 재료는 세미의 왼쪽 면에 놓여 시각적인 주의를 집중시킨다. 공을 던지고 잡는 것과 같은 양손의 연습은 필요에 따라 치료사의 도움을 받아 수행된다(예기치 않거나 가벼운 접촉을 하지 마라). 거울을 사용하여 왼쪽으로 시각적인 주의력을 높이는 것은 신체의 인지도를 높이기 위해 포함된다.*
- *왼쪽 팔과 다리의 근력을 높이기 위해 강화 운동, 대 운동*

기능 및 미세운동 기능 활동, 운동 수준의 전기자극을 조합하여 사용한다.

세미의 치료 계획에는 직접적인 물리치료 중재 외에도 지역 학교와의 협의가 포함되어 학교 복귀 계획을 시작한다.

임상 결정 시 고려할 점: 치료

감각 입력의 도입은 점차적으로 이루어졌으며 세미의 의견 수용에 기반을 두었다. 세미는 그의 느낌과 과민 반응으로 인해 종종 불안감과 좌절감을 느끼기 때문에 자신의 치료에서 통제감을 느끼고 안전하게 느끼는 것이 중요했다.
이를 바탕으로,

- *매트에서 굴리는 것에서 그네를 타는 것까지 운동 활동을 어떻게 진행시킬 수 있는가?*
- *왼손의 사용을 촉진할 때 양손의 지지가 거부되는 것을 어떻게 처리할 수 있는가?*
- *왼쪽의 인식을 높이기 위해 촉각 또는 고유감각 이외의 감각 시스템을 사용할 수 있는가?*
- *이 시점에서 세미의 치료 계획에 어떤 장비가 도움이 될 수 있는가?*
- *진행을 촉진하거나 감소된 감각 처리를 보완하기 위해 환경을 어떻게 수정할 수 있는가?*

중재: 치료외 시간 및 퇴원에 대한 고려사항
Intervention: Considerations for Nontherapy Time and Discharge

환자 및 가족 교육 Patient and Family Education

치료외 시간과 퇴원 후, 연령이나 진단에 관계없이 감각 장애가 있는 환자의 주요 초점 영역은 위험 감소와 부상 예방이다. 환자와 그 가족/간병인은 감각 손상의 정도와 이것이 안전성과 2차 손상 가능성에 어떻게 영향을 미칠 수 있는지 완전히 인식해야 한다. 이 장의 앞부분에서 언급했듯이, 감각 시스템의 감각 저하 및 과도 감각은 감각 입력에 대한 인식의 부재 또는 비정상적인 반응을 유발하여 상해 또는 기능 저하로 이어질 수 있다. 예를 들어, 척수손상으로 인한 감각 상실이 있는 환자는 장시간 한 자세를 취한 후 자신의 체중을 움직여 압력을 완화해야 할 필요성을 알지 못하기 때문에 피부가 파괴될 수 있다. 촉각 방어력이 심각한 경우, 사람은 예기치 않은 촉감에 과민 반응을 일으킬 수 있고 입력된 감각으로부터 빠르게/안전하지 않게 벗어나려 해서 부상을 입을 수 있다. 이러한 유형의 상해를 사전 예방하기 위해 환자 및 가족 교육이 중요하다.

안전한 환경을 조성하기 위해 가정, 직장 및 학교 환경을 평가하고 수정해야 한다. 환자와 가족에게 피부 검사의 중요성에 대해 상기시키는 것은 2차 손상을 예방하는 또 다른 열쇠이다. 환자가 장비나 보조 장치를 사용하는 경우, 적절한 사용과 유지 보수를 검토해야 한다. 서면 및 그림을 모두 사용해서 지시가 주어져야 한다.

퇴원 시 환자는 적응 장비 또는 가정 운동 프로그램(HEP)의 사용을 중단할 준비가 되어있을 수도 있고, 감각 기능의 유지 보수를 위해 계속할 수도 있다. 향후 감각 작용에 변화가 생겼을 때 주치의에게 알리도록 지시해야 하며, 이는 치료 요법을 추가해야 할 필요성을 나타낼 수 있다.

가정 운동 프로그램을 위한 활동
Activities for a Home Exercise Program

HEP를 완수하는 것은 분명히 개인의 필요와 치료 계획에 달려 있다. 적절한 경우, HEP는 종종 치료를 지속하거나 회귀를 예방하는 데 도움이 된다. HEP는 가족과 환자 모두에게 명확하게 상세하고 검토되어야 한다. 환자와 가족/간병인은 가능한 경우 치료사 앞에서 기술을 시연함으로써 프로그램에 대한 이해를 확인해야 하므로 필요에 따라 조정을 할 수 있다. 이전에 언급한 바와 같이, 환자와 가족에게 서면 및 그림 지침을 모두 제시해야 한다. HEP로 이월효과가 나타나는 활동/기술에는 일상 생활에서 하루종일 나타나는 감각 입력(감각 식이), 감각 재교육 및 규정된 치료방법이 사용이 포함된다.

실습

1. 감각 손상에 대한 중재의 초점은 회복 또는 보상에 근거할 수 있다.
2. 중재는 감각 저하, 과민 반응 또는 감각 이상을 목표로 할 수 있다.
3. 감각 입력에 저반응 환자는 감각 통합 치료가 이점이 있을 수 있다. 능동적 참여와 적응적 상호 작용을 포함한 향상된 감각(촉각, 전정, 고유수용 감각)을 특징으로 하는 의미 있는 치료 활동을 제공할 수 있다.
4. 촉각 입력의 경우 다음과 같은 예가 있다.
   a. 아동의 경우 건조한 쌀이나 작은 콩이 담긴 통을 직접 손으로 탐구하거나 다양한 질감의 장난감을 탐색한다.
   b. 성인의 경우 다양한 질감으로 물체를 조작하거나 질감이 있는 수건으로 세탁한다.
5. 고유수용 감각 입력의 경우, 예를 들어, 트램폴린이나 다른 표면에서 뛰기, 치료 공에서 튀는 것, 팔에 체중을 가하는 것(예, 네발로 기어가기 또는 다양한 동물을 모방), 무거운 물건을 밀거나 당기는 것이 포함될 수 있다.
6. 감각 식이 활동은 듣기/청각, 외모/시각, 냄새/맛/구두, 촉감/깊은 압박감, 운동/고유 수용력(Biel, 2008) 범주를 포함할 수 있다.
7. 기능 훈련 및 운동 학습은 감각 인식뿐만 아니라 운동 조절을 향상시킬 수 있다.
8. 뇌졸중 환자에서 3분(90초의 수축 후 90초의 팽창)의 사이클 및 40mmHg의 피크를 사용하여 마비된 환측 상지에 일일 간헐적인 공기압 압박(intermittent pneumatic compression; ICP) 유익할 수 있다.
9. ICP는 하지 불안 증후군에 적용될 수 있으며, 40mmHg를 하루 1시간 동안 사용하여 불쾌감을 줄여준다.
10. 뇌졸중 후 감각 저하의 경우, 몇 주 동안 매일 뜨거운 열과 차가운 얼음을 교대로 반복한다. 15초 동안 환측에 뜨거운 팩을 10회 시도한 후 30초 휴식하고, 차가운 얼음 팩을 10초 동안 제공하고 30초 동안 휴식을 취하도록 한다.
11. 감각 재교육은 감각 위치화를 향상시키고 감각 입력에 대한 인지도와 해석을 높이기 위한 운동을 포함한다. 종종 감각 자극 및 장애가 있는 감각 유형(예를 들어, 입체인지 또는 지각)을 목표로 한 능동적이고 수동적인 움직임으로 시작하여 반복적인 연습이 뒤따른다.
12. 전기 물리적 에이전트는 뇌졸중 후 환자의 감각 기능을 향상시킬 수 있다. 전기 자극이 신경 발달 요법 또는 작업별 훈련과 함께 사용될 때 결과가 개선된다. 15분에서 2시간 사이의 일일 전기 자극은 감각 인식과 운동 기능을 향상시킬 수 있다.
13. 전기적 또는 기계적 "소음" 자극은 건강한 사람뿐 아니라 당뇨병이나 뇌졸중에 의한 감각 장애가 있는 노령층의 감각 능력을 향상시킨다.
14. 단색 적외선 에너지(Monochromatic infrared energy; MIRE)는 당뇨병에 의한 이차적인 말초 신경 병증 환자에서 감각 기능을 향상시키고 통증을 감소시킬 수 있다. 유연한 MIRE 패드는 치료를 받아야 하는 주변 피부에 위치한다. 전기적 또는 기계적 "소음" 자극은 당뇨병이나 뇌졸중에 따른 감각 장애가 있는 사람뿐만 아니라 건강한 사람들에게도 감각 기능이 향상되었다.
15. Wilbarger Brushing Protocol은 외과용 브러시를 사용하여 팔과 다리에 깊은 접촉/압력 입력을 가하고 발목, 무릎, 엉덩이, 손목, 손가락, 팔꿈치, 어깨, 발가락에 관절 압박을 실시하여 촉각 방어력을 감소시키는 것으로 보고되고 있다. 이 프로그램은 처음에 2주 동안 하루에 6번 이상 제공한 다음, 점차 좁혀지고 유지를 위해 필요에 따라 사용된다.

복습

1. 저감각을 위해 어떤 종류의 치료가 가능한가?

2. 과민 반응에는 어떤 유형의 치료가 가능한가?

3. 향상된 감각 뿐만 아니라, 감각 치료에 대한 환자의 결과는 어떻게 문서화 해야 하는가?

4. 단색 적외선 에너지(MIRE) 치료란 무엇이며, 어떻게 그리고 왜 감각에 영향을 주는가?

5. 전기 자극(및 장치)의 어떤 유형이 감각 손상에 대한 치료로 사용될 수 있는가?

6. 어떤 신경학적 상태가 감각 장애를 수반할 수 있는가?

7. 회복과 보상의 차이점은 무엇인가? 어떻게 하나를 선택할 수 있는가?

8. 감각 식이의 목적을 설명하고 예를 들어 본다.

9. Wilbarger 브러쉬 프로그램의 근거는 무엇이며 어떻게 이루어지는가?

10. 간헐적 공기 압박이란 무엇이며, 감각 장애가 있는 사람들에게 어떻게 도움이 되는가?

11. 신체 운동과 기능적 작업 훈련이 감각 기관과 환자의 결과에 어떤 영향을 미치는가?

12. 아동과 노인에게 온도 조절치료 방법을 사용할 때 고려해야 할 중요한 점은 무엇인가?

13. 감각 치료에 대한 어떤 연구가 필요한가?

요 약

세미는 3개월 동안 외래 치료를 매주 두 번 받았고 학교 기반의 물리치료 서비스로 전환하기 위해 퇴원했다. 퇴원 당시, 세미는 자신의 목표에 대해 진전이 되었고, 놀이터에서 친구들과 함께 노는 것과 치료와 학교에서 다양한 운동 - 활동을 견딜 수 있을 뿐만 아니라 즐길 수 있었다. 운동에 대한 두려움이 줄어들어 이제는 치료에 더 적극적으로 참여하고 균형감과 운동 능력을 향상시킬 수 있다. 또한 세미는 촉각적으로 덜 방어적이며 과민반응 없이 더 많은 감각 입력을 받아들일 수 있다. 그는 또한 특정 활동을 피하는 것으로써 과민증을 인식하고 이에 대처할 수 있다.

감각 손상은 신경적인 시스템에 다양한 손상이 생겨 활동을 제한하게 되며, 많은 경우 기능 장애를 유발한다. 장애의 범위는 경증부터 중증까지, 일시적에서 영구적으로 다양하다. 감각 장애에 대한 치료는 원인에 따라 다양하며 각 환자마다 개별화되어야 한다. 일반적으로 치료적으로 조합되어 사용된다. 이러한 감각적 치료의 많은 부분을 뒷받침하는 증거가 출현하고 있지만 연구는 여전히 다소 제한적이며 추가적인 증거가 필요하다. 가장 유망한 치료는 감각 통합치료, 감각 재교육, e-Stim, MIRE이다.

만성 통증에 대한 중재

Interventions for Chronic Pain

제 28 장

■ 차유리

개 요

학습목표

이 장을 마치면, 학습자는 다음을 할 수 있어야 한다:

1. 급성 통증과 만성 통증을 정의, 비교 및 대조 한다.
2. 신경학에서 만성 통증을 유발하는 의학적 진단을 확인한다.
3. 중추 감각을 포함한 만성 통증의 병태생리를 설명한다.
4. 만성 통증의 적절한 관리에 대한 방법을 설명한다.
5. 만성 통증의 평가 및 관련된 부위에 사용되는 특정 도구를 예를 들어 설명한다.
6. 기능 회복 접근 방식을 설명한다.
7. 기능 회복 접근법에서 심리학자와 치료사의 역할을 설명한다.
8. 만성 통증 관리에서 질병별 고려 사항의 예를 제시한다.
9. 어깨 손 증후군을 가장 잘 관리하는 방법을 설명한다.
10. 복합 부위 통증 증후군 I형에 대한 Moseley의 연구를 설명한다.
11. Moseley의 연구가 적용되는 다른 의학적 진단을 확인하고, 만성 통증 치료사 관리에 대한 의미를 설명한다.

■ 서론 Introduction

전에 외래 신경 클리닉에서 이분을 보았다: 72세의 환자인 Simons 씨는 1개월 전에 뇌 혈관 사고를 당했고, 팔에 침범되어 약간의 운동 회복을 보였다. 현재 그는 팔 전체에 걸쳐서 손에 이르기까지 강렬한 고통을 느끼게 되었고, 팔은 매우 민감하다. 그는 또한 부종이 발생했다. 그의 아내가 그가 팔을 움직이기를 그만 뒀다고 알려준다. 당신은 무엇을 도와줄 수 있는가? 이 장에서는 기타 통증 증후군과 통증을 중재하기 위한 계획을 수립할 것이다.

통증, 특히 만성 통증은 일반적으로 신경학적 증상이 있는 사람들의 작업 및 물리치료의 임상에서 관찰된다. 최적의 결과를 위해 학제적(즉, 협동적) 치료가 요구되는 까다로운 임상 문제를 야기한다. 우리는 고통의 경험이 감각뿐만 아니라 불쾌한 감각 경험에 대한 주관적 의식/인식과 반응을 포함하며 개인의 기능적 활동과 참여에 심각한 해로운 영향을 미친다는 것을 알 수 있다.

기본적인 개념 Foundational Concepts

만성 통증은 무엇인가?

만성 통증은 복잡한 현상이다. "통증"의 2가지 정의를 고려해보자.

- 증상을 일으키거나 괴롭히는 불편한 감각(American Physical Therapy Association [APTA], 2015).
- 실제 또는 잠재적 조직 손상과 관련된 불쾌한 감각 및 정서적 경험 또는 이러한 손상의 관점에서 기술된 불쾌감(International Association for the Study of Pain [IASP], 1994).

이러한 정의에는 통증이 신체적(감각적) 요소와 심리적(정서적) 요소를 모두 포함한다는 개념이 내재되어 있다. 이와 같이 통증은 항상 주관적이다. 징후가 아닌 증상이다(IASP, 1994). 그러나 **통증 행동**이 동반될 수 있으며 만성 통증 자체가 질병으로 간주될 수 있다(World Health Organization [WHO], 2006). 통증 행동은 "사람이 고통과 통증을 겪고 있음을 나타내기 위해 관찰자가 이해하는 비언어적 또는 언어적인 행동"으로 정의된다. 이러한 행동에는 들을 수 있는 불평, 얼굴 표정, 비정상적인 자세 또는 보행, 보철의 사용, 활동 회피, 공공연한 표현, 고통의 구두 또는 비언어적인 불평, 고통호소가 포함될 수 있다(Turk, 2001b, p.17). 만성 통증의 징후와 증상으로는 움직이지 않아 근육과 관절을 소모한다; 질병에 대한 감수성 증가로 이어지는 면역계 억제; 수면 방해; 식욕과 영양 부족; 약물에 대한 의존; 가족 및 다른 보호자에 대한 과도한 의존; 보건 의료 제공자와 시스템의 남용과 부적절한 사용; 열악한 직무 수행 또는 장애; 가족으로부터의 고립을 포함하는 사회적 격리; 불안과 두려움; 좌절, 우울증, 자살(WHO, 2006) 이 있다.

분류

통증을 분류하는 데는 여러 가지 방법이 있으며, 분류는 중복될 수 있다. 통증은 근본적인 메커니즘(예; 기계적 통증, 염증성 통증, 허혈성 통증, 연관통), 신체 부위(예; 복통, 어깨 통증) 및 근본적인 의학적 진단(예; 관절염 통증, 암 통증)에 의해 특징될 수 있다. 흔히 통증은 일시적으로 급성 또는 만성으로 특징 지어진다(그림 28-1). **급성 통증**은 갑작스런 발병으로 정의되며 몸에 상해를 입은 후 짧은 시간(하루, 시간, 분) 동안 일반적으로 감소하며,

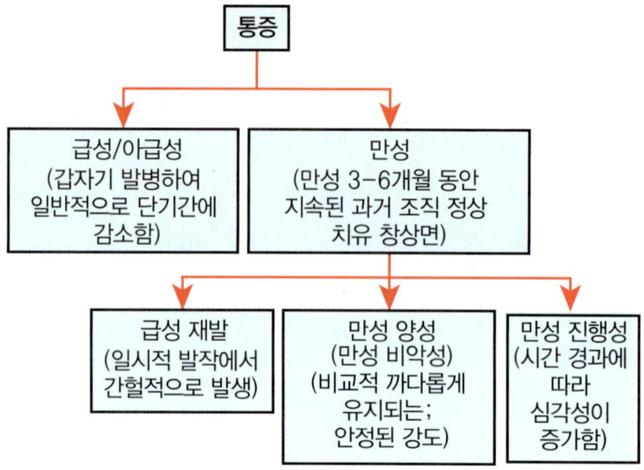

그림 28-1 시간별 통증 분류법. 급성 재발통의 예로는 편두통과 삼차신경통이 있다. 만성 양성(만성 비악성) 통증의 예로는 만성 허리통증과 섬유근육통 증후군이 있다. 만성 진행성 통증의 예로는 암(악성 통증이라고도 함)과 류마티스 관절염(Taylor, 2006년 이후)이 있다.

부상이 치료되면 일반적으로 사라진다. 종종 빈맥, 고혈압, 발한, 산동 및 창백(APS 용어집)과 같은 자율 신경계 활동의 징후와 관련이 있다. 대조적으로, 만성 통증은 일반적으로 6개월 이상 지속되는 통증으로 간주되며, 진행 중이며, 생명을 위협하지 않는 원인에 의해 유발되고, 현재 이용 가능한 치료 방법에 반응하지 않으며, 남은 생애 동안 계속될 수 있다(Wall, 1999). 이 유형의 만성 통증은 암으로 인한 통증에서 벗어나 만성 비악성 통증이라고도 한다.

마찬가지로 Bonica(1953)는 예상되는 조직 치유 기간이 지난 후에도 만성 통증이 지속되고 급성 및 만성 통증 사이의 구분이 임상적으로 비악성의 통증에 대해 3개월에 이루어질 수 있다고 지적했다(IASP, 1994). IASP는 연구에서 급성 통증과 만성 통증 사이의 경계가 6개월 후에 이루어질 수 있다고 덧붙였다. Turk(2001b)는 이러한 구별이 실제로 임의적이라는 점을 지적했다.

만성 통증은 급성 재발성, 만성 양성 및 만성 진행성으로 분류될 수 있다. 급성 재발성 통증은 증상이 간헐적이며 급성이지만 증상이 6개월 이상 지속된다(예; 편두통, 삼차 신경통). 만성 양성 통증은 6개월 이상 지속되고 비교적 치료가 어렵다(예를 들어, 만성 요통, 근막 통증증후군). 만성 진행성 통증은 6개월 이상 지속되며 시간 경과에 따라 심각성이 증가한다(예; 류마티스성 관절염, 암)(Taylor, 2006). 급성 및 만성 통증 사이의 차이점은 표 28-1에 제시되어 있다.

표 28-1 급성과 만성 통증사이의 주요 차이점

급성 통증	만성 통증
통증은 증상이 있다.	통증은 감소한다.
명확한 발증 시간	발증 시간은 때때로 잘 정의
질병은 종종 식별할 수 있다.	병리학을 식별할 수 없다.
자율신경계 활동의 객관적 징후	자율신경계 활동 조절 장애
조직 손상에 대한 반응	체성감각 경로의 말초 또는 중심 변화에 대한 반응
생물학적 기능이 있다.	알 수 없는 생물학적 기능
종종 통증을 지시하는 치료에 의해 완화	통증에 대한 치료에 반응하지 않음
일반적으로 약물에 반응	의약품에 대한 반응성 감소
불안과 연관됨	불안, 우울증, 무력감, 절망감, 체중 변화, 성욕 감퇴와 관련됨
주로 개인을 포함	개인, 가족, 소셜 네트워크, 라이프스타일 관련
생물의학적 접근법에 대응	생물정신사회적 접근법에 반응할 수 있음
손상/기능 제한	기능 제한/장애

Wolff MS. *Chronic Pain: Assessment of Physical Therapists' Knowledge and Attitudes* [thesis]. Boston, MA: Massachusetts General Hospital Institute of Health Professions; 1989의 허가하에 사용함.

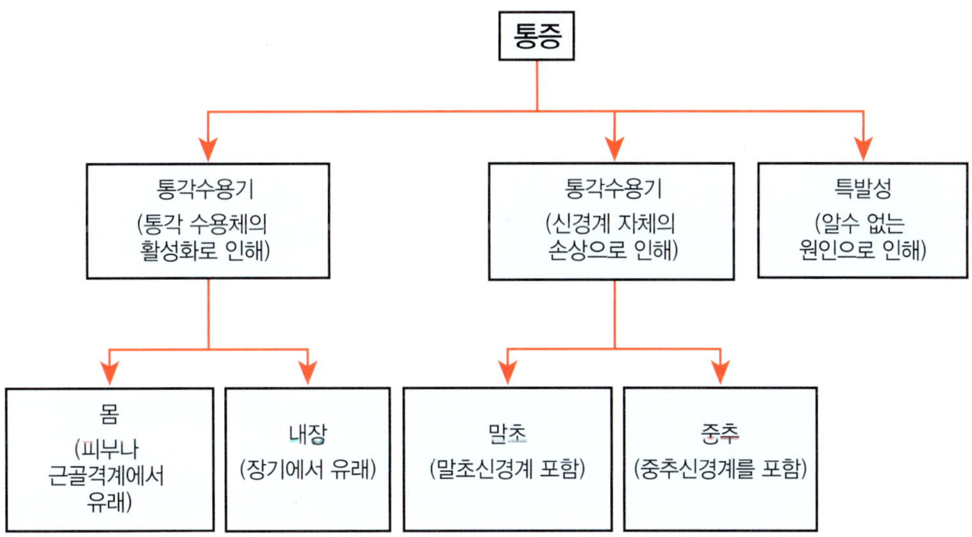

그림 28-2 원인별 통증 분류법. 어떤 수용체도 고통을 위한 일차적인 감각 뉴런이다. 말초신경병적 통증의 예로는 고통스러운 당뇨병성 신경병증, 급성 헤르페스 후 신경통, 화학요법 유도 신경병증, 환상통 등이 있다. 중추신경병적 통증의 예로는 뇌졸중 후 통증, 다발성 경화증 환자의 중추통, 내인성 원인(예; 다발성 경화증, 급성 횡골수염, 신경독) 또는 외인성 원인(예; 척수 손상, 종양에 의한 압박, 감염에 의한 압박)이 있다. 절단 후 환상 통증도 중추신경통으로 분류된다(WHO, 2006년 이후).

만성 통증과 관련된 또 다른 용어는 만성 광범위한 통증이다. 만성 광범위한 통증에 대한 표준화된 정의는 없지만, 일반적으로 섬유근육통 증후군(FMS)에서처럼 신체의 여러 부위를 포함하는 통증을 지칭한다(Cieza, 2004).

신경학적 만성 통증

통증은 또한 감각 시스템에서의 기원(즉, 유해반응성 통증) 또는 **신경계의 손상**(즉, 신경병증성 통증; 그림 28-2)에 의해 분류될 수 있다. 우리는 일반적으로 통증이 감각 체계에서 발생한다고 생각하지만, 신경계의 손상으로

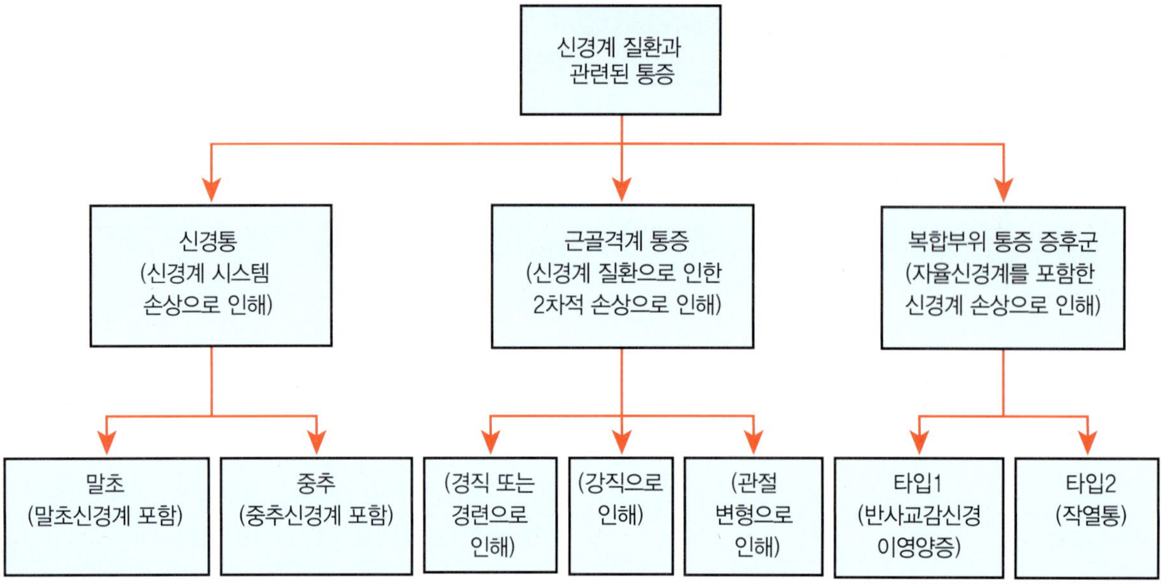

그림 28-3 신경질환과 관련된 통증의 분류법. 선진국에서는 통증의 주요 원인이 뇌졸중, 다발성 경화증의 척수손상인 반면 통증의 경직성은 파킨슨병과 근긴장이상에서 전형적으로 나타난다. 관절 기형으로 인한 근골격 통증의 예로는 뇌졸중 후 점착성 관절낭염이 있다. 관절 기형의 다른 원인으로는 신경병증과 감염이 있다. 신경 질환과 관련된 통증은 두통과 얼굴 통증도 포함한다.

인해 발생할 수도 있다. 이 구별은 차례로 신경학의 만성 통증에 대한 논의를 이끌어낸다(그림 28-3).

통증은 신경학적 장애의 직접적 또는 간접적 결과일 수 있으며, 어느 쪽이든 신경학적 장애와 관련된 장애를 복잡하게 만들 수 있다. 통증은 세 가지 방법으로 신경 장애와 관련된다: 중추 신경계 및 말초 신경계의 질병, 감염 또는 상해로 인한 신경병증성 통증; 신경학적 장애에 의한 이차적인 근골격계 통증; 체성 및 자율 신경계를 모두 포함하는 **복잡한 국소 통증 증후군**(CRPS)(WHO, 2006). 용어는 **신경근**의 임의의 질병을 지칭하며, 종종 방사상 통증(즉, 실제 상해 부위로부터 멀리 떨어진 장소에서 방사 또는 느끼는 통증)과 관련된다.

신경병증성 통증은 치료하기에 쉽지 않다(Rasmussen, 2004). 그것은 과감작된 유해자극, 이질통, 통각과민증은 비정상적인 시간적인 가중과 해당 범부가 아닌 부위 침범을 포함한 많은 특징을 가지고 있다. 신경병증성 통증은 *자연발생적 통증*(자극과 무관한 통증) 또는 **유발 통증**(통증은 자극에 의존하는 통증)일 수 있다. 자연발생적 통증의 본질이나 특성에는 끊임없는 불타는 감각(일반적인 표현)이 포함된다; 간헐적인 발통, 기분이 좋지 않은 감각; 감전 같은 전기 감각; 및 **감각장애**(이상하고 불쾌한 감각). 자극 의존성 통증은 기계적, 열적 및 화학적 자극에 의해 유발될 수 있다. **이질 통증**, 일반적으로 고통스럽지 않은 자극에 의한 통증 및 **통각 통증**, 일반적으로 통증이 있는 자극에 대한 통증 반응의 증가가 이 범주에 속한다. 기계적 이질통은 동적(브러시 유발) 또는 정적(압력 유발)으로 분류된다(Cruccu, 2004).

신경병증성 통증은 비정상적 일시적 합병증, 냉증 및 브러시 이질통, 비정상적인 온도 감각을 특징으로 한다(Rasmussen, 2004). 또한 종종 감정적인 변화, 특히 우울증, 일상생활 활동 장애(WHO, 2006) 및 일상생활의 도구활동(IADLs)과 함께 현저한 감정적 변화를 동반한다.

유병률

만성 통증은 놀랍게도 널리 퍼져서 공중 보건에 심각한 부담이 되고 있다. 추정치는 이용된 정의 및 기준과 같은 요인에 따라 광범위하게 다양하다(예; 11.5%-55.2%, Harstall, 2003). 그러나, 일반 성인 인구의 중증 만성 통증의 유병률은 11%(Harstall, 2003)인 반면 미국 성인 인구의 9%는 중등도에서 심각한 만성 비악성 통증으로 고통받는다(Roper Starch Worldwide, 1999). WHO에 따르면, 만성 통증은 선진국과 개도국의 약 5%에서 33%의 사람들에게 불안과 우울증과 관련되어 있다(Gureje, 1998 참조). 마찬가지로 Breivik(2006)은 중증도에서 심각한 만성 통증이 유럽 15개국과 이스라엘에서 성인의 19%에 영향을 미친다는 사실을 발견했으며 통증 전문가에게 치료를 받은 환자는 2%, 통증 관리에 대한 불만족은 40%, 21% 우울증으로 진단받았다. 저자들은 만성 통증을 가진 사람들은 종종 의사가 통증을 문제로 생각하지 않는다고 의심한다. WHO(2006)는 이러한 연구들과 기타 연구들로부터 선진국의 성인 인구에서 만성 통증에 대한 유병율이 18-20%라고 결론지었다. 그러나 WHO(2006)는 또한 이러한 연구가 특히 신경 장애와 관련된 통증에 대한 많은 정보를 제공하지 못한다고 지적했다.

그러나 신경병증성 통증이 높은 유병률을 보임에 동의한다(Cruccu, 2004; WHO, 2006). **신경병증성** 통증은 **단일 신경증**(단일 신경의 질병 또는 기능 장애) 및 다발성 신경병증(다발 신경의 질병 또는 기능 장애)을 비롯한 말초 신경 또는 신경의 질환 또는 기능 장애를 나타내는 일반적인 용어이다. 말초 신경병증 통증의 측면에서, 당뇨성 신경병증은 당뇨병 환자의 약 45-75%에서 발생한다. 이 중 약 10%는 고통스러운 당뇨성 신경병증을 일으킨다. 또한 대상 포진 환자의 약 9%에서 14%에서 급성 통증은 발진의 치유 후 만성 통증(포진 후 신경통)으로 지속된다(WHO, 2006). 말초 신경병증성 통증은 다발성 경화증(MS) 환자의 약 2%에서 발생한다(Österberg, 2005).

중추 신경계 통증의 경우, 척수 손상 환자의 약 3분의 2는 신경병증성 통증을 포함한 모든 원인에 의한 만성 통증이 있다(Finnerup, 2004). 대조적으로, 중추성 통증은 뇌졸중 후 첫 해 동안 약 8%의 사람들에게서 발생한다. 이 중 63%는 뇌졸중 후 첫 번째 달 동안 중추성 통증을 경험한다(Andersen, 1995). Andersen(1995)은 뇌졸중 후 중추 신경병증성 통증(즉, 8%)의 발생률이 척수 손상 환자의 절단 및 중추 통증 환자에서의 환상통증(PLP) 발병률과 유사하다고 지적했다. 다발성 경화증 환자의 약 58%는 만성 통증이 있고, 다발성 경화증 환자 중 약 28%는 **중추 신경계 통증**이 있다(Österberg, 2005).

급성 신경병증성 통증(예; 수술 중 말초 신경 손상)은 만성 통증의 위험 인자이다; 따라서 급성 신경병증성 통증의 신속한 치료가 중요하다. 간단히 말해서, 많은 사람들은 신경계의 질병 또는 신경계의 외상으로 인한 만성 통증, 수술 중 말초 신경에 대한 손상(WHO, 2006) 등을 앓고 있다.

치료의 장벽

만성 통증은 성별의 차이(Harstall, 2003), 문화 및 민족적 요인(Lasch, 2002, Morris, 2001), 건강 관리 접근의 차이(Green, 2004)와 같은 요인을 포함하여 복잡하다(통증의 인종적, 민족적 차이을 검토하려면 Anderson, 2009를 참조한다). 만성 통증의 유병률에도 불구하고 부분적으로는 복잡성 때문에 여러 가지 장애가 있다:

- 통증이 있는 사람들은 통증 치료(APS Advocacy)를 요청할 수 있다는 것을 모르고 있다.
- 통증 치료를 위한 특수 시설은 제한되어 있다(WHO, 2006).
- 고령자, 여성, 인종 및 소수 민족을 포함하는 일부 집단은 다른 집단보다 통증에 대해 덜 치료받을 가능성이 있다.
- 치료를 받은 통증이 있는 사람들은 종종 의료 시스템과 상호 작용할 때 부정적인 경험을 한다. IASP의 통증 치료 시설에 대한 바람직한 특성에 관한 지침에 관한 특별 조사단은 다음과 같이 진술했다: "우리는 만성 통증의 병인이 잘 이해되지 않았다는 것을 기억해야 한다. 의학 치료는 이미 이 환자들 중 많은 수가 실패했다..."(Loeser, 1991). 결과적으로 많은 사람들은 학습된 무력감과 절망감을 경험하고 통증 관리에서의 참여를 감소시키고 궁극적으로 일상 기능과 참여를 감소시킨다(Frischenschlager, 2002).
- 많은 의료 전문가가 통증 관리에 대한 교육을 거의 또는 전혀 하지 않고(APS Advocacy; Moseley, 2003b; WHO, 2006) 통증의 신경생리학에 대한 최신 정보를 환자가 이해할 수 있는 능력을 과소 평가한다(Moseley, 2003b).
- FMS는 특히 의사, 다른 유형의 의료 전문가 및 환자 모두에게 좌절감을 준다(Ablin, 2008).

생각해 볼 점 28.1

만성 통증을 앓고 있는 많은 환자들은 다른 진료자로부터 받은 진료에 이미 좌절한 상태로 귀하의 진료소로 올 것이다. 그 이유와 이것이 귀하의 진료에 대한 방법에 대해 생각해본다.

학제 간 접근

통증은 주관적이기 때문에 신체적 변수(예; 통증의 초기 생리학적 기초, 수면 장애와 같은 통증으로 인한 다른 신체적 장애)와 심리적 변수 간의 복잡한 상호 작용이 있다.

심리적 변수는 인지(예; **재앙**, **대처**), **영향**(예; **우울**, 불안) 및 행동(예; 육체 활동, 사회적 고립, 학습된 이용 중지, 두려움 회피)을 포함한다. 이 상호 작용은 상반적이다. 즉 신체적, 심리적 변수가 일련의 사건에서 상호 작용하여 환자의 궁극적인 장애 수준을 초래하게 된다. 예를 들어, 환자가 통증에 대한 반응으로 신체 활동에 참여하는 것을 감소시키면, 그는 일반적인 환자의 신체적, 정신 사회적 기능에 부정적인 영향을 미치게 되는 탈컨디셔닝의 2차적인 신체적 합병증(즉, 근골격계, 신경근 및 심혈관/폐 기능의 감소)에서 점차적으로 더 나빠질 가능성이 높다. 따라서, 육체적, 심리적 변수 모두가 해결되어야 한다. 만성 통증이 있는 사람들에게는 우울증이 흔하며 우울증의 존재는 통증의 증가된 경험과 감소된 내성과 관련되기 때문에 임상심리학자는 치료 팀의 핵심 구성원이다(WHO, 2006). 결과적으로, 치료사의 역할은 환자 관련 지시 및 절차 중재를 제공할 뿐만 아니라 다른 치료팀 구성원과 조정 및 의사 소통하고 적절하게 레퍼보내는 것을 포함한다.

만성 통증의 진단과 치료가 복잡하여 여러 기술과 지식이 필요하며 병인과 상관없이 여러 분야의 접근이 필요하다고 IASP(2009)가 발표한 통증 치료 서비스 지침으로 설명했다("다 분야"라는 용어가 반드시 협업을 의미하지는 않기 때문에 "학제 간"이라는 용어를 선호한다). 의사 외에도 팀에는 그림 28-4와 같이 심리학자, 간호사, 물리치료사, 작업치료사, 사회복지사, 직업상담가 등이 포함될 수 있다. 통증 치료 서비스는 또한 이용 가능한 임상서비스 및 연구 활동에 기초하여 정의된다(표 28-2).

참고로, 만성 통증 영역에서는 병인학 및 병태 생리학뿐 아니라 전형적으로 치료하는 의료 종사자의 전문화에 기반한 만성 통증의 가능한 하위 분류가 많이 있다. 만성 통증 환자를 치료하는 의사는 가족 실무 의사, 내과의, 류마티스 전문의, 마취 전문의, 내분비 학자, 정신과 의사 및 물리치료 의학 및 재활전문가를 포함한다. 유사하게, 만성 통증 환자를 치료하는 작업 및 물리치료사는 관절염, 척추 병리학을 치료하는 정형외과 전문의를 포함하고, 뇌졸중, 척수 손상 또는 다발성 경화증을 치료할 수 있는 직업 관련 근골격 손상 및 신경 전문의를 포함한다. 인체 공학, 여성 건강, 노인 의학, 소아과 같은 다른 영역을 전문으로 하는 치료사는 전문 분야에 따라 만성 통증 환자를 치료한다.

그러나 의료 제공자의 전문화에 기반한 분류가 항상 명확하지는 않다. 예를 들어, 어깨 병리학(정형외과적 관심)은 척수 손상 환자(신경학적 상태)에서 장기간에 걸릴 수

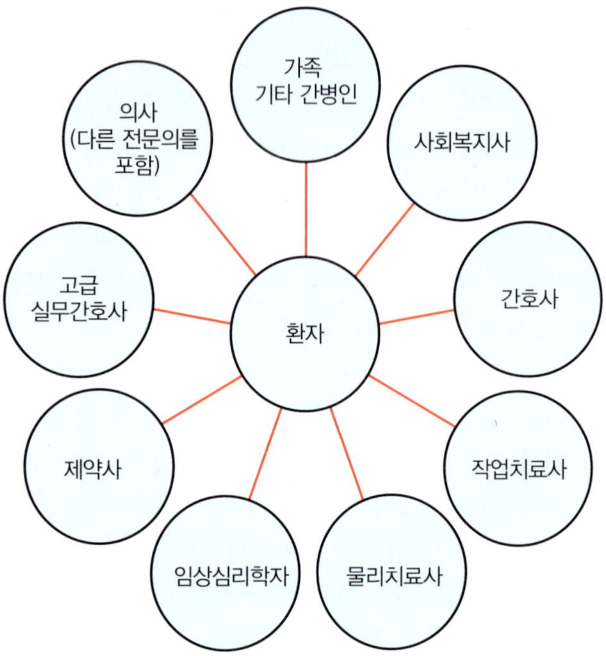

그림 28-4 만성 통증 환자를 위한 환자 중심 치료의 학문 간 모델. 만성 통증 환자의 치료에 관여할 수 있는 의사 유형에는 가족 담당 의사, 내과의사, 류마티스 의사, 마취과 의사, 내분비과 의사, 정신과 의사, 물리 및 재활 전문의가 포함되지만 이에 국한되지는 않는다. 모든 환자가 여기에 대표되는 모든 서비스를 받는 것은 아니며, 여기에 대표되지 않은 다른 유형의 의료 서비스 제공자(예; 의사 보조자, 재활 상담사)도 포함될 수 있다.

있는 문제이다. 또한, 만성 통증을 유발하는 많은 상태가 근골격계로 분류되더라도, 이 분류는 중요한 신경근 고려 사항을 모호하게 만들 수 있다. FMS의 병리생리학은 잘 이해되지는 못했지만 네 가지 계통이 관련되어 있다고 생각된다. (1) 시상 하부 뇌하수체-부신 축, (2) 자율 신경계, (3) 생식계 호르몬 축, 그리고 (4) 신경 내분비 원인을 시사하는 면역계(Goodman, 2003, p.184). 실제로 근육통(근육통)과 통각점, 시각 장애, 정신적 육체적 피로, 수면 장애/아침 피로, 전반적인 불안, 인지 문제(예; 기억력, 문제 해결, 통찰력, 감각 기능 저하), **감각 저하**, 신경매개성 저혈압, 우울증은 근골격계가 아닌 신경근의 분류를 설명한다. 진단 라벨은 물리치료사가 중재를 지시하는 주된 기능 장애를 나타내기 때문에 중요한 고려 사항이다(APTA, 2015). 또한 근골격계에서 주로 수행하는 물리치료사의 전문성은 주로 신경근 영역에서 수행하는 물리치료사의 전문성과 다를 수 있다. 예를 들어, 신경전문의가 균형, 인지 및 기관의 침범과 관련 문제에 특별한 민감성을 가지고 있다고 생각할 수 있다.

마찬가지로, *작업 치료 실습 프레임 워크*(OTPF), 2판

표 28-2 통증 치료 시설의 정의

기간	설명
통증 치료 시설	관련된 인력이나 제공되는 환자의 유형에 관계없이 모든 형태의 통증 치료 시설을 설명하는 데 사용되는 일반 용어. 통증 단위는 통증 치료 시설의 동의어이다.
다학제 통증 센터	급성 및 만성 통증과 관련된 연구, 교육 및 환자 관리를 포함하는 의료 전문가 및 기초 과학자로 구성된 조직이다. 이것은 통증 치료 시설 중 가장 크고 복잡한 시설이며 의과대학 또는 교습 병원의 구성요소로 이상적으로 존재한다. 임상 프로그램은 적절하게 훈련되고 면허가 있는 임상 책임자가 감독해야 한다. 의사, 심리학자, 간호사, 물리치료사, 작업치료사, 사회복지사 및 기타 전문 의료 제공자와 같은 광범위한 의료 전문가가 필요한다. 의료 서비스 제공자의 규율은 다양한 환자와 커뮤니티의 의료 자원의 기능이다. 치료 팀의 구성원은 특정 환자에 대해 그리고 전반적인 발달에 대해 서로 정기적으로 소통해야 한다. 다원적 통증 클리닉의 의료 서비스는 통합되어야 하며 환자에 대한 다원적 평가 및 관리에 기초해야 한다. 이러한 시설에서는 입원 및 외래 환자 프로그램이 제공된다.
다원적 통증 클리닉	만성 통증 환자에 대한 진단 및 관리를 전문으로 하는 서로 다른 전문 분야의 의사 및 기타 비의료 의료 제공자에 의해 직원이 상주하는 의료 서비스 제공 시설이다. 이러한 유형의 시설은 연구 및 교육 활동을 정규 프로그램에 포함하지 않는다는 점에서만 다학제 통증 센터와 다르다. 다원적 통증 클리닉에는 외래, 입원 또는 둘 다인 진단 및 치료 시설이 있을 수 있다.
통증클리닉	만성 통증 환자의 진단 및 관리에 초점을 맞춘 의료 전달 시설이다. 통증 클리닉은 신체의 특정 부위와 관련된 특정 진단 또는 통증을 전문으로 할 수 있다. 통증 클리닉은 규모가 크거나 작을 수 있지만 절대 단독 시술자의 라벨이 되어서는 안 된다. 만성 통증 환자를 적절히 평가하고 관리하는 경우 적절한 상담 및 치료 서비스를 제공하는 복잡한 의료 기관 내에서 기능을 수행하는 단일 의사는 통증 클리닉의 자격을 얻을 수 있다. 학제 간 평가 및 관리의 부재로 이러한 유형의 시설과 학제 간 통증 센터 또는 클리닉을 구분할 수 있다. 통증 클리닉은 연구를 수행할 수 있고 권장되어야 하지만, 이러한 유형의 시설에서 필요한 특성은 아니다.
기기 기반의 클리닉	이 의료 시설은 특정 유형의 치료를 제공하며 종합적인 평가나 관리를 제공하지 않는다. 예를 들어, 신경 차단 클리닉, 경피 신경 자극 클리닉, 침 클리닉, 바이오 피드백 클리닉 등이 있다. 이러한 시설은 다른 전문 교육을 받은 한 명 이상의 의료 제공자를 보유하고 있을 수 있다. 이러한 시설은 치료가 제한되고 통합적이고 포괄적인 접근 방식이 없기 때문에 "다학제"라는 용어의 자격을 갖추지 못한다.

Loeser JD: IASP Task Force Committee Pain Clinic Guidelines.
Desirable characteristics for pain treatment facilities: Report of the IASP task force. In: Bond MR, Charlton JE, Woolf CJ, eds. *Proceedings of the Sixth World Congress on Pain*. Seattle, WA: International Association for the Study of Pain; 1991:411-415.
IASP. Pain Treatment Services, 출처: https://www.iasp-pain.org/Education/Content.aspx?ItemNumber=1381. Accessed July 11, 2017.

(Roley, 2008)을 따르는 작업치료사는 그의 전문 분야에서 전형적으로 다루어지는 것들에서의 만성 통증이 있는 사람의 수행 패턴(예; 습관, 일상, 의식 및 역할)을 궁극적으로 다룰 것이다. 예를 들어, 신체 장애를 전문으로 하는 작업치료사는 매일의 일상생활에서 환자의 습관과 관련된 신체역학 및 에너지 보존을 다룰 수 있지만, 정신 건강을 전문으로 하는 작업치료사는 사람의 통증 및 스트레스 요인에 대한 대처 전략 및 행동을 다룰 수 있다. 물론 개별 치료사는 한 가지 이상의 영역에서 기술을 습득할 수 있다; 그러나 치료사는 다른 유형의 의료 제공자뿐만 아니라 전문화 영역에 의존하는 다른 치료사를 참조하거나 상담해야 한다.

연습 범위도 고려해야 한다. 작업치료와 물리치료 전문직 간에 상당한 중복이 있어 치료사는 동일한 환자 집단의 많은 부분을 치료할 수 있는 전문 지식을 갖추고 있다. 사실, 작업치료사와 물리치료사는 종종 협력적으로 일하고 때로는 어떤 환자의 치료의 양상이 다소 임의적이거나 협약, 편의 또는 두 가지 모두에 대한 선택을 결정한다. 다른 정책 문서는 작업치료사와 물리치료사의 구체적인 역할에 대해 의견이 다를 수 있다. 그러나 우리의 목적을 위해, 우리는 단순히 국가 실무 행위 및 기타 관련 문서에 의해 규정된 것처럼 협력의 범위 내에서 항상 일하는 것의 중요성에 주목한다. 이 장에서 포괄적인 용어 *치료사*는 작업치료사와 물리치료사를 나타낸다.

생각해 볼 점 28.2

작업치료사, 물리치료사 및 심리학자들 사이에서 실천의 범위가 중복될 수 있지만, 이 세 가지 분야 모두를 학제 간 팀으로 이루어지는 것이 이상적이다. 얼마나 많은 만성 통증 환자가 국제 통증 연구 협회(International Association for the Study of Pain)에 따라 학제 간 통증 센터 및 진료소에 접근 할 수 있다고 생각하는가? 이 정의를 충족하지 않는 클리닉에서 어떻게 이러한 필요성을 해결할 수 있는가?

신체적 재활 치료 접근법

작업 치료/물리치료 커리큘럼(IASP)에 대한 IASP 임시 특별 분과위원회의 작업 치료 및 물리치료에 대한 통증에 대한 커리큘럼 개요는 만성 통증 환자 치료를 위한 다음과 같은 치료 목표를 권장한다.

- 통증 및 관련 장애의 감소
- 매일의 생활에 최적의 기능과 참여 촉진
- 의미있는 가족 및 사회적 관계를 가능하게 함

이러한 목표를 달성하기 위해 소위원회는 다음 요소를 권장한다.

- 사람 중심의 치료
- 통증으로 인한 고통 및 장애 예방을 통한 건강 및 복지 증진
- 통증이 있는 환자의 필요에 대한 총체적이고 협조적인 견해
- 통증이 있는 사람들과 통증에 대한 수많은 잘못된 인식과 이 잘못된 정보에 반박하고 도전할 수 있는 능력
- 가족 교육

만성 통증에 대한 광범위한 치료 접근법은 기능 회복 접근법이다. "기능적 회복"이라는 용어는 1980년대에 도입되었으며 통증을 제거하기보다는 기능을 복원하는 데 초점을 두는 접근법을 말하며, 이는 현실적인 목표가 아니다(Mayer, 1985, 1986, 1988). 중추적인 전제는 만성 통증을 가진 사람들은 구조화되고 진보적인 신체 활동(만성 통증의 비활성상태 때문에 호흡기계, 심혈관계, 근골격계의 탈컨디셔닝의 영향을 극복하기 위한)에 대한 심리적 개입(변화에 대해 준비하고, 변화에 대비할 수 있도록 개선하기 위한)과 참여로부터 이익을 얻는다는 것이다. 기능 회복 접근법은 초기에 만성 요통을 가진 사람들을 위해 개발되었지만, 그 영역 또는 근본적인 질병 과정에 관계없이 만성 양성(즉, 비악성) 통증을 관리하는 일반적인 접근법으로 간주될 수 있다. 작업치료사, 물리치료사 및 심리학자의 역할에 대한 자세한 논의는 이 장의 뒷부분에 나와 있다.

신체적인 활동의 고려사항

신체 활동은 기능적 복원 접근법의 한 요소일 뿐이지만 이 구성 요소는 신경학적 증상이 있는 환자/고객에게 특별한 고려 사항이 필요하다. 의학적 금기 사항이나 신체 활동에 대한 예방 조치가 없는 경우, 기능적 회복 접근법은 만성 통증의 비활성에 기인한 탈컨디셔닝 및 기타 합병증을 줄이기 위해 사용되어 기능을 최적화하고 장애를 감소시킨다. 그러나 우리가 보게 될 것처럼 이 접근법은 질병 특이적 고려의 결과로 수정될 필요가 있을 수 있다.

기능 회복 접근법은 신체 활동에 대해 질병 특이적 고려 사항이 있는 환자를 위해 수정할 수 있다. 예를 들어, 섬유 성근통와 다발성 경화증 환자는 만성 통증뿐만 아니라 질병 과정의 일부로 피로를 겪는다; 그들에게 과도한 신체 활동은 통증과 피로를 악화시킬 수 있으며 활동 교정이 필요하다. 후소아마비 증후군 및 Guillain–Barré 증후군과 같은 조건에서는 증상뿐만 아니라 병의 진행을 악화시킬 수 있으므로 과로는 금기이다. 통증이 있는 당뇨성 신경병증 및 화학 요법 유발성 신경병증과 같은 다른 증상에는 적어도 두 가지 유형의 질병 특이적 고려 사항이 있다: 당뇨병과 암(개인마다 상당히 다를 수 있음)의 합병증으로 인해 감각이 없는 개인과 활동에 대한 주의(예; 적절한 신발 착용의 중요성). 물론 어떤 환자에게도 동반 질환으로 인한 금기 사항과 예방 조치가 있을 수 있다. 일반적으로, 수정된 기능 회복 접근법은 만성 통증의 비활성에 기인한 탈컨디셔닝 및 다른 2차 합병증을 감소시키는 것이 주된 목표인 환자에게 유용할 수 있다.

질병 및 개인에 따라, 비활성 상태에 따른 탈컨디셔닝 및 기타 합병증이 주요 목표가 아닐 수도 있다. 예를 들어, 다발성 경화증 및 포스트 폴리오 증후군을 갖는 환자는 대개 무수히 많은 장애가 있다(예를 들어, 신경 매개성 근력 위축). 이러한 경우, 기능적 복원 접근법보다는 질병 특이 접근법의 관점에서 치료사 관리를 개념화하는 것이 더 도움이 될 수 있지만 기능적 복원은 여전히 궁극적인 목표일 수 있다. 또한 뇌졸중 후 어깨 통증(poststroke shoulder pain, PSSP), CRPS 및 PLP와 같은 조건에서

만성 통증의 치료가 합당한 목표일 수 있으며 의학적 진단을 기반으로 한 구체적인 치료 권장 사항이 있을 수 있다. 동일한 개인에 여러 가지 만성 통증의 원인이 있을 수 있다. 그 중 일부는 다른 개체보다 치료에 더 적합하다.

신경병증성 통증이 있는 경우 통증 자체를 치료하는 데 물리적 재활 기술이 거의 필요하지 않으므로 기능적 복원이 치료사의 주요 목표가 될 수 있다. 대조적으로 통증 관리(예를 들어, 약리학적 수단을 통한)는 전형적으로 의사의 주요 목표이다. 다른 한편으로, 근골격계 통증이 신경계 장애의 2차적 장애가 될 때, 신체적 재활 기술은 그 효과를 예방, 개선 또는 제한하는 데 도움을 줄 수 있다.

결론적으로, 질병 특이적 고려는 기능적 회복 접근법의 변경을 필요로 할 수 있다. 그들은 초점을 넓힐 수도 있고, 전혀 다른 접근 방식을 지시할 수도 있다. 근골격계 기원의 만성 통증(예; 만성 요통)과 달리, 신경학적 증상을 가진 개인의 만성 통증은 전형적으로 신체적 재활 서비스의 기초가 아니다; 오히려 만성 통증은 치료사가 동시에 관리하고 다루는 많은 장애 중 하나이다. 만성 통증의 비활동이 신체 재활 서비스의 개입을 위한 기본 토대일 때, 기능 회복 접근법은 있는 그대로 또는 수정 여부에 관계없이 가장 유용하다.

Smart(2006)는 5가지 범주의 통증에 대한 메커니즘 기반 임상 추론 접근법을 설명했다. (1) 유해통증성 (2) 말초 신경성 (3) 중추신경성 (4) 자율신경계/교감신경계성 (5) 인지 영향적. WHO(2006)의 통증 분류와 크게 일치하는 이 접근법은 통증의 기원과 그에 상응하는 치료법을 결정할 때 임상가에게 유용할 수 있다.

이 장의 목적은 신경학의 만성 통증에 대한 주제를 소개하고 다른 학문 분야의 의료 제공자와 어떻게 협력할 수 있는지를 설명하는 것이다. 특히 우리는 직장, 신체 및 심리적 재활의 상호 관계를 강조하고자 한다. 추가 정보는 이 장의 마지막에 있는 리소스 목록을 참조한다.

전체론적 맥락에서 만성 통증의 임상적 특성
Clinical Picture of Chronic Pain in a Holistic Context

우리가 알듯이, 급성 통증은 조직 손상 정도를 예방하거나 제한하기 위한 메커니즘이다. 만성 통증은 일반적으로 생리학적 이익을 가지지 않으므로 아무런 도움이 되지 않는 통증으로 간주된다. 초기 조직 손상이 치유된 후에도 오래 지속된다(WHO, 2006).

만성 통증은 사람의 삶의 모든 영역에 영향을 준다. OTPF(Roley, 2008)에 따르면 이러한 영역은 ADL(예; 자기 관리, 성적인 활동, 기능적인 이동), IADL(예; 보육, 주택 관리, 요리, 재정 관리, 지역 사회 이동성), 휴식과 수면, 교육, 일, 놀이, 여가 및 사회적 참여를 나타낸다. *가이드*(APTA, 2015)에서 이러한 영역은 자기 관리, 집 관리, 직장(직업/학교/놀이), 지역 사회 및 여가 활동으로 구성된다.

전체론적 맥락을 고려할 때 생물 심리 사회적 모델과 생의학 모델을 비교하고 대조하는 것이 중요하다. 1977년에 엥겔(Engel)은 그 당시 건강 관리에서 지배적이었던 전통적인 생물 의학 모델과 달리 건강 및 질병에서의 심리 사회적 변수의 통합을 기술하기 위해 "생물 심리 사회적 모델"이라는 용어를 사용했다. 생물 의학 모델은 생물학적 요인에 따라 질병을 설명하고 건강에 대한 질병을 강조하며 환원주의(즉, 질병이 분자 수준에서 질병을 가장 잘 이해하고 치료한다는 믿음)와 마음 몸 이원론(즉, 생물학적, 심리적 및 사회적 과정은 질병의 발달 및 치료에서 서로 관련이 없으며 서로 상호 작용하지 않는다는 신념)(Entel, 1977)을 토대로 했다.

반면에 생물 심리 사회적 모델은 생물학적, 심리적, 사회적 요인 간의 상호 작용을 고려한다; 건강과 질병을 강조한다; 시스템 이론에 근거한다(Engel, 1977, 1980; Schwartz, 1982). 생물 심리 사회적 모델은 심리적, 사회적 요인이 만성 통증이 환자의 삶에 미치는 영향을 중재하기 때문에 만성 통증 연구에 매우 적합하다. 따라서, 만성 통증이 있는 생활에 대한 환자의 반응의 다양성을 설명할 수 있다. 예를 들어, 숙련된 임상가는 종종 유사한 통증 프로필을 가지나 후속 장애의 매우 다른 수준의 환자를 보게 된다.

기능에 대한 만성 통증의 가능한 영향
Possible Effect of Chronic Pain on Function

만성 통증은 삶을 변화시키는 장애로 이어질 수 있다. 장애를 논의하기 위해 장애/비장애 모델을 사용해야 한다(자세한 내용은 1장 참조). 가이드(APTA, 2015)는 ICF(Functioning, Disability, and Health)의 국제 분류(ICF)에 의해 통보된다(그림 1-1 및 그림 1-3 하단 참조). 생물 심리 사회적 모델은 이전 모델의 요소를 통합하지만 두 가지 주요 변경 사항을 만드는 ICF 프레임 워크와 잘 관련된다. (1) 환경 및 개인적 요소의 효과를 고려하고, (2) 양방향으로 모델의 모든 구성 요소를 연결하여 종종 상호간의 상호 작용을 보여준다(상호 작용의 예는 다음과 같다: 당뇨병에 대한 의학적 치료법이 아닌 개인적인 요소가 질병의 악화를 가져올 수 있다).

만성 통증 및 이와 관련된 장애는 중요한 기능 제한 및 장애(ICF 모델의 활동 제한 및 참여 제한으로 개념화됨)로 이어질 수 있다; 언급한 바와 같이, 병리 및 손상의 동일한 문제를 가진 두 명의 사람들은 매우 다른 기능적 제한과 장애를 가질 수 있다. 환경적 및 개인적 요소에 대한 분명한 고려는 임상가들에게 환자의 삶에 대한 만성 통증에 대한 효과를 줄 수 있는 추가적인 기회를 제공하며 기능적 회복 접근법에 잘 부합한다.

환자 적용

Q씨는 섬유근육통 증후군 진단을 받은 외래 환자 치료를 받는 35세 여성이다. 그녀의 초기 검사 및 평가 과정에서 Q씨는 2년 전 자동차 사고가 발생한 이후로 만성적인 통증과 피로감이 점진적으로 나타나고 있다고 호소했다. 그녀의 남편이 잦은 여행으로 장시간 동안 일하기 때문에 직장에서의 근무 시간을 줄여야 하고 두 어린아이를 보살피는 어머니의 도움이 필요하면서 통증이 진행되었다. 그녀는 식이 장애를 극복하는 어려움을 겪어 왔기 때문에 가족 관계가 어려워졌다고 눈물을 흘리며 말하였다. 그녀는 "나는 내 아이들이나 남편을 기쁘게 할 수 없다. 나는 쓸모 없다고 느낀다."

임상 결정 시 고려할 점

- *이 환자의 초기 임상 양상은 기능화(functioning), 장애(disability) 그리고 건강(health) 모델의 국제 분류에 어떻게 관련되는가?*
- *일반적인 외래 환자 환경에서 일하고 있다고 가정하면 이 환자에게 적절한 치료를 제공하기 위해 필요한 자원은 무엇인가?*
- *이 환자를 위해 어떤 곳에 추천을 하고 싶은가?*
- *환자에 대한 간단한 소개에서 시험 및 평가 중에 얻고자 하는 정보는 무엇인가?*
- *지금까지 제시된 정보를 바탕으로 탐구하고 싶은 위험 요소는 무엇인가?*
- *작업치료사의 경우: 제시된 정보에 따라 영향을 받는 직업 분야는 무엇인가?*
- *물리치료사의 경우: 검사 및 평가 중에 신체 기능 이외의 다른 영역을 고려할 수 있는가?*

해부학 및 생리학
Anatomy and Physiology

관련 시스템 Systems Involved

주변부의 감각 수용체(즉, **유해 통각 수용기**)는 통증의 감각적 요소를 야기한다. 이 감각 수용체는 자극을 감지하여 말초 신경계를 통해 척수에 입력을 보낸다. 거기에서 측면 시상 하부의 시상 하부로 이어지며 통증 인식을 위한 감각 피질의 대뇌 피질 표현이 이루어지게 된다. 이러한 통증 인식은 통증의 인지적, 영향성 및 행동적 구성 요소를 위해 다른 뇌 센터와 통합된다. 유해통각 수용기는 자극이 통증을 가지고 있는 말초 신경 섬유를 자극하고 다른 입력이 **통증**으로 인식될 때 발생하는 감각을 나타낸다. 신경병증 통증은 신경계의 병변 —말초 신경계 또는 중추 신경계— 에 의해 유발된다.

일반적으로 만성 통증의 병인은 잘 알려져 있지 않다. 그러나 만성 통증의 생물학적 기초에 대한 우리의 이해는 점차 증가하고 있다. 1965년 Melzack은 통증의 게이트 이론을 제안했는데, 말초나 뇌간의 큰 섬유로부터의 능동적 억제 입력은 척수의 후각의 통증 전달을 중추성으로 조절한다; 반대로, 이러한 억제 기전의 손상(예를 들어, 신경 손상을 통한)은 이러한 조절의 손실(즉, 통증 차단 능력의 상실)을 초래한다. Woolf(1983, 2007)는 중심 감작의 현상을 발견했다. 이는 행동에 의존적인 시냅스 가소성의 발현으로서, 높은 수준의 유해 통각 수용체 입력에 대한 반응으로 후각 뉴런이 통증에 과민하게 된다; 이것은 2차적인 통각 과민과 비정상적으로 큰 수용 영역(부상 영역에 인접한 통증 민감성을 증가시킨다), 그리고 촉각 이질통을 일으킨다.

최근에는 통증 신경매트릭스 이론(pain neuromatrix theory, Melzack, 2001, 2005)이 통증에 대한 이해를 넓히게 되었다; 이 이론은 통증이 넓게 분포된 신경망에 의해 생성된 신경 자극의 특징적인 신경 신호 패턴, 즉 "신체 자기 신경 매트릭스"에 의해 생성된 다차원적인 경험이라고 한다. 이 이론은 식별 가능한 병리가 없는 상태에서 만성 통증이 지속될 수 있는 이유와 심리적 및 육체적 스트레스가 만성 통증을 악화시키는 이유를 설명한다. 따라서, 그것은 고통의 경험에 있어서의 다양성을 설명하기 때문에 생물 의학 모델에서 생물 심리 사회적 모델로의 진화를 계속한다.

주목할 것은, 통증의 생물학적 과정에 대한 연구는 생물학을 계속해서 밝혀내고 있다. May(2008)는 만성 통증을 앓고 있는 사람들은 빈번한 유해 통각수용체의 입력의 결과로 통증의 예상을 조절하는 뇌 구조의 특징적인 신경 신호를 가지고 있다고 제안했다. 그런 신경가소성 변화는 되돌릴 수 있다. Mooley(2003a)는 신경 마비 현상 이론을 고려하여 만성 통증을 관리하기 위해 통증 신경근의 구성 요소를 탈감작화 및 활성화시키는 방법을 제안했다. 흥미롭게도 이머징 시스템은 신경 외상과 함께 면역계가 말초 신경병증성 통증에 중요한 기여자임을 시사한다(Watkins, 2004). 또한 특정 의학 진단에는 다요인의 병인이 있다는 것을 인식하는 것이 중요한다. 예를 들어, 섬유근육통증후군은 중추 신경계 감작, 외부 발작 및 유전적 요소를 포함한다고 생각된다(Ablin, 2008).

통증 전문가인 설리반(Sullivan, 2008)은 생체 정신 운동(biopsychomotor) 또는 고통의 개념화(conceptualization of pain)라는 또 다른 모델을 설명했다. Sullivan의 모델은 통증 행동, 보호적인 통증 행동, 사회적 반응 행동을 통해 행동 차원을 추가하는 동안 게이트 조절 이론과 통증 신경근 이론을 다루며, 후자는 통증이 있는 사람에 대한 다른 사람의 반응을 나타낸다. 따라서, 이 모델은 선대인들보다 논증할 수 있을 정도로 완벽하며 확실히 건강 및 질병의 생물 심리 사회적 모델과 일치한다.

통증 신경 매트릭스 이론과 같은 개념적 모델은 특히 초기입문 치료사에게 복잡하지만 신경가소성에 대한 신경과학 연구와 일치한다. 따라서 만성 통증의 복합적인 성격을 강조할 뿐만 아니라 보존적 치료를 위한 더 넓은 선택과 잘 정의되고 표준화되고 근거가 되는 치료사의 역할을 통해 새로운 메커니즘 기반 접근법을 강조한다. 이 새로운 지침은 이 장의 뒷부분에서 다룬다.

생애주기에 미치는 영향 Lifespan Influence

인지 상태는 수명에 영향을 미치는 하나의 고려 사항이다. 정상 발달 문제 또는 병리학 때문에 인지 제한이 있는 환자는 평가 중 특별한 주의가 필요하다. 예를 들어, 통증 행동을 기반으로 한 다양한 도구가 사용 가능하며 시각적 또는 언어적 아날로그 척도 대 얼굴의 그림(the pictorial presentation of faces)을 기반으로 하는 도구와 같이 개인의 인지 상태에 따라 선택할 수 있다(자세한 내용은 Turk, 2001a 참조).

발달 고려 사항

과거에는 신생아의 신경계가 통증 인식을 위해 충분히 발달된 것으로 생각되지 않았다. 결과적으로 포경 수술과 같은 침습적인 절차가 **마취없이** 수행되었다. 그러나 이러한 가정은 증명되지 않았고 신생아에게 적절한 진통제를 제공할 필요성이 이제는 이해되고 있다(Menon, 2008). APS는 "유아, 어린이 및 청소년의 급성 통증 평가 및 관리"(APS, 2001)라는 제목의 관련 성명서를 발표했다.

만성 통증과 관련된 연령 관련 변화

고령 환자의 병리학적 축적은 적어도 두 가지 연령 관련 고려 사항을 제기한다. 첫째, 이들 병리학적 증상은 통증에 대한 감수성을 감소시킬 수 있다(예를 들어, 당뇨병성 신경병증에 의한 말초 통증감소, 뇌졸중으로 통증 감소). 그러나 병리적 문제는 또한 통증을 유발할 수 있다(예; 통증이 있는 당뇨병성 신경병증, 뇌졸중에서 견관절 증후군). 따라서 같은 유형의 질환은 다른 사람들에게 반대의 영향을 줄 수 있다.

병리학적 관련성 Related Pathology

일반적인 병리의 신경해부학 Neuroanatomy of Common Pathologies

언제나 그렇듯이 신경학의 문제는 "병변은 어디에 있는가?" 이전에 논의한 바와 같이, 통증은 세 가지 방법으로 신경 질환과 관련이 있다: 신경병증성 통증, 이차 근골격계 통증 및 CRPS. 신경병증성 통증은 말초 또는 중추가 될 수 있지만 CRPS는 체성 및 자율신경계를 모두 포함한다(WHO, 2006). 그림 5-2와 그림 5-3은 중심후회와 시상, 특히 복측 후내핵과 복측 후외액을 포함한 통증인지에 대한 "어디에 있는가?" 질문을 보여준다. 척수의 전-외측/외측의 척수시상로의 척수의 후각은 특히(후측의 기둥은 아님)은 통증을 전달하는 데 특히 중요하다.

의학적 진단 Medical Diagnoses

많은 신경학적 질환(또는 신경학적 구성 요소가 있는 상태)는 뇌졸중, 외상성 척수 손상, 외상성 뇌 손상, 다발성 경화증, 근 위축성 측색 경화증, 당뇨병 또는 기타 원인에서 말초 신경병증, 복합부위 통증 증후군(CRPS), 신경통, 섬유근육통 증후군, 환상통으로 이어지는 절단은 만성적인 통증을 유발할 수 있다.

■ 적절한 검진과 평가
Pertinent Examination and Evaluation

통증 유형과 근본적인 질환 과정을 평가할 때 주어진 환자의 통증이 여러 가지 통증의 하위 유형으로 구성될 수 있음을 기억하는 것이 중요하다(WHO, 2006). 마찬가지로 신경학적 검사(Cruccu, 2004) 뿐만 아니라 시스템 검토(APTA, 2015)가 필요한 환자의 전체적인 맥락에서 통증이 발생한다. 사람의 고통에 대한 인식과 직업적 성과의 수준에 따른 통증의 영향과 관련된 심리적, 환경적 요인에 대한 평가 또한 중요하다(Engel, 2003).

통증 평가와 관련된 감각 검사의 기본 사항은 5장에서 설명한다. 검사와 평가의 과정은 과거력으로 시작하여 통증의 강도, 질, 시간적, 신체적 특성의 평가를 포함한다(APTA, 2015). 수많은 일반적인 통증 평가 양식이 가능하며(예; 5장의 그림 5-12), 객관적 통증의 특징은 객관적이고 자기보고 척도로 시험 및 측정을 사용하여 더 자세히 묘사되어야 한다(표 28-3).

객관적 측정에는 신경병증성 통증 환자의 감각 기능에 대한 상세한 임상 검사가 포함된다; 이 작업은 간단하지만 매우 중요하다. A-β 섬유에서 수행되는 터치 및 진동은 탈지면과 128-Hz 소리굽쇠를 사용하여 각각 평가된다. A-δ 섬유상에서 수행되는 아주 작은 지점은 감각(즉, 날카로운 통증) 이쑤시개를 사용하여 평가된다. 냉기(A-δ 섬유로 전달됨) 및 온기(C 섬유로 운반됨)에 대한 열

표 28-3 통증 및 관련 영역 평가를 위해 선택된 방법 및 기구

도메인	방법과 도구	자기보고서(S), 수행기반(P), 혼합 방법 또는 도구(M)	포괄적인(G) 구체적인 질병(D)
통증			
위치	신체 차트	S	G
강도	VAS, NRS, VRS, 얼굴, MPQ, SF-MPQ	S	G
감각 구성 요소(질적인)	VRS, MPQ, SF-MPQ	S	G
영향적인 요소(기분 나쁜)	VRS, MPQ, SF-MPQ		
평가 구성 요소	VRS, MPQ	S	G
시간적인 특성	통증 기록, VRS, MPQ	S	G
통증 행동	임상가의 관찰	P	G
신경병증성 특성	LANSS	M	G
	S-LANSS, NPS, PQAS	S	G
감각 기능	커튼 울(접촉)	P	
	128-Hz 소리굽쇠(진동)		
	이쑤시개(작은 감각 [즉, 날카로운 통증])		
	금속 온도계(차가움과 따뜻함)		
수면	VAS, NRS, VRS	S	G
기분			
	BDI	S	G

표 28-3 통증 및 관련 영역 평가를 위해 선택된 방법 및 기구 - 계속

도메인	방법과 도구	자기보고서(S), 수행기반(P), 혼합 방법 또는 도구(M)	포괄적인(G) 구체적인 질병(D)
기능적인 상태			
	SIP	S	G
	PSFS	S	G
	FIM	P	G
	FCE	P	G
	6MWT, 12MWT	P	G
	FGA	P	G
	ODI	S	G
	COPM	S	G
	Worker Role Interview	S	G
	Barthel Index	P	G
	AM-PAC™	P	G
삶의 질			
	SF-36	S	G
	FIQ	S	D
	QOLS	S	G

약어: AM-PAC™ = Activity Measure for Post-Acute Care™; BDI = Beck Depression Inventory; COPM = Canadian Occupational Performance Measure; FCE = functional capacity evaluation; FGA = Functional Gait Assessment; FIM = Functional Independence Measure; FIQ = Fibromyalgia Impact Questionnaire; LANSS = Leeds Assessment of Neuropathic Symptoms and Signs; MPQ = McGill Pain Questionnaire; NPS = Neuropathic Pain Scale; NRS = numerical rating scale; ODI = Oswestry Disability Index; PQAS = Pain Quality Assessment Scale; PSFS = Patient-Specific Functional Scale; QOLS = Quality of Life Scale; SF-36 = Medical Outcomes Study-Short Form 36; SF-MPQ = Short-Form McGill Pain Questionnaire; SIP = Sickness Impact Profile; S-LANSS = Self-Administered Leeds Assessment of Neuropathic Symptoms and Signs; VAS = visual analog scale; VRS = verbal rating scale; 6MWT = 6-Minute Walk Test; 12MWT = 12-Minute Walk Test.

감지는 차거나 따뜻한 물체(예; 금속 온도계)를 사용하여 평가된다.

감각 검사를 통해 강도, 품질 및 시간적 및 공간적 특성의 이상을 기록해야 한다. 만성 통증 환자는 불편한 감각 검사를 경험할 수 있기 때문에 감각 검사는 이상적으로 신경학적 검사의 끝에서 발생한다(Cruccu, 2004). 이 시기는 치료사가 환자와 처음으로 친밀감을 형성하도록 할 뿐만 아니라 환자가 그의 병력을 제공하고 그렇지 않으면 초기 방문의 대부분 동안 자신의 능력을 최대한 발휘하도록 한다.

자가보고 측정에는 통증의 질과 강도 척도가 포함된다(5장 참조). Cruccu(2004)가 지적했듯이, 간단한 스케일에는 시각적 아날로그 스케일(VAS), 수치 등급 스케일(NRS) 및 언어 등급 스케일(VRS)이 포함된다. VAS는 가장 오래되고, 가장 쉽고, 가장 검증된 통증 측정법 중 하나이다. 수치 척도 중 11점 Likert 척도(0 = 통증 없음, 10 = 최악의 통증)가 신경병증성 통증에 대한 최근 연구에서 가장 널리 사용되었다. 언어 척도는 강도와 불쾌감을 포함하여 여러 평가에 사용할 수 있는 음성 설명서로 구성된다. McGill Pain Questionnaire(Melzack, 1975, 5장 참조)와 그 짧은 형식(Melzack, 1987)은 통증의 감각적 요소와 근본적인 요인 모두에 대한 통증 및 발생한 정보에 대한 가장 자주 사용되는 자체보고 방법이다. 신경성 통증(Neuropathic Pain)에 대한 유럽 신경학회 연맹

(European Federation of Neuropathic Pain)은 통증의 강도와 불쾌감을 따로 따로 평가하고 강도의 척도가 환자의 통증 구성 요소에 대한 별도의 등급(자발적인지 여부에 관계없이)으로 사용되어야 한다고 권고했다(Cruccu, 2004). 얼굴 척도는 나이(즉, 어린이 및 노인) 또는 영어가 첫 번째 언어가 아닌 환자 때문에 언어 장벽이 있는 경우에 사용할 수 있다. 다른 평가 도구로는 통증 도면(body charts), 통증의 시간적 변화를 추적하기 위한 일기, 통증 행동 임상적 표기법이 있다. 임상가는 또한 성, 인종 및 문화적 배경을 포함하여 환자의 임상 증상을 고려할 수 있는 요인을 고려해야 한다
(WHO, 2006).

또 다른 유용한 도구는 Patient-Specific Functional Scale(Stratford, 1995)이고, 환자에게 고통스러운 상태가 시작된 이후에 수행 중이거나 수행할 수 없었던 중요한 활동을 다섯 가지까지 식별하도록 요청한다(그림 28-5). 이 도구는 11포인트 NRS를 사용하여 각 작업에 점수를 매기며 0은 "수행 할 수 없음"을 나타내며 10은 "부상이나 문제가 발생하기 전과 동일한 수준으로 활동을 수행할 수 있음"을 나타낸다. Moseley(2008b)에 따르면, 이 도구는 반복적이며 변화에 민감하며 복합부위 통증 증후군 제1형(CRPS1) 및 환상통을 포함한 여러 만성 통증 조건에 걸쳐 사용되었다; 환자가 특히 어려웠던 중요한 작업을 5회까지 스스로 선택하기 때문에 민감도를 최대화하는 뚜렷한 이점(즉, 기능 변화를 감지하는 능력)을 가지고 있다. 그러나 작업이 환자마다 다르므로 일반 도구에서 얻은 데이터와 비교하는 것은 어렵다. 이 제한은 연구에 영향을 미치지만, 규모의 장점은 임상에서 전반적으로 유용하다.

목표 설정 및 인식된 장애인 직무 수행 평가 영역에 도움이 되는 추가 도구는 Canadian Occupational Performance Measure(Law, 1990)이다. 이 도구는 환자가 자신이 직면한 다섯 가지 활동을 식별하도록 권장한다는 점에서 Patient-Specific Functional Scale과 유사하다. 그러나 각 범주에 대해 10점 NRS를 사용하여 환자의 이러한 활동의 중요성, 환자의 인지 능력 및 환자의 현재 수준에 대한 만족도도 평가한다. 이 도구는 목표 설정을 돕고 중재

임상가가 아래 내용을 읽고, 기입한다: 병력이 끝나기전 신체검사전 완료한다.

초기 평가:

__________ 문제로 인해 귀하가 할 수 없거나 어려움을 겪고 있는 중요한 활동을 최대 3개까지 파악해 주길 요청한다.
오늘, __________ 문제로 인해 할 수 없거나 어려운 활동이 있는가?
(임상가: 환자에게 척도를 보여주고 환자가 각 활동을 평가하게 한다.)

후속평가:

내가 (이전 평가 날짜 명시) 당신을 평가했을 때 당신은 당신이 (한 번에 목록에서 모든 활동을 읽는) 어려움이 있다고 나에게 말했다. 아직도 여전히 어려움이 있는가?:
(목록의 모든 항목을 읽고 환자에게 점수를 매기도록 함)

환자별 활동 점수 척도(하나의 숫자를 가리킴):

0 1 2 3 4 5 6 7 8 9 10

활동을 수행할 수 없다. — 부상이나 문제가 발생하기 전과 같은 수준으로 활동을 수행할 수 있다.

(날짜와 점수)

활동	초기					
1						
2						
3						
4						
5						
추가						
추가						

그림 28-5 환자별 기능 척도. 개별 환자의 장애 및 변화 평가: 환자별 조치에 대한 보고서이다. Stratford PW, Gill C, Westaway M, Binkley JM. Physiother Can. 1995;47: 258-263. © Stratford, 1995 허가하에 재인용함.

부록
신경통 척도

지침: 측정하고자 하는 통증은 몇가지 다른 측면이 있다. **통증 예리함**, **열/냉감**, **둔감함**, **강도**, 전반적인 **불쾌감**, **표면과 깊은 통증** 미각을 생각하면 이러한 통증 간의 구분이 더 명확해질 수 있다.

예를 들어, 사람들은 얼마나 달콤한지에 동의할 수 있다. 파이 조각은 (단맛의 강도) 달지만 어떤 사람들은 더 달콤함을 선호하고, 어떤 사람들은 덜 달콤함을 선호할 수 있다. 유사하게, 사람들은 음악의 크기를 판단하고 무엇이 더 조용하고 무엇이 더 시끄러운지에 대해서는 동의하지만 이것을 어떻게 느끼는지에 대해서는 동의하지 않을 수 있다. 어떤 사람들은 조용한 음악을 선호하고 어떤 사람들은 더 시끄러운 음악을 선호한다. 간단히 말해서 감각의 강도는 이것을 어떻게 느끼는지와 같지 않다. 조용하지만 소리가 불쾌할 수 있다(누군가가 칠판을 따라 손톱을 갈고 있다고 생각해 본다). 소리는 조용하고 "지루"하거나 시끄럽고 "지루"할 수 있다.

통증은 같다. 많은 사람들이 통증의 여러 측면을 구별할 수 있다. 예를 들어, 얼마나 아프고 얼마나 불쾌하거나 짜증나는지. 종종 통증의 강도는 통증의 경험이 얼마나 불쾌한지에 강한 영향을 미치지만, 어떤 사람들은 통증에 대해 매우 나쁘게 느끼기 전에 다른 사람들보다 더 많은 통증을 경험할 수 있다.

통증의 다양한 측면을 측정하는 척도가 있다. 한 환자의 경우 통증이 극도로 뜨겁게 느껴질 수 있지만, 다른 환자는 열도 느끼지 않고, 통증도 매우 둔하게 느껴질 수 있다. 아래 척도 중 일부에서는 매우 높게 평가하고, 다른 척도에서는 매우 낮게 평가할 것으로 기대한다. 다음 문항을 보고 귀하가 경험한 것을 정확히 알려주세요.

1. 귀하의 통증이 얼마나 심한지 아래의 척도를 사용하여 말씀해 주세요. 통증의 강도를 가장 잘 나타내는 숫자에 "X" 표시를 하세요.

통증없음	0	1	2	3	4	5	6	7	8	9	10	상상할 수 있는 **가장 강렬한** 통증

2. 귀하의 통증이 얼마나 날카로운지 아래의 척도를 사용하여 알려주세요. "날카로운" 감정을 설명하는 데 사용되는 단어에는 "칼로 찌르는 느낌", "못같이 뾰족한 것으로 찌르는 느낌," "손가락이나 팔꿈치로 찌르는 느낌" 또는 "정신이 번쩍 드는 충격".

날카롭지 않음	0	1	2	3	4	5	6	7	8	9	10	상상할 수 있는 가장 **날카로운** 느낌(칼로 찌르는 듯한)

3. 아래의 척도를 사용하여 통증이 얼마나 뜨거운지 알려주세요. 매우 뜨거운 통증을 설명하는 데 사용되는 단어에는 "타는" 및 "불타는"이 포함된다.

뜨겁지 않음	0	1	2	3	4	5	6	7	8	9	10	상상할 수 있는 가장 **뜨거운** 느낌(불에 타는 듯한)

4. 귀하의 통증이 얼마나 둔한지 아래 척도를 사용하여 말씀해 주세요. 매우 둔한 통증을 설명하는 데 사용되는 단어에는 "둔한 치통 같은", "둔한 통증", "아픔" 및 "타박상 같은"이 있다.

둔하지 않다	0	1	2	3	4	5	6	7	8	9	10	상상할 수 있는 가장 **둔한** 감각

5. 귀하의 통증이 얼마나 추운지 아래의 척도를 사용하여 알려주세요. 매우 **차가운** 통증을 설명하는 데 사용되는 단어에는 "얼음 같은"과 "얼어붙는 것 같은"이 있다.

차갑지 않음	0	1	2	3	4	5	6	7	8	9	10	상상할 수 있는 가장 **차가운** 느낌("얼어붙는 것 같은")

6. 귀하의 피부가 가벼운 접촉이나 의복에 얼마나 민감한지 아래의 척도를 사용하여 알려주세요. **민감한** 피부를 설명하는 데 사용되는 단어에는 "햇빛에 탄 피부 같은"와 "피부가 까진 것 같은" 것이 포함된다.

민감하지 않음	0	1	2	3	4	5	6	7	8	9	10	상상할 수 있는 가장 **민감한** 감각("피부가 까진 것 같은")

7. 통증이 얼마나 가려운지 아래의 척도를 사용하여 알려주세요. **가려운** 통증을 설명하는 데 사용되는 단어에는 "독이든 참나무처럼"과 "모기에 물린 것처럼"이 있다.

가렵지 않다	0	1	2	3	4	5	6	7	8	9	10	상상할 수 있는 가장 **가려운** 감각

8. 다음 중 통증의 **시간적** 질을 가장 잘 설명하는 것은 무엇입니까? 답은 하나만 체크하세요.

- ❑ 나는 항상 통증을 느끼고 때때로 가끔 발적(돌발성 통증)을 느낀다.
  항상 느끼는 통증을 설명하세요:____________________
  발적(돌발) 통증을 설명하세요:____________________
- ❑ 나는 항상 한 가지 유형의 통증을 느낀다. 이 통증을 설명하세요:____________________
- ❑ 나는 때때로 한 가지 유형의 통증을 느낀다. 다른 시간에는 통증이 없다.
  이 간헐적인 통증을 설명하세요:____________________

9. 이제 통증의 다양한 신체적 측면, 다양한 유형의 감각에 대해 알려 주셨으므로 전반적으로 말씀해 주시기 바랍니다. 당신의 통증이 당신에게 얼마나 **불쾌한지**. 매우 불쾌한 통증을 설명하는 데 사용되는 단어에는 "비참한"과 "참을 수 없는"이 포함됩니다. 통증의 강도는 낮지만 여전히 매우 불쾌할 수 있으며 어떤 종류의 통증은 강도가 높지만 견딜 수 있음을 기억하세요. 이 척도를 사용하여 통증이 얼마나 **불쾌한지** 알려주세요.

불쾌하지 않음	0	1	2	3	4	5	6	7	8	9	10	상상할 수 있는 가장 불쾌한 감각("참을 수 없는")

10. 마지막으로 심부 통증과 표면 통증의 심각도를 추정해 주시기 바랍니다. 각 통증 부위를 개별적으로 평가해 주시기 바랍니다. 통증을 추정하는 것이 어려울 수 있으며 "최상의 추측"이 될 가능성이 높다는 것을 알고 있지만 최선의 추정을 해주세요.

당신의 깊은 고통은 얼마나 강렬합니까?

깊은 통증 없음	0	1	2	3	4	5	6	7	8	9	10	상상할 수 있는 가장 심한 **깊은 통증**

당신의 표면 통증은 얼마나 심합니까?

표면 통증 없음	0	1	2	3	4	5	6	7	8	9	10	상상할 수 있는 가장 강렬한 **표면 통증**

그림 28-6 신경통 척도: Galer BS, Jensen MP. 신경병증성 통증에 특정한 통증 척도의 개발 및 예비 검증: 신경통 척도. 신경학. 1997;48:332-338. Wolters Kluwer Health의 허가를 받아 사용함.

후 만성 통증에 대한 환자의 자체 지각의 변화를 평가하기 위한 기본 척도로 사용될 수 있다.

기능 상태에 대한 다른 자체보고 척도로는 Oswestry Disability Index(Fairbank, 1980)와 Worker Role Interview(Biernacki, 1993)가 있다. Worker Role Interview는 개인의 직장 복귀 능력에 영향을 미치는 심리 사회적 및 환경적 요인을 파악하는 데 사용된다. 이 정보는 환자의 기능적 한계와 직장 복귀 능력에 관한 환자의 자기 인식과 신념을 고려할 때 유용할 수 있다(Paquette, 2008).

환자의 기능에 대한 인식은 실제 성과와 다를 수 있으므로 Sickness Impact Profile(Bergner, 1981) 및 성과 기반 도구(Harding, 1998; Lee, 2001)와 같은 기능에 대한 자체보고 측정도 유용하다. 수행 기반 도구에는 Functional Independence Measure(Keith, 1987), Barthel Index(Mahoney, 1965) 및 Post-Acute Care™의 활동 측정(Haley, 2004)과 같은 기능 상태에 대한 일반적인 측정이 포함된다. 다른 성능 기반 기기에는 산업 관련 업무(사전 고용 또는 부상 이후)에 대한 개인의 안전한 최대 신체 능력과 만성 통증을 가진 사람들을 위해 개발된 신체 능력을 측정하는 기능적 능력 평가가 포함된다(후자에 대한 간략한 검토는 Harding, 1998 참조).

Functional Gait Assessment(Wrisley, 2004)와 같은 균형의 임상적 측정과 마찬가지로 6분 및 12분 도보 테스트(Butland, 1982; McGavin, 1976)와 같은 기능적 운동 능력 테스트도 이 범주에 속한다. 균형의 임상적 측정은 신경학적 집단에서 고려하는 것이 중요하다. 실제로, 균형 장애는 섬유성 근육통증 증후군(Jones, 2009)과 같은 만성통증 증후군의 특징일 수 있다고 연구는 제안한다.

여러 도구는 신경병증성 통증을 측정하는 데 유용하다. Leeds의 신경병증 증상 및 징후 평가(Bennett, 2001)는 신경병성 통증이 있거나 없는 환자를 구별하기 위해 주관적 및 객관적 데이터를 제공하는 임상의 관리 평가이다(Jensen, 2006a). 또한 자체보고 버전인 신경병증성 증상 및 증상에 대한 Self-Report Leeds Assessment에서도 사용할 수 있다(Bennett, 2005). 신경병증성 통증을 측정하는 또 다른 도구는 신경병증성 통증 척도(Galer, 1997)이다. 이 척도(그림 28-6)는 복합부위 통증 증후군에 대한 임상 연구(예; Moseley, 2004b, 2005b)에서 원 참조에 대한 부록으로도 이용할 수 있다. Jensen(2006a)은 신경병증성 통증 척도가 가장 좋은 결과 척도라고 결론지었다; 그러나 그녀는 그 당시 개발 중인 또 다른 도구인 통증 평가 척도(Pain Quality Assessment Scale, Jensen, 2006b)가 신경병증성 통증의 추가 설명을 포함하기 때문에 더욱 도움이 될 것이라고 예측했다.

신경병증성 통증의 신경학적 협회 패널인 유럽 연맹(European Federation of Neurological Societies Panel)은 임상 실습과 통제된 임상 시험 모두에서 가장 간단한 척도와 **삶의 질**(QOL) 측정 방법을 권장했다. 또한 관련 연구가 수면, 기분, 기능적인 능력, QoL의 평가를 포함하여 2차 평가 변수로 사용하는 것이 좋다. 이러한 영역의 평가 도구의 예로는 수면 시 VAS, NRS 또는 VRS을 포함한다; Beck Depression Inventory(Beck, 1961); 기능적 상태를 위한 Sickness Impact Profile(Bergner, 1981) 삶의 질을 위한 Medical Outcomes Study-Short Form 36(SF-36)(Ware, 1992)과 Quality of Life Scale (Flanagan, 1978; Burckhardt, 2003 검토) (Cruccu, 2004).

종합적 삶의 질 측정은 대부분 개인보다는 대형 집단의 변화를 측정하기 위한 역학 도구라는 점을 인식하여 학제 간 팀이 일상적인 임상 사례에서 이러한 평가를 포함하는 것이 좋다(Wittink, 2008). 그러나 SF-36과 같은 일반적인 삶의 질의 측정법은 치료 계획을 위해 학제 간 팀이 이용할 수 있는 정보를 극대화하기 위해 Fibromyalgia Impact Questionnaire(Burckhardt, 1991)와 같은 질병 특정 척도와 결합될 수 있다(Wittink, 2008).

생각해 볼 점 28.3

귀하의 클리닉에 있는 작업치료사, 물리치료사 및 심리학자 중 누가 각각의 검사 및 조치를 관리할 것이라고 생각하는가? 여러 분야에서 관리할 수 있는 시험과 조치가 있는가?

치료 계획을 위해서, 치료사는 환자가 어떤 유형의 활동을 즐기고 있는지를 물어야 한다. 또한 치료사는 의학적 진단과 환자의 임상 증상에 따라 만성 통증과 관련이 없는 다른 검사와 측정 방법을 통합해야 한다. 마지막으로 통증과 관련된 홍반 및 새로운, 아직 진단되지 않은 문제(예; 암)의 존재를 나타내는 만성 통증의 변화를 검사하는 것도 중요하다. 상자 28-1은 예상 결과를 결정하는 데 도움이 될 수 있는 몇 가지 예후 인자를 열거한다.

상자 28-1 예상 결과를 결정하는 데 도움이 될 수 있는 긍정적인 예후 요인

↑ 신체활동량
↑ 수면과 식욕
↑ 여가활동 참여
↑ 인간관계
↑ 낙관주의 / 낙관적 방식
↑ **자기 효능감**
↑ 내부 역량
↑ 인지적 유연성(즉, 일을 하는 방법이 한 가지 이상 있다는 믿음)
↑ 학력
↑ 사회경제적 지위
↑ 운동이력
↓ 감정적 고통
↓ 사회적 갈등
↓ 약물 사용
↓ 의료서비스 전반의 이용 적절한 직업 재활 참여

환자 적용

Q씨는 신체 차트를 사용하여 섬유성 근육통증 증후군의 의학적 진단과 관련된 통증의 여러 영역을 나타내며, 만성 광범위한 통증의 증후군이다. 그녀는 또한 NRS(0-10 눈금)를 사용하여 다음과 같은 통증 등급을 부여한다. 최근 = 6; 지난 24시간 동안 최악 = 8; 지난 24시간 동안 최고 = 5. 감각 검사는 이질 통증과 통각 과민 모두를 보여주고, 통증과 찡그림을 포함한 통증 행동을 동반한다. Q씨는 신경병증성 통증 척노, 백길 통증 설문지, 환자 특정 기능 척도, 6분 걸음 걸이 테스트, 기능적 보행 평가, NRS(수면 용), Beck Depression Inventory, Sickness Impact Profile, SF-36, Fibromyalgia Impact Questionnaire을 완수한다.

임상 결정 시 고려할 점

- *환자의 통증 행동이 치료에 어떻게 영향을 미칠 수 있는가?*
- *Q씨에게 일반적인 치료 방법은 무엇인가?*
- *귀하가 처방할 수 있는 운동 및 기타 활동은 무엇인가?*
- *Q씨의 개선을 어떻게 측정하고 모니터하는가?*
- *그녀의 경우와 관련된 예후 인자는 무엇인가?*

만성 통증에 대한 예비 중재
Preparatory Intervention Specific to Chronic Pain

만성 통증을 치료하기 위한 치료의 초기 단계에서, 치료사는 먼저 다음 섹션에서 설명하는 것처럼 이 시스템의 생리학을 변화시킴으로써 손상 자체를 해결하기 위한 접근법 또는 특정 기술을 시도한다.

일반적인 접근법 General Approaches

만성 통증에 대한 치료 옵션은 약리학적, 중재적(예; 신경 차단), 물리적 및 심리적 치료를 포함한다. 통증이 다발성 경화증과 같은 주요 질환의 일부인 경우 통증에 대한 치료는 그 상태에 대한 전반적인 치료의 한 요소가 된다(WHO, 2006). 만성 비악성 통증의 다 분야 치료의 효과를 입증하는 많은 증거가 있다(Scascighini, 2008b). Scascighini(2008a)에 따르면, "상위의 무작위 통제 시험은 복합적인 만성 통증과 관련된 불평 환자 관리를 위한 종합적인 통증 프로그램이 최상의 치료 옵션임을 나타낸다." 만성 요통(Guzmán, 2002), 직업과 관련된 등과 목의 통증(Schonstein, 2003) 및 FMS(Burckhardt, 2005, Häuser, 2009a)를 포함한 다른 질병에서도 유사한 결론에 도달했다(특정 환자 집단(예; CRPS 환자)에 대한 강력한 연구 지원이 부족한 경우에도(Daly, 2009), 여전히 다분야 접근법에 대한 요구가 있다(Harden, 2006a, Kirby, 2009)).

"생물 심리 사회적 접근법"과 "기능 복원 접근법"이라는 용어는 이러한 개념들의 높은 중첩 정도를 반영하여 "다분야 접근법"의 동의어로 사용될 수 있음을 인식하는 것이 중요하다. 인지 행동 치료(CBT)와 신체 재활의 포함은 종종 내재되어 있다.

치료를 위한 약리학적 의미

통증 증후군의 복잡성으로 인해 아편 제제의 진통제, NSAID 및 통증이 있는 근육 강축과 경직을 치료하기 위한 약물을 비롯하여 수많은 약리학적 약제가 관리에 사용된다. 사실, 약리학적 치료는 전반적인 의료 관리의 주요 구성 요소이다.

Rasmussen(2004)에 따르면 항우울제와 항경련제는 신경병성 통증을 치료하는 데 가장 일반적으로 사용된다. 섬유성 근통증후군 환자의 경우 항우울제, 항경련제, 트라마돌(Ultram), 트라마돌/아세트아미노펜 조합(Ultracet) 및 근육 이완제 cyclobenzazrine(Flexeril)이 효과적이었다(Chakrabarty, 2007). 통증이 있는 당뇨병성 신경병증이나 대상포진 후 신경통을 앓고 있는 환자의 경우 가바펜틴(항경련제)과 노블립프린(삼환계 항우울제)의 병용 요법이 통증 강도와 통증 관련 수면 장애에 있어 약물 단독 요법보다 효과적이었다(Gilron, 2009).

사용된 약리적 제제에 관계없이 환자, 의사 및 기타 학제 간 팀 구성원은 선택한 약물이 환자의 통증을 조절하는 데 효과적인지, 환자가 부작용없이 약물을 받아들일 수 있는지, 환자가 복용법대로 복용하는지 확인한다. 따라서 치료사가 정기적으로 환자의 통증과 부작용을 평가하고 필요할 때 환자를 의료 관리 팀에게 레퍼를 하는 것이 중요하다.

통증 증후군에 대한 정신학적 중재

심리학자의 관점에서 종합적인 통증 관리는 세 가지 목표에 기반해야 한다: (1) 치료사가 학제 간 통증 관리 팀의 일원으로 심리학자의 역할에 익숙해지도록 돕기 위해, (2) 치료사가 만성 통증에서 육체적, 정신적 요인의 상호 연관성을 이해하도록 돕고, (3) 치료사에게 심리학자의 환자/가족 교육 방법을 강화하는 방법을 가르치거나 개인적으로 이 영역을 다루는 것. 작업치료사는 실제로 심리적 중재를 실제로 사용하지만(Roley, 2008), 이것은 물리치료사를 위한 새로운 임상 영역이다. 물리치료사의 심리적 중재의 사용에 관한 작지만 중요한 문헌이 있는데, 이는 환자가 작업치료사 또는 심리학자에게 접근할 수 없을 때 도움이 될 수 있다. 이 문헌은 치료 기술에 관한 장에서 제시된다.

배경. 섬유성 근통 증후군과 같은 만성통증 증후군에 대한 심리적 중재의 사용은 잘 확립되어있다(Rossy, 1999). 그 이론적 근거는 고통의 개념 이론을 순전히 감각적인 현상에서 벗어나 인지적 및 중요한 변수를 매우 중시한 다변량 모델로 통증 이론(Melzack, 1965)에서 찾아볼 수 있다. 이 견해는 엥겔(Engel, 1977)이 건강과 질병에서의 심리 사회적 변수의 통합을 묘사하기 위해 "생물 심리 사회적 모델"이라는 용어를 사용했다(전통적 생물 의학 모델, 그 당시의 건강 관리에서 지배적이었다).

Fordyce(1976)는 통증이 있는 사람들의 치료에 행동 원칙을 사용하는 최초의 심리학자 중 한 사람이었다. 그는 고통을 측정하는 데 있어 고유한 차별성을 고려하여 심리학자들이 객관적이고 측정 가능한 동통의 병용에 집중할 것을 제안했고, 그는 이를 통증 행동 또는 조작적 요법이라고 불렀다. Fordyce에 따르면 통증 행동(예; 구두 불평, 신음, 찡그림, 왜곡된 보행, 영향받은 영역 유지)은 다른 행동과 동일한 환경 우발 상황에 처해 보상할 수 있고(재발 가능성을 높이기 위해). 무시하거나(재발 가능성을 줄이기 위해) 처벌한다(재발 가능성을 감소시키기 위해서). 웰빙 행동(예; 활동, 사회적 상호 작용)을 선택적으로 강화하고 질병 행동을 저해하는 행동 프로그램은 삶의 질을 향상시키고 장애를 감소시킬 수 있다.

1980년대에 심리학자들은 많은 임상적 상태의 발달과 치료에서 인지적 및 감정적 요인의 역할에 더 초점을 맞추었고 고통은 예외가 아니었다(Holzman, 1986a; Turk, 1983). 통증 관리에 대한 새로운 접근법은 자기 관리를 강조하고, 통증을 가진 사람들의 신념, 인식, 감정 및 대인관계의 평가 및 수정에 중점을 두어 재활에 중대한 역할을 했다(Gatchel, 1999). 이 기술은 다음 장에서 더 자세하게 설명된다.

만성 통증의 심리적 평가

심리학자들은 만성 통증 상태의 심리 사회적 구성 요소를 평가하는 데 상당한 노력을 기울였다. 예상대로, 이 분야의 대부분은 통증 경험의 영역, 강도 및 특성을 결정하는 데 초점을 두었다. McGill Pain Questionnaire(Melzack, 1975)는 자주 사용되는 평가 도구이다. 그러나 많은 다른 척도와 설문지가 개발되었다(Jensen, 2001).

다른 자가-보고 조치는 만성 통증의 여러 측면을 평가한다. Sickness Impact Profile(Bergner, 1981)은 다른 분야에서 손상 지수에 반응, 직장, 수면, 여가 활동 및 신체 활동에 대한 고통의 효과에 대해 질문하고 현재의 기능에 대한 포괄적인 예견을 제공하는 심리 측정법으로 정교한 도구이다. West Haven-Yale Multi- dimensional Pain Inventory(Kerns, 1985)는 통증의 중증도와 손상뿐만 아니라 통증 조절, 다른 사람들의 통증에 대한 반응 및 심각한 고통과 같은 중요한 차원을 다룬다.

통증에 대한 감정 상태의 영향은 잘 기록되어 있으며(Gatchel, 2007), 치료에 관한 부분에서 더 자세하게 논의된다. 그러나 Minnesota Multiphasic Personality Inventory-2(Hathaway, 1989) 및 Symptom Checklist-90(DeRogatis, 1983)과 같은 포괄적인 성격의 인벤토리를 통하거나 Pain Distress Inventory

(Osman, 2003), Pain Anxiety Symptoms Scale (McCracken, 1992), 그리고 Pain Catastrophizing Scale (Sullivan, 1995)와 같은 요약된 것 중에서 감정적인 스트레스를 평가하기 위해 조명되어 왔다. 대안으로, Coping Strategies Questionnaire(Rosenstiel, 1983) 및 Pain Stages of Change Questionnaire(Kerns, 1997)를 포함하여 통증에 대처하기 위한 개인적으로 발생하는 시도를 평가하는 데 상당한 관심이 있어 왔다.

만성 통증의 정신생리학적 평가는 심리학자들이 사용하는 다른 방법이다(Flor, 1993). 많은 통증 증후군과 근육 경련 사이의 가정된 관계를 고려할 때(Zimmerman, 1993), 근전도 평가에 대한 관심이 증가했다(Flor, 2001a). 연구자들은 통증이 있는 사람들(Flor, 1989), 스트레스 반응(Turk, 1999), 통증이 있는 사람들에게서 때때로 나타나는 비정상적인 움직임 패턴(Cassisi, 1999)에서 때로는 상승하는 근전도 검사에 집중했다.

만성 통증의 심리적 중재

CBT는 섬유성 근통증후군(Gatchel, 2007)을 포함한 만성통증 증후군의 심리적 치료법이다. Bradley(1996)는 CBT의 기본 가정을 설명했다. 예를 들어, 사람들은 정보의 활성 프로세서로 간주된다; 그들의 행동은 생각, 감정, 그리고 생리학적 과정에 영향을 받아서 차례대로 행동에 영향을 미친다. 논리적인 결과로 통증 증후군의 효과적인 치료를 위해서는 이러한 치인을 평가해야 하며 각 환자는 치료에 적극적으로 참여해야 한다.

통증 관리에서 CBT의 역할에 대한 이해의 중심은 관찰 가능한 행동과 기능에 중점을 둔다. Gatchel(1996)은 주관적 통증 보고서나 심리적 장애에 중점을 두는 것이 효과적이지 않다고 지적했다. 효과가 있으려면 통증 재활은 통증 완화보다 기능 회복을 강조해야 한다. 그러나 만성 통증이 있는 사람들에서 종종 나타나는 사기 저하, 무력감, 부정적 기분의 수준이 높다(Turk, 1989)는 점을 고려할 때 긍정적인 생활습관 변화를 실행하고 동기를 부여하는 것은 어렵다.

Bradley(1996)는 만성 통증에 대한 CBT 중재의 네 가지 필수 요소를 확인했다. (1) 교육, (2) 기술 습득, (3) 인지 및 행동 리허설, 그리고 (4) 일반화/유지. 이러한 중재는 만성 통증을 치료하는데 성공적으로 사용되어 왔으며(Barrios, 1990), 이제는 자세히 기술될 것이다.

환자 교육. 불충분하지만, 성공적인 개입을 위해서는 환자 교육이 필요하다. 통증이 있는 사람들은 구식의 통증 생체의학 모델(Engel, 1977)에 개입할 가능성이 높으며 통증을 순전히 감각적인 사건으로 보게 한다. 이 견해에 따르면 인지적, 정서적 및 행동적 구성 요소는 전혀 고려하지 않아 부적합하다. 이 모델은 많은 의료 제공자에게 인기가 있지만 통증 관리에는 충분하지 않다. 생리 심리 사회적 모델 및 치료적 효과와 일치하는 통증 정보를 사람들에게 제공하는 것이 중요하다. 이러한 것을 적용하는데 기분, 감정, 신념 및 통증에 대한 대인 관계의 영향이 있으며 반대의 경우도 마찬가지이다. 통증이 있는 사람들은 통증과 심리 사회적 사건 사이의 상관 관계를 인식하고 통증의 심각성을 완전히 통제할 수 없는 것으로 인식할 수 있도록 기본 행동 원칙(Whaley, 1971)에 노출되어야 한다. 통제할 수 없는 사건은 통제 가능한 사건보다 더 스트레스가 많기 때문에(Thompson, 1981) 이러한 계시는 그 자체로 치료 가능성이 있다.

교육 단계에서 상처와 해로움의 차이를 포함하여 환자에게 신체 활동 할당량 프로그램을 준수할 가능성이 높은 다른 중요한 정보도 가르쳐야 한다. 또한 통증 완화보다는 기능적 행동에 중점을 둔 기능 회복 모델(Mayer, 1988)에 환자를 노출시킨다. 활동 수준이 증가함에 따라 통증 완화가 발생할 수 있지만, 치료 후 통증 완화를 기대하지 말라고 환자에게 말한다. 그러나 장애가 줄어들면 기분과 삶의 질이 크게 향상될 것으로 기대할 수 있다.

기술 습득. 기술 습득은 고통을 겪고 있는 개인이 기능적 복원 접근법을 이해하고 이에 대해 기꺼이 표현하려고 할 때 시작된다. 이러한 재개념화에 저항하는 환자의 경우, Jensen(1996)은 추가적인 동기 부여 강화 전략을 설명하였다. 인지 및 행동 기술은 치료 성공에 똑같이 중요하다.

인지 기술 중에는 목표 설정, 재개념화 및 자체 학습이 자주 사용된다. **목표 설정**은 환자가 개인적으로 적절한 치료 목표를 확인하고 목표가 스스로 수행할 가능성이 있는 수준 또는 현실적인 수준에 대한 피드백을 제공하는 협동 과정이다(Holzman, 1986b). 그들의 신체적 한계로 인해 기준선으로의 복귀가 불가능할 수도 있지만, 통증이 있는 사람들은 성공의 유일한 기준으로 과거의 성과 수준에 매달릴 수 있다. 정기적인 기대치를 충족시키지 못하면 만성 통증이 있는 사람들에서 우울증이 많이 발생한다(Gatchel, 2007).

재개념화는 교육 단계에서 제공되는 정보를 기반으로 한다. 통증이 있는 사람들이 나타내는 가장 일반적인 인지의 왜곡 또는 불합리한 신념(예; 모두 또는 전혀 생각하지 않음, 선택적 인지, 파국)을 막기 위해 고안된 기술을 적극적으로 가르치게 된다(Gil, 1990; Keefe, 1989). **자가지시 훈련(Self-instructional training)**(Meichenbaum, 1977)은 사람들을 효과적인 대처 성향(즉, 자기 대화)에 관여시키는 방법을 가르쳐주는 것이 자신의 업무에 집중할 뿐만 아니라 기능불능의 자기 대화를 대체한다는 전제에 기반을 두고 있다("나는 이것을 할 수 없다", "너무 많이 상처를 입을 것이다").

만성적인 통증을 가진 사람들에게 가르치는 *행동 기술*은 맞추기(pacing), 문제 해결, 이완 및 사회 훈련을 포함한다(Barrios, 1990; Fedoravicius, 1986). **페이스 숙련성 훈련(Pacing skills training)**은 앞서 언급한 현실적인 목표 설정의 적용을 나타낸다. 커다란 업무를 작고 관리하기 쉬운 구성 요소로 분해하여 환자에게 "더 똑똑하고 열심히 일하도록" 가르친다. 예를 들어, 환자가 집 전체를 청소하거나 잔디를 한 번에 깎을 것을 제안하는 대신, 작업의 일부를 완료하고 자주 휴식하도록 안내한다; 작업이 충분히 큰 경우 며칠에 걸쳐 작업을 완료하는 것이 옵션으로 제안될 수 있다.

문제 해결은 성공적으로 목표를 달성할 가능성을 높이기 위해 환자에게 가르쳐야 할 또 다른 기술이다. 예를 들어, 업무 수정, 편의 제공, 사회적 지원 동원, 집안일이나 업무 처리가 통증을 유발하지 않고 성취될 수 있도록 환경을 재구성하는 것이 포함된다. **휴식 훈련**(Bernstein, 1973)은 근육 긴장을 완화하고 통증을 약화시키는 자가관리 전략이며, 모든 시간을 다른 사람의 필요와 요구에 부응하기보다는 휴식을 취하는 것이 중요하다는 인식을 환자에게 증가시킨다.

마지막으로, **사회적 기술 훈련**은 만성 통증에서 CBT의 중요한 요소이지만 흔히 간과된다. 이 구성 요소에는 적극적으로 듣는 것(예; "나는 당신이 말하는 것...")과 느낌의 표현(예; "그것은 나를 기분 전환시킨다...")과 권리 행사(예; 명확하게 요구를 표현하고 다른 사람들로부터의 부당한 요청을 거부하는 것)를 포함한다. 만성 통증을 앓고 있는 많은 사람들은 물론 일반 인구의 다른 사람들도 이 분야에서 불만족스럽다. 비록 이 질환이 통증이 나타나기 전에 큰 문제는 아닐지라도 고통을 겪고 있는 많은 사람들은 가족, 친구 및 동료가 대개 통증의 만성적인 성격을 인식하지 못한다는 사실을 알게 된다. 따라서, 다른 사람들이 이환 전 수준을 재개하기를 기대할 때 더욱 효과적으로 자신의 한계를 전달하지 않으면, 대인 갈등, 통증 증가 또는 둘 다가 초래된다.

인지와 행동학적인 리허설. 이러한 기술을 습득한 후에는 정기적으로 사람의 자연적인 환경에서 구현해야 한다. 이러한 이유로 *인지 및 행동 리허설*이 사용된다. 숙제는 작업치료사, 심리학자 또는 둘 모두에 의해 주어지며, 과제의 결과는 다음 모임에서 논의된다. 이러한 과제의 목적은 다음과 같다. (1) 통증을 증가 또는 감소시키는 요인에 대한 사람의 인식을 향상시키고, (2) 자신의 고통에 대한 다른 사람들의 적응력과 부적응 반응을 식별할 수 있는 능력을 향상시키고, (3) 신체 활동을 증가시키고, (4) 통증 행동과 양립할 수 없는 활동에 대한 보강을 제공한다(Turk, 1983).

치료적 획득의 유지. 만성 통증 관리에 있어 CBT의 효과는 잘 설명되어 있다. 그러나 주요 행동 요소가 있는 대부분의 다른 조건과 마찬가지로 치료 효과를 *유지*하는 것은 계속적인 도전이다. 재발 방지의 개념은 원래 중독성 장애의 치료를 위해 개발되었다(Marlatt, 2005). 그러나 일반적인 원칙은 쉽게 만성 통증에 적용된다. 그들의 가장 단순한 형태로, 재발의 예측 인자로서 기분 전환 감소효과, 부정적인 감정상태가 치료적 행동으로 재발한다. 환자에게 고위험 상황을 확인하고, 환경을 개선하고, 자기 대화를 변화시키며, 주장을 증가시키는 등의 문제를 다루는 예방 전략으로 일련의 대응 기술을 개발하고, 다른 건강한 삶의 변화를 추가하는 생활 스타일 재조정한다(예; 식이요법, 운동, 금연). 만성 통증에서 이러한 중재의 효과에 대한 증거가 있다(Keefe, 1993).

치료적인 기법 Therapeutic Techniques

이제는 만성 통증을 관리하는 데 사용되는 몇 가지 도구를 살펴보았다. 이제는 이러한 도구가 어떻게 구현되는지 살펴보고 작업치료사, 물리치료사 및 심리학자의 역할 중 겹치는 부분과 구별되는 부분을 확인해 보겠다.

심리적 개입 작업

치료사와 심리학자 모두 심리적 개입(CBT 포함)을 자신의 임상의 기본 구성 요소로 사용하므로 함께 긴밀히 협력한다. OTPF에 따르면, "작업 치료 중재의 초점으로서의 직업 참여는 수행의 주관적(감정적, 심리적) 및 객관적(육체적으로 관찰 가능한) 측면 모두를 다루게 된다. 작업치료사는 이러한 이중적이고 전체론적인 관점에서의 참여를 이해하고 중재를 제공할 때 성과의 모든 측면을 다룬다"(Roley, 2008, p. 628). 학제적 모델이 완전히 실현되는 이상적인 시나리오에서 임상심리학자는 개념을 소개하고 작업치료사는 이 교육을 일상 생활에 적용하는 것을 촉진한다. 작업치료사에 의해 시작, 강화 또는 두 가지 모두 심리적 치료에는 목표 설정, 의사 소통 및 사회 기술, 휴식, 바이오 피드백, 에너지 보존 및 페이싱, 수면 위생 및 환기가 포함된다.

van Huet 등(2012)에 의해 수행된 연구에 따르면 환자의 수용과 변화 준비가 성공적인 개입에 결정적이며 만성 통증을 개념화하기 위한 능동적(agentic)과 수동적(vitimic)인 두 가지 모델을 제안한다. 주제에는 가치 있는 변화에 대한 역할, 좋은 사회적지지, 준비성, 포용성에 대한 것들이 포함된다; 목표 설정; 페이싱; 휴식; CBT를 사용. 수동적 테마는 중대하게 우울하고, 보상하며, 사회적 지원이 부족하고, 두려워하고, 치료를 찾고, 무엇을 기대해야 하는지 알지 못하고, 목표를 세우지 못하고, 전략을 사용할 수 없으며, "힘과 힘을 직면한" CBT를 사용하는 것을 포함한다(Huet, 2012, p.61).

이 연구는 환자의 서술적 유형(즉, 능동적 또는 수동적)이 자신의 수용과 변화에 영향을 미침으로써 일상생활에 교육을 적용할 수 있는 능력에 영향을 미칠 수 있다고 제안한다. 작업지료사는 중재 과정 전반에 걸쳐 환자의 서술적인 형식을 계속 평가해야 한다. Polkinghorne(1996)은 작업치료사가 더 많은 능동적 인식을 향한 개선 시에 의미있는 작업에서 개입으로 수동적에서 능동적까지의 환자의 서술적인 타입으로 변화시킬 수 있다고 주장했다.

물리치료사는 작업치료사와 심리학자의 작업을 강화하거나 환자가 작업치료사 또는 심리학자에게 접근할 수 없을 때인지 및 행동과 같은 심리적 변수를 다루기 위해 CBT를 실천에 통합할 수도 있다. CBT는 학제의 중립적 접근으로 주장을 지지하여 볼 때, Curriculum Outline on Pain for Occupational Therapy and Physical Therapy of the IASP ad hoc Subcommittee for Occupational Therapy/Physical Therapy Curriculum (IASP, n.d.)는 치료사는 통증을 줄이고 기능과 삶의 질을 향상시키기 위해 인지 행동 전략과 지지적 및 교육적 접근법을 사용할 수 있다.

물리치료사가 CBT를 통합할 수 있는 한 가지 예는 작업치료사 및 산업 보건 간호사를 포함한 재활 전문가가 관리하는 표준화된 심리 사회적 개입 프로그램인 점진적인 목표 달성 프로그램(PGAP)이다(Sullivan, 2006). PGAP는 목표 지향적인 신체 활동에 매일 참여하고 궁극적으로 재활 과정에 3가지 정신 사회적 장벽, 즉 통증, 파국, 운동 또는 재손상의 두려움, 지각된 장애를 목표로 하여 복귀하도록 설계되었다. PGAP의 주요 구성 요소는 다음과 같다. (1) 교육과 안보를 받고, (2) 활동 로그를 유지하는 것, (3) 활동 일정을 개발하는 것, (4) 보행 프로그램에 참여, (5) 활동 참여 증가, (6) 활동 참여에 대한 심리적 장애를 극복한다. 한 연구에 따르면, 기능적 복원 기반 물리치료 프로그램에 PGAP를 추가하면 환자의 복귀 근무율이 향상되었다(Sullivan, 2006). 이 연구는 특정 근골격계 진단을 가진 참여자를 포함하지만, 이 모델은 일반적으로 만성 통증에도 적용 가능하다.

또 다른 연구는 지속적 근골격 통증에 근거한 운동 대 CBT 기반의 물리치료의 장기 효과를 조사했다(Åsenlöf, 2009). CBT 기반 치료군의 환자는 2년 추적 조사에서 운동 기반 치료군의 환자보다 통증 관련 장애가 더 적다고 보고했다. 운동 기반 치료 그룹의 환자들도 CBT 기반 치료 그룹의 환자들보다 운동, 상해 또는 재발에 대한 두려움 수준이 더 높았다.

소수의 물리치료사 만이 고령 환자의 만성 통증 관리에 CBT 기술을 사용하고 있지만(Beissner, 2009), 임상 기술에서 이러한 기술을 사용하는 데 상당한 관심이 있다. 이 연구에서 수행된 설문 조사의 결과와 일치하여 물리치료사는 가장 자주 사용되는 CBT 기술을 통합할 수 있다: 활동 간격 및 즐거운 활동 일정을 포함하여 신체 활동 증가와 가장 직접적인 관련이 있다. 흥미롭게도 CBT 사용과 관련하여 가장 빈번하게 보고된 장벽은 CBT 기술에 대한 충분한 지식이 부족한 것이었다(Beissner, 2009).

물리치료사들 사이에서 CBT에 대한 인식과 관심이 커짐에 따라, 특히 많은 환자들이 단순히 학제 간 치료에 접근할 수 없기 때문에 이러한 기술의 사용이 증가할 가능성이 높고 바람직하다.

기능적 복원

OTPF, *가이드* 및 IASP의 지침과 일치하는 기능적 복원 접근의 주요 영역에는 환자/가족 교육, 목표 설정 및 신체 활동이 포함된다. *환자/가족 교육*은 만성 통증(예, 2차적으로 무조건 퇴행)의 병리생리학, 근본적인 질병 과정의 병리생리학, 기능적 회복 접근법의 전반적인 목표, 의미 있고 현실적인 구체적인 목표 및 신체적 처방 운동을 포함한 활동이 있다.

환자의 의학적 진단 및 중추성 감작과 같은 개념에 대한 적절한 정보를 검토하는 것이 중요하다(Burckhardt, 2005). 많은 환자들이 자신의 치료에 대해 통증에 대해 철저히 설명하고 치료사가 자신의 우려를 진지하게 받아들이는 것을 안심할 수 있다. Moseley(2003b)는 임상가와 환자가 통증의 신경생리학에 대한 최신 정보를 이해할 수 있지만 임상가는 환자가 동일한 것을 이해할 수 있는 능력을 과소 평가한다는 것을 발견했다. Moseley(2004a)는 통증의 신경생리학이 환자 교육의 구성 요소이며, 이러한 교육이 만성 요통환자의 **통증 인식** 및 신체 활동을 개선한다는 후속 연구에서 발견되었다고 주장했다. 단일 교육 세션 후에 통증인지의 변화(예를 들어, "손상이 동등하지 않음"을 가르치는 것)이 만성 요통 환자에서 다시 신체적 기능의 변화와 관련되어 있다(Moseley, 2004a, c). 섬유성 근통증후군 환자 중 증가된 활동으로 인한 통증에 대한 두려움이 만연했다; 따라서 관리에는 장애를 줄이기 위한 환자의 두려움과 연구 결과로부터의 부적절하고 유대감이 없는 비율을 다루는 교육이 포함되어야 한다(Turk, 2004).

기능적 회복 접근법의 전반적인 *목표*의 관점에서 환자는 초기 목표가 통증 완화가 아니라 기능이 개선될 수 있으며 점차적으로 신체 활동을 증가시키려는 시도가 일시적인 통증 증가를 초래할 수 있다고 배워야 한다. 그러므로 환자가 치료에 대한 현실적인 목표를 설정하는 것이 중요하다. 만성 통증을 앓고 있는 많은 환자들이 건강 관리 시스템의 효과적인 치료에 장애를 경험했기 때문에 환자들과의 초기 친밀감을 개발하고 훌륭한 의사 소통 기술을 사용하는 것이 도움이 된다.

각 분야가 다른 분야의 업무를 보강할 수 있는 영역이 중복되고 기회가 있지만(실제로 그렇게 함으로써 학제 간 프로그램의 핵심이다) 역할 구분이 있다. 작업치료사의 역할과 관련하여 OTPF는 "작업치료의 기여를 정의하는 것은 클라이언트가 그들이 원하는 일상의 활동이나 직업에 종사할 수 있도록 핵심 가치, 지식 및 기술을 적용하는 것이며, 건강과 참여를 지원하는 방식으로 해야 한다"라고 언급하였다(Roley, 2008, p.626). 작업치료사는 직무 수행과 관련하여 환자의 목표를 평가하고 환자가 더 많은 능동성을 촉진하기 위해 자신의 현실적이고 달성 가능한 목표를 세우도록 도와준다(Polkinghorne, 1996). 작업치료사는 확인된 목표를 해결하기 위해 클라이언트 중심 접근 방식을 사용한다. 목표 기능적 회복 접근법에서 작업 치료는 치료적 운동, 교육(예; 신체 역학, 에너지 보존, 수면 위생), 단계별 기능 활동(예; 활동 지구력, 직장 복귀, 적응 방법 및 장비 사용), 환경 변화(예; 인체 공학, 관절 보호 원칙), 인지 행동 전략(예; 긍정적 강화, 도전적인 부정적 인지 왜곡)을 포함한다(Snodgrass, 2011).

물리치료사는 기능, 건강 및 피로에 대한 신체 활동의 안전한 적정에 집중하는 경향이 있다. 여러 가지 면에서 기능 회복 접근법은 *가이드*의 언어 및 개념과 매우 유사하다: "물리치료는 이론적, 과학적 기초가 확립되어 있고 최적의 신체 기능을 회복, 유지 및 증진하는 데 광범위한 임상 응용을 하는 역동적인 직업이다"(APTA, 2015, p1). 만성 통증을 가진 환자를 치료하는 것은 장애의 맥락에서 건강 및 피트니스의 예방 및 증진 측면에서 3차 예방 범주에 속한다: "만성 및 돌이킬 수 없는 질병 환자의 장애 정도를 제한하고 재활 및 회복 기능을 촉진"(APTA, 2015, p.1).

물리치료사가 환자를 돕는다. (1) 최적의 기능적 능력을 달성하고 복원한다. (2) 선천성 및 후천적 조건과 관련된 장애, 기능 제한 및 장애를 최소화한다. (3) 건강을 유지한다(이로 인해 더 이상의 악화 또는 장래의 질병을 예방한다). 그리고, (4) 독립 기능을 향상시키기 위한 적절한 환경 적응을 창출한다(APTA, 2015). 만성 통증을 가진 사람들은 신체적인 수행(통증 때문에 힘 훈련을 견딜 수 있는 능력 감소, 통증 때문에 여가 스포츠에의 참여가 제한됨)과 건강 및 복지(예; 삶에 대한 제한된 정보 통증)(APTA, 2015)를 중재할 필요가 있다.

만성 통증을 앓고 있는 많은 사람들이 자신의 상태를 관리하려는 잘못된 시도로 비활동에 의존하기 때문에 운동을 포함한 *신체 활동* 처방은 중요하다. 따라서 이차적인 탈컨디셔닝을 감소하하여 차례로 기능 용량을 제한한다. 예를 들어, 류마티스 관절염 환자와 비교하여, 섬유성 근육통증후군 환자는 신체 활동이 제한적이며 자기보고 및 객관적 활동 모니터로 각각 측정되어 측정 가능한 장애 및 활동 제한을 나타낸다(Raftery, 2009). 많은 프로그램들은 "손상이 동등하지 않다"와 "움직임이 개선이 된다"와 같은 환자의 가르침으로써 환자의 통증 인식을 변화시키려는 시도로 이 문제를 해결한다. 환자가 자신의 행동을 바꿀 준비가 되기 전에 신체 활동에 대한 두려움에 직면해야 한다.

다음으로, 신체 활동(예; 강화, 스트레칭, 에어로빅 운동)에 대한 처방전을 사용할 수 있을 때 증거 기반 지침을 사용하여 공식화한다. 예를 들어, APS는 섬유성 근육통증후군(Burkhardt, 2005)을 가진 사람들의 운동에 대한 권장 사항을 제공한다(표 28-4 참조). 기본 질환 과정(예; 다발성 경화증)에 근거하여 처방전을 개별화한다; 환자의 특정 장애 및 기능 제한, 균형 및 보행 문제(동일한 의학적 진단을 받은 환자에서도 다를 수 있음); 및 환자의 병력(예를 들어, 이전의 부상)을 포함한다. 요추부의 안전, 모든 활동주의 사항, 필요에 따라 적응된 방법의 통합 및 페이싱에 중점을 두어 환자의 기본 신체 역학을 가르침으로써 신체 활동과 관련된 교육의 다른 목표를 다룬다.

일부 환자는 기분이 좋을 때, 과활동을 하기 때문에 신체 활동의 간격을 조정하는 경우가 많으며, 고통, 피로 또는 과로와 같은 두 가지 증상으로 인해 활동하지 않는 경우가 있다. 만성 비활동의 탈컨디셔닝은 이 순환에 기여한다; 그 결과 개인은 ADL 및 IADL(Harding, 1998)에 대한 최대 능력 또는 그 근처에서 기능을 수행하고 더 까다로운 작업에 참여할 수 없다.

표 28-4 미국 통증학회, 섬유근육통증후군 환자 운동 권고

숫자	추천
1.	"FMS를 앓고 있는 사람들이 일주일에 2~3번 적당히 강도 높은 유산소 운동(연령 조절 최대 심박수의 60-75%[210명])을 할 수 있도록 격려하고 지원한다. 환자에서 이 비율은 매우 낮은 수준의 운동으로 달성할 수 있다."
2.	"FMS를 앓고 있는 사람들은 통증이 아니라 가벼운 저항 정도까지 스트레칭을 해서 운동으로 인한 통증을 피하라고 충고한다. 이는 특히 관절 과운동성을 가진 개인의 하위그룹에서 중요하다."
3.	"FMS가 있는 사람들을 위한 운동 프로그램을 허용 바로 아래의 수준에서 시작하고, 그들의 운동 능력과 체력 수준이 높아짐에 따라 빈도, 지속 시간 또는 강도가 향상된다. 운동 진행이 느리고 점진적이어야 한다. 그렇지 않으면 참가자들은 운동 프로그램 중단으로 이어질 수 있는 현저한 운동 유발 통증 악화를 경험할 것이다."
4.	"FMS를 앓고 있는 사람들에게 일주일에 2번 근육 강화 운동을 하도록 권장한다."
5.	"운동으로 인한 이득을 유지하기 위해 지속적인 운동을 장려한다."

약어: FMS = 섬유근통증후군.

출처: Burckhardt CS, Goldenberg D, Crofford L, et al. *Guideline for the Management of Fibromyalgia Syndrome Pain in Adults and Children* [APS Clinical Practice Guidelines Series, No. 4]. Glenview, IL: American Pain Society; 2005.

유지 및 재발 관리

재활 프로그램의 중요한 구성 요소는 통증에 대한 예방 및 재발 방지이다. 처방 준수는 건강 교육의 후에(예; 환자/고객의 의견을 바탕으로 개발된 건강 전문가의 조언 또는 홈 프로그램) 건강한 행동을 취함으로써 행동하도록 권한을 **부여**받은 개인의 상태이다. 처방 준수는 생물 심리 사회적 모델과 일치하는 환자 중심적 접근을 의미하지만, 처방 준수라는 용어는 생물 의학 모델과 일치하는 개인이 의료 공급자의 조언을 **따르는** 좀 더 권위 주의적 접근을 의미한다. 처방 준수는 많은 문헌을 가진 복잡한 주제이다. 앞서 논의한 바와 같이, 심리학자는 CBT 동안 유지 보수를 다루고, 치료사와 심리학자는 처방 준수에 관한 서로의 가르침을 강화하기 위해 조정해야 한다.

만성 통증을 앓고 있는 환자는 학제 간 통증 관리 프로그램에 참여한 후 1년 후에 장애 및 우울증 영역에서 감소를 보였다(Jensen, 2007). 만성 통증을 가진 치료 직후의 수준과 유사한 환자에서 여러 분야의 치료를 받은 심리적 변수(통증 신념, 재앙 및 대처)와 결과(통증 및 기능)를 연구한 결과 12개월 추적 관찰 당시 통증이 있었다. 그러나 심리적 변수와 장애와 우울의 연관성이 있었다(Jensen, 2007). 이러한 부정적 결과는 통증으로 인해 장애를 느끼는 지배적인 의미와 관련이 있었다; 격변적 증가; 통증에 대한 도움을 받으며 휴식기간의 증가, 보호하고; 통증에 대한 인지 조절력이 감소했다. 한 가지 유형의 만성 통증을 가진 사람들이 다른 유형에 취약하다는 관찰(Croft, 2007)은 학제 간 통증 관리 프로그램에서 퇴원한 후 유지 관리를 향상시키기 위한 정기적인 애프터 케어의 필요성을 시사한다.

치료사에게 "이동 패키지(transfer package)"라고 부르는 강제 유도 움직임 치료(constraint-induced movement therapy, CIMT)의 치료 준수로 향상시키기 위한 행동전략으로 만성 통증 환자에게 적용될 수 있다. CI 요법의 치료 패키지와 마찬가지로, 전송 패키지는 요소의 조합과 프로그램의 개별 요소보다는 환자가 받는 강력하고 반복적인 강조에 주목할 만하다. CI 치료의 전달 패키지는 환자 구매를 극대화하기 위한 행동 계약, 상지 사용을 통제를 위한 운동 활동 로그, 가정 치료 연습, 치료 계획에 대한 인식 장벽을 해결하기 위한 치료사와의 문제 해결로 구성된다(자세한 설명은 Morris [2006] 참조). 통증 관리를 위한 독립적인 개입으로 훈련 일지를 사용한다 고해도 CRPS1 환자의 홈 프로그램 준수가 증가하여 약 8%의 효과가 나타났다(Moseley, 2006a).(흥미롭게도, 이 연구에서 Moseley는 환자가 가정 프로그램에 대한 순응도를 약 10% 과대 평가하는 경향이 있음을 발견했다!)

Livengood의 "끝에서 시작" 모델

Livengood(2004)는 환자 중심의 학제적 치료 모델을 개발했으며, "끝에서 시작"(표 28-5)이라고 한다. 이 모델은 환자/가족 교육, 목표 설정 및 신체 활동을 포함하지만 환자, 의사 및 기타 팀 구성원이 환자의 삶이 통증이 없거나 통증이 심하지 않도록 하는 차이점을 설명하라고 요청한다. 그런 다음 각 제공자는 환자의 목표에 자신의 분야를 연관시킨다. 환자의 최종 목표에 대한 환자의 관점을 밝혀내고 환자의 계획을 환자의 신중하게 설계된 목표와 관련시킴으로써 이 모델을 실습 환경에 통합할 수 있다.

표 28-5 Livengood 의 "끝에서 시작" 모델

	인지	동의	수용	치료 준수
환자	치료는 끝에서부터 시작된다: 환자들은 전문가들에게 자신의 관심사와 목표를 설명한다.	환자는 구두 또는 서면 동의를 통해 의료, 심리, 물리 치료를 동의했음을 인정	환자는 의료, 심리, 물리 치료를 채택하고 지속적으로 적용	환자는 목적을 위해 개인화된 다원적 치료법을 준수할 것. 동기 부여는 치료 시작 시 식별된 목표에 부여된 가치에 의존
의학 전문가	개업의는 환자에게 통증이나 통증이 없는 삶이 어떻게 달라질 것인지 묻고 목표 달성에 도움이 될 수 있는 의학적 치료법을 제시한다.	환자와 제공자는 치료 계획(예: 처방된 의약품, 운동 요법, 의료 절차에 대한 용량 및 빈도)에 동의한다.	추후 진료 시 요법과 기능목표를 수정하고 적용한다. 침습적 시술과 이식 가능한 장치가 고려될 수 있다.	환자들은 치료 전략을 고수하고, 장기적 이익을 희생하면서 단기적 목표를 선호하는 지름길이나 쉬운 길을 택하지 않으며, 심리학자, 직업치료사, 물리치료사와 소통한다.
심리학자	심리학자들은 환자들에게 고통 없이 또는 덜 고통 없이 그들의 삶이 어떻게 달라질 것인지 묻고, 환자에게 그들의 목표와 관련된 심리적 개입(예: 행동, 인지 행동 치료)에 대해 교육한다.	환자와 심리학자가 공동으로 환자의 목표를 달성하는 데 도움이 되는 치료 유형을 선택한다(예: 행동 치료, 인지 행동 치료, 생체 피드백, 수면 교육).	환자는 행동 및 인지 행동 기술의 일상적 사용을 통해 행동 및 사고 과정의 변화를 채택. 이후 방문 시 환자가 추가 기술을 일상생활에 통합할 때까지 추가 기술을 학습한다.	환자가 원하는 목표는 각 세션에서 염두. 만성적인 통증 중재를 준수하며, 부수적인 문제에 대한 치료를 제공(예: 이혼 상담). 적절한 경우, 부부간 치료 등을 위해 환자를 의뢰한다. 다른 팀원들과의 커뮤니케이션이 유지한다.
작업치료사	치료사는 환자에게 통증이 없거나 통증이 덜한 상태에서 자신의 삶이 어떻게 달라질 것인지 묻고, 환자들과 함께 작업 수행 문제 영역을 식별하며, 환자에게 이러한 영역과 관련된 작업치료사의 역할과 개입에 대해 교육한다.	환자와 작업치료사는 보다 광범위한 목표를 향한 현실적인 단계로서 달성 가능하고 측정 가능한 목표를 공동으로 구성하고 환자가 목표를 달성하는 데 도움이 되는 중재적 조치 유형을 선택(예: 에너지 절약, 수면 위생, 이완 기술, 신체 역학).	환자는 매일의 행동과 신체 역학의 변화를 채택한다. 활동 분석 및 작업 수정의 사용, 작업치료사가 가르치는 기술을 사용한다. 이후 방문 시, 작업치료사는 환자가 목표를 향해 나아갈 수 있도록 도와주며 환자의 습관, 역할 및 일상 내 활동의 단계별 인식과 이해를 증진시킨다.	치료사는 환자가 성취할 수 있는 것을 계속 정립할 것을 권장한다. 측정 가능한 목표를 달성하여 보다 광범위한 최우선 목표를 향해 나아간다. 환자들은 만성적인 통증 개입을 고수하여 일상활동에 대한 참여 증가를 촉진한다. 치료사는 환자의 진행과 지속적인 목표 설정에 대해 팀원들과 소통한다.

표 28-5 Livengood 의 "끝에서 시작" 모델 - 계속

	인지	동의	수용	치료 준수
물리치료사	치료사는 환자에게 통증이 없거나 통증이 적으면 삶이 어떻게 달라질 것인지 묻고, 목표 달성에 필요한 힘과 지구력을 기르고 진도를 방해하거나 통증을 악화시키는 움직임에 대해 환자에게 경고할 수 있는 운동 범위와 근력강화 운동을 지시한다.	환자와 치료사는 물리치료에 동의한다. 치료사는 특정한 목표에 도달하기 위한 운동의 근거를 강조한다(예; 세트당 반복 횟수 및 일일 세트 수). 운동이나 활동 증가가 통증 증가에 기여하는 경우 적절한 조치에 대한 합의도 도출된다.	환자들은 물리치료를 그들의 일상 활동에 통합한다. 이후 방문 시, 치료사는 환자가 일상생활에서 채택하는 추가 운동을 소개한다. 그런 다음 환자는 독립적인 가정 프로그램으로 퇴원한다.	치료사는 일시적인 통증 증가에도 불구하고 환자에게 목표를 달성하도록 격려하고 환자의 경과에 대해 다른 제공자에게 알려준다.

출처: Livengood, JM. Pain education: Molding the trainee–patient dialogue. *Pain: Clin Updates*. 2004;XII(3):1–4. International Association for the Study of Pain의 허가하에 사용하고 인용함.

이 모델은 Livengood가 말한 단계를 통해 치료 진행을 개념화하는 데 유용한 방법이다. (1) "인지", (2) "동의", (3) "수용" 및 (4) 치료 팀 내에서 역할을 광범위하게 설명하면서 "치료 준수".

학제 간 팀 확대

학제 간 접근법을 유지하기 위해서는 의료 팀의 다른 구성원들과 의사 소통하고 조정하는 것이 필수적이다(예; 환자의 현재 진통제 요법의 효과와 다른 영역의 환자 진도와 관련하여). 그리고, 추천의 필요성을 고려하여(WHO, 2006), 보완 대체 의학에 대한 추천을 포함하는 것이 적절하다. 실제로 APS는 보완 대체 의학에 관해 섬유성 근육통 증후군을 적극적으로 환자에게 요청하고 통증 완화를 위한 다른 유형의 임싱의 보조 치료를 촉진할 깃을 권장한다(Burckhardt, 2005).

장비

만성 통증에 적용할 수 있는 장비는 여러 범주로 나눌 수 있다. 분명히 통증과 기능 개선을 목표로 하는 개입(예; Moseley의 등급 운동 이미지용 미러 박스, 이 장의 뒷부분에서 설명)을 수행하기 위해 일부 장비가 필요하다. 일부 환자는 작업 수정(예; 인체 공학적 고려, 에너지 보존)을 위한 장비의 사용으로부터 이익을 얻을 수 있다; 이것은 더 고통스러운 범위의 일부를 피하거나 강하게 힘을 생산을 피하기 위해 집게, 병 오프너, 드레싱 보조기구 및 양말 보조기구를 포함한다. 마지막으로 환자는 뇌졸중과 같은 일차적인 질환으로 인한 다른 장애를 해결하기 위해 장비(예; 보조기, 보행 보조 장치)가 필요할 수 있다.

전기물리적 인자 요소

*전기 또는 물리적 에너지의 관리를 위한 중재*가 또한 사용될 수 있다. 가장 두드러진 것 중 하나는 치료 효과를 위해 신경을 자극하기 위해 전자 장치에 의해 생성된 전류의 투여인, **경피 전기 신경 자극**(**TENS**)이다. TENS와 같은 요소는 널리 사용되기 때문에 이를 고려하는 것이 중요하다. TENS는 사용하기 쉬운 진통제이지만 만성 통증 치료에 효과는 결정적이지 않았다. 초기 보고에 따르면 TENS는 말초 신경병증성 통증을 가진 일부 환자에게 도움이 되었지만 중추 신경병증성 통증 환자에게는 제한을 보였다(Hansson, 1994). 성인의 만성 통증 치료 효과에 대한 결론을 내리는 데는 증거가 부족하다(Carroll, 2000). 예를 들어, 만성 LBP를 치료하기 위한 격리된 양식으로서의 TENS의 효과에 대한 검토에서, Khadilkar (2005)는 검토를 위한 적합성 기준을 충족시키는 2건의 무작위 대조 시험을 실시했으며 그 결과는 상반된 결과를 보였다. 주목할 점은 저자들이 다분야 접근법의 일환으로 TENS 사용을 검토하지 않았다는 것이다.

만성 근골격 통증을 치료하기 위한 전기 신경 자극(경피와 피부 통한 두 방법 모두)에 대한 최근의 메타 분석은 효과적이고, 이전의 결론적이지 않은 결과는 부적절한 통계력을 가진 연구로 인한 것일 수 있음을 발견했다(Johnson, 2007). 그러나 만성 통증 환자에서 고주파수의 위약 TENS와 만성 통증을 비교하는 전향적, 무작위, 위약 대조 시험은 통증 강도에 영향을 미치지 않는 것으로 나타났다(Oosterhof, 2008). 노년층에서 환상통 치료에 대한 검토는 남은 사지, 반대쪽 사지 및 귀에 장치를 사용한 적은 수의 연구를 토대로 각 환자에 대해 TENS의 시험을 권장했다(Baron, 1998). 요약하면 TENS가 몇 가지 장점을 제공하지만 만성 통증 환자에서의 사용에 관한 명확한 증거는 아직 파악하기 어렵다.

질병별 고려 사항

기능적 복원은 만성 통증 관리에 유용한 일반적 접근법이지만 질병 특이적으로 고려 사항이 있는 여러 가지 신경학적 증상이 있다. 모든 내용에 대한 설명은 이 장의 범위를 벗어난다. 그러나 우리는 뇌졸중, 복합 부위 통증 증후군 및 환상통에 대한 예를 제시한다. 우리가 보게 될 것처럼, 이 세 가지 의학적 진단은 치료에서 흥미진진한 새로운 방향을 제시하고 신흥 연구에 의해 뒷받침되는 일반적인 신경생리학적 메커니즘을 공유한다.

뇌졸중

뇌졸중 후 불편함의 원인에는 경련, 비활동성, 근력 약화, 두통, 중추신경계 관련 통증 및 어깨 통증으로 인한 관절 통증이 포함된다. 이 인구 집단의 통증 평가에는 0–10 척도의 척도와 가능성 병인(즉, 근골격계 또는 신경병증성)의 결정이 포함되어야 한다; 위치; 병변의 위치, 질적, 양적, 기간 및 강도; 악화 및 완화 요인. 바람직하지 않은 인지 부작용의 위험을 줄이려면 중추성 진통제의 투여량을 낮추는 것이 좋다(Duncan, 2005).

뇌졸중 후 어깨 통증은 흔하다. 발병률은 다양하지만, 뇌졸중 환자의 약 70%를 차지하는 것으로 생각되며(Bender, 2001; Bohannon, 1986; Van Ouwenaller, 1986) 삶의 질 감소와 관련되어 있다(Chae, 2007). 많은 근본적인 원인으로는 유착성 관절낭염(뇌졸중 환자의 약 5%~8%에서 발생), 견인/압박 신경병증, 복합부위통증증후군, 어깨 외상, 활액낭염/건염, 회전근개 파열 및 보조영양 요법을 포함한다(Duncan, 2005). 다른 연구자들은 어깨 통증의 원인은 연관된 근육과 변화된 민감도를 포함한다고 가정했다(Bender, 2001). 뇌졸중 후 어깨 통증에 대한 견갑 상완 아탈구의 가능한 기여는 논란의 여지가 있다(Bender, 2001; Duncan, 2005).

뇌졸중 환자의 ***어깨-손 증후군***(***shoulder-hand syndrome***)이라고도 하는 복합부위 통증 증후군은 뇌 손상의 2차적인 합병증이다. 어깨-손 증후군의 발생 빈도에 대한 평가는 어깨-손 증후군이 없는 환자에서 일정한 진단 기준의 부족과 마비와의 중첩 양상을 반영하여 다양하다(Pertoldi, 2005). 어깨 손 증후군의 빈도는 27%(아탈구의 주요 위험 요소, 상지의 마비, 중등도 경련 및 반맹증, 시각적 무시 또는 두 가지 모두를 나타내는 대면 시각 검사에서의 위험)가 어깨 외상 감소에 대한 목적을 지닌 환자, 가족, 친척의 초기 교육으로 8%로 감소했다; 이것은 어깨-손 증후군이 영향받은 어깨에 대한 외상을 피함으로써 크게 예방되었다고 제안한다(Braus, 1994).(복합부위통증증후군에 대한 다음 장을 확인한다.)

뇌졸중 후 어깨 통증은 두 가지 메커니즘을 통해 회복을 방해 받을 수 있다; 고통스러운 관절은 상지를 사용하는 사람의 능력을 제한하고(예; 일상 자가-관리 업무를 완수하기 위한 보행장치의 보조적인 장치와 더불어) 또한 운동기능 향상을 감출 수 있다(Duncan, 2005). 미국 심장 학회(American Heart Association)는 뇌졸중 후 어깨 통증(Duncan, 2005)을 다루기 위해 다음과 같은 권장 사항을 승인했다.

1. 예방
- 어깨의 외회전 수동 범위를 향상시키기 위한 표면 전기 자극, 아마도 상완와관절의 아탈구의 감소로 인한 것이다(Price, 2000)
- 어깨 스트랩
- 반신마비 어깨에 외상을 예방하기 위한 주변인 교육

2. 조절되지 않은 외전을 조장하고 뇌졸중 후 어깨 통증의 발전과 강하게 관련되어 있는 오버 헤드 활차의 사용을 회피한다(Kumar, 1990)

3. 치료
- 스테로이드 주사/약물 치료: 트리암시놀론의 관절 내 주사는 유의하게 통증에 영향을 준다(Dekker, 1997).
- 어깨 스트랩 : 6주 동안 통증이 적어지는 경향이 있음을 지적하면서 더 큰 연구(Hanger, 2000)가 통증을 크게 감소시키지 않았음에도 불구하고 급성 뇌졸중 후 어깨 통증의 발병을 지연시킬 수 있다(Ancliffe, 1992).
- 외전 및 외회전에 초점을 맞춘 스트레칭 및 가동화 방법을 통해 유착성 관절낭염 및 어깨-손 증후군을 예방하는 운동 범위 개선: Bohannon(1986)은 환자 연령, 편마비 발병 시간, 어깨의 외회전 범위, 경련, 뇌졸중 후 어깨 통증의 발생과 가장 관련이 있는

위축-5가지 범위의 변수를 발견했다.

- 얼음, 열, 연부조직 마사지 및 가동화를 포함하는 양식들 : 뇌졸중 후 어깨 통증에서 효과가 입증되지는 않았지만 이러한 양식이 일반적으로 사용된다.
- 기능적 전기 자극법
- 근력 강화
- 어깨 위치 프로토콜: 이것들은 뇌졸중 후 어깨 통증을 감소시키지 않았다(Dean, 2000); 그러나 이전에 언급했듯이 상지에서 외상을 보호하면 어깨-손 증후군의 빈도가 감소한다.

뇌졸중이 있는 성인을 대상으로 한 미국 심장 협회가 승인한 모든 실천 지침이 기존 문헌의 한계를 반영하는 증거에 의해 뒷받침되는 것은 아니라는 점에 유의해야 한다.

Bender(2001)는 뇌졸중 후 어깨 통증을 다루기 위한 일반적인 권장 사항을 제시했다. 여기에는 관절의 정렬과 무결점을 유지하고 주변 연조직의 길이를 줄이거나 늘이는 것을 방지한다. 다음 권장 사항이 포함되어 있다.

- 손상된 상지의 외부 지지대(의자 팔걸이에 붙어있는 통)와 침대에서 주의 깊게 배치하여 과도한 내회전과 변형을 방지하기 위해 외전, 외부 회전 및 굴곡으로 적절하게 배치한다(베개를 사용하여).
- 매일 정적인 위치 신장(Dean [2000]에 설명된 대로)
- 운동 재훈련
- 자세 긴장과 대칭성을 유지하기 위한 견갑골 스트래핑
- 아탈구 감소에 효과적이라는 증거가 없기 때문에 어깨 스트래핑을 피한다.

Bender(2001)는 운동 재수술에 기능적 전기 자극을 적용하는 데 더 많은 증거가 필요하다고 결론 지었다.

Ada(2005)는 슬링과 휠체어 부착물이 아탈구를 방지하는지 또는 뇌졸중 후 어깨 통증을 감소시키는지에 대한 충분한 증거가 없음을 발견했다. 그러나 어깨 끈이 발병을 지연시키지만 고통의 정도는 지연시키지 않는다는 증거가 있다. 흥미롭게도 던컨(Duncan, 2005)이나 벤더(Bender, 2001)는 뇌졸중 후 어깨 통증 치료에 TENS 사용을 권장하지 않았다. Price(2000)는 뇌졸중 후 어깨 통증에서 TENS의 일상적인 사용을 권장하거나 권장하지 않는 확실한 증거가 없다고 결론 내렸다.

복합부위 통증 증후군

복합부위 통증 증후군은 잠재적으로 하지 또는 상지에 영향을 주는 만성 통증상태이다. 복합부위 통증 증후군은 자율 신경계(WHO, 2006)를 포함한 신경계 관련 질환의 장애이다. 원인은 여전히 불분명하지만, 이 상태는 신경 외상이나 뇌졸중이나 척수 손상과 같은 중추적인 사건과 같은 말초 외상에 의해 종종 선행되어 보호와 비가동성의 악순환으로 사지를 극도로 고통스럽게 만들 수 있다(Echternach, 1996). 이것은 차례로 근육 위축, 골다공증 및 관절의 수축을 포함하여 그 상태의 특징인 장기 변화에 기여할 수 있다. 흔히 알려진 원인이 없을 수 있다(Pertoldi, 2005).

복합부위 통증 증후군에 대한 용어 및 진단 기준에 관한 지속적인 토론과 합의가 이루어지지 않아 문헌의 상태에 대한 논의와 연구 노력의 방해가 되고 있다(Harden, 2007). 그러나 국제 통증학회는 두 가지 유형, 즉 복합부위 통증 증후군1과 복합부위 통증 증후군2(CRPS2)를 정의했다. 국제통증학회는 1994년에 이 용어들을 도입하여 각각 **반사교감신경이상증**과 **작열통**이라는 용어로 대체했다. 복합부위 통증 증후군1은 관련 사지의 가벼운 손상 또는 골절 후 발생한다. 복합부위 통증 증후군2의 작동은 말초 신경 손상이다. 복합부위 통증 증후군1에서는 알려진 신경 손상이 없으므로 상태의 발달이 예상치 못한다. 두 가지 유형 모두 초기 손상의 성격을 감안할 때 증상의 심각성과 지속 기간이 일반적으로 예상한 것보다 길어지는 것과 같은 과장된 생리적 반응이 있다.

사지의 징후와 증상에는 **자연발생적 통증**(자극에 독립적인 통증), *이질통*(자극에 무관한 통증으로 인한 통증) 및 *통각 과민*(정상적으로 통증 자극에 과장된 반응)이 포함된다; 운동 장애; 자율 변화(예를 들어, 부종, 혈관 운동 장애, 수면기능 장애); 나중에 영양성 변화(즉, 사지의 조직의 영양, 건강 및 외형의 변화)에 영향을 미치게 된다.

복합부위 통증 증후군은 전형적으로 만성적이고 다루기 힘든 상태이며, 궁극적으로 본질적으로 비기능적으로 되는 극심한 고통스러운 개개인의 만성적, 치유할 수 없는 일이다(Echternach, 1996). 따라서 조기 진단과 치료가 중요하다고 생각된다.

복합부위 통증 증후군의 관리에는 약리학적 치료, 국소 마취 기술(예; 교감 신경 차단, 체성신경 차단), 신경조절술(neuromodulation)(예; 척수 자극, 뇌내 진통제 투약) 및 교감신경절제술뿐만 아니라 작업치료, 물리치료 및

심리 요법을 같은 보존적 치료와 같은 다양한 의학적 개입이 포함된다(Pertoldi, 2005). 작업 치료 및 물리치료의 전통적인 접근 방식은 기능적 복원 중 하나이며 영향을 받는 사지와 관련된 체계적인 탈감작 및 진행성 신체 활동을 포함한다. 이 점진적인 신체 활동은 관련된 상지의 체중 부하를 촉진하기 위해 스크러빙 및 운반 활동을 포함하는 스트레스 로딩 프로그램이다(Harden, 2006a, 2006b).

어깨-손 증후군을 고려할 때, 예방에 중점을 둔 이유를 쉽게 알 수 있다: 뇌졸중을 경험한 환자는 운동 기반 치료에 참여하는 능력이 제한적일 수 있다. 그러나 많은 저자(Daly, 2009, Pertoldi, 2005)는 복합부위 통증 증후군의 전통적인 관리를 뒷받침하는 증거가 부족하다는 점을 지적했다. 실제로 Daly(2009)는 증후군의 물리치료 관리에 대한 체계적인 검토에서 임상 지침(예; Harden, 2006a)에서 여전히 권장되는 전통적인 접근법(즉, 스트레스 부하)을 뒷받침할 증거가 없다고 결론지었다. 그러나, 다음 섹션에서 설명하는 *차등적 운동 이미지*라고 하는 새로운 접근법을 지원하기 위한 증거가 있다(매우 우수한 품질의 2단계 증거, 적어도 하나의 잘 설계된 무작위 통제 시험에서 나온 증거를 의미).

환상 통증(Phantom Limb Pain)

임상적으로 어려움을 겪고 있지만 환상통의 치료는 만성 통증 치료에 신경 연구에 대한 최신 연구 및 전문가 의견을 적용할 수 있는 매력적인 기회를 제공한다. 검토 논문(Halbert, 2002)은 급성 또는 만성 단계에서 환상통의 임상 치료를 안내할 수 있는 높은 수준의 증거가 거의 없다고 결론을 내렸으며, 특히 치료사의 관행 범위 내에서 보존적인 개입이 이루어졌다. 이 논문은 Katz(1991)가 관절의 TENS적용이 환상통을 감소시킨다는 것을 암시하지만, 중대한 감소율 때문에 말초에 적용된 TENS(Lundeberg, 1985)의 시험평가는 결정적이지 못했다고 하였다. 비슷하게, Flor(2002)의 검토는 주로 약리학적 치료를 뒷받침하는 증거가 있는 환상통의 관리에 있어 치료사에 대한 제한된 역할을 지적했다. 그러나 Flor는 이 리뷰가 발표된 이래로 감각적 감별 교육 및 거울 요법의 사용을 뒷받침하는 새로운 증거를 확인했다.

새로운 방향

G. Lorimer Moseley는 통증 신경 마비 이론과 일치하는 새로운 치료법의 선도적인 연구원으로 신체 이미지 왜곡, 사지 좌우 우위성 및 촉각 감소와 같은 만성 통증을 동반하는 특징을 묘사하는 데 도움을 주었다. 예를 들어, Moseley(2005a)는 복합부위 통증 증후군을 가진 사람들이 실제로 사지보다 큰 크기로 사지를 인식한다는 것을 발견했다. 또한 Moseley(2009)가 검토한 바와 같이, 복합부위 통증 증후군을 가진 사람들은 사지가 개인의 이미지를 표현할 때 왼발 또는 오른 사지로 식별되는 사지를 포함하여 반쪽의 공간 무시의 특징을 종종 나타낸다. 이러한 관련 특성은 만성 통증의 핵심 메커니즘을 의미한다.

논문에서 Moseley와 동료(Acerra, 2007)는 뇌졸중, 복합부위 통증증후군1 및 환상통이 별개의 조건이지만 공통된 중심 메커니즘을 공유하므로 거울 요법 및 운동 영상, 강제-유도 운동치료법, 감각 차별 교육 및 일반적인 요법에 반응할 수 있다고 제안했다. 이 세 가지 상태는 다른 기전(각각, 피질 손상, 말초 외상 및 구심성)에서 유래하지만 임상적 표현은 유사하며 일차 체성 감각 피질의 사지의 피질 표현이 약화되는 대뇌 피질 재구성의 일반적인 패턴을 유도한다. 이러한 대뇌피질의 상실은 복합부위 통증 증후군1 및 환상통의 통증의 존재 및 정도와 상관 관계가 있다. 따라서 긍정적인 신경가소성 변형을 유발함으로써 대뇌피질의 상실을 막는 것을 목표로 하는 개입은 대뇌피질의 표현에 영향을 미치는 데 필요한 유형과 양을 제공함으로써 세 가지 조건 모두에서 통증을 감소시킬 수 있다(Acerra, 2007).

최근의 증거는 만성 통증 치료에 있어 세 가지 유형의 개입(Acerra, 2007)을 모두 지원하고, 강제-유도 운동치료법은 이미 반쪽측 마비의 치료에서 잘 확립되어 있다(Morris, 2006). 가용 증거를 강화하고 더 구체적인 치료 프로토콜을 제공하기 위해서는 더 많은 연구가 필요하지만, 문헌에서 메커니즘 기반 치료 접근법(말초 증상을 목표로 한 접근 방식과 반대)으로의 이러한 추세는 만성 통증에 대한 근거 중심 치료의 흥미 있는 발전이다. 또한 치료사는 치료법의 각 범위 내에서 치료사에게 중요한 역할을 정의한다.

Acerra(2007)에 의해 기술된 바와 같이, 거울 요법은 양측 사지 운동으로 구성된다. 이러한 움직임 동안, 손상측 사지는 건측의 사지를 거울로 숨겨져 있어 환자는 건측의 사지와 거울 이미지만 본다(마치 건측으로 보이는 것처럼). 거울 요법은 복합부위 통증증후군1을 가진 사람들을 성공적으로 치료하여 통증과 장애를 감소시키고 기능을 향상시키는 단계별 운동 이미지(www.gradedmotorimagery.com)의 구성 요소이다(Moseley, 2004b,

2005b, 2006b). 단계별 운동 이미지에는 순차적으로 적용되는 세 가지 절차(즉, 적절한 순서의 절차가 필요함)가 각각 2주 동안 수행된다. (1) 사지의 좌우 우위성 인식(즉, 사지가 왼발인지 오른쪽 사지인지 식별); (2) 이미지 사지 움직임과 (3) 거울의 움직임.

Moseley(2004b, 2005b, 2006b) 프로토콜에서, 사지의 좌우 우위성 훈련은 앉아있는 환자 앞에 모니터에 손의 그림을 제시하고 환자가 왼손 또는 오른손임을 인지함에 따라 가능한 한 빨리 버튼을 누른다. 따라서 정확도와 속도가 강조되었다. 환자들은 노트북 컴퓨터를 사용하여 각각의 깨어있는 시간에 세 번씩(56개의 그림으로 구성된) 작업을 수행하여 시간당 약 10분의 훈련을 수행하도록 지시 받았다. 상상의 손 운동 훈련을 위해, 환자의 영향을 받는 손과 동측의 28개의 손 사진이 환자에게 제시되었으며, 환자는 3번 지시하여 그림에 표시된 자세를 취하기 위해 자신의 손을 움직이는 것을 적극적으로 상상하게 하였다. 이 작업의 중요성은 속도가 아닌 정확성에 있었다. 환자는 각 각성 시간에 세 번씩 시간당 약 15분의 훈련을 수행하도록 지시 받았다.

마지막으로, 거울 이동 훈련의 경우 환자는 수직 거울로 구분된 두 개의 구획(각각 300×300×300mm)으로 구성된 판지 거울 상자에 양손을 넣었다. 영향을 받은 손이 거울 뒤에 숨어 있도록 장비를 배치한다; 복잡하지 않은 움직임을 모델링 한 손 그림의 종이 사본의 위치와 일치시키기 위해 두 손을 움직이는 동안 거울에 있는 건측의 손의 투영된 모습을 환자가 보면서 위치시키도록 한다. 상상된 손 움직임 훈련과는 달리, 거울 움직임 훈련의 그림은 환자의 환측의 손과 내조적이었나. 환자는 각성되어 있는 시간에 5~10번씩 두 손으로 천천히 부드럽게 수행해야 하며, 시간당 약 10분의 훈련이 필요하다. 환자는 운동 중 또는 운동 직후에 통증이 증가한 경우 중단하도록 지시 받았다. 중재 후, 환자들은 통증(신경학적 통증 척도에서 약 20점) 및 부종 감소를 경험하였고, 적어도 6주 동안 유지되었고, 환자의 50%는 6주에 복합부위 통증 증후군에 대한 진단 기준을 더 이상 충족시키지 못했다(Moseley, 2004b).

적어도 두 가지 체계적인 검토(Cossins, 2013, Daly, 2008)는 복합부위 통증 증후군 치료에서 단계별 부여된 운동 영상의 효과에 대한 강력한 증거(소수의 무작위 대조 연구를 기반으로 함)를 발견했다. 단계적 운동 이미지에 대한 새로운 증거가 있지만, 그 효용성을 설명하는 메커니즘은 아직 밝혀지지 않았다. Moseley는 치료 효과가 훈련 순서에 달려 있기 때문에, 근본적인 메커니즘은 손상 측 신체 부위의 대뇌피질 표현을 극복하기 위해 대뇌피질의 감각과 운동 신경망의 순차적 활성화라고 추측했다(Acerra, 2007). 거울 요법은 동측 일차 운동피질의 흥분성을 증가시키고 연구자들은 거울 신경세포가 운동 영상의 효과에 영향을 미친다고 가정했다(Acerra, 2007). 다른 연구자의 연구를 포함하는 거울 요법에 대한 검토는 Moseley(2008a)와 Ramachandran(2005)을 참조한다.

높은 복용량의 반복적인 연습이 건강한 참가자와 뇌졸중 환자의 감각 및 운동 능력에 대한 것이 증가를 이끌어 낸다는 사실을 알게 된 Moseley는 장애가 뇌졸중과 유사한 전신 불용위축과 관련되어 있기 때문에 복합부위 통증 증후군 환자에게 강제-유도 운동치료법 사용을 권장했다(Acerra, 2007).

만성 통증은 종종 촉각의 저하와 관련되기 때문에 환상통 환자에 대한 중요한 연구를 인용하여(Flor, 2001b) 뇌졸중, 복합부위 통증 증후군1 및 환상통의 만성 통증 치료에 감각적 차별 교육을 권장했다. 감각적인 차별 교육은 피부에 적용되는 자극의 유형과 위치를 구별하는 것을 수반한다. Flor(2001) 연구에서 만성 환상통 환자는 잔여 사지에 짧은 기간, 고빈도, 통증을 일으키지 않는 전기 자극을 받은 2주 동안 매일 90분간의 세션에 10일 동안 참여했으며, 각 자극의 빈도나 위치를 구별할 수 있다. 환자들은 환상통의 강도를 약 60% 감소시켰으며, 일차 체성 감각 피질의 정상화 조직과 더 나은 2점 식별 역치에 의해 입증된 바와 같이 이러한 발견들과 향상된 감각 차별 능력 사이의 상관 관계를 보여주었다(Flor, 2001).

유사하게, Moseley(2008b)는 촉각 자극만으로 만성 통증과 복합부위 통증 증후군 환자의 2점 식별 역치를 감소시키는 것을 발견했다. 이 연구에서는 참가자들이 단순히 촉각 자극(즉, 수동적 양식)을 받는 것만으로는 충분하지 않았다; 개선을 위해 그들은 촉각 자극의 유형(특히 지름)과 위치를 차별화하여 자극에 적극적으로 참여해야 했다. 이러한 발견은 능동적인 참여와 정보 처리를 비롯하여 숙련된 운동 습득에 필요한 핵심 요소에 대한 현대의 신경과학 관련 문헌과 일치한다. 능동적인 참여란 참여자가 활동에 **적극적으로 참석**하고 활동에 참여한다는 사실을 말하며, 수동적인 수령인이 아니다. **정보 처리**는 참가자가 문제 해결을 위해 이용 가능한 정보를 사용할 수 있는 충분한 인지 능력을 가지고 있다고 명시한다. 우수한 리뷰를 보려면 Callahan(2006)을 참조한다.

Moseley(2008b)는 또한 촉각 입력과 관련된 행동 목표에 대한 주의가 일차 체성 감각 피질의 재구성에 중요하며 이러한 주의가 촉각 수행을 향상시켰다는 증거를 인용했다.

Moseley(2008b)의 프로토콜은 각기 다른 직경(2mm와 11mm)의 코르크 프로브(cork probe) 2개를 사용하여 참여자의 피부에 적용되는 압력을 표준화 할 수 있도록 스프링 장착 카트리지 위에 장착되었다(홈 프로그램의 경우, 참가자들은 코르크 프로브 대신에 와인 코르크와 펜 뚜껑을 사용했다). 참가자의 손에 디지털 사진이 찍혔는데, 이 사진은 참가자의 시야에 놓였고 그의 손은 화면 뒤에 숨어 있게 하였다. 사진은 캘리퍼스를 사용한 2점 식별 테스트의 결과를 바탕으로 간격을 둔 5개 위치에 표시되었다. 자극은 프로브 직경과 위치 모두 무작위로 적용되었고 참가자는 사진과 프로브 직경을 사용하여 위치를 식별함으로써 응답했다. 자극은 24분에 총 72 자극을 위한 세트 사이에 3분의 휴식 기간과 24번의 자극의 6분 동안 1번에 15초마다 적용되었다. 이 절차는 매주 11일에서 17일 동안 반복되었고 각 참가자별로 무작위로 할당되었다; 참가자들은 또한 진료소에서 훈련을 받은 간병인의 도움을 받아 매일 1회의 홈 세션을 수행하도록 지시 받았다. 참가자의 2점 식별화가 개선됨에 따라 필요에 따라 촉각 자극 위치를 조정할 수 있도록 다른 모든 클리닉 당일 2점 식별 테스트가 수행되었다.

이 프로토콜(Moseley, 2008b)은 VAS로 측정했을 때 통증이 호전되었고, 2점 식별 역치 값으로 통증을 호소했으며, 업무-특수 NRS에 따라 측정했을 때 뿐만 아니라 기능상으로 캘리퍼스를 사용하여 밀리미터 단위로 측정되었다. VAS로 측정한 통증의 평균 크기(95% 신뢰 구간)는 27mm였고, 2점 차별의 경우 5.7mm였고, 결정적으로 중요한 이 점수는 3개월 추적 검사에서 유지되었다.

요약하면, Moseley와 동료들이 지지하는 중재는 효과적이고 실용적이며 등급이 매겨진 운동 영상은 여러 환자 집단에 잠재적으로 적용될 수 있다. 알 수 있듯이 이러한 중재는 연구 증거를 기반으로 하지만 복합부위 통증 증후군의 치료에 사용되는 기존의 스트레스 부하(즉, 문지르기 및 운반) 접근법과는 상당히 다르다. 건강 관리가 근거 중심의 실천으로 나아가면서 임상가들은 그들이 선택한 개입 접근법을 정당화하기 위해 점점 더 필요할 것이다.

반면에, 여러면에서 증거 기반은 여전히 진행 중인 작업이며 항상 한계가 있다. 예를 들어, 여러 사지의 복합부위 통증 증후군의 관리를 안내하는 증거가 제한적이며(예; 개인이 복합부위 통증 증후군이 양상지에 영향을 줄 때) 적어도 하나의 보고서는 Moseley의 복잡한 단계별 운동 영상 연구 프로토콜을 임상 실습으로 하는 것이 바람직하지 않다고 제안한다(Johnson, 2012).(참고: 존슨 연구가 발표된 이래 Moseley(2012a)는 임상 구현을 위한 리소스인 *The Graded Motor Imagery Handbook*을 발표했다.

흥미롭게도, Moseley의 연구는 강제-유도 치료법과 유사한 대규모 치료 용량(예; 매 시간마다 단계별 운동 이미지 교육 작업 수행, 매일 클리닉 및 가정에서 감각적 구별 교육 작업 수행)을 필요로 하며 신경 피부 변화를 유도하는 데 필요한 많은 양의 업무 수행에 대한 신경 과학 문헌과 일치한다. 단계별 운동 영상과 마찬가지로 만성 통증이 있는 환자를 포함하여 환자 집단의 증가하는 수영장에 강제-유도 치료법을 적용할 수 있는 가능성이 있는 것으로 보인다. Moseley와 동료들(Acerra, 2007)은 복합부위 통증 증후군1에서 강제-유도 치료법 요소가 효과적일 수 있다고 제안했는데, 최적의 효과를 얻기 위해 단계별 운동 이미지 후에 강제-유도 치료가 적용될 수 있다고 추측 할 수 있다.

만성 통증 치료에서 대뇌피질을 표적으로 삼는 새로운 치료법에 대한 추가 검토는 Moseley(2012b)와 Pollard(2013)를 참조한다. 복합부위 통증 증후군과 함께 살기 위한 개인 계정은 건강, 신체 활동 및 장애에 대한 국립센터 웹사이트를 참조한다: www.ncpad.org/176/1321/Complex~Regional~Pain~Syndrome~Unbeatable.

중재: 기능적 활동에 최종적 적용
Intervention: Ultimately Applied in Functional Activities

기능적 치료법 Functional Treatment

지금까지 살펴본 것처럼 기능적 복원 및 기타 접근 방식의 목표는 다양한 방식으로 기능을 향상시키는 것이다. 기능 회복에는 기능적 운동 능력을 향상시키고, 일상생활 동작 수행 능력을 개선하고, 업무 복귀나 의미있는 활동/참여로의 전환을 극복하는 것이 포함되어야 한다. 기능적 활동의 양이 점진적으로 증가하는 것은 통증에 대한 중재의 필수 요소이다. 수중 환경은 기능적 운동에 대한 완강한 저항과 함께, 물이 신체 부위에 대해 매우 부드럽고 광범위하게 촉각적인 압력을 제공하기 때문에 이 집단의 기능적 활동을 수행하기에 좋은 곳이 될 수 있다(Assis, 2006). 현실적이고 기능적인 목표를 설정하도록 환자를 교육한다; 그들의 신체 활동을 보조하기 위해; 신체 활동을 증가시키는 것은 기능 회복 접근법의 핵심 개념이다. 33~37장에 기술된 모든 기능 치료 활동은 통증 치료를 위한 중재 계획이 진행됨에 따라 적절하다.

소아 치료 시 고려 사항 Pediatric Considerations

APS(2012)의 입장인 "만성 통증 어린이 평가 및 관리"는 복잡한 소아 만성 통증, 특히 소아 환자를 대상으로 한 다학제 접근법을 요구하며, 가능한 경우 소아 통증 프로그램을 참조해야 한다. 또한 어린이들의 통증에 대한 연구가 늘어나고 있는데, 이러한 연구가 없다면 어른들의 결과가 종종 어린이들에게 적용된다는 것을 지적했다. Clinch(2009)는 어린이의 만성 통증에 대한 우수한 리뷰 기사에서 부모/보호자에 대한 어린이의 통증의 효과를 측정할 수 있는 도구뿐만 아니라 아동용으로 잘 검증된 평가 도구를 지적했다. 어린이의 통증에 대한 훌륭한 자료 목록은 Finley(2005)를 참조한다. 흥미롭게도, 소아 환자에서 복합부위 통증 증후군 관리에 관한 보고서(Wilder, 2006)는 집중적인 물리치료(하루 6시간까지)로 높은 치료율을 입증한 Sherry(1999)의 연구를 참조하여 물리치료가 이 환자 집단에 대한 선택의 치료라고 밝혔다.

환자 적용

Mary P.는 12세의 여성으로서 좌측 하지의 복합 부위 통증 증후군I에 대한 의학적 진단으로 외래 치료를 받았다. 초기 검사와 평가 중에, 약 2개월 전에 좌측 하지의 가벼운 부상으로 고통의 보고되었다. 메리가 보행을 위해 목발을 사용하고 학교에서의 기능 이동과 관련하여 어려움을 겪고 있다(특히 정시간에 수업 시간 변경하는 것에서). 그녀는 따뜻한 환경에 대한 참을성 감소를 말하고 최근에는 긴바지보다는 반바지 착용을 용인할 수 있다. 그녀는 영향을 받는 말단에서 이질통과 자율신경 기능장애의 증상을 호소한다.

임상 결정 시 고려할 점

- *이 환자의 초기 임상 양상은 ICF 모델의 국제 분류에 어떻게 관련되는가?*
- *가능한 증거를 근거로 이 환자에게 어떤 치료 방법을 선택하겠는가?*
- *이 환자에게 이상적인 치료 환경은 무엇인가?*
- *가정이 시골 환경에 살고 있고 그런 프로그램에 접근할 수 없다면 어떻게 되는가?*
- *일반적인 외래 환자 환경에서 일하고 있다고 가정하면 이 환자에게 적절한 치료를 제공하기 위해 필요한 자원은 무엇인가?*
- *이 환자를 위해 어떤 소개를 하고 싶은가?*
- *환자에 대한 간략한 소개에서 검사 중에 얻고자 하는 정보는 무엇이며 사용할 평가 도구는 어떻게 결정하는가?*
- *신체적인 기능 이외에 검사 중에 고려할 주요사항은 무엇인가?*

중재: 치료외 시간 및 퇴원에 대한 고려 사항 Intervention: Considerations for Nontherapy Time and Discharge

앞서 살펴본 바와 같이, 가정 프로그램은 기능 복원 접근법의 핵심 구성 요소이다; 여기에는 신체 활동을 적절히 조절하는 방법을 배우면서 환자가 신체 활동 목표를 달성할 수 있도록 신체 활동 차트 또는 일기 사용이 포함된다.

환자 교육은 또 다른 중요한 요소이며 지원 그룹 및 인터넷 기반 자료에 대한 서면 자료 및 추천으로 강화될 수 있다. 퇴원 계획은 재발 관리를 포함하여 장기간의 관리를 강조해야 하며, 환자는 과도한 활동 또는 기타 원인으로 인해 향후 통증이 발생할 가능성을 대비하면서 전향적으로 이러한 재발에 대처하는 방법을 문제 해결해야 한다. 이러한 재발은 통증 관리 계획이 실패한 재앙적인 지표라기보다는 가끔 일시적인 장애로 여겨져야 한다(Harding, 1998).

환자 및 가족 교육의 관점 Aspects of Patient and Family Education

앞에서 설명한 것처럼, 학제 간 환자 및 가족 교육은 기능적 복원 접근의 토대가 된다; 만성 통증 및 모든 근본적인 질병 과정의 병태생리학, 2차적 조기 탈컨디셔닝의 유해한 효과, 통증 제거보다는 기능 개선에 초점을 맞춘 만성 통증 관리에 대한 현실적인 목표 설정 필요성, 육체 활동, 적절한 대처 전략(자기 관리 및 사회적 관계 관리 모두)을 배우고 실습해야 할 필요성, 재발 관리 기술을 습득할 필요성 등이 포함된다. 통증 관리 프로그램에 적극적으로 참여하는 것은 필수 불가결하다.

가정에서 활동 Activities for Home

치료사의 치료 계획은 가정 또는 지역 사회 기반의 운동을 포함할 수 있지만, 가정(예; ADL)과 지역 사회 모두에서 최적의 신체 기능으로 복귀하는 것이 더 큰 그림이다(예; 사교 행사 참여, 여가 행사 참가, 직장/놀이로 돌아가기). 따라서 가정에서의 신체 활동과 의미있는 직업에 종사하는 것은 아마도 기능 회복 접근법의 주요 초점일 것이다.

실습

다음은 만성 통증의 치료 관리에 있어 중요한 기술이다:

- 통증, 신체 기능(균형 포함), 사회적 기능, 수면 및 인지 요인을 포함하여 여러 영역에서 검사 및 조치 관리 및 해석
- 환자 및 가족 교육 제공
- 라이프 스타일 변화에 대한 구조화된 프로그램을 설계하고 환자가 장애물을 극복하도록 돕기
- 인지-행동 치료를 이용
- 운동을 포함하는 신체 활동을 처방
- 전기 물리적 제제를 포함한 특별한 양식
- 단계별 운동 이미지, 강제-유도 치료 및 촉각 감별 훈련과 같은 특정 접근법 사용
- 학제 간 대화 및 코디네이션 실시

복습

1. 통증은 어떻게 분류되는가? 만성 통증은 급성 통증과 어떤 관련이 있는가?

2. 만성 통증을 관리하는 데 학제적 접근이 필요한 이유는 무엇인가?

3. 어떤 유형의 제공자가 이 학제 간 팀을 구성하며, 각 유형의 제공자는 어떤 기여를 하는가?

4. 이 환자 집단에서 유용한 검사 및 측정 방법은 무엇인가? 왜?

5. 기능적 회복 접근법은 무엇이며, 질병 특이적 고려 사항을 다루기 위해 어떻게 수정될 수 있는가?

6. 복합부위 통증 증후군의 전통적인 관리에 대한 근거는 무엇인가?

7. 단계별 운동 이미지, 강제-유도 치료 및 기타 새로운 치료법에 대한 근거는 무엇인가?

요 약

만성 통증 자체는 질병으로 간주될 수 있다. 왜냐하면 정의에 따르면 조직 치료 완료 예상 시간 이후에도 지속되어 식별 가능한 생물학적 목적을 제공하지 않기 때문이다. 만성 통증은 중추 신경계 기능의 변화로 인해 부적절하게 치료된 급성 통증에서 비롯되거나 신경 질환의 특징일 수 있다. 그러나 그것이 시작되면, 만성 통증은 사람의 삶의 모든 영역을 근본적으로 변화시키는 부정적인 것이 된다.

우리가 보았듯이, 치료사의 만성 통증 관리의 대부분은 기능적 복원 접근법이 신경학에서 유용한 모델이 되는 연습을 위한 개념 기반에 달려 있다. 따라서 만성 통증을 앓고 있는 사람들이 매우 다양한 활동 제한과 참여 제한을 가지며 매우 개별화된 접근법이 필요하다는 사실을 인식하고 기능적 복원 프로그램에 대한 치료사의 기여에 초점을 맞추고 있다. 이 개별화된 접근 방식의 일부로 검사와 평가는 통증뿐만 아니라 신체 기능(균형 포함), 사회적 기능, 수면 및 인지 변수를 비롯한 여러 영역에 걸친 일련의 검사와 측정을 포함해야 한다.

중재를 위해 치료사는 생활 양식 변화에 대한 구조화된 프로그램을 설계하고 인지-행동 치료를 포함한 심리적 중재, 운동을 포함한 신체 활동의 처방 및 건강 교육을 포함하여 환자가 장애물을 극복하도록 돕는 데 능숙해야 한다(16장 참조). 적절한 경우, 치료사는 전기 물리학 요인 및 단계별 운동 영상, 강제-유도운동 요법 및 촉각 차별 훈련과 같은 특정 접근법을 포함한 특정 양식을 사용해야 한다. 학제 간 의사 소통과 조정이 그렇듯이 환자 및 가족 교육 기술이 중요하다.

최근 보고서(Feigin, 2013)는 만성 통증 환자에게 서비스를 제공하는 의료 제공자에 대한 신경학적 기원의 만성 통증에 대한 더 많은 연구와 교육 및 훈련에 대한 긴급한 필요성을 강조하면서 뇌졸중의 세계적 부담이 증가하고 있음을 발견했다(WHO, 2006). 이 연구, 교육 및 훈련은 정상적인 피질 재현의 회복을 촉진하기 위해 신경가소성을 향상시키는 개입 전략 및 접근법을 강조해야 한다. 사실, 만성 통증 관리는 환자/고객이 종종 학제 간 치료를 받지 않기 때문에 전통적인 치료 방법을 뒷받침하는 증거가 부족함으로 큰 개선의 여지를 가지고, 건강 케어의 영역이기도 하다. 그러나 현재 이 분야에 대한 연구가 폭발적으로 증가하고 있어 새로운 희망과 미래의 새로운 도전이 널리 보급되어 임상 사례로의 전환이 가능해지고 있다.

만성 통증에 대한 단계별 운동 영상에 관한 Moseley (2006b)의 연구에서 Birklein(2006)은 "Moseley 연구는 만성 통증의 새로운 치료법의 문을 열었다."라고 주장했다. 전반적으로 살펴보면, 이 선구적인 물리치료사 및 연구원은 치료 전문가에게 증거 기반의 효과적인 도구를 제공하여 신경학의 만성 통증을 보존적으로 관리하는 흥미진진한 발전에 진전을 이루게 된다.

감사의 말 Acknowledgments

저자는 원고 검토에 대해 Meghan Miyamoto, PT, DPT 및 Kathi Tomsky, FNP, MSN, MHS를 감사하게 생각한다.

자료

전문가 협회

- American Pain Society (APS) (http://americanpainsociety.org)
  - American Pain Society Ethical Principles for Pain-Related Clinical Practice
- International Association for the Study of Pain (IASP) (www.iasp-pain.org)
  - Clinical updates available under "Publications" tab
  - Special Interest Group on Neuropathic Pain (www.neupsig.org)
- National Fibromyalgia Association (www.fmaware.org)
- Pain Management Special Interest Group, Orthopaedic Section, American Physical Therapy Association (www.orthopt.org)
- Reflex Sympathetic Dystrophy Syndrome Association (www.rsds.org)

웹사이트

- National Center on Health, Physical Activity, and Disability (www.ncpad.org)
- Neuro Orthopaedic Institute (www.noigroup.com and www.gradedmotorimagery.com)

저널

- *J Pain* (American Pain Society)
- *Pain* (International Association for the Study of Pain)
- *Pain Med* (American Academy of Pain Medicine)

교과서

- Gatchel RJ, Turk DC. *Psychosocial Factors in Pain: Critical Perspectives.* New York, NY: Guilford Press; 1999.
- Loeser JD, Butler SH, Chapman CR, Turk DC. *Bonica's Management of Pain,* 3rd edition. Philadelphia, PA: Lippincott Williams & Wilkins; 2001.
- Thorn BE. *Cognitive Therapy for Chronic Pain: A Step-by-Step Guide.* New York, NY: Guilford Press; 2004.
- Turk DC, Gatchel RJ. *Psychological Approaches to Pain Management: A Practitioner's Handbook,* 2nd edition. New York, NY: Guilford Press; 2002.
- Turk DC, Melzack R. *Handbook of Pain Assessment,* 2nd edition. New York, NY: Guilford Press; 2001.
- Wittink H, Hoskins Michel T. *Chronic Pain Management for Physical Therapists,* 2nd edition. Boston, MA: Butterworth Heinemann; 2002.

다른 인쇄 자료

- Butler DS, Moseley GL. *Explain Pain,* 2nd edition. Adelaide, Australia: Noigroup Publications; 2013.
- Moseley GL. *Painful Yarns: Metaphors & Stories to Help Understand the Biology of Pain,* 2nd edition. Minneapolis, MN: OPTP; 2011.
- Moseley GL, Butler DS, Beames TB, Giles TJ. *The Graded Motor Imagery Handbook.* Adelaide, Australia: Noigroup Publications; 2012.
- World Health Organization. Neurologic disorders: A public health approach. In: *Neurologic Disorders: Public Health Challenges.* Geneva, Switzerland: WHO Press; 2006. Available at: http://www.who.int/mental_health/neurology/neurodiso/en/index.html. Accessed October 17, 2013.

전정기관 손상에 대한 중재

Intervention for Vestibular Impairment

제 29 장

■ 차유리

개요

학습목표

이 장을 마치면, 학습자는 다음을 할 수 있어야 한다:

1. 전정 관련 병리와 관련된 기본 해부학적 구조를 식별한다.
2. 전정 기능 장애와 관련된 손상을 인식한다.
3. 전정 기능 장애로부터 회복 메커니즘을 식별한다.
4. 전정재활치료의 적응증을 확인한다.
5. 관련 원칙을 통합하여 전정 재활을 위한 일반적인 치료 전략을 설계한다.
6. 안정적인 일측 대 양측 전정 기능 저하에 대한 치료 전략을 설계한다.
7. 양성 발작성 자세 현기증에 대한 치료 전략을 설계한다.
8. 주어진 치료 전략에 대해 예상되는 환자 결과를 예측한다.

■ 전정기관 중재에 대한 서론

Introduction to Vestibular Interventions

전정 장애가 있는 사람은 8장, 전정 기능 검사 및 평가에서 소개된 움직임 민감도, **시선 안정성**(즉, 짧고 빠른 머리 움직임 동안 표적에 시각적으로 고정할 수 있는 능력) 및 자세 안정성에 주로 관련된 증상을 나타낸다. 대부분의 경우 일상적인 활동(예; 걷기, 식료품점에 가기)은 개인이 전정기관의 재활 프로그램에 참여하지 않은 경우에도 전정계 장애에 대한 보상을 촉진한다. 보상 과정은 감각 입력이 운동 활동과 조화를 이루도록 요구한다. 그러므로, 최적의 개입 전략은 운동의 운동 학습과 감각 입력의 매칭을 요구한다. 전정계 재활 치료사의 목표는 맞춤식 치료 운동 및 환자 교육을 통해 시선 안정성, 움직임 민감도 및 자세 안정성 결핍 문제를 해결하여 환자의 회복을 최적화하는 것이다.

자세 불안정성 외에도 환자는 **어지럼증**(**dizziness**)(즉, 사람이 넘어질지 모르는 비정상적인 느낌), **현훈**(**vertigo**)(즉, 주관적인 착각을 포함하여 운동 관련 장애(8장의 세부 사항 참조)를 보고할 수 있다. 회전 운동, 또는 "회전", 방이 회전하고 있거나 방안에서 회전하고 있는 것처럼 느껴짐), **진동 시각**(**oscilloscope**)(즉, 환경 또는 물체가 움직이는 허위 환상 또는 피로감), 또는 청력 학적 증상을 포함한다. 청력 학적 증상은 **이명**(즉, 진정한 환경 소리가 없는 경우 "귀에 울리는" 지각), 청각 충만/압박, 청력 상실 또는 소리에 대한 감도를 포함할 수 있다. 양성 발작성 현성 현훈(BPPV)에 의한 전정 증상은 일반적으로 현훈(vertigo)(즉, 방의 회전) 및 위치 변화(예를 들어, 누워서 침대 위로 굴러 가며 올려다보기)로 유발되는 안구진탕증을 포함한다. **안구진탕증**은 전정계 또는 소뇌 병리와 종종 관련되는 비자발적인, 리드미컬한, 빠른 안구 운동이다.

전정 시스템은 시각 시스템과 고도로 통합되어 있기 때문에 증상의 원인을 보다 확실하게 식별하고 가장 적절한 관리/개입 계획을 적용하기 위해 두 시스템을 모두 검사해야 한다. 전정 검사는 8장에서 자세하게 논의된다. 이 장에서는 대부분의 치료 전략이 이 영역의 장애를 기반으로 하기 때문에 내이의 주요 반사 신경을 간략하게 검토한다.

전정계는 시선과 자세 조절을 유지하고 공간에서의 운동 인식에 기여하는 두 가지 매우 중요한 반사 기능에 영향을 미친다. **전정-눈 반사**(**vestibulo-ocular reflex, VOR**)는 시각적 환경에서 머리 움직임 및 관련 변화하는 자극에 대한 반응으로 시선 안정성을 제공한다. VOR에 의해, 임의의 방향으로의 헤드의 이동은 눈이 시각적 타겟상에 고정된 채로 있도록 동일한 진폭(즉, 동일한 정도의 운동)으로 반대 방향으로 양안의 공역 이동을 초래한다. 동요가 있은 후, **전정 척수 반사**(**vestibular spinal reflex, VSR**)로부터의 전정 입력은 일상생활 활동(ADL) 및 모든 기능적 숙련에 대한 조정 및 자세 조절을 지원하는 근육 반응을 조절한다. 이러한 반응은 균형 전략, 또는 9장에 설명된 발목, 엉덩이 및 스테핑 전략의 적절하고 시기적절한 균형 전략으로 알려져 있다.

기능에 대한 전정기관 손상의 영향
Possible Effect of Vestibular Impairment on Function

개인이 자신의 환경에 대해 움직이고 일상적인 활동을 성공적으로 수행하려면 균형이 중요하다. 전정기관의 기능 장애는 미약한 감각 기관의 결과로 종종 불안정성을 유발한다. 대부분의 경우, 균형을 유지하기 위해 감각 분석은 전정기관 신호의 비정상적인 사용으로 체성감각과 시각 정보의 정상적인 이용을 나타낸다. 중추신경계는 보통 정상적인 것으로 보여졌다. 위치 변화, 바쁜 시각 환경, 어두운 환경, 승용차 승차감은 어지러움과 불안정의 증상을 악화시키며 낙상의 위험을 증가시킨다(Asprella, 2012). 전정기관 장애로 인해 발생할 수 있는 공통적인 기능 및 참여 제한에는 어둠 속에서 걷기, 편평하지 않은 표면에서의 걷기, 넓은 기반으로 걷기, 식료품 점 및 쇼핑몰과 같은 바쁜 장소를 피하는 것이 포함된다. 전정 기능 장애가 있는 사람들은 증상을 최소화하기 위해 머리 운동을 제한하여 목 경직 및 통증과 같은 2차적인 문제를 유발할 수 있다.

문헌에 따르면 성인 인구의 40% 미만이 의사에게 어지럼증(dizziness)을 보고하며, 중추계 문제가 없는 경우 전정 기능 장애로 인해 이러한 증상의 약 85%가 추정된다(Bloom, 1989). 또한 우려되는 것은 전정기능 장애로 인한 ADL의 단절의 심리적 효과이다. 지연되거나 치료에 대한 추천이 미비하여 부정확한 진단은 우울증, 불안, 공포 및 기타 심리적인 문제를 초래할 수 있다.

전정 장애를 관리하기 위한 수많은 치료 옵션이 있다. 이 장에서는 치료 접근법, 운동 및 가능한 경우 전정 기능을 복원하고 필요한 경우 기능을 교정하며 최적 기능 활동을 복원하는 활동을 포함하여 전정 재활 치료(VRT)에 대해 논의한다. 증상의 중증도를 줄이기 위한 다양한 운동과 함께 하나 이상의 반고리관에서 떨어진 파편이나 부착된 파편을 제거하기 위한 특정 재위치 조정방법을 설명한다. VRT는 지난 10년간 인기를 얻은 성공적인 운동 기반 접근법이지만, 이 개념은 이비인후과 의사인 Cawthorne와 어지럼증(dizziness)의 증상을 감소시키기 위한 운동 프로토콜을 개발 중이었고, 여전히 사용 중인 방법을 개발한 물리 치료사인 Cawthorne-Cooksey의 1940년대로 거슬러 올라간다. 1980년대에는 전정 기관 손상에 대한 VRT의 효과에 대한 연구와 치료 프로토콜의 초기 발표가 되었다(Brandt, 1980).

BPPV는 현기증의 가장 흔한 원인이며, 일시적(발작성), 주관적 감각적인 회전 감각으로 특징지어 지는데, 이것은 주로 침대에서 구르거나 위로 굴러 올려다 보거나, 눕거나, 몸을 굽히는 동작의 머리 움직임에 의해 유발된다. 현훈(Vertigo)은 안구진탕이 시작되기 전에 20-30초의 대기 시간을 가지며 보통 짧은 시간(<60초)이며 메스꺼움과 비정상을 동반할 수 있다. 그러나 증상을 관리하는데 환자가 일반적으로 사용하는 전략이 있다. 예를 들어, 방을 시원하게 유지하려고 하거나 구역질을 최소화하기 위해 차가운 축축한 천이나 차가운 팩을 사용한다.

환자 적용

Joan은 현기증과 불안정으로 병원에 내원하는 36세 여성이다. 그녀는 4주 전에 갑자기 나타난 현훈을 설명한다. Joan은 초기 발병을 4~5시간 동안 지속되는 "방 회전"을 설명하였다. 어지럼증은 구역질과 구토를 동반한다. 조안의 남편은 그녀를 응급실(ED)로 데리고 가서 광범위한 검사를 받았으며 탈수로 IV 용액을 받았다. 그녀의 영상, 심장 검사 및 혈액 검사 결과는 정상이었다. Joan은 "현기증"진단을 받은 상태에서 퇴원했으며 Meclizine 과 Phenergan 을 처방을 받았다. 그녀는 또한 주치의(PCP)의 후속 평가 또는 이비인후과 의사(ENT)와의 약속 일정을 잡았다. 조안은 PCP를 보고 어지럼증이나 불안정성 때문에 ENT에 추천되었다. 그녀는 전자안구진탕검사(ENG)를 포함한 전정 진단 검사를 받았다. ENG의 칼로리 테스트 부분은 38%의 전정 약화를 나타냈다. 그녀의 청력 검사 결과와 마찬가지로 나머지 ENG 결과는 본질적으로 정상이었다. 조안은 "약간의 운동처방"을 받았는데, 그녀는 한쪽에서 다른 쪽으로 빠르게 누울 것을 설명했다. 그러나 그녀는 "더 심하게 만들었기 때문에"운동을 멈추었으며 계속 증상이 나타났다. 추가 증상으로는 피로, 집중력 문제, "머리가 띵한 증상"및 일부 메스꺼움이 있다.

이 증상이 나타나기 전에 환자는 전일 회계사로 일하면서 일주일에 3-4회 운동을 했다. 그러나 그녀는 계속되는 증상 때문에 파트 타임으로 복직하였다. 조안은 상비약과 Synthroid에 의해 통제되는 알레르기 및 갑상선 기능 저하증의 병력이 있다.

임상 결정 시 고려할 점

1. *진단을 촉진하기 위해서 조안의 병력에서 어떠한 질문이 중요한 것인가?*
2. *당신이 조안의 어지럼증에 관한여 알기 원하는 구체적인 정보가 무엇인가?*
3. *그녀의 증상에 대한 약물이 어떠한 현상을 야기하는가?*
4. *조안의 회복에 도움이 되는 진정 약물 또는 항히스타민이 어떠한 영향을 주는가?*
5. *조안에 대한 추가적인 물리치료적 검사와 측정이 무엇이 있는가?*
6. *조안을 위해 어떠한 치료적 중재가 중요한가?*
7. *조안의 병력을 청취하고, 당신이 최적의 치료적 반응 기대하는 것이 무엇이고? 왜인가?*
8. *환자에게 용기주고자 한다면, 어떠한 환자의 교육이 중요한가?*

병리학적 관련성 Related Pathology

흔한 병리적 신경해부학

Neuroanatomy of Common Pathologies

전정 시스템은 두 개의 주요 신경 하위 시스템으로 구성되어 있다: 말초 전정 및 중앙 전정 시스템. 보호를 위해 이러한 시스템은 측부 두개골 부위의 뼈 구조 내에 위치하게 된다. 그러나, 노화, 외상 또는 질병 과정의 결과로 상해 및 쉽게 감염되기 쉽다. **말초 전정 기관**은 3개의 반고리관과 선형의 가속도를 각각 감지하는 2개의 이석 기관으로 구성되어있다. 특히 세 개의 **반고리관**(후방, 전방 및 수평)은 내이에서 유체로 채워진 루프이며, 두 개의 이석(타원낭(utricle) 및 구형낭(saccule))은 각막 내에서 이골을 포함한다. **이석(Otoconia)**은 작고 모래 같은 칼슘 카보네이트 결정으로 타원낭과 구형낭에 정상적으로 존재하지만 탈락되어 자세에 대한 현훈이 발생할 수 있다. 중추 신경 회로와 함께 이들 전정 기관은 중력과 운동에 의해 생성된 힘에 대한 정보를 제공하는 전정 시스템을 구성한다. 이를 통해 공간에서의 방향에 대한 정보를 제공하고 주변 환경에 초점을 맞추기 위해 시선 안정성을 유지하며 균형을 위한 적절한 자세 반사를 생성한다. 따라서 전정 시스템의 장애는 공간에서의 신체 방향에 관한 부정확한 정보로 기능적 운동을 방해할 수 있어 시각적 불안정과 균형 조절 기능의 상실을 초래할 수 있다. 말초 및 **전정 기관 시스템**의 해부학에 관한 더 자세한 정보는 8장을 참조한다.

생애 전반에서 전정기관과 연관된 기능

Vestibular-Related Function Across the Lifespan

전정 시스템이 자세 조절과 수명 균형에 중요한 역할을 하지만, 연구에 따르면 정상적인 사람의 계통은 신체가 오래 될수록 시간이 지남에 따라 기능이 점진적으로 저하된다. 연구 결과에 따르면 40세 이후에는 매년 전정 기능이 점진적으로 감소한다(Ishiyama, 2009).

발달학적 고려사항

전정기계는 출생 시 기능적이며, 사실 자궁에서 발생하는 첫 번째 감각 시스템이다(Jeffery, 2004; Nandi, 2008). 신체 구조는 2달 말에 자궁에서 발달하고, 6달째에 신경이 연결되고, 8~9개월에 기능적으로 발달하게 된다. 출생 시 기능적이지만, 시스템은 성숙하는 데 시간이 필요하다. 점진적인 조절은 성숙이 될 때까지 계속되며, 어린이가 10–14세에 도달할 때까지 계속된다.

연령과 관련된 변화

전정계의 연령 관련 변화는 잘 기록되어 있다. 세포 수준에서 이석의 탈미네랄은 초기에 관찰된 변화이다(Ross, 1976). 난형낭과 구형낭의 수는 젊은이들과 비교했을 때 상당히 감소했다(Ishiyama, 2009; Serrador, 2009; Walther, 2007). 퇴행성은 나이가 듦에 따라서, 50세 이상이 되면서 보인다. 유모 세포의 변성과 소실은 50 세가 지나도 발생한다(Ishiyama, 2009; Walther, 2007). 70세 이상에서는 난형낭에서 유모세포의 밀도가 구형낭(24% 감소)과 능(cristae)(40% 감소)에 비해 21% 감소한 것으로 보인다(Ishiyama, 2009).

손상된 전정 기능은 55세 이상의 환자에서 VOR의 감소로 나타난다(Ishiyama, 2009; Walther, 2007). VOR의 변화에는 지연 시간이 길어지고 단속성 운동의 따라잡기가 줄어들며 진폭 응답이 작아진다. 노화에 따라 VOR 기능의 저하는 기능적 움직임 동안에 시선 안정성을 유지할 수 없기 때문에 보행과 균형의 변화에 관여할 수 있다. 특정 운동기구 또는 운동 자극에 대한 난형낭과 구형낭의 신경생리학적 반응의 테스트인 **전정유발 근육전위(vestibular evoked myogenic potential, VEMP)**의 감소는 나이가 들거나 BPPV로 인해 발생할 수 있다(Ishiyama, 2009). Serrador(2009)는 21세에서 93세 사이의 건강한 개인에서 머리 기울임 및 균형 방향과 반대 방향으로 회전하는 눈의 반사적 동향적 회전 운동인 **이석 반대 작용과 안구 반대 작용(OCR)**을 검사했다. 결과는 남성과 비교하여 나이가 들면 특히 여성에서 OCR의 선형 감소를 보였다. 눈을 감으면 내, 외측 동요가 증가하고 OCR이 감소하는 것을 확인했다. 낙상을 당하지 않는 사람과 비교하여, 낙상자는 내, 외측 동요가 크고, OCR은 감소하였다. 이러한 결과는 OCR의 감소가 낙상 위험을 증가시킬 수 있음을 시사한다(Serrador, 2009).

전정 기관에서 관찰된 세포 및 기능적 연령 관련 변화는 나이가 들면서 걸음 걸이와 균형 변화에 중요한 역할을 한다. 그러므로 치료사는 걸음 걸이 및 균형 부족을 보이는 환자에게 전정 검사를 포함시켜야 한다. 그러나 치료사는 회복이 더 오래 걸릴 수도 있지만 연령이 VRT의 결과에 유의미한 영향을 미치지 않는다는 많은 연구 결과가 있음을 명심해야 한다(Whitney, 2002).

신경근 진단에서 전정기관의 손상
Vestibular Impairment in Neuromuscular Diagnoses

시선 안정성, 운동 감도 및 자세 안정성의 결함은 말초 또는 중추 신경계의 손상으로 인해 발생할 수 있다. 전정기관 손상은 여러 가지 신경근 진단 또는 상태와 관련될 수 있다. 표 29-1은 전정기관 기능장애의 유형과 함께 성인과 어린이의 말초 및 전정 기관 손상과 관련된 일반적인 의학적 진단을 나타낸다.

■ 적절한 검진/평가
Pertinent Examination/Evaluation

8장에서는 적절한 임상 검사의 선택과 전정 기능장애를 확인하는 방법에 대해 논의한다. 또한 8장은 온도안진, 위치 또는 시각적 추적검사 중 비디오 또는 전극을 각각 사용하여 안구 운동을 구체적으로 측정하는 **비디오안구진탕 촬영** 또는 **ENG** 검사와 같은 보다 정교한 기술에 대해 설명한다.

■ 전정기관 손상에 대한 구체적인 중재 준비사항
Preparatory Interventions Specific to Vestibular Impairment

회복의 기전 Mechanisms of Recovery

전정 장애에 대한 효과적인 중재를 계획하기 위해 치료 전문가는 먼저 회복으로 이끄는 주요 기전을 이해해야 한다. 회복의 기전은 전정 기능 장애의 중증도에 따라 다르다. 일부 개인은 자발적인 회복력을 가지고 있어서 전정핵내에서 긴장성 활동의 재균형 활동을 초래한다. 시스템이 자발적으로 회복되지 않는 개인은 VRT 프로그램을 통해 추가 개입이 필요할 수 있다. 회복의 세 가지 주요 메커니즘, 즉 적응 (1), 대체 (2), 습관화 (3)(Herdman, 2014)가 설명되었다. **전정계 적응**은 VOR의 회복 기전이다. 그것은 전정계가 나머지 기능을 이용하기 위한 입력에 응답

표 29-1 전정기관 손상과 연관된 일반적인 의학적 진단

성인	
말초성(모든 질환의 3/4)	*전정계 이상의 형태*
양성 발작성 자세 어지러움증	구조
보상되지 않은 메니에르병	변동 또는 저기능; 점진적
전정신경염	감소/저기능
내이염	감소/저기능
림프주위 누공/상반고리관 파열증후군	변동하는
속귀신경집종	감소/저기능
연령 관련 변성/약물 관련 독성	감소/저기능, 편측성 또는 양측성
중추성(모든 질환의 1/4)	
뇌혈관 또는 뇌혈관 폐쇄	저기능 또는 왜곡(병변 위치에 따라 다름)
백질 섬유가 손상되거나 소뇌질환이 있는 뇌 외상	저기능 또는 왜곡(병변 위치에 따라 다름)
편두통	변동하는
신경퇴행성 질환(예; 다발성 경화증)	저기능 또는 왜곡(병변 위치에 따라 다름)
후두와 종양	감소/저기능
소아	
편두통	변동하는
어린 시절의 양성 발작성 자세 어지러움증	구조적 또는 저기능
중이염	감소/저기능
외상	감소/저기능
선천성 전정 부전	저기능
어셔 증후군 3형	진행성 저기능
알스트롬 증후군	진행성 저기능
레섬병	신행성 저기능
울프람병	진행성 저기능

*(Black, 1986).

하는 방법을 장기간 개선할 수 있게 한다. **대체**는 잃어버린 기능을 대체하기 위한 다른 전략의 사용이다. 그러므로 회복의 진정한 기전으로 분류되지 않는다. 양측 VOR 손실에 의한 전정 손상 후, 이러한 전략에는 **경부-안구 반사**(Kasai, 1978)에 대한 의존성 증가가 포함될 수 있는데, 이는 목 자체 감각으로부터의 피드백을 통해 목 고유수용계로부터 상동적 눈 운동을 유발할 수 있다. 다른 대체 전략에는 VSR(균형 전략)의 손실과 함께 시각 및 체성 감각 입력에 대한 의존도 증가가 포함된다.

습관화 운동은 그 사람이 더 이상 증상이 없을 때까지 자극적을 주는 자세나 자극이 반복되는 운동으로 정의된다(Herdman, 2014; Telian, 1990). 이 접근법은 자극에 대한 반복적인 노출이 자극에 대한 뇌의 병리학적 반응을 감소시킨다는 개념에 기반한다(Banfield, 2000). 구체적 기술에 대한 움직임 민감도에 대한 치료 습관화 운동 섹션을 참조한다. 이러한 기술을 통해 회복이 불가능한 경우 증상의 감소와 함께 기능적 이동성을 위해서는 복합적인 뇌 변화를 유도하여 변화된 감각 입력에 대한 대뇌 조정을 허용하고 전정계 증상에 대한 인지를 없애기 위한 **보상** 중재가 필요할 수 있다. 예를 들어, 시각적인 초점을 사용하여 걷는 동안에, 방향을 돌리는 것, 앉는 것, 구르는 것 같은 활동을 수행할 수 있다.

1980년대에 도입된 적응 훈련은 머리 움직임으로 시력을 안정화시키는 전정계의 능력의 장기적인 개선을 가져온다. 적응은 VOR 게인을 수정하기 위해 머리 움직임과 시각 입력을 결합하는 것을 포함한다. **게인**(Gain)은 머리 움직임에 대한 눈 움직임과 목표 움직임에 대한 눈 움직임의 관계를 설명하는 데 사용되는 비율이다. 앞에서 언급했듯이, VOR은 반대 방향으로 머리와 눈의 움직임을 만들어 시력의 중심에 이미지를 유지함으로써 머리 움직임 동안에 시력을 안정시키는 반사적 운동이다. VOR 이득은 눈의 각도의 변화를 머리 각의 변화로 나눔으로써 정의된다. 이상적으로 VOR 이득은 1 또는 그와 매우 비슷해야 한다. 게인이 손상되면 주시 시차나 머리가 움직이는 동안 망막의 시각적 이미지가 움직인다. 이러한 시차는 시각적 이미지가 눈동자의 안구 운동으로 흐리게 또는 점프를 야기한다.

이러한 치료 중에 환자에게 이러한 오류 신호를 작성하려고 하지만 너무 많은 오류는 증상을 증가시키고 진행을 방해한다는 사실을 알려야 한다. 치료사가 주시 시차 증상을 관찰하지 못하는 경우에도 환자는 이러한 변화를 보고할 수 있다. 적응을 유도하는 가장 좋은 방법은 VOR의 게인을 수정하여 중추 신경계가 교정하려고 하는 오류 신호를 생성하는 것이다. 이를 달성하는 가장 좋은 방법은 시각적 자극에 머리의 움직임을 통합하는 것이다(Herdman, 2014). 전정 적응은 1~2분 정도로 짧은 자극으로 유도할 수 있다(Herdman, 2014; Shepard, 1995). 예를 들어, 적응 운동 중 하나는 환자에게 팔을 뻗어 명함에 시각적인 초점을 유지하도록 요청한 명확한 표적(하나의 단어, 문자)에 초점을 유지하면서 부드럽지만 빠른 머리 움직임을 좌우로 그리고 상하로 수행하는 것이다.

시선 안정화 운동 중 주시 시차에 반복적으로 노출되면 전정기관의 적응이 가능하다. 뇌가 오류 신호를 바로 잡는 동안 환자는 증상을 경험할 수 있다. 그러나 환자가 멈추지 않고 1분 동안 운동을 계속하는 것이 중요하다. 머리 움직임의 속도와 진폭은 계통에 스트레스를 주지만 시각적 목표물에 초점이 맞지 않는 지점에는 영향을 미치지 않는다(Leigh, 2015).

연구에 따르면 점차 증가하는 주시 시차 오류가 큰 에러를 유발하는 것보다 효과적이었다(Schubert, 2010). 계통이 적응하기 시작함에 따라, 보다 까다로운 상황(예를 들어, 앉기에서 서서 걷기, 바쁜 시각적 배경을 통합)에서 연습을 수행할 수 있다. 또한 지속 시간을 2분으로 서서히 늘릴 수 있다. 정상적인 머리 움직임은 다양한 주파수에서 발생하기 때문에, 적응의 효과를 최적화하기 위해 다양한 주파수에서 운동을 수행해야 한다(Leigh, 2015; Topuz, 2004). 자세한 기술을 위해 시선 안정성을 위한 치료 적응 훈련 섹션을 참조한다.

치료에 대한 적응증 Indications for Treatment

전정계 장애의 치료를 위한 몇몇의 적응증이 존재한다. 성공적인 치료 프로그램의 한 가지 중요한 요소는 장애의 근본적인 원인과 병리를 확인하는 것이다. 이 장에서는 선별된 진단 범주를 기반으로 한 치료 적응증에 대해 논의한다. 표 29-2는 전정 재활(vestibular rehabilitation) 범주 각각에 대한 전형적인 기능적 결손 및 회복기전을 나타낸다.

안정적인 일방적 결손: 이 진단을 받은 사람들은 적응을 기반으로 한 VRT의 좋은 예이다. 흔한 장애는 상태 – 급성 후 **전정 신경염/내이 감염**(**labyrinthitis**), 전정계 수술(예; 청신경종 또는 절제), 또는 비활성 메니에르 병(Szturm, 1994)을 포함한다.

안정적인 양측 결손: 이 진단을 받은 개인은 양측의 손실 또는 완전한 손실을 감소시킬 수 있다. 치료는 요법 및 대체, 특히 시각 및 체 감각 입력의 사용에 중점을 둔다. 양측 전정 손상의 가장 흔한 원인은 아미노글리코시드(aminoglycoside) 항생제 및 특정 화학 요법 약물에 노출된 경우이다.

불안정한 편방적 또는 양측적 장애: 이 진단을 받은 사람들은 일반적으로 VRT에 대한 좋은 예가 아니며 약물 중독, 생활 습관 변화 또는 휴식을 통해 안정을 취하는 것이 우선 순위이다. 어떤 경우에는 수술 옵션이 필요하다.

중추성 전정계 결손: 여러 신경 장애로 인해 뇌졸중, 두부 외상, 다발성 경화증 및 편두통과 같은 현기증 또는 전정 장애가 발생할 수 있다.

비전정계 결손: 하나 이상의 일반적인 비전정계 균형 장애 중 하나는 말초신경병증이다. 감각 상실의 본질 때문에, 치료는 일반적인 강화, 컨디셔닝 및 낙상 방지 전략뿐만 아니라 나머지 주변 신호(예; 시각 및 전정)의 사용을 최대화하는 데 초점을 둔다. 치료사는 또한 현기증, 메스꺼움, 불안정 및 이명을 유발할 수 있는 전정 장애와 편두통 사이의 높은 상관 관계를 인식해야 한다. 증상의 유사성으로 인해 원인을 파악하는 것이 어려워진다. 또한 여러 연구에서 메니에르(Meniere)병 환자의 편두통 발생률이

표 29-2 일반적인 전정 재활 범주 및 복구 전략

	기능적인 결손	회복의 기전
정안 반사(VOR) — 정적	자극에 대한 전정 긴장성 발화율 차이	긴장성 활동의 균형 재조정(또는 급성일 경우 자발적 회복)
VOR 장애 — 동적	머리 움직임에 따른 눈 증가 또는 타이밍의 이상	전정 적응 — 변화된 발화 속도에 기초한 신경 반응의 재교정. CNS 습관화 — 주어진 자극에 대한 대응의 점진적 감소
전정척수반사(VSR) 장애 — 감각적 이탈	자세 조절을 위한 감각 피드백(시각, 전정 또는 체감)의 오용	감각 입력의 가용성과 정확성이 체계적으로 다양할 때 균형을 위한 특정 감각 조직 연습
VSR 장애 — 운동 비정형	근본적인 근골격계 또는 신경근육 손상	정적 및 동적 활동에 대한 근육 반응의 조정을 개선하기 위한 특정 운동 조직 운동
완전한 전정 소실	자세 조절을 위한 최소 또는 사전 피드백 없음	대체 전략으로 대체

높았다(Cha, 2007; Neff, 2012; Radtke, 2002). 연구자들은 편두통 환자들에서 BPPV 발병률이 더 높은 것으로 나타났다(Ishiyama, 2000). 불안이나 공황 장애는 일반적으로 전정 장애와 관련이 있으며 적절하다고 판단되면 행동 수정과 함께 전정 재활은 공포증 유형의 노출 치료와 유사하다(Shepard, 1995).

전정계 치료사가 흔히 볼 수 있는 추가 질환으로는 **상륙 증후군**(MdDS)과 **영구적 자세-인지성 현기증**(**PPPD**)이 있다. MdDS는 흔히 흔들리는 감각을 유발하는 드문 질환으로, 가만히 있으면 악화되고, 움직이면 개선되기도 한다. 회전성(또는 회전) 현훈은 일반적으로 MdDS와 관련이 없으며 중장년 여성에게 주로 영향을 미치는 장기간의 크루즈, 자동차 또는 기차 여행 후에 가장 흔하게 발생한다. Van Ombergen(2016b)은 MdDS의 진단 기준을 다음과 같이 설명했다. (1) 장기간의 수동적 움직임이나 가상 현실에 노출된 후 만성적인 흔들림/흔들림의 현기증; (2) 적어도 1개월 동안 지속되는 증상; (3) 정상 전정 및 청력 검사 결과; (4) 뇌의 정상적인 영상; (5) 다른 진단과 관련된 증상 없음. 현재 MdDS에 대한 치료법은 없으며 약물 치료와 전정계 재활로 종종 관리된다.

PPPD는 1996년 브란트(Brandt)에 의해 처음 기술되었으며, 공포증의 자세 현훈(PPV)으로 불렸다. 일차적인 증상은 바쁜 환경, 질병 또는 스트레스가 많을 시에 악화되며, 직립 시에 악화되는 회전성 현훈이 없는 지속적인 자세 어지러움을 포함한다. MdDS의 경우와 마찬가지로 사람의 증상을 식별할 수 있는 다른 원인은 없다. Staab(2012)은 PPV 증후군을 확대시키고 만성 주관적 어지럼증(chronic subjective dizziness, **CSD**)으로 명명하였다. MdDS 증상과 달리 **CSD** 증상에는 움직임에 의한 악화가 포함되지만 현기증을 설명하기 위한 식별 가능한 전정이나 시각 장애는 없다.

국제 전문가 패널이 PPV/CSD에 대한 연구를 강화했으며 2014년에는 진단을 결정하는 주요 증상에 대한 합의에 도달했다. 이 증후군은 세계 보건기구(World Health Organization)에서 2017년에 *국제 질병 분류(ICD-11)*에 추가된 영구적인 자세-지각 현기증(PPPD)으로 알려졌다. 현재의 진단 기준은 (1) 정상적인 영상 및 다른 검사실 검사 결과; (2) 3개월 이상 현기증/불안정의 주요 증상; (3) 트리거(전정 이벤트, 다른 질병 또는 정신과적 이벤트)에 의존하는 변동하는 증상; (4) 몸 자세와 관련된 증상 및 일반적으로 서 있거나 걷는 경우 가장 심각하며 누워있을 때 종종 없는 경우. PPPD의 가장 일반적인 치료법에는 약물 치료, 행동 수정을 위한 전정 재활 및 상담이 포함된다.

일반적인 중재 기법 General Intervention Techniques

일단 환자가 검사를 받고 VRT가 지시되면, 프로그램은 가능한 한 빨리-전정계 손상의 시작이 발병 한 2~3일 이내에 시작되어야 한다. 급성기에는 운동을 짧게 하고, 감각방해 또는 최소한의 방해만 허용된다(예; 조명이 좋고 시각적 자극이 적은 조용한 방에서 수행). 등급별 감각 입력의 사용을 최적화하기 위해 환자는 종종 VOR 적응 운동, 습관화 운동 및 균형 교정 운동으로 시작하는데 이 내용은 이 장의 뒷부분에서 자세히 설명한다.

VRT 프로그램은 환자 중심적이고 문제 지향적이어야

한다. 이를 위해서는 환자의 병력, 근본 원인, 손상 및 예후에 대한 철저한 이해가 필요하다. 따라서 VRT 프로그램은 환자의 주관적인 불만 및 검사 결과에 맞게 조정된다.

VRT 특정 운동의 필요성은 1940년대에 Cawthorne-Cooksey에 의해 편측성인 전정계 병변(UVL) 및 뇌진탕 후 증상을 가진 환자에게 처음 소개되었다. 이 운동을 사용한 환자는 앉아있는 환자보다 더 빠르고 완전한 회복을 보였다(Cooksey, 1946). Cawthorne-Cooksey 운동이 도입된 이래 전정계 기능이상과 외상성 뇌 손상 환자에 대한 연구가 확대되었다(Motin, 2005; Ribeiro, 2005, Scherer, 2009). 계속 증가하는 지식이 이제는 임상가와 환자에게 접근할 수 있게 되어 환자별 치료 계획을 통해 더 나은 결과를 얻을 수 있다.

몇몇 저자들이 지적한 것처럼, VRT 프로그램의 주요 구성 요소로는 느린 VOR 운동을 통한 시선 안정화와 VSR 운동을 통한 자세 안정성(Braswell, 2004; Schubert, 2006, 2008a)이 있다. 추가적인 컨디셔닝 및 강화 활동이 종종 요구되며, BPPV에 대한 재자세조정 기법이 제시된다. 이러한 활동은 안정한 편측성 저기능으로 분류된 환자에게 사용된다.

시선 응시 안정성에 대한 치료적 적응 운동

적응은 전정계 기능이 감소된 환자(예를 들어, 편측성 손실)에서 가장 적절한 접근법이지만, 대체는 전정계 기능이 남아 있지 않을 때(예; 양측성 손실) 일차 치료로 사용된다. 시선 안정성 운동은 눈높이에서 목표물을 쳐다 보면서 1분 동안 수평면과 수직면에서 머리를 돌리는 연습이다. 이 훈련은 하루에 4~5회 앉기, 서기 자세로 수행된다(Enticott, 2005). 건강한 사람의 경우, 머리 움직임은 일반적으로 걷기, 운전, 달리기와 같은 활동에 대해 초당 2~6Hz 또는 70~120°범위이다(Pozzo, 1990).

중재는 대상 또는 머리의 운동 평면을 기반으로 한 시각 - 운동 운동으로 구성될 수 있다. 머리의 움직임에는 그림 29-1A와 같이 "**피치**"움직임(x축을 중심으로 머리를 위 아래로 끄덕거리는 목 움직임)이 포함될 수 있다. 그림 29-1B(y축을 중심으로 머리 측을 측면, 측면 및 좌측으로 회전시키기 위한 목 회전)에 도시된 바와 같은 "**yaw**" 운동; 또는 대각선/기울어진 동작을 수행할 수 있다(그림 29-1C). 기능적으로, 이러한 머리 움직임은 걷기와 같은 전신 운동과 통합되어 시각적 운동을 하게 된다.

편측성 저기능 장애 치료 섹션은 이 장의 뒷부분에서 설명하는 일일 가정 운동프로그램과 함께 매회 최소한 번씩 45분 동안 일주일에 한 번에서 세 번씩 할 수 있다. 평균 10주간 양측 전정 기능 저하가 필요할 수 있다. 주요한 동반된 질병이 없는 급성 또는 아급성 편측성 기능저하 환자에서 평균 2주에서 3주까지 걸리고, 만성 전정계 기능저하는 4~6주가 소용된다(Hall, 2016a). 개입 기간은 종종 환자의 가정 운동 프로그램 준수에 달려 있다. 머리 또는 표적 움직임의 속도의 변화, 배경의 복잡성, 발의 배치 및 난이도를 높이기 위한 표적의 글자 크기는 나중에 논의된다(Braswell, 2004).

시선 안정화 운동은 VOR의 손상된 게인을 처리하고 여기에 설명된 대로 진행되는 일련의 특정 적응 및 대체 연습으로 구성된다. 이러한 운동은 머리의 움직임 중에 시각적인 고정을 필요로 한다(Herdman, 2014). 전통적으로 적응 훈련이 먼저 구현되고 다음의 운동을 포함한다. VOR X1보기("한 곳 보는 시간"이라고 함) 및 VOR X2 보기("두 곳 보는 시간") 대체 운동은 전정계 재활의 주 2회 시행되며 두 대상과 기억된 목표 사이의 적극적인 안구 운동을 포함한다(Herdman, 2013).

VOR X1 및 VOR X2 연습(그림 29-2)은 운동 중에 움직이는 구성 요소(머리 또는 목표)의 수를 나타내지만 활동 중에 게인을 구체적으로 언급을 한다(눈 움직임의 진폭과 해당 머리의 차이 운동). "X1"은 머리의 움직임만을 포함하고 1의 게인(눈 움직임의 진폭은 머리 움직임과 동일)을 포함하는 반면, "X2"는 동등하며 반대의 방향으로의 머리와 대상의 움직임과 2의 게인을 포함한다(눈 운동의 진폭은 머리 움직임의 두 번이다). 이러한 운동을 하는 동안 환자는 머리를 움직이는 동안 눈을 표적에 초점을 맞추도록 지시 받는다. 안경은 시력에 문제로 인해 정상적으로 착용한다면, 환자는 훈련용 안경을 착용하도록 교육받아야 한다. 그러나, 목표물은 중심 시야내에 머물러 있어야 하며, 안경테쪽으로 벗어나지 않아야 한다.

시작하기 위해, 운동은 최소한의 자세 변화(즉, 넓은지지 기반이 있는 단단한 표면에 앉거나 서 있는)의 위치에서 단단한 중립 배경을 가진 조용한 환경에서 수행된다. 환자가 운동에 능숙해짐에 따라 치료사는 운동 시간이 길게 하고, 주시 시차가 있다고 말하거나, 눈에 보이지 않을 만큼 움직임을 빨라지거나, 증상이 감소하는 것을 관찰하게 된다. 이러한 운동은 시각적으로 불안하고 바쁘게 패턴된 시각운동의 배경을 포함하도록 진행할 수 있다. 열린 환경의 사용; 표적으로부터의 다양한 거리; (예를 들어,

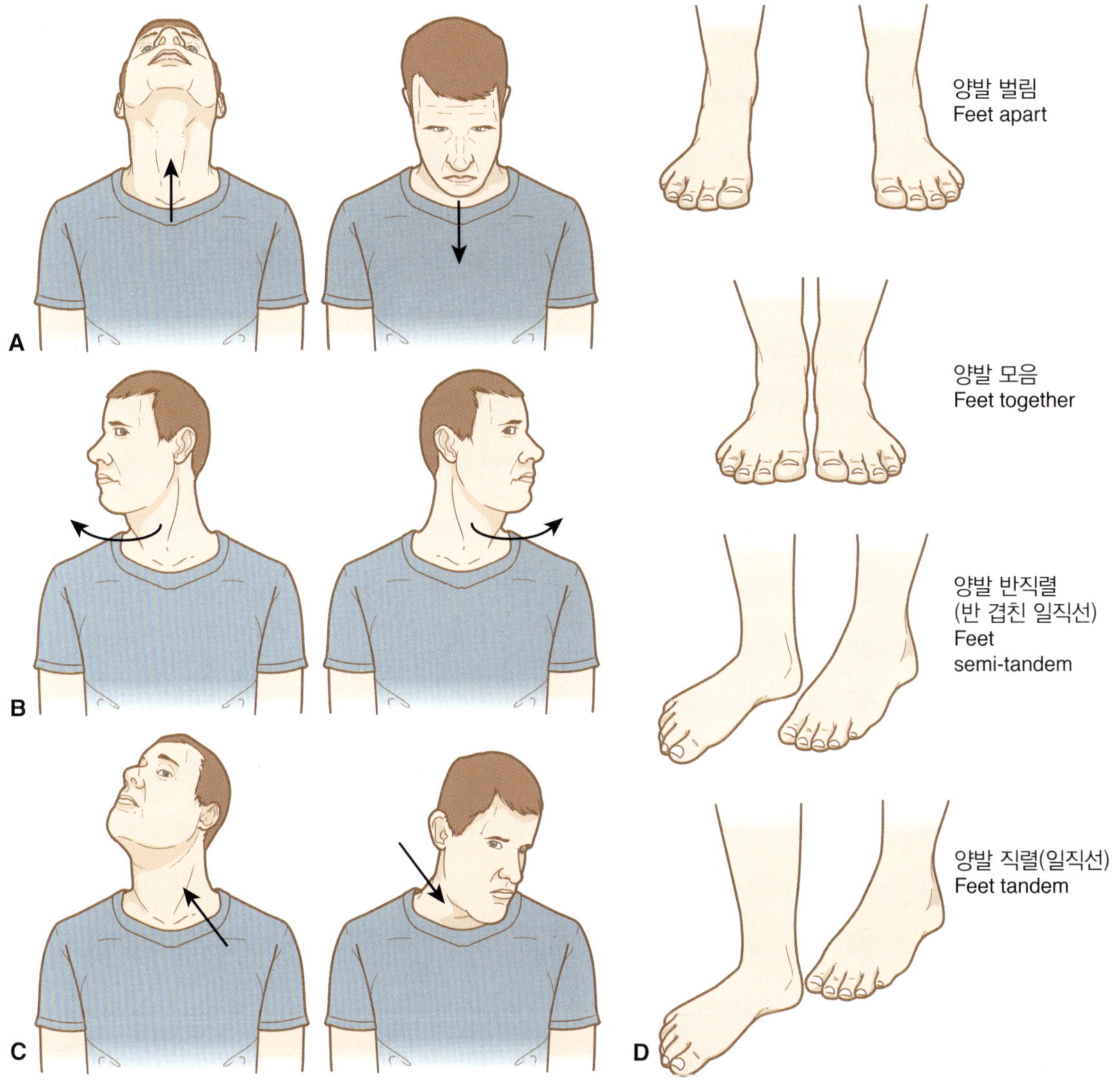

그림 29-1 전정반사 적응 운동을 위한 머리 움직임에는 (A) 높낮이 움직임, 고개를 위아래로 끄덕이는 움직임, (B) 머리를 좌우로 돌리는 움직임, 그리고 (C) 거의 대각선 머리 움직임이 포함될 수 있다. 적응 연습 중에는 환자가 항상 시각적 대상을 응시하는 것이 필수적이다. 적응 연습의 진행은 또한 (D) 환자가 넓은 자세에서 좁은 자세, 반겹친 양발직렬(semitandem) 자세, 양발직렬(full tandem) 자세까지 할 수 있을 때 지지 기반을 점진적으로 줄이는 것을 포함할 수 있다.

넓은 자세에서 탠덤 자세로 진행, 그림, 29-1D에 설명된 바와 같이) 기저면을 점진적으로 감소시킴에 따라 서기와 같은 훨씬 더 도전적인 자세를 취할 수 있다.

VOR X1 관찰 연습(그림 29-2A) 동안, 환자는 머리를 수평 또는 수직 방향(또는 비스듬한 방향으로 훨씬 덜 자주)으로 움직이는 동안 안정을 유지해야 한다. 일반적으로 대상은 스티커 메모에 쓰여진 작은 글씨 또는 명함에 인쇄된 단어이다. 목표는 초점을 맞추는 것이 어렵지 않도록 충분히 작아야 한다. 큰 표적은 일반적으로 장애가 있는 정적 시력으로 인해 어려움을 겪고 있는 환자에게 사용된다. Herdman(2013)은 팔 길이에서 표적까지의 거리를 6~10피트로 변경하도록 권장한다. 환자에게 편지를 팔 길이로 지키도록 하고, 또는 그 거리에 있는 벽의 눈높이에 스티커 메모를 놓으라고 지시한다. 환자는 자신의 눈을 표적에 고정시키고 문자/단어의 초점을 유지하면서 가능한 한 빨리 수평 및 수직 머리 회전을 실시해야 한다.

검사 중 환자가 증상(예; 흐릿한 시력, 어지럼증, 메스꺼움, 비정상)을 경험하기 시작할 수 있기 때문에 정상적인 현상이며 운동이 끝나면 증상이 상대적으로 빨리 가라앉아야 한다고 미리 경고하는 것이 중요하다. VOR 게인의 개선을 촉진하기 위해 환자가 허용할 수 있는 범위(증상을 유발하지만 목표를 유지하는 것) 내에서 운동을 수행

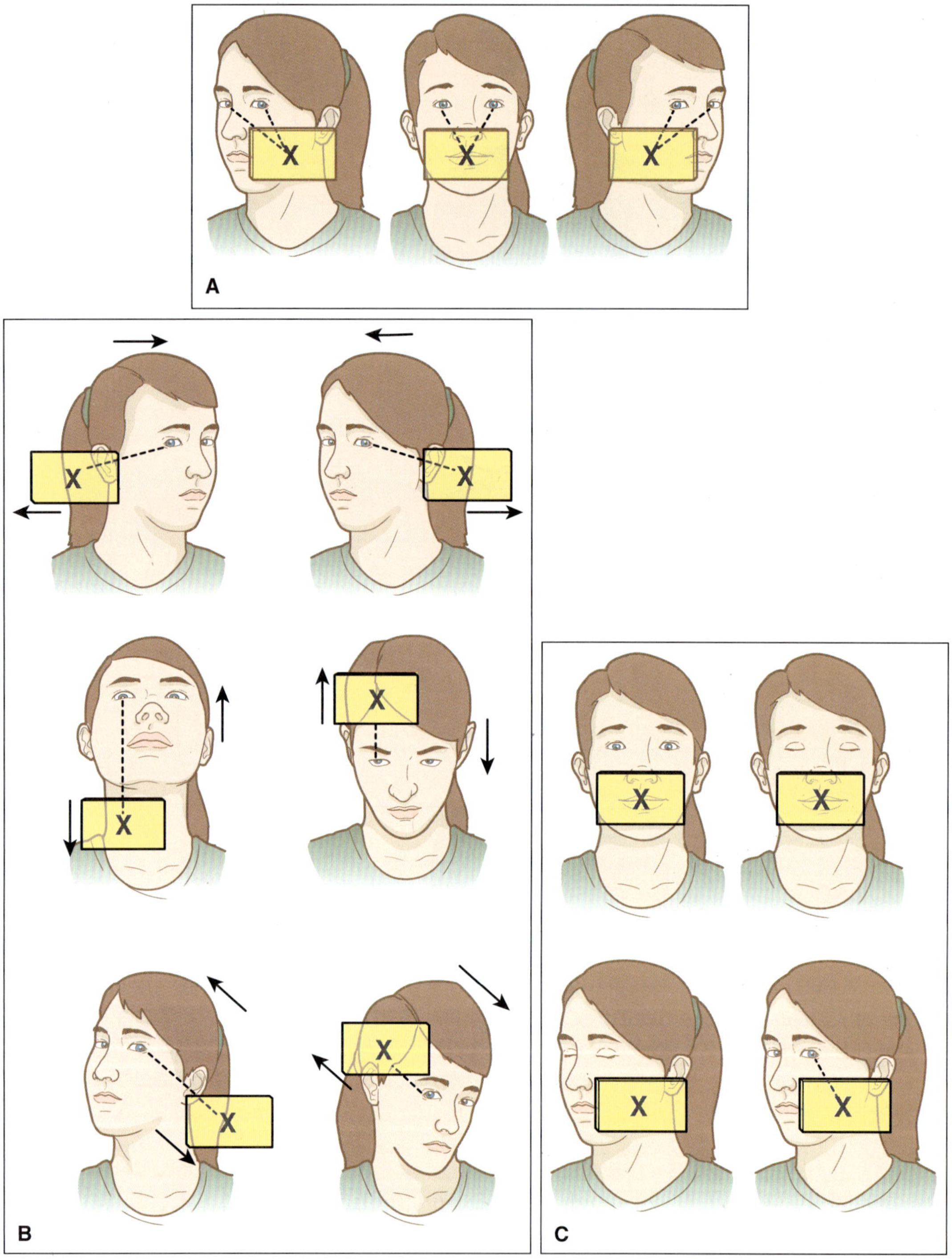

그림 29-2 시선 안정화 연습은 시각적으로 고정하는 동안 머리의 움직임을 통합한다. (A) "X1" 보기를 위해 환자는 어깨 높이에서 고정된 표적에 시각적 고정 상태를 유지하면서 머리를 수평, 수직 또는 경사 방향으로 앞뒤로 움직인다. (B) "X2" 시야의 경우, 표적이 반대 방향으로 움직이는 동안 머리는 동일한 평면에서 움직이며 두 배의 거리를 통해 눈을 움직여야 한다. (C) 최종 진행은 환자가 정지된 표적을 응시하는 것부터 시작하여 눈을 감고(상행 참조) 맨 아래 행에 표시된 것처럼 머리를 한 방향으로 이동한 다음, 이동 내내 정지된 표적에 시각적인 시선이 집중되어 있는지 보기 위해 눈을 뜨는 시각적 응시이다.

하도록 환자에게 요청하는 것도 중요하다.

급성 또는 아급성의 전정 기능 저하의 맥락에서 1분에서 2분 간격으로 시선 안정화 운동을 하루에 최소 3회 실시하고 총 12분간 또는 만성 전정기능 저하 시에 적어도 20분간 연습한다(Hall, 2016a). VOR X1 운동의 빈도는 환자의 능력에 따라 점진적으로 증가해야 목표는 2Hz 이상이다. 편측성 말초 손실이 있는 환자를 위한 운동 프로그램을 개발하기 위해 적응 훈련을 통합하는 몇 가지 지침이 제안되었다. 이것들은 상자 29-1에 요약되어 있다 (Herdman, 2014; Hall, 2016).

대체 운동은 VOR X1을 전정기관 재활의 2주에 관찰한 후에 실행해야 한다. 두 대상 간의 **능동적인 시선 움직임**은 치료 계획에 통합된 첫 번째 대체 운동이다. 두 개의 목표물(예; 두 개의 명함에 그려진 큰 점)을 코의 위치의 벽에 배치한다. 두 대상은 주변에 초점을 맞추기 위해 주변 시야를 사용할 필요가 없도록 가까이에 두어야 한다. 머리가 하나의 표적으로 향하고 눈이 같은 표적에 초점을 맞추고 시작할 때, 환자에게 먼저 눈을 두 번째 표적(머리 움직임 없이)으로 이동시킨 다음 머리를 두 번째 표적으로 이동하도록 지시한다. 이 순서를 반대 방향으로 반복한 다음 주기를 반복한다. 환자가 머리와 동시에 눈을 움직이지 않는다는 것을 환자가 이해하는 것이 중요하다.

증상이 최소한으로 증가하면서 2분 간격으로 VOR X1 운동을 수행하면 VOR X2 운동으로 진행할 준비가 될 수 있다. **VOR X2보기** 연습(그림 29-2B)은 VOR X1 운동과 동일한 방식으로 수행된다. 단, 머리와 대상은 운동 중에 반대 방향으로 움직인다. 따라서 VOR X2 운동을 수행하려면 환자에게 어깨 높이에 표적을 붙이고 눈에 고정된 팔 길이만큼 떨어져서 시작하도록 환자에게 지시한다. 동일한 속도로 반대 방향으로 머리를 움직이고 표적에 시각적 고정을 유지하면서 환자가 한 방향으로 표적을 움직이도록 한다. 예를 들어, 환자가 표적을 왼쪽으로 움직이면 표적을 계속 보면서 머리를 오른쪽으로 돌린다. 그런 다음 환자에게 머리와 대상을 반대 방향으로 동일한 속도로 반복적으로 이동하도록 지시한다. 운동을 조정하는 방법을 배우려면 환자가 천천히 시작하고 점차 속도를 증가시켜야 한다. 환자는 목표물에 초점을 유지하면서 증상 허용치 수준에서 다시 시작해야 한다. 이 운동은 하루에 세 번씩 1분에서 2분 간격으로 시행된다.

증상이 증가하지 않고 최대 2분 동안 VOR X2 관찰을 견뎌낸 후에, 환자는 고정된 표직을 사용하여 **기억된 표적**으로 진행할 수 있다(그림 29-2C). 이 운동을 하는 동안 환자에게 상상의 목표물에 집중하도록 지시하고 가상의 목표물에 시각적 초점을 1~2분 동안 유지하면서 눈을 감고 머리를 수평, 수직 또는 비스듬한 방향으로 돌린다. 환자가 머리 회전을 멈추면 그녀에게 눈을 뜨고 그들이 가상의 표적에 집중했는지 확인하도록 지시한다. 이 기술은 시선 안정성을 강화하기 위해 경추부 입력의 사용을 용이하게 하거나 두 눈 운동의 대뇌피질의 협응을 강화시키는 것으로 생각된다(Herdman, 2014).

중증의 장애로 인해 시선 안정성을 견딜 수 없는 환자의 경우 X1 관찰 연습을 시작하기 전에 안구 운동이 필요할 수 있다. 여기에는 **부드러운 표정 안구 운동**과 움직이는 표적에 초점을 맞춘 의지력있는 지속적인 안구 운동뿐만

상자 29-1 편측성 주변 전정손실이 있는 개인을 위한 연습 지침

- **"오류" 신호를 생성하는 연습 활용:** 환자는 그림 29-1(예: 머리를 움직이는 동안 물체에 고정)의 움직임 동안 그림 29-2B와 같이 전정반사(VOR)를 자극하는 눈과 머리 조정 운동을 수행한다. 이로 인해 전정 기능 장애로 인한 오류 메시지 또는 "망막 슬립"이 발생한다. 이 망막 슬립은 눈이 정상보다 큰 비율로 머리 뒤로 처지게 한다. 중추신경계는 반복을 통해 VOR 을 증가시켜 오류 메시지를 수정하려고 한다. 복구는 상황에 따라 다르기 때문에 이러한 연습은 다양한 평면과 속도로 수행될 수 있다.
- **장기 자극을 제공한다.** 전정자극 후 1~2분 이내에 적응이 일어날 수 있지만 이러한 운동이 증상을 증가시킬 수 있음을 환자에게 알리고 1~2분 간격으로 멈추지 않고 지속하도록 유도하는 것이 중요하다.
- **상황별 VOR 연습 통합:** 회복을 극대화하기 위해, 다양한 방법으로 운동은 전정계를 촉진해야 한다. 예를 들어, 전정 적응은 주파수에 따라 달라진다(>2Hz 또는 120bpm). 따라서 연습 속도에서 더 큰 VOR 이득이 발생한다. 정상적인 움직임은 여러 주파수 범위와 다른 평면에 걸쳐 발생하므로, 다양한 속도로 그리고 머리를 다른 평면에 두고 연습해야 한다.
- **당면 과제에 집중:** 환자가 머리를 움직이는 동안 표적에만 초점을 맞춘다고 생각하면 어두운 상태에서도 VOR 기능을 개선할 수 있다. 이 VOR는 비전이 활용될 때 달성되는 VOR만큼 의미가 없지만, 특히 초기 단계에서 주의가 분산되지 않도록 작업에 집중하는 것이 중요하다는 점을 강조한다.
- **프로그램 사용자 정의:** 전정재활치료 프로그램을 환자에게 맞춤화하는 것이 중요하다. 연습에는 기본적인 병리에 대한 이해가 포함되어야 하고, 평가 및 검사에서 식별된 장애를 다루어야 하며, 환자/가족과 함께 조정되어야 한다. 앞서 언급한 바와 같이, 프로그램에는 특정 감각 조직 연습, VOR 연습 및 일반적인 조건화/강화 작업이 수반될 가능성이 가장 높다(Herdman, 2014).

아니라 머리 움직임없이 천천히 움직이는 표적을 추적하기 위한 수직 또는 수평 눈 움직임이 포함될 수 있다. 모든 운동은 하루에 세 번씩 좌, 우 위치에서 각각 1분 이상 수행되지 않았다. 8장에 설명된 안구 운동 검사의 구성 요소는 또한 부드러운 추적, 단속성 운동 그리고, 수렴을 포함하는 중재로 사용될 수 있다. 이러한 운동은 일반적으로 중추성 병변과 관련된 어지럼증과 함께 사용된다. 다시 한 번, 운동 복합성을 증가시키기 위해 보행과 같은 역동적인 균형 활동이 포함될 수 있다(Gill-Body, 2000, Herdman, 2014).

운동 감수성을 위한 치료적 습관화 운동

습관화는 적응과 적절히 상호 교환되는 또 다른 개입 전략이다(Norre, 1980). 습관화는 적응과는 달리 유해 자극에 대한 신경 반응의 장기적인 감소로 정의된다(Shepard, 1996). 따라서 증상을 유발하는 반복되는 움직임은 운동 자극에 대한 환자의 증상 반응을 감소시킬 수 있다. 이 접근법은 위치 또는 운동 관련 dizziness을 치료하는 데 사용되었다(Shepard, 1996).

습관화 운동을 하는 동안, 처음에는 움직임이 천천히 수행되고 환자가 증가된 자극을 견딜 때마다 운동 속도가 점차 증가한다. 습관화 운동을 하는 동안 환자는 운동 중에 증상의 증세를 경험해야 하지만, 증상의 증가는 운동을 종료한 후 상당히 짧은 시간 내에 가라 앉아야 한다.

이 장의 앞부분에서 설명한 것처럼 Cawthorne-Cooksey 운동은 전정 손상을 다루기 위해 개발된 최초 운동 중 일부였으며 습관 조절을 위해 개발된 첫 번째 운동이기도 하다(Herdman, 2014). **Cawthorne-Cooksey 운동**은 눈동자 움직임을 통합하고 앉아있는 자세로 시작하여 서고 난 후에 걷는다(Cooksey 1946). 원래 프로토콜은 표준화되었으며 일반적으로 그룹 설정에서 수행되었다. 운동은 오늘날에도 여전히 사용되지만 환자의 필요에 맞게 맞춤 설정된다. 복잡한 배경을 가진 운동을 포함한 안구운동 자극은 시각 장애에 대한 민감도를 줄이기 위한 UVL 보상 전략으로도 활용될 수 있다(Pavlou, 2004, 2010, 2013, Van Ombergen, 2016a).

Motion Sensitivity Quotient Test(Shepard, 1995)는 편측성 말초 전정 손상 환자의 증상 위치를 결정하기 위해 일반적으로 사용되는 평가이다. 결과적으로, 이 도구는 개인화된 요법 운동 프로그램에 포함시킬 위치를 결정하는 데 도움이 될 수 있다. 이 도구 내에서의 움직임은 왼쪽과 오른쪽의 **Dix-Hallpike 위치** 사이에서 앉거나 눕는 동작을 포함한다(플린스의 가장자리로 머리를 유지한 채로, 환자가 길게 앉은 자세에서 앙와위 빠르게 눕는다), 그리고 앉은 자세로 돌아간다. 습관화 운동 프로그램을 개발하기 위한 제안된 지침은 상자 29-2(Herdman, 2014)에서 찾을 수 있다.

상자 29-2 습관화 연습 프로그램 개발 지침

- 검사 중 증상이 나타나는 동작을 최대 4회까지 선택한다. 환자는 하루에 두 번 또는 세 번 이러한 동작을 수행해야 한다.
- 환자는 동작 민감도 테스트(0% = 100% = 중증 증상 없음)를 사용하여 경증에서 중증 증상이 나타날 수 있을 정도로 충분히 신속하게 움직임을 수행해야 하며, 경증에서 중증 증상은 11%에서 30%에 해당한다(Akin, 2003).
- 이동에 대한 습관화 발생에 따라 속도, 강도, 환경 요구 증가
- 환자가 움직인 후 증상이 해결될 때까지 쉴 수 있도록 한다. 이러한 증상은 움직임을 멈춘 후 1분 이내에 또는 모든 운동이 중단된 후 15~30분 이내에 해결되어야 한다.
- 증상이 완화되기까지 최대 4주가 걸릴 수 있음을 환자에게 알려준다. 운동은 일반적으로 최소 2개월 동안 수행된다. 2개월 기준 이후, 운동은 일반적으로 하루에 한 번으로 줄어든다.
- 노인에게 주의한다. 이 인구가 빠르게 증가하게 하는 움직임은 피해야 한다. 습관화는 모두를 위한 것이 아니다. 주의사항으로는 감각자극(Herdman 2014)에 반응하는 기립성 저혈압 및 지구력(심각한 어지럼증, 땀, 혈압 변화 등 심한 자율반응)이 있다.

자세 안정성에 관한 치료적 복합 운동

때때로 환자들은 단 한 번의 운동 전략만으로는 반응하지 않았다. 이러한 경우, 치료사는 환자 반응에 따라 운동의 맞춤 조합을 사용할 수 있다. 이것은 종종 머리 회전이나 전정계를 자극하는 다른 위치 변경과 균형 조정 활동의 통합을 포함한다. 상자 29-3은 전정 재활 훈련에 대한 일반적인 지침과 고려 사항을 요약한 것이다.

치료에 대한 전반적인 약리학적 영향

치료사는 특정 약물이 전정계 재활의 중재에 대한 환자의 반응을 어떻게 도울 수 있는지 또는 방해 하는지를 알아야 한다. 일반적인 치료법에는 항히스타민제, 신경성 억

상자 29-3 전정 재활을 위한 일반 원칙 요약

- 가능한 한 빨리 개입을 시작해야 한다.
- 개인에 맞춘 연습과 감독하에 수행하는 연습이 개선된다.
- 운동은 본질적으로 간단하지만 하루 종일 반복되어야 한다(예; 전정반사 운동 1~2분).
- 환자에게 운동이 증상을 증가시키고 환자가 증상을 극복하도록 유도할 수 있음을 알려준다. 환자들은 종종 이에 대해 상당히 두려워한다. 따라서, 치료사는 환자와 좋은 관계를 가져야 하며 이러한 불안감을 이해해야 한다. 연습이 수정되고 중단되는 경우가 있을 수 있다.
- 방문빈도와 기간은 다양하지만 1주일에 2회 6주 이상 일방적인 전정 병변이 있는 환자를 보는 것이 일반적이다. 그러나 양측의 상실은 종종 수개월의 치료와 지속적인 가정 프로그램을 필요로 한다.
- 일반적인 조건부 활동은 종종 전정 재활 프로그램의 구성요소(치료 세션과 홈 프로그램 모두)이다.
- 전정장애에 대한 환자교육은 성공적인 치료프로그램의 중요한 구성요소이다. 이 환자군은 종종 오해를 받는데, 명확한 의사소통을 하는 것이 필수적이다.

제제, 이뇨제 및 항생제가 포함된다. 바이러스성 허혈성 뇌경색염과 같은 급성 주변부 전정계 병변의 경우 회복은 일반적으로 수 주일이 소요된다(Leigh, 2015). 프레드니손과 같은 약물은 특히 청력 상실이 있을 때 회복을 개선할 수 있다. 항바이러스 약물은 여전히 탐구되고 있는 논쟁의 여지가 있는 약물이다(Strupp, 2004).

약물은 대개 본연의 싱질에 의해 진정되녀 현훈의 증상을 치료하기 위해 조심스럽게 사용해야 한다. 장기간의 사용은 중추성 보상이나 재활 운동에 대한 반응을 지연시키는 해로운 영향을 미칠 수 있다(Herdman, 2014; Strupp, 2004). 일반적으로 환자는 회복을 촉진하기 위해 최대한 빨리 활동을 증가시키는 것이 좋다. 그렇게 하지 않으면 전체 회복이 제한될 수 있다. 임상 시험은 현재 전정계 보상을 촉진하는 약물을 찾는 것을 목표로 한다(Horn, 1997, 2009; Leigh, 2015). 표 29-3은 전정 관련 장애와 환자 적응증에 사용되는 일반적인 약물을 요약 한 것이다.

표 29-3 전정계 결손에 대한 일반적인 약물

약물의 분류	적응증
전정 억제제	멀미 및 구역질/구토 등을 줄이기 위해 전정 기능 장애의 급성 단계에서 사용
Meclizine(Antivert)/antihistamine-anticholinergic	
Dimenhydrinate(Dramamine)/antihistamine-anticholinergic	
Diazepam(Valium)/benzodiazepine	
Lorazepam(Ativan)/benzodiazepine	
Clonazepam(Klonopin)/benzodiazepine	
스테로이드	
프레드니손	염증감소 이차적 감염감소
항바이러스제	
Acyclovir(Zovirax) Valacyclovir(Valtrex)	염증/바이러스 감염 감소
항생제	
아목시실린	염증/세균 감염 감소
항구토제제	
Droperidol(Inapsine)/antidopaminergic	오심과 구토 감소
Promethazine(Phenergan)/antihistamine	
Prochlorperazine(Compazine)/Phenothiazine	
Ondansetron(Zophren)/serotonin 5-HT_3 receptor antagonist	
수액요법	탈수

(Baloh, 2011).

정신치료와 전정계 재활

특별한 경우 환자는 **신체와 관련된 어지럼증(dizziness)**, 만성적인 주관적인 어지럼증, 심리적 요인에 의한 증상이 있을 수 있다. 체성감각 형태의 어지럼증은 보통 감별 진단 과정에서 늦게 고려된다. 이 장애의 어려움은 환자가 현기증에 익숙하지 않은 이비인후과 의사, 신경학자 또는 내과의사와 같은 여러 전문가를 환자가 자주 상담한 적이 있다는 것이다. 환자는 현기증을 주요 불편사항으로 여기기 때문에 특정 회피 행동이나 식물인간같은 증상이 유기적으로 유발되는 현기증과 관련되어 있다는 진단을 포함하여 논리적인 접근이 일반적으로 수행된다.

현기증이 지속적으로 나타나면 환자는 만성적이고 ADL의 빈번한 심각한 손상과 조기 퇴직 및 건강 관리 비용 증가와 관련이 있는 체성 감각의 현기증 상태로 진행되는 경향이 있다. 체성감각 현기증이 12주 이상 지속되고 삶의 질이 심각하게 저하되면 내과 및 안과학, 미분신경학 또는 신경이학, 정신신경 진단 등의 과목 간의 진단이 시작된다. 치료는 주로 임상적인 표현에 의해 표시되며 심리 치료요법의 측면을 포함한다. 장애가 경미하고 단기간이라고 진단되면 초점을 맞춘 외래 환자 재활 프로그램이 성공할 수 있다. 상태가 심한 것으로 여겨지는 경우 약물 치료가 선택된다(Herdman, 2014; Meli, 2007).

생각해 볼 점 29.1

- 전정 재활에 적응 훈련이 언제 나타나게 되는가?
- 습관화 운동은 언제 전정 재활을 위해 지시되는가?
- 자세 안정성을 포함한 병합 요법이 어떻게 치료 계획의 진행에 도움이 될 수 있는가?
- 전정 관련 장애를 해결하기 위해 진료과 간 언제 상담할 수 있는가?

구체적 치료 기법 Specific Therapeutic Techniques

양성 발작성 자세 현훈증

BPPV는 안정적인 편측성 병변으로 분류되며 가장 흔한 유형의 말초 전정 장애이며 현훈(vertigo)으로 보이는 모든 환자의 20-30%를 차지한다(Michel, 2009). BPPV는 다양한 연령대의 성인에서 발생하지만, 노년층에서는 더 흔하게 발생하며 매년 160,000건의 어지럼증이 발생한다(Eaton, 2003; Froehling, 1991; Hansson, 2005). BPPV의 임상적 표현은 전형적으로 주관적으로나 객관적으로 고전적이다.

BPPV는 내이의 기계적 문제이며 1921년에 처음으로 기술되었다(Barany, 1921; Hansson, 2005). Dix(1952)는 1952년에보다 구체적인 테스트를 실시하여 현재 사용되는 표준 "Dix-Hallpike" 테스트를 만들었다. 개발자는 BPPV 안구진탕증을 더 정의하고 두 가지 주요 특징을 확인했다: (1) 안검 위치에서 안구진탕과 현기증이 발생하기까지의 대기 시간, 20~30초, (2) Dix-Hallpike의 앉은 자세로 돌아오는 동안 안구진탕증의 역전현상 BPPV의 진단은 종종 환자의 주관적인 보고와 객관적인 검사를 통해 확인을 얻을 수 있다. 표준 Dix-Hallpike 방법은 보고된 민감도가 79%이고 특이도가 75%이다. 반면에, 옆으로 누운자의 검사는 90%의 민감도와 75%의 특이성으로도 나타난다(Halker, 2008). 위치 테스트 기술에 대한 자세한 내용은 8장, 전정계 검사/평가를 참조한다. 표 29-4는 안구진탕의 특성에 따라 전두엽 BPPV와 후방을 구별하기 위해 Dix-Hallpike 검사의 결과를 해석하는 데 필수적인 지침을 제공한다(Herdman, 1994).

BPPV 환자는 이 장의 뒷부분에서 설명한 대로 이석(입자)재조정의 조작으로 종종 치료할 수 있다. 환자의 병력과 증상에 맞는 몇 가지 효과적인 전략을 맞춤 설정할 수 있다. 경우에 따라 환자는 홈 프로그램(Radtke, 2004)의 일부 또는 치료사의 직접 개입 이외에 독립적으로 이러한 기동을 수행하는 것을 배울 수도 있지만, 합병증이 증가하므로 조심해야 한다(Tanimoto, 2005).

과거에 일반적인 가정 추천서에는 목카라의 사용을 포함하고 뒤 장에 설명된 Brandt-Daroff 운동의 매일 반복하고, 바른 자세에서의 수면 기간이 포함되었지만 이러한 전략은 표준 치료로써 문헌에서 검증되지 않았고 더 이상 사용되지 않았다. 또한, 조작 방법이 마루 결석의 관리에 대한 이점으로 유양돌기의 진동인지 아닌지로 논쟁이 된다. 그러나 단일 세션에서 반복되는 조작방법은 대부분의 경우보다 효과적일 수 있다. 사실, 다발성 경화증 환자와 같은 위치 증상이 없는 환자는 입자 재위치 절차에 호의적으로 반응했다(Dewey, 2003).

BPPV의 원인은 무엇인가?

BPPV의 원인은 무엇인가? BPPV의 원인은 종종 "특발성(idiopathic)"으로 간주되거나 알려지지 않은 이유로 발생한다. 그러나, BPPV는 두부 외상, 질병(예; 내이 감염) 또는 전두근 동맥의 국소 빈혈(Froehling, 1991) 이후에 더 흔하다. BPPV는 단순히 내이의 퇴행성 변화의 결과로 고령 인구에서 흔히 볼 수 있다(Agrawal, 2009). 일부 자료에 의하면 고령 인구의 모든 어지러움 중 최대 50%가 BPPV(Bloom, 1989)에 기인한 것으로 나타났다. 앞서 언급했듯이, 편두통을 가진 사람들은 또한 비당뇨병 환자보다 BPPV 발병률이 높다.

Baloh(1987)는 BPPV를 제시한 240가지 사례를 처음으로 두 가지 메커니즘에 대한 지지기반상항이라고 했다; (1) 반고리관 결석(비정상적으로 존재하지만 이관 내에서

표 29-4 전방, 후방 및 수평관의 양성 자세 어지러움증의 안구진탕의 특성

관	DIX-HALLPIKE 평가	자리로 돌아가면 반전 단계
오른쪽 후방*	업비트 오른쪽 비틀림	다운비트 왼쪽 비틀림
왼쪽 후방*	업비트 왼쪽 비틀림	다운비트 오른쪽 비틀림
오른쪽 전방*	다운비트 오른쪽 비틀림	업비트 왼쪽 비틀림
왼쪽 전방*	다운비트 왼쪽 비틀림	업비트 오른쪽 비틀림
관	**구르기 평가**	**설명**
수평적 반고리관 결석	굴지성과 60초 미만	가장 강한 안구진탕/증상의 면은 환측면이 된다.
수평적 마루 결석	비굴지성과 60초 초과	가장 약한 안구진탕/증상의 면은 환측면이 된다.

*증상을 유발전에 대기 시간 동안 최소 30초 이상 기다린다. 후관 및 전관의 반고리관의 경우, 안구진탕은 60초 미만 지속되고, 마루결석의 안구진탕은 60초 초과로 지속된다.

자유롭게 떠다니는) 및 (2) 8장에서 설명한 바와 같이 마루 결석(입자가 비정상적으로 팽대부 능선에 붙어있는 입자)이 있다. BPPV를 적절히 진단하는 데 어려움이 있을 경우, 말초부 대 중추성에 대한 감별 진단 전략을 사용하는 것이 더욱 중요해진다. 따라서 증상이 전통적인 표현과 다를 때 중추성 어지러움의 원인을 배제해야 한다. 시각운동에 의해 억제되지 않는 지속 안구진탕과 같은 안구 운동 장애는 중추성 병변의 징후가 될 수 있다. 이것은 교연수의 뇌간 또는 중추성 전정 신경 경로의 다른 부분의 가능한 허혈을 나타낼 수 있다. 또한, 소뇌 병변은 머리가 안쪽으로 회전되고, 신전될 때 앙와위 자세로 어지러움과 관련될 수 있다. 이러한 위치에 있던지 순수한 하강 비트는 아놀드 - 키 아리(Arnold-Chiari) 기형, 뇌졸중 또는 경막하 혈종과 같은 혈관 장애와 관련된 천막하의 장애를 나타낼 수 있다. 안구진탕증은 또한 이 영역에서 다발성 경화 병변의 진행성 형태로 기록되어 있다(Leigh, 2015). 위치 변화로 악화되는 가끔 발생하는 현기증 또한 편두통의 기운과 관련될 수 있다(Roberts, 2006a). 시선 안정성을 위한 치료 적응 훈련과 운동 민감도를 위한 치료적 습관화 운동을 논의하는 이 장에서는 중추성 전정 상태를 다루는 치료 기술을 설명한다.

경미한 어지러움에 대한 불편함은 항상 병리적 상태를 나타내는 것은 아니며, 일상생활에 전형화되지 않은 위치/각도에 놓여 있는 이석 기관으로부터의 전형적인 반응을 단순히 나타낼 수도 있다. 그러나 앞 장에서 언급한 어지럼증의 증상은 증상이 계속되는 일상적인 일상활동을 방해하는 증상을 설명한다.

BPPV에 대한 치료적 중재

BPPV가 확진되고 후, 전 또는 수평관에서 마루 결석 또는 반고리관 결석으로 진단되면 환자를 이에 따라 치료할 수 있다(Gold, 2014). 병력이 분명히 의심되는 반고리관을 나타내지 않는다면, Dix-Hallpike를 이용한 후 반고리관 검사는 일반적으로 포함되기 때문에 먼저 수행되어야 한다. 환자가 이 검사에서 무증상이고 안구진탕증이 관찰되지 않으면 임상가는 환자를 눕히고 롤 테스트를 진행할 수 있다(Herdman, 1993). BPPV에 대한 검사 기술 및 진단 기준에 대한 자세한 내용은 8장을 참조한다.

BPPV에 대한 개입의 세 가지 주요 카테고리는 이석(입자) 재배치 조작(CRM/PRM), 자유 조작, 그리고 저항 있을 때, 최후의 수단으로 Brandt-Daroff 운동이다. Epley 기동으로 알려진 전, 후 반고리관 결석에 대한 가장 일반적인 CRM은 1979년 John Epley에 의해 처음 소개되었다. 설립 이래, 그것은 다음 장(Epley, 1992)에 설명된 현재 재배치 조작으로 수정되었다. 표 29-5는 BPPV 치료 지침을 요약한 것이다(Herdman, 1994). 다음 장에서는 관련 반고리관과 유형별로 BPPV에 대한 구체적인 개입에 대해 논의한다(반고리관 결석과 마루 결석)

후측의 반고리관의 BPPV에 대한 중재. 현재 Epley 조작(그림 29-3)은 후측의 반고리관 결석타입의 BPPV

표 29-5 BPPV 특수한 관의 중재 권장 사항

관	반고리관 결석	마루 결석
후방	• CRM*(수정된 Epley 방법) • Liberatory (Semont 방법) • Brandt-Daroff 운동	• Liberatory*(Semont 방법) • 저항 시 유양돌기의 진동의 CRM(수정된 Epley 방법) • Brandt-Daroff
전방	• CRM*(수정된 Epley 방법)	• Liberatory (Semont) • Brandt-Daroff
수평	• 회전성 구르기 (Barbecue roll)* • 비환측에 Appiani 또는 Gufoni • 강제적 지속적 자세 취하기(Forced prolonged positioning, FPP)	• Casani(수정된 Semont) 또는 환측에 Gufoni • FPP

* 선호하는 방법이 먼저 열거되어 있다.
CRM = 이석 재위치 기법(canalith repositioning maneuver).

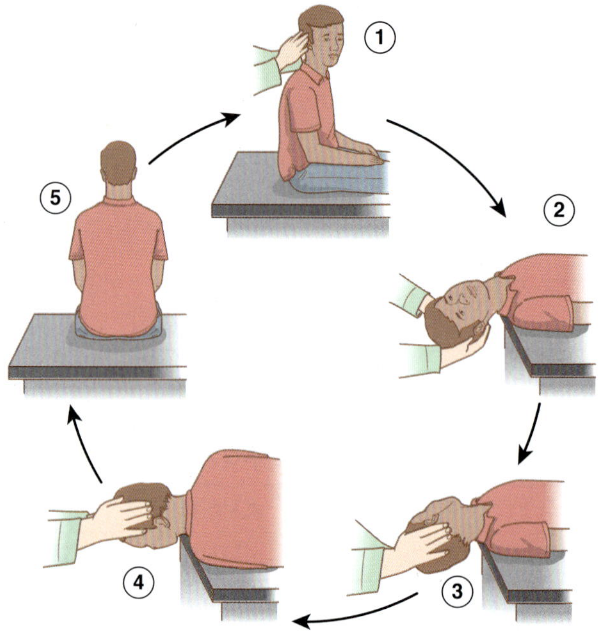

그림 29-3 오른쪽 후측 반고리관 결석에 대한 Epley 기동은 양성 발작성 어지럼증이다.

에 대해 가장 널리 사용되고 받아들여지는 조작법이다. 최근의 문헌은 Epley 조작법의 효율성과 후측의 반고리관 BPPV의 치료에서의 Semont 조작법의 효과 사이의 임상적 차이를 뒷받침하지 않는다. 두 가지 조작법을 이용한 반고리관의 교차를 비교한 결과, 51명의 환자 중 4명이 Epley 이후 굴지성 수평관 형 BPPV로 전환되었지만 Semont를 받은 51명 중 누구도 굴지성 수평관 형 BPPV (Anagnostou, 2015)로 변환되지 않았다.

이 장에서는 가장 널리 사용되는 CRM인 Epley 조작법에 중점을 둔다(그림 29-3): 길게 앉은 자세로 환자를 시작한다. 환자가 매트 가장자리에서 정확한 거리에 위치하도록 하려면(즉, 환자가 누워있을 때 머리와 목이 테이블에서 벗어나 목이 신전될 수 있음), 매트의 표면에서부터 어깨의 꼭대기에까지 거리를 결정하기 위해 베개를 사용하고 가장자리로부터 이러한 거리를 위치하도록 한다. 환자를 Dix-Hallpike 머리 - 아래쪽 위치(머리를 45° 회전하여 목을 수평면 넘어로 30° 회전시킨 자세)으로 환자를 신속하게 움직여서 조작을 시작한다. 안구진탕증 또는 현훈이 멈출 때까지 환자가 이 자세를 유지하게 한다. 목이 신전된 채로 환자의 머리를 반대쪽으로 회전시킨다. 환자에게 이 위치를 30초 동안 유지하도록 요청한다. 수평 또는 복합적 반고리관이 관여하지 않는 한 안구진탕증은 일반적으로 이 위치에서 관찰되지 않았다. 여기에서 머리를 45° 회전시킨 채로 환자가 침범되지 않는 쪽으로 향하도록 도와준다. 그래서 그녀는 바닥을 바라 보았고 턱은 접어 넣도록 한다. 다시, 자세는 안구진탕증 및 증상이 멈출 때까지 유지된다. 환자가 다리를 테이블에서 꺼내 천천히 앉은 상태로 돌아가도록 머리를 회전시키면서 아래쪽으로 기울어 지도록 지시한다. 앉은 자세로 돌아갈 때 약간의 현훈증을 경험할 수 있으므로 적어도 한 손을 환자의 어깨에 유지한다.

CRM이 완료되고 환자가 앉은 자세로 돌아오면, 안전을 위해 테이블 옆에 붙잡고 그녀의 옆에 머물러 준다. 이 때 눈 운동을 관찰하는 것도 중요하다. 임상가가 원래 Dix-Hallpike의 반대 방향으로 일시적 회전성 안구진탕증을 관찰하면 일부 이석이 다시 반고리관으로 떨어질 수 있다 (Herdman, 2014). 임상가가 조작 중에 수평 안구진탕을 관찰한다면, 조작 중에 이사가 수평 반고리관로 이동된 것으로 가정되거나(Lempert, 1996; Molina, 2007) 환자는 복합적인 반고리관의 침범이 있을 수 있다. 이것은 일반적으로 발생하지는 않지만 임상가가 준비되어야 한다. 환자는 일반적으로 메스꺼움을 앓고 매우 아플 수 있다. 중재는 수평 반고리관을 위한 CRM을 요구될 수 있다. 다시 말하지만, 이것은 자주 발생하지는 않지만, BPPV를 치료할 때, 특히 복잡한 반고리관이 침범된 두부 외상을 가진 사람의 경우이다.

임상가는 CRM 후에 진행하는 방법에 따라 다르다(Prokopakis, 2005). 일부 임상가는 가정 치료를 계속하고 3~5일 후에 환자를 재검사하지만 다른 환자들은 동일한 치료 기간 내에서 검사(그리고 필요한 경우 CRM)를 반복한다. 종종 이러한 결정은 환자의 중재의 인내력에 다르다. Hughes(2015)는 환자 중 47%가 1회의 조작을, 16%의 경우 2회, 21%의 경우 3회의 조작 후에 증상이 호전되었다고 보고했다. 이 장의 저자는 환자가 반복적인 조작을 견딜 수 있을 때, BPPV가 해결될 때까지 동일한 세션(필요한 경우 최대 5개의 CRM) 내에서 검사와 치료를 반복한다. BPPV 상태에 대한 교육용 유인물을 포함하여 CRM 이후의 가정 교육이 환자에게 제공된다.

BPPV에 대한 치료가 완료되면, 과거의 권장 사항에는 이사가 평형반으로 되돌아갈 확률을 높이기 위해 1일에서 2일 동안 활동 제한이 포함되었다. 활동 제한은 임상가에 따라 다르며 필수 사항은 아니지만 예는 다음과 같다.

- 편평하게 누워 있지 않는다. 적어도 45°의 거상을 유지한다.
- 경추 굴곡이나 신전과 같은 특정 두부 운동을 피한다.
- 침범된 부위에 눕는 것을 피한다.

최근 출판된 문헌에서 자세 제한의 이용이 논의되었다. Fife(2008)는 문헌의 면밀한 고찰을 수행했다. 연구에서 수행된 연구의 수준에 심각한 고려사항이 있었다. 두 개의 1등급 연구와 3개의 2등급 연구는 자세상의 제약을 사용하거나 사용하지 않은 CRM의 이점을 나타냈다. 이 연구는 자세 제한이 CRM 성공에 중요한 역할을 하는지 여부를 구체적으로 살펴보기 위한 것이 아니다. 여러 클래스 IV 연구는 자세 제한의 사용으로 인한 추가적인 이점을 보여주지 못했다. Fife(2008)는 CRM 이후에 자세 제한 사용을 지지하거나 책망하기에는(방법론과 학급 수준에 기초한) 증거가 충분하지 않다고 결론지었다.

또 다른 연구는 제한 기간(McGinnis, 2009)에 따라 CRM 이후의 환자 결과 및 자세 제한 사용에 대해 후향적으로 조사했다. 이 그룹은 Fife(2008)와 동일한 기본적 결론에 도달했으며, 환자의 결과에 대한 자세 제한의 영향 정도는 불확실하다고 언급했다. 그룹은(48시간이 아닌) 24시간 동안 똑바로 자세를 유지하는 것이 유리한 결과를 낳을 수 있다고 제안했지만, 향후 무작위 통제 연구가 제한을 한 사람들과 24시간 동안 자세 제한을 한 환자의 치료 결과를 비교해야 한다고 제안했다(Cakir, 2006; McGinnis, 2009).

Semont(1988)에 의해 개발된 **Semont(또는 Liberatory)** 조작법(그림 29-4)은 환자가 용인하기가 더 어렵다고 여겨지지만 후 마루 결석증 BPPV의 교정에 효과적이었다(Cohen, 2007). 환자는 처음에 치료 테이블의 가장자리에 앉는다. 영향을 받은 오른쪽 후 반고리관의 예를 들어, 환자의 머리는 왼쪽으로 45° 돌린다. 환자는 오른쪽 옆으로 눕는 자세로 이동하면서 머리는 돌리면서 눈은 천장을 본다. 비록 각각의 자세에서 소요되는 시간에 일치사항은 없지만, Semont(1988)는 처음에는 환자가 2~3분 동안이 위치에 머물러 있어야 한다고 주장하고, 다음에, 앉아있는 자세로 상방 아치를 그리면서 빠르게 움직이고 왼쪽으로 45° 회전하며 머리를 유지하면서 왼쪽 옆으로 눕도록 하였다. 이 최종 위치는 왼쪽 목 회전이 조작을 통해 유지되기 때문에 환자가 치료 테이블을 향해 아래를 향하게 한다. 환자는 추가 2~3분간 최종 자세를 유지해야 한다; 5분의 초기 추천은 더 이상 표준이 아니다(Brandt, 2013, Leigh, 2015). 이 치료법이 현기증 검사와 매우 유사하기 때문에 안구진탕증과 현훈증이 각각의 일시적인 위치에서 발생할 수 있다. 그 다음 환자는 원래의 앉은 자세로 되돌아간다.

두 가지 운동 사이의 최소 45초와 수평선 아래 20° 이상의 각도(Obrist, 2016)를 포함하여 다양한 임상 권장 사항이 Semont에 제안되었다. 제안된 다른 수정법으로는 4분(Herdman, 1993)씩 각 위치에 머물면서 약 1분 동안 질병 유발적인 위치에 있는 환자를 유지하고(Tusa,

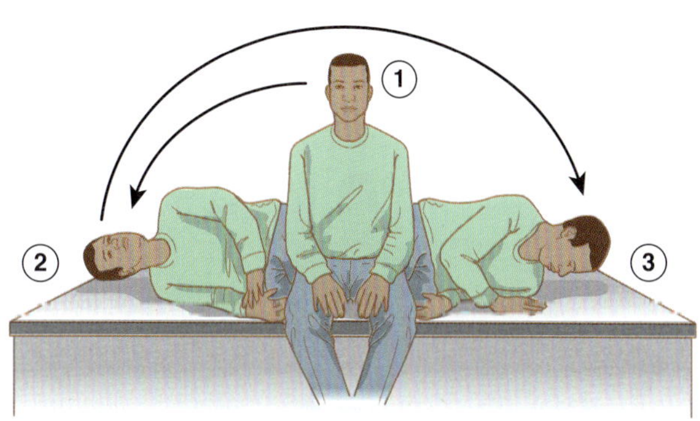

그림 29-4 환자가 2단계를 위해 누워 있을 때 머리를 영향을 받지 않는 쪽으로 돌린 오른쪽 후측관 마루 결석 대한 Semont 방법을 보여준다.

2005), 2분 동안 초기 옆으로 눕는 자세를 유지하고 3분 동안 최종 위치를 유지하는 것이다(Levrat, 2003). 전형적으로 CRM 이후 주어진 동일한 자세 제한은 Semont 기법으로 치료한 후에 주어진다(Gans, 2002). 전반적으로 연구에 따르면 Semont 기법은 1~2회의 방문에서 성공했지만 BPPV 실행 지침서(Bhattacharyya, 2008, 2017)에서 언급되지 않았다.

Brandt-Daroff 운동(그림 29-5)은, BPPV 자세 재배치법 이전에 Brandt(1980)가 개발한 것으로, 습관화 운동으로 간주되며 BPPV의 최후의 수단으로 임상가에 의해 재배치가 비효과적일 때 사용해야 한다. 이는 CRM이 1~2회의 방문에서 80% 이상의 성공률을 보이기 때문에 특히 중요하다(Helminski, 2010). Brandt-Daroff 절차는 Semont 조작법과 유사하지만 환자는 반복적으로 도발 위치로 이동해야 하며 중간에 멈춰서 머리 위치를 바꾸고 변경해야 한다. 시작하려면 환자가 머리를 45° 정도 회전시켜 치료 테이블의 가장자리에 위치시킨 다음 양쪽 눈을 감고 영향을 받는 쪽에 누워있게 한다(오른쪽 BPPV 예를 들어, 환자는 이제 머리를 왼쪽으로 45° 돌린 다음 속히 오른쪽 눕는 자세로 돌아간다). 환자에게 30초 동안 또는 현기증이 해결될 때까지 목 회전을 유지하도록 요청한 다음 환자를 중립 자세로 앉은 자세로 되돌려 놓고 약 30초 정도 기다린다. 마지막으로, 환자에게 영향을 받는 귀방향으로 돌리고 영향을 받지 않는 쪽(머리를 오른쪽으로 돌린 다음 왼쪽으로 눠워라)에 내려 놓는다. 이 위치를 30초 동안 유지하거나 증상이 해소될 때까지 기다린 다음 환자에게 앉은 자세로 되돌릴 것을 지시한다. 증상이 호전될 때까지 30초 동안이 자세를 유지한 다음 환자에게 앉아있는 상태로 되돌릴 것을 요구한다. 환자는 증상 유발 움직임에 대한 시스템을 둔감하게 만들도록 전체 조작을 여러 번 반복한다. 환자는 현기증이 없어질 때까지 홈 프로그램의 일환으로 이 활동을 계속하도록 지시받았다.

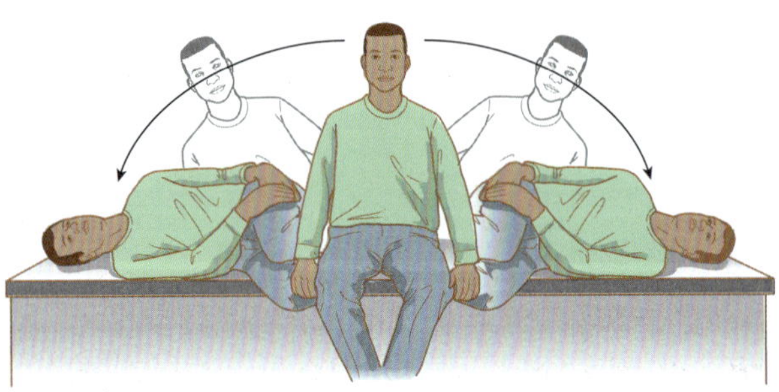

그림 29-5 습관화를 위한 Brandt-Daroff 운동.

원래, 이 순서는 현훈증없이 2일 연속으로 발생할 때까지 3시간마다 반복하는 것이 좋다(Roberts, 2006a). 그러나 보다 일반적인 임상 관행은 환자에게 하루에 세 번 10번에서 15번의 반복을 수행하도록 요구하는 것이다. 최근 연구에 따르면 CRM의 1주 후에 Dix-Hallpike 음성을 보인 환자는 80.5%에 불과했지만, Brandt-Daroff 운동(Amor-Dorado, 2012) 후에는 25%에 불과했다.

전방의 반고리관 BPPV에 대한 중재. 처음에는 전방의 반고리관 결석증 BPPV에 대해 "역(reverse) Epley"가 권장되었다. 예를 들어, 임상가가 전방의 반고리관 BPPV를 의심했을 때, Epley 조작법은 왼쪽 후 반고리관에 대한 순서대로 수행되었다. 그러나, 제안된 치료법은 명확하게 이해되지 않고 있으며, 전방의 반고리관의 위치를 고려할 때, 효과적이지는 않았다. 최근에는 문헌에서 다른 접근법에 초점을 맞추고 있는데, 그 중 하나는 전방의 반고리관을 후방과 동일하게 치료하는 것이다(Waleem, 2008). 따라서, 사례 연구를 고려할 때, 임상가는 오른쪽 후방의 반고리관에 대해 이전에 논의된 동일한 연속성에서 우측 전방 반고리관에 대한 Epley 조작법을 반복할 것이다. 연구는 표본 크기가 작지만(Jackson, 2007; Lopez-Escamez, 2005)이 방법으로 높은 성공률을 보였다.

전방 반고리관 결석증에 대한 또 다른 접근법은 환자에게 앉은 자세에서 시작하여 머리를 침범되지 않은 쪽으로 돌리도록 요청하는 것이다. 이 장의 사례 연구와 관련하여 임상가는 환자에게 머리를 왼쪽으로 45° 돌려 보라고 요청한다. 머리가 회전 상태로 유지되면, 환자는 머리 끝이 테이블 끝에서 30~45° 신전된 상태에서 앙와위 자세를 취하게 된다. 치료사는 이 위치에서 2분 동안 환자를 붙잡은 다음 환자의 머리를 0° 신전으로 보조하지만 회전하고 1분간 유지한다. 치료사는 계속해서 환자의 머리를 지탱하고, 30°의 각도로 목을 0° 회전시킨 상태에서 앉은 자세로 돌아오는 것을 도와준다. Kim(2005)은 이 기술로 치료한 환자의 80%에서 두 번의 치료 후 증상이 호전되었고 두 번 이상 치료한 경우에는 96.7%에서 호전되었다.

Yacovino(2009)는 머리의 회전없이 환자를 앉은 자세로 시작하여 이 접근법을 수정했다. 환자는 머리가 30° 신전된 상태에서 앙와위 자세로 보조되었다. 환자의 머리를 30초 동안 이 위치에서 지지하고 유지한 다음 환자의 목을 턱에서 가슴 위치로 신속하게 구부렸다. 이 위치는 30초 동안 유지되었으며, 목이 굴곡 상태를 유지하는 30초 동안 환자는 다시 앉은 자세로 되돌아갔다. Yacovino(2009)는 한 번의 치료 후 84.6%의 환자와 두 번의 치료 후 100%의 환자에서 증상이 호전된다는 사실을 발견했다.

전방의 반고리관 치료(Casani, 2011a)는 여전히 논쟁의 여지가 있으며 BPPV 지침에서 언급되지 않았다. 이전에 언급했듯이 성공률은 높았지만 표본 크기는 작았다. 또한 수정된 Epley접근법에서 게시된 연구에는 통제 그룹이 없었다. 환자를 위한 후 처치 지침은 임상가에 따라 다르지만 이전에 언급했듯이 이 장의 저자는 48시간 예방 조치를 지지한다.

전방 반고리관 마루결석증은 비교적 드물고 연구가 희박하다. 처음에는 Semont 조작법이 제안되었지만, 머리는 후방의 마루 결석증의 치료와 반대되는 영향을 받는 쪽으로 돌렸다. 예를 들어, 오른쪽 귀의 전방의 반고리관이 영향을 받는다면, 환자에게 머리를 오른쪽으로 45° 돌린 다음 테이블 가장자리에서 오른쪽 옆으로 누운 자세로 빠르게 이동시키게 한다. 1분 후, 머리는 오른쪽으로 45° 기울인 채로, 환자를 오른쪽 옆으로 누운자세에서 왼쪽으로 빠르게 이동시킨다. 자세를 1분간 유지한 다음 환자가 천천히 다시 앉은 자세로 돌아간다.

Jackson(2007)은 앞에서 설명한대로 CRM을 수행하는 것에 대해 논의했지만 유양돌기 진동 또는 Semont 조작법의 성능과 CRM을 추가했다. 특정 반고리관이 아닌 Brandt-Daroff 운동은 후방의 반고리관에 대해 설명한대로 수행되었다. 다시 말하면, 치료가 앞에서 설명한 접근법과 유사할 수도 있지만, 전방 반고리관에 특이적인 증거가 없기 때문에 특정 접근법을 제안하기가 어렵다.

수평 반고리관 BPPV에 대한 중재. 8장에서 논의되고 표 29-4에 요약되어 있듯이, 수평 반고리관의 롤 테스트는 보다 일반적으로 굴지성(geotropic)(땅쪽으로) 안구진탕증을 유발하고 바비큐 롤처럼 가장 종종 수평 반고리관결석증과 관련된다. 반굴지성(Ageotropic)(땅으로부터 멀리 떨어진) 안구진탕으로 때때로 언급되는 *천향(apogeotropic) 안구진탕증*은 수평 반고리관의 짧은(앞쪽) 팔에 있는 긴 팔 또는 반고리관 결석증에서 마루 결석증과 관련이 있다. 다음의 치료적 접근법은 반굴지성 안구진탕증에 대한 문헌에서 설명되어 왔다.

환자가 수평 반고리관 BPPV로 진단되면 치료 접근법은 후방 또는 전방 반고리관과는 구분되어야 한다. 역사적으로, 수평적 반고리관 결석증(Asprella, 2005; Tirelli, 2004)에 대한 **수평 롤 또는 바비큐 롤(또는 Lempert 방법)**이라 불려진다(그림 29-6). 이 조작법을 시작하려면 목이 20~30° 굴곡되고 환자의 귀가 테이블과 평행이 되도록 90° 회전시켜 환자의 자세를 바꾼다(오른쪽으로 기울어진 수평 반고리관 BPPV에 대한 오른쪽으로 향하여). 환자를 이 자세로 30~60초 동안 또는 안구진탕이 멈출 때까지 유지한다. 환자의 경추의 범위가 제한되어 있으면 임상가는 환자를 오른쪽으로 누운 자세에서 시작할 수 있다(오른쪽 목 회전과 함께 누운 자세와 비교). 안구진탕증 및 증상이 해결되면 천천히 환자의 머리를 90° 각도로 침범되지 않은 쪽을 향해 돌리고, 정렬하고 얼굴을 들도록 한다. 이 자세는 증상이 해결될 때까지 또는 30~ 60초 동안 유지한다. 그런 다음 환자의 머리를 침범을 받지 않는 귀로 90° 회전시킨다 그러면 침범받는 귀가 이제 천장을 향하도록 한다. 자세는 증상이 해결될 때까지 또는 30~60초까지 다시 유지한다. 다음으로 환자에게 머리와 몸을 같

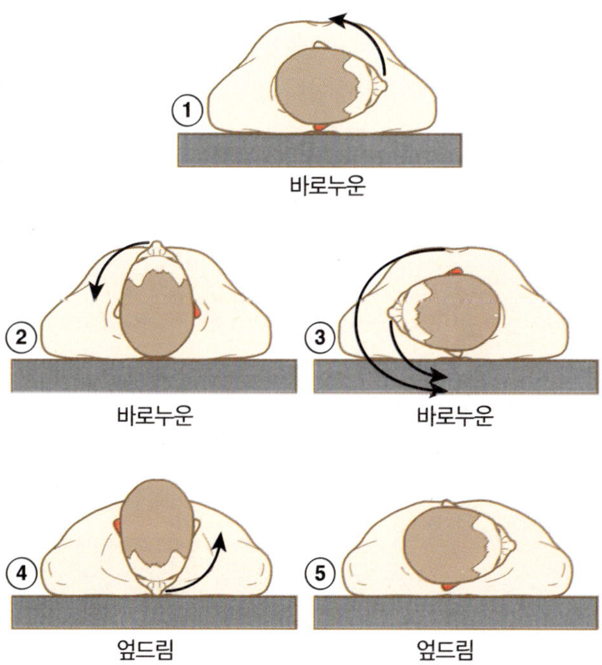

그림 29-6 오른쪽 수평관을 위해 표시된 수평 롤 및 바비큐 롤(Lempert) 기법. 이 그림에서 환자의 영향을 받은 귀(오른쪽)는 빨간색으로 표시된다. (A) 머리를 병변(오른쪽) 쪽으로 90° 돌린 상태에서 코를 옆으로 향하게 하여 시작한다. (B) 코가 위로 향하도록 머리를 반대쪽으로 90° 돌린다. (C) 코는 영향을 받지 않은 쪽(A 위치에서 180°)을 향하도록 하여 머리를 영향을 받지 않은 쪽으로 90° 돌린다. (D) 머리를 90°, 몸은 영향을 받지 않은 귀 쪽으로 180° 돌려 코가 아래를 향하도록 반듯이 누운 자세에서 끝낸다(A 위치에서 240° 끝). (E) 마지막으로 코와 몸을 아무렇지 않은 귀 쪽으로 돌리고 다시 시작 위치로 돌아간다.

은 방향으로 회전하도록, 침범되지 않은 쪽을 향해 회전시켜 환자가 약간 목이 굴곡이 된 채로 바닥(엎드린 자세 또는 팔꿈치로 기대어 있는 엎드린 자세)을 보도록 한다. 언급된 환자의 예에서, 임상가는 환자를 시계 반대 방향(오른쪽 귀에서 멀리)으로 이동시키는 것이다. 이 마지막 위치는 약 30초에서 60초 동안 또는 증상이 해결될 때까지 유지된다; 환자는 서서히 원래의 시작 위치로 다시 회전한다. 30초에서 60초 동안 또는 증상이 해결될 때까지 이 자세를 유지한다. 환자와 긴밀한 접촉을 유지하면서 머리 높이를 유지하거나 앉아있는 자세, 머리 높이를 유지하도록 하거나 20~30° 정도 약간씩 내려가도록 요구한다.

Appeni(2001)와 Gufoni(1998)에 의해 더 최근의 수평 반고리관 결석증에 대한 개입이 기술되었고, 수평 반고리관의 전방 또는 짧은 길이에 대한 **침범되지 않은 쪽으로** Appiani 기법 또는 **Gufoni 기법**으로 명명되었다.

그림 29-7에서 보듯이, 치료 테이블을 중심으로 환자가 가장자리에 앉아있는 상태에서 Appiani 또는 Gufoni 절차를 시작한다. 환자를 손상을 받지 않는 귀쪽으로 내려놓아라(오른쪽 수평 반고리관 결석증의 경우에 왼쪽으로 눕도록). 환자에게 2분 동안이 옆으로 누운 자세에 머무를 것을 요청한다. 그런 다음 환자가 얼굴을 아래로 향하게 하여(환자의 경우 왼쪽으로) 머리를 45° 돌려 2분 동안 다시 유지한다. 마지막으로, 환자를 앉은 자세로 되돌린다 (Mandala, 2013).

*수평 반고리관*의 마루 결석증에 대한 구체적으로 Appiani 또는 **Gufoni 조작법**의 변형은 그림 29-8(van den Broek, 2014)에 나타난 **Casani법**(Casani, 2002, 2011b) 또는 Gufoni라고 불리는 Semont 방법이다. 중립 자세로 머리를 유지하면서 의사의 손으로 지지하면서 테이블 가장자리에 앉아서 환자를 시작한다. 환자에게 즉시(환자의 경우 우측으로) 손상을 받는 쪽으로 눕도록 요청하고 머리의 지지를 유지하면서 환자의 목을 즉시(이 경우에 오른쪽으로) 환자의 목을 45° 회전시켜 코방향의 자세로 마무리한다. 이 자세를 2~3분간 유지한 다음 환자를 앉은 자세로 되돌린다. 마지막으로 머리를 중립으로 되돌린다.

Casani 조작법을 뒷받침하는 연구는 제한적이며, 수평 BPPV와 관련이 있는 귀가 후방의 반고리관 BPPV보다 정확하다는 증거가 적다. 일반적으로 수평적 반고리관 결석증에 대한 감염된 귀는 가장 강한 반응을 일으키는 측면 또는 자세방향으로 식별된다(표 29-4 참조). 그러나 마루 결석증에서, 반굴지성(ageotropic) 안구진탕증이 나타날 때 가장 적은 안구진탕증을 유발하는 위치가 손상을 받는 귀로 간주될 수 있다. 또 다른 특별한 상황은 환자가 오른쪽에 후방의 BPPV가 있을 때, 반대쪽 귀에 수평 반고리관의 침범이 있을 수도 있다. 합리적인 시간 내에 한쪽 치료가 효과적이지 않을 때는 반대쪽 치료가 권장된다. 그럼

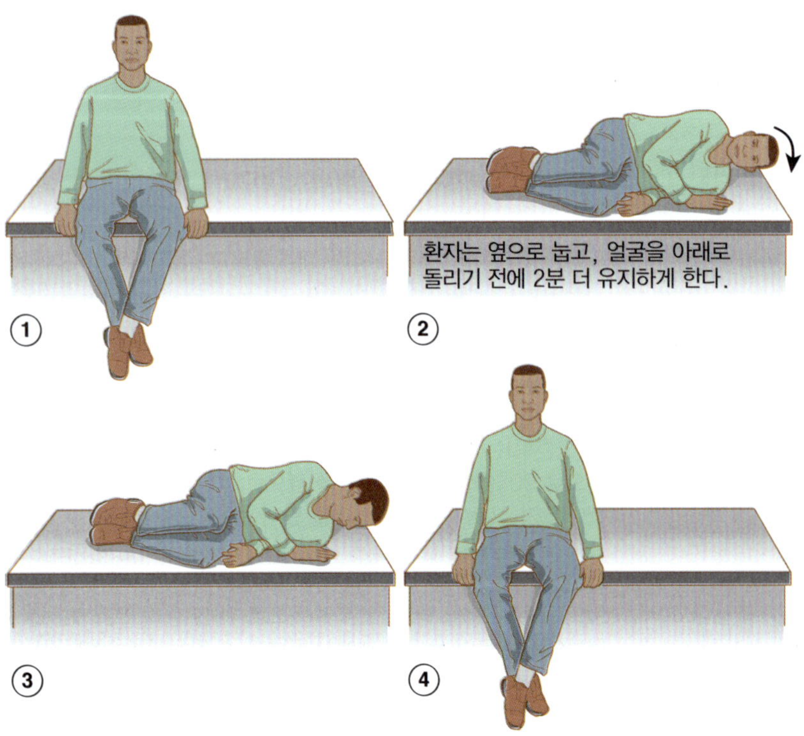

그림 29-7 오른쪽 수평관에 대해 표시된 Appiani 가동법(비환측에 대한 Gufoni) (1) 매트의 가장자리에 앉는 자세, 머리 중립, 코 전방 자세로 시작한다. (2) 아무렇지 않은 귀 쪽으로 옆으로 이동하여 코를 앞으로 한 상태에서 중립을 유지한 후 2분간 유지한다. (3) 그 다음 안쪽을 향하여 얼굴을 숙인 상태에서 재빨리 머리를 45° 정도 돌린 후 2분간 유지시킨다. (4) 머리는 여전히 영향을 받지 않은 쪽으로 45° 돌린 채 가장자리에 앉아 있고, 코는 병변에서 멀리 떨어져 있고, 마침내 코는 앞으로 중립을 향해 고개를 돌린다.

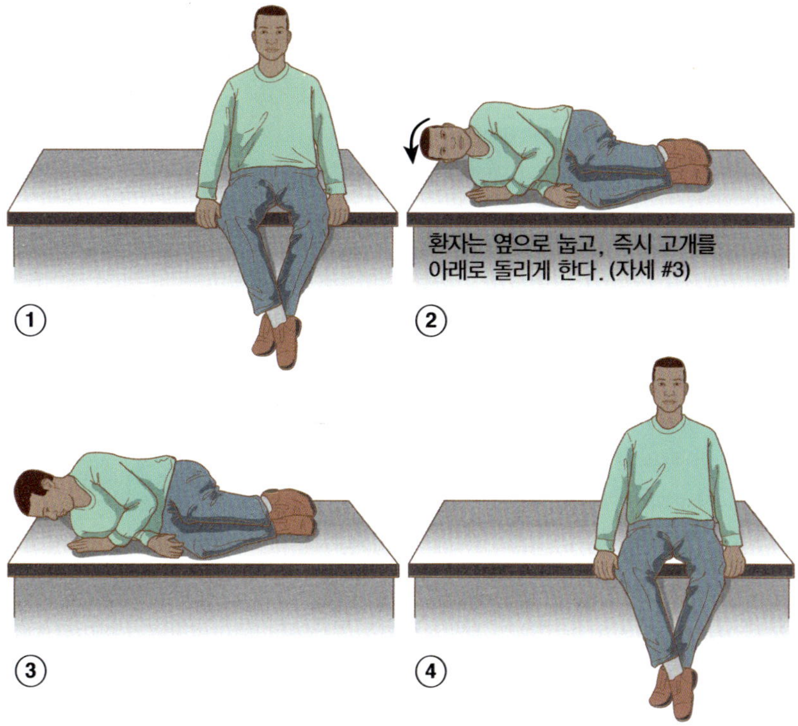

그림 29-8 우측 마루 결석에 대한 Casani 가동법(환측에 대한 Gufoni) (1) 매트의 가장자리에 머리를 중립으로 하고 코를 앞으로 하여 앉힌다. (2) 머리를 중립으로 하고 코를 앞으로 하여 환부를 향해 빠르게 옆으로 눕힌다. (3) 즉시 코를 숙인 상태에서 재빨리 환측을 향하여 45° 회전시킨 후 2분간 그 자세를 유지한다. (4) 머리를 45° 회전시키고 코를 병변 쪽으로 향하게 한 상태에서 다시 가장자리에 앉는다.

에도 불구하고 이 유형의 BPPV는 전방 또는 후방의 반고리관과 관련된 증상에 비해 매우 강한 증상을 일으킬 수 있기 때문에 수평 반고리관을 포함하는 재위치 설정 시 특별한 주의를 기울여야 한다.

강제 지속적 포지셔닝(Forced prolonged positioning)은 특히 환자가 노인 및 비만 환자처럼 바베큐 롤 조작에 필요한 자세를 수행할 수 없는 경우 수평 반고리관 BPPV를 치료하는 또 다른 기술이다(Chiou, 2005; Gufoni, 1998). 수평 반고리관 결석증이 있는 환자는 (1) 30-60초 동안 손상된 쪽에 누워서, (2) 앙와위로 회전하고, (3) 침범되지 않은 방향으로 회전하고, (4) 12시간 동안 이 위치에 있어야 한다(Vannucchi, 1997). 이것은 상상되는 바와 같이 널리 사용되는 기법은 아니지만 이 집단(Crovits, 2004; Han, 2006), 특히 바베큐 롤 중재(Casani, 2002)와 함께 효과적이었다. 수평적 반고리관 BPPV의 치료에서 Gufoni 및 바베큐 롤 조종과의 강제 장기간 포지셔닝 비교 결과, 유의하지 않은 성공률(즉, 장기 포지셔닝 시 76% 및 Gufoni의 경우 89%)가 성공적으로 나타났다. 그러나 각각의 조작법은 한번의 적용 후(Maranhão, 2015) 바베큐 롤(즉, 성공률 38%)보다 더 성공적이었다.

표 29-5는 각 반고리관의 침범과 BPPV(반고리관결석(canalithiasis)과 이석증(cupulolithiasis))의 유형에 대한 다양한 개입을 우선 순위로 둔다. Helminski(2010)는 BPPV에 대한 연구를 분석하여 연구의 질과 방법론을 조사했다. CRM은 후방의 반고리관 BPPV의 치료를 위한 효과적인 도구로서 연구원으로부터 수준 A 권장 사항을 받았다. Semont 조작법은 그 연구의 질과 방법론에 근거하여 C 등급의 권고인을 받을 가능성이 있는 것으로 다음으로 제안된다. 현재까지, Brandt-Daroff 운동은 유효한 증거(Helminski, 2010)에 따라 가장 효과가 적은 자가관리 치료법이었다. 수평 및 전방의 반고리관 치료(4등급 연구)에 대해 분석된 연구의 수준을 고려할 때, 제안된 기법은 중간 정도의 효과가 있는 것으로 보인다(Hansson, 2007).

환자의 BPPV가 자발적 회복의 결과 또는 경험있는 임상가의 치료로 해결되면, 환자는 잔여 균형 문제에 대해 계속해서 불평할 수 있다. 이 경우 전통적인 물리 치료 균형 교정이 적질하다. 운동 기법은 균형, 근골격계 및 신경근계의 기존 장애에 초점을 맞춰야 한다.

수술은 BPPV 치료에는 거의 사용되지 않지만 ENT의사(일반적으로 이비인후과 의사 또는 신경 외과 전문의)가 필요하고 수행할 수 있다.

생각해 볼 점 29.2

- 전정 재활 치료에서 양성 발작성 자세 현훈(BPPV)에 대해 이석의 재위치 조정이 언제 지시되는가?
- 전, 후 및 수평 반고리관 BPPV를 어떻게 구별할 것인가? 귀하의 개입은 관련 반고리관 결석증과 마루 결석증에 근거하여 어떻게 달라질 것인가?
- 다른 기술을 마친 후 환자에게 어떤 유형의 환자 교육 및 사후 치료 지침을 제공하는가?
  - 이석 재위치하기(Canalith repositioning)(Epley 방법)
  - Liberatory 방법
  - Brandt-Daroff
  - 바베큐 롤(Barbeque roll) 또는 수정된 Gufoni

BPPV에 대한 요약서

BPPV는 하나 이상의 반원형 반고리관에서 잘못 배치된 입자의 결과로 현훈증, 현기증 및 메스꺼움을 유발할 수 있는 일반적인 장애이다. 그럼에도 불구하고 1~2번의 방문을 통해 증상이 호전되는 비율이 높다. 그러나 임상가는 재발 가능성에 대해서도 알고 있어야 한다. 치료 후 첫 해에는 15%의 재발률이 나타나고 5년 후에는 50%까지 증가한다(Hain, 2000; Nunez, 2000). 자세 불안정성은 BPPV뿐만 아니라 추가적인 질환을 암시하는 다른 증상과 관련될 수 있다. 따라서 고전적인 BPPV 증상을 가진 모든 환자에게 포괄적인 검사와 평가가 권장된다.

특히 전정 재활 환경에 있는 임상가에 대한 최종 권장 사항은 첨단 기술을 사용하는 것이다. 예를 들어, 특히 반고리관이 관여될 수 있는지 확인하고 안구진탕증의 감별 진단(예; 급성 전정 병변 또는 중추신경계 병리)에서 가장 정확한 진단을 얻으려면 테크놀로지로 위치 테스트를 하는 것이 좋다(Strupp, 1998). 추가 진단 평가에는 적외선 비디오 고글을 사용한 위치 테스트가 포함될 수 있다. 이 검사는 안구진탕의 구성 요소를 관찰하는 데 가장 정확하다(종종 확대하지 않고 관찰하기는 어렵다)(Herdman, 2007). Frenzel 렌즈는 또한 안구진탕증을 볼 때 임상가에게 비용 효과가 높아서 또한 사용할 수 있다. ENG는 종종 전정 기능장애의 진단을 위한 "표준"으로 여겨지지만, BPPV에서 발견되는 안구진탕의 비틀림 성분을 적절하게 기록하지 못할 수도 있다(Molina, 2007). 물론 BPPV는 테스터의 임상 관찰에 의존하는 기술 없이도 정확하게 진단된다.

BPPV는 그 자체로 발생할 수 있지만, 일반적으로 다른 내이 장애와 함께 나타난다. 따라서 추가 균형 및 청력 검사는 BPPV의 근본 원인에 대한 포괄적인 정보를 제공할 수 있다. 환자가 이명, 청력 상실, 현훈증의 반복적인 호소, 자세 불안정성 또는 추가 신경학적 소견과 같은 추가 증상이 있을 때 근본적인 병리 현상이 고려된다.

환자 적용

수잔(Susan)은 76세의 여성으로서 "현기증"에 대한 주요 불만으로 병원에 내원한다. 그녀의 증상을 명확히 하기 위해 질문을 받았을 때 그녀는 "2주 전, 침대에서 내 오른쪽으로 굴러갔을 때 한밤중에 방이 돌기 시작했다."라고 말했다. 그때부터 Susan은 머리를 위로 향하게 하고 신발을 묶기 위해 앞으로 구부릴 때, 현기증(약 15초)의 짧은 에피소드를 경험했다고 보고한다. 그녀는 현기증의 에피소드 사이의 심한 불안정성을 부인하고 있지만, 그녀는 "균형을 벗어난"를 느낀다고 한다. 그녀의 초기 현훈증 이후, 그녀는 그녀의 PCP에 의해 보였다. 그녀의 의사는 중추신경계 질병 때문에 현훈증을 배제했다.

임상 결정 시 고려할 점

1. *수잔의 주관적 보고에 기초하여 물리치료 진단과 관련하여 어떤 가설을 세웠는가?*
2. *수잔에게 물어보기에 더 중요한 의문점은 무엇인가?*
3. *수잔의 검사에서 가장 좋은 물리치료법과 측정 방법은 무엇인가?*
4. *이 환자에게 적절한 목표는 무엇인가?*
5. *당신의 치료계획 중에 예견하는 중재는 무엇인가?*
6. *이 환자를 위해 무슨 교육이 중요한가?*

추가적인 전정계 재활의 장비

상호간의 컴퓨터 기술의 새로운 발전은 감각 운동 과제의 진행을 특징으로 하는 가상 현실(VR) 환경을 제공한다. 촉각 또는 진동 피드백 시스템을 사용하여 감각 피드백을 증가시키는 기술도 사용할 수 있다. 그러나 전정 관련 손상의 증거에 근거한 치료에서 이러한 새로운 기술의 역할을 문서화하기 위해서는 추가 임상 시험이 필요하다(Bromwich, 2008; Clement, 2007).

여러 유형의 안진 증의 분석을 포함하여 BPPV의 전정 검사, 평가, 감별 진단 및 치료를 위한 환자 배치를 돕기 위해 여러 컴퓨터 장치가 개발되었다. 그림 29-9에 표시

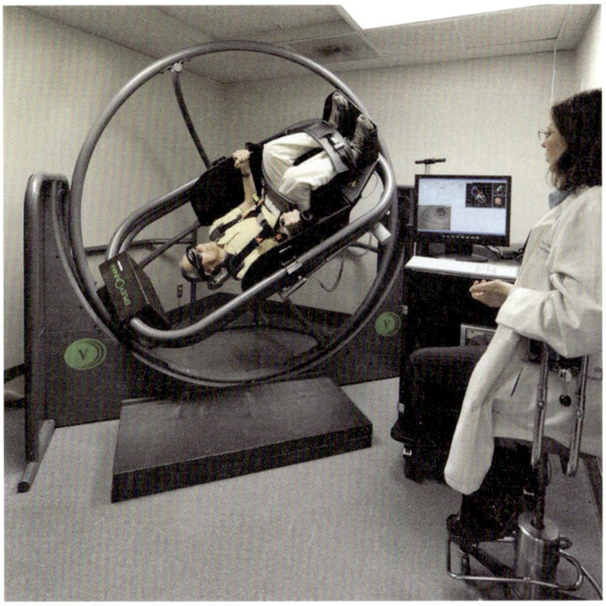

그림 29-9 Epley Omniax 의자는 표준화된 위치 시험을 용이하게 하는 컴퓨터로 작동하는 환자 위치 고정 시스템(즉, 환자가 다축 의자에 단단히 묶여 있음)이다; 환자 진단에 특화된 위치 조정 기법을 다시 만들어 진단을 개선하고 양성 발작성 자세 어지럼증에 대한 직접적인 개입을 강화하기 위해 비디오 안구진탕기록법과 함께 사용된다.

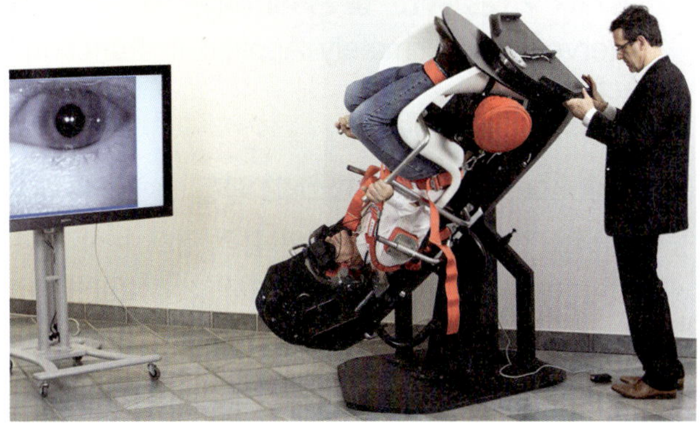

그림 29-10 TRV 의자는 우측 후방 관에 대한 Dix-Hallpike 가동법을 보여준다. TRV 의자는 양성 발작성 자세 어지럼증의 진단을 강화하고 치료의 효과를 높이며, 특히 수동으로 위치를 변경할 수 없는 사람에게 유용하다.

된 Epley Omniax 의자(Vesticon, OR, Portland, OR)는 다축 회전식 의자로 환자를 안전하게 배치하고 환자의 머리를 안정시키고 환자의 머리를 공간에서 아주 쉽게 움직이도록 한다. 이 의자는 중력에 비례하여 머리를 필요한 위치에 배치하기 위해 환자를 360°로 회전시킬 수 있다. 컴퓨터 시스템은 안진증을 기록하고 분석하여 임상 의사에게 감별 진단을 위한 고급 정보를 제공한다. 그런 다음 임상가는 자신의 BPPV 유형에 맞는 치료 기법을 통해 환자를 이동하도록 컴퓨터를 프로그래밍한다.

또 다른 전산화된 위치 확인 장치는 청력검사기(Interacoustics)의 TRV Chair이다(그림 29-10) 의자는 이상적으로 균형을 이루고 있으며, 지지 메커니즘을 통해 시험관들은 환자를 3차원으로 쉽게 이동시키고 환자를 전정 간섭(Cauthen, 2016)에 대한 임의의 위치에 놓을 수 있다. 전정 기관 검사와 관련된 자세한 내용은 적외선 고글을 통한 안진 분석과 관련된다. TRV 의자는 각 반원형 반고리관의 정확한 평면에서 360° 회전 운동을 허용한다. 분석과 치료를 하는 동안 환자는 앉아있는 자세를 유지한다. TRV 의자를 사용하면 BPPV 환자의 재활은 Epley, Semont 및 바베큐 롤과 같은 조작법을 포함한다. 이러한 운동의 효과는 운동역학 에너지를 추가하여 향상시킬 수 있다. 이것은 의자의 메인 암을 유압 정지에 대하여 구동함으로써 이루어지며, 이는 작은 이사를 자유롭게 하기에 충분한 힘을 생성할 수 있다. TRV 의자는 전통적인 반고리관 결석의 재위치 지정 절차(Tan, 2014)와 비교하여 치료 효능을 실질적으로 향상시키고 성공적인 재위치 설정을 위한 치료 세션 수를 줄일 수 있다.

VR은 전정 재활을 위한 응용 분야가 늘어나는 또 다른 분야이다. 시각 현상에 대한 민감도는 전정 기능 장애 환자에게 극도로 쇠약해질 수 있다. 식료품 쇼핑, 승용자 승차 중, 카페트에서 걷기와 같은 일상적인 활동은 참을 수 없을 성노이다. 최근에, VRT는 Wii Balance, 니스코 볼과 같은 컴퓨터 시스템과 기술을 사용하여 임상에서 시각 자극을 만들어 내도록 하고, 테블렛 앱 및 스마트 폰과 같은 다운로드 또는 유투브 상에서 찾을 수 있는 시각 운동 훈련으로 시각 자극을 이끌어 낸다. 2014년 Google은 환자에게 롤러 코스터를 타거나 파리를 걷는 등 시각적으로 3D 활동을 경험할 수 있는 Google VR(https://vr.google.com/)이라는 VR 장치를 만들었다. Samsung Gear VR도 이와 비슷한 장치이다. 이러한 시스템은 엔터테인먼트 용 "게임 장치"로 간주되지만 환자를 불편한 자극에 노출시키고 시각 장애에 대한 감도를 저하시키는 저렴한 비용의 재미있는 방법을 제공한다(Cauthen, 2016).

중재: 기능적인 활동에 최종적 적용
Intervention: Ultimately Applied in Functional Activities

재활 프로그램의 주요 목표는 일상활동 중에 환자의 기능적 능력을 향상시키고 전반적인 삶의 질을 향상시키는 것이다. 따라서 전정 재활은 초기 검사 중에 확인된 활동 제한 및 참여 제한과 관련된 환자별 기능적 과제를 다루어야 한다. 그리고 분명히 전정 기능 장애 환자는 다양한 기능적 업무에서 균형을 개선하는 데 중점을 둔다 (30장 참조)(33~37장 참조).

기능적 중재 Functional Interventions

기능적 결과는 기본 또는 고급 기능적 이동성 또는 환자 맞춤의 고난이도 숙련 기술 또는 여가 활동(Borello-France, 1999, 2002)을 포함한 특정 범주에 따라 평가할 수 있다. 임상가는 평가 중에 확인된 제한 사항을 해결하기 위해 중재안으로 다음과 같은 기능적 활동을 통합할 수 있다.

기본적 이동 기술

목표가 비정상적인 전정 반응의 영향을 줄이는 경우, 34장에서 논의된 침대에서의 이동(예; 굴림, 앙와위에서 앉기), 35장에서 논의된 기능 이동(예; 욕실 조작, 의자 이동) 그리고 37장에서 논의된 걸음 걸이(예를 들면, 편평한 표면이나 좁은 공간에서)를 포함한다. 기본적인 이동성 기술의 한계는 환자가 Motion Sensitivity Quotient에 응답하거나 이러한 기능적 기술을 수행하는 환자를 관찰함으로써 확인될 수 있다. 치료사는 환자에게 환자의 증상을 토대로 도전적이거나 증상을 유발할 수 있는 업무를 수행하도록 환자에게 지시할 수 있다.

진보된 이동 기술

고급 이동성 기술에는 고르지 않은 지형(잔디 대 자갈), 등반 스킬(계단 또는 사다리), 신체 자세 변화(예; 기기 또는 한 발 뛰기)와 같은 이동성이 포함될 수 있다. 이러한 고급 이동성 기술의 실습은 기능적 이동성을 향상시키고 낙상의 위험을 감소시키기 위해 통합될 수 있다. 케어 계획의 진전으로 적응 훈련은 전정 관련 활동을 계속할 수 있는 적절한 기능 이동성 기술에 통합될 수 있다.

전문 기술

특수 이동성 기술은 운전, 달리기, 높은 곳에서 작업하기, 독서 또는 컴퓨터 작업 또는 군복무와 같은 특수 직종을 포함한다(Cohen, 2003b, Hamish, 2009, Scherer, 2009). 환자가 이러한 기술을 수행할 필요가 있음을 확인하면 이를 모의 시험하는 활동이 치료 계획에 도움이 된다. 이러한 기술을 부분적으로 연습하거나 이러한 활동을 더 짧게 하는 교육은 전체적인 과제를 완수하는 방향으로 환자를 점차적으로 발전시킬 수 있다.

생각해 볼 점 29.3

- 전정계 침범 환자의 활동 제한 및 참여 제한을 이해하는 것이 중요한 이유는 무엇인가?
- 전정계 침범 환자의 중재 계획에 기능적 업무가 어떻게 통합될 수 있는가?

소아 치료 시 고려사항 Pediatric Considerations

최근 연구에 따르면 균형 장애, 어지러움, 진동 시 또는 현훈증이 있는 소아 환자에서 BPPV의 발병률은 20%이다(Batson, 2004; Rine, 2016). 감각 신경성 청력 손실을 동반한 어린이는 동적 시력의 결손을 보고되었다(Braswell, 2001). 그러므로 이 환자군에서 재활 치료를 시도하기 전에 완전한 전정계 평가가 중요하다(Rine, 2016). 소아에서의 BPPV 치료는 성인과 비슷하지만 특별한 고려 사항이 있다. 치료 전략은 이 장의 앞 절에서 설명한 적응, 습관 또는 대체를 강조해야 한다. 그러나 중재는 높고 균형 및 조화를 위한 시각적 또는 체감각적 피드백 발달이 지연되고 연관된 운동 장애의 높은 발병률로 인해 발달적인 자세를 포함해야 한다(Rajendran, 2012; Wiener-Vacher, 2008, 2012). 정상적인 전정 기능의 붕괴는 정체 및 동적 자세 조절 모두를 크게 방해할 수 있으며, 특히 아동이 전형적인 성인 균형 기술로 발달되기 전에 6세 미만인 경우에는 특히 그렇다. 사실, 어린 시기의 양성 발작성 현훈은 6세 미만의 어린이에게 특이한 상태이며 항상 자세나 움직임과 관련이 없는 증상이 특징이다. 아이는 정상적인 청력을 가지고 있고 안진이나 이명이 없어도 현훈증이나 구토의 급성 발작을 경험할 수 있다. 증상은 일반적으로 독감으로 잘못 진단된다. 그러나 증상은 ADL을 방해하기 위해 주기적으로 재발한다. 영향을 받은 아이들은 목표로 하는 재활에 잘 반응한다.

환자 적용

패트릭은 잘 발달된 5세 남성으로서 방금 유치원을 다니기 시작했다. 그의 부모는 2주 전에 명백한 상처없이 넘어졌다고 하였다. 그러나 그는 학교에서 칠판을 보는 데 문제가 있다고 불평한다. 그는 최근에 노는 중에 많이 넘어졌다. 그가 넘어지는 이유에 대해 질문할 때, 그는 아침에 침대에서 나올 때, 기분이 좋지 않고 속이 이상함을 느껴, 그는 아침 먹기를 거부한다고 말했다. 그의 부모님은 최근에 의사가 방문하였고, 실험실 테스트에서 아무런 문제가 없다고 하였다.

- *환자 치료계획과 팔로우 업*

적절한 반고리관 결석 재배치 절차가 도움이 될 수 있다. 치료 운동은 좋아하는 장난감을 시각적으로 추적하는 것을 포함할 수 있으며, 환자는 연령에 맞는 놀이 활동을 위해 시선 안정성, 균형 및 운동 활동을 촉진하기 위해 정적 및 동적 자세를 취한다. 6주간의 시선 안정 운동을 포함하는 프로그램은 세션 당 20분씩 일주일에 세 번씩 운동 점수를 향상시킬 수 있다 (Braswell, 2006; Rine, 2004).

- *환자 별 치료 계획 개발을 위한 고려 사항*

문제 리스트

1. *6세 미만, 발달 중인 균형시스템*
2. *증상의 발병과 관련된 학교에서 최근에 넘어짐*
3. *시야 응시 안정성 문제(학교에서 칠판을 보기 힘듦)*
4. *아침에 침대로부터 일어나면서 증상이 심해지고 때때로 구역질을 일으킴*
5. *최근의 넘어짐으로 균형과 협응의 장애 확인*

임상 결정 시 고려할 점

패트릭의 증후 및 그의 부모의 보고에 따르면, 물리치료진단과 관련하여 어떤 가설을 세웠는가?

1. *패트릭과 그의 부모님에게 어떠한 추가적인 질문이 중요한가?*
2. *환자의 검사에 가장 적합한 물리치료검사 및 조치는 무엇인가?*
3. *이 환자를 위해 나이에 맞는 어떤 목표를 설정할 수 있는가?*
4. *치료 계획의 일부로서 어떠한 중재를 예견할 수 있는가?*
5. *이러한 환자와 그의 부모님에 대한 어떠한 자가 관리 교육이 중요한가?*

중재: 치료외 시간과 퇴원에 대한 고려사항

Intervention: Considerations for Nontherapy Time and Discharge

VRT의 초점은 치료 세션 중에 증상 완화뿐만 아니라 환자의 자가 관리 및 더 나은 기능을 위한 생활 기술 향상에 대한 교육을 제공하는 것이다.

환자와 가족의 교육 Patient and Family Education

환자 교육은 재활 프로그램에 있어 매우 중요하다. 왜냐하면 환자는 실현된 모든 이득을 지속적으로 개선하고 유지하기 위해 규정된 운동을 일상적으로 스스로 연습하는 법을 배워야 하기 때문이다. 또한 가정에서 적절한 환자 관리를 보장하기 위해 가족이나 보호자에게 특별한 증상 관리 기술을 알려주는 것이 도움이 될 수 있다.

전정계 손상과 관련하여, 기대와 증상 관리에 관한 환자 교육은 전정계 기법을 통합하는 홈 프로그램과 더불어 특히 중요하다. 예를 들어, 적응 및 습관화 운동을 포함하는 가정 운동 프로그램은 짧은 시간 동안 증상을 악화시킬 수 있다. 환자가 이 가능성을 인식하지 못하면 프로그램이 회복 과정에 부정적인 영향을 미치고 있다고 인식할 수 있다. 반면에 전정 기관의 자극을 피하기 위해 환자는 운동을 언제 종료해야 하는지에 대해 교육 받아야 한다.

가정에서의 활동 Activities for Home

가능한 가정 활동에는 적응 훈련, 습관화 운동 또는 환자의 활동 제한 또는 참여 제한과 관련된 기능적 과제가 포함된 협응이 포함된다. 환자는 또한 가정에서의 균형 운동의 통합, 안전한 자세에서의 수행, 자세 불안정성 개선에 도움이 될 수 있다. 환자를 개별 목표에 맞게 진행시키기 위해 이동성 활동은 안전을 위한 감독과 함께 다양한 가정 환경에 통합될 수 있다. 예를 들어, 환자는 식료품이나 세탁물을 들고 있거나 가족과 함께 집에서 계단을 올라가거나 내려가면서 좁은 공간에서 신뢰를 연습하며 안전을 보장하도록 지시 받을 수 있다.

환자 적용

Missy는 현기증과 균형 감퇴로 클리닉에 내원한 53세 여성이다. 그녀는 매우 불안정한 느낌을 보고한다. 그녀는 2개월 전 박테리아 감염으로 아팠고 겐타마이신을 처방받았다. 그녀는 중추성 신경학적 결손을 배제한 그녀의 PCP를 보았다. 뇌의 자기 공명 영상 결과는 정상이었다. 미시의 약에는 levothyroxine, meclizine, 철분을 포함한 여러 가지 비타민, 비타민 D3가 포함된다. 미시의 목표는 3~5마일 정도 매일 애견과 함께 걷는 이전의 활동적인 생활 방식으로 돌아가는 것이다.

신체 검사는 정상적인 운동 범위를 나타낸다. 그녀는 사지에 5/5의 힘을 가지고 있다. 그녀의 외안근 운동은 안진이 없는 완전한 움직임을 보인다. Romberg 테스트의 결과는 음성이다. 그녀의 TUG 는 13.2 초이다. 미시는 보조 장치없이 운동을 하지만 운동 장애를 나타낸다. 그녀의 걸음 걸이는 100피트 내에서 균형 손실의 세 가지 에피소드로 넓은 기저면을 보인다. 미시는 근처 사물에 상지를 사용하여 스스로 잡을 수 있다. 추가 검사를 실시한 결과 좌, 우로 머리밀기로 단속적 운동이 보였고, 머리의 움직임에 따라 감소된 시력을 나타냈다. 감각 통합 및 균형 테스트를 위한 임상 테스트에서, 미시는 폼에서 대한 증가된 움직임을 보여 주었고 눈을 감은 상태에서 폼에서 균형을, 유지할 수 없었다.

미시의 병력를 감안할 때, 치료사는 그녀를 회전 의자와 온도 안진검사, 심전도 검사, VEMP를 검사하는 이비인후과 의사에게 소개한다. 온도 안진 검사는 양측으로 결손된 반응을 보여 준다. 로타리 의자 테스트는 0.5Hz 미만의 주파수에서 안구 운동을 보이지 않았고, 지속적인 속도로 초당 90°로 감속을 보이는 안진을 볼 수 있었다. 체위기록법에서 미시는 상황 5 (눈을 감아 움직이는 플랫폼)에 과도한 흔들림을 나타내며 상황 6(정확하지 않은 시각적 단서가 있는 변경된 플랫폼)에서 균형을 유지할 수 없다. VEMP는 양측에서 감소된 반응을 보인다.

감별 진단: 이독성에 이차적인 양측 전정 기능 장애. 미시는 전정 재활을 위한 치료로 돌아간다.

임상 결정 시 고려할 점

미시의 치료 계획을 보다 개별화하기 위해 알아야할 추가 정보는 무엇인가?

1. *이 경우 회복의 예후는 무엇인가?*
2. *이 경우 미시의 상태를 치료할 때 어떤 전정 재활 기술을 통합하게 되는가?*
3. *치료 세션에 통합하기 위해 어떤 환자 교육을 기대하는가?*

환자 적용

미시의 전정 재활(Vestibular rehabilitation)은 VOR X1 운동으로 시작하는 시선 안정화 운동을 포함한다. 미시는 서 있는 동안 VOR X1 연습의 1분 간격의 세 세트를 수평 및 수직 방향으로 완료한다. 미시는 증상을 약간 늘려 휴식을 취하면서 운동을 수행할 수 있다. 그녀는 집에서 서 있는 자세로 이러한 운동을 수행하도록 지시받았다. 미시는 운동 중에 어지럼증의 증상을 나타내지만 너무 심해지기 전에 멈추는 것이 중요하다는 교육을 받았다. 증상은 운동 후 30분 이내에 해결되어야 한다. 증상이 30분 이내에 해결되지 않으면 시스템이 과용되어 다음에 조금 시간을 단축할 수 있음을 지시한다.

물리 치료로 중재하는 동안 미시는 수평 또는 수직 머리 회전을 하면서 폼에서 걷거나 잔디밭에서 야외를 산책하는 등 다양한 표면을 통합하는 균형 훈련 활동을 수행해야 한다. 미시는 자세 변화가 그녀의 어지러움을 유발할 가능성이 가장 큰 것으로서 반복적으로 각 방향으로 5번씩 앙와위 자세를 요청함으로써 요법 운동에 도입된다. 미시는 앙와위에서 앉기를 반복하기 전에 증상이 사라질 때까지 기다리는 것이 좋다. 미시는 하루에 두 번씩 두 번 또는 세 번 반복하여 집에서 반복되는 앙와위에서 앉기, 앉기에서 앙와위로 하기의 치료 활동을 통합하는 법을 교육한다.

실습

이 장을 완료하고 추가 연습을 통해 다음과 같은 전정재활 중재기술을 수행할 수 있어야 한다.

- 적응 연습
  - VOR X1 및 VOR X2 보기 연습
- 대체/보상 연습
  - 두 대상 간의 능동적인 눈 머리 움직임
  - 기억 대상
  - Cawthorne-Cooksey 운동

실습 - 계속

- 습관화 연습
  - Brandt-Daroff 운동
  - 자극적인 위치/동작의 사용으로 개인별 맞춤 운동 개발
- Canalith 재정렬 방법
  - Epley 방법
  - Semont 방법
  - 바베큐롤(Lempert 방법)
  - Appiani(또는 영향을 받지 않는 쪽으로 Gufoni) 방법
  - Casani(또는 환측을 향한 Gufoni) 방법

복습

1. 어느 환자가 전정 재활 치료에 적합한지 어떻게 결정하는가?

2. 시력 저하 문제를 일으키는 전정 기능 저하 문제를 해결하기 위해 적절한 개입은 무엇인가? 이러한 시스템 목표의 중재가 예상 회복에 어떤 영향을 주는가?

3. 운동 감도와 관련된 전정 손상을 다루기 위해 어떤 특별한 개입이 적절한가? 시스템 목표 중재가 예상되는 움직임 관용에 어떤 영향을 미칠 수 있는가?

4. 양성 발작성 자세 현훈을 다루기 위해 어떤 특별한 개입이 적절한가? 환자에게 어떤 조작법을 적용할 것인지를 어떻게 결정할 것인가?

5. 활동 제한과 참여 제한이 전정 손상 환자의 치료 계획에 어떤 영향을 미치는가?

6. 환자의 중재 계획을 어떻게 진행시키고 환자가 언제 진전될 준비가 되었는지를 어떻게 알 수 있는가?

7. 전정 재활 치료를 받는 환자를 위한 환자 교육과 관련된 주요 구성 요소는 무엇인가?

8. 어떻게 소아과 환자를 위한 개입을 수정해야 하는가?

요 약

전정 손상에 대한 중재는 특히 환자가 말초 전정 기능 저하(편측성 또는 양측성)를 가질 때 적응, 대체 및 요법의 개념에 기반한 치료 전략을 포함해야 한다. BPPV를 위한 개입은 특정 반고리관 위치 재지정 절차를 포함하며, 가장 일반적으로 후방 및 전방의 반고리관의 결석에 대한 Epley 방법이다. 모든 전정 장애가 있는 경우, 시선 안정 및 전정 관련 자세 불안정성과 기능적 활동에 미치는 영향을 평가하고 해결하는 것이 중요하다. 이 장에서는 전정 재활의 기본을 제시하지만 진보된 전정계 재활의 추론 및 기술을 제시하는 코스가 있다.

균형 손상에 대한 중재

Interventions for Balance Impairment

제 30 장

■ 차유리

개요

학습목표

이 장을 마치면, 학습자는 다음을 할 수 있어야 한다:

1. 노화의 영향을 포함한 균형장애의 병리생리학을 인식하고 설명한다.
2. 특정 환자와 그 환자의 질병 또는 회복 단계에 맞는 균형 중재 계획을 설계한다.
3. 신체 구조/신체 기능의 근본적인 장애를 해결하는 균형 중재 계획을 설계한다.
4. 기능적 활동의 향상을 통한 점진적으로 요구되는 균형 중재 계획 실행한다.

서론 Introduction

17세의 폰은 운동 능력이 뛰어나고 활동적이었지만, 사고로 인해 외상성 뇌 손상에 대한 의학적 진단을 받았다. 그녀는 친구가 운전하는 자동차를 타고 있었고, 안전띠를 착용하지 않았다. 그녀가 탄 차는 시간당 45마일 속도로 시내 버스 측면에 부딪쳤다. 그녀는 차에서 튕겨져 나가 폐쇄성 머리손상으로 글라스고우혼수척도(Glasgow Coma Scale, GCS) 점수가 7점이 나왔고, 3일 동안 의식을 잃었다. CT 검사에서 왼쪽 마루엽 영역의 경질막밑혈종이 나타났으며, 왼쪽 이마엽의 뒷부분과 왼쪽의 마루엽의 앞쪽에 걸쳐 산재된 거미막밑출혈이 있고 특히, 피라밋로, 대뇌각, 다리뇌의 왼쪽 및 뇌줄기의 왼쪽과 앞쪽에서 백색질의 출혈성 병변이 관찰되었다(대뇌부챗살(corona radiata) 및 내측 슬상체). 이 손상으로 운동 장애가 나타났고, 폰의 균형능력이 저하되었다.

9장에서 자세하게 설명된 **균형**은 직립 자세에서 신체적 **평형** 또는 *안정성*을 유지하는 능력이다. 그것은 더 높은 인간의 신체적인 기능을 할 수 있도록 하는 것이다. **자세 조절**은 Horak(1987, p.1881)에 의해 "중력 환경에서 평형을 유지하는 능력"으로 정의된다. 정위 균형은 물리학 분야의 용어를 사용하여 기술할 수도 있다. 안정된 물체는 물리적으로 **평형**을 이루며 모든 부분과 환경 간의 균형 잡힌 상호 작용을 한다. 정위 반응 시에 균형을 유지하기 위해 하체 근육을 균형있게 사용하여 너무 멀리 앞으로, 너무 멀리 뒤로 또는 너무 멀리 기울이는 것을 피함으로써 균형이 이루어진다. 균형 또는 자세 조절은 우리가 수행하는 모든 정위 반응의 기술이 필수적인 부분이다. 우리는 심플하고 조용한 자세에서부터 극단적인 외부의 방해에 대해 서 있는 것에 이르기까지 다양한 기능적 작업 중에 신체를 똑바로 유지하기 위해 균형에 의존한다. 앉아 있든 서든 간에 균형은 모든 사회적 환경에서 관찰될 수 있다. 균형을 유지하기 위해 사용된 자세 조정은 거의 지각할 수 없는 것에서부터 매우 명백한 것까지 다양하다.

용어 *균형*은 과정/동작 또는 상태 또는 결과를 설명할 수 있다. 균형의 개념은 때때로 다른 용어를 사용하여 설명된다. **자세 균형** 및 **자세 조절**은 정위 자세를 유지하려는 균형을 설명하는 보다 일반적인 용어이다. ***평형 반응***이란 발달 과정에서 균형을 이루기 위해 특히 사용되는 용어로 정위 상태에서 균형을 유지하는 기능을 포함한다. 인간은 일반적으로 인생의 첫 해에 정상적인 발달의 일부로 감각과 운동 시스템의 통합 작용을 통해 균형을 잡기 시작한다.

균형 잡힌 시스템이 손상되지 않은 상태에서 조용한 자세로 조용히 앉아 있거나 서 있는 동안 좋아하는 책을 읽거나 백화점에서 분주한 구매자에게 부딪치지 않도록 방해받지 않고 서 있거나, 앉아 있을 수 있는 활동을 할 수 있도록, 연속적인 외부 문제에 직면할 수 있다. 우리는 또한 격렬한 자세 변화와 예기치 않은 축구시에 태클과 같은 외적인 상황에 대응한다. 놀랍게도, 이 중추 신경계 처리의 대부분은 잠재 의식 수준에서 매우 신속하게 이루어진다.

균형은 모든 정위적 기능적 작업의 핵심 요소이기 때문에 균형 장애는 대개 기능을 방해한다. 손상이 균형을 유지하는 능력에서 발생하면, 낙상의 위험이 증가한다. 개인이 자신의 개인 위험 증가에 대해 알게 되면 위험 수준을 낮추기 위해 의도적으로 활동 수준을 낮춘다. 전반적인 이동성 감소는 강도, 내구성 및 신경근 조절을 감소시킨다. 개인은 특정 삶의 역할을 완수할 수 없기 때문에 이것은 결국 장애가 된다. 예를 들어, 환자는 하체 운동 장애가 있어 뇌 손상 후 보행의 균형을 유지할 수 없다. 이것은 근육의 힘과 지구력을 감소시키는 불가동성을 야기할 수 있다. 이 모든 요인들이 걷는 능력을 손상시킨다. 그는 직업을 유지할 수 없으며 자기 관리 및 이동에 대한 많은 도움을 필요로 한다. 개인의 경우 안전 위험이 증가하고 낙상에 대한 두려움이 커져서 포괄적인 검사와 개별화된 치료적 개입이 필요하다.

균형 손상의 임상 특성

Clinical Picture of Balance Impairment

임상적으로 균형 장애가 있는 환자는 보행 보조기를 사용하여 안정성을 높이기 위해 기능 제한을 보완한다. 노년층에서 균형 시험에 대한 더 나은 수행은 일상생활의 이동성과 활동(ADLs)의 독립성과 관련이 있다(Era, 1997).

기능 장애의 중증도에 따라 균형이 감소된 사람은 다음과 같은 기능적 작업 중 하나를 수행하는 데 어려움을 겪을 수 있다. 앉은 자세에서 바른 자세를 유지하는 것; 앉아 있는 위치에서 이동하기; 앉아서 또는 옮기기와 같은 과도기적 움직임을 완료하는 것; 외부 방해없이 정적인 상태를 유지; 서 있는 상태에서 손뻗기; 바닥에서 물체를 들어 올리기 위해 쭈그리고 앉는 행위; 고르지 않은 표면 또는 위아래로 계단을 오르내릴 수 있다. 어린이의 경우 균형은 네발기기, 무릎을 꿇고 반 무릎을 꿇을 때 자주 요구된다. 이러한 활동 중 기능적 제한의 결과로 한 사람이 하나 이상의 삶의 역할을 수행하지 못할 수 있으며 장애인이 될 수 있다.

앞에서 설명한 기술을 정적 또는 동적으로 분류할 수 있는 것처럼 각 요소에 기여하는 균형 요소는 9장에서 정의된 정적 균형 또는 동적 균형으로 분류할 수 있다. 정적 균형과 동적 균형은 사람이 자세를 유지할 것인지 아니면 움직일 의도가 있는지에 따라 다양한 플랫폼(힘판)을 사용하여 평가할 수 있다(9장 참조).

균형 장애가 있는 환자의 경우 치료사는 몇 가지 중요한 목표를 가지고 있다.: (1) 안전 및 낙상 예방에 관해 환자를 교육하고, (2) 숙련된 개입을 통해 식별된 손상을 최대한 교정 또는 교정하며, (3) 치료가 완료될 수 없을 때 환자가 보상 전략을 습득하고 학습하도록 돕고, (4) 균형능력에서 환자의 자신감 증대를 시키고, (5) 환자를 ADL 및 균형 장애로 인해 손상된 것을 일상생활과 레크리에이션 활동으로 복귀시키는 것. 처음에는 주로 처음 두 작업에 중점을 둔다. 영구적인 장애(예; 완전한 척수 손상 또는 개선이 어려울 수 있는 다른 외상)가 있는 상황에서는 대안 전략, 패턴 또는 보조 장치로 초점이 이동한다.

균형 능력을 향상시키고 향상시키는 잠재력은 특히 환경 조작 및 연습(즉, 줄 타기)을 통해 장애 또는 제한이 없는 사람들에게도 존재한다. 건강한 사람들이 정기적으로 체육관에 가서 "정상적"이라 간주된 것을 뛰어 넘는 근력을 증대할 때 똑같은 원리가 나타난다. 균형에 관해서, Crotts (1996)는 무용수가 아닌 것보다 "감각적인 장애가 있는 조건 하에서, 전문 무용수가 중력에 반하여 자세를 올바르게 유지할 수 있었다"는 것을 보여주기 위해 CTSIB (Clinical Test of Sensory Interaction in Balance)의 한쪽 다리 지지 수정사항을 사용했다. 노인들은 특정 훈련을 통해 힘과 균형을 향상시키고 향상시킬 수 있는 능력을 가지고 있다(Granacher, 2011; Hess, 2005; Holviala, 2014). 그들은 또한 정적 균형 훈련(Jacobson, 2011)과 균형을 향상시키는 능력을 가지고 있다.

안전성 고려사항 Safety Concerns

불안정성은 내재적이며 손상된 균형이 환자의 문제 목록의 일부일 때 예상된다. 결과적으로, 환자의 균형 시스템의 성능을 평가할 때나 균형 조정 중에 치료사는 안전을 최우선으로 생각해야 한다. 치료사는 장애가 있는 계통에 스트레스를 가하고 도전적이고 불안정한 자세를 사용하여 환자의 몸 전체에 최적의 요구를 위치해야 하기 때문에 안전에 대한 주의는 균형 장애에 대한 개입 동안 특히 중요하다. 적절한 감시 기술을 항상 활용해야 한다. 보행 벨트 또는 안전 장치를 사용하거나 평행봉(parallel bars) 또는 반쪽평행봉(hemi-bars) 근처에서 작업하고 안정된 주거 근처 또는 벽 근처에서 작업할 때 안전이 유지된다. 이것은 환자의 안전을 극대화하고 치료사가 환자의 균형을 잃을 때 환자를 안전하게 도울 수 있는 능력을 보장한다.

치료사는 또한 합리적이고 편평한 미끄럼 방지 신발을 착용하고 한 발 서기와 같은 과도기 자세를 피하면서 넓은 기저면(BOS)을 유지해야 한다. 예를 들어, 균형 감각 운동 중에 한쪽 다리의 균형을 잡고 다른 쪽 다리에서 장애물을 밀어내는 치료사는 환자가 균형을 잃으면 반응할 수 있는 능력을 감소시킨다. 이것은 궁극적으로 환자를 위험에 빠뜨린다.

환자에게 안전에 대한 충분한 지지를 제공하는 것이 필수적이지만, 과도한 보호, 지지 및 지도는 운동 학습의 관점에서 해로운 것이다. 안전은 항상 최우선이며, 치료사는 외부 보조 측면에서 주의를 기울여야 한다. 균형을 이루는 감각 및 운동계에 대한 수요를 점진적으로 증가시키려면 이러한 활동 중에 상지 지지의 양을 줄여야 한다. 감소된 상지를 지지하는 연습은 환자에게 특히 사지와 관련된 시스템을 사용하고 통합할 수 있는 기회를 제공한다.

환자 적용

폰은 집중 치료를 포함하여 6주 동안 입원했고, 1주일 동안 인공 호흡기가 필요했다. 그녀는 의사가 ADL 훈련, 이동, 이동 및 착석 균형에 대한 신체 및 작업 치료 평가를 하기 전에 2주 동안 침대에 누워 있었다. 입원 후 6주 동안 입원 재활 치료를 받았다. 이 치료법은 폰의 일차 균형 장애에 초점을 맞췄기 때문에 그녀의 이동, 보행, 지구력 및 ADL에 관해서는 제한되었다. 그녀는 극적인 개선을 이루었다. 현재 그녀는 부모와 함께 집에 있기 때문에 가정의 건강 치료를 위해 당신에게 추천된다.

검사하는 동안, 폰은 일반적으로 당신과의 상호 작용에 쾌활하다. 그녀의 신체의 명백한 비대칭성, 늘어진 오른쪽 얼굴과 오른쪽 사지의 움직임이 감소되었음에도 불구하고, 그녀는 구두로 의사 소통을 할 수 있다. 그녀의 말은 어눌하고 힘들다. 그녀가 당신을 알게 되면서, 그녀의 가장 큰 관심사는 그녀의 친구가 그녀의 모습과 그녀가 걷는 방법에 대해 어떻게 생각하는지에 관해 이야기한다. 그녀는 고등학교 4학년이며, 이번 학년도 모든 수업을 간신히 마칠 수 있다. 그녀는 6개월 후에 졸업식을 두려워한다고 말한다. 왜냐하면 모든 사람들 앞에서 무대를 가로질러 걷는 것이 어색하기 때문이다. 그녀는 여전히 너무 쉽게 이동하며, 그녀는 자신의 걷는 모습이 다른 사람에게 부자연스럽고 "벗어난다"는 것을 깨닫는다. 그러나 그녀는 걸어 올라가서 자신의 손으로 졸업장을 쥐는 꿈을 가지고 있다. 그녀는 이 목표를 달성하기 위해 열심히 노력하고 있다. 그녀는 개인적인 목표를 포함하여 그녀에게 가장 중요한 것을 묻는 순간, "나는 올해 졸업할 것이고, 지팡이 없이 내 발걸음을 옮길 수 있을 정도로 균형을 잘 유지하려고 한다."

임상 결정 시 고려할 점

- *폰의 현재인지 수준(GCS 7)은 균형과 이동성에 어떤 영향을 미치는가?*
- *임상 의사 결정의 초기 단계, 특히 예후와 관련된 폰의 의학적 진단, 시력 및 중증도가 갖는 의미는 무엇인가?*
  지속적인 회복이 예상되는가? 이러한 결론을 기반으로 무엇이라 생각하는가?
- *재활에 영향을 미치는 다른 가족, 지원 및 가정/사회 문제를 확인한다.*
- *그녀의 진술된 개인 목표가 그녀의 우선 순위와 동기에 대해 무엇을 말해 주는가? 그녀의 개인 목표가 달성 가능하다고 생각하는가?*
- *환자-치료사 관계를 강화하고 현 단계에서 폰과 열린 의사 소통을 모델링할 수 있는 5가지 방법을 열거한다.*
- *그녀의 동기는 결과에 어떻게 기여할 것인가?*

균형의 해부학 및 생리학
Anatomy and Physiology of Balance

균형에 포함된 계통 Systems Involved in Balance

이 장의 정보를 사용하여 균형을 위한 중재 계획을 수립하는 동안 치료 전문가는 평형 유지가 인간 기능을 마주할 시에 가장 복잡한 계통의 상호 작용 중 하나임을 인식해야 한다. 또한 균형은 그 자체의 기능이 아니지만 모든 기능적 활동과 업무에 필요하다는 것을 깨닫는 것이 중요하다. 균형 장애는 9장에서 설명한 것처럼 여러 감각 및 운동 시스템의 상호 작용에 의존하는 복잡한 장애이다.

중재는 사람, 환경 및 업무 간의 불가분의 상호 작용을 의도적으로 조정하기 위해 개발될 수 있다. Horak(1987)이 묘사한 자세 조절의 세 가지 구성 요소는 (1) 생체역학적 구성 요소(압력 중심 [COP]; 그림 30-1)와 안정성 한계(그림 30-2); (2) 감각 구성성분(체성 감각, 시각, 전정); (3) 운동 구성 요소(발목, 엉덩이 및 발디딤 전략을 포함한 균형을 유지하기 위한 운동 반응). Horak(2009)은 6개의 구성 요소인 생체역학적 구속 조건, 안정성 제한, 예상 자세 조정, 자세 반응, 감각 지남력 및 걸음걸이 안정성을 갖춘 균형 평가 시스템 테스트(BESTest)로 이 하위 집합을 추가로 확장했다. 이러한 구성 요소는 9장에 자세히 설명되어 있으며 균형 조정 계획을 수립하는 동안 신중하게 고려해야 한다.

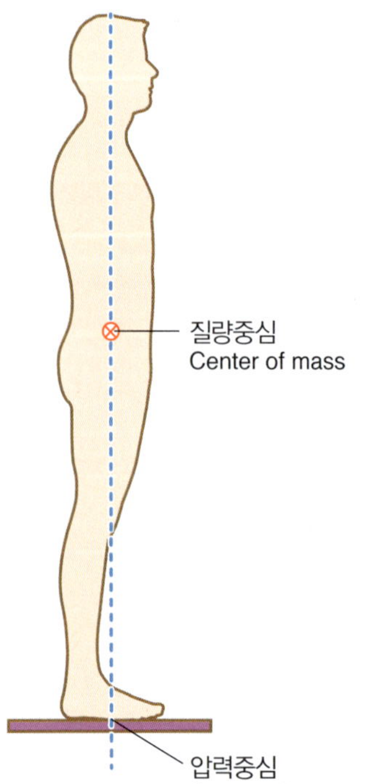

그림 30-1 선 자세에 대한 질량 중심(COM) 및 압력 중심(COP) 관계 도면: 바닥에서 중력선이 COM에서 직접 떨어지는 지점은 COP로 간주된다.

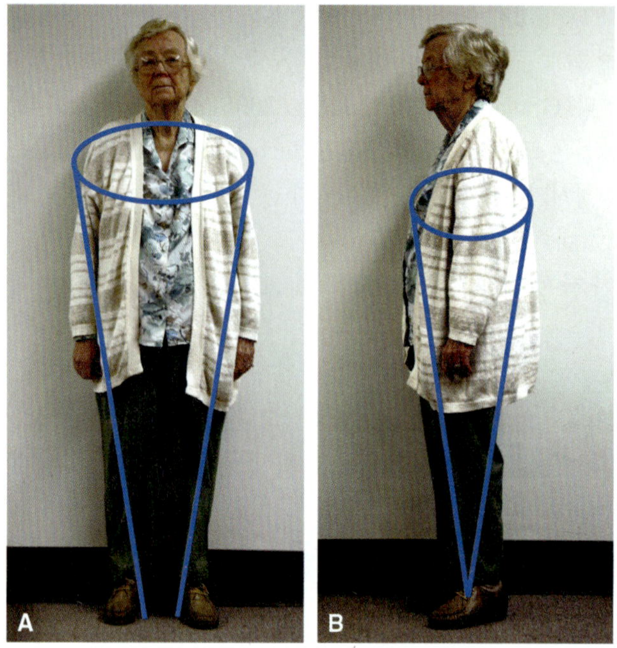

그림 30-2AB 안정 한계(LOS)를 원뿔 모양으로 표현한 환자의 사진(전측 및 측면도 포함)으로 균형을 잃지 않고 흔들 수 있는 정도를 보여준다.

3단계의 복잡한 운동 상호 작용 또는 3가지 균형 전략이 **발목 전략**, **힙 전략** 및 **스텝핑 전략**으로 기술되고 범주화되었으며, 모두 9장(Horak, 1986; Nashner, 1976, 1985, 1990)에 자세히 설명되어 있다. 개입의 관점에서 볼 때 "전략" 모델은 유용한 프레임 워크이지만 전략이 한 면에서만 연구되고 선택된 근육에서 EMG로 연구되었기 때문에 보편적인 응용이 제한될 수 있다. 개인은 종종 자세 상의 동요에 반응하기 위해 단독의 발목이나 엉덩이 전략 대신 전략의 조합을 사용한다(Chvatal, 2011). 동요의 방향이 아닌 질량 중심(COM)의 움직임의 방향과 타이밍은 어떤 전략을 선택 하는가를 지시한다(Chvatal, 2011). 우리가 선택하는 균형 전략은 우리 몸의 위치에 달려 있다. 예를 들어, 한발 들기 자세와 스쿼트 자세에서 균형을 잃으면 환자는 다른 전략으로 반응한다(Torres-Oviedo, 2010). 그러므로 실생활은 인간이 다양한 위치에서 균형을 잡아야 할 필요성을 요구하기 때문에 치료사는 다양한 위치에서 균형 반응을 훈련해야 한다(Torres-Oviedo, 2010).

몇몇 연구자들은 자세 조절이 형태학적 및 작업 제한에 따라 유연한 과정이라고 제안했다(Keshner, 1990). Horak(1997)은 균형이 "고정된 평형반사 세트에 기초한 것이 아니라 훈련과 경험에 적응할 수 있는 유연하고 기능적인 운동 기술에 기초를 두고 있다"고 결론지었다. 이러한 관찰은 기능적 균형을 향상시키기 위해 치료사가 개입하는 데 중대한 영향을 미친다. 이전에 설명한 균형 반응의 일반적인 전략을 이해하고 인식하는 것이 중요하지만 발목 전략, 힙 전략 및 발디딤 전략 이상의 것이 있다는 것을 인식해야 한다. 더 중요한 것은 이러한 운동 능력은 개입과 연습을 통해 향상되고 학습될 수 있다는 것이다(Horak, 1997). 그러나 과도한 학습은 실제로 적응을 억제할 수 있다(Keshner, 1990). 한 패턴의 반응을 반복적으로 강조하는 것은 반복적으로 한 가지 전략을 연습함으로써 환자가 한 가지 반응에 너무 익숙해 상황에 더 적합한 반응을 사용하고 적응할 수 없는 상황을 만들 수 있다.

생각해 볼 점 30.1

- 이전에 제공된 정보를 바탕으로 균형의 동요를 사용하여 자세 대응을 제공할 수 있는 운동은 무엇인가? 환자를 어떻게 배치하겠는가?
- 어떻게 하면 환자의 몸에 동요를 줄 수 있는가? 그가 서 있는 표면에 어떻게 동요를 할 수 있는가?
- 이러한 작업을 어떻게 정적 및 동적으로 완료할 수 있는가? 환자가 집에서 어떻게 이러한 운동을 안전하게 수행할 수 있는가?

생애주기에 미치는 영향 Lifespan Effects

발달학적 고려사항

균형 반응은 생애 첫 해 동안 정상적인 발달의 일부로 시작된다. 첫 번째 정위 평형 반응은 앉아있는 자세로 발달하며, 어린이가 가벼운 동요로 평형판에 앉았을 때 쉽게 관찰된다. 기울어진 상태에서 척추의 초기 곡선이 관찰되며, 높은 쪽을 향한 오목면과 같은 쪽의 사지의 외전이 관찰되며 둘 다 아니라도 체중 이동을 "위쪽"으로 시도한다. 안정된 표면에 조용히 앉아서 똑같은 몸통과 말단 반응을 관찰하는 동안 어린이를 부드럽게 가볍게 두드리면 동일한 반응을 볼 수 있다. 아이들은 4에서 5개월 사이에 앉아서 운동 반응에 대해 어느 정도 차별화된 순서를 나타내기 시작한다(Hartbourne, 1987). 독립적이며 지지되지 않는 앉은 상태는 대개 생후 6개월 이내에 볼 수 있다. 동적인 착석 균형은 먼저 7-8개월 사이에 발생한다. 기기에 필수적인 네발기기에서의 평형 반응은 9개월에서 12개월 사이에 시작된다. 서기에서의 평형 반응은 마지막으로 진행되며 처음에는 약 12개월에서 21개월 사이에 관찰될 수 있다.

보호 신전 반응은 평형 반응과 관련이 있다. 개인이 충분히 옮겨지고 균형을 회복할 수 없는 경우, 적절한 팔 또는 다리를 외전하거나 바깥쪽으로 확장하여 기저면을 재설정하고 신전하여 낙상을 방지한다(그림 30-3 참조). 보호 신전은 BOS가 새로운 COM 위치를 포괄하도록 넓혀준다. 하지의 보호 신전은 이전에 균형의 운동 측면으로 설명한 발디딤 전략과 유사하다. 보호 신전은 균형이 상실된 경우 개인을 보호하기 위한 안전 기능으로 COM이 BOS 밖에서 잘 움직여도 안정성을 회복할 수 있도록 한다. 방어 상실 반응은 상지에서 처음으로 발생한다: 옆으로 7개월, 뒤로 9-10개월. 서 있는 동안 하지의 보호 신전 반응은 15-18개월까지 볼 수 있다.

노화 고려사항

균형에 대한 잘 측정된 감소 사항은 일반적인 노화 과정의 일부로서 점진적으로 발생한다(Bohannon, 1984; Briggs, 1989; Kollegger, 1992; Thelen, 1997). 이러한 균형 감퇴는 고령자에서 손상의 증가와 뇌졸중 후(Teasell, 2002)에 발생률의 증가(MacRae, 1992; Shumway-Cook, 1997a)와 관련이 있다. 운동은 균형을 향상시키고 낙상을 감소시킬 수 있나(Shumway-Cook, 1997b). 노화와 함께 발생하는 시각, 전정, 체성 감각 및 근골격계의 특정 변화는 관찰된 균형 감소에 기여하며(Craik, 1993; Tideiksaar, 1986) "발의 적절한(foot-in-place)" 반응의 연령 관련 변화와 관련되어 있을 뿐만 아니라 "보상적 발판 운동의 통제에 심대한 연령 관련 장애가 있다"(Maki, 1996, p.635). 또 다른 연구에 따르면 나이든 노령층의 50%가 젊은 시각 장애인의 10%와 비교하여 시각 및 발목/발 입력 감소로 균형을 잃는 것과 마찬가지로 감각 기관에 더 많이 의존하고 있다고 한다(Wolson, 1993). 반응 시간의 증가는 노화와 함께 나타났다(Birren, 1979, Stelmach, 1985). 적절한 균형 반응을 위해 균형 보정이 800밀리 초 이내에 발생하지 않을 경우 낙상이 극명하게 나타난다(Jones, 1992).

연령과 관련된 균형 감퇴는 감각 체계의 중추 신경계

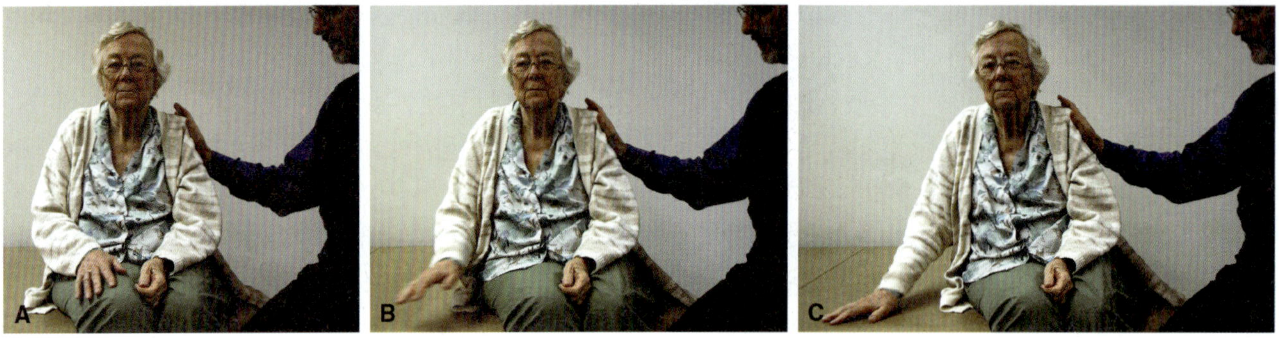

그림 30-3ABC 사진에는 낙상을 방지하기 위해 상지의 앉은 자세와 보호용 폄이 측면으로 펼쳐져 있다.

통합 및 지각의 방해, 또는 운동 출력 시스템의 손상과 관련된 세 부분의 손상과 연관되어 있을 수 있다. 이 계통에서 뉴런의 손실은 나이가 들어감에 따라 빨라지는 것으로 알려져 있다. 임상가를 위한 Rothstein(1986, 2003) 가설 기반 알고리즘에 근거하여, 치료사는 환자 중심의 개입에 대한 효과적인 임상 결정은 근본적인 장애에 대한 교육받은 추측을 공식화 해야 한다. 이것은 치료를 시작하기 전에 타당하고 신뢰할 수 있는 평가의 극명한 중요성을 다시 한번 강조한다.

병리학적 관련성 Related Pathology

흔한 병리의 신경해부학

Neuroanatomy of Common Pathologies

균형 손상은 신경근 재활 인구에서 관찰되는 가장 일반적인 장애 중 하나이다. 균형시스템은 최소한 세 개의 감각 시스템에서 입력된 정보를 기반으로 작동하며 뇌간 및 뇌 구조의 중앙처리 및 신경 운동계를 통한 출력을 통해 작동한다는 점을 기억한다. 따라서 이들 중 하나와 관련된 다양한 해부학적 구조의 병변은 균형 기능 장애를 일으킬 수 있다. 균형 손상은 그림 9-6에 요약되어 있고 다음 섹션에서 설명하는 것처럼 여러 가지 중추 신경계 위치에서 해부학적 병변을 수반할 수 있다.

감각 또는 운동 신경계 또는 중추 신경계 처리 센터의 해부학적 병변은 균형 장애를 초래할 수 있다. 균형 장애는 가장 일반적으로 뇌간, 소뇌, 운동 또는 감각 피질, 감각 기관(즉, 전정 시스템, 파시니안 소체) 또는 이러한 필수 영역을 연결하는 척수의 운동 경로 또는 감각 경로의 병변과 관련된다. 뇌간에 병변이 있으면 전정 기관이나 그 경로 또는 소뇌 경로가 파괴될 수 있다. 중추 또는 말초 전정 병리학(29장에서 자세히 논의됨)은 공간에서의 머리의 위치와 움직임을 정확하게 모니터할 수 있는 능력이 없어 균형이 잘 잡지 못한다. 어떤 유형의 전정 병리학은 다른 감각 정보와 충돌하는 정보를 가져와 균형 손실의 위험을 증가시킨다. 무의식적인 고유수용기의 소뇌 처리가 상실되기 때문에 소뇌 피질의 소뇌 병변, 깊은 소뇌 핵 또는 뇌간 소뇌 경로가 균형 장애와 관련될 수 있다. 체성감각 피질이나 감각 경로의 병변은 신경계가 환경과 관련하여 신체의 위치에 대한 불완전하거나 잘못된 정보에 반응하도록 강제되기 때문에 최적의 균형을 방해한다. 운동 피질 또는 경로의 병변은 특정 운동 반응을 프로그램하거나 수행할 수 없기 때문에 균형 감각과 관련이 있다.

의학적 진단 Medical Diagnoses

표 30-1은 균형 감각 장애가 문제 목록에 나타날 수 있는 일반적인 신경근육 의학진단을 요약한다. 균형 장애는 치료자가 재활을 위해 볼 수 있는 대부분의 신경근 진단의 공통적인 특징이다. 뇌 혈관 사고 또는 뇌졸중(허혈성 또는 출혈성)과 외상성 또는 무산소성 뇌 손상은 특히 운동 피질, 뇌간, 소뇌 또는 전정 시스템이 관련된 성인의 균형 장애와 관련된 가장 일반적인 신경학적 진단 중 하나이다. 실제로, 균형 장애는 외상성 뇌 손상과 관련된 가장 일반적인 장애 중 하나이다(Newton, 1990). 이것은 이전 섹션에서 나열된 두개 내 구조가 두개골의 내부와 너무 밀접하게 관련되어 있으므로 힘으로 인한 외상에 더 취약하기 때문에 발생할 수 있다. 또한 외상성 뇌 손상은 일반적으로 확산되기 때문에 다양한 구조의 손상이 일반적이다. 명확한 신경학적 징후가 없는 환자들 조차도, 정적 및 동적 균형의 손상은 외상성 뇌 손상 후, 힘-플랫폼 COP 진폭과 속도에 의해 측정된 것으로, 특히 전후방의 흔들림 및

표 30-1 균형 손상을 포함하는 신경근육의 의학적 진단

분류	진단
혈관질환	뇌혈관 사고; 뇌내 혈종
외상	외상성 뇌 손상; 외상성 척수손상(완전과 불완전); 외상성 말초신경 손상
종양	두개골 내 종양, 특히 전정 관여가 있는 소뇌/뇌간, 신경섬유종양, 척수종양
감염성/독성/염증성 질환	바이러스성 뇌염, 뇌수막염, 신생아 TORCH 감염, 납 독성(뇌병증), 횡골수염, 급성 염증성 탈수초성 다발성 신경병증(길랭-바레 증후군), 만성 염증 탈수초성 다발성 신경병증
퇴행성 질환	파킨슨질환(3-5단계)(Smithson, 1998); 알츠하이머 질환; 다발성 척추염, 프리드라이히 실조증; 척수공동증, 근위축성 축삭경화증
신경병증성	말초성 신경병증(당뇨병 또는 다른 대사 질환); 샤르코-마리 투스질환
발달성/유전성 장애	다운 증후군; 뇌성마비(경련성, 무정위성, 실조성); 발달성 협응 장애; 척추 이분증; 발작 장애; 근이영양증; 주위 결핍 과행동 장애

TORCH = 일반적인 신생아 감염: 톡소플라스마증, 기타, 풍진, 사이토메갈로바이러스, 헤르페스증

옆쪽의 흔들림이 50% 이상 증가하고 체중 이동 속도가 20% 감소한 것으로 문서화되었다(Geurts, 1996). 편마비 환자 105명을 대상으로 한 연구에서 좌측 편마비 환자는 우측 편마비 환자보다 독립적인 착석이 어려울 수 있다고 결론지었다(Bohannon, 1986).

뇌 손상으로 인한 편마비를 가진 일부 환자에서 발견된 서 있는 불균형의 한 특정 메커니즘은 **동측 밀기**(Pedersen, 1996), 외측 **뒤밀기**(Bohannon, 1998) 및 **반대측 밀기**(Karnath, 2003)로도 불리는 "푸셔 증후군"). 31장에서 논의되는 이 증후군은 지각 부진의 표현일 가능성이 가장 높다. 푸셔 증후군은, 심한 자세 불균형을 초래하는 영향을 받는 쪽의 편측 무시로 나타나며, 영향을 받지 않은 하지의 강한 신근 활동으로 서 있을 때 임상적으로 관찰된다. 결과적으로, 환자는 영향을 받은 쪽을 밀어나 기대어 있지만, 영향을 받은 쪽의 중력에 반하는 활동은 없다. Pedersen(1996)은 환자 표본의 10%에서 푸셔 증후군을 발견했으며 푸셔 증후군이 없는 실험자와 같은 목표에 도달하는 자세 불안정성 때문에 이 증후군이 3.6주간의 치료 기간 연장과 관련이 있다고 보고했다.

외상성 척수 손상으로 인해 불완전하거나 완전한 양측 하지마비 또는 사지마비가 발생할 수 있다. 사지마비에서 상, 하지 말단부의 손상과 양측 하지마비에서 하지의 말단부 손상의 영구적인 성질으로 인해, 앉아있는 균형이 특히 기능적으로 중요한 롱 시팅 자세에서 우선 순위가 된다. 불완전한 마비 및 사지마비 환자에서 보조기로 기능적 보행을 할 수 있는 잠재력을 지니고 있다면, 수정된 기립 균형(즉, 보조기 및 보조 장치)을 배워 서고 걷기에 포함시켜야 한다.

개인이 수명의 끝에 다다를 때 균형의 어떠한 악화된 양이 궁극적으로 기대된다는 것을 상기한다. 나이 관련 기능 장애가 신경근 병리와 결합될 때 노화와 함께 증가하는 발병률은 특히 심오한 균형 부족이 발생할 수 있다. 예를 들어, 이미 시각 및 전정 손상 및 근력 약화가 보이는 80세의 남성이 뇌졸중을 앓는 경우, 결과 균형 손실은 나이가 젊은 환자의 유사한 해부학적 병변과 관련된 것보다 더 심할 것이다. 젊은 사람은 또한 균형 회복 훈련을 통해 회복 가능성이 높으므로 더 나은 결과를 얻을 수 있다. 고령 인구의 동반 질환은 균형 장애를 다루는 치료적 중재에 중대한 함의를 지니고 있다.

적절한 검진 및 평가
Pertinent Examination/Evaluation

균형에 영향을 미치는 감각 및 운동 시스템의 검사/측정은 각각 5장과 6장에 나와 있다. 기능적 균형에 대한 시험 방법과 객관적 측정 방법은 9장에 설명되어 있으며, 앉은 자세와 서 있는 자세 모두에서 정적 및 동적 균형을 포함한다. 궁극적으로, 치료사는 균형 장애와 그에 따르는 안전 위험으로 인한 기능적 한계를 확인해야 한다. 균형 장애에 기여하는 근본적인 장애를 결정하기 위한 임상적 추론은 기능적 결과를 극대화하기 위한 최적의 치료 계획을 가능하게 한다(Rothstein, 2003). 임상가는 BESTest를

사용하여 균형 하위계통이 관련되어 있는지 결정할 수 있다(Horak, 2009). 많은 검사 방법은 최적의 치료를 결정하고 개선을 모니터하기 위한 미래의 측정과 비교하기 위한 자료를 제공한다. 긍정적인 변화를 문서화하는 것은 사후 평가 및 퇴원 계획의 개선 및 제3자와의 의사 소통의 목적을 설명하고 수치화하는 데 필수적이다. 표 30-2는 균형을 위한 객관적인 검사 방법을 요약한 것이다.

환자 적용: "환자에 대한 추가 정보"

큰 웃음을 지으며(왼쪽에 더 많이), 폰은 당신을 만나기 위해 쿼드 지팡이를 사용하여 집 앞에서 현관으로 나간다. 그녀의 언어 장애는 당신에게 분명하다. 그녀의 말은 약간 구음장애가 있고 어눌하다.

그녀의 정신 상태에 관해서는, 폰은 모든 결과를 생각하지 않고 상황에 자주 응답하면서 충동적이다. 그녀는 사람과 장소를 지남력을 가지지만 시간은 아니며, 인지 과정은 문제 해결이 느리고 심지어 단순한 질문에 조차도 느리다. 미니 정신 상태 검사 항목 10개에 대한 네 가지 오류는 그녀를 "경미한 지적 장애"로 분류한다. 그녀의 비언어적인 상호 작용과 의견은 종종 남성에 대해 부적절한 반응보인다.

검사와 절차:

- *뇌신경: 입의 오른쪽 쳐짐을 제외하고, 폰의 뇌신경은 손상이 없다. 그녀의 얼굴감각은 정상이다.*
- *감각: 신체의 나머지 부분에 걸쳐 감각은 작은 자극과 가벼운 터치에 대한 손상이 없다. 관절 위치 감각은 모든 사지에서 손상되지 않았다.*
- *관절가동범위(ROM): 수동 관절가동범위는 −5°까지 제한되는 오른쪽 발목 등쪽 굴곡을 제외하고는 제한이 없다.*
- *근긴장도: 경련, Ashworth 1등급은 오른쪽 상지(어깨 내부 회전근육)와 오른쪽 팔꿈치 굴근 및 손목 굴근에서 발견되었다. 오른쪽 고관절과 무릎 신근은 모두 Ashworth 1+경련성 고긴장도로 등급이 매겨지고 오른쪽 발목족저굴근은 Ashworth 척도에서 2로 등급이 매겨진다.*
- *근력: 수동 근육 검사는 어깨 관절과 신근에 대한 왼쪽 상지 및 왼쪽 하지 및 G−에 걸쳐 G+에서 N을 나타냈지만 오른쪽 상지 또는 오른쪽 하지에서는 격리된 운동 및 시너지 효과의 부재에 부수적으로 수행되지 않았다.*
- *운동 기능: 정상적인 격리 운동은 모든 왼쪽 상지 및 왼쪽 하지 근육 그룹에서 수행된다. 오른쪽 상지에서 폰은 전체 범위에 걸쳐 단독으로 어깨 굴곡 및 신전을 수행할 수 있다. 자발적인 팔꿈치 운동은 비정상적인 시너지의 발생으로 제한되며, ~1/4 범위만을 통한 단독의 팔꿈치 신전 및 ~3/4 범위만을 통한 신전된 팔꿈치 굴곡이 허용된다. 머리 위를 넘기는 도달은 비정상적인 시너지 굴곡 패턴을 통해서만 발생한다. 오른쪽 하지에서 비정상적인 시너지 효과는 앉아있는 엉덩이 및 무릎 굴곡을 방해하여 각 그룹마다 단 1/2 범위만 단독의 움직임을 허용한다. 엉덩이 및 무릎 신전은 처음 1/4 범위에서만 단독으로 된다.*
- *협응성: 경미한 운동 실조는 오른쪽 사지의 능동적인 운동으로 나타나며 오른쪽 상지 및 하지의 기능적 업무를 방해한다.*
- *전정계: 폰은 머리를 움직이는 동안 현기증, 회전 또는 머리가 아프다고 말하지 않았다. 회전이나 앉거나 서서 무언가를 잡으려고 거짓말, 돌리기, 굽힘에서 앉아 있다. VOR(vestibo-ocular reflex) 검사 또는 위치 자극 검사에 대한 안구진탕이나 비정상적인 반응은 없다.*
- *기능 상태: 폰은 이제 매트에서의 움직임과 함께 앉아서 둘 다 모두 독립적이다. 최소의 보조와 편측보행기(hemi-walker)를 사용하여 수정된 스탠드 앤 피벗(stand-and-pivot)을 통한 수평지면 이동이 가능하다. 앉았다 일어서기는 들어 올리는 힘이 아니라 균형과 안전을 위해 중등도의 보조가 필요하다. 폰은 편측보행기를 사용하고 균형을 위해 중등도의 보조를 요구하는 편평한 표면에서 25피트의 거리를 이동한다. 그녀 자신의 평균 보행 속도는 초당 0.19m(0.62피트/초)이다. 명백한 보행 편차는 오른쪽 유각기 단계에서 오른쪽 발목의 중립 배측 굴곡을 달성할 수 없다는 것을 포함하며, 이를 위해 그녀는 보다 큰 둔부 및 무릎 굴곡에 의해 보상한다. 보행 중 오른쪽 하지의 자체 유도 균형 오류는 지나치게 커질 때까지 수정되지 않으며 경우의 >50% 이상에서 단계별 전략이 필요하다. 정적 기립 균형은 F로 등급이 매겨진다. 동적 기립 균형은 P로 등급이 매겨진다. "Functional Reach" 측정 값은 8인치이고, 3미터 거리의 측정(TUG)은 40초 이며, Dynamic Gait Index에는 12/24의 점수이다.*

임상 결정 시 고려할 점

- *폰을 위한 치료 계획을 개발하기 시작할 때 제한된 기능의 측면이 개선의 가장 중요한 부분으로 평가되는가?*
- *앞서 언급한 평가 정보와 2장의 검사 챕터의 정상적 가치와의 비교를 사용하여 폰을 위한 활동의 기능 제한에 대한 우선 순위가 정해진 문제 목록을 고려한다.*
- *이 장의 초점은 균형 장애에 대한 치료이므로 기능적 문제 목록과 함께 폰의 균형 장애에 기여할 수 있는 평가에서 확인된 장기/계통 장애를 고려한다.*
- *폰의 의학 진단, 현재까지의 경과 및 상태에 기초하여 평형과 재활 잠재력을 더 향상시킬 수 있는지에 대한 일반적인 예후를 고려한다.*
- *폰의 치료 계획 수립을 안내하는 세 가지 기능적 목표를 고려한다.*

표 30-2 9장 요약된 균형 평가 방법

균형 평가	특수 평가 방법(9장 참조)
정적, 동적 앉기 및 서기	• 등급/척도 • 수행에 기반되는 평가
동적 앉기	• 개선된(앉기) 기능적인 도달 평가 • 앉기 평가에서의 안정성
정적 서기	• 최대 부하 평가 • 균형에서 감각 통합의 임상적 평가(감각기계에 집중) • 감각 조직 테스트(CTSIB와 같이, 활용되지만 자세검사법과 함께 수행되는 감각 시스템에 초점을 맞춘다) • 한다리 서기 • 컴퓨터로 기록되는 자세평가(힘-플랫폼 COP)
동적 서기	• 보행 속도 • TUG • 발걸음 평가 • 기능적 도달 평가; 다방향성 도달 평가(LOS) • 균형 및 이동성의 계층적 평가(HABAM) • 자세평가(힘-플랫폼 LOS) • 장애물 코스 • 4분면 발걸음 평가 • 4인치 넓이 걷기 • 동적 보행; 기능적 보행 평가
정적, 동적 서기	• 버그 균형 척도 • 실행지향 움직임 평가(POMA) - Tinetti • 균형 평가 검사(BESTest)
균형 자기-자신감	• 활동-특이적 균형 자신감(ABC) 척도 • 균형 효율 척도 • 낙상 효율 척도

균형 손상에 대한 구체적 중재 준비
Preparatory Intervention Specific to Balance Impairment

일반적인 접근법 General Approaches

치료에 대한 일반적인 접근법에는 모든 특정 치료 활동에 적용되는 원칙 및 광범위한 치료 과정이 포함된다. 이 절에서 설명한 접근법은 특정 치료 기술 및 기능적 치료 활동의 개발 및 적용을 안내하기 위해 사용될 수 있다.

균형 장애를 위한 개입을 디자인하기 위해서는 임상적 의사 결정에 몇 가지 질문을 고려해야 한다: 내 환자와 비슷한 개인과의 임상 시나리오에서 균형 장애에 대한 특수한 중재가 효과적이었는가? 비슷한 집단에 대해 약간의 확신을 가지고 치료의 효과를 추측할 수 있는가? 접근법과 기법을 비교할 때 다른 모든 것보다 우위에 있는가? 이 요법에 최적의 용량이 있는가?

너무 자주 이러한 질문에 대한 답변이 명확하지 않다. 균형 장애에 대한 중재가 신경 물리치료의 다른 분야보다 많은 지지를 얻고 있지만 대부분의 연구에서 노인 환자가 관련되어 있으며 신경근 질환 환자를 대상으로 한 연구는 거의 없다. 균형 개선에 대한 잠재력은 특정 전략, 기술 및 기법을 적용한 후에 정상이라고 간수되는 것을 뛰어넘은 균형, 좋은, 건강한 표본으로 입증되었다(Crotts, 1996). 적어도, 원칙적으로 이것은 균형 장애가 있는 노인 및 측정 가능한 균형 부족을 가진 신경근 질환 환자의 균형 개선 사례를 구축한다. 이것은 예상되는 신경 가소성 및 중추 신경계가 재구성되고 반복 학습을 통해 새로운 관계를 수립할 수 있는 능력과 관련하여 특히 중요하다. 평가 및 사정을 통해 치료사는 개별화된 치료 중재를 제공할 수 있다. 균형을 향상시키기 위한 치료는 신경학 또는 정형외과 기원의 급성 또는 아급성 증상을 가진 대부분의 환자의 재활 치료에 대한 고려 사항이다.

Bohannon(1999)은 급성 치료 환경에서 노인 환자의 절반이 물리치료를 받으면서 후방에 대해 균형을 잃고, 발을 따로따로 유지할 수 없었고 서 있는 균형을 잃게 되었다. 52명의 급성 재활 환자 샘플에서 초기 및 최종 평가(평균 17.5일 간격) 사이에 기능적 독립 척도(Functional Independence Measure) 점수와 기능적 독립 척도(Functional Independence Measure, FIM) 점수가 유의하게 증가했다(Bohannon, 1995). 주거 보호 시설에서 한 가지 기능적 활동을 수행하는데 어려움을 겪고 있으며, 균형장애를 가진 고령자에게 적어도 한 달 동안의 물리치료 후 균형 개선이 기록되었고 추가로 1개월간의 추적 관찰을 통해 유지되었으나, 반면에 보행 속도는 통계적으로 향상되지 않았다(Harada, 1995). 이것은 걸음걸이 속도가 향상되기 위해서는 치료 기간이 길어야 한다는 것을 나타낼 수 있다.

확립된 재활 과정에서 균형 손상을 위한 개입의 중요성과 함께, 우리는 구체적인 치료 활동에 적용되는 지침 원칙을 제시한다.

근본적인 손상 해결

균형 장애와 같은 복잡한 다중 시스템 손상이 근본적이거나 기여하는 장애 및 가능한 기여 요인을 확인하고 해결해야 한다(Campbell, 1997; Horak, 1990, 1997; LaBan, 1998; Rothstein, 2003). 개별 검사를 토대로 치료사는 균형 장애에 기여한 것으로 가정한 장애를 다룬다. 예를 들어, 하지의 위축은 낙상의 위험이 증가함에 따라 균형이 감소되는 주요 원인으로 논의되었다(Brill, 1999; Campbell, 1997; Chandler, 1998; Johnston, 1998; Verfaillie, 1997). 국소적인 하체 근력 약화가 균형 장애가 있는 환자에게서 확인되면 적절한 근육 그룹이 강화되어야 한다. 특별히 약점을 다루는 치료법은 22장에서 논의된다. 확인된 원인이 적절한 운동 반응을 방해하는 관절(즉, 발목)에서 제한된 움직임이 있을 경우 ROM 제한은 23장에서 논의된 대로 개선되어야 한다. 전정 기능장애가 자세 불안정성의 근본적인 원인으로 확인되면, 29장에 설명된 것처럼 전정 손상과 관련이 있는 치료가 제공되어야 한다.

치료사가 균형 장애를 제공한 일차적인 손상 요인을 개선하거나 교정하면, 그는 이러한 개선을 다시 기능적으로 가져와야 한다. 하지가 약한 환자와 일차적인 불균형에 원인이 되는 운동 장애를 가진 환자의 경우, 환자는 치료하기 전에 완료하기가 어렵거나 불가능한 작업에서 새로운 힘의 이득을 사용한다.

푸셔 증후군과 관련 균형 장애는 지각적 손상과 관련이 있기 때문에 이러한 형태의 균형 장애에 대한 구체적인 중재는 31장에서 논의된다. 운동 실조증, 운동 장애 조절 및 감각 결핍을 포함한 균형 장애와 관련된 다른 근본적인 장애에 대한 중재는 3부의 다른 장에서 찾을 수 있다. 흔히 조명이 좋지 않거나 바닥 깔개, 처방약 또는 집수리의 필요성과 같은 환경 요인에 기여하는 것이 다음 장에서 논의된 것처럼 환자 교육과 환경 개조를 통해 이루어져야 한다.

기여하는 계통의 변화를 위한 환경 조정하기

균형 유지가 다중 시스템 과정이라는 것을 이해하면, 치료의 특정 원칙이 나타난다. 일반적으로 치료사는 과제 또는 치료 활동을 선택하고 환경을 조작하여 기여 시스템, 특히 감각 구성 요소 또는 환경적 맥락을 변경해야 한다. 예를 들어, 제한된 시각적 입력이 가해진 반복된 활동 시도를 수행하는 신경 질환의 임상적 증거가 없는 노인 환자조차도 균형을 개선하고 균형 잡기에 적응했다(Judge, 1995). 시각이 체계적으로 제한되어 있기 때문에 이 효과가 다른 시스템의 적응에 기인한다고 지적했다. 아마도 개선된 능력은 다른 시스템의 증가된 요구와 관련되어 있으며, 중재하는 동안 이러한 시스템을 사용하는 연습을 위한 기회가 증가했기 때문일 것이다. 이것은 균형 잡기 재교육 과정에서 기능적 균형 활동에 도전하는 반복과 반복 연습의 중요성을 강조한다.

Shumway-Cook(1986)은 균형 감각 체계의 상호 작용의 중요성을 지적했다. 9장에서 설명한 균형 검사는 어떤 기본 시스템이 손상되었는지를 결정하고 균형 손상에 기여하는 데 도움이 된다. 9장에서 설명된 CTSIB는 균형 장애에 기여하는 내재적 감각 장애를 결정하는데 유용하다(Shumway-Cook, 1986). 예를 들어, 전정 장애가 있는 사람은 CTSIB 조건 5와 6에서 시각적 및 표면적 문제가 복합되어 흔들림이 심해지거나 심지어는 균형이 상실되는 경향이 있다. BESTest는 영향을 받은 균형에 관한 하위시스템을 결정하는데도 도움이 된다(Horak, 2009). 정상

기능을 방해하는 기능 장애 구성 요소 시스템 또는 시스템을 확인한 후에는 치료 계획을 구체적으로 설명해야 한다.

환자의 균형을 개선하기 위해서는 손상된 기본 시스템을 사용하는 연습을 반복하면서 기능 장애가 있는 시스템에 자극하고 스트레스를 가해야 한다. 중추 신경계 재구성 및 운동 학습을 위한 잠재적 기회가 있는 역기능 시스템에 더 큰 요구를 하기 위해 손상되지 않거나 작동하는 시스템(다음 단락에서 자세하게 설명됨)을 제거한다. 예를 들어, 환자는 "시각적으로 의존적"일 수 있으며, 자세 조절을 위한 시각 입력에 지나치게 의존하며 아마도 전정기관의 손상과 관련될 수 있다. 이 환자에서 초기 치료 전략에는 통제된 환경에서 적절한 균형 전략을 결정하기 위해 다른 감각 시스템을 사용하는 연습을 촉진하기 위해 시각적 입력을 방해하거나 제거하는 것이 포함될 수 있다. 유도된 불안정성 때문에, 이러한 활동 중에 환자를 적절히 보호하는 것이 필수적이다.

각 감각 체계를 불리하게 만드는 가능한 방법은 표 30-3에 요약되어 있다. 전정기관은 이득을 만들어 내는 것이 가장 어렵고 시각과 전정 시스템이 상충되는 정보를 제공하는 환경적 상황을 만들어내는 것이 가장 좋다. 치료사로서 다양한 정렬 자세에서 환자를 눈을 가리는 것과 보다 기능적인 활동을 준비하는 간단한 활동과 같은 감각 체계에 불리함으로 균형 장애를 치료할 수 있다. 발달 진행은 환자가 할 수 있을 때 BOS를 좁히는 것과 같은 변형을 통해 네발기기, 무릎 꿇기, 반 무릎 꿇기, 앉기 또는 서기를 통한 진행을 포함한 전반적인 일반적인 치료 틀로 이어질 수 있다.

심폐조절 강화

신체 운동, 컨디셔닝 및 지구력 훈련은 각각 능력 균형에 대한 자연적 과제를 제공하기 때문일지도 모르지만 노인 개인들 사이의 균형 향상과 관련이 있으며(Buchner, 1997; Era, 1997), 균형 손상을 방지하거나 균형 부족을 해결하기 위해 심폐 조절이 제안되었다. 따라서, 균형 손상을 방지하거나 균형 부족을 해결하기 위해 심폐 조절이 제안되었다. 아마도 조절 활동이 매우 활발하고 자기 유도변화에 대한 빠른 움직임과 조정을 수반하기 때문일 것이다. 적어도 한 연구는 양호한 균형이 기능 이동성과 ADL 기능의 성능 향상에 기여한다는 결론을 내렸다(Era, 1997). 심폐 피트니스를 개선하는 치료 활동에 대한 자세한 내용은 35장에서 논의한다.

환자의 전반적인 건강 상태에 대한 초점의 일환으로, 대부분의 치료 계획은 개인의 건강 증진을 위한 지구력 활동을 포함한다. 컨디셔닝 및 지구력 활동은 종종 COM이 안정성의 한계를 향하거나 일시적으로 초과하여 직립 자세에서 능동적이고 리듬감 있는 움직임을 수반한다. 무작위 통

표 30-3 균형에서 감각계를 불편하게 하는 방법

감각계	김각계에 자극을 주는 방법
시각	• 환자로 하여금 조명이 희미한 실내를 걷게 한다. • 환자에게 왜곡 안경을 착용하게 하거나 바셀린으로 코팅하거나 구겨진 플라스틱 랩(키친 랩)으로 덮은 보안경을 대신 사용하도록 한다. • 환자가 눈을 감고 걷도록 한다(간헐적 또는 완전히). • 안대를 사용하여 시야를 없애도록 한다. • 기능적 과제 중에 비기능적, 비리듬적 안구 운동을 실시한다. • 부정확한 시각적 피드백을 제공하는 환경의 힘 플랫폼 사용
몸감각	• 평형 보드나 로커 보드 같은 불안정한 표면에 환자를 서게 한다. • 환자를 BAPS 보드처럼 불안정한 표면에 서게 한다. • 환자를 두꺼운 폼 매트와 같이 불안정하고 유연한 표면에 서게 한다. • 환지기 트램펄린과 같이 불안정하고 탄력 있는 표면에 서 있도록 한다. • 환자가 야외에서 풀이 무성한 지역을 걷게 한다(풀 뭉치, 땅 파진 곳).
전정	• 기능적 작업 중 비정상적인 정적 머리 위치 적용 • 기능적 작업 중 비정상적인 머리 움직임이나 몸 돌림을 시행한다.

* 분명한건 환자들에게 이러한 활동을 요구할 때 넘어짐을 예방하기 위한 적절한 안전성 주의를 취하는 것이 중요하다. 이를 위해 적절한 보호나 보행 벨트, 그리고/또는 안전용 하니스(harness)를 사용한다.

제된 실험에서, 3개월 동안 일주일에 세 번 감독된 운동 후 걷기와 유산소 운동 활동은 균형 측정 개선에서 고정된 사이클링보다 우수했고, 따라서 노인 인구에서 낙상 위험을 감소시켰다(Buchner, 1997). 자전거 타기가 앉은 자세인 반면, 걷기와 에어로빅 둘 다 똑바른 자세로 일어난다는 사실로 이 차이를 설명할 수 있을 것이다. 어떤 유형의 자기 주도적인 운동이든 3개월 후에 개선된 균형은 유산소 운동 그룹에서만 중요하게 남았다. 전반적으로, 저자들은 걷기가 모든 주요 결과(지구력, 근력, 걸음걸이, 균형, 건강 상태)의 최소 한 가지 척도를 개선했기 때문에 낙상 예방에 가장 유용한 것으로 보인다고 결론내렸다(Buchner, 1997). 유산소 트레드밀 훈련을 포함한 이러한 활동은 신경근육질환 환자들의 심폐상태뿐만 아니라 균형장애를 치료할 수 있다(Smith, 2000).

정신적 연습 장려

정신적 연습은 운동선수에서 재활 환자에 이르기까지 개인의 신체적인 성과를 향상시키는 것으로 생각된다. 관념운동성 촉진은 원래 자세와 신경근육 패턴을 바꿀 수 있는 가능성을 가진 상상된 움직임으로 설명되었다(Sweigard, 1974년). 실험적으로 사용되어 온 정신 연습은 이상적인 시각 및 운동 감각 정신 이미징을 활용하는 것을 포함하고(Fansler, 1985) 신체적 과제의 정신 실천, 특히 반응 균형, 노인 인구에서 운동 성능 개선을 포함한다(Fansler, 1985). 자세 불안정 환자에서 이러한 적용에 대한 추가 연구가 임상 환경에서의 가치를 명확히 하기 위해 필요하고 특히, 실제 실무와 결합하거나 준비한다.

한 가지 가능한 적용은 기능적 활동의 초기 정신운동 연습 이전에 균형잡기 과제를 수행하는 것이다. 예를 들어, 여러분은 환자에게 눈을 감고 "캐비닛 선반 뒤쪽에서 무언가를 집으려고 손을 뻗는 동안 왼발을 뒤로 한 채 오른발로 서 있는 모습을 상상한다"고 여러 번 말할 수 있다. 반복을 통해 다양한 동작을 구현하기 위해 동일하거나 유사한 작업의 실제 운동 연습을 통해 이 활동을 수행할 수 있다. 기능적 균형 과제의 정신적 실천은 가정 활동 프로그램의 일부가 될 수 있으며, 특히 독립적으로 수행했을 때 환자를 넘어질 위험이 있는 자세나 위치에 대해 더욱 그러하다. 한 번에 두 명의 환자를 치료하는 것이 일반적인 입원 재활 환경에서도 효과적인 시간 관리 기술이다. 한 환자와 함께 작업하는 동안 다른 환자는 쉬는 동안 정신 영상을 연습할 수 있다. 증거는 이러한 접근방식을 뒷받침한다(Driskkell, 1994). 가상현실을 이용하는 것 또한 가능성이 있다. 특히 자전거(Deutsch, 2004; Whitney, 2006; You, 2005) 및 운동 가상 시스템과 가상 현실 기술을 결합한 가상 사이클 시스템은 자세 균형 제어를 개선할 수 있다.

점진적인 회피 보조

균형 문제의 치료에 있어 필수적인 원칙은 치료사가 안전과 성공을 보장하기 위해 필요한 만큼의 보조와 도움을 제공해야 한다는 것이다. 동시에, 이동 조절 원칙을 사용하는 개입의 관점에서 보조 및 보조를 환자로부터 점진적으로 회피하여 관련 시스템에 대한 요구를 점진적으로 증가시켜야 한다(Fall, 2004). 이 회피는 개인에게 필요한 균형 전략을 연습할 수 있게 한다. 역설적으로 보이는 이 두 가지 원칙을 각 환자에게 적절히 적용해야 한다. 예를 들어, 체중 지지 보행 훈련에서는 체중 지지 수준이 높은 단계 동안 환자의 균형 시스템에 어떠한 요구도 하지 않는다; 체중 지지율 감소에 대한 진행 없이, 하지 조절은 개선될 수 있지만, 환자는 균형 전략과 반응을 연습할 기회가 없다.

치료사의 도움은 시간이 지남에 따라 점차적으로 줄어들 수 있다. 그림 30-4와 같이, 치료사는 몸쪽지지에서 점차적으로 먼쪽 지지와 더 적은 보조로 진행할 수 있다. 환자가 몸통을 적절히 조절 할 수 있을 때 엉덩이에서 몸쪽지지를 제공하거나, 몸통조절을 위해 추가 보조가 필요한 경우 어깨를 지지할 수 있다.

지지대가 먼쪽 위치로 변경되면 환자의 자세 조절에 더 많은 요구 사항이 적용된다. 예를 들어, 환자를 마주보는 동안 환자의 아래팔과 손을 아래팔에 대도록 한다. 환자는 팔꿈치 바로 위에서도 팔을 잡을 수 있다. 환자의 팔꿈치가 치료사의 손에서 쉬고 있기 때문에 치료사는 이 위치에서 추가적인 통제력을 갖게 된다. 궁극적으로, 환자는 치료사의 손바닥에 손가락 끝만 닿은 채로 서서 균형잡기 활동을 하도록 요구받을 수 있다. 이러한 위치를 통해 치료사는 서 있는 기능 균형 활동 동안 사용되는 상지 지지대의 양을 모니터링할 수 있다. 치료사의 도움을 점차 회피하면 환자가 균형 반응을 수행하기 위해 감각 및 운동 시스템을 사용하여 연습할 기회가 늘어난다.

14장에서 논의되는 원칙인 신경 발달 치료(NDT) 관점은 최적의 독립성으로 이어지는 점진적 보조의 회피를 권장한다. 이 접근방식에서는 손상을 개선할 수 없거나 안전성이 문제가 되지 않는 한 외부 지원에 대한 과도한 의존

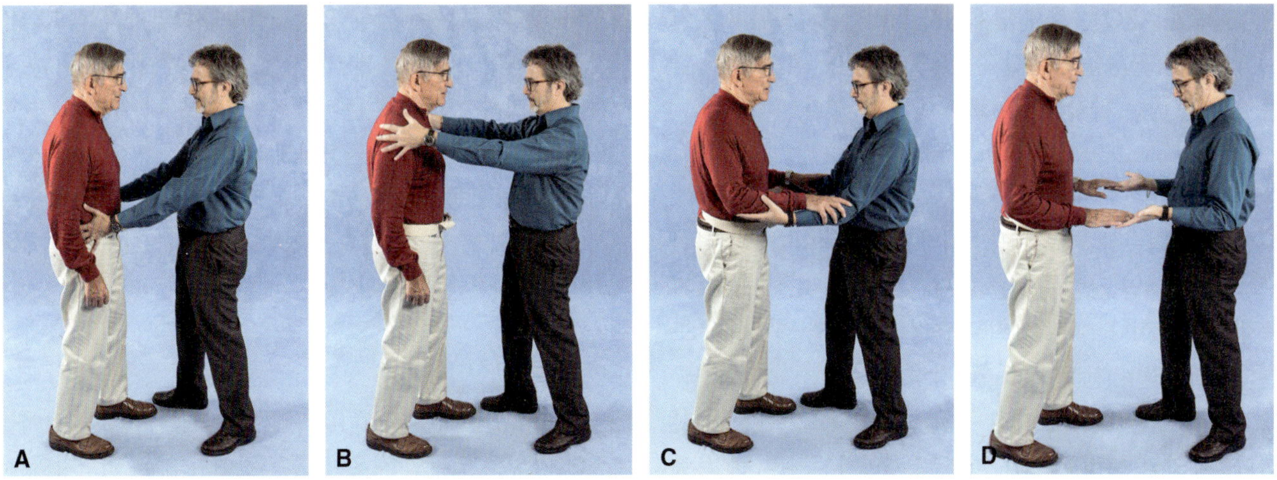

그림 30-4 ABCD 일련의 사진에는 똑바로 선 동적 발걸음 활동 중 환자가 서 있는 모습과 치료사의 점진적인 지지 제거 모습이 나와 있다: 재활 초기에는 엉덩이나 어깨, 그리고 팔뚝에서 그리고 나중에는 손끝을 지지.

성을 포함한 보상 전략을 피한다. 초기 단계에서, 치료사는 정상적인 움직임 패턴의 연습을 보장하기 위해 필요한 만큼의 도움을 제공한다. 균형적 치료를 위한 NDT 접근법의 특정 적용에는 필요한 최소한의 상지 보조로 시행된 기능 균형 활동이 포함되며, 궁극적으로 가능한 경우 아무런 도움도 되지 않는다. 이 접근법 내에서, 활성화해야 하는 근육에 대한 직접적인 촉각 접촉 또는 특정 움직임의 수동 지침에 의해 신체 세그먼트의 최적 정렬과 효율적인 움직임 패턴이 촉진된다. 이러한 촉진은 특히 체간 및 하지의 체중 지지 세그먼트의 안정성과 균형 반응을 위한 부드럽고 제어된 움직임의 경험과 실천에 중요하다. 신체 부위의 정상적인 정렬은 보다 정상적인 움직임 패턴과 반응을 촉진하기 때문에 기능적 균형 활동을 수행하기 전 초기 재활에서 촉진은 가장 중요하다.

보조기 및 보조 장비에 대한 의존도 감소시키기

지팡이, 편측보행기 또는 보행기를 포함한 휴대용 보행 보조 장치는 균형 장애와 추락 위험 증가를 가진 일부 환자들의 안전을 위해 필수적이다. 이 보조 장치는 특히 BOS를 넓혀 안정성을 높이며, 경우에 따라 팔을 자세 지지대로 작동할 수 있다. 이에 비해 일반적인 정형외과 환자에서는 보조 장치가 주로 일관된 체중 지지 장치로 사용된다.

신경근육 질환의 경우, 많은 환자들이 하지 약점이나 협응을 보상하기 위해 상지 무게를 지탱하는 보조 장치를 과도하게 사용하는 자연스러운 경향을 관찰해야 한다. 이러한 사용은 추가 회복의 예후를 가진 모든 환자들에게 일시적인 것으로 간주되어야 한다. 이 경우 보조 장치의 점진적 해소에 초점을 맞추어야 한다. 환자 교육을 통해 보조기기에 대한 신체적 또는 정서적 의존을 억제해야 하며, 특히 영구적 지원이 필요하지 않을 것으로 예상되는 환자에서 보조 기기 없이 향후 기능을 수행할 수 있는 가능성에 대해 논의해야 한다.

환자 안전을 강화하기 위해 보조 장치도 권장한다. 그러나 보조 장치를 사용하면 자세에 대한 생체역학 및 감각 제약이 바뀔 가능성이 크다(Horak, 1997; Jeka, 1997). 예를 들어, 보조 장치는 BOS를 증가시켜 안정성을 높인다. 그러나, 일방적인 보조 장치를 사용하는 환자는 보조 장치를 향한 체중 이동이 더 크고 보조 장지에서 벗어날 수 있는 능력이 감소하게 되었다(Milezarek, 1993).

재활의 시작부터 치료사는 환자에게 보조 장치의 역할을 강조해야 한다. 뇌의학에서, 무게를 지지하기 보다는 안정성을 높이기 위해 보조 장치를 사용한다. 하지 위축, 심각한 실조증 또는 운동 조절 부재가 환자를 지탱할 수 있는 하지의 능력에 심각한 지장을 주지 않는 한, 환자가 "보조 장치를 통해서 밀지 못하게 한다." 오히려, 그가 의도적으로 기기를 "밀착"하지 말고 단순히 기기에 손을 얹고, 궁극적으로는 보조 기기와 손가락만 접촉하여 보행기나 케인을 통해 최소한의 체중을 견디도록 격려한다.

17장에서 상세히 논의된 보조기는 특정 관절을 지탱하는데 도움이 될 수 있다. 가장 일반적인 정형외과인 AFO (ankle-foot orthosis)은 특히 발목이 불안정할 때 발목을 최적의 정렬 상태로 지지한다(LaBan, 1998). AFO는 걸음걸이의 스윙 단계에서 발 간극을 개선하여 바닥에서 발가락을 잡는 과정에서 발생하는 자체 유도 동요를 최소화한다. 또한 AFO는 자세 단계에서 적절한 발목 위치를 지원함으로써 균형을 개선할 수 있으며, 균형 전략에 더 많은 영향을 받는 하지의 기여도를 높일 수 있다.

통합 접근 방식

현재, 균형손상 치료는 광범위하고 통합적이며, 다른 어떤 특정한 개입 전략도 다른 어떤 것보다 우위를 보여주지 못했기 때문이다. 치료 계획은 균형 시스템의 비정상적 또는 소실된 균형 전략, 운동 및 감각 구성 요소, 그리고 궁극적으로 기능 활동에 대한 적용을 구체적으로 다루어야 한다. 개인의 특정 장애를 다루는 개인화된 다차원 운동 프로그램의 효과는 낙상 이력이 있는 65세 이상 성인에 대한 예비실험 연구에서 입증되었다(Shumway-Cook, 1997b, p.49). 이 연구에서 이동성 훈련은 "동요가 없는 걸음걸이, 동요가 있는 걸음걸이, 이동 및 계단 오르기를 포함한 다양한 보행 과제 동안 안정성을 개선하는 것"에 초점을 맞췄다.

Gill-Body(1997)가 주도한 이중 사례 연구에서, 소뇌 기능 장애를 가진 두 환자에 대한 균형 재활이 설명되었다. 기능적 치료 활동과 더불어 다양한 장애 기반 중재가 각 환자에 대해 개별적으로 설명되었다. 자세한 내용은 챕터의 나머지 부분에 자세히 설명되어 있다. 표 30-4는 이러한 소뇌 기능 장애를 가진 환자 중 한 명에 대한 통합 치료 접근법의 활동을 연구자들이 명시한 대로 각 활동에 대한 근거와 함께 열거한다.

균형 재훈련 활동의 통합 프로그램은 또한 두 명의 불안정 노인 환자에게 설명되었다(Asher, 1997). 각각에 대한 치료 활동 및 근거 요약은 표 30-5에 포함되어 있다. 신경근육 장애의 맥락에서 균형 장애를 다루는 포괄적인 환자 중심의 치료 계획에는 본 장의 나머지 페이지에 설명된 특정 중재 및 활동의 컬렉션이 포함될 가능성이 크다. 치료사는 검사 및 평가과정에서 확인된 기능적 한계와 장애에 따라 치료계획의 구성요소를 신중하게 선택해야 한다.

치료 기법 Therapeutic Techniques

*치료 기법*은 이 장에서 특정 장애를 교정하거나 해결하기 위해 가장 자주 사용되는 재활 치료 또는 특정 치료 방법과 활동으로 정의된다. 특정 손상에 특정한 기법은 일반적으로 관련 기능적 작업을 수행하기 전에 사전 개입으로 수행된다. 적어도 초기에는 기능 활동에 적용되는 경우가 많지 않다. 치료는 임상 의사 결정에서 명확히 식별되는 가정된 연결고리를 통해 기능적 활동을 수행하기 위해 환자가 분명히 기여하고 준비할 수 있도록 해야 한다. 균형의 경우, 치료 기법은 균형체계의 특정 구성 요소에 불이익을 주는 활동을 포함한다. 이러한 활동은 문제가 있는 시스템에 대한 더 큰 수요를 창출하고 실천 기회를 강화하며, 그에 따른 환경 상황 및 단서를 변화시킨다.

가벼운 터치 접촉

일련의 연구 후, Jeka(1997)는 손가락 끝이나 지팡이를 통한 가벼운 접촉의 사용이 균형 장애가 없는 피험자와 전정 기능 장애가 있는 피험자 모두에서 자세 변동을 줄일 수 있다고 제안했다. 임상적으로, 우리는 벽이나 심지어 배우자의 팔이나 그들이 걷고 있는 사람과 가벼운 접촉을 포함한 주변 표면과의 가벼운 접촉을 사용하여 균형 장애를 겪는 환자를 자주 관찰한다. 이것은 때때로 "가구 걷기"라고 불린다. Jeka는 접촉 지점의 기록된 힘 수준이 인체에 대한 진정한 물리적 지지대 역할을 하기에는 불충분하며 접촉 지점을 향해 흔들리는 동안 측정된 힘이 증가하지 않았다고 보고했다. 하지만, 치료사는 조리대와의 가벼운 접촉조차도 자세 반응을 완전히 바꿀 수 있다는 것을 깨달아야 한다. 가벼운 접촉의 한 가지 가능한 의미는 단순히 추가적인 지원이 아닌 환경으로부터의 추가적인 감각 입력을 제공한다는 것이다. 이 전략은 외부 보조의 점진적 회피를 지원하는 기능 치료 활동 중에 유용할 수 있다.

이 장 뒷부분과 궁극적으로 모든 가정 활동에서 환자가 손끝을 사용하여 가볍게 접촉할 수 있도록 함으로써 치료 세션에 이 기술을 통합할 수 있다. 또한 이 위치를 사용하여 환자가 무게를 지탱하는 접촉에 대해 표면을 사용 중이거나 사용하지 않는 정도를 주관적으로 모니터링할 수 있다. 활동을 안전하게 할 수 있도록 하지 조절이 충분한 환자의 경우 보조 기기 또는 카운터탑에 손끝을 접촉하도록 유도하여 홈 프로그램에서 이 기술을 적용할 수 있다. 앞서 설명한 대로 환자는 가능한 한 빨리 접촉부를 제거해야 한다. 환자는 한 번에 몇 초간 접촉 제거 시도를 할 수 있으며, 가벼운 접촉 없이 편안한 마음으로 점차 시간을 늘릴 수 있다.

시각적 고정 및 머리의 움직임

눈의 움직임과 시각 고정은 균형 손상과 관련이 있다. 환자가 수행한 눈 움직임 추적은 균형에 부정적인 영향을

표 30-4 소뇌종양 절제 환자에 대한 균형재활치료 프로그램 및 근거

근거	치료 활동
1단계	
• 시선 안정성을 위한 VOR 및 COR 사용 촉진	시각적 고정, EO, 정지 대상, 느린 머리 움직임
• 시선 안정성을 위한 희생적 안구 운동 사용 촉진	정지해 있는 두 표적 사이의 활성 눈 및 머리 움직임 EO, 머리 움직임으로 표적 이동, 자체 선택 속도
• VOR 취소 증진	
• 자세 조절을 위해 몸감각 및 전정 입력을 사용하는 능력 향상	정적 자세, EO 및 EC, 함께 발, 몸에 가까운 팔, 머리 움직임
• 자세 조절을 위한 전정 및 시각 입력 사용 능력 향상	폼 표면의 정적 자세, 간헐적으로 EC, 발 2.54-5.08cm(1-2인치) 간격
• 모든 감각 입력을 이용한 자세 조절 개선	지지 기반이 좁아진 걸음걸이, EO, 좌우로 넓게 돌림
• 시각 및 전정 입력을 사용하여 자세 조절 개선	EO는 견고하고 폼이 많은 표면에서 편측인 자세로 장기간 중지
2단계	
• 시선 안정성을 위한 VOR 및 COR 사용 촉진	시각적 고정, EO, 정지 및 이동 대상, 느린 속도 및 빠른 속도, 단순한 정적인 배경; 상상적 시각적 고정, EC
• 시선 안정성을 위한 신속 안구 운동 사용 촉진	느린 속도와 빠른 속도, EO, 머리 움직임이 있는 움직이는 표적,
• VOR 취소 증진	빠른 속도와 느린 속도 등 두 대상 간의 눈과 머리 움직임 활성화
• 자세 조절을 위해 체세포 감지 및 전정 입력을 사용하는 능력 향상	반겹친양발일직선(semitandem) 자세, EO 및 EC, 팔짱 낀 상태
• 자세 조절을 위한 전정 입력 사용 능력 향상	폼 위의 자세, 간헐적으로 EC, 발 2.54-5.08cm 간격
• 시각 및 전정 입력을 사용하여 자세 조절 개선	오른쪽과 왼쪽으로 180° 선회하고 단단하고 패딩 처리된 표면으로 EO로 보행
• 전정 및 몸감각 입력을 이용한 자세 조절 개선	제자리걸음을 하는 EC, 편측인 자세의 장기적 중지
• 모든 감각 입력을 이용한 자세 조절 개선	옆으로, 뒤로 걷기; EO 및 EC 서 있기, 발뒤꿈치가 앞으로 닿기, 발가락이 뒤로 닿기
• 모든 감각 입력을 사용하여 머리를 움직이는 자세 조절 개선	EO를 사용한 보행, 정상적인 지지 기반, 느린 머리 움직임
3단계	
• 시선 안정성을 위한 VOR 및 COR 사용 촉진	시각적 고정, EO, 정지 및 이동 대상, 다양한 속도, 복잡한 정적 및 동적 배경; 상상적 시각적 고정, EC
• 시선 안정성을 위한 신속 안구 운동 사용 촉진	두 대상 사이의 능동적인 눈 및 머리 움직임, 다양한 속도
• VOR 취소 증진	EO, 머리 움직임, 다양한 속도, 복잡한 정적인 및 동적 배경과 함께 움직이는 대상
• 자세 조절을 위해 체세포 감지 및 전정 입력을 사용하는 능력 향상	단단한 표면과 패딩 처리된 표면에서 EO와 함께 지속적으로 EC와 함께 반겹친양발일직선(semitandem) 자세
• 전정 및 몸감각 입력을 이용한 자세 조절 개선	지지가 점진적으로 좁혀지고 단단하며 패딩 처리된 표면을 가진 EC와 함께 보행하며; EO 및 EC는 단단한 표면과 폼 표면에서 천천히 제자리를 이동한다.
• 시각 및 전정 입력을 사용하여 자세 조절 개선	EO 기능이 있는 보행, 오른쪽과 왼쪽으로 빠르게 급돌림, 단단하고 패딩 처리된 표면
• 모든 감각 입력을 사용하여 머리가 움직일 때 자세 조절 개선	정상적인 지지기반의 보행, EO, 빠른 머리 움직임
• 모든 감각 입력을 이용한 자세 조절 개선	발꼬기; 발목 동요 움직임의 능동적 연습; 구부리고 도달하는 활동

COR = cerebro-ocular reflex, EC = eyes closed, EO = eyes open, VOR = vestibulo-ocular reflex.

Gill-Body KM, Popat RA, Parker SW, Krebs DE. Rehabilitation of balance in two patients with cerebellar dysfunction. *Phys Ther*. 1997;77(5):534-552의 허가하에 인용함.

표 30-5 균형 재훈련 활동과 근거

치료 활동	근거
• 발로 밀어 받침 주위를 구름	보행 보폭 및 계단 오르기 능력에 영향을 미치는 한쪽 사지 자세 개선
• 사용 여부와 관계없이 1에서 – 8인치. 플랫폼 상승/하강	한쪽 사지 자세 난간 개선
• 눈을 감고 단단한 표면에 선다.	균형을 위해 전정 및 몸감각 정보를 사용할 수 있는 능력
• 눈을 뜬 채 규격에 맞는 표면에 선다.	균형 유지를 위해 전정 정보와 시각 정보를 사용할 수 있는 능력 향상
• 눈을 감고 규격에 맞는 표면에 선다.	균형 유지를 위해 전정 정보를 사용할 수 있는 능력 향상
• 자세 동요 생체 피드백	질량 중심에 대한 인식 및 제어 개선
• 유동적인 지표면을 걷는다	동적 균형 활동에서 전정 정보를 사용할 수 있는 능력 향상
• 균일하지 않은 평탄하지 않은 표면 위를 걸음	충돌하는 시각적 정보를 수신하는 동안 동적 균형 개선
• 걷기와 머리 움직임 결합	동적 균형 조정 활동 중 전정기관 정보를 처리하는 능력 향상
• 스텝을 밟거나 밟지 않고 캐치 플레이	동적 활동 중 균형 반응 개선
• 의자가 다양한 높이에서 상승	새로운 지지 기반 위에서 체중 이동을 전환하는 능력 향상

(Asher A. Disequilibrium in the elderly: Two case studies. *Neurol Rep*. 1997;21(1):11–16에서 허가하에 인용함.)

미쳤다고 보고되었으며, 이는 환자에게 움직이지 않는 물체에 시각적으로 고정하도록 지시하는 것이 안정성을 도울 수 있음을 시사한다(Schulmann, 1987). 시선 안정성과 VOR 영향을 높이기 위한 시각 고정, 눈과 머리 움직임 활동의 사용은 소뇌 기능 장애 사례 연구에서 보고되었다(Gill-Body, 1997). 머리 움직임이 느린 동안 정지해 있거나 움직이는 표적을 시각적으로 고정시키고, 복잡한 정적 및 동적 상황에서 적용하면 시선 안정성을 위해 전정-눈 및 목뼈 눈 반사를 사용할 수 있다. 정지해 있는 두 대상 사이의 속도가 증가할 때 눈과 머리를 움직이면 시선 안정성을 위해 단속성 눈 움직임이 촉진될 수 있다. 움직이는 대상인 눈을 뜨고 머리를 움직이면 VOR 취소를 촉진할 수 있다.

이러한 활동은 사례 연구에서 설명한 포괄적인 치료 계획에 입석 균형 및 보행 활동과 함께 통합되었다. 본 연구의 두 피험자 모두 자세 안정성과 기능의 개선과 함께 불안정성에 대한 인식의 자체 보고의 개선을 보여주었다(Gill-Body, 1997).

던지기 및 잡기 활동

균형 반응은 일반적으로 물체를 던지고 잡는 것을 포함한 기능적 작업 중에 필요하다. 동적 균형 개입에 대한 연구에 따르면, 훈련에는 하지와 상체 움직임 사이의 협응뿐만 아니라 사지간 협응도 포함되어 있다(Wollacott, 1997). 또한 이 활동은 이중 처리가 필요하며, 단일 처리보다 어렵다. 치료사는 앉거나 서 있는 환자에게 공이나 빈백을 던지거나 부풀려진 풍선을 앞뒤로 쳐서 역동적인 움직임을 유도할 수 있고 평형 반응도 할 수 있다. 이런 활동에 풍선을 사용하려면 공, 빈백, 심지어 의료용 공처럼 무거운 물체를 가지고 빠르게 할 필요 없이 등급별 힘의 생성과 반응 시간이 필요하다. 환자의 손상 정도에 따라 환자를 직접 보호하거나 보조하는 동안 공을 던질 보조자가 필요할 수 있으므로 특정 체간 및 다리 구성 요소를 원활하게 사용할 수 있다. 음악이 배경에서 연주되는 동안 빈백, 비치볼, 벨크로 볼과 미트를 활용하는 프로그램은 조절과 비교해 알츠하이머 질환을 앓고 있는 사람들의 균형을 현저하게 증가시켰다(Francese, 1997).

던지기 및 잡기 활동은 예상 및 예측 자세 조절을 장려하고 환자에게 이러한 반응을 연습하고 개선할 수 있는 기회를 제공하여 보다 자동적으로 만든다. 환자가 코어를 넘어 도달해야 하는 가변 힘, 가변 궤도 및 궤적을 도입하여 이 활동을 진행할 수 있으며, 결국 환자가 도달하는 범위 이상으로 던져서 환자가 더 큰 움직임의 진폭으로 적절하게 반응해야 한다.

불안정한 표면에서의 정적인 활동

실외 잔디 구역, 두꺼운 규격의 폼, 로커 보드, 평형 보드, 팽창식 디스크, BAPS 보드, BOSU 볼 또는 공과 같은 불안정한 표면에서 정적 활동을 수행한 후 이러한 표면에서 동적 이동으로 진행할 수 있다. 앉는 균형을 위해, 당신은 치료사의 외적인 도움을 받아 환자가 큰 치료용 공 위에 앉는 것으로 시작할 수 있다. 공은 원래 불안정하기 때문에 특히 동요가 추가될 때 환자의 정적 앉기 균형에 더 큰 어려움을 초래한다.

환자가 공 위에 앉아 있는 동안, 작은 움직임 범위부터 시작하여 다리를 사용하여 공을 앞뒤로 동적으로 굴려 달라고 요청한다. 당신은 나중에 측면 움직임으로 나아갈 수 있고 심지어 사선과 원형의 패턴으로 볼 움직임의 편차가 계속 증가할 수 있다. 환자가 전진함에 따라 앞서 열거한 다른 유형의 불안정한 표면과 앞서 언급한 불안정한 표면에서의 입석 활동에도 동일한 원리를 적용할 수 있으며, 한 발로 불안정한 공에 서 있다가 결국 이러한 불안정한 표면에서 외다리 자세를 취할 수 있다.

생각해 볼 점 30.2

- 환자를 정적에서 동적 활동으로 진행하는 것이 적절한 시기를 어떻게 결정하는가?
- 환자를 로커보드와 같은 보다 쉬운 불안정한 표면에서 BOSU 볼과 같은 보다 까다로운 불안정한 표면으로 진행하는 것에 대한 적절한 시기를 어떻게 결정하는가?

전략 훈련

앞에서 설명한 바와 같이, 균형 유지를 위한 전략에는 발목, 엉덩이, 발걸음 전략 또는 앞서 설명한 활동의 조합이 포함된다. 신경근육학 이후 이상하거나 없는 경우가 많으며, 손상이 있을 때 평가하여 해결해야 한다. 일련의 연구에 따르면, 외부 동요에 대한 이러한 자동 대응은 "균형 유지를 책임지는 빠르고 조정된 다분할 전략"으로 설명되었다(Horak, 1997, p.518). Horak은 이러한 균형 전략이 특히 반복적인 동요나 불안정한 자극에 노출되면서 더욱 효율적이고 효과적이라고 결론지었다. 환자는 효과적인 기능을 수행하기 위해 자세 교란의 맥락에서 이러한 전략을 연습해야 한다. 치료사는 자세 교란을 유도하고 환자는 적절한 회복 메커니즘으로 대응한다(Mansfield, 2015). 이러한 활동은 잠재적으로 확립될 수 있기 때문에 보호법 또는 하네스 사용과 같은 적절한 안전 예방 조치를 사용하여 환자를 안전하게 유지해야 한다. 이는 치료 계획의 일환으로 이러한 전략의 반복과 실천을 돕게 한다.

"장기 대기시간, 잘못된 협응, 부적절한 힘 또는 자세 반응의 부적응"과 같이 비정상적인 전략에 기여하는 근본적인 손상은 치료 프로그램에서 식별하고 이를 해결할 필요가 있다(Horak, 1997, p.530). 마지막으로, 기능적 이월과 관련하여, Horak은 "자세 동요에 대한 평형 반응의 특성화가 환자가 일상생활의 활동에서 어떻게 기능적으로 수행할지에 대한 예측을 반드시 허용하는 것은 아니지만, 환자가 유사한 상황에 얼마나 잘 반응할지에 대한 예측을 허용하는 것은 아니다.라고 결론지었다. 예를 들어, 버스나 지하철의 가속과 감속, 군중 속의 밀림 또는 끈을 맨 애완동물의 당김에 의해 유발되는 표면 섭동에 반응한다."(p.530)

15장에서 논의한 NDT 관점에서 균형 반응 또는 전략의 운동 측면은 이동 패턴의 초기 수동 지침과 결합된 균형을 요구하는 과제를 연습함으로써 학습할 수 있다. 이러한 안내를 통해 적절한 운동 시너지를 촉진함으로써 환자는 재활 초기에 적절한 운동 패턴을 경험할 수 있다. NDT, **키 포인트 조절(key points of control)** 또는 손 접촉에서 손 배치의 위치와 목적은 사용하려는 전략에 따라 엉덩이, 무릎 또는 발을 포함한다. 환자가 반복을 통해 기술을 습득함에 따라 앞서 논의한 바와 같이 점차 치료사의 지도나 도움을 철회함으로써 점진적인 요구와 최적의 실천이 유지될 수 있다.

또한 환자는 불확실하거나 기술적으로 어려운 상황에서 사용할 수 있는 추가 전략인 서스펜션 전략을 배울 수 있다. 서스펜션 전략의 일환으로 환자는 BOS와 바닥에 더 가까운 중심 덩어리로 하지를 구부려 의도적으로 온몸을 숙일 수 있다. 신체적인 측면에서 볼 때, 이것은 시스템의 안정성을 향상시키고 또한 넘어질 때 부상 위험을 최소화한다.

제15장에서 자세히 설명한 고유수용성 신경근 촉진(PNF) 기법은 하지 강화 프로그램이 개선된 균형과 연관되어 있기 때문에 균형 운동 전략의 특정 구성요소를 재훈련하고 강화하는 데 유용할 수 있다(Brower, 2003; Cao, 2007; Duncan, 1998; Goodwin, 2008). PNF는 가장 일반적으로 적절한 저항의 원칙을 통해 강화되며, 이는 등척성 수축 동안 줄 수 있는 최대 저항량으로 정의되며, 여전히 부드럽고 통제되고 조정된 수축의 유지를 가능하게 한다. 따라서 환자의 힘이 강해질수록 부드러운 움직임이 계속 발생하는 최대 지점까지 저항량을 증가시킨다. 균형 개입의 경우, 하지에서 PNF 대각선 패턴의 적절한 저항은 점진적이며 목표 전략의 원하는 하지 운동을 포함한다. 예를 들어, 하지 D1 대각선의 굽힘, 내림, 외부 돌림 패턴은 체중을 앞으로 이동시키는 데 필요한 능동 발목 등 굽힘을

강화할 수 있다.

공을 이용한 한발 지지 활동

서서 환자는 플라스틱이나 종이컵, 콘 또는 큰 치료용 공 위에 한쪽 발을 올려놓고 한발 자세 시뮬레이션을 시작할 수 있다. 이러한 활동은 여러 저자가 균형손상 개입의 일환으로 논의하였다(Asher, 1997; Davies, 1990). 이 설정은 단순히 기능적인 것은 아니지만 선반까지의 머리위 도달과 같은 기능적 작업을 수행하면서 한쪽 다리로 균형을 맞춰야 하는 경우가 있다. 환자 앞에 서 있으면 손이나 아래팔을 대고 몸을 지탱할 수 있고, 필요할 때 골반과 엉덩이에 직접 도움을 줄 수 있다. 결국 직접 접촉하고 손끝 접촉을 요청하거나 접촉하지 않음으로써 도움을 줄일 수 있다. 이 위치에서는 환자가 사용하는 상지 지지의 정도도 모니터링할 수 있다. 이 활동은 환자가 개선됨에 따라 점진적으로 더 큰 치료 도구를 사용함으로써 진행될 수도 있다. 환자가 한 발을 공에 올려놓고 서 있는 경우, 최소한의 이동이나 움직임으로 이 위치를 유지하도록 요청하는 것부터 시작한다. 이 위치는 정적 균형, 무게 지지, 다리의 발목 또는 지면에 닿은 다리의 안정성이 필요로 한다.

동적 균형은 환자에게 공 위에 있는 발을 사용하여 공을 굴리게 함으로써 훈련된다. 공을 뒤로 굴린 다음(그림 30-5A), 앞으로 굴린 다음(그림 30-5B), 좌우로 굴린 후 바닥에서 원을 그리며 굴리게 한다. 이러한 활동은 다른 다리의 능동적인 움직임 동안 자세 발목의 역동적인 균형을 필요로 한다. 치료사는 초기에는 상지에 보조를 제공할 수 있지만 환자가 개선됨에 따라 점차 보조를 제거할 수 있다. 반대편 발을 사용하여 일련의 활동을 반복하여 각 하지가 지지 다리가 되도록 연습한다. 비록 이 활동이 순수하게 기능적인 것은 아니지만, 보행의 자세 단계와 동적 기능 활동에서 요구되는 균형을 위한 좋은 준비일 수 있다. 이러한 준비는 계단 오름의 한쪽 팔 지지 단계를 포함하여 한 다리 자세를 장기화할 것을 요구한다. 이러한 장치에서는 한 다리 지지의 동적 움직임이 매우 어려우며, 심지어 정상 상태에 가까운 사람도 마찬가지이다.

신경근육 질환을 가진 모집단의 균형 치료에서 한 다리 자세 활동을 다룬 연구는 없지만, 몇몇 출처는 하지 정형외과적 질환, 즉 만성 전방 십자인대 손상 및 발목의 안쪽 번짐 손상단일인과 관련된 균형 손상 치료에 한 다리 자세 활동을 사용한 것으로 보고되었다(Goldie, 1994; Zatterstrom, 1994). 노인 정신 연습과 통합된 한 다리

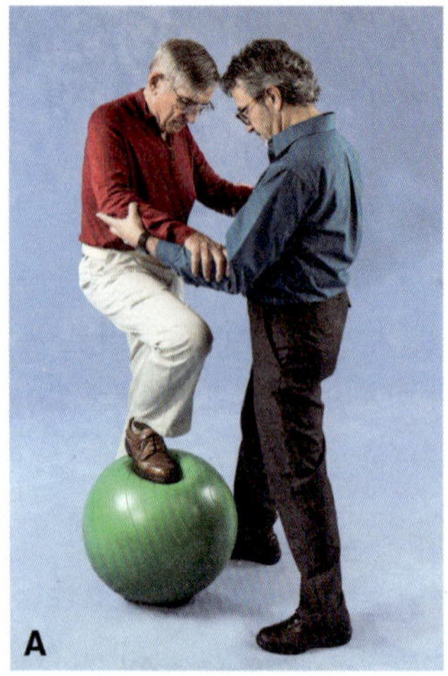
A

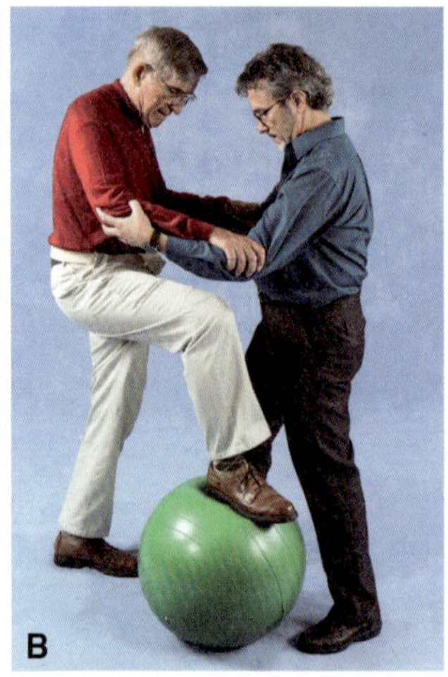
B

그림 30-5AB 한 다리 지지에서 환자와의 동적 자세 활동 비체중이 실린 발을 치료 공에 올려놓은 상태에서 환자는 다른 발로 공을 앞뒤로 굴려 체중이 실린 발에 균형을 잡게 한다.

자세 훈련은 이미 논의되었다(Fansler, 1985).

타이치 *Tai Chi*

타이치는 널리 행해지는 중국의 무술이다. 중국에서는 오랫동안 노인들 사이에서 운동으로 사용되어 왔다(Ross, 1998; Wolf, 1997a,b). 타이치는 특히 자신의 신체에 대한 균형과 인식을 향상시키기 위해 미국에서 운동 형태로 더 많이 사용된다. 우아한 움직임은 천천히 그리고 리드미컬하게 수행되며, 모든 신체 관절에 움직임을 통합하고 정신의 완전한 집중을 끌어당긴다(Plummer, 1982). 타이치 루틴의 순차적인 자세와 움직임에는 신체의 돌림 움직임이 세심하게 제어된다. 동시에 BOS가 한 다리 지지 자세까지 점차적으로 좁혀지고 있으며, 이는 일상적인 관찰자에게도 균형 시스템에 명백한 요구를 가하고 있다. 임상적으로 사용할 수 있는 108가지 형태가 10가지로 줄어들

상자 30-1 타이치의 10 자세를 배우는 것에 대한 지침과 치료적 요소

FORM 1. 지침

(1) 발은 어깨너비로 벌리고 발가락은 앞으로 향하며, 팔은 옆으로 자연스럽게 늘어뜨리고 똑바로 선다. 정면을 바라본다(1A).
(2) 팔을 어깨높이까지 천천히 올리고 손바닥을 아래로 내린다. 손은 어깨 위로 가지 않고 팔꿈치는 안으로 잡는다(1B & 1C).
(3) 팔꿈치를 무릎 쪽으로 떨어뜨린 상태에서 손바닥을 아래로 부드럽게 누르면서 무릎을 굽힌다. 정면을 바라본다(1D).

FORM 1. 치료 요소 3, 4

이 "워밍업" 형태는 움직임에 대한 생각 이외의 모든 생각이 머리를 맑게 하는 스트레스 없는 양측 자세에서 시작된다. 주의할 점은 다리의 근육을 제외한 모든 근육을 이완시키는 것이다. 즉, 발이 "땅에 붙는" 것이다. 움직임이 시작되면 팔과 다리에서 끊임없이 시작하고 끝나는 동일한 속도로 네 사지를 모두 움직이게 된다.

FORM 2. 지침

몸을 왼쪽으로 약간 돌리고 왼발은 9시 방향에 왼쪽으로 숙인다. 왼쪽 아래팔과 손등은 어깨높이이고, 오른손은 오른쪽 엉덩이의 측면, 손바닥을 아래로 향하게 한다. 왼쪽 아래팔(2A)을 본다. 상체를 왼쪽으로 살짝 돌리면서 왼손을 앞으로 뻗고 손바닥을 아래로 내린다. 양손을 복부를 지나 아래로 당기면서 몸통을 약간 오른쪽으로 돌린다. 오른손이 어깨높이에서 옆으로 뻗고 손바닥을 위로 올리고 왼쪽 팔뚝이 가슴을 가로질러 손바닥을 안쪽으로 돌린다. 체중을 오른쪽 다리로 옮긴다. 오른손을 본다(2B).

FORM 2. 치료 요소 1~7

체간과 머리는 두 발이 바닥에 있는 동안 돌림하게 한다. 팔은 비대칭 위치로 이동하므로 무게 중심이 왼쪽에서 오른쪽으로 더 늘어나게 된다. 몸통과 머리는 중앙축을 중심으로 돌림하도록 똑바로 세워져 있다. 균형과 힘 메커니즘을 높이기 위해 체중은 주로 구부러진 다리에 있다.

FORM 3. 지침

정면을 바라보고 9시 방향에 활 자세로 왼쪽 다리에 무게를 실은 채 손을 어깨높이(3A)에서 앞으로 내민다. 오른손이 왼쪽 손목 위를 지나갈 때 양 손바닥을 아래로 돌린 다음, 왼손과 같은 높이가 될 때까지 오른쪽으로 돌린다. 양손을 어깨너비만큼 벌리고 손바닥을 아래로 비스듬히 향하게 하여 복부 앞쪽으로 다시 당긴다. 동시에, 뒤로 앉아서 체중을 오른쪽 다리로 옮기고, 약간 구부려 왼발 발가락을 들어 올린다. 정면을 바라본다(3B; 3C).

FORM 3. 치료 요소 1~4; 7

몸의 중심은 다른 형태보다 대각선 방향으로 움직이며, 왼쪽 다리의 발꿈치 접촉만으로 지지 기반이 감소하여 이전 형태보다 더 큰 균형과 힘을 요구한다. 체간 돌림이 감소하고 팔의 움직임이 대칭적이다.

FORM 4. 지침

상체를 왼쪽으로 돌리고(10~11시 방향) 체중을 왼쪽 다리로 옮긴다. 왼손은 손바닥을 천천히 왼쪽으로 돌린 채 얼굴을 지나 곡선을 그리며 움직이고, 오른손은 손바닥을 비스듬히 안쪽으로 돌린 채 왼쪽 어깨 앞으로 올라간다. 오른손이 위로 올라갈 때 오른발과 왼발은 평행하고 10~20cm 떨어져 있게 된다. 오른손(4A)을 본다. 몸통을 점차 오른쪽으로 돌리면서(1~2시 방향) 체중을 오른쪽 다리로 옮긴다. 동시에 오른손은 얼굴 오른쪽을 지나 손바닥은 바깥쪽으로 천천히 돌리고 왼손은 복부를 지나 어깨높이까지 곡선을 그리며 손바닥은 안쪽으로 천천히 돌린다(4B; 4C).

FORM 4. 치료 요소 1~7

다리는 대칭이지만 무게는 옆으로 이동한다. 팔은 비대칭이고, 체간과 머리는 팔의 움직임에 따라 돌림한다. 양쪽 무릎에 힘이 들어가며, 무게는 팔이 움직이는 쪽의 다리로 이동한다.

FORM 5. 지침

몸통을 오른쪽으로 약간 돌리면서 오른손으로 복부를 지나 어깨높이까지 내려가고 손바닥을 위로 올리고 팔을 약간 구부린다.
왼손 손바닥을 위로 놓아 왼발의 발가락을 바닥에 놓는다.
몸이 그 방향으로 돌아가면서 먼저 오른쪽을 보고, 그 다음에 왼손(5A; 5B)을 본다.

FORM 5. 치료 요소 1~7

다시 말하지만, 대부분의 무게가 한쪽 사지에 실리는 BOS는 더 작다. 무게가 실리는 쪽의 팔은 다시 어깨 폄으로 휘어진다. 오른쪽 다리에서 이동이 완료된 후 왼쪽 다리에서 반전 및 완료된다. 다시 체간은 움직임이 끝날 때 돌림한다.

계속

상자 30-1 타이치의 10 자세를 배우는 것에 대한 지침과 치료적 요소 – 계속

FORM 6. 지침

상체를 꼿꼿이 세우고 가슴을 편안하게 유지한다. 팔을 뻗지 않고 곡선으로 움직인다. 허리는 몸의 축이 돌아가게 한다. 활 자세 동작과 손을 떼는 동작은 매끄럽고 박자가 맞아야 한다. 앞발을 천천히 발뒤꿈치가 먼저 내려오는 위치에 놓는다. 앞다리의 무릎은 발가락을 넘어서지 말아야 하며 뒷다리는 지면과 45°를 이루면서 펴야 한다. 뒤꿈치 사이에는 가로 10~30cm의 거리가 있어야 한다. 9시 방향 최종 위치를 맞이하도록 한다.

FORM 6. 치료 요소 1~7

손은 처음에 공을 잡는 자세를 취한다. 이 형태의 움직임은 체간과 머리의 대각선 및 돌림이다. 6A 및 6B를 앞뒤로 움직인 다음 위치가 오른쪽과 왼쪽으로 반전된다.

FORM 7. 지침

오른손은 팔을 약간 구부리고 손바닥은 위를 비스듬히 향하도록 하고, 왼손은 가슴 오른쪽 앞쪽으로, 손바닥은 아래를 비스듬히 향하도록 하면서 오른쪽(11시 방향)으로 몸통을 돌린다. 오른손(7A)을 본다. 왼발이 왼쪽 활 자세를 취하기 위해 그 방향으로 걸음을 옮길 때 몸통을 왼쪽으로 돌린다(9시 방향). 동시에 오른손은 오른쪽 귀를 지나 몸 돌림을 따라 왼쪽으로 당겨 손바닥을 앞으로 향하게 하고 왼손은 왼쪽 무릎을 중심으로 원을 그리며 손바닥을 아래로 내린다. 오른손(7B; 7C)의 손가락을 본다.

FORM 7. 치료 요소 1~7

이 형태는 7A의 위치에서 시작되지만, 두 발이 바닥에 편평하게 놓는다. 그들은 운동 내내 바닥에 남아 있다. 위치 7A, B, C, A, B, C를 안팎으로 이동한 후 오른쪽-왼쪽 위치를 역방향으로 이동한다.

FORM 8. 지침

오른손은 가슴 앞으로, 양 손바닥은 안쪽으로 돌린 채 손목이 가슴 앞으로 올 때까지 아래쪽으로 위쪽으로 계속 손을 움직인다. 동시에 오른발을 왼발 옆으로, 발가락을 바닥에 그리도록 한다. 앞을 본다(8A). 손을 몸통에서 8시까지 약간 돌리고 양팔을 어깨높이에서 옆으로 뻗은 상태에서 팔꿈치를 약간 구부리고 손바닥을 바깥쪽으로 돌리게 된다. 동시에 오른쪽 무릎을 들고 발을 10시 방향으로 조금씩 밀어본다. 오른손을 본다(8B; 8C).

FORM 8. 치료 요소 1~7

노인들이라면 킥은 그들이 이용할 수 있는 범위의 일부에 불과하다. 이 형태는 발의 등뼈 굽힘과 발바닥 굽힘 모두를 이용한 발차기에 사용된다. 8번과 9번 양식은 지지가 작고 발로 차는 다리가 심하게 움직여서 균형을 유지하는 데 가장 스트레스를 많이 받는다. 그러나 형태는 느린 움직임과 강한 집중력으로 지속적으로 이루어진다. 노인의 경우 킥 범위가 그리 크지 않다.

FORM 9. 지침

체중을 오른쪽 다리로 옮기고 왼발을 오른발 옆으로, 발가락을 바닥에 그려 본다. 동시에 왼손은 가슴 앞에서, 양 손바닥은 안쪽으로 향하게 하고 손목이 가슴 앞에서 교차할 때까지 양손을 아래로 위쪽으로 움직인다. 왼쪽(9A; 9B)을 바라본다. 양팔을 어깨높이에서 옆으로 뻗고 팔꿈치는 약간 구부리고 손바닥은 바깥을 향하도록 한다. 그 동안 왼쪽 무릎을 세우고 4시 방향으로 발을 조금씩 민다. 왼손(9C; 9D)을 본다.

FORM 9. 치료 요소 1~7

8번 양식과 동일하지만, 오른쪽과 왼쪽이 반전된다.

FORM 10. 지침

손바닥을 앞뒤로 돌리면서 양손을 엉덩이 옆으로 조금씩 내린다. 정면을 바라본다(10A, 10B, 10C).

Form 10. 치료 요소

이것은 1번 양식과 같은 워밍업 형태이며 연습의 신체적, 정신적 결말을 모두 구성한다.

(Wolf 1997b에서 허가하에 재인용함.)

었다. 이러한 10가지 형태의 타이치에 대한 삽화는 http://www.archives-pmr.org/article/S0003-9993(97)90206-9/pdf에서 구할 수 있다(Wolf, 1997b). 10가지 형태의 정확한 방향은 상자 30-1(Wolf, 1997b)에 제시되어 있다. 임상적으로 환자에게 이를 시연하고 가정 활동 프로그램에 운동을 통합할 수 있다. 환자를 위한 유일한 운동 형태로 타이치를 보지 않는 것이 좋다. 가장 효과적이기 위해서는 포괄적인 낙상 관리 전략의 일부로 간주해야 한다(Skelton, 1999).

임상 적용에서, Wolf(1997b)는 10가지 형태 내에서 적용될 7가지 치료 요소를 확인했다. "(1) 일단 숙달되면 연속적이고 느린 움직임이 약간 증가할 수 있다. (2) 개인의 ROM과 강도 특성에 따라 작은 정도에서 큰 정도의 운동을 수행한다. (3) 무릎의 점진적인 굽힘은 일반적으로 체중의 70%를 한쪽 다리에 두고 다른 쪽 다리로 이동하여 다리에 하중을 가하는 동안 대부분 하지 근육의 강화가 예상되도록 한다. (4) 반듯하고 확장된 머리와 체간 자세가 개발되며, 이는 덜 구부러진 자세를 촉진하기 위한 필수 조건이다. 따라서 체간의 기울거나 천골의 전방수축 발생하지 않도록 엄격한 주의가 필요하다. (5) 몸통, 머리, 사지 돌림은 처음과 마지막 운동 형태를 제외한 모든 운동 형태에서 강조된다. 움직임은 원을 그리며, 특히 상지에서는 강력한 돌림 구성 요소가 필요로 한다. 눈은 종종 손의 움직임을 따라가기 때문에 눈의 움직임을 통해 머리와 몸통의 돌림을 촉진한다. (6) 좌우대칭, 대각선 팔과 하지의 움직임은 걸음걸이에서의 팔 스윙을 촉진할 뿐만 아니라 허리 둘레의 체간 돌림을 증가시키기 위해 선택된 형태의 주요 부분으로 사용된다. (7) 오른쪽과 왼쪽 다리로 끊임없이 왔다갔다 하는 것은 체중의 변위(2~9)를 점진적으로 강조하여 자세 안정성의 한계를 자각함으로써 궁극적으로 일방적인 체중과 균형을 달성하는 기술을 개발한다." (p. 888~9)

Tse(1992, p. 297)는 다음과 같은 이유로 타이치의 실천이 자세 조절을 촉진할 것을 제안했다.

1. "모든 타이치의 움직임은 원형, 느림, 연속, 균등하고 매끄럽다. 움직임의 패턴은 하나에서 다음으로 흐른다. 느리고 고른 템포는 연습 내내 움직임의 속도, 힘, 궤적 및 실행에 대한 감각적 인식을 용이하게 한다.
2. 움직임이 잘 통제되기 때문에 불필요한 모든 노력을 피하고 중력을 극복하는 데 충분한 노력만 사용한다(Pummer, 1982). 따라서 강직성 수축 대신 근육 협응은 촉진될 수 있다.
3. 운동을 하는 동안 한 발에서 다른 발로 몸을 계속 움직인다. 이렇게 하면 동적 스탠딩 균형 개선을 촉진할 수 있다.
4. 운동 내내 몸의 여러 부위가 번갈아 가며 안정제와 운동기의 역할을 수행함으로써 몸의 균형과 안정성을 훼손하지 않고 부드럽게 움직일 수 있도록 한다. 몸의 단단히 고정된 위치(자세 안정)와 움직이는 부분(초점 운동) 사이의 이러한 관계는 많은 연구에서 자세 조절의 초점이 되어 왔다."

균형 개선을 포함한 타이치의 긍정적 임상 효과(Li, 2012)는 노인 및 신경 장애 표본에서 제안되었다 Hain, 1999; Ross, 1999; Tse, 1992; Wolf, 1996;). 특정 신경 질환이 있는 집단들 사이에서 타이치의 효능에 대한 추가 연구가 필요하다. 이러한 환자의 경우, 시간이 지남에 따라 BOS를 점진적으로 좁혀 궁극적으로 가능하면 한 다리 자세로 만들고, 더 넓은 범위의 팔과 상반 움직임을 통한 몸통 돌림과 결합하는 원칙이 균형 손상을 개선하는 데 가치가 있을 수 있다.

힘-플랫폼 바이오 피드백

균형 훈련은 또한 COP의 움직임에 관한 힘 플랫폼 데이터를 모니터링하고 표시하는 컴퓨터 시스템의 바이오 피드백을 활용하여 수행될 수 있다(그림 30-6 참조). Nichols (1997)는 뇌졸중 후 균형을 재훈련하기 위해 힘 플랫폼 바이오 피드백의 사용에 대해 논의했다. 그녀는 자세 비대

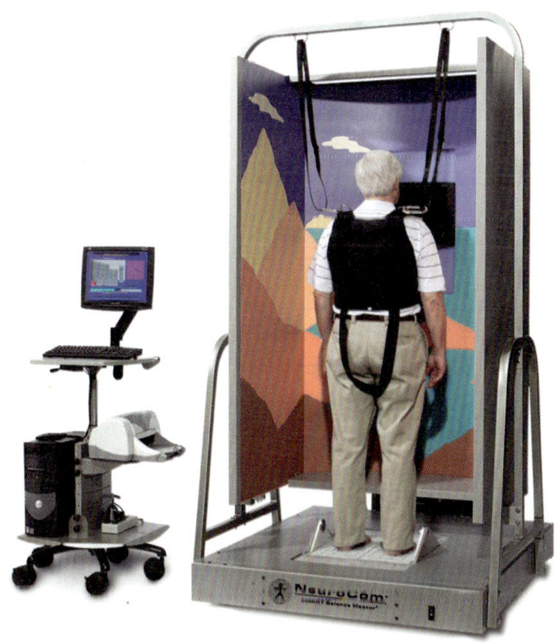

그림 30-6 컴퓨터 힘 플랫폼 시스템인 NeuroCom® Smart Balance Master® 시스템에 서 있는 환자(압력 중심 이동에 대한 시각적 피드백이 있는 동적 표면 및 움직이는 시각적 서라운드 포함).

칭이나 안정성의 한계가 떨어진 환자의 재활에 특히 유용하다고 제안했다. 환자는 힘 플랫폼에 서 있는 동안 내부 감각 피드백과 모니터 화면을 통해 제공되는 동요에 대한 객관적 피드백을 통해 자신의 위치와 움직임을 주관적으로 모니터링 하였다(Srivastava, 2009). 환자는 이 증강 정보를 사용하여 정확한 조정을 수행할 수 있다. 이러한 바이오 피드백은 정적 자세 또는 안정성과 동적인 자세(움직임이라고도 함)를 훈련하는 데 사용될 수 있다.

정적 자세 훈련은 안정된 자세의 유지가 필요한 과제 중 음영 처리된 중앙 표적 영역에 대한 커서로 표시되는 COP의 위치에 대한 모니터 화면에서 환자에게 시각적 피드백을 줌으로써 이루어진다. 환자는 몸의 흔들림과 교정 운동이 방향과 진폭에 적절한지 여부에 대해 거의 즉각적인 피드백을 받는다. 임상시험 후, 환자는 특정 기간 동안 COM의 이동 거리와 방향에 대한 구체적인 피드백을 받는다.

선자세에서 대칭성 훈련은 환자에게 컴퓨터 화면 중앙에 커서를 두고, 수직선으로 표현된 상태에서 조용한 자세로 유지하도록 하는 방식으로 진행된다. 대칭 훈련에는 각 발의 체중 비율을 나타내는 두 기둥의 그래픽 디스플레이 형태의 시각적 정보도 포함될 수 있으며, 두 기둥을 동등하게 만드는 것이 목표이다.

또한 교육 프로토콜은 동적 자세 안정성을 제공한다. 이는 그림 30-7B에서와 같이 전후, 좌우면의 화면에 표시되는 선택된 표적과 안정성 한계 주변에 있는 원주 표적에 능동적인 무게 이동이 필요한 활동을 통해 이루어진다. 지정된 타깃은 특정 스케줄에 따라 중심 타깃에서 주변 타깃 중 하나로 변경되었다가 다시 중앙으로 이동한 후 다음 주변 타깃으로 다시 이동하여 주변 타깃을 중심으로 이 패턴을 계속한다. 환자는 이동하면서 원하는 대상에 얼마나 정확하게 도달하는지 시각적으로 볼 수 있다.

상업적으로 이용 가능한 힘판 시스템은 여러 가지가 있다. 단, 상대적으로 비용이 매우 높지만 소규모 시설에는 너무 높은 경우가 많다. 신체 성장에 따른 증거는 신경근육 질환을 가진 피험자를 대상으로 한 연구를 포함하여 힘판 시스템을 통해 피드백의 효과를 뒷받침한다. 자세 대칭에 대한 힘-플랫폼 훈련 후 반신마비 성인을 대상으로 정적 입석 대칭의 현저한 개선이 나타났다(Winstein, 1989). 훈련의 특수성에 대해 Winstein은 대칭 서기가 증가했지만 보행에서 대칭성 증가와 유의미한 연관성은 없다고 언급했다. 반신마비가 있는 피험자를 포함한 연구에서 자세

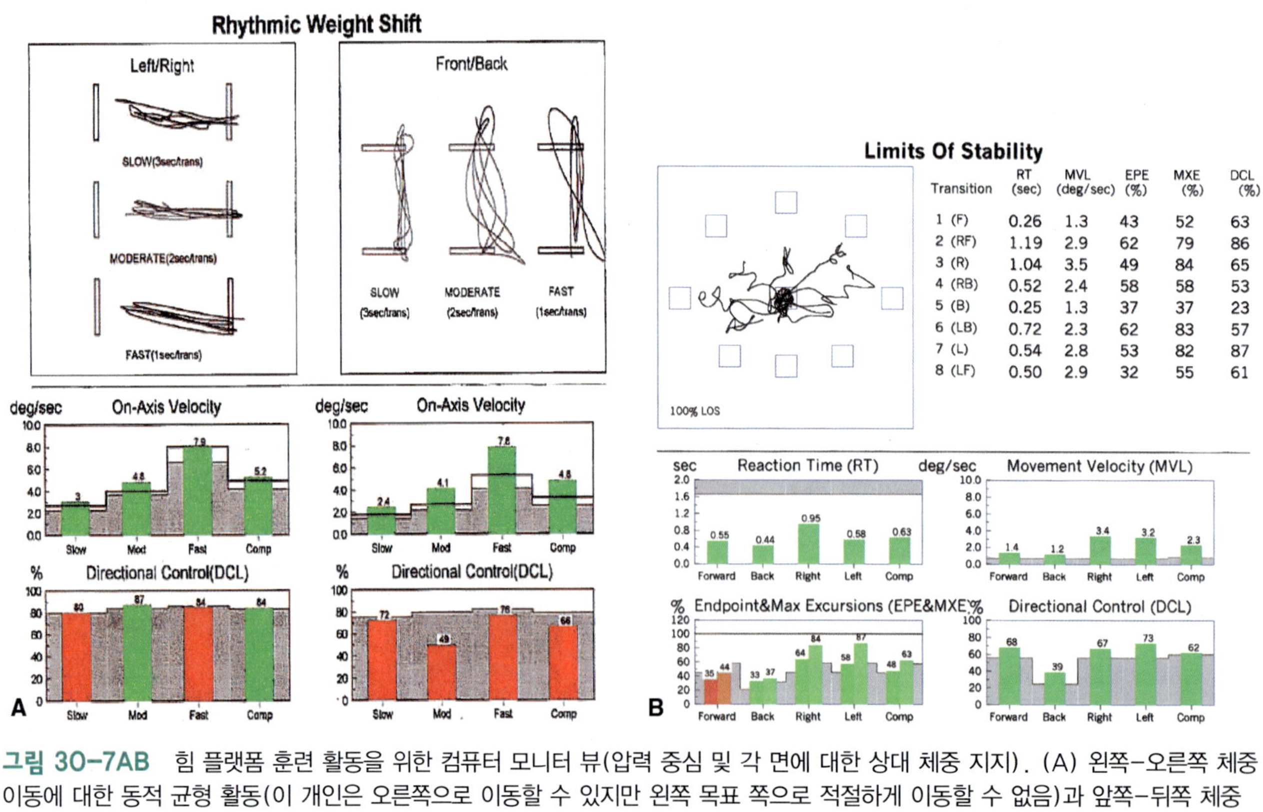

그림 30-7AB 힘 플랫폼 훈련 활동을 위한 컴퓨터 모니터 뷰(압력 중심 및 각 면에 대한 상대 체중 지지). (A) 왼쪽-오른쪽 체중 이동에 대한 동적 균형 활동(이 개인은 오른쪽으로 이동할 수 있지만 왼쪽 목표 쪽으로 적절하게 이동할 수 없음)과 앞쪽-뒤쪽 체중 이동(이러한 앞쪽-뒤쪽 체중 이동은 대상자가 앞뒤로 이동할 수 있기 때문에 피험자가 오른쪽에서 가장 많은 체중을 가짐)을 나타낸다. (B) 동적 균형 활동 - 대상자가 변화하는 주변 원주 목표물로 안정성 한계를 개선한다. 이 이미지에 표시된 것처럼 시각적 피드백을 제공한다(*NeuroCom의 지원*).

동요 바이오 피드백은 기존의 물리치료 개입보다 동요를 줄이는 데 더 큰 효과가 있는 것으로 나타났다(Shumway-Cook, 1988).

닌텐도 Wii Balance Board는 뇌졸중 후 개입에 효과적이었으며, 게임 Wii Fit은 실험실 등급의 힘판과 동시에 COP 유출 및 유효성에 대한 우수한 테스트 신뢰성을 보여주었다(Clark, 2010). Wii 시스템의 한계는 빠르고 강한 힘(점프 및 달리기)을 감지하지 못하는 것과 수평 힘을 평가하는 것을 포함한다.

수치료

수중환경의 유익한 효과는 기록된 역사 전반에 걸쳐 적용되어 왔다. 최근 재활 과정의 일부로 수영장 환경에서의 치료 활동의 물리치료 효과에 더 많은 관심이 집중되고 있다. 균형 손상의 경우 물의 물리적 특성 중 몇 가지는 수영장에서의 훈련을 강화할 수 있다. 첫째, 물에 비해 밀도가 낮기 때문에 물속에서 몸이 부력을 낸다. 이는 적절한 부양 장치를 사용하고 더 깊은 수심을 이용하여 강조할 수 있다. 인간의 부력의 중심이 T2와 T4 척추수위 사이에 있기 때문에, 이러한 척추수위 이상의 깊은 물 속에 서 있으면 앉든 서든 직립 자세로 체간을 어느 정도 자연적으로 지탱할 수 있으며 수위가 깊어질수록 더 큰 효과를 볼 수 있다. 부력은 또한 균형 훈련의 일환으로 환자가 COM 변화에 반응하는 데 더 많은 시간을 허용한다. 물의 정수압도 이러한 안정성에 기여하며, 모든 방향에서 자체를 향해 일정한 외부 힘이 가해진다.

수중 환경은 낙상에 대한 공포가 삼소하여 불안이 감소했기 때문에 균형 개입을 위한 "저위험 환경"으로 설명되었다(Lord, 1993; Skelton, 1999). 낙상에 대한 두려움 감소와 안전감각 강화의 일부는 물 부력의 지지와 균형 반응을 위한 여분의 시간과 관련이 있다. 그러나 수영장 안, 수영장 옆, 물을 드나드는 동안 균형 장애가 있는 환자의 안전을 고려해야 한다.

수중환경에서 균형손상을 위한 개입으로 여러 가지 치료 기법을 활용할 수 있다. 난류는 물밑에서 물체나 신체 부위를 움직여 환자가 균형전략을 훈련할 때 직립자세를 유지하면서 동요를 가하면 발생할 수 있다. Morris(1997)는 균형 기능 장애를 위한 구체적인 수중 해결책을 논의하고 이러한 근본적인 손상을 교정하기 위해 수영장의 수중 스트레칭 및 강화 기술을 제안했다. 또한 신경근병리증 환자의 균형을 개선하기 위해 Watsu, Bad Ragaz Ring, Halliwick 방법을 제안한다. 이러한 방법은 14장의 수중 단위에 설명되어 있다.

수영장에서 수행되는 기능 활동은 노인의 독립적인 보행 그룹(Simmons, 1996)에서 확인된 바와 같이 균형을 위한 수중 프로그램의 일부로 설명되었다. 이 치료법의 근거에 대한 자세한 내용은 이 장의 끝부분의 요약에 제시되어 있다. 다음 활동에서는 각 서기 과제 10회 반복, 걷기 과제 6.1m 거리(풀 너비) 4회 반복을 완료하였다.

- 앞뒤 걷기
- 높은 발걸음으로 후진
- 무릎을 구부린 채 앞뒤로 행진
- 무릎을 꼿꼿이 세우고 앞뒤로 걷기
- 다리를 꼬지 않고 사이드 스텝을 밟기
- 다리 교차로 사이드 스텝핑
- 앞뒤로 걷는 발뒤꿈치
- 제자리걸음
- 서고 부분 스쿼트
- 발가락 들기
- 발뒤꿈치 들기
- 대각선 방향 킥킹
- 기본 운동 평면에서 킥킹
- 비틀림

Simmons(1996)가 설명한 활동 외에도, 환자는 수중 벤치나 스툴에 앉아서 손을 뻗고 앉는 행위, 앉는 자세 전환(그림 30-8A), 위아래 스텝 밟기(그림 30-8B)와 같은 기능적 활동을 수행할 수 있다.

전정 재활

전정기능장애는 균형손상과 관련된 일반적인 근본적인 손상이므로, 중재는 검사에서 식별된 특정 전정문제를 대상으로 해야 한다. 전정재활에 대한 전체 설명은 29장에 제시되어 있다.

중재: 기능적인 활동에 최종적 적용
Intervention: Ultimately Applied in Functional Activities

균형손상에 대한 기능적 치료는 정적 앉기 활동, 동적 앉기 활동, 정적 서기 활동, 동적 서기 활동으로 분류된다.

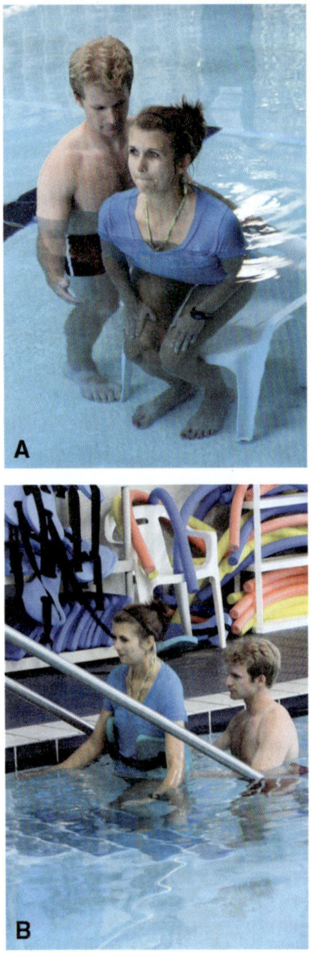

그림 30-8AB 치료사의 도움을 받아 수영장에 있는 환자. (A) 물의 부력을 부분적으로 받쳐주는 자세로 좌석에 앉기. (B) 수영장 계단을 오르기.

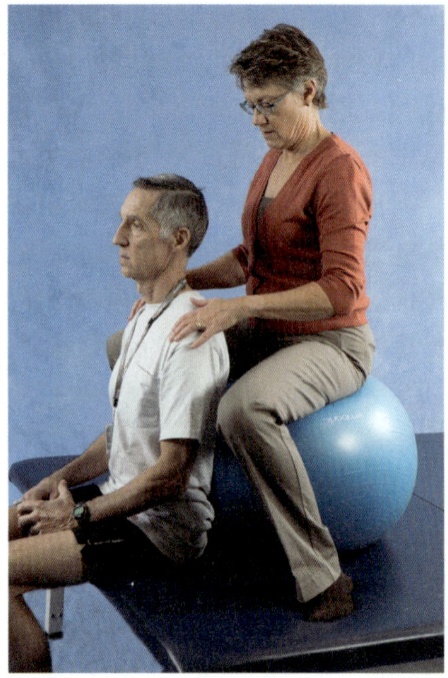

그림 30-9 치료사는 환자 뒤쪽에서 공 위에 앉아 있으며, 매트 가장자리에 짧게 앉아 있다. 안정화된 볼이 체간/하부 허리에 지지를 제공하는 동안 치료사는 상부 체간에 수동으로 도움을 주거나 동요를 일으킬 수 있다.

특히 소아에서 네발기기, 무릎 꿇기 및 높게 무릎 꿇기에서의 균형도 기능적인 것으로 간주된다. 넘어질 위험이 있는 개인들도 의자에 앉기 위해서는 무릎이 높고 네발기기에서의 균형 잡힌 자세가 필요하다. 본 장의 나머지 부분에 기술된 기능적 균형 개입에 추가하여, 특정 기능의 예는 34장부터 37장까지에 기술되어 있다. 이러한 모든 기능적 치료 활동에서 환자의 안전은 달성해야 하는 첫 번째 목표이자 최소한의 목표로 간주되어야 하며, 결국 단순히 "안전"을 넘어 기능적 치료로 발전해야 한다!

정적 앉기 균형 Static Sitting Balance

자세 교육

정적 앉기 활동은 환자가 수행하는 가장 간단한 작업이다. 특히, 급성 치료와 조기 재활에서 치료 계획의 좋은 출발점이 되는 경우가 많다. 근위부 안정성은 원위부 이동성을 위해 필요로 한다. 환자는 먼저 적절한 앉는 자세와 체간 정렬 교육을 받는다. 여기에는 약간의 골반 앞쪽 경사가 있는 가벼운 허리뼈 폄, 어깨를 위와 뒤로 당기는 견갑골 수축이 포함된다. 이는 등뼈의 적절한 위치를 용이하게 한다: 목뼈는 약간 폄되고, 턱은 약간 구부러진 목뼈 정렬. 이 자세는 치료사가 환자의 낮은 허리를 지탱하기 위해 놓인 공 위에 앉기 때문에 쉽게 촉진될 수 있다(그림 30-9). 조절이 잘 안 되는 환자에서는 이러한 최적의 위치를 얻기 위해 지침이나 수동 조작이 필요할 수 있다.

특히 반신불수증이나 반신불수증이 있는 환자에게 좋은 자세는 옆구리에 앉는 것이다(그림 30-10). 이 자세에서 환자가 최소 또는 중간 정도의 도움을 필요로 하는 경우 다리를 사용하여 환자를 지지할 수 있다. 환자가 최대 보조를 필요한 경우 상지 하나를 사용할 수 있다. 이 자세에서는 하나 이상의 팔을 도달하기 위해 물체를 들고 있는 경우와 같은 다른 과제에 자유롭게 사용할 수 있다. 인식 손상은 이 시점에서 다루어질 필요가 있다(31장 참조). 원하는 위치에 도달하면 환자에게 유지하도록 요청한다. 단단하고 유연한 표면에 똑바로 앉아 있다가 나중에 이러한 표면에 있는 동안 외부에서 가해지는 변위나 동요를 견딜 수 있다.

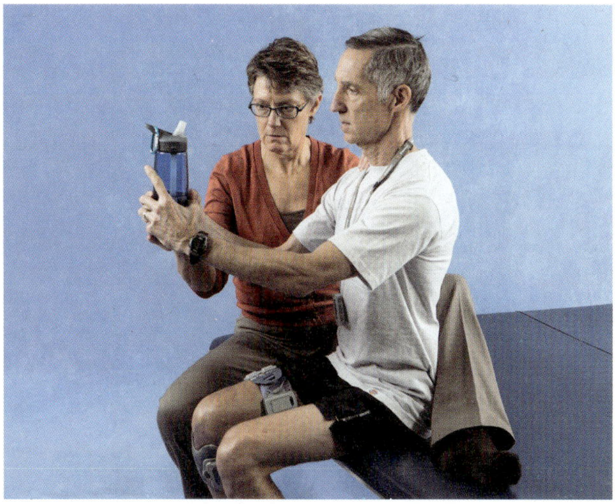

그림 30-10 치료사는 환자 옆에 앉아 환자와 수직을 이루며 한쪽 다리를 환자 뒤로 뻗고 있으며, 이를 통해 치료사는 환자를 지지할 수 있다.

불안정한 표면에 정적인 자세로 앉기

평형 보드, 팽창식 디스크 또는 치료용 공과 같은 불안정한 표면에 앉아 있는 동안 환자에게 똑바로 선 중심선을 유지하도록 요청할 수 있다(그림 30-11). 기능적으로 관련된 활동은 시동을 걸고 정차하는 움직이는 자동차나 버스의 좌석에 앉는 것이다. 버스가 급정거할 때, 개인은 빠른 적응을 해야 직립을 유지할 수 있다. 환자가 호전되면 한쪽 다리를 다른 쪽 다리에 교차시켜 한 번에 한쪽 발만 바닥에 닿도록 공에 앉으라고 하는 것으로 진행될 수 있다. 이 상태에서 환자는 앉은 자세 평형을 위해 적절한 체간 반응을 제어해야 할 뿐만 아니라 공의 위치도 조절해야 한다.

동적 앉기 균형 Dynamic Sitting Balance

점진적 체간 조절

시간이 지남에 따라 앉아 있는 과제에 점점 더 많은 과제를 추가함으로써 동적 앉기 균형을 위한 체간 조절의 점진적 증가를 유도한다. 보조 지점을 체간 아래쪽으로 점진적으로 이동하여 추가 체간 세그먼트를 제어해야 할 수도 있다. 뇌성마비가 있는 소아 인구에서 한 가지 특정 적용법이 검사되었다(Butler, 1998). "타깃 트레이닝"은 훈련 대상으로 삼은 체간 관절 바로 아래 부분의 움직임을 제거하는 장비를 사용한다. 패딩을 덧댄 지지대와 끈은 척추를 중립 위치로 유지하기 위한 엉덩이 및 무릎 위치 지정을 포함하여 목표 척추 관절 아래의 척추 위치를 제어하는 데 사용된다(그림 30-12 참조). 가장 높은 지지는 아이가 초기 목표 수준에서 조절력을 얻음에 따라 하향 조정될 수 있다. 이를 통해 어린이는 장비에 대한 흔들림 베이스를 포함한 외부 장애 시 대상 관절 아래의 모든 세그먼트를 기기에 의해 지지되도록 하여 특정 대상 관절 조절을 실습할 수 있다. 따라서, 아이는 한 번에 한 두 개의 관절만

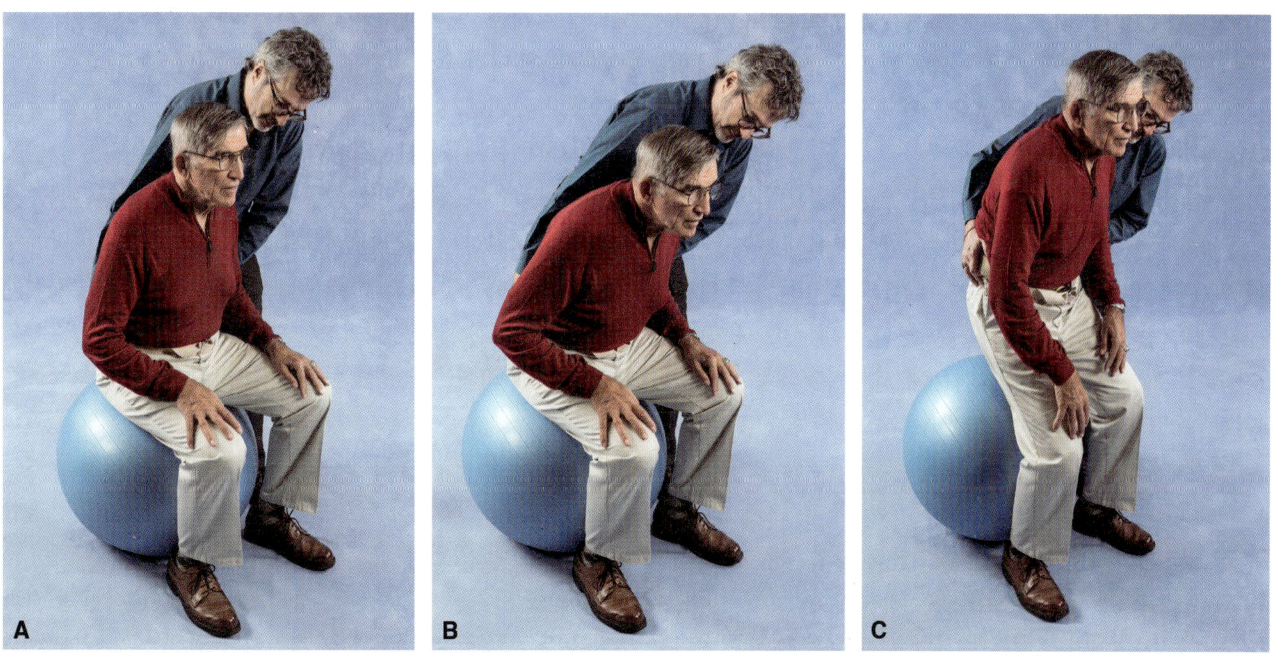

그림 30-11 치료공에 앉아 치료공을 앞뒤로 활발하게 굴리며 공에서 착석하는 모습을 담은 일련의 사진이다.

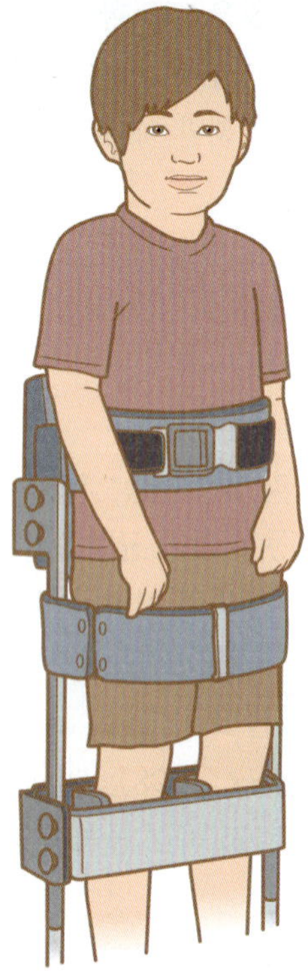

그림 30-12 좌식 균형 훈련을 위한 체간의 "표적 훈련"을 위해 장비가 지지하는 소아 환자. 어린이가 앉은 자세에서 체간 조절을 획득하면 가장 위쪽 지지대를 아래로 조절하여 체간 조절을 보다 효과적으로 수행할 수 있다.

제어할 수 있다. 어린이가 대상 관절을 제어하는 방법을 배우면 하부 분절을 지지하도록 장비가 조정되고 추가 척추 레벨 분절을 제어하는 연습을 할 수 있다. 중재 기간 동안, "전체 척추 기둥에 대한 완전한 제어는 단계적으로 이루어질 수 있다"(Butler, 1998, p.282). 증거는 뇌성마비 아동 6명 중 이 방법의 사용을 지지했으며, 6명 모두에게서 체간 제어와 기능이 증가했음을 보여주었다(Butler, 1998).

이와 같은 개념은 성인에게도 사용될 수 있으며, 치료사는 옆에서 지키고 치료사의 다리는 환자 뒤에서 체간을 지탱한다(그림 30-13A). 환자는 체간을 받치고 있는 다리를 환자의 등 아래로 움직일 수 있다(그림 30-13B). 환자의 보조가 덜 필요하기 때문에 더 많은 척추 분절을 제어할 수 있다.

앉은 상태에서 기능적 무게 이동 및 도달

동적 앉기에 대한 가장 간단한 기능적 작업은 무게의 앞뒤, 좌우, 그리고 궁극적으로 모든 방향에서의 이동이다. 앞에 앉아 있는 머리 큰 사람때문에 무대를 보려는 것처럼 환자에게 극장에서처럼 이동하도록 한다. 체중 이동의 크기는 체중 이동 방향의 급격한 변화를 포함하여 환자가 개선됨에 따라 점진적으로 증가할 수 있다.

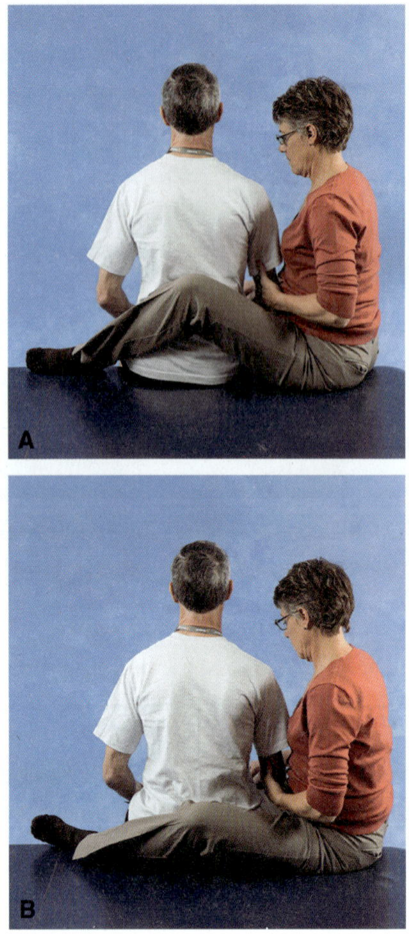

그림 30-13AB 치료사는 (A) 다리를 사용하여 체간을 지지하고 (B) 환자가 도움이 덜 필요할 때 환자 등 아래에 다리를 두고 환자를 옆에서 보호한다.

동적 앉기에서 가장 명확한 기능적 과제는 체간 이동을 사용하여 물체를 잡는 것이다. 환자가 다양한 표면 높이에 도달하는 것은 물론, 전체 주변부를 포함한 모든 이동 방향으로 도달하는 연습을 하도록 한다. 앉으면서 바닥에서 무언가를 주워 올리듯 손을 아래로 뻗는 것도 반복 패턴에 다양성을 더해야 한다. 이러한 활동은 주로 환자가 앉아서 예상 자세 조절을 숙달하는 데 초점을 맞춘다.

불안정한 표면에 앉은 상태에서 체중 이동 및 도달

마지막으로 위에서 설명한 동적 앉기 활동은 불안정한 표면에 앉아 있거나 균형의 다른 구성요소가 교란되는 동안 수행될 수 있다. 자신의 사지가 갑자기 움직이는 것과 같은 내적 동요와 치료사의 개입이나 갑작스런 장애를 포함한 외부 동요는 결국 치료 활동에 통합되어야 하며 환자가 개선됨에 따라 그 규모가 커져야 한다. 두 가지 유형의 동요는 개인에 의해 마주치고 점진적인 개입 계획에 통합될 수 있으며, 아마도 가벼운 내부 동요(손을 무릎에서 들어 올리는 것)에서 시작하여 나중에 약간의 내적 동요(물체에 도달하는 것)와 가벼운 외적 동요(물체에 대한 가벼운 외적 동요)로 진행될 수 있다. 가능한 경우 중등도/더 극단적인 내적 및 외적 동요(백화점 쇼핑객과 손상 및 계단 오르기)가 발생할 수 있다.

이러한 활동은 주로 환자가 앉아서 반응하는 자세 조절을 숙달하는 데 초점을 맞춘다. 환자가 실제 생활에서 두 가지 모두를 동시에 사용하기 때문에 자세 조절 활동과 반응 자세 조절 활동을 모두 좌석 균형 과제에 통합하는 것이 중요하다.

치료 효과를 위한 승마 응용인 **히포요법(Hippotherapy)**은 인체 움직임의 운동학 및 기능적 성능을 향상시켰다(Park, 2013). 뇌성마비 아동 2명의 경우, 기능적 이동성이 개선되었다(Haehl, 1999).

정적인 서기 균형 Static Standing Balance

정적인 자세 진행

정적 서기 활동은 재활 환경에서 일반적으로 사용되며 문헌에 보고된다. 예를 들어, Gill-Body(1997년)는 다음과 같은 세 단계의 자세 활동 추이를 보고했다.

1. 1단계: 눈을 뜨고 눈을 감고, 발을 모으고, 머리를 움직이는 동안 팔과 몸을 밀착시킨 채 단단한 표면에 정적인 자세로 시작한다. 또한 간헐적으로 눈을 감고 1~2인치 떨어진 폼 표면에서의 정적인 자세도 이 단계에 포함된다.
2. 2단계: 단단한 표면에서 반듯하게 눈을 뜨고 눈을 감은 반겹친양발일직선(Semitandem) 자세는 팔짱을 낀 상태에서 수행한다(반겹친양발일직선(Semitandem) 자세는 발을 나란히 하지 않고 한 발을 더 앞으로 내딛는 자세). 간헐적으로 눈을 감고 발이 1~2인치 떨어져 있는 자세도 이 단계에 포함된다.
3. 3단계: 단단한 표면에 반겹친양발일직선 자세는 눈을 계속 감고 지속적으로 행하고, 단단하고 부들거리는 표면에서 눈을 뜬 상태로 진행된다.

정적인 자세 활동의 일반적인 진행은 편평하고 안정적인 표면에서 시작하여 폼 매트와 같은 유연한 표면으로 진행되며, 결국 평형 보드, BOSU 볼 또는 BAPS 보드와 같이 불안정하고 움직일 수 있는 표면으로 진행된다. 시력을 제거하거나 방해하고, BOS를 점진적으로 좁히고, 반겹친양발일직선 자세와 심지어 한 다리 자세를 포함하며, 이중 작업(인지 또는 신체)을 추가하고, 환자가 정적인 자세를 유지해야 하는 예상치 못한 가벼운 동요를 가함으로써 이러한 활동에 더 많은 문제를 추가할 수 있다.

서 있는 동안의 상지 활동

서서 상지 작업을 수행하면 환자가 반응해야 하는 자가 유도 동요가 발생한다. 이것은 환자가 균형 전략을 연습할 수 있는 기회를 제공하고 정적인 자세정렬을 유지할 수 있도록 한다. 일부 병원은 예비적인 사전 기능적 활동으로 플라스틱 튜브 호 또는 원뿔을 가로질러 이동할 수 있는 링을 가지고 있다.

단일 대상 설계는 반신마비 환자에 대한 균형 손상에 대한 중재 프로그램을 검사하는 데 사용되었다(Wu, 1996). 중재 프로그램은 두 가지 활동으로 구성되었으며, 결과는 균형 개선 추세를 시사했다(Wu, 1996). 스탠딩 테이블에 서 있는 것과 서서 빈백게임을 매일 30분씩 했다. 빈백 과제도 기능적 활동(예; 손자들과 함께 던지고 잡기 놀이를 하는 것이 주된 재활목표인 할아버지와 함께)으로 볼 수 있다. 그럼에도 불구하고, 이 활동들은 상지의 사용이 자신의 균형에 도전하는 무수한 상비 활동을 시뮬레이션한다.

환자가 실제 기능적 활동을 수행할 때 서서 수행하거나 서서 창이나 거울을 닦을 것을 요청하거나(그림 30-14 참조), 환자가 좋아하는 취비(크로켓, 목공, 요리, 작업내 활동 등)를 창의적으로 상비 프로토콜(특히 가정 활동)에 포함시킨다. 이러한 작업에도 더 까다로운 하지 지지 조건을 추가할 수 있다. 실무에 통합할 수 있는 변동성이 많을수록 좋다. 실제 활동에서는 환자가 모양, 크기 및 체중이 다른 여러 가지 물체를 찾도록 한다. 따라서 환자는 실제 작업을 시뮬레이션하기 위해 가능한 많은 물체에 손을 뻗는 연습을 해야 한다.

서 있는 동안의 저항 운동

하지나 전신에 저항을 가하는 활동은 근력을 높이고 적절한 균형 반응을 실천하기 위한 동요를 적용하는 데 유용할 수 있다. 노인들의 균형을 개선한 저항 훈련 프로그램에는 정상 속도로 3분간 걷기 운동을 한 후 스스로 걷는

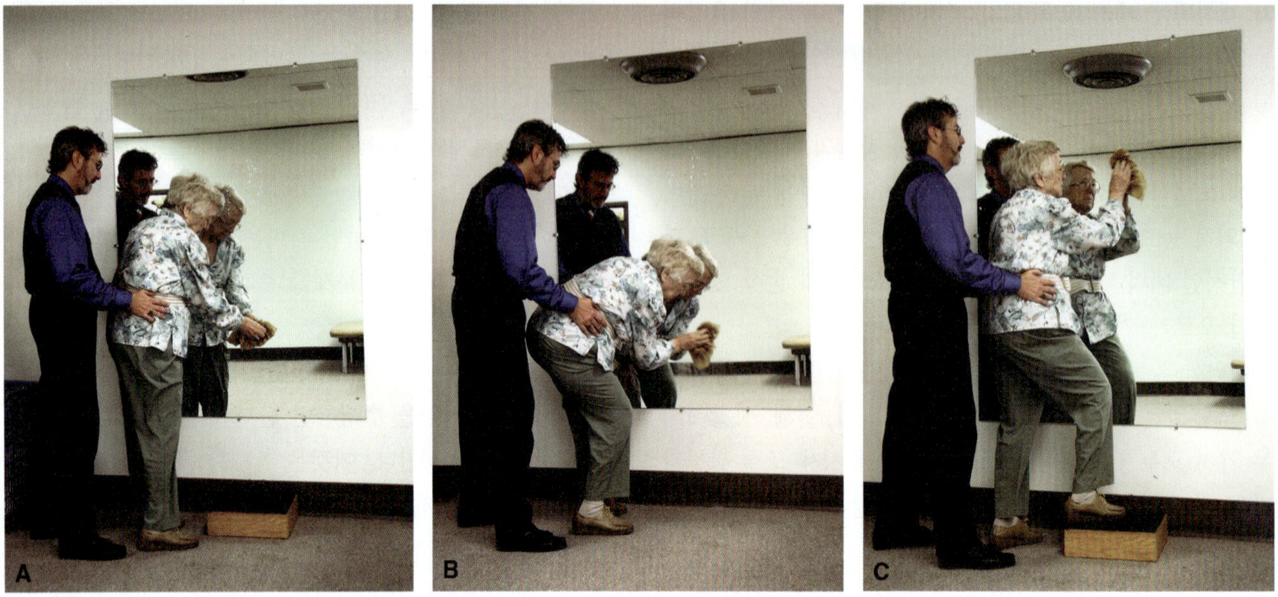

그림 30-14ABC 환자는 (A) 팔 높이 뻗기, (B) 부분 스쿼트에서 아래로 뻗기, (C) 오른발로 더 높은 표면에서 씻는 등 기능 균형 훈련을 위해 서서 거울을 닦는다.

저항 활동이 3개 포함되어 있다(Rooks, 1997).

- 계단 오르기 연습: 14개의 계단을 오르내리는 3세트가 추가되어 저항을 더하기 위해 무게가 있는 나일론 스킨 다이빙 벨트를 허리에 두르고, 세트 사이에 1~2분 정도의 휴식 시간을 두었다. 피실험자가 추가 체중을 감당할 수 있다고 느꼈을 때 0.91 킬로그램의 무게가 벨트에 추가되었다.
- 무릎 폄 저항: 환자가 앉아 있는 동안 브레이크 시스템을 통해 저항을 수용하는 장비를 사용하여 무릎 폄을 한 번에 하나씩 수행했다. 피험자가 더 많은 노력을 기울일수록 저항은 증가하여 반복에 의해 저항 반복을 조절할 수 있었다. 구심성 2초, 원심성 4초의 구두 지시를 사용하여 반복을 유도하며, 8회 반복 3세트 사이에 휴식시간을 두었다.
- 기립 족측 굽힘: 안정을 위해 양손을 벽에 대고, 발가락을 벽에서 약 12인치 떨어진 곳에 세운 상태에서 1초 구심성 수축, 2초 원심성 수축을 위해 발가락을 들어 올린다. 체중을 저항으로 하여 15회 반복 3세트를 수행하였다.

다른 이들은 노인 및 신경학 대상에서 저항 훈련을 위해 테라밴드 또는 고무 튜브를 사용할 것을 제안했다(Duncan, 1997; Topp, 1993). 정상적인 균형 협동에 기여하는 특정 단독의 움직임은 특정 근육의 운동방향에 대한 지식으로 저항의 원리를 적용하면 강화될 수 있다.

저항된 운동과 균형 개선 사이의 관계도 조사되었다. 노인을 위한 6개의 상체와 6개의 하체 저항 운동으로 구성된 동적 근력 훈련 프로그램이 설명되었다(Top, 1993). 이 프로그램에는 12주 동안 매주 3회 탄력 튜브를 이용한 근력 훈련이 포함되어 있었다. 연습 그룹에 대한 평가 후 측정에서는 일부 향상된 균형이 나타난 반면, 일부 균형 측정에서는 개선되지 않았다. 하지 근력 측정치가 보다 분명하고 일관되게 증가하여 훈련과 실습의 특수성에 대한 사례를 뒷받침하였다. 임상적용에는 고관절 폄, 굽힘, 외전 및 내전; 무릎 굽힘 및 폄; 발목 족측 굽힘 및 등쪽 굽힘 등이 포함될 수 있다.

저항 튜브 또는 테라밴드와 같은 신축성 고무 소재의 밴드를 사용하여 스트레칭 연습과 동시에 섭동을 발생시킬 수 있다. 예를 들어, 환자가 서서 엉덩관절 폄 운동을 할 때, 그는 시간 중 일부를 한 다리 자세로 보낼 것이다. 각각의 움직임에 저항적인 폄으로, 늘어난 저항성 물질은 순간적인 동요나 장애를 일으켜서 환자의 반응을 요구한다. 엉덩이 폄의 끝 범위까지 흔들릴 때마다 탄력 있는 소재가 갑자기 다리를 뒤로 당겨 바닥에 닿은 다리에서 발목, 엉덩이 또는 스텝 전략이 필요로 한다.

혁신적이고 구성이 쉬운 균형 개입인 "Therabalance"도 거의 모든 치료 환경에서 저항성 밴드를 사용한다(Studor, 1998). Studor는 두 조각의 신축성 밴딩을 사용하여 환자의 전면을 축 아래에서 좌우로 가로지르는 "X"를 형성하는 Therabalance의 사용을 구상했다(그림 30-15 참조). 환자는 등을 벽이나 닫힌 문에 대고 서 있으며 치료용 밴딩의 끝부분은 벽이나 문에 나사로 고정되는 금속에 부착된다. 이 설정의 가치는 가벼운 접촉에도 팔을 지지하지 않고 환자가 안정성의 한계 내에서 자유롭게 균형 반응과 움직임을 경험하고 실습할 수 있다는 것이다. 또한 치료사가 환자와 직접 접촉하지 않도록 하여 환자가 개선됨에 따라 환자를 다양한 각도에서 한 발짝 물러서 관찰할 수 있는 자유와 보다 도전적인 인지 자극을 동시에 제공할 수 있다. 특히, 환자가 너무 앞으로 기울어질 수 있으므로 환자 안전을 보장하기 위해 주의를 기울여야 한다. Studor (1998)는 "대부분의 환자는 수직에서(발걸음이나 엉덩관절 전략이 없이) 35° 정도 몸을 앞으로 숙여 하니스가 지지할 수 없다"고 보고했다.

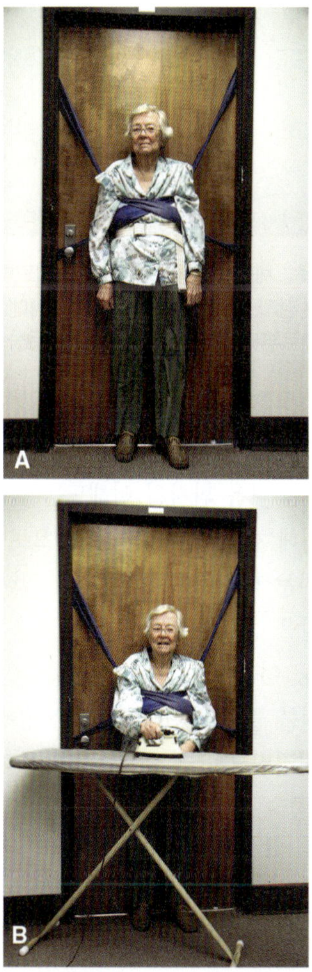

그림 30-15AB 테라밸런스(Terabalance)에서 환자는 입구 앞의 주거 환경 (A)에서 다림질 기능 (B) 활동을 통합한다.

Therabalance는 CVA, 뇌손상, 실조증과 관련된 상비 균형 장애를 가진 환자에게 사용되어 왔다. 파킨슨병과 다발성 경화증은 가정 프로그램을 포함해 훨씬 더 광범위하게 사용될 수 있다(Studor, 1998). 이 방법에 대한 임상시험은 보고된 바가 없다.

동적 서기 균형 Dynamic Standing Balance

보행 전 체중 이동

신체 구조/신체 기능을 다루는 준비 활동으로서, 체중의 이동은 보행을 향한 부분 작업 훈련을 포함하며, 특히 독립적인 보행에 필요한 기능적 동적 균형을 준비한다. 체중 이동은 종종 수행이 더 간단하고 발을 배치하기 때문에 종종 안전하다고 느끼기 때문에 처음에는 평행한 자세로 수평 방향으로 수행된다(그림 30-16A). 훈련의 특수성 원칙을 고려할 때, 대각선 무게 이동은 이동성 과제의 보다

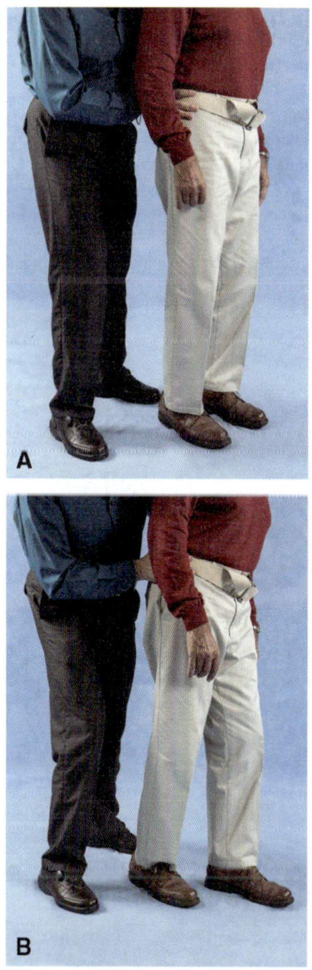

그림 30-16AB 균형 및 보행 전 활동을 위한 발 위치: (A) 평행 자세 및 (B) 반겹친양발일직선(semitanderm) 자세 또는 대각선 자세.

일반적인 일부이기 때문에 반겹친양발일직선(semi-tanderm) 또는 대각선 자세(그림 30-16B)로 가능한 한 빨리 진행하는 것이 중요하다. 측면 무게 이동은 사이드 캐비닛에서 상자를 회수하기 위해 주방 카운터에 서거나 횡으로 이동하는 등의 작업에 사용할 수 있지만 보행이동에는 사용할 수 없다. 한 발을 다른 발보다 더 앞으로 내딛고 반듯하게 나아갈 수 있다. 이는 보행이동 및 기타 동적 균형 작업을 수반하는 무게 이동과 더 가깝다.

환자가 독립적으로 전체 체중 이동을 수행할 수 없는 경우 수동으로 전체 체중 이동을 안내할 수 있다. 이것은 아마도 골반의 손 접촉을 통해 체간 전체를 하나의 단위로 이동시키는 골반 운동을 장려하는 것이 가장 좋다. 환자는 대뇌질환 환자에게서 관찰되는 매우 보편적이고 비정상적인 보상 방법인 상부 체간에 기대어 체중 이동을 시작할 수 있다. 적절한 움직임 가능성이 있는 환자의 경우, 치료사는 비정상적이고 비효율적이며 보상적인 움직임 패턴을 수동으로 연습하지 않도록 해야 한다. 대신, 최적의 효율적인 이동 패턴을 연습할 수 있는 충분한 기회를 장려하기 바란다.

작업의 난이도를 진행하려면 체중 이동 진폭을 점진적으로 늘리는 것부터 시작할 수 있다. 여러 가지 형태의 피드백이 도움이 될 수 있다. Shumway-Cook(2007)은 환자 체중 이동의 반사로서 빛이 벽을 가로질러 이동할 수 있도록 체간에 부착된 손전등을 사용할 것을 제안했다(레이저 포인터가 더 구체적인 위치를 제공할 수 있음). 임상적으로, 작은 접히는 줄자를 사용하여 체중 이동 또는 동요에 대한 보다 객관적이고 유용한 피드백을 제공할 수 있다. 접히는 테이프 케이스는 테이프의 끝이 환자의 허리에 있는 옷에 핀으로 고정되어 있는 동안 벽에 테이프로 고정된다(그림 30-17A 참조). 이 방법은 체중 이동을 위해 전방-후방 체중 이동을 위해 벽을 향하는 환자, 대각선 이동을 위해 벽을 대각선으로 향하는 환자, 측면 이동을 위해 벽을 향하는 환자 등 모든 방향으로 체중 이동을 위해 사용할 수 있다(그림 30-17B). 이것은 체중 이동의 정도와 크기에 대해 환자에게 객관적인 피드백을 제공하는 저렴한 방법이다.

Wii Fit 또는 Kinect 시스템과 같은 비디오 게임은 비록 위에서 언급한 도구보다 조금 더 비싸지만 환자에게 체중 이동의 정도와 크기에 대한 객관적인 피드백을 제공한다(Szturm, 2011).

체중 이동이 다리 하나를 완전히 내리기에 충분하면 환자에게 무게가 실리지 않은 발을 잠시 들어 올리도록 요청할 수 있다. 그런 다음 환자의 이해도를 높이고 작업 경험을 허용하기 위해 체중이 덜 나가는 쪽으로 이동하고 환측 발을 들어 올리는 테스트를 실시할 수 있다. 여러 세션에 걸쳐 환자가 발을 공중에 매달리는 시간을 점차 늘려나가도록 한다. 체중 이동으로 환측의 다리로의 활동을 반복하고 반대쪽 다리를 들어 올린다. 추가 진행에는 한 다리 자세로 다리를 점진적으로 더 높이 들어 올리는 것, 유연한 표면에서의 체중 이동(예; 폼), 외부 지지력 감소 등이 포함될 수 있다.

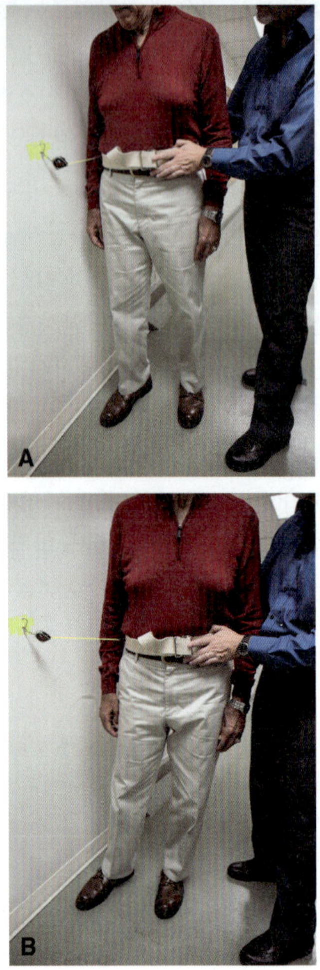

그림 30-17AB 체중 이동 진폭에 대한 피드백을 위해 접히는 줄자를 사용하는 환자. (A) 환자가 벽 가까이에서 움직인다. (B) 환자는 벽으로부터 떨어져 있는 체중이동을 보여준다.

한쪽 하지에서 체중 이동과 균형을 장려하는 또 다른 치료 방법은 덜 침범된 하지의 지지 표면을 바꾸는 것이다. 이것은 환자를 의지하게 하고 침범된 하지에 더 많은 무게를 싣게 한다. 이 치료법은 반신마비 환자에게 매우 유용하다. 예를 들어, 우측 편마비가 있는 환자는 우측 하지와 균형 또는 신경근육 조절에 어려움을 보일 수 있다. 오른쪽 하지와 왼쪽 하지는 계단이나 걸상에 놓고 서 있는 환자부터 시작할 수 있다. 이로 인해 환자는 오른쪽 하지에 더 많은 체중을 실어야 한다. 환자가 진행됨에 따라 왼쪽 하지를 컵이나 원추형, 폼 디스크 또는 작은 볼에 올려 놓으면 왼쪽 하지를 통해 체중 지지율을 줄일 수 있으며, 따라서 오른쪽 하지 체중 지지율을 높일 수 있다.

상지 지지를 통한 동적이고 대칭적인 자세

서기에서의 동적인 균형 활동을 위해, 양쪽과 대칭의 서기는 재활 과정의 환자부터 간단하게 시작할 수 있는 장소이다. 초기 활동에서는 치료사로부터 또는 안정된 표면 또는 보조 장치를 통해 상지 지지가 필요할 수 있다. 항상 환자를 올바르게 보호하거나 안전 하니스를 사용해야 한다.

초기에는 대칭이 강조된 매우 얕은 스쿼트와 같은 대칭적인 활동으로 동적 훈련을 시작하고, 바닥에서 작은 물체를 들어 올리는 기능적인 부분인 비대칭 스쿼트로 진행한다. 대칭의 정도에서 환자에게 시각적 피드백을 주기 위해서는 거울을 마주보는 것이 도움이 될 수 있다. 테이프 조각을 수직으로 배치하고 환자에게 거울의 테이프를 신체의 이미지와 정렬하도록 지시할 수 있다. 균형 관점에서 비대칭 스쿼팅은 무게 지지력이 높은 다리(즉, COP에 가장 가까운 다리)를 강조한다. 이러한 활동의 추가적인 이점은 하지 폄 근력강화 훈련되고 기능적인 위치에 있다는 것이다. 환자는 평행 막대를 잡고 있거나 높은 설치대 모서리를 사용하여 상지를 지지할 수 있다. 상지 지지는 최대한 빨리 점진적으로 당겨야 상지근이 아닌 체간과 하지근육을 난련할 수 있다는 점에 유의해야 한다.

동적 자세 활동은 불안정한 표면에서도 연습할 수 있으며, 초기 시도 시 항상 치료사 또는 안전 장치의 지원을 받아 환경 동요에 대응하는 경험을 쌓을 수 있다. 최소에서 가장 어려운 것으로 나열되는 동적 자세의 불안정한 표면은 폼 패드, 단일 축 평형 보드, 마지막으로 BAPS 보드, BOSU 볼 또는 여러 축을 따라 이동하는 팽창식 디스크일 수 있다(그림 30-18 AB). 보드 양쪽 끝에 있는 접촉 스위치에 의해 시작되는 청각 피드백이 있는 단일 축 평형 보드도 상업적으로 이용할 수 있다. 이 시스템에 대해 설명하고 그 효과를 입증하였다(Nortt, 1999).

임상적으로 단일 축 평형 보드를 측면 움직임과 함께 사용하거나 환자가 반겹친양발일직선 자세로 운동 평면을 향하게 하여 체중 이동과 균형을 더 가깝게 할 수 있다. 그럴

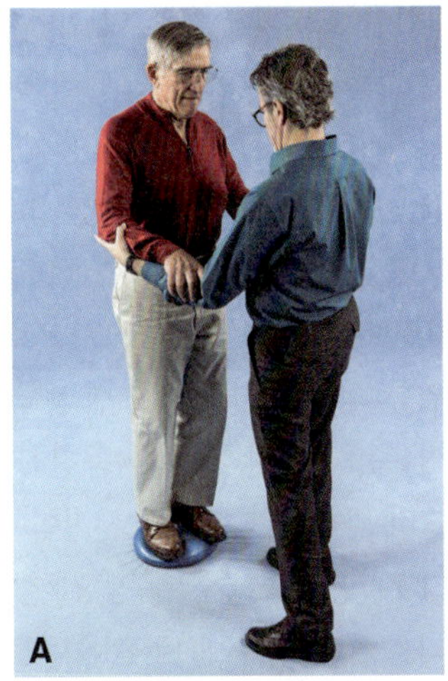

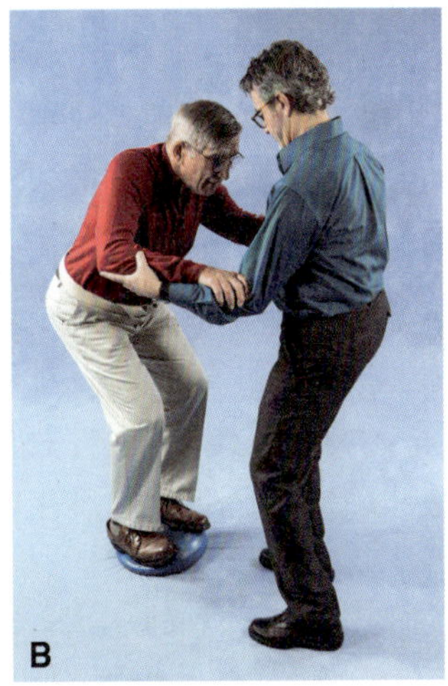

그림 30-18AB 환자 (A)가 팽창식 디스크 위에 서 있고 (B) 얕은 스쿼트 활동을 수행한다. 이러한 유형의 불안정한 표면은 기능 활동 중에 균형을 유지하기 위해 사용될 수 있다

때마다 체중이 실리고 구부러진 부릎 위에서 아래쪽 나리의 근육을 이용해 움지임을 감속시키는 것을 강조하면서 체간과 무게중심을 위쪽으로 옮겨 균형을 유지하게 하는 것이 도움이 된다.

이동 표면에서의 초기 균형 활동에는 시간이 지남에 따라 점차 외부 지지대, 안전 벨트 또는 치료사 보조가 제거될 수도 있다. 환자가 개선됨에 따라 이동 속도와 예상치 못한 장애도 증가할 수 있다. 환자가 더 높은 기능 수준에 도달하면 환측의 다리를 사용하여 불안정한 표면에서 한쪽 다리 자세를 일시적이고 더 길게 시험해 볼 것을 요청할 수 있다.

보행이동, 좁은 기저면 및 변화

대부분의 환자들에게 가장 동적인 활동은 보행이동이다. 걷지 못하는 거의 모든 재활환자는 "다시 걸을 수 있고

걷고싶다"고 개인적인 목표로 호소한다. 단순하고 전진적인 "정상적인" 보행으로 시작한 후 보행의 BOS를 변화시킬 수 있으며, 이후 다양한 감각, 단계, 방향 변수에 대한 조절이 균형에 통합될 수 있다. 좁은 BOS를 보다 제한적인 발뒤꿈치에서 발가락 또는 일직선 보행(tandem walking)(Gill-Body, 1997; Verfaillie, 1997)으로 요청하고, 두꺼운 폼 표면 위를 걷거나 다양한 표면 텍스처를 직선으로 걷고, 시각 입력(즉, 경계할 경우 어둠침침한 룸, 눈을 감는 것)으로 비교적 가벼운 제한부터 시작할 수 있다.

Gill-Body(1997)는 보행 활동의 진행 과정을 다음과 같이 기술하였다:

1. 1단계: 눈을 뜨고 좌우로 크게 돌린 상태에서 좁은 BOS를 사용하여 보행, 눈을 뜬 상태에서 단단하고 거품 있는 표면에서 일방적인 자세로 장시간 정지한 상태로 보행
2. 2단계: 단단하고 패딩 처리된 표면에서 180° 선회한 상태에서 눈을 뜨고 보행; 눈을 감은 채 제자리 행진을 계속하고 편측 자세로 일시 정지하며 눈을 뜬 채 걷고 느린 머리 움직임을 동반하는 정상적인 BOS
3. 3단계: 세 가지 보행 활동:
   - 단단하고 패딩 처리된 표면에서 눈을 감고 BOS를 점진적으로 좁혀진 걸음걸이, 단단하고 폼이 많은 표면에서는 눈을 감고 천천히 제자리 이동
   - 단단하고 패딩 처리된 노면에서 눈을 뜨고 좌우로 빠르게 돌림하는 보행
   - 머리가 빠르게 움직이는 동안 눈을 뜨고 일반 BOS로 보행

Woollacott(1997)는 빠르고 강력한 근육 활동 생성이 효과적이고 효율적인 반응 균형 조절에 도움이 되는 것으로 보이기 때문에 감소된 균형을 다루기 위한 치료 계획의 일환으로 활발한 보행을 제안했다.

환자들이 안전한 지역사회 이동으로 돌아가기 위해서는 울퉁불퉁한 노면을 걸을 수 있어야 한다. 이를 임상적으로 시뮬레이션하는 한 가지 방법은 매트 아래에 캔이나 다른 물체를 놓고 환자가 매트를 가로질러 걷도록 하는 것이다. 케인은 보도의 균열과 요철을 시뮬레이션 한다. 이것은 환자가 요철을 시각적으로 스캔하고 몸에서 동요를 준비하고 케인을 밟음으로써 유발되는 불안정성에 반응하는 자세 조절을 할 수 있게 한다. 치료사는 연습 중인 도시의 이름을 따서 이 연습의 이름을 애틋하게 지을 수 있다(예; "뉴올리언스 보도 연습").

동적 서기 균형 훈련에서 안전성을 강화하려는 시도에는 외부 지지력을 높이는 장치가 포함됐다. 오버헤드 하니스 및 트롤리 시스템은 보행 시 균형 및 모터 제어 검사 및 치료에 있어 환자 안전을 향상시켰다(Harburn, 1993). 머리 위 하니스 시스템이 부착된 트레드밀이나 환자와 함께 움직이며 환자를 머리 위로부터 지탱하는 프레임을 자유롭게 이동하는 등 현재 유사한 장치가 상용화되어 있다(그림 30-19 참조).(Seif Naraghi, 1999).

체중 지지 보행이동 훈련을 포함한 장치가 보다 독립적인 보행 이동으로 진행되지 않고 장기간에 걸쳐 과사용되거나 사용될 경우, 균형 시스템에 대한 요구와 균형 전략을 실천할 수 있는 기회를 감소시키기 때문에 균형에 원치 않는 영향을 미칠 수 있다. 따라서 체중 지지 시스템의 사용은 균형 훈련의 관점에서 점차적으로 줄어져야 한다.

변화된 스텝 패턴

보행 패턴의 변화는 균형 중재에도 사용될 수 있다. 이는 기능적 과제일 뿐만 아니라 균형손실 회복을 위한 단계적 전략을 사용할 때 환자들도 다양한 방향으로 나아가야 한다. 이러한 활동은 균형을 되찾기 위한 발목 전략보다 엉덩이 또는 발 디딤돌 전략에 더 의존하는 노인에게 특히 중요하다(Sumway-Cook, 2007). *사이드 스텝핑(Side-*

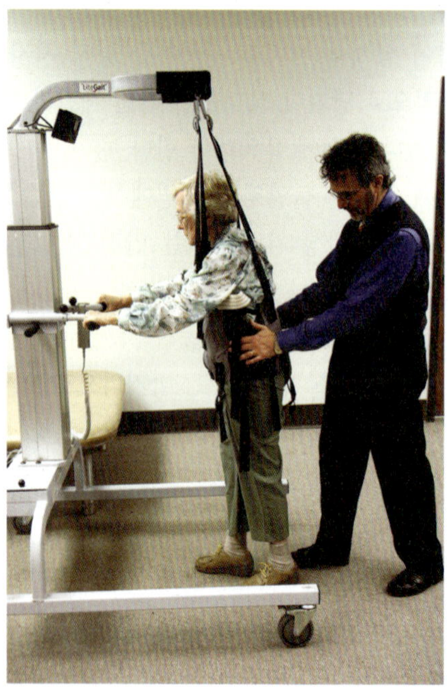

그림 30-19 보행이동 중 롤링 프레임에 부착된 오버헤드 하니스에 의해 지지되는 환자.

stepping)은 발이 평행을 유지하고 항상 적절한 오른쪽-왼쪽 관계에 있을 때 발생하는 문헌(Gill-Body, 1997; Verfaillie, 1997)에서 일반적으로 사용되는 예이다. 이 활동에서 많은 환자들이 몸통을 대각선으로 돌려 부분적으로 움직임의 방향을 향하게 된다. 최적의 요구를 위해 환자가 사이드 스텝의 방향에 수직을 향하도록 하여 체간의 정렬과 정렬된 체간 자세의 중요성을 강조한다.

브레이딩(Braiding)은 균형 장애를 해결하기 위해 임상적으로 사용되어 왔다(Gill-Body, 1997; Verfaillie, 1997). "넝쿨 같은 걸음", 또는 "가라오케", **꼬는 걸음걸이** 또는 **꼬는** 것은 여러가지 변형으로 옆으로 디디는 것보다 발전된 형태이며, 모두 자세 발을 가로지르는 것을 포함한다(그림 30-20).

환자에게 꼬는 법을 가르칠 때는 일정한 패턴으로 시작해야 하며, 특히 인지결핍이 있을 때는 더욱 그러하다. 시행 처음의 경우, 다리 앞 또는 다리 뒤쪽으로 일관되게 건넌다(그림 30-20A 참조). 뒤쪽에 있는 발은 항상 교차하는 발이라는 것을 기억한다. 즉, 왼쪽으로 꼬는 사람이 있다면 왼발부터 좌우로 꼬도록 할 것이다. 그런 다음 오른발이 왼발 왼쪽의 자세 다리 앞이나 뒤에서 건너가도록 한다. 왼쪽 발이 다시 왼쪽으로 돌아가면 다시 시작된다. 환자가 이 활동을 할 때 흔히 저지르는 실수는 엉덩이를 앞으로 향하게 하는 것이 아니라 옆으로 돌리는 것이므로 이 활동 동안 환자의 엉덩이를 주의 깊게 관찰해야 한다. 중재를 진행하여 최종적으로 전면을 가로질러 스텝을 번갈아 밟은 다음 이 번갈아 패턴을 반복할 수 있다(그림 30-20ABCD 참조). 환자가 일련의 단계를 위해 오른쪽으로 이동한 다음 왼쪽으로 이동한다. 환자가 이동 패턴을 학습할 때 안전성과 안정성을 높이기 위해 이 활동은 초기에 평행 막대에서 시작할 수 있다.

상지 지지대는 필요한 경우 앞에서 설명한 대로 전면에서 도수적으로 제공할 수 있다. 환자의 손을 팔뚝이나 어깨 위에 올려 놓거나(체중을 견디기 위한 것이 아님을 환자에게 알려줌) 환자의 엉덩이에 손을 대고 꼬기 또는 사이드 스텝을 수행할 때 동적으로 지지대를 제공할 수 있다.

후진 보행은 소뇌기능장애 환자의 균형장애 치료 프로그램의 일환으로 사례 연구에서 보고되었다(Gill-Body, 1997). 후진 보행은 시각적 입력을 최소화하므로 치료의 구성요소로서 도움이 될 수 있다. 뒷걸음질치는 것을 기능적이지 않다고 보기 때문에 거부하는 사람도 있겠지만, 방향을 돌릴 수 없을 때는 좁은 공간에서 벗어나야 한다. 나가기 위해 주위를 둘러보고, 의자에 앉기 위해 뒤로 물러서거나, 문을 여는 과정의 일부로 뒤로 물러난다.

생각해 볼 점 30.3

- 자극이나 균형 동요에 대한 반응으로 취한 조치와 예상 자세 조절에서 취한 조치에는 어떤 차이가 있는가?
- 임상적으로, 어떻게 하면 균형 동요에 대한 반응으로 다양한 자세 조절을 위한 단계를 통합할 수 있는가?

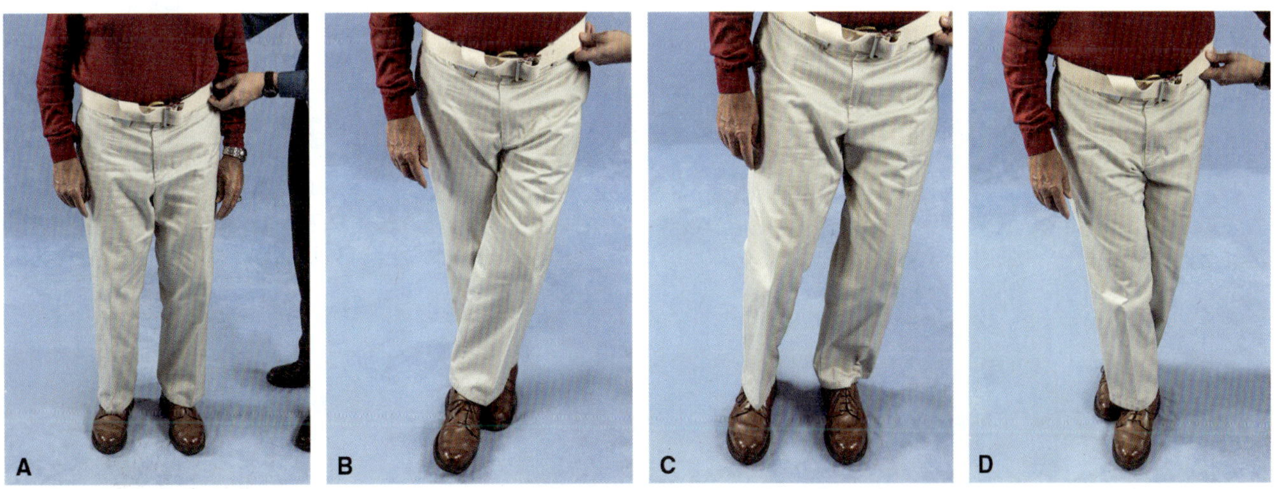

그림 30-20ABCD 꼬으며-걷기 기술. (A) 환자는 발을 평행하게 하여 정상 자세로 시작(B) 옆걸음질이 자세 다리의 앞쪽을 가로지르는 발(이 예의 왼쪽 발)에 의해 시작된다. (C) 환자는 원래 자세 발로 뒤로 물러서서 다리를 교차한다. (D) 자세 다리의 뒤쪽에서 교차한 다음 다시 시작 평행 위치로 교차하는 방식으로 안으로 들어가게 한다. 치료사는 필요에 따라 환자를 지지해주고 (B) 왼쪽 다리와 앞쪽 다리로 전진하고 (D) 왼쪽 다리를 뒤로 놓는 이러한 패턴을 통해 더 큰 도전이 발생한다.

균형 및 보행의 연습 구성 요소

Gill-Body(1997)는 보행 중 균형의 특정 구성요소에 대한 적극적인 실천을 치료 활동으로 제안했다. 발뒤꿈치가 앞으로 닿거나 발가락이 뒤로 닿았을 때 눈을 뜨고 서 있으면 모든 감각 시스템을 사용하여 기능적 활동에서 자세 조절을 개선할 수 있다. 이것은 특히 자세 사지의 균형 연습에 초점을 맞춘 보행이동의 부분 작업 훈련으로 볼 수 있다. 이 저자들은 또한 치료로 발목 동요 움직임의 적극적인 연습을 이용했다.

자세에서의 의도적인 창의적인 움직임

인지손상 아동의 균형장애 치료를 위한 창작무용과 운동 탐구 프로그램이 제안되었다(Boswell, 1991). 젊거나 나이 든 환자는 댄스, 체조, 수중 운동, 골프 등 창의적이고 숙련된 운동 활동에 참여하여 균형을 높일 수 있다. 이 장 앞부분에서 논의한 타이치는 자기 인식과 움직임의 질에 중점을 두고 있기 때문에 이 범주에 들어맞는다. 춤, 체조, 타이치 같은 창조적인 움직임은 장애가 생기기 전에 환자의 삶에 필수적인 부분이었을 때 가장 효과적이며, 활동에 규칙적으로 참여하려는 동기를 강화한다. 환자가 자연스럽게 참여 동기를 부여받은 이전 활동, 특히 움직임의 질과 기술을 강조하는 활동에 중점을 두고 적극적인 생활습관으로 돌아가도록 격려해야 한다.

기능적 이동의 연습

균형이 필요한 기능 전환 동작의 반복은 기능 균형의 재교육을 위한 훌륭한 방법이다. 수평면과 고르지 않은 표면 이동이 반복되면 환자가 적절한 이동 패턴을 경험하고 이동 인식에 집중할 수 있다. 필요한 경우 환자는 치료사의 존재, 지원 및 준비 설정에 의해 생성된 안전 분위기에서 손상 구성요소를 초기에 보상할 수 있다.

앉았다-일어서기 이동은 균형을 실천하는 좋은 활동이다. 이러한 전환은 BOS가 발과 엉덩이를 아우르는 매우 안정적인 전후 깊이에서(사람의 발 길이)가 크게 감소하기 때문에 종종 불안감을 느끼는 것이다. 이 BOS 교체 과정에서 무게가 좌석 표면에서 앞으로 이동하기 때문에 매우 불안정한 상황이 발생한다. 그 결과, 많은 환자들은 특히 초기 시도에 추가적인 언어적 확신과 더 큰 도움이 필요하다. 환자가 진행함에 따라 이러한 활동은 구속된 상태에서 표면을 낮추거나 표면을 부드럽게 하거나 특정 다리에서 더 많은 무게 지지와 균형을 요구하도록 설정을 변경하여 수행할 수 있다. 이는 정상적인 하지 정렬에서 벗어나려는 발을 다른 쪽 발보다 더 앞으로 이동하거나 짧은 걸상에 올려놓거나 이러한 기능의 조합을 사용하여 불이익을 줄 수 있다(그림 30-21A, B 참조).

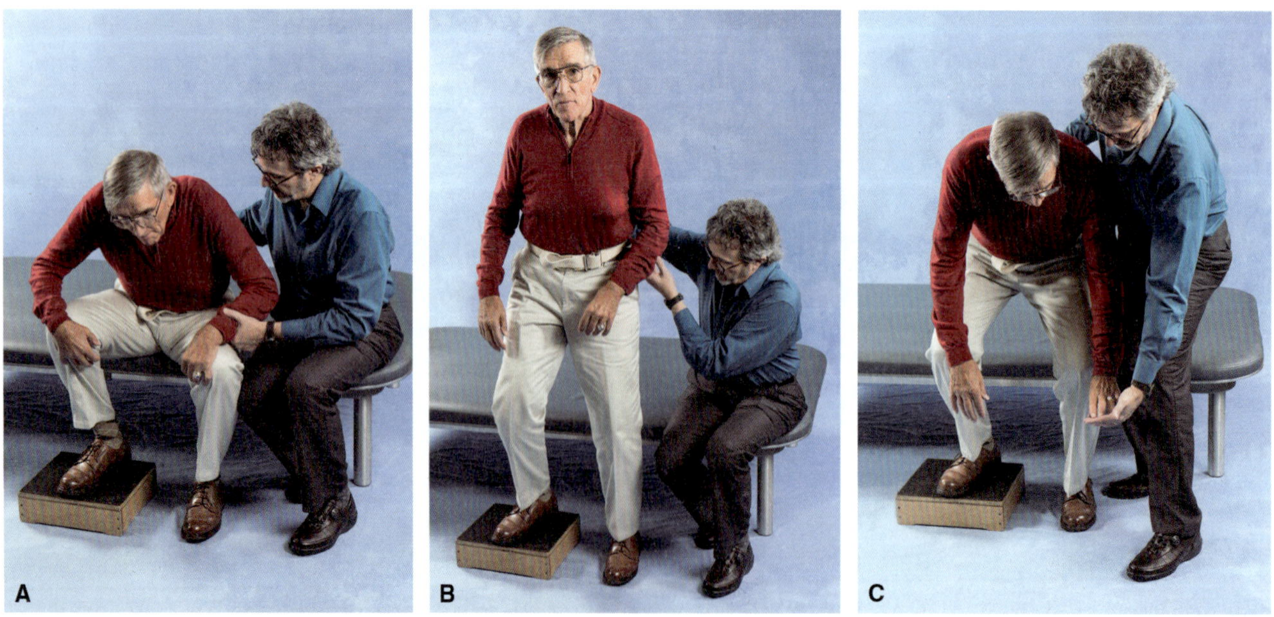

그림 30-21ABC 좌석에 앉는 것과 같은 기능 전환 과정에서(A와 B) 영향을 덜 받는 발을 더 높은 표면에 배치하는 것은 비환측 발을 더 높은 표면에 도달시키기 위해 더 큰 요구를 발생시킨다. (C) 비환측 발을 더 높은 표면에 배치하는 것 또한 영향을 덜 받는 발을 사용하여 수행할 수 있다.

구부리기 및 뻗기 활동

일반적인 기능적 작업인 스탠딩에서의 구부러짐 및 뻗기 활동은 종종 균형 치료에 통합된다(GillBody, 1997). 이러한 기술은 상당한 직립 자세 조절을 요구하며 종종 환자를 단순한 보행이동보다 더 위험한 위치에 놓이게 한다. 이러한 기능적 스킬은 앞서 설명한 활동 중 많은 구성 요소를 포함하고 있으며 운동 학습을 개선하기 위해 연습될 수 있다. 환자가 몸을 구부려 말아 놓은 신문, 열쇠고리 또는 녹두 캔과 같은 물체를 집어 들도록 함으로써 이러한 활동을 분명히 동작시킬 수 있다. 환자는 발이 두 개의 서로 다른 표면 높이에 있는 동안(그림 30-21C), 환측의 다리를 하부 표면에 올려놓고(그림 30-21C), 또는 굽혀 한쪽 다리로 뻗어서 더 큰 과제를 함으로써 균형 시스템에 추가 요구를 할 수 있다.

계단 오르기

균형장애를 위한 계단 오르기(Lee, 2014)는 전진진행 외에도 새로운 단계마다 몸을 들어 올리는 중력에 대항하는 작업이 있기 때문에 매우 발전된 형태의 보행이동이다. 균형 장애를 다루기 위한 초기 형태의 계단 훈련에는 단일 팔다리의 증가에 초점을 맞추는 데 필요한 최소한의 보조 또는 지지대로 플랫폼 1~8인치 높이에서 오르내리는 것이 포함될 수 있다(그림 30-22AB 참조)(Asher,1997). 체중으로 계단을 오르는 것은 긍정적인 결과와 함께 전체적인 균형 치료의 일부로 포함되었다(Rooks, 1997). 계단을 오르는 것은 또한 COM이 내리막길에서 오르막길이나 내리막길에서 계속 전진 및 상승하는 단일 다리 지지대에서 상당한 시간을 보내기 때문에 어려운 일이다.

위와 아랫계단의 균형 교육을 통합하여 점진적으로 적은 지원을 제공할 수 있다. 먼저 환자가 난간을 사용할 수 있도록 한 후 나중에 큰 체중 지지 없이 난간을 만질 수 있도록 하는 것으로 시작할 수 있다. 마지막으로, 상지와 접촉하지 않고 궁극적으로 개입이나 동요가 추가되어도 계단을 오르내리도록 환자에게 요청할 수 있다. 동요를 추가할 때 환자의 안전을 보장하기 위해 세심한 경비가 필요하다는 것을 기억하기 바란다.

장애물 코스

장애물 코스는 임상 환경에서 균형 장애를 위한 일반적인 개입이지만, 그 유효성이나 효과는 조사되지 않았다.

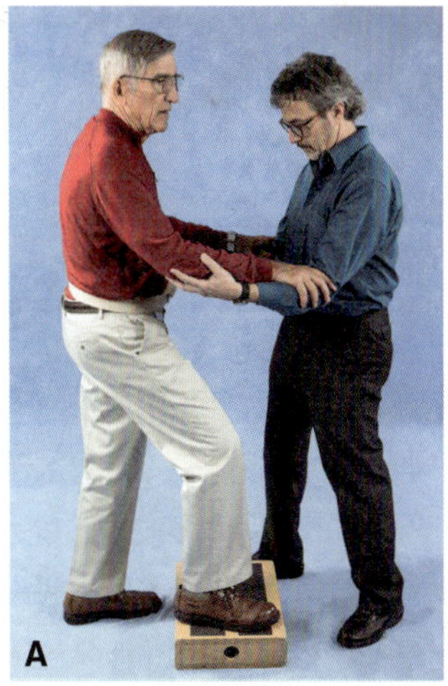

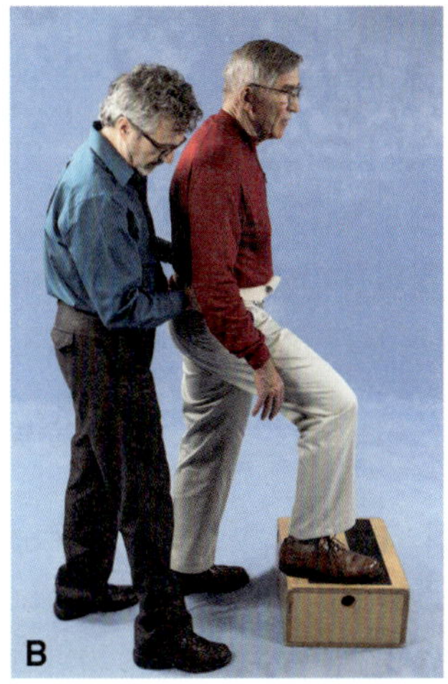

그림 30-22AB 환자가 4인치 플랫폼에서 오르내리기(A) 8인치 플랫폼에서 오르내리기(B).

12개의 시뮬레이션된 기능 과제로 구성된 하나의 과정 설계를 기능상의 균형 손상에 대한 치료로 제안한다(Means, 1996). 12개의 스테이션은 다음과 같다.

- 걸어서 건널 수 있는 4가지 표면(모래, 소나무껍질 칩, 인조잔디, 깊은말뚝 카펫)
- 걸어갈 수 있는 두 개의 경사면(상행 및 하행 경사면)
- 상업용 계단 2개(8단, 7.6cm의 높이, 4단, 15.2cm의 높이)
- 네 가지 기능적 과제와 기술(닫힌 문 열기; 부드럽고 팔이 없는 의자에서 일어서기; 61cm 간격으로 8개의 플라스틱 원뿔 직선 사이의 돌림 코스 걷기; 10.2, 15.2, 20.3cm 둘레의 평행 원통형 폼 받침 3개 이상 밟기)

환자는 이러한 장애물에 대처하는 것 외에도 작은 상자(신발 상자 크기)를 밟고, 바닥에서 물건을 줍기 위해 아래로 손을 뻗거나, 발로 차거나, 물건을 옮기고, 의자를 돌며, 문간에 놓인 막대 장력에 스쿼트로 발걸음 옮기기, 폼 표면을 걷는다. 시간이 지남에 따라 보조를 제거할 뿐만 아니라, 시간을 늘리기 위한 제약조건으로 분산 장애물에 대해 속도 증가를 점진적으로 요청할 수 있다.

주요 기능적 과제(예; 보행 중 대화를 완료하려는 것)와 함께 인지적 과제나 신체적 과제를 수행하는 동안 기능적 과제의 적절한 균형이 악화될 수 있다. 중재의 경우 37장에서 논의한 바와 같이 이동성 과제와 함께 인지 과제와 같은 이중 과제 활동을 통합할 수 있다. 이 작업은 또한 부주의 또는 시각적 필드 컷(field cut)이 있는 환자에게 유용한 개입인 스캔에 대해서도 작동한다(7장 및 31장 참조). 또한 환자에게 장애물 코스를 청소하도록 하여 바닥에서 물건을 줍는 것을 포함할 수 있다. 여기에는 환자의 실제 삶과 상황에 대한 장애물을 맞춤화하는 데 초점을 맞춘 치료사의 창의성이 발휘될 여지가 많이 있다. 제14장에서 논의된 Gentile(1987) 과제 분류법도 객체 조작을 포함한 이 중재의 진행을 안내할 수 있다.

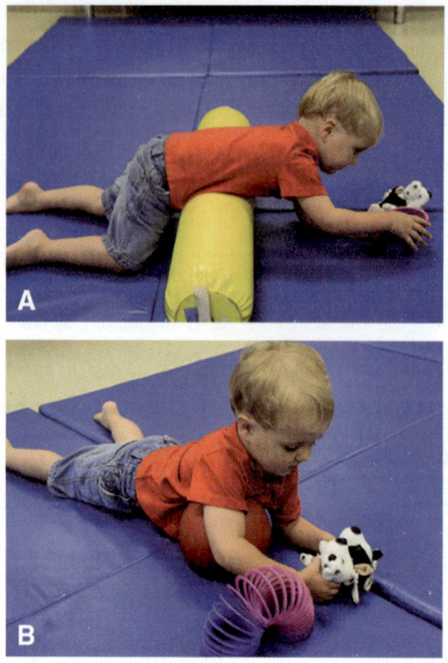

그림 30-23AB (A) 정적 균형에 대한 연습과 경험을 할 수 있도록 bolster 의해 상당한 체간 지지대가 있는 어린이와 (B) 작은 공에 의해 지지되는 체간을 사용하는 어린이에게 더 많은 제어가 필요한다. 아이가 네발기기가 되면 더 많은 요구가 필요할 것이다.

소아 치료 시 고려 사항 Pediatric Considerations

이전에 균형에 대해 설명한 원칙, 기법 및 활동은 소아 환경에서도 적용할 수 있다. 종종 앞에서 논의한 바와 같이, 아이들에게 동기를 부여하고 적절한 연령대의 활동을 보장하는 데 초점을 맞추어 기술과 활동을 조정해야 한다. 미국 전역의 미국 물리치료협회 소아과 회원들을 대상으로 한 설문조사에 따르면, 응답자들은 아동의 균형 기능 장애를 다루기 위해 기능적 활동과 더 전통적인 치료 활동을 함께 사용했으며, 기능적 활동을 장려하는 NDT 접근법과 가장 자주 동일시되는 것으로 나타났다(Westcott, 1998). 앉고 서는 기능적 활동 외에도 네발과 무릎 꿇는 자세의 균형이 정상발달에 필수적인 능력이다. 이러한 자세는 아동의 균형 치료 활동에 있어 발달적으로 적절하다.

네발기기 활동

네발기기 및 기기(creeping)(네발 자세에서 전방 이동성)의 균형 개선이 치료의 일반적인 목표라면, 아이는 종종 치료 세션 동안 네발기기 자세, 즉 손과 무릎에 놓인다. 재활 초기에 어린이가 이 위치에서 추가 지지가 필요할 경우 체간 아래에 작은 받침대나 베개를 놓아 부분적으로 안정적인 체간 지지를 제공할 수 있다(그림 30-23A 참조). 아이의 능력이 향상됨에 따라 체간은 받침대보다 더 불안정한 지지 표면인 작은 공을 사용하여 지지될 수 있으며(그림 30-23B 참조), 궁극적으로 지지가 전혀 없는 상태로 진행된다.

네발기기의 기능의 보다 동적인 측면은 방을 기기(creeping) 하는 것이다. 치료사가 외부로부터 충분한 보조를 받으면, 아이는 처음 미끄러지려는 시도 직전에 종종 아이들에게서 관찰되는 활동인 앞으로, 옆으로, 대각선 방향으로 흔들면서 네발에서 일어날 수 있는 체중 이동과 동요를 실험하기 시작할 수 있다. 나중에 여러분은 장난감과 기타 환경 자극을 사용하여 상체 체중 이동을 장려하고, 체중지지되지 않는 팔을 들어 올리거나, 기기(creeping) 과정을 위해 팔을 재배치함으로써 활동을 더욱 장려할 수 있다.

무릎 서기 및 반무릎 서기 활동

환자의 장애와 중증도에 따라 어느 정도 상지 체중을 지탱하는 정적 자세 활동이 허용하는 대로 무릎을 꿇는 균형 활동을 시작할 수 있다. 아이는 벤치에서 무릎을 꿇고 놀 수 있고, 벤치에서 장난감을 가지고 놀 수 있어 적어도 한 팔의 무게를 지탱하는 사용이 제한된다. 치료 공이나 불안정한 표면에 손을 올려놓고 무릎을 꿇게 함으로써 더 어려

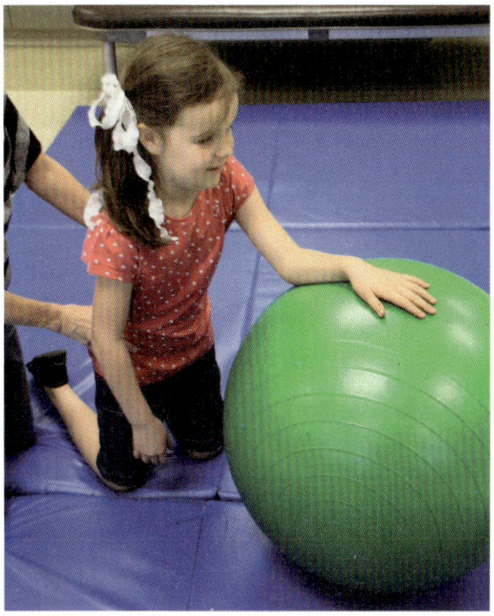

그림 30-24 불안정한 치료용 공에 상지 지지된 높은 무릎자세로 균형을 연습하는 어린이.

운 작업을 만들 수 있다(그림 30-24 참조). 어린이가 편안하게 접근할 수 있는 범위 밖에 물체를 놓아 아이가 실제로 체중에 도달하고 움직일 수 있도록 해야 한다. 무릎 꿇기의 정적 균형은 궁극적으로 높은 무릎을 꿇는 놀이(엉덩관절 폄)와 한쪽 상지를 지지하고 결국 상지를 지지하지 않는 활동으로 진행되어야 한다. 폼, 평형 또는 흔들림 보드를 포함하여 무릎 표면의 밀도 및 안정성을 변경하여 추가적인 문제를 추가할 수 있다.

무릎 꿇기에서의 동적 활동에는 물체를 위한 상지 손이 닿는 높은 무릎에서의 체중 이동과 기능 부속물로서 동반되는 체중 이동이 포함되어야 한다. 전방, 대각선 및 측면 방향으로 도달하기 및 무게 이동을 장려하는 동기 부여 시각적 신호로 환경을 설정한다. 무릎 꿇기 균형에 더욱 도전하기 위해 무릎 꿇기에서 네발기기, 절반 무릎 꿇기에서 무릎 꿇기 등 과도기 동작을 치료 세션에 통합할 수 있다(34장 참조). 이러한 기능 전환에는 변화하는 BOS의 과제가 포함된다.

환자 적용: "환자에 대한 추가 정보"

기능적 능력의 예상되는 진행을 포함하여 폰의 임상적 상황을 추가적으로 고려한다. 기능적 결과를 얻기 위해 사용할 활동을 포함하여 환자 중심 치료 계획의 개발을 안내하기 위해 다음 질문을 사용한다.

임상 결정 시 고려할 점

- *이 장에 제시된 정보와 활동을 사용하여 폰의 기능적 한계와 근본적인 손상을 감안할 때 균형을 개선하기 위한 4가지 특정 치료 활동을 고려한다. 선 자세의 균형에 중점을 둔다. 치료사가 제공하는 외적보조의 위치와 양을 특정화 할 필요가 있다.*
- *설계한 활동의 각 구성 요소를 선택하는 근거를 제시한다.*

중재: 치료외 시간 및 퇴원 시 고려사항
Intervention: Considerations for Nontherapy Time and Discharge

환자 및 가족 교육의 관점
Aspects of Patient and Family Education

균형 장애 환자를 상담할 때는 특히 가정에서 수행하는 활동, 보조 정도, 가족이나 간병인이 유무에 대해 안전 태도를 강조해야 한다. 너무 빈번이, 환자는 낫고 싶은 욕구가 강해서 과도한 위험을 감수하고 자신을 위험에 빠뜨리고 넘어질 위험을 높인다. 치료사는 안전한 데 필요한 최소한의 보조로 가정에서의 최적의 활동을 장려하고 환자가 가정 활동을 하기 전에 이러한 변수를 이해하도록 도와야 한다. 또한 넘어짐, 특히 손목, 엉덩이 또는 발목의 골절, 근육이나 피부 타박상, 뇌손상, 낙상에 대한 두려움의 고조 등이 나타날 수 있는 결과를 설명하는 것이 도움이 될 수 있다.

균형 손상이 있는 개인을 위한 건강 증진 초점은 내부 및 외부 환경의 기여 요인을 다루어 추락을 예방하는 것이다(Tideiksar, 1986; Tinetti, 1994). 상자 30-2에는 빈번한 문제를 해결하기 위한 환자에게 유용한 아이디어가 요약되어 있다.

가정에서 활동 Activities for Home

치료사의 재량에 따라, 환자는 가정에서, 특히 일상생활에 맞는 많은 균형 활동을 연습할 수 있다. 선택된 활동이 가족 구성원이나 다른 보호자의 도움이나 감독을 필요로 할 때 주의 깊게 고려하고 명확하게 가족들과 소통한다. 가족 구성원은 의존성을 유발하지 않고 최적의 지원을 제공하는 방법에 대해 교육을 받아야 한다.

상자 30-2 낙상 위험에 놓인 환자의 예방법

- 밤에 화장실을 이용할 때 넘어지는 경우가 많으므로 야간 조명을 이용하여 복도와 화장실을 비추는 것이 좋다.
- 보행 공간에 걸쳐 가구와 전기 코드를 포함한 미끄러운 표면과 장애물에 각별히 주의할 것을 환자에게 조언한다.
- 적절한 렌즈로 시력을 교정할 수 있도록 정식 시력검사를 권고한다.
- 굽은 모서리에 미끄러지거나 넘어지는 원인이 될 수 있는 헐거운 바닥 깔개를 없애고 카펫이나 더 크고 납작한 미끄러지지 않는 깔개로 교체하도록 권장한다.
- 적절한 신발 착용을 권장하여 견고한 지지 기반을 강화한다.
- 진정제에 대한 교육을 제공(Tinetti, 1994).
- 안전한 가구(높이와 안정성)와 욕실 및 난간 설치(Tinetti, 1994)를 권장한다.
- 균형에 대한 잠재적 영향을 위해 현재 의약품의 분석을 권고한다.

환자가 충분한 보조를 받는다면 이러한 활동 중 일부를 집에서 수행할 수 있다. 예를 들어, 환자는 소파 뒷면, 테이블 또는 카운터 상판과 같은 안정된 표면에 손을 잡거나 적어도 얹을 수 있다. 가정환경의 안정성을 높이기 위해 일부 환자들은 벽 한 귀퉁이에 등을 대고 서 있거나 손을 앞에 놓인 부엌의자 등에 얹어 상지를 받쳐줄 수 있다. 초기 재활 활동(즉, 자신감이 발달하기 전)의 경우, 이 설정은 벽과 의자에 둘러싸인 느낌을 촉진하면서 환자에게 안정성의 척도를 제공할 수 있다. 또한 이 장의 앞부분에서 설명한 테라밸런스 설정(Studor, 1998)은 여유 공간의 균형 활동과 관련된 안전감을 증가시키며, 정상적인 스텝 전략을 가진 환자에게 가정 활동 프로그램에 적합할 수 있다.

가정 개입의 중요한 부분은 환자와 가족 또는 다른 간병인에 대한 교육이다. 전반적으로 활동 중 안전을 보장하고, 위험을 감수하지 않으며, 하지 피로가 쌓였을 때 휴식을 취하는 것을 강조해야 한다. 환자에게 균형에 대해 교육할 때, 균형에 대한 작업량과 요구 사항을 하지로 이전하는 동시에 상지 지지를 이용하여 시간이 지남에 따라 자신을 약화시키는 것이 중요하다는 점을 강조한다. 다시 말하지만, 환자의 마음에 씨앗을 심어 지원이나 도움이 덜 필요한 미래를 생각하는 데 도움을 주고, 매일 그 목표를 향해 작은 움직임을 격려해준다.

균형이 좋지 않은 환자는 넘어질 위험이 크기 때문에 미끄러운 표면, 느슨한 깔개, 열악한 조명, 장애물 및 알코올 중독과 같은 일반적인 환경적 원인이 되지 않도록 환자도 교육해야 한다(Robbins, 1989). 넘어진 노인들과 함께 일하는 치료사 지침에는 균형 훈련, 강화, 유연성 외에도 바닥에서 일어나는 법(환자가 넘어질 경우 "길게 눕는 것"을 피하고 도움을 요청하고 바닥에 누워 있는 동안 몸을 따뜻하게 하는 기술)이 포함된다(Simpson, 1998).

가정 운동 프로그램의 샘플
A Sample Home Exercise Program

CVA 후 7개월이 지난 환자는 대부분 드물게 균형과 안전성을 잃거나(50분 활동 시 계단에서 1회만 발생) 1명의 도움을 받고 75피트 네발 케인으로 보행이동을 할 수 있는 오른쪽 하지의 운동 조절을 되찾았다. 다음 활동은 최적 개선을 위한 진행 과정의 한 시점의 가정 활동을 나타낸다(또는 이것은 우리의 환자 폰을 위한 가정 프로그램일 수 있음).

- 환자는 손을 안정적 지지대(쇼파 뒷면, 카운터탑 등)에 얹고 대칭적인 자세로 서서 몸을 낮추고 올리는 구심성 및 원심성 과제 위해 양다리를 균등하게 사용하여 얕은 스쿼트(그림 30-25A)를 수행한다. 이 활동은 발 위치를 변경하여 진행할 수 있으며, 비환측 다리를 더 측면으로 배치하여 더 많은 체중 지탱하는 요구를 더 많이 받는 다리에 부여한다.
- 환자는 앞서 설명한 바와 같이 평행이거나 반듯하게 안정된 표면에 손을 얹고 서서 한쪽 발에서 다른 발로의 체중 이동을 반복한다(그림 30-25B). 환자는 골반뿐만 아니라 어깨로만 움직이는 것이 아니라 체간이 하나의 단위로 움직이면서 체중 이동이 일어나도록 해야 한다.
- 이전 활동에서 체중 이동이 끝날 때 장시간 한 다리 자세를 취하기 위해 환자는 체중이 실리지 않은 발을 바닥에서 1인치 정도 들어 올려 순간적으로라도 지탱할

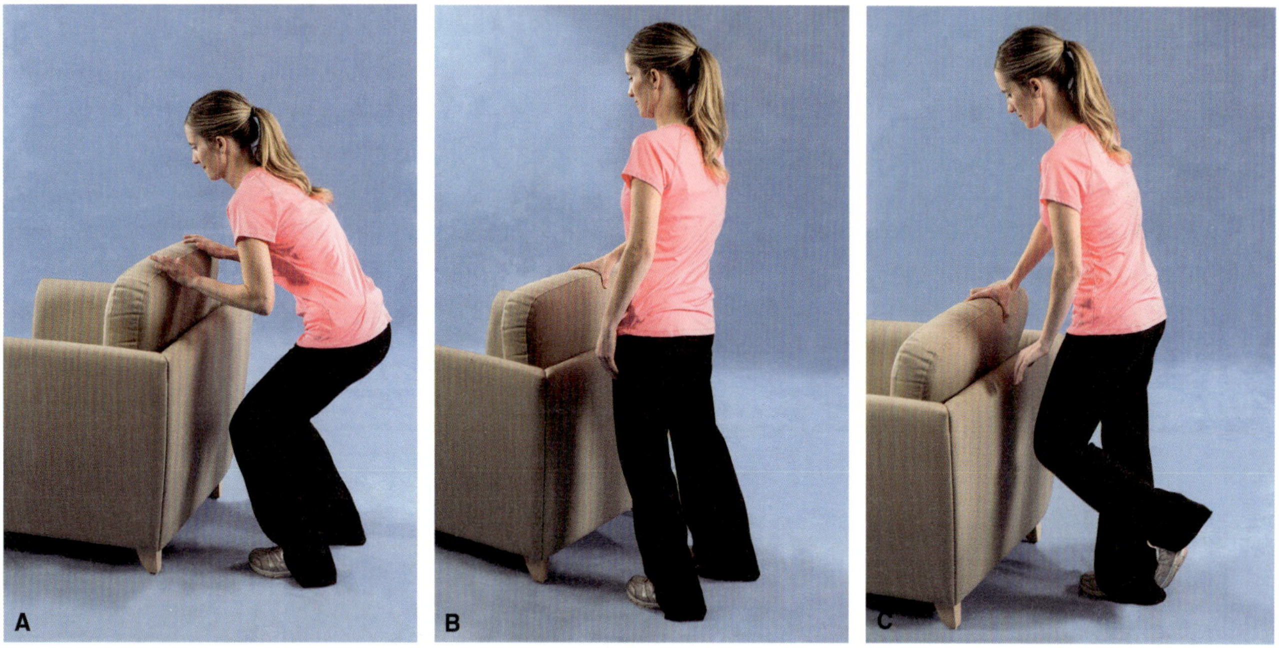

그림 30-25ABC 상지를 지탱하기 위해 크고 안정적인 가구를 사용하는 가정 운동 프로그램. (A) 대칭 얕은 스쿼트를 수행하는 환자. (B) 체중 이동의 극점에서 상지에 도달하는 자세로 체중 이동을 수행하는 환자. (C) 순간적으로 한쪽 발을 바닥에서 들어 올리는 환자.

수 있다(그림 30-25C). 발을 들어 올리기 전 필수적인 예비 단계로 체중 이동이 강조되어야 한다. 또한 환자는 필요한 팔/손가락 끝 지지대를 최소로 사용하고 필요한 양이 매주 감소할 것으로 예상해야 한다.

- 한 발로 깡충깡충 뛰기
- 한 발에서 다른 발까지 깡충깡충 뛰기
- 평소보다 빠른 걸음걸이

환자 적용: "환자에 대한 추가 정보"

5개월간의 중재 끝에, 폰은 이제 지팡이를 짚고 보행 이동을 진행했고 심지어 편평한 풀밭에서도 독립적으로 할 수 있게 되었다. 그녀는 아직도 자신이 원하는 것보다 더 자주 지팡이를 밀거나 "기댄" 자신을 발견한다고 얘기한다. 지팡이 없이 걸을 때, 그녀는 거의 한 걸음 걸어 타일 바닥에서 발가락을 놓을 수 있었다. 그녀는 졸업까지 4주 남았다!

임상 결정 시 고려할 점

- *이전에 개발된 각 치료 활동에 대해, 시간이 지남에 따라 어떻게 활동을 진행할 것인지 명시하여 폰의 상태 개선을 고려한다.*
- *퇴원 후 수행해야 할 가정 활동 프로그램을 포함하여 폰의 퇴원 계획에 대해 논의한다.*
- *퇴원 계획의 건강 증진 및 웰빙 측면은 물론, 본인의 자존감, 전반적인 건강, 안전에 지속적으로 긍정적인 영향을 미칠 수 있는 것을 생각한다.*

환자 적용: 폰을 위한 결과:

폰은 결국 개인적인 목표를 달성할 수 있다. 졸업을 하고, 지팡이 없이 무대 계단을 오를 수 있고, 무대를 가로질러 걸을 수 있으며, 졸업장을 받을 때 학교 교장과 악수를 할 수 있다. 치료사가 여전히 걸음걸이 패턴에서 분명한 비대칭성을 관찰하지만, 폰은 이제 심지어 울퉁불퉁한 야외 지형에서도 거의 발을 헛디딜 수 없도록 충분한 발 간격을 허용하는 보다 정상적인 걸음걸이 패턴을 다시 학습했다.

- *스스로 선택한 중간 속도에서 걸음걸이가 0.65m/sec (2.13피트/sec)로 빨라졌고, TUG 시험 점수(3m)가 9.7초로 향상됐다.*

실습

이 장을 읽은 후에는 다음과 같은 실습 스킬을 수행할 수 있다.

- 정적/동적 균형 중재 시 보호
- 동적 활동 중 시각 고정 및 머리 움직임 통합
- 던지고 잡기 등 역동적인 기능 활동
- 불안정한 지표면에서의 정적 · 동적 활동 촉진
- 전략 교육을 위한 활동(발목전략, 엉덩관절 전략, 발걸음 전략)
- 치료구를 사용하여 한다리 지지 활동 수행
- 균형에 도전하기 위한 타이치 조치의 통합
- 바이오 피드백 사용(강력 플랫폼 포함)
- 적절한 자세나 움직임의 실습 촉진

복습

1. 하지의 고유수용성 손상, 시각장애 또는 전정장애가 확인된 환자의 근본적인 장애에 초점을 맞춘 치료적 중재를 기술한다.

2. 균형 손상을 위한 치료 중재의 일반적인 진행에서 불안정한 표면에 활동을 통합하는 것이 중요한 이유는 무엇인가? 이 작업을 수행할 수 있는 몇 가지 예를 제공한다.

3. 체중 이동에 대한 피드백을 환자에게 제공하려고 하는데 힘 플랫폼이 없는 경우, 이러한 피드백을 제공하는 다른 방법은 무엇인가?

4. 정적 및 동적 앉기 중에 밸런스 시스템에 점진적인 요구를 가하는 일련의 기능 활동을 설명한다.

5. 정적 및 동적 서기 중에 밸런스 시스템에 점진적인 요구를 하는 일련의 기능 활동을 설명한다.

요 약

균형 손상은 복잡한 재활 신체구조/신체기능 진단 중 하나이며 신경근육장애 환자들 사이에서도 매우 널리 퍼져 있다. 치료사는 이 장과 9장(균형 검사)에서 논의한 바와 같이 중력과 외부 동요에 대해 직립 자세를 유지하는 데 기여하는 기본 감각, 중심 처리 및 운동 시스템에 대한 포괄적인 이해를 가지고 있어야 한다. 치료계획은 먼저 균형 손상에 기여한다고 가정된 신체구조/신체기능의 근본적인 손상을 다루어야 한다.

이 장에서는 균형이 손상된 구성요소를 대상으로 하는 일련의 중재 기법을 설명한다. 섹션 4의 다른 장에서는 특정 중재 기법에 대해 비수의적 수축(20장), 협응(21장), 위축(22장), 관절가동범위(23장), 운동조절(24장 및 25장), 감각장애(27장), 전정장애(29장), 인지(31장)와 관련된 중재를 포함하여 균형 감소에 기여하는 손상을 설명한다. 이러한 근본적인 장애는 치료에서 다루어지고 개선을 보이기 때문에, 중재는 기능적 결과, 특히 환자에게 문제가 되는 각 기능적 스킬의 균형을 개선하기 위해 더욱 기능에만 집중하기 시작해야 한다. 이 장의 후반부는 기능 기반 치료 활동을 설명한다. 균형의 경우 34장에서 37장의 기능적 중재로 보완된다. 환자가 개선함에 따라 각 활동의 매개변수의 진행에 대한 제안도 포함된다.

지각, 인지, 의사소통 손상의 극복(실어증 또는 구음 장애)

Overcoming Challenges of Impaired Perception, Cognition, and Communication(Aphasia or Dysarthria)

제 31 장

■ 안시내

개요

학습목표

이 장을 마치면, 학습자는 다음을 할 수 있어야 한다:

1. 인지 장애, 지각 장애, 실어증, 구음 장애의 특징을 열거하고 설명한다.
2. 신체적 결함에 대한 임상적 치료와 치료 목표를 달성 할 수 있는 능력에 대한 의사소통의 영향을 추론한다.
3. 신경학적 질환이 있는 환자와의 성공적인 의사 소통을 촉진하는 방법을 확인한다.

서론: 의사소통을 위한 효과적인 파트너 되기

Introduction: Becoming an Effective Partner in Communication

이 책의 초점은 신경학적 손상을 가진 사람들의 신체적인 손상(특성, 평가, 치료)에 관한 것이다. 하지만 실제적으로 많은 사람들이 물리치료의 범위를 벗어나는 관련 장애를 갖고 있으며, 그리고 작업치료사와 다른 영역의 치료사에 의해 실행에도 이해를 해야 한다. 언어 병리학자는 이 책에서 설명된 것과 같이 환자의 의사 소통 능력을 향상시키기 위해 의사 소통의 진단 및 평가를 하고, 중재 프로그램을 설계한다. 언어 병리학자, 작업치료사, 물리치료사 등 다양한 의료 전문가는 인지 및 지각적 장애에 대해 이해하고 있어야 한다. 이 장에서는 결정적인 의사 소통 중재와 관련된 지식과 기술이 초점은 아니다. 대신 기능적 의사 소통을 촉진하고 신체적 장애에 대한 임상적 치료를 향상시키기 위해 환자의 인지 능력과 지각 능력을 최적화하는 전략에 중점을 둔다. 결과적으로, 이 장의 초점과 목표는 다른 치료 특정 의사소통이나 언어적 중재보다는 전략과 요령을 이해하는 것을 포함한다.

이 장의 중요한 측면은 의사 소통 장애가 있는 환자와 효과적으로 상호 작용하는 것이 중요하다는 것을 이해하는 것이다. 의사 전달은 언어적 및 비언어적 방식을 모두 사용하는 생각의 교환으로써 광범위하게 정의된다. 성공적인 의사소통에는 말하는 사람(발신자)이 메시지를 정확하게 **"인코딩"**하고 듣는 사람(수신자)이 메시지를 **"해석"**하는 것이 포함된다. 의사 소통은 대인 관계 및 환자의 일상생활 활동(ADL)의 참여를 지원한다. 또한 의사 소통 전략을 효과적으로 사용하면 환자의 능력 및 성취감이 높아진다(Simmons-Mackie, 2013). 준비가 잘된 의료 서비스 제공자는 의사 소통의 필요를 충족시키고 임상적 의사소통에 영향을 미치는 환경에서 요인을 인지함으로써 환자의 전반적인 치료의 질을 향상시킬 수 있어야 한다.

대부분의 건강한 성인과 마찬가지로 건강 관리 전문가는 매일 **의사 소통**(말하기, 듣기, 몸짓, 읽기, 쓰기) 과정을 완벽하게 한다. 대조적으로 의사 소통 장애가 있는 환자는 운동으로 인한 불편함을 설명하거나 "휠체어 브레이크를 잠그도록" 지시하는 것과 같은 임상 진료의 일상적인 측면에도 어려울 수 있다. 구두로 고통을 표현할 수 없거나 단순한 요청을 이해하기 위해 애쓰는 환자의 좌절을 생각해 본다.

의사 소통 장애가 있는 환자의 의사소통 능력에 확실하게 적용되는 "두 명의 뇌 손상은 비슷하지 않다"는 표현이 있다. 다음 부분에서 설명하는 장애는 서로 매우 다르며(예를 들어, 구음장애와 실어증), 특정 유형 안에 다양한 대상이(예; 두세 단어로 문장을 말하는 실어증 환자와 많은 오류로 긴 문장을 지속적으로 말하는 환자) 있다는 것을 명심해야 한다. 또한, 일부 사람들은 하나 이상의 의사 소통 장애가 나타나는데, 이는 **삼킴장애**(**연하 곤란**)와 같은 다른 문제로 인해 복잡해질 수 있다. 삼킴 장애는 연령 전반에 걸쳐서 사람들에게 영향을 미치며 외상성 뇌손상, 뇌졸중, 뇌성 마비, 파킨슨병과 같은 수많은 원인이 있다. 연하 삼킴장애의 설명을 하는 것이 이 장의 범위를 벗어나기 때문에 미국 언어 청각 협회(http://www.asha.org/public/)를 통해 얻을 수 있는 공개 자료를 보도록 권장한다.

이 장에서 제공되는 전략은 치료사와 환자 간의 성공적인 의사 소통을 촉진하기 위한 일반적인 고려 사항을 제공하며 절대적인 것을 나타내지 않는다. 일부 제안은 다른 것보다 도움이 될 가능성이 크다. 각 의사 소통 진단 및 특정 전략의 적합성을 검증하기 위해 환자 치료 팀의 구성원, 특히 언어 병리학자와 상의하는 것이 항상 중요하다. 또한 많은 환자들이 치료 프로그램의 성공적으로 영향을 줄 수 있는 시력이나 청력 장애를 가지고 있다. 환자가 안경, 보청기, 청력 상실이 있는지 그리고 대화 중에 이러한 문제를 적절하게 수용하는 방법을 아는 것이 중요하다.

생각해 볼 점 31.1

- 언어 병리학자는 의사 소통 또는 삼키는 데 어려움을 겪고 있는 어린이 및 성인에게 도움이 된다. 역할 및 책임에 대한 자세한 내용은 http://www.asha.org/policy/SP2016-00343을 참조한다.
- 사람의 첫 번때 언어가 다른 사람들에게 간단하지만 민감할 수 있는 가장 중요한 방법에 대해 설명한다.

기초 기술: 인지 과정과 지각 능력
Foundation Skills: Cognitive Processes and Perceptual Abilities

기능적 영향 Functional Implications

지각적 능력 또는 **지각**은 하루 내내 마주치는 감각 자극을 이해하는 데 필수적이며 의사 결정을 내릴 수 있으며 신경학적 증상이 있는 환자에게 장애가 될 수 있다. 지각 능력은 안전하고 적절한 일상적 선택을 보장하기 위해 손상되지 않아야 한다. 한 걸음씩 나아갈 때를 알면, 얼마나 멀리까지 도달할 수 있는지를 알 수 있는 능력과 어수선한 책상 위에 물건을 놓을 곳을 찾는 것이 모두 지각 기술에 달려 있다. 지각 기술의 결함은 뇌졸중 후 일상생활 및 이동성의 독립성 감소에 주요한 원인이 된다(Nys, 2007). 지각적 결핍 또는 언어적 능력 혼란은 외상성 뇌손상(McKenna, 2006), 뇌졸중(특히 우반구 손상)(Barker-Collo, 2010, Vossel, 2013), 퇴행성 신경 장애(Gitlin, 2005)에 의해 나타난다.

감각 입력에 대한 적절한 인식은 다른 **인지 과정** 및 시스템(예; 주의, 기억, 조직화, 실행 기능)과 크게 관련된다. 이러한 모든 기술의 결합은 효과적인 임상적 상호 작용을 위한 기초를 제공한다. 인지 장애는 의사소통, 여러 가지 중요한 방식으로 대화를 교류하는 것에 영향을 받는다. 예를 들어, 환자의 산만함, 기억 능력 부족, 또는 듣는 동안 주요 생각을 추출하는 능력의 부족은 구조화된 운동(예; 이동) 또는 독립적인 일상생활 활동(예; 안전하게 길 건너기)에서 위험한 결정을 내릴 수 있다. 또한 보다 복잡한 운동 활동과 다양한 운동 과제의 실행은 주의력과 같은 특정 과정에 대한 요구를 증가시킨다(Tappan, 2002). 인지 결손은 낙상을 포함한 이동성 문제의 위험 요소로 간주

표 31-1 기능적 손상과 관련된 주의집중의 종류

주의집중 유형	기능적 손상
선택적	환경의 모든 활동으로 인해 쉽게 산만해짐. 배경의 소음에 반응함. 혼잡한 치료실에서 치료사의 지시에 따르기 어려움.
지속적	세부 사항에 대한 어려움; 작업을 중간에 중지함; 운동을 15번 하라고 요청했을 때 6회 반복한 후 중단함.
분리적	한 번에 두 가지를 할 수 없음: 완벽하게 옷 입기를 하는 동안 주말 계획에 관한 질문에 답하기가 어려움.
교대적	중단된 경우 원래 작업으로 돌아갈 수 없음: 요리 활동 중 치료사는 환자를 이동성 장치를 올바르게 사용하게 하기 위해 중지시킨다. 그 후 환자는 다시 요리활동으로 재개하기 위해 언어적 지시가 필요함.

된다(Harris, 2005; Hyndman, 2003, Muir, 2012).

인지 장애의 심각성은 환자마다 다르며 안전 기능에 영향을 미친다. 어떤 환자는 사람, 시간, 장소, 목적(예; 무슨 일이 있었는지, 왜 그들이 치료 중인지 아는 것)의 측면에 혼란을 느낀다(Hux, 2011). 영향을 미치는 또 다른 요소는 **주의력** 손상 유형이다(표 31-1)(Murray, 2006). 예를 들어, 일부 환자는 음성 안내에 *선택적*으로 반응하지 않으며, 주변의 가까운 대화 및 소음으로 인해 쉽게 산만해지고, 적절한 *집중* 또는 주의를 *지속*하지 못해 작업에 집중하지 못하거나 집중할 수 없다(Gillen, 2009). 어떤 사람들에게는 다양한 자극에 *동시적*으로 주의를 기울이는 것이 중요하다(McDowd, 2007; Tappan, 2002). 예를 들어, 환자는 대중교통에 접근하는 것에만 주의를 기울기 때문에 도로의 높이의 변화(예; 보행 중 연

표 31-2 시지각 기술의 정의와 손상의 발생

시지각 기술 및 정의	기술의 기능적 사용	손상의 기능적 발생
깊이 인식: 물체 사이 또는 물체와 자기 사이의 거리를 판단하는 능력.	고르지 않은 바닥 걷기. 계단 이용; 컵에 뻗기; 표면에서 옮기기	지나쳐서 컵을 두드리거나, 아래쪽에 빈 공간을 잡으려고 함; 컵의 깊이를 예측할 수 없음.
전경배경: 전경의 물체와 배경의 패턴을 구별하는 능력	어수선한 서랍에서 물건 찾기; 하얀 침대보에 흰 수건을 찾기; 군중에서 친구를 선택하는 것.	방 전체에 걸쳐 물체를 식별하기가 어려움. 휠체어의 브레이크와 나머지 부분을 구분할 수 없음.
공간적 관계: 물체가 공간 안에 있는 곳과 공간에서 물체가 다른 물체와 어떻게 관련되어 있는지 해석하는 능력	쓰여진 방향으로 항목 조립하기; 적절한 사용을 위해 자기 배치 및 항목 배치; 용어 이해: 위에, 아래, 옆에, 뒤에 등.	이동을 위해 자기 신체와 휠체어를 정렬하는 것이 어려움. 구두 지시를 정확히 따르지 못함.
오른쪽/왼쪽 구별: 좌우의 개념을 이해하고 적용할 수 있는 능력. 개인: 자신의 신체 부위와 관련이 있는 왼쪽과 오른쪽. 자신 외부: 왼쪽과 오른쪽이 환경에서 어떻게 해석되는지.	운전 방향을 따르기; 의류를 올바르게 입기.	방향성 용어를 쓰고 말하는데 혼란스러움; 부적절하게 옷을 입음.
형태 항상성: 다른 시각에서 표현된 물체를 식별할 수 있는 능력.	컵안에 손잡이만 보고 가위인지 인식하는 능력; 후면에서 자신의 차를 식별하는 능력.	전부 보이지 않는 한 물체를 식별할 수 없음. 물건을 자주 잃어버림.
지형적 지남력: 친근하거나 새로운 방법을 찾는 능력	현재 위치로 향하는 환경 단서의 사용; 원래 목적지로 돌아가기 위해 지도나 지시를 따르는 능력.	환자 방에서 치료실로 가는 길 찾기 어려움; 방을 떠날 때 일상적으로 잘못된 방향으로 이동함.

Árnadóttir G. *The Brain and Behavior: Assessing Cortical Dysfunction Through Activities of Daily Living*. St. Louis, MO: Mosby; 1990. Árnadóttir G. Impact of neurobehavioral deficits on activities of daily living. In: Gillen G, Burkhardt A, eds. *Stroke Rehabilitation: A Function-based Approach*, 2nd edition. St. Louis, MO: Elsevier/Mosby; 2004.

Zoltan B. *Vision, Perception and Cognition: A Manual for the Evaluation and Treatment of the Adult With Acquired Brain Injury*, 4th edition. Thorofare, NJ: SLACK; 2007.

석)를 알 수 없다.

지각 기술의 결함은 종종 다른 인지 기능 장애와 관련되어 나타나며 여러 방법으로 치료 과정을 개선할 수 있다. 시공간 장애(표 31-2)는 이동 중에 거리를 안전하게 판단할 수 있는 능력이나 보행 중에 혼잡한 환경에 있는 물건을 정확하게 피할 수 있는 능력을 제공한다.

재활의 결과는 편측무시로 알려진 주의력 결핍에 의해 실질적으로 영향을 받을 수 있다. 일방적 편측무시는 뇌 병변의 반대쪽 신체 또는 환경 측면에 나타나는 자극에 반응하지 못하는 것으로 특징 지어진다(Heilman, 1985).

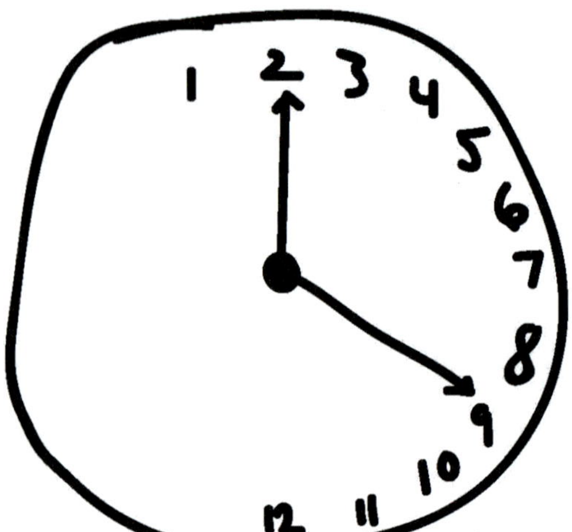

그림 31-1 편측 무시가 있는 환자가 그린 시계 그리기의 특징.

그것은 흔히 직면한 일방적 무시를 야기하는 우뇌 손상으로 보인다(Gillen, 2011; Swan, 2001). 편측무시 환자는 편측무시를 경험하지 않은 사람들보다 종종 더 큰 기능적 결함(Vossel, 2013)을 가지며 느린 속도로 재활이 진행된다(Barker-Collo, 2010, Buxbaum, 2004). 그림 31-1은 시계그리기 평가 중 편측 무시의 대표적인 그림을 보여준다.

이 결손은 부주의, 일방적인 공간적 무시, 편측무시, 개인적 또는 외부적 공간 무시를 포함하여 여러가지 다른 이름으로 언급된다. 부주의는 덜 심각한 형태의 편측무시를 나타내는 데 자주 사용된다. *신체적/개인적 편측무시*와 *공간적/외부적 편측무시*라는 용어는 환자가 무시하는 정보 유형을 설명하는 데 자주 사용된다. 개인적 편측무시는 환자 자신의 왼쪽 팔을 무시하는 것과 같이 환자의 신체 부위에 대한 무시를 포함한다. 이 환자는 카디건 스웨터를 입었을 때 오른쪽 팔만 옷을 입거나 침대 옆으로 한쪽 다리를 이동하지 않고 누운 자세에서 앉으려고 시도할 수 있다. 개인적-외부적 편측무시가 있는 환자는 몸의 뒤와 같은 환경적 공간에 참석할 수 없다. 예를 들어, 환자는 접시의 왼쪽면에서 음식을 먹을 수 없으며 침대 옆 탁자의 왼쪽 부분에 놓인 물건을 찾을 수 없다.

반맹과 **질병인식 불능증**은 편측무시와 빈번하게 혼란되는 용어이다. 반맹은 시야가 잘려진 것을 말하며, 반면 질병인식불능증은 일반적으로 마비에 대한 인식 감소를 묘

표 31-3 편측무시와 반맹을 구분하기 위한 질문

환자는	반맹/시야결손	편측무시
물건을 보거나 물건을 찾을 수 없다고 말하거나 어려움을 겪고 있다고 불평하는가?	예	아니요
하나의 시야에서 세부사항을 놓치는가?	예	예
잃어버린 물건이 지시된 위치에 즉시 넣었는가?	예	아니요
치료사가 어디에 있든, 대화 중에 눈을 마주치려고 하는가?	예	아니요
업무에 필요할 때 자발적으로 상지를 사용하는가?	예	아니요
머리를 돌리면서 시력 상실을 자발적으로 보상하는가?	예	아니요
주의를 기울이지 않고 한쪽면으로 걷거나 휠체어를 추진하는가?	아니요	예
자세를 다시 위치하지 않고 테이블이나 발받침에서 환자의 사지가 떨어지게 두는가?	아니요	예
손상받은 손의 위치를 잊어버리고 물건을 떨어뜨리거나 흘린 것으로 보이는가?	아니요	예

Corben L, Unsworth C. Evaluation and intervention with unilateral neglect. In: Unsworth C, ed. *Cognitive and Perceptual Dysfunction: A Clinical Reasoning Approach to Evaluation and Intervention*. Philadelphia, PA: F.A. Davis; 1999.
Gillen G. *Stroke Rehabilitation: A Function-Based Approach*. St. Louis, MO: Elsevier/Mosby; 2011.
Warren M. Evaluation and treatment of visual deficits following brain injury. In: Pendleton HM, Schultz-Krohn W. eds. *Pedretti's Occupational Therapy: Practice Skills for Physical Dysfunction*, 6th edition. St. Louis, MO: Elsevier Health Sciences; 2006:532-572.

사하는 데 사용된다(Gillen, 2009). 환자가 시야 장애, 지각 결손, 뇌졸중 후 마비에 대한 거부를 가질 수는 있지만 이는 세 가지 별개의 손상이며 이 용어는 상호 교환적으로 사용되어서는 안된다. 표 31-3에는 반맹과 편측무시를 구별하는 데 도움이 되는 특징과 관련 질문이 나와 있다.

기억력의 상실과 고차원적 사고 과정의 손상은 특히 외상성 뇌손상과 같은 신경학적 상태에서 특히 흔하다. 외상성 뇌손상 환자는 전형적으로 먼 과거(**원격 기억**)의 대부분을 기억하지만, 최근에는 획득된 기억이 상실되기 쉽다(Murray, 2006). 환자는 하루 동안 또는 한 번의 치료 기간 동안 치료 지침을 기억하지 못할 수 있다. 기억 용어가 때때로 다른 의미로 정의되기도 하므로(예; 단기 기억에 대한 보편적 정의가 없음) 환자가 특정 정보를 기억할 수 있는 시간을 문서화하면 특정 기억 용어를 사용하는 것보다 설명적이고 임상적으로 관련성이 있을 수 있으며, 다른 팀 구성원에게 환자의 능력 수준을 이해할 수 있도록 할 수 있다. **예측 기억력**의 결핍은 환자가 의도한 행동(예; 외래 환자 치료에 복귀)을 실행하는 것을 기억하지 못하는 것과 같이 일상생활 상황에서 일반적으로 발생한다(Sohlberg, 2001).

문제 해결, 비판적 사고, **실행 기능**과 관련된 고차원 처리 과정도 환자 안전에 영향을 준다(Hux, 2011, Myers, 2005). 예를 들어, 이 환자들은 생각을 조직화하거나 순서화하는 것이 어렵고, 연하지 못한 사고로 인해 즉각적인 환경에서 위험을 식별하거나 문제에 대한 안전한 대책을 개발하지 못할 수 있다(Sohlberg, 2001; Studer, 2007).

인지 과정의 변화는 다른 요인들과 함께 사회적 의사소통을 저해하여 상황에 부적절한 행동과 사회적 반응을 일으킨다(Hux, 2011, Myers, 2005, Willis, 2003, Ylvisaker, 2005, Yody, 2000). 예를 들어, 부주의한 환자는 불안감을 느끼거나 혼란스럽거나 물리적 환경에 의해 산만해지거나 예고 없이 대화 주제를 돌리거나 빠르게 변경하는 경향이 있다. **최근의 기억** 상실로 인해 대화의 일부가 반복되거나 주제를 잊어버리거나 조만간 새로운 주제로 전환될 수 있다. 또한 상황의 단서를 읽지 않고 적절한 결과를 추론하지 못하기 때문에 해석하거나 또는 적절한 코멘트를 작성하기 위해 환자와 상호 작용하는 것도 어렵다. 다른 환자들은 단순히 "정신을 잃어 버리는" 경향이 있는데, 이는 손상된 조직의 단순한 징후일 수도 있고, 주요 아이디어를 추출할 수 없는 경우일 수도 있다. 이 상황에서 "부인과 함께 차를 타고 들어가는 법을 알려주세요"와 같은 간단한 요청은 일련의 상세한 문장을 이끌어 낼 수 있다. 환자의 반응은 일상생활에서 환자의 전략 사용에 대해 배우도록 요구되는 목적과 관련이 있거나 없을 수도 있다. 이러한 행동들의 조합은 실제로 사회적 효용성에 대한 인지 장애의 영향을 반영할 때, 자신의 치료 계획에 아무런 영향을 미치지 않거나 비순응적이거나 의도적으로 파괴적인 것으로 보이는 환자를 반영할 수 있다(Ylvisaker, 2005).

상호 작용을 강화하는 전략
Strategies to Enhance Interactions

이 부분에서는 손상이 환자의 인지 시스템과 의사 소통 영역의 여러 측면을 종종 포함한다는 점을 고려하여(예; 외상성 뇌손상) 임상적 상호작용을 향상시키는 일반적인 아이디어를 제시한다. 예를 들어, 중추 신경계가 손상된 일부 환자는 단어를 생각하는게 어려움과 같은 언어적 결함을 경험한다(Hux, 2011). 또한 외상성 뇌손상 환자의 약 1/3이 구음장애로 진단된다(Sarno, 1986, Theodoros, 2001). 다음 전략은 지각 및 인지 기능의 관점을 목표로 환자의 의사 소통의 강점과 약점에 대한 전반적인 프로필을 고려하여 여러 가지 접근의 조합으로 도움을 받을 수도 있다.

구조화와 규칙성

인지 장애가 있는 환자의 임상적 상호 작용을 구조화함으로써 성공을 촉진할 수 있다(상자 31-1). 일관된 말투와 비언어적 의시 소통의 사용은 메시지를 중복적으로 추가할 수 있다. 이것은 부주의하거나 기억력이 약한 아동이나 성인과 상호 작용할 때 특히 중요하다(Murray, 2006). 추가적인 언어적 또는 촉각적 신호를 사용함으로써 운동과제가 완료되는 동안 주의를 끌 수 있다(Tappan, 2002).

일부 환자는 뇌 손상 후 남아있는 **절차 기억**을 통해 새로운 행동의 학습 및 기억을 촉진하는 구조화된 상호 작용으로 이점을 얻을 수 있다(Sohlberg, 2001). 이 교육 방법은 기술 및 행동 패턴을 위한 수행기반 기억의 연습을 통해 새로운 습관을 개발하는 방법을 강조한다. 예시로 침대에서 휠체어로 옮기기 위한 특정한 절차를 개발하는 것이다. 목표는 작업을 구성 요소로 분해하고 목표 동작을 모델링하며 성공하게 되면 지시를 줄임으로써 환자의 잠재

상자 31-1 임상적 의사소통을 구조화하는 전략

주의력 결핍 환자를 위한 정보를 나타내는 변경 방법

- 지시를 하기 전에 환자와의 눈을 마주치고 유지한다.
- 지시를 작게 제공한다.
- 추가 정보를 제공하기 전에 환자에게 지시 사항을 반복하거나(자신의 말로) 설명을 이해하도록 함으로써 속도를 늦춘다.
- 가족이 있을 때나 공동 치료에 참여할 때 방해를 피하고 한 사람에게만 지시를 하도록 지정한다.
- 피로를 관리하기 위해 높은 수준의 주의가 필요한 치료법에서는 짧은 휴식을 취한다.
- 작업 도중에 환자의 방해를 피한다. 불필요한 대화를 제한한다.
- 환자에게 추가정보를 제공해야 할 때는 다음 단계로 넘어가는 자연적 휴식 중에 추가 정보를 제공한다.

Gillen G. *Cognitive and Perceptual Rehabilitation: Optimizing Function*. St. Louis, MO: Elsevier/Mosby; 2009.
Sohlberg MM, Mateer CA. *Cognitive Rehabilitation: An Integrative Neuropsychological Approach*. New York, NY: Guilford; 2001.
Zoltan B. Vision, *Perception and Cognition: A Manual for the Evaluation and Treatment of the Adult With Acquired Brain Injury*, 4th edition. Thorofare, NJ: SLACK; 2007

적 오류를 제거하는 것이다. "오류 제거" 학습의 접근 방식은 **심각한 기억** 장애가 있는 환자에게도 성공을 돕기 위해 분리된 단계로 체계적이고 반복적인 실행을 하게 한다(Clare, 2008; Evans, 2000; Sohlberg, 2005).

분산된 주의력은 혼란과 지남력에 영향을 줄 수 있으며, 일부 환자에서는 불안이 나타날 수 있다(Tittle, 2011). 이 환자들은 불안과 예측할 수 없는 행동 때문에 안전이 위협된다. 또한 짧은 기간 동안만 치료를 받는 환자들에게도 치료 목표를 정하는 것이 어렵다. 혼란스럽고 불안한 환자들을 위한 많은 치료 전략이 있다(Rothke, 1998;

상자 31-2 혼란과 과민한 인지 장애 환자에 대한 상호 작용 전략

- 대화와 행동을 하는데 있어서 환자의 행동이 조용하고 자신있고 차분한지 관찰한다. 비언어적이고 구두적인 의사 소통이 동일한 정보를 전달하는지 확인한다.
- 놀라는 것을 피해야 한다. 현재 둔한 상태이기 때문에 변경 사항을 제한하고, 적절한 시기에 반복해야 한다. 그룹 상호 작용(예; 한 번에 여러 방문자)은 환자를 "과부하"시키고 혼란과 동요를 증가시킬 수 있다.
- 환자의 혼란이나 부적절한 행동에 직면하지 말아야 한다. 그렇게 되면 불안이 증가할 수 있으므로 단순히 간단하게 주제를 바꾸는 것이 좋다.
- 환자가 비생산적인 생각이나 행동에 사로잡혀 있다고 생각되면 다른 주제로 주의를 환기시키도록 한다. 혼란스러운 사람은 제안을 하는 경향이 있다. 따라서 단순히 주의를 다른 사람의 주제나 활동으로 가져가면 혼란스럽고 복잡한 주제에서 벗어나게 된다.
- 환자가 개인적인 상호 작용에 연속성을 갖도록 하고, 어려운 상황에 대한 반응이 다른 팀원의 반응과 일치하는지 확인한다.
- 소리 지르지 말고, 정상적인 목소리로 말해야 한다. 소리가 더 커지거나 "심각한" 목소리로 말하면 환자의 불안감이나 좌절감만 증가할 수 있다.
- 뇌 손상이 있는 환자는 집중하기 어려울 수 있으므로 주의 산만을 최소화해야 한다. 가능하면 조용한 방에서 일대일로 환자와 상호 작용한다.
- 단순하게 한다. 작은 정도의 성공을 촉진하는 덜 까다로운 것을 시도한다. 환자의 지나친 불안을 "떨쳐버리도록" 하면 효과적으로 불안을 줄일 수 있다.

Rothke SE, Berquist TF, Schmidt M, Landre NA, Speizman R. *Behavioral Management Strategies for Working With Persons With Brain Injury: A Manual*, 2nd edition. Chicago, IL: Rehabilitation Institute of Chicago; 1998.
Willis TJ, LaVigna GW. The safe management of physical aggression using multi-element positive practices in community settings. *J Head Trauma Rehabil*. 2003;18:75-87.
Yody BB, Schaub C, Conway J, Peters S, Strauss D, Helsinger S. Applied behavior management and acquired brain injury: Approaches and assessment. *J Head Trauma Rehabil*. 2000;15:1041-1060.

Willis, 2003; Ylvisaker, 2003). 이러한 상황에서의 핵심은 차분한 태도를 유지하면서 최대한의 연속성과 일관성을 제공하는 것이다(상자 31-2). 환자의 불안해 하는 행동에 맞서기만 한다면 상황이 악화될 것이다. 대신 환자의 주의를 좌절의 상황이나 원인에서 벗어난 다른 주제로 전향하도록 해야 한다. 가장 중요한 것은 환자를 방치하지 말고 혼동스러운 행동이나 언어적 또는 신체적 공격을 개인적으로 받아들이지 말아야 한다. 그것은 단순히 환자의 뇌 손상에 의해 나타나는 것이다.

환경 수정

산만하지 않는 물리적 환경은 일반적으로 인지적 장애가 있는 환자에게 권장된다(상자 31-3). 환경 수정의 예로 환자의 분리된 주의집중을 일으키는 것을 최소화하면서 선택적으로 작업에 참여할 수 있도록 치료 영역에서의 물리적 장애 및 혼란을 제한하는 것이 포함된다(Cicerone, 2002; Gillen, 2011; Tappan, 2002). TV 조명이나 치료의 일부로 사용되지 않는 장난감(Gillen, 2011)과 같은 다른 산만함을 없애고, 실내 조명을 통해 시각적 신호를 최적화하고, 눈부심의 원인을 줄이는 것도 환자가 집중하는데 도움이 된다(Murray, 2006). 그림 31-2는 복잡하고 시각적으로 조직화된 치료 환경의 비교를 나타낸다.

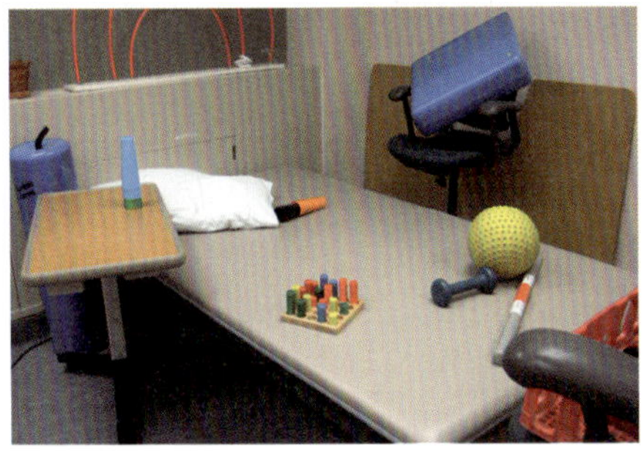

복잡한

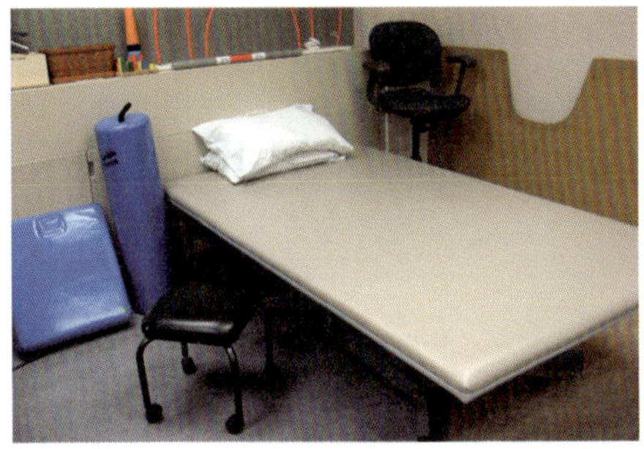

정리된

그림 31-2 시각적으로 정리된 치료환경과 복잡한 치료환경의 대조.

환자의 신체 공간의 조직화하는 것은 그들의 인지적인 부하를 줄인다(Sohlberg, 2001). 휠체어에 앉아 있거나 일어설 때 환자가 일반적으로 볼 수 있는 높이를 활용하여 신체적으로 중요한 정보(예; 지남력 차트, 안전 알림)를 위치시킨다. 환자의 신체 환경에서 물체(예; 지팡이)의 일관되고 일상적인 배치는 또 다른 유형의 기억 보조 방법이 된다(Parente, 2003). 예를 들어, 적응형 장비를 동일하고 접근 가능한 물리적 위치에 보관하는 것은 일정한 위치가 예측 가능한 시각적 알림이 될 수 있어서 환자의 습관과 일상의 일부가 되기 때문에 사용의 규칙성에 기여할 수 있다.

외부적 보조도구 및 보상 전략

많은 환자들이 방향, 기억, 조직화, 문제 해결을 향상시키는 외부 전략으로부터 이익을 얻을 수 있다(표 31-4). 일부 보조 장치는 시계, 일정, 일간 일정, 의료 공급자가 착용하는 이름표와 같은 주변 환경의 자연스러운 부분이다. 이러한 전략은 환자에게 지남력을 돕기 위한 지속적인 정보 원천을 제공한다(Gillen, 2011).

손상된 기억과 실행 기능에 대한 임상적 치료는 종종 조

상자 31-3 산만함을 제한하는 환경 수정

- 불필요한 자극 제거: 텔레비전을 끄거나 문을 닫거나 커튼을 닫는다.
- 가능한 경우 환자의 방 또는 조용한 치료 장소에서 치료를 한다.
- 바쁜 치료실에서 치료가 이루어져야 할 때 환자를 다른 사람들의 시각적인 자극으로부터 벗어나도록 한다.
- 환자들에게 관련없는 치료 도구를 치우고 치료 환경을 정리한다.
- 환자가 귀마개 또는 헤드폰을 착용하여 소음을 줄이도록 한다.

Cicerone KD, Langenbahn DM, Braden C, et al. Evidence-based cogni-tive rehabilitation: Updated review of the literature from 2003 through 2008. *Arch Phys Med Rehab*. 2011;92:519-530.

Gillen G. *Stroke Rehabilitation: A Function-Based Approach*. St. Louis, MO:Elsevier/Mosby; 2011.

Sohlberg MM, Mateer CA. *Cognitive Rehabilitation: An IntegrativeNeuropsychological Approach*. New York, NY: Guilford; 2001.

Zoltan B. Vision, *Perception and Cognition: A Manual for the Evaluation and Treatment of the Adult With Acquired Brain Injury*, 4th edition. Thorofare, NJ: SLACK; 2007.

표 31-4 기억 손상이 있는 환자의 치료적 전략에 대한 사용

전략	예시
작은 덩어리로 정보 제공하기	"먼저, 일어서보라."(행동을 기다림). "지금, 당신의 워커를 이용하여 몇 발자국을 가는가"(행동을 기다려라). "부엌으로 걸어가자."
새로운 정보를 가르치면서 환자와 일상을 유지하기	전송을 준비하기 위한 단계를 실행할 때마다 동일한 단어를 사용한다.
실제 활동을 사용하여 환자에게 새로운 개념을 가르치기	환자가 침대에서 옮길 때 엉덩이의 주의점을 사용하는 방법을 환자에게 알려주기 바란다.
매일 자주 사용하는 물건을 같은 장소에 보관하기	매일 밤 같은 장소에 보청기를 놓고 잠들 준비를 한다.
환자에게 치료회기에 대해 정리해서 말하도록 요청하기	"오늘 우리가 치료 중에 한 일을 어떻게 요약할 것인가?"
정보를 나타낼 때는 여러 가지 양식을 사용하기	"첫 번째 운동은…" "내가 하고 있는 것과 똑같은 움직임을 따라 하라." "여기 이 운동을 하는 사람의 사진을 보라." "너가 집에서 이것을 완성할 수 있도록 내가 작성한 지시문을 사용하라."
특정 사례를 통해 환자의 삶과 정보를 연결하기(도움이 되는 이유, 이것이 중요한 이유).	"이 운동을 마치면 딸을 데리러 가는 동안 자신감을 가질 수 있다." "당신의 가족이 당신을 혼자 집에 두고 안전하게 느낄 수 있도록 브레이크를 잠그는 것이 중요하다."
외부 보조도구 사용하기	메모장에 정보를 기록하라. 개인 휴대 보조 기기, 스마트 폰, 알람, 음성 녹음기, 달력을 활용할 수 있다.

Gillen G. *Cognitive and Perceptual Rehabilitation: Optimizing Function*. St. Louis, MO: Elsevier/Mosby; 2009.
Green BS, Stevens KM, Wolfe TD. *Mild Traumatic Brain Injury: A Therapy and Resource Manual*. San Diego, CA: Singular; 1997.
Parente R, Kolakowsky-Hayner S, Krug K. Retraining working memory after traumatic brain injury. *Neurorehabilitation*. 1999;13(3):157-163.
Zoltan B. Vision, *Perception and Cognition: A Manual for the Evaluation and Treatment of the Adult With Acquired Brain Injury*, 4th edition. Thorofare, NJ: SLACK; 2007.

직화, 시각적 계획표, ADL을 위한 기억 일지 같은 외부적 보조도구를 포함한다(그림 31-3). 일부 환자는 자신의 사용에 대한 인식이 부족하고 실행에 대한 도움이 필요하기 때문에(예; 중요한 정보를 기록하기 위한 구두 신호) 이러한 보조 도구의 기능에 대해 팀 구성원과 항상 상의해야 한다. 환자는 체크리스트 형식의 순서가 적힌 종이, 잘 보이는 높은 장소의 알림 메모, 시계용 디지털 음성 녹음기, 프로그래밍된 경보 장치, 알림 기능이 있는 휴대 전화 등의 여러가지 전략을 활용할 수도 있다(Cicerone, 2011, Gillen, 2011; Parente, 2003). 스마트 폰 및 개인용 디지털 보조 장치와 같은 휴대용 전자 장치는 매일 일정을 실행하고, 일상적이지 않는 약속에 대해 상기시키고, 임상 과제를 완료하는 등의 일상생활에서의 기억, 계획 및 조직화에 대한 측면에서 환자에게 도움이 된다(프로그램된 "해야 할 일" 목록)(DePompei, 2008; O´Neil-Pirozzi, 2004).

편측무시의 지각적 손상에 대한 전략

경험적 근거에 따르면 지각 장애에 대한 최선의 치료로 치료적 전략보다는 보상 전략과 환경/업무의 적응 방법을 지지한다(Árnadóttir, 2004; Gillen, 2011; Walker, 2004). 일부 일반 치료 전략은 장애 유형에 관계없이 유용하다(상자 31-4). 예를 들어, 가능한 경우 환자는 자연적인 환경에서 일상적인 일상 업무에서 일반적인 전략 사용에 대한 교육을 통해 이익을 얻을 수 있다(Gillen, 2011; Walker, 2004). 간단한 환경 변화는 환자 및 가족 교육과 결합할 때 안전과 독립성을 증가시킬 수 있다(Gitlin, 2005). 환경을 적응시키는 방법에 대해 환자와 가족에게 지시하면 퇴원 시 환자의 집에서도 기술을 일반화시킬 수 있다.

편측무시는 환자의 기능 상태에 중요한 영향을 미칠 수 있지만, 중재를 지지하는 근거는 더 발전되어야 할 필요가 있다. 문헌에 따르면 치료의 전반적인 목표는 환자의 무시

	오늘 날짜: 2017년 8월 27일
7:30–8:00 am	기상
8:30 am	아침식사 토스트, 땅콩버터
9:00 am	오전 그룹 비가 올 수 있는 것을 알았다.
9:30 am	언어치료 내 기억 기록 업데이트
10:00 am	휴식 휴게실에서 TV 시청
10:30 am	작업치료 내 손과 눈의 작업
11:00 am	물리치료 50피트 스스로 걷기 예
11:30 am	휴식 ~~후에?~~ 휴식
12:00 pm	점심식사 샌드위치, 칩
12:30 pm	언어치료 문제를 해결해야 했다
1:00 pm	휴식 시간 낮잠!
1:30 pm	낮잠
2:00 pm	상담원 내가 다음에 할 일에 대해 이야기 했다.
2:30 pm	레크레이션 치료 카드 게임-승리
3:00 pm	물리치료 계단 오르고 내리기
3:30 pm	작업치료 돈을 세는 작업
4:00 pm	그룹 마무리 내 친구 Jim은 나쁜하루를 보냈다.
4:30 pm	휴식 음악 감상
5:00 pm	저녁 햄버거는 좋았다.
5:30 pm	
6:00 pm	자유시간 TV 시청
6:30 pm	엄마와 아빠가 나를 보러 왔다.
7:00 pm	간식 choc chip 쿠키
9:00–9:30 pm	~~시청~~ 취침

그림 31–3 일상적인 기억력을 증가시키기 위한 일지 예시.

된 정보를 "보여주기" 위해 언어적, 시각적, 촉각적 피드백을 사용함으로써 손상에 대한 인식을 높이는 것이어야 한다고 제안한다(상자 31–5 참조) .

스캐닝(탐색) **훈련**은 편측무시가 있는 환자에게 보다 효과적인 시각적 탐색 패턴을 가르치기 위해 널리 사용된다(Cicerone, 2011; Gillen, 2011). 이 교육에는 과장된 신체 움직임과 지각적 고정장치의 사용에 대한 보상이 포함된다. 과장된 신체 움직임의 예로는 환자의 몸통(또는 의자)을 왼쪽으로 움직이거나 환자가 탐색하는 동안 머리 움직임을 과장하게 가르치는 것 등이 있다. 환자에게 지각적 고정장치(일반적으로 밝은 색상의 물체)를 찾을 수 있을 때까지 왼쪽으로 계속 돌아가도록 지시한다. 검사와 훈련이 환자에게 성공적이었지만, 모든 환경으로 일반화하는 것이 종종 어려웠으며, 기능 훈련 중 특정 훈련에 사용할 때가 가장 성공적이었다(Gillen, 2009, Pambakian, 2005, Parton, 2004).

연구에 의해 지원되는 또 다른 기술은 편측무시에 대한 효과적인 치료로써 탐색 교육과 시각적 이미지를 결합한 등대 전략(lighthouse strategy)이다(Niemeier, 2001). 교육을 받는 동안 치료사는 빛과 집을 지평선으로 탐색하는 것처럼 머리와 눈을 움직여 환경을 탐색하도록 환자에게 지시한다. 치료사는 천천히, 수평으로 스캔하여 오른쪽 어깨 끝에서 왼쪽 어깨 끝으로 턱을 움직이는 것을 설명한다. 치료사가 구두 및 촉각 신호를 제공하는 동안(예; 왼쪽 어깨를 가볍게 두드리는 것) 환자는 이 움직임을 따라 하도록 요청 받는다.

팔다리 활성화가 왼쪽 측면에 주의를 증가시킬 수 있다는 연구 결과가 있다(Cicerone, 2011; Frassinetti, 2001; Reinhart, 2012; Robertson, 1993, 1998). 이 접근법은 공간에 대한 무시가 있는 반구에서 왼쪽 신체 부위의 작은 활성화가 일어나면 편측무시를 개선시킨다는 아이디어를 기반으로 한다. 환자는 능동적 운동에서 왼쪽 상지를 움직이면서 탐색 활동에 참여하도록 요청받는다. 예를 들어, 환자는 왼손으로 손가락을 두드리거나 왼쪽 팔을 운동 범위로 연습을 하면서 움직이는 동안 소거 활동을 완료한다. 이 중재에 대한 하나의 분명한 문제는 편측무시를 가진 많

상자 31-4 시공간 손상이 있는 환자에 대한 다섯 가지 전략

보상 전략

- 뻗기, 이동 및 보행 활동 중에 거리를 판단할 때 촉각 신호를 사용하도록 환자에게 지시한다.
- 광원(내부에서 외부, 밝음에서 어둡게) 사이를 전환할 때 조정 시간을 허용한다.
- 방향을 정하는 용어가 명확하고 기능적인 의미를 갖도록 언어를 조정한다("창을 앞쪽으로 돌리기"에서 "우회전"으로).
- 손상 및 위험이 있을 수 있는 영역에 대한 효과에 대해 논의함으로써 환자의 인지도를 높이는 데 도움을 준다.
- 환자가 편광 선글라스를 사용하도록 하여 눈부심을 줄이도록 한다.
- 환자와 평행하게 앉아 방향이나 공간에 혼란이 없도록 한다.

환경 수정 및 과제 적응

- 환자가 처리할 정보가 거의 없게 하여 시각적 및 촉각적 혼란을 줄인다.
- 대조적인 색을 사용하여 환자가 물체를 찾거나 한 면이 끝나고 다음 면이 시작되는 위치를 결정하도록 한다.
  빨강, 주황 및 노랑색은 일반적으로 파란색과 녹색보다 쉽게 볼 수 있다.
  예;
  - 상단의 가장자리를 테이프를 붙인다.
  - 환자의 지팡이 손잡이에 테이프를 붙인다.
  - 파란색 염료를 욕조물에 넣으면 대비가 증가한다.
  - 테이블 위에 있는 접시 아래에 대조 색의 플레이스 매트를 사용한다.
- 작업 공간의 조명이 충분한지 확인한다.
- 고리와 끈조임(hook-and-loop fastener)을 표면에 붙임으로써 중요한 표면에 촉각 신호를 표시한다.
- 계단에 안전한 난간 설치를 한다.
- 환자의 환경을 구성하여 공통 항목이 동일한 위치에 유지되도록 한다.
- 방향을 제시하는 방법으로 표식을 사용한다(예; 벽에 그림, 안내 데스크).
- 환자 앞에 있는 물건은 가장 구별되는 특징을 가진 물건이 환자 앞에 위치하도록 한다.

Gillen G. *Stroke Rehabilitation: A Function-Based Approach*. St. Louis, MO: Elsevier/Mosby; 2011.

Gitlin LN, Corcoran MA. Examples of environmental strategies for targeted management areas. In: Gitlin LN, Corcoran MA, eds. *Occupational Therapy and Dementia Care*. Bethesda, MD: AOTA Press; 2005.

Zoltan B. Vision, *Perception and Cognition: A Manual for the Evaluation and Treatment of the Adult With Acquired Brain Injury*, 4th edition. Thorofare, NJ: SLACK; 2007.

상자 31-5 왼쪽에 편측무시가 있는 환자의 치료에서 상호작용을 극대화 하는 방법

- 검지손가락을 가이드로 사용하여 환자가 읽도록 함으로써 정보의 이해를 향상시킨다.
- 이동할 때 환자가 움직이기 전에 왼쪽 팔다리를 찾아 안전하게 위치시키도록 지시한다.
- 밝은 색의 항목이나 경계선을 배치하여 환자의 왼쪽 측면을 고정시킨다. 경계선이 보일 때까지 왼쪽을 보도록 환자에게 요청한다.
- 편측무시의 문제를 다룰 때 기능적이고 의미 있는 활동을 활용한다. 이것은 기술의 일반화를 지원한다.
- 자연적인 환경에서 치료 활동을 수행한다.
- 활동 중에 직접 피드백을 제공함으로써 환자의 손상에 대한 인식을 향상시킨다.

Corben L, Unsworth C. Evaluation and intervention with unilateral neglect. In: Unsworth C, ed. *Cognitive and Perceptual Dysfunction: A Clinical Reasoning Approach to Evaluation and Intervention*. Philadelphia, PA: F.A. Davis; 1999.

Gillen G. *Cognitive and Perceptual Rehabilitation: Optimizing Function*. St. Louis, MO: Elsevier/Mosby; 2009.

Zoltan B. *Vision, Perception and Cognition: A Manual for the Evaluation and Treatment of the Adult With Acquired Brain Injury*, 4th edition. Thorofare, NJ: SLACK; 2007.

은 환자들이 또한 편마비를 갖고 있다는 사실이다. 더 많은 연구가 필요하지만, 한 연구는 이 집단에 대한 결과를 뒷받침하였다. 편마비 환자의 팔의 수동적 운동조차도 향상된 탐색기능의 수행으로 무시를 감소시켰다(Frassinetti, 2001).

편측무시를 가진 환자, 즉 도전과 보조가 필요한 환자와 상호 작용하기 위한 두 가지 다른 접근법이 있다. 환자, 활동, 달성하고자 하는 결과에 따라 하나의 접근 방식이나 두 가지 모두 조합을 사용할 수 있다. 각 방법은 환자에게 자극의 제공함으로써 적용할 수 있다. 환자가 왼쪽에 있는 정보에 반응하지 못하게 되면 적절한 반응을 높이고 좌절감을 줄이며 안전을 보장하기 위해 오른쪽에서 모든 정보를 제공할 수 있다. 이것은 지시할 때 환자의 오른쪽에 서고, 중요한 물건이 오른쪽에 위치하도록 가구를 재배열하거나, 정중선의 오른쪽에 자료를 놓는 것을 포함한다. 환자가 잘 반응을 한다면, 추가 과제를 준비할 때 중앙에서 왼쪽과 가깝게 제공할 수 있다. 이것은 왼쪽에서 환자가 물체를 다루게 하도록, 자주 사용되는 항목을 정중선을 지나서 조금씩 왼쪽 움직이고, 환자를 단순한 양측 작업으로 움직여 점진적으로 수행할 수 있도록 하는 것이다. 접근법에 관계없이 환자를 떠나기 전에 전화를 쉽게 작동시킬 수 있는 위치에 있는지 확인해야 한다. 온라인 자료에 제공된 토의에 대한 답변을 사용하여 다음과 같은 사례 및 임상 질문을 고려해보자.

환자 적용: 사례 1

팀 밀러(Tim Miller)는 자동차 사고의 생존자로 16세의 나이로 뇌 손상뿐 아니라 정형외과적인 손상을 입었다. 그는 2주 동안 급성병원에 있었고 그 후 재활 센터로 옮겨졌다. 그의 행동은 혼란과 불안의 수준이 나타나고, 처음 2일 동안 일관적이지 않았고 공격적이었다. 그는 비록 상황이 상당히 개선되었지만 특정 상황에서 계속 혼란과 불안을 나타낸다. 인지 기능에 대한 다른 관심사로는 주의력 부족(주의가 산만해짐), 손상 이후 사건에 대한 심각한 기억 상실, 제한된 인지기능과 자신의 손상에 대한 통찰력으로 인한 높은 안전 위험이 있다.

임상 결정 시 고려할 점

다음 상황의 문제를 해결하고 의사소통을 최적화하는 가장 적절한 반응을 선택한다.

1. *팀의 방으로 걸어 들어가서 다리 보조기를 바꾸려고 하는 물리치료사 보조원(PTA)에게 매우 화가났다는 것을 확인하였다. 팀은 점점 더 불안해하고 물리치료사 보조원을 발로 차려는 시도를 하고 있다. 이 상황에 대한 중재 조치를 확인한다.*
   - A. *팀을 빨리 붙잡고, 물리치료사 보조원이 도움을 주려고 한다는 것을 상기시켜 준다.*
   - B. *물리치료사 보조원이 일을 끝내는 동안 팀은 그의 가족 사진으로 주의를 이동시킨다.*
   - C. *보조기를 바꾸기 위해 팀을 붙잡는 데 도움이 되는 다른 두 명의 보조자를 찾는다.*
2. *팀은 자신의 기억력 일지를 각 치료 세션에 가져오지만 아무것도 쓰지 않았다.*
   - A. *팀이 중요한 점을 적어두거나 그가 그렇게 할 수 없을 때 그를 위해 노트를 작성한다.*
   - B. *더 효과적으로 사용할 수 있을 때까지 치료 일지를 가져오는 것에 대해 걱정하지 않아야 한다.*
   - C. *치료가 끝나면 몇 분을 남겨두고 세션의 요약문을 써달라고 요청한다.*
3. *팀은 꾸준한 개선이 있었으며, 이제는 향상되는 변화(1단계 또는 2단계)를 포함하여 자신의 환경에서 장애물을 탐색할 준비가 되었다. 현재의 인지 상태(정신이 산만해지고 인지도가 떨어지는 경향)를 감안할 때, 당신의 지도 방법에서 고려해야 할 요소는 무엇인가?*
   - A. *팀이 자신의 움직임의 순서에 도움을 줄 수 있는 체크리스트를 작성한다.*
   - B. *모델을 제공하고 작은 단계로 작업을 나누어 반복적으로 연습한다.*
   - C. *A와 B는 모두 합당한 고려 사항이다.*

실어증(발화 실행증)
Aphasia(With Possible Apraxia of Speech)

기능적 의미 Functional Implications

실어증은 "언어와 그 구성 요소(즉, 의미론적, 음운론, 형태학적, 구문론적 지식)의 형성과 이해를 부인하는 뇌 영역 손상으로 인한 언어 장애"이다(Helm-Estabrooks, 2014, 27쪽)(McNeil, 2011). 실어증은 환자의 언어 체계에서 발생된 장애이며 생각이나 기억 장애(Helm-Free)의 장애로 간주되지 않는다(Estabrooks, 2014).

언어 기호는 모든 대화의 기본을 형성한다. 즉, 실어증 환자는 자신이 생각하는 단어를 말하고, 읽은 내용을 이해하고, 의사 소통을 하기 위해 괴로워 한다. 실어증은 일반적으로 이러한 모든 의사 소통 방식을 더 크게 또는 적게 존재할 수 있다(Hallowell, 2008). 예를 들어, 운동 요법에서 중요한 수정 사항을 설명하고 환자에게 그 약에 대해 설명하는 것은 상당히 어려울 수 있다. 또한 실어증 환자는 자신의 치료 계획에 대해 많은 질문을 할 수는 있지만 표현할 언어 기술은 없다. 본질적으로, 실어증은 일상적인 의사 소통 변화의 대부분에(전부는 아닐지라도) 어려움이 나타난다. 그것은 또한 재활 결과에 일부 영향을 미친다(Gialanella, 2011).

실어증 환자의 언어 특성은 수용성 또는 표현성 언어에서 약간의 정도의 차이를 나타내며 경증에서 중증으로 심각성이 다양하다. **수용성 실어증**은 환자가 언어를 이해하는 데 필요한 몇 가지 유형의 언어를 경험하고 있음을 의미한다. 예를 들어, 일부 환자는 구문 오류(단어 순서 및 문장 형식에 대한 규칙 적용)가 나타난다(Hanne, 2011, Patterson 2008). "일어서기 전에 휠체어 브레이크를 잠그세요"와 같은 환자에 대한 단순한 요청은 문법 복잡성으로 인해 많은 환자들이 이해하기가 어렵다(즉, 문장은 정확하게 해석하고 빠르게 처리될 수 있도록 재정렬되어야 한다).

다른 환자는 말하기에 대한 의미 해석의 오류로 휠체어 브레이크보다는 환자가 발판에 뻗기를 하는 등 단어 또는 문장의 오해를 유발하는 듣기에서의 의미론적 오류가 발생한다(Morris, 2012, Patterson, 2008). 이런 유형의 어려움을 개념화하는 한 가지 방법은 외국어를 구사하는 사람과 상호 작용하는 것을 상상하는 것이다. 다른 의사 소통 지시(예를 들어, 얼굴 전압, 제스처 및 억양)로 인해 일부 단어가 의미가 있지만, 대부분의 단어는 인식할 수 없으므로 쉽게 오해할 수 있다.

실어증으로 인한 표현 부족도 다양하다. 실어증 환자들은 언어학적인 차이를 어느 정도 지니고 있으며, 이는 비정상적으로 묘사된다(Helm-Estabrooks, 2014). 당신이 하고 싶은 말을 알면서도 말할 수 없는 좌절감을 상상해보라. 일반적인 의사소통을 할 때 때때로 겪는 "말이 혀끝에서 돌고 생각이 안나는" 현상은 실어증 환자가 아주 자주 경험하는 현상이다. 일부 환자는 구두로 표현할 수 없을 때 단어의 지식을 명확히 하기 위해 "생각이 나지만 말할 수는 없다"는 말과 같은 보상 전략을 배우게 된다. 실어증을 앓고 있는 다른 사람들은 의미론적으로 관련된 오류("책상" 대신 "의자"로 말함)에서 다른 언어로 만들어지는 단어에 이르기까지 빈번한 대체(**착어증**, **paraphasias**)를 포함하여 대화하는 동안 지나치게 많은 단어를 생성한다(Helm-Estabrooks, 2014).

베르니케 실어증은 환자가 말하기에 너무 많은 단어를 사용하는 일종의 수용성 실어증이다. 베르니케 실어증을 앓고 있는 사람들은 이야기를 나누면서 부드럽게 말하지 못한다. 그러나 그들의 대화는 수많은 잘못된 단어로 대체로 가득 차 있다. 최근 쇼핑몰로 갔다면 베르니케 실어증 환자는 이렇게 말한다. *"내가 말했듯이, 너는 틈새에 있는 문이 있는 구역 옆에 있는 테이블을 통해 간다. 글쎄, 당신이 거기에 가서 할 일을 하는 것과 비슷한 것이다."* 이 환자들의 이해력은 말한 정보와 내용에 대해 상당히 손상된다(Brookshire, 2007).

운동 계획을 위한 중추인 좌반구의 전방 부위와 연관되어 있기 때문에 **언어의 실행**은 **표현형 실어증**의 일부 형태와 공존한다(Duffy, 2013). 언어 실어증은 전형적으로 여러 가지 발음 오류(특히, 직선) 또는 하나 이상의 음절(예; 보행)이 있는 단어의 경우 많은 발음 오류가 있어 효과적인 발음 패턴을 생성하지 못한다. 정신 분열증과 실어증을 함께 있는 환자는 전형적으로 말의 표현에 어려움을 겪는다. 종종 짧은 단어로 말하면서 구조가 어지럽고 말의 수와 유형이 줄어든다(Helm-Estabrooks, 2014).

브로카 실어증은 표현형 실어증의 일반적인 유형이다. 이 환자는 "전문체(telegraphically)"로 말하고(즉, 명사 및 동사와 같은 내용 단어를 사용하는), 다른 품사(예; 관사 및 전치사)를 생략하는 경향이 있다. 예를 들어, 가족이 영화를 보러 외출하는 것을 설명할 때, Broca의 실어증 환자는 *"음 ... 아내와 아들 ... 영화 ... 오늘 ... 팝콘을 먹는다 ... 좋은 ... 많은 즐거움"*이라고 말할 수 있다. Broca의 실어증이 있는 환자의 경우, 듣기(음성 정보)와 읽기(인쇄물)를 이해하는 능력은 일반적으로 글을 쓰는 능력보다 더 좋다(Brookshire, 2007).

실어증 환자와의 의사소통을 극대화하기 위한 전략

Strategies to Maximize Communication With Patients With Aphasia

실어증이 있는 사람과 효과적으로 상호 작용하는 첫 걸음은 의사 소통 관계의 중요성을 중요하게 생각하는 것이다. 효과적인 의사소통을 하기 위해서 파트는 "실어증 환자를 신뢰하고, 유능하며, 재미있고, 진실한 사람으로 생각해야 한다."(Simmons-Mackie, 1999, p.817). 초기

의료 전문가가 흔히 저지르는 실수는 실어증 환자가 시간이나 장소에 대한 방향에 관한 질문에 잘못 대답을 하면 정신상태가 혼란스럽다고 가정을 한다. 대부분의 이러한 환자는 혼란스럽거나 지남력이 손상된 것이 아니며, 언어장애(실어증)로 인해 정확한 단어를 말할 수 없는 것이다. 환자는 질문을 이해할 수는 있지만 구두로 대답할 수 있는 단어 찾는 기술이 없는 것이다. 다른 사람들에게 말한 질문은 외국어처럼 들릴지도 모른다. 따라서 정확하게 반응하는 것은 쉽지 않다.

실어증 환자는 자신의 능력을 의사 소통능력을 반영하여 성공적으로 의사 소통하기 위해 미리 준비된 강점(예; 인지 및 사회 기술)을 활용하여 의사소통하는 경우가 많다(Kagan, 1995, 2001). 건강 관리 전문가들은 고무적인 방식으로 존중하고 민감하게 반응하는 것과 같은 긍정적인 의사 소통 행위를 통한 역량을 인정해야 한다(Purdy, 2005).

이를 염두에 두고 다음의 전략은 환자의 이해력 또는 표현력을 높이기 위한 제안을 분류한 것이다. 언제나 그렇듯이 SLP와 상의하여 특정 환자에게 가장 유익한 전략을 선택하도록 한다.

대화 이해를 위한 고려사항

의사 소통 패턴을 수정하는 것은 환자의 의사소통을 향상시킨다(Kagan, 1995, 2001; Marshall, 2004; Purdy, 2005; Simmons-Mackie, 1999). 환자의 요구에 "적응, 조정, 수용"하는 방법을 학습함으로써 의사 소통을 최적화할 수 있다(상자 31-6). 먼저 말하기의 전형적인 패턴을 평가하고, 잘 이해하지 못하는 환자에게는 의사 소통 스타일을 적응하는 방법을 고려해야 한다. 간단하면서도 중요한 수정방법은 환자의 말을 처리하는 능력을 향상시키기 위해 속도를 줄이는 것다. 이를 달성하기 위한 자연스러운 방법은 의미있는 단위로 "덩어리" 정보를 제공하는 것이며, 이것은 단위경계에서 잠시 멈추도록 하는 것이다(예; "당신의 오른쪽이 개선되고 ... 걷는 것을 돕는 것"). 자연스럽게 천천히 말하면서 전형적인 리듬과 억양을 유지하면서 일부 환자의 이해를 도울 수 있다.

실어증을 앓고 있는 많은 환자들도 주의력 측면에서 어려움을 경험한다(Helm-Estabrooks, 2014). 간단한 경보음과 같은 청각 시스템의 신호는 지시를 줄 수 있다(예; "준비" 또는 손 신호와 함께 환자의 이름을 말하기); 또한 활동의 변화에 따라 한 번에 하나의 주제에 초점을 맞추도록 하는 것이다(예; "우리는 이것을 했고 ... 이제 다른 운동을 해 보자"(Marshall, 2004). 서비스 전달을 위한 전형적인 환경(물리치료실)은 종종 시끄럽고 혼란스럽기 때문에 환자의 이해 능력에 또 다른 복잡성이 추가된다는 것을 기억해야 한다.

또한 이해력 문제로 환자에게 말한 것을 조정하는 것도 중요하다. 길고 복잡한 문장으로 말하기는 자연스럽지만 실어증 환자가 이해하기가 어려운 메시지 양식이다. 성인 방식으로 상호 작용하지만 메시지 내용을 조정하여 구문의 복잡성과 메시지 길이를 줄이면서 직설적인 문구를 적용해야 한다(Marshall, 2004). "휠체어 브레이크를 잠근 후에

상자 31-6 실어증 환자의 이해를 극대화 하는 전략

의사소통 적응
- 의미 있는 부분으로 정보를 천천히 "덩어리화" 한다. 이렇게 하면 환자가 말한 것을 처리하고 다른 말하기 단서를 활용하는 데 더 많은 시간을 사용할 수 있다.
- 환자에게 청취 신호를 알리고 손짓과 구두 신호로 청각 시스템을 준비하도록 하여 말하기에 초점을 맞춘다.
- 환자에게 주제나 과제의 변화에 대해 알려라. 이는 환자의 관심 요구를 줄여준다.

말하는 방식 조정
- 환자가 한 번에 하나의 분절을 구현할 수 있도록 간결하고 명확하게 다단계 지시로 나눈다.
- 복잡한 문장 형식을 피하고, 이해하기 쉬운 직설적인 언어를 사용한다.

손상된 청력 이해 수용
- 시각적인 정보를 제공하는 자연스런 단서를 활용하여 추가 상황 정보를 제공이 필요한 환자에게 직접 보여준다. 다른 모드로 말하는 것을 보완하라. 서면 단어, 그림 또는 관련 소품을 포함한 다른 시각적 입력은 이해를 향상시킬 수 있다.

는 발을 세우고 발을 페달로 움직여야 한다."와 같은 문장은 여러 측면을 가지고 있으며 복잡하게 표현된다. 방향을 구체적으로, 한 번에 한 부분씩 그리고 완료되는 순서대로 말해야 한다(예; "브레이크를 잠근다"... "발 페달을 움직인다"... "천천히 일어서라").

환자의 이해력 저하를 청각적 메시지를 보완하기 위해 다른 모드를 이용함으로써 수용할 수 있다. 의사 소통의 대부분은 비언어적이기 때문에(얼굴을 마주하는 상호 작용의 93% 정도, Moore, 2010) 환자가 이야기하는 동안 당신을 볼 수 있는 장소에 앉아야 한다.

이를 통해 환자는 얼굴 표정 및 설명 제스처와 같은 자연스런 단서를 활용하여 기능적인 이해력을 향상시킬 수 있다. 이는 수용력이 약한 환자에게 특히 중요하다(Rose, 2001, 2008). 다른 고려 사항으로는 하나 이상의 의사 소통 방식을 결합하는 것(예; 핵심 사항을 적어서 보완하는 것)과 언어 구사와 함께 방향을 수동으로 시연(보여주기)과 같은 방법을 통합하는 것이다(Lasker, 2007; Purdy, 2005).

생각해 볼 점 31.2

- 긍정적인 의사 소통 환경을 조성할 때 중요한 고려 사항은 치료사로서의 태도이다. 당신의 태도가 긍정적인 영향을 미칠 수 있는 방법에 대해 토론한다.
- 의사소통 스타일을 어떻게 적용하고, 말을 어떻게 조정하고, 조정을 통해 의사소통의 상호 작용을 향상시킬 수 있는지 예를 제시한다.

표현의 향상

표현형 실어증에 민감하게 반응하는 것이 중요하며 환자의 질문, 생각, 감정을 전달할 수 있는 기회를 보장해야 한다. 효과적인 의사 소통 파트너는 유연하고 "대안이 완전히 성공하지 못하더라도 다른 상호 작용 유형"을 고려해야 한다(Simmons-Mackie, 1999, p.815). 일부 환자에게는 전략이 있지만 대화를 하는 동안 이를 적용하기 위해 자극과 격려가 필요할 수 있다. 예를 들어, "예" 또는 "아니오"라고 말할 수 없는 환자는 엄지손가락을 위 또는 아래로 정확하게 표현할 수 있다. 실어증 환자는 "당신에게 보여주는" 제스쳐, 글자로 된 의사소통 노트, 캘린더, 사진, 점수표, 지도 등 다양한 긍정적인 방식으로 표현을 확대할 수 있다(Garrett, 2013; Sekine, 2013)(그림 31-4). 다른 환자는 그림으로 우려를 나타내기 위한 수단을 표현할 수 있다(예; 지팡이, "이것으로 걸을 수 있는가?"). 그리는 것은 실어증에 의해 손상된 언어 영역(말하기 및 철자)에 대한 요구를 최소화한다(Helm-Estabrooks, 2014; Lyon, 1995). 환자들에게 언제나 의사소통을 위한 추가 시간을 주고 어떤 의사 소통 방법으로도 대답을 표현하도록 해야 한다(Purdy, 2005).

질문의 유형이나 그것이 제기된 방식은 환자가 성공적으로 반응할 수 있는 능력에 영향을 미친다. 일상적인 질문(예; "오늘은 어때?" 또는 "오늘 무엇을 했는가?")은 단어 찾기 및 문장 작성에 언어 숙달이 필요하기 때문에 표현형 실어증 환자가 대답하기 어려울 수 있다. 또한 개방형 질문은 환자가 이해할 수 있는 방식으로 응답하지 못한 경우에는 좌절하게 될 수 있다. 일반적인 경험으로 환자의 표현력과 검증 및 확인 능력을 향상시키기 위해 폐쇄형 질문을 하는 것이 좋다(Kagan, 1995). 중증 실어증 환자에게는 예/아니오 응답 또는 이와 관련된 머리 끄덕임으로 반응할 수 있는 장점이 있다(예; "열처리가 어깨 통증을 완화하는데 도움이 되었는가? 예 또는 아니오"). (Garrett, 2013). 일부 환자는 질문이 말하기 또는 선택지와 함께 제공될 때 대화에서 의견을 더 잘 표현할 수 있다.(예; "올릴 때 또는 내릴 때 기분이 좋아지는가?"). 이 예시에서 환자는 첫 번째 또는 두 번째를 선택하는 방식으로 발성, 얼굴 표현, 몸짓을 사용할 수 있다(Garrett, 2013).

또한 의사 소통 장애를 해결하는 전략(환자가 무언가를 전달하려고 시도하지만 무엇을 확신하지 못하는 상황)을 학습하여 환자의 표현을 도울 수 있다. 이 상황에서는 "20가지 질문" 형식으로 정리된 닫힌 질문이 효과적일 수 있다. 기본 개념은 먼저 광범위한 주제를 파악한 다음 환자가 표현하려고 시도하는 특정 정보로 계속 좁혀지도록 예/아니오 응답으로 명확한 질문을 적용하는 것이다(그림 31-5). 주제를 알았을 때 환자가 의사 소통하고 있는 것을 예측하는 것이 더 쉽다. 이러한 명확화 및 검증 전략은 모든 상황은 아니지만 일부 상황에서 사용할 수 있다. 예를 들어, 환자의 거주지를 성공적으로 설명하지만 정확한 주소를 표현할 수 없는 환자의 경우와 같이 세부 사항을 이해할 수는 있지만 항목을 이해하지 못하는 주제를 좁힐 수 있다. 이 경우, 당신이 이해한 지점으로 요약하도록 한다(예를 들어, "당신은 우리 의료 센터에 가까이 살고, 여기에서 운전해서 몇 분 밖에 걸리지 않는다.") (Simmons-

Mackie, 1999).

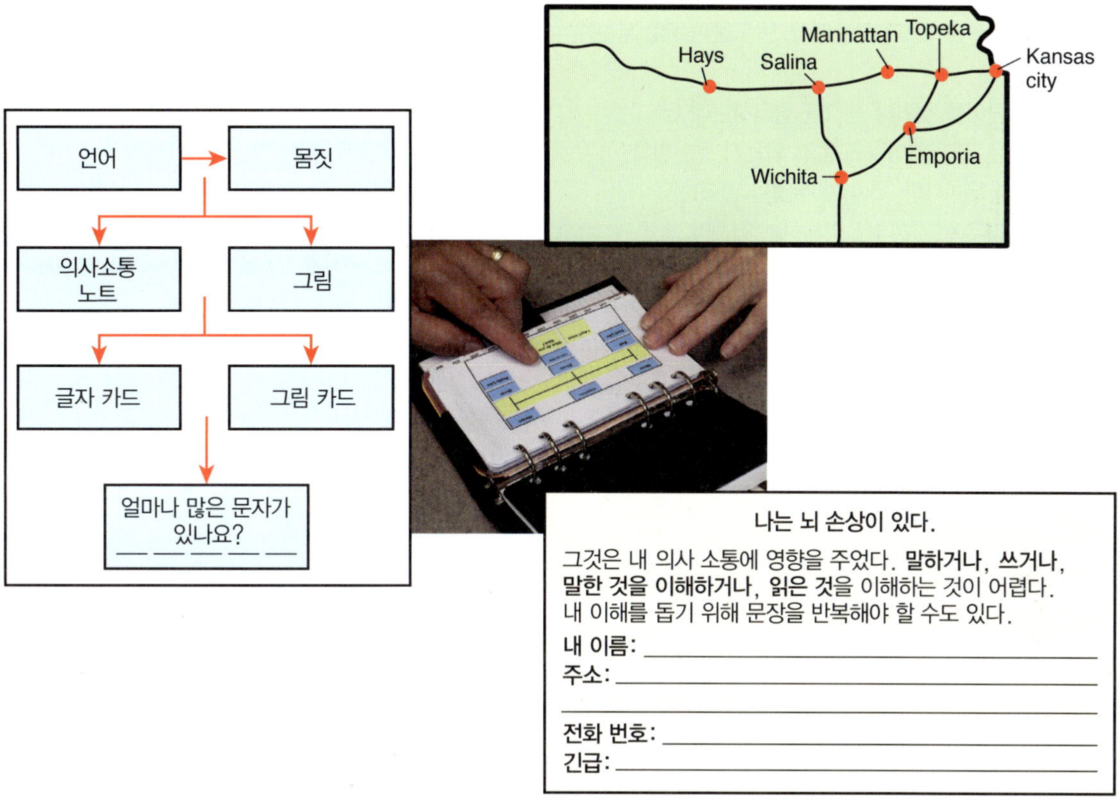

그림 31-4 실어증 환자를 위해 표현을 증진시키는 보완적 방법.

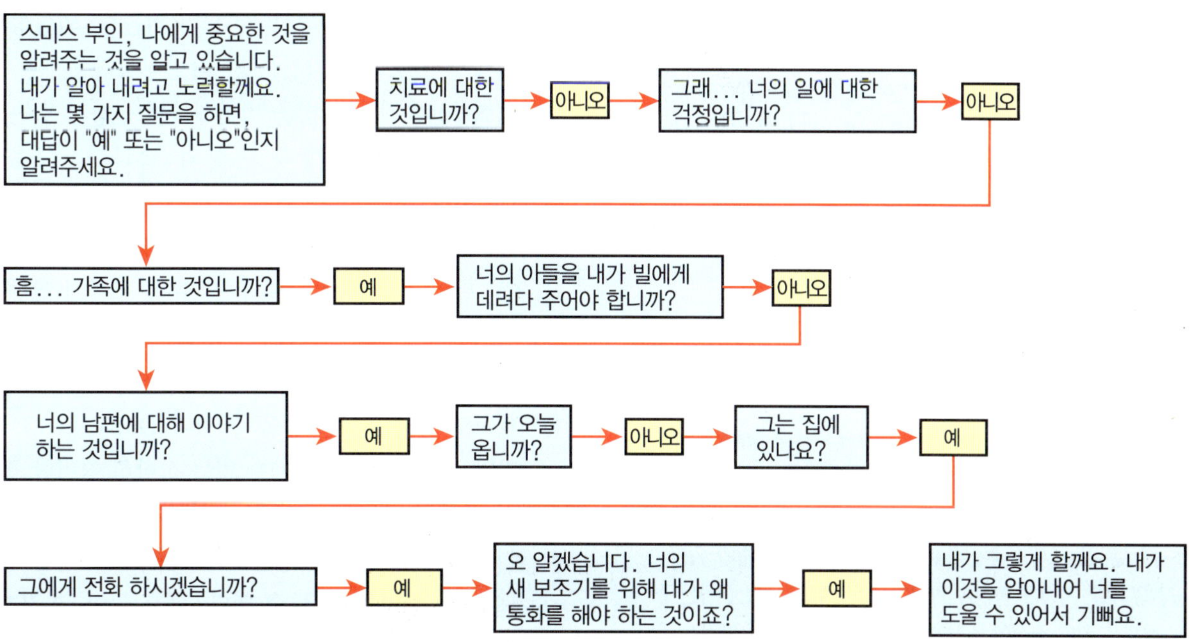

그림 31-5 주제의 설명과 검증을 통해 실어증 환자의 의사 소통 문제 해결.

생각해 볼 점 31.3

- 세심한 청취자가 비언어적인 단서를 듣는 것을 포함하여 메시지를 이해하고 명확하게 하는데 어떤 도움이 되는지 토론한다.
- 환자가 올바른 단어를 찾거나 생각을 정리하는데 더 많은 시간을 주는 것이 얼마나 도움이 되는지 토론한다.
- 환자를 이해하지 못한다면, 그녀가 무엇을 말했는지 정말로 모르는 경우에도 그녀를 이해하는 척해야 하는가? 이유는 무엇인가?

환자 적용: 사례 2

68세의 스미스 여사는 센터의 재활팀에 새로 입원했다. 그녀는 며칠 전 왼쪽 반구 뇌졸중이 발생했다. SLP는 첫 번째 팀 회의에서 스미스 여사가 수용과 표현 실어증을 함께 가지고 있다고 보고하였다. 그녀는 한 방향의 지시문은 90%의 정확도와 두 방향의 지시문은 약 40%의 정확도를 가지고 있다. 오전과 오후에 스미스 여사와 함께 초기 평가를 실시했다. 실시하자마자, 실어증의 심각성으로 인해 우측 마비와 선천성 허리 통증에 대한 평가가 어려워졌다. 스미스 여사는 허리 통증을 설명하고 자신의 오른쪽 마비에 대한 지문에 대답할 수 없어 좌절감을 느꼈다.

임상 결정 시 고려할 점

문제 해결 다음 상황을 해결하고 의사소통을 최적화하는 가장 적절한 응답을 선택한다.

1. *스미스 여사는 매일 허리를 위해 운동과 열 팩을 위한 의사의 지시를 받았다. 이것은 위해 그녀를 왼쪽으로 누워서 물리치료 매트에 그녀를 위치해야 하는 구체적인 지시가 필요하다. 스미스 여사가 해야 할 일을 이해하도록 당신의 지시를 전달하는 가장 좋은 방법은 다음 중 어느 것인가?*
   A. *"나는 네가 누워서 왼쪽 편으로 굴러가기를 바란다."*
   B. *"너는 네 왼쪽에 있을거야. 먼저 이쪽으로 누워야 해."*
   C. *"스미스, 너는 누워야 해…. 좋아… 이제 네 왼쪽으로 굴러 보자."*
2. *스미스 여사는 지난 주 동안 신체 회복이 꾸준히 개선되었다. 사실 네발 지팡이를 안전하게 사용하는 것을 포함해 보행 보조 장비를 탐색할 준비가 되었다. 당신의 말하는 방식을 적응하고 조정할지라도 스미스 부인은 운동 움직임을 순서화하기 위한 당신의 구두 지시를 완전히 이해하지 못한다는 것이 우려된다. 이 상황을 위한 적절한 조정에는 다음 중 무엇이 포함되는가?*
   A. *네발 지팡이로 방향을 수동으로 설명한다.*
   B. *핵심 부분을 구두로 설명한다.*
   C. *A와 B는 모두 합리적인 방법이다.*
3. *또한 스미스 여사는 "열 … 팩 … 갈 준비가 되어 있다."와 같은 대부분의 전체적인 문장과 대화하는 것으로 보인다. 신체 회복으로 인해 최근에 발목 다리 보조기(AFO)를 착용했다. 오늘, 그녀는 특히 그것에 좌절한것 같지만, 당신은 확신하지 못한다. 그녀의 관심이 통증과 불편함에 관련되어 있음을 알지만, 구체적인 내용에 대해서는 확신이 없다. 그녀는 더 이상 좌절감을 나타내면서 의사 소통에 어려움을 겪을 수 있다(즉, "알았어요…알았어요!"). 스미스 여사가 자신을 표현할 수 있도록 다음 사항을 고려해야 한다.*
   A. *그녀에게 "시간을 갖고 AFO로 무슨 일이 일어나는지 말해 달라"고 말했다.*
   B. *그녀에게 "상처가 있는 곳"을 물어보고 그녀의 고통에 대해 쓰여진 선택지를 통해 질문을 한다.*
   C. *그녀에게 그녀를 진정시키는 데 도움이 되는 전략이 이해한다고 알려준다.*

구음장애 Dysarthria of Speech

기능적 영향 Functional Implications

구음장애(Dysarthria)는 "말하는데 필요한 근육이 느리고 약하고 부정확하거나 조정되지 않은 움직임을 특징으로 하는 신경성 운동 발화 장애"로 정의된다(Yorkston, 2010, p.4). 발달(예; 뇌성마비) 및 뇌졸중, 외상성 뇌손상, 진행성 질병(예; 파킨슨병, 다발성경화증, 근위축성 측삭경화증)과 같은 질병을 비롯해 중추신경계 또는 말초신경계에 대한 신경학적 손상의 결과다. 구음장애(Dysarthria)는 적절한 호흡 사용(호흡 보조), 발성(음성), 인두 연축(비강 공명), 입술, 혀, 정확한 소리의 생성을 위한 턱의 관절 조절 등 운동 및 운동 조절에 영향을 미치는 운동 장애이다. 이러한 구성 요소의 일부 또는 전부는 위, 경련, 동반 질환, 근육 긴장의 변화 또는 비자발적 움직임으로 인해 영향을 받을 수 있다(Duffy, 2013).

환자가 신경근 조절을 할 수 없는 상당히 경미한 정도에서부터 심각한 기능 장애 범위에 이르기까지 다양하다. 어떤 환자들은 언어의 타이밍과 리듬이 다르기 때문에 단순히 자연스런 소리를 들을 수 없다. 예를 들어, 환자가 "치료를 받았다"(첫 번째 음절에 적절한 강조)는 "치료를 받았다"와 같이 들릴 수 있다(이상한 소리가 나기 때문에

신경계 환자의 심혈관 및 폐 손상에 대한 중재

Intervention for Cardiovascular and Pulmonary Impairments in Neurological Populations

제 32 장

■ 김양래

개 요

학 습 목 표

이 장을 마치면, 학습자는 다음을 할 수 있어야 한다:

1. 운동대사와 관련된 심혈관계와 폐기능의 기초적인 생리적 원리를 설명한다.
2. 신경학적 조건을 가진 모집단의 운동 용량 감소에 기여하는 요인 및 가능한 메커니즘에 대해 논의한다.
3. 신경학적 조건을 가진 사람들의 운동 능력의 감소에 기초할 수 있는 가능한 메커니즘을 논의한다.
4. 신경학적 조건을 가진 집단에서 심혈관 건강 훈련의 잠재적 이점을 확인한다.
5. 신경학적 조건을 가진 사람들의 심혈관 건강과 체력을 향상시키기 위한 운동 프로그램을 설계한다.

서론 Introduction

한 달 전 다발성경화증이 급격히 악화된 후, 맥 부인은 비로소 이제야 약간의 운동회복을 경험하고 있다. 신체 활동이 줄어든 이 기간 동안, 그녀는 자신의 체력과 지구력이 악화되기 이전보다 훨씬 떨어진 것에 대해 자절감을 느끼고 있다. 이와 관련해 물리치료사는 맥 부인의 휴식기 심박 수가 높다고 지적하면서 동시에 현재, 그녀는 숨가쁨을 동반한 신체활동 중 심박 수의 급격한 증가세를 보이고 있다고 지적했다.

맥 여사와 같은 환자들에게는 심혈관/폐 상태를 개선할 수 있는 신체 재활 치료가 필수적이다.

이는 이 장에서 설명한 대로 심혈관/폐기능의 1차 또는 2차 장애가 있을 수 있는 신경근육의 진단을 받은 개인에게도 적용된다. 건강을 위한 심혈관 및 폐시스템의 효과적인 기능의 중요성은 반박할 수 없다. 그럼에도 불구하고, 신경학적 장애를 가진 사람들의 심폐 건강과 체력은 신경근육 체계에 의해 오랫동안 등한시되어왔다. 자고로 신경계 집단의 회복은 거의 전적으로 신경근육 시스템의 기능 향상에 기인했다. 이와같은, 대부분의 개입은 시스템의 능력을 향상시키는 데 집중되었다. 신경학적 장애(예; 근육 약화, 근육 긴장 변화, 감각 지각 장애)에 분명한 한계를 고려할 때, 이러한 "단일 시스템" 접근 방식은 합리적으로 보였다. 그러나 기존의 접근 방식은 기능 독립성이 최적화되지 않아 치료사들은 신경재활에 대한 보다 효과적이고 다중 시스템적인 접근 방식을 찾게 되었다. 이는 곧 넓은 관점에서 심혈관 시스템과 폐 시스템에 대한 강조가 더 커졌음을 의미한다.

일부 신경재활 시설에서는 환자의 일상적 기능과 삶의 질을 향상시키기 위해 유산소 훈련에 환자를 참여시키는 것이 표준이 되어 있다. 하지만 이는 신경계 집단의 심폐 건강 및 체력을 개선하는데 어려움으로 남아 있다. 이러한 집단의 체력은 신경학적 병변의 위치와 범위, 동반질환(특히 심혈관 질환과 당뇨병)의 존재, 생활 습관 및 사전 예방 활동 수준과 같은 다수의 상호작용 요인의 영향을 받는다. 이러한 요인들 중 일부는 수정될 수 있지만, 나이와 신경학적 조건의 심각성과 같은 다른 요소들은 수정이 불가능하기 때문에 심폐 적응의 훈련 가능성에 제한을 받는다. 또한, 운동과 자세 조절이 손상된 개인의 기본 체력 수준을 설정하고 훈련에 대한 반응을 추적 관찰하는 것은 쉬운 일이 아니다. 따라서, 재활 전문가들은 체력 평가 및 훈련 프로토콜의 기본 측면과 이들이 기반으로 하는 원칙을 이해하는 것이 매우 중요하다.

이 장은 근본적인 생리적 원리를 이해하는 데 필요한 용어를 강조하고 운동 대사와 관련된 정상적인 심혈관 및 폐 기능에 대한 간략한 개요로 시작한다. 신경학적 장애를 가진 어린이와 성인의 심폐 건강 수준에 대한 증거를 요약한 후, 악화된 장애 상태에 기여하는 요인에 대한 설명이 이어진다. 그런 다음 운동능력 감소의 원인이 될 수 있는 원리를 검토한다. 이로써 신경계 집단의 유산소 훈련에 대한 적응적 반응이 논의되며, 이러한 반응에서 얻을 수 있는 다양한 잠재적 이점이 제시된다. 이 장은 신경재활에서 심폐 건강과 체력을 향상시키기 위한 운동 프로그램을 설계할 때 고려해야 할 요소에 대한 요약으로 마무리한다.

운동대사와 관련된 심혈관 및 폐 기능
Cardiovascular and Pulmonary Functions Related to Exercise Metabolism

휴식 중의 인체는 약 3.5mL/kg/min의 산소(O_2) 또는 하나의 **대사량**(MET)을 소비하며(Jette, 1990) 골격근 활동은 뇌의 총 에너지 소비와 거의 동일한 비율을 차지한다(각각 20% 미만)(Zauner, 2002). 휴식 상태에서 심장 수축과 호흡은 무기한으로 견딜 수 있는 최대 작업 속도로 정의되는 근육의 **임계력**보다 훨씬 낮기 때문에 무기한으로 지속될 수 있다(Clingleffer, 1994). 임계력 이상에서는 근육 수축을 위한 에너지를 공급하는 유산소 과정의 용량이 초과된다. 따라서 에너지는 또한 무산소 해당 과정에 의해 공급되어야 한다(그림 32-1)(Conley, 2001).

해당 과정의 속도가 산화적 인산화를 초과하는 지점을 **무산소 역치**(젖산이 혈류에 축적되기 시작하는 운동 강도, 환기 역치 또는 젖산 역치에 근접)라고 한다(Wasserman, 2005). 임계값에서 피루브산은 젖산으로 전환되어 젖산과 수소 이온으로 완전히 분리되며 혈중 젖산 수치가 상승하고 근육 내 pH 값이 낮아진다. 운동으로 인한 근육 피로는 부분적으로 젖산의 기하급수적 축적과 근육 내 pH 값의 감소로 인한 것으로 이는 액틴미오신 회전율, 효소 활동 및 자극-수축 결합에 부정적인 영향을 미친다.

운동 중 신경근육, 심혈관, 폐 시스템은 근육 수축의 대사 요구와 뼈대근육, 심장근육, 호흡근육 내에서 발생하는 에너지 대사 증가의 부산물에 반응하여 상호작용한다. 장

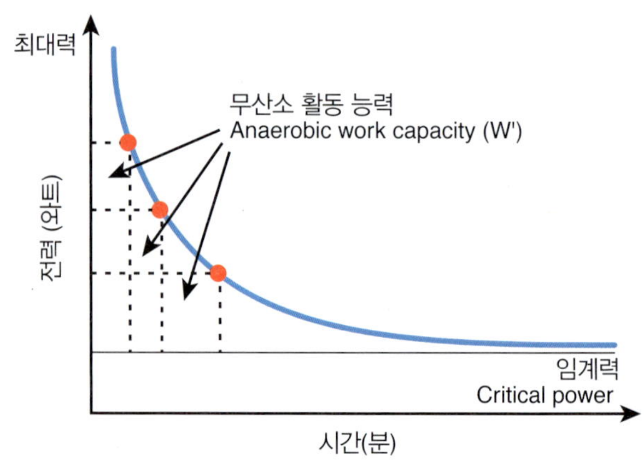

그림 32-1 임계력과 무산소 활동 능력 사이의 관계를 보여주는 그래프.

기간의 운동으로 인한 생리적 스트레스를 견딜 수 있는 능력을 **심장호흡체력** 또는 **운동능력**이라고 한다. 신진대사 증가는 (1) O_2를 조직으로 운반하는 호흡기 및 순환계의 능력에 의존하며, 이는 특히 심박출량에 의해 (2) 화학적 전위 에너지를 기계적 에너지로 변환(말초요인, 즉 동맥 O_2 차이에 의해 결정됨)하기 위해 대사 활성 조직에 의한 O_2 활용에 의해 크게 영향을 받는다(Conley, 2001). **심박출량**은 매분 심장에 의해 펌핑된 혈액의 양(일회 **박출량**)으로 다시 말해서, 이는 일회 박출량과 심박 수의 결과물이다. [심박출량(L/min)=일회 박출량(L)×심박 수(bpm)]. 운동 초기에는 일회 박출량이 안정되어 심장 박동수가 비례적으로 증가하며 심장 출력이 더 증가한다(Hartley, 1969). 동맥혈과 혼합 정맥혈 사이의 O_2 함량 차이인 **동정맥 O_2 차이**(AVO_2 차이)는 골격근 조직이 근육 모세혈에서 O_2를 추출하고 미토콘드리아에서 O_2를 사용하는 능력을 반영한다. 심박출량과 AVO_2 차이의 산물인 **산소 소비량**(VO_2)은 조직으로의 O_2 수송과 O_2 활용의 증가로 인해 작업량에 거의 선형적으로 증가한다(Rowell, 1974). 개인이 육체 노동 중에 달성할 수 있는 가장 높은 O_2 섭취량을 **최대 산소 소비량**(VO_2max)이라고 한다(Wasserman, 2005). VO_2max는 *절대용어*(LO_2/min) 또는 *상대용어*(mLO_2/체중 kg/분)로 표현할 수 있다. 진정한 VO_2max는 종종 상태가 좋지 않은 개인과 신경장애가 있는 개인 모두에서 달성하기 어렵기 때문에, **최고 산소 소비량**(VO_2peak)이 더 정확한 용어다(Howley, 1995).

혈압은 심박출량과 **전체 말초 지항**(또는 전신 혈관 저항)의 산물이나. **수축기 혈압**(BP_{sys})은 운동하는 동안 현저하게 증가하지만, **이완기 혈압**(BP_{dias})은 변하지 않거나 약간 낮아져 **평균 동맥압**(MAP)의 증가를 적당히 조절한다; $MAP = BP_{dias}+(BP_{sys}-BP_{dias})/3$(Wasserman, 2005). 이완기혈압(BP_{dias})은 혈관 톤의 내피 조절 변화가 혈류를 작업 근육으로 재분배하여 총 말초 저항을 감소시키기 때문에 최소로(+ 또는−10mmHg) 변화한다(Hillegass, 2011). 혈관 확장은 주로 세동맥의 혈관 평활근에 작용하는 대사 산물(예; 이산화탄소, 수소 이온, 산화 질소, 칼륨 이온, 아데노신)에 의해 매개되는 반면, 혈관 수축은 대사 요구가 낮은 조직에서 발생한다(Saltin, 1985). 활동 중인 근육으로의 혈류는 휴식 상태에서 20배 또는 그 이상의 흐름으로 증가할 수 있지만, 다른 혈관 층(예; 신장 및 비장층)으로의 혈류는 주로 교감성 분비물의 증가로 인해 활성 혈관수축을 통해 변하지 않거나 감소한다(Saltin, 1985; DeTurk, 2011). 상대적으로 일정한 정상 상태의 혈류를 유지하는 대뇌 혈관의 고유 능력인 **대뇌 자동 조절**은 광범위한 혈압에 대한 국소 및 전체 대뇌 혈류 및 O_2 전달의 안정성을 보장한다(Busija, 1984; Hellstrom, 1996; Madsen, 1993) 운동하는 동안, 혈관 수축(교감 신경계에 의해 중재됨)은 혈액을 피부, 비활성 골격근, 콩팥/내장 순환으로부터 멀리 떨어뜨린다. 혈관확장은 뇌와 심장의 휴식 수준에서 25% 정도 중요한 장기와 활동 근육으로 가는 혈액 흐름을 증가시킨다(DeTurk, 2011).

호흡기계통은 건강한 허파에 많은 예비량이 있기 때문에 일반적으로 건강한 사람의 심폐기능을 제한하지 않는다(Keteyian, 2006). 그럼에도 불구하고, 호흡은 휴식 중이나 운동 중 혈액 산소공급에 필수적인 역할을 한다. 가로막, 보조 흡기 근육 및 복부 근육의 기계적 작업을 지원하기 위해 최대 작업 부하에서 최대 10%의 VO_2max가 필요하다(Clausen, 1977) 저강도 운동 중에는 주로 일회 **호흡량**(VT)의 증가에 의해 환기가 증가하고, 호흡할 때마다 호기량, 더 격렬한 운동 중에는 호흡률(RR), 분당 호흡 수, VT에서 추가 증가가 거의 없이 증가한다(Wasserman, 1999). 운동 강도가 증가함에 따라 1분 또는 **분 환기**(VE)[VE = VT×RR] 내에 호기의 양, CO_2를 제거하고 pH 균형을 조절한다. 운동에 대한 호흡기 반응의 유용한 지표는 **환기 효율**, VE 대 이산화탄소의 비율이나. 이 비율은 최대 운동 시 35 미만이어야 한다(Sun, 2002).

신경학적 질환이 있는 사람의 심혈관 및 폐 손상

Cardiovascular and Pulmonary Impairments in People With Neurological Conditions

신경학적 장애가 있는 많은 사람들은 비정상적으로 낮은 VO_2peak 값에 반영되어 상태가 나빠진다(표 32-1). 부적합 상태의 기본 메커니즘은 가변적이고 다원적이다. 신경학적 상태의 특성, 중증도, 위치 및 만성화는 변동성에 기여하는데, 예를 들어, 다발성경화증(MS) 환자의 경우 확장 장애 상태 척도(Kurtz, 1983)에서 각각 1점씩 증가하면 VO_2peak이 약 2mL/kg/min 감소한다(Romberg, 2004). 표 32-1에 제시된 수치를 보면, 사지마비 환자는 근육량 감소와 아드레날린 기능장애로 인해 하반신 마비

표 32-1 일반적인 신경학적 상태에서의 운동능력

진단	참고	발병기간 (년)	환자 수	성별 남 : 여	연령, 세 평균±표준편차	검사장비 (TEST MODALITY)	VO_2peak(mL/kg/min) 평균±표준편차	VO_2peak (% 정상)
뇌성마비	(Unnithan, 2007)	NA	7	2:5	16 ± 1	Arm ergometer	17.5 ± 4	NR
	(Maltais, 2005)	NA	11	7:4	10–16	Treadmill	34.0 ± 9	NR
	(Tobimatsu, 1998)	NA	12	12:0	21 +	Arm ergometer	25.6 ± 3	87%
샤르코-마리-치아 질환	(El Mhandi, 2008)	NR	8	8:0	33 ± 9	Bike ergometer	36.4 ± 5	NR
다운증후군	(Varela, 2001)	N/A	16	16:0	21 ± 3	Treadmill	31.8 ± 5	NR
	(Millar, 1993)	N/A	14	11:3	18 ± 3	Treadmill	26.7 ± 7	NR
길리안 바레 증후군	(Garssen, 2004)	0.5–15	20*	6:14	22–66	Bike ergometer	25.0 ± 8	76
	(Pitetti, 1993)	3	1	1:0	57	Arm-leg ergometer	27	NR
다발성경화증	(Schulz, 2004)	NR	28	9:19	39 ± 10	Cycle ergometer	31.0 ± 7	NR
	(Mostert, 2002)	12 ± 8	26	21:5	45 ± 8	Cycle ergometer	22.5	70
	(Petajan, 1996)	7 ± 1	46	15:31	40 ± 2	Arm-leg ergometer	25.2 ± 1	79
	(Ponichtera-Mulcare, 1995)	3 ± 5	10	4:6	39 ± 6	Arm-leg ergometer	39.0 ± 8	87
파킨슨병	(Bergen, 2002)	~8	8	NR	60 ± 8	Cycle ergometer	17.7	NR
	(Stanley, 1999)	9 ± 4	20	13:7	64 ± 7	Cycle ergometer	22.0 ± 7	100
	(Canning, 1997)	6 ± 3	16	13:3	54 ± 5	Cycle ergometer	27.6 ± 5	93
후척수회백질염	(Oncu, 2009)	25 ± 9	28	12:16	42 ± 8	Treadmill	19.0 ± 5	NR
	(Willén, 1999)	46 ± 3	32	16:16	50 ± 10	Cycle ergometer	20.5 ± 7	74
	(Stanghelle, 1993)	11 ± 8	68	23:45	53 ± 11	Cycle ergometer (n = 37) Arm ergometer (n = 31)	23.1 ± 5 15.3 ± 5	63 65
	(Kriz, 1992)	11–45	20	10:10	43 ± 6	Cycle ergometer	17.7 ± 6	73
척추이분증	(de Groot, 2008a)	NA	23	13:11	10 ± 3	Treadmill	33.1	NR
	(Widman, 2007)	NA	37	19:18	16 ± 2	Arm ergometer	17.3 ± 6	NR
척수손상: 하반신마비	(Widman, 2007)	5.1 ± 4.2	19	10:9	16 ± 3	Arm ergometer	16.9 ± 6	NR
	(Haisma, 2006)	0.3 ± 0.2	110	83:27	41 ± 15	W/C ergometer	14.7 ± 5	NR
	(El-Sayed, 2005)	0.3 ± 0.1	6	5:1	29 ± 14	W/C ergometer	17.3 (추측)	NR

	(Jacobs, 2002b)	7 ± 5	6	6:0	36 ± 10	Arm ergometer	23.7 ± 3	NR
	(Price, 1999)	21 ± 8	9	9:0	30 ± 7	Arm ergometer	30.5 ± 8	71
	(Lin, 1993)	0.5	39	39:0	30 ± 1	Arm ergometer	19.4 ± 1	69
	(Paré, 1993)	>3	46	46:0	33 ± 9	W/C ergometer	23.9 ± 5	NR
	(Coutts, 1983)	>0.5	13	NR	29 ± 4	Arm ergometer	29.4 ± 10	NR
척수손상: 사지마비	(Haisma, 2006)	0.3 ± 0.2	75	56:19	39 ± 13	W/C ergometer	12.1 ± 4	NR
	(Coutts, 1983)	>0.5	8	NR	29.3 ± 4	Arm ergometer	16.1 ± 3	NR
	(DiCarlo, 1988)	7 ± 6	8	8:0	24 ± 4	Arm ergometer	12.1 ± 1	NR
뇌졸중 < 6개월	(Tang, 2009b)	0.05 ± 0.01	36	22:14	65 ± 3	Semirecumbent ergometer	11.4 ± 0.6	NR
	(Tang, 2006b)	0.05 ± 0.01	35	19:16	66 ± 3	Semirecumbent ergometer	10.7 ± 2	NR
	(Kelly, 2003)	0.08 ± 0.03	17	13:4	61 ± 16	Semirecumbent ergometer	14.7 ± 4	51
	(Duncan, 2003)	0.2 ± 0.01	100	56:44	70 ± 10	Cycle ergometer	11.4 ± 3	NR
	(MacKay-Lyons, 2002b)	0.07 ± 0.02	29	22:7	65 ± 14	Treadmill	14.4 ± 5	61
	(da Cunha Filho, 2001)	0.04 ± 0.02	12	12:0	59 ± 10	Cycle ergometer	8.3 ± 2	NR
	(Bachynski-Cole, 1985)	0.3 ± 0.2	8	8:0	52 ± 10	Cycle ergometer	16.1 ± 4	NR
뇌졸중 > 6개월	(Lee, 2008)	4.8 ± 4.5	48	28:20	63 ± 9	Cycle ergometer	14.4 ± 3	NR
	(Pang, 2005)	>1.0	63	37:26	65 ± 9	Cycle ergometer	22.0 ± 5	NR
	(Dobrovolny, 2003)	3.0	53	44:9	64 ± 8	Treadmill	14.7 ± 3.9	NR
	(Ryan, 2000)	>0.5	26	22:4	66 ± 9	Treadmill	15.6 ± 4	NR
	(Fujitani, 1999)	0.9	30	30:0	54	Cycle ergometer	17.7 ± 4	NR
	(Potempa, 1995)	>0.5	42	23:19	56 ± 12	Cycle ergometer	15.8 ± 5	NR
외상성 뇌 손상	(Mossberg, 2007)	0.8 ± 0.8	13	NR	32 ± 8	Treadmill	27.0 ± 5	76
	(Bhambhani, 2003)	1.4 ± 1.4	36	22:8	32 ± 10	Cycle ergometer	22.3 ± 9	65
	(Mossberg, 2002)	2 ± 4	40	29:11	33 ± 11	Treadmill	23.5 ± 7	NR
	(Jankowski, 1990)	NR	14		29 ± 2	Treadmill	31.3 ± 9	67

GBS = 길리안-바레 증후군, **NA** = 해당 없음; **NR** = 보고되지 않음; **VO_2peak** = 최고 산소 소비량, **VO_2peak%** 정상 = 정상 값의 백분율로 표현되는 최고 산소 소비량, **Pts** = 환자, **W/C** = 휠체어.
*만성 탈수초성 신경다발염 환자 4명 포함.

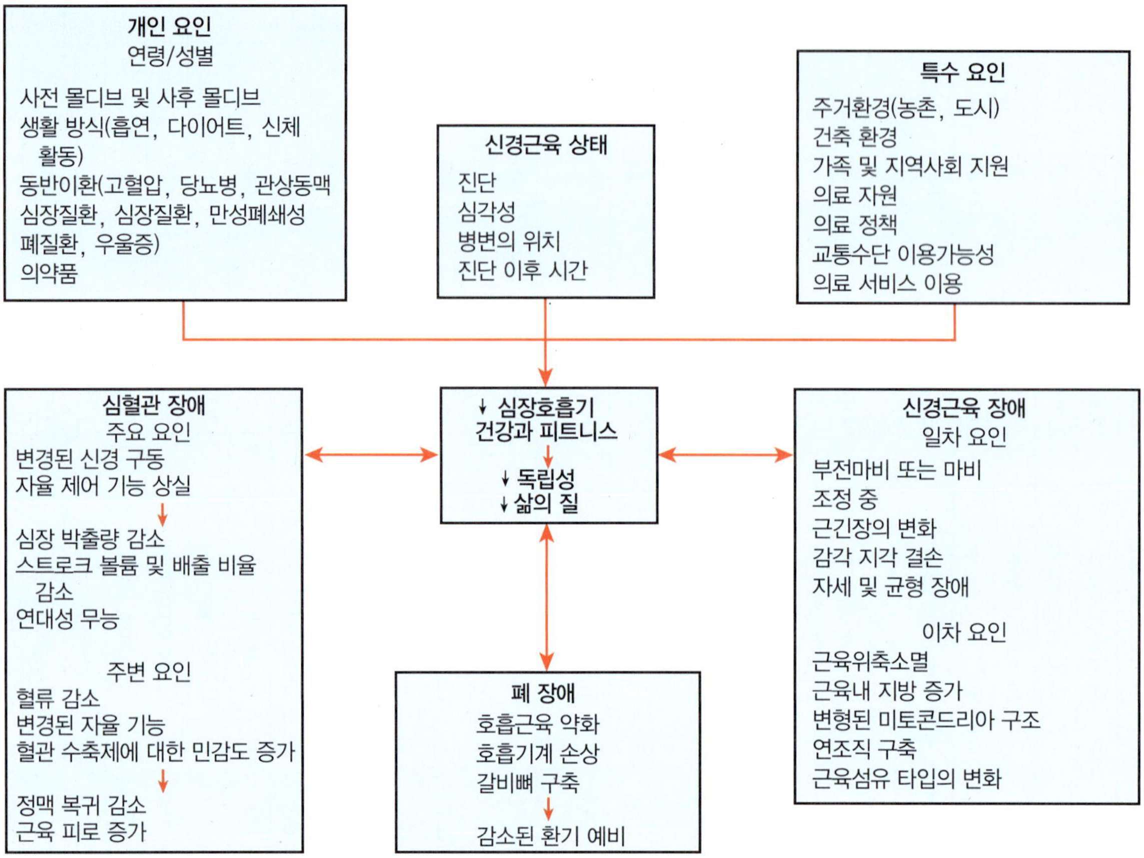

그림 32-2 뇌졸중 후 사람들의 심폐건강 특성을 감소시키는데 기여하는 상호작용의 복잡성을 보여주는 모델.

환자(각각 평균 VO_2peak 13mL/kg/min 및 23mL/kg/min)의 운동 능력의 약 절반 정도를 나타냈다. 그림 32-2는 신경학적 상태의 1차(직접) 및 2차(간접) 효과와 심혈관, 신경근 및 호흡 장애에 대한 개인 및 환경 요인의 상호작용에 관한 것으로 이는 복잡한 상호작용이 심장 호흡 건강과 피트니스, 독립성 및 삶의 질에 미치는 영향을 보여준다. 다음 부문에서는 이러한 효과에 대해 자세히 설명하겠다.

심혈관 손상 Cardiovascular Impairments

심혈관 합병증은 뇌졸중(Matsumoto, 1973), 척수 손상(SCI)(Kennedy, 1986) 및 MS(Sadovnick, 1991) 환자의 주요 사망 원인이다. 1차 및 2차 뿐만 아니라 중추 및 말초요인의 다양한 조합은 일반적으로 신경학적 상태와 관련된 심혈관 장애의 근원이 된다. 손상된 일차 중심 요인의 예로 SCI 후 교감 심장 구동의 중단과 외상성 뇌손상(TBI) 또는 뇌졸중으로 인한 숨뇌의 심혈관 센터와의 연결 중단이 있다. 또한 일회 박출량의 감소는 심근 기능 저하와 정맥 울혈 증가의 부차적인 원인이 된다. 또한 활동과 체중 유지의 부족으로 근육에 동반하여 나타나는 주변적 변화로는 산화효소, 미토콘드리아, 모세관 밀도 감소(Whip, 1994)와 더불어 단백질 합성의 억제, 근육위축과 약화 등이 있다(Biolo, 2005).

대개 이런 경우 심혈관 합병증은 심장 기능의 손상을 가져온다. 그중 하나가 뇌졸중이다. 뇌졸중 후 약 75%의 환자가 기저 심혈관 기능장애를 갖고(Roth, 1993) 대부분 혈관계 전체에 죽상 경화성 병변을 보였다(Wolf, 1999).

박출률과 일회 박출량의 감소(Clausen, 1973), **심박동수 변동부전**(우심방, **동방결절**의 심박동계 불능, 심박 수를 증가시켜 운동신진대사 요구에 반응(Camm, 1996)) 이 두 가지 주요기전은 심장기능 장애가 있는 경우 유산소 능력의 감소를 설명하는 데 도움이 된다.

생각해 볼 점 32.1

뇌졸중 후 75%의 사람들이 근본적인 심혈관 기능 장애를 가지고 있다는 사실은 당신의 중재의 선택에 어떤 영향을 주는가? 뇌졸중이 그들의 신체 건강에 어떤 영향을 미칠 것으로 예상하는가? 이유는?

감소된 심혈관 건강에 기여하는 주변 요인으로는 혈류 감소가 있으며, 이는 근육 작동에 필요한 산소 수송과 에너지 생산을 저해한다(Camm, 1996). 급성 전방 소아마비에서 관찰된 흐름의 감소는 혈관 네트워크 자체의 조직 화학적, 형태학적 변화와 관련이 있다(Kozak, 1968). 뇌졸중의 경우, 휴지 혈액 흐름과 허혈후 반응성 충혈 혈류 모두 패혈성 하지에서 더 낮았다(약 36% 감소). (Billinger, 2009; Ivey, 2005). 이러한 감소는 아마도 자율신경 기능의 변화(Herbaut, 1990), 내인성 혈관 수축제에 대한 민감도의 증가(Bevan, 1993), 마비사지의 근육섬유 구성 변화(Landin, 1977)의 조합 때문일 것으로 보인다. 또한, 평균에 가까운(즉, 0.90 이상) 평균 발목 상완 지수 값에도 불구하고 뇌졸중 후 동맥 직경의 감소가 보고되기도 했다(Billinger, 2009).

척수손상 후, 자율반사 활동과 교감성 혈관운동 흐름이 손상될 수 있다(Cutts, 1983; Glaser, 1986). 이는 곧 정맥환원 및 일회 박출량의 감소(**순환성 저운동**)로 이어져 산소와 영양소의 전달 및 근육활동에서 제거가 저해되어 근육 피로가 심해진다(Davis, 1988).

하반신 마비환자가 운동할 때 일회 박출량의 감소량을 보상하기 위해 심장 박동수가 과장된 반응을 보일 수 있다. T1 교감유출 이상의 병변에 수반되는 아드레날린 기능장애는 이러한 보상 메커니즘을 예방한다(Lewis, 2007).

신경근육 손상 Neuromuscular Impairments

신경학적 문제를 가진 대부분의 사람들에게 신경근육장애의 존재는 운동에 대한 생리적 반응에 혼동을 가져올 수 있다. 건강한 개인의 상태 저하는 대사의 비효율성으로 인한 것이지만, 신경학적 문제를 가진 사람들은 생체역학적인 비효율성과 신경근육장애로 인한 에너지 소비 증가 때문에 더욱 어려움을 겪는다. 신진대사와 생체역학 비효율성의 상호작용은 온전한 신경계를 가진 개인에 비해 심폐 건강과 체력을 저하시킨다.

운동에 대한 반응을 복잡하게 만드는 상위운동신경 손상의 일차적 영향으로는 마비, 부조화, 비정상적인 근육긴장, 감각 지각 장애, 자세이상 및 균형 조절 등이 있다. 마비는 신체활동 중에 운동단위의 수집을 감소시키는데, (Dietz, 1986). 예를 들어, 운동단위의 50% 이상이 뇌졸중 후에 작동하지 않는다(McComas, 1973). 이후의 대사 활성 조직의 감소는 산화 가능성을 낮춘다(Landin, 1977). 사지근육의 긴장은 정맥환원과 젖산 제거를 제한하여 근육 피로를 높이고 운동 능력 감소시킨다(Unnithan, 1998). 또한 뇌성마비 아동(CP)에게서 볼 수 있듯이 높은 수준의 동시수축(즉, 작용제 및 길항제 근육 그룹의 동시 수축)은 골격근의 조기 피로를 유발하여 보행 에너지 비용을 증가시키고 VO_2peak를 감소시킬 수 있다(Bar-Or, 1986; Unnithan, 1998). 실제로 CP가 있는 어린이들은 건강한 개인에게 느린 것으로 생각되는 보행속도가 그들에게는 과도한 피로를 경험하게 한다(Unnithan, 1998).

골격근육의 2차적 변화 또한 상태저하 및 운동반응 장애에 기여한다. 전통적인 믿음과는 달리, 불용성 근육 위축은 상위운동신경 병변 이후에 발생할 수 있다(Hafer-Macko, 2008). 허벅지의 질량감소와 그로 인한 보행 속도는 체력감소(VO_2peak)의 독립적인 예측 변수로, 만성 뇌졸중 26명의 VO_2peak에서 확인된 변화의 61%를 차지했다(Ryan, 2000). VO_2peak의 감소와 관련된 골격근의 2차 변화의 다른 예로는 근육내 지방증가(Ryan, 2002), 미토콘드리아 구조 변화(Landin, 1977), 산화 효소의 농도 감소, 특히 석신 탈수소효소 감소가 있었다(Saltin, 1975).

이뿐만 아니라, 근육 섬유 유형의 분포는 심혈관 건강에 영향을 미칠 수 있다. 골격근은 다양한 **미오신중쇄**(MHC)**이소형**을 표현하는 섬유로 구성되어 있다. 느린(I형) MHC 이소형 섬유는 산화 기능이 더 높고, 피로에 더 강하며, 인슐린 매개 포도당 흡수에 더 민감하다. 반면 빠른(타입 II) MHC 섬유는 보다 강력한 움직임을 위해 모집되고, 에너지 생산의 무산소성 해당과정에 더 의존하며, 피로도가 빠르고, 인슐린 작용에 덜 민감하다(Daugaard, 2001). 따라서 유형 I에서 II형의 근육 섬유로 변화하면 인슐린 감수성과 산화능력을 감소시킬 수 있고(Kernan, 2003), 동적 운동 중 작업 근육에서 무산소 대사를 증가시킬 수 있다(DeDeyne, 2004; Huey, 2001). II형 섬유의 높은 비율은 비장애인의 동일한 근육에서 발견되는 느리고 빠른 MHC 이소형와 대조적으로 편마비 하지의 가쪽넓은근에서 발견되었다.(DeDeyne, 2004).

폐 손상 Pulmonary Impairments

폐 손상은 신체 건강한 사람들과 마찬가지로 일반적으로 신경학적 질환이 있는 환자가 운동에 반응할 수 있는 능력을 제한하는 요인이 아니다. 호흡근육의 상당한 약화에도 불구하고 보고된 87%의 폐 기능 장애 발생률(Neu, 1967)에서 경증에서 중등도의 파킨슨병의 운동능력은 정상 또는 거의 정상 범위에 있다(Canning, 1997; Stanley, 1999). 그럼에도 불구하고, 운동 중 최대 가용 환기와 운동 중 환기의 차이인 **예비환기량**(Clark, 1969)은 종종 폐병리의 직접적인 합병증(예; 호흡기능 장애, 근육 약화) 또는 심혈관 기능 장애의 이차적 합병증(심혈관 기능장애(예; 울혈성 심부전), 동반질환(예; 만성폐쇄성 폐질환)과 생활습관 요인(예; 신체적 활동불능, 흡연 습관)에 의한 신경학적 질환이 있는 사람들에게서 감소된다(Vingerhoets, 1994; Wiercisiewski, 1998; Howard, 1992; Mutluay, 2005).

다양한 신경학적 상태와 관련된 장애는 호흡기 손상을 일으킬 수 있다. 호흡근육 경련으로 인한 호흡 효율 감소는 CP 아동의 운동 능력 감소에 영향을 미친다(Unnithan, 1998). 뇌졸중 후 폐 손상은 종종 나타나며 일반적으로 뇌졸중의 직접적인 결과로 초급성 단계(Rowat, 2007)에서 발생하거나 다른 요인(예; 심혈관 기능 장애, 건강에 해로운 생활습관, 흡인성 폐렴)에 의해 2차적으로 발생한다. 낮은 폐 확산 능력, 감소된 폐 용적 및 환기관류불균형으로 나타나는 **호흡부전**은 종종 뇌졸중과 관련된 과도한 피로의 원인이 될 수 있다(Haas, 1967). 뇌졸중이나 다른 신경학적 질환 이후의 호기 장애는 운동 장애의 정도(예; 반쪽 복부 근육 약화)와 관련이 있는 반면, 흡기 제한은 흉곽구축과 더 많은 관련이 있다(Fugl-Meyer, 1983). 편마비 또는 사지마비가 있는 사람의 가로막 가동역은 제한될 수 있으며 흉벽 가동역은 떨어지고 역행적일 수 있다(Fugl-Meyer, 1984; Vingerhoets, 1994).

개인 요인과 외적 요인
Personal and Extrapersonal Factors

아마도 많은 신경계 환자들은 기존 심폐건강에서 ***병전***(즉, 질병 발생 전)보다 더 많은 감소를 경험한다. 이러한 가정을 뒷받침하기 위해 낮은 호기성 능력(Kurl, 2003) 및 죽상 동맥 경화증을 가속화하는 당뇨병 또는 당뇨병 전증(즉, 공복 혈당 수준 장애 또는 포도당 내성 장애)과 같은 상태가 1차 뇌졸중의 독립적인 위험 인자로 확인되고 있다(Kernan, 2004)). 실제로 뇌졸중을 경험하는 사람들 중 상당수는 뇌졸중 발병 전에 고혈압이 있는 것으로 알려져 있으며(Semplicini, 2003), 급성 뇌졸중 당시 수축기 혈압(BP_{sys}) 또는 확장기혈압(BP_{dias})이 높은 사람들에게서 정상 자극적인 상대들에 비해 사망이나 의존성이 1.5배에서 5배 증가한다(Willmot, 2004). 일반 인구 내에서, 체질량 지수, 고혈압, 당뇨병, 심장 질환의 가족력, 담배 흡연 및 알코올 섭취와 무관하게 심폐건강과 뇌졸중으로 인한 최종 사망률 사이에 역관계가 존재한다(Lee, 2002).

흡연, 건강에 해로운 식단, 신체적 활동 부족 같은 부정적인 생활 방식은 운동 능력을 손상시킨다(Huie, 1996). 흡연은 심장 박동수, 심근 수축성 및 심근 산소 요구량의 급격한 증가를 유도하여 시간이 지남에 따라 동맥경화 및 급성 심혈관 문제의 위험성을 증가시킨다(Rempher, 2006). 뇌졸중 환자 중에서 흡연자는 비흡연자나 전 흡연자에 비해 사망위험이 두 배(수명 7년 단축에 해당)가량 높다(Myint, 2006).

심혈관 질환과 식습관 사이의 관계는 현재 국제적 주도하에 연구 중에 있다(Danesh, 2007). 비만은 포도당 내성 손상과 제2형 당뇨, 고혈압, 이상지질혈증 등 여러 다른 심혈관 위험요인에 노출되기 쉽다(Pérez, 2007). 죽상경화성 질환의 초기 지표인 복부 비만은 원발성 허혈성 뇌졸중의 위험 증가와 독립적으로 연관되어 있다(Lu, 2006; Walker, 1996). 척수 기능 장애를 가진 11-21세의 과체중인 사람들은 정상체중인 사람들보다 심혈관 건강이 저하될 가능성이 더 높다(Widman, 2007).

신체 활동과 심폐 건강 및 체력 사이의 연관성은 익히 잘 알려져 있다(Hu, 2004; Inoue, 2008; Ketelhut, 2004; Laughlin, 2004). 신체활동 부족(및 이에 따른 운동능력 감소)은 심혈관 질환에 대한 독립적인 위험 요소이다(Fletcher, 1992). 이와는 대조적으로, 발병 전 신체 활동은 뇌졸중 심각도와 장기적인 결과에 긍정적인 영향을 미친다(Krarup, 2008).

신경학적 질환 및 동반질환과 관련된 신체적 장애(예; 마비, 근육 약화)는 이동성과 신체 활동을 제한한다. 2000년 연구에 따르면 장애가 있는 미국 성인의 56%는 여가시간에 신체 활동을 하지 않았는데 이는 장애가 없는 성인과 비교해 볼 때 약 36%의 신체활동이 전혀 없었음을 나타낸다(미국 보건부, 2000). 실제로, SCI를 가진 사람들은 사회에서 가장 좌업을 하는 구성원으로(Dearwater, 1985), 깨어있는 시간의 2%만 여가시간에 신체 활동을 한다(Latimer, 2006). 만성 장애가 있는 청소년(CP와 SCI 포함)의 낮 시간 신체 활동은 고혈압과 이상지질혈증 등 심혈관 위험요인 증가와 관련이 있었다(Morris, 2008).

다발성경화증(MS)의 경우 운동으로 인한 체온의 상승과 피로도 증가는 활동 저해 요인으로 작용한다(Ng, 1997). 뇌졸중 초기 환자에게 하루 중 50%를 침대에서 쉬게 한 결과(Bernhardt, 2004), 유산소 용량의 급격히 감소 위험이 있었다(Convertino, 1982; Saltin, 1968; Winstein, 2016). 또한, 좌식 생활방식은 인슐린 저항성을 유발하는 핵심 요소이다(Knowler, 2002).

운동 능력에 영향을 미치는 다른 요소들은 개인의 나이와 성별을 포함한다. 나이는 수명 섹션에서 논의한다. 생리학적 및 기능적 동적 운동에 대한 남성과 여성 반응의 차이는 대부분의 운동 능력의 주요 결정 요인으로 보고된 것들이 있다(Sheel, 2004). 성별 측면에서, 여성의 VO_2max 값은 체중과 활동 수준 조정 후 남성의 약 77%이다(Brusce, 1973). 노년층 남성과 여성은 비슷한 방식으로 최대 운동에 반응하며, 노년층 여성은 최대 운동 시 남성보다 낮은 수축기혈압(BP_{sys})을 가지는 경향이 있다(Fleg, 1995). 운동 능력의 측면에서 인종적 차이는 정확히 연구되지 않았다. 66명의 흑인 생존자와 52명의 백인 뇌졸중 생존자 사이의 신체적 장애 정도 차이는 없었다(Hinson, 2007).

신경계 집단에서 신체 활동과 심폐 건강을 중재하는 데 있어 개인적 및 외적 요인의 상대적 기여에 대해서는 거의 관심을 기울이지 않았다. 외적 요인으로는 주거 환경(예; 도시, 시골), 가족 및 지역사회 지원, 건축 환경(예; 보도, 공원, 산책로), 의료 자원, 의료 서비스 접근성 및 대중교통과 관련된 정부 정책이 포함된다. 건축가, 피트니스/레크리에이션 전문가, 도시 계획자 및 공원구역 관리자와 함께 민성 장애를 가진 사람들을 대상으로 실시한 포커스 그룹은 자연 환경과 건축 환경 모두에서 내재된 접근성의 어려움을 강조했다(Rimmer, 2004).

연구자들은 장애가 있는 모집단의 신체적 활동과 관련된 생물학적, 행동적, 환경적 요인의 생태적 모델의 필요성을 확인했다(Rimmer, 2004). 활동적 생활설계(Active Living by Design)와 같은 프로그램이 후원 및 주도하는 포괄적인 생태학적 체계를 채택하여 이러한 요구를 해결하려고 시도했다(Bors, 2009). 이 체계는 다원적 지역사회 공동체를 구축함으로써 물리적 활동에 대한 장벽(예; 기회의 부족 및 구축 환경)을 식별하고 타파한다(Bors, 2009). 구현하기 어려웠지만, 이 모델은 지역사회 변화와 활동적인 생활방식을 지원하는 환경을 만드는데 성공적이었다(Bors, 2009). 그러나 이러한 프로그램이 장애인에게 미치는 영향에 관한 더 많은 연구가 필요하다.

요약해 보면, 수많은 상호작용 요인은 신경학적 질환을 가진 많은 집단에서 보이는 낮은 심폐 체력 수준에 영향을 미친다(그림 32-1 참조). 신경근육 및 호흡기 장애는 심혈관 질환과 동반된 손상된 질병 이환 전 체력 및 생활습관과 관련된 운동능력 감소로 이미 손상된 체력 수준에 중첩된다. 마비로 인해 가늘어진 근육량의 감소, 근육섬유 유형의 변화, 에너지 생산을 위한 무산소 대사에 대한 의존도 증가는 신체 활동의 대사 비용을 증가시킨다. 이는 결국, 의미 있는 일상 활동에 사용할 수 있는 심장 예비량이 제한되어 피로와 삶의 질에 부정적인 영향을 미친다. 개인이 통제할 수 없는 활동에 대한 사회적 장벽들은 더욱 문제를 심각하게 만든다. 이러한 영향들이 사람들로 하여금 좌식 생활방식을 촉진시키고, 이것은 곧 심폐 건강을 더욱 저하시킨다.

생각해 볼 점 32.2

신경학적 진단을 받은 환자의 심폐기능 저하에 기여하는 요인은 무엇인가? 이 집단의 이동성과 건강 증진을 돕기 위해 어떤 측면을 변경할 수 있는가?

심장 및 폐 손상에 대한 생애주기의 영향
Lifespan Influences on Cardiac and Pulmonary Impairments

유산소 능력은 나이가 들수록 감소하는 것으로 알려져 있다. 21~87세의 여성 375명과 남성 435명을 대상으로 한 볼티모어 노화 종적 연구(Baltimore Longitudinal Study of Aging) 결과, 최고산소요구량(VO_2peak)으로 측정한 유산소 능력 감소율은 20~30대가 10년당 3~6%, 70대 이후는 10년마다 20%로 나타났다(Fleg, 2005; Ades, 2005). 또한 40년대 이후부터 남성이 여성보다 감소율이 더 컸으며 근육량이나 신체활동 습관과 무관하게 발생한 것으로 나타났다. 하지만 노화과정 동안 신체 활동과 신체 구성이 건강한 수준으로 유지되면 감소 속도를 절반으로 줄일 수 있다(Jackson, 1995).

최대 산소 요구량(VO_2max)의 점진적인 감소는 심장, 호흡 및 근육 변화와 관련된 O_2 운반 및 이용 능력의 감소 때문이다(그림 32-3). 심근 경직 증가와 좌심실 수축성 감소를 포함한 중앙심장변화는 주로 심혈관 노화의 두 가

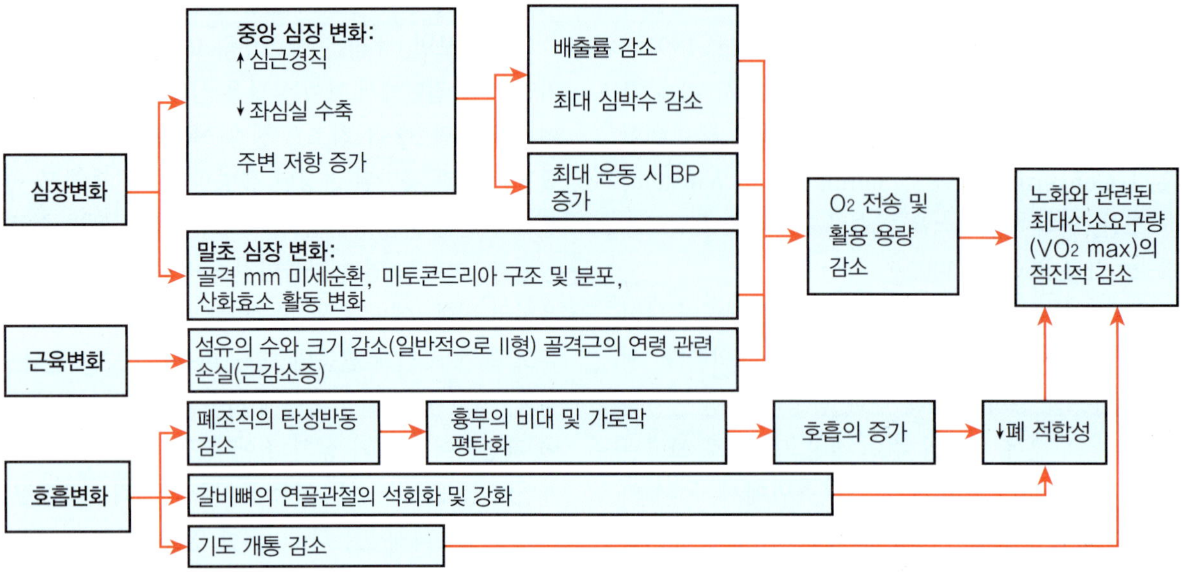

그림 32-3 나이와 관련된 심장, 근육 및 호흡기 변화와 최대 산소 소비량(VO_2max)에 미치는 영향.

지 특징인 10년당 6~10 심박 수의 배출률 감소와 최대 심박 수 감소(HR_{max})의 원인이 된다(Ogawa, 1992; Stratton, 1994). 또한, 총 말초 저항과 그에 따른 혈압은 젊은 성인보다 노인의 최대 운동 중에 더 높다(Fleg, 1995). 활동근육의 산화 능력을 낮추는 노화과정 중 말초 변화에는 골격근 미세순환 변화, 미토콘드리아 구조 및 분포, 산화효소 활동(Coggan, 1992), 특히 유형 II 섬유의 수와 크기의 감소로 인한 근육감소증(골격근의 노화 관련 손실)이 포함된다(Jackson, 1995).

20세에서 30세 사이 절정에 이른 후, 폐기능은 점차 감소한다. 나이와 관련된 폐결핍은 부분적으로 폐조직의 탄성 반동 저하와 갈비뼈의 연골관절의 석회화 및 경직, 흡기 및 호기근육의 점진적 약화, 진행성 후만증을 포함한 구조적 제한으로 인해 폐의 순응성이 제한되고 폐에서 점액을 제거하는 능력이 감소된다(Fronttera, 1986; Lowery, 2013). 탄성 반동이 감소하면 흉곽이 비대(통모양의 외양)해지고 횡격막이 편평해져 호흡 활동을 증가시킨다. 또한, 특히 기도확보 상태에서 자발적 호흡 능력은 노화된 폐에서 잘 유지되지 않는다(Zaugg, 2000).

심혈관계, 호흡계, 신경근육계 등의 나이와 관련된 변화는 장기간의 신체활동으로 인한 신진대사 요구에 대응할 수 있는 능력을 제한하고 육체적 피로의 역치를 감소시킨다. 나이가 들어감에 따라 유산소 능력이 점차 감소함에도 불구하고, 건강한 사람들은 일상활동을 위한 적절한 예비량을 유지하고 있다. 반면, 신경학적 장애를 가진 노인의 경우, 이 손실은 이미 손상된 예비비를 줄이고 기능적 독립성의 추가적인 손실까지 위협받는다. 뇌성마비(CP) 또는 기타 발달 장애를 가진 사람들은 신경학적 손상 당시 근골격계 및 심폐소생술 시스템의 불완전한 발달이 노화과정을 가속화하기 때문에 특히 불리하다(Damiano, 2006). 척수손상(SCI)을 가지고 있는 사람들의 경우, 나이가 들수록 심장과 호흡기 합병증의 위험이 상당히 증가한다(Hitzig, 2008).

신경계 집단에서 낮은 심호흡기능의 기능적 영향 Functional Implications of Low Cardiorespiratory Fitness in Neurological Populations

신경학적으로 관련 있는 사람들의 경우, 심폐기능 저하의 의미는 상당할 수 있다. 가장 심각한 결과 중 하나는 기능적 독립성의 감소이다. 신체 장애가 없는 사람들은 신체활동의 신진대사 문제를 위해 심혈관 및 호흡기의 예비 용량의 극히 일부만 사용하지만(Westerp, 2004), 신경학적 장애를 가진 사람들은 일반적으로 체력수준이 낮기 때문에 생리학적 예비능력이 저하된다(Macko, 2001).

낮은 심폐기능은 또한 2차 뇌졸중, 급성 관상동맥증후군(즉, 불안정한 협심증과 심근경색), 심부전을 포함한 향후 혈관 문제에 대한 위험 증가와 연관이 된다(Blair, 1996).

이런 이차 사건은 일차 신경 질환의 전반적인 개인적, 경제적 부담을 크게 한다. 예를 들어, 재발성 뇌졸중은 1차 뇌졸중보다 사망률이 높고, 2차 뇌졸중에서 살아남은 사람들의 경우, 상당부분 장기적으로 장애와 시설입소를 경험한다(Hankey, 2002). 운동능력 감소가 일상 기능에 미치는 영향은 사례 연구가 가장 잘 설명해준다.

환자 적용

A씨는 오랜 관상동맥질환을 앓고 있는 64세 남성으로 재활센터 입소 18일전 열공성뇌졸중을 진단 받았다. 그의 운동 능력은 4.5 METs(O2/kg/min의 15.6mL)로, 나이, 성별, 키, 활동 수준에 대한 표준 값의 약 60%였다. MET 레벨 4.5를 원근법에 대입하기 위해(1) 정상의 84% 미만의 피크 MET는 병리학적으로 간주된다(Wasserman, 2005), (2) 관상동맥질환(CAD)과 6MET(21mL/kg/min)미만의 피크 MET의 조합은 A씨와 같은 사람을 높은 사망그룹에 포함시킨다(Morris, 1991); 3). 자립생활에 필요한 수준은 약 5.7MET(20mL/kg/min)으로, (Cress, 2003).

일상 생활 활동의 대사 요구량이 약 3~5MET(10.5~17.5mL의 O2/kg/min)이라고 가정하면(Ainsworth, 2000), A씨는 운동 능력의 55~67%의(2.5~3 METS) 특정 일상 작업(예: 양치질, 방 정리) 및 다른 작업(예: 창문 닦기, 걸레질)을 수행할 수 있는 능력의 약 100%(4.5METS)를 수행하여 더 많은 신체적 부담이있는 작업(예: 눈 삽질, 파기)을 수행할 수 있는 능력이 부족하다. 뇌졸중 후 집안일을 하는데 필요한 대시 수요기 표준 대시 수요값의 기의 두 배가 될 수 있다는 점을 감안할 때, 이러한 수치는 너무 낮다(Bjuro, 1975). 반면, A씨의 신체 건강한 친구 Z씨는 최고 MET 수준이 7.5(O2/kg/min 26.4mL)이므로 동일한 작업을 수행하기 위해 40%~67%의 운동능력만 필요로 한다.

A씨가 가지고 있는 상대적인 대사량은 기초적인 일상 업무 수행을 장기간 지속 불가능하게 하고 다른 활동에 대한 준비는 거의 하지 못한다. 더욱이, A씨는 최고산소요구량(VO_2peak)의 약 60%의 무산소성 역치를 가정했을 때, Z씨의 4.5MET와 비교하여 2.7MET에서 이 역치를 충족한다. 비록 Z씨가 유산소 대사를 이용하여 매일의 활동을 할 수 있지만, A씨는 기본적인 활동을 위해 무산소 대사 경로의 활성화에 의존한다. 따라서 A씨는 일상생활에서 젖산이 기하급수적으로 축적돼 탈진 속도가 빨라지고 도움없이는 효과적으로 제기능을 할 수 없게 된다.

과도한 피로감과 기능적 독립성 부재는 A씨의 자기 효능감과 삶의 질 인식에 부정적인 영향을 미쳤다. 예를 들어, A씨는 상지와 하지에 대한 운동 조절 능력이 회복되었음에도 불구하고, 뇌졸중 전 일주일에 세 번 이상 그가 해오던 활동인 Z씨의 집으로 걸어갈 수 없었다.

임상 결정 시 고려할 점

1. *A씨의 심폐 증상과 뇌졸중 이전에 그에게 중요했던 활동과 어떻게 연관시켜 의식을 높이고 결국 운동 프로그램을 준수하도록 할 수 있는가?*
2. *Mr. A에 대한 간략한 소개에서 그의 심폐 장애에 대해 보다 구체적인 검사를 수행하는 데 도움이 되는 정보는 무엇인가?*
3. *지금까지 제시된 정보를 고려할 때, A씨의 심폐 기능 장애와 관련된 위험 요소는 무엇인가?*

심장호흡 건강 및 체력 측정
Measurement of Cardiorespiratory Health and Fitness

심폐 체력은 11장에 자세히 설명되어 있는 최대 또는 최대 이하 검진을 사용하여 측정할 수 있다. 신경학적 집단에 맞게 특별히 조정된 심폐 체력 검진은 표 32-2에 요약되어 있다. 어떤 검진을 사용하든 표준 안전 지침이 적용된다. 검진에 대한 금기사항은 표 32-3에 열거되어 있다. 심장질환 선별을 위한 사전 교육 테스트에는 자격을 갖춘 직원의 심전도 모니터링이 포함되어야 한다. 모든 체력 검사는 조기 및 과도한 국소 근육 피로를 예방하기 위해 휴식 수준(즉, 2 MET)의 약 두배인 대사 속도로 3분에서 5분간의 준비 운동이 선행되어야 한다(American College of Sports Medicine, 2010). 마찬가지로 정맥 복귀를 지원하는 동시에 말초 혈관 내 혈액이 고이는 것을 방지하며 이후 이완기 압력이 떨어지지 않도록 3분에서 5분 정도 진정된 상태에서 검진을 수행해야 한다. 검사 전, 중, 후반의 혈압 모니터링은 중요한 안전 고려 사항이다.

심호흡 피트니스의 최대 검사
Maximal Tests of Cardiorespiratory Fitness

최대산소섭취량(VO_2max)은 일반적으로 심폐건강의 결정적 지수, 즉 "골드 표준"으로 간주된다. 최대산소섭취량(VO_2max)은 안정적이고 재현 가능한 변수로, 반복측정은 장애가 없는 성인에게서 2~4%정도만 변화하고(Taylor, 1955년) 뇌졸중 후 환자에서 보고되는 군내 상관 계수는 0.93이다(Eng, 2004년). 뇌성마비(CP)가 있는 아동의 재현성(스피어맨 순위 상관 관계 측면에서)은 0.72~0.84이며, 이는 신체 건강한 아동 0.90과 비교된다(van den Berg-Emons, 1996).

표 32-2 신경학적 집단에 대한 심폐 적합성 측정

검사	기술
체중지원 트레드밀 검사 (MacKay-Lyons, 2002b)	*일반 설명:* 증상이 제한된 최대 트레드밀 테스트 *연구된 건강 상태:* 뇌졸중(뇌졸중 후 평균 26일) *절차:* 테스트 중에 체중의 15%가 지원된다. 2분 동안 스스로 선택한 속도와 0% 트레드밀 등급으로 걷기 시작하여 2단계로 시작한 후 10%의 경사에 도달할 때까지 2분마다 2.5%씩 등급이 증가한다. 그 후 테스트가 종료될 때까지 2분마다 속도가 0.05m/sec 증가한다. *검사-재검사 신뢰성:* VO_2peak의 경우 ICC3,1 = 0.94, 최고 심박 수의 경우 ICC3,1 = 0.93 *타당성:* 이 프로토콜을 사용하여 달성한 연령 예상 최대 심박 수의 86.4%±11%
반누운 사이클 에르고미터 (Tang, 2006b)	*일반 설명:* 제한된 증상의 최대 반누운 사이클 에르고미터 운동 검사 *연구된 건강 상태:* 뇌졸중(뇌졸중 후 평균 17.6일) *절차:* 경사 절차에는 50rpm의 목표 보폭에서 10W에서 2분의 준비운동 후 1분마다 운동 속도가 5W씩 점진적으로 증가한다. *검사-재 검사 신뢰성:* ICC = VO_2peak의 경우 0.50, 최고 심박 수의 경우 0.74 *타당성:* 참가자의 9%가 연령 예측 최대 심박 수의 10bpm 이내에 최고 심박 수에 도달했다.
기댄 스태퍼 (Billinger, 2008)	*일반 설명:* 뇌졸중 후 개인에서 전신 기댄 스태퍼(mTBRS-XT)를 사용한 수정된 운동 검사. *연구된 건강 상태:* 뇌졸중(뇌졸중 후 평균 40.1개월) *절차:* 25W의 초기 저항으로 80보/분의 스텝 보폭에서 2분, 검사 종료까지 각 단계에서 증가 *검사-재검사 신뢰성:* ICC3,1 = VO_2peak의 경우 0.94, 최고 심박 수의 경우 0.93 *타당성:* VO_2peak에 대한 mTBRS-XT와 사이클 에르고미터 간의 상관 관계, r = 0.91; 최고 심박 수, r = 0.89
상하지 결합 에르고미터 (Hill, 2005)	*일반 설명:* 상·하지 결합한 에르고미터를 이용한 제한된 증상에서 최대 검사 *연구된 건강 상태:* 뇌졸중(뇌졸중 후 평균 7.3주) *절차:* 검사 종료까지 각 단계에서 저항이 증가된 30-40회전/분의 순환 보폭에서 3분단계(저항 적용은 보고되지 않음) *검사-재검사 신뢰성:* 보고되지 않음 *타당성:* 이 절차를 사용하여 달성한 연령 예상 최대 심박 수의 75%±11%
수정된 왕복 검사(MST) (Hassett, 2007)	*일반 설명:* 증상 제한 증가된 걷기 테스트 *연구된 신경학적 조건:* 외상성 뇌손상 *프로토콜:* 두 원뿔 사이의 보행(20미터 간격)과 활동적 피로. 원래 검사의 수정사항에는 더 느린 보행 속도를 수용할 수 있도록 더 낮은 수준의 자동 보행 속도를 추가하는 것이 포함됨 *검사-재검사 신뢰성:* 보고되지 않음 *타당성:* MST VO_2peak 와 트레드밀 검사 VO_2peak 사이의 상관 관계, r = 0.96, MST 최고 심박 수와 트레드밀 검사 최고 심박 수 사이의 상관 관계, r = 0.80
6분 보행 검사 (6MWT)(Eng, 2004; van Hedel, 2005)	*일반 설명:* 최대하 보행 테스트 *연구된 건강상태:* 뇌졸중(Eng, 2004); SCI(van Heedel, 2005) *절차:* 휴식 주기를 포함하여 6분 동안 스스로 선택한 속도로 걷기 *검사 재검사 신뢰성:* VO_2에 대한 ICC2,1 = 0.96; 주행 거리에 대한 ICC2,1 = 0.99(Eng 2004); 7일 간격으로 커버되는 거리는 20.5±27m(van Hedel, 2005) *타당성:* 6MWT VO_2와 VO_2peak 간의 상관 관계, r = -0.66; 6MWT 거리와 VO_2peak 사이, r = -0.37; 6MWT 종료시 심박 수와 VO_2peak 사이, r = -0.18(Eng, 2004) *특별 참고 사항:* Wu(2003)는 결과를 해석할 때 적당한 학습 효과가 고려된다면 단일 6MWT가 재활 환경에서 적절할 수 있다고 제안했다.

표 32-2 신경학적 집단에 대한 심폐 적합성 측정 — 계속

검사	기술
6분 팔 검사 (6MAT)(Hol, 2007)	*일반 설명:* 최대하 팔 에르고미터 검사 *연구된 건강 상태:* SCI(손상 후 평균 12년) *절차:* 연령 예측 최대 심박 수의 60%~70%의 정상 상태 심박 수(낮은 수준의 하반신 마비 환자) 또는 Borg RPE 척도의 11~15등급(사지 마비 또는 높은 수준의 하반신 마비 환자)을 도출하기 위한 출력에서 6분 동안 팔 크랭킹을 유도한다. *검사-재검사 신뢰성:* 정상 상태 VO_2의 경우 ICC2,1 = 0.81, 심박 수 = 0.90의 경우 *타당성:* VO_2peak와 6MAT VO_2간의 상관 관계, r = 0.92
6분 휠체어 검사 (6MWhT)(MacKay-Lyons, 미출간 자료)	*일반 설명:* 최대하 휠체어 검사 *연구된 신경 학적 상태:* SCI(손상 후 평균 13.7년) *절차:* 6분 동안 휠체어 추진(휴식 포함) 거리를 주요 변수로 사용 *검사-재검사 신뢰성:* 보고되지 않음 *타당성:* 6MWhT 정상 상태 VO_2와 VO_2peak 간의 상관 관계, r = 0.80; 6MWhT 정상 상태 VO_2와 6MAT 정상 상태 VO_2 사이, r = 0.88

ICC = 클래스 내 상관 계수; **RPE** = 인식된 활동의 등급; **SCI** = 척수 손상; **VO_2peak** = 최대 산소 소비량.

표 32-3 운동 검사와 훈련에 대한 금기 사항

건강상태	절대 금기사항
심근 경색증(MI)	박출률이 30% 미만인 최근 또는 복잡한 MI
협심증	불안정한 협심증 또는 약물/중재로 조절되지 않음
심장 수술	최근 관상 동맥 우회술; 밸브 교체/수리
대동맥 협착	중증 또는 증상이 있는 협착
폐색전 또는 폐경색	급성 폐색전 또는 폐경색
심근염/심낭염	의심되거나 알려진 급성 심근염 또는 심낭염
박리동맥류	의심되거나 알려진 박리 동맥류
전신 감염	발열, 몸살 또는 림프선 부종을 동반한 급성 전신 감염
심실 부정맥	약물로 조절할 수 없는 심실성 부정맥
심방 부정맥	심장 기능을 손상시키는 통제되지 않은 심방 부정맥
심부전	급성 또는 통제되지 않은 심부전
판막 심장병	증상 또는 중등도 협착성 판막 심장 질환
전해질 이상	저칼륨 또는 고칼륨 혈증 또는 저 마그네슘 혈증
고혈압(동맥)	휴식 수축기혈압(BPsys)>200mmHg 또는 휴식 이완기혈압(BPdias)>110mmHg
부정맥	빈맥(>120bpm) 또는 서맥
휴식 시 ST 세그먼트 변위	2개 이상의 리드에서 2mm 이상의 변위(만성다발 분기블록 제외)
동정맥 차단	심박 조율기기 없는 증상 또는 고도 동정맥 차단
휴식 시 숨가쁨	원인을 알 수 없거나 보상되지 않은 울혈성 심부전
경동맥 협착	심한 협착
대혈관 두개 내 협착	심한 협착
혈전 정맥염/심장 내 혈전	치료되지 않은 혈전 정맥염/심장 내 혈전

계속

표 32-3	운동 검사와 훈련에 대한 금기 사항 — 계속
말초 동맥 질환	운동을 방해하는 증상
정신 장애	적절한 운동을 할 수 없게 만드는 장애
맥박 조정 장치	고정된 심박 조율기
만성 전염병	단핵구증, 간염, AIDS
대사 질환	휴면 혈당이 400mg/dL 이상인 조절되지 않는 당뇨병, 갑상선 중독증, 점액 부종
기립성 저혈압	증상이 있는 20mmHg 초과
현기증	심한 움직임으로 인한 어지럼증/현훈
관절염/근골격계 장애	체중 부하 또는 운동 불능에 대한 심한 통증
신경근 장애	운동으로 악화되는 신경 근육 장애

노트: 혜택이 운동의 위험을 능가하는 경우 상대적 금기사항을 대체할 수 있다. 이러한 경우, 특히 휴식 중에 증상이 있는 경우를 주의해야 하고 낮은 수준의 평가 변수를 사용해야 한다.

출처: (American College of Sports Medicine. *ACSM's Guidelines for Exercise Testing and Prescription*. 7th ed. Philadelphia, PA: Lippincott Williams & Wilkins, 2006; American College of Sports Medicine. *ACSM's Guidelines for Exercise Testing and Prescription*. 8th ed. Philadelphia, PA: Lippincott Williams & Wilkins, 2010.)

최대산소섭취량(VO_2max)을 정확하게 측정하려면 총 근육량의 50% 이상을 확보해야 한다(Rowell, 1974년). 그리고 검사 절차에 대한 철저한 숙지가 필요하다(Hoofwijk, 1995년). 최대 검사의 최적 기간은 8분~12분이며, 환자가 (1) 더 이상 필요한 전력을 생성할 수 없거나 (2) 증상에 의해 제한되거나 (3) 안전하게 지속할 수 없을 때 종료가 발생하므로(Jones, 1997년) 신경 기능 장애를 가진 환자는 완료가 어렵다. 운동 강도는 연속적이고 점진적인 방식(즉, 램프 또는 단계 절차)으로 증가하거나 불연속적이고 점진적인 방식(즉, 단계 사이에 휴식)으로 증가한다.

최고 강도와 총 운동 시간은 검사 프로토콜에 의존하기 때문에 최대 노력의 신뢰할 수 있는 지표가 아니다(Revill, 2002). 대신에 최대산소섭취량(VO_2max)은 100mL/min 미만의 변화가 있는 VO_2의 안정기에 도달하여 표시된다. 활동량의 추가적 증가는 전적으로 무산소성 대사에 의존한다(Jones, 1997). 반대로 최고산소섭취량(VO_2peak) 기준에는 연령 예측 최대 심박 수 달성, 1.15를 초과하는 O_2(**호흡기 교환비**)에 대한 만료된 이산화탄소 비율, 예측 최대 자발 환기량보다 큰 VE, 영감 용량의 90% 이상 VT, 명백한 환자 소진 등이 포함된다(American Thoracic Society/American College of Chest Physicals, 2003).

운동 모드 선택(예; 트레드밀 걷기, 사이클링, 스텝핑, 팔 크랭킹, 팔-다리 에르고미터)은 환자의 기능적 능력과 요구사항을 고려해야 한다. 이 모드는 VO_2max 값에 영향을 미치며 트레드밀이 대사 반응을 가장 크게 나타낸다. 자전거 에르고미터는 트레드밀을 통해 달성된 VO_2 최대치의 85%~90%를 산출하고 팔 에르고미터는 70%를 산출한다(Rowell, 1974). 또한 러닝머신에서 활성화된 근육은 대부분의 환자가 사용하는 이동성 패턴(예, 걷기)과 가장 흡사하다. 그러나 신경근 질환이 있는 환자의 경우 운동 및 자세 조절 기능이 저하되면 표준 트레드밀 검사 절차의 사용이 금지될 수 있다. 체중 지원 시스템을 사용하는 운동 절차는 뇌졸중 초기부터 안전하고 유효한 운동 검사이다(MacKay-Lyons, 2001).

SCI가 있는 개인의 경우 휠체어 러닝 머신은 팔 크랭크 에리고미터보다 더 효과적이다. 또한 팔 크랭킹은 더 작은 근육량을 사용하여 전체 말초 저항의 감소를 제한하고 혈압 반응을 증가시킨다.

VO_2와 심박 수 사이의 선형 관계 때문에 최대 운동 검사 동안 달성된 최고 심박 수를 사용하여 VO_2peak을 추정하는 데 사용될 수 있다. 그러나 VO_2는 검사 조건에 비교적 영향을 받지 않지만, 심박 수는 탈수 및 체온의 변화와 같은 스트레스에 의해 현저하게 영향을 받기 때문에 추정의 정확성에 영향을 미친다(Rowell, 1974). 실제로, 운동 능력이 낮은 개인의 추정 및 측정된 VO_2max 사이의 불일치는 25%까지 될 수 있다(Davies, 1968). 또한 건강한 사람들 사이에 최대심박 수(HR_{max})에 상당한 변동이 있기 때문에 예측 HR_{max}(HR_{max}= 220-연령)의 비율은 운동 용

량의 강력한 척도가 아니다(Robergs, 2002).

심장 호흡 체력의 최대하 검사
Submaximal Tests of Cardiopulmonary Fitness

제11장에 자세히 설명된 바와 같이, 최대하의 운동 검사는 신경재활의 임상 검사를 위한 최대 검사보다 더 적절하다. 왜냐하면 그것들은 더 쉽게 구할 수 있고, 투자 비용이 덜 들고, 환자는 부작용 위험이 낮기 때문이다. Åstrand-Ryhming Nomogram(Åstrand, 1954)과 같은 검사 절차는 사이클 에르고미터의 주어진 전력 출력 또는 트레드밀에서 주어진 등급 및 속도에서 고정된 작업 속도 또는 테스트 기간에서 수행한 심박 수 측정에서 VO_2max를 추정한다. 그러나 신경학적 질환을 가진 환자를 포함한 특수 집단에서는 추정의 정확성이 검증되지 않았다는 점에 유의해야 한다. 또한 최대 특정 이하 작업 부하에서 심박 수 응답은 검사 모드에 의해 영향을 받을 수 있다. 상지에 의해 수행되는 작업(예; 팔 에르고미터)은 일반적으로 하단의 작업보다 더 높은 심박 수 응답을 유도한다. Davies(1968년)에 따르면, 고정된 최대하 부하에서 심박 수를 심혈관 건강의 지표로 사용하는 것은 75%만 정확하다.

6분 보행 검사(6MWT)(표 32-2 참조)의 장점은 환자가 한계 출력값에 가까운 속도로 일정한 속도를 유지하며 걷는 경향이 있다는 것이다. 따라서 VO2는 대부분의 검사에서 안정된 상태에 있다는 것이다. 또한, 예측 방정식은 기준 값에 대해 적용되는 거리를 평가할 수 있다(Dean, 2001). 하지만 최소한의 뇌졸중 인구 중 보행거리와 VO2peak 사이의 약한 상관관계를 비롯해 6MWT 및 VO2peak 종료 시 심박 수 사이의 약한 연관성 및 보행 상태에 대한 의존성은 심혈관계의 척도로써 이 같은 임상 시험을 제한한다(Eng, 2004; Tang, 2006a).

혈관 위험 평가 Vascular Risk Assessment

신경학적 장애를 가진 많은 사람들은 추가적인 혈관 질환의 위험에 처해 있다. 예를 들어, 뇌졸중을 경험한 사람의 약 20%에서 25%가 발병 이후 3년 내에 두 번째 뇌졸중이나 다른 심혈관 질환을 경험하게 된다(Burn 1994; Warlow, 1992). Goldberg(1988)는 뇌졸중 재발을 예방하는 것이 뇌졸중 재활의 중요한 목표라고 주장했다. 따라서 위험 평가는 신경학적 평가의 일부가 되어야 한다.

표 32-4 국제 당뇨연맹 정의를 이용한 대사증후군 성분

구성요소	매개변수
비만	허리둘레 남성 102cm, 여성 88cm 이상
다음 중 2가지를 더함	
• 고혈압	BP_{sys}>130mmHg 또는 BP_{dias}>85mmHg OR 이전에 진단된 고혈압 치료
• 고트리글리세리드혈증	혈청 트리글리세라이드> 1.7mmol/L(150mg/dL)
• 저밀도 리포 단백질 콜레스테롤(HDL-C) 수준	세럼 HDL-C<1.03 mmol/ L(40mg/dL)>남성용, 여성용 <1.29 mmol/L(50mg/dL)> 또는 이러한 지질 이상에 대한 특정 치료법
• 인슐린 저항성	단식 혈청 포도당 농도가 ≥ 5.6mmol/L(100mg/dL) 또는 이전에 진단된 2형 당뇨

Alberti K, Zimmet P, Shaw J. Metabolic syndrome: A new world-wide definition: A consensus statement from the International Diabetes Federation. Diabet Med. 2006;23:469-480.

대사증후군(인슐린 저항성 증후군, X증후군 또는 대사 이상 증후군이라고도 함)은 죽상동맥경화증의 진행을 가속화하고 심혈관 또는 뇌 혈관 질환 발병 위험을 높이기 위해 상호 작용하는 대사 이상 집합체이다(Gami, 2007). 다시 말해서, 대사증후군은 미래의 혈관 사건에 대해 높은 위험이 있는 환자를 구별하는 예측 품질을 가진다(Vlck, 2008). 복합 위험 평가로써, 이 증후군은 다양한 기준을 사용하여 정의되었다. 표 32-4는 국제 당뇨병 연맹(IDF)이 채택한 정의를 요약한 것이다(Alberti, 2006). 신경계 인구에서는 특히 대사증후군 발생률이 높다. 이와 관련해 후향적 연구에 따르면 뇌졸중 재활 환자 200명 중 60.5%가 이 증후군의 기준을 충족한다고 보고했다(MacKay-Lyons, 2009).

환자 적용

심혈관 건강성에 대한 임상 평가의 예로, 우리는 이 장 앞부분에서 소개된 A씨의 사례로 돌아간다. A씨의 관점에서 볼 때 뇌졸중 이후 그의 주된 관심사는 피로감이다. 그는 일일 피로 영향 척도에서 32점 만점에 26점을 받았다(Fisk, 2002). 이 프레젠테이션은 장애의 최악의 증상 중

뇌졸중 피로를 경험한 환자의 40%가 보고한 내용과 일치한다(Ingles, 1999). 또한 뇌졸중 후 피로는 기능 독립성, 제도화 및 사망률 감소를 독립적으로 예측한다(Glader, 2002). 실제로 과도한 피로로 인해 A씨는 일상적인 집안일 뿐만 아니라 친구를 만나기 위해 0.5km를 걷는 그의 가장 가치 있는 사회 활동조차 마칠 수 없었다.

이는 심혈관 건강 상태가 좋지 않은 요인이 A씨의 피로도에 영향을 미쳤을 가능성이 크다. 앞서 언급한 바와 같이, 실험실 기반 최대 피트니스 검사에서 그의 결과는 15.6mL의 O2/kg/min(4.5 MET)의 상대적인 VO_2peak를 산출하여 성과 나이에 비해 열악하다고 판단되었다. 또한, 보다 임상적 토대의 보행 지구력의 최대하 검사인 6MWT에 대한 그의 성능 역시 비정상적으로 낮았고, 도움 없이 216m(예상된 표준 값의 약 40%)의 총 거리를 도달했지만 관리자의 감독을 받았다. A씨의 경우 표준값의 약 44%인 초당 0.56m의 지상 보행속도로(öberg, 1993) '가장 제한적인 지역사회 보행기'로 분류된다(Perry, 1995). 따라서 두 가지 조치 모두 A씨가 효과적인 실외 보행 기준, 즉 500m 연속 보행 능력(Hill, 1997년)과 거리를 안전하게 건널 수 있는 보행 속도(즉, 가장 느린 걷기 신호의 경우 71cm/초, 가장 빠른 신호의 경우 138cm/sec)를 충족하지 못했다(Robinett, 1988).

추가 혈관 질환에 대한 A씨의 위험을 평가하기 위해 IDF(표 32-4 참조)에서 정의한 대사증후군의 구성요소를 조사했다. 그의 지질 프로필이 원하는 범위 내에 있었지만, A씨는 신진대사 증후군의 기준을 충족했다: (1) 허리 둘레는 109cm, (2) 안정기 혈압은 170/82mmHg, (3) 공복 혈청 포도당 수치는 7.8mmol/L이었다.

임상 결정 시 고려할 점

1. *A씨의 기능적 한계 목록을 작성한다.*
2. *각 기능적 한계에 기여할 수 있는 근본적인 장애를 열거한다.*
3. *A씨의 고민에 우선 순위를 정한다.*
4. *A씨에게 현실적인 기능적 성과를 표현하는 적절한 장기 목표를 2개 이상 작성한다. 목표의 모든 구성 요소를 포함한다.*

신경계 환자의 심호흡 건강 개선을 위한 중재

Interventions to Improve Cardiorespiratory Fitness in Neurological Populations

만성 신경 장애를 가진 대부분의 환자에서 심혈관 건강을 달성하고 유지하는 문제는 결코 쉬운 일이 아니다. 일차적 장애(예; 마비, 근긴장 변화, 자세 및 감각 지각 장애)에 중첩된 이차적 장애(예; 불용 근육 위축, 구축 형성, 피로)는 일상생활의 신체적 요구를 높이고 온전한 에너지 보유량을 줄이며 신경근육 시스템의 체력훈련을 위해 접근할 수 있다. 한편, 개선된 신체조건이 2차 손상을 감소시킬 수 있다는 것은 잘 알려져 있다. 따라서, 심혈관 건강 훈련은 신경재활에 있어 높은 우선 순위를 부여해야 한다. 2006년에 Damiano는 CP 관리의 패러다임 변화를 "더 적극적인 훈련 절차, 생활습관 수정, 이동성 향상 장치를 통한 활동 촉진을 위해 보다 집중적이고 적극적인 접근 방식"으로 전환할 것을 요구했다(p.1534).

점진적인 신체 활동이나 유산소운동을 통해 심혈관 건강이나 운동능력을 향상시킬 수 있다. **신체 활동**은 활동 유형과 체력 수준에 따라 짧은 시간동안 낮은 강도에서 높은 강도로 또는 낮은 강도의 장기간 지속되는 기간 동안 발생하는 골격근 수축에 의해 생성되는 신체 운동을 일컫는데, 이는 에너지 소비를 크게 증가시킨다(U.S. Department of Health and Human Services, 1996). 주로 신체 활동에는 역기를 들거나, 동네 걷기, 스포츠를 하는 것이 포함된다. **유산소운동**은 구조화되고 반복적인 신체 활동으로 장기간 적응을 유도하기에 충분한 강도로 수행된다. 유산소 활동의 예로는 빠른 걷기, 에르고미터, 조깅, 자전거 타기, 춤추기, 수영 등이 있다. 신경학적 집단에서 체력 훈련의 효과에 관한 대부분의 증거는 유산소 운동 연구에서 파생되었다.

신경계 환자의 심호흡 운동 훈련의 효과

Effects of Cardiorespiratory Fitness Training in Neurological Populations

운동능력 증가 Increased Exercise Capacity

만성 장애가 있는 청소년(뇌성마비, 척추이분증 및 척수 손상 포함)에 초점을 맞춘 한 리뷰와 뇌성마비가 있는 어린이에 초점을 맞춘 다른 리뷰는 심혈관 훈련이 중증 장애가 있는 어린이에게도 유산소 능력에 긍정적인 영향을 줄 수 있다고 결론지었다. Cochrane 데이터베이스 리뷰의 저자들은 심폐훈련과 뇌졸중 후 재활 프로그램 내에서 걷기를 포함하는 혼합훈련이 장애를 줄이고, 보행속도와 내성을 향상시키며, 균형을 향상시킬 수 있다고 결론지었다. 이 과정에서 그들은 저항 훈련의 사용을 뒷받침할 충분한 증거를 찾지 못했다. Pang(2006)은 경증 및 중등도 뇌졸중 환자의 유산소 훈련을 뒷받침할 충분한 증거가 있다고 결론 내렸고, Marsden(2013)은 유산소 방법을 이용한 중재가 뇌졸중 후 심폐기능을 향상시킬 수 있으며 일상적인 치료의 일부로 고려되어야 한다고 확신했다. 다발성경화증의 운동효과에 대한 Cochrane 데이터베이스의 체계적인 검토는 운동내성을 개선하기 위한 운동치료법이 없는 것에 비해 운동치료에 유리한 강력한 증거를 보여주었다. 척수손상에 대한 두 개의 리뷰에서 얻은 주요 결론은 연구결과에 상당한 차이가 있음에도 불구하고 하반신 마비 또는 사지마비 환자의 신체능력은 운동훈련을 통해 향상될 수 있다는 것이었다. 반면에 Cochrane 데이터베이스 리뷰는 외상성 뇌손상 이후 개인의 심폐 조절을 위한 체력 훈련의 효과에 대해 결론 내리지 못했다. 파킨슨병 환자 3명을 대상으로 한 소규모 연구와 길리안 바레 증후군 환자를 대상으로 한 연구 2건의 결과에서는 긍정적인 효과를 시사했다.

앉은 자세의 건강한 성인과 심장재활 참가자에 대해 보고된 최대산소섭취량의 훈련 유발증가 정도는 약 15% 이다. 인용된 훈련연구에서 최대산소섭취량의 평균 개선은 척수손상 후 23%, 뇌졸중 후 6개월 미만의 대상자는 14%, 뇌졸중 후 6개월 이상의 대상자는 12%였다. 변화의 정도는 신경학적 상태, 중증도 및 기본 체력의 변화(가장 상태가 좋지 않은 피험자가 운동능력에서 가장 큰 증가를 보였다), 훈련방식 및 강도의 차이, 운동방법의 수준 차이 등의 요인에 의해 영향을 받았다.

신경학적 질환이 있는 집단에서 훈련으로 운동능력 향상을 위해 제안된 기전은 주로 장애가 없는 집단을 대상으로 한 연구에서 얻은 것에 기반을 두고 있다. 주된 기여요인은 더 큰 박출량으로 인한 최대 심박출량의 증가(Hartley, 1969)이며, 이는 심근 수축력 향상에 부가적 요인이다(Clausen, 1977). 최대산소섭취량(VO_2max)을 결정하는 또 다른 요인인 최대 심박 수는 훈련 후에도 변하지 않는다. 훈련 시 더 높은 심장 박출량에도 불구하고, 평균 동맥압은 비사용 근육에서 교감적으로 유도된 혈관수축과 개선된 정맥환류로 인해 상승하지 않는다. 말초의 활성 근육 내에서 더 큰 동정맥산소차이는 모세혈관의 밀도, 미토콘드리아의 크기 및 갯수, 마이오글로빈 수치, 대사효소(예; 석신산탈수소효소, 시토크롬산화효소)의 증가로 인해 발생한다.

사실상 신경계 집단 내에서 운동 능력의 향상이 주로 중추 또는 말초의 기전 때문인지는 알 수 없다. 그러나 관상동맥 질환 환자의 경우 최대산소 섭취량의 증가는 말초의 적응보다 중추와 더 높은 상관관계가 있다.

심장의 효율성 증가 Increased Cardiac Efficiency

심혈관 훈련으로 인한 고정된 최대 이하 작업 부하에서 심박 수 감소는 다양한 메커니즘으로 설명된다: 총 혈액량 증가, 미주 활동의 증가, 교감 신경 운동 감소, 그리고 휴식 시 심박 수 감소. 주어진 최대 이하의 작업 부하에서 혈압은 일반적으로 훈련을 통해 변하지 않지만 속도-압력 제품(혈압×심박 수)은 감소한다. 속도-압력 산물의 감소는 향상된 심장 효율을 나타낸다(예; 심근 산소소비량 요구 감소, 최대 관상 동맥 혈류 증가).

호흡성 노력의 감소 Reduced Respiratory Effort

훈련으로 인한 체력 수준의 향상은 혐기성 대사 증가 요구를 지연시켜 주어진 최대 이하의 작업량에서 분간환기 및 호흡성 노력을 감소시킨다. 반대의 경우도 가능하다. 다발성경화증 환자의 폐 기능의 개선은 호기 및 흡기 근육 훈련을 통해 얻어진 것으로, 운동 훈련에 대한 내성을 증가시킬 수 있다. 이는 호흡근 훈련 후 뇌졸중 및 척수손상 환자에게서 호흡근 기능 및 운동 능력의 단기 향상이 입증되었다. 흡기 및 호기 근력 훈련은 느리게 진행되는 신경근육 질환이 있는 개인의 호흡 근력도 향상시켰다.

혈관 위험 요인의 감소 Reduction in Vascular Risk Factors

심장 및 호흡의 효율성, 에너지 균형, 체중에 대한 긍정적인 영향을 통해 유산소 훈련은 혈압, 제2형 당뇨병의 혈당 조절 및 지질 농도(특히 총 콜레스테롤, 저밀도 저단백질, 중성지방 수치)를 포함한 혈관 위험 요인을 개선하는데 효과적이다. 이같은 현상은 신경학적 집단의 위험 인자 감소 증거로 나타나기 시작했다. 메타분석에 따르면 척수손상 이후 운동 훈련은 포도당 항상성, 지질 저단백질 및 심혈관에 대한 유익한 효과로 인해 심혈관 질환 및 동반질환(예; 제2형 당뇨병, 고혈압, 비만)의 위험을 줄이는 효과적인 중재자인 것으로 나타났다. 그러나 저자는 이러한 훈련으로 인한 효과가 척수손상 집단의 심혈관 질환 발생률과 조기 사망률을 감소시키는지 여부에 대한 증거가 부족하다고 지적했다.

다발성경화증 환자를 위한 15주 훈련 프로그램은 피부 주름 두께, 중성 지방 수치, 매우 낮은 밀도의 지질 단백질 수치를 감소시켰을 뿐만 아니라 우울증과 피로를 개선했다. 6개월에 걸친 트레드밀 운동 훈련은 뇌졸중 후 환자의 인슐린 저항성을 감소시켰다. 비급성 허혈성 뇌졸중에 대한 10주 심장 재활 프로그램은 일반적인 치료에 비해 심장 위험 점수의 더 큰 개선과 관련이 있었다. 운동이 파킨슨병의 위험 인자 감소에 미치는 영향은 질병에 걸린 사람들의 50~80%가 포도당 내성에 장애가 있음에도 불구하고 연구되지 않았다.

향상된 운동 기능 및 이동성
Improved Motor Function and Mobility

8개월 순환 훈련 프로그램과 12주 유산소 간격 및 근력 훈련 프로그램에 참여한 후 CP를 가진 어린이의 총 운동 기능이 향상되었다고 보고되었다. 뇌성마비가 있는 아동의 대단위 운동 기능 향상은 8개월 순환 훈련 프로그램과 12주 유산소운동 및 근력 훈련 프로그램에 참여한 후에 보고되었다. Luft는 뇌졸중 후 훈련으로 인한 보행 능력 향상이 소뇌-중뇌 회로를 포함하는 신경 가소성 메커니즘에 의해 설명될 수 있다는 예비 증거를 제공한다. 다만 여기엔 유산소 훈련 중 경직이 악화되지 않는다는 점에 유의하는 것이 중요하다. 실제로 척수손상 이후 척추 고양이와 인간에 대한 연구에서 나온 증거는 트레드밀 훈련이 신장반사 조절을 개선하여 경련을 줄일 수 있음을 나타낸다.

피로감소 Decreased Fatigability

심폐 중재 개입은 신경계 집단의 피로에 다양한 영향을 미쳤다. 소아마비 환자를 대상으로 한 8주간의 병원 기반 훈련 연구는 피로 감소와 관련이 있었다. 대조적으로 길리안 바레 증후군 환자를 대상으로 훈련한 연구에서는 피로에 영향을 미치지 않는 것으로 나타났다. 메타분석에서는 다발성경화증 환자의 병리학적 피로에 대한 운동의 조절 효과에 대한 증거가 없다고 보고했다. 단일 코호트 연구에서 12회의 트레드밀 걷기 후 피로 수치에 변화 없음이 발견됐지만, 무작위 대조 실험에서는 12주 유산소 운동 후 피로수치가 감소한 것으로 나타났다. 또한 과도한 피로를 경험하는 샤리코-마리-투스 환자의 경우 24주 인터벌 훈련 프로그램을 통해 신체 피로는 감소했지만 골격근 피로는 감소하지 않았다. 이러한 결과는 심폐 중재가 많은 신경학적 진단에서 환자의 피로에 긍정적인 영향을 미칠 수 있음을 나타낸다. 이 분야에 대한 추가 연구는 지속적으로 필요하다.

향상된 정서적 행복 Enhanced Emotional Well-Being

운동 능력의 증가는 심장 질환이 있는 사람들의 정신 건강 증진(즉, 불안과 우울증 감소)과 관련이 있다. 다발성경화증의 기분 개선에 대한 증거도 발견되었다. 메타 분석에서 운동은 낮은 강도의 프로토콜보다 더 효과적인 고강도 운동 프로토콜로 아급성 및 만성 단계에서 뇌졸중의 우울 증상에 긍정적인 영향을 미치는 것으로 나타났다. 우울증 증상은 운동 프로그램 직후 감소했지만 후속 조치에서는 유지되지 않았다. 10주간의 심장 재활 프로그램과 일반적인 치료를 비교한 뇌졸중 실험에서 재활 그룹의 우울 증세가 더 많이 개선된 것으로 나타났다. 이에 동의하여, 뇌졸중 환자를 위한 6개월 그룹 운동 프로그램의 임상 실험에서 운동 그룹은 우울증에 대한 해밀턴 등급 척도가 평균 4.4점 증가한 반면 대조군은 변화가 없음을 확인했다. Saunders는 Cochrane Systematic Review에서 뇌졸중 환자의 우울증을 포함한 기분에 대한 체력 훈련의 효과를 판단하기엔 데이터가 불충분하다고 결론지었다.

향상된 신경가소성 Improved Neuroplasticity

중추신경계의 운동에 영향을 미치는 것을 더 잘 이해하도록 주의력을 기울여야 한다. 동물연구에서는 호의적인 효과를 입증하였다. 유산소 운동이 신경기능을 통하여 시냅스가소성이 조절된다. 이것은 신경보호 작용과 신경적응 과정이라는 기본베이스로 이루어졌다. 뇌신경 영양인자는 장기적인 잠재력 증진을 도모하여 신경기능과 신경가소성을 가능하게 하는데 영향을 미친다. 두 신경 사이의 연결

강도의 지속적인 증가가 가지돌기의 성장과 리모델링을 촉진하는 것으로 부터 함께 여러차례 활성화되었다. 자발적인 운동은 뇌신경 영양인자와 다른 성장요인을 증가시킬 수 있다. 이로 인해 신경 발생을 활성화시키고 뇌손상의 저항력을 높이며, 학습과 정신력이 개선된다. 뇌졸중 모델의 실험쥐를 대상으로 트레드밀 운동을 하였을 때, 강화된 유전자와 뇌경색에 해당하는 뇌신경 영양인자의 양이 감소된 것으로 나타났다. 마찬가지로, 또 다른 쥐 모델에 뇌신경 영양인자에 영향을 주는 운동방법을 적용시켰을때 외상성 뇌손상이 약화되었다. 유산소운동은 각각의 뇌졸중 후의 뇌신경 영양인자 생산을 촉진한다. 유산소운동과 기능적인 훈련은 신경가소성을 촉진하는데 영향을 미친다(Mang, 2013)(그림 32-4). 이것들은 신경가소성에 의존하는 반응을 나타냈다(Tong, 2001).

향상된 인지와 기억력

Improved Memory and Cognition

신경가소성은 인지와 기억력에 영향을 미치고 이에 반응한다. 실예로 실험쥐를 일주일간 휠러닝을 하게 한 결과, 뇌신경 영양인자 또는 다른 성장인자의 상향조절을 통해 기억력과 학습이 강화되었다. 인간관계와 운동트레이닝, 향상된 인지능력은 오래전부터 연관이 있고, 노인들에게서는 심혈관질환과 함께 인지능력이 손상되는 것으로 알려져 있다. 운동트레이닝은 만성 뇌졸증의 인지기능과 운동학습의 효과가 있다는 근거로 제공되었다. 인체측정프로그램으로 8주간 측정해본 결과 정보처리와 복합적인 운동학습 작업이 향상되는 중요한 척도로 알려지게 되었다. Gordon(1988)은 외상성 뇌손상 후에 정기적으로 운동을 해온 각각의 사람들에게서 향상된 인지기능이 관찰되었다고 추측하였다. 아마도 뇌신경 영양인자 또는 다른 성장요인들의 증가가 운동유발의 결과로 나타났다고 보고 있다. Saunders 등(2016)은 뇌졸중 환자의 인지기능에 대한 신체훈련이 미치는 영향에 대한 결론을 도출하기에 충분한 데이터가 없다고 결론지었다.

건강 관련 삶의 질 향상

Improved Health-Related Quality of Life

연구에 따르면 뇌성마비와 다발성경화증을 가진 사람들의 삶의 질이 운동프로그램에 참여한 후 향상되었다고 한다. 단면코호트연구에 따르면 규칙적으로 운동하는 다발성경화증을 가진 사람들이 덜 활동적인 사람들보다 사회적 역할기능이 더 좋다는 것을 발견하였다. 병원과 가정에 기반을 둔 유산소운동프로그램은 소아마비 증후군을 가진 사람들의 삶의 질을 향상시킬 수 있다. 뇌졸중 후 사람들이 참여하는 신체단련테스트에 대한 몇가지 체계적인 검토는 부족한 데이터로 인해 삶의 질에 대한 유익성과 관련하여

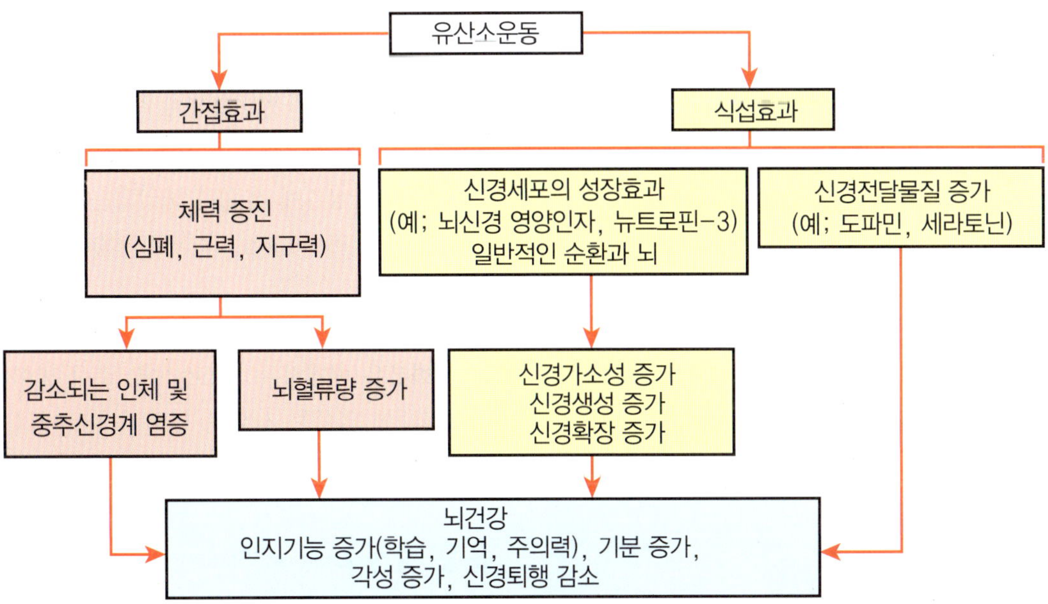

그림 32-4 유산소 운동은 뇌에 직접 및 간접적으로 긍정적인 효과를 준다. (Adapted from Mang CS, Campbell KL, Warming T, et al. Promoting neuroplasticity for motor rehabilitation after stroke: Considering the effects of aerobic exercise and genetic variation of brain-derived neurotrophic factor. Phys Ther. 2013;93(12): 1707-1716.)

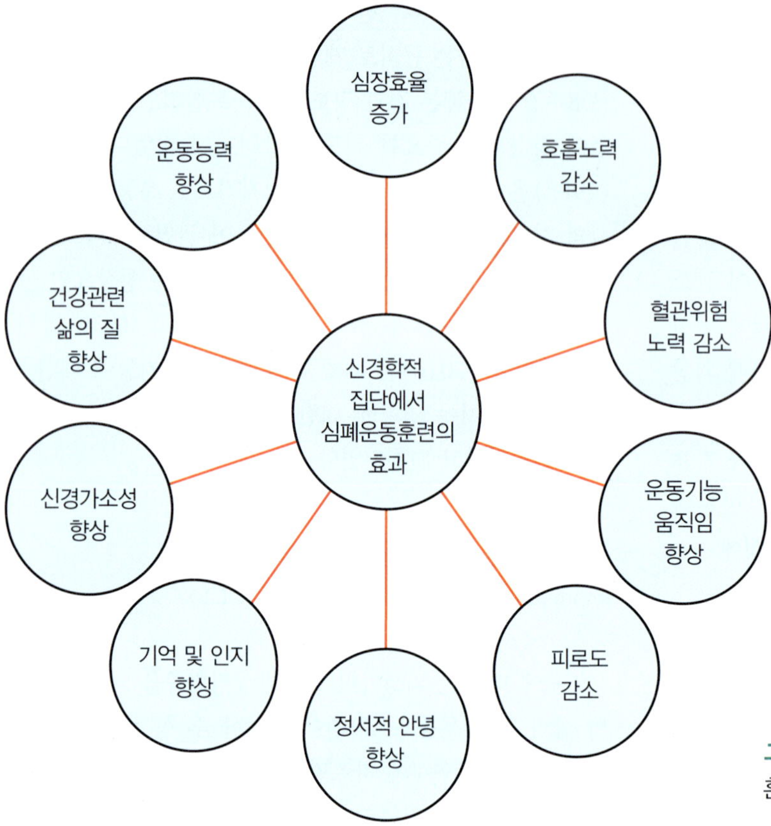

그림 32-5 신경학적 집단에서 심폐운동 훈련의 효과.

결론 내리지 못했다. 그러나 삶의 질의 향상에 대한 근거는 뇌졸중 후 아급성 단계에 있는 사람들을 포함하는 개별 연구에서 보고되었다.

그림 32-5는 삶의 질이 향상될 수 있다는 것을 심폐훈련을 통하여 보여주는 예이다.

심혈관 건강을 위한 운동 처방
Exercise Prescription for Cardiovascular Fitness

신경학적 장애가 있는 사람들을 위한 심장 혈관 건강 및 신체활동프로그램 처방 가이드라인은 비장애 인구(스포츠 의학, 2010년 미국 대학)용으로 설계된 프로토콜에 주로 기반하고 있다. 그럼에도 불구하고, 특정 신경학적 집단과 관련된 최근의 연구는 신경재활의 운동 처방을 알리기 시작했다.

훈련의 시작 Initiation of Training

신경학적 질환이 발병된 후 유산소 훈련을 시작하는 최적의 시간은 알려지지 않았다. 한 체계적인 검토 및 메타 분석에 따르면 뇌졸중 생존자는 아급성 단계에서 심혈관 운동을 통해 최대 O_2 섭취량과 보행 거리를 개선할 수 있다고 하였다(Stoller, 2012). 저강도 에르고미터 유산소 훈련은 뇌졸중 후 초기이거나 더 심각한 장애가 있는 환자들에게 적용되고, 효과적일 수 있다(Wang, 2014). 뇌졸중 후 급성 초기 유산소운동에 대한 추가 연구가 필요하며 심각한 영향을 받는 개인들에게 더 많은 연구가 필요하다.

Macko(1997b)는 대뇌 자동 조절이 손상될 가능성이 가장 높은 급성기에 훈련이 도입되는 경우, 혈관 부작용 반응(예를 들어, 저혈압, 부정맥)이 허혈성 뇌 조직의 관류를 방해할 수 있다는 가능성을 제기했다. 조기 훈련에 대한 우려는 허혈성 뇌졸중 후 첫 달에 경색 주위 피질이 기능 회복을 매개하는 가소성(예; 축삭 발아 및 신경 발생) 상태에 있다는 사실로 인해 완화된다(Carmichael, 2006).

운동 설정 Exercise Setting

운동 설정을 선택할 때 환자의 건강 상태, 움직임 수준 및 사회적 지원 시스템을 고려해야 한다. 예를 들어, 심장 질환을 동반한 환자와 같이 위험도가 높은 개인을 훈련할 때 훈련 시 응급 의료 장비 및 훈련된 요원에 대한 즉각적인 접근이 중요하며, 이상 반응 프로토콜은 정기적으로 연습해야 한다. 위험도가 낮은 개인의 경우 감독된 지역사회(Eng, 2003) 또는 가정 기반(Duncan, 2003) 유산소운동 프로그램이 안전하고 효과적인 옵션이 될 수 있다. 그러나 가정 기반 프로그램의 단점은 적절한 장비, 가장 중요한 응급 의료장비가 없다는 것이다(Duncan, 2005). Oncu(2009)는 피로를 줄이고 삶의 질을 향상시켰지만 병원이나 집에서 교육을 받은 소아마비 환자의 VO_2peak에는 변화가 없다고 보고했다. 감독되지 않은 가정 기반 프로그램 또는 감독되는 시설 기반 프로그램에 참여한 뇌졸중 후 환자는 운동 능력에서 차이가 있었다(Hassett, 2009).

훈련 환경에 특별한 주의를 기울여야 한다. 열적 이상 조절은 혈관 운동과 운동 반응의 손실로 인해 신경학적 장애가 있는 환자, 특히 다발성경화증(MS)(Ponichtera-Mulcare, 1993) 및 더 높은 수준의 척수손상(SCI)이 있는 환자에서 흔하게 나타난다. 따라서 주변 온도를 주의깊게 제어하고 선풍기, 스프레이 병, 수건 및 냉각기를 제공하는 것이 좋다. 체적 지표가 있는 물병은 운동 전 수분 공급과 운동 후 수분 보충을 모니터링하는 데 유용하다. 훈련 시설은 휠체어에 접근할 수 있어야 하며 운동 장비에서 이동할 수 있는 충분한 공간이 있어야 한다.

운동 횟수 일정 Scheduling of Exercise Sessions

훈련 횟수는 참가자의 편의를 염두에 두고 일정을 잡아야 한다. 피로가 우려되는 경우, 일주기 체온 중 가장 낮은 아침 시간에 훈련을 해야 한다. 파킨슨병 환자를 포함한 특정 환자 그룹의 경우 훈련 중 성과를 최적화하기 위한 약물 복용 시기가 중요한 고려 사항이다.

운동 준비 Preparation for Exercise

운동 참가자는 편안한 복장과 보조되는 신발을 착용하고 훈련 2시간 전에는 식사를 피하도록 조언해야 한다. 훈련 전에 장과 방광을 비우는 것은 매우 중요하다. 특히 이는 T6 이상의 SCI를 가진 사람들에게 자율적 이형 반사신경 또는 반사적 아드레날린 반응(예; 극단적인 고혈압, 심한 두통, 과도한 땀)을 일으키는 중앙 제어 상실의 위험을 줄이는 데 필수적이다.

횟수 빈도 Session Frequency

최적의 훈련은 주당 3~5회 정도를 필요로 하지만, 주 2회로 체력이 향상될 수 있다(미국대학의 스포츠의학, 2010). 몸이 많이 불편한 사람들의 경우 간단한 운동을 매일 여러번 반복하면 효과를 볼 수 있다.

횟수 기간 Session Duration

일주일의 대부분을 최소한 30분 정도의 적당한 운동을 하도록 권장하지만, 걷는 것과 같은 가벼운 운동에서 중강도 운동을 하는 경우에도 이점이 있다(Kelley, 2001; Winstein, 2016). 훈련 효과를 이끌어 내기 위해서는 최소 20분의 운동이 필요하다(미국대학 스포츠의학, 2016). 몸이 많이 불편한 사람의 경우, 운동은 5분간의 휴식 시간을 가진 "바우트"로 전달될 수 있다. 능동적인 워밍업 및 쿨 다운을 위해 2회의 추가 5분의 시간이 더 필요하다. 따라서 훈련 횟수를 완료하는 데 필요한 최소 시간은 30분이다.

치료 횟수 내 유산소 운동 시기 Timing of Aerobic Exercise Within Treatment Sessions

유산소 운동은 뇌유래신경영양인자(BDNF)와 다른 신경인자에 영향을 미치기 때문에 치료 횟수 내 유산소 운동의 타이밍을 사용하여 긍정적인 신경기소성을 촉진할 수 있다. Mang(2013)은 유산소 운동을 사용하여 뇌졸중 후 환자의 운동 재활을 위한 기능 훈련 전에 뇌유래신경영양인자(BDNF) 수준을 높일 것을 제안했다(그림 32-6). 앞으로 양성 신경가소성 증진을 위한 최적의 훈련 매개변수를 결정하기 위한 지속적인 연구가 필요하다(Plugman, 2015).

운동 모드 Exercise Mode

훈련 모드의 선택은 주로 개인의 모터 상태와 사용 가능한 장비에 따라 다르다. 유산소 운동의 전통적인 모드에는 팔, 다리 및 팔 다리 에르고미터가 포함된다. 다른 유형의 에르고미터보다 전체 근육 질량의 작은 부분을 활성화하는

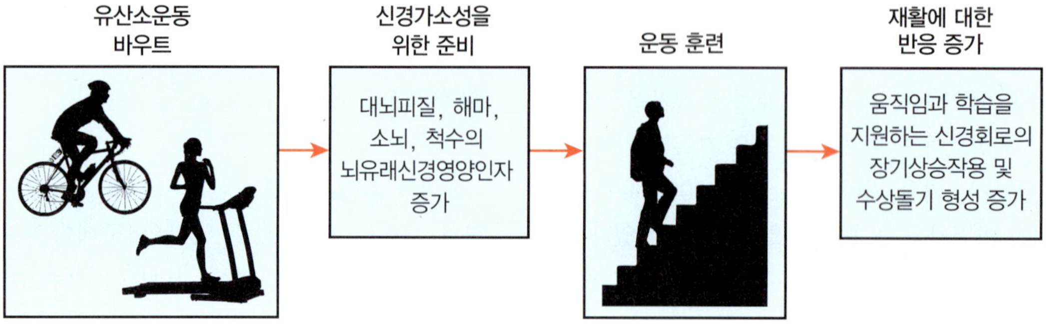

그림 32-6 뇌졸중 후 운동 재활에 신경가소성에 대한 주요 중추신경계의 유산소 운동의 그림.*(Mang CS, Campbell KL, Warming T, 등 뇌졸중 후 운동 재활 신경가소성 증진: 유산소 운동 및 뇌유래신경영양인자의 유전적 변화의 영향을 고려(Phys Ther. 2013;93(12):1707-1716.)에서 발췌.* BDNF = 뇌유래신경영양인자, LTP = 장기상승작용.

팔 에르고미터는 사지마비환자 훈련에 효과적이다(DiCarlo, 1988). 다른 모드에는 수중 운동, 자전거, 러닝 머신, 체중 지지 러닝 머신, 활발한 걷기 및 장기 적응을 유도하기 위한 적절한 기간과 강도의 기타 반복적이고 구조화된 신체 활동이 포함된다.

최근 몇 년 동안 균형 장애 및 마비를 포함하여 신경학적 손상으로 인한 운동 훈련의 한계를 극복하기 위한 대안적인 접근법이 도입되었다. 뇌졸중 인구 내에서 수중 운동은 심혈관 기능을 개선하고(Chu, 2004) 뇌졸중을 겪는 삶의 어려움을 해결하는 데 상당한 이득이 있다(Huijbregts, 2008). 초기 보행 재훈련(Barbeau, 2003)을 용이하게 하기 위해 처음 도입된 체중 지지 트레드밀 훈련(BWSTT)은 뇌졸중 초기의 유산소 훈련에 성공적으로 사용되었다(da Cunha Filho, 2001). 뇌졸중 후 치료 횟수에 BWSTT를 추가하면 심혈관 건강과 보행 지구력이 향상되었다(Mackay-Lyons, 2013). 런닝 머신에서 더 빠른 속도로 훈련하면 관련된 쪽의 보폭이 길어지고 6MWT가 더 많이 향상될 수 있다(Lee, 2015). 하지 근육의 전기 자극을 사용하여 상지 근육의 자발적인 근육 수축을 증가시키는 것은 SCI 후 사람들의 유산소 훈련에 효과적이었다(Wheeler, 2002). 또 다른 새로운 접근 방식은 피트니스 훈련의 부속물로 가상 현실을 사용하는 것이다. 예를 들어, 가상현실 에르고미터는 TBI 이후 환자의 운동에 대한 관심을 높이는 것으로 나타났다(Grealy, 1999).

다양한 형태의 운동을 단독 또는 조합하여 올바른 강도인 지속 시간으로 수행할 때 유산소 조절을 촉진할 수 있다. 제2형 당뇨병 환자를 위한 강화 및 유산소 훈련의 결합은 VO_2peak, 보행 지구력 및 지질 프로필을 개선하는데 유산소 훈련만 하는 것보다 훨씬 더 효과적이었다(Lambers, 2008). 이뿐 아니라 유산소 운동과 강화 운동의 조합은 뇌졸중 후 사람들의 체력 결과를 향상시켰다(Teixeira-Salmela, 1999). 저항 운동과 팔 움직임을 포함하는 서킷 트레이닝은 체력 수준을 향상시켰을 뿐만 아니라 SCI 후 사람들의 어깨 통증도 감소시켰다(Nash, 2007). 최적의 훈련 매개 변수를 보장하기 위해 운동 중에 심폐 시스템을 관찰하는 것이 중요하다.

운동 강도 Exercise Intensity

운동 강도는 참가자가 노출되는 대사 스트레스 수준을 나타낸다. 이는 훈련 효과를 이끌어 내기 위한 적절하고 안전한 복용량을 보장하는데 가장 중요한 요소이기 때문에 최대의 관심사다. 최근 몇 년 동안 신경계 집단에 특화된 운동 처방에 대한 지식이 증가했다. 운동 강도가 높을수록 뇌졸중 후 기능적 이점이 더 커지고(Pohl, 2002) SCI 후 지질 농도가 더 현저하게 개선된다(de Groot, 2003). 또한 혈압과 총 콜레스테롤 수치에 대한 용량 의존적 효과는 뇌졸중 후 저강도, 긴 지속 시간(60분) 운동보다 중간 강도, 짧은 지속 시간(30분) 훈련으로 더 나은 결과를 얻었다(Rimmer, 2009).

초기 운동 강도와 진행은 개별화되어야 한다. 상태가 좋지 않은 개인은 HR_{max}의 55~64% 또는 **예비심박 수**(HRR)의 40%만큼 낮은 강도로 혜택을 받을 수 있다. HRR = HR_{max}−안정 시 심박 수(American College of Sports Medicine, 2010). 그러나 2002년 스웨인의 메타분석에 따르면 매우 부적합한 환자의 경우 예비의 30%만큼 낮은 강도가 효과적일 수 있는 연구가 나왔다. 이런 경우 지속적인 심박 수 모니터링과 주기적인 혈압 측정이 권장된다. 근거에 따르면 걷기나 자전거타기와 같은 리드미컬한 운동에 적절하게 맞춰진 음악은 근육 활성화를 강화하고 페이스 운동에 도움이 될 수 있다(McIntosh, 1997; Rossignol, 1976).

일부 신경계 집단의 경우 심박 수가 운동 강도의 정확한 지표는 아니다. 예를 들어, 사지마비(T1 – L2 교감 신경 유출 이상)가 있는 사람은 운동 중 심박 수 반응이 둔화되며 심박 수는 분당 약 125회에서 최고치를 기록한다(Nash, 1995). 이와는 대조적으로, 가운데 흉추 병변이 있는 개인은 휴식 및 운동 중에 과도한 심박 수를 가질 수 있으며, 이는 아마도 하지에 혈액이 고이고 정맥 복귀 감소로 인한 뇌졸중 양 감소를 보상하기 위한 아드레날린성 과잉 활동 때문일 수 있다.

운동 강도에 대한 간단한 대리 측정이 도입되었으며, 그 중 운동자각도(RPE)가 가장 일반적으로 사용된다(Borg, 1982). 운동에 대한 생리적 적응과 관련된 RPE 범위는 Borg 범주 척도(운동 강도를 6–20으로 평가함)에서 12–16 또는 호흡 곤란에 대해 수정된 Borg 범주–비율 척도에서 4–6이다(지각된 호흡기 등급 0–10 노력)(American College of Sports Medicine, 2016). Goode(1998)는 운동하는 동안 "호흡을 듣는 것"의 요점이 환기 역치 또는

표 32-5 운동자각등급

임상 테스트				상대 강도		
Borg Scale			*Talk Test*	*% 최대 HR*	*% HR 예비율*	*% VO_2max*
1–10	*6–20*	*종류*				
1	6	전혀 노력하지 않음	매우 쉬움 – 노력없이 노래하거나 대화할 수 있다.	<35	<20	<30
	6.5					
	7	조금 가벼움				
2	8					
	9	매우 가벼움				
3	9.5		쉬움 – 거의 노력없이 할 수 있다.	35–54	20–39	30–46
	10					
4	11	상당히 가벼움	적당히 쉬움 – 적은 노력으로 편안하게 대화 가능			
	12					
5	12.5		보통 – 대화에는 약간 노력이 필요하다.	55–69	40–59	46–79
	13	다소 힘듦				
6	14		다소 어려움 – 대화에는 상당한 노력	79–89	60–84	80–84
	15	힘듦(무거움)				
7	15.5		어려움 – 말을 할 수 있지만 숨을 쉬기 위해 말을 멈춰야 함 – 대화에는 상당한 노력이 필요함			
	16					
8	17	매우 힘듦	매우 어렵다 – 대화에는 최대 노력	≥90	≥85	≥85
	18					
9	18.5		극도로 접근 – 호흡 곤란			
	19	극심한 힘듦				
10	20	최대 노력	극도의 노력 – 계속할 수 없음	100	100	100

HR = 심박 수; VO_2max = 최대산소소비량.
J. Eng의 허가를 받아 사용함.

그 근처에서도 발생한다고 보고했다.

강도의 또 다른 대리 측정은 Talk Test이다. 참가자는 운동하는 동안 말할 수 있어야 하고 노래할 수 있다면 강도를 높여야 한다. 하지만 참가자가 말을 할 수 없으면 강도를 줄여야 한다. Foster(2008)는 환기 역치에서의 운동 강도가 피험자가 편안하게 말할 수 있는 마지막 강도와 일치함을 확인했다. RPE, Talk Test 및 기타 생리적 강도 측정 간의 관계는 표 32-5에 요약되어 있다.

최근에 도입된 대리 측정법은 Count Talk Test(CTT)로, 휴식 중인 사람이 "일, 천분의 일, 이, 천분의 이"로 시작하여 두 번째 숨을 쉬지 않고 큰 소리로 카운트 할 수 있는 정도를 측정한다(Norman, 2008). 운동 중 휴식 CTT의 비율은 HRR, VO_2 예비 및 RPE의 비율과 강한 상관관계가 있으며 CTT의 50%는 중간 강도 운동에 해당한다(Norman, 2008).

그러나 신경재활 임상가는 이러한 강도의 대리 측정의 타당성이 신경계 집단에서 검증되지 않았다는 점에 유의해야 한다. 실제로 SCI 환자에서 RPE와 심박 수 및 VO_2 사이의 연관성이 부족한 것으로 보고 되었다(Lewis, 2007). 표 32-6은 심혈관 건강을 위한 운동 처방의 적용을 요약한 것이다.

표 32-6	심혈관 건강을 위한 운동 처방의 개요
훈련 시작	• 최적의 시간을 알 수 없음 • 만성 단계의 대부분의 연구는 아급성 및 급성 단계에서 이로울 수 있음(Carmichael, 2006; Stoller, 2012; Wang, 2014)
운동 설정	• 의료 상태, 이동성 수준 및 사회적 지원에 대한 고려 사항 • 장비 요구 사항에 대한 고려 사항 • 환경 고려 사항
운동 세션 일정	• 환자 편의를 위한 고려 사항 • 피로에 대한 고려 사항
준비운동	• 편안한 옷과 신발 • 빈 장 및 방광(특히 T6 이상의 척수 손상)
세션 빈도	• 최적의 훈련: 주당 3~5회 세션이지만 주 2회 세션으로 개선될 수 있음 (American College of Sports Medicine, 2010)
세션 시간	• 약한 사람들(환자)은 대부분 최소 30분 동안 중간 정도의 운동을 하지만 보다 더 가볍거나 중간 강도 운동으로도 효과가 있음(Kelley, 2001; Winstein, 2016) – 5분 워밍업 및 5분 쿨 다운으로 훈련 효과에 필요한 훈련 목표 영역 내에서 최소 20분 운동 (American College of Sports Medicine, 2010) • 매우 몸이 불편한 개인들은 5분 동안 운동을 할 수 있고 휴식 시간을 제공할 수 있음
치료 세션 안 유산소 운동 시간	• 기능 훈련 전에 잠재적으로 BDNF의 순환 수준을 증가시켜 양성 신경가소성을 위한 주요 신경계를 도울 수 있음(Mang, 2013)
운동 모드	• 개인의 운동 상태 및 장비 가용성에 따라 다름
운동 강도	• 강도가 증가하면 뇌졸중 후 기능적 이점이 더 커짐(Pohl, 2002) • 상태가 좋지 않은 사람은 최대 심박 수의 55%~64% 만큼 낮은 강도 또는 심박 수 예비량의 40%(American College of Sports Medicine, 2010) • 매우 부적합한 환자의 경우 심박 수 예비의 30% 만큼 낮은 강도가 효과적일 수 있음(Swain, 2002) • 혈압과 심박 수를 지속적으로 모니터링하는 것이 좋음 • 일부 환자의 경우 심박 수가 운동 강도의 정확한 지표가 아닐 수 있으므로 적절한 강도의 운동자각도, Talk Test 및 Count Talk Test가 선택에 유용할 수 있음(Borg, 1982; Foster, 2008; Nash, 1995; Norman, 2008).

BDNF = 뇌유래신경영양인자.

생각해 볼 점 32.3

파킨슨병 5년 이상 병력이 있는 환자, 만성 뇌졸중환자, 10년 척수손상 병력이 있는 환자에게 유산소 운동을 처방할 때 고려해야 할 사항은 무엇인가? 위치, 타이밍, 시작, 설정, 모드, 빈도 및 강도를 어떻게 결정하는가? 정보를 얻으려면 어떤 정보가 필요한가?

유산소 운동의 장기적 참여
Long-Term Engagement in Aerobic Exercise

육체적 활동에 지속적인 참여 없이 훈련의 이로움이 현저히 감소한다는 것은 오랫동안 알려진 바이다(Bruce, 1973). 따라서 지속적 행위의 변화는 어떠한 신체 단련 프로그램에서 궁극적 목표가 되어야 한다. 실제로, 행동수정은 뇌졸중의 2차 예방에서 항고혈압성에 콜레스테롤을 낮추는 약제들만큼이나 강력하다(Myint, 2006). 그럼에도 불구하고, 신경학적 장애의 유무와 상관없이 많은 이들에게 있어 건강요법의 확립 및 유지는 쉽지 않다. 안타깝게도, 한 연구는 691명의 환자 중 39%가 그들의 물리치료사가 처방해 준 운동요법을 준수하는 데 실패했음을 보여주었다(Sluijs, 1993). 게다가, 최근 연구에서 뇌졸중을 겪은 뒤 공동 사회에 거주하는 사람들 중 75%는 운동을 그들의 생활방식에 통합시킬 준비가 되어있지 않음이 발견되었다(Garner, 2005; Lennon, 2008).

일부 개인들은 그들의 증상에 대한 우려로 육체 활동에 참여하기를 꺼려한다. 예를 들어, 지나친 피로를 경험하는 파킨슨병 환자들은 피로도가 높아질까 봐 운동을 피하는 경향이 있다(Fertl, 1993). 다발성경화증을 앓는 이들 역시 피로를 최소화하고 체온 상승을 예방하고자 육체적 활동을 종종 피한다(Ng, 1997). 이러한 관찰과 일치하여 다발성경화증 환자 2,995명 중 30% 미만이 어떠한 형태의 운동이든 지지한다고 주장하였으며(Turner, 2009), 다발성경화증 환자들을 포함한 한 훈련 연구에서 운동 지속의 전체적 비율은 고작 65%였다(Mostert, 2002).

유산소 운동과 환자 개개인에게 의미가 있고 즐길 수 있는 육체적 활동을 고려하는 것은 중요하다. 비치료(nontreatment) 시기 중 또는 퇴원 후 전반적 육체활동을 향상시키기 위한 전략에는 만보기와 가속도계 또는 기타 활동 감시 장치가 있다(Sullivan, 2014). 신경 손상(장애) 환자들의 육체 활동을 향상시키기 위한 또 다른 방법은 가상현실 또는 게이밍 시스템의 사용이다. 위(Wii), 플레이스테이션 2(PlayStation 2) 또는 기타 게이밍 시스템은 신경 손상(장애)을 앓는 이들의 활동 수준을 높이기 위한 동기 부여 및 기회를 제공할 수 있다(Laufer, 2014; Meldrum, 2012; Saposnik, 2010; Taylor, 2011). 신경보정술(Neuroprostheses) 및 외골격 로봇(robotic exoskeletons)은 척추 손상, 뇌졸중 또는 기타 신경학적 진단을 받은 환자들의 활동을 잠재적으로 늘리기 위해 탐구되고 있다(Proffitt, 2015). 육체적 활동을 늘리기 위한 또 다른 방법은 개개인이 안전하게 참여할 수 있는 이동장애(mobility disorders)를 가진 환자 전용의 전문화된 스포츠 수업이나 특별 프로그램을 장려하는 것이다. 예를 들어, 일부 지역사회에서 휠체어 농구나 개조한(adapted) 야구, 수중 에어로빅, 그리고 치료적(재활) 승마와 같이 장애가 있는 어린이 및 성인들을 위한 맞춤(designing) 운동 프로그램들을 갖추고 있다.

지속행동의 기저를 이루는 이론적 틀을 이해하는 신경재활 임상가들은(Sirur, 2009) 환자의 기능 수준과 사회 및 환경적 맥락에 맞는 운동 프로그램을 고안함으로써 그들의 수용 상태를 최대한 활용할 수 있다. 심장 재활에의 고수(adherence) 증진을 위한 전략의 체계적 검토의 경우, 교육 회기의 사용, 배우자/가족의 참여, 유연하고 편리한 회기 일정 관리, 계속되는 긍정적 강화, 향유(예; 동기를 주는 편지, 팸플릿, 대화), 자기 관리 보조물(예; 자기 보고 식습관, 활동 일지, 개별화된 목표 설정)을 뒷받침하였다(Beswick, 2005). 추가 전략으로는 운동 강도를 점차 증가시키기, 훈련 회기의 규칙적 패턴 세우기, 근육통의 위험 최소화하기, 단체운동하기, 그리고 실현 가능할 경우 이동 및 보육에 대한 지원 제공하기 등이 있다. 하루에 몸을 많이 움직이지 않는 시간을 고려하여 하루 전체 시간 동안 저강도의 활동을 늘리는 데에 집중하는 것 또한 유익하다(Manns, 2012). 이러한 전략들은 참가자의 참여 및 육체적 활동과 운동의 고수에 영향을 미치는 개인적(예; 성별, 장애 정도), 사회적, 문화적, 그리고 환경적(시설 접근성) 요소들을 고려해야 한다(Morris, 2009).

환자 적용

A씨는 43일간 병원에 입원하여 평일마다 회기 당 평균 63분간 진행되는 물리치료에 참여하였다. 물리치료의 주 목적은 그의 하지운동조절과 자세조절, 이동능력, 그리고 심폐 단련 향상이었다. 또한, 주 5회간 이루어진 작업 치료 회기는 상지운동조절과 기능적 활동에 중점을 두었다. 각 물리치료 회기의 약 60%는 체중지지 트레드밀 훈련(BWSTT)을 포함하여 서기와 지상 걷기 그리고 활동적인 운동(균형 재훈련, 앉고 일어나기 연습, 종아리 운동, 햄스트링 컬 및 힙 어브덕션)에 집중되었다. 회기의 20%은 눕고 앉아서 하는 활동적 운동(예; 브릿지 자세, 복부 윗몸 일으키기, 넙다리네갈래근 운동, 상지 운동)에 집중되었고, 나머지 20%는 A씨의 신진대사적 비활동적 운동이었다(예; 휴식, 교육을 받거나 물리치료사와 상담, 수동적 범위에서 움직임에 대한 개입 받기).

A씨의 개입에 대한 BWSTT의 구성요소는 5분 동안 2~3회로 퇴원할 때쯤에는 1회에 30분까지 진전되었으며 여기에는 3-5분간의 준비운동과 정리운동이 있었다. 체중지지의 경우, A씨의 보행 패턴과 운동능력이 향상됨에 따라 초반 35%에서부터 10%까지 점진적으로 감소되었다. 마찬가지로, 트레드밀 속도는 시간당 1.4km(초당 39cm)의 기준치에서 시간당 2.7km(초당 75cm)로 점차 진전되었으며 이에 상응하여 심박 수 회복은 32%에서 67%로 평균 심박동수에 상승이 있었다. 훈련 중 A씨의 RPE0는 4~6 사이로 유지되었다.

A씨가 퇴원 후 머무른 곳은 그의 누나의 1층 집이었는데, 이는 그의 균형적 불안정이 A씨로 하여금 그의 2층 아파트 계단을 안전히 극복하지 못하게 했기 때문이다. 퇴원 시 그의 상대적 최고산소섭취량(VO_2peak)은 16%까지 올랐다(분당 산소 소비량은 18.1ml 또는 5.2METs로 이는 표준값의 약 70%). 이러한 변화는 피로 영향력 척도에서 그의 감소된 점수에 반영되었다(32 중 18). 6-MWT(6분 보행거리 시험)에서 이동거리는 19% 상승했으며(289m 또는 표준값의 53.5%까지) 대기 감시는 더 이상 필요치 않았다. 그의 73m 증가는 6-MWT에 보고된 실질적 변화 추정치인 47~49m를 초과했다(Perera, 2006). 지상 걷기는 초당 68cm까지로 22% 증가하여, A씨의 보행 분류가 "최소로 제한된 지역사회 보행자"로 향상되었다(Perry, 1995). 실제 속도에 있어서도 초당 22cm 증가는 가장 실질적인 변화에 필요하다고 여겨지는 것을 넘어선 것이다(예; 초당 9~14cm)(Perera, 2006). A씨의 혈관 위험 평가의 경우, 그의 허리둘레는 109cm에서 107cm로 미미한 변화가 있었으며 그의 안정혈압은 170/82mmHg에서 154/80mmHg로 낮아졌고 공복 혈당수치는 7.8mmol/L에서 6.7mmol/L로 낮아졌다.

이같은 A씨에 대한 임상 발표에서의 실질적 개선에도 불구하고, 외래 환자로서 추가적 재활은 다음과 같은 이유로 타당해졌다: (1)그의 운동능력(18.1mL/kg/min 또는 5.2METs)은 병리학적 범위 내에 머물러 있었으며(예; 예측 범위의 85% 미만) 자립생활에 요구되는 5.7METs(20mL/kg/min)에 미치지 못했다. (2) 그의 보행 내성(tolerance) 및 속도는 효과적인 지역사회 보행에 필요한 정도 이하였다. 그리고 (3) 그는 계속해서 신진대사 장애의 기준에 충족되었다.

임상 결정 시 고려할 점

1. 병원 및 가정에서 향후 몇 주간 최적의 기능을 강조하기 위해 환자 활동에 있어 세 가지 변경 사항들을 개발하기 위한 진행 원칙들을 고려한다.
2. A씨를 위해 당신은 기타 어떤 치료 설정 및 환경적 구성을 고려할 것인가?
3. A씨에게 의미 있는, 특정 기능에 적용되는 최소 2개 이상의 추가적 치료 계획을 고안 및 기술한다.

환자 적용

퇴원 시 A씨는 주당 3회씩 외래 물리치료를 받게 되었다. 그의 치료 보강을 위해, 그는 그의 주요 기능적 목표 2가지를 다루는 몇 가지 과제 지향적 운동을 수반하는 가정 내 진행 프로그램을 받았다. 앉은 자세로 발목 당기기 및 제자리 걷기를 준비운동으로 마무리 한 뒤, A씨는 다음의 프로그램을 하도록 지시받았다.

목표 #1: 그의 2층 아파트에서 온전히 지내는 생활로 돌아가기

주요 제한 요소: 독립적이고 안전한 계단 오르내리기를 불가능하게 하는 부족한 균형 조절 및 감소된 발바닥 굽힘의 편심성 조절.

소요 시간: 5분

운동 예시:

1. 발뒤꿈치 들기: 의자 등받이에 손끝을 가볍게 대고 지지하여 왼쪽 다리로 선다. 왼쪽 발뒤꿈치를 들어 올렸다가 내린다. 10회 반복. 오른쪽 발뒤꿈치로도 같은 동작을 반복한다.
2. 부분 스쿼트: 의자 등받이에 손끝을 가볍게 대고 왼쪽 다리로 선다. 왼쪽 무릎을 구부렸다가 접는다. 10회 반복. 오른쪽 다리로도 같은 동작을 반복한다.
3. 스텝 업: 1단짜리 계단을 마주하고 왼쪽은 벽에 가까이 선다. 왼발로 올라선 뒤 오른발도 올려놓는다. 왼발을 내려놓은 다음 오른발도 내려놓고 시작 자세로 돌아간다. 10회 반복. 오른발부터 시작하여 같은 동작을 반복한다. 지지할

것이 필요할 경우 벽을 사용한다.

목표 #2: 일주일에 3회씩 친구네 집을 방문하기 위해 멈추지 않고 0.5km 걷기

주요 제한 요소: 과도한 피로 및 제한된 보행 내성의 원인이 되는 부족한 균형 제어 및 심혈관 건강.

소요 시간: 15분

운동 예시:

1. *공을 튀기며 걷는다.*
2. *바닥에 있는 선들을 넘고 물체들의 위를 넘어서 간다.*
3. *크기와 무게가 다양한 물체들을 들고서 하나는 바닥에 있고 다른 하나는 7.5m 멀리 떨어진 머리 위 선반에 있는 두 바구니 사이를 왔다 갔다 한다.*
4. *Tandem 보행: 왼쪽은 벽에 가까이 한 채로 선다. 왼쪽 발을 오른쪽 발 앞에 일직선 모양으로 둔다. 오른쪽 발을 왼쪽 발 앞에 둔다. 이러한 방식으로 5m를 걷는다. 지지할 것이 필요할 경우 벽을 사용한다.*
5. *폼 매트 위 보행: 폼 매트를 마주하고 왼쪽은 벽에 가까이 한 채로 선다. 매트 위를 왔다 갔다 3회 반복한다. 지지할 것이 필요할 경우 벽을 사용한다.*

복습

1. 운동 신진대사 관련 심혈관 및 폐 기능의 기초가 되는 기본적인 생리학적 원리는 무엇인가?
2. 신경근 장애가 있는 환자의 심폐 체력 저하에 기여하는 요인은 무엇인가? 물리치료와 작업치료에 있어서, 이러한 문제를 어떻게 해결할 수 있는가?
3. 신경학적 집단의 심혈관 운동 중재를 포함하면 어떤 장점이 있는가?
4. 신경학적 진단을 받은 이들의 심혈관 건강을 신장시키기 위한 운동 프로그램을 어떻게 고안하겠는가? 다발성경화증, 뇌졸중, 척수손상, 파킨슨병 및 뇌성마비와 같은 진단을 받은 환자 개개인의 진단에 있어서 무엇을 고려해야 하는가?
5. 심혈관 건강 상태가 나쁜 환자는 어떤 특정 활동이 적절할 수 있는가?

요 약

심폐 생리학, 평가 절차, 그리고 신경재활에의 전체적이고 다중 시스템적 접근을 보장하는 개입은 간호의 기준이 되어가고 있다. 기초를 이루는 개인적 그리고 개인외적 요소들뿐만 아니라 일차적이며 근골격에 관한 제약들은 심폐적 결함과 결합하여 운동능력 및 근육 효율 모두에 부정적 영향을 끼친다. 효과적 감시 및 개입없이 이러한 상호작용은 이동성과 에너지 비용, 그리고 삶의 질에 상당히 부정적인 결과를 가져올 수 있다. 신경학적 장애를 가진 성인 및 어린이들은 초기 발표에서 일반적으로 심폐 능력이 좋지 않음에도 불구하고 신경장애가 있는 어른 및 성인들은 장애가 없는 이들과 본질적으로 같은 방식으로 운동 훈련에 반응할 수 있다는 근거가 나타나고 있다. 심폐소생 중재의 원칙 및 기술은 본 장에서 논의된다.

제 5 부

활동/참여를 개선하기 위한 특별한 기능적 중재

Specific Functional Intervention to Improve Activity/Participation

상지 과제에서 기능적 활동 중재

Functional Activity Intervention in Upper Extremity Tasks

제 33 장

■ 안시내

개 요

학 습 목 표

이 장을 마치면, 학습자는 다음을 할 수 있어야 한다:

1. 일상생활의 수행과 관련된 손과 팔의 기능적인 활동에 신경학적 질병이나 손상의 영향을 확인한다.
2. 신경학적인 질병이나 손상으로 인한 상지의 필수적인 기능 및 기술의 측정 및 평가, 중재를 확인한다.
3. 신경학적인 질병이나 손상으로 인한 상지의 작업 수행 능력 수준에서 적절한 근거 기반 시행과 평가 및 중재를 선택한다.
4. 비정상적인 신경기능에 대한 안전 고려 사항 및 수명에 영향을 미치는 장애를 포함하여 손과 상지의 신경학적 장애 특성에 대한 전형적인 임상 사진을 열거한다.

서론 Introduction

58세의 음악가 데이나(Dana)는 우뇌 대뇌 혈관 사고를 겪었다. 그녀는 그녀의 "왼팔이 단단하고 딱딱한 느낌이 들며, 움직이기가 어렵다. 나는 아무것도 할 수 없다!"고 말한다. 당신은 상지의 움직임이 비정상적인 시너지 효과의 형태라는 것을 관찰했다. 다른 신체 기능 장애 이외에도 왼쪽 상지에서 경직을 확인하였다. 환자는 왼쪽 상지의 과제를 수행하도록 하는 것을 우선적인 문제로 확인했기 때문에 운동 장애에 잠재적으로 기여하는 모든 근본적인 손상, 근육의 긴장도 검사 및 각 상지 기능이 어떻게 영향을 받았는지에 대해 자세히 알아볼 필요가 있다. 우리는 장이 진행됨에 따라 데이나에 대해 더 많이 배우게 될 것이다.

오늘 아침에 알람 시계에 버튼을 눌렀을 때 담요를 걷어 내고 남은시간 동안 베개에서 잠시 잠을 잤다. 또는 당신은 이불을 던져 버리고, 머리에 손을 얹으면서, 새로운 날을 맞이했을 것이다. 하루를 준비하면서 면도날과 같은 작은 물건을 조작하고 탐색하는 데 익숙한 상지 장애물 코스를 넘어왔을 것이다. 리모컨과 전자레인지 버튼이 아닌 치약, 샴푸, 크림, 약병 뚜껑; 미끄러운 비누 및 로션; 튜브, 연필 및 메이크업을 위한 브러쉬; 지퍼, 넥타이, 스냅, 매직용 벨크로 등을 조작했을 것이다. 당신은 성공적으로 하루를 준비하기 위해 많은 도전을 성공적으로 지나왔다. 하루 동안 교육, 업무, 여가 또는 기타 작업을 계획한 후에는 협응된 손과 팔의 작업으로 수행할 것이다. 대부분이 모든 것들은 손과 상지에서의 기능, 협응 및 조절로 인해 쉽게 성취되었을 것이다.

해부학적 구조에서 어깨, 팔, 손목 및 손의 모든 근육, 골격, 신경, 연부 조직을 묘사하는 데 일반적으로 사용되는 용어인 **상지(Upper extremity, UE)**는 **일상생활의 과제** 또는 **활동** 수행의 해부학적 부분의 중요성을 설명하는 데 부적절하다. 사람들이 평생 동안 참여하는 이러한 행동은 의미 있고, 신체, 가정, 가족뿐만 아니라 일, 교육, 여가 활동을 포함한다. 질병이나 손상의 결과로 상지 사용이 손실되면 일상 업무 수행의 모든 측면이 크게 영향을 받으므로 참여 수준이 저하된다. 치료사는 상지 손상으로 인한 환자에게 손상을 적절히 다루기 위해 적절한 검사, 평가, 치료를 실시해야 한다. 검사, 평가, 치료는 신체 기능 및 기술 수준과 직무 수행 수준 모두에서 완료되어야 한다. 이 장에서는 손과 상지의 전형적 특징, 신경 질환의 비정상적인 활동/기능, 안전 고려 사항, 상지 기능에 대한 삶의 영향에서 근간을 이루는 임상적 장애에 대한 개요로 시작한다. 관련 평가 및 조치를 검토한 후, 이 장에서는 상지의 기능적 사용을 복구하기 위한 일련의 중재 활동을 제시한다.

상지의 일반적인 특징과 움직임 패턴

Typical Characteristics and Patterns of Movement in the Upper Extremity

기능적 운동 패턴에 대한 이해는 상지 기능 장애의 평가와 치료에 중요하다. 숙련되고 독립적인 상지 사용은 상지 받침대 없이 근위부, 특히 몸통을 안정화하는 능력으로 시작된다. 이는 관련된 기능적 과제에 대한 상지의 자유로운 사용을 용이하게 한다. 어린 시절의 뻗기 및 쥐기 기술의 일반적인 발달은 표 33-1에 설명되어 있다.

일반적으로 아이들의 발달은 한 손을 사용하여 다른 손으로 장난감을 조작하거나 손을 뻗는 동안 스스로 안정화시킬 수 있다. 그러나 앉거나 서 있을 때 자세의 안정성이 부족한 모든 연령의 사람들은 환경에서 물건과 상호 작용하기 위해 상지를 사용하는 능력, 특히 양측의 상지 또는 손으로 사용해야 하는 작업에 방해가 된다. 인체 공학적 분석과 위험성 조사를 위해 앉아있는 자세의 생체역학에

표 33-1 뻗기 및 잡기 기술의 정상적인 발달

	뻗기	잡기/양측 기술	놓기
영아	*5–6개월* • 지지한 앉기/독립적인 앉기 • 뻗기의 정확도는 시각적으로 보조됨 • 양측(양손) 기술 • 손에서 손으로 이동 9–10개월 • 엎드림, 네발기기 • 전완에 체중지지를 하고 기대고 한손에 장난감을 잡고 기기 • 한손으로 체중지지하며 다른 손으로 뻗기	*출생–2개월* 물체를 새끼손가락 쪽으로 잡을 때 끌기와 잡기 반사 *3–5개월* 물체를 엄지손가락 쪽으로 잡을 때 잡기 반사 뻗기를 위해 편측으로 접근 *6–9개월* 노쪽손바닥 잡기(Radial palmar grasp) (6개월) 노쪽손끝 잡기(Radial digital grasp) (8개월) 대충 긁어 모으기 *9–12개월* 경미한 손목 신전과 전완 외전이 성취됨 3점 쥐기(Three-jaw chuck grasp) 가위 또는 측면 집기(lateral pinch) 손끝 잡기(Pincher grasp)	편측 놓기 표면에 의도적 놓기 팔꿈치 펴고 놓기

표 33-1 뻗기 및 잡기 기술의 정상적인 발달 — 계속

	뻗기	잡기/양측 기술	놓기
유아	*18개월-2세* 안정성 및 이동성을 위한 양손 기술, 한 손으로 잡고, 다른 손으로 조작 근위부 팔의 안정성/놓기를 위한 손의 조절(18개월까지) 조절된 놓기(2세)	*1-1.5세* 크래용을 손바닥 뒤침으로 잡기 *2-3세* 손가락으로 잡기(Digital pronate grasp)	팔꿈치 구부리고 놓기 큰 물체 통에 넣기 작은 물체 통에 넣기
학령전기	잡기 위해 뻗기 중심선 교차하여 뻗기 느리게 움직이는 물체를 시각적 추적하며 뻗기	*$3^{1/2}$-4세* 정적 세손가락 잡기(Static tripod grasp) *$4^{1/2}$-6세* 동적 세손가락 잡기(Dynamic tripod grasp) 유치원 시기 전체에서 쥐기 강도가 향상됨	양손 활동(하나는 유지하고 다른 하나는 조작) 증가된 쥐기 근력 손의 선호도 또는 잘 쓰는 손의 선호도 확립(약 4세 정도) 조이기: 지퍼, 잠금장치, 큰 단추 꾸준함, 민첩성, 쥐기, 속도가 증가된 쥐기
초등학생	도달 정확도 향상 라켓을 포함하는 스포츠	손으로 조작하는 기술 손으로 우위를 확립 연필에 대한 동적 삼각대 파악 그립과 집게 잡는 힘 증가 고립된 손가락 움직임의 정밀도	민첩한 놓기

대한 연구에 따르면 앉아있는 자세에서 사용할 수 있는 관절과 잠재적인 움직임의 수는 안정성의 양에 따라 영향을 받는다는 것을 보여주었다(Hendriks, 2006). 불안정한 앉은 자세로 밀고 당기는 작업을 수행할 때 손상의 위험이 있으며(Lee, 2008) 앉은 상태가 불량한 환자의 재활에서 뻗고 기대는 작업활동 동안 앉은자세의 안정성에 대한 다각적인 측면을 측정해야 한다(Kerr, 2002, Tanaka, 2010, Wu, 2016).

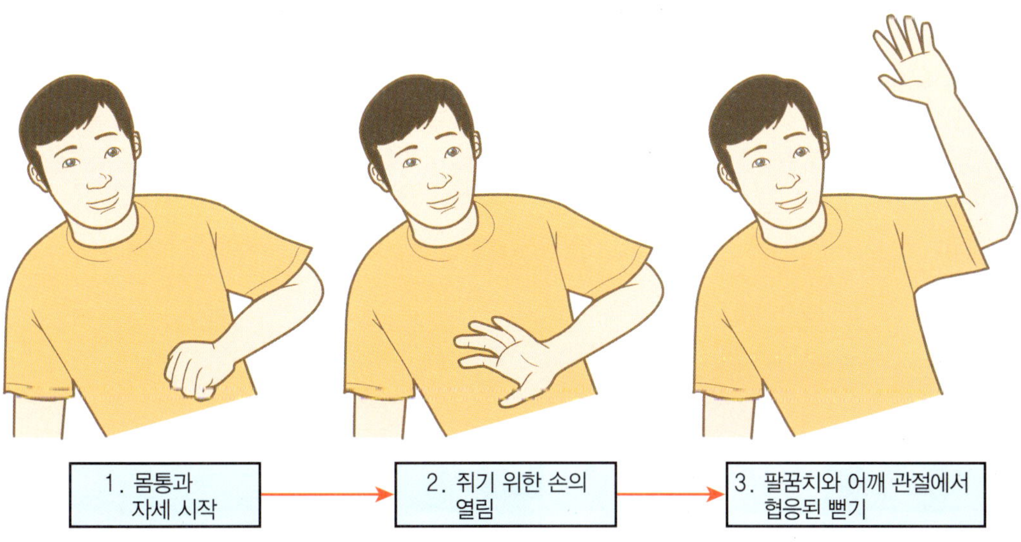

그림 33-1 움직임의 흐름. 몸통의 안정성과 자세에서의 역할, 손의 준비(열리기), 팔꿈치와 어깨 협응된 움직임을 포함하여 상지 기능 동안의 몸통, 팔, 손 상호 작용의 도식화.

정상적인 성인에서는 팔과 손이 하나의 단위로 작동하지만 아주 다양한 패턴으로 뻗기를 하거나(즉, 팔을 뻗거나 늘려서 물건을 만지거나 놓거나 환경에서 물건을 조작한다. 그림 33-1 참조). 처음에는, 손을 잡기 위해 손의 뻗기(즉, 손과 손가락으로 물건을 쥐거나 손잡이로 잡는 동작)를 시작한다. 보다 구체적으로, 손잡이는 물체를 잡은 강도를 반영한다.

모든 뻗기 과제는 몸통에서 시작하여 활동 요구에 따라 자세 조정을 포함한다. 뻗기할 방향의 중심부에서의 시작해 거의 동시에 손을 뻗고, 손을 잡으려고 예측하고, 팔을 들고 하나의 단위로 작용하여 물건을 손에 쥘 수 있다(Oztop, 2010, Weiss, 1998). 정상 범위에 있는 상완골과 견갑골의 상호 작용은 잘 확립되어 있다. 상완골과 견갑골은 약 2 : 1 비율로 함께 작용한다. 상완골의 2° 운동마다 견갑골은 1° 움직인다(Cailliet, 1980; Miyashita, 2010; Romeo, 1998). 예를 들어, 어깨가 120°까지 구부러지면 상완골이 정상적으로 80° 움직이고 견갑골은 전체 운동의 40°를 차지한다. 또한 어깨 굴곡 각도를 180°로 달성하려면 흉부 및 요추 신근의 동원이 필요하다. 운동의 정상적인 비율이 없다면, 기능장애가 있는 움직임과 보상 전략이 생겨 통증과 부상을 초래할 수 있다.

생각해 볼 점 33.1

상지의 기능적 사용은 특히 신경 장애가 있는 환자의 경우 각 관절의 범위 또는 강도에 대한 환원 주의적 견해보다 복잡하다. 상지 사용 평가는 기능의 기초가 되는 동작 패턴의 성능을 고려해야 한다.

쥐기, 손안의 조작, 잘 쓰는 손과 같은 일반적인 손기술 구성 요소는 환경에서 물체를 조작하는 데 필수적이다. 일단 성숙한 쥐기가 발달되면, 활동의 요구는 사람이 성공적으로 과제를 완료하기 위하여 목표를 어떻게 잡을지 결정한다. 쥐기는 상지 기능의 필수적인 부분이다. 표 33-2는 손과 손가락을 사용하는 사람과 손가락만을 사용하는 사람을 포함하여 정의 및 설명이 되어 있는 유형을 나열한다. 표 33-2의 그림은 기능적 사용 중 성숙한 패턴의 쥐기 유

표 33-2 쥐기 종류의 정의 및 설명

	손의 쥐기 패턴
공모양 잡기(Spherical grasp) 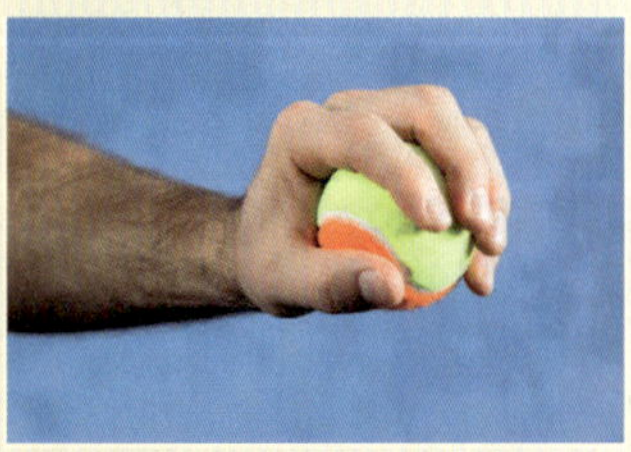	손이 구형으로 윤곽을 그리며 손가락의 굴곡 정도(예; 테니스 공을 잡는 정도)에 따라 엄지근육 및 소지근육으로 움켜쥐는 형태.
갈고리 잡기(Hook grasp) 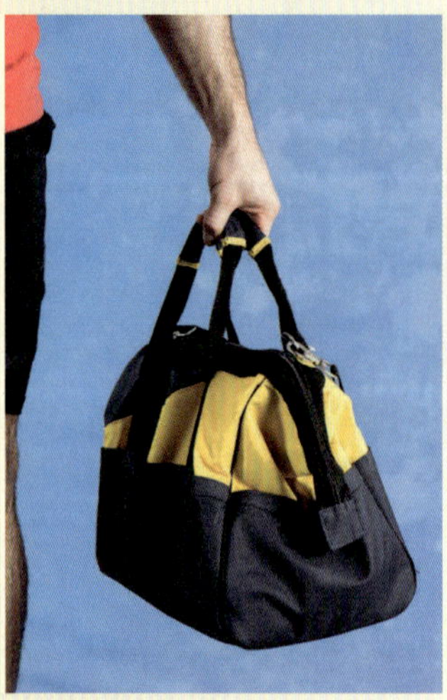	엄지 관여없이 굴곡된 손가락에 의해 손을 고리 모양으로 잡는 쥐기의 한 유형으로, 보통 일정 기간 동안 유지하는 정적인 성격을 띤다(예; 가방 손잡이 쥐기 또는 손잡이로 물통 운반).

표 33-2 쥐기 종류의 정의 및 설명 — 계속

	손의 쥐기 패턴
강하게 잡기(Power grasp) 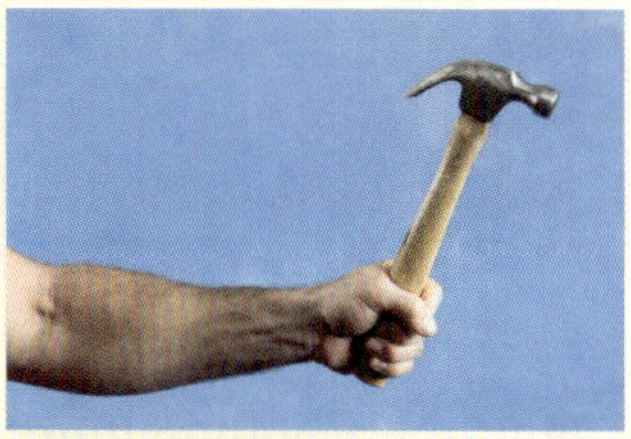	큰 힘이 필요할 때 대부분의 손가락을 포함하는 손 기능의 한 유형 (예; 망치를 사용하거나 의자/가구를 들어 올리는 등).
원통 잡기(Cylindrical grasp) 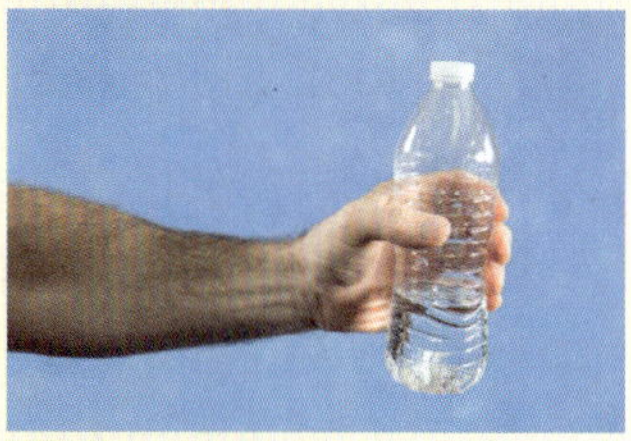	손의 손바닥 표면 전체로 원통형의 물체 주위를 움켜쥐는 power grasp유형 (예를 들어, 유리/컵 또는 난간).
	손가락의 쥐기 패턴
3점 쥐기(Three-jaw chuck) 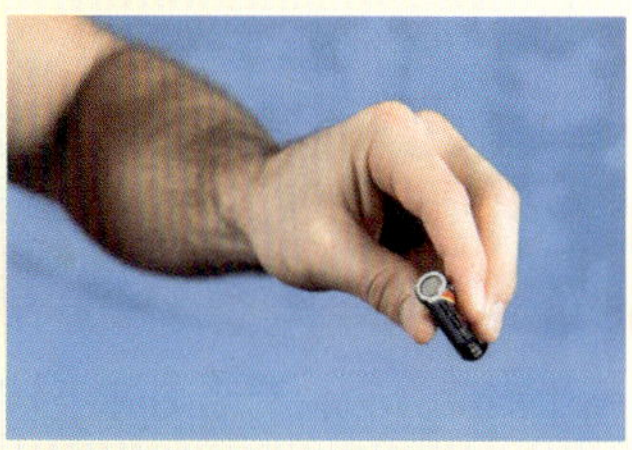	엄지, 검지, 중지손가락이 포함된 쥐기(손가락) 패턴 (예; 짧은 붓/연필을 들고 있거나 달걀을 집음).
측면 집기(Lateral pinch) 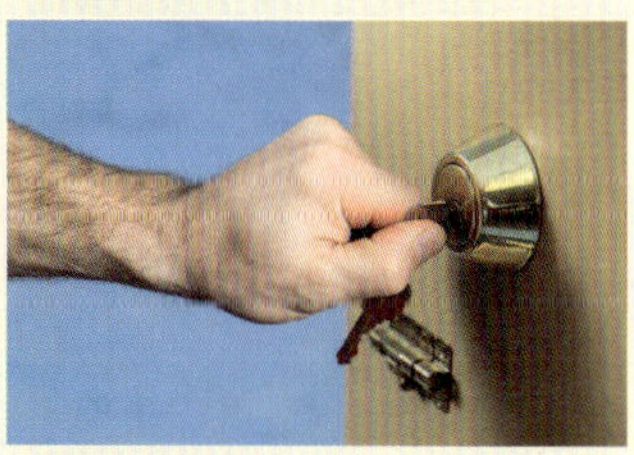	엄지 패드가 검지의 중간 지골에 대항하는 쥐기 방법 (예; 자물쇠에 넣기 위해 열쇠를 들고 있거나 바지를 지퍼/압축 풀기).
손끝 집기(Tip-to-tip pinch; "pincer grasp") 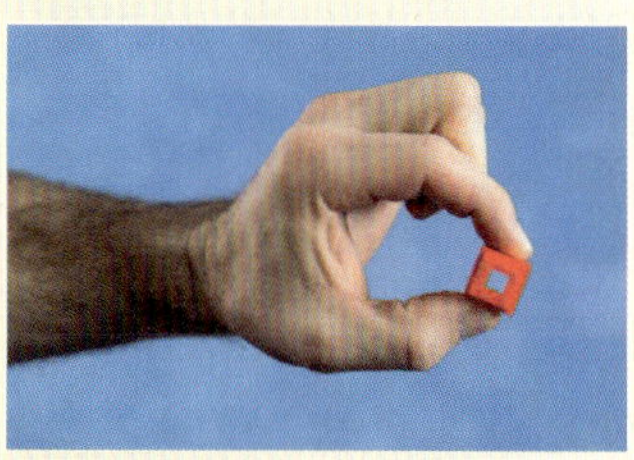	엄지와 검지의 끝 사이로 잡기 (예; 작은 초콜렛 집어 올리기 또는 전등 스위치 잡기).

형을 보여준다.

손목과 손의 **기능적 자세**는 일반적으로 손목으로 약간 신전되고, 손은 약간의 척골 편향이며, 손가락은 모두 살짝 구부러져 있고 두 번째와 세 번째 손가락은 엄지와 대립되어 있는 상태이다(Coppard, 2008). 손목의 위치와 움직임은 손을 사용할 때, 특히 쥐기 및 놓기 활동을 수행하는 동안 특히 중요하다. 손목의 폄은 손목의 신전근육을 활성화시키는 결과를 낳는다. 특히 긴 굴곡근이 짧아지면 손가락이 심한 굴곡이 된다(그림 26-5 참조). 손목이 구부러지면 손가락의 긴장도가 풀려져서 손가락의 폄이 촉진된다. 긴 손가락 굴곡근을 자발적으로 활성화 할 수는 없지만 능동적으로 손목을 신전시킬 수 있는 환자(예; C6 완전 척수 손상)에서는 손목 신전 작용으로 손목을 수동으로 닫아서 약간의 쥐기능력을 생성한다(26장 참조).

전체적 맥락에서의 상지 활동의 임상적 특성

Clinical Picture of Upper Extremity Activity in a Holistic Context

*58세의 음악가 **데이나(Dana)**는 초기 인터뷰에서 그녀가 오케스트라에서 연주하는 것이 일차적인 수입원이라고 하였다. 그녀는 또한 집에서 색소폰을 가르치고 가수의 무대 뒤에서 연주해주는 것이 이차적인 수입원이라고 하였다.*

임상 평가 및 치료에서 상지는 전신 작업 및 업무의 일상생활 수행에 관여하기 때문에 전체론적 관점으로 보아야 한다. 인지적, 정신 사회적 측면과 같은 환자/클라이언트는 특히 개인에 대한 견해를 반영해야 한다(American Occupational Therapy Association [AOTA], 2008). 이 장의 시작 부분에 소개된 뇌졸중(CVA) 환자인 데이나의 경우, 왼쪽 상지와 손에서 심각한 높은 근긴장도와 자발적인 움직임 조절의 부족이 있다(*"나의 왼팔은 단단하고 딱딱하고, 움직이는 것은 쉽지 않다. 나는 어떤 것도 할 수 없다!"*). 치료사는 환측 사지의 기능적 사용을 평가하는 방법을 알아야 한다. 수행 기술은 환경(운동 기술)에서 물체 주위를 이동하고 물체와 상호 작용하는 능력을 포함한다. 또한 과제의 완성과 관련된 행동을 조직하고 지시하고 수정할 수 있는 능력(처리 기술)과 개인의 의도와 필요를 공유하고 사회적 맥락에서 상호 작용하는 능력(의사 소통/상호 작용 기술)을 포함한다(AOTA, 2008). 이러한 기술을 평가하는 것은 치료사가 한 발 뒤로 물러나 기능적 운동에 대한 처리기술의 측면을 전체적으로 바라볼 수 있게 해준다. 데이나는 색소폰을 연주하기 위해 조절되고 분리된 손가락 움직임이 부족하고 무대에서 자신의 행동을 수행할 때 부드럽고 조화로운 움직임이 부족한 것과 같이 운동 능력의 결손을 보였다.

생각해 볼 점 33.2

색소폰을 연주하는 것은 전신 작업이다. 상지에 대한 효과가 여기 언급된다; 그러나 전체론적으로 뇌졸중 후 색소폰을 연주할 때 몸통과 하지 관절에 어떤 영향을 줄지 생각해 보자.

시각 및 감각 기능과 같은 환자 요인은 모터 성능과 관련이 있다. 이것들은 또한 상지 기능의 통합된 관점에 대한 치료사에 의해 고려되어야 한다. 시각은 상지 운동 기술을 수행하거나 학습할 때 어린이와 성인 모두에게 중요한 구성 요소이다. 어린이의 경우, 구슬을 끼우고, 자르기를 하고, 색칠하고, 퍼즐을 완성하는 등 기본 동작에서부터 보다 세련된 동작에 이르기까지 다양한 기술이 필요하다. 시각은 또한 성인의 진보된 손 조작 기술의 필수적인 부분이며 업무, 여가, 기타 일상 업무에서 중요한 업무에 필수적이다. 손의 감각적인 구별능력 또한 정밀한 운동 기술의 수행과 발전에 중요한 역할을 한다(Kägi, 2010). 약 $2^1/_2$세의 어린이들은 접촉만으로 일반적인 물체를 식별할 수 있으며, 5세 어린이는 접촉만으로 친숙하지 않은 물체를 인식할 수 있다(Brushnell, 1998). 이러한 기술은 청소년기 전반에 걸쳐 계속 개발되고 더욱 세련되게 된다(Shiah, 2011, Stillwell, 1995). 감각 기능의 결함은 비록 운동 조절이 손상되지 않더라도 주요 손 기능 문제를 일으킬 수 있다(Pehoski, 2006). 감각 기능의 중요성에 대한 추가 정보는 5장과 27장에서 찾을 수 있다.

생각해 볼 점 33.3

신경학적 손상의 결과에 대한 지식을 검토한다. 색소폰 연주 음악가인 데이나의 시력과 감각 결함을 평가하고 잠재적으로 중재해야 할 필요가 있는가?

작업은 일뿐 아니라 일상생활의 활동, 일상생활의 도구적 활동, 교육, 일, 놀이, 여가, 사회 참여(AOTA, 2008)를 포함하여 개인의 시간과 삶을 "차지"하는 모든 측면을 포함한다. 그녀는 뇌졸중으로 인해 데이나의 상지의 결손은 양측의 자기 관리 작업에서부터 공연하고 무대에서 활동하고 색소폰을 연주하고 가르치는 그녀의 직무 대부분을 수행할 수 있는 능력에 영향을 줄 것이다. 진정으로 전체론적일 수 있도록 치료사는 환자가 참여하는 모든 작업에서 상지 사용에 대한 통합된 관점을 가져야 한다. 통합된 관점에는 환자의 기본 요소, 수행 능력 기술의 측면 및 환자의 작업의 활동 패턴뿐만 아니라 활동 패턴(습관, 역할, 루틴)을 포함한다.

비정상적인 상지 과제의 가능한 손상

Possible Impairments Underlying Abnormal Upper Extremity Tasks

이 절에서 논의된 상지의 손상은 본문에서 다루고 있는 신경 장애에 영향을 주는 일반적인 장애의 범주로 분류된다. 다음의 증상은 상지기능에 영향을 준다.; 감각 저하, 부전마비, 마비의 그 결과로 생기는 구축, 경직을 포함한 과긴장의 결과로 나타나는 구축, 운동 조절 장애, 저긴장성, 통증 및 복합 부위 통증 증후군, 감소된 관절 안정성과 증가, 관절 안정성 저하로 인한 나쁜 자세. 표 33-3은 비정상적인 움직임, 자세, 작업 수행 및 예방 조치와 관련된 각 장애에 대한 자세한 설명을 제공한다.

신경학적 손상으로 인한 추가적으로 영향을 받는 상지의 운동기술에는 손의 우세성을 확립할 수 없거나, 움직임을 분리시키는 것이 어렵고, 협응이 부족하며, 상지의 편측 사용(즉, 손상 받지 않는 측의 사용)이 포함된다. 6세까지의 우세손 확립의 부재는 신경학적 지연의 지표로 간주된

표 33-3 상지기능에 영향을 주는 일반적인 신경학적 손상

신경학적 손상	비정상적 움직임	비정상적 자세	작업 수행	주의사항
감각 감소	상지의 조절이 어려울 뿐만 아니라 환경에 대한 인식이 감소될 수 있음	보호반사를 사용할 때 나타날 수 있음	안전, 독립성, 작업의 완성이 감소됨	보상적인 방법이 안전을 위해 요구됨; 감각 결손으로 인해 손상 위험에 대한 교육이 필요함
부전마비 및 마비	자발적인 움직임과 숙련된 조절이 어려움 또는 부재	부동성과 전체 관절 가동범위의 제한으로 인한 구축	작업의 수행에 대한 독립성 및 기술 감소	부동성 및 구축의 결과로 가동범위 전체의 움직임과 외부적 적용 감소
과긴장성	경직성 또는 강직성 과긴장으로 움직임의 제한됨; 국소적 통증으로 인해 경축과 과긴장성	구축을 유발시키는 위험이 증가된 환자의 자세(예; 주먹쥔 손, 손가락 굴곡, 엄지손가락 내전)	기본적 일상생활, 수단적 일상생활, 일, 여가활동을 하는 독립성의 감소	주요 관심사는 피부와 피부 접촉이 과도한 수분 축적, 피부 쇠약 및 곰팡이 감염으로 이어질 수 있기 때문에 손의 위생임
운동조절 손상/선택적 조절 손상	비정상적 시너지 패턴(굴곡패턴, 신전패턴); 분리된 움직임의 부족과 낮은 조절; 분리된 움직임의 어려움	비정상적 시너지 패턴의 원하지 않는 요소로 인해 비정상적 자세 유발됨	기본적인 움직임과 효율적인 과제를 완수하는 능력의 감소	의도하지 않은 움직임 구성요소로 인해 의도하지 않은 버튼을 건드리거나 피해야 할 표면을 만지는 등의 문제가 발생할 수 있음
상지와 손의 저긴장성	과도한 관절범위와 감소된 관절 안정성; 운동성이 손상되지 않았을지라도 과도한 운동범위가 있을 수 있음; 위약과 관련된 저긴장성과 쥐기의 어려움; 저항에 유지하기 어려움	종종 관절의 끝범위에서만 안정성을 얻을 수 있음; 작은 엄지근육군과 소지근육군이 나타남	과제는 약하고 느린 움직임으로 수행됨	관절의 보호를 위해 끝범위의 움직임, 체중지지와 어떠한 움직임에도 주의해야 함
통증과 만성적 국소 통증 신드롬	근육 위축과 관절 범위의 제한으로 인해 나타남	관련된 사지를 보호하고 있는 것이 일반적으로 보임; 움직임과 저항은 구축을 유발시킬 수 있음.	작업 수행을 피함으로써 경험 부족이 유발됨; 통증은 일차적인 제한요소가 됨	통증, 부종, 혈관성 불안정의 경험

계속

표 33-3 상지기능에 영향을 주는 일반적인 신경학적 손상 — 계속

신경학적 손상	비정상적 움직임	비정상적 자세	작업 수행	주의사항
관절안정성 감소와 자세 조절 부족으로 인한 근육 위축	중력에 저항해서 스스로 바로 세운 자세를 유지하는 것이 어려움; 휠체어를 굴리기와 같은 양측과제를 할 때 전반적인 움직임에서 제한됨	부족한 자세 안정성에 대한 보충적인 지지로서 상지를 사용하는 것; 팔꿈치를 테이블 표면에 올리고 손으로 머리를 들며 보상적인 안정성을 추구할 수 있음; 손과 무릎 위치를 취하도록 요구 받았을 때, 어깨의 낮은 긴장도를 가진 환자는 종종 어깨 손상이 나타남	감소된 안정성은 환경과의 상호 작용을 극대화하고 효과적으로 작업을 수행하는 능력을 감소시킴	뻗기 과제에서 자세 불안정이 발생할 수 있으므로 균형을 유지하고 낙상을 피하기 위해 한 손을 사용할 필요가 있음.

다(Bishop, 1990). Annett(1998)는 이 분야에 대한 광범위한 연구를 수행하여 왼손잡이, 미숙한 손잡이, 혼합된 손잡이, 전환된 손잡이, 병적인 손잡이 및 양손 손잡이와 같은 손이 선호도 상태를 나타내는 카테고리를 확립했다. 각 범주에는 자연적으로 발달하는 고유한 수행 구성 요소, 작업 및 기술이 있다.

분리된 움직임을 하는데 어려움을 겪는 환자는 대개 더 미숙하거나 원시적인 운동 패턴을 보인다. 환자가 분리된 뻗기, 쥐기, 놓기를 시도하면 장력 또는 굴곡 시너지 효과가 나타날 수 있다. 팔꿈치의 신전 또는 굴곡과 결합된 어깨 굴곡, 손가락 굴곡과 결합된 손목 신전, 손가락 신전과 결합된 팔꿈치 굴곡을 사용하여 뻗기와 같이 더 성숙한 조합 운동은 종종 어렵거나 불가능하다.

낮은 협응과 운동 조절은 일반적으로 신경학적 증상이 있는 환자에게서 볼 수 있음. 근육긴장도가 증가한 환자는 이전에 언급한 기능 장애 시너지 패턴을 극복하기 위해 운동 조절이 나쁠 수 있다. 그림 33-2는 높은 근긴장도와 관련된 비정상적인 상지의 자세를 보여준다. 근육 긴장도가 낮은 환자는 관절 안정성이나 근력 약화로 인한 통제력

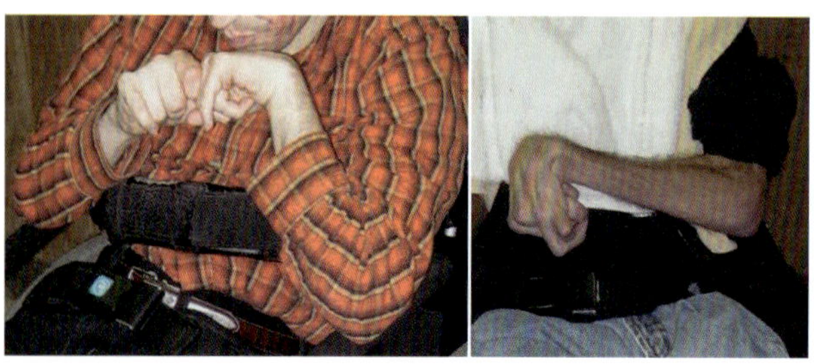

그림 33-2 심한 과긴장성 환자의 전형적인 상지 자세.

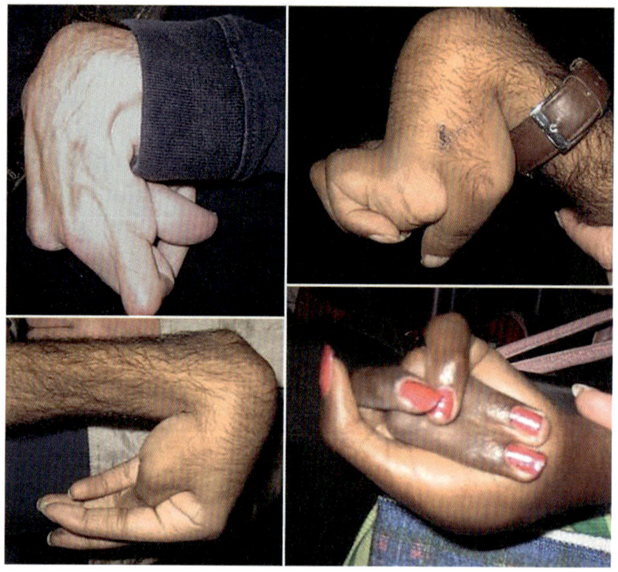

그림 33-3 손의 기형. 보조기를 착용하지 않는 뇌성 마비가 환자의 전형적인 손 기형의 여러 예시.

이 약할 수 있다. 상지의 편측 사용은 한쪽의 상지를 사용할 수 없기 때문에 기능적이지 않고 한 손으로 수행하는 적응 기술을 수행할 때 발생한다. 특히 비정상적인 운동과 근육 불균형을 가진 환자가 보조기를 착용하지 않는 경우 신경학적 장애로 인한 구축과 관련된 다양한 수부 변형이 발생할 수 있다(그림 33-3 참조).

안전 고려 사항 Safety Considerations

안전은 활동에 관계없이 모든 환자 및 클라이언트에게 최우선 순위이다. 손상으로 인해 상지의 비정상적인 기능

상자 33-1 안전 고려 사항

1. 감각 장애가 있을 때는 시각적 확인과 검사와 같은 보상 기술을 가르쳐야 한다. 예를 들어, 손을 넣기 전에 서랍을 보고 찾는 물체를 확인한다. 면도기를 위로 향하게 하거나 예기치 않은 물체로 날카로운 칼이 있을 수 있다.
   - 이동하거나 배치하는 동안 환측 팔을 본다. 신체 부분을 움직이는 동안 물건/장비 근처 또는 위에 환측 상지를 두거나 사용하지 않는다.
   - 환측 팔을 넣기 전에 건측 상지로 항상 수온을 시험해야 한다.
2. 반 중력 자세로 조절이 어려울 때 두 손을 함께 사용할 수 있도록 필요에 따라 여분의 몸통 지지대를 사용하여 안정성을 제공한다.
3. 낮은 지구력이 있을 때, 환자는 활동을 더 쉬운 부분으로 "덩어리(chunk)"하는 법을 배우고 에너지 수준이 높은 더 힘든 부분을 먼저 수행하고/요구하기 쉬운 부분을 수행해야 하며, 나중에 에너지가 필요할 때 쉽고 덜 까다로운 부분을 수행해야 한다.
   - 업무 중에 서 있는 것보다 더 많이 앉아서 시작하고 적절한 직무 자세로 서야 한다.
   - 서 있거나 앉아있을 때 작업량을 줄이려면 팔꿈치가 작업 수행을 방해하지 않도록 테이블 위에 올려 놓아야 한다.
   - 능동적인 작업 범위를 줄이려면 머리 위와 엉덩이 높이 사이의 선반과 카운터 상단에 물건을 놓아 머리 위로 손을 올리는 것을 최소화해야 한다.
4. 통증이 있을 때, 환자는 통증을 악화시키는 요인을 확인해야 하며, 대체적인 조치를 취하는 법을 배워야 한다.
5. 안전 문제에 간병인을 참여시킨다. 감각 감소 또는 부재, 자세 조절 불량, 지구력 감소 또는 통증으로 인한 가족 안전 문제에 대해 논의해야 한다.

적 사용이 야기되는 특정한 안전 고려 사항(예; 상자 33-1 참조)을 알고 있어야 한다. 예를 들어, 감각 장애는 통증 또는 온도에 대한 인식 감소 또는 보호 반응 감소(예; 뜨거운 난로에 닿았을 때의 화상에 대한 인식 부족)로 인한 상해를 유발할 수 있다. 환자에게 피부 보호 방법에 대해 교육시키고 잠재적인 부상을 입을 수 있는 환경을 자주 확인하는 것이 중요하다.

생애주기에 영향을 주는 상지 사용

Lifespan Influence on Upper Extremity Use

수명 동안 팔 및 손기술의 가능한 손상을 측정할 때 이 장의 앞부분에서 설명한 것처럼 많은 기술 수행과 발달에 영향을 주는 다음과 같은 많은 시스템에 대해 인식해야 한다.: 운동 발달과 조절, 신경 조직과 기능, 감각 기능(시각과 촉감), 인지 발달과 완전성, 환경적 요인, 문화적 배경, 보호자의 행동(Exner, 2005)의 구성 요소는 팔과 손기술 발달에 영향을 준다. 실제로 움직임은, 수행자의 작업 및 환경의 상호 작용을 통해 발생한다(Shumway-Cook, 2007).

신생아 및 아동 고려 사항

일반적인 운동발달의 측면은 13장에서 논의되지만, 이 부분에서는 상지 및 손기술에 중점을 둔다. 상지와 손기술 발달은 많은 시스템의 상호 작용을 통해 발생한다. 기능적 손기술의 발달은 3단계로 나눌 수 있다(표 33-4 참조). 영향 인자는 잘 확립되어 있으며, 유아 크기, 성장, 생역학적 특성, 신경 성숙, 지각 능력, 감각, 인지 능력을 포함한다(Gordon, 1997, Manoel, 1998, Thelen, 1987, 1995). 상지 발달에 가장 큰 영향을 미치는 감각 시스템은 시력, 촉각 감각, 고유수용성 감각이다. 자세 조절과 원시 반사는 또한 정중선과 눈에 맞춰 손을 배치할 수 있는 능력을 포함되어 필요한 움직임에 영향을 준다.

쥐기와 놓기의 조절을 통해 유아는 감각 탐구, 손가락 먹기를 위한 음식 쥐기, 나중에는 숟가락을 잡을 수 있고 장난감을 가질 수 있다. 유아가 양손을 함께 가져올 수 있으면 손에서 손으로 물건을 옮기고 한 번에 두 개 이상의 물건을 드는 것을 배울 수 있다. 물체 속성의 변화는 서로 다른 운동 조작을 이끌어 내고, 물체 모양의 변경은 회전 및 옮기는 활동을 증가시키고, 질감의 변화는 더 많은 손가락 움직임과 놀이시간의 지속을 자극한다(Pehoski, 2006).

쥐기와 놓기의 발달은 유아가 촉각 경험 기회를 허용하고 자기 관리 기술을 습득하는 데 필수적이다. 아동이 약하거나 쥐기능력이 없으면 중재에서 보상이 중요하다. 물건을 손에 쥐거나 매달아서 사용을 촉진하고 선호하는 놀이 아이템과의 접촉을 유지하기에 충분한 크기의 물건을 손에 놓는 것이 유용하다. 아기가 실수로 장난감을 머리에

표 33-4 기능적 손기술 단계

	학습 접근법	감각 중심	손목과 팔 움직임	손과 쥐기
1단계	일반적인 탐색 활동; 장난감이 제공하는 시각과 피드백은 흥미를 유지하게 한다.	사물의 감각 탐색; 지각적 학습에 초점을 둔다.	움직임의 제한된 목적: 시각적 물체의 손목 회전, 장난감 쪽으로 팔을 움직이고 몸통으로 향하여 가져옴(이동), 빠르게 팔을 구부리고 폄으로써 물체를 빨리 움직임(진동)	다양한 쥐기 패턴; 강하게 잡기로 손에 물건 고정
2단계	학습은 활동이 흥미를 제공하고 필요한 기술이 유아의 능력과 일치할 때 가장 좋다.	지각적 학습에 초점을 맞추고 피드백을 얻는다.	이전 운동 패턴의 계속적인 사용; 새로운 패턴이 생김. 양손 잡기 기술; 두 손으로 하나의 장난감을 들기; 각 손에 하나의 장난감 들기	다른 손이 물체를 잡는 동안 장난감의 질감을 탐색하고 한손으로 물체 사용을 시작함; 손에서 손으로 장난감을 옮기는 법을 배운다.
3단계	학습은 어떤 운동 행동이 최선의(바람직한) 반응을 일으키는지를 아동이 배우는 "최적의" 접근법에 초점을 맞추고 있다.; 유아는 다양한 쥐기 패턴을 사용하여 장난감의 속성에 대한 이들의 효과를 탐색한다.	행동의 보다 성숙한 운동의 조직으로 통합을 통해 계속적으로 감각을 탐구한다.	일반적인 시너지 움직임은 보다 성숙한 움직임, 조직화, 효율성 및 새로운 작업으로 이동 패턴을 일반화하는 기능으로 발전한다.	보다 다양한 쥐기 패턴을 위한 검지 및 엄지의 분리된 움직임 발달; 긁어 모으기(raking grasp)에서 좀 더 세련된 측면 집기방법으로 옮겨가고, 그 다음 손가락 끝 잡기로 이동; 손바닥에 대고 누르지 않고 장난감을 들고 있을 수 있다.; 통 안에 넣기를 조절할 수 있다.; 조작 기술의 향상

대고 튀기지 않도록 주의해야 한다. 부목이나 정형외과적 접근은 또한 잡기와 쥐기의 발달 장애를 보조할 수 있다. 더 좋은 쥐기와 놓기 능력을 위한 지속적인 연구는 필수적이다.

미취학 아동은 완구의 크기와 모양에 따라 장난감에 대한 다양한 파악력을 유지하고 도구를 사용하여 색칠, 페인트 칠, 사뚝 자르기 및 자르기를 하기, 찰흙을 쥐어 짜기, 손의 우세성을 확립하는 법을 배우기 시작했다. 또한 걷는 동안 물건을 잡고 쥐는 법을 배우고 한 번에 얼마나 많은 장난감을 가지고 다니는지 실험한다. 장악력과 집기 강도의 상당한 증가는 유아기인 어린 시절에 발생하는 것으로 나타났다(Lee-Valkow, 2003; Yim, 2003). 손에 있는 물체를 유지하는 능력은 원래 체성 감각 기능과 관련이 있다(Gordon, 1997).

취학 연령의 어린이는 손의 척골과 요골을 사용하고 손바닥에 대항하여 손가락과 작은 손가락을 집어 넣을 수 있는 능력을 확립하고 검지나 가운데 손가락으로 엄지손가락을 사용하여 크래커 또는 연필을 잡는다. 손의 척골과 요골을 사용할 수 있는 능력은 분리되어 발달된다. 요골쪽 손가락과 엄지를 포함하는 **정밀한 잡기(precision grasp)**, 척골 또는 새끼손가락 쪽을 포함하는 **강하게 잡기(power grasp)**가 있다. 강하게 잡기와 정밀성을 포함하고 물체를 잡는 방법을 **파악성 움직임(Prehensile movement)** 또는 **파악(prehension)**이라고 한다. 취학 연령의 어린이들도 쥐기 근력과 잡기 근력을 지속적으로 발전시킨다. 이러한 쥐기의 발달은 손으로 조작 기술과 글쓰기를 가능하게 한다.

손조작(In-hand manipulation)은 직접 손으로 물체를 조작하는 한 손 동작이다. 즉, 한 손으로 다양한 패턴으로 손안에서 물건을 잡고 움직일 수 있다. 이것은 다섯 가지 유형의 파악 패턴이 포함된다.; 손바닥-손가락 이동, 손가락-손바닥 이동, 옮기기, 단순 돌림, 그리고 복잡한 돌림(Exner, 2005). 손의 조절(아치 및 근육)은 손의 한 부분을 잡고 다른 부분 또는 측면이 조작 할 수 있게 하려면 필요하다. 이 기술은 손에 있는 하나의 물체 또는 손에 두 개 이상의 물체가 있는 경우에만 발생할 수 있다. 손안정화

(in-hand stabilization)는 손바닥 안의 물건이 안정되거나 움직이지 않도록 하는 것이다. 예를 들어, 자동 판매기에서 동전을 넣기 위해 손에 여러 개의 동전이 있는 경우 손바닥에서 손가락으로 한 개의 동전을 이동시키기 위해 손바닥의 다른 동전을 안정화 할 수 있다. 이것은 *손바닥-손가락의 안정적 이동*이라고 한다.

Exner(2005)는 기능적 상지 치료에 포함될 수 있는 손 조작에 필요한 여러 가지 전제 조건을 확인했다. "다양한 외전 각도로의 이동과 안정성, 손목 안정성, 엄지손가락 다른 손가락을 이용한 대립, 마주보기, 분리된 엄지 및 요측 손가락 움직임, 횡 중수골 아치의 조절, 손의 요측 및 척측의 분리..."(p. 300). 이 기술은 12개월에서 12세 사이에 발달한다. 개개인이 손 안에서 조작하는 손조작을 사용하지 않을 때 사용되는 두 가지 보상 패턴에는 다른 손으로 바꾸거나(다른 손을 사용하기 위해 물체를 다른 손으로 옮기는 것) 한 손에서 한 손으로 옮기는 것(예; 연필을 돌려 놓기 반면에 연필을 놓고, 지우고, 다시 사용하던 손으로 되돌아 가는것).

잘 쓰는 손, 기능적이고 숙련된 작업에서 손(오른손 또는 왼손)의 일관성 있고 보다 능숙한 사용은 반구 우세화와 뇌량의 수초화의 지표로 간주된다(Annett, 1998). 이러한 확고한 우세성을 가지는 것은 성공적인 작업 능력과 높은 수준의 손기술 발달에 필수적이다(Hurlock, 1975; Mandell, 1984; Vasconcelos, 1993). 탁월한 수행력으로 모호하지 않고 명백한 손 선호도가 나타날 때 오른손잡이 또는 왼손잡이로 구별된다. 일반 인구에서 오른손 잡이의 발생률은 너 높나. 손 선호는 유전, 환경, 자궁 내 및 출생 관련 스트레스, 외상에 의해 영향을 받는 다인과적 행동으로 간주된다(Kraus, 2006).

대부분의 어린이들은 4세까지 한 손만 사용하는 것을 좋아한다는 것을 보여준다(McManus, 1988). 선호도는 더 일찍 시작될 수 있으며 자주 선호되는 손의 사용을 위해 가장 일반적으로 사용하는 것으로 처음 관찰된다. 미취학 아동들은 조작을 위해 한 손이 더 잘 작동하는 것을 발견하고, 양손기술에 참여가 증가되면서 다른 손을 도와주는 손으로 사용한다. 어린이가 장난감을 얻기 위해 몸의 정중선을 지나 다른쪽에 도달하지 못하면 오른쪽에 있는 장난감에는 항상 오른손을 사용하고 왼쪽에 있는 장난감에는 왼손을 사용한다. 신체 정중선에 물건을 놓으면 손을 사용할 때도 동등한 기회가 주어진다. 미취학 아동은 그림그리기, 색칠하기, 자르기에서 손의 선호도를 보여준다. 6세가 되면, 아이들은 자신의 정중선에서 자신이 선호하는 손과 일관되게 교차시킨다(Stilwell, 1987). 손 선호도는 6세에서 9세 사이에 완전히 확립될 때까지 계속 발전한다. 이것은 어린이가 작문 및 초안 작성 능력을 개발할 것으로 예상되는 시기와 일치한다.

양손 사용은 두 손을 함께 사용하며 5개월에서 6개월 사이에 발생한다. 단추 고정, 신발끈 묶기 및 도구 조작(예; 머리카락의 스타일링)과 같은 많은 일상적인 작업에서 필요하다. 기능적 손 사용은 나이, 문화, 상황 및 직업에 따라 다양한 도구 및 진화와 변화로 학습된다. 도구는 음식을 먹고, 컴퓨터와 상호 작용하며, 차량과 휠체어를 유지 및 수리하고, 레저 및 스포츠 활동을 하는 데 사용된다. 종종 아주 특별한 도구 또는 복잡한 도구가 작업에 사용된다. 복잡한 도구를 사용하는 것을 배우려면 고도의 인지가 필요하다. 복잡한 도구 조작에서 정확성과 효율성을 달성하기 위해서는 사람이 동기 부여를 받아야 한다.

신경계 손상이 있거나 또는 조기에 발병한 소아에서 정상적인 운동 발달에 대한 지식은 회복력이 있는 패턴이 정상적인 발달 과정을 반영할 필요가 있으며, 이것은 회복을 촉진하는 데 중요하다. 기술이 발달 함에 따라 장기 목표 및 단기 목표를 세울 때, 13장에 제시된 정상적인 발달 과정을 검토하는 것이 도움이 된다. 장애가 있는 어린이는 종종 병이 나기 전에 기술을 습득한 적이 없기 때문에 처음으로 학습 기술을 배우게 된다. 대조적으로, 어른들은 사전에 숙련된 상지 과제를 재 학습해야 한다. 상자 33-2는 소아 환자에서 상지를 위한 치료를 설계할 때 기억해야 할 핵심 사항을 요약하고 있다.

상지 활동과 관련된 연령에 따른 변화

노화는 모든 사람들에게 피할 수 없는 성장이 되는 과정이다! 정의에 따르면, 나이가 드는 것은 노화가 진행되는 것이 특성일 수 있다(Merriam-Webster, 1991). 출현하는 노화의 특징은 신체 시스템에서 생리 및 해부학적 변화가 광범위하기 때문이며, 신체 시스템 중 많은 부분이 상지를 사용하게 된다. 이러한 정보를 정리하고 이 장의 다른 부뷰과 일관되게 제시하기 위해, *작업치료 실행의 프레임 워크*(AOTA, 2008)의 영역에 설명된 시각, 감각, 전정감각 및 신경 근골격계 변화의 효과에 대한 설명을 포함한다.

노화로 인한 시력 변화는 동공 크기의 감소, 수정체의 두꺼워짐, 각막 반투명의 감소, 빛 감도 감소, 유리 체액

상자 33-2 소아의 상지 치료에서 기억해야 할 핵심 사항

- 자세 조절을 할 수 있고 똑바로 앉을 수 있으며, 양손을 사용하지 않아도 지지할 수 있어야 한다. 착석 균형이 손상되고 환자가 지지하는 능력이 손상되었 때, 환자는 자신의 균형을 지탱하고 유지하기 위해 한 손 또는 양손을 사용해야 하므로 양손을 사용할 가능성이 없어진다.
- 우세손은 학령전기에 가장 많이 확립된다. 신경학적 손상으로 우세손의 변경이 필요할 때, 어린 아이들은 뇌의 더 큰 가소성으로 인해 노인 환자보다 더 쉽게 바꿀 수 있다.
- 우세손을 확립하지 못하면 보통 나이 수준보다 이하의 운동 능력이 나타난다.
- 아주 소수의 사람이 양손에 익숙하거나 각 손의 기능이 똑같이 좋다.
- 우세손은 정밀한 기능을 가진 손이 되고 비우세손은 대부분의 양측활동에서 도움을 주거나 안정시키는 기능을 한다.
- 시력은 손이 닿는 거리와 더 정밀한 쥐기, 특히 손끝 잡기(pincher grasp)를 사용하는 데 필수적이다. 시각 장애가 있거나 시각이 손실되면 집어 올리는 것보다 긁어 모으는 것이 쉽기 때문에 손가락이 아닌 손바닥으로 원하는 물건을 집어드는 가능성이 높아진다.
- 시각 장애는 종종 손을 통한 매우 세련된 촉감 구별 기능으로 보완되며 이는 개인에게 자신의 세계에 대해 알려준다.
- 때로는 환자가 속도와 정밀도를 모두 얻는 것이 매우 어렵다. 종종 이러한 것들은 치료에서 별도로 언급될 필요가 있다.
- 다른 손가락과 대립되는 엄지손가락은 정밀한 잡기에서 핵심 요소이다(그림 33-4AB의 3점 잡기 활동 참조).
- 손의 엄지손가락 쪽이 정밀한 측면이며, 손의 새끼손가락 쪽이 힘이 있는 쪽이다. 종종, 새끼손가락과 넷째 손가락은 손바닥에 넣은 채로 유지되면서 정밀한 손가락을 사용하기도 한다.

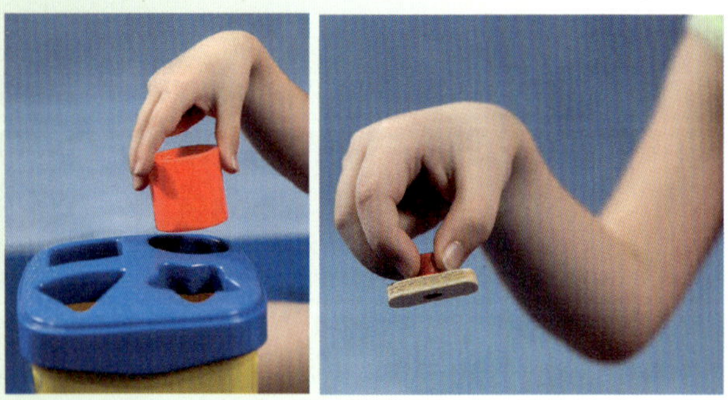

그림 33-4 "3점" 쥐기. 3점 쥐기로 작은 물체를 잡는 아동의 치료적 활동.

수축 및 눈꺼풀의 이완 등을 포함된다(Ferrer-Blasco, 2008; Lewis, 2003; Zoltan, 2007). 이러한 변화로 인해 **노안**(*원시*라고도 하며 가까운 물체에 초점을 맞출 수 있는 능력이 감소함), 난시의 증가, 색깔 구별 감소, 전경배경 및 깊이 인식 감소, 공간 과제에 대한 반응 속도가 느려지고 "저시력"(찡그림, 미소, 몸짓의 인식)이 나타난다(Lewis, 2003; Zoltan, 2007). 이러한 변화의 결과가 감각의 영향보다 더 중요하더라도, 상지 사용에 대한 영향은 주로 동작 교정을 위한 시각적 피드백의 손실에 기인하며 뻗기 범위의 정확성 감소, 협응능력 감소 및 운동조절 수행의 감소가 나타난다.

감각 수용체의 수는 연령에 따라 감소하며, 남아있는 것들 중 완전성의 손실로 부정확한 신경 전달을 초래한다(Lewis, 2003; Nusbaum, 1999). 이러한 신경학적 변화는 감각을 통해 환경과 상호 작용할 수 있는 손의 능력에 영향을 미치는 감각 구별 감소, 고유수용성 감각 감소, 심부 통증 감소를 초래한다. 예를 들어, 주머니 속에서 뚜껑, 알약 및 기타 작은 물건을 조작하는 것이 어렵고, 다른 작은 물체를 부정확하게 인식하는 것은 감각의 부재와 지각의 손상 때문이다. 그러나 신경학적 변화는 민감도를 증가시키거나 통증의 역치를 감소시켜 통증을 더 쉽게 느낄 수 있다. 또한 신경학적 변화는 온도에 대한 인식을 변화시킨다. 이러한 변화는 종종 통증이 있거나 뜨거운 물건을 다루는 능력의 위험을 일으킬 수 있고, 그 결과로 상지 또는 손사용의 감소 또는 부상을 일으킨다(안전 문제 부분 참조). 역치는 또한 움직임의 지각을 위해 떨어지기 때문에 뻗기 정확도가 감소된다.

신경골격계는 독특한 노화 패턴을 보여준다. 근육계에서는 근섬유의 수와 직경의 감소, 지방 함량의 증가, 신경근육의 신경분포 감소, 그리고 최고 긴장과 이완까지의 시간의 증가가 나타난다(Edström, 2007; Lewis, 2003). 이러한 변화는 힘의 감소, 근육량의 감소, 조건반사의 감소, 운동-행동 및 반응 시간의 둔화를 유발한다. 노화의 증가는 손과 손가락 민첩성의 감소뿐만 아니라 섬세한 운동 작업을 완료하는 시간의 증가와 관련이 있다(Sebastjan, 2017). 고령자에서는 미세한 운동을 완료하는 데 걸리는 시간이 늘어는 것은 젊은 성인에서 흔히 볼 수 있는 속도 정확도를 낮추는 것과 관련될 수 있다(Lamb, 2016). 손 기능의 결손은 단순히 노화라기보다는 질병 후 상태악화 또는 신체 활동 감소로 인해 발생할 수 있다. 고령자의 근육은 저항 훈련을 통해 크기와 강도가 증가할 수 있다는 것이 밝혀졌다(Forbes, 2012; Geirsdottir, 2012). 숙련되고 협응된 행동, 지구력 및 근력 사용에 있어서의 상지 사용은 이러한 다양한 신경근 골격계 변화에 의해 직접적으로 영향을 받는다.

상지 관절에서 퇴행성 관절염 또는 부상으로 인한 관절의 증가는 신체운동과 미세한 운동뿐만 아니라 자존감 및 신체 이미지에도 영향을 미친다. 노화와 관련된 골다공증으로 인한 골절의 위험 증가 및 발생으로 여러가지에 영향을 주지만 위험이 증가하면 불안, 과도한 행동 및 신체 활동이 감소할 수 있다. 치료사는 이러한 문제를 각 환자에 대한 전체론적 치료 계획에 통합해야 한다.

적절한 검진/평가 Pertinent Examination/Evaluation

환자의 손과 상지 기능을 검사하는 것은 기능 결손 부분을 파악하고 적절한 치료를 개발하기 위한 기초를 제공하는 정보를 수집하는 과정이다. 검사/측정은 인구, 목적, 구체적인 영역을 기준으로 선택된다. 표 33-5는 상지 뻗기, 쥐기, 집기, 상지 전체 기능 및 작업 수행을 구체적으로 다루는 평가 도구에 대한 정보를 제공한다. 상지 기능에 대한 몇 가지 검사/측정에 대한 자세한 설명은 10장을 참조하라.

또한, 치료사는 상지의 기능적 활동을 제한할 수 있는 장애(관절 가동 범위, 관절 운동성, 근육 기능, 운동 조절, 촉각 및 고유 감각, 자세 조절 및 반사 작용을 포함)에 대한 신체 기능을 검사해야 한다.

표 33-5 손과 상지 기능 평가도구

평가도구	대상	목적	설명
Box and Block Test	6-75세 이상	상지 대운동을 위한 민첩성 평가	환자는 1분 동안 상자의 한쪽에서 다른쪽으로 블록을 이동시키도록 하며, 우세손과 비우세 손을 차례대로 시작한다. 정확하게 상자에 들어간 블록의 총 수를 계산한다(Desrosiers, 1994).
Bruinicks-Oseretsky Test of Motor Proficiency (BOT-2)	4-21세 짧은 형식은 선별평가를 위해 사용하고, 전체 형식은 평가를 위해 사용됨	미세 운동 기술과 대운동의 평가	평가에는 8개의 하위 항목으로 구성된다.; 소근육 정밀성, 소근육 통합성, 손 기민성, 양측 협응성, 균형, 달리기 속도와 민첩성, 상지 협응성과 근력. 점수는 연령의 등간척도, 확장 점수, 백분위 수, Z점수와 설명 카테고리로 해석된다.
Crawford Small Parts Dexterity Test	청소년과 성인	손의 민첩성과 눈과 손의 협응 평가	이 평가는 두 부분으로 이루어져 있다: (1) 핀셋을 사용하여 핀을 구멍에 넣고 고리를 그 위에 놓고 (2) 스크류 드라이버로 작은 나사를 금속판에 조인다(Asher, 2007).
Disabilities of the Arm, Shoulder and Hand (DASH) Questionnaire	성인	상지의 신경근육 질병을 평가	DASH는 상지의 모든 관절을 평가하는 데 사용할 수 있는 30개 항목의 자가보고 질문지이다. 운동 선수 또는 공연 예술에 종사하는 사람들과 근로자를 평가하기 위한 선택적 모듈이 있다(Institute for Work and Health, 2011).
Fugl-Meyer	뇌졸중으로 인한 성인	뇌졸중 후 진행과 회복을 측정	운동 기능, 감각 기능, 균형, 관절 운동 범위 및 관절 통증의 영역에서 3점 득점을 사용하는 226항목의 감각 운동 평가이다(Asher, 2007).
Jebsen-Taylor Hand Function Test	5-94세	일상생활에서 손 사용을 평가	표준화된 지침이 제공된다. 이 평가에는 비우세손에서 시작하여 손 기능을 시뮬레이트하는 일곱 개의 시간 지정된 수동 작업이 포함되어 있다(Asher, 2007).
Miller Fun Manipulation Test (Minnesota Manual Dexterity Test)	2년 6개월-7세; 경미한~심각한 운동 지연 아동	수행, 참석, 참여에 영향을 받는 운동 역량의 영향 평가	가정과 교실의 생활을 위한 수행 과제 및 관찰 기반 체크리스트가 포함되며 게임을 사용하여 전체 및 미세한 운동 능력을 평가한다.; 점수는 확장점수, 퍼센트, 시각 운동의 연령 관련 점수; 미세운동과 대운동로 점수화 된다. 신경학적 기초 프로필을 얻을 수 있다.

계속

표 33-5 손과 상지 기능 평가도구 — 계속

평가도구	대상	목적	설명
Minnesota Rate of Manipulation Test(Minnesota Manual Dexterity Test로 알려짐)	13세 이상	대운동의 민첩성 평가	이 평가는 5가지 하위 검사를 포함한다.: 옮겨놓기, 뒤집기, 반대 손으로 빼고 넣기, 한 손으로 뒤집고 넣기, 두 손으로 뒤집고 넣기.
National Institutes of Health Stroke Scale	성인 뇌졸중	뇌경색과 관련된 증상의 심각도를 측정;뇌졸중 후 신경학적 손상의 정량적 측정으로 사용	이 15개 항목의 손상 척도는 의식, 외안근 운동, 시야, 안면 근육 기능, 사지의 근력, 감각 기능, 협응력(실조증), 언어(실어증), 발화(구음 장애), 한쪽 부주의(편측무시)를 평가한다. 이것은 임상 시험용으로 설계되었지만 초기 평가 도구와 퇴원 계획 모두 임상 설정에서 점점 더 많이 사용되고 있다(Kasner, 2006).
Nine-Hole Peg Test	4-94세	편측 손가락의 민첩성 평가	표준화된 지침(Mathiowetz, 1985)을 읽는다. 검사는 얼마나 빨리 환자가 막대를 보드에 넣고 뺄 수 있는지 시간을 측정한다.
Peabody Development Motor Scales-2	출생-6세; 아동의 운동기능 포함, 언어 및 청력 장애아동	총체적이고 정밀한 운동 능력 평가; 시간 경과에 따른 진행 상황 평가	이것은 기준에 근거한 과제 수행 기반 기준 등급이다. 점수는 백분위 수, 연령 관련점수 및 Z점수로 변환할 수 있다. 공놀이, 색칠하기, 가위질하기 및 단추채우기와 같은 많은 익숙한 작업이 포함되어 있다. 하위검사는 반사, 지속적인 조절, 이동, 물체 조작, 쥐기 및 시각-운동 통합을 평가한다.
Purdue Peg Board Test	성인	손가락, 손, 팔의 손가락 끝 손재주 및 전체 운동 기능을 평가	환자는 핀, 고리, 와셔를 페그 보드에 놓는다. 30초 또는 60초의 시간이 제공된다(Asher, 2007).
Stroke Impact Scale(SIS)	경미한~중등도 성인 뇌졸중	감정, 의사 소통, 기억력, 사고력뿐만 아니라 사회적 역할의 변화 측정	이 평가는 평가자가 아닌 환자 및 간병인의 관점에서 개발되었다. SIS는 일의 진행과 버전에 따라 항목수가 다르다. 짧은 복합 신체 영역의 점수는 3.0 버전에서 개발되었다(Kasner, 2006).
Wolf Upper Extremity Motor Function Test	성인 뇌졸중	상지 운동 기능을 평가하는 연구 도구	이 평가는 성능 17개의 항목, 6점 척도, 기능과 근력에 기반한 평가이다. 수행 시간(속도)과 기능적 기능(동작 질)에 대해 평가한다(Lin, 2009).

환자 적용

데이나는 이 장의 시작 부분에 제시된 58세의 백인 여성 색소폰 연주자/강사 및 가수이다. 그녀는 심장 동맥 분지 배치 수술을 하는 동안 오른쪽 반구 혈전성 뇌졸중이 발병되었다. 그녀의 병력에는 고혈압, 관상 동맥 질환, 주로 손, 무릎 및 엉덩이에 영향을 미치는 경미한 골관절염이 포함된다. 외래 환자 재활 센터의 초기 평가에서 그녀는 왼쪽 상지의 굴곡 시너지를 보였다. 그녀는 왼팔을 90° 굴곡시킨 상태에서 분리된 회내와 회외의 분리가 가능하다. 그녀는 하지에 신전 시너지가 있으며, 앉은 상태에서 왼쪽 하지의 좌측 무릎 굴곡을 10°까지 굴곡할 수 있다.

상지를 위한 치료사와 환자의 협력적인 목표설정이 포함되었다. 치료사의 목표에는 협응된 운동의 증가와 시너지 운동 패턴의 감소, 가정 운동 프로그램 준수, 일상생활 활동의 독립성 증가 등이 포함되었다. 환자의 목표는 무대에서 무대까지 걷는 것, 지팡이 없이 무대의 의자로 걷는 것, 노래하는 동안 자세 및 호흡조절 개선, 색소폰을 연주하기 위해 왼손의 손가락을

독립적으로 움직이고 조정하는 것 등이 있다. 간병인의 목표는 옷입기, 이동하기, 보행, 자기 자신의 개선을 위한 동기 부여의 증가이다.

임상 결정 시 고려할 점

1. *뇌졸중이 데이나에 미치는 영향을 더 잘 이해하려면 대내반구의 손상을 검토하고 예상되는 손상을 고려한다.*
2. *질문 1의 검토에서 얻은 정보에 기초하여 일상생활 활동, 도구적 일상생활 활동 및 업무 수행에 대한 기능 제한에 대한 상지의 문제 목록을 고려한다.*
3. *확인한 기능 제한에 기여하는 근본적인 손상을 고려한다.*
4. *기능적 문제점에 우선 순위를 정한다.*
5. *이 환자에 대해 환자 중심, 작업 기반, 실제적인 상지 기능 결과를 표현하는 적어도 두 가지 적절한 목표를 고려한다. 목표의 모든 구성 요소가 포함되어야 한다.*

상지 과제를 위한 기능적 중재

Functional Interventions for Upper Extremity Tasks

일반적인 접근법 General Approaches

신경학적인 손상이 있는 환자들 위한 치료 접근법은 기술의 증가와 뇌의 작동 방식에 대한 이해가 커짐에 따라 크게 변화했다. 치료 접근법에는 생체 역학, 운동 학습 및 운동 조절, 신경 발달 치료 및 건측 억제 운동 요법이 포함된다. 이론과 일반적인 치료 방법에 대한 심층적인 토론은 14장과 15장에서 찾아볼 수 있다. 치료는 기능적 과제의 개선, 기능 및 활동 제한의 최소화, 건강 상태의 최적화 및 장애 예방에 초점을 맞추어야 한다. 영구적인 손상의 경우에는 단기작 또는 장기적 문제에 대해, 원하는 업무에 능동적으로 참여할 수 있도록 보상 기술이 필요할 수 있다. 그러나 그것은 과제의 일반적인 측면을 실행하는 것을 방해할 수 있다.

손기술은 기능적 수행에 필수적이며 매일 필요하다. 다음 단락에서 설명하는 예는 여러 가지 다른 접근법 내에서의 치료 활동의 예시이다. *자세 취하기 및 자세 조절, 운반, 뻗기, 손 치료, 쥐기, 놓기, 보조기/스플린트, 건측 억제 운동 요법 및 작업의 참여*에 대한 기술이 논의된다.

근본적인 손상의 강조

상지 기능과 기술을 최적으로 개선하려면 치료가 신경학적 검사에서 발견된 근원적인 손상에 대한 치료에 우선적으로 초점을 맞추고 적절한 피드백을 포함한 작업 중심의 실습을 반복하여 기능적 초점으로 점차적으로 초점을 확대하는 것이 중요하다. 치료사는 환자에게 특정한 상지 기능 문제에 기여하도록 상지 손상에 초점을 맞추어야 한다.

예를 들어, 근육 긴장도는 상지의 기능적 작업의 완료에 영향을 줄 수 있다. 급성 뇌졸중으로 나타나는 이완성 근육 긴장도는 움직임에 직접적으로 영향을 미치지는 않지만, 종종 팔을 움직일 수 없는 상태로 진행되는 팔다리의 완전한 마비와 연관되어 있다. 18장에서는 기능을 향상시키기 위한 기초로서 근육의 긴장도가 감소되거나 손상된 것을 다루기 위한 중재 및 관리 전략에 대해 논의한다. 경련성 근긴장도는 자발적인 움직임을 방해할 수 있다. 경련의 장기적인 교정은 없지만 19장에서 논의된 치료 기술 중 일부는 환자가 운동에 대한 경직의 영향이 감소된 팔과 손의 움직임을 연습할 수 있는 기회를 제공할 수 있다. 가소성으로부터의 해결의 가능성이 거의 없는 영구적인 경련의 배경은 19장에서 논의된 관련 의학적 및 외과적 치료는 그 장에서 논의된 바와 같이 경련을 최소화하고 기능을 향상시키는 데 장기적인 영향을 미칠 수 있다.

예를 들어, 뇌졸중 후에 분리되거나 선택적인 운동 조절이 이루어지지 않을 때, 팔은 움직일 수는 있지만 정확하지는 않을 수 있으며, 환자는 팔을 자신이 원하는대로 정확하게 움직일 수 없다. 뇌졸중, 뇌 손상, 뇌성마비 및 다발성경화증에서 회복되는 동안 선택적 운동 조절을 증가시키기 위한 중재 계획(25장 참조)은 팔과 손의 기능적 과제에서 정확히 위치시키는 능력과 잡기 능력을 증진시키는 기초로 사용할 수 있다. 뇌졸중, 길랭-바레, 소아마비와 같은 질환은 전 범위의 약함 또는 중력에 대한 기능적 운동을 방해할 수는 있지만 약화된 근육을 강화하기 위해 고안된 치료 계획(22장)은 수행 능력을 향상시킬 수 있다. 기능적 과제에서 지구력과 기능적 수행의 반복은 환자를 기능적 업무에서 내구성을 갖도록 환자를 준비시킬 수 있다. 신경학적 장애로 인한 운동 장애가 발생한 후 2차적인 합병증인 운동 범위 부족(23장 참조)에 대한 중재는 기능적 과제로 이동하는 능력을 향상시킬 수 있다. 이 장의 일반적인 원칙을 다른 방법으로 다시 말하면, 일단 장애가 개선되면, 일상적인 업무의 의미있는 실천에서 그 향상된 신체 시스템 기능을 사용하는 방향으로 초점을 이동해야 한다는 것이다.

자세 취하기 및 자세 조절

자세 취하기 및 자세 조절은 다양한 면에서 뻗기 범위 및 쥐기를 위한 기회를 만들어내고 촉진할 수 있다. 운동면은 치료 활동의 난이도를 의도적으로 조절하여 진행시키기 위해 조작하기 쉬운 자연적인 구성 요소이다(Fell, 2004). 또한 자세 취하기는 이동이 제한적인 사람들에게는 매일 고려되는 사항으로써 신경근육, 생체 역학, 인지, 환경적 상호 작용 및 사회적 참여의 관점에서 영향을 준다. 예를 들어, 6세의 경직성 사지마비 뇌성마비 아동은 자세조절을 보조하고 학교 과제에 참여하고 학교 생활에서 자세 취하기를 촉진하기 위해 자세 취하기가 필요하다. 그러나 아동은 머리, 팔꿈치, 무릎, 발가락, 눈 또는 혀로 조절되는 스위치를 활용하여 학업을 수행할 수도 있다.

뇌성마비, 외상성 뇌손상, 뇌졸중, 사고로 인해 자세조절이 낮은 사람은 비대칭성 및 대칭성 목반사와 긴장성 미로 반사와 같은 원시적인 반사 패턴의 비정상적인 영향으로 자세 조절이 어렵다. 이런 경우에는 자세 취하기와 자세를 강조하는 치료적 접근법이 도움이 된다. 자세 조절과 머리의 움직임 패턴은 특히 원시적인 반사가 신경학적 손상 후 지속되거나 재발할 때 팔의 근긴장도와 운동 패턴에 크게 영향을 줄 수 있다. 원시적인 반사 및 지연된 자세 반사는 작업 활동 중 상지의 사용을 방해한다. 또한, 중추 신경계 손상을 입은 많은 사람들은 비정상적인 근육의 긴장도를 보이고, 경우에 따라서는 근골격계의 이상이 나타나 자세를 제어하는 데 장애를 일으킨다. 불량한 안정성 또는 근육 약화는 신체 부위를 고정하거나 생체 역학적으로 고정시켜 운동 패턴을 제한하는 결과를 가져온다. 상자 33-3은 자세 취하기 및 자세 조절을 위해 구현할 수 있는 치료 기술의 예를 제공한다.

상자 33-3 상지 기능을 향상시키기 위한 자세 조절과 자세 취하기의 중재 예시

1. 다음과 같은 방법으로 환측 상지의 자극과 사용을 증가시키는 즉각적인 환경을 적용한다:

- 환자가 서 있거나 앉아 있는 동안 환측에서 환자와 의사 소통을 하고, 상지로 뻗거나 잡을 수 있게 물건을 제공한다.
- 환자의 환측에 TV를 배치하고 환측 관절에 고유수용성 감각 입력을 증가시킨다(또한, 환측을 향해 머리를 돌리면 환측에 주의를 기울일 수 있음).
- 가족 구성원이나 친구들에게 환자의 환측 손을 잡고 자극을 주면서 감각 입력을 증가시키기 위해 의사 소통을 하도록 장려한다.
- 환측의 인식과 사용을 증가시키는 환경에 대한 다른 적응을 생각할 수 있는가?

2. 다음과 같은 방법으로 상지의 독립적인 사용을 증가시키기 위해 자세 취하기를 통해 이동 면을 변경한다:

- 착석 시 중력에 대항하여 앞쪽으로 팔뻗기(어깨 굴곡)가 발생한다. 중력을 제거한 운동만 가능할 때, 환자가 손상되지 않은 쪽을 옆으로 눕히고 침대 옆 테이블이나 다른 지지대를 어깨 수준에 위치시켜 중력을 제거한 운동을 용이하게 함으로써 독립적인 운동범위를 촉진시킨다. 책상 또는 팔 스케이트에 파우더를 뿌리는 것은 마찰을 줄이고 운동을 향상시켜 운동조절을 조기에 수행할 수 있다.
- 강직이 있는 사지마비 뇌성마비 환자는 중력이 감소된 평면에서 일부 팔 운동을 수행할 수 있다. 능동적인 운동 조절과 힘과의 관계를 평가하고, 눕히고, 엎드리고, 기대게 하고, 앉은 자세와 지지 자세로 자세를 취할 수 있는지 살펴본다. 각 위치는 머리, 팔, 손의 요구 사항을 변경하여 능동적으로 제어한다. 환자가 휠체어에 앉은 자세에서 무릎 트레이를 놓는 것은 수평 외전 및 수평 내전 운동이 가능하다(예; 미끄러운 페인트는 마찰을 줄여 운동의 자유도를 높여준다).
- 기능적으로 독립적인 상지 사용을 용이하게 하기 위해 다른 중력 감소 위치를 생각할 수 있는가?

3. Robin을 사용한 예(이 장의 마지막 부분에 있는 환자 적용 참조)

3a. 고정함으로써 목의 과신장을 줄여주고 상지의 사용을 위한 자세 조절 및 자세 취하기를 촉진하기 위해

- 앉은자세에서 머리조절을 하는 작업을 하기 위해서 골반과 무릎관절을 추가적으로 고정해주고 아이들의 경우에는 당신에게 기대어 앉도록 한다. 로빈은 무릎에 앉아서 마주보고 있으며, 당신의 무릎쪽으로 향하게 하여 그의 머리를 허벅지 위에 얹고 있다. 이렇게 하면 무릎 굴곡 각도를 변경하여 환자의 기대각을 조절할 수 있다.
- 머리조절을 지속하기 위해서 로빈에 의해 촉진된 목의 굴곡근육을 잡고 머리를 부드럽게 턱으로 당긴 자세를 취하게 하고, 그동안 당신은 그의 손을 잡고 부드럽게 로빈의 등을 당신의 다리 쪽으로 부드럽게 낮춘다. 이는 나중에 가정 프로그램의 일환으로

상자 33-3 상지 기능을 향상시키기 위한 자세 조절과 자세 취하기의 중재 예시 — 계속

부모에게 보여줄 수 있는 활동일 수 있으며 아이디어를 생각하게 할 수 있다.

- 로빈이 똑바른 자세가 되면, 그의 눈이 부드럽게 장난감이나 비누방울을 따라 보게 하면서 머리를 유지하도록 격려할 수 있다. 당신의 손을 아이의 머리에 척추를 통해 약간의 압력을 제공하면 근긴장도 향상 및 머리 정렬에 도움이 될 수 있다.

3b. 똑바로 앉아서 쥐고 뻗는 기술로 이동

- 아이의 손을 잡고 부드럽게 잡아 당기고 풀어주면서 간헐적인 압축과 견인으로 게임을 한다. 손가락으로 잡고 팔을 당길 것을 권장한다.
- 친숙한 앉는 자세로 아이를 배치하고 허리에 손을 대고 요추를 둥글게 구부린 자세에서 더 세운 자세로 돌아오게 한다. 계속해서 당신의 손을 움직여서 그가 "가라 앉지"않고 그것에 의지하지만, 대신에 움직이는 손의 변화하는 감각 입력에 계속해서 반응하도록 한다. 또한 어깨를 뒤로 당기고 가슴을 넓히는 데 도움을 준다. 그의 조절 범위 내에서 손이 닿도록 손을 뻗어 장난감을 제공하도록 한다. 성공을 허용하면서 지속적으로 도전을 증가시킨다.
- 지지대를 이용하여 똑바로 앉은 자세를 취한 다음, 어깨에서 간헐적으로 관절 압박을 하고 척추까지 머리를 숙이도록 한다. 뻗기 및 놀이 활동 중 작업별 교육을 통해 상지의 관절가동범위 운동의 증가를 장려한다.

치료 기능적 활동 Therapeutic Functional Activities

알려진 기본적인 손상을 해결하고 상지 기능 기술을 개선시키기 위한 기초적 문제의 일반적인 원칙을 적용하는 것 외에도 개선되야 할 기술에 대해 기능적인 연습을 여러 번 반복할 수 있는 기회를 설계하는 것이 이 치료의 주요 측면이다. 기능적 연습은 과제에 따라 다르지만 과제와 환경에 다양성을 포함시켜야 하며 풍부한 피드백을 줄 수 있어야 한다(14장 참조). 또한 치료 중재에 대한 많은 일반적인 접근법이 상지 기능 중재에 적용 가능하다(15장 참조). 기능적 뻗기, 쥐기와 같은 기능적 손기술과 이러한 기능적 기술을 향상시키기 위한 전자 기계적, 로봇 및 보조기 적용과 같은 다양한 특정 기능 중재 활동이 설명될 것이다.

기능적 뻗기 기술

신경근 장애가 있는 인구 집단에서 상지 뻗기 기술은 관절가동범위, 운동, 힘 또는 운동 조절의 손상으로 인해 가장 일반적으로 영향을 받는다. 힘의 제한은 근력 강화 활동을 시작하는 동안 변경된 인체의 평면에서의 기능적 운동이 필요함을 나타낼 수 있다(이전 부분에서 논의됨). 문제의 성격을 결정하기 위해 운동범위 및 운동조절의 한계를 평가해야 한다. 제한의 심각성 뿐만아니라 급성 대 만성에 대한 결정은 근본적인 결손을 개선하고, 대안 방법을 연구하고, 과제 관련 훈련을 사용하거나, 또는 보상적인 환경수정을 협조하는 것을 보조하는데 중요한 역할을 한다. 상자 33-4는 과제 관련 활동에 중점을 두고 뻗기 능력을 향상시키는 기능적 상지치료 활동의 예를 제공한다.

기능적 손기술

정상적인 운동 발달 중, 신생아의 체중지지와 체중 이동은 다양하게 과도기 운동 중에 일어난다. 이러한 행동은 배밀이, 팔을 펴고, 팔로 바닥을 밀어내는 것을 포함한다. 이런 활동은 손의 아치를 발달시키기고 움직임과 근육을 늘리는 준비를 한다(Boehme, 1988). 이 정상적인 운동 발달을 경험하지 않은 사람들은 필요한 자극과 근육의 준비를 받지 못하게 된다.

인생 전반에서 환자의 손기술을 향상시키려면 먼저 쥐기 능력을 제한하는 손상을 결정해야 한다. 몸통 및 근위 관절의 적절한 배치는 이전에 논의된 바대로 상지의 최적 사용을 촉진하는 첫 번째 단계이다. 시각적인 피드백을 제공하고 눈과 손의 협응를 용이하게 하기 위해 손을 눈과 일직선 상에 배치해야 한다. 비정상적인 근긴장도에 따라 손 기능을 방해할 때, 그것은 기능적 활동을 하기 전에 준비적인 치료로 다루어져야 한다. 뻣뻣한 손을 열거나 쥐려고 하는 것과 낮은 근긴장도의 손을 쥐고 유지하려고 할 때 특별한 기술을 사용할 수 있다(저 긴장도에 대한 준비적 치료에 대해서는 18장, 강직에 대한 준비적 치료에 대해서는 19장 참조). 쥐기는 손 전체 잡기와 더 작은 것으로 손 전체 잡기, 3점 쥐기와 측면 집기와 같이 물건을 엄지와 손가락으로 잡는 것에 이르기까지 발전한다.

운동 신경의 손실이 발생할 경우, 신장 촉진 쥐기의

상자 33-4 뻗기 활동을 위한 중재의 예

뻗기 활동을 위한 예시

1. 근력(또는 지구력)이 감소한 환자의 기능적 관절가동 범위를 증가시킨다.

- 소아마비, Charcot-Marie-Tooth 병으로 근력이 감소되어 뻗기가 감소한 환자는 초기에 도움이나 안내를 받아 기능적 상지 운동을 시행하는 것이 좋다. 환자의 비우세 팔은 활동의 보조 운동을 일으킬 수 있다. 캔을 꺼내기 위해 캐비닛에 도달했을 때, 환자는 비우세 손을 사용하여 팔꿈치 근위의 우세 팔을 잡고 안정성 또는 "움직임"을 추가하여 지지와 올림에 올리는데 추가적인 도움을 제공 할 수 있다.

2. 회복할 수 없는 제한이 있는 환자의 기능적 범위를 증가시킨다.

- 관절 가동범위 제한, 만성 어지러움증, 또는 고관절의 주의를 해야 하는 것과 같이 영구적인 장애로 인해 뻗기 범위가 감소한 환자는 리쳐, 양말신는 보조기구 또는 손잡이가 긴 헤어 브러시와 같이 보조 장비를 사용하거나 대체적인 전략을 사용할 수 있다.

3. 운동 조절 장애가 있는 환자의 기능적 범위를 증가시킨다.

- 환자는 다양한 조건과 관련된 운동 조절의 문제를 가질 수 있으며, 각각의 증상은 환자의 고유한 표현과 필요를 이해하기 위해 평가되어야 한다. 파킨슨병의 떨림의 영향은 식사를 위해 접시에서 음식을 가져오는 것과 같이 기능적인 뻗기 활동 중에 손목 무게를 사용하면 줄일 수 있다. 분리된 조절의 부족(비정상적인 시너지 효과)으로 인해 부정확하게 과제에 뻗기를 하는 것은 건측 상지 제한 치료방법(15장 및 25장 참조)으로 논의된 연속적으로 형성된 작업을 통해 또는 지원이 점진적으로 철회되는 운동의 수동 지침을 통해 향상될 수 있으며, 환자는 가소성으로 회복될 수 있다.

4. 동적 패턴에서 상지 움직임의 기능적 사용을 증가시킨다.

- 뻗기 범위, 속도, 균형, 협응의 요구 사항이 다양한 동적 움직임 패턴은 치료 환경에서 시뮬레이션하기가 어렵다. Wii 시스템과 같은 가상 현실의 사용은 보다 역동적인 움직임 패턴에 대한 실행 가능한 옵션을 제공하며 뇌졸중 후 운동 회복을 촉진하는 것으로 나타났다(Saposnik, 2010).

5. 로빈이 이용할 수 있는 기능 중재 예(이 장의 마지막 부분에 있는 환자의 적용 참조)

5a. 자세 취하기 및 자세 조절을 용이하게 하기 위해 치료 활동에서 뻗기를 추가한다.

- 장난감의 배치(또는 성인에게 물체로 뻗기)는 "올바른" 도전적이고 역동적인 뻗기 활동을 제공하고 의도적으로 활동을 진행하는 데 중요한 요소이다. 로빈이 덜 도전적이라면 장난감을 그의 신체 바로 앞에 놓도록 한다. 신체에서 멀어지도록 더 어려운 신체 부위에 뻗도록 하고 신체를 가로질러/신체 중앙선을 지나 전체를 지나갈 때까지 진행하도록 한다. 신체 중앙선을 넘어서는 것은 같은 편에 도달하는 것보다 훨씬 어려운 일이다. 뻗기는 반 중력 뻗기를 위해 팔에서 더 많은 척추 연장과 힘이 필요하므로 더 어려운 작업이다.

5b. 어린이가 실제로 놀고 싶은 장난감을 선택하여 뻗기 의욕을 높인다.

로빈은 지지대/체중 부하를 위해 바닥에 한 팔을 올려 놓고 다른 팔로 뻗기를 할 수 있도록 배치할 수 있다. 자세 조절을 지속적으로 모니터링하고 간헐적인 지원을 제공하여 안정성을 촉진하고 이동성과 기술을 향상시킴으로써 도움을 받을 수 있다. 로빈이 장난감을 향해 앞으로 나아감에 따라, 손을 요추 및 팔에 가까이 두어 필요에 따라 감각적 신호 또는 감시를 제공하도록 한다. 그의 부모님은 Boppy® 베개를 뒷좌석에 배치하고 연습의 보조를 제공하도록 지시받을 수 있다(예; 지지하는 팔의 한쪽을 잡고 지지하는 팔의 어깨에 도움을 제공한다 등).

발달 및 사용 가능성을 판단하기 위해 평가를 실시해야 한다. 상자 33-5는 기능적 손 사용을 향상시키는 데 사용할 수 있는 기능적 활동의 예를 제시한다.

기능을 촉진하기 위한 추가 기술 및 지원

빈번하게 성과가 낮은 결과와 신경학적으로 손상된 상지의 기능적 사용을 원활하게 하는 과제는 다양한 치료 기술 및 지원을 개발하도록 이끌게 되었다. 전기 기계적 또는 로봇 보조 장치는 상지의 훈련에 사용될 수 있으며, 활동 중에 능동 보조 범위뿐만 아니라 상지의 수동 운동 범위를 포함할 수 있다. Cochrane Database의 19개 연구에 대한 리뷰연구 결과, 결과에 대한 불일치가 발견되어 전기 기계 또는 로봇 보조 중재를 받은 환자가 전통적인 치료를 받은 환자보다 일상생활의 일반적인 활동을 향상시킬 가능성이 높다는 해석에 주의를 해야 한다(Mehrholz, 2012).

거울 요법은 절단 환자의 치료법에 익숙한 기술일 수 있

상자 33-5 기능적 사용을 위한 치료 활동의 예

1. C5-C7 수준 척수 손상으로 전체적 쥐기의 상실

- C5-C7 병변으로 환자는 신장 촉진 쥐기(즉, tenodesis)의 발달 정도를 평가할 수 있다. 환자의 선호도에 대해 토론하고 손목의 확장을 촉진하기 위해 자연스러운 손목 확장 촉진, 손목 스플린트, 바이오 피드백, 전기 자극을 필요성에 대해 근력과 근육의 유용성을 평가한다(Thorsen, 2006).
  - 환자가 수평보다 수직의 표면에서 작업하도록 함으로써 손목의 신전을 통한 파악력 향상을 촉진한다. 예를 들어, 칠판이나 세워진 책상에 글씨 쓰기, 그림 그리기 또는 색칠하기는 편평한 수평면에서 수행된 것과 동일한 활동보다 손목 확장을 촉진한다.
  - 결과적으로 자발적인 손가락 굴곡의 손실과 쥐고 펼 수 없는 척수 손상 환자는 적극적인 손목 확장으로 인한 수동 손가락 굴곡을 이용하기 위해 손가락 굴근을 의도적으로 단축할 수 있다(예; tenodesis).
  - 손목 주위에 감겨진 손목 주머니에 물건을 삽입할 수 있도록 해주는 등 다양한 적응적 커프를 사용할 수 있다. 예를 들어, 칫솔이 커프 내로 삽입될 수 있어서, 사용자는 칫솔의 손잡이를 잡을 필요 없이 치아를 닦을 수 있다.

2. 과긴장성은 과신장되고 편평하게 되지만 엄지근육군과 새끼손가락근육군이 형성되지 않는다.

- 손목이 중립인 상태에서 손가락으로 환자의 중반 손바닥에 압력을 가하고 손바닥 아치를 용이하게 하고 손바닥 피부에 약간의 견인력을 가하여 전체적인 패턴을 활성화한다. 확고한 쥐기를 개발하기 위한 첫 걸음으로 환자의 손의 모양을 만들어서 다양한 대상을 중심으로 아치와 근육을 자극하도록 자극을 준다.
- 쥐기를 촉진시키도록 긴장성 손바닥을 따라 원위치에서 근위까지 물체를 굴린다. 환자의 손가락을 공 주위에 전체적인 쥐기 패턴으로 형성한 다음 줄다리기와 같이 부드럽게 잡아 당겨서 손바닥 아치를 늘리고 잡고 있다.
- Velcro® 끈을 물체(또는 장난감)에 붙이고 손으로 감아서 잡아 당기면서 부드러운 물체의 쥐기가 감소하는 것을 보완하도록 환자를 도와준다.

3. 강직성 근긴장도가 높은 손의 치료

- 기능적 활동을 준비할 때, 손을 여는 것을 촉진하기 위해서는 자연적으로 신장을 촉진하도록 사용해야 할 수도 있다. 손목을 굴곡시켜 손가락을 환자의 손바닥에 넣은 다음 손가락을 천천히 펴면서 움직여야 한다. 엄지손가락으로 힘껏 당기지 않는다. 오히려 엄지손가락을 손바닥에서 외측으로 펼침으로써 손을 열면(외전과 신전), 엄지손가락은 보통 더 열린 자세가 된다. 체중 부하는 근긴장도를 줄이는 데 도움이 될 수 있다(강직 증상에 대한 추가 기술은 19장에서 찾을 수 있다). 편측마비 환자는 손을 씻고 손에 물건을 넣는 것과 같은 작업을 위해 건측 손을 사용하여 이 기술을 가르칠 수 있다.
- 환자가 자신의 손가락을 보도록 하여 행동에 대한 피드백을 제공할 때 조절을 통해 적극적으로 닫거나 열도록 할 수 있다.
- 물체를 배치하는 동안 환자의 팔 위치를 조심스럽게 모니터링하고 뻗기 및 놓기 작업에 대한 요구 사항을 고려한다.
- 과제별 교육을 활동에 통합한다.
- 어린이의 경우 손잡이가 달린 다양한 퍼즐, 큰 체커, 난난한 플라스틱 컵, 인형 장난감, 동물 및 기타 물건을 사용한다.
- 근긴장도가 높은 손에서의 발달은 처음에는 안정화로 이루어진다. 놓기가 어려운 환자의 경우, 놓기를 시도하기 전에 대상을 안정화시켜야 한다. 나중에 놓기가 안정화 없이 수행될 수 있게 된다. 따라서, 근긴장도 증가 및 손가락 굴곡과 관련하여 놓기를 개선하기 위해 치료사는 위치 결정, 근긴장도 억제 기술 및 물체를 안정화 배치를 고려해야 한다.
- 어린이의 경우, 장난감을 입에 넣거나, 다른 손으로 옮기거나, 딱딱한 표면에 올려 놓아서 안정화시킬 수 있다.

4. 로빈이 사용하는 예(이 장의 마지막 부분에 있는 환자 적용 참조). 치료 활동에 대한 쥐기 추가

- 이후 단계에서 장난감에 대한 손의 쥐기를 향상시키기 위해 이전에 설명한 기술을 더 원위부에서 사용하고 활용하는 것을 고려하도록 한다. 원위부의 손가락 끝에서부터 손바닥까지 로빈이 장난감을 굴리는 것을 고려하도록 한다. 그런 다음 손가락으로 물건을 잡는 어린이의 능력을 향상시키기 위해 손을 두드린다(예; 줄다리기를 부드럽게 할 때와 같이). 손 안의 근육 긴장도를 높여서 손을 감싸고 손바닥의 아치 모양을 만들어 원하는 장난감을 잡는다.

다. 그 동안에도 신경학적인 손상을 받은 환자들에게서 성공을 거두었다. 거울 요법은 환자의 팔 또는 다리 사이에 거울을 배치함으로써, 사지가 움직이지 않아도 사지가 움직이는 것처럼 보인다. 14개의 연구에 대한 Cochrane Database 리뷰연구는 복합 요법 군에서 복잡한 운동 장애 증후군 환자에서 거울 요법이 환자의 운동 기능을 향상시키고 일상생활 활동을 향상시키며 통증을 감소시키는 것으로 나타났다(Thieme, 2012). 뇌졸중 환자의 일상생활 활동 및 신체적 및 인지적 기능에 대한 경두개 직류 자극 술(transcranial direct current stimulation; tDCS)의 효과에 대한 Cochrane Database 리뷰 연구는 위약 치료(Elsner, 2016)와 비교하여 효과에 대해 낮은 수준에서 중간 정도의 질적 증거를 발견했다. 동일한 리뷰에서 뇌졸중 환자의 tDCS 사용에 관한 55건의 연구 결과가 확인되었으므로 증거의 질적인 측면에서 변경될 수 있음을 알 수 있다. 최근 연구에서 tDCS와 뇌졸중 후 환자의 치료 후 상지와 손 개선이 이루어지지만 추가 재검색이 필요하다(Ozkeskin, 2016; Tosun, 2017; Wang, 2017).

보조기와 스플린트는 손의 휴식 자세 및 치료를 위한 자세를 취할 수 있지만 일부 사용자에게 손목의 기능적 사용을 촉진하기 위한 스플린트의 예를 보려면 표 33-6을 참조하여 손목과 손의 적용을 활용할 수 있다. 다양한 정적

표 33-6 기능 증진을 위한 보조기/의지 효과

보조기/의지	사진	적용수준	목적
Wrist support with palmar clip 또는 pocket	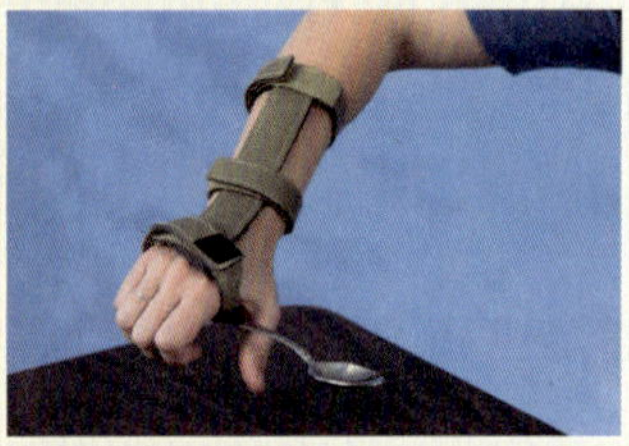	손목	쥐기의 부족을 보상하고, 중립 또는 약간의 신장으로 손목을 지지하며, 도구를 삽입하기 위해 손바닥에 클립 또는 포켓을 제공한다
Pressure 부목	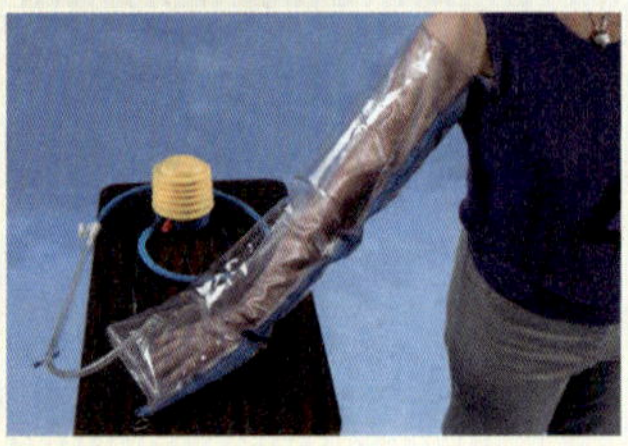	팔꿈치(중앙 팔꿈치에서 중간 위팔뚝까지 팔)	비정상적인 근긴장도를 상쇄하려면 경련을 억제하고 부종을 줄여야 한다. 감각 입력을 제공하고 뻗기 범위/확장 패턴 및 체중 부하 작업을 지원한다.
Mallet finger 부목		원위부 손가락	신전시 원위지절간관절을 지지하고, 근위지절관절의 움직임을 허용한다.
Swan-neck ring 부목	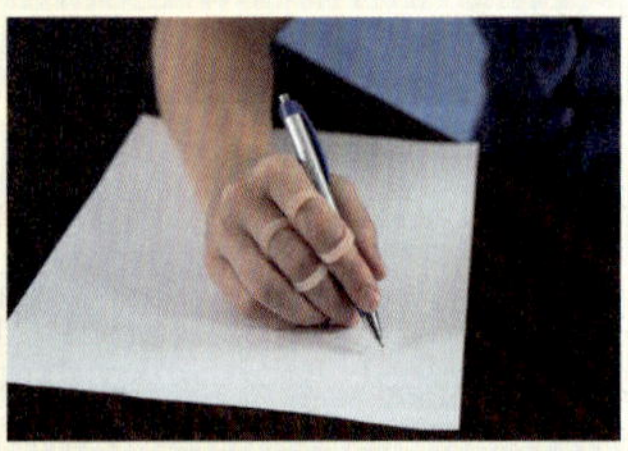	근위지절관절의 손가락	근위지절관절의 Swan-neck 변형을 교정하고 근위지절관절의 과신전을 방지하지만 굴곡을 허용한다. 근위지절관절 또는 원위지절관절의 관절 안정성에 사용할 수 있다.
손가락 맞섬을 위한 Thumb spica splint positioning CMC	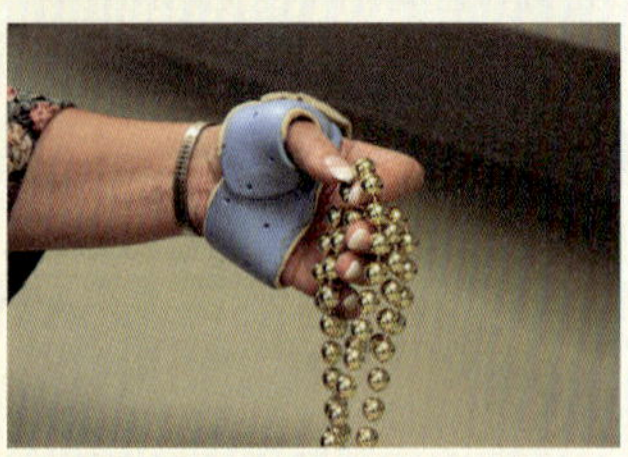	엄지중수 관절(손목을 포함할 수 있음)	엄지손가락의 지지 및 위치를 원위관절의 반대를 포함하는 휴식 또는 기능적 위치를 제공하기 위해; 기능적 위치에 있을 때 손가락이 안정된 상태에서 집기와 3점 손가락 잡기로 잡을 수 있다.
벌림을 위한 Thumb spica splint	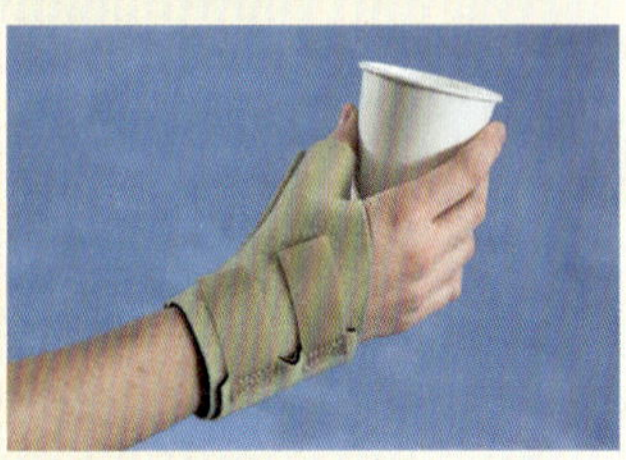	엄지 IP 관절을 포함한 엄지 벌림	쥐기 준비에 지절 관절을 포함하여 엄지관절의 대립을 촉진한다.

표 33-6 기능 증진을 위한 보조기/의지 효과 — 계속

보조기/의지	사진	적용수준	목적
Neoprene strap 부목	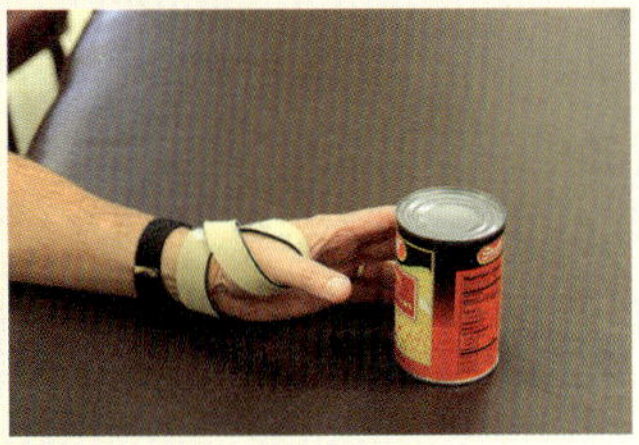	엄지, 손목 또는 팔이 포함될 수 있다.	엄지의 대립 촉진을 통해 신경학적 장애가 있는 환자의 엄지의 외전과 신전을 목적으로 한다. neoprene은 움직임을 허용하면서 압박 및 감각 입력을 제공한다.
SaeboFlex®	(그림 23-4 참조)	손과 손목(팔꿈치)	굴곡도가 높은 환자의 경우 역동적인 견인력은 손가락과 손목을 신전시켜 주지만, 굴곡을 허용하여 손을 잡는 것을 돕는다. SaeboReach®와 함께 사용하여 역동적인 팔꿈치 폄을 통해 뻗기 범위를 높일 수 있다.
Bioness H200	(그림 24-6 참조)	손, 손목, 전완	낮은 근긴장도 또는 손목과 손가락의 힘이 약한 환자의 경우; 손목 및 손가락 근육에 전기 자극을 제공하여 손의 뻗기, 쥐기 및 손목의 확장과 굴곡을 용이하게 한다.
Antispasticity ball 부목	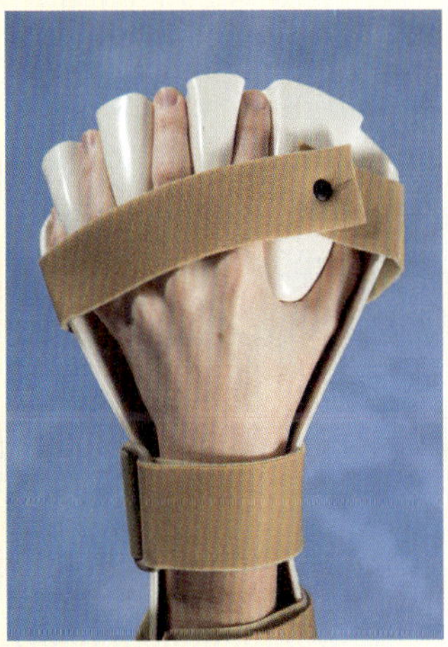	손, 손목, 전완	높은 근긴장도를 가진 환자의 경우; 기능적 사용 준비를 위해 근긴장도를 줄이기 위해 엄지손가락과 손가락을 억제하는 자세를 취하게 한다. 제시한 스플린트는 조절 가능한 손목 각도와 상당한 기형을 가진 환자를 수용하기 위한 팔과 손 사이의 거리가 있다.

CMC = 손목손허리관절; IP = 손가락뼈사이관절(엄지의); PIP = 몸쪽 손가락뼈사이관절; DIP = 먼쪽 손가락뼈사이관절.

및 동적 보조기 뿐만 아니라 기계 또는 전기 구성 요소가 장착된 보조기도 사용할 수 있다. 보조기의 선택, 제조 및 사용은 치료에서 중요한 고려 사항이다. 보조기 제작 및 적용에 대한 정보는 보다 특수화된 교재에 나와 있다. 이 과정을 돕기 위해 지역의 전문인에게 의뢰를 고려할 수 있다.

기능적 기술에서의 제약 유발 치료

모리스(Morris)(2006)는 "치료 패키지"(상자 33-6)로서 **강제유도 운동치료(CIMT)**라고도 불리는 **강제유도(CI) 요법**에 대해 설명했다. CIT의 현재 프로토콜은 가장 자주 UE 재활을 위해 일부 손 및 손목의 움직임을 필요로 하며 다음 요소로 구성된다. 반복적이고, 업무 위주의 훈련(실제, 의미 있는 기능 기술); 행동 일지, 보육 계약, 가사 능력, 가사, 가내 실습 및 일일 일정을 포함하는 이동 패키지(모리스 활동 일지 관리, 일기 일지 작성, 모닝콜 된 UE 활용을 위한 문제 해결, 행동 계약, 간병인 계약, 2006). "전송 패키지"의 구성 요소는 다음 섹션에 나열되어 있으며 각 요소에 대한 설명과 함께 UE 사용을 늘리는 전략이 나와 있다. 전체 프로토콜을 배우고 적용하려면 엔트리 레벨 이상의 추가 교육이 필요하다.

19건의 연구에 대한 Cochrane Database review는 CI

상자 33-6 강제유도 운동치료에 사용되는 전이에 대한 구성 요소

1. 구속 글러브는 장갑과 비슷하지만 모든 손가락에 대해 하나의 구획을 가진 손의 덮개다. 이 치료를 위해, 글러브는 환자가 손상되지 않은 팔다리를 사용하는 것을 제한하도록 배치된다(즉, 기능적 기술 및 활동 중에 더 많은 손상 받는 손을 사용하기 위해 손상되지 않는 손에 위치함). 팔 걸이는 원래 구속 장치로 사용되었지만 팔걸이의 균형 반응 및 보호 신전반응에 참여하지 못하여 기능적 팔이 손상된 경우 안전 위험이 발생했다. 글러브는 더 많은 기능적인 팔을 제한하고 기능적 사용을 증가시키기 위해 다양한 프로토콜에서 사용될 수 있다. 하루 5시간 90%까지의 일정을 사용하여 환측 상지를 제한한다. 건측 사지의 제약에 대한 준수는 기능적 과제의 대량 연습(즉, 기술의 반복된 수행간에 휴식 없이 연속적인 연습의 형태)을 포함하는 것과 같이 매우 중요하며 필수적이다. 소아에서는 건측 팔을 사용하는 것이 어렵다(그림 25-4A 및 25-5 참조).
2. 상지 **Motor Activity Log**는 일상생활 활동 중에 환자가 환측 상지를 얼마나 많이 그리고 얼마나 잘 사용하고 있는지에 대한 지각을 평가하는 문서화된 30개 항목의 구조화된 인터뷰이다(Uswatte, 1999). 예를 들어, 스위치로 빛을 켜고 서랍을 여는 것과 같은 활동에 환측 상지가 얼마나 많이 사용되고 얼마나 잘 활동하는지에 대한 환자의 인식을 0-5 척도를 사용하여 환자가 평가한다.
3. **Behavioral contract**(Morris, 2006)는 환자가 치료를 받지 않을 때 환자가 일상적으로 환측 상지를 어떻게 사용할 것인지를 확증하는 공식화된 서류이다. 계약은 주로 환측 상지의 일관된 사용을 강조한다. 이 구성 요소는 책임성을 최적화하고 환측 상지의 기능적 사용을 늘리는 목표에 초점을 맞춘다.
4. 치료 중이 아닌 경우, 환자는 모든 깨어있는 시간 동안 환측 상지와 함께 완료된 **활동 일지**를 기록하도록 요청 받는다. 또한 환측 상지를 일상적 활동 및 행동 계약을 준수하는 데 사용하거나 통합하는 책임을 맡은 사람을 함께 있도록 한다.
5. **Home skill assignment**(Morris, 2006)은 치료 이외의 다양한 "다른" 기능적 활동 중에 환측 상지의 사용을 권장하는 중요한 방법이다. 도전적인 활동과 수행하기 쉬운 활동을 선택해야 한다.
6. 피드백 작업, 코칭, 모델링 및 격려는 모두 **형성(shaping)** 작업이 치료로 사용될 때 필수적이다. 형성 집중적 과정은 요구 사항을 진행시켜 최종 목표를 연속 근사치를 통해 접근하도록 한다. 과제는 개인의 필요에 따라 선택한다. 환자가 작업을 성공적으로 완료할 수 있는 방법으로 작업을 수행하여 시작한다. 점차적으로 각 단계에서 성공을 허용하면서 매개 변수(예; 거리, 힘, 시간)를 변경하여 챌린지를 늘린다. 환자가 그 활동의 최종 목표와 일치할 때까지 계속하도록 한다. 각 작업은 일반적으로 30-45초 동안 지속되는 일련의 10가지 시도로 수행될 수 있다(Taub, 1994).
7. **가정 훈련**(Morris, 2006)은 가정에서 15분에서 30분 동안 환측 상지를 반복적으로 기능 수행(즉, 집단 연습)을 수행하는 것을 포함한다.
8. **과제수행**(Morris, 1997)은 환측 상지를 사용하여 15분에서 30분 동안 지속적으로 수행되는 기능 기반 작업을 포함한다. 치료사는 5분마다 한번 격려하고 과제가 끝날 때 개인의 성과를 요약해야 한다. 긍정적인 피드백이 강조된다(그림 25-5 참조).

요법으로 치료받은 환자가 CI 치료없이 치료받은 환자와 비교하여 일상생활 활동을 관리하는 능력을 향상시켰다고 결론지었다. 그러나 지속적인 혜택에 대한 증거는 없다(Sirtori, 2009). 편마비형 뇌성마비가 있는 어린이들에게서 수정된 손과 반복적인 놀이 기반 연습(카드, 보드 게임, 예술, 공예, 퍼즐)의 재긴급성을 반영한 수정된 아동친화적인 CIMT는 단일치손의 성능, 양팔의(Gordon, 2005). 소아과 실습에 근거한 CI 치료법을 사용하여 18개월에서 12세 사이의 88명의 소아에서 통계학적으로 유의한 개선이 이루어졌다(DeLuca, 2016). 19명의 성인에 대한 CI 치료와 말초 신경 자극을 병합한 무작위 시험에서 CI 단독 치료, 치료 직후, 1개월 추적 관찰(Carrico, 2016)에 비해 UE 운동 기능에 있어 통계적으로 유의한 개선이 있었다.

매일 활동에서 상지의 기능적 사용

중재 및 운동 학습 원칙에 대한 CI 치료 접근법과 일치하는 일상생활의 모든 활동에 참여하면서 가능한 한 많이 환자가 사용하도록 환자를 격려한다. 조정된 UE는 체중부하(그림 18-8 참조), 전율의 양측 사용 및 양수 활동(그림 33-5)을 위한 기능적 작업 중에 사용할 수 있다. 구체적으로 말하면 환자에게 일상적인 업무가 중요한지, 그리고 그들이 향상시키고자 하는 관련 UE 기술이 무엇인지 물어본다. 상자 33-7은 UE 기능에 대한 치료 아이디어의 예를 포함하고 있다.

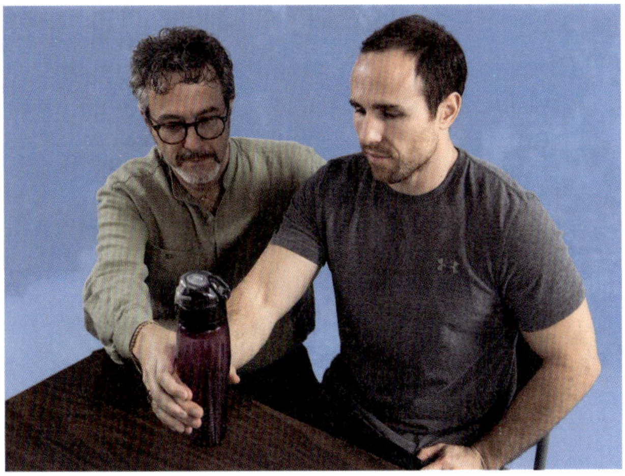

그림 33-5 활동 능력에 대한 직접적 지원. 도움을 제공하는 치료사와의 양손 사용을 강조하는 상지 기능 치료 활동. 치료사의 손은 양측 파악과 정상적인 움직임 패턴을 강화하기 위해 환자의 손 위에 배치된다.

소아 치료 시 고려 사항

Pediatric Considerations for Intervention

아동이 자신의 손을 일관되게 작업하도록 동기를 부여하려면, 놀고 싶은 장난감을 신중하게 선택해야 한다. 이것은 종종 음악, 빛, 진동 또는 터치했을 때 움직이는 그림과 같은 피드백을 제공하는 다중 감각 장난감을 사용하는 것을 의미한다. 질감 고려 사항은 또한 아이들에게 동기를 부여하기 때문에 다양한 크기, 모양 및 질감을 가진 항목을 탐색하는 것이 교육적 뿐만 아니라 동기 부여가 될 수 있다. 동물, 인물, 자동차, 인형 또는 블록과 같은 아동의 흥미를 기반으로 하여 장난 어린 주제를 치료에 통합하고 장난감을 옮기거나 배치할 필요성이 있는 주제를 포함시킬 수 있다. 놀이 기반의 상호 행동을 증진하면 자녀가 새로 습득한 운동 기술을 일상 놀이 시간에 적용하는 데 도움이 된다.

종종 아이들은 시각적으로 환경을 탐색하거나 사람이나 장난감을 시각적으로 추적할 수 있는 위치에 스스로 올려놓아야 한다. 체중 이동과 자세 유지는 종종 아이들이 거품이나 공과 같은 물건을 시각적으로 추적하도록 돕는 동안 성취되며, 가능하다면 체중 이동에 대한 운동적 요구를 일으키는 거품을 터트리거나 공을 잡으려고 하게 된다.

각 과제가 어린이에게 주는 운동과 인지 요구의 균형을 알아야 한다. 운동의 요구가 낮을 때(예; 뻗기 및 놓기) 더 높은 인지 요구(예; 환자가 활동에서 *안*, *아래* 또는 *다른 방향* 전치사를 사용하도록 요구하는 것)를 시작할 수 있다. 그런 다음 균형을 맞추기 위해 인지 요구가 적고 훨씬 더 높은 운동 조절이 요구 되도록 다음 활동을 계획한다(예; three-jaw chuck grasp으로 작은 장난감을 들고 색상으로 일치하는 컵에 넣어야 함). 적절한 휴식과 요구를 허용하는 일련의 활동을 계획해야 한다. 입에 작은 물건을 넣을 수 있는 어린이를 알아두어야 한다. 자발적으로 참여하고 실제 놀이를 자녀와 함께 해야 한다. 적절할 때 바보 같은 표정을 짓고, 적절할 때 나누기와 돌아가는 것을 장려하며, 기회가 생길 때 노래하고 웃고 기꺼이 상상의 놀이를 하는 것을 돕는다. 즐겁게 놀이를 즐기고 자녀가 계속 활동하도록 해야 한다.

상자 33-7 상지를 위한 일상생활 활동에서 기능 치료 활동의 예

참고: 치료사는 자세 분석, 뻗기, 안정화 및 손 사용을 포함한 기능 활동에 대한 모든 상지 구성 요소의 기여도를 평가하기 위해 작업 분석 기술을 사용해야 한다. 환자는 숙련된 상지의 능동적인 뻗기 범위를 가질 수 있지만 동일한 팔을 통한 체중 부하 제어가 어려울 수 있다. 치료사는 최대의 효과를 발휘하고 조정된 운동 수행 능력을 얻기 위해서는 환자의 동심적, 원심적 및 등척성 운동 조절을 고려해야 한다.

1. 환측의 안정화를 촉진시키기 위해 체중 지지를 한 상태에서 싱크대에 서서 머리카락을 말리거나 치아를 닦는 등의 활동을 건측으로 실시한다. 또한 상부 캐비닛에 물건을 넣는 것을 포함하여 반대측 뻗기 작업 중 체중 부하를 강조한다.
2. 양측 손 작업은 기능적 사용과 의도적인 이동을 장려하면서 환측 상지의 인식을 높이고 사용을 연습한다. 예를 들어, 양손을 사용하여 컵으로 마시는 것과 같은 일을 수행하는 것은 일상적인 일이다. 먼지를 제거하거나 탁자를 닦거나 수건으로 다리를 문지르는 것과 같은 활동은 손가락을 연동하여 양쪽 팔걸이를 결합하여 건측팔(위쪽에 위치)이 환측(아래쪽에 위치)을 움직일 수 있도록 도와준다. 환측 팔을 통합하기 위해 양손을 사용하여 수행할 수 있는 다른 활동에 대해 생각할 수 있는가?
3. 간병인 또는 치료사는 환측 상지를 특정 동작 패턴으로 인도하여 기능적 업무에 통합함으로써 환자가 이동 회복에서 훈련하도록 협력적인 손 활동을 사용할 수 있다.

환자 적용

그레이슨은 5주된 유아이다. 그는 37주에 태어났으며 10파운드 6온스의 무게였다. 그의 어머니는 임신성 당뇨병을 앓았고 오랜 노동을 했다. 그레이슨은 C5-C6 병변이 있는 Erb 마비라는 상완 신경총으로 진단받았다. 그의 어깨는 어깨 확장, 내부 회전 및 내전, 팔꿈치 폄, 회내 및 손목 및 손가락 굴곡으로 고정되어 있다. 이것은 종종 "웨이터 팁" 자세라고 한다. 퇴원하기 전에 치료는 TheraTogs® 고정 장치를 착용하고 부모에게 운동 범위 연습을 지시했다. 의사는 일주일에 한 번 치료를 명령했다.

임상 결정 시 고려할 점

Pondang(2004)은 산과적 상완 신경총(obstetric brachial plexus injury; OBPI)의 본질에 대한 훌륭한 리뷰를 제공했다. 이 장을 기초로하여, Pondang의 리뷰 및 귀하가 이용할 수 있는 기타 자료는 다음 질문을 고려한다.

1. *그레이슨의 상완 신경총 진단과 특정 수준의 참여도를 고려한다. 어떤 근육이 손상될 것으로 예상할 수 있는가? 신경학적 검사에서 어떤 감각 손상이 감지될 수 있는가? 그레이슨의 어린 나이에 특정 활동의 기능 제한이 있는가?*
2. *귀하의 초기 평가의 일부로 검토해야 할 사항은 무엇인가? 어떤 평가 도구를 선택할 것인가? 부모에게 어떤 질문을 할 것인가? 유아는 기능적 능력을 관찰하기 위해 어떤 자세로 유아를 배치할 것인가? OBPI에 대한 근육 등급 측정을 위한 도구인 [Clarke, 1995] 및 산과 상완 신경총 마비에서 기능의 Mallet 분류 [Gilbert, 1993]에 대한 운동 척도를 고려한다.*
3. *이 환자에서 활동의 기능 제한에 대한 문제점 목록을 고려한다.*
4. *기능 제한에 기여하는 신체 시스템의 근본적인 손상을 고려한다.*
5. *문제의 우선 순위를 정한다.*
6. *이 환자에게 현실적인 기능적 결과를 나타내는 적어도 2가지 장기 목표를 작성하라. 목표의 모든 구성 요소를 포함시킨다.*
7. *진단 초기에 이러한 관리하기 위해 어떤 치료가 적절한가?*
   - *발달적으로 적절한 자세 취하기와 놀이는 무엇을 고려해야 하는가?*
   - *지금 발달에 딱 맞는 쥐기의 사용을 어떻게 촉진할 수 있는가?*
   - *인지 능력을 높이고 근육 수축을 증가시키기 위해 어떻게 촉각 자극을 제공할 수 있는가?*
   - *전기 자극의 사용은 언제 하는 것이 좋은가?*
   - *손목 보조기 또는 휴식용 손 보조기가 적용할 수 있는가?*
   - *이 어린이에게 기대되는 결과는 무엇인가?*

퇴원 및 치료외 시간에 대한 고려 사항
Considerations for Nontherapy Time and Discharge

환자 및 가족 교육의 관점
Aspects of Patient and Family Education

치료 후에 환자가 치료실을 떠날 때 치료가 중단되지 않는다. 치료는 개인의 삶의 모든 측면에 걸쳐 전이될 때 가장 효과적이다. 치료외 시간에 시행할 수 있는 중재에 대해 환자/고객 및 가족을 교육하는 것이 중요하다. 가정 프로그램은 더 많은 스트레스를 주지 않으면서 개인 및 가족의 일상에 적합해야 한다. 일상적인 일정과 일상에 대해 묻는 것은 학습이나 필요한 기술을 포함시킬 자연 발생적 기회를 확인하는데 도움이 될 것이다(Rainforth, 1988). 환자는 자신이 참여하기를 원하는 활동을 찾아내고 이러한 활동에 대한 성과와 참여를 향상시키기 위해 가정에서 체계적인 실습 시간을 설정하도록 권장해야 한다.

치료외 시간을 위한 활동
Activities for Nontherapy Time

재활 과정 전반에 걸쳐 환자는 치료사보다 치료 설정 밖에서 더 많은 시간을 보낸다(예; 자동차, 집, 직장, 학교, 쇼핑 센터, 교회 및 오락 장소). 그러므로 운동 학습 관점에서 볼 때, 치료외 시간 동안 최적의 자세, 체중 부하, 상지 사용 및 상지 패턴의 회복을 교육하는 것이 필수적이다.

가장 중요한 측면 중 하나는 환자가 기능적 활동에서 가능한 한 자주(비록 운동이 시작하기에 완벽하지 않더라도) 환측을 사용하도록 강력하게 촉구함으로써 신경가소성을 장려하는 것이다. 환자는 각 운동의 결과(피드백)에 주의를 기울여야 하고, 개선될 수 있는 것을 반영해야 하며, 이후의 시도에서 이러한 변화를 지속적으로 시도해야 한다. 이것은 학습된 비사용을 예방하는 데 도움이 된다. 어떤 면에서, 환자가 특정 과제를 완료하는 것은 기능상의 업무에 환측 팔을 통합하고 시간이 지남에 따라 사용을 증가시키는 방법을 찾는 것이 중요할 수도 있다.

과제는 환자가 참여하기를 원하는 일상생활의 작업이나 활동에 특별해야 한다. 치료 과정에서 다루어진 특정 과제는 과제 수행 중 환측 상지의 숙련된 사용(예; 역동적인 체중 부하를 통해 또는 양측 상지의 안정화를 위해)에 대한 지속적인 작업을 위해 홈 프로그램으로 이월될 수 있다. 치아를 닦고, 면도하고, 수건을 사용하고, 머리카락을 다듬는 것과 같은 개인 관리 작업을 해야 한다. 주방이나 집 주변의 작업에는 설겆이하기, 냄비 젓기, 조리대 닦기, 도마를 유지하기, 리모컨 사용, 전화 걸기, 전등 스위치 켜기, 옷 접기, 또는 참여 등이 있다. 주택 유지 관리 활동에는 창문 닦기, 잔디 깍는 도구 또는 카트 밀기, 정원 정리하기 등이 포함된다. 교육 작업에는 컴퓨터에서의 키보드 입력, 책을 들기, 직장 또는 학교 특별한 도구 사용이 포함될 수 있다.

상지의 사용을 증가시키기 위해, 어린이는 감각적으로 풍부한 동기 부여가 있는 놀이에 가장 쉽게 관여한다. 아이들이 매일의 놀기 위해 자신의 손을 사용하는 많은 방법이 있다. 촉각 탐색 활동은 유아용 하이 체어에 아이를 앉게 하고 다양한 장난감 및 재료(예; Cool Whip을 사용한 손가락 페인팅), 작은 흡입 컵 장난감 회전 만들기, 또는 다양한 재질의 도구 탐색하기가 있다.

욕조에서 아이가 욕조 벽 위의 장난감을 손에 넣거나 낙서를 하거나 욕조 크레용으로 쓰도록 격려하고 컵을 잡고 컵 안에 물을 담아 내고 물을 쏟아 내고 장난감을 부드럽게 뜨고 장난감을 쥐어 짜내도록 할 수 있다. 떠 다니는 보트 위에 장난감을 놓는다. 어린이가 바닥을 따라 장난감을 비우거나, 채우거나, 탐색하거나, 흔들거나, 돌리고, 돌릴 수 있도록 장난감이 있는 바닥에 작은 열린 바구니 또는 그릇을 놓는다. Play Doh®를 사용하여 도구를 사용하여 다양한 모양과 물체를 짜내고, 굴리고, 쥐고, 자르고, 여러 가지 모양으로 만들도록 하여 손 근육을 강화시킬 수 있다. 표적을 겨냥한 물총으로 밖에서 놀기, 울타리 및 도로에 낙서하기, 도로나 울타리에 그림 그리기 또는 글쓰기를 할 수 있다.

작은 장난감을 지퍼 또는 버튼이 있는 파우치로 구성하고(좋아하는 경우) 어린이에게 장난감을 꺼내거나 풀어 보도록 가르쳐준다. 아이가 입어야 하는 모자, 왕관, 부츠, 신발, 양말, 조끼, 셔츠, 바지 등을 가지고 손을 사용하여 의복을 잡고 당기고 조이는 마무리를 사용하는 법을 배운다. 크레용, 연필, 접착제, 가위 및 구멍을 뚫는 도구의 사용을 촉진하기 위해 간단한 예술 및 공예 프로젝트를 만든다. 아이에게 커다란 구슬이나 마카로니 조각을 묶어 팔찌나 목걸이를 만든다. 담장에 큰 종이를 걸고 아이가 페인트 브러시와 물감을 사용하여 칠할 수 있게 한다. 작은 쟁반에 모래나 소금을 채우고 손가락으로 쓰는 것을 묘사하는 선이나 도형 또는 편지를 모방하라고 어린이에게 요구할 수 있다. 어린이가 한 손 또는 양손으로 손전등을 들고 벽이나 천장을 따라 움직일 때 빛을 따라 가도록 하여 플래시 라이트 추격전 게임을 즐길 수 있다. 매달린 비치볼을 아이에게 그것을 잡거나 멈추게 하거나, 배트로 치거나, 한 손으로 치거나, 번갈아 가며 부딪쳐 볼 것을 요구할 수 있다.

삽화로 된 가정 운동 프로그램 예

Illustrated Sample Home Exercise Program

환자와 간병인은 나중에 참조할 수 있는 유인물, 그림 및 비디오 테이프를 사용할 수 있고 자신의 시간에 이것을 재검토하고 알리미로도 사용할 수 있다. 가능하면 개인이나 부모가 선호 언어로 가정 프로그램을 작성하도록 한다. 사진은 특히 글을 읽을 수 없거나 글을 잘 이해하지 못하는 사람들에게 유용하다. 휴대 전화 및 디지털 카메라로 사진을 찍어 컴퓨터에 다운로드 할 수 있으므로 좋은 품질의 사진으로 가정 프로그램을 쉽게 제공할 수 있다.

환자 또는 가족이 집에서 독립적으로 시행하기 전에 연습의 기회 및 피드백을 제공해야 한다. 설명과 함께 활동을 하면서 사진과 서면의 지침을 검토할 시간을 제공하도록 한다. 그런 다음 환자가 지켜보고 연습할 수 있게 해야 한다. 긍정적이고 건설적인 피드백을 제공하고, 환자 또는 가족이 세션이 끝나기 전에 해야 할 일을 알도록 해야 한다. 가정 프로그램이 어떻게 발전하는지 확인하고 필요한 경우 다른 연습 시간을 허용할 수 있다. 가정에서 아이를 위한 치료를 제공할 때 형제를 치료 세션의 선택된 구성 요소로 포함시키는 것을 고려할 수 있다. 상자 33-8은 간병인 참여가 필요한 상지의 기능적 활동에 대한 요령과 예를 제공한다.

상자 33-8 간병인 참여가 필요한 상지 기능적 치료

간병인과의 상지 기능 치료를 위한 조언 :

- 가족 구성원이 그 사람의 환측 손을 잡고 다른 사람의 팔을 문지름으로써 의식을 높이도록 격려한다.
- 가족이 환경을 수정하여 환자의 인지력을 높이고 격려하도록 권장한다.
- 상지 수동 운동 범위 및 스트레칭 운동을 안전하고 부드럽게 수행하는 방법에 대해 가족에게 교육한다.
- 행동 계약을 이행하여 환측 상지의 사용을 권장한다.
- 기저귀를 교체할 때 아이들과 함께 스트레칭과 운동 범위를 완료할 수 있음을 부모에게 상기시킨다.
- 부모는 음식을 먹기 전에 손가락과 감각 놀이를 포함시킨다. 아이가 높은 의자에 앉았을 때, 큰 트레이에 장난감을 세워서 음식을 요리하는 동안 그녀를 붙잡을 수 있다.

집에 있는 환자를 위한 치료의 예 :

- 일상생활의 모든 활동 중에 적절하게 환측 상지의 체중 부하가 되는 사용을 권장한다.
- 동작 범위의 자체 범위를 수행하도록 한다.
- 환측 손으로 치약 튜브, 음료 병 등을 열고 닫도록 하여 훌륭한 운동 능력을 개발한다.
- 빨래 시간을 감각 입력의 기회로 사용한다. 건조기에서 물건의 따뜻함을 느끼고 재료의 다른 질감을 따라 손과 팔을 움직인다.
- 청소 활동을 사용하여 스트레칭 및 관절 가동범위 활동을 통합한다. 진공청소기의 사용은 균형 활동과 결합된 가벼운 강화뿐만 아니라 증가된 뻗기 범위를 유발할 수 있다. 먼지 털이개로 먼지를 털면 다양한 방향으로 뻗기를 할 수 있다.
- 공원에서 가족 시간을 사용하여 어린이가 부드럽게 그네를 타면서 균형과 감각 입력을 통합할 수 있다
- 치료 목표를 일상생활에 적용할 수 있는 기회를 확인하기 위해 환자의 주말 활동에 대해 이야기 한다.
- 스트레칭, 뻗기, 강화 및 미세 운동 운동을 일상 활동에 통합하는 방법을 고려한다.

환자 적용: 자동차 사고로 외상성 뇌손상이 있는 19세 환자

프레스턴(Preston)은 1개월 전 오토바이 사고로 뇌 손상과 뇌 출혈이 나타난 19세 남성이다. 그는 두개 내 출혈을 피하기 위해 두개골 수술을 받았다. 빈혈 이외에 초기 임상 결과로는 구음장애, 연하곤란, 오른쪽 하지 약화, 양측 상지 약화가 포함되었다. 그의 사지의 약화로 인해 그는 개인관리 또는 일상생활의 다른 활동을 독립적으로 수행할 수 없다. 손상의 결과로, 그는 또한 지남력, 시작, 판단, 조직화, 문제 해결, 순서 기억 및 의사 결정에서 인지적 결함을 보인다. 프레스턴은 간질약인 딜란 틴을 복용하고 있다. 그의 퇴원계획은 어머니와 함께 집으로 돌아가서 대학에 다니는 동안 현지 식당에서 계속 일하는 것이다. 프레스턴은 재활 치료 기관에 추가로 평가와 치료를 의뢰했다.

작업치료 평가의 결과는 프레스톤이 모든 식사, 옷 입히기, 몸단장, 목욕 및 화장실 작업과 이동에 의존적으로 수행하고 있음을 나타낸다. 그는 Ranchos Los Amigos 레벨 IV에 있다. 그는 또한 팔꿈치 10°정도 능동적인 신전을 제외하고 자발적이고 선택적 상지 운동 기능이 없다. 그는 Ashworth에 의한 강직 척도에서 양측 팔꿈치 굴근, 손목 굴근, 긴 손가락 굴근 1점의 강직으로 나타나고, 왼쪽 어깨의 통증을 10점 척도로 8로 평가한다.

실습

다음은 이 장에서 설명한 기술을 읽고 연습한 후에 학생이 알아야 할 실용적인 기술을 요약한 것이다.

1. 쥐기를 촉진시키는 방법; (1) 환자가 수평보다 수직인 표면에서 일하게 함으로써 손목의 신전 촉진, (2) 자발적인 손가락 굴곡이 손상되었을 때 손가락 굴곡근의 의도적인 단축에 의한 tenodesis 패턴의 강화, (3) 손목 신전이 불가능할 때 촉진하기 위한 동적인 보조기 또는 기능적 전기자극
2. 감각의 손상의 결과로 발생되는 안전 문제의 강조(시각적 경계 및 검사와 같은 보완 기술 사용), 불균형한 자세 조절(필요에 따라 여분의 몸통지지를 제공하는 안정감 제공), 낮은 지구력(더 많은 부분을 먼저 수행)으로 인해 발생하는 안전 문제를 해결한다. 환자와 간병인을 동원하여 통증을 최소화하기 위해 기여 요인을 확인하고 대안 전략을 포함시킨다.
3. 자세 취하기와 자세 조절을 통해 상지기능을 촉진시키는 방법; (1) 자극을 증가시킴으로써 환경 적응, (2) 상지의 독립적인 사용을 증가시키기 위한 자세 취하기를 통해 이동면을 변경, (3) 상지 사용을 위한 자세 취하기와 자세 조절을 촉진함으로써 목의 과신전을 고정 (4) 바른 자세에서의 쥐기 및 뻗기 촉진.
4. 뻗기를 향상시키는 치료: (1) 근력(또는 지구력)이 감소된 환자의 기능적 뻗기 범위 증가, (2) 비회복적 환자의 기능적 뻗기 범위 증가, (3) 운동 조절 장애 환자의 기능적 뻗기 범위 증가
5. 기능적 사용을 위한 치료; (1) 신장이 촉진된 쥐기(즉, tenodesis), (2) 과신장 및 편평한 낮은 근긴장도의 증가, (3) 강직성 근긴장도가 높은 손의 근긴장도 감소, (4) 기능성 보조기의 선택
6. 작업 향상을 위한 치료; (1) 협응된 움직임의 수행 생산(움직임의 동심성, 원심성, 등척성 조절), (2) 환측 상지의 안정성 촉진, (3) 양측 과제에서 환측 상지의 사용과 인식 증진, (4) 손위에 손을 얹는 활동을 사용해서 환자의 회복을 위한 훈련.

학생은 자세 분석, 뻗기, 안정화 및 손 사용을 포함하여 일상생활의 기능 활동에 대한 모든 상지 구성 요소의 기여도를 평가하기 위해 과제 분석에 대한 교육을 참조해야 한다.

복습

1. 일상 업무와 생활 활동을 수행하는 동안 신경학적 상태가 상지에 어떻게 영향을 줄 수 있는지 예를 든다.
2. 신경학적 증상이 있는 환자에게서 나타나는 전형적인 상지 손상을 제시한다.
3. 신경학적 증상이 있는 환자의 상지 기능 관리 시 중요한 안전 고려 사항을 확인한다.
4. 신경학적 증상이 있는 환자의 상지 기능 관리에 대한 노화 및 수명 영향과 관련된 중요한 고려 사항을 논의한다.
5. 상지손상 및 기능 평가에 사용된 여러 가지 검사 및 측정치를 비교하고 대조한다.
6. 상지의 직무 수행 능력 수준에서 적절한 증거 기반 치료 전략을 포함한 진료 계획을 설계한다.

요 약

이 장에서는 상지의 기능에 특정한 주제의 개요를 제시한다. 각 환자에 대해 손과 팔의 기능적 레퍼토리에 대한 질병 및 부상의 영향을 고려해야 하며, 특히 일상 업무의 수행과 일상생활의 참여를 고려해야 한다. 상지 사용에 영향을 미치는 수명 인자도 평가되어야 한다. 신경학적 장애가 있는 환자에서 손과 상지의 전형적인 손상의 특성은 비정상 기능의 근간을 이루며, 이러한 문제를 문서화하기 위한 적절한 검사 기술을 포함하여 각 환자마다 고려해야 한다.

이 장에서는 기본 기능 숙련 수준뿐만 아니라 보다 전체론적인 직무 수행 능력 수준에 대한 상지 치료를 논의한다.

"결론"으로서, 독자는 상지 치료를 위한 전체론적 접근법을 취하는 치료사의 의무를 이해해야 한다. 질병이나 부상으로 인한 기능적인 레퍼토리의 손실은 일상 업무 수행의 모든 측면과 그에 따른 삶의 참여 수준을 크게 좌우한다. 운동 수행을 향상시키기 위한 모든 기능적 치료를 통해 환자는 과제별 연습의 적절한 반복을 완료하고 지속적으로 운동 학습을 조정하기 위한 피드백과 격려를 제공받아야 한다.

수평 위치에서 기능적 활동 중재 (침대 이동성에서 네발기기 기술까지)

Functional Activity Intervention in Horizontal (Bed Mobility to Quadruped Skills)

제 34 장

■ 최유미

개요

학습목표

이 장을 마치면, 학습자는 다음을 할 수 있어야 한다:

1. 수평에서 어떤 기능이 중요한지, 특정 환자에게 가장 큰 도움이 되는지를 확인한다.
2. 수평 기능의 정상적인 움직임 구성 요소에 대해 논의한다.
3. 정상적인 기능과 비교하여 수평의 비정상적인 움직임과 기능을 확인한다.
4. 수평에서 기능에 대한 적절한 검사 전략을 확인한다.
5. 수평에서 비정상적인 기능에 기여하는 장애를 결정한다.
6. 수평에서 환자 관리 중 중요한 안전 고려 사항을 통합한다.
7. 수평에서 기능에 대한 예상 결과 및 예후지표를 설명한다.
8. 수평에서 비정상적인 기능을 가진 개인을 위해 적절한 중재를 설계한다.
9. 수평에서 환자의 치료를 적절하게 진행하거나 수정한다.
10. 수평에서 비정상적인 기능을 가진 환자를 위한 비치료시간 운동 연습 또는 가정운동프로그램을 위한 적절한 계획을 설계한다.
11. 수평에서 환자 관리를 지원하는 중재를 논의한다.

서론 Introduction

수평 자세의 기능적 기술은 어린이 발달 과정의 필수 구성 요소(예; 탐색 및 놀이를 위해 기어가기 및 배밀이)이지만 성인에게도 수평 자세의 이동성이 중요하다(예; 침대 이동/스쿠팅, 손자와 함께 놀기 위하여 네발기기, 또는 소파까지 기어가서 소파 위로 올라가기). 이 장에서는 수평적 활동이나 기술에서 기능 장애가 발견될 때 치료사가 치료 활동과 기저장애에 대한 중재를 제공할 수 있는 방법을 보여준다.

수평 위치에서 일반적인 특성/움직임 패턴
Typical Characteristics/Patterns of Movement in Horizontal

수평에서는 머리, 몸통 및 사지가 작업의 요구에 따라 움직인다. 자세 또는 활동(예; 바로누워 구르기 vs. 교각자세 vs. 네발기기자세)이 주어지면, 치료사는 10장과 13장에 설명된대로 정상 움직임의 모든 측면과 함께 기저면, 중력중심, 많은 분절이 포함된 움직임 또는 체중 부하 그리고 레버 암의 길이와 같은 생체역학적 요소들을 고려해야 한다. 환자는 몸통과 사지의 움직임을 분리하고 제어할 수 있을 뿐만 아니라 변화하는 환경 상황에서도 그렇게 할 수 있어야 한다(예; 표면의 단단함 또는 부드러움, 사용된 침대 시트 유형, 쓰여진 침구 유형, 카펫이나 리놀륨과 같은 바닥재 유형).

정상적인 성인은 작업의 요구 또는 제약에 따라 다양한 전략을 사용하여 움직인다. 작업이 바뀌면, 그들은 움직임 패턴과 조합을 다양화할 수 있다. 예를 들어, 구르기에 대한 한 분석에서 36명의 일반 성인 참가자가 32개의 서로 다른 움직임의 조합을 보여주었다(Richter, 1989). 이 분석에서 구르는 동안 관찰된 몸통, 상지 및 하지 움직임의 가장 일반적인 조합은 표 34-1에 설명되어 있다. 교각자세, 네발기기, 네발기기자세 및 배밀이를 위한 전형적인 몸통 및 사지 움직임의 구성 요소 및 조합도 표 34-1에 포함되어 있다(Richter, 1989; Ryerson, 1997).

표 34-1 바로누운자세, 교각자세, 스쿠팅 및 구르기에서 몸통과 사지 움직임의 패턴

바로누운자세(SUPINE)*†	
몸통(Trunk)	
초기 상부 몸통	머리와 어깨가 표면으로부터 떨어져 위로 들어 올려진 상태로 상부 몸통 굽힘; 경부 및 상부 흉부 굽힘 및 어깨뼈 벌림(바로누운자세에서 장좌위자세로 이동)이 포함된다.
상부 몸통 회전(오른쪽으로)	왼팔은 앞쪽 및 오른쪽으로 가로질러 뻗고 상부 몸통은 구부러지고 회전한다; 왼쪽 어깨뼈 벌림 그리고 위쪽회전(물체에 손뻗기, 구르기 시작)
초기 하부 몸통과 몸	체중부하 할 때 발과 함께 엉덩이 및 무릎 굽힘(후크라잉 자세로 이동하는 경우)
하부 몸통 회전(오른쪽으로)	왼쪽 다리는 후크라잉자세로 움직이고, 엉덩관절은 모음으로 움직인다; 오른쪽 골반 회전
상지(Upper Extremity)	
침대에서 손을 떼서 올리기	• 어깨 및 팔꿈치 굽힘-얼굴, 베개쪽으로 위로 뻗기(베개 조절 또는 머리 위로 뻗기) • 팔꿈치 폄과 함께 어깨 굽힘-엉덩이, 무릎쪽으로 뻗기(시트 조절)
팔위치	• 몸을 따라, 몸, 머리 위 또는 뒤, 바깥쪽으로
팔꿈치로 눕기	• 양측-양쪽 아래팔에 체중 부하 • 편측-한쪽 아래팔에 체중부하하며, 보통 침대에서 나오기 위해 움직일 때와 같이 반대쪽 팔이 몸을 가로질러 뻗는다.
하지(Lower Extremity)	
침대에서 움직임	다리를 벌림 또는 모음으로 움직인다(옆으로 미끄러짐; 아래 다리를 침대 가장자리 또는 침대로 이동한다).
체중부하 패턴	• 엉덩이와 무릎 굽힘 및 발목은 발등굽힘된 발로 체중부하(후크라잉) • 하부 몸통 회전과 결합된 후크라잉-무릎이 중앙선에 위치한 채 후크라잉자세에서, 무릎이 한쪽으로 이동하여 골반이 그쪽으로 회전하고 하부몸통이 폄/회전한다.
교각자세(Bridging)†*	
양측체중부하	교각자세-발의 체중 부하 증가, 엉덩관절 폄, 무릎 굽힘 그리고 하부몸통 폄으로 엉덩이를 표면에서 들어 올린다.
편측 체중부하(오른쪽으로)	반교각자세(Half-bridging)-오른쪽 다리는 후크라잉자세 그리고 왼쪽은 폄 상태로 유지된다; 오른쪽 다리를 구부린 상태로 밀면 골반의 오른쪽이 들어 올려지고 오른쪽 고관절이 폄되며 왼쪽 골반이 회전한다.

표 34-1 바로누운자세, 교각자세, 스쿠팅 및 구르기에서 몸통과 사지 움직임의 패턴 — 계속

바로누운자세(SUPINE)* †	
스쿠팅(Scooting)* †	
침대로(Up in bed)	• 다리 위치가 후크라잉자세로 양측으로 체중부하 하는 자세 • 측면에 위치한 팔; 밀어 올리기를 돕기 위해 팔꿈치 굽힘과 결합된 어깨폄과 함께 체중부하 할 수 있는 자세 • 다리가 표면을 미는 결과적으로 부분적인 교각자세 • 다리(엉덩관절/무릎 폄)와 팔(팔꿈치가 폄되어 있는 어깨 굽힘)이 위로 밀면, 신체가 침대에서 위로 미끄러진다.
침대아래로(Down in bed)	• 다리 위치가 후크라잉자세로 양측으로 체중부하 하는 자세 • 측면에 위치한 팔 • 다리가 표면으로 밀려 부분적인 교각이 생긴다. • 다리(엉덩이/무릎 굽힘, 발목 발등굽힘)와 팔(팔꿈치 굽힘이 있는상태로 어깨 폄)이 몸을 발쪽으로 당겨서 몸이 침대에서 아래로 이동한다.
침대에서 옆으로 눕기 (오른쪽으로 스쿠팅)	• 양측으로 체중부하 하며 후크라잉자세로 위치한 다리 • 측면에 위치한 팔; 오른팔은 더 많은 벌림(외전)된다. • 다리가 표면으로 밀려 결과적으로 부분적인 교각자세가 된다. • 다리를 밀어 엉덩이를 오른쪽 가장자리로 이동(오른쪽 엉덩이 모음 및 왼쪽 엉덩이 벌림) • 엉덩이는 침대에 편히 기댄다. • 왼팔은 밀고 오른팔은 상체를 오른쪽으로 당겨 상체와 하체를 정렬한다. 이 움직임 중에 머리와 어깨를 침대에서 약간 들어 올린다.
구르기(바로누운자세에서 엎드린 자세)(Rolling(Supine to Prone)*	
가장 흔한 움직임 패턴 조합 (왼쪽으로 구르기)	상지(Upper extremity(UE)): 오른쪽 상지를 올리고 몸을 가로질러 어깨 높이 위로 뻗는다 (왼쪽 상지 또는 어깨 위로 구르기). 머리-체간(Head-trunk(H-T)): 어깨 복합체를 이끈다(머리가 왼쪽으로 회전; 상부 몸통이 구부러지고 왼쪽으로 회전, 오른쪽 어깨가 오른쪽 골반을 이끈다). 하지(LE): 편측 올림(오른쪽 하지는 오른쪽 골반이 들기 전에 표면에서 들어 올린다)
두 번째 선호하는 패턴 조합 (왼쪽으로 구르기)	상지(UE): 오른쪽 상지가 올라가고 몸을 가로질러 어깨 높이 위로 뻗는다. 머리-체간(HT): 어깨 복합체 이끈다. 하지(LE): 편측 밈(오른쪽 하지가 후크라잉 자세로 그리고 골반을 왼쪽으로 밀어낸다 — 왼쪽 골반 회전, 오른쪽 엉덩이 폄)
세 번째 선호하는 패턴 조합 (왼쪽으로 구르기)	상지(UE): 오른쪽 상지를 들고 몸을 가로질러 어깨 높이 위로 뻗는다. 머리-체간(HT): 어깨 복합체 이끈다. 하지(LE): 양측 들어 올림(양측 엉덩이/무릎 약간 구부림; 발이 표면에서 들어 올려 개별적으로 구르면서 체간이 따라온다.)
네 번째 선호하는 패턴 조합 (왼쪽으로 구르기)	상지(UE): 오른쪽 상지를 들고 몸을 가로질러 어깨 높이 위로 뻗는다. 머리-체간(HT): 골반과 어깨 복합체 변화 사이의 관계(오른쪽 어깨가 처음에 회전을 이끈 다음 골반이 리드하기 바로 전 그리고 구르기 전체에 걸쳐 이끈다.) 하지(LE): 편측 밈
네발기기(Crawling)	
움직임 패턴	네발기기-지지면에 복부를 두고 엎드려 이동하며, 팔꿈치로 당기고 반대쪽 무릎으로 밀어서 추진한다; 사지 움직임은 상반된다. 사용을 지시하지 않는 한 일반적으로 성인에게 사용되지 않는 기능이다(예; 낮은 물체 아래에서 기어가기)

계속

표 34-1	바로누운자세, 교각자세, 스쿠팅 및 구르기에서 몸통과 사지 움직임의 패턴 — 계속
	네발자세(Quadruped)
움직임 패턴/위치	네발기기자세(발음 콰드-루-페드)-복부가 지지면에서 떨어진 상태에서 손과 무릎으로 지지한 채 엎드린 자세; 자세를 유지하기 위해 정적 균형을 유지할 수 있다. 동적 균형에는 앞, 뒤, 옆으로, 대각선으로 모든 방향으로 무게를 이동하고 흔들 수 있는 기능이 포함 된다; 또한 한쪽 팔, 한쪽 다리를 드는 동안 또는 한쪽 팔과 한쪽 다리를 지지면에서 들어 올리면서 균형을 유지할 수 있어야 한다; 자세 간 전환점으로 성인들에게 가장 많이 사용된다(예; 바닥에 앉기, 옆으로 앉기, 네발기기 자세에서 무릎 꿇기, 반무릎 꿇기, 서기의 움직임).
	기기(Creeping)
움직임 패턴	배밀이-손과 무릎 또는 손과 발로 엎드려서 이동(항상 복부를 지지면에서 떼고), 반대쪽 무릎/발은 밀고 손은 당기면서 추진한다; 사지 움직임은 상반된다. 성인에서 일반적으로 바닥에 있는 동안 장소를 이동하는 수단으로 사용된다(예; 바닥에서 아이들과 놀기, 손과 무릎을 꿇고 걷다가 소파나 의자에 더 가까이 다가가 서 있는 상태로 전환하는 데 도움이 된다)

*Richter, 1989
†Ryerson, 1997

생각해 볼 점 34.1

잠시동안 당신의 하루를 검토하고 지난 24시간 동안 수평으로 수행한 기능적 움직임과 위치를 생각해본다.

- 당신은 어떤 활동을 했는가?
- 수평적으로 보낸 시간은 얼마나 되는가?
- 작업을 수행하기 위해 어떤 움직임 패턴/전략을 사용했는가?
- 수평에서 자세를 바꾸거나 시트나 베개를 조정한 횟수는 몇 번인가?
- 활동을 두 번 이상 완료했다면 어떤 다른 전략을 사용했는가?
- 다른 전략을 사용한 이유는 무엇인가? 다른 전략이 필요한 상황은 무엇는가?
- 환경적 요인이 당신의 움직임을 어떻게 돕거나 방해했는가?
- 이동한 속도를 기록한다. 다양한 환경 요인이 운동의 효율성을 어떻게 변화시킬 수 있는가?

표 34-2	수면할 때 나이별 패턴 변화
나이	**하루 평균 수면양**
신생아-3개월	14-17시간: 1-3시간 깨어 있음.
4-11개월	12-15 시간; 30분에서 2시간 낮잠, 1일 1-4회
1-2세	11-14시간; 1회 낮잠 동안 1-3시간
3-5세	10-13시간: 일반적으로 이 나이 후부터 낮잠을 자지 않음. 5세
6-13세	9-11시간
청소년, 14-17세	8-10시간
성인, 18-25세	7-9시간
26-64세	7-9시간
65+세	7-8시간

인용:
Bureau of Labor Statistics(BLS). American time use survey summary. Washington DC: United States Department of Labor; December 20, 2016.
Hirshkowitz M, Whiton K, Albert SM, et al. National Sleep Foundation's sleep time duration recommendations: methodology and results summary. Sleep Health. 2015; 1:40-43.
Smith M, Robinson L, Segal R. Sleep Needs: What to do if you're not getting enough sleep. June 2017. 출처: https://www.helpguide.org/articles/sleep/sleep-needs-get-the-sleep-you-need.htm. Accessed August 16, 2017.

수평적 활동의 임상적 특성

Clinical Picture of Activities in Horizontal

수평적 활동의 수행은 일상적인 기능에 필수적이다. 휴식, 수면 및 레크리에이션 활동 중 수평으로 움직이고 위치를 잡는 것은 몇 가지 기능적 활동에 중요하다; 구르기, 침대에서 자세 바꾸기, 스쿠팅, 침대에 들어가거나 나오기, 시트 또는 베개 관리, 침대 옆 탁자에 있는 전화로 손 뻗기 또는 알람 설정, 텔레비전 시청, 성행위 등을 들 수 있다. 가장 일반적으로 우리는 쉬거나 자고 있을 때 수평으로 누워 있다. 수면만을 위해 수평으로 보내는 시간은 나이에 따라 다르다(표 34-2).

앞에서 언급했듯이 수평에서 기능적 활동은 머리, 몸통, 상지, 하지 등 전신을 사용한다. 성인의 구르기 움직임 패턴에는 머리와 체간의 움직임, 상지 움직임, 하지 움직임의 세 가지 순서 범주가 포함된다(Richter,1989). 수평에서 움직이는 다른 움직임(예; 스쿠팅, 네발기기, 배밀이, 네발기기자세)도 머리, 몸통 및 사지의 조절된 제어를 필요로 한다.

운동 제어의 상실은 수평적 기능 활동 제한을 초래하고 일상생활 활동을 독립적으로 할 수 없게 된다. 수평으로 위치하고 움직이는 것은 우리가 하루의 1/3을 수평적으로 시간을 보내기 때문에 독립적인 기능을 위한 기본 전제 조건이다. 이 장에서는 구르기, 스쿠팅, 교각자세, 네발기기, 네발기기자세 그리고 배밀이와 같은 수평면에서 기능적 활동의 프로모션에 중점을 둔다.

수평에서 비정상적인 기능의 기초가 될 수 있는 손상 Possible Impairments Underlying Abnormal Function in Horizontal

많은 신체 구조와 기능 장애는 수평에서 비정상적인 기능에 기여할 수 있다. 초기 검사 중에 치료사는 한계의 원인이되는 특정 장애를 식별해야 한다. 종종 여러 가지 장애가 단일 문제에 기여한다. 표 34-3은 수평적 문제에 기여할 수 있는 상애의 예를 보여준다. 예를 들어, Tanaka (1997)는 근육 성능이 대조군보다 편마비 환자에서 상당히 낮다는 것을 발견했다. Kafri(2005)는 배바깥빗근, 큰가슴근, 넙다리곧은근의 약한 결합이 바로누운자세에서 반대쪽으로 구르는 능력을 손상시킨다는 것을 발견했다. 이 연구는 또한 환자가 손상측 쪽으로 굴러갈 때 가슴뼈가 마비 쪽을 안정시키는데 중요한 역할을 한다는 것을 나타냈다.

치료사는 수평 움직임을 분석할 때 특정 근육 기능을 고려하고 어떤 장애가 신경학적 상태의 주요 결과이며 이차적 영향일 수 있는지를 고려해야 한다.

수평에서의 정상적인 움직임은 수월하고 유동적으로 보이지만 이전에 설명한 신경학적 상태와 기저장애가 있는 사람은 종종 수평 작업에서 비정상적인 자세와 움직임을 보여준다. 표 34-4는 몇 가지 일반적인 신경학적 진단으로 발생하는 전형적인 비정상적인 자세와 움직임을 설명한다.

표 34-3 수평에서 비정상적인 기능에 기여할 수 있는 손상

카테고리	손상
유산소능력/지구력	고혈압 또는 저혈압 호흡곤란 산소 포화도 최대 산소 소비량(VO_2)값 인지되는 격심한 활동
각성,주의, 및 인지	주의를 유지하는 능력 의식 수준 협력, 동기 명령 처리 기능 오리엔테이션(사람, 장소, 시간, 상황) 판단, 통찰력 실어증 회상, 기억
두개골 및 말초신경 통합	시력: 시력, 시야 손실 전정
관절 통합과 움직임	척추, 흉곽, 어깨, 고관절, 무릎의 관절 가동성
운동기능	모터 제어: 신경 활성화 속도 및 빈도 조정: 근육 수축의 타이밍 및 조정 비정상적인 움직임의 존재 기능 장애/자세 상실증(Spinazzola, 2003)
근수행	쇠약/마비(Tanaka,1997) 힘 지구력
통증	통증수준
가동범위	기능적 동작 범위 근육 길이, 신장성 및 유연성 능동 및 수동 범위 운동
반사통합	깊은 힘줄 반사 자세반사, 평형 및 정위반응 수동적 스트레치에 대한 저항(긴장도)
감각적통합	표면감각 날카로운/무딘 진동 고유수용감각 감각통합/가중 지각

표 34-4 수평과제에서 비정상 자세와 움직임

신경학적인	비정상적인 자세와 움직임의 상태
바로누운자세 그리고 구르기	
편측마비(Ryerson, 1997; Umphred, 2012)	몸은 표면에 의해 지지되고 그 표면에서 멀어지는 움직임은 중력에 의해 저항된다. Ryerson(1997)은 다음과 같이 바로누운자세로 몸에 미치는 중력의 영향을 다음과 같이 설명했다: "[중력은 몸 전체를 침대로 끌어 당긴다. …심각한 근육 약화 또는 마비는… 중력이 신체 자세에 미치는 영향을 과장한다." 그 결과 편마비가 있는 쪽이 다른쪽에 비해 침대에 "침몰"한 것처럼 보일 수 있다.
	머리: 편마비 쪽으로 측면으로 구부러지고 정상이나 비손상측 쪽으로 회전한다. 구르는 동안 환자는 머리를 표면에서 들어 올리는 데 어려움을 겪고 펴진 상태를 유지할 수 있다. 팔: 과긴장 상태에서 팔은 굽힘 시너지 패턴으로 유지될 수 있다. 환자는 어깨 굽힘과 팔꿈치 폄의 조합을 포함하는 모든 방향으로 도달하기 어려울 수 있다. 팔꿈치/아래팔 (어깨 내림과 함께 어깨 벌림 필요) 또는 폄된 팔에 체중 부하가 어려움; 구르는 동안 팔을 안전하고 편안한 위치에 두기 어렵다. 저긴장성 또는 이완이 된 경우, 팔은 환자 쪽에서 "축처진듯한" 또는 "맥빠진" 상태일 수 있다. 환자는 침대 표면에서 팔을 들어 올리는 데 어려움을 겪고 반대쪽으로 굴러갈 때 팔이 종종 잊혀지거나 뒤에 남겨진다. 몸통: 편마비 쪽에서 측면으로 구부러진 상태로 나타날 수 있다. 어깨와 골반 복합체는 들임 및 반대쪽에 비해 후방 회전에 있을 수 있다. 다리: 과긴장성, 폄 시너지 패턴으로 나타날 수 있다; 환자는 침대에서 떨어져 움직이거나 체중을 견디는 발을 놓기 위해 엉덩이와 무릎을 구부리는 데 어려움을 겪는다. 다리는 전체적으로 들 수 있다(뻣뻣하고 뻗침). 저긴장성으로 인해 다리는 비정상적인 엉덩관절 벌림 및 바깥돌림으로 침대에서 늘어지고 무거울 수 있다. 환자는 또한 다리를 표면에서 들어 올리는 데 어려움을 겪지만 치료사는 엉덩이와 무릎 굽힘이 시작되는 것을 볼 수 있다 (뻣뻣하게 곧은 다리보다는).
교각자세와 스쿠팅	교각자세에서 환자는 종종 어려움을 느낀다. • 체중부하하는 발을 두기 위해서 엉덩이와 무릎의 굽힘 • 환자가 엉덩이를 표면에서 들어 올릴 때 편마비측이 엉덩관절 폄이 감소하여 골반이 후방 회전으로 뒤쳐진다. 스쿠팅 시 환자는 교각자세를 유지하여 골반을 측면으로 이동시키는 데 어려움을 겪는다. 골반을 손상측 쪽으로 이동하는 것이 비손상측 쪽으로 이동하는 것보다 쉽다. 고관절 폄근의 선택적인 제어가 약하거나 부족하기 때문에 환자는 조기에 후크라잉 자세로 돌아갈 수 있다(침대로 털썩 주저앉다). 선택적인 몸통 제어가 부족하기 때문에 환자는 어깨를 골반의 새로운 위치에 맞추기 위해 몸통을 옆으로 옮기는 데 어려움을 겪는다. 환자는 머리와 어깨를 침대 표면에서 들어 올리고 팔뚝 무게를 지탱할 때 상지로 당기거나 밀기가 어려울 수 있다.
네발기기자세와 배밀이	편마비 팔다리의 운동 제어에 따라 환자는 팔다리를 적절한 체중부하 정렬로 이동하고 네발기기자세를 유지하는 데 도움이 필요할 수 있다. 편마비측 팔은 체중 부하 지지를 제공하기 위해 폄을 유지하지 못할 수 있다. 환자는 엉덩이와 어깨 주위의 공동 수축을 유지하기 어렵기 때문에 편마비쪽으로 기울거나 균형을 잃을 수 있다(즉, 체중을 지탱하는 무릎 또는 손 바로 위에 엉덩이와 어깨를 직접 고정한다.). 환자는 특히 편마비 쪽을 향한 체중 이동을 제어하는 데 어려움을 겪을 수 있다. 크리핑 시 환자는 다른 사지가 움직이는 동안 체중부하하는 지지쪽을 유지하고, 마비측사지를 새로운 위치로 전진시킬 때 근력 또는 운동 제어가 감소할 수 있다. 어떤 방향으로든 추진하기 위해 필요에 따라 당기거나 민다.

계속

표 34-4	수평과제에서 비정상 자세와 움직임 — 계속
파킨슨병(Fredericks, 1996)	모든 움직임; 비정상적 움직임의 심각도는 질병 단계에 따라 다르다. 가장 흔히 볼 수 있는 운동 이상은 다음과 같다. • 운동 계획 • 운동 시작 • 움직임 둔화(운동완만증) • 움직임의 진폭(운동 감소증) • 몸통 회전(분절의 구르기보다 환자는 통나무처럼 구르는 것을 볼 수 있음) 침대에서 구르거나 뒤집거나 앉는 것과 같은 회전 운동에 가장 큰 어려움이 있는 것 같다.
척수손상(Sisto, 2009; Somers, 2009)	일반적인 움직임 패턴은 부상 수준에 따라 다르다. 완전한 사지마비 또는 하반신마비에서 환자는 사용 가능한 힘에 의존하고 상지 팔 스윙의 운동량을 사용하여 구르기 및 기타 침대 이동 기술을 시작하고 실행한다. 이동 전략에 대한 설명은 이 장의 기능적 중재 섹션을 참조한다.

안전 고려 사항 Safety Considerations

수직 위치에 비해 수평에서 더 안전하다. 그러나 환자 부상의 가능성은 여전히 존재한다. 가장 명백한 위험은 환자가 침대 옆에서 구르는 것이다. 구르기를 할 때 치료사는 환자가 구르는 침대 옆에서 보호할 수 있다. 이를 통해 치료사는 자신의 몸을 환자를 받치는데 사용할 수 있다. 충동적이고 빠르게 움직이는 환자와 함께 작업할 때 치료사 배치는 특히 중요하다. 사지가 이완된 환자, 특히 편측무시가 있는 환자와 관련하여 특별한 주의가 필요하다. 이 사람들은 어깨를 다칠 위험이 높다. 편측무시가 있는 환자들에게 치료사는 구를 때 구르는쪽 팔을 안내하거나 환자에게 구르는 동안 팔을 지지하도록 가르쳐야 한다.

또 다른 고려 사항은 이차 합병증의 위험을 최소화하는 것이다. 이것은 보호 감각이 부족한 환자에게 중요하다. 예를 들어, 뒤꿈치와 같은 뼈 돌출부는 욕창의 위험이 높다. 압력 원을 고르게 분배하기 위해 베개와 수건을 사용해야 한다. 뒤꿈치가 "뜸(float)" 부목 장치가 이용될 수 있다. 이러한 장치는 동작 범위 손상을 예방하는데도 유용하다. 입원 환자는 특히 (heel cord)의 단축/구축 위험이 높다.

생애주기에 미치는 영향 Lifespan Influence

신생아/유아 발달 고려 사항

생후 6~9개월 동안 유아는 수평 자세에서 대부분의 시간을 보내면서 중력에 대항하여 더 많은 직립 자세로 작업할 수 있는 능력을 점차 강화한다(Campbell, 2011; Aubert, 2014). 처음 3개월(1분기)은 굽힘과 머리 제어 및 정렬 작업이 지배적이다. 이 시간 동안 바로누운자세에서 우연히 구르는 일이 발생할 수 있으며 본질적으로 비분절적이다. 2분기는 더 많은 폄이 특징이다: 바로누운자세로 다리를 펴고, 엎드린 상태에서 팔꿈치와 손을 위로 밀고, 기어가는 것이다. 척추의 증가된 분절해리는 몸통 회전과 결합된 머리 회전에서 보인다. 3/4분기는 바로누운자세에서 시간을 줄이고, 의도적으로 일관된 세그먼트 구르기, 네발로 기어오르는(손과 무릎, 손과 발) 더 많은 탐험을 제공한다. 4분기에는 유아가 꼿꼿한 자세로 더 많은 시간을 보내기 때문에 주로 자세 전환 중에 바로누운자세와 엎드린 자세가 나타난다. 유아가 걷는 법을 배우면 손과 무릎이나 발을 땅에 붙이고 기는 것에 덜 의존하는 것으로 보인다. 표 34-5는 생후 첫해에 보이는 진형직인 수평 자세와 움직임을 요약한다.

신경학적 손상은 선택적 운동 조절에 장애를 일으킬 수 있다. 심각한 신경학적 관련이 있는 어린이와 성인은 수평 자세의 움직임을 방해하는 초기 긴장성 반사의 지속성을 나타낼 수 있다. 이러한 긴장성 반사는 일반적으로 생후 6개월이 지나면 통합되거나 사라지지만 발달장애가 있는 어린이에게는 통합되지 않거나 성인에서는 뇌 신경 손상 후 재발현할 수 있다. 예를 들어, **비대칭성 긴장성 목 반사(ATNR)**는 구르는 것을 방해할 수 있고, **긴장성 미로 반사(TLR)**는 엎드린 상태에서 구르기 및 폄을 방해할 수 있다. 18개월이 되면 엎드린 자세에서 손에 체중을 견디고 바로 누운 자세에서 엎드린 자세로 구르는 능력은 독립적인 보행이 시작될 때의 연령과 상당한 관련이 있다(Fedrizzi, 2000).

표 34-5 유아에게 보이는 일반적인 수평 자세 및 움직임

0-3개월	
바로누운 자세	자세: 주로 구부러짐 • 몸통굽힘, 지지면과 접촉하지 않는 엉덩이 • 머리는 한쪽 또는 다른 쪽으로 향하고 약 1개월 후에 중간 선으로 이동 • 팔과 다리는 손에서 몸통 그리고 엉덩이 근처의 발에 대칭적으로 구부러져 있다; • 정중선에서 머리를 옆으로 이동 • 팔과 다리 스트레칭 및 차기 • 자신의 몸을 탐구하고 손과 발로 놀기 • 가끔 우연히 바로 누운 자세에서 엎드린 자세로 구르기
엎드린 자세	자세: 주로 구부러짐 • 머리는 한쪽으로 돌림 • 팔과 다리는 구부리는 움직임: • 머리의 폄 활동 그리고 나서 상부 몸통은 중력에 대항 • 팔꿈치로 밀어 올리기 시작
4-6개월	
바로누운 자세	자세: 팔과 다리를 편안하게 더 펴고 굽힘 시너지는 감소한다, 팔을 몸통에서 멀어지게 하고 발은 표면에 지지하는 움직임을 한다. • 다리를 들어 올리고 발을 입으로 가져오는 활동 • 머리 회전 및 상부 몸통 폄과 함께 다리를 들어 올리면 옆으로 넘어지는 현상 • 표면을 발로 지지하면서 교각자세
엎드려 누운자세	자세: 움직임: • 팔꿈치로 엎드린 자세에서 손으로 엎드린 자세로 • 피봇 엎드리기 • 장난감을 잡기 위해 손을 뻗어 팔을 쭉 뻗는다. • 네발기기(지지면을 복부로 이동) • 손과 무릎 흔들기
7-9개월	
바로누운 자세	바로누운자세 움직임에 소요되는 시간 감소: 눕고 엎드려서 구르는 일관된 능력
엎드린 자세	움직임: 고립된 팔과 다리의 해리 증가; 엎드려서 옆으로 눕는 데 많은 시간을 보낸다.
네발기기 자세	움직임: • 쉽게 위치 달성 • 앞으로/뒤로 흔들기 • 배밀이 및 곰(척행동물)같이 걷기(손과 발)
10-12개월	
바로누운자세/엎드린 자세/네발기기자세	주로 과도기적 움직임으로 사용되는 위치; 아이가 걷는 법을 배우면서 손과 무릎, 그리고 1차 이동으로 간주되는 척행동물처럼 기어오름

Adapted from: Campbell SK. Physical Therapy for Children, 4th edition. St. Louis, MO: Saunders Elsevier; 2011. Tecklin JS. Pediatric Physical Therapy, 5th ed. Lippincott Williams & Wilkins; New York, 2014

연령 관련 변화

수평적 기능에 영향을 미치는 연령 관련 변화는 개인마다 크게 다르다(Lewis, 2008). 자연적인 노화는 모든 사람에게 발생한다. 가장 건강한 생활 방식에 헌신하는 개인조차도 노화 과정을 멈출 수 없다. 이 정상적인 노화 과정은 두 가지 다른 종을 비교하여 가장 잘 설명된다. 예를 들어, 인간은 개보다 훨씬 느린 노화 과정을 가지고 있다. 자연적인 노화뿐만 아니라 유전적, 환경적 요인은 질병에 직면했을 때 개인의 이동성 유지 및 보유 능력에 영향을 미친다. 마찬가지로, 각 개인의 고유한 유전적 요인은 우리가 통제할 수 없다. 우리 모두는 당뇨병, 관절염 및 심장병과 같은 노화 과정에 영향을 미치는 질환에 걸리기 쉬운 가족력을 가지고 있다. 우리는 노화 과정에 기여할 수 있는 식단, 운동 및 기타 생활 방식 선택과 같은 환경 요인에 가장 큰 영향을 미친다.

근력의 점진적인 손실은 코어 근육을 포함하여 신체의 모든 근육에 영향을 미치는 개인적인 노화로 기록되었다. 수평면에서 대부분의 움직임은 원하는 기능적 움직임을 수행할 때 중력에 대항하여 작용하기 위해 코어 근육을 요구한다. 척추 유연성 또한 나이가 들면서 감소한다. 이러한 유연성의 감소와 이에 상응하는 힘의 감소는 나이가 들어감에 따라 수평으로의 움직임을 더욱 어렵게 만든다.

환자 적용

사례– 파킨슨병: *환자는 64세이다. 파킨슨(PD) 병력이 7년인 평범한 백인 남성이고 그는 최근에 그의 신경과 의사에게 진료를 받았으며 침대에서 구르고 움직이는 데 어려움이 증가했다고 호소했다.*

병력: *고혈압, 울혈성 심부전, 신기능부전, 골다공증*

사회력: *환자는 아내가 사망한 후 지난 2년 동안 혼자 살고 있다. 그는 그와 같이 살고 있지 않는 두 자녀가 있다. 그의 취미는 독서, 걷기, 목공, 영화관람 등이다. 환자는 입구에 5개의 계단이 있고 오른쪽에 난간이 1개 있는 단층집에 살고 있다. 그의 세탁실과 목공실은 지하에 있다.*

일반적인 건강 상태: *환자는 일주일에 두 번 파킨슨 환자를 위한 웰빙 그룹에 참석하고 가끔 동네를 산책한다. 그는 일상생활의 모든 활동(ADL)과 일상생활의 도구 활동(IADL)에 독립적이지만 최근에는 모든 것이 더 어려워지고 있다. 그는 자녀들이 운전을 정지해야 한다고 생각하더라도 계속 운전하고 있다.*

약물: *하루 세 번 Sinemet 10/100, 매일 아침 Eldepryl 5mg, 하루 두 번 amantadine 100mg, 하루 한 번 Lopressor HCT(metoprolol tartrate and hydrochlorothiazide) 50/25, 하루 한 번 ramipril 5mg*

사전요법: *환자는 웰빙 프로그램에 들어가기 위한 평가 외에 치료를 받지 않았다.*

신체검사:

시스템 검토:

- *심혈관/폐: 혈압 95/60mmHg; 심박수 78bpm; 호흡 속도 20rpm; O_2 포화도 97%*
- *외피계: 피부는 온전함; 말단 부종은 양측하지에서 나타난다.*
- *신경근계: 운동완만증, 운동못함증 그리고 안정시 떨림(Pill rolling)*
- *근골격계: 키는 5피트 11인치이고 무게는 165파운드다.*
- *의사소통: 환자는 부드럽게 말하고 때로는 이해하기 어렵지만 주요 의사 소통 장벽은 식별되지 않는다. 그는 질문을 적절하게 묻고 응답한다.*

유산소 용량/지구력: *환자는 문제없이 60분 평가 세션을 견딜 수 있다. 환자는 6분 걷기 테스트에서 656피트를 걸었다.*

각성, 주의 및 인지: *환자의 정신은 명료하고 협조적이다. 그는 좋은 판단력과 통찰력을 보여준다. 그는 새로운 활동을 배우는 데 어려움이 있다고 말한다.*

안전: *환자는 매우 안전 의식이 있으며 낙상에 대한 가장 큰 두려움을 표현한다.*

보조 및 적응 장치: *환자는 집에 외발지팡이를 가지고 있다. 그는 계속해서 그의 집 주변을 찾지 못하고 있다고 보고한다. 그는 평가에 보조도구없이 도착했다.*

가동범위: *수동관절가동범위: ThomasTest에 따르면 환자는 중립적인 엉덩관절 폄에 10°가 부족하다. 그는 몸통 회전과 폄이 적당히 감소하는 것을 보여준다.*

운동기능:

긴장도: *환자는 사지와 몸통 모두에 강직이 있다.*

운동조절: *환자의 오른손은 환자의 움직임에 따라 감소하는 안정 떨림이 있다. 모든 움직임은 운동완서성이다. 그는 수동 근육 검사 중 1~2초의 운동못함증을 보였다. 교대 동작을 수행하라는 요청을 받았을 때, 반복할 때마다 동작의 진폭이 현저하게 감소했다.*

근 수행: *양측 상지 및 하지 근력은 5/5이다.*

반사 통합: *심부 힘줄 반사는 정상 범위 내에 있다.*

감각 통합: *가벼운 터치, 날카롭고 둔함, 고유감각은 온전하다.*

자세:

- *앉기 균형/자세 조절: 환자는 정적 앉기에 독립적이다. 그의 앉은 기능적 범위는 10인치이며, 굽은등이 증가하고, 척추앞굽음증이 감소하고, 뒤쪽으로 기울어진 골반인 상태로 일자목 증후군 자세를 보인다.*
- *환자는 보조장치없이 독립적으로 걷는다. 그는 땅을 끌면서 걷는 셔플링 보행, 감소된 팔 흔들기, 앞으로 구부러진 자세를 가지고 서 있으며, 그는 회전이 필요할 때 회전 시작 시 또는 역치 값에 도달할 때 얼어 붙는다. 회전할 때 그는 몸통이 뻣뻣해지고 "일괄적으로" 돌린다. 가속보행은 보이지 않는다.*

자기 관리/기능적 기술:

- *침상 움직임: 환자는 바로누운자세에서 옆으로 눕기 시작하기 전에 10초 동안 지연되었다. 그는 작업을 완료하는 데 15초가 걸렸다. 구르기를 할 때 그는 "일괄적으로" 하고 엉덩이와 무릎을 약간만 구부린다. 교각자세를 하라는 요청*

을 받았을 때 환자는 하지 굽힘을 시작하는데 2초, 다리 위치를 잡는 데 20초가 걸렸다. 그는 매트에서 엉덩이를 들어 올릴 수 있지만 매트 위에서 스쿠팅해서 나올 수는 없다. 옆으로 앉아 있다고 가정했을때, 활동을 시작하는 데 8초가 걸렸다. 그는 매트 옆에서 다리를 떼고 누워있는 상지로 밀어 올리는 방식으로 도움없이 활동을 달성했다. 다른 상지는 활동을 지원하지 않았다.

- *이동: 앉아서 피봇 이동, 휠체어에서/부터 침대/매트로, 양방향으로 최대한의 도움이 필요하다.*
- *장/방광: 환자는 화장실에 빨리 갈 수 없다는 이유로 가끔 요실금을 앓고 있다. 그는 화장실로 걷기 시작했지만 거기에 도착하기 직전에 방광 조절 능력을 상실했다고 말한다.*

임상 결정 시 고려할 점

1. *이 환자에 대한 활동 제한 및 참여 제한 목록 개발*
2. *기능적 활동 제한에 기여하는 근본적인 신체 구조 및 기능 장애는 무엇인가?*
3. *환자 자산을 식별한다(그는 그를 위해 무엇을 가지고 있는가?)*
4. *문제와 근본적인 장애의 우선 순위를 정한다.*
5. *이 환자에 대한 현실적인 기능적 결과를 표현하는 두 가지 이상의 적절한 목표를 고려한다.*
6. *환자가 처음에 쉽게 구르기 할 수 있도록 어떻게 설정할 수 있는가?*
7. *그의 구르기 능력을 향상시키기 위해 활동을 어떻게 변경할 수 있는가?*

적절한 검진 및 평가
Pertinent Examination and Evaluation

검사와 측정 Tests and Measures

치료사는 환자가 자세를 파악하고 수평으로 필요한 움직임을 수행하는 능력을 평가해야 한다. 여기에는 기능적 작업과 작업에 영향을 미칠만한 근본적인 손상이 포함된다. 표 34-6에는 수평으로 기능을 평가하는 데 사용되는 몇 가지 검사 및 측정이 포함되어 있다(기능에 영향을 미치는 장애를 식별하는 데 사용할 수 있는 검사와 전체 검사 내에서 수평 기능의 측면을 포함하는 검사).

수평 위치에서 도움없이 구르는 환자의 능력을 평가해야 한다. 지표면 유형에 주의를 기울여야 하며 환자의 거주 환경을 최대한 가깝게 재현해야 한다. 임상 환경에서 대부분의 매트 테이블은 병원이나 집에 있는 환자의 침대보다 단단하기 때문에 작업을 현실적으로 완료하는 개인의 능력을 과대 평가한다. 일반적으로 작업을 더 어렵게 만들기 때문에 시트와 침구로 작업을 수행하는 환자의 능력을 평가해야 한다.

평가해야 할 작업에는 구르기, 교각자세, 양 옆으로 스쿠팅, 침대에서 위아래로 스쿠팅, 환자의 일반적인 일상 기능(또는 안전)을 위해 필요할 때, 네발기기자세 및 기어다니기가 포함된다. 수평으로 기능적 작업을 완료하는 환자의 능력을 분석할 때 치료사는 정상적인 움직임(표 34-3 참조)과 환자의 수행 능력을 비교해야 한다. 기능적 과제를 수평적(American Physical Therapy Association, 2000)으로 분석할 때 고려할 측면은 상자 34-1에 포함되어 있다.

생각해 볼 점 34.2

표 34-6의 각 검사 및 측정에 대해 논의한다. 검사가 수평으로 기능을 평가하는 방법 또는 기능 수평적 기능에 대한 이해에 기여한다.

예상 결과 및 예후 요인
Expected Outcomes and Prognostic Factors

국소 손상(예; 다발성경화증, 뇌졸중, 뇌 손상, 종양 및 파킨슨병)의 경우 예상되는 결과와 예후는 종종 병변이나 외상의 심각성과 기타 기여 요인에 따라 달라진다(Smith, 1999; Wade, 1987)(표 34-7). 뇌졸중 재활의 기능적 결과를 살펴보면서 Franchignoni(1997)와 더 최근에 Kafri(2005)는 손상측 쪽으로 구르는 것이 비손상측 쪽으로 구르는 것보다 일관되게 더 쉬우며 뇌졸중 환자의 몸통 근육이 다 방향으로 손상되어 굽힘쪽으로 가장 큰 장애가 있음을 발견했다. 경련성 사지마비가 있는 소아에서 독립적인 보행은 18개월이 되면 엎드린 자세로 손에 몸무게를 짊어지고 싣고 누운자세에서 엎드린 자세로 구르는 능력과 상당한 관련이 있다(Fedrizzi, 2000).

외상성 척수 손상 후 예상되는 기능적 결과는 손상 수준뿐만 아니라 손상의 완전 또는 불완전 여부에 따라 달라진다. 완전한 척수 손상이 있는 개인의 일반적인 기능적 결과는 상자 34-2(Consortium for Spinal CordMedicine, 1999)에 나와 있다.

표 34-6 수평 기능 평가를 위한 검사 및 측정*

	손상 수준
유산소능력/지구력	혈압 심박 수 기준 호흡곤란 지수(Baseline Dyspnea Index)(Mehler, 1988) 산소 포화도-맥박 산소 측정(Oxygen saturation-pulse oximetry) 인지되는 격심한 활동-Borg Scale(Dunbar, 1992)
각성, 주의 및 인지	Mini-Mental Status Examination(Folstein, 1975) Rivermead Behavioural Memory Test(Wilson, 1989) Rivermead Perceptual Assessment Battery(Whiting, 1980) Behavioral Inattention Test(Wilson, 1987)
두개골 및 말초신경 통합	시각 • Broken Wheel(Acuity) Test(Richman, 1984); Snellen Chart 시력검사 • Visual field test 전정기관 • Dix-Hallpike test(과기능, 양성 자세 현훈 [BPPV])(Epley, 1980;Kollen, 2006) • Head thrust test(저기능)(Wrisley, 2000)
균형(Sisto, 2009)	정적 앉은자세 1. Poor(-): 자세 유지를 위해 최대 보조 필요 2. Poor: 자세 유지를 위해 중등도 보조 필요 3. Poor(+): 자세 유지를 위해 최소 보조 필요 4. Fair(-): 유지를 위해 접촉 보호 필요 5. Fair: 감독하에 자세 유지(2분) 6. Fair(+): 감독하에 자세 유지(2분 이상) 7. Good(-): 최소 저항으로 자세 유지 8. Good: 중등도 저항으로 자세 유지 9. Good(+): 최대 저항으로 자세 유지 동적 균형 1. Poor(-): 오른쪽으로 최대 보조 필요; 중심선에서 수의적으로 움직이지 못함 2. Poor: 25-50% 범위에서 움직임 가능; 돌아오기 위해서 중등도 보조 필요 3. Poor(+): 50% 범위에서 움직임 가능; 돌아오기 위해서 최소 보조 필요 4. Fair(-): 50-75% 범위에서 접촉 보호로 움직임 가능하고 돌아오기 가능 5. Fair: 75% 범위에서 접촉 보호로 움직임 가능하거나 50-75% 감독하에서 움직임 가능 6. Fair(+): 감독하에 전범위에서 움직임 가능, 모든 방향 7. Good(-): 기본적 동적균형 활동에서 독립적 8. Good: 동적균형 활동 기능에서 독립적 9. Good(+): 높은 수준의 동적균형 활동에서 독립적
관절 통합 및 이동성	척추, 흉곽, 어깨, 팔꿈치, 손목, 엉덩이, 무릎, 발목의 관절 이동성
운동기능	Motor Assessment Scale(MAS) for Stroke(Carr, 1985) Fugl-Meyer Assessment(Fugl-Meyer, 1975) Test of Infant Motor Performance(Campbell, 2002) Alberta Infant Motor Scale(Piper, 1995) Gross Motor Function Measure(Russell, 1989) Gross Motor Performance Measure(Boyce, 1991, 1995)

계속

표 34-6	수평 기능 평가를 위한 검사 및 측정* — 계속
	손상 수준
근수행	Manual Muscle Test(Wadsworth, 1987) Motricity Index(Wade, 1987)
통증	Numerical Rating Scale, Verbal Rating Scale, Visual Analog Scale(Berthier, 1998)
가동범위	Goniometry: 몸통과 사지의 능동 및 수동 운동 범위
반사통합	자세 반사, 평형 및 정위반응 Modified Ashworth Scale(Gregson, 2000) Milani-Comparetti Motor Development Screening Test(Stuberg, 1989)
감각통합	촉각 날카로운/무딘 압력고유수용감각-움직임에 대한 인식, 움직임의 방향, 관절 위치 감각 Rivermead Assessment of Somatosensory Performance(RASP)(Winward, 2002) Visuospatial neglect Bells test(Gauthier, 1989) Rivermead Behavioural Inattention Test(RBIT)(Wilson, 1987) Bodily neglect(Azouvi, 1996; Bisiach, 1986)
활동 제한 수준	
구르기, 교각자세 및 스쿠팅과 같은 수평 기능을 포함하는 표준화된 검사 및 측정	
	Trunk Control Test(Franchignoni, 1997) Motor Assessment Scale(MAS) for Stroke(Carr, 1985) Barthel Index(Loewen, 1988; Mahoney, 1965) Rivermead Mobility Index(Lennon, 2000) Katz Index of Independence in Activities of Daily Living(Brorsson, 1984) Functional Independence Measure(FIM)(Dodds, 1993) Outcome and Assessment Information Set(OASIS)(Shaughnessy, 2002) Spinal Cord Independence Measure(Catz, 1997)
수행 수준 제한	
개인의 수평적 기능에 의해 영향을 받을 수 있는 글로벌 결과와 측정	
	Craig Handicap Assessment and Reporting Technique(CHART) for TBI(Whiteneck, 1992) Disability Rating Scale(Salen, 1994) Frenchay Activities Index(Wade, 1985) Lawton IADLs(Lawton, 1988) Functional Independence Measure(FIM)(Dodds, 1993) Functional Independence Measure for Children(WeeFIM)(Msall, 1994) Functional Assessment Measure(FAM)(Donaghy, 1998) Functional Status Questionnaire(Jette, 1986) Multiple Sclerosis Quality of Life Index(Vickrey, 1995) Parkinson Disease Quality of Life(de Boer, 1996) Stroke Impact Scale(Duncan, 1999) Pediatric Evaluation of Disability Inventory(Feldman, 1990; Iyer, 2003)

*전체 목록은 아님.

약어: IADL = 도구적 일상생활 활동; TBI = 외상성 뇌손상

상자 34-1 수평적 기능 과제를 분석할 때 고려할 질문(American Physical Therapy Association, 2000)

환자는 무엇을 할 수 있는가?
- 환자가 작업을 수행할 수 있는가?
- 어떤 도움이 필요한가?
- 환자가 점점 더 까다로워지는 일련의 작업을 수행할 수 있는가?
- 이것은 이동성, 안정성, 조절된 이동성 또는 기술 수준 이동인가?
- 작업 내내 환자는 안전한가?

환자는 어떻게 하는가?
- 서로 상대적인 신체 세그먼트의 시작 정렬 및 위치는 무엇이며 작업에 예상되는가?
- 움직임이 어떻게 시작되었는지 설명한다.
  - 운동은 어디서 시작되는가?
  - 구성된 움직임의 속도와 방향은 무엇인가?
- 다음을 고려하여 작업을 실행하는 데 사용되는 이동 순서를 설명한다.
  - 머리와 목의 위치
  - 몸통의 세그멘트 정렬
  - 골반, 엉덩이, 무릎 및 발의 정렬
  - 어깨뼈 및 상지 위치 및 정렬
  - 대칭 및 무게 분포
- 움직임의 구성요소가
  - 정상인가? 또는 거의 정상인가?
  - 비정상인가?
  - 누락 또는 지연?
- 운동을 끝내기 위해 어떤 근육 활동이 필요한가?

환자가 이런 식으로 하는 이유는 무엇인가?
- 움직임이 자유롭고, 안정화되거나, 보상적인가?
- 움직임이 보상적이고 기능적인가, 아니면 비보상적이며 비기능적인가?
- 움직임을 제한하는 장애(예; 근육 긴장, 운동 제어, 긴장도, 운동 범위, 조직 길이 변화)는 무엇인가?

변화하는 작업 요구에 따라 어떻게 되는가?
- 피로는 어떻게 되는가? 시간이 지남에 따라 움직임이 변하는가?
- 다양한 환경적 맥락이 작업에 어떤 영향을 미치는가?
- 환자가 변화하는 작업이나 환경적 요구에 적응할 수 있는가?
- 안정성에 대한 도전이 증가하고 기저면이 감소하면 어떻게 되는가?

표 34-7 예상 결과에 영향을 미치는 예후 요인

국소적 손상	척수 손상
• 심각도 및 위치: 운동손상, 감각 및 시각장애, 균형 상실의 심각성 • 이전 뇌졸중 • 나이 • 의식 상실 또는 혼수 상태 • 인지 상태 • 실어증 • 편측무시 • 시지각 결손 • 지속된 긴장도 • 우울증 • 장 및 방광 기능	• 완전 vs 불완전 손상 • 부분 보존 영역의 범위(완전손상) • 손상수준 • 신경 분포된 근육의 힘 • 기타 외상성 정형 외과적 부상(예; 골절), 이차 진단 또는 합병증의 존재 • 손상 수준 이하의 핀 프릭 테스트에 대한 온전한 감각 • 경직의 수준 • 통증 • 신체 유형

출처: Smith MT, Baer GD. Achievement of simple mobilitymilestones after stroke. Arch Phys Med Rehabil. 1999;80:442-447.

상자 34-2 완전한 SCI를 가진 환자를 위한 전형적인 기능적 결과(Consortium for Spinal Cord Medicine, 1999)

C1-C4:	완전한 보조
C5:	중등도의 보조
C6:	수정된 독립성에 대한 최소한의 지원
C7와 그 이하:	독립에서 독립으로 수정

환자 적용

파킨슨병이 있는 환자의 경우(앞서 제시된 사례 참조)

임상 결정 시 고려할 점

파킨슨병이 있는 환자와 관련된 이전 사례를 고려한다:

1. *활성화 모델의 각 수준에서 완료된 테스트 및 조치를 식별한다(장애, 활동 제한, 기능 제한).*
2. *어떤 추가 테스트와 조치를 완료하고 싶은가?*
3. *이 환자의 수평 침대 이동 문제에 어떤 손상이 기여하는가?*
4. *수평 침대 이동으로 이 환자의 기능에 영향을 미칠 수 있는 환경 요인은 무엇인가?*
5. *이 환자의 수평 침대 이동 기능에 영향을 미칠 수있는 개인적인 요인은 무엇인가?*
6. *환자의 수평 침대 이동성의 어떤 요소가 정상인가? 비정상인가?*
7. *작업 중 환자가 수평 침대 이동(시작 정렬, 시작, 실행, 종료)에*

어려움을 겪는 지점은 어디인가?

8. *환자는 변화하는 작업이나 환경적 요구를 위해 자신의 움직임 패턴을 어떻게 수정할 수 있는가?*
9. *이 환자의 투약주기 동안 기능이 어떻게 변할 것으로 예상하는가?*

수평적 기술의 기능적 중재 Functional Interventions in Horizontal Skills

수평의 치료적 개입은 환자가 침대에서 이동하고 더 편안해지도록 도와준다. 이상적으로, 환자가 침대에서 움직일 때마다 작업은 가능한 한 독립적으로 작업을 완료하는 능력을 연습하고 향상시킬 수 있는 기회로 간주되어야 한다. 치료사는 침대에서 환자와 함께 작업을 연습하거나 일반적으로 집에서 수행되는 기능 작업을 시뮬레이션하기 위해 환경을 수정해야 한다.

일반적인 접근법 General Approaches

임상가는 환자의 목표, 수평적 현재 능력 및 예후를 고려하여 중재 전략이 수평적 보상 또는 교정에 초점을 맞춰야 하는지 여부를 결정해야 한다. 보상 전략에는 활동의 원동력 역할을 하기 위해 근육을 좋은 자발적인 조절로 대체하는 것이 포함될 수 있다. 환경에 대한 적응에는(욕실 벽등에 붙인) 가로대 및 침대 사다리와 같은 적응형 장비의 사용이 포함될 수 있다. 수평적 기능 개선이 현실적인 목표인 경우 몇 가지 중재 접근법을 고려할 수 있다.

15장에 설명된 대로 환자의 현재 운동조절 단계를 결정하고 적절한 수준에서 중재를 시작할 수 있다. 예를 들어, 환자가 매우 뻣뻣하고 몸통을 부분적으로 움직일 수 있는 이동성이 부족한 경우, 임상가는 이동성으로 시작하여 운동 범위와 유연성을 증가시킬 수 있다. 환자는 안정 단계를 반영하여 옆으로 누운 자세를 유지할 수 있어야 한다. 구르기를 돕기 위해 한쪽 상지로 손을 뻗는 것이 정적 동적 단계의 예이다. 조절된 이동성은 작업을 달성하기 위해 추진력을 사용하지 않고 분리된 그리고 조절된 방식으로 구르기를 하는 것을 포함할 수 있다. 환자가 동시에 침구를 구르고 조정할 수 있게 되면 기술을 습득한 것이다. 작업 지향 모델 또는 시스템 모델에는 지지하는 표면의 견고성을 변경하고 침대 시트, 담요 및 베개를 사용한 수평 활동 연습이 포함될 수 있다.

치료 기능적 활동 Therapeutic Functional Activities

자세의 고려할 점

치료사는 치료 기술을 적용하기 전에 환자의 입장을 고려해야 한다. 환자가 단단하거나 중간 정도의 표면에 있는가? 작업을 수행하고 안전을 위해 상지가 어떻게 위치할 것인가? 환자가 손상측 상지가 있는 경우 어떻게 배치할 것인가? 상자 34-3은 편마비 상지의 가능한 자세 목록을 제공한다.

하지 자세는 구르기 또는 뛰기 등의 기능적 작업에 따라 다르다. 환자의 신경학적 상태가 너무 심해서 침대에서 몸을 움직일 수 없는 경우, 구축이나 욕창과 같은 2차 합병증을 피하기 위해 환자의 자세를 취해야 한다. 치료사는 각 환자에 대한 최적의 자세를 결정하고 다른 의료 제공자에게 전략을 전달하여 매일 수행할 수 있도록 해야 한다. 의료진은 욕창을 예방하기 위해 환자가 2시간마다 자세를 바꾸도록 해야 한다. 환자가 자발적인 움직임을 보이는 경우, 가능한 한 많은 활동적인 움직임을 장려하기 위해(즉, 자세에 의해 제한되는 것을 피하기 위해) 자세 지정 장치 주변을 최대한 많이 움직일 수 있어야 한다. 표 34-8은 뇌졸중 후 개인이 누운 자세와 옆으로 누운 자세를 설명한다.

수평: 교각자세

교각자세는 바로누운자세로 하지의 체중을 지탱하는 자세이다. 독립적인 옷 입기 및 침대 이동에 필수적인 발달 및 기능적 활동이다. 환자와 함께 작업할 때는 즉시 다리를 들어 올려 옆으로 눕거나 침대에서 위로 올라가야 한다. 골반 회전 및 체중 이동을 통한 보행의 자세 단계에 대한 조절을 보다 격리된 움직임 조합(예; 무릎 굽힘과 함께 엉덩이 폄)에서도 이 위치를 사용하여 용이하게 할 수 있다. 고려해야 할 생체역학적 요인은 기저면이 더 높고 무

상자 34-3 기능적 작업을 수행할 때 편측성 편마비 환자를 위한 위치 옵션

1. 손상측 상지와 비손상측 말단을 받치고 있다. 두 사지 모두 팔꿈치 굽힘과 어깨 안쪽회전이 된다.
2. 깍지껴서 손을 잡는다. 이렇게 하면 편마비가 있는 팔이 활동에 더 많이 참여할 수 있다.

표 34-8 뇌졸중 후 환자를 위한 자세 전략

바로누운자세(그림 18-6 참조)	
머리	• 중심선 • 약간 구부림 • 측면목의 굽힘이나 측면 회전을 방지하기 위해 베개 아래에 타월을 말아서 사용할 수 있다(환측무시의 경우).
어깨뼈	• 비정상적인 긴장도를 해결하기 위해 자세를 취하기 전에 바로누운자세로 움직인다. • 접힌 수건이나 작은 수건을 손상측 어깨뼈 아래에 두어 내밈을 유지하되 무게를 덜어주지는 않는다.
팔	(일반적으로 비정상적인 시너지 자세에서 벗어난 자세) • 어깨뼈 내밈 • 약간 벌림된 어깨 • 팔꿈치 주름이 위로 향한 바깥쪽 회전의 어깨 • 아래팔을 중립으로 하거나 튀어나온 상태로 베개에 올려 놓고(팔꿈치 먼쪽에서) 약간 들어 올리기 • 약간의 구부러진 팔꿈치(너무 많은 팔꿈치 폄 방지) • 휴식 시 체중 부하하고 있는 손을 베개 위에 올려놓고 중립자세 또는 약간만 폄
골반	• 척추 근처의 손상측 쪽 골반 아래에 얇은 수건이나 시트를 놓아서 장시간 유지한다. 너무 두껍지 않은 시트나 타월은 엉덩관절 내밈을 조금 과장하여 엉덩관절의 무게를 줄 수 있기 때문이다. • 체중 부하 유지
다리	(일반적으로 비정상적인 시너지 자세에서 벗어난 자세) • 바로누운자세를 지지하는 후크라잉자세의 경우 무릎 아래 가장자리에 베개를 놓아 무릎 굽힘을 유지하고 환자가 발뒤꿈치로 체중을 지탱하면서 다리를 이완할 수 있도록 한다. • 환자가 다리를 펴고 바로누운자세로 있을 때 접힌 수건을 넙다리뼈 말단 아래에 놓고, 약간의 굽힘으로 손상측 무릎 유지; 뒤꿈치 아래 작은 수건이나 양가죽부츠는 뒤꿈치에 가해지는 압력을 완화
기타	• 침대의 머리를 위로 올린 상태에서 환자가 가능한 한 높이 올라와서 엉덩이를 침대 깊숙히에 닿도록 한다. 이 위치에서 척추와 몸통은 정렬 상태를 유지할 수 있다.
옆으로 누운자세: 손상측 아래로(그림 18-7A 참조)	
머리	• 베개의 높이는 어깨에 부담을 주지 않기 위해 약간 더 높을 수 있다.
어깨뼈/팔	(일반적으로 비정상적인 시너지 자세에서 벗어난 자세) • 어깨에 직접 구르지 마라. 길이의 3/4 이상을 굴리거나 어깨를 폄하여 환자는 그쪽으로 끝까지 굴러갈 수 있다. • 손바닥을 위로 한 채 바로누운자세로 자세를 취한다. 팔꿈치에서 먼쪽으로 약간 구부리면서 팔을 지탱한다.
몸통/척추	• 손상 측으로 누워 있으면 그쪽의 신장과 체중 부담이 증가한다.
다리	(일반적으로 비정상적인 시너지 자세에서 벗어난 자세). • 퇴행성무릎관절염이 있는 무릎의 편안함을 위해 무릎 사이에 수건(필요한 경우)을 놓는다; 무릎 사이에 베개를 두지 않으면 환자가 비손상측 쪽에서 더 자유롭게 움직일 수 있다. • 환자가 비손상측 쪽을 움직이게 하여 체중 부하하는 표면에서 움직임을 증가시키고 엉덩이에서 약간의 굽힘을 촉진하고 무릎에서 더 많은 굽힘을 촉진한다. • 환자가 활동적이지 않을 때는 발과 발목을 보호한다.
옆으로 누운자세: 손상측 위(그림 18-7B 참조)	
머리	• 정상 정렬
팔	(일반적으로 비정상적인 시너지 자세에서 벗어난 자세) • 너무 많은 모음과 바깥쪽 회전을 피하기 위해 베개 위에 올려 놓는다.; 중립을 유지하되 환자의 시력을 가리지 않는다.
몸통/척추	• 척추를 곧게 유지하려면 구르기 선에 환자의 비손상측 쪽에 접힌 시트를 놓아 손상측 쪽이 짧아지지 않도록 해야 한다. 시트의 너비는 환자의 엉덩뼈 능선과 어깨뼈의 아래쪽 각도 사이에 있어야 한다.
다리	(일반적으로 비정상적인 시너지 자세에서 벗어난 자세) • 아래쪽 다리는 굽힘 엉덩관절은 폄된다. • 윗다리는 약간 구부러져 다른 쪽 다리 앞의 베개에 위치하여 과도한 엉덩이 모음 및 안쪽 회전을 방지하고 종아리와 발을 지탱한다. 다리와 발을 중립으로 유지하기에 충분한 베개를 만든다.

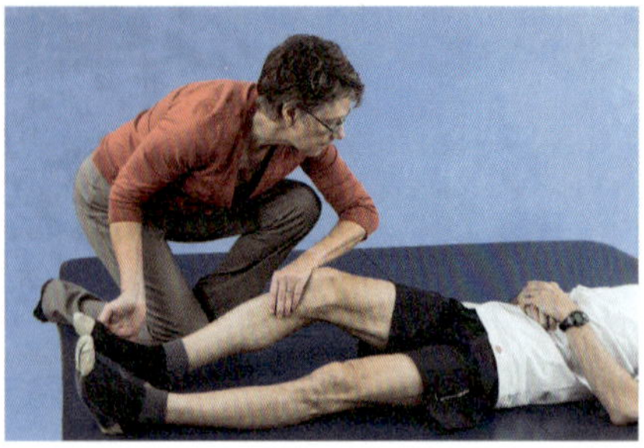

그림 34-1 환자가 손상측 다리를 후크라잉 자세로 놓을 수 있도록 한손으로 발의 외측 순서에 따라 잡고 가쪽번짐과 발등굽힘을 촉진하고 다른 손은 무릎 앞면에 배치하도록 지원한다.

게 중심이 더 낮으며 바로누운자세에 비해 관련된 관절 수가 증가하는 것이다.

자세의 가정

지지면에 발을 편평하게 두고 환자의 하지를 안정된 구부러진 위치로 안내 또는 저항. 환자가 발의 측면에 있는 발가락과 측면 오금에 있는 하지를 들어 올리도록 도와준다. 약간의 굽힘이 이루어지면 몸쪽 손을 무릎뼈 아래, 앞쪽 무릎으로 이동한다(그림 34-1). 환측 다리가 구부러지는 것을 돕기 위해 환측 다리의 상단에 건측 다리를 놓고 발을 표면에 편평하게 놓는다(정강뼈에 압력을 가하여 도움을 줄 수 있다). 다리 아래보다는 앞쪽에 보조 장치를 배치하면 치료사에게 대부분의 리프팅을 수행하거나 비마비측 팔다리를 사용하여 더 많이 환측 팔다리를 들어 올리는 대신 환자가 가능한 한 다리를 들어 올리는 작업을 많이 하도록 권장한다. 발 배치와 관련하여 안정성을 위해 발을 벌린 상태에서 시작하여 더 좁은 바닥으로 진행하거나 엉덩이에 더 가깝게 시작하여 더 멀리 진행할 수 있다.

환자를 위한 보상 전략은 다리를 후크라잉자세로 옮기는 것이다. 환자는 비손상측 발을 손상측 발 아래에 걸고 비손상측 다리의 힘을 사용하여 손상측 다리를 위로 끌어올릴 수 있다.

환자가 지지면에서 엉덩이를 들어 올릴 수 없는 경우, 당신은 그것을 들어 올릴 수 있다. 환자의 머리를 향하고 발을 쭉 뻗는다. 환자의 먼쪽 넙다리뼈에 손을 대고 발 아래로 압력을 가하고(체중 부하 신호) 넙다리뼈를 발 위로 가볍게 당긴다. 그런 다음 먼쪽 넙다리뼈의 측면을 따라 손가락으로 위로 들어 올리는 큐를 제공한다. 환자의 발에 대한 체중 부하를 늘리기 위해 몸을 뒤로 젖힐 수 있다(그림 34-2A).

환자가 추가 도움이 필요하면 이전에 설명한 것과 동일한 신호를 제공하고, 골반뼈 능선 주위에 홑이불을 사용한다(그림 34-2B). 또는 환자의 발에 가해지는 체중 부담 압력으로 환자의 넙다리뼈에 아래팔을 놓을 수 있다. 그런 다음 대퇴골을 발 위로 앞쪽으로 안내하면서 동시에 홑이불로 골반을 들어 올린다.

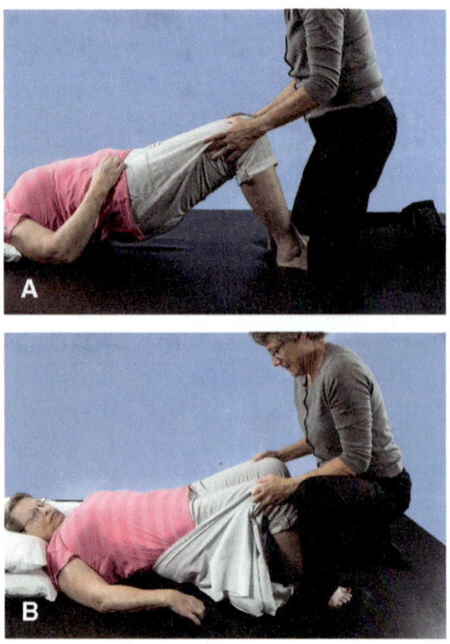

그림 34-2 (A) 교각자세 촉진 및 (B) 홑이불을 사용하여 교각자세 촉진.

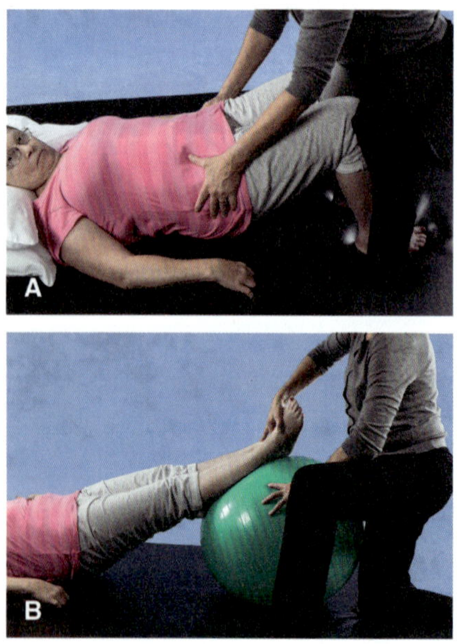

그림 34-3 교각자세로 안정성 작업 (A) 교대로 등척성 또는 리듬 안정화를 적용하고 (B) 스위스 볼을 사용.

안정성 Stability

환자가 다리로 들어 올릴 수 있는 경우 기능적 작업(예; 옆으로 스쿠팅)을 위해 다리를 충분히 길게 유지하기 위해 힘이 필요하다. 엉덩이 주위에 힘과 공동 수축과 세우는 힘의 한 방법으로 적절한 손으로 저항을 사용하여 **교대적 등척성(alternating isometrics, AIs)** 및 **율동적 안정화(RS)**를 적용하는 것이다(그림 34-3A). 골반에서 수동 접촉을 시작할 수 있다.; 점진적으로 더 어렵게 만들기 위해 무릎으로 이동한 다음 발목으로 이동할 수 있다. 난이도를 높이려면 발을 더 좁히고 발을 엉덩이에서 멀리 떨어뜨릴 수 있다. 아래 다리나 발을 스위스 공 위에 올려 어려움을 더할 수 있다(그림 34-3B).

조절된 움직임 Controlled Mobility

치료사는 환자가 옆으로 체중 이동(침대에서 옆으로 훑어보는 데 필요)하고 **느린 반전 유지(SRH)** 또는 **느린 반전(SR)**을 적용하여 골반을 회전하는 동시에 골반에 수동 접촉으로 적절한 수동 저항을 제공하는 능력에 대해 작업할 수 있다. **주동근 반전(Agonistic reversals)**은 엉덩이 폄근의 등척성, 단축성, 신장성 수축의 강화를 촉진한다.

동적/정적 Static/Dynamic

한다리 교각자세를 사용하여 동일한 안정성 및 조절된 움직임을 진행할 수 있다. 엉덩관절의 힘과 조절에 추가로 한다리 교각자세로 촉진하는 것은 환자가 한쪽 다리를 옆으로 스쿠팅하기 위한 주요 푸시로 사용하는 것을 용이하게 한다(그림 34-4).

수평: 스쿠팅

침대 이동성의 증가된 독립성을 위해 환자는 침대에서 운동할 수 있어야 한다. 스쿠팅은 누운자세에서 숙련된 동작으로 간주된다. 옆으로 스쿠팅하려면 교각자세부터 시작

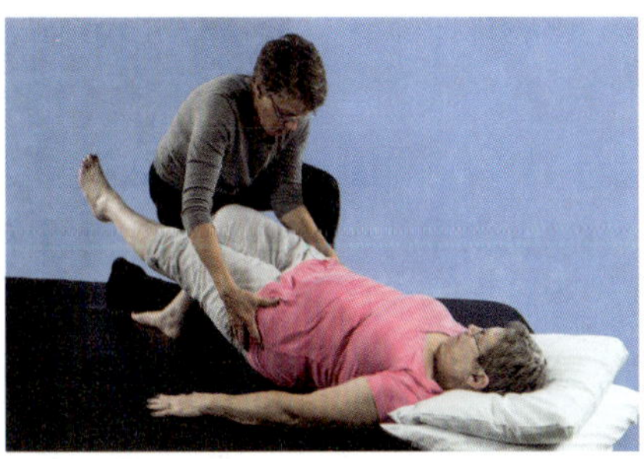

그림 34-4 한다리 교각자세로 정적-동적 조절 작업.

한다. 교각자세(그림 34-2A)에서 이전에 설명한 위치와 손 배치를 사용하여 한 손은 골반을 향하고(다리를 짧게하는 것처럼) 다른 손은 무릎을 향하는(다리를 길게 늘리는 것처럼) 한다. 엉덩이를 다시 내려 놓을 준비가 될 때까지 전체 시간 동안 교각자세를 유지하기 위해 위쪽 방향 신호를 유지한다. 환자와 협력하여 엉덩이가 지지면으로 내려가는 것을 제어한다(아래로 튀어나오는 대신). 환자가 엉덩이의 새로운 위치에 다리를 정렬하도록 돕는다. 필요한 경우 무릎을 함께 기울여 다리를 위로 올린 상태로 유지한 다음 환자는 머리와 어깨를 약간 들어 올리고 어깨를 위로 옮겨 상체와 하체를 정렬한다. 상체 정렬에 도움이 필요할 때 환자에게 어깨에 신호를 보낼 수 있다.

모든 경우에 환자는 가능한 한 적은 도움으로 치료사와 함께 가능한 한 많은 일을 해야 한다. 환자가 옆으로 스쿠팅 연습을 하는 동안 교각자세를 유지하는 데 더 많은 도움이 필요한 경우, 이전에 교각자세에서 설명한 대로 단축 및 연장 신호를 추가하여 골반 주위에 홑이불을 사용할 수 있다.

침대에서 스쿠팅하려면 다시 교각자세로 시작한다. 교각자세에서 앞서 설명한 자세와 손 배치를 사용하여 양손에 손가락으로 정보자극을 주면서 동시에 환자에게 엉덩이를 머리쪽으로 움직이도록 입력한다(환자의 머리쪽으로 가볍게 밀기). 환자는 추가로 두 발로 밀어 올리고 손으로 위로 미끄러지면서 위로 올라감에 의해 보조를 받는다.

수평: 구르기

스쿠팅 외에도 환자는 침대 이동성에서 독립성을 위해 양방향으로 구를 수 있어야 한다. 일반적으로 침대 이동성에 사용되지만 구르기는 앉거나 서 있는 상태에서 옷을 입을 수 없는 사람이 옷을 입는데도 사용되며 교각자세를 할 수 없는 사람의 압력을 확실히 완화하고 천천히 리드미컬하게 하면서 일반적인 긴장도를 감소시키기 위해 사용된다.

생체역학적 요인에는 매트 위의 팔과 낮은 무게 중심으로 증가할 수 있고 넓은 기저면이 포함된다. 비대칭성 긴장성경부반사 또는 긴장성미로반사는 존재하는 경우 정상적인 구르기를 방해하는 반면, 온전한 정위 반응은 구르기를 지원한다. 바로누운자세에서 엎드린쪽으로 움직일 때 중력은 움직임의 바로누운자세에서 옆으로 눕는 부분에 저항하고 옆으로 눕는 움직임을 돕는다.

환자에게 구르기를 요청하는 것으로 시작한다. 환자가 편마비를 보일 때 비손상측 쪽을 향해 굴러가도록 요청한

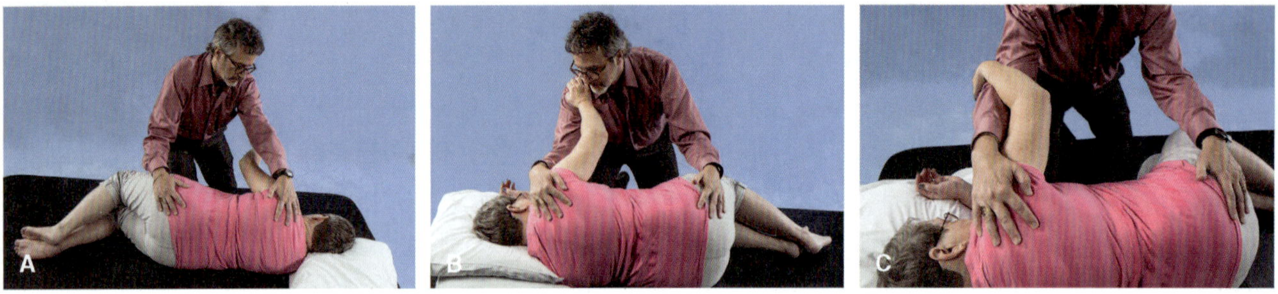

그림 34-5 보조하여 구르기 (A) 손상측 쪽에, (B) 비손상된측 쪽에, 그리고 (C) 덜 손상된측 쪽으로 손상측 팔을 크게 들림.

다. 환자가 자발적으로 사용하려고 하는 전략은 무엇인가? 가능하고 적절하다면 환자가 선호하는 구르기 전략을 다시 배우도록 도와준다.

처음에는 환자가 부분적으로 보다는 바로누운자세에서 옆으로 "en bloc"(통나무구르듯)로 굴러가는 것이 더 쉬울 수 있다. 한쪽이 다른 쪽보다 훨씬 더 손상된 뇌졸중을 경험한 환자를 고려할 때, 약한 쪽으로 구르는 것이 덜 약한쪽으로 이동하는 것보다 쉽다(Franchignoni, 1997; Kafri, 2005). 배바깥빗근, 큰가슴근, 넙다리곧은근은 뇌졸중 후 양쪽으로 구르는 능력에 중요한 역할을 하기 때문에 이러한 근육을 대상으로 하는 모든 활동 또는 약화된 근육 강화는 구르기를 통해 환자의 전반적인 기능적 성공에 기여할 것이다(Kafri, 2005).

환자에게 *손상측으로 구르도록* 가르칠 때, 먼저 다리를 후크라잉자세(hooklying)에 놓도록 한다(가능한 한 적게 보조한다). 손상측 어깨뼈는 내밈하고 팔을 몸에서 약간 벌림하여 환자가 구르는 동안 누워 있지 않도록 한다. 환자의 머리가 손상측 어깨에서 약간 기울어진 상태로 유지하기 위해 필요한 경우 추가 작은 베개에 환자의 머리를 놓아 손상측 어깨쪽으로 옆으로 목이 구부리지 않도록 주의해야 한다. 이것은 손상측 어깨의 압력을 제거한다. 환자의 손상을 받은 쪽(환자가 몸쪽으로 굴러감)에 있는 상태에서 한 손은 어깨를, 다른 손은 다리(또는 골반)를 편하게 하여 몸이 옆으로 굴러가는 것을 돕거나 허용한다(그림 34-5A). 손상측 어깨 내밈을 유지하거나 환자가 부분적으로만 옆으로 굴러가도록 주의한다. 꼬리쪽 압력은 또한 어깨에 가해져 골반을 향하여 환자가 머리를 들어 올려 옆으로 돌리는 데 도움이 될 수 있다.

비손상측에 굴러가려면 다시 후크라잉자세를 시작한다. 환자는 비손상측 손을 가로질러 손상측 팔을 잡고 윗팔이나 견갑골을 더 몸쪽으로로 잡아서 도움을 준다. 환자는 영향을 받은 어깨뼈를 내밈 상태로 유지한다. 이제 환자의 비손상측 쪽(환자가 치료사 쪽으로 구르는 경우)에 있는 치료사는 한 손으로 무릎(또는 골반)을 사용하여 엉덩이를 위로 가져오고 다른 한 손은 어깨뼈에서 윗몸통이 옆으로 구르는 것을 돕는다(그림 34-5B).

그림 34-5C는 구르기 도중 손상측 팔을 받치는 옵션을 보여준다. 치료사는 어깨에 꼬리쪽 압력을 제공하고 골반을 향하여 환자가 머리를 들어 올리고 몸통의 손상된 측면으로 구부릴 수 있도록 도와준다. 치료사는 또한 체중을 지탱하는 발(후크라잉자세)에 근사치를 추가하는 동시에 엉덩이의 견인력을 제공하여 환자가 손상측 하지로 밀어내는 데 도움을 줄 수 있다.

자세를 취하면 환자가 옆으로 눕는 것을 돕기 위해 여러 가지 기술을 사용할 수 있다. 치료사는 움직임의 범위를 점진적으로 줄여 AI, RS, SRH를 사용할 수 있다. 이러한 기술은 특히 운동실조증이 있는 환자에게 유용하다.

치료사는 바로누운자세에서 옆으로 눕거나 엎드린 자세로 세그먼트 구르기를 촉진하기 위해 여러 가지 전략을 사용할 수 있다. 한 가지 전략은 LTR(*lower trunk rotation*)이다. LTR은 하부 몸통 구축에 사용된다. 세그먼트 구르기를 시작했다. 환자를 바로누운자세로 눕고 있는 상태에서 치료사는 환자가 LTR을 완수할 수 있는 능력이나 LTR 범위 전체에 걸친 강도에 따라 표 34-9에 설명된 기술 중 하나를 사용할 수 있다. 구르기를 용이하게 하기 위해 LTR을 사용할 때 환자는 다리, 골반 및 아래 몸통으로 리드하는 법을 배우고 상체는 옆으로 눕거나 위로 향하게 한다(그림 34-6A). 치료사는 환자가 하체를 사용하여 바로누운자세에서 옆으로 밀어내는 능력을 강화한다.

또 다른 세그먼트 구르기 전략은 LTR에서와 같이 양쪽이 아닌 하나의 하지를 사용하는 것이다. 이 전략에서 환자는 반대쪽 다리를 위로 올리고 다른 다리 위로 뻗어 옆으로 이동하는 연습을 한다. 왼쪽으로 굴러갈 때 환자는 오른쪽 다리로 계속 위로 뻗는다. 치료사는 이 움직임을

표 34-9 구르기 시 LTR(하부몸통회전)을 장려하는 기법

움직임	
환자가 움직임을 시작하거나 유지하는 데 어려움이 있을 때 이 기술을 사용한다.	
율동적 개시(Rhythmic initiation)	수동 LTR → 능동 보조 → 능동 → 저항 LTR에서 진행; 능동적 움직임은 양방향이다.
반복 수축 (Repeated contractions)	치료사는 근육 수축을 시작, 강화 또는 강화하기 위해 반복되는 빠른 스트레칭을 사용한다. 빠른 스트레칭은 움직임 패턴 전체에 걸쳐 기존 수축에 겹쳐진다. 이 기술은 일반적으로 범위 전체에 걸쳐 수축을 유지할 수 없거나 범위의 일부 내에서 상당히 약한 근육에 사용된다.
복제(Replication)	환자는 전체 LTR 범위를 제어할 수 있을 때까지 점차적으로 증가하는 범위 증가를 통해 이동하는 방법을 배운다. 치료사는 수동적으로 환자의 무릎을 끝 위치로 이동시키고 환자에게 그 위치를 유지하도록 요청한다. 그런 다음 환자는 치료사가 사지를 시작 범위로 약간 뒤로 이동시킬 수 있도록 천천히 놓아 달라는 요청을 받는다. 이것은 작은 범위의 증가를 통해 편심 수축을 유도한다. 그런 다음 환자는 시작(종료) 위치로 다시 당겨야 한다. 이 과정은 환자가 LTR의 전체 범위를 완료할 때까지 편심 단계가 점차 길어지면서 반복된다. 능동적 움직임은 단방향이다.
유지 이완 능동적 움직임 (Hold relax active movement, HRAM)	이 기술은 환자가 스스로 움직임을 시작할 수 없을 때 유용하다. 치료사는 수동적으로 환자를 LTR의 끝(또는 중간) 범위로 이동시키고 의도한 움직임의 방향으로 저항이 제공되는 동안 환자에게 "유지"하도록 요청한다. 그런 다음 환자에게 긴장을 풀고 치료사가 수동적으로 환자를 연장된(시작) 범위로 이동한다. 그 직후 빠른 스트레칭 또는 짧은 범위를 향해 적극적인 움직임으로 일련의 빠른 스트레칭이 이어진다. 유도된 근육 활성화의 양에 따라 치료사는 동심원 운동을 돕거나 추적하거나 저항할 수 있다.
조절된 움직임	
이 기술은 환자가 체중 이동, 범위를 통한 근력 또는 몸쪽 동적 안정성에 어려움이 있을 때 사용된다.	
주동근 반전(Agonistic reversa)	이 기술은 엉덩이와 아래 몸통 주위의 세 가지 근육 수축(등척, 동심, 편심)을 모두 강화한다.
느린 반전 유지/느린 반전(Slow reversal hold/slow reversal)	이 기술은 양방향으로 LTR을 강화한다.

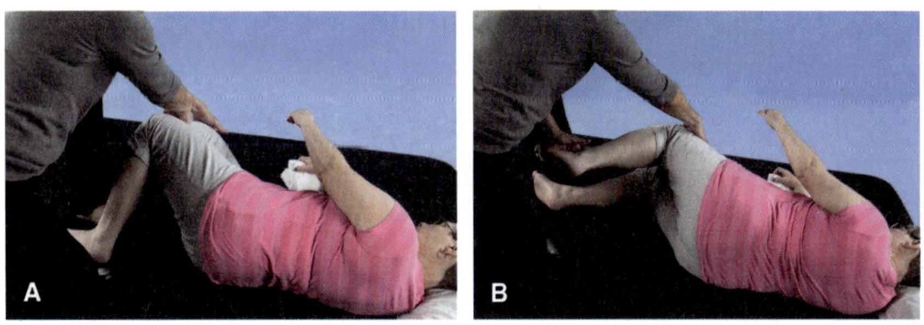

그림 34-6 (A) 구르기 및 (B) 구르기를 위한 고유수용신경근 촉진 하지 D1 굽힘 패턴 사용을 위한 하부 몸통 회전.

연습하기 위해 고유수용신경근촉진(PNF) **D1 굴곡(D1F)** 패턴을 사용할 수 있다(그림 34-6B). 환자의 하지의 힘과 통제력에 따라 표 34-9의 모든 기술이 D1F에 적합하다. 치료사는 또한 느린 반전을 사용하여 점차적으로 운동 범위를 늘릴 수 있다. 다른 전략은 반대쪽 다리가 몸을 옆으로 밀기 위해 힘을 사용하여 침대로 밀어 넣는 것이다.

세 번째 세그먼트 전략은 양측 또는 편측 상지로 운동을 시작하는 것이다. 치료사는 편측 PNF D1F 패턴을 사용하여 환자의 팔꿈치를 펌 상태로 유지하거나 **리프트**와 같은 양측 패턴을 사용할 수 있다. 운동량 기반 전략은 편측 또는 양측 상지 패턴에서 잘 작동한다. 움직임은 환지의 고개를 환자가 구르는 쪽으로 돌리면서 시작된다. 동시에, 상지(들)가 몸 전체에 닿는다. 하지는 몸이 옆으로 눕거나 엎드려질 때 몸의 반대쪽을 들어 올리고 회전시켜 도움을 줄 수 있다. 환자는 최종 도달 전에 상지를 좌우로 흔들어 운동량을 만들 수 있다(26장 참조). 이전에 언급했듯이 치료사는 SR을 사용하여 점차적으로 운동 범위를 늘릴 수 있다.

*완전한 척수 손상*을 입은 개인은 구르기 작업을 완료하는 데 필요한 몸통 운동 제어가 부족하기 때문에 보상을 즉시 교육한다. 한 가지 방법은 상지의 운동량을 사용하여 수동적으로 몸통을 통해 아래로 이동하여 작업을 완료할 수 있는 충분한 힘을 생성하는 것이다. 이것은 팔을 한쪽으로 그리고 다른 쪽으로 흔들어 수행된다. 이 작업이 충분한 힘으로 수행되면 환자의 몸통은 반복할 때마다 증가된 진폭으로 앞뒤로 흔들린다. 그런 다음 환자는 작업을 수행하기 위해 마지막으로 원하는 구르기 방향으로 더 많은 노력을 기울여 상지를 던진다(그림 26-7ABC 참조). 환자가 이 방법을 처음 배울 때 치료사는 구르는 방향에 있는 다리 위로 구르는 방향과 반대되는 다리를 교차시킴으로써 촉진할 수 있다. 이것이 여전히 너무 어려운 경우 치료사는 환자의 다리에 수동 지원을 제공하여 작업을 더 쉽게 할 수 있다.

C5 또는 C6 사지마비 환자의 경우 팔을 좌우로 흔들면서 구르는 운동량을 얻기 위해 팔꿈치를 똑바로 유지하는 위팔세갈래근 제어가 부족하기 때문에 이 작업이 더 어렵다. 팔을 똑바로 유지하는 방법은 두 가지이다. 첫 번째 방법은 팔꿈치 주름이 위쪽을 향할 때까지 외부에서 어깨를 회전시키는 것이다. 이렇게 하면 환자가 어깨를 너무 높게 구부리지 않는 한 중력이 팔꿈치를 똑바로 유지할 수 있다. 두 번째 방법은 어깨를 내부적으로 회전시키고 어깨의 수평 모음근이 닫힌 체인 방식으로 작용하여 팔꿈치를 똑바로 유지할 수 있도록 어깨를 구부린 상태에서 손을 함께 잠그는 것이다. 어깨가 곧게 펴진 후에는 앞에서 설명한 대로 작업을 수행할 수 있다. 또 다른 방법은 구르기를 돕기 위해 환자의 침대를 조정하는 것이다. 그랩 바, 후크 또는 침대 사다리는 구르기 작업을 완료하는 데 도움이 될 수 있다(참조: 그림 26-9AB).

척수 손상을 입은 많은 사람들은 구르는 것보다 더 쉽게 바로누운자세에서 오래 앉을 수 있다. 그들은 다리를 길게 펴고 앉은 자세로 전환한 다음 상지로 다리를 꼬고 길게 앉은 상태에서 옆으로 앉기로 전환할 수 있다. 바로누운자세에서 앙좌위로의 전환에 대해서는 26장을 참조한다 (그림 26-13A-H).

생각해 볼 점 34.3

- 환자의 도전을 늘리거나 줄이기 위해 환경을 어떻게 바꿀 수 있는가?
- 편측무시는 환자가 구르는 방법을 다시 배우는 데 어떻게 기여할 수 있는가?
- 침구(시트, 이불 등) 또는 개인의 침구가 구르는 능력에 어떤 영향을 미칠 수 있는가?

수평: 팔꿈치로 엎드린 자세

팔꿈치로 엎드린 자세는 완전한 경부 척수 손상이 있는 개인의 침대 이동성의 핵심 구성 요소로 가장 일반적으로 사용된다. 팔꿈치로 엎드린 경우 머리, 목, 견갑골 및 어깨의 공동 수축이 촉진된다. 중력은 머리, 목 및 상부 몸통 폄근에 저항한다. 이 자세는 기저면이 크고 무게 중심이 낮다.

두부 손상 및 비정상적인 긴장 반사가 있는 어린이 또는 성인의 경우 팔꿈치로 엎드린 자세는 팔 자세를 변경하지 않고도 머리 위치를 변경하는 다양한 방법을 배우는 데 도움이 된다. 정위반응은 머리를 수직으로 유지하는 데 도움이 된다. **주의**: 이 자세는 척추전만증, 호흡기 기능 장애 또는 위장에 스트레스를 주는 기타 상태가 있는 환자에게는 적합하지 않다.

자세의 가정

팔의 벌림 및 바깥돌림하면서 엎드린 자세에서, 환자는 좌우로 머리 움직임의 모멘텀을 사용하여 한쪽 팔꿈치로 체중을 이동한 다음 다른 팔꿈치로 번갈아가며 팔꿈치가 나올 때까지 각 어깨 아래에 위치된 팔꿈치를 모음으로 당긴다(팔꿈치를 안으로 걷는다. 그림 26-10ABC 참조). 치료사는 들어 올리기 또는 좌우로 체중 이동을 도울 수 있다. 또 다른 전략은 측면에서 시작하는 것이다. 환자가 엎드린 자세로 몸을 구르면서 체중 이동을 완료할 때 팔꿈치가 어깨 아래에 있도록 스윙 암을 놓는다. 동시에, 환자가 누워 있던 팔을 벌림으로 밀어 체중 이동을 완료한 다음 그 팔꿈치를 제자리로 당긴다.

안정화

팔꿈치로 엎드린 자세를 유지하는 환자의 능력을 키우기 위해 치료사는 어깨, 아래팔 또는 손을 수동으로 접촉하여 AI 및 RS를 적용할 수 있다(그림 34-7A). 더 멀리 이동

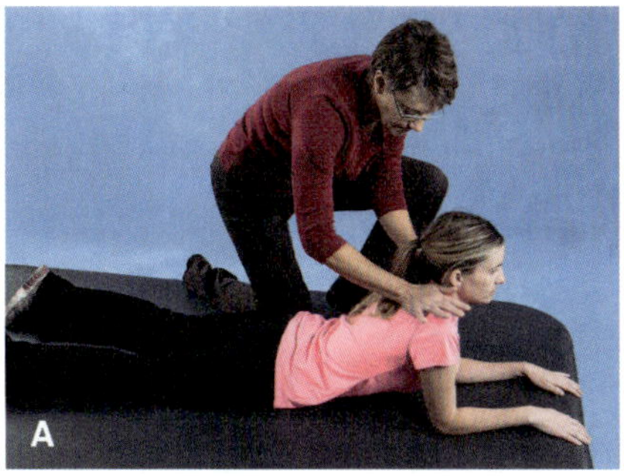

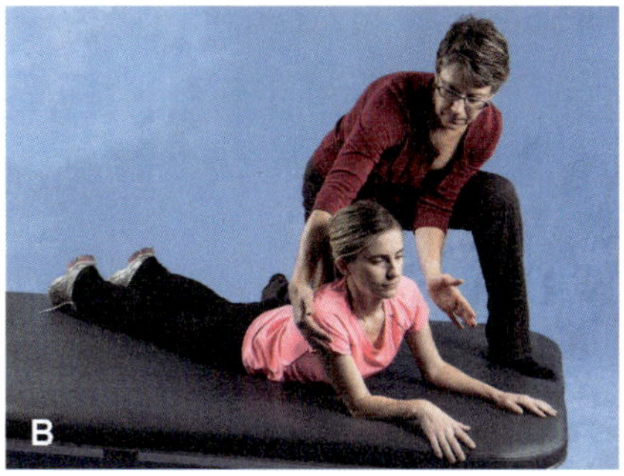

그림 34-7 (A) 안정성을 촉진하는 팔꿈치로 엎드려있는 자세에서 교대로 등척성운동 (B) 느린 반전 또는 느린 반전유지를 사용하여 팔꿈치로 엎드린 자세에서 이동성을 조절한다.

하면 작업의 난이도가 높아진다. 압력의 각도는 근사치를 강조하는 거의 수직에서 저항을 강조하는 거의 수평까지 다양하다. 근사치를 강조할 때 환자의 팔이 어깨 관절과 90° 각도를 유지하는 것이 중요하다.

조절된 움직임

팔꿈치에서 엎드린 상태에서 체중이 좌우로 이동하는 환자의 능력을 높이기 위해 치료사는 **SRH** 또는 **SR**을 사용하여 범위 증가(작은 것에서 큰 것)를 통해 이동할 수 있다(그림 34-7B). 손의 접촉은 일반적으로 어깨에 있다.

정적/동적

긴 앉은 자세로 이동하기 위해 척수 손상을 입은 개인은 일반적으로 팔꿈치로 엎드린 상태에서 시작하여 무릎을 향해 팔꿈치 주위를 걷는다. 그 다음에 한쪽 팔이 허벅지 아래에 걸려 앉고 다른 팔이 팔꿈치에서 밀기를 제공한다. 팔꿈치로 엎드린 상태에서 팔꿈치로 걷는 기술을 달성하려면 환자는 어깨 관절에 동적 안정성을 구축하여 한쪽 팔꿈치를 들어 올리고 다른 쪽 팔꿈치로 무게를 지탱할 수 있도록 해야 한다. 이 정적-동적 움직임은 한 팔로 물체에 도달하는 동안 다른 팔은 체중을 지탱하거나 한 손으로 잡거나 움직이는 동안 자유 팔에 저항을 제공하는 것과 같은 다양한 작업으로 연습할 수 있다.

수평: 손과 무릎/네발기기자세

성인의 네발기기자세는 바닥에 앉은 상태에서 서 있는 상태로 이동하는 것과 같이 다른 자세 또는 자세 사이의 전환 위치로 가장 자주 사용된다. 이 자세는 상하 몸통의 힘과 조절을 용이하게 한다; 몸통, 엉덩이, 어깨, 무릎 및 손목의 운동 범위 증가; 골반과 어깨 복합체를 통한 체중 수용. 다른 수평 위치보다 기저면이 더 작고 무게 중심이 더 높으며 팔꿈치에 엎드린 자세에 비해 자세를 제어하려면 관절 수가 증가해야 한다. 이 자세를 유지하고 움직이려면 환자는 중력의 저항과 싸워야 한다. 긴 손가락 굴곡근과 넙다리네갈래근 힘줄에 대한 유지된 압력은 경련이 있는 환자에서 이러한 근육 그룹의 긴장을 감소시킬 수 있다.

자세의 가정

뇌졸중 후 개인을 네발기기자세로 지원하려면 환자는 손상측을 위로 향하게 하여 옆으로 눕는 자세에서 시작해야 한다. 치료사는 환자와 손상된 쪽에 가장 잘 배치된다. 환자는 양쪽 다리를 구부린다. 환자가 비손상측 다리와 팔을 모두 벌림으로 밀어 넣을 때, 치료사는 환자의 체중이 손상측 무릎 위아래로 이동하도록 돕고 손상측 상지가 체중을 견디도록 도와준다. 필요에 따라 팔꿈치를 펴하고 가능하면 손뒤꿈치 무게를 지탱하도록 노력해야 한다(손가락을 굽힘 상태로 유지하여 사지마비가 있는 환자의 기능성 협착을 보호). 체중이 손상된측 팔과 다리로 옮겨지면 환자는 비손상측 손과 무릎을 어깨와 엉덩이 아래에 정렬하도록 배치할 수 있다. 이 네 가지 모두로의 전환에서 환자는 더 강력한 구성 요소를 활용한다.

안정성

환자가 네발을 유지하는 능력을 키울 수 있도록 치료사는 AI와 RS를 어깨, 골반 또는 어깨와 골반을 수동 접촉으로 적용할 수 있다(그림 34-8AB). 더 멀리 이동하면 작업의 난이도가 높아진다. 팔꿈치의 경향과 마찬가지로 압력 각도는 근사치 또는 저항의 필요성에 따라 다르다. 치료사는 빠른 근사치를 활용하고 근사치를 유지하며 이 자세에서 빠른 조정도 할 수 있다.

조절된 움직임

환자가 모든 방향(측면, 앞뒤, 교차 대각선, 원 주위)으로 체중 이동을 제어할 수 있도록 하기 위해 치료사는 범위 증가(작은 것에서 큰 것까지)를 통해 이동하는 **SRH** 또는 **SR**을 사용할 수 있다. 수동 접촉은 일반적으로 어깨

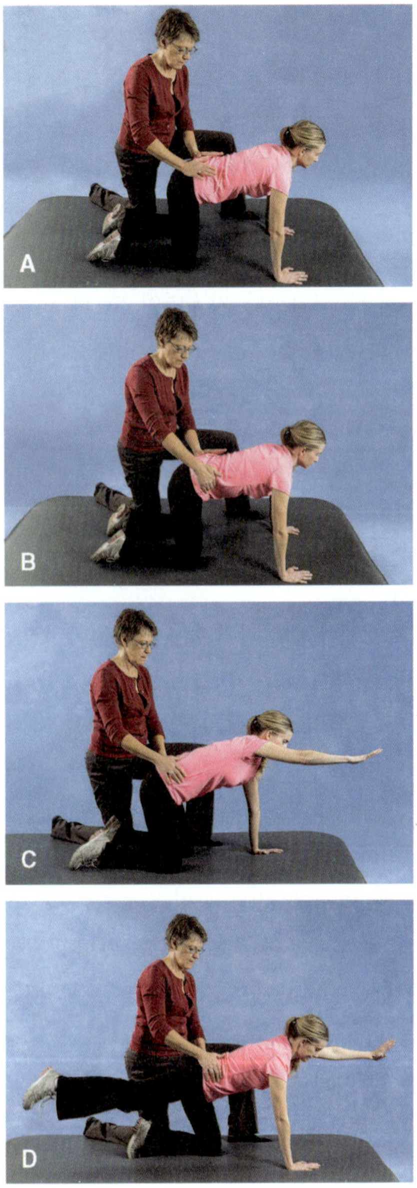

그림 34-8 네발기기자세에서 안정성 (A) 교대 등척성 및 (B) 율동적 안정화. 네발기기자세에서 정적-동적 운동 (C) 한팔 들어 올리기 (D) 반대쪽 팔과 다리 들기.

에 있다. 운동 실조증이 있는 개인은 범위의 점차 감소(크거나 작음)를 통해 이동하고 힘을 등급화하고 근위 안정성을 개선하는 방법을 배우는 것이 도움이 될 수 있다.

정적/동적

팔꿈치로 엎드린 것처럼, 네발기기자세(크리핑)에서의 이동은 *기술* 동작으로 간주된다. 기어오르려면 환자는 한 쪽 팔과 다리를 잠시 들어 올리고 다른 쪽 팔은 체중을 지탱할 수 있어야 한다. 환자는 한쪽 팔(그림 34-8C), 한쪽 다리, 반대쪽 팔과 다리를 함께(그림 34-8D) 들어 올리는 연습을 할 수 있으며, 나머지 체중을 지탱하는 팔다리의 균형을 유지한다. 치료사는 환자와 함께 한 팔로 활동에 도달하거나, 던지기를 잡거나, 자유롭게 움직이는 팔에 저항을 제공할 수 있다. 환자는 작업의 수요와 어려움을 증가시키기 위해 이러한 활동 중에 반대쪽 다리를 들어 올리는 연습을 할 수 있다.

기술

언급했듯이 네발기기자세의 기술은 점점 커지고 있다. 성인의 경우 배밀이기술은 바닥에 있는 동안 이동 수단으로 사용되며, 일반적으로 다시 서 있는 상태로 전환하는 데 도움이 될 수 있는 가구 쪽으로 이동한다. 치료사는 체중의 형태로 저항을 제공하거나 발목이나 골반에 수동 저항을 제공하여 환자의 배밀이 능력을 강화할 수 있다.

환자 적용

파킨슨병 환자의 경우

임상 결정 시 고려할 점

앞서 제시한 파킨슨병 환자의 사례를 참조한다.:

1. *운동 제어의 어느 단계(이동성, 안정성, 제어된 이동성, 정적 역학, 기술) 동안이 환자가 가장 어려움을 겪을 것으로 예상하는가?*
2. *이 환자가 수평적으로 어떤 기능적 작업 중에 가장 어려움을 겪는가?*
3. *이 환자의 수평적 기능을 향상시키기 위한 초기 치료 프로그램을 고려한다.*
4. *치료 진행 계획을 세운다.*
5. *환자에게 너무 어려웠다면 치료법을 어떻게 수정하겠는가?*
6. *환자에게 너무 쉬웠다면 치료법을 어떻게 수정하겠는가?*
7. *파킨슨병 환자의 움직임에 대한 청각 및 시각 자극의 효과에 대해 알고 있는 것을 감안할 때 프로그램을 보다 성공적으로 수정하려면 어떻게 해야하는가?*
8. *프로그램의 어떤 측면을 가정 프로그램에 포함하겠는가?*

소아 치료 시 고려사항 Pediatric Considerations

앞에서 설명한 원칙은 소아 집단에도 적용된다. 일반적으로 연령에 맞는 놀이에서 창의력을 발휘하여 정상적인 발달 과제를 장려하고 수평으로 다양한 위치에서 놀고 이동한다. 중력이 제거된 동작에서 중력에 대항하는 작업으로 진행된다(예; 바로누운자세보다 옆으로 누워 장난감에 도달하는 것이 더 쉬울 수 있음). 아이가 동작을 완료할 수 없을 때 도움을 줄 수 있지만, 아이가 더 큰 통제력을 갖도록 장려하기 위해 점진적으로 줄여야 한다(예; 신체 인식/탐색을 장려하기 위해 아이의 발을 손에 댄다).

외부 지지대는 아이가 혼자서 할 수 없는 자세에서 연습할 수 있는 기회를 제공하는 데 사용될 수 있다(예; 아이를 팔꿈치에 엎드린 자세에서 베개에 받침, 공이나 웨지 위에 손에 엎드려 놓기, 또는 체중 이동을 장려하기 위해 앞뒤로 흔들면서 공 위에 네발기기자세로 배치한다.) 감각 장애(예; 촉각, 시각, 전정, 고유감각, 신체 인식)가 운동 출력에 영향을 미치는 어린이에게는 감각 경험이 필요할 수 있다.

처음에 신생아는 일시적으로 깨어나 활동을 하며 잠을 자는 시간을 수평으로 보낸다. 잠을 자거나 식사하는 동안, 그리고 "터미타임: 배로 엎드려 있는 시간"이 잦은 동안 자세를 유지하는데 주의를 기울여야 한다. 누운 자세로 아이가 머리로 밝은 색의 물체를 따라 가고 나중에 그 물체를 향해 손을 뻗거나 구르도록 격려한다. 아기가 머리와 몸통 위쪽을 들어 올리는 연습을 할 수 있도록 터미타임을 준다. 아기가 머리와 몸통을 들어 올려 팔꿈치로 엎드린 자세나 손으로 엎드린 자세에서 재미있는 장난감이나 물건을 찾도록 한다. 통제된 이동성과 기술 작업에 도달할 때 체중 이동을 장려하기 위해 물체를 옆으로 이동한다.

이러한 기술을 익혀야 하는 나이가 많은 어린이에게는 활동에 대한 관심이 동기를 유지하는 데 중요하다. 예를 들어, "슈퍼맨"을 플레이하면 폄 근육이 강화되거나(피벗 경향이 있음) 어린이가 치료 공 위에 손과 무릎을 댄 상태에서 Nerf 농구공을 쏠 수 있다.

치료외 시간 및 퇴원 후 고려 사항 Considerations for Nontherapy Time and Discharge

환자 및 가족 교육 Patient and Family Education

매일 환자의 치료 시간이 제한되어 있으므로 중요한 수평적 기술의 핵심 원칙은 치료 시간 외에 실행해야 한다. 치료외 시간 운동 또는 가정 운동 프로그램이 계획될 때마다 안전은 주요 관심사여야 한다.

수평 자세에서의 치료는 종종 환자의 재활 과정 초기에 발생한다. 뇌졸중 후 환자의 가족 구성원은 편마비 쪽을 다루는 것을 주저하거나 환자를 잘못 취급할 수 있다(예; 팔을 당기는 것). 가족 및 친구와의 적절한 상호 작용을 보장하기 위해 조기에 치료 팀의 구성원으로 데려와 다음 사항에 대한 지침을 받아야 한다.

- 운동 장애, 방치, 신체 인식의 본질
- 편마비 쪽에서 환자에게 다가 가기(말하기, 환자가 필요로 하는 항목 배치, 만지기, 수유 및 기타 ADL 지원)
- 적절한 바로누운자세와 옆으로 누운 자세로 위치
- 편마비 팔의 적절한 취급
- 구르기, 교각자세, 스쿠팅 및 기타 침대/매트 움직임을 보조하여 대칭, 제어 및 근육 활동을 장려하는 방법
- 환자에게 너무 많은 일을 하는 것보다 독립성과 운동 제어를 촉진하는 데 필요한 보조 수준을 판단하는 방법

가정에서 활동 Activities for Home

환자와 가족은 신경가소성을 통해 운동 학습을 더욱 향상시키기 위해 치료 외 시간 동안 특정 침대/매트/바닥 활동을 충분히 반복하도록 권장해야 한다. 수평 위치의 타고난 안정성으로 인해 교각자세 및 팔꿈치로 엎드린 자세와 같은 기술은 가정 환경에서 연습하기에 상대적으로 안전하다. 스쿠팅 및 구르기와 같은 활동을 하려면 환자가 안전하게 위치해야 하므로 작업 시 휜지기 떨어질 위험이 있는 침대 가장자리로 이동하지 않는다. 네발기기자세로 이동해 시 결국 기어오르기를 하면 질량 중심이 표면에서 멀어지면서 시스템에 불안정성이 추가되고 환자는 평형 반응이 증가하면서 반응해야 한다.

가정 운동 프로그램은 환자에게 부담을 주지 않고 순응도를 높이기 위해 3~5회의 운동으로 제한되어야 한다. 일상적인 기능적 작업과 취미/관심에 대한 연습을 구축한다. 예를 들어, 환자의 안경, 손전등 또는 가족 사진을 침대 옆 탁자에 놓고 구르는 동안 고개를 돌려 물건에 손을 뻗으라고 한다. 이것은 분절 상지 시작 구르기를 장려한다. 또한 침대에서 쉽게 움직일 수 있도록 실크 시트를 제안하고 시트에 얽힐 가능성을 줄이기 위해 환경을 고려해야 한다. 또 다른 제안은 시트, 담요 및 침대보 대신 가벼운 이불과 함께 하나의 상단 시트를 사용하는 것이다(즉, 무게와 조작할 항목 수 감소).

임상 결정 시 고려할 점

이 장의 시작 부분에 제시된 파킨슨병 환자를 고려한다.

- *환자에게 어떤 지침을 제공하겠는가?*
- *가정 프로그램을 고려할 때 어떤 안전 문제가 염려되는가?*
- *그가 집에서 연습할 수 있도록 어떤 작업이나 운동을 처방하겠는가? 왜?*
- *수평 이동의 개선된 시작을 장려하기 위해 작업 연습을 어떻게 설계할 수 있는가?*
- *환자가 하루에 몇 번 연습하기를 원하는가?*
- *수평에서 움직임을 보다 효율적으로 만들기 위해 환경을 어떻게 변경할 수 있는가?*

실습

이 장에서 다음 기술을 연습한다.

추가 연습을 통해 다음을 수행할 수 있다.

- 근육 긴장도(높거나 낮음)의 변화를 보이는 환자를 바로누운자세와 옆으로 눕힌다.
- 환자에게 교각자세, 팔꿈치로 지지한 채 엎드린 자세, 네발기기자세로 지시/안내/보조한다.
- 교각자세, 구르기, 팔꿈치로 엎드린 자세 및 네발기기자세에서 다음 고유수용신경근촉진(PNF) 기술을 사용한다.:
  - 가동성: 유지이완 능동적 움직임; 율동적 개시; 반복 수축; 복제
  - 안정성: 교대적 등척성, 율동적 안정화
  - 조절된 가동성: 느린 반전 유지, 느린 반전, 주동근 반전
  - 근력 강화: 적절한 저항 또는 보조
- 옆으로 또는 침대에서 위로 스쿠팅하는 환자에게 지시/안내/보조
- 환자가 바로누운자세에서 옆으로 굴러가도록 지시/안내/보조
- 다음 전략을 사용하여 환자에게 롤링을 지시/안내/보조한다. 양측 또는 일측 상지 또는 하지 PNF 대각선 패턴(D1, D2); 모멘텀

복습

1. 교각자세, 스쿠팅, 구르기, 팔꿈치로 엎드리기, 네발기기자세와 같은 수평 기능의 정상적인 움직임 구성 요소를 설명한다.
2. 기능에 대한 적절한 환자 검사 전략을 수평으로 나열한다.
3. 비정상적 수평 움직임을 유발할 수 있는 장애를 식별한다.
4. 수평에서 환자 기능에 대한 중요한 안전 고려 사항을 식별한다.
5. 수평 운동 기능의 예후를 예측하기 위한 지표를 식별한다.
6. 수평적 기능을 향상시키기 위해 적절한 치료 중재를 설명한다.
7. 수평에서 환자 관리를 지원하는 증거는 무엇인가?

요 약

휴식, 수면 및 여가 활동 중 중요한 기능적 활동은 수평면으로 이루어진다; 몇 가지 예에는 구르기, 침대에서 자세 바꾸기, 스쿠팅, 침대에 들어가거나 나가기, 시트 또는 베개 관리, 침대 옆 탁자에서 전화를 받거나 알람 설정, TV시청 및 성행위가 포함된다. 가장 일반적으로 우리는 쉬거나 자고 있을 때 수평으로 눕는다.

이 장에서는 신경 기능 장애가 있는 개인이 독립성을 높일 수 있도록 수평적 기능적 활동을 촉진하는 데 중점을 둔다. 일반적인 움직임 패턴, 움직임 문제의 근본적인 장애, 안전 고려 사항, 검사 구성 요소 및 수명 영향에 대해 설명한다. 기능적 활동 제한을 해결하기 위한 개입은 수평적 및 운동 제어 단계(이동성, 안정성, 제어된 이동성 및 기술)의 다양한 기능적 활동의 맥락에서 제시된다. 샘플 환자 사례는 신경학적 진단이 다른 개인의 수평 기능 장애 치료를 보여준다.

앉은 자세에서의 기능적 활동 중재

Functional Activity Intervention in Sitting

제 35 장

■ 문상현

개 요

학습목표

이 장을 마치면, 학습자는 다음을 할 수 있어야 한다:

1. 앉은 자세에서의 정상적인 움직임 패턴 설명
2. 앉은 자세에서의 비정상적인 움직임에서 나타날 수 있는 가능 손상을 설명
3. 앉은 자세에서 기능이 변경된 개인의 관리를 위한 안전 고려사항 확인
4. 앉은 자세에서 기능평가의 구성요소를 설명하고 확인
5. 앉은 자세에서 기능이 변경된 다양한 개인을 위한 적절한 중재법을 설명
6. 앉은 자세의 기능 장애가 있는 환자에 대한 적절한 목표, 예상 결과 및 치료 계획을 설계

서론 Introduction

앉은 자세로 활동하는 것은 일상적인 기능에 필수적이다. 우리의 앉아 있는 시간은 일/놀이/생활 요구에 따라 달라지는데, 그것은 매우 중요하다(예; 컴퓨터 작업, 회의 및 회의 참석, 독서, 공부, 운전 등). 또한 식사, 화장실, 양말과 신발 신기, 글쓰기, 영화 감상 또는 스포츠 시청, 그리고 돈을 지불하는 일과 같은 많은 일상생활 활동들(ADLs)과 수단적 일상생활 활동들(IADLs)은 앉은 자세에서 많이 이루어진다.

잠시 시간을 내어 당신의 하루를 생각해보고 하루에 몇 시간을 앉아 있는지 생각해 본다. 앉아있을 때 무엇을 하는가? 얼마나 많은 활동들을 앉아서 했는지, 또는 서 있는 자세나 다른 자세를 사용하지 않고 왜 앉아 있는 자세를 선택하는가?

우리는 앉아서 기능적인 시간을 많이 보내기 때문에, 이것은 환자의 치료 또는 회복에 있어 중요한 영역이다. 이 장에서는 앉은 자세에서의 스쿠팅(seated scooting)과 이동처럼 기능적인 활동들과 이 활동들을 위해 필요한 몸통 조절 촉진을 중점적으로 다룬다. 앉은 자세에서의 팔(UE) 기능 중재법에 대한 부분은 33장에서 다뤘다.

앉은 자세에서의 일반적인 특징/움직임의 패턴 Typical Characteristics/Patterns of Movement in Sitting

앉는 것(sitting)과 **앉은 자세**(seated position)라는 용어는 몸통이 일반적으로 똑바로 세워지는 자세를 나타내며, 기저면은 대부분 좌골결절과 뒤쪽 허벅지, 발로 이루어진다. 앉은 자세에서 활동을 하는 동안에, 몸통은 하나 또는 세 개의 움직임 면에서의 결합으로 움직인다: 굽힘/폄, 바깥 굽힘, 회전. 게다가, 머리, 몸통 및 사지는 작업 요구에 따라 일반적인 패턴으로 함께 움직인다.

앉은 자세에서 위와 아래의 몸통을 분리할 수 있을 뿐 아니라, 개인은 변화하는 환경 상황에서 균형과 평형을 유지하면서 기능적인 과제를 수행하기 위해 몸통의 움직임을 팔과 다리(LEs)와 결합할 수 있어야 한다(예; 발을 바닥에 놓거나 얹기, 등받이 사용하거나 사용하지 않고 앉기, 높은 의자에 앉기, 다양한 지면에 앉기).

앉은 자세에서 손을 이용하는 과제에 따라 머리의 움직임은 정상적으로 다양하게 나타난다(Campbell, 2001). Campbell은 손을 뻗는 동안에 머리의 굽힘/폄의 패턴이 일관되지 않았다는 것을 확인하였는데; 그러나 피험자들은 머리가 반대방향으로 약간 회전하려는 경향이 있었다(12 ±10°). 표 35-1에서 앉은 자세의 활동에서 일반적으로 관찰되는 정상적인 몸통 움직임의 결합과 구성요소를 확인할 수 있다.

앉아 있는 동안에 몸통과 사지의 근 활성도 패턴은 기저

표 35-1 앉은 자세에서 몸통 움직임의 패턴*

자세	몸통 움직임의 패턴
곧게 앉은 자세	"키 크게 앉기", 척추는 허리뼈의 약간 폄을 포함한 중립 위치에 있으며, 어깨는 모든 면(시상면, 관상면 그리고 가로면)에서 엉덩관절 위에 정렬한다.
힘 빼고 앉은 자세	"등 둥글게 앉기", 척추는 앞으로 굽어지고 어깨는 엉덩관절 위에 정렬한다(뒤쪽이 아닌 앞쪽 또는 회전됨).
상부 몸통의 전방(앞쪽) 체중이동	머리와 목은 몸통이 순차적으로 앞으로 구부려 움직임을 시작한다(예; 공을 잡기 위해 두 손을 바닥에서 앞으로 뻗을 때).
상부 몸통의 폄(뒤쪽) 체중이동	머리와 목은 폄으로 움직임을 시작한다; 어깨는 엉덩관절 위에 있거나 뒤쪽으로 움직인다; 체중이 뒤쪽으로 이동(예: 고정된 천장 조명을 똑바로 바라보는 것처럼)
상부 몸통의 가쪽 체중이동	한 쪽의 팔과 어깨는 엉덩관절에 손을 닿으면서 옆으로 움직임을 시작한다; 같은 쪽 엉덩관절과 다리로 체중이동(예; 옆으로 손을 뻗어 바닥에 있는 물건을 집어 올리는 것과 같다).
상부 몸통의 전방 굽힘과 함께 회전	머리, 목 그리고 상부 몸통은 한쪽으로의 회전과 결합된 전방 굽힘으로 움직임을 시작한다; 같은 쪽 엉덩관절, 다리 그리고 발쪽으로 체중이동(예; 손을 한쪽 바닥으로 뻗어 내리는 것처럼)
상부 몸통의 폄과 함께 회전	머리, 목, 그리고 상부 몸통은 회전과 함께 폄 쪽으로 움직임을 시작한다; 같은 쪽 뒤로 체중이동(예; 손을 위와 뒤로 뻗는 것처럼)
하부 몸통의 폄(앞쪽) 체중이동	골반과 허리뼈는 골반의 전방경사, 몸통 폄, 그리고 엉덩관절 굽힘과 함께 폄으로 움직임을 시작한다; 다리와 발 앞쪽으로 체중이동(예; 손을 전방으로 뻗거나 책장에 올리는 것처럼)
하부 몸통 굽힘(뒤쪽) 체중이동	골반과 허리뼈는 골반 후방경사 및 몸통 굽힘과 함께 움직임을 시작한다; 뒤쪽으로 체중이동(무릎을 가슴쪽으로 들어 올리는 것처럼)
하부 몸통의 가쪽 체중이동	골반의 전방경사를 유지하는 동안에, 골반과 허리뼈는 한쪽 방향으로 움직임을 시작한다; 같은 쪽 엉덩관절과 다리로 체중이동; 체중 부하된 쪽은 볼록하고 체중부하가 일어나지 않은 곳은 오목하게 척추를 곧게 펴서 유지한다(예; 팔을 위로 뻗거나 옆으로 뻗는 것처럼).
하부 몸통 굽힘과 함께 회전	골반과 하부 몸통은 골반 후방경사를 지속하면서 몸통 굽힘과 반대쪽 회전으로 움직임을 시작한다; 후방 체중이동 및 몸통이 반대쪽으로 회전하는 동안 한쪽으로 이동(예; 왼쪽으로 구부러지고 어깨가 오른쪽으로 돌아가는 것처럼)
하부 몸통 폄과 함께 회전	골반과 하부 몸통은 골반 전방경사를 지속하면서 몸통 폄과 같은 쪽 회전으로 움직임을 시작한다; 전방 체중이동 및 몸통은 같은 쪽으로 회전하는 동안 한쪽으로 이동(예; 오른손을 왼쪽으로 뻗는 것처럼)

*Ryerson S, Levit K. *Functional Movement Reeducation*. New York, NY: Churchill Livingstone; 1997에서 인용함.

면(발이나 손으로 체중부하를 하든), 얼마나 움직여야 하는지(거리), 그리고 기능적인 활동을 위해 필요한 움직임의 속도에 따라 결정된다(Carr, 1998). 발이 지지되지 않으면, 골반과 몸통의 근육이 움직임을 조절한다. 엉덩관절 굽힘근/폄근들은 시상면에서 움직임이 조절되고, 벌림근/모음근들은 전두면에서 움직임을 조절하게 된다. 발을 바닥에 내려놓게 되면, 아래다리 근육이 신체를 안정화시키기 위해 활성화된다. 왜냐하면 기저면이 증가하기 때문에, 환자는 발이 체중부하 되지 않았을 때보다 체중부하가 되었을 때 더 멀리 움직일 수 있게 된다(Chari, 1986). 건강한 사람은 두 발이 땅에 닿아 있을 때 가장 멀리 손을 뻗을 수 있다(Chari, 1986). 한 발과 두 발이 땅에서 떨어지면, 손을 뻗는 거리는 점차적으로 줄어들게 된다(Chari, 1986). 허벅지로 지지할 때 또한 더 멀리 뻗을 수 있지만 두 발이 온전히 땅에서 떨어져 있어야 한다(Chari, 1986).

움직임의 속도에 따라, 그 움직임을 보조하거나 제동하기 위해 다리 근육 또한 활성화된다. 전경골근은 팔을 움직이는 동안이나 앞으로 내밀 때 활성화되고(팔을 뻗는 과제), 가자미 근육은 몸통을 앞으로 천천히 움직이기 위해서 활성화된다(Crosbie, 1995). 하지 근육들은 우리가 기저면 바깥쪽으로 움직이려고 하거나 빠르게 움직일 때 더 많이 관여하게 된다(Dean, 1997). 환자들은 두 허벅지나 다리로 지지하는 것처럼 많은 지지를 해 줬을 때 가장 멀리 그리고 빠르게 팔을 앞으로 뻗을 수 있다(Chari, 1986; Dean, 1997).

앉은 자세에서의 기능적인 활동의 임상 특성

Clinical Picture of Functional Activities in Sitting

앉은 자세에서의 대부분 기능적인 활동들은 팔을 사용한다. 우리의 몸통은 과제를 수행함에 있어 기본적인 안정성을 제공하는데 중요한 역할을 한다. 일부 활동들은 신체중심선에 상대적으로 가깝게 완료되거나 균형을 유지하기 위해 우리의 몸통을 조금만 조절하게 된다. 다른 활동들은,

상자 35-1 전형적인 비정상적 앉은 자세와 움직임: 해결해야 할 구성요소

뇌졸중-편측마비

1. 골반 후방경사와 함께 등 굽음(둥굴게), 비손상측으로 체중부하, 손상측으로 몸통의 기울기와 목의 굽힘, 비손상측 어깨가 높게 위치, 그리고 머리가 앞쪽으로 이동; 손상측에 비해 비손상측의 후방회전을 볼 수 있음.

   뇌졸중 후, 손을 앞으로 뻗을 때 비손상측으로 체중이동이 과도하게 나타나고, 비손상측으로 손을 뻗을 때 가쪽으로 체중이동은 감소, 그리고 손을 뻗는 동안에는 머리의 움직임 감소.

2. 골반 후방경사와 함께 등 굽음, 비손상측으로 가쪽 굽힘과 함께 손상측으로 체중부하 증가 및 손상측 어깨가 높게 위치, 머리가 앞쪽으로 이동; 비손상측에 비해 마비측이 후방으로 더 회전.

   날개뼈 외전과 하방회전, 비정상적 긴장도에 의존(depending on tonal abnormalities)방, 손상 측 팔은 옆쪽으로 늘어져 있거나 구부린 채로 유지.

   엉덩관절은 벌림될 수 있고, 한 손 그리고 두 손을 전방으로 뻗거나 손상측으로 손을 뻗는 동안에는 손상측 발에 체중부하는 감소될 수 있음. 한 연구에 의하면, 비마비측으로 한 손뻗기와 두 손뻗기를 한 결과 두 발에 대칭적으로 체중부하가 나타났다(Messier, 2005). (Campbell, 2001; Messie, 2005; O'Sullivan, 2007; Ryerson, 1997; Tessem, 2007)

뇌졸중 - 반대밀기(밀기 증후군)

밀기 증후군(반대밀기): 뇌졸중 후 나타나는 지각장애, 비손상측에서 능동적으로 밀어내고 손상측으로 체중이동이 증가, 무게를 지지할 수 없음. 앉은 자세에서 몸통은 손상측으로 기울고 비손상측의 상지 또는 하지(만약 체중부하상태에서라면)는 벌림 그리고 폄된다. 앉은 자세에서 정상적인 머리의 지남력과 함께 균형능력 감소가 증가되면 골반경사는 증가. 개인은 기울어진 자세의 수동적 수정에 대해 저항한다(Kamath, 2003; Perennou, 2002; Roller, 2004).

척수손상(SCI) - 사지마비

과도한 척추 굽힘과 골반 후방경사; 정중앙과 대칭을 위해 굽힘하는 경향이 있다; 어깨와 머리는 앞으로 나오고; 두 손으로 체중부하를 하여 지지. 척추가 앞으로 구부러지는 정도는 손상의 수준에 따라 달라진다(Hobson, 1992; Sisto, 2009)

파킨슨병

척추 굽힘과 골반의 후방경사; 약간의 비대칭적 체중부하를 볼 수 있고, 머리는 앞쪽으로 이동된다.

우리의 기저면 밖 바깥쪽으로 손을 뻗어 물건을 잡거나 또는 새로운 자세로 이동하는 것은, 조절이 많이 필요하고 몸통 뿐 아니라 팔과 다리에 활동이 필요하다. 안정성을 유지하기 위해서는, 우리는 신체분절을 조절하고, 지지표면과 환경이 서로 관련되어야 한다(Perennou, 2001). 몸통과 사지 근육이 활성화 되는 시기와 정도는 움직임의 거리이동, 기저면의 일부와 같이 발이나 손으로 체중부하를 하는지에 대한 여부, 움직임의 속도에 따라 달라진다(Ryerson, 1997).

앉은 자세에서 움직임을 조절하고 유지하는 능력이 상실되게 되면 기능적인 활동이 제한되는 결과를 가져오고 일상생활에 독립적으로 참여하기 어렵게 된다. 앉기 기능은 신경학적 손상 후 가동성과 일상생활 활동에서 독립성을 회복하기 위한 핵심 전제조건이 된다(Feigin, 1996; Nichols, 1996; Smith, 1999; Tyson, 2007).

신경학적으로 문제가 있는 환자들은 종종 앉아 있을 때 전형적인 비정상적인 자세와 움직임을 보인다. 뇌졸중 환자의 경우, 앉은 자세와 움직임이 변하는 몸통근육 활동의 주 원인에는 마비 측 몸통 근육들의 활동 감소, 마비 측의 지연된 근 활동 시작 그리고 협응력/근육 활동의 동기화 부족이다(Dickstein, 2000, 2004). 신경학적 진단을 받은 개인에서 볼 수 있는 전형적인 앉은 자세와 움직임은 상자 35-1에서 설명하였다.

앉은 자세에서의 비정상적인 기능에서 나타날 수 있는 손상 Possible Impairments Underlying Abnormal Function in Sitting

앉은 자세에서 많은 신체구조와 기능적인 손상은 비정상적 기능을 제공한다. 치료의 적절한 계획을 세우기 위해, 치료사는 어떤 손상이 환자의 기능적인 제한을 가져오는지 확인해야 한다. 종종, 앉은 자세에서 단일 문제가 몇 가지 손상을 제공한다. 표 35-2는 앉은 자세에서 문제를 일으킬 수 있는 손상의 예를 보여준다. 치료사는 어떤 손상이 신경학적 상태의 주요 결과이고 이차적 영향인지 고려해야 한다.

안전 고려사항 Safety Considerations

앉은 자세에서 가장 안전을 고려해야 하는 것은 균형 감소 또는 잠재적 낙상이다. 치료사는 보조가 얼만큼 필요할

표 35-2 앉은 자세에서 비정상적 기능에 관여하는 손상의 예

카테고리	손상
호기성 능력/지구력	고혈압 또는 저혈압 짧은 호흡 산소 포화도 손상 운동 자각 메모: 비정상적인 앉은 자세와 자세 조절은 호기성 능력과 지구력 변화에 기여할 수 있다.
각성, 집중과 인지	집중을 유지할 수 없음 의식 수준 변경 협조, 동기부여 감소 명령을 처리할 수 없음 지남력 손상(개인, 공간, 시간, 처지) 판단력/통찰력 손상 실어증 추억, 기억력 손상 정중선/수직의 비정상적 인식
뇌신경과 말초신경 완전성	시각 손상: 시력, 시야 손실 전정계 손상
관절 완전성과 가동성	척추, 갈비뼈, 어깨 그리고 엉덩관절의 관절 가동성 손상
운동 기능	운동조절 손상: 신경활성화의 속도와 빈도 협응불능: 근 수축의 협응과 시기 비전형적인 움직임 존재 움직임/자세의 기능이상 실행증(Spinazzola 2003)
근 성능	약함/마비 힘 저하 근지구력 저하
통증	통증의 수준
움직임 범위	움직임 범위의 제한(능동과 수동) 근 길이 손상, 확장성, 그리고 유연성
반사 완전성	비정상적 깊은 힘줄 반사 자세반사 손상, 평형, 그리고 정위반응 비정상적 근 긴장(수동적 신장에 대한 저항)
감각 완전성	촉각의 손상 날카롭고/둔한감각 손상 진동각 손상 고유수용기 손상 감각 통합/체중부하 기능이상 지각손상

상자 35-2 치료사가 환자의 안전과 추가 주의가 필요한 중재의 측면을 확인하기 위한 질문들

환자 고려사항	1. 환자의 인지상태는 어떤가? 환자가 1단계 또는 2단계 명령을 따를 수 있는가? 환자가 자신의 상태와 통찰력을 가지고 있는가? 환자가 충동적이거나 적절한 판단력이 부족한가? 2. 환자가 앉아 있는 상태를 유지하려는 본질적인 동기가 있는가? 피로가 환자의 능력에 영향을 미치는가? 3. 환자의 지각이 바뀌었는가? 환자가 그림 지면 차이와 지각깊이를 인식하는가? 환자의 시각은 어떤가? 편측무시가 있는가? 4. 환자에게 지면을 지지하는 데 피드백에 영향을 주는 촉각의 손상이 있는가?
자세	1. 환자가 앉은 자세를 유지하기 위해서는 도움이 필요하거나 또는 혼자 앉아 있을 수 있는가? 2. 표 35-3에 설명된 비정상적 앉은 자세나 관찰 검사를 할 때, 환자가 특정한 방향에 대해 균형이 손실되었는가? 3. 환자가 폄보호반사 또는 평형 반응을 보이는가? 만약 그렇다면, 어떤 방향으로 그리고 얼마나 빠르게 일어나는가?
과제	1. 의미있는 과제를 치료과정에 안전하게 통합할 수 있는가? 2. 스스로 움직이거나 예기치 못한 불안함으로 인해 균형을 유지하기가 어려운가(feed forward or feedback)? 3. 환자가 과제를 수행하는 동안에 고정되거나 움직이는 지면에 앉아 있는가? 4. 과제를 완료하기 위해 어느 정도의 속도와 움직임이 필요한가? 5. 환자가 모든 면에서 또는 균형 손실의 위험요소가 증가하는 방향에서 체중이동/손 뻗기가 가능한가?
진단/예후	1. 환자가 시간이 지남에 따라 균형능력이 증가 또는 악화되는가? 2. 예상되는 비정상적인 앉은 자세는 무엇인가? 3. 앉은 자세를 유지하기 위해 어떤 보조 장치가 필요한가? 4. 환자의 목표와 진단에 따라 기능을 위해 어떤 앉은 자세를 이용할 것인가?

지 또는 환자의 능력과 요구과제를 토대로 어느 정도 도움이 필요할지에 대해 결정해야 한다. 상자 35-2에는 안전을 위해 필요도움의 수준을 결정할 때 고려해야 할 질문 목록이 포함되어 있다.

조기 심사와 조기 중재 기간 동안에, 치료사는 반드시 환자를 지지되지 않은 앉은 자세로 두어서는 안되고, 환자가 매트의 가장자리나 휠체어의 가장 자리에 앉을 때는 세심한 주의를 기울여야 한다. 치료사는 환자가 지지되지 않은 앉은 자세를 하기 전에 미리 계획하고, 필요한 장비와 지원 인력을 계획해야 한다. 보행 벨트는 환자가 넘어짐을 방지하는데 있어 치료사에게 유리하게 사용되어 진다. 치료사는 항상 넘어짐에 대항하여 보호할 수 있도록 손이 자유로워야 하거나 지지되지 않은 앉은 자세를 유지하는 환자의 필요한 보조를 위하여 도수접촉을 해야 한다. 환자를 보호하기 위한 도수접촉은 필요한 보조의 양, 과제, 그리고 환자와 관련된 위치에 따라 결정된다. 모든 건강관리 제공자와 간병인은 균형이나 이동의 보조를 위해 손상된 약한 팔을 잡아당기는 것을 하지 않기 위해 교육을 받아야 한다. 예를 들어, 사지마비 환자는 초기에 앉은 자세를 유지하기 위하여 양쪽 어깨와 보행 벨트에 도수접촉이 필요할 수 있다.

치료사는 뇌졸중 환자의 손상측 또는 비손상측에 앉을 수 있다. 뇌졸중 환자는 손상측에 균형능력이 떨어지는 경향이 있다. 치료사가 환자의 손상측에 앉았을 때, 치료하는 동안에 도수접촉을 어깨나 보행 벨트에 하거나 보조 또는 보호를 하기 위해 보행 벨트 그리고 손상된 사지에 할 수 있다. 추가적으로 보조가 필요하다면, 환자의 팔을 환자의 허리 주위에 두어 뒤쪽 및 옆쪽의 넘어짐에 대하여 보호하고 다른 한 손은 어떤 불균형에 미리 대비하여 잡을 수 있도록 준비한다. 치료사는 시각적 피드백 제공, 가쪽 체중이동, 또는 앞쪽으로 손을 뻗는 과제를 위하여 환자 앞에 앉고 도수 접촉을 사지에 할지 보행 벨트에 할지 선택할 수 있다. 균형의 후방손실 가능성이 가장 크기 때문에 **다리를 펴고 앉는 자세**에서는 환자의 뒤에 앉는 것이 가장 좋다. 환자가 피로감을 느끼거나 새로운 과제를 시도할 때에는 넘어짐에 대하여 특별히 주의해야 한다.

안전을 위한 그 밖의 고려사항은 손상으로부터 신체 부분이 보호하는 것을 포함한다. 상지 마비/부분마비 환자에서는, 기능적인 과제를 위하여 손으로 적절한 체중 부하자세에 손을 놓아야 하고, 매달린 자세를 피해야 한다(18장 참조). 사지마비 환자는, 손으로 체중 지지할 때 기능적인 테노데시스 그립을 유지하기 위해 손가락을 구부린 상태를 유지해야 한다(26장 참조). 보호 감각이 손상된 환자의 경우, 전진(scooting) 또는 이동 중에 환자의 엉덩이 사이에 적절한 간격을 유지함에 따라 전단력을 최소화하고 특히 가장자리를 가로지르는 미끄러짐을 최소화해야 한다.

생각해 볼 점 35.1

1. 다음 시나리오에서는 환자를 어디에서 보호해야 하는가;
   a. 반복적으로 손상측의 균형을 잃는 뇌졸중 환자
   b. 베드의 끝에서 옆으로 이동을 하는 뇌졸중 환자
   c. 치료매트의 가장자리에 앉아 있는 C6 척수손상환자
2. 뇌졸중 환자가 앉고 일어서기를 하는 동안에 이완된 상지를 어떻게 지지해야 하는가?

생애주기에 미치는 영향 Lifespan Influence

발달학적 고려사항

생후 첫 2주 동안에는, 돌봐주는 사람이나 가구의 지지에 의해 온전히 앉을 수 있다. 신생아는 몇 초 이상 머리를 곧게 세울 수 없기 때문에 기능적으로 앉는 것이 불가능하다(Campbell, 2012, p.55). 조절이 안되는 것은 상대적으로 머리가 크고 무겁고, 골반의 후방경사와 함께 척추 폄근의 약화로 인해 척추의 "C" 곡선, 머리와 신체 자세의 자기 인식결여의 결과이다(Bly, 1994, p.7). 생후 3개월 동안, 항중력 척추 폄근의 증가, 경추 굽힘근의 활성화가 이어지고, 이렇게 증가하는 기간에 머리를 곧게 세우고 유지할 수 있게 된다(Bly, 1994, p.27).

건강관리 전문가는 종종 유아 발달 및 머리 조절을 평가하는 일환으로 **당겨서 앉는 방법**을 사용한다. 검사자는 조심스럽게 머리의 위치를 확인하면서 누워 있는 아이의 손과 아래팔을 잡고 앉은 자세로 부드럽게 당긴다. 생후 첫 3개월 동안 머리, 몸통 및 상지를 구부려 완전한 머리 지연에서 보조를 하기 위하여 점진적으로 진행된다. 그러나, 과제는 여전히 어렵고 일관성 있게 수행하기 어렵다(Bly, 1994, p.38). 유아가 팔걸이 보조가 있는 의자에 앉으면, 날개뼈 모음과 등뼈의 폄이 증가하여 머리의 안정성을 제공한다. 몸통 굽힘근과 폄근의 활성화가 증가되더라도 영유아는 약하고 독립적으로 앉기 위한 평형능력이 결여되어 있다. 유아는 좌골결절을 통해 약간의 골반 후방경사와 함께 체중부하를 유지한다. 하지는 점차 가쪽돌림과 벌림이 더 나타나는데, 그러나 앉은 자세에서 여전히 바닥에 닿지 않고서는 안정성을 제공하기 어렵다(Bly, 1994, p.39).

4개월이 끝날 무렵, 유아는 흉쇄유돌근, 경부 굽힘근, 그리고 복부는 상지를 사용하여 당겨 앉을 때 함께 일한다. 시각과 전정계는 성장하고, 유아가 당겨앉기 검사를 위해 선행하고 준비하고 있다는 근거이다. 이것은 운동조절을 위한 피드-포워드 메카니즘 사용을 나타낼 수 있다(Bly, 1994, p.66, 68). 4개월이 다 된 아이는 지지 없이 몇 초 동안 앉는 것이 가능하다. 유아는 엉덩관절보다 몸통을 약간 앞으로 가져가 위치하게 되고, 척추 폄근들은 등을 펴고 앉기 위한 안정성을 제공한다. 따라서, 머리를 움직이게 되면 체중이동과 균형이 상실된다(Bly, 1994, p.69).

아이들이 자세를 취하면, 독립적으로 자세를 취하는 것보다 자세를 유지하는 능력이 먼저 일어난다. 유아는 자세를 취할 때 5~6개월에 독립적으로 링 앉기가 가능하거나 또는 정적 균형을 잡을 수 있다. 5개월 동안 유아는 오로지 손으로 잡아서 앉거나 상지를 앞쪽에 놓아 체중부하하여 자세를 유지할 수 있다(Bly, 1994, p. 99).

6개월이 되면, 몸통 근력이 강화되고 독립적으로 앉아 상지를 가지고 운동의 자유도를 조절하는 것을 배우고 된다; 그러나, 옆으로 손을 뻗거나 체중 이동 그리고 목뼈의 회전을 하면 넘어질 수 있다. 골반은 중립위치를 할 수 있고, 좌골 조면으로 체중부하가 가능하다. 평형과 정위반응은 이후 몇 개월 후에 가능하게 되고, 아이들은 다양한 앉은 자세로 바꾸는 방법을 배우게 된다(그림 35-1부터 35-6)

자세조절은 연습을 통해 얻어지고, 여러 시스템의 통합으로 지지된다. 정위반응은 머리를 수평으로 향하게 하거나 또는 신체의 일부를 머리와 정렬되도록 움직인다. **정위반응**의 예로는 시각정위반응, 미로정위반응, 머리 위 몸 정위반응, 그리고 몸 위 목 정위반응을 들 수 있다. 이런 반응의 시작은 생후 2에서 4개월, 그리고 이것들은 평생동안 지속되는 시각반응과 미로반응을 제외하고는 5살까지 통합된다(Barnes, 1984, p.222).

상지의 **보호뻗기** 반응 넘어짐을 예방하기 위하여 사용

하는데, 앉은 자세에서 6에서 7개월에 앞으로 뻗는 것이, 7에서 8개월에는 옆으로 뻗기가, 그리고 9에서 10개월에는 뒤로 뻗기가 발달된다(Barnes, 1984, p.222). 이런 단일 평면의 움직임들은 몸통근육들의 연습과 강화를 하게 만들고 평형반응에 필수적인 회전과 대각선 조절의 발달이 이어진다. 결국, 보호반응은 평형반응이 자세조절을 유지하기에 충분하지 않을 때만 사용된다(Cech, 2002, p.377). **평형반응**은 신체가 흔들리거나 체중이동의 반대 반향으로 움직이고 몸통과 사지의 회전 또는 대각선 움직임의 전신 반응을 포함한다.

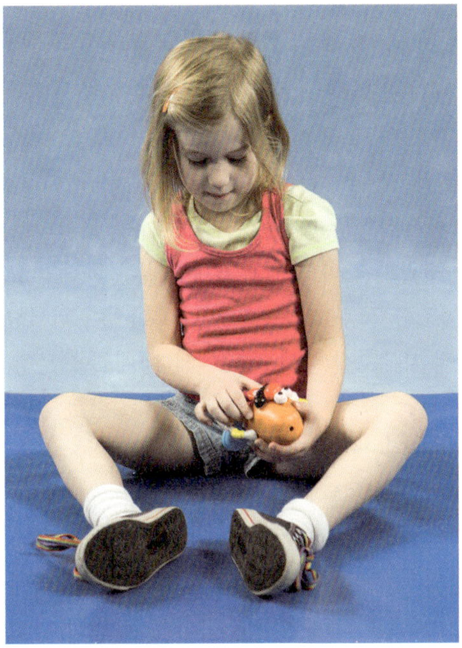

그림 35-1 링 앉은 자세.

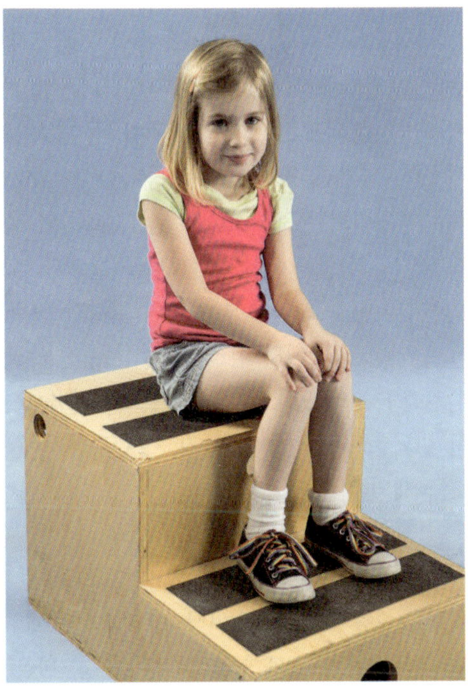

그림 35-2 짧게 앉은 자세.

상지의 움직임과 몸통의 분리를 위한 능력은, 평형반응과 결합되어 자세 사이의 변환을 위하여 필요하다. 6에서 8개월 된 아기는 엎드린 자세, 옆으로 누운 자세 또는 네발 기기자세에서 독립적으로 여러 앉은 자세(다음 단락에서 설명)로 전이하는데 더 능숙해진다. 앉은 자세에서 넘어지지 않고 자세를 바꾸거나 상지를 이용할 수 있는 기능적인 앉은 자세가 된다.

이 후 몇 달 동안, 앉은 자세에서 동적 엉덩관절-골반-몸통 자세조절과 함께 허리뼈의 폄 발달이 증가한다(Bly, 1994, p.148). 이 앉은 자세의 기저면은 엉덩관절 벌림의 감소와 무릎관절 폄의 증가와 함께 좁아진다. 변경된 하지 자세와 함께 완전한 목뼈와 몸통의 회전은 더 큰 체중이동과 향상된 기능을 제공하고, 아이들은 스스로 골반의 전, 후방경사와 함께 자세조절을 더 경험하게 된다.

앉은 자세의 다양함과 자연스러운 전이 사이의 발달이 기대된다. 앉은 자세는 (1) 의자나 벤치에 엉덩관절과 무릎관절을 90° 구부리고 앉는 **짧게 앉은 자세**를 포함하고(그림 35-2); (2) 하지에 약간의 변화를 준 길게 앉은자세(그림 35-3과 35-4); (3) 하지를 대칭적으로 **벌리고 앉는 자세**; (4) 양쪽 다리를 한쪽 방향으로 놓고 앉는 **옆으로 앉는 자세**(그림 35-5); (5) **양반다리 자세**(그림 35-6); 그리고 하지를 W자세를 하는 "**W자로 앉는 자세**(양측 엉덩관절 굽힘, 안쪽회전, 그리고 무릎관절 굽힘)"를 포함한다. 이 W자로 앉는 자세는 큰 안정성을 제공하고 상지의 기능적인 활동들을 할 수 있게 한다(그림

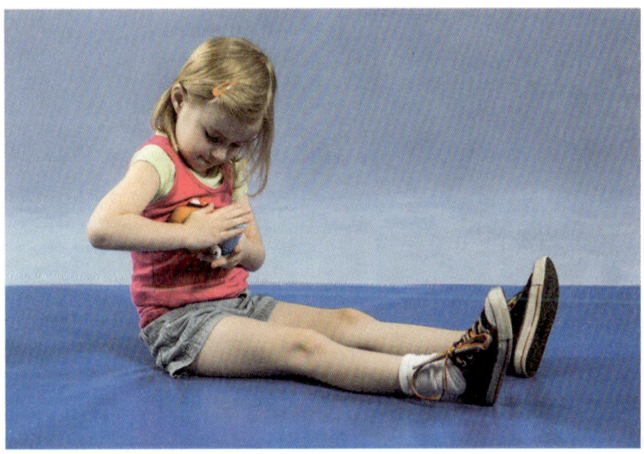

그림 35-3 길게 앉은 자세.

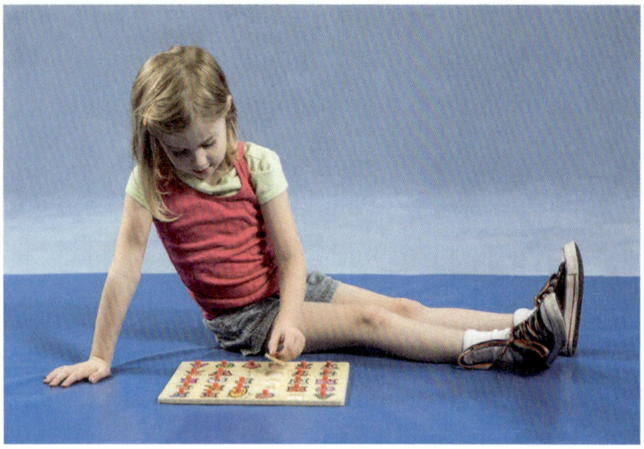

그림 35-4 측방체중이동과 몸통 회전하며 길게 앉은 자세.

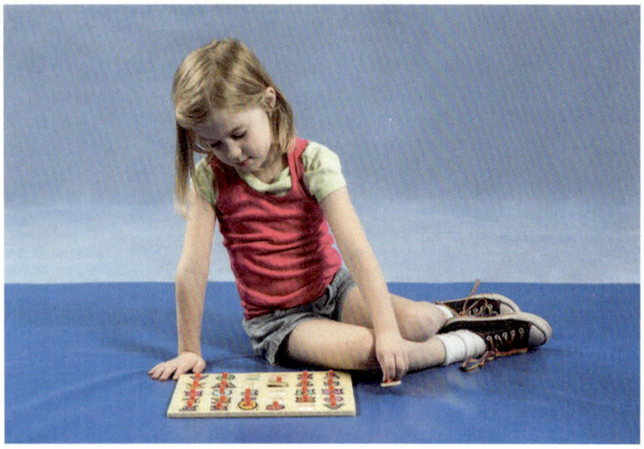

그림 35-5 옆으로 앉은 자세.

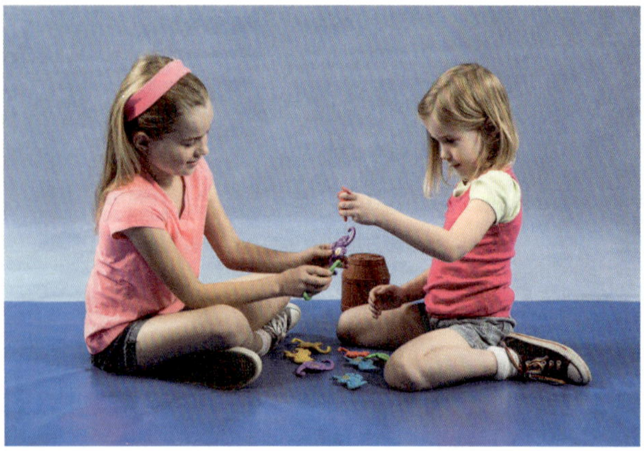

그림 35-6 왼쪽의 큰 아이는 발목을 교차시켜 앉고 어린 아이는 W로 앉는 자세를 보여준다.

35-6). 이 W자로 앉는 자세는 아동발달의 정상적인 앉기의 다양함의 일부로 일시적으로 볼 수 있으나, 근력과 움직임의 범위(ROM)가 감소한 신경학적 기능 이상을 가진 아이들은 이 자세를 과도하게 사용하거나 또는 이 자세만 사용할 수 있다.

요약하자면, 중력, 신경계의 미발달, 근육계의 약화, 그리고 생리적 구부림은 신생아의 앉은 자세, 지지, 구부러짐에 몇 안 되는 변수이다. 환경 내에서의 연습과 신체계의 다양한 발달, 바르게 앉는 것을 통하여 척추의 만곡이 발달하고 이루어진다. 방향-특이적 자세조절, 신체가 앞으로 숙였을 때 등쪽 근육의 활성화, 그리고 신체가 뒤로 기울어졌을 때 복부 근육의 활성화는 태어날 때 분명하며, 협력근의 활성화를 통하여 자세를 조절하는 타고난 능력을 보여준다(Hadders-Algra, 1999, 2005; Hirschfeld, 1994). 이러한 높은 변동성은 태어날 때부터 존재하고, 환경에 조금 적응한다(Hadders-Algra, 2005). 자세근육의 최소 활동이 있는 변이는 생후 3개월에 나타나며 최대 변이는 6개월까지 나타난다. 6개월에는, 환경의 요구로 인하여 자세조절 적응이 가능해지고, 특이성이 서서히 증가한다. 선행적 자세조절은 생후 13에서 14개월에 분명해진다.

나이-관련 변화

정상적인 노화 중에 발생하는 감각, 근뼈대, 신경근의 변화는 앉을 때 자세와 기능의 변화에 기여할 수 있는데, 근뼈대계는 노화와 함께 결합, 연골, 근육 및 뼈대 조직의 변화를 경험하고, 결합조직은 섬유 교차 결합으로 인해 뻣뻣해지고 탄력성이 감소한다. 콜라겐과 엘라스틴 섬유는 수분 손실과 함께 딱딱해지고 관절이 뻣뻣해진다. 추간판은 탈수되어 촘촘해져 높이가 감소하는 결과를 가져온다. 근육질량은 나이가 들면서 근섬유의 수와 크기가 감소하여 원위부보다 근위부에서 감소한다. 타입 II 근섬유는 노화 중에 손실되며, 결과적으로 타입 I 근육의 비율이 20세에 40%에서 60~65세에 30~55%로 증가한다(Aniansson, 1981). 주 뼈대변화는 30~35세 여성과 50~55세 남성에서 1년에 약 1%의 골량 감소와 함께 골 질량과 밀도가 감소한다. 노화의 신경학적 특성은 뇌의 질량감소(90세까지는 10%)로 인한 신경원의 감소, 신경섬유 전도속도 감소(수초의 감소), 그리고 지연된 시냅스 전달을 포함한다. 이차적인 변화는 감각, 시각, 듣기, 고유수용기/운동감각, 그리고 전정계의 감소를 포함한다.

정상적인 노화의 변화는 개인의 유연성, 근력, 자세, 협응력, 균형 그리고 움직임의 속도에 영향을 준다. 예를 들어, 좋지 못한 앉은 자세는 유연성, 근력 감소 그리고 척추의 변화로 인한 좋지 못한 앉은 자세와 느린 반응 시간은 노인에게 넘어짐의 높은 위험 요소일 수 있다. 나이가 들면서 앉은 자세에서 손을 뻗는 거리와 움직임의 속도는 감소한다. Campbell(2001)은 30세부터는 앉은 자세에서 손을 뻗을 때 매년 4mm의 거리와 0.02m/sec의 속도가 줄어든다고 보고하였다. 나이를 들면서 골반 측방경사 역시 줄어드는데, 50세까지(30세에서는 34°에서 80세에는 16°) 나이가 들면서 감소하고 그 이후에는 수평이 떨어진다(Campbell, 2001). 정상적이고, 건강한 노화의 변화는 신경학적 질병 또는 상태가 추가되면 더 복잡해진다.

환자 적용: 사례

진단명: 뇌혈관질환(CVA)

의뢰 사유: 입원재활

과거력

소피는 83세의 평균 키의 백인여성이고, 오른쪽 중대뇌동맥 뇌혈관 사고를 당했다. 그의 남편(85세)은 초기증상이 있을 때 바로 응급의료서비스센터에 전화를 걸었고 소피는 급성치료를 위해 병원에 입원하였다. 뇌혈관 사고가 일어난지 4일이 지났고, 재활치료를 위해 입원하였다.

의료/수술기록: *1996년 고혈압, 심방세동 그리고 담낭을 제거하였다.*

사회력(남편 기준): *남편은 건강하고 육체적/정신적으로도 그녀를 돌볼 수 있다. 4명의 자녀가 있는데 3명은 일을 하고 있고 1명은 어려서 많은 도움을 주기가 어렵다. 소피와 그의 남편은 65세때부터 은퇴했고, 소피의 취미는 독서, 뜨개질, 걷기 그리고 정원가꾸기다. 그녀는 교회공동체에서 활동했고, 소피와 그의 남편은 2층 집에 거주하나 침실과 욕실이 있는 1층에서 주로 지내고 있다. 현관입구에서 차고까지는 네 걸음 이상 걸어야 한다.*

일반 건강상태: 뇌혈관사고 전: *소피는 보조도구나 도움 없이 먼 거리를 걸어다니는 활동적 보행자였고 독립적으로 모든 일상생활 활동과 수단적 일상생활 활동들이 가능하였다.*

복용 약: *헤파린, 디곡신*

이전 치료: *급성기 치료를 받는 동안에 매일 물리치료, 작업치료, 그리고 언어치료를 받았다.*

물리적 검사

시스템 리뷰:

- *심혈관/폐계: 고혈압, 130/80mmHg; 심박수, 80bpm; 호흡수, 20rpm; 산소포화도, 95%*
- *피부계: 피부상태 양호; 나이에 맞는 색깔 및 유연성*
- *신경근계: 왼쪽은 움직일 수 없음; 운동학습 결여(세션간 과제학습을 연결할 수 없음); 침대에서의 움직임과 이동은 의존적*
- *근골격: 키는 162cm, 몸무게 54kg; 기능적인 제한범위(WFLs): 왼쪽 상지, 몸통, 그리고 하지의 부분마비*
- *대화: 눌어증 있음(불분명한 언어)*

호기성 용량/지구력: *소피는 세션 사이에 적절한 휴식과 함께 30분 치료를 할 수 있다.*

각성, 주의력 및 인지: *소피는 잘 깨어있고 협조적이다. 왼쪽에 대한 편측 무시가 있고, 주의 집중 시간 감소(말로 알려주지 않으면 30초 이상 과제에 집중할 수 없음), 판단/통찰력 저하(소피는 물건에 손을 뻗을 때 몸통의 균형을 잃는 경향이 있음). 그녀는 사람과 장소에 대한 지남력이 있다.*

안전: *이동하는 동안 그리고 휠체어를 타는 동안에 불안하다.*

운동범위: *기능적인 제한 내에서 양측이 수동적*

운동기능:

긴장도: *왼쪽 상지와 몸통은 이완되어 있고, 왼쪽 하지는 폄근들의 경직이 나타난다(Modified Ashworth Scale 1+); 현재 떨리는 경련은 없음*

운동조절: *왼쪽 상지: 이완, 움직임의 시작을 하기 어렵고, 반사나 연합반응은 나타나지 않음; 상지의 푸글 마이어 점수=0/66; 왼쪽 하지: 누운자세에서 엉덩관절 굽힘, 폄, 벌림, 그리고 모음의 움직임의 시작은 가능; 누운자세에서 무릎관절 폄은 폄근의 시너지 패턴을 이용하여 중력을 이기고 전 범위가 가능; 발목관절에는 수의적인 움직임 없으나 연합반응은 관찰됨(하품, 기침, 그리고 스트레스를 받는 상황에서의 폄 시너지 패턴과 함께) 하지의 푸글 마이어 점수=11/34*

몸통: *누운자세에서, 소피가 침대에서 움직이려 할 때 왼쪽 몸통 움직임이 관찰됨. 그러나 앉은 자세에서는 능동적 움직임은 볼 수 없음. 앉은 자세에서 움직이는 능력은 오른쪽 몸통의 움직임으로 가능.*

오른쪽 상지와 하지: 모든 움직임의 분리가 가능

근 수행/힘 생성: *오른쪽 상지와 하지의 근력은 그녀의 나이에 맞는 나타남*

감각통합:

- *가벼운 촉각: 오른쪽 상지/하지는 이상없음; 왼쪽 하지는 오른쪽에 비해 감각이 떨어짐*
- *날카롭고/둔한 감각: 오른쪽 상지/하지는 이상 없음; 왼쪽 상지는 결여; 왼쪽 하지는 오른쪽에 비해 떨어짐*
- *고유수용감각: 오른쪽 상지/하지는 이상없음; 왼쪽 상지는 결여; 왼쪽 하지는 떨어짐*

자세:

- *앉은자세 균형/자세조절: 소피는 1의 최대(max)보조하에 곧게 앉을 수 있으나 그녀는 상지나 등 지지없이는 앉은 자세를 유지할 수 없다. 그녀는 오른쪽으로 체중 이동과 오른쪽 상지로 체중을 지지하는 것을 배우면 감독하에 앉은 자세를*

유지할 수 있음. 그녀가 정중선이나 또는 왼쪽으로 체중이동을 시도하자마자, 균형을 잃거나 왼쪽으로 넘어진다(등 지지대 없는 경우). 휠체어에서는, 자세를 한 번 유지할 수 있음: 골반의 후방경사 그리고 왼쪽을 둥글게 하여 앉을 수 있다.

- *보행, 이동 그리고 균형: 소피는 현재 서거나 걸을 수 없음*
- *휠체어 관리: 휠체어에서 자세를 잡을 때는 중간정도(mod)의 도움이 필요; 그러나 자세를 잡으면 오른쪽 상지와 왼쪽 하지를 이용하여 편평한 표면에서만 추진을 시작할 수 있다.*

자기관리/기능적인 기술:

- *침대에서의 자세: 소피는 침대에서 중간에서 최대 보조를 받으면 왼쪽 상지를 보호하고 왼쪽 하지를 이용하여 그녀 스스로 자세를 잡을 수 있음. 그녀는 오른쪽 상지/하지로 어떻게 보조해야 하는지 구두 명령이 필요하다.*
- *침대 가동성: 소피는 침대에서 손잡이 없이 누운자세에서 왼쪽 옆으로 돌아눕기 위해서는 최소(min)도움이 필요하다: 침대손잡이가 있으면 독립적으로 가능. 바로누운자세에서 오른쪽 옆으로 돌아눕기를 위해서는 최대도움이 필요하다, 소피는 엎드린 자세에서 바로누운자세 움직이는 것은 의존적임. 오른쪽 옆으로 누운자세에서 일어나 앉는 것은 최대의 도움이 필요하고 왼쪽 옆으로 누운자세에서는 중간 정도의 도움이 필요. 교각 운동은 왼쪽발을 놓은 상태에서 엉덩이를 들어 올리기 위해서는 중간 정도의 도움이 필요. 침대에서의 전진은 오른쪽으로 침대레일을 잡고 오른쪽을 들어 올리기 위해서는 중간 정도의 보조가 필요하다; 왼쪽의 전진은 불가능하고, 앉은 자세에서 역시 전진은 불가능하다.*
- *이동: 휠체어에서 침대/매트로의 이동은 양측 모두 최대 보조가 필요.*

뇌졸중 후 6주 상태:

각성, 주의력 및 인지: 지남력×4(Oriented×4)

운동 기능:

근 긴장도: 수정된 Ashworth척도: 왼쪽 상지: 1; 왼쪽 하지: 1+

운동조절:

왼쪽 상지: 소피는 어깨의 상승 및 후인이 가능하다. 그녀는 어깨관절의 벌림, 굽힘, 안쪽 및 바깥돌림은 중력을 이기고 1/4범위가 가능하다. 팔꿉관절 굽힘은 중력을 제거하면 3/4 범위가 가능하고 폄은 1/4범위가 가능하다. 쥐기를 하기 위해 손목 관절은 굽힘의 시작만 가능하나 그 후 이완이 어렵다. 어깨관절의 모든 움직임 시작은 가능하다. 상지의 푸글 마이어 점수는 13/66이다.

왼쪽 하지: 엉덩관절 굽힘과 벌림은 중력을 이기고 절반정도 가능하고, 중력을 제거하면 모음과 폄은 전 범위에서 가능하다. 무릎관절 폄은 중력을 이기고 전 범위가 가능하고, 굽힘은 중력을 제거하면 1/2범위가 가능하다. 발목관절의 발등굽힘은 시작만 가능하고 발바닥굽힘 및 내전은 비정상적 시너지 없이 1/2범위가 가능하다. 하지의 푸글 마이어 점수는 16/34점이다.

몸통: 소피는 바르게 앉는 것은 30초 유지할 수 있고, 골반을 전방, 후방경사하여 움직일 수 있다. 양측으로 체중이동이 가능하고, 왼쪽보다는 오른쪽으로 체중이동이 더 잘 된다. 오른쪽으로 체중이동 시 왼쪽의 몸통이 짧아지게 하는 것과 왼쪽으로 체중이동 시 왼쪽의 몸통이 늘어나게 하는 것에 어려움을 갖고 있다. 움직임은 상부 몸통으로 시작한다.

자세: 앉은 자세에서, 그녀는 주로 오른쪽으로 체중부하 하면서 몸이 굽힘되고 왼쪽으로 가쪽 굽힘으로 기울어지는 경향이 있다.

자가 관리: 기능적인 기술들:

- *침대 자세잡기: 가끔 신호가 필요함*
- *침대 가동성: 보조할 준비를 하고 있어야 함-최소 보조(피로할 때)*
- *이동: 앉은 자세에서 피로감을 느낄 때 최소 보조 필요-보조할 준비*
- *앉은 자세에서 전방 이동: 앞쪽으로 이동시 바르게 앉은 것을 유지하기 어려움*
- *앉은 자세에서 후방 이동시 전방 이동하는 동안에 같은 체중부하를 하기 위해서는 최소 보조가 필요*

보행, 이동 그리고 균형:

- *휠체어 관리: 보조 준비-왼쪽의 편측 무시를 위하여 가끔씩 최소 보조 필요(구두 신호)*
- *서 있는 자세: 오른쪽 하지로 체중 부하를 하는 경향이 있고 최소 보조가 필요*
- *보행; 네발지팡이를 사용하고 균형을 위하여 중간 정도의 보조가 필요*
- *왼쪽 유각기: 초기 유각기의 시작을 위해 엉덩관절 올리고 바닥을 친다; 엉덩관절과 무릎관절의 굽힘이 유각기 시 감소; 발목관절은 발바닥 굽힘과 내번되어 발가락이 바닥을 끈다.*
- *왼쪽 입각기: 말기 입각기가 감소; 중각 입각기에서 무릎관절의 과신전이 있고; 발꿈치/발가락 떼기가 일어나지 않는다; 오른쪽 하지에서는 말기 입각기가 감소하고 과도한 외측 체중 이동이 보여진다. 소피는 오른쪽 하지로 우선 체중부하를 하고 오른쪽의 걸음길이가 감소된다. 그녀의 왼쪽 골반은 보행하는 동안 후방으로 회전되고 후인된다. 소피는 만약 다리를 짚지 않고 미끄러지듯이 가면 유각기 동안에 정상적인 패턴을 사용할 수 있다.*

임상적 결정에 대한 고려사항

이전 부분에서 설명한 환자 사례의 경우:

초기 발표;

1. *소피의 활동 제한 및 참여 제약에 대한 문제 목록을 작성한다.*
2. *그녀의 기능적 활동 제한에 기여하는 근본적인 신체구조 및 기능의 손상은 무엇인가?*
3. *소피의 재활에 영향을 미칠 수 있는 환경 및 개인적 요인을 확인한다. 장벽이 되는 요소와 도움이 되는 요소는 무엇인가?*
4. *그녀의 문제와 근본적인 손상의 우선 순위를 정한다.*
5. *소피의 현실적인 기능적 결과를 표현하는 적절한 목표를 두 개 이상 작성한다.*

6주 후 현재 상태 설명:

1. *소피의 활동 제한과 참여 제약의 새로운 문제 목록을 적성한다.*
2. *그녀의 기능적 활동 제한에 관여하는 근본적인 신체구조와 기능 손상은 무엇인가?*
3. *그녀의 문제와 근본적인 손상의 우선 순위를 정한다.*
4. *소피에 대한 현실적인 기능적 결과를 표현하는 최소 두 가지 적절한 목표는 무엇인가?*

생각해 볼 점 35.2

1. 앉은 자세를 변경하거나 변경하기 위해 하지의 위치를 몇 가지 방법으로 할 수 있는가?
2. 짧게 앉은 자세(발은 바닥에 편평하게 두고 엉덩관절과 무릎관절은 90°로 둔다)
   a. 기저면의 서술
   b. 체중부하하는 관절의 나열
   c. 앉아 있는 지면이 올라가고 발을 바닥에 뒀을 때 자세는 어떻게 바뀌는가?
   d. 앉아 있는 지면이 무릎 높이보다 낮고 발이 바닥에 놓여 있을 때 자세는 어떻게 바뀌는가?
   f. 다른 상지 위치에 따라 다음 표를 완성하라.

	머리 위치	몸통 위치	하지 위치
오른쪽 상지를 왼쪽 귀 쪽으로 뻗는다(PNF D1 굽힘).			
양쪽 상지를 바깥쪽으로 뻗는다(PNF 양측성 대칭 D2).			
양쪽 상지를 오른쪽 위로 뻗는다(PNF 양측성 비대칭 패턴).			
한 손은 위쪽 바깥쪽으로, 다른 한 손은 아래쪽 바깥쪽으로 뻗는다(PNF 교차 대각선)			

PNF = 고유수용성 신경근 촉진법.

3. 시내 버스를 타고 80세 된 사람이 옆에 앉아 있다고 생각해 본다. 버스가 갑자기 멈춘다면 어떻게 균형을 유지하겠는가? 모든 몸통 움직임을 제한하는 몸통 보조기를 착용하고 있다면 반응이 다를까?

적절한 검진/평가
Pertinent Examination/Evaluation

검사와 측정 Tests and Measures

치료사는 환자의 능력을 평가해야 하는데 (1) 모든 요소에서 앉아 있는 것을 유지(정적) (2) 자세 내에서 또는 앉아있는 표면이 움직일 때도 움직임을 조절(동적); 그리고 (3) 과제요구에 대하여 자동적으로 준비 및 대응(표 35-3). 환자의 기능적인 활동 요구사항과 다리의 사용 가능성에 따라, 치료사는 다양한 표면에서 짧게 앉은 자세와 길게 앉은 자세를 평가할 수 있다. 어린이들은 발 지지없이 높은 표면에서 검사할 수도 있다. 앉은 자세에서 기능적인 과제를 유지하거나 완료하는 환자의 능력을 분석할 때, 치료사는 환자의 수행과 함께 정상적인 움직임과 비교해야 한다(표 35-1). 기능적인 앉은 자세 과제 분석에서 고려해야 할 측면(Schenkman, 2000; Tyson, 2003)은 표 35-4에 포함되었다.

환자가 앉기 활동을 수행하기 어려울 때, 치료사는 근본적인 원인(들) 또는 손상(들)을 결정해야 한다. 표 35-5, 35-6 및 35 7에는 앉은 자세에서 기능적인 평가를 위한 몇 가지 검사와 측정이 나열되어 있다. 표 35-5에는 앉기 기능과 관련된 손상을 확인하기 위한 검사와 측정을 보여준다. 앉아 있는 것만 검사하는 표준화된 검사는 거의 없다. 대부분의 앉기 검사는 환자의 전반적인 기능의 한 측면으로 검사 내에서 다른 기능이 포함된다. 표 35-6은 앉기 측면을 포함하는 표준화된 검사를 확인한다. 또한 앉은 자세에서의 개인적인 수행은 크레이그 장애 평가(Whiteneck, 1992), 장애 평가 척도(Salen, 1994), Frenchay 활동지수(Wade, 1985), 기능적 상태 질문지(Jette, 1986), 뇌졸중 영향 척도(Duncan, 1999), 그리고 파킨슨 환자의 삶의 질 지수(de Boer, 1996)와 같은 참여 수준에서 결과 측정에 많은 영향을 미칠 가능성이 높다. 상자 35-3은 주로 앉기 기능에 초점을 맞춘 표준화된 검사이다.

표 35-3 앉기 균형*의 정적 및 동적 평가를 위한 제안

앉기 균형 활동	평가 시 고려해야 할 사항
정적 앉기 균형	• 자세를 유지할 수 있는 시간 • 보조가 필요한 양과 유형 • 상지 지지의 양 • 외적지지 또는 다른 환경 조건의 사용 • 주어지 시간 내 균형 손실의 빈도 • 균형 손실의 원인 • 균형 손실의 인식 • 균형을 다시 잡기 위한 전략 사용법
동적 앉기 균형	안정적인 지면에서 신체의 움직임, 움직이는 지면에서 균형을 유지하기 위한 진전 • 움직임의 행동과 방향 • 움직임의 속도 • 주어진 시간 내 균형 손실의 빈도 • 균형 손실의 원인 • 균형을 유지/다시 잡기 위한 전략 • 환경적 조건
자동적 활동	선행적 자세 조절의 적절한 결정(놓치거나 또는 지연?) 알려지지 않은 균형 도전의 반응 • 흔들림의 정도 • 흔들림의 방향 • 흔들림의 횟수에 따른 균형 손실 빈도 • 균형을 유지/다시 잡기 위한 전략 • 환경적 조건 • 자세조절 전략반응의 영향 • 균형 유지를 위한 보조의 수준 또는 빈도

* 복잡성 증가와 함께 완전성: 안정성을 위한 시도의 증가와 기저면의 감소

Schenkman M, Gill-Body KM, Deutsch J, et al. A Compendium for Teaching Professional Level Neurologic Content. Alexandria, VA: Neurology Section, American Physical Therapy Association; 2000.

Tyson SF, Desouza LH. A clinical model for the assessment of posture and balance in people with stroke. Dis Rehabil. 2003;25(3):120-126.

표 35-4 앉은 자세에서의 과제 분석을 위한 고려사항

앉은 자세 과제의 관점	고려 사항
과제 수행의 능력	• 환자가 할 수 있는 과제의 측면은 무엇인가? • 필요한 보조의 수준은? • 안전한가?
과제의 분류	• 가동성, 안정성, 조절된 움직임, 또는 기술 수준 과제?

어떻게 과제를 수행하는가?	• 신체 정렬 시작 확인: 정상? 비정상?
	• 움직임 시작
	  • 어디서부터 움직임을 시작하는가?
	  • 움직임 요소의 속도와 방향
	• 과제 실행-다음을 고려하여 사용된 움직임의 순서를 식별
	  • 움직임 요소의 존재/결여? 부분 실수?
	  • 신체 분절의 정렬: 정상? 비정상?
	  • 무게 분포: 정상? 비정상?
	  • 움직임의 속도와 시기: 정상? 지연? 비정상 순서?
	• 움직임의 종료
	  • 신체 분절의 정렬: 정상? 비정상?
	  • 무게 분포: 정상? 비정상
	  • 움직임의 속도와 시기: 정상? 지연?
	  • 움직임을 멈추기 위해 필요한 힘의 정도

다양한 조건이나 과제 요구에서 무슨 일이 일어나는가?	• 피로감은 어떤가? 시간이 지남에 따라 움직임이 변하는가? • 환경적 요구는 과제 수행에 어떤 영향을 미치는가? 환자는 적응할 수 있는가? • 안정성이 증가하거나 또는 기저면이 감소하면 무슨일이 일어나는가?
환자가 왜 이런 방법으로 움직이는지에 대한 평가	• 움직임을 분리, 보상, 또는 자기 안정화를 위해 사용하는가? • 움직임은 기능적인가? 기능적이지 않는가? • 움직임 기능 이상의 원인은 무엇인가(예; 근력, 운동조절, 긴장도, 움직임 범위, 조직길이의 변화)?

앉을 때 한쪽 균형이 크게 손실된 개인의 경우, 반대밀기, 시상성 못섬증, 측방밀기와 구별하는 것은 중요하다(발렌버그 증후군). 반대밀기는 손상 측으로 신체가 향하는 특징이 있고, 비손상측의 사지가 벌림, 폄과 함께 손상 측으로 능동적 밀기, 그리고 신체 자세의 수동적 교정을 위한 저항이 자동적으로 발생한다(Karnath, 2000, 2003; Roller, 2004). 반대밀기의 핵심은 개인적인 능동밀기와 시각수직의 지각이다. 이 상태를 가진 개인은 시각적 세상

표 35-5 기능적인 앉은 자세 활동과 잠재적으로 관련된 근본적인 손상을 확인하기 위한 검사와 측정

손상	검사/측정
유산소 능력/지구력	고혈압 심박수 기준선 호흡곤란 지수(Mehler, 1988) 산소 포화도-맥박 산소 측정 지각된 노력-Borg Scale(Dunbar, 1992)
각성, 주의력과 인지	간이정신상태검사(Folstein, 1975) 리버미드 행동기억검사(Wilson, 1989) 리버미드 지각 평가 배터리(Whiting, 1980) 행동 부주의 검사(Wilson, 1987)
뇌신경과 말초신경의 무결성	시각 • Broken Wheel Acuity Test(Richman, 1984) • Snellen Chart Acuity Test • Visual Field Fest 안뜰 • Dix-Hallpike Test(과기능, 양성 자세 현훈 [BPPV]) (Epley, 1980; Kollen, 2006c) • Head Thrust Test(저기능) (Wrisley, 2000)
균형	정적과 동적 앉기 균형; 9장 참고, "Balance Grading Scales"
관절 무결성과 가동성	척추, 흉곽, 어깨, 엉덩관절의 관절 가동성
운동 기능	뇌졸중 환자를 위한 운동평가척도(MAS)(Carr, 1985) 푸글 마이어 평가(Fugl-Meyer, 1975) 몸통손상척도(Verheyden, 2004) 대동작 기능측정(Russell, 1989) 대동작 수행측정(Boyce, 1991, 1995) Bruininks-Oseretsky Test of Motor Proficiency(Bruininks, 1978)
근 수행력	도수근력검사(Wadsworth, 1987)
통증	숫자통증척도, 구두평가척도, 시각통증척도(Berthier, 1998)
움직임 범위	각도계; 몸통과 사지의 능동적 및 수동적 움직임 범위
반사 무결성	자세반사, 평형, 그리고 정위반응 수정된 Ashworth 척도(Gregson, 2000) Milani-Comparetti Motor Development Screening Test(Stuberg, 1989)
감각 무결성	촉각 빠르고/둔한 감각 압각 고유수용감각/운동감각-움직임의 인식, 방향, 그리고 관절위치감각 손목위치감각검사(Carey, 1996) Sensory integration/weighting: Clinical Test of Sensory Integration and Balance (CTSIB) (Di Fabio, 1990) 리버미드의 체성감각수행평가(RASP) (Winward, 2002) 시공간 무시 벨스 검사(Gauthier, 1989) 리버미드 행동 부주의 검사 (RBIT) (Wilson, 1987) Bodily neglect(Azouvi, 1996; Bisiach, 1986)

표 35-6 앉기 기능의 측면을 포함한 표준화된 검사

앉기 기능	표준화된 검사
활동 제한 수준	뇌졸중 환자를 위한 운동평가척도(Carr, 1985) 바델 지수(Loewen, 1988; Mahoney, 1965) 리버미드 가동성 지수(Lennon, 2000) Katz Index of Activities of Daily Living (Brorsson, 1984; Vickrey, 1995) 기능적 독립측정(FIM) (Dodds, 1993; Donaghy, 1998) Outcome and Assessment Information Set (OASIS) (Shaughnessy, 2002) 척수손상환자 독립측정(Catz, 1997) 버그 균형 척도(Berg, 1989) 뇌졸중 환자를 위한 자세평가척도(Hsieh, 2002) 브루넬 균형평가(Tyson, 2004a, 2004b, 2007) Ability for Basic Movement(Hashimoto, 2007)

상자 35-3 앉은 자세에서의 표준화된 검사

뻗기 검사(전방과 마비측으로) (Nichols, 1996; Tyson, 2004b)
앉은자세에서 손 뻗기 검사(SRT) (Tsang, 2004; Tyson, 2004b)
Sitting Arm Raise Test (Tyson, 2004b)
몸통손상척도(Fujiwara, 2004; Verheyden, 2004, 2006, 2007b)
몸통조절검사(Collin, 1990; Franchignoni, 1997; Verheyden, 2006, 2007b)
Scale for Contraversive Pushing (SCP) (Baccini, 2006; Karnath, 2003)
Lateropulsion Scale (D'Aquila, 2004)

(시각수직)에 대한 지각을 유지하고, 환경(예; 출입구, 기둥, 창문)의 시각적 지시와 비교해 기울어진 것을 볼 수 있다. 반대밀기 척도는 치료사가 밀기의 정도에 확인하고 등급을 정하는데 도움이 될 수 있다(Karnath, 2003).

발렌버그 증후군(외측연수 증후군)을 가진 사람은 능동적 밀기 또는 교정을 위한 저항 없이 측방밀기, 손상되지 않은 쪽을 향한 수직 기울기(반대밀기의 반대편), 그리고 주변의 감지된 기울기(시각수직 손상)를 보인다(Dieterich, 1992). 이 환자들은 손상 측으로 넘어진다. 측방밀기 척도는 치료사가 여러 기능적 자세 또는 활동에서 측방밀기를 확인하고 등급을 정하는데 도움이 될 수 있다(눕기, 앉기, 서기, 이동, 그리고 걷기) (D'Aquila, 2004).

시상성 못섬증(후외측 시상병변)환자는 일반적으로 경미하거나 운동 약화가 없고, 똑바르게 앉으라고 할 때, 몸통을 조절하는 것보다 상지를 이용하여 스스로 끌어올린다(Masdeu, 1988). 이와 반대로, 반대밀기를 하는 사람에게 똑바로 앉으라고 하면, 수직으로 올라가기 보다는 손상 측으로 더 밀면서 넘어지게 된다.

예상결과와 예후요인

Expected Outcomes and Prognostic Factors

국소적인 손상(예; 다발성경화증, 뇌손상, 종양, 파킨슨병, 뇌혈관질환)이 있는 환자들의 예상결과와 예후는 종종 병변의 심각성 또는 외상 그리고 그 밖의 기여 요인에 따라 인용된다(표 35-7) (Smith, 1999). 몇몇의 연구에서 보면 뇌졸중 후 앉은 자세에서의 균형이 독립적인 이동과 전반적인 가동성의 예측을 언급했다. 몸통조절검사와 몸통손상척도의 측정은 균형, 보행 그리고 기능적인 활동과 연

표 35-7 예상 결과에 영향을 미치는 예후 요인

국소 손상	척수 손상
• 심각성과 위치: 운동, 감각의 자리, 그리고 시각 결손; 균형손실의 심각성 • 뇌졸중 이전 • 나이 • 의식 손실 또는 혼수 • 인지 상태 • 실어증 • 반측 무시 • 시각-지각 결손 • 지속적인 긴장도 • 우울증 • 신장과 장기 기능	• 완전 대 불완전 마비 • 부분 보존 영역의 범위 (완전 마비) • 손상 수준 • 신경 지배근의 근력 • 기타 외상성 정형외과적 손상의 존재(예; 골절), 이차적 진단, 또는 합병증 • 손상 수준 이하로 찌르는 온전한 감각의 존재 • 경직의 수준 • 통증 • 신체 유형

Smith MT, Baer GD. Achievement of simple mobility milestones after stroke. *Arch Phys Med Rehabil*. 1999;80:442-447에서 수정됨.

관이 있다(Kollen, 2006a; Verheyden, 2006, 2007b). 뇌졸중 발병 후 3~10일 안에 독립적인 앉기는 퇴원 후 독립적 보행과 관련이 있다(Hill, 1997; Kwakkel, 1996, 1999; Morgan, 1994; Nitz, 1995; Smith, 1999). 앉은 자세에서 팔 뻗기 검사에서 뻗는 거리는 퇴원 후 기능적 독립측정 가동성 점수와 시간제한 걷기 검사에서 걷는 거리와 연관이 있다(Tsang, 2004).

뇌졸중 후, 반대밀기를 보이는 사람은 느리게 회복되지만 밀기를 하지 않는 기능적인 결과를 보여준다. Pedersen (1996)은 반대밀기를 가진 개인이 밀기 증후군이 없는 사람들과 동일한 기능적 결과에 도달하는데 63% 더 오래(3.6주) 걸린다는 것을 발견했다. 따라서 예후는 반대밀기가 있는 개인에게 독립성을 위해서는 더 좋다(Karnath, 2002; Pedersen, 1996).

외상성 척수손상 후에 예상되는 기능적인 결과는 손상수준에 따라 다르지만, 완전 또는 불완전 손상이냐에 따라 달라진다. 완전 척수손상환자에 대한 일반적인 기능적 결과는 상자 35-4에서 보여주고 있다(Consortium for Spinal Cord Medicine, 1999).

앉은 자세를 위한 기능적 중재
Functional Intervention for Sitting

일반적인 접근법 General Approaches

임상가는 환자의 목표, 현재 앉기 능력 및 개별 예후를 고려하여 중재전략이 앉기를 위한 보상 또는 개선에 초점을 맞춰야 하는지 결정해야 한다. 보상 전략에는 복부바인더 또는 몸통 보조기를 사용하여 몸통 근육들의 외적 지지를 만들어 주거나 지지를 위하여 한쪽의 상지를 지속적으로 사용할 수 있도록 환자에게 교육하는 것을 포함한다. 환경에 대한 적응은 지지를 위하여 등받이 의자를 사용하거나 또는 좌석의 각도나 높이를 변경하는 것을 포함할 수 있다. 팔걸이 또한 측면지지를 제공할 수 있다.

상자 35-4 척수손상 완전마비의 일반적인 기능적 결과

C1-4: 전체 보조
C5: 중간정도에서 전체 보조
C6: 최소 보조에서 변형된 독립
C7 이하: 변형된 독립에서 독립

앉기를 개선하는 것이 현실적인 목표인 경우, 몇 가지 중재접근방식을 고려할 수 있다. 15장에서 서술하였듯이, 환자의 현재 운동조절 단계를 결정하고 적절한 수준에서 중재를 시작할 수 있다. 앉기를 위한 적용 예는 다음과 같다;

가동성: 앉기 자세를 하기 위한 수동운동범위와 근력
안정성: 흔들리지 않고 바르게 정렬한 자세와 함께 대칭적으로 정적 균형을 유지하는 능력
조절된 움직임과 정적/동적: 앉은 자세와 다른 앉은 자세 사이에서 일상생활 활동 또는 여가활동을 위해 팔을 위로 들어 올리거나 발을 바닥에서 들어 올리는 능력
기술: 의자나 침대 끝에 앉기 위해 앞으로 이동하고 효율적이고 조절된 방식으로 앉은 자세에서 일어서기 자세로 전환하는 것

생각해 볼 점 35.3

1. 앉기를 위한 가동성 전제조건 파악하기.
2. 앉은 자세에서 정적 조절이 필요한 기능적인 과제/활동의 예를 제공하기.
3. 앉은 자세에서 동적 자세조절(조절된 움직임 중에)이 필요한 기능적인 과제/활동의 예를 제공하기.
4. 운동조절의 정적-동적 단계로 분류되는 기능적인 과제/활동의 예를 제공하기.
5. 앉은 자세에서 기술적 움직임의 조절이 필요한 기능적인 과제/활동의 예를 제공하기.

시스템 모델과 과제-지향적 중재는 과제와 환경을 변경하여 실행할 수 있다. 몇 가지 예에는 앉고 일어서기를 일찍 시도하거나 침대, 식당의자, 변기 또는 카시트와 같은 다양한 표면에서 앉기 활동을 연습하여 지지면의 높이를 변경하는 것(예; 높은 매트 표면에서)이 포함된다. 경사보드, 치료용 공, 움직이는 차, 지하철 또는 보트와 같이 역동적인 표면에 앉으면 앉기 균형이 더 어려워질 수 있다. 움직임의 속도와 움직임의 방향을 변경하면 어려움이 더해진다. 앉은 자세에서 상지가 기능적이고 목표 지향적 활동을 위하여 사용됨에 따라 학습이 증가된다. 표 35-8은 서로 다른 앉은 자세에서 운동학습을 강화하기 위하여 다양한 표면과 기능적인 과제를 결합할 수 있는 것을 보여준다.

표 35-8 다양한 연습을 위해 앉는 자세, 표면, 그리고 과제를 섞거나 일치시킬 수 있다

앉은 자세	표면	과제
짧게 앉은 자세	소파	책 읽기
	손 걸이가 있거나 없는 식당의자	식사준비와 식사하기
	팔걸이 있는 책상의자	쓰기 또는 키보드 치기
	높은 바 의자	벽에 그림 그리기
	차 의자	• 누군가 이름을 부르거나 교통상황을 확인하기 위하여 자신의 어깨너머로 돌아보는 것 • 가속페달에서 브레이크 페달로 발을 움직이는 것
	롤링/회전 책상 의자	사무실에서 의자를 돌려 책상이나 가까운 책장에 물건을 닿기
	변기	휴지를 집기 위해 손을 뻗기 바지를 무릎까지 당기기
	욕조 의자	손을 뻗으며 목욕하기
	버스 의자	읽기, 문자 보내기
	침대	양말과 신발 신기
옆으로 앉기	바닥	보드게임 하기
길게 앉은 자세	침대	바지를 엉덩관절까지 당기기
	욕조	목욕하기
	바닥	TV보기
양반다리 앉기	바닥	카드게임 하기
무릎꿇고 앉기	바닥	서로 다른 유형 앉기 또는 표면 사이에서의 이동 또는 앉고 일어서기

치료적 활동 Therapeutic Activities

안내식 연습을 통해 환자는 필요한 움직임을 경험하고 중추신경계 기능 이상 이전의 익숙했던 운동프로그램을 활용한다. 만약 환자가 과제를 독립적으로 해결할 수 없다면 도수 지시는 운동학습 강화를 위해 통합된다. 안내 또한 다양한 자세에서 기능적인 과제 지향적 운동이 결합될 수 있고 보상 행동을 가르치는 대안이 될 수 있다. 현재 건강관리 환경과 환급계획은 퇴원 전에 환자의 기능을 증가시키기 위하여 보상기술에 초점을 맞추는 경우가 종종 있다. 이것은 확실히 필요하지만, 여기에 설명된 많은 안내식 연습 기법은 움직임의 질을 강조시키기 위하여 통합할 수 있다. 움직임의 질이 향상되어 지구력/효율성이 향상되고 과사용으로 인한 손상을 예방할 수 있다.

자세 고려사항

치료사는 치료적 기법들을 적용하기 전에 환자의 앉은 자세를 고려해야 한다. 이러한 고려사항 중 일부는 앞부분에서 제안하였다. 환자가 등 지지를 해야 할 것인가? 환자가 단단하고, 부드럽고, 안정적이거나 또는 역동적인 표면에 앉을 것인가? 상지의 자세는 어떻게 할 것인가? 환자는 지지를 위하여 한 손 또는 두 손을 사용할 수 있는가? 마비측의 상지는 위치나 지지는 어떻게 할 것이고, 어떤 자세를 피할 것인가?

상자 35-5는 마비측 상지의 가능한 위치를 나열하였다.

상자 35-5 앉아 있는 동안 편마비 또는 부분 편마비 환자 상지를 위한 자세 선택

1. 손상되지 않은 팔을 가지고 손상된 팔을 받친다. 양측의 상지는 팔굽관절 굽힘과 어깨관절 내회전이 일어날 것이다.
2. 손가락을 깎지 낀 상태로 손을 잡는다.
3. 손가락을 펴고 손을 체중부하 위치에 둔다. 손은 엉덩이 옆의 낮은 의자에 놓아 어깨 외회전으로 두거나 낮은 테이블이나 의자의 정중선에 마비측 손 위에 비마비측 손을 놓을 수 있다. 안정적인 표면에서 돌아가는 테이블이나 공 같은 불안정한 표면으로 진행할 수 있다.

하지의 위치 결정은 기능적인 과제나 중재 세션동안 치료적 목표에 따라 결정하였다. 예를 들어, 소아환자가 옆으로 앉은 자세에서 네발기기 자세로 전환할 수 있고, 사지마비가 있는 환자는 길게 앉은 자세에서 어떻게 바지를 입는지 학습한다.

누운 자세에서 앉는 자세로 전환

정상적인 기능을 위하여, 환자는 똑바로 앉을 수 있는 자세를 취할 수 있어야 한다. 바로 누운 자세에서 몸통을 전방으로 구부려 직접 앉기, 엉덩 관절을 지나 대각선 동작으로 앉기, 그리고 옆으로 누운 자세에서 밀어 올리는 것과 같이 다양한 전략을 이용하여 앉을 수 있다. 치료사는 환자에게 다른 대안을 제공하기 위해 앉은 자세로 전환하는 몇 가지 방법을 잘 알고 있어야 한다. 이러한 선택은 환자의 개인 기술, 주어진 과제 및 환경 제약을 기반으로 조정될 수 있다.

환경을 바꾸면 다른 움직임 전략이 나타날 수 있다. 예를 들어, 바닥에 있을 때 바로 누운 자세에서 일어나 앉기 위해 다른 패턴을 사용할 수 있다. 환자에게 일어나 앉으라고 말하기 전에 침대의 머리 부분이나 지지표면을 올릴 수 있다. 서로 다른 움직임 면에서의 손 뻗기와 같이 다양한 목표 지향적 과제는 앉기 전략을 변경한다. 치료사는 환자가 독립성을 얻음에 따라 보조 감소를 목표로 재활과정의 초기에 지지 또는 보조를 제공할 수 있어야 한다.

부분 편마비

그림 35-7AB는 마비측을 향하여 누운 자세에서 짧게 앉은 자세로 전환하는 대각선 축 패턴을 보조하는 모습을 보여주고 있다. 손상 측 상지를 통해 체중부하 하는 힘을 제공하고 보호하는 동안에 침대에 있는 환자의 하지를 보조한다. 환자에게 건강한 측 상지를 사용하여 어깨쪽으로 뻗으라고 구두 지시를 준다. 이 동작은 손상되지 않은 근육을 활성화시키고 전환을 보조하기 위하여 필요하다. 환자에게 책상 가장자리에 있는 물건이나 전화기에 손을 뻗도록 하여 기능적인 부분에 초점을 맞춘 목표의 과제를 주도록 한다. 상부 몸통의 보조가 더 필요할 때, 마비측 하지의 엉덩관절을 중립위치로 두고, 무릎은 90°, 그리고 발을 편평하게 하여 바닥이나 의자에 두어 매트에서 분리되게 한다. 하지가 이렇게 놓이게 되면 상부 몸통을 보조하여 바르게 앉는 것에 초점을 둘 수 있다. 보상 방법은 비마비측 다리를 사용하여 매트에서 마비측 다리를 보조하도록 한다.

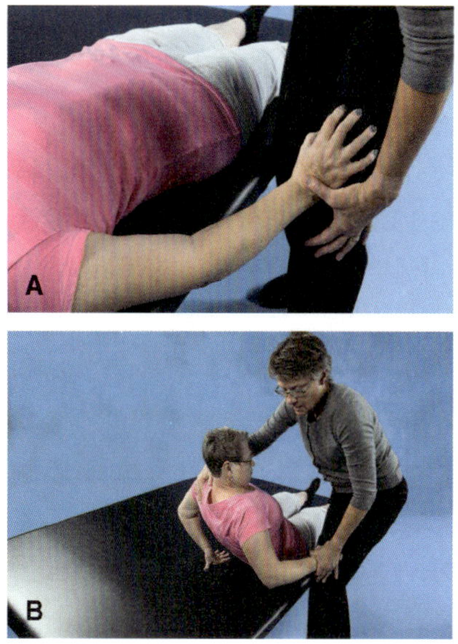

그림 35-7 대각선을 축으로 하여 바로누운자세에서 짧게 앉은 자세로 전환. (A) 시작자세에서, 반 부전마비 환자의 손은 치료사의 허벅지에 놓아 체중부하를 한다. (B) 치료사는 자세를 변경하는 동안에 환자를 보조한다.

이런 전략은 옆으로 누운 자세에서 짧게 앉은 자세로 앉기 위해서다. 손상되지 않은 쪽으로 누워 비손상측 상지를 밀어 올릴 때, 손상 측 몸통이 중력을 이겨 외측 굽힘을 해야 하는데 그것은 어려울 수 있다. 손상 측을 아래로 두고 옆으로 눕는 자세에서 짧게 앉는 자세로 변경하려면 더 어려울 수 있다. 이런 경우 환자는 앉기 위해서 손상 측의 상지를 사용하지 않을 수 있고, 이 자세에서 비손상측 상지를 누르면 일어나는 것은 생역학적으로 도움이 되지 않는다.

의존적으로 이동할 때, 한쪽 팔은 환자의 상부 몸통 아래에 놓고 다른 팔은 다리 윗부분을 뻗어 슬와와 근처에 손을 대어 환자의 무릎 아래에 놓도록 한다. 좋은 신체역학을 사용하여, 상부 몸통을 들어 올리고 환자가 짧게 앉은 자세로 앉을 수 있도록 다리를 회전하여 매트에서 떼어 낸다.

바로 누운 자세에서 짧은 앉기 자세로의 전환을 위한 일반적인 전략에는 먼저 옆으로 구르고 침대/매트의 가장자리에서 상지로 바닥을 눌러 길게 앉은 자세로 올 수 있다. 일부는 침대/매트의 가장자리에서 몸통의 보조를 위해 두 다리를 들었다가 내리면서 바르게 앉는 자세로 오기도 한다. 바깥쪽 팔로 침대/매트의 가장자리를 잡아당기면서 몸통을 일으켜 매트에서 앉는 것은 또 다른 일부의 전략이다. 이런 전략과 추가적인 전략은 14장에 설명되었으니 참고하면 된다.

척수손상

바로 누운 자세에서 길게 앉기 자세. 척수손상환자의 바로 누운 자세에서 길게 앉은 자세로의 독립적인 전환을 위한 한 방법은 팔꿈치를 대고 엎드린 자세에서부터 시작한다(그림 26-13ABCDEFGH). 환자는 바로 누운 자세에서 엎드린 자세로 구르고 팔꿈치를 짚는다. 거기에서, 환자는 팔꿈치로 옆으로 "걷고", 몸통을 최대한 다리 앞쪽에 위치한다. 그런 다음 허벅지나 무릎 주위의 다리에 팔을 걸고 팔꿈치를 구부려 당겨 몸통을 다리 위로 가져와 길게 앉는 자세로 만들고, 다른 팔로 땅을 밀어서 머리를 움직인다.

또 다른 방법으로는 팔꿈치를 짚고 바르게 누운 자세에서 길게 앉은 자세로 가져올 수 있다(그림 26-12 ABCD). 바로 누운 자세에서, 환자는 손을 바지 주머니에 걸거나, 벨트 고리에 엄지손가락을 걸고, 또는 손을 엉덩이 아래에 두어 팔꿈치 굽힘과 어깨관절의 폄을 같이 사용하여 옆에서 옆으로 체중이동을 번갈아 가며 움직여 바로 누운 자세에서 팔꿈치를 짚는 자세로 당겨올 수 있다. 팔꿈치를 짚고 바로 누운 자세에서, 환자는 한쪽 팔을 뒤로 던지고, 어깨관절은 최대한 가쪽 회전시키고 팔꿉관절을 펴서 잠김위치에 둔다. 체중 부하로; 절차는 다른 팔로 반복한다. 환자는 그리고 번갈아가며 점점 팔을 앞으로 가져오며 "걷고" 몸통을 바로 세우며 길게 앉은 자세로 오도록 한다. 이 전략에 대하여 더 세밀한 서술은 26장에서 언급하였다.

길게 앉은 자세에서 짧게 앉은 자세. 환자가 엉덩이를 침대/매트의 가장자리로 가져와 길게 앉은 자세에서 짧게 앉은 자세로 움직이기 위한 하나의 전략이다. 한 손 또는 한쪽 팔꿈치로 체중 부하를 하는 동안에, 환자는 가장자리에 가까운 허벅지 아래에 손이나 손목관절을 걸고 손목 폄근 또는 팔꿈치 굽힘근을 사용하여 침대 옆에서 발과 다리를 점차적으로 움직인다. 환자는 그리고 다른 쪽 다리를 반복하여 움직인다(그림 35-8AB와 그림 26-15 참고). 두 발이 침대에서 떨어지면, 환자는 필요한 경우 가장자리를 정면으로 향하게 하여 주위를 이동할 수 있다.

앉기 자세: 가동성

환자가 똑바로 앉은 자세를 취하면, 앉은 자세, 앉은 자세의 질 확인이 필요할 수 있다. 이것은 환자가 적절한 허리뼈 폄과 함께 골반을 약간 전방경사 또는 중립위치, 등뼈와 목뼈를 바르게 하는 것, 중앙선 위치에서 대칭적

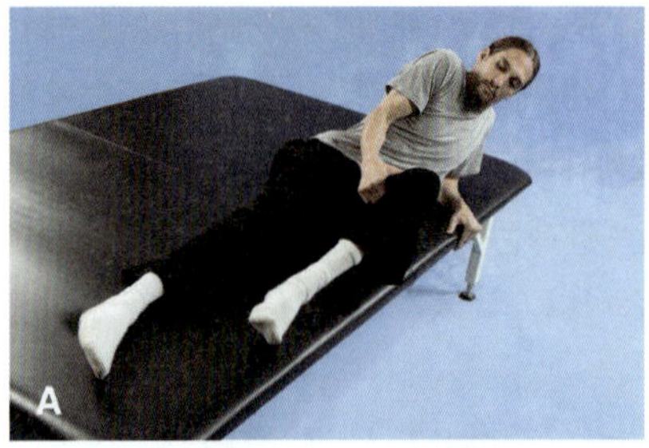

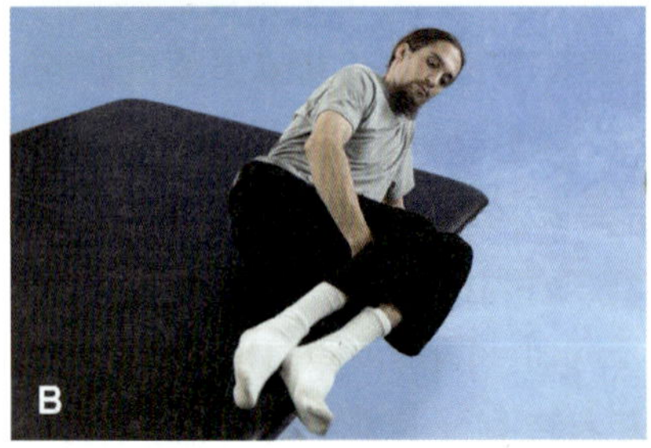

그림 35-8 척수손상환자의 바로누운자세에서 짧게 앉은 자세로의 이동. (A) 환자는 매트 가장자리에 가장 가까운 다리 아래에 손을 걸고 점차적으로 발과 다리를 가장자리까지 움직인다. (B) 그런 다음 환자는 다른 다리로 순서를 반복하여 두 다리를 매트에서 떼어낸다.

상자 35-6 바르게 앉기 촉진을 위한 지시

곧게 앉고 기능적인 활동 이전의 필수 사항

1. 정중선에 곧게 앉았는지 물어보거나 또는 자세를 보여줄 수 있다.
2. 환자가 곧게 앉을 수 없었을 때 자세를 촉진한다.
   a. 자세를 다시 보여준다.
   b. 환자의 발을 바닥에 편평하게 두어 정렬을 재조정하고, 엉덩관절과 무릎관절은 90°, 모든 움직임 면에서 골반을 중립위치에 정렬한다.
   c. 필요한 자세를 위해 과제나 시각 신호를 준다.
   d. 그림 35-9ABC에서 보여주는 것처럼 자세를 위하여 도수 지시를 제공(필요한 동작을 위하여 필수, 입력의 최소만 주고, 의도적으로, 그리고 점차적으로 환자에게 조절력을 준다).
3. 환자가 수동적으로 자세를 움직이지 못할 때(예; 충분한 허리뼈의 폄 범위 결여), 연부 조직을 늘리고(그림 35-10A BC) 그 다음 이전 단계를 반복한다.
4. 환자에게 도수 지시를 제거하고 자세를 유지하라고 요구한다.
5. 환자가 자세를 유지할 수 있는 경우, 원심성 수축으로 조절(천천히 이완)하라고 요구하고 동심성 수축으로 다시 바르게 앉게 한다.
6. 과제 도전을 위하여, 자세 유지하는 시간을 늘리고, 자세의 안과 밖으로 움직이고, 움직임의 속도 증가를 요구, 또는 자세에서 완료되는 기능적인 과제를 변경한다.

체중 부하하여 어떻게 앉는지 배우기 위하여 도움이 된다. 일련의 지시는 이 직립 자세를 촉진할 수 있고 모든 자세에 대한 가정, 유지 및 학습하도록 지시하는데 사용할 수 있다(상자 35-6). 그림 35-9ABC는 환자들이 앉은 자세의 정렬을 알려주기 위해 손을 사용하는 것을 보여주고 있고, 그림 35-10ABC는 필요한 자세를 하기 위해 운동범위가 불충분한 환자들의 연부조직을 늘리는 방법을 묘사하고 있다.

한쪽 골반의 상승은 앉은 자세에서의 전진에 필요하며 이동 중 골반의 작은 측면 이동에 기여한다. 이 장의 뒷부분에서 볼 수 있듯이, 능동적 측방 경사는 의자의 전방 가장자리로 이동하기 위한 기능적인 기술 수준을 위해 사용할 수 있다. 그림 35-11AB는 측방 이동 유도 실습의 예를 설명하고 있다.

환자 적용: 가동성

이 장의 시작부분에서 제시된 임상 사례에서, 소피는 앉은 자세에서 왼쪽 몸통을 움직일 수 없었으나 바로 누운 자세에서는 할 수 있었다. 침대 활동에서 부분적 구르기, 교각운동, 이동과 함께 수평 자세에서 몸통의 강화를 고려했다(34장 참조). 상자 35-6의 제안을 종합해보면, 먼저 환경과 그녀가 성공할 수 있는 기회를 만들 수 있는 소피의 자세를 고려한다. 소피가 앉은 자세에서, 그녀의 발을 바닥에 반듯이 놓고 엉덩관절의 벌림과 모음없이 엉덩관절과 무릎관절을 90° 고정시킨다,

이것은 소피가 매트의 가장자리에 가까이 앉고 엉덩관절이 무릎관절보다 약간 높게 위치했을 때 골반을 전방경사하여 앉아 있기 쉽다(지지 표면에 허벅지 뼈의 마찰이 적게 일어나기 때문에). 자연스럽게 체중부하 자세에 둔 소피의 손은, 과제에 적합하다. 과제나 시각적 신호를 제공하여, 머리위로 손을 올리거나 또는 목표물이 위에 있게 하는 것처럼 그녀의 골반이 전방경사가 일어나게 움직이고 더 곧게 펴서 앉을 수 있도록 격려한다. 필요에 따라, 자세에서 보조를 위하여 도수 지시를 제공하기도 하는데 이것은 필요한 동작을 하기 위하여 최소의 필수 지시를 주는 것이 중요하다. 소피가 곧게 유지할 수 있게 되면, 조절된 골반 후방경사 움직임을 요구하고, 능동적으로 다시 곧게 앉은 자세루 올 수 있게 한다. 골반 측방경사를 위한 다양한 과제-한쪽 방향으로 측방 이동 조절, 정중선으로의 원심성 복귀, 반대 방향으로의 체중 이동 조절, 그리고 정중선으로의 원심성 체중 이동. 만약 소피가 자세로 수동적 움직임이 불가능하다면 연부조직의 가동성 이행 및 그 이전 단계의 반복을 고려한다.

임상 결정 시 고려할 점: 가동성

소피를 위하여 앉은 자세에서 가동성 중재를 계획할 때, 다음 질문을 고려한다.

1. *바르게 앉는 짧은 앉은 자세를 위하여 움직임 순서를 촉진하고 안전을 위해 소피를 보호하기 위해 어디에 위치해야 하는가?*
2. *필요한 움직임을 성취하기 위해 소피에게 무슨 지시를 제공할 것인가?*
3. *어떤 기능적인 과제를 결합할 수 있는가?*
4. *중재 세션 순서는 어떻게 할 것인가? 무엇을 먼저 할 것인가?*

소피의 6주 상태를 위하여:

1. *초기 중재에서 어떻게 자세와 도수지시를 변경할 것인가?*
2. *기능적인 과제를 결합할 수 있는 것은 무엇인가?*

앉은 자세: 안정적인 자세 조절

앉은 자세에서 모든 체중 부하 요소와 몸통의 안정적인 자세 조절을 유지하는 것은 기능적인 활동을 위한 중요한 기초이다. 앞서 언급했듯이, 상대적으로 정중선에 가까운 활동들은 균형/평형을 유지하기 위해 몸통에서 작은 조절이 필요하다. 치료사는 과제를 완료하기 위하여 충분한 주기 동안에 바르게 않는 것을 유지하는 기능적인 능력에 초점을 맞출 수 있다. 환자의 초기자세는 기저면과 안정성을 최대로 줄 수 있다. 짧게 앉은 자세에서, 두 발을 반듯하게 하여 바닥에 놓아 체중부하를 하고, 엉덩관절과 무릎관절은 90° 굽힘, 무릎관절과 발목관절은 엉덩관절(중립 벌림/모음/회전)과 정렬하고 침대 또는 매트에 허벅지가 완전히 지지되게 한다. 상시는 환사의 부가적인 지지나 자연스러운 상지의 사용을 위하여 중립적인 체중 부하 자세에 놓게 한다.

많은 척수손상환자 또한 길게 앉은 자세에서 여러 가지 기능적인 활동, 이동, 옷 입기, 하지의 재자세설정, 그리고 침대에 오르고 내리고를 위하여 사용되기 때문에 안정성이 필요하다. 길게 앉은 자세는 긴 기저면에 안정성이 내재되어 있어 중요하다. 몸통 자세와 위치는 손상 수준과 잔존근 조절력에 따라 결정된다. 모든 환자의 경우, 몸통 한쪽에서이 등척성 수축을 이끌어 내어 운동을 시작할 수 있고 모든 측면에서 수축을 유지하여 진행하거나 앉기를 시도하여 유지하기 위해 균형을 위한 협력수축 능력이 필요하다. 분절 안정성 강조(특히 몸통)를 위한 여러 기법은 다음 문장에서 기술하였다(Sullivan, 1995, pp. 72-77).

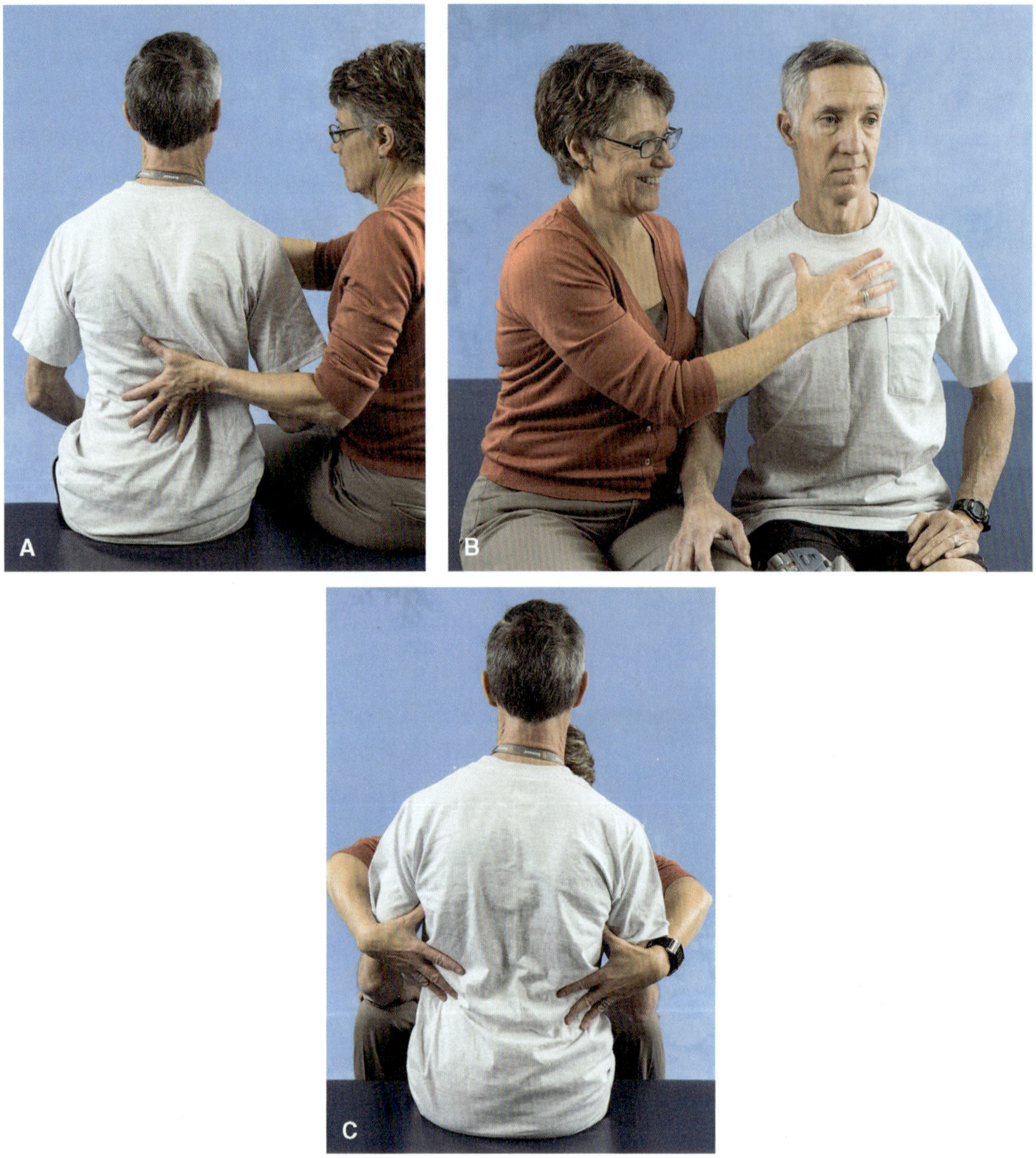

그림 35-9 처음 두 사진에서, 치료사는 환자의 옆에 앉아 바르게 세워 앉도록 촉진한다. (A) 치료사의 뒤쪽 손이 환자의 허리 위로 위쪽/앞쪽 방향으로 가벼운 신호를 보내 허리뼈를 펌하고 골반이 후방경사되게 한다. (B) 동시에 앞쪽 손은 환자의 쇄골 바로 아래에 위치하며 옆으로 그리고 위쪽으로 가벼운 압력을 주어 흉추 폄과 바르게 세워 앉도록 촉진한다. (C) 또는, 환자 앞에 앉은 상태에서 치료사는 손을 측면 몸통 위에 올려 골반의 중립정렬과 몸통을 바르게 세우도록 한다.

짧은 유지 저항 수축

환자는 곧게 펴서 앉은 자세와 함께, 환자의 어깨에 있는 몸통 뒤쪽 부분에 치료사는 손을 대고, 환자에게 "유지"하라고 말하고 점차적으로 저항을 증가시킨다(그림 35-12). 유형 I 느린 연축 근 섬유를 촉진하기 위해 환자의 최대 등척성 수축의 약 40%의 저항을 점차적으로 증가시키고, 근 지구력을 촉진한다.

교대적 등척성 수축

환자가 곧게 앉는 자세를 하는 동안에, 몸통의 양면에 교대적으로 저항을 적용하고(예; 양손을 전면부와 후면부에), 조절된 앉은 자세를 촉진하기 위해 필요에 따라 어깨나 골반에 손을 놓는다. 환자에게 "유지"하라고 말하고 측면에서 반대 측면 또는 앞에서 뒤로 전환하는 동안에 수축을 유지한다(그림 35-13AB). 부드럽게 점진적으로 반대

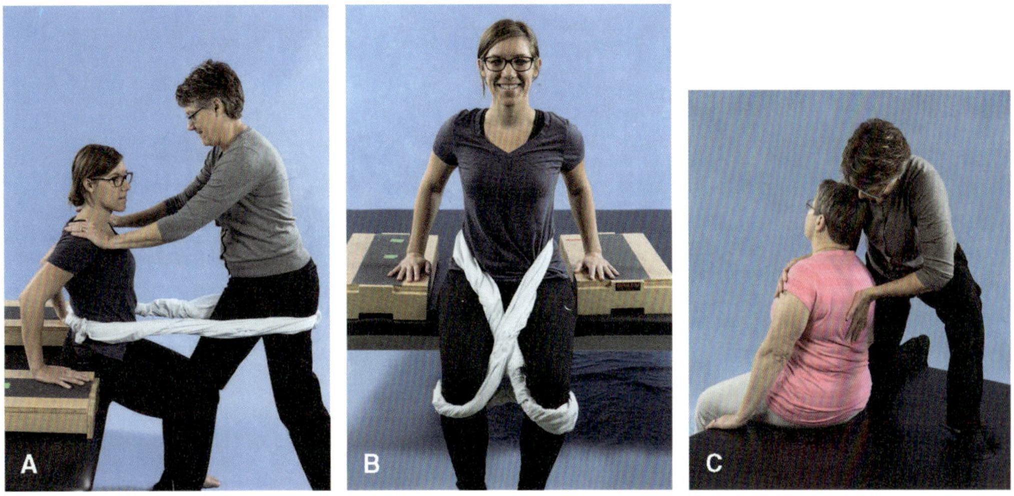

그림 35-10 (A) 골반의 전방경사를 위해 연부 조직의 가동화와 수동적 안내를 제공하는 방법을 설명하고 있다. (B) 환자가 자세를 유지하기 어렵고 세션이 더 상위 기술로 발전해야 하는 경우 자세를 유지하기 위하여 시트나 의자를 이용하여 보조 도구로 사용할 수 있다. (C) 등뼈의 일반적인 연부조직 가동화를 위한 방법이 예시되어 있다. 골반은 중립에 정렬하고, 치료사는 환자 옆에 반 무릎꿇은 자세로 흉부의 굴곡이 가장 큰 곳을 찾고 척추 주위 근육의 돌출부를 손바닥으로 잡는다(예; 손이 아래 방향을 향하게). 반대쪽 손이 상부 앞쪽 몸통에 안정되게 압박을 주면서 치료사는 척추 앞쪽에 힘을 준다. 손은 한 번에 한 척추 분절씩 두부쪽으로 움직인다. T1과 T4사이의 흉추는 펴도록 한다(Boyle, 2002); 이 가동화 기법은 흉추 4번 이하로는 사용하지 않는다.

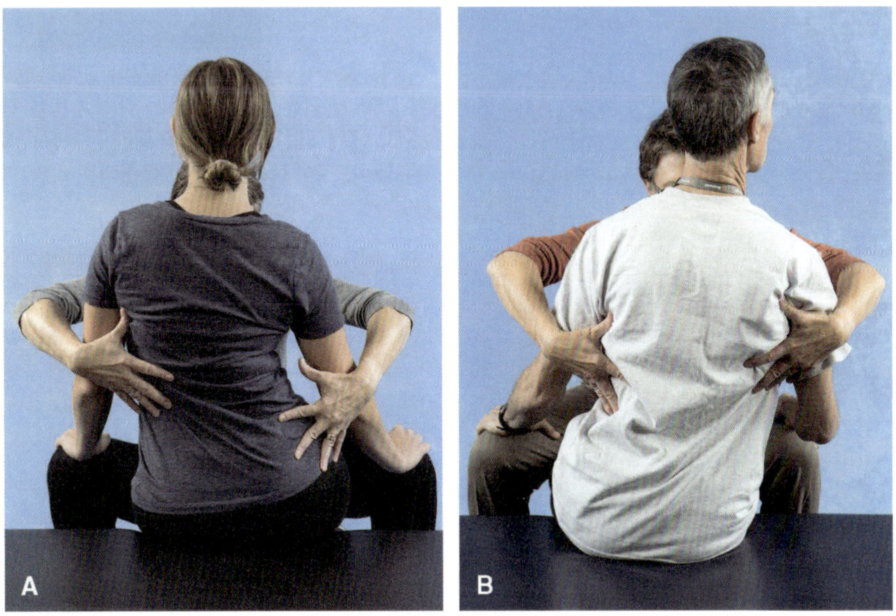

그림 35-11 (A) 왼쪽 골반의 측방 경사로 수동적으로 골반을 "들어 올리기" 위한 도수 안내이다. (B) 능동으로 한쪽 골반을 상승시키기 위한 요방형근 촉진과 함께 오른쪽 측방 이동을 보여준다. 치료사의 오른 손(환자의 왼쪽 몸통)은 요방형근(척추 기립근 심부)과 반대쪽 어깨를 향해 위·아래로 신호를 보내 환자의 왼쪽 몸통을 능동적으로 짧게 만들고 치료사의 왼손은 환자의 오른쪽이 늘어나도록 하기 위해 위·바깥쪽으로 신호를 준다. 체중 이동 없이 왼쪽 측방 굽힘이 아닌 오른쪽 측방 체중 이동을 하기 위해 각 신호(짧아짐과 늘어남)의 시기는 중요하다. 두 기술 모두 측방이동을 20~30초 동안 유지하고 환자가 도움없이 자세를 유지하도록 요구해야 한다.

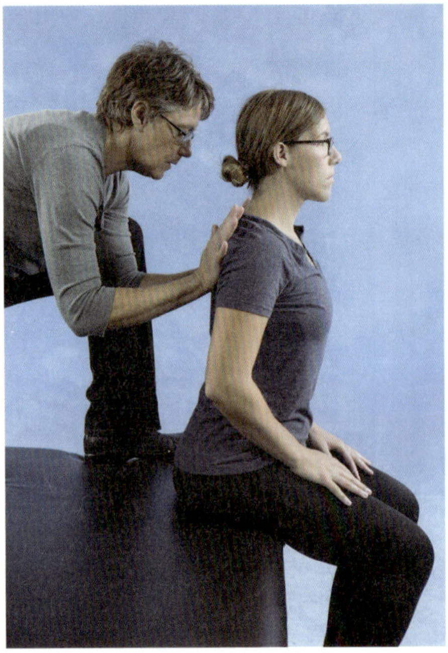

그림 35-12 앉은 자세에서의 짧은 유지 저항 수축.

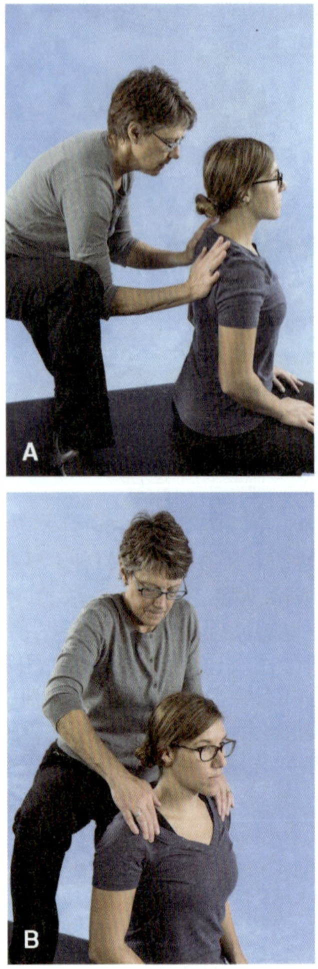

그림 35-13 앉은 자세에서의 교대적 등척성 수축 (A) 앉은 자세에서 안정성을 촉진하기 위하여 몸통 폄근에 저항과 (B) 몸통 굽힘근에 저항을 주어 등척성 수축을 유지하는 동안에 교대적으로 근육군에 저항을 준다.

편으로 전환하는 것이 중요하고, 등척성 수축 사이에 어떤 이완도 허용하지 않는다(저항이 멈추지 않음). 짧은 유지 저항 수축(SHRC)에서와 같이, 수축은 점진적으로 각 측면에 증가시키고 적당한 강도 수준으로 유지한다.

율동적 안정화

율동적 안정화(RS)는 교대적인 등척성 수축(AIs)을 위해 난이도가 더해진다. 환자의 몸통 앞쪽과 반대쪽에 동시에 손을 놓아 저항을 교대적으로 적용한다(예; 한 손은 앞쪽과 한 손은 뒤쪽). (그림 35-14) 등척성 수축과 마찬가지로, 저항은 중간 정도의 저항을 주어 점차적으로 증가시키고 전환하는 동안에도 유지한다. 환자를 위한 구두 신호는 "내가 당신을 비틀지 않게 하세요"라고 말한다. 각 손이 동시에 앞에서 뒤로 바뀜에 따라 부드럽고 점차적으로 전환시키고, 수축 사이에 이완이 일어나지 않게 한다. 마치 환자가 가만히 있는 동안 환자를 비틀려고 하는 것과 같다. 율동적 안정화는 몸통 주위에 협력 수축을 촉진하여 시작한다. 손은 골반과 어깨에 둘 수 있다.

느린 반전 유지 또는 범위 감소를 통한 느린 반전

느린 반전 유지(**SRH**) 또는 **범위 감소를 통한 느린 반전**(**SR**)에서, 환자에게 앞/뒤쪽 또는 옆/옆쪽 움직임, 큰 움직임에서 작은 움직임으로 점차적으로 감소, 정중선에서 정적 유지로 끝낸다. 이것은 과도한 움직임을 조절하기 어렵기 때문에 앉은 자세에서 자세 유지가 어려운 환자에게 종종 사용한다(소뇌 실조증, 무정위 운동증). 등척성 수축 또는 율동적 안정화는 이 기법 후에 근위 안정성을 더 증가시키기 위해 사용할 수 있다.

정중선 수직 자세를 위한 기법

앉은 자세에서의 안정성 습득은 특별히 정중선 지각과 신체 지남력 손상이 있는 환자에게 시도할 수 있다. 수직 지각 손상이 있는 환자는 비손상 측 사지를 손상 측으로 밀고, 측면 균형의 상실로 이어질 수 있다(밀기 증후군, 동측 밀기, 또는 반대 밀기로 알려진). 환자는 정중선을 위하여 수동적 재 자세잡기에 강하게 저항할 수 있으나, 의식 전략과 시각 신호에 반응할 수 있다(손상되지 않은 시각과 안뜰 입력을 이용하여). 시각적으로 수직적인 환경에 반복적으로 노출되고 기능적인 과제동안에 수직으로 유지하는 것을 연습하는 것은 좋을 수 있다(Karnath,

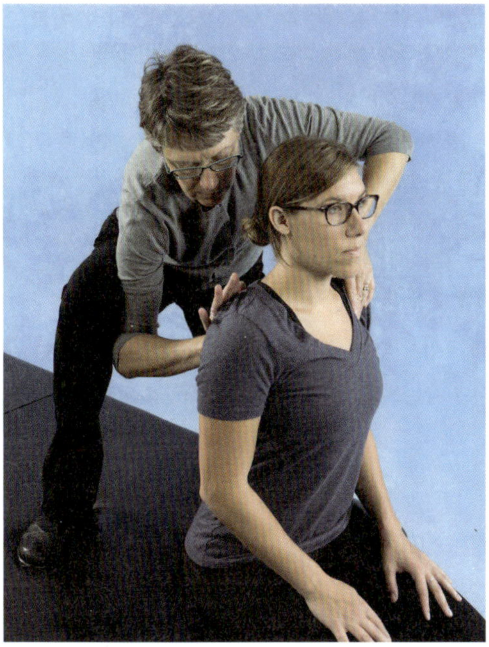

그림 35-14 앉은 자세에서 율동적 안정화, 앉은 자세에서 몸통의 안정성을 촉진하기 위하여 같은 회전방향에서 양 쪽에 도수저항을 적용한다. 저항의 위치는 협력수축을 증가시키기 위하여 한 번에 한 손씩, 두 위치로 이동한다.

2003). 수직적으로 능동적 재 자세잡기와 문제해결에 있어 환자를 참여시킨다(상자 35-7 참고).

거울과 같은 시각적 신호는 환경에 대한 개인적인 자세를 보기 위해 환자에게 도움이 된다. 벽 옆에 앉거나 치료사가 환자의 비손상측 쪽에 앉게 하는 것처럼 환경적인 신호 역시 도움이 된다. 환자 스스로 벽이나 치료사 쪽으로 앉으라고 한다.

상자 35-7 반대밀기환자를 위한 중재 계획(Karnath, 2003)

Karnath(2003)에 의하면, 치료사는 다음 순서대로 중재를 계획해야 한다.

1. 환자가 똑바로 세운 수직 자세에 대한 잘못된 인식을 알 수 있도록 한다.
2. 환자에게 수직 구조(창문, 출입구, 기둥)가 많은 환경에서 일하고 확인하여 현재 자세가 똑바로 향하고 있는지 확인할 수 있도록 기회를 제공한다.
3. 환자가 어떻게 자세를 수정하고 똑바로 세우고 앉는지를 학습할 수 있도록 도와준다.
4. 환자가 다른 기능적인 과제나 활동들을 수행하는 동안에 똑바로 세운 자세를 유지하는 것을 연습하도록 많은 기회를 제공한다.

상지의 누르기를 감소시키기 위해, 환자의 건강한 쪽 팔을 높은 지지면에 두고(베개나 침대 책상), 팔을 밀기 위해 생체역학적으로 불리하게 만든다. 또한 밀기를 억제시키기 위해 건강한 팔로 환자를 뻗는 활동에 참여하도록 선택할 수 있다. 하지 밀기의 경우, 비손상측 다리가 벌림 및 폄으로 되는 것을 차단한다. 비손상측 다리를 의자에 놓거나, 손상측 다리 위에 꼬게 올려 놓아 손상측 다리의 체중부하를 돕고 밀기를 감소시킨다.

안정적인 앉은 자세에서 치료활동 진행

상지와 하지의 체중부하 변경을 통해 환자의 기저면에 변화를 주어 점진적으로 과제의 어려움을 증가시킨다. 환자의 양손으로 체중을 부하하고 기저면을 서서히 정중선으로 좁힌다. 점진적으로 기저면을 한손으로, 그리고 두 손의 체중 부하를 모두 제거하고, 결국에는 손으로 기능적인 과제를 수행할 수 있게 한다. 상지의 체중 부하를 안정적인 표면에서 볼이나 돌아가는 책상과 같은 역동적인 표면으로 진행할 수 있다. 이와 비슷하게, 환자의 두 다리를 바닥에 두어 체중 부하하는 것을 시작으로, 한 발을 들어 올려 끌고, 두 발이 흔들릴 때까지 의자 표면 높이를 높인다. 환자는 눈을 뜨고 균형 훈련을 시작한 후에, 눈 감고 과제를 수행할 수 있도록 감각정보 입력을 변경할 수 있다.

환경을 변경하여 어려움의 수준을 증가시킬 수 있다. 앉은 표면의 특성을 바꾸고, 높이, 안정적 또는 움직이는 표면(볼, 버스), 그리고 등받이나 손걸이가 있거나 없게 하여 어려움을 점진적으로 증가시킨다. 또한 등척성 유지를 갑작스럽게 하여 앉은 자세의 안정성을 유지하도록 할 수 있고, 다른 방향에서 예상치 못하게 흔들거나 환자의 다리를 다른 방향으로 들어 올린다. 이러한 중재를 통해, 안정

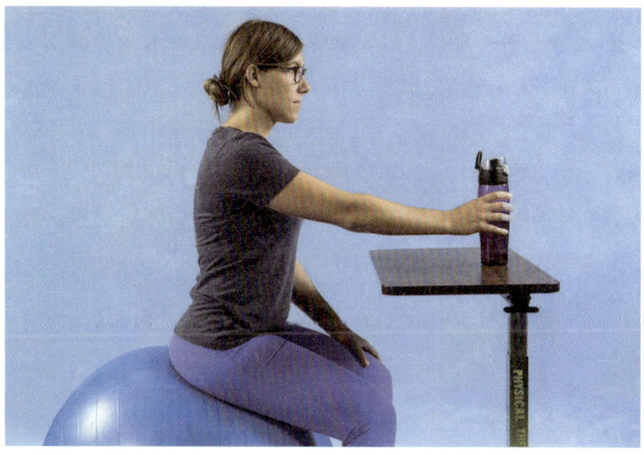

그림 35-15 기능적인 손 뻗기 과제를 완료하는 동안에 불안정한 지면에 앉아 있다.

적이고 불안정한 표면에 앉아 있는 일상적인 과제를 통합하여 활동을 의미 있게 만들어야 한다(그림 35-15).

환자 적용: 앉은 자세에서의 안정성 유지

이 장의 시작 부분에서 제시된 임상 사례에서, 소피는 바르게 세워 앉고 유지하는 것이 불가능했고 최대 보조가 필요했다. 첫 번째 사례 응용에서 설명한대로 환자의 성공을 위해 환경을 설정한다. 그녀의 엉덩관절을 80~90° 정도 굽히고 벌림, 모음, 그리고 회전은 중립위치에 두어 두 발이 체중부하 할 수 있도록 앉아있는 지면의 높이를 선택할 수 있다. 소피에게 의미있고 앉기 자세를 유지할 수 있도록 보조를 줬을 때 성공할 수 있는 기회를 제공하는 과제를 확인해야 한다.

가능한 한 적은 신호를 사용하여 소피를 바르게 세워 앉도록 손으로 도와준다. 손은 자연스럽게 체중부하되도록 내려놓는다. 자세유지하게 되면 서서히 보조를 줄이고, 그녀에게 그 자세를 유지하라고 이야기한다. 만약 그녀가 정중선에서 벗어나거나 또는 자세가 무너지기 시작하면, 자세를 바르게 앉으라 이야기하고 다시 바르게 세워 앉도록 보조해준다. 여러번 시도하고, 짧은 유지 저항 수축을 적용하여(SHRC) 약하게 저항을 주면서 등척성 근력을 증가시켜준다.

두 번째 사람은 짧은 유지 저항 수축을 이용하여 반대쪽으로 저항을 주어 소피가 자세를 유지할 수 있도록 돕는다. 첫 번째, 골반에 저항을 준다. 지레 팔이 짧으면 어깨에 저항을 주는 것보다 소피가 성공하기 더 쉬울 수 있다. 또한 교대적으로 등척성 수축, 율동적 안정화(RS)와 안정화 반전를 시도하고 범위의 감소를 통해 소피가 정중선 위치에 대한 고유수용감각에 대한 느낌을 얻는데 도움이 될 수 있다. 소피는 정중선에서 움직일 수 있고 다시 정중선으로 돌아갈 수 있는가(보조와 함께)? 정중선에서 얼마나 많이 움직일 수 있고 다시 정중선으로 돌아갈 수 있는가?

자세를 유지하는 동안에 시각적 피드백을 제공하기 위해 소피 앞에 거울을 사용할 수 있다. 그녀는 거울 없이 정중선을 확인할 수 있는가? 실습 기간을 통해 기능적인 과제를 통합하고 능동적으로 문제해결에 참여시킨다. 왜냐하면 주의집중 시간이 감소되었기에, 그녀의 주의력 집중과 흥미를 유지하기 위해 몇 가지의 과제와 관련된 아이디어를 준비하고 바꿔준다. 소피 또한 자신의 능력에 대해 손상된 통찰력과 판단력을 보여주므로 잠재적인 넘어짐에 대비해야 한다. 소피가 안전하게 치료받으려면 무슨 자세가 가장 좋겠는가?

임상 결정 시 고려할 점: 앉기 자세에서의 안정성 유지

안정성 중재를 계획할 때 다른 고려사항이 중요하다.

1. *앉기 유지의 어려움을 어떻게 증가시킬 것인가?*
2. *앉은 자세를 안정시키기 위해 어떤 의미있는 기능적 작업을 통합할 수 있는가?*
3. *활동과 기법의 순서는 어떻게 정할 것인가? 무엇을 먼저 하고 싶은가?*
4. *안정성 중재와 비교하여 가동성 중재는 어떻게 다른가?*

소피의 6주째 기능적 상태:

1. *당신의 자세와 도수 신호는 초기 중재에서 어떻게 바뀌어야 하는가?*
2. *지금 통합할 수 있는 기능적인 과제는 무엇인가?*
3. *이 시점에서 소피의 단기적 목표는 무엇인가?*

앉은 자세: 조절된 움직임

환자는 앉은 자세에서 움직이거나 체중 이동을 하는 동안에 조절을 유지할 수 있어야 한다. 모든 방향으로 손을 뻗고 전진, 앉은 자세 이동, 상지 작업 완료, 그리고 기저면 위에서 움직이는 중력 중심선을 환자가 조절하기 위하여 필요한 환경에 대응해야 한다. 정중선 가까이에서 완료된 활동(예; 팔이 닿는 범위 내에서 무언가를 위하여 팔을 뻗는 것)은 균형을 유지하기 위해 몸통이 조금 조절되는 것이 필수적이고, 정중선에서 멀리 떨어진 활동에는 많은 몸통의 조절이 필요하다. 몸통과 사지 근육이 활성화되는 시기와 정도는 움직임의 이동, 발이나 손이 체중을 부하하는지 여부, 움직임의 속도 등 여러 요인에 따라 달라진다(Carr, 1998; Chari 1986; Crosbie, 1995; Dean, 1997). 이 기간에는 앉은 자세에서 기능적인 자세이동을 하는 동안 환자가 조절을 유지하는 능력에 중점을 둔다.

환자는 모든 방향에서 자세이동이 가능해야 하고, 표 35-1에서 설명한 것과 같이 분리된 움직임과 몸통 굽힘, 폄, 그리고 회전의 정상적인 결합과 통합되어야 한다. 이런 활동들을 위하여, 환자가 상부 몸통과 하부 몸통이 독립적으로 일할 수 있도록 분리하는 것은 매우 중요하다.

조절된 움직임을 위한 치료적 활동

몸통의 움직임이 모든 방향에서 연습을 시작할 수 있도록 훈련한다. 표 35-1에 설명된 동작을 연습하기 위해 필요한 경우에만(이전 가동성 세션 참고) 구도 및 도수 신호를 환자에게 제공한다. 연습 환경을 구성하는 동안 가능한 한 도수 신호 사용을 제한하면 환자가 운동 전략으로 개인적으로 해결하는 데 도움이 될 수 있다. 또한 환자가 특정 과제 또는 기능적인 활동의 맥락에서 움직임을 연습하도록 한다(예; 어깨 너머로 돌리기, 일어설 때처럼 앞으로 기울이기). 환자가 시상면과 관상면에서 몸통의 상부와 하부를 움직이기 위해 정신운동성 기술을 발달해야 하고, 회전을 포함하여 복잡성을 증가시켜야 한다(폄 또는 회전과 함께 굽힘).

PNF 내리치기(몸통 굽힘 그리고 회전), **PNF역 내리치기**(폄과 함께 회전), **PNF 들어 올리기**(폄 그리고 회전), 그리고 **PNF역 들어 올리기**(굽힘 그리고 회전)과 같은 고유수용성신경근촉진법(PNF) 상부 몸통 패턴은 회전을 강조하면서 몸통의 구성 요소의 움직임을 간접적으로 촉진하는 좋은 방법이다(Sullivan, 1995, pp.15-18). 뇌졸중 후 개인의 경우 이러한 패턴 또한 양측 상지를 사용하고 정중선을 교차를 제공한다. 들어 올리기 패턴은 특히 파킨슨병 환자가 회전과 함께 폄을 촉진하는 데 도움이 된다.

상·하부 몸통의 움직임을 분리하고 몸통과 함께 움직임을 결합한 것은, 환자가 상지와 하지를 사용하는 동안에 이 움직임을 조절할 수 있어야 한다. 좋은 몸통 조절은 사지를 사용하여 기능적인 과제를 수행할 수 있도록 한다. 환자와 협력하여 특정 기능적 과제의 맥락에서 몸통과 사지의 결합된 움직임을 연습한다. 예를 들어, 서기, 머리 위로 뻗기, 그리고 물을 잔에 붓기 위한 준비에서 신발을 벗기 위해 다리를 들어 올리고, 의자에 한 다리를 들어 올리고, 한 다리를 다른 다리 위에 꼬아서 놓고, 발을 뒤로 움직인다. 몸통은 또한 균형을 잃지 않고 가능한 한 모든 방향으로 팔을 뻗고, 앉은 자세에서 몸통 조절 치료의 일부로 사용할 수 있는 과제는 무한하다. 환자의 삶의 역할, 책임, 취미 또는 여가 활동을 고려하여 환자가 일반적으로 수행할 수 있는 과제를 수행한다.

환자는 또한 예상되는 도전(버스에 앉아 있는 동안 가방에 있는 물건에 손을 뻗는 것)과 예상치 못한 도전(도로에 있는 개를 피하기 위해 버스가 도로를 벗어남)에 버틸 수 있어야 한다. 부드러운(폼) 또는 움직이는(기울기 판, 공) 표면에 앉은 상태에서 조절을 유지하기 위해 환자는 일한다. 환자는 체중이동 동안에 모든 방향으로부터 예상치 못한 흔들림을 조절할 수 있어야 한다.

조절된 움식임에서 치료적 활동의 진행

기저면의 감소, 상지와 하지의 지지를 제거하거나 불편하게 하고(부분적인 지지에서 지지없이), 손과 발은 동적 표면에 놓음에 따라 과제의 어려움과 도전의 수준이 증가할 수 있다. 환자가 몸통의 일량을 늘리기 위해 바닥에서 발을 떼고 체중 이동을 연습하게 한다. 난이도를 높이기 위해 환자가 앉아있는 표면을 변경하는 것을 고려하고, 지면의 수준을 안정정인(매트)부분에서 웨지와 같은 경사진 것으로, 불안정한 표면(돌아가는 의자) 또는 부드러운 표면(침대, 폼)으로 진행한다. 중재는 움직임의 이동 조절(정중선에서 더 멀어짐), 움직임의 속도 조절, 그리고 양쪽 상지와 하지의 도구 과제에 따라 진행할 수 있다(예; 발을 들어 올려 양말을 신거나 떨어지는 물체를 잡으려고 기울이거나). 상지 과제의 복잡성을 증가시키기 위해 역시 더 멀리 시도하도록 제공한다(예; 물을 따르는 것과 먼지를 터는 것).

환자 적용: 조절된 움직임

소피에게 앉은 자세에서 움직이는 동안 균형을 조절하는 능력을 제공하고, 앉은 자세에서 몸통의 움직임을 연습하고 점진적으로 저항을 줄인다. 당신은 하부 몸통으로 움직임을 시작(표 35-1)할 수 있다-양쪽 방향에서 골반의 전방경사(그림 35-9 ABC) 또는 후방경사 그리고 측방 무게이동으로 시작(그림 35-11AB). 소피가 움직임 속도와 정확성을 분리하고 조절하도록 권장한다. 소피가 측방 체중이동과 함께, 한쪽 방향으로 움직임 조절, 정중선으로 다시 돌아오기, 그리고 반대쪽으로 움직임을 조절하도록 한다. 소피가 왼쪽으로 움직일 때보다 오른쪽으로 움직일 때 더 쉬울 것이다. 상부 몸통에서 시작하는 움직임도 시작할 수 있다(표 35-1 참고).

기능적이거나 모조의 기능적인 과제내에서 연습을 통합한다. 대부분의 기능적인 과제는 굽힘 또는 폄과 회전처럼 움직임이 결합되어 통합된다(표 35-1참고). 무류을 꿇거나, 반 무릎을 꿇거나, 서 있는 것과 같이 더 스트레스가 많은 자세로 몸통 활동을 함으로써 앉은 자세에서 몸통 조절을 촉진할 수 있다. 처음에, 소피는 서 있거나 걸을 때 체중지지하는 오버헤드 하네스 시스템을 통해 보조가 필요할 것이다.

임상 결정 시 고려할 점: 조절된 움직임

조절된 움직임 중재 계획에는 다음 고려 사항이 포함된다:

1. *앉은 자세에서 움직이는 동안에 균형 조절 도전을 어떻게 증가시키는가?*
2. *조절된 가동성을 촉진하기 위해 어떤 의미있는 과제를 선택할 수 있는가?*
3. *활동과 기술의 시작은 어떻게 정할 것인가? 먼저 해야 할 것은 무엇인가?*
4. *소피는 오른쪽으로의 측방이동이 왜 왼쪽으로의 측방이동보다 더 쉬운가?*

5. *조절된 움직임과 비교하여 가동성과 안정성을 위한 중재는 어떻게 해야 하는가?*

소피의 6주째 기능적 상태:

1. *자세와 도수 신호는 초기 중재에서 사용한 것과 어떻게 변경할 것인가?*
2. *지금 통합할 수 있는 기능적인 과제는 무엇인가?*
3. *소피를 위한 새로운 단기 목표는 무엇인가?*

앉기: 기술

환자는 환경내에서 기능적인 과제를 완료하기 위해 앉는 기술 수준으로 발전이 필요하다. 앉기 기술에는 앉은 자세를 하는 동안 조절된 방식으로 앞 뒤로 이동, 옆으로 이동하는 능력이 포함된다. 환자는 앉은 자세에서 서 있는 자세로 이동하고 전환할 수 있는 최적의 자세를 취하기 위해 의자(또는 지지표면)에서 앞으로의 이동이 필요할 것이다. 앉은 자세로 돌아오는 개인은 편안함과 안정성을 위하여 의자에서 뒤로의 이동이 필요할 것이다. 기술 수준에는 또한 앉은 자세에서 장소에서 장소로 완전하게 이동하기 위한 자세로 움직이는 능력이 포함된다. 이런 높은 수준의 활동은 몸통과 사지의 움직일 수 있는 운동범위, 근력과 지구력, 평형과 정위반응이 필요하다. 움직임을 위해서는 상부와 하부 몸통과 하부 몸통/골반과 하지를 분리하고 회전하는 능력이 필요하다. 이러한 동작은 장의 앞 부분에서 논의한 대로 변하는 움직임을 위하여 중요하다.

옆으로 앉거나 발목을 꼬고 앉는 것과 같은 다른 앉은 자세로의 전환도 이 중재 단계에서 다룰 수 있다. 병원에서 일반적으로 사용하는 이동과 1인치 부분 서기를 위한 순서는 다음 부분에 요약되어 있다. 물론, 환자의 필요에 따라 순서를 변경할 수 있다; 또한 하나가 완성되기 전에 겹치는 기술은 환자 학습을 향상시킨다.

전진

앞으로 전진. 앉은 자세에서 전진을 하기 위한 조건은, 환자에게 체중이동과 측방 골반경사를 어떻게 하는지를 교육해야 한다(그림 35-11AB). 환자는 일련의 단계를 통해 전진을 완료한다. 첫 번째, 바르게 세워 앉은 자세를 유지하는 동안 환자는 측방 체중이동을 하고, 체중이 실어지는 쪽은 몸통이 늘어나게 하고 체중이 실어지지 않는 부분은 몸통의 측방 굽힘이 필요하다. 그 다음, 체중이 실리지 않은 쪽이 앞으로 체중이 이동한다. 필요한 경우, 골반 뒤쪽에 도수 접촉하여 한쪽이 앞으로 나오도록 신호를 주거나(그림 35-16) 또는 무릎의 정중선 힘과 앞으로 오게 적용하여 촉진한다. 직립 앉은 자세는 유지하고, 반대쪽 부분을 반복하여 이동하고 앞으로 전진한다. 환자가 의자의 끝까지 올 때까지 각각의 엉덩관절을 교대적으로 전진한다. 이 시점에서, 환자는 이동을 위한 자세를 취하거나 선 자세로 온다.

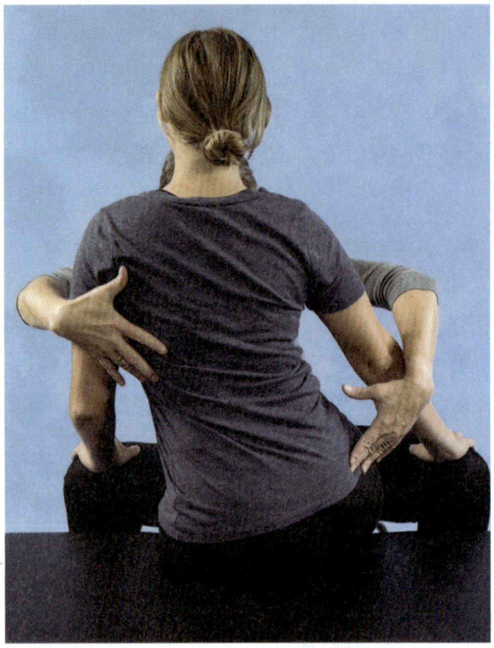

그림 35-16 전방도수안내를 통해 환자의 오른쪽 골반의 전방이동을 촉진하는 것을 보여준다. 그런 다음 움직임의 패턴을 반복하여 왼쪽이 앞으로 이동한다.

뒤쪽으로의 후진과 이동준비를 위한 1인치 부분 서기. **1인치 부분 서기**(1인치 들어 올리기)를 수행할 수 있는 능력은 환자가 안전한 반 서기 자세에서 하지로 체중 전달을 시작한다(그림 35-17AB). 정중선에서 대칭적으로 같은 체중부하 과제를 수행하는 것은 매우 어렵고 여러 치료 세션에 걸쳐 많은 시도가 필요할 수 있다. 환자는 필요한 몸통 굽힘을 위하여 넘어지지 않을 것이라고 확신해야 하고, 반신 부전마비에서는, 손상된 하지에 무게를 감당해야 할 것이다. 치료사는 환자가 대부분의 도움이 필요한 신체 부분에 도수 신호를 적용하는 동안에 환자의 몸통/골반의 정렬, 대칭성, 그리고 발의 위치에 모니터링이 필요하다. 만약에 환자가 어려움을 가지고 있다면, 치료사는 동작 분석을 통하여 어떤 구성요소가 누락되었는지 문제해결이 필요할 것이다.

상지를 적절하게 정중선에 놓고 바르게 세워 앉기 자세

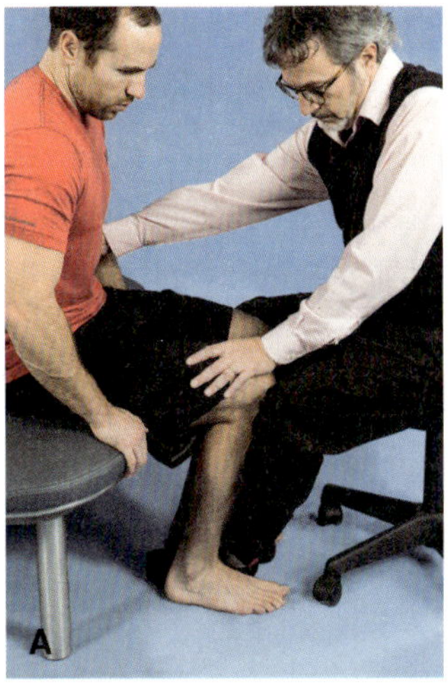

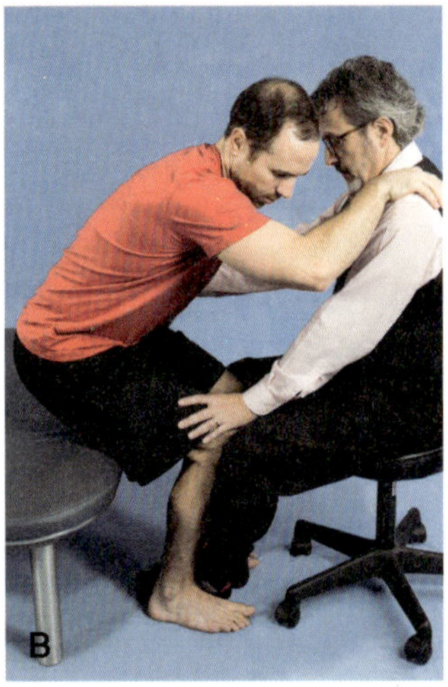

그림 35-17 1인치 부분 서기. (A) 시작자세는, 두 발이 앉은 면 뒤쪽에 놓는다. (B) 환자가 앞으로 기울일 때(허리뼈의 중립 위치에서 골반과 엉덩관절의 굽힘), 역학적 균형점에 도달하면, 환자는 최소한의 노력으로 기저면으로부터 엉덩이를 들어 올려야 한다. 환자에게 엉덩이를 뗀 자세를 유지하게 하고 편심성으로 천천히 자세를 낮춰 앉게 한다. 환자가 엉덩이를 들어 올리기를 어려워 할 때, 지면의 높이를 높이고, 상지의 위치를 바꾸거나, 발의 올바른 위치를 확인한다.

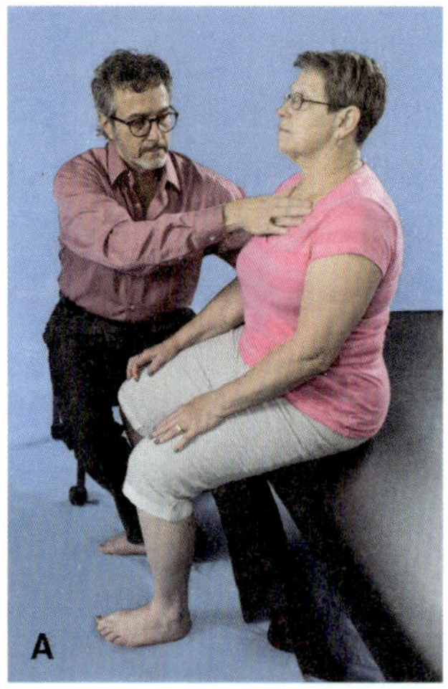

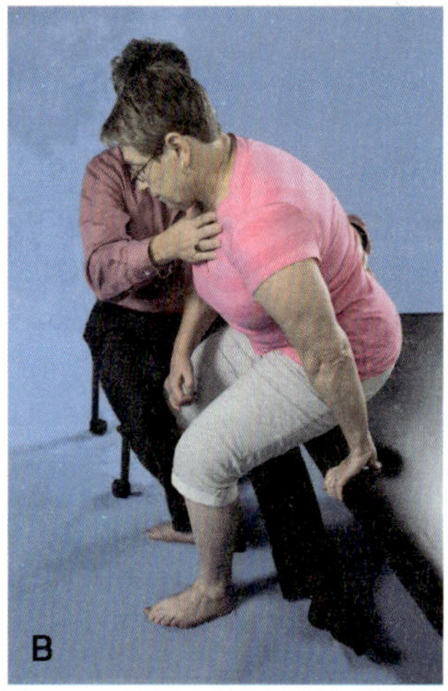

그림 35-18 부분적으로 들어 올리거나 1인치 부분서기를 위한 엉덩이 떼기를 보여주고 있다. 이 기술은 손상된 하지를 통한 체중 부하에 초점을 맞춰 대칭을 돕는다. (A) 시작 자세는, 환자의 손상 측(사진에서는 환지의 오른 쪽)에 앉는다. 환자의 허벅지 아래 매트(왼쪽 발)에 가까운 다리를 펴서 안정성을 높인다. 환자의 정강이 뼈 앞쪽에 정강이 뼈가 교차하여 환자의 손상 측 뒤꿈치 뒤에 오른발을 놓으며 정강이 뼈 위치에 입력 할 수 있다. 그림과 같이 필요에 따라 몸통의 도수 접촉을 사용하고(상부 몸통, 복부 등), 그림 35-9에서와 같이 정렬을 유지하고 무릎 위에 압박을 주어 손상 측 하지에 체중부하를 촉진한다.
(B) 부분 서기의 완성을 보여주고 있다. 환자의 상지를 사용하지 않고 이 과제를 완료하는 것이 궁극적인 목표이다.

를 촉진하여 환자를 준비시킨다. 더 나은 정렬을 위한 기저면, 전방으로의 체중 이동강화와 들어 올려 서기 위하여 환자의 두 발은 의자/매트 아래 두고 시작한다(그림 35-17A). 골반, 몸통 그리고 머리의 정렬을 유지하는 동안 환자가 엉덩관절에서 전방으로 기울일 수 있도록 촉진한다(그림 35-17B). 이것은 대칭을 유지하기 위해 여러 번 연습이 필요할 수 있다.

반마비가 있는 환자는, 관련된 사지에 체중 부하를 제공하기 위해 필요할 수 있다. 우측 반마비가 있는 환자는, 환자의 앞 의자에 앉아 치료사의 왼쪽 발은 환자의 양발 사이에 두고 다리를 벌림시켜 환자의 오른쪽 정강이 뼈와 교차되게 한다. 이 자세에서 앉고 일어서기로 움직일 때 생체역학적으로 중요한 요소이기 때문에 환자의 정강이 뼈가 앞으로 나오는 것이 멈추지 않게 한다. 오른쪽 발은 왼쪽 발위에 놓고 왼쪽 정강이뼈를 활용하여 아래쪽으로 견인력을 제공하고 손상된 하지에 체중 부하를 촉진한다(그림 35-17AB). 몸통과 하지에 도수 신호를 주어 손상측 하지에 체중부하를 강화하고 환자가 엉덩이를 들어 올리도록 무릎의 폄을 보조해준다. 환자가 자신감과 기술을 얻음에

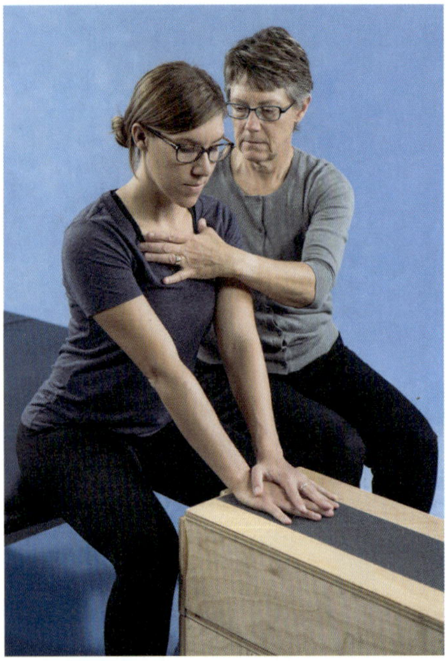

그림 35-19 부분 서기를 위한 상지의 위치는 환자에게 더 쉬울 수 있다. 이것은 과제의 구성 부분이 어떻게 실행될 수 있는지를 보여준다. 환자는 일반적인 환경은 이 손 위치를 용이하게 하지 않으므로 이 자세는 훈련 목적으로 사용되고 진행해야 한다.

따라, 환자의 전면이 아닌 측면에서 신호를 줄 수 있다(그림 35-18AB). 이를 통해 환자는 더 많은 움직임의 자유도를 얻을 수 있다.

부분적으로 서 있는 동안 앞으로 넘어짐의 두려움이 있는 환자는 먼저 앞으로 기울이는 구성 요소를 연습하여 자신감을 얻을 수 있다. 한 가지 전략은 환자에게 의자나 쌓여있는 블록과 같은 안정된 표면에 양손으로 체중부하를 하고 몸을 앞으로 기울인다(그림 35-19). 블록의 높이를 조절하여 앞으로 기울이거나 체중이동을 더 많이 실거나 줄일 수 있게 조절할 수 있다.

전방으로 전진. 앉은 자세로 돌아올 때, 환자는 안전, 편안함 및 중립위치를 위해 의자로 다시 돌아오기 위해 엉덩이를 뒤로 빼는 것이 필요할 것이다. 이 과제는 앞으로 이동하는데 사용되는 엉덩관절의 움직임이 교대로 반전하여 수해할 수 있다. 그러나, 반마비 환자의 골반이 후인될 때, 엉덩관절이 뒤로 움직이는 과제를 수행해야 하는데 비정상적이 반응이 강하게 나타날 수 있다. 이런 경우, 환자가 대칭적인 자세를 사용하여 뒤로 움직이도록 돕는 것이 도움이 될 수 있다.

환자의 발 사이에 두 발을 놓고 엉덩관절을 벌림한 위치로 두어 환자 앞에 앉고, 치료사의 정강이 뼈가 환자의 정강이 뼈를 교차하여 뒤쪽/아래쪽으로 힘을 제공하고 체중부하를 촉진한다. 초반에, 들어 올리는 것을 촉진하기 위해 골반에 도수접촉을 할 수 있다. 환자가 몸을 앞으로 기울이게 하여 1인치 부분 서기하게 하고; 다시 의자에 앉도록 한다. 환자에게 앉으라고 말하고, 두 발을 발바닥 굽힘하여(치료사의 정강이 뼈가 환자의 경골에 후방 힘을 제공하도록 함) 환자가 의자 끝자리에서 뒤쪽으로 앉도록 한다.

전방으로 이동. 앉은 자세에서 옆으로 이동은 소파에서의 이동기술이 필요할 것이고, 누군가가 옆에 앉거나 교회 벤치에서 옆으로 움직일 수 있다. 옆으로 이동하기 위해서, 환자는 다시 한 번 정중선에 맞춰 대칭적인 앉은 자세에서 시작할 수 있다. 환자의 팔은 앞에서 설명한 모든 위치에 놓을 수 있다. 그러나, 손이 엉덩이의 측면에 위치할 때, 환자가 이동하는 손은 골반의 측면이동을 위한 공간을 확보하기 위해 더 많이 벌림 위치에 놓아야 한다. 환자는 1인치 들기를 가정하고, 하부몸통/엉덩관절을 한 쪽으로 이동한 다음 다시 앉기 위해 골반을 내린다. 이 과제는 몸통의 회전이 필요하다. 연습하는 동안에, 환자가 원래 위치로 돌아가기 위해 역방향으로 순서를 반복할 때 발은 동일한 위치에 유지되어야 한다. 이 활동은 정중선에서 멈추지 않고 오른쪽과 왼쪽으로 양쪽 움직여 결국에는 더 넓은 이동을 할 수 있도록 한다.

이러한 측면 움직임은 환자의 약해진 하지의 체중부하 증가와 균형과 평형반응을 증가시킨다. 다음 섹션에 설명된대로 이동을 위해 여러 번의 시도를 통해 한 방향에서 이동을 사용할 수 있다.

기술이 필요한 자리 이동

결국에, 환자는 양쪽으로 이동할 수 있고 다른 높이와 표면으로의 이동을 조절할 수 있어야 한다(예; 휠체어, 병상 침대, 치료 매트, 차량 의자, 욕조 의자, 부엌 의자, 그리고 부드러운 소파 등). 예를 들어, 왼쪽 반마비가 있는 환자는 매우 초기 재활과정에서 손상되지 않은 오른쪽 팔을 축으로 의자에서 침대로 이동할 것이다. 동일한 환자가 오른쪽 팔 다리의 같은 축을 사용하여 침대에서 의자로 다시 이동하려면 휠체어를 침대 반대쪽으로 재배치해야 한다. 기능적으로, 환자가 침대에 있는 동안 의자를 재배치할 수 없기 때문에 이러한 일방적인 접근 방법은 현실적이지 않고, 보호자는 같은 쪽 이동을 위하여 침대로 이동 후 휠체어를 반대쪽으로 옮길 가능성이 낮다. 또한 대부분의 욕실에는 이동을 위해 화장실 양쪽에 휠체어를 놓을 공간이 충분하지 않다. 차량에 타고 내릴 때도 비슷한 제약이 있다.

앉은 지면에서 다른 지면으로 이동하는 기능적인 과제 외에도, 이동은 환자의 대칭적인 하지의 체중부하 및 체중이동을 촉진하여 앉은 자세에서 일어서기로 전환과 보행을 향상시키는데 사용할 수 있다. 손상 후 처음에는, 이동을 위하여 많은 보조가 필요할 수 있다. 환자의 운동조절 및 필요한 보조 수준에 따라 이동을 가르치기 위한 몇 가지 전략이 여기에서 검토된다.

이동을 위한 준비에는;

1. 환자는 앉은 자세에서 정중선에 대칭적으로 유지한다.
2. 환자가 체중 부하하는 동안에 하지의 활성화를 위해 몸을 앞으로 몇 번 숙이도록 한다.
3. 환자가 부분 서기를 수행하고 외측 이동을 위하여 이전에 설명한대로 측방 체중 이동을 수행한다.
4. 환자에게 부분 서기를 하라고 하고 부분 서기를 긴 시간 유지하는 동안에 체중이동을 증가시키기 위하여 환자의 하부 몸통을 오른쪽과 왼쪽으로 움직여 지면에 닿게 한다.
5. 상지를 내려 놓는 것을 결정한다.
6. 이동 형태를 결정:
  a. 부분 서기 이동
  b. 완전히 서서 이동(36장 참고)

스쿼트-축 부분 서기 이동: 휠체어에서 매트로. 이 이동에서는, "1인치 부분 스쿼트"와 같이 환자는 엉덩이를 지면에서 들어 올리고, 충분히 엉덩이로 체중이 실리지 않게 하고, 새로운 지면의 두 발위에 축이 형성된다. 이동은 한 쪽 끝(휠체어)에서 다른 쪽 끝(매트)으로 일어난다.

순서:

1. 환자는 전에 배운대로 의자나 매트의 가장자리를 향해 이동한다.
2. 다리 위치: 그림 35-20은 주된 다리(즉, 환자가 이동하는 표면의 가장 가까운 발)를 앞으로 놓고 정중선을 향해 돌리는 방법을 보여준다(마지막 앉은 자세와 정렬). 다른 발은 뒤에 두고 바깥 쪽을 향한다.
3. 손 위치: 환자의 손은 중립적 체중 부하위치에 놓는다.
4. 치료사는 그림 35-17AB에서 보여주는 것처럼 환자의 앞에 앉고, 환자의 발이 가리키는 방향과 같은 방향을 향한다.
5. 환자는 이동이 완료될 때까지 부분적 서기, 돌기, 앉기

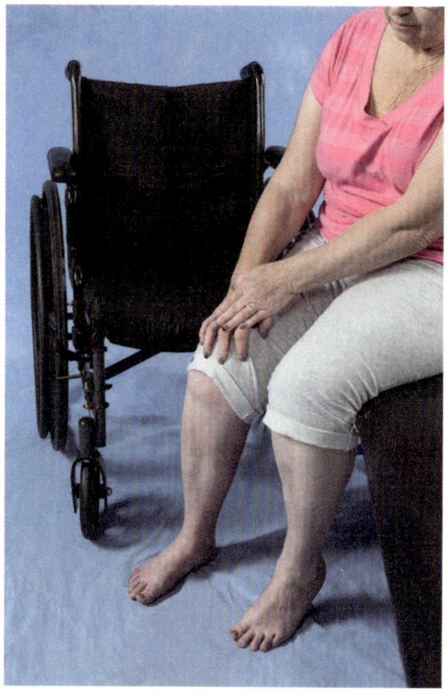

그림 35-20 스쿼트-축 부분 서기 이동을 하는 동안에 신체 정렬과 발의 위치를; 보여주고 있다. 뒷발은 신체의 시작 자세와 정렬되고 앞발은 이동이 완료되는 끝 위치와 정렬된다.

상자 35-8 이동 보드 사용을 위한 준비

이동 보드는 환자들이 근력 또는 균형 손상이 있기에 한 움직임에서 완전하게 이동이 불가능한 환자를 위하여 도움을 줄 수 있다. 종종, 환자들은 이동 보드를 이용하여 이동을 배우기 시작하고 독립적으로 진행한다. 이동 보드의 사용 핵심사항은 다음과 같다:

- 환자의 근력과 조절력에 기초하여 적절한 이동 보드를 선택한다(길이, 너비, 손 제거 또는 진단력 감소 옵션)
- 이동 장소에서 가장 가까운 쪽의 환자 엉덩이 아래에 보드를 놓는다.
- 보드가 휠체어의 뒷 바퀴 앞을 통과하도록 매트에 비스듬히 놓는다.
- 환자의 피부가 찝히지 않게 조심하고, 필요한 경우, 보드를 안전하고 적절하게 놓을 수 있도록 환자가 보드 반대쪽으로 측방체중이동을 돕는다.
- 보드를 가로질러 "미끄러짐"하여 발생하는 전단력을 피한다; 이동하는 동안 환자의 엉덩이를 들어야 한다.
- 이동하는 동안에 환자의 손가락/손이 보드에 끼지 않도록 주의를 준다.

를 반복적으로 수행한다. 환자가 이동을 진행함에 따라 재배치가 필요할 것이다.

대안:

1. 1인치 부분 서기를 수행하지 못하는 환자에게 이동 보드를 사용하나 이동 보드를 교차해 움직여 충분히 체중이 실리지 않게 할 수 있다. 상자 35-8은 이동 보드를 사용할 때 중요한 고려사항을 제공하고 있다.
2. 추가적인 보조를 제공하기 위해 두 번째 사람을 이용하여, 이동 방향으로 환자의 뒤쪽과 옆쪽에 위치한다. 두 번째 사람은 손을 환자의 엉덩이와 위쪽 허벅지에 놓는다. 이동하는 동안에, 두 번째 사람은 환자가 체중이 발 앞쪽으로 이동하도록 돕고 이동방향은 측면 체중이동을 안내한다. 이동 보드 역시 사용할 수 있다.
3. 환자의 상지 위치를 변경하는 것은 이전에 설명된 대로(상자 35-1) 반대 밀기를 보여주는 환자를 옮기거나 환자가 상지보다 하지를 더 많이 활용하도록 하는데 유용할 수 있다. 보폭 자세로 환자 앞에 선다. 환자의 상지는 앞으로 두고 팔이나 허리에 손을 얹는다(그림 35-21). 도수 접촉은 진행됨에 따라 환자의 더 먼 위치로 이동한다.
4. 반마비 환자가 스쿼트 축 이동을 하는 동안에 손상측 하지에 체중부하를 증가시킨다.
   a. 손상측 하지 지지면 아래로 더 멀리 두고(더 무릎을 구부린다), 비손상측 다리는 앞쪽으로 더 멀리 둔다.
   b. 체중 이동을 증가시키기 위해 손상측 다리가 바닥에 있는 동안 손상되지 않은 발을 발판 위에 올려 놓는다.

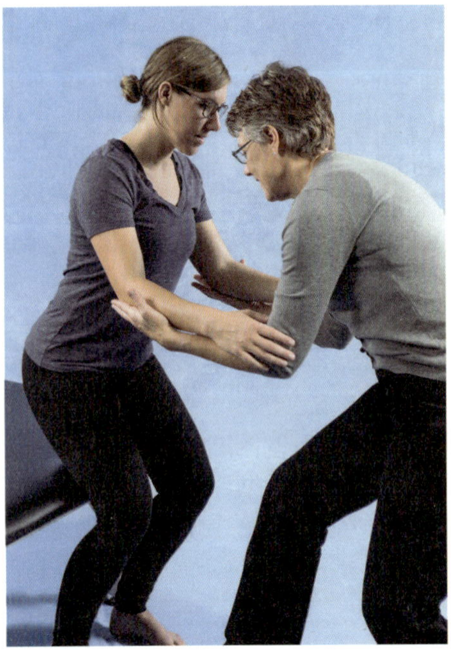

그림 35-21 치료사가 보폭 자세를 취하고 환자의 팔이 치료사의 팔뚝에 얹혀 있고 치료사의 아랫 팔을 양측으로 잡고 이동하는 부분 스쿼트 이동을 보여준다.

척수손상환자를 위한 앉은 자세에서 이동. 척수손상환자가 바르게 세워 앉은 자세로 두 표면 사이를 독립적으로 또는 도움을 받아 이동하는 몇 가지 전략이 있다. 척수손상환자는, 손상 수준은 일반적으로 환자가 이동을 통해 성취할 수 있는 독립수준을 정의한다. 일반적으로, 높은 손상수준은, 이동을 위해 다른 사람에게 많이 의존한다. 치료사는 근력, 운동조절, 앉기 균형, 선택적 근 불균형, 운동범위, 신체무게/양, 경직, 기립성 저혈압의 유무, 인지, 나이, 두려움, 동기부여, 보호대/보조기, 표면의 높이, 그리고 적절한 이동 전략을 선택함에 있어 다른 이차적인 합병증의 존재를 고려해야 한다.

머리-엉덩관절 관계 원리의 사용은 이동을 성공하는데 있어 중요하다. 머리-엉덩관절 원리에 따르면, 머리가 한쪽 방향으로 움직일 때, 엉덩관절은 반대방향으로 움직인다. 예를 들어, 환자가 엉덩관절을 앞쪽으로 기울일 때(머리는 아랫방향으로 움직인다), 엉덩관절은 체중이 실리지 않는다(들어 올림). 환자가 엉덩관절을 왼쪽으로 움직이려고 할 때, 환자의 머리와 상부 몸통은 오른쪽으로 흔들 수 있다. 그림 35-22는 환자의 머리와 상부 몸통을 아래와 오른쪽으로 움직이고, 엉덩관절은 앞쪽과 왼쪽으로 움

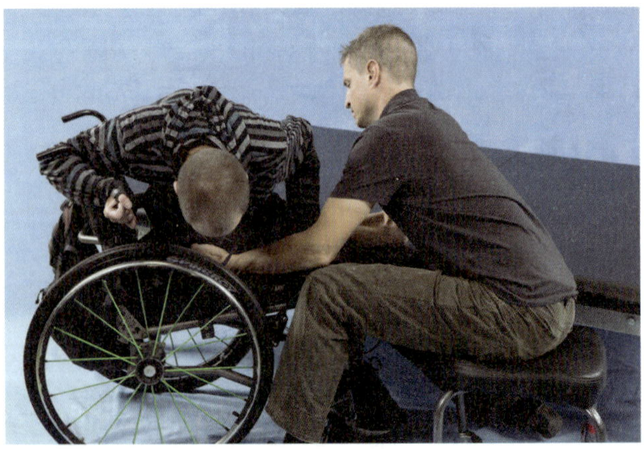

그림 35-22 척수손상환자가 짧게 앉은 자세에서 옆으로 이동하는 모습을 보여준다. 머리-엉덩관절 원리를 이용하여 환자는 엉덩이를 앞쪽과 왼쪽으로 움직이기 위해 머리와 상부 몸통을 아래쪽과 오른쪽으로 움직인다.

직이는 것을 보여주고 있다. 머리-엉덩관절 원리는 움직임 조절을 위해 힘을 이용한다. 높은 손상 수준에서는, 힘 사용을 위해 머리-엉덩관절 원리의 과정이 더 필요하다.

위팔세갈래근이 근 약화나 결여된 환자는 체중부하를 위해 팔꿉관절을 펴하는 **팔꿉관절-잠김 메카니즘**의 사용이 필요할 것이다. 이 원리는 앞쪽 어깨세모근과 상부 가슴근육의 신경지배가 필요하다. 닫힌 운동 사슬(손으로 체중부하)로, 앞쪽 어깨세모근과 상부 가슴근육이 어깨 가쪽 돌림과 함께 결합되어 같이 활성화되면 팔꿈관절이 펴되는 신체역학적 잠김의 결과가 된다(그림 26-6AB를 참고).

또한 적절한 환자 손 배치에 세심한 주의를 기울여야 한다. 선택적 손가락 조절없이 능동적인 손목 폄이 되는 환자의 경우, 폄된 손가락으로 체중부하가 되지 않음으로 기능적 **테노데시스 쥐기**를 유지한다(그림 26-8B 참고). 또한 정중신경과 손목 터널에 대한 압력 증가를 방지하기 위해 과도한 손목 폄은 피하도록 한다. 손목 폄을 제한하기 위해, 손목을 중립에 두고 주먹을 쥐어 환자의 체중부하를 하고, 손가락을 이동 표면의 가장자리 위에 놓고 손가락 굽힘과 제한된 손목의 폄을 결합한다. 이동 준비를 위한 추가적인 정보는 상자 35-9에서 보여주고 있다.

설명된 각 이동에서 치료사는 환자의 앞에 앉거나 서서 보호해야 한다. 정면에서 환자가 어떤 방향으로도 넘어지는 것을 방지할 수 있다. 환자의 무릎 앞쪽을 지지하여 환자가 앞으로 미끄러지는 것을 방지하거나, 경련으로 인해 다리가 펴지는 것을 방지하거나, 이동 중 발의 위치를 조정할 수 있다. 척수손상환자의 이동을 위해 몇 가지 대안 전략이 있다. 이전 전략에 대한 자세한 내용은 26장을 참고한다.

상자 35-9 척수손상환자의 이동 준비를 위한 팁

- 휠체어 전면이 지면을 향해 약간 기울어진 상태에서 환자의 휠체어를 이동 지면에 최대한 가깝게 둔다(약 30°).
- 브레이크는 잡겨 있어야 한다.
- 이동하는 쪽의 팔걸이를 바깥쪽으로 돌리거나 들어 올리거나 제거한다.
- 체중 부하의 안정성을 보조하기 위해, 환자의 발을 휠체어 발판, 바닥, 바닥과 발판의 결합 또는 매트에 올려 놓는다(길게 앉는 자세 이동을 참고).
  - 만약 환자의 발이 발판에 남아 있는 경우 이동하는 발을 멈추고 발을 재위치하여 이동을 완료한다.
  - 환자의 발이 바닥에 있고 발 받침대 기둥이 움직일 수 있는 경우, 다리/발 받침대를 제거하거나 발판을 접어 위로 올린 후 바깥쪽으로 돌리면 발 받침대 기둥을 제거할 수 있다. 이것으로 인해 환자가 손상을 당하거나 이동을 방해받을 수 있다.
  - 머리와 엉덩이 관계를 사용하여 엉덩이를 약간 앞쪽에 미리 두거나 또는 이동 지면을 향해 회전한다.

짧게 앉은 자세에서의 측방 이동

이 이동에서, 환자는 엉덩이를 들어 올리고 머리-엉덩관절 힘을 위해서 강한 상체를 이용하여 어깨를 끝까지 하강시켜 푸쉬업하고 엉덩이를 이동 지면으로 이동시킨다(그림 26-20AB 참고). 환자는 위팔세갈래근 근력에 따라 팔꿈치-잠김 메카니즘 사용이 필요할 수 있다. 환자가 한 번의 움직임으로 이동할 수 있는 힘이 없는 경우 더 작은 단위로 이동하는 것을 선택할 수 있다.

길게 앉은 자세에서의 측방 이동

길게 앉은 자세이동에서, 환자는 휠체어에 앉은 상태에서 발과 다리를 이동 표면에 올려 놓는다. 이미 다리가 매트에 있는 상태에서, 환자는 어깨를 하강시켜 푸쉬업하고 머리-엉덩관절 관계를 사용하여 엉덩이를 매트위에 들어 올리고 휠체어로 돌아갈 때의 반대 경우도 마찬가지로 시행한다(그림 35-23AB). 이것은 이동 표면이 고르고 하지의 배치를 위한 충분한 공간이 있을 때 잘 할 수 있다. 또한 환자가 하지를 관리하는 동안 몸통 균형을 보조하는 지지된 않은 자세에서 유지할 수 있다.

롤-아웃 이동

롤-아웃 이동은 하지가 매트위에 있는 길게 앉은 측방 이동에서 시작한다. 그런 다음 환자는 뻗은 팔 또는 팔꿈치를 매트(이동 표면에 가장 가까운 팔)에 놓고 다른 팔은 몸(힘)을 가로질러 흔들어 휠체어의 "롤-아웃"을 위해 매트에 엎드린 자세를 한다. 다시 말하지만, 이 이동은 휠체어에서 침대 또는 매트로 이동할 때 그리고 표면 높이가 상대적으로 균일할 때 가장 잘 수행된다.

고급기술: 지상에서 휠체어로 이동

지상에서 휠체어로 이동은 지역사회에서 수동 휠체어를 사용하는 척수손상환자에게, 특히 휴양활동에 적극적인 사람들에게 필수적이다. 그림 35-24ABC는 일반적으로 사용되는 전략을 보여준다. 개인은 휠체어 앞쪽에 수직으로 위치하며 무릎은 가슴에, 발은 바닥에 둔다(그림 35-24A). 머리-엉덩관절 관계와 힘을 이용하여, 환자는 머

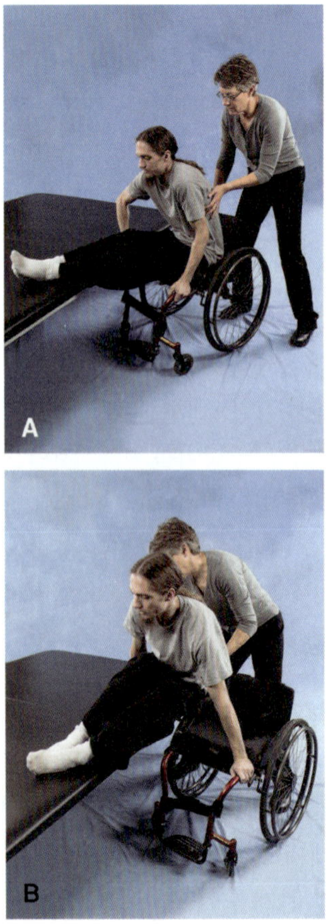

그림 35-23 척수손상환자가 길게 앉은 자세에서 옆으로 이동하는 모습을 보여준다. (A) 먼저 다리를 매트에 올려놓고 시작하고, (B) 환자는 푸쉬-업과 머리-엉덩관절의 원리를 이용하여 머리는 왼쪽으로 엉덩이는 오른쪽으로 움직여 엉덩이를 매트에 올려 놓는다.

리를 숙이고 팔을 밀어서 엉덩이를 높이 들어 올림으로써 체중을 역학적으로 발에 전달한다(그림 35-24B). 팔과 몸통의 힘을 이용하여, 환자는 동시에 엉덩이를 비틀고 들어 올려서 휠체어 자리에 앉는다(그림 35-24C).

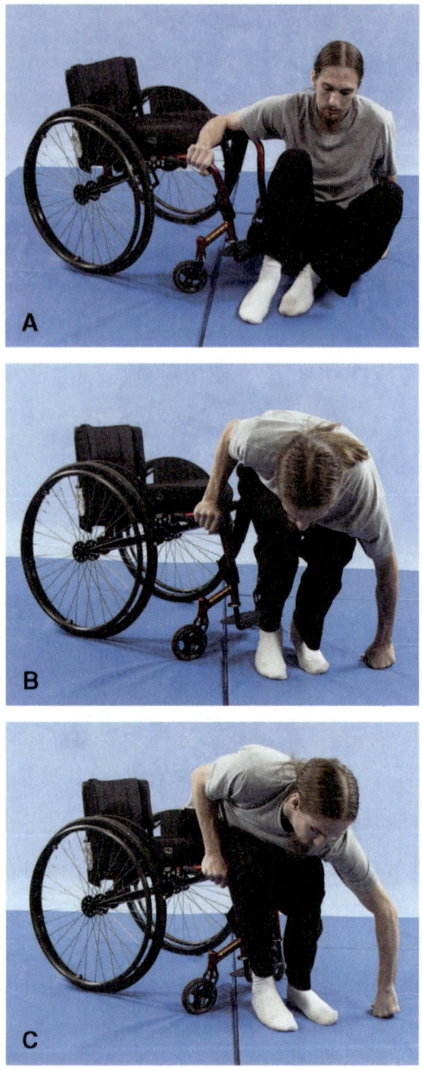

그림 35-24 척수손상환자가 땅에서 휠체어로 가는 모습을 보여준다. (A) 환자는 무릎을 가슴에, 발을 바닥에 놓고 휠체어 앞쪽에 수직으로 위치한다. (B) 머리-엉덩이 관계와 힘을 이용하여 팔로 밀면서 머리를 숙여 체중을 발에 옮겨 엉덩이를 높이 들어 올린다. (C) 상부 몸통과 팔을 이용하여, 환자는 엉덩이를 들어 올림과 동시에 옆으로 돌려 휠체어에 앉는다.

앉기: 의존하여 이동

상당한 마비 및 운동조절 손상이 있는 환자는 이동을 보조할 수 없거나 최소한으로만 보조한다. 환자가 수동 이동이 어려울 때 기계적인 리프트를 사용할 수 있다. 리프트 사용은 환자의 가족, 간병인 및 의료 전문가와 장기 환자 및 간병인의 안전을 위해 실용적이다. 의료 장비 공급 업체를 통해 다양한 유형의 리프트(예; Hoyer Lift)를 사용할 수 있다. 공급 업체는 환자의 특정 요구에 적합한 리프트를 선택하는 데 있어 좋은 공급원이다.

많은 병원은 직원의 근골격 부상을 예방하고 안전한 환자 치료를 촉진하기 위한 전반적인 접근 방식의 일환으로 "무리프트(no-lift)" 정책을 통합하고 있다. 무리프트 정책은 직원이 거의 모든 환자 치료 상황에서 수동 리프트 기술을 피하도록 요구된다. 이러한 정책의 시행은 직원이 사용할 수 있는 기계적 리프트의 수를 늘리고 치료사에 의한 의존적 이동의 사용을 감소시킨다.

여기에는 1인 및 2인 수동 이동에 대한 몇 가지 다른 전략이 설명되어 있다. 이러한 이동은 많은 척수손상환자와 중증 손상이 있는 환자에게 효과적이다. 적절한 휠체어 배치, 발판 및 팔걸이 관리, 환자를 의자에 위치하여 이동을 준비한다(상자 35-8과 35-9를 참고). 항상 안전을 유지한다! 여기에는 적절한 신체 역학과 이동 기술을 활용하여 환자와 치료사의 안전이 포함된다. 수동식 대 기계식 리프트를 사용하기로 결정할 때 적절한 판단을 해야한다.

1인 리프트

1인 리프트의 한 가지 옵션은 환자 앞에서 반 무릎 꿇은 자세로 자신을 위치하는 것이다. 환자의 가슴을 어깨 위에 두고 환자를 앞으로 기울여 상부몸통을 매트/의자에서 멀리 기울인다. 환자의 팔은 무릎부위 또는 어깨위에 놓을 수 있다. 가능한 한 환자의 엉덩이 아래에 손을, 환자의 허벅지 아래에 전완부를 놓는다. 환자가 매트/의자로 가는 동안에 환자를 앞으로 견고히 하고 뒤로 기울인다(그림 35-25ABCDEF). 모든 이동에서, 체중을 뒤로 이동하고 몸 전체를 회전시키면 환자의 몸이 비틀리는 것을 방지하고 좋은 신체역학을 유지한다.

반 무릎 꿇고 앉는 대신에 환자 앞에서 돌아가는 의자에 앉는다. 환자의 무릎을 사이에 놓고, 환자의 가슴을 어깨 위에 두고 환자를 앞쪽으로 기울이고 상부몸통을 매트/의자에서 멀어지게 한다. 환자의 팔은 무릎부위나 어깨에 둔다. 치료사의 손은 환자의 좌골조면에 두고 전완부는 가능한 환자의 허벅지 아래를 많이 잡는다. 환자가 매트/의자로 가는 동안에 환자를 앞으로 견고히 하고 뒤로 기울인다(그림 35-26ABCDEF).

또 다른 1인 리프트 옵션으로 반 스쿼트에서 환자 앞에 자세를 취한다. 환자의 무릎이 앞으로 미끄러지지 않도록 무릎을 위치시킨 상태에서 환자의 다리를 다리 사이에 놓는다. 환자의 가슴을 어깨 너머로 또는 팔 아래로 엉덩이에 대고 환자를 앞으로 향하게 하고 상부몸통을 매트/의자에서 멀리 기울인다(그림 35-27AB). 치료사의 손은 환자의 엉덩이 아래를 가능한 한 많이 잡는다. 환자가 매트/의자로 이동하는 동안에 환자를 견고히 앞으로 숙이게 하고 뒤로 기울인다. 발목관절을 발바닥 굽힘을 하여 허벅지뼈를 따라 후방 힘을 제공하여 골반이 옆으로 가도록 돕고 환자가 앞으로 미끄러지는 것을 방지한다.

이러한 모든 이동 시, 엉덩이 아래에 손을 대는 대신 환자의 엉덩이 주위에 보행 벨트를 사용하여 리프트를 보조할 수 있다. 또한 설명된 각각의 1인 리프트 대안으로 환자 뒤 양쪽 표면 중간에 위치한 두 번째 사람이 필요에 따라 환자의 엉덩이를 들어 올리는데 도움을 줄 수 있다(그림 35-28).

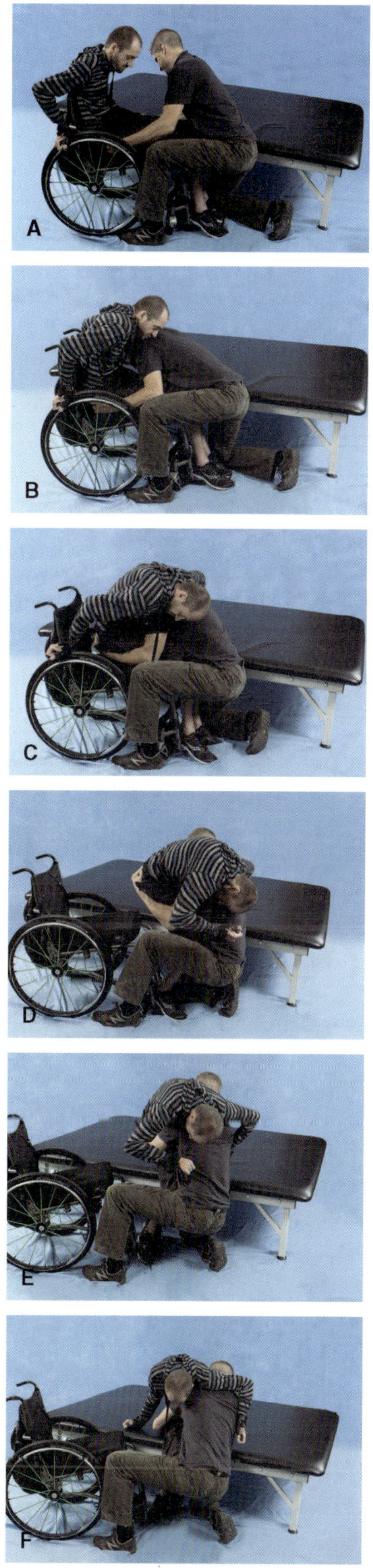

그림 35-25 A-F의 사진은 치료사가 안정화 된 반 무릎자세에서 척수손상환자를 혼자서 이동하는 것을 단계적으로 보여주고 있다.

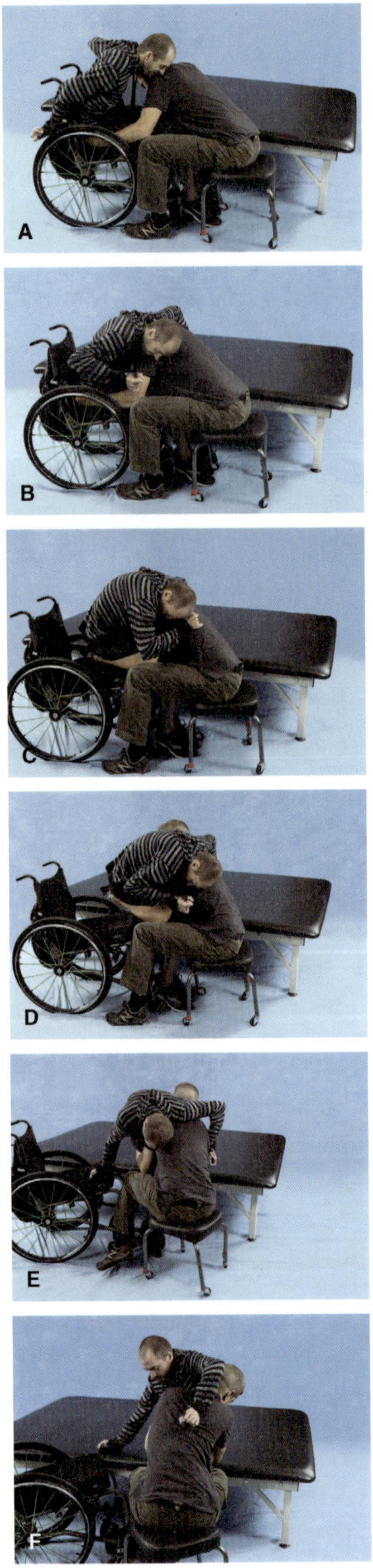

그림 35-26 A-F의 사진은 치료사가 의자에 앉아 척수손상 환자를 혼자서 이동하는 것을 단계적으로 보여주고 있다.

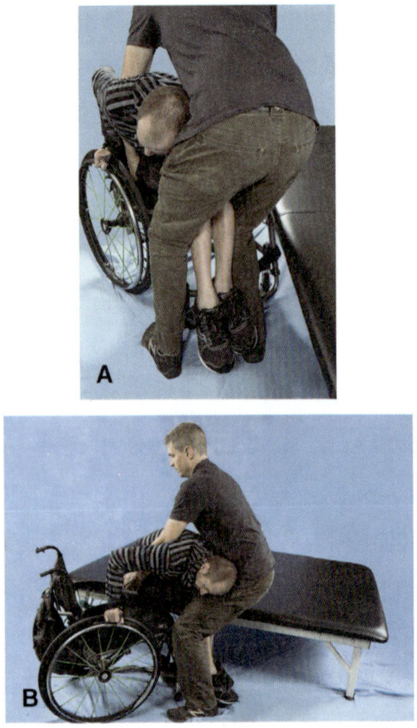

그림 35-27 A-B의 사진은 치료사가 선 자세에서 척수손상 환자를 혼자서 이동하는 것을 보여주고 있다.

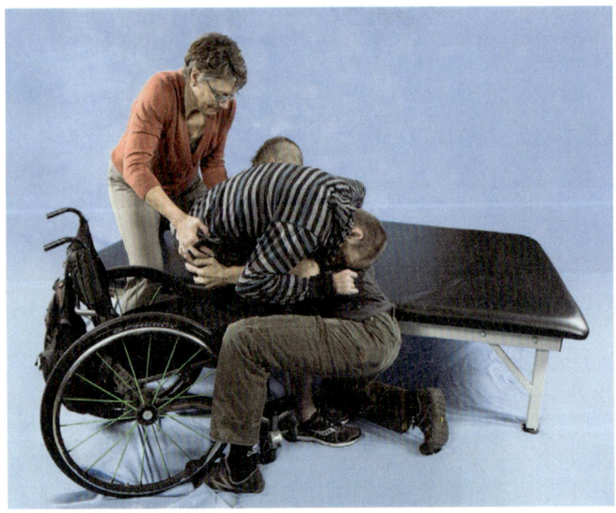

그림 35-28 척수손상환자를 반 무릎자세에서 혼자서 들어 올리고, 다른 사람은 보조한다.

2인 리프트

일부 경우에, 치료사는 환자를 혼자서 안전하게 이동할 수 없다. 심지어 두 번째 사람이 1인 리프트 중에 도움을 주는 경우에도 마찬가지다. 여러 사람이 의존하는 이동에는 한 사람이 이동을 이끄는 것이 중요하다. 이 사람은 이동을 시작하기 전에 사용할 단계적 프로세스와 지침을 명확하게 전달해야 하며 "셋을 세면"과 같이 타이밍을 알려줘야 한다. 이것은 모든 사람의 협응을 강화시킨다. 일반적으로 이끄는 사람은 환자의 머리나 몸통에 위치한다.

2인 의존 이동을 위하여 한 가지 방법으로는 환자 뒤와 이동 전면에 각각 위치한다. 환자의 팔을 가슴에 가로질러 손을 환자의 위팔 아래와 전완 위로 가져가 붙잡는다. 환자를 안전하게 유지하고 환자의 어깨관절의 손상을 방지하려면, 이동하는 동안에 환자는 충분히 어깨를 하강하고 안정할 수 있는 근력이 있어야 한다. 또한 겨드랑이로 미끄러져 들어가지 않도록 환자의 갈비뼈 부위를 잘 압박해야 한다(환자의 어깨를 다치게 할 수 있음). 두 번째 사람은 환자 앞쪽에 위치하여 환자의 하지를 가능한 한 허벅지 아래 높이를 지지한다. 환자가 능동적으로 어깨를 하강했을 때, 팀은 환자를 이동 표면의 짧은 앉은 자세로 동시에 들어 올린다(그림 35-29).

길게 앉은 자세로 이동할 때, 환자의 다리에 있는 사람은 이동면에서 가장 먼 환자쪽에 위치해야 하고, 한쪽 팔은 환자의 허벅지 아래에 최대한 높이, 다른 팔은 아래 다리를 받치고 있는다. 이렇게 하면, 두 번째 사람이 매트나 침대의 가장자리를 잡지 않고 환자의 양쪽 다리를 이동 지면에 완전히 놓을 수 있다.

환자가 이동하는 동안에 어깨를 하강할 힘이 없는 경우, 치료사는 환자의 앞에 위치하고 환자를 앞으로 충분히 기울이고 엉덩이 아래쪽을 붙잡고, 다른 사람은 환자의 엉덩이 옆의 바지를 잡거나 환자의 엉덩이 주위에 놓인 보행 벨트를 잡는다. 바지를 잡을 때 바지가 미끄러질 수 있도록 다른 여분의 물품을 사용한다. 환자의 뒤에서 들어 올려

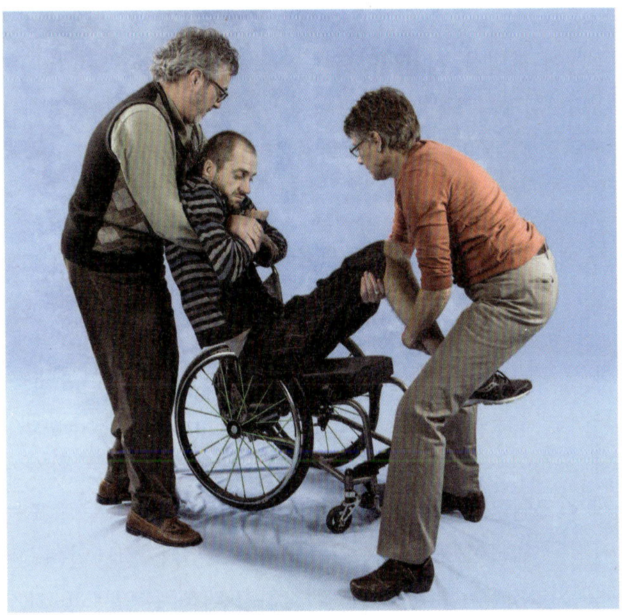

그림 35-29 땅에서 휠체어로 2인 이동.

바지를 위로 당기지 말아야 한다. 당기게 되면 바지가 올라와 엉덩이와 사타구니 부위에 압력을 가해줄 수 있다. 뒤에 있는 치료사가 환자를 잡고 있으면, 앞에 있는 사람이 환자를 등 뒤로 기울여 치료사의 팔에 다시 눕게 한다. 그런 다음 앞에 있는 사람은 이동하는 동안 하지를 지지하기 위해 위치를 변경한다.

환자 적용: 기술

소피가 앉은 자세를 유지하고 움직이기 위해 몸통 조절이 증가함에 따라, 전방으로의 이동, 1인치 부분 서기, 후방으로의 이동, 옆에서 옆으로의 이동, 그리고 손 뻗기와 같은 기술-기반 연습 기능을 위한 중재가 포함될 수 있고 앉은 자세, 전환, 그리고 이동하면서 물건 조작을 할 수 있다, 소피의 가동성과 역할에 따라, 옆으로 앉는 자세와 발을 꼬고 앉는 자세와 같이 자세가 안/밖으로 전환하는 것이 중요하다.

소피는 집 주변에서 어떤 과제를 수행해야 하는가? 만약 그녀가 넘어지면 어떻게 바닥에서 일어날까? 바닥에서 어떻게 움직일까? 앉은 자세에서 기능적인 이동을 연습하려면 양 방향에서 스쿼트-부분 서는 자세로 이동이 포함되어야 한다.

임상 결정 시 고려할 점: 기술

다음 질문을 고려한다:

1. *소피가 어느쪽으로 이동하는 것이 더 쉬운가?*
2. *재활 초기에 양측으로 이동을 통합하려는 이유는 무엇인가?*
3. *소피의 초기 기능을 고려할 때, 어떤 변경을 고려할 것인가?*
4. *소피의 이동을 돕기 위해 남편에게 어떻게 교육할 것인가?*
5. *이동 과제의 도전을 어떻게 증가시킬 수 있는가?*
6. *활동과 기법의 순서는 어떻게 정할 것인가? 무엇을 먼저 하고 싶은가?*
7. *이전 과제/활동과 비교하여 기술을 위한 중재를 어떻게 할 것인가?*

소피의 6주째 기능적 상태:

1. *치료사의 자세와 도수 신호는 초기 중재에서 어떻게 변경할 것인가?*
2. *소피의 집에서 기능을 증가시키기 위해 다양한 이동을 어떻게 할 것인가?*
3. *소피를 위한 새로운 단기 목표는 무엇인가?*

소아 치료 시 고려사항 Pediatric Considerations

성인에 대해 앞에서 설명한 원리는 소아에도 적용된다. 소아에서는, 추가로 다양한 앉는 자세(다리를 벌리고 앉

기, 길게 앉기, 옆으로 앉기)가 포함될 수 있다. 아이들은 바닥에서 놀이를 하며 시간을 보내며 다양한 자세로 전환해야 한다. 예를 들어, 어린이는 발목을 꼬고 앉은 자세에서 옆으로 앉은 자세로 이동한 다음 네발기기자세로 이동하여 장난감에 닿은 다음 다시 W-자세로 앉아 놀 수 있다. 안정적인 대칭적 정중선 앉기는 상지의 기능적인 과제의 성장을 위해 필수적이다. 조절된 가동성과 기술 과제에서 체중 이동을 위한 점진적인 활동들이 필요하다.

환자는 앉아 있는 균형이 좋을 때 이동에 대한 보조가 덜 필요하다. 어린 아이의 부모는 종종 이동을 위해 들어 올리고 아이가 성장하고 무거워짐에 따라 어떻게 이동시킬 것인지에 대해 고려하지 않는다. 독립적인 이동을 통해 아동은 버스 이동, 화장실 그리고 놀이를 포함한 학교 환경에 더 큰 독립성을 가질 수 있다.

치료사는 아이들이 구두 신호를 따르지 않거나 반복적인 연습에 대한 동기를 유지하지 않기 때문에 아이가 다양한 앉은 자세로 움직이도록 창의적이고 놀이 활동을 제공하는 것이 필요하다. 선택된 놀이 활동은 아이의 나이와 흥미에 따라 다르다. 예를 들어, 치료사가 율동적 안정화 또는 교대적 등척성 저항을 주는 동안 5세 아동은 "조각"을 하고 가만히 있게 되고, "슈퍼맨" 놀이는 폄근들의 근력을 지속적으로 유지시킬 수 있다. 짐볼에 앉아 있게 되면 몸통 조절과 평형 반응을 발달시킨다. 세션의 목표에 따라 발을 땅에 놓거나 놓지 않을 수 있다. 아이는 볼에 앉아 있는 동안에 책을 볼 수 있고, 잡기놀이, 또는 다른 놀이 활동을 할 수 있다. 흔들리고, 미끌리는, 경사 보드, 그리고 스쿠터 보드와 같은 다양한 지면은 앉은 자세를 개선하기 위해 다양한 조건을 제공하면서 아이의 참여를 유지한다. 어른뿐 아니라 어린이도 승마를 하는 동안에 앉아서 일을 할 수 있고, 앉은 자세에서 운동하는 아이디어는 상상력에 의해서만 제한된다.

앉은 자세에서 기능적인 중재 진행

Progressing Functional Interventions in Sitting

이전 세션에서는 환자의 도전 수준을 높이기 위한 몇 가지 방법을 제공했다. 환자와 관련된 변수(예; 지지면, 머리 움직임, 그리고 눈 뜨거나 감음), 환경(예; 안정적이거나 지속적으로 움직임, 또는 변화), 그리고 과제(예; 단순 또는 복잡성, 움직임의 속도), 운동 학습 및 운동 변수를 고려할 수 있고, 피드백의 빈도, 시기, 그리고 일정을 고려한다. 과제 전반에 걸쳐 높은 수준의 보조는 학습을 방해할 수 있는 반면, 환자에게 문제를 해결할 수 있는 기회를 제공하면 학습이 향상된다. 환자가 즉시 피드백을 제공하기보다 움직임에 대한 생각할 시간을 주는 것도 학습을 촉진할 수 있다. 매우 구체적인 과제를 계획하고 무작위별 연습시도와 같이 연습 일정을 변경하는 것 역시 운동학습을 강화한다. 그림 35-30은 환자에 대한 요구가 증가함에 따라 치료를 진행하기 위한 중재 변수를 변경하는 방법을 보여준다.

중재: 퇴원 후와 치료외 시간을 위한 고려 사항

Intervention: Considerations for Nontherapy Time and Discharge

환자가 입원해 있는 동안, 밖의 환경에 대한 치료를 하도록 해야 한다. 환자는 제안된 운동을 독립적으로 안전하고 정확하게 수행할 수 있어야 한다. 건강-관리팀은 또한 하루 종일 지속적인 활동에 대한 환자의 지구력 수준을 고려해야 한다. 치료는 학습된 과제의 연습과 연결이 피로감 없이 일상생활과 통합될 수 있어야 한다. 가능한 운동에는 식당 테이블에 바르게 세운 자세로 앉고, 이동 전에 의자의 가장자리로 이동하는 것, 그리고 이동을 완료하기 전에 부분 서기를 수행할 수 있도록 건강-관리자에게 요구하는 것이 포함된다. 감독하에, 환자는 앉은 자세에서 양말과 신발을 신거나 휠체어에서 이동을 위해 브레이크를 걸고 휠체어 페달을 제거하고 앞쪽으로 숙여 이동을 준비할 수 있다. 환자가 퇴원에 가까워지면 간병인은 이러한 과제를 배우고 감독 또는 보조를 해야 한다.

환자와 가족 교육 Patient and Family Education

간병인은 운동 프로그램을 수행하는 환자를 관찰하기 위해 몇 가지 치료 세션에 참여하는 것이 좋다. 이를 통해 치료사는 활동의 목적을 설명하고 과제가 올바르게 수행되거나 조정이 필요한 시기를 정할 수 있다. 치료사는 환자에게 최고의 신호를 주는 방법을 보여주고 과제의 촉진 또는 안전을 위하여 도수 접촉을 제공할 수 있다. 간병인은 "환자"를 가장 잘 돕는 방법을 관찰하고 배울 수 있는 몇 가지 기회가 필요할 것이다. 또한 간병인은 치료사에 대한 이해

치료 진행을 위한 중재 변수* 변경
(예; 자세=앉은 자세)

운동조절변수: 과제 = 과제 정의		↑안전성 ↓도전							↓안전성 ↑도전
사람	이동(움직임)	아니요							네
	지지면	넓음							좁음
	무게 중심	낮음							높음
	#관련된 관절	1개							많음
	상지	양측-체중부하 (넓음 → 좁음)	한쪽체중부하	체중부하없음	조작: 간단	조작: 복잡			↑속도
	하지	양측-체중부하 (넓음 → 좁음)	시차	한쪽체중부하	교대적 체중부하	체중부하없음 움직임없음	비체중부하움직임 단순	비체중부하움직임 복잡	↑속도
	몸통	수동적 배치			능동적		능동적/저항		
	머리	안정적			움직임		복잡한 시야		
	눈	뜨다			감다		복잡한 시야		
	인지적 도전	낮다							높다
환경	앉은 지면	안정적 (딱딱한)	불안정적 (부드럽고/경사진)		움직이는:일관되게 (예; 자동차-직선도로)		움직이는:변화주어 (예; 보트, 롤러코스터)		
	앉은 높이	낮음(엉덩관절 > 90°)		중간(엉덩관절=90°)			높음(엉덩관절 < 90°)		
	앉는 각도	후방경사					전방경사		
	팔걸이	있음					없음		
	등받이	있음(높은 것)		있음(낮은 것)			없음		
운동 학습	피드백								
	• 빈도	높음 높은 수준의 안내					낮음 발견		
	• 시기	즉각적인 KR					지연된 KR		
	• 일정	늘이기(Reverse-faded)		일정한			줄이기(Faded)		
	실습								
	• 특이성	낮음					높음		
	• 가변성	차단과 비변화					무작위와 비예측		
	• 부분/전체	부분					전체		
운동 변수	빈도	낮음 (↓ 연습량)					높음(↑ 연습량)		
	기간	짧음 (↓ 연습량)					낮음(↑ 연습량)		
	강도	낮음					높음		

*참고: 이상적으로는 한 번에 둘 이상의 변수를 변경하지 않는다.

그림 35-30 치료 진행을 위한 중재 변수 변경.

와 능력을 증명하기 위하여 과제를 수행해야 한다. 이 과정은 간병인에게 부담이 될 수 있지만, 신경학적 손상 후에 종종 많은 삶의 큰 변화를 가져오기도 한다. 치료사는 간병인에게 필요한 기술을 가르칠 때 이해하고 인내해야 한다.

환자와 가족은 퇴원하기 전에 가정환경에 필요한 적응을 고려해야 한다. 예를 들어, 두 지면의 높이가 같을 때 이동이 더 쉽고 안전하다. 따라서, 화장실 높이는 집의 화장실 높이로 높이거나 환자의 침대를 휠체어 높이에 더 가깝게 올려야 할 수 있다.

안전은 계속해서 중요한 요소이며 책상 의자나 테이블 의자에 바퀴가 있을 때, 안정적인 의자가 필요할 것이다. 목욕을 위해서는 욕조 의자가 필요할 수 있다. 치료사는 최적의 의자를 결정하기 위해 등 받침대를 사용하거나 사용하지 않고 안전하게 짧게 앉을 수 있는 환자의 능력을 고려해야 한다. 모든 사람이 낭임없는 적응으로 기능할 수 있도록 하려면 집에 사는 다른 사람들의 필요사항을 고려해야 한다. 전체를 생각하여 문제를 해결하는 것은 환자와 가족에게 도움이 될 수 있다.

가정에서 활동 Activities for Home

환자는 치료환경 밖에서 중재를 연습해야 한다. 활동을 결정할 때 안전이 가장 먼저 고려되어야 하고, 환자에게 홈 프로그램에서 3~5회 이상의 운동을 수행하도록 요청해서는 안되며, 활동이 개인의 일상생활에 포함된 기능적 과제와 연결될 때 적응이 증가된다. 예를 들어, 환자는 테이블을 떠나기 전에 매 식사가 끝날 때마다 5회의 1인치 부분서기를 수행하도록 요청할 수 있다. 환자는 신문을 식탁에 올려놓은 다음 페이지를 넘기기 위해 앞으로 기울이면서 대칭적인 자세를 유지할 수 있다. 환자는 의류 건조기 옆에 앉아 옷을 벗고 카운터에 놓을 수 있다(환자가 앉을 때 다소 높음). 이 과제는 체중이동, 몸통 회전 및 폄을 허용한다.

치료사가 앉기 및 이동에 필요한 구성요소와 일상 업무 중에 사용되는 움직임 패턴을 이해하면 홈 프로그램을 위한 수많은 운동을 실현할 수 있다. 상자 35-10은 홈 프로그램의 구성 요소를 설계할 때 치료사가 고려해야 하는 질문 유형의 예를 제공한다. 상자 35-11은 홈 운동 프로그램 샘플을 제공한다.

상자 35-10 홈 프로그램을 설계할 때 고려해야 할 질문의 예

환자의 기능적 목표를 고려한다, 예를 들어, 운전으로 복귀하려는 목표를 위해 차의 진입로에서 뒤로 물러나서 팔을 등받이에 놓고 머리와 몸통을 돌려 교통 상황을 확인하는 작업을 고려한다.

- 머리, 몸통, 골반 및 날개뼈의 움직임을 설명한다.
- 체중이동은 어떻게 하는가?
- 하지는 어떻게 움직이는가?
- 앉기능력을 증가하기 위하여 치료세션에 이 움직임들은 어떻게 통합하는가?
- 집에 있는 동안에 환자가 안전하게 수행할 수 있는 활동은 무엇인가(보호자에게 과도한 부담없이)?

상자 35-11 어린이를 위한 홈 운동프로그램 표본

1. 등 받이 없이 바닥에 양반 다리로 앉기: 블록을 위해 손을 위로 뻗어 아이의 오른쪽 바닥에 놓아 타워를 만든다. 탑이 떨어지면 어린이에게 앉은 자세에서 손을 뻗어 블록을 꺼내도록 요구한다(아이는 옆으로 앉아 더 멀리 닿을 수 있다).
2. 거울, 칠판, 냉장고 앞의 낮은 의자에 앉기: 어린이에게 색칠하거나, 휘핑한 토핑으로 그림을 그리거나 자석을 가지고 놀도록 한다. 모든 방향에서 손 뻗기를 통합.
3. 흔들의자에 옆으로 앉기: 아이는 흔들리는 동작으로 몸통 측면 조절을 유지해야 한다. 부모는 도전을 증가시키기 위해 흔들림의 속도와 각도를 변경할 수 있다. 아이는 보호신전반응을 제한하고 평형반응을 증가시키키 위해 과제중에 책의 페이지를 넘길 수 있다.
4. 편평한 스쿠터에 앉아 줄의 끝은 잡고: 부모님은 스쿠터에 있는 아이를 잡아 당긴다. 부모님은 속도, 갑자기 멈추고/시작하고 그리고 방향을 변경할 수 있다. 줄 대신 빗자루를 사용하여 과제를 더 쉽게 만들거나 쎄라밴드 조각으로 더 어렵게 만들 수 있다. 이것은 편평한 지면의 집이나 거친 보도의 외부에서 할 수 있다.

실습

이 장에서 다른 다음 기술을 연습한다. 추가 연습으로, 다음을 할 수 있어야 한다:

- 앉는 동안에 마비 측 상지를 다양한 위치를 두어 사용한다.
- 바로 누운 자세에서 앉는 자세(짧게 앉은 자세나 길게 앉은 자세)로 환자에게 교육/안내/보조한다.
- 앉을 때 다음의 고유수용성 신경근 촉진법 중 하나를 사용:
  - 안정성: 짧은 유지 저항 수축, 교대적 등척성 수축, 율동적 안정화
  - 조절된 가동성: 느린 반전 유지, 느린 반전, 주동근 반전
  - 강화: 적절한 저항 또는 보조
- 반대밀기하는 환자에게 앉은 자세를 유지할 수 있도록 다양한 활동을 적용한다.
- 환자가 앉은 자세에서 다음과 같은 기술활동을 수행할 수 있도록 교육/안내/보조한다:
  - 앞으로 이동
  - 1인치 부분 서기
  - 뒤로 이동
  - 롤-아웃 이동
  - 스쿼트-축 이동
  - 척수손상환자를 위한 길게 앉은 자세에서의 측방 이동
  - 척수손상환자의 돌아서 일어나는 이동
  - 척수손상환자를 위한 1인 의존 이동
  - 척수손상환자를 위한 2인 의존 이동

복습

1. 앉은 자세에서 몸통 움직임의 정상 패턴을 설명한다.

2. 정상적인 일상생활의 일부로서 앉을 때 기능의 중요성을 설명한다. 어떤 기능에서 이 자세가 중요한가?

3. 앉을 때 비정상적인 기능에 기여하는 손상을 확인한다.

4. 앉은 자세에서 환자의 기능을 분석하기 위해 중요한 고려사항을 확인한다.
  a. 과제 수행능력
  b. 어떻게 과제를 수행하는가?
  c. 과제의 요구나 다양한 조건에서는 무슨 일이 일어나는가?
  d. 환자가 특정 방식으로 움직이는 이유에 대하여 평가한다.

5. 앉기 수행을 측정하기 위해 중요한 표준화된 검사를 확인한다.

6. 앉은 자세에서 움직임 기능의 예후 예측을 위한 기준을 확인한다.

7. 앉은 자세에서 기능을 개선하고 발전시키기 위한 적절한 치료 중재를 설명한다.

8. 치료외 시간 동안 환자의 활동을 확인하고 가정 운동 프로그램에 통합시킨다.

9. 앉은 자세에서 환자 관리를 뒷받침하는 근거는 무엇인가?

요 약

앞서 설명한 시나리오에서 언급했듯이, 식사하기, 운전하기, 화장실 사용하기, 쓰기 및 컴퓨터 키보드 치기와 같은 주요 기능적인 일상 활동은 앉은 자세에서 일어난다. 이 장에서는 장애가 있는 개인의 활동과 일반적인 참여를 개선하기 위해 앉을 때 몸통 조절 및 기능적 활동을 촉진하는데 중점을 둔다. 일반적인 움직임 패턴, 움직임 문제의 근본적인 장애, 안전 고려사항, 검사 구성 요소 및 수명 영향에 대해 설명한다. 기능적인 활동 제한을 해결하기 위한 중재는 운동 조절 단계(가동성, 안정성, 조절된 움직임, 그리고 기술)의 맥락에서 제시된다.

앉았다 일어나기, 일어났다 앉기, 서 있기의 기능적 중재

Functional Intervention in Sit-to-Stand, Stand-to-Sit, and Standing

제 36 장

■ 류혜인

개요

학습목표

이 장을 마치면, 학습자는 다음을 할 수 있어야 한다:

1. 앉았다 일어나기, 일어났다 앉기, 서 있기의 생체역학적인 특징 및 운동 조절 특징을 설명할 수 있다.
2. 앉았다 일어나기, 서 있기, 일어났다 앉기에 대한 조절 변수를 최소 3가지 알 수 있다.
3. 앉았다 일어나기, 일어났다 앉기, 서 있기의 기능적 기술/활동에 영향을 미칠 신체 구조/기능의 장애에 대한 가설을 세울 수 있다.
4. 앉았다 일어나기, 일어났다 앉기, 서 있기를 검사할 때 사용하는 테스트(정량 및 정성 검사) 및 측정 방법을 알 수 있다.
5. 환자의 과제를 더 쉽게 하거나 더 어렵게 하기 위해 앉았다 일어나기 또는 일어났다 앉기의 생체역학을 바꿀 수 있다.
6. 환자가 (1) 가만히 서 있기, (2) 머리, 팔, 또는 몸통을 움직이며 서 있기, (3) 기저면 내에서 체중 이동을 하는 서 있기의 단계별 과정을 설명할 수 있다.
7. 과제 중심적인 훈련을 보여줌으로써 훈련 강도의 개념을 앉았다 일어나기, 일어났다 앉기의 기술에 적용할 수 있다.
8. 암묵적 학습을 강조하기 위해 환자에게 최소한의 명시적 지시로 앉았다 일어나기 또는 일어났다 앉기를 가르칠 수 있다.
9. 무게 및 튜빙 추가, 과제의 생체역학 변경을 적용하는 단계별 운동 방법을 포함하여 앉았다 일어나기, 일어났다 앉기를 한 기능적 치료 운동 프로그램을 고안할 수 있다.
10. 대칭적으로 서 있기가 어렵고 앉았다 일어나기가 어려운 편측 마비 환자의 사례 연구에서 대칭을 향상시키기 위한 기능적 훈련 전략, 전기 치료 기구, 보조기나 신발 웨지를 포함한 치료 계획을 고안할 수 있다.
11. 진행적인 신경학적 질환이 있는 환자의 사례 연구에서 앉았다 일어나기와 서 있기에 도움이 되는 가정에서의 도구 수정을 2가지 제안할 수 있다.
12. (1) 앉았다 일어나기, (2) 일어났다 앉기, (3) 서 있기 및 체중 이동의 기능적 기술을 향상시키는 가정 운동 프로그램을 개발할 수 있다.

서론 Introduction

환자들에게 개인적인 재활 목표에 대해 물어본다면 신경학적 장애가 있는 대부분의 사람들은 바로 "다시 걷고 싶어요!"라고 대답할 것이다. 걸으려면 서야 한다는 사실에도 불구하고 일어서는 것을 중요한 목표로 삼는 경우는 거의 없다. 임상에서는 감독 하에 걸을 수는 있지만 의자에서 일어나기 위해 신체적인 도움이 필요한 환자를 볼 수 있다.

앉았다 일어나기(Sit-to-Stand, STS) 및 일어났다 앉기는(Stand-to-Sit, SIT) 앉아서 하는 활동과 서 있기/보행 기능 사이의 관문이기 때문에 중요한 기능적 기술이자 궁극적인 *이행성 움직임*이다. 서 있기는 다음과 같은 대부분의 중요한 기능/활동들을 용이하게 한다: (1) 냉장고나 옷장 선반같이 휠체어보다 높이 있는 가정/직장에서의 놀이 도구나 장비로의 접근성, (2) 화장실, 자동차, 욕조, 운동 기구로의 이동성, (3) 하지(lower extremity, LE)의 구축과 궁둥뼈결절/엉치뼈의 욕창을 예방하는 데 도움이 되는 자세를 취하는 능력. 마찬가지로 환자가 걸을 수 없더라도 독립적으로 서는 능력은 환경 적응 여부에 관계없이 자기 관리, 가정/직장/학교 관리, 지역 사회 참여에서 기능적으로 독립할 수 있게 한다.

이 장에서는 신경근 결손이 있는 환자의 기능적 독립 및 이동성에 중요한 역할을 하는 과제인 STS, SIT, 서 있기에서의 움직임에 초점을 맞출 것이다.

앉았다 일어나기, 일어났다 앉기, 서 있기의 생체역학 및 운동 조절 특징 Biomechanical and Motor Control Characteristics of Sit-to-Stand, Stand-to-Sit, and Standing

움직임 분석 및 기능적 훈련은 생체역학 및 운동 조절의 원리를 활용한다. 다음 섹션에서는 STS, 서 있기, SIT와 관련된 생체역학 및 운동 조절의 변수에 대해 설명할 것이다. 읽기 전에 이러한 변수를 이해할 수 있도록 다음과 같은 활동을 먼저 한다.

생각해 볼 점 36.1

"서 있으세요"

당신이 앉았다 일어나는 동안 누군가에게 이 장면을 녹화해 달라고 한다:

- 생각하지 말고 먼저 일어난다. 어떻게 일어났는가? 얼마나 걸렸는가? 발, 무릎, 몸통의 상대적 위치는 어땠는가? 팔을 사용했는가? 아니면 모멘텀을 사용했는가?
- 다시 일어선다: 이번에는 발을 무릎 앞에 놓고 일어선다. 발이 뒤에 있을 때보다 더 쉬웠는가? 아니면 힘들었는가? 속도와 노력이 어떻게 바뀌었는가? 발 위치의 변화를 어떻게 보상했는가?
- 앉는다. 이 때 앉으면서 몸통이 앞으로 구부러지지 않도록 한다. 이 동작이 일어났다 앉기의 시간, 노력, 질을 어떻게 변화시켰는가?
- 대부분의 체중을 한쪽 다리에만 싣고 다시 일어선다. 대칭과 자세는 어떻게 되었는가? 서 있을 때 균형을 얼마나 잡았는가?
- 움직이지 않고 서 있는다. 근육의 노력을 얼마나 하고 있는가? 뒤를 돌아보거나 머리 위로 손을 들 때 노력이 어떻게 바뀌는가?

앉았다 일어나기의 생체역학적인 분석 Biomechanical Analysis of Sit-to-Stand

앉았다 일어나기의 역학적인 4단계

명확하게 정의되고 합의된 보행의 단계와 달리 STS의 생체역학은 다양한 분류 시스템으로 설명된다(Etnyre, 2007; Fotoohabadi, 2010; Janssen, 2002b; Schenkman, 1990). Schenkman은 STS의 역학적인 4단계를 설명했다: (1) 굽힘 모멘텀, (2) 모멘텀 이동, (3) 폄, (4) 안정화(표 36-1). *굽힘 모멘텀*은 골반이 앞으로 움직이고 엉덩관절의 굽힘이 증가될 때 몸통이 발 위에서 앞으로 움직이는 움직임이다. 이 단계에서 질량 중심(center of mass, COM)은 주로 앞으로 이동한다. 따라서 이를 STS의 *수평* 단계라고도 한다. 건강한 노인의 STS 중 척추와 LE의 운동학적 분석에서 이 단계에서 엉덩관절은 시작 자세에서 최대한 구부린 자세까지 19.4° 움직이는 반면, 허리뼈는 4.1°만 구부러지는 것으로 나타났다(Fotoohabadi, 2010).

표 36-1 앉았다 일어나기의 단계*

단계	이름	이 단계에서의 생체역학적인 상태
1	굽힘 모멘텀	몸통과 골반은 엉덩이 위에서 앞쪽으로 약 16° 회전한다. 상체의 모멘텀은 사람이 앞으로 몸을 기울일 때 생성되고, 이는 상체의 질량과 움직이는 속도를 반영한다. 척주세움근은 편심성으로 작용하여 앞쪽으로의 모멘텀을 조절한다. COM이 BOS 내에 있기 때문에 비교적 안정적인 단계다. COM이 수평으로 변하기 때문에 이 단계를 수평 단계라고도 한다.
2	모멘텀 이동	이 단계는 엉덩이가 의자에서 들어 올려질 때 시작된다. 발목의 발등굽힘, 몸통의 굽힘, 머리의 폄 동작이 최대로 발생한다. 이 단계에서 COM은 수직으로 위쪽으로 이동하고 BOS는 엉덩이에서 발로 이동한다. COM이 한 BOS에서 다른 BOS로 이동하기 때문에 이 단계를 "동적 안정성"이라고 한다. 이와 관련된 근육에는 넙다리곧은근, 안쪽넓은근, 넙다리두갈래근, 큰볼기근 같은 엉덩 관절 및 무릎관절 폄근이 포함된다. 엉덩이가 의자에서 들어 올려질 때 가장 높은 지면 가장 높은 지면반력이 발생한다.
3	폄	이 단계는 2단계 동안 발등굽힘이 최대로 발생하는 것으로 시작하여 똑바로 서서 엉덩이가 움직이지 않을 때 끝난다. 이 단계의 초점은 COM이 발 위에 있는 동안 몸을 위쪽으로 이동하는 것이다. 무릎관절 및 엉덩관절 폄근의 지속적인 공동 활성화와 복부 근육의 수축이 필요하다.
4	안정화	이 단계에서는 움직임이 끝나고 신체가 정상적인 자세 동요로 돌아간다. 가만히 서 있는 것을 조절하는 것과 관련된 주요 근육은 COM의 흔들림에 따라 다르며 척주세움근, 엉덩허리근, 복부 근육, 중간볼기근, 넙다리근막긴장근, 장딴지근/가자미근, 앞정강근이 포함된다.

BOS=지지면, COM=질량 중심

*Schenkman M, Berger RA, Riley PO, Mann RW, Hodge WA. Whole-body movements during rising to standing from sitting. *Phys Ther*. 1990;70(10):638-651에서 설명됨.

두 번째 단계인 *모멘텀 이동*은 모멘텀 힘과 엉덩관절/무릎관절 근육의 힘을 모두 사용하여 엉덩이에서 발로 체중을 이동하는 것이다. 이 단계는 의자 표면에서 엉덩이가 떨어지는 지점을 나타내기 때문에 *'liftoff'*이라고도 한다. 이때, 등뼈는 더 펴지는 반면 허리뼈는 더 구부려진다(Fotoohabadi, 2010). *모멘텀 이동* 단계에는 2가지 전략이 포함된다. (1) 1단계에서 생긴 모멘텀은 바로 전신으로 전달되어 서기 위해 수직으로 움직이는 동작을 계속 할 수 있게 한다, (2) 몸통은 liftoff *전에* 엉덩관절 위에서 엉덩관절 굽힘이 최대한 되는 지점까지 앞으로 구부린다(Schenkman, 1990). 2번 전략은 모멘텀 사용을 줄이므로 다리에 더 큰 근력이 필요하지만 더 안정적이다.

폄 단계는 COM을 위쪽으로 이동시키는 무릎관절 및 엉덩관절의 폄을 설명하며, 위쪽 방향으로 움직이기 때문에 STS의 *수직* 단계라고도 한다. 폄 단계 동안, 허리뼈는 약 5.9°의 굽힘에서 13.3°의 폄으로 움직인다(Fotoohabadi, 2010). *안정화* 단계는 일단 서서 상대적으로 편 상태에 있는 엉덩관절, 무릎관절, 허리뼈들이 작은 기저면(base of support, BOS) 위에서 균형을 재정립하는 것이다.

이 STS의 4단계는 이 장 전체에서 사용된다. 의자에서 앞으로 움직이는 것은 STS의 요소가 아니라는 점을 유의하는 것이 중요하다. 검사든 훈련이든 STS를 하기 위해 "준비된" 자세는 두 발이 바닥에 편평하게 있는 것이다. 병원 침대나 휠체어 같은 일부 좌석 표면에서는 환자가 앞으로 빨리 움직여 발이 이러한 준비된 자세에 있게 해야 하고 이러한 자세를 치료사가 꼭 다뤄야 한다. 그러니 앞으로 움직이는 것은 STS의 정상적인 생체역학적 측면으로 간주되지 않는다.

2단계 시스템: 폄 전단계 및 폄 단계

STS는 BOS에서의 COM의 위치에 초점을 맞춘 2단계 시스템으로도 설명된다(Carr, 1994, 2003; Shepherd, 1994). 이 2단계는 *폄 전단계, 폄 단계*라고 한다. 폄 전단계의 목적은 COM을 BOS보다 위로 이동하여 서 있는 데 필요한 근력을 줄이는 것이다. 이 단계는 상체가 앞으로 움직이는 동안 발을 뒤로 움직여서 발생한다. 회전축은 다음과 같은 두 곳에서 발생한다: 몸통이 앞으로 움직일 때 엉덩관절 수위, 정강뼈가 발 위로 움직일 때 발목 수위. 몸통과 정강뼈의 앞쪽 움직임은 COM을 의자에서 발로 바꾸는 데 도움이 된다. 첫 번째 단계에서 근육의 활동은 엉덩관절 굽힘을 위한 엉덩허리근의 활성화와 발목관절 발등굽힘을 위한 앞정강근(tibialis anterior, TA)의 동심성 활성으로 시작된다(Khemlani, 1998). 복부와 척추 근육은 몸통을 안정적으로 유지하기 위해 공동 수축할 가능성이 가장 높다(Carr, 2003). 1단계가 끝날 무렵, 넙다리이두근은 엉덩관절/몸통의 굽힘이 멈추게 하면서 엉덩관절의 폄을 도울 수 있다(Khemlani, 1998).

*폄 단계*는 허벅지가 의자에서 들어 올려질 때 시작되고 수직 동작은 무릎관절, 엉덩관절, 발목관절에서 발생하는 폄근의 동심성 근력으로 인해 발생한다(Carr, 2003; Khemlani, 1998). 이러한 힘은 중력에 대항하여 체중을 수직으로 움직일 수 있을 만큼 강해야 하며 가쪽넓은근, 안쪽넓은근, 넙다리곧은근, 큰볼기근, 장딴지근/가자미근(가끔)의 결합된 동작으로 인해 생성된다(Carr, 2003). 무릎관절 폄근의 힘은 엉덩관절과 발목관절의 힘보다 일찍 발생하며 STS의 독립성을 예측한다(Eriksrud, 2003).

전반적으로 STS를 할 때 다리에 필요한 동작의 정도와 힘은 보행 중에 필요한 것보다 크다(Jevsevar, 1993; Carr, 2003). 이는 일부 환자가 독립적으로 걸을 수 있지만 일어설 때 왜 도움이 필요한지를 설명한다. STS를 단계로 묘사하는 것은 움직임 자체가 단계적으로 발생하지 않고 일반적으로 하나의 연속적인 움직임이기 때문에 주로 생체역학적인 분석을 위한 것이다. 그러나 STS 과정에서 환자가 어려워하는 부분을 안다면 치료사가 적절한 치료 전략을 계획하는 데 도움이 된다. 예를 들어, 어떤 환자는 굽힘 모멘텀 단계에서 COM을 앞쪽으로 가져오지 않아 서기가 어려울 수 있고, 어떤 환자는 무릎관절과 엉덩관절의 폄근 근력이 부족하여 도움이 필요할 수 있다. 이 단계는 환자가 문제를 겪고 있는 이유에 대한 임상적 추론을 강조하는 방식으로 STS를 문서화할 때 사용할 수 있다.

생각해 볼 점 36.2

환자의 앉았다 일어나기를 상상할 수 있는가?

환자는 휠체어에서 앉았다 일어나기(sit-to-stand, STS)를 하기 위해 치료사로부터 최소한의 도움이(몸통을 앞으로 가져오기 위해 손을 등에 놓는 것) 필요했다. STS 동안 환자는 몸통을 앞으로 구부리는 것이 힘들었고 발을 무릎 뒤에 두지 않았다. 환자의 움직임 전략은 굽힘 모멘텀과 서기 위한 새로운 지지면 위로 자신의 질량 중심을 가져오는 능력을 방해했다. 이는 모멘텀 이동 단계 동안 좌석에서 일어날 때 필요한 근력을 증가시켰으며, 이로 인해 체중을 발로 옮기는 데 팔이 도움을 주었음을 알 수 있다. 환자는 서는 것을 성공하기 전에 세 번의 시도를 했다. 일어서는 데 걸리는 전체 시간은 32초였다. "코를 발가락 위에" 놓으라는 외부적인 시각적 지시가 주어지면 환자는 22초 안에 서 있을 수 있다.

앉았다 일어나기의 운동 조절 분석
Motor Control Analysis of Sit-to-Stand

운동 조절 분석은 특정한 개인, 과제, 움직임이 발생하는 환경을 기반으로 움직임이 구성되는 방식을 고려하여 생체역학적인 분석의 정보에 추가된다(Shumway-Cook, 2012). 운동 조절 용어를 사용했을 때, STS는 시작과 끝이 뚜렷하기 때문에 **신중한(discreet) 과제**다. 지면에 가깝고 비교적 크고 안정적인 BOS에서(예; 의자 표면) 더 작은 BOS의 덜 안정적이고 더 높은 위치로(즉, 양발 아래의 지지면) COM이 이동하기 때문에 **이동성 과제**라고도 한다. STS에서는 의자를 밀거나 물병 같은 물건을 옮기기 위해 손을 사용하는지에 따라 상지(upper extremity, UE) 조작이 포함될 수 있다. 또한 상대적으로 주의를 적게 하고 시행 간 변동성이 거의 없기 때문에 **닫힌 과제**다.

조절 변수는 시스템이 특정 움직임을 구성하는 방식에 영향을 미치는 개인의 내부적 또는 외부적 변수로 정의된다(Shumway-Cook, 2012). 내부적인 조절 변수는 특정 관절에서 사용할 수 있는 동작이나 힘과 같은 개인의 운동, 감각, 지각 전략을 반영한다. 외부적인 조절 변수는 물체의 크기, 모양, 높이, 단단함과 같은 환경의 규제 측면을 반영한다.

이 장의 서문에서 독자에게 발과 손의 위치를 약간 다르게 하여 일어서고 앉으라고 했다. 당신의 경험을 바탕으로 STS 과제와 관련된 조절 변수를 가정할 수 있는가?

Janssen은(2002b) STS의 결정 요인에 대한 문헌을 재검토했다. 문헌 검색에 따르면 의자 높이, 발 위치, 팔걸이 사용이 STS의 수행 능력에 영향을 미쳤다(표 36-2).

의자 높이는 치료사가 STS 재훈련에서 해결할 수 있는 중요하고 쉬운 조절 변수다. 다양한 의자 표면에서 일어서는 그림인 그림 36-1ABC에서 환자의 LE 움직임의 양을 관찰한다. 더 많은 근력이 필요한 표면은 무엇인가? 다른 *외적인* 조절 변수로는 의자의 단단함과 수평면에 대한 좌석의 각도가 있다. 또한 Anan(2008)은 노인의 STS 동작에 대한 쿠션 두께의 영향을 조사한 결과, 전체적인 좌석 높이를 조절한 후에도 쿠션이 없는 경우와 90mm 쿠션이

표 36-2 앉았다 일어나기의 근거 기반 조절 변수

조절 변수	앉았다 일어나기에 미치는 영향
의자 높이	• 의자의 높이를 낮추는 것은 STS의 난이도와 이때 필요한 힘의 양을 증가시킨다. 지역사회에 살면서 요양원에 거주 중인 64~105세의 노인인 경우, 좌석의 높이가 아래 다리 길이의 120%라면 성공적으로 설 수 있다(Janssen, 2002b).
발의 자세	• 발과 무릎 위치는 COM이 앞으로 나아가야 하는 거리를 바꾼다. 건강한 성인이든 장애가 있는 성인이든, 발의 위치를 바꾸는 것은 발생하는 힘의 타이밍과 양에 영향을 미친다(Brunt, 2002). 더 많이 쓰는 쪽 또는 손상되지 않은 쪽 다리를 생체역학적으로 힘든 쪽에 놓으면 건강한 성인과 뇌졸중을 겪은 사람들의 많이 쓰지 않는 쪽 또는 손상된 쪽의 다리에서 더 큰 힘이 생성된다(Brunt, 2002).
팔걸이	• 팔걸이를 사용하면 무릎과 엉덩이에 필요한 근육의 힘이 줄고(Janssen, 2002b) 수직 피크 지면 반력이 줄며, 서 있는 시간이 늘고, 굽힘 모멘텀 단계에 필요한 시간을 줄여진다(Schenkman, 1990). • 팔을 자유롭게 유지하면 모멘텀 이동, 폄, 안정화 단계에서 필요한 다리 힘이 크게 감소한다(Schenkman, 1990).
의자의 쿠션	• 쿠션 두께가 더 크면(90mm) 얇은 쿠션이나 쿠션이 없는 경우에 비해 필요한 엉덩관절 굽힘의 양이 크게 증가된다(Anan, 2008).
지팡이 사용	• 편측 마비 환자의 경우 지팡이를 사용하여 STS를 하는 것이 더 빠르고 대칭적이며 지팡이를 사용하지 않는 것보다 마비쪽 다리의 폄근에서 더 큰 모멘트를 생성한다(Hu, 2013).

COM = 질량 중심, STS = 앉았다 일어나기.

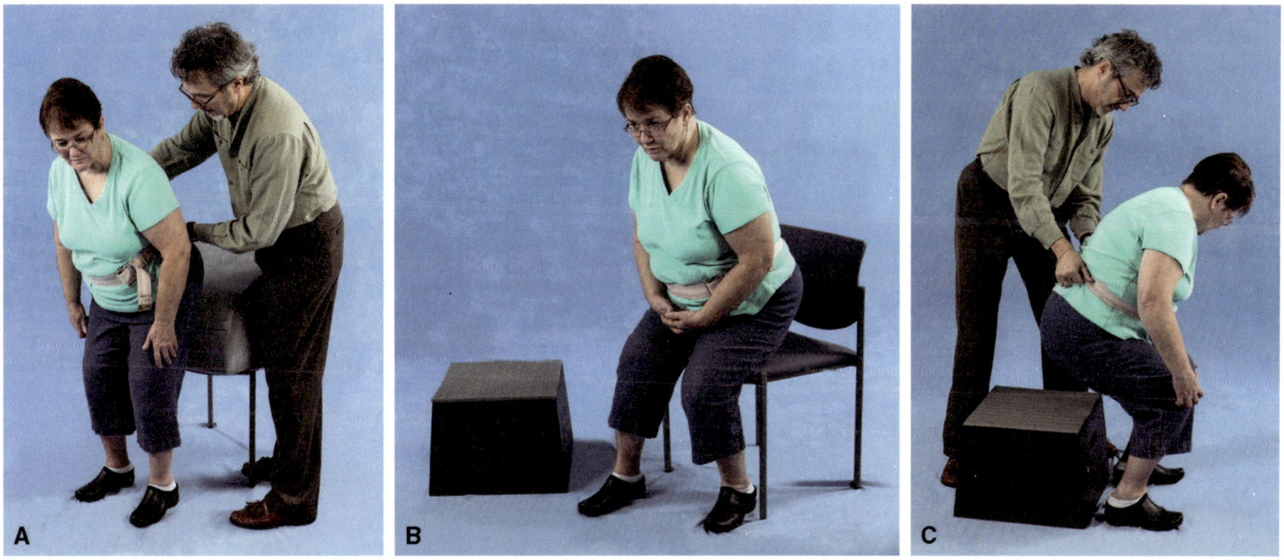

그림 36-1ABC 앉았다 일어나기 위한 조절 변수로서의 좌석 높이. (A) 높은 표면, (B) 표준 의자 높이, (C) 낮은 표면. 앉았다 일어나기의 모멘텀 이동 단계에서 필요한 무릎관절 굽힘의 정도 차이를 확인한다.

있는 경우 사이에서 필요한 엉덩관절 굽힘의 양이 크게 증가하는 것을 발견했다.

Brunt(2002)와 Camargos(2009)가 분석한 뇌졸중 환자의 발의 위치에 대한 결과는 서로 다르다. Brunt(2002)는 비마비측 사지의 뒤에 TA와 넙다리근이(quadriceps, QD) 있을 때 이 근육들의 활성화가 더 크다고 보고한 반면, Camargos(2009)는 발의 위치가 대칭적이든 비대칭적이든 TA와 QD 근육에서 근전도(electromyography, EMG) 값에 유의한 차이가 없음을 발견했다. Camargos(2009)는 발의 위치 및 대칭적인 발의 위치에 대한 자발적인 전략이 서는 속도를 향상시키고, 비대칭적인 전략보다 안정성이 더 크다고 보고했다. 따라서 특정 환자의 STS에 영향을 미치는 요인을 이해하면 중재를 지시하는 데 도움이 된다.

팔걸이를 사용하면 STS의 다양한 부분에 필요한 힘과 힘의 타이밍이 변하기 때문에 팔걸이를 사용한다거나 팔걸이가 없는 상태에서 STS를 재훈련할지에 대한 여부는 신중하게 결정해야 하며 각 환자의 능력에 따라 달라야 한다. 예를 들어, LE가 약한 환자는 팔걸이를 사용하지 않고 모멘텀 기반 전략을 사용하도록 권장하는 반면, 자세가 불안정한 환자는 서 있을 때 안정성을 높이기 위해 팔걸이를 사용하도록 권장할 수 있다. Kinoshita(2012)는 손잡이의 유무와 다양한 위치에 손잡이가 있는 STS의 운동학을 조사한 결과, 높은 손잡이와 낮은 손잡이가 같이 있는 것이 손잡이가 없는 경우에 비해 STS의 속도를 높이고 LE의 토크를 감소시키는 것을 발견했다. 치료사들은 각 환자마다 팔걸이와 손잡이의 사용 여부와 위치를 실험하고 치료 계획 중 단계별 진행 사항에 이러한 요소들의 변경을 포함해야 한다.

STS 훈련의 또 다른 주의사항은 앞쪽으로 굽히는 것은 깊은 의자에서만 필요하지만 이 과정이 과제의 일부로 훈련되는 경우가 많다는 것이다. STS와 보행을 훈련시키고 싶은 치료사는 환자가 앞으로 구부릴 필요가 없는 자리를 마련해야 한다. 환자가 일어서려고 준비할 때 발을 바닥에 편평하게 두라고 지시한다. 이렇게 하면 환자가 필요할 때 의자에서 앞으로 움직일 수 있고 일어서는 것과 앞으로 움직이는 것을 분리할 수 있다.

서 있기의 생체역학 및 운동 조절 분석
Biomechanical and Motor Control Analysis of Standing

서 있기는 STS의 안정화 단계로 간주된다. 정상적인 자세 정렬을 옆에서 봤을 때, 관상봉합의 꼭대기의 약간 뒤에서 시작한 표준 다림줄(plumb line)이 이상적으로는 외이도, 어깨의 중간, 허리뼈몸통 및 엉치뼈곶, 엉덩관절 중심의 약간 뒤, 무릎관절 축의 약간 앞, 가쪽복사뼈의 약간 앞을 지난다(Kendall, 2005). 가만히 서 있는 것은 신체 정렬, 근육의 긴장도, 자세 긴장도, 근력의 영향을 받는다(Shumway-Cook, 2012). 서 있는 동안 긴장하는 근육에는 장딴지근/가자미근, TA, 중간볼기근/넙다리근막긴장근, 엉덩허리근, 척주세움근이 있다(Shumway-Cook, 2012).

그러나 노화, 신경학적 결손, 비만과 관련된 자세 정렬의 변화는 가만히 서 있을 때의 안정성에 대한 부담을 증가시킬 수 있다(Kendall, 2005). 예를 들어, 파킨슨병(Parkinson disease, PD) 환자가 엉덩관절과 무릎관절을 약간 구부린 상태로 서 있을 때, 다림줄은 무릎관절 축의 뒤쪽을 지나고 그 자세를 유지하기 위해 QD 근육이 활성화되어야 한다. 마찬가지로 발의 안쪽말발(equinovarus) 같은 한쪽 결손은 서 있는 상태에서 균형을 유지하는 데 필요한 기저면과 힘을 많이 변경시킨다.

서 있을 때의 운동 조절을 분석해보자. STS와 달리 서 있는 것은 시작, 중간, 끝이 없기 때문에 **연속적인** 과제다(Rose, 2006). 또한 BOS가 움직이지 않기 때문에 **안정성 과제**이기도 하다. 가만히 서 있을 때 *정상적인 자세 동요*라면 BOS 내에서 COM이 약간 움직인다. 서 있기는 동일한 환경 내에서 시행 간 변동성이 거의 없는 **닫힌 과제**로 간주될 수 있다. 움직이는 기차나 버스에서 서 있는 것은 기차의 속도, 방향, 가속 또는 감속에 따라 많은 변동성이 있기 때문에 불안한 서 있기나 **열린 과제**로 간주된다.

서 있기의 조절 변수는 무엇인가? **외부적인 조절 변수**

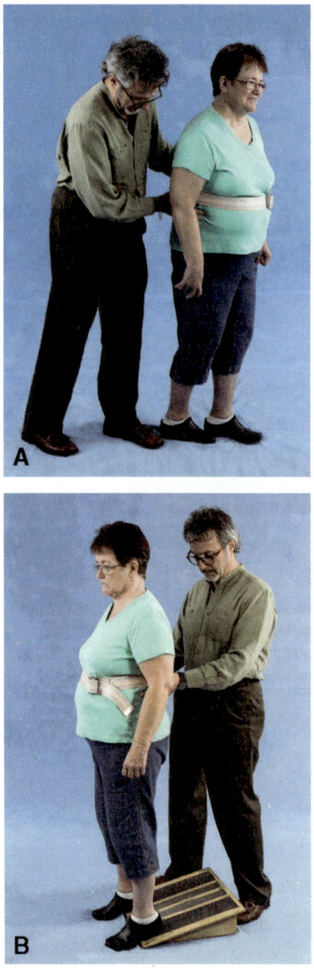

그림 36-2AB 서 있기를 위한 2개의 외부적 조절 변수. (A) 좁은 지지면과 (B) 바닥 표면의 각도는 모두 가만히 서 있는 것과 관련된 운동 조절에 영향을 준다.

에는 바닥 표면의 단단함, 바닥 표면의 각도, 신발의 각도 및 단단함과 바람, 작은 변화, 가속/감속과 같은 외부 힘 등이 있다. 그림 36-2AB는 서 있기를 위한 2가지 외부적인 조절 변수를 보여준다. **내부적인 조절 변수**에는 척주세움근이나 장딴지근/가자미근과 같이 주요 자세 조절 근육의 힘이 포함된다(Shumway-Cook, 2012).

서 있기의 목표는 BOS 내에서 COM을 유지하는 것이다. 서 있기는 다음과 같은 여러 상황에서 발생할 수 있다: 자세 전략 이외의 움직임 없이 가만히 서 있기, 머리나 몸통 또는 사지와 같은 신체 부위를 움직이는 동안 서 있기, 작은 변화가 있거나 공을 잡는 것과 같은 외부 힘이 신체에 작용할 때 서 있기. 손을 뻗을 때처럼 COM이 BOS 내에서 움직일 때, BOS가 작아질 때, 또는 질량이 증가할 때 서 있는 상태에서 안정성에 대한 부담이 *증가*한다.

다른 어떤 활동이 COM을 바꿀 수 있는가? 서 있을 때 안정성에 대한 부담을 증가시키는 요인을 이해하면 치료 계획 중 단계별 진행 사항을 계획하는 데 도움이 될 수 있다. 환자가 서 있는 것을 어렵게 하는 방법들은 상자 36-1에 나와 있다.

일어났다 앉기의 생체역학 및 운동 조절 분석
Biomechanical and Motor Control Analysis of Stand-to-Sit

SIT의 중요한 생체역학은 무엇인가? STS의 생체역학과 어떻게 다른가? 첫째, 골반이 앞으로 회전하여 STS를 할 때보다 몸통을 허벅지에 더 가깝도록 움직인다. 그러나 SIT에서는 COM이 *뒤쪽과 아래쪽으로* 이동한다. SIT를 할 때 무릎관절과 엉덩관절은 동시에 구부러져 COM이 이 방향으로 이동하는 데 도움을 준다. 엉덩이가 좌석 표면에 닿으면(초기 접촉) 엉덩관절은 펴지고 골반은 엉덩관절 위에서 뒤쪽으로 회전한다. 발목의 최대 발등굽힘은 좌석 표면과의 초기 접촉 직전에 발생하는 반면 몸통의 최대 굽힘은 좌석과 처음 접촉할 때 발생한다(Dubost, 2005).

둘째, 중력에 대항하여 몸을 의자에서 들어 올리기 위해 STS에서 사용되는 모멘텀과 달리 SIT는 중력의 도움을 받는 내려오는 힘을 조절하기 위해 엉덩관절, 무릎관절, 발목관절 폄근의 조절된 *편심성* 근력을 사용한다(Dubost, 2005). 따라서 이러한 조절된 동작으로 인해 움직이는 시간은 STS보다 SIT를 할 때 더 느리다(Kralj, 1990). 무릎관절과 엉덩관절의 폄근이 약한 환자는 빨리 앉거나 팔을 사용하여 내려오는 힘을 조절하는 경향이 있다.

엉덩관절, 무릎관절, 발목관절에서 필요한 관절의 동작은 STS의 동작과 유사하지만 여러 지점들에서 관절의 최대 동작이 다르게 발생한다. 예를 들어, STS에서 몸통의 최대 굽힘은 허벅지가 의자에서 떨어질 때 발생하는 반면, SIT에서는 허벅지가 의자에 닿을 때 발생한다(Dubost, 2005). 10명의 건강한 노인과 9명의 젊은 성인을 대상으로 STS와 SIT의 운동학을 비교한 연구에서 Dubost (2005)는 젊은 성인들보다 노인들이 SIT를 할 동안 몸통 굽힘을 약 10° 덜 한다는 것을 발견했다. 저자들은 운동학의 이러한 변화가 노화에 따른 자세 안정성 감소의 지표가 될 수 있다고 제안했다.

운동 조절 용어를 사용하면 STS와 마찬가지로 SIT 또한 **신중한 이동성** 과제다. 그러나 STS와 달리 몸은 서 있을 때 상대적으로 작은 BOS에서 앉아 있을 때 더 큰 BOS로 이동하므로, 끝 위치가 시작 위치보다 더 안정적이다. 때때로 환자들은 마치 이보다 더 안전한 자세를 기다릴 수 없다는 것처럼 매우 빨리 앉기 위해 "툭" 앉는다. 또한 SIT는 시행 사이에 상대적으로 변동성이 적은 **닫힌** 과제다. 손은 전혀 사용되지 않거나 내려오는 힘/조작 과제를 조절하기 위해 사용될 수 있다.

이제까지 STS와 서 있기에 대한 조절 변수를 분석해봤는데, SIT에서 가장 큰 영향을 미치는 조절 변수는 무엇인가?

- 잠재적인 내부적 조절 변수는 엉덩관절 및 무릎관절 폄근의 편심성 근력, 엉덩관절 굽힘 및 발목관절 발등

상자 36-1 환자가 서 있는 것을 어렵게 하는 방법

머리, 팔, 몸통의 분절들을 움직임
- 한쪽 어깨를 쳐다봄, 몸통을 회전시킴, 옆으로 구부림
- 팔을 허공에 높이 뻗거나 앞으로 뻗음
- 무릎을 구부림, 스쿼트 자세

체중 분산의 변화
- 무거운 물체 잡고 있기

외부의 힘을 견딤
- 무거운 공 받기
- 외부에서 밀거나 쿡 찌름(작은 변화)

지지면의 변화
- 발 사이의 거리를 점점 좁힘
- 한 다리로 서 있거나 일자로 서 있음

문제: 환자의 서 있기를 어떻게 어렵게 만들 것인가?

굽힘의 관절 가동 범위, 앞으로 구부리는 것에 대한 두려움이나 자신감이다. 내부적인 조절 변수의 좋은 예시는 엉덩관절 치환술 후 엉덩관절을 70° 이상 구부리는 것을 금지하는 것이다. 이러한 경우 관절을 탈구로부터 보호하기 위해 SIT를 하는 전략을 바꿔야 한다.

- 잠재적인 외부적 조절 변수는 의자 높이, 팔걸이 높이(해당하는 경우), 의자의 단단함, 의자가 움직이지 않을 때 의자의 안정성(다리나 바퀴)이다.

앉았다 일어나기, 일어났다 앉기, 서 있기에 영향을 미치는 손상
Impairments Influencing Sit-to-Stand, Standing, and Stand-to-Sit

STS, 서 있기, SIT의 운동 조절 및 생체역학적 설명에 따르면 어떤 손상이 기능적 능력, 자세, 움직임의 질에 영향을 미칠 수 있는가? LE가 약한 환자는 STS, 서 있기, SIT를 할 때 확실히 어려움을 겪을 것이다. 무릎관절 폄근의 도움을 거의 받지 않고 일어나거나 앉는다고 상상해보자. 일어서려면 몸통과 LE의 굽힘 각도를 늘리고 굽힘 모멘텀 단계에서 모멘텀을 늘려야 하며 팔의 폄근을 사용하여 의자를 밀어 올려야 한다. 앉으려면 UE는 내려오는 힘을 편심성으로 조절해야 한다. 대부분의 경우 환자들이 툭 앉거나 편심성 조절을 놓치는 것을 볼 수 있다. 표 36-3에는 STS, 서 있기, SIT에 영향을 미칠 수 있는 근본적인 장애가 나와 있다.

노인이 독립적으로 일어설 수 없는 것은 종종 의존성, 제도화, 그리고 모든 신체 계통에 추가적인 장애를 초래할 수 있는 관절 구축 및 욕창의 위험성과 관련이 있다(Dubost, 2005). 이러한 이유로 인해 STS와 서 있기는 기능적으로 관련이 있고 이 동작으로 LE의 근력을 유지할 수 있기 때문에 가정 운동 프로그램(HEP)을 고안할 때

표 36-3 STS, 서 있기, SIT에 영향을 미칠 수 있는 손상

손상	STS/SIT 또는 서 있기에 미치는 잠재적 영향
움직임 시작 장애	• 느림: STS에 필요한 시간이 더 많음 • 모멘텀 전략을 사용하는 능력 감소, 무릎관절과 엉덩관절 또는 상지의 폄이 더 많이 필요함
LE의 운동 동원 감소	• 올라오는 시간이 늘어남 • 의자에서 일어나는 데 충분한 힘을 발휘하지 못함 • 움직임을 돕기 위해 상체를 사용해야 함 • 손상된 사지의 체중 부하 감소로 인한 비대칭적인 자세
LE의 근력/파워 감소	• 서 있는 시간이 길어지거나 서기 위해 여러 번 시도함 • STS의 모멘텀 이동이나 안정화 단계에서 불안정함 • SIT 때 앞으로 구부리는 동작을 막는 편심성 힘을 조절하지 못해서 더 빠르게 내려온다거나 내려오는 것을 조절하지 못함 • 눈을 뜨고 서 있는 동안 흔들림이 커짐
관절 가동 범위 제한	• 어느 관절이 제한적인지에 따라 움직임 패턴이 변함 • 효율성이 감소하면서 움직이는 시간이 늘어남 • 역학적인 제한을 극복하기 위해 상지나 LE의 힘이 추가적으로 쓰임
근육 긴장 항진(경직, 강직)	• 폄 힘의 증가와 관련하여 COM을 BOS 위로 이동시키는 데 필요한 무릎관절과 발목관절 굽힘이 감소됨 • 일어나려고 올라오는 과정과 서 있는 과정 동안 비대칭적인 움직임 패턴 • 서 있는 자세에서의 안정성 감소
움직임 협응 장애	• 움직임 단계의 비정상적인 타이밍(즉, 굽힘 모멘텀 없이 의자에서 엉덩이를 들어 올리려고 함) • 폄, 안정화 단계에서의 균형 상실 • 모멘텀 단계에서 거리가 지나침
비정상적인 자세 정렬	• 비대칭적인 STS 및 서 있기 • 가만히 서 있을 때의 안정성에 필요한 근육의 힘 증가 • 서 있기를 유지하기 위해 큰볼기근이나 넙다리네갈래근 같이 자세 근육이 아닌 근육이 동원됨

BOS = 지지면, COM = 질량 중심, LE = 하지, SIT = 일어났다 앉기, STS = 앉았다 일어나기.

좋은 운동이다(Chandler, 1998; de Vreede, 2005).

안전 고려사항 Safety Considerations

STS와 SIT는 이동성 과제기 때문에 이러한 이행성 움직임을 할 때에는 어느 정도 불안정성이 발생한다. Schenkman(1990)이 이전에 설명한 STS 단계를 사용하면 2단계와(모멘텀 이동) 3단계는(폄) COM이 움직이고 앉아있는 것보다 BOS가 훨씬 작기 때문에 1단계 보다 덜 안정적이다. 덜 안정적인 단계에서는 안전성을 보장하기 위해 여러 가지 전략을 사용할 수 있다.

- 휠체어를 탄 환자의 경우 브레이크가 잠겨 있는지 확인해야 한다. 의자 등받이를 벽에 대면 뒤로 넘어지는 것을 방지할 수 있다.
- STS, 서 있기, SIT의 모든 단계를 더 안전하게 하기 위해 환자의 BOS를 크게 할 수 있는지 확인한다(그림 36-3 참조). 발이 무릎 아래 또는 뒤에 있을 때 덜 힘들고 덜 움직여도 된다.
- 환자의 능력에 적절한 보호 전략을 선택한다. 예를 들어, 치료사가 환자의 옆에 서서 한 손은 앞쪽에서 보호하고 다른 손은 뒤쪽에서 보호할 수도 있고(그림 36-4A 참조), 치료사가 환자의 앞에 서서 환자의 LE와 팔을 안정화시켜 골반에서 몸통의 굽힘과 앞쪽으로의 모멘텀이 잘 발생할 수 있게 해주는 것이다(그림 36-4B). 그림 36-4B와 같은 자세에서는 환자의 몸통의 굽힘이 잘 발생하도록 돕기 위해 치료사의 몸통의 측면이 중간선에 있게끔 유지하여 환자가 앞으로 구부리는 것을 막지 않게 해야 한다. 모멘텀 이동 및 폄 단계에서 움직이는 것을 돕기 위해 도움이 필요한 경우, 팔 아래가 아닌 COM(S2 앞쪽) 가까이에서 도와줘야 한다.

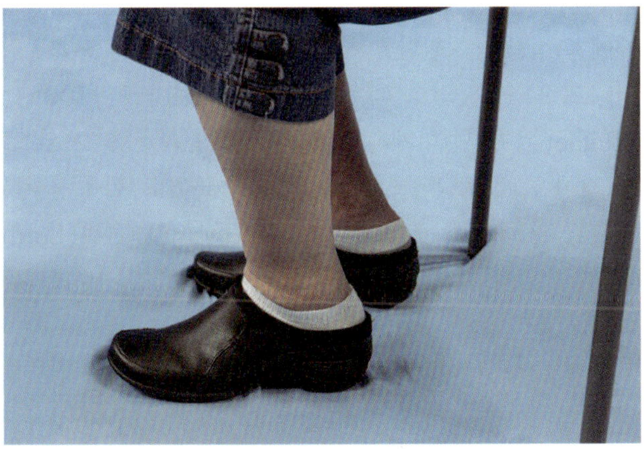

그림 36-3 발은 BOS를 넓히기 위해 앞뒤와 안팎, 두 방향으로 비틀거린다.

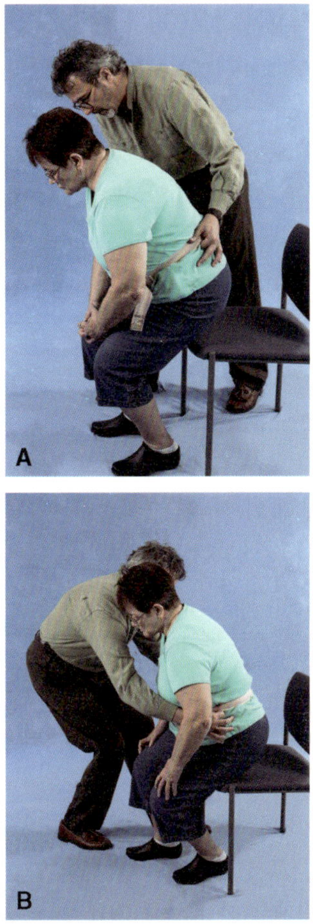

그림 36-4AB 앉았다 일어나는 동안 보호하고 지도하는 2가지 자세. (A) 환자의 옆쪽과 약간 앞쪽에 서서 치료사의 손이 환자가 앞으로 움직이는 것을 방해하지 않도록 한다. (B) 환자의 앞쪽과 약간 옆쪽에 서서 몸통이 앞으로 움직이는 것을 방해하지 않도록 선다.

SIT를 할 때 치료사와 환자는 좌석 표면이 움직이지 않고 적어도 한쪽 허벅지 뒤쪽이 좌석 표면을 느낄 수 있는지 확인해야 한다. 환자의 발을 안/밖, 앞/뒤로 떨어뜨려 과제에 안정성을 추가한다. 환자에게 몸통과 엉덩관절을 "힌지처럼"(아주 좋은 외부적인 시각적 지시) 구부리라고 하여 COM을 뒤로 이동시켜 좌석 표면과 더 가까워지도록 하게 한다. 더 많은 안정성이 필요한 경우, 편심성 조질을 돕고 BOS를 높이기 위해 환자에게 양손을 팔걸이에 올려놓으라고 한다. 건강한 성인은 일반적으로 팔을 사용하여 의자에서 몸을 밀어 올리지 않지만, 환자가 약하거나 운동조절 장애가 있을 때에는 이러한 방법이 필요할 수 있다.

앉았다 일어나기에 대한 생명주기의 영향 Lifespan Influences on Sit-to-Stand

의자에서의 STS는 일반적으로 출생부터 24개월까지의 정상 발달 과정으로 설명되지 않는다. 바닥에서 일어나는 것은 대부분의 운동 발달 척도의 한 요소다. 이 장에서는 STS, 서 있기, SIT와 관련된 나이 관련 사항만 다룰 것이다.

설 때와 앉을 때의 나이와 관련된 변화
Age-Related Changes in Standing and Sitting

LE의 근력과 파워는 나이가 들어감에 따라 감소하지만 건강한 노화에서는 STS를 할 때의 능력이 손상되어서는 안 된다. 관절염과 같은 근골격계 장애가 있는 사람은 STS 및 SIT가 어려울 가능성이 더 높다. 무릎관절에 골관절염 증상이 있는 노인의 운동 분석은 고기능(high-functioning) 노인과 저기능(low-functioning) 노인 간의 STS 동작의 차이를 보여준다. 특히, 고기능 남성은 저기능 남성보다 엉덩관절 굽힘을 더 많이 하고 무릎의 파워가 더 큰 반면, 고기능 여성은 저기능 여성보다 무릎관절의 굽힘을 더 적게 한다(Segal, 2013).

몇몇 연구자들은 전반적인 신체 운동학 및 운동역학뿐만 아니라 서 있는 각 단계의 지속 시간을 포함하여 STS의 움직임 패턴에서 정상적인 노화 시의 차이를 발견했다(Ikeda, 1991). STS의 Schenkman(1990) 단계를 사용하여 Ikeda(1991)는 노인들이 모멘텀 이동 단계일 때 머리의 폄이 현저히 적게 나타난다고 했다. 다른 연구에서는 노인들이 서 있는 자세로 움직일 때 근육의 힘을 덜 사용한다고 했고 수직으로 움직이기 전에 COM을 BOS 위로 더 멀리 이동시킨다는 사실을 발견했다(Papa, 2000; Schultz, 1992). 일부 근거에서는 노인이 SIT를 할 때 젊은 성인보다 몸통을 덜 구부리는 것을 발견했다(Dubost, 2005).

STS의 나이 관련 변화의 근본적인 이유는 완전히 연구되지 않았다. 나이가 들면서 발생하는 근육량 감소(근감소증)와 근력 감소는 잘 입증되어 있으며 움직임 전략의 변화에 영향을 줄 수 있다(Janssen, 2002a; Skelton, 1994). 고기능 노인 여성과 저기능 노인 여성에서 STS를 비교했을 때 Segal(2013)은 저기능 여성의 엉덩관절 벌림근에서 유의미한 차이점(감소)을 발견했지만 이 두 그룹 간에 무릎관절 폄근의 근력 차이는 발견하지 못했다. 게다가 최대 파워는 기능적 한계가 있는 노인의 보행 속도, 거리, 걸음 수를 예측한다(Puthoff, 2008). 따라서 파워가 STS에 영향을 미칠 수도 있다. STS와 SIT를 하기 어려운 노인은 대개 LE 약화, 관절 변화, 시각 장애가 있다(Schultz, 1992).

앉았다 일어나기, 일어났다 앉기, 서 있기의 검진
Examination of Sit-to-Stand, Stand-to-Sit, and Standing

환자의 일어서기, 서 있기, 앉기 능력에 대한 검진은 필요한 도움의 정도를 설명하는 시간 기반 측정/평가 척도를 사용하여 *양적으로* 수행할 수 있고, 환자의 생체역학과 운동 조절 전략을 설명하는 자세한 설명이나 척도를 사용하여 *질적으로* 수행할 수 있다. STS나 SIT를 문서화하는 간단하고 정량적인 방법은 동작을 수행하는 데 걸리는 시간을 초 단위로 계산하고 시간이 지남에 따라 나타나는 수행 능력을 모니터링하는 것이다. 의자의 높이를 문서화하고 환자가 의자에 등을 대고 앉게 하여 시작하는 것이 중요하다. 이를 통해 환자의 타이밍을 맞추는 데 있어 평가자간 및 평가자내 일관성을 향상시킬 수 있다. 마찬가지로 STS 테스트나 Timed Chair Stands는 의자에서 5번 일어나는 데 걸리는 시간을 측정하며, LE 근력(Bohannon, 1995; Csuka, 1985) 및 균형(Cheng, 1998; Lord, 2002; Whitney, 2005)에 대한 테스트로 사용되었다. 이 과제를 할 때 UE의 도움을 받지 않게 하기 위해 환자에게 팔을 접어서 가슴에 놓고 의자에서 5번 일어서도록 지시한다(표 36-4 참조). 일부 저자들은 환자가 5번째 일어났을 때에 측정을 중지한다고 하지만, 어떤 저자들은 5번째 일어나고 다시 앉았을 때 중지한다(Whitney, 2005). Whitney는 60세 미만은 10초, 60세 이상은 14.2초로 균형 장애를 예측하는 최적의 민감도와 특이도 준거 점수를 보고했다. 다른 연구에서는 70~79세에서 12.3점(Lord, 2002), 80세 이상에서 15~16점을(Guralnik, 1994) 나타냈다.

또한 STS, 서 있기, SIT는 여러 표준화된 기능 척도 및 결과 측정의 구성 요소다(표 36-4 참조). 일부 임상가들은 표준화된 측정 방법들을 시간 소모적이라고 인식하기 때문에 사용하지 않지만, 하나의 측정 방법으로 다양한 기

표 36-4 앉았다 일어나기, 일어났다 앉기, 서 있기의 표준화된 테스트

검사	과제	항목
버그 균형 척도 (Berg Balance Scale, BBS)	앉았다 일어나기(항목 #1)	4: 손을 사용하지 않고 독립적이고 안정적으로 일어날 수 있다. 3: 손을 사용하여 독립적으로 일어날 수 있다. 2: 몇 번의 시도 끝에 손을 사용하여 일어날 수 있다. 1: 일어나거나 안정성을 위하여 최소한의 도움이 필요하다. 0: 일어나기 위해 보통 또는 최대의 도움이 필요하다.
BBS	서 있기(항목 #2)	4: 2분 동안 안정적으로 서 있을 수 있다. 3: 감독 하에 2분 동안 서 있을 수 있다. 2: 지지하지 않고 30초 동안 서 있을 수 있다. 1: 지지하지 않고 30초 동안 서 있기 위해 몇 번의 시도가 필요하다. 0: 도움을 받지 않고 30초 동안 서 있을 수 없다.
BBS	일어났다 앉기(항목 #3)	4: 손을 최소한 사용하여 안정적으로 앉을 수 있다. 3: 손을 사용하여 내려오는 속도를 조절한다. 2: 내려오는 속도를 조절하기 위해 다리의 뒤쪽을 의자에 기댄다. 1: 독립적으로 앉을 수는 있지만 내려오는 속도를 조절하지는 못 한다. 0: 앉기 위해 도움이 필요하다.
BBS	서서 어깨 보기(항목 #10)	4: 양쪽 모두 뒤돌아 볼 수 있고, 체중 이동도 잘 할 수 있다. 3: 한쪽만 뒤돌아 볼 수 있고, 다른 쪽으로의 체중 이동이 불안정하다. 2: 옆까지만 돌아볼 수 있으며 균형을 유지할 수 있다. 1: 돌아보려면 감독이 필요하다. 0: 균형을 잃지 않고 넘어지지 않기 위해 도움이 필요하다.
운동 측정 척도	앉았다 일어나기	1: 치료사의 도움으로 일어날 수 있다. 2: 도움을 대기하고 있다면 일어날 수 있다(고르지 않은 체중 분산, 지지하기 위한 손의 사용). 3: 일어날 수 있다(체중 분산이 고르게 나타남/손을 사용하지 않음). 4: 일어날 수 있고 엉덩관절과 무릎관절을 편 채로 5초 동안 서 있을 수 있다(체중 분산이 고르게 나타남). 5: 도움을 대기하지 않은 채로 앉았다 일어났다 다시 앉음(체중 분산이 고르게 나타남, 엉덩관절/무릎관절의 완전한 폄) 6: 도움을 대기하지 않은 채로 10초 동안 3번 앉았다 일어났나 다시 앉음(체중 분산이 고르게 나타남)
급성 뇌졸중을 위한 가동성 척도	팔걸이가 없는 의자에서 앉았다 수직으로 일어나기(3번 중 가장 잘한 1번)	1: 동작을 할 수 없음, 환자가 움직일 수 없거나 동작을 완료할 수 없음 2: 1~2명의 최대 도움이 필요함, 환자가 최소한으로 움직일 수 있음 3: 대부분의 동작에 1명의 직접적인(신체 접촉) 보통의 도움이 필요함, 동작의 일부를 환자가 독립적으로 할 수 있음 4: 일부 동작에 직접적인 최소한의 도움이 필요함 5: 감독 하에 실행함(구두 지시, 직접적인 도움 없음) 6: 도움이 필요 없이 안전함, 구두 지시 없음
Timed Chair Stands (Whitney, 2005)	5번 일어나기	60세 이상: 14.2초 이상인 경우 균형 기능 장애 60세 미만: 10초 이상인 경우 균형 기능 장애
Tinetti Balance	일어나기	0: 도움 없이 할 수 없음 1: 팔을 사용하여 할 수 있음 2: 팔을 사용하지 않고 할 수 있음

계속

표 36-4 앉았다 일어나기, 일어났다 앉기, 서 있기의 표준화된 테스트 — 계속

검사	과제	항목
Tinetti Balance	일어나려는 자세	0: 도움 없이 할 수 없음 1: 2번 이상 시도함 2: 1번 만에 할 수 있음
	일어선 직후의 균형	0: 불안정하고 비틀거림, 발을 움직이거나 흔들림 1: 워커나 다른 도움을 받아야 안정적임 2: 도움 없이 안정적임
	서 있는 균형	0: 불안정함 1: 지지면이 넓거나(뒤꿈치가 4인치 이상 벌어져 있음) 도구의 도움을 받아야 안정적임 2: 도움 없이 좁게 서 있을 수 있음
기능적 독립성 측정 (Functional Independence Measure, FIM)	• 침대/의자 또는 휠체어에서의 이동 • 화장실에서의 이동 • 샤워기/욕조에서의 이동 • 차에서의 이동(FIM/Functional Assessment Measure)	7: 완전 독립, 적정 시간대에 안전하게 시행함 6: 부분 독립, 추가 시간이나 도구 필요 5: 감독: 지시, 격려, 유도 4: 최소 보조: 과제의 75% 이상을 수행함 3: 중간 보조: 과제의 50~74%를 수행함 2: 최대 보조: 과제의 25~49%를 수행함 1: 완전 보조: 과제의 25% 미만을 수행함
Parkinson Activity Scale	의자에서의 이동-일어나기	첫 번째는 손을 사용하지 않고, 두 번째는 손을 사용한다. 4: 정상, 명백한 어려움이 없다. 3: 팔을 사용하지 않고, 약간의 어려움이 있다(균형을 유지하기 위해 발가락은 발등쪽으로 굽힘). 2: 팔을 사용하지 않고는 불가능하거나 여러 번 시도해야 한다, 팔을 사용하면 동작을 수행할 수 있다. 1: 팔을 사용해도 어렵다(몇 번을 시도함, 주저함) 0: 신체적인 도움에 의존한다.
	의자에서의 이동-앉기	4: 정상, 명백한 어려움이 없다. 3: 팔을 사용하지 않고, 약간의 어려움이 있다(앉는 속도를 조절하지 못함). 2: 팔을 사용하지 않고 갑자기 앉는다거나 불안정하게 앉는다, 팔을 사용하면 동작을 수행할 수 있다. 1: 팔을 사용해도 갑자기 앉는다거나 불안정하게 앉는다. 0: 신체적인 도움에 의존한다.

능적 능력을 알 수 있음을 기억해야 한다. 예를 들어, BBS(Berg Balance Scale)는 14개 항목으로 구성되며 완료하는 데 10~15분 정도 걸린다. 그러나 이 척도에서는 몸을 회전시킬 때, 뻗을 때, 바닥에 있는 물건을 집을 때와 같이 11개의 다양한 상황에서 STS, SIT, 이동, 서 있는 것을 문서화할 수 있다. 또한 BBS는 뇌졸중, 척수 손상(spinal cord injury, SCI), PD, 뇌 손상이 있는 사람뿐만 아니라 노인들의 서 있는 균형 및 낙상 위험을 평가하기에 유효하고 신뢰할 수 있는 측정이다(Finch, 2002).

이 글을 쓸 때에 미국 물리치료협회의 신경계 물리치료 아카데미(Academy of Neurology Physical Therapy, ANPT)는 뇌졸중, 다발성 경화증(multiple sclerosis, MS), 외상성 뇌 손상(traumatic brain injury, TBI), SCI, 파킨슨병, 전정 장애(Vestibular Disorders) 환자들에 대해 EDGE 모방을 통해 권장하는 결과 측정법을 개발했다(ANPT, 2015). 6개 그룹 중 4개에는(뇌졸중, MS, ASIA [American Spinal Injury Association] C,D인 SCI) 서 있는 활동에 대한 측정으로 BBS를 강력히 권장

했지만, TBI 그룹에 대해서는 척도의 천장 효과로 인해 심하게 의존적이거나 기능을 매우 잘 수행하는 환자에게는 BBS를 피할 것을 권장했다(ANPT, 2015). ANPT의 훌륭한 근거 기반 자료를 사용할 것을 권장한다.

STS, 서 있기, SIT를 측정하는 또 다른 방법은 검사에 조절 변수를 적용하는 것이다(표 36-5 참조). 이러한 방식에서는 내부 및 외부 조절 변수를 변경하여 이 변수들이 STS, 서 있기, SIT를 할 때 환자의 운동 기능에 어떤 영향을 미치는지 확인할 수 있다. STS의 조절 변수를 다양하게 하면 다양한 상황에서 환자의 기능적인 능력을 결정하는 데 도움이 되며 치료 계획에 영향을 미친다. 예를 들어, 환자는 의자 높이가 45cm 이상이고 팔의 도움을 받을 때만 독립적으로 서 있을 수 있다. 치료 계획을 팔을 사용하지 않고 47cm 높이로 시작하여 점점 팔을 사용하지 않고 의자의 높이를 낮춰 훈련 강도를 증가시키는 것으로 세울 수 있다. 그러나 집에서는 안전성과 독립성을 극대화시키기 위해 팔걸이가 있는 최소 45cm 높이의 의자를 선택하는 것이 좋다.

표 36-5 검사의 조절 변수

조절 변수	앉았다 일어나기	서 있기	일어났다 앉기
의자 높이의 변화	×		×
지지를 위한 팔걸이의 사용	×	×	×
무릎/발목의 위치 변화	×		×
신발 종류 및 바닥 면의 변경		×	
지지면의 크기 변화	×	×	×
움직임 속도의 변화	×		×
무거운 물체 잡고 있기		×	
무거운 물체 받기		×	
머리, 몸통, 사지 움직이기		×	

환자 적용

다음 정보는 주로 STS, SIT, 서 있기 능력에 초점을 맞춘 P씨의 과거력, 검사, 평가, 예후를 문서화한 것이다.

과거력, 환자의 목표, 전반적인 선별 검사

P씨는 6개월 전에 PD가 있으며 오른쪽 무릎관절 전치환술(total knee arthroplasty, TKA)을 받은 77세 남성이다. 이 환자는 2년 전에 PD 진단을 받았으며 골관절염, 척추관 협착증, 정맥울혈 병력이 있다. 평소 뒷다리에 테니스공이 달리고 앞바퀴가 있는 워커를 사용하여 미끄러지기 쉽다. 넘어지지는 않았지만 아내나 딸이 보통 옆에서 걸어길 때 P씨는 "이 두 명의 비밀 요원 중 한 명이라도 내 옆에 없으면 난 아무것도 할 수 없어"라고 농담을 한다.

아내, 딸, 손주 두 명과 함께 단층집에 살고 있으며 계단 한 개만 오르면 집에 들어갈 수 있다. 거리와 독서 때문에 안경을 쓰고 정맥울혈 때문에 압박 스타킹을 신는다. P씨의 아내는 가끔 P씨가 일어서기 위해 4~5번을 시도하며 P씨가 걸을 때 "아기가 걷는 것처럼" 보인다고 했다. 수술 이후 장을 볼 수도 없고 교회 활동에 참여하거나 친구를 만날 수도 없었다. P씨는 하루의 대부분을 앉아서 텔레비전을 보고, 가족과 교류하며, 외식을 하면서 보낸다. 걷거나 일어서기 힘듦에도 불구하고 최근에는 손자를 학교에 데려다주기 시작했다.

TKA 이전에 P씨는 편평한 표면에 보조 도구 없이 독립적으로 걸었고 교회와 지역 사회에서 매우 활동적이었다. 이 환자의 목표는 다음과 같다.

- *"다시 교회로 돌아가 강사와 성체 분배자를 하고 싶습니다"*
- *"가족을 사랑하지만, 가족들이 너무 제 주변에만 있어요! 나 자신을 위한 일을 해야 해요!"*
- *"매일 아침 산책을 하고 동네에서 친구들을 만나는 것을 좋아 했습니다. 이 말도 안 되는 상황이 일어나기 전까지 나는 자유로운 영혼이었어요. 이제 나는 아무것도 하지 않기 때문에 카우치 포테이토*에요!"*
- *전반적인 선별검사: 피부-정맥울혈, 심폐-약물로 조절되는 고혈압*
- *근골격계: 척추관 협착증, L1~L3 신경근병증*
- *신경근: PD 병력*

**오랫동안 가만히 앉아 TV만 보는 사람*

적절한 검진 결과

전체적인 검사:

- *피부계통 손상-정맥울혈의 전형적인 양상인 발적 및 부종이 양쪽 다리에서 나타남, 오른쪽 무릎의 앞쪽에 잘 치유된 흉터가 있고 길이는 3.8인치*
- *비뇨생식기: 가끔 요실금, 화장실에 빨리 갈 수 없을 때 보호용 요실금 패드를 착용했다고 함*

검진: 검사 및 측정

범위	검사/측정 및 관찰
보조 도구	앞바퀴가 있는 롤링 워커, 안경, 두껍게 입음, 고무창을 댄 신발
뇌신경/말초신경	II～XII번 뇌신경 정상, 말초신경은 왼쪽 L3～S1 감각 감소
보행, 이동, 균형	• Timed up and go(TUG) 테스트: 34.6초, TUG-c (부차적인 인지 과제): 48.2초 • Tinetti balance: 6/16, 일어서기 · 일어나려는 자세 · 회전하기가 어려움, 넓은 지지면: 12인치, 쿡 찌르는 것에 대한 반응을 보임 • 정적인 균형: 수정된 Clinical Test of Sensory Interaction in Balance(CTSIB): 단단한 표면 위에서 30초 동안 눈 뜨고 서 있기(내반슬 때문에 발이 완전히 붙지 않음), 30초 동안 눈 감고 서 있기, 고무 위에서 20초 동안 눈 뜨고 서 있기 • 요동: 발목관절 및 엉덩관절 전략을 잘 쓰지 않음, 무의식적으로 디딤전략을 사용함
관절 가동성 및 관절 가동 범위	• 오른쪽(R) 무릎 ROM 감소: 폄 −8°～굽힘 100°, 왼쪽(L): −5～108° • 양쪽(B) 발목의 발등굽힘: 4°(중립자세를 넘음) • B 엉덩관절 굽힘: 115°(허리 통증으로 인한 제한)
운동 기능	• Unified Parkinson's Disease Rating Scale(UPDRS): 정신/기분: 3/12, 운동 하위척도: 25/108, ADL 하위척도: 9/51 • STS: 40인치 매트의 끝에 앉아서 COM를 앞으로 보내기 위해 손을 접촉하면 13.7초가 소요됨, 42인치는 8초가 소요됨, 44인치는 4.5초가 소요됨, 40인치는 성공하기까지 3번을 시도함, "코를 발가락 위에 놓으세요"라는 구두 지시에도 COM이 여전히 뒤에 있어서 굽힘 모멘텀과 모멘텀 이동 단계가 어려움 • 차: 속도가 느리기 때문에 주로 밴에 타고 내릴 때 대기하고 있는 도움이 필요함
근수행능력(도수 근력 검사)	발등굽힘 R: 2+/5 · L: 2/5, 발바닥굽힘 R: 2+5 · L: 2/5 무릎관절 폄 B: 5−/5, 무릎관절 굽힘 B: 3+5, 엉덩관절 굽힘 R:4−5 · L: 3+/5
서 있는 자세	몸통을 앞쪽으로 구부리고 있고 오른쪽으로 구부러져 있음, 내반슬(L>R), 넓은 BOS
직장, 지역 사회, 여가로의 통합	미니밴으로 손주를 학교까지 태워다 줌, 밴에 탈 때 도움을 받음, 낮은 침대(18인치), 성찬식에서 음식들을 나눠 줄 수 없고 교회에서 봉사를 할 때 빠르게 일어나거나 앉을 수 없음

평가, 진단, 예후, 예상 결과

평가

P씨는 움직임을 시작하는 데 어려움을 겪고 있으며, COM을 BOS 위로 이동하는 것을 주저하여 이로 인해 STS의 굽힘 모멘텀과 모멘텀 이동 단계가 모두 방해된다. 나는 앞으로 움직이지 못하는 이 환자의 한계가 PD 증상인 움직임 시작의 지연, 운동완만증 뿐만 아니라 오른쪽 무릎과 양쪽 발목의 제한적인 동작과 관련이 있다고 생각한다. P씨는 큰 BOS로 가만히 서 있을 때, BOS가 좁아졌을 때(의자를 쳤을 때, 걸을 때, 다리를 일자로 할 때) 자세에 불안정이 나타난다. 환자의 신발의 두꺼운 밑창은 바닥을 느끼는 것을 방해하여 서 있을 때 균형을 잡는 데 방해가 되는 외부 요인일 수 있다. 환자는 균형을 잡기 위해 롤링 워커에 의존하며 몸을 뻗거나 돌리거나 BOS 위에서 몸을 움직이는 것을 어려워한다. STS와 서 있는 동안의 이러한 어려움으로 인해 지난 2년 동안 활동이 상당히 감소되었고, 유산소 지구력이 감소되었으며, 지역 사회에서의 독립적으로 기능할 수 없었다. 추가적으로 유산소 기능 저하, 근육 약화, 비활동 및 운동 계획 기능 장애로 인한 낙상 위험이 있다.

물리치료 진단

P씨의 자세 불안정과 서 있기 어려워 하는 양상은 PD와 관련된 운동 기능 장애와 일치하며 척추관 협착증과 관련된 LE 약화 및 TKA 후 오른쪽 무릎 기능의 제한으로 인해 더욱 복잡해졌다.

예후, 예상 결과

P씨는 20~30회 방문 후 예상되는 기능적 결과를 충족할 수 있는 좋은 잠재력을 가지고 있다. 이 환자의 재활 시간은 PD, TKA, 척추관 협착증, 그에 따른 근육 약화들로 인해 더 길어졌다. 예후는 그의 강력한 가족의 지원, 단층집 환경, PD와 관련된 제한적인 장애로(Hoehn and Yahr stage 2.5) 인해 유리한 영향을 받는다. P씨는 교회에서의 역할을 포함하여 이전의 사회적인 과제로 돌아가려는 동기가 매우 강하다.

3개월의(20~30회 방문) 예상 결과 및 필수 목표

결과: 3개월 후

1. *3~4초 내에 38~42인치의 단단한 표면에서 독립적인 STS*
2. *싱크대, 변기, 주방에서 자기 관리를 수행하기 위해 3분 동안 지팡이나 도구 없이 독립적으로 서고, 회전하며, 균형을 잃지 않고 체중을 이동시킬 수 있도록 정적으로 서 있는 균형을 개선함*
3. *환자가 균형을 잃지 않고 독립적으로 머리 위의 물건에 손을 뻗을 수 있고 보행률의 손실 없이 독립적으로 회전하고 걸을 수 있도록 동적으로 서 있는 균형을 개선함*
4. *도구 없이 독립적으로 걸으며 조작 과제를 수행하기 위해 5~10분 동안 서 있어야 하는 교회의 성체 분배자 역할로 돌아감*

단기 목표: 1개월 후 환자는 다음을 할 것이다

1. *양쪽 엉덩관절 굽힘근의 근력이 4/5로, 발등굽힘근이 3/5로 증가*
2. *6인치 BOS에서 10분 동안 서 있을 수 있음*
3. *최소한의 요동으로 발목과 엉덩이의 전략을 일관되게 사용할 수 있도록 자세 반응을 개선함*
4. *TUG 시간 22초, TUG-c 시간 28초로 기능적 가동성 향상*

임상 결정 시 고려할 점

- *P씨가 보고한 활동 및 참여 제한은 물론이고 앉았다 일어나기(sit to stand, STS)와 관련된 예상 문제를 포함하는 초기 문제 목록을 세운다.*
- *초기 검사에 포함할 STS 테스트 및 측정 목록을 세운다.*
- *STS에서의 장애와 활동 제한 간의 관계에 대해 가설을 세워본다.*
- *이 환자의 의학적 진단의 병태생리를 고려하고 그것이 STS에 어떻게 영향을 미치는지 가설을 세워본다.*

앉기와 서 있기의 기능적인 중재
Functional Interventions for Standing and Sitting

진반적인 접근법 및 조기 결정
General Approaches and Early Decisions

STS, 서 있기, SIT 재훈련에는 기능 훈련, 치료 운동, 장치 및 도구의 처방을 포함한 여러 유형의 재활 중재가 포함된다. 이러한 중재는 다음 문단에서 별도로 논의될 것이다.

훈련 전에 몇 가지 중요한 질문을 해야 한다. 첫째, 치료, 보상적인 방법, 또는 둘을 같이 사용하여 훈련에 접근할 것인가? STS의 치료에는 정상적인 생체역학을 사용하여 과제를 재훈련한다거나 개선 능력이 있는 환자의 과제를 방해하는 장애를 감소시키는 것이 포함된다. 예를 들어, 정상적인 생체역학을 사용하여 STS를 연습하고 LE가 약한 환자를 위해 동심성 및 편심성으로 QD를 강화시킨다. 이에 비해 보상적인 방법을 사용한 접근법은 시간이 지나도 운동 기능이 개선되지 않거나 안전 문제로 인해 정상적인 전략을 사용하지 못하는 환자들이 STS 과제를 수행할 수 있게 하는 장비를 포함한다. 이 둘을 같이 사용한 접근법을 기능, 안전성, 독립성을 극대화하기 위해 두 가지 전략을 모두 사용한다. 예를 들어, 근위축성 축삭경화증(amyotrophic lateral sclerosis, ALS) 환자는 전기 STS 보조 장치가 있는 집에서 훈련을 위한 의자가 필요할 수 있다. Mr. P의 경우, STS 재훈련을 위한 과제 중심 훈련 및 강화 운동을 포함한 치료 기술이 적절할 것이다. 또한 라이저(risers)를 사용하여 침대 높이를 높이는 보상적인 방법은 집에서의 기능적 독립성과 안전성을 증진시킬 수 있다.

두 번째 고려해야 할 질문은 STS 및 SIT 훈련에서의 UE의 사용 여부다. 앞에서 설명한 것처럼 필길이를 사용하면 STS의 다양한 단계에서 필요한 힘의 타이밍과 양이 변경된다(Etnyre, 2007). SIT를 하는 동안 불안정하고 넘어지는 것을 두려워하는 환자는 처음에 팔을 사용하여 BOS를 높이고 안정성을 확보하는 것이 도움이 될 수 있다. 이는 환자의 훈련을 진행하면서 시간이 지남에 따라 변경될 수 있다.

마지막으로 일어서기 위해 중등도에서 최대의 도움이 필요한 환자에게 중요한 질문은 보조 장비의 사용 여부다. STS, 서 있기, SIT를 돕는 장비는 환자 및 치료사와 관련된 부상의 발생을 줄이기 위해 전문가가 권장한다.

자기 관리 및 가정 관리를 위한 기능적 훈련
Functional Training in Self-Care and Home Management

기능 훈련은 환자의 생체역학, 운동 조절 전략, 보조 기구 또는 장비 사용을 비롯한 다양한 요인의 영향을 받는다. 다음 문단은 이러한 원칙에 따라 중재 방법들을 구성했다.

기능 훈련의 생체역학적인 접근법

앞서 논의한 바와 같이, STS의 생체역학은 발 위치, 좌석 높이, 팔걸이 사용, 근육의 힘을 포함한 많은 요인의 영향을 받는다(Janssen, 2002b). **치료 접근법**을 사용하여 STS 및 SIT를 재훈련하는 것은 이러한 동작을 할 때의 정상적인 생체역학을 증진시켜야 한다. 예를 들어, 촉각적, 시각적, 언어적 지시를 사용하여 모멘텀 단계일 때 발 위에서 COM이 앞으로 이동하는 수평 동작이 잘 일어날 수 있게 하는 것이다. 치료사의 정상적인 STS 생체역학에 대한 이해를 바탕으로 환자의 반응에 따라 필요한 경우 과제를 더 쉽게 또는 더 어렵게 만들 수 있다. 예를 들어, 좌석 표면의 높이를 올리거나 내릴 수 있다. 표 36-6은 STS, 서 있기, SIT를 재훈련하는 생체역학적 기반 전략의 예시를 보여 준다.

SIT의 생체역학적 원리도 훈련에 포함되어야한다. 특히 편심성 수축을 통해 조절되어 내려오는 힘을 강조한다. "천천히 앉으세요" 또는 "천천히 내려오세요"와 같은 언어적 지시를 사용하는 것이 좋다. SIT를 할 때 엉덩관절의 최대 굽힘은 엉덩이가 처음으로 좌석 표면에 닿을 때 발생하므로(Khemlani, 1998), 이러한 기능적 동작 중에 사용되는 엉덩관절의 관절 가동 범위에 대해 치료하는 것도 중요할 수 있다. "구부리세요"와 같은 언어적 지시나 허리를 구부려주는 수동적인 지도는 몸통 굽힘을 더 크게 할 수 있게 하며, 이는 넙다리네갈래근에 가해지는 편심성 근력의 부담을 감소시킨다. "발 벌리기" 전략을 사용하여 더 안정감 있게 할 수도 있다(그림 36-1).

서 있기에 적용되는 운동 학습 원리

STS 훈련을 위한 전통적인 물리치료 상호 작용은 다음과 같을 수 있다.

표 36-6 STS, 서 있기, SIT의 생체역학적 접근법

목표	기법
에너지 소비를 줄이기 위한 LE의 생체역학 개선	• 일어서려면 발을 무릎 뒤쪽에 놓고 최소 100° 이상의 무릎관절 굽힘과 10~15°의 발등굽힘을 해야 한다. • 앉으려면 한쪽 다리를 의자에 대고 다른쪽 다리를 앞에 놔서 BOS를 넓힌다.
앉았다 일어나기에 필요한 힘 감소	• 다음 폄 단계까지 지속되는 모멘텀(앞으로 흔들기)을 사용하여 똑바로 앉은 상태에서 몸통을 최소 15°까지 앞으로 구부리게끔 한다. • 좌석 높이를 아래 다리 길이의 최소 120% 이하인 것으로 선택하고, 그 높이에서 잘 앉을 수 있을 때 높이를 낮춘다(Janssen, 2002b), 예를 들어, 뒤꿈치와 다리오금 사이의 거리가 42cm인 경우 높이가 최소 50cm인 좌석을 선택하여 훈련을 시작한다.
일어선 직후의 균형을 향상시키기 위한 앉았다 일어나기의 대칭성 개선	• 더 강한쪽 다리를 앞으로 움직이거나 올리면서 약한쪽 다리를 지지하는 자세에 둔다(무릎관절 굽힘 100°) (Brunt, 2002). • 약한 무릎관절 폄근의 편심성 근력 강화(Engardt, 1995) • 앉았다 일어날 때 지팡이 사용
팔걸이나 상지에 대한 의존도 감소	• 팔걸이를 사용하거나 사용하지 않고 앉았다 일어나기, 일어났다 앉기를 하거나 점차적으로 팔걸이에 대한 의존도를 줄인다. • 가만히 서 있거나 변화를 받고 서 있는 상태에서 UE 도움의 양을 점차적으로 줄인다.
하지 사용 및 기여도 증가	• 다양한 높이에서 앉았다 일어나기, 여러 방향으로 계단 오르기, 트레드밀 걷기, 다양한 상황에서 걷기와 같이 LE의 기능적 근력을 강조하는 서킷 트레이닝을 통해 손상된 다리의 근력 생성을 향상시킨다. 환자가 모멘텀을 사용할 수 없는 경우 엉덩이를 앞으로 구부리는 각도를 높인다. 이는 앉았다 일어서는 동안 필요한 무릎관절 폄근의 힘을 증가시킨다.

BOS = 지지면, LE = 하지, UE = 상지.

"좋아요, 스미스 씨, 오늘 우리는 의자에서 일어설 거예요. 안전을 위해 이 보행 벨트를 사용할게요. 먼저 휠체어가 잠겨 있는지 확인해야 합니다. 일어설 때 휠체어가 굴러가지 않도록 하는 것이 중요해요. 그 다음 의자 끝으로 와보세요. 좋아요! 이제 팔걸이에 손을 올려보세요. 이 워커는 안정적이지 않기 때문에 이걸 당길 수는 없어요. 자 이제 일어나보세요. 잘했어요! 좋아요, 다시 해 볼 건데, 다음 단계를 말해주세요..."

와! 이 치료사는 확실히 안전하지만 이러한 상호작용이 운동 학습을 이끌어냈는가? 수년 동안 물리치료사들은 언어로 제공하는 정확한 정보가 학습을 촉진하는 가장 좋은 방법이라고 가정하면서, "안전 제일" 관점에서 단계별 방식으로 환자에게 기술을 가르쳤다. 실제로는 대화 중 일어난 대부분의 일이 학습을 방해했을 수 있다.

대화가 얼마나 일방적이었는지를 주목한다. 치료사는 교사였고 환자는 듣는 학생이었다. 이것이 당신이 새로운 춤을 배우는 방법인가? 보는 것 대신 들으면서 배우는가? 치료사는 운동 학습을 촉진하기 위해 명시적인 언어적 지시에 의존했다. 다음 문단에서는 특히 뇌졸중이나 뇌 손상 이후에 명시적인 지시가 학습을 방해할 수 있음을 배울 것이다. 앞의 예시에서 말로 하지 않은 메시지는 "일어나 보세요"가 아니라 "넘어지지 마세요"다. 또한 치료사는 어떤 유형의 피드백을 제공했는가? 치료사는 "코를 발가락에서 멀리 떨어지게 올려 보세요" 같은 특정 피드백보다는 "좋아요"나 "잘했어요" 같은 일반적으로 격려하는 단어를 사용했나. 마지막으로 이러한 신중한 STS 과제는 4단계로 나뉘어 단일 연속 동작이 아닌 "부분"으로 훈련되었다. 정말 이 방법으로 STS를 더 쉽게 배울 수 있을까? 환자가 단계 사이에서 멈출 때 신체의 모멘텀 전략을 어떻게 사용할 수 있을까?

건강하고 젊은 성인들을 대상으로 한 연구에 따르면 운동 학습은 집중적인 연습, 무작위적이고 변동성 있는 연습 일정, 시간이 지남에 따라 적어지는 증가된 피드백에 의해 향상된다(Rose, 2006; Schmidt, 2005). 또한 학습의 초기 단계에서 치료사의 역할은 경험과 연습을 장려하고 움직임의 질에 대한 구체적인 피드백을 제공하는 것임을 알아냈다(Shumway-Cook, 2012).

이 장의 운동 조절 전략은 뇌 손상 환자에게 적용되는 경험 의존적 신경 가소성의 10가지 원칙에 대한 Kleim (2008)의 리뷰를 기반으로 한다. 이러한 원칙은 주로 훈련이 중요하다는 생각에 기반을 두고 있으며, 훈련은 과제 중심적이어야 하고, 강도가 세야 하며, 환자에게 의미 있고, 반복적이어야 한다(Kleim, 2008).

연습 강도: 가장 중요한 치료 변수

코치, 운동선수, 물리치료 강사에게 물어보면 새로운 기술을 배우거나 기술을 재학습하는 데 가장 중요한 변수는 연습의 강도라고 말할 것이다. 수업에서 처음으로 척추를 조작하는 방법을 배우고 시험 전에 3번만 연습한다고 상상해보자. 어떻게 수행할 것인가? 연습을 하지 않았다면 1년 후에도 기억할 수 있을까?

신경학적 기능 장애가 있는 환자의 연습 강도의 중요성에 관한 연구에 따르면 연습을 더 많이 하면 기능이 더 향상된다(Barreca, 2004; Boyd, 2006; Boyne, 2011; Britton, 2008; Canning, 2003). 안타깝게도 강도가 센 연습의 개념이 임상에 항상 적용되는 것은 아니다. 뇌졸중 재활센터에서 조사한 STS에 대한 연구에 따르면 표준적인 치료 날짜에 환자는 평균적으로 18번만 서 있었다(Britton, 2008). 이 연구자들은 9명의 치료군에게 하루에 30분의 추가 STS 훈련을 제공하여, 대조군과 비교했을 때 하루 평균 STS의 수를 50회 늘리는 준실험 연구를 설계했다. 실험군은 1주일 동안만 힘든 연습을 한 후, 손상된 LE에 더 많은 무게를 가하여 측정했을 때 더 큰 대칭성을 보였다(Britton, 2008).

유사한 연구에 따르면 평균적인 입원 치료 이상으로 45분간 STS 훈련을 3번 하면 독립 수준과 삶의 질에 대한 만족도가 증가하는 것으로 나타났다(Canning, 2003). 그러나 이러한 집중적인 연습이 입원 환자의 환경에만 국한되어서는 안 된다. 3주간의 가정 프로그램에서 스텝 업 운동 및 종아리 스트레칭과 함께 집중적인 STS 훈련을 한 결과, STS의 속도와 능력, 보행 속도가 향상되었다(Lang, 2007).

STS에 대한 과제 중심적 학습의 이점은 후천성 뇌 손상 환자와 PD 환자에서도 보고되었다. 입원 재활 시설에 거주하는 ABI 피험자는 표준 치료군 또는 실험군에 배정되었다(Barreca, 2004). 실험군은 표준적인 치료와 함께 STS를 하루에 최대 100번 반복했고, 스텝업을 60번 했다. 치료 4주 후, 실험군에서 3분 동안 수행된 STS의 횟수가 대조군에 비해 현저하게 향상되었으며, 이는 기준선보다 62% 개선된 것을 나타낸다. PD 환자의 경우, 4주간의 과제 중심적 STS 훈련은 STS 동안 생성되는 수직 및 수평 속도를 크게 증가시켰고, LE 강화 프로그램에 참여한 대조군에 비해 서있는 속도를 증가시켰다(Mak, 2008).

그래서 얼마나 많은 연습을 하는 것이 적당한가? 하루에 15번 반복하는 것만으로는 부족하다는 데 모두 동의하지만 30번은 어떤가? 50번이나 100번은 너무 많은가? Boyne(2011)은 뇌졸중 이후 두 사람에게 일주일에 3일, 45~60분 동안 속도 의존적이고 체중을 지지하는 STS 훈련을 적용했다. 이 환자들은 750회 이상의 STS를 완료하고 8~11세션 내에 독립적으로도 할 수 있었다. 독립성을 확보하는 것 외에도 환자들은 Stroke Impact Scale에서 보행 속도와 삶의 질이 향상되었다. 앞서 언급한 연구들은 "많을수록 좋다"는 말을 뒷받침한다.

과제 중심 훈련의 개념은 강제 유도 운동 치료(constraint-induced movement therapy, CIMT) 실험을 통해 UE 영역에서 잘 연구되었다(Morris, 2006; Taub, 2002). 트레드밀에서 체중을 지지하면서 훈련하는 스텝 트레이닝(step training)은 트레드밀의 움직임이 지속적인 걸음이 가능하게 해주는 과제 중심 훈련의 한 예시다. 일부 연구자들은 과제 중심 훈련 또는 CIMT의 개념을 LE에 적용하기 시작했다(Marklund, 2006).

실제로 과제 중심 연습이란 기타 활동 제한이나 장애를 치료하는 데 시간을 할애해야 할 필요성, 치료에 할당된 시간, 각 환자가 할 수 있는 근력 및 심폐지구력을 기준으로 반복 횟수를 최대화해야 함을 의미한다. 길랭-바레(Guillain-Barré) 증후군이나 MS와 같은 특정 형태의 신경병증 또는 탈수초화 장애가 있는 환자에게는 과제 중심 훈련이 금기일 수 있다.

STS, 서 있기, SIT의 강도를 높이는 재미있고 흥미로운 방법이 많이 있다(상자 36-2). 한 가지 예시는 "STS/SIT 서킷"을 만드는 것이다. 예를 들어, 높이, 깊이, 단단함이 다른 의자를 모으고 환자에게 각 표면에서 여러 번 일어나고 앉도록 요청하는 것이다(그림 36-5). 이와 비슷하게 표면, BOS, 바닥 각도, 환경의 움직임을 변화시키면서 환자가 각각 2분 동안 5~10개의 서로 다른 위치에 서야 하는 서킷을 만들 수 있다.

과제 중심 훈련을 뒷받침하는 많은 문헌에도 불구하고 이 훈련이 항상 임상에서 쓰이는 것은 아니다. 외래 환자들에게 적용한 관찰 연구에 따르면 치료사는 평균적으로 LE의 기능적 움직임을 8번, UE의 기능적 움직임을 12번만 수행했다. 하루 평균 242보의 보행 훈련만이 과제 중심

상자 36-2 앉았다 일어나기(sit to stand, STS), 일어났다 앉기, 서 있기의 강도를 어떻게 증가시킬 수 있을까?

- 환자가 좌석이 서로 다른 의자 사이를 걸어가고 각 의자, 벤치, 스툴, 매트에서 10번 일어나야 하는 STS 서킷을 만든다(그림 36-5 참조).
- 입원이나 외래 상황에서 환자에게 집에서 할 숙제로 STS를 내준다. 안전을 위해 휠체어나 의자를 벽에 기대고 서게 한다.
- 환자에게 STS의 멘탈 프랙티스를 수행하라는 숙제를 내준다.
- 각 치료 세션을 보완하기 위해 그룹 STS 클래스를 만든다.
- 치료 프로그램에서 활동을 변경할 때마다 그 사이에 10번의 STS 반복을 넣는다.
- 간단한 기록 양식을 사용하여 매일 STS 횟수를 기록하고 환자의 진행 상황을 차트로 표시한다.
- 바닥 표면이 다양하고(고무, 카펫, 나무, 타일, 모래), 지지면의 크기가 다양하며, 바닥 표면의 각도가 다양한 STAND 서킷을 만든다.

문제: 자신만의 STS 서킷을 만들고 테스트 해본다. 서킷의 각 좌석에서 10번 반복한다면 STS를 몇 번이나 반복할 수 있는가?

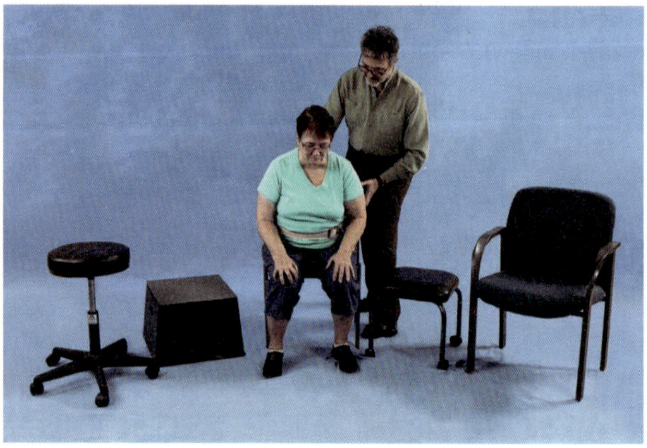

그림 36-5 다양한 앉았다 일어나기 서킷을 사용하여 연습 강도를 증가시킨다.

훈련의 적용을 입증했다(Lang, 2007). 훈련을 늘리기 위해 창의적인 전략을 사용하면 잠재적으로 환자의 기능적 결과가 향상된다.

다른 형태의 훈련: 관찰 및 멘탈 프랙티스

관찰 치료 및 멘탈 프랙티스(Mental practice) 또한 신

경학적 손상이 있는 환자의 과제 수행 능력을 향상시켰다(Celnik, 2008; Ertelt, 2007; Guttman, 2012; Malouin, 2004; Page, 2007; Sidaway, 2005). **관찰 치료**를 할 때 과제를 배우는 사람은 동일한 과제를 수행하는 다른 사람의 수행 능력을 관찰한다. 활동 관찰을 과제 훈련과 동시에 그리고 움직임과 동일한 방향으로 했을 때, 경두개 자기 자극법으로 측정한 경미한 뇌졸중 환자의 운동 기억 형성을 크게 향상시켰다(Celnik, 2008).

관찰 치료의 개념을 STS 또는 SIT 훈련에 통합하려면 환자가 치료하는 동안 모델이 환자 옆이나 앞에 앉도록 한다. 모델의 움직임은 환자의 움직임과 같은 방향이어야 하므로 모델의 위치가 중요하다(Page, 2007). 모델은 "살아 있는 사람"이거나 비디오 테이프에 나오는 사람일 수 있으며, 모델의 움직임과 환자의 움직임이 유사해야 한다. 과제를 배우는 사람과 비슷한 연령이나 성향의 모델을 고려해본다.

이와 유사하게 물리치료와 같이 하는 **멘탈 프랙티스**(운동 *심상*이라고도 함)는 물리치료만 단독으로 한 것에 비해 장애가 감소하고 기능이 향상되었다(Page, 2007). 멘탈 프랙티스는 환자가 혼자 있다거나 피로로 인해 제한적일 때 움직임을 연습할 수 있는 "안전한" 방법이다. 또한 치료의 강도를 높이는 훌륭한 방법이다. 문헌에서 설명하는 멘탈 프랙티스의 유형에는 시각적 관찰자의 관점에서 환자 자신을 바라보는 **외부적 심상**, 운동감각적인 경험으로 자신의 신체 내 감각을 상상하는 **내부적 심상**, 2가지가 있다(Guttman, 2012).

Guttman(2012)은 만성 뇌졸중 환자 13명을 대상으로 STS 및 집기 위해 뻗는 범위에 대한 운동 심상의 효과를 연구했다. 환자들은 외부적 및 내부적 심상을 모두 사용하여 4주 동안 주당 3번, 15분 동안 STS를 연습했다. 또한 4주 동안 연습의 초점을 변경했다. (1) 1주차에는 전체 STS에, (2) 2주차에는 엉덩이가 좌석 표면에서 들어 올려질 때까지인 움직임의 시작 부분에, (3) 3주차에는 일어서기 위해 몸을 펴고 안정화하는 것에 초점을 맞추었고, (4) 4주차에는 다양한 속도로 전체 STS를 다시 연습했다. 멘탈 프랙티스 중재 후 STS와 이동 속도 모두 크게 증가했다. 또한 Fugl-Meyer의 하지 지수 및 TUG 점수로 측정한 운동 기능 또한 상당히 개선되었다.

앞서 언급한 연구에서 몇 가지는 집에서도 적용할 수 있는 멘탈 프랙티스 전략이다.

- 멘탈 프랙티스를 사용하여 치료의 강도를 높이고 멘탈 프랙티스 자체를 중점적으로 한다.
- 조용한 방에서 멘탈 프랙티스를 해야 한다.
- 내부적(운동 감각) 및 외부적(시각적) 심상을 모두 사용한다.
- 타이머나 메트로놈을 사용하여 과제에 속도를 포함한다.

생각해 볼 점 36.3

앉았다 일어나기의 멘탈 프랙티스 예시

이는 멘탈 프랙티스 리허설의 예시다. 외부적(시각적) 또는 내부적(운동감각적) 지시를 사용할 것인가?

눈을 감고 의자에 높이 앉아 바닥 아래에 의자가 있고 등을 기대고 있다고 상상해본다. 무릎 아래에 있는 바닥에서 두 발을 느껴본다. 발은 떨어져 있고 두 발에 동일한 체중이 실려 있다. 이제 어깨와 가슴을 무릎 위로 기대고 있다고 상상해본다. 이때 발바닥에 더 많은 압력이 가해진다. 계속 앞으로 구부리면 다리가 일어설 수 있도록 바닥을 밀면서 엉덩이가 좌석에서 들어 올려지는 것을 느낄 수 있다. 머리 꼭대기에서 천장을 향해 당기는 끈이 당신을 우아하게 완전히 서 있게 한다고 상상해보자. 일어서면 오른발과 왼발에 동일한 압력이 가해지고 다리가 얼마나 강하게 느껴지는지 확인한다.

문제: 이를 가이드로 사용하여 앉았다 일어나기 위한 멘탈 프랙티스를 작성한다.

암묵적 지시어와 명시적 지시어

명시적 훈련은 과제나 기술을 지도하기 위해 명시된 지침을 사용하는 것을 의미하는 반면, **암묵적 훈련**은 학습을 지도하기 위해 연습과 반복을 사용하는 것을 의미한다. 환자에게 STS를 지도하는 치료사의 이전 예시에서 그 치료사는 명시적인 지시어를 사용하여 환자를 지도했다. 이 전략은 어린이나 건강한 성인에게도 효과가 있을 수 있지만, 최근 연구에 따르면 뇌졸중 후 훈련 규칙이 변경되었다. Boyd(2006)는 뇌졸중 환자의 감각 운동 피질이나 기저핵에 신중하고 시속적인 운동 과제 학습에 대한 명시적 정보가 미치는 효과를 연구했다. 뇌졸중 환자의 덜 손상된 UE에서 UE 과제를 수행했고 건강한 대조군들은 우세 UE가 과제를 수행했다. 결과는 몇 가지 중요한 발견을 보여주었다.

- 모든 참가자는 연습으로 실력이 향상되었다.
- 신중하고 지속적인 과제에 명시적인 정보를 주었을 때 나이가 같은 건강한 대조군들의 결과가 개선되었지만, 뇌졸중 환자의 결과는 오히려 감소했다.
- 명시적인 지시를 했을 때, 신중하고 지속적인 과제 모두에 부정적인 영향이 발생했다.
- 기명력 검사에서 명시적 정보를 제공하지 않았음에도 불구하고, 명시적 정보의 부정적 영향은 검사 시간 동안 계속되었다.

이러한 결과의 이유는 불분명하지만, 손상된 뇌에서 암묵적 기억 시스템과 명시적 기억 시스템 사이에 신경 자원에 대한 경쟁이 있을 수 있다(Boyd, 2006). 일부 연구에서는 감각운동 및 기적핵이 손상된 뇌졸중 이후에는 명시적 학습이 해로울 수 있다고 제안한다(Boyd, 2006; Orrell, 2006; Vidoni, 2007).

앞서 언급한 명시적 학습과 암시적 학습에 대한 연구는 주로 UE 과제로 이루어졌지만, 개념적으로는 STS, 서 있기, SIT에 유사한 원리를 적용할 수 있다. STS 훈련을 명시적인 것보다 더 암묵적으로 만드는 방법은 무엇일까? 다시 한번 말하지만 집중적인 연습은 암묵적 학습이 가능하게 하므로 집중적인 연습에 초점을 맞춘다. STS와 SIT의 경우 집중적인 연습이란 많은 반복을 의미한다. 서 있기에서 집중적인 연습이란 더 길게, 몇 초에서 몇 분으로 늘어난 시간 동안 서 있는 것을 의미한다. 암묵적 학습을 향상시키기 위한 또 다른 제안은 환자가 겪어보도록 장려하는 것이다. 예를 들어, SIT 중 엉덩이가 점차적으로 올라올 때 환자에게 몸통을 앞으로 "경첩처럼 구부리세요"라고 한다. 치료 중 명시적 지도를 줄이기 위한 다른 제안은 상자 36-3에 요약되어 있다.

외부적인 시각적 지시는 움직임에 대한 구두 지시의 필요성을 줄일 수 있다. STS에서 적용 가능한 좋은 예시는 환자 앞에 의자 높이보다 낮은 나무 상자를 놓고 환자에게 상자에 기대어 일어나도록 요청하는 것이다(그림 36-6). 의자 앞쪽과 아래쪽에 있는 상자를 만지면 환자가 앞으로 몸을 기울여 BOS 위로 COM을 가져온다. 상자를 사용하여 집중적으로 연습한 후 상자를 없애고 환자가 동일한 동작을 사용하여 일어서도록 한다. 일어설 때 할 수 있는 다른 외부적인 지시에는 "발가락 위에 코를 올리세요", "경첩처럼 구부리세요" 등이 있다. 외부적인 지시는 환자가 보

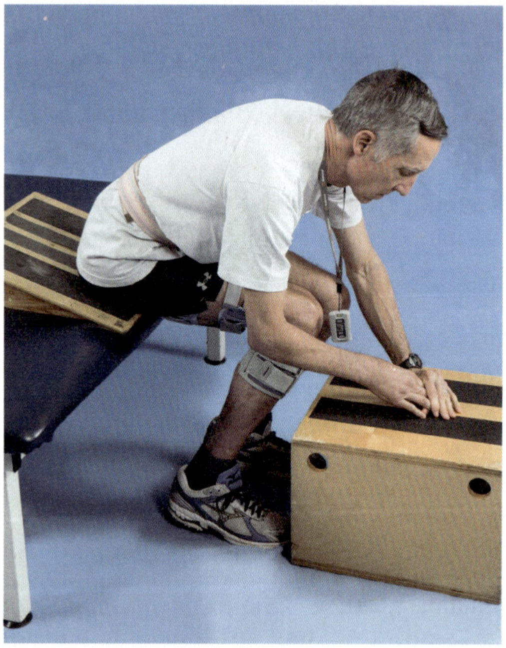

그림 36-6 환자가 질량 중심을 앞으로 이동시킬 수 있도록 외부적인 시각적 지시를 사용함(상자).

상자 36-3 말을 적게 할수록 환자는 더 많은 것을 배울 수 있다

- 말을 줄이고 환자의 연습 시간을 늘려 암묵적 학습을 장려한다. 환자에게 "먼저 의자의 끝으로 와서 앉아야 해요"라고 말하는 것보다 "일어나세요"라고 말한다. 운동 학습의 경우, 말을 적게 한다는 것은 더 많이 학습하는 것을 의미한다.
- 환자가 어려워하면 다리 위치를 바꾸고 "다시 해보세요"라고 말한다. 뒷다리가 앞다리가 되도록 발의 위치를 바꾸고 "다시 일어서 보세요"라고 말한다. 이러한 방식처럼 명시적인 지시 없이 연습하는 것을 권장한다.
- 환자 옆에 앉아서 완전한 STS를 보여주며 "이렇게 해보세요"라고 말하는 것을 고려한다.
- 목표가 엉덩관절의 굽힘을 늘리는 것이라면 환자에게 빨리 일어나라고 한다. 또한 외부적인 시각적 지시/시연을 사용하지 않고 "앞으로 구부리세요"라고 말하면서 움직일 때 몸통을 앞으로 구부리는 것을 지도해줄 수 있다.
- 명시적 지시를 사용할 때 내부적인 주의 집중보다는 외부적인 주의 집중을 사용한다. 예를 들어, 환자에게 내부적 명시적 지시로 "앞으로 구부리세요"라고 하는 대신 "코를 발가락 위에 놓으세요"나 "경첩처럼 구부리세요"라고 하여 엉덩이 위에서 골반이 앞으로 회전하는 것을 강조한다.

거나 시각화할 수 있는 참조 대상을 제공하는 것이다.

연습 스케줄

STS 훈련을 위한 연습 스케줄은 차단이나 가변 또는 무작위 방법으로 시행할 수 있다. 건강한 성인의 경우 가변적인 연습은 학습을 동일한 수준의 새로운 움직임 과제로 전환하는 능력과 다양한 환경에서 과제를 수행하는 능력을 일반화하는 것을 향상시킨다(Rose, 2006; Schmidt, 2005).

운동 학습 이론은 일단 환자가 과제의 기본 운동역학을 이해한다면 연습에 가변성을 주는 것을 뒷받침해준다. 예를 들어, 훈련 초기에 차단 연습을 사용하여 환자가 STS를 이해하도록 해야 한다. 이는 과제나 환경적 특징을 변경하지 않고 동일한 조건을 사용하여 반복적으로 STS를 연습하는 것을 의미한다. 환자에게 기본 역학이 있다면 앉는 표면의 높이, 표면의 유연성/부드러움, 환경의 소음, STS의 속도를 다양하게 바꾼다. 가변적인 훈련은 앞서 논의한대로 STS 서킷을 사용하거나 다음과 같은 STS 및 SIT의 기능적 조건들을 다양하게 변경하여 구성할 수 있다.

- 휠체어에서의 STS 및 SIT
- 침대에서의 STS와 SIT
- 변기 또는 화장실에서의 STS 및 SIT
- 차 시트에서의 STS 및 SIT
- 소파에서의 STS와 SIT

차단된 연습과 무작위 연습의 차이는 **상황에 따른 간섭**의 양이다. 상황에 따른 간섭은 주어진 시간 동안 다른 기술이나 과제를 추가하여 한 기술의 학습을 중단하는 것을 의미한다(Rose, 2006; Schmidt, 2005). 45분 치료에서 차단 연습은 15분 동안의 STS 연습, 15분 동안의 HEP 교육, 15분 동안 지팡이를 사용한 보행 훈련으로 구성될 수 있다. 동일한 45분 동안의 무작위 연습은 STS 10번, HEP 교육, STS 10번, 수평면에서의 보행 훈련, STS 10번, 경사로에서의 보행 훈련, HEP 교육, STS 10번으로 구성될 수 있다. 이러한 유형의 연습 스케줄은 주어진 운동 기술에 대한 기억의 "흔적 쇠퇴(trace decay)"가 일어날 수 있으므로 학습자는 과제를 다시 수행하기 위해 자신의 기억을 더 많이 되짚어야 한다.

건강한 성인의 경우 무작위 연습은 운동 과제를 잘 유지할 수 있게 한다(Schmidt, 2005). 신경학적 손상이 있는 성인의 연습에 대한 추가 연구가 필요하다. 반대로 PD 환자들은 차단 연습을 사용했을 때 과제를 더 잘 유지할 수 있다. 파일럿 연구에 따르면 PD 환자들은 무작위 연습보다 차단 연습이 운동 과제의 유지 테스트에서 더 정확했지만, 나이가 같은 건강한 성인의 경우에는 그 반대였다(Lin, 2007).

피드백

치료사가 STS, SIT, 서 있기를 가르칠 때 어떤 유형의 피드백을 사용할 수 있을까? 리뷰에 따르면 **외부**(증가된) 피드백은 치료사처럼 학습자의 외부적인 곳에서 제공되는 피드백을 의미한다. STS를 할 때, 몸통을 더 앞으로 움직이기 위해 수동적인 지도나 구두적인 지시를 하는 치료사는 외부 피드백을 사용하고 있다. 과제의 결과를 설명하는 외부 피드백은 **결과에 대한 지식**으로 간주된다. 치료사는 "우와! 5초도 안 돼서 일어났네요!"라고 얘기할 수 있다. 예를 들어, "경첩처럼 몸을 앞으로 더 구부리세요"(치료사가 허리에서 경첩 같은 움직임을 보여준다) 같은 **수행 능력**의 피드백에 대한 지식은 결과보다는 움직임의 질을 설명한다. 내부/**내재적** 피드백은 학습자의 내부 시스템에 의해 생성된 피드백이며 시각, 전정, 청각, 고유수용성 감각, 피부 수용체 같은 감각 시스템의 사용을 포함한다. 치료사는 "일어설 때 발에 압력이 가해지는 것을 느낄 수 있습니까?"라고 질문함으로써 환자가 내부 피드백을 더 잘 사용하게끔 할 수 있다.

운동 학습에 대한 피드백의 효과에 관한 대부분의 연구는 건강한 성인을 대상으로 했다(Rose, 2006; Schmidt, 2005). 최근의 문헌 검토에서는 건강한 성인과 뇌졸중 환사 모두의 외부 피드백 변수에 관한 연구를 종합했다(van Vliet, 2006). 표 36-7은 이 검토 결과를 요약한 것이다.

다음은 STS, 서 있기, SIT 훈련 중에 환자에게 사용할 수 있는 적절한 피드백 전략의 예시다:

- 수행 능력에 대한 지식 또는 환자의 움직임에 대한 특성은 "좋아요!"나 "잘했어요!" 같은 포괄적인 문장보다 더 중요하다. 그렇다고 격려하는 것을 하지 말라는 의미는 아니다. 오히려 어떤 면이 좋았는지 구체적으로 말해야 한다. 예를 들어, "일어설 수 있게 몸을 앞으로 흔드는 방법이 좋았어요" 또는 "두 번째 했을 때 동작이 얼마나 더 부드러워졌는지 눈치채셨나요? 그게 발전이에요!" 라고 말하는 것을 고려해본다.
- 내부적인 주의 집중에 지나치게 의존하지 않는다. 움직임 과제를 외부 환경과 연관시키려고 노력한다. "앞으

표 36-7 건강한 성인과 뇌졸중 환자의 피드백 변수

건강한 성인(MICHAEL, 2008)	신경학적 장애가 있는 환자(VAN VLIET, 2006)
• 그냥 설명만 하는 피드백보다 오류와 그 오류를 수정하는 방법에 대한 정확한 피드백이 더 효과적이다. • 구두 피드백은 부정확하더라도 시각적 피드백보다 중요하다. • 과제 결과가 분명할 때 결과에 대한 구두 지식이 필요 없을 수 있다. • 숙련된 학습자는 비디오 테이프를 통해 자체적으로 검토할 수 있다. 초보 학습자는 비디오 검토를 할 때 주의 신호를 받는다.	• 과제가 분명할 때에는 뇌졸중 환자에게 결과에 대한 구두 지식이 필요 없을 수 있다. • 체중 분산에 대한 시각적 피드백은 균형을 잡는 데 도움이 될 수 있다. • 힘 생성에 대한 청각적 피드백은 앉았다 일어나는 능력에 도움이 될 수 있다.
• 너무 빈번한 피드백은 학습을 방해한다. • 동시 피드백은 학습 및 이동을 방해한다. • 요약 피드백은 학습을 향상시킨다. • 학습자에게 피드백의 빈도를 선택할 수 있게 하면 학습이 향상된다.	• 빈번한 피드백과 드문 피드백 사이에 큰 차이는 없지만 더 많은 연구가 필요하다. • 요약 피드백 또는 평균적인 피드백이 각 실험 후 100% 피드백에 비해 효과적일 수 있다는 일부 근거가 있다.
• 외부적인 주의 집중은 학습을 향상시킨다. 내부적인 주의 집중은 학습을 감소시킨다. • 성인들은 외부적인 주의 집중으로 효과가 있었지만, 어린이들은 외부적인 집중으로 동일한 효과가 없었고 내부적인 집중으로 이동 기술이 개선되었다.	• 외부적인 주의 집중이 수행능력 및 학습을 향상시켰다는 몇 가지 근거가 있다.

Michal E, Jarus T, Bart O. Effect of focus of attention and age on motor acquisition, retention, and transfer: A randomized trial. *Phys Ther*. 2008;88(2):251-259.
van Vliet PM, Wulf G. Extrinsic feedback for motor learning after stroke: What is the evidence? *Disabil Rehabil*. 2006;28(13-14):831-840에서 통합하였음.

로 더 구부리세요"를 "이 선 위로 코를 구부리세요" 같이 쉽게 말할 수 있다. 또는 앞으로 회전하는 골반의 경첩 동작을 보여주면서 "이렇게 구부려보세요"라고 짧게 말할 수 있다.

- 환자가 움직이는 동안 피드백을 줘서 이중 과제를 주는 환경을 만들지 않는다. 피드백 타이밍에 대한 더 많은 연구가 필요하지만 먼저 환자가 과제를 마친 다음 피드백을 주는 것이 좋다. 이를 통해 환자는 치료사가 말하거나 보여주는 것에 더 많은 주의를 기울일 수 있으며, 주의는 학습에 중요하다.
- 비디오 테이프를 사용하여 시각적 피드백을 주거나 교육 도구로 사용한다(Mak, 2008).

서 있기와 앉기를 향상시키기 위한 치료적 운동
Therapeutic Exercises to Improve Standing and Sitting

근력, 파워, 지구력 장애로 인해 STS나 SIT를 하기가 어려워진다. 앞에서 말했듯이, STS는 닫힌 사슬에서 주로 동심성 근력을 사용하는 반면, SIT는 닫힌 사슬에서 주로 편심성 근력을 사용한다. 치료적 운동은 STS와 SIT를 향상시키기 위해 중요한 중재 방법이다. 이는 많이 들어왔던 말이라 놀랍지는 않지만 중요한 질문들을 제시한다. 어떤 유형의 운동이, 어떤 강도가, 어떤 자세가, 얼마동안의 기간이 STS와 SIT를 향상시키는가? 운동의 목표가 STS를 향상시키는 것이라면 PD 환자와 뇌성 마비(cerebral palsy, CP)가 있는 성인의 운동 유형이 달라야 하는가? 훨씬 더 많은 연구가 필요하지만 문헌에 보고된 대부분의 근력 운동은 신경학적 손상이 있는 환자와 장애가 있는 노인의 근력과 기능을 모두 향상시켰다(Engardt, 1995; Krebs, 2007; Marigold, 2005; Taylor, 2004;). 다음 문단은 STS, 서 있기, SIT를 향상시키기 위한 치료적 운동의 방법을 요약했다.

기능적 강화 운동 Functional Strengthening Exercise

반복적인 STS 및 SIT를 통해 LE의 주요 근육을 운동하는 것은 이러한 과제에 필요한 근육 그룹을 강화하는 적절한 방법이다(Krebs, 2007; Rosie, 2007). 기능적 운동은 환자가 기능적 과제와 동시에 LE의 근력 운동을 수행하기 때문에 효율적이라는 이점이 있다. STS/SIT에서의 저항은 환자의 체중인 반면에 서거나 앉는 데 필요한 힘의 양은 의자의 높이와 체중과 관련이 있다. 기능적 운동은 만성 뇌졸중 환자가 STS 할 때에 손상된 쪽 LE의 힘 생산을 개선시켰으며, 이러한 결과는 TUG 테스트에서 향상된 속도와 높은 상관관계가 있다(Leroux, 2006). 앉은 자세에서 팔 길이 이상으로 뻗는 것은 STS를 하는 동안 손상된 사지의 최대 수직 힘은 물론 급성 뇌졸중 환자의 움직임 속도 또한 증가시켰다(Dean, 2007).

다른 닫힌 사슬 운동과 마찬가지로 STS는 체중의 비율을 변경하고, BOS를 좁히고, 지지면을 덜 안정적이게 만들고, 과제 속도를 증가시킴으로써 운동을 진행시킬 수 있다(Kisner, 2007). 필요한 체중의 비율을 낮추려면 팔, 머리 위의 벨트, 수동적인 도움을 사용하여 도와줄 수 있다. 수동적인 저항, 중량 조끼, 탄성 튜브를 적용하여 저항을 늘린다. 경련성 양마비가 있는 어린이의 부하를 주는 STS 운동에 중량 조끼와 최대 1RM(one repetition maximum) 공식이 사용되었다(Liao, 2007). 반복적인 STS 또한 충분히 많은 반복으로 활동을 수행할 때 근육의 지구력을 증가시킬 수 있다(Kisner, 2007).

치료적 운동으로서 STS나 SIT를 사용할 때 다음과 같은 과정들을 권장한다:

- 환자가 피로하기 전에 주어진 의자/매트 높이에서 수행할 수 있는 최대 반복 횟수를 결정한다. 근육의 지구력을 향상시키려면 저항을 줄이면서 반복을 많이 한다(예; 높은 의자를 사용하거나 수동적인 저항 없이). 저항을 줘서 근력을 강화하려면 튜브나 웨이트로 충분한 저항을 추가하여 환자가 6~12회 반복 후 피로를 느끼도록 하고, 이 저항 운동을 2~3세트 하는 것을 고려한다(Kisner, 2007).
- 파워를 강조하려면 환자에게 지정된 시간 내에 특정 횟수만큼 반복하라고 한다. "스미스 씨, 10초에 5번 일어나볼까요? 준비하시고, 시작하세요." Five Timed Chair Stands Test는 시간에 따른 다리의 파워를 비교하기 위한 기준으로 사용할 수 있다(Whitney, 2005).

대칭적인 서 있기를 향상시키기 위한 활동
Activities to Enhance Standing Symmetry

신경학적 장애가 있는 대부분의 환자는 두 다리 사이의 체중 분배가 고르지 않은 비대칭으로 서 있다. 경우에 따라 비대칭의 원인은 실제 수직을 인지하는 데 방해가 되는 지각적 결손이다. 어떤 환자는 약한 다리에 체중을 가하지 않기 때문에 비대칭으로 서 있을 수 있다. 거울 피드백과(Vaillant, 2004) 같이 기술이 많이 필요 없는 것부터 Wii Fit® 게임, 비싸고 컴퓨터화된 힘판 시스템과(Cheng, 2001; Sackley, 1997; Weinstein, 1989) 같이 비싸진 않지만 더 기술적인 것에 이르기까지 다양한 전략을 사용하여 대칭적인 서 있기를 향상시킬 수 있다. 그림 36-7은 서 있는 동안 정렬에 대한 피드백을 제공하기 위해 거울을 사용하는 방법을 보여준다. 뇌졸중 환자의 경우, 힘 플랫폼과 힘판을 사용한 시각적 피드백은 대칭과 정렬을 향상시켰다(Cheng, 2001; Sackley, 1997; Yoo, 2006). 힘판을 사용한 시각적 및 청각적 피드백은 낙상 횟수 감소로 측정했을 때 균형을 개선시켰다(Cheng, 2001).

편측 마비 환자의 경우, 지팡이와 같이 한쪽에 사용하는 보조 장치는 비대칭과 고르지 않은 체중 부하를 촉진하는 것으로 생각되기 때문에 논란이 되고 있다. 그러나 Hu(2013)의 연구에 따르면 편측 마비 환자가 지팡이를 잡고 서 있으면 지팡이가 없이 서 있는 것에 비해 두 사지 사이의 대칭성이 향상되었다.

대칭적으로 서 있는 것을 개선하는 방법의 구체적인 예시에는 어떤 것이 있는가? 환자가 서 있을 때 얼마나 대칭

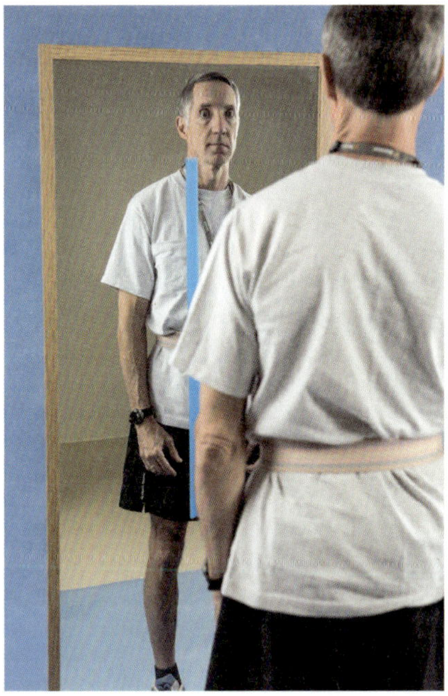

그림 36-7 서 있을 때의 정렬과 대칭성을 보기 위해 거울을 사용함.

적인지에 대한 피드백을 제공하기 위해 많은 돈을 쓸 필요가 없다. 거울, Wii Fit® 같은 게임, 욕실의 저울을 사용하여 시각적 피드백을 줄 수 있고 환자의 움직임을 잘 보여줄 수 있다. 환자가 지각 장애가 있는 경우 방 구조물들의 외부 선(예; 문틀) 또는 벽이나 거울 테이프의 수직 선을 시각적 참조로 사용할 수 있다. 환자가 몸과 수직 사이의 관계를 확인하는 데 도움을 주기 위해 환자의 셔츠 앞쪽을 따라 아래쪽에 테이프를 놓고 셔츠의 선을 거울의 선과 정렬하라고 할 수도 있다.

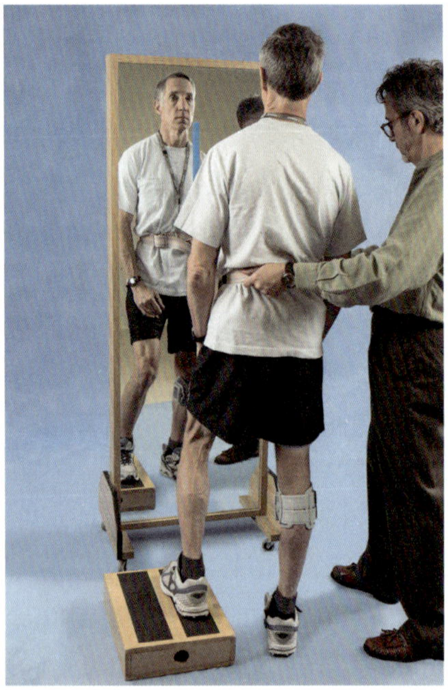

그림 36-8 더 손상된 쪽으로의 체중 이동을 위해 계단을 사용함(체중이 계단에 올려둔 왼발에서 오른쪽 하지로 이동한다).

환자가 약한 다리로 체중을 싣는 데 어려움을 겪거나 자연스레 다른 쪽보다 한쪽으로 더 많은 체중을 지지할 때 몇 가지 전략을 시도할 수 있다. 일반적으로 더 많은 체중을 지지하는 다리 아래에 작은 발판을 사용하여 더 약한 쪽 또는 체중을 지지하지 않는 쪽에 체중을 지지하도록 한다(그림 36-8). 더 약한 다리로 체중 지지가 잘 되도록 발판을 사용할 때, 약한 쪽의 체중 지지 정도는 발판의 크기와 위치의 영향을 받는다. 그림 36-9ABC는 더 약한 다리로 더 많은 체중을 생체역학적으로 이동시키기 위해 발판의 크기가 점진적으로 증가함에 따라 발생하는 약한 쪽의 체중 지지 변화를 보여준다. 발을 벌리고 선 자세에서 더 약한 LE쪽으로 체중을 이동하여 체중을 지지하게 할 수도 있다(그림 36-10). 약한 쪽에 있는 물체를 향해 손을 뻗는 것도 체중 이동에 도움이 될 수 있다.

다리를 편 채로 유지하는 운동 조절이 부족한 경우, 신체 또는 공기 부목 같은 외부 장치를 사용하여 약한 쪽에 추가적인 지지를 해준다. 이후 약한 쪽에 외부적으로 주는 지지의 양을 서서히 감소시킨다. 환자가 평행봉에 서 있을 때, 약한 쪽의 엉덩이를 신체 측면의 평행봉에 더 가깝게 가져오라고 한다. 본질적으로 환자가 대칭적인 느낌을 다시 배우는 데 도움이 되는 외부적인 지시를 주는 것이다. 관절에 대한 수동적인 지도/압박 또한 체중 지지가 동일하게 될 수 있게 한다. 일반적으로 수동적인 지도 및 압박은

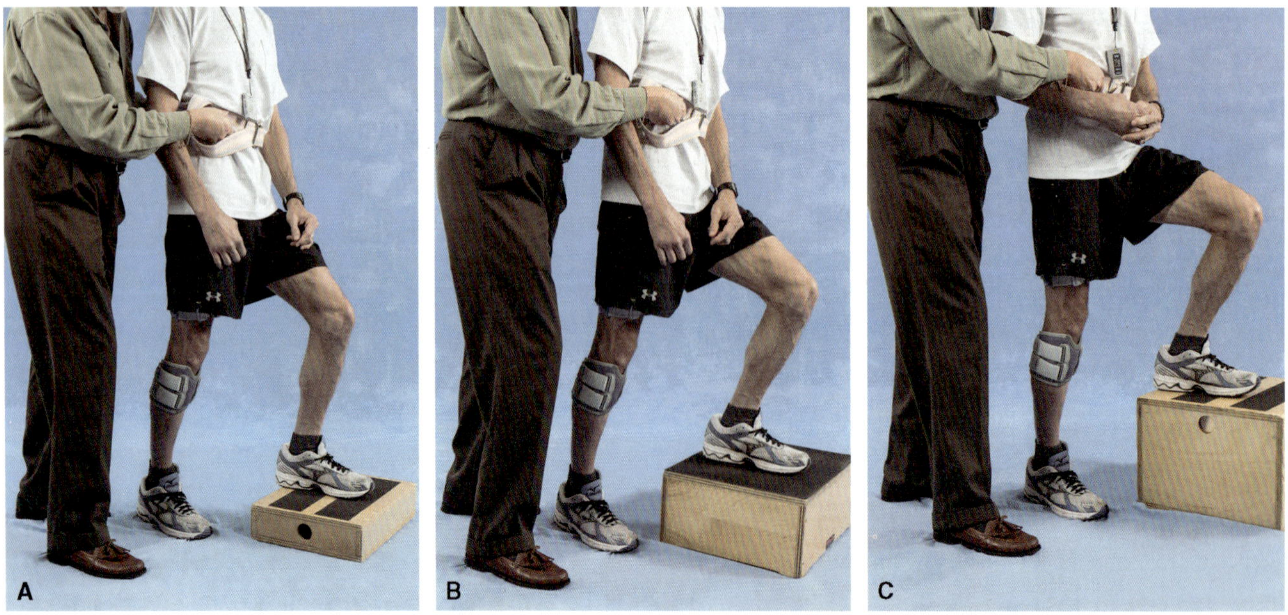

그림 36-9ABC 덜 손상된 다리를 다양한 높이의 상자에 놓으면 체중이 더 손상된 다리로 점차 이동하는 데 도움이 된다.

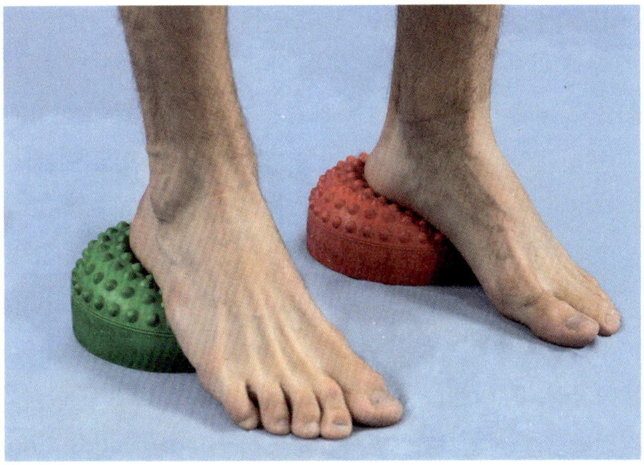

그림 36-10 양쪽에 발바닥굽힘 구축이 있는 환자의 더 나은 체중 분산을 위해 뒤꿈치 높이를 높이는 예시.

치료 프로그램 초기에 시행되며, 치료사가 지도하는 추가적인 감각 정보가 제공된다. 치료가 진행됨에 따라 환자에게 움직임을 지도할 손이 없을 때에도 다른 외부적인 시각적 지시를 제공한다. 압력에 민감한 문 매트 또는 삐걱거리는 소리가 나는 아이의 장난감을 사용하여 체중 이동에 대한 청각적 피드백을 줄 수도 있다.

체중 이동을 잘 할 수 있도록 유발하는 지시의 유형에 관계없이 치료사는 장기적인 변화를 이끌어내기 위해 집중적인 연습을 해야 한다. 서 있는 과제에서 집중적인 연습이란 더 오래 서 있거나 환자가 서야 하는 상황에서 더 많이 반복하는 것을 의미한다. 환자에게 15초 동안 정렬을 유지하라고 하면서 시작하여, 점차 30초, 45초 등으로 진행할 수 있다. 환경에 움직임을 추가하거나 고무 매트 또는 트램폴린 같이 유연한 표면에 서게 하여 대칭적이게 서 있는 것으로 훈련을 진행할 수 있다. 상자 36-4는 치료 계획에 대칭적으로 서 있는 것을 통합하는 몇 가지 예시를 보여준다.

서서 체중 이동하는 훈련

Standing Weight-Shift Training

다음과 같은 3가지 과제를 수행한다: (1) 싱크대 앞에 서서 수도꼭지 쪽으로 손을 뻗는다, (2) 문 앞에 서서 문

상자 36-4 대칭적으로 서 있는 훈련

준비

- 환자의 감각(시각, 청각, 체성감각) 및 장애를 파악한다.
- 동측반맹이 심각한 환자는 시각적 피드백이 어렵다. 난청 환자는 청각적 피드백보다 시각적 피드백을 선호할 수 있다.
- 정확한 피드백을 받을 수 있도록 장비를 정확하게 배치한다.
- 서 있을 때 좌우 대칭을 위해 환자의 앞에 거울을 놓는다.
- 앞뒤 대칭을 위해 환자의 옆에 거울을 놓는다.
- Wii Fit® 밸런스 보드에서 환자의 다리가 대칭적으로 놓이져 있는지 확인한다.
- 욕실에 놓는 체중계를 사용하여 왼쪽과 오른쪽 발이 각 저울에 비슷하게 놓여졌는지 확인한다.
- 안전: 안전을 위해 환자의 엉덩이에 낮고 편한 보행 벨트 또는 하네스를 사용한다. 치료사는 환자의 옆이나 약간 뒤쪽에 서서 환자가 앞이나 뒤로 넘어질 때 바로 잡을 수 있도록 한다.

동작 수행

- 명확하고 복잡하지 않은 언어로 환자에게 무슨 일이 일어나고 무엇을 해야 하는지 말해준다. 가능하면 설명하기보다 직접 보여준다.
- "화면에서 신체는 빨간색 점으로 표시된다. 움직이면 흔들리는 선이 생길 거예요. 목표는 파란색 상자의 중앙에 점을 유지하는 것입니다. 보여 드릴게요."
- 거울이나 스크린은 환자에게 주된 피드백이어야 하지만 필요에 따라 환자의 주의를 끌기 위해 치료사의 기술을 사용해야 한다. 명시적 훈련은 운동 학습을 방해할 수 있으므로 입력을 최소한으로 유지한다.
- "거울 속에서 당신은 똑바로 서 있습니까? 아니면 한쪽으로 치우쳐져 있습니까? 이제 똑바로 서보세요."
- "시끄러운 경고음은 오른쪽 다리에 체중이 너무 많이 실렸음을 의미한다. 왼쪽으로 더 기울일 수 있습니까? 잘하셨어요! 이제 그 자세를 유지하도록 합니다."
- 필요에 따라 외부적인 시각적 지시를 사용하여 환자의 주의를 유도한다.
- 환자의 셔츠에 파란색 테이프로 수직선을 붙이고 같은 높이에서 거울에도 똑같이 붙인다. 환자에게 셔츠의 선을 거울의 선과 맞추라고 한다.

을 연다, (3) 왼쪽으로 몸을 돌려 왼쪽에 서 있는 사람의 손을 잡고 악수한다. 이러한 각 과제에는 걷지 않으면서 체중을 이동하는 요소들이 포함되었다. 체중 이동이나 BOS 내에서 COM을 이동시키는 것은 서기, 뻗기, 일상생활 활동(activities of daily living, ADL), 보행 활동의 정상적인 구성 요소다. 전통적으로 체중 이동은 "보행 전" 활동으로 치료에 통합되었다. 그러나 이제는 대부분의 서 있는 활동 중에 체중 이동이 발생한다는 것을 알고 있다. 체중 이동 훈련은 환자가 가능한 다양한 과제와 방향이 주어진 상황에서 BOS 내에서 COM을 이동할 수 있게 하는 것을 포함한다. 체중 이동 훈련을 할 때, 치료사는 다음과 같은 역할을 수행한다.

a) 집중적이고 점진적인 방식으로 체중 이동 연습을 구성한다: 쉬운 것에서 어려운 것으로, 조금 이동하는 것에서 많이 이동하는 것으로, 느리게 이동하는 것에서 빠르게 이동하는 것으로, 여러 방향으로의 이동

b) 필요에 따라 "엉덩이를 벽에 더 가까이 가져오세요"와 같은 외부적인(증가된) 피드백 제공, 환자가 외부 감각 입력에 의존하지 않도록 수동적인 지시를 신중하게 사용해야 한다.

c) (특히) 선반 위에 있는 의미 있는 물건에 손을 뻗는 것과 같은 실제 활동을 체중 이동 연습에 통합시킨다.

d) 환자에게 발에 압력이 가해졌을 때 체중 이동이 어떻게 변하는지 주의를 기울이라고 한다((예; 앞으로 뻗는 과제를 할 때 환자에게 양말과 신발을 벗으라고 하고 "체중이 당신의 앞발바닥에 있나요, 뒤꿈치에 있나요?" 라고 물어본다).

태극권(T'ai Chi)은 체중 이동과 함께 느리고 조절된 움직임을 강조하는 무술이다. *T'ai Chi Fundamentals : For Health Professionals and Instructors*(Yu, 1999)와 같은 참고 자료는 환자에게 사용할 수 있는 문헌 및 비디오 교육을 제공한다.

체중 이동과 관련하여 환자에게 증가된 피드백을 어떻게 제공할 것인가? 거울, 힘판, Wii Fit®, 기타 게임 등을 사용하여 활동 중 움직이는 동안 압력의 중심을 추적할 수 있다. 이는 서 있을 때의 대칭성에 대한 피드백을 제공하는 데 사용된다. 표 36-8은 서 있을 때 체중 이동 활동의 추가 예시를 보여준다.

표 36-8 서 있을 때 체중 이동 활동의 예시

개념	활동 예시
감각 입력 및 감각 주의	• 정상적으로 서 있는 자세에서는 엉덩뼈능선 또는 큰돌기를 통해 위아래로 압력을 가해져 다리에 압박을 가해진다. • 치료사가 환자의 앞쪽과 약간 옆쪽에 서 있으면서 위앞엉덩뼈능선에 손을 놓은 뒤, 환자에게 "제 손을 밀어보세요"라고 한다. 이는 대각선 방향의 체중 이동에 도움을 준다. • 환자에게 신발을 벗고 체중이 앞-뒤, 안-팎, 대각선으로 이동함에 따라 발에 압력이 가해지는 부위에 주의를 기울이라고 한다.
외부적인 시각적 지시	• 환자가 발을 엇갈리고 평행봉에 서 있는 경우, 환자에게 엉덩이를 평행봉에 더 가깝게 옮기고 앞발쪽으로 기울이라고 한다. 반대쪽 엉덩이를 반대쪽 평행봉에 가져오려면 반대로 한다. • 환자의 가장 넓은 지점(대개 어깨) 바로 바깥쪽의 천장에 다림줄 또는 고무 "면"(수영장에서 판매함)을 걸어 놓는다. 환자에게 왼쪽 어깨와 줄/면을 번갈아가며 만진 다음 방향을 바꾸고 오른쪽 어깨와 반대쪽 면을 만지라고 한다. 다른 방향으로도 반복한다.
생체역학적인 부담	• 덜 손상된 다리를 점진적으로 커지는(3, 6, 10인치) 계단에 두고, 더 손상된 다리에 COM을 둔다. 한 계단이라도 올라가려면 환자가 체중을 이동해야 한다. • BOS의 크기는 COM이 이동해야 하는 거리에 영향을 준다. 체중 이동을 늘리려면 두 발 사이의 거리를 점차적으로 늘린다.
게임이나 컴퓨터	• Wii Fit®-Balance: Tilt Ball · 축구 · 스키를 포함한 거의 모든 게임, Wii Fit®-Aerobic, 훌라후프
T'ai Chi	• 모든 T'ai Chi 동작들은 느린 체중 이동을 포함한다.

BOS = 지지면, COM = 질량 중심.

서킷 트레이닝 Circuit Training

서킷 트레이닝은 성인과(Dean, 2000) 4~8세 어린이(Blundell, 2003) 모두에게 근력과 STS 기능을 증가시키는 데 효과적이었다. 서킷 트레이닝은 일반적으로 다양한 장소에서 수행되고 근력 강화 또는 유산소 훈련에 사용되는 일련의 활동을 의미한다. 서킷 트레이닝에서의 활동은 다양해야 하며, 활동과 관련된 주요 근육 그룹들을 다양하게 강조하여 지시해야 한다(Kisner, 2007). 서킷 트레이닝에는 다음과 같이 다양한 서 있기 과제가 주어진 6개의 상황이 포함될 수 있다.

- 4~8세 어린이를 위한 그룹 운동 수업에선 앞 · 옆으로 한 계단 오르내리기, STS, 레그 프레스 운동, 뒤꿈치 들기, 다양한 거리에서 물건을 집기 위해 쭈그리고 앉기, 트레드밀에서 걷기, 계단 오르내리기 등의 서킷을 활용했다(Blundell, 2003).
- 뇌졸중이 있는 성인용 서킷에는 10가지 상황이 포함된다: (1) 다리에 체중 지지가 잘 되게 하기 위해 앉아서 다양한 거리에 있는 물체에 손을 뻗기, (2) 의자 높이가 다른 곳에서의 STS, (3) 앞·뒤·옆으로 블록 위를 오르내리기, (4) 서서 뒤꿈치 들기, (5) BOS를 줄이면서 서 있기, (6) 등속성 컴퓨터 트레이너를 사용하여 다리의 상호적인 굽힘, 폄 운동, (7) 의자에서 일어난 다음 짧은 거리를 걷고 의자로 다시 돌아오기, (8) 트레드밀에서 걷기, (9) 다양한 표면과 장애물 위를 걷기, (10) 경사면과 계단에시 걷기(Dean, 2000).

열린 사슬 운동 Open Kinetic Chain Exercises

우리는 STS에서의 근력이나 파워를 증가시키기 위한 운동으로 닫힌 사슬 운동을 직관적으로 생각하지만, 연구에 따르면 열린 사슬(open chain, OC) 등속성 운동 또한 근력과 STS 수행 능력을 향상시키는 데에 효과적이라는 것이 입증되었다(Engardt, 1995). 뇌졸중 환자들은 등속성 운동 기구에서 초당 60, 120, 180°의 속도로 동심성 OC 운동 또는 편심성 OC 운동으로 훈련을 받았다. 편심성 훈련을 받은 그룹은 편심성, 동심성 테스트 자세 모두에서 훨씬 더 큰 토크를 보였고, 동심성 훈련을 받은 그룹은 동심성 토크보다 편심성 토크가 훨씬 더 낮았지만, 두 그룹 모두 무릎관절 폄근의 근력이 향상되었다. 또한 편심성 훈련을 받은 그룹은 동심성 훈련을 받은 그룹보다 훈련 후 마비쪽 다리의 체중 지지가 훨씬 더 좋아졌다. 편심성과 동심성 강화 운동 모두 근력을 향상시켰지만, STS 같은 기능적 과제에서 편심성 운동의 효과가 더 많이 나타났다(Engardt, 1995). 그러나 앞서 언급한 연구에서는 무릎관절의 폄근만 훈련했다. 무릎관절의 굽힘 훈련도 포함하는 것이 좋다.

동심성, 편심성 OC 운동은 LE의 근력과 STS 능력을 향상시킬 수도 있다(Taylor, 2004). CP가 있는 성인들은 10주 동안 주 2회, 1RM의 약 60~80%을 적용하는 점진적 저항 강화 프로그램을 받았다. 운동에는 레그 프레스, 무릎관절 폄, 넓은등근 풀-다운, 가슴 프레스, 시티드 로우, 윗몸 일으키기가 포함되었다. 참가자들은 다리와 팔의 근력이 향상되고 STS 속도가 크게 향상되었다.

마지막으로 한쪽 또는 양쪽 LE의 약화가 있는 환자 중 서 있기가 완전 어려운 환자들은 좌식 사이클에서 근력 강화 프로그램을 수행할 수 있다. Kerr(2007)는 건강한 성인의 경우, LE로 사이클을 탔을 때와 STS 및 블록 오르내리기를 했을 때의 근육 동원이 유사하다는 것을 입증했다. 따라서 좌식 자전거는 발목관절, 무릎관절, 엉덩관절 근육을 강화하기 위한 조기 장애 운동/기능적 훈련 방법으로 사용될 수 있다.

장치와 도구의 처방, 적용, 제작
Prescription, Application, and Fabrication of Devices and Equipment

보조기 및 신발 웨지 Orthotics and Shoe Wedges

앞서 언급했듯이 여러 가지 이유로 비대칭적으로 서 있는 것은 신경학적 질환이 있는 사람들에게 흔한 장애다. 편측 마비 환자들의 서 있는 균형의 대칭성을 촉진하는 데는 보조기와 신발 웨지가 유용했다(Chaudhuri, 2000; Rodriquez, 2002). 보조기 및 신발 웨지의 이론적 근거는 일반적으로 생체역학적이다. 신발 웨지를 사용하여 덜 손상된 쪽의 신발 높이를 올려 더 손상된 LE 쪽으로 체중을 이동하거나 양쪽 발목에 발바닥굽힘 구축이 있는 환자를 도울 수 있다(그림 36-11).

서 있는 동안 신발 웨지가 대칭에 미치는 영향은 마비되지 않은 다리 아래에서 5°, 7.5°, 12.5°인 웨지를 사용하여

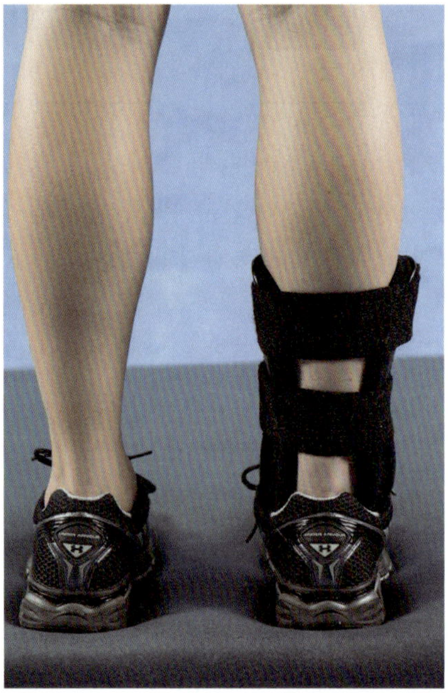

그림 36-11 안팎에서 지지해주는 공기 스티럽(stirrup) 부목.

조사되었다. 이 연구에 따르면 5°, 7.5° 웨지가 서 있는 자세에서의 대칭을 개선했으며, 5° 웨지가 두 다리 사이의 대칭을 가장 많이 개선시켰다(Rodriquez, 2002). 웨지를 제거한 후에도 두 다리 사이의 체중 지지의 대칭이 사전 테스트 결과에 비해 개선되어 이월 효과가 있음을 알 수 있다. 마비되지 않은 쪽에 적용한 0.6cm, 0.9cm, 1.2cm의 깔창에서도 비슷한 결과가 나타났다(Chaudhuri, 2000). 신발 웨지의 장기적인 효과는 조사되지 않았다. 그러나 이러한 장치는 비대칭적으로 서 있는 문제를 해결하기 위해 고려해야 한다.

편측 마비가 있는 사람과(Pohl, 2006) 경련성 양마비가 있는 어린이에게(Park, 2004) 각각에 맞게 설계된 발목-발 보조기를(ankle-foot orthosis, AFO) 사용했을 때도 서 있는 자세에서의 대칭이 향상되었다. 높이가 8인치에 불과하고 발허리발가락관절을 덮지 않는 비정형적인 AFO는 이미 도움 없이 서고 걸을 수 있는 성인이 서 있을 때의 대칭을 크게 개선시켰고 자세 동요를 감소시켰다(Pohl, 2006). 기능이 낮은 환자 집단의 서 있는 자세에서의 대칭에 대한 보조기의 효과는 더 많은 연구가 필요하다.

경련성 양마비가 있는 어린이의 경우, 경첩식 AFO는 STS 시간을 크게 단축시켰을 뿐만 아니라 맨발 상태에 비해 무릎관절 굽힘과 발목관절 발등굽힘을 증가시켰다(Park, 2004). AFO가 골반의 기울임, 엉덩관절의 굽힘 같은 근위부의 상태를 개선시키지는 않았지만, 경첩식 AFO를 사용함으로써 엉덩관절 및 무릎관절의 파워가 크게 증가했다. 다시 한번 말하자면, AFO는 발목과 무릎에 STS를 수월하게 하는 생체역학적인 조건을 제공했다(Park, 2004).

보조기는 발/발목 복합체의 생체역학을 변경하여 안정성의 외부 메커니즘이 되기 때문에 대칭적으로 서 있기를 향상시키기 위한 보상 전략으로 간주된다. 보조기 사용에는 몇 가지 단점이 있다. 비싸고, 입고 벗기가 어려울 수 있으며, 피부 자극이나 궤양을 유발할 수 있다. 또한 보조기는 관절 운동 범위와 근육 기능에 영향을 미친다. 보조기를 주문하기 전에 Pohl(2006)이 설명한 것과 유사한 임시 보조기를 만드는 것이 좋다. 아니면 Ace 밴드나 조립식 장치를 사용하여 보조기가 STS, 서 있기, SIT에 어떤 영향을 미치는지 관찰한다. 임시 보조기가 기능에 어떻게 영향을 미치는지 관찰한 후, 환자 각각의 장점과 단점을 평가해보고 환자 및 간병인과 잠재적인 효과에 대해 논의해 본다.

가정에서와 의자의 수정 및 도구

Home and Chair Modifications and Equipment

STS 및 SIT의 독립성을 개선하기 위한 또 다른 보상적인 접근법은 의자, 침대, 휠체어를 포함한 가구를 수정하는 것이다. 또한 이 접근법은 STS를 쉽게 할 수 있도록 생체역학적 원리를 사용한다. 앞서 논의한 바와 같이, 아래다리 길이의 120%에 있는 좌석 높이가 STS에 필요한 힘의 양을 감소시키는 것으로 밝혀졌다(Janssen, 2002b). 의자 높이를 올리는 간단하고 저렴한 방법은 가구 라이저(riser)를 사용하는 것이다(그림 36-12). STS의 난이도에 영향을 미치는 다른 요인으로는 좌석의 부드러움/유연성, 좌석의 각도가 있다. 다음 문단에서 설명된 대로 STS, SIT의 난이도를 낮추기 위해 가정용 또는 시설용 가구를 수정할 수도 있다.

- 가구 라이저(그림 36-13)를 구입하여 침대, 소파, 의자 다리 아래에 놓는다. 대부분의 라이저는 침대나 의자의 높이를 8인치 늘린다. 라이저를 제자리에 놓은 후 가구가 안정적인지 확인해야 한다.
- 너무 낮거나 충분히 단단하지 않은 휠체어의 좌석을 수정한다. 나무 삽입물을 슬링 시트 위에 놓고 밀도가

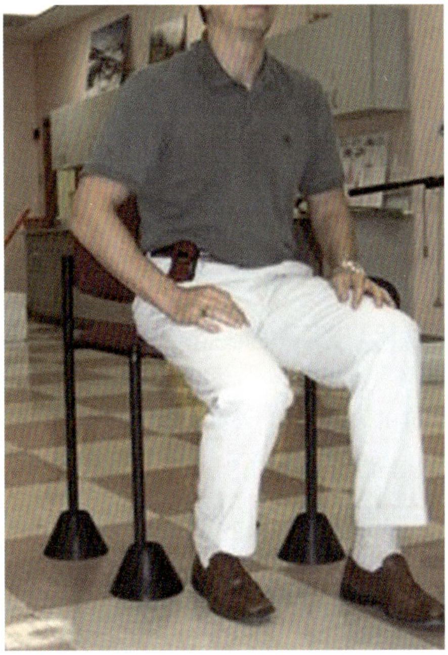

그림 36-12 가구 라이저를 사용하여 일반적인 규격인 의자의 높이를 올림.

높은 쿠션을 두어 궁둥뼈결절에 가해지는 압력을 분산시킬 수 있다. 휠체어의 높이를 수정할 때에는 이러한 수정이 등 높이, 팔걸이 높이, 발이 바닥에 닿을 수 있는 능력에 어떤 영향을 미치는지 평가해야 한다. 대부분의 침대 매트리스 아래와 일부 소파에 나무 보드를 놓으면 단단함을 높일 수 있다. 이층 침대를 판매하는 가구점에는 종종 매트리스 아래를 견고하게 지지하도록 설계된 보드가 있다.

- 좌석이나 의자에 약간의 경사를 만들면 앞쪽보다 뒤쪽이 더 높아진다. 이로 인해 환자의 골반이 약간 앞으로 기울어지게 돼서 STS를 할 때 골반이 앞으로 회전하는 것과 다리로의 체중 전달이 용이해진다. 이 자세는 COM을 앞으로 가져오므로 몸통 조절이 힘든 환자에게는 안전하지 않다. 다양한 정도의 단단한 웨지는 의료 장비 회사에서 구입할 수 있다. 반대로 역방향인 (앞이 뒤보다 높음) 웨지 쿠션은 STS를 더 어렵게 만들기 때문에 가끔 낙상을 방지하기 위한 제약 없는 전략으로 사용된다.
- 기계식 좌석 리프트 및 공기압 리프트가 있는 의자는 STS를 독립적으로 움직일 수 있는 근력이 없거나 기능 개선이 어려울 수 있는 만성 질환 환자에게도 사용할 수 있다. 일부 장치는 전기식으로 들어 올리는 힘의 최대 100%를 제공하고 다른 장치는 공압식이며 전기가 필요하지 않다. 대부분의 좌석 리프트는 휴대 가능하며 무게, 크기, 비용이 다양하다. 의자 리프트는 의자 전체나 의자 좌석에 내장되어 있다. 보통의 의자 리프트는 완전히 누웠다가 일어날 수 있는 리클라이닝 의자로 제작된다. 최신 모델에는 좌석 쿠션만 올라가는 클래식

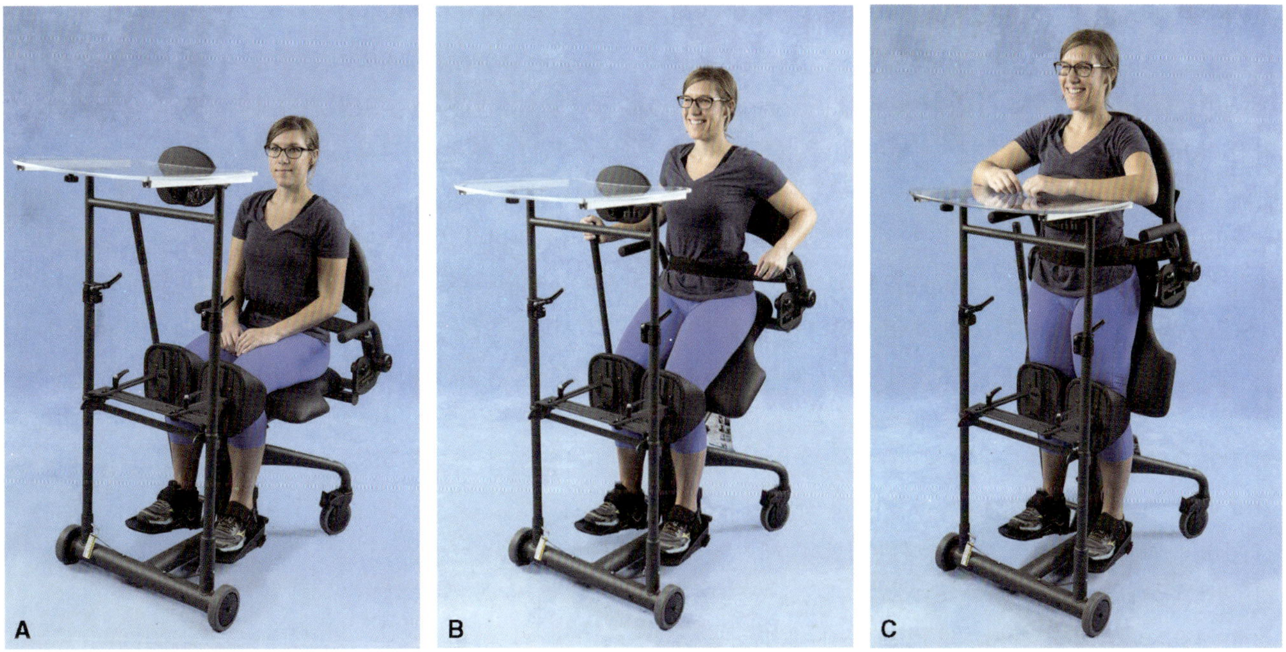

그림 36-13ABC 스탠딩 프레임은 하지에 심각한 약화가 있거나 불안정이 있는 환자에게 최대 도움을 제공한다.

윙 체어와 화장실용 의자 리프트가 포함된다. 의자 리프트는 좌석 리프트보다 비싸지만 더 영구적이고 편안하다. 의자 리프트와 좌석 리프트는 간병인에게 받는 도움의 양을 줄일 수도 있다.

Ruszala(2005)는 입원 재활 시설에 있는 환자를 위한 4개의 STS 장치를 사용하여 물리치료사의 운동 자각도, 안정성, 사용 용이성, 효율성, 자세, 과제의 기간을 분석했다. 그 결과 4가지 평가 장치를(보행용 하네스, 서기-걷기 보조기, 의자 리프터, 서기-회전 보조기) 사용한 과제를 완료하는 데 치료사의 시간(기간)에 상당한 차이가 있었으며, 의자 리프터와 서기-회전 보조기보다 보행용 하네스와 서기-걷기 보조기를 사용하는 게 더 오래 걸린다. 이 연구의 치료사들은 장비의 설정이 대개 복잡하고 시간이 많이 걸린다는 것을 알아냈다. 연구 그룹의 결과 또한 장치가 STS의 정상적인 생체역학을 촉진하지는 않지만 치료사들은 다른 물리치료 중재를 보완하고 기능과 체중 지지를 촉진할 수 있다고 믿었다.

환자가 독립적으로 서 있을 수 없는 경우 보조 장치가 서 있는 데 도움을 줄 수 있다. LE에 심각한 약화 또는 마비가 있는 사람들은 스탠딩 프레임으로 생리적 이점을 위한 서 있기를 매일 할 수 있다. 스탠딩 박스는 환자가 똑바로 서 있을 때 서 있는 상태를 유지할 수 있도록 설계된 반면, 스탠딩 프레임은 서 있는 자세로 바꾸는 것을 도운 다음 안정적으로 서 있는 것을 도와준다(그림 36-13ABC). 스탠딩 프레임은 비싸지만 이 가격은 구축 및 욕창 같이 움직이지 않아서 생기는 합병증에 들어가는 많은 비용과 비교해야 한다. 서 있기의 생리적 이점에는 엉치뼈/엉덩이의 압력 완화, 엉덩관절 굽힘근 · 무릎관절 굽힘근 · 발바닥 굽힘근의 스트레칭, 골밀도 향상, 서 있는 것에 대한 심혈관계의 능력 향상 또는 기립성 저혈압 감소, 소화기 상태 개선 등이 있다(Eng, 2001; Kunkel, 1993).

SCI 환자의 경직에 대한 스탠딩 프레임의 영향에 관한 연구는 결론을 내리지 못했다. SCI가 있는 캐나다인을 대상으로 장기간 서 있는 방법과 그 효과를 확인하기 위해 설문 조사를 실시했다(Kunkel, 1993). 응답자의 30%는 거의 매일 서 있는다고 답했으며, 사지마비 환자보다 하반신 마비 환자들이 더 자주 서 있는다고 답했다. 서 있는 것의 인지된 이점에는 웰빙 느낌, LE 부기 감소와 같은 혈액순환 개선, 반사 활동 감소(근육 경련), 장/방광 기능 개선 등이 있다. 또한 응답자들은 자가 관리 기술, 소화기, 호흡기, 피부 상태가 개선되었음을 보고했다. 매일 서 있는 사람들의 25%는 수면이 개선되고 통증이 감소되었다고 보고했다. 다발성경화증, 말기 PD, ALS, 근디스트로피 환자들이 서 있음으로써 생기는 생리적 이점에 대한 더 많은 연구가 필요하다.

전기치료 기구 Electrotherapeutic Modalities

하반신 마비 환자들이 기능적 전기 자극을(functional electrical stimulation, FES) 사용하는 것은 1981년부터 문서화되었다(Bajd, 1981; Triolo, 1996). FES는 보조기 또는 스탠딩 프레임과 같이 기능을 보조하는 보상적인 접근법으로 사용할 수 있다. SCI 환자가 FES를 사용할 때 STS의 생체역학은 건강한 성인과는 다르다. FES를 사용한 하반신 마비 환자의 운동학적 STS 분석은 다음 3가지 전략 중 하나를 보여준다: (1) FES를 사용함에도 불구하고 지지하기 위해 팔을 주로 사용함, (2) 팔의 부하를 줄이기 위해 다리의 FES를 더 잘 사용하면서 팔로 지지, (3) 다리의 FES와 함께 선형 모멘텀을 갖기 위한 상체/몸통의 사용(Kamnik, 1999). 마지막 전략이 건강한 성인이 사용하는 전략과 가장 유사하다.

서 있는 장치 및 리프트를 사용하는 것과 비교했을 때 FES를 사용해서 서 있으면 몇 가지 잠재적인 이점이 있다: 덜 번거로운 장비, 보기에 더 좋음, 더 적은 근위축, 작은 공간에서 잘 움직일 수 있음으로 인한 다양성 추가(Triolo, 1996). STS와 이동을 돕기 위해 신경근 전기 자극 이식을 받은 경추 SCI 환자 4명의 결과가 문서화되었다. 모든 환자는 경피적 자극에서 이식 시스템으로, 운동에서 틸트 테이블, 평행봉에서 서 있기/워커로 진행되었다. FES 이식 시스템은 무릎관절, 엉덩관절, 몸통의 폄근을 활성화했다. 환자의 기능적 결과에는 독립적으로 앉아서 서 있을 수 있는 것과 훨씬 적은 노력으로 이동하거나 장애물을 넘는 것이 포함되었다(Triolo, 1996).

그러나 FES 이식 시스템의 사용은 아직 조사 중이며 일반적인 임상 적용을 위한 준비가 되어 있지 않다.

앉았다 일어나기, 일어났다 앉기, 서 있기의 단계별 운동 방법
Progression of Sit-to-Stand, Stand-to-Sit, or Standing

STS, 서 있기, SIT를 향상시키기 위한 치료 활동은 운동 학습의 원칙, 각 활동의 고유한 생체역학, 장치나 치료사의 도움과 같은 기타 수행능력 기반 변수를 통합해야 한다. 이러한 기준은 주어진 기능 훈련을 구성하기 위한 이론적 기반을 형성할 뿐만 아니라 STS, 서 있기, SIT, 체중 이동과 같은 활동의 진행을 위한 틀을 제공한다. 치료 계획은 각 환자의 장애에 따라 크게 다르지만 모든 환자에게 적용할 수 있는 단계별 운동의 원칙은 Fell(2004)이 설명했다. 표 36-9는 피드백이나 환경의 변화와 같은 운동 학습 원칙을 기반으로 분류된 단계별 운동, 움직임의 속도 및 진폭 같은 움직임 특성에서의 단계별 운동, 보조 도구의 사용과 발달 자세 변화와 같은 다른 변수에 기반한 단계별 진행과 함께 개요를 보여준다. 치료사들은 STS, 서 있기, SIT의 어려움을 점진적으로 높이기 위해 체계적으로 진행 원칙을 적용할 수 있다.

서 있기가 어려운 환자에게 환경을 변수로 사용하여 진행 원칙을 적용해본다. 처음에는 환자에게 닫힌(변하지 않는) 환경에서 넓은 BOS를 사용하여 서 있으라고 한다(그림 36-14A). 발을 더 가깝게 움직이고, 두 발을 붙인 다

표 36-9 앉았다 일어나기, 서 있기, 일어났다 앉기에 적용하는 단계별 치료적 운동

운동 학습 진행	
연습의 다양성	• 다양한 의자/표면에서 일어남으로써 과제에 변화를 줌 • 팔걸이 사용부터 시작하다 서서히 없는 것으로 진행함 • 발 위치 변경: 오른발을 뒤로, 왼발을 뒤로, 대칭적으로 • 지지면의 크기에 변화를 줌 • 서 있는 동안 머리, 몸통, 팔의 움직임 변경
피드백	• 구두 피드백에 대한 의존도를 줄이고, 가능하면 시각적 피드백 사용함 • 시간이 지남에 따라 피드백의 양/빈도를 점차적으로 줄임 • 비디오 레코더를 활용하고 환자에게 자가 평가를 해보라고 함
환경 진행	• 난이도를 높이기 위해 좌석 높이를 낮춤 • 좌석을 뒤쪽보다 앞쪽이 더 높게 기울임 • 더 부드러운 좌석 표면 또는 부드럽고 고르지 않은 바닥 표면을 만듦 • 바퀴가 달린 의자처럼 덜 안정적인 좌석 표면부터 진행함(안전한 경우) • 조용한 환경에서 시작하여 방해 동작을 추가함 • 더 멀리, 여러 방향으로 손을 뻗음 • 지갑이나 가방을 들고 서 있는 것과 같은 이중 운동 과제 추가 • 암산과 같은 이중 인지 과제 추가
움직임 특성	
움직임의 진폭	• 큰 움직임 진폭으로 시작하여(발가락 위의 코) 더 작은 진폭으로 진행하며, 이는 다리에 더 많은 근력과 파워가 필요함
움직임의 속도	• 모멘텀을 사용하여 STS를 더 쉽게 만듦, 속도를 늦추는 방향으로 진행함 • 다시 앉을 때 동작 속도를 늦추면 어려움도 증가함 • 머리나 팔을 빠르게 움직이거나 체중을 더 빠르게 이동하여 움직임을 더 어렵게 만듦
작업의 양	• 과제를 추가하여 반복 횟수를 늘리고 좌석 높이를 낮춤 • STS나 서 있기에 가해지는 힘의 양을 늘리기 위해 중량 조끼나 탄성 튜브 추가
지구력	• STS, SIT, 서 있기를 연습하는 총 시간(분)을 늘림. • 주어진 기간에 더 많이 반복함
부위별	• 덜 손상된 LE를 앞에 놔서 손상된 LE의 사용을 늘림 • 더 강한쪽 다리를 발판이나 신발 웨지에 올려놔서 손상된 다리로의 체중 부하를 늘림

계속

표 36-9 앉았다 일어나기, 서 있기, 일어났다 앉기에 적용하는 단계별 치료적 운동 — 계속

기타 변수	
발달 자세	• 수정된 척행성(plantigrade) 자세를 통해 넓은 지지면으로 시작하여, 환자에게 앞쪽에 있는 체중을 지지하는 면을 밀어 올리라고 함 • 상자를 제거하고 팔에 체중을 실지 않는 것으로 진행함, 이로 인해 환자가 조절해야 하는 자유도가 증가되고 과제가 더 어려워짐
보조 도구	• 훈련 초기에 무릎을 막아주거나 앞쪽으로 구부리는 것 또는 굽힘 모멘텀 단계를 도와줌 • 구두 지시를 포함하여 시간이 지남에 따라 도움 또는 지지하는 양을 줄임

LE = 하지, SIT = 일어났다 앉기, STS = 앉았다 일어나기.
Fell D. Progressing therapeutic interventions in patients with neuromuscular disorders: A framework to assist clinical decision making. J Neurol Phys Ther. 2004;28(1):35에서 수정됨.

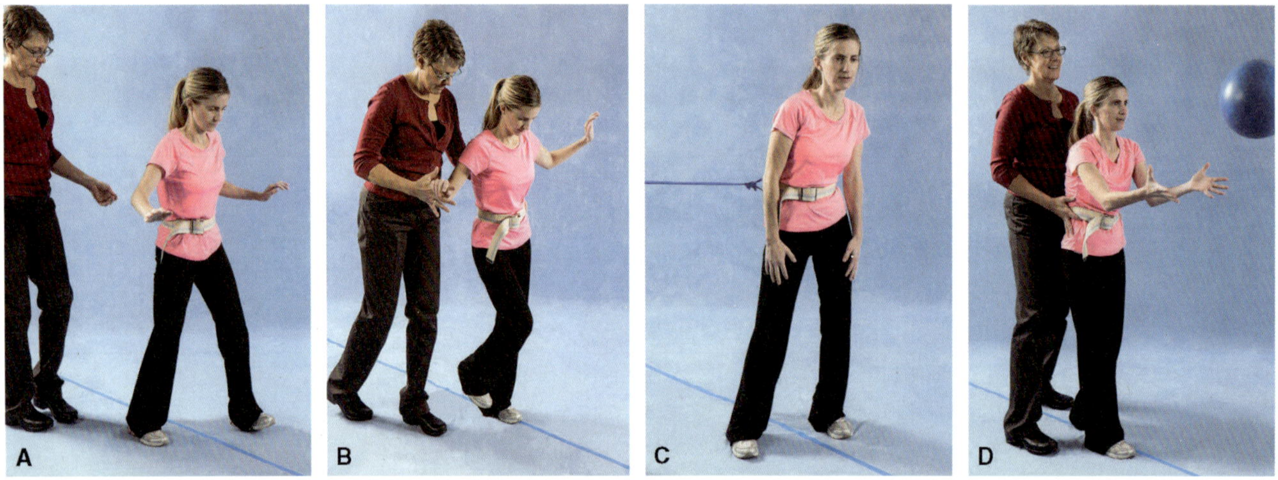

그림 36-14ABCD 서 있기의 진행. (A) 닫힌 환경에서 넓은 지지면으로 서 있는 것에서부터 시작하여 (B) 좁은 지지면에서 한 다리로 서 있기, (C) 외부의 변화(사진에서 보이는 몸통에 붙인 줄), (D) 무거운 공을 던지는 것으로의 진행.

음, 일자로 서고, 가능하다면 한 다리로 서는 것까지 움직이면서 BOS를 점차적으로 줄여 훈련을 진행시킨다(그림 36-14B). 더 진행하려면 환경의 변화를 추가한다(그림 36-14C). 무거운 공을 던지는 것은 예측할 수 없는 외부 변화를 제공하는 것이다. 좁은 BOS에서 서 있다면 자세 조절이 더 어려울 것이다(그림 36-14D). 추가적인 변화를 위해 공을 트램폴린 반대 방향으로 던질 수도 있다.

환자 적용: 중재

환자인 P씨로 돌아가서 STS, SIT, 서 있기를 향상시킬 수 있는 중재를 선택해본다.

치료적 운동

- *워밍업 활동: LE 사이클 또는 일립티컬 머신으로 10~20분 동안 가벼운 LE의 워밍업*
- *수동적인 스트레칭 및 관절 가동 운동*
  - *양쪽 발등굽힘, 워밍업 후 바로 서서 스트레칭*
- *동작을 위한 LE의 근력 강화: 헬스 기구로 하는 스쿼트에서 저항에 체중을 더하여 벽에서 하는 스쿼트로 진행(1RM의 60~80%)*
  - *STS-동심성, 닫힌 사슬을 위한 근육*
    - *TA, 큰볼기근, 하루 한 번*
  - *SIT를 위한 근육: 편심성, 닫힌 사슬*
    - *하루 한 번, 큰볼기근, 장딴지근/가자미근*
- *안정성을 위한 몸통/LE의 근력 강화(1RM의 60~80%)*
  - *중간볼기근, 넙다리근막긴장근, 복부 근육, 허리 폄근, 자세 조절: TA, 장딴지근/가자미근, 엉덩허리근*
    - *서 있을 때 율동적 안정화*
    - *몸통/UE 회전의 느린 반전 및 느린 반전 유지*
    - *서는 표면의 변화*
  - *환경의 변동성 또는 과제 조건 증가*

- *BOS, 표면, 저항량 변화*
- *세라밴드/저항을 갑작스럽게 놓기, 경사판에 서 있기*

- *T'ai Chi: 당기고 누르기*

ADL 및 수단적 ADL을 포함한 자기 관리 및 가정 관리를 위한 기능적 훈련

- *STS 훈련 및 SIT 교육*
  - *UE를 사용하지 않고 46인치 높이의 시트에 올려둔 웨지로 시작*
  - *매트의 경사와 높이를 서서히 줄임, 속도 변화 (빠름/느림)*
  - *좌석과 바닥의 표면을 바꿈, 시각적 지시 사용*
- *서서 하는 집안일: 서서 면도하기, 테이블 세팅, 식물 다듬기*
  - *거울 앞에 서서 면도하기, 이 닦기*
  - *BOS, 표면의 상태, 환경 조건에 변화를 줌*
  - *서서 손 뻗기(테이블 세팅), 여러 방향으로 뻗기*
  - *고르지 않은 외부 지형, 식물 다듬기*

직장(직업/학교/놀이), 지역 사회, 여가로의 통합을 위한 기능적 훈련

- *교회 관련 활동*
  - *서서 성찬식 웨이퍼를 나눠주고 머리, 팔, 몸통을 발 위에서 움직임*
  - *다양한 방향에서 BOS에 변화를 주는 동요*

장치와 도구의 처방, 적용, 제작(보조 도구, 적응하게 도와주는 도구, 보조기, 보호 장치, 지지해주는 도구)

- *STS를 할 때 팔걸이의 사용을 점차 줄이고, 서 있을 때 UE의 도움 감소*
- *라이저를 사용하여 침대 높이 올리기*

전기치료 기구

- *STS 중 TA에 대한 전기 자극*

임상 결정 시 고려할 점

이 치료 계획은 P씨와 P씨의 앉았다 일어나기(STS), 일어났다 앉기, 서 있는 능력에 대한 유일한 접근법은 아니다. 다음 질문에 답하면서 당신의 이해도를 검사해본다.

치료적 운동 선택 검토:

1. *P씨의 하지의 근력을 강화하기 위해 어떤 다른 운동 기법을 사용할 것인가? 몸통은?*
2. *파워와 지구력을 어떻게 강조하겠는가?*
3. *헬스 기구에서 최대 1회 반복을 어떻게 계산하겠는가?*
4. *P씨의 가정 운동 프로그램을 위해 어떤 운동을 처방하겠는가?*

기능적 훈련 전략을 고려한다:

5. *STS 재교육에서 비모멘텀 전략보다 모멘텀 전략을 선택하는 것이 가장 적절한 시기는 언제인가?*
6. *P씨의 STS 능력 안에서 암묵적 학습을 극대화할 수 있는 전략은 무엇인가? 암묵적 학습을 방해하는 기술이 있는가?*
7. *진행 원칙을 사용하여 환자의 STS 및 서 있기의 진행을 수정하는 3가지 방법을 세워본다.*
8. *P씨가 잘 일어나게 하기 위해 어떤 외부적인 청각 신호 또는 시각 신호를 사용할 수 있을까?*
9. *시간이 지남에 따라 변하는 환자의 STS 또는 서 있는 능력의 변화를 문서화하기 위해 어떤 테스트와 측정 방법을 사용하겠는가?*

환자/고객과 관련된 교육
Patient-/Client-Related Instruction

물리치료사의 치료를 위한 가이드(APTA, 2015)는 다음에 대한 필요성을 포함하여 환자 관련 교육에 대한 중요한 고려사항을 설명한다.

- 손상, 기능적 제한, 장애를 줄이기 위해 고안된 교육
- 위험 요인을 줄이기 위한 교육
- 각성, 주의력, 인지, 감각 장애에 적합한 교육
- 글자가 큰 책과 같이 학습 향상에 필요한 교육 또는 보조 기술
- 잠재적인 학습 장애물에 대한 인식(신념, 문화적 기대, 언어)
- 간병인, 가족, 장비의 도움에 대한 인식
- 환자/고객의 개인적인 목표 인식

서 있기와 관련된 환자 관련 교육에는 다음과 같은 3가지 주요 목표가 포함된다: (1) 환자가 기능적 과제와 예방 조치로서 서 있기가 중요하다는 점이나 이것의 *가치*를 인식하도록 한다. (2) 기능, 근력, 체력을 향상시키는 서 있기 HEP에 대한 교육, (3) 부상을 방지하기 위한 장비 또는 인력의 사용을 포함한 안전 고려사항. 예를 들어, 벽 앞에 안락의자를 놓으면 집에서의 STS, SIT 운동 연습을 위한 의자의 안정성이 향상된다.

이 원칙을 환자 P씨에게 어떻게 적용할 수 있는가? '환자 적용'에서는 서 있기의 이점, 서 있기와 관련된 HEP, 서 있기에 대한 전반적인 안전 지침을 기반으로 환자 관련 교육을 강조한다.

환자 적용

서 있는 자세의 이점

주요 STS를 환자의 주요 기능 목표에 연결

- *집에서 독립적인 이동*
- *교회에서 강사와 성체 분배자 역할*

예방과 관련한 STS

STS를 예방에 연결

- *PD 환자에게서 나타나는 근긴장, 관절 구축, 척추 경직 예방*
- *욕창 예방*
- *순환 유지, 심부정맥 혈전증 예방*
- *앉는 것과 관련된 체력 저하 예방*
  - *STS 기록 유지*

가정 운동 프로그램

STS 및 SIT

- *부엌에서 식사를 하기 전에 앉았다 일어나기를 12회씩 3세트 시행함*
- *TV를 볼 때 광고가 나오면 앉았다 일어나기를 5회 시행함*

서 있는 활동

- *가만히 서 있음: 조리대 앞에서 손으로 잡지 않고 서 있음*
  - *손자와 함께 솔리테르나 다른 게임을 함*
  - *설거지*
- *동적인 서 있기: 싱크대, 조리대, 테이블 앞*
  - *싱크대 왼쪽에서 오른쪽으로 가벼운 물체를 들어 올림*
  - *한 자세로 서 있을 때 테이블에 장소 3곳을 설정함*
  - *조리대에 서서 나무가 튀어나온 곳을 사포로 닦음*
    - *발꿈치 올리기 20번씩 3세트 시행함*

안전

가정용 장비

- *침대 높이를 높이기 위한 침대 라이저*
- *독립성을 위해 팔걸이가 있고 충분한 높이의 의자 선택, 환자가 진행할 수 있다면 시간이 지남에 따라 수정할 수 있음*
- *환자가 서 있는 동안 체중을 앞으로 가져오게끔 하는 외부적인 시각적 신호 사용(14인치 스텝 스툴)*

아내/딸의 도움

- *환자가 독립적으로 또는 감독 하에 수행하도록 함*
- *일어서는 데 도움이 되는 구두 지시: 발을 엇갈리게 놓으세요, 발가락 위에 코를 놓으세요*
- *유용한 힌트: 모멘텀을 사용하고 환자 옆에 서 있음*
- *과제를 할 때 환자와 대화하지 말고 끝날 때까지 기다림*

실습

대칭적인 앉았다 일어나기(STS), 일어났다 앉기(SIT), 서 있기를 위한 실용적인 기술

- STS에서 최소한~보통의 도움이 필요한 환자와 함께 다양한 보호 자세를 연습한다.
- STS, SIT, 서 있기의 결과를 측정하기 위해 다음과 같은 테스트를 수행한다.
  - 버그 균형 척도
  - Timed Chair Stands
  - Tinetti Balance
  - 급성 뇌졸중을 위한 이동성 척도
- 이 장에 설명된 조절 변수를 사용하여 STS의 난이도를 낮추는 3가지 방법과 STS의 난이도를 높이는 3가지 방법을 보여준다.
- 연습 강도와 다양성을 높이기 위해 STS 서킷을 만든다.
- 15분 간의 멘탈 프랙티스를 수행하여 대칭적인 STS/SIT 또는 서 있기를 연습한다.
- 다음을 통해 STS를 향상시키는 2가지 운동을 보여준다.
  - 기능적 근력 강화
  - 시각적 피드백을 사용한 대칭적인 서 있기
  - 열린 운동 사슬
- 비대칭으로 서 있는 환자의 대칭성을 향상시키기 위한 웨지 사용

복습

1. Schenkman(1990)이 설명한대로 STS(sit-to-stand)의 4단계를 설명하고 어떤 단계가 가장 안정적인지, 어떤 단계가 덜 안정적인지, 왜 그런지에 대해 설명한다.

2. STS와 SIT(stand-to-sit)의 생체역학을 비교하고 대조한다. 기능 훈련 및 치료적 운동에 대한 의미는 무엇인가?

3. 운동 조절 및 운동 학습의 원칙에 따라 파킨슨병 환자에게 STS를 어떻게 가르칠 것인가? 다음의 질문을 고려한다.
   A. 어떤 종류의 지시를 할 것인가?
   B. 어떤 유형의 지시(내부적, 시각적, 외부적)를 사용할 것인가?
   C. 어떤 유형의 연습 스케줄과 피드백을 제공할 것인가?
   D. 환자가 입원해 있을 때 연습 강도를 어떻게 높일 것인가? 외래 환자 일 때는? 가정에 있을 때는?

4. 몸의 마비되지 않은 쪽에 더 많은 체중 지지를 하여 비대칭적으로 서 있는 환자에게 접근하는 3가지 방법을 설명한다.

5. 보조 장비, 보조기, 웨지, 환경 변화를 포함하여 STS, SIT, 대칭적으로 서 있기에 대한 보상적인 접근법을 비교하고 대조한다.

6. 환자는 왼쪽이 약한 다발성 경화증이 악화된 후 STS와 SIT를 하기 위해 최소한의 도움이 필요하다. 기능 훈련, 치료적 운동, 보조기/보조 장치 처방, 환자 관련 교육, 전기 치료 중재 중 두 가지 요소를 포함하는 치료 계획을 설명해본다.

요 약

움직이는 SIT, 서 있기, 움직이는 STS는 부동과 관련된 합병증 예방 및 독립적인 기능에 필수적인 별개의 기능적 과제다. 이러한 활동에 대한 생체역학적 및 운동 조절 분석은 검사 및 중재를 위한 중요한 틀을 제공한다. STS와 SIT는 신중한 이동성 과제나. STS는 주로 동심성 근육의 힘을 사용하여 큰 BOS에서 작은 BOS로 이동하는 반면 SIT는 편심성 근육의 힘을 사용하여 작은 BOS에서 큰 BOS로 이동한다. 반대로 서 있는 것은 지속적인 자세 조절과 몸통 및 LE 근육의 공동 수축이 필요한 지속적인 안정성 과제다. STS 및 SIT 중에 팔을 사용하면 힘에 대한 요건이 변경된다. 팔을 사용함으로써 안정성이 높아지고 이동 시간을 늦춰지며 모멘텀 사용이 줄어든다. 의자 높이 및 바닥 유연성과 같은 외적인 조절 변수와 무릎관절 폄근의 힘과 같은 내적인 조절 변수를 사용하여 시간이 지남에 따라 환자의 기술을 빌진시키고 진행시킬 수 있다.

서 있기를 위한 검사 전략에는 근력과 관절 가동 범위 같이 근본적인 손상에 대한 측정, 버그 균형 척도(Berg Balance Scale) 같이 표준화된 도구, 기능에 대한 질적 및 양적인 설명이 포함된다. STS, 서 있기, SIT를 위한 가장 중요한 중재는 집중적인 연습, 동시 피드백 회피 같이 정상적인 생체역학, 운동 조절 전략, 운동 학습 원칙에 중점을 둔 기능적 훈련이다.

직립 이동성에서의 기능적 활동 중재

Functional Activity Intervention in Upright Mobility

제 37 장

■ 류혜인

개요

학습목표

이 장을 마치면, 학습자는 다음을 할 수 있어야 한다:

1. 보행의 생체 역학 및 운동 조절 특징을 설명한다.
2. 신경학적 장애가 있는 환자의 직립 이동성에 영향을 미치는 주요 손상을 나열한다.
3. 국제 기능 장애 건강 분류(ICF)의 신체 구조 및 기능, 활동 제한, 참여 제한에 대한 손상 영역에서 직립 이동성을 감시하는 검사와 측정을 선택한다.
4. 직립 이동성 장애가 있는 환자의 임상적 관리를 논의한다.
5. 직립 이동성 장애가 있는 환자에게 체중 지지 트레드밀로 훈련하는 것을 뒷받침하는 근거를 설명한다.
6. 특정 환자의 가동성 장애를 다루기 위해 기능적 가동성 활동을 사용한 중재를 고안한다.
7. 과제의 복잡성에 변화를 주기 위해 직립 이동성 활동을 수정하는 법을 설명한다.
8. 이중 과제 조절에 기여하는 요인을 설명하고 이중 과제 수행을 훈련하기 위한 Gentile의 과제 분류학을 사용하는 법을 설명한다.

서론 Introduction

Z씨는 3년 전 오른쪽 중대뇌동맥에 경색이 생겨 왼쪽 편측 마비를 앓고 있는 81세 여성이다. 지역 병원에서 물리치료와 작업치료를 매일매일 각각 30~45분씩 받고 있다. 40세 때부터 고혈압을 앓고 있으며, 약물로 관리하고 있다. 시력과 청력은 정상적이다. 손상이 있기 전, 남편과 집에서 함께 살았으며, 모든 일상생활을 독립적으로 수행했다. 요리, 청소, 쇼핑을 즐겨 했다. 목조형 집에 거주했으며, 집에 들어가려면 다섯 걸음 정도를 올라가야 했다. 욕조와 샤워실이 같이 있는 화장실이 1개 있다.

직립 이동성이란 직립 자세에서 신체를 한 위치에서 다른 위치로 움직이는 모든 형태를 포함한다. 직립 이동성 과제에는 편평한 표면 위를 걷기, 경사로에서 걷기, 장애물을 넘으며 걷기, 계단 오르기가 포함된다. 직립 이동성의 가장 흔한 형태인 걷기는 진행성 및 비진행성 신경학적 장애가 있는 환자에게 영향을 미치는 복잡한 과제다. 보행 장애는 다발성경화증이나 파킨슨병(PD) 같은 진행성 신경학적 질환의 발병을 암시할 수 있다. 또한 뇌졸중, 외상성 뇌 손상, 뇌성마비 같은 비진행성 신경학적 장애의 특징일 수 있다. 걸을 수 있는 능력은 환자의 삶의 질에 실질적으로 기여하고 환자, 가족, 간병인이 중요하게 생각하기 때문에, 일반적으로 치료사들은 환자의 직립 이동성 기술을 발달시키거나 향상시키거나 보존하기 위해 상당한 시간을 투자한다.

걷기, 계단 오르기, 장애물 넘기 같은 가동성 과제는 앞으로 나아가기, 자세 조절 및 균형, 환경에서의 적응과 같은 일반적이고 기본적인 특징을 갖고 있다(Patla, 1997; Shumway-Cook, 2007). 이러한 기본적인 특징은 성공적인 이동에 필수적이며 움직임 구성을 위한 목표로 볼 수 있다(Higgins, 1995). 이러한 목표의 효과적인 달성은 개인의 고유한 능력과 자원, 과제의 요구 사항, 환경의 특성에 따라 결정된다. 이러한 목표에 달성되지 않으면 치료사는 문제에 기여하는 요인을 식별해야 한다. 그런 다음 치료사는 개인의 능력 및 자원과 작업의 요구 사항 및 환경이 가능한 제일 잘 맞을 수 있도록 촉진하기 위해 근거에 기반한 치료 계획을 개발한다. 여기에는 다양한 과제 및 환경 요구 사항을 충족시키기 위해 환자가 점진적으로 도전하는 것이 포함된다(그림 37-1).

이 장에서는 직립 이동성에서의 기능적 활동에 중점을 둔다. 여기서 말하는 ***기능적***이라는 용어는 의미 있는 활동을 수행하고 삶의 역할에 참여하는 개인의 능력을 뒷받침하는 모든 행동 또는 기술을 의미한다. 가동성 부족으로 인한 활동 제한은 개인이 집 안팎에서 어떻게 움직이는가를 손상할 뿐만 아니라 개인 위생 및 집안일, 직업, 오락, 여가 활동 같은 기타 기능적인 활동의 수행 또한 제한시킬 수 있다.

개인의 기능 수준에서의 가동성 장애의 영향은 활동 및 참여에 영향을 줄뿐만 아니라 비만, 골다공증, 고혈압, 우울증과 같은 **이차적 손상**을 유발할 수 있다. 질병 통제 예방 센터에 따르면(CDC, 1998), 활동 제한이 있는 사람들은 활동 제한이 없는 사람들보다 통증, 우울증, 불안, 불면을 1달에 며칠 동안 겪는다. 결과적으로 가동성 문제는 환자의 즉각적인 요구뿐만 아니라 이차적인 건강 상태의 위험에도 영향을 미친다.

정상적인 보행의 일반적인 특징
General Characteristics of Normal Gait

보행은 아마도 인간의 기능적 움직임 중 가장 광범위하게 연구된 패턴일 것이다. 인간의 보행에 대한 연구를 통

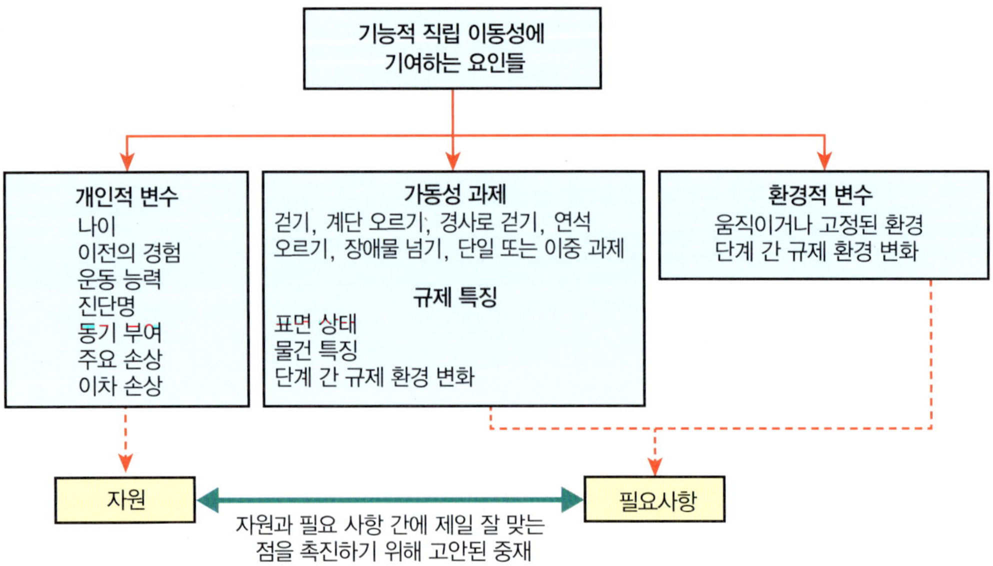

그림 37-1 보행 향상을 위한 치료 계획을 세울 때 움직임을 제한하는 변수를 고려해야 한다. 중재의 목표는 개인의 능력과 자원을 과제와 환경에 맞추는 것이다.

해 이 기능적 움직임 패턴의 기초가 되는 생체 역학적 특성과 운동 조절 과정을 설명하는 모델과 구조를 개발했다. 여기에 제시된 보행 모델은 정상적 및 병리학적 보행의 연구에 시간을 많이 쏟은 의사이자 연구자인 Jacqueline Perry(2010)가 개발했다. 캘리포니아의 Rancho Los Amigos National Rehabilitation Center에서 개발된 Perry의 모델은 Rancho Los Amigos OGA 시스템으로 불리는 관측 보행 분석(OGA)에 대한 체계적인 접근을 이끌어냈다(Perry, 2010).

보행 용어 Gait Terminology

보행은 사지와 몸통 움직임의 특징적인 순서로 구별되는 리드미컬한 반복적인 움직임 패턴이다. **보행 주기**라는 용어는 보행 중 하나의 완전한 움직임의 순서를 설명하며, 한 발의 **초기 접지기(initial contact, IC)**에서 같은 발의 다음 IC까지의 시간으로 정의된다. **활보(stride)**라고도 하는 보행 주기는 입각기와 유각기, 2가지로 나뉜다. **입각기**는 발이 지면과 접촉하는 기간으로 정의되며, **유각기**는 발이 지면과 접촉하지 않는 기간이다. 같은 사지의 한 입각기와 한 유각기의 연속적인 순서를 한 걸음(step)이라고 한다.

보행 주기는 그림 10-8에서 볼 수 있듯이 입각기, 유각기로 나뉘는데, 각각 4단계로 나눌 수 있다(표 37-1). 보행 주기의 8단계는 입각기의 2가지 과제인 **체중 수용(weight acceptance, WA)** 및 **한쪽 다리 지지(single-limb support, SLS)**와 유각기의 1가지 과제인 지면과 **닿지 않은 다리를 앞으로 보내기(swing limb advancement, SLA)**로 분류할 수 있다(Perry, 2010). 지면과 닿지 않은 다리가 IC때 지면에 닿고, 체중이 재빨리 그 다리로 전달될 때 WA가 발생한다. 이를 **부하 반응기(loading response, LR)**라고도 한다. 반대 다리가 유각기인 동안 입각기인 **한쪽 다리**에서 전체 체중을 다 **지지**하고 있을 때 SLS가 발생한다. 입각기인 다리가 SLS일 때, 반대 다리를 신체 앞으로 움직이면서 **SLA**를 완료한다(Perry, 2010).

그렇다면 WA, SLS, SLA의 과제는 성공적인 직립 이동성 중재의 설계에 어떻게 기여하는가? 첫째, 이러한 각 작업(WA, SLS, SLA)은 전진에 각각의 고유한 기여를 한다. 입각기 동안 한쪽 다리에 체중 지지를 한 다음(WA), 체중이 발을 따라 전달되고 신체를 계획한 방향으로 움직이기 위한 추진력이 생성되면서(SLS), 전진(원하는 방향으로의 신체 움직임)이 발생한다(Perry, 2010). SLA 동안에는 기준인 다리를 지면에서 떼고 발을 올리면서 신체의 앞으로 보낸 다음, 발을 내리면서 다음 입각기를 시작하기 위해 지면과 닿으면서 앞으로의 전진이 일어난다(Perry, 2010).

WA 및 SLS 과제는 하지가 **IC**에서 안정된 위치에 있거나 발이 처음으로 표면에 닿는 순간을 보장함으로써 자세 조절과 균형에 기여한다. 입각기인 다리로 체중이 전달되

표 37-1 보행 주기의 8단계(그림 10-8과 비교)

단계	정의
입각기(보행 주기의 60%)	
• 초기 접지기(IC)	발이 지면에 닿는 순간이다.
• 부하 반응기(LR)	체중이 빠르게 입각기인 다리로 옮겨질 때. 양쪽 다리로 지지하는 첫 번째 기간이다.
• 중간 입각기(MSt)	안정적인 한쪽 다리로 체중이 앞으로 나아간다.
• 말기 입각기(TSt)	한쪽 다리에서 앞으로 나아가는 것이 진행된다. 신체는 다리의 앞으로 움직이면서 체중이 앞발로 옮겨진다.
유각기(보행 주기의 40%)	
• 전유각기(PSw)	체중이 반대쪽 다리로 옮겨지면서 입각기인 다리의 부하가 빠르게 없어진다.
• 초기 유각기(ISw)	발이 바닥에서 떨어지면서 허벅지가 앞으로 가기 시작한다.
• 중간 유각기(MSw)	무릎은 펴기 시작하면서 허벅지는 계속 앞으로 가고 발은 지면에서 떨어져 앞으로 나아간다.
• 말기 유각기(TSw)	무릎은 펴고 다리는 초기 접지기를 위해 지면에 닿는 준비를 한다.

(*Observational Gait Analysis Handbook*. Downey, CA: Los Amigos Research and Education Institute; 2001. p. 7).

면, 하지가 중간 입각기에 체중을 받으면서 무릎관절이 굽힘에서 폄으로 빠르게 바뀐다. 이 과정은 **LR**로 알려져 있다. 발의 어느 부분(발뒤꿈치, 편평한 부분, 발의 바깥쪽, 앞발, 발가락)으로 IC를 하는지 확인하는 것이 중요하다. 이는 LR의 성공에 영향을 미치고 보행 제한을 유발하는 비정상적인 운동 조절에 대한 단서를 제공할 수 있기 때문이다. SLS 동안 엉덩관절 폄, 무릎관절 폄, 발목관절 발바닥굽힘을 통해 자세 조절이 유지된다(Perry, 2010). 이러한 근육의 활동은 사지를 지지하고 신체가 계속 앞으로 나아갈 때 하지가 무너지지 않도록 만들어졌다.

머리, 팔, 몸통(Head · Arms · Trunk, HAT)을 하나의 단위로 조절하는 것은 또 다른 자세 조절 및 성공적인 직립 이동성을 위한 균형 요구 사항이다. HAT 조절은 엉덩관절의 근육 활동에 의해 주로 발생하며, 하지 근육들의 적절한 폄근이 유지되도록 무릎관절 근육 활동의 보상적 변화가 있다(Winter, 1984).

마지막으로, 입각기인 다리(SLA)의 조절은 적응성의 목표에 기여한다. 보행에서의 **적응성**은 과제와 환경의 조절 특징과 명확하게 일치하도록 설계된 기본 이동 패턴의 전반적인 수정을 의미한다(Patla, 1997). 보행의 적응성에는 속도, 방향, 보폭, 너비, 다리 올리기, IC에서 발의 위치 변화가 포함된다. 방향 변경을 제외하고 이러한 적응은 하나의 걸음 주기에서 수행될 수 있다. 방향 변경은 신체의 속도와 방향을 변화시켜야 하기 때문에 한 걸음 먼저 계획되어야 한다(Patla, 1997).

대부분의 적응성은 유각기인 다리를 수정하지만, 근육 활동의 변화는 입각기인 다리에서도 발생한다(Patla, 1997). 장애물을 피하기 위해 보폭을 늘려야 하는 상황에 대해 잠시 생각해본다. 보행 속도가 일정하게 유지되면, 장애물을 피하기 위해 더 길거나 더 높게 발을 들어 SLS 시간이 길어진다. 이때 유각기인 다리가 앞으로 나아가는 동안 안정성이 유지되도록 반대쪽 입각기인 다리의 근육 활동이 변해야 한다(Patla, 1997).

정상적인 보행의 생체역학

Biomechanics of Normal Gait

보행은 시공간적 변수라고 하는 거리(공간) 및 시간(시간) 측정을 사용하여 설명될 수도 있다. **공간적 변수**에는 활보 길이, 보폭 길이, 너비/지지면이 있다. 시간적 변수에는 보폭 및 활보 시간, 양쪽 다리 및 한쪽 다리 지지 시간이 있다. 공간적 및 시간적 측정값의 조합으로 생기는 변수에는 보행 속도와 보행률이 있다.

속도와 보행률 같은 변수는 측정하기 쉽고 개인의 기능적 직립 이동성 수준을 나타내는 좋은 지표다. 그러나 이 지표들은 임상 환경에서 흔히 무시된다. 보행 속도는 보통 환자가 주어진 거리를 (1) 편안하거나 평상 시의 속도, (2) 느린 속도, (3) 빠르지만 안전한 속도로 걸으면서 측정된다. 보행 속도를 포함한 시공간적 보행 변수에 대한 표준 데이터는 표 10-8(시간적 변수) 및 10-9(공간적 변수)에 정의된 용어로 표 10-3에 나와 있다. 이러한 기준치는 가동성 장애의 범위를 결정하고, 중재 계획의 방향을 제시하고, 재활의 잠재력을 나타내고(일부 환자의 경우), 치료 후 기능적 결과를 결정하기 위해 개인의 실제 보행 변수와 비교되어야 한다(Schmid, 2007).

뇌졸중 후 환자의 보행 속도는 재활 가능성을 예측하고 근력 및 균형과 잘 관련되기 때문에 의미 있는 결과 측정법이다(Richards, 1995). 뇌성마비인 성인의 경우 10주간의 근력 훈련 프로그램에 참여한 후 보행 속도가 크게 향상되었다(Andersson, 2003). 노인(Richards, 1995), 뇌성마비인 청소년(Eagleton, 2004), 뇌졸중 환자(Scianni, 2010), PD 환자(Dibble, 2006), 다발성경화증 환자(White, 2004)에서도 같은 결과가 나타났다.

생각해 볼 점 37.1

보행 속도는 측정하기 쉽지만 환자의 보행 속도를 해석하려면 건강한 사람과 비교한 연령별 표준 값을 알아야 한다. 이 데이터는 1~90세까지 사용 가능하다.

연령별 표준 값을 어디서 얻을 수 있는가? 일단 표준 값이 있으면 환자의 손상 수준을 결정할 수 있다. 또한 표준 데이터로 환자의 보행 속도를 분류하여 이 환자가 건강한 사람에 "비례하여" 얼마나 빠른지 알 수 있다. 예를 들어, 환자가 0.9m/s로 걷고 이 환자의 연령에 따른 표준 값이 1.4m/s라면, 이 환자는 나이에서 예상되는 속도의 65%로 걷고 있다.

보행의 생체역학에 대한 이해는 전산화된 운동 분석 장비의 사용으로 크게 향상되어, 치료사가 보행의 시공간적 변수 이상을 볼 수 있게 되었다. 특히 보행 중에 사용되는 운동학, 동역학, 근육 활성화 패턴에 대한 정보는 신경학적 장애와 관련된 보행 편차에 대한 이해 및 기능적 가동성 향상이 목적인 중재의 효능에 대한 이해를 향상 시켰다.

운동학적 변수는 움직임을 일으키는 힘을 고려하지 않고 분절 및 관절의 선 및 각의 변위, 속도, 가속도를 나타낸다. 그림 37-2AB는 단일 피험자에 의해 며칠 동안 기록된 9번의 보행 동안 엉덩관절, 무릎관절, 발목관절에 대한 평균 관절 각도 데이터를 보여준다. 반복된 시험 동안 낮은 변동계수(coefficient of variation, CV) 값을 주목한다. 이는 보행 중 엉덩관절, 무릎관절, 발목관절의 운동학이 건강한 사람의 경우 꽤 일정한 주기를 갖는다는 것을 나타낸다. 그림 37-3은 건강한 성인의 여러 보행주기 동안 엉덩관절과 무릎관절 움직임의 일관된 관계를 보여준다.

대조적으로 **운동학**을 생성시키는 힘이나 관찰된 움직임 패턴을 설명하는 운동 분석은 개인 내에서 그리고 개인 간에 훨씬 더 높은 변동 주기를 나타냈다(Winter, 1991). 보행의 운동 변수에는 관절 모멘트, 힘, 작업, **압력 중심**(**COP**), 지면 반력이 포함된다. **관절 모멘트**는 축을 중심으로 회전력을 발생시키는 힘의 적용이다. COP는 지지면에 적용된 총 힘의 분포의 중심이다. **지면 반력**은 발이 접촉할 때 지면이 가하는 힘이다. 이는 발이 지면에 가하는 힘의 양과 같고 방향은 반대다. 그림 37-2B는 그림 37-2A에서와 동일한 시험에서 엉덩관절, 무릎관절, 발목관절의 관절 모멘트와 서로 연결된 지지 모멘트를 보여준다.

달리 말하자면 엉덩관절, 무릎관절, 발목관절에서의 관절 힘 및 모멘트(운동학적 데이터)의 변동성은 해당 관절에서의 관절의 움직임(동역학적 데이터)의 변동성보다 훨씬 크다. 보행 속도가 하지 관절의 모멘트의 변동성에 강한 영향을 미친다는 것은 흥미로운 사실이다. 피험자가 편안한 속도보다 느리게 걷는 경우 관절 모멘트의 변동성은 엉덩관절과 무릎관절에서 크게 증가하며(그림 37-4), 피험자가 편안한 속도보다 빠르게 걷는 경우 크게 감소한다. 발목관절의 관절 모멘트에 대한 CV는 보행 속도가 다르더라도 본질적으로 동일하다.

하지의 각각의 근육에 대한 활성화 패턴은 근전도(EMG)를 사용하여 연구되며, 이는 보행 향상을 위한 중재 방법의 이해를 향상시키고 안내해준다. **EMG**는 근육

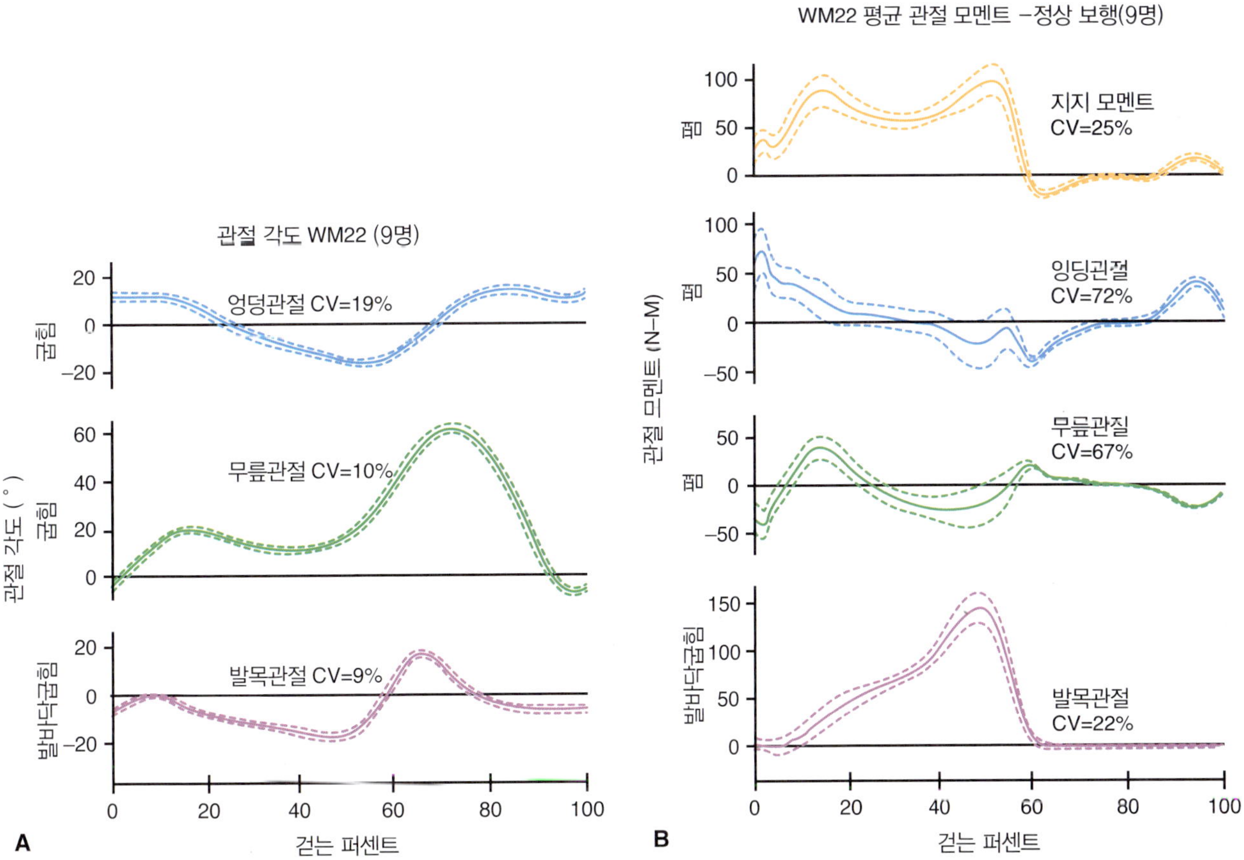

그림 37-2 (A) 똑같은 피험자의 9번의 시험에서 엉덩관절, 무릎관절, 발목관절의 평균 각도. (B) 똑같은 피험자가 9번의 시험 동안 편안한 속도로 걸을 때의 관절 모멘트. 엉덩관절, 무릎관절, 발목관절의 각도의 낮은 변동계수와 평균 관절 모멘트의 높은 변동계수를 주목한다.

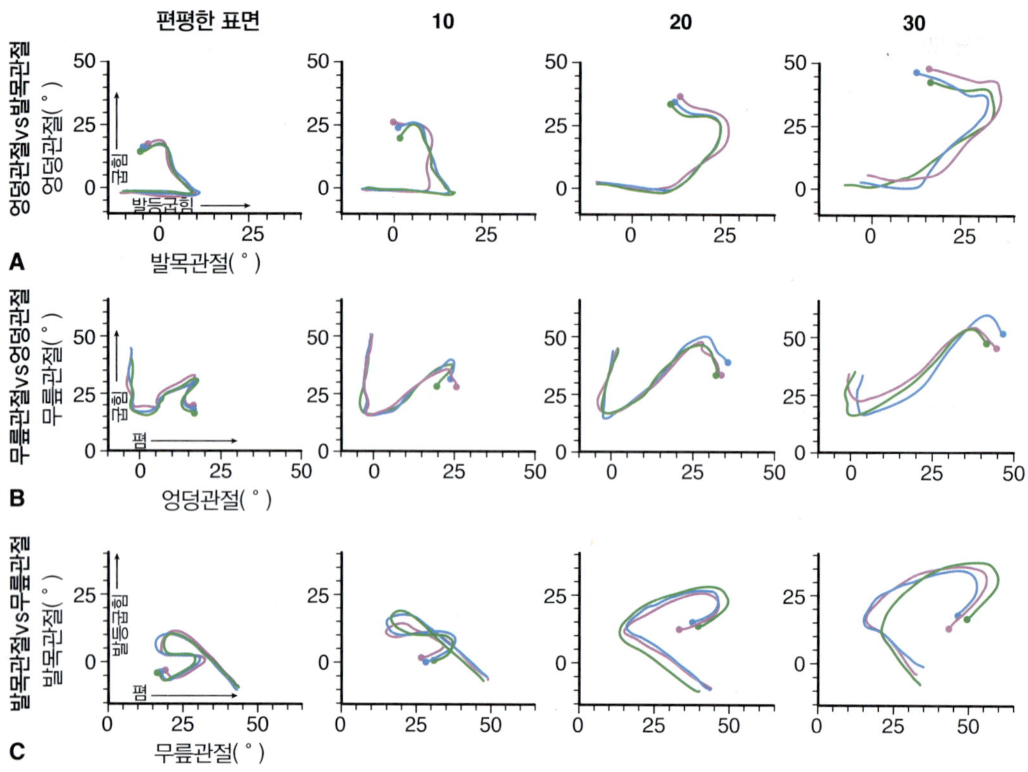

그림 37-3 편평한 표면에서부터 점점 경사도를 10, 20, 30° 올리는 곳에서 걷는 피험자들의 일관된 사지간 협응 패턴을 보여주는 각각 도표.

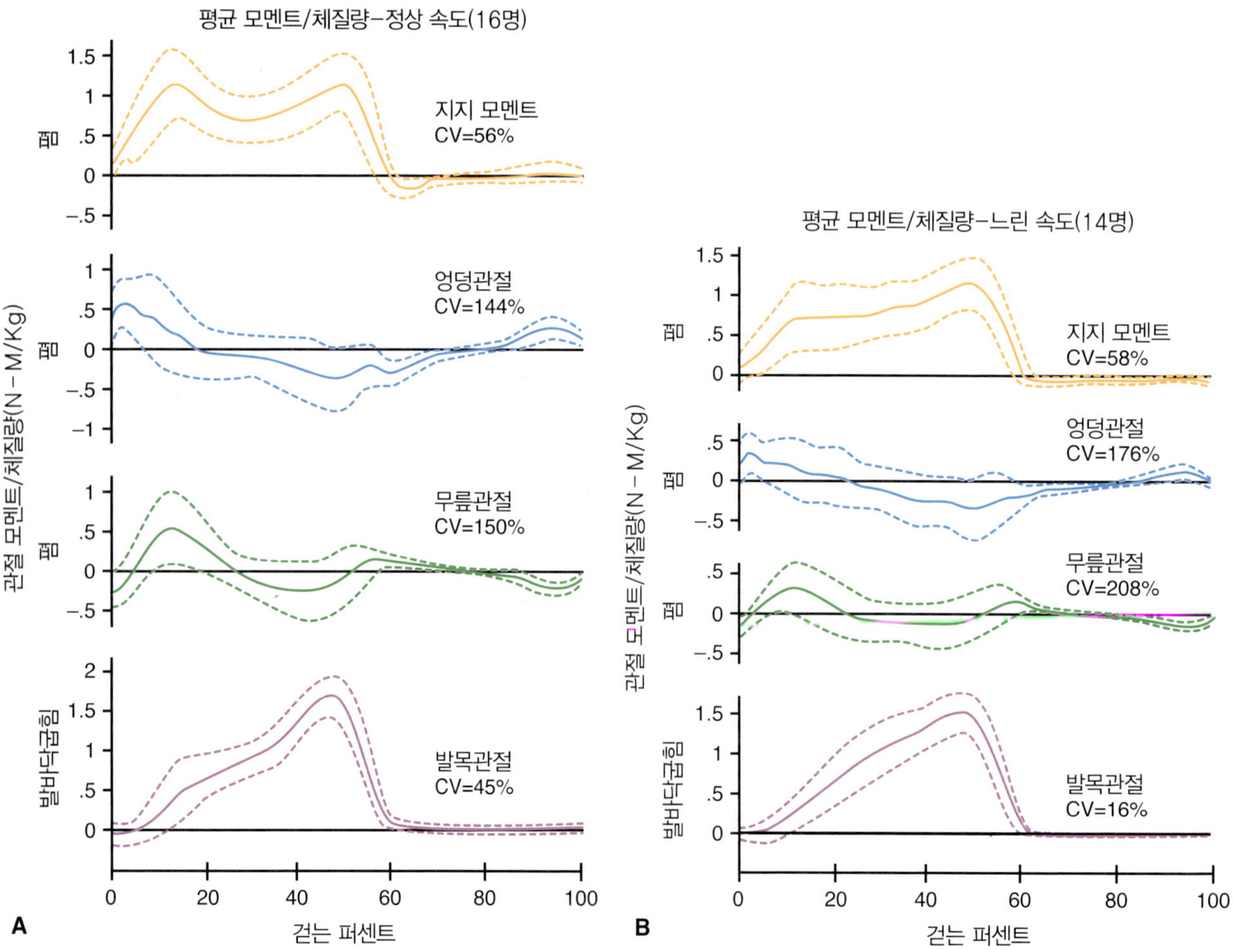

그림 37-4 (A) 편안한 속도로 걷는 16명의 피험자들의 엉덩관절, 무릎관절, 발목관절의 평균 관절 모멘트. (B) 느린 속도로 걷는 14명의 피험자들의 평균 관절 모멘트.

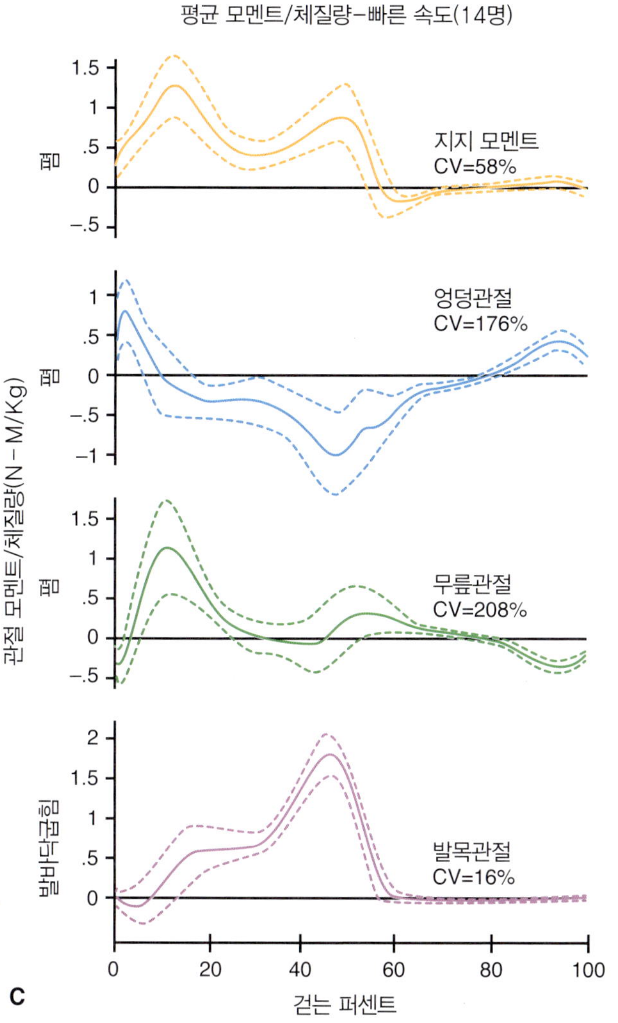

그림 37-4 이어서 (C) 빠른 속도로 걷는 14명의 피험자들의 평균 관절 모멘트. 빠른 속도에 비해 느린 속도로 걸었을 때 관절 모멘트의 높은 변동 계수를 주목한다.

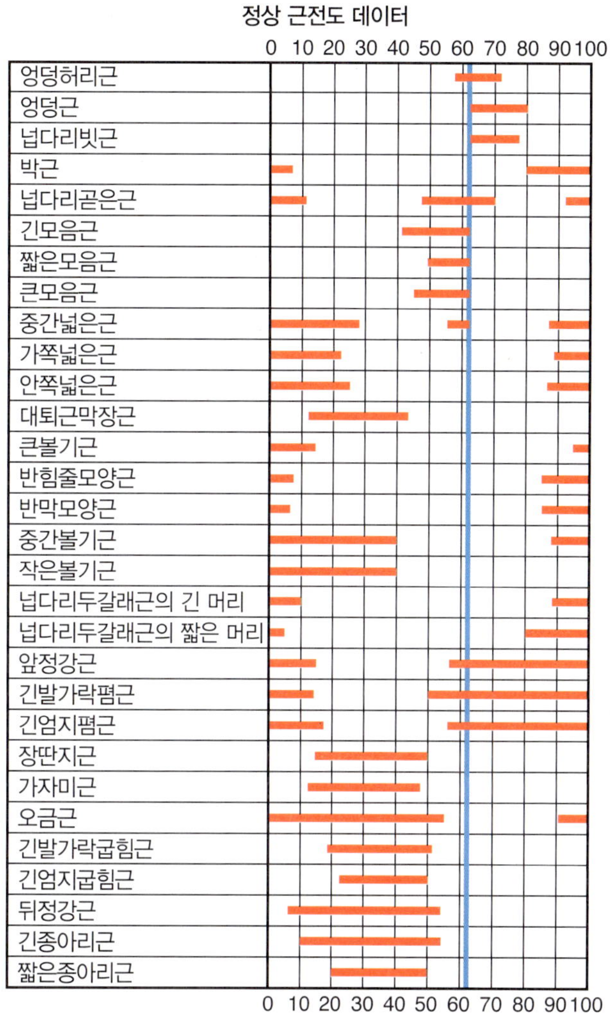

그림 37-5 보행 주기에서 각 근육이 활성화되는 때를 보여주는 하지 근육의 단계적인 근전도 활성화. 빨간색 막대기는 보행 주기 중 근육이 활성화되는 시간을 나타낸다(걷는 퍼센트).

에 삽입되는 바늘이나 피부에 놓인 센서를 통해 전기 신호를 읽음으로써 근육 활동을 측정하는 도구다. 근전도는 근육의 상태 뿐만 아니라 근육의 신경 분포를 측정하는 데 사용될 수 있다. EMG 변수에는 운동 중 근육 활동의 타이밍(시작 및 끝)과 진폭(강도)이 있다. 그림 37-5는 보행의 입각기와 유각기 동안 활성화되는 근육의 타이밍 패턴을 보여준다. 검은 막대는 근육이 활성화되는 시간을 나타낸다.

이 데이터는 병리학적인 보행을 하는 개인의 EMG 데이터와 비교하기 위해 사용된다. EMG 활동의 타이밍 오류는 이르거나 느린 근육 활성화, 지연된 활성화, 비활성화를 나타낼 수 있다(Perry, 2010). 진폭(강도) 오류는 정상보다 높거나, 낮거나, 불충분한 근육 활성화를 나타낼 수 있다. 타이밍 및 진폭 비교는 병리학적 보행의 관리에서 신체적 재활 및 의료적, 수술적 중재의 가치 및 효과에 대한 의사 결정을 도울 수 있다.

보행의 운동 조절 분석
Motor Control Analysis of Gait

보행 및 보행의 독립성을 향상시키기 위한 중재 프로그램을 고안할 때 인간의 보행에 대한 운동 조절 측면을 이해하는 것이 필수적이다. 다음 부분에서 설명하는 것처럼 보행 구성 요소를 이해하는 것과 중재 및 고려 사항을 가장 효과적으로 제공하는 방법에 여러 가지 요소가 긍정적인 영향을 미친다.

중추 패턴 발생기 Central Pattern Generator

보행은 본질적으로 모든 사지와 신체 분절들을 조정 및 제어해야 하고 임의의 시작점과 끝점을 가진 **연속 작업** 또는 운동 작업이다. 인간이 아닌 포유 동물에서 보행을 특징 짓는 리드미컬하고 주기적인 굽힘, 폄 패턴은 중추 패턴 발성기(central pattern generator, CPGs)라고 불리는 중추신경계의 신경 네트워크에 의해 조직화된다. 100여년 전 Graham Brown은 척추를 절단한 고양이가 움직이는 트레드밀에서 지지할 때 뒷다리로 리드미컬하고 교차적인 굽힘 및 폄 움직임을 했다고 설명했다(Stuart, 2008). 그 이후로 고양이와 원숭이의 CPG에 대한 광범위한 연구 결과가 Brown의 연구 결과를 확증하고 확장시켰다(Stuart, 2008).

일반적으로 CPG가 인간에게 어떠한 형태로 존재한다고 인정되지만, 연구들은 확실치 않다. 인간의 2족 보행은 4족 보행보다 더 높은 근력과 균형이 필요하기 때문에 보다 복잡하다. 오늘날 선호되는 인간 CPG 모델은 McCrea와 Rybak의 2단계 모델이다(McCrea, 2008). 이 모델에 따르면 각 CPG에는 보행 속도를 조절하는 리듬 발생기와 사지 움직임의 순서 또는 패턴을 생성하는 패턴 형성기가 있다. 이 두 단계는 중심에서 입력을 해야 하며, 패턴이나 리듬, 또는 둘 다를 조절한다(McCrea, 2008).

인간의 CPG 네트워크를 가장 뒷받침하는 것은 척수 손상(SCIs) 환자를 대상으로 한다. 불완전한 척수 손상 환자는 다양한 과제별 훈련을 통해 걷는 능력을 다시 배울 수 있다. 예를 들어, Behrman(2008)은 불완전한 경추 SCI인 4.5세의 소년이 집중적인 16주 간의 중재 프로그램 후에 리버스 롤링 워커를 가지고 걷는 것을 배웠다고 보고했다. 체중 지지 비교로 시작한 치료는 트레드밀 훈련(BWSTT)에 대한 의사 결정을 도왔고 이후 워커를 가지고 지면을 걷는 훈련으로 진행했다. 트레드밀 훈련은 걷기로 생성되는 감각 입력을 통해 CPG 네트워크를 활성화시키는 것으로 생각되어진다(Behrman, 2008). 이러한 연구 결과는 CPG가 직립 이동성에서 앞으로의 전진을 촉진하는 데에 기여하고 인간의 이동을 특성화하는 리드미컬하고 반복적인 하지의 움직임의 기본이 된다는 개념을 뒷받침한다. 따라서 보행 능력을 향상시키기 위한 중재를 고안할 때 고려해야 한다.

보행의 시작 및 끝 Gait Initiation and Termination

이동 조절에는 걸음을 시작하고 끝내는 능력도 포함된다. 걸음을 시작하고 끝내는 동안, 자세가 불안정한 시간은 균형이 깨지는 것을 나타낸다. 걸음을 시작하려면 두 다리가 땅에 붙어 있는 자세(비교적 큰 지지면)에서 한 다리만 붙어 있는 자세(비교적 작은 지지면)로 부드럽게 바뀌어야 한다. 이 변화는 유각기를 준비하는 부하를 받지 않는 다리와 입각기인 부하를 받는 다리에서 생기는 예측 가능한 근육의 이완 및 활성화 패턴과 관련이 있다. 초기에 부하가 제거될 때에는 유각기를 준비하는 사지가 뒤쪽–바깥쪽 방향으로 체중을 이동시키며, 새롭게 입각기인 다리는 안쪽으로 체중을 이동한다. 유각기인 다리가 발가락을 떼기 직전에 입각기인 다리의 앞쪽으로 체중이 이동되고, 의도한 방향대로 다리의 움직임을 시작하는 추진력이 발생한다. 안정된 상태의 속도는 일반적으로 두 걸음 내에 달성된다. 첫 번째 걸음에서 안정된 상태의 속도의 90%, 두 번째 걸음에서 나머지 10%(Jian, 1993).

보행의 종료는 안정된 상태의 보행과 완전한 정지 사이의 전환이다. 이 전환은 몸의 추진력을 늦추고 지지면 위에 질량 중심(COM)을 안정적인 위치에 놓는 제동력이 필요하다. 이 과정은 예비 제동, 빠른 제동, 최종 제동, 이 3가지 기간으로 특징 지어질 수 있다(Jian, 1993). **예비 제동**은 속도의 작은 감소(<10%)와 빠른 제동의 준비를 위한 자세 조정과 관련이 있다. **빠른 제동** 기간에는 속도가 약 90%로 현저히 감소하고, 최종 휴식 기간에 최종 10%가 감소한다. 멈추기 위해서는 두 팔다리의 조화된 행동이 필요하다. 기준된 발에서 수직 및 전후 제동력이 증가하고, 따라오는 발에서 추진력이 감소한다. 앞으로의 전진은 일반적으로 두 걸음 내에 멈출 수 있다.

복잡성 및 구조화 Complexity and Organization

직립 이동성 과제는 복잡하고 구조화된 기술이다. 직립 이동성은 기여하는 구성 요소 또는 부분들의 수와 과제의 전체로서의 정보 처리 요구로 인해 복잡하다. 본질적으로 모든 직립 이동성 과제는 전신 조절 및 지속적인 정보 처리가 필요하다. 예를 들어, 어떤 사람이 걷기, 달리기, 계단 오르기 등으로 공간을 통과할 때, 환경은 그 사람 주위로 넓어진다. 사람이 움직이는 속도가 빠를수록 환경이 빠르게 변한다. 필요에 따라 신속하게 환경 변화에 대응할 수 있는 능력은 지면 상태 및 다른 사람들과 물체의 움직임에 주의를 기울여야 함을 의미한다.

구조화는 기술의 구성 요소 간의 관계를 설명한다. 구성 요소 간의 관계가 강할수록 구조화의 정도가 높아진다(Magill, 2011).

걷기는 하지의 안에서 그리고 하지 사이에서 고도의 공간적 및 시간적 조정이 이루어지기 때문에 구조화된 과제의 완벽한 예시다(Haddad, 2006). 걷고 달릴 때, 하지의 관절들은 단단히 결합되어 있고, 이는 이들이 하나의 단위로서 같이 기능하는 것을 의미한다. 양측의 하지 사이에도 단단한 결합이 있다. 이는 보행 중에 일관되고 상대적인 위상 관계에 의해 증명된다.

상대적인 위상 관계는 한쪽 다리의 위치나 동작을 다른 쪽 다리와 *관련*하여 설명한다. 걷고 달릴 때 한쪽 다리의 유각기는 항상 반대쪽 다리의 입각기와 관련되어 있기 때문에, 하지는 주기 후 일관된 역위상 관계 주기를 나타낸다. 이는 반대쪽 다리가 주기를 시작할 때(0°) 다른쪽 다리는 주기의 중간(180°)에 있음을 의미한다.

상대 위상은 두 다리 분절 또는 두 다리 간의 조정에 대한 좋은 지표다. 하지의 안에서 그리고 하지 사이에서의 단단한 결합은 인간의 리드미컬 한 다리의 움직임의 기초가 되는 CPG 네트워크 때문일 수 있다.

팔 흔들기 Arm Swing

팔 흔들기는 인간 보행의 특징이다. 정상적인 상태에서 왼쪽 다리가 앞으로 나갈 때 오른쪽 팔이 동시에 앞으로 나가는 것 같이 팔과 다리는 *역위상* 패턴으로 움직인다(즉, 반대 및 교차). 이 사지 간 조정 패턴은 정상 보행의 특징이지만, 성공적인 이동을 위해 필수적인 것은 아니다. 인간은 보행 패턴을 심하게 방해하지 않고 한쪽이나 양쪽 팔로 물건을 들고 걷는 데 상당히 능숙하다.

흥미롭게도 팔 흔들기가 제한적일 때, 활보 길이를 줄이고 활보의 빈도를 줄이고 보행 속도를 줄이는 등, 보행 변수의 변화가 주목된다(Wagenaar, 2000). 또한 팔 흔들기가 제한적이면 일반적인 보행보다 몸통 회전이 적다(Eke-Okoro, 1997). 팔 흔들기의 변화로 인해 활보의 빈도와 활보 길이가 변한다는 것은 팔과 다리 사이에 연결이 있다는 것을 의미한다.

팔 흔들기의 진폭과 조정은 걷는 속도에 따라 다르다. 속도가 0.8m/초 미만일 때는(느린 속도) 팔 흔들기가 최소화되며, 일반적으로 다리와 같은 주기로 움직이고 보폭의 빈도와 같게 된다. 걷는 속도가 0.8m/초 이상일 때는(편안한 속도) 팔이 다르게 움직이며 활보의 빈도와 같게 된다(Ford, 2007a). 따라서 매우 느린 보행을 하는 신경학적 장애가 있는 환자의 경우, 보행 속도가 정상 수준으로 회복될 때까지 정상적인 팔 흔들기를 기대해서는 안 된다.

팔 흔들기가 성공적인 이동에 필수적인 것은 아니지만, 연구 결과에 따르면 안정성에 기여함으로써 신진 대사 효율의 역할을 하는 것으로 나타났다(Ortega, 2008). 팔 흔들기는 횡단면에서의 양쪽 운동량과 신체 COM의 수직 움직임을 감소시킨다(Ortega, 2008). 팔 흔들기가 제한되면 신진 대사 비용이 5~6% 증가한다. 팔 흔들기의 변화는 일반적으로 PD, 뇌졸중, 뇌성마비와 같은 신경학적 장애가 있는 환자에게서 느린 보행 속도뿐만 아니라 운동 조절 손상과 관련되어 관찰된다. 팔 흔들기의 비대칭이 PD의 초기 징후일 수 있으며 감별 진단에 유용할 수 있다고 제안되었다(Lewek, 2010).

뇌졸중 후에는 팔 흔들기에 지장이 생긴다. 마비된 쪽의 팔 움직임의 진폭이 감소되어 흉부 및 골반의 수평 회전이 감소한다. 이는 활보 길이를 짧게 하고 보행 속도를 감소시킨다(Ford, 2007b). 뇌졸중 후, 마비측 상지의 팔 흔들기는 일반 성인들에게서 보이는 일반적인 역위상 조정 패턴이 부족하고, 팔 움직임이 더 이상 활보의 빈도와 같아지지 않는다. Ford(2007b)는 뇌졸중 환자에게 팔을 일반적인 역위상 패턴으로 움직이라고 지시할 때 트레드밀에서 걷기 중 더 정상적으로 팔을 흔들 수 있었다고 보고했다. 그러나 이러한 유형의 중재가 지면에서 걸을 때 사지의 조정과 보행 속도를 향상시키는 지를 결정하기 위해서는 더 많은 연구가 필요하다.

편측 마비가 있는 소아에 대한 예비 연구에서 Zipp(2012)은 3주 간의 강제 유도 운동 치료 프로그램(constraint nduced movement therapy, CIMT)을 마친 후 보행률과 보행 속도가 크게 향상되었다고 보고했다. CIMT는 편측마비인 소아나 성인의 마비된 상지의 기능적 사용을 개선하기 위해 고안된 중재법이다. 저자들은 상지 조절의 개선과 "보다 정상적인 팔 흔들기"가 더 리드미컬한 사지 간의 조정에 기여하여 결과적으로 보행 효율이 변화를 이끌어냈을 것이라고 추측했다.

전체적인 맥락에서의 직립 이동성
Upright Mobility in a Holistic Context

걷는 능력은 삶의 역할에 참여하기 위한 광범위한 업무를 수행하는 개인의 능력에 실질적으로 기여한다. 개인이 파워 모빌리티 장치를 사용하여 일상 업무, 사회적 활동, 여가 활동에 참여할 수는 있지만, 짧은 거리라도 걸을 수 있는 능력은 환자의 효율성과 독립성을 증가시키고 간병인의 보조를 감소시킬 수 있다.

또한 걷는 것은 걸을 수 있다면 권장되어야 하는 편리하고 효과적인 운동이다(Myers, 2003). 걷기 프로그램은 신경학적 장애가 있는 환자들의 비만 및 심혈관 질환과 같은 2차적 장애를 완화 및 예방시킬 수 있다(Gordon, 2004). 뇌졸중 이후 많은 환자들이 선택한 좌식 생활 방식은 낙상 위험 및 뇌졸중의 재발 증가와 관련이 있으며, 이는 뇌졸중 환자들의 높은 사망률에 기여한다(Gordon, 2004). 뇌졸중은 심혈관계 질환이라는 것을 기억해야 한다. 미국 심장학회(American Heart Association)는 심장 질환 및 재발성 뇌졸중 위험을 줄이기 위한 방법으로 걷기를 포함한 신체 활동을 권장하고 있다(Stroke, 2014). 따라서 걷기는 만성 질환의 발생과 재발을 예방할 수 있다.

비정상적인 직립 이동성의 주요 손상
Primary Impairments Underlying Abnormal Upright Mobility

신경학적 장애는 직립 이동성을 직접적으로 제한하는 여러 가지 주요 손상을 초래한다. 이러한 손상에는 종종 지각 및 인지 결손, 감각 손실, 손상 받은 쪽의 근육 약화, 비정상적인 근육 긴장도, 균형 문제, 안정성 또는 움직임을 위한 신체 분절의 선택적 조절 저하, 다관절 조정의 어려움을 포함한다(Scheets, 2007). ROM 제한 및 기능 저하 같은 이차적 손상 또한 직립 이동성 기술을 제한할 수 있다. 직립 이동성에 미치는 이러한 손상의 영향은 환자의 질환의 성격과 정도에 달려 있다. 또한 신경학적 장애가 있는 환자는 일반적으로 앞에서 말했던 손상 중 하나 이상이 있으며, 이는 하나의 특정 손상이 기능적 가동성에 어떻게 영향을 주는지 알아내는 것을 복잡하게 한다.

또한 손상, 활동 제한, 참여 제한 간의 관계가 완전히 이해되거나 정의되지 않았다는 것을 기억하는 것이 중요하다. 결과적으로 치료사는 환자의 가동성 문제를 단 하나의 손상 또는 그 손상들로 귀속시키는 것에 대해 주의해야 한다. 이러한 이유로 중재는 가능한 과제별 기능적 훈련에 주로 초점을 맞춰야 한다.

안전성 고려사항 Safety Considerations

걷기는 작고, 계속 변하는 지지면과 중력에 대항하여 신체의 수직 방향을 유지하는 데 필요한 반중력 조절 때문에 본질적으로 불안정한 과제다. 낙상 위험은 환자의 기능적 보행 가능성을 평가할 때 주요한 안전 사항이다. 치료사는 항상 적절한 보호 기술을 활용하고, 낙상 및 부상을 방지하기 위해 필요한 경우 하네스 시스템을 사용해야 한다.

그러나 위험의 결정은 낙상의 다양한 원인 때문에 복잡하다. 환자의 낙상 가능성은 장애의 성격과 정도, 직립 이동성 과제의 특징, 수행 환경의 복잡성에 따라 다양하다. 익숙한 실내 환경(예; 집) 내의 편평한 지면에서 짧은 거리를 걷는 데 필요한 신체 능력은 식료품점이나 바쁘고 편평하지 않은 도시의 보도에서 걷는 데 필요한 능력과 많이

표 37-2 낙상의 내인성 및 외인성 위험 요인

내인성 요인	외인성 요인
노령	환경적 상황
성별(여성)	편평하지 않은 표면
보행 및 균형에 영향을 미치는 건강 상태	미끄러운 표면
인지 장애	어수선한 도로
치매	약한 조명
느린 보행 속도	헐렁한 러그/카페트
부적절하거나 잘 맞지 않는 신발	바닥에 노출된 전기 코드/선
감각 손실	보조 도구 사용(인지의 부담을 증가시킴)
급성 및 만성 질병	열린 환경
약의 개수(다제복용)	
우울증	
이전의 낙상	
낙상에 대한 두려움	

Curtin A. Prevention of falls in older adults. *Med Health* R I. 2005;88(1):22-25.
Rose D. *Fall Proof a Comprehensive Balance and Mobility Training Program*. Champaign, IL: Human Kinetics; 2003.
Stolze H, Klebe S, Zechlin C, Baecker C, Friege L, Deuschl G. Falls in frequent neurological diseases: Prevalence, risk factors and aetiology. *J Neurol*. 2004;251:79-84에서 정보를 취합함.

다르다. 계단 오르기, 경사로 걷기(오르막길), **이중 과제**를 하며 걷기(즉, 다른 작업을 수행하면서 걷기) 같은 직립 이동성의 다른 형태는 편평한 실내의 지면을 걷는 것보다 더 위험하다. 이는 더 좋은 균형과 주의가 필요하기 때문이다.

낙상 위험에 기여하는 요인은 내인성 요인과 외인성 요인, 2가지 범주로 나뉜다(표 37-2에서 자세히 설명함). 내인성 요인은 나이 증가, 기능 수준 감소, PD 또는 다발성경화증과 같은 만성적인 질환을 포함하여, 낙상 위험에 기여하는 개인의 특성이다. 따라서 신경학적 장애를 가진 노인들은 특히 낙상 위험이 증가한다. 외인성 요소에는 미끄럽거나 고르지 않은 지면과 같이 위험한 조건을 만드는 환경의 특징이 포함된다. 환자는 항상 걸을 수 있는 능력의 회복에 대해 걱정하므로, 환자와 처음 만났을 때 직립 이동성의 안전성에 대해 측정하고 논의해야 하며 퇴원할 때까지 계속해야 한다.

환자의 낙상 가능성을 줄이기 위한 1번째 단계는 검사 과정의 일부로서 위험을 정량화하는 것이다. 민감도와 특이도가 좋은 표준화된 도구를 사용하여 낙상 위험을 평가할 수 있다(자세한 내용은 9장 참조). 보행, 균형, 근력 손상 또한 낙상의 발생과 관련되기 때문에, 이러한 움직임 요소를 평가하는 테스트 및 측정도 함께 포함되어야 한다(상자 37-1 참조).

상자 37-1 낙상 위험도를 측정하는 테스트

- Activities-Specific Balance Confidence Scale(Powell, 1995)
- Berg Balance Scale(Berg, 1992)
- Balance Evaluation Systems Test(Horak, 2009)
- Dynamic Gait Index(Shumway-Cook, 1997)
- Functional Gait Assessment(Wrisley, 2004)
- Falls Efficacy Scale(Tinetti, 1990)
- Multidirectional Functional Reach Test(Newton, 2001)
- Modified Clinical Test of Sensory Interaction in Balance(Shumway-Cook, 1986)
- Performance-Oriented Mobility Assessment(Tinetti, 1986)
- Timed Up-and-Go(Podsiadlo, 1991)
- Timed Up-and-Go Cognitive(TUGcognitive) and Manual(TUGmanual)(Shumway-Cook, 2000a)

환자 교육은 낙상 위험을 줄이기 위한 중재의 중요한 측면이다. 특히 가정에서 발견되는 낙상과 관련된 외인성 요인에 대해 환자를 교육하면 위험한 환경에 대한 인식을 높일 수 있다. 환자의 집 안팎에서 잠재적으로 위험한 환경을 확인하고 교정하여 안전성 평가를 완료할 수 있다(균형 중재 장의 표 30-7 참조). 위험한 환경이 확인되면 대개 간단한 수정으로 해결할 수 있다.

직립 이동성에 대한 생애주기의 영향
Lifespan Influences on Upright Mobility

보행의 초기 발달 Early Development of Gait

이족 보행은 고유한 인간의 가동성 형태다. Peabody Developmental Motor Scale-2에서는 평균적으로 9~15개월 사이에 처음으로 독립적인 걸음을 뗀다고 한다(Folio, 2000). 이 중요한 발달이 이루어지기까지 독립적인 보행에 기여하는 시스템은 다음과 같은 많은 변화를 거친다. (1) 신경계에서 뉴런 간의 연결 형성 증가, (2) 근력과 균형의 향상으로 인한 반중력 조절, (3) 감각-지각 처리의 변화, (4) 골격 성장 및 발달, (5) 목표를 달성하기 위해 움직임을 구조화하는 능력, (6) 보행을 과제 및 환경 요구에 적응시키는 피드백을 사용할 수 있는 능력(Herzia, 1991). 또한 아이는 가동성 발달에서 인지 기능을 가리키는 최종 수단으로서의 가동성의 가치에 대해 이해하고 환경을 탐구하기 위해 동기 부여가 되어야 한다(Higgins, 1995). 다양한 움직임 경험은 아기가 효과적이고 효율적인 움직임 패턴을 탐구하고 발견하고 선택할 수 있는 기회를 제공한다.

출생 직후, 유아는 단단한 수평면과 접촉한 발을 직립 상태로 유지할 때 반사적인 걷기 움직임이 나타난다. 운동학적 분석으로 유아의 걸음의 굽힘과 폄의 시공간적인 패턴과 성인의 걷기 사이에서 유사성을 밝혔다(Thelen, 1995). 유아가 누워서 발을 차는 것과 걷기 사이에 유사한 관계가 있다. 유아의 걸음의 시공간적인 조절, 누워서 발을 차는 것, 성인의 걷기 사이의 유사성은 인간의 CPG 네트워크의 존재를 더 뒷받침한다(Thelen, 1995).

걷는 법을 처음 배우는 소아의 보행 패턴은 나이가 더 많은 소아나 성인의 보행 패턴과 매우 다르다. 유아가 처음으로 독립적인 걸음을 할 때는 발을 높이 들고, 상호 팔

표 37-3 어른스러운 보행의 5가지 결정 요인

결정 요인	결정 요인의 변화
한쪽 다리로 서 있는 기간 (보행 주기의 비율에서)	1세 때 32%에서 7세 때 28%까지 증가함
보행 속도	1세 때 60m/초에서 3.5세 때 약 100cm/초까지 꾸준히 증가함. 특히 3.5세 이전에 증가함.
보행률(분당 걸음 수)	1세 때 약 180걸음/분에서 7세 때 약 140걸음/분까지 나이가 들어감에 따라 감소함.
보폭	2.5세까지 빠르게 증가하고, 이후 천천히 증가함. 1세 때 20cm에서 2.5세 때 33cm, 7세 때 47cm.
발목 길이에 대한 골반 폭의 비율	2.5세까지 빠르게 증가하고, 3.5세까지 천천히 증가하여 7세 때 거의 증가하지 않음. 1세 때 1.2%에서 2.5세 때 2.3%, 7세 때 2.4%(기저면의 감소가 반영됨)

Sutherland D, Olshen R, Cooper L, Woo S. The development of mature gait. *J Bone Joint Surg*. 1980;62:336-353에서 인용함.

흔들기가 부족하며, 초기 접지기에 발바닥 굽힘, 입각기 동안 무릎 굽힘, 유각기 동안 발목 굽힘 제한, 유각기 동안 엉덩관절 및 무릎관절 굽힘 증가, 안정성을 위한 넓은 지지면을 만들기 위해 입각기 및 유각기 동안 엉덩관절 바깥돌림 및 벌림이 특징이다(Sutherland, 1980). 또한 걸은 지 1년 이내에 유아는 이러한 입각기 기간의 과제를 성공적으로 수행하는 데 필요한 근력과 균형이 있기 때문에 SLS에서 보내는 시간이 적다(Sutherland, 1980).

유아가 걷기를 경험하고 근력과 균형이 향상됨에 따라 입각기의 발의 너비가 감소하고 보폭이 증가한다(Breniere, 1986). 이러한 변화는 시상면에서의 전진, SLS 시간의 증가, 빠른 보행 속도에 기여한다. 약 24개월 후, 대부분의 어린 보행자들은 발 뒤꿈치로 하는 IC를 보이며 상호 팔 흔들기를 시작한다(Sutherland, 1980). 아이가 3.5세가 될 무렵, 성인 같은 보행을 한다. 그러나 아이의 보행은 대략 7세까지 성인의 운동학적, 동역학적, 근육 활성화 패턴과 유사하지 않다. 표 37-3은 Sutherland (1980)가 정의한 어른스러운 보행의 5가지 결정 요인을 나열한 것이다.

나이와 관련된 보행의 변화
Age-Related Changes in Gait

젊거나 중년인 성인들의 보행 및 기타 형태의 직립 이동성은 비교적 안정적이다. 20세에서 약 60세 사이의 자기 선택 보행 속도는 분당 82~86m(1.37~1.43m/초)로 비교적 일정하게 유지된다(Bohannon, 1997). 60세가 지나면 걷는 속도가 감소하는데, 특히 여성이 더 감소한다. 천천히 걷는 것 외에도, 노인들은 땅에서 발을 떼는 것과 팔 흔들기가 감소되고 골반 돌림이 적어진다. 이러한 변화는 활보 길이의 감소와 속도를 유지하기 위한 보행률의 보상적 증가와 관련이 있다. 보행 속도는 기능적 능력과 관련이 있고 건강 상태, 재활 가능성, 낙상 위험을 예측할 수 있기 때문에 "6번째 생체 징후"로 설명된다(Fritz, 2009).

노년인 성인들의 직립 이동성 변화에 대한 연구에서는 건강한 노인과 초기 질병이 있는 노인을 구별하고 보행 변수에 대한 질병의 영향을 설명하는 철저한 선별 과정을 포함해야 한다. 노인의 보행에 대한 최근 연구에서 기준 데이터(즉, 종래의 정상 집단)를 수집할 때 보행 변수에 영향을 주는 어떠한 질환도 없다는 것을 확인하기 위해 참가자들은 치매 및 장애에 대한 주의 깊은 선별 검사를 받았다(즉, 평범한 정상 그룹). 참가자 중 일부는 임상적으로 진단된 보행 장애가 없는지 확인하기 위해 1년간 추적 조사를 했다. 모든 피험자의 기준 데이터로부터 수집된 보행 변수는 1년간 추적 조사를 하여 장애가 없다고 확인된 일부 피험자(즉, 건강한 정상 그룹)의 변수와 비교했다. 건강한 정상 그룹은 속도, 보행률, 활보 길이를 포함하여 측정한 모든 보행 변수에서 수행 능력이 더 나았다(Oh-Park, 2010). 이는 횡단면 연구의 표준 데이터가 보행에 영향을 미치지만 진단되지 않은 병리학적 질환이 있는 노인의 결과를 포함할 수 있으며, 따라서 건강하고 집단에 거주하는 노인의 가동성 수준을 과소평가할 수 있다는 견해를 뒷받침한다.

직립 이동성의 나이와 관련된 변화는 일차 및 이차 노화의 조합이 원인일 수 있다. **일차 노화**는 대개 피할 수 없으며, 평생 동안 신체적으로 저하되는 유전적 소인이 원인이다. 그에 반해 **이차 노화**는 비활동, 영양 부족, 스트레스, 환경적 독소에 대한 노출과 같이 피할 수 있는 요인으로 인한 신체 시스템의 변화를 나타낸다.

나이와 관련된 보행의 변화에 대한 이러한 요인들 각각의 상대적인 기여는 개인마다 다르다. 예를 들어, 제2형 근육섬유(속근섬유)의 선택적 손실로 인한 근력 약화는 나이와 관련된 가동성 변화의 일반적인 원인이다(Williams, 2002). 근육량이 손실하는 근감소증(sarcopenia) 또한 근육 약화를 초래하며 일차 노화의 정상적인 부분이다. 그러나 노인들은 신체 활동이 없어(2차 노화) 근감소증의 영향이 가속화될 수 있다. 따라서 일차 노화의 영향은 이차 노화의 영향으로 인해 더 심각해질 수 있다.

치료 계획에서 다뤄져야 하는 나이와 관련된 가동성 변화의 2가지 주요 원인은 근육 약화와 균형 장애다. 근감소증 및 신체 활동 부족과 더불어 근력은 나이와 관련된 알파 운동 뉴런의 손실, 영양 부족, 심혈관 지구력 감소의 영향을 받는다(Williams, 2002). 근육 약화 및 운동 단위 크기의 변화는 기능적 보행 속도 및 동적 균형 조절을 유지하는 데 충분한 힘을 생성하는 기능을 방해한다. 자세의 변동에 반응하고 낙상을 피하는 능력은 적절한 하지의 관절 모멘트를 빠르게 생성하는 데 부분적으로 달려 있다. 힘의 속도가 너무 느리거나 힘의 수준이 너무 낮아서 자세 불안을 극복하고 보완할 수 없을 때 낙상이 발생할 수 있다. 근력을 증가시키기 위한 중재는 22장에 나와 있다.

동적 균형의 손상 또한 자세 조절과 안전한 가동성에 중요한 감각계의 민감성 저하로 인한 것이다. 시각, 전정, 체성 감각 시스템은 신체가 공간에서 어디에 위치하는지에 대한 정보를 뇌에 제공하고, 움직이는 활동 중 자세의 불안을 감지한다. 눈의 수용기가 감소되면 시력이 감소되어 지면의 변화를 감지하기 어렵고 안전하지 않은 환경을 사전에 예방하기 어렵다. 주변 시야의 범위가 좁아지면 환경에서의 자기의 움직임을 감지하는 기능이 방해될 수 있으며, 이는 자세 불안에 대한 반응을 감소시킬 수 있다. 반고리관, 이석의 둥근주머니와 타원주머니에서 모세포(감각수용기)의 감소는 중력과 관련된 머리 움직임 및 머리 위치에 대한 전정계의 민감도와 전정 안구 반사에 대한 반응을 감소시킨다. 결과적으로 머리 움직임의 속도와 방향 또는 중력에 대한 머리의 정확한 위치를 알기가 어려우며 시야에서 물건을 안정적으로 볼 수 있는 능력이 감소한다.

마지막으로 피부, 근육, 관절 수용기는 나이가 들어가면서 감소하고 관절의 자세와 움직임에 대한 정보를 제한한다(Shaffer, 2007). 이러한 감각계 중 하나 이상의 기능이 감소하면 안전하고 효율적인 직립 이동성에 필요한 정보의 유효성이 감소한다(Patla, 1995). 기초적인 균형 손상을 치료하기 위한 중재는 30장에 설명되어 있다.

적절한 검진 Pertinent Examination

*Guide to Physical Therapist Practice*에 따르면 검진은 초기 중재 전에 이루어져야 하며 모든 환자/고객에게 실시해야 한다고 나와 있다(APTA, 2015). 이 절에서는 환자의 기능적 직립 이동성을 방해하는 손상, 활동 제한, 참여 제한을 정량화하기 위한 검사 및 측정 방법을 선택, 시행, 해석할 때 고려해야 할 요인을 다룬다.

특정 검사를 위한 가장 적절한 검사 및 측정 방법의 선택은 환자의 나이, 의학적 진단 또는 질환, 인지 수준, 손상 정도, 목표를 포함하여 초기 인터뷰 및 시스템 검토 중에 수집된 정보에 따라 다르다. 검사 및 환자 관리의 다른 구성 요소를 지도하는 질문은 표 37-4를 참조한다.

검사 전략을 개발할 때 질환의 기간, 회복 단계, 동반 질환 같은 요인들도 고려하는 것이 중요하다. 예를 들어, 관절염 같은 질환이 있는 신경학적 장애 환자는 6분 걷기 검사와 같은 가동성 테스트에 필요한 거리를 걸을 수 없다. 이 검사는 뇌졸중 환자들의 지구력을 검사하기에 신뢰할만한 테스트이지만(Kosak, 2005), 이처럼 특정 환자에게는 적절하지 않다.

적절한 검사와 측정 방법을 선택할 때 앞에서 말한 환자 정보를 검토하는 것 외에도, 물리치료사나 작업치료사가 평가 도구의 의도된 목적과 이 도구들의 심리 측정적 속성을 이해해야 한다.

생각해 볼 점 37.2

- 아이의 보행 패턴은 인생의 처음 몇 년 동안 큰 변화를 겪는다. 신경학적 장애가 있는 아이에 대한 관찰 보행 분석을 수행할 때, 어떤 보행 결정 요소가 아이 같은 보행 패턴을 나타내고 어떤 요소가 병적 보행 패턴을 나타내는지를 결정해야 한다. 표 37-3과 대조적으로 어떤 보행 관찰이 병적 보행 패턴을 나타낼 수 있는지 논의할 수 있는가?
- 신경학적 장애 이후 보행 및 보행을 개선시키기 위한 치료 계획의 개발과 관련된 문제에 표 37-4의 질문을 적용하는 몇 가지 구체적인 방법은 무엇인가?

표 37-4 환자 관리의 지도 질문

환자에게 물어보는 질문을 결정하는 것은 나이, 진단명, 발병 시기, 주요 및 이차 손상의 정도, 인지 상태, 동반 질환, 가족력 같은 요인에 따라 다르다. 다음은 임상적 추론에서 중요한 정보를 모으기 위해 환자에게 질문할 수 있는 대표적인(전체는 아님) 치료사들의 질문 목록이다.

참고: 환자가 신뢰할 만한 대답을 할 수 없는 아이나 성인이라면, 가족이나 다른 환자들에게 질문한다. 예를 들어, 부모에게 아이의 일반적인 하루를 활동, 참여, 아이가 필요로 하는 도움의 양의 관점으로 설명해주라고 물어볼 수 있다.

환자 관리	치료사의 결정 요소	환자에게 질문
초기 인터뷰	1. 환자는 왜 서비스를 찾는가? 또는 환자는 왜 서비스를 추천받았는가? 2. 환자의 가동성 문제가 환자의 일상 생활에 어떻게 영향을 미치는가? 3. 환자의 치료 목표는 무엇인가?	1. 물리치료를 받는 이유는 무엇인가? 치료사는 후속 질문을 할 수 있다: a. 질환이 일상 생활에 얼마나 영향을 끼치는가? 2. 당신이 집 안에서, 집 밖에서, 직장이나 학교에서, 지역 사회 안에서 움직일 때 겪는 어려움은 무엇인가? 치료사는 다음에 관한 후속 질문을 할 수 있다: a. 보조 도구, 보조기, 개조 장비, 다른 사람의 도움의 사용 b. 대중교통을 사용하는 환자의 능력 c. 자신을 돌볼 수 있는 환자의 능력 3. 어떤 특정한 활동을 더 쉽게 하고 싶은가? 후속 질문: a. 어떤 상황에서 그 행동을 하는가?
시스템 리뷰	동반 질환이나 면밀한 검사 또는 다른 전문가로의 의뢰가 필요한 경계할만한 징후 및 증상이 있는가?	1. 당신이 가지고 있는 다른 건강/의학적 문제를 말해주라. 2. 복용하고 있는 약은 무엇인가?
검사 및 측정법	1. 참여에 영향을 끼치는가? 2. 환자가 할 수 있고 할 수 없는 과제가 있는가? 3. 환자에게 자신의 직립 이동성 기술을 과제 및 환경 조건에 적응할 능력이 있는가? 4. 환자의 손상은 어느 정도이고, 직립 이동성을 어떻게 제한하는가?	1. 환자/가족에게 다음과 같은 참여에 대한 측정 중 하나를 완료해주라고 요청한다. a. Activities-specific Balance Confidence(ABC) Scale b. 36-Item Short Form Survey(SF-36) c. Pediatric Quality of Life Inventory.
평가	1. 환자의 특정 가동성 문제는 무엇인가? 2. 어떤 움직임 시스템 진단이나 치료 패턴이 환자의 손상 및 기능 수준에 가장 잘 맞는가? 3. 환자의 직립 이동성 기술이 기능적으로 향상될 가능성이 있는가? 4. 교정이 가능한가? a. 중재를 통해 손상이 개선될 수 있는가? b. 환자가 규칙적으로 치료에 참여하고 가정 운동 프로그램을 수행하는 데에 필요한 지원을 받는가? 5. 보상 작용이 보이는가? 6. 결과 및 이루고자 하는 목표까지 시간이 얼마나 걸릴 것인가? 7. 의뢰나 상담이 필요한가?	1. 검사 결과를 이해할 수 있는가? 2. 당신의 필요를 반영한 목표를 세웠는가? 3. 필요한 경우 가족들의 도움을 받으며 치료에 규칙적으로 참여할 수 있는가? 4. 가족이나 간병인의 도움을 받아 집에서 특정 활동을 수행할 수 있는가?

표 37-4 환자 관리의 지도 질문 — 계속

치료 계획	1. 환자가 치료실과 집에서 연습해야 할 특정한 기능적 과제 및 활동은 무엇인가? 2. 운동 학습을 촉진하고 치료에서 환자의 시간을 최적화하는 신경 가소성을 유도하기 위해 어떻게 연습해야 하는가?	1. 가정 운동 프로그램(HEP)을 얼마나 자주 수행하는가? 2. HEP 활동에 어려움은 없는가? 3. 가정에서 수행하면서 쉬워졌던 과제는 무엇인가? 집에서 더 쉽게 움직일 수 있는가?
결과 측정	1. 결과 측정에서 환자는 자신이 이루고자 하는 목표를 이루었는가? a. 환자의 직립 이동성 기술에 임상적으로 유의하게 향상되었는가?	1. 환자는 자신의 치료 프로그램의 결과에 만족하는가? 2. 자신의 가동성 기술에서 무엇이 가장 크게 향상되었다고 생각하는가? 3. 치료를 시작하기 전에는 어려웠던 것을 지금은 할 수 있는가?

상자 37-2 신경학적 손상이 있는 환자의 기능적 가동성 문제를 검사하기 위한 검사 및 측정법의 예시

신체 구조 및 기능

유연성
ROM
도수 근육 검사
감각 검사
반사 검사
Fatigue Impact Scale
지각 검사
한쪽 다리로 서기
Modified Ashworth Scale(Bohannon, 1987)
Mini-Mental State Examination(Folstein, 1975)
Rancho Levels of Cognitive Function
시공간적 보행 변수
관찰 보행 분석

활동

Berg Balance Scale(Berg, 1992)
Multidirectional Functional Reach Test(Newton 2001)
Timed Up-and-Go(Podsiadlo, 1991)
Dynamic Gait Index(Shumway-Cook, 1997)
Functional Gait Assessment
Walk tests(2-, 3-, 6-, 12-minute)
10 Meter walk test; 4 Meter walk test
High Level Mobility Assessment Tool(Williams, 2006)
Functional Independence Measure(Uniform Data Set, 1996)
Modified Emory Functional Ambulation Profile(Baer, 2001)
Gross Motor Function Measure(Russell, 2002)
Peabody Developmental Motor Scale-2(Folio, 2000)
Pediatric Evaluation of Disability Inventory(Haley, 1992)

참여

Stroke Impact Scale(Duncan, 2003)
SF-36®(Ware, 1992)
Activities-Specific Balance Confidence Scale(Powell, 1995)
Falls Efficacy Scale(Tinetti, 1990)
School Function Assessment(Coster, 1998)
Impact of Participation and Autonomy(Cardol, 1999)
Pediatric Quality of Life Inventory(Varni, 1998)

Academy of Neurologic Physical Therapy. Outcome Measures Recommendations에서 요약함. 출처: http://www.neuropt.org/professional-resources/neurology-section-outcome-measuresrecommendations. Accessed August 28, 2017.

검사 중 테스트 및 측정 방법에서는 환자의 장애가 신체 구조 및 기능, 일상 생활, 삶의 역할로의 참여에 미치는 영향에 대한 지세한 정보를 제공한다. 가동성 장애가 있는 개인을 검사하기 위한 구체적인 검사 및 측정 방법은 도구가 측정하는 ICF 요소에 따라 선택할 수 있다. 예를 들어, 동적 보행 지수(Dynamic Gait Index, DGI)는 만성 뇌졸중 환자가 다양한 환경에서 걷는 활동에 대한 타당하고 믿을 만한 정보를 수집하는 데 사용될 수 있다(Jonsdottir, 2007). DGI의 정보가 중재 계획에 유용할 수 있지만, 이 지수는 환자의 직립 이동성 결손이 참여에 어떻게 영향을 미치는지 또는 신경근/근골격계 손상이 환자의 가동성 장애에 기여할 수 있는지에 대해 알려주지는 않는다. 균형 평가 시스템 테스트(Balance Evaluation Systems Test, BESTest)는 신경근/근골격계 장애가 환자의 가동성 장애에 기여하는 것을 확인하는 데 도움이 되므로 중재 계획에 더 적합하다(자세한 내용은 9장 참조).

각 ICF 구성 요소에서 테스트 및 측정 방법을 선택하면 검사가 완료되고 환자 중심적으로 이루어진다. 환자에게 물리치료를 통해 이룰 거라고 예상하는 결과가 무엇인지 묻는다면, 대부분은 일이나 여가 활동으로 돌아가는 것과 같이(참여) 특정 목적을 위해 특정한 활동, 특히 걷는 능력을 향상시키는 것이라고 한다. 환자의 ROM을 증가시키는 것과 같이 손상 수준에서 목표를 세우지는 않는다. ICF(World Health Organization, 2001) 구성 요소를 통해 테스트 및 측정 방법을 선택하면 관련된 손상 수준의 정보 외에도 활동 및 참여에 대한 정보가 모아진다.

ICF(WHO, 2001)는 다음의 3가지 구성 요소에 걸쳐 건강 상태의 영향을 분류한다. 신체 구조 및 기능 손상, 활동 제한, 참여 제한. 환자 검사에는 이러한 ICF 구성 요소 각각의 테스트 및 측정이 포함되어야 한다. 초기 검사에 사용된 많은 테스트와 측정은 객관적인 결과 측정으로서 재평가 및 퇴원 후에도 재시행되어 시간이 지남에 따라 환자가 얼마나 변했는지 결정할 수 있다.

치료사는 예상되는 변화 정도를 감지할 수 있을 정도로 정확한 척도를 이용한 테스트를 선택하여 환자의 가동성 상태 변화를 더 정확하게 문서화 할 수 있다. 예를 들어, 시간이 지정된 걷기 테스트(비율 척도)는 서열 척도를 사용하는 걷기 테스트보다 변화에 더 민감하다. 서열 척도는 미리 정의된 수행 능력 기준을 사용하여 범주에 따라 행동의 순위를 매긴다. 환자는 치료에서 효과를 봐도 순위를 바꾸는 데 필요한 기준을 충족시키지 못할 수도 있다. 이는 수행 능력의 변화가 테스트 점수에 반영되지 않음을 의미한다. 대조적으로 시간이나 거리를 측정하는 테스트(비율 척도)는 작은 변화를 식별하고 서열 척도보다 더 정밀하므로, 변화가 감지될 가능성이 높아진다. 또한 비율 척도는 서열 척도 테스트에서 볼 수 있는 바닥 및 천장 효과를 제거한다.

임상 환경에서 보행은 병적 보행을 검사하는 데에 가장 널리 사용되는 임상 도구인 OGA로 대부분 평가된다. OGA는 보행 주기의 8단계 동안 사지, 몸통 분절, 관절의 위치 및 변위에 대한 전체적인 시각적 관찰을 포함한다. 그림 10-9는 Perry의 보행 모델(Perry, 2010)을 기반으로 Rancho Los Amigos에서 개발된 OGA 형식을 뇌혈관 장애(cerebrovascular accident, CVA) 또는 뇌졸중 환자의 샘플 데이터와 함께 보여준다. 이와 같은 형식은 보행 주기의 8단계를 이용해 환자의 자세와 움직임에 대한 치료사의 관찰을 지도한다.

신경학적 및 정형외과적 질환이 있는 환자에게 사용된 OGA에 대한 연구는 중간 정도의 평정자내 및 평정자간 신뢰도만이 보고되었다(Brunnekreef, 2005; Krebs, 1985; McGinley, 2003). OGA의 중간 정도의 신뢰도는 시각적 관찰만으로는 걷는 것과 같이 복잡하고 전체적인 신체 과제를 측정하기엔 어렵다는 것으로 부분적인 설명이 가능하다.

치료사가 보행 검사를 구조적이고 체계적으로 접근할 때 OGA의 신뢰도가 향상될 수 있다. 한 가지 접근법은 관찰을 지도하고 기록하기 위한 양식을 사용하는 것인데, 이는 발끝인 원위부쪽으로 시각적 관찰을 시작하고 근위부쪽으로 머리까지 체계적으로 훑어보고 한 번에 하나의 분절을 관찰하는 것이다. 다음 분절을 보기 전에 몇 번의 완전한 보행 주기 동안 각 분절을 관찰한다. 또한 보행을 기록하는 비디오를 사용한다. 이를 다시 보는 것이 평정자내 신뢰도를 향상시킨다. OGA는 보행 속도를 내부적으로 맞춘(자체) 보행에서 외부적으로 맞추는 보행으로 바뀌거나 방향 변경 및 다양한 지면에 적응해야 할 때 시행될 수 있다. 표준 보행 장애물 코스에는 이러한 조건의 대부분을 포함하며 소아 및 성인의 보행 적응을 평가하는 체계적인 접근법을 제공한다(Held, 2006; Taylor, 1997).

병리학적 보행에 대한 지식과 일반적으로 특정 손상 및 신경학적 진단과 관련된 변위(표 10-9 참조)는 보행 주기의 특정 지점에서 특정 사지 및 신체 분절에 대한 치료사의 주의를 집중시킬 수 있으며, OGA에서 효율성과 정확성을 향상시킬 수 있다.

평가 Evaluation

검사 결과는 ICF의 손상, 활동 제한, 참여 제한 요소를 모은다. 그 다음 치료사는 ICF 구성 요소에서 발견한 결과를 신중하게 분석하여, 환자가 왜 기능적 가동성 문제를 겪고 있는지에 대한 작업가설을 세울 수 있다(2장의 임상가를 위한 가설 중심 알고리즘 참조: 그림 2-6, 2-7, 2-8, 2-9). 그 다음 특정 검사의 결과를 평가하여 진단, 예후, 치료 계획에 사용할 수 있다.

그러나 과제별 기능적 훈련에 초점을 맞추지 않고 근본적인 손상에 대한 작업만으로는 활동과 참여를 개선시킬 수 없다는 점에 유의해야 한다. 결과적으로 치료사는 검사 결과를 평가할 때 적합한 임상 추론 기술을 사용해야 한다. 궁극적으로 치료사는 손상 영역에서 얻은 결과를 과제별 기능적 활동의 실행으로 포함시켜야 한다.

생각해 볼 점 37.3

동적 보행 지수와 같이 환자의 이동성을 평가하기 위해 사용하는 표준화된 검사들의 대부분은 여러 항목으로 구성된다. 각 항목은 환자의 수행능력을 기준으로 점수를 매기고 총점으로 합산한다. 검사의 총 점수는 낙상 위험성과 같이 환자의 이동성과 관련된 중요한 정보를 제공하지만, 환자가 각 항목을 어떻게 수행했는지 확인해야 한다.

- *치료사가 알고 있는 보행/이동성 도구를 바탕으로 각 항목별 점수를 보면 치료사의 치료 계획을 위해 환자가 가장 어려워하는 과제를 아는 데에 도움이 된다.*

Scheets(1999, 2007)은 신경근 장애가 있는 환자의 운동 시스템 문제를 기술하기 위한 진단 시스템을 제안했다. 이 계획은 신경학적 장애와 관련된 주요 움직임 시스템의 문제(손상)를 설명한다(표 37-5 참조). 검사 결과는 특정 진단 범주의 포함 기준과 비교된다. 각 진단은 특정 손상 수준의 징후와 연결된다. 예를 들어, 협응 능력 손실로 인한 *움직임 패턴 범주*의 주요 징후는 앉았다 일어나기 같은 과제를 하는 동안의 움직임 순서 변화, 느리거나 서투른 뻗어서 잡기, 자세 변동 증가를 포함한다. 이 움직임 시스템 진단을 통해 환자에게 예상되는 결과에는 보조 도구가 없는 보행과 보행 속도 및 서 있을 때의 균형의 향상이 포함된다. 이러한 진단과 관련된 의학적 진단에는 경미한 뇌졸중, 경미한 PD, 완화형 다발성경화증이 포함된다(Scheets, 2007).

이러한 움직임 시스템 진단은 일생 동안 신경학적 장애가 있는 사람에게서 흔히 볼 수 있는 여러 손상들을 특징짓는 데 사용된다(Scheets, 2007). 예를 들어, *측정과대증(hypermetria)*은 과제의 거리 및 속도 측면에서 적절하게 힘의 등급을 나눌 수 없는 것을 설명한다(Scheets, 2007). 이 진단을 받은 환자는 걸을 때 보폭 및 보폭 너비가 다양하게 변하고, 물체에 손을 뻗을 때 너무 멀리 뻗거나 조금 뻗을 수 있다. 이 움직임 시스템 문제는 소뇌에 병변이 있는 환자들에게서 보일 수 있으며, 다발성경화증, 외상성 뇌 손상, 뇌졸중, 뇌성마비, 소뇌 변성과 같은 장애

표 37-5 움직임 시스템의 진단

움직임 시스템의 진단	보행에 끼칠 수 있는 영향
움직임 패턴 협응 능력 결손	발 위치의 변동이 심함, 느리고 작은 걸음, 보조가 필요할 수 있음
힘 생산 결손	보조 도구나 보조가 필요할 수 있음, 꾸부정하게 걷는 것 같은 심각한 보행 편차가 있다거나 중간입각기에서 무릎에 힘이 빠지는 현상이 있을 수 있음, 걷지 못할 수 있음
감각 감지 결손	발 위치의 변동이 심함, 보조가 필요할 수 있음, 보며 걷는 것으로 보행 능력이 향상될 수 있음
감각 선택 및 무게 감지 결손	일직선인 길에서 편차가 있음, 감각적인 환경의 변화에 따른 어려움
지각 결손	변동이 심한 보행 손상, 비대칭적인 자세
부분적인 움직임 결손	느리고 뻣뻣한 움직임, 뚜렷한 보행 편차, 발목 발 보조기나 보조 도구가 필요할 수 있음
측정과대증	발 위치의 변동이 심함, 보조가 필요할 수 있음
운동저하증	보행을 시작하기 어려움, 변동이 심한 보폭, 보조가 필요할 수 있음
인지 결손	지시에 맞춰 움직임을 수정할 수 없음, 움직임과 관련된 지시를 기억하기 어려워함

출처: Scheets P, Sahrmann S, Norton B. Diagnosis for physical therapy for patients with neuromuscular conditions. *Neurol Rep*. 1999;23:158-169.

Scheets P, Sahrmann S, Norton B. Use of movement system diagnoses in the management of patient with neuromuscular conditions. *Phys Ther*. 2007;87:654-699.

에서도 발생할 수 있다.

완전한 것은 아니지만 진단, 주요 징후, 관련 징후에 대한 설명은 검사 및 중재를 안내할 수 있는 틀을 제공한다. 예를 들어, 측정과대증 환자는 균형 및 보행 문제와도 관련이 있다. 따라서 POMA(Performance-Oriented Mobility Assessment)(Tinetti, 1986) 같은 테스트를 검사에 포함하는 것이 적절하다. POMA의 균형 부분척도는 앉아 있을 때 및 서 있을 때의 일정함, 반응 균형 조절을 측정하는 반면, 보행 부분척도는 보폭, 걸음의 연속성, 경로, 보폭 너비를 측정한다(Tinetti, 1986). POMA는 균형 및 보행에 대한 타당하고 신뢰할 수 있는 정보를 제공하며 이를 사용해 측정과대증과 관련된 움직임 문제를 목표로 한 과제 중심적 중재를 개발할 수 있다.

예상되는 기능 수준을 달성하기 위해 환자에게 필요한 시간이나 횟수를 예측하는 것은 어려운 일이며, 특히 학생과 초보자일 경우 특히 더 그렇다. 이는 환자의 중재에 대한 환자의 반응 및 궁극적인 예후에 영향을 미치는 수많은 요인들 때문이다. 이러한 요인에는 환자의 질환의 상태 및 단계, 발병 나이, 감각 · 운동 · 인지 손상의 정도, 회복 단계(비진행성 장애), 질환 단계(진행성 장애) 등이 있다. 그러나 외부적인 요인 또한 중재에 대한 반응에 영향을 줄 수 있다.

ICF 모델의 고유한 측면은 건강 상태가 개인의 기능 및 장애에 어떻게 영향을 미치는지에 대해 배경(개인적 및 환경적 요인)이 중요한 역할을 한다는 것이다. 물리치료 중에 환자가 만드는 기능적 변화의 수준은 신체적 환경, 사회적 태도, 사회적 네트워크, 의료 및 재활 서비스의 이용 가능성과 같은 환경적 요인 이외에 대처 스타일, 교육, 사회적 배경과 같은 개인적 요인의 영향도 받는다. 결과적으로 예후는 환자의 삶의 맥락적인 요인을 고려해야 한다.

환자 적용

과거력, 환자의 목표, 시스템 선별 검사

Z씨는 입원 재활 시설에 입원했고, 당신은 이 환자의 초기 평가를 마쳤다. 현재 Z씨는 말을 얼버무리고, 1단계 및 2단계 언어적 및 비언어적 명령을 이해한다. 환자는 때때로 자신의 말이 명확하지 않아 좌절감을 느껴서 말하기를 좋아하지 않는다. 또한 사람, 장소, 시간에 관한 지남력이 있으며 치료 중에 협조적으로 보인다. 환자는 일어나 몸을 돌려서 휠체어로 옮겨 갈 수 있고, 이 때 중등도의 도움이 필요하다. 최소한의 도움으로 10초 동안 서 있을 수 있고 팔걸이가 없는 의자에서 최소한의 도움으로 5분 동안 앉아 있을 수 있다. 서 있을 때와 의자에 앉아 있을 때의 자세는 몸통을 왼쪽으로 기댄 비대칭성이 특징이다.

이 환자는 입각기에 왼쪽 하지의 전진 및 안정을 위해 치료사가 최대한 도와주지 않으면 발걸음을 떼거나 걷지 못 한다. 또한 추가적인 외적 보조를 위해 오른쪽 손에 넓은 지팡이를 사용한다. 자발적인 노력을 할 때, 왼쪽 상지에서 단독적인 움직임이 아닌 굽힘 시너지가 보인다. 환자는 앉거나 서 있을 때 왼쪽 상지로 중앙선을 넘어서 손을 뻗는다거나 기저면을 지나갈 수 없다. 그러나 오른쪽 상지로는 할 수 있다. 환자는 무릎을 단독적으로 움직이려고 하면 왼쪽 하지에서 굽힘 시너지가 나타난다.

시스템 선별검사: 피부-정맥 울혈, 심폐-약물로 조절하는 고혈압, 근골격-C1~3 척추관 협착증, 신경근-오른쪽 중간대뇌동맥의 뇌경색이 있었음. Z씨의 개인적인 목표는 다음과 같다.

- *남편과 우리 집을 돌볼 수 있게 다시 돌아가고 싶어요.*
- *아무 도움도 없이 최대한 많은 걸 하고 싶어요.*
- *스스로 다시 걷고 싶어요.*

시스템 리뷰:

- *정맥 울혈에서 전형적인 부종이 보이는 양쪽 다리의 손상된 피부 시스템*
- *비뇨 생식기: Z씨는 소변을 잘 참는다.*

검진: 검사 및 측정

분류	검사/측정법 및 관찰
뇌신경/말초 신경	• 양쪽의 II~XII 번 뇌신경 정상, 감각: 정상
근수행능력	• 오른쪽 상, 하지: 전체적으로 모든 관절/면에서 5/5 • 왼쪽 하지: 엉덩관절과 무릎관절에서 반중력 범위의 3/4 수행, 발목관절에서 반중력 범위의 1/2 수행 • 왼쪽 상지: 어깨관절과 발꿈치관절에서 반중력 범위의 1/2 수행, 손목관절, 손, 엄지손가락, 손가락에서만 움직임을 따라감 • 무릎을 단독적으로 움직일 때 초반에 왼쪽 상, 하지에서 굽힘근 시너지가 나타남
운동 기능	• 오른쪽 상, 하지의 각 관절에서 전체적으로 단독적인 움직임이 가능함 • 왼쪽 상, 하지의 각 관절에서 전체 범위의 단독적인 움직임을 못함 • 왼쪽 운동 조절 문제로 인해 양쪽 상, 하지에서 양쪽 간 운동 협응이 부족함

분류	검사/측정법 및 관찰
서 있는 자세	몸통이 앞으로 굽고 왼쪽으로 굽어 있음, 골반에서 중등도의 보조를 받으며 왼쪽 무릎은 과다폄된 상태로 서 있음, 오른쪽 하지가 앞에 있고 왼쪽 골반이 뒤 당김돼 있는 상태로 넓은 기저면
보행, 이동, 균형	• Timed up-and-go(TUG) 테스트: 34.6초, TUG인지: 48.2초, 보행 속도: 0.16m/s • 편평한 면에서 10피트를 걸을 때, 오른쪽 상지로 지팡이를 사용하면서 유각기 동안 왼쪽 하지가 앞으로 나갈 때 최대한의 보조를 해주고 입각기 동안 무릎관절 및 엉덩관절에 안정성을 제공해주며 걸음 • 왼쪽 하지가 앞으로 나가는 동안 무릎관절 및 엉덩관절에 최대한의 도움이 필요하고 한 계단을 오르내리는 동안 안정성을 위해 오른쪽 상지로 오른쪽 난간을 잡아야 함 • 앉았다 일어나기: 25인치의 높은 매트의 가장자리에 앉고, COM을 앞으로 보내기 위해 중등도의 도움을 받으며 13.7초가 소요됨 • 차로의 이동: 왼쪽의 제한된 운동 조절 및 자세 조절 때문에 주로 차에 타고 내릴 때 중등도의 도움이 필요함 • 휠체어 운전: 50피트를 갈 때 회전 시 최소한의 도움을 받으며 오른쪽 상, 하지로 운전함

평가, 진단, 예후, 예상 결과

평가

Z씨는 왼쪽 몸의 움직임을 조절하고 유지하는 데 어려움이 있다. BOS를 넘어 COM을 움직이는 것과 중앙선을 넘는 것을 주저하고 있고, 이 때문에 앉았다 일어나기, 서 있기, 걷기가 방해된다. Z씨는 가만히 서 있을 때 왼쪽 몸통을 기울이며 BOS를 넓게 서 있어서 자세 조절에 제한이 있다. 이 환자는 현재 움직일 때 휠체어에 의존한다. 서 있을 때 왼쪽의 근력과 운동 조절이 감소되어 중앙선을 넘고 BOS를 지나 앞으로 뻗는 것을 어려워한다. 독립적으로 서 있을 수 없거나 걷기 위해 왼쪽 하지를 앞으로 보낼 수 없기 때문에 활동 수준 및 독립적인 기능이 감소된다. 지구력도 손상되어 휴식 시간을 자주 갖는다. 운동 과제에 최선으로 참여하고자 하는 동기 부여가 크지만, 항상 자신의 피로 수준을 인식하지 못 한다. 언급된 손상들에 더해 유산소 능력 감소, 근약화, ROM 제한, 무활동으로 인한 전체적인 유연성 감소 등의 손상이 일어날 위험에 처해 있다.

진단

Z씨의 운동 조절 손상, 자세 불안정, 기능적 능력의 제한(이동, 앉기, 서기, 보행의 어려움)은 오른쪽 CVA와 관련된 움직임 기능 장애와 일치한다. 환자의 움직임 기능 장애에 기초한 일차 치료 패턴은 다음과 같다 :

- *신경근 5D: 청소년기 또는 성인기에 발생한 신경계의 비진행성 장애와 관련된 운동 기능 및 감각 통합 손상*
- *신경근 5A: 균형 감각 상실 및 낙상에 대한 1차 예방/위험 감소*

예후 및 예상 결과

Z씨는 집중적인 입원 재활을 매일 방문하고, 지역 사회에서 참여를 하기 위해 6~8주 동안 매주 2번씩 외래 재활 서비스를 받았기 때문에 2주 이내에 예상되는 기능적 결과를 얻을 수 있다. 환자는 가족들의 지지를 받고, 계단이 제한된 목장 스타일의 집에서 살며, 1단계 및 2단계 명령을 이해하고, 기능적 독립성을 되찾을 거란 동기 부여가 크기 때문에 예후가 좋다.

6주 내에 예상되는 결과/목표 및 필수 목표

6주 내의 결과/장기적인 목표(Long Term Goal, LTG)

1. *바닥에서 21~25인치 떨어진 단단한 의자에서 앉아 있다가 4초 이내에 독립적으로 일어설 수 있다.*
2. *오른손으로 지팡이를 쥔 채 넘어지지 않고 3초 동안 충분한 정적 균형으로 독립적으로 서 있을 수 있다(정적 균형 향상).*
3. *오른손에 지팡이를 쥔 채 독립적으로 서고, 왼쪽이나 오른쪽으로 돌며, 싱크대나 화장실 또는 부엌에서 자가 관리를 하기 위해 균형이 무너지지 않으면서 체중을 이동할 수 있다.*
4. *집안일을 하기 위해 균형을 잃지 않으면서 머리 위에 있는 물건을 향해 독립적으로 왼쪽 상지를 뻗을 수 있다(서 있는 동적 균형 향상).*
5. *균형을 잃지 않으면서 허리 높이에 있는 물건을 향해 왼쪽 상지로 중앙선을 넘어서 독립적으로 물건을 만질 수 있다 (서 있는 동적 균형 향상).*
6. *오른쪽 상지로 지팡이를 잡고 편평한 지면에서 최소 0.8m/s로 20피트를 독립적으로 걸을 수 있다(왼쪽 하지의 운동 조절 및 보행 기능 향상).*
7. *오른쪽 상지로 지팡이를 잡고 편평한 지면에서 20피트를 독립적으로 걸을 수 있고, 명령에 따라 보행률을 유지하면서 6인치 높이, 6인치 너비의 물체를 돌아서 독립적으로 걸을 수 있다.*
8. *오른쪽 상지로 네발지팡이를 잡고 의자에서 일어나서 10피트를 독립적으로 걸은 다음 돌아서 20초 내에 다시 의자로*

돌아올 수 있다.

9. 손으로 조작하는 과제를 하면서 5~10분 동안 독립적으로 서 있을 수 있다.
10. 오른손으로 손잡이를 잡고 독립적이고 비교차적인 방법으로(step-to pattern: 환자가 두 번째 올리는 발을 처음 올리는 발과 똑같은 계단으로 보내는 방법) 5계단을 올라갈 수 있다.
11. 오른손으로 손잡이를 잡고 독립적이고 비교차적인 방법으로(step-to pattern: 환자가 두 번째 내리는 발을 처음 내리는 발과 똑같은 계단으로 보내는 방법) 5계단을 내려갈 수 있다.

1주 내의 필수 목표/단기적인 목표(Short Term Goal, STG)

1. 6인치의 BOS 내에서 서 있는 정적 균형이 10분으로 늘어난다.
2. 왼쪽 하지의 전진을 위해 최소한의 지지와 지팡이 및 구두 지시를 사용하여 최소 0.3m/s의 속도로 10피트 또는 12 걸음을 걸을 수 있다.
3. 최소한의 동요로 발목과 엉덩관절 전략을 지속적으로 사용하도록 자세 반응을 개선할 수 있다.
4. 오른손으로 손잡이를 잡고 왼쪽 하지의 전진을 위해 최소한의 도움을 받으면서 상호적이지 않게 2계단을 올라갈 수 있다.
5. 오른손으로 손잡이를 잡고 왼쪽 무릎의 안정성을 위해 최소한의 도움을 받으면서 상호적이지 않게 2계단을 내려갈 수 있다.
6. 오른쪽 상지로 지팡이를 잡고 왼쪽 하지의 전진을 위해 최소한의 도움을 받으면서 TUG 22초, TUG-인지 28초로 기능적 가동성을 향상시킬 수 있다.
7. 6주까지 버그 균형 척도 42점에서 45점.
8. 6주까지 DGI 18점에서 21점.

임상 결정 시 고려할 점

1. Z씨와 이전에 설명한 목표 및 목적을 고려하고 이 목표들을 달성하기 위한 가이드 치료 패턴을 선택한다.
2. Z씨는 매일 집중적인 입원 환자 재활을 통해 6주 동안 예상되는 기능적 결과를 얻을 수 있었다. 이 환자는 집으로 퇴원 후 8주 동안 1주일에 2번씩 외래 재활 치료를 받았다. 또한 지역 사회에서의 참여를 촉진시키기 위해 치료사에게 외래 환자 재활 프로그램을 개발해주라고 요청했다. 다음을 개발/고려한다.
   - 2가지 장기 목표
   - 4가지 치료 목적
   - 점진적인 치료 중재 계획
   - 가정 프로그램
3. Z씨의 검사 결과에 따르면, 표 37-5의 움직임 시스템 진단 중 어떤 움직임 기능 장애가 가장 잘 맞는가?

직립 이동성을 위한 기능적 중재
Functional Interventions for Upright Mobility

전반적인 접근법 General Approaches

최근 수십 년 동안 신경 과학 연구는 신경 가소성에서 경험의 역할에 대한 중요한 정보를 밝혀냈다. 표 14-2는 경험에 의존하는 가소성을 촉진시키는 10가지 원칙을 나열하며, 이들 모두가 물리치료 및 작업치료에서 강력한 영향을 미치고(Kleim, 2008) 보행 재활에서 명백히 적용된다. 이 원리는 환자가 신경 가소성 및 기능적 변화를 유도하기 위해 의미 있는 활동에 대한 강렬하고 반복적이고 과제별 치료를 받아야 한다는 것을 강조한다. 동물 모델과 인간 모델을 모두 사용하는 신경 가소성 연구에서는 신경 적응을 촉진하기 위해 수천 회는 아니더라도 수백 회의 반복 작업이 필요하다고 한다(Lang, 2007). 신경 가소성 변화를 촉진하는 데 필요한 많은 실행을 감안할 때, 치료사는 환자가 재활에 소요된 시간을 어떻게 활용하는지에 대해 어떻게 알 수 있는가? 또한 치료사가 근력 약화, 지구력 장애, 통증이 있는 환자의 걸음이 충분하다는 것을 어떻게 알 수 있는가? 현재 이러한 질문에 답하는 데 필요한 번역 및 임상 연구는 제한적이다. 그러나 근거는 Kleim(2008)이 설명하고 표 14-2에 요약되어 있는 경험에 의존하는 신경 가소성의 원리를 준수하는 과제별 중재의 사용을 뒷받침한다.

직립 이동성의 재교육은 다음의 3가지 영역을 포함한 몇 가지 재활 중재 방식을 포함한다. (1) 알아낸 근본적인 손상을 다루는 치료적 운동, (2) 과제 중심적이고 개인적으로 의미 있는 기능적 훈련, (3) 개인적 능력을 증가시키거나 도와주는 도구 및 장비의 사용.

훈련 단계를 고안할 때 교정이나 보상 관점에서 훈련에 접근하고 있는지 고려하라. 36장에서 논의했듯이 교정은 정상적인 생체 역학을 사용하여 과제를 재교육하거나 개선의 가능성이 있는 환자의 과제를 방해하는 손상을 감소시키는 것을 포함한다. 뇌졸중으로 인해 근육이 약화된 환자의 직립 이동성 훈련을 계획할 때, 교정 모델은 정상적인 생체 역학을 사용하여 직립 자세를 취하고 상지, 하지, 몸통의 근육을 강화할 것을 권장한다. 대안으로 훈련을 위한 틀로 사용되는 보상 접근법은 대체 움직임, 대체 전략, 환자가 직립 이동성 과제를 수행할 수 있게 해주는 도구 또는 장치의 활용에 초점을 맞추는데, 근본적인 손상의 예후가 나쁠 때 특히 활용한다.

신경 가소성의 역할을 뒷받침하는 근거(1장 참조)와 운동 학습의 원리를 통한 운동 조절의 촉진(15장 참조)을 감안할 때, 치료사는 대개 절충적 접근법을 사용한다. 환자가 기능적 가동성을 달성할 수 있도록 교정 및 보상 모델과 관련된 전략을 조합하여 사용할 때, 치료사는 직립 이동성 활동에서 최적의 효율성으로 기능적 독립성을 최대화하기 위해 두 모델 간의 균형을 맞추는 데에 있어서 고유한 문제가 있다. 예를 들어, PD와 같이 진행성 질환인 환자는 안전을 보장하고 피로를 모니터하기 위해 지역사회에서 장거리 활동을 할 때 휠체어가 필요할 수 있다. 그러나 집에서는 워커로 보행할 수 있다.

Z씨의 직립 이동성을 위한 운동 조절을 재훈련하기 위해 집중적인 과제별 훈련 및 강화 운동을 포함한 교정 전략을 사용하는 것이 적절하다. 그렇지만 모든 환경에서 기능적 독립성과 안전성을 보장할 수 있도록 장거리 가동성을 위한 휠체어와 상지 뻗기를 위한 도구를 포함한 보상 전략이 지시될 수 있다.

36장에서 나왔듯이, 2번째로 고려해야 할 질문은 훈련에 한쪽 또는 양쪽의 상지를 포함시킬지 여부다. 제한된 하지의 운동 조절로 인해 직립 이동성 활동이 불안정한 환자는 직립 안정성을 증가시키기 위해 적어도 간헐적으로, 한쪽이나 양쪽 팔을 사용할 수 있고, 시간이 지나면서 점차 팔을 내릴 수 있다. 그러나 Z씨의 경우와 같이 환자의 양쪽 상지의 운동 조절이 제한적이거나 다를 경우, 직립 이동성 동안 양쪽 상지를 사용하도록 요구하는 것은 환자의 능력을 넘어 운동 조절 시스템에 스트레스를 줄 수 있다. 이 과제는 하지에서 필요한 운동 조절에 집중하기 위해 상지의 자유도를 줄이는 능력을 제한할 수 있다.

환자가 직립 이동성 과제의 능력 및 유연성을 최대화하기 위해 운동 조절을 진행함에 따라, 치료사는 훈련을 고안하고 재측정하기 위해 근본적인 틀로서 치료 구조화 및 피드백 같은 운동 학습 원칙을 사용할 수 있다. 그림 37-6은 미는 물체의 크기와 모양에 따라 상지와 하지의 자유도가 서로 다른 양쪽 직립 과제에 참여하는 Z씨를 보여준다.

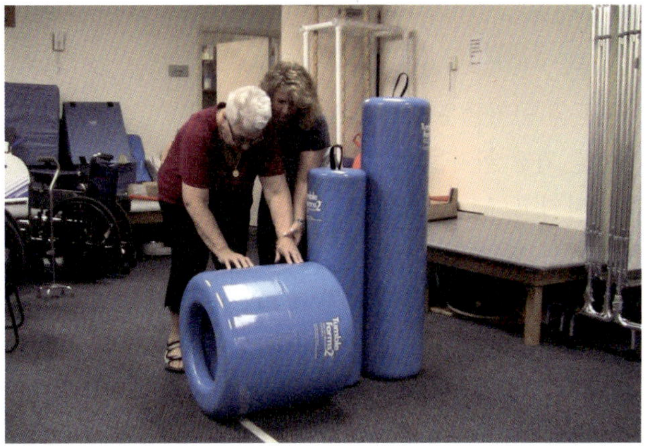

그림 37-6 직립 자세에서의 양쪽 상지 과제에 참여중인 Z씨.

직립 이동성을 향상시키기 위한 치료적 활동

Therapeutic Activities to Improve Upright Mobility

직립 이동성은 학습자의 특성 및 환경 조건을 포함하여 과제의 요구 사항을 해결하면서 안전하고 효과적으로 상호작용하기 위해 하지, 몸통, 상지의 조정된 운동 조절을 포함한다. 직립 이동성 과제의 수행과 관련된 기본 요소에는 (1) 신체 질량을 지지하는 데 필요한 하지 및 몸통 근육의 근력 및 ROM, (2) 리드미컬한 이동 패턴을 생성 및 유지하기 위한 하지의 협응된 운동 조절/힘, (3) 서 있을 때의 동적 및 정적 균형, (4) 울퉁불퉁한 표면, 경로 변경, 이중과제 수행을 포함하여 과제 요구 사항을 변경할 수 있는 환경 요구에 적응하는 능력이 있다.

직립 이동성 훈련을 고안할 때 해야 하는 근본적인 질문은 "어떤 운동을, 어떤 강도로, 얼마나 오래, 어떤 자세에서 하는 것이 가장 좋은가?"와 "최적의 향상을 끌어내기 위해 시스템에 최적의 강도를 적용하는 이러한 운동 및 활동을 어떻게 의도적으로 진행하는가?"이다. 이러한 질문에 잘 답하기 위해서는 실습 기반 연구로 뒷받침되는 근거와 연구를 사용해야 한다. 이 본문의 앞장에서는 상지를 위한 기능적 중재, 수평적 기술(엎드린 자세와 누운 자세), 앉는 기술, 앉았다 일어나기, 일어났다 앉기, 서 있는 활동에 중점을 두었다. 다음 장에서는 직립 이동성 기술을 향상시키기 위한 특정 중재에 대한 정보가 나와 있다.

체중을 지지하는 트레드밀 훈련

최근의 근거들은 일생 동안의 급성 또는 만성 신경학적 장애를 가진 환자들의 보행을 발달시키고(Dodd, 2007), 향상시키고(McCain, 2008), 보존시키기(Herman, 2007) 위한 중재로서 **체중을 지지한 트레드밀 훈련(body weight-supported treadmill training, BWSTT)**의 사용에 대해 보완하고 있다. 이 중재에는 체중 지지(BWS) 시스템과 트레드밀이 필요하다. 또한 이 중재에는 환자가 트레드밀보다 지면에서 걸을 수 있게 체중 지지 시스템을 사용한 또 다른 보행 훈련도 포함된다. 때로는 좀 더 일반적인 용어인 **체중 지지 보행 훈련**이 사용된다.

이 중재에 대한 근거는 체중 지지 트레드밀(BWST) 보행 후 이동 조절을 회복한 탈구심성 척추인 고양이를 대상으로 한 연구에 기초한다(Barbeau, 1987). 이와 같은 결과는 과제별 훈련의 중요성에 대한 강조와 더불어 불완전 SCI(Dobkin, 1999) 및 뇌졸중(Richards, 1993) 환자의 BWSTT 발달에 기여했다. 이 중재는 이제 여러 소아 및 성인 환자들에게 사용된다.

BWSTT에서 볼 수 있는 이동의 향상은 적어도 부분적으로는 운동과 관련된 감각 정보를 통한 척수에서의 CPG 활성화로 인한 것으로 여겨진다(Van de Crommert, 1998). 보행 중 다리에 부하가 가해질 때, 하지 폄근 및 엉덩관절의 고유 수용체와 발의 기계적 감각수용기는 사지의 위치에 대한 신호를 보내고 이들은 보행 중 굽힘근 및 폄근의 움직임 간의 상전이에 기여할 수 있다(Van de Crommert, 1998).

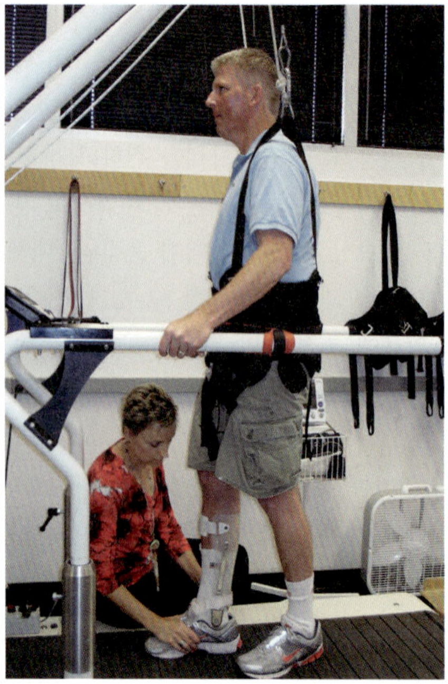

그림 37-7 손상된 쪽의 발의 위치에 대한 치료사의 도움을 받으며 체중 지지 시스템이 있는 트레드밀에서 걷고 있는 외상성 뇌 손상 환자.

체중 시스템은 환자의 아래 몸통과 골반 주위에 부착되는 하네스로 구성된다. 하네스는 머리 위 지지대에서 매달려 있으며 이동식 프레임(그림 25-10 및 37-7) 또는 경우에 따라 다양한 도전적인 기능적 활동을 수행할 수 있도록 천장에 장착된다(그림 37-8ABCD). BWS의 양은 환자의 필요에 따라 전체 체중 지지에서부터 지지하지 않는 범위까지 다양할 수 있다. 이 방법으로 체중을 지지하면 성공적인 보행을 위한 환자의 자세 조절, 균형, 근력, 지구

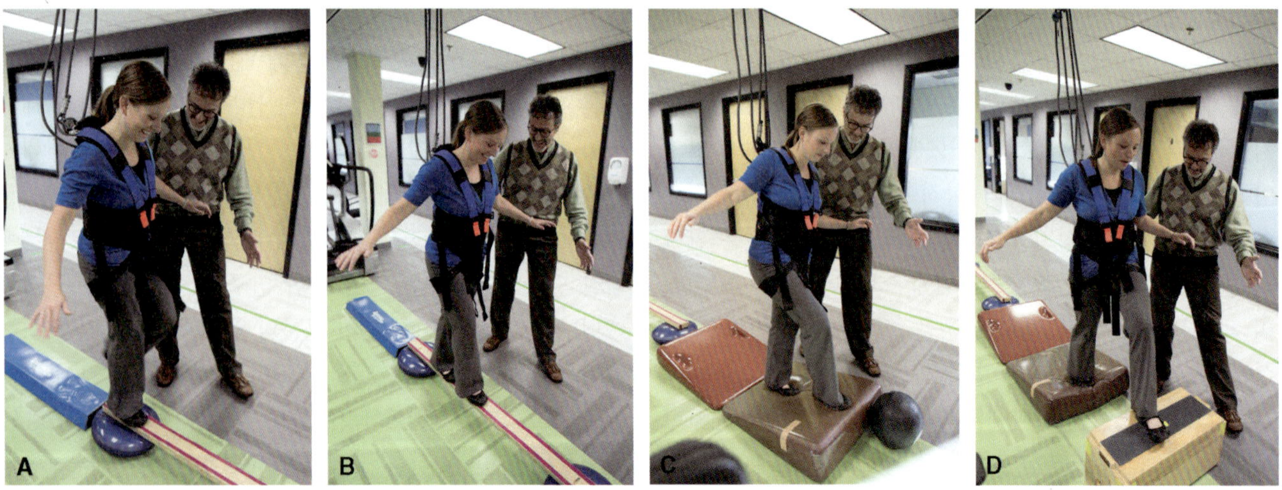

그림 37-8ABCD 이 환자는 천장에 장착된 머리 위 트랙, 하네스 시스템을 통해 안전하고 부분적인 체중 지지와 치료사의 밀접한 감독을 받으며 도전적인 직립 이동성 과제를 하고 있다.

력에 대한 초기 부담이 감소한다(Sullivan, 2002). 다시 말해 환자는 다리가 풀린다거나 낙상을 두려워하지 않고 보행 과제를 실행할 수 있으므로, 재활 초기에 안전하게 실행할 수 없는 특정 운동 패턴을 연습할 수 있다. 사실 BWSTT 초기 단계에서 보행의 구성 요소가 향상될 수 있다. 그러나 최적의 BWS로 균형 기술을 실행할 수 있는 기회는 없으므로, 점진적이고 의도적인 BWS의 감소 없이는 서 있을 때의 동적 균형이 향상되지 않을 수 있다.

시스템의 조절 능력은 안전한 환경을 제공하여 치료사가 환자의 초기 능력에 맞춰 가동성 과제의 난이도를 쉽게 변경하게 하고 환자가 향상됨에 따라 난이도를 증가할 수 있게 한다. 이러한 가변성으로 인해 환자는 신경학적 장애를 겪은지 몇 주 내에 과제별 재활을 시작할 수 있다.

뇌졸중 환자의 경우 입원 재활 기간 동안 보행 활동에 소비하는 치료 시간은 퇴원 시의 결과와 관련된다. Horn(2005b)은 중등도 및 중증의 뇌졸중인 환자에서 재활, 특히 보행 활동을 빨리 시작할수록 기능적 독립 지수의 초기 점수에 상관없이 결과가 좋음을 발견했다. 또한 저자들은 도전적인 활동에 일찍 참여함으로써 더 심한 장애가 있는 환자의 경우라도 더 나은 결과와 가능성으로 퇴원할 확률이 높아지는 것으로 보고했다. 따라서 "고차원적인" 보행 활동에 중점을 둔 초기 및 적극적인 치료가 기능 회복을 향상시켰다(Horn S, 2005b). 이러한 고무적인 결과는 의미 있는 직립 이동성 활동을 사용한 시기 적절하고 강도가 센 보행 중재가 뇌졸중 환자의 경험 의존적인 신경 가소성을 유도할 수 있음을 시사한다.

Duncan(2011)은 뇌졸중 발병 2개월 및 6개월이 지난 후에 훈련을 시작한 408명의 환자들에게 BWSTT가 1년 후 기능 수준에 미치는 영향을 조사했다. Locomotor Experience Applied Post-Stroke(LEAPS) 시험은 표준화된 임상 환경에서의 BWS 보행 훈련 프로토콜과 각자의 가정에서 수행하는 근력 및 균형 운동 프로그램을 비교했다. 두 그룹의 참가자들은 12~16주 동안 주당 3회씩 했으며 그 시간 내에 30~36회의 운동 세션을 해야 했다. 프로그램을 마친 후, 참가자 중 절반이 중재 및 뇌졸중 이후 시간과 관계없이 보행 속도로 측정한 기능적 보행의 수준이 더 높게 나타났다. 저자들은 1년 후 추적 관찰 때 6개월째에 훈련을 시작한 참가자보다 2달째에 BWST 또는 가정 중재를 시작한 참가자들이 기능적 결과를 더 빨리 나타냈다고 밝혔다. 2달째더라도 참여자들이 BWS 프로토콜의 최적의 결과를 얻기에 너무 늦었을 수 있다. 실제로 뇌졸중 이후 "시간 문제"는 경험 의존적인 신경 가소성의 10가지 주요 원칙 중 하나다(Kleim, 2008).

재활 치료의 급성 단계에서 BWSTT를 사용하면 치료사는 신경학적 손상 직후, 환자가 쉽게 바꿀 수 없는 비효율적인 운동 전략을 개발하기 전에(즉 신경 가소성 방해), 환자를 의미 있고 도전적인 과제별 보행 훈련에 참여시킬 수 있다. BWS는 일반적으로 체중의 40%에서부터 시작하지만, 10%, 20%, 30%, 40%에서의 환자를 관찰한 다음 몸통과 다리의 정렬을 적절하게 해주는 비율을 선택할 수 있다(Visintin, 1998). 시간이 지남에 따라 점차 지지율을 감소시키고 트레드밀의 속도를 10%씩 올릴 수 있다.

McCain(2008)은 환자들이 10% 이하의 BWS와 1.3km/h의 속도로 3분간 트레드밀에서 걸을 수 있는 후에만, 지면 위의 보행과 함께 매일 30분 동안 30% BWS로 트레드밀에서 초기 과제별 보행 훈련을 시행했다. 저자는 평균적으로 13회를 마친 후 비교 집단 환자보다 뇌졸중 이후 12일 동안 트레드밀 훈련을 받기 시작한 환자가 보행의 운동학적인 면, 대칭성, 속도, 지구력 면에서 훨씬 더 뛰어났다고 보고했다(McCain, 2008).

BWSTT는 PD(Miyai, 2002), 외상성 뇌 손상(Scherer, 2007), SCI(Behrman, 2008), 뇌성 마비(Dodd, 2007), 다운증후군(Ulrich, 2001) 환자에게 사용되었다. Ulrich(2001)는 부모님의 도움을 받아 매일 8분 동안 트레드밀에서 걸었던 다운증후군 유아들이 그렇지 않은 유아들보다 101일 더 일찍 걷기 시작했다고 밝혔다. 일부 BWSTT 연구의 결과가 결론을 내리지 못하지만, 일반적으로 치료는 지속적인 과제로서 보행을 안전하게 연습할 수 있도록 하는 과제별 중재로서의 가능성을 보여준다. 그러나 최적의 초기 BWS 비율, BWS를 언제, 얼마나 줄일 것인가, 지상 보행으로 전환 시기에 대한 지침을 수립하기 위해서는 더 많은 연구가 필요하다.

BWS 보행 훈련을 적용할 때는 치료사의 명확한 역할과 과제를 고려하고, 환자를 지지하고 치료사의 손으로 수동적인 접촉을 할 때 치료사의 신체 역학을 주의하는 것이 중요하다. 하네스가 지지해주고 균형 상실과 낙상을 방지하기 때문에, 엉덩관절 · 무릎관절 · 발목관절의 운동 역학을 포함하여 보폭 및 초기 접지기 시의 최적의 발 위치에 주의하면서 하지의 적절한 전진을 위한 수동적인 지도를 제공하는 것에 집중할 수 있다. 따라서 치료사는 하지의 말단부와 발의 자세를 조절하기 위해 몸을 숙여야 한다.

환자를 돕고 적절한 신체 역학을 유지하기 위해 효과적

으로 자세를 잡으려면 의자 또는 하네스 시스템의 가장자리에 앉는 것이 도움이 된다. 최적의 상황에서 트레드밀은 움푹 들어간 바닥이나 "호(moat)자"로 둘러싸여 있어, 척추에 건강한 자세와 신체 역학을 유지하면서 환자의 발의 높이에서 편하게 손을 대며 앉아 있을 수 있다. 이러한 "해자"가 없으면 허리와 몸통을 심하게 굽혀야 한다. 대부분의 경우 골반의 자세, 체중 이동, COM 변동 조절을 도와주기 위해 보조 치료사가 필요하다.

또한 BWS 시스템은 하지의 체중 부하 및 서 있을 때의 균형을 촉진하기 위해 사용될 수 있다. 환자는 체중 이동, 팔 길이 내외의 물체에 팔 뻗기, 외부 동요에 반응하기 같은 균형 과제를 안전하게 실행할 수 있다. Zero-G™ (Zero-G, 2017) BWS 시스템은 미리 프로그래밍된 속도로 환자를 따라가는 트롤리가 장착된 머리 위 트랙에 매달려 있다. 이런 유형의 시스템은 다른 방법으로 치료할 때보다 앉았다 일어나기, 계단 오르기 같은 활동을 훨씬 빨리 안전하게 수행할 수 있게 해준다.

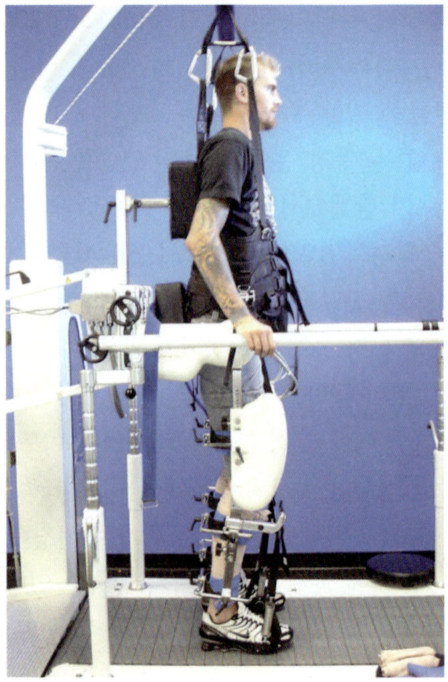

그림 37-9 체중 지지를 하며 Lokomat®에서 걷고 있는 불완전 척수 손상 환자.

외골격 보조 보행 훈련

Lokomat®(www.hocoma.com/solutions/lokomat)은 신경학적 손상을 입은 소아 및 성인의 이동 조절을 훈련 또는 재훈련하기 위해 트레드밀과 함께 사용되는 로봇 보행 훈련 시스템이다. Lokomat®에는 하지의 체중 부하 및 비부하를 시뮬레이션하도록 고안된 BWS 시스템과 보행 주기를 통해 환자의 다리에 부착하여 지도하는 컴퓨터화된 로봇 다리가 포함된다(그림 37-9). 환자의 움직임을 지도하기 위해 1~2명의 치료사가 필요한 수동 BWS 시스템과 달리, Lokomat®은 일정하게 사전 프로그래밍된 패턴과 일정한 속도로 환자의 다리를 움직인다. 이 장치는 환자를 지지해주고 다리를 움직여주기 때문에 치료사의 신체적 부담이 현저히 줄어든다. 이는 환자가 걷기의 과제별 훈련에 더 많은 치료 시간을 쓸 수 있음을 의미한다.

BSWTT와 로봇 보조 훈련을 비교한 연구에서 나온 근거는 모호하다. Hornby(2008)는 만성 뇌졸중 환자들을 대상으로 로봇 보조 훈련에 비해 BWSTT에서 월등한 보행 결과를 나타낸 반면, Tong(2006)은 아급성 뇌졸중 환자들을 대상으로 기존 보행 훈련과 로봇 보행 훈련(기능적 전기 자극을 받거나 받지 않음) 간에 차이가 없음을 나타냈다.

휴대용 및 조절식 하지 로봇 외골격(그림 26-27A 및 26-27B 참조)은 환자가 걷는 것을 돕기 위한 엉덩관절 및 무릎관절의 전동식 움직임을 사용할 수 있다(Geigle, 2017; Jayaraman, 2017). 심지어 완전 및 불완전 SCI 중 운동 신경으로 인한 하지 마비 또는 약화(Kozlowski, 2015), 뇌졸중, 다발성경화증(Chang, 2017)에서도 사용할 수 있다. 생체 공학 시스템은 옷 위에 착용할 수 있으며 환자의 일어나기 및 보행을 도울 수 있다. 이 시스템은 보행의 독립성을 높이는 것 외에도 경직과 장 기능을 향상시킬 수 있다(Miller, 2016). 일반적인 지역 사회 내의 보행을 위한 이러한 일반적인 외골격의 유용성을 조사할 필요가 있다(Lajeunesse, 2016).

Ekso™ 시스템(http://eksobionics.com/eksohealth/products/)에는 옷 위에 묶는 하지 외골격 구성 요소가 포함되며, 배낭처럼 운반하는 컴퓨터 메커니즘이 있고 리모콘으로 실시간 조정을 한다. 또한 Ekso™ 시스템은 50파운드의 부하를 바닥에 직접 전달한다고 알려져 있기 때문에 환자가 체중을 견디지 않아도 된다. 완전 또는 불완전한 경추 SCI 환자는 Ekso™ 외골격의 도움을 받거나, 도움이 없고 자가 보고한 중등도의 노력으로 걷는 법을 배울 수 있다(Kozlowski, 2015). 이는 환자들이 기꺼이 받아들이고, SCI 환자들의 통증 및 경직을 감소시키는 데에 도움을 주며(Stampacchia, 2016), 보행 속도 및 보폭 길이를 포함한 보행을 향상시킨다(Sale, 2016).

옷 위에 입는 로봇 외골격인 ReWalk™ 시스템(www.

rewalk.com)은 삶의 질에 긍정적인 영향을 미치고 (Raab, 2016), 흉부 수준의 완전 운동 마비인 SCI 환자의 보행을 회복시켰다(Esquenazi, 2012, 2013).

가상현실 및 게임 플랫폼

가상현실과 게임 활동의 사용은 재활 분야에서 인기가 생겼다. 그러나 그 효능에 대한 임상적 근거가 더 필요하다. 한 연구에서 로봇을 가상현실 활동과 접속시켰고, 이를 통해 집중적인 훈련 후에 뇌졸중 환자들의 상지에 강력한 임상 개선 효과가 나타났다(Merians, 2011). 이렇게 관찰 가능한 임상적 변화는 뇌 활동의 변화와 연관되어 "신경 재구조화"로 불려지므로, 가상 현실과 게임 플랫폼은 손상을 다루고 기능적 이동성을 향상시키는 유망한 재활 기술이 된다.

대부분의 연구에 사용된 정교하고 비싼 게임 플랫폼은 치료사들이 자주 사용하지 않는다. 따라서 환자들을 치료하는 치료사들은 상업적으로 이용 가능한 게임 시스템을 수정하기 시작했다. 사용된 플랫폼과 관계없이, 특정 손상을 목표로 하거나 특정 움직임을 촉진하기 위한 경험이 고안되었다. 이러한 플랫폼을 사용할 때 근거가 없는 경우, 운동 학습의 원칙을 통해 사고 프로세스를 효과적으로 지도할 수 있다. 또한 가상 게임 플랫폼과 활동을 고안할 때, 환자가 적극적으로 학습에 참여하도록 동기 부여의 필요성을 염두에 두어야 한다. 따라서 과제는 창의적이고 환자와 기능적으로 관련이 있어야 하며 의미가 있어야 한다. 재활 분야에서의 가상현실과 게임의 역할이 완전히 이해되지는 않았지만, 새로운 증거들은 다른 재활 기술을 보완할 수 있음을 시사한다.

복합적인 걷기 활동

종종 "동적 보행" 활동이라고 불리는 복합적인 보행 활동은 덜 까다로운 보행 상황에서 사용된 움직임 전략을 더 어렵고 예측하기 어려운 상황에 적응시켜야 한다. Patla (1999b)는 지역 사회의 가동성과 관련된 8가지 환경적인 차원에서의 이동 적응을 기술했다. Patla의 틀(표 37-6)은 이러한 차원 내에서 이동 적응을 촉진하기 위한 구체적인 활동을 포함하도록 확장되었다(Patla, 1999b; Shumway-Cook, 2005). 이 틀은 거리, 시간적인 특성, 주변 환경 특성, 지형, 신체적인 부담, 자세 전환, 주의 집중 요구, 회피 인식을 포함한다. 이러한 환경적인 차원은 보행 활동의 복잡성을 체계적으로 변화시키기 위해 사용될 수 있다. 예를 들어, 지형(지지면)을 편평한 곳에서부터 편평하지 않은 곳으로 변경하거나 이동 경로에 장애물(계단, 경사로)을 배치하여 걷는 과제의 자세적 부담을 높일 수 있다. 이러한 방식으로 걷는 과제를 변경하는 것은 과제의 주의 집중 요구가 증가하며 선행적 및 반응적 자세 조절이 필요하다. 그림 37-10과 37-11에서 볼 수 있듯이, Z씨는 잔디 위를 걷고 연석을 내려오고 있으며, 자세 조절이 필요한 2가지 활동을 한다.

보행 활동의 거리와 타이밍을 수정하여 환자가 적응할 수 있는 이동 조절을 더 어렵게 하면 과제도 복잡해진다.

표 37-6 지역 사회의 가동성과 관련된 8가지 환경적인 차원에서의 이동 적응

차원	
거리	*이 8가지 차원을 개별적으로 동시에 수정하여 걷기 활동의 복잡성을 체계적으로 변화시킨다.*
시간적인 특성	
주변 환경 특성	
지형	
신체적인 부담	
자세 전환	
주의 집중 요구	
회피 인식	

Patla A, Shumway-Cook A. Dimensions of mobility: Defining the complexity and difficulty associated with community mobility. J *Aging Phys Act*. 1999b;7:7-19에서 인용함.

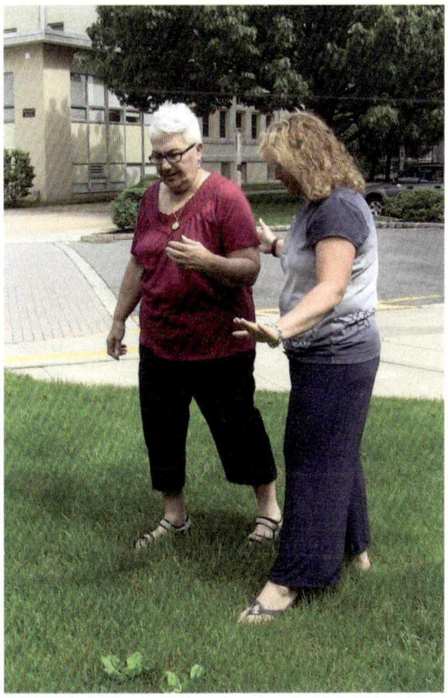

그림 37-10 잔디 위를 걷는 Z씨.

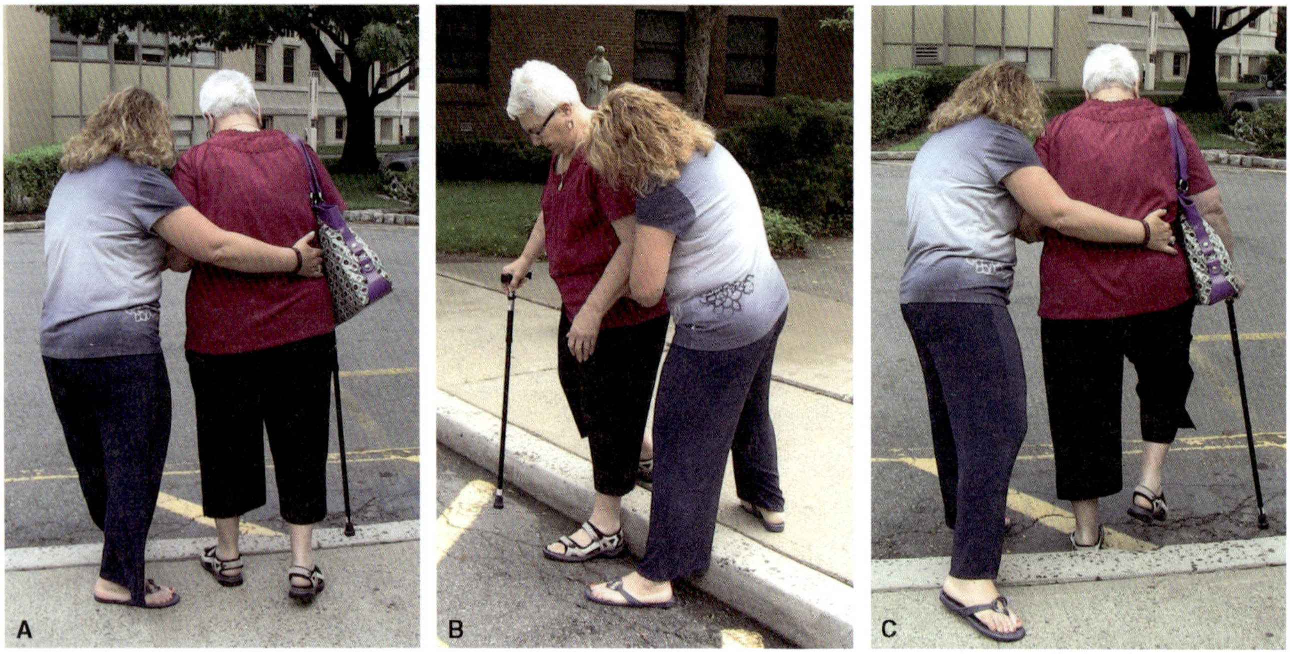

그림 37-11ABC 연석을 내려오는 Z씨.

뇌졸중 환자의 보행 비대칭성은 보행 속도에 달려 있으며, 보행 속도가 빠르면 비대칭성이 낮아진다(Andriacchi, 1977). 환자가 외부 속도를 받아들이도록 훈련시키기 위해 움직임의 속도나 페이스를 의도적으로 조절할 수 있다. 치료사가 환자에게 걸으면서 "계속 유지하세요"라고 할 때, 외부적으로 유도한 속도와 일치하도록 지시한다. 외부적으로 유도한 속도로 보행 속도를 증가시키는 또 다른 간단한 방법은 수동적인 신호를 사용하는 것이다. 상호 팔 흔들기의 속도를 높이거나 환자의 팔을 지도하면서 환자가 선택한 속도보다 더 빠르게 걷게 할 수 있다. 치료사의 속도를 맞추려면 환자는 새로운 과제의 요구를 충족시키기 위해 아마 몇 번씩 힘 조절 전략을 바꿔야 한다. 보행 속도를 쉽게 높이고 늦출 수 있기 때문에 환자는 항상 속도를 모니터링하여 일치하는지 확인해야 한다.

보행 치료를 위해 트레드밀을 사용할 때, 환자는 자신의 속도와 일치하는 속도를 설정한다. 트레드밀 속도는 치료사나 환자가 조정할 때까지 일정하게 유지된다. 따라서 환자는 속도의 변화를 예상할 필요가 없으므로, 힘을 조절할 필요가 줄어들고 과제의 주의 집중 요구가 줄어든다. 땅 위 보행 및 트레드밀 보행 모두 환자가 걷는 속도를 외부 신호로 조정해야 하지만, 땅 위 보행에서는 과제의 요구 사항을 다양하게 변경할 수 있으므로 환자에게 적절한 어려움을 줄 수 있다.

땅 위에서의 과제는 보행 속도를 조절할 수 있지만, 트레드밀은 보행의 시작과 종료를 연습할 수 있다. 일상 생활에서 보행은 과제에 따라 내부적으로(스스로) 또는 외부적으로(기계적으로) 시작될 수 있다. 예를 들어, 환자에게 땅 위에서 속도를 유지하라고 하면, 환자는 첫 걸음을 시작할 시기를 선택한다(스스로 시작). 그러나 환자에게 지시했을 때 움직임을 시작하지 않으면 아무 일도 일어나지 않는다. 대조적으로 환자가 트레드밀에 서 있고 트레드밀이 움직이기 시작하면, 환자는 움직이기 시작하거나 자세가 변동된다. 이 예시에서, 트레드밀은 일종의 **"강제 사용"**을 촉진하는 외부 속도 발생 시스템 또는 환자가 손상되지 않은 다리보다 손상된 다리를 사용해야 하는 상황으로 사용된다. 전통적인 전략과 일치하지 않더라도, 이렇게 요구되는 움직임은 손상되지 않은 사지가 제한적인 상태에서 과제의 요구 사항을 충족시키기 위해 손상된 사지로 전략을 만들어내야 하는 **CIMT**의 현재 접근법과 함께 사용할 수 있다. 이 전략이 처음에는 "정상적"이지 않을 수도 있지만, 환자의 운동 체계의 현재 상태를 고려할 때 과제와 환경의 요구 사항을 충족시키기 위해 움직임을 구조화하는 것이 환자의 최선이다.

CIMT 연구가 특히 상지의 효과에 초점을 두었지만 최근 다음과 같은 한 가지 질문이 제기되었다. "상지의 기능적 가동성을 높이면 전반적인 균형 기능, 보행의 질, 기능적인 대근육 운동 기술의 수준이 향상되는가?" 예비 데이터는 운동 시스템이 동적 시스템이기 때문에 CIMT로 인한 상지 기능의 향상이 사지 간의 협응에 긍정적인 영향을 미치고 보행 효율을 향상시킬 수 있다는 전제를 뒷받침한다. 그러나 속도를 요구하지 않은 트레드밀 훈련 실험에서 속도가 사지 간의 협응에 영향을 주었던 것을 고려해볼 때, 사지를 사용하는 것을 피하도록 배운 환자들에게서 사지 간의 협응이 유지되지 않을 수도 있다. 따라서 CIMT와 트레드밀 훈련을 결합하면 긍정적인 사지 간의 반응을 촉진하는 데 필요한 환경적인 요구 사항을 제공할 수 있다.

강제로 사지 간의 협응을 간접적으로 할 수 있는 또 다른 전략은 환자의 손상되지 않은 하지 쪽에 안장구두(rocker bottom shoe, 운동화)나 부츠를 놓아서, 입각기 중 한쪽 다리로만 서 있는 기간에 손상되지 않은 다리에서의 서 있는 시간을 줄이고 손상된 다리에서의 시간을 늘리는 것이다. 그림 37-12는 직립 이동성 활동에 참여하면서 손상되지 않은 다리에 안장구두를 착용하는 Z씨다.

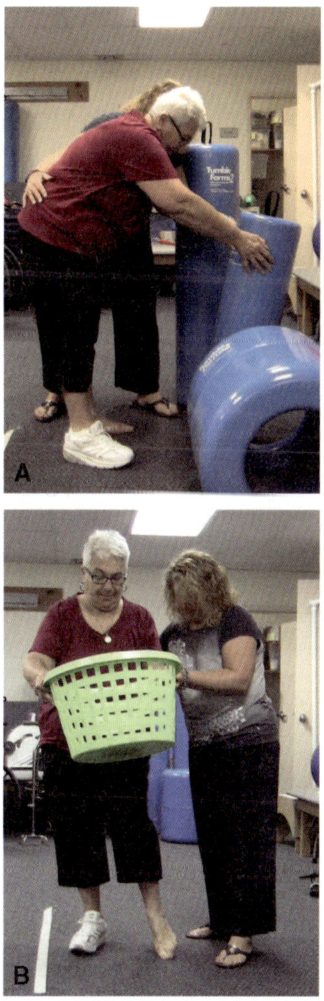

그림 37-12AB 직립 이동성 활동 동안 손상되지 않은 쪽에 안장구두(rocker bottom)를 착용한 Z씨.

또한 환자는 스스로 시작하거나 외부적으로 유도된 상황에서의 보행을 안전하게 끝낼 수 있어야 한다. 페이스 및 속도는 모니터링하는 데 중요한 변수다. 보행을 끝내기 전에 스스로 속도를 줄일 때, 환자는 자세 조절을 유지하면서 앞으로 나가 있는 몸의 COM을 점차 줄이기 위해 힘 출력을 조절해야 한다. 보행이 외부적으로 끝날 때(예를 들어, 경고나 속도 감소 없이 트레드밀이 멈출 때), 환자는 명령에 따라 신속하게 반응할 수 있어야 한다. 환자는 트레드밀의 갑작스러운 정지와 관련된 반력을 상쇄하기 위해 바로 자세 전략을 생성해야 한다. 이러한 전략을 실제 생활로 옮기려면, 환자는 치료실에서 COM의 점진적인 감소와 빠른 반응을 연습해야 한다. 이러한 활동을 사용하여 환자의 주의력과 자세의 잠재적인 위협에 신속하게 대응하는 능력을 키울 수 있다.

걷는 동안 방향을 바꾸는 환자의 능력도 다뤄야 한다. 걸을 때, 옷 입기 · 목욕하기 · 요리하기와 같은 간단한 일상 활동을 할 때, 학교 주변 걷기 같은 복잡한 더 복잡한 활동을 할 때, 방향을 바꾸는 횟수를 생각해보자. Glaister(2007)는 비디오 분석을 사용하여 카페테리아, 편의점, 한 사무실에서 다른 사무실로 걷기, 한 사무실에서 주차장까지 걷기와 같이 일반적인 지역 사회 내의 이동성 환경에서의 방향 변경 빈도를 조사했다. 총 걸음 중 변경하는 걸음이 차지하는 비율은 다음과 같았다. 카페테리아(50%), 사무실(45%), 편의점(35%), 사무실에서 자동차(8%). 변경하는 걸음이 일반적인 활동에서 많은 부분을 차지하기 때문에, 환자가 보행 중에 방향 변경을 연습하는 것이 중요하다.

보행 중 방향 변경을 포함하면 환자가 환경에 시각적으로 주의를 기울이고 환경 정보를 사용하여 보행 패턴을 시각적으로 실시간으로 조정할 수 있다. 보행 중에 방향을 바꾸려면 환자가 자신의 COM의 좌우 움직임을 조절해야 한다. 이는 발의 위치 변화, 새로운 방향으로의 머리 회전, 몸통의 방향 변경을 포함한 복잡한 동작을 통해 이뤄진다(Patla, 1999b). 장애물 코스를 사용하는 것은 방향 및 시간 변경을 연습하는 훌륭한 방법이다. 장애물의 수와 유형을 변경하고 환자의 보행 속도를 조절하기 위한 구두 신호를 사용하여 과제의 복잡성 수준에 등급을 나눌 수 있다.

환경적인 조명의 변화를 포함하여 과제와 관련된 변경 사항을 도입하면 이동 제어를 변경해야 할 수도 있다. 조명이 약한 상태에서 걷는 경우, 환자는 속도를 늦추면서 다가가야 한다. 경사로, 연석, 계단 및 모래, 잔디, 러그와

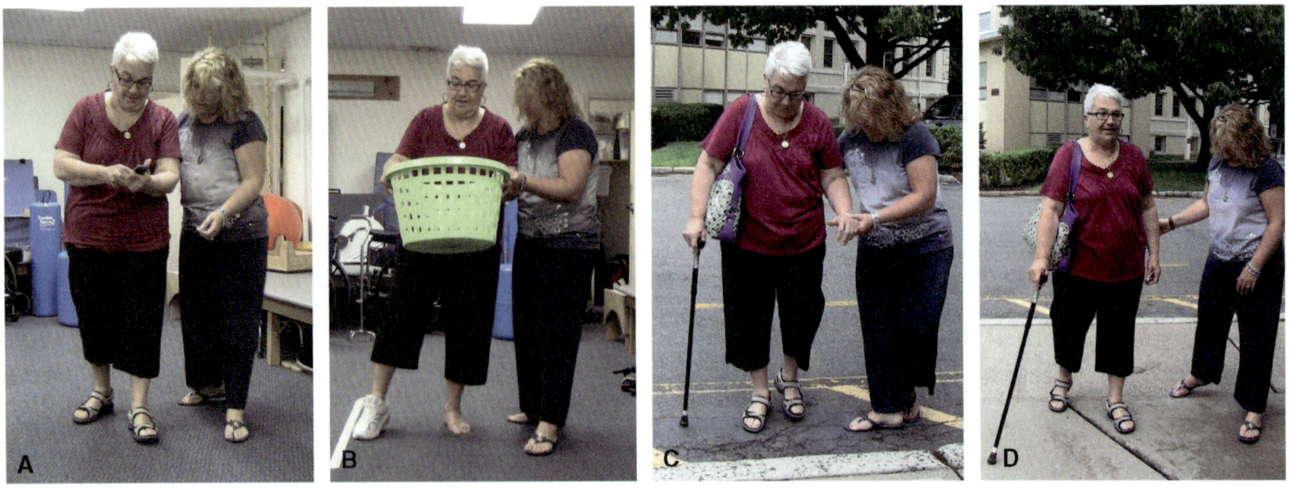

그림 37-13 걸으면서 이중 과제 활동을 수행하는 Z씨. (A) 휴대폰으로 전화통화, (B) 옷 바구니 옮기기, (C와 D) 연석 넘기.

같이 편평하지 않은 표면에서의 보행을 포함한 다양한 지형에서의 걷기를 포함하여 완전히 새로운 전략을 만들지 않고도 보행 전략의 변수를 수정할 수 있다. (1) 다양한 무게, 모양, 외형의 물건을 밀거나 당기거나 옮기기, (2) 전화 통화와 같은 인지/운동 과제의 동시 수행(그림 37-13A), (3) 장애물 넘기/주변 지나가기 등을 통합하여 걷는 과제를 추가로 수정할 수 있다. 이러한 방식으로 걷는 과제를 수정하면 중재 진행을 통해 환자가 최적의 수준을 수행하고 있는지 확인할 수 있다. 물론 이러한 활동에서 항상 환자의 안전을 고려하고 적절하게 보호해야한다. 그림 37-13B에서, Z씨는 의류 바구니를 옮기면서 걷고 있는데, 이는 양쪽 상지를 사용해야 할 뿐만 아니라 환자의 경로를 시각적으로 방해한다.

계단에서의 보행은 환자가 가정 및 지역 사회에서 효과적으로 걷기 위해 시행해야 하는 복잡한 기능적 보행 활동 중 하나다. 걷기와 같이 계단 오르기에는 앞으로의 전진, 안정성, 적응이 필요하지만, 계단 오르기에 사용되는 조절 전략은 보행에 사용되는 조절 전략과 다르다(Patla, 1999b). 계단 오르기는 신체를 다음 계단으로 올려 보내기 위해 반중력 움직임 중 하지의 구심성 조절을 통해 이루어진다. 계단을 오를 때는 편평한 면에서 걷는 것보다 2배 더 센 근육의 힘이 필요하고, 이의 대부분은 넙다리네갈래근에서 발생한다(Craik, 1982). 반대로 계단을 내려올 때에는 중력에 저항하여 낮추거나 내려올 때와 같이 하지의 원심성 수축으로 신체를 조절한다(Simoneau, 1991). 사용 가능한 감각 정보의 효과적이고 효율적인 통합 또한 계단에서의 성공적인 보행에 영향을 미친다(Craik, 1982; Simoneau, 1991).

문헌에 제시된 계단 보행 재훈련 전략은 주로 뇌졸중 재활에 초점을 두었다. 치료사가 수동적으로 보조하여 효과적인 유각기를 위해 하지의 굽힘 조절을 촉진하고, 효과적인 한쪽 다리의 입각기를 위해 하지의 폄근 조절을 촉진한다(Davies, 1985). 전통적인 전략에서는 계단을 오를 때 비마비측 다리를 먼저 올리고 내려갈 땐 마비측 다리를 먼저 내리는 것을 추천한다(Bobath, 1978; Davies, 1985; Voss, 1985). O'Sullivan(2007)은 계단 보행을 위해 "*좋은 쪽으로 올라가고, 나쁜 쪽으로 내려가라*"라는 개념을 사용하여, 지팡이와 목발로 계단 오르기에 대한 자세한 지도 기술을 제시했다. 그러나 궁극적으로 환자는 실생활에서 어떤 다리로도 올라갈 수 있어야 한다.

안전하고 임상적으로 적절한 경우 양쪽 다리로 계단 오르내리기를 훈련해야 한다. "재훈련" 동안 수동적인 보조에서 부분적인 지도로, 더 나아가 능동적인 움직임으로 진행한다(Shumway-Cook, 2007). 계단 보행 시 사용되는 특정 패턴은 환자의 힘과 균형 능력에 따라 다르다. 환자가 처음으로 올리는 발과 관계없이, 두 번째 발을 똑같은 계단으로 보낸다면, 이는 비교차적인 "step-to 패턴"이라고 한다. 환자가 근력, 균형, 조절 능력이 있어서 두 번째 발을 위 계단으로 올린다면 이는 교차적인 **"step-through 패턴"**이라고 한다. 손상이 없는 사람은 일반적으로 **step-through 패턴**을 사용하며, 발걸음마다 다른 발이 닿는다.

계단 보행에서의 훈련 진행에는 다음이 포함된다. (1) 양쪽 상지를 보조하며 비상호적인 하지의 전진("step-to 패턴"), (2) 한쪽 상지를 보조하며 비상호적인 하지의 전

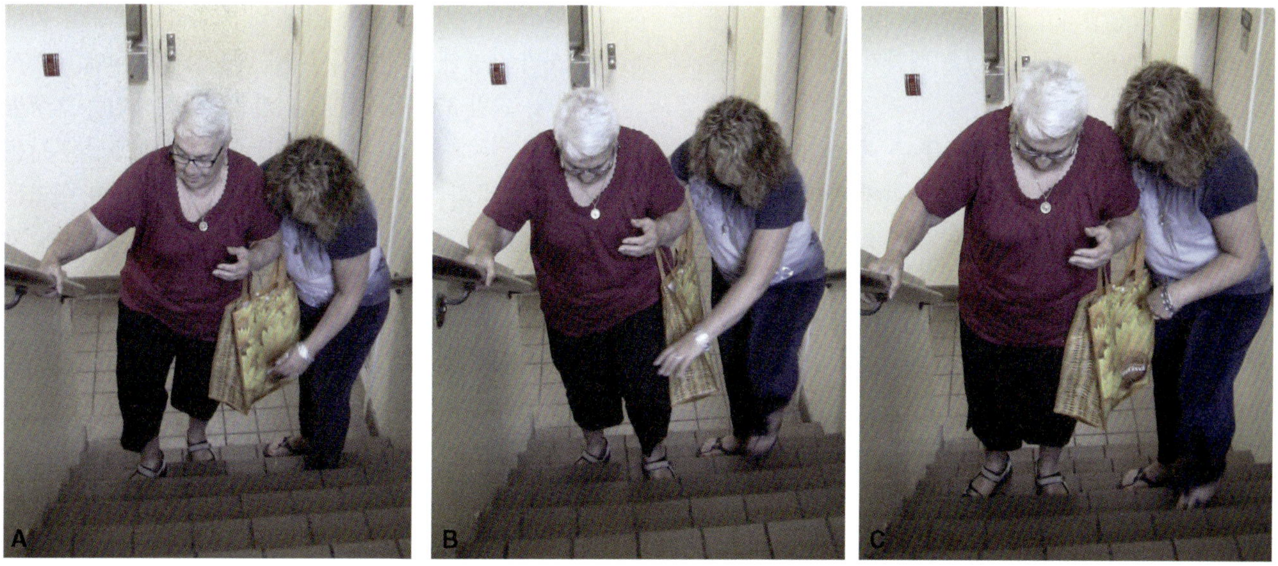

그림 37-14ABC 가방을 들면서 몇 개의 계단을 오르는 Z씨.

진, (3) 상지 보조를 하지 않는 비상호적인 하지의 전진, (4) 양쪽 상지를 보조하며 상호적인 하지의 전진("step-through 패턴"), (5) 한쪽 상지를 보조하며 상호적인 하지의 전진, 그리고 마지막으로 (6) 상지 보조를 하지 않는 상호적인 하지의 전진. 환자의 운동 조절 필요성에 따라 치료사의 손 위치를 다양하게 조절하여 보조할 수 있다. 그러나 환자의 사지에 대한 보조 및 지도를 하기 위해 치료사의 손, 발 등이 환자에게 닿을 때를 꼭 알아야 하며, 이제 치료사의 손은 환자의 움직임이 반응하거나 맞춰가는 환경의 한 부분이며, 이 때문에 과제의 필요사항이 변경된다. 이후 환자에게 치료사의 보조나 도움 없이 움직여보라고 한다면, 과제의 요구사항이 달라져서 환자가 성공하기 위해 선략을 재구성해야 한다. 과제를 지속적으로 수정하고 시스템의 난이도를 높여서 안전하고 효율적이며 독립적인 시행을 촉진하기 위해 움직임에 대한 치료사의 기여뿐만 아니라 환자의 움직임 실행 능력을 지속적으로 모니터링해야 한다.

그림 37-14는 Z씨가 비상계단에서 손상된 상지로 가방을 들고 계단을 오를 때, 중재의 진행을 보여준다. 직립 안정성을 유지하고 왼쪽 상지를 앞으로 보내기 위해 필요한 경우 치료사의 접촉으로 보호하고 최소한의 보조를 해준다.

환자의 운동 기술 학습을 향상시키는 데 중점을 둔 과제 중심적 치료 활동은 효과적인 재활 계획의 기초다(Carr, 1992). 환자의 잠재력을 활용하고 적극적인 환자의 참여를 장려하면 운동 학습을 위한 최적의 환경이 조성된다 (Carr, 1992). 환자가 움직임이나 활동에 실패할 경우, 활동을 하는 동안 중요한 요소와 실수에 대한 자기 평가를 이용하여 환자를 격려해서 학습을 극대화한다. 환자가 실수를 정확하게 자기 평가할 수 없는 경우, 성공적인 운동 기술 달성을 위한 중요한 요소를 강조할 수 있다. 이 2가지 전략을 사용하면 환자의 과제 완료를 위한 효과적인 전략을 개발할 수 있는 능력을 향상시킬 수 있다.

계단 보행 중 환자는 자신의 움직임을 환경의 다양한 특징들과 일치시켜야 한다. 여기에는 계단의 높이 · 깊이 · 너비, 비상계단 공간의 전체 너비, 계단 표면의 질감, 계단의 수, 난간의 사용 가능 여부(한쪽 또는 양쪽), 계단에서 내려오는 것의 가능 여부, 계단에서 고정되있거나 움직이는 물건의 유무 등이 포함된다.

계단 중재 활동을 의도적으로 설계하여 환자의 인식에 이러한 요인들을 적용시키고 이러한 다양한 조건을 연습에 포함시킨다. 전체 과제로서 계단 오르기와 같은 직립 이동성 기술을 연습하는 것은 환자가 과제에 필요한 균형 및 근력 강화를 통합시키면서 전체적인 움직임 순서를 다시 배울 수 있는 기회를 제공한다(Magill, 2011). 처음에는 환자가 전체적으로 과제를 수행하고 연습할 수 있도록 환경을 구성한다. 예를 들어, 계단 높이를 낮추거나 계단 표면을 편평하고 매끄러운 질감으로 하여 시작하는 등 특징을 변화시켜 과제를 단순화한다. 환자가 더 쉽게 움직일 때, 계단 높이를 높이거나 표면 질감을 바꾸는 등 환경 구조 바꾸기, 상호적인 계단 오르기, 난간은 한 손으로 잡고 한 계단에서 반복적으로 오르내리기 등 과제를 더 어렵게 한다. 환자가 진행되고 조절 능력을 갖춘다면, 환자가 도움 없이 몇 계단을 오를 수 있을 때까지 계단의 수를 늘리고 보조를 줄인다.

전체 과제로서의 연습에 초점을 둔 치료 계획을 세우는 것이 바람직하지만, 일부 환자는 초기에 전체 과제를 수행하지 못할 수도 있다. 이러한 환자의 경우, 초기에 부분적인 접근법을 사용하여 완료할 수 있는 과제의 개별적인 요소를 연습하고, 보조가 필요하더라도 환자의 준비가 완료되는 즉시 전체 과제 연습으로 진행한다. Naylor(1963)는 **연속적인 과제**를 위한 부분적 과제 훈련이 더 효과적이며, 보행 같은 연속적인 과제의 전체적 과제 훈련의 시간을 줄일 수 있다고 제안했다. 그러나 이 개념을 뒷받침하는 데이터는 없다. 따라서 각 환자마다 가설을 지속적으로 테스트하고, 이러한 훈련들을 적용할 때 환자의 치료 계획을 업데이트해야 한다. 환자의 기능적 수준, 과제의 요구 사항, 실제 환경에서 발생할 수 있는 환경적 장애물에 따라 과제를 선택하고 수정한다.

표 37-7은 신경학적 장애가 있는 환자들의 다양한 직립 이동성 과제와 중재를 진행하기 위한 가능한 수정사항들을 보여준다. 각 과제마다 복잡성 수준에 따라 치료사가 과제를 어떻게 수정하는지 보여주기 위해 하나의 변수가 강조되었다. 표의 과제는 점점 어려워지는 순서로 배열되어 있지만 주어진 상황에서의 난이도는 수행자의 운동 조절, 손상의 위치 및 중증도, 인지 상태에 따라 다르다.

치료사로서 우리는 직립 이동성 훈련 중에 활용되는 기능적 과제가 환자의 치료 목표를 뒷받침한다는 것을 이해한다. 그러나 대부분 우리의 환자나 학생들은 이들의 관련성을 보지 못한다. 교육자로서의 우리는 환자와 학생이 이러한 관련성을 알아서 궁극적으로 치료적 혜택을 보고 과제를 기능적 활동으로 수행할 수 있도록 도와야 한다. 예를 들어, 다음 표에서 물체를 들어 올리는 기능적 과제는 직립 이동성을 다루는 것으로 나와 있다. 환자나 학생은 들어 올리는 과제가 가동성을 목표로 어떻게 도움이 되는지 질문할 수 있다. 일반적으로 우리 시스템의 상호적이고 역동적인 특성을 언급함으로써 이 질문을 다룰 수 있다. 매우 구체적으로는 바닥에서 물체를 들어 올릴 때 무릎과 몸통을 구부린다는 것을 설명할 수 있다. 그렇게 함으로써 우리의 근육은 우리 근력의 등급을 나누기 때문에, 구부리기에 충분한 조절 능력, 물체를 들어 올리기에 충분한 힘, 균형을 잃지 않고 서 있는 상태로 되돌아 올 수 있는 충분한 힘이 있다.

그림 37-15에서 Z씨는 지지 및 직접적인 보호를 위해 치료사가 제공한 직선형 지팡이를 사용하여 연석에 다가가고 있다. 그림 37-16은 연석을 옆으로 오르내리는 진행을 보여준다. 두 과제 모두에서 Z씨는 시각적 시스템을 사용하여 고정된 환경을 효과적으로 둘러본다. Z씨가 이러한 고정된 환경에서 필요한 높은 주의력을 다룰 수 있게 되면, 이러한 과제를 보다 개방된 환경에서 연습할 수 있다.

주의력 및 이중 과제 조절

보행과 같은 직립 이동성 과제는 단일 과제로 수행될 수 있지만 실제 필요한 일상생활의 현실은 이중 및 다중 과제 조건에서 수행한다. 이중 과제에 특정 기능적 기술을 포함하는 것은 일반적으로 뇌졸중(Bowen, 2001; Hyndman, 2006, McDowd, 2003, Plummer-D'Amato, 2008(Brown, 1999; Yang, 2007), 알츠하이머병(Sheridan, 2003), PD(Bloem, 2001; Camicioli, 1998; Morris, 1996, 2000, O'Shea, 2002), 일반적인 노화로 인한 신경학적 변화(Brown, 1999; Lundin-Olsson, 1998; Shumway-Cook, 2000b; Toulotte, 2006)를 포함한 신경학적 장애 환자들에게서 이러한 능력이 손상되기 때문에 대부분의 환자에게 중요하다.

걷기와 균형은 한 때 자동적인 과제로 생각되었다. 그러나 이제는 이러한 과제들에 약간의 주의가 필요하다는 것을 알고 있다. 따라서 보행에 다른 과제가 추가될 때 보행이나 과제의 수행 능력이 감소될 수 있다. 한 번에 둘 이상의 작업이 수행될 때, 주요 방해 요인으로는 주의력이 있다. 하나 또는 두 가지 과제의 성공적인 수행이 제한될 때, 수행 능력의 감소를 이중 과제 방해라고 한다(Schmidt, 1999). 이중 과제 방해의 정도는 동시에 수행되는 두 가지 과제의 주의력 요구에 의해 영향을 받을 수 있다(Pellecchia, 2005). 이 현상은 주요 과제(자세 또는 보행)가 관심 있는 과제고 보조 과제(인지)가 주의력이 필요한 방해를 일으키는 과제인 특정 예시를 사용하여 조사되었다. 수행자에게 주어진 지침에 따라, 주의력 집중은 주요 과제에 대한 집중에서부터 두 가지 과제에 대한 동등한 집중으로 옮겨져, 수행자가 주의력을 바꾸는 방법을 변경했다. 이러한 개념은 이중 과제 중재를 고안할 때 명심해야 한다.

보조(인지) 과제에 대한 주요 과제(운동/자세 과제)의 부정적인 영향은 젊고 건강한 성인들에게서 잘 입증되어 왔다(Kerr, 1985; Lajoie, 1993). 반대로 주요 과제에 대

표 37-7 기능적 직립 이동성을 위한 기능적 과제 중심적 활동

과제	과제의 복잡성을 달라지게 하는 수정사항/진행사항	낮은 복잡성→높은 복잡성의 예시
발로 가리키기: • **물체**에 닿는 무릎, 특정 엉덩이, 발의 자세(발등굽힘 [DF] 또는 발바닥굽힘 [PF]),	• 물체의 크기, 모양, 환자로부터의 거리, 고정되거나 움직이는 물체, 한쪽 또는 양쪽 상지로 지지하거나 하지 않음 등의 다양성을 적용한다. • 속도, 시각, 주의력, 시행 간 변동성의 정도, 내외부적인 속도, 지속적이거나 비지속적인 수행에 수정사항을 적용한다.	고정된 물체→움직이는 물체
발을 미끄러뜨리기: • 특정 **방향으로 밀기** 위한 발(DF 또는 PF), 특정 엉덩이, 무릎의 자세	• 방향, 고정된 발로부터 미끄러지는 발이 움직이는 데 필요한 거리, 한쪽 또는 양쪽 상지로 지지하거나 하지 않음 등의 다양성을 적용 한다. • 속도, 시각, 주의력, 시행 간 변동성의 정도, 내외부적인 속도, 지속적이거나 비지속적인 수행에 수정사항을 적용한다	한 방향으로 미끄러뜨리기→양 방향으로 미끄러뜨리기
서서 가리키기/잡기: 물체를 가리키기 또는 잡기	• 물체의 크기, 모양, 환자로부터의 거리, 고정되거나 움직이는 물체, 발의 자세(일자, 좁거나 넓은 기저면), 특정 엉덩이 및 무릎의 자세, 한방향 · 양방향 · 한쪽 · 양쪽으로 뻗기, 팔로 뻗는데 필요한 거리, 한쪽 또는 양쪽 상지로 지지하거나 하지 않음 등의 다양성을 적용한다. • 속도, 지면의 단단함, 시각, 주의력, 시행 간 변동성의 정도, 내외부적인 속도, 지속적이거나 비지속적인 수행에 수정사항을 적용한다.	고정된 물체→움직이는 물체
들기: 물체를 들기	• 물체의 크기, 모양, 무게, 환자로부터의 거리, 고정되거나 움직이는 물체, 발의 자세(일자, 좁거나 넓은 기저면), 특정 엉덩이 및 무릎의 자세, 한방향 · 양방향 · 한쪽 · 양쪽으로 들기, 드는 데 필요한 거리, 한쪽 또는 양쪽 상지로 지지하거나 하지 않음 등의 다양성을 적용한다. • 속도, 시각, 주의력, 시행 간 변동성의 정도, 내외부적인 속도, 지속적이거나 비지속적인 수행에 수정사항을 적용한다.	고정된 물체→움직이는 물체
밀기: 물체를 밀기	• 물체의 크기, 모양, 무게, 환자로부터의 거리, 고정되거나 움직이는 물체, 발의 자세(일자, 좁거나 넓은 기저면), 특정 엉덩이 및 무릎의 자세, 한방향 · 양방향으로 발 떼기, 한쪽 · 양쪽으로 들기, 미는 데 필요한 거리, 한쪽 또는 양쪽 상지로 지지하거나 하지 않음 등의 다양성을 적용한다. • 속도, 시각, 주의력, 시행 간 변동성의 정도, 내외부적인 속도, 지속적이거나 비지속적인 수행에 수정사항을 적용한다.	고정된 물체→움직이는 물체
당기기: 물체를 당기기	• 물체의 크기, 모양, 무게, 환자로부터의 거리, 고정되거나 움직이는 물체, 발의 자세(일자, 좁거나 넓은 기저면), 특정 엉덩이 및 무릎의 자세, 한방향 또는 양방향으로 발 떼기, 한쪽 · 양쪽으로 들기, 당기는 데 필요한 거리, 한쪽 또는 양쪽 상지로 지지하거나 하지 않음 등의 다양성을 적용한다. • 속도, 시각, 주의력, 시행 간 변동성의 정도, 내외부적인 속도, 지속적이거나 비지속적인 수행에 수정사항을 적용한다.	고정된 물체→움직이는 물체
제자리걸음: **특정 방향**으로의 특정 발목, 엉덩이, 무릎의 자세로 제자리걸음	• 방향, 한쪽 또는 양쪽 상지로 지지하거나 하지 않음, 한쪽 또는 양쪽으로 물체를 옮김, 하지에 체중 부하를 하는 등의 변동성을 적용한다. • 속도, 지면의 단단함, 시각, 주의력, 시행 간 변동성의 정도, 내외부적인 속도, 지속적이거나 비지속적인 수행에 수정사항을 적용한다.	앞으로 ·뒤로 또는 옆으로, 한방향으로 또는 양방향으로

계속

표 37-7 기능적 직립 이동성을 위한 기능적 과제 중심적 활동 — 계속

과제	과제의 복잡성을 달라지게 하는 수정사항/진행사항	낮은 복잡성→높은 복잡성의 예시
구부리기: 발, 엉덩이, 무릎에서 특정 자세로 구부리고 상지의 지지를 **다양하게 함**	• 한쪽 또는 양쪽 상지의 지지에 변동성을 준다. • 속도, 시각, 주의력, 시행 간 변동성의 정도, 내외부적인 속도, 지속적이거나 비지속적인 수행에 수정사항을 적용한다.	상지로 지지하면서→ 상지 지지 없이
발 떼기: 상지의 지지를 **다양하게** 하면서 발 떼기(1걸음)	• 보폭의 길이, 깊이, 높이, 오르내리는 방향(앞, 뒤, 옆), 한쪽 또는 양쪽으로의 상지 지지, 한쪽 또는 양쪽으로 물건을 옮기는 등의 변동성을 적용한다. • 속도, 지면의 단단함, 시각, 주의력, 시행 간 변동성의 정도, 내외부적인 속도, 지속적이거나 비지속적인 수행에 수정사항을 적용한다.	상지로 지지하면서→ 상지 지지 없이
발로 차기: 물체를 침	• 물체의 무게, 길이, 모양, 움직이는 데 필요한 거리 및 방향을 적용한다. • 속도, 지면의 단단함, 주의력, 시행 간 변동성의 정도, 내외부적인 속도, 지속적이거나 비지속적인 수행에 수정사항을 적용한다.	가벼운 물체→무거운 물체
앉았다 일어나기: **각기 다른 안정성으로** 의자에서 앉았다 일어남	• 의자의 종류·높이·깊이·개수, 한쪽 또는 양쪽 상지로 지지하거나 하지 않음, 한쪽 또는 양쪽으로 물건을 옮기는 등의 변동성을 적용한다. • 속도, 지면의 단단함, 시각, 주의력, 시행 간 변동성의 정도, 내외부적인 속도, 지속적이거나 비지속적인 수행에 수정사항을 적용한다.	표준 의자→바퀴가 있는 의자
옆으로 발 떼기: 상지의 지지를 **다양하게** 하면서 옆으로 발 떼기	• 한방향 또는 양방향으로 발 떼기, 특정 발목·엉덩이·무릎의 자세, 한쪽 또는 양쪽으로의 상지 지지, 한쪽 또는 양쪽으로 물건을 옮김, 하지에 체중 부하를 하는 등의 변동성을 적용한다. • 속도, 지면의 단단함, 시각, 주의력, 시행 간 변동성의 정도, 내외부적인 속도, 지속적이거나 비지속적인 수행에 수정사항을 적용한다.	상지로 지지하면서→ 상지 지지 없이
걷기: **다양한 지면에서** 걷기	• 장애물(위, 주변, 아래, 중간), 인지 또는 운동 과제가 있는 이중 과제, 속도(내외부), 한쪽 또는 양쪽 상지로 지지하거나 하지 않음, 한쪽 또는 양쪽으로 물건을 옮김, 하지에 체중 부하를 하는 등의 변동성을 적용한다. • 속도, 지면의 단단함, 시각, 주의력, 시행 간 변동성의 정도, 내외부적인 속도, 지속적이거나 비지속적인 수행에 수정사항을 적용한다.	편평한 지면→편평하지 않은 지면
트레드밀: **다양한 방향으로** 트레드밀에서 걷기	• 보행의 방향, 트레드밀의 너비, 길이, 속도, 경사도, 한쪽 또는 양쪽 상지로 지지하거나 하지 않음, 한쪽 또는 양쪽으로 물건을 옮기는 등의 변동성을 적용한다. • 속도, 시각, 주의력, 시행 간 변동성의 정도, 내외부적인 속도, 지속적이거나 비지속적인 수행에 수정사항을 적용한다.	앞으로→옆으로 또는 뒤로
경사로: **다양한 방향으로** 경사로 또는 경사면에서 걷기	• 발을 딛는 방향(위, 아래, 옆, 대각선), 경사로의 높이, 너비, 깊이, 길이, 한쪽 또는 양쪽 상지로 지지하거나 하지 않음, 한쪽 또는 양쪽으로 물건을 옮기는 등의 변동성을 적용한다 • 속도, 시각, 주의력, 시행 간 변동성의 정도, 내외부적인 속도, 지속적이거나 비지속적인 수행에 수정사항을 적용한다	앞으로→옆으로 또는 뒤로

표 37-7 기능적 직립 이동성을 위한 기능적 과제 중심적 활동 — 계속

과제	과제의 복잡성을 달라지게 하는 수정사항/진행사항	낮은 복잡성→높은 복잡성의 예시
계단: 다양한 방향으로 이중과제를 하며 계단에서 걷기	• 내외부적인 속도, 계단의 높이, 깊이, 길이, 개수, 올라가고 내려가는 방향(앞, 뒤, 옆), 이중 과제 포함, 한쪽 또는 양쪽 상지로 지지하거나 하지 않음, 한쪽 또는 양쪽으로 물건을 옮김, 하지에 체중 부하를 하는 등의 변동성을 적용한다. • 속도, 지면의 단단함, 시각, 주의력, 시행 간 변동성의 정도, 내외부적인 속도, 지속적이거나 비지속적인 수행에 수정사항을 적용한다.	오르기, 내리기, 옆으로 오르기, 뒤로 내려오기→이중 과제(인지 및 운동)
연석: 상지의 지지를 다양하게 하면서 연석 오르기	• 발을 딛는 방향(앞, 옆, 뒤), 거리, 속도, 한쪽 또는 양쪽 상지로 지지하거나 하지 않음, 한쪽 또는 양쪽으로 물건을 옮기는 등의 변동성을 적용한다. • 속도, 시각, 주의력, 시행 간 변동성의 정도, 내외부적인 속도, 지속적이거나 비지속적인 수행에 수정사항을 적용한다.	상지로 지지하면서→상지 지지 없이
다리를 꼬며 걷기: 상지의 지지를 다양하게 하면서 다리를 꼬는 패턴으로 걷기	• 방향(앞, 뒤, 옆, 한방향, 양방향), 한쪽 또는 양쪽 상지로 지지하거나 하지 않음, 한쪽 또는 양쪽으로 물건을 옮김, 하지에 체중 부하를 하는 등의 변동성을 적용한다. • 속도, 시각, 주의력, 시행 간 변동성의 정도, 내외부적인 속도, 지속적이거나 비지속적인 수행에 수정사항을 적용한다.	상지로 지지하면서→상지 지지 없이
장애물 코스: 다양한 방향으로 장애물 코스를 통과해 걷기	• 방향(앞으로, 옆으로, 뒤로, 8자로), 거리, 속도, 한쪽 또는 양쪽 상지로 지지하거나 하지 않음, 장애물의 높이, 길이, 너비, 깊이, 개수, 한쪽 또는 양쪽으로 물건을 옮기는 등의 변동성을 적용한다. • 속도, 시각, 주의력, 시행 간 변동성의 정도, 내외부적인 속도, 지속적이거나 비지속적인 수행에 수정사항을 적용한다.	앞으로, 옆으로→뒤로, 8자로
한발로 뛰기: 다양한 방향으로 한 발로 뛰기	• 의도한 위치(고정 또는 새로운 위치), 뛰는 방향, 거리(뛰는 높이), 속도, 한쪽 또는 양쪽 상지로 지지하거나 하지 않음, 한쪽 또는 양쪽으로 물건을 옮김, 양발 또는 한발 등의 변동성을 적용한다 • 속도, 시각, 주의력, 시행 간 변동성의 정도, 내외부적인 속도, 지속적이거나 비지속적인 수행에 수정사항을 적용한다.	앞으로→뒤로
두발을 동시에 뛰기: 다양한 방향으로 두발을 동시에 뛰기	• 방향(앞으로, 뒤로), 거리, 속도, 한쪽 또는 양쪽 상지로 지지하거나 하지 않음, 한쪽 또는 양쪽으로 물건을 옮기는 등의 변동성을 적용한다. • 속도, 시각, 주의력, 시행 간 변동성의 정도, 내외부적인 속도, 지속적이거나 비지속적인 수행에 수정사항을 적용한다.	앞으로→뒤로
조깅: 다양한 방향으로 조깅하기	• 방향(앞으로, 뒤로), 거리, 속도, 한쪽 또는 양쪽 상지로 지지하거나 하지 않음, 한쪽 또는 양쪽으로 물건을 옮기는 등의 변동성을 적용한다. • 속도, 시각, 주의력, 시행 간 변동성의 정도, 내외부적인 속도, 지속적이거나 비지속적인 수행에 수정사항을 적용한다.	앞으로→뒤로
뛰기: 다양한 방향으로 뛰기	• 방향(앞으로, 옆으로, 뒤로), 거리, 속도, 한쪽 또는 양쪽 상지로 지지하거나 하지 않음, 한쪽 또는 양쪽으로 물건을 옮기는 등의 변동성을 적용한다. • 속도, 시각, 주의력, 시행 간 변동성의 정도, 내외부적인 속도, 지속적이거나 비지속적인 수행에 수정사항을 적용한다.	앞으로→옆으로, 뒤로

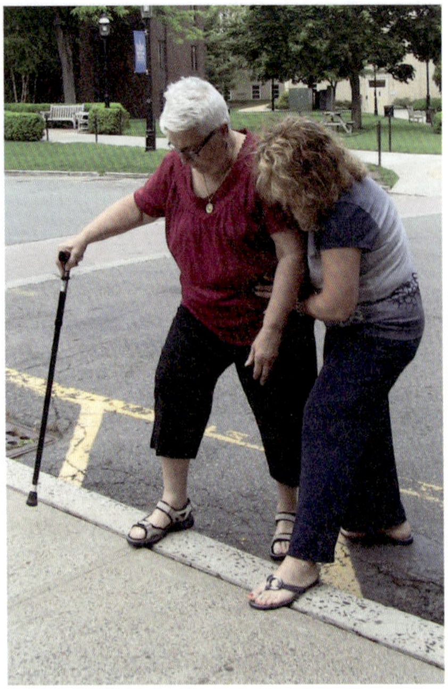

그림 37-15 일자 지팡이를 사용해 연석에 다가가고 있는 Z씨.

한 보조 과제의 영향도 문헌에 보고되었다. 구체적으로 자세 변동은 인지 과제와 동시에 수행될 때 증가했다(Andersson, 2002, 2003; Maylor, 2001; Pellecchia, 2005; Swan, 2004).

우리가 나이를 먹을 때, 자세 조절과 같이 조용히 서있는 동안 비교적 자동적인 과제를 수행하기 위해 필요한 주의력은 시각, 청각, 감각/운동 시스템을 보완하기 위해 증가한다. 자세 훈련에서의 이중 과제 훈련의 영향에 대한 연구에 따르면, 훈련을 한 후에 젊은 사람과 노인 모두 이중 과제 조건 하에서 자세의 흔들림이 감소됐다(Pellecchia, 2005). 이 연구는 맞춤형 치료 중재 계획의 일부로서 이중 과제를 제공해야 하는 필요성을 지지한다. 이중 과제는 환자의 목표를 향해야 하고 다양한 인지 및 운동 수준을 포함해야한다. 표 37-8은 신경학적 질환 환자들의 활동을 구조화하고 의도적으로 진행하기 위한 틀로서 Gentile의 과제 분류법을 사용하는 이중 과제 중재에 대한 아이디어를 제시한다.

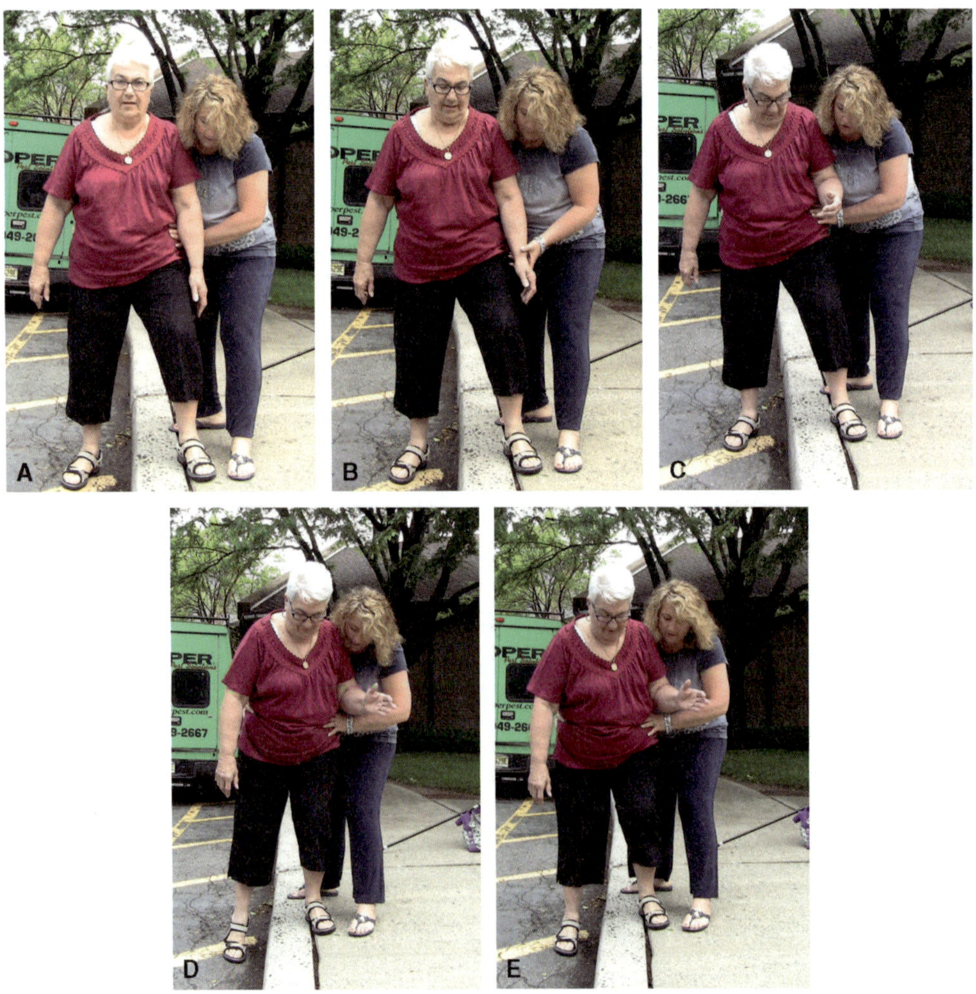

그림 37-16ABCDE 시각적 입력을 사용하여 연석을 옆으로 오르내리는 Z씨.

"행동 기능" 및 "환경적 맥락"에 따라 과제를 분류하면 교육 및 학습 환경을 구조화하여 치료하는 동안 환자의 수행 능력에 적절한 난이도를 제공할 수 있다. Gentile의 과제 분류법을 사용하여 이중 과제 능력을 다루면 이중 과제를 수행할 때 학습자에게 가해지는 누적된 작업 요구 사항에 대한 통찰력을 얻을 수 있고 중재를 진행하는 데 도움을 준다. 표 37-9는 치료 중재 중 보행이나 기타 복잡한 직립 이동성 기술을 향상시키기 위해 이중 과제에 통합시킬 수 있는 기타 보조 과제를 나열한다.

임상 결정 시 고려할 점

그림 37-17의 Z씨를 보고 Gentile의 과제 분류법에 따라 Z씨가 수행한 과제를 분류한다. 해당 과제가 어떤 분류에 속하는지 결정한 후에, 2개의 다른 분류에 속하도록 과제를 수정한다. 이를 마치면, 당신이 확인한 3가지 분류에 속하는 과제를 성공적으로 완료하는 것이 Z씨에게 왜 중요한지 그 이유를 생각해본다.

표 37-8 Gentile의 운동 기술 분류법을 사용하는 이중 과제 운동 기술 분류(직립 이동성 예시와 함께)

활동 기능	신체 안정성		신체 이동	
	물체 조작 없음	*물체 조작*	*물체 조작 없음*	*물체 조작*
환경적 맥락				
고정된 규제 상황 시행 간 변동성 없음	서서 표지판 읽기	TV 앞에 서서 TV 리모콘으로 "입력" 버튼 누르기	걸으면서 표지판 읽기	걸으면서 TV 리모콘의 "입력" 버튼 누르기
고정된 규제 상황 시행 간 변동성	표지판을 읽으며 다양한 지면에서 서 있기	TV 앞 의자에 앉아 휴대용 리모콘으로 쌍방향 비디오 게임하기	다양한 지면에서 걸으면서 표지판 읽기	다양한 지면에서 걸으면서 휴대폰으로 문자 쓰기
움직이는 규제 상황 시행 간 변동성 없음	핸즈프리 휴대폰으로 통화를 하면서 일정한 속도로 경사진 트레드밀에서 걷기	손으로 휴대폰을 잡고 통화를 하면서 일정한 속도로 경사진 트레드밀에서 걷기	친구와 대화를 하면서 쇼핑몰 걷기	친구와 대화를 하고 쇼핑백을 들면서 쇼핑몰 걷기
움직이는 규제 상황 시행 간 변동성	핸즈프리 휴대폰으로 통화를 하면서 치료사가 바꾸는 속도로 경사진 트레드밀에서 걷기	손으로 휴대폰을 잡고 통화를 하면서 치료사가 바꾸는 속도루 경사지 트레드밀에서 걷기	여러명의 친구들과 대화를 하면서 사람이 많은 쇼핑몰 걷기	여러명의 친구들과 대화를 하고 쇼핑백을 들면서 사람이 많은 쇼핑몰 걷기

표 37-9 이중 과제 중재의 일부가 될 수 있는 보조 과제

보조 인지 과제	보조 신체/운동 과제
• 간단한 문장을 계속 반복하기: "아이는 어디에 있나요? (Morris, 1996) • 걸으면서 1걸음에 1음절씩 "사과, 사과, 사과 …" 반복하기 (환자가 보행률에 맞출 수 있는 단어) • 걸으면서 1걸음에 1음절씩 "바나나, 바나나, 바나나 …" 반복하기(오른쪽-왼쪽 보행률과 쉽게 맞출 수 없는 단어) • 사진 카드에서 모양이나 일반적인 물체(개, 빗, 고양이…)를 본다 (Huang, 2003). • 소리 효과에서 환경적인 소리(소, 휘파람, 새, 초인종)를 듣는다 (Huang, 2003).	• 동전 옮기기: 손으로 한 주머니에 있는 동전을 중앙선을 넘어 반대쪽의 주머니에 넣는다 (O'Shea, 2002).
• 걸으면서 환자에게 말을 건다(질문에 대답하게끔 하거나 대화를 한다). • 더 복잡한 질문을 한다. • 대답을 나열하는 과제(80년대 영화, 과일 등)	• 걸으면서 벽의 표지판을 읽는다.

계속

표 37-9 이중 과제 중재의 일부가 될 수 있는 보조 과제 — 계속

• 1~10까지 센다. • 100부터 거꾸로 세는 것으로 진행한다. • 100부터 7씩 빼며 거꾸로 세거나(100, 93, 86, 79…) 20~100 사이의 숫자 중 무작위로 고른 숫자에서 시작하여 3씩 빼며 거꾸로 센다(예: 46, 43, 40, 37, 34, 31…)(Shumway-Cook, 2000a).	• 손으로 유리잔을 옮긴다(빈 잔으로 시작한다). • 물이 반절 담긴 잔을 옮기는 것으로 진행한다. • 최종적으로 물이 가득 담긴 잔을 옮기는 것으로 진행한다(Lundin-Olsson, 1998, Shumway-Cook, 2000a).
• 숫자 떠올리기/외우기: 무작위의 7가지 숫자를 순서대로 반복한다. • 2개부터 시작하여 8개까지 진행한다. • 뒤로 외우기로 진행하여, 반대로 외워보게끔 한다. • 일요일부터 시작하여 역순으로 요일을 반복한다.	• 접시 옮기기 • 물체가 올려진 접시 옮기기로 진행하며, 최종적으로 굴러가거나 물이 가득 담긴 유리잔 같이 불안정한 물체를 포함하여 진행한다. • 빈 배낭을 든 다음 양쪽 어깨 또는 한쪽 어깨로 배낭을 들면서 무게를 점차 늘린다.
• 신호등 색깔의 구두 반응(어떤 색깔이 나올 때, 거리를 건너면서 그 색깔에서 무슨 행동을 취할 것으로 예상되는지 말로 설명한다(Pinto Zipp, 2006).	• 걸으면서 휴대폰을 사용한다(귀에 휴대폰을 고정하는 가동성 과제와 전화 및 대화에 대한 문제 해결 인지 과제를 결합한다.
• 수정된 Stroop 테스트: 피험자에게 색깔 이름표(단어)를 보여주지만, 글씨의 잉크색이 각기 다르다(즉, 잉크색은 색 이름과 항상 다르다, 예를 들어, "파랑"은 빨간색 잉크로 프린트됐다). 환자는 단어(즉, 색 이름)를 무시한 채, 잉크색을 말해야 한다.	• 비디오 게임 조작(Pinto Zipp, 2011)

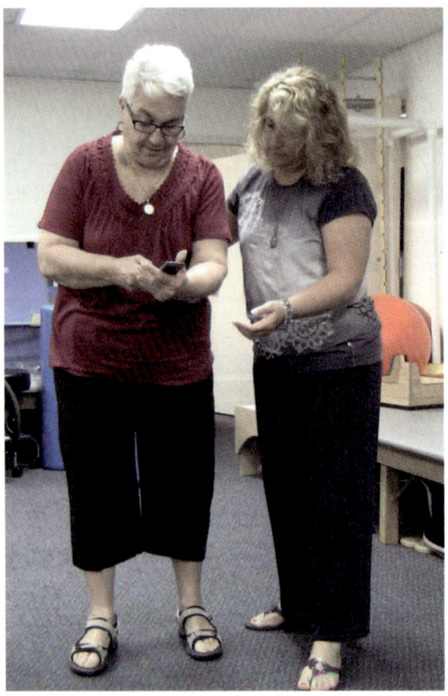

그림 37-17 이중 과제를 하고 있는 Z씨.

신경학적 장애가 있는 환자의 운동 기술 개발을 평가하고 촉진하기 위해서 상황별 과제를 사용해야 한다. 상황별 양식으로서 장애물 코스에 대한 연구는 이중 과제 수행 중 개인과 환경 간의 상호 작용을 다루는 타당하고 신뢰할 수 있는 방법임을 보여 주었다(Means, 2000; Rubenstein, 1997). 장애물 코스는 환자가 각각의 과제를 성공적으로 완료하기 위해 여러 단계를 따르거나 기억해야 한다. 그 결과, 운동 과제의 동시 수행과 관련된 주의력 및 인지적인 부담이 보다 자연스럽게 자극된다. 또한 장애물 코스는 Shumway-Cook(2002)에 의해 설명되고 이 장의 앞부분에서 설명한 환경의 물리적 특징을 포함할 수 있다. 장애물 코스를 중재에 포함하면 이동 거리, 일시적 특성, 주변 특징, 지형, 신체적인 부담, 자세 전환, 주의 요구, 회피 인식을 변경할 수 있다. 환자의 균형에 문제가 되는 활동을 포함할 때는 안전을 위해 보행 벨트를 사용하는 등 환자를 주의 깊게 지켜야 한다.

표준화된 장애물 코스는 환자가 다양한 환경 조건과 구성 요소를 얼마나 잘 다루는지 객관적으로 측정할 수 있다. 아동의 TUG 검사와의 높은 평정자간 및 평정자내 신뢰도, 중등도의 동시 타당도를 갖는(Held, 2006) 표준화된 보행 장애물 코스(standardized walking obstacle course, SWOC)는 오른쪽으로 30°, 왼쪽으로 90°, 큰 물체 주위를 오른쪽으로 70° 돌고, 시각적으로 자극하는 매트, 털이 긴 러그를 마주하면서 환자에게 팔걸이가 있는 의자에서부터 팔걸이가 없는 의자로까지 카펫이 깔린 길을 따라 걸으라고 한다. 그런 다음 환자는 팔걸이가 없는 의자에 앉아 휴식을 취한다. 일단 환자가 장애물 코스를 통과할 수 있다고 느끼면 팔걸이가 있는 의자를 향해 카펫이 깔린 길을 따라 역순으로 걷는다. 환자는 측면의 팔걸이, 접시를 들고(발의 시야를 가로막음), 측면의 팔걸이와 함께 옆이 막힌 안경으로 걷는 등 세 가지 조건 하에서 장애물 코스를 가로질러 갈 수 있다.

SWOC와 같은 장애물 코스는 여러 가지 과제를 중재에 효율적으로 포함시킨다. 또한 타당하고 신뢰할 수 있는 표준화된 장애물 코스가 결과 측정으로 사용될 때, 도구나 검사자보다 환자의 점수나 완료 시간의 변화가 환자의 수행 능력의 변화에 더 신뢰도 있게 기여할 수 있다.

근본적인 손상 다루기

비특이적인 과제 훈련이나 이전 장에서 다루었던 스트레칭, 근력 강화, 운동 조절 훈련, 보행전 활동을 포함한 손상 수준에서의 훈련은 치료사가 환자의 개별적인 요구를 충족시키기 위한 효과적인 치료 계획을 수립하도록 더욱 힘을 준다. 그러나 근본적인 장애를 다루는 치료는 가능한 과제별 보행 활동으로 전환되어야 한다. 예를 들어, 하지의 근력 강화가 예비 활동으로 매우 중요하지만, 뇌성마비가 있는 어린이들의 기능적 보행 속도 향상에 있어서 적절하게 처방된 근력 훈련이더라도 속도 및 근전도 바이오피드백에 초점을 둔 과제별 보행 훈련보다 효과적이지 않다는 사실이 메타 분석을 이용한 체계적 검토에서 입증되었다(Moreau, 2016).

환자의 치료 계획이 개발되면 기능적 직립 이동성을 효과적이고 효율적으로 도와주기 위해 모든 신체 시스템의 손상을 고려하고 나눠야 한다. 따라서 직립 조절 및 가동성 문제를 다룰 때 이전 장에서 다뤄진 자료를 신중하게 고려하고 통합하는 것이 중요하다. 2장에서 다뤘던 다양한 단계 지향적 접근법을 사용하면 환자의 데이터를 비판적으로 반영하고 처리하며 적절하고 정보에 입각한 임상 결정을 내릴 때 큰 틀이 제공된다.

직립 이동성을 촉진하는 관리 전략

직립 이동성을 다루기 위해 이 장에서 설명했던 대부분의 과제들은 매우 협응적이고 환자들이 배우기에 어렵기 때문에, 종종 치료사들은 기능적 움직임에서 빠진 요소를 지도하고 촉진시켜 주기 위해 수동적인 접촉과 함께 운동 학습 이론을 사용한다. 표 37-10에는 환자에게 제공할 수 있는 몇 가지 유형의 보조가 요약되어 있다. 수동적인 접촉과 같은 보조 전략을 사용하는 경우, 현재 환자가 과제를 수행하는 환경에 치료사의 수동적인 접촉이 포함되어 있다는 사실을 기억해야 한다. 이후 이러한 수동적인 접촉이나 연결 전략을 하지 않는다면 환자는 과제를 수행하지 못할 수도 있다. 따라서 환자의 운동 기술 학습을 증진시키는 데 있어서 이러한 연결 전략의 이점을 지속적으로 재측정하고, 이러한 외부 요소를 점진적이고 체계적으로 없앨 명확하고 전체적인 계획을 세워야 한다(Fell, 2004). 궁극적인 목표는 환자의 기능적 독립성을 극대화하고 운동 기술을 수행하는 유연과 적응력을 향상시키는 것이다.

분명히 말하자면 치료사의 역할은 (1) 환자의 능력을 비판적으로 평가하고, (2) 이용 가능한 근거에 기반을 두고 구조화된 중재 훈련법을 고안하며, (3) 기능 유도 회복을 촉진하기 위해 필요한 때에 적절한 피느백을 주는 데에 필요한 지식을 가진 코치의 역할로 발전했다.

표 37-10 직립 이동성 과제에서 움직임을 지도하고 잊어버린 요소를 촉진하는 부가적인 전략

전략	목적
수동적인 접촉 (수동적인 보조 및 지도)	• 과제의 필요 요소에 대한 초기 이해를 제공한다. • 움직임에 내재된 촉각 및 운동 감각성 신호로 보조 경험을 제공한다. • 움직이는 것과 관련된 환자의 두려움을 가라앉힌다.
구누 신호	• 주요 과제 요소에 집중하게끔 한다. • 무엇을 해야 할지, 언제 해야 할지에 대한 환자의 이해를 돕는다. • 환자가 어떻게 했는지 무엇을 다르게 해야 하는지에 대해 피드백을 한다.
따라하기	• 주요 과제 요소를 따라 한다. • 무엇을 해야 할지, 언제 해야 할지에 대한 환자의 이해를 돕는다. • 환자가 어떻게 했는지 무엇을 다르게 해야 하는지에 대해 피드백을 한다.

중재: 치료외 시간 및 퇴원을 위한 고려사항

Intervention: Considerations for Nontherapy Time and Discharge

치료 시간은 매우 중요하지만, 치료를 하지 않을 때 환자가 어떤 직립 이동성을 수행하는지 고려하는 것도 중요하다. 치료 시간에 환자에게 더 효율적인 보행 전략을 가르치지만 병원을 나오자마자 기능적이지 않고 비효율적인 보행 패턴으로 돌아간다면, 치료실에서 배운 패턴보다 비효율적인 패턴으로 하루에 더 많은 시간을 보낼 것이다. 과제 특이성의 원리는 환자가 반복 및 피드백으로 연습한 것이라면 무엇이든 학습한다는 것을 알려주기 때문에, 환자는 기능적이지 않고 비효율적인 보행으로 더 "잘" 걸을 것이다. 그러므로 우리는 최적의 움직임 패턴을 사용하여 하루 동안에 기능적 과제를 의미 있게 연습하는 것에 대한 중요성을 가르쳐야 한다. 이는 중요한 개념이다. 우리는 환자들에게 하루 동안에 최적의 연습을 하는 것에 대한 중요성을 납득시켜야 한다!

환자 적용: 중재

Z씨 및 이 장의 초반에 나왔던 우리의 환자들과 관련하여, 직립 이동성 과제 수행 능력을 향상시켜주는 훈련을 고안해본다. 훈련 고안에 참고하는 틀로서 이 장에 나온 정보뿐만 아니라 다른 장의 정보도 사용한다. 당신의 생각을 자극하기 위해 다음의 질문을 사용한다.

임상 결정 시 고려할 점

- *보행 활동을 준비하기 위해 치료적 운동을 사용할 것인가? 만약 그렇다면 어떤 운동을, 왜, 얼마나 할 것인가?*
- *운동을 어떻게 진행할 것인가?*
- *환자에게 중요한 기능적 과제로 학습을 어떻게 이전할 것인가?*
- *기능적 훈련법을 사용하는가?*
- *가정 운동프로그램에서 중요한 점은 무엇인가?*
- *초기에 사용할 피드백 기술을 무엇인가? 환자가 진행됨에 따라 어떻게 변화를 줄 것인가?*
- *따라하기, 정신 치료, 수동적인 지도를 사용할 것인가? 언제, 무엇을 위해 사용할 것인가?*
- *무작위 또는 차단된 치료를 고안할 것인가?*
- *부분 과제 또는 전체 과제 훈련을 시행할 것인가?*
- *발달 과정을 따라 시행할 것인가?*
- *보조 장치/도구(보조, 개조, 보조기, 보호, 지지 도구)를 권장하는가?*

이 리스트가 완전하진 않지만, 이 질문들은 환자의 필요를 만족시키는 치료 체계를 개발하는 데 도움을 준다.

Z씨의 직립 이동성 과제 수행 능력을 높이기 위해 훈련을 고안했으므로, 환자의 과거력 또는 검사에서의 기타 정보가 계획 개발에 도움이 되었다면 치료 계획에 반영하고 치료사 자신에게 물어본다. 다음은 당신의 고려사항을 위한 몇 가지 추가 질문이다.

1. *근력, 균형, 협응과 같은 신체 구조/신체 기능의 근본적인 손상을 해결하기 위해 보완 요법을 사용할 수 있는가?*
2. *현재의 치료 계획에서 Z씨의 지구력 및 심혈관 상태와 관련된 문제를 다루었는가?*
3. *언제 편평하지 않은 지면을 걷는 것이 적절한가? 이를 어떻게 할 것인가?*
4. *Z씨의 물건을 옮기면서 걷는 능력을 촉진시키는 전략은 무엇인가?*
5. *4개의 다른 높이의 올라가는 계단을 진행시키는 데에 복잡한 작업의 원칙을 어떻게 활용할 수 있는가?*
6. *Z씨가 계단을 더 자동적으로 올라가고 내려갈 수 있도록 훈련에서 외부 청각 신호 또는 외부 시각 신호를 사용할 것인가?*
7. *Z씨의 직립 이동성의 변화를 기록하기 위해 사용하는 테스트와 측정법은 무엇인가?*

실습

치료 기술

- ICF의 신체 구조 및 기능, 활동, 참여를 통해 검사를 위한 검사 및 측정법을 선택한다.
- 관찰적 보행 분석의 신뢰도를 향상시키기 위해 체계적인 접근법을 활용한다.
- 운동 조절 및 신경 가소성 이론에 대한 지식을 사용해 신경학적 장애가 있는 환자의 치료 계획을 개발한다.
- 과제 및 환경을 다양하게 하고 이중 과제를 포함시켜서 환자의 치료 계획을 진행해간다.
- 체중 지지 트레드밀 훈련을 하는 동안 환자의 하지의 움직임을 수동적으로 지도할 때 안전한 신체 역학을 유지한다.
- 적절한 지도 기법을 사용하고, 보행 벨트를 사용하며, 필요한 경우 다른 전문가들의 도움을 받으며 중재를 하는 동안 환자를 안전하게 한다.

복습

1. 보행 주기의 8단계는 무엇이며, 각각을 어떻게 정의하는가?

2. 치료 계획에서 체중 수용, 한쪽 다리로 버티기, 유각기 다리 앞으로 보내기의 보행 과제들이 전진, 자세 조절 및 균형, 적응에 어떻게 기여하는가?

3. 어린이와 어른의 보행 변수는 어떻게 다르며, 이러한 차이점을 아는 것이 왜 중요한가?

4. 낙상 위험에 기여하는 내인성 요인은 무엇인가? 검사에서 이런 요인을 측정하기 위해 어떤 검사와 측정법을 포함할 수 있는가? 낙상 위험의 외인성 요인은 어떻게 측정할 것인가?

5. 신경학적 질환과 관련된 주요 손상을 알아본다. 이러한 주요 손상들이 직립 이동성 기술을 어떻게 방해하는가? 시간이 지남에 따라 어떤 이차 손상이 발생하여 기능적 직립 이동성을 방해하는가? 이러한 손상들에 대한 중재를 제공하기 위해 어떠한 행동을 할 것인가?

6. 외상성 뇌 손상을 당한지 1년이 지난 18세 환자가 있다. 이 환자의 주요 목표는 더 빠르게 걸으면서 덜 넘어지는 것이다. 상자 37-2를 사용하여 각각의 ICF 구성요소에서 검사에 포함하기 적절한 2가지 테스트/측정법을 선택한다. 이 선택의 근거는 무엇인가? 이 결과가 치료사의 중재 계획 지도에 어떻게 도움이 되는가?

7. 이 환자가 이중 과제, 특히 장애물을 넘을 때 특정 어려움이 있는 것을 발견했다. 표준화된 보행 장애물 코스를 사용하여 점진적으로 인지 및 도수 이중 과제를 추가했다. 표 37-11에서 제시된 인지 및 도수 이중 과제를 사용하여 환자의 이중 과제 수행이 향상됨에 따라 중재를 어떻게 진행할 건지 보여준다.

8. 계단 오르기 과제를 진행하기 위해 Gentile의 과제 분류법을 어떻게 사용할 것인가? 제일 쉬운 것부터 제일 어려운 것까지 진행하기 위해 과제를 어떻게 조정할 것인지 구체적으로 말한다.

9. 환자의 움직임을 지도하기 위해 수동적인 접촉 및 보조를 사용할 때 무엇을 명심해야 하는가?

요 약

이 장에서 임상가, 임상 연구자, 특히 학생들에게 지역사회에 참여하는 환자의 능력의 중요성에 대해 포괄적인 이해를 제공하기 위해 직립 이동성과 관련된 주요 개념을 제시하고 논의했다. 논의된 바와 같이, 환경에 대한 안전하고 독립적인 절충은 개인의 삶의 질에 실질적으로 기여한다. 성인과 어린이 모두에서 진행성 또는 비진행성 신경학적 장애로 인한 직립 이동성의 제한은 일반적으로 활동과 참여를 제한한다. 이 책에서 논의된 모든 중재와 마찬가지로 환자의 기능적 가동성을 발달, 향상, 보존하기 위한 재활 프로그램은 철저한 검사와 평가로 시작된다. 일단 환자의 문제가 확인되고 결과와 목표가 설정되면 치료사는 기능적 제한에 기여하는 것으로 보여지는 근본적인 손상을 다루는 중재와 결과를 극대화시키기 위해 적절한 반복 및 피드백과 함께 의미 있는 기능적 기술을 제공하는 환자만의 중재 계획을 개발한다. 이 과정에서 치료사는 임상적 의사 결정을 알리고 지시하기 위해 근거 중심, 실제 중심, 환자 중심 접근 방식을 사용해야 한다. 이 장에서 제공하는 정보는 다음과 같은 중요한 주장을 뒷받침한다. 치료사는 신경 가소성을 유도하는 실행 전략을 사용하여 환자를 의미 있는 기능적 활동에 참여시켜 회복과 학습을 극대화할 수 있다.

표 37-9 및 표 37-10은 환자가 치료에서 최적의 강도로 연습하고 있음을 확인하기 위해 제안된 수정사항이 있는 광범위한 직립 이동성 과제를 제공한다(Fell, 2004). 학계, 임상 연구자, 임상 전문가, 치료사, 학생 등을 포함하여 건강 관리 집단의 역할은 치료 계획을 고안할 때 근거 중심, 실제 중심 접근법을 지속적으로 찾고 사용하는 것이다. 따라서 치료사는 새로워지고 더 넓어지는 지식 체계에 기초하여 임상적 의사 결정을 지속적으로 수정하고 맞닥뜨려야 한다.

마지막으로 치료사는 임상적 의사 결정 기술을 촉진하고 개발시키기 위해 효율적인 방법을 찾아야 한다. 그림 37-18은 Z씨의 직립 이동성 및 보행을 위한 중재 계획과 관련된 임상적 추론을 그래픽으로 나타낸 마인드맵이다. 이 마인드맵을 반영하여 치료사가 적절한 근거를 기반으로 치료 계획을 세우기 위해 2장에서 제시된 이 기법이 도구가 되어 환자 정보를 구조화하고 통합시키는 데에 어떻게 도와주는지 본다. 건강 관리 전문가의 경우 지속적인 성장, 발달, 효과의 열쇠는 평생 학습에 달려 있다.

환자에게 최적의 치료를 제공하려면 개인을 전체로서 듣고 이해해야 하고, 환자의 기능적 활동을 제한하는 움직임 시스템의 구성 요소를 식별 및 측정해야 하며, 관찰과 함께 객관적이고 표준화된 측정 방법을 사용하여 현재의 기능적 상태 및 참여 상태를 기록한 다음, 환자 중심적 및 개별화된 치료 계획을 세우기 위해 데이터를 사용해야 한다. 치료적 중재의 실행은 최고의 근거에 기초한 적절한 임상적 의사 결정으로 유도되고 환자가 향상됨에 따라 의도적으로 진행되어야 하며, 신경 가소성과 기능적 회복을 향상시키는 최적 수준의 치료 및 연습이 필요하고, 궁극적인 목표는 우리가 인생에서 하는 모든 일이 더 독립적이고 즐거워야 한다!

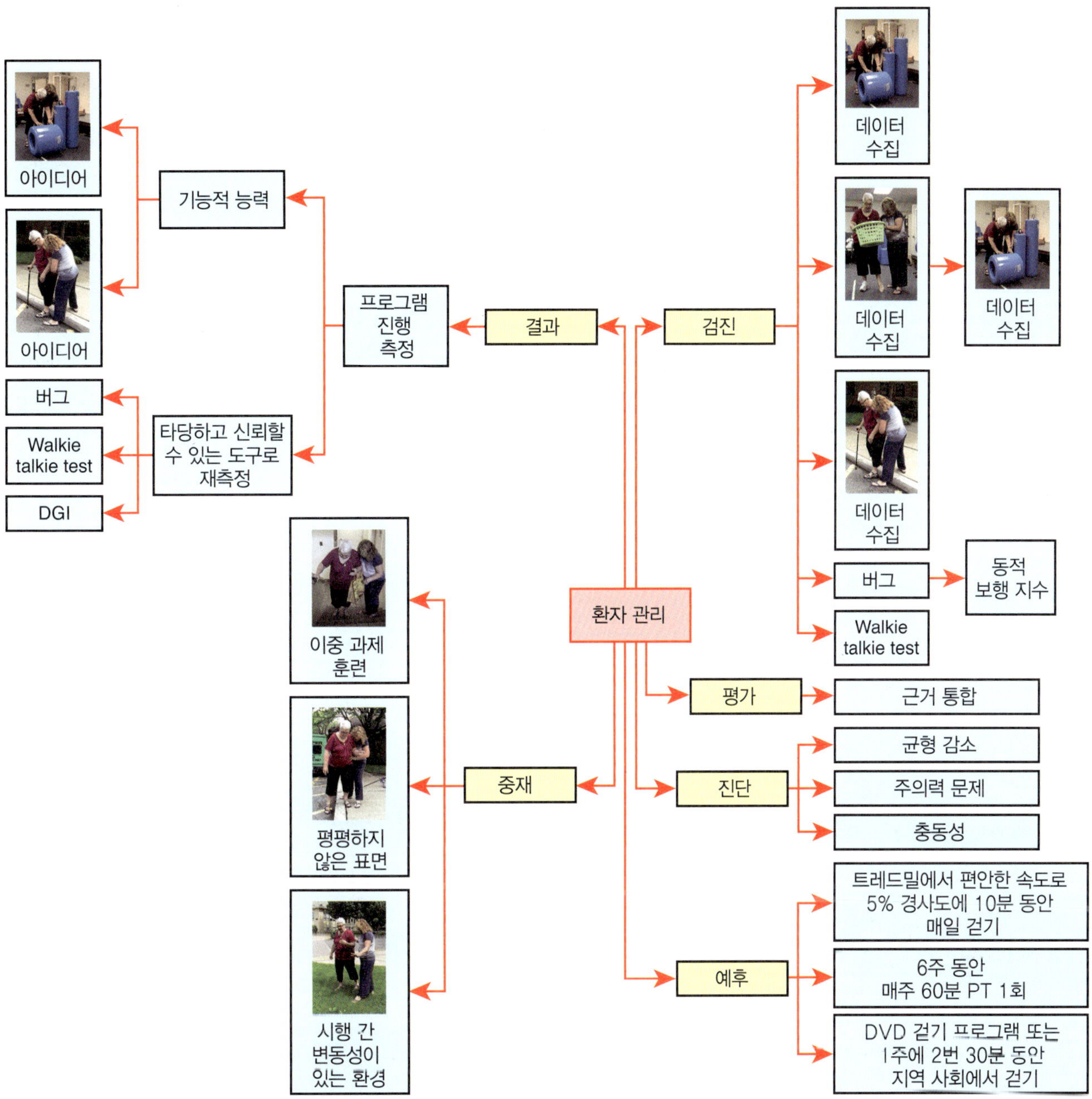

그림 37-18 주치료사가 Z씨의 환자 관리 요소를 어떻게 보는 지에 대해 보여주는 마인드맵.

찾아보기

| 국문색인 |

ㄱ

ㄴ

ㄷ

ㅅ

ㅇ

ㅎ

| 영문색인 |

A

B

C

D

| 기타 |